Callen 妇产科超声学

Callen's Ultrasonography in Obstetrics and Gynecology

第 6 版

主　编　Mary E. Norton
　　　　Leslie M. Scoutt
　　　　Vickie A. Feldstein

主　译　杨　芳　栗河舟　宋文龄

人民卫生出版社

图书在版编目（CIP）数据

Callen 妇产科超声学/（美）玛丽·E. 诺顿
（Mary E. Norton）主编;杨芳,栗河舟,宋文龄主译.
—2 版.—北京:人民卫生出版社,2019
ISBN 978-7-117-28499-8

Ⅰ.①C… Ⅱ.①玛…②杨…③栗…④宋… Ⅲ.①
妇产科病-超声波诊断 Ⅳ.①R710.4

中国版本图书馆 CIP 数据核字（2019）第 089816 号

| 人卫智网 | www.ipmph.com | 医学教育、学术、考试、健康，
购书智慧智能综合服务平台 |
| 人卫官网 | www.pmph.com | 人卫官方资讯发布平台 |

图字:01-2019-4415

Callen 妇产科超声学
第 2 版

主　　译:杨　芳　栗河舟　宋文龄
出版发行:人民卫生出版社(中继线 010-59780011)
地　　址:北京市朝阳区潘家园南里 19 号
邮　　编:100021
E - mail:pmph @ pmph.com
购书热线:010-59787592　010-59787584　010-65264830
印　　刷:人卫印务(北京)有限公司
经　　销:新华书店
开　　本:889×1194　1/16　印张:84
字　　数:2720 千字
版　　次:2009 年 12 月第 1 版　　2019 年 6 月第 2 版
　　　　　2021 年 8 月第 2 版第 3 次印刷(总第 4 次印刷)
标准书号:ISBN 978-7-117-28499-8
定　　价:888.00 元

打击盗版举报电话:010-59787491　E-mail:WQ @ pmph.com
(凡属印装质量问题请与本社市场营销中心联系退换)

Callen 妇产科超声学

Callen's Ultrasonography in Obstetrics and Gynecology

第 6 版

主　编　Mary E. Norton
　　　　Leslie M. Scoutt
　　　　Vickie A. Feldstein

主　译　杨　芳　栗河舟　宋文龄

译　者（按姓氏笔画排序）

王云芳	王新霞	王德刚	尹　虹	冉素真	朱　霞
朱云晓	刘　云	闫瑞玲	安　刚	祁　丹	许杨青
孙立群	李　扬	李　洁	李志华	杨　芳	杨艳东
肖淑芳	吴　娟	何　敏	宋文龄	张　颖	张红彬
陈雷宁	林　杉	尚　宁	罗　红	周　敏	郑明明
赵　胜	赵联璧	胡芷洋	胡佳琪	钟春燕	姚　远
秦佳乐	袁丽君	耿　京	栗河舟	夏　薇	黄　萍
曹海英	康　敏	韩　瑾	路　晶	简　练	解丽梅
熊　奕	樊　慧				

秘　书　陆倩文

人民卫生出版社

ELSEVIER

Elsevier（Singapore）Pte Ltd.
3 Killiney Road
#08-01 Winsland House I
Singapore 239519
Tel:（65）6349-0200
Fax:（65）6733-1817

　　献给坚定支持和鼓励我们的家人，激励我们成为优秀教育工作者的住院医师及年轻的研究员，所有付出辛苦、撰写出优秀篇章的作者们，献身医学事业的超声工作者，以及在超声医学领域热忱工作不断激励我们前行的同人们。

M. E. N., L. M. S., V. A. F.

序一

中国是人口大国，也是出生缺陷高发的国家，每一个缺陷儿的出生都会给家庭和社会带来巨大的负担。超声医生作为第一个与胎儿"见面"的人，我们的重任不言而喻。随着开放二胎政策，高龄孕产妇数量增多，加之环境污染、生物化学因素的影响，我国出生缺陷率居高不下。超声检查在产前筛查胎儿畸形中的作用已经得到高度共识，而染色体、基因检查，产前诊断咨询以及胎儿治疗也至关重要。国内尚缺乏这样一本系统专著。

《Callen's Ultrasonography in Obstetrics and Gynecology》第 1 版于 1983 年面世，三十多年间共发行了 6 版。此次翻译的第 6 版由 Elsevier 出版社于 2017 年出版，人民卫生出版社引进。与前 5 版相比，添加了遗传学及临床管理的新内容，涵盖了妇科、产科、胎儿医学超声的各个方面，该版本还在 2017 年英国医学会书籍评比中获得放射类图书一等奖。本书的原作者 Peter W. Callen 博士是加利福尼亚大学旧金山分校医学院教授，从事超声工作 46 年，他擅长妇科、产科、胎儿畸形以及小儿泌尿科超声，先后发表了 200 多篇文章，撰写了 65 个书籍章节。2010 年获得加利福尼亚大学旧金山分校的杰出校友奖（Outstanding Alumni Award）；2015 年获得美国应用超声研究所（AIUM）颁发的 Joseph H. Holmes Pioneer Award。这本书充分体现了未来妇产科超声的发展趋势，包含产前超声、妇科超声、磁共振、胎儿宫内治疗以及实验室的内容。

中国的产前超声在近十年来有着突飞猛进的发展，中国的专家们已经在国际妇产科学界崭露头角。

杨芳教授是国际妇产超声学会的 international speaker 和官方中文翻译，曾经翻译了多版国际妇产超声学会的指南，把国际上最新的超声知识带给中国广大的妇产超声工作者。我很欣慰杨芳教授能够组织五十位来自全国三十多家大医院的中青年专家协力完成了这本超声著作的翻译工作，他们的平均年龄只有 41 岁。他们之中有妇产科超声专家、遗传学专家、胎儿医学专家以及磁共振专家，这充分体现了多学科的合作共赢。他们挑灯夜战，不辞劳苦，牺牲了很多的业余时间，以认真负责的态度圆满完成了这本经典巨作的翻译工作，相信这本书一定会给我国广大妇产超声工作者带来新的理念、新的启迪，促进中国妇产超声医学的进展。同时感谢人民卫生出版社不遗余力，出版这本好书。

妇产超声任重道远，希望通过超声工作者们的共同努力，完成守护妇女及胎儿健康这项艰巨而伟大的任务。我期待着未来会有越来越多的中青年医师登上世界学术舞台，展现我们中国超声医师们的风采，未来是属于他们的。

中华医学会超声医学分会副主任委员
兼妇产超声学组组长
哈尔滨医科大学附属第二医院

田家玮

2019 年 5 月

超声已成为现代产科和产前检查不可或缺的一部分。30 年前,我刚开始产科的职业生涯;那个时候,产前检查几乎还是依赖医生的临床检查和技能,而大多数女性都在没有进行超声检查的情况下经历了整个怀孕期和分娩。30 年后,大多数女性在整个怀孕期间都有 2~3 次或以上的产科扫描。

无可置疑,产科超声提供了大量有用的关于孕产妇和胎儿状况的重要信息。但这些信息不可能单靠临床检查获得,却对改善孕产妇和胎儿的安全、预后等有着明显的贡献。

过去 10 年,产科超声在中国得到了高速的发展,特别是在产科超声技术方面。但是,我们应该深切地理解,产科超声对产科的重要贡献不是仅仅在于我们能够有能力准确地收集影像和信息,而且还需要我们对这些信息的临床意义有透彻的理解,才能发挥它的临床效用。误用收集到的大量的超声信息,不但帮助不了孕妇,更会产生一系列的问题和害处。

《Callen 妇产科超声学》(第 6 版)是产科超声领域的经典著作。它包括的不是简单的"怎么取得一个超声图像"或"怎么测量一个超声参数",而是"为什么要取得一个超声图像或做一个测量"、"如何把一个超声观察或测量应用到临床"。距离上一版(第 5 版)面世已经过去了 12 年,本书与时俱进,与我之前读过的版本相比,它更新了图片,增加了全新的章节,特别是遗传学、妇科和产科磁共振、妇科介入治疗等。突出了新技术,强调了多学科的合作。是一本包罗万象,全面系统的权威书籍。

欣闻《Callen 妇产科超声学》(第 6 版)的中文译本即将面世,我十分高兴。感谢南方医科大学南方医院的杨芳教授牵头,召集了来自全国三十多家医院的五十多位妇产科超声学、影像学、胎儿医学及遗传学的中青年专家,经过将近十个月的辛勤付出,终于将本书的中文译本呈现出来,为中国的妇产科超声及胎儿医学工作者们带来了一本好书。

本书既可以作为初学者的培训教材,也可以是经验丰富者的参考书籍。希望它的出版可以促进中国妇产科超声学和胎儿医学的发展,让更多热爱妇产科超声及胎儿医学事业的人能从世界上最值得信赖的妇产科超声参考书中获取知识,让它成为各位行医道路上的一盏明灯、一个指路标。

中华胎儿医学基金会主席
国际妇产科超声学会理事
刘子建

2019 年 5 月

前言

本书最早的版本发行已经超过 30 年,当时 Peter Callen 是一位年轻的大学教师,我们仍在医学院学习,而产科超声仅仅是一个新兴的亚专科。经过不断成长与改版,多年过去,本书已经是妇产科超声领域最受关注的教科书。我们三位都是学习 Callen 的 *Ultrasonography in Obstetrics and Gynecology* 成长的,因此,被邀请参与本书第 6 版的编写是我们心之所向,使我们有机会敬畏地跟随 Peter 的脚步。

多年过去,妇产科超声在很多方面发生了变化:超声技术和设备在持续改进,解剖细节的可视化和生理参数的可评估性扩展了超声的应用范围,超声图像的复杂性也大大增加。与医学其他领域一样,临床对妇产科患者的关爱也需要更多的跨学科协作。第 6 版体现了这些变化,并确实是多学科合作的结晶,倾注了妇产科学、母胎医学以及放射诊断学和生物医学影像领域专家的心血。Mary 聘请了产科以及母胎医学领域的专家编写产科及胎儿超声章节。Leslie 作为妇科编辑,负责妇科影像章节的专家聘请以及编辑。Vickie 负责保证最高质量的超声图像、图表以及医学说明。我们三位有幸接受了妇产科超声领域知名带头人的培训和指导。许多在各自领域里非常著名的同事与朋友,为本书做出了诸多贡献。更新的信息突出了影像学检查的临床背景与影响。我们相信这增加了新版图书内容的丰富性、广度及深度。

本书先前的版本由 Peter 精心编辑,他一直被那些在各自领域受到尊敬的专家以及著作具有权威性和明确性的作者们铭记。他保证了每个版本与先前的版本相比都有不断的更新,每个章节都有高质量超声图像、绘图以及图表的说明,帮助阐明概念以及说明观点。我们追随他的领导,在编书过程中他的经验、建议及帮助使我们受益良多。

除了 Peter 帮助并坚定我们成功延续这项传统的信念,还有许多人需要感谢。我们想感谢为了编写如此出色章节而努力付出的作者们。Elsevier 的工作人员,尤其是 Taylor Ball,在我们编辑本书过程给予了耐心的帮助。许多超声工作者和同事帮助我们收集高质量的图像。最重要的,我们必须要感谢我们的家人,宽容我们在如此多的深夜、凌晨以及周末去写作、编辑这本巨作。

Mary E. Norton,MD
Leslie M. Scoutt,MD
Vickie A. Feldstein,MD

Alfred Z. Abuhamad, MD
Mason C. Andrews Professor and Chairman
    of Obstetrics and Gynecology
Vice Dean for Clinical Affairs
Eastern Virginia Medical School
Norfolk, Virginia

Nancy A. Ayres, MD
Director of Fetal Cardiology
Texas Children's Hospital Heart Center and
    Texas Children's Fetal Center
Director of Non-Invasive Imaging
Texas Children's Hospital Heart Center
Department of Pediatrics
Section of Cardiology
Baylor College of Medicine
Houston, Texas

Robert H. Ball, MD
Medical Director
Obstetrix of the Mountain States
Salt Lake City, Utah

Oksana H. Baltarowich, MD
Professor of Radiology
Department of Radiology
Thomas Jefferson University
Philadelphia, Pennsylvania

Beryl Benacerraf, MD
Departments of Radiology and Obstetrics
    and Gynecology
Brigham and Women's Hospital
Department of Obstetrics and Gynecology
Massachusetts General Hospital
Harvard Medical School
Boston, Massachusetts

Genevieve L. Bennett, MD
Assistant Professor of Radiology
Department of Radiology
Assistant Professor of Obstetrics and
    Gynecology
Department of Obstetrics and Gynecology
NYU Langone Medical Center
New York, New York

Carol B. Benson, MD
Professor of Radiology
Harvard Medical School
Director of Ultrasound
Co-Director of High-Risk Obstetrical
    Ultrasound
Radiology Director of the Noninvasive
    Vasular Laboratory
Brigham and Women's Hospital
Boston, Massachusetts

Vincenzo Berghella, MD
Director
Maternal-Fetal Medicine
Professor
Obstetrics and Gynecology
Sidney Kimmel Medical College of Thomas
    Jefferson University
Philadelphia, Pennsylvania

Deborah Rose Berman, MD
Associate Professor
Department of Obstetrics and Gynecology
University of Michigan Health System
Ann Arbor, Michigan

Priya Bhosale, MD
Associate Professor of Radiology
Department of Diagnostic Radiology
MD Anderson Cancer Center
Houston, Texas

Douglas L. Brown, MD
Professor of Radiology
Mayo Clinic College of Medicine
Rochester, Minnesota

Peter W. Callen, MD
Professor of Radiology, Obstetrics,
    Gynecology, and Reproductive Sciences
Department of Radiology
University of California San Francisco
School of Medicine
San Francisco, California

Suneet P. Chauhan, MD
Professor
Department of Obstetrics and Gynecology
McGovern Medical School at
    The University of Texas Health Science
    Center at Houston (UT Health)
Houston, Texas

Ramen H. Chmait, MD
Associate Professor
Obstetrics and Gynecology
University of Southern California
Director
Los Angeles Fetal Surgery
Los Angeles, California

Jodi S. Dashe, MD
Professor
Department of Obstetrics and Gynecology
University of Texas Southwestern Medical
    Center at Dallas
Medical Director of Prenatal Diagnosis and
    Genetics
Parkland Health and Hospital System
Dallas, Texas

Catherine Devine, MD
Associate Professor of Radiology
Department of Diagnostic Radiology
MD Anderson Cancer Center
Houston, Texas

Jeffrey M. Dicke, MD
Professor
Department of Obstetrics and Gynecology
Washington University School of Medicine
St. Louis, Missouri

Peter M. Doubilet, MD, PhD
Professor of Radiology
Harvard Medical School
Senior Vice Chair
Department of Radiology
Brigham and Women's Hospital
Boston, Massachusetts

Sarah Ellestad, MD
Assistant Professor
Department of Obstetrics and Gynecology
Division of Maternal-Fetal Medicine
Medical Director
Duke Perinatal
Duke University Medical Center
Durham, North Carolina

Jimmy Espinoza, MD, MSc, FACOG
Associate Professor
Department of Obstetrics and Gynecology
Division of Maternal and Fetal Medicine
Texas Children's Hospital–Pavilion for
    Women
Baylor College of Medicine
Houston, Texas

Vickie A. Feldstein, MD
Professor
Radiology and Biomedical Imaging
Obstetrics, Gynecology, and Reproductive
    Sciences
University of California San Francisco
San Francisco, California

9

Roy A. Filly, MD
Professor Emeritus
Radiology and Biomedical Imaging,
　Surgery, Obstetrics, Gynecology, and
　Reproductive Sciences
University of California San Francisco
School of Medicine
San Francisco, California

Mary C. Frates, MD
Associate Professor of Radiology
Harvard Medical School
Assistant Director of Ultrasound
Brigham and Women's Hospital
Boston, Massachusetts

Maynor Garcia, MD
Department of Obstetrics and Gynecology
Division of Maternal-Fetal Medicine
Wayne State University
School of Medicine
Detroit, Michigan
Perinatology Research Branch, NICHD/
　NIH/DHHS
Bethesda, Maryland, and Detroit, Michigan

Carly S. Gardner, MD
Assistant Professor of Radiology
Department of Radiology
Baylor College of Medicine
Houston, Texas

Katherine R. Goetzinger, MD, MSCI
Assistant Professor
Division of Maternal Fetal Medicine
Department of Obstetrics, Gynecology, and
　Reproductive Sciences
University of Maryland
School of Medicine
Baltimore, Maryland

Luís F. Gonçalves, MD
Department of Radiology and Department
　of Obstetrics and Gynecology
Beaumont Health System
Divisions of Radiology and Fetal Imaging
Royal Oak, Michigan
Department of Radiology and Department
　of Obstetrics and Gynecology
Oakland University William Beaumont
　Hospital
School of Medicine
Rochester, Michigan

Edgar Hernandez-Andrade, MD, PhD
Associate Professor
Division of Maternal-Fetal Medicine
Department of Obstetrics and Gynecology
Wayne State University
School of Medicine
Detroit, Michigan
Perinatology Research Branch NICHD/
　NIH/DHHS
Bethesda, Maryland, and Detroit, Michigan

Barbara L. Hoffman, MD
Professor
Department of Obstetrics and Gynecology
University of Texas Southwestern Medical
　Center at Dallas
Parkland Health and Hospital System
Dallas, Texas

**Mindy M. Horrow, MD, FACR, FSRU,
FAIUM**
Vice Chair
Department of Radiology
Einstein Medical Center
Professor of Radiology
Sidney Kimmel Medical College
Thomas Jefferson University
Philadelphia, Pennsylvania

Kathryn Johnson Gray, MD, PhD
Combined Maternal-Fetal Medicine/
　Genetics Fellow
Maternal-Fetal Medicine
Brigham and Women's Hospital
Division of Genetics
Boston Children's Hospital
Boston, Masschusetts

Adeeb Khalifeh, MD
Fellow
Obstetrics and Gynecology
Jefferson Medical College of Thomas
　Jefferson University
Philadelphia, Pennsylvania

Jeffrey A. Kuller, MD
Professor of Obstetrics and Gynecology
Division of Maternal-Fetal Medicine
Duke University Medical Center
Durham, North Carolina

Sherelle Laifer-Narin, MD
Associate Professor of Radiology
Department of Radiology
Division of Body Imaging
Chief
Ultrasound and Fetal MRI
Columbia University Medical Center
New York, New York

Jill E. Langer, MD
Professor of Radiology
Chief
Ultrasound Section
Department of Radiology
The Perelman School of Medicine at the
　University of Pennsylvania
Philadelphia, Pennsylvania

Wesley Lee, MD
Co-Director
Texas Children's Fetal Center
Section Chief
Women's and Fetal Imaging
Professor
Department of Obstetrics and Gynecology
Baylor College of Medicine
Houston, Texas

Mark E. Lockhart, MD, MPH
Professor of Diagnostic Radiology
Chief
Abdominal Imaging Section
Chief
Genitourinary Imaging
University of Alabama at Birmingham
Birmingham, Alabama

Suchaya Luewan, MD
Maternal-Fetal Medicine Unit
Department of Obstetrics and Gynecology
Faculty of Medicine
Chiang Mai University
Chiang Mai, Thailand

Everett F. Magann, MD
Professor of Obstetrics and Gynecology
Obstetrics and Gynecology
University of Arkansas for the Medical
　Sciences
Little Rock, Arkansas

Shiraz A. Maskatia, MD
Assistant Professor
Department of Pediatrics
Section of Cardiology
Baylor College of Medicine
Texas Children's Hospital Heart Center and
　Texas Children's Fetal Center
Houston, Texas

Hector Mendez-Figueroa, MD
Assistant Professor
Department of Obstetrics, Gynecology, and
　Reproductive Sciences
Division of Maternal Fetal Medicine
The University of Texas Health Science
　Center Houston
Houston, Texas

Malgorzata Mlynarczyk, MD, PhD
Maternal Fetal Medicine Fellow
Department of Obstetrics and Gynecology
Eastern Virginia Medical School
Norfolk, Virginia

Tara A. Morgan, MD
Clinical Instructor
Radiology and Biomedical Imaging
University of California San Francisco
School of Medicine
San Francisco, California

Shaine A. Morris, MD, MPH
Assistant Professor
Pediatrics
Division of Pediatric Cardiology
Texas Children's Hospital Division of
    Pediatric Cardiology
Houston, Texas

Allan Nadel, MD
Director of Prenatal Diagnosis
Department of Obstetrics and Gynecology
Massachusetts General Hospital
Boston, Massachusetts

Paulo Nassar de Carvalho, MD, MSc, PhD
Perinatologist
Department of Obstetrics
Instituto Fernandes Figueira/FIOCRUZ
Coordinator
Department of Obstetrics
Clinica Perinatal
Rio de Janeiro, Brazil

Mary E. Norton, MD
Vice Chair of Clinical and Translational
    Genetics and Genomics; and
    David E. Thorburn, MD, and Kate
    McKee Thorburn Endowed Chair in
    Perinatal Medicine and Genetics
Professor
Obstetrics, Gynecology, and Reproductive
    Sciences
University of California San Francisco
San Francisco, California

Anthony O. Odibo, MD, MSCE
Professor of Obstetrics and Gynecology
Director of Obstetric Ultrasound and Fetal
    Therapy
USF Health—Morsani College of Medicine
Department of Obstetrics and Gynecology
Division of Maternal Fetal Medicine
South Tampa Center for Advanced
    Healthcare
Tampa, Florida

Harriet J. Paltiel, MDCM
Associate Professor of Radiology
Harvard Medical School
Radiologist
Boston Children's Hospital
Boston, Massachusetts

Kate E. Pettit, MD
Assistant Professor
Department of Obstetrics and Gynecology
Division of Maternal-Fetal Medicine
University of Virginia
Charlottesville, Virginia

Andrew Phelps, MD
Assistant Professor of Pediatric Radiology
Radiology and Biomedical Imaging
UCSF Benioff Children's Hospital
San Francisco, California

Gianluigi Pilu, MD
Department of Obstetrics and Gynecology
University of Bologna
Bologna, Italy

Liina Põder, MD
Associate Professor of Clinical Radiology
Department of Radiology and Biomedical
    Imaging
University of California San Francisco
School of Medicine
San Francisco, California

Dolores H. Pretorious, MD
Professor of Radiology
Director of Imaging at UC San Diego
    Maternal-Fetal Care and Genetics
Department of Radiology
University of California San Diego
San Diego, California

Aliya Qayyum, MBBS, MRCP, FRCR
Professor of Radiology
Department of Diagnostic Radiology
MD Anderson Cancer Center
Houston, Texas

Maryam Rezvani, MD
Associate Professor of Radiology
University of Utah School of Medicine
Salt Lake City, Utah

Britton D. Rink, MD, MS
Director
Perinatal Genetics
Division of Maternal Fetal Medicine
Mount Carmel Health System
Columbus, Ohio

Letty Romary, MD
Professor
Center for Molecular Medicine and Genetics
Wayne State University
Detroit, Michigan
Maternal Fetal Medicine Fellow
Department of Obstetrics and Gynecology
Eastern Virginia Medical School
Norfolk, Virginia

Roberto Romero, MD, Med Sci
Chief
Program for Perinatal Research and
    Obstetrics
Division of Intramural Research
Eunice Kennedy Shriver National Institute
    of Child Health and Human
    Development
National Institutes of Health
Perinatology Research Branch, NICHD/
    NIH/DHHS
Bethesda, Maryland, and Detroit, Michigan
Professor
Department of Obstetrics and Gynecology
University of Michigan
Ann Arbor, Michigan
Professor
Department of Epidemiology and
    Biostatistics
Michigan State University
East Lansing, Michigan

Adam T. Sandlin, MD
Assistant Professor
Division of Maternal-Fetal Medicine
Obstetrics and Gynecology
University of Arkansas for Medical Sciences
Little Rock, Arkansas

Leslie M. Scoutt, MD, FACR
Professor of Radiology and Vascular Surgery
Vice Chair
Chief
Ultrasound Section
Medical Director
Non-Invasive Vascular Laboratory
Department of Radiology and Biomedical
    Imaging
Yale University
School of Medicine
New Haven, Connecticut

Howard T. Sharp, MD
Professor of Obstetrics and Gynecology
Chief
Division of General Obstetrics and
    Gynecology
Department of Obstetrics/Gynecology
University of Utah Health Care
Salt Lake City, Utah

Lynn L. Simpson, MD
Professor of Obstetrics and Gynecology
Department of Obstetrics and Gynecology
Columbia University Medical Center
New York, New York

Nga V. Tran, RDMS
Sonographer
Maternal Fetal Care and Genetics
University of California San Diego
San Diego, California

Marjorie C. Treadwell, MD
Professor
Department of Obstetrics and Gynecology
University of Michigan Health System
Ann Arbor, Michigan

Amanda S. Trudell, DO
Clinical Fellow Maternal Fetal Medicine
Department of Obstetrics and Gynecology
Washington University School of Medicine
St. Louis, Missouri

Diane M. Twickler, MD
Professor
Departments of Radiology and Obstetrics
    and Gynecology
University of Texas Southwestern
Dallas, Texas

Darci J. Wall, MD
Assistant Professor of Radiology
Mayo Clinic College of Medicine
Rochester, Minnesota

Milena M. Weinstein, MD
Assistant Professor
Division of Female Pelvic Medicine and
    Reconstructive Surgery
Department of Obstetrics, Gynecology, and
    Reproductive Biology
Harvard Medical School
Massachusetts General Hospital
Boston, Massachusetts

Sarah Wheeler, MD
Fellow
Obstetrics and Gynecology
Division of Maternal-Fetal Medicine
Duke University Medical Center
Durham, North Carolina

Louise Wilkins-Haug, MD, PhD
Professor
Department of Obstetrics and Gynecology
Brigham and Women's Hospital
Boston, Massachusetts

Thomas C. Winter, MD
Professor of Radiology
Adjunct Professor of Obstetrics/Gynecology
Chief
Adominal Imaging Section
University of Utah School of Medicine
Salt Lake City, Utah

Lami Yeo, MD, FACOG, FAIUM
Professor
Division of Maternal-Fetal Medicine
Department of Obstetrics and Gynecology
Wayne State University School of Medicine
Detroit, Michigan
Director of Fetal Cardiology
Perinatology Research Branch, NICHD,
    NIH, DHHS
Bethesda, Maryland, and Detroit, Michigan

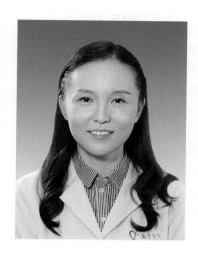

杨芳 南方医科大学南方医院胎儿医学中心主任,主任医师,学术型博导,香港大学产前诊断与胎儿医学专业博士。

国际妇产超声学会国际讲师、官方中文翻译、中国区委员。中华医学会医学遗传学分会临床遗传学组委员,中华医学会计划生育学会优生遗传学组副组长,中国医师协会医学遗传医师分会委员,中国医师协会超声医师分会妇产超声学组委员,国家卫生健康委员会全国产前诊断专家组成员,中国医学影像技术研究会超声分会妇产科专业委员会委员。广东省医学会产前诊断学分会副主任委员,广东省地中海贫血防治协会副会长兼秘书长,广东省医学会医学遗传学分会常委,广东省妇幼保健协会产前诊断技术专家委员会常委,广东省医师协会超声医师分会妇产超声专业组委员。

《中国产前诊断杂志》编委,《中华超声影像学杂志》审稿专家。

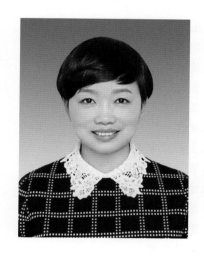

栗河舟 郑州大学第三附属医院超声科主任、主任医师、教授、硕士生导师。从事妇产科超声诊断工作近30年,在胎儿畸形诊断方面有着丰富的经验。

中华医学会超声分会妇产超声学组委员,中国医师协会超声医师分会委员,中国医师协会超声医学分会妇产专业委员会常委,中国超声医学工程学会妇产专业委员会常委,中国医学影像技术研究会妇产超声专业委员会常委,ISUOG中国分会专家委员会委员,河南省医学会超声医学分会副主任委员、河南省医师协会超声医学分会副会长,河南省产前诊断专家组成员。

参与编写《中国妇科超声检查指南》、《中国产科超声检查指南》及国家卫生健康委员会"十三五"研究生规划教材《妇产超声诊断学》。

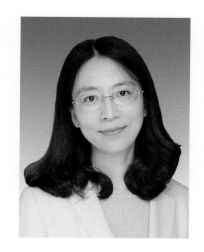

宋文龄 医学博士,吉林大学第二医院产前诊断中心副主任,副主任医师,副教授,硕士研究生导师。

中国医师协会超声医师分会妇产超声专委会常务委员,中华医学会超声医学分委员会青年委员,中华医学会儿科心血管学组胎儿心脏病学协作组委员,中国医疗保健国际交流促进会超声医学分会委员和围产学组委员,吉林省医学会超声分会常委、吉林省研究型医院学会母胎医学专业委员会副主任委员。

《中国产前诊断杂志》编委,中国医师协会《中国产科超声检查指南》编写专家组成员,全国住院医师规范化培训年度业务水平测试超声专业命题专家。参编国家卫生健康委员会"十二五"规划教材电子版第8版《妇产科学》。国家发明专利第一发明人2项。瑞典隆德大学妇产科博士后、美国UCHC母胎医学中心客座教授、耶鲁大学母胎医学中心访问学者、美国超声诊断协会妇产科注册超声师(ARDMS)。

译者名单（按姓氏笔画排序）

王云芳　南方医科大学南方医院
王新霞　郑州大学第三附属医院
王德刚　中山市博爱医院
尹　虹　山东省妇幼保健院
冉素真　重庆市妇幼保健院
朱　霞　湖北省妇幼保健院
朱云晓　中山大学附属第七医院（深圳）
刘　云　郑州大学第三附属医院
闫瑞玲　暨南大学附属第一医院
安　刚　福建省妇幼保健院
祁　丹　广东省妇幼保健院
许杨青　深圳大学附属第五医院宝安区中心医院
孙立群　上海交通大学附属国际和平妇幼保健院
李　扬　山东省妇幼保健院
李　洁　郑州大学第三附属医院
李志华　广州医科大学附属第三医院
杨　芳　南方医科大学南方医院
杨艳东　中山大学附属第六医院
肖淑芳　南方医科大学南方医院
吴　娟　郑州大学第三附属医院
何　敏　四川大学华西第二医院
宋文龄　吉林大学第二医院
张　颖　中国医科大学附属盛京医院
张红彬　郑州大学第三附属医院
陈雷宁　广东省第二人民医院
陆倩文　南方医科大学南方医院

林　杉　郑州大学第三附属医院
尚　宁　广东省妇幼保健院
罗　红　四川大学华西第二医院
周　敏　通用电气医疗集团
郑明明　南京大学医学院附属鼓楼医院
赵　胜　湖北省妇幼保健院
赵联璧　空军军医大学第二附属医院
胡芷洋　深圳市人民医院
胡佳琪　武汉大学人民医院
钟春燕　重庆市妇幼保健院
姚　远　南方医科大学附属深圳市妇幼保健院
秦佳乐　浙江大学医学院附属妇产科医院
袁丽君　空军军医大学第二附属医院
耿　京　北京大学人民医院
栗河舟　郑州大学第三附属医院
夏　薇　湖北省妇幼保健院
黄　萍　香港大学深圳医院
曹海英　通用电气医疗集团
康　敏　四川省妇幼保健院
韩　瑾　广州市妇女儿童医疗中心
路　晶　厦门大学附属第一医院
简　练　广东省妇幼保健院
解丽梅　沈阳安联妇婴医院
熊　奕　深圳市罗湖人民医院
樊　慧　郑州大学第三附属医院

14

目录

第一篇

产科超声学

1

第1章　产科超声检查

Peter W. Callen, Mary E. Norton

重　　点

- 近年来,超声技术取得了巨大进步,包括以下几个方面:空间和对比分辨率(spatial and contrast resolution)的提高、三维(three-dimentional,3D)和四维(four-dimentional,4D)成像的常规使用、容积扫描(volumetric scanning)、彩色和频谱多普勒应用指征的扩展、全新或改进的超声扫描探头以及先进的数字化图文工作站。
- 图像品质的提高使我们能够发现一些微小的病变,但如果告知患者,也会使其产生不必要的焦虑。
- 尽管有高质量证据表明恰当使用超声对胎儿是安全的,但共识声明要求在没有临床指征时不要对早孕期胎儿血管进行多普勒检查。
- 以社会心理或娱乐为目的的非医疗超声应用受到美国超声医学会(American Institute of Ultrasound in Medicine,AIUM)等专业组织的抵制。
- 只有接受过足够的传统培训项目的专业人员才可以进行超声检查和解释超声检查结果。
- 对于不确定活性的宫内妊娠,经阴道超声诊断妊娠

- 失败的共识指南(consensus guideline)和标准已确立,应当遵循。
- 早期发现形态异常是有益处的,但确诊更为重要。除非极其自信存在异常,否则应进行随访检查。
- 大多数情况下,早孕期的测量准确度要比接近足月时高。
- 尽管可凭主观感觉诊断羊水过少和羊水过多,但还是要通过测量羊膜腔最大垂直深度(deepest vertical pocket,DVP)或羊水指数(amniotic fluid index,AFI)客观地评估羊水量的极值。
- 人们喜欢报告胎盘下缘到宫颈内口的距离而不是根据不同的定义给予明确诊断(如边缘性胎盘)。
- 如果需要进行单次产科超声或有针对性的检查,应该在胎龄18~20周完成。
- 在与超声相关的医疗差错事件中,产科超声占据大多数。
- 超声检查是一项无创、安全的检查,患者接受度高,并可提供大量信息。

本　章　内　容

2

自超声首次用于检查产科患者以来,已有 40 多年的历史。起初,超声检查要回答的问题非常基础:是否妊娠? 胎儿是否存活? 是单胎还是双胎(twin)妊娠? 胎盘(placenta)的位置? 孕周(gestational age)大小? 可能很少有人会想到这一天,超声检查会被用于识别细微的解剖缺陷,如唇裂(cleft lip,CL)或腭裂(cleft palate,CP),预测产科并发症如胎盘粘连(placenta accreta);或准确检测出胎儿贫血(anemia)。刚开始竟然很难说服临床医生将超声技术用于产科管理中,这一点令人难以置信。而现在,患者在妊娠期间已常规进行至少一次(通常是几次)的超声检查。超声成像技术的进步,包括 3D/4D 和体积测量、高频经阴道探头(transvaginal probe)的应用以及在早孕期染色体筛查的应用(例如颈项透明层(nuchal translucency,NT))拓展了产科患者超声成像的指征。

本教材上一版至今,超声技术的进步突飞猛进,如空间和对比分辨率的提高、3D 和 4D 成像的常规应用,容积扫描、彩色和频谱多普勒应用指征的扩展、改进或全新的超声扫描探头和先进的数字化图文工作站等等。同样,对正常胎儿解剖和病理以及疾病的病理生理学方面的认知,我们也大幅提升。互联网使研究人员和临床医生之间的沟通更加容易。此外,关于产科超声检查指南,已经进行了许多合作研究和改进。然而,不同的团队其产科超声检查的方法仍存在差异。虽然指南提高了产科检查的操作和报告的一致性,但仍然有些问题经常引起激烈的争论:例如,基本的超声检查包括哪些? 应评估哪些结构? 理想的检查时间? 对早孕期解剖结构超声能起到什么作用? 谁可以操作检查和分析检查结果? 超声的安全性? 应当怎样记录和存档(documentation)? 如何书写报告? 最后,如何向家属或孕妇解释超声检查结果? 随着图像质量的提升情况也会复杂化,如哪些微小病变需要告知患者,而哪些仅仅会使其产生不必要的焦虑。上述这些问题将在本书后面章节讨论,而有些问题将在本章讨论。

超声检查的安全性

开始应用超声成像不久,人们就对这种新的诊断模式提出了安全性(safety)的问题。尽管有许多关于超声波对母亲和胎儿安全的声明,但一些研究注意到超声诊断对发育中胎儿可能产生不良影响。这些研究主要集中在热效应和空化效应(cavitation)可能对发育中的胎儿造成伤害[1~5]。

软组织和骨头吸收的超声能量和转化的热量,可用热指数(thermal index,TI)测量。一个热指数就是温度升高 1℃。几项研究表明,在产生任何影响发育的证据之前,温度升高的一般阈值为高于母体核心温度 1.5~2℃。现代超声仪器,只有微不足道的温度升高,通常低于 1℃。世界超声医学和生物学联合会指出"在正常生理状态下,诊断暴露可以引起的原位温度升高最多不会超过 1.5℃,因此就热效应而言完全可以安全使用"[6]。然而,该组织又指出"诊断暴露使胚胎和胎儿温度升高超过 41℃,持续 5 分钟应被视为有潜在危害"[6]。总的结论是,在早孕期(first trimester)胚胎发育过程中常规使用灰阶(gray-scale)超声,不会发生有害作用。

然而,在早孕期使用多普勒(doppler)超声时,温度升高幅度可能会超过 1.5℃。多普勒对骨骼附近的软组织和神经传导影响的研究显示,当超声多普勒波束保持 30 秒以上时,温度就会明显升高[1,7]。1998 年欧洲医学和生物学协会联合会得出结论:"除非有更多的科学信息,否则应用脉冲或彩色多普勒进行检查时应小心控制声输出(output)水平"[1,8]。建议在早孕期进行多普勒成像时,显示的 TI 应该小于或等于 1.0,并且暴露时间应尽可能缩短,不能超过 60 分钟。实际上在日常工作中,通常不会超过 5~10 分钟[9]。在 10 孕周以前进行超声检查,要使用软组织热指数(thermal index for soft tissue,TIs)。在 10 孕周及之后,骨化明显时要使用骨的热指数(thermal index for bone,TIb)。为保持谨慎扫描的尽可能低的合理暴露(as low as reasonably achievable,ALARA)原则,应使用 M 型成像代替频谱多普勒成像来记录胚胎/胎儿心率[10]。经阴道超声并不比经腹部扫描(transabdominal scanning)危害大,其风险取决于 TI。

尽管多普勒成像对胚胎具有潜在的影响,但几乎没有证据表明超声是致畸的。正如关于这个问题的一篇评论所述:"迄今为止的许多研究表明胚胎对超声暴露具有显著的恢复能力。从逻辑上讲如果应用低剂量脉冲多普勒技术不应该影响胚胎"[11]。在一项研究中,Zhu 等[12]利用诊断剂量的彩色多普勒超声照射妊娠大鼠,应用流式细胞仪和因子分析研究新生大鼠的细胞周期,结果发现新生大鼠细胞周期的任何阶段,其脱氧核糖核酸含量都不会受声波作用时间长短和频率的影响。在另一项动物研究中,Pellicer等检测到了低强度超声暴露10分钟后大鼠细胞就会受到损伤。这些研究人员发现,暴露时间越长,所观察到肝细胞受损就越严重[13]。其他动物研究同样表明暴露于多普勒超声的时间长短和对发育中大脑的潜在影响之间存在相关性[14,15]。尽管这样的研究支持谨慎和尽量减少不必要暴露的原则,但目前还不清楚这种动物模型是否可以用来推断人类,以及这种结果是否重要。然而,目前共识声明认为在没有临床指征(indication)的情况下,不应该进行早孕期胎儿血管多普勒检查[16]。

空化效应是指在气-液界面形成气泡[1]。令人关注的是在空化过程中从邻近液体到气体的应力可能会破坏细胞膜[1,17]。在哺乳动物胎儿中,很难捕获空化效应。因为在大多数情况下,没有空化效应形成机制所需要的气-液界面[1]。机械指数(MI)是屏幕上的一个参数,为超声波通过非热力学机制包括空化效应可能引起不良生物效应提供了大概标志。实际上,由于胎儿体内相对缺乏气泡(空气),该指数可能与产科扫描无关[18]。

许多研究评估了产前超声对新生儿和婴儿动物模型结局影响。尽管一些研究结果表明,与对照组比较,超声照射组出生体重(weight)较低、身高较矮和白细胞计数降低,但3个月后差别消失。另外血液学参数同时也恢复正常[19]。神经发育研究显示在运动、认知任务或学习技能方面没有显著差异。人类胎儿和新生儿(neonate)研究结论与之相似。暴露胎儿和未暴露胎儿的出生体重没有差异;即使有差异,在6~7岁时差异消失[20,21]。

关于超声与先天畸形(malformation)相关性的信息是有限的。评估染色体畸变和超声暴露的研究揭示了染色体没有或几乎没有发生变化[1,12,22]。

开展关于诊断超声可能产生不良影响的调查研究,其困难主要有三方面:①实验性超声暴露水平或暴露时间往往远远超过正常诊断时使用的水平;②用于显示超声波作用的组织(植物、细胞培养物、实验动物)可能不适用于人类;③许多体外研究显示出的超声副作用不能重复再现[23]。

一项评估诊断超声对小鼠神经细胞移行的影响的研究引起了媒体的高度关注[15]。虽然这是一项有趣的小鼠研究,但由于前面所述的原因,它在人类中几乎没有适用性。对这项研究有两大批评。虽然该研究确实

使用市售设备,其中超声频率仅比正常频率稍高(6.7MHz对3.5~5.0MHz),但固定暴露时间远远超过扫描人类通常使用的时间。该研究在暴露30分钟之前没有显示出统计学上的显著差异。十多年前,当超声医生确诊胚胎是否可以存活时,推荐观察胚胎3分钟,寻找是否有胚胎或胎心搏动诊断证据。两分钟的评估时间,就似乎持续了极长的时间,更不用说3分钟了。根据我们的经验,大多数检查在1分钟后就停止。在稍大的胚胎(embryo)和早期胎儿(fetus)中,持续扫描胎儿脑部不应超过5~10分钟。大多数情况下,在检查时会围绕头颅移动探头,而不是固定在某一位置持续扫描。

第二个批评与胚胎期的时长以及小鼠和人类大脑的相对大小有关。正如该研究的作者所述:"人类胎儿中,神经元产生和皮质神经元迁移期的持续时间大约是小鼠的18倍(人类在怀孕6~24周之间,其峰值发生在11和15周;对比小鼠,大约只有1周(在E11和E18之间)的时间)[15,24,25]。30分钟的超声暴露相对于人类大脑皮质的发育时间是非常短的。因此整体效应可能会更小,使人类大脑皮质不易受超声波的影响。

美国超声医学会(AIUM)就诊断超声的临床安全性问题重申了之前的发现,即没有任何确定的因暴露于现有诊断仪器的典型强度下导致的患者或仪器操作者的生物学效应的报告[26]。该声明承认未来可能会识别生物效应,但强调目前的数据表明,如果有的话,谨慎使用诊断超声检查的好处胜于风险[26,27]。在最近关于胎儿成像的共识会议上,得出的结论是,有高质量的证据表明适当使用超声对胎儿是安全的[28]。但是,正如Kremkau[29]所述:"即使这种风险极小,难以确定,审慎的做法还是要求采取常规措施,尽量降低风险获得必要的信息以明确诊断。这是ALARA(尽可能低的合理暴露剂量)谨慎扫描原则"(图1-1)。

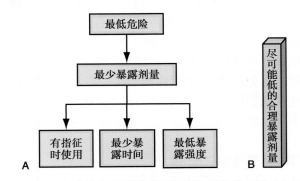

图1-1　通过最少暴露剂量达到最低危险(图A)是ALARA原则的核心(图B)(From Kremkau FW[ed]:Diagnostic Ultra-sound:Principles and Instruments,7th ed. Philadelphia,WB Saunders,2006)

超声医生理解超声及其安全性对安全使用该检查模式起到至关重要的作用。Merritt 在一篇述评中总结的最好："鉴于超声检查的快速增长，一些没有受过足够培训的临床医生也开始扫描诊断，很可能每天都有更多的患者因检查指征不当、扫描技巧差或解释错误导致的误诊而受到伤害，其危害往往大于所有的生物学效应带来的副作用[27]。

产科超声检查的指征

美国和其他地方，包括美国妇产科医师学会（American College of Obstetricians and Gynecologists，ACOG）、英国皇家妇产科医师学会和加拿大妇产科医师学会等许多组织的指南强调了产科超声检查好处，包括准确测定胎龄、胎儿数目、心脏搏动、胎盘位置和主要的胎儿异常的诊断。因为大多数先天异常发生在没有已知危险因素的患者中，所以这些组织同意因上述优点对所有孕妇进行常规的中孕期（second trimester）超声检查，并应遵循特定的指南[30-32]。此外，ACOG 建议所有孕妇都应该在早孕期筛查非整倍体，其中包括颈项透明层的超声检查[33]。

常规超声检查在检测胎儿畸形方面的益处一直存在争议。大量的研究和系统文献报告，在孕 24 周之前异常检出率为 16% ~ 44%[31,34,35]。据报道，主要的和致死性异常的检出率更是高达 84%[31]。已经注意到检查出异常的敏感性随着异常类型、患者因素、孕周和成像者专业水平的不同而不同[28]。异常胎儿检出率存在差异，其可能的解释包括：①对新生儿评估的差异；②对主要异常的定义差异；③人群的风险状况不同；④被认为是常规或标准声像图的差异；⑤检查者的专业水平差异。

超声检查应该由谁来操作？怎样做？

理论上，谁可以操作超声检查，其答案应该非常简单。事实上，这是与超声检查有关的最具争议的问题之一。答案应该是，只有受过足够培训（包括教学和有指导的扫描培训）的人员才能操作扫描和解释超声检查结果。

30 多年前，住院医生完成了放射科或妇产科的住院医师培训后，没有相应的妇产科超声培训课程可以使用，因此妇产超声（obstetric-gynecologic ultrasound）诊断培训联合任务组制定了住院医师培训指南，用于住院医师的正规培训[37]。这些指南不断更新，最近一次更新是在 2014 年。指南推荐了最少的培训时间和

培训内容，如基础物理、技术、操作和分析描述。此外，在住院医生有能力开展超声诊断工作前，还应该进行实习以获得资深医生的实践经验（至少 300 例检查）。同时还建议每年至少完成 170 例的扫描以保持扫描水平[38]。

关于产前超声检查应该由超声医生还是产科医生操作的争论是毫无意义的。检查医生的专业并不重要，关键是要接受过适当的培训，并按照美国放射学会（American College of Radiology，ACR）、美国超声医学会（AIUM）和美国妇产科医师学会（American College of Obstetricians and Gynecologists，ACOG）的指南达到最低产科超声检查标准即可[39,40]。然而，我们不相信自我转诊的做法。但自我转诊检查却越来越多[41]。其结果是相比专业的超声医生，其检查不全面和质量较差。除非当地没有专业超声诊断人员，否则患者都应该转诊给主要从事超声检查的医生。

ACR，ACOG 和 AIUM 已经发布了产科超声检查的指南，2014 年国家儿童健康与人类发展研究所（National Institute of Child Health and Human Development，NICHD）、母胎医学会（Society for Maternal-Fetal Medicine，SMFM）、ACOG、ACR、AIUM、儿科放射学会（Society of Pediatric Radiology，SPR）和超声放射学会（Society of Radiologists in Ultrasound，SRU）的共识报告了妊娠 18~20 周胎儿标准检查内容[28]。AIUM 同样发布了详细的胎儿解剖结构检查的指南，参考结算代码 76811[42]。尽管有些超声检查者可能已超越了这些指南，但这些指南是产科超声检查的基础和详细内容的最低标准，相关人员需掌握。

超声的非医疗应用

AIUM 发布了"审慎使用"声明，并得到了 ACOG 的支持。AIUM 倡导负责任地使用诊断性超声检查，并强烈劝阻用于心理或娱乐方面的非医疗用途。二维或三维超声成像仅用于观察胎儿，获取胎儿照片或在没有医学指征的情况下用于确定胎儿性别是不合适的，是与负责任的医疗实践相对立的。虽然没有明确的因患者暴露于现有的超声诊断仪器所造成的生物学影响，但在未来却有可能会识别出这种生物效应。因此，应该谨慎地使用超声成像，让患者获益[43]。这一立场从伦理学角度得到捍卫[44]。

术语

根据 AIUM、ACR 和 ACOG 最新分类标准[45]，将胎儿超声检查分为四大类：①早孕期超声检查；②标

准的中孕期或晚孕期检查；③有限超声检查（limited examination）；④针对性超声检查（specialized examination）。标准的中晚孕产科检查通常被称为常规检查、基本检查、Ⅰ级检查或完整的超声检查。针对性的检查可能包括详细的解剖学检查以及胎儿多普勒超声、生物物理、胎儿超声心动图（echocardiogram）和其他生物测量。通常当孕妇处于胎儿异常高风险或基于病史的可疑异常、生化指标异常、其他筛查异常、有限或标准超声检查发现异常时，需进行详细的解剖结构检查。

值得注意的是，虽然进行详细解剖结构检查的人员必须精通胎儿的先天性异常，但Ⅰ级检查的医生技术不熟练是不能被接受的，这一点很重要。在一篇关于这个主题的优秀述评中，Filly[46]指出，遗憾的是一些超声检查医生选择使用术语"Ⅰ级"作为无能的挡箭牌。正如他所说，Ⅰ级既不能定义操作者的技术能力，也不反映所使用的超声仪器的价格。实际上，Ⅰ级检查"需要很强的能力"，要按照 AIUM/ACR/ACOG 指南[10]中描述的标准完成标准的中晚孕期产科超声检查。

针对性检查（CPT76811）被称为Ⅱ级检查、调查性检查或目标检查。正如 AIUM/ACR/ACOG 指南所述，这是一项详细的解剖结构检查。当根据病史怀疑有异常情况、产前筛查检测出异常或对以前的有限或标准检查的结果怀疑异常时进行的检查[45]。

进行超声检查的人员被称为超声技术员或超声医生。传统上，超声技术员（非医生）完成图像的技术部分和初始图像采集，超声医生的职责是专业方面和超声图像分析解释。不同地区的超声技术员和超声医生的合作程度及其参与超声检查的程度不同。在世界许多地方，超声检查主要由超声医生完成。尽管超声技术员对超声检查的贡献是无价的，但应该记住，正如 AIUM 所述，超声检查应该由在超声领域受过培训的有经验医生进行督导和解释。阳性发现必须要有记录，结果应该及时反馈给负责保健的人员。虽然超声技术员在提取诊断所必需信息方面发挥关键作用，但超声检查的最终诊断结果代表了医疗实践，因此是高年资医生的责任[47]。

也许上述争论中，争议最小的应该是由谁来解释超声检查结果。我们认为这是显而易见的。只有那些在传统的培训项目（例如住院医生）中接受过充分培训的人员才能完成检查和解释超声检查结果。培训的内容包括理论学习、手把手的实践，以及在高年资医生的指导下对阳性病例进行扫描和图像分析。超声仪器厂家的培训专员所提供的培训或 1~2 周的短期培训课程不能称之为充分的超声培训。

超声词汇

毫无疑问，在产科和超声中使用了数百个不正确或容易混淆的术语。其中许多术语在本章后面以及其他章节中都有介绍。在产科超声中，经常被误用或误解的两个术语是胎儿活性和胎龄。术语"生存能力"被定义为在子宫（uterus）外环境中存活的能力，即使在晚孕期的晚期，也不能完全肯定可以使用这种描述。如果这样的话，我们宁愿描述胚胎或胎儿是活胎，并使用术语"不能存活"来描述那些或死亡或在子宫外环境中不能生活的胚胎或胎儿。早期妊娠失败是这种情况的另一种表达方式，或许更好。

第二个经常混淆的术语是胎龄。听起来，这个词似乎暗示胎儿从受孕到检查时的实际时间。事实上，被产科医生和超声医生广泛使用的这个术语通常被当作月经龄（menstrual age）的同义词。月经龄是指从末次月经的第一天到妊娠评估日之间的时间。胚胎或胎儿的真实年龄，即胎龄，很少能准确知道，除非患者有辅助受孕或月经周期非常规律，并且知道受孕日期。一般来说，胎龄比月经龄少 2 周。

在本书中，术语胎龄和月经龄交替使用。对于检查者而言，检查者要记住的要点是要使用统一术语而不是必须使用哪个术语。

另一个经常被误用的术语是"胎芽"。应该废弃该术语。在超声图像上它最常用于描述早孕早期胚胎的存在。胚胎期是月经停止后 10 周的时间，在此期间，发育中的受精卵应该称为胚胎。而此后的孕体才被称为胎儿。

美国超声医学会指南

2013 年，AIUM 联合 ACR、SRU 和 ACOG 更新了产前超声检查操作指南[45]。该指南是对 1986 年首次发布的指南的修订。目前最新的 ACR/AIUM/ACOG 指南见表 1-1。下面关于适当的超声检查内容，我有不同看法。在某些方面，这个讨论是前面提到的指南的扩展。由多名作者完成的该书本质上是产科超声检查的详细综述，我们认识到我们在本章中的观点和后续章节中其他作者观点可能会有所不同。

TABLE 1-1　Guidelines for Performance of the Antepartum Obstetric Ultrasound Examination

I. Introduction

The clinical aspects contained in specific sections of this guideline(Introduction, Classification of Fetal Sonographic Examinations, Specifications of the Examination, Equipment Specifications, and Fetal Safety)were revised collaboratively by the American Institute of Ultrasound in Medicine(AIUM), the American College of Radiology(ACR), the American College of Obstetricians and Gynecologists(ACOG), and the Society of Radiologists in Ultrasound(SRU). Recommendations for personnel qualifications, written request for the examination, procedure documentation, and quality control vary among the organizations and are addressed by each separately.

This guideline has been developed for use by practitioners performing obstetric sonographic studies. Fetal ultrasound should be performed only when there is a valid medical reason, and the lowest possible ultrasonic exposure settings should be used to gain the necessary diagnostic information. A limited examination may be performed in clinical emergencies or for a limited purpose such as evaluation of fetal or embryonic cardiac activity, fetal position, or amniotic fluid volume. A limited follow-up examination may be appropriate for reevaluation of fetal size or interval growth or to reevaluate abnormalities previously noted if a complete prior examination is on record.

While this guideline describes the key elements of standard sonographic examinations in the first trimester and second and third trimesters, a more detailed anatomic examination of the fetus may be necessary in some cases, such as when an abnormality is found or suspected on the standard examination or in pregnancies at high risk for fetal anomalies. In some cases, other specialized examinations may be necessary as well.

While it is not possible to detect all structural congenital anomalies with diagnostic ultrasound, adherence to the following guidelines will maximize the possibility of detecting many fetal abnormalities.

II. Classification of Fetal Sonographic Examinations
A. First-Trimester Examination

A standard obstetric sonogram in the first trimester includes evaluation of the presence, size, location, and number of gestational sac(s). The gestational sac is examined for the presence of a yolk sac and embryo/fetus. When an embryo/fetus is detected, it should be measured and cardiac activity recorded by a 2-dimensional video clip or M-mode imaging. Use of spectral Doppler imaging is discouraged. The uterus, cervix, adnexa, and cul-de-sac region should be examined.

B. Standard Second-or Third-Trimester Examination

A standard obstetric sonogram in the second or third trimester includes an evaluation of fetal presentation, amniotic fluid volume, cardiac activity, placental position, fetal biometry, and fetal number, plus an anatomic survey. The maternal cervix and adnexa should be examined as clinically appropriate when technically feasible.

C. Limited Examination

A limited examination is performed when a specific question requires investigation. For example, in most routine nonemergency cases, a limited examination could be performed to confirm fetal heart activity in a bleeding patient or to verify fetal presentation in a laboring patient. In most cases, limited sonographic examinations are appropriate only when a prior complete examination is on record.

D. Specialized Examinations

A detailed anatomic examination is performed when an anomaly is suspected on the basis of the history, biochemical abnormalities, or the results of either the limited or standard scan. Other specialized examinations might include fetal Doppler ultrasound, a biophysical profile, a fetal echocardiogram, and additional biometric measurements.

III. Qualifications and Responsibilities of Personnel

See the AIUM Official Statement Training Guidelines for Physicians Who Evaluate and Interpret Diagnostic Abdominal, Obstetric, and/or Gynecologic Ultrasound Examinations and the AIUM Standards and Guidelines for the Accreditation of Ultrasound Practices.

IV. Written Request for the Examination

The written or electronic request for an ultrasound examination should provide sufficient information to allow for the appropriate performance and interpretation of the examination. The request for the examination must be originated by a physician or other appropriately licensed health care provider or under the provider's direction. The accompanying clinical information should be provided by a physician or other appropriate health care provider familiar with the patient's clinical situation and should be consistent with relevant legal and local health care facility requirements.

V. Specifications of the Examination
A. First-Trimester Ultrasound Examination
1. Indications

Indications for first-trimester sonography include but are not limited to:
a. Confirmation of the presence of an intrauterine pregnancy;
b. Evaluation of a suspected ectopic pregnancy;
c. Defining the cause of vaginal bleeding;
d. Evaluation of pelvic pain;
e. Estimation of gestational(menstrual)age;
f. Diagnosis or evaluation of multiple gestations;
g. Confirmation of cardiac activity;
h. Imaging as an adjunct to chorionic villus sampling, embryo transfer, and localization and removal of an intrauterine device;
i. Assessing for certain fetal anomalies, such as anencephaly, in high-risk patients;
j. Evaluation of maternal pelvic masses and/or uterine abnormalities;
k. Measuring the nuchal translucency(NT)when part of a screening program for fetal aneuploidy; and
l. Evaluation of a suspected hydatidiform mole.
Comment

A limited examination may be performed to evaluate interval growth, estimate amniotic fluid volume, evaluate the cervix, and assess the presence of cardiac activity.

TABLE 1-1　Guidelines for Performance of the Antepartum Obstetric Ultrasound Examination—cont'd

2. Imaging Parameters

Comment

Scanning in the first trimester may be performed either transabdominally or transvaginally. If a transabdominal examination is not definitive, a transvaginal scan or transperineal scan should be performed whenever possible.

   a. The uterus(including the cervix)and adnexa should be evaluated for the presence of a gestational sac. If a gestational sac is seen, its location should be documented. The gestational sac should be evaluated for the presence or absence of a yolk sac or embryo, and the crown-rump length should be recorded when possible.

   Comment

   A definitive diagnosis of intrauterine pregnancy can be made when an intrauterine gestational sac containing a yolk sac or embryo/fetus with cardiac activity is visualized. A small, eccentric intrauterine fluid collection with an echogenic rim can be seen before the yolk sac and embryo are detectable in a very early intrauterine pregnancy. In the absence of sonographic signs of ectopic pregnancy, the fluid collection is highly likely to represent an intrauterine gestational sac. In this circumstance, the intradecidual sign may be helpful. Follow-up sonography and/or serial determination of maternal serum human chorionic gonadotropin levels are/is appropriate in pregnancies of undetermined location to avoid inappropriate intervention in a potentially viable early pregnancy.

   The crown-rump length is a more accurate indicator of gestational(menstrual)age than is the mean gestational sac diameter. However, the mean gestational sac diameter may be recorded when an embryo is not identified.

   Caution should be used in making the presumptive diagnosis of a gestational sac in the absence of a definitive embryo or yolk sac. Without these findings, an intrauterine fluid collection could represent a pseudo-gestational sac associated with an ectopic pregnancy.

   b. The presence or absence of cardiac activity should be documented with a 2-dimensional video clip or M-mode imaging.

   Comment

   With transvaginal scans, while cardiac motion is usually observed when the embryo is 2 mm or greater in length, if an embryo less than 7 mm in length is seen without cardiac activity, a subsequent scan in 1 week is recommended to ensure that the pregnancy is nonviable.

   c. Fetal number should be documented.

   Comment

   Amnionicity and chorionicity should be documented for all multiple gestations when possible.

   d. Embryonic/fetal anatomy appropriate for the first trimester should be assessed.

   e. The nuchal region should be imaged, and abnormalities such as cystic hygroma should be documented.

   Comment

   For those patients desiring to assess their individual risk of fetal aneuploidy, a very specific measurement of the NT during a specific age interval is necessary(as determined by the laboratory used). See the guidelines for this measurement below.

   NT measurements should be used(in conjunction with serum biochemistry)to determine the risk of having a fetus with aneuploidy or other anatomic abnormalities such as heart defects. In this setting, it is important that the practitioner measure the NT according to established guidelines for measurement. A quality assessment program is recommended to ensure that false-positive and false-negative results are kept to a minimum.

   Guidelines for NT Measurement:

   i.　The margins of the NT edges must be clear enough for proper placement of the calipers.

   ii.　The fetus must be in the midsagittal plane.

   iii.　The image must be magnified so that it is filled by the fetal head, neck, and upper thorax.

   iv.　The fetal neck must be in a neutral position, not flexed and not hyperextended.

   v.　The amnion must be seen as separate from the NT line.

   vi.　The + calipers on the ultrasound must be used to perform the NT measurement.

   vii.　Electronic calipers must be placed on the inner borders of the nuchal line space with none of the horizontal crossbar itself protruding into the space.

   viii.　The calipers must be placed perpendicular to the long axis of the fetus.

   ix.　The measurement must be obtained at the widest space of the NT.

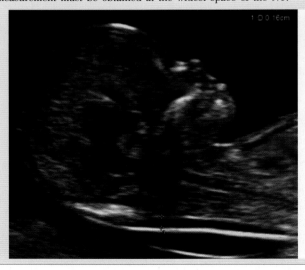
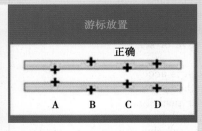

TABLE 1-1　Guidelines for Performance of the Antepartum Obstetric Ultrasound Examination—cont'd

f. The uterus including the cervix, adnexal structures, and cul-de-sac should be evaluated. Abnormalities should be imaged and documented.
Comment
The presence, location, appearance, and size of adnexal masses should be documented. The presence and number of leiomyomata should be documented. The measurements of the largest or any potentially clinically significant leiomyomata should be documented. The cul-de-sac should be evaluated for the presence or absence of fluid. Uterine anomalies should be documented.

B. Second-and Third-Trimester Ultrasound Examination

1. Indications
Indications for second-and third-trimester sonography include but are not limited to:
   a. Screening for fetal anomalies;
   b. Evaluation of fetal anatomy;
   c. Estimation of gestational(menstrual)age;
   d. Evaluation of fetal growth;
   e. Evaluation of vaginal bleeding;
   f. Evaluation of abdominal or pelvic pain;
   g. Evaluation of cervical insufficiency;
   h. Determination of fetal presentation;
   i. Evaluation of suspected multiple gestation;
   j. Adjunct to amniocentesis or other procedure;
   k. Evaluation of a significant discrepancy between uterine size and clinical dates;
   l. Evaluation of a pelvic mass;
   m. Evaluation of a suspected hydatidiform mole;
   n. Adjunct to cervical cerclage placement;
   o. Suspected ectopic pregnancy;
   p. Suspected fetal death;
   q. Suspected uterine abnormalities;
   r. Evaluation of fetal well-being;
   s. Suspected amniotic fluid abnormalities;
   t. Suspected placental abruption;
   u. Adjunct to external cephalic version;
   v. Evaluation of premature rupture of membranes and/or premature labor;
   w. Evaluation of abnormal biochemical markers;
   x. Follow-up evaluation of a fetal anomaly;
   y. Follow-up evaluation of placental location for suspected placenta previa;
   z. History of previous congenital anomaly;
   aa. Evaluation of the fetal condition in late registrants for prenatal care; and
   bb. Assessment for findings that may increase the risk for aneuploidy.
   Comment
   In certain clinical circumstances, a more detailed examination of fetal anatomy may be indicated.

2. Imaging Parameters for a Standard Fetal Examination
   a. Fetal cardiac activity, fetal number, and presentation should be documented.
   Comment
   An abnormal heart rate and/or rhythm should be documented. Multiple gestations require the documentation of additional information:chorionicity, amnionicity, comparison of fetal sizes, estimation of amniotic fluid volume (increased, decreased, or normal)in each gestational sac, and fetal genitalia(when visualized).
   b. A qualitative or semiquantitative estimate of amniotic fluid volume should be documented.
   Comment
   Although it is acceptable for experienced examiners to qualitatively estimate amniotic fluid volume, semiquantitative methods have also been described for this purpose(eg, amniotic fluid index, single deepest pocket, and 2-diameter pocket).
   c. The placental location, appearance, and relationship to the internal cervical os should be documented. The umbilical cord should be imaged and the number of vessels in the cord documented. The placental cord insertion site should be documented when technically possible.
   Comment
   It is recognized that the apparent placental position early in pregnancy may not correlate well with its location at the time of delivery. Transabdominal, transperineal, or transvaginal views may be helpful in visualizing the internal cervical os and its relationship to the placenta. Transvaginal or transperineal ultrasound may be considered if the cervix appears shortened or cannot be adequately visualized during the transabdominal sonogram. A velamentous(also called membranous)placental cord insertion that crosses the internal os of the cervix is vasa previa, a condition that has a high risk of fetal mortality if not diagnosed before labor.

TABLE 1-1　Guidelines for Performance of the Antepartum Obstetric Ultrasound Examination—cont'd

d. Gestational (menstrual) age assessment.

First-trimester crown-rump measurement is the most accurate means for sonographic dating of pregnancy. Beyond this period, a variety of sonographic parameters such as biparietal diameter, abdominal circumference, and femoral diaphysis length can be used to estimate gestational (menstrual) age. The variability of gestational (menstrual) age estimation, however, increases with advancing pregnancy. Significant discrepancies between gestational (menstrual) age and fetal measurements may suggest the possibility of a fetal growth abnormality, intrauterine growth restriction, or macrosomia.

Comment

The pregnancy should not be redated after an accurate earlier scan has been performed and is available for comparison.

　i. The biparietal diameter is measured at the level of the thalami and cavum septi pellucidi or columns of the fornix. The cerebellar hemispheres should not be visible in this scanning plane. The measurement is taken from the outer edge of the proximal skull to the inner edge of the distal skull.

Comment

The head shape may be flattened (dolichocephaly) or rounded (brachycephaly) as a normal variant. Under these circumstances, certain variants of normal fetal head development may make measurement of the head circumference more reliable than biparietal diameter for estimating gestational (menstrual) age.

　ii. The head circumference is measured at the same level as the biparietal diameter, around the outer perimeter of the calvarium. This measurement is not affected by head shape.

　iii. The femoral diaphysis length can be reliably used after 14 weeks' gestational (menstrual) age. The long axis of the femoral shaft is most accurately measured with the beam of insonation being perpendicular to the shaft, excluding the distal femoral epiphysis.

　iv. The abdominal circumference or average abdominal diameter should be determined at the skin line on a true transverse view at the level of the junction of the umbilical vein, portal sinus, and fetal stomach when visible.

Comment

The abdominal circumference or average abdominal diameter measurement is used with other biometric parameters to estimate fetal weight and may allow detection of intrauterine growth restriction or macrosomia.

e. Fetal weight estimation.

Fetal weight can be estimated by obtaining measurements such as the biparietal diameter, head circumference, abdominal circumference or average abdominal diameter, and femoral diaphysis length. Results from various prediction models can be compared to fetal weight percentiles from published nomograms.

Comment

If previous studies have been performed, appropriateness of growth should also be documented. Scans for growth evaluation can typically be performed at least 2 to 4 weeks apart. A shorter scan interval may result in confusion as to whether measurement changes are truly due to growth as opposed to variations in the technique itself.

Currently, even the best fetal weight prediction methods can yield errors as high as ±15%. This variability can be influenced by factors such as the nature of the patient population, the number and types of anatomic parameters being measured, technical factors that affect the resolution of ultrasound images, and the weight range being studied.

f. Maternal anatomy.

Evaluation of the uterus, adnexal structures, and cervix should be performed when appropriate. If the cervix cannot be visualized, a transperineal or transvaginal scan may be considered when evaluation of the cervix is needed.

Comment

This will allow recognition of incidental findings of potential clinical significance. The presence, location, and size of adnexal masses and the presence of at least the largest and potentially clinically significant leiomyomata should be documented. It is not always possible to image the normal maternal ovaries during the second and third trimesters.

g. Fetal anatomic survey.

Fetal anatomy, as described in this document, may be adequately assessed by ultrasound after approximately 18 weeks' gestational (menstrual) age. It may be possible to document normal structures before this time, although some structures can be difficult to visualize due to fetal size, position, movement, abdominal scars, and increased maternal abdominal wall thickness. A second-or third-trimester scan may pose technical limitations for an anatomic evaluation due to imaging artifacts from acoustic shadowing. When this occurs, the report of the sonographic examination should document the nature of this technical limitation. A follow-up examination may be helpful. The following areas of assessment represent the minimal elements of a standard examination of fetal anatomy. A more detailed fetal anatomic examination may be necessary if an abnormality or suspected abnormality is found on the standard examination.

　i. Head, face, and neck:

　　Lateral cerebral ventricles;

　　Choroid plexus;

　　Midline falx;

　　Cavum septi pellucidi;

　　Cerebellum;

　　Cistern magna; and

　　Upper lip.

Comment

A measurement of the nuchal fold may be helpful during a specific age interval to assess the risk of aneuploidy.

TABLE 1-1　Guidelines for Performance of the Antepartum Obstetric Ultrasound Examination—cont'd

　　ii. Chest：
　　　　Heart：
　　　　Four-chamber view；
　　　　Left ventricular outflow tract；and
　　　　Right ventricular outflow tract.
　　iii. Abdomen：
　　　　Stomach(presence，size，and situs)；
　　　　Kidneys；
　　　　Urinary bladder；
　　　　Umbilical cord insertion site into the fetal abdomen；and
　　　　Umbilical cord vessel number.
　　iv. Spine：
　　　　Cervical，thoracic，lumbar，and sacral spine.
　　v. Extremities：
　　　　Legs and arms.
　　vi. Sex：
　　　　In multiple gestations and when medically indicated.

VI. Documentation

Adequate documentation is essential for high-quality patient care. There should be a permanent record of the ultrasound examination and its interpretation. Images of all appropriate areas，both normal and abnormal，should be recorded. Variations from normal size should be accompanied by measurements. Images should be labeled with the patient identification，facility identification，examination date，and side(right or left)of the anatomic site imaged. An official interpretation(final report)of the ultrasound findings should be included in the patient's medical record. Retention of the ultrasound examination should be consistent both with clinical needs and with relevant legal and local health care facility requirements.

Reporting should be in accordance with the *AIUM Practice Guideline for Documentation of an Ultrasound Examination.*

VII. Equipment Specifications

These studies should be conducted with real-time scanners，using a transabdominal and/or transvaginal approach. A transducer of appropriate frequency should be used. Real-time sonography is necessary to confirm the presence of fetal life through observation of cardiac activity and active movement.

The choice of transducer frequency is a trade-off between beam penetration and resolution. With modern equipment，3- to 5-MHz abdominal transducers allow sufficient penetration in most patients while providing adequate resolution. A lower-frequency transducer may be needed to provide adequate penetration for abdominal imaging in an obese patient. During early pregnancy，a 5-MHz abdominal transducer or a 5- to 10-MHz or greater vaginal transducer may provide superior resolution while still allowing adequate penetration.

VIII. Fetal Safety

Diagnostic ultrasound studies of the fetus are generally considered safe during pregnancy. This diagnostic procedure should be performed only when there is a valid medical indication，and the lowest possible ultrasonic exposure setting should be used to gain the necessary diagnostic information under the ALARA(as low as reasonably achievable)principle.

A thermal index for soft tissue(Tis)should be used at earlier than 10 weeks' gestation，and a thermal index for bone(Tib)should be used at 10 weeks' gestation or later when bone ossification is evident. In keeping with the ALARA principle，M-mode imaging should be used instead of spectral Doppler imaging to document embryonic/fetal heart rate.

The promotion，selling，or leasing of ultrasound equipment for making "keepsake fetal videos" is considered by the US Food and Drug Administration to be an unapproved use of a medical device. Use of a diagnostic ultrasound system for these purposes，without a physician's order，may be in violation of state laws or regulations.

IX. Quality Control and Improvement, Safety, Infection Control, and Patient Education

Policies and procedures related to quality control，patient education，infection control，and safety should be developed and implemented in accordance with the *AIUM Standards and Guidelines for the Accreditation of Ultrasound Practices.*

Equipment performance monitoring should be in accordance with the *AIUM Standards and Guidelines for the Accreditation of Ultrasound Practices.*

X. ALARA Principle

The potential benefits and risks of each examination should be considered. The ALARA principle should be observed when adjusting controls that affect the acoustic output and by considering transducer dwell times. Further details on ALARA may be found in the AIUM publication *Medical Ultrasound Safety*，Second Edition.

Modified from American Institute of Ultrasound in Medicine：AIUM practice guideline for the performance of obstetric ultrasound examinations. J Ultrasound Med 32(6)：1083-1101，2013.

超声仪器和存档

　　关于哪些超声仪器图像最好，似乎总是存在意见分歧。就目前的超声技术而言，其差异往往是主观的，尤其是在讨论最先进的仪器时。大多数超声仪器都是采用相控阵实时技术、3D/4D 超声技术、彩色和脉冲多普勒以及电影回放。

　　一个经常争论的问题是应该选用哪把探头进行超声检查。答案是，需要有尽可能多的探头可供选择以满足不同患者的需求。有一种错误的观念认为，制造商推出的最新探头可能是唯一需要的探头。从扇扫探头到后来的经阴道探头首次用于检查时,许多检查者认为仅仅使用这些探头就可完成全部检查。后来许多人意识到仅使用一把探头会限制扫查范围或对细节的观察,使诊断比较困难。

最常见的探头,即超声检查室的主力探头是凸阵探头、扇扫探头(3~5MHz)和经阴道探头(5~10MHz)。较高频率的探头用于实现高分辨率扫描,特别是在近场;而较低频率的探头适用于需要增加声束穿透力。有各种各样的探头技术,包括凸形线阵探头、变频探头以及支持谐波(harmonic)、三维成像和多普勒血流成像的探头[48]。

无论使用哪种技术,都应将检查图像记录并存档。记录图像目的有两方面。首先,对正常结构的确认是非常重要的,因为如果最终病理变化得到证实,可以回放并与后面的图像对比。其次,如果确定了病理结果转诊后,方便接诊医生做进一步检查。

大多数影像中心都使用图片归档和通信系统(picture archiving and communication system,PACS)。利用这套系统可以在计算机上存储数字超声图像,并将完整的研究数据传输到计算机工作站上供查看和分析。利用这套系统存储的图像质量非常好。数字图像也可以传输到远程位置(远程医疗(telemedicine))供回顾分析和咨询[49]。

患者的病历中除了要有数字化存储的图像,还要有超声检查的书面报告。如果存在重要的病理变化,应立即通知有关医生。不仅在有胎儿畸形的情况下要进行这种即时交流,当有严重的产科并发症时,如羊水过少(oligohydramnios)、胎动减少、巨大儿(macrosomia)和胎儿生长受限(fetal growth restriction,FGR)等状况下也要进行这种即时交流。医生的申请单也应记录下来。

早孕期超声检查

宫内妊娠的确认

需要做早孕期超声检查的转诊患者,原因通常是阴道出血,这可能是异位妊娠(ectopic pregnancy)或先兆流产的症状。在早孕期,超声评估的主要目标是确定是否是宫内妊娠及胚胎是否有活性。目前的设备,尤其是经阴道探头,在早孕期评估上述内容非常容易。

确认早孕期无活性和中晚孕期致死性畸形应当同样小心。如果有合理的理由怀疑胚胎的活性时,至少要在7~10天内重复检查,以得出明确的结论。2012年,针对宫内妊娠但不确定胚胎活性的孕妇,SRU的一次共识会议制定了经阴道超声诊断妊娠失败的指南和标准(表1-2,见第4章)。

表1-2　对宫内妊娠不确定活性的孕妇,经阴道超声检查诊断妊娠失败的指南*	
妊娠失败的阳性发现	可疑阳性发现,但是还不能诊断妊娠失败†
头臀长≥7mm,无心跳	头臀长<7mm,无胎心
平均胎囊直径≥25mm,无胚胎	平均胎囊径线16~24mm,没有胚胎
前次扫描有胎囊无卵黄囊,≥2周后再次扫描没有发现有胎心的胚胎	前次扫描有胎囊没有卵黄囊,7~13天后没有发现有胎心的胚胎
前次扫描有胎囊和卵黄囊,≥11天后再次扫描没有发现有胎心的胚胎	前次扫描有胎囊有卵黄囊,7~10天后没有发现有胎心的胚胎
	停经≥6周没有胚胎
	空羊膜腔(卵黄囊附近出现羊膜腔,没有明显的胚胎)
	卵黄囊增大(>7mm)
	与胚胎大小相关的小孕囊(平均胎囊直径和头臀长之间的差异<5mm)

* Criteria are from the Society of Radiologists in Ultrasound Multispecialty Consensus Conference on Early First Trimester Diagnosis of Miscarriage and Exclusion of a Viable Intrauterine Pregnancy, October 2012

† 当疑似妊娠失败时,在7~10天时进行超声随访以评估妊娠活性通常是适当的

胚胎/胎儿数目

仔细检查后,即使在早孕早期,也可以明确胚胎的真正数目。文献强调,重要的是不要高估发育中的妊娠数目,例如错误地解释一些发现,如双环征(double sac sign)、宫腔内积液、卵黄囊或把羊膜的存在作为多囊或多个胚胎的证据因而诊断多胎妊娠(multiple gestations)。然而,如果不对妊娠囊做全面评估而只是评估胚胎,检查者同样有可能低估发育中的妊娠和胚胎的数目[50]。我们的经验是,当使用超声评估多胎妊娠时,漏诊的原因通常是源于在早于最佳早孕期检查时间进行了检查。例如把一个胚胎的头部(冠部)和相邻胚胎的躯干(臀部)混在一起当成一个胚胎测量评估了。当然,这种误诊只发生在单绒毛膜双胎中。出

于这些原因,如果要重点观察胎儿数目,一些研究人员更喜欢在中孕期的早期到中期进行。

估测胎龄

胎龄的估测会在第 6 章中详细介绍。在早孕期进行超声检查时应对胎龄进行估测,因为这是确定胎龄的最准确时间。两种最常见的胎龄评估方法是平均孕囊直径和头臀长。多年来,头臀长被认为是估测宫内妊娠胎龄的最可靠方法。头臀长是使用超声方法(准确误差在 3~7 天之内)估计胎龄的高度精确的方法。在中孕期进行的其他测量,如头围或股骨长,也几乎一样准确,并且具有额外的好处,即胎儿更大,更有利于进行形态结构特征的评估。我们认为,如果没有临床原因,仅仅是为了获得更准确的测量,为什么不可以在中孕期完成,早孕期超声就没有必要做了,这种方法也得到了 NICHD 胎儿成像研讨会共识的肯定[28]。

形态异常

近年来,超声的分辨率持续改善,许多报告记录了在早期妊娠发现的形态异常。几乎每个器官系统的异常都有报告。根据这些报告,我们经常被问到最早什么时候可以检测到这些特定的异常。我们的回答通常是,尽管早期发现形态异常是有用的,但对异常准确无误的检测更加重要。除非极其自信早孕期存在异常,否则应该进行后续随访。

应该注意到在早孕期进行诊断存在四种潜在的缺陷:①正常的胚胎中肠突出腹腔外类似腹壁缺损;②发育中的大脑泡(菱脑)突出;③无脑畸形诊断存在潜在假阴性;④由于这些结构在早孕期发育不完善,可以引起小脑蚓部和胼胝体异常的假阳性诊断[51~53]。

胎盘

在早孕期,发育中的胎盘位置是很难确定的。但如果检查者能够明确其位置,无论是在前方还是后方,都应该记录下来。应当注意的是中孕早期经阴道超声检查,胎盘下缘刚刚达到或覆盖子宫颈内口的比例高达 2%[54,55]。随着妊娠的进展,很多病例发生胎盘"移行"或前置胎盘位置变为正常位置,其原因可能是由于无胎盘覆盖的子宫壁相对于有胎盘覆盖的子宫壁生长更快[54]。剖宫产史和胎盘覆盖子宫颈的程度等因素会影响前置胎盘(placenta previa)在分娩前中晚孕期是否能消失。一般而言,胎盘在 16 孕周前通常会延伸至宫颈,此时不应诊断前置胎盘。在 16 周及以后,如果胎盘边缘到宫颈内口在 2cm 以内,则建议诊断为"胎盘低置",并建议在妊娠 32 周时进行随访[28]。如果胎盘下缘的位置不能确定,经阴道扫描将有助于明确诊断,以防患者被贴上患有前置胎盘的标签。

子宫和附件

应仔细检查孕妇子宫是否有异常,特别是高危患者。在晚孕期,这些异常情况可能更难发现。如果发现子宫肌瘤,应记录其大小、位置以及肌瘤与子宫颈的关系。应该记住的是,短暂的子宫肌层收缩可能会产生像肌瘤一样的图像。

应仔细检查附件(adnexa)是否存在囊肿以及卵巢肿瘤,无论是良性(benign)肿瘤还是恶性(malignant)肿瘤都要仔细检查。另外,在妊娠后期,由于附件位置上移,可能更难进行详细检查。

中孕期和晚孕期超声检查

胎儿数目和胎儿活性

在中晚孕期评估胎儿的数目是非常容易和准确的。多胎妊娠围产期发病率和死亡率的增加,迫使检查一定要详尽准确。应严禁下面这种罕见情况发生,即做过中晚孕期检查的孕妇,在分娩时还出现"令人吃惊的双胎"。主要潜在错误是低估胎儿数目。造成这一错误的原因可能是由于没有评估宫底或者误把一个胎儿头部与双胎的另一胎儿躯干对应到一起。当确定是多胎妊娠时,确定胎盘个数和羊膜囊数(绒毛膜性和羊膜性)是很重要的。

在超声报告中,应该明确描述胎儿是否存活。如果存活,应该识别心脏搏动。如果对胎儿的存活有任何疑问,应该换另一位检查者再次检查共同确诊。胎动不足不是胎儿死亡的证据。胎儿心率缓慢通常预示预后不良;然而,仅仅观察到胎心率缓慢不应被当作胎儿无法存活的证据。许多胎心率低于每分钟 80 次,但最后却健康出生。

胎位

一旦确定了胎儿存活数目,妊娠 20 周以后还要明确胎位(fetal position)和先露。胎位是指胎儿长轴和子宫长轴的关系。先露是最靠近宫颈的胎儿部位。最常见的胎儿位是纵向的,最常见的先露是胎头。其他胎位或先露都被称为胎位不正。胎位异常会增加分娩时围产儿发病率。

随着实时超声评估的应用,对超声医生提出了额外的要求。如果超声医生没有亲自进行扫描检查,就必须能够根据其他扫描医生的图像推断出胎位和先露。只有能够正确理解胎儿解剖结构并将其与扫描位置对应上才能正确解释扫描检查结果（图 1-2，图 1-3）。同样，如果根据胎儿的胎位和先露判断某个解剖结构位置异常，只能偶尔识别一些先天性异常（例如右位心（dextrocardia）、胎儿右侧腹腔内囊性肿块等）。

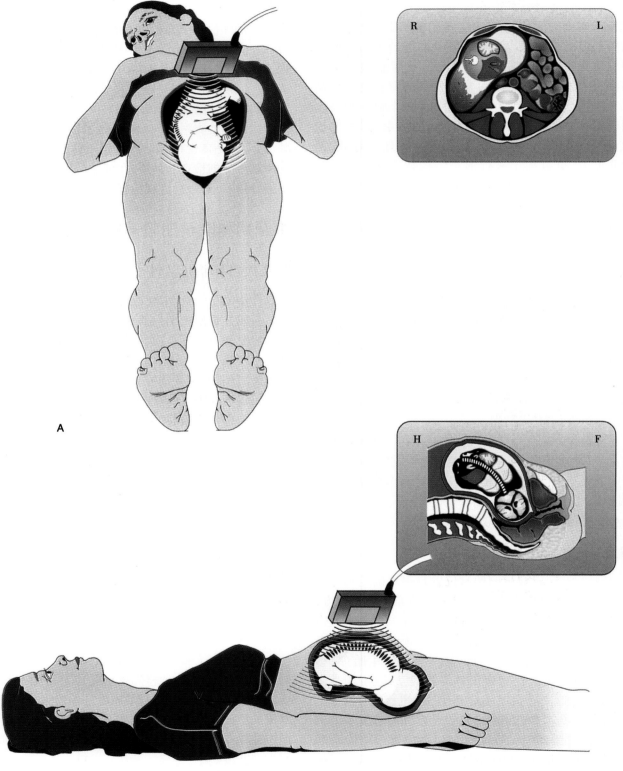

图 1-2 A，妊娠子宫横切面示意图。胎儿是头位，因此该图是横切面扫描胎儿腹部。图 B，同一胎儿的纵切面。上述切面是母亲的头部位于图像的左侧时成像的。F，足侧；H，头侧；L，左侧；R，右侧

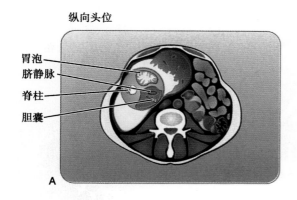
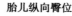
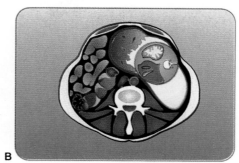

纵向头位

胃泡
脐静脉
脊柱
胆囊

A

胎儿纵向臀位

B

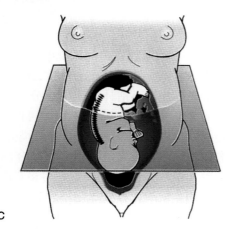

C

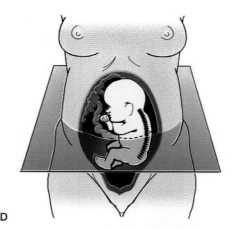

D

图 1-3　母亲腹部（纵向或横向）的断面以及胎儿脊柱、胎儿左侧（胃泡）和胎儿右侧（胆囊（gallbladder））结构位置示意图，可以用来判定胎位和先露。A. 妊娠子宫的横断面显示胎儿脊柱位于母亲的右侧，胎儿的右侧（胃泡在前，胆囊在后）在下方。因为这些图像是从孕妇的足侧向头侧观察的，所以胎儿一定是纵向的和头先露。B. 当横向扫描妊娠子宫，如果胎儿脊柱位于母亲左侧时，胎儿右侧在下方，则胎儿是纵向的和臀位。C. 当纵向扫描显示的是胎儿躯干横断面，并且胎儿脊柱离子宫下段最近，胎儿右侧在下方时，则胎儿是横位，胎头位于母亲的左侧。D. 当纵向扫描显示的是胎儿躯干部横断面时，并且胎儿脊柱离子宫底部最近，胎儿右侧位于下方时，则胎儿是横位，胎头位于母亲的右侧。尽管对妊娠子宫的实时扫描能够让观察者快速确定胎儿的位置和先露，但是要识别胎儿体内特定的右侧和左侧结构迫使人们要准确地确定胎儿位置，并且还要识别正常和病理状态下胎儿解剖结构

如前所述，最常见的先露是胎头（头先露（cephalic presentation））。（我们更喜欢头部的这一术语而不是颅顶，因为颅顶常常用于描述胎头上的位置。）当胎儿头部靠近子宫下段时，胎儿可能是头先露；然而，在得出这个结论之前，人们必须查看所有的图像。胎儿的躯干也可能和胎头位置一样低，此时，胎儿可能是横位而不是头位。

胎儿先露异常的情况下，就要求超声检查人员扩大扫查范围，以回答另外两个对转诊产科医生而言非常重要的问题。首先，先露部分具体是哪个解剖结构（即臀位（breech presentation）时到底是胎足还是胎儿臀部位置最低？或者横位时是否是肩部位置最低？）（图 1-4，图 1-5）？其次，如果胎位异常持续到晚孕期，

是否存在导致胎位异常的相关胎儿畸形或胎盘异常[56]？

估测胎龄和体重

预测胎龄和体重将会在第 6 章详细讨论。使用超声预测胎龄时，重要的是要记住几个概念。首先，对于大部分测量的参数而言，早孕期进行的测量比接近足月时的测量更准确。大多数胎儿，其头部、腹部和股骨的早孕期测量值与中孕的早、中期测值相比较一致性比较好，相差在一周之内。但在晚孕晚期，情况并非如此。股骨测值落后于其他测量以及更多变异是常见和正常的。在中孕早、中期，如果股骨或头部测量结果比其他测量结果大 1 周，这应该引起红色警报，提醒可能

臀位

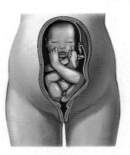

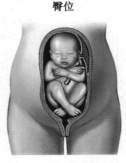
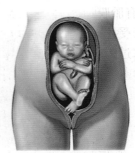

单臀　　　　　　复合臀　　　　　　足先露

图1-4　臀位示意图。在单臀先露(最常见)时,大腿在髋关节弯曲,腿和膝盖伸展。在复合臀位(最不常见)时,大腿在髋关节弯曲,膝关节也弯曲。而在足先露时,一侧或双侧髋关节和膝关节弯曲。在足先露脐带脱垂的风险最高,而单臀先露时脐带脱垂的风险最低(Illustration copyright© 2006 Nucleus Medical Art,www.nucleusinc.com. All rights reserved)

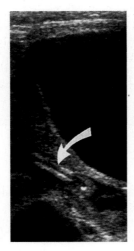

图1-5　足先露臀位纵向扫描。在这次扫描图像中,腿(箭头)和脚伸到子宫下段和子宫颈内

是短肢骨发育不良(short-limbed bone dysplasia)、21三体(trisomy 21)或小头畸形(microcephaly),需要进行随访检查。其次,决定采用哪些身体的参数确定胎龄或预测体重时要考虑是否存在病理状态。大多数超声仪器允许检查者在进行胎龄计算时去掉异常的身体参数。当胎儿存在腹水(ascites)时,腹围测值不可能准确,而在短肢侏儒症(short-limbed dwarfism)的胎儿中,股骨长度测量值也是不可靠的。第三点,每份产科超声报告都应该将计算出的超声胎龄与根据患者月经计算的胎龄或临床胎龄相关联。由于月经史常常不准确,因此当与超声预测的胎龄有出入时,更倾向于相信超声预测的胎龄。然而,在这样做时,人们有可能将比较小的胎龄赋值给实际上较大但生长受限的胎儿。同样道理,也有可能将比较小的胎龄赋值给足月后胎儿,其后果是将胎儿置于胎儿过熟综合征(postmaturity

syndrome)或胎死宫内的风险中。第四点,计算出来的胎儿体重不应仅仅以克为单位,还应根据患者的临床胎龄或最佳产科估计值给出百分位数。同样,如果患者的月经日期不准确,产科医生可以自己做出判定,不要因为报告中低体重百分位而惊慌失措。这比把估计的体重仅与超声确定的胎龄相结合,从而把生长受限的胎儿误判为正常胎儿要好得多(请记住,尽管计算胎龄和体重的计算方法是不同,但它们都基于相同的生物学测量,因此各个公式计算所得的第50百分位数大致相同。第五点,如果有之前的超声检查,应当在报告中说明间隔期生长是否正常)。最后一点,通过超声检查评估胎儿生长正常或异常时,扫描间隔时间不应少于2周。如果超声检查的间隔时间太短,可能难以确定到底是测量误差还是存在生长异常情况。

羊水量

羊水是评估胎儿发育和是否健康的重要考虑因素。虽然一致认同羊膜腔最大深度测值的重要性,但对羊水过多或过少的诊断方法仍有争议。应在所有超声检查中主观评估羊水量(amniotic fluid volume,AFV)。尽管可以凭主观诊断羊水过少和羊水过多,但也应该使用羊膜腔最大垂直深度(DVP)或羊水指数(AFI)客观评估最深羊水测值。对于大多数检查者而言,在不同孕周主观评估羊水量并不困难,很容易掌握,但应注意以下两点:首先,在早孕期羊水量与胎儿体积相比,羊水量会相对较多,不要误诊为羊水过多。相反,在胎儿足月时,尽管羊水量正常,但仍然会感觉羊水量较少,仅看到少量的羊水。其次,肥胖孕妇的羊水量通常看起来像少于正常羊水量,这可能是因为声波的散射使羊水内产生伪像而误判羊水量。

在诊断羊水过少时,应记住两点:首先,因为在很多情况下,如果没有胎膜早破,羊水过少提示有胎儿肾脏畸形或严重生长受限的可能性,只有在几乎没有羊水时才能诊断羊水过少。但在进行早、中期检查时,如果羊水量少则应诊断(该时期正常的羊水量是比较多的)。其次,受损胎儿的羊水量明显减少常与最后胎儿死亡相关,因此一旦做出诊断,在患者离开超声检查室前,应立即通知产科医生。

羊水过多症的诊断虽然似乎不太严重,但在很多情况下可能与母亲和胎儿的严重并发症有关。母亲方面,由于羊水过多可能会出现早产和胎膜早破;胎儿方面,可能存在胎儿异常。尽管许多羊水过多的病例最终结果是胎儿正常,但文献中报道了大量异常胎儿,提醒超声医生要进行全面的评估才能确诊[56~58]。

多胎妊娠的羊水量评估

许多产科书籍中列出的羊水过多的原因,其中最可能的出现原因就是多胎妊娠。尽管双胎妊娠时可能出现羊水增多,但大多数情况下是因为是异常妊娠[59]。其中许多病例是由于双胎输血综合征(twin-twin transfusion syndrome,TTTS)引起的[60]。

胎盘

如前所述,妊娠后,如果识别出胎盘,其位置和与子宫颈的关系应描述清楚。文献强调了大量假阳性前置胎盘诊断是由于在早孕期诊断的或者是因为膀胱过度充盈导致的[61,62]。尽管这是事实,但不能想当然地认为所有低位胎盘都会"消失"并且在临床上不重要而因此感觉放心安全。中孕期检查时如果胎盘仍处于低位,应尽一切努力明确是否存在前置胎盘;这可能需要经阴道检查。然而,如果经过各种方式和使用不同探头检查(头低脚高卧位、排空膀胱、经会阴或经阴道扫描)后仍然不确定胎盘边缘与宫颈内口的关系,前置胎盘的诊断不能排除,应考虑胎盘位置过低。应该在妊娠32周时进行随访检查。我们倾向于报告从胎盘下缘到宫颈内口的距离,而不是采用可能具有不同含义的术语(例如边缘胎盘)。对于有剖宫产史和前置胎盘史的患者,应按照第19章所述进一步评估胎盘以明确是否有胎盘植入。

超声诊断胎盘早剥往往比较困难。应该记住,子宫肌层及其血管和短暂的子宫肌层收缩可能与血肿混淆,应避免这些原因造成的潜在假阳性诊断。因为大多数临床医生都知道诊断胎盘早剥比较困难,所以他们经常会转诊患者进行超声检查以排除前置胎盘,而

不是特意查看是否有早剥。在超声科室可能从未看到真正的胎盘早剥患者,因为患者都直接进入产房进行分娩了。

血管前置是一种脐带解剖结构变异而不是胎盘异常,情况严重但却经常被忽视。血管前置时,胎儿脐带跨越宫颈内口再进入胎盘实质。血管前置可导致胎儿在分娩过程中失血,所以一旦发现帆状胎盘或副胎盘,应质疑是否有血管前置。

胎儿畸形

胎儿畸形是父母或诊断医生不得不面对的最容易导致情绪激动问题。随着时间的推移,超声评估已经发生了转变,使我们不仅能够回答患者是否怀孕以及是否存在胎儿异常的基本问题。并且越来越小的异常也能被识别出来。现在问题是患者对常规超声检查期间没有发现异常的超声报告信任度有多高。这是一个复杂的问题。对每位患者的所有解剖结构都进行检查是非常不切实际的。幸运的是,常规评估可以检测出大部分异常。

在美国,主要的遗传或结构性出生缺陷患儿占新生儿约3%[63]。先天性畸形是美国婴儿死亡的最主要的单一原因,占所有婴儿死亡的21%以上[64]。据估计,在美国每年有100 000~150 000名儿童出生时患有严重的先天性畸形,其中大约8000名婴儿在生后一年内死亡[64]。先天性畸形儿童约占儿科入院人数的30%,医疗保健总费用估计每年超过14亿美元[64~66]。

正如在早孕期超声检查讨论中所提到的,几乎在每个胎龄、每一器官系统都有胎儿畸形的描述。关于什么时候应该对妊娠进行全面扫描有很多争论。许多人希望在羊膜腔穿刺术之前(14~16周)。甚至更早,在测量颈项透明层厚度时完成全面扫描[67]。特别是,早期解剖学评估有三条优点:①一过性异常,如增厚的颈项透明层、肠管高回声(作为染色体(chromosomal)和结构异常的标记)在妊娠16周后可能消失[68];②早孕期比晚孕期更容易观察胎儿手等结构,尤其是手呈伸直状态时更方便观察[68];③如果需要终止妊娠,在早孕期比晚期更容易,也更安全[68]。尽管在早孕期确实能发现许多形态异常,尤其是使用经阴道探头更有助于发现异常。但脸部、心脏和骨骼的某些异常在早孕期却不容易发现。同样,胚胎发育某些阶段有些结构也是不能观察到的。如小脑蚓部和胼胝体直到中孕期的中晚期才发育完成。如果在妊娠期间进行多次超声检查会造成经济上的浪费。那么在妊娠11~14周进行扫描,然后在22~24周再随访一次超声是比较理想

的。当然在测量颈项透明层时排除严重的和潜在致死性畸形不是不可能的。显然这会影响下一次扫描时间安排。不管怎样，我们的建议，也是专业组织（Reddy等[28]）的建议是，如果进行单次超声或针对性的（Ⅱ级）检查，应该在18~20周胎龄时进行。其原因是此时胎儿足够大，可以排除大多数畸形。另外如有必要，还仍有时间进行随访检查。此时预测孕周的准确性略有下降，通常临床意义也有限，但胎儿解剖和病理畸形却更加容易显示观察。

患者和转诊产科医生应该意识到，在标准的超声检查过程中，尽管许多异常可偶然发现，但只有在已知胎儿有发生特定畸形风险时才可能检测到更细微的病变。与胎儿一样，解剖结构畸形在妊娠期间也会生长；在出生时看到的缺陷可能因为在早孕期太小而不能发现。一些病变，如十二指肠闭锁（duodenal atresia）和软骨发育不全（achondroplasia），可能直到中孕期的晚期才会显示出来。最后，对于超声专家而言，了解他们专业的局限性非常重要。如果怀疑有畸形，而检查者对所述异常缺乏经验时，则应该将该患者转诊给更有经验的检查者。只有这样，患者才能得到最好的服务。

子宫和附件

晚孕期检查时，评估子宫和附件变得更加困难。可能检测到的最常见的异常是子宫肌瘤。如前所述，测量肌瘤的大小、记录肌瘤的位置以及确定肌瘤与宫颈的关系非常重要。如果怀疑卵巢有异常，患者产后应该进行复查。

美国超声医学会/美国放射学会/美国妇产科医师学会指南解读

AIUM、ACR和ACOG的委员会和个人成员帮助制定了前面所述的指南，完成了一项了不起的工作。制作这样的指南并不容易，该指南将会被超声检查从业人员广泛应用。有几处用词容易出歧义，在此，我们想提出我们自己的解释建议。

上述指南试图要给产科超声检查从业者一定的自由度，这一点是可以理解的。他们也试图把不同患者之间、母亲和胎儿之间解剖结构的差异以及技术上的局限性考虑进去。指南中有许多实例，指出要对一个或多个结构成像。令人遗憾的是，增加了其他措辞，使用了"当可能时"、"也可以尝试"或"在技术上可行时"。正如前面的编辑评论所述，"人们可以理直气壮地说，在技术可行的情况下只获取在指南中规定的切

面"。实际上，在前面介绍"胎儿解剖学调查"时就指出人们可能会预先考虑到技术上的限制："由于胎儿大小、位置、运动、腹部瘢痕和孕妇腹壁厚度增加，一些结构难以显示"[28]。前面提到的这些额外添加的叙述，为的是在不检查胎儿或母亲重要的解剖结构时能有一个"恰当的理由"。这个问题发生在早孕期的讨论中，当时修改这些陈述是针对宫颈和多胎妊娠时羊膜性和绒毛膜性。我们不知道为什么在早孕期不能使用各种可行的办法评估宫颈。羊膜性和绒毛膜性最好在早孕期进行评估；尽管在妊娠后期区分单羊膜双胎和双羊膜双胎可能比较困难，但确定不了绒毛膜性是没有理由。在四肢部分，提到了腿部和手臂的检查。在医学上，这意味着只检查胫骨/腓骨和肱骨。但我们相信我们的目标是也评估股骨、肱骨（humerus）、胫骨（tibia）、腓骨（fibula）、桡骨（radius）和尺骨（ulna）。

胎儿性别被描述为"低风险指征仅适合在多胎妊娠时进行评估"。虽然我们赞赏这一意图，但我们的建议是，单胎妊娠时也应该注意胎儿的性别，以便在进行诊断和咨询时需要该信息。包括在咨询血友病（hemophilia）或远端尿路梗阻在内的这类疾病时，需要性别信息。后尿道瓣膜（主要是男性异常）和泄殖腔异常（主要是女性异常）也要区分开。多胎妊娠时，有很多人会认为多胎妊娠是低风险的。或许这样表述会更好，"多胎妊娠绒毛膜性难以确定时，可通过胎儿性别确定。当双胞胎性别不同时，将有助于排除单绒毛膜双胎。"

对于胎儿体重估测，指南指出"目前，即使是最好的胎儿体重预测方法也可能产生高达±15%的误差"。虽然笔者同意这一观点，但不会设立体重估测误差的上限。因为这似乎意味着如果比这误差再高就会达不到护理标准。特别是在巨大儿中，似乎合理的生物学测量也会产生高达25%~30%的误差。

关于技术困难的陈述如下："声影伪像会对中晚孕期的解剖结构评估带来技术上的限制。当发生这种情况时，超声检查报告应记录声影对图像的影响。随访检查可能会有所帮助。"虽然我们完全理解，我们所有人也都遇到的这种情况，但这个建议是有问题的。对于某些必须要成像的解剖结构或必须要报告的畸形情况，"随访检查可能有所帮助"的说法过于模糊。在很多情况下，把不能显示出正常解剖结构归咎于胎位不好，但实际上结构是异常的。如果没有看到大脑、心脏、肾脏和膀胱（在羊水过少的情况下），应该在短时间内进行随访检查。如果是因为母亲身体本身的原因未能充分显示解剖结构，则在2~4周后随访可能有用。如果随访仍未看到想要检查的解剖结构，应通知

转诊产科医生,并记录对话内容。并按临床指征推荐进一步随访。

超声检查的解释

当然,这是本书其他部分的重点;无论如何,我们还是想做几点注释。尽管产科超声这个亚专科每天都会有新的生物学参数被应用,但我们多次提倡不要仅仅通过测量参数来进行诊断。似乎每天都有人开发并发布新的图表测量胎儿解剖结构。我们充分认识到,对于准确解释超声检查结果,这些参数测量是必需的,如胎儿大小、体重、宫颈长度和胎儿心室大小等生物学参数。对于许多超声检查可发现的异常情况,我们更喜欢让超声医生根据他或她所见的做主观判断,而不是对某个"看起来不正常"图像或结构进行测量。有时尽管测量值似乎在正常范围内,但根据经验做出的主观判断却是正确的。有一种说法可以接受,就是当AFI为6,尽管没有对肠腔进行客观测量,也可以存在羊水过少或胎儿肠管扩张。

另一个缺陷是对解剖结构进行测量,而不是解释测量的重要性。例如,一些超声科室认为,除了标准生物测量(双顶径(BPD)、头围(HC)、腹围(AC)、股骨长(FL)等)外,还增加了许多测量参数,例如小脑,肾脏或眶距测量,使整个检查更完善。虽然我们不会质疑在某些特定情况下进行这些额外测量的必要性,但令人费解的是,检查解释者通常不会根据标准表或列线图来解释这些测量值,以判定它们是正常还是异常。我们认为这是一个严重的错误。

不进行统计数据讨论,简单地说,没有任何测量可以是100%准确的,既没有假阳性也没有假阴性。在某些情况下,假阳性结果可能是可以接受的(例如严重畸形的筛查)。每个医生都不喜欢被贴上"过度解读"的标签。超声医生需要考虑的是不漏掉任何患者(因此导致更多潜在的假阳性结果),这可能意味着需要额外的测试或干预,或者他们可能希望更少假阳性结果,从而有可能增加漏诊某些患者风险。考虑到这一点,可以设置测试的阈值水平,或者更低或更高。对于可疑异常(当怀疑肾盂扩张、肠管高回声等异常),如果超声医生呼叫转诊医生或安排每周4~6次随访检查时,就应该重新评定定义异常的标准。但是,如果一名超声医生被一个超声发现"困扰"而希望引起注意,每2~4周呼叫一次转诊医生时,就不要觉得他或她对异常是"过度呼叫"。同样,因担心可能异常而呼叫转诊医生但最终证实是正常情况,超声医生也不要为此感

觉到尴尬。只有这样,患者才能得到最好的服务。

超声结果的报告

对于产科超声检查的讨论,人们感觉可能是最不具争议的话题。然而却恰恰相反是有争议的。根据不同组织(如AIUM、ACR、ACOG等)的建议,完成超声检查后要书写报告,并存入患者的病历中。随着电子病历的广泛实施,报告书写通常采用各种报告软件包。采用这些报告软件包,使书写报告更加容易:报告软件包包括但不限于产科工作列表或检查项目表、计算机模板或录音的报告、计算机语音识别、通过电话或计算机访问的数字转录系统以及由转录员(现场或远程)输入的传统语音听写。所有这些方法都有可能产生准确和可读的报告。但是,根据我们的经验,报告方法越容易,就越不可能准确传送在检查过程中观察到的结果。最常见的情况是超声扫描人员和超声医生一旦完成检查,就会迅速将检查结果输入工作表上的数据框中,表明某个特定结构已被观察过或者是正常的。看着工作列表完成的速度太快,他们经常会问自己我真的看到了这些结构吗?这是不可思议的。虽然已经过时了,但传统的听写系统需要检查者拿起录音设备,并说"看到下列结构……"或某些类似的设备或方法仍可以成功地传递准确的信息。

包含标准段落的模板有若干好处,例如以下结构:侧脑室、小脑等。尽管这些信息可能是报销的必要条件,但超声医生或转诊医生可能很少阅读这些段落。当发现异常时,他们也可能会产生困惑,特别是当某段落以"且这些结构是正常的"结束时。如果不修改该段落,转诊医生将在该标准段落中读到:"胎儿肾脏正常",但在下一段又会读到:"可见胎儿双肾积水。"

我们的做法和建议是,当发现胎儿异常时,应该亲自或通过电话联系转诊医生,并将讨论记录在报告中。

一个经常提出的问题是,如果没有看到通常在常规(基本)超声检查中看到(并且在指南中列出)的结构,该怎么做。或者某个解剖结构表现不寻常,因而怀疑是否存在异常时,就会想应该怎么办。通常情况下,假如没有看到某个结构或由于技术限制没有看到某些结构,例如声影、胎儿位置不好或胎儿生理状态不适合观察(胎儿刚刚排尿或胃泡内的液体刚刚排入十二指肠)。如果在中孕早期进行检查,患者应该在2~4周内再次进行评估。如前所述,如果讨论的结构与心脏、大脑、肾脏和膀胱有关(当存在羊水过少时),该检查应被视为不完整的。如果需随访检查,应联系转诊医生并记录对话内容。这样建议的理由是因为担心没有

进行适当的随访检查和评估，或者即使进行了随访检查但不够及时。当发现异常情况就需要与患者的医疗状况、实验室检查、家族史和患者的年龄相结合，表明"临床相关性推荐"的陈述是适当的，但不包括孤立的异常发现（扩张的肠袢）。

与患者沟通检查结果

这个话题也是有争议的。患者显然想知道胎儿是否健康，在检查时就想知道检查结果。通常，转诊的产科医生最了解患者情况，患者的月经史、家族史、实验室检查结果和情绪状态等重要信息。然而，做检查的超声医生可能对某个发现的临床意义更加了解，并可以更好地向患者解释结果并有效地提供咨询。一旦怀疑形态或基因异常，生殖遗传学专家的建议可能非常有价值。正如后面将要讨论的那样，患者能记住的通常是对她说的第一句话。尽管后面还会说很多，但可能很难忘记开始所说的内容。所以，诊断医生需要对所有图像进行评估，并尽可能与以前的研究进行比较，然后生成最终检查报告。

如果诊断是正常或明确是致死性的（无脑畸形），咨询往往很简单。但当结局不是 100% 的情况下（例如轻度孤立性侧脑室扩张），情况就会变得比较复杂。重要的是不要带入我们个人的关于抚养残疾儿童的偏见和价值观。人们不能假定，一旦发现严重畸形胎儿，患者就希望堕胎而不是分娩出残疾新生儿。在某些情况下，通知患者结果的人并不确定阳性发现的重要性[69~71]，以及患者最开始听到信息可能不清楚或有误导性。这种困惑可能会使患者对后续信息的感知带有感情色彩，并可能导致对信息持有者的不满[69,71]。

通常认为女性对婴儿先天畸形以及与手术相关的妊娠丢失（羊膜穿刺术）的风险同等重视。事实上，研究表明，大多数女性认为抚养残疾儿童的长期后果比流产更糟糕，尽管在这方面女性的差异很大[70]。记住我们不比我们的患者更了解什么是对他们最好的。我们的挑战是帮助他们根据他们特有的背景、经验和价值观做出最适合他们的决定。

即使在咨询时传达信息准确和正确，患者也难以完全正确理解。某些单词对患者而言具有更严重或更糟糕的意思[71]。"罕见畸形"这个词通常被认为是严重的（即使它是轻微的异常）。"畸形"这个词通常被解释更糟糕而不是正常变异。同样，遗传方面的技术性词汇其含义也比较不好。对于大多数患者来说，"三体"听起来比"额外的染色体"要糟糕[71]。脉络丛囊肿（CPC）和心内强回声点（EIF）将在第三章讨论。应该

意识到，即使超声专家坚信孤立性脉络丛囊肿（CPC）或心内强回声点（EIF）可能只是一个正常变异，不会产生什么后果，但对于患者而言，发生在大脑和心脏的任何情况都不再是小事。基于其他发现或小的异常，个别患者的风险可能没有显著增加，但一旦把这些发现告知患者，患者的焦虑情绪可能就不会缓解。

在没有发现其他非整倍体风险因素的情况下，对于在检查过程中发现的孤立性染色体异常的超声"软标记"，是否应该向患者披露存在争议[72~74]。Lee 等[75]在 2007 年的一项研究中发现，孤立性非整倍体标记（脉络丛囊肿、心内强回声点、脏肾盂扩张、肠管回声增强）的检测和解释与母亲焦虑的增加以及可能不必要的羊膜腔穿制术有关。他们的结论是："鉴于检测到的非整倍体标记使母亲产生焦虑，在提供超声扫描前后遗传咨询时应该慎重考虑。另外，没有非整倍体风险因素的患者，超声标记可能是正常变异，不应该向患者提及"[75]。

对于孕妇家庭而言，更容易接受的是当怀疑异常或基于筛查发现患者发病风险增加时告知其正常的可能性有多大，而不是告知其孩子异常的百分位数比较低。也就是说，99% 的正常概率比 1% 的异常概率听起来不那么更令人担忧。当风险按分数给出时，听起来往往比百分比更糟；换言之，1/X 听起来比 X% 差[71]。应该意识到大部分人群缺乏对分数、大数字或百分位数功能的认知[76,77]。在一项研究中[78]，有 1/3 的成年女性没有受过大学教育，不知道 1/1000 小于 1%。有趣的是，尽管在大多数医学专业中，风险或预后是以百分数的形式给出的，例如 10% 的治愈机会或不良后果，但在产前遗传咨询中，风险却常常以一个比例的形式给出，所以大多数患者不能充分理解这些数字的含义。在 Grimes 和 Snively 的一项研究中[76]，让不同年龄、不同的文化程度和使用不同的语言的妇女判断 1：384 和 1：112 两组膀胱感染率哪组高，然后再要求她们判定每千名妇女 2.6 人，或每千名妇女 8.9 人哪组膀胱感染率高，总体而言，有 73% 的妇女能够对比率的表达方式（X/1000）做出正确判断；相反，有 56% 的人正确回答了以构成比例表达的相同的问题（1/X）[76]。显然，女性对比率的理解优于对比例的理解。

也许这个讨论最重要的一点是当发现正常的轻微变异或异常结果时应该做什么。首先是咨询你的同事。如果得不到答案，那么应该与更有经验的专家进一步讨论这个案例，或者将患者转诊到大学附属医院或专科中心。在有些情况下，只需要报告您的发现和您不能确定是否有意义的超声图像。对于总是要求给

出明确诊断或者正常或者异常,医生会感到压力。但如果不诚实果断回答,会对患者造成伤害。

评估妇产科超声文献

鉴于本书对许多医生而言可作为参考资料,辅助解决不断发生的临床问题、在医学文献中不断报告新的和有用的临床信息。读者是应该随时掌握最新进展。但要警惕有些研究设计和结论是错误的,这也是非常重要的。虽然实际上每份报告都会提及最新实验的敏感性和特异性,但这只是对使用新技术所进行的适当分析的一小部分。在评估文献中的新报告时应考虑的要更广泛;表 1-3[79] 概述了这些方面内容。也许最常见的错误是作者没有说明他们人群中"疾病或异常"的发病率,或者读者在将报告应用于他们自己实践工作中时没有考虑该点。这对于使用仪器和技术进行分析也同样适用。

表 1-3　文献的评估
摘要
研究的目的、发现和结论?
简介
诊断实验的目的是什么?
材料与方法
如何选择患者?
进行实验的患者是否具有代表性?
如何进行实验和分析?
分析的标准是否清晰可重复?
诊断的金标准是什么? 这是否合适?
超声诊断医生和病理专家(最终诊断)是否是双盲?
是否统一使用金标准?
对比研究中,实验评价是否公正?
结果
应该怎样准确报告?
疾病谱和重要的协变量,如伴随疾病、年龄、性别和身体习性是以表格形式呈现的数据? 统计分析是否明确描述和适当?
前次扫描有胎囊和卵黄囊,≥11 天后再次扫描没有发现有胎心的胚胎
讨论
是否承认和讨论准确评估方法学的缺陷?
在临床建议中,是否充分考虑其他相关因素,如疾病发病率、治疗效果和成本?

From Black WC:How to evaluate the radiology literature. AJR Am J Roentgenol 154:17,1990

当作者讨论一项新技术或可能有用的方法时,总是会在其第一幅附图中进行描述(图 1-1)。如果在看到新出版物中的图 1-1 以及其图例和文字描述之后,读者没有正确理解要表达的内容,该出版物在临床实践中可能就没有什么价值。

医疗差错与产科超声检查

阅读本书的每个人都有可能在某中程度上受到现行的医疗事故危机的影响。对于我们大多数人来说,这种危机会导致资源消耗和服务的成本增加,而对于有些人来说,这意味着要成为某个医疗事故诉讼案中的被告。

医疗差错行为通常是由于患者忽视诊断或治疗而产生的。为了胜诉,患者必须证明医生的处置低于适用的护理标准。护理标准通常由专家证人的证词确定。虽然各组织(AIUM、ACR、ACOG)单独颁布的指南并未建立被告陈述的护理标准,但它们确实描述了许多社区的产科超声的一般实践标准,并且经常由医学专家提及。各州对护理标准的定义略有不同。加利福尼亚州关于医疗差错处理标准的评审委员会指导原则如下:

加利福尼亚民事陪审团指令

501. 健康保护专业人员的护理标准

如果[插入执业医师类型][他/她]未能在诊断和治疗中使用技能、知识和护理水平,而其他合理谨慎的[插入职业医师类型]却在相同或类似的情况下使用了,则这种技巧、知识和护理水平有时就会被当作"护理标准"。

仅仅根据在该案例中作证的专家(包括[被告人姓名])证词证言,判定在相同或类似的情况下使用其他合理谨慎[插入医师的类型]的技巧、知识和护理。

很难获得关于医疗差错及其和解的索赔数量的数据。在一份报告中,Sanders[78] 报告了 228 例诊断性超声检查中的医疗差错索赔事件,产科超声检查占了大多数(78%)。引发医疗差错诉讼的一些较为常见的原因(无论是否合法)包括以下方面:

1. 部分孕妇和转诊医生对超声检查的不合理期望
2. 执行检查的医生训练不足或所使用检查设备不适合
3. 困难病例没有寻求会诊
4. 不充分或不完整的研究
5. 超声检查结果误诊(造成不能在法律许可的范围内终止妊娠、错误终止妊娠、早产或过期产)
6. 与转诊医生沟通不好(措辞不当,缺乏及时沟通)
7. 超声设备没有及时维护
8. 对工作人员缺乏足够的监督

我们希望在对超声扫描人员和超声医生的教育培训时，该书能够帮助减少诊断错误，并因此降低医疗差错事件。遗憾的是，即使是最好的医疗护理，医生们仍然会却遭遇到医疗差错诉讼。

总结

超声检查的吸引力在于它是无创的、安全的方法。患者接受度高，并且可以提供大量信息。检查产科患者是一件非常令人高兴的事情，在适当的时候帮助她们确诊怀孕。当首次发现病理情况时，超声医生的角色就像一名侦探，努力把所有信息集中起来进行分析做出正确诊断（图 1-6）。尽管发现病理情况总是令人不安的，但是超声医生可以成为患者和临床医生的顾问，并且可以帮助指导他们做出适当的管理决策。但是，有时候怀疑有异常，但可能是模棱两可的，或不能进行合适的分类。在这种情况下，超声医生最好遵循的途径可能是进行随访检查并寻求咨询。如果时间不允许进行随访检查，那么超声医生应该与转诊医生和患者沟通，告知答案不明确，信息不太全面但必须做出决策。

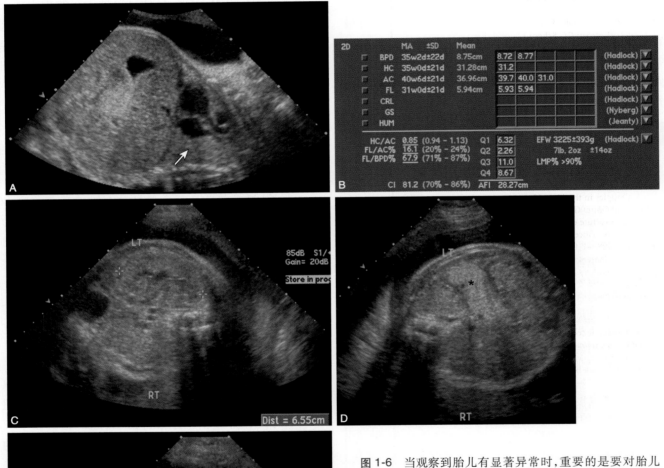

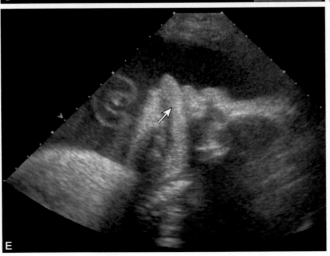

图 1-6　当观察到胎儿有显著异常时，重要的是要对胎儿进行全面评估以获得正确的诊断结果。A. 妊娠 33.5 周胎儿的冠状面扫描。胎儿腹部和胸部的大小差异明显。必须判定是腹部过大而胸部正常，还是胸部太小而腹部正常。如果胸部太小，伴随有肺发育不良，主观上不太可能看到容积正常的肺脏，如我们在右侧看到的（箭头）。因此，我们赞成腹部增大。B. 我们怀疑这确实是一个巨大的胎儿。C. 双肾明显增大。左侧胎儿肾脏 6.6cm。根据粗略的经验法则，胎儿肾脏的长度应该等于妊娠周数。因此，在 34 周时，我们预计肾脏长度约为 34mm。LT，左侧；RT，右侧。D. 胎儿中不常显示的胎儿胰腺（星号）明显增大。LT，左侧；RT，右侧。E. 胎儿舌头明显增大（箭头）（巨舌症（macroglossia））。因此，巨大儿、器官巨大症和巨舌症的发现使我们能够对 Beckwith-Wiedemann 综合征进行正确的诊断

我们希望本书能够达到两个目的：教育和激励。如果阅读了本书后对妇产超声仍保持同样的热情，就实现了我们的目标。

（曹海英 翻译　周敏 审校）

参考文献

1. Hershkovitz R, Sheiner E, Mazor M: Ultrasound in obstetrics: a review of safety. *Eur J Obstet Gynecol Reprod Biol* 101:15, 2002.
2. Cavicchi TJ, O'Brien WD, Jr: Heat generated by ultrasound in an absorbing medium. *J Acoust Soc Am* 76(4):1244, 1984.
3. Nyborg WL, Steele RB: Temperature elevation in a beam of ultrasound. *Ultrasound Med Biol* 9:611, 1983.
4. Flynn HG: Physics of acoustic cavitation in liquids. In Mason WP, editor: *Physical Acoustics* (vol 1B). New York, 1964, Academic Press.
5. Child SZ, Hartman CL, Schery LA, et al: Lung damage from exposure to pulsed ultrasound. *Ultrasound Med Biol* 16:817, 1990.
6. Barnett SB: *Recommendation on the safe use of ultrasound.* Paper presented at Proceedings of the Symposium on Safety of Ultrasound in Medicine, WFUMB (World Federation for Ultrasound in Medicine and Biology), 1998.
7. Barnett SB, Rott HD, ter Haar GR, et al: The sensitivity of biological tissue to ultrasound. *Ultrasound Med Biol* 23(6):805, 1997.
8. Rott HD: *Clinical Safety Statement for Diagnostic Ultrasound.* Tours, France, European Federation for Societies for Ultrasound in Medicine and Biology, 1998.
9. Salvesen K, Lees C, Abramowicz J, et al: Board of International Society of Ultrasound in Obstetrics and Gynecology: ISUOG statement on the safe use of Doppler in the 11 to 13 + 6-week fetal ultrasound examination. *Ultrasound Obstet Gynecol* 37(6):628, 2011.
10. American Institute of Ultrasound in Medicine: AIUM practice guideline for the performance of obstetric ultrasound examinations. *J Ultrasound Med* 32(6):1083–1101, 2013.
11. Kossoff G: Contentious issues in safety of diagnostic ultrasound. *Ultrasound Obstet Gynecol* 10:151, 1997.
12. Zhu J, Lin J, Zhu Z, et al: Effects of diagnostic levels of color Doppler ultrasound energy on the cell cycle of newborn rats. *J Ultrasound Med* 18:257, 1999.
13. Pellicer B, Herraiz S, Táboas E, et al: Ultrasound bioeffects in rats: quantification of cellular damage in the fetal liver after pulsed Doppler imaging. *Ultrasound Obstet Gynecol* 37:643–648, 2011.
14. Schneider-Kolsky ME, Ayobi Z, Lombardo P, et al: Ultrasound exposure of the foetal chick brain: effects on learning and memory. *Int J Dev Neurosci* 27(7):677–683, 2009.
15. Ang ES, Jr, Gluncic V, Duque A, et al: Prenatal exposure to ultrasound waves impacts neuronal migration in mice. *Proc Natl Acad Sci U S A* 103(34):12903–12910, 2006.
16. Bhide A, Acharya G, Bilardo CM, et al: ISUOG practice guidelines: use of Doppler ultrasonography in obstetrics. *Ultrasound Obstet Gynecol* 41:233–239, 2013.
17. O'Brien WD, Jr: Ultrasound bioeffect issues related to obstetric sonography and related issues of the output display standard. In Fleischer AC, Manning FA, Jeanty P, et al, editors: *Sonography in Obstetrics and Gynecology, Principals and Practice,* New York, 1996, McGraw Hill, pp 17–33.
18. Salvesen KA, Lees C, Abramowicz J, et al: Safe use of Doppler ultrasound during the 11 to 13 + 6-week scan: is it possible? *Ultrasound Obstet Gynecol* 37:625–628, 2011.
19. Tarantal AF, Hendrickx AG: Evaluation of the bioeffects of prenatal ultrasound exposure in the cynomolgus macaque (Macaca fascicularis): II. Growth and behavior during the first year. *Teratology* 39(2):149, 1989.
20. Lyons EA, Dyke C, Toms M, et al: In utero exposure to diagnostic ultrasound: a 6-year follow-up. *Radiology* 166:687, 1988.
21. Stark CR, Orleans M, Haverkamp AD, et al: Short- and long-term risks after exposure to diagnostic ultrasound in utero. *Obstet Gynecol* 63:194, 1984.
22. Lele PP: No chromosomal damage from ultrasound. *N Engl J Med* 287:254, 1972.
23. Reece EA, Assimakopoulos E, Zheng XZ, et al: The safety of obstetric ultrasonography: concern for the fetus. *Obstet Gynecol* 76:139, 1990.
24. Sidman RL, Rakic P: Neuronal migration, with special reference to developing human brain: a review. *Brain Res* 62:1, 1973.
25. Letinic K, Zoncu R, Rakic P: Origin of GABAergic neurons in the human neocortex. *Nature* 417:645, 2002.
26. American Institute of Ultrasound in Medicine, Bioeffects Committee: Bioeffects considerations for the safety of diagnostic ultrasound. *J Ultrasound Med* 7(9 Suppl):S1–S38, 1988.
27. Merritt CR: Ultrasound safety: what are the issues? *Radiology* 173:304, 1989.
28. Reddy UM, Abuhamad AZ, Levine D, Saade GR, Fetal Imaging Workshop Invited Participants: Fetal imaging: executive summary of a joint Eunice Kennedy Shriver National Institute of Child Health and Human Development, Society for Maternal-Fetal Medicine, American Institute of Ultrasound in Medicine, American College of Obstetricians and Gynecologists, American College of Radiology, Society for Pediatric Radiology, and Society of Radiologists in Ultrasound Fetal Imaging Workshop. *Obstet Gynecol* 123(5):1070–1082, 2014.
29. Kremkau FW: *Diagnostic Ultrasound: Principles and Practice,* ed 7, Philadelphia, 2006, WB Saunders.
30. American College of Obstetricians and Gynecologists: ACOG Practice Bulletin No. 101: ultrasonography in pregnancy. *Obstet Gynecol* 113:451–461, 2009.
31. National Collaborating Centre for Women's and Children's Health: *Antenatal Care: Routine Care for the Healthy Pregnant Woman,* London, 2008, RCOG Press.
32. Cargill Y, Morin L, Bly S, et al: Content of a complete routine second trimester obstetrical ultrasound examination and report. *J Obstet Gynaecol Can* 31(3):272–280, 2009.
33. American College of Obstetricians and Gynecologists: ACOG Practice Bulletin No. 77: screening for fetal chromosomal abnormalities. *Obstet Gynecol* 109:217–227, 2007.
34. Whitworth M, Bricker L, Neilson JP, Dowswell T: Ultrasound for fetal assessment in early pregnancy. *Cochrane Database Syst Rev* (4):CD007058, 2010.
35. Grandjean H, Larroque D, Levi S: The performance of routine ultrasonographic screening of pregnancies in the Eurofetus Study. *Am J Obstet Gynecol* 181:446–454, 1999.
36. VanDorsten JP, Hulsey TC, Newman RB, et al: Fetal anomaly detection by second-trimester ultrasonography in a tertiary center. *Am J Obstet Gynecol* 178:742, 1998.
37. American Institute of Ultrasound in Medicine: Joint Task Group on Training for Diagnosis in Obstetrical and Gynecologic Ultrasound. AIUM Guidelines for minimum postresidency training in obstetrical and gynecological ultrasound. *J Ultrasound Med* 1:R40, 1982.
38. American Institute of Ultrasound in Medicine: *Training Guidelines for Physicians Who Evaluate and Interpret Diagnostic Obstetric Ultrasound Examinations.* 10/31/2015. Available at <http://www.aium.org/resources/viewStatement.aspx?id=59>.
39. American Institute of Ultrasound in Medicine: Guidelines for the performance of the antepartum obstetrical ultrasound examination. *J Ultrasound Med* 15:185, 1996.
40. American College of Obstetricians and Gynecologists: ACOG Technical Bulletin No. 187, December 1993. Ultrasonography in pregnancy. *Int J Gynaecol Obstet* 44:173, 1994.
41. Hillman BJ, Joseph CA, Mabry MR, et al: Frequency and costs of diagnostic imaging in office practice—a comparison of self-referring and radiologist-referring physicians. *N Engl J Med* 323:1604, 1990.
42. Wax J, Minkoff H, Johnson A, et al: Consensus report on the detailed fetal anatomic ultrasound examination indications, components, and qualifications. *J Ultrasound Med* 33(2):189–195, 2014.
43. American College of Obstetricians and Gynecologists ACOG Committee on Ethics: ACOG Committee Opinion No. 297, August 2004. Non-medical use of obstetric ultrasonography. *Obstet Gynecol* 104(2):423–424, 2004.
44. Chervenak FA, McCullough LB: An ethical critique of boutique fetal imaging: a case for the medicalization of fetal imaging. *Am J Obstet Gynecol* 192(1):31–33, 2005.
45. American Institute of Ultrasound in Medicine: AIUM Practice Guideline for the performance of an antepartum obstetric ultrasound examination.

J Ultrasound Med 22(10):1116, 2003.

46. Filly RA: Level 1, level 2, level 3 obstetric sonography: I'll see your level and raise you one. *Radiology* 172:312, 1989.

47. American Institute of Ultrasound in Medicine: *AIUM Official Statement—Interpretation of Ultrasound Examinations.* Approved March 26, 1997; revised June 22, 2005.

48. Szabo TL, Lewin PA: Ultrasound transducer selection in clinical imaging practice. *J Ultrasound Med* 32(4):573–582, 2013.

49. Malone FD, Nores JA, Athanassiou A, et al: Validation of fetal telemedicine as a new obstetric imaging technique. *Am J Obstet Gynecol* 177:626, 1997.

50. Doubilet PM, Benson CB: "Appearing twin": undercounting of multiple gestations on early first trimester sonograms. *J Ultrasound Med* 17:199, quiz 205, 1998.

51. Goldstein RB, Filly RA, Callen PW: Sonography of anencephaly: pitfalls in early diagnosis. *J Clin Ultrasound* 17:397, 1989.

52. Hertzberg BS, Bowie JD, Carroll BS, et al: Normal sonographic appearance of the fetal neck late in the first trimester: the pseudomembrane. *Radiology* 171:427, 1989.

53. Schmidt W, Yarkoni S, Crelin ES, et al: Sonographic visualization of physiologic anterior abdominal wall hernia in the first trimester. *Obstet Gynecol* 69:911, 1987.

54. Becker RH, Vonk R, Mende BC, et al: The relevance of placental location at 20-23 gestational weeks for prediction of placenta previa at delivery: evaluation of 8650 cases. *Ultrasound Obstet Gynecol* 17(6):496–501, 2001.

55. Lauria MR, Smith RS, Treadwell MC, et al: The use of second-trimester transvaginal sonography to predict placenta previa. *Ultrasound Obstet Gynecol* 8:337–340, 1996.

56. Neilson DR: Management of the large breech infant. A survey of 203 cases from Emanuel Hospital. *Am J Obstet Gynecol* 107:345, 1970.

57. Barkin SZ, Pretorius DH, Beckett MK, et al: Severe polyhydramnios: incidence of anomalies. *AJR Am J Roentgenol* 148:155, 1987.

58. Sivit CJ, Hill MC, Larsen JW, Lande IM: Second-trimester polyhydramnios: evaluation with US. *Radiology* 165(2):467, 1987.

59. Hashimoto B, Callen PW, Filly RA, et al: Ultrasound evaluation of polyhydramnios and twin pregnancy. *Am J Obstet Gynecol* 154:1069, 1986.

60. Mahony BS, Filly RA, Callen PW: Amnionicity and chorionicity in twin pregnancies: prediction using ultrasound. *Radiology* 155:205, 1985.

61. Laing FC: Placenta previa: avoiding false-negative diagnoses. *J Clin Ultrasound* 9:109, 1981.

62. Zemlyn S: The effect of the urinary bladder in obstetrical sonography. *Radiology* 128:169, 1978.

63. Centers for Disease Control and Prevention: *Update on Overall Prevalence of Major Birth Defects—Atlanta, Georgia, 1978-2005.* January 11, 2008. Available at <http://www.cdc.gov/mmwr/preview/mmwrhtml/mm5701a2.htm>.

64. Queisser-Luft A, Stopfkuchen H, Stolz G, et al: Prenatal diagnosis of major malformations: quality control of routine ultrasound examinations based on a five-year study of 20,248 newborn fetuses and infants. *Prenat Diagn* 18:567, 1998.

65. Sever L, Lynberg MC, Edmonds LD: The impact of congenital malformations on public health. *Teratology* 48:547, 1993.

66. Lynberg MC, Edmonds LD: Surveillance of birth defects. In Halperin W, Baker EL, Monson RR, editors: *Public Health Surveillance of Birth Defects,* New York, 1992, Van Nostrand Reinhold, pp 155–177.

67. Van Mieghem T, Hindryckx A, Van Calsteren K: Early fetal anatomy screening: who, what, when and why? *Curr Opin Obstet Gynecol* 27(2):143–150, 2015.

68. Bronshtein M, Zimmer EZ: Prenatal ultrasound examinations: for whom, by whom, what, when and how many? *Ultrasound Obstet Gynecol* 10:1, 1997.

69. Deleted in review.

70. Kuppermann M, Feeny D, Gates E, et al: Preferences of women facing a prenatal diagnostic choice: long-term outcomes matter most. *Prenat Diagn* 19:711, 1999.

71. Abramsky L, Fletcher O: Interpreting information: what is said, what is heard—a questionnaire study of health professionals and members of the public. *Prenat Diagn* 22:1188, 2002.

72. Filly RA, Benacerraf BR, Nyberg DA, et al: Choroid plexus cyst and echogenic intracardiac focus in women at low risk for chromosomal anomalies. *J Ultrasound Med* 23:447, 2004.

73. Doubilet PM, Copel JA, Benson CB, et al: Choroid plexus cyst and echogenic intracardiac focus in women at low risk for chromosomal anomalies: the obligation to inform the mother. *J Ultrasound Med* 23:883, 2004.

74. Filly RA: Echogenic intracardiac foci and choroid plexus cysts. *J Ultrasound Med* 23:1135, author reply 1138, 2004.

75. Lee MJ, Roman AS, Lusskin S, et al: Maternal anxiety and ultrasound markers for aneuploidy in a multiethnic population. *Prenat Diagn* 27:40, 2007.

76. Grimes DA, Snively GR: Patients' understanding of medical risks: implications for genetic counseling. *Obstet Gynecol* 93:910, 1999.

77. Shaw NJ, Dear PR: How do parents of babies interpret qualitative expressions of probability? *Arch Dis Child* 65:520, 1990.

78. Sanders RC: The effect of the malpractice crisis on obstetrical and gynecological ultrasound. In Chervenak F, editor: *Textbook of Obstetrical and Gynecological Ultrasound,* Boston, 1993, Little Brown, pp 263–276.

79. Black WC: How to evaluate radiology literature. *AJR Am J Roentgenol* 154:17, 1990.

80. Chervenak FA, Chervenak JL: Medical legal issues in obstetric ultrasound. *Clin Perinatol* 34:299–308, 2007.

第 2 章　遗传学与产前遗传检测

Mary E. Norton, Britton D. Rink

重　点

- 在人群中,2%～3%的新生儿具有可识别的先天性结构异常或遗传性疾病。
- 尽管遗传学技术不断进步,超过半数的人类先天性异常的原因仍不明确。
- 新生儿染色体异常的发生率为 0.9%,包括染色体数目异常和结构异常。
- 发育期 3～8 周的胚胎对致畸因素最敏感。
- 目前,胎儿非整倍体筛查手段主要包括:细胞游离 DNA 筛查、多种早中孕期母体血清学标志物筛查方案、超声筛查(如颈项透明层厚度)。
- 许多单基因病的发病率因人种和民族的不同而存在差异,应根据患者的遗传背景推荐个性化的检测方案。
- 同时检测多种遗传病的扩大化携带者筛查技术正不断用于产前遗传病的筛查。
- 绒毛取样(CVS)和羊膜腔穿刺术是产前诊断中的常规取样技术,获取的胎儿样本可以进行荧光原位杂交(FISH)、核型分析、染色体微阵列分析(CMA)和 DNA 相关检测。
- 绒毛取样和羊膜腔穿刺术的胎儿丢失率约为 1/1000～1/500,该丢失率受操作者熟练程度的影响。
- 许多胎儿结构异常与胎儿非整倍体和拷贝数变异风险增加相关,后者可通过染色体微阵列检测。

本 章 内 容

遗传病通常被认为是非常罕见的，以致普通医生很少会遇到。然而，不断提高的遗传检测知识和技术揭示出实际情况远非如此。随着遗传学的进步，大量的遗传性疾病得以在产前进行诊断。此外，群体筛查已经可以对患有遗传病的夫妇进行检测。一些新技术，如细胞游离 DNA 检测，已经对产前诊断领域产生了深远的影响。产前筛查和诊断技术的发展，使很多高风险的夫妇可以生育出健康的孩子。除了生育选择外，对于胎儿罹患某种遗传病的夫妇来说，携带者筛查和胎儿诊断还可以让家庭和医院为患儿的出生做好相应的准备。

超声技术在产前筛查和诊断中发挥着核心作用。除了可以引导产前诊断穿刺以外，与单独使用相比，超声检查还可以通过与产前遗传诊断技术整合，提高产前诊断的准确性[1]。本章旨在介绍遗传学基本理论，并重点关注与产前诊断相关的最新进展，以及对遗传筛查和超声检查如何共同为产前诊断提供精准帮助的策略问题进行概述。

遗传学与出生缺陷

大多数研究表明，先天性畸形在活产新生儿中的发生率为 2%～3%[2]。如果考虑到新生儿发育到一岁时所能确认的缺陷，这一发病率几乎翻了一番。随着美国因感染和营养不良导致的婴儿死亡率下降，先天畸形已经成为婴儿死亡的主要原因（>20%），并占到重症监护室入院人数的 30% 以上[3]。先天性缺陷的范围从单基因突变导致的酶的缺陷到纷繁复杂的结构异常，从单纯的生化异常到结构性出生缺陷，包括结构畸形、功能障碍、代谢紊乱和行为异常。

出生缺陷（birth defects）是胚胎遗传背景与其发育所处的环境相互作用的结果。基因编码着胚胎发育的基本信息，但是，环境因素可以影响基因型的表达，从而改变可识别的表型。某些情况下，遗传信息的表达与环境因素无关，而另外一些情况下，即使基因型正常，环境因素也会影响到发育的正常进程。有些发育过程主要受环境因素的影响，而有些主要受控于遗传因素，但两者之间的界限并不严格。

尽管过去几十年检测技术与研究取得了巨大的进步，半数以上的人类先天畸形仍无法明确原因。在原因明确的病例中，大约 15%～20% 为常染色体遗传病，20% 为细胞遗传起源的染色体病。不到 1% 的异常由致畸性药物引起，一些缺陷与孕期环境暴露相关，包括感染原（3%），母体疾病（4%），机械因素（1%～2%），辐射和未知的环境因素。其余为未知或复杂的原因（多因素，多基因，自发性发育错误，以及致畸原的协同相互作用）（图 2-1）[3,4]。

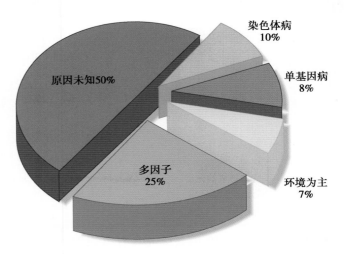

图 2-1　人群中遗传病的患病率（From Carlson BM：Human Embryology and Developmental Biology，3rd ed. Philadelphia，Mosby/Elsevier，2004，used with permission）

发育障碍：原因、机制和模式

形态学家通常按照潜在的致病机制对形态发生过程中的错误进行分类（图 2-2）。畸形（malformation）是指胎儿发育过程中发生特定的原发异常，从而出现器官结构缺陷，如先天性心脏病（congenital heart disease，CHD）和神经管缺陷（neural tube defects，NTD）。变形（deformation）是指由机械力（如子宫形态约束或塑形）引起的器官或组织出现形态和位置异常。引起变形的因素可以是外在的，如胎膜破裂引起的羊水过少，也可以是内在因素，如肾发育不良引起的羊水过少。变形也可以发生在产后，如婴儿睡觉姿势固定一侧，可以出现扁平头型。损害（disruption）是指原本正常的组织或器官受到了破坏。外部机械力、内部因素或血管侵袭都可以引起损害的发生。

序列征（sequence）是由单一原发异常或机械因素引起的一系列多发异常，包括畸形、变形和损害。例如，任何原因引起的羊水过少会引起的 Potter 序列征，羊水过少导致胎儿受压出现一组相似的临床表型：特征性面容和手脚姿势异常。综合征（syndrome）是指由共同的特定原因引起的一组多发畸形。例如，由多了一条额外的 21 号染色体引起的唐氏综合征（Down syndrome，DS）。联合征（association）是指两种及其以上的畸形常常在一起出现的概率要高于各自单独的发生率，而又无法确定其致病原因。VACTERL 联合征是一个熟悉的例子，患儿主要表现为：脊柱缺陷（vertebral defects，V）、肛门闭锁（anal atresia，A）、心脏缺陷（cardiac defects，C）、气管食管瘘（tracheoesophageal fistula with esophageal atresia，TE）、肾脏畸形（renal anom-

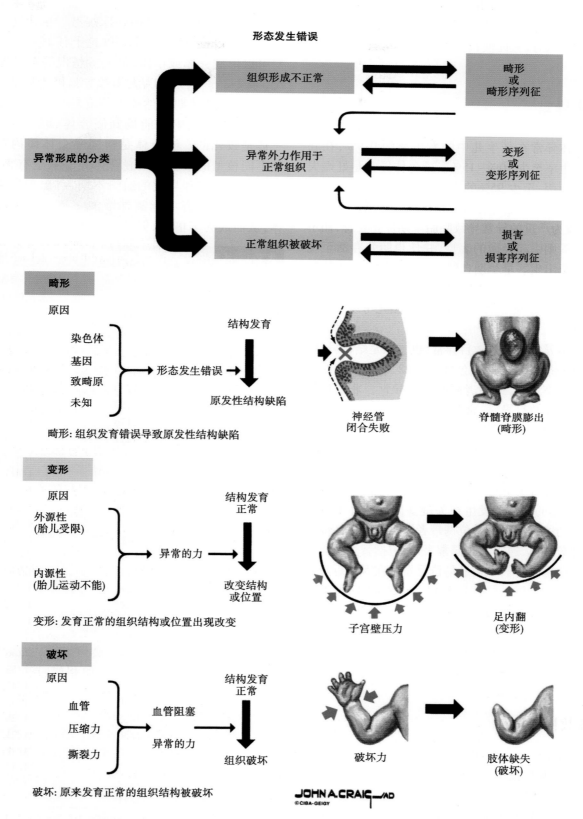

图 2-2 形态发生错误（From Nyhan WL：Structural Abnormalities：Clinical Symposia. CIBA-GEIGY，Vol. 42，No. 2，1990，Plate1，used with permission） alies,R)和肢体异常(limb anomalies,L)。这个术语并不能推断出引起异常的原因,但是,当有某一个相关联的异常被确认时,它促使我们寻找更多的其他特征性异常。

染色体异常

染色体异常在新生儿中的发生率约 0.9%,在胚胎中的发生率至少 10%~15%。染色体异常是妊娠失败的主要原因,至少 95% 的染色体异常胎儿在足月前丢失。流产胚胎的染色体异常情况往往与活产婴儿不同,因为较为严重的异常导致胚胎早期停止发育,而不严重的异常则引起轻微的表型,并使得胎儿存活至晚孕期或甚至出生。早孕期自然流产最常见的染色体异常为 45,X 和 47,+16(16 三体)。在活产儿中从未见检出过完全性的 16 三体,1% 的 45,X 胎儿可以存活至足月分娩。

染色体异常可以是数目异常,也可以是结构异常。可能涉及一条或多条常染色体(1~22 号染色体),也可以涉及性染色体,或两者同时出现异常。非整倍体是一种染色体数目异常,常常导致体格发育异常或认知障碍。易位是指非同源染色体之间的片段发生互换,比较常见,可以是平衡易位,即位置重排而遗传物质的量不变;也可以是不平衡易位,即位置重排且遗传物质的量发生了改变。平衡易位携带者通常表型正常,除非重排的断裂点发生在关键基因区域并影响了该基因的功能。不平衡易位携带者因具有染色体部分单体和部分三体,通常导致异常表型,包括智力障碍和出生时的结构畸形。罗伯逊易位是发生在 5 条近端着丝粒染色体的整臂易位,即 13、14、15、21 和 22 号染色体。罗伯逊易位在普通人群中的发生率为 1/1000,携带者生育相应三体(21 三体和 13 三体最为常见)后代的风险较高。罗伯逊易位携带者通常表型正常,一般是在对胎儿染色体异常、复发性流产或男性不育的原因进行检查时,才被确诊[5]。

染色体数目异常

非整倍体(aneuploidy)是人类染色体异常中最常见且具有临床意义的异常类型,在可识别的妊娠中发生率约为 3%~4%。有丝分裂或减数分裂过程中,染色体不分离是大多数非整倍体产生的原因。减数分裂过程中,染色体不分离发生的概率随着孕妇年龄的增加而增加,因此,高龄孕妇生育非整倍体患儿的风险增加(表 2-1)。一般,不管是三

体(某条染色体为 3 个拷贝)还是单体(某条染色体为 1 个拷贝)都有明显的临床表型。单体通常是致死性的,故比三体更少见。理论上任何一条染色体都可以形成三体或单体,但实际情况是某些更为常见(表 2-2)。这是因为大多数非整倍体都是致死性的,胚胎在早孕期自然流产。有些染色体异常如 8 三体,在活产儿中只能见到嵌合体,因为完全性 8 三体是致死的。嵌合体是指同一个体体内存在两种不同核型的细胞系。嵌合体并非完全有害,但依据嵌合的比例和累及的组织不同,可出现异常的临床表型。胎儿有可能额外增加一整套或多套染色体,从而成为多倍体,但其生存期极短。

表 2-1　活产儿中染色体异常的风险值		
孕妇年龄 (岁)	唐氏综合征 风险值	染色体异常的 总风险值[*]
20	1/1667	1/526
21	1/1667	1/526
22	1/1429	1/500
23	1/1429	1/500
24	1/1250	1/476
25	1/1250	1/476
26	1/1176	1/476
27	1/1111	1/455
28	1/1053	1/435
29	1/1000	1/417
30	1/952	1/384
31	1/909	1/384
32	1/769	1/323
33	1/625	1/286
34	1/500	1/238
35	1/385	1/192
36	1/294	1/156
37	1/227	1/127
38	1/175	1/102
39	1/137	1/83
40	1/106	1/66
41	1/82	1/53
42	1/64	1/42
43	1/50	1/33
44	1/38	1/26
45	1/30	1/21
46	1/23	1/16
47	1/18	1/13
48	1/14	1/10
49	1/11	1/8

[*] 20~32 岁年龄段的 47,XXX 被剔除(无有效数据)

Modified from the following sources:Hook EB, Cross PK, Schreinemachers DM:Chromosomal abnormality rates at amniocentesis and in live-born infants. JAMA 249:2034,1983(ages 33-49);Hook EB:Rates of chromosomal abnormalities at different maternal ages. Obstet Gynecol 58:282,1981

表2-2	特定染色体病的人群发病率
染色体病	每 1000 个活产儿中的发病率*
21 三体综合征	1.5
18 三体综合征	0.12
13 三体综合征	0.07
47,XXY（Klinefelter 综合征）	1.5
45,X（Turner 综合征）	0.4
XYY 综合征	1.5
XXX 综合征	0.65

* 仅针对出生时性别正常的性染色体异常

From Harper PS：Practical Genetic Counseling, 6th ed. London, Arnold Publishers, 2004, p 66

21 三体综合征

　　21 三体综合征（trisomy 21）是活产儿中最常见的非整倍体异常,发生率约为 1/700（图 2-3）。95% 的唐氏综合征是由于母亲染色体在减数分裂期发生了不分离,其余患者是由于 21 号染色体易位导致的。核型分析可以鉴别出唐氏综合征患者是因为染色体不分离引起,还是易位引起的。唐氏综合征患者的特征性临床表型,主要包括:特殊面容,如面中部发育不良、外眼角上斜、矮身材、短头、颈部短宽、蹼颈、手指短而宽、通贯掌和肌张力低下。其他症状包括智力障碍,3 岁以内急性白血病发病风险增高,甲状腺功能异常。44%~58% 的唐氏综合征患儿有先天性心脏病,这是唐氏综合征患儿致残和致死的主要原因[6,7]。其他结构畸形还

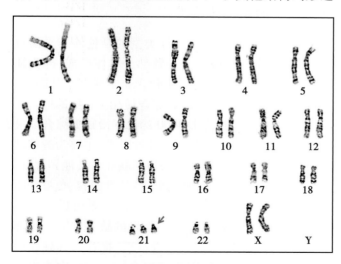

图 2-3　女性 21 三体综合征患者 G 显带核型（唐氏综合征:47,XX,+21）（Courtesy of Dr. Jingwei Yu, University of California, San Francisco, CA）

包括肾积水和十二指肠闭锁。

　　与其他常染色体三体一样,一对夫妇生育过一个因染色体不分离导致的 21 三体患儿后,其再发风险约为 1%。除非所生育的患儿为易位型 21 三体,否则,无明确的指征对患儿父母进行染色体分析,尽管这些父母常常要求进行检测。如果家族中没有易位的存在,家族内的唐氏综合征患儿生育史,不会增加胎儿染色体异常的风险。

18 三体综合征

　　18 三体综合征（trisomy 18）在活产儿中发病率约为 1/8000,在胚胎期的发生率更高,约 95% 的 18 三体综合征会发生自然流产或死胎。出生后生存质量差,大多数婴儿早期死亡。特征性临床表现包括心脏畸形、严重的智力障碍、发育迟缓、枕部突出、长头畸形、小下颌、胸骨短、重叠指和摇椅足。脉络丛囊肿在 18 三体综合征胎儿中较常见,但大多数存在脉络丛囊肿的胎儿未发现非整倍体异常。

13 三体综合征

　　13 三体综合征（trisomy 13）在活产儿中发病率约为 1/20 000。13 三体综合征胎儿死产率极高,活产儿通常在新生儿早期死亡。临床表型有中线结构缺陷,包括严重的中枢神经系统畸形（如前脑无裂畸形）,严重智力障碍,生长受限,唇腭裂,小眼畸形,脐膨出,多指畸形,重叠指,先天性心脏病和肾脏畸形（如多囊肾）。

Turner 综合征（45,X）

　　虽然染色体单体基本上是致死性的,但是 X 单体（45,X）即 Turner 综合征（Turner syndrome）是一个特例。Turner 综合征在所有妊娠中的发生率为 1%~2%,绝大部分发生流产,最终在活产儿中的发生率为 1/3000~1/2000。Turner 综合征的女性有着典型的表型,包括身材矮小、蹼颈、出生时外周淋巴水肿、先天性心脏缺陷以及肾脏发育异常。其他特征包括卵巢发育不良导致第二性征不发育和不孕。Turner 综合征的胎儿经常表现为颈顶透明层增厚、淋巴水囊瘤、肾脏结构异常、先天性心脏异常,尤其是左心梗阻性病变,如主动脉缩窄。Turner 综合征女性患者虽然可能有特殊的学习障碍,但智力通常是正常的。

　　Turner 综合征患者的染色体异常类型有很多种。50% 的患者为非嵌合型的 X 染色体单体,即 45,X。大约 30%~40% 的患者为嵌合体,通常核型为 45,X/46,

XX 或者 45，X/46，XY。含有 Y 染色体的 Turner 综合征患者可能存在外生殖器模糊，发育不全的性腺有出现性腺瘤的风险。10%～20%的患者为 X 染色体结构异常，且通常为嵌合体。这些患者临床表型的多样性归因于其体内不止一种细胞系。与前面讨论过的其他非整倍体不同，导致 Turner 综合征最常见的原因是父源性染色体不分离，且与父母的年龄无关。再次妊娠孕育染色体异常儿的风险并没有增加。

Klinefelter 综合征（47，XXY）

Klinefelter 综合征（Klinefelter syndrome）在男性婴儿中的发生率约为 1/1000，是原发性性腺发育不良的主要原因。Klinefelter 综合征患者通常身材高大，四肢修长，睾丸小，生精小管萎缩，常导致不育。30%患者出现乳房发育。Klinefelter 综合征患者容易出现学习困难，无明显的智力障碍，但是与正常的同胞相比，智商低 10～15。由于本病症状轻微，患者通常是因为生育问题就诊时被首次诊断。胎儿无特征性结构异常，该综合征在产前超声检查中很难被发现。Klinefelter 综合征常常因为其他指征进行产前诊断时被偶然发现。

三倍体

三倍体（triploidy）是多倍体的一种，与正常细胞相比，细胞中多出了一整套单倍体染色体，即每个细胞有 69 条染色体。三倍体通常是致死性的，在活产儿中罕见，已报道的三倍体患儿中，生存期最长的也未超过一年[8]。患儿主要临床特征有：小下颌，突出的额头，巨头，低耳位，外耳郭异常，小眼裂，眼距过宽，唇腭裂，脐膨出，并指（趾）和非对称性发育异常。

三倍体胎儿多余的一套单倍体染色体，既可以来自父方，也可以来自母方。二倍体卵子和单倍体精子结合形成母源性三倍体，细胞核型为：69，XXX 或 69，XXY；单倍体卵子和一个二倍体精子或两个单倍体精子结合形成父源性三倍体，细胞核型为：69，XXX，69，XYY 或 69，XXY。

三倍体妊娠的临床表型取决于额外染色体的亲本来源。父源性三倍体通常胎儿发育完好而胎盘异常，可以表现为部分性葡萄胎。部分性葡萄胎均为三倍体，但并不是所有的三倍体胎儿都具有一个葡萄状的胎盘。母源性三倍体通常表现为胎儿宫内生长受限，非囊性的小胎盘[9~11]。

染色体结构异常

染色体结构异常种类多样，主要由染色体断裂后发生异常的重组连接所致。染色体结构异常在新生儿中的发生率大约为 1/375。相互易位是一种相对常见的结构异常，是指发生在两条非同源染色体之间的片段交换。当未涉及遗传物质数量的变化时，一般临床表型正常，称之为平衡易位；当出现遗传物质的增加或减少时，会引起表型异常，称之为不平衡易位。平衡易位携带者孕育不平衡染色体异常后代的风险增高，常导致携带者不孕不育，或其后代发生先天性结构畸形或智力障碍。

罗伯逊易位（Robertsonian translocation）为两条近端着丝粒染色体（13、14、15、21 和 22 号染色体）短臂丢失，长臂融合形成一条新的衍生染色体。因为短臂没有重要的遗传物质（它们由多个核糖体 RNA 基因拷贝组成），这些物质的丢失不会造成罗伯逊易位携带者出现异常表型。不平衡罗伯逊易位可导致流产或染色体三体患儿，如 21 三体或 13 三体。最常见的罗伯逊易位为 14 和 21 号染色体的易位，其导致的 21 三体占所有唐氏综合征患儿的大约 5%。易位型唐氏综合征的再发风险取决于易位是否遗传自父母。在 75%的病例中，易位是新发的，再发风险很低（<1%）。如果易位遗传自携带 14 号和 21 号染色体易位的父母，则再发风险随携带者亲本不同而异，如果母亲是携带者，有 10%的再发风险，如果父亲是携带者，则有 2%的再发风险。

在产前诊断过程中，若发现胎儿染色体发生了平衡的易位或其他重排时，推荐对其父母进行核型分析。如果易位遗传自表型正常的父母，则对胎儿表型无不良影响；如果相互易位为新发的，由于可能存在无法识别的染色体微小不平衡或断裂点的基因受到了破坏，则胎儿出现异常表型的风险比其背景风险增加一倍。

其他类型的染色体重排

除易位外，还有其他几种类型的染色体非平衡重排。染色体某一片段丢失导致部分单体形成，称为缺失（deletion）。缺失的片段中包含一个或多个基因，与具有特定临床表型的微缺失综合征相关（表 2-3）。在活产儿中，发病率约为 1/4000 的 22q 微缺失综合征最为常见，先天性心脏病是其特征性异常，主要为圆锥动脉干畸形，如永存动脉干和法洛四联症。其他异常有：腭裂、腭咽功能不全、肾脏畸形、特征性面容、免疫功能缺陷、低钙血症和学习困难。93%的患者可以通过微阵列芯片或 FISH 技术确认为新发的缺失突变。夫妻一方被诊断为 22q 微缺失综合征后，推荐对其妊娠后的胎儿进行产前诊断，因为该综合征在同一家族内的临床异常表现度不一致，先证者可以仅仅表现为轻微的异常。

表2-3 常见微缺失综合征		
综合征	位置	发生率
Prader-Willi	15q11-13	1/10 000～1/30 000
Angelman	15q11-13	1/12 000～1/20 000
Velocardiofacial, Di-George	22q11.2	1/4000
Smith-Magenis	17p11.2	1/15 000～1/25 000
Williams	7q11.23	1/7500
Alagille	20p12	1/30 000～1/50 000
Rubinstein-Taybi	16p13.3	1/100 000
WAGR*	11p13	1/40 000
Miller-Dieker	17p13.3	1/85 000
Wolf-Hirschhorn	4p16.3	1/50 000
Cri-du-chat	5p15.2	1/20 000～1/50 000
Retinoblastoma	13q14.2	1/15 000～1/20 000

* Wilms 瘤，无虹膜，泌尿生殖系畸形，发育迟缓

染色体某一片段增多导致部分三体形成，称为重复（duplication）。重复的临床表现与片段的位置和大小有关，可从表型正常到严重的结构异常或智力障碍。

单基因病

许多重要的遗传病是单一基因发生单个突变的结果。在著名的豌豆实验中，Gregor Mendel 首次描述了基因分离和自由组合的定律。这项工作对常染色体显性遗传（autosomal-dominant inheritance，ADI）和常染色体隐性遗传（autosomal-recessive inheritance，ARI）进行了经典描述。X 连锁遗传（X-linked inheritance，XLI）是 X 染色体上的编码基因发生突变引起的，也分为隐性遗传和显性遗传。不同的遗传模式见图 2-4；不同遗传模式的家系图见图 2-5。

2003 年，人类基因组计划的完成开创了人类基因研究以及遗传病诊断和治疗的新篇章。人类基因组的测序已经完成，虽然我们仍然不知道大多数基因是如何在健康人或患者体内发挥作用的，但对人类遗传方式的复杂性，有了更深刻的认识。在临床遗传学方面，我们虽对遗传异质性有了更深的认识，但基因与疾病之间的关系还知之甚少。我们现在知道，一个基因上不同位点的突变可以导致相同的表型，同一个基因的突变也可以导致多个不同的表型。表型是基因型与环境相互作用（包括其他基因）的结果，由于遗传技术的进步所揭示出的许多遗传现象使得遗传学变得更复杂，也更加迷人。

常染色体显性遗传

在常染色体显性遗传中，患者的异常等位基因是杂合性的，他们将异常基因遗传给后代的概率是50%，且不受性别的影响。总的来说，大约有 1/200 的人会受到常染色体显性的影响，尽管每个疾病通常是罕见的。

从理论上讲，常染色体显性的遗传方式是垂直传递的，但实际上，影响基因表达的因素有很多，这就使得对常染色体显性疾病遗传情况的评估变得极为复杂。对于常染色体显性疾病家系的遗传咨询需要考虑多种其他机制的影响，如新发突变率、嵌合体、外显延迟或发病年龄差异、不完全外显和差异性表达等。常染色体显性疾病可能是遗传自受累的父母，也可能是新发突变导致的，该风险会随着特定疾病的不同而变化。父亲年龄对新发突变的发生率有明显的影响（图2-6），可以提高某些常染色体显性疾病的发生风险，如软骨发育不全和神经纤维瘤（neurofibromatosis，NF）。目前，对于年龄在 45 岁及以上的男性，不推荐对其配偶妊娠后进行产前筛查或诊断性检测，但应该对其进行遗传咨询，常规超声检查，以及对父亲高龄风险的讨论。

如果一种疾病是由新发突变而导致的，那么他的同胞再发的风险通常很低。然而，个体如果是嵌合体型的常染色体显性突变，这意味着他体内的细胞存在一种以上不同的基因组。如果生殖细胞也存在嵌合现象，未出现临床表型的个体可能会增加后代患病的风险。围产期致死性成骨不全症 II 型的病例中大约有16%的胎儿双亲存在生殖细胞嵌合现象，这意味着成骨不全的再发风险将增加到 1.3%～4%[12]。这种情况同样也可发生在 X 连锁疾病如 Duchenne 肌营养不良症和 A 型血友病中。

外显率和表达

外显率（penetrance）不同和差异性表达（variable expression）使 ADI 疾病的再发风险咨询和临床评估变得更为复杂。一个特定的个体携带有致病的基因型，但如果这种疾病表型的外显率不是 100%，他就可能不会表现出相应的临床表型。例如，携带视网膜母细胞瘤致病性突变的个体，大约只有 90% 的人会表现出相应的表型。年龄也是一个重要的考虑因素，如多囊性肾病在 20 岁时外显率约为 80%～90%，而在 30 岁

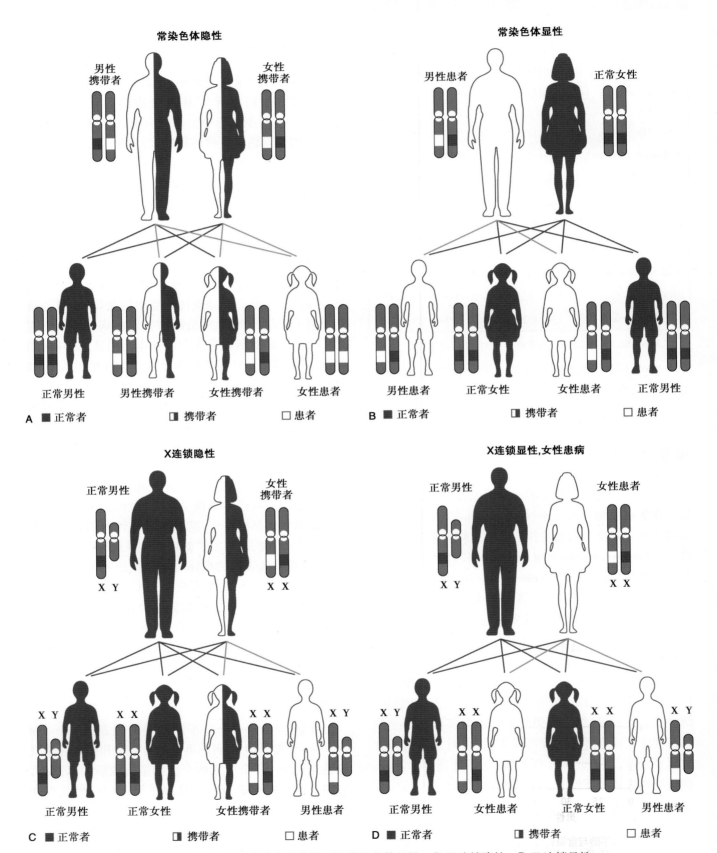

图 2-4　遗传模式。A. 常染色体隐性。B. 常染色体显性。C. X 连锁隐性。D. X 连锁显性

A 常染色体隐性遗传

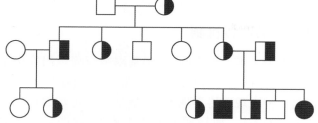

B 常染色体显性遗传

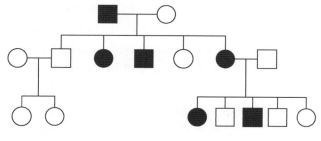

C X 连锁隐性遗传

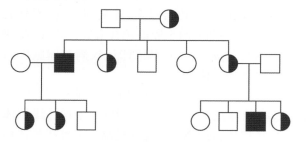

●■ 患病个体　　◐◧ 表型正常携带者　　○□ 正常个体

图 2-5　遗传模式的家系图。A. 常染色体隐性遗传。B. 常染色体显性遗传。C. X 连锁隐性遗传

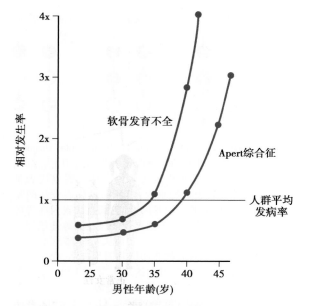

图 2-6　男性年龄与常染色体显性遗传病的风险（Modified from Carlson BM：Human Embryology and Developmental Biology，3rd ed. Philadelphia，Mosby/Elsevier，2004）

时外显率几乎接近 100%，尽管该病需要通过细致的肾脏影像学检查才能被发现[13]。在患病的个体中，即使在同一家系内，一种疾病的临床表型也会出现不同程度的差异性表现。为了确定处于患病风险中家庭成员的疾病特征，有必要进行针对性的体格检查、影像学检查和其他研究。神经纤维瘤就是一个值得注意的例子。基本上所有遗传到神经纤维瘤基因突变的个体都有一些临床症状，虽然这些症状可能从只有轻微的皮肤表现到多发性的神经纤维瘤不等。对于那些被确认有遗传性疾病风险的家庭来说，应该向遗传学家寻求帮助。

常染色体隐性遗传病

经典的常染色体隐性遗传病是指由两个基因纯合突变所导致的疾病。常染色体隐性遗传病患者的双亲通常表型正常，且同时携带同一隐性基因的突变。夫妻携带者再次孕育患儿的概率为 25%。由于隐性基因的致病突变在人群中的携带率通常很低，使得该遗传病绝大多数都是在没有任何家族史的情况下被诊断。在兄弟姐妹中可以出现多个患者，如果不是近亲婚配或该病十分常见，一般不会在连续几代人中出现患者。近亲婚配时，由于双方有着来自同一祖先的基因，后代中出现常染色体隐性遗传病的概率增高。一级堂兄妹婚配生育遗传异常或先天性畸形患儿的概率约为 6%，是背景风险的两倍。

此外，随着遗传学理论的发展，与经典常染色体隐性遗传规律不符的例子越来越多。已经确定，许多常染色体隐性遗传病携带者也表现出某些轻微的异常。例如，囊性纤维化（CF）男性携带者，容易出现慢性胰腺炎和先天性双侧输精管缺如[14,15]。同样，高海拔地区的镰刀细胞基因携带者容易出现脾梗死和妊娠期尿路感染。

由于常染色体隐性遗传病的表现度基本一致且外显率几乎为 100%，使得遗传咨询相对简单。存在数个致病位点和一个基因座包含多个等位基因的遗传异质性是导致同一种遗传病出现表型变异的主要原因。

X 连锁遗传

X 连锁遗传病包括显性和隐性遗传。大多数 X 连锁疾病为隐性遗传，通常认为仅累及男性，而其母亲为表型正常的携带者。正常女性携带有 2 条 X 染色体，而男性仅为 1 条，女性两条染色体在胚胎发育早期会随机失活一条，这样使得女性 X 染色体上基因编码的产物数量与男性的相同(Lyon 假说)。由于 X 染色体失活是随机的,X 连锁隐性遗传病的女性杂合子携带者可能出现正常基因所在的 X 染色体失活,而隐性致病突变基因所在的 X 染色体没有失活。这时,女性杂合子携带者可出现临床症状。如某些血友病 A 的女性携带者,因为凝血因子Ⅷ减少,而表现出轻度凝血障碍。这些女性携带者的症状通常比男性患者轻,尽管偶尔会有例外。对于单纯的 X 连锁隐性遗传病,应该尽可能明确致病的基因突变是新发突变还是遗传自其携带者母亲。分子诊断或其他的携带者检测技术可以解决上述问题,但无法适用于所有疾病。再发风险通常需要依靠家系分析进行经验性的估计,还要考虑其他因素,如家系中健康男性的人数。当疑诊遗传病时,应用基因组测序技术来寻找突变位点正变得越来越普遍。

X 连锁显性遗传病比 X 连锁隐性遗传病少见,其中一些在男性患者中是致死的,如 Rett 综合征、色素失调症和 Aicardi 综合征。Aicardi 综合征是一种罕见的中枢神经系统疾病,包括胼胝体发育不良、小眼畸形和婴儿痉挛症。当患儿的父母无任何异常表型时,通常是发生了新发突变,即使考虑生殖腺嵌合的可能,其再发风险仍低。

脆性 X 综合征是最常见的引起智力障碍的遗传性疾病,遵循 X 连锁遗传方式。脆性 X 综合征除了表现为智力障碍外,还会出现行为问题(如自闭症)和特殊的形态特征。该病的男性患者比女性患者更常见(男性发病率约为 1/4000),症状也更严重。脆性 X 综合征是三核苷酸重复突变遗传病。在特定的基因内,如果三核苷酸重复拷贝数超过其正常的稳定阈值,就可能出现临床表现或疾病的发生。三核苷酸重复疾病是典型的神经肌肉病变,包括 Huntington 病、肌强直性营养不良、Friedreich 共济失调和脊髓小脑共济失调。减数分裂期染色体不稳定引起三核苷酸拷贝数增加,引起疾病表型的改变和临床症状的加重。正因如此,三核苷酸重复疾病通常出现遗传早现,后代的临床表型比亲代更加严重。脆性 X 综合征携带者的 FMR1 基因存在中等数量的三核苷酸(CGG)重复(前突变),在卵子的发生过程中重复的拷贝数会进一步增加,成为全突变(图 2-5)。全突变的男性患者表现为中到重度的智力障碍和行为问题,如自闭症,而女性表型差异大,可以从正常到和男性患者一样的严重表型。女性前突变携带者有 15%~25% 的人会出现过早绝经,而男性前突变携带者会出现晚发型的震颤共济失调[16,17]。针对有智力障碍家族史、过早绝经、原因不明的自闭症或帕金森病症状的患者,推荐进行脆性 X 综合征检测[18]。

其他新的遗传机制

因为亲本来源不同,一些基因突变表现出完全不同的遗传效应,称为基因印记(genetic imprinting)。印记是一种表观遗传学现象,是指某些特定基因按照亲本来源的不同,而呈现出表达或不表达(图 2-7)。如图 2-8 所描述,印记循环发生在胚胎发育期的早期原始生殖细胞内。许多遗传病,如 Prader-Willi 综合征(Prader-Willi syndrome, PWS)和 Beckwith-Wiedemann 综合征(Beckwith-Wiedemann syndrome, BWS),是由印记基因异常而引起的。Prader-Willi 综合征主要表现为:新生儿或婴儿期肌张力低下,性腺发育不良,特殊面容和喂养困难。幼儿早期出现智力障碍和因过度食物摄入导致的病态肥胖。PWS 的病因是父源性的 15 号染色体上的 SNRPN 基因功能丧失。这可能是因为两条 15 号染色体均遗传自母亲,无父源性的 15 号染色体;或因为父源性的 15 号染色体相应区域存在缺失。最近的几个报道认为,基因印记疾病与卵胞质内单精子注射体外受精有关[19]。

线粒体是产生三磷酸腺苷(ATP)的细胞器。除核 DNA 外,线粒体还具有其独特的 DNA 序列。线粒体完全经母系遗传,且 DNA 突变率极高。多种线粒体病已经被确认,它们通常遵循母系遗传规律。女性线粒体患者将带有致病性突变的线粒体 DNA 传给其所有后代;而男性患者不能将其线粒体 DNA 遗传给后代。

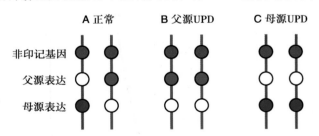

图 2-7　基因印记和单亲二倍体(uniparental disomy, UPD)假设的染色体对的示意图代表基因组印记。红线代表母源染色体,蓝线代表父源染色体。圆点代表基因:彩色圆点代表表达的基因,白色圆点代表失活的基因。绿色圆点代表非印记基因,红色圆点代表只在母源染色体上表达的基因,蓝色圆点代表只在父源染色体上表达的基因。A. 正常的状态,分别从父母那里遗传了一条染色体。父母双方的非印记基因均表达,而只有一份红色或蓝色(印记)基因表达。B. 父源 UPD,在两条父源的染色体上出现双倍剂量的父源(蓝色)基因表达,而母源表达的基因(红色)缺失。C. 母源 UPD,在两条母源的染色体上出现双倍剂量的母源(红色)基因表达,而父源表达的基因(蓝色)缺失

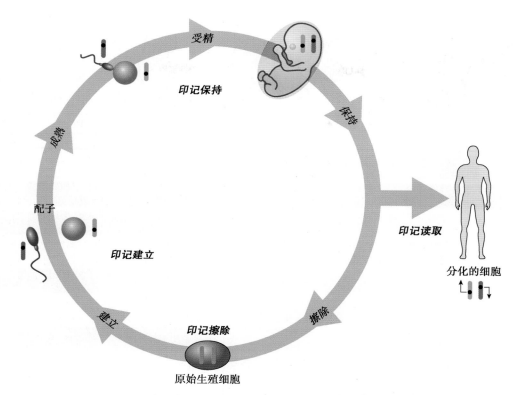

图 2-8 印记循环。基因印记发生在原始生殖细胞发育早期

在同一家系内,线粒体病的临床表现高度变异,典型的症状包括神经肌肉异常(如运动控制丧失、肌无力和疼痛),胃肠疾病和吞咽困难、生长不良、心脏疾病、肝脏疾病、糖尿病、呼吸系统并发症、癫痫发作、视觉/听觉问题、乳酸性酸中毒、发育迟缓和容易发生感染。

多因子遗传

许多常见的先天性畸形的家族再发风险高于人群发病风险,如开放性神经管畸形(NTD)、唇腭裂和先天性心脏病(CHD)。一些此类畸形有明确的病因,如单基因突变、染色体异常或接触致畸原。然而,多数孤立性先天畸形是多种因素相互作用的结果,包括一个或多个基因突变和不同环境因素暴露,后者会引起、加速或加重该畸形。因此,再发风险不符合简单的孟德尔遗传定律,需要综合考虑多因素的影响。亲属中出现多个患病者,或发病时间更早更严重,或存在性别差异(同种性别更容易患病),或高度遗传倾向,或近亲婚配等,提示该类疾病的再发风险会增高。

开放性神经管畸形长期被认为是受多种基因和环境因素影响的复杂性遗传疾病。已知的环境因素包括母体肥胖、糖尿病、药物(如丙戊酸)。低下的社会经济状况与开放性神经管畸形的发生相关,使得研究者们认为营养不良也是高危因素。因此,补充叶酸可以降低 80% 的开放性神经管畸形成为一个重大的发现,尽管大多数怀有开放性神经管畸形胎儿的孕妇的叶酸水平是正常的[20]。在美国,为了降低开放性神经管畸形的发生率,公共卫生部门提高育龄妇女对叶酸重要性的认识和加强含叶酸食品(谷物和面包)的供应。叶酸是如何预防开放性神经管畸形的机制尚不十分清楚[21]。最近的数据表明,如果未与基因突变同时存在,叶酸缺乏可能无法引起开放性神经管畸形,正是这些危险因素的联合作用导致了胚胎发育畸形[22]。

畸形学

1941 年,澳大利亚学者 Norman Gregg 阐明了早孕期母体风疹病毒感染与严重出生缺陷相关,成为人类畸形学(teratology)历史上的里程碑[23]。20 年后,沙利度胺事件唤醒了医学家们对妊娠期用药风险的警惕。沙利度胺作为一种有效的镇静止吐药物,在西德、澳大利亚和其他国家广泛应用多年,直到被证实孕期暴露与短肢或无肢畸形有关才被禁止用于产科临床。在确认这种药物具有强大的致畸性后,对孕期各种药物安全性的广泛调查标志着

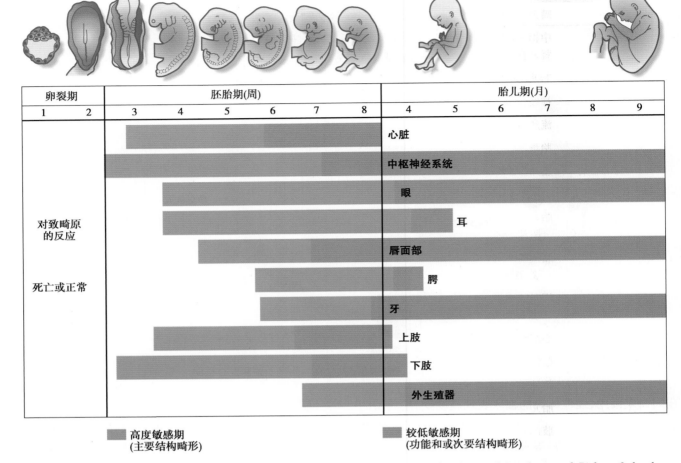

卵裂期		胚胎期(周)					胎儿期(月)					
1	2	3	4	5	6	7	8	4	5	6	7	8 9

对致畸原
的反应

死亡或正常

心脏
中枢神经系统
眼
耳
唇面部
腭
牙
上肢
下肢
外生殖器

高度敏感期
(主要结构畸形)　　　　较低敏感期
(功能和或次要结构畸形)

图 2-9　胎儿器官对致畸原的敏感性分期和分级（From Carlson BM：Human Embryology and Developmental Biology，3rd ed. Philadelphia，Mosby/Elsevier，2004，used with permission）

畸形学的新时代来临。

　　胚胎在特定的发育关键时期对致畸因素的反应更为敏感（图 2-9）。从受精卵到体节形成的器官发生前期，也被称为"全或无"时期，该期间胚胎暴露于致畸因素后可以引起胚胎死亡，若胚胎能够存活，则能够正常继续发育[24]。此时，胚胎还未分化，能够通过全能干细胞的增殖来修复致畸因素导致的胚胎损害。在体节形成之前，胚胎暴露于致畸原通常不会导致先天畸形[25]，除非这种药物在母体内持续存在到体节形成之后。

　　从受精后第 3~8 周为胚胎期，是胎儿器官形成的关键时期。这个时期内的胚胎组织正在快速分化，对致畸因素的反应最为敏感，如果发生损害则无法修复。在此期间，胚胎暴露于致畸原后，常常引起结构异常。由于致畸原能够影响多个器官系统，所产生的异常模式取决于致畸原暴露时哪些系统正在分化。一般而言，首先形成的器官仅在早期敏感，而非常复杂的器官将经历一个长期的损害易感期。

　　从胚胎期结束到足月为胎儿期，是器官发育和功能成熟以及系统形成的时期。在此期间致畸原将主要影响胎儿生长或特定器官的大小或功能。需要注意的是，几乎在整个怀孕期间，大脑的功能都可能受到影响。在此期间，致畸原很少引起明显的结构异常[26]。

已知的致畸原

　　据报道，多种环境因素与出生缺陷有关。包括化学致畸原如药物和激素，母体感染，以及物理致畸原如辐射。尽管被怀疑具有致畸性的药物种类繁多，但只有相对很少的一部分药物被证实与人类出生缺陷明确相关（表 2-4）。在某些情况下，因为其带来的益处大于潜在的风险，这些药物仍然会在妊娠期间使用。孕妇必须被告知孕期药物治疗母体疾病的好处和对胎儿潜在的不良影响，以及拒绝药物治疗后，孕妇所要面临的致病和死亡的风险。通常情况下，无法控制的母体疾病对胎儿产生的危害要比用药严重得多。

表 2-4　已被证实的人类致畸原	
致畸原	**畸形表现**
ACE 抑制剂	中枢神经系统缺陷,先天性心脏缺陷(早孕期暴露) 肾发育不良,颅骨发育不良(中孕期暴露)
乙醇	胎儿乙醇综合征:宫内生长迟缓,小头畸形,发育迟缓,特征性面容,CHD,唇腭裂
卡马西平	神经管缺陷,与胎儿乙内酰脲综合征相似的特征
化疗药物	流产、各种畸形
可卡因	胎盘早剥,早产,胎儿死亡或流产,低出生体重,小头畸形,肢体缺陷,泌尿系统异常和神经发育障碍
香豆素类抗凝血剂	胎儿华法林综合征:未钙化的点状骨骺,宫内生长迟缓,发育迟缓,中枢神经系统损伤,眼缺陷,听力损失
己烯雌酚	透明细胞腺癌,良性阴道腺病,女性生殖器结构改变(宫颈/子宫)
叶酸拮抗剂	胎儿氨基蝶呤综合征:中枢神经系统缺陷(脑积水、脑脊髓膜炎)、面部畸形(腭裂、高弓腭、小颌畸形、眼距宽、外耳异常)、颅骨骨化异常、第一鳃弓衍生异常、宫内生长迟缓、智力发育迟缓
乙内酰脲	胎儿乙内酰脲综合征:颅面形态异常(前囟宽大、眼距宽、额嵴、鼻梁宽而扁、前倾的短鼻、弓形上唇、唇裂、腭裂)、末端指(趾)骨发育不全、指甲发育不全、发育迟缓、智力缺陷、心脏缺陷等
异维 A 酸	视黄酸胚胎病:颅面异常(小耳或无耳畸形,附属顶骨骨缝,狭窄倾斜的前额,小颌畸形,鼻梁扁平,唇腭裂,眼距宽),心脏缺陷(主要是圆锥动脉干畸形),胸腺发育异常,以及中枢神经系统发育异常
锂	心脏缺陷,特别是 Ebstein 畸形
米索前列醇	肢体缺陷,Moebius 序列征
有机汞	精神发育迟缓,大脑萎缩,痉挛,失明
碘化钠(I-131)	胎儿甲状腺功能不足
沙利度胺	肢体缺陷:包括短肢、多指(趾)、并指(趾)和少指(趾)畸形;外耳畸形;面部毛细血管瘤;第六或七对脑神经麻痹;心血管缺陷;肾脏、脾脏、胆囊和阑尾的发育不良;食管、十二指肠和肛门的闭锁或狭窄
三甲双酮	胎儿三甲双酮综合征:特征性颅面异常,生长迟缓,精神运动发育障碍,唇腭裂和先天性心脏缺陷
丙戊酸	神经管缺损,胎儿丙戊酸综合征:双额径变窄,前额高,眶下皱褶,内眦赘皮,内眦增宽,低鼻梁,矮鼻子和鼻孔前倾,面中部发育不全,长人中,唇缘薄,小口,心血管缺陷,手指和脚趾细长,凸起的指甲,唇裂
宫内感染	
巨细胞病毒	巨细胞包涵体病:宫内生长迟缓,小头畸形,脉络膜视网膜炎,癫痫,失明,视神经萎缩,新生儿肝脾肿大、黄疸和血小板减少症
风疹病毒	自然流产,先天性风疹综合征:心脏病,耳聋,白内障,宫内发育迟缓,脑炎,长骨异常,新生儿肝脾肿大,阻塞性黄疸,血小板减少性紫癜,智力发育迟缓,神经功能受损,行为异常
梅毒螺旋体(引起梅毒)	先天性畸形,早产,死胎,肝脾肿大,骨软骨炎或骨膜炎,黄疸,瘀斑或紫斑性皮肤病变,淋巴结肿大,水肿,积水,腹水,鼻黏膜炎,肺炎,心肌炎,肾病和延髓假性麻痹
弓形虫(引起弓形虫病)	脑炎,脑积水,颅内钙化,脉络膜视网膜炎,红细胞增多症,贫血,黄疸,肝脾肿大,肾小球炎,心肌炎,肌炎,中枢神经系统损伤,癫痫,智力迟钝,脑瘫,耳聋,失明
水痘—带状疱疹病毒	皮肤损害,胎儿生长迟缓,肢体发育不全,脑和眼睛缺陷,大脑和小脑萎缩,癫痫,发育迟缓和神经麻痹

CHD:先天性心脏病

表格中列举了部分药物以及与它们可能有关联的胎儿结构异常。许多相关畸形来源于医学文献中孤立的病例报道,畸形与药物的相关性没有得到证实,或者在动物实验中,药物的剂量远远超过了临床通常使用的剂量。许多情况下,报道中的相关性是偶然的,并不是由药物引起。这张表格不是用来为病人提供关于胎儿畸形或异常的咨询。除了全面的超声检查之外,还应该使用该表格作为评估特定器官或系统的指导。在所有疑似致畸的情况下,应咨询生殖遗传学家或畸形学家和药品生产商

(From Diav-Citrin O, Ornoy A: Adverse environment and prevention of early pregnancy disorders. Early Pregnancy 4:5, 2000, used with permission. Modified from Brigs GG, Freeman RK, Yaffe SJ: Drugs in Pregnancy and Lactation, 5th ed. Philadelphia, Lippincott Williams & Wilkins, 1998)

母体感染

宫内感染的发生率为 3%～15%。风疹病毒是第一个被确认的会导致人类出生缺陷的病原体，随着风疹疫苗免疫接种的实施，这种曾经最为常见的宫内感染急剧减少。当前，巨细胞病毒（cytomegalovirus，CMV）已经成为导致胎儿不良预后的最常见宫内感染病原体。在美国每 750 名出生的新生儿中，就有 1 名因为先天性巨细胞病毒感染，已经出现或者随着发育即将出现永久性后遗症[27]。先天性巨细胞病毒感染的特征性临床表现包括：听力和视力损害、癫痫发作、智力障碍和罕见的死亡。

对胎儿造成长期不良影响的宫内感染病原体可以是病毒、寄生虫或细菌（表 2-4）。母体感染的时机决定着胎儿感染的概率和不良后果。例如，早孕期风疹病毒感染极易导致胎儿出现畸形；而弓形虫宫内感染通常发生在晚孕期，但感染孕周越早对胎儿的不良影响越严重。感染胎儿的途径可以是通过胎盘屏障的血源性传播或通过胎膜上行直接污染羊水。

在常规超声检查或母体感染 CMV 后的胎儿评估中，特征性的超声表现可以提示胎儿 CMV 宫内感染。这些超声表现包括：胎儿腹水或非免疫性水肿、侧脑室扩张、脑室周围钙化灶、肠管回声增强、肝内钙化灶、胎儿生长受限和胎盘增厚[28]。检测母体血清特异性抗体的水平可以对胎儿宫内感染 CMV 的情况进行评估，但其临床意义常常是不确定的。然而，母体抗体水平的升高可对母体感染进行诊断，但不一定对胎儿感染有诊断意义。为了诊断胎儿感染，应通过病毒培养或聚合酶链反应（PCR）对羊水中的病原体进行检测，或通过检测胎儿血液中的特异性免疫球蛋白 M（IgM）。出生后，新生儿尿液或唾液的病毒培养是诊断先天性感染的金标准。

药物

虽然许多药物可能为人类致畸原，但仅有少数药物有令人信服的证据与人类先天性畸形有关。检测药物的致畸性是困难的，因为，在动物实验中引起多种严重缺陷的药物，在其他物种或人类中并未观察到同样的结果。例如，可的松可以引起大鼠的腭裂，而与人类的腭裂无关；相反，沙利度胺事件就是一个悲惨的例子，这种药物对人类胚胎有高度致畸性，而在动物实验中没有发现致畸作用。抗癫痫药物是典型的致畸药物，可以导致结构性出生缺陷和神经认知损害。孕期暴露于丙戊酸的胎儿出现 NTD 的风险为 1%～5%，卡马西平的风险为 0.5%～1.0%，但是，未见其他抗癫痫药物引起 NTD 的报道[29,30]。与其他抗癫痫药物相比，孕期暴露于丙戊酸的胎儿出生后 3 年，其智商得分明显偏低[30]。多种药物联合治疗可能增加胎儿结构异常和出生后智力障碍的风险。

辐射

电离辐射是一种潜在的致畸原，对胎儿的影响取决于照射的剂量和时机。根据日本原子弹爆炸后的幸存者和孕期接受放射性治疗的孕妇提供的证据表明，大剂量的电离辐射对人类有损伤效应。相比之下，没有证据表明诊断剂量（如胸部正侧位 X 线检查，胎儿暴露剂量为 0.02～0.07m rad）的辐射对胚胎有明显的危害，非癌症患者接受的小于 5rad 的照射剂量对胎儿也是安全的。暴露于 1～2rad 的辐射后，白血病的发病率出现轻微升高，大约比基础风险提高 1.5～2 倍，即风险值由 1/3000 的背景风险升高到 1/2000 的暴露风险[31]。大剂量的电离辐射（>5rad）可以导致多个系统的器官出现多种畸形。与辐射相关最明显的畸形是中枢神经系统异常，范围涉及从神经管畸形到神经认知损害[22]。原子弹爆炸幸存者数据表明，在 10rad 以上的照射剂量时，孕 8～15 周接受照射的胎儿 IQ 评分大约下降 25～31 点/100rad。在 70rad 以上的照射剂量时，孕 16～25 周接受照射的胎儿 IQ 评分大约下降 13～21 点/100rad。孕 26 周后，当暴露剂量高于 100rad 时，发生宫内死胎和新生儿死亡的风险增加[32,33]。对孕期是否行放射性检查或治疗进行评估时，应当与孕妇探讨施行放射性操作的指征，以及实施或放弃该操作对孕妇和胎儿健康存在的潜在影响。

母体疾病

许多母体疾病和代谢障碍与胎儿的先天性畸形有关。糖尿病孕妇的血糖控制水平直接与胎儿畸形风险相关[34,35]，最常见的是先天性心脏病和神经管缺陷。原本罕见的尾部退化综合征在糖尿病孕妇的后代中发病率也明显增加。糖尿病孕妇的不良围产结局还包括巨大儿、羊水过多、死产、新生儿低血糖和红细胞增多症（胎儿有核红细胞增多）。女性孕前肥胖是胎儿畸形的独立危险因素，可以增加胎儿发生腭裂、先天性心脏病、NTD 和先天性膈疝的风险[36]。未治疗的苯丙酮尿症也是致畸因素，易导致小头畸形、智力迟缓、先天性心脏病和低出生体重。母体内苯丙氨酸的水平与胎儿畸形的风险相关，孕期通过饮食调节控制孕妇苯丙氨酸的摄入后，几乎可以消除高苯丙氨酸对胎儿的不良影响[37]。

机械因素

机械性破坏可以导致一些可识别的特征性序列征异常。机械力包括多胎妊娠、破坏宫腔形态的子宫肌瘤和羊膜带。通常，破坏发生的途径比最初的原因更为重要。例如，Potter 序列征，由早期、持续性的羊水过少导致，多种原因均可引起羊水过少，临床表型包括：肺发育不良、摇椅足、先天性髋关节脱位、低耳位、小下颌和扁平面容。这些相同的表型可由不同的原因导致，包括双侧肾发育不良或早期胎膜破裂引起的羊水过少等。

遗传咨询

临床遗传学是一门涉及遗传性疾病的医学、社会、心理方面的诊断和管理的学科。通常，寻求遗传咨询的人是潜在或明确患有遗传病的孩子的父母。其他寻求遗传咨询的人包括本身异常或有癌症和神经退行性疾病家族史的成年人。遗传咨询（genetic counseling）是遗传学检测和筛查的组合，包括产前检测。

遗传咨询包括几个要素：明确诊断，收集家族史，估计再发风险，协助家庭做出决策和采取合适的措施（如基因检测）及随访。遗传咨询的重要部分包括收集和了解家族病史。任何学科的医疗从业者都应该绘制三代亲属家系图谱，作为病史的一部分。因某种明确指征前来咨询产前检测的夫妇中，通过再次梳理家族史后，常常会发现其他的危险因素。遗传咨询基于非指令性原则，咨询者只能向被咨询者提供遗传病检测和管理方面的信息和支持，并不能告诉患者如何做决定。

一个家庭可能要求遗传医师对遗传病的诊断进行评估和讨论。遗传医师需要评估父母或同胞中的潜在疾病特征，或评估超声检查发现的胎儿异常，或针对某种疾病进行必要的检测。为了提供准确的产前诊断，对遗传病的诊断必须明确。只有弄清了疾病的遗传方式，才能提供正确的风险评估，因为某些疾病的遗传方式在不同的家系中是不同的。

准确的诊断对家庭遗传咨询的意义重大。例如，前次妊娠的男性胎儿被诊断为脑积水后引产，通常认为下次妊娠的再发风险为 5%。尽管有些病例再次复发，仅表现为晚孕期脑室增宽，超声检查被认为是主要的产前诊断手段。然而，经过对这个引产胎儿进行全面的评估后，检测到 *L1CAM*（细胞黏附分子）基因存在突变，胎儿被诊断为 X 连锁中脑导水管硬化症。这种情况下，应推荐对其母亲进行携带者检测。如果无该病家族史，且曾孕育过 1 个该病患儿的母亲携带 *L1CAM* 基因突变（或其他 X 连锁男性致死性遗传病基因突变）的概率约为 2∶3，或 67%。这也是遗传咨询与检测应该考虑的原因。如果母亲为携带者，其生育男性患病后代的概率为 50%，而女性后代很少发病（50% 为携带者）。女性携带者可以表现部分异常，如拇指内收和智力障碍。极少的女性携带者出现典型的 L1 综合征表型。如果突变的基因位点明确，可以在孕 10 周行绒毛穿刺对胎儿进行产前诊断。该病的表型包括仅表现为智力障碍的男性而未合并脑积水，所以，超声检查并不能彻底排除该病的再发可能。

接受遗传检测的患者应该被充分告诉孕期遗传筛查和诊断的区别，孕期遗传筛查是对某种特定的遗传病进行风险评估，而与孕期的诊断性程序有本质的区别。目前建议，无论孕妇年龄或预估风险如何，都应向所有妊娠妇女提供筛查和诊断检测方案。咨询重点包括：所有产前检测的内容与意义，低风险的筛查结果不能保证胎儿一定健康，高风险的筛查结果也不等于胎儿已经确定有某种疾病。必须在所有产前遗传检测之前和之后提供宣教与咨询。必须对检测结果的隐私和保密问题做出明确的声明。

孕期遗传筛查

不管孕妇年龄或家族史如何，对于多种胎儿遗传病（单基因或孟德尔）、染色体异常和结构性出生缺陷应该进行孕期筛查。许多检测技术可以在妊娠前或妊娠期进行，用来评估胎儿患遗传病的风险。针对特殊种族背景的单基因病筛查技术已经出现很久，例如对囊性纤维化（CF）和 Tay-Sachs 病（TSD）的筛查。然而，随着技术的进步，可以同时筛查多种遗传病携带状态的技术也已经出现[38,39]。传统上针对高龄孕妇进行的染色体异常筛查，筛查范围已经扩展到覆盖所有孕妇，应用超声检查和孕妇血清学筛查已经成为风险评估的普遍方法。结构性出生缺陷筛查如 NTD 包括母体血清学筛查和超声筛查。另外，超声检查可以考虑作为胎儿遗传病和染色体非整倍体的筛查工具，因为这些胎儿异常与结构性出生缺陷有关，而后者可以通过常规超声检查发现。任何筛查都不例外，孕妇应该明白一个阴性结果并不能保证胎儿百分百健康，而阳性结果也不意味着胎儿一定患病。在这种情况下，孕妇应该接受遗传咨询，以了解检测的结果、局限性以及其他可选择的筛查和诊断方法。

单基因病携带者(杂合子)筛查

孕期携带者筛查的主要目的是筛查出本身健康,但又有可能生育遗传病后代的个体。常染色体隐性遗传病是这类疾病中最常见的类型,夫妻双方通常是隐性致病基因的携带者,本身无任何临床症状。大部分病例都没有发现相关的遗传病家族史。如果确定了某一特定遗传病的家族史,患者应该接受遗传咨询,并在需要时提供有针对性的遗传检测。

根据以往的经验,人们一致认为有效可行的杂合子筛查,应该满足以下标准:①病情严重值得筛查;②筛查人群中的携带者频率高;③有经济可靠的检测手段,而且假阴性和假阳性率低;④能向诊断为携带者的夫妇提供遗传咨询;⑤能够提供产前诊断;⑥有自愿参加和接受针对性筛查的人群。针对特定种族的筛查备受批评,因为现代社会的种族变得更加多样化,而且人们也认识到,遗传病并不仅仅发生在特定的人群中,因为基于种族的筛查,个体仅能参考其祖先的遗传信息,限制了遗传信息的获取。此外,随着遗传和基因组检测技术的发展,可以对许多疾病,包括一些罕见病,同时进行广泛的携带者筛查。这正在快速地改变着遗传检测的模式。

因为基于 DNA 的筛查检测通常只关注一类最常见的遗传突变,通过特定的筛查无法检测出所有的携带者。如果个体携带有检测范围以外的突变,将无法被检出。当某些遗传病的致病性基因突变在特定种族群体内数量有限的时候,筛查就可以作为一种有效的检测手段。例如,在 Ashkenazi 犹太人群中开展的针对 CF 的 DNA 筛查可以检出超过 95% 的携带者,因为该

群体中的大多数致病性基因突变都是已知的。然而,在亚洲和非洲人群中,很少有致病突变被确认,当前使用的 CF DNA 检测很少在亚洲或非洲人后裔中检出携带者。需要注意的是,携带者筛查结果阴性时只能降低个体携带者的概率,而无法完全排除(表2-5)。

表 2-5 囊性纤维化在不同种族中的携带率和检出率

群体	发病率	携带率	检出率
Ashkenazi 犹太人	1/3300	1/24	94%
欧洲人	1/3300	1/25	88%
西班牙人	1/8464	1/58	72%
非裔美国人	1/17 000	1/61	64%
亚裔美国人	1/32 400	1/94	49%

表 2-6 列举出了当前推荐进行携带者筛查的遗传病。许多其他疾病也有相应筛查手段在临床上使用,比如针对 Ashkenazi 犹太人的扩大筛查就包括脆性 X 综合征和脊肌萎缩症(SMA)[18,40~42]。随着遗传检测变得高效而经济,临床医生和学术团体制定了操作指南和策略来应对普遍筛查可能带来的挑战。由于高通量的基因分型或基因测序能够快速提供多种疾病的信息,扩大或通用携带者筛查技术应用得越来越普遍,已经超越传统筛查指南所推荐的范畴[39]。许多遗传病都有不同的表型和不同的发病年龄,因为一些疾病非常罕见,其临床病程并不明确。对于接受扩大携带者筛查的患者,检测前和检测后的咨询相当重要,应该告知筛查可能得到非预期的遗传信息,如果筛查的疾病为罕见病,即使包括在基因包里,还应该告知可能无法计算这些疾病的残余风险。

表 2-6 不同种族人群的遗传筛查指南

疾病	ACOG	ACMG	NSGC	评述
血红蛋白病[a]	非洲后裔:血红蛋白电泳 地中海和东南亚裔:如果贫血和 MCV < 80fl,检测血清铁含量;如果血清铁正常,进行血红蛋白电泳;如果血红蛋白电泳结果正常,进行 α-珠蛋白生成障碍性贫血分子检测	无指南	无指南	镰刀型红细胞病,除血红蛋白 S 外溶解度测试无法确定的血红蛋白变异
Ashkenazi 犹太人中流行的遗传病[b,c]	为 Ashkenazi 犹太人后裔提供 Tay-Sachs 病、囊性纤维、Canavan 病和家族性自主神经功能异常筛查。并提供其他疾病所需要的相关资料和遗传咨询	为 Ashkenazi 犹太人后裔提供 Tay-Sachs 病、囊性纤维、Canavan 病和家族性自主神经功能异常筛查。并提供其他疾病所需要的相关资料和遗传咨询	无指南	进行氨基己糖苷酶筛查;这种酶是针对所有人群筛查 Tay-Sachs 病最敏感的生化指标

疾病	ACOG	ACMG	NSGC	评述
表 2-6　不同种族人群的遗传筛查指南（续）				
囊性纤维化[d,e,f]	对所有育龄期女性提供 CF 携带者筛查，CF 基因测序不宜作为携带者筛查手段	向人群提供包含经典的 CF 和在患者中频率 >0.1% 的 25 种 CFTR 基因的致病性突变检测	与人种无关，应对所有育龄女性提供 CF 携带者筛查，尤其是在妊娠之前	
脊肌萎缩症[g,h]	仅在有脊肌萎缩症家族史时进行筛查	与人种和家族史无关，均提供脊肌萎缩症筛查	无指南	
脆性 X 综合征[h,i,j]	有脆性 X 综合征家族史，无法解释的智力障碍和发育迟缓，自闭症或原发性卵巢功能不全时提供遗传筛查	有可疑脆性 X 综合征智力障碍家族史时提供筛查	有可疑脆性 X 综合征智力障碍家族史时提供筛查	ACOG，ACMG 和 NSGC 不推荐常规对人群提供脆性 X 综合征筛查

[a] American College of Obstetricians and Gynecologists：ACOG Practice Bulletin No. 78：hemoglobinopathies in pregnancy. Obstet Gynecol 109：229-237，2007

[b] Gross SJ，Pletcher BA，Monaghan KG：Professional Practice and Guidelines Committee：Carrier screening in individuals of Ashkenazi Jewish descent. Genet Med 10：54-56，2008

[c] American College of Obstetricians and Gynecologists：ACOG Committee Opinion No. 442：preconception and prenatal carrier screening for genetic diseases in individuals of Eastern European Jewish descent. Obstet Gynecol 114：950-953，2009

[d] Watson MS，Cutting GR，Desnick RJ，et al：Cystic fibrosis population carrier screening：2004revision of American College of Medical Genetics mutation panel. Genet Med 6：387-391，2004

[e] American College of Obstetricians and Gynecologists：ACOG Committee Opinion No. 486：update on carrier screening for cystic fibrosis. Obstet Gynecol 117：1028-1031，2011

[f] Langfelder-Schwind E，Karczeki B，Strecker MN，et al：Molecular testing for cystic fibrosis carrier status practice guidelines：recommendations of the National Society of Genetic Counselors. J Genet Couns 23：5-15，2014

[g] Prior TW；Professional Practice and Guidelines Committee：Carrier screening for spinal muscular atrophy. Genet Med 10：840-842，2008

[h] American College of Obstetricians and Gynecologists：ACOG Committee Opinion No. 432：spinal muscular atrophy. Obstet Gynecol 113：1194-1196，2009

[i] American College of Obstetricians and Gynecologists：ACOG Committee Opinion No. 469：carrier screening for fragile Xsyndrome. Obstet Gynecol 116：1008-1010，2010

[j] Finucane B，Abrams L，Cronister A，et al：Genetic counseling and testing for FMR1gene mutations：practice guidelines of the National Society of Genetic Counselors. J Genet Couns 21：752-760，2012

ACMG，美国医学遗传学会；ACOG，美国妇产科学会；MCV，平均红细胞体积；NSGC，美国国家遗传咨询师协会

Tay-Sachs 病

从 1969 年开始，在 Ashkenazi 犹太人中就已经开始进行大规模的 Tay-Sachs 病（Tay-Sachs disease，TSD）携带者筛查。指征明确后，则进行产前诊断，使得 TSD 的发病率在犹太人中急剧下降[37]。在这项基于群体的筛查工作中，发现了许多现实的、社会的和伦理的复杂问题[43]。目前，超过 100 多个氨基己糖苷酶 A 基因突变位点被确认，某些突变还与迟发型或慢性神经元节苷脂贮积症相关。越来越多的遗传病筛查应用于 Ashkenazi 犹太人群，这要归功于 TSD 筛查的成功经验和犹太人封闭的种族文化。其中一些筛查已经成为常规筛查，而另一些则是通过商业实验室提供针对 Ashkenazi 犹太人的范围广泛的基因包。

囊性纤维化

囊性纤维化（cystic fibrosis，CF）是欧洲血统人群中最常见的严重影响健康的常染色体隐性遗传性疾病，发病率为 1/5000～1/2500，携带率为 1/35～1/25。该病的特征性表现为：慢性阻塞性肺病，呼吸系统感染，消化功能紊乱如胰腺功能不全。CF 是由于 CF 转膜受体蛋白（CFTR）基因发生突变导致的，该基因定位于 7 号染色体。自从 1989 年，CFTR 基因被克隆以来，已有超过 1800 个突变位点被确定。突变位点与地域和种族高度相关，临床表型变异极大，异常表型可以从典型严重的 CF（最常见的 ΔF508 位点突变）到仅有轻微或无表型异常的 CF。

早在 2001 年，AGOC 和 ACMG 就推荐对孕妇进行常规 CF 筛查。最新的指南还建议 CF 筛查不应考虑人群的种族组成[38]。然而，不同种族人群的 CF 发生率不同，使得该指南的实施情况复杂，面临争议。CF 在 Ashkenazi 犹太人和北欧人当中是最常见的，携带率为 1/25，但在西班牙裔、黑人和亚裔美国人中却很少见。如上所述，不同种族的 CF 检出率也是不同的，因为每个种族的基因突变位点也未完全确认。多数实验室只

能检测人群中最常见的突变位点,在美国,经典的筛查只包括欧洲人群中最常见的23~32个突变位点。因为并不是所有的携带者都能被发现,遗传咨询应该着重向咨询者解释检测的局限性,尤其是当夫妇一方或双方为携带者,或者有阳性家族史,或者非白人血统的情况下。需要特别指出的是还应该向咨询者告知携带者或生育患儿的残余风险,这与所筛查的基因突变数量和配偶的基因突变情况有关。

超声检查发现胎儿肠管回声增强(echogenic bowel,EB)时,应该考虑胎儿患CF的可能。EB是指胎儿肠管的回声强度高于或等于周围骨骼,中孕期超声检查中,0.2%~1.8%的胎儿被诊断为EB。EB还与胎儿染色体异常、宫内感染和肠道梗阻相关(图2-10)[44]。CF胎儿发生EB的可能机制是,CFTR蛋白功能障碍引起肠道黏液分泌减少,使得肠道内容物黏性增加而影响肠管蠕动,导致胎粪性肠梗阻。不同文献报道的EB胎儿患CF的风险相差较大,在0~33%之间[45]。造成这种差异的原因可能跟诊断标准、CF的发病率和突变检测率有关。

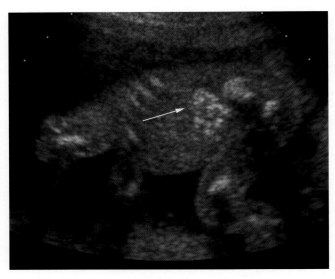

图2-10   囊性纤维化胎儿的肠管回声增强(箭头)

结构性出生缺陷筛查

甲胎蛋白与开放性神经管畸形

全人群的开放性NTD产前筛查始于20世纪70年代后期,利用母体血清甲胎蛋白(alpha fetoprotein,AFP)的水平,筛查出胎儿开放性NTD高风险的孕妇。在胎儿早期,AFP是一种主要的血清蛋白[46]。这种癌胚蛋白最初由卵黄囊产生,早孕期卵黄囊退化后,由胎

儿肝脏产生。胎儿发育期间,关于AFP的生物活性很少被研究报道。最初AFP经过胎儿未成熟的皮肤分泌进入羊水,后期通过胎儿尿液进入羊水。羊水AFP(AFAFP)被胎儿吞咽后,最终在肝脏中降解。很小的一部分AFP通过胎盘和胎膜分泌进入母体血液。未妊娠的健康女性血液中几乎检测不到AFP(1μg/L),而在妊娠16~18周的孕妇血液中,AFP的平均值为18~40μg/L。胎儿血清中AFP浓度为2×10^6μg/L时,对应的AFAFP浓度为20 000μg/L,母体血清AFP浓度为20μg/L[3]。胎儿血清和羊水AFP水平的峰值出现在中孕期,而母体血清AFP(MSAFP)水平的峰值则出现在妊娠28~32周(图2-11)。羊水与母体血清AFP水平不一致的原因仍未清楚,可能与快速增长的胎盘和羊水界面有关。

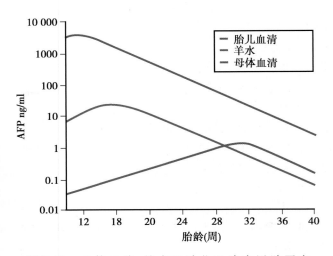

图2-11   母体血清、羊水和胎儿血清中甲胎蛋白(AFP)的平均浓度(Redrawn from Haddow JE: Prenatal screening for open neural tube defects, Down syndrome, and other major fetal disorders. Semin Perinatol 14:488, 1990)

胎儿无脑畸形或脊柱裂时,大量的AFP进入羊水中,引起母体血清中AFP升高。只有缺陷部位是开放性的,也就是说神经组织完全暴露在外或仅被一层薄膜覆盖,羊水或母体血清AFP才会升高。当NTD部位的皮肤完整时,AFP无法进入羊水中,MSAFP也就无法筛查出这种畸形。几乎100%的无脑儿脑组织都是裸露的,大约20%的脊柱裂胎儿皮肤完整,而82%的脑膨出胎儿皮肤也是完整的[47]。我们所说的AFP检测敏感性和特异性通常都是针对开放性NTD,因为闭合性NTD通常无法检测到AFP增高。MSAFP升高不仅仅与开放性NTD相关。在合并腹壁裂、羊水过少、肾脏畸形或胎盘功能障碍出现早产、子痫前期和胎儿生长受限的妊娠中,MSAFP的

水平也是升高的[48,49]。

由于超过 80% 的 NTD 患儿出生在没有家族史的情况下,MSAFP 筛查是一项重要的公共卫生项目。通常,实验室的 AFP 测定结果以中位数倍数(MoM)来表示。这样有利于减少室间变异,还能针对不同孕周给出检测结果。因为脑膨出的发生率不高,通常又为闭合性异常,很少引起 MSAFP 升高。由于在正常和异常妊娠之间存在一定程度的重叠,MSAFP 筛查不可能检测出所有的开放性 NTD,同样,大多数阳性病例都需要进一步评估,以最终确定是否异常。

如上所述,AFP 的水平随孕周不同而变化,NTD 的血清学筛查最佳时间为妊娠 16~18 周。孕 16 周之前,正常胎儿和 NTD 胎儿的 MSAFP 水平范围重叠过大。以末次月经(LMP)计算孕周,完全可以满足 NTD 筛查的要求,超声测量的孕周更加精确,可以提高筛查的敏感性和特异性。此外,中孕期脊柱裂胎儿的双顶径(BPD)偏小,BPD 评估孕周也相应偏小,这会使 MSAFP 的水平相对增高,可提高胎儿脊柱裂的检出率。其他超声测量(如头臀长或组合测量)也可以评估孕周,但没有 BPD 这个特别的优势。因此,如果是用于 AFP 筛查,建议单独使用 BPD 对孕 14 周以后的胎儿进行孕龄评估。大多数实验室针对以超声或 LMP 为基础的孕龄都有不同的参考范围。

除孕龄外,还有一些因素可以影响 MSAFP 的水平,如孕妇体重[50]、种族[51,52]、胰岛素依赖性糖尿病(IDDM)[53,54] 和胎儿数目。研究表明,多胎妊娠孕妇在早孕期接受减胎术后,其中孕期的 MSAFP 水平都会升高,不再建议进行 AFP 筛查[55]。由于母亲体重过大会稀释来自胎儿的 AFP,肥胖孕妇的 MSAFP 水平偏低。黑人和亚洲女性的血清 AFP 水平比非黑人女性高出 10%~15%,胰岛素依赖性糖尿病女性的 AFP 水平低于普通人群。引起这种低水平现象的生理机制仍不明确。计算风险时通常要考虑到这些因素。而孕妇吸烟[56,57] 和 IVF[58,59] 等其他因素,对 MSAFP 和其他生化标志物的影响不大,所以这些因素一般不需要校正。

母体血清 AFP 升高

当 MSAFP 的水平超过截断值(2.0 或 2.5MoM)后,需要对妊娠孕周进行核实。如果孕周是依据 LMP 计算的,应行超声检查确定孕周,并排除多胎妊娠和胎儿死亡,因为两者都可以引起 MSAFP 升高。同时进行胎儿结构超声检查,寻找任何可能导致 MSAFP 升高的结构缺陷。

如果超声筛查未找到 MSAFP 升高的原因,建议进行更详细的超声检查或羊膜腔穿刺术。据报道,超声检查发现 NTD 和伴 MSAFP 升高的明显结构异常的敏感性为 94%~100%[60]。单独使用超声手段来对 NTD 进行初步检测,其敏感性高于 MSAFP 筛查,尽管受到检查操作者的技术和经验水平的影响[61]。与羊膜腔穿刺术相比,超声检查费用很低,而且没有胎儿丢失的风险。

可以通过羊膜腔穿刺来检测羊水中 AFP 和乙酰胆碱酯酶(AChE)水平。AFAFP 和 AChE 检测可以发现 97% 的 NTD,假阳性率为 0.5%[62]。多种疾病都会导致 AFAFP 升高,而 AChE 对于神经组织的特异性更强。羊水中检测到 AChE 通常提示开放性 NTD 的存在,尽管胎儿出现脐膨出、腹裂、水囊瘤、皮肤病变和水肿时也可以检测到 AChE[63,64]。

引起 AFAFP 升高和 AChE 假阳性的主要原因是羊水受到胎儿血液污染。胎血中 AFP 的水平要比 AFAFP 高出 100 多倍。大约 2% 肉眼可见和 0.2% 肉眼不可见的胎血污染羊水样本会出现 AChE 假阳性。当出现 AFAFP 水平增高、肉眼可见血液污染和其他原因(如无法解释的 MSAFP 升高和血性 AFAFP)时,应该对羊水样本进行胎儿血红蛋白检测。

一些研究者认为 MSAFP 升高与胎儿非整倍体风险升高相关,应考虑进行羊膜腔穿刺术。在他们的研究中,非整倍体的发生率为 1%,其中,约 55% 为常染色体异常,约 45% 为性染色体异常[65,66]。

AFP 升高与其他异常

MSAFP 升高除了与 NTD 相关外,还可能与其他胎儿缺陷有关(图 2-12,表 2-7),包括脐膨出和腹裂畸形。此外,一些胎儿皮肤疾病可以向羊水中扩散 AFP,间接导致 MSAFP 升高。患有先天性肾病的胎儿会出现蛋白尿,从而导致 AFP 的水平极度升高,当 MSAFP 明显升高(常常 >10MoM)而胎儿超声未发现异常时,应该考虑先天性肾病可能。这种 AR 遗传病在生命早期就导致肾衰竭,患者常在婴儿期或幼儿早期死亡。该病发病率相对较低,但据报道在芬兰出现例外,其活产儿中发病率约为 1/2600,使得针对此病的 AFP 筛选,成为该国的一个基本筛查项目。针对芬兰人肾病的 DNA 检测已经出现,然而,在非芬兰血统的家庭中检出率不高[47,67,68]。个别情况下,无法解释的 MSAFP 升高与母体因素有关,而与妊娠本身无关。比如,母体肝脏或卵巢肿瘤分泌的 AFP 就会扰乱筛查的结果。另据报道,无法解释的 MSAFP 和 AFAFP 升高与产科不良结局有关,如子痫前期和早产[69]。

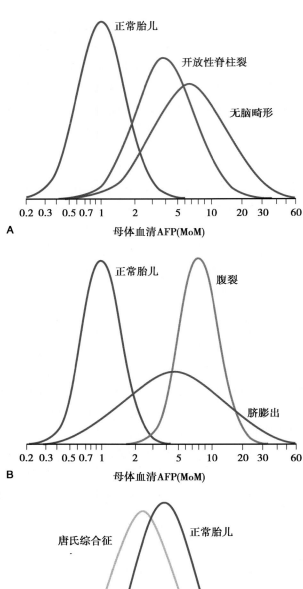

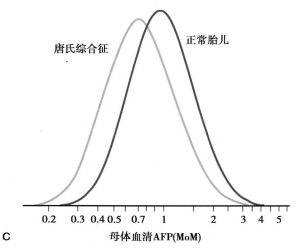

表 2-7	引起母体血清 AFP 升高的原因

多胎妊娠
胎儿死亡
母胎出血
胎盘异常
子宫异常
母体卵巢或肝脏肿瘤
胎儿先天性缺陷
　神经管缺陷
　脊柱裂
　无脑儿
　脑膨出
　开放性腹壁缺陷
　脐膨出
　腹裂
　先天性肾病
　三倍体
　双肾发育不良
　先天性皮肤疾病
　大疱性表皮松解症
　真皮发育不全
　常染色体隐性遗传性多囊肾
　骶尾部畸胎瘤
　肺囊腺瘤

MSAFP，母体血清甲胎蛋白

图 2-12 A. 中孕期正常、开放性脊柱裂和无脑畸形胎儿的母体血清甲胎蛋白水平（MSAFP）分布。开放脊柱裂的中位数是 3.8 倍 MoM 值，而无脑畸形是 6.5 倍 MoM 值。B. 中孕期正常、腹裂和脐膨出胎儿的 MSAFP 水平分布。腹裂的中位数是 7 倍 MoM 值，而脐膨出是 4.1 倍 MoM 值。C. 中孕期正常和唐氏综合征胎儿的 MSAFP 水平分布。唐氏综合征胎儿 MSAFP 中位数为正常妊娠的 0.75 倍 MoM 值，并且大部分重叠（Redrawn from Haddow JE：Prenatal screening for open neural tube defects，Down syndrome，and other major fetal disorders. Semin Perinatol 14：488，1990）

胎儿染色体非整倍体

　　母亲年龄被认为是评估胎儿染色体异常风险和决定是否进行产前诊断的最常用指标。随着孕妇年龄的增加，生育唐氏综合征患儿的风险增高，30 岁时为 1/1000，35 岁时为 1/400，40 岁为 1/100（表 2-1）[70]。父亲年龄与胎儿非整倍体无明显相关性。临床所见与研究结果一致，大约 90% 以上的 21 三体是因为卵子内的染色体在第一次减数分裂时发生了不分离[71]。母亲年龄影响染色体不分离的机制仍未明确。由于高龄容易导致胎儿出现非整倍体异常，建议 35 岁及以上的孕妇常规进行产前诊断。35 岁的孕妇确诊唐氏综合征胎儿的概率与羊膜腔穿刺术流产率基本一致，这就是为什么以 35 岁作为高龄起点的原因。然而，许多孕妇担心潜在的风险，很难接受羊膜腔穿刺术。某些孕妇更在意的是手术带来的流产风险，而不是孕育一个唐氏综合征患儿的风险。而另一些孕妇则关心照顾残疾儿童的问题可能更为严重[72]。所有考虑产前诊断的患者都应该接受遗传咨询，以讨论其他替代方案和每种检测方法的风险、益处和局限性。

早孕期风险评估

　　早孕期风险评估一般在妊娠 9~14 周进行，这取决于所采用的标记物,主要是对 21 三体、18 三体风险进行评估,有的实验室也评估 13 三体的风险。早孕期筛查通常包括超声测量颈项透明层厚度(CRL 约 38~84mm 时测量)以及生化指标检测,后者包括游离或总 β-hCG 和妊娠相关血浆蛋白 A(pregnancy associated plasma protein A,PAPP-A)。以上标记物结合母亲年龄、胎儿数目,检出唐氏综合征的敏感度为 85%,假阳性率为 5%[73-78]。怀有唐氏综合征胎儿的孕妇通常 hCG 水平上升,而 PAPP-A 下降。唐氏综合征胎儿往往出现颈项透明层增厚,另外许多其他遗传疾病,包括 13 三体、18 三体、Turner 综合征、三倍体、结构异常尤其是先天性心脏病[77]也会出现颈项透明层增厚。测量颈项透明层必须非常精确,有时甚至具有挑战性,这取决于超声检查者的经验和仪器质量。因此,对于包含颈项透明层测量的非整倍体风险评估,适当的培训与质量管理是筛查方案的重要因素。胎儿非整倍体风险随着颈项透明层厚度增加而增加(见第 3 章)。淋巴水囊瘤是颈部出现单个或分隔多房的液性聚集腔隙,通常由淋巴系统发育异常导致淋巴液积聚引起。约 50% 早孕期发现的淋巴水囊瘤与染色体非整倍体相关,大部分是唐氏综合征[79]。

对于早孕期筛查结果为阳性的孕妇,应告知其筛查结果和下一步可选择的诊断方案,包括 CVS,该检查是最快速可行的诊断方法,可于早孕晚期与中孕早期进行。其他进一步筛查的方法包括酌情分步序贯筛查及胎儿游离 DNA 筛查。早孕期检出非整倍体的益处在于使患者及时了解情况和决定终止妊娠,同时便于进行医疗干预和降低母体风险。早孕期筛查非整倍体的风险是该人群有固有的妊娠丢失率,和所检测出的这些非整倍体妊娠常常发生自然流产。已行早孕期风险评估的孕妇,仍建议在中孕期接受 MSAFP 检测或详细的超声检查来筛查 NTD。

中孕期风险评估

使用 MSAFP 筛查 NTD 以后,人们很快发现中孕期唐氏综合征胎儿的母体 MSAFP 水平偏低[80,81]。接下来的研究发现孕期唐氏综合征胎儿的母亲血清、羊水[81]以及胎儿脐血血清[82]中的 AFP 均减低。许多其他生化标记物亦被用于非整倍体筛查,游离雌三醇(unconjugated estriol,uE$_3$)[83]、hCG[84]、二聚体抑制素 A[76,77,85]均能提高中孕期唐氏综合征筛查的灵敏度及特异度,并被纳入常规四联筛查[77,86]。与 AFP 相同,唐氏综合征妊娠的 uE$_3$ 减少 25%~30%,而 hCG 与抑制

素 A 均增加,其中位数约为正常妊娠的两倍(表 2-8)[72]。四联筛查唐氏综合征检出率为 80%,假阳性率为 5%[87]。18 三体胎儿母体 AFP、uE$_3$、hCG 水平均降低,其中位数分别为 0.6、0.5、0.3 倍 MoM 值。抑制素 A 与胎儿 18 三体无关联,未纳入筛查策略中。包含上述标记物的筛查模式 18 三体检出率为 80%,而仅有 0.5% 的孕妇被评估为高风险[88]。中孕期母体血清四联筛查报告 21 三体、18 三体与神经管缺陷风险值,但不能可靠地评估 13 三体的风险,因此多数实验室未报告 13 三体风险值。

表 2-8　胎儿异常的扩大 AFP 筛查结果

	AFP	uE$_3$	hCG	抑制素 A
开放性神经管缺陷	↑	无变化	无变化	无变化
唐氏综合征	↓	↓	↑	↑
18 三体	↓	↓	↓	无变化

AFP,甲胎蛋白;hCG,人绒毛膜促性腺激素;uE$_3$,游离雌三醇(译者注:18 三体 AFP 应该是↓,原文为↑,与文字对不上)

非整倍体的超声"软指标"

中孕期胎儿结构超声检查也被用作染色体非整倍体的筛查工具(见第 3 章)。大约 1/3 唐氏综合征胎儿伴有严重或轻微的超声异常,包括先天性心脏病(最常见的是室间隔缺损或心内膜垫缺损)、侧脑室扩张、十二指肠闭锁或各种超声"软指标"。这些软指标包括颈部皮肤增厚、肠管回声增强、肾盂分离、股骨及肱骨短小、鼻骨缺如或发育不良。关于是否使用超声校正唐氏综合征风险意见尚不统一。大多数人依照超声表现使用似然比校正由母亲年龄或标准化筛查所计算的风险值。一个包含 7800 位孕妇的大样本研究报告了超声在筛查风险评估中的效能,若由经验丰富的超声医生进行检查,单独使用超声指标筛查唐氏综合征的灵敏度可达 69%,假阳性率为 5%,并提高了所有其他筛查方案的灵敏度[89]。一项综合了 48 个研究的荟萃分析包含了低风险及高风险孕妇,结果表明与唐氏综合征最相关的软指标为鼻骨发育不良或缺如[90](见第 3 章)。

早中孕联合风险评估

目前有多种联合筛查方法,即将早孕期超声、早孕期血清学筛查和中孕期血清学筛查通过某种策略进行整合。与单独早孕期或中孕期血清学筛查及超声筛查

方案相比，联合筛查的唐氏综合征检出率最高（90%），假阳性率最低（2%）[91]。该方法联合早孕期血清生化指标、颈项透明层厚度及中孕期血清生化指标，计算得出唐氏综合征的风险值。联合筛查的优点是灵敏性高而假阳性率低，缺点是只能等到中孕期才能完成风险评估。序贯筛查同样是联合颈项透明层及早、中孕血清学筛查，但初步检查结果在早孕期得出。对于非整倍体高风险患者，需进行诊断性检查；而对于非高风险孕妇可进行中孕期血清学筛查，并与早孕期结果联合进行最终的风险计算。在因技术限制无法测量颈项透明层的地区，可行血清学整合筛查（仅血清学检查）对早孕期和中孕期的血清生化指标进行联合分

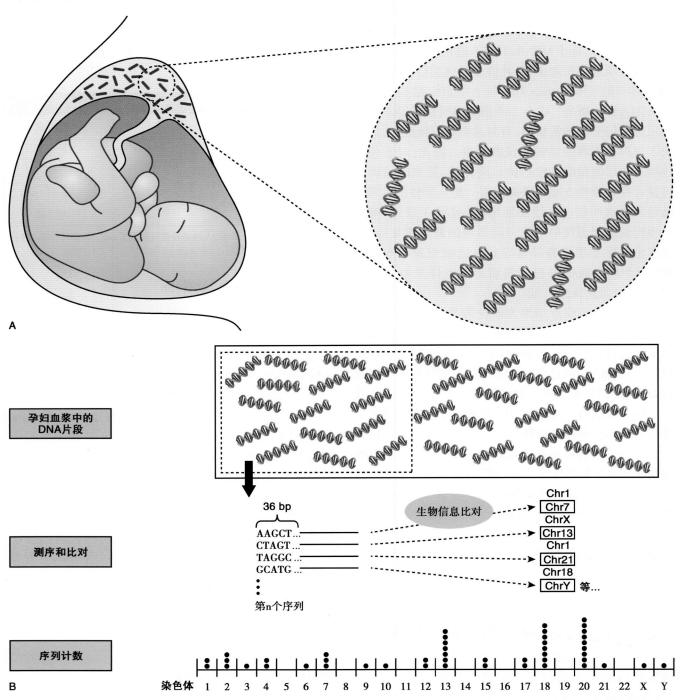

图 2-13　A. 来自胎盘的细胞游离 DNA 约占孕妇循环总细胞游离 DNA 的 10%～12%。B. 通过检测孕妇血浆中细胞游离 DNA 对应的染色体相对含量筛查出胎儿染色体三体；比对每个测序片段，找出其染色体来源，而后经生物信息学计算每条染色体的相对含量，从而计算胎儿染色体三体的可能性（With permission from Circulating Cell-Free DNA in Women Medicine by Dr. Xiao Yan Zhong and Dr. Wolfgang Holgreve. The Global Library of Women Medicine）

析[92]。

细胞游离 DNA 筛查

几十年前人们就试图在孕妇血液中寻找胎儿的遗传物质,并在 1969 年首次报道了该技术[93]。分离并提纯完整的胎儿细胞进行产前检测的方法最终以失败告终,部分原因是由于胎儿组织稀缺及既往妊娠的胎儿细胞持续存在。1997 年,卢煜明等报道了以细胞游离DNA(cell-free DNA, cfDNA)作为胎儿遗传物质来源的概念[93]。母亲及胎儿 DNA 均在血浆中循环,检测染色体相对含量可用于筛查胎儿三体异常[94](图 2-13)。胎儿细胞游离 DNA 早在孕 5~7 周时即可在母亲血液中检出,相对于完整胎儿细胞,游离 DNA 含量更大,并且在产后数小时即从母体循环中清除,因此游离 DNA 相比完整胎儿细胞是更好的胎儿遗传物质来源。孕妇血浆中循环游离 DNA 约 10% 为胎儿来源,其几乎全部来源于胎盘滋养层细胞 DNA。理解这一点非常重要,因为潜在的胎盘嵌合体(胎盘与胎儿基因型不同)可能导致假阳性或假阴性的结果。

在使用 cfDNA 检测评估胎儿非整倍体风险的数年前,就有报道应用该技术确定胎儿 Rh D 基因型及早孕期确定胎儿性别来发现男性胎儿 X 连锁致死性畸形[95,96]。2011 年 10 个月,商业实验室首次提供 cfDNA 筛查,也被称作无创产前检测或 NIPT,用于筛查常见非整倍体。因为其灵敏度极高而假阳性率较低,尤其是对唐氏综合征的筛查,从此该技术的应用有了显著增长。尽管其准确性极高,cfDNA 检测仍被视为一种筛查技术,而且最初的建议是将其应用于高风险孕妇[97]。大多数商业实验室报告 21 号、13 号、18 号及 X、Y 染色体异常的风险。实验室采用大规模平行测序技术对全部基因组的 DNA 片段进行测序,或采用仅针对感兴趣区域的靶向测序技术。无论哪种技术,高通量 DNA 测序经过大量数据分析检测胎儿某条染色体或某些特定区域的遗传物质改变。据报道,cfDNA 筛查的敏感度及特异度达到 96%~100%,但是这个数据未包括由于胎儿 DNA 含量低而导致 cfDNA 筛查失败和由于测序差异较大导致结果解释困难的病例[98]。建议对患者进行检查前咨询,使其明白该检查的筛查本质,仅能检出常见非整倍体,可能出现非预期结果或检测失败,以及可选择的产前诊断方法。筛查结果为低风险的孕妇需明白这并不能保证胎儿完全正常。由于非整倍体相对少见,cfDNA 筛查阳性时其阳性预测值或胎儿异常的机会约 50% 或更低,具体取决于其他风险因素及非整倍体类型[99]。因此,筛查结果为高风险的

孕妇应进行遗传咨询,讨论下一步的诊断方案。

在围产医学这个日新月异的领域,由于技术飞速发展,cfDNA 筛查可以获得更多的临床信息。例如,一些公司提供 4~5 种微缺失综合征的筛查,如 22q 微缺失和 1p36 微缺失。尽管每种微缺失都很罕见,但据报道 22q 微缺失在新生儿中的发病率为 1/3000。这些疾病与孕妇高龄不相关,而且缺乏超声能够发现的结构异常[100]。检测前咨询、告知可能的检测结果和审查所能获得的产前信息,对无创产前筛查非常重要。

尽管 cfDNA 筛查改变了产前筛查的格局,但仍在进行的后续研究旨在降低费用和提高筛查效率。"胎儿精准医学"的概念随着应用表观遗传学、RNA 与微小 RNA 研究胎儿转录组、代谢组、蛋白质组的发展而发展。全部完整的胎儿基因组已经可以通过母血 DNA 测序获得,这对未来的产前检查意义重大[101]。许多有关产前检查的伦理道德问题被提出,如胎儿对基因检查的自主权、产前检测出成人期发病的疾病、非预期或不确定的检查结果、缺少适当的资源和训练有素的从业者为患者提供遗传咨询和解读复杂的遗传信息以及企业在促进研究中的作用。

多胎妊娠的产前筛查

双胎妊娠的产前筛查较为复杂。首先,双胎妊娠的唐氏综合征发生率低于预期,致使风险计算更加有挑战性[102]。其次,血清标记物约为单胎妊娠的两倍,但并非绝对。再者,使用一组孕妇血清标记物反映多个胎儿的信息,在双胎不一致病例中,正常胎儿将掩盖患病胎儿所产生的异常标记物。最后,单卵双胎通常两个胎儿均正常或均异常,而异卵双胎的唐氏综合征风险各自独立。尽管超声确定单绒毛膜性意味着单合子性,但却无法确定性别相同的双绒毛膜性双胎的合子性。虽然单卵双胎的染色体核型不一致的情况非常罕见,但仍有发生,且最常发生于性染色体。由于早孕期颈项透明层筛查能够分别评估两个胎儿的风险,因此该方法是双胎妊娠最有效的筛查方法。在三胎及以上的妊娠中,血清学筛查基本上不可行,在这种情况下,颈项透明层测量是最常用且唯一的选择。目前仍需要进行大样本的研究来确定多胎妊娠的最佳筛查方法。

血清学筛查异常的晚孕期妊娠并发症

血清标记物检测值过高或过低,均与晚孕期妊娠并发症相关,如高血压病、胎儿生长受限(FGR)及早

产。然而，大多数情况下并非由胎儿或孕妇的疾病导致，最终妊娠结局是正常的。大量研究表明孕妇MSAFP升高时出现并发症风险升高，如自然流产、小于胎龄儿、妊娠期高血压及早产。孕妇血清标记物水平越高，出现不良妊娠结局的风险也越高。当MSAFP水平位于2.5~2.9MoM之间时，出现并发症的风险为19%；而当MSAFP水平大于6.0MoM时，出现并发症风险升至67%[103]。当出现无法解释的MSAFP升高时，可能是由经胎盘的转运增加引起。这种转运增加可见于多种胎盘异常，后者将导致围产期并发症。另有报道发现MSAFP升高与胎盘粘连、植入、穿透有关[104,105]。据报道在MSAFP升高的孕妇中，子宫异常的发生率会升高22倍[106]。由于胎儿与孕妇血清AFP浓度相差极大，因此哪怕是轻微的子宫胎盘屏障受损都将使AFP经胎盘转运增加，可检测到MSAFP增高。

有研究报道其他生化标记物以及多个标记物组合与晚孕期不良妊娠结局的关系。hCG升高与FGR、高血压/先兆子痫、胎儿畸形、染色体异常和围产期不良结局风险升高有关[48]。与MSAFP相同，hCG水平越高意味着不良结局风险越高[107]。如果患者出现两个或多个标记物异常，不良妊娠结局风险显著增加[108]。单胎或双胎伴hCG、AFP水平升高均与不良妊娠结局相关[109~111]。

孕妇雌三醇水平降低（<0.75MoM）与不良妊娠结局风险增高相关联，包括FGR、羊水过少、分娩小于孕龄儿，该关联与hCG、AFP升高时不良结局风险增加无关[112]。约0.27%的孕妇uE₃水平极低（<0.15MoM），其与胎儿多种代谢或遗传病相关，包括Smith-Lemli-Opitz综合征、类固醇硫酸酯酶缺乏症、Kallmann综合征、先天性肾上腺皮质增生症（congenital adrenal cortical hyperplasia，CAH）及其他与肾上腺功能障碍相关的疾病。Smith-Lemli-Opitz综合征为常染色体隐性遗传疾病，可出现多发畸形，包括先天性心脏病、智力低下、两性畸形。该病最根本的异常涉及胆固醇的生物合成，由于胎儿缺少合成胆固醇的前体物导致胎盘无法合成uE₃[113]，产前诊断可检出羊水或孕妇尿液的7-羟基-脱氢胆固醇水平升高[114]。另一个导致雌三醇水平极低的更常见原因是胎儿X连锁类固醇硫酸酯酶缺乏症。此病是由于胎盘缺乏类固醇硫酸酯酶，使uE₃无法合成，最主要的表现是家系中出现鱼鳞病，仔细询问家族史将有助于发现先前未被诊断的男性亲属（祖父或兄弟）。通过对羊水细胞进行分子检测，若发现致病性微缺失，胎儿可以确诊此病。尽管该病临床症状相对轻微，但产前诊断可以排除其他更严重的疾病，可以使

家属和医生消除焦虑[115~117]。

然而，对于无法解释的生化筛查异常结果，最佳的妊娠管理方案仍有争议[49]。尽管许多不良妊娠结局与血清标记物异常的关联具有统计学意义，但是灵敏度及阳性预测值均低，限制了其成为妊娠并发症的筛查工具。现已提出多种产前监测方案包括胎儿生长发育超声监测、多普勒检查及其他形式的胎儿检查。例如，血清标记物异常的孕妇，子宫动脉多普勒可提示子宫胎盘功能不全的风险，有人建议在中孕期测量子宫动脉多普勒[49]。希望有进一步的研究为血清标记物异常而不伴胎儿非整倍体及结构异常的患者建立管理模式。

妊娠期遗传学诊断

多数家庭寻求遗传咨询的主要目的是评估其后代发生遗传病的风险以及有哪些措施可以避免患儿出生。产前诊断的首要任务就是为有风险的家庭提供明确的信息，使其能够在孕期做出知情选择。产前诊断可能带来以下益处：①对于有风险家庭的正常结果的再次确认；②向那些如果没有这个保证就不会要这个胎儿的夫妇提供风险信息；③让接受患儿出生的夫妇作好相应准备；④让医疗部门为患儿的分娩和产后护理作好准备；⑤向选择终止妊娠的夫妇提供相关的风险信息。其他注意事项还包括：相关情况对家庭其他成员的潜在影响和无法预料以及不确定信息出现的可能性。随着遗传检测技术的进步，后面的事项变得日益重要和有意义。

通常产前诊断在早孕期进行，因为这个时期终止妊娠较为安全。虽然，产前诊断后终止妊娠是避免家庭再次生育遗传病患儿的方法，但不能成为一个普遍性的解决方案。因为，许多疾病无法进行产前诊断，即使产前诊断可行，某些父母也不接受终止妊娠。其他避免子代遗传病再次发生的措施有：避孕或绝育，领养子女，精子或卵子捐赠或对体外受精胚胎进行植入前遗传学诊断（PGD）（见下文）。对于很多家庭来说，即使无法接受终止妊娠，产前诊断可以帮助他们在精神、情感或经济上作好准备，并在胎儿出生前找到合适的医疗支持和准备。

产前诊断前的遗传咨询

考虑进行产前诊断的父母应该了解他们的个人情况和临床信息，并选择接受或拒绝产前诊断手术。手术前的遗传咨询通常包括以下内容：①胎儿异常的概

率；②待检疾病的自然史和预后；③手术的风险与局限性；④检测报告的出具时间；⑤手术可能的并发症，如无法获得足够的待测样本和不确定的检测结果。通常还要告知对异常结果的处理方案，并向患者声明即使胎儿异常，也绝不会被强迫终止妊娠。

产前诊断技术

羊膜腔穿刺术

羊膜腔穿刺术（amniocentesis）是在超声引导下，用 20G 或 22G 穿刺针透过孕妇腹壁和子宫壁进入羊膜腔，抽取 20~30ml 羊水（图 2-14）。羊水中的胎儿脱落细胞可以经过培养进行核型分析或用于代谢物检测，必要时，也可以提取羊水细胞 DNA 进行遗传检测。通常还同时检测羊水 AFP 的水平。

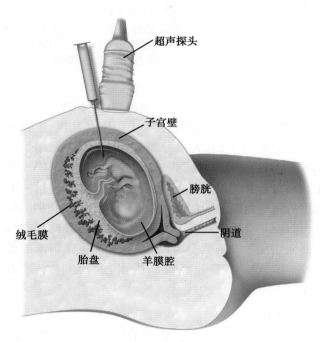

图 2-14　超声引导下穿刺针进入羊膜腔（Illustration by James A. Cooper, MD, San Diego, CA）

羊膜腔穿刺术通常在孕 15~20 周进行。孕 15 周时，羊水量约为 125ml，在接下来的 13 周中，平均每周羊水量增加 50ml[118]。为了尽早得到检测结果，研究人员对妊娠 11 周开始进行羊膜穿刺术的可行性和安全性进行了研究。一项大规模的多中心随机对照研究提示，早孕期（11~13[+6] 周）与中孕期（15~16[+6] 周）相比，施行羊膜腔穿刺术，胎儿的丢失率明显增高（7.6% 比 5.9%）。此外，早孕期穿刺组胎儿发生足内翻畸形的风险增加（1.3% 比 0.1%）。因此，早孕期羊膜腔穿刺术存在的风险要高于中孕期，正因为如此，学者不建议

在孕 15 周前施行羊膜腔穿刺术[119]。

羊膜腔穿刺术的主要并发症是术后流产的风险（该妊娠时期与手术无关的流产风险在 2%~3% 以上）。中孕期羊膜腔穿刺术导致的流产率通常认为在 0.2%~0.3%（1/500~1/300）之间[120]，虽然某些报道认为该风险可以低至 1/1600[121,122]。1986 年，英国报道了唯一一项随机对照研究，结果提示在低风险人群施行羊膜腔穿刺术引起的胎儿丢失率为 1%[123]。羊膜腔穿刺术后，羊水渗漏并不少见，但不会引起远期后遗症。穿刺针直接损伤胎儿、母体感染和胎儿宫内感染等并发症则十分少见。

绒毛活检术

绒毛活检术（chorionic villus sampling, CVS）是孕 10~13 周对发育中的胎盘进行组织活检的一种技术（图 2-15）。CVS 最主要的优点是可以在早孕期进行，能够缩短高风险夫妇在焦虑中等待的时间。尽早获得结果，也有利于在早孕期终止妊娠，比起在中孕期引产，更方便和安全。CVS 的手术指征与羊膜腔穿刺术基本一样。然而，CVS 不能检测羊水 AFP 水平。因此，接受过 CVS 的孕妇，都应该在中孕期通过 MSAFP 检测或超声检查来对 NTD 进行筛查。

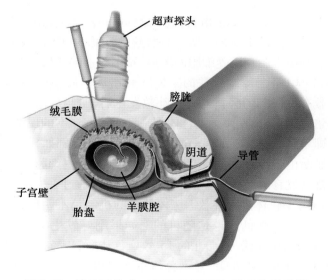

图 2-15　绒毛活检术。在超声引导下，绒毛取样导管或取样针进入胎盘（Illustration by James A. Cooper, MD, San Diego, CA）

绒毛取样最常用的两种手术方式为超声引导下经腹部或经宫颈进针。超声除了引导手术进针，还要检查胎儿的一般情况、孕龄、胎儿数目、胎盘位置和最佳的穿刺路径和穿刺点。经宫颈 CVS 时，患者取膀胱截石位，窥阴器暴露阴道和宫颈后，碘伏消毒。用一根

16G 的带有不锈钢密闭装置的聚乙烯软导管,通过子宫颈插入发育中的胎盘。经腹部 CVS 时,如羊膜腔穿刺术一样,用 20G 穿刺针进入胎盘取材部位。不管哪种手术方式,都需要用 20ml 注射器负压吸取绒毛。

20 世纪 80 年代,CVS 技术出现后不久,几项研究对比了该技术与羊膜腔穿刺术的风险。来自美国的一个协作研究提示,CVS 的胎儿丢失率为 0.8%,看上去高于中孕期的羊膜腔穿刺术,但两者之间的差异没有统计学意义[124]。一项加拿大的研究也证实,虽然 CVS 的胎儿丢失率为 0.6% 高于羊膜腔穿刺术,但两者之间也无统计学意义[125]。CVS 需要操作者经历长久的练习,手术风险与操作者经验密切相关,因此,并不是每个诊断中心或操作者的 CVS 术后胎儿丢失率都与羊膜腔穿刺术相当[126]。

与羊膜腔穿刺术不同,局限性胎盘嵌合(confined placenta mosaicism,CPM)是 CVS 独有的风险,发生率为 1%~2%。CPM 是指胎盘和胎儿的染色体组成不一致。CVS 检测到正常细胞和非整倍体细胞混合存在,而羊水细胞或胎儿出生后未发现异常,则诊断为 CPM。大多数情况下,CPM 表现为三体细胞仅出现在胎盘组织内,而胎儿为正常的二倍体细胞[127]。然而,大约 10% 的胎儿为真性嵌合[128],虽然一定程度上取决于检测到的三体类型[129]。尽管,某些 CPM 与胎盘功能不足和围产期并发症相关,例如 FGR 和孕妇高血压,但多数结局是正常的。胎儿与胎盘的核型不一致还会干扰来源于胎盘滋养细胞的游离 DNA 筛查的结果。

CPM 与原本异常的三体胚胎出现的所谓三体补救有关(图 2-16)。当三体补救发生后,胎儿可以是二倍体,但会出现两条染色体都来源于同一亲本的现象,即单亲二倍体(uniparental disomy,UPD)。例如,某个胚胎由于母源染色体不分离成为 15 三体,内细胞团中准备发育成胎儿的一个或多个细胞可以通过丢失一条 15 号染色体进行补救。三体补救的机制仍不明确,丢失的那条染色体也是随机的。如果刚好发生父源性 15 号染色体丢失,胎儿的 15 号染色体数目是正常的,但是成为母源性 15 号染色体单亲二倍体。三体补救和 UPD 可以发生在任何一条染色体,如果涉及的特定染色体上含有印记基因,胎儿就会出现异常。母源性 15 号染色体 UPD 就是引起 Prader-Willi 综合征的原因之一(见上文),在此情况下,父源性的 15 号染色体是缺失的。因此,当 CVS 检测到 CPM 后,当涉及包含印记基因的染色体(如 6、7、11、14 和 15 号染色体)时,应该进行 UPD 检测。如果涉及三体的染色体未含有印记基因,一般认为胎儿不会出现异常的临床表型。

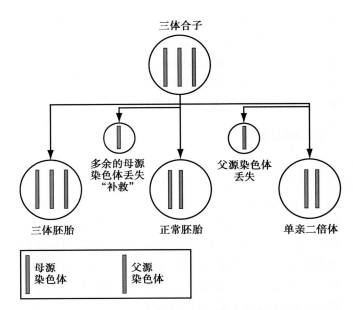

图 2-16　三体补救和单亲二倍体。二倍体卵子与单倍体精子受精后形成三体合子。随着细胞增殖和分裂,由于后期阻滞,父源或母源的染色体丢失后,一个细胞恢复到二倍体状态。如果母源染色体丢失,产生的细胞或细胞系是正常的。如果父源染色体丢失,细胞是二倍体,但为单亲二倍体

20 世纪 90 年代早期,一些报道提示 CVS 术后胎儿出现短肢畸形的概率增加[130,131]。研究发现,生育短肢畸形患儿的孕妇,大部分都在孕 55~66 天接受了 CVS 手术,这提示早孕期(小于孕 10 周)进行 CVS 手术会增加胎儿畸形的风险。经过更多研究,包括一个在世界卫生组织注册的超过 140 000 个 CVS 病例的研究,超过孕 10 周经历 CVS 的胎儿,发生短肢畸形的风险并未增加[132]。不管是 CVS 还是羊膜腔穿刺术的流产率,都与操作者的经验和手术抽取的样本量有关[133,134]。

多胎妊娠

与单胎妊娠相比,双胎妊娠胎儿发生染色体异常的风险升高。已经有数学公式用来计算双胎妊娠中与年龄相关的染色体异常风险[135]。然而,双胎妊娠 DS 的发生率要明显低于预期值,尤其是在高龄孕妇和单绒双羊妊娠中[102]。一个还是两个胎儿发生染色体异常取决于胚胎的合子性。胎儿异常有三种可能的情况:①双卵双胎,一胎异常;②双卵双胎,两胎异常;③单卵双胎,两胎异常。尽管罕见,合子形成后错误还可以导致单卵双胎出现两个胎儿核型不一致的情况。

对双胎妊娠施行介入性产前诊断时,关键要判断其绒毛膜性。早孕期超声判断多胎妊娠的绒毛膜性具有很高的准确性[136](见第 7 章)。单绒毛膜妊娠理论上

只需要获取一个胎儿的样本,因为,每个胎儿的染色体是一致的。然而,合子形成后突变导致的核型不一致或绒毛膜性判断错误也偶有发生。因此,通常要对两个胎儿分别取样。

CVS 和羊膜腔穿刺术都可用于多胎妊娠的产前诊断。羊膜腔穿刺术需要观察到羊膜分隔,确定每个独立的羊膜腔。为了确保分别抽取每个胎儿的羊水,在抽取第一个羊膜腔的样本后,将 0.5ml 靛胭脂染色注入羊膜腔内。如果在第二个羊膜腔抽出的羊水未被染色,说明穿刺定位准确。靛胭脂对胎儿无不良影响。因为羊膜腔内注射亚甲蓝会增加胎儿发生溶血、肠管闭锁和死亡的风险,所以应当避免使用亚甲蓝[137~139]。直接从第一个羊膜腔穿透羊膜分隔进入第二个羊膜腔的一步法穿刺技术也有报道[140]。但是一步法穿刺存在胎儿样本混合的风险,也增加了双胎之间羊膜分隔破裂的风险。有报道称,羊膜分隔的破裂会增加胎儿异常的风险[141],还可以引起医源性单羊膜囊双胎,从而增加脐带缠绕的风险。

因为染色方法无法用于区分不同胎儿的绒毛样本,CVS 前必须依靠超声对胎盘进行准确的识别。在靠近脐带插入点的部位进行穿刺(导管针或穿刺针),可以降低抽到同一胎儿样本的概率。据报道,多胎妊娠行 CVS 发生抽取样本错误的概率小于 2%[142]。不管是 CVS 还是羊膜腔穿刺术,详细地记录胎儿和胎盘的相对位置非常必要,尤其是在胎儿核型不一致,需要考虑选择性减胎的时候。记录任何结构异常或其他超声指标,有助于对不同胎儿的区分。

多胎妊娠穿刺术后的胎儿丢失率

多胎妊娠经常接受介入性产前诊断手术,然而,对于绒毛取样或羊膜腔穿刺术后的胎儿丢失情况,仅有为数不多的研究报道。一些研究报道双胎妊娠接受羊膜腔穿刺术后的胎儿丢失率在 2.7%~8.1% 之间,最近的一个系统性回顾研究认为胎儿总体丢失率为 3.07%[142~144]。某些报道认为,双胎妊娠的术后胎儿丢失率高于单胎妊娠,这种差异不能全部以双胎妊娠胎儿丢失背景风险较高来解释。

对于绒毛活检术在多胎妊娠中应用的安全性和准确性,可用的研究资料更为有限。根据最近的几项研究显示胎儿丢失率在 0.6%~4.0% 之间,与之前报道的双胎妊娠胎儿丢失背景风险 6% 相比颇为乐观[136,142~147]。目前的资料提示,介入性诊断手术(羊膜腔穿刺术或 CVS)实施后,将增加 1%~2% 的额外风险[144,147]。

多胎妊娠是否应该接受羊膜腔穿刺术或 CVS 取决于多种因素,如多胎妊娠减胎后继续妊娠的可能性、出现异常时的孕周、操作者的经验、特殊病例所需技术的难度,还包括孕妇的身体特点以及妊娠囊与胎盘的相对位置。几项研究表明,由操作熟练的手术者对双胎妊娠进行 CVS,和中孕期多胎妊娠羊膜腔穿刺术一样,与双胎对照组相比,术后胎儿丢失率并未增加[136,142~147]。

多胎妊娠中的选择性减胎

多胎妊娠中,发现一个胎儿异常会使临床干预变的十分复杂。干预手段包括:终止妊娠、继续妊娠和选择性减胎。对于双绒毛膜双胎妊娠,胎儿心内氯化钾注射减胎术行之有效,但是,保留胎儿的流产率达到了 4%~12%,这与孕龄、胎儿数目和异常胎儿的位置有关[148,149]。对于单绒毛膜双胎妊娠,当一胎出现染色体或结构异常时,由于双胎之间存在大量血管吻合连接,心内注射减胎的方式会危及到正常的胎儿。此种情况下,使用激光、结扎或双极电凝来阻断被减胎脐带血流成为唯一选择。关于此类方法对妊娠和保留胎儿的不良影响尚无足够的研究数据,流产和早产的风险约为 15%~25%[150,151]。

胎血取样术和胎儿其他组织活检

尽管理论上有许多适应证需要对胎儿的循环血液进行取样,但分子遗传学技术的发展已经大大地减少了经皮脐带血取样术(percutaneous umbilical blood sampling,PUBS)的应用,也减少了对胎儿肌肉、皮肤和肝脏等组织进行活检的需求。PUBS 经常被用来获取胎儿血样进行快速核型分析,但是 FISH 用于常见染色体三体异常诊断后,减少了该技术的应用。过去对血友病、血红蛋白病、免疫缺陷病、皮肤病、肌肉病和肝脏疾病这一类先天性异常进行生化评估或诊断时,必须获取胎儿组织,而现在这些疾病的评估可以通过抽取羊水或绒毛细胞进行 DNA 分析来实现。目前,PUBS 是评估和治疗可能需要宫内输血的同种异体溶血性疾病最常用的方法,该方法需要在持续超声引导下进行。确定脐带在胎盘上的插入点,此位置脐带相对固定,通常作为穿刺取样的部位。靠近胎儿端插入点或游离段脐带也可以作为进针的部位,然而由于胎儿和脐带无法固定,增加了穿刺的难度。为了减轻孕妇的不适和减少胎儿运动,可以使用注射镇静。肌肉内或血管内注射短效肌松药物也偶尔用于减少胎儿运动,尽管对胎儿麻痹的长期影响是未知的[152,153]。孕妇腹部合适的穿刺点一旦选定,常规进行皮肤消毒和铺巾,局部浸润麻醉后,在超声引导下用20G或22G穿刺针透过皮肤进入脐静脉。用肝素抗凝的注射器抽取胎儿血样[154]。

植入前遗传学诊断

植入前遗传学诊断(preimplantation genetic diagnosis,PGD)是指体外受精的胚胎在植入子宫前,对其进行遗传学分析的一种产前检测技术(图2-17)。植入前遗传筛查(PGS)用来特指对移植前的胚胎进行染色体非整倍体筛查的一种技术。不管哪种技术,只有正常的胚胎才会被移植。PGD能够检测大多数突变位点明确的遗传病,还能够帮助那些胎儿遗传病高风险,而经CVS或羊膜腔穿刺术后又无法接受引产的夫妇。由于PGD需要对早期胚胎的1~2个细胞进行快速(通常<24小时)检测,该技术过程复杂,可能发生错误。通常认为,错误率小于5%[155]。因此,推荐用CVS或羊膜腔穿刺术来确认PGD结果的准确性。目前仍需要大样本的研究确认PGD的准确性和有效性[156]。PGD还用于挑选平衡易位携带者夫妇的整倍体胚胎。尽管那些发生不明原因流产的夫妇使用PGS选择植入整倍体胚胎,最后大约只有75%的妊娠未接受任何干预顺利分娩[157]。对高龄女性的体外受精是否进行常见非整倍体的植入前筛查仍存在争议[158~160]。

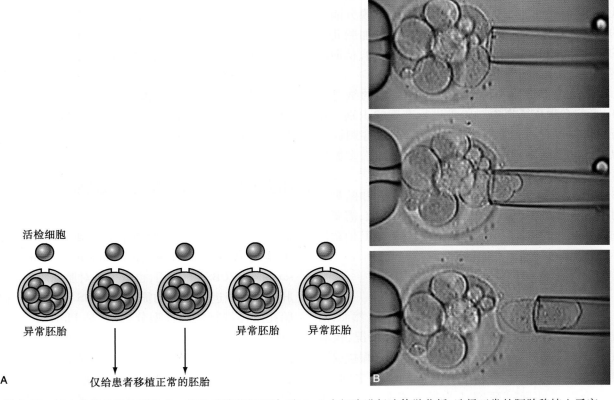

图2-17 植入前遗传学诊断技术。体外受精获得胚胎,取1~2个细胞进行遗传学分析,选择正常的胚胎移植入子宫

先天性畸形的产前检测

先天性畸形(如NTD、唇腭裂和CHD)通常是多因子疾病,是多个基因和环境因素共同作用的结果。由于这类疾病在同一家族内有较高的再发风险,产前检测是必要的。先天性畸形的遗传病因十分复杂,无法通过羊膜腔穿刺术和CVS来确诊。大多数病例的产前检测只能是通过详细的超声检查来寻找或评估特定的胎儿出生缺陷。

和其他医学学科一样,提供合适的信息或治疗必须依靠准确的诊断。在先天性疾病的产前诊断中,想要对后继妊娠提供准确的预后评估或再发风险估计,首要依赖于对先证患儿(或亲属)的准确诊断。越来越多的产前干预手段被用于这些疾病,然而,这些干预的预后和结局也依赖于对畸形和相关发现的准确诊断。先天畸形可以孤立存在,也可以是某种由单一原因引起的综合征异常表型的一部分。引起综合征的原因,可以是整条染色体(即为三体),染色体小片段缺失或单基因突变。综合征的其他特征常常不能被超声发现,详细的收集家族史或考虑其他检测手段是十分必要的。

以 CHD 为例,产前超声发现的 CHD 经常是孤立存在的,但却可能是某个综合征的一个异常表现,同时该综合征可能还有其他异常如智力低下。CHD 的病因复杂多样,某些因为单基因突变或染色体异常引起,某些则由致畸因素引起,比如风疹病毒感染或控制不

佳的母体糖尿病。大多数病例原因未知,而是多种因素共同作用的结果,一级亲属的再发风险较高,为 2%~4%。对于有明确的家族史或以前曾孕育过 CHD 胎儿的孕妇,应接受产前超声检查(胎儿超声心动图)。超声检查发现 CHD 胎儿后,应施行羊膜腔穿刺术进行胎儿染色体检查,因为 10%~15% 的胎儿 CHD 由染色体异常导致。同时还能通过 FISH(图 2-18)或染色体微阵列技术检测(图 2-19)与 CHD 相关的遗传异常,如常见的染色体微缺失。

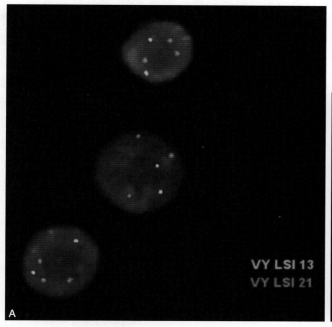
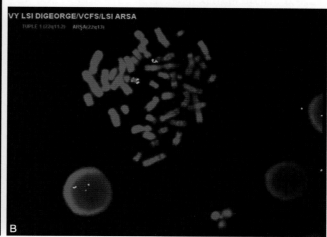

图 2-18　A.间期细胞荧光原位杂交,红色为 21 号染色体检测探针,绿色为 13 号染色体对照探针。B. 中期细胞荧光原位杂交,红色为 22q11 区域检测探针,绿色为 22q13 区域对照探针,单一红色信号提示 22q11.2 片段缺失,为 22q11.2 缺失综合征

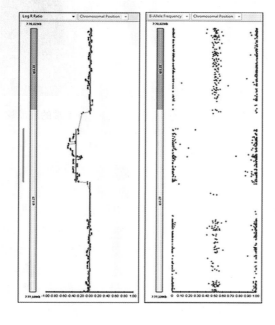

图 2-19　染色体微阵列提示 7 号染色体 William 综合征关键区域存在缺失(红线所示)。左,logR 比;右 B 等位基因频率(Courtesy of Dr. Jingwei Yu, University of California, San Francisco,CA)

遗传分析技术

过去 20 多年中,遗传学理论的发展加深了我们对新的遗传机制的认识,这主要依靠的是遗传检测技术的发展,使我们可以对基因、突变机制和人类的遗传变异进行更为深入的研究。这些检测技术应用与完善后,不断在临床中使用,并用来对胎儿进行评估。

染色体分析

标准的产前诊断是对胎儿染色体进行分析,又称核型分析。G 显带是通过对染色体进行吉姆萨染色产生特征性的带纹,是临床细胞遗传实验室中用来进行染色体分析的最常用技术,尽管染色体微阵列技术越来越普遍(见下文)。G 显带将每条染色体染成明暗相间的特征性条带(图 2-20),依据国际公认的染色体识别体系,对染色体上的条带进行编号,这样能够对染色体上任一特定条带进行准确定位及对染色体异常涉及的区带进行准确描述。

荧光原位杂交

荧光原位杂交(fluorescence in situ hybridization, FISH)可以对传统核型分析无法检测到的染色体微小缺失/重复进行检测。FISH 还能够对未经细胞培养的间期细胞核进行染色体检测。FISH 技术的实施需要依赖小片段 DNA(称为 DNA 探针),DNA 探针与染色体上的靶 DNA 核苷酸序列相同。DNA 探针与荧光标记物以共价的方式结合在一起,可以与中期、前期和间期染色体上的 DNA 杂交,然后在荧光显微镜下观察荧光信号。FISH 能够检测染色体微小缺失(核型分析无法检测到),易位和标记染色体。该技术还能够识别那些显带技术无法确定的太小或不明确的染色体区域。正常情况下,一个 DNA 探针会有两个杂交信号,代表两条同源染色体。如果 DNA 探针在患者某一条染色体只存在一个杂交信号,则提示患者的另外一条染色体上可能存在相应染色体区域的缺失。如果 DNA 探针在多于两个地方出现杂交信号,说明可能存在染色体片段的增加。作为一种三体(或其他非整倍体)快速评估手段,FISH 可以使用针对特定染色体着丝粒区域的探针对间期细胞核进行检测,来快速诊断特定染色体数目异常(如针对 21 号染色体来排除唐氏综合征)(图 2-18)。产前诊断中,通常使用针对 13、18、21、X 和 Y 染色体的探针检测间期核的染色体数目,可在 24~28 小时内获得结果。FISH 检测非整倍体的灵敏性和特异性分别在 99.6% 和 99.9% 以上。由于只能检测特定的染色体,限制了该技术的广泛应用。此外,也无法检测染色体平衡重排、倒位和罗伯逊易位。

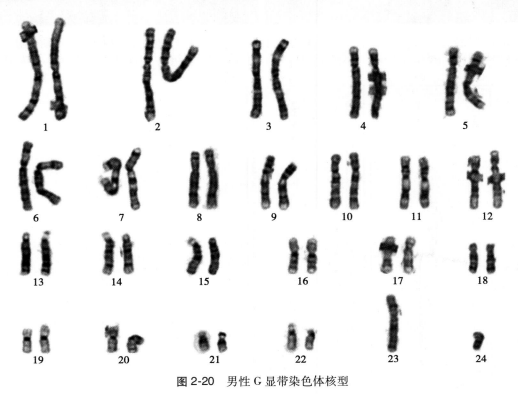

图 2-20 男性 G 显带染色体核型

DNA 分析的分子技术

与酶和其他分子相比，DNA 非常容易提取和纯化，而且稳定，不易降解。DNA 可以从任何类型的有核细胞中提取，如白细胞、口腔黏膜细胞、羊水细胞、绒毛细胞、皮肤成纤维细胞。PCR 技术可以将痕量的 DNA 进行扩增，从而用于已知突变位点的检测。

基因突变通常是基因发生点突变、缺失或重复的结果。PCR 和 Southern 印迹技术是检测 DNA 样本中点突变的常用技术。DNA 自动测序技术也已经开始投入应用，并在 2003 年完成了人类基因组计划。测序技术在临床实践中的应用也日益普遍，但可能检测出临床意义未明的新发突变，从而增加该技术应用的复杂性。

当某种疾病的分子病因被明确后，可以用特异性的方法对患病风险高的亲属或妊娠中的胎儿进行诊断。虽然测序是检测基因突变的有力工具，但是，关键问题在于证实检测到的基因突变，是否为所诊断疾病的致病原因。此外，对于可能存在异常的患者（或胎儿），即使检测到某个突变，可能也无法对临床异常做出基因诊断。前面所提到的注意事项对准确诊断和管理遗传病至关重要，特别是在产前诊断中。

染色体微阵列

近年来，某些新的分子诊断技术逐渐成熟并被引入临床实践中，例如染色体微阵列分析（chromosomal microarray analysis，CMA）。CMA 正被广泛用于胎儿染色体异常的产前检测中。目前，CMA 被美国医学遗传学会（ACMG）推荐作为一线评估技术，用于儿童智力障碍、自闭症谱系疾病和不明原因出生缺陷的病因检测。ACOG 推荐使用 CMA 对结构异常的胎儿进行产前评估[161]。CMA 主要包括两种技术：比较基因组杂交（comparative genomic hybridization，CGH）和单核苷酸多态性（single nucleotide polymorphism，SNP）阵列。CGH 是将样本 DNA 和对照 DNA 进行差异化荧光标记，然后同时与探针进行杂交，通过计算机软件分析信号强度，从而来检测基因组拷贝数的增加或减少。该方法不能检测出三倍体。SNP 阵列是仅用胎儿 DNA 与固定在芯片上标记的对照 DNA 进行杂交。这种方法可以对染色体的纯合性区域进行检测，可以提示血缘关系、UPD 或三倍体。虽然，最初 CMA 是用于癌症的检测，但在儿科和产前诊断中的大量应用证实，CMA 可以检测出单一 FISH 无法检测到的非特异性染色体异常（图 2-20，图 2-21）[162]。

CMA 用于产前诊断的一个优势是几乎可以对任

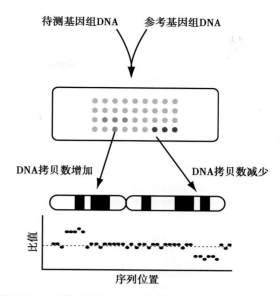

图 2-21　比较基因组杂交技术。待测 DNA 标记为绿色，对照 DNA 为红色。被标记的 DNA 与芯片上数万个 DNA 克隆进行杂交，分析每个克隆的拷贝数。每个待测 DNA 与参考 DNA 的比值显示在图表上。比值增加表示待测 DNA 存在重复或三体，比值降低表示缺失或单体

何组织进行检测，包括那些已经冻存或不能培养的组织。这项技术可以根据产前诊断的需要，针对基因组中明确的致病区域进行检测，比标准的核型分析具有更高的异常检出率。2012 年发布的一项多中心研究，对产前 CMA 和标准核型分析进行了比较。CMA 发现了所有常规核型检测到的非整倍体。此外，在胎儿存在结构异常而传统核型分析结果正常的病例中，CMA 技术又额外检测到了大约 6% 的致病性异常。而在胎儿结构和核型分析结果均正常的胎儿中，CMA 还可以检测出 1.7% 的致病性异常[100]。

CMA 的缺点之一是无法检测平衡的染色体重排，然而，只要染色体的断裂点未发生在关键基因上，这种重排通常不导致异常的临床表型。CMA 的另外一个缺点是无法检测低水平的染色体嵌合异常。CMA 的检测周期要比 FISH 长，这点在产前诊断中通常很重要。尽管 CMA 可以检测全部染色体的非整倍体异常，当怀疑胎儿为常见的非整倍体时，如 21 三体、18 三体和性染色体异常，传统的核型分析因为成本更低，可能是更合适的选择。如何解释 CMA 检测中出现的临床意义未明的变异，也是临床工作者必须面对的一个挑战。在产前诊断中，临床意义未明的变异、成年后发病的变异和某些复杂的结果，会引起夫妇双方的严重焦虑，因此，患者接受检测前后都应该进行遗传咨询[161]。

（安刚　翻译　王德刚　审校）

参考文献

1. Evans MI, Hume RF, Jr, Johnson MP, et al: Integration of genetics and ultrasonography in prenatal diagnosis: just looking is not enough. *Am J Obstet Gynecol* 174:1925, 1996.
2. Heinonen OP, Sloane D, Shapiro S: *Birth Defects and Drugs in Pregnancy*, Littleton, MA, 1977, Publishing Sciences Group.
3. Carlson BM, editor: *Human Embryology and Developmental Biology*, ed 3, St. Louis, 2004, Mosby.
4. Schardein JL: *Chemically Induced Birth Defects*, ed 2, New York, 1993, Marcel-Dekker, p 2.
5. Therman E, Susman B, Denniston C: The nonrandom participation of human acrocentric chromosomes in Robertsonian translocations. *Ann Hum Genet* 53:49–65, 1989.
6. Freeman SB, Bean LH, Allen EG, et al: Ethnicity, sex, and the incidence of congenital heart defects: a report from the National Down Syndrome Project. *Genet Med* 10:173–180, 2008.
7. De Rubens FJ, del Pozzo MB, Hach JLP, et al: Heart malformations in children with Down syndrome. *Rev Esp Cardiol* 56:894–899, 2003.
8. Lakovschek IC, Streubel B, Ulm B: Natural outcome of trisomy 13, trisomy 18, and triploidy after prenatal diagnosis. *Am J Med Genet A* 155A(11):2626–2633, 2011.
9. Zaragoza MV, Surti U, Redline RW, et al: Parental origin and phenotype of triploidy in spontaneous abortions: predominance of diandry and association with the partial hydatidiform mole. *Am J Hum Genet* 66:1807, 2000.
10. Redline RW, Hassold T, Zaragoza MV: Prevalence of the partial molar phenotype in triploidy of maternal and paternal origin. *Hum Pathol* 29:505, 1998.
11. McFadden DE, Kalousek DK: Two different phenotypes of fetuses with chromosomal triploidy: correlation with parental origin of the extra haploid set. *Am J Med Genet* 38:535, 1991.
12. Pyott SM, Pepin MG, Schwarze U, et al: Recurrence of perinatal lethal osteogenesis imperfecta in sibships: parsing the risk between parental mosaicism for dominant mutations and autosomal recessive inheritance. *Genet Med* 13(2):125–130, 2011.
13. Ravine D, Gibson RN, Walker RG, et al: Evaluation of ultrasonographic diagnostic criteria for autosomal dominant polycystic kidney disease. *Lancet* 343:824, 1994.
14. Yu J, Chen Z, Ni Y, Li Z: CFTR mutations in men with congenital bilateral absence of the vas deferens (CBAVD): a systemic review and meta-analysis. *Hum Reprod* 27(1):25–35, 2012.
15. Steiner B, Rosendahl J, Witt H, et al: Common CFTR haplotypes and susceptibility to chronic pancreatitis and congenital bilateral absence of the vas deferens. *Hum Mutat* 32(8):912–920, 2011.
16. Allingham-Hawkins DJ, Babul-Hirji R, Chitayat D, et al: Fragile X premutation is a significant risk factor for premature ovarian failure: the International Collaborative POF in fragile X study. Preliminary data. *Am J Med Genet* 83:322, 1999.
17. Schwartz CE, Dean J, Howard-Peebles PN, et al: Obstetrical and gynecological complications in fragile X carriers: a multicenter study. *Am J Med Genet* 51:400, 1994.
18. American College of Obstetricians and Gynecologists Committee on Genetics: ACOG Committee Opinion No. 469: carrier screening for fragile X syndrome. *Obstet Gynecol* 116(4):1108–1110, 2010.
19. Lazaraviciute G, Kauser M, Bhattacharya S, et al: A systematic review and meta-analysis of DNA methylation levels and imprinting disorders in children conceived by IVF/ICSI compared with children conceived spontaneously. *Hum Reprod Update* 20(6):840–852, 2014.
20. Bradley LA, Palomaki GE, McDowell GA, ONTD Working Group; ACMG Laboratory Quality Assurance Committee: Technical standards and guidelines: prenatal screening for open neural tube defects. *Genet Med* 7(5):355, 2005.
21. Copp AJ, Stanier P, Greene ND: Neural tube defects: recent advances, unsolved questions, and controversies. *Lancet Neurol* 12(8):799–810, 2013.
22. Burren KA, Savery D, Massa V, et al: Gene-environment interactions in the causation of neural tube defects: folate deficiency increases susceptibility conferred by loss of Pax3 function. *Hum Mol Genet* 17:3675–3685, 2008.
23. Gregg NM: Congenital cataract following German measles in the mother. *Aust N Z J Ophthalmol* 19(267):1991, 1941.
24. Fabro S, Scialli AR: *Drug and Chemical Action in Pregnancy*, New York, 1986, Marcel-Dekker, p 239.
25. Moore KL, Persaud TVN: *The Developing Human: Clinically Oriented Embryology*, ed 6, Philadelphia, 1998, WB Saunders.
26. Diav-Citrin O, Ornoy A: *Adverse Environment and Prevention of Early Pregnancy Disorders. Early Pregnancy: Biology and Medicine*, vol 4, Cherry Hill, NJ, 2000, Siep Publications, p 5.
27. Centers for Disease Control and Prevention: *Congenital CMV Infection Trends and Statistics*. June 5, 2013. Available at <http://www.cdc.gov/CMV/trends-stats.html>.
28. Puder KS, Treadwell MC, Gonik B: Ultrasound characteristics of in utero infection. *Infect Dis Obstet Gynecol* 5(3):262–270, 1997.
29. Perucca E: Birth defects after prenatal exposure to antiepileptic drugs. *Lancet Neurol* 4(11):781–786, 2005.
30. Meador KJ, Baker GA, Browning N, et al: Cognitive function at 3 years of age after fetal exposure to antiepileptic drugs. *N Engl J Med* 360(16):1597–1605, 2009.
31. American College of Obstetricians and Gynecologists Committee on Obstetric Practice: ACOG Committee Opinion No. 299, September 2004 (replaces No. 158, September 1995). Guidelines for diagnostic imaging during pregnancy. *Obstet Gynecol* 104:647–651, 2004.
32. Centers for Disease Control and Prevention: *Prenatal Radiation Exposure: A Fact Sheet for Physicians*. Available at <http://www.bt.cdc.gov/radiation/prenatalphysician.asp>.
33. Schull WJ: *Effects of Atomic Radiation, a Half-Century of Studies from Hiroshima and Nagasaki*, New York, 1995, Wiley-Liss & Sons.
34. Wender-Ozegowska E, Wroblewska K, Zawiejska A, et al: Threshold values of maternal blood glucose in early diabetic pregnancy—prediction of fetal malformations. *Acta Obstet Gynecol Scand* 84(1):17, 2005.
35. Temple R, Aldridge V, Greenwood R, et al: Association between outcome of pregnancy and glycaemic control in early pregnancy in type 1 diabetes: population based study. *BMJ* 325:1275, 2002.
36. Block SR, Watkins SM, Salemi JL, et al: Maternal pre-pregnancy body mass index and risk of selected birth defects: evidence of a dose-response relationship. *Paediatr Perinat Epidemiol* 27(6):521–531, 2013.
37. Levy HL: Historical background for the maternal PKU syndrome. *Pediatrics* 112:1516, 2003.
38. American College of Obstetricians and Gynecologists Committee on Genetics: ACOG Committee Opinion No. 486: update on carrier screening for cystic fibrosis. *Obstet Gynecol* 117(4):1028–1031, 2011.
39. Edwards JG, Feldman G, Goldberg J, et al: Expanded carrier screening in reproductive medicine-points to consider: a joint statement of the American College of Medical Genetics and Genomics, American College of Obstetricians and Gynecologists, National Society of Genetic Counselors, Perinatal Quality Foundation, and Society for Maternal-Fetal Medicine. *Obstet Gynecol* 125(3):653–662, 2015.
40. American College of Obstetricians and Gynecologists Committee on Genetics: ACOG Committee Opinion No. 442: preconception and prenatal carrier screening for genetic diseases in individuals of Eastern European Jewish descent. *Obstet Gynecol* 114:950–953, 2009.
41. American College of Obstetricians and Gynecologists Committee on Genetics: ACOG Committee Opinion No. 432: spinal muscular atrophy. *Obstet Gynecol* 113:1194–1196, 2009.
42. Prior TW, Professional Practice and Guidelines Committee: Carrier screening for spinal muscular atrophy. *Genet Med* 10(11):840–842, 2008.
43. Kaback M: Population-based genetic screening for reproductive counseling: the Tay-Sachs disease model. *Eur J Pediatr* 159:S192, 2000.
44. Berlin BM, Norton ME, Sugarman EA, et al: Cystic fibrosis and chromosome abnormalities associated with echogenic fetal bowel. *Obstet Gynecol* 94:135, 1999.
45. Scotet V, De Braekeleer M, Audrezet MP, et al: Prenatal detection of cystic fibrosis by ultrasonography: a retrospective study of more than 346,000 pregnancies. *J Med Genet* 39:443, 2002.
46. Bergstrand CG, Czar B: Demonstration of a new protein fraction in serum from the human fetus. *Scand J Clin Lab* 8:174, 1956.
47. Haddow JE: Prenatal screening for open neural tube defects, Down's syndrome, and other major fetal disorders. *Semin Perinatol* 14:488, 1990.

48. Baer RJ, Currier RJ, Norton ME, et al: Obstetric, perinatal, and fetal outcomes in pregnancies with false-positive integrated screening results. *Obstet Gynecol* 123(3):603–609, 2014.

49. Dugoff L: First and second-trimester maternal serum markers for aneuploidy and adverse obstetric outcomes. *Obstet Gynecol* 115(5):1052–1061, 2010.

50. Haddow JE, Knight GJ, Kloza EM: Relation between maternal weight and serum alpha-fetoprotein concentration during the second trimester. *Clin Chem* 27:133, 1981.

51. Johnson AM: Racial differences in MSAFP screening. In Jizejewski GH, Porter IH, editors: *Alpha-Fetoprotein and Congenital Disorders*, New York, 1985, Academic Press.

52. O'Brien JE, Drugan A, Chervenak F: Maternal serum alpha-fetoprotein screening: the need to use race/ethnic specific medians in Asians. *Fetal Diagn Ther* 8:367, 1993.

53. Wald NJ, Cuckle HS, Boreham J, et al: Maternal serum alpha-fetoprotein and diabetes mellitus. *Br J Obstet Gynaecol* 86:101, 1979.

54. Huttly W, Rudnicka A, Wald NJ: Second trimester prenatal screening markers for Down syndrome in women with insulin-dependent diabetes mellitus. *Prenat Diagn* 24:804, 2004.

55. Lynch L, Berkowitz RL: Maternal serum alpha-fetoprotein and coagulation profiles after multifetal pregnancy reduction. *Am J Obstet Gynecol* 169:987, 1993.

56. Palomaki GE, Knight GJ, Haddow JE, et al: Cigarette-smoking and levels of maternal serum alpha-fetoprotein, unconjugated estriol, and hCG: impact on Down syndrome screening. *Obstet Gynecol* 81:675, 1993.

57. Rudnicka AR, Wald NJ, Huttly W, Hackshaw AK: Influence of maternal smoking on the birth prevalence of Down syndrome and on second trimester screening performance. *Prenat Diagn* 22:893, 2002.

58. Muller F, Dreux S, Lemeur A, et al: Medically assisted reproduction and second-trimester maternal serum marker screening for Down syndrome. *Prenat Diagn* 23:1073, 2003.

59. Lambert-Messerlian G, Dugoff L, Vidaver J, et al: First- and second-trimester Down syndrome screening markers in pregnancies achieved through assisted reproductive technologies (ART): a FASTER trial study. *Prenat Diagn* 26:672, 2006.

60. Nadel AS, Green JK, Holmes LB, et al: Absence of need for amniocentesis in patients with elevated levels of maternal serum alpha-fetoprotein and normal ultrasonographic examinations. *N Engl J Med* 323:557, 1990.

61. Norem CT, Schoen EJ, Walton DL, et al: Routine ultrasonography compared with maternal serum alpha-fetoprotein for neural tube defect screening. *Obstet Gynecol* 106:747, 2005.

62. Milunsky A, Sapirstein VS: Prenatal diagnosis of open neural tube defects using the amniotic fluid acetylcholinesterase assay. *Obstet Gynecol* 59:1, 1982.

63. Mirlesse V, Duguy N, Cynober E, et al: Alphafoetoprotein and acetylcholinesterase in amniotic fluid as a factor suggesting fetal skin and nerve lesions in a case of congenital varicella syndrome. *Prenat Diagn* 24:498, 2004.

64. Kelly JC, Petrocik E, Wassman ER: Amniotic fluid acetylcholinesterase ratios in prenatal diagnosis of fetal abnormalities. *Am J Obstet Gynecol* 161:703, 1989.

65. Feuchtbaum LB, Cunningham G, Waller DK, et al: Fetal karyotyping for chromosome abnormalities after unexplained maternal serum alpha-fetoprotein screening. *Obstet Gynecol* 86:248, 1995.

66. Megerian G, Godmilow L, Donnenfeld A: Ultrasound-adjusted risk and spectrum of fetal chromosomal abnormality in women with elevated maternal serum alpha-fetoprotein. *Obstet Gynecol* 85:952, 1995.

67. Crandall BF, Matsumoto M: Risks associated with an elevated amniotic fluid alpha-fetoprotein level. *Am J Med Genet* 39:64, 1991.

68. Ryynanen M, Seppaala M, Kuusela P, et al: Antenatal screening for congenital nephrosis in Finland by maternal serum alpha-fetoprotein. *Br J Obstet Gynaecol* 90:437, 1983.

69. Wenstrom KD, Owen J, Davis RO, et al: Prognostic significance of unexplained elevated amniotic fluid alpha-fetoprotein. *Obstet Gynecol* 87:213, 1996.

70. Savva GM, Morris JK, Mutton DE, Alberman E: Maternal age-specific fetal loss rates in Down syndrome pregnancies. *Prenat Diagn* 26:499, 2006.

71. Antonarakis SE: Parental origin of the extra chromosome in trisomy 21 as indicated by analysis of DNA polymorphisms. Down Syndrome Collaborative Group. *N Engl J Med* 324:872, 1991.

72. Wald NJ, Cuckle HS, Densem JW, et al: Maternal serum screening for Down syndrome in early pregnancy. *Br Med J* 297(6653):883–887, 1988.

73. Wald NJ, Hackshaw AK: Combining ultrasound and biochemistry in first-trimester screening for Down syndrome. *Prenat Diagn* 17(9):821, 1997.

74. Canick JA, Lambert-Messerlian GM, Palomaki GE, et al: Comparison of serum markers in first-trimester Down syndrome screening. *Obstet Gynecol* 108(5):1192, 2006.

75. Nicolaides KH: Nuchal translucency and other first-trimester sonographic markers of chromosomal abnormalities. *Am J Obstet Gynecol* 191(1):45, 2004.

76. Lambert-Messerlian GM, Canick JA, Palomaki GE, et al: Second trimester levels of maternal serum inhibin A, total inhibin, alpha inhibin precursor, and activin in Down syndrome pregnancy. *J Med Screen* 3(2):58, 1996.

77. Malone FD, Canick JA, Ball RH, et al: First- and second-trimester evaluation of risk (FASTER) research consortium. First-trimester or second-trimester screening, or both, for Down's syndrome. *N Engl J Med* 353:2001, 2005.

78. Wapner R, Thom E, Simpson JL, et al: First-trimester screening for trisomies 21 and 18. *N Engl J Med* 349(15):1405–1413, 2003.

79. Malone FD, Ball RH, Nyberg DA, et al: First-trimester septated cystic hygroma: prevalence, natural history and pediatric outcome. *Obstet Gynecol* 106(2):288, 2005.

80. Wald NJ, Cuckle HS: Biochemical screening. In Brock DJH, Rodeck CH, Ferguson-Smith MA, editors: *Prenatal Diagnosis and Screening*, Edinburgh, 1992, Churchill Livingstone, p 556.

81. Merkatz IR, Nitowsky HM, Macri JN, et al: An association between low maternal serum alpha-fetoprotein and fetal chromosome abnormalities. *Am J Obstet Gynecol* 148:886, 1984.

82. Cuckle HS, Wald NJ, Lindenbaum RH: Cord serum alpha-fetoprotein and Down syndrome. *Br J Obstet Gynaecol* 93:407, 1986.

83. Jorgensen PI, Trolle D: Low urinary oestriol excretion during pregnancy in women giving birth to infants with Down syndrome. *Lancet* 2:782, 1972.

84. Bogart MH, Pandian MR, Jones OW: Abnormal maternal serum chorionic gonadotropin levels in pregnancies with fetal chromosome abnormalities. *Prenat Diagn* 7:623, 1987.

85. Wallace EM, Swanston IA, McNeilly AS, et al: Second trimester screening for Down syndrome using maternal serum dimeric inhibin A. *Clin Endocrinol* 44:17, 1996.

86. Canick JA, MacRae AR: Second trimester serum markers. *Semin Perinatol* 29:203, 2005.

87. Wald NJ, Kennard A, Hackshaw A, McGuire A: Antenatal screening for Down's syndrome. *J Med Screen* 4(4):181, 1997.

88. Palomaki GE, Knight GJ, Haddow JE, et al: Prospective trial of a screening protocol to identify trisomy 18 using maternal serum alpha-fetoprotein, unconjugated estriol, and human chorionic gonadotropin. *Prenat Diagn* 49(Suppl):227, 1991.

89. Aagaard-Tillery KM, Malone FD, Nyberg DA, et al: Role of second-trimester genetic sonography after Down syndrome screening. *Obstet Gynecol* 114(6):1189, 2009.

90. Agathokleous M, Chaveeva P, Poon LCY, et al: Meta-analysis of second trimester markers for trisomy 21. *Ultrasound Obstet Gynecol* 41:247, 2013.

91. Wald NJ, Rodeck C, Hackshaw AK, et al: First and second trimester antenatal screening for Down's syndrome: the results of the Serum, Urine and Ultrasound Screening Study (SURUSS). *Health Technol Assess* 7(11):1, 2003.

92. Platt LD, Greene N, Johnson A, et al: Sequential pathways of testing after first-trimester screening for trisomy 21. *Obstet Gynecol* 104(4):661–666, 2004.

93. Lo YM, Corbetta N, Chamberlain PF, et al: Presence of fetal DNA in maternal plasma and serum. *Lancet* 350:485–487, 1997.

94. Norton ME, Brar H, Weiss J, et al: Non-Invasive Chromosomal Evaluation (NICE) Study: results of a multi-center prospective cohort study for detection of fetal trisomy 21 and trisomy 18. *Am J Obstet Gynecol* 207(2):137.e1–137.e8, 2012.

95. Zimmermann B, El-Sheikhah A, Nicolaides K, et al: Optimized real-time quantitative PCR measurement of male fetal DNA in maternal plasma. *Clin Chem* 51(9):2005, 1598-1604.

96. Kolialexi A, Tounta G, Mavrou A: Noninvasive fetal RhD genotyping from maternal blood. *Exp Rev Mol Diagn* 10(3):285–296, 2010.

97. American College of Obstetricians and Gynecologists Committee on Genetics: ACOG Committee Opinion No. 545: noninvasive prenatal testing for fetal aneuploidy. *Obstet Gynecol* 120:1532–1534, 2012.

98. Mersy E, Smits LJ, Van Winden LA, et al: Noninvasive detection of fetal trisomy 21: systematic review and report of quality and outcomes of diagnostic accuracy studies performed between 1997 and 2012. *Hum Reprod Update* 19(4):318, 2013.

99. Bianchi DW, Parker RL, Wentworth J, et al: DNA sequencing versus standard prenatal aneuploidy screening. *N Engl J Med* 370:799–808, 2014.

100. Wapner RJ, Martin CL, Levy B, et al: Chromosomal microarray versus karyotyping for prenatal diagnosis. *N Engl J Med* 367(23):2175–2184, 2012.

101. Fan HC, Gu W, Wang J, et al: Non-invasive prenatal measurement of the fetal genome. *Nature* 487(7407):320–324, 2012.

102. Boyle B, Morris JK, McConkey R, et al: Prevalence and risk of Down syndrome in monozygotic and dizygotic multiple pregnancies in Europe: implications for prenatal screening. *Br J Obstet Gynaecol* 121:809–820, 2014.

103. Robinson L, Grau P, Crandall BF: Pregnancy outcomes after increasing levels of maternal serum alpha-fetoprotein. *Obstet Gynecol* 74:17, 1989.

104. Zelop C, Nadel AS, Frigoletto F, et al: Placenta accreta, percreta and increta: a cause of increased maternal serum alpha-fetoprotein. *Obstet Gynecol* 80:693, 1992.

105. Hung TH, Shau WY, Hsieh CC, et al: Risk factors for placenta accreta. *Obstet Gynecol* 93:545–550, 1999.

106. Heinonen S, Ryynanen M, Kirkinen P, et al: Uterine malformation: a cause of elevated maternal serum alpha-fetoprotein concentrations. *Prenat Diagn* 16:635, 1996.

107. Palacio M, Jauniaux E, Kingdom J, et al: Perinatal outcome in pregnancies with a positive serum screening for Down's syndrome due to elevated levels of free beta-human chorionic gonadotropin. *Ultrasound Obstet Gynecol* 13:58, 1999.

108. Dugoff L, Hobbins JC, Malone FD, et al, FASTER Trial Research Consortium: Quad screen as a predictor of adverse pregnancy outcome. *Obstet Gynecol* 106(2):260, 2005.

109. Lepage N, Chitayat D, Kingdom J, Huang T: Association between second-trimester isolated high maternal serum maternal serum human chorionic gonadotropin levels and obstetric complications in singleton and twin pregnancies. *Am J Obstet Gynecol* 188:1354, 2003.

110. Onderoglu LS, Kabukcu A: Elevated second trimester human chorionic gonadotropin level associated with adverse pregnancy outcome. *Int J Gynaecol Obstet* 56:245, 1997.

111. Duric K, Skrablin S, Lesin J, et al: Second trimester total human chorionic gonadotropin, alpha-fetoprotein and unconjugated estriol in predicting pregnancy complications other than fetal aneuploidy. *Eur J Obstet Gynecol Reprod Biol* 110:12, 2003.

112. Kowalczyk TD, Cabaniss ML, Cusmano L: Association of low unconjugated estriol in the second trimester and adverse pregnancy outcome. *Obstet Gynecol* 91:396, 1998.

113. Kelley RI: Inborn errors of cholesterol biosynthesis. *Adv Pediatr* 47:1, 2000.

114. Kratz LE, Kelley RI: Prenatal diagnosis of the RSH/Smith-Lemli-Opitz syndrome. *Am J Med Genet* 82:376, 1999.

115. Schoen E, Norem C, O'Keefe J, et al: Maternal serum unconjugated estriol as a predictor for Smith-Lemli-Opitz syndrome and other fetal conditions. *Obstet Gynecol* 102:167, 2003.

116. Kashork CD, Sutton VR, Fonda Allen JS, et al: Low or absent unconjugated estriol in pregnancy: an indicator for steroid sulfatase deficiency detectable by fluorescence in situ hybridization and biochemical analysis. *Prenat Diagn* 22:1028, 2002.

117. Bradley LA, Canick JA, Palomaki GE, Haddow JE: Undetectable maternal serum unconjugated estriol levels in the second trimester: risk of perinatal complications associated with placental sulfatase deficiency. *Am J Obstet Gynecol* 176:531, 1997.

118. Fuchs F: Volume of amniotic fluid at various stages of pregnancy. *Clin Obstet Gynecol* 9:449, 1966.

119. The Canadian Early and Mid-trimester Amniocentesis Trial (CEMAT) Group: Randomised trial to assess safety and fetal outcome of early and midtrimester amniocentesis. *Lancet* 351(9098):242, 1998.

120. American College of Obstetricians and Gynecologists Committee on Obstetric Practice and Committee on Genetics: ACOG Practice Bulletin No. 88: invasive prenatal testing for aneuploidy. *Obstet Gynecol* 110(6):1459–1467, 2007.

121. Odibo AO, Gray DL, Dicke JM, et al: Revisiting the fetal loss rate after second-trimester genetic amniocentesis: a single center's 16-year experience. *Obstet Gynecol* 111(3):589–595, 2008.

122. Akolekar R, Beta J, Picciarelli G, et al: Procedure-related risk of miscarriage following amniocentesis and chorionic villus sampling: a systematic review and meta-analysis. *Ultrasound Obstet Gynecol* 45(1):16–26, 2015.

123. Tabor A, Philip J, Madsen M, et al: Randomised controlled trial of genetic amniocentesis in 4606 low-risk women. *Lancet* 1:1287, 1986.

124. Rhoads GG, Jackson LG, Schlesselman SE, et al: The safety and efficacy of chorionic villus sampling for early prenatal diagnosis of cytogenetic abnormalities. *N Engl J Med* 320:609, 1989.

125. Canadian Collaborative CVS-Amniocentesis Clinical Trial Group: Multicentre randomised clinical trial of chorion villus sampling and amniocentesis. First report. *Lancet* 1(8628):1–6, 1989.

126. Wijnberger LD, van der Schouw YT, Christiaens GC: Learning in medicine: chorionic villus sampling. *Prenat Diagn* 20:241, 2000.

127. Robinson WP, Barrett IJ, Bernard L, et al: Meiotic origin of trisomy in confined placental mosaicism is correlated with presence of fetal uniparental disomy, high levels of trisomy in trophoblast, and increased risk of fetal intrauterine growth restriction. *Am J Hum Genet* 60:917, 1997.

128. Phillips OP, Tharapel AT, Lerner JL, et al: Risk of fetal mosaicism when placental mosaicism is diagnosed by chorionic villus sampling. *Am J Obstet Gynecol* 174:850, 1996.

129. Goldberg JD, Wohlferd MM: Incidence and outcome of chromosomal mosaicism found at the time of chorionic villus sampling. *Am J Obstet Gynecol* 176:1349, 1997.

130. Firth HV, Boyd PA, Chamberlain P, et al: Severe limb abnormalities after chorion villus sampling at 56–66 days' gestation. *Lancet* 1:762, 1991.

131. Hsieh FJ, Shyu MK, Sheu BC, et al: Limb defects after chorionic villus sampling. *Obstet Gynecol* 85:84, 1995.

132. Froster UG, Jackson L: Limb defects and chorionic villus sampling: results from an international registry, 1992–94. *Lancet* 347:489, 1996.

133. Tabor A, Vestergaard CH, Lidegaard Ø: Fetal loss rate after chorionic villus sampling and amniocentesis: an 11-year national registry study. *Ultrasound Obstet Gynecol* 34(1):19–24, 2009.

134. Caughey AB, Hopkins LM, Norton ME: Chorionic villus sampling compared with amniocentesis and the difference in the rate of pregnancy loss. *Obstet Gynecol* 108(3 Pt 1):612–616, 2006.

135. Rodis JF, Egan JGX, Craffey A, et al: Calculated risk of chromosomal abnormalities in twin gestations. *Obstet Gynecol* 76:1037, 1990.

136. Brambati B, Tului L, Guercilena S, Alberti E: Ultrasound outcome of first-trimester chorionic villus sampling for genetic investigation in multiple pregnancy. *Obstet Gynecol* 17:209, 2001.

137. McEnerney JK, McEnerney LN: Unfavorable neonatal outcome after intraamniotic injection of methylene blue. *Obstet Gynecol* 35:61, 1983.

138. Van der Pol JG, Wolf H, Boer K, et al: Jejunal atresia related to the use of methylene blue in genetic amniocentesis in twins. *Br J Obstet Gynaecol* 99:141, 1992.

139. Kidd SA, Lancaster PA, Anderson JC, et al: Fetal death after exposure to methylene blue dye during mid-trimester amniocentesis in twin pregnancy. *Prenat Diagn* 16:39, 1996.

140. Bahado-Singh R, Schmitt R, Hobbins JC: New technique for genetic amniocentesis in twins. *Obstet Gynecol* 79:304, 1992.

141. Gilbert WM, Davis SE, Kaplan C, et al: Morbidity associated with prenatal disruption of the dividing membrane in twin gestations. *Obstet Gynecol* 78:623, 1991.

142. Rochon M, Stone J: Invasive procedures in multiple gestations. *Curr Opin Obstet Gynecol* 15:167, 2003.

143. Yaron Y, Bryant-Greenwood PK, Dave N, et al: Multifetal pregnancy reductions of triplets to twins: comparison with nonreduced triplets and twins. *Am J Obstet Gynecol* 180:1268, 1999.

144. Agarwal K, Alfirevic Z: Pregnancy loss after chorionic villus sampling and genetic amniocentesis in twin pregnancies: a systematic review. *Ultrasound Obstet Gynecol* 40:128–134, 2012.

145. De Catte L, Liebaers I, Foulon W: Outcome of twin gestations after

first-trimester chorionic villus sampling. *Obstet Gynecol* 96:714, 2000.

146. Antsaklis A, Souka AP, Daskalakis G, et al: Second-trimester amniocentesis vs. chorionic villus sampling for prenatal diagnosis in multiple gestations. *Ultrasound Obstet Gynecol* 20:476, 2002.

147. Cahill AG1, Macones GA, Stamilio DM, et al: Pregnancy loss rate after mid-trimester amniocentesis in twin pregnancies. *Am J Obstet Gynecol* 200(3):257.e1–257.e6, 2009.

148. Evans MI, Goldberg JD, Horenstein J, et al: Selective termination for structural, chromosomal and Mendelian anomalies: international experience. *Am J Obstet Gynecol* 181:893, 1999.

149. Eddleman KD, Stone JL, Lynch L, Berkowitz RL: Selective termination of anomalous fetuses in multifetal pregnancies: two hundred cases at a single center. *Am J Obstet Gynecol* 187:1168, 2002.

150. Kumar S, Paramasivam G, Zhang E, et al: Perinatal- and procedure-related outcomes following radiofrequency ablation in monochorionic pregnancy. *Am J Obstet Gynecol* 210(5):454.e1–454.e6, 2014.

151. Moise KJ, Jr, Johnson A, Moise KY, Nickeleit V: Radiofrequency ablation for selective reduction in the complicated monochorionic gestation. *Am J Obstet Gynecol* 198(2):198.e1–198.e5, 2008.

152. De Crespigny LC, Robinson HP, Quinn M, et al: Ultrasound-guided fetal blood transfusion for severe rhesus isoimmunization. *Obstet Gynecol* 66:529, 1985.

153. Seeds JW, Bowes WA: Ultrasounded-guided fetal intravascular transfusion in severe rhesus isoimmunization. *Am J Obstet Gynecol* 154:1105, 1986.

154. Berry SM, Stone J, Norton ME, et al, Society for Maternal-Fetal Medicine (SMFM): Fetal blood sampling. *Am J Obstet Gynecol* 209(3):170–180, 2013.

155. Ray PF, Ao A, Taylor DM, et al: Assessment of the reliability of single blastomere analysis for preimplantation diagnosis of the delta F508 deletion causing cystic fibrosis in clinical practice. *Prenat Diagn* 18:1402, 1998.

156. Baruch S, Adamson GD, Cohen J, et al: Genetic testing of embryos: a critical need for data. *Reprod Biomed Online* 11:667, 2005.

157. Clifford K, Rai R, Regan L: Future pregnancy outcome in unexplained recurrent first trimester miscarriage. *Hum Reprod* 12(2):387–389, 1997.

158. Mastenbroek S, Repping S: Preimplantation genetic screening: back to the future. *Hum Reprod* 29(9):1846–1850, 2014.

159. Hardarson T, Hanson C, Lundin K, et al: Preimplantation genetic screening in women of advanced maternal age caused a decrease in clinical pregnancy rate: a randomized controlled trial. *Hum Reprod* 23:2806–2812, 2008.

160. Mastenbroek S, Twisk M, van Echten-Arends J, et al: In vitro fertilization with preimplantation genetic screening. *N Engl J Med* 357:9–17, 2007.

161. American College of Obstetricians and Gynecologists Committee on Genetics: ACOG Committee Opinion No. 581: the use of chromosomal microarray analysis in prenatal diagnosis. *Obstet Gynecol* 122:1374–1377, 2013.

162. Rickman L, Fiegler H, Carter NP, Bobrow M: Prenatal diagnosis by array-CGH. *Eur J Med Genet* 48:232, 2005.

第3章 早中孕期胎儿非整倍体超声评估

Katherine R. Goetzinger, Anthony O. Odibo

重　点

- 胎儿严重先天畸形与胎儿染色体异常高度相关,特别是中枢神经系统异常、颜面部异常、淋巴水囊瘤、膈疝、心脏缺陷、消化道异常、泌尿生殖系统异常、非免疫性胎儿水肿和肢体异常等等。
- 颈项透明层测量与母体血清标志物妊娠相关血浆蛋白 A 和游离 β-hCG 联合分析,是早孕期最常用的胎儿非整倍体筛查策略。
- 早孕期胎儿鼻骨也作为标记物,加入到 NT 和血清学联合筛查中,在不增加假阳性率的情况下,能提高 21 三体的检出率。
- 遗传超声学检查在中孕期胎儿超声结构筛查时进行,除了评估胎儿严重畸形,同时也评估非整倍体的微小指标。这些指标的出现或缺失,单独存在或

- 多个合并,可以对胎儿非整倍体尤其是 21 三体的风险值进行校正。
- 用于计算个体非整倍体风险的超声指标的似然比已经建立。它表示单个超声指标的出现增加胎儿非整倍体初始风险的倍数。应用似然比可以计算出超声检查后的胎儿非整倍体风险
- 颈褶增厚和鼻骨缺如/发育不良是中孕期与胎儿 21 三体相关性最强的超声指标。
- 在低风险人群中,孤立性肾盂扩张、心腔内强回声灶和脉络丛囊肿并不增加胎儿患非整倍体的风险。
- 当发现 1 个胎儿非整倍体超声指标时,应该进一步进行针对性的超声检查以评估非整倍体的其他征象。

本 章 内 容

除了血清学生化筛查外,超声检查常作为一种无创性技术用于胎儿非整倍体(aneuploidy)风险的评估。除了后面即将讨论和表 3-1 所列举的严重先天畸形(major congenital anomalies)外,许多早中孕期的超声征象都与胎儿非整倍体相关。这些超声征象也被称作

微小指标(minor markers)或软指标(soft markers),它们本身不属于结构异常,除了与胎儿非整倍体相关,通常不具有明显的临床意义。微小指标的存在或缺失可以用来校正基于生化筛查或母体年龄的胎儿非整倍体初始风险(priori risk)。微小指标对风险的校正在 21

三体(trisomy 21)的筛查中特别重要,因为在中孕期解剖学超声检查中大约 75% 的 21 三体胎儿未能发现严重先天畸形[1]。然而,18 三体(trisomy 18)和 13 三体(trisomy 13)胎儿的情况却恰恰相反,超过 90% 的胎儿在中孕期超声检查中能发现严重结构畸形[2~4]。

表 3-1　与胎儿非整倍体相关的严重先天畸形		
21 三体	13 三体	18 三体
房室间隔缺损	心脏缺陷	心脏缺陷
十二指肠闭锁	中枢神经系统异常	脊柱裂
侧脑室扩张	唇/腭裂	小颌畸形
其他心脏缺陷	脐膨出	脐膨出
淋巴水囊瘤	面中线异常	手/腕紧握
非免疫性水肿	肾脏回声增强	桡骨不发育
	泌尿生殖系统异常	足内翻
	多指/趾	小脑发育不良
	摇椅足	淋巴水囊瘤
	淋巴水囊瘤	非免疫性水肿
	非免疫性水肿	先天性膈疝
	先天性膈疝	

Modified from Nyberg DA, Souter VL: Sonographic markers of fetal trisomies. J Ultrasound Med 20:655-674, 2001

本章将回顾早中孕期最常见的与胎儿非整倍体相关的超声征象。我们将讨论严重结构畸形和软指标的筛查效能,同时讨论在早孕期生化筛查和细胞游离 DNA(cell-free DNA, cfDNA)产前筛查时代,它们在非整倍体风险计算中所扮演的角色。

胎儿结构畸形

非整倍体胎儿常常合并结构畸形,特别是中枢神经系统异常、颜面部异常、淋巴水囊瘤、膈疝、心脏缺陷、消化道异常、泌尿生殖系统异常、非免疫性胎儿水肿及肢体异常等等。大多数 13 三体和 18 三体胎儿合并多种结构畸形。与此相反,21 三体胎儿却很少在中孕期超声检查中发现结构畸形。据文献报道,中孕期超声检查时仅 25% 的 21 三体胎儿合并结构畸形[5]。另据 2 个产前队列研究报道,在孕 20 周之前的超声检查中仅仅发现 16%~17% 的 21 三体胎儿合并结构畸形[6,7]。

产前超声检查发现胎儿心脏畸形(cardiac malformation)时,胎儿染色体异常风险大幅增加。据报道,心脏异常胎儿发生非整倍体的风险高达 22%~32%[8,9],而不同类型心脏异常胎儿发生非整倍体的风险不同,心脏发育不良(图 3-1)、房室间隔缺损、法洛四联症和右室双出口胎儿非整倍体风险高于单纯室间

隔缺损和瓣膜狭窄[10]。房室间隔缺损胎儿合并非整倍体尤其是唐氏综合征(Down syndrome)的风险极高。在一篇文献中报道,38 例房室间隔缺损胎儿中,22 例(58%)被诊断为非整倍体,其中唐氏综合征 19 例,18 三体 1 例,13 三体 1 例,嵌合体 1 例[11]。

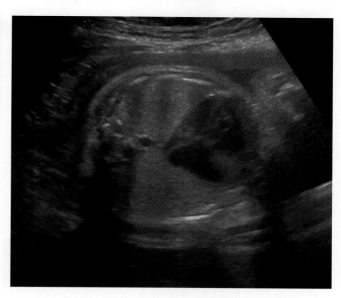

图 3-1　中孕期胎儿心尖四腔心超声切面图,显示左心发育不良综合征

大约 50% 的唐氏综合征婴儿存在心脏异常,大多为室间隔缺损(图 3-2)和房室间隔缺损(图 3-3),而在产前超声检查中发现这些异常的差异性大。有研究报道,刚刚超过半数的唐氏综合征胎儿能发现心脏异常[12]。DeVore 的研究显示,76% 的唐氏综合征胎儿存在非特异性的心脏超声征象,如三尖瓣反流、心包积液和左右心比例异常,而仅仅只有 9% 的胎儿合并特征性的房室间隔缺损[13]。相比之下,超过 90% 的 18 三体和 13 三体胎儿合并心脏异常。多个研究显示,超过 80% 的 18 三体胎儿合并心脏异常[4,14]。

十二指肠闭锁(duodenal atresia)(图 3-4)通常在孕 20~24 周超声检查时,发现典型的双泡征(double bubble sign)(为扩张的胃和近端十二指肠液性暗区)和羊水过多时才被诊断,而在这之前很难被超声发现。十二指肠闭锁是新生儿消化道梗阻的主要原因,同时也与唐氏综合征高度相关。产前诊断的十二指肠闭锁胎儿中,大约 1/3 合并 21 三体[10]。

非免疫性胎儿水肿(nonimmune hydrops fetalis, NIHF)(图 3-5)的鉴别诊断很宽泛,可因诸多母体和胎儿因素引起。NIHF 的超声特征包括腹水、心包积液、胸腔积液、羊水过多、胎盘增厚和皮下水肿(见第 17 章)。胎儿非整倍体是 NIHF 的常见病因之一,高达

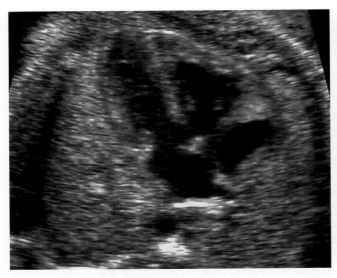

图 3-2　胎儿心尖四腔心超声切面图,显示流入道型室间隔缺损

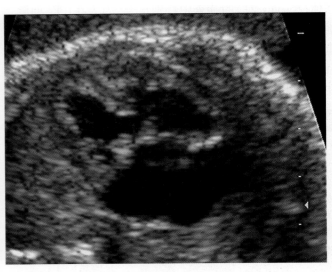

图 3-3　唐氏综合征胎儿胸部横切面超声图,显示完全性房室间隔缺损。图中心脏十字交叉处房间隔原发隔缺损、流入道型室间隔缺损及单一房室瓣

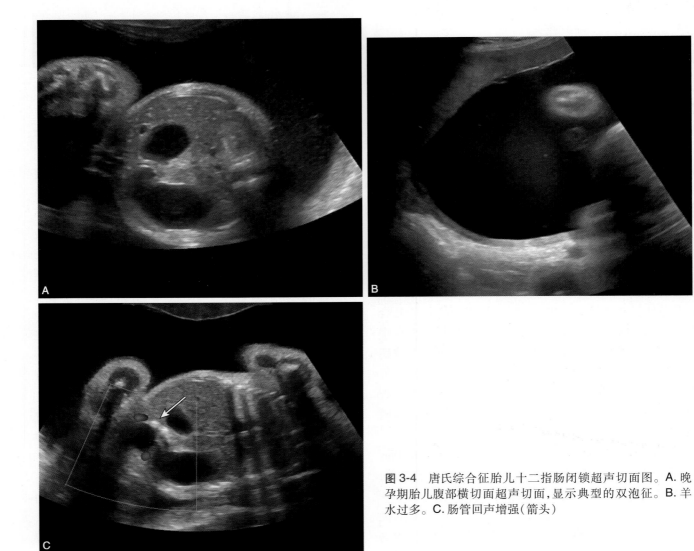

图 3-4　唐氏综合征胎儿十二指肠闭锁超声切面图。A. 晚孕期胎儿腹部横切面超声切面,显示典型的双泡征。B. 羊水过多。C.肠管回声增强(箭头)

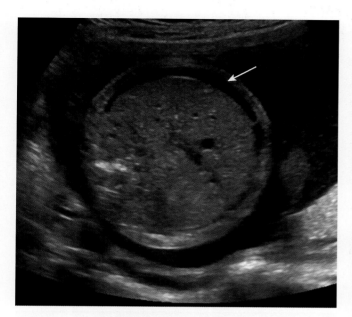

图 3-5　胎儿腹部横切面超声图,显示非免疫性水肿相关性腹水(箭头)

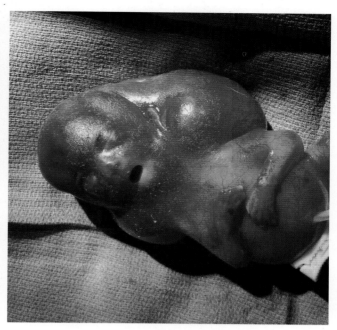

图 3-6　死胎引产病理大体标本,显示巨大颈部淋巴水囊瘤

16% 的 NIHF 胎儿被诊断为非整倍体[15,16]。最常见的核型异常包括 Turner 综合征(45,X)、21 三体、18 三体、13 三体和三倍体(triploidy)。NIHF 与非整倍体相关性随孕周变化,早孕期诊断的 NIHF 与非整倍体相关性最高,中孕期诊断的 NIHF 与非整倍体的相关性高于晚孕期诊断的 NIHF[17]。胎儿水肿合并淋巴水囊瘤又称作淋巴管扩张症,其预后不良。淋巴管扩张症也与非整倍体相关,特别是 Turner 综合征,因为大约 2/3 的 Turner 综合征胎儿合并淋巴管扩张症(图 3-6)。

胸腔积液(hydrothorax)(包括胸膜腔积液和乳糜胸)也与胎儿非整倍体相关,特别是 Turner 综合征、唐氏综合征和 13 三体。有文献报道,在 82 例孤立性胸膜腔积液(图 3-7)胎儿中,4.9% 患有唐氏综合征[18]。胎儿腹水(ascites)(图 3-5)也可以单独发生,孤立性胎儿腹水也与非整倍体相关。有学者在 18 例腹水的胎儿中,发现 1 例(5.6%)患有唐氏综合征[19]。

膈疝(diaphragmatic hernia)(图 3-8)是因膈肌先天发育缺陷导致腹腔脏器疝入胸腔的一种胎儿异常。膈疝胎儿的非整倍体风险增高,以 18 三体最常见,其次还有 13 三体、唐氏综合征、Turner 综合征和其他染色体异常。膈疝胎儿非整倍体的发生率可高达 34%,尽管如此,多数文献报道的发生率多介于 10% 与 20% 之间[20~22]。

脐膨出(omphalocele)(图 3-9,图 3-10)是由于正中腹壁缺陷导致腹腔脏器从脐带根部疝出到体外的一

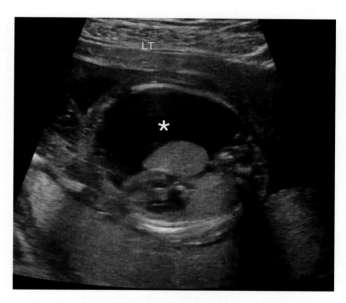

图 3-7　胎儿胸部横切面超声图,显示大量单侧胸膜腔积液(星号所示)使胎儿心脏右移。LT,左侧胸腔

种胎儿异常,其表面有包膜覆盖。脐膨出与胎儿其他结构异常和非整倍体相关,超过半数的脐膨出产前诊断病例合并其他异常。相关的非整倍体以 18 三体和 13 三体最常见,其次还有唐氏综合征、Turner 综合征和三倍体。与其他胎儿畸形类似,胎儿期脐膨出发生非整倍体的概率(30%~40%)高于新生儿期脐膨出(12%),这可能与部分异常胎儿宫内死亡有关[10]。据文献报道,35 例产前诊断为脐膨出的胎儿中,54% 为非整倍体,其中 18 三体 17 例,三倍体 1 例,Klinefelter

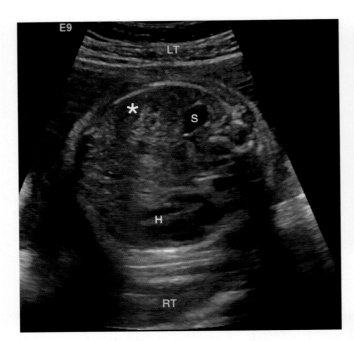

图 3-8   胎儿胸部横切面超声图,显示左侧先天性膈疝
(*),胎胃(S)疝入胸腔使胎儿心脏(H)右移。LT,左侧
胸腔;RT,右侧胸腔

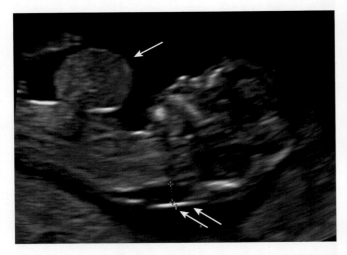

图 3-9   孕 13 周胎儿正中矢状位超声图,显示脐膨出
(单箭头所示)和颈项透明层增厚(双箭头所示)

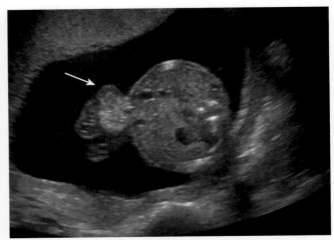

图 3-10   中孕期胎儿腹部横切面超声图,显示轻度脐
膨出(箭头),内容物仅为少量肠管

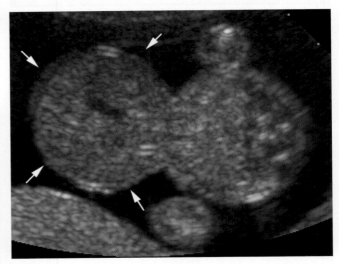

图 3-11   中孕期胎儿腹部横切面超声图,显示脐膨出
(箭头),内容物包含肝脏,脐膨出已大于胎儿腹部

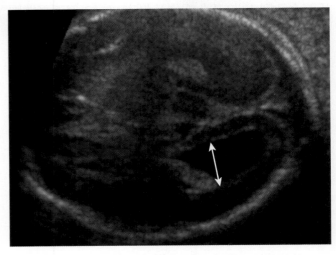

图 3-12   21 三体胎儿中孕期头部横切面超声图,显示
轻度侧脑室扩张(箭头)

综合征 1 例[23]。内容物仅为小肠的轻度脐膨出(图 3-
10)发生非整倍的风险高于那些内容物含有肝脏的脐
膨出(图 3-11),前者非整倍体发生率为 87%,而后者
仅为 9%[24]。

多种中枢神经系统异常增加胎儿非整倍体风险。
侧脑室扩张(ventriculomegaly)(图 3-12)的诊断标准是
侧脑室后角宽度达到或超过 10mm,在产前超声检查
中相对比较常见。侧脑室扩张(即使是轻度扩张),胎
儿非整倍体风险也增高,以唐氏综合征为甚。然而,有
人认为轻度侧脑室扩张在中孕期(孕 20 周以后)和男

性胎儿中是一种正常变异[10]。文献报道,在 31 例孤立性侧脑室临界增宽(10~15mm)胎儿中,3 例(9.7%)诊断为非整倍体,其中 2 例为唐氏综合征,1 例为 13 三体[25]。另一项大样本研究发现,3.8%的轻度侧脑室扩张胎儿染色体异常,其中以唐氏综合征最多[6];核型正常、非整倍体及唐氏综合征胎儿发生轻度侧脑室扩张的概率分别是 0.5%、6.8%及 5.5%[6]。

脑积水(hydrocephalus)(图 3-13)和脊柱裂(spina bifida)(图 3-14)都与胎儿染色体异常相关,主要为 18 三体、13 三体及三倍体[26]。据一篇收集了 107 例中枢神经系统异常胎儿的报道,脑积水、脊柱裂及脑积水合并脊柱裂胎儿的非整倍体发生率分别为 3%、33%及 8%[26]。另一篇文献报道,38 例 18 三体胎儿中,19%合并神经管缺陷,8%合并侧脑室扩张或脑积水[4]。

小脑发育异常(图 3-15,图 3-16,图 3-17),如 Dandy-Walker 畸形(Dandy-Walker malformation,DWM)或小脑发育不良(cerebellar hypoplasia),增加胎儿非整倍体风险[27]。虽然 18 三体在这些小脑发育异常胎儿中最常见,但也有发现其他染色体异常。超声检查发现

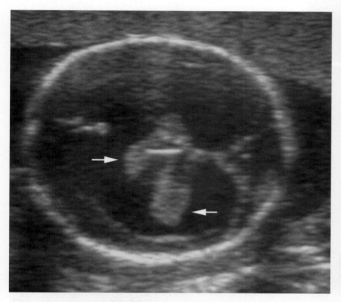

图 3-13　脑积水胎儿头部超声图,显示悬吊于扩张侧脑室中的脉络丛(箭头)

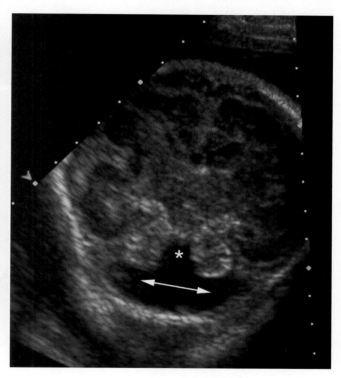

图 3-15　13 三体胎儿头部横切面超声图,显示第四脑室增宽(箭头),及因小脑蚓部缺如导致双侧小脑半球分离(*号所示),符合 Dandy-Walker 畸形

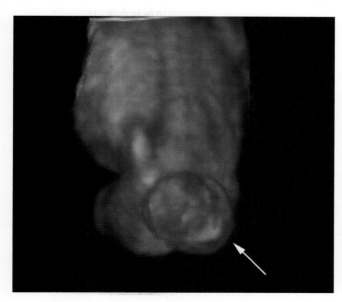

图 3-14　胎儿背部三维超声图,显示骶尾部神经管缺陷(箭头)

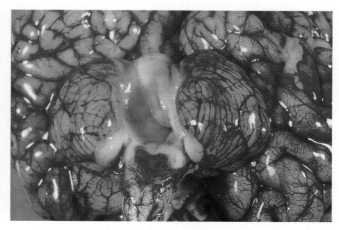

图 3-16　胎儿脑部病理标本,显示蚓部完全缺如的双侧小脑半球,符合 Dandy-Walker 畸形

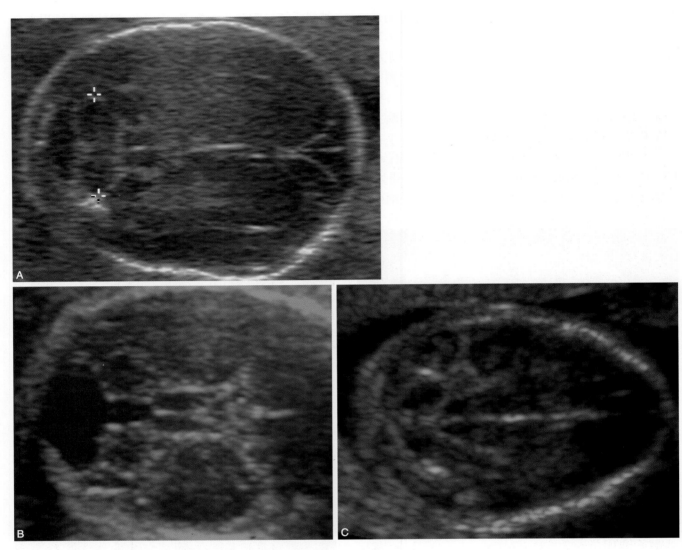

图 3-17　A. 正常后颅窝。B. 小脑蚓部缺如。C. Chiari 畸形 Ⅱ 型

由胼胝体和透明隔腔组成的复合体缺如,即可诊断为胼胝体无形成(agenesis of the corpus callosum)(图 3-18),其分完全性和部分性两种,可合并其他超声异常如空洞脑(非对称性枕角扩大)(图 3-19)。在产前诊断为胼胝体无形成的胎儿中,大约 20% 为非整倍体,多种胎儿非整倍体都曾报道,但以 18 三体、8 三体及 13 三体居多[28]。2009 年报道的产前和产后诊断胼胝体无形成病例的研究发现,产前诊断的胼胝体无形成非整倍体发生率为 8%,而产后诊断的发生率为 4%[29]。

全前脑畸形(holoprosencephaly)(图 3-20,图 3-21)是一种大脑中线结构发育异常的畸形,是由于前脑(又称胚胎前脑)在发育过程未能完全分开而不能形成正常的脑中线结构。胚胎期颜面部发育与前脑发育同步,因此全前脑畸形常常与颜面部中线结构异常(图 3-22)一起发生。依据解剖结构的异常程度,全前脑畸形分为三型:无叶型、半叶型和分叶型。无叶型或半叶型全前脑畸形胎儿发生非整倍体的概率为 50%～60%,各种核型异常中 13 三体或变异型 13 三体(占 50%～75%)最常见,尽管如此,其他非整倍体也曾被报道。13 三体胎儿中,39% 合并全前脑畸形[30]。当全前脑畸形合并其他异常时,胎儿非整倍体风险更高。

面部轮廓异常在染色体异常的胎儿或新生儿中较为常见,这些异常包括小颌畸形(micrognathia)(图 3-23,图 3-24)、前额倾斜(图 3-24)、扁平状脸(图 3-25)和下颌后缩(retrognathia)。一项对 38 例 18 三体胎儿进行超声特征的研究发现,大约一半(53%)的病例存在面部异常[4],其中 29% 为面部轮廓异常(除外小颌畸形),21% 为小颌畸形,18% 为眼距过窄。

唇/腭裂(cleft lip/palate)(图 3-26,图 3-27)也与胎儿非整倍体如 13 三体和 18 三体相关,特别是合并

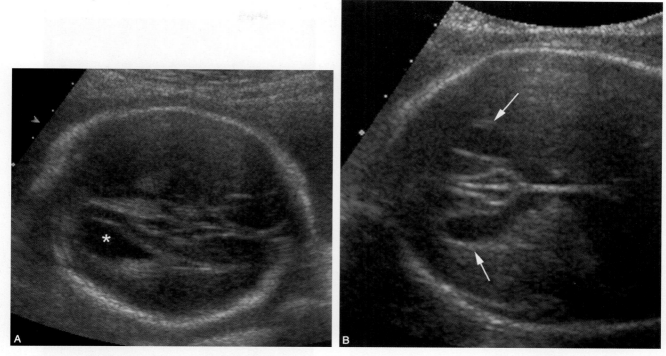

图 3-18　胼胝体无形成胎儿。**A**. 头部横切面超声图显示泪滴状侧脑室或非对称性枕角扩大（空洞脑）（*号所示）。**B**. 侧脑室前角间距增宽（箭头）合并透明隔腔消失

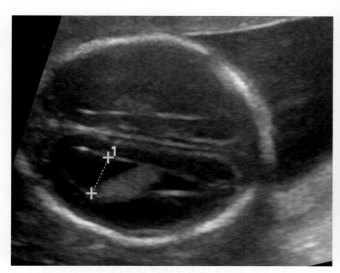

图 3-19　胼胝体无形成胎儿头部横切面超声图，显示侧脑室轻度增宽并呈特异性泪滴状和透明隔腔消失

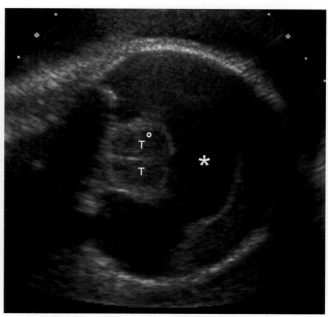

图 3-20　13 三体胎儿头部横切面超声图，显示无叶型全前脑畸形，单一扩大的脑室（*）中可见融合的左右丘脑（T）

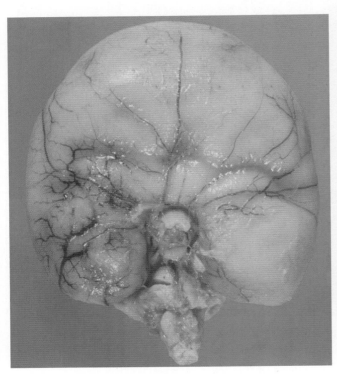

图 3-21 13 三体新生儿外科病理标本,显示无叶型全前脑畸形

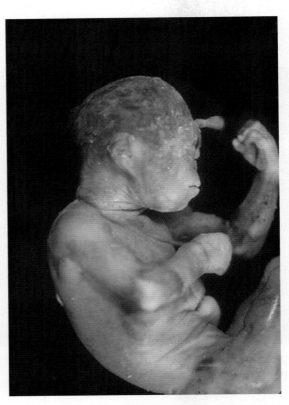

图 3-22 无叶型全前脑畸形新生儿大体病理标本,显示单一眼球(独眼畸形)、喙鼻和双手握拳姿势

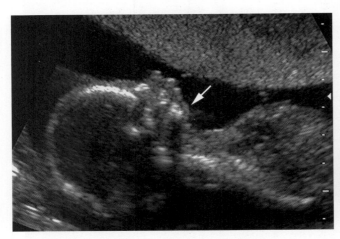

图 3-23 面部轮廓异常超声图,显示严重小颌畸形(箭头)

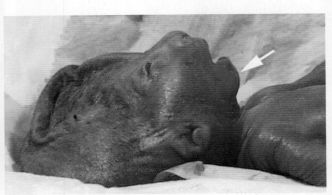

图 3-24 9 三体新生儿大体病理标本,显示前额倾斜、扁平状脸、小鼻、小颌畸形(箭头)

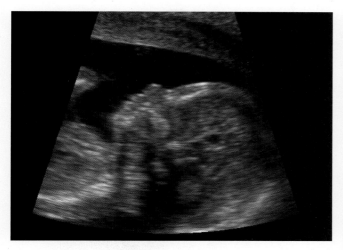

图 3-25　18 三体胎儿面部轮廓超声图,显示扁平状脸和鼻骨发育不良

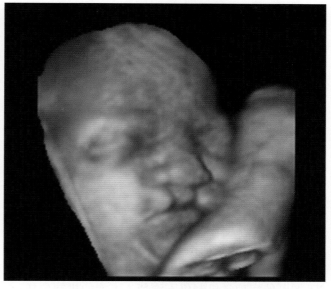

图 3-27　胎儿面部三维超声图,显示双侧唇裂

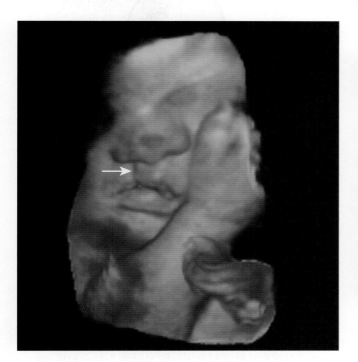

图 3-26　胎儿面部三维超声图,显示单侧唇裂(箭头)

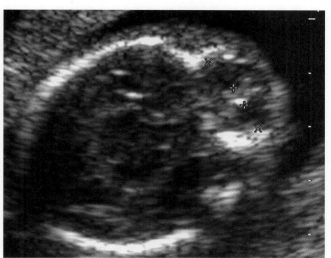

图 3-28　13 三体胎儿头部横切面超声图,显示眼距过窄

其他异常时,胎儿非整倍体风险更高。某文献报道,单侧唇裂、单侧唇腭裂、双侧唇腭裂和中央型唇腭裂胎儿发生非整倍体的概率分别为 0、32%、59% 和 82%[10]。

眼睛异常如眼距过窄(hypotelorism)(图 3-28)、眼距过宽(hypertelorism)、小眼畸形(microphthalmia)、无眼畸形(anophthalmia)和独眼畸形(cyclopia)(图 3-22)与胎儿染色体异常有关。值得一提的是,当这些眼部异常合并其他异常时,胎儿非整倍体的风险更高。

生殖泌尿系统异常(genitourinary abnormalities)与胎儿染色体异常相关,尿道膀胱梗阻(urethrovesical obstruction)(膀胱出口梗阻)胎儿患有非整倍体的概率最高,最常见的非整倍体为 18 三体和 13 三体[10]。在一项研究中的 39 例膀胱尿道连接处或其远端梗阻胎儿中,23% 患有染色体异常[31]。但是近端尿路异常胎儿发生非整倍体的概率不高,单侧肾脏异常如肾盂输尿管连接处梗阻和多囊性发育不良肾并不增加胎儿患非整倍体的风险[32]。

虽然大多数先天结构畸形使胎儿非整倍体的风险明显增高,但也有例外。一些因组织或血管损伤引起的异常并不增加胎儿非整倍体风险,如腹裂(gastroschisis)、肿瘤、肢体-体壁综合征(limb body wall complex,LBWC)、积水性无脑畸形(hydranencephaly)和羊膜带综合征(amniotic band syndrome)等等。

早孕期胎儿非整倍体超声指标

颈项透明层

颈项透明层(nuchal translucency,NT)这个词最早由 Nicolaides 和他的团队在 1992 年提出,用来描述通过绒毛活检确诊的非整倍体胎儿颈部后方增宽的半透明层[33]。这个团队于 1995 年发表了第一个 NT 和胎儿非整倍体相关性的大样本队列研究[34]。随后,NT 作为评估胎儿非整倍体的超声指标得到了多个研究的验证[35~45]。现在,大多数医疗机构将 NT 值整合到早孕期胎儿染色体异常产前筛查中。尽管 NT 值测量已经广泛应用于胎儿非整倍体的产前筛查,但非整倍体胎儿 NT 增厚的病理学机制仍不清楚。可能的机制包括:心脏功能减退或循环功能受损,皮内胶原和透明质酸增多,颈静脉-淋巴系统回流功能障碍和胸腔压力增大[46~50]。

最常用的早孕期筛查策略是,利用 NT 值、血清学标志物妊娠相关血浆蛋白 A(pregnancy associated plasma protein A,PAPP-A)和人绒毛膜促性腺激素(human chorionic gonadotropin,hCG)进行联合筛查,对基于孕妇年龄的胎儿非整倍体初始风险进行调整。单独使用这种早孕期联合筛查方法筛查胎儿 21 三体,灵敏度为 80%~91%,特异度为 91%~96%[33,35,38,43~45]。如果将早孕期联合筛查和中孕期血清标志物[游离雌三醇(unconju-gated estriol)、甲胎蛋白(alpha fetoprotein,AFP)和抑制素 A(inhibin A)]筛查进行序贯整合筛查,灵敏度可达到 95%,特异度 95%~98%[36,45,51]。

与 21 三体相比,早孕期联合筛查其他非整倍体的检出率(detection rate)偏低。一项针对非整倍体筛查的大型多中心临床试验招募了超过 30 000 名妊娠妇女进行研究。结果显示,使用早孕期联合筛查或淋巴水囊瘤超声筛查,胎儿非唐氏综合征非整倍体的检出率为 78%,假阳性率(false positive rate)为 6%[51]。

需要特别强调的是 NT 测量的技术要求严格,只有准确的测量才能到达上述的筛查效果。要想在基于 NT 值的非整倍体产前筛查中达到最佳的筛查效果,获得高质量的测量数据至关重要。与生化筛查指标的检测者间误差小不同,如果不严格遵守操作规范,NT 测量的操作者间误差会很大。依据不同机构的习惯,NT 测量应在胎儿头臀长为 45~84mm 之间进行(译者注:原著为是 36~84mm)。此外,准确的 NT 测量还必须满足以下重要条件(图 3-29):

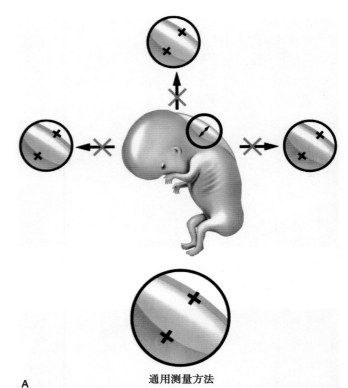

通用测量方法

A

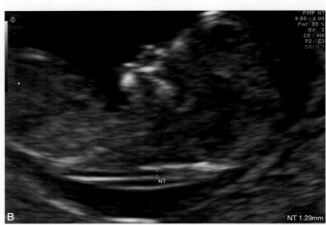

B

图 3-29　早孕期准确颈项透明层的测量方法。A. 显示测量游标的正确放置位置。B. 显示胎儿放大程度、颈部姿态和羊膜(Illustration by James A Cooper, MD, San Diego,CA)

①胎儿图像应该占据屏幕的 75%,且只显示胎儿头颈部和上胸部。

②测量平面必须取胎儿正中矢状切面。

③胎儿颈部必须保持自然屈曲状态,不能过度伸展或屈曲。

④必须同时显示胎儿皮肤内缘、皮肤外缘和羊膜等三条超声线。

⑤测量游标应水平放置在无回声区的内缘,且与胎儿纵轴垂直。

⑥应在 NT 最宽处测量。

低质量的 NT 测量对胎儿非整倍体筛查存在两方面的影响。NT 值偏低会导致检出率降低，而 NT 值偏高则会增加假阳性率。Cuckle 的模型研究显示，NT 值偏低 10% 可导致胎儿 21 三体的检出率下降 6%[53]。在应用基于 NT 的产前筛查不久，一项多中心研究表明，各中心 NT 值中位数变异较大，NT 值筛查胎儿 21 三体的检出率仅为 31%，因此对超声医师进行统一的培训和质控就显得非常重要了[54]。颈项透明层质量评审（nuchal translucency quality review，NTQR）计划和英国胎儿医学基金会是目前提供 NT 相关培训、认证和监督的两大机构，在他们的努力下，已经确保长期开设高质量的早孕期筛查培训课程。但即使采取这些质控措施，2015 年一项大约 150 万 NT 超声图的回顾性研究显示，不同操作者之间的 NT 测量值仍存在较大差异，越有经验的操作者其数值越接近预期值[55]。

基于 NT 的产前筛查刚开始应用时，人们用 NT 测量的绝对值来判断筛查是否异常。但很快人们就发现，孕 10~14 周期间，NT 值会随着孕周的增加而增大[56,57]。因此，NT 值必须用孕周来校正。校正的方法是将 NT 值按孕周转换成中位数倍数（multiples of the median，MoM），或用第 95 百分位数 MoM 值或 Δ 值（NT 测量值与基于孕周或头臀长的预测值的差值）。现在，上述 NT 值转换计算可以通过成熟的软件实现，并作为一个金标准用于产前筛查。但是，需重点指出的是，NT 值超过某一数字时（如 >3.0mm）仍应考虑作为下一步产前诊断的指征，可不进行孕周校正。因为一旦 NT 值达到这个数字，胎儿患非整倍体的风险超过 1:6。对于大多数上述病例，随后的早孕期血清学筛查也不能显著改变胎儿非整倍体的高风险状态[58]。

淋巴水囊瘤

淋巴水囊瘤（cystic hygroma）是一种胎儿淋巴系统异常，早孕期发生率为 1:285[59]。胎儿颈部后方或侧后方皮下出现液性囊腔，腔内伴或不伴分隔，即可诊断淋巴水囊瘤。这种皮下水肿可沿着胎儿上背部延伸至尾部（图 3-30）。早孕期淋巴水囊瘤的存在提示胎儿非整倍体风险为 50%，常见的非整倍体为 Turner 综合征（45,X），21 三体和 18 三体。而合并淋巴水囊瘤的整倍体胎儿中，50%~60% 在妊娠中后期发现胎儿严重结构异常[59]。淋巴水囊瘤是否继发于 NT 增厚？囊内分隔的存在与否是否影响胎儿非整倍体风险？目前这些问题仍存在争议。基于目前可获得的资料，NT 增厚和淋巴水囊瘤（无论分隔存在与否）胎儿患非整倍体的

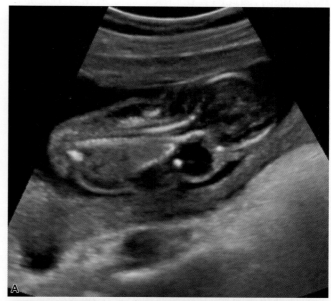
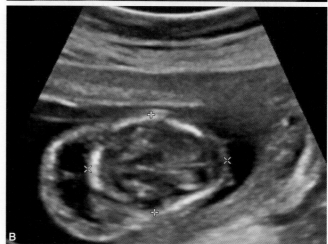
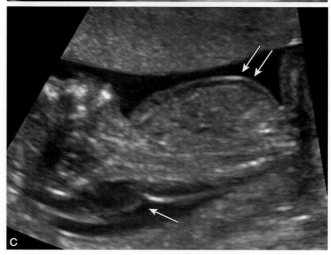

图 3-30 A. 18 三体胎儿早孕期冠状面超声图，显示存在分隔的淋巴水囊瘤。B. 同一个胎儿的头颈部横切面超声图，显示囊腔中的一个中线分隔。C. 另一个胎儿的矢状面超声图，显示淋巴水囊瘤（单箭头所示）和皮下水肿（双箭头所示）

风险都很高,因此两者在临床上的鉴别相对不是那么重要。不管哪一种情况,都应该建议进行介入性产前诊断[60]。

鼻骨缺如

唐氏综合征患者小鼻子和矮鼻梁的面部特征引发人们将胎儿鼻骨作为唐氏综合征一个超声指标进行研究。2002 年,Sonek 和 Nicolaides 报道了 3 例非选择性的早孕期唐氏综合征胎儿,其中 2 例超声检查时鼻骨未显示,而另 1 例鼻骨长度低于相应孕周的第 2.5 个百分位数[61]。另一项 2003 年的研究提示,在来自 5425 个孕妇的 5532 个胎儿中发现,70% 的唐氏综合征胎儿存在鼻骨缺如(absent nasal bone),而整倍体胎儿只有 0.2% 存在鼻骨缺如。作者们不仅证实了鼻骨缺如和唐氏综合征相关,同时绝大部分研究对象都获得了满意的鼻骨超声图像,其图像获得率高达 99.8%[62]。

更多的研究进一步证实了鼻骨缺如与唐氏综合征相关。一项研究报道,在进行 NT 测量的 1906 例胎儿中,1752 例(91.9%)成功地获得了胎儿侧面图像[63]。此研究中,63.2%(12/19)的染色体异常胎儿存在鼻骨缺如或发育不良,21 三体胎儿的这一比例达到了 80%(8/10),而仅 1.4% 的染色体正常胎儿存在鼻骨缺如(24/1733)。另一项类似的研究显示,研究者对 94.3%(1027/1089)的胎儿成功地进行了鼻骨超声评估。正常胎儿中,1.0%(10/1000)存在鼻骨缺如,而 66.7%(10/15)的唐氏综合征胎儿存在鼻骨缺如[64]。

超声评估胎儿鼻骨,首先在胎儿的正中矢状切面观察。探头可以往一侧轻轻移动,使声束与胎儿侧面的角度为 45° 或 135°[65]。此时,鼻骨为一条位于鼻前皮肤下方且与其平行的高回声线,并与鼻前皮肤形成一个"等号"[66](图 3-31)。尽管获得鼻骨的超声图像比较简单,但仍需要一个不断进步直至精通的学习过程。2003 年 Cicero 和他的团队发现,要让超声医师熟练掌握胎儿鼻骨测量技术,需在 NT 测量时平均获得 80 个(40~120 个)标准的胎儿鼻骨图像[67]。

最近的研究尝试把胎儿鼻骨评估整合到早孕期唐氏筛查中,以提高非整倍体筛查的准确性。2005 年的一项前瞻性队列研究对鼻骨评估整合常规早孕期唐氏筛查(NT,free β-hCG,PAPP-A)的实用性进行了研究。结果显示,结合鼻骨评估的筛查方法将胎儿唐氏综合征的检出率提高到 90%,而假阳性率降低到 2.5%[68]。Cicero 和他的团队的研究也得到了相同的结果[69]。

值得注意的是,鼻骨缺如存在种族或民族差异性。一个 2003 年的研究报道,在 3358 例染色体正常的胎

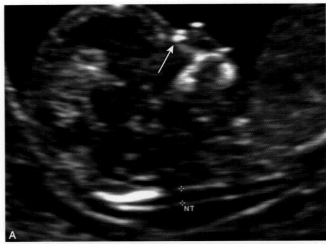

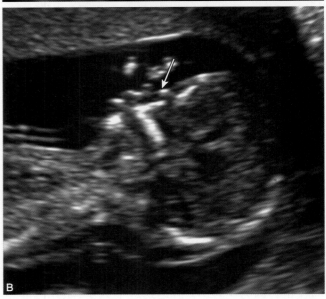

图 3-31　A. 孕 13 周胎儿早孕期超声检查,显示鼻骨(箭头)位于鼻前皮肤下方并与其平行。B. 21 三体胎儿鼻骨缺如(箭头),同时伴有 NT 增厚

儿中,2.8% 的高加索人存在鼻骨缺如,非裔加勒比人为 10.4%,亚洲人则为 6.8%[70]。另一个更大样本量的研究进一步证实鼻骨缺如在不同人种间的差异性。在这个研究中,5851 例胎儿成功获得了鼻骨超声切面图(98.9%),在染色体正常的胎儿中,高加索人鼻骨缺如发生率为 2.2%,非裔加勒比人为 9.0%,亚洲人则为 5.0%[71]。这样的发现引发了研究者的思考:在受检者的种族信息未知或不便于用种族信息调整风险时,早孕期单纯评估鼻骨存在或缺如是否能加以应用?

静脉导管多普勒频谱

静脉导管(ductus venosus,DV)是胎儿时期特有的血管,它将含氧丰富的静脉血从脐静脉分流到右心房,然后经过卵圆孔到左心,最终进入胎儿体循环。正常

静脉导管频谱为三相正向脉冲血流频谱。然而，在心脏畸形和非整倍体胎儿的静脉导管频谱中，可观察到心房收缩期 a 波消失或倒置。1998 年，Matias 等证实了早孕期静脉导管频谱用于筛查胎儿非整倍体的可行性，他们的研究显示 63 例染色体异常胎儿中有 57 例（90.5%）出现了 a 波消失或倒置[72]。Prefumo 等的后续研究显示，在进行了绒毛活检术的高危人群中，应用静脉导管血流频谱异常筛查胎儿唐氏综合征的阳性似然比为 7.05[73]。静脉导管多普勒频谱联合 NT 值筛查唐氏综合征的效果优于单独使用这两项指标[74,75]。

在 NT 及染色体均正常的胎儿中，早孕期静脉导管血流频谱异常与胎儿不良妊娠结局相关，如先天性心脏病和胎儿生长受限[76,77]。尽管如此，早孕期用多普勒超声探测如此细小的胎儿血管（直径约 2mm）的技术难度大，使得其在胎儿异常筛查中的应用难以推广。

三尖瓣反流

三尖瓣反流（tricuspid regurgitation）被认为是早孕期非整倍体筛查的另一个超声指标。三尖瓣反流的测量应取心尖四腔心切面，声束与室间隔平行，用脉冲多普勒频谱进行血流成像。反向血液时相至少超过心室收缩期的 1/2 且流速大于 60~80cm/s 即可诊断为三尖瓣反流[78]。Falcon 等的研究显示：74% 的唐氏综合征胎儿出现明显的三尖瓣反流，而正常胎儿中仅有 6.9% 出现[78]。在早孕期血清学与 NT 的联合筛查中再加入三尖瓣反流这个指标，可将唐氏综合征的检出率从 91% 提高到 96%（假阳性率设定为 3%）[79]。类似于早孕期静脉导管多普勒频谱筛查，由于三尖瓣反流测量技术难度大，且需要对有经验的超声技师进行胎儿超声心动图专项培训，从而限制了其在普通人群筛查中的应用。

额颌面角

2007 年，Sonek 等基于唐氏综合征儿童及成人的扁平状面部特征，建议将早孕期胎儿额颌面角（frontomaxillary facial angle，FMF）作为筛查胎儿非整倍体的一项超声指标[80]。额颌面角的测量应在胎儿面部侧面正中矢状切面进行。FMF 角度定义为：前额外表面到上颌骨最前端的连线与上颚上表面的延长线所构成的角[80]。与正常胎儿相比，唐氏综合征胎儿的额颌面角显著增大[80,81]。将额颌面角纳入到早孕期筛查中，假阳性率为 5% 时，唐氏综合征的检出率可从 90% 提高到 94%[82]。

中孕期胎儿遗传超声学检查

超声检查发现严重结构异常显著增加了胎儿患染色体异常的风险。某些结构异常尤其与特定的非整倍体相关（表 3-1）。然而，许多非整倍体胎儿，特别是唐氏综合征，在早孕期或中孕期并没有明显结构异常的表现。由于唐氏综合征是最常见的具有临床意义的染色体异常，识别唐氏综合征的微小超声征象，或称之为超声软指标，常被用作一种筛查工具。

在引入遗传超声学检查之前，对于中孕期血清学筛查结果提示胎儿非整倍体高风险的人群来说，唯一适用的选择是进行羊膜腔穿刺术。随着超声指标与唐氏综合征之间的相关性变得更加明确，遗传超声学检查作为一种非侵入性的方法被用于进一步评估胎儿非整倍体风险，尤其是唐氏综合征。

遗传超声学检查是一项可与胎儿结构筛查同时进行的针对性中孕期超声检查，一般用于评估严重胎儿畸形和非整倍体的微小超声指标，包括：颈褶增厚、长骨短、肾盂扩张、鼻骨缺如或发育不良、肠管回声增强、心腔内强回声灶（EIF）以及许多其他少见的超声指标。这些超声指标的出现或缺失，单独存在或同时合并，可以对中孕期筛查得到的非整倍体风险值进行校正，有助于决定是否需进一步行侵入性检查如羊膜腔穿刺术。近年来，遗传超声学检查的内容有所改变，像骨盆角度扩大、足畸形这些超声指标逐渐淡出，而一些新的超声指标，例如：右锁骨下动脉迷走（ARSA）、鼻前皮肤厚度和额颌面角得到了更多的重视[83,84]。

每一个单独的超声指标筛查胎儿唐氏综合征一般只能到达中低水平的灵敏度和特异度。然而，同时出现的多个超声指标能大幅度提高检出率，同时降低假阳性率。研究表明，当遗传超声学检查出现一个或多个非整倍体微小超声指标，胎儿唐氏综合征的检出率为 50%~93%[85~88]。此外，每个超声指标独立的似然比（likelihood ratios，LR）已经建立，用这些比值乘以通过血清学筛查或者单独基于年龄计算出的非整倍体初始风险，从而得到年龄校正后的超声风险评估值（AAURA）。这些似然比体现了各个超声指标与胎儿唐氏综合征相关性的程度。Bromley 等证明，胎儿唐氏综合征风险随超声指标出现个数的增加呈指数级增加。当出现一个超声指标时，胎儿唐氏综合征风险增加 1.9 倍，而出现三个或三个以上超声指标时，风险则增加 80 倍[89]。表 3-2 列出了多个研究报道的单个超声指标的似然比[89~92]。由于研究人群的异质性，这些研

表 3-2　超声非整倍体微小指标的似然比

超声指标	Bromley,2002[89]	Nyberg,2001[90]	Smith-Bindman,2001[91]	Agathokleous,2013[92]
全无	0.22	0.4	NA	0.37
颈褶增厚	无限大	11	17	23.27
鼻骨缺如/发育不良	NA	NA	NA	23.30
肠管回声增强	NA	6.7	6.1	11.44
短肱骨	5.8	5.1	7.5	4.81
短股骨	1.2	1.5	2.7	3.72
心腔内强回声灶	1.4	2.0	2.8	5.83
肾盂扩张	1.5	1.5	1.9	7.63

上标数字为本章参考文献
NA. 无可用数据

究间的差别难以解释。当涉及多个超声指标时,通常认为用每个超声指标的似然比同时乘以胎儿非整倍体初始风险是可行的。然而,由于各种超声指标间的独立性没有得到证实,采用此方法时必须慎重。

除了应用上述阳性似然比校正筛查风险,在中孕期超声检查时,若没有发现任一上述超声指标将会降低胎儿非整倍体风险。研究表明,遗传超声学检查结果正常能将胎儿唐氏综合征风险降低 60%~80%,相应的阴性似然比为 0.2~0.4[89,90]。超声阴性结果能为中孕血清学高风险的病人提供额外的安慰,但是病人需要了解筛查的性质和局限性,超声发现不能诊断或完全排除唐氏综合征。

遗传超声学检查最初针对高风险人群(例如:高龄、中孕期血清学筛查阳性),可显著降低进行侵入性检查如羊膜腔穿刺术的比率[93,94]。遗传超声学检查在低风险人群中的应用尚存有争议。低风险人群胎儿非整倍体发生率低,遗传超声学检查的阳性发现对胎儿非整倍体的预测价值低且假阳性率高,反而会增加患者的焦虑。在低风险人群中,孤立微小指标如心腔内强回声灶、肾盂扩张、股骨/肱骨偏短,对超声检查前胎儿唐氏综合征的概率影响甚微[91,92]。然而,当发现非整倍体的一个细小超声指标时,应该仔细检查其他相关超声指标或结构畸形,以及查阅患者基于年龄或其他筛查方法得到的胎儿非整倍体风险。

当前,早孕期血清学筛查和胎儿游离 DNA 筛查广泛应用,人们对中孕期遗传超声学检查的应用产生了疑问。早孕及中孕风险评估(first-and second-trimester evaluation of risk,FASTER)试验尝试通过一组人群的数据来回答这一疑问,结果发现,对筛查低风险的胎儿再进行遗传超声学检查,其对唐氏综合征检出率的提高非常有限。当遗传超声学检查结果分别以联合、序贯或酌情的方式加入四联唐氏筛查,唐氏综合征的检出率分别从 93%、97% 和 95% 提高到 98%、98% 和 97%。然而,用中孕期血清学筛查替代遗传超声学检查也似乎不可取,因前者筛查胎儿唐氏综合征的检出率仅为 90%[95]。Kranz 等进行了一项模拟研究,来评估遗传超声学检查在早孕期联合筛查低风险人群中的效能。应用单个超声指标的似然比,遗传超声学检查检出了额外 6.1% 的唐氏综合征病例,使得假阳性率为 5.4% 时,总的检出率达到 94.6%[96]。

随着游离胎儿 DNA 筛查引入临床实践,尚无可用的关于游离胎儿 DNA 筛查后的遗传超声学检查效能的研究。随着早孕期诊断非整倍体能力的提升,中孕期遗传超声学检查时胎儿唐氏综合征发生率有所降低,从而导致超声指标阳性预测值的降低。尽管如此,遗传超声学检查在无法进行游离胎儿 DNA 筛查、双胎和多胎妊娠及游离胎儿 DNA 筛查临界风险或检测失败这类人群的非整倍体筛查中具有一定作用[97]。

颈褶增厚

1985 年,Benacerraf 等首次描述了颈褶(nuchal fold,NF)增厚与胎儿唐氏综合征的关系,并认为前者是后者中孕期最具特异性的超声指标之一[98]。NF 增厚在表型上与颈后软组织增厚相关,是唐氏综合征新生儿的特征性表现之一[99]。中孕期 NF 增厚继发于早孕期增厚的 NT 的观点合乎逻辑,但两者之间似乎没有关联,可独立地用于评估胎儿非整倍体风险[100,101]。

NF 测量通常在孕 15~21 周进行,测量切面取胎头横切面双顶径水平,然后将探头向尾端倾斜直到显示小脑和枕骨。将标尺放在颅骨外缘和皮肤外缘即可测得 NF 值[98]（图 3-32）。胎儿颈部过仰或超声探头过度用力挤压孕妇腹部会导致测量值偏大[102]。有人建议将大于或等于 5.0mm 或 6.0mm 作为截断值，但似乎公认的 NF 异常标准是大于等于 6.0mm[98,103,104]。有研究报道，采用该截断值时的阳性似然比高达 94.7；然而，最近的荟萃分析结果显示 NF 增厚的似然比介于 11～17 之间，并没有之前报道的高[89,91,92]。另外重要的是，该超声指标的假阳性率非常低（0.1%～1.3%），使

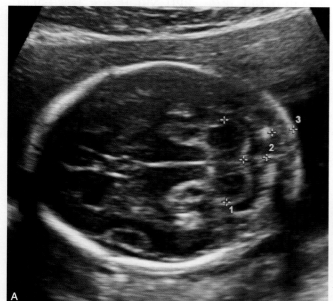

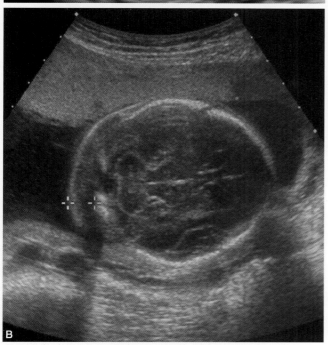

图 3-32　A. 孕 20 周胎儿头部横切面后颅窝平面，光标显示正常的小脑（1）、后颅窝池（2）和颈褶（3）。B. 胎儿头部横切面后颅窝水平，显示 NF 增厚，测量值 9.6mm

得它成为胎儿唐氏综合征最具特异性的中孕期超声指标之一[3,98,103]。NF 值随孕周的增加而增加，这使得许多学者利用孕周特异性参考值将 NF 测量扩展至孕 24 周[105,106]。另外，一些唐氏综合征胎儿增厚的 NF 可能随着孕周增大而完全消退，这表明随后进行一系列超声检查增厚的 NF 是否消退是没有必要的，甚至会提供错误的信息[107]。

鼻骨缺如/发育不良

正如在本章节之前所提到的，在早孕期对鼻骨缺如的研究已经表明了它与唐氏综合征的相关性。然而，孕妇的种族差异和某些人群鼻骨骨化延迟的现象值得注意。为了使假阳性率降到最低，并给后期进行产前保健的孕妇提供可选择的筛查方法，我们需将注意力由早孕期胎儿鼻骨评估转移到中孕期。将鼻骨缺如作为唐氏综合征的超声指标加入到中孕期遗传超声学检查可显著增加检查的灵敏度（图 3-33）。

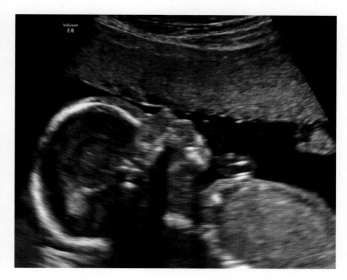

图 3-33　中孕期胎儿面部正中矢状切面，显示鼻骨缺如

当通过面部侧面评估鼻骨时，需要正确的操作和注意超声波角度。应取面部正中矢状切面，并保持声束与鼻骨的角度接近 45° 或 135°。若此角度小于 45° 或大于 135°，可能会导致鼻骨缺如的假象。另一方面，若角度接近 90°，由于声波的散射，很难界定骨头的边缘，使测量值被人为地增大。当采用正确的检查方法时，鼻骨应该显示为线性的回声结构（图 3-34，图 3-35）。

鼻骨发育不全（hypoplastic nasal bone）的定义很重要，因为将其加入使用其他超声指标的中孕期筛查方法时能显著提高胎儿唐氏综合征的检出率并降低假

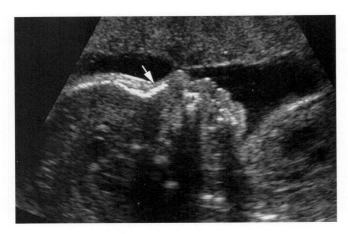

图 3-34　正常胎儿面部侧面显示胎儿鼻骨（箭头所指）

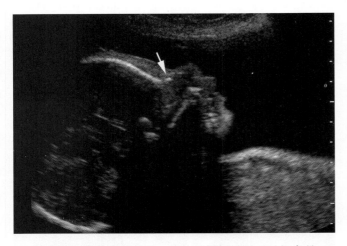

图 3-35　鼻骨发育不良。胎儿面部侧面图显示短鼻骨（箭头）

阳性率，这与早孕期筛查的情况类似。在 2006 年，Odibo 等评估了中孕期鼻骨发育不良作为胎儿非整倍体筛查的超声指标的效能，并证明了鼻骨联合其他的胎儿非整倍体超声指标来进行染色体核型异常的风险评估时，显著提高了灵敏度和特异度。当单独使用时，鼻骨发育不良筛查胎儿唐氏综合征的灵敏度为 23%~64%、特异度为 57%~99%，该范围的差异可能是所使用的鼻骨发育不良的定义不同造成的。当联合其他超声指标（颈褶厚度、股骨和肱骨长度、脉络丛囊肿、肠管回声增强），灵敏度从 59% 提高到 82%，特异性度 74% 提高到 87%[108]。最近一项研究将鼻骨与 NF 厚度进行了比较，发现鼻骨缺如能更加有效的筛查胎儿唐氏综合征。该研究还评估了鼻骨在低风险人群中的筛查效果。作者发现在高风险和低风险人群中，用鼻骨长度和 NF 厚度筛查胎儿唐氏综合征的效果相同[109]。此外，最近的一项荟萃分析显示，鼻骨缺如或发育不良的阳性似然比为 23.27。如此高的阳性似然比，可以

将发现此超声指标的孕妇判定为筛查阳性而无需考虑孕妇年龄[92]。

虽然鼻骨缺如作为唐氏综合征的二分类超声指标被认为具有优越的筛查效能，但有人提出了其他的评估鼻骨发育不良的方法。其中之一是使用胎儿的生物测量比值。胎儿双顶径与鼻骨长度的比值（BPD/NBL）经常被报道，其可以消除孕周的影响。2002 年，Bromley 等的研究比较了唐氏综合征胎儿和整倍体胎儿的 BPD/NBL 比值。BPD/NBL 比值大于等于 9 时，筛查唐氏综合征胎儿的灵敏度为 100%，但此时的假阳性率为 22%[110]。后续很多研究尝试在检出率和可接受的假阳性率之间取得平衡。2004 年，Odibo 等报道了 BPD/NBL 比值大于 11 可检出 50% 的唐氏综合征胎儿，假阳性率为 7%[111]。近来不少研究显示，使用不同孕周鼻骨长度 MoM 值能提高筛查胎儿唐氏综合征的特异度。一项前瞻性队列研究显示，鼻骨长度低于 0.75 倍 MoM 值是鼻骨发育不良的最佳定义，与 BPD/NBL 比值大于 11 相比（灵敏度为 61%、特异度为 84%），其筛查胎儿唐氏综合征的灵敏度为 49%，特异度为 92%[65]。虽然鼻骨发育不良的最佳截断值尚未确定，但该超声指标仍是早孕期和中孕期筛查胎儿唐氏综合征的最佳超声超声指标之一。

肠管回声增强

肠管回声增强（hyperechoic bowel），也称为有回声肠管或发亮肠管，为一种非特异性的超声征象，在常规中孕期超声检查中检出率为 0.2%~1.8%。该超声征象的诊断有一定的主观性，当胎儿肠管回声与周围的骨骼，尤其是髂骨翼相比相当时，即可诊断为肠管回声增强（图 3-36）。胎儿肠管回声受检查探头频率的影响，因此，诊断肠管回声增强时应确定使用的是低频探头，低于 5Mz，而且没有采用谐波。尽管有提出分级系统来划分肠管回声增强的程度，但在临床实践中并非常规使用[112]。

自 NF 增厚和鼻骨缺如后，肠管回声增强是另一个筛查胎儿唐氏综合征最灵敏的超声指标。在 1990 年，Nyberg 首次报道了肠管回声增强与非整倍体的关系，在 94 例唐氏综合征胎儿中，肠管回声增强的发生率为 7%。该发现在后续的研究中亦存在，似然比为 6~14[90-92,112-114]。非整倍体胎儿出现该超声征象的可能机制为肠管运动减少和水分吸收增加导致胎粪干结[115]。虽然唐氏综合征是最常见的与肠管回声增强相关的染色体异常，但也有报道其他的染色体异常胎儿肠管回声增强，如 18 三体、13 三体、三倍体和 X 单

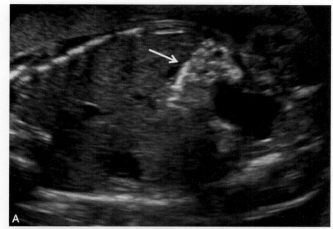

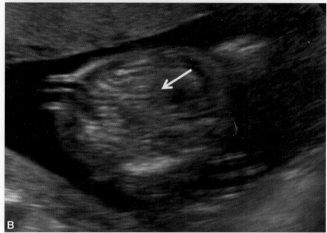

图 3-36　A. 胎儿腹部冠状切面超声图,显示紧邻膀胱的肠管强回声区域(箭头所指)。B. 胎儿腹部横切面超声图脐带插入点水平,显示胎儿肠管遍布强回声点(箭头)

体[112]。与其他超声指标一样,当同时发现其他超声异常时,肠管回声增强对非整倍体的预测价值有极大的提高。

当排除了胎儿非整倍体,肠管回声增强胎儿应考虑以下情况,包括:胎儿吞咽了血性羊水、囊性纤维化、先天性感染、严重的胃肠道疾病[116~119]。此外,孤立性的肠管回声增强与不良妊娠结局,例如胎儿生长受限和胎死宫内有关[114,120]。

股骨/肱骨偏短

唐氏综合征患者一般身材矮小,因此认为患病的胎儿也可能表现长骨短。对于中孕期胎儿股骨偏短(femoral shortening)和肱骨偏短(humeral shortening),目前存在多种定义,包括双顶径/股骨长度(BPD/FL)和双顶径/肱骨长度(BPD/HL)比值大于相应孕周 1.5 倍 MoM 值;FL 和 HL 的观察值/预期值(O/E)比值分别小于等于 0.91 和 0.89;FL 和 HL 的测量值小于相

应孕周第 5 百分位数[121~124]。无论使用哪种定义,测量胎儿股骨和肱骨时,长骨纵切面应水平放置,避免产生测量偏倚而变短。

Benacerraf 等首次报道,使用 O/E 比值,68% 的唐氏综合征胎儿存在股骨偏短[123]。Lockwood 等的研究表明,使用 BPD/FL 比值,胎儿唐氏综合征的检出率为 50%,假阳性率为 7%[125]。然而,孤立性股骨偏短筛查效能并不高,阳性似然比仅 1.2~1.5[89,90]。据报道,肱骨偏短可能是更好的指标,胎儿唐氏综合征的检出率约 50%[124,126]。2009 年,Gray 等的研究证明,肱骨偏短的最佳定义为肱骨长度低于相应孕周第 5 百分位数,此定义筛查效能最高,其阳性似然比高达 25[122]。股骨偏短合并肱骨偏短时,胎儿唐氏综合征的风险增加 11 倍,其假阳性率比单纯股骨偏短或肱骨偏短低[127]。由于长骨长度可能存在种族和性别差异,种族性别特异性参考值已经被提出,然而其并不能显著提高唐氏综合征的检出率[128~130]。

肾盂扩张

在中孕期超声检查时,1%~3% 的正常胎儿可出现肾盂扩张(pyelectasis)[131]。孕 32 周之前胎儿肾盂的前后径超过 4mm 即可诊断肾盂扩张。测量肾盂前后径时应取胎儿腹部横切面且脊柱置于 12 点或 6 点位置,以确保最大准确性(图 3-37)。通常认为肾盂扩张是一种正常的变异或泌尿系统梗阻的早期征兆(见第 15 章)。1990 年,Benacerraf 等证实胎儿肾盂扩张和唐氏综合征相关,唐氏综合征胎儿 25% 存在肾盂扩张,而整倍体胎儿仅为 2.8%[132]。后续的研究也证实了这种相关性,尽管敏感性仍然很低(17%~25%),假阳性

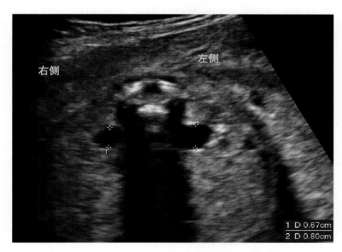

图 3-37　中孕期胎儿肾脏横切面超声图;超声表现为轻度双侧肾盂扩张。右侧及左侧肾盂的前后径测量值分别 0.67cm 和 0.80cm

率为2%~3%[131,132]。肾盂扩张在男性胎儿中更常见，但性别不会改变胎儿非整倍体的风险[133]。

肾盂扩张结合其他超声指标，对胎儿唐氏综合征的检出贡献有限，似然比从5.5到8.8[89,90,92]。2007年，Bornstein等对大量的羊膜腔穿刺术病例进行回顾性分析发现，肾盂扩张合并1个其他超声指标，胎儿常见非整倍体的风险增加8倍；肾盂扩张合并多个超声指标时，此风险增加62倍[134]。肾盂扩张作为一个独立的超声指标筛查胎儿非整倍体尚存在争议。研究报道孤立性胎儿肾盂扩张的似然比非常低（1.5~1.9），并不能显著增加血清学筛查低风险孕妇的胎儿非整倍体风险[89,90]。最近的研究也试图去改善其风险评估。2010年，Carbone等研究表明，孤立性肾盂扩张使胎儿唐氏综合征的风险增加两倍以上，按孕妇年龄分组时风险的增加更加显著[135]。最近的一项评估孤立性肾盂扩张胎儿唐氏综合征风险的荟萃分析得到了类似的结果，汇总阳性似然比为2.78。有趣的是，这项研究还计算了肾盂扩张的阴性似然比，为0.99，这表明未发现肾盂扩张不能降低胎儿唐氏综合征的风险[136]。虽然这些结果表明孤立性肾盂扩张可能会影响高风险人群（高龄孕妇，血清筛查结果高风险）的胎儿唐氏综合征风险，但是在低风险人群中发现肾盂扩张该如何处理仍比较困难。然而现有数据显示，孤立性肾盂扩张对低风险人群可能不会有实质性影响，不能成为侵入性产前诊断的独立指征。

心腔内强回声灶

心腔内强回声灶（echogenic intracardiac focus，EIF）是在中孕期最常见的超声软指标，正常胎儿发生率为3%~5%[137]。EIF被认为是乳头肌和腱索的微钙化及纤维化，在胎儿心腔内发现同骨骼回声强度相当的区域时即可诊断为EIF，最常见于左心室内。EIF最好在心尖四腔心切面观察，但必须在两个不同的心脏切面上确认后才能诊断（图3-38）。基于病理学和长期随访研究结果，孤立性EIF与心脏结构异常或心肌功能障碍无关[138,139]。

1992年，Roberts及Genest首次报道胎儿心脏乳头肌微钙化与染色体异常的关系，16%的唐氏综合征胎儿病理学发现乳头肌微钙化，而仅2%的正常胎儿发现乳头肌微钙化[140]。后续超声研究也证实了这一超声征象，及存在EIF的胎儿患唐氏综合征的风险增加4倍以上[141,142]。与肾盂扩张类似，EIF结合其他超声指标筛查唐氏综合征的效能较好，其阳性似然比为2.8~8.0[89~92]。EIF作为单独的超声筛查指标也存在

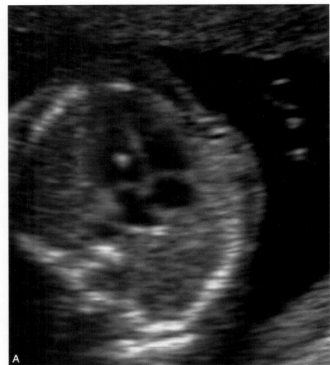

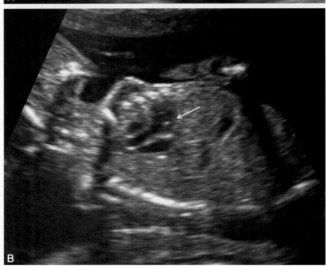

图3-38   A.心尖四腔切面超声图，显示右心室心腔内强回声灶。B.左心室流出道切面超声图，显示左心室心腔内强回声灶（箭头）

争议。2009年，Shanks等证实EIF没有显著增加低风险人群胎儿患唐氏综合征及其他非整倍体的风险[143]。其他研究也认为，孤立性EIF不能作为筛查胎儿非整倍体的指标，特别是35岁以下且血清学筛查低风险的人群[144~147]。相反，2003年的一项荟萃分析认为孤立性EIF筛查唐氏综合征的汇总似然比为5.4。然而必须考虑被纳入的研究之间的异质性，其在一定程度上影响了结论[148]。

鉴于以上相互矛盾的结论，特别是EIF在常规超

声检查中相对常见,产科医生将面临困境:对于低风险人群是否在报告中提示孤立性 EIF?孤立性 EIF 是否能作为建议侵入性产前诊断的指征?支持者认为医生有责任充分告知病人风险并为其提供咨询。反对者则认为孤立性 EIF 很常见且与胎儿唐氏综合征相关性不大,在报告中提示孤立性 EIF 会引起胎儿父母不必要的焦虑,及导致侵入性产前诊断及穿刺相关的胎儿丢失的增加[149,150]。Caughey 等评估了中孕期超声检查发现孤立性 EIF 的 35 岁以下孕妇常规进行羊膜腔穿刺术对妊娠的影响。该研究估计,每年将有超过 10 万名孕妇为此进行羊膜腔穿刺术,只为额外诊断 244 个唐氏综合征胎儿。每诊断 1 个唐氏综合征胎儿将导致 2.4 个穿刺相关的胎儿丢失[151]。最近 Chasen 及 Razavi 报道,与未发现 EIF 的低风险孕妇相比,风险值相当且被告知发现 EIF 的孕妇接受羊膜穿刺术的比率要高得多[152]。产科医生是否告知孕妇发现 EIF 仍存在伦理学困境。随着产前非整倍体筛查技术的改进,包括引入胎儿游离 DNA(cfDNA)筛查,可以选择后续其他筛查方法,缓解孕妇因羊膜腔穿刺术可能造成不必要的胎儿丢失引起的焦虑。

其他唐氏综合征相关微小指标

根据唐氏综合征患儿的表型特征,研究人员建议将以下超声声像纳入中孕期遗传超声学检查,包括髂翼角增加、耳长缩短、指弯曲畸形和凉鞋足。由于缺乏特异性和可重复性,近年来上述指标没有被广泛使用。而其他新的指标被引入,部分已显示出其评估价值。

据报道右锁骨下动脉迷走(aberrant right subclavian artery,ARSA)在 35% 的唐氏综合征患者发现[153]。通常情况下,右侧锁骨下动脉起源于头臂干的第一分支,而头臂干是主动脉弓发出的第一分支。迷走的右锁骨下动脉异常起源于主动脉弓的第四分支。ARSA 最好在胎儿心脏的三血管-气管切面观察,彩色多普勒显示从主动脉发出的第四分支血流流向胎儿右侧。2005 年,Chaoui 等发现 35.7% 的唐氏综合征胎儿存在 ARSA[154]。后续的研究证实了唐氏综合征胎儿发生 ARSA 概率高,ARSA 合并其他超声指标的阳性似然比高达 23.27~45[83,155,156]。2003 年的一项荟萃分析显示,孤立性 ARSA 阳性似然比为 3.94。然而被纳入分析的研究很少,因为 ARSA 是最近报道的新超声征象。

2005 年,Maymon 等从唐氏综合征患儿皮肤缺乏弹性、相对松弛推断,提出测量鼻前皮肤厚度(prenasal thickness)作为中孕期评估唐氏综合征的超声指标[157]。胎儿鼻前皮肤的测量应取胎儿面部侧面正中矢状位切面,测量额鼻角与皮肤外缘的距离。研究显示,唐氏综合征胎儿的鼻前皮肤厚度比正常胎儿明显增厚。同时使用鼻骨和鼻前皮肤厚度,唐氏综合征的检出率为 70%,而单独使用鼻骨,其检出率为 43%[157]。后续有研究评估鼻前皮肤厚度/鼻骨长度比值,并证实该比值超过第 95 位百分位数时,胎儿唐氏综合征的检出率为 100%,假阳性率为 5%,阳性似然比为 21.21[58]。有研究应用接收者操作特征曲线分析发现,鼻前皮肤厚度/鼻骨长度比值大于或等于 0.76 时,胎儿唐氏综合征的检出率为 80%,假阳性率为 5%[159]。临床中使用的鼻前皮肤厚度最佳截断值仍有待确定。

与早孕期一样,额颌面角也被认为是中孕期筛查唐氏综合征的超声指标[160,161]。Sonek 等的研究发现,当 FMF 超过第 95 位百分数时,胎儿唐氏综合征的检出率为 85%[160]。Odibo 等的研究结果不太满意,因利用 FMF 仅能诊断 9.5% 的唐氏综合征胎儿。结合鼻骨评估,FMF 角度也仅能再额外诊断 1 例唐氏综合征胎儿[162]。目前还不明确 FMF 角度是否存在孕周和种族依赖性。未来,需要大样本前瞻性研究来确定 FMF 角度与唐氏综合征的相关性,并将测量技术和最佳截断值标准化。

中孕期其他非整倍体超声指标

脉络丛囊肿

脉络丛囊肿(choroid plexus cysts,CPC)在正常胎儿中的发生率为 1%~2%[163,164]。正常胎儿在孕 16 周前,脉络丛占据整个侧脑室。此时,在侧脑室切面观察脉络丛要优于双顶径切面。脉络丛囊肿通常在孕 16~23 周之间诊断,表现为脉络丛内部的低回声圆形结构(图 3-39)。脉络丛囊肿的大小差异性大,可以是单侧或双侧,也可以是单个或多个。脉络丛囊肿往往是暂时性的,通常在孕 26 周后消失,其对胎儿结构和神经发育无不良影响[165]。

唐氏综合征胎儿脉络丛囊肿的发生率与一般人群相近。因此,脉络丛囊肿不被认为是评估胎儿唐氏综合征的超声指标[166,167]。一些研究显示,脉络丛囊肿预测胎儿唐氏综合征的阳性似然比约为 1.0,这表明脉络丛囊肿不会增加胎儿患唐氏综合征的背景风险[91,168]。

相反,脉络丛囊肿与胎儿 18 三体风险增大相关。Snijders 等发现大约 50% 的 18 三体胎儿在中孕期存在脉络丛囊肿。孤立性的脉络丛囊肿只会轻微增加胎儿

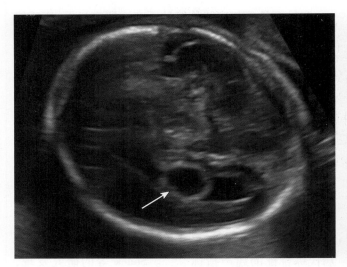

图 3-39 胎儿头部脉络丛水平横切面超声图。图中所示单个脉络丛囊肿(箭头)

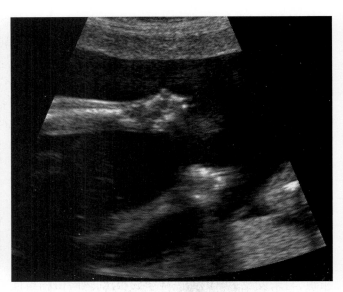

图 3-40 18 三体胎儿超声图,显示双手呈紧握姿势,整个超声检查过程中持续存在

非整倍体的风险。然而,当脉络丛囊肿合并其他非整倍体超声指标时,胎儿患 18 三体的风险将增加 20 倍[169]。Gupta 等的研究表明,当脉络丛囊肿合并其他结构异常时,胎儿患 18 三体的风险为 1:3。同时,该研究还指出,胎儿非整倍体的风险大小与脉络丛囊肿的大小、单侧或双侧和消失的孕周无关[170]。

脉络丛囊肿是否作为胎儿非整倍体评估的独立超声指标还存在争议。虽然 Ghidini 等的 meta 分析发现,孤立性脉络丛囊肿使胎儿患 18 三体的风险增加 7 倍[171]。但更多最近发表的数据显示,孤立性脉络丛囊肿并不增加低风险胎儿患 18 三体的风险[172~174]。这些研究还建议当发现胎儿脉络丛囊肿时,应该针对性的对其他 18 三体超声特征进行评估(图 3-40~图 3-42)。与心腔内强回声灶相似,是否将孤立性脉络丛囊肿写入超声报告也存在争议[149,150]。

单脐动脉

正常脐带内含 3 条血管,一条静脉和两条动脉,血管周围包绕着华尔通胶。单脐动脉(single umbilical artery,SUA)较为常见的,在单胎活产婴儿中发生率为 1%[175]。SUA 发生的可能原因是单条尿囊动脉的持续存在,或一条脐动脉先天性发育不全或血栓性萎缩[176]。在产前超声检查中,胎儿骨盆横切面是显示脐动脉的最佳平面,脐动脉位于膀胱两侧。采用彩色或能量多普勒成像,当显示一侧脐动脉的腹腔内段缺失,即可诊断为 SUA(图 3-43A)。另外,脐带游离段横切面只显示两条血管可协助诊断 SUA(图 3-43B)。一些研究人员认为,SUA 可以早在孕 11~14 周即被诊断,但大多数 SUA 都是在中孕期超声检查时被诊断的[177]。

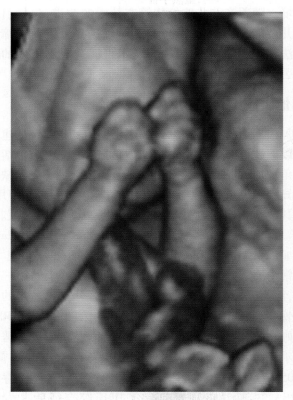

图 3-41 18 三体胎儿三维超声图,显示 18 三体胎儿的手部特征,胎儿双手置于胎儿面部前面,呈持续紧握姿势

SUA 与胎儿常见非整倍体具有显著相关性,其中 18 三体是最常见的。SUA 胎儿也被诊断为 13 三体、X 单体和三倍体[177~181]。但单脐动脉并不增加胎儿患 21 三体的风险[179]。Granese 等的研究表明,当 SUA 合并其他结构异常的胎儿中有 41.6% 患染色体异常,而孤

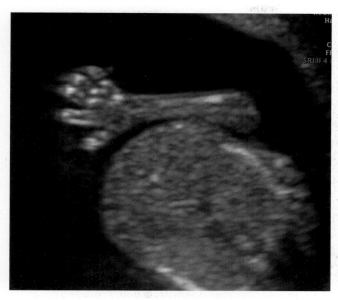

图 3-42　18 三体胎儿手部正常姿势超声图。当发现胎儿脉络丛囊肿时,虽然手部姿势的超声评估非常重要,但也有 18 三体胎儿呈现正常的手部张开姿势

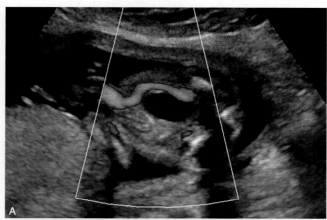

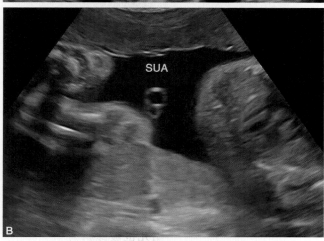

图 3-43　A.胎儿骨盆横切面能量多普勒成像显示紧邻膀胱的单脐动脉。B.脐带游离段横切面显示一条较大的脐静脉和紧邻的一条较小单脐动脉(SUA)

立性 SUA 胎儿染色体异常发生率为 2.56%[179]。2010 年以 20 万名胎儿和新生儿为研究对象的回顾性队列研究认为,SUA 使胎儿患染色体异常的总体风险增加 15.35 倍[182]。另一项最近的研究显示,孤立性 SUA 胎儿未发现非整倍体,当 SUA 合并一种其他异常时,胎儿患非整倍体的风险为 3.7%,而当合并多种异常时,胎儿非整倍体风险增加到 50.7%[181]。最近的一项荟萃分析研究显示,孤立性 SUA 并不增加胎儿患非整倍体的风险[183]。基于上述研究,当合并其他结构异常时,SUA 与胎儿非整倍体具有显著相关性。但孤立性 SUA 与胎儿非整倍体的相关性还缺乏足够证据。然而,SUA 的发现提示需要做更详细和针对性的检查,以发现其他非整倍体超声指标。当排除整倍体后,SUA 和其他胎儿结构异常相关,尤其是心脏、肾脏异常以及胎儿生长受限[182,184](见第 19 章)。

肢体异常

肢体异常(abnormalities of the extremities)在常染色体三体综合征胎儿中很常见。胎儿手姿势异常,包括紧握拳及重叠指,是最常见的 18 三体胎儿超声征象之一。这些微小改变的超声征象在实时动态成像过程中能很好地被观察到。Shields 等发现,89% 的 18 三体胎儿在孕 14~22 周的超声检查中发现持续性的手指姿势异常[185]。研究者认为,超声显示胎儿手掌张开能显著降低 18 三体的风险(图 3-42)。同样地,Watson 等证实,18 三体胎儿手姿势异常(43%)是仅次于在心脏缺陷(62%)的第二常见的超声征象[186]。这些胎儿手异常在 18 三体胎儿中可能是最早出现的超声征象之一,在孕 12~13 周即可发现[187,188]。

"摇椅足(rocker-bottom feet)"是 18 三体的特征性超声征象,即胎儿足底具有摇椅底部的外观,而不是典型的足底内弓。据报道该征象在 10%~52% 的 18 三体胎儿中被发现[3,189,190]。另有报道认为,18 三体胎儿的其他肢体异常包括拇指缺如/发育不全、并指(趾),以及尺骨/桡骨偏斜[190]。

马蹄足(talipes equinovarus,clubfoot)也与 18 三体,13 三体和性染色体异常相关[191]。足向内旋转并固定在跖屈位置,即诊断为马蹄足(图 3-44)。20%~40% 的 18 三体胎儿患有马蹄足。然而,上述报道中的胎儿还存在其他的相关异常[3,189]。孤立性马蹄足胎儿的非整倍体发生率仅为 1.7%~3.6%,通常在低风险人群孤立性马蹄足不被认为是进行侵入性产前诊断的指征[192,193]。

发现 5 根以上手指或脚趾时,可诊断为多指(趾)

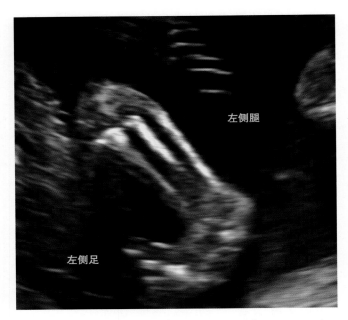

图 3-44　孕 20 周发现的左侧马蹄足

畸形（polydactyly）。多余的手指或脚趾位于的尺骨侧或腓骨侧可诊断为轴后性多指（趾），并与胎儿 13 三体相关[4,194,195]。最近的研究表明，在 13 三体胎儿中，多指（趾）畸形发生率为 7%～10%[194,195]。多余的手指/脚趾通常是一团软组织，没有骨化，因此可能很难被超声检查发现。

总结

在早中孕期许多严重和微小超声征象与胎儿非整倍体异常相关。尽管结构异常与染色体异常的关系密切，但唐氏综合征胎儿很少存在严重结构异常。正是由于这个原因，所谓的软指标通常用来评估胎儿患唐氏综合征的风险。除鼻骨缺如或颈褶增厚，孤立性软指标通常并不增加胎儿患唐氏综合征的风险。当发现1 个软指标时，应该对其他软指标和结构异常进行仔细评估，以及确定胎儿非整倍体的基础风险。

（王德刚　翻译　杨艳东　审校）

参考文献

1. Vintzileos AM, Egan JF: Adjusting the risk for trisomy 21 on the basis of second-trimester ultrasonography. *Am J Obstet Gynecol* 172(3):837–844, 1995.
2. Nyberg DA, Kramer D, Resta RG, et al: Prenatal sonographic findings of trisomy 18: review of 47 cases. *J Ultrasound Med* 12(2):103–113, 1993.
3. Yeo L, Guzman ET, Day-Salvatore D, et al: Prenatal detection of fetal trisomy 18 through abnormal sonographic features. *J Ultrasound Med* 22(6):581–590, 2003.
4. Lehman CD, Nyberg DA, Winter TC, et al: Trisomy 13 syndrome: prenatal ultrasound findings in a review of 33 cases. *Radiology* 194(1): 217–222, 1995.
5. Vintzileos AM, Egan JF: Adjusting the risk for trisomy 21 on the basis of second-trimester ultrasonography. *Am J Obstet Gynecol* 172:837, 1995.
6. Sohl BD, Scioscia AL, Budorick NE, Moore TR: Utility of minor ultrasonographic markers in the prediction of abnormal fetal karyotype at a prenatal diagnostic center. *Am J Obstet Gynecol* 181:898, 1999.
7. Nyberg DA, Resta R, Luthy DA, et al: Prenatal sonographic findings of Down syndrome: review of 94 cases. *Obstet Gynecol* 76:370, 1990.
8. Crawford DC, Chita SK, Allan LD: Prenatal detection of congenital heart disease: factors affecting obstetric management and survival. *Am J Obstet Gynecol* 159:352, 1988.
9. Copel JA, Pilu G, Kleinman CS: Congenital heart disease and extracardiac anomalies: associations and indications for fetal echocardiography. *Am J Obstet Gynecol* 154:1121, 1986.
10. Nyberg DA, Souter VL: Chromosomal abnormalities. In Nyberg DA, McGahan JP, Pretorius DH, Pilu G, editors: *Diagnostic Imaging of Fetal Anomalies*, Philadelphia, 2003, Lippincott Williams & Wilkins, pp 86–906.
11. Delisle MF, Sandor GG, Tessier F, Farquharson DF: Outcome of fetuses diagnosed with atrioventricular septal defect. *Obstet Gynecol* 94:763, 1999.
12. Paladini D, Tartaglioine A, Agangi A, et al: The association between congenital heart disease and Down syndrome in prenatal life. *Ultrasound Obstet Gynecol* 15:104, 2000.
13. DeVore GR: Trisomy 21: 91% detection rate using second-trimester ultrasound markers. *Ultrasound Obstet Gynecol* 16:133, 2000.
14. DeVore GR: Second trimester ultrasonography may identify 77 to 97% of fetuses with trisomy 18. *J Ultrasound Med* 19:565, 2000.
15. Anandakumar C, Biswas A, Wong YC, et al: Management of non-immune hydrops: 8 years' experience. *Ultrasound Obstet Gynecol* 8:196, 1996.
16. Society for Maternal-Fetal Medicine (SMFM), Norton ME, Chauhan SP, Dashe JS: Society for maternal-fetal medicine (SMFM) clinical guideline #7: nonimmune hydrops fetalis. *Am J Obstet Gynecol* 212(2):127–139, 2015.
17. Iskaros J, Jauniaux E, Rodeck C: Outcome of nonimmune hydrops fetalis diagnosed during the first half of pregnancy. *Obstet Gynecol* 90:321, 1997.
18. Hagay Z, Reece A, Roberts A, et al: Isolated fetal pleural effusion: A prenatal management dilemma. *Obstet Gynecol* 81:147, 1993.
19. Zelop C, Benacerraf BR: The causes and natural history of fetal ascites. *Prenat Diagn* 14:941, 1994.
20. Dillon E, Renwick M, Wright C: Congenital diaphragmatic herniation: Antenatal detection and outcome. *Br J Radiol* 73:360, 2000.
21. Bollmann R, Kalache K, Mau H, et al: Associated malformations and chromosomal defects in congenital diaphragmatic hernia. *Fetal Diagn Ther* 10:52, 1995.
22. Howe DT, Kilby MD, Sirry H, et al: Structural chromosome anomalies in congenital diaphragmatic hernia. *Prenat Diagn* 16:1003, 1996.
23. Gilbert WM, Nicolaides KH: Fetal omphalocele: Associated malformations and chromosomal defects. *Obstet Gynecol* 70:633, 1987.
24. Getachew MM, Goldstein RB, Edge V, et al: Correlation between omphalocele contents and karyotypic abnormalities: Sonographic study in 37 cases. *AJR Am J Roentgenol* 158:133, 1992.
25. Pilu G, Falco P, Gabrielli S, et al: The clinical significance of fetal isolated cerebral borderline ventriculomegaly: Report of 31 cases and review of the literature. *Ultrasound Obstet Gynecol* 14:320, 1999.
26. Kolble N, Wisser J, Kurmanavicius J, et al: Dandy-Walker malformation: Prenatal diagnosis and outcome. *Prenat Diagn* 20:318, 2000.
27. Serur D, Jeret JS, Wisniewski K: Agenesis of the corpus callosum. Clinical, neuroradiological and cytogenetic studies. *Neuropediatr* 19:87, 1986.
28. Serur D, Jeret JS, Wisniewski K: Agenesis of the corpus callosum. Clinical, neuroradiological and cytogenetic studies. *Neuropediatr* 19:87, 1986.
29. Lehman CD, Nyberg DA, Winter TC, et al: Trisomy 13 syndrome: Prenatal ultrasound findings in a review of 33 cases. *Radiology* 194:217, 1995.
30. Bogart MH, Pandian MR, Jones OW: Abnormal maternal serum chorionic gonadotropin levels in pregnancies with fetal chromosome abnormalities. *Prenat Diagn* 7:623, 1987.
31. Nicolaides KH, Snijders RJ, Gosden CM, et al: Ultrasonographically

detectable markers of fetal chromosomal abnormalities. *Lancet* 340:704, 1992.

32. Rizzo N, Gabrielli S, Pilu G, et al: Prenatal diagnosis and obstetrical management of multicystic dysplastic kidney disease. *Prenat Diagn* 7:109, 1987.

33. Nicolaides KH, Azar G, Byrne D, et al: Fetal nuchal translucency: ultrasound screening for chromosomal defects in first trimester of pregnancy. *BMJ* 304(6831):867–869, 1992.

34. Pandya PP, Kondylios A, Hilbert L, et al: Chromosomal defects and outcome in 1015 fetuses with increased nuchal translucency. *Ultrasound Obstet Gynecol* 5(1):15–19, 1995.

35. Spencer K, Souter V, Tul N, et al: A screening program for trisomy 21 at 10-14 weeks using fetal nuchal translucency, maternal serum free β-human chorionic gonadotropin and pregnancy associated plasma protein-A. *Ultrasound Obstet Gynecol* 13(4):231–237, 1999.

36. Wald N, Watt H, Hackshaw A: Integrated screening for Down syndrome based on tests performed in the first and second trimesters. *N Engl J Med* 341(7):461–467, 1999.

37. Kornman LH, Morssink LP, Beekhuis JR, et al: Nuchal translucency cannot be used as a screening test for chromosomal abnormalities in the first trimester of pregnancy in a routine ultrasound practice. *Prenat Diagn* 16(9):797–805, 1996.

38. Economides DL, Whitlow BJ, Kadir R, et al: First trimester sonographic detection of chromosomal abnormalities in an unselected population. *Br J Obstet Gynaecol* 105(1):58–62, 1998.

39. Snijders RJ, Noble P, Sebire N, et al: UK multicenter project on assessment of risk of trisomy 21 by maternal age and fetal nuchal-translucency thickness at 10-14 weeks of gestation. *Lancet* 352(9125):343–346, 1998.

40. Krantz DA, Hallahan TW, Orlandi F, et al: First-trimester Down syndrome screening using dried blood biochemistry and nuchal translucency. *Obstet Gynecol* 96(2):207–213, 2000.

41. Brizot ML, Carvalho MH, Liao AW, et al: First-trimester screening for chromosomal abnormalities by fetal nuchal translucency in a Brazilian population. *Ultrasound Obstet Gynecol* 18(6):652–655, 2001.

42. Malone FD, Dalton ME, Society for Maternal-Fetal Medicine: First-trimester sonographic screening for Down syndrome. *Obstet Gynecol* 102(5 Pt1):1066–1079, 2003.

43. Crossley JA, Aitken DA, Cameron AD, et al: Combined ultrasound and biochemical screening for Down's syndrome in the first trimester: a Scottish multicenter study. *Br J Obstet Gynaecol* 109(6):667–676, 2002.

44. Wapner R, Thom E, Simpson JL, et al, First trimester Maternal Serum Biochemistry and Fetal Nuchal Translucency Screening (BUN) Study Group: First trimester screening for trisomies 21 and 18. *N Engl J Med* 349(15):1405–1413, 2003.

45. Wald NJ, Rodeck C, Hackshaw AK, et al: First and second trimester antenatal screening for Down's syndrome: the results of the Serum, Urine and Ultrasound Screening Study (SURUSS). *J Med Screen* 10(2):56–104, 2003.

46. Bohlandt S, von Kaisenberg CS, Wewetzer K, et al: Hyaluronan in the nuchal skin of chromosomally abnormal fetuses. *Hum Reprod* 15(5):1155–1158, 2000.

47. Sebire NJ, Snijders RJ, Davenport M, et al: Fetal nuchal translucency thickness at 10-14 weeks' gestation and congenital diaphragmatic hernia. *Obstet Gynecol* 90(6):943–946, 1997.

48. Hyett J, Perdu M, Sharland G, et al: Using nuchal translucency to screen for major cardiac defects at 10-14 weeks of gestation: population based cohort study. *BMJ* 318(7176):81–85, 1999.

49. Mol BWJ: Down's syndrome, cardiac anomalies and nuchal translucency. *BMJ* 318(7176):70–71, 1999.

50. von Kaisenberg CS, Krenn V, Ludwig M, et al: Morphological classification of nuchal skin in human fetuses with trisomy 21, 18, and 13 at 12-18 weeks and in a trisomy 16 mouse. *Anat Embryol (Berl)* 197(2):105–124, 1998.

51. Malone FD, Canick JA, Ball RH, et al, First- and Second-Trimester Evaluation of Risk (FASTER) Research Consortium: First-trimester or second-trimester screening, or both, for Down's syndrome. *N Engl J Med* 353(19):2001–2011, 2005.

52. Breathnach FM, Malone FD, Lambert-Messerlian G, et al, First and Second Trimester Evaluation of Risk (FASTER) Research Consortium: First- and second-trimester screening: detection of aneuploidies other

than Down syndrome. *Obstet Gynecol* 110(3):651–657, 2007.

53. Cuckle H: Monitoring quality control of nuchal translucency. *Clin Lab Med* 30(3):593–604, 2010.

54. Haddow JE, Palomaki GE, Knight GJ, et al: Screening of maternal serum for fetal Down's syndrome in the first trimester. *N Engl J Med* 338(14):955–961, 1998.

55. Nuchal Translucency Quality Review Program of the Perinatal Quality Foundation, Cuckle H, Platt LD, et al: Nuchal Translucency Quality Review (NTQR) program: first one and half million results. *Ultrasound Obstet Gynecol* 45(2):199–204, 2015.

56. Scott F, Boogert A, Sinosich M, Anderson J: Establishment and application of a normal range for nuchal translucency across the first trimester. *Prenat Diagn* 16(7):629–634, 1996.

57. Schuchter K, Wald N, Hackshaw AK, et al: The distribution of nuchal translucency at 10-13 weeks of pregnancy. *Prenat Diagn* 18(3):281–286, 1998.

58. Comstock CH, Malone FD, Ball RH, et al: Is there a nuchal translucency millimeter measurement above which there is no added benefit from first-trimester serum screening? *Am J Obstet Gynecol* 195(3):843–847, 2006.

59. Malone FD, Ball RH, Nyberg DA, et al, FASTER Trial Research Consortium: First-trimester septated cystic hygroma: prevalence, natural history, and pediatric outcome. *Obstet Gynecol* 106(2):288–294, 2005.

60. Molina FS, Avgidou K, Kagan KO, et al: Cystic hygromas, nuchal edema, and nuchal translucency at 11-14 weeks of gestation. *Obstet Gynecol* 107(3):678–683, 2006.

61. Sonek JD, Nicolaides KH: Prenatal ultrasonographic diagnosis of nasal bone abnormalities in three fetuses with Down syndrome. *Am J Obstet Gynecol* 186(1):139–141, 2002.

62. Zoppi MA, Ibba RM, Axiana C, et al: Absence of fetal nasal bone and aneuploidies at first-trimester nuchal translucency screening in unselected pregnancies. *Prenat Diagn* 23(6):496–500, 2003.

63. Viora E, Masturzo B, Errante G, et al: Ultrasound evaluation of fetal nasal bone at 11 to 14 weeks in a consecutive series of 1906 fetuses. *Prenat Diagn* 23(10):784–787, 2003.

64. Orlandi F, Bilardo CM, Campogrande M, et al: Measurement of nasal bone length at 11-14 weeks of pregnancy and its potential role in Down syndrome risk assessment. *Ultrasound Obstet Gynecol* 22(1):36–39, 2003.

65. Odibo AO, Sehdev HM, Stamilio DM, et al: Defining nasal bone hypoplasia in second-trimester Down syndrome screening: does the use of multiples of the median improve screening efficacy? *Am J Obstet Gynecol* 197(4):361.e1–361.e4, 2007.

66. Rosen T, D'Alton ME, Platt LD, Wapner R: First-trimester ultrasound assessment of the nasal bone to screen for aneuploidy. *Obstet Gynecol* 110(2 Pt 1):399–404, 2007.

67. Cicero S, Dezerega V, Andrade E, et al: Learning curve for sonographic examination of the fetal nasal bone at 11-14 weeks. *Ultrasound Obstet Gynecol* 22(2):135–137, 2003.

68. Orlandi F, Rossi C, Orlandi E, et al: First-trimester screening for trisomy-21 using a simplified method to assess the presence or absence of the fetal nasal bone. *Am J Obstet Gynecol* 192(4):1107–1111, 2005.

69. Cicero S, Avgidou K, Rembouskos G, et al: Nasal bone in first-trimester screening for trisomy 21. *Am J Obstet Gynecol* 195(1):109–114, 2006.

70. Cicero S, Longo D, Rembouskos G, et al: Absent nasal bone at 11-14 weeks of gestation and chromosomal defects. *Ultrasound Obstet Gynecol* 22(1):31–35, 2003.

71. Cicero S, Rembouskos G, Vandecruys H, et al: Likelihood ratio for trisomy 21 in fetuses with absent nasal bone at the 11-14-week scan. *Ultrasound Obstet Gynecol* 23(3):218–223, 2004.

72. Matias A, Gomes C, Flack N, et al: Screening for chromosomal abnormalities at 10-14 weeks: the role of ductus venosus blood flow. *Ultrasound Obstet Gynecol* 12(6):380–384, 1998.

73. Prefumo F, Sethna F, Sairam S, et al: First-trimester ductus venosus, nasal bones, and Down syndrome in a high-risk population. *Obstet Gynecol* 105(6):1348–1354, 2005.

74. Zoppi MA, Putzolu M, Ibba RM, et al: First-trimester ductus venosus velocimetry in relation to nuchal translucency thickness and fetal karyotype. *Fetal Diagn Ther* 17(1):52–57, 2002.

75. Mavrides E, Sairam S, Hollis B, Thilaganathan B: Screening for aneuploidy in the first trimester by assessment of blood flow in the ductus venosus. *Br J Obstet Gynaecol* 109(9):1015–1019, 2002.

76. Oh C, Harman C, Baschat AA: Abnormal first-trimester ductus venosus blood flow: a risk factor for adverse outcome in fetuses with normal nuchal translucency. *Ultrasound Obstet Gynecol* 30(2):192–196, 2007.

77. Martinez JM, Comas M, Borrell A, et al: Abnormal first-trimester ductus venosus blood flow: a marker of cardiac defects in fetuses with normal karyotype and nuchal translucency. *Ultrasound Obstet Gynecol* 35(3):267–272, 2010.

78. Falcon O, Auer M, Gerovassili A, et al: Screening for trisomy 21 by fetal tricuspid regurgitation, nuchal translucency and maternal serum free β-hCG and PAPP-A at 11 + 0 to 13 + 6 weeks. *Ultrasound Obstet Gynecol* 27(2):151–155, 2006.

79. Kagan KO, Valencia C, Livanos P, et al: Tricuspid regurgitation in screening for trisomies 21, 18 and 13 and Turner syndrome at 11+0 to 13+6 weeks of gestation. *Ultrasound Obstet Gynecol* 33(1):18–22, 2009.

80. Sonek J, Borenstein M, Daglkis T, et al: Frontomaxillary facial angle in fetuses in trisomy 21 at 11-13(6) weeks. *Am J Obstet Gynecol* 196(3):271, 2007.

81. Alphonese J, Cox J, Clarke JL, et al: Frontomaxillary facial angle measurement in trisomy 21 and euploid fetuses: two- and three-dimensional assessment during routine first trimester screening. *Fetal Diagn Ther* 36(3):183–189, 2014.

82. Borenstein M, Persico N, Kagan KO, et al: Frontomaxillary facial angle in screening for trisomy 21 at 11+0 to 13+6 weeks. *Ultrasound Obstet Gynecol* 32(1):5–11, 2008.

83. Zalel Y, Achiron R, Yagel S, Kivilevich Z: Fetal aberrant right subclavian artery in normal and Down syndrome fetuses. *Ultrasound Obstet Gynecol* 31(1):25–29, 2008.

84. Vos FI, De Jong-Pleij EA, Ribbert LS, et al: Three-dimensional ultrasound imaging and measurement of nasal bone length, prenasal thickness and frontomaxillary facial angle in normal second- and third-trimester fetuses. *Ultrasound Obstet Gynecol* 39(6):636–641, 2012.

85. Benacerraf BR, Neuberg D, Bromley B, Frigoletto FD, Jr: Sonographic scoring index for prenatal detection of chromosomal abnormalities. *J Ultrasound Med* 11(9):449–458, 1992.

86. Nyberg DA, Luthy DA, Cheng EY, et al: Role of prenatal ultrasonography in women with positive screen for Down syndrome on the basis of maternal serum markers. *Am J Obstet Gynecol* 173(4):1030–1035, 1995.

87. Vintzileos AM, Campbell WA, Rodis JF, et al: The use of second-trimester genetic sonogram in guiding clinical management of patients at increased risk for trisomy 21. *Obstet Gynecol* 87(6):948–952, 1996.

88. Devore GR, Romero R: Combined use of genetic sonography and maternal serum triple-marker screening: an effective method for increasing the detection of trisomy 21 in women younger than 35 years. *J Ultrasound Med* 20(6):645–654, 2001.

89. Bromley B, Lieberman E, Shipp TD, Benacerraf BR: The genetic sonogram: a method of risk assessment for Down syndrome in the second trimester. *J Ultrasound Med* 21(10):1087–1096, 2002.

90. Nyberg DA, Souter VL, El-Bastwissi A, et al: Isolated sonographic markers for detection of fetal Down syndrome in the second trimester of pregnancy. *J Ultrasound Med* 20(10):1053–1063, 2001.

91. Smith-Bindman R, Hosmer W, Feldstein VA, et al: Second-trimester ultrasound to detect fetuses with Down syndrome: a meta-analysis. *JAMA* 285(8):1044–1055, 2001.

92. Agathokleous M, Chaveeva P, Poon LCY, et al: Meta-analysis of second-trimester markers for trisomy 21. *Ultrasound Obstet Gynecol* 41(3):247–261, 2013.

93. Vintzileos AM, Guzman ER, Smulian JC, et al: Choice of second-trimester genetic sonogram for detection of trisomy 21. *Obstet Gynecol* 90(2):187–190, 1997.

94. Pinette MG, Garrett J, Salvo A, et al: Normal midtrimester (17-20 weeks) genetic sonogram decreases amniocentesis rate in a high-risk population. *J Ultrasound Med* 20(6):639–644, 2001.

95. Aagard-Tillery KM, Malone FD, Nyberg DA, et al: Role of second-trimester genetic sonography after Down syndrome screening. *Obstet Gynecol* 114(6):1189–1196, 2009.

96. Krantz DA, Hallahan TW, Macri VJ, Macri JN: Genetic sonography after first-trimester Down syndrome screening. *Ultrasound Obstet Gynecol* 29(6):666–670, 2007.

97. Odibo AO, Ghidini A: Role of the second trimester "genetic sonogram" for Down syndrome screen in the era of first-trimester screening and noninvasive prenatal testing. *Prenat Diagn* 34(6):511–517, 2014.

98. Benacerraf BR, Gelman R, Frigoletto FD: A sonographic sign for the detection in the second trimester of the fetus with Down's syndrome. *Am J Obstet Gynecol* 151(8):1078–1079, 1985.

99. Down JL: Observations on an ethnic classification of idiots. 1866. *Ment Retard* 33(1):54–56, 1985.

100. Maymon R, Zimmerman AL, Weintrab Z, et al: Correlation between nuchal translucency and nuchal skin-fold measurements in Down syndrome and unaffected fetuses. *Ultrasound Obstet Gynecol* 32(4):501–505, 2008.

101. Salomon LJ, Bernard JP, Taupin P, et al: Relationship between nuchal translucency at 11-14 weeks and nuchal fold at 20-24 weeks of gestation. *Ultrasound Obstet Gynecol* 18(6):636–637, 2001.

102. Olson G, Saade GR, Zlatnik M, et al: The effect of fetal neck position on nuchal fold thickness. *Am J Obstet Gynecol* 183(4):995–997, 2000.

103. Gray DL, Crane JP: Sonographically measured nuchal skinfold thickness as a screening tool for Down syndrome: results of a prospective clinical trial. *Obstet Gynecol* 77(4):533–536, 1991.

104. Watson WJ, Miller RC, Menard MK: Ultrasonographic measurements of fetal nuchal skin to screen for chromosomal abnormalities. *Am J Obstet Gynecol* 170(2):583–586, 1994.

105. Gray DL, Crane JP: Optimal nuchal skin-fold thresholds based on gestational age for prenatal detection of Down syndrome. *Am J Obstet Gynecol* 171(5):1282–1286, 1994.

106. Singh C, Biswas A: Impact of gestational age on nuchal fold thickness in the second trimester. *J Ultrasound Med* 33(4):687–690, 2014.

107. Bromley B, Benacerraf BR: The resolving nuchal fold in second trimester fetuses: not necessarily a reassuring finding. *J Ultrasound Med* 14(3):253–255, 1995.

108. Odibo AO, Sehdev HM, Sproat L, et al: Evaluating the efficiency of using second-trimester nasal bone hypoplasia as a single or a combined marker for fetal aneuploidy. *J Ultrasound Med* 25(4):437–441, 2006.

109. Odibo AO, Sehdev HM, Gerkowicz S, et al: Comparing the efficiency of second-trimester nasal bone hypoplasia and increased nuchal fold in Down syndrome screening. *Am J Obstet Gynecol* 199(3):281, 2008.

110. Bromley B, Lieberman E, Shipp TD, Benacerraf BR: Fetal nose bone length: a marker for Down syndrome in the second trimester. *J Ultrasound Med* 21(12):1387–1394, 2002.

111. Odibo AO, Sehdev HM, Dunn L, et al: The association between fetal nasal bone hypoplasia and aneuploidy. *Obstet Gynecol* 104(6):1229–1233, 2004.

112. Nyberg DA, Dubinsky T, Resta RG, et al: Echogenic fetal bowel during the second trimester: clinical importance. *Radiology* 188(2):527–531, 1993.

113. Ghose I, Mason GC, Martinez D, et al: Hyperechogenic fetal bowel: a prospective analysis of sixty consecutive cases. *Br J Obstet Gynaecol* 107(3):426–429, 2000.

114. Al-Kouatly HB, Chasen ST, Streltzoff J, Chervenak FA: The clinical significance of fetal echogenic bowel. *Am J Obstet Gynecol* 185(5):1035–1038, 2001.

115. Brock DJH: A comparative study of microvillar enzyme activities in the prenatal diagnosis of cystic fibrosis. *Prenat Diagn* 5(2):129–134, 1985.

116. Caspi B, Elchalal U, Lancet M, Chemke J: Prenatal diagnosis of cystic fibrosis. Ultrasonographic appearance of meconium ileus in the fetus. *Prenat Diagn* 8(5):379–382, 1998.

117. Forouzan I: Fetal abdominal echogenic mass: an early sign of intrauterine cytomegalovirus infection. *Obstet Gynecol* 80(3 Pt 2):535–537, 1992.

118. Strocker AM, Snijders RJ, Carlson DE, et al: Fetal echogenic bowel: parameters to be considered in the differential diagnosis. *Ultrasound Obstet Gynecol* 16(6):519–523, 2000.

119. Sepulveda W, Reid R, Nicolaidis P, et al: Second-trimester echogenic bowel and intraamniotic bleeding: association between fetal bowel echogenicity and amniotic fluid spectrophotometry at 410 nm. *Am J Obstet Gynecol* 174(3):839–842, 1996.

120. Goetzinger KR, Cahill AG, Macones GA, Odibo AO: Echogenic bowel on second-trimester ultrasonography: evaluating the risk of adverse pregnancy outcome. *Obstet Gynecol* 117(6):1341–1348, 2011.

121. Dicke JM, Gray DL, Songster GS, Crane JP: Fetal biometry as a screening tool for the detection of chromosomally abnormal pregnancies. *Obstet Gynecol* 74(5):726–729, 1989.

122. Gray DL, Dicke JM, Dickerson R, et al: Reevaluating humeral length for

the detection of fetal trisomy 21. *J Ultrasound Med* 28(10):1325–1330, 2009.

123. Benacerraf BR, Gelman R, Frigoletto FD: Sonographic identification of second-trimester fetuses with Down's syndrome. *N Engl J Med* 317(22):1371–1376, 1987.

124. Benacerraf BR, Neuberg D, Frigoletto FD: Humeral shortening in second-trimester fetuses with Down syndrome. *Obstet Gynecol* 77(2):223–227, 1991.

125. Lockwood C, Benacerraf B, Krinsky A, et al: A sonographic screening method for Down syndrome. *Am J Obstet Gynecol* 157(4 Pt 1):803–808, 1987.

126. Fitzsimmons J, Droste S, Shepard TH, et al: Long-bone growth in fetuses with Down syndrome. *Am J Obstet Gynecol* 161(5):1174–1177, 1989.

127. Nyberg DA, Resta RG, Luthy DA, et al: Humerus and femur length shortening in the detection of Down's syndrome. *Am J Obstet Gynecol* 168(2):534–538, 1993.

128. Borgida AF, Zelop C, Deroche M, et al: Down syndrome screening using race-specific femur length. *Am J Obstet Gynecol* 189(4):977–979, 2003.

129. Harper LM, Gray DL, Dicke JM, et al: Do race-specific definitions of short long bones improve the detection of Down syndrome on second-trimester genetic sonograms? *J Ultrasound Med* 29(2):231–235, 2010.

130. Goetzinger KR, Dicke JM, Gray DL, et al: The effect of fetal gender in predicting Down syndrome using long bone ultrasonographic measurements. *Prenat Diagn* 30(10):950–955, 2010.

131. Corteville JE, Dicke JM, Crane JP: Fetal pyelectasis and Down syndrome: is genetic amniocentesis warranted? *Obstet Gynecol* 79(5 Pt 1):770–772, 1992.

132. Benacerraf BR, Mandel J, Estroff JA, et al: Fetal pyelectasis: a possible association with Down syndrome. *Obstet Gynecol* 76(1):58–60, 1990.

133. Bornstein E, Barnhard Y, Donnenfeld AE, et al: Fetal pyelectasis: does gender modify the risk of major trisomies? *Obstet Gynecol* 107(4):877–879, 2006.

134. Bornstein E, Barnhard Y, Donnenfeld AE, et al: The risk of a major trisomy in fetuses with pyelectasis: the impact of an abnormal maternal serum screen or additional sonographic markers. *Am J Obstet Gynecol* 196(5):e24–e26, 2007.

135. Carbone JF, Tuuli MG, Dicke JM, et al: Revisiting the risk for aneuploidy in fetuses with isolated pyelectasis. *Prenat Diagn* 31(6):566–570, 2011.

136. Orzechowski KM, Berghella V: Isolated fetal pyelectasis and the risk of Down syndrome: a meta-analysis. *Ultrasound Obstet Gynecol* 42(6):615–621, 2013.

137. Levy DW, Mintz MC: The left ventricular echogenic focus: a normal finding. *AJR Am J Roentgenol* 150(1):85–86, 1988.

138. Wax JR, Donnelly J, Carpenter M, et al: Childhood cardiac function after prenatal diagnosis of intracardiac echogenic foci. *J Ultrasound Med* 22(8):783–787, 2003.

139. Tennstedt C, Chaoui R, Vogel M, et al: Pathologic correlation of sonographic echogenic foci in the fetal heart. *Prenat Diagn* 20(4):287–292, 2000.

140. Roberts DJ, Genest D: Cardiac histologic pathology characteristics of trisomies 13 and 21. *Hum Pathol* 23(10):1130–1140, 1992.

141. Winter TC, Anderson AM, Cheng EY, et al: Echogenic intracardiac focus in 2nd trimester fetuses with trisomy 21: usefulness as a US marker. *Radiology* 216(2):450–456, 2000.

142. Bromley B, Lieberman E, Laboda L, Benacerraf BR: Echogenic intracardiac focus: a sonographic sign for fetal Down syndrome. *Obstet Gynecol* 86(6):998–1001, 1995.

143. Shanks AL, Odibo AO, Gray DL: Echogenic intracardiac foci: associated with increased risk for trisomy 21 or not? *J Ultrasound Med* 28(12):1639–1643, 2009.

144. Coco C, Jeanty P, Jeanty C: An isolated echogenic heart focus is not an indication for amniocentesis in 12,672 unselected patients. *J Ultrasound Med* 23(4):489–496, 2004.

145. Prefumo F, Presti F, Mavrides E, et al: Isolated echogenic foci in the fetal heart: do they increase risk of trisomy 21 in a population previously screened by nuchal translucency? *Ultrasound Obstet Gynecol* 18(2):126–130, 2001.

146. Anderson N, Jyoti R: Relationship of isolated fetal intracardiac echogenic focus to trisomy 21 at the mid-trimester sonogram in women younger than 35. *Ultrasound Obstet Gynecol* 21(4):354–358, 2003.

147. Lamont RF, Havutcu E, Salgia S, et al: The association between isolated fetal echogenic cardiac foci on second-trimester ultrasound scan and trisomy 21 in low-risk unselected women. *Ultrasound Obstet Gynecol* 23(4):346–351, 2004.

148. Sotiriadis A, Makrydimas G, Ioannidis JPA: Diagnostic performance of intracardiac echogenic foci for Down syndrome: a meta-analysis. *Obstet Gynecol* 101(5 Pt 1):1009–1016, 2003.

149. Doubilet PM, Copel JA, Benson CB, et al: Choroid plexus cyst and echogenic intracardiac focus in women at low risk for chromosomal anomalies. *J Ultrasound Med* 23(7):883–885, 2004.

150. Filly RA, Benacerraf BR, Nyberg DA, Hobbins JC: Choroid plexus cyst and echogenic intracardiac focus in women at low risk for chromosomal anomalies. *J Ultrasound Med* 23(4):447–449, 2004.

151. Caughey AB, Lyell DJ, Filly RA, et al: The impact of the use of the isolated echogenic intracardiac focus as a screen for Down syndrome in women under the age of 35 years. *Am J Obstet Gynecol* 185(5):1021–1027, 2001.

152. Chasen ST, Razavi AS: Echogenic intracardiac foci: disclosure and the rate of amniocentesis in low-risk patients. *Am J Obstet Gynecol* 209(4):377, 2013.

153. Goldenstein WB: Aberrant right subclavian artery in mongolism. *Am J Roentgenol Radium Ther Nucl Med* 95:131–134, 1965.

154. Chaoui R, Heling K, Sarioglu N, et al: Aberrant right subclavian artery as a new cardiac sign in second- and third-trimester fetuses with Down syndrome. *Am J Obstet Gynecol* 192(1):257–263, 2005.

155. Borenstein M, Minekawa R, Zidere V, et al: Aberrant right subclavian artery at 16 to 23+6 weeks of gestation: a marker for chromosomal abnormality. *Ultrasound Obstet Gynecol* 36(5):548–552, 2010.

156. Yazicioglu HF, Sevket O, Akin H, et al: Aberrant right subclavian artery in Down syndrome fetuses. *Prenat Diagn* 33(3):209–213, 2013.

157. Maymon R, Levinsohn-Tavor O, Cuckle H, et al: Second trimester ultrasound prenasal thickness combined with nasal bone length: a new method of Down syndrome screening. *Prenat Diagn* 25(10):906–911, 2005.

158. De Jong-Pleij EAP, Vos FI, Ribbert SM, et al: Prenasal thickness-to-nasal bone length ratio: a strong and simple second- and third-trimester marker for trisomy 21. *Ultrasound Obstet Gynecol* 39(2):185–190, 2012.

159. Ozcan T, Ozlu T, Allen J, et al: Predictive role of prenasal thickness and nasal bone for Down syndrome in the second trimester. *Eur J Obstet Gynecol Reprod Biol* 171(2):220–224, 2013.

160. Sonek J, Borenstein M, Downing C, et al: Frontomaxillary facial angles in screening for trisomy 21 at 14-23 weeks' gestation. *Am J Obstet Gynecol* 197(2):160, 2007.

161. Molina F, Persic N, Borenstein M, et al: Frontomaxillary facial angle in trisomy 21 fetuses at 16-24 weeks of gestation. *Ultrasound Obstet Gynecol* 31(4):384–387, 2008.

162. Odibo AO, Schoenbern JA, Haas K, Macones GM: Does the combination of fronto-maxillary facial angle and nasal bone evaluation improve the detection of Down syndrome in the second trimester? *Prenat Diagn* 29(10):947–951, 2009.

163. Naeini RM, Yoo JH, Hunter JV: Spectrum of choroid plexus lesions in children. *AJR Am J Roentgenol* 192(1):32–40, 2009.

164. Chinn DH, Miller EI, Worthy LM, Towers CV: Sonographically detected fetal choroid plexus cysts. Frequency and association with aneuploidy. *J Ultrasound Med* 10(5):255–258, 1991.

165. Twining P, Zuccollo J, Clewes J, Swallow J: Fetal choroid plexus cysts: a prospective study and review of the literature. *Br J Radiol* 64(758):98–102, 1991.

166. Bromley B, Lieberman R, Benacerraf BR: Choroid plexus cysts: not associated with Down syndrome. *Ultrasound Obstet Gynecol* 8(4):232–235, 1996.

167. Yoder PR, Sabbagha RE, Gross SJ, Zelop CM: The second-trimester fetus with isolated choroid plexus cysts: a meta-analysis of risk of trisomies 18 and 21. *Obstet Gynecol* 93(5 Pt 2):869–872, 1999.

168. Goetzinger KR, Stamilio DM, Dicke JM, et al: Evaluating the incidence and likelihood ratios of chromosomal abnormalities in fetuses with common central nervous system malformations. *Am J Obstet Gynecol* 199(3):285, 2008.

169. Snijders RJ, Shawa L, Nicolaides KH: Fetal choroid plexus cysts and trisomy 18: assessment of risk based on ultrasound findings and maternal age. *Prenat Diagn* 14(12):1119–1127, 1994.

170. Gupta JK, Cave M, Lilford RJ, et al: Clinical significance of fetal choroid plexus cysts. *Lancet* 346(8977):724–729, 1995.

171. Ghidini A, Strobelt N, Locatelli A, et al: Isolated fetal choroid plexus cysts: role of ultrasonography in establishment of the risk of trisomy 18. *Am J Obstet Gynecol* 182(4):972–977, 2000.

172. Demasio K, Canterino J, Ananth C, et al: Isolated choroid plexus cyst in low-risk women less than 35 years old. *Am J Obstet Gynecol* 187(5):1246–1249, 2002.

173. Bronsteen R, Lee W, Vettraino IM, et al: Second-trimester sonography and trisomy 18. *J Ultrasound Med* 23(2):241–245, 2004.

174. Beke A, Barakonyi E, Belics Z, et al: Risk of chromosome abnormalities in the presence of bilateral or unilateral choroid plexus cysts. *Fetal Diagn Ther* 23(3):185–191, 2008.

175. Heifetz SA: Single umbilical artery. A statistical analysis of 237 autopsy cases and review of the literature. *Perspect Pediatr Pathol* 8(4):345–378, 1984.

176. Gornall AS, Kurinczuk JJ, Konje JC: Antenatal detection of a single umbilical artery: does it matter? *Prenat Diagn* 23(2):117–123, 2003.

177. Rembouskos G, Cicero S, Longo D, et al: Single umbilical artery at 11-14 weeks' gestation: relation to chromosomal defects. *Ultrasound Obstet Gynecol* 22(6):567–570, 2003.

178. Saller DN, Keene CL, Sun CC, Schwartz S: The association of single umbilical artery with cytogenetically abnormal pregnancies. *Am J Obstet Gynecol* 163(3):922–925, 1990.

179. Granese R, Coco C, Jeanty P: The value of single umbilical artery in the prediction of fetal aneuploidy: findings in 12,672 pregnant women. *Ultrasound Q* 23(2):117–121, 2007.

180. Geipel A, Germer U, Welp T, et al: Prenatal diagnosis of single umbilical artery: determination of the absent side, associated anomalies, Doppler findings and perinatal outcome. *Ultrasound Obstet Gynecol* 15(2):114–117, 2000.

181. Dagklis T, Defigueiredo D, Staboulidou I, et al: Isolated single umbilical artery and fetal karyotype. *Ultrasound Obstet Gynecol* 36(3):291–295, 2010.

182. Murphy-Kaulbeck L, Dodds L, Joseph KS, Van den Hof M: Single umbilical artery risk factors and pregnancy outcomes. *Obstet Gynecol* 116(4):843–850, 2010.

183. Voskamp BJ, Fleurke-Rozema H, Oude-Rengerink K, et al: Relationship of isolated single umbilical artery to fetal growth, aneuploidy and perinatal mortality: systematic review and meta-analysis. *Ultrasound Obstet Gynecol* 42(6):622–628, 2013.

184. Hua M, Odibo AO, Macones GA, et al: Single umbilical artery and its associated findings. *Obstet Gynecol* 115(5):930–934, 2010.

185. Shields LE, Carpenter LA, Smith KM, Nghiem HV: Ultrasonographic diagnosis of trisomy 18: is it practical in the early second trimester? *J Ultrasound Med* 17(5):327–331, 1998.

186. Watson WJ, Miller RC, Wax JR, et al: Sonographic findings of trisomy 18 in the second trimester of pregnancy. *J Ultrasound Med* 27(7):1033–1038, 2008.

187. Quintero RA, Johnson MP, Mendoza G, Evans MI: Ontogeny of clenched-hand development in trisomy 18 fetuses: a serial transabdominal fetoscopic observation. *Fetal Diagn Ther* 14(2):68–70, 1999.

188. Lam YH, Tang MH: Sonographic features of fetal trisomy 18 at 13 and 14 weeks: four case reports. *Ultrasound Obstet Gynecol* 13(5):366–369, 1999.

189. Isaksen CV, Eik-Nes SH, Blaas HG, et al: A correlative study of prenatal ultrasound and post-mortem findings in fetuses and infants with an abnormal karyotype. *Ultrasound Obstet Gynecol* 16(1):37–45, 2000.

190. Hsaio CC, Tsao LY, Chen HN, et al: Changing clinical presentations and survival pattern in trisomy 18. *Pediatr Neonat* 50(4):147–151, 2009.

191. Benacerraf BR: Antenatal sonographic diagnosis of congenital clubfoot: a possible indication for amniocentesis. *J Clin Ultrasound* 14(9):703–706, 1986.

192. Malone FD, Marino T, Biachi DW, et al: Isolated club foot diagnosed prenatally: is karyotyping indicated? *Obstet Gynecol* 95(3):437–440, 2000.

193. Lauson S, Alvarez C, Patel MS, Langlois S: Outcome of prenatally diagnosed isolated clubfoot. *Ultrasound Obstet Gynecol* 35(6):708–714, 2010.

194. Papp C, Beke A, Ban Z, et al: Prenatal diagnosis of trisomy 13: analysis of 28 cases. *J Ultrasound Med* 25(4):429–435, 2006.

195. Watson WJ, Miller RC, Wax JR, et al: Sonographic detection of trisomy 13 in the first and second trimesters of pregnancy. *J Ultrasound Med* 26(9):1209–1214, 2007.

第 4 章　早早孕的超声表现

Peter M. Doubilet, Carol B. Benson

- 正常早早孕(early first trimester)经阴道超声检查结果遵循一定的发展规律,妊娠期变化大约±0.5周:第5周显示妊娠囊(gestational sac),5周半显示卵黄囊(yolk sac),第6周显示胚胎(embryo)和心跳,第7周显示羊膜。

- 在一个妊娠试验(pregnancy tests)阳性的女性中,超声检查没有发现宫内妊娠或异位妊娠(未知部位妊娠(pregnancy of unknown location,PUL))的证据,仅凭 hCG 测值并不能可靠地将正常的宫内妊娠(intrauterine pregnancy,IUP)与宫内妊娠停止发育和异位妊娠(ectopic pregnancy)区分开来。

- 在妊娠试验阳性的妇女中,任何圆形或椭圆形的子宫腔内液体聚积区(intrauterine fluid collection)都应该解释为极有可能是一个妊娠囊,而不是假孕囊(pseudogestational sac)或蜕膜囊肿(decidual cyst),并且应该避免可能损害宫内妊娠的处理方式。

- 卵巢外的肿块可以与卵巢内的病变区分开,使用阴道探头施加压力时,通过观察肿块相对于卵巢的运动可以辨认卵巢黄体。

- 诊断宫内妊娠胚胎停止发育的超声征象包括:头臀长(crown-rump length,CRL)≥7mm 而未见胎心搏动;妊娠囊平均内径(mean sac diameter,MSD)≥25mm 而未见胚芽;在初次超声检查后一定时间间隔复查仍未见胎心搏动。

- 怀疑但不能诊断为宫内妊娠停止发育的超声征象包括:头臀长(CRL)<7mm 未见心跳;妊娠囊平均内径(MSD)在16~24mm 内而未见胚芽;从末次月经日期(last menstrual period,LMP)算起6周及6周以上仍未见胎心搏动;羊膜囊空虚征(empty amnion sign);羊膜变形征(expanded amnion sign);大的卵黄囊。

- 胚胎停止发育的危险因素包括:胎心搏动可见时胎心率过慢;大范围绒毛膜下血肿(subchorionic hematoma),以及妊娠囊较小。

- 胚胎数量(单胎、双胎、三胞胎和多胞胎)在妊娠6周以前进行评估并不准确,胚胎可能会因双胎消失现象(vanishing twin)而减少,也可能在后续超声检查中发现增加一个或多个胚胎。

发育正常的妊娠囊通常在孕 5 周时就能通过经阴道超声发现,即受孕 3 周后或月经周期规律(28 天)的妇女末次月经日期起 5 周后。本章将重点探讨孕龄范围为 5~8 周妊娠的超声评估,该妊娠时间一直是 20 世纪 70 年代以来超声研究的焦点[1]。过去 30 年里,由于超声技术的发展,特别是经阴道超声的应用和普及,超声检查成为一种越来越有价值的工具。

早孕期(first trimester),仔细到位的超声检查手法和解读至关重要,因为子宫附件内与妊娠相关的结构很小,包括宫腔内和异位妊娠囊及黄体。如果做得好,超声检查可以证实妊娠囊的存在和位置,并能准确评估孕龄。如果做得不好,宫内妊娠可能会被误诊为异位妊娠[2,3],正常宫内妊娠可能被误诊为胚胎停止发育(也被称为流产(miscarriage)),造成严重后果。

正常早早孕经阴道超声检查

受精后大约 1 周,囊胚植入子宫腔一侧蜕膜中[4](图 4-1),但此后两周内仍无法被超声检查发现。正常早早孕的经阴道超声表现遵循一定的发展规律[5~8],孕龄的差异大约为 ±0.5 周。妊娠 5 周时妊娠囊首次出现在经阴道超声检查中,其表现为直径 2~3mm 的囊,通常位于子宫中部强回声区,对应为蜕膜(图 4-2,图 4-3)。在接下来一周内,它以每天 1mm 的速度增

长[8]。在妊娠囊中第一个可识别的结构是卵黄囊(yolk sac),它看起来是一个直径为 6mm 的圆形结构(图 4-4)。从 5 周半开始到妊娠前 3 个月,卵黄囊在大部分时间都是可见的。胚芽在妊娠 6 周时首次出现,最初表现为紧邻卵黄囊的 1~4mm 强回声结构,胚胎内可见有一闪烁运动、代表搏动的胎心(图 4-5,表 4-1)。

孕龄为 7 周时,胚胎纵向测量大约为 1cm,依然没有其他特征。在这个阶段,羊膜(amnion)首次在胚胎周围可见,原因是胚胎和羊膜之间羊膜腔内液体量增多(图 4-6,图 4-7)。孕龄为 8 周时,胚胎的长度是 16mm,超声检查可辨认个别身体部位。胚胎头部可与躯干相区别,肢芽可见(图 4-8)。

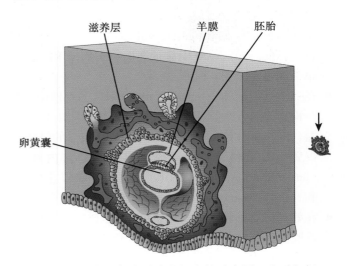

图 4-2　胚胎发育最后阶段胚泡的示意图。此时妊娠囊可被超声探查到,直径约 5mm,其内包括位于羊膜腔对面的卵黄囊。胚芽就位于这两个充满液体的腔体之间。虽然胚胎还不能被超声检查发现,但卵黄囊能很好被识别出来(From Moore KL, Persaud TVN: The Developing Human: Clinically Oriented Embryology, 7th ed. Philadelphia, WB Saunders, 2003)

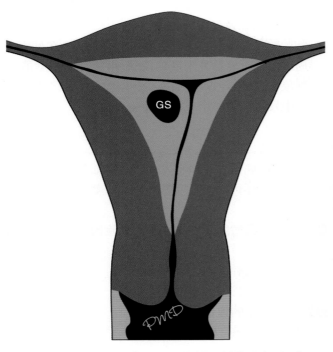

图 4-1　早孕期妊娠囊(GS)妊娠龄 5 周的示意图。妊娠囊植入于蜕膜内(绿色表示蜕膜),子宫腔(细黑线)塌陷

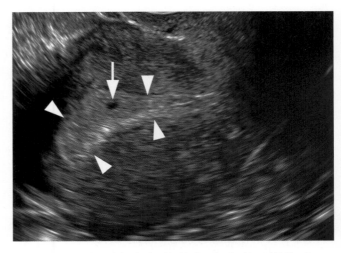

图 4-3　妊娠 5 周。妊娠囊(箭头)内无可识别结构,位于蜕膜内(三角形)

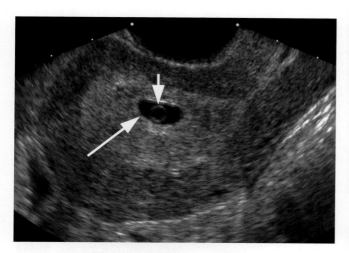

图 4-4　妊娠 5 周半。妊娠囊（长箭头）内包含一个卵黄囊（短箭头），未见胚芽

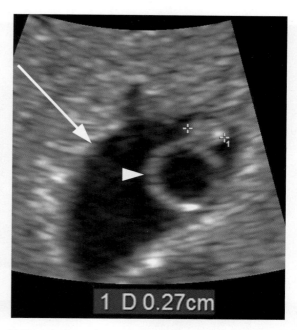

图 4-5　妊娠 6 周。妊娠囊（箭头）包含一个位于卵黄囊（三角形）旁边的胚芽（测量游标）。胚芽长径为 2.7mm，在实时超声扫查中可见胎心搏动

表 4-1　早早孕期间经阴道超声检查的正常表现

孕龄（周）	超声检查中首次出现的结构*	妊娠囊平均内径（mm）[8]	头臀长（mm）[10]
5.0	妊娠囊	2	—
5.5	卵黄囊	6	—
6.0	胚胎可见胎心	10	3
6.5		14	6
7.0	羊膜	18	10
7.5		22	13
8.0		26	16

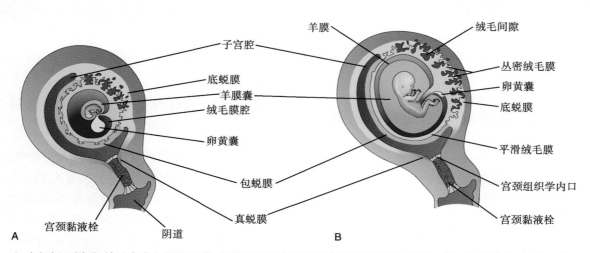

图 4-6　A. 在妊娠 7 周时，绒毛完全包围妊娠囊，基底层子宫内膜组织（底蜕膜）处相对厚。当妊娠囊增大时，绒毛膜和覆盖其上的蜕膜组织（包蜕膜）突向被压缩的子宫腔内，并与底蜕膜接触。该解剖结构引起双环征。B. 被压缩和无血管的绒毛膜组织变得光滑，被超声专家定义为"绒毛膜"。由于其与发育中的胎盘有固定解剖关系，在胎盘出血的情况下，血液即能分隔开"绒毛膜"及其外面的蜕膜组织，导致绒毛膜下血肿。（From Moore KL，Persaud TVN：The Developing Human：Clinically Oriented Embryology，7th ed. Philadelphia，WB Saunders，2003）

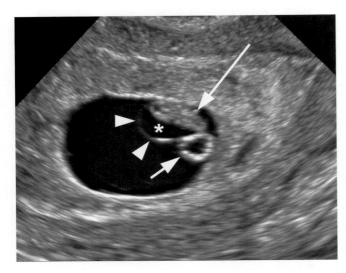

图 4-7   妊娠第 7 周。胚胎（长箭头）被一层薄薄的膜包围，羊膜（三角形），与卵黄囊相邻（短箭头）。液体（＊）存在于羊膜腔内将羊膜与胚胎分开

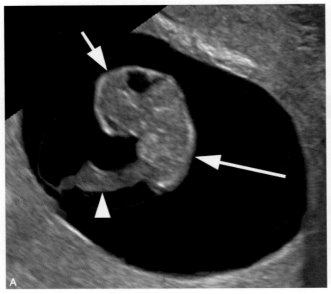

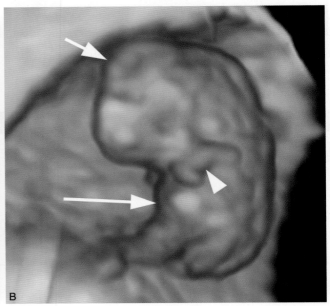

图 4-8   妊娠第 8 周。A. 头（短箭头）和躯干（长箭头）可以识别出来。脐带（三角形）连接到前腹壁。B. 在另一个胚胎的三维超声图上，头（短箭头）、躯干（长箭头）和上肢（三角形）可以识别出来

无卵黄囊及胚芽情况下如何确认或排除宫内妊娠

当对一个妊娠测试阳性的妇女进行超声检查时，一个基本的问题是受精卵着床的位置：宫内或宫外。这个问题的答案基于子宫和附件区的超声发现。超声检查能确定为妊娠囊的征象是孕囊内发现卵黄囊或发现有胎心搏动的胚胎。但是超声诊断早孕并不是轻而易举的，还需要综合考虑子宫和附件区的各种潜在的超声表现。

超声检查显示宫内无孕囊，无附件区异常（无卵巢外附件肿块和明显游离积液）

人绒毛膜促性腺激素（hCG）检测呈阳性，而超声检查未显示宫内妊娠或异位妊娠，这名妇女就被称为妊娠部位不明（PUL）。在这种情况下，可能是孕龄太小以至于无法识别的正常宫内妊娠、宫内妊娠胚胎停止发育（流产）以及异位妊娠。hCG 定量检查在鉴别上述可疑诊断方面有一定的价值，但是必须注意不要过度依赖于单一 hCG 水平[13]。

1981 年，一项研究提出了 hCG 参考范围（hCG discriminatory zone）的概念[14]。该研究表明，女性正常

宫内妊娠，hCG 低于 6000mIU/ml 妊娠囊通常无法被经腹超声所识别（当时普遍使用的经腹超声波技术），hCG 高于 6500mIU/ml 时，妊娠囊都能被超声检查发现。从那时起，上述参考值的后者（hCG 高于 6500mIU/ml 时），超声检查总能观察到妊娠囊，hCG 参考水平成为关注焦点。其基本原理是，当 hCG 测量高于参考水平时，未见宫内孕囊在很大程度上排除了正常宫内妊娠。因此，对可疑异位妊娠进行治疗应该是安全的，无需担心将对结局良好的妊娠造成伤害。随着超声技术的不断发展，特别是引进经阴道超声检查，妊娠囊能更早地被发现。这导致推荐的 hCG 参考范围进一步下降。到 20 世纪 80 年代中期，它下降到了 1000~2000mIU/ml[5,15~17]。

针对早期妊娠 hCG 测值高于参考水平，但超声检查未发现宫内妊娠及异位妊娠，而又有出血和腹痛的女性，一种方法提倡对疑似异位妊娠者进行全身甲氨蝶呤治疗[18]，另一种方法则建议执行刮宫术（dilatation and curettage procedure，D&C），然后在没有绒毛情况下，进行系统性甲氨蝶呤治疗[19]。

然而在过去的几年中，这些处理方法显然过于简单，可能导致严重的错误。随着我们对 PUL（不明位置宫内妊娠）了解越来越多，我们已经学到了很多重要的观点：

①这种参考范围并不能可靠地排除正常宫内妊娠。特别是当 hCG 值超过 2000mIU/ml，甚至超过 3000mIU/ml，即便未见宫内囊状结构，仍不能完全排除正常宫内妊娠[20]。

②在一个患有 PUL 女性中，单次 hCG 测量不能可靠地将正常宫内妊娠与宫内妊娠胚胎停止发育及异位妊娠区分开来[21]。

③如果一位患有异位妊娠和没有附件区肿块的女性血流动力学稳定，那么对其延迟治疗几日所承担的风险很小[22]。

因此，对一个仅凭单次 hCG 判断为 PUL 的妇女进行治疗，可能会在无意中伤害正常宫内妊娠，或者对宫内妊娠胚胎停止发育的妇女进行不必要的甲氨蝶呤治疗。相反，更合理的干预措施是在 2 天或更长时间后动态复查 hCG 及超声[13]。hCG 比值（48 小时后 hCG 值与初始 hCG 值的比值），能提供比单次 hCG 测量更多的诊断信息[23]。许多基于动态复查的处理方法被陆续提出[24~26]。无论选择遵循何种处理方法，关键信息都在于：如果超声检查没有显示宫内或异位妊娠的证据，而该女性血流动力学稳定，则不应以单一 hCG 测量为指标而进行干预，而应随后至少复查一次超声检查和

hCG 测量[13]。

超声检查显示宫内有孕囊样回声，无附件区异常

在一个妊娠试验阳性的女性中，如果宫内囊样回声不含卵黄囊或胚胎，那么囊样回声可以是子宫腔内的妊娠囊、液体（积血或分泌物），也可以是蜕膜中的囊肿。早在 1980 年，超声医师就已经在一些异位妊娠妇女子宫腔内观察到囊样回声的存在[27,28]。尽管它所处的位置与妊娠囊不同，前者位于子宫腔内，而后者位于蜕膜内，但当时超声设备的分辨率有限，常常使其两者难以区分。因此，异位妊娠的液体被称为假孕囊[28]。随后，人们注意到在一些异位妊娠也可以看到蜕膜囊肿[29]。

鉴于诊断宫内妊娠及与异位妊娠鉴别的重要性，早期医生们都在探索诊断宫内囊样回声是否是妊娠囊的标准。有两种宫内妊娠的声像图征象由此提出：双环征（double decidual sac sign）[30] 和蜕膜内征（intradecidual sign）[31]（图 4-9）。双环征指两个同心回声环的存在，周围至少环绕部分积液，代表的是包蜕膜和底蜕膜。蜕膜内征是指蜕膜内偏向一侧的囊样回声，偏向宫腔前部或后部的白线代表着变形的宫腔线。

20 世纪 80 年代晚期经阴道超声的普及变革了早孕期超声检查。这项技术比经腹部超声能更早地在妊娠期发现具有不同超声特征的妊娠囊。尤其要注意的是，早孕期妊娠囊通常经阴道超声不能显示双环征及蜕膜内征[32]（图 4-3）。此外，经阴道超声扫查异位妊娠妇女的宫内液体通常可与妊娠囊相鉴别，在这种情况下，异位妊娠的假孕囊通常符合子宫腔的形状和所处位置，积液形状不规则，其内充满碎片[33]（图 4-10）。

尽管经阴道超声检查的分辨率要高得多，但一些医生即便在早孕期进行经阴道超声扫查时，仍然依赖于经腹部超声检查所定义的假孕囊、双环征和蜕膜内征这些概念。此外，对这些征象的误解似乎相当普遍："存在双环征或蜕膜内征标志着宫内妊娠"（正确解读）有时会被认为是指"不存在双环征和蜕膜内征则排除宫内妊娠"（错误解读）。这种误解可能导致早孕期错误的处理手段：在早孕期较小宫内囊样回声代表妊娠囊，被误诊为与异位妊娠相关的假孕囊，从而导致了破坏宫内妊娠的治疗（甲氨蝶呤或刮宫术）。有关这一过失[3]的医疗诉讼的报道，以及针对此类治疗不当[34]的女性在线支持团体的存在，都证明了这种错误

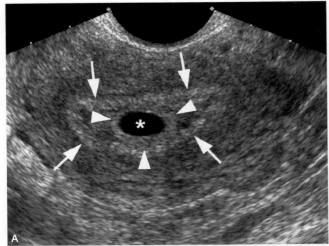

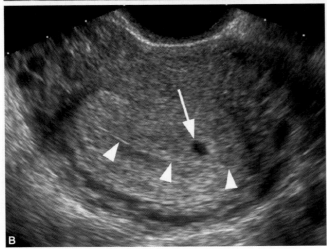

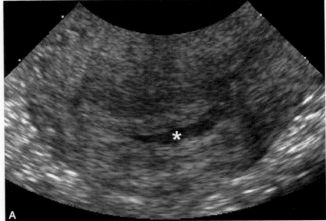

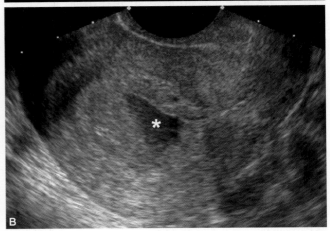

图 4-10　异位妊娠妇女子宫内积液。A. 积液（＊）通常形状不规则，其内充满碎片，符合子宫腔的形状和位置。B. 在另一个患有异位妊娠的妇女中，子宫腔内可见不规则形状的积液（＊）及其内部碎片

图 4-9　双环征和蜕膜内征。A. 妊娠囊（＊）被一个内回声环（三角形）和外回声环（箭头）包绕。存在的两个环是早孕期双环征。B. 偏向一侧的妊娠囊（箭头）位于蜕膜回声中，位于凸出变形的又白又细的宫腔线（三角形）的前方，构成早期宫内妊娠的蜕膜内征

并不罕见。

　　根据近期数据进行直接计算提供了某些信息。大约一半（范围：35% ~ 70%）的早孕期妊娠囊有一种非特异性的囊状形态：它们呈椭圆形或圆形，没有双环征和蜕膜内征[32]。大约有 3% 的异位妊娠妇女有类似的宫内积液[33]。在美国，有 2% 的孕妇是异位妊娠，98% 是宫内妊娠[35]。结合这些数值，就会发现，在没有附件区肿块和明显盆腔积液，经阴道超声显示没有双环征和蜕膜内征的宫内囊样回声，至少有 99% 是正常妊娠，最多只有 1% 是异位妊娠[32,33]。

　　记住在早孕期任何圆形或椭圆形的宫内囊样回声都应该被解释为极有可能是妊娠囊，并且要避免会损害有希望是宫内妊娠的一些治疗方法，除非已经将正常的宫内妊娠排除在外。

超声检查显示附件区混合性或实性肿块

　　当 hCG 测试阳性的女性超声发现附件区肿块时，关键的鉴别诊断在于肿块位于卵巢内还是卵巢外。卵巢内肿块几乎可以肯定是黄体（除非在肿块中看到闪烁心跳），而卵巢外肿块则很可能是异位妊娠。一个卵巢外肿块，无回声中心被一个回声环包围的形似"输卵管环"，代表异位妊娠的可能性最高，但即使在没有这种特征的情况下，在一个验孕呈阳性反应和未见宫内妊娠的妇女中，卵巢外一个混合性或实性肿块仍有很大的可能性是异位妊娠[36]。

　　在大多数情况下，卵巢内和卵巢外肿块在超声检查中是很容易分辨的。然而，在某些情况下，一个肿块是否与卵巢相邻以及是否在卵巢内有时是无法确定的。为了做出这一重要的鉴别诊断，提出了大量超声特征，包括它的灰阶图像、多普勒特征，以及当阴道探头对肿块施加压力时的相对运动。

一项研究发现,异位妊娠的输卵管环通常>卵巢实质回声,而黄体的回声通常≤卵巢实质回声[37]。然而,上述回声差异并不能明确区分输卵管和黄体,因为在这个研究数据中,39 例(15%)输卵管环回声≤卵巢回声,而 45 例(7%)黄体中有 3 例>卵巢回声。

在超声多普勒评估时,异位妊娠的附件区肿块通常在彩色多普勒上有显著血流信号,血流频谱呈低阻型[38,39]。而当一个肿块位于卵巢内,而不是与卵巢相邻时,上述多普勒特征存在于肿块内并不能有效地确诊为异位妊娠,因为黄体也可有类似的多普勒表现[38]。

最肯定的确定卵巢外肿块是否毗邻卵巢的方法,可以通过经阴道超声探头施压来观察卵巢外肿块相对于卵巢的运动[40]。如果肿块沿着卵巢滚动,那么它就是位于卵巢外,诊断很可能是异位妊娠(图 4-11)。如果肿块和卵巢一起运动,那么肿块很可能是卵巢内黄体,诊断则可能为宫内妊娠。在具有存储视频能力的超声设备中,对探头加压时观察附件区图像,储存一段视频是很好的做法。

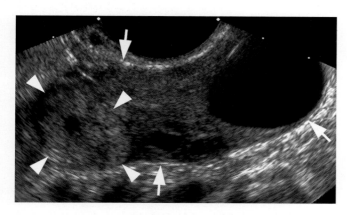

图 4-11　对经阴道超声探头施压观察图像运动,区分异位妊娠和黄体。注意异常回声边缘和无回声区(箭头)的结构位于卵巢内还是毗邻卵巢(三角形)。当对经阴道超声探头施加压力时,该结构如果与卵巢分离,则可确认位于卵巢外,从而代表异位妊娠

早早孕超声检查的孕龄判断

在胚胎可见之前,可以根据妊娠囊内容物或大小来判断孕龄。孕龄 5 周时声像图显示为无内部结构的妊娠囊,孕龄 5 周半时可见卵黄囊位于其中。或者通过平均孕囊直径及妊娠龄相关图表,孕龄可以根据平均孕囊直径(妊娠囊前后径、横径、矢状径的平均值)来判断[8](表 4-1)。

一旦胚胎可见,测量 CRL 就是最准确判断孕龄的方法。众多公式和表格就是为此目的而设计[9,10]。利用体外受精孕龄的金标准,可以发现各种已发表的头臀长公式和表格在估计妊娠期时只有微小的偏差[11,41]。

所有这些方法,无论是基于妊娠囊内容物、平均孕囊直径(MSD),还是头臀长(CRL),都能在正常早孕期提供一个非常准确的孕龄估计方法。每种方法都在 95% 可信区间内以及大约 ±0.5 周的差异[41]。

宫内妊娠胚胎停止发育(流产)的诊断

前一节阐述了正常早孕期超声表现的正常进展。如果不符合一个或多个预期的早期妊娠时间表,则可能代表胚胎停止发育,但重要的是要区分是确定的胚胎停止发育还是仅仅是疑似诊断。疑似的诊断应按时复查超声进行随诊,通常是在 7～10 天之后。另一方面,如果确定是胚胎停止发育,就不必继续动态观察,从而可以进行诸如清宫术等。

由于对早期胚胎停止发育的错误诊断会产生严重的后果,例如对一个正常妊娠妇女进行清宫术,因此确诊胚胎停止发育的标准应该是严格的。也就是说,这些标准实际上应该排除假阳性的诊断,这意味着它们应该有非常接近百分之百的特异性。此外,它应该适用于符合最低质量标准的使用广泛的超声设备,而不仅仅是专家专门使用的早孕期超声设备。

确定胚胎停止发育的标准分为三类[13]:①胚胎超过一定尺寸(用 CRL 测量),未见胎心搏动。②妊娠囊超过一定尺寸(由 MSD 测量),未见胚胎。③首次超声检查后一定时间复查,没有出现有心跳的胚胎。相对较宽松的这些标准的衍生版本,以及许多其他的超声表现,都可怀疑胚胎停止发育。

确诊宫内妊娠胚胎停止发育的超声征象

无胎心搏动胚胎的头臀长

在正常的子宫内妊娠中,心脏活动的闪烁运动通常是在胚胎可识别的情况下出现的,而无论胚胎大小如何。在过去的 30 年里,许多研究者试图回答以下问题:正常宫内妊娠中,胎心搏动始终(不仅仅只是通常)在 CRL 多长时可以见到。20 世纪 90 年代的研究得出结论,CRL 为 4mm[42,43] 或 5mm[44,45] 时胎心搏动始终可见。根据这项研究,对一个至少 5mm 的胚胎进行阴道超声检查,没有心跳被普遍接受为是胚胎停止发育的标准(表 4-2)[46~50]。

表 4-2　确定的胚胎停止发育的超声表现

分类	确定的胚胎停止发育的标准
胚胎未见胎心搏动	CRL≥7mm
妊娠囊内未见胚胎及胎心搏动	MSD≥25mm
时间标准	最初超声检查显示 1 个其内未见卵黄囊的妊娠囊,随后两周后超声检查显示未见有胎心搏动的胚胎
	最初超声检查显示 1 个其内可见卵黄囊的妊娠囊,随后 11 天后超声检查显示未见有胎心搏动的胚胎

CRL,胚胎头臀长;MSD,妊娠囊平均内径

近年来,人们严重质疑以 CRL 5mm 作为截断值的原因很多。第一,尽量避免对胚胎停止发育进行假阳性诊断,但得出 CRL 超过 5mm 无心跳即可诊断胚胎停止发育的研究人群过少。一项分析得出结论是,由于研究规模较小,5mm 标准的特异性可能低至 90%[51],从而降低其对胚胎停止发育的诊断价值。第二,有研究报道,在初次超声扫查中,有 5～6mm 胚胎未见心管搏动,但可在随后扫查中出现明显的心跳[52,53]。第三,一项研究发现,在 CRL 的测量中,在 6～9 周的时间内[54],CRL 测量中有 15%(95% 可信区间)的差异,所以一个观察者得到 6mm 胚胎可以被第二个观察者测量到 6.9mm。因此,CRL 超过 7mm 没有胎心搏动,被普遍接受为诊断胚胎停止发育的 CRL 截断值[13,55](图 4-12)。

无胚胎的妊娠囊平均内径

类似于之前对一定 CRL 未见胎心搏动的研究进展,一定大小妊娠囊内未见胚胎用于诊断宫内妊娠胚胎停止发育的标准随之而来。大约在 1990 年,一些研究发现,当 MSD=16mm[56] 或 17mm[57] 时,胎心搏动在超声检查中可见。在这些研究基础上,一个至少 16mm MSD 的胚胎未见胎心搏动,被公认为胚胎停止发育的标准[48,49]。

在最近几年,像早年研究未见胎心搏动的 CRL 截断值如出一辙,人们对这一标准的可靠性提出质疑。首先,最初的研究把 MSD 16mm 未见胚胎作为标准的样本量很少,随后的再评估表明敏感度的 95% 置信区间为 0.88～1.00[51]。第二,有一些报告的病例中,MSD 为 17～20mm,未见胚胎,随后超声检查胚胎可见胎心搏动[52,58]。第三,对 MSD 的测量值,检查者间的差异范

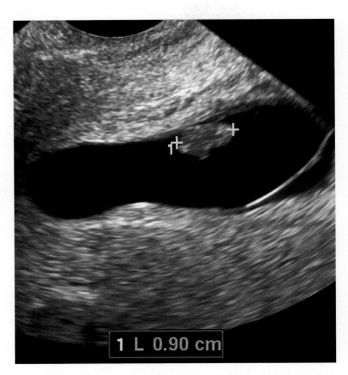

图 4-12　宫内妊娠胚胎停止发育。在子宫内可见一个 9mm 长的胚胎(测量游标),未见胎心搏动

围是 ±19%(95% 可信区间)[54],因此,如果由另一个检查者测量的话,测量值为 20mm 可能会高出 19%,也就是 24mm。

因此,普遍接受的早期胚胎停止发育的标准——未见胚芽的 MSD 变得更为严格:只有在 MSD 至少达到 25mm 并且经阴道超声没有发现胚胎的情况下,才应该诊断为胚胎停止发育[13,55](图 4-13)。

胚胎停止发育的时间标准

早先描述的 CRL 和 MSD 标准允许在早孕期通过单次超声检查诊断出胚胎停止发育。当多次超声检查动态观察发现异常进展时,也可以确定诊断。这些基于时间的胚胎停止发育诊断标准是必要的,因为在许多早期胚胎停止发育的案例中,CRL 和 MSD 的大小从来没有分别达到 7mm 和 25mm。

如前所述,妊娠囊、卵黄囊和胚胎分别在 5 周、5 周半和 6 周首次出现,变化幅度为 ±0.5 周。基于以上数据,在以下两种情况之一可确定胚胎停止发育:①初次超声检查显示妊娠囊没有卵黄囊或胚胎,至少 2 周后的超声检查未见胚胎及胎心搏动。②初次超声检查发现一个妊娠囊内可见卵黄囊,但未见胚胎,至少 11 天后的超声检查未见胚胎及胎心搏动[13]。

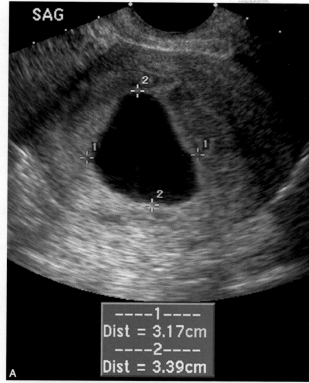

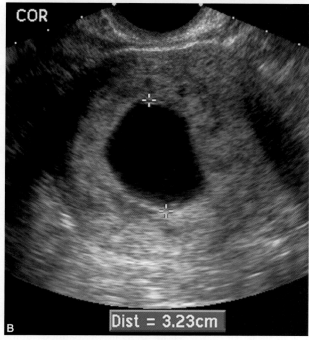

图 4-13　宫内妊娠胚胎停止发育。A、B.妊娠囊平均内径是 32.6mm,是妊娠囊矢状面(SAG)和冠状面(COR)的前后径、横径、矢状径的平均值。其中未见胚胎

超声检查怀疑(但不能肯定)宫内妊娠胚胎停止发育

无胎心搏动胚胎的头臀长

胚胎在经阴道超声检查中,胎心搏动通常是可识

别的,因此没有胎心搏动的胚胎总是令人担忧(如果没有明确的异常发现)。虽然不是决定性的,但当CRL 低于 7mm 截断值时未见胎心搏动应怀疑胚胎停止发育(图 4-14,表 4-3)。

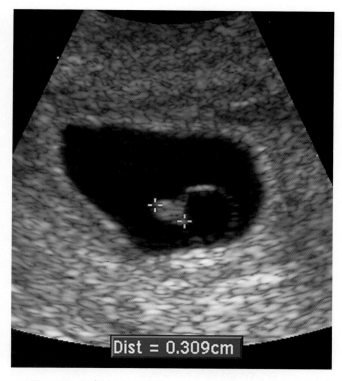

图 4-14　疑似宫内胚胎停止发育。在子宫内可见一个 3.09mm 的胚胎(测量游标)。其内未见胎心搏动

表 4-3　超声检查结果可疑(但不能肯定)宫内妊娠胚胎停止发育

分类	可疑的宫内妊娠胚胎停止发育的超声表现*
无胎心搏动胚胎的头臀长	CRL<7mm
无胚芽的妊娠囊平均内径	MSD 16~24mm
时间标准	初次超声检查显示妊娠囊没有卵黄囊或胚胎,7~13 天后,紧随其后的超声检查未见胚胎及胎心搏动
	初次超声检查发现一个妊娠囊内可见卵黄囊,但未见胚胎,7~10 天后紧随其后的超声检查未见胚胎及胎心搏动
	在 LMP 之后 6 周或更长时间未见胚胎及胎心搏动
羊膜囊空虚征	可见与卵黄囊相邻的羊膜,未见胚胎
羊膜囊变形征	被羊膜环绕着的胚胎内未见胎心搏动
卵黄囊较大	直径>7mm

* 当超声检查发现可疑妊娠胚胎停止发育时,7~10 天的超声检查随访通常是合适的
　CRL,胚胎头臀长;LMP,末次月经日期;MSD,妊娠囊平均内径

无胚胎的妊娠囊平均内径

在妊娠期未见胚胎，其 MSD 至少为 16mm（先前被接受的确定胚胎停止发育的截断值），但小于 24mm（目前已被接受的截断值），这在极少数情况下可能是正常妊娠。这种情况很少发生意味着，在没有可识别胚胎的情况下，MSD 测量值为 16～24mm 可怀疑胚胎停止发育（图 4-15）。

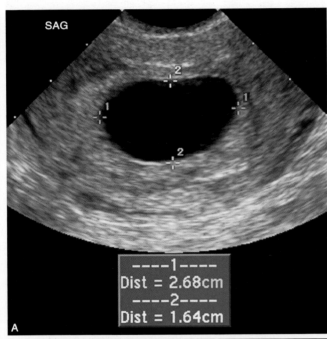

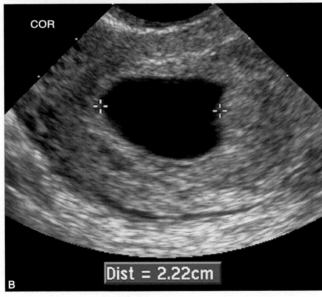

图 4-15　疑似宫内胚胎停止发育。A、B. 显示妊娠囊平均内径是 21.8mm，是妊娠囊矢状面（SAG）和冠状面（COR）的前后径、横径、矢状径的平均值。其中未见胚胎

怀疑胚胎停止发育的时间标准

最初超声检查显示一个妊娠囊而后续超声检查显示未见胎心搏动时，如果超声检查的时间间隔比明确诊断胚胎停育的时间要稍微短一些，这是令人担忧的。需要注意的是，出现下面情况应怀疑胚胎停止发育：①初次超声检查显示妊娠囊没有卵黄囊或胚胎，7～13 天后的超声检查未见胚胎及胎心搏动。②初次超声检查发现一个妊娠囊内可见卵黄囊，但未见胚胎，7～10 天后的超声检查未见胚胎及胎心搏动[13]。

另一个在时间基础上对怀疑胚胎停止发育的发现是在 LMP（末次月经第一天）之后的 6 周或更长时间内未见胚胎及胎心搏动。考虑到不规律的月经周期[59]和孕妇们对 LMP（末次月经）的记忆并不可靠[60,61]，任何时候都不应把孕妇自述的 LMP 后未见胚胎及胎心搏动当做诊断胚胎停止发育的决定性证据。

羊膜囊空虚征

早期妊娠囊内结构出现的顺序最先是卵黄囊，接着是胚胎，然后是羊膜。因此，看到一个胚胎而未见羊膜是正常的[62]，但不能看到羊膜而未见胚胎。后一种组合被称为羊膜囊空虚征（empty amnion sign）[62,63]。当妊娠囊内包含两个相邻的圆形结构，代表着卵黄囊和羊膜，而又没有胚胎时，羊膜囊空虚征就出现了（图 4-16）。

羊膜囊空虚征预后不良。在两项研究中，分别包括 15 名患者[62]和 68 名患者[63]都有这一征象，这 83 例全部确诊为胚胎停止发育。上述两项研究都是在同一家机构进行的，而且在早期单绒毛膜双羊膜囊双胎有两个卵黄囊可能被误认为是羊膜空虚征，这个征象应该被认为是一个可疑的，但不是确定性的胚胎停止发育的标志。

羊膜变形征

胎心搏动通常在羊膜首次被发现之前在胚胎周围就能被捕捉到[64,65]。"羊膜变形征（expanded amnion sign）"这一术语被创造出来，用来描述早期妊娠的以下超声表现：一个被羊膜环绕着的胚胎内未见胎心搏动（图 4-17）。在已知结果的 108 名 CRL≤5.4mm 且有上述表现的患者中，这 108 例全部确诊为胚胎停止发育[65]。

大卵黄囊

在早早孕时期，正常卵黄囊直径上限从内缘至内

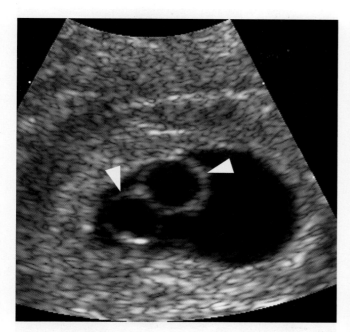

图 4-16　基于羊膜囊空虚征的疑似妊娠失败。两个圆形结构（三角形）位于妊娠囊内，代表卵黄囊和羊膜。未见胚胎

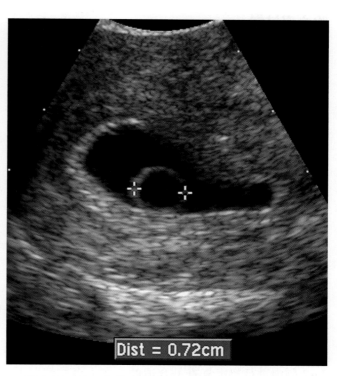

Dist = 0.72cm

图 4-18　基于卵黄囊较大的疑似妊娠失败。卵黄囊（测量游标）直径为 7.2mm

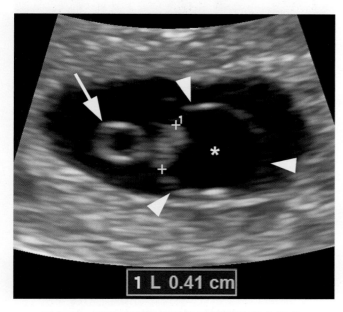

1 L 0.41 cm

图 4-17　基于羊膜囊变形的疑似胚胎停止发育。一个胚胎（测量游标）长度 4.1mm，周围环绕羊膜（三角形），与卵黄囊（箭头）相邻。在胚胎中未见胎心搏动

胎心搏动可见时胚胎停止发育的危险因素

在早早孕超声声像图中，胎心搏动可见是一个可靠发现，但它并不能保证良好的妊娠结局。随后的胚胎停止发育总是有可能发生的，但如果胎心率过慢、绒毛膜下血肿较大及妊娠囊异常小（表 4-4），则发生这种不幸事件的概率更高。

表 4-4　当胎心搏动可见时,胚胎停止发育的危险因素	
分类	可疑的即将发生宫内妊娠胚胎停止发育的超声表现
胎心率过慢	GA 6.0～6.2 周或 CRL 1～4mm： • 过慢：<90bpm • 临界范围：90～99bpm GA 6.3～7 周或 CRL 5～9mm： • 过慢：<110bpm • 临界范围：110～119bpm
大范围绒毛膜下血肿	以下几方面被诊断为范围大的： • 主观评价 • 血肿周围至少 2/3 的妊娠囊 • 血肿≥60ml
羊膜变形征	MSD-CRL<5mm（或主观评价）

bpm,每分钟心跳；CRL,头臀长；GA,妊娠囊；LMP,末次月经日期；MSD,妊娠囊平均内径

缘测量[66] 大约是 4.5mm，从外缘测量至外缘时，直径为 6mm[67]。大卵黄囊是预后不良的指标。虽然大卵黄囊和妊娠预后之间的因果关系还不清楚，但许多研究表明，当卵黄囊直径超过 7mm 时（图 4-18）[66,68]，妊娠失败率很高。

胎心率过慢

　　平均的胚胎心率 6 周内从 100~110 次每分钟（bpm）增加至 8~9 周大约 150 次，然后在余下的妊娠期达到稳定状态[69~71]。早早孕时期胎心率过慢会导致胎儿在早孕末期流产的高风险[69~73]。胎心率越慢，预后就越差。在 6.0~6.2 周，当 CRL 达 4mm，几乎所有胎心率小于 80bpm 的胎儿随后都会流产，如果胎心率是 80~89bpm，随后多数会妊娠失败，所以任何胎心率低于 90bpm 均应考虑异常（图 4-19）。较好的诊断是胎心率处于 90~99bpm，以及胎心率达到稳定水平时大于或等于 100bpm。因此胎心率处于 90~99bpm 为临界范围，而胎心率≥100bpm 才是正常的。在 6.3~7.0 周，相对应的 CRL 是 5~9mm，胎心率应该较前高 20bpm；胎心率<110bpm 是异常的，110~119bpm 的胎心率位于临界范围，胎心率≥120bpm 正常[73]。

　　当 6.0~6.2 孕周，超声检查显示胎心率<90bpm，或 6.6~7 孕周超声检查显示胎心率<110bpm 时，在 1~2 周内进行超声复查是合适的。在大多数情况下，后续超声复查时心脏活动将停止。少数病例胎心搏动仍存在，偶尔也会有正常胎心率。当这种情况发生时，预后相对较好，但仍然是异常的，因为这种情况在妊娠前三个月结束前，25% 的胎儿将流产[74]。如果胎儿在妊娠前三个月的最后阶段还活着，那么继续妊娠的可能性就会恢复到正常水平，但是胎儿畸形的风险可能会有所上升[73]。

绒毛膜下血肿

　　在超声检查中出现绒毛膜下血肿（subchorionic hematoma），为不规则低回声区，有时是月牙形的，周围是一部分的妊娠囊。血肿通常有内部回声，中间是一层厚厚的组织层与妊娠囊内液体分隔开（图 4-20）。它必须与羊膜从绒毛膜上分离相鉴别，这是早期妊娠的正常表现，在这种情况下，非常薄的、光滑的羊膜位于内层羊水及外层绒毛膜液之间。

　　几项研究已经评估妊娠时绒毛膜下血肿的预后意义。这些研究在设计上有很大的不同，既包括研究人群的孕龄间隔，也包括确定血肿大小的方法。研究将血肿划分为轻度、中度、重度，基于主观评估[75] 或被血肿包围的妊娠囊的部分[76]。还有一些人使用了对血肿体积的定量估计，尽管确定不规则空间的体积容易出错。即使在这些研究中，也有相当大的差异，一项研究比较了血肿大于或小于 60ml 的结局[77]，另一项比较血肿大于或小于 15ml 的结局[78]。

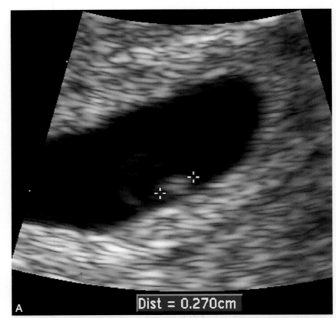

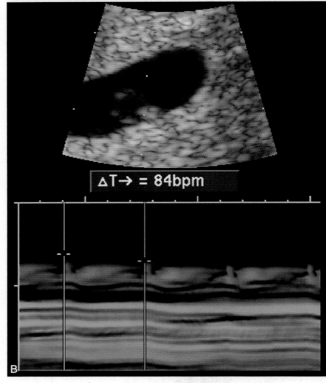

图 4-19　胎心率过慢。A. 子宫内可见一个 2.7mm 的胚胎。B. 通过 M 型超声测量胎心率是每分钟 84 次。两周后的复查超声检查未见胎心搏动

　　尽管存在这些差异，但人们普遍认为，轻度绒毛膜下血肿几乎不带有风险[75~79]。大多数[75~78] 而不是全部[80] 研究，认为较大的绒毛膜下血肿会增加随后流产的风险。一项研究根据早孕期至 8 周的孕妇情况归纳得出各类数据，22 例严重绒毛膜下血肿病例中，有 5 例（22.7%）在随后流产；而在 88 例为中度绒毛膜下血

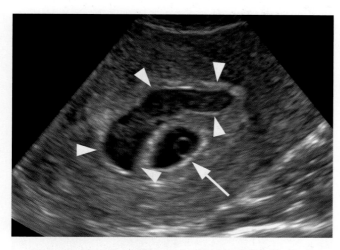

图 4-20　绒毛膜下血肿。一个不规则、形似新月形、内部有碎片（三角形）的积液，与妊娠囊（箭头）相邻。一层厚厚的组织将血肿与妊娠囊中的液体分隔开

肿的病例中有 12 例（13.6%）随后流产；在 116 例轻度绒毛膜下血肿病例[76] 中 14 例（12.1%）随后流产。

相对于胚芽长度的小妊娠囊

妊娠囊通常比胚胎大得多。一组作者提出使用 MSD 减 CRL 的数值来区分相对胚胎而言正常与发育异常小的妊娠囊。如果 MSD-CRL<5mm 则诊断为妊娠囊异常偏小；如果 MSD-CRL≥5mm，则诊

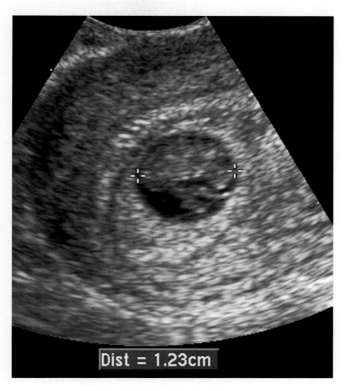

Dist = 1.23cm

图 4-21　较小的妊娠囊的大小及与之相关的胚胎。在胚胎（测量游标）周围几乎看不到液体

断为正常妊娠囊[81]。在这些病例中，有 16 例胎儿早孕期有正常胎心率和较小妊娠囊，其中 15 例（94%）结局为流产。尽管大多数研究者主观评价而不使用客观标准评估妊娠囊与胚胎的大小，该项研究结果证实，相对于胚芽长度的小妊娠囊是预后不良的指标（图 4-21）。

妊娠胎儿数量的评估

产科超声的一个基本要素是评估妊娠胎儿数量：单胎、双胎、三胎或更多。由于"双胎消失"和"双胎增加"的现象，在早期妊娠超声检查中确定的胎儿数量可能会增加或减少，这是一种重要的认识。

双胎消失现象

早在 20 世纪 70 年代就有报道称，一名在早孕期被诊断为怀有双胞胎的妊娠妇女，可能会在之后超声检查中或分娩时只存在一胎[82~84]。因为当时使用的超声机分辨率很低，而且没有实时超声影像，所以出现这种现象可能分为两类：①开始为双胎的妊娠，其中一胎在早孕期后未能继续发育；②单胎妊娠宫内出现第 2 个积液（如绒毛膜下血肿），被误认为第 2 个妊娠囊。

在进行了实时超声检查后，一份已发表的病例报告记录了一连串的双胎妊娠，在最初的超声检查中可见两个胎心搏动，在随后的超声检查中只有一个活胎[85]。在本案例中，早孕期双胎发生率为 3.3%，而 21% 的双胎在早期会失去其中一胎。当在早孕期失去双胞胎中的其中一胎时，余下的单胎预后良好，在大多数情况下，第 2 个妊娠囊在之后的妊娠期及分娩后就不再出现，这导致双胎消失现象（图 4-22）。

在妊娠期间任何时候都可能发生双胎死亡，但最常见的是在早早孕期间。在早孕期可见两个胎心搏动的双胎妇女中，其中 70%~80% 能分娩双胞胎，余下 20%~30% 的妇女分娩单胎[86~88]。如果这对双胞胎是单绒毛膜双胎[86,87]，或者在最初超声检查中，女性有阴道流血的症状，那么失去一胎的可能性最大[88]。

双胎增加现象

从 6 周开始，妊娠胎儿数量是通过计算胚胎或胎心搏动来决定的。在 6 周之前，当胚胎可能不可见时，对胎儿数量的评估就不那么简单，也更容易出错。在此阶段，它是通过计算妊娠囊和卵黄囊来完

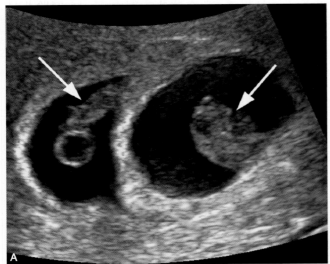

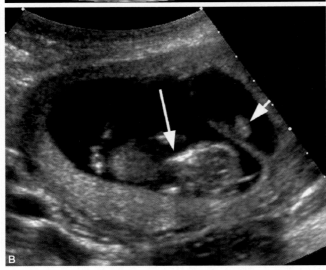

图 4-22　双胎消失现象。A. 在妊娠 7.9 周超声检查声像图显示了两个妊娠囊,每一个都包含有心脏搏动的胚胎(箭头)。B.4 周后的后续超声检查显示一个正常的胎儿有胎心搏动(长箭头),和第二个没有胎心搏动、小得多的胎儿(短箭头)。随后的中孕期和晚孕期超声扫查结果,未见死亡的双胞胎之一及其妊娠囊

成的。对双胞胎或多胞胎的低估可能会以多种方式发生。当子宫内植入一个以上胚胎时,由于其体积小或位置关系,在最初的超声扫查过程中可能无法看到其中的一个或多个。当图像质量因患者体型、子宫肌瘤或子宫方位而不理想时,尤其如此。在可见卵黄囊前(例如在大约 5.5 周之前),单绒毛膜双胎进行超声检查时会被误认为是单胎妊娠,就像未见胚胎时(例如在大约 6 周之前),单绒毛膜单羊膜囊双胎也会误认为是单胎妊娠,因为单羊膜囊双胎妊娠通常只有一个卵黄囊。

一个案例系列评估了计算胎儿数量不足的频率。利用超声报告数据库,检索了至少有两个胎心

搏动的所有报告,然后标记了妊娠 6 周之前被检查过的上述病例为一组。在这一组 325 个病例中,有 47 例(14%)在妊娠 6 周之前的超声检查中低估胎儿数量(图 4-23,图 4-24)。错误诊断更频繁地发生在 5~5.4 孕周内,高于 5.5~5.9 孕周(19%∶9%),多胎比双胎妊娠(16%∶14%)错误诊断胎儿数量更高,并且在单绒毛膜双胞胎妊娠中比在双绒毛膜双胞胎妊娠中(86%∶11%)多。低估妊娠胎儿数量的病例与正确计算妊娠胎儿数量的病例相比,妊娠结局没有任何差别[89]。

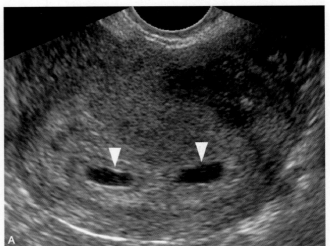

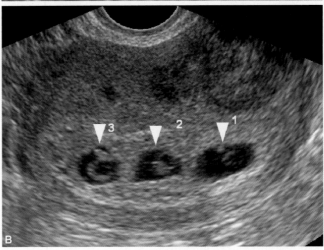

图 4-23　出现三胞胎。A. 在妊娠 5.3 周时的超声检查声像图显示了两个妊娠囊(三角形)。B.1 周后超声检查显示了三个妊娠囊(三角形),每一个都包含有胎心搏动的胚胎

因此,尽管在任何产科超声检查中都要评估妊娠胎儿数量,但应该明白的是,对于在早孕期进行的超声检查,胎儿个数的计数是初步的。由于双胎消失现象,这个数字可能会减少,而且这个数字可能会因在后续检查中发现一个或多个胚胎而增加。

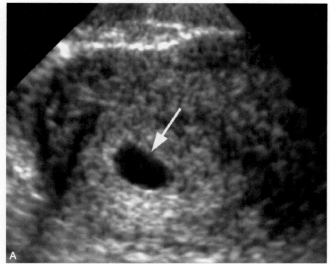

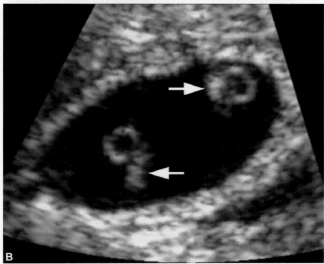

图 4-24　出现双胞胎。A. 在妊娠 5 周时，超声检查声像图显示了一个妊娠囊（箭头）。B. 1 周后超声检查显示有两个见胎心搏动的胚胎（箭头）。它们位于一个单独的妊娠囊内，表明它们是单绒毛膜双胎

（熊奕 翻译　杨芳 审校）

参考文献

1. Benson CB, Doubilet PM: The history of imaging in obstetrics. RSNA centennial radiology select. *Radiology* 273:S92–S110, 2014.
2. Doubilet PM, Benson CB: First, do no harm ... to early pregnancies. *J Ultrasound Med* 29(5):685–689, 2010.
3. Shwayder JM: Waiting for the tide to change: reducing risk in the turbulent sea of liability. *Obstet Gynecol* 116:8–15, 2010.
4. Moore KL, Persaud TVN, Torchia MG: *The Developing Human: Clinically Oriented Embryology*, ed 9, Philadelphia, 2013, WB Saunders.
5. Bree RL, Edwards M, Bohm-Velez M, et al: Transvaginal sonography in the evaluation of early pregnancy: correlation with hCG level. *Am J Roentgenol* 153:75–79, 1989.
6. Goldstein I, Zimmer EA, Tamir A, et al: Evaluation of normal gestational sac growth: appearance of embryonic heartbeat and embryo body movements using the transvaginal technique. *Obstet Gynecol* 77:885–888, 1991.
7. Fossum GT, Davajan V, Kletzky OA: Early detection of pregnancy with transvaginal ultrasound. *Fertil Steril* 49:788–791, 1988.
8. Daya S, Woods S, Ward S, et al: Early pregnancy assessment with transvaginal ultrasound scanning. *Can Med Assoc J* 144:441–446, 1991.
9. Robinson HP, Fleming JEE: A critical evaluation of sonar "crown-rump length" measurements. *Br J Obstet Gynaecol* 82(9):702–710, 1975.
10. Hadlock FP, Shah YP, Kanon DJ, Lindsey JV: Fetal crown-rump length: reevaluation of relation to menstrual age (5–18 weeks) with high-resolution real-time US. *Radiology* 182(2):501–505, 1992.
11. Sladkevicius P, Saltvedt S, Almstrom H, et al: Ultrasound dating at 12–14 weeks of gestation: a prospective cross-validation of established dating formulae in in-vitro fertilized pregnancies. *Ultrasound Obstet Gynecol* 26:504–511, 2005.
12. Ikegawa A: First-trimester detection of amniotic sac in relation to miscarriage. *J Obstet Gynaecol Res* 23(3):283–288, 1997.
13. Doubilet PM, Benson CB, Bourne T, et al: Early first trimester diagnostic criteria for nonviable pregnancy. *N Engl J Med* 369:1443–1451, 2013.
14. Kadar N, DeVore G, Romero R: Discriminatory hCG zone: its use in the sonographic evaluation for ectopic pregnancy. *Obstet Gynecol* 58:156–161, 1981.
15. Bateman BG, Nunley WC, Kolp LA, et al: Vaginal sonography findings and hCG dynamics of early intrauterine and tubal pregnancies. *Obstet Gynecol* 75:421–427, 1990.
16. Bernashek G, Rudelstorfer R, Csaicsich P: Vaginal sonography versus serum human chorionic gonadotropin in early detection of pregnancy. *Am J Obstet Gynecol* 158:608–612, 1988.
17. Cacciatore B, Stenman UH, Ylostalo P: Diagnosis of ectopic pregnancy by vaginal ultrasonography in combination with a discriminatory serum hCG level of 1000 IU/L (IRP). *Br J Obstet Gynecol* 97:904–908, 1990.
18. Stovall TG: Medical management of ectopic pregnancy. *Curr Opin Obstet Gynecol* 6:510–515, 1994.
19. Seeber BE, Barnhart KT: Suspected ectopic pregnancy. *Obstet Gynecol* 107:399–413, 2006.
20. Doubilet PM, Benson CB: Further evidence against the reliability of the hCG discriminatory level. *J Ultrasound Med* 30:1637–1642, 2011.
21. Condous G, Kirk E, Lu C, et al: Diagnostic accuracy of varying discriminatory zones for the prediction of ectopic pregnancy in women with a pregnancy of unknown location. *Ultrasound Obstet Gynecol* 26:770–775, 2005.
22. Morse CB, Sammel MD, Shaunik A, et al: Performance of human chorionic gonadotropin curves in women at risk for ectopic pregnancy: exceptions to the rules. *Fertil Steril* 97:101–106, 2012.
23. Bignardi T, Condous G, Alhamdan D, et al: The hCG ratio can predict the ultimate viability of the intrauterine pregnancies of uncertain viability in the pregnancy of unknown location population. *Hum Reprod* 23:1964–1967, 2008.
24. Condous G, Van Calster B, Kirk E, et al: Prediction of ectopic pregnancy in women with a pregnancy of unknown location. *Ultrasound Obstet Gynecol* 29:680–687, 2007.
25. Kirk E, Condous G, Van Calster B, et al: Rationalizing the follow-up of pregnancies of unknown location. *Hum Reprod* 22:1744–1750, 2007.
26. Van Calster B, Abdallah Y, Guha S, et al: Rationalizing the management of pregnancies of unknown location: temporal and external validation of a risk model on 1962 pregnancies. *Hum Reprod* 28:609–616, 2013.
27. Marks WM, Filly RA, Callen PW, Laing FC: The decidual cast of ectopic pregnancy: a confusing ultrasonographic appearance. *Radiology* 133:451–454, 1979.
28. Nyberg DA, Laing FA, Filly RA, et al: Ultrasonographic differentiation of the gestational sac of early intrauterine pregnancy from pseudogestational sac of ectopic pregnancy. *Radiology* 146:755–759, 1983.
29. Ackerman TE, Levi CS, Lyons EA, et al: Decidual cyst: transvaginal sonographic sign of ectopic pregnancy. *Radiology* 189:727–731, 1993.
30. Bradley WG, Fiske CE, Filly RA: The double sac sign of early pregnancy: use in exclusion of ectopic pregnancy. *Radiology* 143:223–226, 1982.
31. Yeh H, Goodman JD, Carr L, Rabinowitz JG: Intradecidual sign: a US criterion of early intrauterine pregnancy. *Radiology* 161:463–467, 1986.
32. Doubilet PM, Benson CB: Double sac sign and intradecidual sign in early pregnancy: interobserver reliability and frequency of occurrence. *J Ultrasound Med* 32:1207–1214, 2013.
33. Benson CB, Doubilet PM, Peters HE, Frates MC: Intrauterine fluid with ectopic pregnancy: a reappraisal. *J Ultrasound Med* 32:389–393,

2013.

34. Misdiagnosed Ectopic, Given Methotrexate: *Facebook website.* Available at <http://www.facebook.com/groups/misduagnosedectopic/>.

35. Current trends in ectopic pregnancy—United States 1990–1992: *MMWR Morb Mortal Wkly Rev* 44:46–48, 1995.

36. Brown DL, Doubilet PM: Transvaginal sonography for diagnosing ectopic pregnancy: positivity criteria and performance characteristics. *J Ultrasound Med* 13:259–266, 1994.

37. Frates MC, Visweswaran A, Laing FC: Comparison of tubal ring and corpus luteum echogenicities: a useful differentiating characteristic. *J Ultrasound Med* 20:27–31, 2001.

38. Pellerito JS, Taylor KJW, Quedens-Case C, et al: Ectopic pregnancy: evaluation with transvaginal color flow imaging. *Radiology* 183:407–411, 1992.

39. Emerson DS, Cartier MS, Altieri LA, et al: Diagnostic efficacy of transvaginal color Doppler flow imaging in an ectopic pregnancy screening program. *Radiology* 183:413–420, 1992.

40. Blaivas M, Lyon M: Reliability of adnexal mass mobility in distinguishing possible ectopic pregnancy from corpus luteum cysts. *J Ultrasound Med* 24:599–603, 2005.

41. Doubilet PM: Should a first trimester dating scan be routine for all pregnancies? *Semin Perinatol* 37:307–309, 2013.

42. Levi CS, Lyons EA, Zheng XH, et al: Transvaginal ultrasound: demonstration of cardiac activity in embryos of less than 5.0 mm in crown-rump length. *Radiology* 176:71–74, 1990.

43. Goldstein SR: Significance of cardiac activity on transvaginal ultrasound in very early embryos. *Obstet Gynecol* 80:670–672, 1992.

44. Brown DL, Emerson DS, Felker RE, et al: Diagnosis of embryonic demise by transvaginal sonography. *J Ultrasound Med* 9:631–636, 1990.

45. Pennell RG, Needleman L, Pajak T, et al: Prospective comparison of vaginal and abdominal sonography in normal early pregnancy. *J Ultrasound Med* 10:63–67, 1991.

46. American Institute of Ultrasound in Medicine: AIUM practice guideline for the performance of pelvic ultrasound examinations. *J Ultrasound Med* 29(1):166–172, 2010.

47. American College of Obstetricians and Gynecologists: ACOG Practice Bulletin: ultrasonography in pregnancy. *Obstet Gynecol* 113(2 Pt 1):451–461, 2009.

48. American College of Radiology: *ACR Appropriateness Criteria: First Trimester Bleeding.* Reston, VA, Department of Quality & Safety, American College of Radiology, 2012 (date of origin 1996).

49. Moore C, Promes SB: Ultrasound in pregnancy. *Emerg Clin North Am* 22:697–722, 2004.

50. Deutchman M, Tubay AT, Turok DK: First trimester bleeding. *Am Fam Physician* 79:985–992, 2009.

51. Jeve Y, Rana R, Bhide A, Thangaratinam S: Accuracy of first trimester ultrasound in the diagnosis of early embryonic demise: a systematic review. *Ultrasound Obstet Gynecol* 38:489–496, 2011.

52. Abdallah Y, Daemen A, Kirk E, et al: Limitations of current definitions of miscarriage using mean gestational sac diameter and crown-rump length measurements: a multicenter observational study. *Ultrasound Obstet Gynecol* 38:497–502, 2011.

53. Hamilton J, Hamilton J: The 6 mm crown-rump length threshold for detecting fetal heart movements—what is the evidence? *Ultrasound Obstet Gynecol* 38(S1):7, 2011.

54. Pexsters A, Luts J, van Schoubroeck D, et al: Clinical implications of intra- and interobserver reproducibility of transvaginal sonographic measurements of gestational sac and crown-rump length at 6–9 weeks' gestation. *Ultrasound Obstet Gynecol* 38(5):510–515, 2011.

55. Lane BF, Wong-You-Cheong JJ, Javitt MC, et al: ACR appropriateness criteria for first trimester bleeding. *Ultrasound Q* 29(2):91–96, 2013.

56. Levi CS, Lyons EA, Lindsay DJ: Early diagnosis of nonviable pregnancy with transvaginal US. *Radiology* 167:383–385, 1988.

57. Tongsong T, Wanapirak C, Sirsomboon J, et al: Transvaginal ultrasound in threatened abortions with empty gestational sacs. *Int J Gynecol Obstet* 46:297–301, 1994.

58. Rowling SE, Coleman BG, Langer JE, et al: First-trimester US parameters of failed pregnancy. *Radiology* 203:211–217, 1997.

59. Wilcox AJ, Baird DD, Weinberg CR: Time of implantation of the conceptus and loss of pregnancy. *N Engl J Med* 340:1796–1799, 1999.

60. Wegienka G, Baird DD: A comparison of recalled date of last menstrual period with a menstrual diary. *J Women's Health* 14:248–252,

2005.

61. Savitz DA, Terry JW, Dole N, et al: Comparison of pregnancy dating by last menstrual period, ultrasound scanning, and their combination. *Am J Obstet Gynecol* 187:1660–1666, 2002.

62. McKenna KM, Feldstein VA, Goldstein RB, Filly RA: The empty amnion: a sign of early pregnancy failure. *J Ultrasound Med* 14:117–121, 1995.

63. Yegul NT, Filly RA: Further observations on the "empty amnion sign." *J Clin Ultrasound* 38(3):113–117, 2010.

64. Horrow MM: Enlarged amniotic cavity: a new sonographic sign of early embryonic death. *AJR Am J Roentgenol* 158:359–362, 1992.

65. Yegul NT, Filly RA: The expanded amnion sign: evidence of early embryonic death. *J Ultrasound Med* 28:1331–1335, 2009.

66. Lindsay DJ, Lovett IS, Lyons EA, et al: Yolk sac diameter and shape at transvaginal US: predictors of pregnancy outcome in the first trimester. *Radiology* 183:115–118, 1992.

67. Cepni I, Bese T, Ocal P, et al: Significance of yolk sac measurements with the vaginal sonography in the first trimester in the prediction of pregnancy outcome. *Acta Obstet Gynecol Scand* 76:969–972, 1997.

68. Stampone C, Nicotra M, Muttinelli C, Cosmi EV: Transvaginal sonography of the yolk sac in normal and abnormal pregnancy. *J Clin Ultrasound* 24:3–9, 1996.

69. Laboda LA, Estroff JA, Benacerraf BR: First trimester bradycardia. A sign of impending fetal loss. *J Ultrasound Med* 8(10):561–563, 1989.

70. Hertzberg BS, Mahoney BS, Bowie JD: First trimester fetal cardiac activity. Sonographic documentation of a progressive early rise in heart rate. *J Ultrasound Med* 7:573–575, 1988.

71. Achiron R, Tadmor O, Mashiach S: Heart rate as a predictor of first-trimester spontaneous abortion after ultrasound-proven viability. *Obstet Gynecol* 78:330–334, 1991.

72. Benson CB, Doubilet PM: Slow embryonic heart rate in early first trimester: indicator of poor pregnancy outcome. *Radiology* 192:343–344, 1994.

73. Doubilet PM, Benson CB: Embryonic heart rate in the early first trimester: what rate is normal? *J Ultrasound Med* 14:431–434, 1995.

74. Doubilet PM, Benson CB: First trimester outcome of pregnancies in which the embryo has a slow heart rate at 6–7 weeks gestation and a normal heart rate on a follow-up scan by 8 weeks. *Radiology* 236:643–646, 2005.

75. Benson CB, Doubilet PM, Cooney MJ, et al: Early singleton pregnancy outcome: effects of maternal age and mode of conception. *Radiology* 203:399–403, 1997.

76. Bennett GL, Bromley B, Lieberman E, Benacerraf BR: Subchorionic hemorrhage in first-trimester pregnancies: prediction of pregnancy outcome with sonography. *Radiology* 200:803–806, 1996.

77. Sauerbrei EE, Pham DH: Placental abruption and subchorionic hemorrhage in the first half of pregnancy: US appearance and clinical outcome. *Radiology* 160:109–112, 1983.

78. Mandruzzato GP, D'Ottavio G, Rustico A, et al: The intrauterine hematoma: diagnostic and clinical aspects. *J Clin Ultrasound* 17:503–510, 1989.

79. Stabile I, Campbell S, Grudzinskas JG: Threatened miscarriage and intrauterine hematomas. Sonographic and biochemical studies. *J Ultrasound Med* 8(6):289–292, 1989.

80. Joupilla P: Clinical consequences after ultrasonic diagnosis of intrauterine hematoma in threatened abortion. *J Clin Ultrasound* 13:107–111, 1985.

81. Bromley B, Harlow B, Laboda L, Benacerraf BR: Small sac size in the first trimester: a predictor of poor fetal outcome. *Radiology* 178:375–377, 1991.

82. Levi S: Ultrasonic assessment of the high rate of human multiple pregnancy in the first trimester. *J Clin Ultrasound* 4:3–5, 1976.

83. Robinson HP, Caines JS: Sonar evidence of early pregnancy failure in patients with twin conceptions. *Br J Obstet Gynaecol* 84(1):22–25, 1977.

84. Finberg HJ, Birnholz JC: Ultrasound observations in multiple gestation with first trimester bleeding: the blighted twin. *Radiology* 132:137–142, 1979.

85. Landy HL, Weiner S, Corson SL, et al: The "vanishing twin": ultrasonographic assessment of fetal disappearance in the first trimester. *Am J Obstet Gynecol* 155:14–19, 1986.

86. Benson CB, Doubilet PM, Laks MP: Outcome of twin gestations

following sonographic demonstration of two heart beats in the first trimester. *Ultrasound Obstet Gynecol* 3:343–345, 1993.

87. Benson CB, Doubilet PM, David V: Prognosis of first trimester twin pregnancies: polychotomous logistic regression analysis. *Radiology* 192:765–768, 1994.

88. Sampson A, de Crespigny LC: Vanishing twins: the frequency of spontaneous fetal reduction of a twin pregnancy. *Ultrasound Obstet Gynecol* 2:107–109, 1992.

89. Doubilet PM, Benson CB: The "appearing twin": undercounting of multiple gestations on early first trimester sonograms. *J Ultrasound Med* 17:199–203, 1998.

5

第 5 章　早孕期胎儿结构评估

Amanda S. Trudell, Anthony O. Odibo

重　点

- 早孕后期评估胎儿的结构已成为可能,包括详细的胎儿心脏结构检查。
- 很多胎儿结构异常能够在早孕期得以发现,给予家庭更充分的时间来做出重要决定,包括对妊娠做进一步处理及早孕期终止妊娠,降低孕妇的患病风险。
- 多普勒技术及四维时间-空间相关成像技术(4D STIC)有助于早孕期胎儿心脏的详细检查,尽管报道显示应用 STIC 的检出率略低于二维超声技术。

- 在有经验的中心,或经过系统培训,早孕期胎儿结构检查的可靠性和检出率可以与中孕期结构筛查相似。
- 早孕期胎儿结构筛查的社会成本效益目前尚未清楚。
- 在进行早孕期胎儿结构评估时,需遵循达到检查目的最小剂量原则(ALARA),尤其在使用较高频超声模式时尤为重要,如能量多普勒超声的使用。
- 软组织的热指数(TIS)和骨骼的热指数(TIB)需要保持在 1.0 以下。

本 章 内 容

　　过去几十年,早孕胎儿结构评估一直在发展,随着技术的进步,超声分辨率的改善,超声对胎儿图像细节的观察能力也不断提高。最初胎儿早孕超声仅用于测量头臀长以确立孕周。随着 20 世纪 80 年代经阴道高频超声的应用和发展,研究胚胎和早期胎儿结构发育变得可行[1]。20 世纪 90 年代早孕非整倍体筛查的迅猛发展,颈项透明层(NT)增厚作为非整倍体软指标广泛推行的同时,也推进了早孕期对胎儿结构的观察和评估[2]。随着有关早孕期胎儿正常及异常结构的文献大量出现,技术相关层面和检出率的报道层出不穷,早孕期胎儿超声影像评估的能力得到进一步的提高。如今对 12~14 周的胎儿进行详细的结构评估,包括心脏

超声评估已经可以实现。

早孕期胎儿发育

　　早孕期标志着胎儿的快速生长发育时期(图 5-1,表 5-1)。在详细介绍如何应用超声来评估胎儿结构之前,需要理解胚胎和胎儿的结构与发育,这一点很重要,因为直接影响超声发现结构异常的潜在能力。另外需要注意,胚胎发育通常指的是受孕后的周数,而超声描述通常使用临床上月经计算的孕周,而月经计算的孕龄通常比实际受孕孕龄大 2 周(见第 6 章)。

胚胎时期(受孕后4~9周)[3]

4周:第4周标志着胚体进入重要发育时期,此期间原始脑、口咽膜和前肠形成。原始脑由之前已经形成的神经管发育而成,口咽膜和前肠为原始的咽、食管和下呼吸道[4]。原红细胞在第4周进入胚胎,原始心管开始发育和收缩。第4周造血细胞开始植入新生成的肝脏承担造血功能。当胚胎向头尾方向及侧方折叠时,胚胎内体腔被横膈分开(将来的膈),刚好位于心脏的尾侧。横膈把原始体腔分为头侧的心包腔和尾侧的腹膜腔。上颌骨和下颌骨开始形成,前脑的突起构成胚胎期典型的C形弯曲。尾部的折叠形成尾巴样

结构的尾突,下肢芽在第4周末可以看到。

5周:第5周进入快速生长期,胚胎头部的发育明显快于其他结构。面部开始形成,中肾嵴的发育标记了双侧肾脏将来的位置。胚胎心脏发育成四腔结构。

6周:到6周时,肢芽开始分化为上肢和下肢,并且发育出原始指(趾),下肢的发育大约滞后于上肢发育4~5天。原始耳开始发育,眼睛随着视网膜色素化而变得明显。第6周时胎儿肝脏占据了绝大部分腹腔。由于肠的生长速度超过腹腔的生长速度,因此肠管疝入脐带形成生理性脐疝。开始出现自发的抽动运动和对触碰的反应。

7周:第7周最重要的结构变化是肢体的发育,指

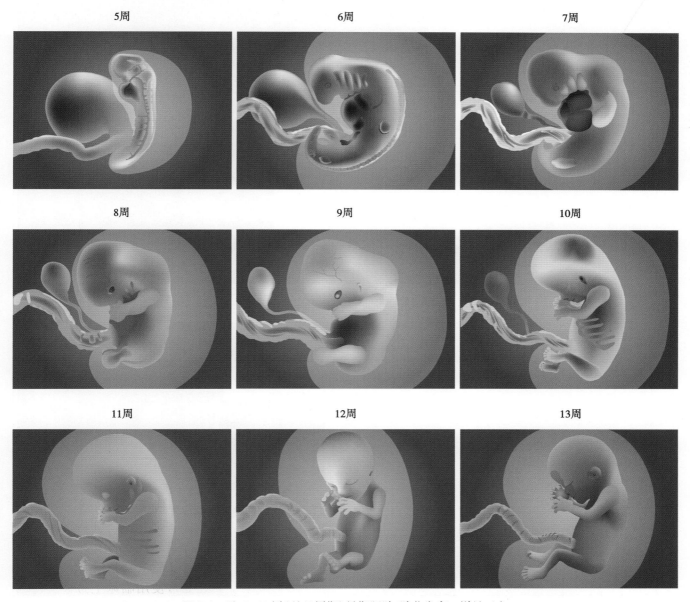

图 5-1　孕 5~13 周(月经周期)早期胚胎/胎儿发育。详见正文

表 5-1　早孕期胚胎结构表现的超声图像

结构	孕周									
	5	6	7	8	9	10	11	12	13	14
孕囊	■									
卵黄囊		■	■	■	■	■	■	■	■	
胎芽		■	■	■	■	■	■	■	■	■
单一脑腔			■	■						■
大脑镰					■	■	■	■	■	→
脊柱			■	■	■	■	■	■	■	→
脉络丛					■	■	■	■	■	→
前脑					■	■	■	■	■	→
后脑					■	■	■	■	■	→
面部					■	■	■	■	■	→
颈项透明层						■	■	■	■	■
心跳		■	■	■	■	■	■	■	■	→
四腔心								■	■	■
中肠疝				■	■	■	■			
肾脏							■	■	■	→
下肢					■	■	■	■	■	→
上肢					■	■	■	■	■	→
肢体运动					■	■	■	■	■	→
手指								■	■	→
脚趾							■	■	■	→

Modified from：Timor-Tritsch IE，Farine D，Rosen MG：A close look at early embryonic development with the high-frequency transvaginal transducer. Am J Obstet Gynecol 159（3）：676-681，1988；and Timor-Tritsch IE，Bashiri A，Monteagudo A，Arslan AA：Qualified and trained sonographers in the US can perform early fetal anatomy scans between 11 and 14 weeks. Am J Obstet Gynecol 191（4）：1247-1252，2004

（趾）变得很分明，骨化也同时发生。足底面相对。中枢神经系统（CNS）也分化为前脑，中脑及后脑；然而，脑中线上的大脑镰还没有形成，因此在此时期，即将形成的侧脑室还表现为单个脑腔。

8 周：第 8 周是胚胎时期的最后一周。此时，心脏已经具备成熟的组成部分，包括肺静脉、三尖瓣和二尖瓣、冠状动脉、上腔静脉和下腔静脉、室间隔、主动脉和肺动脉瓣等。接近第 8 周末，脉络膜开始向内折叠，大脑镰发育，单个脑腔分开成为两个侧脑室[5]。面部的成型经历第 5~8 周，在第 8 周末，下颌骨，上颌骨和鼻突已经融合到中线，原发腭和继发腭已经充分融合成为永久腭的两个上腭架[6]。

胎儿时期（9~14 周）

9~12 周：9 周时，50% 的胎儿头部形成，随后的 9~12 周身体的发育加速。10 周时，膝部开始向腹侧旋转，脚底随着足底表面向腹侧方向重新定位[7]。在第 10 周内，后脑发育，小脑形成。直到 12 周，胼胝体才开始第一阶段的发育，并持续整个中孕期[5,8,9]。从第 10 到第 12 周，男性和女性生殖器分化。肠管从第 10 周开始向腹腔回纳，直到 11 周末完成。10~12 周，永久腭的两个上腭架融合到中线。原始骨化中心在 12 周出现；下肢达到最终相对长度，上肢也接近达到最终相对长度。9~12 周胎儿的双侧肾脏开始产生尿液并排到羊膜腔形成羊水。

13~14 周：从 13 周到 14 周的阶段，胎儿进一步发育。14 周时，胎儿肢体开始协调运动，眼睛由侧前方转向前方。

早孕期正常的超声表现

头部和颈部

中枢神经系统

在胚胎时期，脑部表现为低回声，在矢状切面有三个特征性结构：前脑，中脑和后脑。后脑最早在 7 周时可以看到，由于后脑泡比前脑和中脑泡明显大，因此后脑泡最为显著[10]。这些充满液体的脑腔隙表现为三角形态，预示将来的位置和功能，三角形的基底前方是前脑，后方为后脑，中脑在中间形成三角形的顶部[10]（图 5-2）。

前脑和中脑　7 周时脑半球只是很小的芽，但到第 9 周，Blaas 等证实在 79% 的胚胎观察到可测量的脑

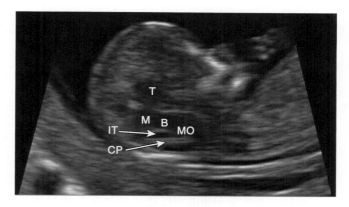

图 5-2　孕 12 周正中矢状切面正常胎儿神经系统超声图像。可见丘脑（T），中脑（M），脑干（B），延髓（MO），和第四脑室的脉络膜丛（CP）。正常的第四脑室的颅内透明层（IT）存在

半球形态，到第 10 周，所有胚胎都可见脑半球形态。随着脑半球的发育，11~12 周时它们掩盖了中脑并在脑中线相遇。在 12 周时，脑半球在矢状面的平均长度为 16.4mm（12.4~20.9mm），宽 6.1mm（4.2~8.4mm），高 2.0mm（1.4~2.5mm）[11]。在早孕期的 8 周以后，中脑逐渐迁移至中间的位置，在第 9 周时，第三及第四脑室也更加结构化，在前脑和中脑的腔隙形成清晰可见的狭长结构。

侧脑室　7 周时，由于中线的大脑镰没有发育，因此仅可见一个脑腔。Timor-Tritsch 等证实了大脑镰在发育上的变异性。尽管大部分胚胎（75%）在 9 周时已经可见，但是小部分需要到 10 周才能看到分开的两侧侧脑室，此时大脑镰在所有胚胎中清晰可见并分开两侧侧脑室[7]。在 9 周半时脉络膜在两侧侧脑室内可见，到 12 周时脉络膜占据两侧侧脑室大部分空间（图 5-3）。

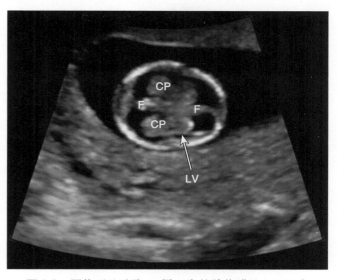

图 5-3　冠状面显示孕 12 周正常的脉络膜丛（CP），大脑镰（F），和侧脑室（LV）（译者注：该平面为横切面）

12 周时胼胝体是不可见的,但胼胝体体部从 12 周开始持续发育,可能观察到。透明隔腔(CSP)作为正常中枢神经发育的重要标志,妊娠 15 周 40% 可见,妊娠 16~17 周时 82% 的透明隔腔可见[12]。

小脑和后颅窝　后脑是早期胚胎中枢系统最明显的结构。随着小脑(cerebellum)半球不断生长,10 周半时可以测量,直到 11~12 周两侧小脑半球在中线相遇[10]。第四脑室的脉络膜在 10 周半时显示为横在第四脑室顶部的强回声区域[5,10]。

脊柱　在大部分胚胎中,脊柱最早在 8 周时可以显示为两条平行线[7]。颈椎、胸椎和尾椎在 11~12 周时的可见率分别为 80%、81% 和 72%;在 13~14 周时为 89%、81% 和 72%。尾椎在早孕期更加难以看到,11~12 周可见率为 35%,13~14 周为 48%[13]。(图 5-4A、B)。

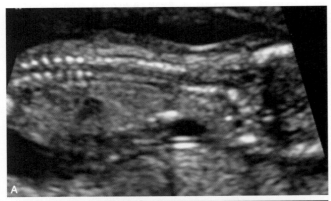

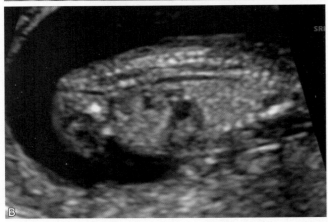

图 5-4　孕 12 周正常胎儿脊柱。A. 颈椎和胸椎。B. 胸椎和腰椎

骨骼结构/面部

头颅　头骨从 9 周开始骨化,用高频阴道超声探头可以精确测量[1]。Souka 等应用经腹及经阴道超声联合,所有病例在 11~14 周都可以看到胎儿头部,包括完整的头颅和大脑镰(图 5-5A)。

面部　面部结构在早孕期历经显著的改变,因此 11~12 周前的图像是不可靠的[7]。Souka 等在孕 11~14 孕周应用经腹及经阴道超声联合,能够在 99.7% 的扫查中观察到胎儿面部结构,包括眼眶、晶状体和侧面[14]。此外,孕 11~12 周观察胎儿的面部,包括晶状体、侧面、鼻子和嘴唇,与 13~14 周观察没有显著区别[13]。在胚胎和早期胎儿时期(fetal period),胎儿的前额是人类面部的特征性结构。孕 11 周后,胎儿的侧面才呈现典型的面部轮廓,表现为上颌骨,下颌骨和前额均衡的分布。孕 12 周胎儿的冠状面能够可靠地获得,并且能通过眼眶的图像测量其对称性(图 5-6)。在孕 11~12 周,91% 的胎儿面部冠状面,晶状体可显示为中央透明的环状强回声[7]。

到孕 11 周时,腭和唇的图像能够可靠地获得(图 5-7)。在孕 11 周时,鼻已经充分形成,可以评估鼻骨是否缺失。前额与上颌骨的面部角度可以通过胎儿面部的三维容积测量到,由于 21 三体有面部显著扁平的特征,可以作为唐氏综合征的筛查指标。前额与上颌骨的角度随着头臀长的增加而降低。染色体正常的胎儿面部角度的正常值范围已有报道[15]。

国际三维聚焦组织已经发表了早孕期胎儿面部图像的相关推荐,包括早孕胎儿面部发育独有的特征性图像,对于正确判断鼻骨是否可见及排除面部畸形尤其有用[16]。

颈部

早孕期评估颈部结构已经成为进一步评估胎儿结构发育的基石。NT 的测量成为早孕期筛查非整倍体的工具已经被广泛接受[2,17]。NT 的厚度是孕周依赖的,在孕 11~14 周能够可靠地测量[18,19](图 5-8)。

胸部

在孕 11~14 周,胎儿胸部的图像随时间进展不断改善,包括肺部和心脏结构的图像。应用经腹及经阴道超声联合,Timor-Tritsch 等证明了与孕 11~12 周的图像相比,孕 13~14 周超声对胎儿肺部的观察能力(77% 比 64%,$p = 0.02$)是明显不同的。孕 11~12 周对同一组胎儿的膈进行观察,87% 能显示(图 5-9)[7]。

心脏特征

用高频阴道超声观察心脏,最早可以观察到心脏运动是孕 5 周 4 天到孕 5 周 6 天之间,孕 6 周时平均心率是 104 次/分[1,7,20]。在一个早孕胎儿心脏发育的

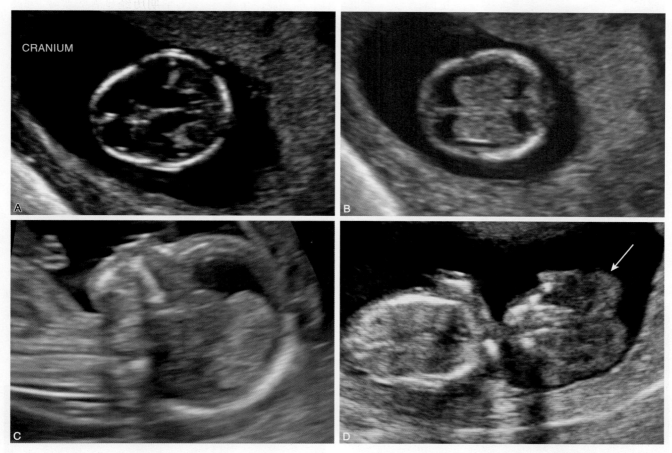

图 5-5　孕 12 周胎儿头部显示正常颅骨顶（A）和脉络丛（B）。C. 正常大脑镰，在该孕周脉络丛前部无回声暗区是正常现象。D. 孕 13 周的无脑儿或露脑畸形，胎儿颅骨缺失，脑组织漂浮于羊水中（箭头）（由 Barbora Mrazek-Pugh 提供）

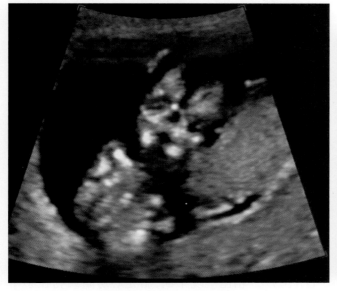

图 5-6　孕 12 周正常胎儿面部冠状切面，显示对称的眼眶，下颌骨和上颌骨

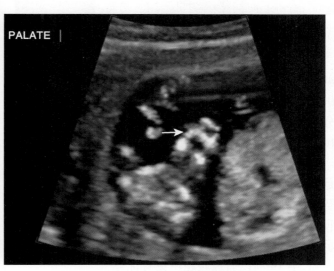

图 5-7　孕 12 周正常胎儿的腭（箭头）

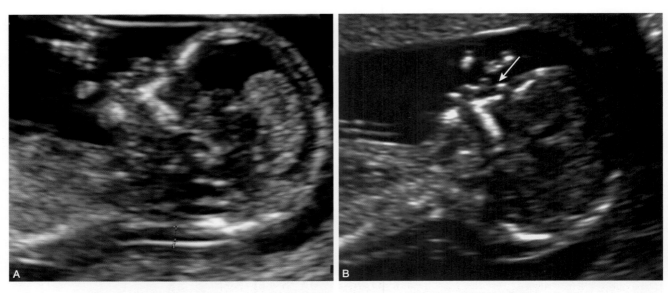

图 5-8　胎儿颈项透明层（NT）。A. 正常胎儿的 NT。B. 21 三体胎儿 NT 增厚及鼻骨缺失（箭头）

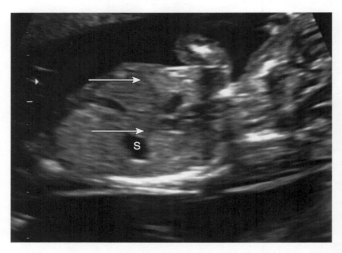

图 5-9　孕 12 周胎儿胸部和腹部图像，显示胃（S）位于完整的膈肌（箭头）下方

纵向研究中，Blaas 等证实孕 7～12 周胎儿心率遵循倒 U 形曲线。观察发现，胎儿心率在孕 7 周时 138 次/分，孕 9 周时达到高峰，约 175 次/分，孕 12 周时降至 166 次/分[21]。

尽管心脏的主要结构最早能在 10 周时观察到，但是几个作者的研究结果显示胎儿心脏观察的成功率随孕周的增加而提高[21~24]。此外，Gembruch 等显示，与经腹超声相比，孕 10～13 周应用经阴道超声能更好的显示胎儿心脏，孕 14 周时经腹与经阴道超声可视化程度等同，孕 14 周以后经腹超声更有优势[24]。

可以通过正确记录方位来辨别正常心脏位置，主动脉位于脊柱的右侧，下腔静脉位于脊柱的右前方，心脏位于胸腔左侧并呈现适当的心轴角度[25]。与中晚孕时心轴 45°±10° 相比，早孕心轴更接近于中线并在孕 12 周逐渐往 45° 方向旋转[26]。从孕 8～9 周心轴约 25°±12°，孕 10～11 周旋转到 40°±9°，孕 12～15 周达到最终心轴，约 49°±7°（图 5-10）[26]。

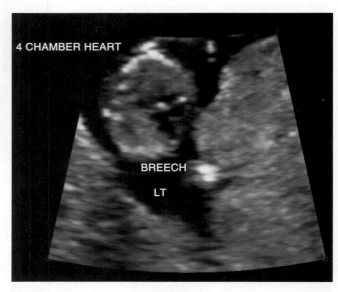

图 5-10　孕 12 周胎儿心脏四腔心切面显示正常的胎儿心轴，约 45°。LT，左侧胸腔

应用经阴道超声在 12 周时 90% 的胎儿能获得可靠的四腔心切面[23]。正常四腔心可见两侧大小相等的心室和心房，以及完整的室间隔一直到十字交叉（图 5-11A、C）[23]。相比中晚孕期，胎儿心房附属物在早孕期更为显著，心室也呈现螺旋状排列；然而二维超声的分辨率限制了我们区分这些差异的能力，但是用四维高分辨经阴道超声（4DHREVS）可以显示[27]。左右心

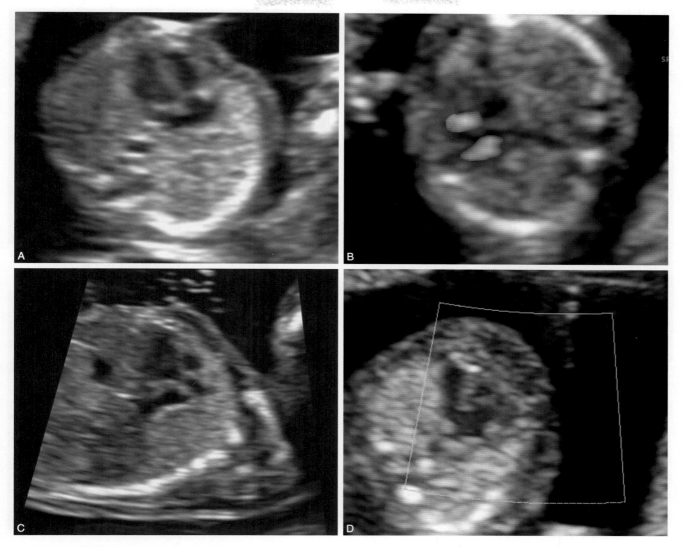

图 5-11　早孕期胎儿心脏。A. 孕 14 周胎儿心脏四腔心切面。B. 彩色多普勒四腔心切面图。C. 左室流出道。D. 孕 12 周胎儿心脏房室间隔缺损

室很难通过螺旋方向来区分，但是可以通过房室瓣膜附着的位置错落来区分，三尖瓣在右侧，比左侧的二尖瓣附着部位略低。房室间隔的发育在早孕期相对较慢，因此直到 12 周才明显[25]。多普勒超声能用于帮助确认左右心室的形态学特征。Lombardi 等描述了右室如"香蕉形"，左室由于弯曲度更小，如"芭蕾舞鞋形"[25]。此外，也推荐联合彩色多普勒和能量多普勒来判断主动脉室间隔的连续性，评估正常的瓣膜血流，显示肺静脉流入左心房。大血管的短轴切面显示肺动脉发自右心室并连续到动脉导管分支，呈环绕状，同时也显示三尖瓣和肺动脉瓣，对测量跨瓣膜的血流也很有帮助[25,28]。在早孕期仍然要特别强调 ALARA 原则，在使用多普勒的时候要保持热指数低于 1[29]。

孕 12 周时很多胎儿的流出道能够显示，在孕 13 周时图像能够得到进一步的改善[25]。孕 12 周时，68%

的胎儿在主动脉发自左室的长轴切面能充分显示左室流出道（LVOT），13 周时该切面的显示率增加至 92%（图 5-11B）[22]。在主动脉的长轴切面，能观察到室间隔与主动脉前壁的连续性及三尖瓣前瓣与主动脉后壁的连续性。通过向胎儿右侧倾斜探头，如果主动脉和肺动脉的方向为正常的交叉关系，肺动脉的长轴切面能够获得，显示了右室流出道，即肺动脉从右室的头侧朝着胎儿左侧分出。

主动脉从左室的中央发出，肺动脉干从右室前部发出并向胎儿左侧跨越主动脉（图 5-12）。动脉导管弓走行于主动脉弓横截面的前方，几乎径直向脊柱后方汇入降主动脉并位于脊柱左侧（图 5-13）。三血管平面，由发自右室的主肺动脉，主动脉和上腔静脉组成，对于确认和比较大血管大小是很有帮助的平面。彩色多普勒能够确认流出道前向血流。由于正常肺动

脉主干跨越主动脉形成交叉关系,应用能量多普勒,正常走向的大动脉可以显示为"X 征",以及在主动脉弓的横切面,可见主动脉横弓与趋近直线走行的肺动脉形成的"b 征"[25]。Smrcek 等发表了孕 10~15 周之间胎儿心脏生物测量正常值范围[28]。

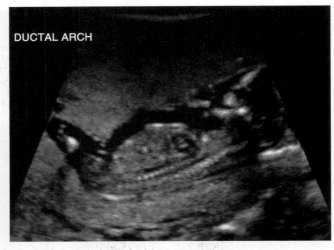

图 5-13　孕 12 周正常胎儿动脉导管弓

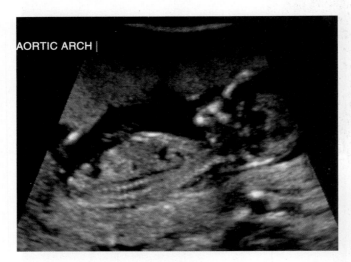

图 5-12　孕 12 周正常胎儿主动脉弓

腹部

　　早孕期检查胎儿的腹部从评估腹壁开始(图 5-14)。最早在孕 7 周可以看到中肠疝,孕 9~10 周更容易识别,第 10 周中期到第 11 周逐渐回纳至腹腔(图 5-15)[21]。到了 12 周,与中肠疝相关的胎儿脐带插入端增厚现象逐渐消失,可以评估脐带在胎儿腹壁的插入部分[7,30]。

胃肠道

　　胃　最早在 8 周可以看到胎儿上腹部左侧的低回

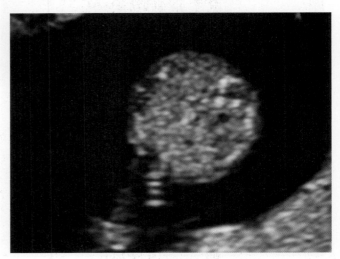

图 5-14　孕 13 周胎儿腹部横切面显示完整腹壁及正常脐带插入

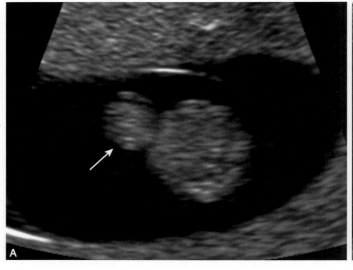

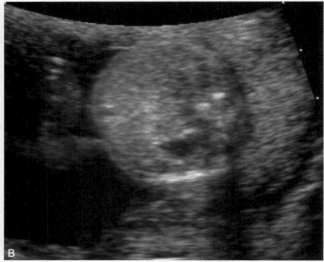

图 5-15　生理性中肠疝。A. 孕 11 周时,脐带根部可见肠管(箭头)。B. 孕 18 周时,胎儿腹壁及脐带插入部位正常

声腔[21,30]。到孕 11～14 周 99% 的胎儿的胃都可见（图 5-16）[14]。

　　肠　孕 12 周后整个肠进入腹腔，孕 13～14 周与孕 11～12 周相比，肠的显示率更高（88% 对 77%，$p = 0.02$）（图 5-17）[13]。

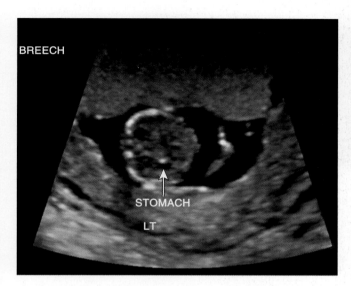

图 5-16　孕 12 周胎儿腹部横切面显示正常胎儿胃泡（箭头）和标记内脏方位。LT，左胸腔

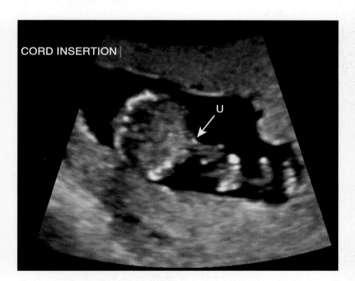

图 5-17　横切面脐带腹部插入处（U）显示完整腹壁及腹腔内肠管

生殖泌尿道

　　肾脏　胎儿肾脏显示为中央低回声的强回声结构，位于脊柱两侧。孕 11～14 周经阴道及经腹超声联合，早孕期肾脏的显示率为 80%～95%[13,14]，Timor-Tritsch 等证明早孕期的后期，肾脏的显示率能得到改善，孕 11～12 周显示率为 80%，而孕 13～14 周为 91%

（$p = 0.02$）（图 5-18）[13]。

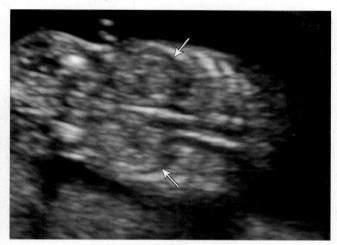

图 5-18　孕 13 周正常胎儿肾脏（箭头）

　　膀胱　正常早孕期膀胱是位于胎儿盆腔的低回声结构，11～14 周的显示率为 93%～100%（图 5-19）[13,14,31,32]。应用彩色多普勒，孕 11～12 周约 84% 的胎儿可见环绕膀胱两侧的脐动脉[32]。Bronshtein 等发

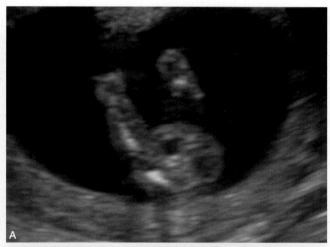

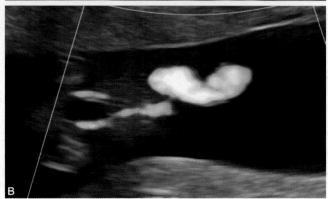

图 5-19　胎儿膀胱。A. 孕 12 周膀胱可由灰阶图像轻易获得。B. 彩色多普勒显示分岔并环绕膀胱的脐动脉

表了孕 12~14 周胎儿肾脏的正常测量值。

生殖器　有报道在孕 11 周早期判断胎儿性别的准确率在 46%~70% 左右[33,34]。早孕期胎儿性别最好的区分方法是通过矢状面的生殖结节（将来的阴茎和阴蒂）的方向来判断。男性生殖结节指向头侧，而女性则指向尾侧或水平方向。早孕期对胎儿性别进行主观判断，应用联合矢状切面和横截面的方法，其准确性已经被描述和量化。在横截面生殖结节的基底部圆形结构代表膨大的阴囊，或者生殖结节基底部中线回声，代表中间的阴茎缝，有助于判断男性胎儿。两条或四条平行线，代表了大阴唇和小阴唇，有助于判断女性胎儿。早孕期通过这两种视图方法的主观评估，在孕 11 周能准确判断 67% 的男性胎儿，到孕 12 周其准确度可以提高到 89%，而孕 12 周以后则没有更显著的提高。相比之下，对于女性胎儿，其判断的准确性为 83%，只有等到孕 14 周，其准确率才能提高到 95%[33]。在矢状切面，通过生殖结节方向与水平面的夹角来判断胎儿性别，取 30° 角为切割值，对比上述两种方法，其准确度更高，尽管没有直接对比的研究。应用 30° 角为切割值，在孕 11 周的准确率为 70%，孕 12 周为 99%，孕 13 周为 100%。孕 11 周时，男性胎儿有 56% 被误判为女胎，但是在孕 12 周，误判率只有 3%，到孕 13 周为 0%。相比之下，女性胎儿孕 11 周只有 5% 的误判率，而孕 12 周和孕 13 周，误判率为 0%[34]。

四肢

应用高频阴道超声，从孕 7 周开始可以观察到上下肢的肢芽。在早孕阶段，胚胎的尾部比下肢的肢芽

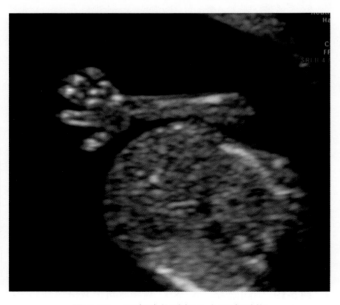

图 5-20　正常胎儿手部 5 个正常手指

长而且显著。到了第 10 孕周，肢体的完整长度已经能充分显示[7]。应用高频阴道超声联合腹部超声，孕 11~14 周，对四肢的完整检查已能 100% 做到，包括长骨和短骨的生物测量、手指、脚趾、关节的运动和姿势等（图 5-20）。

早孕期异常的超声表现

头部和颈部

中枢神经系统

中枢神经系统异常约占早孕期异常的 11%[35]。

神经管缺陷　神经管闭合最早出现在受孕的第 4~6 周的胚胎发育期。当闭合过程受到干扰，就导致了神经管缺陷（NTD）。开放性脊柱裂（脊髓脊膜膨出）是一种特殊类型的神经管缺陷，它发生在第 4 周神经管的后神经孔（caudal portion）闭合失败的时候。脊髓脊膜膨出不同于无脑畸形，无脑畸形是由于神经管的前神经孔（cranial portion）闭合失败所导致的。露脑畸形是指在无脑畸形发生前仍有漂浮的脑组织存在（图 5-5D）。

无脑畸形（露脑畸形）　超声在孕 11 周可显示颅骨光环，因此早孕期诊断无脑畸形是可能的。在早孕期，大脑半球尚未被侵蚀，但由于颅骨的缺失，矢状面可显示"米老鼠征"，与颅骨缺失相关的致死性畸形，包括无脑畸形和无颅畸形的诊断，其敏感性和特异性为 100%[36]。

脊髓脊膜膨出　脊髓脊膜膨出的诊断和治疗在过去的一个世纪里发生了巨大的变化[37]。损伤平面与短期和长期的预后密切相关。在一些专科中心随着开放性胎儿手术的发展，早期诊断和缺陷的特征性描述对于患者的咨询尤为重要[38~40]。

除了明显的脊髓脊膜膨出最早可在 9 周前出现以外，还有几个在早孕期特有的开放性神经管畸形相关的征象。早孕期双顶径（BPD）减小与脊髓脊膜膨出相关，在孕 11~14 周之间，近 50% 的病例 BPD 低于第 5 百分位。Bernard 等证实了将早孕期 BPD 低于第 5 百分位和母体血清标志物、母体血清甲胎蛋白和游离人绒毛膜促性腺激素（β-hCG）相结合，可将早孕期脊髓脊膜膨出的检出率在假阳性率定为 10% 的情况下，提高到 70%[42]。

后颅窝的影像学检查有助于在早孕期排除和诊断神经管缺陷。在做颈项透明层检查时，首先注意到的

颅内透明层是正中矢状面上看到的正常第四脑室充满液体的区域（图 5-2）。Chaoui 等回顾性评估了 191 例胎儿，发现正常显示颅内透明层的胎儿能够 100% 排除脊髓脊膜膨出[44]。还需要进行更大的前瞻性研究，才能提出对此征象广泛应用的建议。此外，利用三维超声检查，枕大池宽度和测量脑干对比脑干-枕骨的距离已被认为开放性脊柱裂的潜在早孕期筛查标志[45]。

除了后颅窝外，脑脊液的整体减少与脑室系统面积的相应减少也与脊髓脊膜膨出有关[46]。

脑膨出　脑膨出是神经组织通过颅骨缺损处向外疝出，可以位于枕部，也偶见于额部。枕叶脑膨出被认为是神经管缺陷的一种。一些常染色体隐性疾病与脑膨出有关，最常见的是 Meckel-Gruber 综合征。应用高频阴道超声检查既往孕育 Meckel-Gruber 综合征的妇女时，最早可在孕 11 周诊断脑膨出。在低危人群中行早孕期结构筛查，脑膨出最早可在孕 12 周诊断[47~49]。

前脑无裂畸形　前脑分裂不完全导致前脑无裂畸形，其范围从完全融合（无叶型），部分融合合并后大脑半球分开（半叶型），到部分融合合并前后大脑半球分开（叶状型）。Chervenak 等描述了前脑无裂畸形诊断的超声表现，包括脑中线结构消失伴眼距缩窄；然而作者们也认识到，在面部结构正常的情况下，可能不存在眼距缩窄的情况。伴侧脑室扩张的小头畸形和巨头畸形也经常出现在前脑无裂畸形的病例中[50]。除了中枢神经系统的表现外，还有一系列因面部发育不全而导致的中面部异常，包括独眼畸形、喙鼻、双侧或单侧唇裂、单鼻孔或盲端鼻、扁平鼻、虹膜缺损、上颌单切牙，或仅单纯的人中消失[51]。在早孕期，胎儿头部横切面可以显示对称的蝴蝶形状，包括清晰分界的脑中线结构。Sepulveda 等从孕 11~14 周对脉络丛进行了系统成像，前脑无裂畸形的病例无法显示蝴蝶征[52]。

骨骼/面部

面裂　口裂畸形是最常见的胎儿畸形之一，在活产儿中发病率为 1.05/1000，仅有单纯唇裂的胎儿的死亡率较低，在活产儿和死胎中的发病率为 0.66/1000。绝大多数伴或不伴腭裂的唇裂畸形（73.8%）是孤立的；然而，当涉及腭时，孤立性畸形的可能性降低（48.3%）[53]。利用中孕期的二维超声，RADIUS（常规产前超声诊断成像）试验证实了对唇腭裂的检出率较低（30%）。然而，通过利用三维超声的多平面成像，报道显示的检出率高达 90%[55]。在早孕期利用二维超声，Sepulveda 等描述了利用上颌骨前突与腭之间形成的自然三角形（称为鼻后三角）作为唇腭裂的系统性

筛查方法。作者采用二维超声技术，利用鼻后三角成像来识别牙槽突和鼻骨的异常；通过三维数据的处理来进一步评估这些异常，从而证实对于原发性腭裂的检出率达 100%，继发性腭裂为 86%，假阳性率低于 1%[56,57]。

小颌畸形　小颌畸形与许多染色体和遗传综合征有关。Sepulveda 等在研究鼻后三角时发现，正常胎儿的下颌体之间存在间隙，此后他们发表了论文显示患有小颌畸形（77.8%）或严重下颌后缩畸形（22.2%），所有胎儿（100%）下颌间隙缺失[58]。

鼻骨缺失　在正中矢状切面能够获取胎儿鼻骨和前额上颌骨角度的图像，其异常与 21 三体相关（图 5-8B）。Cicero 等报道鼻骨缺失时 21 三体的似然比为 146（95% 可信区间：50~434）。该小组还证实了早孕期把鼻骨检查纳入联合筛查时，包括颈项透明层、鼻骨、血清游离 β-hCG 和妊娠相关血浆蛋白 A（PAPP-A），21 三体的检出率为 90%，假阳性率为 5%[59,60]。

额颌面角增大　额颌面角在正中矢状面上测量，当结合母亲年龄、颈项透明层、血清游离 β-hCG 和 PAPP-A 时，21 三体的检出率为 94.3%，假阳性率为 5%，高于不包括额颌面角时的检出率（89.5%）[61]。

颈部

颈项透明层增厚已被公认为是非整倍体的危险因素（见第 3 章）。仅单一的颈项透明层筛查就可检出 75%~80% 的 21 三体胎儿，假阳性率为 5%[62]，当结合血清游离 β-hCG 和 PAPP-A 时，可检出 82%~87% 的 21 三体胎儿（假阳性率为 5%）和 78% 的其他非整倍体胎儿（假阳性率为 6%）[63,64]。有三分之一颈项透明层大于 95 百分位的胎儿可能是非整倍体，其余三分之二仍可能是整倍体[65]。在颈项透明层增厚的整倍体胎儿中，结构畸形、综合征和围产期死亡的风险都会增加[65~67]（图 5-21B）。Nicolaides 等首次描述了将 3.0mm 的切割值作为非整倍体筛查具有价值的工具[2]。此后已有研究几个切割值，包括 2.5mm、3.0mm、3.5mm、第 95 和 99 百分位，以及中位数（MoM）为 2 或增量值为 1.5[68,69]。在英国对 22 个中心的 96 127 名妇女进行的一项大规模试验中，发现颈项透明层测量的第 95 百分位随着头臀长而显著变化，但第 99 百分位相对稳定在 3.5mm[19,67]。尽管 92% 的颈项透明层小于 3.5mm 的整倍体胎儿结局都是健康的，但当颈项透明层大于 6.5mm 时，这一数字降至 20%[65]。心脏异常的发病率随着颈项透明层厚度的增加而增加（表 5-2）[67,70]。美国医学超声研究所建议，当胎儿有先天性心脏病的一

级亲属时,应做胎儿超声心动图[71]。一般人群中先天性心脏病的患病率为 8/1000(0.8%)[72],若有家族性,则先天性心脏病的风险上升到约 30/1000(3%)[73]。因此以颈项透明层大于或等于 3.5mm 作为切割值,与2.7%(表 5-1)的患病率相关,将这个值作为对胎儿进行特定的超声心动图检查的指标是合理的[70,74,75]。

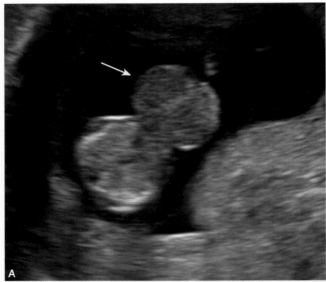

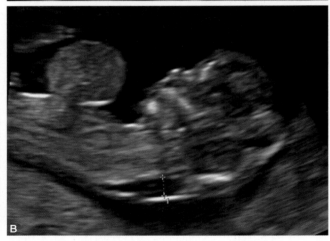

图 5-21　孕 13 周胎儿脐疝的横切面(A)和矢状面(B)图。这个胎儿同时伴 NT 增厚

淋巴水囊瘤　淋巴水囊瘤是一种淋巴系统的异常导致胎儿颈部的水肿,并可能包围整个胎儿(图 5-22)。早期的淋巴水囊瘤与先天性综合征以及其他畸形有关,应与妊娠后期形成的淋巴水囊瘤相鉴别,后者通常是孤立的淋巴管瘤。利用 FASTER 试验的数据[63],Malone 等报道了 134 例分隔状淋巴水囊瘤的短期和长期结局,与普通人群中的 38 033 例胎儿进行对比。作者将淋巴水囊瘤定义为由胎儿颈部向胎儿背部延伸的分隔状低回声区,以区别于单纯增厚的颈项透

表 5-2　颈项透明层厚度与严重心脏缺陷的流行率

颈项透明层	严重心脏缺陷的流行率
<第 95 百分位	1.6/10 000 [*]
第 95 百分位到 3.4mm	10/1000 [†]
3.5~4.4mm	27/1000 [†]
4.5~5.4mm	43/1000 [†]
5.5~6.4mm	63/1000 [†]
≥6.5mm	169/1000 [†]

[*] From Souka AP, Von Kaisenberg CS, Hyett JA, et al: Increased nuchal translucency with normal karyotype. Am J Obstet Gynecol 192(4): 1005-1021, 2005

[†] From Souka AP, Snijders RJ, Novakov A, et al: Defects and syndromes in chromosomally normal fetuses with increased nuchal translucency thickness at 10~14weeks of gestation. Ultrasound Obstet Gynecol 11(6): 391-400, 1998

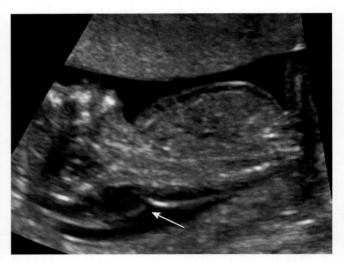

图 5-22　淋巴水囊瘤,从颈部向下延伸到背部并围绕腹部的皮下水肿

明层。其中染色体异常的诊断率为 51%(67/132)(表5-3)。在染色体正常的病例中,33.8%合并有严重结构异常,以心脏畸形最为常见(72.7%),其次为骨骼异常(27.3%)。最常见的心脏畸形是单心室,即左心发育不良或右心发育不良综合征(25%)。60%的患者选择了终止妊娠,另有 15%(25%染色体正常)发生了死胎。总共有 23 例结构和染色体正常的活产婴儿,平均随访 25 个月,其中 22 例发育正常,1 例出现痉挛性脑瘫,无法确定脑瘫的原因。此外,作者还证明这些分隔状淋巴水囊瘤的病例与单纯的颈项透明层增厚(≥3.0MoM)相比,非整倍体(OR5.2,95%CI 2.9~9.6),心脏畸形(OR 12.4,95%CI 3.2~56.3)以及胎儿和新生儿死亡(OR 6.0,95%CI 1.4~26.2)的概率显著增加[76]。

表 5-3　132 例淋巴水囊瘤伴分隔的染色体及结构异常	
妊娠结局	N（%）
染色体异常	67/132
21 三体	25/67（37.3）
X 单体	19/67（28.3）
18 三体	13/67（19.4）
13 三体	6/67（9.0）
三倍体	3/67（4.5）
9 号染色体缺失嵌合体	1/67（1.5）
结构异常	22/65
心脏	16/22
骨骼	6/22

Modified from：Malone FD，Ball RH，Nyberg DA，et al：First-trimester septated cystic hygroma：prevalence，natural history，and pediatric outcome. Obstet Gynecol 106（2）：288-294，2005

胸部

有关早孕期诊断胸部异常的文献大多集中在先天性心脏病上；然而，对早孕期胎儿胸部进行大体观察有助于发现其他畸形。

心外肿块/先天性膈疝

据报道，早孕期可以检出隔离肺、囊腺瘤样畸形和先天性膈疝（congenital diaphragmatic hernia，CDH）[67,77,78]。虽然这些畸形可以在早孕期被检出，但要视大小而定，持续的生长可能有助于中孕期的检出。在一个随机对照试验中，将孕 12 周和孕 18 周的结构扫查进行对照，Saltvedt 等在 12 周组中三例膈疝的检出率为 0%，而在 18 周组中四例膈疝的检出率为 50%，但由于队列中先天性膈疝的总体发病率较低，这一差异没有统计学意义（7/36,108）[78]。

心脏病

先天性心脏病（congenital heart disease，CHD）是最常见的严重先天性异常之一，在活产儿中的发病率为 8/1000[22,72,79,80]。在过去的 20 年中，早孕期的胎儿心脏成像有了相当大的发展，而且有了早孕期超声心动图的研究，几位作者报道了早孕期先天性心脏病的诊断（图 5-23）[22,30,79~81]。1997 年至 2003 年间一项对 2165 例单胎的胎儿进行超声心动图检查的回顾性研究中，Smrcek 等报道了在孕 11~13 周诊断的先天性心脏病的发病率，其中房室间隔缺损最常见，约为 4.5 倍

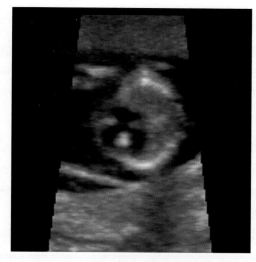

图 5-23　孕 10 周合并淋巴水囊瘤的胎儿发现心脏房室间隔缺损。无创胎儿 DNA 检测显示 13 三体阳性。患者选择终止妊娠

（18/29），其次是室间隔缺损（4/29）和法洛四联症（3/29）[28]。此外，异位心、左心和右心发育不良综合征、右室双出口、大动脉转位、肺动脉瓣缺如、主动脉狭窄、主动脉缩窄、左/右心房异构、肺动脉狭窄、永存动脉干、三尖瓣闭锁以及完全型肺静脉异位引流，这些病例被报道为孤立存在或合并复杂性先天性心脏病[22,28,81~83]。大多数早孕期胎儿心脏评估的研究都包括了特定指征的人群，对其进行胎儿超声心动检查，其中最常见的指征是颈项透明层增厚，也包括其他危险因素，如常规的早孕期超声发现心脏问题，多胎妊娠或有家族史。据报道，高危人群心脏畸形的检出率在 70%~84.2%之间[81,83]。Orlandi 等前瞻性地评估了有关早孕期胎儿心脏成像的系统性方法，该方法不包括完整的胎儿超声心动图，仅评估四腔心和流出道切面。在没有严重先天性心脏病假阳性的情况下，心脏异常的总检出率为 66%，严重缺陷的检出率为 80%，轻度缺陷为 42%[84]。

技术的进步推动了 4D STIC 的进一步发展，这使得离线操作和评估图像成为可能[85]。早孕期使用 4D STIC 对心脏畸形进行检查，在专科中心对高危人群的检出率高达 90%~95%[86,87]。4D STIC 相对于传统 2D 超声在心脏异常检查方面的优势尚未得到证实，正如 Bennasar 等认为 2D 模式略好于 STIC，在没有假阳性的条件下，检出率为 98%[86]。尽管如此，4D STIC 的价值可能不在检出率方面，而在于对图像离线操作和分析，通过在这种模式更有效地训练少数专业人员掌握心脏评估技术[85]。然而从技术层面来讲，获取高质量图像仍然是困难的，因此限制了这项技术的应用[87]。因此，目前 4D STIC 仍然停留在研究领域。

腹部

　　超声可检测到的胎儿腹部异常主要分为包括腹壁缺陷在内的消化道畸形（gastrointestinal malformation）和与肾脏和膀胱相关的生殖泌尿系统（Genitourinary）异常。

消化道畸形

　　早孕期诊断食管闭锁和十二指肠闭锁已有描述，但腹壁（abdominal wall）缺损更为常见，因此在早孕期结构研究文献中受到最多关注[77,88~90]。

　　腹壁缺损　据报道，脐膨出在活产儿中的发病率为1.4~2.5/10 000[91~94]。与脐膨出相比，腹裂在活产儿的发病率更高，为4.4/10 000，并且随着时间的推移发病率有所升高。腹裂的发病率随时间有明显的流行病学变化。在对美国15个州14 000多例腹裂病例进行的一项大型研究中，腹裂的发病率从1995年的2.32/10 000上升到2005年的4.42/10 000，其中大部分发病率的增加出现在20岁以下的母亲身上（11.45/10 000）[95]。

　　生理性中肠疝在怀孕12周后消失；因此，除非它等于或大于腹部的大小，任何中肠疝在孕12周前都应该被认为是生理性的（图5-15，图5-21）[96]。理论上，腹裂能够通过其位于脐轮侧（右侧为典型）的位置而与

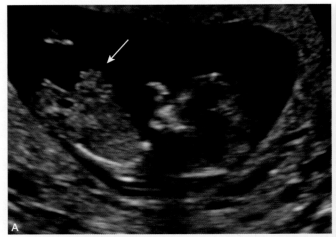
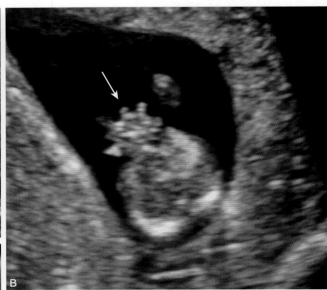
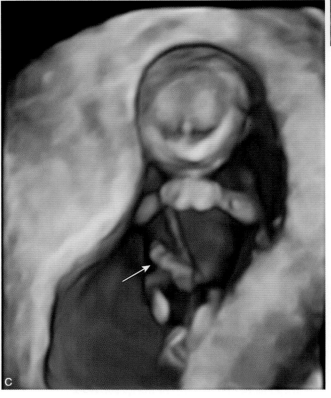

图5-24　孕12周胎儿腹壁裂的矢状面（A），横切面（B）及三维成像图（3D）（C）。3D图清楚显示了典型的肠管从脐带插入处右侧缺陷处突出（由 Barbora Mrazek-Pugh 提供）

生理性疝和早孕期的脐膨出相鉴别（图 5-24）；然而，图像分辨率或胎儿位置和运动可能限制了在 12 周之前充分描述任何肠疝的能力，并且需要在 12 周之后进行确认。

在早孕期发现腹裂或脐膨出时，下一步是排除其他异常。虽然腹裂是典型的孤立异常，但它仍然可与脑（4.5%）、心脏（2.5%）、四肢（2.2%）和肾（1.9%）的异常以及染色体综合征（1.2%）和非染色体综合征（0.7%）相关[97]。与腹裂相比，脐膨出与其他严重结构异常或染色体综合征的关系更为密切。在对妊娠 14 周前诊断为脐膨出的 98 名胎儿进行的一项研究中，45.9% 的胎儿有其他严重的结构畸形，80 名胎儿进行染色体核型检查有 53.8% 的染色体异常，最常见的是 18 三体（72.1%）。此外，作者报道了 33 例在 14 周仅发现孤立脐膨出的胎儿，在孕 16 周时对其进行结构检查，发现其中 6 例（18.2%）有其他的畸形，而其中 21 例（63.6%）腹壁完整，因此强调在早孕期怀疑脐膨出时进行后续超声评估的重要性。脐膨出胎儿的结局在很大程度上取决于腹壁缺损是孤立的还是合并了其他的异常或非整倍体。Tassin 等报道了 14 周前诊断的孤立性脐膨出的妊娠结局[90]。在 79 个病例中，有 15 例（19%）有医学指征而终止妊娠，4 例（5%）选择性终止妊娠，6 例（8%）出现死产，54 例（68%）活产儿。作者探讨了脐膨出/腹径比，建议大于或等于 0.8 的比值作为区分新生儿患病率增加的阈值。尽管研究显示该阈值的敏感性为 86.7%，但特异性仍低至 50%（$p = 0.017$），而且迄今为止，无论该测量值或该阈值均未得到外部验证[90]。

生殖泌尿系统异常

在早孕期超声检查中最常见的生殖泌尿道异常为巨膀胱（megacystis）；然而肾积水和囊性肾也有报道。由于容易与肾上腺发生混淆，在技术上很难在早孕期诊断肾脏不发育[98]。

巨膀胱　巨膀胱是下尿路梗阻（LUTO）的标志，可能有多种原因。早孕期诊断巨膀胱时，因为胎儿比较小，而梗阻的情况可能在整个妊娠过程中消退或进一步发展，因此妊娠结局差异很大，从完全恢复没有后遗症到肾脏发育不良、肾功能减退导致无羊水，伴随肺部疾病以至于死亡。在英国一项回顾性研究，在普通人群中做孕 10～14 周胎儿颈项透明层的筛查，24 492 例胎儿中有 0.06% 的巨膀胱被筛查出[99,100]。

在这些巨膀胱的病例中，作者发现膀胱最小纵径为 8mm，膀胱最小纵径/头臀长比为 13%。选取 3000

名正常胎儿作为对照组进行比较，最大膀胱纵径为 6mm，膀胱径线中值/头臀长比为 5.4%（0% ~ 10.4%）。这些巨膀胱的病例中有 20% 被检测出有染色体异常，21 三体、13 三体和 14、20 号染色体平衡易位，40% 的病例颈项透明层增厚超过第 95 百分位，包括 2 例三体和 4 例整倍体。1 例染色体正常胎儿发生了自然流产。11 例染色体正常的存活胎儿中，有 7 例（63%）妊娠 20 周即自行消退，其余 4 例 20 周出现肾盂扩张，仅 1 例坚持至产后。在其余 4 例染色体正常继续妊娠的病例中，进行重复超声检查监测病情进展，其中 2 例父母选择终止妊娠，1 例是在膀胱穿刺后尿钙升高。其余 2 例病情进展的病例中，进行了膀胱-羊膜腔分流术，在术后一周内均发生了自然流产[99]。

有证据表明，早孕期诊断为巨膀胱的原因可能是由于功能性梗阻而不是由后尿道瓣膜（LUTO 是妊娠后期的最常见原因）引起的[101]。根据假设，膀胱穿刺的突然减压或许能够成功地缓解尿道的功能障碍，并且应该是治疗早孕期巨膀胱进展的一线治疗方案；然而，支持这一理论的证据有限，因此，进行连续的膀胱穿刺术以治疗巨膀胱目前仍在研究中。此外，尿生化已被用于预测哪些胎儿可能受益于膀胱-羊膜腔分流术。然而，目前的证据显示，早孕期尿生化与预后无关，部分原因可能是由于早孕期胎儿肾功能存在生理差异，应避免在小于 16 周的胎儿中使用目前公布的尿生化切割值。此外，在早孕期进行膀胱-羊膜腔分流术已显示与胎儿的高丢失率有关，目前其益处值得怀疑。LUTO 试验中的下尿路梗阻的产前治疗（PLUTO）试验由于招募不理想而提前停止，试验中膀胱-羊膜分流术并没有显示出明显的益处，但试验本身不是聚焦在早

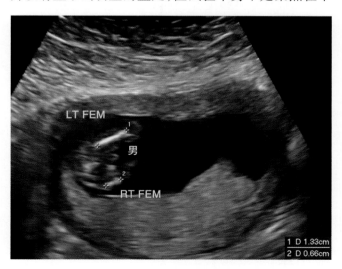

图 5-25　孕 13 周的右侧股骨干（RT FEM）缺陷。LT FEM，左侧股骨干

孕期的 LUTO 病例[105]。

四肢

早孕期可检出的骨骼异常范围非常广泛,从骨软骨发育不良到轻微畸形如多指。Grande 等发现在低危孕妇中,早孕期最常见的骨骼异常是骨软骨发育不全,其次是肢体短缩畸形以及关节挛缩,检出率分别为 86%、57% 和 50%(图 5-25)。他们还报道了如马蹄内翻足、并指畸形和多指畸形等轻微骨骼异常,但这些轻微骨骼异常检出率很低,仅约 9%[98]。

早孕期胎儿结构检查的局限性

尽管超声对早孕期胎儿全面结构检查的能力已经有很大提升,但仍存在许多不足。首先,目前大多数超声技师及临床医生在全面评估早孕期胎儿结构的经验非常有限;其次,即使在经验丰富的医师手上,由于一些畸形在整个孕期发生、发展、变化,不容易在早孕期发现。这些疾病主要包括先天性膈疝、骨骼发育不良和先天性心脏病。先天性心脏病如心肌病以及生理性单心室异常(如左心发育不良综合征),这些由于瓣膜狭窄逐渐进展的疾病在早孕期均不容易发现[106]。

而且,早孕期胎儿超声心动图检查也有一些局限性。这段时间诊断的胎儿心脏异常有较高的终止妊娠率,因此随访及确诊率低,仅约 20%,这导致实际的检出率难以判断[107]。即使使用目前最新的 4DSTIC,其分辨率也只能保持在 50~100μm。因此一些在大一点的孕周能发现的细微差异如房室瓣附着处的细微偏差在早孕期仍难以发现。Votino 等的研究证实 4D 超声在早孕期检查心脏畸形并不优于 2D 超声[87]。正常的胎儿心脏是一个不断发育的脏器,在早孕期有不同的生理差异,如果把早孕期、中孕期胎儿心脏结构与功能的基线参数运用至早孕期,那么会错误地解读为正常或异常。例如,有 27% 的胎儿在早孕期的三尖瓣反流,稍晚一些证实为正常心脏[82]。除了资源利用率的问题,目前对胎儿心脏超声检查所固有的耗时长及技术难度大等问题关注度增高[108]。为了解决这个难题,Lombardi 等研究证实,对超声技师进行为期一周的强化训练后均能在 10 分钟内可靠地完成早孕期胎儿超声心动图检查。然而,这一策略的成本效益仍需要进一步评估[25]。

检出率

文献报道早孕期胎儿结构畸形的整体检出率有很大差别,范围从 17% 至 90% 不等[109]。除了技术的局限性诸如教育和技能培训,这种差异大多数是由于不同的研究入组标准所导致。

毫无疑问,超声是评估早孕期胎儿结构的有用工具,但考虑到上述局限性,早孕期超声结构检查仍然是有争议的话题,是应该提供给所有孕妇的筛查方法呢,还是仅应用于特定的高危人群?为了回答这个问题,一项瑞典颈项透明层(NUPP)试验,把病人随机分在孕 12~14 周组或孕 18 周组,来进行常规超声检查。作者发现对于胎儿染色体正常的妊娠而言,早孕期与中孕期胎儿畸形检出率相比,差异无统计学意义(20% 对 25%,$p = 0.11$)。该试验的检出率较美国 RADIUS 试验的检出率低(35%)[54]。RADIUS 试验随机分配接受超声筛查的孕妇分别在孕 18~20 周和孕 31~33 周进行超声筛查,从而提高了检出率。NUPP 试验明确证明了提高胎儿致死性畸形或严重畸形的检出率,但是再一次,早孕期组和中孕期组检出率无明显差异(38% 对 47%,$p = 0.06$)。值得注意的是,起始于孕 12 周到 14 周超声检查组中 69% 的胎儿发现了致死性畸形[78]。该研究并不足以发现对特定畸形的检出率有显著差异,但该小组发表了 NUPP 试验关于对严重先天性心脏畸形的检出率[80]的一项附加分析。总体而言,超声结构检查对心脏异常的检出率较低,孕 12~14 周组与孕 18 周组相比无显著性差异(11% 对 15%,$p = 0.60$)。此研究心脏超声结构检查只要求进行局限性的检查,其中四腔心切面是唯一必需的检查切面,而且无需对流出道进行评估;这也可能是相比于包含了对流出道评估的研究,该检查的检出率低的原因[84]。如果出现以下几种情况需要转诊进行胎儿超声心动图检查:四腔心切面难以显示或发现异常,NT 值 ≥3.5mm,或早孕期 21 三体风险 ≥1:250 且染色体正常或病人拒绝染色体核型检查。

迄今为止,已经有两篇荟萃分析的系统综述发表,结果均提示超声对早孕期的结构异常检出率低,约 50%(45.2% 和 51%)[109,110]。Rossi 和 Prefumo 的研究显示,畸形发生的部位不同检出率范围不同(表 5-4)[110]。胎儿超声心动图检查与超声结构检查相比有较高的胎儿心脏异常检出率(53% 对 43%,$p = 0.040$)。另外,作者发现使用多普勒似乎没有提高检出率(52% 对 44%,$p = 0.11$)。作者还探讨了由于人口差异所造成的异质性,与预期一致,畸形检出率在高风险人群中显著高于低风险人群(65% 对 50%,$p < 0.001$)。

表 5-4　早孕期不同部位胎儿畸形的检出率	
畸形的部位	检出率*
颈部	92%
腹部	88%
脑和脊柱	51%
心脏	48%
肢体	34%
生殖泌尿系统	34%
面部	34%

* Modified from Rossi AC, Prefumo F: Accuracy of ultrasonography at 11-14 weeks of gestation for detection of fetal structural anomalies: a systematic review. Obstet Gynecol 122(6):1160-1167, 2013

成本效益

　　总体而言,关于超声监测对胎儿畸形检出的成本效益的高质量证据有限[111]。需要提醒的是大多数对早孕期胎儿结构进行评估的研究,都需要在中孕期继续提供额外的超声筛查。在一项针对未筛选妇女开展的早孕期胎儿结构超声筛查的前瞻性横向研究中,Roberts 等[111]报道了他们于 1999 年时筛查胎儿非整倍体和检测结构异常的费用,分别为 7470 英镑/例(9268.22 美元)和 6258 英镑/例(7764.46 美元)。根据我们的经验,这些估计是低的;在我们的位于美国中西部的围产期实验室,2014 年早孕期进行超声检查的费用为 170 美元,而 Robers 等根据成本估计相应费用为 33 英镑(根据 2014 年汇率,该费用相当于 40.94 美元)。

　　目前的证据不支持在早孕期进行常规超声结构筛查,早孕期胎儿超声结构评估应该保留给特定的高危患者,例如那些有明显家族史或遗传史或有不良孕产史的患者,糖尿病控制不佳、有致畸物暴露史或 NT 增厚的患者。此外,有证据表明体重指数高于 $40kg/m^2$ 的妇女[112~114]在中孕期进行超声解剖学结构评估存在一定的难度。当子宫位于盆腔较低位置时,早孕期解剖评估可能有所改善,亦有助于在血管丛下的腹部成像,经阴道超声的运用也有助于成像。

安全性

　　在妊娠期间进行超声检查通常被认为是安全的,但作为一种能量源,它确实有潜在的生物危害性[115]。然而关于超声对人体安全方面的影响目前数据仍然有限。世界卫生组织(WHO)对超声安全性进行了系统

性回顾,作者回顾报道了超声暴露的长期或短期影响的临床试验、病例对照研究和队列研究[116]。在超过 6000 个引文中,对 61 项研究进行了回顾,发现没有一项研究把评价超声安全性作为一个特定的目标[116]。总而言之,控制热指数在 1 以下,遵守 ALARA 原则,使用超声时应有相应的临床指征,在最短的时间内用最少的声学能量达到准确诊断[29]。热指数就是组织温度升高 1℃所需的能量,美国超声医学研究院建议孕 8 周前使用软组织热指数(TIS)、孕 8 周或以上胎儿骨化可被识别时建议使用骨热指数(TIB)[117]。胎儿在早孕期对致畸物易感,在超声检查中使用彩色多普勒超声可增加胎儿声能暴露,如操作者稍有不慎即可轻易地超过安全水平。因此,当早孕期进行胎儿结构检查时,应特别注意超声检查安全以及遵守 ALARA 原则。

总结

　　随着超声技术的不断发展,对于经验丰富的医生而言,早孕期胎儿结构评估与中孕期胎儿结构评估相比较,准确性是同样可信的。目前可以在早孕期进行全面的、详细的胎儿结构评估包括胎儿超声心动图,然而目前此检查方法的应用仍存在诸多争议。胎儿常规结构筛查检出率早孕期与中孕期相比并无明显提高,此筛查策略的成本效益亦需进一步论证[78]。

(杨艳东　翻译　姚远　审校)

参考文献

1. Timor-Tritsch IE, Farine D, Rosen MG: A close look at early embryonic development with the high-frequency transvaginal transducer. *Am J Obstet Gynecol* 159(3):676–681, 1988.
2. Nicolaides KH, Azar G, Byrne D, et al: Fetal nuchal translucency: ultrasound screening for chromosomal defects in first trimester of pregnancy. *BMJ* 304(6831):867–869, 1992.
3. Moore KL, Persaud TVN, Torchia MG: *The Developing Human: Clinically Oriented Embryology*, ed 9, Philadelphia, 2013, Saunders/Elsevier.
4. Palis J, Segel GB: Developmental biology of erythropoiesis. *Blood Rev* 12(2):106–114, 1998.
5. Blaas HG, Eik-Nes SH: Sonoembryology and early prenatal diagnosis of neural anomalies. *Prenat Diagn* 29(4):312–325, 2009.
6. Larsen WJ: *Human Embryology*, ed 3, New York, 2002, Churchill Livingstone.
7. Timor-Tritsch IE, Peisner DB, Raju S: Sonoembryology: an organ-oriented approach using a high-frequency vaginal probe. *J Clin Ultrasound* 18(4):286–298, 1990.
8. Crelin ES: Development of the nervous system. A logical approach to neuroanatomy. *Clin Symp* 26(2):1–32, 1974.
9. Lachmann R, Sodre D, Barmpas M, et al: Midbrain and falx in fetuses with absent corpus callosum at 11-13 weeks. *Fetal Diagn Ther* 33(1): 41–46, 2013.
10. Blaas HG, Eik-Nes SH, Kiserud T, Hellevik LR: Early development of the hindbrain: a longitudinal ultrasound study from 7 to 12 weeks of gestation. *Ultrasound Obstet Gynecol* 5(3):151–160, 1995.
11. Blaas HG, Eik-Nes SH, Kiserud T, Hellevik LR: Early development of the

forebrain and midbrain: a longitudinal ultrasound study from 7 to 12 weeks of gestation. *Ultrasound Obstet Gynecol* 4(3):183–192, 1994.

12. Falco P, Gabrielli S, Visentin A, et al: Transabdominal sonography of the cavum septum pellucidum in normal fetuses in the second and third trimesters of pregnancy. *Ultrasound Obstet Gynecol* 16(6):549–553, 2000.

13. Timor-Tritsch IE, Bashiri A, Monteagudo A, Arslan AA: Qualified and trained sonographers in the US can perform early fetal anatomy scans between 11 and 14 weeks. *Am J Obstet Gynecol* 191(4):1247–1252, 2004.

14. Souka AP, Pilalis A, Kavalakis Y, et al: Assessment of fetal anatomy at the 11-14-week ultrasound examination. *Ultrasound Obstet Gynecol* 24(7):730–734, 2004.

15. Borenstein M, Persico N, Kaihura C, et al: Frontomaxillary facial angle in chromosomally normal fetuses at 11 + 0 to 13 + 6 weeks. *Ultrasound Obstet Gynecol* 30(5):737–741, 2007.

16. Merz E, Abramowicz J, Baba K, et al: 3D imaging of the fetal face—recommendations from the International 3D Focus Group. *Ultraschall Med* 33(2):175–182, 2012.

17. Taipale P, Hiilesmaa V, Salonen R, Ylostalo P: Increased nuchal translucency as a marker for fetal chromosomal defects. *N Engl J Med* 337(23):1654–1658, 1997.

18. Braithwaite JM, Morris RW, Economides DL: Nuchal translucency measurements: frequency distribution and changes with gestation in a general population. *Br J Obstet Gynaecol* 103(12):1201–1204, 1996.

19. Snijders RJ, Noble P, Sebire N, et al: UK multicentre project on assessment of risk of trisomy 21 by maternal age and fetal nuchal-translucency thickness at 10-14 weeks of gestation. Fetal Medicine Foundation First Trimester Screening Group. *Lancet* 352(9125):343–346, 1998.

20. Leiva MC, Tolosa JE, Binotto CN, et al: Fetal cardiac development and hemodynamics in the first trimester. *Ultrasound Obstet Gynecol* 14(3):169–174, 1999.

21. Blaas HG, Eik-Nes SH, Kiserud T, Hellevik LR: Early development of the abdominal wall, stomach and heart from 7 to 12 weeks of gestation: a longitudinal ultrasound study. *Ultrasound Obstet Gynecol* 6(4):240–249, 1995.

22. Haak MC, Twisk JW, Van Vugt JM: How successful is fetal echocardiographic examination in the first trimester of pregnancy? *Ultrasound Obstet Gynecol* 20(1):9–13, 2002.

23. Dolkart LA, Reimers FT: Transvaginal fetal echocardiography in early pregnancy: normative data. *Am J Obstet Gynecol* 165(3):688–691, 1991.

24. Gembruch U, Shi C, Smrcek JM: Biometry of the fetal heart between 10 and 17 weeks of gestation. *Fetal Diagn Ther* 15(1):20–31, 2000.

25. Lombardi CM, Bellotti M, Fesslova V, Cappellini A: Fetal echocardiography at the time of the nuchal translucency scan. *Ultrasound Obstet Gynecol* 29(3):249–257, 2007.

26. McBrien A, Howley L, Yamamoto Y, et al: Changes in fetal cardiac axis between 8 and 15 weeks' gestation. *Ultrasound Obstet Gynecol* 42(6):653–658, 2013.

27. Gindes L, Matsui H, Achiron R, et al: Comparison of ex-vivo high-resolution episcopic microscopy with in-vivo four-dimensional high-resolution transvaginal sonography of the first-trimester fetal heart. *Ultrasound Obstet Gynecol* 39(2):196–202, 2012.

28. Smrcek JM, Berg C, Geipel A, et al: Early fetal echocardiography: heart biometry and visualization of cardiac structures between 10 and 15 weeks' gestation. *J Ultrasound Med* 25(2):173–182, quiz 183–175, 2006.

29. Reddy UM, Abuhamad AZ, Levine D, Saade GR: Fetal imaging: executive summary of a joint Eunice Kennedy Shriver National Institute of Child Health and Human Development, Society for Maternal-Fetal Medicine, American Institute of Ultrasound in Medicine, American College of Obstetricians and Gynecologists, American College of Radiology, Society for Pediatric Radiology, and Society of Radiologists in Ultrasound Fetal Imaging Workshop. *Obstet Gynecol* 123(5):1070–1082, 2014.

30. Bronshtein M, Yoffe N, Zimmer EZ: Transvaginal sonography at 5 to 14 weeks' gestation: fetal stomach, abnormal cord insertion, and yolk sac. *Am J Perinatol* 9(5–6):344–347, 1992.

31. Bronshtein M, Rottem S, Yoffe N, et al: Early determination of fetal sex using transvaginal sonography: technique and pitfalls. *J Clin Ultrasound* 18(4):302–306, 1990.

32. Bronshtein M, Kushnir O, Ben-Rafael Z, et al: Transvaginal sonographic measurement of fetal kidneys in the first trimester of pregnancy. *J Clin Ultrasound* 18(4):299–301, 1990.

33. Whitlow BJ, Lazanakis MS, Economides DL: The sonographic identification of fetal gender from 11 to 14 weeks of gestation. *Ultrasound Obstet Gynecol* 13(5):301–304, 1999.

34. Efrat Z, Akinfenwa OO, Nicolaides KH: First-trimester determination of fetal gender by ultrasound. *Ultrasound Obstet Gynecol* 13(5):305–307, 1999.

35. Chen M, Lee CP, Lam YH, et al: Comparison of nuchal and detailed morphology ultrasound examinations in early pregnancy for fetal structural abnormality screening: a randomized controlled trial. *Ultrasound Obstet Gynecol* 31(2):136–146, discussion 146, 2008.

36. Chatzipapas IK, Whitlow BJ, Economides DL: The "Mickey Mouse" sign and the diagnosis of anencephaly in early pregnancy. *Ultrasound Obstet Gynecol* 13(3):196–199, 1999.

37. Trudell AS, Odibo AO: Diagnosis of spina bifida on ultrasound: always termination? *Best Pract Res Clin Obstet Gynaecol* 28(3):367–377, 2014.

38. Cochrane DD, Wilson RD, Steinbok P, et al: Prenatal spinal evaluation and functional outcome of patients born with myelomeningocele: information for improved prenatal counselling and outcome prediction. *Fetal Diagn Ther* 11(3):159–168, 1996.

39. Adzick NS, Thom EA, Spong CY, et al: A randomized trial of prenatal versus postnatal repair of myelomeningocele. *N Engl J Med* 364(11):993–1004, 2011.

40. American College of Obstetricians and Gynecologists: ACOG Committee Opinion No. 550: maternal-fetal surgery for myelomeningocele. *Obstet Gynecol* 121(1):218–219, 2013.

41. Karl K, Benoit B, Entezami M, et al: Small biparietal diameter in fetuses with spina bifida on 11-13-week and mid-gestation ultrasound. *Ultrasound Obstet Gynecol* 40(2):140–144, 2012.

42. Bernard JP, Cuckle HS, Stirnemann JJ, et al: Screening for fetal spina bifida by ultrasound examination in the first trimester of pregnancy using fetal biparietal diameter. *Am J Obstet Gynecol* 207(4):306.e1–306.e5, 2012.

43. Khalil A, Coates A, Papageorghiou A, et al: Biparietal diameter at 11-13 weeks' gestation in fetuses with open spina bifida. *Ultrasound Obstet Gynecol* 42(4):409–415, 2013.

44. Chaoui R, Benoit B, Mitkowska-Wozniak H, et al: Assessment of intracranial translucency (IT) in the detection of spina bifida at the 11-13-week scan. *Ultrasound Obstet Gynecol* 34(3):249–252, 2009.

45. Scheier M, Lachmann R, Petros M, Nicolaides KH: Three-dimensional sonography of the posterior fossa in fetuses with open spina bifida at 11-13 weeks' gestation. *Ultrasound Obstet Gynecol* 38(6):625–629, 2011.

46. Loureiro T, Ushakov F, Montenegro N, et al: Cerebral ventricular system in fetuses with open spina bifida at 11-13 weeks' gestation. *Ultrasound Obstet Gynecol* 39(6):620–624, 2012.

47. Sepulveda W, Sebire NJ, Souka A, et al: Diagnosis of the Meckel-Gruber syndrome at eleven to fourteen weeks' gestation. *Am J Obstet Gynecol* 176(2):316–319, 1997.

48. Eckmann-Scholz C, Jonat W, Zerres K, Ortiz-Bruchle N: Earliest ultrasound findings and description of splicing mutations in Meckel-Gruber syndrome. *Arch Gynecol Obstet* 286(4):917–921, 2012.

49. Jones D, Fiozzo F, Waters B, et al: First trimester diagnosis of Meckel-Gruber syndrome by fetal ultrasound, with molecular identification of CC2D2A mutations by next-generation sequencing. *Ultrasound Obstet Gynecol* 44(6):719–721, 2014.

50. Chervenak FA, Isaacson G, Hobbins JC, et al: Diagnosis and management of fetal holoprosencephaly. *Obstet Gynecol* 66(3):322–326, 1985.

51. Peebles DM: Holoprosencephaly. *Prenat Diagn* 18(5):477–480, 1998.

52. Sepulveda W, Dezerega V, Be C: First-trimester sonographic diagnosis of holoprosencephaly: value of the "butterfly" sign. *J Ultrasound Med* 23(6):761–765, quiz 766–767, 2004.

53. Croen LA, Shaw GM, Wasserman CR, Tolarova MM: Racial and ethnic variations in the prevalence of orofacial clefts in California, 1983-1992. *Am J Med Genet* 79(1):42–47, 1998.

54. Crane JP, LeFevre ML, Winborn RC, et al: A randomized trial of prenatal ultrasonographic screening: impact on the detection, management, and outcome of anomalous fetuses. The RADIUS Study Group. *Am J Obstet Gynecol* 171(2):392–399, 1994.

55. Chmait R, Pretorius D, Jones M, et al: Prenatal evaluation of facial clefts with two-dimensional and adjunctive three-dimensional ultrasonography: a prospective trial. *Am J Obstet Gynecol* 187(4):946–949, 2002.

56. Sepulveda W, Wong AE, Martinez-Ten P, Perez-Pedregosa J: Retronasal triangle: a sonographic landmark for the screening of cleft palate in the first trimester. *Ultrasound Obstet Gynecol* 35(1):7–13, 2010.

57. Martinez-Ten P, Adiego B, Illescas T, et al: First-trimester diagnosis of cleft lip and palate using three-dimensional ultrasound. *Ultrasound Obstet Gynecol* 40(1):40–46, 2012.

58. Sepulveda W, Wong AE, Vinals F, et al: Absent mandibular gap in the retronasal triangle view: a clue to the diagnosis of micrognathia in the first trimester. *Ultrasound Obstet Gynecol* 39(2):152–156, 2012.

59. Cicero S, Curcio P, Papageorghiou A, et al: Absence of nasal bone in fetuses with trisomy 21 at 11-14 weeks of gestation: an observational study. *Lancet* 358(9294):1665–1667, 2001.

60. Cicero S, Avgidou K, Rembouskos G, et al: Nasal bone in first-trimester screening for trisomy 21. *Am J Obstet Gynecol* 195(1):109–114, 2006.

61. Borenstein M, Persico N, Kagan KO, et al: Frontomaxillary facial angle in screening for trisomy 21 at 11 + 0 to 13 + 6 weeks. *Ultrasound Obstet Gynecol* 32(1):5–11, 2008.

62. Nicolaides KH: Nuchal translucency and other first-trimester sonographic markers of chromosomal abnormalities. *Am J Obstet Gynecol* 191(1):45–67, 2004.

63. Malone FD, Canick JA, Ball RH, et al: First-trimester or second-trimester screening, or both, for Down's syndrome. *N Engl J Med* 353(19):2001–2011, 2005.

64. Breathnach FM, Malone FD, Lambert-Messerlian G, et al: First- and second-trimester screening: detection of aneuploidies other than Down syndrome. *Obstet Gynecol* 110(3):651–657, 2007.

65. Bilardo CM, Muller MA, Pajkrt E, et al: Increased nuchal translucency thickness and normal karyotype: time for parental reassurance. *Ultrasound Obstet Gynecol* 30(1):11–18, 2007.

66. Souka AP, Snijders RJ, Novakov A, et al: Defects and syndromes in chromosomally normal fetuses with increased nuchal translucency thickness at 10-14 weeks of gestation. *Ultrasound Obstet Gynecol* 11(6):391–400, 1998.

67. Souka AP, Krampl E, Bakalis S, et al: Outcome of pregnancy in chromosomally normal fetuses with increased nuchal translucency in the first trimester. *Ultrasound Obstet Gynecol* 18(1):9–17, 2001.

68. Makrydimas G, Sotiriadis A, Ioannidis JP: Screening performance of first-trimester nuchal translucency for major cardiac defects: a meta-analysis. *Am J Obstet Gynecol* 189(5):1330–1335, 2003.

69. Maymon R, Tercanli S, Dreazen E, et al: Comparison of pregnancy outcome of euploid fetuses with increased nuchal translucency (NT) expressed in NT MoM or delta-NT. *Ultrasound Obstet Gynecol* 23(5):477–481, 2004.

70. Souka AP, Von Kaisenberg CS, Hyett JA, et al: Increased nuchal translucency with normal karyotype. *Am J Obstet Gynecol* 192(4):1005–1021, 2005.

71. American Institute of Ultrasound in Medicine: *AIUM Practice Guideline for the Performance of Fetal Echocardiography*, Laurel, MD, 2013, American Institute of Ultrasound in Medicine. Available at: <http://www.aium.org/resources/guidelines/fetalecho.pdf>.

72. Reller MD, Strickland MJ, Riehle-Colarusso T, et al: Prevalence of congenital heart defects in metropolitan Atlanta, 1998-2005. *J Pediatr* 153(6):807–813, 2008.

73. Oyen N, Poulsen G, Boyd HA, et al: Recurrence of congenital heart defects in families. *Circulation* 120(4):295–301, 2009.

74. Alfirevic Z: DISQ 8: management of patients with an increased first-trimester Down syndrome screening risk and normal fetal karyotype. *Ultrasound Obstet Gynecol* 31(2):232, 2008.

75. Bilardo CM, Timmerman E, Pajkrt E, van Maarle M: Increased nuchal translucency in euploid fetuses—what should we be telling the parents? *Prenat Diagn* 30(2):93–102, 2010.

76. Malone FD, Ball RH, Nyberg DA, et al: First-trimester septated cystic hygroma: prevalence, natural history, and pediatric outcome. *Obstet Gynecol* 106(2):288–294, 2005.

77. Syngelaki A, Chelemen T, Dagklis T, et al: Challenges in the diagnosis of fetal non-chromosomal abnormalities at 11-13 weeks. *Prenat Diagn* 31(1):90–102, 2011.

78. Saltvedt S, Almstrom H, Kublickas M, et al: Detection of malformations in chromosomally normal fetuses by routine ultrasound at 12 or 18 weeks of gestation: a randomised controlled trial in 39,572 pregnancies. *Br J Obstet Gynaecol* 113(6):664–674, 2006.

79. Hyett J, Moscoso G, Papapanagiotou G, et al: Abnormalities of the heart and great arteries in chromosomally normal fetuses with increased nuchal translucency thickness at 11-13 weeks of gestation. *Ultrasound Obstet Gynecol* 7(4):245–250, 1996.

80. Westin M, Saltvedt S, Bergman G, et al: Routine ultrasound examination at 12 or 18 gestational weeks for prenatal detection of major congenital heart malformations? A randomised controlled trial comprising 36,299 fetuses. *Br J Obstet Gynaecol* 113(6):675–682, 2006.

81. McAuliffe FM, Trines J, Nield LE, et al: Early fetal echocardiography—a reliable prenatal diagnosis tool. *Am J Obstet Gynecol* 193(3 Pt 2):1253–1259, 2005.

82. Huggon IC, Ghi T, Cook AC, et al: Fetal cardiac abnormalities identified prior to 14 weeks' gestation. *Ultrasound Obstet Gynecol* 20(1):22–29, 2002.

83. Becker R, Wegner RD: Detailed screening for fetal anomalies and cardiac defects at the 11-13-week scan. *Ultrasound Obstet Gynecol* 27(6):613–618, 2006.

84. Orlandi E, Rossi C, Perino A, et al: Simplified first-trimester fetal cardiac screening (four chamber view and ventricular outflow tracts) in a low-risk population. *Prenat Diagn* 34(6):558–563, 2014.

85. Vinals F, Poblete P, Giuliano A: Spatio-temporal image correlation (STIC): a new tool for the prenatal screening of congenital heart defects. *Ultrasound Obstet Gynecol* 22(4):388–394, 2003.

86. Bennasar M, Martinez JM, Olivella A, et al: Feasibility and accuracy of fetal echocardiography using four-dimensional spatiotemporal image correlation technology before 16 weeks' gestation. *Ultrasound Obstet Gynecol* 33(6):645–651, 2009.

87. Votino C, Cos T, Abu-Rustum R, et al: Use of spatiotemporal image correlation at 11-14 weeks' gestation. *Ultrasound Obstet Gynecol* 42(6):669–678, 2013.

88. Ebrashy A, El Kateb A, Momtaz M, et al: 13-14-week fetal anatomy scan: a 5-year prospective study. *Ultrasound Obstet Gynecol* 35(3):292–296, 2010.

89. Souka AP, Pilalis A, Kavalakis I, et al: Screening for major structural abnormalities at the 11- to 14-week ultrasound scan. *Am J Obstet Gynecol* 194(2):393–396, 2006.

90. Tassin M, Descriaud C, Elie C, et al: Omphalocele in the first trimester: prediction of perinatal outcome. *Prenat Diagn* 33(5):497–501, 2013.

91. Baird PA, MacDonald EC: An epidemiologic study of congenital malformations of the anterior abdominal wall in more than half a million consecutive live births. *Am J Hum Genet* 33(3):470–478, 1981.

92. Lindham S: Omphalocele and gastroschisis in Sweden 1965-1976. *Acta Paediatr Scand* 70(1):55–60, 1981.

93. Rankin J, Dillon E, Wright C: Congenital anterior abdominal wall defects in the north of England, 1986-1996: occurrence and outcome. *Prenat Diagn* 19(7):662–668, 1999.

94. Stoll C, Alembik Y, Dott B, Roth MP: Risk factors in congenital abdominal wall defects (omphalocele and gastroschisis): a study in a series of 265,858 consecutive births. *Ann Genet* 44(4):201–208, 2001.

95. Kirby RS, Marshall J, Tanner JP, et al: Prevalence and correlates of gastroschisis in 15 states, 1995 to 2005. *Obstet Gynecol* 122(2 Pt 1):275–281, 2013.

96. van Zalen-Sprock RM, Vugt JM, van Geijn HP: First-trimester sonography of physiological midgut herniation and early diagnosis of omphalocele. *Prenat Diagn* 17(6):511–518, 1997.

97. Mastroiacovo P, Lisi A, Castilla EE, et al: Gastroschisis and associated defects: an international study. *Am J Med Genet A* 143(7):660–671, 2007.

98. Grande M, Arigita M, Borobio V, et al: First-trimester detection of structural abnormalities and the role of aneuploidy markers. *Ultrasound Obstet Gynecol* 39(2):157–163, 2012.

99. Sebire NJ, Von Kaisenberg C, Rubio C, et al: Fetal megacystis at 10-14 weeks of gestation. *Ultrasound Obstet Gynecol* 8(6):387–390, 1996.

100. Pandya PP, Snijders RJ, Johnson SP, et al: Screening for fetal trisomies by maternal age and fetal nuchal translucency thickness at 10 to 14 weeks of gestation. *Br J Obstet Gynaecol* 102(12):957–962, 1995.

101. Jouannic JM, Hyett JA, Pandya PP, et al: Perinatal outcome in fetuses with megacystis in the first half of pregnancy. *Prenat Diagn* 23(4):340–344, 2003.

102. Wisser J, Kurmanavicius J, Lauper U, et al: Successful treatment of fetal megavesica in the first half of pregnancy. *Am J Obstet Gynecol* 177(3):685–689, 1997.

103. Evans MI, Sacks AJ, Johnson MP, et al: Sequential invasive assessment of

fetal renal function and the intrauterine treatment of fetal obstructive uropathies. *Obstet Gynecol* 77(4):545–550, 1991.

104. Carroll SG, Soothill PW, Tizard J, Kyle PM: Vesicocentesis at 10-14 weeks of gestation for treatment of fetal megacystis. *Ultrasound Obstet Gynecol* 18(4):366–370, 2001.

105. Morris RK, Malin GL, Quinlan-Jones E, et al: Percutaneous vesicoamniotic shunting versus conservative management for fetal lower urinary tract obstruction (PLUTO): a randomised trial. *Lancet* 382(9903):1496–1506, 2013.

106. Timor-Tritsch IE, Fuchs KM, Monteagudo A, D'Alton ME: Performing a fetal anatomy scan at the time of first-trimester screening. *Obstet Gynecol* 113(2 Pt 1):402–407, 2009.

107. Persico N, Moratalla J, Lombardi CM, et al: Fetal echocardiography at 11-13 weeks by transabdominal high-frequency ultrasound. *Ultrasound Obstet Gynecol* 37(3):296–301, 2011.

108. Rustico MA, Benettoni A, D'Ottavio G, et al: Early screening for fetal cardiac anomalies by transvaginal echocardiography in an unselected population: the role of operator experience. *Ultrasound Obstet Gynecol* 16(7):614–619, 2000.

109. Farraposo S, Montenegro N, Matias A: Evaluation of the role of first-trimester obstetric ultrasound in the detection of major anomalies: a systematic review. *J Perinat Med* 42(2):141–149, 2014.

110. Rossi AC, Prefumo F: Accuracy of ultrasonography at 11-14 weeks of gestation for detection of fetal structural anomalies: a systematic review.

Obstet Gynecol 122(6):1160–1167, 2013.

111. Roberts T, Henderson J, Mugford M, et al: Antenatal ultrasound screening for fetal abnormalities: a systematic review of studies of cost and cost effectiveness. *Br J Obstet Gynaecol* 109(1):44–56, 2002.

112. Aagaard-Tillery KM, Flint Porter T, Malone FD, et al: Influence of maternal BMI on genetic sonography in the FaSTER trial. *Prenat Diagn* 30(1):14–22, 2010.

113. Hendler I, Blackwell SC, Bujold E, et al: The impact of maternal obesity on midtrimester sonographic visualization of fetal cardiac and craniospinal structures. *Int J Obes Relat Metab Disord* 28(12):1607–1611, 2004.

114. Dashe JS, McIntire DD, Twickler DM: Maternal obesity limits the ultrasound evaluation of fetal anatomy. *J Ultrasound Med* 28(8):1025–1030, 2009.

115. American College of Obstetricians and Gynecologists: ACOG Practice Bulletin No. 101: ultrasonography in pregnancy. *Obstet Gynecol* 113(2 Pt 1):451–461, 2009.

116. Torloni MR, Vedmedovska N, Merialdi M, et al: Safety of ultrasonography in pregnancy: WHO systematic review of the literature and meta-analysis. *Ultrasound Obstet Gynecol* 33(5):599–608, 2009.

117. American Institute of Ultrasound in Medicine: AIUM practice guideline for the performance of obstetric ultrasound examinations. *J Ultrasound Med* 32(6):1083–1101, 2013.

第6章　胎儿生物测量与生长

Carol B. Benson，Peter M. Doubilet

重　点

- 早孕期,在胚胎出现前应根据超声检查结果或妊娠囊平均内径评估孕周(gestational age),胚胎出现后应依据胚胎或胎儿的头臀长(crown-rump length,CRL)评估孕周。
- 中孕期,应依据胎头测值评估孕周,并要考虑胎头形态-即需依据矫正的双顶径或头围(head circumference,HC)或依据复合孕周公式评估孕周。
- 晚孕期,依据超声测量或末次月经日期(last menstrual period,LMP)均无法准确评估孕周。
- 孕周一旦经正确的评估方法确定,比如超声测量,不应再重新评估孕周或修改预产期。因为越早评估孕周,准确性越高。

- 评估胎儿生长的最佳方法是估计胎儿体重和体重百分位数,且在中孕晚期及晚孕期进行。
- 胎儿预估体重小于相应孕周第10百分位时应怀疑胎儿生长受限(fetal growth restriction,FGR)。
- 当胎儿预估体重(estimated fetal weight,EFW)大于4000g(糖尿病妊娠)或4500g(非糖尿病妊娠)时应诊断为巨大儿(macrosomia)。
- 胎儿预估体重大于相应孕周第90百分位时应怀疑大于胎龄儿(large for gestational age,LGA)。
- 胎儿生物测量除了能够评估孕龄和监测生长,对于发现以特定身体部位大小异常为特征的胎儿畸形也非常重要,例如伴长骨短小的骨骼系统发育不良。

超声通过测量胎儿各结构大小能够确定孕周、估计胎儿体重并评估胎儿各部位发育是否正常。本章将讨论各种胎儿生物学测量方法,以及如何应用生物学测量评估孕周、监测胎儿生长、诊断胎儿生长异常,以及诊断以特定胎儿结构大小异常为特征的胎儿畸形。

孕周是确定妊娠时间的最常用术语。在超声尚未出现之前,孕周是指从末次月经(LMP)第一天算起的时间,亦称月经龄(menstrual age)。随着其他比末次月经更准确的评估方法的出现,孕周不再特指由末次月经所计算的时间,而是指估计受孕时间加两周。由于女性多数是在末次月经后两周或接近两周的时间受

孕,一般情况下,孕周与月经龄相同。但是,对于月经周期不规则的女性,孕周较月经龄能更准确地反映妊娠时间。整个妊娠期是40周,预产期(estimated due date,EDD)或预计分娩日期(estimated date of confinement,EDC)是指孕周达40周的日期。

另一个计算妊娠龄的术语为胚胎龄(conceptional age),指由受孕日期所计算的时间。在某些情况下,如通过辅助生殖技术(assisted reproductive techniques,ART)受孕的孕妇,胚胎龄可以非常准确地确定,此时孕周也可以很准确地计算,即胚胎龄加两周。为了避免在ART患者中使用不同的术语来确定胚胎龄,不论

受孕方式,所有妊娠均首选应用术语"孕周"评估妊娠时间[1]。

准确地评估孕周对于产科患者管理极为重要,因为孕期很多临床决策取决于孕周。在早孕期,胎儿染色体异常检查时间取决于孕周。当判断某些胎儿结构是否正常时必须结合孕周考虑,如腹腔内容物突入脐带根部在 12 周前可以是正常表现(生理性中肠疝(physiologic bowel herniation),但是在中孕期却为脐膨出[2]。在中孕期,选择最佳时间行胎儿结构检查,评估胎儿是否异常也需要知悉孕周[3]。准确地评估孕周对于评价胎儿某些结构的大小是否异常也同样重要。例如,如果股骨小于孕周,应考虑是否为唐氏综合征或者骨骼系统发育不良[4,5]。在晚孕期,准确地评估孕周是早产的诊断和管理、过期妊娠的诊断及干预时机的前提。

准确地评估孕周对于评估胎儿生长至关重要,因为评价胎儿生长的关键方法之一就是依据胎儿体重是否在相应孕周的正常范围内或低于、高于正常范围。异常小的胎儿需要严密的产前监测[6,7],并可能需要提前分娩。大于胎龄儿应考虑剖宫产[8,9]。

孕周的判断

判断孕周可以依据临床信息或超声检查结果。通常,临床信息如末次月经或评估子宫大小,评估孕周准确性低于超声。由 LMP 计算孕周在下述情况中可出现错误,包括记错末次月经时间、月经周期不规则、月经周期超过或不足 28 天[10~12] 及不同月经周期排卵时间不同[13]。由于评估子宫大小受体质、肌瘤以及其他子宫异常的影响,由评估子宫大小所估测的孕周甚至不如 LMP 准确。

超声评估孕周通常比末次月经或体格检查更准确,尤其是在晚孕期前[10,11,14,15]。临床信息评估孕周通常不如超声准确,但辅助生殖技术例外,因为能够知晓确切的受孕时间。依据受孕时间,孕周等于受孕周数加两周[1]。

孕周一旦由超声或者 ART 孕妇的临床信息所确定,不应再修改孕周或 EDD,因为评估孕周越早,准确性越高[11,16,17]。选择合适的超声测量指标评估孕周取决于妊娠阶段,因此,我们将分别讨论不同妊娠阶段评估孕周的方法。

早孕期孕周的判断

在早孕早期胚胎可见之前,孕周可根据阴道超声图像进行评估。最早的超声表现为子宫中央可见一小而圆的液性暗区[18~23],该液性暗区可表现或不表现出蜕膜内征[18,19] 或双环征[24]。当液性暗区内未见卵黄囊(yolk sac)或胚胎时,可将孕周准确地评估为 5.0 周;当液性暗区内可见卵黄囊但未见胚胎时,可将孕周准确地评估为 5.5 周;当卵黄囊旁出现一个小于 2mm 的胚芽并可见原始心管搏动时,可将孕周准确地评估为 6.0 周(图 6-1)。以上早孕超声各结构出现的时间评估孕周的准确性为 ±0.5 周[22~24]。

另一个在早孕期评估孕周的方法是测量妊娠囊的平均内径,即妊娠囊内液性区域上下径、左右径及前后径的平均值(图 6-2),可根据已发表的数据(表 6-1)或公式[25~27]估计孕周。应用妊娠囊平均内径评估孕周与根据上述早孕各结构的超声出现时间评估孕周的准确性相当[21,23,25,26,28]。但是,一旦胚胎生长至可以测量,应用胚胎大小评估孕周较妊娠囊平均内径准确性更高[11,29]。

表 6-1　早孕早期依据孕囊平均径线评估孕周	
孕囊平均径线(mm)	孕周(周)[*]
2	5.0
3	5.1
4	5.2
5	5.4
6	5.5
7	5.6
8	5.7
9	5.9
10	6.0

95% 置信区间 = ±0.5 周

[*] 数据来自 Daya S, Woods S, Ward S, et al: Early pregnancy assessment of transvaginal ultrasound scanning. Can Med Assoc J144(4):441-446,1991

从胚胎出现直至早孕末期,评估孕周是基于胚胎或胎儿的长度,即 CRL-头顶至臀部底部的径线。可根据已发表的公式或数据(表 6-2)使用 CRL 估计孕周[27,29~32]。早孕早期根据 CRL 评估的准确性更高,误差仅为 ±0.5 周,而早孕末期误差可达 ±1.0 周[27~33]。正确测量 CRL 必须注意,胎儿须呈自然状态,既不能呈仰伸姿势,也不能呈下巴贴近胸口的俯屈姿势,尤其是早孕末期。游标分别置于头顶和臀部两端,确保测量时不包括卵黄囊或下肢(图 6-3)[28~32]。

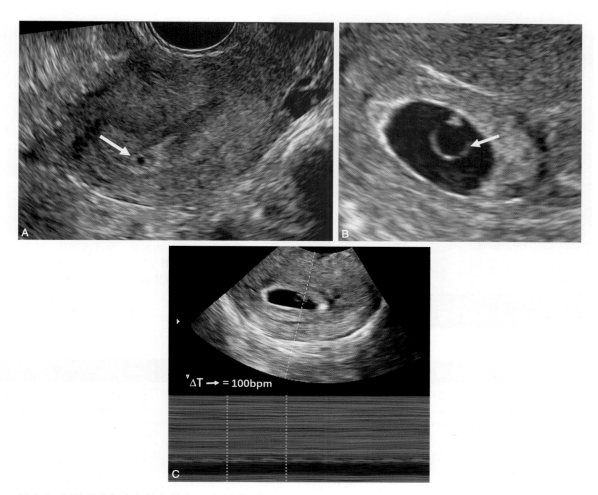

图 6-1　早孕早期超声各结构的出现及孕周评估。A. 矢状切面显示一小而圆的液性暗区（箭头）位于子宫中央，符合孕 5.0 周。B. 妊娠囊内可见一卵黄囊（箭头），符合孕 5.5 周。C. 妊娠囊内卵黄囊旁可见一小胚芽（箭头）伴心管搏动，通过胚芽的 M 型超声心动图记录的心管搏动为 100 次 / 分，上述表现符合孕 6.0 周

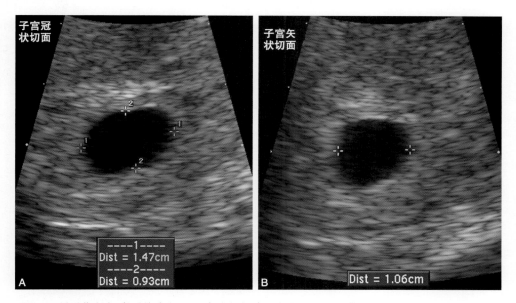

图 6-2　早孕期妊娠囊平均内径。A. 宫内妊娠囊冠状切面，测量横径约 15mm，前后径 9mm（游标所示）。B. 妊娠囊矢状切面测量长径约 11mm。妊娠囊平均内径为 12mm

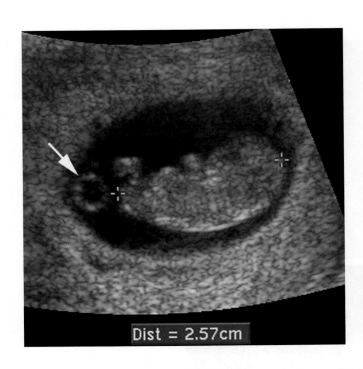

Dist = 2.57cm

图6-3 头臀长的测量。孕囊内可见一胎儿，游标所示为 CRL 的测量。胎儿旁可见卵黄囊(箭头)，勿将其纳入 CRL 的测量

表6-2 依据头臀长(CRL)估计孕周

CRL (mm)	孕周 (周)[*]	CRL (mm)	孕周 (周)[*]	CRL (mm)	孕周 (周)[*]	CRL (mm)	孕周 (周)[*]
5	6.0	24	9.0	43	10.9	62	12.4
6	6.2	25	9.1	44	11.0	63	12.5
7	6.4	26	9.3	45	11.1	64	12.6
8	6.6	27	9.4	46	11.2	65	12.7
9	6.8	28	9.5	47	11.3	66	12.7
10	7.0	29	9.6	48	11.4	67	12.8
11	7.2	30	9.7	49	11.4	68	12.9
12	7.4	31	9.8	50	11.5	69	12.9
13	7.5	32	9.9	51	11.6	70	13.0
14	7.7	33	10.0	52	11.7	71	13.1
15	7.8	34	10.1	53	11.8	72	13.2
16	8.0	35	10.2	54	11.8	73	13.2
17	8.1	36	10.3	55	11.9	74	13.3
18	8.3	37	10.4	56	12.0	75	13.4
19	8.4	38	10.5	57	12.1	76	13.4
20	8.5	39	10.6	58	12.2	77	13.5
21	8.7	40	10.7	59	12.2	78	13.5
22	8.8	41	10.8	60	12.3	79	13.6
23	8.9	42	10.8	61	12.4	80	13.7

[*] 数据来自 Robinson HP，Fleming JEE：A critical evaluation of sonar"crown-rump length"measurements. Br JObstet Gynecol 82：702-710，1975

在早孕期评估孕周，超声的准确度高于末次月经[14,15]。但是，若末次月经可以确定，仍可用末次月经估计孕周，这与早孕超声所估计的孕周差异小于 7 天[11]。

中、晚孕期孕周的判断

测量

在中孕期和晚孕期，可以通过测量胎儿某一特定部位的大小或者结合多部位测量进行孕周评估。最常用于评估孕周的测量包括双顶径（biparietal diameter，BPD）、枕额径（occipitofrontal diameter，OFD）、头围（head circumference，HC）、腹部径线（abdominal diameter，AD）、腹围（abdominal circumference，AC）和股骨长（femur length，FL）。

BPD、OFD 与 HC 在经双侧丘脑、第三脑室、透明隔腔水平的横切面上进行测量（图 6-4，图 6-5）[34,35]。在标准横切面上，两侧大脑半球对称，脑中线居中，两侧丘脑对称。测量 BPD 时，将游标置于近场颅骨外缘至远场颅骨内缘，也就是说，BPD 的测量是由一侧颅骨前缘至对侧颅骨前缘[34,36]。无论是测量切面不标准，或是游标放置不正确，都可导致测量错误，从而导致错误地评估孕周和胎儿体重。

OFD、HC 与 BPD 在同一切面测量，在标准横切面上显示整个胎儿头部，包括额骨至枕骨。测量 OFD 时，一侧游标置于中线处额骨强回声外缘，另一侧游标置于中线处枕骨强回声外缘[34,36]。测量 HC 时，将椭圆形游标包络于颅骨外缘（图 6-4，图 6-5A）。也可根据 BPD 与 OFD 计算 HC，公式如下：

$$HC = 1.62 \times (BPD + OFD)$$

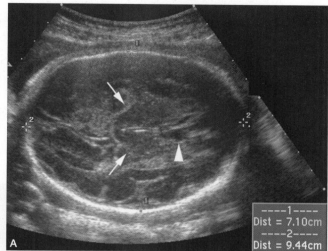

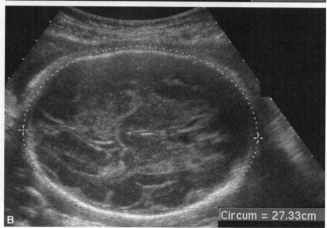

图 6-4　胎头测量。A. 经双侧丘脑（箭头）、第三脑室、透明隔腔（三角形）水平胎头横切面，测量双顶径（游标 1）和枕额径（游标 2）。B. 在测量双顶径及枕额径同一切面上测量头围，如椭圆形游标（虚线）所示

该公式使用 BPD 与 OFD 计算椭圆形周长，由于这些参数的测量不都是由外缘至外缘，因此需要校正因子进行矫正[36~38]。

考虑到胎头形态的影响，OFD 与 BPD 应结合使

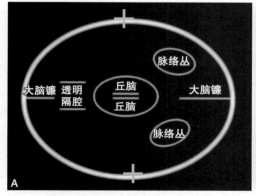

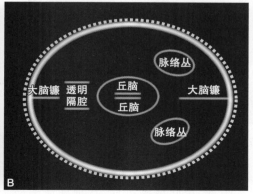

图 6-5　图示测量双顶径（A）及头围（B）的切面所显示的结构

用。一个形态正常的胎儿头颅,OFD 与 BPD 之比为 1.265,当 OFD 与 BPD 之比大于或小于 1.265 时,矫正 BPD 可通过以下公式计算:

$$矫正\ BPD = \sqrt{BPD \times OFD / 1.265}$$

矫正 BPD 等同于正常形态胎头同一切面所测得的 BPD[38]。

测量 AD 与 AC 在显示胃泡及脐静脉肝内段水平的腹部横切面进行[36,39,40],尽可能将腹部横切面显示为圆形,并包括表面皮肤。AD 为两个互相垂直的径线,游标需放置于皮肤表面。AD 前后径测量由中线上前腹壁皮肤表面至脊柱后方皮肤表面;AD 横径测量垂直于前后径,游标放置于腹部两侧皮肤表面(图 6-6)。测量 AC 时,椭圆形游标应放置于腹部皮肤外缘(图 6-6,图 6-7)。AC 也可由两个互相垂直的 AD 径线计算而得,公式如下:

$$AC = 1.57 \times (AD\ 前后径 + AD\ 横径)$$

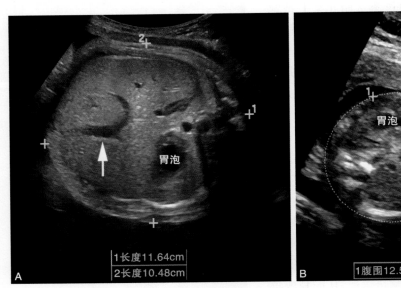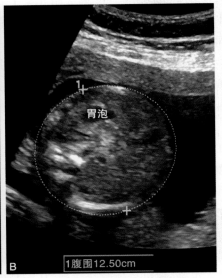

图 6-6　腹部径线及腹围的测量。A. 胎儿腹部胃泡(S)及肝内脐静脉(箭头)连接左门静脉水平横切面,游标 1 为前后径,游标 2 为横径。B. 另一胎儿腹部横切面圆形游标(虚线)测量腹围

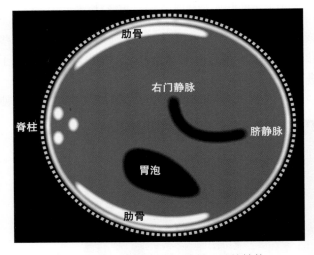

图 6-7　图示测量腹围切面所显示的结构

测量胎儿腹部大小时,需确保切面位于正确水平,图像需显示整个腹部,皮肤外缘可见,合理地放置游标。如显示胎儿肾脏,则切面水平过低,将导致孕周及体重评估不准确。若将游标错放于皮肤层或腹壁内,将低估孕周与胎儿体重[41,42]。

测量胎儿股骨本质上是测量股骨干长度,因为多数情况下仅骨干发生骨化。测量股骨最准确的方法是尽量使股骨垂直于超声声束,游标放置于骨化的骨干两端(图 6-8,图 6-9),勿将骨干近端或远端线状突起样回声的骨骺纳入测量[36,43]。

中、晚孕期孕周的判断

在中孕期及晚孕期,孕周评估可依据单一参数测量,如 BPD、矫正 BPD、HC 或 FL(表 6-3 ~ 表 6-5),或依据综合参数测量,如复合孕周公式。胎头测量需要考虑胎头形态,也就是说矫正 BPD 与 HC 比单独使用 BPD 或 FL 评估孕周更准确。20 周前矫正 BPD、HC 评估孕周误差约为 ±1.2 周[44~46]。随着妊娠的进展,所有测量指标用于评估孕周的准确性均降低,如妊娠末期依据胎头大小评估孕周误差

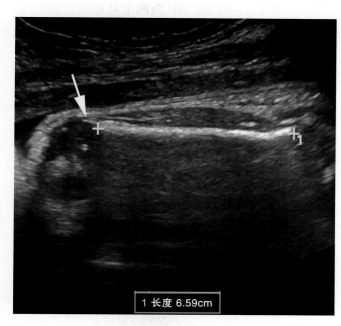

图 6-8 股骨长度测量。超声显示测量骨化骨干的长度（游标）。骨干末端线状突起为股骨骨骺（箭头），勿将其纳入股骨长度测量

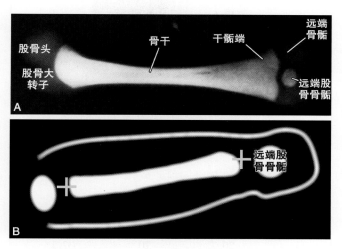

图 6-9 A. 足月新生儿尸检股骨 X 光照片。B. 股骨示意图。超声测量"股骨"仅包括骨化的骨干（D）和干骺端（M）。软骨性股骨头（FH）、大转子（GT）与远端骨骺（DE）不可测量在内，当远端股骨骨骺（DFE）次级骨化中心骨化时也不可测量在内

约为 ±3.5 周（表 6-6）[44~46]。虽然中孕期胎头测值评估孕周比 FL 更准确，但是到晚孕期，二者准确性相当。AC 评估孕周准确性较低，尤其是对于较大孕周，因此不宜单独使用 AC 评估孕周。

复合孕周公式即通过两个或者多个测量值评估孕周[47~49]，如 BPD、HC、AC 与 FL。其准确性与矫正 BPD、HC 相当，并高于使用 FL 评估孕周[44,46,50]。使用复合孕

表 6-3 依据双顶径评估孕周			
BPD 或 BPDc (mm)	孕周 (周)	BPD 或 BPDc (mm)	孕周 (周)
20	13.2	60	24.2
21	13.4	61	24.5
22	13.6	62	24.9
23	13.8	63	25.3
24	14.0	64	25.7
25	14.3	65	26.1
26	14.5	66	26.5
27	14.7	67	26.9
28	14.9	68	27.3
29	15.1	69	27.7
30	15.4	70	28.1
31	15.6	71	28.5
32	15.8	72	29.0
33	16.1	73	29.4
34	16.3	74	29.9
35	16.6	75	30.3
36	16.8	76	30.8
37	17.1	77	31.2
38	17.3	78	31.7
39	17.6	79	32.2
40	17.9	80	32.7
41	18.1	81	33.2
42	18.4	82	33.7
43	18.7	83	34.2
44	19.0	84	34.7
45	19.3	85	35.2
46	19.6	86	35.8
47	19.9	87	36.3
48	20.2	88	36.9
49	20.5	89	37.4
50	20.8	90	38.0
51	21.1	91	38.6
52	21.4	92	39.2
53	21.7	93	39.8
54	22.1	94	40.4
55	22.4	95	41.0
56	22.8	96	41.6
57	23.1	>97	42.0
58	23.5		
59	23.8		

BPD, 双顶径; BPDc, 矫正双顶径

数据来自 Doubilet PM, Benson CB: Improved prediction of gestational age in the late third trimester. J Ultrasound Med 12:647-653, 1993

表 6-4　依据头围（HC）评估孕周				表 6-5　依据股骨长（FL）评估孕周			
HC（mm）	孕周（周）	HC（mm）	孕周（周）	FL（mm）	孕周（周）	FL（mm）	孕周（周）
80	13.4	225	24.5	10	13.7	45	24.5
85	13.7	230	25.0	11	13.9	46	24.9
90	14.0	235	25.5	12	14.2	47	25.3
95	14.3	240	26.1	13	14.4	48	25.7
100	14.7	245	26.6	14	14.6	49	26.2
105	15.0	250	27.1	15	14.9	50	26.6
110	15.3	255	27.7	16	15.1	51	27.0
115	15.6	260	28.3	17	15.4	52	27.5
120	16.0	265	28.9	18	15.6	53	28.0
125	16.3	270	29.4	19	15.9	54	28.4
130	16.6	275	30.0	20	16.2	55	28.9
135	17.0	280	30.7	21	16.4	56	29.4
140	17.3	285	31.3	22	16.7	57	29.9
145	17.7	290	31.9	23	17.0	58	30.4
150	18.1	295	32.6	24	17.3	59	30.9
155	18.4	300	33.3	25	17.6	60	31.4
160	18.8	305	33.9	26	17.9	61	31.9
165	19.2	310	34.6	27	18.2	62	32.5
170	19.6	315	35.3	28	18.5	63	33.0
175	20.0	320	36.1	29	18.8	64	33.6
180	20.4	325	36.8	30	19.1	65	34.1
185	20.8	330	37.6	31	19.4	66	34.7
190	21.3	335	38.3	32	19.7	67	35.3
195	21.7	340	39.1	33	20.1	68	35.9
200	22.2	345	39.9	34	20.4	69	36.5
205	22.6	350	40.7	35	20.7	70	37.1
210	23.1	355	41.6	36	21.1	71	37.7
215	23.6	360	42.4	37	21.4	72	38.3
220	24.0			38	21.8	73	39.0
				39	22.2	74	39.6
				40	22.5	75	40.3
				41	22.9	76	40.9
				42	23.3	77	41.6
				43	23.7	>78	42.0
				44	24.1		

数据来自 Law RG，MacRae KD：Head circumference as anindex of fetal age. J Ultrasound Med 1：281-288,1982

数据来自 Doubilet PM，Benson CB：Improved prediction of gestational-age in the late third trimester. J Ultrasound Med 12：647-653,1993

表 6-6 依据首次超声检查评估孕周

孕期	评估 GA 依据	表格	准确性（周）*
早孕期			
早期（5~6 周）	超声各结构出现时间或 MSD	1	±0.5 ±0.5
中至晚期（6~13 周）	CRL	2	±0.5~1.0
中孕期			
若 OFD 可测量	BPDc 或 HC	3、4	±1.2（14~20） ±1.9（20~26）
若 OFD 不可测量	BPD 或 FL	3、5	±1.4（14~20） ±2.1~2.5（20~26）
晚孕期			
若 OFD 可测量	BPDc、HC 或 FL	3、4、5	±3.1~3.4（26~32） ±3.5~3.8（32~42）
若 OFD 不可测量	FL	5	±3.1（26~32） ±3.5（36~42）

* 2 倍标准差或 95% 置信区间

BPD，双顶径；BPDc，矫正双顶径；CRL，头臀长；FL，股骨长；GA，孕周；HC，头围；MSD，孕囊平均径线；OFD，枕额径

周公式评估孕周的局限性可能导致漏诊某个异常测量或者漏诊胎儿异常。例如，胎头异常偏小而 FL、AC 符合孕周时，综合了 BPD、HC、AC 与 FL 的复合孕周公式将会低估实际孕周，在这种情况下，超声可能无法发现胎头偏小，因为胎头测值可能位于所低估孕周的正常范围内。

因此，当首次超声检查是在中孕期进行时，评估孕周的最好方法是采用胎头测量，但需考虑胎头形态，即矫正 BPD 或 HC，或采用复合孕周公式，二者准确性相当，中孕早期误差为 ±1.2 周，中孕晚期误差约 ±2.0 周[44~46]。若在晚孕期行首次超声检查，矫正 BPD、HC、FL 或者复合孕周公式均可用于评估孕周。然而，需要注意晚孕期评估孕周误差较大，超过 ±3.0 周[11,44~46]。

中孕期使用 LMP 代替超声评估孕周的前提是二者评估的孕周相差小于 10 天。同样，在晚孕早期，若 LMP 与超声所评估的孕周相差小于 14 天，仍可用 LMP 评估[11]。在晚孕后期，超声与 LMP 均无法准确估计孕周[11]。

如前所述，一旦根据超声检查结果或测量值确定孕周后，不应再根据后续检查中的超声测量进行修改。而是应评估胎儿生长发育是否正常，所有生长参数需在相应孕周的正常范围内。

估计胎儿体重及体重百分位数

胎儿体重是基于胎儿生长参数的公式来估算的。每个公式都是通过超声测量即将出生的胎儿群体建立的，并分析超声测量与出生体重的关系，由此建立了诸多体重估算公式[51~57]并经过研究检验[58~61]，由此得出以下结论：

（1）使用胎头、腹部及股骨测量值的公式平均误差为 15%，[±2 倍标准差（standard deviations，SD）][62]。少于三个参数的公式准确性更低，即标准差更大。

（2）除了胎头、腹围及股骨测量值，增加其他测量值，如大腿周长、大腿软组织厚度[63,64]或三维容积计算[61,65~67]但并不能提高估算体重的准确性。

（3）尽管超声设备改进良多，但是自胎儿体重估算公式建立的 30 年来，其准确性未见改观[58~61,68,69]。

（4）用于单胎妊娠的计算公式也可用于双胎妊娠，因为特定的双胎公式并不比单胎更准确[61,70]。

（5）估算胎儿体重的准确性不受母亲体重指数或胎儿性别影响[61]，也不受羊水过少或过多影响[41,53,71,72]。

（6）糖尿病妊娠较非糖尿病妊娠胎儿体重估算的准确性低[73]。对于非常小的胎儿（如体重小于 1000g）体重估算准确性低[41]。

（7）对于胎儿体重的估算，观察者及观察者之间的测量差异较大，超声检查质量越高，体重估计越准确[41,42]。因此，应尽量减少测量的差异，比如通过多次测量各部位大小取均值、认真仔细地测量并优化图像质量使解剖标记能够清晰显示[61]。

估算胎儿体重最常用的公式是由 Hadlock 等在 1985 年发表，且已被多位学者证实的一些公式（表 6-7）[56]。尽管人们试图通过建立其他公式以提高预测胎儿体重的准确性，但目前仍未开发出优于 Hadlock 且适用于不同人群的计算公式[58~62,68~73]。

评估胎儿大小是通过比较 EFW 与相应孕周体重的正常范围，所用的衡量标准被称为体重百分位数。一旦确定孕周及胎儿预估体重，可根据已发表的公式或数据确定体重百分位数（表 6-8）[74~77]。选择最合适的数据对于确保重百分位数适用于所接受检查的人群非常重要。因为目前婴儿的出生体重大于几十年前，所以新数据可能比旧数据更适用[76,77]，比如 Alexander 等在 1991 年发表的数据[75]。相较于那些评估孕周欠准确的研究，用超声准确评估孕周的研究数据[74,78]更加准确。然而，即使是基于已知的出生体重和孕周，

表 6-7 估计胎儿体重的方法

身体部分	估算体重公式[*]
胎头、腹部、股骨	
OFD 可测量	公式1，使用矫正 BPD 代替 BPD
OFD 不可测量	公式1
胎头、腹部	
OFD 可测量	公式2，使用矫正 BPD 代替 BPD
OFD 不可测量	公式2
腹部、股骨	公式3

公式1：
$$Log10(EFW) = 1.4787 - 0.003343AC \times FL + 0.001837BPD^2 + 0.0458AC + 0.158FL$$
公式2：
$$Log10(EFW) = 1.1134 + 0.05845AC - 0.000604AC^2 - 0.007365BPD^2 + 0.00595BPD \times AC + 0.1694BPD$$
公式3：
$$Log10(EFW) = 1.3598 + 0.051AC + 0.1844FL - 0.0037AC \times FL$$
AC，腹围（cm）；BPD，双顶径（cm）；EFW，胎儿预估体重（克）；FL，股骨长（cm）；OFD，枕额径（cm）

[*] 数据来自 Hadlock FP, Harrist RB, Carpenter RJ, et al: Sonographic estimation of fetal weight: the value of femur length in addition to head and abdomen measurements. Radiology 150;535-540,1984

所得体重数据也存在明显的局限性。在足月之前，体重百分位数并不是反映正常胎儿的体重百分位数，而是反映早产新生儿的体重百分位数。因为早产儿体重小于与其孕周相同但仍将在宫内生长至足月的胎儿，因此，基于新生儿出生体重的数据在每个百分位数上包含了可能低于正常标准的数据[79~81]。

表 6-8 晚孕期胎儿体重百分位数

孕周（周）	体重百分位数(g)		
	10th	50th	90th
26	570	860	1320
27	660	990	1470
28	770	1150	1660
29	890	1310	1890
30	1030	1460	2100
31	1180	1630	2290
32	1310	1810	2500
33	1480	2010	2690
34	1670	2220	2880
35	1870	2430	3090
36	2190	2650	3290
37	2310	2870	3470
38	2510	3030	3610
39	2680	3170	3750
40	2750	3280	3870
41	2800	3360	3980
42	2830	3410	4060
43	2840	3420	4100
44	2790	3390	4110

[*] From Doubilet PM, Benson CB, Nadel AS, Ringer SA: Improved birth weight table for neonate developed from gestations dated by early ultrasonography. J Ultrasound Med 16;241-249,1997.

通过体重百分位数评估胎儿大小最好在中孕晚期或晚孕期进行，在此之前，体重估计准确性较低[41,61~68]。胎儿体重百分位数用于评估胎儿生长是否正常，各孕周第10百分位数与第90百分位数之间视为正常范围。EFW 低于第10百分位数考虑为胎儿异常偏小，可能是由于胎儿生长受限（FGR）。出生体重低于第10百分位数的新生儿被定义为小于胎龄儿（small for gestational age，SGA），而出生体重大于第90百分位数者被称为大于胎龄儿（LGA）[82]。

本次与下次超声检查之间的胎儿间隔生长情况可用于评估胎儿体重增加速度是否正常。由于胎儿估计体重的95%置信区间较宽，为±15%（2倍标准差），两次超声测量时间应至少间隔7天。正常胎儿在30~40周间体重增长比较稳定，每周约增长220g，40周之后，生长速度下降[74,76]。两次超声检查的体重差除以检查间隔时间可计算胎儿生长速度。

评估胎儿间隔生长情况的另一个方法是比较两次超声检查的体重百分位数。如果两次检查体重百分位数相当，则胎儿正常生长的可能性大；如果体重百分位数较前次检查明显下降，应考虑胎儿生长异常。

胎儿生长异常

胎儿生长受限与小于胎龄儿

胎儿生长受限（FGR）用于描述异常小于孕龄的胎儿，常由胎盘功能不全（placenta insufficiency）引起。小于胎龄儿（SGA）是指体重小于相应孕周第10百分位数的新生儿。FGR 胎儿围产期发病率与死亡率增加，包括宫内死亡[83,84]、脑损伤、胎儿窘迫[85]、新生儿低体温、低血糖、高胆红素血症和免疫功能下降[86~93]。一旦产前诊断了 FGR，应进行密切胎儿监测，包括非应激实验、生物物理评分、脐动脉多普勒，这类新生儿结局优于产前未发现而于出生时诊断 FGR 的新生儿[6,7,83,94~96]。

由于 FGR 最常定义为新生儿出生体重小于孕周第10百分位数，与 SGA 定义相同，因此 FGR 与 SGA 两个术语通常可互换使用[6,84,94,95]。SGA 与 FGR 的宫内诊断标准为 EFW 小于相应孕周第10百分位数。尽管有学者试图区分那些达到预期生长速度的体质性 SGA 胎儿与生长受限的 FGR 胎儿，但实际情况中二者往往难以区分[97]。胎儿越小，则生长受限的可能性越大[83]。与适于胎龄儿、LGA 新生儿相比，SGA 新生儿产后第一周、第一个月、第一年的死亡率显著升高[98]，因此,发现胎儿偏小(体重小于相应孕周第 10 百分位数)将有助于检出伴有 FGR 风险的胎儿,并加强胎儿监测以改善预后[6,85,96~98]。

尽管宫内诊断 FGR 以 EFW 低于第 10 百分位数为标准[94,95,97,98],并不是所有满足这个标准的胎儿都是真正的 FGR。因此,学者提出许多其他超声标准以提高产前诊断 FGR 的准确性。然而,所有标准,包括 EFW 百分位数,均无法同时达到较高的诊断敏感性与阳性预测值。以 EFW 为例,其诊断 FGR 敏感性相对较高,为 89%,但阳性预测值仅为 45%[99]。使用多参数可提高超声诊断 FGR 敏感性及阳性预测值[100~102],其中一个方法是使用 FGR 评分,它综合了 EFW、羊水量、孕妇血压状况(正常或高血压),该方法敏感性及阳性预测值均较高,可诊断或排除 FGR[100,101]。对应每个孕周、羊水量、孕妇血压状况,表格显示一个相应的 EFW 范围。对于特定胎儿,若其 EFW 低于该 EFW 范围下限,则可很有把握地诊断 FGR;若其 EFW 高于 EFW 范围上限,亦可明确地排除 FGR;若 EFW 位于该 EFW 范围内,则 FGR 的可能性会升高但不确定,因为并不能确切地诊断或排除 FGR。如果孕周是由早孕期超声确定的,而非由妊娠后期的超声所评估的,那么这些综合评估标准的准确性会更高。对于早孕期确定孕周的妊娠,仅使用 EFW 范围下限诊断 FGR,当 EFW 低于或高于此下限时,均可很有把握地诊断或排除 FGR[100,101]。

此前建议用多普勒参数作为 FGR 诊断标准,如脐动脉、子宫动脉多普勒,但是所有多普勒参数诊断敏感性及阳性预测值均较低,因此诊断价值并不可靠[6,97,103,104]。然而,对于一个可疑生长受限的胎儿,脐动脉多普勒有助于监测胎儿以及指导临床治疗方案[6,83,94,95,97](见第 22 章)。

一旦胎儿被诊断为 FGR,应尽力寻找其病因。可能的母体因素包括营养及遗传因素、母体疾病,如高血压、血管炎及肾病[97,105];应检查胎儿有无异常或非整倍体[107];胎盘异常如轮状胎盘、帆状胎盘、胎盘植入,均可引起 FGR[105]。

巨大儿与大于胎龄儿

巨大儿是指不论孕周大小,新生儿出生体重大于 4000g 或 4500g。大于胎龄儿是指新生儿出生体重大于相应孕周第 90 百分位数[74,106~111]。巨大儿患肩难产、产伤、新生儿低血糖的风险增加,且终生肥胖的风险增加[82,109,110]。与胎儿及新生儿风险伴行的是产妇风险亦增加,包括肛门括约肌撕裂及产后出

血[109]。出生体重越重,患病风险越高。分娩前检出巨大儿有助于选择合适的分娩方案,如条件允许可采取剖宫产[80,109,111~115]。

糖尿病母亲与非糖尿病母亲所产婴儿身体比例不同,前者的肩膀和躯干常大于头颅,这是由于内脏器官过度生长、皮下脂肪增厚。因此,糖尿病孕妇所孕育的胎儿较同等出生体重的新生儿围产期并发症发生率更高,包括肩难产[112,116~118]。因此,有人提出将糖尿病妊娠胎儿大于 4000g 定为巨大儿标准,非糖尿病妊娠胎儿大于 4500g 为巨大儿标准[109,112~114]。巨大儿及其母亲出现并发症的风险在 LGA 胎儿中同样升高,尤其是妊娠近足月时[106,112,116,119]。

产前诊断巨大儿是依据 EFW,非糖尿病妊娠胎儿体重大于 4500g 或糖尿病妊娠胎儿体重大于 4000g 提示巨大儿[82,109,112~114]。产前诊断 LGA 与诊断巨大儿相同,取决于 EFW 与孕周,EFW 大于相应孕周第 90 百分位数提示 LGA。

尽管超声估计的 EFW 并不十分准确,但是使用 EFW 预测巨大儿与 LGA 仍是最好的方法,并且优于体格检查或依据母体特征估计的胎儿大小[82,109,110]。尽管超声估计的 EFW 在糖尿病妊娠不如非糖尿病妊娠准确;较大胎儿 EFW 比中等大小胎儿准确性低,但这一结论仍然成立[73,82,120~123]。

为了预测 LGA 与巨大儿,除了 EFW、胎儿体重百分位数,还有很多其他标准亦被提出。但与 EFW 相比,这些标准的敏感性和阳性预测值均不高[106,120,121,124~129]。

与生物学测量异常相关的胎儿畸形

除了能够评估孕周、估计胎儿大小及生长,胎儿生长参数对于检出一系列以胎儿局部结构大小异常为特征的胎儿畸形也很重要。例如多与骨长度异常短小有关的骨骼系统发育异常和胎头异常偏小的小头畸形(microcephaly)。此外,胎儿生长参数有助于诊断 21 三体和其他非整倍体。

当解读胎儿超声图像时,逐个评价身体局部结构大小是否正常十分重要。另外,许多测量比值均有助于检出胎儿异常,如 HC/AC 值[130,131]、FL/AC 值[132~134]、BPD/FL 值[4,135]、BPD/HL 值[136~138],计算出这些比值后,可以与相应孕周的正常范围比较,有助于发现异常参数。

如果胎头测值小,若 HC 小于相应孕周 −2SD,需

警惕小头畸形。胎头测值与相应孕周参考值相比越小,新生儿出生时小头畸形及出现相关神经系统缺陷的可能性越高[139~141]。

每次测量股骨时,都应与相应孕周的正常范围进行对比。在中孕期,FL 低于第 10 百分位数可能与唐氏综合征相关[136,142],需要进一步行唐氏综合征的相关检查。股骨长度短小,如小于该孕周-2SD,需考虑骨骼系统发育不良及 FGR,后者较前者更常见[143,144];股骨长度极其短小,如小于 - 4SD,常是骨骼系统发育不良导致的[145~147]。此时,应测量其他长骨长度,与相应孕周的正常值进行比较[148,149],并检查有无骨折、弯曲[145~147]。

肱骨长度也可以作为唐氏综合征的标记物,尤其是肱骨长度相对于 BPD 短小时则唐氏综合征风险增加[136~138],应检查其他标记物,如鼻骨缺失或短小[150,151]。

超声能够诊断单根长骨或一侧肢体多根长骨的异常,其可能为孤立性或与许多综合征相关。例如,明显短小的或发育不良的桡骨与多种综合征相关,包括Holt-Oram 综合征、Nager 综合征、VACTERL 综合征(脊柱异常、肛门闭锁、心脏异常、气管食管瘘、肾脏异常与肢体异常)[152,153]。

目前,各测量值在不同孕周的正常参考范围和计算公式已建立,除了头部、腹部、股骨外,还包括许多其他结构,如四肢其他长骨[148,149]、锁骨[154,155]、足长[156,157]、眼距[158,159],非骨性结构包括小脑横径[160,161]及其他[162,163](详见附录)。这些表格与公式有助于评估胎儿异常,如眼距小于相应孕周被称为眼距过窄,这与前脑无裂畸形相关。

总结

总之,评估孕周对于优化产科管理十分重要,超声是评估孕周最准确的方法。超声评估孕周越早,准确性越高,一旦确定孕周,不应修改孕周及预产期。从中孕后期开始,根据胎儿生长参数估计胎儿体重,计算体重百分位数,位于第 10 百分位数与第 90 百分位数之间的 EFW 视为正常,低于第 10 百分位数需考虑 FGR,高于第 90 百分位数需考虑 LGA。非糖尿病妊娠胎儿大于 4500g 或糖尿病妊娠胎儿大于 4000g 提示巨大儿。胎儿测量也可用于诊断与胎儿一个或多个结构大小异常相关的畸形[164]。综上所述,胎儿生物学测量是贯穿整个孕期的产科超声的重要组成部分。

（路晶　翻译　安刚　审校）

参考文献

1. Delpachitra P, Palmer K, Onwude J, et al: Ultrasound reference chart based on IVF dates to estimate gestational age at 6-9 weeks' gestation. *ISRN Obstet Gynecol* 2012:938583, 2012.
2. Bowerman RA: Sonography of fetal midgut herniation: normal size criteria and correlation with crown-rump length. *J Ultrasound Med* 12:251–254, 1993.
3. Reddy UM, Abuhamad ZA, Levine D, Saade GR, for the Fetal Imaging Workshop Invited Participants: Executive Summary of a Joint Eunice Kennedy Shriver National Institute of Child Health and Human Development, Society for Maternal-Fetal Medicine, American Institute of Ultrasound in Medicine, American College of Obstetricians and Gynecologists, American College of Radiology, Society for Pediatric Radiology, and Society of Radiologists in Ultrasound Fetal Imaging Workshop. *Obstet Gynecol* 123:1070–1082, 2014. *Am J Obstet Gynecol* 210:387–397, 2014; and *J Ultrasound Med* 33:745–757, 2014.
4. Benacerraf BR, Gelman R, Frigoletto FD: Sonographic identification of second-trimester fetuses with Down's syndrome. *N Engl J Med* 317:1371–1376, 1987.
5. Filly RA, Golbus MS, Carey JC, Hall JG: Short-limbed dwarfism: ultrasonographic diagnosis by mensuration of fetal femoral length. *Radiology* 138:653–656, 1981.
6. Society for Maternal-Fetal Medicine Publications Committee, Berkley E, Chauhan SP, Abuhamad A: Doppler assessment of the fetus with intrauterine growth restriction. *Am J Obstet Gynecol* 206:300–308, 2012.
7. Visentin S, Londero AP, Grumolato F, et al: Timing of delivery and neonatal outcomes for small-for-gestational-age fetuses. *J Ultrasound Med* 33:1721–1728, 2014.
8. O'Leary JA, Leonetti HB: Shoulder dystocia: prevention and treatment. *Am J Obstet Gynecol* 162:5–9, 1990.
9. Benedetti TJ, Gabbe SG: Shoulder dystocia: a complication of fetal macrosomia and prolonged second stage of labor with midpelvic delivery. *Obstet Gynecol* 52:526–529, 1978.
10. Savitz DA, Terry JW, Jr, Dole N, et al: Comparison of pregnancy dating by last menstrual period, ultrasound scanning, and their combination. *Am J Obstet Gynecol* 187:1660–1666, 2002.
11. Committee Opinion No. 611: Method for estimating due date. *Obstet Gynecol* 124(4):863–866, 2014.
12. Wegienka G, Baird DD: A comparison of recalled date of last menstrual period with prospectively recorded dates. *J Womens Health* 14:248–252, 2005.
13. Matsumoto S, Nogami Y, Ohkuri S: Statistical studies on menstruation: a criticism on the definition of normal menstruation. *J Med Sci* 11:294–318, 1962.
14. Verburg BO, Steegers EA, De Ridder M, et al: New charts for ultrasound dating of pregnancy and assessment of fetal growth: a population-based cohort study. *Ultrasound Obstet Gynecol* 31:388–396, 2008.
15. Bennett KA, Crane JMG, O'Shea P, et al: First trimester ultrasound screening is effective in reducing postterm labor induction rates: a randomized controlled trial. *Am J Obstet Gynecol* 190:1077–1081, 2004.
16. Caughey AB, Nicholson JM, Washington AE: First- vs second-trimester ultrasound: the effect on pregnancy dating and perinatal outcomes. *Am J Obstet Gynecol* 198:703–706, 2008.
17. Kalish RB, Thaler HT, Chasen ST, et al: First- and second-trimester ultrasound assessment of gestational age. *Am J Obstet Gynecol* 191:975–978, 2004.
18. Doubilet PM, Benson CB: First, do no harm … to early pregnancies. *J Ultrasound Med* 29:285–289, 2010.
19. Doubilet PM, Benson CB: Double sac sign and intradecidual sign in early pregnancy: interobserver reliability and frequency of occurrence. *J Ultrasound Med* 32:1207–1214, 2013.
20. Doubilet PM, Benson CB, Bourne T, et al: Diagnostic criteria for nonviable pregnancy early in the first trimester. *N Engl J Med* 369:1443–1451, 2013.
21. De Crespigny LC, Cooper D, McKenna M: Early detection of intrauterine pregnancy with ultrasound. *J Ultrasound Med* 7:7–10, 1988.

22. Fossum GT, Davajan V, Kletzky OA: Early detection of pregnancy with transvaginal ultrasound. *Fertil Steril* 49:788–791, 1988.

23. Bree RL, Edwards M, Bohm-Velez M, et al: Transvaginal sonography in the evaluation of normal early pregnancy: correlation with HCG level. *AJR Am J Roentgenol* 153(1):75–79, 1989.

24. Bradley WF, Fiske CE, Filly RA: The double sac sign in early intrauterine pregnancy: use in exclusion of ectopic pregnancy. *Radiology* 148:223–226, 1982.

25. Daya S, Woods S, Ward S, et al: Early pregnancy assessment of transvaginal ultrasound scanning. *Can Med Assoc J* 144(4):441–446, 1991.

26. Daya S, Woods S, Ward S, et al: Transvaginal ultrasound scanning in early pregnancy and correlation with human chorionic gonadotropin levels. *J Clin Ultrasound* 19:139–142, 1991.

27. Papaioannou GI, Syngelaki A, Poon LCY, et al: Normal ranges of embryonic length, embryonic heart rate, gestational sac diameter and yolk sac diameter at 6-10 weeks. *Fetal Diagn Ther* 28:207–219, 2010.

28. Nyberg DA, Filly RA, Mahony BS, et al: Early gestation: correlation of HCG levels and sonographic identification. *AJR Am J Roentgenol* 144:951–954, 1985.

29. Robinson HP, Fleming JEE: A critical evaluation of sonar "crown-rump length" measurements. *Br J Obstet Gynecol* 82:702–710, 1975.

30. Daya S: Accuracy of gestational age estimation estimation using fetal crown-rump measurements. *Am J Obstet Gynecol* 168:903–908, 1993.

31. Hadlock FP, Shah YP, Kanon DJ, Lindsey JV: Fetal crown-rump length: reevaluation of relation to menstrual age (5-18 weeks) with high resolution real-time US. *Radiology* 182:501–505, 1992.

32. Drumm JE, Clinch J, MacKenzie G: The ultrasonic measurement of fetal crown-rump length as a method of assessing gestational age. *Br Obstet Gynaecol* 83:417–421, 1976.

33. MacGregor SN, Tamura RK, Sabbagha RE, et al: Underestimation of gestational age by conventional crown-rump length dating curves. *Obstet Gynecol* 70:344–348, 1987.

34. Hadlock FP, Deter RL, Harrist RB, Park SK: Fetal biparietal diameter: a critical re-evaluation of the relation to menstrual age by means of real-time ultrasound. *J Ultrasound Med* 1:97–104, 1982.

35. Shepard M, Filly RA: A standardized plane for biparietal diameter measurement. *J Ultrasound Med* 1:145–150, 1982.

36. Salomon LJ, Alfirevic Z, Berghella V, et al: Practice guidelines for performance of the routine mid-trimester fetal ultrasound scan. *Ultrasound Obstet Gynecol* 37:116–126, 2010.

37. Hadlock FP, Deter RL, Harrist RB, Park SK: Fetal head circumference: relation to menstrual age. *AJR Am J Roentgenol* 138:649–653, 1982.

38. Doubilet PM, Greenes RA: Improved prediction of gestational age from fetal head measurements. *AJR Am J Roentgenol* 142:797–800, 1984.

39. Hadlock FP, Kent WR, Loyd JL, et al: An evaluation of two methods for measuring fetal head and body circumferences. *J Ultrasound Med* 1:359–360, 1982.

40. Smulian JC, Ranzini AC, Ananth CV, et al: Comparison of three sonographic circumference measurement techniques to predict birth weight. *Obstet Gynecol* 93:692–696, 1999.

41. Townsend RR, Filly RA, Callen PW, Laros RK: Factors affecting prenatal sonographic estimation of weight in extremely low birth weight infants. *J Ultrasound Med* 7:183–187, 1988.

42. Pineau JC, Grange G, Kapitaniak B, et al: Estimation of fetal weight: accuracy of regression models versus accuracy of ultrasound data. *Fetal Diagn Ther* 24:140–145, 2008.

43. Goldstein RB, Filly RA, Simpson G: Pitfalls in femur length measurements. *J Ultrasound Med* 6:203–207, 1987.

44. Doubilet PM, Benson CB: Improved prediction of gestational age in the late third trimester. *J Ultrasound Med* 12:647–653, 1993.

45. Guihard-Costa AM, Droulle P, Thiebaugeorges O, Hascoet JM: A longitudinal study of fetal growth variability. *Biol Neonate* 78:8–12, 2000.

46. Benson CB, Doubilet PM: Fetal measurements for predicting gestational age in the second and third trimesters: a reappraisal with a more reliable gold standard. *Radiology* 169(P):210, 1988.

47. Hadlock FP, Deter RL, Harrist RB, Park SK: Estimating fetal age: computer-assisted analysis of multiple fetal growth parameters. *Radiology* 152:497–501, 1984.

48. Hadlock FP, Harrist RB, Shah YP, et al: Estimating fetal age using multiple parameters: a prospective evaluation in a racially mixed population. *Am J Obstet Gynecol* 156:955–957, 1987.

49. Mongelli M, Chew S, Yuxin NG, Biswas A: Third-trimester ultrasound dating algorithms derived from pregnancies conceived with artificial reproductive techniques. *Ultrasound Obstet Gynecol* 26:129–131, 2005.

50. Johnsen SL, Rasmussen S, Sollien R, Kiserud T: Fetal age assessment based on femur length at 10-25 weeks of gestation, and reference ranges for femur length to head circumference ratios. *Acta Obstet Gynecol Scand* 84:725–733, 2005.

51. Warsof SL, Gohari P, Berkowitz RL, Hobbins JC: The estimation of fetal weight by computer assisted analysis. *Am J Obstet Gynecol* 128:881–892, 1977.

52. Shepard MJ, Richards VA, Berkowitz RL, et al: An evaluation of two equations for predicting fetal weight by ultrasound. *Am J Obstet Gynecol* 142:47–54, 1982.

53. Thurnau GR, Tamura RK, Sabbagha R, et al: A simple estimated fetal weight equation based on real time ultrasound measurements of fetuses less than thirty four weeks' gestation. *Am J Obstet Gynecol* 145:557–561, 1983.

54. Jordaan HVF: Estimation of fetal weight by ultrasound. *J Clin Ultrasound* 11:59–66, 1983.

55. Hadlock FP, Harrist RB, Carpenter RJ, et al: Sonographic estimation of fetal weight: the value of femur length in addition to head and abdomen measurements. *Radiology* 150:535–540, 1984.

56. Hadlock FP, Harrist RB, Sharman RS, et al: Estimation of fetal weight with the use of head, body, and femur measurements: a prospective study. *Am J Obstet Gynecol* 151:333–337, 1985.

57. Birnholz JC: An algorithmic approach to accurate ultrasonic fetal weight estimation. *Invest Radiol* 21:571–576, 1986.

58. Siemer J, Egger N, Hart N, et al: Fetal weight estimation by ultrasound: comparison of 11 different formulae and examiners with differing skill levels. *Ultraschall Med* 29(2):159–164, 2008.

59. Hoopmann M, Abele H, Wagner N, et al: Performance of 36 different weight estimation formulae in fetuses with macrosomia. *Fetal Diagn Ther* 27:204–213, 2010.

60. Scott F, Beeby P, Abbott J, et al: New formula for estimating fetal weight below 1000 g: comparison with existing formulas. *J Ultrasound Med* 15:669–672, 1996.

61. Dudley NJ: A systematic review of the ultrasound estimation of fetal weight. *Ultrasound Obstet Gynecol* 25:80–89, 2005.

62. Barel O, Vaknin Z, Tovbin J, et al: Assessment of the accuracy of multiple sonographic fetal weight estimation formulas, a 10-year experience from a single center. *J Ultrasound Med* 32(5):815–823, 2013.

63. Scioscia M, Scioscia F, Vimercati A, et al: Estimation of fetal weight by measurement of fetal thigh soft-tissue thickness in the late third trimester. *Ultrasound Obstet Gynecol* 31:314–320, 2008.

64. Vintzileos AM, Campbell WA, Rodis JF, et al: Fetal weight estimation formulas with head, abdominal, femur, and thigh circumference measurements. *Am J Obstet Gynecol* 157:410–414, 1987.

65. Lee W, Deter RL, Ebersole JD, et al: Birth weight prediction by three-dimensional ultrasonography. *J Ultrasound Med* 20:1283–1292, 2001.

66. Song TB, Moore TR, Lee JY, et al: Fetal weight prediction by thigh volume measurement with three-dimensional ultrasonography. *Obstet Gynecol* 96:157–161, 2000.

67. Schild RL, Fimmers R, Hansmann M: Fetal weight estimation by three-dimensional ultrasound. *Ultrasound Obstet Gynecol* 16:445–452, 2000.

68. Anderson NG, Jolley IJ, Wells JE: Sonographic estimation of fetal weight: camparison bias, precision and consistency using 12 different formulae. *Ultrasound Obstet Gynecol* 30(2):173–179, 2007.

69. Kehl S, Schmidt U, Spaich S, et al: What are the limits of accuracy in fetal weight estimation with conventional biometry in two dimensional ultrasound? A novel postpartum study. *Ultrasound Obstet Gynecol* 39:543–548, 2012.

70. Khalil A, D'Antonia F, Dias T, et al: Ultrasound estimation of birth weight in twin pregnancy: comparison of biometry algorithms in the STORK multiple pregnancy cohort. *Ultrasound Obstet Gynecol* 44:2210–2220, 2014.

71. Ashwal E, Hiersch L, Melamed N, et al: Does the level of amniotic fluid have an effect on the accuracy of sonographic estimated fetal weight at term? *J Matern Fetal Neonatal Med* 28(6):638–642, 2015.

72. Chauhan SP, Scardo JA, Hendrix NW, et al: Accuracy of sonographically estimated fetal weight with and without oligohydramnios. *J Reprod Med* 44:969–973, 1999.

73. Benson CB, Doubilet PM, Saltzman DH: Sonographic determination of fetal weights in diabetic pregnancies. *Am J Obstet Gyncol* 156:441–444, 1987.

74. Doubilet PM, Benson CB, Nadel AS, Ringer SA: Improved birth weight table for neonate developed from gestations dated by early ultrasonography. *J Ultrasound Med* 16:241–249, 1997.

75. Alexander GR, Himes JH, Kaufmann RB, et al: A United States national reference for fetal growth. *Obstet Gynecol* 87:163–168, 1996.

76. Brenner WE, Edelman DA, Hendricks CH: A standard of fetal growth for the United States of America. *Am J Obstet Gynecol* 126:555–564, 1976.

77. Lubchenco LO, Hansman C, Dressler M, Boyd E: Intrauterine growth as estimated from liveborn birth weight data at 24 to 42 weeks of gestation. *Pediatrics* 32:793–800, 1963.

78. Hadlock FP, Harrist RB, Martinez-Poyer J: In utero analysis of fetal growth: a sonographic weight standard. *Radiology* 181(1):129–133, 1991.

79. Doubilet PM, Benson CB, Wilkins-Haug L, Ringer S: Fetuses subsequently born premature are smaller than gestational-age-matched fetuses not born premature. *J Ultrasound Med* 22:359–363, 2003.

80. Lysikiewicz A, Bracero LA, Tejani N: Sonographically estimated fetal weight percentile as a predictor of preterm delivery. *J Matern Fetal Med* 10(1):44–47, 2001.

81. Mercer BM, Merlino AA, Milluzzi CJ, Moore JJ: Small fetal size before 20 weeks' gestation: associations with maternal tobacco use, early preterm birth, and low birthweight. *Am J Obstet Gynecol* 198:673–678, 2008.

82. Abramowicz JS, Ahn JT: Fetal macrosomia. *UpToDate* 2014. Available at <http://www.uptodate.com/contents/fetal-macrosomia>.

83. Pilliod RA, Chen YW, Snowden JM, et al: The risk of intrauterine fetal death in the small-for-gestational-age fetus. *Am J Obstet Gynecol* 207:318.e1–318.e6, 2012.

84. Chauhan SP, Ananth DV: Induction of labor in the United States: a critical appraisal of appropriateness and reducibility. *Semin Perinatol* 36:336–343, 2012.

85. Lindqvist PG, Molin J: Does antenatal identification of small-for-gestational age fetuses significantly improve their outcome? *Ultrasound Obstet Gynecol* 25:258–264, 2005.

86. Doctor BA, O'Riordan MA, Kirchner HL, et al: Perinatal correlates and neonatal outcomes of small for gestational age infants born at term gestation. *Am J Obstet Gynecol* 185:652–659, 2001.

87. Kramer MS, Olivier M, McLean FH, et al: Impact of intrauterine growth retardation and body proportionality on fetal and neonatal outcome. *Pediatrics* 86:707–713, 1990.

88. Hakanson DO, Oh W: Hyperviscosity in the small-for-gestational age infant. *Biol Neonate* 37:109–112, 1980.

89. Ferguson AC: Prolonged impairment of cellular immunity in children with intrauterine growth retardation. *J Pediatr* 93:52–56, 1978.

90. Williams RL, Creasy RK, Cunningham GC, et al: Fetal growth and perinatal viability in California. *Obstet Gynecol* 59:624–632, 1982.

91. Wennergren M, Wennergren G, Vilbergsson G: Obstetric characteristics and neonatal performance in a four-year small for gestational age population. *Obstet Gynecol* 72:615–620, 1988.

92. Piper JM, Xenakis EM, McFarland M: Do growth-retarded premature infants have different rates of perinatal morbidity and mortality than appropriately grown premature infants? *Obstet Gynecol* 87:169–174, 1996.

93. Kok JH, den Ouden AL, Verloove-Vanhorick SP, Brand R: Outcome of very preterm small for gestational age infants: the first nine years of life. *Br J Obstet Gynaecol* 105:162–168, 1998.

94. Divon MY: Fetal growth restriction: diagnosis. *UpToDate* 2014. Available at <http://www.uptodate.com/contents/fetal-growth-restriction-diagnosis?source=search_result&search=growth+restriction&selectedTitle=2~150>.

95. American College of Obstetricians and Gynecologists: ACOG Practice Bulletin No. 134: fetal growth restriction. *Obstet Gynecol* 121(5):1122–1133, 2013.

96. Baschat AA: Doppler application in the delivery timing of the preterm growth-restricted fetus: another step in the right direction. *Ultrasound Obstet Gynecol* 23:111–118, 2004.

97. Mayer C, Joseph KS: Fetal growth: a review of terms, concepts and issues relevant to obstetrics. *Ultrasound Obstet Gynecol* 41:136–145, 2013.

98. Chen HY, Chauhan SP, Ward TC, et al: Aberrant fetal growth and early, late, and postneonatal mortality: an analysis of Milwaukee births, 1996-2007. *Am J Obstet Gynecol* 204(3):261.e1–261.e10, 2011.

99. Benson CB, Doubilet PM, Saltzman DH: Intrauterine growth retardation: predictive value of ultrasound criteria for antenatal diagnosis. *Radiology* 160:415–417, 1986.

100. Benson CB, Boswell SB, Brown DL, et al: Improved prediction of intrauterine growth retardation with use of multiple parameters. *Radiology* 168:7–12, 1988.

101. Benson CB, Belville JS, Lentini JF, et al: Diagnosis of intrauterine growth retardation using multiple parameters: a prospective study. *Radiology* 177:499–502, 1990.

102. Stirnemann JJ, Benoist G, Salomon LJ, et al: Optimal risk assessment of small-for-gestational-age fetuses using 31-34-week biometry in a low-risk population. *Ultrasound Obstet Gynecol* 43:311–316, 2014.

103. Benson CB, Doubilet PM: Doppler criteria for intrauterine growth retardation: predictive values. *J Ultrasound Med* 7:655–659, 1988.

104. Morris RK, Malin G, Robson SC, et al: Fetal umbilical artery Doppler to predict compromise of fetal/neonatal wellbeing in a high-risk population: systematic review and bivariate meta-analysis. *Ultrasound Obstet Gynecol* 37:135–142, 2011.

105. Lin CC, Santolaya-Forgas J: Current concepts of fetal growth restriction: part I. Causes, classification, and pathophysiology. *Obstet Gynecol* 92(6):1044–1055, 1998.

106. Ott WJ: The diagnosis of altered fetal growth. *Obstet Gynecol Clin North Am* 15:237–263, 1988.

107. Mintz MC, Landon MB: Sonographic diagnosis of fetal growth disorders. *Clin Obstet Gynecol* 31:44–52, 1988.

108. Landon MB, Mintz MC, Gabbe SG: Sonographic evaluation of fetal abdominal growth: predictor of the large for gestational age infant in pregnancies complicated by diabetes mellitus. *Am J Obstet Gynecol* 160:115–121, 1989.

109. Chauhan SP, Grobman WA, Gherman RA, et al: Suspicion and treatment of the macrosomic fetus: a review. *Am J Obstet Gynecol* 193(2):332–346, 2005.

110. Campbell S: Fetal macrosomia: a problem in need of a policy. *Ultrasound Obstet Gynecol* 43:3–10, 2014.

111. Pagani G, Palai N, Zatti S, et al: Fetal weight estimation in gestational diabetic pregnancies: comparison between conventional and three-dimensional fractional thigh volume methods using gestation-adjusted projection. *Ultrasound Obstet Gynecol* 43:72–76, 2014.

112. Acker DB, Sachs BP, Friedman EA: Risk factors for shoulder dystocia. *Obstet Gynecol* 66:762–768, 1985.

113. Langer O, Berkus MK, Huff RW, Sumueloff A: Shoulder dystocia: should the fetus weighing R4000 grams be delivered by cesarean section? *Am J Obstet Gynecol* 165:831–837, 1991.

114. Lipscomb KR, Gregory K, Shaw K: The outcome of macrosomic infants weighing at least 4500 grams: Los Angeles county plus University of Southern California experience. *Obstet Gynecol* 85:558–564, 1995.

115. Deter RL, Hadlock FP: Use of ultrasound in the detection of macrosomia: a review. *J Clin Ultrasound* 13:519–524, 1985.

116. Gross SJ, Shime J, Farine D: Shoulder dystocia: predictors and outcome. A five-year review. *Am J Obstet Gynecol* 156(2):334–336, 1987.

117. Bochner CJ, Medearis AL, Williams J, 3rd, et al: Early third-trimester ultrasound screening in gestational diabetes to determine the risk of macrosomia and labor dystocia at term. *Am J Obstet Gynecol* 157(3):703–708, 1987.

118. Sandmire HF, O'Halloin TJ: Shoulder dystocia: its incidence and associated risk factors. *Int J Gynaecol Obstet* 26:65–73, 1988.

119. Golditch IM, Kirkman K: The large fetus: management and outcome. *Obstet Gynecol* 52:26–30, 1978.

120. Benacerraf BR, Gelman R, Frigoletto FD: Sonographically estimated fetal weights: accuracy and limitation. *Am J Obstet Gynecol* 159:1118–1121, 1988.

121. Miller JM, Korndorffer FA, Gabert HA: Fetal weight estimates in late pregnancy with emphasis on macrosomia. *J Clin Ultrasound* 14:437–442, 1986.

122. Sabbagha RE, Minogue J, Tamura RK, Hungerford SA: Estimation of birth weight by use of ultrasonographic formulas targeted to large, appropriate, and small for gestational age fetus. *Am J Obstet Gynecol* 160:854–860, 1989.

123. Miller JM, Kissling GA, Brown HL, Gabert HA: Estimated fetal weight: applicability to small and large for gestational age fetus. *J Clin*

Ultrasound 16:95–97, 1988.

124. Doubilet PM, Benson CB: Fetal growth disturbances. *Semin Roentgenol* 25:309–316, 1990.

125. Miller JM, Korndorffer FA, Kissling GE, et al: Recognition of the overgrown fetus: in utero ponderal indices. *Am J Perinatol* 4:86–89, 1987.

126. Chamberlain PF, Manning FA, Morrison I: Ultrasound evaluation of amniotic fluid volume. II. The relationship of increased amniotic fluid volume to perinatal outcome. *Am J Obstet Gynecol* 150:250–254, 1984.

127. Benson CB, Doubilet PM: Amniotic fluid volume in the large for gestational age fetus. *Radiology* 173(P):248, 1989.

128. Miller JM, Brown HL, Khawli OF, et al: Ultrasonographic identification of the macrosomic fetus. *Am J Obstet Gynecol* 159:1110–1114, 1988.

129. Chauhan SP, West DJ, Scardo JA, et al: Antepartum detection of macrosomic fetus: clinical versus sonographic, including soft-tissue measurements. *Obstet Gynecol* 95:639–642, 2000.

130. Campbell S, Thomas A: Ultrasound measurement of the fetal head to abdominal circumference in the assessment of growth retardation. *Br J Obstet Gynaecol* 84:165–174, 1977.

131. Tongsong T, Wanapirak C, Takapijitra A: Ultrasonic measurement of the fetal head to abdominal circumference ratio in normal pregnancy. *J Med Assoc Thai* 76(3):153–158, 1993.

132. Hadlock FP, Harrist RB, Fearneyhough TC, et al: Use of femur length/abdominal circumference ratio in detecting the macrosomic fetus. *Radiology* 154:503–505, 1985.

133. Hadlock FP, Deter RL, Harrist RB, et al: A date-independent predictor of intrauterine growth retardation: femur length/abdominal circumference ratio. *AJR Am J Roentgenol* 141(5):979–984, 1983.

134. Benson CB, Doubilet PM, Saltzman DH, Jones TB: FL/AC ratio: poor predictor of intrauterine growth retardation. *Invest Radiol* 20:727–730, 1985.

135. Hadlock FP, Harrist RB, Martinez-Poyer J: Fetal body ratios in second trimester: a useful tool for identifying chromosomal abnormalities? *J Ultrasound Med* 11(2):81–85, 1992.

136. Nyberg DA, Resta RG, Luthy DA, et al: Humerus and femur length shortening in the detection of Down's syndrome. *Am J Obstet Gynecol* 168:534–538, 1993.

137. Benacerraf BR, Neuberg D, Frigoletto FD: Humeral shortening in second-trimester fetuses with Down syndrome. *Obstet Gynecol* 77:223–227, 1991.

138. Agathokleous M, Chaveeva P, Poon LC, et al: Meta-analysis of second-trimester markers for trisomy 21. *Ultrasound Obstet Gynecol* 41:247–261, 2013.

139. Pilu G, Falco P, Milano V, et al: Prenatal diagnosis of microcephaly assisted by vaginal sonography and power Doppler. *Ultrasound Obstet Gynecol* 11:357–360, 1998.

140. Bromley B, Benacerraf BR: Difficulties in the prenatal diagnosis of microcephaly. *J Ultrasound Med* 14:303–306, 1995.

141. Lorenz JM, Whitaker AH, Feldman JF, et al: Indices of body and brain size at birth and at the age of 2 years: relations to cognitive outcome at the age of 16 years in low birth weight infants. *J Dev Behav Pediatr* 30(6):535–543, 2009.

142. Gale CR, O'Callaghan FJ, Bredow M, et al: The influence of head growth in fetal life, infancy, and childhood on intelligence at the ages of 4 and 8 years. *Pediatrics* 118(4):1486–1492, 2006.

143. Vermeer N, Bekker MN: Association of isolated short fetal femur with intrauterine growth restriction. *Prenat Diagn* 33:365–370, 2013.

144. de Carvalho AA, Carvalho JA, Figueiredo I Jr, et al: Association of midtrimester short femur and short humerus with fetal growth restriction. *Prenat Diagn* 33:130–133, 2013.

145. Doray B, Favre R, Viville B, et al: Prenatal sonographic diagnosis of skeletal dysplasias. A report of 47 cases. *Ann Genet* 43:163–169, 2000.

146. Parilla BV, Leeth EA, Kambich MP, et al: Antenatal detection of skeletal dysplasias. *J Ultrasound Med* 22:255–258, 2003.

147. Krakow D, Alanay Y, Rimoin LP, et al: Evaluation of prenatal onset osteochondrodysplasias by ultrasonography: a retrospective and prospective analysis. *Am J Med Genet A* 146A(15):1917–1924, 2008.

148. Jeanty PJ, Rodesch F, Delbeke D, Dumont JE: Estimation of gestational age from measurements of fetal long bones. *J Ultrasound Med* 3:75–79, 1984.

149. Jeanty P, Dramaix-Wilmet M, van Kerkem J, et al: Ultrasonic evaluation of fetal limb growth: part II. *Radiology* 143:751–754, 1982.

150. Malone FD, Ball RH, Nyberg DA, et al: FASTER Research Consortium: First-trimester nasal bone evaluation for aneuploidy in the general population. *Obstet Gynecol* 104(6):1222–1228, 2004.

151. Sepulveda W, Wong AE, Dezerega V: First-trimester ultrasonographic screening for trisomy 21 using fetal nuchal translucency and nasal bone. *Obstet Gynecol* 109:1040–1045, 2007.

152. Bromley B, Benacerraf B: Abnormalities of the hands and feet in the fetus: sonographic findings. *AJR Am J Roentgenol* 165:1239–1243, 1995.

153. Pajkrt E, Cicero S, Griffin DR, et al: Fetal forearm anomalies: prenatal diagnosis, associations and management strategy. *Prenat Diagn* 32:1084–1093, 2012.

154. Yarkoni S, Schmidt W, Jeanty P, et al: Clavicular measurement: a new biometric parameter for fetal evaluation. *J Ultrasound Med* 4:467–470, 1985.

155. Sherer DM, Sokolovski M, Dalloul M, et al: Fetal clavicle length throughout gestation: a nomogram. *Ultrasound Obstet Gynecol* 27:306–310, 2006.

156. Mercer BM, Sklar S, Shariatmadar A, et al: Fetal foot length as a predictor of gestational age. *Am J Obstet Gynecol* 156:350–355, 1987.

157. Hern WM: Correlation of fetal age and measurements between 10 and 26 weeks of gestation. *Obstet Gynecol* 63:26–32, 1984.

158. Mayden KL, Tortora M, Berkowitz RL, et al: Orbital diameters. A new parameter for prenatal diagnosis and dating. *Am J Obstet Gynecol* 144:289–297, 1982.

159. Jeanty P, Cantraine F, Cousaert E, et al: The binocular distance. A new way to estimate fetal age. *J Ultrasound Med* 3:241–243, 1984.

160. Goldstein I, Reece EA, Pilu G, et al: Cerebellar measurements with ultrasonography in the evaluation of fetal growth and development. *Am J Obstet Gynecol* 156:1065–1069, 1987.

161. Hata K, Hata T, Senoh D, et al: Ultrasonographic measurement of the fetal transverse cerebellum in utero. *Gynecol Obstet Invest* 28:111–112, 1989.

162. Konje JC, Abrams KR, Bell SC, Taylor DJ: Determination of gestational age after the 24th week of gestation from fetal kidney length measurements. *Ultrasound Obstet Gynecol* 19:592–597, 2002.

163. Sherer DM, Sokolovski M, Santoso PG, et al: Nomograms of sonographic measurements throughout gestation of the fetal hard palate width, length and area. *Ultrasound Obstet Gynecol* 24:35–41, 2004.

164. Law RG, MacRae KD: Head circumference as an index of fetal age. *J Ultrasound Med* 1:281–288, 1982.

第7章　多胎妊娠的超声评估

Lynn L. Simpson

重　点

- 早孕期诊断并确定绒毛膜性对于多胎妊娠的优化管理至关重要。
- 双绒毛膜双胎可能是同卵双胎或者异卵双胎,而所有单绒毛膜双胎都是同卵双胎。
- 除了非整倍体与畸形的风险外,单绒毛膜双胎颈项透明层(nuchal translucency,NT)增厚与共用胎盘内双胎间吻合血管可能引起的并发症相关。
- 多胎妊娠中胎儿发生结构异常的风险增高,其中以单绒毛膜多胎妊娠发生结构异常的风险最高。
- 即使是单卵双胎,大多数的结构异常在双胎中并不一致,即一个胎儿正常伴另一胎儿异常,两胎儿同

时受累者并不常见。
- 经阴道超声可用于评估前置胎盘、血管前置和短宫颈,这些情况在多胎妊娠更为常见。
- 鉴于体格检查的局限性以及胎儿生长与羊水量异常的风险,建议每个月对多胎妊娠行超声检查。
- 对于单绒毛膜多胎妊娠,需要加强对各种特有并发症的检查与连续监测,如双胎输血综合征(twin-twin transfusion syndrome,TTTS)、胎盘分配不均的双胎生长不协调或者选择性胎儿生长受限(fetal growth restriction,FGR)、双胎贫血红细胞增多序列征(twin anemia-polycythemia sequence,TAPS)等。

本 章 内 容

　　多胎妊娠占美国活产儿的3%以上,超声在其管理中起着至关重要的作用[1](图7-1,图7-2)。生殖技术的发展使多胎妊娠的发生率增加,幸运的是,超声的常规应用使多胎妊娠在早孕期即可被发现。相比之下,在超声检查尚未普及之前,一半的双胎妊娠直到分娩时才被诊断[2]。如今,随着超声的广泛应用,大多数的多胎妊娠在早孕期可被检出,这为复杂性多胎妊娠提供了个体化和优化治疗的机会。

　　多胎妊娠需要特殊关注,其特有的并发症需要进一步的影像学检查。多胎妊娠的规范超声检查包括:计算孕周、确定绒毛膜性、测量NT、结构检查、评估胎盘、测量宫颈长度、常规胎儿生长测量以及对妊娠合并结构畸形、胎儿生长失调和羊水异常进行连续监测。当单绒毛膜多胎妊娠发生以下情况时需要增加检查次数,如:单羊膜多胎、联体双胎、双胎反向动脉灌注(twin reversed arterial perfusion,TRAP)序列征、双胎输

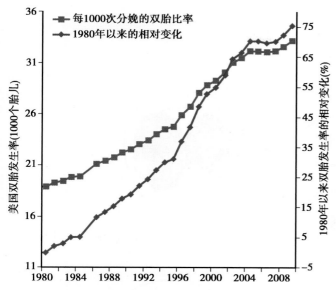

图 7-1　1980~2009 年,美国双胎发生率(每 1000 个胎儿)的时间趋势以及双胎发生率的变化(来自 Ananth CV, Chauhan SP: Epidemiology of twinning in developed coun-tries. Semin Perinatol 36(3):156-161,2012)

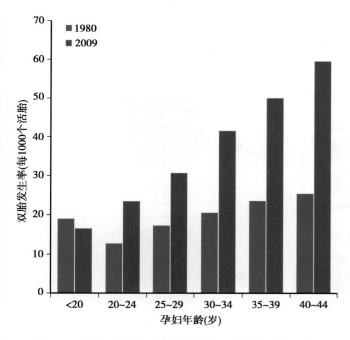

图 7-2　1980~2009 年,美国双胎发生率(每 1000 个胎儿)与母亲年龄相关性的变化。(来自 Ananth CV, Chauhan SP: Epidemiology of twinning in developed coun-tries. Semin Perinatol 36(3):156-161,2012)

血综合征(TTTS)、胎盘分配不均的双胎生长不协调或选择性胎儿生长受限(FGR)、双胎贫血红细胞增多序列征(TAPS)以及双胎之一死亡。毫无疑问,超声评估对于现代产科多胎妊娠的监护是至关重要的。

双胎胚胎学

在双胎妊娠的胚胎发育中,两个胚胎以及一个或两个胎盘的发育增添了其复杂性。双胎可能是单卵或者双卵,这取决于受精的卵子数量(图 7-3)。单卵双胎由一个精子受精一个卵子,然后分裂为两个胚胎。由于基因组相同,通常被称为"同卵双胎",但是受精后胚胎发育会受各种因素影响,这意味着同卵双胎并不是完全相同。双卵双胎是由两个精子分别受精两个卵子(图 7-3,图 7-4)。这类胎儿之间的关系并不密切,因此有时被称为"异卵双胎"。

与双卵双胎不同,单卵双胎的发生率在世界范围内是恒定的,在所有妊娠中约占 1/250(表 7-1)。单卵双胎受精卵分裂的时间决定了胎盘类型以及出现其他并发症的可能性。图 7-5 以及表 7-2 对分裂时间及胎盘类型进行了阐述。在单卵双胎中,双绒毛膜双胎约占 1/3,即受精后 3 天内发生分裂;单绒毛膜双胎约占 2/3,即受精后 4~8 天内发生分裂;单羊膜囊妊娠是指受精后 9~12 天内发生分裂,此型较罕见,据报道,在单胎妊娠中占比小于 1%;而联体双胎是由于受精后 13 天或者更迟才发生分裂。除了极为罕见的情况,双卵双胎通常形成双绒毛膜双羊膜囊双胎。

虽然自然受孕的单卵双胎发生率相对恒定,但辅助生殖技术(assisted reproductive techniques, ART),尤其是涉及人为干预胚胎或者后期胚胎移植的辅助生殖技术,使单卵双胎发生率增加[3,4]。ART 使单卵双胎增加了约 2~12 倍。相反,双卵双胎发生率各不相同,这与孕妇年龄、种族、地域以及生育的治疗有关[5,6]。在辅助生殖技术广泛应用之前,全球双卵双胎妊娠发生率最高的地区是尼日利亚,49/1000 活产儿为双胎妊娠,最低的是日本,1.3/1000 活产儿为双胎妊娠(表 7-1)。人们认为尼日利亚双胎妊娠发生率高是由于当地妇女高水平的卵泡刺激素引起的[5]。自然受孕的多胎妊娠孕妇最高年龄是 37 岁[6]。

随着包括排卵诱导和 ART 在内的生育治疗的广泛应用,双胎妊娠发生率的地理差异在过去的几年里发生了变化。根据英国在 2003 年的一项研究显示,1.4% 分娩的是双胎,0.01% 为三胎。在所有的妊娠中,ART 占 1.9%,13.5% 的 ART 妊娠为多胎妊娠,而自然受孕多胎妊娠的比例为 1.2%[7]。由于认识到多胎妊娠具有较高的围产期发病率与死亡率,人们开始通过合理使用促排卵技术以及 ART 单胚胎移植,试图降低多胎妊娠并发症的发生[8]。

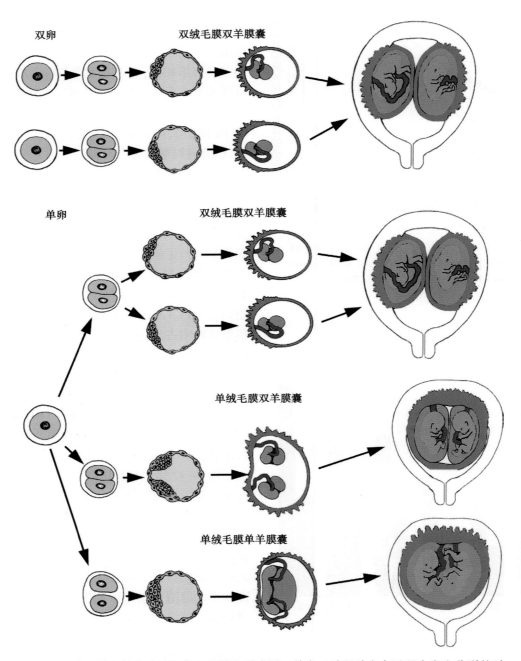

图 7-3　双卵双胎和单卵双胎发育以及胎盘形成图。单卵双胎胚胎发育过程中发生分裂的时间决定了胎盘、绒毛膜及羊膜性。(修改自 Larsen WJ：Human Embryology, 2nd ed. New York, Churchill Livingstone, 1997)

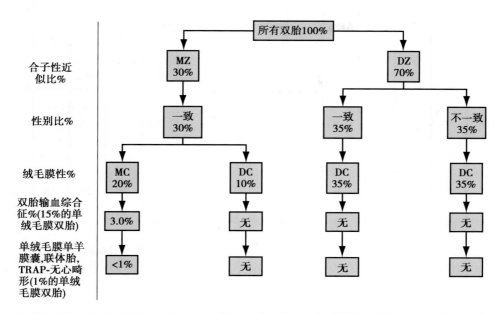

图 7-4　单卵（MZ）双胎与双卵（DZ）双胎的大致比例，以及不同绒毛膜性双胎和单卵双胎发生并发症的百分比（以所有双胎的百分比）。这代表了美国双胎妊娠按照合子性、绒毛膜性分类的各类双胎大致比例。与单胎妊娠相比，双绒毛膜（DC）和单绒毛膜（MC）妊娠发生母体以及胎儿/新生儿并发症（例如子痫前期、糖尿病、胎儿结构异常，非整倍体畸形、生长受限）的风险均增加。单绒毛膜双胎特有的并发症包括 TTTS、单绒毛膜单羊膜囊双胎、TRAP、联体双胎以及寄生胎

表 7-1　不同地区每 1000 个出生婴儿中的双胎发生率		
地理区域	单卵双胎	双卵双胎
尼日利亚	5.0	49.0
美国		
黑人	4.7	11.1
白人	4.2	7.1
英格兰和威尔士	3.5	8.8
日本	3.0	1.3

改编自 MacGillivray I：Epidemiology of twin pregnancy. SeminPerinatol 10：4，1986

表 7-2　与受精卵分裂时间相关的单卵双胎类型			
绒毛膜	羊膜囊	分裂时间 （天）	概率
双绒毛膜	双羊膜囊	0~3	25%
单绒毛膜	双羊膜囊	4~8	75%
单绒毛膜	单羊膜囊	9~12	~1%
单绒毛膜	单羊膜囊（连体双胎）	13~15	罕见

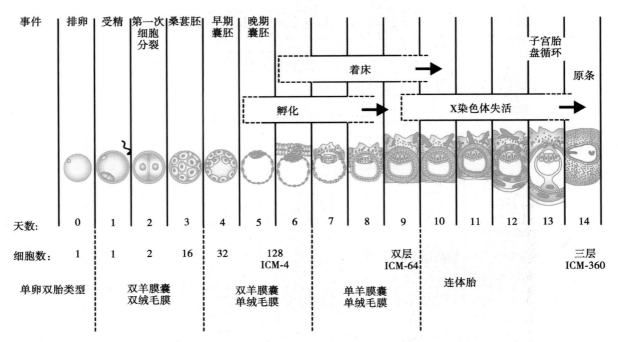

图7-5　单卵双胎受精卵发育时间线，图中显示分裂天数影响胎盘类型以及并发症的发生，即单绒毛膜单羊膜囊双胎或联体双胎。ICM，innercellmass，内细胞团。（修改自JG Hall：Twins and twinning. In Rimoin DL，Connor JM，Pyeritz RE（eds）：Emery and Rimoin's Principles and Practice of Medical Genetics，4th ed. New York，Churchill Livingstone，2001，vol. 1，pp 501-513）

判断孕周

准确地判断孕周对于筛查和诊断性检查的时间选择以及正确评估多胎妊娠胎儿生长至关重要。专家建议，非复杂性双绒毛膜双胎在38周分娩，单绒毛膜双胎在36周分娩，单羊膜囊双胎在34周分娩[9]。尽早确定孕周以及预产期，对于制定多胎妊娠分娩计划十分有必要。

与单胎妊娠相同，多胎妊娠最好在早孕期通过测量头臀长（CRL）确定孕周（图7-6）。14周前通过测量

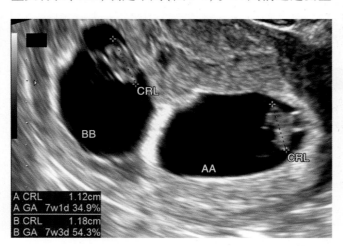

图7-6　早孕期测量头臀长（CRL）是确定孕周的最佳方法。GA，孕周

CRL确定孕周的准确度为±5天~7天[11]。早孕期之后，有多种生物学测量方法可以用于确定孕周，但都不太精确。对于体外受精（in vitro fertilization，IVF）的多胎妊娠，通过胚胎移植日期推测孕周与早孕期测量CRL确定孕周的准确度相当。无论是自然受孕还是IVF多胎妊娠，如果胎儿之间的大小差异显著，则孕周难以确定。在这种情况下，尽管有研究表明根据较小胎儿的大小估计孕周更准确，但是根据较大胎儿的大小确定孕周，可以降低漏诊早期FGR的风险[12,13]。

绒毛膜性

绒毛膜性会影响多胎妊娠的产科管理，以及可能出现的并发症和不良妊娠结局的风险。异常胎儿选择性减胎或者三胎及三胎以上的多胎妊娠（higher-order-multiplepregnancies）的减胎依赖绒毛膜性的准确判断，因其决定了减胎手术方式的选择。早孕期超声检查判断绒毛膜性的准确率接近100%，而在中孕期有10%的可能出现误差[14,15]。一项2014年的研究发现，在20周之前进行超声检查，6.4%的双胎绒毛膜性判断错误，其中4%的双绒毛膜双胎以及19%的单绒毛膜双胎绒毛膜性判断错误[16]。虽然双卵双胎一定是双绒毛膜，但是单卵双胎的胎盘类型多样，这取决于受精后胚

胎分裂的发生时间,且评估难度随孕周增大而增加[17](表 7-3)。因此,应该在初次超声检查时确定绒毛膜性,最好在早孕期。

表 7-3　单卵双胎的类型

受精后胚胎分裂的时间	绒毛膜	羊膜	概率
0~3 天	双绒毛膜	双羊膜囊	25%
4~8 天	单绒毛膜	双羊膜囊	75%
9~12 天	单绒毛膜	单羊膜囊	1%
13~15 天	单绒毛膜	单羊膜囊	罕见

　　确定绒毛膜性的方法取决于孕周。在早孕早期,孕囊的个数等于绒毛膜的数量(图 7-7,表 7-4)。在早孕后期,看见两个分离的胎盘可以诊断为双绒毛膜性(图 7-8)。对于在一个胎盘或者相邻两个胎盘明显"融合"的病例,评估胎儿间分隔膜(intervening membrane)有助于区分单绒毛膜胎盘和双绒毛膜胎盘。超声图像可以评估分隔膜厚度、层数目以及分隔膜与胎盘交界处 λ 征(lambda sign)或者 T 征(T-sign)。双绒毛膜双胎的分隔膜较厚,由两层绒毛膜和两层羊膜组成。相比之下,单绒毛膜双胎仅有两层羊膜。虽然分隔膜厚度 2mm 被用作区别双绒毛膜与单绒毛膜双胎的截断值,但并不是可靠的诊断标准[18]。λ 征表现为分隔膜与胎盘交界处一三角形高回声绒毛组织楔形突入分隔膜内,可以此诊断双绒毛膜性[19](图 7-9,图 7-10)。

表 7-4　早孕期超声确定双胎妊娠绒毛膜性和羊膜性

胎盘形成	妊娠囊	卵黄囊	胚胎/囊	羊膜腔
DC,DA	2	2	1	2
MC,DA	1*	2	2*	2
MC,MA	1*	1 或部分分离*	2*	1

* 这些发现不能确定羊膜性
DA,双羊膜囊;DC,双绒毛膜;MA,单羊膜囊;MC,单绒毛膜

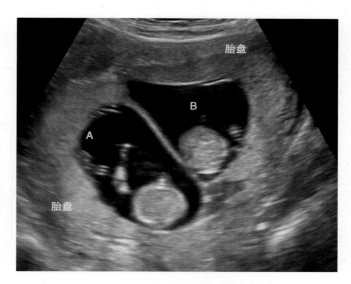

图 7-8　两个独立的胎盘证实为双绒毛性

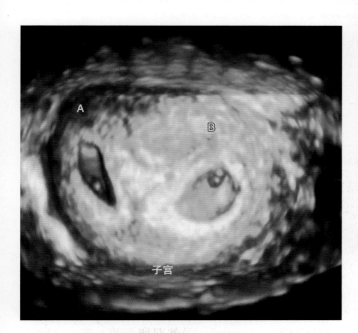

图 7-7　三维图像:两个不同的妊娠囊(A 和 B)表示双绒毛膜双胎妊娠

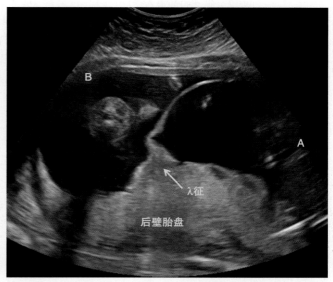

图 7-9　λ 征(箭头)是楔形突入分隔膜(双胎 A 和 B 妊娠囊内的分隔)的绒毛组织,位于相邻胎盘的胎儿面。并非总能观察到 λ 征,一旦出现,即为判断双绒毛膜性的有用指标

早孕晚期和中孕早期是观察 λ 征的最佳时间。需要注意的是,λ 征并不会在后续的超声检查中持续观察到,如果可以看到则更加确定是双绒毛膜性。T 征呈薄的线性结构,由两个相对的羊膜层组成,与胎盘呈直角相交,是单绒毛膜胎盘的特征(图 7-10,图 7-11)。在早孕末期或之后,胎儿的性别也有助于评估绒毛膜性。但这种方法不适用于判断同性别胎儿的绒毛膜性。如果观察到性别不同(一个胎儿为男性外生殖器,另一个胎儿为女性外生殖器),除外极其罕见的情况,提示为双绒毛膜性。这些原则也适用于评估三胎及三胎以上的多胎妊娠。

确定羊膜性在评估多胎单绒毛膜妊娠中也很重要,因为胎儿共享一个羊膜囊意味着更高的风险和更复杂的妊娠期管理。在双胎以上的多胎妊娠中,若其中包含一对单绒双胎,评估羊膜性尤为重要。虽然早孕期卵黄囊的数量与羊膜数目相等,但这并不是可靠的诊断标准。早孕期经阴道超声通常可以显示单绒毛膜双胎的两个羊膜囊(图 7-12)。无论是单绒毛膜妊娠还是双绒毛膜妊娠,若能显示双胎间分隔膜,则可以确定存在两个羊膜囊。单绒毛膜双胎之间的隔膜非常薄以至难以识别,可能会误判为单羊膜(图 7-13)。鉴别单绒毛膜双羊膜囊双胎与单绒毛膜单羊膜囊双胎,需要多次经阴道超声和早孕期的超声检查(图 7-14)。

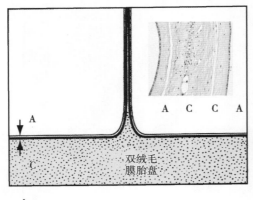
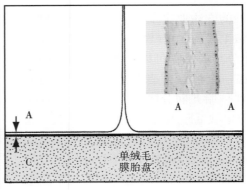

图 7-10 胎膜的胎盘病理学图像显示双胎峰(twinpeaksign)。A. 双绒毛膜双胎妊娠的双胎峰示意图。双胎的绒毛膜(C)和羊膜(A)反折远离融合的胎盘,形成胎儿间隔膜(inter-twinmembrane)。如病理图像所示,分隔膜之间存在潜在的空间,羊膜和绒毛膜的中胚层(见插图)充填其内。B. 在单绒毛膜双羊膜囊双胎,双胎间隔膜仅由两层羊膜组成。如图中单绒毛膜胎盘病理标本所示,单绒双胎两层羊膜之间的潜在空间(见插图)不允许绒毛中胚层插入(来自 Finberg HJ:The"twin peak"sign:reliable evidence of dichorionic twinning. J Ultrasound Med 11:571,1992; pathologic images courtesy Melinda Sanders,MD,and Erika Walz,PA,University of Connecticut Health Center,Farmington,CT)

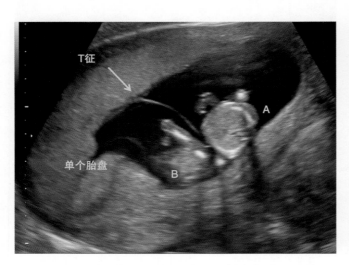
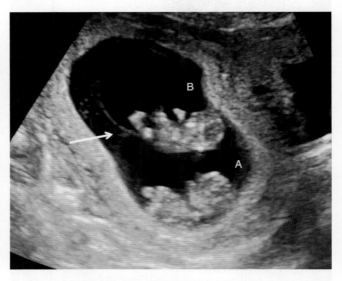

图 7-11 T 征(箭头)是薄的胎儿间分隔膜(由两层羊膜组成,分隔羊膜囊 A 与 B)垂直于胎盘胎儿面而成,提示单绒毛膜双羊膜囊妊娠

图 7-12 经阴道超声声像图可见两个羊膜囊,每个羊膜囊内分别有一个胎儿(A 和 B)。这种单绒毛膜双羊膜囊妊娠的分隔膜菲薄,由相对的两层羊膜组成(箭头)

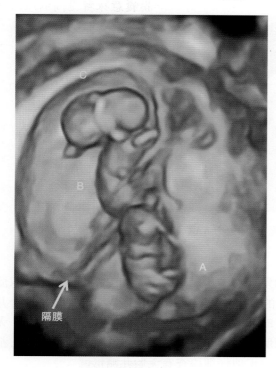

图 7-13　双绒毛膜三胎妊娠中包含一对单绒毛膜双胎（B 和 C），早孕期无法确定羊膜性。可见一隔膜（箭头）将胎儿 A 与胎儿 B、C 分隔

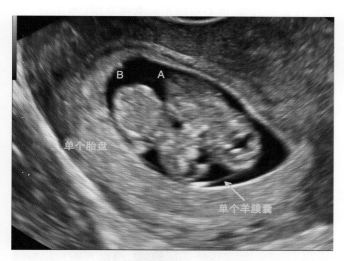

图 7-14　未见介于中间的隔膜，仅可见单个羊膜囊（箭头），可确定单绒毛膜单羊膜囊双胎妊娠

胎儿颈项透明层

无论是单胎妊娠还是多胎妊娠，NT 测量都可用于评估胎儿非整倍体和胎儿异常的风险。NT 结合孕妇年龄对检测双胎妊娠 21 三体综合征（trisomy 21）的敏

感性可达到 70% 以上，这与单胎妊娠相当，但是筛查阳性率较高，特别是对于单绒毛膜双胎[20]。有研究发现相较于双绒毛膜双胎，单绒毛膜双胎的 NT 较厚（图 7-15）[21]。这种差异反映了单卵双胎发生结构畸形的可能性更高，以及共用胎盘的双胎间血管吻合的潜在并发症。虽然通过联合孕妇年龄、NT 以及母体血清学分析可以提高双胎妊娠唐氏综合征（Down syndrome）的检出率，但应该考虑绒毛膜性的影响[22]。由于尚未对三胎及以上的多胎妊娠母体血清学筛查进行充分研究，且关于游离 DNA（cell-free DNA）在多胎妊娠中的应用的数据同样有限，因此 NT 筛查在识别多胎妊娠中潜在异常胎儿的价值有待考证[23]。

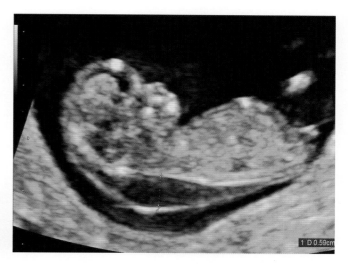

图 7-15　单绒毛膜双羊膜囊双胎之一 NT 增厚，测量值 0.59cm

在单胎妊娠和多胎妊娠中，NT 检查时发现水囊瘤（cystic hygroma）或者水肿反映了胎儿可能存在染色体或者结构异常（图 7-16）。很多畸形与 NT 增厚、早孕期水囊瘤有关，二者都是公认的严重心脏畸形的高危因素[24,25]。此外，心脏的结构或功能异常在单绒毛膜双胎中更为常见，NT 增厚时，发生此类疾病的风险增加。单绒毛膜双胎测量 NT 的另一个作用是，NT 相差 20% 的双胎与超过 30% 的胎儿死亡或者之后出现严重的 TTTS 有关，因此对于双胎 NT 差值达到 20% 的病例需要在后续的超声检查中加强监测[26]。三胎及三胎以上的多胎妊娠中的单绒毛膜双胎出现 NT 增厚、水囊瘤及胎儿早期水肿，也会影响临床建议与决策。

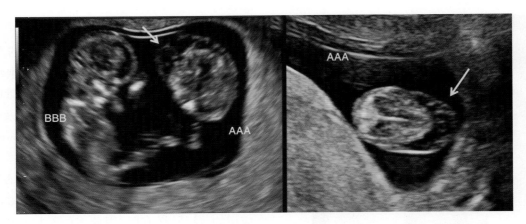

图 7-16   单绒毛膜单羊膜囊双胎妊娠合并胎儿淋巴水囊瘤,标记为 AAA(箭头),标记为 BBB 的胎儿正常

结构检查

多胎妊娠接受胎儿结构超声检查的主要目的与单胎妊娠一样:保证胎儿正常发育,无结构异常。总体而言,双胎妊娠和三胎妊娠发生严重畸形的背景风险更高,比单胎妊娠所报道的高2%[27]。虽然双卵双胎或者三卵三胎(trizygotic triplets)中,每个胎儿发生畸形的风险大致相等,但每个胎儿的风险相加后,双卵双胎、三卵三胎妊娠发生胎儿畸形的总体风险分别为4%和6%(图7-17)。单绒毛膜双胎出生缺陷的发生率甚至更高,几乎是双绒毛膜双胎的两倍[28]。有趣的是,当双

胎均发现有结构畸形时,只有10%的双绒毛膜双胎和20%的单绒毛膜双胎畸形相同[27]。在双胎妊娠合并先天性畸形中,仅一个胎儿受累的病例占90%[27]。无论是双胎妊娠还是三胎及以上的多胎妊娠的检查,都需要有意识地仔细检查有无胎儿畸形。

在产前,约1/3~1/2的单胎妊娠出生缺陷可被发现,双胎和三胎的检出率更低[29]。有些异常,例如与中枢神经系统相关的异常,通常在产前可以发现,然而在双胎妊娠中,严重的心脏畸形经常被遗漏(图7-18)[29]。这种差异在临床上很重要,因为先天性心脏病在单绒毛膜双胎中更为常见,据报道,患病率高达7.5%[30]。尽管有争议,但有研究表明辅助生殖技术会增加发生心脏缺陷的风险[31,32]。标准的心脏筛查,包括四腔心切面、大血管以及流出道切面,可检出约1/3的严重心脏缺陷[33,34]。如今,辅助生殖技术、单绒毛膜妊娠和NT

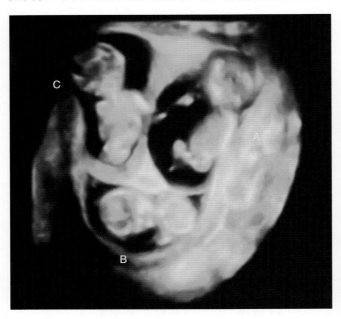

图 7-17   三绒毛膜三羊膜囊三胎(trichorionic triamniotic triplets)的三维超声图像(标记为 A、B、C),每个胎儿出现畸形的可能性2%,总体妊娠风险为6%

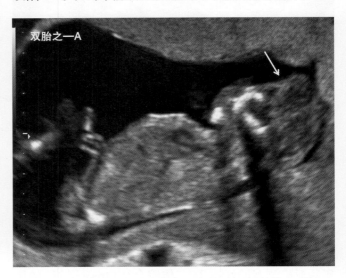

图 7-18   单绒毛膜双羊膜囊双胎之一 A 颅骨缺失(箭头)提示无脑儿

增厚都是公认的胎儿超声心动图的适应证,在经验丰富的中心进行胎儿超声心动图检查,可以发现接近100%的严重心脏异常[35]。鉴于中孕期多个胎儿在不同位置造成的成像困难,在多胎妊娠中进行反复超声检查是完成超声评估胎儿结构所必需的。多胎妊娠发生异常时的处理取决于诊断时的孕周、胎盘类型、缺陷类型、发生妊娠并发症的潜在可能性。双胎妊娠的产前诊断详见第二章。

胎盘评估

在多胎妊娠的超声检查中,需要评估每一个胎盘。前置胎盘在双胎及三胎妊娠中的发生率比单胎妊娠高40%,部分原因是由于胎盘面积较大、附着部位较广[36]。多胎妊娠中帆状脐带入口发生率较高,与之相关的血管前置也更为常见,尤其在单绒毛膜性胎盘中[37]。经

阴道彩色多普勒超声有助于检出位于宫颈上方的胎盘组织或胎儿血管(图7-19)。

彩色多普勒超声也可用于识别和评估每个胎儿胎盘脐带插入情况,这是超声检查的重要组成部分(图7-20)。超声与病理学研究报道,脐带边缘性插入和帆状插入在单绒双羊双胎妊娠中更常见,尤其是帆状脐带入口与双胎输血综合征、胎盘分配不均的双胎生长不一致及选择性胎儿生长受限的发生概率增高相关[38,39](图7-21)。发生帆状脐带入口时,走行于胎膜中的脐血管缺乏华通胶(Wharton jelly)保护,这可能导致单绒双胎发生帆状脐带入口时围产期死亡率增加3倍(图7-22)。在早孕期确定胎盘脐带插入点,有助于识别单绒毛膜双胎或包含单绒双胎的三胎及三胎以上的多胎妊娠中的高危病例,以加强超声对TTTS或双胎发育失调的监测[40]。早期发现这些并发症,调整临床治疗,有助于降低围产期发病率和死亡率。

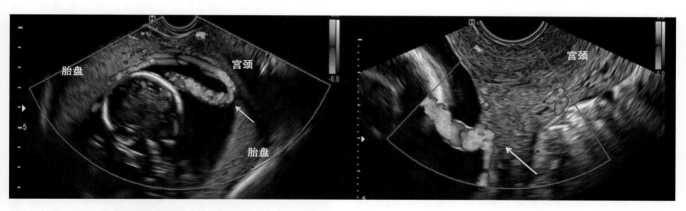

图 7-19　经阴道彩色多普勒超声显示血管前置,脐血管越过宫颈内口。靠近宫颈内口可见帆状脐带入口(箭头)

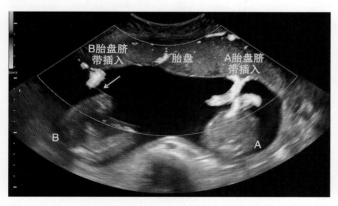

图 7-20　使用彩色多普勒超声鉴别单绒双羊双胎妊娠中每个胎儿胎盘脐带插入点。双胎之间分隔膜靠近胎儿 B(箭头)

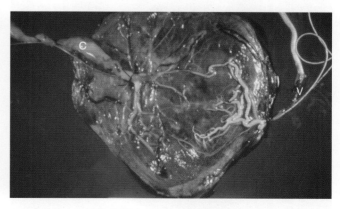

图 7-21　单绒毛膜胎盘图片。可见脐带插入点分别位于胎盘中央及帆状插入(Courtesy Geoffrey A. Machin, MD,PhD)

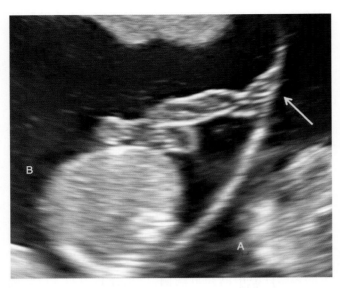

图7-22　二维超声图像显示胎儿B的帆状脐带入口，脐带直接插入双胎之间的分隔膜

宫颈长度

　　虽然常规筛查宫颈长度具有争议，但评估宫颈长度可用于管理存在早产风险的孕妇。超过一半的双胎妊娠会在足月前娩出，多胎同样如此。因此，测量宫颈长度会影响患者咨询及多胎妊娠的管理[41]（图7-23）。经阴道超声检查是显示宫颈及测量其长度的最佳方法，并能有效观察宫颈对Valsalva动作或腹部宫底加压的反应。在中孕期约5%~10%的双胎妊娠中，宫颈长度为20~25mm或者更短，其早产的可能性增加3~

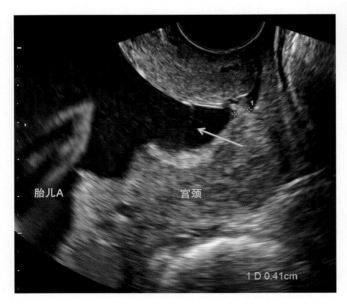

图7-23　合并羊水过多-羊水过少序列征的单绒双羊双胎妊娠中，经阴道超声可见漏斗状短宫颈，长度为0.41cm，扩张宫颈管内可见胎儿A部分羊膜（箭头）

5倍[42]。中孕期宫颈长度大于35mm，其阴性预测值超过90%，这为双胎妊娠的孕妇提供了切实的保障[43]。虽然目前尚未确定最佳的宫颈长度低限值和合适的随访评估方案，但以中孕期宫颈长度为参照，在随后的中孕期及晚孕早期胎儿生长监测的检查中，连续测量宫颈长度，可以发现自发性早产风险最高的患者。尽管缺乏数据资料，但在三胎及三胎以上的多胎妊娠中，这种方法同样合理。

胎儿生长评估

　　超声评估胎儿生长情况在多胎妊娠管理中必不可少。生长发育异常可能在早孕期就明显表现出来（图7-24）。通过腹部触诊及测量宫高预测多胎妊娠的胎儿大小并不可靠，因此使用超声评估双胎或三胎妊娠的胎儿生长情况是合理的[44]。超声连续评估胎儿体重可以发现早期生长受限及双胎生长不一致，并且可以发现那些通过增加产前超声监测可有效改善预后的病例。

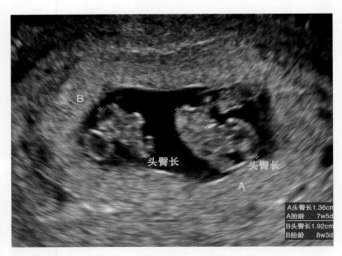

图7-24　在早孕期单绒毛膜双羊膜囊双胎中可见胎儿A与胎儿B的头臀长差异

　　健康的单胎与双胎具有类似的生长发育趋势，至晚孕期，双胎增长趋势开始落后于单胎[45]。FGR定义为经超声评估的胎儿体重低于相应孕周胎儿体重的第10百分位数，这可以通过单胎生长曲线来确定。由于单胎生长曲线能有效估计生长潜能，因此在双胎或三胎妊娠中使用单胎生长曲线，可以保证胎儿生长发育欠理想的情况不被忽视。但这种方法也存在缺陷，部分多胎中的健康胎儿会被标记为FGR。多胎妊娠中胎儿生长不一致最常用的定义是两个胎儿体重相差大于20%，计算方法为两胎儿所估测体重的差值除以较大胎儿的估测体重。提示生长不一致的早期超声指标是腹围差异（图7-25）。

双胎腹围相差≥20mm,或比值<0.93,预示双胎出生体重不一致[46]。FGR 与双胎生长不一致的胎儿围产期死亡率都高于正常双胎[47,48]。对此,建议每 4 周行一次超声检查,以评估多胎妊娠的胎儿大小和生长情况,便于早期发现生长异常并及时开始产前胎儿监护。

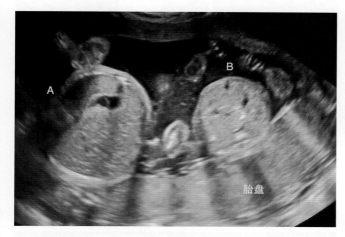

图 7-25　单绒双羊双胎中可见双胎腹围具有明显差异,与胎儿 A 相比,胎儿 B 生长滞后

　　在多胎妊娠常规超声检查中,羊水量异常可以预测潜在的并发症(图 7-26)。超声有时可见双胎间分隔膜折叠,这是两个羊膜囊内羊水量存在差异的早期征象(图 7-27)。我们可以使用不同的方法来评估多胎妊娠羊水量,最常见的方法是测量每个羊膜囊中的最大垂直径(maximal vertical pocket,MVP)(图 7-28)。MVP<2cm 定义为羊水过少,MVP>8cm 定义为羊水过多[19,40]。与单胎妊娠一样,妊娠期羊水过少或羊水过多都需要进一步检查以明确潜在病因,通过连续产前监测确保胎儿健康。当单绒双羊双胎中羊水过多与羊水过少同时存在,需要考虑是否发生 TTTS[40](图 7-29)。在晚孕期的超声检查中,应明确并报告胎方位

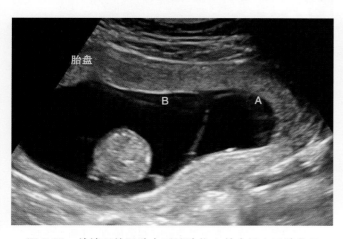

图 7-26　单绒双羊双胎中可见胎儿 A 羊水量少于胎儿 B

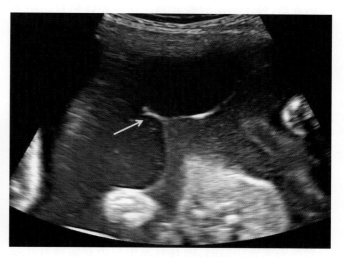

图 7-27　单绒双羊双胎中可见双胎之间的分隔膜(箭头)冗长且局部折叠。虽然可能是一种正常情况,但也可见于羊水过少-羊水过多序列

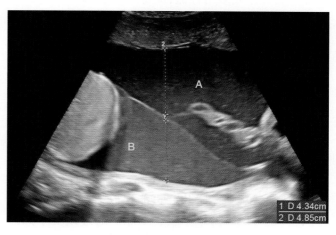

图 7-28　单绒双羊双胎中测量双胎羊水(胎儿 A 与胎儿 B)最大垂直深度,分别为 4.34cm 和 4.85cm

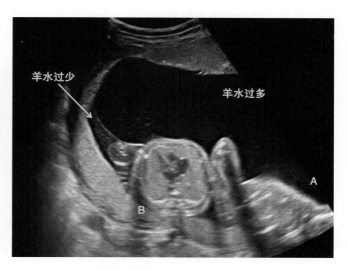

图 7-29　双胎输血综合征,可见胎儿 A 羊水过多,胎儿 B 羊水过少

及胎先露,便于制定分娩计划。超声在评估双胎中非先露胎儿非头位时是否具备阴道分娩条件起着关键作用。随着臀位分娩的经验和技术逐渐落后,越来越多的双胎妊娠通过剖宫产分娩,以避免阴道分娩转剖宫产。虽然三胎及三胎以上的多胎妊娠常规行剖宫产分娩,但胎先露和每个胎儿的胎盘位置也会影响术中决策。

连续监测

　　虽然多胎妊娠伴发畸形、胎儿生长失调、羊水异常时需要超声连续监测,但看似没有并发症的单绒双胎妊娠亦需要密切监测,因其有发生单绒双胎特有并发症的风险。这些疾病在体外受精妊娠中比例较高,可能是由于 IVF 使胚胎分裂的风险增加[49]。对于单绒毛膜性双胎妊娠或多胎妊娠,应仔细评估以下可能的并发症。

单羊膜囊双胎

　　总体来说,单卵双胎中 1% 为单羊膜囊双胎,当多次超声扫查无法看到分隔膜时应考虑单羊双胎[50]。卵黄囊的数目并不能可靠地反映羊膜囊的数量,因此不能用来确定羊膜性[51]。单绒双羊双胎菲薄的分隔膜可能难以显示,并且容易在早孕期被遗漏,而误诊为单羊膜囊双胎妊娠。随孕周进展,当合并胎儿羊水过少时,分隔膜紧紧包裹“贴附儿”,可能误以为双胎之间没有分隔膜,也可误诊为单羊膜囊双胎。通过改变孕妇体位或超声重新评估胎儿位置可以避免这种误诊,若是单羊膜囊双胎,两个胎儿可以在共同羊膜囊内自由移动。对早孕期可疑单羊膜囊双胎妊娠的孕妇进行咨询时,必须考虑到可能存在误诊。通过反复超声检查证实单绒双胎在同一个羊膜囊内,便可明确诊断(图 7-30)。脐带缠绕也可证实双胎在同一羊膜囊内(图 7-31,图 7-32)。几乎在所有的单绒单羊双胎中彩色多普勒超声可见脐带缠绕[52]。

　　确定是否单羊膜性可指导孕妇孕期咨询及妊娠管理。在三胎及三胎以上的多胎妊娠中,可以考虑选择性减灭一对单羊双胎,减少管理难度,使存活胎儿结局最优化。单羊膜囊双胎中,先天性结构异常发生率高达 10%,心脏异常发生率为 4%,同时还伴有发生共用胎盘导致的特有并发症的风险[53]。脐带缠绕可能引发单胎或双胎宫内死亡,因此对这些高危双胎要加强产前检查。医生向患者进行详细咨询后,在胎儿具备存活能力时就需要每天行胎儿监护以及超声监测胎儿生

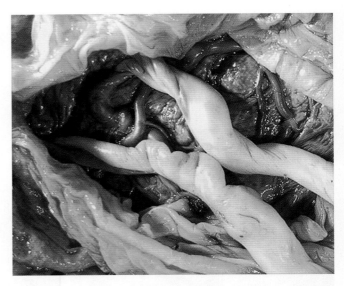

图 7-30　胎盘上可见两条脐带彼此靠近,中间没有分隔膜(摘自 Pathologic image courtesy Melinda Sanders, MD, and Erika Walz, PA, University of Connecticut Health Center, Farmington, CT)

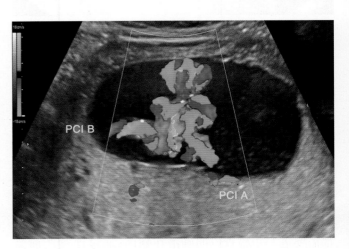

图 7-31　彩色多普勒超声显示单绒毛膜单羊膜囊双胎脐带缠绕。PCI 示胎儿 A 与胎儿 B 胎盘脐带插入

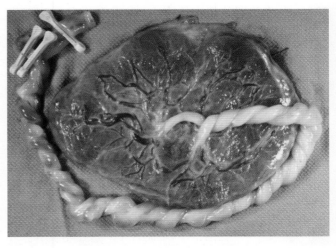

图 7-32　单绒毛膜单羊膜囊妊娠的胎盘,可见两条脐带缠绕、扭转(Courtesy Geoffrey A. Machin, MD, PhD)

长;还可通过在孕 24~28 周时住院进行密切监测。近年来,通过这种严谨的治疗方法,胎儿围产期死亡率从 30%~50% 下降至 10%~20%[53,54]。

联体双胎

联体双胎十分罕见,在单卵双胎中发生率低于 1%[55]。当单卵双胎的胎儿始终保持相对固定位置时应高度怀疑联体双胎。双胎之间的联合部位及程度决定了手术分离及产后存活的可能性。联体双胎根据其联体部位进行分类,超过 40% 为胸腹联体双胎(表 7-5,图 7-33,图 7-34)。所有类型的联体双胎都有相关结构畸形的危险,这可能对预后产生影响(图 7-35)。虽然灰阶超声图像可显示联体器官部位,但彩色多普勒可以反映血管间的连接关系,严重的血管连接甚至会导致心血管系统损害和双胎死亡。

表 7-5　联体双胎的常见类型(N=383 例)

类型	特征	比例
胸腹联体	腹侧联体,从胸部到上腹部,包括心脏在内	42%
双头畸胎	侧边联体,一个躯干,两个头部	11.6%
头颅联体	侧边联体,从头颅到脐部,双面部	5.5%
脐部联体	腹侧联体,从胸廓下部到腹部,不包括心脏	5.5%
寄生胎	不对称性,胎内胎	3.9%
颅骨联体	颅骨联合,共用脑膜,面部和躯干分开	3.4%
双面畸胎	侧边联体,一个躯干一个头部,双面部	2.9%
坐骨联体	下腹部、骨盆联体	1.8%
脊柱联体	背部联体,腰背部椎体区域	1.0%
臀部联体	背部联体,会阴骶尾部	1.0%
未明确	罕见类型	21.4%

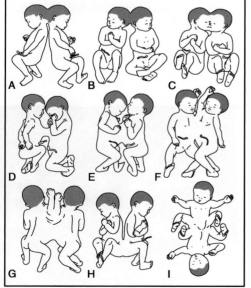
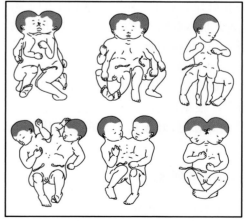

图 7-33　不同类型的联体双胎。左为头部或四肢分开的局部联体:A~C. 头颅联体。D~G. 胸部联体。H、I. 臀部联体。右为广泛联体(From Patten BM:Human Embryology,4th ed. New York, McGraw Hill,1976,Figs. Ⅷ-5,Ⅷ-6,pp 128-129)

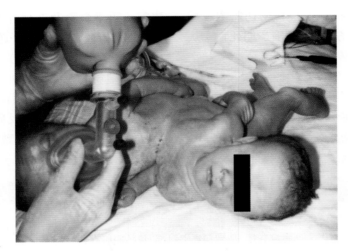

图 7-34　胸脐联体双胎新生儿

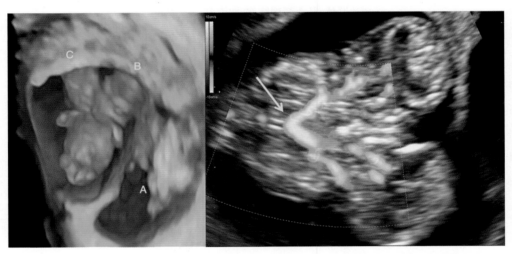

图 7-35　双绒毛膜双羊膜囊三胎妊娠中可见胎儿 B 和胎儿 C 为双头联体畸胎,彩色多普勒超声(右图)可见胎儿 B 和胎儿 C 的头颈部血管源于同一心脏(箭头)

联体双胎早期诊断十分重要,因为预后不良,大多数孕妇会选择终止妊娠。对于三胎及三胎以上的多胎妊娠时,选择性减灭联体双胎,可以优化存活胎儿的结局。除早孕期外,终止联体双胎在技术方面有较大困难,至晚孕期,为了孕妇安全,往往需要选择剖宫产。总体来说,联体双胎中超过 10% 发生胎儿宫内死亡,存活率不到一半[56]。根据联体双胎的情况、多学科的联合意见以及孕妇的意愿,妊娠期间超声监测应该个体化。

双胎反向动脉灌注序列征

双胎反向动脉灌注(twin reversed arterial perfusion,TRAP)序列征在单绒双胎妊娠中约占 1%,其中 75% 发生在单绒双羊双胎,25% 发生在单绒单羊双胎[57]。TRAP 的特征是泵血胎通过同一胎盘上异常的动脉-动脉吻合将血液供给另一无心畸胎(acardiac fe-

tus)(图 7-36,图 7-37)。超声诊断主要包括以下征象:单绒双胎中泵血胎外观正常,受血胎儿无可辨别的胎

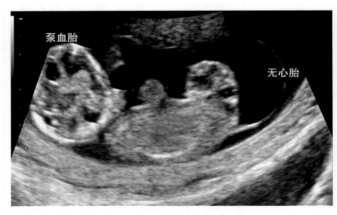

图 7-36　矢状切面声像图显示无心畸胎上半身发育异常,尽管持续生长但无胎心搏动。图中可见正常泵血胎的大脑横切面

心活动,其反向动脉血流流向无心胎而不是由无心胎流出(图 7-38)[57]。使用彩色和频谱双重多普勒超声可以显示血流方向和特征,尤其适用于明确诊断 TRAP(图 7-38)。理论上,从泵血胎体内流出的相对低氧的动脉血灌注到无心畸胎会导致其发育异常。无心畸胎通常缺乏可辨认的头部、躯干及上肢,但下肢可有发育,通过多普勒超声可见其内显示血流信号(图 7-39)。高达 10% 的病例存在染色体核型异常,5%~10% 的泵血胎存在结构畸形,包括心脏畸形,因此在妊娠期间对泵血胎进行综合评估及遗传咨询十分重要[58]。除了评估可能存在的结构畸形,还应行胎儿超声心动图检查评估泵血胎的心功能,这是由于灌注无心畸胎导致泵血儿呈高输出量状态,存在心功能受损的风险。

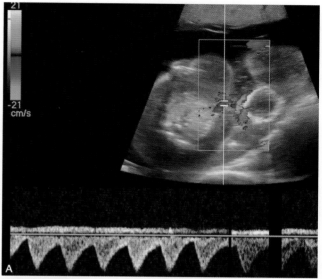

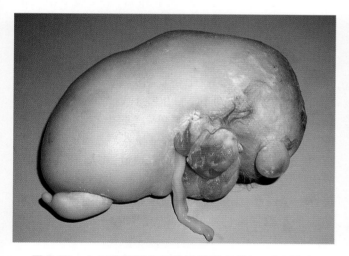

图 7-37　由于脐带距头部及尾部距离增加,无心胎表现为不定形的退化结构(Pathologic image courtesy Melinda Sanders, MD, and Erika Walz, PA, University of Connecticut Health Center, Farmington, CT)

图 7-38　双胎反向动脉灌注序列征。A. 彩色及频谱双重多普勒超声显示反向动脉血流通过腹壁前方的脐动脉灌注入无心畸胎。B. 放置游标测量一个大的无脑无心畸形联体双胎,可见胎儿全身皮肤广泛水肿及巨大淋巴水囊瘤

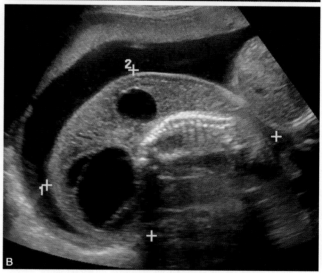

　　根据泵血胎发生心功能衰竭的风险决定是否需要宫内干预,当无心畸胎的估计大小为供血儿的 50% 甚至更大时,病情最为严重[59,60]。很多方法可用于评估无心畸胎的大小,其中一种是运用长椭圆体积计算公式:长×宽×高(cm)×0.52(此系数用于将胎儿体积(cm³)转换为胎儿估计重量(g));或者简单地比较两胎儿的腹围[59,60]。TRAP 妊娠期间有必要进行超声连续监测及胎儿超声心动图检查,以监测泵血胎的心功能和胎儿水肿,一旦情况恶化需要采取干预措施,如对无心畸胎进行脐带栓塞、宫内治疗以及依据孕周考虑尽早终止妊娠。泵血儿发生高输出性心力衰竭往往合并羊水过多,其母体短宫颈、胎膜早破或早产等发生风险随之增加。以往数据表明,TRAP 的围产期死亡率超过50%。近年来随着脐带栓塞技术的发展及合理应用,

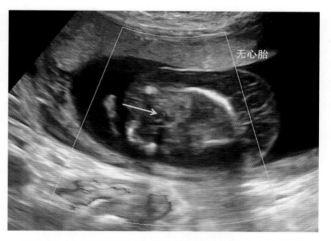

图 7-39　能量多普勒超声显示脐带入口处有血流信号(箭头),但在无心畸胎的胸腔内未见血流信号

TRAP 预后逐渐改善,比如使用射频消融术对无心畸胎进行减胎,有研究报道泵血胎存活率约 85%~90%[59~62]。

双胎输血综合征

双胎输血综合征发生于约 10% 的单绒毛膜双胎,几乎仅在单绒双羊双胎中出现[40]。尽管 TTTS 的病理生理机制尚未完全明了,胎盘血管吻合连接双胎血液循环是其发生发展的主要因素。事实上几乎所有的单绒双胎胎盘中可见血管吻合,但在大多数病例中,血流净流量是平衡的。然而,在被诊断为 TTTS 的病例中,胎盘血管吻合中血流量并不平衡。其中,供血胎儿向受血胎儿"净流出"(动静脉吻合呈单向血流)(图 7-40,图 7-41)。通过双胎间头臀长、颈项透明层、腹围和羊水量的差异可以发现部分更易发生 TTTS 的单绒双羊双胎[40]。双胎或双胎之一发生帆状脐带入口,TTTS 的风险增高[63]。

超声检查可用于 TTTS 分期,期别越高结局越差[64](表 7-6)。为了早期识别 TTTS,推荐在单绒毛膜双胎中实施连续超声监测。在单绒毛膜双胎中,同时发生羊水过少(一胎羊膜囊中羊水少)及羊水过多(另一胎羊膜囊中羊水多)是诊断 TTTS 的必备条件[40](图 7-29)。供血胎儿羊水过少,在其羊膜囊内呈现"贴附"状态,被羊膜紧贴压于胎盘或子宫壁上(图 7-42,图 7-43)。TTTS 的分期越高,供血胎儿的膀胱越难显示(Ⅱ级),多普勒超声越有可能显示出供血胎或受血胎的异常动脉或静脉波型(Ⅲ级)(图 7-44)。多普勒测量大脑中动脉流速显示供血胎收缩期峰值速度升高,提示胎儿贫血,而受血胎收缩期峰值速度降低则提示

受血胎红细胞增多,与同时存在的 TAPS(见下文)表现一致[65]。胎儿超声心动图及用于观察胎儿脑发育情况的核磁共振(MRI),可作为辅助检查提供 TTTS 的损害程度及双胎情况的补充信息。供血胎和受血胎之间血流不平衡导致受血胎前负荷加重,从而引起其心血管系统发生代偿(图 7-45)。受血胎心功能不全、双侧心室肥大、功能性或结构性右心室流出道梗阻可能会随时间逐渐显现[40](图 7-46)。中枢神经系统异常,如出血性、缺血性白质损伤等,在 TTTS 的供血胎或受血胎均可出现,这提示预后不良[66]。

考虑到单绒毛膜双胎发生 TTTS 的风险,推荐在中孕期每 2 周进行一次超声检查[40]。治疗 TTTS 因其被诊断时的孕周和分期不同而各异,包括终止妊娠、选择性减灭生长受限的胎儿或水肿胎、胎儿镜下激光消融双胎间胎盘吻合血管、羊水减量、期待疗法或分娩。对于复杂性三胎妊娠,这些方法同样适用,若发现较早,有些孕妇可能会对发生 TTTS 的双胎进行选择性减灭。大多数 TTTS 在中孕期可以被诊断,对于分期较高的病例(Ⅱ~Ⅳ期),胎儿镜下激光凝固交通血管被认为是目前最有效的提高围产期生存率的干预措施[40](见第 24 章)。这项操作一般在妊娠 16~26 周进行,激光凝固术后同时进行羊水减量,将过多的羊水从受血胎的羊膜腔中抽出。关于 Ⅰ 期 TTTS 的治疗目前仍存在争议,因为多数病情稳定,可逐渐自行消退或在单次羊水减量术后不再发生,仅 10%~30% 会出现病情进展[67,68]。

分期较高的 TTTS 病例,推荐在胎儿镜下激光凝固术后进行序贯超声监测,以此评估胎儿对治疗的反应。在大多数病例中,两个羊膜腔中的羊水量恢复正

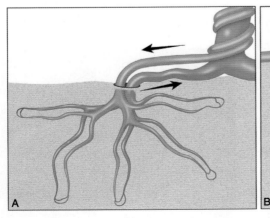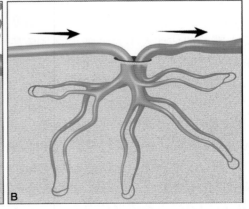

图 7-40　脐带血管分支中正常的成对血管(A)与单绒毛膜双胎胎盘的动静脉吻合(B)。A. 脐带正常的成对血管分支,可见脐动脉(蓝色)和脐静脉(红色)的血流在胎盘的表面走行一致,胎儿的血液通过脐动脉流向胎盘,然后通过脐静脉返回。B. 胎盘表面的血管不成对,供血胎儿脐动脉(蓝色)的分支与受血胎儿脐静脉(红色)的分支在同一个入口进出胎盘,在胎盘的深部形成动静脉吻合

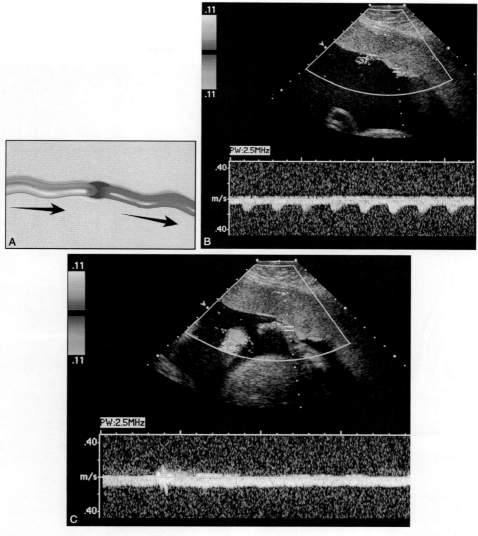

图 7-41　彩色多普勒和脉冲多普勒显示单绒毛膜双胎胎盘表面交通血管。A. 单绒毛膜双胎胎盘中动静脉吻合。胎盘胎儿面可见供血胎儿脐动脉血流（蓝色）流向受血胎儿脐静脉（红色），二者于胎盘同一位点相交。B、C. 彩色多普勒检查显示胎盘表面血管不成对。脉冲多普勒超声显示供血动脉分支（B）和受血静脉分支（C），方向由供血胎儿流向受血胎儿

表 7-6　Quintero 双胎输血综合征分期	
分期	超声特征
Ⅰ	供血胎羊膜腔 MVP<2cm，受血胎羊膜腔内 MVP>8cm
Ⅱ	供血胎儿膀胱不显示，>60 分钟
Ⅲ	脐动脉舒张期血流消失或反流，静脉导管 a 波反向，或脐静脉搏动性血流
Ⅳ	单胎或双胎水肿
Ⅴ	单胎或双胎宫内死亡

MVP 最大垂直径；TTTS，双胎输血综合征

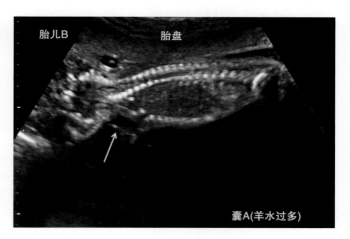

图 7-42　单绒双羊双胎发生双胎输血综合征，同时发生羊水过多及羊水过少。胎儿 B 为供血胎，表现为羊水明显减少并贴附于胎盘前壁。胎儿 A 为受血胎，其羊膜囊内羊水过多。双胎之间菲薄的分隔膜极度贴近妊娠胎儿，几乎不显示（箭头）

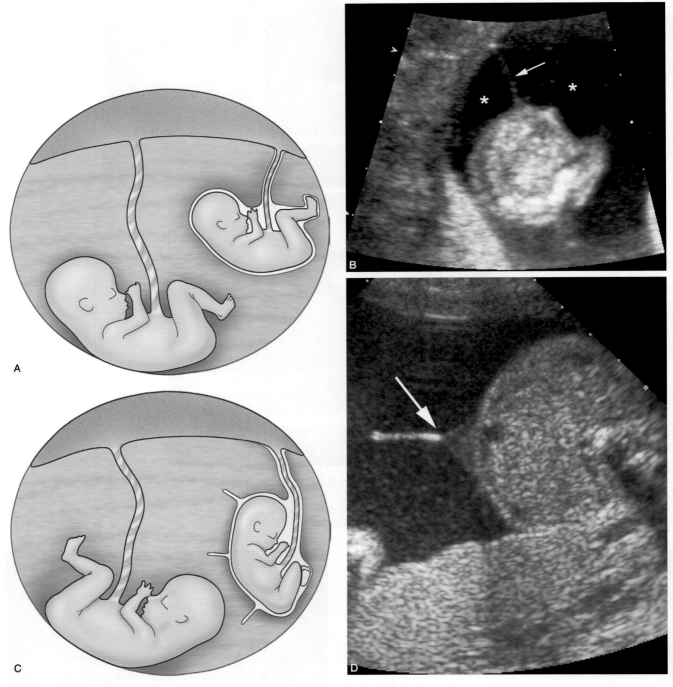

图 7-43   双胎输血综合征中,贴附儿周围羊膜褶皱。供血儿("贴附儿")羊膜腔内羊水过少,近无羊水,导致其周围羊膜褶皱。这种情况下,我们可能将受血胎的羊水误认为在供血儿羊膜腔内的。A. 在 TTTS 中,右侧胎儿羊膜腔羊水过多表现为羊膜包裹。B. 在本例 TTTS 中,供血儿羊膜腔无羊水,羊膜紧密贴合,表现为单层膜(箭头)。周围羊水(星号)是另一胎儿羊膜腔内的。C. 在 TTTS 中,右侧胎儿羊膜腔羊水过少表现为羊膜包裹。冗长的羊膜表现为自胎体向外突出。D. 供血儿重度羊水过少,表现为冗长的羊膜(箭头)自胎体突向受血儿羊膜腔

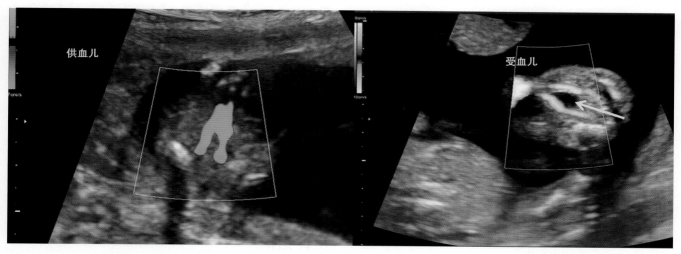

图 7-44　双胎输血综合征 Ⅱ 期。单绒双羊双胎同时出现羊水过多及羊水过少（未显示）。供血儿膀胱未显示。受血儿膀胱可见，内见液体充盈（箭头）。彩色多普勒显示每个胎儿膀胱两侧的脐动脉血流

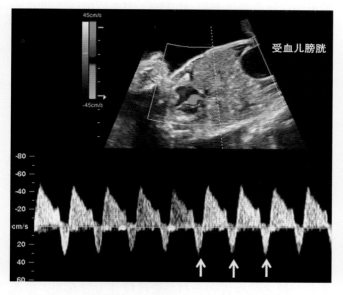

图 7-45　双胎输血综合征。受血儿膀胱充盈饱满。脉冲多普勒显示静脉导管 a 波反向（箭头），提示心脏负荷过重导致舒张功能受限

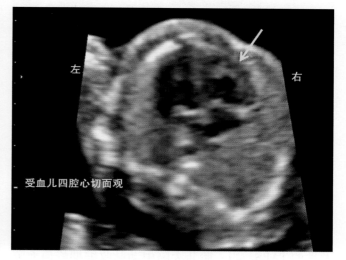

图 7-46　双胎输血综合征。中孕早期出现受血胎儿左、右心室肥厚。右心室壁（箭头）较左心室壁明显增厚

常、供血胎儿的膀胱可显示以及受血胎儿的心功能改善均提示 TTTS 消退[69]。在合并胎盘分配不均、双胎生长不一致时，脐动脉多普勒超声检查可能持续异常，晚孕期的管理应常规包括产前胎儿监护。超声序贯检查也可以用于评估复发性 TTTS、反转性 TTTS、TAPS 和胎盘分配不均直至分娩[40]。

　　TTTS 的妊娠结局取决于初诊孕周、临床分期及疾病进展。孕 26 周以后发生的轻度、期别不高且不再进展的 TTTS 预后较好。然而大多数严重的、期别高的病例发生在中孕期。若不治疗，晚期 TTTS 围产死亡率为 70%~100%[40,70]。采用激光凝固术治疗 TTTS 后，

围产期生存率约为 50%~70%[40]。一般来说，在接受胎儿镜激光凝固术后的病例中，50% 的双胎均存活，30% 的单胎存活，而 20% 的双胎均死亡[40]。手术引起的双胎死亡是胎儿镜手术的一项并发症。此外，无论是否接受治疗，神经系统损伤是 TTTS 的一项长期潜在的严重后遗症。颅内异常，包括脑室内出血、囊性脑室周围白质软化、继发神经系统发育迟缓和脑瘫仍然是 TTTS 幸存者的潜在风险。在接受胎儿镜激光治疗的病例中，5%~20% 会发生远期神经系统后遗症[40]。其他风险如早产以及与早产相关的其他风险可能影响存活胎儿的长期预后。

双胎贫血红细胞增多序列征

约5%的单绒双羊双胎会出现自发性的TAPS，通常在出生后可以诊断。一胎苍白而另一胎表现多血，双胎血红蛋白水平不一致[65]（图7-47）。理论上，TTTS是由于双胎胎盘之间异常血管吻合导致双胎之间血流长期处于不平衡状态。然而，根据推测，在TAPS中血流量低且慢，这样就不会发生明显的羊水量异常。医源性TAPS见于约10%接受胎儿镜下激光凝固术的TTTS病例，这可能是因为术后超声监测频率增加使这些TAPS得以被发现[65]。据报道，双胎间异常吻合血管凝固不完全，特别是遗留下细小的、单向的血管吻合，可能导致术后TAPS发生[71]。

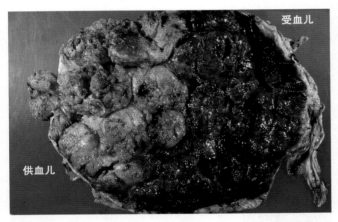

图7-47　双胎输血综合征胎盘。供血儿的胎盘相对苍白，提示胎儿贫血，而受血儿胎盘颜色较深，提示红细胞增多。供血儿的红细胞压积为22%，而受血儿为54%

推荐在激光治疗后实行序贯的超声监测以筛查医源性的TAPS。当一胎儿大脑中动脉收缩期峰值血流速度大于中位数（MoM）的1.5倍，而另一胎小于中位数的0.8倍，诊断即可成立[65]（图7-48）。对于非复杂性单绒双胎，筛查自发性TAPS并非常规，仅在发现羊水量稍有异常时某些中心会进行筛查。测量大脑中动脉多普勒速度可能是单绒双羊双胎TAPS唯一的超声筛查指标。尽管TAPS可伴发TTTS，但是并未发现"单纯的"TAPS会发生一胎羊水过少同时另一胎羊水过多。TAPS的治疗方案目前仍有争议，包括终止妊娠、观察、再次激光治疗、胎儿宫内输血或分娩，这取决于孕周大小。TAPS的围生结局也各不相同，可能双胎宫内死亡，或双胎均活产且无远期后遗症[65]。

胎盘分配不均与双胎生长不一致或选择性胎儿生长受限

尽管所有双胎妊娠均可发生双胎生长不一致和选择性胎儿生长受限，但对于单绒双胎来说，其病因及影响更为广泛。总体而言，约15%~25%的单绒毛膜双胎会发生显著的双胎生长不一致[72,73]。与单绒毛膜双胎生长一致相比，帆状脐带插入和胎盘分配不均更常见于双胎生长不一致[74,75]。根据脐动脉多普勒超声检查，将单绒毛膜双胎中一胎发生选择性胎儿生长受限的病例分为3型：Ⅰ型表现为脐动脉舒张期血流频谱正常；Ⅱ型表现为持续性舒张末期血流消失或反向；Ⅲ型表现为间断性舒张末期血流消失或反向[74]（图7-49）。

所有多胎妊娠，在共用胎盘的双胎中，生长不一致可能发生于任何孕周。如早期出现生长不一致，特别是出现脐动脉舒张期异常血流，预后最差。据报道胎儿宫内死亡率约为15%~20%[73]。TTTS常伴胎盘分配不均，使得诊断和治疗复杂化。例如，单绒双胎中脐动脉多普勒频谱异常，可能是由于胎盘功能不全，但也可能与双胎之间血管吻合和血管反应性改变有关。推荐对多胎妊娠合并生长不一致进行严密监测，特别是对

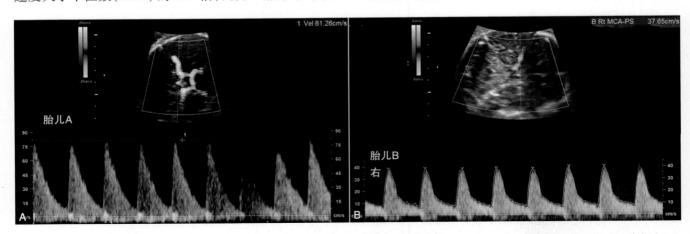

图7-48　双胎贫血-红细胞增多序列（TAPS）。A.胎儿大脑中动脉收缩期血流峰值速度升高（约81.26cm/s）。B.胎儿为37.76cm/s

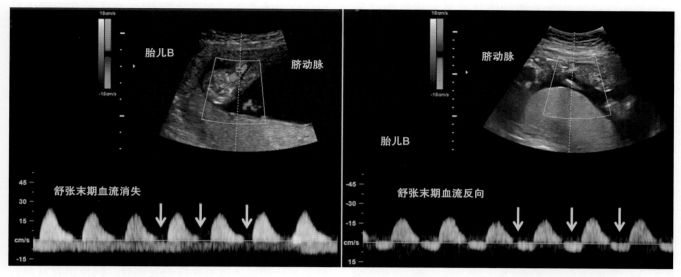

图 7-49　单绒双羊双胎妊娠中,发生生长受限的胎儿 B 脐动脉多普勒频谱异常。左图,最初舒张末期血流消失(箭头)。后续随访中,右图显示其进展为舒张末期血流反向。可疑胎盘分配不均

于单绒双胎妊娠意义尤为重大,因为单绒双胎之一死亡使存活胎儿发生死亡或神经系统损伤的风险增高。一般来说,与 FGR 的单胎妊娠相比,单绒双胎脐动脉舒张期血流异常至情况恶化到急需分娩间的潜伏期较长,一旦胎儿存活,仍需严密的超声监测[76]。

双胎之一死亡

与单胎妊娠相似,双绒双胎妊娠早孕期胎儿自然死亡率约 15%～20%,可能表现为两个胚胎之一为空孕囊或无胎心搏动[77]。总体上,在自然受孕并于早孕期确诊的双胎妊娠中,仅 50% 的病例两胎儿均成功分娩[77]。幸运的是,早孕期发现"双胎之一消失",存活胎儿通常预后较好,这与单胎妊娠相似。而那些存活胎儿发生神经损伤的病例,据报道另一胎儿宫内死亡时间最早在孕 14 周左右[78]。

大部分双胎之一宫内死亡的病例通常在常规超声检查胎儿大小时被发现。早孕期之后,双胎之一宫内死亡的发生率约为 5%[79]。双胎中合并结构畸形的胎儿较结构正常的胎儿更易发生宫内死亡;在双胎生长不一致时,较小胎儿或出现早发型 FGR 的胎儿同样如此[73]。与单胎妊娠类似,胎儿宫内死亡的病因尚不清楚,但单绒双胎较双绒双胎发生宫内死亡的概率高 3～4 倍[80]。单绒双胎特有的并发症是双胎之一发生宫内死亡的常见原因,包括单羊双胎的脐带缠绕及联体双胎、TRAP、TTTS、胎盘分配不均、TAPS。与双绒双胎妊娠不同,单绒双胎之一宫内死亡后,其特异性不良事件的风险明显增高,包括 10% 的双胎死亡,10%～30% 的存活胎儿神经系统损伤[80]。双胎之一发生宫内死亡后

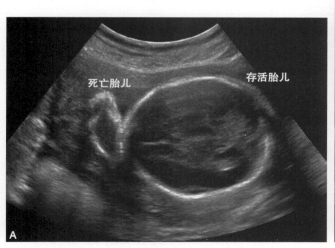

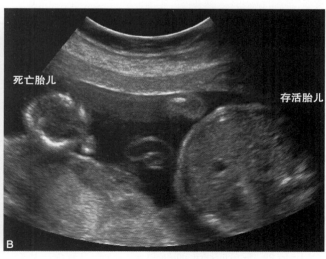

图 7-50　妊娠 21 周的双胎之一宫内死亡声像图。A. 对比存活胎儿,死亡胎儿颅骨塌陷。B. 死亡胎儿腹围小于存活胎儿

立即娩出存活胎儿并不能减轻其神经系统损伤的风险。评估其神经系统损伤的最佳方法是行胎儿核磁共振检查,这比超声诊断缺血缺氧性脑病更敏感。临床

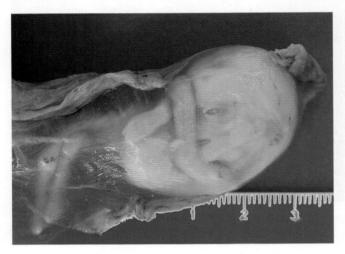

图 7-51　中孕期双胎之一宫内死亡后形成纸样胎儿。当存活胎儿足月娩出后,检查胎盘及胎膜时可见一纸样胎儿

治疗方案的选择取决于孕周大小、有无胎儿或母体并发症。图 7-50 为孕 21 周双胎之一宫内死亡声像图,可见死亡胎儿头围、腹围明显小于存活胎儿。图 7-51 为纸样胎儿,在 38 周存活胎儿娩出后可见死亡胎儿呈干尸样贴附于胎膜及胎盘上。

总结

尽管众多文献涉及双胎及多胎妊娠,但在多胎妊娠时推荐产科超声检查,其证据等级多为 Ⅱ～Ⅲ 级,且临床随机对照试验少[81]（表 7-7）。多胎妊娠的超声检查适应证同单胎妊娠。孕周计算、NT 检查、大体结构筛查及胎盘评估等检查应成为常规。对于多胎妊娠,早孕期仔细确认绒毛膜性更为重要。同样推荐宫颈长度测定及胎儿生长的生物学测量,但检查的时机和频率尚不确定。总体而言,涉及单绒双胎的多胎妊娠需要严格的序贯超声监测,认真检查有无因共用胎盘所造成的多种潜在并发症。

表 7-7　多胎妊娠的超声评估

检查目的	时机	要点
核实孕周	早孕期	孕 7～10 周使用头臀长评估最佳
确认绒毛膜性	早孕期	如在中孕期之前评估,准确率约 100%
颈项透明层测定	10～13 周	非整倍体、畸形、TTTS 的 NT 可增厚
结构筛查	中孕期	孕 18～22 周最佳,如 IVF-ET 术后或单绒毛膜双胎可行胎儿超声心动图检查
胎盘评估	中孕期	经阴道超声可排除前置胎盘及血管前置,彩色多普勒可确定胎盘脐带入口
宫颈长度	中孕期	经阴道显示最佳
胎儿间隔性生长	中孕期及晚孕期	非复杂性多胎妊娠每 4 周一次
连续监测	中孕期及晚孕期	复杂性单绒毛膜双胎妊娠每 2 周一次;每日检查单羊双胎是否存活;检查的频率和方式取决于绒毛膜性、风险及是否有并发症

IVF,体外受精;TTTS,双胎输血综合征

（杨芳 翻译 路晶 审校）

参考文献

1. Martin JA, Hamilton BE, Osterman MJ: Three decades of twin births in the United States, 1980-2009. *NCHS Data Brief* 80:1–8, 2012.
2. Kurtz GR, Keating WJ, Loftus JB: Twin pregnancy and delivery: analysis of 500 twin pregnancies. *Obstet Gynecol* 6:370–378, 1995.
3. Wenstrom KD, Syrop CH, Hammitt DG, et al: Increased risk of monochorionic twinning associated with assisted reproduction. *Fertil Steril* 60:510, 1993.
4. Blickstein I: Monochorionicity in perspective. *Ultrasound Obstet Gynecol* 27:235, 2006.
5. Nylander PP: The factors that influence twinning rates. *Acta Genet Med Gemellol (Roma)* 30(3):189, 1981.
6. Campbell DM, Campbell AJ, MacGillivray I: Maternal characteristics of women having twin pregnancies. *J Biosoc Sci* 6(4):463, 1974.
7. Bardis N, Maruthini D, Balen AH: Modes of conception and multiple pregnancy: a national survey of babies born during one week in 2003 in the United Kingdom. *Fertil Steril* 84:1727, 2005.
8. Practice Committee of American Society for Reproductive Medicine; Practice Committee of Society for Assisted Reproductive Technology: Criteria for number of embryos to transfer: a committee opinion. *Fertil Steril* 99(1):44–46, 2013.
9. Lee YM: Delivery of twins. *Semin Perinatol* 36:195–200, 2012.
10. Morin L, Lim K: Ultrasound in twin pregnancies. *J Obstet Gynaecol Can* 33(6):643–656, 2011.
11. American College of Obstetricians and Gynecologists: ACOG Committee Opinion No. 611: method for estimating due date. *Obstet Gynecol* 124:863–866, 2014.
12. Chaudhuri K, Su LL, Wong PC, et al: Determination of gestational age in

twin pregnancy: which fetal crown-rump length should be used? *J Obstet Gynaecol Res* 39:761–765, 2013.

13. Salomon LJ, Cavicchioni O, Bernard JP, et al: Growth discrepancy in twins in the first trimester of pregnancy. *Ultrasound Obstet Gynecol* 26:512–516, 2005.

14. Carroll SG, Soothill PW, Abdel-Fattah SA, et al: Prediction of chorionicit in twin pregnancies at 10-14 weeks gestation. *Br J Obstet Gynaecol* 109:182–186, 2002.

15. Lee YM, Cleary-Goldman J, Thanker HM, et al: Antenatal sonographic prediction of twin chorionicity. *Am J Obstet Gynecol* 195:863–867, 2006.

16. Blumenfeld YJ, Momirova V, Rouse DJ, et al: Accuracy of sonographic chorionicity classification in twin gestations. *J Ultrasound Med* 33:2187–2192, 2014.

17. Egan JFX, Borgida AF: Ultrasound evaluation of multiple pregnancies. In Callen PW, editor: *Ultrasonography in Obstetrics and Gynecology*, ed 5, Philadelphia, 2008, Saunders Elsevier.

18. Bracero LA, Byrne DW: Ultrasound determination of chorionicity and perinatal outcome in twin pregnancies using dividing membrane thickness. *Gynecol Obstet Invest* 55:50–57, 2003.

19. DeJesus Allison SO, Javitt MC, Glanc P, et al, American College of Radiology: ACR Appropriateness Criteria® Multiple gestations. *Ultrasound Q* 28(2):149–155, 2012.

20. Sebire NJ, Snijders RJ, Hughes K, et al: Screening for trisomy 21 in twin pregnancies by maternal age and fetal translucency at 10-14 weeks of gestation. *Br J Obstet Gynaecol* 103:999–1003, 1996.

21. Cheng PJ, Huang SY, Shaw SW, et al: Difference in nuchal translucency between monozygotic and dizygotic spontaneously conceived twins. *Prenat Diagn* 30:247–250, 2010.

22. Madsen HN, Ball S, Wright D, et al: A reassessment of biochemical marker distributions in trisomy 21-affected and unaffected twin pregnancies in the first trimester. *Ultrasound Obstet Gynecol* 37:38–47, 2011.

23. American College of Obstetricians and Gynecologists: ACOG Committee Opinion No. 545: noninvasive prenatal testing for fetal aneuploidy. *Obste Gynecol* 120:1532–1534, 2012.

24. Simpson LL, Malone FD, Bianchi DW, et al: Nuchal translucency and the risk of congenital heart disease. *Obstet Gynecol* 109:376–383, 2007.

25. Malone FD, Ball RH, Nyberg DA, et al: First-trimester septated cystic hygroma: prevalence, natural history, and pediatric outcome. *Obstet Gynecol* 106:288–294, 2005.

26. Kagan KO, Gazzoni A, Sepulveda-Gonzalez G, et al: Discordance in nuchal translucency thickness in the prediction of severe twin-to-twin transfusion syndrome. *Ultrasound Obstet Gynecol* 29:527–532, 2007.

27. Boyle B, McConkey R, Garne E, et al: Trends in the prevalence, risk and pregnancy outcome of multiple births with congenital anomaly: a registry-based study in 14 European countries 1984-2007. *Br J Obstet Gynaecol* 120:707–716, 2013.

28. Glinianaia SV, Rankin J, Wright C: Congenital anomalies in twins: a register-based study. *Hum Reprod* 23:1306–1311, 2008.

29. Zhang XH, Qiu LQ, Huang JP: Risk of birth defects increased in multiple births. *Birth Defects Res* 91:34–38, 2011.

30. Pettit KE, Merchant M, Machin GA, et al: Congenital heart defects in a large, unselected cohort of monochorionic twins. *J Perinatol* 33:457–461, 2013.

31. Reefhuis J, Honein MA, Schieve LA, et al: Assisted reproductive technology and major structural birth defects in the United States. *Hum Reprod* 24:360–366, 2009.

32. Bahtiyar MO, Campbell K, Dulay AT, et al: Is the rate of congenital heart defects detected by fetal echocardiography among pregnancies conceived by in vitro fertilization really increased? A case-historical control study. *J Ultrasound Med* 29:917–922, 2010.

33. Acherman RJ, Evans WN, Luna CF, et al: Prenatal detection of congenital heart disease in southern Nevada: the need for universal fetal cardiac evaluation. *J Ultrasound Med* 26:1715–1719, 2007.

34. Friedberg MK, Silverman NH, Moon-Grady AJ, et al: Prenatal detection of congenital heart disease. *J Pediatr* 155:26–31, 2009.

35. Fetal Echocardiography Task Force; American Institute of Ultrasound in Medicine Clinical Standards Committee; American College of Obstetricians and Gynecologists; Society for Maternal-Fetal Medicine: AIUM practice guideline for the performance of fetal echocardiography. *J Ultrasound Med* 30(1):127–136, 2011.

36. Ananth CV, Demissie K, Smulian JC, et al: Placenta previa in singleton and twin births in the United States, 1989 through 1998: a comparison of risk factor profiles and associated conditions. *Am J Obstet Gynecol* 188:275–281, 2003.

37. Gandhi M, Cleary-Goldman J, Ferrara L, et al: The association between vasa previa, multiple gestations, and assisted reproductive technology. *Am J Perinatol* 25:587–589, 2008.

38. Hack KE, Nikkels PG, Koopman-Esseboom C, et al: Placental characteristics of monochorionic diamniotic twin pregnancies in relation to perinatal outcome. *Placenta* 29(11):976–981, 2008.

39. De Paepe ME, Shapiro S, Young L, et al: Placental characteristics of selective birth weight discordance in diamniotic-monochorionic twin gestations. *Placenta* 31(5):380–386, 2010.

40. Society for Maternal-Fetal Medicine, Simpson LL: Twin-twin transfusion syndrome. *Am J Obstet Gynecol* 208(1):3–18, 2013.

41. To MS, Fonseca EB, Molina FS, et al: Maternal characteristics and cervical length in the prediction of spontaneous early preterm delivery in twins. *Am J Obstet Gynecol* 194:1360–1365, 2006.

42. Conde-Agudelo A, Romero R, Hassan SS, et al: Transvaginal sonographic cervical length for the prediction of spontaneous preterm birth in twin pregnancies: a systematic review and metaanalysis. *Am J Obstet Gynecol* 203:128.e1–128.e12, 2010.

43. Schwartz R, Prieto J: Shortened cervical length as a predictor of preterm delivery in twin gestations. *J Reprod Med* 55:147–150, 2010.

44. Reddy UM, Abuhamad AZ, Levine D, et al: Fetal imaging: executive summary of a Joint Eunice Kennedy Shriver National Institute of Child Health and Human Development, Society for Maternal-Fetal Medicine, American Institute of Ultrasound in Medicine, American College of Obstetricians and Gynecologists, American College of Radiology, Society for Pediatric Radiology, and Society of Radiologists in Ultrasound Fetal Imaging Workshop. *Am J Obstet Gynecol* 210(5):387–397, 2014.

45. Papageorghiou AT, Bakoulas V, Sebire NJ, et al: Intrauterine growth in multiple pregnancies in relation to fetal number, chorionicity and gestational age. *Ultrasound Obstet Gynecol* 32:890–893, 2008.

46. Klam SL, Rinfret D, Leduc L: Prediction of growth discordance in twins with the use of abdominal circumference ratios. *Am J Obstet Gynecol* 192:247–251, 2005.

47. Odibo AO, McDonald RE, Stamilio DM, et al: Perinatal outcomes in growth-restricted twins compared with age-matched growth-restricted singletons. *Am J Perinatol* 22:269–273, 2005.

48. Wen SW, Fung KF, Huang L, et al: Fetal and neonatal mortality among twin gestations in a Canadian population: the effect of intrapair birthweight discordance. *Am J Perinatol* 22:279–286, 2005.

49. Knopman JM, Krey LC, Oh C, et al: What makes them split? Identifying risk factors that lead to monozygotic twins after in vitro fertilization. *Fertil Steril* 102:82–89, 2014.

50. Rossi AC, Prefumo F: Impact of cord entanglement on perinatal outcome of monoamniotic twins: a systematic review of the literature. *Ultrasound Obstet Gynecol* 41:131–135, 2013.

51. Murakoski T, Ishii K, Matsushita M, et al: Monochorionic monoamniotic twin pregnancies with two yolk sacs may not be a rare finding: a report of two cases. *Ultrasound Obstet Gynecol* 36:384–386, 2010.

52. Dias T, Mahsud-Doman S, Bhide A, et al: Cord entanglement and perinatal outcome in monoamniotic twin pregnancies. *Ultrasound Obstet Gynecol* 35:201–204, 2010.

53. Morikawa M, Yamada T, Yamada T, et al: Prospective risk of intrauterine fetal death in monoamniotic twin pregnancies. *Twin Res Hum Genet* 15(4):522–526, 2012.

54. Hack KE, Derks JB, Schaap AH, et al: Perinatal outcome of monoamniotic twin pregnancies. *Obstet Gynecol* 113:353–360, 2009.

55. Mutchinick OM, Luna-Munoz L, Amar E, et al: Conjoined twins: a worldwide collaborative epidemiological study of the International Clearinghouse for Birth Defects Surveillance and Research. *Am J Med Genet* 157:274–287, 2011.

56. Chen CP, Hsu CY, Su JW, et al: Conjoined twins detected in the first trimester: a review. *Taiwan J Obstet Gynecol* 50:424–431, 2011.

57. Chalouhi GE, Stirnemann JJ, Salomon LJ, et al: Specific complications of monochorionic twin pregnancies: twin-twin transfusion syndrome and twin reversed arterial perfusion sequence. *Semin Fetal Neonatal Med* 15:349–356, 2010.

58. Hanafy A, Peterson CM: Twin-reversed arterial perfusion (TRAP) sequence: case reports and review of literature. *Aust N Z J Obstet Gynaecol* 37:187–191, 1997.

59. Jelin E, Hirose S, Rand L, et al: Perinatal outcome of conservative

management versus fetal intervention for twin reversed arterial perfusion sequence with a small acardiac twin. *Fetal Diagn Ther* 27:138–141, 2010.

60. Cabassa P, Fichera A, Prefumo F, et al: The use of radiofrequency in the treatment of reversed arterial perfusion sequence: a case series and review of the literature. *Eur J Obstet Gynecol Reprod Biol* 166:127–132, 2013.

61. Moore TR, Gale S, Benirschke K: Perinatal outcome of forty-nine pregnancies complicated by acardiac twinning. *Am J Obstet Gynecol* 163:907–912, 1990.

62. Lee H, Wagner AJ, Sy E, et al: Efficacy of radiofrequency ablation for twin-reversed arterial perfusion sequence. *Am J Obstet Gynecol* 196(5):459.e1–459.e4, 2007.

63. De Paepe ME, Shapiro S, Greco D, et al: Placental markers of twin-to-twin transfusion syndrome in diamniotic-monochorionic twins: a morphometric analysis of deep artery-to-vein anastomoses. *Placenta* 31:269–276, 2010.

64. Quintero RA, Morales WJ, Allen MH, et al: Staging of twin-twin transfusion syndrome. *J Perinatol* 19:550–555, 1999.

65. Slaghekke F, Kist WJ, Oepkes D, et al: Twin anemia-polycythemia sequence: diagnostic criteria, classification, perinatal management and outcome. *Fetal Diagn Ther* 27:181–190, 2010.

66. Quarello E, Molho M, Ville Y: Incidence, mechanisms, and patterns of fetal cerebral lesions in twin-to-twin transfusion syndrome. *J Matern Fetal Neonatal Med* 20:589–597, 2007.

67. Bebbington MW, Tiblad E, Huesler-Charles M, et al: Outcomes in a cohort of patients with stage I twin-to-twin transfusion syndrome. *Ultrasound Obstet Gynecol* 36:48–51, 2010.

68. Rossi C, D'Addario V: Survival outcomes of twin-twin transfusion syndrome in stage I: a systemic review of the literature. *Am J Perinatol* 30:5–10, 2013.

69. Van Mieghem T, Klaritsch P, Done E, et al: Assessment of fetal cardiac function before and after therapy for twin-to-twin transfusion syndrome. *Am J Obstet Gynecol* 200:400.e1–400.e7, 2009.

70. Berghella V, Kaufmann M: Natural history of twin-twin transfusion syndrome. *J Reprod Med* 46:480–484, 2001.

71. Chmait RH, Assaf SA, Benirschke K: Residual vascular communications in twin-twin transfusion syndrome treated with sequential laser surgery: frequency and clinical implications. *Placenta* 31:611–614, 2010.

72. Gratacos E, Ortiz JU, Martinez JM: A systemic approach to the differential diagnosis and management of the complications of monochorionic twin pregnancies. *Fetal Diagn Ther* 32:145–155, 2012.

73. Gratacos E, Lewi L, Munoz B, et al: A classification system for selective intrauterine growth restriction in monochorionic pregnancies according to umbilical artery Doppler flow in the smaller twin. *Ultrasound Obstet Gynecol* 30:28–34, 2007.

74. Lopriore E, Pasman SA, Klumper FJ, et al: Placental characteristics in growth-discordant monochorionic twins: a matched case-control study. *Placenta* 33:171–174, 2012.

75. Fick AL, Feldstein VA, Norton ME, et al: Unequal placental sharing and birth weight discordance in monochorionic diamniotic twins. *Am J Obstet Gynecol* 195(1):178–183, 2006.

76. Vanderheyden TM, Fichera A, Pasquini L, et al: Increased latency of absent end-diastolic flow in the umbilical artery of monochorionic twin fetuses. *Ultrasound Obstet Gynecol* 26:44–49, 2005.

77. Samuels P: Ultrasound in the management of the twin gestation. *Clin Obstet Gynecol* 31:110–122, 1988.

78. Weiss JL, Cleary-Goldman J, Tanji K, et al: Multicystic encephalomalacia after first-trimester intrauterine fetal death in monochorionic twins. *Am J Obstet Gynecol* 190:563–565, 2004.

79. Kilby MD, Govind A, O'Brien PM: Outcome of twin pregnancies complicated by a single intrauterine death: a comparison with viable twin pregnancies. *Obstet Gynecol* 84:107–109, 1994.

80. Ong SS, Zamora J, Khan KS, Kilby MD: Prognosis for the co-twin following single-twin death: a systematic review. *Br J Obstet Gynaecol* 113:992–998, 2006.

81. Simpson LL: Ultrasound in twins: dichorionic and monochorionic. *Semin Perinatol* 37:348–358, 2013.

第 8 章 超声评价胎儿正常解剖结构

Tara A. Morgan, Vickie A. Feldstein, Roy A. Filly

重　点

- 随着超声技术的不断进步,包括探头频率的增加和焦点位置的可选择性,胎儿结构的可视化程度越来越高。要扫查和解读相关胎儿声像图,需要掌握更多相关结构的解剖知识。
- 通过二维或三维超声扫查胎儿的浅表结构,可以确定胎儿面部和生殖器结构是否正常。
- 胎儿骨骼结构是最早被辨认的胎儿结构,但超声评估胎儿骨骼结构取决于胎儿位置。
- 识别正常的含三根血管的脐带和门静脉的解剖有助于评估胎儿心血管发育是否正常。

- 肝脏是最大的消化器官,也是影响胎儿腹围大小的主要因素。
- 晚孕期胎儿肺部回声增强,这种变化与肺成熟度无关。
- 胎儿肾脏随孕周增长,肾周长与腹围比值为 0.27~0.30。
- 胎儿颅骨会影响近场颅内结构的显示。通过囟门无骨性声窗可以增加可视化。当一侧半球显示不清时,除非能证明图像是不对称的,否则只能假定双侧是对称的。

本 章 内 容

　　我们对正常胎儿解剖结构超声表现的认识是不断发展的。随着仪器设备的稳步改进,图像质量明显改善,也更加连贯。胎儿成像最显著的进步是在无需更换探头的情况下可以调节超声束的最佳聚焦深度和频率。据此可以实现在最佳频率下选择合适的聚焦部位,对所观察的区域进行连续扫查,二者均具有明显的优势。近期的技术进步使得成像频率比十年前更高。

　　除了这些技术上的进步,超声医师对子宫超声图像显示的解剖结构的理解也逐渐提高。毫无疑问,更清晰的超声图像有助于加深理解,但也涉及其他因素;其中最重要的是早产儿超声成像的迅速发展[1,2]。这些极小新生儿相当于中孕期有时甚至是早至 24 周的胎儿。在宫外选用高频率探头、更多切面扫查获得新生儿颅脑[1,2](图 8-1)和腹部图像(图 8-2),并与其他影像学检查进行对比,有助于提高我们

对胎儿解剖结构的认识。以此类推,这些很大程度上也适用于较小胎龄儿。此外,磁共振技术在胎儿成像方面不断发展,通过对比胎儿解剖结构的超声表现和磁共振图像,进一步提高了我们对胎儿解剖结构超声表现的认识(图 8-3)[3~7]。

　　超声检查胎儿内部结构的能力取决于空间分辨率和对比度之间的平衡[8]。然而,对比度在这种平衡中更为重要。例如,白色墙壁上的大白点很难或不能被看到,这是由于不存在对比度差异,但是同一面墙壁上的小黑点却很容易被识别(高对比度)。与对比度低的结构相比,对比度高的结构即使在体积小(通常相当于更早的孕龄)的情况下依然可以被辨识。虽然超声造影剂已用于成人及儿童,但现有的造影剂不足以透过胎盘作用于胎儿组织[9]。因此,超声医师没有改变胎儿器官对比度的药物,只能完全依靠组织对比度(固有

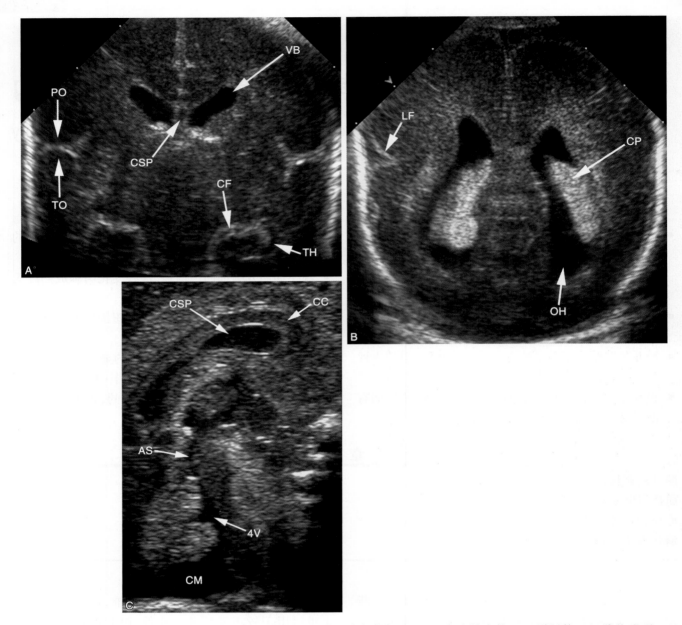

图 8-1　新生儿头部声像图。A. 冠状面。B. 横切面。C. 正中矢状切面。AS,中脑导水管;CC,胼胝体;CF,脉络膜裂;CM,枕大池;CP,脉络丛;CSP,透明隔腔;LF,外侧裂;OH,枕角;PO,顶岛盖;TH,颞角;TO,颞叶岛盖;VB,侧脑室;4V,第四脑室

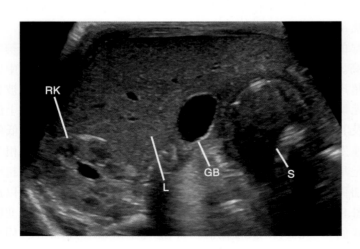

图 8-2　新生儿腹部声像图。一个 24 周早产的 1 月龄婴儿,横切面显示右肾(RK)、肝脏(L)、胆囊(GB)和胃(S)

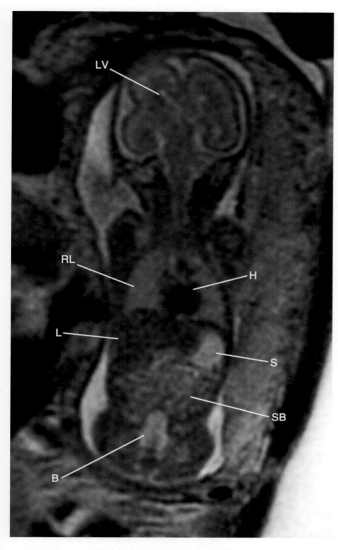

图 8-3　21 周胎儿，磁共振 T2 加权像显示正常肝脏（L）、侧脑室（LV）、胃（S）、心脏（H）、右肺（RL）、小肠（SB）、膀胱（B）

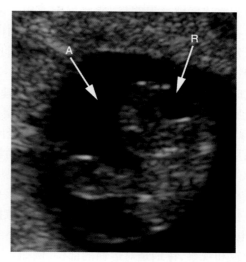

图 8-4　17mm 胚胎经阴道超声声像图。正中矢状切面图像显示由菱脑（R）折叠形成的大的早期第四脑室。A，羊膜；R，菱脑

对比度），来显示胎儿内部结构细节。显然，空间分辨率也是定义形态结构的重要特征，但并不是显示胎儿解剖结构的限制性因素。幸运的是，先进的现代超声成像系统能够选择不同的对比度设置，从而增强固有的组织差异。另一个技术进步就是设备允许更高频率成像技术，即在更高的频率下，器官之间的对比度差异会发生变化，从而影响诊断。

　　另一种提高胎儿超声图像质量的技术就是腔内（经阴道）超声探头，尤其适用于早孕期[10~12]。胎儿甚至胚胎某些方面的解剖结构都可以有惊人的细节发现（图 8-4）。尽管这种技术在现代医学影像中至关重要，但我们关注的重点是经腹超声获取的 14 周以后胎儿声像图。在晚孕期超声检查时，当经腹超声探头不能充分显示胎儿的解剖结构时（例如，臀先露胎儿的

骶骨远端），需要使用经阴道探头。

　　此外，在胎儿成像中还有一些很重要但不可控的因素。超声扫查是一种断层成像技术，合适的胎位对于获得最佳平面至关重要。但是胎儿体位无法控制。也无法控制孕妇的体型或羊水量，但这些因素会极大程度地影响对胎儿解剖结构的识别。尽管如此，大部分胎儿结构仍可以通过超声检查观察到。

　　高分辨率的实时扫描仪及其灵活的成像方法是现代胎儿超声检查的必备条件[13~15]。下文将详细介绍使用这样的超声仪器所观察到的各种胎儿解剖结构。对超声仪器持续显示解剖部分的能力进行评估，并试图预测胎儿何时达到足够大小，足以使其解剖结构被检测到。重要的是要记住，在任何特定的发育阶段，胎儿组织器官的大小和可视化可能是相对的。例如，膀胱充盈良好的小胎儿，显示膀胱相对容易。而对于一个刚刚排空膀胱的足月胎儿，显示膀胱却很困难。这是因为尿液提供了"对比"，使膀胱易于辨认。如果这种对比不存在，无论胎儿大小，（其膀胱）都会因为这种因素的缺失而显示不清。另一个重要的概念是，肉眼所见大小为"相对"大小而非"绝对"大小。相较于大胎龄儿，小胎龄儿的侧脑室更容易观察，这是因为早孕期侧脑室的相对体积大于晚孕期（尽管后者的绝对体积更大）。

　　如果超声医师需要对胎儿特定部位进行成像，只需遵循以下操作要点即可完成[8,16]：①明确定位胎儿的位置；②明确感兴趣部位的最佳观察切面是与胎儿长轴垂直还是平行；③调节声学成像参数，尤其是时间增益补偿（time-gain compensation）和最佳成像角度，以便

更好地观察该区域。很明显,这些规则适用于所有的超声检查。胎儿内部结构成像的难点在于,如何在胎儿位置发生变化导致当前扫查切面不再合适时还能灵活应用这些规则。

实时超声系统的灵活性能使超声医师快速、精准地确定胎儿位置。其次,快速生成的超声断层图(几乎为"实时"成像)使人们能够观察到胎儿大量间隔紧密的断层图像快速连续地观察消除了对于运动物体断层图像的固有缺陷。最后,超声医师可以直观地观察胎儿活动,从而快速调整探头重新定位,获得感兴趣结构的最佳显示切面。随着数字图像存储和成像技术的发展,电影剪辑技术极大地提高了对胎儿多个部位图像的捕捉和观察,特别是对运动的部位,例如心脏。令人吃惊的是,许多成像组在记录胎儿检查时并未利用电影技术,这一极其强大的技术不应该被成像专家忽视。

目前,三维超声成像技术已经发展到临床应用阶段[17~19]。这主要依赖于容积成像,即扫查一定容积的胎儿组织,所产生的数据被收集输入到计算机进行处理,然后生成三维图像。也许在未来更重要,几乎可以处理任何方向的每个切面,当现有的超声透视方法能够生成的平面图像能与手持探头获取的图像等效时,超声的整个性质将发生改变超声的技术难度也会大大降低(图 8-5)。

对超声医师而言,所感兴趣的胎儿部位的组织对比度决定了这些结构在超声显像的难易程度,主要分为三类:①高回声结构(例如已骨化的骨骼、胎儿肠黏膜下层、软脑膜);②无回声结构(例如含液体的脏器);③等回声结构(实质器官,例如肺、脑、脾、肝、肾和肌肉等)。分类的顺序从易辨认到难辨别,在最后一种分类中,我们可能会看到一系列灰阶,以区分实质器官及其内部结构。例如,胎儿肾实质的髓质回声明显低于皮质和肾柱(Bertin 柱),由此可以辨认肾脏的具体组织结构(图 8-6)[20]。现代成像系统能够分辨以往不能区分的结构。一个比较常见的例子是,在左侧先天性膈疝(congenital diaphragmatic hernia, CDH)中,脾脏疝入胸腔与肺并列。以前这些器官"混合"在一起,但现在很容易区分,从而更好地估计受累胎儿的残余肺体积(图 8-7)。

胎儿位置是影响器官成像的一个关键因素。例如,肾脏一般很难观察到,但胎儿处于俯卧位时极易显示;而通常容易显示的膀胱此时却很难显示。从中孕期起,进行产科超声检查时首先要确定胎儿位置。在解读胎儿解剖结构前,也应该首先判断胎儿位置,因为

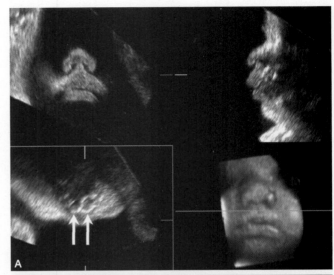
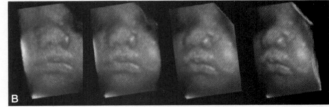

图 8-5 35 周胎儿正常面部声像图。A. 胎儿面部多平面和立体渲染成像。左上,经鼻唇冠状面。右上,面部矢状或侧面轮廓切面。左下,经原发腭的前牙槽嵴轴切面。右下,使用表面模式和光源技术的面部立体渲染成像。可见一根水平线经过胎儿上唇,该线标示了左下图轴切面所在水平。注意在前牙槽嵴内的两个牙蕾(箭头)。B. 胎儿面部的多角度旋转图像。通常,可以通过旋转工作面板上的一个按钮来获得三维立体感(From Pretorius DH, Nelson TR: Three-dimensional ultrasound in gynecology and obstetrics. Ultrasound Q 14:218-233,1998)

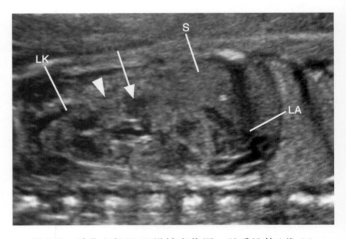

图 8-6 胎儿左肾(LK)纵轴声像图。髓质锥体(箭头)是较暗的三角形区域,与周围皮质和 Bertin 分隔(三角箭头)有明显区别。LA,左肾上腺;S,脾

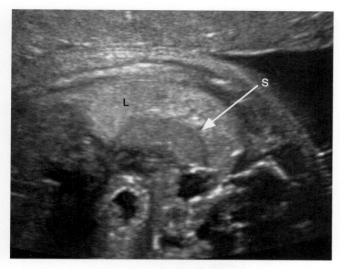

图 8-7　先天性膈疝胎儿左侧胸腔横切面显示,胸腔内的脾脏(S)较相邻胎儿肺脏(L)回声较低,容易区别

反,如果是臀先露,胎儿就是右侧卧位。脊柱在母体右侧时则正好相反。胎位为横产式或斜产式时,只是方向不同,但定位原则同样适用。

分析胎儿位置对于正确解释胎儿腹部、胸部位置及识别胎儿结构异常至关重要(现在是美国超声医学会(American Institute of Ultrasound in Medicine, AIUM)/美国放射学会(American College of Radiology, ACR)/美国妇产科医师学会(American College of Obstetricians and Gynecologists, ACOG)关于中孕期和晚孕期产科超声图像的实践指南的一项要求)。例如,位于胎儿上腹部左后方充满液体的圆形结构通常考虑为胎儿胃的底部,但如果同样的结构出现在胎儿右上腹,则考虑结构异常或位置异常。

器官的位置通常会影响对图像的理解。首先估计大体胎方位(如头位、臀位、斜位或者横位),一旦确定,再注意胎儿脊柱的位置。例如:胎儿的脊柱在母体的左侧且为头先露,即可判定胎儿为左侧卧位(图 8-8);相

病理结构通常比正常结构更容易被观察到(例如,扩张的小肠袢比正常的小肠袢更易被发现),记住这一点很重要。然而,更重要的是要认识到,通常应该观察到的结构未能显示,是最困难的病理性检查(例如,肢体远端的缺失、食管闭锁(esophageal atresia)同时无气管食管瘘时不能扫查到胃)。

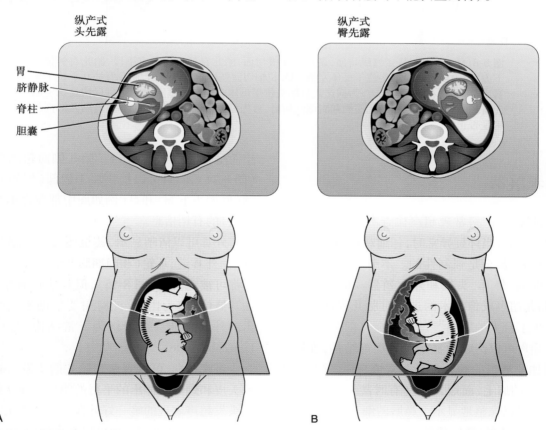

图 8-8　母体腹部切面图(纵或横),根据胎儿脊柱和左侧(胃)及右侧(胆囊)结构的位置关系确定胎产式和胎先露。A. 妊娠子宫的横切面显示胎儿脊柱位于母体右侧,胎儿右侧在下方(胃在前,胆囊在后),图像是从母体足侧向上看,胎儿为纵产式、头先露。B. 妊娠子宫横切面,胎儿脊柱位于母体左侧,胎儿右侧在下方,胎儿为纵产式、臀先露

横产式,头位于母体左侧　　　　　　横产式,头位于母体右侧

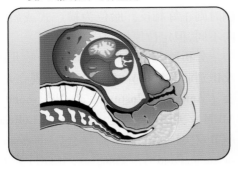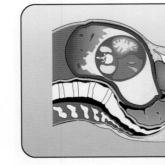

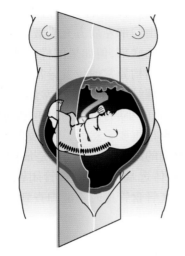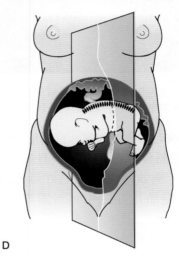

C　　　　　　　　　　　D

图 8-8(续)　C.妊娠子宫纵切面,显示胎儿横切面,胎儿脊柱接近子宫下段,胎儿右侧位于下方,应为横产式且胎头位于母体左侧。D.长轴切面经过胎儿横切面,胎儿脊柱几乎位于子宫底部,胎儿右侧位于下方,为横产式且胎头位于母体右侧。虽然实时超声可以快速确定胎先露和胎产式,但识别胎儿左侧和右侧结构时,首先需要准确确定胎方位和明确胎儿解剖结构是否正常

胎儿浅表解剖

通常情况下,产科常规超声检查不需要检查胎儿表面结构。然而,当怀疑异常时,仔细观察胎儿的表面特征变得重要,甚至是强制性的。本节所涉及的浅表器官包括颜面、外耳、头发和外生殖器。值得一提的是,三维胎儿超声成像技术的进步对胎儿表面解剖的可视化产生了巨大的影响[21~23]。

二维超声可以清晰地显示胎儿面部结构,准妈妈们对看到如此清晰的胎儿都会非常惊喜(图 8-9 至图 8-11)。胎儿的眉毛、面颊、眼睑(有时甚至睫毛)、鼻、唇和颏部均可以完整地显示。鼻唇的细节观察很重要(排除唇裂)。鼻翼、鼻柱和鼻孔也都能够清楚地显示(图 8-12,图 8-13)。上唇更容易观察,在诊断上也比下唇更为重要。成像质量足够好时还可显示人中。凸出的脸颊可以被观察到,其皮下组织因含有大量脂肪

垫而呈强回声(图 8-14)。胎儿侧面轮廓也可以显示(图 8-11),同时可以提供关于额部(例如额隆起)、下颌(例如小下颌)和鼻(例如面中部发育不全和唐氏综合征)的有用信息。

外耳可以清晰显示,甚至还可以观察到其发育过程[24]。外耳道、耳轮(和晚期胎儿的对耳轮)、耳垂和耳屏都可被观察到(图 8-15),但判断耳的相对位置(例如耳低位)较为困难,此时需要借助于三维成像。凸出的外耳可能会被误认为异常结构,尤其是脑膨出(encephalocele)[25]。

至晚孕期,可以观察到胎儿的头发。超声表现为从头皮和颈部延伸出的平行的明显的线状强回声。认识头发超声表现的唯一好处在于不会把正常的头发结构当成病变,如脑膨出或淋巴水囊瘤(cystic hygroma)。因为较长的头发在羊水中处于湿润状态,容易缠结,可能会在它与枕骨或颈部皮肤之间包裹一些羊水,在此部位形成囊性肿块的假象(图 8-16)。

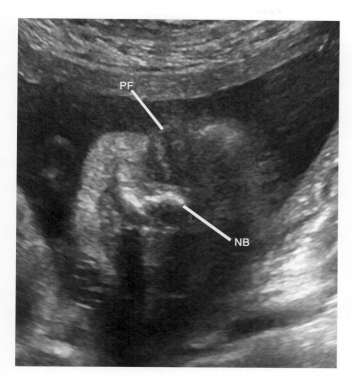

图 8-9　胎儿面部冠状面,睑裂(PF)清楚显示。NB,鼻骨

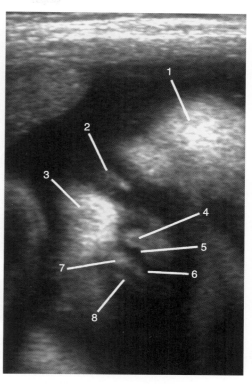

图 8-10　胎儿面部声像图。尽管这是相对表浅的断层图像,但面部特征显示清晰。面部周围的羊水提供了鲜明的"对比",便于观察。1. 前额;2. 眼睑;3. 面颊;4. 鼻翼;5. 鼻孔;6. 人中;7. 上唇;8. 下唇

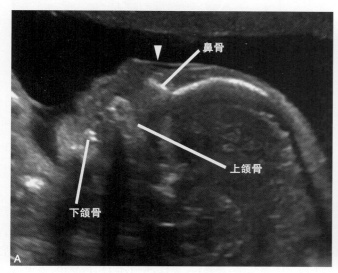

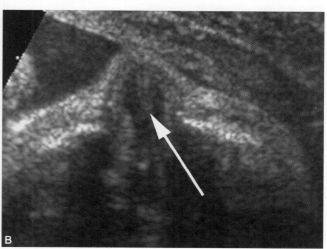

图 8-11　A.胎儿面部正中矢状面(剖面图)。B.经鼻横切面声像图。清楚显示鼻中隔软骨(箭头处)

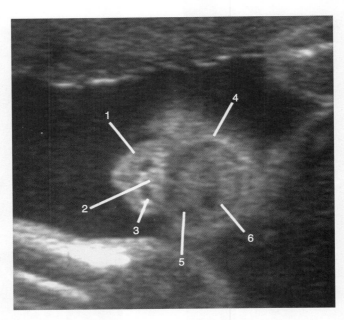

图 8-12 鼻唇"冠状面"声像图。鼻的结构清楚显示：1. 鼻翼；2. 鼻柱；3. 鼻孔。嘴的细节显示较少，但可观察到连续及特征性的回声分层。这些分层（推测）是皮下脂肪（4）、肌肉组织（5）、口轮匝肌和黏膜组织（6）

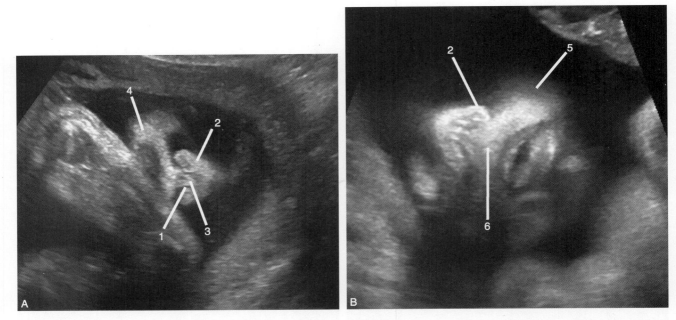

图 8-13 A. 鼻和上唇冠状面声像图。B. 斜冠状面，显示角度略不同。1. 鼻孔；2. 鼻翼；3. 鼻柱；4. 上唇；5. 面颊；6. 人中

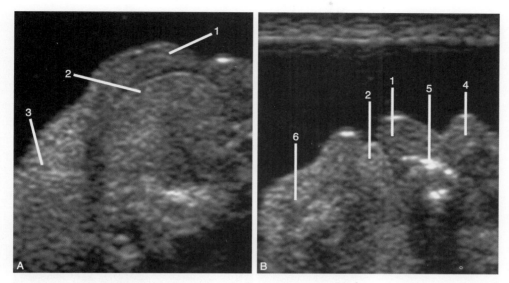

图 8-14 A.胎儿面部的横切面显示舌。B.胎儿面部的正中矢状面显示舌。1. 唇；2. 舌；3. 面颊脂肪垫；4. 鼻；5. 上颌骨；6. 颏

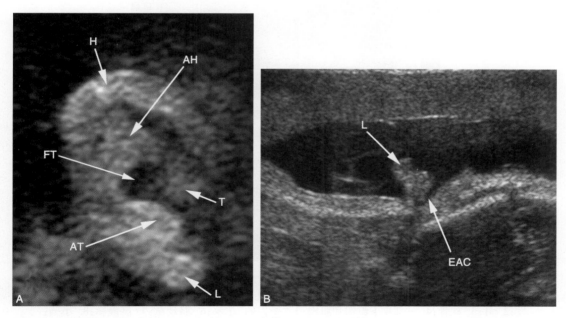

图 8-15 胎儿耳的旁矢状面（A）和冠状面（B）声像图。AH，对耳轮；AT，对耳屏；EAC，外耳道；FT，耳甲腔；H，耳轮；L，耳垂；T，耳屏

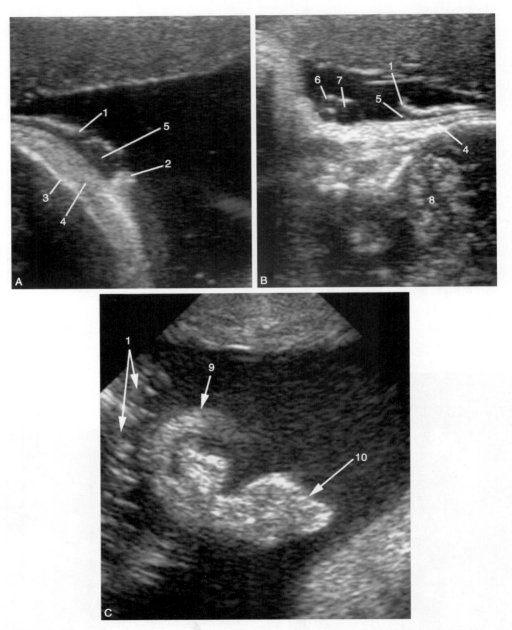

图 8-16　A. 在较大孕周的胎儿中，头发可能被误认为是囊性肿块的包膜。B. 在 A 平面旋转90°扫查。此图证实胎儿是正常的。C. 通过另一胎儿的旁矢状切面显示耳上方的头发。1. 头发；2. 耳；3. 枕骨；4. 枕部皮下组织和肌肉；5. "受困的"羊水；6. 脐动脉；7. 脐静脉；8. 小脑；9. 耳轮；10. 耳垂

从中孕早期之前,外生殖器(genitalia)就可以被观察到,胎儿性别可以相对准确地确定[26~28],这一般不具有临床意义。但某些情况下,必须鉴定胎儿性别。这些情况包括所有只看见一个胎盘的双活胎或单卵双胎时,被用于预测不良妊娠结局,而非为了胎盘形成原因[29]。对所有怀疑下尿路梗阻的胎儿均应

确定胎儿性别,因为性别不同,鉴别诊断不同。在某些其他情况下,如果染色体核型分析无法进行或失败,且不能进行无创 DNA 检查或者结果不确定时,需要超声鉴别胎儿性别。其适应证还包括但不限于 X 连锁疾病的风险,或因存在畸形特征(如淋巴水囊瘤)而可疑 Turner 综合征。

确定胎儿为女性只能通过识别大、小阴唇(图 8-17)。如果仅仅因为没看到阴茎就判断为女性会导致误诊。男性胎儿的生殖器很容易辨认(图 8-18),阴茎和阴囊最为明显。阴囊内的睾丸也可以观察到,但最早需要到晚孕早期(在妊娠大部分时间,睾丸大多位于腹腔内,只有发生腹水时才可以看到)。应注意对阴茎进行完整成像,避免阴茎短小的假阳性结果。应完整显示阴茎结构,包括龟头、尿道和阴茎海绵体(图 8-19),在某些情况下甚至可以看到包皮。

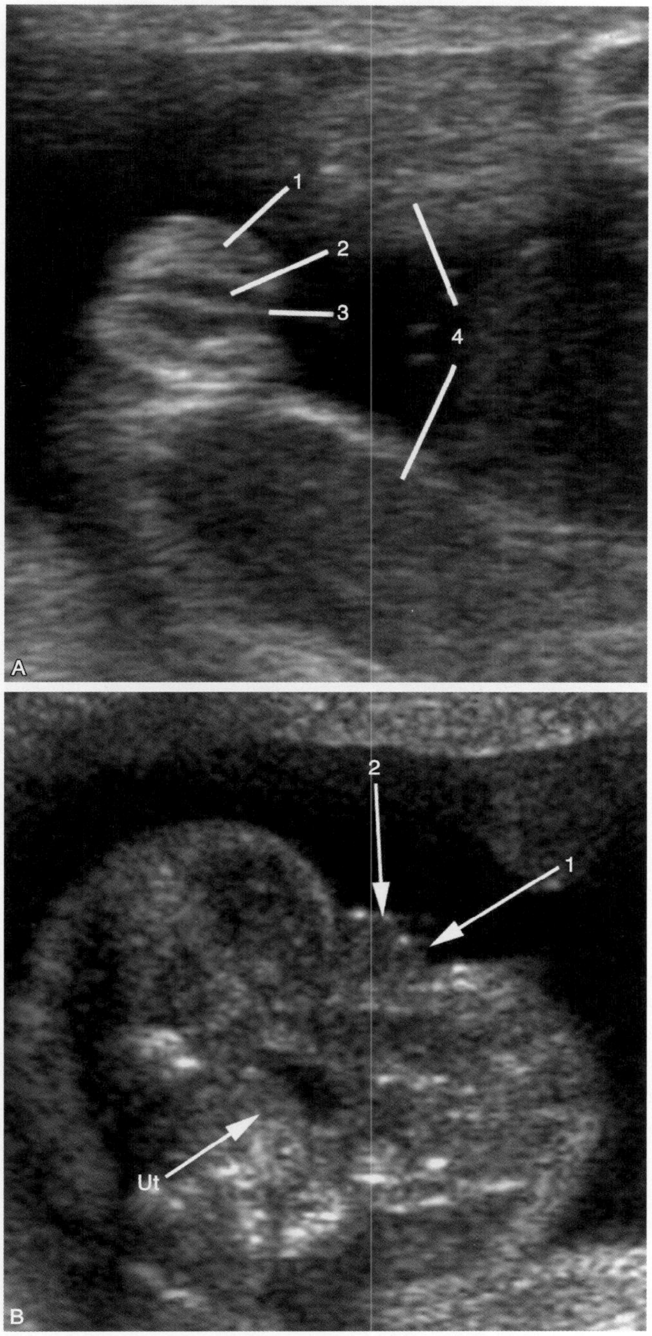

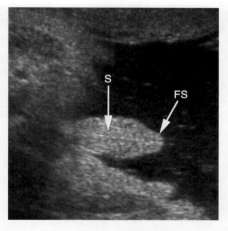

图 8-18 超声显示胎儿未勃起的阴茎。FS,包皮;S,阴茎体

图 8-17 冠状面(A)和横切面(B)。外(和内)女性生殖器。有趣的是,女胎子宫呈不对称性凸向膀胱(Ants Toi,MD,私人信函)。1. 大阴唇;2. 小阴唇;3. 阴道裂隙(译者注:阴唇裂隙);4. 大腿

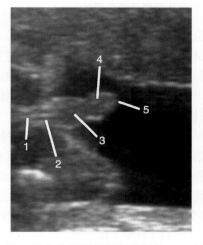

图 8-19 胎儿勃起阴茎的细节结构。1. 尿道;2. 海绵体;3. 阴茎体;4. 龟头;5. 包皮

肌肉骨骼系统

实时超声为胎儿骨骼成像提供了最合适的检查方式。系统的分辨率和灵活性使人们能够快速测量胎儿骨骼。在胎儿的所有结构中,骨骼的骨化部分组织对比度最高,因此可比其他器官能更早、更一致地显示[13,30~33]。在对胎儿骨骼系统进行检查时,超声检查优于其他影像学检查。虽然对于引产的胎儿,X 线检查骨骼效果明显优于超声[34,35],但胎儿位于宫内时则恰恰相反,孕妇自身的软组织和骨骼、胎儿宫内运动以及胎位不理想都会降低 X 线对早孕期胎儿骨骼的显示。与二维超声相比,容积成像(三维超声)的特殊处理能够提供更全面的胎儿骨组织结构影像[36~38]。这提高了对于正常及异常结果评估的显像和诊断(图 8-20)。

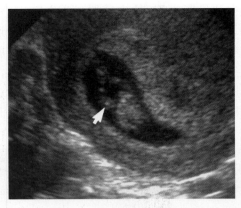

图 8-21　10.5 周胚胎声像图显示微小的(约 1mm)股骨初级骨化中心(箭头)(From Mahony BS, Filly RA: High-resolution sonographic assessment of the fetal extremities. J Ultrasound Med 3:489,1984)

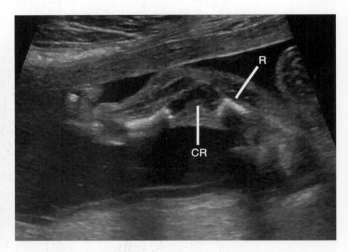

图 8-22　25 周胎儿腕部声像图。CR,软骨性腕骨;R,桡骨干(桡骨远端骨骺也为软骨)

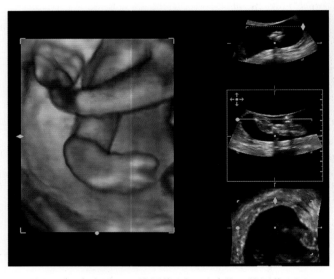

图 8-20　由多平面二维图像(右)重建的三维图像(左)显示 20 周胎儿双侧马蹄内翻足

胎儿位置对于显示骨骼结构至关重要。当胎儿处于俯卧位时,胎儿脊柱后侧的结构可以清楚显示;但当胎儿处于仰卧位时较难显示[39]。同理,当胎儿在羊水中自由漂浮时,四肢能够清楚显示,但当肢体藏在胎儿下面时,则很难对其进行充分评估。

虽然存在上述问题,骨骼仍是最早最易被辨认的胎儿解剖结构。最早观察到的结构是上颌骨、下颌骨和锁骨的骨化中心,这是人体最早骨化的部位[13]。颅骨从早孕晚期开始就可以显像。上、下肢的长骨亦是如此(图 8-21)。随后,骨骼细节的可见度迅速增加,到 15~16 周(有时更早)甚至指、趾骨也可以被观察到。如果检查过程不受到异常干扰(图 8-22),甚至小到 2~3mm 的骨组织都可以显示。许多特定的骨骼组织都能明确显示。尤其四肢和中轴骨(axial skeleton)的骨骼成像较好。

超声检查不仅能观察到胎儿骨骼的骨化部分,而且可以显示软骨部分[13];即使是完全由软骨构成的骨组织也可以显示(图 8-23)。在中孕早期,可看到长骨的软骨末端。重要的是要认识到,由于存在声影,超声无法观察到长骨骨干的完整厚度[40]。长骨的软骨末端有助于识别这种伪像。骨骺的完整厚度可以观察到,通过对比骨骺的宽度和骨干的可视宽度可以发现,二者明显不相等(图 8-24,图 8-25)。这一观察有助于消除可能导致误诊的知觉错误。例如,无法看到股骨干的全部厚度会造成一种印象,即离探头较远的胎儿股骨是弯曲的(图 8-26)。这种错误是由于仅看到股骨干内侧皮质所致(内侧皮质正常情况下是弯曲的)(图 8-27)。但是,由于无法通过同时观察外侧较直的骨皮质从视觉上校正这种正常曲度,可能导致感知错误。

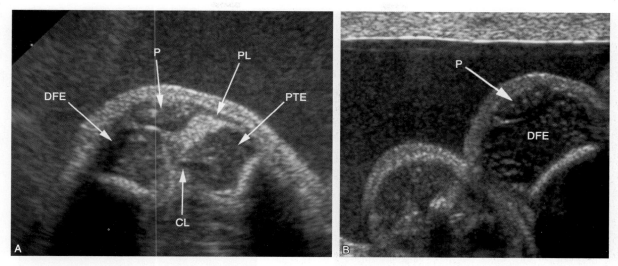

图 8-23　A.胎儿膝关节正中矢状切面声像图。B.横切面声像图(与膝关节 X 线相似,称为"日出征")。注意滑膜回声位于髌骨、髌韧带和骨骺之间。P,髌骨(完全是软骨的骨骼);DFE,股骨远端骨骺;CL,后交叉韧带;PL,髌韧带;PTE,胫骨近端骨骺

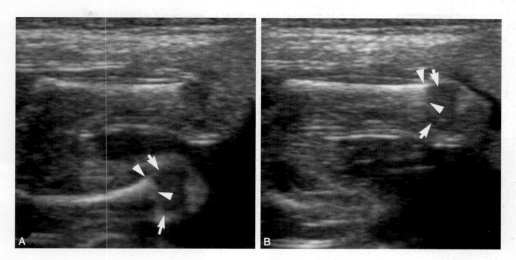

图 8-24　A.声像图清楚显示离探头较远的股骨。箭头显示远端骨骺的边缘。三角箭头显示股骨远端骨干的清晰"边缘"。骨干的内侧缘与内髁边缘相匹配,但"骨干"的外侧缘却与外髁相隔甚远。B.同样的练习也可以在离探头较近的股骨进行。同样,箭头显示远端骨骺的边缘,三角箭头显示股骨骨干的边缘。伪像由骨的声影产生,而非软骨

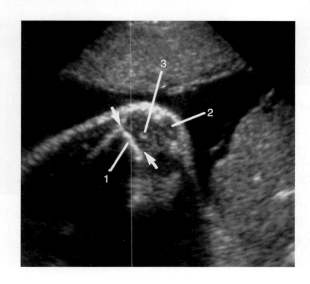

图 8-25　股骨远端扇形声像图,探头声束与股骨干骺端下端在骺板处相交(1)。通过此法,股骨远端骨化的完整厚度可以通过超声显示(与图 8-24 对比)。这样,骨骺的厚度(箭头)和骨化的股骨干完全对位。2. 髌骨;3. 股骨远端骨骺的次级骨化中心

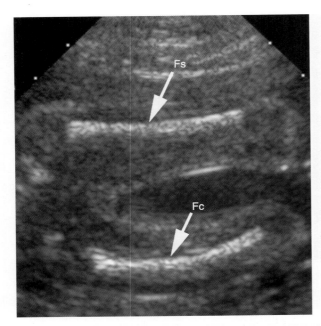

图 8-26　该声像图中靠近探头的股骨干显示呈直线（Fs）。骨干的完整厚度无法显示。离探头较远的股骨干呈弧形（Fc），与图 8-27 对比，这是骨内侧的正常形态。然而，在 X 线片中可以看到直的外侧骨皮质，而声像图因为不能观察到骨的全部厚度，无法在视觉上校正弯曲

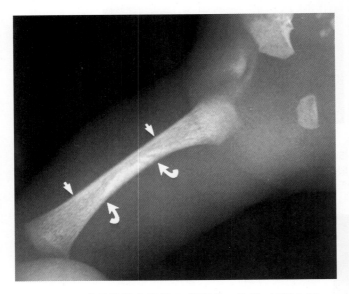

图 8-27　中孕期胎儿股骨 X 线图片。注意，与图 8-26 对比，通过观察笔直的外侧骨干皮质（直箭头）视觉校正弯曲的内侧骨干皮质（弯曲箭头）

　　多数四肢骨骼在中孕的早、中期都可以显示，但是某些情况下指、趾骨可能难以被观察到。四肢骨骼成像的一般规律是越靠近近端，越容易识别。从某种意义上来说，这条规律并不适用于手和足，因为掌骨和距骨比腕骨或跗骨更易识别，且更早显示（图

8-22，图 8-28）。原因是掌骨和跖骨在妊娠第 4 个月时已经完全骨化，而腕骨和跗骨（跟骨和距骨除外）在整个孕期都呈软骨性。跟骨和距骨在第 5~6 个月时骨化，而其他的跗骨和腕骨直到出生后才会骨化（图 8-29，图 8-30）。

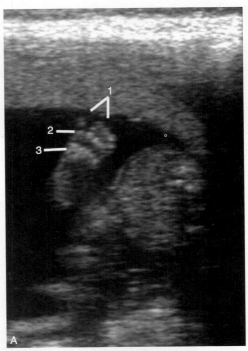

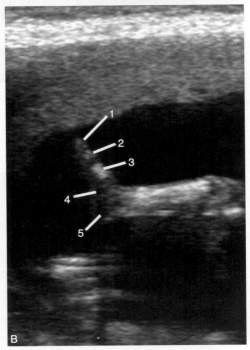

图 8-28　16 周胎儿足的横切面（A）和旁矢状切面（B）。1. 足趾；2. 趾骨近端骨化中心；3. 跖骨骨化中心；4. 跗骨软骨；5. 跟骨软骨

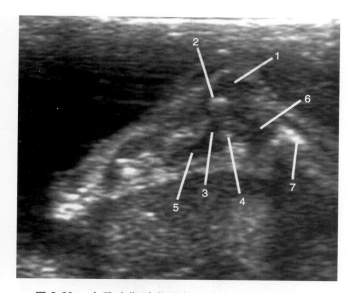

图 8-29　中孕晚期胎儿足的正中矢状切面声像图。
1. 跟骨软骨；2. 跟骨的初级骨化中心；3. 距骨软骨；
4. 距骨的初级骨化中心；5. 跗舟骨软骨；6. 胫骨远端
骨骺；7. 胫骨远端骨干

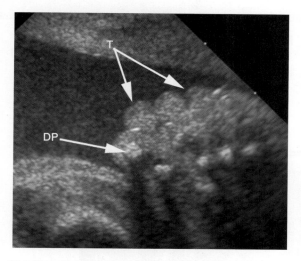

图 8-30　胎儿足趾（T）的横切面声像图显示软组织。
跗趾的远端趾骨（DP）很明显，小的骨组织也可以看到

大多数情况下，肩胛骨（图 8-31，图 8-32）、锁骨
（图 8-33）、肱骨（图 8-31，图 8-34）、桡骨（图 8-35）、尺
骨（图 8-34，图 8-35）、掌骨（图 8-22，图 8-35）和指骨
（图 8-36）都能显示。有趣的是，锁骨较难显示，可能
是由于胎儿颈部弯曲的状态将颅骨拉至一个遮挡锁骨
的位置。即使如此，如果确实需要观察锁骨，也总是可
以完成。不同孕周的正常锁骨长度都有测量值[41]。同
样的，下肢的股骨（图 8-37，图 8-40）、胫骨（图 8-41，图
8-42）、腓骨（图 8-41）、跖骨（图 8-28，图 8-29）和趾骨
（图 8-28）也可以清楚地显示。并且，在高分辨率超声
作用下，髋关节、股骨和膝关节的显示（图 8-37～图 8-

41）说明应用高分辨率超声可以获得非常详细的解剖
结构。

获得肢体短轴切面是在声像图上辨认四肢长骨类
型最简单的方法。前臂和小腿的短轴切面可以证实为
两根骨骼。小腿外侧为腓骨，内侧为胫骨（图 8-41）。
这种方法同样适用于前臂，但不甚准确，因为前臂旋
前会导致桡骨和尺骨"交叉"。在正常胎儿中，胫骨
和腓骨远端、桡骨和尺骨远端位于同一水平（图 8-
35）；但在近端，尺骨比桡骨长（图 8-34），胫骨比腓
骨长。据此，很容易鉴别下肢的胫、腓骨和上肢的
尺、桡骨。上、下肢成对的长骨远端位于同一水平对
于评估可能的肢体短缺畸形（limb reduction abnor-
malities）也很重要。

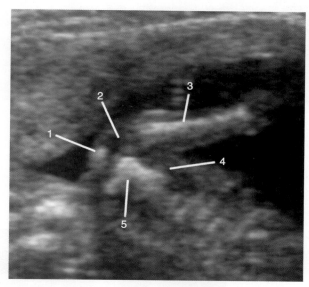

图 8-31　肩部和上臂的冠状面声像图。1. 锁骨远端；
2. 肱骨头软骨；3. 骨化的肱骨骨干；4. 背阔肌；5. 肩胛骨

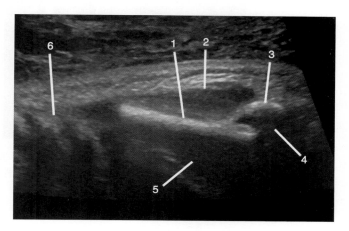

图 8-32　肩胛骨的旁矢状切面声像图。1. 冈下窝；
2. 冈下肌；3. 肩胛冈；4. 冈上肌；5. 肩胛下肌；6. 短轴
切面的肋骨

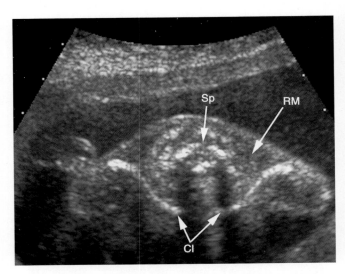

图8-33　锁骨(CI)横断面声像图。RM,菱形肌;Sp,脊柱

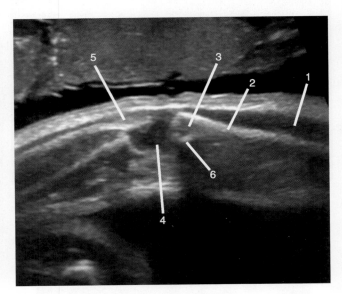

图8-34　手旋前时的胎儿肘部冠状面声像图。1. 肱三头肌;2. 骨化的肱骨骨干;3. 鹰嘴窝软骨;4. 肘关节周围的团块状软骨;5. 尺骨近端骨干;6. 肱骨内上髁

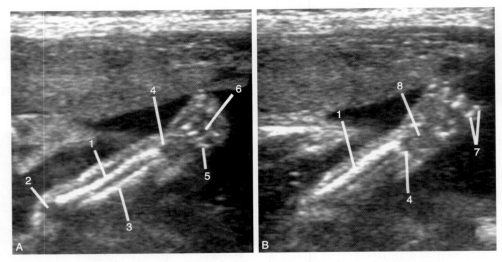

图8-35　A、B.前臂和腕部冠状面声像图。1. 尺骨骨干;2. 软骨鹰嘴;3. 桡骨骨干;4. 尺骨远端骨骺;5. 掌骨骨干;6. 掌骨远端骨骺;7. 指骨骨化中心;8. 显示为团块状软骨的腕弓

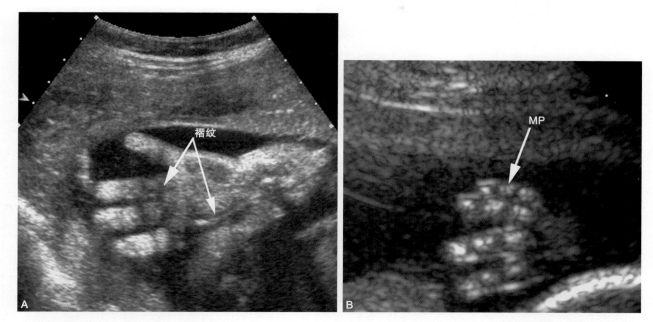

图 8-36　**A.** 胎儿手部冠状面声像图显示手指和手掌软组织。可见指间关节褶纹和掌褶纹。**B.** 手部冠状面声像图显示部分发育中的指骨的骨骼细节。MP，中节指骨

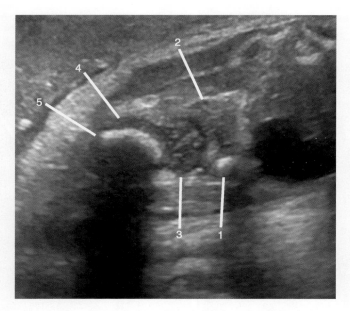

图 8-37　胎儿髋部斜冠状面声像图。1. 坐骨骨化中心；2. 髋臼软骨；3. 股骨头软骨；4. 大转子软骨；5. 股骨干骺端

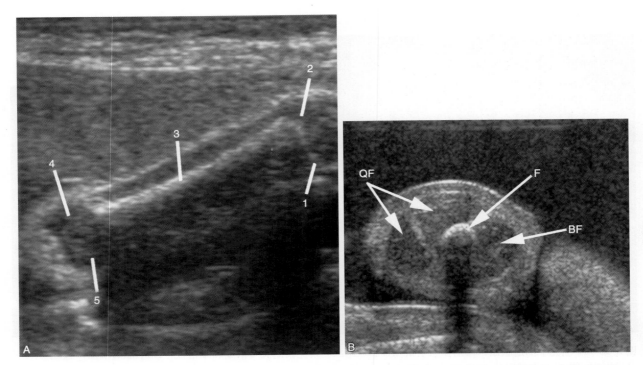

图 8-38 胎儿大腿纵切面（A）和横切面（B）声像图。1. 后髋关节囊；2. 大转子；3. 股骨干；4. 外髁；5. 内髁；BF, 股二头肌；F, 股骨干；QF, 股四头肌

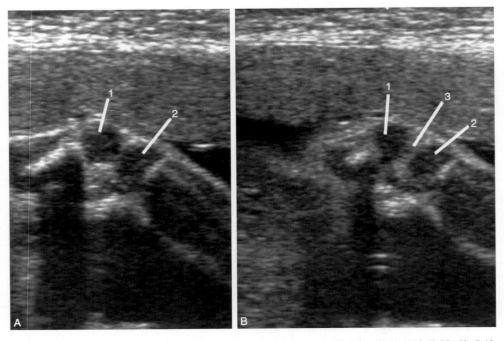

图 8-39 A. 胎儿膝关节旁矢状切面声像图。股骨髁（1）与胫骨平台（胫骨近端骨骺）构成关节。B. 胎儿膝关节正中矢状切面声像图。股骨远端骨骺（1）和胫骨近端骨骺（2）之间的间隙（3）是由于髁间窝造成的（图 8-40）

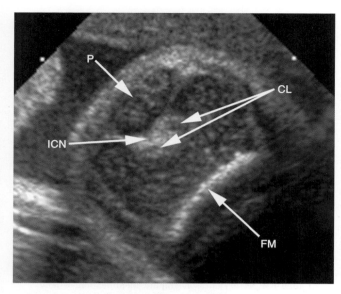

图 8-40 屈曲位膝关节横切面声像图。CL，交叉韧带；FM，股骨干骺端；ICN，髁间窝（注意关节内强回声的滑膜）；P，髌骨

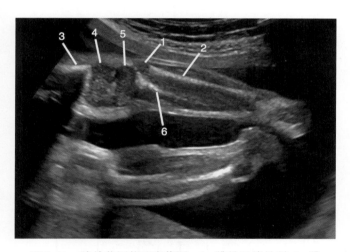

图 8-41 膝关节冠状面声像图。1. 腓骨近端骨骺；2. 腓骨干；3. 股骨干骺端；4. 股骨外侧髁；5. 胫骨近端骨骺；6. 胫骨干

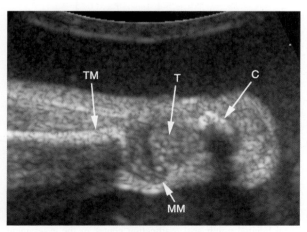

图 8-42 胫骨远端和部分踝关节的轴切面声像图。C，跟骨；MM，内踝；T，距骨（完全呈软骨的骨骼）；TM，胫骨干骺端

手比足的评估更重要[42~44]。只要有耐心，通常可以分辨出四根手指和拇指。手通常呈握拳状，使得手指计数很难完成。即便如此，依然可以进行必要的观察。脚趾虽然比手指小，但使用现代化仪器也能相对清晰地显示（图 8-28，图 8-30）。如果难以辨别，通常是功能较少的第四、五脚趾难以显示。

晚孕晚期超声检查可能观察到股骨远端（图 8-25，图 8-43）和胫骨近端（图 8-43）骨骺的骨化中心[45,46]。这些骨骺的骨化，如 X 线片所示，被认为是胎儿成熟的一个标志。膝关节骨骺骨化中心的识别提供了另一种类型的参数，超声医师可借此评估晚孕期的胎龄。一般来说，股骨远端骨骺出现骨化中心提示胎龄至少 33 周（图 8-44 ~ 图 8-46），同样，相同的数据表明胫骨近段骨骺出现骨化中心提示胎龄至少 35 周。通常女性胎儿的这些骨化中心出现更早（图 8-45）[46]。另外，股骨远端骨化中心的大小与晚孕期胎龄相关（图 8-46）[46]。肱骨近端骨骺骨化中心通常是次级骨化中心中最晚骨化的，通常在孕 38 周甚至更晚。

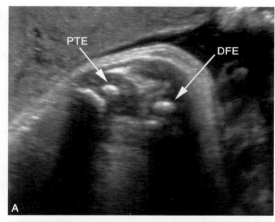

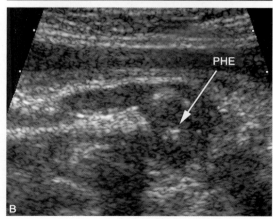

图 8-43 A. 足月儿大腿远端冠状面。需要注意，两处骨化中心大小类似是判断足月胎儿较为确切的征象。B. 经肱骨近端冠状面显示肱骨头的早期次级骨化中心，是提示晚孕的又一征象。DFE，远端股骨骨骺骨化中心；PHE，近端肱骨骨骺骨化中心；PTE，近端胫骨骨骺骨化中心

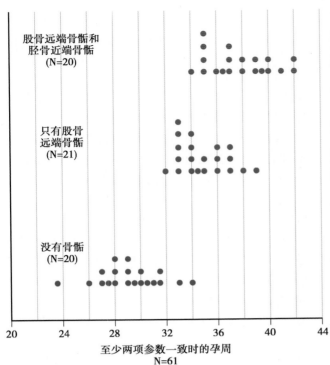

图 8-44   混合组 61 例胎儿股骨远端骨骺（DFE）和胫骨近端骨骺（PTE）的出现时间，其中以下三项年龄参数中至少有两项是一致的：上一次月经周期、早期声像图和 Dubowitz 评分（摘自：Chinn DH, Bolding DB, Callen PW, et al：Ultrasonographic identification of fetal lower extremity epiphyseal ossification centers. Radiology 147：815-818，1983）

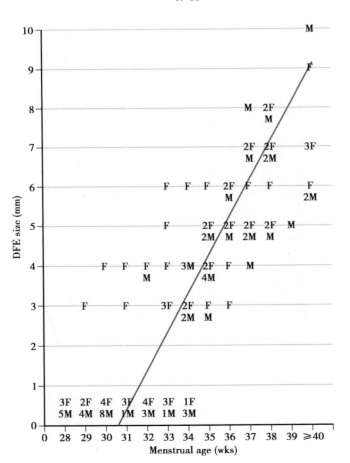

图 8-45   男性胎儿和女性胎儿股骨远端骨骺（DFE）出现时间和大小的变异（摘自：Mahony SB, Callen PW, Filly RA：The distal femoral epiphyseal ossification center in the assessment of third trimester menstrual age：sonographic identification and measurement. Radiology 155：201-204，1985）

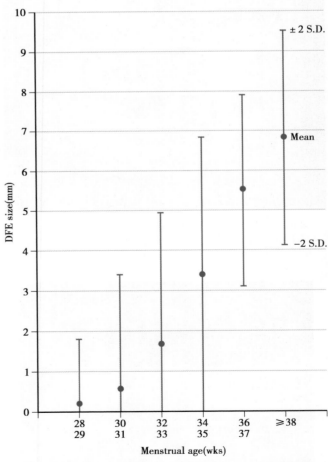

图 8-46   不同孕周远端股骨骨骺（DFE）的平均直径。S. D.，标准差（摘自：Mahony SB, Callen PW, Filly RA：The distal femoral epiphyseal ossification center in the assessment of third trimester menstrual age：sonographic identification and measurement. Radiology 155：201-204，1985）

如前所述,尽管胎儿肢体的很多骨骼完全为软骨,但其中一部分仍然能够显示。例如髌骨,虽然直到出生后才开始骨化,但通常在妊娠期就可以看到(图 8-23,图 8-25)。所有的腕骨和大部分跗骨完全是软骨(图 8-22,图 8-28,图 8-29,图 8-35)。腕骨并不能分散显示,而是表现为从尺、桡骨远端到掌骨近端骨化中心间隙内的团块状低回声带(图 8-35),且间隙内同时包含长骨的软骨骨骺。相反,部分跗骨有时可被分散识别(图 8-28,图 8-29),其中最明显的是早期的跟骨和距骨(孕 24 周前),以及整个孕期都可显示的跗舟骨和骰骨。

长骨末端软骨的显示有助于从两端测量长骨。测量胎儿长骨仅限于测量骨化部分。如果未能获得通过长骨真正的长轴切面,测值会偏小。为了避免低估测值,通常假设多次测量结果中的"最长"值是最准确的,但如此假设可能导致高估。但如果所测长骨两端的软骨均显示,就可以确保所取切面通过长骨的最长轴(图 8-47)。最大限度地减少误差唯一能做的就是在骨的末端精确定位测量光标。

在测量股骨时,另一个常见的误解就是认为邻近股骨末端的其他组织不会产生与骨骼亮度相同的回声。因此,应该始终将测量光标放置于股骨远端边缘和近端边缘的回声最强处。这种存在已久的观念是错误的,尤其是在孕周较大的胎儿,但估测股骨长度中潜在的显著误差在孕周较小的胎儿中也不能幸免[47]。图 8-48 显示非骨性但同样明亮的反射,来源于骨骺板远端的组织,但与邻近的股骨远端干骺端直接相连。由于缺乏更精确的解剖学名词,我们称其为股骨远端点[47]。通过观察其与软骨外侧髁的关系可以判断该"点"并非骨化股骨的一部分。此外,股骨干骺端末端虽位于股骨远端骨骺起始处,但并不与其边缘重叠。比较图 8-27 胎儿股骨 X 线片与图 8-48 胎儿股骨超声声像图,可以发现这种骨化的股骨点不存在。

有时,超声显示四肢骨骼肌肉系统的解剖非常详细,如个别的肌腱和韧带。目前,尚不清楚这是否有诊断价值,也不可能一致地显示这些结构,以便将它们的可视化应用于诊断工作。不过,图 8-49~图 8-51 中显示了这些显著特征的一部分。

中轴骨的许多骨骼或骨骼的组成部分通常可显示。在颅骨区,可以把颅骨当作众多单个骨骼或一个整体来观察。蝶骨大翼和岩嵴很容易辨认,据此可以明确颅前窝、颅中窝和颅后窝(图 8-52)。如果后方的眼眶未被前方眼眶的声影所遮挡,双侧眼眶不难同时显示(图 8-53)。目前已经建立了胎儿眶间距的标准,

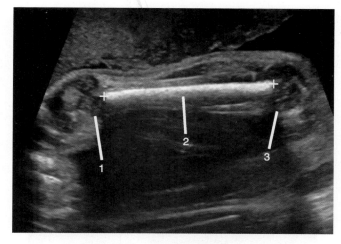

图 8-47　在股骨纵轴上测量股骨,显示近端(3)和远端(1)的软骨,确保扫查平面通过股骨干长轴(2)。只有正确放置光标(+)的位置才能保证测量准确

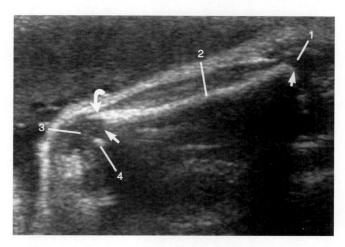

图 8-48　晚孕期胎儿股骨声像图。股骨干骺端外侧的延续处可见强回声(弯箭头)。该结构不是骨化股骨的一部分。直箭头标记了股骨测量的两端。1. 大转子;2. 股骨干;3. 外侧髁;4. 远端骨骺骨化中心

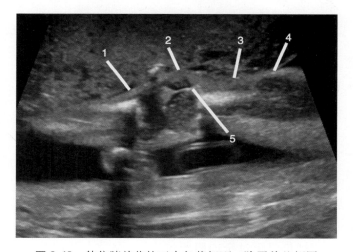

图 8-49　伸位膝关节的正中矢状切面。除了前几幅图所示的结构外,标记了膝关节内的髌韧带(1),髌骨(2),股四头肌腱(3),股四头肌(4)和滑膜(5)

骨和几乎整个下颌骨以及骨性鼻梁都可以辨认（图8-53）。同样的，额骨、顶骨、颞骨鳞部和枕骨，即构成颅顶的骨骼，也可以清晰地显示。同时可以观察到这些骨关节的软骨区，包括冠状缝、矢状缝和人字缝（图8-55），囟门也可以显示（图8-56）。这些解剖特征在颅顶的三维重建中尤其明显，如第11章所示。颅缝和囟门是显示颅内结构的声窗（图8-57），但多数检查者并未意识到他们利用颅缝和囟门来观察胎儿大脑，只是从视觉上确定，在移动探头时，"模糊"的颅内结构突然变得更清晰。事实是移动探头时，声束不可避免地穿过颅缝或囟门所致，即使是简单的成像设备，也可以利用颅骨板之间的间隙。

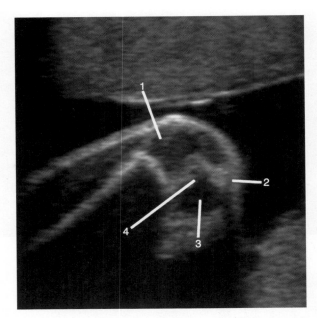

图8-50　屈曲位膝关节正中矢状切面显示远端股骨骨骺（1）、髌韧带（2）、近端胫骨骨骺（3）。这三个结构构成膝关节的边界。在膝关节内，有大量高回声组织，推测可能是滑膜。明亮的"滑膜"清晰勾勒出交叉韧带（4）

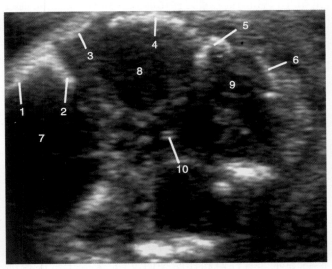

图8-52　近颅底横切面。1. 额骨；2. 蝶骨大翼；3. 顶骨；4. 颞骨；5. 岩嵴；6. 枕骨；7. 颅前窝；8. 颅中窝；9. 颅后窝；10. 基底动脉

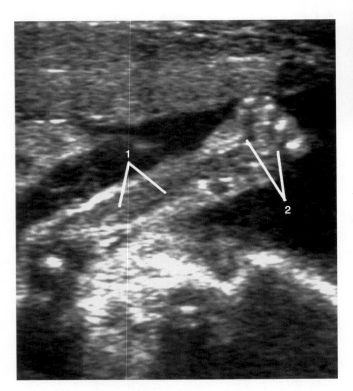

图8-51　通过前臂和手的背侧软组织的冠状面。1. 伸肌群；2. 伸肌腱

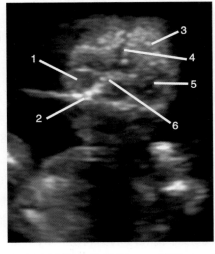

图8-53　中孕早期胎儿眼眶。1. 眼眶；2. 上颌骨；3. 额骨；4. 额缝；5. 晶状体；6. 鼻骨

用于评价眼距过窄或眼距过远[48]。在较大孕周胎儿，可以识别出惊人的眶内容物细节，包括眼球壁、晶状体、球后脂肪、视神经和眼直肌（图8-54）。部分上颌

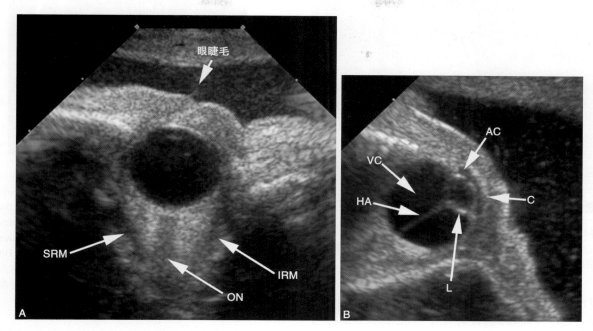

图 8-54　胎儿眼眶及内容物的旁矢状切面(A 和 B)。AC,前房;C,角膜;HA,玻璃体动脉;IRM,下直肌;L,晶状体;ON,视神经(穿过球后脂肪);SRM,上直肌;VC,原始玻璃体。可看到眼睫毛从闭合的眼睑向外伸展(图 B 亦可见)

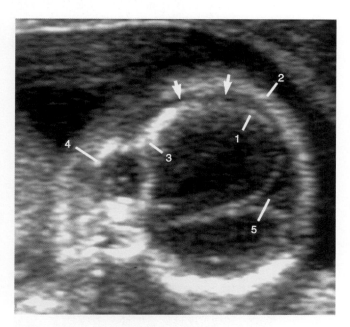

图 8-55　斜切面显示冠状缝(箭头)。1. 额骨;2. 顶骨;3. 蝶骨大翼;4. 上颌骨;5. 因有软脑膜-蛛网膜覆盖大脑半球间裂和脑表面回声增强

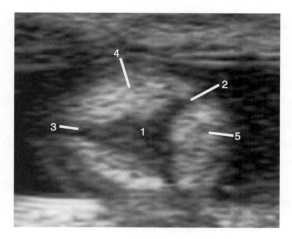

图 8-56　后囟(1)横切面。2. 人字缝;3. 矢状缝;4. 顶骨;5. 枕骨

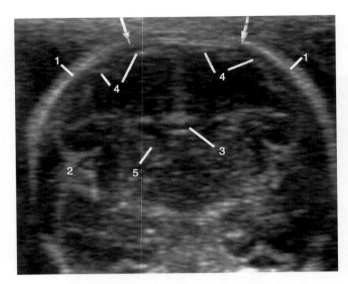

图 8-57　超声束穿过中孕胎儿的囟门，由于"无骨声窗"，胎儿大脑结构显示非常清晰。1. 顶骨；2. 外侧裂；3. 胼胝体；4. 大脑顶叶最上方的脑表面；5. 尾状核头

肋骨、脊柱和骨盆都是重要的解剖标志，较易成像。就骨盆结构而言，髂骨骨化中心在中孕早期即可观察到（在第 2.5~3 个月胎龄时骨化）。坐骨骨化（图8-37）出现在第 4 个月，而耻骨的骨化直到第 6 个月才出现。

在胎儿超声检查中，脊柱是一个极其重要的结构[39,49~51]。随着孕妇血清 α-甲胎蛋白筛查技术的出现和复杂的高分辨率超声成像技术的同时发展，几乎所有的脊柱裂（spina bifida）都有可能在孕 20 周前被诊断[52]。这些产科保健的变化要求超声医师更好地掌握胎儿脊柱的形态学表现。应用放射学和组织学方法，已经对胎儿脊柱骨化中心发育顺序进行了大量的研究[34,35]。一般认为，每个椎骨都有三个初级骨化中心，其一是椎体（中心椎体），另两个是位于两侧的后神经弓。中心椎体首先在胸部下段和腰部上段区域骨化，然后分别向头侧和尾侧依次骨化。相比之下，后神经弓骨化中心的进化顺序更标准，一般自头向尾进行。后神经弓首先从横突底部开始骨化（声像图显示为高回声）（图 8-58），然后以此为中心向椎板和椎弓根推进。由于脊柱裂是开放性脊柱缺陷中最常见的畸形，所以椎板骨化的进展对于诊断神经管缺陷尤为重要。这种异常超声表现为后神经弓骨化中心异常向外扩展。

我们经常需要评估胎儿脊柱是否发育正常，但是脊柱的骨化成熟度因所处水平的不同而不同[39]。除了前面提到的一些例外，神经弓的骨化首先出现在横突的底部[39]。早期后神经弓骨化后，向前骨化形成椎弓根以及部分椎体，向后骨化为椎板。此外，向头尾侧骨

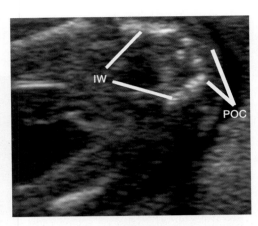

图 8-58　Early ossification centers in the sacral spine. Anteriorly is the centrum, and posteriorly（POC）the ossifications of the posterior arch appear near the base of the transverse processes. IW, iliac wings.（From Filly RA, Simpson GF, Linkowski G: Fetal spine morphology and maturation during the second trimester: sonographic evaluation. J Ultrasound Med 6：631，1987）（骶椎早期骨化中心。前方是椎体，后方（POC）是后弓的骨化中心，出现在横突基底部附近。IW，髂骨翼）

化为关节突，横向骨化为横突。观察到脊柱裂是诊断开放性神经管畸形的关键（表现为后弓骨化中心向外扩展）；而正常脊柱的表现与之相反（即两侧椎弓板向内成角）。当正常的椎板显示骨化时，容易发现此现象（图 8-59）。遗憾的是，在妊娠关键阶段必须进行超声诊断时（18~22 周），椎板骨化不足不能显示出脊柱

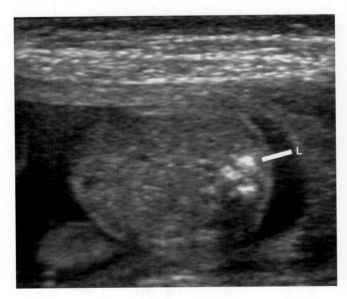

图 8-59　腰椎横切面声像图。椎弓板（L）显示早期骨化，使后弓出现"向内成角"现象（摘自 Filly RA, Simpson GF, Linkowski G: Fetal spine morphology and maturation during the second trimester: sonographic evaluation. J Ultrasound Med 6：631，1987）

下段的后神经弓骨化中心向内成角,此时无法确定脊柱是否发育正常(图 8-58)[49,52]。当考虑到这类病变最常发生的部位时(如腰、骶部),这一点尤为重要[49]。18~19 周,所有胎儿颈部的椎板骨化很容易观察到,而胸部的椎板骨化仅部分可见[39]。19 周前的胎儿,腰部或骶部的椎板未骨化(图 8-58)。在 20~22 周,胸段的椎板均部分骨化;腰椎直到 22~24 周才出现相似程度的骨化(图 8-60)。骶椎在 22 周前没有椎板骨化的迹象,只有在 25 周之后才能在骶部识别出神经弓骨化

(图 8-61)。胎位(无论俯卧位或侧卧位)似乎对识别神经弓骨化程度没有明显影响,但是胎儿处于俯卧位时,成像效果最佳(图 8-62)。如果胎儿处于仰卧位,则无法完成对后神经弓的评估(图 8-63)[39]。

观察脊柱可以通过纵切面和横切面。这两个切面都很重要,但是在横切面上脊柱的解剖结构可以更好地显示。在纵切面,脊柱表现为"平行"的带状回声。但实际上,它们并不是完全平行的,通常脊柱颈部上段外展,至骶部汇聚。此外,仔细观察会发现腰段轻微增

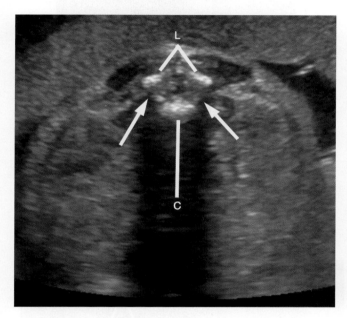

图 8-60 23 周胎儿腰椎横切面,椎板(L)和神经弓中心软骨联合(箭头)清晰可见骨化。C,椎体

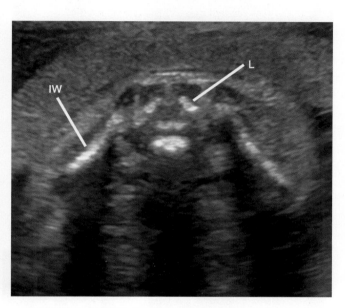

图 8-61 26 周胎儿骶椎横切面声像图。L,椎板;IW,髂骨翼

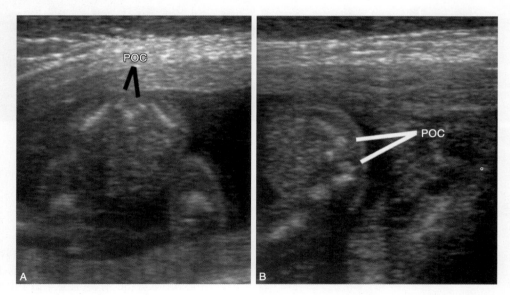

图 8-62 骶椎横切面声像图,俯位(A)和侧卧位(B)。后弓(POC)在二者中任一位置都能清晰显示(摘自 Filly RA,Simpson GF,Linkowski G:Fetal spine morphology and maturation during the second trimester:sonographic evaluation. J Ultrasound Med 6:631,1987)

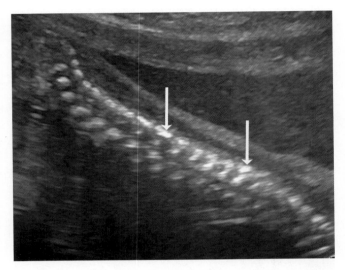

图 8-63 中孕期胎儿。箭头之间的椎体清晰可见,但后面的椎弓显示不清。可见椎体骨化中心沿近场体表整齐排列

头端不成问题,因为向上可达颅顶。但在脊柱尾端比较困难。检查者可以坐骨骨化中心为标记,确保扫查至脊柱尾端(图 8-64)。如果是较大孕周胎儿,椎管和脊髓管解剖也可以清楚显示(图 8-65,图 8-66)。

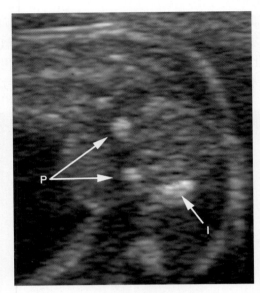

图 8-64 骨盆横切面显示耻骨的早期骨化中心(P),亦可见坐骨骨化(I)

宽。重要的是不要误认为这种腰段轻度增宽是异常表现。由于胎儿脊柱通常是后凸的,因此一个长轴上的冠状面并不能显示完整的脊柱。基于这些原因,必须应用横切面确定整个脊柱已经进行逐段成像。需要注意的是确保在横切面上完整地扫查脊柱。这在脊柱的

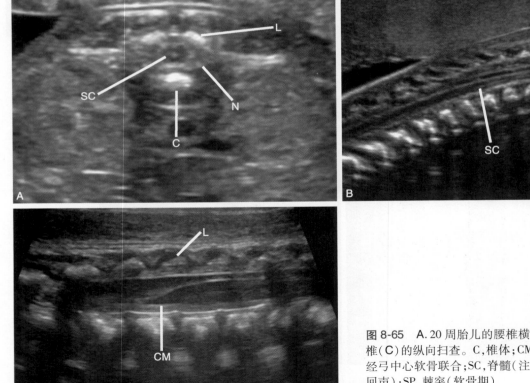

图 8-65 A. 20 周胎儿的腰椎横切面。胸腰椎(B)和腰骶椎(C)的纵向扫查。C,椎体;CM,脊髓圆锥;L,椎板;N,神经弓中心软骨联合;SC,脊髓(注意来源于中央管的线状强回声);SP,棘突(软骨期)

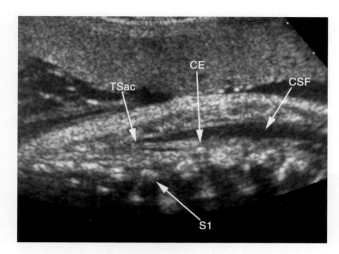

图 8-66　胎儿脊柱正中矢状切面显示椎管末端硬膜囊（TSac）。图中标记 S1 椎体。叠加的马尾回声（CE）（回声由覆盖神经根的软脑膜产生）周围是透声很好的脑脊液（CSF）

与四肢骨相比，中轴骨的软骨并不明显，但几乎在所有胎儿中都可显示。颅骨穹窿的骨缝已如前所述。从早孕晚期开始，所有胎儿脊柱的软骨性的神经弓中心软骨联合（椎体与后骨化中心连接处）都可看到（图 8-58～图 8-62）[39]。同样，椎体骨化中心之间的间隙是由相邻椎体的非骨化边缘和椎间盘联合组成的（图 8-63）。椎体内软骨边缘在后方最易被识别，位于椎体骨化中心和椎管硬脊膜之间（图 8-65A、C）。后神经弓的棘突偶尔可见，在胎儿时期完全由软骨组成（图 8-65B）。

超声最难判断的胎儿肌肉骨骼系统的一个特征是骨化程度。因此，骨化程度的增加，如骨硬化症，超声完全无法识别。同样，骨化程度减低也很难识别。只有在骨质疏松极其严重的骨骼，声像图才能显示骨化减少。例如致死性成骨不全或隐性遗传性的低磷酸酯酶症[53-55]胎儿中几乎未骨化的颅顶骨以及软骨成长不全胎儿的脊柱[56]。

尽管很多肌肉和肌肉群都清晰可辨（图 8-32），但我们甚少关注胎儿肌肉系统。正常肌肉呈相当低的回声，有时甚至类似于液体积聚。表现最明显的就是腹壁肌肉组织，类似于腹水回声（假腹水）（图 8-67）[57]。目前高分辨率的超声仪器可显示腹壁各层结构，减少了这种假象造成的"过度"腹水诊断的倾向[58]。

腹壁肌肉，包括腹内斜肌、腹外斜肌和腹横肌，有时每一层都清晰可见。更为常见的是显示为单层肌肉，因其在腹壁内位于皮下脂肪与腹膜外脂肪之间而容易被识别（图 8-67B）。腹膜外脂肪由肾周脂肪沿锥侧筋膜弯曲走行而成。此外，腹壁肌肉与胸部下段肋

骨末端"相连"，有时腹水会在肋骨和腹腔脏器"之间"穿过[58]。

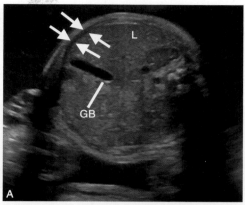

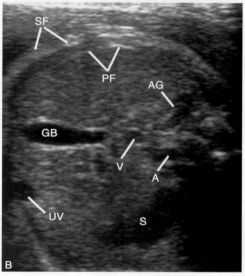

图 8-67　胎儿腹部横切面声像图。A. 腹壁肌肉组织（箭头）透声很好可能被误认为存在腹水。B. 腹壁肌肉位于皮下脂肪（SF）和腹膜前脂肪（PF）之间。各层均能辨认。A，主动脉；AG，肾上腺；GB，胆囊；L，肝脏；S，胃泡；UV，脐静脉；V，下腔静脉

心血管系统

心脏和大血管的解剖在第 13 章中详细讨论。本章节重点讨论其他章节未涉及的子宫内和胎儿体内可显示的胎儿血管。在每个胎儿都可以观察到数量惊人的血管。彩色多普勒超声极大地提高了我们连贯显示胎儿血管的能力。

胎儿的循环系统始于胎盘。实际上所有中孕期和晚孕期的胎儿，胎盘儿面的血管都可以检测到，应用彩色多普勒超声可以看到这些血管穿入胎盘实质内。这些表面血管在脐带"插入点"汇集。诊断和处理一些胎儿疾病进行经皮脐带血取样术（percutaneous umbilical blood sampling,PUBS)和宫内胎儿输血时,确定脐带插入点至关重要(见第 24 章)[59]。同时,帆状和边缘脐带插入都有一定产科意义。脐带"插入点"通常较易显示,如果显示不清,可以尝试应用彩色多普勒超声扫查胎盘表面的大血管,并追踪这些血管至与脐带汇合处。

正常脐带由两根动脉和一根静脉组成(图 8-68)。

脐带通常呈螺旋状态,有时候甚至极度螺旋,或"超螺旋(hypercoiled)"。这种排列让脐带在超声断层切面上呈现不同的形态(图 8-69)。因为大量螺旋的存在,看似"简单"的脐带血管计数令人相当沮丧。为了能始终获得正确的脐带血管计数,必须依靠标准的脐带横切面。纵切面及斜切面都会产生误导造成计数出错。

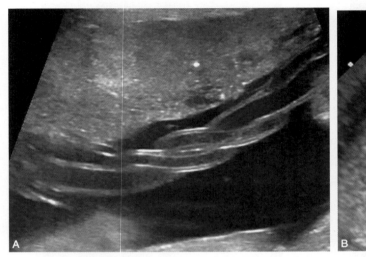
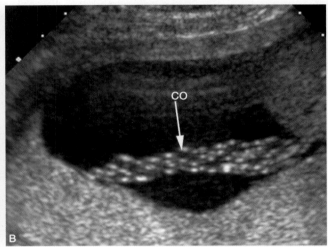

图 8-68 A. 正常螺旋数目时,含三根血管的脐带长轴切面。B. 螺旋异常增多时的脐带(CO)长轴切面。(此种情况属于变异或异常尚有争议)

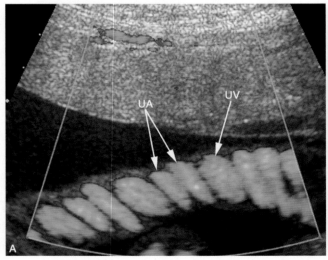
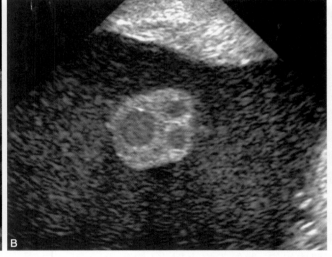

图 8-69 A. 能量多普勒显示脐带长轴。脐静脉(UV)与两根脐动脉(UA)交错走行。B. 脐带横切面声像图

根据定义,脐带在脐轮处进入胎体,随后立即发出分支[60]。脐静脉向头侧前行(图 8-70);脐动脉自尾侧流出。脐动脉由髂动脉发出后,沿膀胱两侧向脐轮方向走行(图 8-71)。由于它们沿膀胱边缘走行,不要将其误认为是扩张的输尿管,应用彩色超声多普勒超声很容易将两者相区分。无论膀胱充盈与否,正常的脐动脉总是位于膀胱壁两侧。这种解剖关系可用于识别脐动脉或膀胱,尤其是在某些缺陷或疾病导致膀胱原本的形态发生改变的情况下。应用彩色多普勒超声确定沿膀胱侧壁走行的两条脐动脉为脐带含三根血管提供了绝佳证据,尽管不能以此作为脐带含三根血管的确凿证据,却是"确定"脐带含三根血管的最简单的方

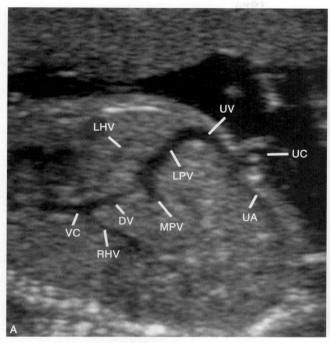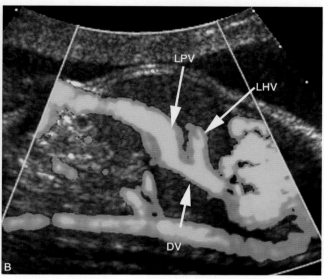

图 8-70　脐循环的灰阶超声正中矢状切面（A）和能量多普勒图像（B）。DV，静脉导管；LHV，肝左静脉；LPV，门静脉左支脐段；MPV，门静脉主干；RHV，肝右静脉；UA，脐动脉；UC，脐带；UV，脐静脉；VC，下腔静脉

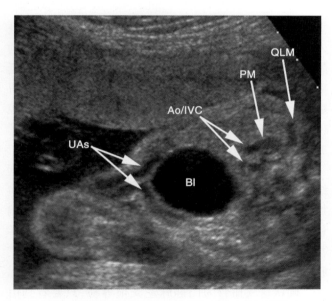

图 8-71　脐带插入胎体处。脐动脉（UAs）从尾部发出，沿膀胱两侧走行（BI）。Ao/IVC，主动脉和下腔静脉；PM，腰大肌；QLM，腰方肌

法。如果应用彩色多普勒技术识别膀胱两侧脐动脉以确定"脐带血管数目"——常用的办法——要谨慎行事以避免将髂动脉误认为脐动脉。髂动脉在彩色多普勒条件下同样显示"明亮"，且与脐动脉十分接近，有时会产生混淆。

脐静脉汇入胎儿门静脉循环，超声表现上二者非常连贯。显然，胎儿越大，越容易观察到该系统内的一些细微结构。许多文献的示意图错误地描述了胎儿脐静脉和门静脉的解剖。这种混淆不仅导致不恰当的命名，也导致了使用不恰当的解剖标志来获得重要的胎儿测量值。清楚地理解胎儿门静脉的解剖，可以避免这些误区，并更好地了解胎儿和成人肝段解剖的相似性。

胎儿循环动力学决定了胎儿肝门静脉及肝段解剖的细节[61]。由于脐静脉没有分支，由胎盘进入门静脉系统左支的血量等同于脐静脉内的血量。所以脐静脉和与之相连的门静脉左支部分（脐段）内径相等（图 8-70）。因此，胎儿门静脉左支较右支粗，这正好与儿童和成人相反。由此处，血流可以通过几个路径到达右心房。对胎儿循环的一个常见误解是大部分脐静脉血通过一根粗大开放的静脉导管（ductus venosus）绕过肝毛细血管床。在宫内，静脉导管平均内径只有脐静脉内径的 $1/7$[62]，甚至可能闭锁（图 8-70）[63]。但是要记住，肝血管床内存在的外周阻力在静脉导管内并不存在，使得这支内径细小的血管可以运输超出预想的血流量。大部分携带高浓度营养和氧分的脐静脉血通过分支流经胎儿肝左叶，供应内侧叶和外侧叶，然后通过肝左和肝中静脉汇入体静脉系统（systemic venous system）（图 8-72）。尽管肝右叶通过门静脉左支接收了少量脐静脉血，但大部分进入门静脉右支的血来自门静脉主干，在胎儿期，这部分血液含有较低浓度的营养

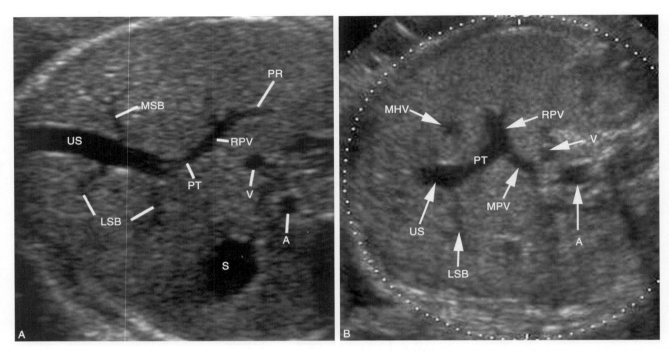

图 8-72　A.胎儿门静脉循环。门静脉左支的脐段(US)开始于内段(MSB)和远端外侧段分支(LSB)发出处(与该血管相连的基部是脐静脉)。B.门静脉主干(MPV)正好是门静脉右支(RPV)和门静脉左支起始部分,即横部(PT)的分界线。A,主动脉;MHV,肝中静脉;PR,门静脉右后叶支;S,胃;V,腔静脉

物质及氧分[63]。胎儿肝内营养物质的不均衡分配,造成胎儿肝左叶体积相对较大。出生时脐静脉关闭,整个肝内的营养供应趋于均衡,肝左叶的相对体积减小。

胎儿期,脐静脉沿镰状韧带的游离缘向头侧走行(图 8-70)。如前所述,在肝脏的左叶间裂(intersegmental fissure 译者注:原文应为 interlobar fissure)尾侧缘附近,脐静脉与门静脉左支相连续[64]。生后,脐静脉内血栓形成、塌陷,最终形成肝圆韧带(ligamentum teres hepatis),肝左叶间裂的经典标志(相当长时间里,该结构被认为是肝左、右叶的分界线)。由门静脉左支发出流入肝左叶的内、外叶分支(供应 S3、S4 的分支),脐静脉和门静脉左支脐段的确切分界点即门静脉左支分支发出的起始部位。谨记,脐静脉没有血管分支。因此,肝实质内的两支血管分支均起源于门静脉左支脐段。

门静脉左支脐段主要向后走行,但在左叶间裂内也向上走行(图 8-70)。如前所述,它的分支供应肝左叶的内侧部分及外侧部分[65]。门静脉左支随后陡然向右走行,离开左肝叶间裂形成肝门静脉左支横部(图 8-72,图 8-73)。肝门静脉左支横部在主肝裂悄然汇入门静脉右支。静脉导管起源于肝门静脉左支横部(但有时更偏右侧)[66]。静脉导管继续向后延续,走行较门静脉左支脐段更偏头侧(图 8-73)。仍然呈无分支的结构汇入肝左静脉,或偶尔为肝中静脉(这种区分是

主观的,因为肝左静脉、肝中静脉和静脉导管通常在进入下腔静脉(inferior vena cava)前形成共汇)。此处的静脉导管位于肝胃韧带(gastrohepatic ligament)的上延部分,将后方发育中的尾状叶、前方肝左外叶分开(肝胃韧带是小网膜囊内的重要韧带,同时也将大、小腹膜腔(peritoneal cavities)分隔开)。出生后,静脉导管闭锁形成纤维性静脉韧带(fibrous ligamentum venosum)[64]。

胎儿上腹部声像图清晰地显示了上文描述的解剖结构(图 8-70~图 8-73)。由于脐静脉向头侧走行,横切面可显示这支血管的短轴(图 8-67)。稍向头侧偏移探头可显示出脐静脉陡然向后走行的位置(图 8-72,图 8-73)。这支向后走行的静脉代表门静脉左支脐段,而非脐静脉近头侧段,如文献中常见的错误标注。确认这支血管为门静脉左支很容易,只要看到由这支静脉发出分支到肝左叶的内外叶即可(图 8-72,图 8-73)。当门静脉左支脐段可全程显示时,可以确定此时的扫查角度有所倾斜,因为该静脉结构不仅向后还轻微向头侧走行(图 8-70)。门静脉左支脐段的多个分支有时可以显示,包括内侧支、上外侧支和下外侧支(图 8-72)。

门静脉右支分为右前叶支和右后叶支,与成人一样(图 8-73)。分别供应肝右叶的相应肝段。肝静脉可以通过观察其与门静脉的关系来识别[64],可见肝静脉呈放射状朝向下腔静脉,在进入右心房前直接与下

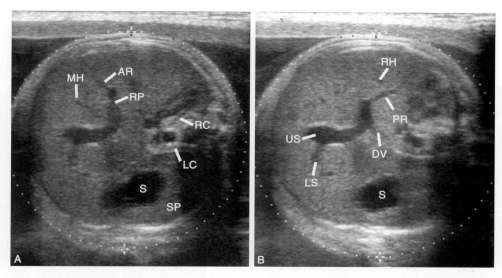

图 8-73　A 和 B 胎儿肝脏横切面声像图。AR，门静脉右前叶支；DV，静脉导管（或者也可以代表经门静脉主干的部分切面——图 8-72B）；LC，左膈脚；LS，外侧段分支；MH，肝中静脉；PR，门静脉右后叶支；RC，右膈脚；RH，肝右静脉；RP，门静脉右支；S，胃；SP，脾；US，门静脉左支脐段

腔静脉汇合（图 8-74）。这些静脉将肝脏分成不同的叶和段。肝静脉在近膈肌水平内径最大，最容易探查到[67]。但是，与门静脉右支分支的位置相比，肝中静脉和肝右静脉多在更低的平面显示（图 8-73）。肝右静脉穿过门静脉右支分布区域，并将其等分为前后两部分，而肝中静脉总是跨过门静脉右支的前方（在肝正

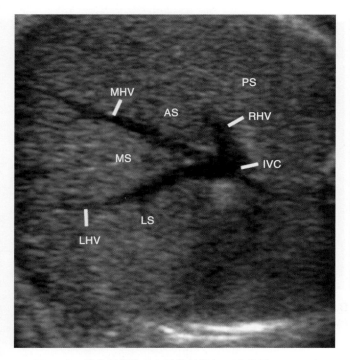

图 8-74　胎儿肝静脉近心端的长轴切面声像图。IVC，下腔静脉；LHV，肝左静脉；MHV，肝中静脉；RHV，肝右静脉。这些静脉将肝脏分为不同的叶和段：AS 和 PS，肝右前叶和右后叶；MS 和 LS，肝左内叶和肝左外叶

中裂内），并位于门静脉右前叶支和左支脐段之间，且与二者同等距离。主动脉和下腔静脉在下腹部伴行，但在上腹部分开，腹主动脉穿过膈肌向后走行（紧邻脊柱），而下腔静脉向前汇入右心房（图 8-75）。

大血管和心脏在 13 章有详细论述。简而言之，所有中晚孕期的超声检查均应包含四腔心切面（图 8-76）。左、右室流出道切面在最新指南中也有要求[68]。只需简单地从四腔心切面向头侧移动探头，获得上纵隔横切面，即可快速获取有关大血管的位置及内径大小的有用信息。该切面横贯上腔静脉（superior vena cava）、胸段升主动脉及降主动脉（descending aorta）以及肺动脉。同时也可看到一支或多支肺动脉的分支。可以是一侧或对侧，也可能是左、右肺动脉或动脉导管（由肺动脉发出通向胸段降主动脉）（图 8-77）。

由主动脉横弓发出的血管常可显示，通常包括头臂干（brachiocephalic artery）、左颈总动脉和左锁骨下动脉（left subclavian artery）（图 8-78A）。颈总动脉（carotid artery）和颈静脉在大孕周胎儿的颈部也常可显示。毗邻肱骨的肱动脉和静脉显示率不高，但是借助彩色多普勒超声仍可以完成。

借助彩色多普勒超声很容易获得颅内的动脉结构（图 8-79）。这些结构包括位于基底池的 Willis 环，环绕第三脑室下部。大脑中动脉（middle cerebral artery，MCA）可显示沿大脑外侧沟走行，大脑后动脉（posterior cerebral artery）在环池内，大脑前动脉（anterior cerebral artery）在纵裂池内（近胼胝体膝部）。基底动脉位于脑桥腹侧的脑桥前区内，上行达脚间池后发出分支。

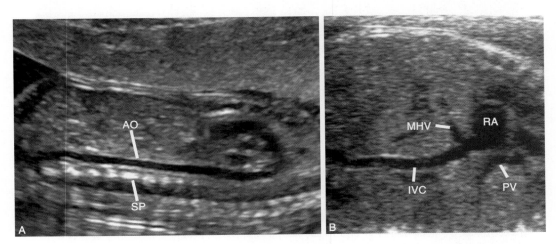

图 8-75　A. 主动脉(AO)长轴切面。B. 下腔静脉(IVC)长轴切面。MHV,肝中静脉;PV,肺静脉;RA,右心房;SP,脊柱

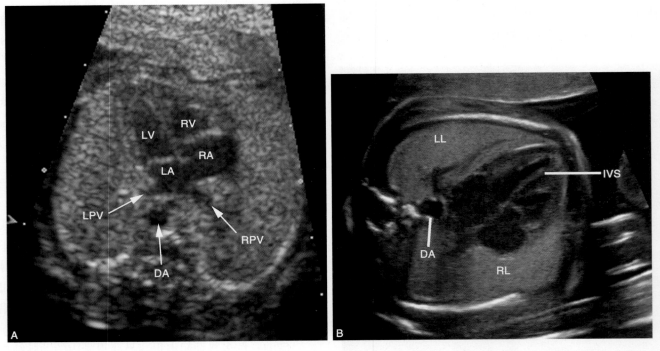

图 8-76　胎儿胸部横切面,"四腔心"切面。A. 胎儿仰卧位。B. 胎儿右侧卧位。DA,胸段降主动脉;IVS,室间隔;LA,左房;LL,左肺;LPV,左肺静脉;LV,左心室;RA,右心房;RL 右肺;RPV,右肺静脉;RV,右心室

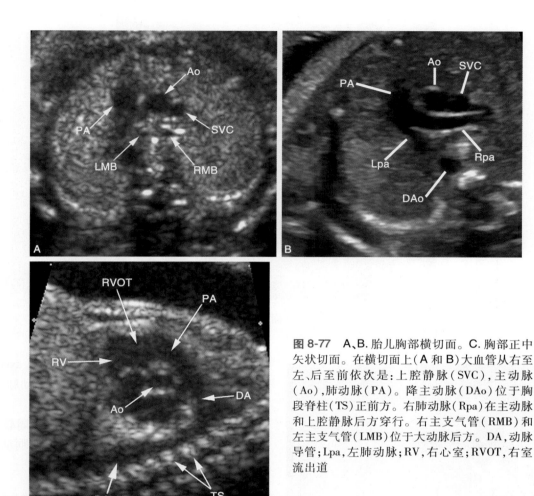

图 8-77　A、B. 胎儿胸部横切面。C. 胸部正中矢状切面。在横切面上（A 和 B）大血管从右至左、后至前依次是：上腔静脉（SVC），主动脉（Ao），肺动脉（PA）。降主动脉（DAo）位于胸段脊柱（TS）正前方。右肺动脉（Rpa）在主动脉和上腔静脉后方穿行。右主支气管（RMB）和左主支气管（LMB）位于大动脉后方。DA，动脉导管；Lpa，左肺动脉；RV，右心室；RVOT，右室流出道

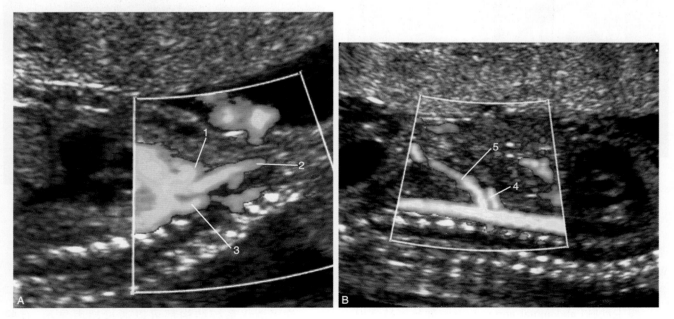

图 8-78　系列胎儿能量多普勒声像图。A. 主动脉弓显示清晰。1. 头臂干；2. 左颈总动脉；3. 左锁骨下动脉。B. 腹主动脉正中矢状切面。4. 腹腔干；5. 肠系膜上动脉

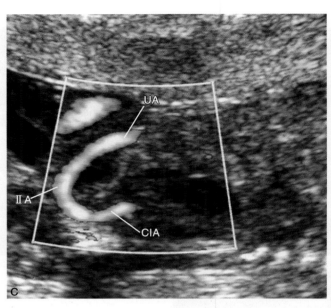

图 8-78(续)   C.胎儿盆腔斜切面显示脐动脉(UA)连接髂内动脉(ⅡA)并延续至髂总动脉(CIA)

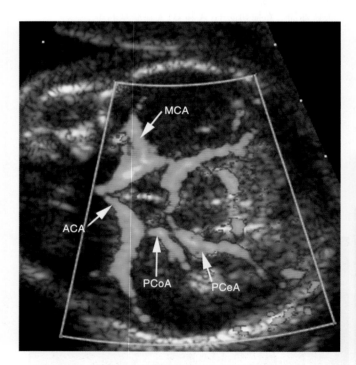

图 8-79   通过能量多普勒 Willis 环显示清晰。ACA,大脑前动脉;MCA,大脑中动脉;PCeA,大脑后动脉;PCoA,后交通动脉

基底动脉最常在显示脚间池时的声像图上看到,形成 Willis 环的一部分。在胼胝体开始形成后,沿体部走行的胼周动脉也常可显示。

腹主动脉(abdominal aorta)和下腔静脉容易辨识,同样易分辨的还有髂总动脉和髂总静脉(图 8-78B、C)。应用彩色多普勒超声,可以序贯显示腹主动脉的其他分支。这些分支包括腹腔干(celiac axis)、肠系膜上动脉(superior mesenteric artery)和肾动脉。同理,肾静脉也可以看到。

下肢的股浅动静脉(图 8-80)在孕周较大的胎儿可显示。当伸膝时,沿这些血管追踪到腘动脉和静脉也不难,而屈膝时基本无法显示。

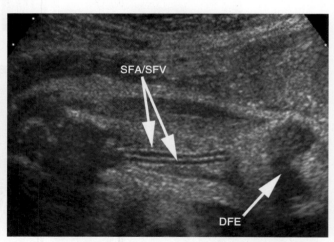

图 8-80   股浅动脉和股浅静脉(SFA/SFV)在大腿中远端并行排列。DFE,股骨远端骨骺

消化系统

许多消化系统结构都可以通过超声显示,有些脏器可在早孕晚期检查出来[69]。肝脏是消化系统和人体内最大的实质器官,从中孕期开始可持续显示,

尽管在早孕期边界显示不清。随着新设备的出现，肝脏通常容易与周边结构相区分。相反，另一种重要的消化系统实质器官，胰腺，即使在晚孕期也不常显示（图 8-81）。脾脏，尽管在本章节评价，但更恰当地说是网状内皮系统的一部分而不属于消化系统，在中孕期也持续可显示，但与早孕期的肝脏类似，边界常不清（图 8-73，图 8-82）。相反，胎儿消化系统持续含有液体的部分，比如胃（图 8-67，图 8-72，图 8-73）和胆囊（图 8-67），是胎儿结构中最早且最经常看

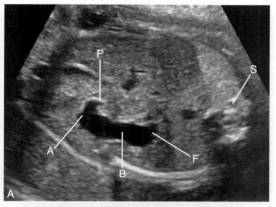

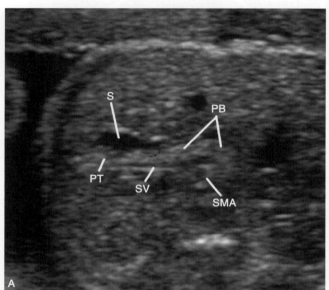

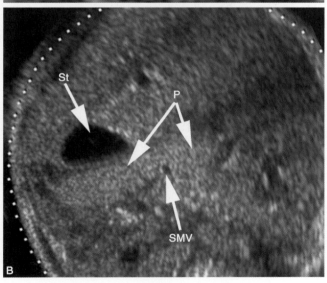

图 8-81　A、B.胎儿胰腺常不能直接看到，但是在上图中显示清晰。仔细探查时，常可发现。经常做成人和儿童腹部超声的医生可以辨认这些熟悉的标记。在图 B 中，胰腺（P）是增大的（Beckwith-Wiedemann 综合征）。胰腺位于脾静脉（SV）和胃后壁（St）之间。PB，胰体；PT，胰尾；S，胃；SMA，肠系膜上动脉；SMV，肠系膜上静脉

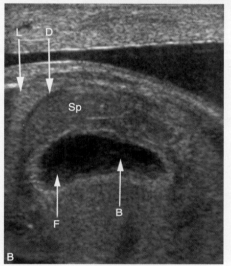

图 8-82　A.胃的冠状面显示全胃，包括胃底（F），胃体（B），胃窦（A）和幽门（P）。S，脊柱。B.胎儿胃的横切面显示胃底（F）和胃体（B）。部分左肺（L）和脾脏（Sp）包含其中。D，膈肌

到的部分。

　　口腔内部及相关结构在超声上显示相对较好[70]。唇和面颊已在浅表解剖部分论述（图 8-12，图 8-13）。舌（图 8-83）也可始终显示，在吞咽时显示最佳。含有牙蕾的牙龈嵴常在 20 周或 20 周以上的胎儿中观察到（图 8-83A）。确定硬腭始终有难度，但反复扫查也可以发现。也因此，腭裂比唇裂更难探查到。由于软腭不能单独辨认，超声诊断软腭裂很困难。口咽（oropharynx）及喉咽（laryngeal pharynx）常含有液体，扫查时相对容易观察到（图 8-83，图 8-84）。经上颈部的横切面观察咽部效果极好，但长轴冠状面显示咽部解剖结构更佳，虽然不易获取。长轴冠状面上，咽的连续性以及突入到咽部的喉均可观察到（图 8-84）。梨状隐窝（piriform sinuses）、会厌谷和声门也可观察到。

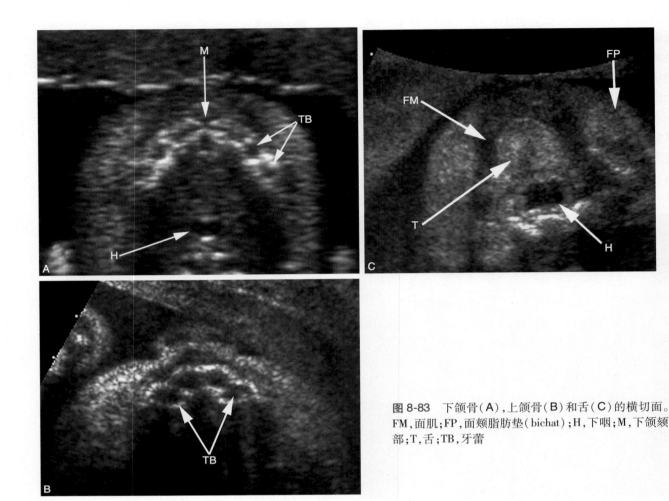

图 8-83　下颌骨（A），上颌骨（B）和舌（C）的横切面。FM，面肌；FP，面颊脂肪垫（bichat）；H，下咽；M，下颌颏部；T，舌；TB，牙蕾

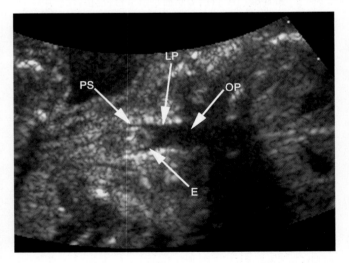

图 8-84　胎儿下咽部冠状面声像图。充满液体的口咽（OP）和喉咽部（LP）清晰可见。液体使梨状隐窝（PS）轻微扩张。E，会厌

中远段食管（esophagus）在扫查时经常可显示（图 8-85）[70]。近段食管在正常胎儿中极难显示，虽然并非完全不可能。中远段食管在长轴冠状面和横切面上可显示，尽管是间断性的。识别食管的关键在于它与降

主动脉的关系，降主动脉容易显示。中远段食管位于胸段降主动脉的正前方。在长轴冠状面最先看到主动脉。探头随即慢慢前移。当主动脉消失不见时，食管出现，但较难辨认。食管呈五条平行线样回声。由高回声的浆膜层、黏膜下层和管腔、低回声的肌壁共同组成（图 8-86）。从概念上讲，人们可以用同样的方法去观察食管的上 1/3 段。在这种情况下，人们可以在长轴冠状面看到气管的影像（见下文），然后向后慢慢移动探头。当气管消失时，食管再次出现。遗憾的是，这种概念虽然在解剖上是正确的，但实际上很少成功。

胃和胆囊是膈肌以下胎儿消化系统中唯一始终含有液体的部分（图 8-67，图 8-72，图 8-73）[69,71,72]。所以，任何充液的小肠（small bowel）都应该引起怀疑，尽管在晚孕期胎儿中，在小肠腔内经常见到少量正常的肠液，伴随肠蠕动时更明显。尤其是十二指肠内的充液更应该引起怀疑。然而，正常十二指肠可以看到且可以含有极少量的肠液。如果想识别十二指肠，通过它和胆囊的解剖位置关系最容易找到。在没有病理结构介入的情况下，这两个器官通常是紧贴在一起的

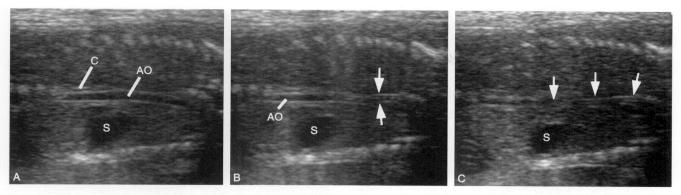

图 8-85　冠状面显示食管中远段。首先(A),定位降主动脉(AO)。B 和 C,探头前移,食管(箭头)显现。C,膈肌脚;S,胃

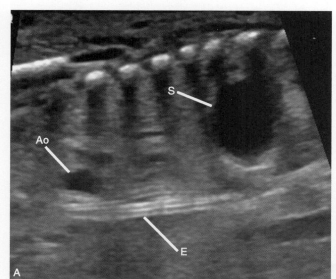

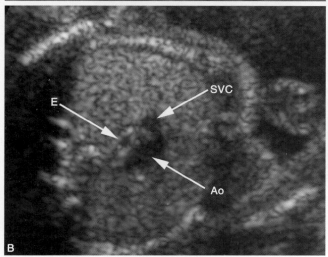

图 8-86　冠状面(A)和横切面(B)显示食管(E)。浆膜层和管腔显示为高回声,肌层显示为低回声。远端,食管位于降主动脉的前方(对比图 8-83)。近端位于主动脉横弓部(B)的后方,升主动脉的内侧(A)。Ao,主动脉;S,胃;SVC,上腔静脉

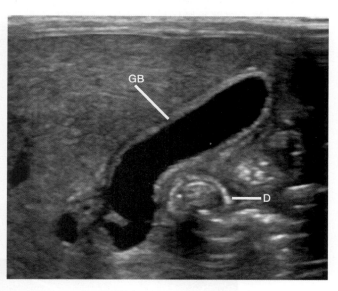

图 8-87　孕 24 周早产,生后一个月大小的婴儿,经胆囊的长轴切面显示胆囊(GB)和十二指肠(D)的正常关系,二者紧贴,没有任何结构介入

的量在整个孕期大幅增加,至足月时可以达 400 ~ 500ml。胎儿产生的尿液量和吸收的羊水量之间存在相对比例。这种成比性(产生与吸收)维持羊水量的平衡。食管不通畅时,胃泡呈空虚状态(不显示),除外以下两种情况。首先也是最常见的,即同时存在气管食管瘘,使胎儿产生的肺液通过瘘道进入食管,随后进入胃内[73]。这种畸形通常与晚孕期出现的羊水过多有关,但不一定与 24 周前的羊水过多有关。其次,食管闭锁不伴气管食管瘘但合并近端消化道闭锁或梗阻时,胃液在胃腔内积聚。

　　胃的大小变化明显,这可能取决于胎儿近期吞咽的羊水量[71,72]。一个明显饱满的胃绝不能作为诊断梗阻的唯一依据。当胃充盈良好时,各部分结构(如胃底、胃体、胃窦)可分辨(图 8-82)。胃底最靠后,胃窦最靠前。胃充盈良好时可见胃角切迹。胃角切迹是一个深浅不一的凹痕,沿胃体和胃窦间的胃小弯侧通常

(图 8-87)。正常胎儿胃内的液体几乎完全被吸收。胎儿在近 16 周左右开始吞咽羊水[71,72],胎儿吞咽羊水

可以发现。如果胃角切迹足够深,可能会产生一个类似"双泡征"的超声截面[74]。

在整个中晚孕期,小肠显示越来越清晰。尤其是高回声的小肠黏膜下层。这可在中晚孕胎儿的中下腹部形成回声增强的"团块"区域。不要把这种结构误认为异常肿块(肠道假性肿块)[75~77]或肠管异常(也叫肠管回声增强)。随着时间推移,某种程度上依赖于成像的便利,分散的小肠清晰可见(图8-88)。应用现代化的机器,肠壁也清晰可见。黏膜下层(submucosa)和浆膜层回声高于肌肉层,黏膜肌层较厚,固有肌层较薄。晚孕期,肠系膜内脂肪沉积可能促进了各个肠管的分离,增加了腹部小肠区域的回声。重要的是,肠管"回声增强"曾被认为是几种严重胎儿异常的先兆[78,79]。因此,区别是肠内容物回声增强(可能提示异常),还是正常的肠管结构表现为"肠管回声增强"(不倾向提示异常)很重要。仔细观察高回声是显示良好的黏膜下层或肠系膜的脂肪,可以避免这些问题。一般来讲,高频探头能更清晰地显示小肠的黏膜下层,这会给检查者造成肠管"回声增强"的感觉[80]。当所使用探头频率超过5MHz时,胎儿肠壁结构引起"回声增强"感觉的可能性大。应该转换低频探头进一步核实。在晚孕期,不管探头质量如何,几乎在所有胎儿中都能观察到节段性充液(肠液)的肠管[81]。

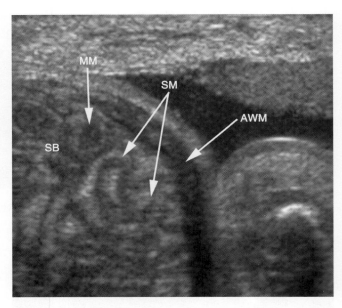

图8-88　胎儿腹部散在分布的小肠祥(SB)清晰可见。肠壁的结构显示清晰。小肠壁的主要特征是黏膜下层(SM),显示为高回声(不要误认为是肠管回声增强)。黏膜肌层(MM)位于黏膜下层内侧,呈低回声。注意前腹壁肌层(AWM),像所有肌肉组织一样,显示为深灰色的回声。如果仔细观察,可以看到回声更高的小肠黏膜,"三明治样"夹在黏膜肌层之间

结肠(colon)在近晚孕早期开始显示,同样,随孕周增加显示越来越清晰[81,82]。结肠回声相对较低(图8-89,图8-90)。因此,不要把结肠误认为是扩张的小

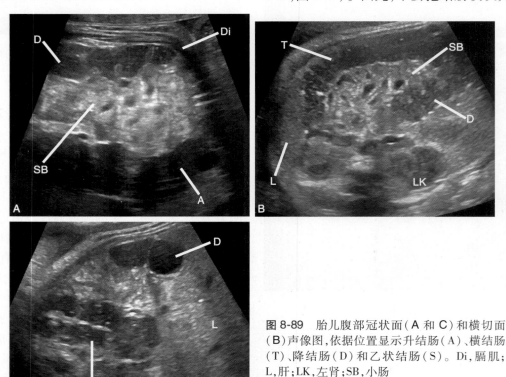

图8-89　胎儿腹部冠状面(A和C)和横切面(B)声像图,依据位置显示升结肠(A)、横结肠(T)、降结肠(D)和乙状结肠(S)。Di,膈肌;L,肝;LK,左肾;SB,小肠

肠。最容易将其与病理性扩张的小肠进行区分的是结肠的特征性走行。升结肠沿右侧腹走行（图 8-89A），与右侧肾脏相关。到达肝脏处，在结肠肝曲向左弯曲（图 8-89A）。横结肠沿肝脏游离面走行，经过胃下方（图 8-89B）。在脾曲，结肠向后走行，再次与肾脏关系密切；当然，这次是左肾。在显示肾脏时经常会看到结肠。如果一侧肾缺如，结肠会占据同侧肾窝，这时要注意不要将结肠误以为正常或异常的肾脏。最后，乙状结肠弧形跨过膀胱与直肠（rectum）相连（图 8-89C，图 8-90B）。偶尔，在结肠壁上可以看到结肠袋标志。不要将冗长的乙状结肠误认为扩张的小肠。在臀沟的底部可以看到肛门（图 8-90C）。在可疑结肠扩张时，正常肛门的显示有助于排除肛门闭锁。

如前所述，胎儿肝脏的比例大于儿童或成人[83]。同样的，在中孕早期，肝脏占胎儿总体重的 10%，但到

足月时仅为总体重的 5%。另外，胎儿肝脏左叶相当大。富含养分和氧气的血液进入门静脉左支脐段。因此肝脏左叶得到丰富的营养供应。相反，流入肝脏右叶的血液几乎只来自门静脉主干，在血液中营养含量最低（血液已经流经毛细血管网）。在整个孕期，胎儿的肝脏占据整个腹部的宽度，肝脏左叶总是贴左侧腹腔壁。这在成人中少见但也可能出现。每个肝叶的两个主要肝分叶在大孕周胎儿可以看到（图 8-74），某种程度上甚至在中孕早期就可以看到[61,64]。肝左外叶延伸到门静脉左支脐段的左侧（图 8-72，图 8-73）。肝左内叶是位于胆囊（或肝中静脉偏上）和门静脉左支脐段或段间裂偏尾侧（图 8-91）之间的组织。肝右叶是位于胆囊、肝中静脉和下腔静脉右侧的所有肝组织（图 8-67，图 8-73）。这三种结构均位于主肝裂内。门静脉左支和肝左静脉标志着左段间裂。最后，右段间

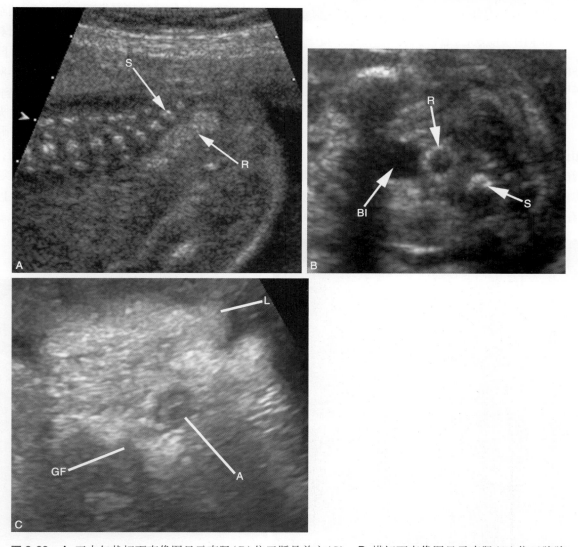

图 8-90　A. 正中矢状切面声像图显示直肠（R）位于骶骨前方（S）。B. 横切面声像图显示直肠（R）位于膀胱（Bl）和骶骨（S）之间。C. 横切面显示肛门（A）。GF，臀沟；L，大阴唇

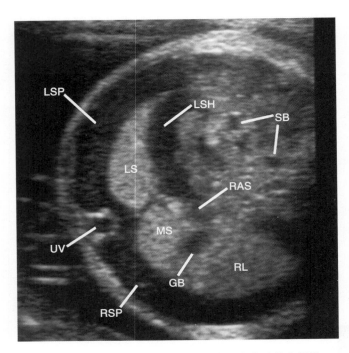

图8-91　Rh 同种免疫胎儿经腹腔输血治疗后的腹部横切面声像图，可识别许多腹膜间隙，包括右侧（RSP）和左（LSP）膈下间隙和右前（RAS）和左侧肝下（LSH）间隙。胎儿肝脏的节段解剖结构也很清楚，包括肝左内叶（MS）和外叶（LS）。GB，胆囊；RL，肝右叶；SB，小肠；UV，脐静脉

裂头侧由肝右静脉标记，下方由肝右静脉前支标记。

随着设备改进，从中孕期开始就可以轻松观察到胰腺。胰腺组织位于胃的后方，胎儿的这个区域通常都可以看到。胰腺组织较肝脏和左肾回声偏高，使其

更易被观察到。不要认为胃液造成的回声增强效应是引起胰腺组织回声更高的原因（虽然回声增强效应可以使其后方组织回声增高）。明确辨认胰腺需要在横切面显示脾静脉和肠系膜上动脉起始端（图 8-81）。胰腺是位于这些血管和胃后壁之间的带状组织。

脾脏并非真的胃肠道器官（图 8-73，图 8-82B）。它是网状内皮系统的一部分。然而，作为一个上腹部器官，它最适合在本章节讲述。脾脏上方由膈肌，外侧由低位的肋骨，内侧由胃，后方由膈肌和肾脏围成。只有下缘难以界定。胎儿脾脏的回声近似肝脏。成年人肝脏的回声略低于脾脏[84~87]。脾脏在胎儿期逐渐长大，有文献报道关于脾脏大小的图表[84]。

呼吸系统

上呼吸道系统局部可以看到。前面已经描述了鼻（图 8-12，图 8-13）。通过操作也可以扫查到鼻腔、鼻中隔和上腭。如前述，由于有液体存在，咽和下咽部常可看到[70]。梨状隐窝在充液时可以显示（图 8-84）。在大孕周胎儿的咽部充满较多液体时，可以看到会厌突出到液体中（图 8-92）。会厌在吞咽时显示尤为清晰。

当下咽部充满液体时，实际上常可显示喉部（图 8-84，图 8-92）。喉部解剖结构细节并不清晰，但是喉本身较易辨认，位于气管内液柱上方缩窄部，突入到下咽部，两侧是梨状隐窝。如果头部明显屈曲，上方的下颌骨（mandible）常使喉和下咽部显示不满意。像胎儿

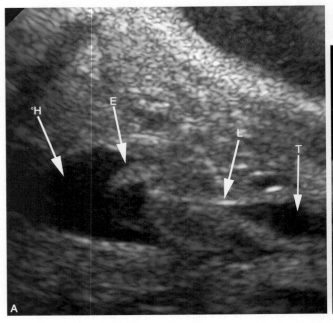

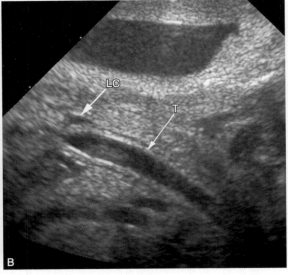

图8-92　经下咽部（H）、喉（L）、气管（T）的冠状面。E，会厌；LC，喉软骨

的几乎所有软骨结构一样，喉部较大的甲状软骨（thyroid cartilage）呈低回声。因此，在气管长轴切面上通常显示为平行于胎儿上段气管液柱的两个细的低回声带（图 8-93）。

　　如前所述，气管（trachea）是一种相对容易观察到的结构（图 8-92～图 8-95）[70]。这主要是因为它总是充满液体。不仅因为肺产生液体排到气管中，以及大部分的气管两侧伴有明显的颈动脉搏动。通常气管可以

追寻至其末端，走行于主动脉弓的后方（图 8-94A），但气管隆突和支气管很难观察到。因为支气管主干通常不显示，在目前的胎儿超声发展阶段，更细小的支气管分支实际上无法显示。左、右肺动脉和肺静脉（图 8-95，图 8-96）在大部分中晚孕期的胎儿中都可以看到。然而人们通常是在检查心脏而非肺的时候观察这些重要的血管。详细的肺动脉和静脉的解剖图参照第 13 章。

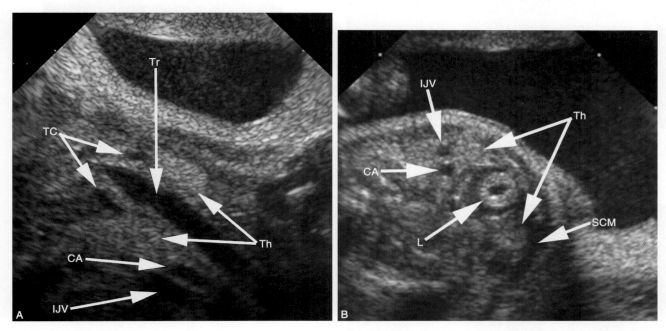

图 8-93　胎儿颈部纵切面（A）和横切面（B）声像图。CA，颈动脉；IJV，颈内动脉；L，喉；SCM，胸锁乳突肌；TC，甲状软骨；Th，甲状腺；Tr，气管

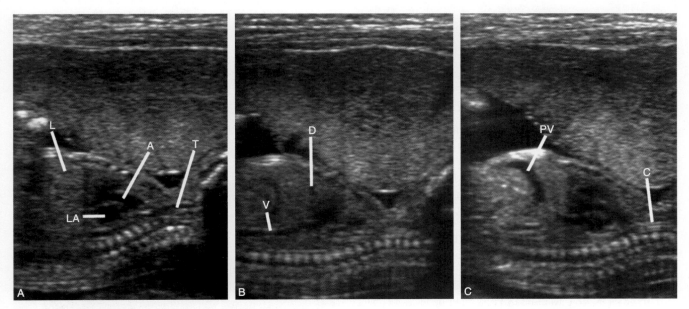

图 8-94　纵隔和颈部结构的关系。正中矢状面（A）和旁矢状面（B 和 C），显示气管（T）向下延伸至主动脉弓（A）。颈部食管（C）在颈部气管后方（再次提醒注意肌层和黏膜层）。D，膈肌；L，肝；LA，左心房；PV，门静脉左支；V，下腔静脉

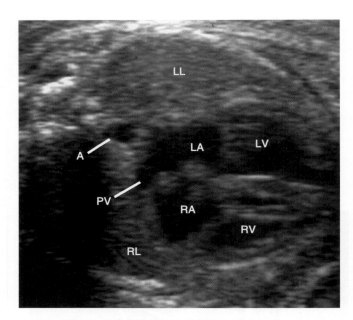

图 8-95　胎儿胸部横切面声像图。A,降主动脉;LA,左房;LL,左肺;LV,左室;PV,肺静脉;RA,右房;RL,右肺;RV,右室

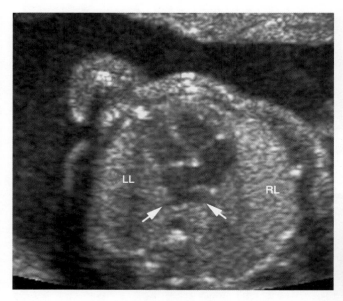

图 8-96　胎儿胸部轴切面。箭头,肺静脉;LL,左肺;RL,右肺

　　肺(至少是肺组织)在早孕晚期后可以看到。在早孕期,肺的边界更多是由其周围结构勾勒出来的。这些主要包括外上侧的肋骨及中间的心脏(较少程度上还有其他纵隔结构)。在下方,早期肺与肝分界不清。在中孕期的某段时间,这两个器官回声相近。随着孕周增大,肺的回声增强,逐渐高于肝脏(图 8-97)。其中的原因未知。据推测这种差别可能标志肺的成熟,但这种观念显然是错误的,因为在早孕期,肺的回声高于肝脏,早于肺可能发育成熟的时间[88,89]。此外,

　　随着胎儿生长,胎儿"呼吸样运动"时,由于膈肌与不张且充液的肺相对抗导致其日渐增厚,使得膈肌显示越来越清晰(图 8-98)。这些肺下缘的标志性结构,随着孕周增加提高了肺组织的显示度。正常胎儿看不到的独立的肺叶,但当存在胸膜渗出时,液体渗入到主要的肺裂(和右侧较小肺裂)内,可显示出肺叶边界。

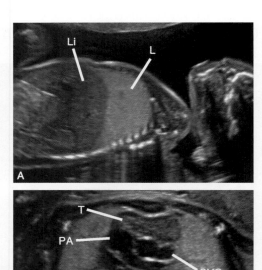

图 8-97　A. 通过胎儿胸部的矢状切面声像图。大孕周胎儿肺(L)和肝(Li)的回声差异很容易识别。B. 通过胎儿胸部的轴切面声像图,同样肺和胸腺(T)的回声差异也很容易看到。C,隆突;PA,肺动脉;Sp,脊柱;SVC,上腔静脉

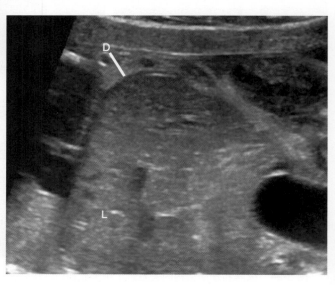

图 8-98　膈肌(D)相对回声偏低。L,肝

泌尿生殖系统

尽管因胎位极其多变,加之肾脏与周围组织之间对比度较低,胎儿双肾不一定能始终显示,但从中孕早期开始,位于棘突旁的正常胎儿肾脏通常可以显示。长轴切面显示,胎儿肾脏呈两侧的椭圆形结构;横切面显示,肾脏呈卵圆形至圆形,且邻近腰椎骨化中心两侧(图 8-99)。在妊娠较晚的时期,腹膜后包绕肾脏的脂肪回声,有助于肾脏的显示(图 8-100)。胎儿肾锥体在大多数胎儿中可与周围的皮质和肾柱(Bertin 柱)区分开且在结构上前后排列(图 8-99A),与连接肾锥体尖端(肾乳头)的肾盏对应[20]。由于正常肾皮质的回声与周围组织相近或略高,突出了相对低回声的肾锥体。肾锥体特殊的位置可以避免与肾实质囊肿混淆。注意间隔开肾锥体的肾柱,且不与肾漏斗及肾盏相通,故可避免其与扩张的肾盏混淆。胎儿肾窦内一般很少甚至没有脂肪组织。肾盂和肾漏斗通常含有液体,在胎儿中容易显示[91,92],详见第 15 章。正常胎儿输尿管无论如何是无法识别的,如果胎儿输尿管可见,提示存在病理性扩张。

胎儿肾脏在整个孕期都处于生长状态。目前已将胎儿肾脏长径、宽径、厚径、体积和周长的标准值按月经龄建立函数,且与产后的死胎的测值一致[93~95]。整个孕期,胎儿肾周长/腹围比值相对稳定在 0.27~0.30 之间。根据此法判断肾脏增大比判断小肾脏更有效。因为肾脏的确切边界通常难以界定,肾脏缩小较难发现,尤其是小肾脏,可能部分模糊不清,或因为切面并未通过肾脏最长轴,或由于肾脏大小的标准偏差很大[93~95]。

早在停经后 15 周,胎儿膀胱就可被辨认(图 8-71)。即使尿量不足 1 毫升,我们也能够观察到小孕周胎儿的膀胱。正常情况下,胎儿膀胱每隔 30~45 分钟就会充盈、排空一次,因此,在超声检查过程中,常常可以看到膀胱的排空与充盈[96~98]。如果胎儿膀胱不显示,可以间隔至膀胱充盈再次观察;但是,如果羊水过少时膀胱没有显示,必须连续检查膀胱能否充盈。

孕 32 周时,胎儿膀胱最大容量为 10ml,足月时可增加 4 倍。因此,根据膀胱大小的变化,我们计算出了胎儿尿液的生成速度,从停经 30 周 9.6ml/h 增加到停经 40 周 27.3ml/h[96~97]。当然,足月胎儿可能没意义,尽管膀胱可能是空的[98]。胎儿膀胱的充盈和排空只能

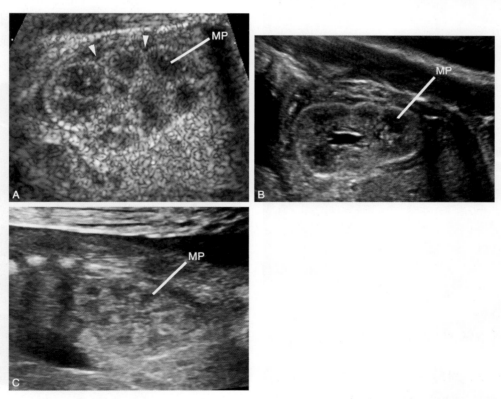

图 8-99　A. 中孕早期胎儿肾脏长轴切面声像图(箭头)。B. 中孕晚期胎儿肾脏长轴切面声像图。肾髓质的相对大小减小这是因为皮质生长优于髓质,肾髓质(MP)在早期看起来更明显些。C. 晚孕期胎儿肾脏长轴切面。在胎儿肾脏回声的正常变化中,肾脏回声随肾皮质回声增强,因此更好地勾勒出更多无回声的肾髓质锥体(MP)

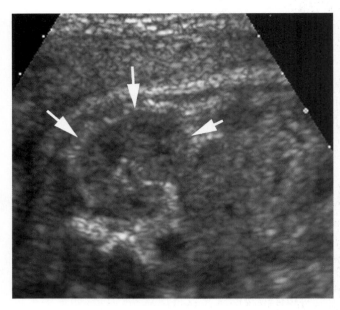

图8-100　胎儿肾脏横切面声像图。周边为肾周脂肪（箭头）。高回声的肾周脂肪使相对低回声的肾实质边界显示更清楚

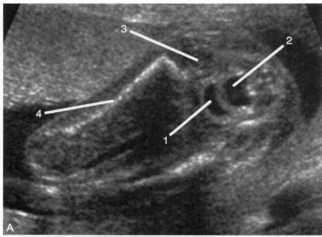

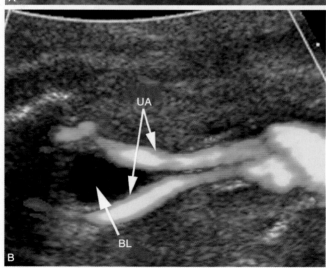

图8-101　A.胎儿盆腔横切面声像图。1.膀胱。2.直肠。3.股骨头。4.股骨干。B.经胎儿盆腔斜横切面无方向的彩色多普勒声像图。膀胱（BL）两侧为脐动脉（UA）

证明胎儿肾脏有泌尿功能，但不代表所产生尿液的"质量"。正常胎儿膀胱占据盆腔中线位置，壁非常薄，尤其当膀胱充盈良好时，膀胱壁实际上观察不到（图8-101）。膀胱大小随时间变化的特征是与病理性盆腔囊性结构进行鉴别诊断的重要依据。另外，无论膀胱扩张至何种程度，脐动脉都位于膀胱的两侧，这一解剖关系非常有利于我们对持续无尿和过度充盈的膀胱进行判断。

正常的胎儿尿道有时被认为是一条沿勃起阴茎长径走行的线状回声（图8-19）。女胎或阴茎非勃起状态的男胎，正常尿道难以甚至不可能辨认。正常情况下女胎的子宫和卵巢是不能观察到的。正常情况下男胎的睾丸只有下降到阴囊内时才能看到，前列腺无法显示。有关外生殖器在之前的"胎儿浅表解剖结构"部分已详述。

虽然胎儿肾上腺不属于泌尿生殖系统，但在检查肾脏时通常可以看到（图8-100，图8-102）[99,100]，即使一侧或双侧肾脏缺如，也可以在脊柱两旁预期的位置看到肾上腺。胎儿肾上腺通常在20周后显示。肾上腺有其特有的大小、形状和回声，以至于很容易区分出皮质和髓质（图8-6，图8-67和图8-102）。胎儿的双侧肾上腺覆盖于肾上极（成人左侧肾上腺常位于肾上极前面）[100]。相比左侧，右侧肾上腺更容易显示，其上部位于下腔静脉近端的正后方（图8-102）。

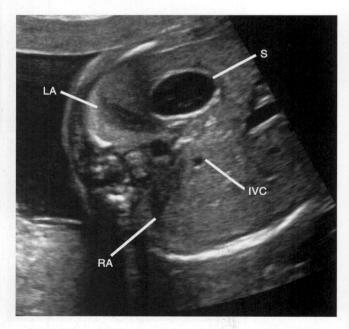

图8-102　（胎儿）肾上腺横切面声像图。胎儿上腹部切面可以显示很多解剖结构。右侧肾上腺（RA）的两肢均位于下腔静脉正后方，左侧肾上腺（LA）位于主动脉左侧、胃泡后方。在肾脏上方的肾上腺冠状切面呈典型的三角形外观，详见图8-6

中枢神经系统

　　胎儿大脑是胎儿畸形诊断研究的首要领域之一[101]。这是以下两个因素的结果：①常规扫查胎儿头部获得双顶径以确定孕周，②中枢神经系统畸形是最常见的出生缺陷之一。最初，只有大的形态异常，如无脑儿或严重的脑积水能在产前被发现。随着设备的不

断改进，越来越多的脑部畸形可以被准确诊断[102~107]。

　　诊断结构异常发育的途径总是始于对正常发育解剖学的牢固掌握。最初，超声对正常胎儿颅内解剖结构的解释存在很多错误[108~110]。这源于大脑的特殊情况，脑部"液态"和"固态"区域没有按照预期的方式表现。最初预想侧脑室的超声表现将以脑脊液为主，呈无回声。实际上其超声表现以高回声的脉络丛（choroid plexus）为主（图 8-103~图 8-106）[111,112]。相反，与

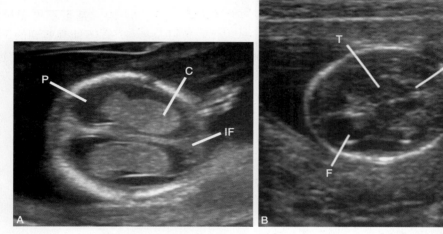

图 8-103　A. 14 周胎儿经侧脑室三角部横切面扫查。大脑实质（P）非常透明。C. 脉络丛；IF，大脑纵裂（interhemispheric fissure）。B. 轻微向下扫查可以清晰显示发育良好的丘脑（T）和中脑（M）。前角（F）较大且充满脑脊液

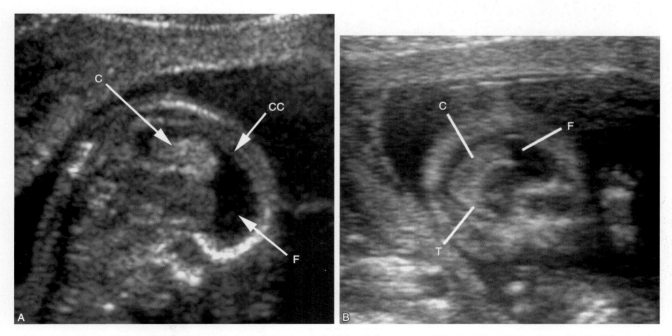

图 8-104　A、B. 早孕晚期旁矢状切面显示，即使仍处于发育早期，脉络丛（C）充满侧脑室的后部和下部。镜面反射区显示为前角（F），因缺乏脉络丛而呈现为侧脑室系统内充满液体的区域。早期颞角可见（T）。注意枕角未显示。脉络丛充满体部，三角部和早期颞角。同时可见大脑皮质组织菲薄（CC）

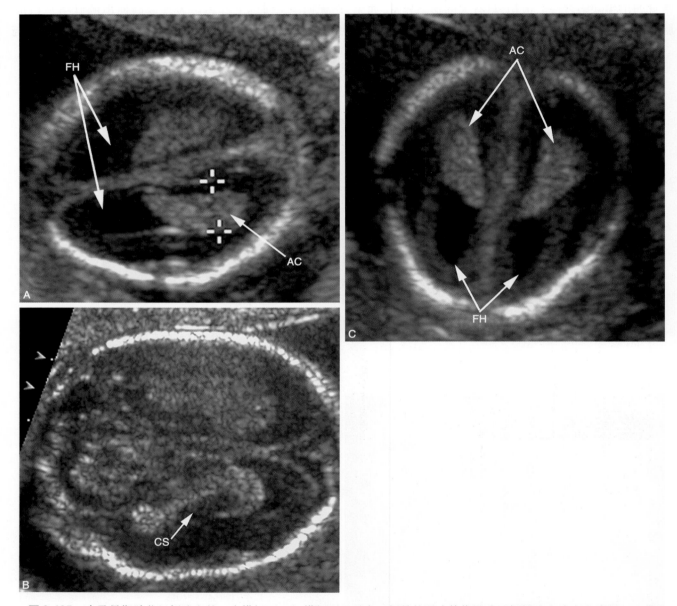

图 8-105　中孕早期胎儿经侧脑室的三个横切面。**A.** 横切面显示由于颅骨的混响伪像导致近场侧脑室清晰度降低。注意前角区清晰度差异（FH）。AC，三角部脉络丛。**B.** 经后囟扫查，颅骨混响伪像几乎消除，前角同样清晰可见。**C.** 在发育早期，纹状体（CS）明显凸向侧脑室脉络丛使之受压。不要误以为是异常（有时，当透声佳时，类似脉络丛囊肿）

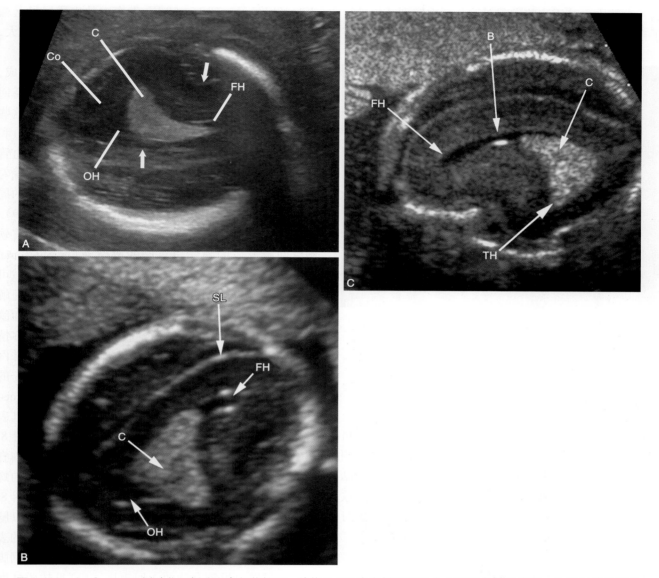

图 8-106　A~C. 16~18 周胎儿经侧脑室旁矢状切面。脉络丛（C）决定侧脑室的大小和三角部的位置。注意与早几周的胎儿相比，脑皮质（Co）的厚度显著增加（图 8-104）。高回声沿端脑边缘分布（直箭头）。高回声即表面的软脑膜（SL）。注意 A 图中枕角（OH）的雏形，并与 C 图中进一步发育的枕角相比。同时需要注意，前角（FH）上下径很窄，这是由于尾状核头的发育重塑了这部分侧脑室。B，侧脑室体部；TH，发育中的颞角

人体其他实性组织相比，大部分神经组织，如端脑，间脑和中脑回声较低（图 8-103）[111,113]。目前进入超声诊断领域的人员在看到含液体最多的大脑区域回声最高，而实性组织回声最低时，可以很好地理解早期研究人员产生的误解。更复杂的是，脑在发育过程中会发生巨大变化，导致一些"标志性结构"的位置不断改变。类似情况在活体内没有观察到，而脑部的尸检与活体检查的外观可能不一致。

这一系列重大发现，让我们可以清晰的界定超声观察到的正常发育的神经解剖结构。这些发现包括识别胎儿第三脑室、高回声的脉络丛[111]、一些脑池里搏动的脉管系统[113]。前两者是幕上的脑室系统。后者可用

以区分侧裂池（sylvian cistern）（大脑中动脉搏动）、脚间池（interpeduncular cisterns）（基底动脉搏动）和环池（ambient cisterns）（大脑后动脉搏动）（图 8-79）。基于这些发现而确定的标志为随后识别其他具体的神经结构提供了基本框架[114~118]。

在后来的超声发展过程中，对新生儿的颅脑结构进行了研究（图 8-1，图 8-107）[1,2,112]。有趣的是，这使得人们对胎儿脑部结构的表现也有了更深入的了解，因为目前对"新生儿"的检查通常在发育的 24~25 周时开始（实际上的中孕期胎儿）（图 8-1）。经新生儿前囟（anterior fontanelle）的图像显示清晰，然后研究者开始将从新生儿大脑了解到的神经解剖应用到发育中的

胎儿大脑中。基于这些发现对胎儿颅内解剖结构进行了充分分析。

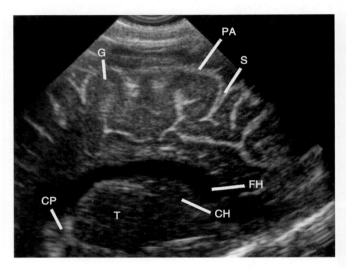

图 8-107　6个月幼儿的大脑旁矢状切面。脑回(G)发育良好。软脑膜蛛网膜(PA)组织覆盖脑表面,使得脑沟(S)显示清晰。仔细观察脑回可见皮质的"灰质区"回声较"白质区"低(几乎可以肯定这不是因为灰质白质的不同决定的,而是由于流经灰质中央的血管的回声所致)。CH,尾状核头;CP,脉络丛;FH,前角;T,丘脑

在胚胎头臀径达 10~15mm 时,胎儿头部与躯干可以清晰地区别开来。正常末次月经后的第10~11周(图 8-4),已经可以开始观察发育中胎儿颅内的解剖结构。此时,颅内组织成分几乎完全由丘脑(thalami)和纹状体(corpus striatum)组成,呈现出对称的外观,将发育中的第三脑室挤成中线处的镜面反射结构[119~122]。

至早孕末期,丘脑、第三脑室、中脑、脑干和小脑半球已达到一定形态,在之后对于胎儿的超声观察期间,其声像图表现除体积不断增大外,很大程度上,外观基本保持不变(图 8-103)。因此,大多数观察到的变化——都是本质变化——与端脑的生长发育有关。如前所述,在早孕末期和中孕初期,在端脑的超声表现中,侧脑室(图 8-103,图 8-104)占主导地位。相应高回声的脉络丛占据首要位置。至 12~13 周,侧脑室清晰可见,呈卵圆形,大部分充满脉络丛。只有前角区缺乏脉络丛的充填,且终生如此(图 8-103B,图 8-104,图 8-105)。在此发育阶段,只能看到下角的雏形(图 8-104B),枕角尚未发育。侧脑室前角、体部和侧脑室三角部较大,容易探查。由于脉络丛体积大且回声高,最容易被识别。相反,侧脑室周边发育的大脑皮层由于回声低而难以辨认(图 8-103A),但是由侧脑室壁产生的镜反射可以观察到侧脑室和大脑皮层的分界(图 8-103B,图 8-104B)。这些结构在声束与侧脑室壁垂直时可以显示。到 16~18 周,发育中的皮质层显著增厚(比较图 8-104,图 8-106)。随着枕叶体积的增大,侧脑室的枕角逐渐成形(图 8-104~图 8-106)。

结构所呈现的相对回声大部分在这个时期形成,这在接下来的孕周可以观察到。有两种组织是高回声,因此,在进行胎儿脑部检查时最容易观察到。这些组织是脉络丛,如前所述,以及脑膜:硬膜(硬脑膜)和软膜蛛网膜(柔脑膜)。有趣的是,脉络丛是由含血管的软脑膜发育而成。软脑膜形成高回声反射的边缘勾勒了脑的边界(图 8-106~图 8-108)。高反射边缘的周围是蛛网膜下腔,内包含脑脊液(图 8-107~图 8-109)。一个典型特征是,在周边(如脑皮质)组织和穿插着软膜蛛网膜形成的强回声界线的脑脊液(cerebrospinal fluid)区域之间缺乏回声上的差异(含脑脊液的区域可能回声更高些)(图 8-108,图 8-109)。产生这种理解误区源于一种预想,即蛛网膜下腔应该是无回声,而脑实质应该是有回声的。这种看似合理的假设在很多情况下是不正确的。这些区域既有脑脊液又有软膜蛛网膜组织,这两种成分的相对数量决定了蛛网膜下腔的超声表现。蛛网膜下腔小的脑池(如基底池(basal cisterns))和中脑周围池(perimesencephalic cisterns))其表现以软膜蛛网膜为主,超声表现为高回声区(图 8-110)。这并不意味着这些区域没有脑脊液,而是脑脊液未对其超声表现造成显著影响。反之,大一些的蛛网膜下腔的区域,如脑半球凸面区域(图 8-107,图 8-108)和枕大池(cisterna magna)(图 8-111),呈现以脑脊液为主的超声表现。因此,在超声意义上,它们的表现如预期的一样呈充满液体的腔。中等大小的蛛网膜下腔区域既可见脑脊液的无回声区,又可见软膜蛛网膜组织的高回声区(图 8-108~图 8-110)。软脑膜(leptomeninges)产生的高回声边缘,可以让检查者对诸如中脑(图 8-110)的结构观察更为清晰。没有这些高回声的边界,将会影响对中脑的观察。

如前所述,高反射结构主导着胎儿脑部的超声表现。脉络丛和脑膜(软膜蛛网膜和硬膜)是大脑发育过程中两个主要产生高回声的组织。从超声视角看,胎儿大脑解剖中最重要的硬脑膜结构是大脑镰和小脑幕(图 8-108~图 8-112)。一些神经结构产生高强度反射。基底核尤其如此,特别是豆状核(图 8-111)。小脑蚓部和小脑半球表面组织也显示为高回声(图 8-113,图 8-114),但依然低于软脑膜。小脑叶"牵拉"着半球表面下方的软脑膜,使表面组织呈现高回声(图 8-113B)。小脑蚓部有最多的叶和错综复杂的脑膜。因此,蚓部回声常呈明显高回声(图 8-114B)。

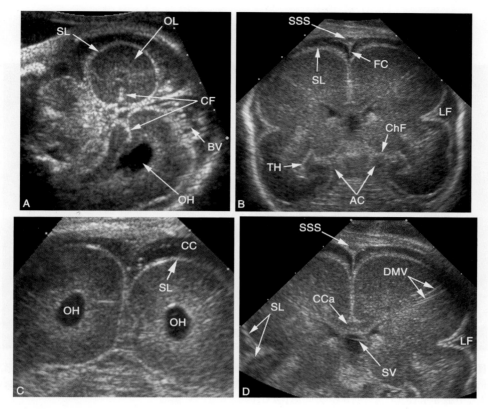

图 8-108　A ~ D,经前囟和骨缝的序列切面。这种方法可以看到对称的脑部结构。表面的软脑膜（SL）对于分辨脑组织的边界和周围的脑池很关键。AC,环池；BV,桥静脉；CC,凸池（脑凸面脑池或脑外间隙）；CCa,胼胝体；CF,距状裂；ChF,脉络膜裂；DMV,深髓静脉；FC,大脑镰；LF,外侧裂；OH,枕角；OL,枕叶；SSS,上矢状窦；SV,透明隔静脉；TH,颞角

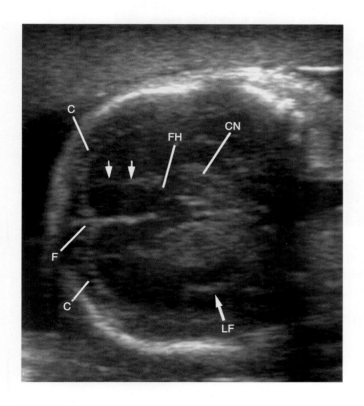

图 8-109　经尾状核（CN）头冠状面。前角（FH）,显示不清,覆盖尾状核。在侧脑室边缘和脑实质边缘之间延伸的线样高回声之前被误以为是侧脑室（箭头）。同时也可以看到凸池（C）内软膜蛛网膜桥样连接（可能是被软膜蛛网膜包裹的桥静脉）。F,大脑镰；LF,外侧裂

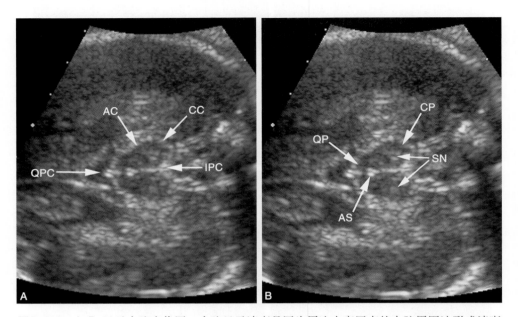

图 8-110　A、B. 显示中脑声像图。中脑显示清晰是因为周边由高回声的中脑周围池形成清晰的边界（软脑膜形成的高回声分界线）。这些脑池环绕大脑脚（CP）和四叠体（QP）。AC，环池；AS，中脑导水管；CC，脚池；IPC，脚间池；QPC，四叠体池；SN，黑质

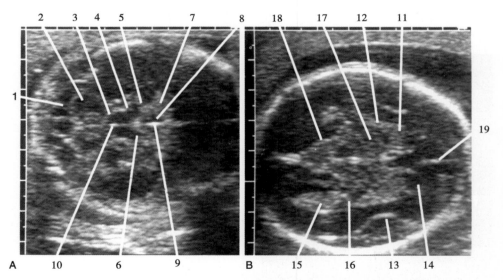

图 8-111　A、B. 横切面显示不同的神经结构。注意不同脑池的回声不一。大的脑池（1. 枕大池）主要表现为脑脊液为主的结构。小的脑池（7，基底池）主要为软膜蛛网膜。2. 小脑半球；3. 四叠体池；4. 环池；5. 脚池；6. 脚间池（注意池中央的基底动脉管壁）；8. 下丘脑；9. 第三脑室下隐窝；10. 中脑导水管；11. 尾状核头；12. 豆状核；13. 外侧裂；14. 前角；15. 三角部脉络丛；16. 内囊后肢；17. 丘脑；18. 小脑幕裂孔；19. 大脑镰

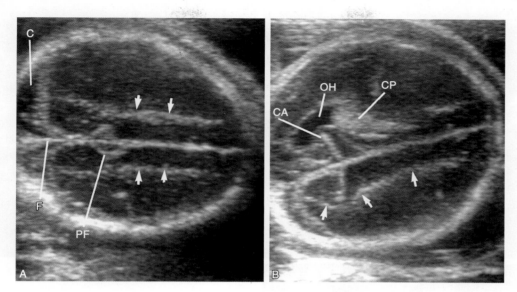

图 8-112　A. 近颅顶横切面。线样高回声(箭头)清晰可见,常被误认为是侧脑室。注意这些回声延伸到脑的边缘。C,凸池充满脑脊液和毛发样的桥静脉,桥静脉表面由高回声的软膜蛛网膜覆盖;F,大脑镰;PF,顶枕沟。B. 经双侧侧脑室的斜横切面和在图 A 中见到的线样高回声(箭头)。枕角(OH)显示清晰。再次注意该线样高回声延伸至大脑边缘,而枕角完全被脑组织包围。CA,禽距;CP,脉络丛

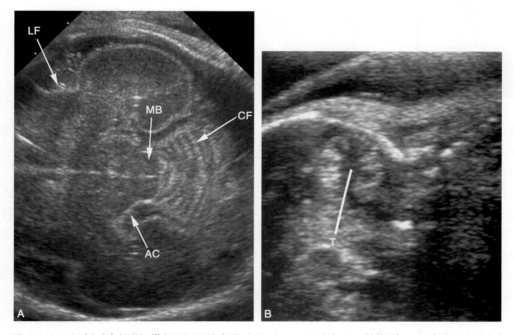

图 8-113　A. 颅后窝视图(横切面)显示小脑叶(CF)。AC,环池;LF,外侧裂;MB,中脑。B. 颅后窝旁矢状切面声像图。小脑白质束(T)清晰可见。小脑的高回声边界是"伪像",是由于软脑膜在小脑叶形成过程中被卷入其中而形成的反射所致(灰质是低回声)

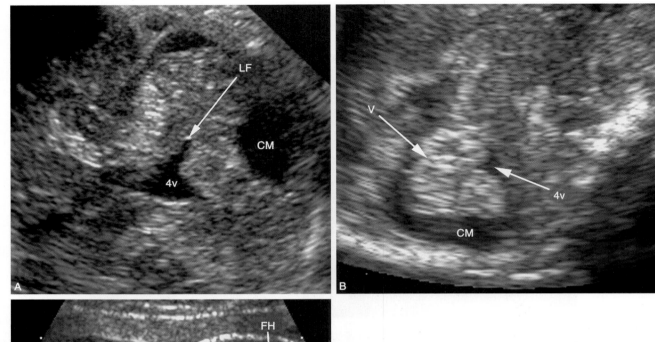

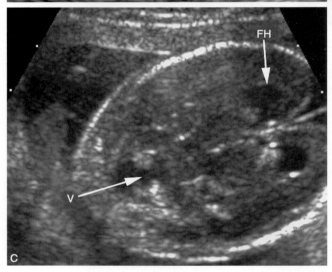

图 8-114　三组图像显示小脑发育不同时期的颅后窝结构。A 和 B 是晚期胎儿的图像，而 C 是中孕早期获得的。A. 颅后窝池的横切面显示第四脑室（4v）和 Luschka 孔（LF）。在第四脑室和枕大池（CM）之间是发育良好的下蚓部。B. 颅后窝池的旁矢状切面，发育良好的小脑蚓部（V）可见。第四脑室顶部是小脑上脚和中央小叶，底部是小脑结节和扁桃体。下蚓部位于第四脑室和颅后窝池（CM）之间。蚓部回声偏高是由于大量小叶，以及最重要的覆盖小叶表面的软脑膜。C. 颅后窝池横切面显示第四脑室通过未完全形成的下蚓部（V）与枕大池相通。在早孕期这是正常现象。FH，前角

　　脑室系统的壁形成的镜面反射和高回声结构同样重要（图 8-103B，图 8-104B，图 8-105A，图 8-106C）。这种反射在声束垂直或近乎垂直入射于光滑的脑室壁表面时产生。因此，我们可以假设这样产生的点状和线状回声的强度会随着探头的指向而不断变化。但事实并非如此，原因有二。其一，胎儿脑部图像大部分在横切面上获得（对双顶径（biparietal diameter，BPD）和头围（head circumference，HC）测量同样适用）（图 8-103B），少数为冠状面和旁矢状面（图 8-106C）。在这些切面上，声束在同一界面与脑室系统垂直。其二，颅骨曲面限制了能够获取的横切面、冠状面和旁矢状面的数量，因为声束入射颅骨曲面部分时能够产生明显的声束散射。因此，脑室壁上的镜面反射多出现在固定位置，可以作为重要的和可重复的解剖标志。

　　此外，在脑实质中还有一些高回声，其中最明显的部位是脑白质束分布的区域（图 8-108～图 8-110，图 8-115）。尽管这些回声体可能会被误认为是与之相连的侧脑室壁（图 8-109，图 8-112）[110,113,119]，但事实上其来源是深入脑白质区的血管（图 8-108D，图 8-109，图 8-112，图 8-115）[120]。而有趣的是，软膜伴随这些血管穿行于脑实质。因此，再次证明软脑膜是胎儿脑实质呈高回声的原因。所以，胎儿脑部的高回声结构，包括表面的回声、脑池、深部脑白质里引流静脉和脉络丛都与软脑膜有关。正如 James Bowie 医生关于脑内高回声大统一理论中认为的那样——"都是软膜"（私人信函，1991）。

　　关于发育中的胎儿脑部的超声"框架"源于上文提到的高回声结构。利用这些结构作为框架，许多单独的神经组织区得以在超声上被识别（图 8-110，图 8-111，图 8-116）[1,2]。随着大脑发育，端脑、间脑、中脑、

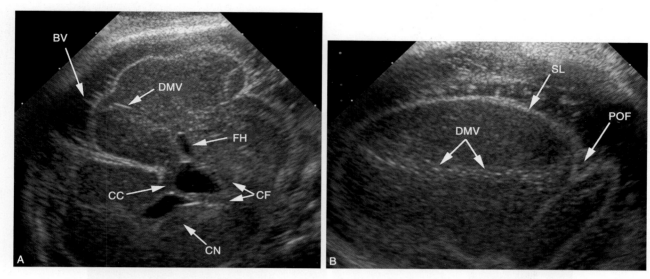

图 8-115　A. 冠状面。B. 旁矢状切面。深髓静脉（DMV）和桥静脉（BV）被覆软脑膜，因此回声偏高。高回声的表面软脑膜（SL）界定了脑表面且有助于区分脑沟和脑裂，例如顶枕沟（POF）。CC，胼胝体；CF，穹窿柱；CN，尾状核；FH，前角

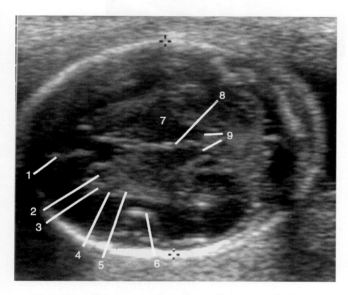

图 8-116　横切面。1. 大脑镰；2. 前角；3. 尾状核头；4. 内囊前肢；5. 豆状核；6. 外侧沟；7. 丘脑；8. 第三脑室；9. 四叠体

脑桥和小脑的多个区域成为解剖学上可识别的区域。根据具体的核团和穿行在这些区域的神经束所产生的不同回声，这些结构在超声上得以识别（图 8-109，图 8-111，图 8-113B，图 8-114，图 8-115A，图 8-116）。与其周围的脑成分相比，个别神经核及神经组织的一些其他区域的回声适度增高（图 8-109，图 8-111，图 8-116，图 8-117A）。这些神经核显示为比脉络丛或软脑膜低的回声。其中包括被内囊分隔开的尾状核（caudate nucleus）、豆状核等。少数情况下，屏状核也可以看到，其边缘是最外囊（extreme capsules）和外囊（ex-

ternal capsules）。同样，在中脑和小脑齿状核（图 8-111A，未标注）里的黑质（substantia nigra）（图 8-110B）也可以分辨。此外，脑桥背侧（被盖）显示为低回声，相反，其腹侧（腹部）显示为中等回声（图 8-118A）[1]。

侧脑室的形态经历了胎儿大脑生长发育过程中的特征性变化。至第 18 周时，侧脑室发育成熟，可以看到容易辨认的枕角（occipital horns）和颞角（temporal horns）。由此开始，受邻近侧脑室壁的神经组织生长的影响，侧脑室的比例和形态开始发生变化。例如，尾状核的生长明显重塑了侧脑室的前角（图 8-106）[121]。然而，观察侧脑室发育的整个时期（13~40 周），侧脑室三角部的大小基本保持不变。在脉络丛球部水平的侧脑室三角部的横径平均约 7mm，在整个中孕期和晚期上限值为 10mm[122]。这是确认侧脑室体积增大最方便的部位，这些将在第 9 章关于脑室增大部分详细讨论[111,112,122]。发育中的胎儿是超声仪器遇到的最多变的结构。在这个不断变化的有机体中，只有一个结构的大小在整个中晚孕期保持稳定。这个结构就是侧脑室三角部，这种稳定性对产前诊断医生而言是天然的馈赠。

重点要注意，侧脑室的额角（frontal horns）（前角）和枕角（occipital horns）（后角）内没有脉络丛（图 8-104~图 8-106）。在孕 24 周至足月期间，在毗邻脑凸面的部位可以看到，除皮质不断生长和相应的卷曲增加（因此脑沟标志也增多）外，端脑几乎没有结构变化（图 8-119A，图 8-120B）[123]。脑体积的增加导致侧脑室的生长速度变慢，逐渐变得不明显。

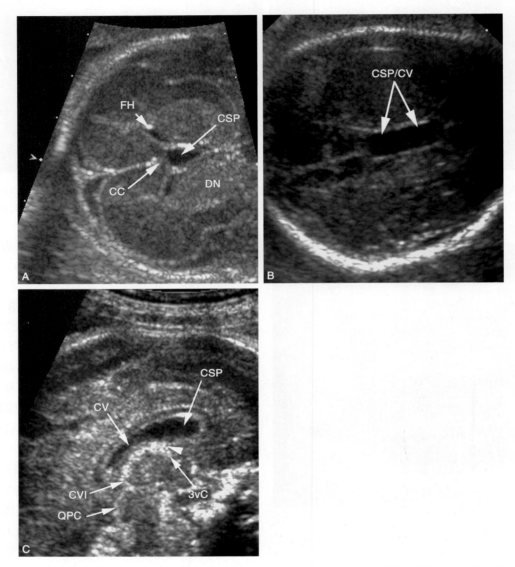

图 8-117 透明隔腔/vergae 腔复合体的冠切面(A),横切面(B)和正中矢状切面(C)。A. 冠状面上透明隔腔(CSP)位于侧脑室前角(FH)之间。胼胝体(CC)的膝部构成它的顶。DN,深灰质核。B. 横切面显示一个相对较大的透明隔腔复合体(CSP/CV)。这个平面上不能将二者间的分界线准确划分出。C. 正中矢状切面上透明隔腔和 vergae 腔的分界线更容易确定。首先,该腔位于第三脑室(3vC)顶部高回声的脉络丛和胼胝体之间(未标注)。透明隔腔(CSP)"终止"于第三脑室脉络丛开始的地方(箭头)。之后的部位称之为 vergae 腔(CV)更合适。第三脑室脉络丛与中央帆腔(CVI)和四叠体池(QPC)内高回声软脑膜混为一体。有时在中央帆腔可以产生一个小囊样回声,位于胼胝体压部的下方。这是正常变异

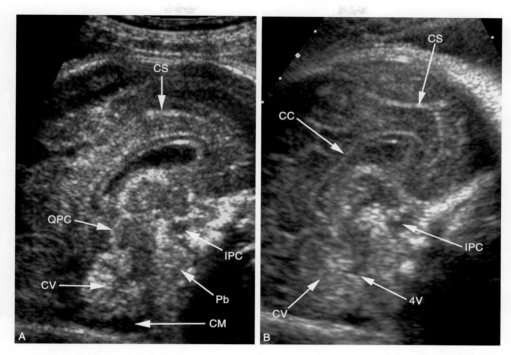

图 8-118　一个小孕周胎儿(**A**)和大孕周胎儿(**B**)的正中矢状切面。扣带沟(CS)很容易看到。扣带回(未标注)位于扣带沟和胼胝体(CC)之间。在大孕周胎儿,沿着内侧额叶可看到更明显的脑沟。CM,枕大池;CV,小脑蚓部;IPC,脚间池;Pb,脑桥腹侧;QPC,四叠体池;4V,第四脑室

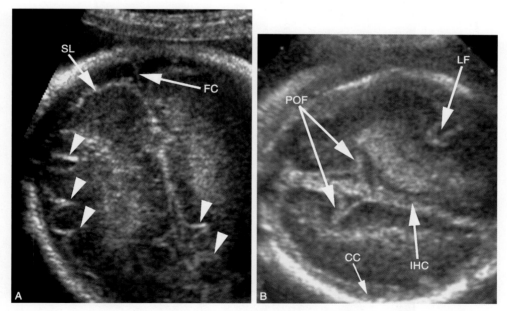

图 8-119　A. 大孕周胎儿。B. 小孕周胎儿脑表面的声像图。小孕周胎儿的脑表面相对光滑,尽管一些主要的脑裂已经可以看到。大孕周胎儿,多数脑沟和脑回可显示(箭头)。CC,凸池;FC,大脑镰;IHC,纵裂池;LF,外侧裂;POF,顶枕沟;SL,表面的软脑膜

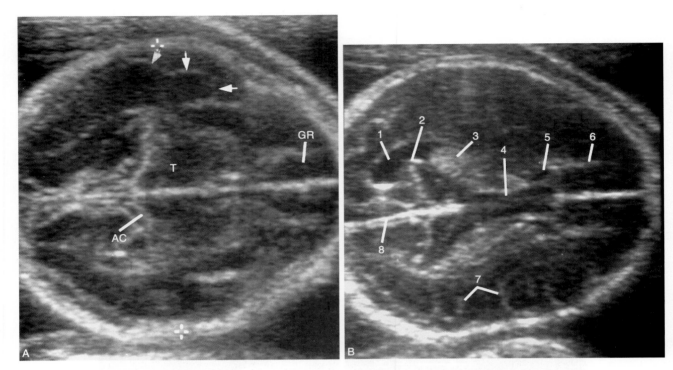

图 8-120   胎儿横切面,颅骨几乎未钙化(隐性遗传性的成骨不全)。A. 近场颅骨混响伪像消失使得近场的颞叶(短箭头)比远场的颞叶显示更清晰。AC,环池;GR,直回;T,丘脑。B. 近场侧脑室清晰显示。1. 枕角;2. 禽距;3. 三角部脉络丛;4. 胼胝体(在横切面显示这么大范围的胼胝体是不常见的);5. 前角;6. 深髓静脉;7. 脑沟;8. 大脑镰

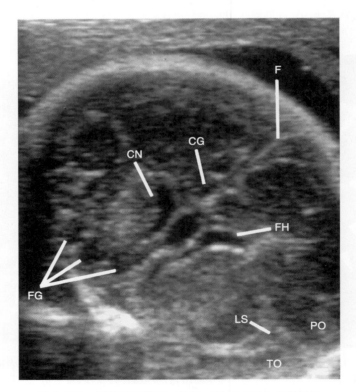

图 8-121   冠状面声像图,前面。CG,扣带回;CN,尾状核;F,大脑镰;FG,额回;FH,前角;LS,外侧沟;PO,顶岛盖;TO,颞叶岛盖

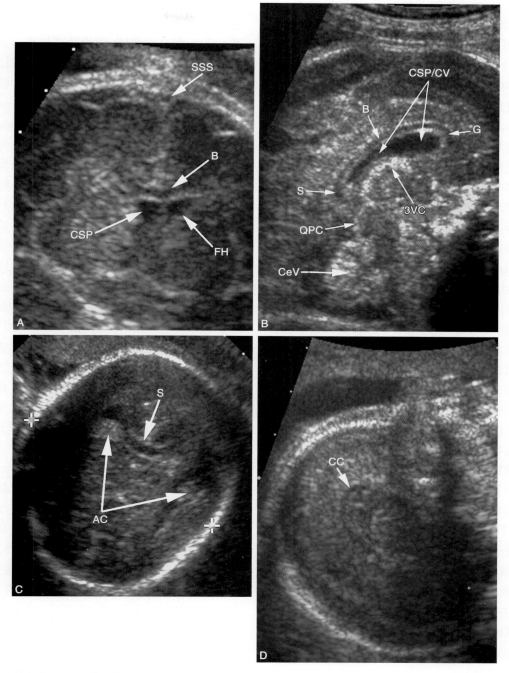

图 8-122　A. 经胼胝体体部(B)的冠状面。B. 正中矢状切面显示胼胝体最清晰。C. 朝向枕部的横切面显示压部(S),这是观察胼胝体最关键的部分。胼胝体在"枕前位"胎儿的矢状切面几乎不能显示。D. 一个 19 周的胎儿,胼胝体显示良好。AC,三角部脉络丛;B,体部;CC,胼胝体;CeV,小脑蚓部;CSP,透明隔;CV,vergae 腔;FH,前角;G,膝部;QPC,四叠体池;S,压部;SSS,上矢状窦;3VC,第三脑室顶部的脉络丛(图中未标)

脑沟较窄,发育较晚,形成回状,与之相反,脑裂(fissures)较宽,发育较早,在 20 周前可见[116]。在两个最常见的脑裂中,顶枕裂(parieto-occipital fissure)较小,是与大脑纵裂池毗邻的正中凹陷(图 8-112A,图 8-115B,图 8-119A)。外侧裂(岛部、外侧窝或裂)位于发育中的端脑侧边的深沟[122,124,125]。早在 14 周时,这

个沟被视为平滑的凹陷(图 8-105C)[116]。之后,随着额顶叶和颞叶岛盖的发育,其外观逐渐发生变化(图 8-109,图 8-111,图 8-113,图 8-116,图 8-120)[116]。这个重要的脑沟经常使人困惑,因为它导致部分脑表面向半球内侧深陷(图 8-109,图 8-111,图 8-113,图 8-116)。岛叶组织位于外侧裂的基底部,表面的软膜蛛网膜产

生的曲面反射让它看似位于脑实质内而非脑的"边缘"。这种回声经常被误认为是侧脑室侧壁上的产生的镜面反射,从而误诊为脑积水。随着颞叶和顶叶的逐渐发育,这个沟逐渐被封闭,将之前外露的岛叶皮质包埋在发育中的顶叶和颞叶岛盖后方(图8-120,图8-121)。至足月(38~42周),外侧裂封闭,最终成为侧裂池复合体(sylvian cistern complex)。

其他的裂和沟在胎儿脑部发育的可预测时间变得可见。这种发育顺序或者相关异常,使得我们可以诊断或者排除某些与移行异常有关的脑部畸形。其中不是脑裂或者脑沟的形成缺失(无脑回畸形),就是脑沟和脑裂出现在异常位置(大脑发育不良)[116,126]。距状裂(沟)(calcarine fissure)(图8-108A)与顶枕裂(parieto-occipital fissure)有关。距状沟从顶枕沟中部向后倾斜,在枕叶内侧面形成明显的皱褶(两沟形成一个侧卧的"Y"字)。距状裂最重要的作用是,随着它的发育,使枕角内侧面凹陷,从而改变了侧脑室三角部和枕角交界处侧脑室的形状(发育中大脑的另一部位尾状核可以极大地重塑侧脑室的形状)。折叠的组织称之为禽距(calcar avis)(译为"鸟的脚后跟",二者有些类似(至少对描述它的解剖学家来说——我更愿意称之为"鸟嘴"))(图8-112B,图8-120B)。距状沟很容易在后脑部的冠状面上观察到(图8-108A),但有可能会被误认为是顶枕沟,而顶枕沟在横切面上更容易观察到(图8-119B)。距状裂(沟)到第24周可以观察到[116]。扣带沟(cingulatesulcus)是与胼胝体上表面平行的沟(图8-118),几乎与距状沟同时显示[116]。扣带沟的重要性在于,当胼胝体完全缺如时扣带沟无法形成。因此,胼胝体的形成是决定内侧额顶叶皮层沟形成的"始动"因素。由于扣带沟是内侧脑沟中最早发育的,它的存在有助于排除完全性胼胝体缺失。最后,脑凸面的沟从晚孕初期越来越明显[116]。其他可识别的沟包括额叶下部的沟,有助于界定直回(gyrus rectus)(图8-120,图8-121)。

胎儿神经解剖中一个非常重要的结构是胼胝体(corpus callosum)(图8-122)。胼胝体在孕10~11周间开始发育,在17周末形成成熟外观,其发育起始于膝部,进而向后到压部,最后形成嘴部(胼胝体最前端的部分)。但嘴部在产前声像图上常不显示。检测胼胝体有无发育异常应在尝试17周之后进行(图8-122D)。正中矢状切面是观察胼胝体的最佳切面(图8-118B,图8-122B)。然而,胼胝体的相关信息可以在其他切面上获得。体部和膝部可以在冠状面和横切面观察到(图8-115A,图8-117A,图8-122A)。遗憾的

是,当存在部分性胼胝体发育不全(不良)时,以压部和远端体部缺失最为典型。重要的是,虽然压部能在横切面上看到,但是有难度,因为这个切面必须在枕部获得(图8-122C),在枕骨骨化和后囟门偏小时尤其困难。

一个特别有用的结构,即可以观察胼胝体也可以除外胼胝体完全缺失,即透明隔腔(cavum septi pellucidi)/verge腔复合体(cavumvergae complex)(图8-117)。透明隔腔是位于两层透明隔中央的裂缝。有时称为第五脑室,实际上不是脑室。因为它没有内衬室管膜结构。Verge腔(由意大利的解剖学家Andrea Verga描述)是透明隔腔向后方的延伸(图8-117C)。实际的分界线是穹窿,但是由于穹窿在正中矢状切面上看不到,所以Monroe孔可用于界定一个腔的终点和另一个腔的起点(图8-117C)。胼胝体位于透明隔腔的顶部,第三脑室顶部位于其底部。幸运的是,我们有一个极好的第三脑室顶部的定位标志。这是因为第三脑室的脉络丛在顶部反折(图8-117C,图8-122B)。第三脑室脉络丛的最前端(图8-117C)标志着Monro孔的位置,因此成为透明隔腔和verge腔之间合理分界线。在横切面上尚没有合理的界限可以划分(图8-117B)。胼胝体发育的最后一部分是扣带回(cingulate gyrus)的形成(扣带沟亦如此),这依赖于胼胝体的形成(图8-118)。

和胼胝体一样,小脑蚓部(cerebellar vermis)也属于发育较晚的结构(图8-114)。在胎儿脑发育的主要结构中,小脑蚓部位列最后。小脑在整个中晚孕期都可以很好地显示(除了近足月时充分骨化的枕骨阻碍声束通过)(图8-113,图8-114,图8-118,图8-122B)。与胼胝体一样,小脑蚓部"从前向后"发育。因此,下蚓部相对较晚才发育形成(在孕18周左右)。利用超声检查可发现位于第四脑室和后颅窝池之间的下蚓部或Blake囊(Blake pouch)(图8-114A,图8-114B,图8-118A)。在正中矢状切面,第四脑室由位于上方的上脚和中央小叶及位于下方的结节和扁桃体围成。下蚓部在第四脑室和枕大池之间显示清晰。注意蚓部因为含大量的小叶而显示高回声(图8-114B),更重要的是介入其间的软脑膜覆盖小叶表面。相比之下,对于一个16~17周的胎儿,颅后窝池的横切面声像图通常显示第四脑室与枕大池通过未完全形成的下蚓部自由相通(图8-114C)。这属于早孕期的正常表现。小脑半球由周边枕大池内的液体勾勒出轮廓(图8-114)。第四脑室在整个中晚孕期都可显示,除非因成像技术问题使其显示模糊("第四脑室"甚至在早孕期都可观察到)(图8-4)。

Blake 囊在中孕期大多数胎儿中都清晰可见。可以看到两条分隔从小脑中部向后延伸穿过颅后窝池。这些分隔一度被认为代表分开的硬脑膜。但是,硬脑膜分开是为了容纳静脉窦。这并非这些分隔的起源。Robinson 和 Goldstein 发现这些分隔代表 Blake 囊[127]。Blake 囊是早期胚胎结构的残留。它是一个由发育中的第四脑室伸向后方的膜状结构。关于这个结构形成的细节前文已有论述。颅后窝池的其他标志(如窦汇)在颅后窝池囊肿的鉴别诊断中很重要。MRI 观察这些标志更有优势。根据这些作者的意见,所有颅后窝囊肿在确诊之前都应该行 MRI 检查。

掌握颅内结构的超声解剖的困难之一是通常不能对称地看到两侧大脑半球[128]。近探头侧脑半球实际上总是"雾蒙蒙"的,这是由于声束穿过近场颅骨板时产生混响伪像所致。颅骨骨化似乎是导致这种伪像的根本原因,因为有严重成骨发育不全或者其他骨发育不良的胎儿,由于骨化接近缺失,这种伪像显著减少(图8-120)。但是,实际上所有其他的胎儿均存在颅骨骨化。以下原则是适用的:超声医师必须假设胎儿颅内解剖是对称的,不管正常或是异常的,除非图像支持不对称。观察近场半球需要我们利用近场颅骨无骨组织的声窗。这些"声窗"是横切面上的侧前囟和侧后囟,或者是冠状面的前囟和后囟。因为侧前囟和侧后囟更接近颅底而非颅顶,经侧前囟和侧后囟获得的近场半球的图像偏离横切面(至少大多数图像是这样)。因此,在偏离横切面进行判读时必须谨慎,尤其是判断近场侧脑室三角部的大小时。

如前所述,胎儿脊柱 15~16 周后可以显示。然而,我们常常将可疑脊髓脊膜膨出的评估推迟至 18~20 周,因为在此期间,脊柱会发生明显的变化。后骨化中心始于横突的底部(图8-58~图8-63)。随着骨化的进展,椎板逐渐显示(图8-59~图8-61,图8-65)。正常椎板向内成角与脊柱裂时外展成角正相反,这是检测这种畸形的最佳征象。脊柱裂是所有脊髓脊膜膨出都存在的骨骼畸形。与大多数脑组织一样,脊髓神经组织是有回声的(图8-65)。到18~20周,几乎所有胎儿的脊髓圆锥(图8-65C)和颅颈交界处(图8-123)都可以观察到,尽管不尽相同。脊髓周围的组织(软脊膜)大脑周边组织一样呈高回声,硬脊膜通常也散在可见,呈线样高回声(图8-65,图8-66)。存在脊髓脊膜膨出的胎儿,确定病变的最上方脊柱水平是评估预后的一个重要因素。该水平可以通过从最末位骨化的椎骨节段(假定在中孕期是S4,晚孕期是S5)计数来确定(图8-124)。

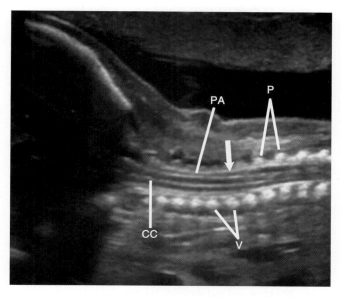

图 8-123 颅颈交界处长轴切面显示颈段脊髓(CC)。硬脊膜(箭头);P,后弓的骨化中心;PA,软膜蛛网膜;V,椎体骨化中心

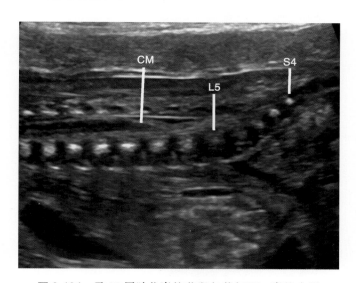

图 8-124 孕 20 周胎儿脊柱节段矢状切面。脊柱水平可以通过从最末位骨化椎骨节段计数来确定(在中孕期认为是 S4,在晚孕期认为是 S5)。此例中 S4 骨化中心是最末端,可由此向头侧计数确定 L5。脊髓圆锥(CM)在 L2-L3 水平

(樊慧 林杉 翻译 栗河舟 审校)

参考文献

1. Yousefzadeh DK, Naidich TP: US anatomy of the posterior fossa in children: correlation with brain sections. *Radiology* 156(2):353–361, 1985.
2. Naidich TP, Gusnard DA, Yousefzadeh DK: Sonography of the internal capsule and basal ganglia in infants: 1. Coronal sections. *AJNR Am J Neuroradiol* 6(6):909–917, 1985.
3. Amin RS, Nikolaidis P, Kawashima A, et al: Normal anatomy of the fetus at MR imaging. *Radiographics* 19(Spec No):S201–S214, 1999.

4. Coakley FV, Glenn OA, Qayyum A, et al: Fetal MRI: a developing technique for the developing patient. *AJR Am J Roentgenol* 182(1):243–252, 2004.

5. Glenn OA: Fetal central nervous system MR imaging. *Neuroimaging Clin North Am* 16(1):1–17, vii, 2006.

6. Levine D, Smith AS, McKenzie C: Tips and tricks of fetal MR imaging. *Radiol Clin North Am* 41(4):729–745, 2003.

7. Trop I, Levine D: Normal fetal anatomy as visualized with fast magnetic resonance imaging. *Top Magn Reson Imaging* 12(1):3–17, 2001.

8. Filly RA, Callen PW: Ultrasonographic evaluation of normal fetal anatomy. In Sanders RC, James AE, editors: *The Principles and Practice of Ultrasonography in Obstetrics and Gynecology*, ed 2, New York, 1980, Appleton Century Crofts.

9. Simpson DH, Burns PN, Averkiou MA: Techniques for perfusion imaging with microbubble contrast agents. *IEEE Trans Ultrason Ferroelectr Freq Control* 48(6):1483–1494, 2001.

10. Monteagudo A, Timor-Tritsch IE: First trimester anatomy scan: pushing the limits. What can we see now? *Curr Opin Obstet Gynecol* 15(2):131–141, 2003.

11. Souka AP, Nicolaides KH: Diagnosis of fetal abnormalities at the 10-14-week scan. *Ultrasound Obstet Gynecol* 10(6):429–442, 1997.

12. Timor-Tritsch IE: Transvaginal sonographic evaluation of fetal anatomy at 14 to 16 weeks. Why is this technique not attractive in the United States? *J Ultrasound Med* 20(7):705–709, 2001.

13. Mahony BS, Filly RA: High-resolution sonographic assessment of the fetal extremities. *J Ultrasound Med* 3(11):489–498, 1984.

14. Cooperberg PL, Chow T, Kite V, Austin S: Biparietal diameter: a comparison of real time and conventional B scan techniques. *J Clin Ultrasound* 4(6):421–423, 1976.

15. Docker MF, Settatree RS: Comparison between linear array real time ultrasonic scanning and conventional compound scanning in the measurement of the fetal biparietal diameter. *Br J Obstet Gynaecol* 84(12):924–929, 1977.

16. Filly RA: Sonographic anatomy of the normal fetus. In Harrison MR, Golbus MS, Filly RA, editors: *The Unborn Patient: Prenatal Diagnosis and Treatment*, ed 2, Philadelphia, 1991, WB Saunders.

17. Benacerraf BR, Shipp TD, Bromley B: Three-dimensional US of the fetus: volume imaging. *Radiology* 238(3):988–996, 2006.

18. Dyson RL, Pretorius DH, Budorick NE, et al: Three-dimensional ultrasound in the evaluation of fetal anomalies. *Ultrasound Obstet Gynecol* 16(4):321–328, 2000.

19. Goncalves LF, Lee W, Espinoza J, Romero R: Three- and 4-dimensional ultrasound in obstetric practice: does it help? *J Ultrasound Med* 24(12):1599–1624, 2005.

20. Bowie JD, Rosenberg ER, Andreotti RF, Fields SI: The changing sonographic appearance of fetal kidneys during pregnancy. *J Ultrasound Med* 2(11):505–507, 1983.

21. Hata T, Yonehara T, Aoki S, et al: Three-dimensional sonographic visualization of the fetal face. *AJR Am J Roentgenol* 170(2):481–483, 1998.

22. Rotten D, Levaillant JM: Two- and three-dimensional sonographic assessment of the fetal face. 2. Analysis of cleft lip, alveolus and palate. *Ultrasound Obstet Gynecol* 24(4):402–411, 2004.

23. Rotten D, Levaillant JM: Two- and three-dimensional sonographic assessment of the fetal face. 1. A systematic analysis of the normal face. *Ultrasound Obstet Gynecol* 23(3):224–231, 2004.

24. Birnholz JC: The fetal external ear. *Radiology* 147(3):819–821, 1983.

25. Fink IJ, Chinn DH, Callen PW: A potential pitfall in the ultrasonographic diagnosis of fetal encephalocele. *J Ultrasound Med* 2(7):313–314, 1983.

26. Elejalde BR, de Elejalde MM, Heitman T: Visualization of the fetal genitalia by ultrasonography: a review of the literature and analysis of its accuracy and ethical implications. *J Ultrasound Med* 4(12):633–639, 1985.

27. Birnholz JC: Determination of fetal sex. *N Engl J Med* 309(16):942–944, 1983.

28. Natsuyama E: Sonographic determination of fetal sex from twelve weeks of gestation. *Am J Obstet Gynecol* 149(7):748–757, 1984.

29. Mahony BS, Filly RA, Callen PW: Amnionicity and chorionicity in twin pregnancies: prediction using ultrasound. *Radiology* 155(1):205–209, 1985.

30. Filly RA, Golbus MS: Ultrasonography of the normal and pathologic fetal skeleton. *Radiol Clin North Am* 20(2):311–323, 1982.

31. Filly RA, Golbus MS, Carey JC, Hall JG: Short-limbed dwarfism: ultrasonographic diagnosis by mensuration of fetal femoral length. *Radiology* 138(3):653–656, 1981.

32. O'Brien GD, Queenan JT, Campbell S: Assessment of gestational age in the second trimester by real-time ultrasound measurement of the femur length. *Am J Obstet Gynecol* 139(5):540–545, 1981.

33. Jeanty P, Kirkpatrick C, Dramaix-Wilmet M, Struyven J: Ultrasonic evaluation of fetal limb growth. *Radiology* 140(1):165–168, 1981.

34. Meyer DB, O'Rahilly R: Roentgenographic investigation of the human skeleton during early fetal life. *Am J Roentgenol Radium Ther Nucl Med* 76(3):455–468, 1956.

35. Bagnall KM, Harris PF, Jones PR: A radiographic study of the human fetal spine. 2. The sequence of development of ossification centres in the vertebral column. *J Anat* 124(Pt 3):791–802, 1977.

36. Garjian KV, Pretorius DH, Budorick NE, et al: Fetal skeletal dysplasia: three-dimensional US—initial experience. *Radiology* 214(3):717–723, 2000.

37. Riccabona M, Johnson D, Pretorius DH, Nelson TR: Three dimensional ultrasound: display modalities in the fetal spine and thorax. *Eur J Radiol* 22(2):141–145, 1996.

38. Yanagihara T, Hata T: Three-dimensional sonographic visualization of fetal skeleton in the second trimester of pregnancy. *Gynecol Obstet Invest* 49(1):12–16, 2000.

39. Filly RA, Simpson GF, Linkowski G: Fetal spine morphology and maturation during the second trimester. Sonographic evaluation. *J Ultrasound Med* 6(11):631–636, 1987.

40. Abrams SL, Filly RA: Curvature of the fetal femur: a normal sonographic finding. *Radiology* 156(2):490, 1985.

41. Yarkoni S, Schmidt W, Jeanty P, et al: Clavicular measurement: a new biometric parameter for fetal evaluation. *J Ultrasound Med* 4(9):467–470, 1985.

42. Jeanty P, Romero R, d'Alton M, et al: In utero sonographic detection of hand and foot deformities. *J Ultrasound Med* 4(11):595–601, 1985.

43. Benacerraf BR, Frigoletto FD: Prenatal ultrasound diagnosis of clubfoot. *Radiology* 155(1):211–213, 1985.

44. Hashimoto BE, Filly RA, Callen PW: Sonographic diagnosis of clubfoot in utero. *J Ultrasound Med* 5(2):81–83, 1986.

45. Chinn DH, Bolding DB, Callen PW, et al: Ultrasonographic identification of fetal lower extremity epiphyseal ossification centers. *Radiology* 147(3):815–818, 1983.

46. Mahony BS, Callen PW, Filly RA: The distal femoral epiphyseal ossification center in the assessment of third-trimester menstrual age: sonographic identification and measurement. *Radiology* 155(1):201–204, 1985.

47. Goldstein RB, Filly RA, Simpson G: Pitfalls in femur length measurements. *J Ultrasound Med* 6(4):203–207, 1987.

48. Jeanty P, Cantraine F, Cousaert E, et al: The binocular distance: a new way to estimate fetal age. *J Ultrasound Med* 3(6):241–243, 1984.

49. Dennis MA, Drose JA, Pretorius DH, Manco-Johnson ML: Normal fetal sacrum simulating spina bifida: "pseudodysraphism." *Radiology* 155(3):751–754, 1985.

50. Abrams SL, Filly RA: Congenital vertebral malformations: prenatal diagnosis using ultrasonography. *Radiology* 155(3):762, 1985.

51. Birnholz JC: Fetal lumbar spine: measuring axial growth with US. *Radiology* 158(3):805–807, 1986.

52. Hashimoto BE, Mahony BS, Filly RA, et al: Sonography, a complementary examination to alpha-fetoprotein testing for fetal neural tube defects. *J Ultrasound Med* 4(6):307–310, 1985.

53. Brown BS: The prenatal ultrasonographic diagnosis of osteogenesis imperfecta lethalis. *J Can Assoc Radiol* 35(1):63–66, 1984.

54. Kousseff BG, Mulivor RA: Prenatal diagnosis of hypophosphatasia. *Obstet Gynecol* 57(6 Suppl):9S–12S, 1981.

55. Merz E, Goldhofer W: Sonographic diagnosis of lethal osteogenesis imperfecta in the second trimester: case report and review. *J Clin Ultrasound* 14(5):380–383, 1986.

56. Mahony BS, Filly RA, Cooperberg PL: Antenatal sonographic diagnosis of achondrogenesis. *J Ultrasound Med* 3(7):333–335, 1984.

57. Rosenthal SJ, Filly RA, Callen PW, Sommer FG: Fetal pseudoascites. *Radiology* 131(1):195–197, 1979.

58. Hashimoto BE, Filly RA, Callen PW: Fetal pseudoascites: further anatomic observations. *J Ultrasound Med* 5(3):151–152, 1986.

59. Daffos F: Fetal blood sampling under ultrasound guidance. In Harrison

MR, Golbus MS, Filly RA, editors: *The Unborn Patient: Prenatal Diagnosis and Treatment*, ed 2, Philadelphia, 1991, WB Saunders.

60. Moore KL: The placenta and fetal membranes. In Moore KL, editor: *The Developing Human: Clinically Oriented Embryology*, ed 4, Philadelphia, 1988, WB Saunders.

61. Chinn DH, Filly RA, Callen PW: Ultrasonic evaluation of fetal umbilical and hepatic vascular anatomy. *Radiology* 144(1):153–157, 1982.

62. Barron DH: The changes in the fetal circulation at birth. *Physiol Rev* 24:277–295, 1944.

63. Emery JL: Functional asymmetry of the liver. *Ann N Y Acad Sci* 111:37–44, 1963.

64. Marks WM, Filly RA, Callen PW: Ultrasonic anatomy of the liver: a review with new applications. *J Clin Ultrasound* 7(2):137–146, 1979.

65. Gupta SC, Gupta CD, Arora AK: Intrahepatic branching patterns of portal vein. A study by corrosion cast. *Gastroenterology* 72(4 Pt 1):621–624, 1977.

66. Rosen MS, Reich SB: Umbilical venous catheterization in the newborn: identification of correct positioning. *Radiology* 95(2):335–340, 1970.

67. Hattan RA, Rees GK, Johnson ML: Normal fetal anatomy. *Radiol Clin North Am* 20(2):271–284, 1982.

68. American Institute of Ultrasound in Medicine: AIUM practice guideline for the performance of obstetric ultrasound examination. *J Ultrasound Med* 32(6):1083–1101, 2013.

69. Goldstein RB, Callen PW: Ultrasound evaluation of the fetal thorax and abdomen. In Callen PW, editor: *Ultrasonography in Obstetrics and Gynecology*, ed 2, Philadelphia, 1988, WB Saunders.

70. Cooper C, Mahony BS, Bowie JD, et al: Ultrasound evaluation of the normal fetal upper airway and esophagus. *J Ultrasound Med* 4(7):343–346, 1985.

71. Pritchard JA: Fetal swallowing and amniotic fluid volume. *Obstet Gynecol* 28(5):606–610, 1966.

72. Abramovich DR: Fetal factors influencing the volume and composition of liquor amnii. *J Obstet Gynaecol Br Commonw* 77(10):865–877, 1970.

73. Pretorius DH, Meier PR, Johnson ML: Diagnosis of esophageal atresia in utero. *J Ultrasound Med* 2(10):475–476, 1983.

74. Gross BH, Filly RA: Potential for a normal fetal stomach to simulate the sonographic "double bubble" sign. *J Can Assoc Radiol* 33(1):39–40, 1982.

75. Grand RJ, Watkins JB, Torti FM: Development of the human gastrointestinal tract. A review. *Gastroenterology* 70(5 Pt 1):790–810, 1976.

76. Manco LG, Nunan FA, Jr, Sohnen H, Jacobs EJ: Fetal small bowel simulating an abdominal mass at sonography. *J Clin Ultrasound* 14(5):404–407, 1986.

77. Fakhry J, Reiser M, Shapiro LR, et al: Increased echogenicity in the lower fetal abdomen: a common normal variant in the second trimester. *J Ultrasound Med* 5(9):489–492, 1986.

78. Al-Kouatly HB, Chasen ST, Streltzoff J, Chervenak FA: The clinical significance of fetal echogenic bowel. *Am J Obstet Gynecol* 185(5):1035–1038, 2001.

79. Kesrouani AK, Guibourdenche J, Muller F, et al: Etiology and outcome of fetal echogenic bowel. Ten years of experience. *Fetal Diagn Ther* 18(4):240–246, 2003.

80. Vincoff NS, Callen PW, Smith-Bindman R, Goldstein RB: Effect of ultrasound transducer frequency on the appearance of the fetal bowel. *J Ultrasound Med* 18(12):799–803, quiz 805–806, 1999.

81. Zilianti M, Fernandez S: Correlation of ultrasonic images of fetal intestine with gestational age and fetal maturity. *Obstet Gynecol* 62(5):569–573, 1983.

82. Nyberg DA, Mack LA, Patten RM, Cyr DR: Fetal bowel. Normal sonographic findings. *J Ultrasound Med* 6(1):3–6, 1987.

83. Crelin ES: *Functional Anatomy of the Newborn*, New Haven, CT, 1973, Yale University Press.

84. Schmidt W, Yarkoni S, Jeanty P, et al: Sonographic measurements of the fetal spleen: clinical implications. *J Ultrasound Med* 4(12):667–672, 1985.

85. Potter EL: *Pathology of the Fetus and Infant*, Chicago, 1961, Year Book Medical.

86. Gruenwald P, Hoang Ngoc M: Evaluation of body and organ weights in perinatal pathology. I. Normal standards derived from autopsies. *Am J Clin Pathol* 34:247–253, 1960.

87. Mittlestaedt CA: Ultrasound of the spleen. *Semin Ultrasound* 2:233, 1981.

88. Fried AM, Loh FK, Umer MA, et al: Echogenicity of fetal lung: relation to fetal age and maturity. *AJR Am J Roentgenol* 145(3):591–594, 1985.

89. Cayea PD, Grant DC, Doubilet PM, Jones TB: Prediction of fetal lung maturity: inaccuracy of study using conventional ultrasound instruments. *Radiology* 155(2):473–475, 1985.

90. Lawson TL, Foley WD, Berland LL, Clark KE: Ultrasonic evaluation of fetal kidneys. *Radiology* 138(1):153–156, 1981.

91. Hoddick WK, Filly RA, Mahony BS, Callen PW: Minimal fetal renal pyelectasis. *J Ultrasound Med* 4(2):85–89, 1985.

92. Arger PH, Coleman BG, Mintz MC, et al: Routine fetal genitourinary tract screening. *Radiology* 156(2):485–489, 1985.

93. Grannum P, Bracken M, Silverman R, Hobbins JC: Assessment of fetal kidney size in normal gestation by comparison of ratio of kidney circumference to abdominal circumference. *Am J Obstet Gynecol* 136(2):249–254, 1980.

94. Jeanty P, Dramaix-Wilmet M, Elkhazen N, et al: Measurements of fetal kidney growth on ultrasound. *Radiology* 144(1):159–162, 1982.

95. Bertagnoli L, Lalatta F, Gallicchio R, et al: Quantitative characterization of the growth of the fetal kidney. *J Clin Ultrasound* 11(7):349–356, 1983.

96. Wladimiroff JW, Campbell S: Fetal urine-production rates in normal and complicated pregnancy. *Lancet* 1(7849):151–154, 1974.

97. Campbell S, Wladimiroff JW, Dewhurst CJ: The antenatal measurement of fetal urine production. *J Obstet Gynaecol Br Commonw* 80(8):680–686, 1973.

98. Chamberlain PF, Manning FA, Morrison I, Lange IR: Circadian rhythm in bladder volumes in the term human fetus. *Obstet Gynecol* 64(5):657–660, 1984.

99. Rosenberg ER, Bowie JD, Andreotti RF, Fields SI: Sonographic evaluation of fetal adrenal glands. *AJR Am J Roentgenol* 139(6):1145–1147, 1982.

100. Co CS, Filly RA: Normal fetal adrenal gland location. *J Ultrasound Med* 5(2):117–118, 1986.

101. Goldberg BB, Isard HJ, Gershon-Cohen J, Ostrum BJ: Ultrasonic fetal cephalometry. *Radiology* 87(2):328–332, 1966.

102. Hidalgo H, Bowie J, Rosenberg ER, et al: Review. In utero sonographic diagnosis of fetal cerebral anomalies. *AJR Am J Roentgenol* 139(1):143–148, 1982.

103. Fiske CE, Filly RA: Ultrasound evaluation of the normal and abnormal fetal neural axis. *Radiol Clin North Am* 20(2):285–296, 1982.

104. Pasto ME, Kurtz AB: The prenatal examination of the fetal cranium, spine, and central nervous system. *Semin Ultrasound CT MR* 5:170, 1984.

105. Filly RA: Ultrasonography. In Harrison MR, Golbus MS, Filly RA, editors: *The Unborn Patient: Prenatal Diagnosis and Treatment*, Orlando, FL, 1984, Grune & Stratton, pp 33–123.

106. Carrasco CR, Stierman ED, Harnsberger HR, Lee TG: An algorithm for prenatal ultrasound diagnosis of congenital CNS abnormalities. *J Ultrasound Med* 4(4):163–168, 1985.

107. Edwards MSD, Filly RA: Diagnosis and management of fetal disorders of the central nervous system. In Hoffman HJ, Epstein F, editors: *Disorders of the Developing Nervous System: Diagnosis and Treatment*, Boston, 1986, Blackwell Scientific Publications, pp 55–73.

108. Young GB: The "arrow" pattern. A new "anatomical" fetal biparietal diameter. *Radiology* 137(2):445–449, 1980.

109. Jeanty P, Chervenak FA, Romero R, et al: The sylvian fissure: a commonly mislabeled cranial landmark. *J Ultrasound Med* 3(1):15–18, 1984.

110. Denkhaus H, Winsberg F: Ultrasonic measurement of the fetal ventricular system. *Radiology* 131(3):781–787, 1979.

111. Chinn DH, Callen PW, Filly RA: The lateral cerebral ventricle in early second trimester. *Radiology* 148(3):529–531, 1983.

112. Fiske CE, Filly RA, Callen PW: The normal choroid plexus: ultrasonographic appearance of the neonatal head. *Radiology* 141(2):467–471, 1981.

113. Johnson ML, Dunne MG, Mack LA, Rashbaum CL: Evaluation of fetal intracranial anatomy by static and real-time ultrasound. *J Clin Ultrasound* 8(4):311–318, 1980.

114. Pugash D, Hendson G, Dunham CP, et al: Sonographic assessment of normal and abnormal patterns of fetal cerebral lamination. *Ultrasound Obstet Gynecol* 40(6):642–651, 2012.

115. Kline-Fath BM, Calvo-Garcia MA: Prenatal imaging of congenital malformations of the brain. *Semin Ultrasound CT MR* 32(3):167–188, 2011.

116. Toi A, Lister WS, Fong KW: How early are fetal cerebral sulci visible at prenatal ultrasound and what is the normal pattern of early fetal sulcal development? *Ultrasound Obstet Gynecol* 24(7):706–715, 2004.

117. Monteagudo A, Timor-Tritsch IE: Fetal neurosonography of congenital brain anomalies. In Timor-Tritsch IE, Monteagudo A, Cohen HL, editors: *Ultrasonography of the Prenatal and Neonatal Brain*, New York, 2001, McGraw-Hill, pp 151–258.

118. Patriquin H, Fontaine S, Michaud J, et al: Development of the fetal brain in the second trimester: an anatomic and ultrasonographic demonstration. *Can Assoc Radiol J* 43:131–137, 1992.

119. Jeanty P, Dramaix-Wilmet M, Delbeke D, et al: Ultrasonic evaluation of fetal ventricular growth. *Neuroradiology* 21(3):127–131, 1981.

120. Hertzberg BS, Burger PC, Bowie JD, et al: Sonographic characteristics of small cerebral blood vessels. An in vivo and postmortem study. *J Ultrasound Med* 9(12):697–703, 1990.

121. Day WR: Casts of foetal lateral ventricles. *Brain* 82(1):109–115, 1959.

122. Siedler DE, Filly RA: Relative growth of the higher fetal brain structures. *J Ultrasound Med* 6(10):573–576, 1987.

123. Worthen NJ, Gilbertson V, Lau C: Cortical sulcal development seen on sonography: relationship to gestational parameters. *J Ultrasound Med* 5(3):153–156, 1986.

124. Pilu G, De Palma L, Romero R, et al: The fetal subarachnoid cisterns: an ultrasound study with report of a case of congenital communicating hydrocephalus. *J Ultrasound Med* 5(7):365–372, 1986.

125. Laing FC, Stamler CE, Jeffrey RB: Ultrasonography of the fetal subarachnoid space. *J Ultrasound Med* 2:29, 1983.

126. Fong KW, Ghai S, Toi A, et al: Prenatal ultrasound findings of lissencephaly associated with Miller-Dieker syndrome and comparison with pre- and postnatal magnetic resonance imaging. *Ultrasound Obstet Gynecol* 24(7):716–723, 2004.

127. Robinson AJ, Goldstein R: The cisterna magna septa. Vestigial remnants of Blake's pouch and a potential new marker for normal development of the rhombencephalon. *J Ultrasound Med* 26:83–95, 2007.

128. Reuter KL, D'Orsi CJ, Raptopoulos VD, et al: Sonographic pseudoasymmetry of the prenatal cerebral hemispheres. *J Ultrasound Med* 1(3):91–95, 1982.

第9章　胎儿中枢神经系统评估

Gianluigi Pilu

重　点

- 中枢神经系统(central nervous system,CNS)异常是产前超声评估中最常见的异常。
- 超声可以在早孕期发现中枢神经系统大部分异常。但是,在一些病例中发现的可能是微小的异常,其他病例可能是逐渐进展而只有在晚孕期或出生后才表现出来。超声也会发现正常的解剖变异,这些和真正的异常难以区分。
- 磁共振成像(magnetic resonance imaging,MRI)常应用于中枢神经系统异常病例,以提高诊断准确性。
- 侧脑室扩张(ventriculomegaly)是产前超声诊断中最常见问题之一,可能与其他中枢神经系统畸形有关,需进一步详细的检查。
- 神经管缺陷(neural tube defects,NTD)如无脑畸形和开放脊柱裂在早孕期可被检出。超声显示脊柱

裂病例中的脊柱缺损可能较难,但常因颅内解剖相关异常表现而得以诊断。
- 早孕期,无叶和半叶前脑无裂畸形可以识别;更细小的异常则难以识别,如叶状前脑无裂畸形。
- 完全性胼胝体无形成(agenesis of the corpus callosum,ACC)可在中孕期诊断。因其预后的可变性,产前咨询很困难,研究表明许多在子宫内诊断的患儿可能具有正常的智力。部分性胼胝体缺失产前超声诊断则更困难。
- 颅后窝(posterior fossa)的囊性和类囊性异常通常很难确诊。虽然增加的液体很容易识别,但因许多确实存在异常者因与正常变异有很多重叠,所以想得出一个特定的诊断常常是困难的。

中枢神经系统异常是最常见的先天性异常。但这些异常的实际发生率可能被低估了;大多数流行病学调查都是基于在新生儿期获得的临床信息,许多大脑畸形出生时没有任何临床症状,在以后才表现出来。长期随访的研究表明实际发病率可能高达1/100[1]。

妊娠期间内,应用超声发现神经系统异常是早期超声筛查的目标之一。尽管关于在早孕期超声筛查价值尚有很多争论,但目前很清楚地显示,开放性神经管缺陷,包括无脑畸形,开放脊柱裂,大的脑膨出,以及其他

严重的畸形,如前脑无裂畸形,在早孕期很容易被发现。超声图像质量的改善提高了对较小畸形的检出,超声医师现在面临的挑战不是敏感性,而是特异性。以前许多知之甚少的神经系统异常现在已经可以在产前得以诊断(如完全性胼胝体无形成和颅后窝囊肿就是有代表性的例子),对于这样的异常很难预测其产后预后。此外,正常变异和病理变化之间常有明显的重叠,如胎儿脑室系统的扩张和小头。超声可以精确诊断胎儿的一些致命性或严重的畸形。但尚有很大比例的异常(例如患病

率为1%的子宫内孤立侧脑室扩张),具有不确定的中枢神经系统预后,这些可能会引起准父母的焦虑,很难作出决定,并可能会最终导致正常胎儿的丢失。有人建议MRI检查,该项技术可提供一些重要信息提高诊断和预后,尽管这种技术的确切影响仍有待进一步研讨。

胚胎学

神经系统来源于胚胎外胚层的神经板。脊索诱导其上方的外胚层分化为神经外胚层,并形成神经板。神经板中央沿长轴下陷形成神经沟,沟的两侧边缘隆起形成神经褶,两侧神经褶融合形成神经管。神经皱褶从胚胎的中部开始融合,并向头侧和尾部移动。神经管的头侧开口端称前神经孔,神经管的尾侧开口端称后神经孔(图9-1,图9-2)。前神经孔在第26天或之前关闭,后神经孔则延迟2天后关闭。神经管壁增厚形成脑和脊髓。神经管腔则转化成脑的脑室系统和脊髓的中央管。

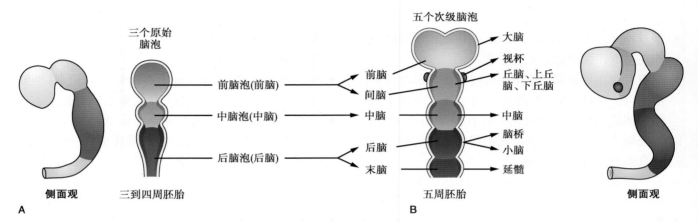

图9-1　大脑通过复杂的胚胎发育增大形成称为脑泡的神经管的过程。A. 初级阶段是三个脑泡区域。B. 次级阶段有五个脑泡区域(From OpenStax College:Anatomy &Physiology,CNX Web site. June 19,2013)

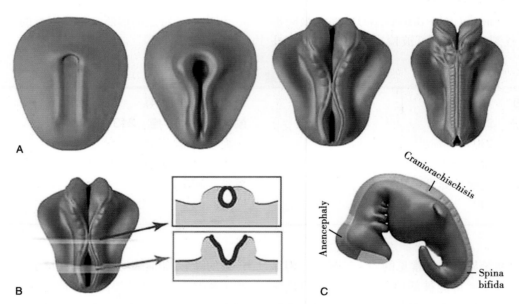

图9-2　A,Successive images showing the time course of neural tube closure in a stylized vertebrate embryo(rostral =up). Initially,the central nervous system is a flat sheet;paired neural folds elevate along the rostrocaudal axis and move medially,eventually fusing to enclose the neural tube. B,Cross sections illustrate closed(red arrow)and open(green arrow)regions of the neural tube. C,Region-specific neural tube defects.(From Wallingford JB,Niswander LA,Shaw GM,Finnell RH:The continuing challenge of understanding,preventing,and treating neural tube defects. Science 339(6123):1222002,2013)(A. 显示脊椎动物胚胎的神经管程序化闭合的时间过程(喙=上)。最初,中枢神经系统是扁平的;成对的神经皱褶沿着中轴自中部开始融合,并向头侧和尾侧移动,最终融合形成神经管。B. 横切面显示神经管关闭(红色箭头)和开放(绿色箭头)区域。C. 特定区域神经管缺陷。Anencephaly,先天无脑畸形;Craniorachischisis,颅脊柱裂;Spinabifida,脊柱裂)

在大约妊娠 8～10 周，发育的后脑背侧出现了神经管的局限性扩张；它是第四脑室的前身，即菱脑泡。此结构早孕期超声图像特别明显，不要误以为侧脑室扩张或其他中枢神经异常（图 9-3，图 9-4）。

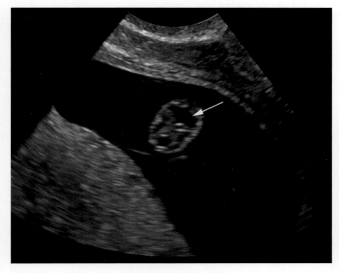

图 9-3　胎儿胚胎期颅脑超声图像（孕 8 周 5 天）。第四脑室前体（菱脑泡）特别明显（箭头），不要误认为侧脑室扩张或其他中枢神经系统异常

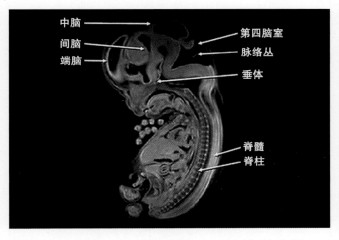

图 9-4　人类胚胎 Carnegie 分期 23（孕 10 周）的磁共振断面图像。（From Pooh RK，Shiota K，Kurjak A：Imaging of the human embryo with magnetic resonance imaging microscopy and high-resolution transvaginal 3-dimensional sonography：human embryology in the 21s t century. Am JObstet Gynecol 204（1）：77. e1-16，2011）

侧脑室扩张

侧脑室增大通常称为侧脑室扩张（ventriculomegaly）（图 9-5），是颅脑发育异常的非特异性标志。超声检查中，胎儿侧脑室正常则降低神经系统异常风险，脑室增大则增加了颅脑显著畸形的风险。虽然已经有许多不同方法评估侧脑室，但目前推荐测量侧脑室中部

（或后角）的宽度。正常胎儿，侧脑室孕 15～40 周应 < 10mm。大多数侧脑室明显增宽的胎儿常双侧对称受累，侧脑室轻度增宽的胎儿则单侧更为常见。男性胎儿的侧脑室比女性胎儿稍宽。Patel 等[2] 的一项研究表明，侧脑室大小呈现近正态分布，所有受试者的平均值为（6.1±1.3）mm（标准差 SD）。当按性别分开时，122 名女性胎儿的侧脑室平均值为（5.8±1.3）mm，而 97 名男性胎儿的侧脑室平均值为（6.4±1.3）mm。平均值差异具有统计学意义（$p<0.005$）[2]。因此，对女性胎儿而言，10～11mm 的侧脑室值比对男性胎儿的影响更大。

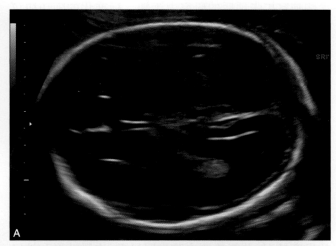

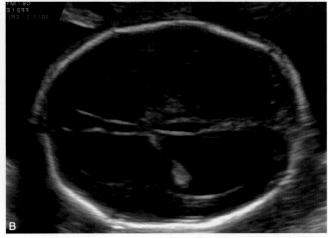

图 9-5　胎儿侧脑室扩张。A. 轻度侧脑室扩张（侧脑室宽 11mm）。B. 重度侧脑室扩张（侧脑室宽 16mm）有"脉络丛悬垂征"

侧脑室 >15mm 表明重度侧脑室扩张。这总是与颅内异常相关，尽管结果是可变的并且很大程度上取决于潜在原因。现有的研究表明，孤立的重度侧脑室扩张的胎儿围产期死亡风险增加，至少 50% 的存活者中可能有长期严重神经系统后遗症[2]。

轻度侧脑室扩张通常指侧脑室宽度在 10～15mm，且很少与中枢神经系统异常相关，尽管可存在于 ACC

和开放性神经管缺陷胎儿[3,4]。轻度脑室扩大也与染色体畸变有关:孤立性侧脑室扩张胎儿 21 三体的风险增加了 3.8 倍[5]。胎儿感染如巨细胞病毒(cytomegalovirus,CMV)也可能导致侧脑室扩张,但通常会有其他的超声异常表现(大脑局灶性回声增强,小头畸形和脑穿通畸形(porencephaly)。孤立性轻度侧脑室扩张,如没有相关的异常则大多数婴儿出生后无症状。然而有数篇报告指出,一些胎儿在晚期妊娠或出生后出现严重的中枢神经系统异常(脑积水、脑白质损伤和皮质异常),另有一些研究报告显示神经系统损害风险增加。关于轻度侧脑室扩张预后的研究由于缺乏标准化的随访协议和难以定义神经系统结果"正常"而受到限制。然而,大多数有轻度侧脑室扩张胎儿结果正常,而大约 10% 的胎儿会有不同类型和程度的神经系统发育异常[4]。

发现轻度侧脑室扩张时,排除相关系统异常很重要。应对胎儿解剖结构进行有针对性的超声检查,尤其注意中枢神经系统的解剖细节。应建议胎儿染色体非整倍性检测,并考虑染色体微阵列检测。可应用经阴道超声对中枢神经系统进行更详细的超声评估,尤其是胎儿在头位时。关于胎儿 MRI 是否应用于所有孤立性侧脑室扩张的病例尚存在争议[4]。胎儿 MRI 技术可提供重要的诊断信息,可更详细地评估胎儿大脑的发育情况,并能检测出脑沟回异常、皮质畸形和神经移行异常。轻度侧脑室扩张病例继续妊娠,我们建议采用标准的产科管理。

神经管缺陷

神经管缺陷(neural tube defects,NTD)的发生率、原因和复发风险见表 9-1 至表 9-3。神经管缺陷有几种不同的形式。

表 9-1   不同地区神经管缺损发生率

地域	脊柱裂发病率 (/1000 新生儿)	无脑畸形发病率 (/1000 新生儿)
南威尔士	4.1	3.5
南安普顿	3.2	1.9
英国伯明翰	2.8	2.0
查尔斯顿		
白人	1.5	1.2
黑人	0.6	0.2
亚历山大	0	3.6
日本	0.3	0.6

Modified from Brocklehurst G:Spina bifida. In Vinken PJ, Bruyn GW (eds):Handbook of Clinical Neurology. Amsterdam, Elsevier/North Holland Biomedical Press,1978,vol. 32, pp 519-578

表 9-2   神经管缺陷的已知原因

多基因遗传

无脑畸形,脊髓脊膜膨出,脑膜膨出,脑膨出

孟德尔综合征多基因遗传

Pallister-Hall 综合征

Meckel-Gruber 综合征,常染色体隐性遗传(表型包括枕叶脑膨出及罕见的无脑畸形)

颜面部正中面裂综合征,可能常染色体显性遗传(表型包括前部脑膨出)

Robert 综合征,常染色体隐性遗传(表型包括前部脑膨出)

骶骨前部脊髓脊膜膨出和肛门狭窄综合征(显性或常染色体或 X 性染色体连锁遗传)

Jarcho-Levin 综合征,常染色体隐性遗传(表型包括脊髓脊膜膨出)

HARD(E)综合征(脑积水,甲状腺,视网膜发育不良,±脑膨出),常染色体隐性遗传(表型包括脑膨出)

遗传可能,但是传播方式还没有确立

发生在班图人和泰国人的枕部脑膨出、近视、视网膜发育不良前部脑膜脑膨出综合征

染色体异常

13 三体综合征

18 三体综合征

三倍体

其他异常,如不平衡易位和环状染色体

致畸因素

丙戊酸(脊柱裂)

苯妥英钠

卡马西平

氨基蝶呤/氨甲蝶呤(无脑畸形和脑膨出)

由于发烧引起的高热

单卵双胎

母体诱发因素

糖尿病(无脑畸形比脊柱裂更常见)

肥胖

甲基四氢叶酸还原酶(MTHFR)基因携带者

特定的表型,但原因不明

继发于羊膜带综合征导致的颜面和肢体缺损(表型包括多发的脑膨出)

泄殖腔外翻(表型包括脊髓膨出)

骶尾部畸胎瘤(表型包括脊髓脊膜膨出)

Modified from Main DM, Mennuti MT:Neural tube defects:issues in prenatal diagnosis and counselling. Obstet Gynecol 67(1):1-16,1986

表 9-3　美国关于特定危险因素对神经管缺陷 NTD 发生率的评估

风险因素	发病率（/1000 活产儿）
母亲作为参考	
总体发病率	1.4~1.6
母亲因高龄接受羊水穿刺术	1.3~3.0
母亲患有糖尿病	20
母亲早孕期服用丙戊酸	10~20
胎儿作为参考	
有一个兄弟姐妹患有 NTD	15~30
有两个兄弟姐妹患有 NTD*	57
父亲或母亲患有 NTD	11
有一半同胞患有 NTD	8
一级表妹（母亲姐姐的孩子）	10
其他一级堂表兄妹	3
兄弟姐妹有因多个椎体缺陷导致的严重脊柱侧凸	15~30
兄弟姐妹有隐形脊柱裂	15~30
兄弟姐妹有骶尾部畸胎瘤或错构瘤	15~30

* 英国研究显示,有三个或更多的兄弟姐妹或其他近亲的组合中发病则再发风险会更高。Modified from Main DM, Mennuti MT: Neural tube defects: issues in prenatal diagnosis and counselling. Obstet Gynecol 67(1): 1-16, 1986

无脑畸形（anencephaly）以没有颅骨和端脑为特征。中晚孕期通过超声检查颅骨缺失得以诊断此病。此外,大多数病例可以在妊娠 11~13 孕周内诊断。此时间段内胎儿没有骨化的颅骨,可认为有明显异常（图 9-6）[6]。无颅畸形和露脑畸形也用于描述这种异常;代表了无脑畸形发展的早期阶段。无脑畸形的预后是致命性的。

脊柱裂（spina bifida）可以是开放性或闭合性。开放性脊柱裂的特征是皮肤全层缺损,神经管暴露在软组织及椎弓下。脊柱裂病变的大小可差异很大,腰椎和骶尾区域最常受累。通过缺陷引起的脑脊液漏会导致羊水和母体血清中甲胎蛋白（alpha fetoprotein, AFP）和乙酰胆碱酯酶的浓度增加,并且母体血清和羊水 AFP 的测量可用于筛查开放性神经管缺陷。

超声检查可诊断开放性脊柱裂,通过发现神经管椎骨缺损（向后外侧开放）和覆盖的软组织缺损来识别（图 9-7）。通常还可以发现由脊髓和脊膜融合而形成的囊肿（脊髓脊膜膨出）。在少数情况下,没有脊膜覆盖（脊髓膨出）。神经管缺陷有时也会很难发现,需要仔细扫查。胎儿头部超声检查有助于诊断,因开放性脊柱裂常合并一些易于识别的颅内结构的特征性异常。脑脊液渗漏导致小脑和延髓通过枕骨大孔下移到椎管上段内（Chiari Ⅱ 型畸形或 Arnold-Chiari 畸形）。超声检查显示中孕期胎儿头测值偏小和小脑延髓池消失;小脑测值小和小脑深陷入颅后窝池内导致小脑形态异常（香蕉征）;两侧前额凹陷（柠檬征）;和侧脑室扩张。另一个特征性异常是侧脑室枕角的"尖状"特征。枕角尖状是 Chiari Ⅱ 畸形常见的幕上特征。这在 24 周以内和脑室大小正常的胎儿中更常见到。有趣的是,胎儿畸形越严重,颅后窝反而仅轻度变形（图 9-7）。总体而言,据报道显示中期妊娠,开放性脊柱裂的产前超声检出率至少为 90%[8~10]。妊娠 11~13 周时也曾报道超声发现颅后窝池和侧脑室异常,但所发现这些异常诊断脊柱裂的准确性仍需后续超声评估。

其他几种神经系统异常通常和脊髓脊膜膨出及 Chiari Ⅱ 畸形的颅内和颅外异常有关。当观察到胎儿已经存在脊髓脊膜膨出时发现这些异常时,不应认为胎儿具有"多重异常"（表 9-4）。

脊椎损伤的位置和范围与神经系统的预后相关。一般而言,较低和较小的缺陷导致的神经损害不太严重。脊椎病变平面可以通过计算受累的椎骨来评估,无论是从最远的椎骨（在中孕期最低骨化椎骨是骶 4）或是从胸廓肋骨（以胸 12 为最低）来计数。产前超声评估与出生后评估（75%）的相关性良好,并且发现 MRI 对于确定缺陷椎骨平面方面帮助有限。但是不能精确地预测神经运动功能、并发症的发病率或发育程度[11]。值得注意的是,侧脑室扩张的程度与出生后分流术的需要与否相关[12]。

胎儿脊柱裂检出后的产前咨询很复杂,应包括一个多学科小组。出生后常发生脑积水需要分流,大小便失禁,运动性肌无力需要轮椅。受累胎儿的妊娠管理选择包括终止妊娠,产后修复的预期管理和宫内手

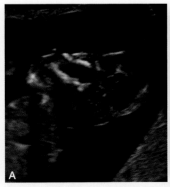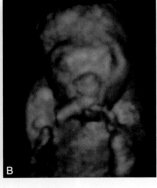

图 9-6　13 孕周无脑畸形。A. 二维正中矢状切面超声图像。B. 三维超声图像

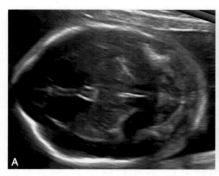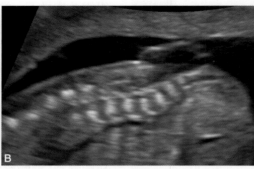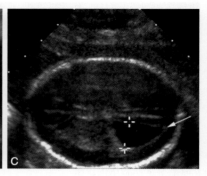

图 9-7　Open spina bifida（myelomeningocele）. A, Typical associated intracranial findings including scalloping of the bilateral frontal bones and small posterior fossa with obliteration of the cisterna magna. B, Large vertebral defect with overlying septated cyst. C, Axial sonographic image of a fetus with Chiari Ⅱ malformation and normal-size ventricle showing pointed configuration（arrow）of the occipital horn.（C from Callen AL, Filly RA: Supratentorial abnormalities in the Chiari Ⅱ malformation, I: the ventricular point J. Ultrasound Med 27:33-38, 2008）（开放性脊柱裂（脊髓脊膜膨出）。A. 相关颅内特征包括双侧前额凹陷和颅后窝变小并颅后窝池消失。B. 较大范围的椎体缺损伴其上的囊肿。C. Chiari Ⅱ型畸形胎儿颅脑横切面超声图像,显示侧脑室枕角尖状（箭头））

表 9-4　Chiari Ⅱ型畸形患者脑和脊柱异常的发生频率	
异常	发生频率
脊髓脊膜膨出	总是
脑积水	几乎总是
小脑幕发育不良	几乎总是
颅后窝池小	几乎总是
颅骨缺损	几乎总是
脑干下移	经常
延颈髓扭结	经常
小脑上疝	经常
脑与脊髓中的大肿块	经常
颅神经延长	经常
颅顶盖喙突	经常
胼胝体发育不良	经常
脊髓空洞积水症	~50%
皮质发育畸形	偶尔
中脑导水管狭窄	偶尔

术修复[13~15]（见第 24 章）。剖宫产术对改善开放性脊柱裂婴儿神经系统发育的益处尚不确定[16,17]。

闭合性脊柱裂的特征是有皮肤覆盖的椎骨缺损（裂）。大多数缺损小,只涉及几个椎体,没有典型的颅内特征（柠檬头、香蕉形小脑,侧脑室扩张）（图 9-8）。因此,闭合性脊柱裂的超声诊断是困难的,实际工作中只有存在相关的皮下肿块的情况下才有可能诊断,例如脊椎缺损处有脊膜囊肿或脂肪瘤[8]。闭合性脊柱裂预后难以预测。新生儿一般不会发展成 Arnold-Chiari 畸形或脑积水。但是,那些合并皮下肿块者可能患有神经后遗症,包括下肢虚弱或瘫痪以及大小便失禁,通常是因脊髓栓系或压迫导致。

脑膨出（encephalocele）是因颅骨缺损导致颅内结构膨出[18~20]。发生在脑中线枕部区域的病灶最常见；较少发生在顶骨或额骨。脑膨出特点是缺损处有脑组织膨出。当只有脑膜突出时,称为脑膜膨出（meningocele）。脑膨出常导致脑脊液循环障碍和脑积水,大的脑膨出可能与小头畸形有关。脑膨出还常合并其他异常或是综合征的一部分（表 9-5）。超声发现胎儿头颅

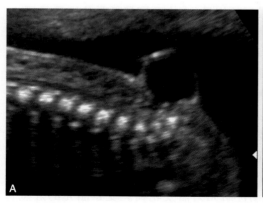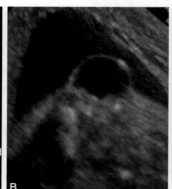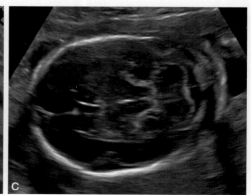

图 9-8　闭合性或有皮肤覆盖的囊性脊柱裂（脊膜膨出）。A、B. 小的椎体缺损及其上方囊肿。C. 颅内解剖结构正常

表 9-5　与脑膨出相关畸形
羊膜带综合征（散发）
多发脑膨出，以前部膨出为主
指（趾）或肢体离断
不规则口裂
Chemke 综合征（常染色体隐性遗传）
脑积水
无脑回畸形
小脑发育不良
隐眼综合征
前额皮肤覆盖单眼或双眼
耳畸形
软组织并指畸形
Dyssegmental 发育不良（常染色体隐性遗传）
短肢发育不良
干骺端宽短
胸廓小
小下颌
额鼻发育不良（散发、有些病例是家族性）
额部脑膨出
眼距宽
Meckel-Gruber 综合征（常染色体隐性遗传）
多囊肾
多指（趾）
小眼畸形
口面裂
外生殖器不确定
von Voss-Cherstvoy 综合征
胼胝体发育不全
海豹肢
泌尿生殖系统异常
血小板减少症
Warfarin 综合征
鼻骨发育不良
骨点彩
肢体短
脑积水

Modified from Cohen MM Jr, Lemire RJ: Syndromes with cephaloceles. Teratology 25（2）:161-172, 1982

周围包块时应怀疑脑膨出（图 9-9）。脑膨出的诊断通常很容易，因为脑膨出囊内的脑组织超声图像很显著。但是脑膜膨出与软组织水肿或颈部水囊瘤的鉴别诊断比较困难。当显示颅骨缺损或相关脑异常（如侧脑室扩张）时，有利于脑膨出的诊断。儿科文献显示，脑膨出的预后主要取决于病灶内有无大脑组织。目前已知最大样本的产前系列报道显示，除了颅内解剖结构正常的小病变外，这两种类型的预后均较差[21]。

脑中线结构异常

脑中线结构异常（midline anomalies）是指一组脑部畸形，包括一系列严重且常见的颅面畸形。

前脑无裂畸形（holoprosencephaly）是复杂的前脑异常，其特征是大脑半球未完全分开和间脑结构形成。由于宫内死亡率高，因此很少在出生时见到，在先天性的中枢神经系统异常中这些疾病相对常见。前脑无裂畸形的病因不同，大多数情况是孤立和散发的。然而，前脑无裂畸形可能与染色体异常（13 三体和多倍体）、一些单基因疾病和其他解剖结构异常有关。

前脑无裂畸形最广为接受的分类方法是分为三种主要类型：无叶型、半叶型、叶型。此外，还提出一种中间变异型前脑无裂畸形（图 9-10）。

无叶型、半叶型和中间变异型前脑无裂畸形产前超声图像方面有相似的方面：没有脑中线回声（透明隔缺失）和存在单一脑室（图 9-11）。最严重的无叶型，没有半球裂缝、大脑镰和胼胝体；有一单一原始脑室；丘脑中线融合；没有第三脑室、神经垂体、嗅球和嗅觉通路。半叶型前脑无裂畸形是指两个大脑半球在后方部分分离，但只有单一脑室。胼胝体没有膝部或体部[18,22,23]。无叶型和半叶型前脑无裂畸形中，脑室顶部的脉络组织（通常被卷入大脑内）会在大脑表面和颅

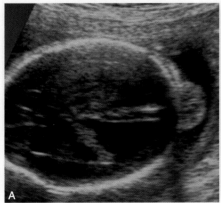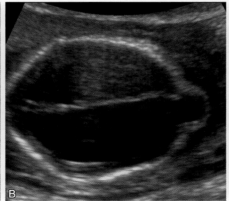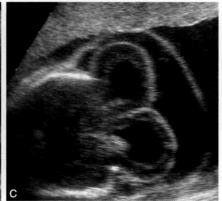

图 9-9　脑膨出。A. 小的枕部脑膨出。B. 小的枕部脑膨出合并严重脑积水。C. 大的枕部脑膨出合并大的颅骨缺损和明显的颅脑组织的膨出

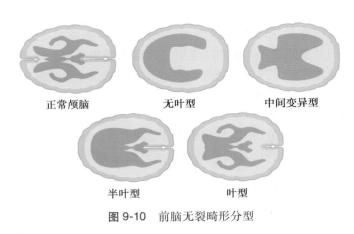

正常颅脑　　　无叶型　　　中间变异型

半叶型　　　叶型

图 9-10　前脑无裂畸形分型

骨间形成大小不同的囊肿,称为背囊。无叶型和半叶型前脑无裂畸形常和小头畸形有关,尽管有时可能因背囊或梗阻性脑积水而导致头大。

叶型前脑无裂畸形的大脑半球间裂在前、后方都发育良好,但在扣带回及侧脑室仍有不同程度的融合,透明隔缺失。中间变异型前脑无裂畸形主要在侧脑室体部发生融合,而前角和后角发育相对良好[24]。

无叶型和半叶型前脑无裂畸形常合并严重的面部异常(独眼、眼距过窄和鼻缺如)(图 9-12)。面部畸形包括独眼、中央型唇/腭裂和严重的眼距过窄。鼻可能缺如,代之以喙鼻或鼻子异常扁平[25]。叶型或中间变异型前脑无裂畸形很少合并颜面部异常畸形。

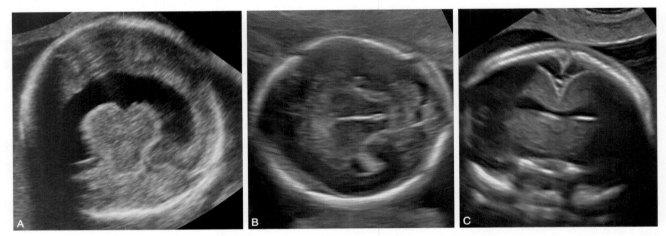

图 9-11　前脑无裂畸形。A. 无叶型前脑无裂畸形有大的单一脑室和丘脑融合。B. 较轻的病例,有微小的发现——脑中线前部结构缺失。经阴道超声颅脑冠状切面更好的显示单一室腔和透明隔缺失(C)

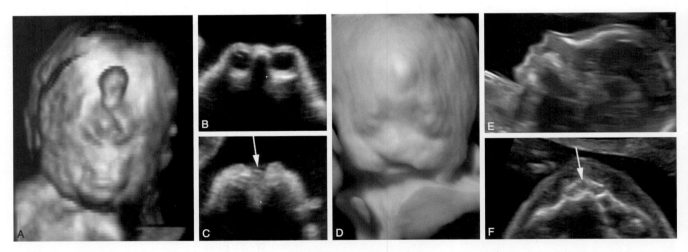

图 9-12　与前脑无裂畸形相关的面部异常。A. 三维超声图像显示独眼畸形,单一眼眶上方突出的喙鼻。B~D. 显示眼距过窄和中央性唇裂(箭头)。E~F. 前脑无裂畸形正中矢状切面显示颜面部特征似乎正常,但仔细扫查可显示单一的中切牙(箭头)

无叶型或半叶型前脑无裂畸形产前诊断主要依据单一的原始脑室,原始脑室可能会有不完全展开的皮质向后突出形成背囊。另外发现的特殊颜面部畸形有助于确诊。大多数病例,可在孕 11~13 周得以诊断。

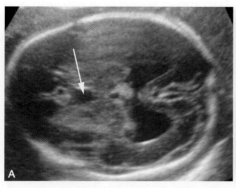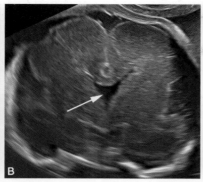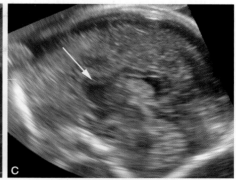

图 9-13　叶型前脑无裂畸形。A、B. 颅脑横切面和冠状切面发现透明隔缺失（箭头）和前角小。C. 没有胼胝体典型结构，而是被脑中线两个半球间不规则纤维所取代（箭头）

叶型前脑无裂畸形与更微小的发现有关（前角中线融合没有透明隔），很少在孕 20 周前诊断（图 9-13）[25]。

无叶型和半叶型前脑无裂畸形受累的婴儿总是预后不良。产前诊断的叶型前脑无裂畸形也与出生后神经发育不良结局相关[26]。

胼胝体无形成（ACC）是一种患病率和临床意义不确定的异常。最好的估计显示，普通人群中发病率大约 1.4/万名活产儿，而在发育障碍人群中发病率占 2%～3%[27,28]。ACC 原因亦各有不同，遗传因素很常见，异常也与许多不同的遗传综合征有关。伴发多发畸形和染色体畸变，提示 ACC 可能是普遍存在的发育障碍的一部分。ACC 可以是完全性的，也可以是部分性的。后一种情况，也称为胼胝体部分发育不全，尾部或后部不同程度的缺失。胼胝体发育不良是指胼胝体长度正常，但厚度明显减小；这种异常很少通过产前超声确诊。

ACC 在中孕期可得以诊断[29]，但即使是超声医学专家诊断本病也具有挑战性[30]。对诊断本病的有用解剖信息总结于图 9-14。

Davidoff and Dyke 于 1934 年首次通过气脑造影术观察描述了脑室系统和大脑半球的特征变化[31]。他们注意到：

- 侧脑室的前角和体部向两侧分离。
- 侧脑室的前角和体部向外侧有倾斜角
- 第三脑室的抬高和可变的扩张
- 枕角扩张
- 与 Probst 束相关的侧脑室内侧壁凹陷
- 从第三脑室顶部向外延伸的放射状异常脑回

Bertino 等在一项 ACC 胎儿中，报道了少数患者有特征性的脑中线囊肿。他们提出在胎儿颅脑常规横切面扫查过程中可能会让人怀疑是 ACC 的三个发现：

①不成比例的枕角扩张（侧脑室枕角扩大畸形）。

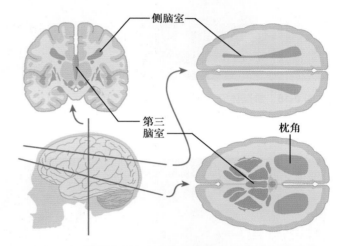

图 9-14　胼胝体完全发育不全不合并无半球间囊肿示意图。颅脑冠状切面图（左上），间隔较宽的侧脑室指向头侧。颅脑横切面图（右上），可识别侧脑室内侧壁和外侧壁。更低的横切面（右下）显示扩张的枕角和外展的前角。第三脑室可能扩张，也可不扩张

②正常情况下显示单一脑室周围线，在异常时则显示出侧脑室的内侧壁和外侧壁。

③两侧脑室壁较正常更平行。

完全性 ACC 常在中孕期产科超声检查中发现透明隔腔缺失、侧脑室前角向外侧分离较远、侧脑室轻度增宽以及侧脑室后角增宽导致的"泪滴"状。两大脑半球在大脑中线位置相距较远。颅脑冠状切面显示侧脑室前角比正常情况分离更远，表现为"逗号"状。颅脑横切面上，侧脑室呈"泪滴"状，是因为侧脑室体部和枕角增大及前角大小正常并相距较远，这种也被称为侧脑室枕角扩大畸形。

一旦怀疑，可以通过颅脑冠状面和矢状面显示胼胝体缺失来明确诊断 ACC（图 9-15）[20]。部分性 ACC 虽然超声检查的发现信息比完全性 ACC 的更轻微，也有可能诊断部分性 ACC。部分性 ACC，颅脑横切面图像可能正常，通常胼胝体存在。诊断部分性 ACC 需要

在正中矢状切面上显示胼胝体比正常短,在第三脑室上方形成不完整的弓形(图 9-16)。彩色多普勒超声显像对诊断完全性或部分性 ACC 有用(图 9-17)。正常胼胝体大小值可供参考,但应谨慎使用,因为部分性 ACC 相对罕见,且尚未确定界定有病理意义的明确阈值。大多数产前诊断的病例都是因其减少了 50% 甚至更多。我们已经发现了许多病例,胼胝体测量低于第 5 百分位,出生的儿童大多数是正常的。

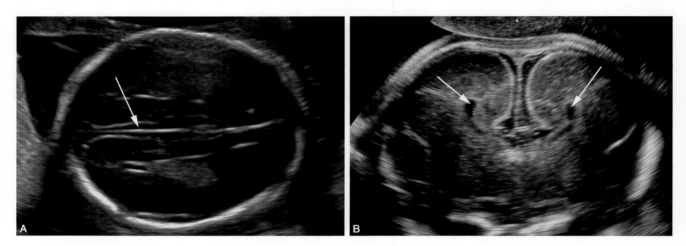

图 9-15　胼胝体完全发育不全。**A.** 横切面显示侧脑室的轻度增大,具有典型的泪滴状,无透明隔腔和因大脑镰中央分隔导致半球间裂增宽(箭头)。**B.** 冠状切面显示了半球间裂增宽,两个半球间没有连接结构,及前角向两侧分离且向中部内凹(箭头)

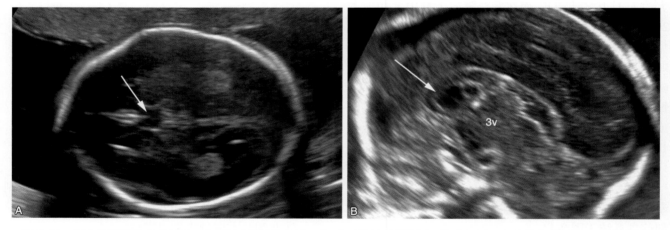

图 9-16　部分性胼胝体发育不全。**A.** 横切面图像显示一相对正常的透明隔腔(箭头)。**B.** 正中线矢状图显示胼胝体短(箭头)(胼胝体弓没有完全覆盖第三脑室的区域[3v],测量的长度大约是这个胎龄的 50%)并且形状不规则

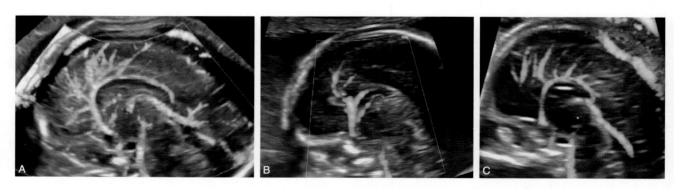

图 9-17　胼周动脉。**A.** 正常胎儿,彩色多普勒超声显示胼周动脉,围绕在胼胝体上方。**B.** 完全性胼胝体发育不全,胼周动脉环状结构消失。大脑前动脉垂直向上呈树枝状分布。**C.** 部分性胼胝体发育不全,胼周动脉形成异常短环结构

表 9-6 以胼胝体发育不全为特征的综合征
常见综合征
Acrocallosal 综合征（常染色体隐性遗传）
Aicardi 综合征（X 连锁显性遗传）
Andermann 综合征（常染色体隐性遗传）
脑-眼-面-骨骼（COFS）综合征（常染色体隐性遗传）
Fryns 综合征（常染色体隐性遗传）
Marden-Walker 综合征（常染色体隐性遗传）
Meckel-Gruber 综合征（常染色体隐性遗传）
小眼及线性皮肤缺损综合征（X 连锁显性）
Miller-Dieker 综合征（无脑回综合征）
Neu-Laxova 综合征（常染色体隐性遗传）
视-膈发育不良序列征
Walker-Warburg 综合征（X 连锁显性遗传）
Zellweger 综合征（常染色体隐性遗传）
偶见综合征
Apert 综合征（常染色体隐性遗传）
Baller-Gerold 综合征（常染色体隐性遗传）
胼胝体生殖器发育不良综合征（常染色体隐性遗传）
Coffin-Siris 综合征（常染色体隐性遗传）
先天性小胃-肢体减小复合征（未知）
Crouzon 综合征（常染色体显性遗传）
4p 重复综合征
胎儿酒精综合征
胎儿华法林综合征
FG 综合征（x 连锁隐性遗传）
额鼻发育不良序列征（散发/常染色体显性遗传）
Gorlin 综合征（常染色体显性遗传）
Greig 头多指（趾）综合征（常染色体显性遗传）
Hydrolethalus 综合征（常染色体隐性遗传，X 连锁显性遗传）
晶状体发育不全（X 连锁隐性遗传）
Marshall-Smith 综合征（未知）
眼-耳-脊柱序列征（未知）
眼-脑-皮肤综合征（Delleman 综合征）（未知）
Opitz 综合征（ADI，X 连锁隐性遗传）
口-面-指综合征 I 型（X 连锁显性遗传）
Peters-plus 综合征（常染色体隐性遗传）
桡骨发育不全-血小板减少综合征（常染色体隐性遗传）
Rubinstein-Taybi 综合征（散发）
Shapiro 综合征（X 连锁隐性遗传）
Simpson-Golabi-Behmel 综合征（X 连锁隐性遗传）
8 三体综合征
13 三体综合征
18 三体综合征
X 连锁脑积水序列征（X 连锁隐性遗传）
Turner 综合征（45,X）
49,XXXXY 综合征（发育不全）
Yunis-Varon 综合征
代谢障碍

ADI,常染色体显性遗传（autosomal dominant）；ARI,常染色体隐性遗传（autosomal recessive）。Modified from Blum A, André M, Droullé P, et al: Prenatal echographic diagnosis of corpus callosum agenesis. The Nancy experience 1982-1989

完全性或部分性 ACC 通常与遗传综合征或其他畸形有关（表 9-6）。最常见与 ACC 相关的综合征是 Aicardi 综合征，这是一种 X 连锁显性遗传病，包括婴儿性痉挛、胼胝体缺失或发育不全，脉络膜视网膜病变，严重的发育迟缓和难治性癫痫[33,34]。图像上发现包括胼胝体发育不全，皮质异位，皮层发育不良，颅后窝池囊肿，小脑发育不良，脉络丛乳头状瘤和小眼畸形。如果怀疑这种疾病，那么对胎儿性别的评估可能会有所帮助，因为此病只发生在女婴身上。

最近的系统回顾包括 16 项研究，评估了 132 名有孤立性 ACC 胎儿的神经发育结局[35]。完全性 ACC 胎儿，结局正常为 74.3%，边缘性或中度残疾为 14.3%，严重残疾占为 11.4%。部分性 ACC 略有不同（分别为 65.5%、6.9% 和 27.6%），但没有显著差异。对这些病例仅应用 MRI 来确诊和应用标准的神经发育评估方法进行研究显示，完全性 ACC 胎儿结局正常、边缘性或中度残疾和严重残疾的发生率分别为 83.7%、8.2% 和 8.2%。对于部分性 ACC，由于病例数较少，未报告相应比率。该综述的作者强调了现有研究的许多局限性，包括局限和不一致的数据，受阻的亚组分析。对神经发育迟缓风险的精确估计很难，而目前研究的一个重要限制是随访时间的长度。在大多数情况下评估是在学前阶段进行的。这可能是一个重要的缺点，正如在一个系列研究中注意到智力的逐渐下降，有相当数量的孩子在学校表现出学习困难。

透明隔（septum pellucidum）与下穹窿形成侧脑室体部的边界。它包含两叶，在胎儿期被充满液体的腔分开，即透明隔腔 CSP，在晚孕期或刚出生即闭合，透明隔腔只在少数成年人中出现。胎儿中没有透明隔可能与许多 CNS 异常有关，包括 ACC，前脑无裂畸形，继发于脑室内压升高的脑损伤，脑裂畸形和视隔发育不良（de Morsier 综合征）。孤立的透明隔缺失可能与前角的中央融合有关，通常是没有意义的（图 9-18）。最大的挑战是区分孤立 CSP 缺乏和视隔发育不良。通过 MRI 或三维超声对视交叉的显示是有用的，但总是不能得以明确诊断。虽然数据有限，但据报道三分之二透明隔缺失胎儿出生时是正常的。如果能够证明视交叉正常，结局正常的概率增加到 90%[36]。

颅后窝囊性或类囊性异常

胎儿颅后窝内充满液体广泛环绕着小脑，从正常变异到严重的异常（表 9-7）。

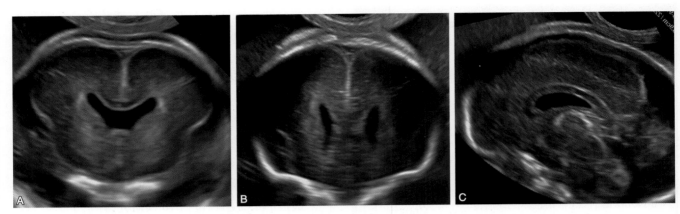

图 9-18 透明隔缺失。A. 侧脑室前角中间相连,没有透明隔。B、C. 前部冠状切面和正中矢状切面显示正常

表 9-7 颅后窝池囊肿或类囊性异常超声表现

异常	超声表现
小脑延髓池增宽	小脑完整;小脑延髓池>10mm
Blake 囊肿	小脑大小正常,小脑蚓部正常伴轻度旋转(通常<30°)
Dandy-Walker 畸形	小脑半球正常或缩小,小脑蚓部正常或小伴有明显的旋转(通常>45°),小脑延髓池增大
小脑蚓部发育不良	小脑正常或缩小,小脑蚓部小和变形,有中度旋转(通常<45°),小脑延髓池正常
Joubert 综合征	小脑和小脑延髓池正常,小脑蚓部极小或缺如,小脑脚和第四脑室特征性结构
颅后窝池蛛网膜囊肿和其他额外的囊肿	囊肿导致小脑延髓池不对称增大并有小脑受压的占位效应

在早孕晚期,第四脑室较大而小脑相对较小。在接下来的几个星期内,小脑发育到完全包绕第四脑室。但常可显示一像手指样结构凸向小脑后方的颅后窝池内,这是第四脑室的附属物即 Blake 囊袋。有人提出,这是包括第四脑室——Blake 囊袋复合体的解剖结构变异(图 9-19)[37~40]。Blake 囊肿是最轻微的异常,是孤

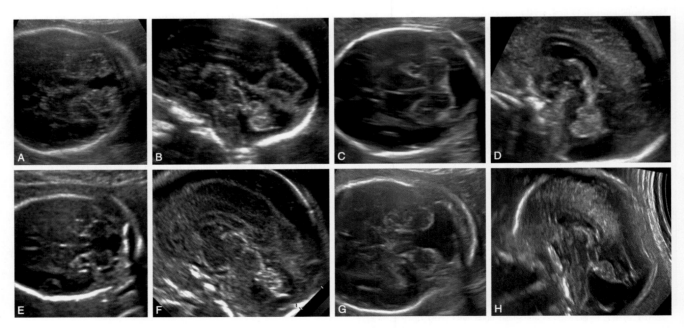

图 9-19 颅后窝液体积聚(表 9-7)。A、B. Blake 囊肿。C、D. 小脑延髓池增宽。E、F. 小脑蚓部发育不良。G、H. Dandy-Walker 畸形

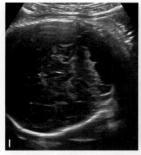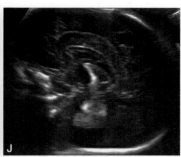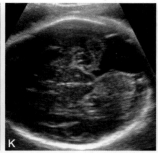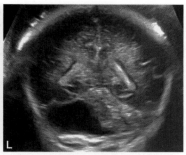

图 9-19（续） I、J. 小脑发育不良。K、L. 颅后窝蛛网膜囊性（From Gandolfi Colleoni G, Contro E, Carletti A, et al: Prenatal diagnosis and outcome of fetal posterior fossa fluid collections. Ultrasound Obstet Gynecol 39(6): 625-631, 2012, used with permission）

立的 Blake 囊袋的持续存在。该术语最初是由小儿神经放射学文献中引入，是指颅后窝内的囊肿使小脑蚓部受压向上移位，可导致阻塞性脑积水。最近，在胎儿成像中更频繁的使用了相同的术语，以描述颅后窝囊肿并使完整的小脑蚓部向上移位的病例，通常脑室系统和颅后窝池正常。在最初的新生儿文献中描述的和后来在胎儿报告中描述的可能有不同，因为后者通常结局是正常的，并且很少与脑室增大有关。小脑延髓池（cisterna magna）增大可能是 Blake 囊肿的一种变异，不导致小脑蚓部的上抬。

在最大的系列研究中，Blake 囊肿和小脑延髓池增大是产前描述中最常见的，占胎儿颅后窝所有囊性异常的 50%。这两种情况有许多临床相似之处。虽然 Blake 囊肿可能与其他异常相关，但当孤立发生时，三分之一的病例在妊娠期间内自发地破裂，并且不管是否自发破裂，约 90% 的病例中出生后神经发育正常[39]。

Dandy-Walker 畸形（Dandy-Walker malformation, DWM）相对罕见，估计发生率大约 1/30 000 新生儿，并且 4%~12% 有婴儿脑积水。DWM 的主要特征是小脑延髓池增大，小脑蚓部全部或部分未形成导致小脑蚓部上移。以前的观点认为，脑积水是 DWM 的必要诊断元素，但最近的证据表明大多数患者出生时没有脑积水，尽管它可能进一步进展形成。DWM 通常与其他 CNS 异常（ACC，前脑无裂畸形或脑膨出）、非 CNS 异常（多囊肾，心血管缺陷和面部裂）以及遗传病相关（表 9-8）。孤立发生的 Dandy-Walker 畸形，结局是不定的。在产前研究中报道约 50% 的存活婴儿智力正常，50% 有不同程度的神经发育障碍[39]。

小脑蚓部无形成/发育不全（vermian agenesis/hypoplasia）的特征表现是小脑蚓部缺失或小脑蚓部小，小脑延髓池正常。这种异常最初被称为 Dandy-Walker 变异型，现在已不用这个名称。产前诊断为小脑蚓部缺失/发育不全儿童的随访研究显示结局有很大的变

化，从一部分病例正常到一部分病例有高概率发生神经系统损害[39,41]。

表 9-8 Dandy-Walker 畸形合并的其他异常	
畸形	**染色体异常**
• 前脑无裂畸形	• 6p-
• 胼胝体发育不全	• Dup 5p
• 神经管缺陷	• Dup 8p
• 唇裂	• Dup 8q
• 先天性心脏异常	• 9 三体综合征
• Cornelia de Lange 综合征	• 三倍体
• Goldenhar 综合征	• Dup 17q
• 肾脏异常	
• 颜面部血管瘤	**环境因素**
• Klippel-Feil 综合征	• 风疹
• 多指（趾）畸形	• 苯丙酮
	• 酒精
孟德尔综合征	• 异维 A 酸
• Walker-Warburg 综合征（ARI）	• 巨细胞病毒
• Aase-Smith 综合征（ADI）	• 糖尿病
• Ruvalcaba 综合征（ADI/X 连锁）	• 异维 A 酸
• Coffin-Siris 综合征（ARI）	
• 口-面-多指（趾）综合征，Ⅱ 型（ARI）	
• Meckel-Gruber 综合征（ARI）	
• Aicardi 综合征（X 连锁显性）	
• Ellis-van Creveld 综合征（ARI）	
• Fraser cryptophthalmos 综合征（ARI）	

ADI，常染色体显性遗传（autosomal dominant）；ARI，常染色体隐性遗传（autosomal recessive）。

Modified from Murray JC, Johnson JA, Bird TD: Dandy-Walker malformation: etiologic heterogeneity and empiric recurrence risk. Clin Genet 28: 272, 1985

Joubert 综合征(Joubert syndrome)及其合并的异常是一组异常包括小脑蚓部发育不全及被描述为"磨牙征"的特征表现,这是因小脑上脚延伸使人联想到臼齿或智齿(图 9-20)。这些中枢神经系统的发现可以与多种非中枢神经系统异常有关,因此可构成不同的综合征,尽管所有这些综合征一般都有不良的神经系统结局[42]。

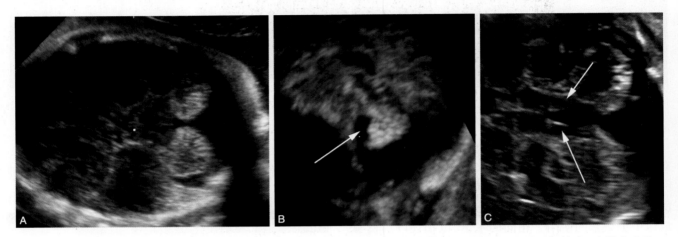

图 9-20　Joubert 综合征。A.横切面显示第四脑室向后方开放。B.正中矢状切面显示第四脑室不规则(箭头)和没有小脑蚓部正常形态。C.横切面显示小脑脚(箭头)特征性的分离(磨牙征)

颅后窝蛛网膜囊肿(arachnoid cysts of the posterior fossa)是一种罕见又是最常见的对小脑有占位效应的异常。与小脑延髓池增大或 DWM 很难鉴别,在对颅后窝囊性病变的鉴别诊断时应予以考虑(见下文)。

除了小脑延髓池增大外,其诊断标准有明确切割值定义(被广泛接受的定义是小脑延髓池前后径>10mm,小脑和小脑蚓部显示正常),胎儿颅后窝的其他囊性异常表现可非常相似,因此鉴别诊断很困难。Blake 囊肿,DWM,小脑蚓部发育不全以及 Joubert 综合征也有相似的发现:在颅脑横切面上,第四脑室和小脑延髓池之间相通(第四脑室开放)。这种相通是因有从第四脑室顶部通过小脑蚓部下方延伸到小脑延髓池的囊状结构而形成。这种现象在早孕期常能观察到,只有在妊娠 20 周后才被证实有意义。此后,最有价值的诊断信息是从颅脑的正中矢状切面获得。结合超声和 MRI 的产前检查和出生后确诊的符合率为90%。Blake 囊肿与 DWM 的鉴别以及在较早的孕周诊断小脑蚓部发育不全仍然是诊断方面的挑战[38,39,41]。

宫内脑损伤

大脑的许多先天异常不是胚胎发育畸形引起,而是由破坏性损伤导致。大多数情况属于特发性疾病,病理生理学常常还不清楚。其中一些异常可能会有产科并发症。

颅内出血(intracranial hemorrhage,ICH)是早产儿常见的并发症。产前发生的 ICH 很少见,可能是由于胎儿血小板减少症、其他凝血异常、损伤或其他未知的因素引起。ICH 根据出血类型(表 9-9)和出血位置、严重程度和出血时间而超声表现明显不同(图 9-21)。出血区最初表现为高回声区;随着时间推移,血凝块回缩并部分表现出低回声。产前发生的 ICH 常合并侧脑室扩张。较大范围的脑室内出血可能并发脑梗死和周围脑白质的破坏而变得复杂。

表 9-9　胎儿颅内出血分类和分级	
颅内出血分级	超声表现
颅内出血 I 级	出血局限于生发基质,室管膜下
颅内出血 II 级	出血扩散到脑室内但侧脑室<15mm,大脑实质正常
颅内出血 III 级	出血扩散到脑室内但侧脑室>15mm,大脑实质正常
颅内出血 IV 级	出血涉及脑室内和脑室周围及脑实质受累
小脑出血	小脑实质内出血
蛛网膜下腔出血和硬脑膜下血肿	出血积聚在大脑半球外,这两种异常在产前超声中很难区分

与新生儿一样,宫内胎儿颅内出血的等级与神经系统的预后相关。通常 1 级和 2 级的颅内出血预后良好(仅发生在生发基质,或延伸到脑室内,但没有侧脑室扩张),甚至可在宫内被吸收而消退。更严重的 ICH,包括 3 级和 4 级(脑室内出血合并侧脑室扩张,或累及脑实质),具有严重神经发育异常的可能。大多数确诊为 3 级或 4 级的病例预后有影响;在一篇文

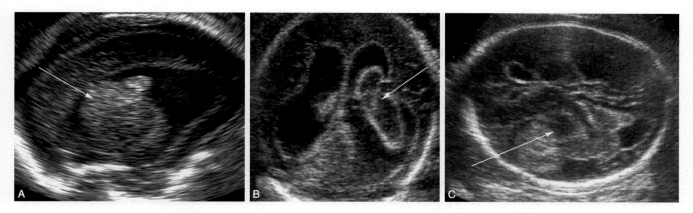

图 9-21　颅内出血。A. 急性出血后不久，出血区呈明显强回声（箭头）并伴有侧脑室扩张，为颅内出血 Ⅱ 级。B. 随着时间进展，出血区在冠状切面上显示中等强度回声（箭头）伴有侧脑室扩张，此为亚急性的颅内出血 Ⅲ 级。C. 出血延伸到脑实质内导致脑室周围白质损伤（箭头），为颅内出血 Ⅳ 级

献综述中显示，50% 的胎儿在围产期死亡，50% 的幸存者有神经功能受损。如果怀疑 ICH，应鉴别是否为胎儿同种免疫血小板减少症。胎儿 MRI 有助于确诊 ICH、评估相关损伤程度、鉴别颅内出血和其他颅内损伤。

胎儿脑卒中（fetal stroke）已被证明产前可发生[44]。原因是各种各样的，但大多数报道的病例都是发生在单绒双胎妊娠中，通常是由于宫内双胎之一死亡或与双胎输血综合征相关的严重血流动力学损害。超声表现各有不同（图 9-22）。最初损伤发生时，可表现为大脑回声局限增强。随着进展，小头畸形，脑实质内出现囊腔（脑穿通畸形、脑裂畸形、脑室周围白质软化）和皮质异常。结果取决于病变的大小和位置。小头畸形和广泛的脑穿通畸形预后不良。

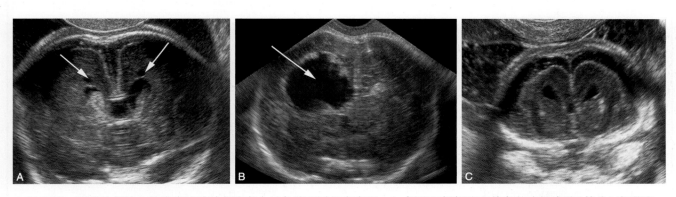

图 9-22　严重缺氧缺血性疾病导致胎儿脑卒中后各种不同超声表现。A. 邻近双侧侧脑室前角的液性囊腔（箭头）表明脑室周围白质软化。B. 大的脑穿通囊肿（箭头）与同侧脑室相通。C. 小头畸形。双侧基底节出现小的强回声灶

胎儿宫内感染（intrauterine infection）是导致先天性脑损伤的重要原因。巨细胞病毒感染的胎儿影响到颅内时可能存在广泛的颅内异常，包括脑室周围和脑实质内强回声灶，侧脑室扩张，小脑发育不全，小头畸形和大脑皮质异常。最典型的发现包括脑室周围区域回声增强和侧脑室后角分隔（图 9-23）。在几乎所有病例中，最近受 CMV 感染和有特征性脑异常发现的患者在出生时都有症状。超声在母体感染 CMV 时，阴性预测价值有限，因为超声不能可靠地检测出所有胎儿颅内的异常。最近的一系列研究表明，CMV 感染的胎儿，中孕期胎儿产前超声表现正常比晚孕期更为常见[45]。

小头畸形

小头畸形（microcephaly）指头小并与神经发育障碍相关的异常。小头畸形婴儿已经确定了与出生时脑重量轻及脑细胞总数减少相关。头测值越小，小头畸形的概率越高，尽管没有绝对的定量截断值。据估计，小头畸形的发病率为每 1000 个活产婴儿 1.6 个，但少数是在出生后一年才诊断为小头畸形。

小头畸形不是单独存在的临床疾病，而是由原发性大脑畸形或暴露于致畸剂或作为某综合征的一部分引起。小头畸形也可遵循孟德尔遗传规律，通常为常染色体隐性遗传（表 9-10）。常合并颅内解剖结构异

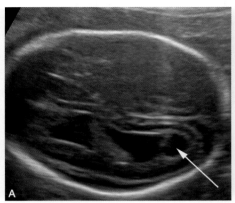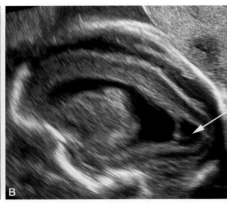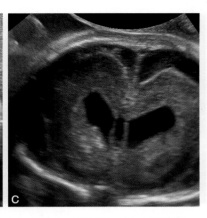

图 9-23 宫内巨细胞病毒感染的颅脑表现。A、B. 在侧脑室后部分显示明显分隔（箭头）。这种表现是因枕叶脑室周围脑实质损伤并囊性变（箭头）。C. 在冠状面上，脑室和轴外蛛网膜下腔间隙轻度增宽，脑实质出现不规则回声

表 9-10 小头畸形病因学分类	
Ⅰ. 小头畸形合并其他畸形 A. 遗传因素 　1. 染色体畸变 　　唐氏综合征（21 三体） 　　13 三体综合征 　　18 三体综合征 　　22 三体综合征 　　4p- 　　猫叫综合征（5p-） 　　18p- 　　18q- 　　Langer-Giedion 综合征（8q24.1 缺失） 　　Williams 综合征（7q11.23 缺失） 　2. 孟德尔综合征 　　Bloom 综合征（ARI） 　　Borjeson-Forssman-Lehmann 综合征（XLR） 　　Cockayne 综合征（ARI） 　　De Sanctis-Cacchione 综合征（ARI） 　　Fanconi 全血细胞减少症（ARI） 　　Dubowitz 综合征（ARI） 　　局灶性真皮发育不良（XLD） 　　色素失调症（XLD） 　　无脑回畸形综合征（ARI） 　　Meckel-Gruber 综合征（ARI） 　　Menkes 综合征（XLR） 　　Roberts 综合征（ARI） 　　Rubenstein-Taybi 综合征 　　Seckel 综合征（ARI） 　　Smith-Lemli-Opitz 综合征（ARI） B. 环境因素 　1. 产前感染 　　风疹综合征	巨细胞病毒病 　　人疱疹病毒感染 　　弓形体病 　2. 产前接触药物或化学物质 　　胎儿酒精综合征 　　胎儿乙内酰脲综合征 　　氨基蝶呤综合征 　3. 母体苯丙酮酸尿症 C. 不明原因 　1. 已知综合征 　　Coffin-Siris 综合征 　　DeLange 综合征 　　Johanson-Blizzard 综合征 　2. 未知综合征 Ⅱ. 小头畸形不合并其他异常 A. 基因原因 　1. 原发性小头畸形（ARI） 　2. Paine 综合征（XLR） 　3. Alpers 病（ARI） 　4. 先天性代谢异常 　　叶酸代谢紊乱（ARI） 　　高赖氨酸血症（ARI） 　　甲基丙二酸血症（ARI） 　　母体苯丙酮尿症（ARI） B. 环境原因 　1. 产前接触放射性物质 　2. 胎儿营养不良 　3. 围产期创伤或缺氧 　4. 产后感染 C. 其他原因 　1. Angelman 综合征

ARI，常染色体隐性遗传（autosomal recessive）；XLD，X 连锁显性遗传（X-linked dominant）；XLR，X 连锁隐性遗传（X-linked recessive）。Modified from Ross JJ, Frias JL: Microcephaly. In Vinken PJ, Bruyn GW（eds）: Congenital Malformations of the Brain and Skull. Handbook of Clinical Neurology, vol. 30. Amsterdam, Elsevier North Holland Biomedical Press, 1977, pp 507-524

常,包括脑回异常,如巨脑回,微小脑回和无脑回。侧脑室可增大。小头畸形也常见于脑穿通畸形、无脑回畸形和前脑无裂畸形的病例中。

小头畸形是一种渐进性疾病,因此,大多数病例在产前明确诊断是不可能的。胎儿小头畸形的自然疾病史在很大程度上是未知的。大约80%的小头畸形婴儿出生时头围正常,出生时确诊的大约90%的患儿在中孕期有正常的头围测量。在宫内明确诊断的病例有典型的头围极度缩小,通常伴有多种异常。

传统上,如果头围比同胎龄胎儿的平均值低2SD或更多则怀疑小头畸形。然而,只有当测值低于平均值5SD或更多时才可以诊断[46]。头围测值小且关注的这些病例,详细的神经系统检查或MRI扫描可有帮助,三分之二的小头畸形婴儿有CNS结构异常,包括前脑无裂畸形,胼胝体异常,或大脑皮质异常。前额通常倾斜,有这个特征应增加怀疑指数。

小头畸形的预后不同,部分取决于存在的相关异常。对于没有相关畸形的婴儿,预后与头围大小有关。儿科文献显示,头围低于正常平均值2~3SD的智力残疾风险在10%~30%的范围间,低于平均值3SD则上升至50%~60%。然而产前数据更有限。在最大的一个研究报告中显示,宫内发现头围在平均值−2和−3SD之间的20名婴儿中,在长期随访中没有任何智力障碍或神经认知异常[47]。

巨脑畸形(megalencephaly)或异常脑增大通常有正常的神经系统结局,尽管它可能与智力障碍有关[48]。巨脑畸形是某些先天性综合征的一部分,包括Beck-with-Wiedemann综合征,软骨发育不全,神经纤维瘤和结节性硬化症。产科和儿科超声医师经常遇到头部测值异常大但颅内解剖结构正常,这种情况怀疑巨脑畸形具有挑战性。在这种情况下,对父母的检查可能会有帮助,因为头大可能有家族倾向性。

颅内囊肿和肿瘤

颅内蛛网膜囊肿(arachnoid cysts)是在硬脑膜和脑实质之间,内含清澈脑脊液样的囊液。不一定能诊断出组织学类型,此术语经常用于来指位于蛛网膜下腔内的任何颅内囊肿。

蛛网膜囊肿可发生在中枢神经系统的任何位置,包括椎管。产前确诊的病例多为幕上囊肿,位于脑中线或颅骨和大脑之间。蛛网膜囊肿超声表现为边界清晰的无回声区,偶尔伴有侧脑室扩张,侧脑室扩张常在晚孕期出现(图9-24)。蛛网膜囊肿应与其他具有不同预后的其他囊性病变进行鉴别;最重要的特征是蛛网膜囊肿位于大脑半球外,且不涉及脑实质。脑穿通畸形的囊肿位于大脑实质内,经常与脑室相通(图9-22)。蛛网膜囊肿可能没有临床症状,但有时可导致癫痫发作、轻微的运动或感觉异常或脑积水。神经外科研究显示70%以上的病例无症状,良好预后。

脉络丛囊肿(choroid plexus cysts,CPC)表现为侧脑室脉络丛内的圆形无回声区,胎儿中孕期超声筛查发生率为1%~3%(图9-25)。可以是单侧或双侧,也可能是多发的。通常位于侧脑室脉络丛内。尽管有增加18三体综合征的可能,但是脉络丛囊肿是良性的。现有的资料并不能证明其与其他染色体畸变(包括21三体)有相关性。由于18三体综合征的胎儿通常产前超声中很容易发现合并其他严重畸形,普遍认为在没有其他危险因素或异常发现的情况下,孤立的CPC不会显著增加18三体综合征的风险。存在孤立的CPC不应改变标准的产科管理,并且由于没有报道对胎儿具有有害的影响,所以不需后续跟踪超声检查。神经外科报道了几例非常大的脉络丛囊肿引起颅内压增高,但这可能是另一种单独的临床疾病。

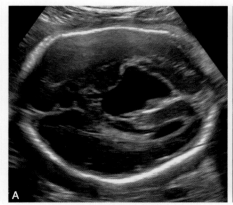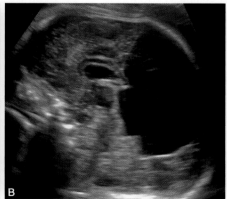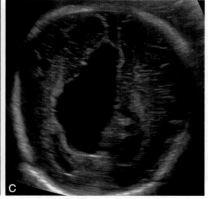

图9-24　脑中线蛛网膜囊肿。在颅脑横切面(A)、矢状切面(B)和冠状切面(C)超声显示不规则大的囊肿

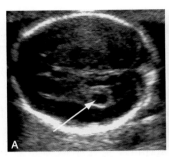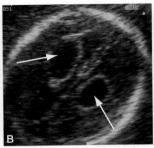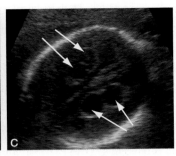

图 9-25　脉络丛囊肿(箭头)。A. 单一的小囊肿。B. 双侧的大囊肿。C. 多发囊肿

胎儿颅内肿瘤(intracranial tumors)罕见,每 100 万活产儿中约有 3~4 个。畸胎瘤占大多数,其余的少数包括神经上皮瘤、脂肪瘤和颅咽管瘤(表 9-11)。超声不能明确肿瘤的病理诊断,比如畸胎瘤、星形细胞瘤和颅咽管瘤超声表现相似,均表现为混合性肿块导致大脑结构发生扭曲,可合并巨脑畸形、侧脑室扩张和颅内钙化(图 9-26)[49]。只有颅内脂肪瘤和脉络丛乳头状瘤有特征性超声表现。脂肪瘤表现为边界清晰的高回声,常位于脑中线,占据正常胼胝体所在区域或位于侧脑室内。脉络膜丛乳头状瘤表现为似脉络膜丛增大,常合并侧脑室扩张和蛛网膜下腔增宽。据报道,许多脑肿瘤病例在中期妊娠的超声图像上无明显异常表现,晚孕期则会迅速发展。颅内肿瘤的鉴别诊断包括其他颅内占位病变,有时很难鉴别颅内肿瘤和急性脑实质内出血。

先天性 CNS 肿瘤的预后通常很差,总的死亡率达 75%[40]。目前尚没有关于存活者神经功能损害程度的数据,但也可能较高。可导致颅内解剖结构扭曲的大的混合性肿块(常为畸胎瘤,星形细胞瘤或颅咽管瘤)预后特别差,总的生存率仅为 14%[49]。颅内脂肪瘤是一个例外,据报告其生存率为 100%,神经系统发育障碍罕见。

结节性硬化症(tuberous sclerosis complex,TSC)是以多器官受累为特征的综合征,包括 CNS,心脏和肾脏。虽然是常染色体显性遗传,但该综合征经常由新突变引起。50%~80% 的患者有智力障碍,更多见在胎儿期或婴儿早期被诊断者。最典型的脑损伤是低分化的神经元和神经胶质细胞侵犯到神经板或脑室周围形成大小不同的结节。通过产前超声检查很难识别出 CNS 病变,MRI 则更容易地发现。当发现心脏肿瘤时,常会怀疑这种情况(见第 13 章和第 16 章)。大约 90% 的心脏肿瘤是横纹肌瘤,约 75% 的横纹肌瘤胎儿是结节性硬化症[50]。当存在多个心脏肿瘤时,风险更高。因此,无论何时发现心脏肿瘤,都需要寻找脑部病变。超声有可能诊断,但 MRI 常被认为更敏感。

表 9-11　先天性颅内肿瘤分类
胚胎性肿瘤
畸胎瘤
表皮瘤
皮样瘤
生殖性肿瘤
生殖细胞瘤
胚胎性癌
绒毛膜癌
内胚窦瘤
畸胎瘤
神经母细胞性肿瘤
髓母细胞瘤
神经母细胞瘤
视网膜母细胞瘤
与胚胎残余组织有关的肿瘤
颅咽管瘤
脊索瘤
室管膜源性肿瘤
室管膜瘤
室管膜下混合性神经胶质瘤
脉络丛乳头状瘤
多形性胶质母细胞瘤
恶性星形细胞瘤
与遗传疾病有关的肿瘤
结节性硬化症
神经纤维瘤
中枢神经系统和眼睛的系统性血管瘤病(Von Hippel-Lin-dau 综合征)
第三脑室胶质囊肿
异位和错构瘤
脂肪瘤
血管瘤:血管母细胞瘤

Modified from Mori K: Neuroradiology and Neurosurgery. New York, Thieme-Stratton, 1985; Wilson et al: Classification of intracranial tumors. In Newton TH, Potts DG(eds): Radiology of the Skull and Brain. Anatomy and Pathology. St. Louis, CV Mosby, 1977

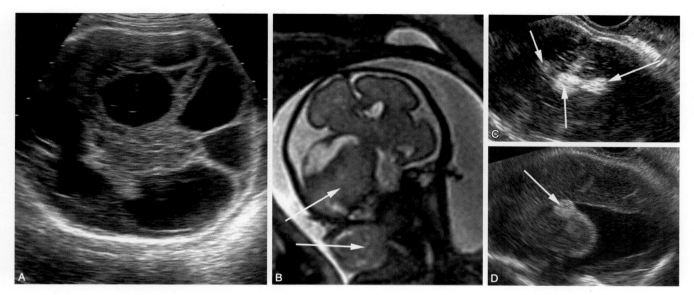

图 9-26　胎儿颅内肿瘤：通过超声（A）和磁共振成像（B）（箭头）观察颅内畸胎瘤。胎儿多发性脂肪瘤表现为圆形强回声肿块（箭头）和相关的胼胝体发育不全（C 和 D）

血管异常

　　胎儿脑血管异常非常罕见，目前为止，仅有少量的病例报道。大多数都是关于 Galen 静脉畸形的报道。

　　Galen 静脉瘤是指一系列的脑动静脉畸形，包括从单纯大的 Galen 静脉动脉瘤样扩张到脑静脉与颈动脉、椎基底动脉系统之间的多种异常交通。典型的产前超声表现是在 Galen 静脉水平发现一个条形无回声区，其彩色多普勒和频谱多普勒成像显示紊乱的静脉或动脉血流（图 9-27）。大脑结构可能是完整的，也可能伴发侧脑室扩张、脑穿通畸形和脑水肿异常，脑水肿时超声显示大脑皮层的回声增强。大的动静脉分流可增加心脏负担，并导致高输出性心力衰竭和水肿。产前诊断脑血管异常的病例，死亡率约为 50%，幸存者

中约 50% 神经发育正常[51]。预后与产前出现的其他颅内异常（脑积水、脑水肿、脑穿通畸形）和胎儿水肿显著相关。当发现任何一种时，预后往往很差。一般来说，出生后正常发育、孤立的脑血管异常以及出生前没有颅内或脑心血管并发症的病例，出生后可以行介入栓塞治疗。

　　Galen 静脉瘤与软脑膜动静脉畸形的区别可能很困难[52]。后者是脑实质内的血管畸形，一般导致脑静脉系统增大，尤其是 Galen 静脉。与 Galen 静脉瘤的结果相似，当有异常的脑部发现或心脏容量负荷增加时，预后较差。

　　硬脑膜窦血栓已经有关于在宫内发生的病例报道。超声显示扩张的上矢状窦内有血栓，使脑组织前移（图 9-28）。产前的原因尚不确定。可能有高凝血

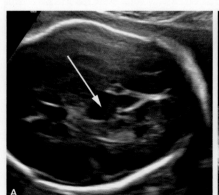
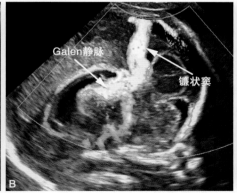
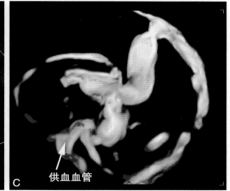

图 9-27　Galen 静脉瘤。A. Galen 静脉瘤表现为脑中线无回声结构。B. 在彩色多普勒超声上显示无回声内有明显的湍流血流流动，汇入大的镰状窦。C. 3D 彩色多普勒超声图像，显示 Galen 静脉瘤的异常供血血管的解剖结构图

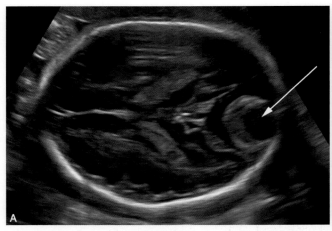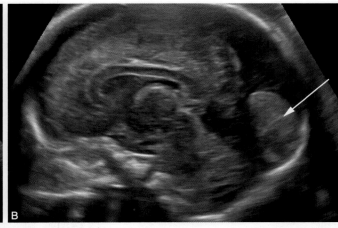

图 9-28　窦汇血栓形成:颅脑横切面(A)和正中矢状面(B)图像(箭头)所示大脑后部枕叶区可见一大的低回声团块,其中部见一高回声团提示为血栓

症倾向,但常是特发性的。虽然子宫内表现可能相当显著,但经常发生完全缓解[53],如果没有脑损伤的迹象,则大多数病例预后良好。

皮质畸形和神经元迁移异常

形成 CNS 灰质的神经元细胞起源于侧脑室表面,然后沿径向排列的神经胶质细胞呈放射状迁移到大脑表面。神经元的迁移发生有不同的时段并持续数周。大部分神经元迁移发生在孕 8~16 周,一直延续到孕 25 周。一旦神经元细胞移行到它们在大脑表层的目的地,就进入成熟和分化的过程,长出轴突和树突,并与其他神经元形成突触,形成有序的六层细胞的大脑皮层。皮层畸形的特征是皮质层形成不全,神经元未能达到预期的最终目的地而导致灰质异常。神经元迁移过程可能受环境因素(缺血、致畸因子)影响形成某些异常,也有遗传倾向。虽然解剖结构可能会变,许多皮层畸形常由无序排列的大的神经元组成而增厚,相反其下方的白质则很薄。从大体解剖上,主要发现大脑沟回异常,这也许与脑质量和脑室大小的异常有关。

大脑皮质畸形是和侧脑室扩张、小头畸形和大头畸形不同的诊断,当出现异常脑回时应予以怀疑[54]。这些疾病包括广泛的异常,无脑畸形,其脑回缺乏或减少;多小脑回畸形,脑回小且数目多;半侧巨脑回畸形;脑裂畸形;和灰质异位。表 9-12、图 9-29 总结了产前研究中最常见的皮质异常。选择 MRI 作为诊断和评估这些异常的最佳成像技术,MRI 可清晰区分白质和灰质。在产前因胎动而使用快速扫描序列,而这些序列的分辨率更有限。此外,神经系统在产前尚未发育完全,这也限制了许多 CNS 异常的诊断。但在宫内,MRI 可以提供胎儿的全景图和提高大脑表面的可视

化,因此是一种重要的互补成像方式(见第 23 章)。随着成像质量和分辨率的提高,虽然通常仅在晚孕期应用(图 9-30,图 9-31),有可能在产前检查出典型的大脑大体异常(例如皮质裂和脑回异常)。研究记录了发育中的大脑结构的超声表现,如顶枕沟、距状沟、扣带回以及其他大脑外侧面脑沟。Toi 等的一项研究[55],作者报道了胎儿的特定脑沟在胎儿中最早时间和在所有胎儿中都出现的时间(表 9-13)。早在 18.5 周就可以通过经腹超声检查发现脑沟。大脑纵裂和脑岛出现的时间较早且更容易识别。特定脑沟在所有胎儿中出现的最早胎龄如下:顶枕沟,18.5 周;距状沟,18.5 周;扣带沟,23.2 周;大脑外侧面脑沟,23.2 周。在这个系列中,这些脑沟在所有胎儿中可见的孕周,20.5 周后可见顶枕沟;21.9 周后可见距状沟;24.3 周后可见扣带沟;并在 27.9 周后可见大脑外侧面脑沟。在这些胎龄以外未显示脑回则应怀疑无脑回畸形。

表 9-12　和脑皮质畸形相关的超声发现	
异常	超声发现
无脑回畸形	大脑轮廓光滑,没有可识别的脑回/脑回;可能存在侧脑室扩张和小头畸形
单侧巨脑畸形	巨脑;脑中线偏移,同时一侧大脑半球过度增大,通常增大的一侧大脑同侧脑室扩张和脑回增厚
脑裂畸形	大脑裂隙导致蛛网膜下腔和侧脑室室管膜相连;可单侧或双侧
脑室周围结节性异位	由于脑室周围小的灰质结节异位导致侧脑室壁不规则,可局限性或弥漫性
多小脑回	脑回小且数目多;可广泛或局限
巨脑回	大脑皮层大而厚的脑回

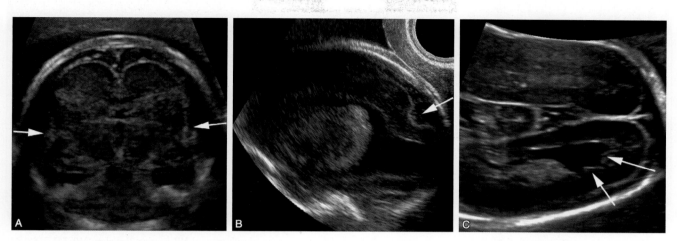

图 9-29　皮质畸形(表 9-12)。A. 无脑回畸形;第三妊娠期胎儿,颅脑冠状切面显示颅脑轮廓异常光滑,没有脑回或大脑外侧裂发育的证据(箭头)。B. 此胎儿出现不规则的沟/折叠(箭头),出生后诊断为多小脑回畸形。C. 依据侧脑室后侧面不规则轮廓(箭头)提示脑室周围结节性灰质异位

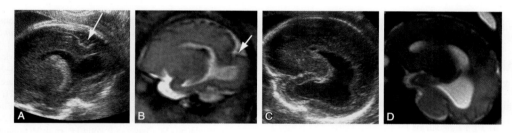

图 9-30　超声和磁共振成像显示胎儿皮质异常。A、B. 与大脑皮质异常卷积有关的皮质形态(箭头)及侧脑室壁下异常。C、D. 34 孕周胎儿异常光滑的大脑和异常的大脑皮层回声

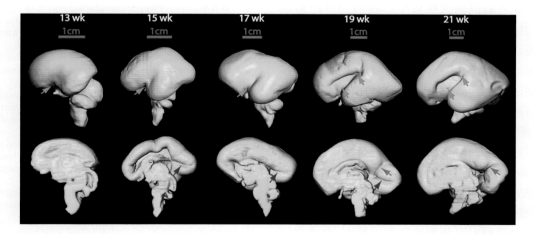

图 9-31　Three-dimensional reconstruction of the lateral (top row) and medial (bottom row) surface of 13- to 21-week fetal brains to reveal the development of the sylvian fissure (green arrows), the calcarine fissure (blue arrows), and the parieto-occipital sulcus (red arrows)(From Huang H, Xue R, Zhang J, et al: Anatomical characterization of human fetal brain development with diffusion tensor magnetic resonance imaging. J Neurosci 29(13):4263-4273, 2009)(三维超声重建 13~21 孕周胎儿大脑外侧面(上一行)和中间内侧(下一行)的表面结构,揭示了大脑外侧裂(绿色箭头)、距状沟(蓝色箭头)和顶枕沟(红色箭头)的发育过程)

TABLE 9-13　Gestational Age* When Primary Fissures and Sulci Become Visible at Anatomic, Sonographic, and Magnetic Resonance Imaging Examinations

Visible Feature	Anatomic Examination	SONOGRAPHIC EXAMINATION[†]		MAGNETIC RESONANCE IMAGING[‡]	
		First Seen	Always Seen	First Seen	Always Seen
Parieto-occiptal fissure	16	18.5	20.5	18-19	22-23
Calcarine fissures	16	18.5	21.9	18-19	22-23
Cingulate sulcus	18	23.2	24.3	24-25	28-29
Central sulcus	20			26-27	26-27
Convexity sulci	20-25	23.2	27.9	26-27	28-29

[†]Data from Toi A, Lister WS, Fong KW: How early are fetal cerebral sulci visible at prenatal ultrasound and what is the normal pattern of early fetal sulcal development? Ultrasound Obstet Gynecol 24:706-715, 2004

[‡]Data from Levine D, Barnes P: Cortical maturation in normal and abnormal fetuses as assessed with prenatal MR imaging. Radiology 210:751-758, 1999

From Ghai S, Fong KD, Toi A: Prenatal US and MR imaging findings of lissencephaly: review of fetal cerebral sulcal development. Radiographics 26:389-405, 2006

总结

现代超声设备提供了一种独特的,可评价胎儿中枢神经系统正常和异常的工具。很多的先天性异常逐渐被认识。经阴道超声检查可将产前诊断提前到早孕期,并且在许多情况下 MRI 可提高诊断的准确性。

然而,产前诊断 CNS 异常有许多局限性。研究显示对低风险人群进行基础超声检查,其敏感性超过80%[56,57]。但是这些结果可能高估了该技术的诊断能力。这些研究通常产后随访时间很短,而且几乎所有的病例都包括了开放性神经管缺陷,而这可通过对母体血清 AFP 检测来识别这些病变。我们知道产前超声检查具有其局限性。最重要的局限性之一有关大脑发育,大脑发育持续到妊娠后期和儿童早期,限制了对一些异常的诊断,如小头畸形和皮质畸形。此外,一些脑损伤不是胚胎发育异常造成的,而是在产前、围产期和产后的获得性损伤的结果。即使是专家,很难或不可能对一些胎儿 CNS 异常在产前做出诊断[58]。

当发现颅内解剖异常时,对父母进行准确的、富有同情心的咨询是非常重要的,但往往也很困难。部分大脑异常的结果是相对可预测的,如无脑畸形和严重的前脑无裂畸形。其他部分异常具有可变性,如脊柱裂,尽管可以提供相对可预测的结果。然而,有许多情况可以在子宫内准确诊断,但仍有不确定的疾病病程和预后。这种情况的典型例子包括轻度脑室扩大、ACC、颅内囊肿和颅后窝畸形。当超声检查结果不确定时,MRI 可提供帮助。但是现有的文献报道了一些相互矛盾的结果,所以这种技术的确切作用尚未确定。

（姚远　翻译　熊奕　审校）

参考文献

1. Myrianthopoulos NC: Epidemiology of central nervous system malformations. In Vinken PJ, Bruyn GW, editors: Handbook of Clinical Neurology, Amsterdam, 1977, Elsevier, pp 139–171.
2. Patel MD, Goldstein RB, Tung S, Filly RA: Fetal ventricular atrium: difference in size according to sex. Radiology 194:713–715, 1995.
3. Gupta JK, Bryce FC, Lilford RJ: Management of apparently isolated fetal ventriculomegaly. Obstet Gynecol Surv 49(10):716–721, 1994.
4. Melchiorre K, Bhide A, Gika AD, et al: Counseling in isolated mild fetal ventriculomegaly. Ultrasound Obstet Gynecol 34(2):212–224, 2009.
5. Agathokleous M, Chaveeva P, Poon LC, et al: Meta-analysis of second-trimester markers for trisomy 21. Ultrasound Obstet Gynecol 41(3):247–261, 2013.
6. Johnson SP, Sebire NJ, Snijders RJ, et al: Ultrasound screening for anencephaly at 10-14 weeks of gestation. Ultrasound Obstet Gynecol 9(1):14–16, 1997.
7. Callen AL, Filly RA: Supratentorial abnormalities in the Chiari II malformation, I: the ventricular point. J Ultrasound Med 27:33–38, 2008.
8. Ghi T, Pilu G, Falco P, et al: Prenatal diagnosis of open and closed spina bifida. Ultrasound Obstet Gynecol 28(7):899–903, 2006.
9. Van den Hof MC, Nicolaides KH, Campbell J, Campbell S: Evaluation of the lemon and banana signs in one hundred thirty fetuses with open spina bifida. Am J Obstet Gynecol 162(2):322–327, 1990.
10. Roman AS, Gupta S, Fox NS, et al: Is MSAFP still a useful test for detecting open neural tube defects and ventral wall defects in the era of first-trimester and early second-trimester fetal anatomical ultrasounds? Fetal Diagn Ther 37(3):206–210, 2015.
11. Appasamy M, Roberts D, Pilling D, Buxton N: Antenatal ultrasound and magnetic resonance imaging in localizing the level of lesion in spina bifida and correlation with postnatal outcome. Ultrasound Obstet Gynecol 27(5):530–536, 2006.
12. Khalil A, Caric V, Papageorghiou A, et al: Prenatal prediction of need for ventriculoperitoneal shunt in open spina bifida. Ultrasound Obstet Gynecol 43(2):159–164, 2014.
13. Bruner JP, Tulipan N: Tell the truth about spina bifida. Ultrasound Obstet Gynecol 24:595, 2004.
14. Shurtleff DB, Luthy DA, Nyberg DA, et al: Meningomyelocele: management in utero and post natum. Ciba Found Symp 181:270, discussion 280, 1994.
15. Shurtleff DB, Luthy DA, Nyberg DA, et al: The outcome of fetal myelomeningocele brought to term. Eur J Pediatr Surg 4(Suppl 1):25, 1994.
16. Luthy DA, Wardinsky T, Shurtleff DB, et al: Cesarean section before the onset of labor and subsequent motor function in infants with meningomyelocele diagnosed antenatally. N Engl J Med 324:662, 1991.
17. Hill AE, Beattie F: Does caesarean section delivery improve neurological

outcome in open spina bifida? *Eur J Pediatr Surg* 4(Suppl 1):32–34, 1994.

18. Barkovich JA: Congenital malformations of the brain and skull. In Barkovich JA, editor: *Pediatric Neuroimaging*, ed 4, Philadelphia, 2005, Lippincott Williams & Wilkins.

19. Diebler C, Dulac O: Cephaloceles: clinical and neuroradiological appearance. Associated cerebral malformations. *Neuroradiology* 25:199, 1983.

20. Santo S, D'Antonio F, Homfray T, et al: Counseling in fetal medicine: agenesis of the corpus callosum. *Ultrasound Obstet Gynecol* 40(5):513–521, 2012.

21. Goldstein RB, LaPidus AS, Filly RA: Fetal cephaloceles: diagnosis with US. *Radiology* 180(3):803–808, 1991.

22. Barkovich JA: Apparent atypical callosal dysgenesis: analysis of MR findings in six cases and their relationship to holoprosencephaly. *Am J Neuroradiol* 11:333, 1990.

23. Barkovich JA, Norman D: Anomalies of the corpus callosum: correlation with further anomalies of the brain. *Am J Roentgenol* 151:171, 1988.

24. Malinger G, Lev D, Kidron D, et al: Differential diagnosis in foetuses with absent septum pellucidum. *Ultrasound Obstet Gynecol* 25:42, 2005.

25. Blaas HG, Eriksson AG, Salvesen KA, et al: Brains and faces in holoprosencephaly: pre- and postnatal description of 30 cases. *Ultrasound Obstet Gynecol* 19(1):24–38, 2002.

26. Pilu G, Sandri F, Perolo A, et al: Prenatal diagnosis of lobar holoprosencephaly. *Ultrasound Obstet Gynecol* 2:88, 1992.

27. Han JS, Benson JE, Kaufman B, et al: MR imaging of pediatric cerebral abnormalities. *J Comput Assist Tomogr* 9:103, 1985.

28. Jeret JS, Serur D, Wisniewski K, et al: Frequency of agenesis of the corpus callosum in the developmentally disabled population as determined by computerized tomography. *Pediatr Neurosci* 12:101, 1985.

29. Pilu G, Sandri F, Perolo A, et al: Sonography of fetal agenesis of the corpus callosum: a survey of 35 cases. *Ultrasound Obstet Gynecol* 3:318, 1993.

30. Bennett GL, Bromley B, Benacerraf BR: Agenesis of the corpus callosum: prenatal detection usually is not possible before 22 weeks of gestation. *Radiology* 199:447, 1996.

31. Gowan LR, Masten MG: Agenesis of the corpus callosum: diagnosis of a case by encephalography. *Am J Dis Child* 60(6):1381–1385, 1940.

32. Bertino RE, Nyberg DA, Cyr DR, Mack LA: Prenatal diagnosis of agenesis of the corpus callosum. *J Ultrasound Med* 7(5):251–260, 1988.

33. Aicardi G, Lefebre J, Lerrique-Koechlin A: A new syndrome: spasm in flexion, callosal agenesis, ocular abnormalities. *Electroencephalogr Clin Neurophysiol* 19:609, 1965.

34. Rosser TL, Acosta MT, Packer RJ: Aicardi syndrome: spectrum of disease and long-term prognosis in 77 females. *Pediatr Neurol* 27:343, 2002.

35. Sotiriadis A, Makrydimas G: Neurodevelopment after prenatal diagnosis of isolated agenesis of the corpus callosum: an integrative review. *Am J Obstet Gynecol* 206(4):337.e1–337.e5, 2012.

36. Bault JP, Salomon LJ, Guibaud L, Achiron R: Role of three-dimensional ultrasound measurement of the optic tract in fetuses with agenesis of the septum pellucidum. *Ultrasound Obstet Gynecol* 37(5):570–575, 2011.

37. Tortori-Donati P, Fondelli MP, Rossi A, et al: Cystic malformations of the posterior cranial fossa originating from a defect of the posterior membranous area. Mega cisterna magna and persisting Blake's pouch: two separate entities. *Childs Nerv Syst* 12:303, 1996.

38. Robinson AJ: Inferior vermian hypoplasia—preconception, misconception. *Ultrasound Obstet Gynecol* 43(2):123–136, 2014.

39. Gandolfi Colleoni G, Contro E, Carletti A, et al: Prenatal diagnosis and outcome of fetal posterior fossa fluid collections. *Ultrasound Obstet Gynecol* 39(6):625–631, 2012.

40. Nelson MD, Jr, Maher K, Gilles FH: A different approach to cysts of the posterior fossa. *Pediatr Radiol* 34:720, 2004.

41. Limperopoulos C, Robertson RL, Estroff JA, et al: Diagnosis of inferior vermian hypoplasia by fetal magnetic resonance imaging: potential pitfalls and neurodevelopmental outcome. *Am J Obstet Gynecol* 194(4):1070–1076, 2006.

42. Quarello E, Molho M, Garel C, et al: Prenatal abnormal features of the fourth ventricle in Joubert syndrome and related disorders. *Ultrasound Obstet Gynecol* 43(2):227–232, 2014.

43. Ghi T, Simonazzi G, Perolo A, et al: Outcome of antenatally diagnosed intracranial hemorrhage: case series and review of the literature. *Ultrasound Obstet Gynecol* 22(2):121–130, 2003.

44. Govaert P: Prenatal stroke. *Semin Fetal Neonatal Med* 14(5):250–266, 2009.

45. Picone O, Teissier N, Cordier AG, et al: Detailed in utero ultrasound description of 30 cases of congenital cytomegalovirus infection. *Prenat Diagn* 34(6):518–524, 2014.

46. Chervenak FA, Rosenberg J, Brightman RC, et al: A prospective study of the accuracy of ultrasound in predicting fetal microcephaly. *Obstet Gynecol* 69(6):908–910, 1987.

47. Stoler-Poria S, Lev D, Schweiger A, et al: Developmental outcome of isolated fetal microcephaly. *Ultrasound Obstet Gynecol* 36(2):154–158, 2010.

48. DeMyer W: Megalencephaly: types, clinical syndromes, and management. *Pediatr Neurol* 2:321, 1986.

49. Schlembach D, Bornemann A, Rupprecht T, Beinder E: Fetal intracranial tumors detected by ultrasound: a report of two cases and review of the literature. *Ultrasound Obstet Gynecol* 14(6):407–418, 1999.

50. Tworetzky W, McElhinney DB, Margossian R, et al: Association between cardiac tumors and tuberous sclerosis in the fetus and neonate. *Am J Cardiol* 92(4):487–489, 2003.

51. Sepulveda W, Platt CC, Fisk NM: Prenatal diagnosis of cerebral arteriovenous malformation using color Doppler ultrasonography: case report and review of the literature. *Ultrasound Obstet Gynecol* 6(4):282–286, 1995.

52. Garel C, Azarian M, Lasjaunias P, Luton D: Pial arteriovenous fistulas: dilemmas in prenatal diagnosis, counseling and postnatal treatment. Report of three cases. *Ultrasound Obstet Gynecol* 26(3):293–296, 2005.

53. Laurichesse Delmas H, Winer N, Gallot D, et al: Prenatal diagnosis of thrombosis of the dural sinuses: report of six cases, review of the literature and suggested management. *Ultrasound Obstet Gynecol* 32(2):188–198, 2008.

54. Malinger G, Kidron D, Schreiber L, et al: Prenatal diagnosis of malformations of cortical development by dedicated neurosonography. *Ultrasound Obstet Gynecol* 29(2):178–191, 2007.

55. Toi A, Lister WS, Fong KW: How early are fetal cerebral sulci visible at prenatal ultrasound and what is the normal pattern of early fetal sulcal development? *Ultrasound Obstet Gynecol* 24:706–715, 2004.

56. Ewigman BG, Crane JP, Frigoletto FD, et al: Effect of prenatal ultrasound screening on perinatal outcome. RADIUS Study Group. *N Engl J Med* 329:821, 1993.

57. Crane JP, LeFevre ML, Winborn RC, et al: A randomized trial of prenatal ultrasonographic screening: impact on the detection, management, and outcome of anomalous fetuses. The RADIUS Study Group. *Am J Obstet Gynecol* 171:392, 1994.

58. Malinger G, Lerman-Sagie T, Watemberg N, et al: A normal second-trimester ultrasound does not exclude intracranial structural pathology. *Ultrasound Obstet Gynecol* 20:51, 2002.

第 10 章　超声评估胎儿面部和颈部

Kate E. Pettit, Nga V. Tran, Dolores H. Pretorius

正常胎儿颜面部超声解剖

胎儿颜面部结构可以通过二维超声的三种不同切面来检测，主要包括矢状切面、轴切面或横切面、冠状切面（图 10-1）。每种切面对评估胎儿颅面部均有其独特的价值。矢状切面可以评估胎儿面部轮廓、显示有无前额或鼻部畸形，以及鼻骨是否存在，此外通过定位胎儿颏部可以评估是否存在小颌畸形或者下颌后缩（表 10-1）。轴切面或横切面这两个平面是必不可少

的（表 10-2）。首要切面是经眼眶和眼球切面，在双顶径测量切面向胎儿尾侧扫查即可获得该切面。Romero 团队已经出版了各种眼部参数的数据图表，包括胎儿的眼外距、眼内距以及眼直径等（表 10-3）[1]。从胎儿头部继续向下移动探头，即可观察到胎儿的上唇、上腭以及下方的下颌骨。

三维超声在评价和诊断颅面部畸形中具有重要的作用。虽然目前并未证实三维超声可以常规应用于胎儿筛查，但其在发现或可疑胎儿颅面异常时的价值是显而易见的。运用多平面重建技术，通过正中矢状切

面容积成像即可获得矢状切面、横切面及冠状切面的图像。三维渲染成像既可以获得仿真胎儿面部轮廓图像，亦可对胎儿腭部进行模拟重建。为了获取容积数据，胎儿面部前方必须有适量羊水。这些相关技术可以在中孕期及早孕末期作为常规超声结构检查使用。此外作为一种诊断手段，三维超声还有助于直观地显示某些特殊畸形，并可向外科专家和家属显示异常的位置及严重程度。

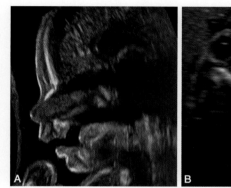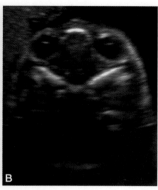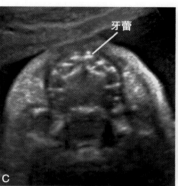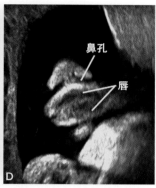

图 10-1　正常胎儿颜面部声像图。A. 正中矢状切面显示胎儿面部轮廓。B. 经眼眶横切面。C. 经上腭显示牙槽的轴切面。D. 冠状切面显示嘴唇和鼻孔

表 10-1　正中矢状切面显示正常胎儿面部结构表现

结构	正常表现
前额	在鼻骨和额骨连接的上方接近直线回声,然后向后平滑弯曲。此切面可以测量前额皮肤的厚度(在前额曲线的中间进行测量)
鼻骨	向前下方倾斜,此切面可以测量鼻骨的长度以及上部面部角度(即前额垂直线与鼻骨之间的角度)
鼻部软组织	鼻小柱呈倾斜或者水平的,但不能垂直
上唇	人中为线性结构且不能外凸,此切面可以测量人中的长度
继发腭	自牙槽平面水平向后延伸,可见一高回声线性结构,其中央凹陷,上、下缘均可见,且与腭横缝相对应。凹陷多位于上缘
口腔	舌轻微向上倾斜(10°～15°),舌尖位于牙槽嵴的正后方
下唇	与上唇边缘贴合。上下唇在同一轴线上,两者之间不能前后移位
下颌	和前额皮肤所在的直线在同一水平(构成面部的美学曲线)

(Rotten D,Levaillant JM:Two-and Three-dimensional sonographic assessment of the fetal face. 1. A systematic analysis of the normal face. Ultrasound Obstet Gynecol. 23:224,2004)

表 10-2　横切面显示正常胎儿面部结构表现

结构	正常表现
眼眶	眼眶间连线垂直于正中矢状切面,此切面可以测量眼外距和眼内距
鼻中隔,颧骨	鼻中隔和横切面垂直,两个颧弓在鼻中隔两侧是对称的
上唇,上颌骨	上唇为连续的回声,上颌骨呈规则整齐的,弯曲似"U"形的高回声凹槽。齿槽及牙蕾表现为沿牙槽嵴规律分布的斑点状低回声结构,相邻牙槽之间不能有移位。硬腭声像图表现为复杂的高回声结构,前半部分呈半圆形,紧靠牙槽嵴后方,后半部分为矩形,远端可见凹槽。此切面可测量上颌骨的长度
口腔	胎儿舌部占据整个口腔并紧贴牙槽嵴,后方止于口咽部水平。此切面可以测量胎儿舌的长度和宽度
下颌	下颌为一个高回声的"V"形结构,双侧下颌支几乎呈直线型,其连接处清晰可见。牙槽骨处可见规则分布的斑点状低回声结构。此切面可以测量下颌骨的大小(如下颌骨的宽度以及下颌骨宽度与上颌骨宽度的比值)

(Rotten D,Levaillant JM:Two and three-dimensional sonographic assessment of the fetal face. 1. A systematic analysis of the normal face. Ultrasound Obstet Gynecol 23:224,2004)

表 10-3   眼部相关生物学参数

孕周	眼外距 (mm)			眼内距 (mm)			眼直径 (mm)		
	5th	50th	95th	5th	50th	95th	5th	50th	95th
11	5	13	20	—	—	—	—	—	—
12	8	15	23	4	9	13	1	3	6
13	10	18	25	5	9	14	2	4	7
14	13	20	28	5	10	14	3	5	8
15	15	22	30	6	10	14	4	6	9
16	17	25	32	6	10	15	5	7	9
17	19	27	34	6	11	15	5	8	10
18	22	29	37	7	11	16	6	9	11
19	24	31	39	7	12	16	7	9	12
20	26	33	41	8	12	17	8	10	13
21	28	35	43	8	13	17	8	11	13
22	30	37	44	9	13	18	9	12	14
23	31	39	46	9	14	18	10	12	15
24	33	41	48	10	14	19	10	13	15
25	35	42	50	10	15	19	11	13	16
26	36	44	51	11	15	20	12	14	16
27	38	45	53	11	15	20	12	14	17
28	39	47	54	12	16	21	13	15	17
29	41	48	56	12	17	21	13	15	18
30	42	50	57	13	17	22	14	16	18
31	43	51	58	13	18	22	14	16	19
32	45	52	60	14	18	23	14	16	19
33	46	53	61	14	19	23	15	17	19
34	47	54	62	15	19	24	15	17	20
35	48	55	63	15	20	24	15	18	20
36	49	56	64	16	20	25	16	18	20
37	50	57	65	16	21	25	16	18	21
38	50	58	65	17	21	26	16	18	21
39	51	59	66	17	22	26	16	19	21
40	52	59	67	18	22	26	16	19	21

(Romero R , Pilu G , Jeanty P , et al : Prenatal Diagnosis of Congenital Anomalies. Norwalk CT , Appleton & Lange , 1988 , p 83)

如前所述,我们可以运用三维超声的多种显像模式来评估胎儿的颅面部异常。多平面显像可同时显示三个垂直平面,即胎儿颅面部的矢状切面、横切面以及冠状切面(图 10-2)。超声医师可以利用这些平面,以突出感兴趣区。表面渲染模式可以重建出胎儿面部的仿真图像(图 10-3)。最大透明成像模式可评估包括胎儿骨缝在内的高回声颅骨结构,这对诊断胎儿颅缝早闭有很大的价值(图 10-4)。同一个容积数据可以用表面渲染及骨骼显像两种模式进行观察。

二维超声在观察胎儿硬腭异常,尤其是继发腭异

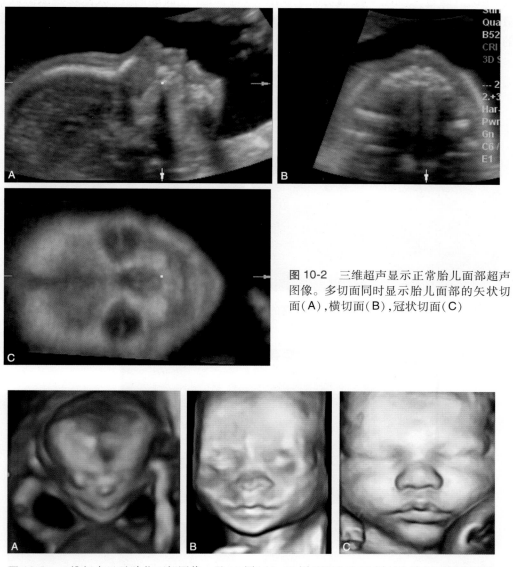

图 10-2　三维超声显示正常胎儿面部超声图像。多切面同时显示胎儿面部的矢状切面(A),横切面(B),冠状切面(C)

图 10-3　三维超声显示胎儿面部图像。孕 11 周(A),19 周(B)以及 37 周(C)胎儿面部表面渲染模式成像

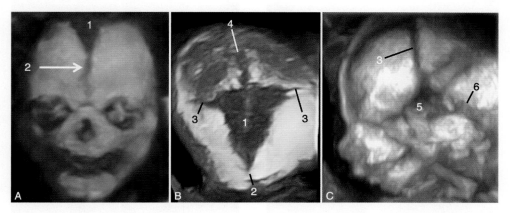

图 10-4　运用三维超声最大/透明模式显示胎儿面部骨骼以及颅骨图像。在颅骨冠状切面(A),颅顶切面(B),侧切面显示不同的颅骨缝及囟门(C):1. 前囟;2. 额缝;3. 冠状缝;4. 矢状缝;5. 蝶囟;6. 乳突缝

常时,是十分困难的。通过三维超声在轴切面上获取容积数据并渲染成像,然后在该切面上由下往上观察硬腭是有效的(图 10-5);这种方法是对 Platt 和 Faure 等报道的"面部倒转"成像观察法的改良[2~4]。目前还有对硬腭冠状切面及面部斜切面进行"面部反向"成像的技术(译者注:由胎头内向外观察硬腭)(图 10-6)[5,6]。

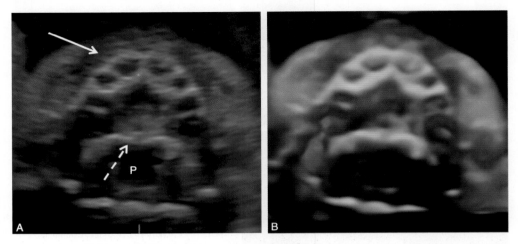

图 10-5　24 周胎儿正常上腭:A.正常上腭的二维超声轴切面显示牙蕾(实箭头),位于前牙槽嵴内,后方显示硬腭(虚箭头),咽部(P)。B.三维超声轴切面显示正常上腭

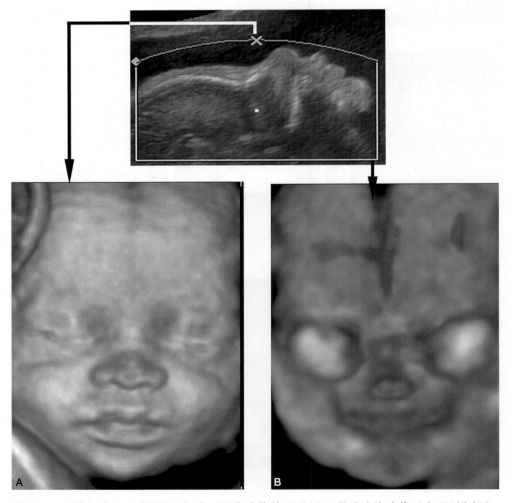

图 10-6　三维超声显示胎儿颜面部表面渲染成像前面观(A),骨骼渲染成像反向观(译者注:反向观即从胎头内部向外观察,投射线从胎儿面部由内向外成像)(B)。使用同一容积数据,不同的渲染方法,反向观察可以显示前腭以及鼻窝

三维超声断层成像技术类似于计算机断层扫描(computed tomography,CT)扫描技术,使用单个 3D 容积数据来创建多个平行断面,对于诊断胎儿硬腭异常价值尤著(图 10-7)。磁共振成像(magnetic resonance imaging,MRI)有助于更好地显示胎儿颅面部裂隙,尤其是伴发相关神经系统异常时[7]。

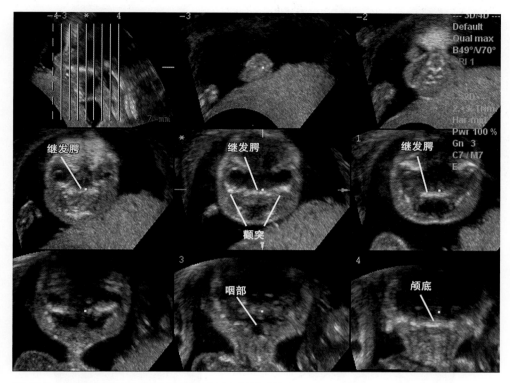

图 10-7　三维超声图像:调整角度通过超声断层成像(tomographic ultrasound imaging,TUI)显示胎儿上腭。与参照平面-正中矢状切面相比较,冠状切面可以将整个继发腭清晰的显示出来

颅面部异常

颅面部异常在产前及活产新生儿中均较为常见,常规的胎儿面部超声检查应包括上唇,更为详细的检查可能还需要包括胎儿面部轮廓、鼻、眼眶和晶状体、上腭、上颌骨、下颌骨、舌、耳等的位置和大小[8]。产前超声诊断颅面部异常,还需要全方位、详细的结构检查,从而进一步评估伴发畸形。此外,孕妇还需做相关的产前诊断检测,从而发现可能伴发的遗传综合征。

超声诊断胎儿颅面部异常的准确率主要取决于患儿的数量以及检查机构和检查者的专业知识和经验。一项对 21 份研究的回顾性分析报告指出,对于低风险的孕妇,超声对胎儿口腔颌面部裂的检出率差异较大,自 0%~73% 不等[9]。在之后的一项研究对象超过 3 万名女性的研究中发现,无论妊娠风险高或低,超声检测出唇腭裂的敏感性高达 88%[10]。在针对高风险孕妇的研究中,一些专业的产前诊断中心运用以二维超声为主、三维超声为辅的检查方法对胎儿进行产前检查,唇腭裂的检出率高达 100%[9]。三维超声在显示颅面畸形的详细解剖及严重程度方面有很大的作用。

典型面裂

典型面裂畸形比较常见,在活产儿中发病率约为 1/700[11]。其发生率因种族而异,亚洲和美洲土著人较高,而非洲人则明显较低[12]。典型的面裂畸形包括单纯唇裂(cleft lip,CL),单纯腭裂(cleft palate,CP),或者唇腭裂同时并发(CL+CP)。进一步细分为唇裂伴或不伴腭裂(CL±CP),或是单纯腭裂(CP)。裂缝通常从一个或两个鼻孔间延伸至后腭中部。Tessier 等在 1976 年提出了一项深入的解剖分类系统[13]。

研究发现,在所有面裂畸形的患儿中,唇裂合并腭裂占 50%,单纯性唇裂与单纯性腭裂占比相同,均为 25%[14,15]。唇裂好发于男性,腭裂多见于女性,其男女发病率均为 2:1[12]。挪威的一项研究显示,约 50 000 名产妇中发现 77 个胎儿患有唇腭裂,其中单侧裂(unilateral cleft)约 64%,双侧裂(bilateral cleft)约 34%,中间裂仅为 3%[15]。该研究还表明,在单侧裂的

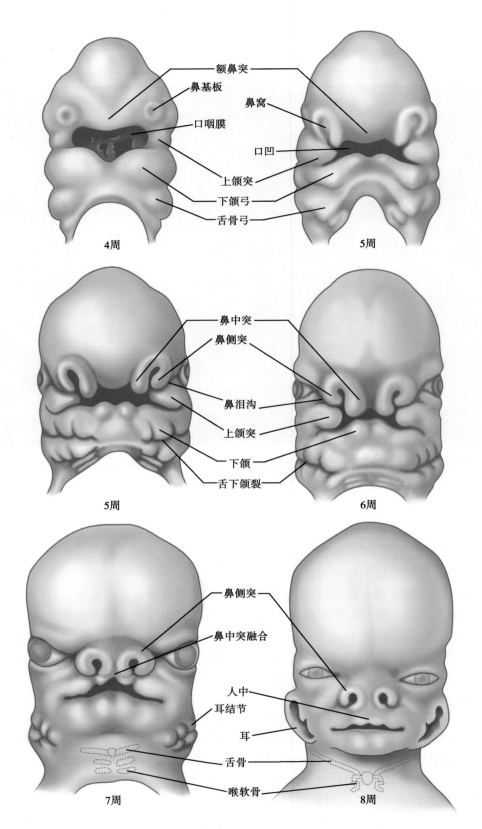

图 10-8 人类胚胎 4~8 周头部前面观(摘自 Carlson BM〔ed〕:Human embryology and developmental biology,3rd ed. Philadelphia,Mosby/Elsevier,2004,p 322)

胎儿中，约 69% 的裂隙在左侧，31% 在右侧，比例为 2.3∶1。其他研究也发现左侧裂隙发生率较高，但对此并没有一个准确的解剖学解释。中间裂具有特异表现，下一章节将详细阐述（"非典型面裂"）。

了解胚胎面部发育有助于理解口腔颌面部裂的发生发展。胎儿面部起源于口腔周围的 5 个间充质突起（包括中间的额鼻突（frontonasal prominence）），成对的上颌突（maxillary prominence）以及下颌突（mandibular prominence）。这些突起在胚胎发育的第 4 周形成，主要由神经嵴细胞组成（图 10-8）。在第五周时，嗅基板形成，将额鼻突下端部分分开形成外侧和内侧鼻突。胚胎发育第六周，上唇和原发腭（primary palate）形成，同时中间鼻突相互融合，上颌突成对。胚胎第六周是发育敏感期，此时接触致畸因子可导致面裂畸形。继发腭（secondary palate）的作用主要是分离口腔和鼻腔。它的发育起始于第 6 周并在第 10 周完成。继发腭是由成对的腭突发育而来，腭突则是由上颌突延伸形成。这些突起在第七周融合并分化成为硬腭和软腭。胚胎发育第 10 周，原发腭与鼻中隔同时与继发腭融合（图 10-9）[16~18]。裂隙可以发生在胚胎形成的多个时期，并且根据发生时间以及对不同突起的影响，从而表现出不同的解剖学特征（图 10-10）。

口腔颌面部裂通常可以分为综合征型和非综合征型两类。在唇裂伴或不伴腭裂时，70%~90% 为非综合征型。在单纯腭裂中，60%~80% 是非综合征型[19]。由于单纯唇裂与唇腭裂具有相似的发育模式，被认为两者表现相似。表 10-4 回顾并总结了一些比较常见的与口腔颌面部裂隙相关的综合征。对于产前诊断为口腔颌面部裂的胎儿，应告知其父母，胎儿有必要进一步接受绒毛取样或羊膜穿刺术的遗传学检查，并用染色体核型分析和微阵列评价胎儿有无染色体异常。

所有类型的面裂都可能合并其他结构异常。有研究指出，约 43% 的唇腭裂以及 58% 的单纯腭裂都与其他结构异常相关[15]。该比例在各项研究中不尽相同，另有研究指出 35% 的唇腭裂患儿都伴有其他异常或者可疑合并基因相关性疾病[20]。还有研究报道，面裂伴随其他异常的比例更低，仅约 9.8% 的单侧唇腭裂和约 25% 的双侧唇腭裂伴发其他结构异常[21]。但第三方工具检测显示大部分存在研究偏倚，笔者研究发现，在产前超声证实为单纯的唇裂伴或不伴有腭裂的情况下，大约有 10% 的患儿存在其他相关的结构异常。

除了遗传因素外，面裂畸形也与一些环境因素以及药物等相关。接触有机溶剂和农业化学品可能导致面裂畸形[22,23]。部分研究显示，传统的抗癫痫药物，如

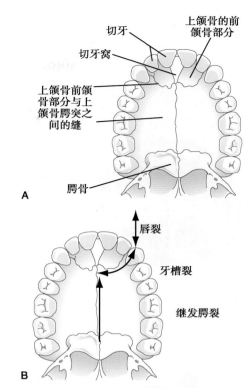

图 10-9　A. 人体上腭的横断面图像，可以看到上颌骨的腭突和侧面继发腭的额骨突起。两者之间的融合处用黑线表示。四个切牙起源于原发腭的前颌骨部分，剩下的牙齿，从尖牙往后，都是起源于侧面继发腭的腭突。B. 图示不同类型的腭裂（A 选自 Moore KL：The developing human：Clinically oriented embryology，6th ed. Philadelphia WB Saunders，1998，p 245；B 选自 Rotten D，Levaillant JM：Two-and three-dimensional sonographic assessment of the fetal face. 2. Analysis of the cleft lip，alveolus and palate. Ultrasound Obstet Gynecol 24：402，2004）

地西泮、苯妥英钠、苯巴比妥，以及新一代的药物如托吡酯和拉莫三嗪，会增加患儿面裂畸形的风险[17,24~26]。早孕期接触维生素 A、皮质类固醇类药物也可能导致胎儿颅面异常[27,28]。一项大数据研究指出，孕妇吸烟其胎儿患唇腭裂的相对风险为 1.34，单纯腭裂的相对风险为 1.22[29]。另外，据不完全统计，叶酸缺乏可能会增加面裂畸形的风险，因此孕期补充叶酸可能会降低发生该畸形的风险，但叶酸与面裂畸形的相关性并未被完全证实[30,31]。另有研究指出，早孕期使用复合维生素，唇腭裂的发生风险会降低 25%，而单纯腭裂下降不明显，大约为 12%[30]。

产前诊断唇腭裂，胎儿父母可以选择进一步接受基因检测，如果决定继续妊娠，也能让其为患儿出生后的医学治疗作好准备。1981 年，Christ 和 Meininger 报道了第一例产前超声诊断的面裂畸形[32]。研究表明，随着时间的推移，唇腭裂的检出率逐步提高，在 1987~

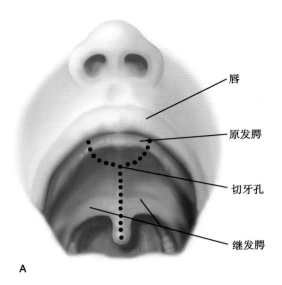

唇

原发腭

切牙孔

继发腭

A

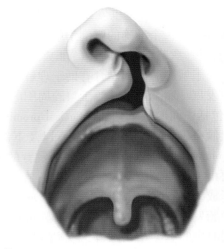

B

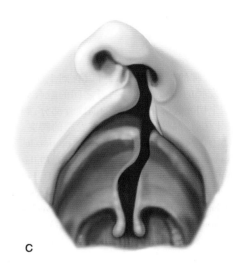

C

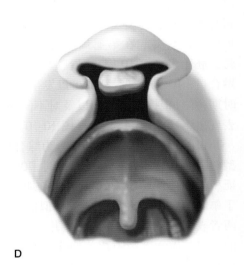

D

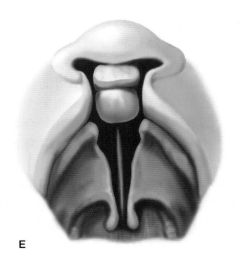

E

图 10-10　常见类型的唇/腭裂模式图:**A.** 正常唇部并标示了原发腭和继发腭的融合线。**B.** 单纯单侧唇裂。**C.** 单侧唇腭裂(注意腭裂可以延伸至不同的距离:可局限于前腭,终于切牙孔,也可延伸至悬雍垂,或是这两者之间任意部分都可以)。**D.** 单纯双侧唇裂。**E.** 双侧唇腭裂伴有标志性的颌骨前的突出物

表 10-4　与面裂相关的常见综合征
染色体变异
4p 缺失（Wolf-Hirschhorn 综合征）
10 三体
13 三体
18 三体
22 三体
9 三体
序列畸形
羊膜带综合征
关节挛缩
肢体屈曲症
尾部退化综合征
CHARGE 联合征
骨骼发育不良伴先天畸形
缺指（趾）畸形，外胚层发育不良，裂隙
前脑无裂畸形
致死性水肿
短肋-多指综合征 Ⅱ 型
中部面裂综合征（额鼻发育不良）
Pierre Robin 序列征
综合征类
Crouzon
股骨发育不全，不典型面裂
Fryns
Goldenhar
Gorlin
Klippel-Feil
Larsen
Marfan
Meckel-Gruber
多发翼状胬肉
MURCS 联合征
Nager
Nue-Laxova
oral-facial-digital（Mohr）
Pena Shokeir
Roberts
Shprintzen
Smith-Lemli-Opitz
Treacher Collins
Van der Woude
Walker-Warburg

CHARGE：眼残缺、心脏病变、后鼻孔闭锁、生长发育障碍、性腺发育不良、耳畸形

MURCS：米勒管发育不全、肾发育不全、颈胸段体节发育不良

1995 年间，唇腭裂的检出率为 34%，而 1994~2004 年间已上升至 58%[9,15]。一项关于 21 个研究的系统性回顾分析提出了关于低风险孕妇产前唇腭裂检出率的大概范围：唇裂伴或不伴腭裂的检出率大约在 9%~100% 之间，单纯腭裂的检出率仅为 0%~22%。特别是单纯腭裂的检出率仍然较低，最近的一些大数据研究显示其检出率为 0%[15,21]。

在中孕期，通过冠状切面和横切面，唇腭裂和单纯腭裂可以最大限度地被检出。在鼻唇冠状切面，唇裂被定义为从一个鼻孔延伸到口腔边缘的缺损（表 10-5）。三维重建技术可以直观地显示唇腭裂所致的上唇和鼻翼变形（图 10-11）。轴切面是确定缺损是否延伸到压槽或原发腭的重要切面（表 10-6）。此切面可以确定裂隙的延伸程度，并观察裂隙是否累及继发腭或硬腭（图 10-12，表 10-7）。如前所述，诊断单纯腭裂较为困难，即使经过二维和三维超声的检查，这些缺损也常被漏诊。矢状切面能够较好地显示胎儿面部轮廓，并有助于显示双侧唇腭裂。该切面可以显示上唇和腭的中部向前突起的部分，通常称为"颌骨前的肿块"（图 10-13）。单侧唇腭裂或双侧唇裂在矢状面很可能表现为正常声像图。当怀疑有任何类型的口腔颌面部裂时，三维超声通常可以更准确地显示面部解剖结构，特别是硬腭和软腭（图 10-14，图 10-15）[3,33,34]。如前所述，"面部倒转"和"面部反向"成像等有助于检查者评估硬腭后部和软腭[2,3,34]。由于 MRI 显示上腭更为清晰，因此可以更好地识别口腔颌面部裂隙程度，尤其是硬腭或继发腭[7]。

Sepulveda 等对早孕期产前诊断口腔颌面部裂的研究指出[35]，鼻后三角切面对诊断早孕期唇腭裂具有重要价值。该切面为胎儿面部后方的鼻部冠状切面，由两个上颌突和腭突所形成的三条高回声线组成（图 10-16）[35]。腭突的低回声缺损可作为口腔颌面部裂的指征。

口腔颌面部裂的预后首要取决于是否伴发结构异常以及遗传综合征。唇腭裂尤其是腭裂，会在一定程度上影响患儿进食、呼吸及语言功能。外观的异常也会影响孩子心理成长及社交能力。因此，多学科联合对唇腭裂患儿的预后非常必要，包括护理、整形外科、颌面外科、耳鼻喉科、言语治疗、听力学、心理咨询、遗传学、牙齿矫正术和牙科治疗等多个方面。2009 年美国唇腭裂指南推荐唇裂修复应在 1 岁前进行，腭裂修复在 1 岁半以前进行，越早越好[36]。对于与耳之间存在瘘管的大部分唇腭裂的孩子在 10 岁以前大约会经历 10 次手术。

再发唇腭裂往往属于一种特殊类型，要么家族中有唇裂伴或不伴腭裂的患者，要么有单纯腭裂的家族史。在一项大型研究中，通过对 54 000 多名亲属近 53 年（1952~2005 年）的统计，其结果表明若唇腭裂患儿直系亲属患有唇腭裂，其再发风险为 3.5%（95% 置信区间 3.15%~4.0%）[19]。表 10-8 详细描述了不同等级的亲属关系再发唇腭裂的可能风险。尽管存在遗传的危险因素，大部分唇腭裂依然是偶发性的。

表 10-5　单侧或双侧唇裂超声图像特征

切面	单侧唇裂	双侧唇裂
正中矢状切面或旁矢状切面	正中矢状切面通常是正常的。上唇的正常图像被颌骨前明显突出的前唇替代。前唇贴近鼻子,鼻子通常变得扁平,鼻小柱不显示	旁矢状切面可以显示两个高回声区之间的裂隙。缺损的两侧明显不对称。鼻结构正常但鼻梁扁平
经颌骨前轴切面	上唇的连续曲线明显中断,鼻孔不对称且变形,鼻通道多存在,横跨裂隙	每侧的裂口把突出的前唇与残余上唇分开。双侧鼻孔扁平但尚存在
冠状切面	清晰显示上唇连续性中断	可清晰显示上唇缺损

　　摘自 Rotten D,Levaillant JM:Two-and three-dimensional sonographic assessment of the fetal face. 2. Analysis of cleft lip,alveolus and palate. Ultrasound Obstet Gynecol 24:402,2004

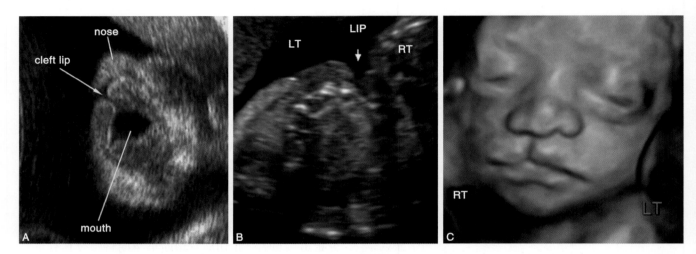

图 10-11　27 周右侧唇裂胎儿图像:A. 胎儿鼻、唇部二维超声前面观显示唇裂(箭头所指)。B. 上腭二维超声轴切面图像显示右侧单侧唇裂(箭头所指)原始腭及继发腭完整。C. 右侧唇裂的三维超声前面观面部渲染成像

表 10-6　单侧或双侧牙槽裂声像图特征

切面	单侧裂	双侧裂
轴切面	牙槽缺陷可以从轻微斜裂到裂口累及牙槽及前颌骨。牙槽裂表现为牙槽连续性中断。单纯的牙槽排列不规则提示牙槽可能存在斜裂。规则性牙槽缺陷出现两侧上颌骨向前、向后移位,提示牙槽及前颌骨裂	前颌骨和前唇同时前凸。分析颌骨前的肿块(大小、其中的软组织成分和骨性成分)。残存的两侧牙槽对称
冠状面	牙槽连续性中断并伴有牙蕾的缺失	牙槽突出现中部缺损,与正常硬腭形成鲜明对比

　　摘自 Rotten D,Levaillant JM:Two-and three-dimensional sonographic assessment of the fetal face. 2. Analysis of cleft lip,alveolus and palate. Ultrasound Obstet Gynecol 24:402,2004

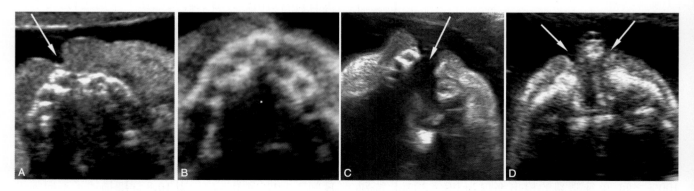

图 10-12　胎儿面裂上颌骨轴切面:A. 单纯唇裂(箭头):在这些病例中,牙槽嵴的外形通常是完整但形态不规则。B. 单侧唇腭裂:缺损仅延伸到牙槽嵴;注意图中有一个牙蕾缺失,但继发腭尚完整。这一缺损通常被称为牙槽裂。C. 单侧唇腭裂:缺损延伸至继发腭(箭头)。D. 双侧唇腭裂(箭头):上颌中间部分(前颌骨)向前突起说明缺损已经延伸到了继发腭

表 10-7　单侧或双侧继发腭裂超声图像特征		
切面	继发腭裂伴单侧唇裂并牙槽裂	继发腭裂伴有双侧唇裂并牙槽裂
正中矢状切面及旁矢状切面	连续扫查可见硬腭连续性中断。该缺损是不对称的,并不一定位于正中,往往位于单侧且常与唇裂或牙槽裂同侧	正中矢状切面可以看到高回声的中线结构。需要引起重视的是此结构并非腭而是犁骨。硬腭缺损在矢状切面的两侧/旁矢状切面上都可显示
轴切面	筛查腭部直至牙槽末端未发现腭裂(注意牙槽会因缺损或移位而分离)。唯一明显的图像就是倾斜的犁骨	可以看到对应于犁骨的前后高回声线,向前延伸至前颌和前唇。此中线结构的两侧缺损都很容易显示
冠状面	缺损使腭弓中断。实际上缺损是单侧的而非对称的,向唇裂和牙槽裂的一侧偏斜。因此导致两侧腭弓不对称,健侧腭弓宽大,犁骨向患侧倾斜并附着其上	无法显示硬腭。由于周围缺乏组织支撑,犁骨呈一悬浮状的中线结构,残存腭弓变成两侧较小的横向结构

唇裂并牙槽裂引自 Rotten D,Levaillant JM:Two-and three-dimensional sonographic assessment of the fetal face. 2. Analysis of cleft lip,alveolus and palate. Ultrasound Obstet Gynecol 24:402,2004

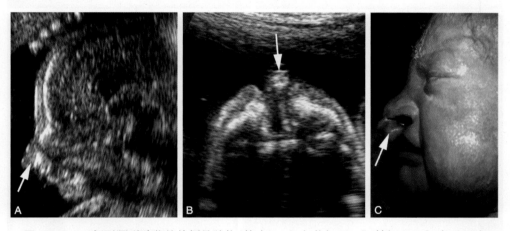

图 10-13　双侧唇腭裂胎儿的前颌骨肿物(箭头)。A.矢状切面。B.轴切面。C.产后照片

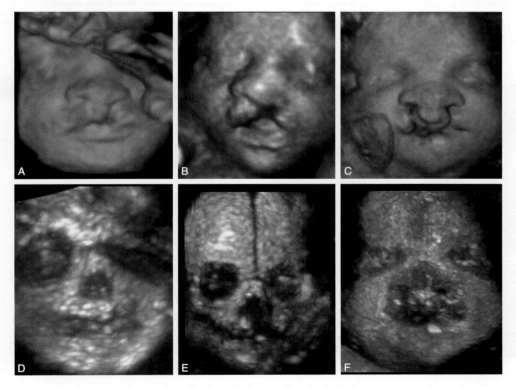

图 10-14　三维超声显示唇裂图像,表面模式(A~C)、最大模式(D~F)。A、D.单侧唇裂。B、E.单侧唇腭裂。C、F.双侧唇腭裂

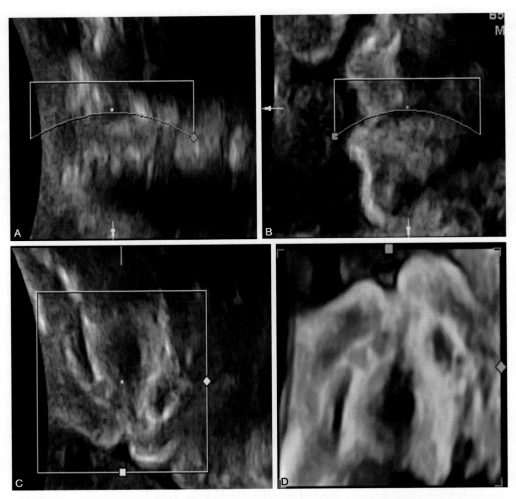

图 10-15　多平面超声显示唇腭裂。A. 上腭前面观。B. 上腭的矢状切面。C. 上腭轴切面。
D. 三维重建显示包括牙槽嵴和硬腭的腭裂图像。注意绿色的重建线是弯曲的，图 A、B 是上腭/
上颌后面观

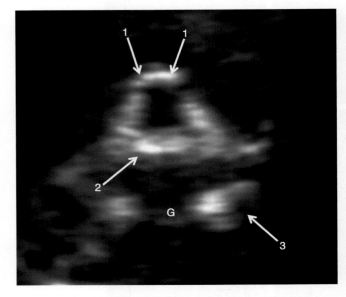

图 10-16　早孕期 12 周的鼻后三角正常二维超声图
像。正常的下颌间隙（G）提示没有下颌后缩。1. 鼻骨；
2. 原始腭（上颌）；3. 下颌骨

表 10-8　后代唇/腭裂的再发风险	
分类	唇/腭裂（%）
父/母无唇腭裂	
没有唇腭裂后代	0.1
没有唇腭裂后代但有一个患唇腭裂的第一代表/堂亲	0.4
有 1 个患唇腭裂后代	4.0
有 2 个患唇腭裂后代	9.0
一个患唇腭裂后代+一个患唇腭裂亲戚	4.0
父母有唇腭裂	
父母一方患唇腭裂但无唇腭裂后代	4.0
父母一方患唇腭裂+有 1 个唇腭裂后代	10~17
父母双方患唇腭裂+有 1 个唇腭裂	60.0

非典型面裂

正中面裂和面横裂远较前述典型面裂少见。仅有大约 3% 的面裂发生在中线处[15]。中间或者中缝处的裂隙大约分为两个表型：①正中裂（median cleft），常常与前脑无裂畸形相关；②额鼻发育不良或称为中部面裂综合征。

中线结构及颜面部缺陷的发育进程与大脑的发育是密切相关的。额鼻突的发育不充分可能导致正中线的面部缺损。这通常与前脑无裂畸形相关，是胚胎期前脑不完全分裂所致[37]。1964 年 DeMyer 等描述了前脑无裂畸形伴面部畸形的表现，主要包括正中四角形的唇裂伴或不伴腭裂、眼距过窄/独眼、扁平鼻/无鼻/喙鼻（图 10-17～图 10-19）[38]。面部畸形程度常常反映前脑无裂畸形严重程度。

与前脑无裂畸形相关的正中裂的预后普遍较差。大多数都是致命的，少数幸存者会受到严重的神经发育障碍影响[39]。前脑无裂畸形在活产儿中的发生率约为 1/8000[40]，多合并染色体异常，最常见的为 13 三体综合征，大约占 37%～67%[37,39]。

正中非典型面裂的亚型是额鼻发育不良或中部面裂综合征。与前脑无裂畸形伴发的中线裂及眼距过窄不同的是，这种情况表现为眼距过宽以及中部面裂综合征累及鼻或鼻、嘴唇、上颌同时受累的独特表现，鼻根增宽、单侧或双侧鼻翼缺损、鼻尖缺损、隐性前颅骨裂以及寡妇发际线征（译者注前额正中 V 型发际）[41]，可伴有中央型唇裂和（或）腭裂，从而形成中部面裂综合征的独特外貌。在超声轴切面上的眼距过宽是该病与前脑无裂畸形伴随正中裂的鉴别点。据报道，利用三维超声技术，产前超声在早孕期就可以诊断[42]。

中部面裂综合征（median cleft face syndrome）的预后取决于缺损的严重程度以及是否合并中枢神经系统

畸形。中部面裂综合征的患儿通常不会出现发育障碍，尽管在一项有关 21 个患儿的小样本研究中发现大约有 50% 的患儿出现了神经系统发育异常，多与胼胝体的发育不全相关[43]。手术矫正这些多发性面部畸形，包括中线结构缺损以及眼距过宽等都是极大的挑战。

面横裂是另一种不典型的面裂。通常从嘴角开始向外延伸，严重者可达耳，在活产儿中发生率约为 1/50 000～175 000[44]。与典型的面裂一样，多与胚胎早期发育障碍有关，但也有可能是受羊膜带综合征的影响，多发生于胚胎发育后期[45,46]。

面横裂临床表现为"巨口畸形（macrostomia）"或口腔连接处增宽。这种面裂可能与侧面部以及外耳的骨骼畸形相关，包括上颌骨、颧骨、下颌骨升支等[47]。产前二维超声诊断面横裂有一定的难度，典型表现是冠状切面显示口腔扩大与面部不对称（图 10-20）[44]。如果怀疑面横裂畸形，三维超声表面成像模式有助于直观显示裂隙的位置和程度。由于常合并周围骨骼结构畸形，手术修复较为困难，多需分期进行。

眼眶及眼部畸形

大约在怀孕 22 天后，眼开始发育，眼球结构的形成在 42 天完成。晶状体和眼部结构的分化紧随其后[48]。眼眶本身发育较复杂，由 7 块不同的骨头组成：额骨、颧骨、蝶骨、筛骨、上颌骨、泪骨以及腭骨[49]。随着妊娠的进展，眼逐渐增大并向中部迁移，最终形成立体视觉。视神经最初的角度是 180°，在出生时只有 70°[49]。超声检查时，玻璃体和晶状体通常是低回声的，而晶状体的轮廓和眼眶是高回声的。

眼距过窄被定义为产前诊断时双眼内距低于第五百分位（表 10-3）[1,50]。Burns 等列出了不同孕周眼距的正常值[50]。根据经验如果眼内距小于一个眼眶的大

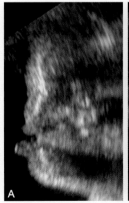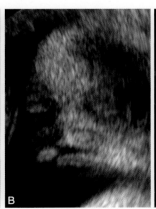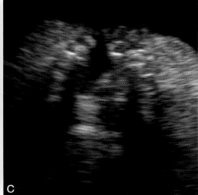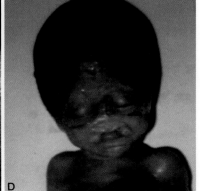

图 10-17　无叶全前脑胎儿从矢状面（A）、冠状面（B）、轴切面（C）以及生后图像（D）显示正中唇裂以及扁平鼻

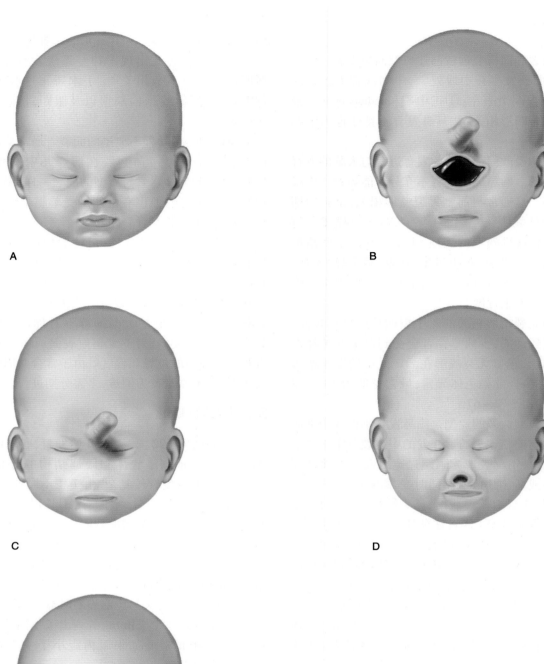

A

B

C

D

E

图 10-18 全前脑面部畸形与正常胎儿面部比较。A. 正常面部图像。B. 独眼畸形并喙鼻。C. 喙鼻。D. 猴头畸形并单鼻孔。E. 中线裂

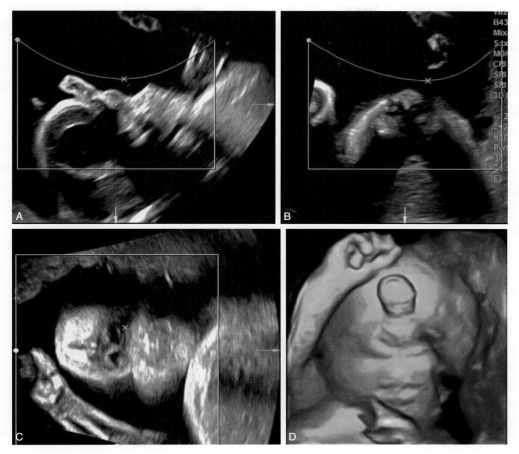

图 10-19　26 周患有喙鼻和眼距过窄的胎儿图像：A. 矢状面显示喙鼻。B. 眼眶轴切面图像显示眼距过窄。C. 面部冠状图像显示眼距过窄。D. 面部三维重建图像显示喙鼻和眼距过窄

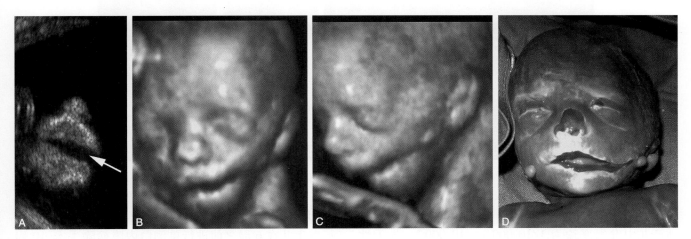

图 10-20　胎儿面部横裂。A. 前冠状面显示胎儿的嘴唇和鼻子。已标示出嘴唇的形状不对称（箭头）。B、C. 三维超声表面模式图像显示横裂伴有典型的面颊凹陷以及皮肤绷紧。D. 产后照片

小,就需要考虑是否存在双眼间距过近。眼距过窄与前脑无裂畸形相关,另外,在 OMIM(人体孟德尔遗传在线查询系统)中我们发现眼距过窄可能与 80 多个综合征相关。导致眼眶过多向中心迁移的发生机制与前脑形成机制相同[50]。眼距过窄的预后很大程度取决于伴发结构异常以及是否存在前脑无裂畸形(holo-prosencephaly)[51]。

眼距过宽是指产前诊断时双眼内距高于第 95 个百分位(表 10-3)[1,50]。在 OMIM 中眼距过宽被发现与超过 500 种综合征相关。其可能与中部面裂综合征或者额鼻发育不良有关,如先前在"非典型面裂"[52] 中所讨论的。眼距过宽也与典型的唇腭裂相关。单纯的轻微眼距过宽可被当作正常变异。其预后取决于胎儿是否存在其他异常或者遗传综合征。眼距过宽的手术纠正包括眦成形术、眶成形术、眉毛的手术定位和鼻整形术[53]。

小眼畸形(microphthalmia)是指眼球变小,表现为眼直径减小。无眼畸形是指病理学检查眼部结构缺失(表 10-3,图 10-21,图 10-22),产前超声诊断小眼畸形是由 Feldman 等在 1985 年首次提出[54]。小眼畸形可以是单侧或者双侧,并且可能与部分遗传综合征相关,包括 Goldernhar 综合征,是一种由于第一和第二鳃弓以及血管异常而导致的半侧颜面发育不良[55]。也可能是感染或接触致畸原所致[56]。小眼畸形可在中孕早期超声检查时被检出;但也有部分病例是随着孕周的增加出现的,即中孕期眼球直径正常,而晚孕期发现小眼畸形[56]。患有小眼畸形的婴儿和儿童常会伴有视力障碍和失明,在所有盲童中,约有 3.2%~11.2% 存在小眼畸形[57]。

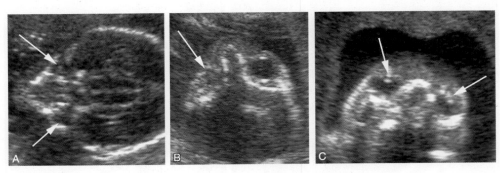

图 10-21　眼部畸形。A、B. 双侧及单侧小眼畸形(箭头)。C. 白内障(箭头)

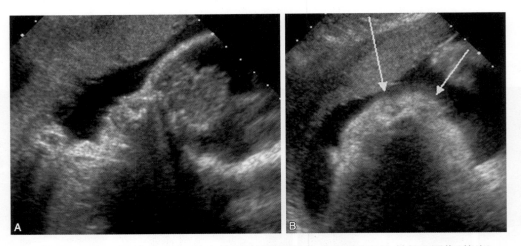

图 10-22　A、B. 无眼畸形。A. 正中矢状面显示轮廓异常,眼球缺失。B. 轴切面图像(箭头)

先天性白内障(congenital cataracts)较为罕见,在活产儿中发生率约为 1/10 000~6/10 000[58]。先天性白内障产前超声表现为晶状体呈强回声(图 10-21)[59],发生的原因可能与遗传因素(常染色体显性遗传、隐形遗传或者与 X 染色体相关),或者与非整倍体畸形、其他综合征、感染及代谢情况等相关[59,60]。在由遗传导致的先天性白内障中,单侧占 30%,双侧约 50%[59]。建议新生儿在 6 周之前进行单侧白内障摘除手术,10 周之前行双侧白内障手术,以优化视力[60]。

鼻泪管囊肿(dacrocystoceles)在产前超声检查中表现为眼内侧和眼内侧稍偏下方的无回声肿块,运用 TUI 可以清楚显示(图 10-23)。它是由于泪腺引流系

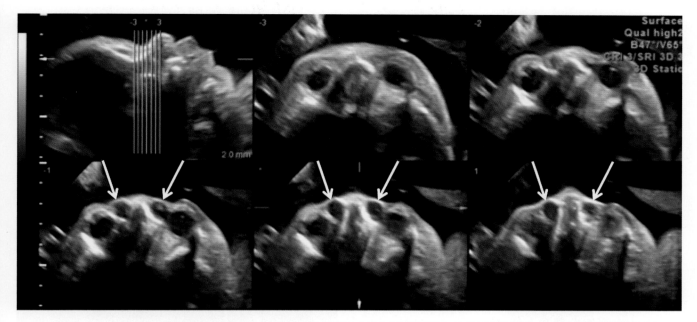

图 10-23　先天性双侧鼻泪管囊肿：通过胎儿头部的超声断层成像（多层平行切面）显示眼眶及先天性鼻泪管囊肿（箭头）

统阻塞，导致鼻泪管末端囊状扩张[61]。鉴别诊断包括脑膨出，血管瘤和皮样囊肿。部分囊肿会在孕期自行消退，且大部分鼻泪管囊肿无需干预，可在出生后消退[61,62]。对于不能自行消退的囊肿，初期治疗包括热敷、按摩和抗生素治疗，仍未消退的也可采取鼻泪管探查术或袋形缝合术[63]。

小颌畸形和下颌后缩

妊娠第 4 周，神经嵴细胞向头颈部移行，刺激咽弓的形成。第一咽弓形成下颌突和上颌突。下颌骨和下颌起源于下颌突[64]。因此下颌骨发育缺陷很可能发生于孕初期。

小颌畸形是指颏发育小，继发于下颌骨发育不完全，而下颌后缩是指颏向后移位。两者在声像图上很难区分，也可能同时发生，两个术语也通常交替使用。在产前超声检查中，如果胎儿正中矢状面不标准而出现倾斜时，也可能会表现为类似小颌畸形声像图，而真正小颌畸形无法显示正常胎儿正中矢状面。

小颌畸形常与一些综合征和其他发育异常相关。Luedders 等在对 58 例产前诊断为小颌畸形的患儿进行系列研究时发现，约 43% 的患儿有骨骼肌肉异常，15% 有非骨骼系统异常，仅 7% 为单纯小颌畸形；仅有15% 患儿存活[65]。小颌畸形常常与 Pierre Robin 序列征相关，该序列征包括"U"形腭裂和舌后坠[66]。Pierre Robin 序列征可以单独发生或与其他结构异常、非整倍体或其他综合征相关，如 Treacher Collins 综合征、

Stickler 综合征以及染色体 22q11.2 缺失综合征。Pierre Robin 序列征在活产婴儿中的发病率为 1/14 000 ~ 1/8500，其中约 40% 的患儿不伴有其他畸形[67]。1923 年 Robin 在他的研究中并没有将腭裂纳入 Pierre Robin 序列，而是把气道损伤导致的呼吸系统并发症纳入其中[68]。但是，约有 90% 的 Pierre Robin 序列的患儿都伴有腭裂[69]。下颌畸形可能导致舌向上、向后移位，从而阻止腭关闭，导致腭裂形成。

超声评估下颌骨的大小和位置的首选切面是矢状切面。在此切面上可以确定下颌骨中段与上颌骨是否对齐，尽管已经开始研究定量分析技术，但普遍通过在矢状切面上主观判断有无小颌畸形或下颌后缩。因此多种定量方法被提出应用于二维和三维超声诊断小颌畸形[70~73]。对于下颌后缩畸形，我们可以通过测量下颌面部角（inferior facial angle，IFA）来诊断。IFA 是指：在鼻根处垂直前额额骨做一条直线（参考线），通过下颌最突出点与最突出的上唇或下唇（轮廓线）做第二条连线，两条线之间的夹角即 IFA（图 10-24）。在Rotten 等的研究中提出，孕 18 ~ 28 周时，IFA 小于 50° 就可以考虑下颌后缩[73]。尽管超声声像图不断被优化，但产前诊断小颌畸形和下颌后缩依旧任重而道远。尤其是下颌后缩，在中孕早期它可以是正常变异，但在孕 20 周以后乃至出生后下颌骨仍不断生长[69]。3D 重建图像可以较好地显示下颌后缩外观形态（图 10-24）。

另有文献报道了在早孕期诊断小颌畸形和下颌后缩的案例。Sepulveda 等建议使用 RNT（鼻后三角）切

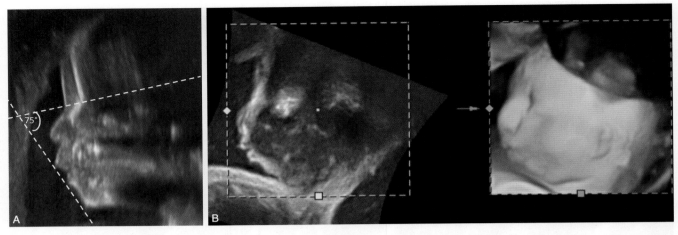

图 10-24   正常和异常胎儿轮廓图像。A. 正常 24 周胎儿图像显示正常的下颌面部角 75°角。B. 小颌畸形胎儿二维超声图像(左边)以及三维渲染成像(右边)

面来识别下颌骨异常。RNT 切面是面部冠状切面,可以同时观察到原发腭和上颌骨额突[74],常应用于诊断唇腭裂。在 Sepulveda 的研究中,204 个正常胎儿的下颌骨可观察到间隙,而 9 个小颌畸形的患儿并未看到下颌间隙(图 10-16)。

下颌骨畸形患儿面临的最大问题是气道阻塞和进食困难,尤其对于 Pierre Robin 序列征[66,69]。患儿出生时,新生儿团队应准备好处理棘手的气道阻塞,甚至于气管插管。此外,38% ~ 62% 的 Pierre Robin 序列征新生儿可能存在进食障碍。这可以通过鼻胃管喂养来解决。

根据小颌畸形和下颌后缩的严重程度,出生后可以选择多种治疗方法。非手术治疗方法包括患儿俯卧位和鼻咽导气管的使用[69]。Meyer 等的一项研究中提示,约 68% 的单纯 Pierre Robin 序列征的患儿接受干预后病情可有所缓解[75]。手术方法包括舌唇固定术、下颌骨牵张成骨术和气管切开术[69]。许多 Pierre Robin 序列征患儿常伴发其他异常或遗传综合征,其预后取决于这些其他因素以及下颌畸形治疗的效果[66]。

巨舌症

巨舌症主观上被定义为舌体肿大,凸出于牙齿和嘴唇之外,是 Beckwith-Wiedemann 综合征的特征性表现。Beckwith-Wiedemann 综合征是一种过度生长的综合征,产前超声很容易诊断(图 10-25)[76]。此病出生后更易被发现,若发生于产前,多与 21 三体综合征、甲状腺缺如、三倍体、代谢存储紊乱和多种其他遗传综合征等相关。在正中矢状切面上舌体凸出更为直观,但通常需要等到中孕后期或者晚孕期才能被观察到。

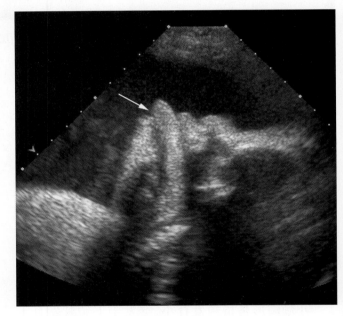

图 10-25   中孕期 Beckwith-Wiedemann 综合征胎儿。矢状切面显示舌凸出于口腔外(箭头)

面部肿瘤

先天性口咽部肿瘤的鉴别诊断包括畸胎瘤、血管瘤、淋巴管瘤、神经纤维瘤、颗粒细胞瘤[77]。血管瘤可表现为起源于皮下组织的囊性或实性肿块。淋巴管瘤表现为较大的囊性肿块,通常起源于颈部,但也有舌下淋巴管瘤的报道[78]。上颌畸胎瘤是一种罕见的口腔良性肿瘤,活产儿发生率为 1/200 000 ~ 1/35 000[79]。女性发病率高于男性,比例为 3:1[80]。这种肿瘤是一种畸胎瘤,由一个或三个生发层衍生而成[81]。常表现为母体血清甲胎蛋白升高。肿瘤通常来源于硬腭或者下颌骨,也可能来自于口腔其他组织和结构[80],表现为凸出

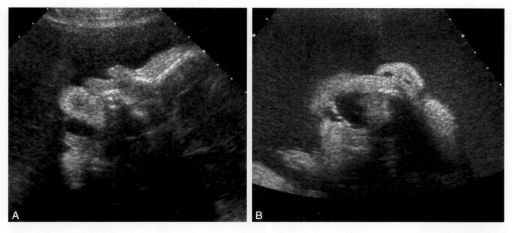

图 10-26　上颌畸胎瘤。在矢状切面（A）以及轴切面（B）观察到突出于胎儿口腔的小型囊实性肿块

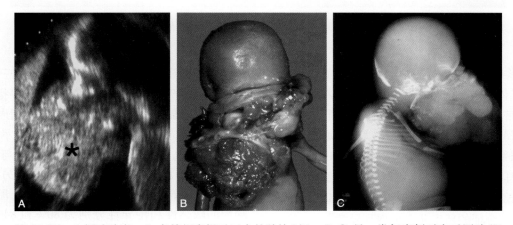

图 10-27　上颌畸胎瘤。A. 产前超声提示巨大的肿块（ * ）。B、C. 另一类似病例引产后图片（B and Ccourtesy of Frank Chervenak，MD，New York，NY and www. TheFetus. net）

于口腔的巨大实性或者囊性肿块（图 10-26，图 10-27）。肿瘤是随着妊娠进程不断发展的，有文献发现在中孕期超声检查正常的患儿，在后期妊娠中出现了上颌畸胎瘤[80]。肿瘤可以是单向生长的，即只向口腔外面生长，也可双向生长并向颅内延伸[81]。后者预后差，目前未见出生后存活的报道[80,81]。对于单向生长的胎儿，采取 EXIT 方法后，出生后存活也是有可能的。在 EXIT 手术中，孕妇行剖宫产，胎盘被留在子宫内通过脐带与胎儿相连，通过气管插管或者气管切开术来对胎儿气道进行持续供氧。这种手术只能在具备多学科合作的中心进行。肿瘤的大小和位置是评估胎儿预后的指征。颅内肿瘤，例如畸胎瘤如果发生扩散，也可表现为面部肿瘤（图 10-28）。

耳

　　胚胎学上来讲，耳是由第一和第二鳃弓分化而来。耳的发育早在妊娠第 3 周就开始了，通常在妊娠 20 周后全部完成[82]。20 周后，只有内耳、中耳和外耳结构渐

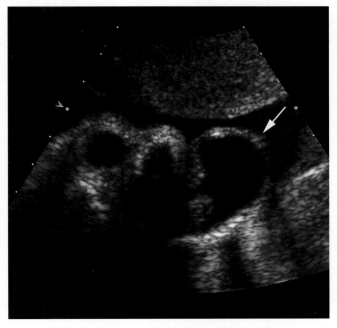

图 10-28　眼眶畸胎瘤。突出眼眶的巨大囊实性肿块（箭头）

进性增长。在出生时,中耳和内耳的结构就可以达到成人大小,而外耳在整个儿童时期继续生长(图 10-29)。耳异常可以包括无耳畸形(耳缺失)、小耳症(耳过小)、大耳以及耳形状和位置的异常。

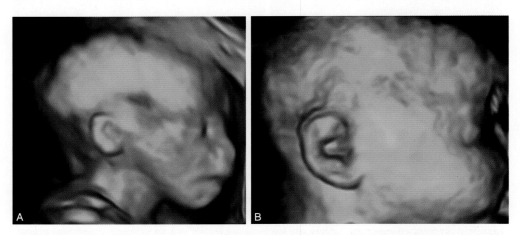

图 10-29　三维超声显示正常耳。A. 19 周胎儿正常耳三维重建外观。B. 31 周胎儿正常耳三维重建外观

与耳畸形相关的疾病包括三倍体异常(13 三体、18 三体、21 三体),Turner 综合征、CHARGE 六联征(眼缺损、心脏异常、后鼻孔闭锁、智力低下、生殖器畸形以及耳畸形),VACTERL 综合征(脊柱、肛门、心血管、气管、食管、泌尿系统以及四肢等异常)[83]。在 1955 年,首次有人提出,耳变小或者小耳症可能与非整倍体异常相关,尤其是唐氏综合征或 21 三体综合征[84]。Hall 等提出 60%患有唐氏综合征的新生儿会出现耳异常[85]。

产前诊断耳畸形是可能的,尤其是现在有了三维

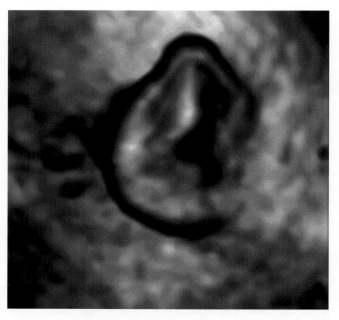

图 10-30　异常耳三维超声图像。33 周展开的耳。胎儿患有法洛四联症,母亲患有主动脉缩窄。母亲和婴儿均有单侧耳异常

超声技术(图 10-30)。Shih 等指出运用三维超声技术可以获取 84%的胎儿耳图像[83]。Chang 等指出三维超声在耳图像的显示上优于二维超声,三维超声能够对 93%患儿的耳形态进行评价,而二维超声显示率仅 40%[86]。该研究指出,耳的长度、宽度以及面积与孕周增长相关[86],并测出了相应孕周对应耳的数值。另有研究发现,如果胎儿耳长度位于第 5 百分位数以下,胎儿非整倍体畸形的敏感性和特异性分别为 80%和 84%[87]。该研究作者指出,与颈项透明层厚度一样,胎儿耳长度亦可作为评估胎儿非整倍体异常的软指标之一。耳畸形也同样是一些潜在综合征的标志性表现,因此如果发现耳异常,就需要注意检查有无其他相关畸形(图 10-30)。

除了超声检查,MRI 既可以评估胎儿颅脑异常,也适用于诊断有无耳畸形,尤其在妊娠 25 周后。胎儿 MRI 可用于诊断各种内外耳畸形[88]。

颅缝早闭

颅缝早闭是指单个或者多个颅缝的提早关闭[89]。颅缝早闭在新生儿中的总体发病率约为 4.3/10 000[90]。其中孤立性颅缝早闭约占 85%,其余的则合并其他发育异常或者综合征(图 10-31)[91]。

颅缝早闭最易累及矢状缝,冠状缝、额缝次之,最后是人字缝[92]。患儿颅骨的形状取决于早闭所累及的颅缝线(cranial sutures):矢状缝过早闭合会引起舟状头(scaphocephaly)(又称长头畸形(dolichocephaly)),冠状缝早闭可导致短头畸形(brachycephaly)[91]。"三叶草"型颅骨是一种非常罕见的颅缝早闭,通常为大部分颅缝闭

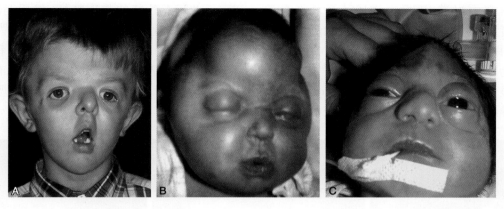

图 10-31　颅缝早闭综合征。A. Apert 综合征。B. Peiffer 综合征，致死性变异（分叶状颅骨）。C. 三角头畸形

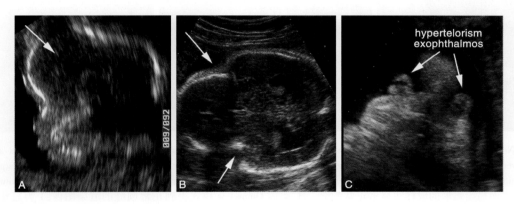

图 10-32　图 10-27B 诊断为颅缝早闭的患儿产前超声图像。A、B. 矢状切面和轴切面观察分叶状颅骨（箭头）。C. 突眼及眼距增宽

合，形成"三叶草"形状的颅骨（图 10-32）[93]。

　　单纯型以及综合征型的颅缝早闭的产生有多种原因。一项为期 10 年的前瞻性队列研究显示，约 21% 的病例存在基因异常[92]。其中，约 86% 为单基因病变，15% 为染色体异常（其中一名患者两者兼有）。另外，"三叶草"头型（Kleeblattschädel）的颅缝早闭与 II 型致死性骨发育不全及 II 型 Pfeiffer 综合征相关[93,94]。

　　综合征型颅缝早闭往往更为严重，且多伴发其他结构异常。包括颅缝早闭的综合征主要有 Crouzon 综合征、Apert 综合征、Pfeiffer 综合征、Saethre-Chotzen 综合征、Jackson-Weiss 综合征、Antley-Bixler 综合征以及 Carpenter 综合征[91]。以上所述疾病因其所累及的颅缝及伴发畸形表现各不相同。

　　Apert 综合征最初由 Eugene Apert 于 1906 年在

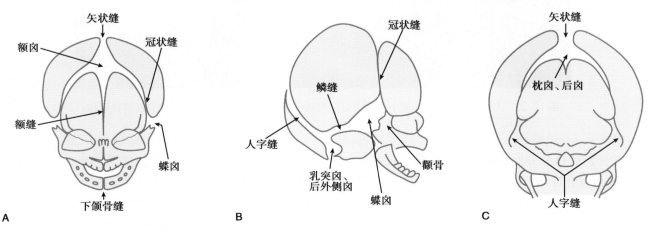

图 10-33　胎儿颅缝及囟门图解。A. 前面观。B. 侧面观。C. 后面观

一篇前瞻性研究中报道,该报道描述了9名具有类似特征的患者[95]。它通常是指冠状缝、矢状缝以及人字缝的融合(图10-34)[91]。该病非常罕见,在活产儿中发生率约为6/1 000 000~15/1 000 000[96~98]。该病为常染色体显性遗传(autosomal dominant condition),父亲高龄是导致新生儿常染色体显性突变的危险因素[99]。此病有独特的临床特征,包括上颌发育不全、突眼、并指(趾)(图10-31,图10-35)[100]。由于除拇指外的其余手指融合在一起,因此被称为"连指手套"手。高达75%的Apert综合征患儿有腭裂或者悬雍垂裂畸形[101]。其智力水平从正常到严重发育障碍不等[102]。

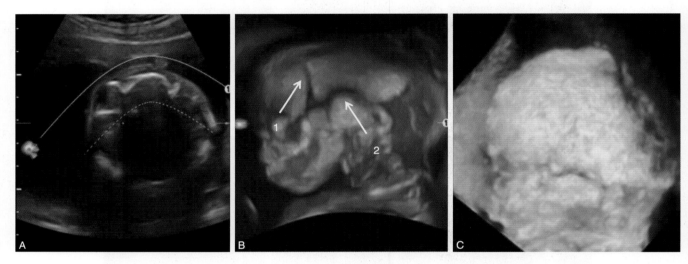

图 10-34   Normal and abnormal cranial sutures. **A,** Normal four-dimensional OmniView reference image of sutures at 26 weeks showing curved line over skull. **B,** Rendered image of normal sutures obtained using OmniView. 1, coronal suture; 2, squamosal suture. **C,** Craniosynostosis of coronal suture in Apert syndrome at 21 weeks(正常和异常的颅缝。A. 运用四维 Omniview 模式在 26 周胎儿颅骨表面描绘弧形的取样线显示正常颅缝。B. 运用 Omniview 模式得到正常颅缝的渲染图像,1 为冠状缝,2 为鳞缝。C. 21 周的患有 Apert 综合征的冠状缝早闭)

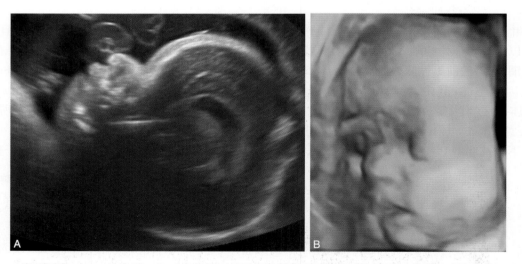

图 10-35   Apert 综合征。A. 正中矢状面显示颅缝早闭以及面部改变。B. 三维表面渲染成像

相较于 Apert 综合征,Crouzon 综合征更常见,活产儿发病率为 16/1 000 000[97]。它也是常染色体显性遗传,在此综合征中,冠状缝与矢状缝同时闭合[91],但是患儿的面部和颅骨的表现并没有 Apert 综合征严重。另外,Crouzon 综合征患儿无并指畸形的表现,通常智力也正常。

Pfeiffer 综合征比 Apert 及 Crouzon 综合征发生率低,同样也是常染色体显性遗传[103]。Pferffer 综合征分为三种类型,因为累及多个颅缝早闭,2 型和 3 型畸形程度更甚,且预后较差(图10-31)[94]。该综合征合并不同程度的并指畸形,但不如 Apert 综合征明显。

另一种独特的颅缝早闭类型为三角颅(trigonocephaly），它是由于一个单一颅缝即额缝过早闭合引起的，但是并不表现为综合征。额缝早闭可以形成一个三角形的前额（图10-31）。

产前检出颅缝早闭比较困难，通常只有严重的病例才能通过产前超声检查确诊[94,104]。早在妊娠第9周，就可看到高回声的颅骨[94]。随着妊娠的进展，低回声的颅缝越来越窄。若胎儿头颅形状、生长参数异常（双顶径和枕额径）或者颅缝不显示即可疑颅缝早闭。颅骨形状异常可能会较晚出现，在颅缝完全闭合前4~16周左右出现[91]。运用三维超声可以更好地观察到未闭合颅缝线的增宽。观察时需要准确定位特定的颅缝线，否则，声束的折射可能会导致颅缝线伪像。比如，冠状缝可以通过头颅横切面获得，而额缝就需要通过横切面或者矢状面从面部前方获得。一次沿一个感兴趣的颅缝放置三维重建取样线非常重要，这样就不会发生重叠颅骨的干扰（图10-34）。据报道，胎儿MRI是超声诊断的一项极好的辅助检查手段，用于检测颅缝早闭以及其他一系列相关的异常[99,105]。

颅缝早闭可以进行手术治疗，有多个颅缝早闭时需分期进行。治疗的目的就是纠正颅骨畸形并减少颅内高压，同时降低神经系统的损伤[92]。该手术进程包括6~8个月行眶额前移术矫正颅缝，儿童后期行中面部前移的治疗，青春期可能需进一步诊治[106,107]。在这些手术中气道管理是非常困难的[108]。

在非综合征性的矢状缝、额缝、单侧的冠状缝的颅缝早闭中，复发风险小于5%，但是在双侧或者多发颅缝早闭时，再发率高达30%~50%[92]。如果是生殖腺嵌合，就可表现为常染色体显性遗传方式，有再发的可能。

颈部异常

二维和三维超声相结合，可以对胎儿颈部进行详细地评估。在一项由Liberty等共同完成的582名胎儿常规超声检查中，在孕10~13周，约23%的胎儿颈部结构可充分显示，孕14~16周显示率约29%，孕17~19周约35%，孕20~24周为88%[109]。因此图像获取率取决于孕周大小。产前超声能够观察到的胎儿颈部结构包括胎儿咽部、喉部及食管多个部位。本研究选取五个切面对胎儿咽喉部进行评价，包括后冠状面、前冠状面以及三个轴切面（高、中、低）（图10-36）[109]。基于Liberty等的研究，有学者针对胎儿咽喉部建立了标准化量表。这些图像多是通过三维多平面重建来完成，然而，二维彩色多普勒超声对于观察羊水经咽喉部进入胎儿肺脏以及经食管进入胃的流动是有价值的。胎儿食管在空虚状态时，表现为两条高回声线，分别代表浆膜层和黏膜层，其间可见低回声的肌壁。通过胎儿颈部基本结构成像可检查出一些潜在的解剖异常包括喉或食管闭锁，或者气管食管瘘（见第14章）。

颈部淋巴水囊瘤

淋巴水囊瘤是一种囊性的淋巴组织结构。尽管它可沿胎儿长轴延伸，但通常主要发生在枕颈区[110,111]。

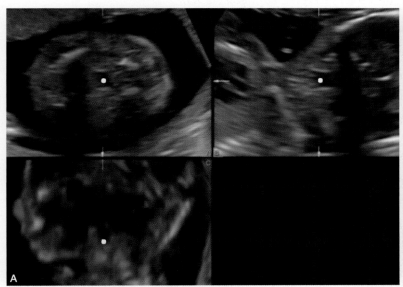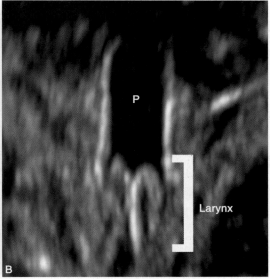

图10-36 正常胎儿颈部超声图像。A.在横切面上获取的胎儿颈部三维多平面成像。所有切面中白色光点是咽部的正中。左上是横切面，右上是冠状切面，左下是矢状切面。B.胎儿颈部的冠状切面显示咽部（P）及喉部

Smith 和 Graham 提出关于淋巴水囊瘤形成的颈淋巴阻塞序列征的学说[112]。该学说指出，胎儿的淋巴液首先流入颈部淋巴囊，然后颈部淋巴囊与静脉系统建立连接，最终成为右侧淋巴管和胸导管的末端部分[112,113]。当此序列不成功且静脉系统连接未完成时，会发生颈静脉囊状扩张以及形成淋巴水囊瘤，最终导致全身淋巴水肿和胎儿水肿（通常被称为先天性淋巴管扩张症）并引发胎儿死亡（图 10-37）。部分淋巴水囊瘤可以随着妊娠进展逐渐消退，其可能的机制是在这些胎儿体内淋巴管再通并形成侧支循环[110]。另外，随着妊娠进展，约78%早孕期发现的单纯淋巴水囊瘤会自行消退[111]。

一项对近 4 万名早孕期孕妇的同期研究发现，颈部淋巴水囊瘤的发生率为 1/285，另有研究报告显示其发生率为 1.7%[110,111]。部分学者认为颈部淋巴水囊瘤是颈项透明层的局限性扩张。

颈部淋巴水囊瘤和颈部囊肿声像图均表现为低回声区，其内可见分隔，亦可无分隔。分隔较多者可呈蜂窝状（图 10-38）。水囊瘤大小不一，可能与皮肤水肿、胸水、心包积液和腹水等超声表现有关[53]。

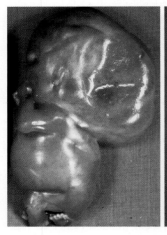
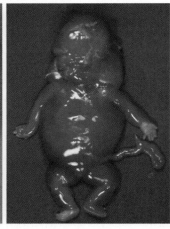

图 10-37 颈部水囊瘤伴有颈部淋巴阻塞序列征

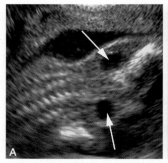
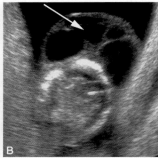
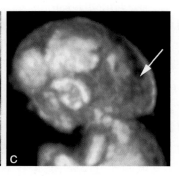

图 10-38 颈部水囊瘤。A. 中孕期胎儿小水囊瘤：双侧颈部各见一液性暗区（箭头）。B. 孕 14 周较大的水囊瘤（箭头），内见分隔。C. 三维超声表面模式显示水囊瘤（箭头）

颈部淋巴水囊瘤与非整倍体、胎儿畸形和胎儿死亡相关。某研究显示，在 134 例患者中，51%确定与非整倍体有关，而其余的 34%则与结构畸形相关[111]。经证实，水囊瘤虽然可能与各种非整倍体畸形相关，但早孕期主要是与 21 三体相关，中孕期多与 45,X（特纳综合征）有关[111,113]。那些有分隔且瘤体较大者，其与非整倍体和结构畸形的相关性明显增加[110,111]。在染色体为整倍体的胎儿发现的淋巴水囊瘤也可导致胎儿出生后先天性蹼颈。颈前部水囊瘤或淋巴管瘤与颈后部水囊瘤不同，其与非整倍染色体畸形关系不大。

发现胎儿有水囊瘤，提示我们需要对胎儿进行全面检查，对于有继续妊娠要求的孕妇，可以通过侵入性诊断程序（绒毛活检或羊膜腔穿刺术）进行基因学检测，并进行详细的解剖结构检查、胎儿超声心动图检查。只有 17%在早孕期发现水囊瘤的胎儿生后是正常的[111]。

其他颈部包块

胎儿颈部肿块的鉴别诊断包括颈部水囊瘤、淋巴管瘤、血管瘤、畸胎瘤、甲状腺肿、鳃裂囊肿和甲状舌管囊肿[114]。这些颈部肿块都可能与因胎儿食管受压而继发的羊水过多有关，可能导致新生儿呼吸道损伤。3D、4D 超声以及 MRI 检测气管和食管有助于评估这些肿块对颈部的影响[115~117]。如果怀疑这些肿块引起气管闭塞，可能需要行产时宫外处理[118]。

与水囊瘤相似，淋巴管瘤（lymphangiomas）是一种累及皮下组织和肌间隔的淋巴管畸形[115]。超声表现为肿块大小不一，其内含有囊性成分，浸润周围组织（图 10-39）。若肿块压迫气管，生后需要立即手术治疗，或新生儿早期进行手术。其自然消退的可能性较小。

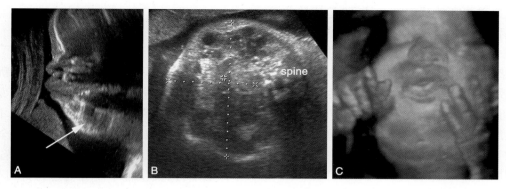

图 10-39　产前诊断为颈部畸胎瘤,出生后证实为颈部海绵状淋巴管瘤伴周围组织浸润。A、B. 二维超声图像显示颈部巨大肿瘤。C. 三维表面成像显示肿块

血管瘤是一种良性血管畸形,发生于头颈部时,其声像图表现与淋巴管瘤相似。此病好发于皮肤和皮下组织。分为三种类型-毛细血管型血管瘤、海绵状血管瘤和红斑痣[119]。海绵状血管瘤在婴儿中的发病率约 2%,产前超声表现为软组织肿块[119],这些良性肿瘤的边界很难与周围正常组织鉴别[120]。运用彩色能量多普勒观察病灶的血管分布特征,可与淋巴管瘤相鉴别[119]。海绵状血管瘤,尤其是体积巨大的,可能导致高输出量性心脏衰竭,进而导致胎儿水肿。因此需密切监测胎儿情况。根据血管瘤的位置和大小不同,生后可行期待疗法或者手术切除。

畸胎瘤是一种罕见的肿瘤,在活产儿中发生率约为 0.25/10 000 ~ 0.5/10 000,其中约 5% 位于颈部[121~123]。多数是良性的,但也有恶性病例的报道[124]。如口腔内上颌畸胎瘤,它由三个胚层分化而来。声像图表现为越过咽中线的囊实性肿块(图 10-40,图 10-41)。约 50% 的畸胎瘤有钙化[121]。约 30% 合并羊水过多[114,121]。与其他颈部肿块一样,需要手术切除,预后取决于肿块大小和其他脏器受累程度,胎儿存在气管

阻塞时需进行产时宫外处理。

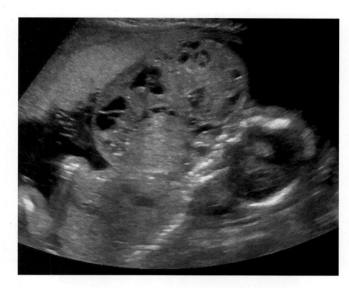

图 10-40　旁矢状切面显示巨大外生型颈部囊实性畸胎瘤

胎儿甲状腺肿也可以表现为前颈部肿块,它可能导致胎儿气管压迫和新生儿气道阻塞。声像图表现为

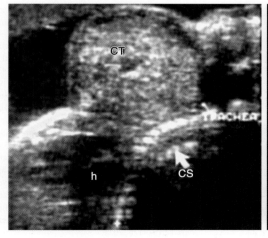
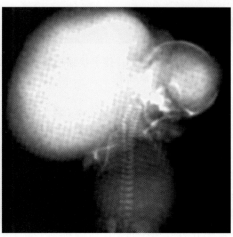

图 10-41　巨大的颈部畸胎瘤(CT)。CS,颈椎。h,心脏

内回声均匀且边界清晰的颈中部肿块,可造成胎儿颈部过度伸展/后屈(图 10-42)[125]。缺碘、对孕妇甲状腺 Graves 病或其他可以引起甲状腺功能亢进的过度治疗、过度的甲状腺替代治疗,以及先天性甲状腺功能减退,均可能导致胎儿甲状腺肿大[125,126]。若因母体患病治疗的影响,可适当调整治疗方案;若由胎儿先天性甲状腺功能减退所致,可能需要经皮脐血穿刺来评估胎儿的甲状腺激素水平,并确定是否有必要对胎儿进行治疗。如发现胎儿有严重的胎儿甲状腺功能减退,可采用羊膜腔内甲状腺激素治疗,以减轻甲状腺肿大,降低出生时气管压迫的风险,目前该技术已经非常成熟[126,127]。若产前超声和 MRI 均提示气管通畅,且预计肿块不会在出生时造成气道压迫,胎儿期可保守治疗,生后再行诊治[125]。

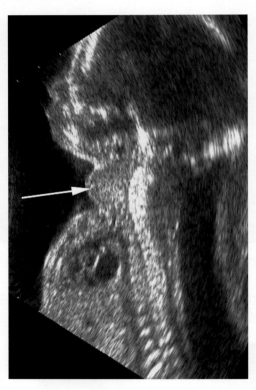

图 10-42　胎儿甲状腺肿(箭头)伴甲状腺功能低下,病因为母体服用过量的苯硫氧嘧啶

即使使用先进的超声和 MRI 技术,确诊胎儿颈部肿块依然具有挑战性[114,120]。检查中应特别注意,畸胎瘤多以实性或钙化成分为主,而血管瘤和淋巴管瘤则更多的是液性成分[114,121]。产前超声的一重要目标是确定气管是否通畅,因为气管的通畅与否可以改变分娩计划,或者是否需要产时宫外处理[118]。强烈建议颈部肿块较大的胎儿在三级医疗中心分娩,以便多学科协作,避免延误治疗的最佳时机。

总结

口腔颌面部裂是最常见的胎儿和新生儿畸形之一。随着二维、三维超声技术的应用和专业技术的提升,产前超声的畸形检出率和准确性也不断提高。鉴别面部异常时应对胎儿解剖结构进行全面详细的检查。其他胎儿头面部畸形,包括眼部缺陷、小颌畸形和下颌后缩,以及颅缝早闭等可进行针对性产前检查。鉴别面部异常时应该完整、详细地观察测量胎儿的其他解剖结构,尤其是颅脑,以评估是否与某些已知染色体异常或遗传综合征相关。评价胎儿颈部有无异常亦是如此,尤其是淋巴水囊瘤。胎儿面部异常的预后取决于发病的严重程度、可能存在的并发症以及与之有关的所有神经系统异常。胎儿面部肿瘤及颈部肿块的预后取决于治疗及切除此类病灶的能力。胎儿面颈部的产前超声成像技术的进展有助于为患者及手术团队提供最佳的治疗和护理方案。

(冉素真　钟春燕　翻译　许杨青　栗河舟　审校)

参考文献

1. Romero R, Pilu G, Jeanty P, et al: *Prenatal Diagnosis of Congenital Anomalies: The Face*, Norwalk, CT, 1988, Appleton & Lange.
2. Platt LD, DeVore GR, Pretorius DH: Improving cleft palate/cleft lip antenatal diagnosis by 3-dimensional sonography the "flipped face" view. *J Ultrasound Med* 25(11):1423–1430, 2006.
3. Faure J, Captier G, Bäumler M, Boulot P: Sonographic assessment of normal fetal palate using three-dimensional imaging: a new technique. *Ultrasound Obstet Gynecol* 29:159–165, 2007.
4. Ramos GA, Romine LE, Gindes L, et al: Evaluation of the fetal secondary palate by 3-dimensional ultrasonography. *J Ultrasound Med* 29:357–364, 2010.
5. Campbell S, Lees C, Moscoso G, Hall P: Ultrasound antenatal diagnosis of cleft palate by a new technique: the 3D "reverse face" view. *Ultrasound Obstet Gynecol* 25(1):12–18, 2005.
6. Martínez Ten P, Pérez Pedregosa J, Santacruz B, et al: Three-dimensional ultrasound diagnosis of cleft palate: "reverse face," "flipped face" or "oblique face"—which method is best? *Ultrasound Obstet Gynecol* 33:399–406, 2009.
7. Mailáth-Pokorny M, Worda C, Krampl-Bettelheim E, et al: What does magnetic resonance imaging add to the prenatal ultrasound diagnosis of facial clefts? *Ultrasound Obstet Gynecol* 36:445–451, 2010.
8. Wax J, Minkoff H, Johnson A, et al: Consensus report on the detailed fetal anatomic ultrasound examination: indications, components, and qualifications. *J Ultrasound Med* 33:189–195, 2014.
9. Maarse W, Bergé SJ, Pistorius L, et al: Diagnostic accuracy of transabdominal ultrasound in detecting prenatal cleft lip and palate: a systematic review. *Ultrasound Obstet Gynecol* 35:495–502, 2010.
10. Maarse W, Pistorius L, Van Eeten W, et al: Prenatal ultrasound screening for orofacial clefts. *Ultrasound Obstet Gynecol* 38:434–439, 2011.
11. Mossey P, Castillia E: *Global Registry and Database on Craniofacial Anomalies*, Geneva, 2003, World Health Organization, pp 85–89.
12. Dixon MJ, Marazita ML, Beaty TH, et al: Cleft lip and palate: understanding genetic and environmental influences. *Nat Rev Genet* 12:167–178, 2011.
13. Tessier P: Anatomical classification of facial, cranio-facial and latero-facial clefts. *J Maxillofac Surg* 4:69–92, 1976.

14. Gorlin R, Cervenka J, Pruzansky S: Facial clefting and its syndromes. *Birth Defects Orig Artic Ser* 7(7):3–49, 1971.

15. Offerdal K, Jebens N, Syvertsen T, et al: Prenatal ultrasound detection of facial clefts: a prospective study of 49,314 deliveries in a non-selected population in Norway. *Ultrasound Obstet Gynecol* 31(6):639–646, 2008.

16. Sperber GH: Formation of the primary and secondary palate. In Wyszynski DF, editor: *Cleft Lip and Palate: From Origin to Treatment*, New York, 2002, Oxford University Press, pp 5–24.

17. Mossey PA, Little J, Munger RG, et al: Cleft lip and palate. *Lancet* 374:1773–1785, 2009.

18. Moxham B: The development of the palate—a brief review. *Eur J Anat* 7:53–74, 2003.

19. Grosen D, Chevrier C, Skytthe A, et al: A cohort study of recurrence patterns among more than 54,000 relatives of oral cleft cases in Denmark: support for the multifactorial threshold model of inheritance. *J Med Genet* 47:162–168, 2010.

20. Chmait R, Pretorius D, Moore T, et al: Prenatal detection of associated anomalies in fetuses diagnosed with cleft lip with or without cleft palate in utero. *Ultrasound Obstet Gynecol* 27:173–176, 2006.

21. Gillham J, Anand S, Bullen P: Antenatal detection of cleft lip with or without cleft palate: incidence of associated chromosomal and structural anomalies. *Ultrasound Obstet Gynecol* 34:410–415, 2009.

22. Shaw GM, Nelson V, Iovannisci DM, et al: Maternal occupational chemical exposures and biotransformation genotypes as risk factors for selected congenital anomalies. *Am J Epidemiol* 157:475–484, 2003.

23. Gordon JE, Shy CM: Agricultural chemical use and congenital cleft lip and/or palate. *Arch Environ Health* 36:213–221, 1981.

24. Holmes LB, Hernandez-Diaz S: Newer anticonvulsants: lamotrigine, topiramate and gabapentin. *Birth Defects Res A Clin Mol Teratol* 94(8):599–606, 2012.

25. Margulis AV, Mitchell AA, Gilboa SM, et al: Use of topiramate in pregnancy and risk of oral clefts. *Am J Obstet Gynecol* 207:405.e1–405.e7, 2012.

26. Tomson T, Battino D: Teratogenic effects of antiepileptic drugs. *Lancet Neurol* 11:803–813, 2012.

27. Lammer EJ, Chen DT, Hoar RM, et al: Retinoic acid embryopathy. *N Engl J Med* 313:837–841, 1985.

28. Park-Wyllie L, Mazzotta P, Pastuszak A, et al: Birth defects after maternal exposure to corticosteroids: prospective cohort study and meta-analysis of epidemiological studies. *Teratology* 62(6):385–392, 2000.

29. Little J, Cardy A, Munger RG: Tobacco smoking and oral clefts: a meta-analysis. *Bull World Health Organ* 82(3):213–218, 2004.

30. Johnson CY, Little J: Folate intake, markers of folate status and oral clefts: is the evidence converging? *Int J Epidemiol* 37:1041–1058, 2008.

31. Wehby GL, Murray JC: Folic acid and orofacial clefts: a review of the evidence. *Oral Dis* 16:11–19, 2010.

32. Christ JE, Meininger MG: Ultrasound diagnosis of cleft lip and cleft palate before birth. *Plast Reconstr Surg* 68:854–859, 1981.

33. Johnson DD, Pretorius DH, Budorick NE, et al: Fetal lip and primary palate: three-dimensional versus two-dimensional US. *Radiology* 217:236–239, 2000.

34. Pilu G, Segata M: A novel technique for visualization of the normal and cleft fetal secondary palate: angled insonation and three-dimensional ultrasound. *Ultrasound Obstet Gynecol* 29:166–169, 2007.

35. Sepulveda W, Wong AE, Martinez-Ten P, et al: Retronasal triangle: a sonographic landmark for the screening of cleft palate in the first trimester. *Ultrasound Obstet Gynecol* 35:7–13, 2010.

36. American Cleft Palate-Craniofacial Association: Parameters for evaluation and treatment of patients with cleft lip/palate or other craniofacial anomalies. *Cleft Palate Craniofac J* 30(Suppl):S1–S16, 1993.

37. Blaas HG, Eriksson A, Salvesen K, et al: Brains and faces in holoprosencephaly: pre- and postnatal description of 30 cases. *Ultrasound Obstet Gynecol* 19:24–38, 2002.

38. DeMyer W, Zeman W, Palmer CG: The face predicts the brain: diagnostic significance of median facial anomalies for holoprosencephaly (arhinencephaly). *Pediatrics* 34:256–263, 1964.

39. Petracchi F, Crespo L, Michia C, et al: Holoprosencephaly at prenatal diagnosis: analysis of 28 cases regarding etiopathogenic diagnoses. *Prenat Diagn* 31:887–891, 2011.

40. Leoncini E, Baranello G, Orioli IM, et al: Frequency of holoprosencephaly in the International Clearinghouse Birth Defects Surveillance Systems: searching for population variations. *Birth Defects Res A Clin Mol Teratol* 82:585–591, 2008.

41. Fox JW, Golden GT, Edgerton MT: Frontonasal dysplasia with alar clefts in two sisters: genetic considerations and surgical correction. *Plast Reconstr Surg* 57:553–561, 1976.

42. Sleurs E, Goncalves L, Johnson A, et al: First-trimester three-dimensional ultrasonographic findings in a fetus with frontonasal malformation. *J Matern Fetal Neonatal Med* 16:187–197, 2004.

43. Guion-Almeida ML, Richieri-Costa A, Saavedra D, et al: Frontonasal dysplasia: analysis of 21 cases and literature review. *Int J Oral Maxillofac Surg* 25:91–97, 1996.

44. Presti F, Celentano C, Marcazzò L, et al: Ultrasound prenatal diagnosis of a lateral facial cleft (Tessier number 7). *Ultrasound Obstet Gynecol* 23:606–608, 2004.

45. Muraskas JK, McDonnell JF, Chudik RJ, et al: Amniotic band syndrome with significant orofacial clefts and disruptions and distortions of craniofacial structures. *J Pediatr Surg* 38:635–638, 2003.

46. Stelnicki EJ, Hoffman WY, Vanderwall K, et al: A new in utero model for lateral facial clefts. *J Craniofac Surg* 8:460–465, 1997.

47. Pilu G, Visentin A, Ambrosini G, et al: Three-dimensional sonography of unilateral Tessier number 7 cleft in a mid-trimester fetus. *Ultrasound Obstet Gynecol* 26:98–99, 2005.

48. Paquette L, Randolph L, Incerpi M, et al: Fetal microphthalmia diagnosed by magnetic resonance imaging. *Fetal Diagn Ther* 24:182–185, 2008.

49. Dollfus H, Verloes A: Dysmorphology and the orbital region: a practical clinical approach. *Surv Ophthalmol* 49:547–561, 2004.

50. Burns NS, Iyer RS, Robinson AJ, et al: Diagnostic imaging of fetal and pediatric orbital abnormalities. *AJR Am J Roentgenol* 201:W797–W808, 2013.

51. Pineda-Alvarez DE, Solomon BD, Roessler E, et al: A broad range of ophthalmologic anomalies is part of the holoprosencephaly spectrum. *Am J Med Genet A* 155A(11):2713–2720, 2011.

52. Sedano HO, Gorlin RJ: Frontonasal malformation as a field defect and in syndromic associations. *Oral Surg Oral Med Oral Pathol* 65(6):704–710, 1988.

53. Callen P: Ultrasonography in obstetrics and gynecology. In Pilu G, et al, editors: *Ultrasound Evaluation of the Fetal Face and Neck*, ed 5, Philadelphia, 2008, WB Saunders, pp 392–418.

54. Feldman E, Shalev E, Weiner E, et al: Microphthalmia—prenatal ultrasonic diagnosis: a case report. *Prenat Diagn* 5:205–207, 1985.

55. Feingold M, Baum J: Goldenhar's syndrome. *Am J Dis Child* 132:136–138, 1978.

56. Blazer S, Zimmer EZ, Mezer E, et al: Early and late onset fetal microphthalmia. *Am J Obstet Gynecol* 194:1354–1359, 2006.

57. Verma AS, FitzPatrick DR: Anophthalmia and microphthalmia. *Orphanet J Rare Dis* 2:47, 2007.

58. Francis P, Berry V, Bhattacharya S, et al: The genetics of childhood cataract. *J Med Genet* 37:481–488, 2000.

59. Léonard A, Bernard P, Hiel AL, et al: Prenatal diagnosis of fetal cataract: case report and review of the literature. *Fetal Diagn Ther* 26(2):61–67, 2009.

60. Chan WH, Biswas S, Ashworth JL, et al: Educational paper. *Eur J Pediatr* 171:625–630, 2012.

61. Sepulveda W, Wojakowski AB, Elias D, et al: Congenital dacryocystocele prenatal 2- and 3-dimensional sonographic findings. *J Ultrasound Med* 24:225–230, 2005.

62. Goldberg H, Sebire N, Holwell D, et al: Prenatal diagnosis of bilateral dacryocystoceles. *Ultrasound Obstet Gynecol* 15:448–449, 2000.

63. Shekunov J, Griepentrog GJ, Diehl NN, et al: Prevalence and clinical characteristics of congenital dacryocystocele. *J AAPOS* 14(5):417–420, 2010.

64. Singh DJ, Bartlett SP: Congenital mandibular hypoplasia: analysis and classification. *J Craniofac Surg* 16:291–300, 2005.

65. Luedders DW, Bohlmann MK, Germer U, et al: Fetal micrognathia: objective assessment and associated anomalies on prenatal sonogram. *Prenat Diagn* 31:146–151, 2011.

66. Van den Elzen AP, Semmekrot BA, Bongers EM, et al: Diagnosis and treatment of the Pierre Robin sequence: results of a retrospective clinical study and review of the literature. *Eur J Pediatr* 160:47–53, 2001.

67. Izumi K, Konczal LL, Mitchell AL, et al: Underlying genetic diagnosis of Pierre Robin sequence: retrospective chart review at two children's hospitals and a systematic literature review. *J Pediatr* 160:645–650.e2, 2012.

68. Robin P: A fall of the base of the tongue considered as a new cause of nasopharyngeal respiratory impairment: Pierre Robin sequence, a translation. 1923. *Plast Reconstr Surg* 93(6):1301–1303, 1994.

69. Evans KN, Sie KC, Hopper RA, et al: Robin sequence: from diagnosis to development of an effective management plan. *Pediatrics* 127:936–948, 2011.

70. Otto C, Platt L: The fetal mandible measurement: an objective determination of fetal jaw size. *Ultrasound Obstet Gynecol* 1:12–17, 1991.

71. Chitty LS, Campbell S, Altman DG: Measurement of the fetal mandible—feasibility and construction of a centile chart. *Prenat Diagn* 13:749–756, 1993.

72. Paladini D, Morra T, Teodoro A, et al: Objective diagnosis of micrognathia in the fetus: the jaw index. *Obstet Gynecol* 93:382–386, 1999.

73. Rotten D, Levaillant J, Martinez H, et al: The fetal mandible: a 2D and 3D sonographic approach to the diagnosis of retrognathia and micrognathia. *Ultrasound Obstet Gynecol* 19:122–130, 2002.

74. Sepulveda W, Wong AE, Viñals F, et al: Absent mandibular gap in the retronasal triangle view: a clue to the diagnosis of micrognathia in the first trimester. *Ultrasound Obstet Gynecol* 39:152–156, 2012.

75. Meyer AC, Lidsky ME, Sampson DE, et al: Airway interventions in children with Pierre Robin sequence. *Otolaryngol Head Neck Surg* 138:782–787, 2008.

76. Williams DH, Gauthier DW, Maizels M: Prenatal diagnosis of Beckwith-Wiedemann syndrome. *Prenat Diagn* 25(10):879–884, 2005.

77. Meizner I, Shalev J, Mashiach R, et al: Prenatal ultrasonographic diagnosis of congenital oral granular cell myoblastoma. *J Ultrasound Med* 19:337–339, 2000.

78. Paladini D, Morra T, Guida F, et al: Perinatal diagnosis and perinatal management of a lingual lymphangioma. *Ultrasound Obstet Gynecol* 11(2):141, 1998.

79. Ruano R, Benachi A, Aubry MC, et al: The impact of 3-dimensional ultrasonography on perinatal management of a large epignathus teratoma without ex utero intrapartum treatment. *J Pediatr Surg* 40(11):e31–e34, 2005.

80. Clement K, Chamberlain P, Boyd P, et al: Prenatal diagnosis of an epignathus: a case report and review of the literature. *Ultrasound Obstet Gynecol* 18:178–181, 2001.

81. Takeuchi K, Masuda Y, Narita F, et al: Prenatal evaluation of bidirectional epignathus: comparison of ultrasonography and magnetic resonance imaging. *Fetal Diagn Ther* 18:26–28, 2003.

82. Tracy JC, Lee AS, Scott AR, et al: *Embryology and Anomalies of the External Ear. Advanced Cosmetic Otoplasty,* New York, 2013, Springer, pp 3–13.

83. Shih JC, Shyu MK, Lee CN, et al: Antenatal depiction of the fetal ear with three-dimensional ultrasonography. *Obstet Gynecol* 91:500–505, 1998.

84. Allen G, Baroff G: Mongoloid twins and their siblings. *Hum Hered* 5:294–326, 1954.

85. Hall B: Mongolism in newborn infants. An examination of the criteria for recognition and some speculations on the pathogenic activity of the chromosomal abnormality. *Clin Pediatr (Phila)* 5:4–12, 1966.

86. Chang CH, Chang FM, Yu CH, et al: Fetal ear assessment and prenatal detection of aneuploidy by the quantitative three-dimensional ultrasonography. *Ultrasound Med Biol* 26(5):743–749, 2000.

87. Shimizu T, Salvador L, Dawson L, et al: The role of reduced ear size in the prenatal detection of chromosomal abnormalities. *Prenat Diagn* 17:545–549, 1997.

88. Moreira NC, Teixeira J, Raininko R, et al: The ear in fetal MRI: what can we really see? *Neuroradiology* 53:1001–1008, 2011.

89. Marchac D, Renier D: Craniosynostosis. *World J Surg* 13:358–365, 1989.

90. Boulet SL, Rasmussen SA, Honein MA: A population based study of craniosynostosis in metropolitan Atlanta, 1989-2003. *Am J Med Genet A* 146A(8):984–991, 2008.

91. Delahaye S, Bernard J, Renier D, et al: Prenatal ultrasound diagnosis of fetal craniosynostosis. *Ultrasound Obstet Gynecol* 21:347–353, 2003.

92. Wilkie AO, Byren JC, Hurst JA, et al: Prevalence and complications of single-gene and chromosomal disorders in craniosynostosis. *Pediatrics* 126:e391–e400, 2010.

93. Cohen MM, Jr: Cloverleaf skulls: etiologic heterogeneity and pathogenetic variability. *J Craniofac Surg* 20:652–656, 2009.

94. Muenke M, Kress W, Collmann H, et al: *Craniosynostoses: Molecular Genetics, Principles of Diagnosis and Treatment,* Basel, 2011, Karger Medical and Scientific Publishers.

95. Apert M: De l'acrocephalosyndactylie. *Bull Soc Med Hop (Paris)* 23:1310–1330, 1906.

96. Blank C: Apert's syndrome (a type of acrocephalosyndactyly)—observations on a British series of thirty-nine cases. *Ann Hum Genet* 24:151–164, 1959.

97. Cohen MM, Kreiborg S, Lammer EJ, et al: Birth prevalence study of the Apert syndrome. *Am J Med Genet* 42:655–659, 1992.

98. Tolarova MM, Harris JA, Ordway DE, et al: Birth prevalence, mutation rate, sex ratio, parents' age, and ethnicity in Apert syndrome. *Am J Med Genet* 72:394–398, 1997.

99. Giancotti A, D'Ambrosio V, De Filippis A, et al: Comparison of ultrasound and magnetic resonance imaging in the prenatal diagnosis of Apert syndrome: report of a case. *Childs Nerv Syst* 30(8):1445–1448, 2014.

100. Cohen MM, Jr, Kreiborg S: A clinical study of the craniofacial features in Apert syndrome. *Int J Oral Maxillofac Surg* 25(1):45–53, 1996.

101. Kreiborg S, Cohen MM, Jr: The oral manifestations of Apert syndrome. *J Craniofac Genet Dev Biol* 12(1):41–48, 1992.

102. Cohen MM, Jr, Kreiborg S: An updated pediatric perspective on the Apert syndrome. *Am J Dis Child* 147:989–993, 1993.

103. Rutland P, Pulleyn LJ, Reardon W, et al: Identical mutations in the FGFR2 gene cause both Pfeiffer and Crouzon syndrome phenotypes. *Nat Genet* 9:173–176, 1995.

104. Miller C, Losken HW, Towbin R, et al: Ultrasound diagnosis of craniosynostosis. *Cleft Palate Craniofac J* 39(1):73–80, 2002.

105. Fjørtoft MI, Sevely A, Boetto S, et al: Prenatal diagnosis of craniosynostosis: value of MR imaging. *Neuroradiology* 49:515–521, 2007.

106. Cedars MG, Linck DL, Chin M, et al: Advancement of the midface using distraction techniques. *Plast Reconstr Surg* 103:429–441, 1999.

107. Wong GB, Kakulis EG, Mulliken JB: Analysis of fronto-orbital advancement for Apert, Crouzon, Pfeiffer, and Saethre-Chotzen syndromes. *Plast Reconstr Surg* 105:2314–2323, 2000.

108. Abouleish AE: Neonatal craniosynostosis. *Anesthesiology* 115:1103, 2011.

109. Liberty G, Boldes R, Shen O, et al: The fetal larynx and pharynx: structure and development on two- and three-dimensional ultrasound. *Ultrasound Obstet Gynecol* 42:140–148, 2013.

110. Rosati P, Guariglia L: Prognostic value of ultrasound findings of fetal cystic hygroma detected in early pregnancy by transvaginal sonography. *Ultrasound Obstet Gynecol* 16:245–250, 2000.

111. Malone FD, Ball RH, Nyberg DA, et al: First-trimester septated cystic hygroma: prevalence, natural history, and pediatric outcome. *Obstet Gynecol* 106:288–294, 2005.

112. Smith D, Graham J: *Jugular Lymphatic Obstruction Sequence. Recognizable Patterns of Human Malformation,* ed 3, Philadelphia, 1982, WB Saunders, pp 472–473.

113. Chervenak FA, Isaacson G, Blakemore KJ, et al: Fetal cystic hygroma: cause and natural history. *N Engl J Med* 309:822–825, 1983.

114. Rempen A, Feige A: Differential diagnosis of sonographically detected tumours in the fetal cervical region. *Eur J Obstet Gynecol Reprod Biol* 20:89–105, 1985.

115. Paladini D, Vassallo M, Sglavo G, et al: Cavernous lymphangioma of the face and neck: prenatal diagnosis by three-dimensional ultrasound. *Ultrasound Obstet Gynecol* 26:300–302, 2005.

116. Kathary N, Bulas DI, Newman KD, et al: MRI imaging of fetal neck masses with airway compromise: utility in delivery planning. *Pediatr Radiol* 31:727–731, 2001.

117. Ogura T, Hamada H, Obata-Yasuoka M, et al: Antepartum assessment of fetal cystic lymphangioma by magnetic resonance imaging. *Gynecol Obstet Invest* 53:237–239, 2002.

118. Marwan A, Crombleholme TM: The EXIT procedure: principles, pitfalls, and progress. *Semin Pediatr Surg* 15(2):107–115, 2006.

119. Viora E, Grassi Pirrone P, Comoglio F, et al: Ultrasonographic detection of fetal cranio-facial hemangioma: case report and review of the

literature. *Ultrasound Obstet Gynecol* 15:431–434, 2000.

120. Yoshida S, Kikuchi A, Naito S, et al: Giant hemangioma of the fetal neck, mimicking a teratoma. *J Obstet Gynaecol Res* 32:47–54, 2006.

121. Kerner B, Flaum E, Mathews H, et al: Cervical teratoma: prenatal diagnosis and long-term follow-up. *Prenat Diagn* 18:51–59, 1998.

122. Bergé SJ, Von Lindern J, Appel T, et al: Diagnosis and management of cervical teratomas. *Br J Oral Maxillofac Surg* 42:41–45, 2004.

123. Shine NP, Sader C, Gollow I, Lannigan FJ: Congenital cervical teratomas: diagnostic, management and postoperative variability. *Auris Nasus Larynx* 33(1):107–111, 2006.

124. Muscatello L, Giudice M, Feltri M: Malignant cervical teratoma: report of a case in a newborn. *Eur Arch Otorhinolaryngol* 262:899–904, 2005.

125. Blumenfeld YJ, Davis A, Milan K, et al: Conservatively managed fetal goiter: an alternative to in utero therapy. *Fetal Diagn Ther* 34:184–187, 2013.

126. Bliddal S, Rasmussen ÅK, Sundberg K, et al: Graves' disease in two pregnancies complicated by fetal goitrous hypothyroidism: successful in utero treatment with levothyroxine. *Thyroid* 21:75–81, 2011.

127. Davidson KM, Richards DS, Schatz DA, et al: Successful in utero treatment of fetal goiter and hypothyroidism. *N Engl J Med* 324:543–546, 1991.

第 11 章　胎儿肌肉骨骼系统

Edgar Hernandez-Andrade，Lami Yeo，Luís F. Gonçalves，Suchaya Lue-wan，Maynor Garcia，Roberto Romero

重　点

- 骨骼发育不良（skeletal dysplasias）的出生患病率约为 2.4/10 000，围产期死亡率为 9.1/1000，最常见的畸形包括致死性侏儒（thanatophoric dysplasia）、软骨发育不全（achondroplasia）、成骨不全（osteogenesis imperfecta，OI）和软骨成长不全（achondrogenesis）。

- 最新版的遗传性骨病的分类和分型（nosology and classification of genetic skeletal disorders）包括 436 种临床疾病，分为 42 个组，涉及 364 个基因；因此，在大约 75% 的骨骼疾病中，分子诊断是可行的。

- 分子诊断可为有骨骼发育不良家族史的夫妇提供依据，以评估未来妊娠的风险，或对有提示胎儿骨骼发育不良超声征象的孕妇进行诊断。

- 二维、三维超声和三维螺旋 CT（3D-HCT）是评价疑似骨骼发育不良胎儿的主要影像方式。

- 致死性侏儒和软骨成长不全占所有致死性骨骼发育不良的 60%，其特征是胸廓极小，长骨极短。

- 如果怀疑有骨骼疾病，应进行完整的胎儿超声评估，包括胎儿运动的评估。

- 提示骨骼发育不良的超声特征包括骨骼长度短小、形状异常、矿化减少和骨折；胎儿面部轮廓异常；羊水过多和胎儿运动异常。

- 妊娠期骨骼发育不良的诊断应通过分子诊断和新生儿或病理评估加以证实。

本 章 内 容

胎儿骨骼的发育

骨骼系统由 206 块骨骼组成,骨骼由两种组织(骨和软骨)和三种细胞类型(成骨细胞、破骨细胞和软骨细胞)组成[1,2]。骨骼组织起源于三个胚胎细胞系:①颅神经嵴细胞形成颅面部骨骼;②轴旁中胚层细胞或体节形成中轴骨;③侧板中胚层形成肢体[1,3~6]。肢芽在胚胎期的第 4 周(月经龄第 6 周)开始发育,形成由一层外胚层覆盖的间充质细胞群[1~3]。骨骼的间充质原基大约在胚胎龄第 5 周(月经龄第 7 周)形成(图 11-1)[3]。上肢的肢芽出现、分化和最终相对大小的形成均早于下肢。肢体按照从近端到远端的顺序发育,肱骨和股骨原基最先形成,以后依次为桡骨和尺骨、胫骨和腓骨、掌骨、跖骨和指(趾)骨[1,2,7]。

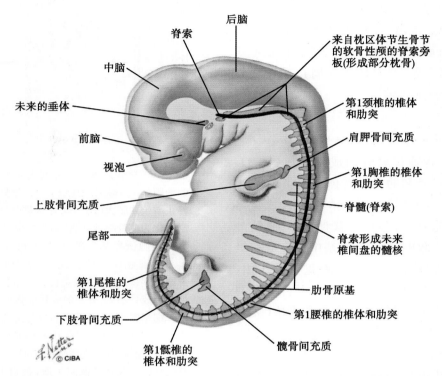

图 11-1　胚胎龄第 5 周(月经龄第 7 周)时中轴骨及四肢骨骼的间充质前软骨原基示意图。这些原基进一步发育并最终骨化形成骨骼结构(Illustration by Netter FH; from Crelin ES: Development of the musculoskeletal system. CIBA Clin Symp 33:6,1981. Used with permission from CIBA-GEIGY Corporation, Summit, NJ)

骨骼发育(遗传学和胚胎学)

骨骼发育包括 4 个阶段:塑造、器官发生、生长和稳态[4]。塑造是确定骨骼最终大小、形状、数量和排列的过程[2,4]。这个过程在骨发生之前很长时间就开始了,已确定了三个信号区域:①顶端外胚层嵴;②覆盖肢芽两侧的外胚层区;③极性活性区[5]。顶端外胚层嵴由位于肢芽顶端密集排列的外胚层细胞组成,表达多种成纤维细胞生长因子(fibroblast growth factors,FGFs),启动和调控肢体的生长[5,8,9]。覆盖肢芽两侧的外胚层调控背侧和腹侧的塑造[5]。极化活性区位于后肢芽边缘,它决定了前后方向的塑造和

指(趾)的形成[9,10]。除了 FGFs,其他几种基因也参与调控肢体塑造,包括音猬因子(sonic hedgehog,Shh)、GLI-Kruppel 家族成员 GLI3(Gli3)、sal 样蛋白-1(Sall1)、Hoxd13 基因、Hoxa13 基因、骨形态发生蛋白/软骨源性形态发生蛋白(CDMP)、生长分化因子(GDF)、头蛋白(Noggin,Nog)、Wn7-a 基因、同源框蛋白(engrailed,en)和 LIM 同源框转录因子 1β(Lmx1b)[1,11~16]。

骨和软骨在器官发生阶段形成,包括 3 个阶段:细胞聚集、细胞分化和组织发生。细胞聚集在骨骼发育中非常重要,因为未来骨骼的模板在此阶段形成[6]。细胞聚集的启动、边界确定、增殖、黏附和生长

由多种因子的复杂相互作用调节,包括:细胞外基质分子、细胞表面受体、细胞黏附分子(如纤维连接蛋白、生腱蛋白、头蛋白、黏结蛋白聚糖和神经细胞黏附分子(N-CAM))、同源框基因(如 Hoxa-2,Hoxa-13,Hoxd-11 和 Hoxd-11-13)、转录因子(如 runt 相关转录因子 2(RUNX2)、翼状螺旋转录因子(CFKH-1)、间充质叉头框 1(MFH-1)、成对盒转录因子 1 和 9(PAX-1,PAX-9)、表胶质蛋白 1 和 2(PRX-1 和 PRX-2)、巩膜、哺乳动物 SRY 盒 9(SOX-9))和生长因子(如骨形态发生蛋白、成纤维细胞生长因子 2(FGF-2),转录生长因子 β(TGF-β))[17,18]。骨发生开始于胚胎发育的第 7 周(月经龄第 9 周),通过软骨内成骨或膜内成骨形成骨骼[4]。

软骨内成骨

中轴骨和四肢骨通过软骨内成骨形成(图 11-2)。中轴骨(如脊椎骨和肋骨的背侧)起源于体节。在胚胎龄第 6 周(月经龄第 8 周),在将要形成骨骼的部位,间充质细胞聚集,分化为软骨雏形,胚胎龄第 7~12 周(月经龄第 9~14 周)原基中央形成初级骨化中心[3]。SOX9 在软骨发生中起着重要的作用。该基因的突变可导致肢体屈曲症,这是一种严重的骨骼疾病,其特征是先天性的长骨弯曲和成角(尤其是胫骨)、肩胛骨发育不良、男性胎儿性反转及呼吸功能不全导致的高致死率[9]。另一个与软骨发生相关的基因是编码 Ⅱ 型胶原蛋白的 Ⅱ 型前胶原 α1(COL2A1)[1,19]。

在初级骨化中心内,肥大软骨基质降解,软骨细胞凋亡,成骨细胞以骨小梁取代消失的软骨,形成骨髓[1]。同时,软骨膜上的成骨细胞开始沿骨干沉积形成一个颈圈样的致密骨基质[1,19]。成骨细胞分化由 RUNX2[20] 和 Osterix 调控[21],增殖则由低密度脂蛋白受体相关蛋白 5(low-density lipoprotein receptor-related protein 5,LPR5)信号通路调控[2]。最终,原基中央的软骨降解、矿化并被破骨细胞清除[3,6]。血管内皮生长因子刺激血管向内生长,同时发生骨祖细胞的涌入,骨基质沿中轴骨膜沉积[3,6,22]。这些入侵的细胞部分分化成造血干细胞,部分分化为破骨细胞或者成骨细胞[4]。

妊娠后期骨末端(骨骺)开始出现次级骨化中心[3]。扩大的初级骨化中心与次级骨化中心之间的

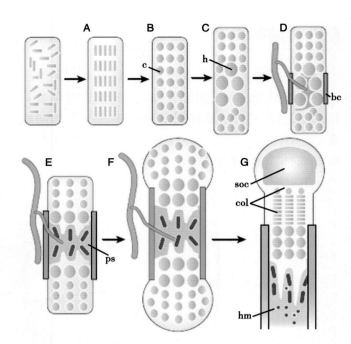

图 11-2　软骨内成骨。A. 间充质细胞聚集。B. 聚集的细胞分化为软骨细胞(c)。C. 聚集中心的软骨细胞停止增殖并肥大(h)。D. 肥大软骨细胞旁的软骨膜细胞分化为成骨细胞,成骨细胞构成骨领(bc)。肥大的软骨细胞诱导基质矿化,吸引血管穿入,然后凋亡。E. 成骨细胞随血管进入形成初级骨松质(ps)。F. 软骨细胞继续增殖,骨骼变长。原始骨松质的成骨细胞最终形成骨小梁,骨领的成骨细胞形成骨皮质。G. 在软骨细胞肥大、血管浸润和成骨细胞活动的循环过程中,骨末端形成次级骨化中心(soc),其下方的生长板形成整齐的软骨细胞增殖柱(col)。造血骨髓(hm)与基质细胞一起在骨髓腔扩增(摘自 Kronen-berg HM:Developmental regulation of the growth plate. Nature 423:332-336,2003)

软骨部分被称为生长板或长骨生长部[3,9]。这种结构是由软骨成分(骺板)、骨成分(干骺端)和围绕板周边的纤维组织形成[23,24]。生长板负责长骨的纵向生长,直到青春期末骨骺与骨干最终融合[3,6,19]。纵向生长由印度刺猬因子(Indian hedgehog,Ihh)协调,它是生长板上软骨细胞增殖的刺激因子[1]。在整个发育过程和成人期,通过平衡骨骼的破坏与形成,骨量、形状和强度得以维持。控制骨骼持续重塑是个动态平衡的过程[4]。

值得注意的是,当超声成像长骨时,只测量骨干,因为骨骺呈低回声,并不总能清晰显示。在有利条件下,特别是采用高频探头时,可以获得骨骺的清晰图像(图 11-3)。通常晚孕期超声可显示次级骨化中心。

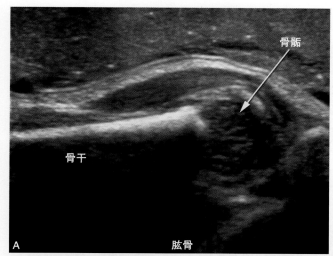

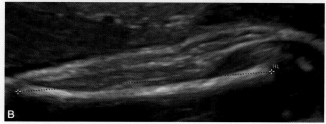

图 11-3　A.高频线阵探头（10MHz）显示 29 周胎儿的肱骨近端骨骺。B.晚孕期股骨的测量。应沿股骨的骨化部分测量（在游标之间）

股骨远端骨化中心大约在妊娠 32~33 周显示,胫骨近端骨化中心在 34~35 周显示,肱骨近端骨化中心在妊娠 37~38 周显示（图 11-4）。当同时识别出 3 个骨化中心时,很可能胎儿至少 37 周。这些骨化中心在女性胎儿中显示可能稍早于男性胎儿。初级和次级骨化中心的影像学和组织学表现的时间线如图 11-5 所示。

中轴骨来自于轴旁中胚层,其新体节的形成和分离,是在分子钟的作用下向头尾方向发生,分子钟是由周期性表达基因（如 c-hairy-1 基因,lunaticfringe 基因（l-fng）,和 naked cuticle 1 基因（nkd1））振动产生,周期基因的振动会刺激 Notch 受体产生信号波扫过轴旁中胚层[25~28]。空间协调是由胚胎后极到前极的 FGF8 的梯度递减引起[5,28,29]。δ 样蛋白（Dll）的差异表达决定了体节的大小和极性[5],当它们向前运动时,它们就会成熟并分化为生皮肌节和生骨节[5,28]。生皮肌节形成四肢和中轴肌肉组织及背侧上皮。生骨节是中轴骨的前体,它的形成由音猬因子基因（SHH）启动和调控[5,30,31]。

膜内成骨

颅面骨骼和锁骨是由膜内成骨形成的[1]。这一过程不同于软骨内成骨,由间充质细胞直接分化为成骨细胞,从而形成富含 I 型胶原蛋白的骨基质[1~3,19,22]。骨骼的重塑是由成骨细胞（产生骨基质的细胞）和破骨细胞（清除骨质的细胞）的持续协同作用完成的。

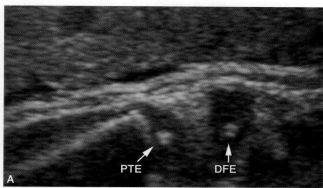

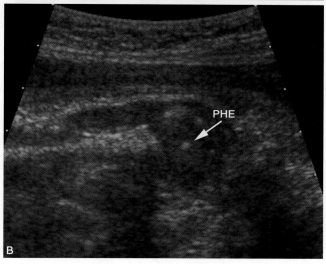

图 11-4　A.35 周胎儿膝关节声像图。股骨远端（DFE）和胫骨近端（PTE）骨骺的次级骨化中心回声增强。B.38 周胎儿肱骨近端声像图。显示肱骨近端骨骺骨化中心（PHE）骨化

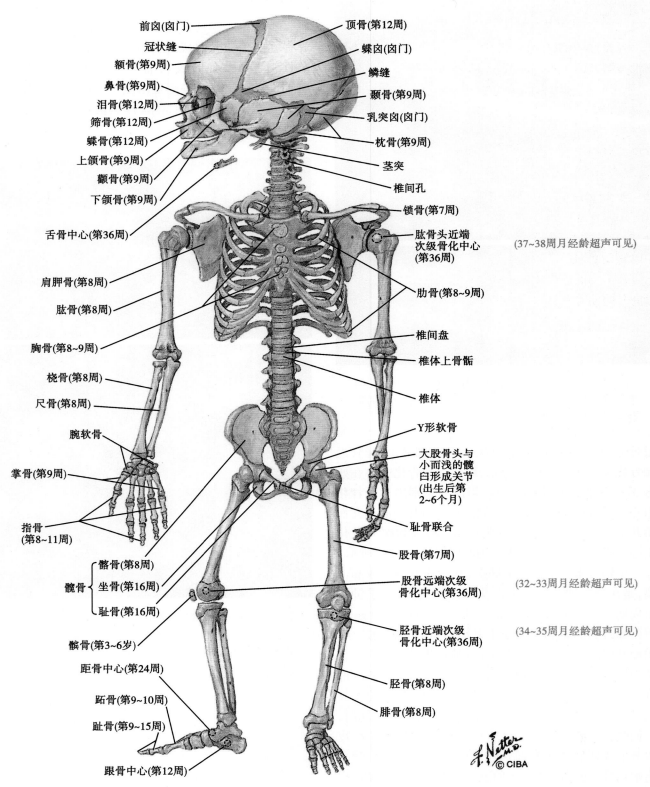

图 11-5　足月新生儿骨骼示意图。骨化中心出现的时间以胚胎周数表示（加上 2 周即为月经龄）。标注的时间与超声检测的时间存在不同，因为超声检测骨化比 X 线更敏感。除非特别标注，否则均指初级骨化中心出现的时间。只有在出生时下肢与上肢长度相同，之后随着生长发育下肢比上肢长（Illustration by Netter FH；from Crelin ES：Development of the musculoskeletal system．CIBA Clin Symp 33：13，1981．Used with permission from CIBA-GEIGY Corporation，Summit，NJ）

骨骼发育不良

软骨和骨组织的异常发育、生长或修复会导致骨骼发育不良(skeletal dysplasias)。骨骼发育不良是一组异质性疾病,影响软骨和骨组织的发育,导致骨骼各节段的大小、钙化和形态异常。尽管近年来在影像学和分子遗传学方面取得了进展[32~34],但是产前准确诊断骨骼发育不良仍然是个难题[35]。骨体质性疾病的国际命名和分类[36]的最新修订版中提到,大约25%的骨疾病的突变基因尚未明确。重要的是认可了国际骨骼发育不良登记处[37]在识别和研究骨骼异常、协助提供者和患者诊断及临床管理骨骼疾病中的重要贡献。

在本章的后续章节中,我们将回顾出生时即可确诊的骨骼发育不良的出生患病率、分类和分子遗传学。

出生患病率及其对围产期死亡率的影响

在一项由 Camera 和 Mastroiacovo[38] 实施的大型多中心研究中,骨骼发育不良(肢体截肢除外)的出生患病率约为2.4/10 000。其中23%为死产,32%生后一周内死亡。围产期死亡中骨骼发育不良的总发生率为9.1/1000。该项研究也报道了不同骨骼发育不良疾病的出生患病率和相关的围产期死亡率。四种最常见的骨骼发育不良包括致死性侏儒(thanatophoric dysplasia)、软骨发育不全(achondroplasia)、成骨不全(osteogenesis imperfecta, OI)和软骨成长不全(achondrogenesis)。致死性侏儒和软骨成长不全占所有致死性骨骼发育不良的62%,最常见的非致死性骨骼发育不良是软骨发育不全[38]。在苏格兰西部的另一项大型研究中,骨骼发育不良的出生患病率为1.1/10 000。发病率最高的依次是致死性侏儒(1/42 000)、成骨不全(osteogenesis imperfecta, OI)(1/56 000)、点状软骨发育不良(1/84 000)、肢体屈曲症(1/112 000)和软骨成长不全(1/112 000)[39]。Rasmussen 等[40]报道的一项纵向研究中,骨骼发育不良的分娩患病率为2.1/10 000,包括选择性终止妊娠、妊娠超过20周的死产儿和生后5天内诊断的活产儿。其中致死性病例的分娩的患病率为0.95/10 000[40]。值得注意的是,该研究发现在一个高近亲联姻率人群中,骨骼发育不良的出生率最高(9.5/10 000)[41]。不同人群骨骼发育不良的患病率见表11-1。

表 11-1　骨骼发育不良患病率

研究[*]	患病率	备注
Gustavson 和 Jorulf[42]	1/2117	新生儿
Camera 和 Mastroiacovo[38]	1/4600	新生儿
Connor 等[39]	1/8900	新生儿
Weldner 等[95]	1/1333	软骨发育不全
Orioli 等[43]	1/4347	生后 3 天内
Stoll 等[44]	1/3125	生后 8 天内
Andersen[45]	1/6667	出生时
Kallen 等[46]	1/6250	多中心研究
Rasmussen 等[40]	1/4166	生后 5 天内
Barbosa-Buck 等[47]	1/21 276	致死性侏儒
Donnelly 等[48]	1/8000	致死性侏儒
Stevenson 等[49]	1/7900	成骨不全

[*] 研究列在本章最后的参考文献中

骨骼发育不良的分类

骨骼发育不良的分子病因分类

骨骼畸形的首次分类方法是在40多年前被提出的,主要根据临床和影像学表现[50]。之后随着成像和分子生物学技术的发展,骨骼畸形的分类方法也在不断地演变[33,34,51~55]。这种分类目前被称为遗传性骨病的分类和分型[36]。大多数骨骼异常是基因突变和蛋白表达改变导致的表型表现;因此可以根据受影响的基因进行分组,他们具有相似的临床特征。国际骨骼发育不良学会(ISDS)定期审查这一分类,2015年出版了最新版本第9版[36]。在这份文件中,作者认为下一代测序技术的贡献以及全外显子组测序的有效性在增加,能够发现更多与基因相关的骨骼异常。文中将436种临床疾病分为42组,涉及364个受影响的基因(表11-2)。分类包含①骨骼疾病的组别/名称;②遗传类型;③ MIM(人类孟德尔遗传)编号;④基因突变位点;⑤受影响的蛋白质;⑥与其他骨骼异常的关联/差异。该分类还包括骨骼发育不良、代谢性骨疾病、骨发育障碍、骨骼畸形和导致肢体短缺的综合征。然而,作者也阐明,大约25%的骨骼疾病的突变基因尚不清楚。非常罕见的疾病分类的遗传基础是通过该病的家系图进行的,或根据非亲缘家系的同质性或表型。该分类旨在为产前咨询和临床管理提供更完整的信息。完整的文件可以在 ISDS 网站查阅[56]。

表 11-2　遗传性骨病的分类和分型

组别/疾病名称	组别/疾病名称
1. 与 FGFR3 相关的软骨发育不良（chondrodysplasia）组 　a. 致死性侏儒（thanatophoric dysplasia）1 型（TD1），2 型（TD2） 　b. 严重软骨发育不全（achondroplasia）伴发育迟缓和黑棘皮症（SADDAN） 　c. 软骨发育不全 　d. 软骨发育低下（hypochondroplasia） 　e. 屈曲指、高身材和听力丧失综合征（CATSHL） 　f. 软骨发育低下样发育不良 2. 2 型胶原组 　a. 软骨成长不全（achondrogenesis）2 型（ACG2；Langer-Saldino） 　b. 扁平性椎骨发育不良（platyspondylic dysplasia），Torrance 型 　c. 软骨形成不足（hypochondrogenesis） 　d. 先天性脊柱骨骺发育不良（spondyloepiphyseal dysplasia congenita，SEDC） 　e. 脊柱骨骺干骺端发育不良（spondyloepimetaphyseal dysplasia，SEMD），Strudwick 型 　f. Kniest 骨发育不良 　g. 脊柱外周发育不良 　h. 轻度 SED 伴早发性关节炎 　i. SED 伴趾骨缩短（既往称 Czech 发育不良） 　j. Stickler 综合征 1 型 3. 11 型胶原组 　a. Stickler 综合征 2 型 　b. Marshall 综合征 　c. Stickler 综合征 3 型（非眼部） 　d. 纤维软骨增生 　e. 耳鼻-脊柱-骨骺发育异常（oto-spondylo-mega-epiphyseal dysplasia，OSMED），隐性遗传 　f. 耳鼻-脊柱-骨骺发育异常（OSMED），显性遗传（Weissenbacher-Zweymüller 综合征，Stickler 综合征 3 型） 4. 硫酸盐化组 　a. 软骨成长不全 1B 型（ACG1B） 　b. 骨发育不全症（atelosteogenesis）2 型（AO2） 　c. 变形性骨发育不良（diastrophic dysplasia，DTD） 　d. MED，常染色体隐性遗传（rMED；EDM4） 　e. SEMD，PAPSS2 型 　f. 短躯干症（brachyolmia），隐性遗传 　g. 软骨发育不良 gPAPP 型（包含 Catel-Manzke 样综合征） 　h. 软骨发育不良伴先天性关节脱位，CHST3 型（隐性遗传 Larsen 综合征） 　i. Ehlers-Danlos 综合征，CHST14 型（"肌肉骨骼变异"） 5. 基底膜聚糖组 　a. 节段异常骨发育不全，Silverman-Handmaker 型 　b. 节段异常骨发育不全，Rolland-Desbuquois 型 　c. Schwartz-Jampel 综合征（强直性肌软骨营养不良） 6. 软骨聚蛋白聚糖类 　a. SED，Kimberley 型 　b. SEMD，Aggrecan 型 　c. 家族性剥脱性骨软骨炎	7. 细丝蛋白组和其相关疾病 　a. 额骨干骺端结构不良 　b. 骨结构不良，Melnick-Needles 综合征 　c. 耳-腭-指（趾）综合征（otopalatodigital syndrome）1 型（OPD1） 　d. 耳-腭-指（趾）综合征 2 型（OPD2） 　e. 终端骨发育不良伴色素缺陷（terminal osseous dysplasia with pigmentary defects，TODPD） 　f. 骨发育不全症 1 型（AO1） 　g. 骨发育不全症 3 型（AO3） 　h. Larsen 综合征（显性遗传） 　i. 脊柱-腕骨-跗骨发育不良 　g. Frank-ter Haar 综合征 8. TRPV4 组 　a. 间向性骨发育不全（metatropic dysplasia） 　b. 脊椎骨骺干骺端发育不良，Maroteaux 型（假 Morquio 综合征 2 型） 　c. 脊柱干骺端发育不良（spondylometaphyseal dysplasia），Kozlowski 型 　d. 短躯干症，常染色体显性遗传型 　e. 家族性短指（趾）关节病（familial digital arthropathy with brachydactyly） 9. 纤毛病伴主要骨骼受累 　a. 软骨外胚层发育不良（Ellis-van Creveld 综合征） 　b. 短肋-多指（趾）综合征（short rib-polydactyly syndrome，SRPS）1 型/3 型（Saldino-Noonan/Verma-Naumoff） 　c. 窒息性胸廓发育不良（asphyxiating thoracic dysplasia）（ATD；Jeune） 　d. SRPS 2 型（Majewski） 　e. SRPS 4 型（Beemer） 　f. SRPS 5 型 　g. 口-面-指综合征（oral-facial-digital syndrome）4 型（Mohr-Majewski） 　h. 颅骨外胚层发育不良（Levin-Sensenbrenner）1，2 型 　i. 胸喉骨盆发育不良（thoraco laryngo pelvic dysplasia）（Barnes 综合征） 10. 多发性骨骺发育不良（multiple epiphyseal dysplasia）与假性软骨发育不全（pseudoachondroplasia）组 　a. 假性软骨发育不全（PSACH） 　b. 多发性骨骺发育不良（MED）1 型（EDM1） 　c. 多发性骨骺发育不良（MED）2 型（EDM2） 　d. 多发性骨骺发育不良（MED）3 型（EDM3） 　e. 多发性骨骺发育不良（MED）5 型（EDM5） 　f. 多发性骨骺发育不良（MED）6 型（EDM6） 　g. 多发性骨骺发育不良（MED），其他类型 　h. Stickler 综合征，隐性遗传型 　i. 家族性髋关节发育不良（Beukes） 　j. 多发性骨骺发育不良伴小头畸形和眼球震颤（Lowry-Wood）

组别/疾病名称	组别/疾病名称
11. 骨干骺发育不良（metaphyseal dysplasias）	16. 肢端肢中发育不良
a. 骨干骺发育不良，Schmid 型（MCS）	a. Maroteaux 型肢端肢中发育不良（AMDM）
b. 软骨-毛发发育不全（CHH；McKusick 型干骺端发育不良）	b. Grebe 发育不良
c. 骨干骺发育不良，类 CHH，POP1 型	c. 腓骨发育不全并复杂性短指/趾畸形（Du Pan）
d. 骨干骺发育不良，Jansen 型	d. 肢端肢中发育不良伴生殖器畸形
e. Eiken 发育不良	e. Osebold-Remondini 型肢端肢中发育不良
f. 骨干骺发育不良伴胰腺功能不全与周期性粒细胞减少症（Shwachman-Bodian-Diamond 综合征，SBDS）	17. 肢中发育不良
g. 骨干骺血管发育不良，1、2 型	a. 软骨生成障碍（dyschondrosteosis）（Leri-Weill）
h. 骨干骺发育不良，Spahr 型	b. Langer 型（纯合子软骨生成障碍）
i. 骨干骺发育不良伴上颌骨发育低下	c. 肩部发育不良（omodysplasia）
12. 脊柱干骺发育不良（spondylometaphyseal dysplasias，SMD）	d. 肩部发育不良，显性遗传
a. 椎体软骨发育不良（spondyloenchondrodysplasia，SPEN-CD）	e. Robinow 综合征，隐性遗传型和显性遗传型
b. 牙本质软骨发育不良（odontochondrodysplasia，ODCD）	f. 肢中部发育不良，Kantaputra 型
c. SMD，Sutcliffe 型或角状骨折型	g. 肢中部发育不良，Nievergelt 型
d. SMD 伴视锥/视杆细胞营养不良	h. 肢中部发育不良，Kozlowski-Reardon 型
e. SMD 伴视网膜变性，轴向型	i. 肢中部发育不良伴肢端骨性结合（Verloes-David-Pfeiffer 型）
13. 脊柱-骨干-骨骺发育不良（SE（M）D）	j. 肢中部发育不良，Savarirayan 型（三角胫骨-腓骨发育不全）
a. Dyggve-Melchior-Clausen 发育不良（DMC）	18. 肢体屈曲症和相关疾病
b. 免疫-骨发育不良（Schimke 型）	a. 肢体屈曲症（campomelic dysplasia，CD）
c. SED，Wolcott-Rallison 型	b. Stuve-Wiedemann 发育不良
d. SEMD，Matrilin 型	c. Kyphomelic 发育不良，多种形式
e. SEMD，短肢畸形-异常钙化型	19. 骨细长发育不良组
f. 迟发性 SED，X 连锁（SED-XL）	a. 33-M 综合征
g. 脊柱发育不良的 Ehlers-Danlos 综合征	b. Kenny-Caffey 发育不良
h. SPONASTRIME 型发育不良	c. 狭颅症（osteocraniostenosis）
i. 扁平椎（短躯干症）伴釉质生长不全	d. 小头-骨发育不良-原发性侏儒 1/3 型（MOPD1）
j. CODAS 综合征	e. 小头-骨发育不良-原发性侏儒 2 型（MOPD2；Majewski 型）
14. 重症脊柱干骺发育不良（Severe spondylodysplastic dysplasias）	f. IMAGE 综合征（宫内发育迟缓、干骺端发育不良、肾上腺发育不良和生殖器畸形）
a. 软骨成长不全 1A 型（ACG1A）	g. Hallermann-Streiff 综合征
b. Schneckenbecken 型发育不良	20. 多关节脱位发育不良组
c. 脊柱干骺发育不良，Sedaghatian 型	a. Desbuquois 发育不良（附属骨化中心在第 2 指（趾））
d. 重症脊柱干骺发育不良（类 Sedaghatian 型 SMD）	b. Desbuquois 发育不良伴短掌骨和长指（趾）骨（Kim 型）
e. Opsismodysplasia 病	c. 2 型 Desbuquois 发育不良
f. 线粒体相关粒细胞-巨噬细胞集落刺激因子-信号基因（MAGMA）相关骨骼发育不良	d. 假性变形性骨发育不良
15. 肢端发育不良	e. SEMD 伴关节松弛（SEMD-JL）细趾或 Hall 型
a. 发-鼻-指（趾）发育不良（tricho-rhino-phalangeal dysplasia）1/3 型	f. SEMD 伴关节松弛（SEMD-JL）Beighton 型
b. 发-鼻-指（趾）发育不良 2 型（Langer-Giedion）	21. 点状软骨发育不良（chondrodysplasia punctata，CDP）组
c. Acrocapitofemoral 发育不良	a. CDP，X 连锁显性遗传，Conradi-Hünermann 型（CDPX2）
d. Geleophysic 发育不良	b. CDP，X 连锁隐性遗传，短指骨型（CDPX1）
e. Acromicric 发育不良	c. CHILD（先天性半侧发育不全，鱼鳞病，肢体缺陷）
f. Weill-Marchesani 综合征	d. Keutel 综合征
g. Myhre 发育不良	e. Greenberg 发育不良
h. 肢端骨发育不全	f. 肢根 CDP 1、2、3 型
i. 天使形指（趾）骨-骨骺发育不良（ASPED）	g. CDP 胫骨-掌骨型
j. Albright 遗传性骨营养不良	h. Astley-Kendall 发育不良
	22. 新生儿硬化性骨发育不良（neonatal osteosclerotic dysplasias）
	a. Blomstrand 发育不良
	b. 韧带病
	c. Caffey 病（包括胎儿期、婴儿期、减弱期）
	d. Caffey 发育不良（产前发病严重变异）
	e. Raine 发育不良（致死性和非致死性）

表 11-2 遗传性骨病的分类和分型(续)

组别/疾病名称	组别/疾病名称
23. 骨硬化病(osteopetrosis)和相关疾病	25. 成骨不全和骨密度降低组
a. 骨硬化病,重度新生儿或婴儿型(OPTB1)	a. 成骨不全,不变形型(1 型 OI)
b. 骨硬化病,重度新生儿或婴儿型(OPTB4)	b. 成骨不全,围产期致死型(2 型 OI)
c. 骨硬化病,重度新生儿或婴儿型(OPTB8)	c. 成骨不全,进行性变形型(3 型 OI)
d. 骨硬化病,婴儿型,伴神经系统受累(OPTB5)	d. 成骨不全,中度型(4 型 OI)
e. 骨硬化病,中间型,破骨细胞缺乏(OPTB2)	e. 成骨不全并骨间膜钙化和/或肥厚性骨痂(5 型 OI)
f. 骨硬化病,婴儿型,破骨细胞-免疫球蛋白缺乏(OPTB7)	f. X 连锁骨质疏松症
g. 骨硬化病,中间型(OPTB6)	g. Bruck 综合征 1 型(BS1)
h. 骨硬化病,中间型(OPTA2)	h. Bruck 综合征 2 型(BS2)
i. 骨硬化病伴肾小管酸中毒(OPTB3)	i. 骨质疏松-假性神经胶质瘤综合征
j. 骨硬化病,迟发型 1 型(OPTA1)	j. LRP5 原发性骨质疏松症
k. 骨硬化病,迟发型 2 型(OPTA2)	k. 颅骨环形受损伴骨质脆弱
l. 骨硬化病伴外胚层发育不良与免疫缺陷(OLEDAID)	l. 特发性青少年骨质疏松
m. 骨硬化病,中度伴白细胞黏附缺陷(LAD3)	m. Cole-Carpenter 发育不良(骨质脆弱伴颅缝早闭)
n. 骨硬化病,中度伴白细胞黏附缺陷	n. 脊柱-眼发育不良(spondylo-ocular dysplasia)
o. 致密骨发育不全	o. 骨质减少伴下颌骨放射性损伤
p. 全身脆性骨硬化(osteopoikilosis)	p. Ehlers-Danlos 综合征,类早衰型
q. 蜡泪样骨病(melorheostosis)伴全身脆性骨硬化	q. 骨结构不良性老年状皮肤病(geroderma osteodysplasticum)
r. 条纹状骨病伴颅骨硬化症(osteopathia striata with cranial sclerosis,OSCS)	r. 皮肤松弛症(cutis laxa),常染色体隐性遗传型,2B 型(ARCL2B)
s. 蜡泪样骨病	s. 皮肤松弛症,常染色体隐性遗传型,2A 型(ARCL2A)(皱皮综合征(Wrinkly skin syndrome))
t. 骨硬化性发育不良	t. Singleton-Merten 发育不良
24. 其他硬化性骨病	26. 异常矿化组
a. 颅骨干骺端发育不良,常染色体显性遗传型	a. 低磷酸酯酶症(hypophosphatasia),围产期致死性,婴儿和青少年型
b. 骨干发育不良,Camurati-Engelmann 病	b. 低磷酸酯酶症,青少年和成人型
c. 造血长骨骨干发育不良,Ghosal 综合征	c. 低磷酸血症佝偻病,X 连锁显性遗传
d. 肥大性骨关节病(hypertrophic osteoarthropathy)	d. 低磷酸血症佝偻病,常染色体显性遗传
e. 厚皮性骨膜病(pachydermoperiostosis)(肥大性骨关节病,原发性,常染色体显性遗传)	e. 低磷酸血症佝偻病,常染色体隐性遗传,1 型(ARHR1)
f. 轻型眼-齿-骨骼发育不良(oculo-dento-osseous dysplasia,ODOD)	f. 低磷酸血症佝偻病,常染色体隐性遗传,2 型(ARHR2)
g. 重型眼-齿-骨骼发育不良(ODOD)	g. 低磷酸血症佝偻病伴高钙尿症,X 连锁隐性遗传
h. 骨膨胀症伴高磷酸酯酶(青少年 Paget 病)	h. 低磷酸血症佝偻病伴高钙尿症,常染色体隐性遗传(HHRH)
i. 硬化性骨化病	i. 新生儿甲状旁腺机能亢进(neonatal hyperparathyroidism),重度型
j. 骨内膜增生,van Buchem 型	j. 家族性低钙尿性高血钙症(familial hypocalciuric hypercalcemia)伴暂时性新生儿甲状旁腺功能亢进
k. 毛发-牙-骨综合征(tricho-dento-osseous syndrome,TDO)	k. 焦磷酸钙沉积症(calcium pyrophosphate deposition disease)(家族性软骨钙化症)2 型
l. 颅骨干骺端发育不良(craniometaphyseal dysplasia)	
m. 骨干髓质狭窄合并恶性纤维组织细胞瘤	
n. 颅骨骨干发育不良	
o. 颅骨骨干干骺端发育不良,Wormian bone 型	
p. 骨内膜硬化症并小脑发育不全	
q. Lenz-Majewski 骨肥厚侏儒症(hyperostotic dysplasia)	
r. 干骺端发育不良,Braun-Tinschert 型	
s. Pyle 病	

表 11-2 遗传性骨病的分类和分型（续）

组别/疾病名称	组别/疾病名称
27. 溶酶体贮积症（lysosomal storage disease）伴骨骼受累（骨发育不全复合组） 　a. 黏多糖贮积症（mucopolysaccharidosis）1H/1S 型（Hurler，Hurler-Scheie，Scheie） 　b. 黏多糖贮积症 2 型（Hunter） 　c. 黏多糖贮积症 3A 型（Sanfilippo A） 　d. 黏多糖贮积症 3B 型（Sanfilippo B） 　e. 黏多糖贮积症 3C 型（Sanfilippo C） 　f. 黏多糖贮积症 3D 型（Sanfilippo D） 　g. 黏多糖贮积症 4A 型（Morquio A） 　h. 黏多糖贮积症 4B 型（Morquio B） 　i. 黏多糖贮积症 6 型（Maroteaux-Lamy） 　j. 黏多糖贮积症 7 型（Sly） 　k. 岩藻糖苷沉积症（fucosidosis） 　l. α-甘露糖苷贮积症（mannosidosis） 　m. β-甘露糖苷贮积症 　n. 天冬氨酰葡糖胺尿症（aspartylglucosaminuria） 　o. GM1 神经节苷脂贮积症（GM1 gangliosidosis），多种类型 　p. 涎酸贮积症（sialidosis），多种类型 　q. 唾液酸贮积症（SIASD） 　r. 半乳糖唾液酸贮积症（galactosialidosis），多种类型 　s. 多种硫酸脂酶缺乏症（multiple sulfatase deficiency） 　t. 黏脂贮积症（mucolipidosis）Ⅱ型（Ⅰ类细胞病），α/β 型 　u. 黏脂贮积症Ⅲ型（假性 hurler 多发性营养不良），α/β 型 　v. 黏脂贮积症Ⅲ型（假性 hurler 多发性营养不良），γ 型 28. 骨溶解组 　a. 家族性膨胀性骨溶解 　b. 下颌骨末端发育不良症（mandibuloacral dysplasia），A、B 型 　c. 早衰症，Hutchinson-Gilford 型 　d. Torg-Winchester 综合征 　e. Hajdu-Cheney 综合征 　f. 多中心性腕骨-跗骨骨溶解伴或不伴肾病 29. 异常骨形成组 　a. 多发性软骨性外生骨疣 1，2，3 型 　b.（家族性）巨颌症（cherubism） 　c. 骨纤维结构不良，多发性类型（McCune-Albright） 　d. 进行性骨发育异常（progressive osseous heteroplasia） 　e. 颌骨干发育不良（Gnathodiaphyseal dysplasia） 　f. 混合性软骨瘤病（metachondromatosis） 　g. Osteoglophonic 发育不良 　h. 进行性骨化性纤维发育不良（fibrodysplasia ossificans progressiva，FOP） 　i. 神经纤维瘤（neurofibromatosis，NF）1 型（NF1） 　j. 腕骨跗骨骨软骨瘤病 　k. 巨颌症伴牙龈纤维瘤病（Ramon 综合征） 　l. 半肢畸形骨骺发育异常（Trevor） 　m. 脂膜样骨发育不良并白质脑病（早老性痴呆（presenile dementia）伴骨囊肿；Nasu Hakola） 　n. 内生软骨瘤病（enchondromatosis）（Ollier）和内生软骨瘤病伴血管瘤（Maffucci） 　o. 干骺端软骨瘤病合并 D-2-羟基戊二酸尿症 　p. 遗传性软骨瘤病（genochondromatosis） 　q. Gorham-Stout 病	30. 累及骨骼的过度生长综合征 　a. Weaver 综合征 　b. Sotos 综合征 　c. 类 Sotos 综合征 　d. Marshall-Smith 综合征 　e. Proteus 综合征 　f. CLOVES 　g. Marfan 综合征 　h. 先天性挛缩性细长指（趾）症（congenital contractural arachnodactyly） 　i. Loeys-Dietz 综合征 1A，1B，2A，2B，3，4 型 　j. 过度生长综合征伴 2q37 易位 　k. 过度生长伴巨指（趾）和 NPR2 功能亢进 　l. 过度生长综合征伴骨骼发育不良（Nishimura-Schmidt，软骨内巨人症） 31. 遗传性炎性/类风湿病样骨关节病 　a. 进行性假性类风湿样骨发育不良（PPRD；SED 伴进行性关节病） 　b. 慢性婴儿神经性皮肤关节综合征（CINCA）/新生儿期发病的多系统炎性疾病（NOMID） 　c. 无菌多灶性骨髓炎，骨膜炎，和脓疱病（类 CINCA/NOMID） 　d. 慢性复发性多灶性骨髓炎合并先天性红细胞生成障碍性贫血（CRMO 并 CDA；Majeed 综合征） 　e. 骨肥大综合征/高磷血症综合征 　f. 透明纤维瘤病综合征（hyaline fibromatosis syndrome） 32. 锁骨颅骨发育不良（cleidocranial dysplasia）和相关疾病 　a. 锁骨颅骨发育不良 　b. CDAGS 综合征（颅缝早闭，囟门延迟闭合，顶骨孔，肛门闭锁，生殖器异常，皮疹） 　c. Yunis-Varon 发育不良 　d. 顶骨孔（孤立性） 33. 颅缝骨结合综合征（craniosynostosis syndromes） 　a. Pfeiffer 综合征（与 FGFR1 相关） 　b. Apert 综合征 　c. 颅缝早闭伴皮肤螺旋（Beare-Stevenson） 　d. Crouzon 综合征 　e. 颌骨-肢骨发育不良（bent bone dysplasia） 　f. Crouzon 样颅缝早闭伴黑棘皮病（Crouzon 样皮肤骨骼综合征） 　g. Muenke 型颅缝早闭 　h. Antley-Bixler 综合征 　i. Boston 型颅缝早闭 　j. Saethre-Chotzen 综合征 　k. Shprintzen-Goldberg 综合征 　l. Baller-Gerold 综合征 　m. Carpenter 综合征 　n. 冠状缝早闭 　o. 复杂性颅缝早闭

表 11-2　遗传性骨病的分类和分型（续）

组别/疾病名称	组别/疾病名称
34. 颅面骨受累为主的骨发育不全症	39. 肢体发育不全-短缺畸形组
a. 下颌骨颜面发育不全（mandibulofacial dysostosis），（Treacher-Collins，Franceschetti-Klein）	a. 尺骨-乳腺综合征
b. 口-面-指综合征（oral-facial-digital syndrome）Ⅰ型（OFD1）	b. 德朗热综合征（Cornelia de Lange syndrome，CdLS）
c. Weyers 口腔颌面骨发育不全 Weyers acrofacial（acrodental）dysostosis	c. Fanconi 贫血
d. 内分泌-脑-骨发育不良（endocrine-cerebro-osteodysplasia，ECO）	d. 血小板减少-桡骨缺如（TAR）
e. 颅额鼻综合征（craniofrontonasal syndrome）	e. 血小板增多伴远端肢体缺陷
f. 额鼻发育不良（frontonasal dysplasia）1、2、3 型	f. Holt-Oram 综合征
g. 半侧面部肢体发育不良（hemifacial microsomia）	g. Okihiro 综合征（Duane-桡侧列综合征）
h. 米勒综合征（Miller syndrome）（轴后面骨发育不全）	h. Cousin 综合征
i. 面骨发育不全（acrofacial dysostosis），Nager 型	i. Roberts 综合征
j. 面骨发育不全，Rodriguez 型	j. 手足裂畸形（split-hand-foot malformation）伴长骨缺陷（SHFLD3）
k. 下颌骨颜面发育不全伴小头畸形	k. 胫侧半肢畸形（tibial hemimelia）
35. 脊柱受累为主的骨发育不全症，伴/不伴肋骨受累	l. 胫侧半肢畸形-多并指（趾）-三指节拇指（tibial hemimelia-polysyndactyly-triphalangeal thumb）
a. Currarino 三联征	m. 无手足畸形
b. 脊柱肋骨结构发育不良，1 型（SCDO1），2 型（SCDO2），3 型（SCDO3），4 型（SCDO4），5 型（SCDO5）	n. 先天性四肢切断症（Tetra-amelia）
c. 脊柱胸廓结构发育不良（STD）	o. 末端横向缺损
d. 椎骨分节障碍（先天性脊柱侧弯）伴可变的外显率	p. Al-Awadi Raas-Rothschild（肢体/骨盆/子宫-发育不全/不发育）综合征（AARRS）
e. Kelpel-FeiL 畸形伴喉畸形	q. Fuhrmann 综合征
f. 脑-肋骨-下颌骨综合征（cerebro-costo-mandibular syndrome）（肋骨间隙综合征（rib gap syndrome））	r. RAPADILINO 综合征
g. 类脑-肋骨-下颌骨综合征伴椎骨缺损	s. 股骨发育不全-特殊面容综合征
h. Diaphanospondylodysostosis（DSD）亚型	t. 股骨-腓骨-尺骨综合征（FFU）
i. 脊柱-大骨骺-干骺端发育不良（SMMD）	u. Hanhart 综合征（舌发育不全-缺指（趾））
36. 髌骨发育不良	v. Gollop-Wolfgang 综合征
a. 坐骨髌骨发育不良（小髌骨综合征）	w. 肩胛-髂骨发育不良（Kosenow）
b. 指（趾）甲-髌骨综合征（nail-patella syndrome）	40. 缺指（趾）畸形（ectrodactyly）伴/不伴其他表现
c. 生殖髌骨综合征（genitopatellar syndrome）	a. 缺指（趾）畸形伴/不伴其他表现
d. 耳-髌骨-身材矮小综合征（Ear-patella-short stature syndrome）（Meier-Gorlin）	b. 睑缘粘连-外胚层缺陷-唇/腭裂（AEC）
37. 短指（趾）畸形（brachydactyly）（无骨骼外表现）	c. 缺指（趾）-外胚层发育不良-腭裂综合征（ectrodactyly-ectodermal dysplasia cleft-palate syndrome，EEC）3 型（EEC3）
a. 短指（趾）畸形 A1，A2，B，B2，C，D，E 型	d. 缺指（趾）-外胚层发育不良-腭裂综合征 1 型（EEC1）（译者注：应为缺指（趾）-外胚层发育不良-唇/腭裂综合征）
b. 短指（趾）畸形伴无甲（Cooks 综合征）	e. 缺指（趾）-外胚层缺陷-黄斑营养不良综合征（EEM）
38. 短指（趾）畸形（伴骨骼外表现）	f. 肢-乳腺综合征（limb-mammary syndrome）（包括 ADULT 综合征）
a. 短指（趾）-智力低下综合征	g. 手足裂畸形（split hand-foot malformation），孤立型，4 型（SHFM4）
b. 高磷酸酯酶症伴智力低下、短指（趾）畸形和特殊面容	h. 手足裂畸形，孤立型，1 型（SHFM1）
c. 短指（趾）-高血压综合征（Bilginturan）	i. 手足裂畸形，孤立型，3 型（SHFM3）
d. 小头畸形-眼-指（趾）-食管-十二指肠综合征（Feingold 综合征）	j. 手足裂畸形，孤立型，5 型（SHFM5）
e. 手-足-生殖器综合征（hand-foot-genital syndrome）	k. Hartsfield 综合征
f. Rubinstein-Taybi 综合征	
g. 短指（趾）畸形，Temtamy 型	
h. Christian 型短指（趾）畸形	
i. 侏儒-指甲发育不全综合征（Coffin-Siris syndrome）1 型	
j. Adams-Oliver 综合征	
k. Catel-Manzke 综合征	

表 11-2　遗传性骨病的分类和分型（续）

组别/疾病名称	组别/疾病名称
41. 多指-并指-拇指三指节畸形组	t. 类 Cenani Lenz 并指（趾）畸形
a. 轴前多指（趾）畸形 1 型（PPD1）	u. 并指（趾）畸形，Malik-Percin 型
b. 轴后多指（趾）畸形 A 型	v. STAR 综合征（并趾、内眦距过宽、肛门生殖器和肾畸形）
c. 轴后多指（趾）畸形 B 型	w. Lueken 型并指（趾）畸形
d. 拇指三指节（TPT）-多指（趾）综合征	x. 眼齿指（趾）发育不良（oculodentodigital dysplasia），并指（趾）畸形 3 型（Ⅳ-Ⅴ）
e. 轴前多指（趾）畸形 3 型（PPD3）	
f. 轴前多指（趾）畸形 4 型（PPD4）	y. Haas 型并指（趾）畸形
g. Greig 头-多指（趾）/并指（趾）综合征	z. 并指（趾）畸形伴掌骨及跖骨融合
h. Pallister-Hall 综合征	aa. 第 4、5 掌骨融合综合征
i. 并指（趾）畸形（复杂性，纤维蛋白 1 相关）	bb. 并指（趾）畸形伴颅缝早闭（Philadelphia 型）
j. 并指（趾）畸形	cc. 并指（趾）畸形伴小头畸形与智力发育迟缓（Filippi 综合征）
k. Townes-Brocks 综合征（肾-耳-肛-桡侧综合征）	
l. 泪管-耳-齿-指综合征（LADD 基因 FGFR2）	dd. Meckel 综合征 1,2,3,4,5,6 型
m. 泪管-耳-齿-指综合征（LADD 基因 FGFR3）	42. 骨关节和骨结合发育缺陷
n. 泪管-耳-齿-指综合征（LADD 基因 FGF10）（译者注：应为 FGFR10）	a. 多发性骨性连接综合征 3 型
	b. 近端指（趾）关节粘连 1 型
o. 肢端-胼胝体综合征（acrocallosal syndrome）	c. 近端指（趾）关节粘连 2 型
p. 肢端-胸综合征	d. 桡尺骨骨性连接伴无巨核细胞性血小板减少症
q. 肢端-胸-脊椎发育不良（F 综合征）	e. Liebenberg 综合征
r. 镜像手足多指（趾）畸形（Laurin-Sandrow 综合征）	f. 先天性马蹄内翻足（congenital clubfoot）
s. Cenani Lenz 并指（趾）畸形	

改编自 BonafeL，Cormier-DaireV，HallC，et al：Nosology and classification of genetic skeletal disorders：2015 revision. Am J Med Genet A 167（12）：2869-2892，2015

出生时发现的骨骼发育不良

　　骨骼遗传性疾病的分子病理学分类非常广泛，包括许多在出生时可能不明显的疾病，因此不适合通过影像学方法进行产前诊断[33]。Krakow[57] 已经发表了一个更具临床意义的骨骼发育不良列表，这些疾病与他们的遗传模式和致病基因可能在妊娠期被识别（表 11-3）。作者认为，要对骨骼异常进行全面分类，应参考遗传性骨病的分类和分型[36]。

临床分类

　　产前仅可通过家族史或超声表现怀疑骨骼异常，在出生后则根据家族史及临床和影像学检查结果。当一个家系有先证者时，需要对母亲进行基因包检测（必要时对其父亲进行检测）来评估胎儿的风险。也可进行直接检测，并且当超声结果提示骨骼异常时，须对羊水或绒毛样本进行基因包检测。Krakow 等[58] 制定了骨骼发育不良的异常超声表现的实用列表，以及每项的鉴别诊断列表（表 11-4）。一旦鉴别诊断缩小范围至最有可能的病症，即可提供明确的基因检测。基因包检测的局限性包括研究成本，得到结果的时间以及所有骨骼异常的遗传基础尚不清楚。分子检测的优点是鉴别基因突变可提供病情的严重程度。

骨骼发育不良的常用术语

　　四肢短缩可累及整条肢体（整肢短肢畸形（micromelia））、近段（肢根短肢畸形（rhizomelia））、中段（肢中部短肢畸形（mesomelia））或远段（肢端短肢畸形（acromelia））（图 11-6）。诊断近段或中段短肢畸形需要对比小腿和大腿的骨长度以及前臂和上臂的骨长度。图 11-7 列出了肱骨和尺骨的关系，图 11-8 列出了股骨和胫骨的关系，可以用于客观评估近段和中段短肢畸形。表 11-5 列出了以肢根短肢畸形、肢中部短肢畸形和整肢短肢畸形为特征的骨骼发育不良。

表 11-3　新生儿期明确的骨骼疾病

疾病的组别或名称	遗传模式	基因符号
成纤维细胞生长因子受体 3(FGFR3) 疾病	AD	*FGFR3*
致死性侏儒	AD	*FGFR3*
软骨发育不全	AD	*FGFR3*
软骨发育低下	AD	*FGFR3*
严重软骨发育不全伴发育迟缓和黑棘皮症(SADDAN)	AD	*FGFR3*
Ⅱ型胶原异常		
软骨成长不全Ⅱ	AD	*COL2A1*
软骨形成不足	AD	*COL2A1*
先天性脊柱骨骺发育不良(SEDC)	AD	*COL2A1*
Kniest 骨发育不良	AD	*COL2A1*
XI型胶原异常		
纤维软骨增生	AR	*COL11A1*
纤维软骨增生	AD	*COL11A1,COL11A2*
耳鼻-脊柱-骨骺发育异常(OSMED)	AR	*COL11A2*
硫酸盐化异常		
软骨成长不全ⅠB	AR	*SLC26A2*
骨发育不全症Ⅱ	AR	*SLC26A2*
变形性骨发育不良(diastrophic dysplasia,DTD)	AR	*SLC26A2*
软骨发育不良伴先天性关节脱位	AR	*CHST3*
基底膜聚糖异常		
节段异常骨发育不全	AR	*PLC*
节段异常骨发育不全,Silverman-Handmaker 型	AR	*PLC*
节段异常骨发育不全,Rolland- Desbuquois 型	AR	*PLC*
细丝蛋白异常和相似疾病		
耳-腭-指(趾)综合征Ⅰ和Ⅱ型	XLD	*FLNA*
骨结构不良,Melnick-Needles	XLD	*FLNA*
骨发育不全症Ⅰ型和Ⅲ型	AD	*FLNB*
Larsen 综合征	AD	*FLNB*
脊柱-腕骨-跗骨发育不良	AR	*FLNB*
蛇形腓骨-多囊肾综合征	AD	*NOTCH2*
TRPV4 异常		
间向性骨发育不全	AD	*TRPV4*
短肋发育不良(伴或不伴多指(趾))		
软骨外胚层发育不良(Ellis-van Creveld)	AR	*DYNC2H1*
短肋-多指(趾)综合征Ⅰ型、Ⅱ型、Ⅲ型、Ⅳ型包括窒息性胸廓发育不良	AR	*IFT80NEK WDR35*
胸喉发育不良	AD	未知
骨干骺发育不良		
软骨-毛发发育不全	AR	*RMRP*
骨干骺发育不良,Jansen 型	AD	*PTHR1*
脊柱-骨骺-干骺端发育不良(SEMD)		
SEMD,短肢畸形异常钙化型	AR	*DDR2*
重症脊柱骨骺发育不良		
软骨成长不全 1A	AR	*GMAP210*
Schneckenbecken 型发育不良	AR	*SLC35D1*

表 11-3　新生儿期明确的骨骼疾病（续）

疾病的组别或名称	遗传模式	基因符号
Opsismodysplasia 病	AR	INPPLI
肢端肢中发育不良		
肢端肢中发育不良，Maroteaux 型	AR	NPR2
肢中发育不良		
Langer 型（纯合子软骨生成障碍）	Pseudo-AR/XLD	SHOX
肩部发育不良	AR	GPC6
Robinow 综合征，隐性遗传	AR	ROR2
Robinow 综合征，显性遗传	AD	WNT5
颌骨-肢骨发育不良（bent bone dysplasia）		
肢体屈曲症	AD	SOX9
Stuve-Wiedemann 发育不良	AR	LIFR
颌骨-肢骨发育不良 FGFR2 型	AD	FGFR2
骨细长发育不良		
小头-骨发育不良-原发性侏儒（MOPD1）	AR	RNU4ATAC
小头-骨发育不良-原发性侏儒（MOPD2）	AR	PCNT
多关节脱位发育不良		
Desbuquois 发育不良	AR	CANT1、XYLT1
假性变形性骨发育不良	AR	未知
点状软骨发育不良组（CDP）		
CDP，X 连锁显性遗传	XLD	EBP
Conradi-Hunermann 型（CDPX2）	XLR	ARSE
短指骨型（CDPX1）	XLD	NSDHL
先天性半侧发育不良伴鱼鳞病样红斑及肢体缺陷（CHILD）综合征	XLD	EBP
Greenberg 发育不良	AR	LBR
肢根 CDP 1 型	AR	PEX7
肢根 CDP 2 型	AR	DHPAT
肢根 CDP 3 型	AR	AGPS
新生儿硬化性骨发育不良		
Bloomstrand 发育不良	AR	PTHR1
韧带病	AR	DHCR24
Caffey 病（婴儿期）	AD	COL1A1
Raine 发育不良	AR	FAM20C
骨密度增高组		
骨硬化症（重度新生儿或婴儿类型）	AR	TCIRG1
骨硬化症（重度新生儿或婴儿类型）	AR	CLCN7
骨硬化性发育不良	AR	SLC29A3
Lenz-Majewski 骨肥厚性发育不良	SP	PTDSS1
成骨不全和骨密度降低组		
成骨不全（OI）	AD	COL1A1，COL1A2，IFITM5
中度、重度和围产期致死型		
OI，中度、重度和围产期致死型	AR	CRTAP，P3H1，PPBI，FKBP10，HSP47，SP7，WNT1，TMEM33B
Bruck 综合征		PLOD2，FKBP10
骨质疏松-假性神经胶质瘤综合征	AR	LRP5
Cole-Carpenter 发育不良	SP	LRP5，SEC24D，P4HB，CRTAP
异常矿化组		
低磷酸酯酶症，围产期和婴儿型	AR	ALPL

摘自 Krakow D：Skeletal dysplasias. Clin Perinatol 42：301-319，2015

表 11-4 骨骼疾病的常见异常超声表现与鉴别诊断

疾病	MIM 编号	基因缺失	疾病	MIM 编号	基因缺失
颅骨矿化差			软骨成长不全Ⅰ B	600972	*SLC26A2*
软骨成长不全Ⅰ A	200600	未知	软骨成长不全Ⅱ	200610	*COL2A1*
锁骨颅骨发育不良	119600	*RUNX2*	骨发育不全症Ⅰ	108720	*FLNB*
低磷酸酯酶症	241500	*ALPL*	骨发育不全症Ⅱ	256050	*SLC26A2*
成骨不全Ⅱ型	166210	*COL1A1*	骨发育不全症Ⅲ	108721	*FLNB*
	166210	*COL1A2*	Opsismodysplasia 病	258480	未知
	610854	*CRTAP*	SMD—sedaghatian 型	250220	未知
长骨骨折(尤其股骨)			致死性侏儒Ⅰ型和Ⅱ型	187600	*FGFR3*
低磷酸酯酶症	241500	*ALPL*		187601	*FGFR3*
神经纤维瘤	162200	*NF1*	**肩胛骨缺失/发育不良**		
成骨不全Ⅱ型和Ⅲ型	166210	*COL1A1*	肢体屈曲症	114290	*SOX9*
	166210	*COLIA2*	**马蹄内翻足**		
	610854	*CRTAP*	软骨成长不全Ⅰ A	200600	未知
	259440	*P3H1*	软骨成长不全Ⅰ B	600972	*SLC26A2*
超声显示骨骼弯曲			软骨成长不全Ⅱ	200610	*COL2A1*
软骨成长不全Ⅰ A	200600	未知	骨发育不全症Ⅰ	108720	*FLNB*
软骨成长不全Ⅰ B	600972	*SLC26A2*	骨发育不全症Ⅱ	256050	*SLC26A2*
Antley-Bixler 综合征	207410	*FGFR2*	骨发育不全症Ⅲ	108721	*FLNB*
骨发育不全症Ⅰ	108720	*FLNB*	肢体屈曲症	114290	*SOX9*
骨发育不全症Ⅱ	256050	*SLC26A2*	Desbuquois 发育不良	251450	未知
骨发育不全症Ⅲ	108721	*FLNB*	变形性骨发育不良	222600	*SLC26A2*
肢体屈曲症	114290	*SOX9*	Ehler-Danlos 综合征ⅦA 和 B 型	130060	*COL1A1*, *COL1A2*
变形性骨发育不良	222600	*SLC26A2*			
低磷酸酯酶症	241500	*ALPL*	低磷酸酯酶症	241500	*ALPL*
成骨不全Ⅱ型和Ⅲ型	166210	*COL1A1*	Larsen 综合征	150250	*FLNB*
	166210	*COLIA2*	成骨不全Ⅱ型和Ⅲ型	166210	*COL1A1*
	610854	*CRTAP*		166210	*COLIA2*
	259440	*P3H1*		610854	*CRTAP*
短肋-多指(趾)综合征(Ⅰ-Ⅳ型)	263530	未知		259440	*P3H1*
	263520	未知	假性变形性骨发育不良	264180	未知
	263510	未知	短肋-多指(趾)综合征(Ⅰ-Ⅳ型)	263530	未知
	269860	未知		263520	未知
Stuve-Wiedemann 综合征	601559	*LIFR*		263510	未知
致死性侏儒Ⅰ型和Ⅱ型	187600	*FGFR3*		269860	未知
	187601	*FGFR3*	致死性侏儒Ⅰ型和Ⅱ型	187600	*FGFR3*
椎骨矿化差				187601	*FGFR3*
软骨成长不全Ⅰ A	200600	未知			

MIM,人类孟德尔遗传;SMD,脊椎干骺端发育不良

摘自 Krakow D,Lachman RS,Rimoin DL:Guidelines for the prenatal diagnosis of fetal skeletal dysplasias. Genet Med 11:127-133,2009

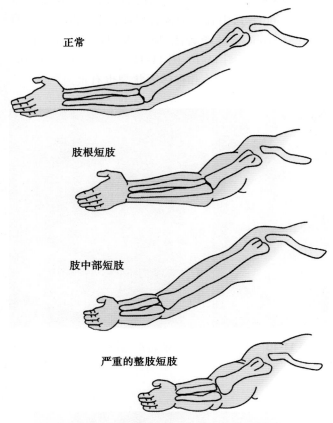

图 11-6 不同受累节段的短肢发育不良

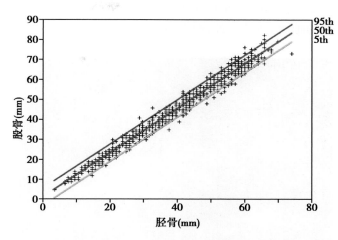

图 11-8 胫骨(mm)和股骨(mm)长度的关系

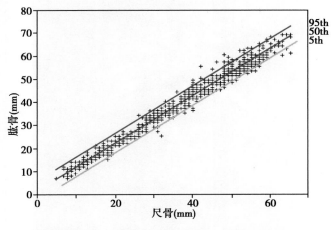

图 11-7 尺骨(mm)和肱骨(mm)长度的关系

表 11-5 以肢根短肢、肢中部短肢和整肢短肢为特征的骨骼发育不良
肢根短肢畸形
致死性侏儒
骨发育不全症
点状软骨发育不良(肢根型)
先天性股骨短
软骨发育不全
软骨发育低下
肢中部短肢畸形
肢中部发育不良(Langer、Reinhardt 和 Robinow 型)
Ellis-van Creveld 综合征(软骨外胚层发育不良)
肢端肢中短肢畸形
Ellis-van Creveld 综合征(软骨外胚层发育不良)
整肢短肢
软骨成长不全
骨发育不全症
短肋-多指(趾)综合征
变形性骨发育不良
纤维软骨增生
成骨不全(Ⅱ型)
Kniest 骨发育不良
节段异常骨发育不全
Roberts 综合征

一些骨骼发育不良的主要特征是手和足的改变。多指（趾）畸形（polydactyly）是指（趾）数量超过五个。多出的指（趾）位于尺侧或腓侧为轴后，位于桡侧或胫侧为轴前。并指（趾）畸形（syndactyly）是相邻指（趾）软组织或骨的融合。指（趾）侧弯（clinodactyly）是一个或多个手指的偏斜。

骨骼发育不良中最常见的脊柱畸形是扁平椎（platyspondyly），由扁平的椎骨组成（图 11-9）[59~65]。脊柱后凸（xyphosis）（译者注：应为 kyphosis）、脊柱侧弯（scoliosis）[66~70]（图 11-10，图 11-11）、半椎体（hemivertebra）（图 11-12）[66,71,72] 和椎体冠状裂也有报道[68]。

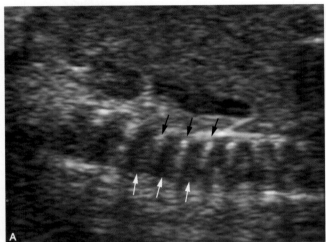

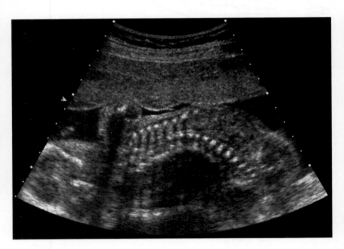

图 11-10　胎儿脊柱的二维超声冠状切面显示脊柱侧弯

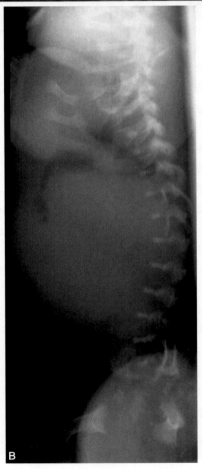

图 11-9　A. 致死性侏儒和扁平椎胎儿的脊柱纵切面扫查。椎间盘（白色箭头）的高度高于扁平椎骨（黑色箭头）。B. 扁平椎和致死性侏儒胎儿的脊柱侧位 X 线片。显示明显扁平的椎骨

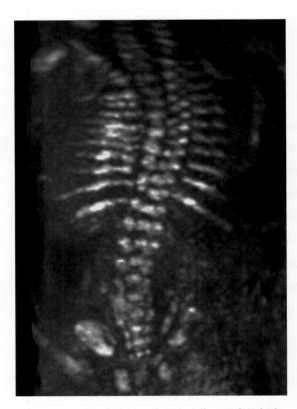

图 11-11　胎儿脊柱的三维超声成像显示脊柱侧弯

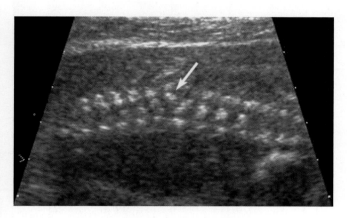

图 11-12　胎儿脊柱冠状切面显示胸椎一侧半椎体（箭头）

长骨的测量已广泛应用于评估孕周。列线图显示了骨长度与孕周的关系。为了能够正确使用这些列线图，临床医生需要了解胎儿的准确胎龄。因此，建议骨骼发育不良的高危患者在早孕期进行产前保健，以评估所有关于孕周的临床估计量。表 11-6、表 11-7 分别给出了上肢和下肢测值的列线图。肢体长度和头围的比值可用来评估胎龄不确定的患者（图 11-13，图 11-14）。

本章中列线图和图表提供了肢体参数的平均值、第 3 百分位数和第 97 百分位数。读者应该知道大约 6% 的人群不在该范围内。理想情况下，诊断应使用更严格的标准，例如各孕周肢体长度的第 1 百分位数。

表 11-6　下肢骨骼正常值（第 3、50、97 百分位数）(mm)

孕周	股骨			胫骨			腓骨		
	3rd	50th	97th	3rd	50th	97th	3rd	50th	97th
12	4.4	7.7	11.1	4.4	7.6	10.8	3.6	6.8	10.0
13	7.5	10.9	14.4	5.8	9.2	12.5	5.2	8.5	11.8
14	10.6	14.1	17.6	8.0	11.4	14.8	7.4	10.8	14.2
15	13.6	17.2	20.8	10.6	14.1	17.6	10.0	13.5	17.0
16	16.5	20.3	24.0	13.3	16.9	20.5	12.8	16.4	20.0
17	19.4	23.3	27.2	16.2	19.9	23.5	15.6	19.3	23.0
18	22.3	26.3	30.2	19.0	22.8	26.6	18.4	22.2	26.0
19	25.1	29.2	33.3	21.8	25.7	29.6	21.2	25.1	29.0
20	27.9	32.1	36.3	24.5	28.5	32.5	23.9	27.9	31.8
21	30.6	34.9	39.2	27.2	31.2	35.3	26.4	30.5	34.6
22	33.2	37.6	42.0	29.7	33.8	38.0	28.9	33.1	37.3
23	35.8	40.3	44.8	32.1	36.4	40.6	31.2	35.5	39.8
24	38.3	42.9	47.6	34.4	38.8	43.1	33.5	37.9	42.3
25	40.8	45.5	50.2	36.6	41.0	45.5	35.6	40.1	44.6
26	43.1	48.0	52.8	38.7	43.2	47.8	37.6	42.2	46.8
27	45.4	50.4	55.3	40.7	45.3	49.9	39.6	44.3	49.0
28	47.6	52.7	57.8	42.6	47.3	52.0	41.4	46.2	51.0
29	49.8	55	60.1	44.4	49.2	54.0	43.1	48.0	52.9
30	51.8	57.1	62.4	46.1	51.0	55.9	44.8	49.8	54.8
31	53.8	59.2	64.6	47.7	52.7	57.7	46.4	51.5	56.6
32	55.7	61.2	66.7	49.3	54.4	59.5	47.9	53.1	58.3
33	57.5	63.1	68.7	50.8	55.9	61.1	49.3	54.6	59.9
34	59.2	64.9	70.6	52.2	57.5	62.7	50.7	56.1	61.5
35	60.8	66.6	72.4	53.5	58.9	64.3	52.0	57.5	63.0
36	62.3	68.2	74.1	54.8	60.3	65.7	53.2	58.8	64.4
37	63.7	69.7	75.8	56	61.6	67.2	54.4	60.1	65.8
38	64.9	71.1	77.3	57.2	62.9	68.5	55.5	61.3	67.1
39	66.1	72.4	78.7	58.3	64.1	69.8	56.6	62.5	68.4
40	67.2	73.6	79.9	59.4	65.2	71.1	57.6	63.6	69.6
41	68.1	74.6	81.1	60.4	66.4	72.3	58.6	64.7	70.8
42	69.0	75.6	82.2	61.4	67.4	73.5	59.5	65.8	72.0

摘自 Chitty LS，Altman DG：Charts of fetal size：limb bones. Br J Obstet Gynaecol 109：919-929，2002

表 11-7　上肢骨骼正常值（第 3、50、97 百分位数）（mm）

孕周	肱骨			尺骨			桡骨		
	3rd	50th	97th	3rd	50th	97th	3rd	50th	97th
12	3.7	7.1	10.6	3.9	7.3	10.7	2.2	5.5	8.8
13	7.2	10.7	14.2	6.2	9.6	13.1	4.8	8.2	11.6
14	10.5	14.1	17.7	8.8	12.4	15.9	7.6	11.0	14.5
15	13.7	17.3	21.0	11.6	15.3	18.9	10.3	13.9	17.4
16	16.7	20.4	24.2	14.5	18.2	22.0	13.0	16.7	20.3
17	19.6	23.4	27.2	17.3	21.2	25.0	15.6	19.3	23.1
18	22.3	26.2	30.1	20.1	24.0	28.0	18.1	21.9	25.7
19	24.9	28.9	32.9	22.8	26.8	30.8	20.4	24.4	28.3
20	27.4	31.5	35.5	25.3	29.4	33.5	22.7	26.7	30.7
21	29.8	34.0	38.1	27.8	32.0	36.2	24.8	28.9	32.9
22	32.1	36.3	40.5	30.1	34.4	38.7	26.8	30.9	35.1
23	34.3	38.6	42.9	32.3	36.6	41.0	28.6	32.9	37.1
24	36.4	40.7	45.1	34.3	38.8	43.3	30.4	34.7	39.1
25	38.4	42.8	47.2	36.3	40.9	45.5	32.0	36.5	40.9
26	40.3	44.8	49.3	38.2	42.8	47.5	33.6	38.1	42.6
27	42.1	46.7	51.3	39.9	44.7	49.5	35.1	39.7	44.3
28	43.9	48.5	53.2	41.6	46.5	51.3	36.5	41.2	45.8
29	45.5	50.2	55.0	43.2	48.2	53.1	37.8	42.6	47.3
30	47.1	51.9	56.7	44.7	49.8	54.8	39.0	43.9	48.7
31	48.6	53.5	58.4	46.2	51.3	56.4	40.2	45.1	50.1
32	50.0	55.0	59.9	47.5	52.7	58.0	41.3	46.4	51.4
33	51.4	56.4	61.5	48.8	54.1	59.4	42.4	47.5	52.6
34	52.7	57.8	62.9	50.0	55.4	60.8	43.4	48.6	53.8
35	53.9	59.1	64.3	51.2	56.7	62.2	44.3	49.6	54.9
36	55.1	60.3	65.6	52.3	57.9	63.5	45.2	50.6	56.0
37	56.2	61.5	66.8	53.4	59.1	64.7	46.1	51.6	57.0
38	57.2	62.6	68.0	54.4	60.2	65.9	46.9	52.5	58.0
39	58.2	63.7	69.2	55.4	61.2	67.1	47.7	53.3	59.0
40	59.1	64.7	70.3	56.3	62.2	68.2	48.4	54.2	59.9
41	60.0	65.6	71.3	57.2	63.2	69.3	49.1	55.0	60.8
42	60.8	66.5	72.2	58.0	64.1	70.3	49.8	55.7	61.6

摘自 Chitty LS，Altman DG：Charts of fetal size：limb bones. Br J Obstet Gynaecol 109：919-929，2002

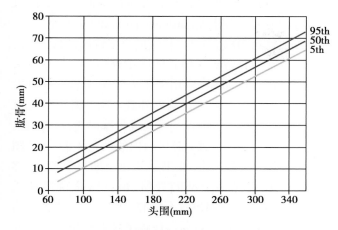

图 11-13　头围和肱骨长度(mm)的关系

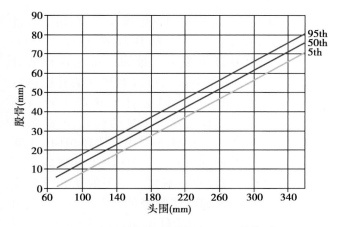

图 11-14　头围和股骨长度(mm)的关系

遗憾的是,目前可用的列线图中没有一种是基于足够数量的患者来准确区分第 3 百分位数和第 1 百分位数。然而,大多数在宫内或出生时诊断的骨骼发育不良与长骨显著缩短有关,这种情况下使用精确边界(即第 1 或第 3 百分位数)并不重要。不过软骨发育不全是个例外,其肢体参数在晚孕期才受到轻微影响,但可以通过测量股骨长度生长曲线发现生长异常[73]。在一项共 127 例包括 17 种骨骼发育不良的研究中,Gonçalves 和 Jeanty[74] 利用判别分析法(discriminant analysis)得出结论:股骨长度缩短的程度可以作为区分五种最常见疾病的第一步:致死性侏儒、成骨不全Ⅱ型、软骨成长不全、软骨发育不全和软骨发育低下。Gabrielli 等[75] 报道了 8 例骨骼发育不良的早期诊断,这 8 位孕妇均有骨骼发育不良孕产史。有 5 例复发病例在早孕期应用股骨长度/头臀长和股骨长度/双顶径确诊。这项研究结果表明,早期评估胎儿结构可能有助于诊断严重的骨骼发育不良。已经有一个关于 11～14 周正常胎儿的大数据研究,发表了长骨长度与头臀

长对照的列线图,但其对于骨骼发育不良高危妊娠的早期评估的作用有待商榷[76]。

临床表现

　　一般来说,产前诊断骨骼发育不良所面临的挑战表现在两个方面:①曾生育过骨骼发育不良患儿的孕妇,希望再次妊娠时进行产前评估,②在常规超声检查时偶然发现肢体缩短、弯曲或异常。对于高风险患者,如果已知骨骼发育不良的特定表型则检查较容易。当偶然发现异常后,无法依靠超声检查获得关于骨骼矿化的可靠信息以及深度对超声检查的影响是准确诊断的限制性因素。另一个限制是缺乏关于这些疾病的宫内自然发展史的信息。尽管存在这些困难和局限性,但仍然有必要对骨骼发育不良进行准确产前诊断的尝试。这些疾病中很多都是致死性的,而另一些则与严重的身体残疾和神经发育障碍有关[77]。此外,还有一组与血小板减少症有关的疾病,阴道分娩可能增加婴儿颅内出血的风险。因此,准确诊断骨骼发育不良对于产前咨询非常重要。

骨骼发育不良的影像诊断与产前诊断

　　尽管分子检测的有效性越来越高,但是约三分之一的骨骼发育不良的分子基础尚未明确[34]。影像诊断在产前诊断骨骼发育不良中的作用是:①缩小骨骼发育不良的鉴别诊断范围,以便进行适当的诊断性分子检测;②预测其致死性;③尽早识别骨骼发育不良的胎儿,以便在有生机儿之前完成诊断工作[78~82]。

　　超声检查是用于检测受累胎儿的主要影像方法[59,73,83~94]。中孕期和晚孕期超声检查发现的骨骼发育不良的患病率约为 7.5/10 000[95]。在早孕期(11～14 周),最常见的骨骼发育不良是致死性侏儒和软骨成长不全。然而,尽管超声结果高度提示骨骼发育不良,但确诊只能通过分子检测和后期的超声检查来确认[96]。表 11-8 总结了二维超声诊断胎儿骨骼发育不良的敏感性[35,93,99~102]。Schramm 等[103] 报告了通过评估以下超声参数,骨骼发育不良的正确诊断率为 67.9%(110/162),部分正确诊断率为 30.9%(50/162):①测量长骨所有节段的长度;②检查手、脊柱和头部;③评估骨骼的矿化和形状;④完整的生物学测量。对于致死性骨骼发育不良,超声结果的准确率为 99%(113/114)。作者报告称,62% 的骨骼发育不良病例可能在 24 周之前做出准确诊断,但软骨发育不全是唯一无法在 24 周之前诊断的疾病。当有骨骼发育不良家族史时,应对以下超声征象仔细评估:完整的生物学测量,

包括双顶径、头围和腹围,所有长骨的长度,股骨-足底长度比值,和下颌骨、锁骨、肩胛骨、颅骨、胸廓和脊柱的测量。其他可能有助于鉴别骨骼发育不良的超声参数包括胎儿面部轮廓(例如鼻梁扁平)、椎体是否存在及形状、手和足的外观(例如多指(趾)、缺指(趾)或指(趾)畸形)和用来评估致死性风险的胎儿胸部[58]。最近,Nelson 等[104] 报道产前骨骼发育不良的总患病率为 2/10 000。在他们的系列研究中,60% 的骨骼发育不良存活至出院,20% 死于新生儿期,4% 为死产,16% 被终止妊娠。作者报道股骨/腹围比值小于 0.16 是致死性骨骼发育不良胎儿的主要鉴别要点,并且该测值比股骨缩短、胸围、胸围/腹围更有效。

表 11-8　产前超声诊断骨骼发育不良的敏感性

作者	年份	病例数	敏感性(%)(例数)
Gordienko 等[99]	1996	26	73(9)
Gaffney 等[93]	1998	35	31(11)
Tretter 等[100]	1998	27	48(13)
Hersh 等[101]	1998	23	48(11)
Doray 等[102]	2000	47	60(28)
Parilla 等[35]	2003	31	65(20)
Witters 等[97]	2008	38	66(25)
Schramm 等[103]	2009	162	68(110)
Yeh 等[98]	2011	40	70(28)
Khalil 等[96]	2011	15	40(6)

上标数字为本章末尾列出的参考文献编号

修订自 Hall CM,Offiah AC,Forzano F,et al:Fetal and Skeletal Dysplasias;an Atlas of Multimodality Imaging. London,Radcliffe Publishing,2012,p 11

一些研究者还提出三维超声可以提高产前诊断骨骼发育不良和关节挛缩(arthrogryposis)的准确性[105~119]。它可以观察到 2D 超声难以检测的表型特征,如对面部、肩胛骨异常和异常钙化模式的详细评估[108,116]。举例来说,Moeglin 和 Benoit[112] 应用多平面视图来显示软骨发育不全的股骨干上端尖锐状的外观。胎儿骨骼的三维重建最好使用最大强度投影模式或骨骼模式,这种渲染方法优先显示操作员感兴趣区域内的最亮体素[108,112](图11-15)。值得注意的是,如果胎儿在孕期尽早检查,感兴趣区域可以包括全部的骨骼,则可以获得全景成像[108]。然而,一些骨骼发育不良的异常特征可能直到胎儿发育后期才能被检测到。有病例报告和小范围研究描述三维超声可以补充骨骼发育不良的表型特征或骨骼特征信息(表 11-9)[106,108~112,114~116,118,120]。

3D-HCT 已作为一种辅助影像学手段,用于改进骨骼发育不良的产前诊断和临床治疗(图 11-16)[121~129]。3D-HCT 克服了二维和三维超声评估骨骼的主要局限性(即声影),可以对矿化的骨骼进行简单而精细的 3D 渲染,但会对胎儿产生轻微辐射[130,131]。对于疑似骨骼发育不良的胎儿,产前超声获得的长骨测值与分娩 24 小时内尸体经 3D-HCT 获得的测值有良好的相关性[132]。3D-HCT 获得的测值不依赖于距离,所以更准确[128]。完美的胎儿骨骼全景成像可以在不叠加母体骨骼的情况下获得(放射线会叠加)[123]。然而,由于妊娠期目前使用的辐射剂量较低,3D-HCT 在早孕期对骨密度、干骺端畸形、足和手的显示受到限制[133,134]。

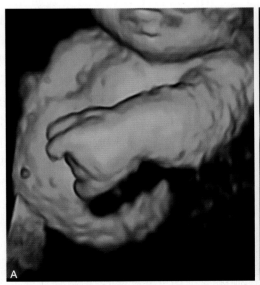
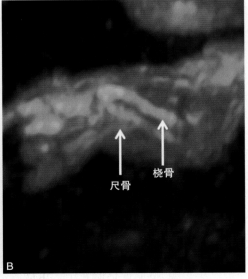

图 11-15　比较表面渲染模式(A)和最大信号强度投影模式(B),观察长骨肢中短肢畸形胎儿的前臂。使用最大强度投影模式,仅显示具有最高强度的体素,从而清晰地展示中段的桡骨和尺骨缩短

表 11-9 三维超声(3DUS)成像较二维超声(2DUS)对骨骼发育不良的补充表型征象与视觉优化

骨骼发育不良	3DUS 较 2DUS 识别表型特征的优势
扁平性椎骨致死性软骨发育不良[106]	股骨和胫骨弯曲的视图效果增强
	表面成像模式更突出面部软组织的特征
肢体屈曲症[118,141]	小颌、扁平脸、肩胛骨发育不全、分裂足、扇形足趾
致死性侏儒[109,110]	凸显前额隆起和鼻梁低平
	显示多余的皮肤皱褶
	耳低位
软骨发育不全[116]	凸显前额隆起及鼻梁塌陷低平
	对长骨骨骺和干骺端的评估更有效,表现为垂直的干骺端斜坡
	尾部椎弓根间距狭窄
	三叉手清晰显示
	肢体节段不成比更突出
点状软骨发育不良,肢根型[116]	Binder 面容特征更突出(鼻梁低平、面中部发育不全、小鼻并鼻翼上翘)
	识别喉部点状钙化
软骨成长不全[116]	完整显示短颈和所有肢体段严重缩短
Jarcho-Levin 综合征[115]	肋骨和横突缺失的椎骨缺损
脊椎肋骨发育不全(spondylocostal dysostosis)[138]	扇形胸廓伴肋骨融合
Larsen 综合征[120]	膝反屈、面中部发育不全、耳低位
锁骨颅骨发育不良[140]	颅缝增宽,枕骨钙化差,锁骨假关节
Apert 综合征[137]	冠状缝早闭

3DUS 描述了成骨不全[108] 和短肋-多指(趾)(SRP)综合征[114] 的表型特征,但相对于 2DUS 没有额外发现。

上标数字表示本章末尾列出的参考文献

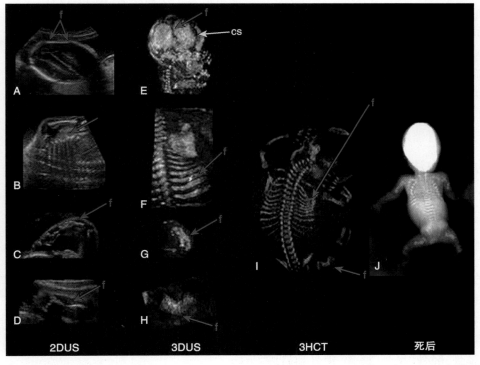

图 11-16 不同技术观察成骨不全的表型特征:三维螺旋计算机断层成像(3HCT)、三维超声(3DUS)图像、二维超声(2DUS)图像和死后 X 线片。A. 2DUS:探头加压后胎儿颅脑横切面显示颅骨变形(f)。B. 2DUS:胎儿胸廓冠状切面显示肋骨不规则(箭头)。C. 2DUS:右上肢矢状切面显示前臂短且弯曲。D. 2DUS:胎儿股骨矢状切面显示骨折(f)。E. 3DUS 图像显示胎儿颅骨侧面观,变形(f)可通过探头加压位置和该处颅骨的异常形状与正常冠状缝(CS)相区别,尸检已证实。F. 3DUS 渲染骨骼模式显示胎儿胸廓后面观,可见肋骨骨折且不规则(f)。G. 3DUS 渲染骨骼模式成像显示尺、桡骨短且弯曲。H. 3DUS 渲染骨骼模式成像显示股骨骨折(f)。I. 3HCT:胎儿整体后面观证实肋骨及股骨骨折(f)和颅骨矿化减少。J. 引产后放射检查证实长骨短小、弯曲和骨折(f)(摘自 Ruano R,Molho M,Roume J,et al:Prenatal diagnosis of fetal skeletal dysplasias by combining two-dimensional and three-dimensional ultrasound and intrauterine three-dimensional helical computer tomography. Ultrasound Obstet Gynecol 24:134,2004)

Ruano 等[121] 分析了 3D-HCT、三维超声和二维超声在评估骨骼发育不良中的价值，他们应用这三种成像模式比较了胎儿骨骼发育不良的表型特征（3 例软骨发育不全、2 例成骨不全、1 例点状软骨发育不良）。胎儿骨盆的变形和腰椎椎间隙的增加更常使用 3D-HCT 进行诊断。与此相反，一些骨骼发育不良胎儿的表型特征仅能通过超声显示，如指（趾）骨发育不全、骨骺点状钙化（可通过 2DUS 和 3DUS）和面部畸形（仅通过 3DUS）。尽管 3D-HCT 产前检测的正确的表型特征总数优于三维超声（94.3%（33/35）比 77.1%（27/35）；$P = 0.03$），但 3D-HCT 的诊断性能并不优于三维超声，因为两种方法均对所有病例做出了正确的产前诊断。而且，三维超声较 3D-HCT 相比有两个重要优点，即无辐射暴露和在临床更广泛的可用性。值得注意的是，3D 超声诊断骨骼发育不良的总体经验仍然是有限的[105~108,111~118,120,135~141]。尽管如此，Ruano 等[121] 的研究表明，三维超声在识别表型特征和建立准确诊断方面优于二维超声（77.1%（27/35）vs 51.4%（18/35）；$p = 0.004$）。

由于羊水过少、母体肥胖、晚孕期或胎位等因素导致超声结果不确定时，胎儿磁共振成像（MRI）则比较有用。骨骼和肌肉均可通过回波平面成像[142]、厚层 T2 加权和动态序列进行 MRI 评估[143~149]。回波平面成像可显示胎儿长骨测量中的干骺端的特征[150]，提高诊断长骨缩短的准确性[148,151]。MRI 也可用于鉴别正常骨发育和由软骨内成骨（endochondral ossification）破坏引起的骨发育不良[152]。此外，MRI 可用于测量胎儿胸廓和肺体积，用于预测骨骼发育不良的致死性[153]。

骨骼发育不良的诊断方法

表 11-10 总结了推荐用于产前诊断骨骼发育不良的系统方法，并在下面的章节详细描述。

评价长骨

测量 四肢的所有长骨均必须测量。应与其他节段进行比较，以确定肢体短缩是否主要在近段、中段或远段，或是否涉及所有节段（图 11-6~图 11-8）。有必要对每块骨骼进行详细检查，以排除个别骨骼的缺失或发育不全（腓骨、胫骨、尺骨、桡骨、锁骨和肩胛骨）[90,154~157]。Papageorghiou 等[158] 对一组小于 24 周的短股骨胎儿进行研究，发现 35% 患有骨骼发育不良；所有受累胎儿都有相关畸形。作者认为，在股骨短的情况下，有必要对胎儿进行完整的解剖结构评估。最常见的相关骨骼发育不良是窒息性胸廓发育不良、成骨不全、致死性侏儒和肢体屈曲症（campomelic dysplasia，CD）。

表 11-10 超声评估疑似骨骼发育不良胎儿检查列表	
1. 长骨	形状/矿化程度/大小
存在/缺失	5. 面部
长度/形状	轮廓
矿化程度/骨折	眼距过远/眼距过窄
2. 手和足	裂
存在/缺失	6. 胸廓
姿势/运动	形状
指和趾：数目/姿势/运动	肺脏和胸廓面积/体积
3. 脊柱	肋骨：形状/骨折/数量
形状/曲度	肩胛骨/锁骨
矿化程度	7. 胎动
裂	8. 完整的解剖学评估
椎体大小和数量	9. 超声心动图
4. 颅骨	10. 羊水

矿化程度 应尝试描述矿化程度的特征，通过检查骨骼后方的声影以及骨骼本身的回声来评估矿化程度。脱矿征象包括胎儿大脑镰异常清晰显示以及脊柱的回声消失或减弱。应该强调的是，超声评价长骨的矿化程度有局限性，而其他结构如胎儿颅骨，可能更适合于这种评估（图 11-17）。

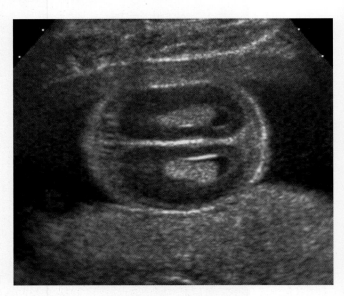

图 11-17 一例成骨不全胎儿的脱矿颅骨。因颅骨缺乏正常矿化，近场侧的侧脑室和脉络丛可以清晰显示。在正常胎儿，颅骨产生的混响伪像会影响观察这些结构

长骨弯曲度 目前没有客观的方法来评估长骨弯曲度，并且需要经验来帮助操作者辨别正常和异常。股骨弯曲或成角（肢体屈曲）（图 11-18）是肢体屈曲症、致死性侏儒、成骨不全、短肋发育不良（short rib dysplasia）和低磷酸酯酶症（hypophosphatasia）的特征[159]。

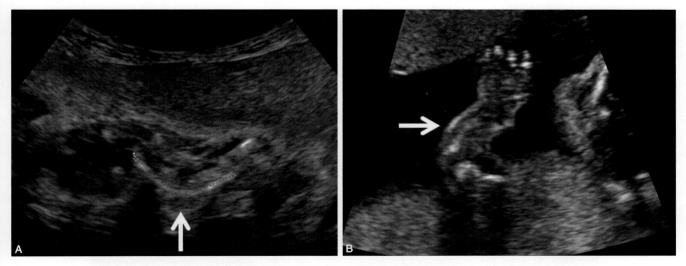

图 11-18　肢体屈曲症(A)和致死性侏儒(B)胎儿的肢体长骨弯曲(箭头)

干骺端膨大　干骺端膨大是指干骺端生长板增宽。在多种情况下可观察到,包括软骨发育不全、软骨发育低下、软骨形成不足(hypochondrogenesis)、窒息性胸廓发育不良、点状软骨发育不良、弯曲性骨发育不全、低磷酸酯酶症、Kniest 骨发育不良、脊柱后凸发育不良、间向性骨发育不全(metatropic dysplasia)和成骨不全[18]。

股骨角　Khalil 等[160] 报道胎儿 20～23[+6] 周时测量骨干-干骺端股骨角增大,后期复查诊断为软骨发育不全。与正常胎儿的 95° 相比,受累胎儿的股骨角为 125°。作者认为评估股骨角可以提高胎儿软骨发育不全的早期检出率。

骨折　某些骨骼发育不良如 OI 和低磷酸酯酶症可出现骨折(图 11-19)。骨折可能非常轻微,或者可能导致受累骨段的成角和分离(图 11-20)。

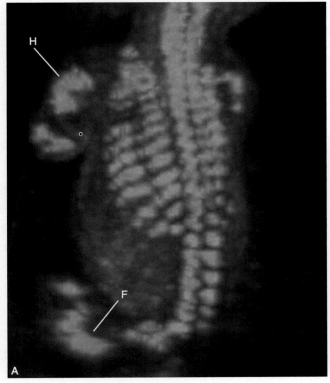

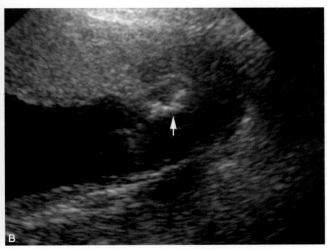

图 11-19　A. 成骨不全Ⅱ型胎儿的三维超声声像图。容积数据的采集采取最大信号强度模式。见多处肋骨骨折。股骨(F)和肱骨(H)严重弯曲和短小。B. 成骨不全Ⅱ型胎儿的声像图。股骨多处骨折,明显短小(箭头)

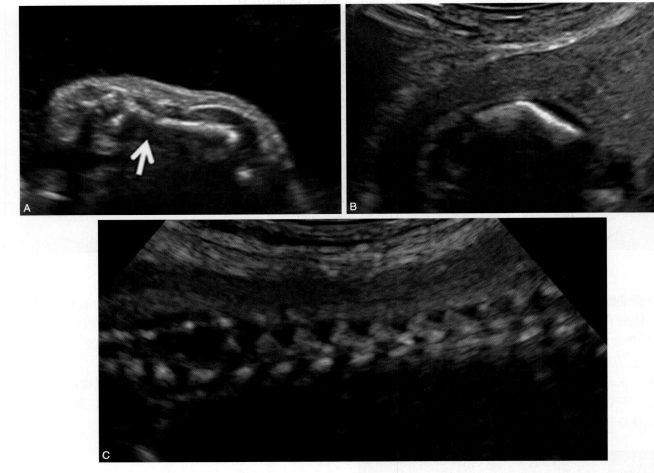

图 11-20　成骨不全胎儿宫内长骨骨折（A）和弯曲（B）。箭头表示低回声的骨折线。长轴切面显示脊柱矿化差（C）

预测肺发育不良

　　与胸廓发育不良相关的骨骼发育不良常合并有肺发育不良，这是这些疾病最常见的死亡原因。当诊断出严重的骨骼发育不良时，即使其具体类型可能未知，但明显的胸廓受累和肺发育不良也会使临床医生就预后问题向父母提出建议。许多超声参数已被研究用于预测肺发育不良。包括胸廓和肺的测量，胸廓测值和其他生物测量参数之间的比值，应用多普勒测量肺动脉流速和评估气管内液体的流动，以及最近通过超声或 MRI 对胎儿肺进行三维体积测量。

　　对胸廓详细评估，是为了解决以下问题，提高对特定的骨骼发育不良的诊断[161]：

- 胸廓非常小吗？（致死性侏儒）
- 胸廓长而窄吗？（Jeune 综合征）
- 肋骨非常短吗？（短肋-多指（趾）综合征）
- 有肋骨骨折吗？（成骨不全 Ⅱ 型）
- 肋骨之间有间隙吗？（脑-肋骨-下颌骨综合征（ce-

rebra-costo-mandibular syndrome））
- 有肋骨融合吗？（脊椎肋骨发育不良）
- 有锁骨未发育、发育不全或假关节吗？（锁骨颅骨发育不良（cleidocranial dysplasia））
- 肩胛骨是否异常？（在肢体屈曲症中发育不全或缺失）

　　二维超声评估胸廓和肺的大小　胸廓和肺的生物测量已被广泛研究以鉴别出肺发育不良高风险的胎儿[162~173]。表 11-11 列出了与胸廓大小改变相关的骨骼发育不良，图 11-21 和图 11-22 显示了与胸廓发育不全相关的特征。图 11-23 说明用二维超声测量胸廓、肺和心脏的方法。已知孕周的胎儿胸廓面积和体积可以使用表 11-12 和表 11-13 中的列线图进行评估。当孕周不确定时，可以使用与孕周无关的比值，例如胸围/腹围比（正常值：0.77 ~ 1.01）和胸围/头围比（正常值：0.56 ~ 1.04）[164]。

　　表 11-14 总结了诊断肺发育不良的生物学参数的诊断准确性[153,163,165~170,173~182]。特别感兴趣的是 Merz

等[171] 提出的测量右肺直径或右肺直径与骨性胸围的比值，无论是否是原发性疾病，肺发育不良胎儿的右肺直径低于同孕周第五百分位数（7 例骨骼发育不良、11 例肾缺如、7 例膈疝和 2 例胸水）[177]。在另一项对19 例先天性膈疝胎儿的研究中，Bahlmann 等[178] 证实用右肺直径/骨性胸围比值检测所有肺发育不良胎儿，敏感性和特异性均为 100%。

股骨短和对骨骼发育不良的致死性预测 Rae-mtullah 等[183] 研究了 18 例骨骼发育不良胎儿，其中所有致死病例都与股骨长度/腹围比值 0.16 相关。虽然该试验检出致死性病例的敏感性为 100%，但使用该方法将两例软骨发育不全误诊为致死性病例。Hersh 等[101] 提出了一种不同的方法，应用股骨长度低于同孕周第一百分位数、钟形胸廓或骨骼回声降低，预测出25 例骨骼发育不良中 23 例为致死性。

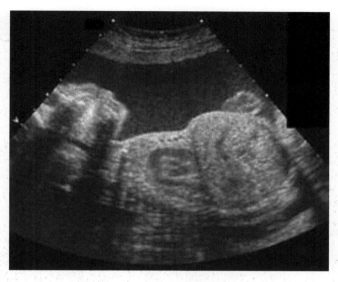

图 11-21 致死性侏儒胎儿的长轴切面显示胸腹比例显著不相称

表 11-11	与胸廓径线变化相关的骨骼发育不良
狭长胸廓	
窒息性胸廓发育不良（Jeune）	
软骨外胚层发育不良（Ellis-van Creveld）	
间向性骨发育不良	
纤维软骨增生	
骨发育不全症	
肢体屈曲症	
Jarcho-Levin 综合征	
软骨成长不全	
成骨不全 Ⅱ 型	
低磷酸酯酶症	
节段异常骨发育不全	
锁骨颅骨发育不良	
短胸廓	
成骨不全（Ⅱ型）	
Kniest 骨发育不良（间向性骨发育不良Ⅱ型）	
Pena-Shokeir 综合征	
胸廓发育不全	
短肋-多指（趾）综合征（Ⅰ型，Ⅱ型）	
致死性侏儒	
脑-肋骨-下颌骨综合征	
锁骨颅骨发育不良综合征	
纯合子型软骨发育不全	
Melnick-Needles 综合征（骨发育不全）	
纤维软骨增生	
耳-腭-指（趾）综合征Ⅱ型	

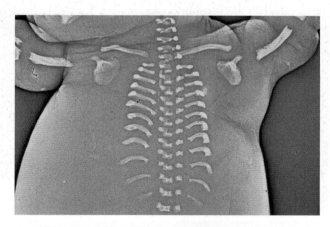

图 11-22 短肋-多指（趾）综合征胎儿，肋骨极短小

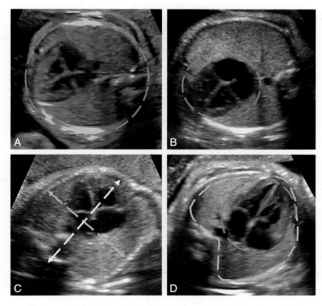

图 11-23 测量胸廓、肺脏和心脏径线的各种方法。A. 胸围。B. 心脏周长。C. 肺直径/胸廓面积比。D. 心脏面积/肺面积比

表 11-12　12~32 周肺面积（手动描记（第 2.5、50、97.5 百分位数））和肺体积[174,198]

孕周	左肺面积			右肺面积			左肺体积			右肺体积			肺总体积		
	2.5th	50th	97.5th	2.5th	50th	97.5th	2.5th	50th	97.5th	2.5th	50th	97.5th	2.5th	50th	97.5th
12	20	36	51	44	58	71	0.63	0.64	0.65	0.59	0.6	0.62	1.37	1.56	1.75
13	26	47	68	42	69	96	0.37	0.57	0.77	0.5	0.75	1	0.85	1.4	1.94
14	36	62	89	48	88	129	0.26	0.69	1.11	0.54	1.06	1.58	0.7	1.65	2.61
15	49	82	114	61	115	169	0.31	0.97	1.64	0.7	1.53	2.36	0.9	2.32	3.74
16	65	104	144	80	148	215	0.49	1.42	2.35	1	2.16	3.33	1.42	3.36	5.31
17	83	130	177	105	186	267	0.79	2.02	3.24	1.42	2.96	4.51	2.25	4.77	7.29
18	103	158	213	134	229	323	1.22	2.76	4.3	1.97	3.92	5.87	3.36	6.52	9.67
19	125	188	252	168	275	383	1.75	3.63	5.51	2.64	5.04	7.44	4.72	8.57	12.4
20	148	220	293	204	325	447	2.38	4.62	6.85	3.43	6.31	9.19	6.31	10.9	15.5
21	172	254	335	243	378	512	3.09	5.71	8.33	4.33	7.73	11.1	8.1	13.5	18.9
22	196	288	380	283	432	580	3.87	6.9	9.92	5.34	9.28	13.2	10.1	16.3	22.6
23	220	323	425	325	486	648	4.71	8.16	11.6	6.45	11	15.5	12.2	19.3	26.5
24	244	358	471	366	541	716	5.58	9.49	13.4	7.64	12.8	17.9	14.4	22.5	30.7
25	268	392	517	406	595	783	6.49	10.9	15.3	8.9	14.7	20.5	16.6	25.8	35
26	290	426	563	445	647	849	7.4	12.3	17.2	10.2	16.7	23.2	18.9	29.2	39.5
27	310	459	609	482	697	913	8.31	13.7	19.1	11.6	18.8	26	21.2	32.7	44.1
28	328	491	653	515	744	973	9.19	15.1	21.1	13	21	29	23.5	36.1	48.7
29	344	521	697	545	787	1029	10	16.6	23.1	14.4	23.2	32	25.7	39.6	53.4
30	358	548	738	569	825	1081	10.8	17.9	25	15.9	25.5	35.1	27.7	42.9	58.1
31	368	573	777	589	858	1127	11.5	19.3	27	17.2	27.7	38.2	29.6	46.2	62.7
32	374	594	814	602	885	1167	12.1	20.5	28.9	18.6	30	41.3	31.3	49.3	67.3

摘自 Peralta CF，Cavoretto P，Csapo B，et al：Assessment of lung area in normal fetuses at 12-32 weeks. Ultrasound Obstet Gynecol 26：718-724，2005；Peralta CF，Cavoretto P，Csapo B，et al：Lung and heart volumes by three-dimensional ultrasound in normal fetuses at 12-32 weeks' gestation. Ultrasound Obstet Gynecol 27：128-133，2006

表 11-13　12~41 周胸廓径线（第 10、50、90 百分位）

孕周	胸廓前后径			胸廓横径			胸廓周长		
	10th	50th	90th	10th	50th	90th	10th	50th	90th
12	11.7	14.2	16.5	11.7	14.2	16.5	11.7	14.2	16.5
13	14.3	17.2	19.8	14.3	17.2	19.8	14.3	17.2	19.8
14	17.1	20.3	23.3	17.1	20.3	23.3	17.1	20.3	23.3
15	19.9	23.4	26.7	19.9	23.4	26.7	19.9	23.4	26.7
16	22.8	26.5	30.2	22.8	26.5	30.2	22.8	26.5	30.2
17	25.8	29.6	33.6	25.8	29.6	33.6	25.8	29.6	33.6
18	28.7	32.6	37.0	28.7	32.6	37.0	28.7	32.6	37.0
19	31.6	35.6	40.5	31.6	35.6	40.5	31.6	35.6	40.5
20	34.2	38.5	43.9	34.2	38.5	43.9	34.2	38.5	43.9
21	36.8	41.4	47.2	36.8	41.4	47.2	36.8	41.4	47.2
22	39.2	44.3	50.4	39.2	44.3	50.4	39.2	44.3	50.4
23	41.5	47.2	53.6	41.5	47.2	53.6	41.5	47.2	53.6
24	43.9	50.0	56.6	43.9	50.0	56.6	43.9	50.0	56.6
25	46.5	52.8	59.5	46.5	52.8	59.5	46.5	52.8	59.5
26	49.1	55.5	62.3	49.1	55.5	62.3	49.1	55.5	62.3

表 11-13　12~41 周胸廓径线（第 10、50、90 百分位）（续）

孕周	胸廓前后径			胸廓横径			胸廓周长		
	10th	50th	90th	10th	50th	90th	10th	50th	90th
27	51.7	58.2	64.9	51.7	58.2	64.9	51.7	58.2	64.9
28	54.2	60.8	67.4	54.2	60.8	67.4	54.2	60.8	67.4
29	56.6	63.4	69.8	56.6	63.4	69.8	56.6	63.4	69.8
30	58.9	65.9	72.3	58.9	65.9	72.3	58.9	65.9	72.3
31	61.1	68.4	74.9	61.1	68.4	74.9	61.1	68.4	74.9
32	63.2	70.9	77.7	63.2	70.9	77.7	63.2	70.9	77.7
33	65.1	73.2	80.6	65.1	73.2	80.6	65.1	73.2	80.6
34	67.0	75.4	83.4	67.0	75.4	83.4	67.0	75.4	83.4
35	68.8	77.3	85.8	68.8	77.3	85.8	68.8	77.3	85.8
36	70.6	79.0	88.0	70.6	79.0	88.0	70.6	79.0	88.0
37	72.5	80.5	90.0	72.5	80.5	90.0	72.5	80.5	90.0
38	74.3	81.9	91.8	74.3	81.9	91.8	74.3	81.9	91.8
39	75.9	83.1	93.5	75.9	83.1	93.5	75.9	83.1	93.5
40	77.5	84.1	94.9	77.5	84.1	94.9	77.5	84.1	94.9
41	78.8	84.9	95.8	78.8	84.9	95.8	78.8	84.9	95.8

摘自 Lessoway VA, Schulzer M, Wittmann BK, et al: Ultrasound fetal biometry charts for a North American Caucasian population. J Clin Ultrasound 26(9): 433-453, 1998

表 11-14　肺发育不良的评估参数

作者	参数	高危胎儿数	患病率（%）	敏感性（%）	特异性（%）	准确率（%）	评估人群
Nimrod 等[163]	TC	45	38	88	96	93	胎膜早破（PROM）；羊水过少；胸腔积液；影响肺发育的其他因素
Heling 等[179]	TTD	29	55	44	50	46	双侧肾缺如；双侧多囊肾；25 周之前慢性胎膜早破；胸腔积液
	APTD			57	42	52	
	LL			29	66	42	
Laudy 等[180,185,208]	TC	40	43	94	38	61	胎膜早破或先天性肾脏疾病导致的长期羊水过少
	CC/TC			76	50	61	
	TC/AC			69	71	70	
	LD			71	93	82	
	TC/AC			86	85	85	
	FL/AC			86	85	85	
	TC			71	89	83	
Gerards 等[181]	3D LV	33	48.5	62	100	81	二维超声和三维超声在 33 例肺发育不良高风险胎儿中的应用
	TC vs FL			25	100	64	
	TC/AC			81	59	70	
	TA/HA			94	47	70	
Vergani 等[182]	3D LV	32	41	85	95	93	35 例肺发育不良高风险胎儿，包括骨骼畸形，胎膜破裂，胸腔积液和双侧肾发育不良
	TC			23	89	62	
	TC/AC			46	74	63	
	TA/HA			23	95	65	
Weaver 等[153]	FL/AC<0.124	23	52	75	91	83	23 例确诊骨骼发育不良的胎儿
	FL/AC<0.16			83.3	41	63	
	O/E TLV<47.9			75	81	78	

2D，二维；3D，三维；AC，腹围；APTD，胸腔前后径；CC，心脏周长；FL，股骨长度；HA，心脏面积；LD，肺直径；LL，肺长度；LV，肺体积；O/E TLV，实测值/预测值肺总体积；PROM，胎膜早破；TA，胸廓面积；TC，胸廓周长；TTD，胸廓横径；US，超声

三维超声测量肺体积 三维超声测量肺体积可以应用两种方法：多平面法[184~190]（图 11-24）和 VOCAL 法（虚拟器官计算机辅助分析，GE 医疗系统，Milwaukee，WI）（图 11-25）[191~198]。文献中提供了三维超声测量肺体积的列线图（表 11-12）[198]。Kalache 等[191]证明 3D 多平面和 3D VOCAL 模式均可用于测量胎儿肺体积，这一结果随后由 Moeglin 等证实[196]。VOCAL 技术的潜在优势是可以获得良好的肺轮廓，尤其是肺轮廓不规则时，比如先天性膈疝。相比之下，使用 3D 多平面技术获得肺体积测量结果更快，通常不到 5 分钟即可完成[196]。最好使用胎儿胸廓横切面获取数据以估测体积[186,198]。Ruano 等[197]使用 VOCAL 方法测量肺体积，将 8 例先天性膈疝尸检时测量的肺体积与 25 例无肺畸形的对照组胎儿肺体积进行比较。三维超声估测实际肺体积的平均相对误差在先天性膈疝为 −7.19%（范围：−42.70%～+18.11%），在正常胎儿为 −0.72%（范围：−30.25%～+19.22%）。Barros 等[190]研究了 24 例骨骼发育不良的胎儿，并应用 VOCAL 测量总肺体积。肺体积低于同孕周第 5 百分位数定义为肺体积减少。出生时诊断为致死性肺发育不良的 18 例胎儿中，83% 肺总体积低于同孕周第 5 百分位数。肺体积相较胸围、胸围/腹围比和胸廓面积/心脏面积比能更准确地预测肺发育不良。

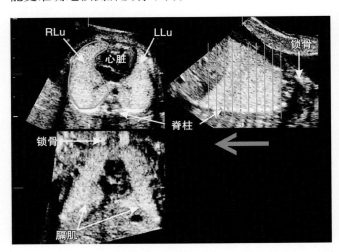

图 11-24 三维超声多平面技术测量胎儿肺脏。应用序列图像（绿色垂直线）获取肺脏横切面。描绘出右肺（RLu）轮廓。在连续的横切面（绿色箭头）上，依次描绘肺轮廓获得胎儿肺体积。LLu，左肺（摘自 Kalache KD，Espinoza J，Chaiworapongsa T，et al：Three-dimensional ultrasound fetal lung volume measurement：a systematic study comparing the multiplanar method with the rotational（VOCAL）technique. Ultrasound Obstet Gynecol 21；111，2003）

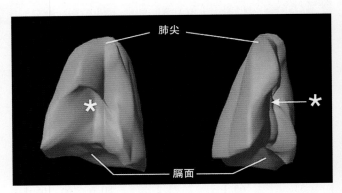

图 11-25 通过 VOCAL 获取的右肺体积三维超声模型。注意胎儿心脏导致的切迹（星号）。图中左侧为正面观，右侧为侧面观（摘自 Kalache KD，Espinoza J，Chaiworapongsa T，et al：Three-dimensional ultrasound fetal lung volume measurement：a systematic study comparing the multiplanar method with the rotational（VOCAL）technique. Ultrasound Obstet Gynecol 21；111，2003）

磁共振成像评估肺发育不良 建议通过 MRI 评估肺体积的参数包括相对肺体积（实测/预期肺体积比值）、肺体积/估测的胎儿体重（LV/EFW）比值和肺/脑脊液信号强度（L/SF）比值[199~206]。胎儿肺体积随孕周呈线性增加，其中右肺体积占胎儿总肺体积的 56%[200]。MRI 评估有肺发育不良风险胎儿的肺体积显著降低[203]，MRI 评估可能比超声更有效[204]。此外，在肺发育不良的胎儿中，T2 加权成像的信号强度降低和 L/SF 比值的改变已有报道[202,205,206]。

多普勒评估气管液体流动 Kalache 等[207]提出，移动到气管中的肺液体积对分析胎儿肺功能可能有用。在一项包括 6 例先天性膈疝和 5 例同孕周健康胎儿的病例对照研究中，研究者对这一假设进行了检验。分析的参数包括：①吸气期的长度；②呼气期的长度；③吸气和呼气期的峰值速度；④在呼吸过程中气管内移动液体的体积估值，计算方法为：

$$体积 = VTI×\pi×(d×0.5)^2$$

VTI = 速度时间积分，d = 距离。在无并发症的妊娠中，估测与呼吸相关的气管内液体体积随着孕周增加而增加（从 26 周时的（0.21±0.10）ml/呼吸，至 36 周时的（1.37±0.48）ml/呼吸），而在死于肺发育不良的膈疝胎儿中则显著降低。幸存者的气管内液体体积与对照组相当。

肺动脉的多普勒速度 肺发育不良时，肺血管床发育不良和结构改变可能导致肺血管阻力增加和肺动脉顺应性降低[208]。因此，一些研究人员试图利用多普勒测量肺动脉及其分支，鉴别出有肺发育不良风险的胎儿[180,209~213]。然而，在有肺发育不良风险胎儿中观察到的阻力指数或搏动指数[209,211]并未持续增加[210],并且当它增加时并不优于胸廓测量[180]。其他多普勒参数,如加速时间,也被提出用于识别有肺发育不良风险的胎儿[214]。

手和足的评估

应当检查胎儿的手足以排除多指(趾)畸形(polydactyly)(图 11-26)、短指(趾)畸形和肢体末端姿势异常,如变形性骨发育不良(diastrophic dysplasia,DTD)中所见。表 11-15 为整个妊娠期间胎儿足部大小的列线图。表 11-16 罗列了与手足畸形相关的疾病。手、足和四肢末端其他部位不相称也可能是骨骼发育不良的征象。图 11-27 列出了股骨长度与足底长之间的关系。股骨长/足底长比

值在 14~40 周期间几乎恒定,平均值为 0.99(标准差 ±0.06)。比值低于 0.87 认为是异常的[215]。虽然有报道称骨骼发育不良胎儿该比值减低,但需要更多的经验来确定该方法的诊断价值[216]。预计可能有少部分正常胎儿的比值也存在异常。同肢体的其他生物学参数一样,与正常值下限存在大的偏差可能有统计学意义。

胎儿颅骨的评估

一些骨骼发育不良与膜内成骨缺乏有关,因此,颅骨也会受到影响。颅骨的检查可表现为骨化差(表 11-17)、额部隆起(图 11-28)或三叶草畸形(图 11-29)。表 11-17 列出了各种骨骼发育不良中的颅骨和面部异常。

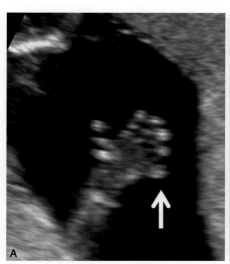
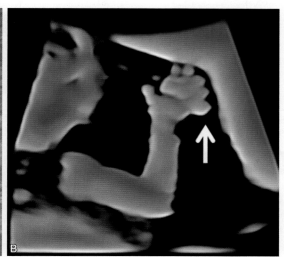

图 11-26　二维图像(A)和三维超声高分辨率仿真渲染模式(B)显示轴后多指(箭头)

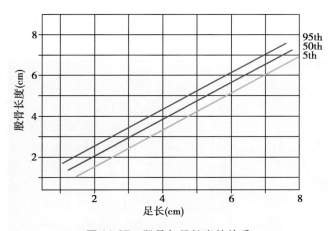

图 11-27　股骨与足长度的关系

表 11-15　妊娠期胎儿足长(第 3、50、97 百分位)(cm)(译者注:单位应为 mm)			
孕周	足长		
	3rd	50th	97th
12	5.9	8.9	11.8
13	8.5	11.7	14.9
14	11.3	14.6	18.0
15	14.0	17.6	21.2
16	16.8	20.6	24.4
17	19.6	23.6	27.6
18	22.4	26.6	30.8
19	25.2	29.6	34.0
20	28.0	32.6	37.2
21	30.8	35.6	40.4
22	33.5	38.6	43.6
23	36.0	41.5	46.7

表 11-15   妊娠期胎儿足长（第3、50、97 百分位）（cm）（译者注：单位应为 mm）（续）

孕周	足长		
	3rd	50th	97th
24	38.9	44.4	49.8
25	41.5	47.2	52.8
26	44.1	50.0	55.8
27	46.6	52.7	58.7
28	49.1	55.3	61.6
29	51.4	57.9	64.3
30	53.7	60.4	67.0
31	55.9	62.8	69.6
32	58.0	65.1	72.1
33	60.0	67.3	74.5
34	61.9	69.4	76.8
35	63.7	71.4	79.0
36	65.4	73.3	81.1
37	66.9	75.0	83.1
38	68.4	76.7	85.0
39	69.7	78.2	86.7
40	70.9	79.6	88.3
41	71.9	80.8	89.7
42	72.8	81.9	91.0

摘自 Chitty LS, Altman DG：Charts of fetal size：limb bones. Br J Obstet Gynaecol 109：919-929,2002

表 11-16   多指（趾）和并指（趾）相关的骨骼发育不良

轴后多指（趾）
软骨外胚层发育不良
短肋-多指（趾）综合征（Ⅰ型，Ⅱ型）
窒息性胸廓发育不良
耳-腭-指（趾）综合征
肢中部发育不良，Werner 型（与拇指缺失相关）
轴前多指（趾）
软骨外胚层发育不良
短肋-多指（趾）综合征Ⅱ型
Carpenter 综合征
并指（趾）
Poland 综合征
尖头并指畸形（Carpenter 综合征，Apert 综合征）
耳-腭-指（趾）综合征Ⅱ型
肢中部发育不良，Werner 型
血小板减少-桡骨缺如（TAR）综合征
短指（趾）畸形
肢中部发育不良，Robinow 型
耳-腭-指（趾）综合征
搭便车样拇指（hitchhiker thumbs）
变形性骨发育不良
马蹄内翻足畸形
变形性骨发育不良
成骨不全
Kniest 骨发育不良
脊椎骨骺发育不良

表 11-17   颅骨和面部畸形相关的骨骼发育不良

巨颅症
软骨发育不全
软骨成长不全
致死性侏儒
成骨不全
锁骨颅骨发育不良
低磷酸酯酶症
肢体屈曲症
短肋-多指（趾）综合征Ⅲ型
Robinow 型肢中部发育不良
耳-腭-指（趾）综合征
三叶草状颅骨
致死性侏儒
肢体屈曲症
其他狭颅症
Apert 综合征
Carpenter 综合征
先天性白内障
点状软骨发育不良
腭裂
窒息性胸廓发育不良
Kniest 骨发育不良
变形性骨发育不良
脊椎骨骺发育不良
肢体屈曲症
Jarcho-Levin 综合征
Ellis-van Creveld 综合征
短肋-多指（趾）综合征，Ⅱ型
间向性骨发育不全
耳-腭-指（趾）综合征，Ⅱ型
节段异常骨发育不全
Robert 综合征
上唇短
软骨外胚层发育不良
小颌
肢体屈曲症
变形性骨发育不良
Weissenbacher-Zweymüller 综合征
耳-腭-指（趾）综合征
Pena-Shokeir 综合征
血小板减少-桡骨缺如（TAR）综合征
Langer 综合征

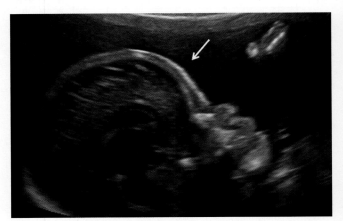

图 11-28   软骨成长不全的胎儿正中矢状切面显示前额隆起（箭头）

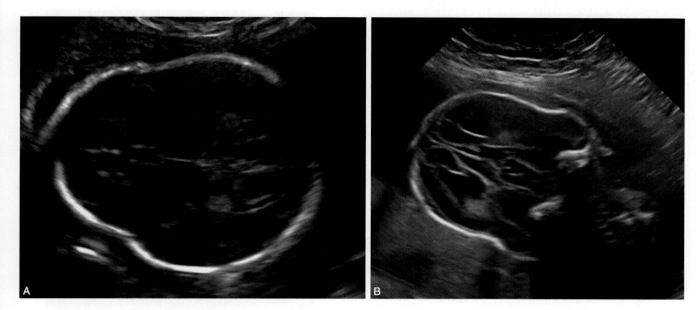

图 11-29　致死性侏儒患者轻微的三叶草状颅骨。A. 横切面。B. 冠状切面

胎儿颜面部的评估

胎儿颜面部超声检查对骨骼发育异常的评估和诊断至关重要,因为许多疾病都与特征性异常有关[217]。超声很容易对大部分 16~20 周以后的胎儿进行面部评估。检测面部异常最可靠的单一切面是矢状切面。该切面可以确定多种骨骼发育不良的面中部发育不全,如致死性侏儒、软骨发育不全、肢体屈曲症、成骨不全和先天性脊椎骨骺发育不良(spondyloepiphyseal dysplasia congenita)[86,217]。

正中唇裂时上唇的中央部分缺失,正中矢状切面无法显示上唇。双侧唇裂的正中矢状切面图像将有所变化,取决于中线上残留的上颌骨前组织的多少。单侧唇裂的正中矢状切面可能相对正常,但旁矢状切面会显示裂口。因此唇裂应该通过唇部冠状切面加以证实。

唇裂患者中有 66% 合并腭裂。由于面部骨骼声影的影响,单纯腭裂更难被超声诊断。在唇腭裂的产前诊断方面,3D 超声优于 2D 超声[135,218,219]。3D 超声相较于 2D 超声的潜在优势包括以下内容:①即使原始扫描平面获自不同方向,也可以显示真正的唇部冠状切面;②3D 标准化多平面成像技术在疑似病例中更容易显示上颌骨的牙槽嵴;③使用多平面技术可以更准确地定位上颌骨的牙槽嵴,因为这个区域很容易被误认为下颌嵴[220,221]。唇/腭裂

的渲染视图对于病人的咨询也特别有用[220,222,223]。3D 面部反向视图是一种用于观察胎儿腭的新技术,已被用于分析面裂的产前特征,特别是硬腭裂[224]。该技术是将容积数据围绕垂直轴旋转 180°以检查继发腭。Campbell 等[225]曾报道,使用这种渲染技术,8 例疑似口面裂患者中只有一例软腭裂漏诊。最近研究推荐使用 MRI 来评估超声识别的胎儿唇腭裂。MRI 似乎能更好地评估继发腭的受累程度以及裂口大小,因为相邻骨结构的声影不会影响胎儿的 MR 图像[226~230]。

骨骼发育不良病例中常见到小颌畸形(micrognathia)(表 11-18)[231~233]。为了给产前诊断小颌畸形提供一个客观的方法,Paladini 等[234]提出了下颌指数(jaw index),即下颌骨前后径与双顶径的比值。在 198 例先天畸形的胎儿中(其中 11 例在尸检或出生时发现小颌畸形),根据下颌指数低于 23 的标准,正确识别了所有的小颌畸形病例,假阳性率为 2%。Rotten 等[235]提出了两个参数来区分下颌后缩(retrognathia)和小颌畸形:下颌面部角(inferior facial angle,IFA)(图 11-30)和下颌骨/上颌骨(MD/MX)宽度比值(the mandible width/maxilla width ratio)(图 11-31)。下颌面部角是胎儿面部正中矢状切面上下列两条线之间的夹角:①参考线,于鼻根处垂直于前额做一条直线。②轮廓线,在颏的最突出点与最突出的唇部前缘之间连线。在胎儿面部异常的高危人群中,下颌面部角小

表 11-18 小颌畸形相关的骨骼发育不良
肢体屈曲症
变形性骨发育不良
耳-腭-指(趾)综合征
软骨成长不全
肢中部发育不良
Pena-Shokeir 综合征
Treacher Collins 综合征
Nager 面骨发育不全
口下颌-肢体发育不全(oromandibular limb hypogenesis)
Goldenhar 综合征
骨发育不全症
Hydrolethalus 综合征

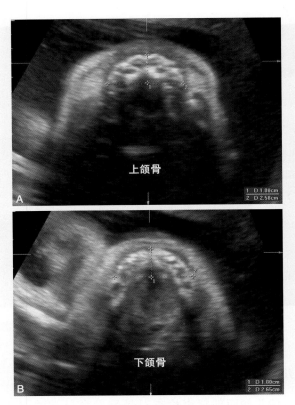

图 11-31　下颌骨/上颌骨(MD/MX)宽度比值,在下颌骨(B)和上颌骨(A)的横切面,分别在骨前缘后方10mm 处测量宽度

于 50°鉴别下颌后缩的敏感性为 100%,特异性为98.9%。在下颌骨和上颌骨的横切面计算 MD/MX比值,实际测量时在骨前缘后方 10mm 处测量宽度;应用 MD/MX 比值小于 0.8(妊娠 18～28 周)正确识别出了 3 例 Treacher Collins 综合征中的小颌畸形。

　　眶内径和眶间径也应测量,因为在骨骼发育异常的情况下可能会出现眼距过远(表 11-19)。

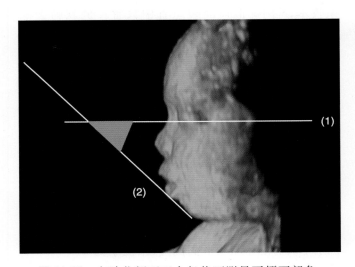

图 11-30　在胎儿颜面正中矢状面测量下颌面部角。角度为两线之间的夹角:(1)参考线,于鼻根处垂直前额额骨做一条直线;(2)轮廓线,在颏的最突出点与最突出的唇部前缘之间连线(摘自 Mittermayer C,Blaicher W,Brugger PC,et al:Foetal facial clefts:prenatal evaluation of lip and primary palate by 2D and 3D ultrasound. Ultraschall Med 25:120-125,2004.)

表 11-19 眼距过宽相关骨骼发育不良	
耳-腭-指(趾)综合征	Coffin 综合征
先天性多发性关节挛缩	Klippel-Feil 综合征
Larsen 综合征	Apert 综合征
Roberts 综合征	Sprengel 畸形(先天性高肩胛症)
锁骨颅骨发育不良	肢中部发育不良
软骨发育不全	Holt-Oram 综合征
肢体屈曲症	

胎儿脊柱的评估

　　所有疑似骨骼发育不良的胎儿都必须对脊柱进行超声评估。应评估下列参数:

　　椎体　胎儿椎体由三个骨化中心组成,包括一个椎体和两个椎弓板[236-239]。胎儿椎体骨化中心的异常可引起半椎体(hemivertebra)(图 11-12)、蝴蝶椎(butterfly vertebrae)、脊柱发育不良(图 11-32)或脊椎分节不全(block vertebrae),从而导致先天性脊柱侧弯(scoliosis)(图 11-10,图 11-11)。一项关于半椎体合并其他畸形的研究表明，产前发现半椎体的 27 例胎儿中有 16 例（59%）合并其他畸形，包括胃肠道、肾脏、面部、四肢和颅脑异常；合并其他畸形的胎儿中仅有五例存活[236]。通常这些畸形并不是非整倍体的风险因素。肋骨缺陷通常与胸椎异常有关。

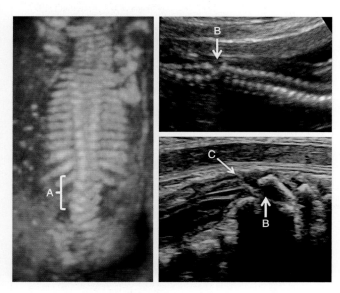

图 11-32　脊柱形成发育异常：胸腰段复杂的椎骨分节（A）、椎管闭塞（B）、脊髓拴系（C）

应用高频超声可以诊断扁平椎（platyspondyly）（图 11-9）[240]。通过计算椎体间隙与椎体高度的比值可以对扁平椎进行客观评价[59]。

椎骨裂可以是纵向的或横向的，完全的或不完全的[68]。椎骨冠状裂是妊娠 16 周后，前、后初级骨化中心未能融合的结果，可通过产前超声检查观察到[241,242]。椎体矢状裂被认为是由于胚胎时期外胚层和内胚层之间的粘连而导致的脊索局部分裂的表现。Westvik 和 Lachman[242] 基于国际骨骼发育异常登记处（international skeletal dysplasia registry），对椎骨裂在骨骼发育不良诊断中的价值进行了评估。作者报道了在 40 种不同骨骼发育不良疾病中的椎体冠状裂和矢状裂。冠状裂较矢状裂更为常见，主要位于胸腰段。椎体裂在骨发育不全症（88%）中最常见，其次是点状软骨发育不良（79%）、节段异常骨发育不良（dyssegmental dysplasia）（73%）、Kniest 骨发育不良（63%）和短肋-多指（趾）综合征（short rib-polydactyly syndrome，SRPS）（53%）[242]。作者得出结论，椎体裂在这几类骨骼发育不良中具有重要的诊断价值。

脊柱曲度　引起脊柱侧弯最常见的骨骼异常是单侧椎体未分节伴对侧半椎体[236,243~246]。先天性脊柱侧弯也可能发生椎管闭合不全。神经管缺陷与其他脊椎异常之间存在明显的病因学关系。先天性脊柱侧弯患儿的同胞发生神经管缺陷的风险为 4%[247]。在单一半椎体以及多发椎体异常（伴或不伴神经弓缺陷）患儿的同胞中这种风险会增加。胎儿脊柱侧弯的鉴别诊断包括神经管缺陷、大的腹壁缺损、羊膜带综合征、尾部退化综合征和半椎体。软骨成长不全和其他疾病中可发现腰椎椎体未骨化[248~250]。

脊髓圆锥　Hoopmann 等[251] 对胎儿脊柱进行了详细的超声评估，并指出脊髓圆锥末端到骶骨的距离，可用于确诊具有短躯干（shortened trunk）的骨骼发育不良胎儿（图 11-33）。该研究中，所有出生时短躯干的胎儿与正常胎儿相比，脊髓圆锥末端到骶骨的距离要短得多。作者认为，评估脊髓圆锥可能有助于评估骨骼发育不良。

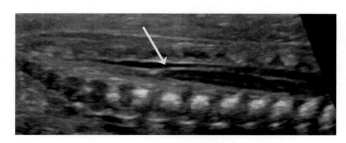

图 11-33　21 周胎儿的脊髓圆锥（箭头）

内脏器官的评估

应当对心血管、泌尿生殖系统、胃肠道和中枢神经系统（CNS）的器官进行详细检查，以鉴别诊断伴有胎儿骨骼异常的综合征。例如，先天性心脏病是 Ellis-van Creveld 综合征和 Holt-Oram 综合征的显著特征[252,253]。

胎动

最早在妊娠 11 周进行详细的解剖学评估时可以识别正常胎动[254~257]。在一些骨骼疾病中可以观察到异常的胎动，包括关节挛缩（arthrogryposis）、神经肌肉结缔组织疾病、肌发育不良（肌肉生长不足）、血管损伤以及脊髓异常。发生胎动异常或无胎动的最常见的情况是胎儿运动机能丧失变形序列（fetal akinesia deformation sequence，FADS）或 Pena-Shokeir 综合征以及关节挛缩[258]。在 FADS 中,胎动的幅度、速度和复杂度显著降低[259,260]。在关节挛缩症中,肢体远段姿势固定,肢体运动幅度降低。Abdulkadir 等[261] 报告了一例致死性侏儒胎儿在 32 周时独特的胎动模式,包括四肢僵硬外展、肘关节和膝关节屈曲、缺乏同步运动、颈部过度伸展以及有节奏的躯干分节运动。

新生儿评估

即使产前已尽全力准确诊断,依然需要对新生儿进行仔细评估[92]。评估内容应包括骨骼放射学检查和由遗传学家或在骨骼发育不良领域经验丰富的专业人员进行的详细体格检查。X 线片应包括头颅的前后位(AP)、侧位和汤氏(Towne)位,脊柱、四肢和肩胛骨[262] 的 AP 位,以及手和足单独成像。Veeramani 等[263] 报道,在 69% 的骨骼发育不良患者中,全骨骼 X 线检查有助于做出正确诊断。在致死性骨骼发育异常中,应该进行软骨-骨组织的组织学检查,因为这些信息可能有助于医生做出特定的诊断。染色体研究也应该包括在内,因为有一组特定的骨组织疾病与细胞遗传学异常有关。生化研究在某些情况下是有帮助的(例如低磷酸酯酶症)。如果表型提示代谢紊乱(例如黏多糖贮积症(mucopolysaccharidosis)),则可以考虑酶活性测定。分子诊断可用于已发现特定基因突变的疾病,或疑似特定诊断的疾病,建议所有病例都应保存 DNA[33,34,264]。全基因测序越来越有助于诊断疑似遗传病。

颈项透明层增厚与骨骼发育不良

在染色体正常的妊娠中,颈项透明层(NT)增厚与严重畸形的风险增加相关,包括骨骼发育不良[115,268-272]。在一个多中心筛查项目中,采用母亲年龄和 NT 相结合的方法对 100 000 例孕妇进行了 21 三体筛查,发现 NT 增厚与种类繁多的骨骼发育不良之间显著相关[265]。此外,一些病例报告和小型系列研究已经证实,在染色体正常的胎儿中,NT 增厚与骨骼异常之间可能也存在相关性。表 11-20 列出了与 NT 增厚相关的骨骼发育不良疾病。

表 11-20　与 NT 增厚相关的骨骼发育不良

骨骼发育不良	作者,年份
软骨成长不全	Hewitt,1993[273];Soothill,1997[274];Fisk,1991[452]
软骨发育不全	Fukada,1997[275];Hernadi,1997[276]
窒息性胸廓发育不良	Ben Ami,1997[672];Hsieh,1999[591]
Blomstrand 型骨软骨发育不良	den Hollander,1997[277]
躯干发育异常症(campomelic acampomelic dysplasia)	Michel-Calemard,2004[271]
肢体屈曲症	Hafner,1998[278]
锁骨颅骨发育不良	Hiippala,2001[279]
软骨外胚层发育不良(Ellis-van Creveld)	Venkat-Raman,2005[280]
变形性骨发育不良	Ngo,2007[281]
缺指(趾)外胚层发育不良	Leung,1995[282]
Fanconi 贫血	Tercanli,2001[283]
胎儿运动机能丧失变形序列	Souka,1998[268];Hyett,1997[284];Madazli,2002[285]
低磷酸酯酶症	Souka 等,2002[270]
Jarcho-Levin 综合征	Eliyahu,1997[286];Souka,1998[268]
成骨不全 II 型	Makridymas,2001[269]
成骨不全 III 型	Vimecarti,2013[287]
短肋-多指(趾)综合征	Hill,1998[288]
并腿畸形(sirenomelia)	Hewitt,1993[273]
致死性侏儒	Ferreira 等,2004[289]
血小板减少症-桡骨缺如综合征	Witters 等,2005[272]
VACTERL 联合征	Souka,1998[268]

VACTERL,脊椎异常、肛门闭锁、心脏畸形、气管食管瘘、肾脏异常、肢体缺陷
上标数字表示本章末尾列出的参考资料

骨软骨发育不良

越来越多的骨骼发育不良在宫内得到诊断,本章并没有足够详尽地描述每一种疾病。关于骨骼疾病的分类和分子诊断的详细信息,有兴趣的读者可以参

考国际骨体质性疾病的命名和分类[36]。关于评估骨骼发育不良的产前和产后影像学方法的详细资料,我们强烈推荐 *Fetal and Perinatal Skeletal Dysplasias; An Atlas of Multimodality Imaging* 一书,该书由 Christine Hall、Amaka Offiah、Francesca Forzano、Mario Lituania、Michelle Fink 和 Deborah Krakow 编著[161]。下面的讨论介绍与产前诊断相关的几种最常见的疾病。

软骨发育不全,致死性侏儒,软骨发育低下

软骨发育不全,致死性侏儒和软骨发育低下这些疾病都是由成纤维细胞生长因子受体-3 基因(fibroblast growth factor receptor-3 gene,*FGFR 3*)的不同突变引起的,所以将在同一节中讨论[290-297]。*FGFR 3* 的突变是一种功能获得性突变,它产生一种在没有配体结合的情况下能够启动细胞内信号通路的组成性激活蛋白[298,299]。这种激活导致骨过早成熟[299]。致死性侏儒与软骨发育不全/软骨发育低下的重要临床区别在于致死性侏儒的肋骨明显短小,导致肺体积受限,呼吸功能不全,出生后数小时或数天内死亡[300]。

软骨发育不全

软骨发育不全是最常见的非致死性骨骼发育不良,一种具有完全外显性的常染色体显性遗传疾病,出生患病率约为 1:10 000 至 1:50 000[301-303]。临床表现为四肢肢根短小,肢体轻度弯曲,腰椎显著前凸和头颅增大[304]。手和足的骨头都很短(短指(趾))。头颅大(巨头畸形),前额隆起,面中部发育不全,鼻梁低平,下颌骨宽。软骨发育不全在妊娠期常被误诊[305]。Modaff 等[306] 回顾性收集了相继诊断为软骨发育不全婴儿的 37 例产前超声检查资料。37 例软骨发育不全婴儿中 9 例(24%)有家族史,这 9 例在产前均被准确诊断。在没有软骨发育不全家族史的 28 例婴儿中,有 16 例(57%)在超声检查中被确认有异常,但没有被明确诊断。5 例诊断为软骨发育不全"可能性大",另外 4 例并未得到某种骨骼发育不良的非特异性(但适当的)诊断,未做指定。其中 7 例(25%)误诊为致死性或非常严重的疾病。

产前诊断这种疾病的主要困难是,在大多数情况下,长骨发育异常直到晚孕期才被发现[74,304]。然而,产前诊断软骨发育不全是可能的,并已有文献报道[307-310]。例如,"三叉手"(第三、第四指骨间距增大)是软骨发育不全的一个特殊的征象[311,312](图 11-34)。Patel and Filly[313] 描述了软骨发育不全亲代的纯合子、杂合子与未受累儿童股骨长度生长曲线存在明显差异。纯合子软骨发育不全的胎儿早在妊娠 14.0~16.5 周(平均 15.6 周)即出现股骨长低于第 3 百分位数,而杂合子软骨发育不全胎儿的股骨长在妊娠 18.2~26.2 周(平均 21.5 周)才低于第 3 百分位数[313]。最近,Tonni 等[303] 报道了 1 例胎儿软骨发育不全与早孕期颈项透明层增厚的关系,Kaladimas 等[314] 报告了 1 例胎儿软骨发育不全合并多发颅缝早闭。Khalil 等认为在妊娠 20~23 周内近端股骨角的增大有助于识别胎儿软骨发育不全[160]。

99% 以上的软骨发育不全患者具有 *FGFR 3* 基因两个突变中的一个,该基因位于 4 号染色体的短臂上[315-317]。最常见的突变是鸟嘌呤转换为腺嘌呤(G-to-A),在氨基酸 380 的 1138 位核苷酸处,约 1% 受累者在同一核苷酸的鸟嘌呤到胞嘧啶(G-to-C)的颠换[290,317]。当一个嘧啶取代嘌呤时发生颠换,反之亦然,当一个嘧啶取代一个嘧啶或者一个嘌呤取代一个嘌呤,就发生点突变[264]。G380R 突变可激活 *FGFR3* 基因的组成活性,从而阻碍软骨细胞增生和分化,导致长骨短小。值得注意的是,所有新发突变都发生在父系等位基因上,这表明 *FGFR3* 在精子发生过程中的突变性增加,与父亲年龄的增加有关[318]。如果父母一方或双方患有软骨发育不全,产前可以通过绒毛膜取样(CVS)获得胎盘组织,或者在羊膜腔穿刺获得胎儿细胞,从而做出分子诊断[308,319,320]。分子分析还可以根据超声检查结果识别出可疑患有软骨发育不全胎儿的突变。

杂合子软骨发育不全可适应正常生活且智力发育正常。然而,可能导致脊髓压迫的延颈髓交界异常,使软骨发育不全的婴儿面临致命后遗症的危险[321]。颈髓减压手术可以通过减少与脊髓损伤相关的神经并发症来挽救生命,且可以消除中枢性呼吸暂停引起猝死的风险[322]。纯合子状态下(父母均为软骨发育不全时 25% 的子代出现),这种疾病通常在出生后 2 年内是致死性的[301]。然而,已报道 1 例存活到 37 个月的病例[323]。纯合子软骨发育不全的放射学特征介于致死性侏儒和杂合子软骨发育不全之间。

生长激素(GH)治疗软骨发育不全已被提出[324]。应用 GH 治疗 2 年的儿童身高在第一年增加(6.5±1.8)cm,第二年增加(4.6±1.6)cm,明显高于治疗前(3.9±1.0)cm[325]。然而,已有报道对 GH 治疗存在个体差异[326]。其他创新的治疗方法包括选择性化学抑制剂下调 *FGFR 3* 的酪氨酸激酶活性[302],阻断干扰 FGF 配体与 *FGFR 3* 结合的抗体[302],C 型钠尿肽过表达的靶向治疗[327]。

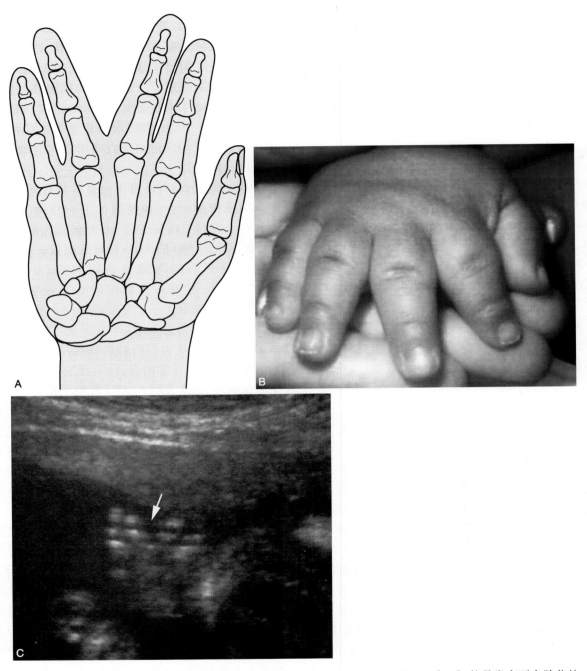

图 11-34　A. 图片显示第三和第四指分离。B. 软骨发育不全患儿照片,显示三叉手。C. 软骨发育不全胎儿的宫内超声图像,第三、第四指骨分离的三叉手(箭头)

伴发育迟缓和黑棘皮病的严重软骨发育不全

Tavormina 等[328] 在 4 名无血缘关系的骨骼发育不良患者中发现一个 *FGFR 3* 错义突变,接近致死性侏儒 Ⅰ 型的严重程度。4 名患者中有 3 名从儿童早期开始就有大范围的黑棘皮病,患有严重的神经损伤,在没有延长生命支持措施的情况下度过了婴儿期。与该表型相关的 *FGFR 3* 突变(A1949T:Lys650Met)发生在致死性侏儒 Ⅱ 型突变(A1948G:Lys650Glu)相邻的核苷酸处,并导致不同的氨基酸取代。本研究的作者将 Lys650Met 突变引起的表型称为"伴发育迟缓和黑棘皮病的严重软骨发育不全"(severe achondroplasia with developmental delay and acanthosis nigricans,SADD-AN),因为它与其他已知的 *FGFR 3* 突变的表型有显著差异。SADDAN 还与罕见的骨骼畸形有关,如股骨反向弯曲(即顶点朝后)与胫腓骨弯曲,以及锁骨呈所谓的公羊角样弯曲。这种情况与三叶草形头颅或颅缝早闭无关联[329]。

致死性侏儒

致死性侏儒是最常见的致死性骨骼发育不良[38]。其特征为严重的肢根短肢,躯干长度正常,胸廓狭窄,头部大,前额突出。其出生患病率为 0.24/10 000~0.69/10 000[39,40,293,330]。已确认出两种亚型(Ⅰ型和Ⅱ型),其表型根据头颅形状和股骨形态区分。Ⅰ型的特征表现是弯曲的"电话听筒样"股骨[331](图 11-35),没有或轻微的三叶草形头颅;而Ⅱ型表型以严重的三叶草形头颅(图 11-29)及短而直的长骨为特征[331~335]。三叶草形头颅是由于冠状缝和人字缝过早闭合,颅底发育不良伴继发性骨性融合,或原发性脑发育障碍伴颅骨继发变形。这两种类型的鉴别诊断取决于放射学表现和组织学特征。致死性侏儒的两种类型都是常染色体显性遗传。大多数致死性侏儒的病例(所有Ⅰ型和大多数Ⅱ型)都是散发性的。一些Ⅱ型家族性病例已被报道[336~339]。FGFR3 基因的不同突变导致两种不同类型的致死性侏儒[301,336,338,340]。约 90% 的致死性侏儒Ⅰ型患者中可见到 3 类常见的突变(R248C、Y373C 和 S249C)[298,341,342]。重要的是,高达 99% 的Ⅰ型突变和 99% 以上的Ⅱ型突变可通过 FGFR3 的分子遗传学检测来鉴定。所有Ⅱ型致死性侏儒患者已检测出 FGFR3 突变 p. Lys650Glu[343] 和几乎所有Ⅱ型病例中都发现有 1 个突变(K650E)[343~345]。Camera 等[346] 报道了 1 例患者,具有Ⅰ型致死性侏儒的常见基因突变但临床表型为软骨发育不全。虽然嵌合被认为是轻微表型的一种可能解释,但在口腔黏膜细胞或血液中没有发现嵌合现象。

产前声像图表现取决于致死性侏儒的具体类型[241]。三叶草形头颅合并短肢畸形是致死性侏儒Ⅱ型的特征。虽然肢体屈曲综合征也可有三叶草形头颅,但不合并短肢畸形。侧脑室扩张、巨颅和羊水过多也是致死性侏儒的常见表现。在约 37% 的产后患儿中观察到小脑发育不全[300]。颅骨相对较大,前额隆起,鞍状鼻,并有眼距过远。其他表现包括肋骨短,扁平椎(图 11-9,图 11-36),以及手和足的管状骨短而宽。

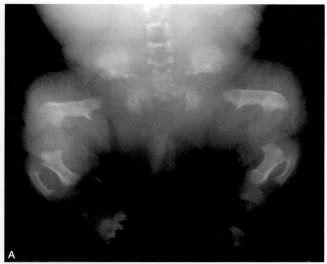

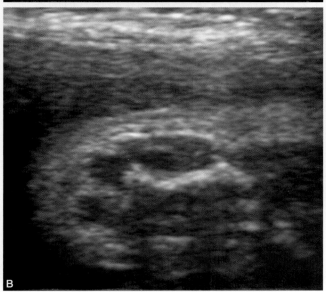

图 11-35 A.致死性侏儒患者的 X 线片。明显的肢体缩短,股骨呈特征性弯曲"电话听筒"样改变。B.致死性侏儒患儿的超声声像图,显示股骨明显短缩并弯曲

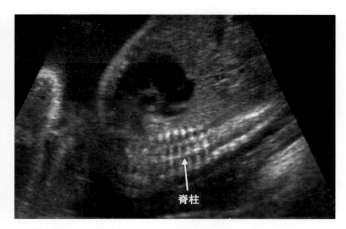

图 11-36 致死性侏儒胎儿的扁平椎(Courtesy of Theera Tongsong,MD,and Suchaya Luewan,MD)

致死性侏儒与颅内畸形的具体类型相关,其特征为:巨脑(100%)、海马发育不良(100%)、齿状回发育不全(100%)、多小脑回(97%)、颞叶增大(93%)、异常深的横沟穿过内下颞叶(88%)、室管膜下神经元异

位（81%）和蛛网膜下腔神经胶质异位症（79%）[300]。颅脑异常类型的详细描述见神经病理学文献，其在致死性侏儒Ⅰ型和Ⅱ型中的发生率相似[300]。在进行致死性侏儒的小鼠模型研究表明，脑皮质畸形是由脑皮质塑型、增殖和凋亡的复合障碍引起的。结果导致脑回形态异常、局部发育不良和表面积改变（特别是颞叶增生和脑沟过早形成）[300,347]。肉眼可见的脑回异常和颞叶增大是这种疾病的特征表现，在中孕期进行超声检查时已经出现[300,348]。

致死性侏儒的鉴别诊断包括短肋-多指（趾）综合征、纯合子软骨发育不全（亲代均受累）和窒息性胸廓发育不良（通过长骨的轻微缩短和正常椎骨来鉴别）。Horton 等[349] 回顾了几例致死性侏儒的放射学表现，识别一组具有严重的扁平椎特征的不同疾病。这些疾病包括 Torrance，San Diego，Lutton 和 Shiraz 型伴有扁平椎的致死性软骨发育不全。这些疾病的鉴别诊断依赖于组织学和放射学特征。伴有扁平椎的致死性骨骼发育不良-San Diego 型具有 *FGFR3* 基因突变，这种基因突变与致死性侏儒Ⅰ型相关在以前就已经有报道[350]。

致死性侏儒是一种致死性畸形，尽管有存活数月的报道[339,349,351~354]。产前超声诊断已经有文献记载[111,249,355~372]，包括三胎妊娠中的一例[237]。可通过绒毛膜取样或羊膜腔穿刺进行产前诊断[135,373~375]。

软骨发育低下

尽管软骨发育低下的临床症状和放射学表现较软骨发育不全轻微，但软骨发育低下是一种与软骨发育不全相似的常染色体显性遗传性疾病[376]。软骨发育低下可由 *FGFR3* 基因突变导致[377,378]，即便遗传异质性被怀疑[379,380]。这种疾病的发病率和患病率尚未确定，部分原因是缺乏明确一致的诊断标准，这使得回顾文献中的许多研究数据是困难的。大部分散发病例由新发突变引起[381]。

FGFR3 的两个突变（C1620A 和 C1620G）可导致赖氨酸在密码子 540（N540 K）处取代天冬酰胺，已确认可引起软骨发育低下[291,382]。其他几个 *FGFR3* 突变被认为引起一些少数的软骨发育低下。另外，尽管尚未发现致病性基因突变，*IGF1* 基因被认为与软骨发育低下有关[379]。

软骨发育低下与软骨发育不全的鉴别诊断是，软骨发育低下未累及颅骨，且无胫骨弯曲[376,383~387]。然而，需要注意的是，3 例 *FGFR3* 基因 C1620A 突变患者的内侧颞叶发育不全已经被描述，与致死性侏儒患者中观察到的相类似[388,389]。因此，在软骨发育低下和致死性侏儒中常见脑部异常，可以此与软骨发育不全鉴别[388~390]。与软骨发育不全相比，颅骨、骨盆和手基本上是正常的。

尽管软骨发育低下通常在儿童期发现，但也有产前诊断高风险胎儿的报道[309,384]。胎儿股骨短小而颅骨生长正常被认为是产前诊断软骨发育低下的潜在超声标记[391]。通过绒毛膜取样或者羊膜腔穿刺进行DNA 诊断是可能的。建议分子分析应当包括软骨发育不全和软骨发育低下的基因突变[392]。Wang 等[393] 报道的分子诊断，是在一个具有软骨发育低下家族史的中国家系，使用基于微阵列的下一代测序（NGS）评估疾病相关基因 *FGF3* 和软骨寡聚基质蛋白（COMP）。类似的，Chen 等[394] 报道了一个短肢胎儿的 *FGFR3* 基因的突变。最初的诊断是软骨发育不全；但是 *FGFR3* 基因的分析显示是软骨发育低下的新发基因突变。最常见的基因突变是酪氨酸激酶 1 区的 N540K，G342C，和 Y278C[394,395]。据报道软骨发育低下也可有与 Léri-Weill 软骨生成障碍[396]，以及 Turner 综合征相似的临床特征[397]。

纤维软骨增生和骨发育不全症

纤维软骨增生和骨发育不全症这两种疾病的临床表现类似致死性侏儒。这些疾病在宫内的鉴别诊断是困难的。纤维软骨增生和骨发育不全症均非常罕见，每种疾病均仅有几例被报道[68,398~405]。

纤维软骨增生

这种骨骼疾病是一种非常罕见的致死性软骨发育不良[406]。第一例于 1978 年由 Lazzaroni-Fossati 等描述[407]。这种疾病是常染色体隐性遗传，特征性表现为短肢伴有明显的干骺端膨大，头颅大小正常，面部扁平，鼻梁低平伴鼻孔前倾，眼球突出，颅骨欠矿化，扁平椎，椎体裂，以及狭窄呈钟形的胸廓[404,408~411]。干骺端膨大并不是致死性侏儒的特有表现[399,407,412,413]。这种疾病在 4 个有血缘关系的家系中被描述[400,407,410,414]。鉴别诊断应考虑其他疾病包括间向性骨发育不全和 Kniest 发育不良。组织学检查的特点是具有成纤维细胞外观的软骨细胞和软骨内骨化不良[404,410]。产前超声诊断纤维软骨增生的报道最早是 17 周[399,400,404]。纤维软骨增生的再发风险为 25%,这强调了遗传咨询的重要性[404]。目前,涉及纤维软骨增生的分子缺陷尚不清楚[415]。然而 Bekdache 等[416]研究了 20 例产前诊断为纤维软骨增生的病例。其中,6 例终止妊娠,13 例分娩,11 例在产后 3 个月内死亡。在两例存活儿童中发现一处 COL11A1 基因突变。因此作者提出纤维软骨增生的分子诊断是可行的。

骨发育不全症

这种疾病包括一组具有重叠表型特征的异质性疾病。它是一种致死性软骨发育不良,特征为严重短肢(股骨和肱骨远段发育不全),长骨弯曲,鼻梁低平,腭裂,小颌畸形,胸廓窄伴肋骨短,冠状和矢状的椎体裂[68],以及肘关节、膝关节水平的脱位。也可表现出马蹄内翻足[417]。根据放射学和病理学表现,骨发育不全症可分为 3 个亚型(Ⅰ、Ⅱ 和 Ⅲ 型)[418~421]。Sillence 等[421]回顾收集了 20 年内转诊的 17 例骨发育不全症的胎儿和新生儿的资料。全部病例在临床上均表现出肢体明显短缩和小颌畸形、鼻梁低平、腭裂,且肺发育不良在骨发育不全症 Ⅱ 型中更常见。80% 的骨发育不全症 Ⅰ 型病例出现足畸形。5 例 Ⅰ 型骨发育不全症患儿的放射学表现显示股骨远段发育不良,肱骨缺失或节段性变形,桡骨、尺骨和胫骨弯曲,腓骨缺失,以及所有病例有腰椎冠状裂。在 11 例 Ⅱ 型骨发育不全症患儿中,股骨短,末端扩大呈球棒状而不是向远侧逐渐变细,肱骨远端发育不全呈尖形。由于尺骨远端和桡骨近端发育不良造成前臂短缩。在下肢,胫骨短而弯曲,以及腓骨近段或远段发育不良呈尖形。骶骨呈水平位。全部病例的颈椎呈"S"形。仅有 1 例骨发育不全症 Ⅲ 型的报道,股骨和肱骨的远段逐渐变细,腓骨未骨化,颈椎呈"S"形[421]。

Ⅰ 型和 Ⅲ 型骨发育不全症是散发的,由编码细丝蛋白 B 基因的错义突变造成,该蛋白在椎体分段、关节形成和软骨内骨化中起作用[422]。Ⅰ 型骨发育不全症显示生长板软骨中的巨细胞和细丝蛋白 B 基因(BLNB)突变[423]。Ⅱ 型骨发育不全症为常染色体隐性遗传,是由变形性骨发育不良硫酸盐转运蛋白(DTDST)基因(SLC26A2)的突变引起的[375~378]。它在表型和遗传学上与变形性骨发育不良和软骨成长不全 Ⅰ B 型有重叠[421,424,425]。

鉴别诊断的疾病包括变形性骨发育不良和 de la Chapelle 发育不良[426,427]。文献报道的 3 例致死性的回旋镖样发育不良(也称为回旋镖样胫骨)实际上与 Ⅰ 型骨发育不全症的表现相同[428]。

软骨成长不全

这种骨骼发育不良,也被称为骨形成不全,是一种致死性软骨营养障碍(chondrodystrophy),主要表现为严重短肢,躯干短小和巨颅。出生患病率为 0.09~0.23/10 000[39,40,89,93,100]。传统上,该疾病分为两型:较重类型或称 Ⅰ 型软骨成长不全(Parenti-Fraccaro)和较轻类型或称 Ⅱ 型软骨成长不全(Langer-Saldino)。1998 年 Ⅰ 型软骨成长不全又被分为两个亚型:Ⅰ A 型(Houston-Harris)和 Ⅰ B 型(Fraccaro)[429,430]。尽管软骨形成不足(hypochondrogenesis)被认为是不同于软骨成长不全的一类独立的疾病,但是目前有证据显示软骨形成不足和 Ⅱ 型软骨成长不全是同一疾病的表型变异[330,431,432]。事实上,在临床表现和放射学表现方面 Ⅱ 型软骨成长不全、软骨形成不足和新生儿先天性脊柱骨骺发育不良构成了一个连续的疾病谱[433]。基本生化障碍可能是 Ⅱ 型前胶原的等位基因突变[434]。

Ⅰ A 型软骨成长不全(Houston-Harris)的特征表现为短肢,椎体骨化缺失(但颈椎和上段胸椎的椎弓根有骨化),肋骨短并有多发骨折,颅骨脱矿。Ⅰ B 型(Fraccaro)为隐性遗传性软骨成长不全,由 DTDS 基因[435~437]突变造成,与 Ⅰ A 型软骨成长不全类似。虽有颅骨骨化,但无肋骨骨折,椎弓根有一定程度的钙化。Ⅱ 型软骨成长不全特征为短肢;全部或大多数椎体、骶骨和坐骨矿化缺失;头颅大并骨化正常;肋骨变短;没有骨折(图 11-37)[438]。表 11-21 列举了软骨成长不全不同类型的特点[439,440]。

产前诊断应以短肢、椎体缺乏骨化和巨大头颅伴颅盖不同程度骨化为依据[248,438~451]。羊水过多和胎儿水肿与软骨成长不全有关。曾有关于淋巴水囊瘤胎儿(核型正常)与软骨成长不全相关的报道[438,441,452]。

Ⅰ A 型和 Ⅰ B 型软骨成长不全为常染色体隐性遗传,而多数 Ⅱ 型软骨成长不全和软骨形成不足为散发的(新发常染色体显性突变)。一些严重的 Ⅱ 型软骨成长不全病例呈常染色体隐性遗传[453]。Ⅰ B 型软骨成长不全(复发风险为 25%)与更常见的常染色体显性遗传的 Ⅱ 型软骨成长不全(复发风险较低)之间的鉴别对于遗传咨询很重要。怀有 Ⅰ B 型软骨成长不全的高危胎儿的夫妇可利用绒毛膜取样、羊膜腔穿刺或胚胎植入前遗传学诊断得到产前分子诊断[324,454,455]。

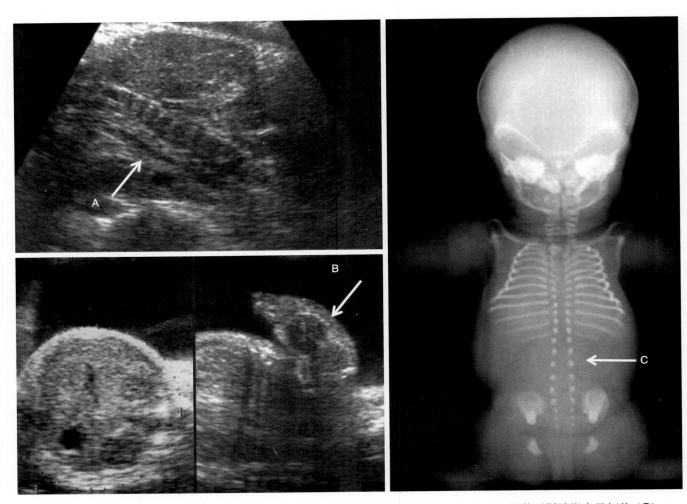

图 11-37   1 例 Ⅱ 型软骨成长不全胎儿的正面和侧面观。坐骨棘和椎体低矿化(A)。长骨极短伴干骺端膨大呈杯状（B）。胸廓呈钟形,肋骨短而直,没有骨折(C)（Courtesy of Theera Tongsong, MD, and Suchaya Luewan, MD）

表 11-21	软骨成长不全Ⅰ型(A-B)、Ⅱ型和软骨形成不足的放射学鉴别诊断			
	Ⅰ A 型（Houston-Harris）	Ⅰ B 型（Fraccaro）	Ⅱ 型（Langer-Saldino）	软骨形成不足
头颅	膜状颅骨	颅骨骨化的所有部位清晰可见	骨化正常	骨化正常
长骨	严重短缩,干骺端呈茶杯样或尖刺样 方形长骨	四肢短于Ⅰ A 型,骨化程度最小;下肢骨丰富的干骺端尖峰样或棘突样 方形或星状骨	短而弯,干骺端膨大呈杯状 骨干呈蘑菇茎样	轻度弯曲和短缩,干骺端不规则或光滑
胸廓	短桶形 肋骨短伴杯状干骺端和多发骨折	类似Ⅰ A 型,肋骨无骨折	短桶形或钟形,伴肋骨短而无骨折	接近正常,而胸廓短、肋骨短且无骨折
脊柱	椎体未骨化,椎弓根部分骨化	椎体骨化极差或未骨化,椎弓根骨化	椎体和椎弓根可骨化或未骨化	胸段及上腰段椎体骨化但还是扁平椎 颈部和下腰段椎体未骨化
盆腔	形成和骨化不良,伴有髂骨和坐骨骨化不良,耻骨未骨化	髂骨与Ⅰ A 型的外观相同,坐骨和耻骨未骨化	戟样髂骨,坐骨和耻骨未骨化	髂骨发育接近正常,坐骨部分骨化,耻骨未骨化

摘自   Spranger J：Pattern recognition in bone dysplasias. In Papadatos CJ, Bartsocas CS（eds）：Endocrine Genetics and Genetics of Growth. New York, Alan R. Liss, 1985, p 315

ⅠA 型软骨成长不全是由染色体 14q32 上的甲状腺受体-相互作用蛋白 11 基因(thyroid receptor-interacting protein 11 gene, *TRIP11*)的纯合或复合杂合突变引起的。*TRIP11* 编码高尔基微管相关蛋白(Golgi microtubule-associated protein, GMAP)210, 它与骨骼系统的发育有关[456]。ⅠB 型软骨成长不全是由位于染色体 5q32 的变形性骨发育不良硫酸盐转运蛋白(diastrophic dysplasia sulfate transporter, *DTDST*)基因(*SLC26A2*)上的纯合或复合杂合突变引起的[455,457]。这个基因是合成软骨中硫酸蛋白多糖所必需的。它还受到骨发育不全症Ⅱ型(AO2)、变形性骨发育不良(DTD)、变形性骨发育不良变异型(DTDv)和隐性遗传多发性骨骺发育不良(rMED)的影响[436,454,455,458]。Ⅱ型软骨成长不全是由位于 12q13 染色体上的胶原蛋白Ⅱ型、α1 基因(*COL2A1*)的杂合突变引起的[459,460]。通过对 *COL2A1* 基因的分子分析进行产前诊断是可行的。

成骨不全和低磷酸酯酶症

成骨不全(osteogenesis imperfecta, OI)和低磷酸酯酶症放在一起讨论, 因为它们的特点是骨骼脱矿。

成骨不全

成骨不全(OI)这个词在一个多世纪前用于描述骨骼极其脆弱的新生儿(图 11-17, 图 11-19, 图 11-20)。目前, 该名词是指由 Ⅰ 型前胶原的一个或两个结构基因突变引起的一组异质性疾病(大多数情况下)[461~467]。与该疾病相关的骨骼外畸形各不相同, 包括蓝巩膜、牙本质发育不全、皮肤及韧带过度松弛、听力损伤及头颅 X 线片上显示的虫噬样骨骼[467]。父亲高龄被认为是 OI 的一个危险因素[468]。OI 的出生患病率为 0.18/10 000[39,40]。

最流行的分类是由 Sillence 等提出的[469]。对这个分类的进一步修改包括 4 种附加类型(Ⅴ、Ⅵ、Ⅶ 和 Ⅷ)[467,470](表 11-22)。临床上, OI 最相关的特征是骨骼脆弱, 严重程度按以下顺序增加:① Ⅰ 型(较轻);②Ⅳ、Ⅴ、Ⅵ 和 Ⅶ 型;③ Ⅷ 型;④ Ⅲ 型和⑤ Ⅱ 型(较重)[467]。

表 11-22 成骨不全扩展分类

分型	临床严重程度	典型特征	典型相关突变
Ⅰ	轻度不变形	身高正常或轻度身材矮小, 蓝巩膜, 无牙本质发育不全	*COLIA1* 密码子过早终止
Ⅱ	产前致死性	出生时多发肋骨及长骨骨折;明显畸形;长骨宽, X 线片显示颅骨密度低, 黑巩膜	*COLIA1* 或 *COLIA2* 的甘氨酸替代
Ⅲ	严重变形	非常矮小, 三角形脸, 脊柱严重侧弯, 浅灰巩膜, 牙本质发育不全	*COLIA1* 或 *COLIA2* 的甘氨酸替代
Ⅳ	中度变形	中度矮小, 轻度到中度脊柱侧弯, 浅灰或白巩膜, 牙本质发育不全	*COLIA1* 或 *COLIA2* 的甘氨酸替代
Ⅴ	中度变形	轻度到中度矮小, 桡骨头脱位, 骨间膜矿化, 骨痂异常增生, 白巩膜, 无牙本质发育不全	*IFITM5*
Ⅵ	中度-重度变形	中度矮小, 脊柱侧弯, 骨组织中类骨质沉积, 骨质呈鱼鳞样排列, 白巩膜, 无牙本质发育不全	*IFITM5*, *SERPINF1*
Ⅶ	中度变形	轻度矮小, 肱骨及股骨短, 髋内翻, 白巩膜, 不伴牙本质发育不全	*CRTAP*
Ⅷ	中度-重度变形	骨骼生长发育不足和极度缺乏矿化, 白巩膜	*LEPRE1*

在 Ⅰ 型 OI 中(常染色体显性遗传), 没有产前畸形。出生后, 患者会受到骨质脆弱、蓝色巩膜(所有年龄段)和听力损失的影响。其他表现包括骨质疏松症, 颅骨正常, 无牙本质发育不全。骨折的范围从无到多发, 尤其是脊椎骨折, 可导致轻度的脊柱侧凸[467]。导致 Ⅰ 型 OI 的基因突变产生过早终止密码子, 导致 Ⅰ 型胶原减少[464]。

Ⅱ 型 OI 是常染色体显性遗传疾病[471]。该病围产期表现多样,均为致死性。其他特征包括几乎没有钙化的颅骨、串珠样肋骨、短而弯曲的长骨和宫内多处骨折(图 11-19)。胸廓短,但不窄。根据放射学标准,Ⅱ型分为三种亚型(ⅡA、ⅡB 和ⅡC):①A 亚型有短、宽、弯曲的长骨,胫骨成角,和连续的串珠状肋骨;②B 亚型有短、宽、弯曲的股骨,胫骨成角,但肋骨正常,或有不完全串珠样的肋骨;③C 亚型具有长、薄、塑型不充分的长骨,有多处骨折和细的串珠状肋骨[472]。

Ⅲ型 OI(常染色体隐性/罕见)是一类非致死性的多样性疾病,其特点是在出生时出现蓝色巩膜和多处骨折。随着年龄增长巩膜逐渐变白。膜性颅骨为严重的去骨化,以及长骨轻度缩短,但有明显的成角。ⅡB 型和Ⅲ型 OI 很难区分,可能代表同一疾病的不同严重程度[473]。

在Ⅳ型 OI(常染色体显性)中,长骨和巩膜是正常的。有轻度到中度骨骼脆弱,25% 的新生儿有骨折。在疾病表达中存在显著的异质性,甚至在同一家系中也存在[474]。Rauch 和 Glorieux[467] 根据不同的临床和骨组织学特征,从这个异质群体中确定了三个不同的临床疾病类型。这些疾病被分为 Ⅴ 型、Ⅵ 型和Ⅶ 型 OI[467,474~476]。

Ⅴ型和Ⅵ型在软骨内骨化或矿化中有共同的基本缺陷。Ⅴ型与 IFITM5(干扰素诱导的跨膜蛋白 5)中的杂合突变相关[477]。其特征是中度到重度骨骼变脆,前臂骨间膜钙化严重限制手部的运动,桡骨头脱位,以及在骨折愈合过程中发生骨痂异常增生的倾向。巩膜的颜色多变,未见牙齿异常[478]。基于骨组织学的发现,Ⅵ型 OI 的特征显示骨样组织数量的增加,以及一种异常的层状结构。Ⅵ型个体有 SERPINF1 基因突变[479]。Ⅵ型也与色素上皮衍生因子(pigment epithelium-derived factor,PEDF)编码基因缺陷有关[475,480]。这些病人通常在一岁以内是无症状的;然而,随后他们出现骨骼变形、骨折、椎体压缩和骨密度降低。

Ⅶ型 OI 是一种隐性遗传疾病,具有骨骼脆弱、肢体近段短肢畸形和髋内翻。这种类型见于 Quebec 北部的一个美洲土著社区[467]。

Ⅷ型 OI 除白色巩膜外,与Ⅱ型和Ⅲ型 OI 在外观和症状上相似。Ⅷ型 OI 的特征是严重的生长发育不足和骨骼的极度缺乏矿化。它是由于 LEPRE1 基因突变导致的脯氨酰 3-羟化酶活性缺失或严重不足所致[481]。

Ⅰ~Ⅳ型和Ⅶ型是由胶原缺陷引起的。Ⅰ型 OI是由于 COL1A1 密码子过早终止造成的[463]。Ⅱ型、Ⅲ型和Ⅳ型通常是基因突变引起的,这些突变导致在前α 链的三螺旋结构域替换为甘氨酸,扰乱了分子的正常折叠,并开始产生异常胶原蛋白[482,483]。大约 90% 临床诊断为 OI 的患者在 COL1A1 或 COL1A2 基因有突变,导致Ⅰ型前胶原分子结构异常[467,483~485]。

OI 的宫内自然史是可变的。Ⅱ型 OI 的产前诊断已报道多次[108,486~507],有些病例,早在妊娠 12 周可通过二维或者三维超声检查发现[508~511]。然而,值得注意的是,骨折和肢体缩短可能直到中孕期甚至晚孕期才会被发现[512~514]。与Ⅱ型 OI 有关的典型超声特征是颅内结构的显示异常清晰。已有报道采用超声、生物化学或分子技术对Ⅰ型、Ⅲ型和Ⅳ型 OI 进行产前诊断[515~519]。鉴别诊断应包括其他骨骼疾病,如低磷酸酯酶症、软骨成长不全,以及肢体屈曲症。

低磷酸酯酶症

低磷酸酯酶症是一种罕见的常染色体隐性遗传病,出生患病率约为 1/100 000[520]。特征表现为骨骼脱矿,血清和其他组织的碱性磷酸酶(alkaline phosphatase,ALP)低[521,522]。该病的严重程度与血清 ALP 活性水平呈负相关[523]。ALP 作用于焦磷酸盐和其他磷酸酯,导致无机磷酸盐的沉积,改变骨晶体的形成,增加骨的脆性[524]。

低磷酸酯酶症根据发病年龄不同分为 6 个临床类型:①围产期型(致死性的);②婴儿型;③儿童型;④成人型;⑤牙齿型低磷酸酯酶症;⑥假性低磷酸酯酶症[525]。围产期型与死产或早期新生儿死亡有关,原因是颅内出血或继发于肋骨发育不良和胸腔容积减少引起的呼吸功能不全[526,527]。婴儿型可能在出生后第一年因高钙血症和高钙尿症而导致颅缝早闭和肾钙质沉着,通常是致命的。儿童型低磷酸酯酶症的重要临床特征是乳牙过早脱落和佝偻病。成人型的可能标志为反复的跖骨应力性骨折和长骨的假性骨折。牙齿型低磷酸酯酶症是一种轻微的类型,仅有牙齿而没有骨骼受累,牙齿易发生龋洞并过早脱落。假性低磷酸酯酶症是一种非常罕见的变异,典型的临床特征、放射学和生化检查类似于婴儿型低磷酸酯酶症,但血清总 ALP 浓度正常或升高[525]。围产期型和婴儿型为常染色体隐性遗传,而儿童型、成年型和牙齿型低磷酸酯酶症既可以是常染色体显性遗传,也可以是常染色体隐性遗传[528]。

先天性低磷酸酯酶症的胎儿会发生骨骼的普遍脱矿,管状骨短和弯曲,伴有多发骨折[529]。颅顶普遍明显脱矿,使其在外力作用时发生变形。这种超声特点也可以出现在Ⅱ型 OI 和ⅠA 型软骨成长不全。这种情况的产前超声诊断早在孕 18 周就已有报道[451,530~539]。其他声像图包括短的串珠样的肋骨,脊柱的矿化明显减少(主要是胸部区域),和胸廓狭小[529,540]。识别垂直于四肢的骨刺可被认为是致死性低磷酸酯酶症的病理学特征[540,541]。早在孕 18 周,就已经可以用三维超声技术显示出骨刺[541]。

ALP 可以从绒毛膜取样[521,542,543]获取组织或羊水培养进行测定。但是,羊水 ALP 水平的测定并非诊断低磷酸酯酶症的可靠手段,因为羊水中的 ALP 多数来源于肠道[544,545]。与低磷酸酯酶症相关的同工酶是骨骼和肝脏 ALP,这些同工酶仅占羊水内酶活性总量的 16%[546]。因此,尽管通过 DNA 分析来进行产前诊断是可能的[547],但它需要对整个基因进行测序,从而增加了这个过程的复杂性。

低磷酸酯酶症是由位于染色体 1p36.1-p34 上的 ALP 肝基因(ALPL),也被称为组织非特异性碱性磷酸酶基因(TNSALP)的突变引起的[548~551]。在白人群体中观察到大量的突变[549,552,553]。所有报道的基因突变都在不断更新[554],且大约 80% 的突变是错义突变[523]。基因的错义突变导致残余酶活性的变化和在低磷酸酯酶症中观察到极高的表型异质性[292,555]。

变形性骨发育不良

变形性骨发育不良是一种常染色体隐性遗传疾病,在大多数人群中发病率较低,但在芬兰很普遍,1%~2% 的人为营养不良硫酸盐转运蛋白(diastrophic dysplasia sulfate transporter,DTDST)基因或 SLC26A2 突变的携带者[457,556]。该疾病的特点是短肢,足内翻,手畸形,多发关节屈曲挛缩,脊柱侧弯[557]。由于表型变异,在出生时诊断可能比较困难,较轻的病例往往在较晚的时候被诊断出来[558]。临床特征包括:肢根型短肢、关节挛缩、手畸形伴拇指呈外展位(所谓的"搭便车样拇指",图 11-38,图 11-39)、脊柱异常(如侧弯、后凸、隐性脊柱裂、椎管狭窄和腰椎前凸)以及严重足内翻。头颅正常,但可见小颌畸形和腭裂[559]。变形性骨发育不良是一种广泛的软骨异常,导致软骨基质破坏,纤维瘢痕组织形成,继发骨化。随后过程是关节挛缩。DTDST 基因的突变(SLC26A2),位于染色体 5q32-q33.1[560,561],与软骨细胞中硫酸盐运输减少有关,导致蛋白聚糖的硫酸化不足,引起软骨形成异常[454,561~563]。5 种常见的 SLC26A2 突变(R279W、IVS1 + 2T>C、delV340、R178X 和 C653S)约占疾病等位基因的 65%[561]。编码区的序列分析可以检测具有典型临床、放射学和组织学特征的个体中 90% 以上等位基因的突变[561]。

根据所有长骨的严重缩短和弯曲,对有风险的患者可进行变形性骨发育不良的产前诊断[67,70,558,564~567]。

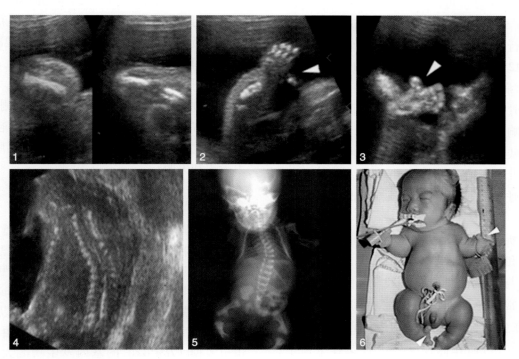

图 11-38　(1)变形性骨发育不良胎儿的声像图显示长骨短;(2)短搭便车样拇指;(3)蹈趾分离;(4)脊柱后凸侧弯;(5)出生后证实为脊柱后凸侧弯;(6)新生儿的外观(由 Theera Tongsong,MD,and Suchaya Luewan,MD 提供)

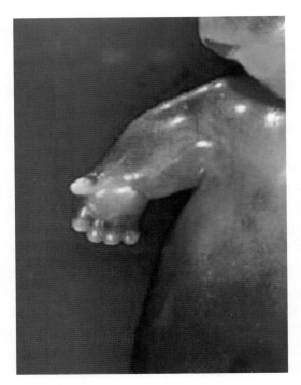

图 11-39   变形性骨发育不良的"搭便车样拇指"

Sepulveda 等[568] 指出,三维超声可以更直观显示肢体和面部畸形。通过绒毛膜取样或羊膜腔穿刺获得的胎儿细胞进行 DNA 分析可以对已识别家族性突变的高危妊娠进行产前诊断[569]。成纤维细胞和软骨细胞的生化研究是可行的,可能对那些分子遗传学检测不能识别的 SLC26A2 突变的病例有用。这种疾病是一类广谱疾病,有些病例在宫内可能无法诊断。

变形性骨发育不良并不都是致死的。智力和性发育不受影响。然而,关节挛缩和痛性骨关节病常与严重的身体残疾有关,需要矫形外科手术治疗[457]。新生儿期和婴儿期死亡率增加是由于继发于气管支气管软化的上呼吸道梗阻和严重颈椎后凸导致的脊髓受压[457,570]。

鉴别诊断包括:先天性多发性关节挛缩、骨发育不全症Ⅱ型和假性变形性骨发育不良。假性变形性骨发育不良与变形性骨发育不良有相似的表现[571],遗传方式为常染色体隐性遗传[40]。鉴别诊断需要组织学检查,在变形性骨发育不良中发现生长板有独特的形态学异常,而在假性变形性骨发育不良中没有观察到。Cetta 等[572] 证实,一名患有假性变形性骨发育不良的患者没有 DTDST 基因缺陷,同时,皮肤成纤维细胞的硫酸盐吸收和蛋白聚糖的硫酸化都是正常的。

Kniest 样病

Kniest 样病是指一组与 Kniest 综合征具有相同的组织学和放射学特征的疾病,但在临床表现和遗传方面有所不同。

Kniest 综合征

1952 年,Wilhelm Kniest 博士[573] 报道了一个病例,患者是 3 岁半的女孩,表现为"骨骼的改变与经典的软骨营养障碍有一定的关系但在许多表现上有所不同"。他的发表澄清了这种疾病和其他形式的软骨营养障碍的表型差异。Kniest 综合征是一种Ⅱ型胶原病,它不仅影响胎儿的生长,而且也具有眼部和耳鼻喉异常的特征[574~577]。遗传方式是常染色体显性遗传[337],通常是由 COL2A1 基因的新发突变引起的[575,577,578]。其他的Ⅱ型胶原病包括脊椎骨骺发育不良和 Stickler 发育不良Ⅰ型[579]。

Kniest 综合征的表型特征包括长骨肢根缩短,干骺端增宽和关节突出。常见脊柱受累,特点是扁平椎和冠状裂。胸廓宽而短。其他可能在产前发现的表现包括小颌畸形和腭裂。然而,Kniest 综合征可能在中孕期很难识别,因为长骨的生物测量直到晚孕期才会出现明显异常[580]。产前诊断已经报道采用三维螺旋 CT 显示股骨的异常形态、扁平椎以及腰段椎体裂[580],应用 MRI 成像显示透明软骨结构增大、T2 信号强度异常、耻骨和坐骨骨化延迟和扁平椎[581]。预后差异很大,从长期存活但伴有身材矮小、脊柱侧后凸畸形和颅面异常,到继发于气管软化和呼吸功能不全的新生儿期死亡[582]。其他长期的能力障碍包括喂养困难、听力障碍和失明。

节段异常骨发育不全

节段异常骨发育不全主要表现为椎体无序性骨化,干骺端扩展并长骨严重弯曲[583,584]。已识别两种不同类型:症状较轻的 Rolland-Desbuquois 型和致死性的 Silverman-Handmaker 型[583,585~587]。Silverman-Handmaker 型常见脑膨出表现[588],对高危患儿可以进行产前诊断[585,589~591]。Silverman-Handmaker 型是由编码基底膜蛋白多糖(HSPG2)的基因发生功能无效突变引起的[592~594]。而 Rolland-Desbuquois 型有较轻的放射学特征,类似于 Kniest 骨发育不良。虽然有可能长期生存,但相当一部分患儿在一岁内死亡[336,582]。有报道称,

Rolland-Desbuquois 型节段异常骨发育不全患者的基质金属蛋白酶-2 和金属蛋白酶-1 组织抑制剂的水平下降[595]。这两种类型都是常染色体隐性遗传[584]。其他与无序化椎体有关的疾病包括 Jarcho-Levin 综合征和肢中部骨发育不良。

肢体屈曲症

肢体屈曲症（campomelic dysplasia，CD）是一种罕见的致死性疾病，1971 年由 Maroteaux 首次报道[596]。

患病率为 0.05/10 000～1.6/10 000[596,597]。这种疾病主要特征为下肢长骨弯曲、头颅增大变长、面部极小、肩胛骨发育不全，其他相关畸形包括小颌畸形、腭裂、马蹄内翻足、先天性髋关节脱位、巨头畸形、脑积水、肾盂积水和先天性心脏缺损[596,597]（图 11-40）。最重要且显著的特征是股骨和胫骨弯曲；其他管状骨长度正常（图 11-18A）。胸廓狭窄，可呈钟形，通常有 11 对肋骨。颈椎发育不全且骨化不良[598]。肢体屈曲症被认为是散发性常染色体显性遗传性疾病[596]。

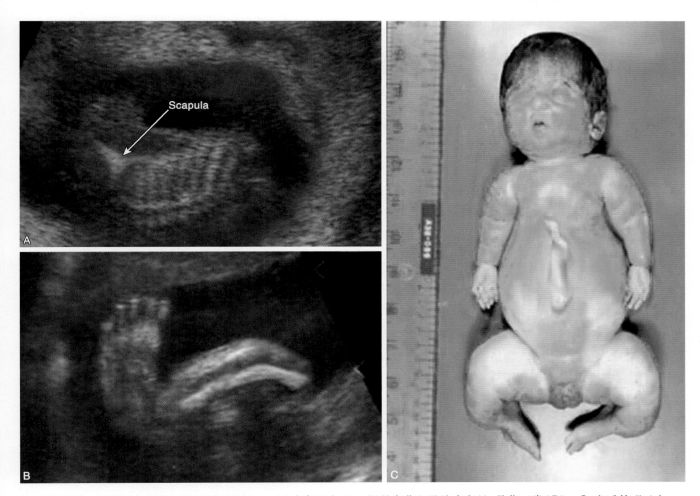

图 11-40　肢体屈曲症胎儿显示肩胛骨（Scapula）发育不全（A），胫骨弯曲和马蹄内翻足，骨化正常（B）。C. 产后外观（由 Theera Tongsong，MD，and Suchaya Luewan，MD. 提供）

肢体屈曲症有两种短骨的类型，表现出不同综合征：①头颅正常型，即 kyphomelic 发育不良；②狭颅型，表现同 Antley-Bixler 综合征。肢体屈曲症的产前诊断已多次报道，鉴别诊断包括成骨不全，致死性侏儒和低磷酸酯酶症[100,141,241,599~602]。

肢体屈曲症的一个独特方面是 75% 的男性核型受累婴儿出现性反转综合征，有女性生殖器或外生殖器模糊[353,596,603]。性腺的组织学特征各不相同，从有睾丸分化

的性腺到有初级卵泡的发育不良的性腺。事实上，SOX9 基因是所有脊椎动物共有的基本睾丸分化基因[604]，该基因突变已经在一些患有这种疾病的患者中被报道[353,603,605~608]。这些突变干扰 SOX9 的 DNA 结合或阻断羧基端的激活域，从而阻碍 SOX9 基因在器官发育过程中激活靶基因的能力[607]。SOX9 的分子遗传学检测发现大约 95% 的患者发现突变基因或染色体易位[596]。在大约 5% 的肢体屈曲症病例中，常规核型分析可以发现新

的相互易位和 17q 新的中间缺失[609~614]。在罕见情况下，易位可能是家族性的；因此，当先证者发现异常时，应分析其父母的核型。肢体屈曲症是一种常染色体显性遗传性疾病；然而，大多数病例是 *SOX9* 基因的新发突变，因此父母通常不受影响。在兄弟姐妹中也有再发，体细胞嵌合体和生殖腺嵌合体也有报道。尽管已有一些幸存者的病例报道，但肢体屈曲症通常在婴儿期死亡[599,615~619]。死因是由于气管软化导致的呼吸功能不全。

以胸廓发育不全为特征的骨骼发育不良

这类发育不良累及肋骨和胸部其他骨骼，常出现在许多骨骼发育不良疾病中。胸廓的缩小会限制肺的生长，从而导致肺发育不全，这是致死性骨骼发育不良死亡的主要原因。以胸廓发育不全为主要特征的发育不良包括：窒息性胸廓发育不良、Ellis-van Creveld 综合征、短肋-多指（趾）综合征和肢体屈曲症。表 11-23 列举了其中一些疾病的鉴别诊断标准。其他表现为胸廓大小改变的疾病包括致死性侏儒、骨发育不全症、纤维软骨增生、软骨成长不全和 Jarcho-Levin 综合征（图 11-41）[620]。

表 11-23　伴胸廓发育不良和多指（趾）畸形的骨骼疾病

	窒息性胸廓发育不良（Jeune）	软骨外胚层发育不良（Ellis-van Creveld）	短肋-多指（趾）综合征 I 型（Saldino-Noonan）	短肋-多指（趾）综合征 II 型（Majewski）	短肋-多指（趾）综合征 III 型（Naumoff）	短肋-多指（趾）综合征 VI 型（Beemer-Langer）
相对发病率	常见	不常见	常见	极罕见	罕见	罕见
临床特征						
胸廓狭窄	++	+	+++	+++	+++	+++
多指（趾）	+	++	++	++	++	++
肢体短缩	+	+	+++	+	++	++
先天性心脏病	–	++	++	++	–	–
其他异常	肾脏疾病	外胚层发育不良	泌尿生殖系统和胃肠道畸形	唇腭裂	肾脏畸形	唇腭裂 泌尿生殖系统和胃肠道畸形
放射学特征						
管状骨短缩	+	+	+++	++	+++	++
股骨的区别性特征	–	–	尖端	–	关节边缘骨刺	
短的水平肋	++	++	+++	+++	+++	+++
髂骨垂直缩短和扁平髋臼	++	++	++	–	++	–
椎体骨化不良	–	–	++	–	+	++
颅底缩短	–	–	–	–	+	–

+，不常见；++，常见；+++，很常见；–，无

From Cremim BJ: Bone Dysplasias of Infancy. A Radiological Atlas. Berlin, Springer-Verlag, 1978, reproduced with permission

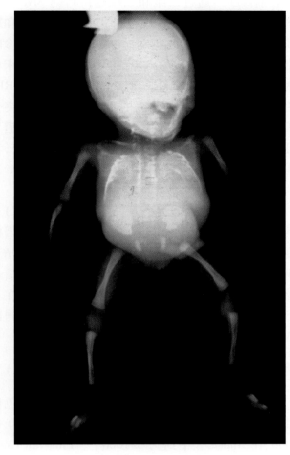

图 11-41　Jarcho-Levin 综合征。脊柱明显短缩,椎体结构紊乱,特征性胸廓畸形(蟹样外观,肋骨后方融合,前方外张),长骨未受累

窒息性胸廓发育不良（Jeune 综合征）

Jeune 综合征是一种罕见的常染色体隐性遗传性疾病,出生患病率约 0.14/10 000[621~624]。窒息性胸廓发育不良以一组复合畸形为特征,包括胸廓小、不同程度短肢、多指(趾)、骨盆异常和肾脏受累[625,626]。表型表达广泛,包括致死型[627]、轻型[624,628]、和潜伏型[622]。在重症病例中,胸廓狭窄是造成肺发育不全、呼吸衰竭和婴儿早期死亡的原因[629]。在轻型病例中,肾脏有无受累和受累程度[630~641] 是影响预后的主要因素[628,632,642]。幸存至儿童期的患者可能会经历复杂的临床过程,如:呼吸功能不全、反复肺部感染[641]、肝脏受累[630,638,642~649]和胰腺受累[650,651]。有零星报道眼部/视网膜表现与 Jeune 综合征有关[638,652~654]。

骨骼表现　胸廓狭窄呈钟形,肋骨短、宽且为水平位[640,655]。短肢(如果存在)主要是以肢根型为主[654,656,657]。三分之二的病例中长骨可能弯曲[655,657]且出生时可见明显的近端骨化中心[657]。轴后多指(趾)

可见,上下肢都会有不同程度的受累[642,655,656,658,659]。骨盆表现包括髂骨翼小而方、三叉戟骨盆(髂骨短,坐骨大切迹向下呈钩状)、水平髋臼顶刺状突起[656,658]。有报道锁骨呈车把样改变[657]。也可出现唇腭裂。

肾脏表现　肾脏受累程度是新生儿存活的主要预测因素[628,634,638,640,642]。肾衰竭可在儿童期发生[632,635,638,640],可能需要肾移植[637,639,641]。肾脏受累的两种组织学特征是囊性或硬化萎缩性改变,部分与青少年肾结核的相关表现很难鉴别[634,640,660]。在 Jeune 综合征患者中也发现伴有胱氨酸尿症的[636,661]。

肝脏表现　肝脏受累程度从临床症状不明显到胆汁性肝硬化和进行性门静脉高压[647,649,662],需要在儿童时期进行肝移植[649]。最常见的组织学表现是小叶内胆管缺失、门静脉周围胆管增生和纤维化[630,638,649]。由于肝脏受累早期可能临床症状不明显,最早在新生儿期可表现出来[644,646],因此建议早期诊断性检查肝功能并密切随访[647]。

其他表现　对长期存活者进行眼科评估显示广泛的视网膜异常,如色素沉着、营养不良、变性和不发育[652,653,663]。视力丧失和夜盲症被零星报道为轻度 Jeune 综合征的最初表现[652]。其他的相关异常包括 Dandy-Walker 畸形[646,664]、胼胝体发育不全[665]、内脏反位[666]、胸壁软组织神经外胚层瘤[637]、先天性巨结肠(hirschsprung disease)[667] 和无脾[666]。

产前诊断　文献已有报道产前超声诊断 Jeune 综合征[625,642,655~657,659,668~674]。家族史有助于识别中孕期复发类型[359,656,657,669],而对于低风险妊娠的诊断更具有挑战性,已有报道在晚孕期诊断[625]。

虽然窒息性胸廓发育不良的基因定位于染色体15q13,但对两个候选基因(GREMLIN 和 FORMIN)的突变分析没有发现致病突变[675]。2013 年 Baujau 等[676]研究了 39 个家系,其中一个成员患有窒息性胸廓发育不良,并且报道了 23 个家系(59% 的病例)存在DYNC2H1 基因突变(胞质动力蛋白 2 重链 1)。作者认为 DYNC2H1 是导致窒息性胸廓发育不良的主要基因。

呼吸功能不全的外科手术管理　侧胸扩张术是一种通过将肋骨与骨膜分离,并将其与钛柱一起固定,从而扩大胸腔的手术方法。对少数窒息性胸廓发育不良患者实施手术后,改善了呼吸功能或不再需要外部呼吸辅助设备。

短肋-多指(趾)综合征

短肋-多指(趾)综合征(short rib-polydactyly syndrome,SRPS)是一组常染色体隐性遗传的异质性疾病[677]。传统上,短肋-多指(趾)综合征可分为四种主要类型:Ⅰ型(Saldino-Noonan)[678],Ⅱ型(Majewski)[679,680],Ⅲ型(Vermao-Naumoff)[681]和Ⅳ型(Beemer-Langer)[682]。这些疾病在家族内分为短肋发育不良伴或不伴多指(趾),也包括窒息性胸廓发育不良(Jeune 综合征)和软骨外胚层发育不良(Ellis-van Creveld 发育不良)。由于 SRPS 的Ⅰ到Ⅳ型在新生儿期是致死性的(由于严重肺发育不全和相关异常),相反,Ellis-van Creveld 和 Jeune 综合征并不都是致死性的,因此准确的产前诊断对于提供足够的咨询非常重要。

SRPS 的Ⅰ到Ⅳ型的特征是短肢/细肢性侏儒症、胸廓狭窄、通常多指(趾)和主要器官的多种异常(图11-42)[683,684]。Scarano 等[685]指出,没有多指(趾)畸形并不能排除这种疾病的诊断。事实上,尽管多指(趾)畸形在 SRPS Ⅱ型(Majewski)中是一个恒定的特征,且常见于Ⅰ型和Ⅲ型(Saldino-Noonan 和 Verma-Naumoff)[686],但 SRPS Ⅳ型(Beemer)患者却很少有多指(趾)畸形。Ⅳ型的特征有外生殖器模糊、无眼、唇腭裂、肺发育不全、肾发育不良,偶有水肿[687]。

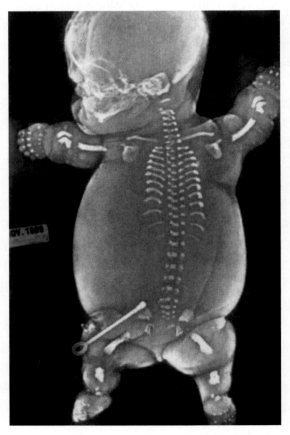

图 11-42　短肋-多指(趾)综合征。所有长骨严重短缩,肋骨极其短小,且呈水平状,四肢均有轴后多指(趾)。注意前臂骨骼成角

鉴别诊断　通过二维和三维超声可对 SRPSs 进行产前诊断[688~690]。表 11-23 列出了以多指(趾)和胸廓狭窄为特征的疾病的鉴别诊断和特征。鉴别诊断通常具有挑战性,尤其在出生前,因为它们的临床和放射学特征存在高度重叠。事实上,各种类型的 SRPS 是否与不同的基因、同一基因的不同突变或同一突变基因表达的变异存在争议[633,691]。Chen 等[692,693]报道了在Ⅱ型和Ⅲ型 SRPS 胎儿中发生 NEK1 基因突变,其编码 NIMA(从未在有丝分裂基因 A 相关激酶 1 出现)。

分子诊断　已经确定了几种鞭毛内转运(IFT)基因的突变是造成Ⅲ型 SRPS 的原因,其中一些基因的突变已被确定,包括 DYNC2H1、IFT80、WDR34、WDR35 和 WDR60[694~697]。IFT 蛋白通过骨形态发生蛋白信号通路参与软骨细胞的成熟。最近,Mei 等[698]报道在Ⅲ型 SRPS 胎儿中,利用靶向下一代测序技术检测出 DYNC2H1 基因新的复合杂合子突变。

软骨外胚层发育不良(Ellis-van Creveld 综合征)

Ellis-van Creveld 综合征是一种罕见的常染色体隐性遗传性疾病,出生患病率在一般人群中约为1/60 000、在 Amish 人中约为 5/1000[699]。Ellis-van Creveld 综合征包括软骨发育不良、外胚层发育不良、多指(趾)畸形和先天性心脏病[700]。这些病变的组合和严重程度是极其不同的,因此,临床过程和预后范围可从新生儿期因心肺并发症死亡到长期存活[701,702]。

骨骼表现　Ellis-van Creveld 综合征中,长骨最常见的表现为肢中部[703]或者肢远端短缩[700]。胸廓发育不良的有无和严重程度是决定预后的重要因素。胸廓狭窄和肋骨短而呈水平位,常伴有肺发育不良、早期呼吸衰竭和复发性肺部感染[702,704]。

轴后多指(趾)(图 11-43)可以有累及手和足几种组合:双手[705]、双手和双足[706]、双手和单足[707]。同时还有先天性趾侧弯[701]和并指(趾)[708]的报道。长骨弯曲,膝外翻,另外还有骨盆放射学异常的表型特征(包括髂骨短宽、呈垂直的方形;髋臼三叉戟样;髋臼顶部刺状突起)[700,703]。椎骨和颅骨外观正常[673]。

心脏异常　先天性心脏病在多达 60% 受累个体中发生,其存在和严重程度与死亡率密切相关[703,709]。最常见的心脏异常是以心内膜垫缺损为特征的异常,如房间隔缺损、室间隔缺损、房室通道和单心房[710~712]。然而,复杂的心脏畸形也可见报道[713]。

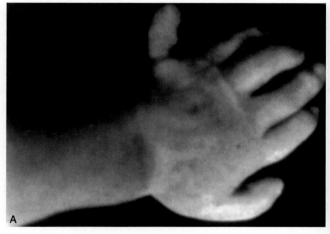
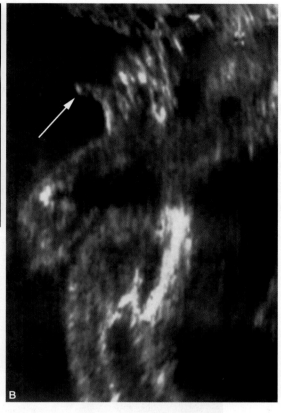

图 11-43 A. Ellis-van Creveld 综合征胎儿的轴后多指畸形。B. 图所示的手的超声图像。注意前臂尺侧多余的手指角度异常（箭头）

外胚层发育不良 外胚层发育不良的临床表现出现在 70% 的病例中[714]。最常见的是指甲的营养不良，头发稀疏，以及口腔和牙齿的异常[715]。上唇短小，舌系带多发和增生，上唇和牙龈缘的融合很常见[716]。牙齿异常包括锥形牙和小牙畸形，长冠牙，萌出延迟或无牙[717]，以及出生时和新生儿萌出牙齿[716]。还有小颌畸形和下颌咬合不正的散发报道[718]。这种多样的口腔表现需要多学科的口腔治疗，应特别注意这些患者心脏异常的高发生率[716]。

其他异常 中枢神经系统异常偶见于 Ellis-van Creveld 综合征，包括侧脑室扩张[719] 和 Dandy-Walker 畸形[720]。肾脏很少受累，尽管有些散发的报道，包括肾发育不良，先天性巨输尿管[721]，肾髓质发育不良[722] 和肾结核[723] 的报道。Ellis-van Creveld 综合征与需要进行肝移植的胆管发育不良之间的关系已有报道[722]。胸腺发育不全[724]、霍奇金淋巴瘤、青少年型结节性硬化[725]、视网膜营养不良[726] 是其他较少见的异常。中孕期[727,728]、晚期[729] 和早孕期[730] 通过超声检查进行产前诊断已有报道。

鉴别诊断 Ellis-van Creveld 综合征和 Jeune 综合征的鉴别是具有挑战性的，因为这两种疾病在表型特征上有很大程度的重叠。McKusick-Kaufman 综合征与 Ellis-van Creveld 综合征同样具有轴后多指（趾）和心脏畸形[731]，而鉴别诊断特征包括没有软骨发育不良、外胚层发育不良和子宫阴道积液[732]。Weyers 口腔颌面部骨发育不全是一种常染色体显性疾病，与 Ellis-van Creveld 综合征同有轻度身材矮小和轴后性多指（趾）畸形，以及牙齿和指甲营养不良有关，但是胸廓发育不良和先天性心脏病不是 Weyers 口腔颌面部骨发育不全的典型特征。连锁和单倍体分析提出了 Weyers 口腔颌面部骨发育不全是一种突变的杂合子表达的可能性，这种突变以纯合子的形式引起 Ellis-van Creveld 综合征[733]。

遗传和分子诊断 位于 4 号染色体短臂（4p16）的两个非同源基因 EVC1 和 EVC2 的突变与 Ellis-van Creveld 综合征有关[734,735]；然而，并非所有受累的患者都有这些突变[736]。有报道在一个先前有受累孩子的家庭中，应用 EVC 基因侧翼的微卫星标记的分型对 Ellis-van Creveld 综合征进行早期诊断[737]。关于杂合子携带者部分表现的可能性存在争议[738]。

明显累及膜内成骨的骨骼发育不良

这类骨骼发育不良的特点是膜内成骨过程被中

断,包括锁骨颅骨发育不良、Yunis-Varon 综合征和孤立性顶骨孔。在这些疾病中,锁骨颅骨发育不良最常在产前被诊断。

锁骨颅骨发育不良

锁骨颅骨发育不良是一种常染色体显性遗传病,其特征为锁骨不发育或发育不良,短头畸形,面中部发育不良,囟门不闭合或延迟闭合(图 11-44),恒牙萌出延迟和身材矮小,出生患病率约为 0.5/100 000[739]。锁骨颅骨发育不良是由位于染色体 6p21[740,741] 的人类成骨细胞特异性转录因子基因(RUNX2)的突变引起的,RUNX2 基因对成骨细胞分化至关重要并影响膜内成骨和软骨内成骨。RUNX2 通过修饰染色质或与共调节蛋白相互作用诱导和调节参与骨基质形成和重塑的基因表达[742,743]。

胎儿锁骨颅骨发育不良的产前超声诊断早在妊娠 13 周就有报道[744,745]。最常见的发现是单侧或双侧的锁骨发育不全和矿化不足,锁骨假性关节病(骨折)(图 11-45)也有报道[140]。其他特征包括:脊椎、颅骨和骨盆的矿化不足/骨化不良,囟门大,颅缝宽,胼胝体显示清晰,短头畸形,额-顶-枕骨隆起,鼻梁低平和长骨短于第 5 百分位[744,746,747]。RUNX2 突变的分子学产前诊断可通过绒毛膜取样或羊膜腔穿刺或者通过胎儿组织分析来完成[748]。

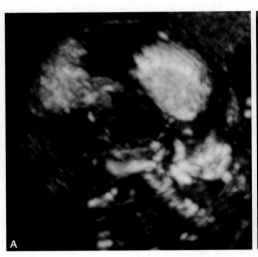
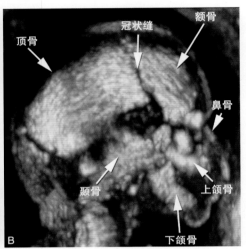

图 11-44　A. 孕 18⁺³ 周锁骨颅骨发育不良胎儿颅骨的三维超声图像,采用最大强度投影模式显示冠状缝变宽、颞骨鳞部和鼻骨缺失。B. 正常妊娠 18⁺³ 周胎儿颅骨的三维超声图像标记(作为对照)(From Soto E, Richani K, Goncalves LF, et al: Three-dimensional ultrasound in the prenatal diagnosis of cleidocranial dysplasia associated with B-cell immunodeficiency. Ultrasound Obstet Gynecol 27:574,2006)

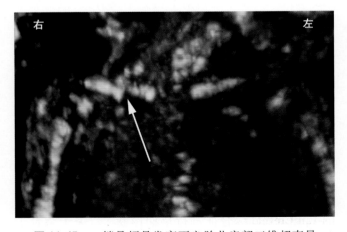

图 11-45　一锁骨颅骨发育不良胎儿肩部三维超声最大强度投影模式渲染图像。箭头指向锁骨假性关节病(骨折)部位(From Soto E, Richani K, Goncalves LF, et al: Three-dimensional ultrasound in the prenatal diagnosis of cleidocranial dysplasia associated with B-cell immunodeficiency. Ultrasound Obstet Gynecol 27:574,2006)

鉴别诊断包括以颅骨矿化不良(如低磷酸酯酶症)为特征的疾病和锁骨骨折/假性关节病(如锁骨先天性假性关节病和 Yunis-Varon 综合征)。先天性假性关节病定义为一种自发的骨折,甚至骨不连,并与该部位的异常运动有关。针对这种锁骨异常提出的形成机制包括第一肋骨和右锁骨下动脉的异常升高,或两个骨化中心的融合失败(先天性假性关节病)[749]。

Yunis-Varon 综合征

这种严重的常染色体隐性遗传疾病的特征是骨骼异常和严重的神经系统受累。它与锁骨颅骨发育不良有相同的特点,但还包括小颌畸形,双侧拇指和手指远端指骨缺失,以及踇趾发育不全[750]。骨骼异常包括颅顶骨发育障碍(宽囟门),以及锁骨的不发育或发育不全。骨盆发育不良,胸骨骨化中心缺失,骨性骨折也很常见。神经系统表现包括小脑蚓部、胼胝体、基底神经节和额叶的弥漫性萎缩[751]。产前超声检查能显示肢体异常、羊水过多和胎儿水肿[752]。最近,位于染色体 6q21(也被称为 SAC3)上的 *FIG4* 基因突变,一种对内涵体/溶酶体功能至关重要的 5′-磷酸肌醇磷酸酯酶,已被认为是产生 Yunis-Varon 综合征的原因[753,754]。

肢体缺陷或先天性截肢

有时候,唯一可识别的异常是肢体缺失(肢体缺陷)或肢体的节段缺失(先天性截肢)(表 11-24)。这类疾病与骨软骨发育不良不同,通常用于截肢畸形的术语包括[755]:

表 11-24 先天性截肢
仅肢体缺失
单发肢体缺失
多发肢体缺失
肢体缺失伴环形缩窄
先天性环形缩窄综合征
肢体缺失伴颜面畸形
无舌无指综合征
Moebius 综合征
肢体缺失伴其他畸形
鱼鳞样皮肤(CHILD 综合征)
腓骨缺失-短指(趾)综合征(du-pan 综合征)
脾性腺融合
颅骨和头皮缺陷(Adams-Oliver 综合征)
海豹肢畸形
反应停综合征
血小板减少-桡骨缺如(TAR)综合征
Robert 假反应停-SC 综合征
Grebe 综合征
股骨近端局灶性缺失
股骨发育不良-特殊面容综合征
股骨-腓骨-尺骨综合征
股骨-胫骨-桡骨综合征
裂手-裂足(SF/SH)综合征
单纯裂手或裂足
裂手或裂足伴长骨缺失
缺指(趾)-外胚层发育不良-唇腭裂综合征
其他
裂足伴拇指三指节,常染色体显性
裂足或裂手伴中央多指(趾)(参见中央多指(趾))
裂足或裂手伴先天性眼球震颤(Karsch-Neugebauer 综合征)
裂足或裂手伴肾脏畸形(Acrorenal 综合征)
裂足伴颌面部发育不全(Fontaine 综合征),常染色体显性

From Goldberg MD:The Dysmorphic Child:An Orthopedic Perspective. New York,Raven Press,1987,rep roduced with permission

- 缺肢畸形:一个或多个肢体缺失
- 半肢畸形:指肢体的纵向部分缺失(如桡骨缺失、桡骨发育不全)
- 海豹肢畸形:肢体发育不全,手和足连接于肩和臀
- 无手畸形:双手缺失
- 无足畸形:单侧或双侧足缺失
- 无手无足畸形:手和足缺失

先天性截肢畸形的总出生患病率为 0.49/10 000~3.5/10 000[756]。据估计,约 50% 的这些截肢畸形是一侧前臂或手的单纯横向性截断缺陷,不伴其他畸形[757]。其余为多发截断畸形,且约 23% 合并内部器官或颅面部结构异常[758]。

肢体缺陷可单独出现,也可以是特定综合征的一部分。孤立性上肢肢体缺陷(如手臂远端)通常是单独的异常。手经常朝缺失骨骼方向偏(图 11-46)。相比之下,腿的先天性截肢通常伴发于综合征,同样还有双侧截肢或者所有肢体的截肢[759]。

羊膜带综合征,血管意外,或接触致畸物均可导致孤立性截肢。大多数异常病例是散发的,再发的风险可以忽略不计。Bromley 和 Benacerraf 对这些疾病相关的超声表现进行了深入的回顾[760]。

在一项大型欧洲研究中,包括来自 12 个欧洲国家的 20 个畸形登记处的 709 030 名新生儿,肢体截断缺陷总的产前检出率为 35.6%(89/250),在相关畸形的病例中观察到较高的检出率(49.1%(55/112))[756]。合并其他畸形时染色体异常的发生率为 14.3%(16/112),其中 8 例为 18 三体,2 例为 21 三体,而 47,XXX、Klinefelter 综合征、7q 缺失、12p 等臂染色体、3q 缺失、不平衡易位:t(5;14)(p13;q13)均为 1 例。具有正常核型和相关异常的胎儿中,33.9%(38/112)与以下综合征有关:Poland、Hanhart B、Brachmann-De Lange、thrombocytopenia-radial aplasia(TAR)、ulnar mammary、Holt-Oram、Roberts、femur-fibula-ulna、Aarskog、Adams-Oliver、Otofaciodigital type 2、Robinow 和 Carey-Fineman-Ziter 综合征;以及以下序列征或联合征:羊膜带综合征,VATER/VACTER(椎体、肛门闭锁、心脏缺损、气管食管瘘、肾异常),肢体-体壁综合征,尾部退化综合征,Fanconi 贫血和双胎反向动脉灌注序列征。

以下部分回顾了截肢或肢体缺陷与其他异常相关的综合征,我们将按照 Goldberg 提出的分类(表 11-24)[758]。

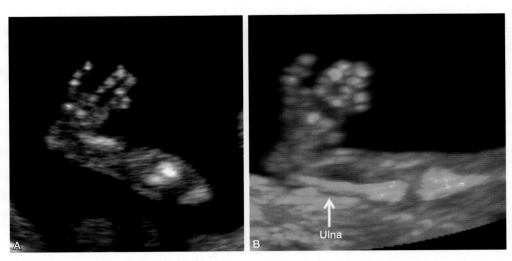

图 11-46　胎儿桡骨缺失声像图：**A.** 二维超声。**B.** 三维最大强度投影模式。手偏向缺失骨骼的一侧（桡侧）

合并肢体缺失和颜面畸形的综合征

无舌无指（趾）综合征

这种综合征包括四肢的横向截肢和口腔畸形，包括小颌畸形，舌发育不全（短舌），牙齿畸形，舌至硬腭、口腔底部或唇强直（舌腭关节强直）。肢体异常的程度是可变的，从单纯性指（趾）缺失到四肢严重缺陷不等。一般智力是正常的，然而也有报道称无舌无指（趾）综合征与智力迟钝有关[761]。由于缺陷通常在远端且不对称，这种情况被认为是由于血管意外或胚胎不同区域的血液供应中断[762]。它包括 Moebius 序列征、Hanhart 综合征、舌腭关节强直综合征和肢体缺陷-脾脏性腺融合综合征（limb defciency-splenogonadal fusion syndrome）[763~765]。由于相关的异常和重叠特征繁多，这些疾病的分类容易混淆。虽然一些作者认为 Hanhart 综合征和舌腭关节强直综合征实质是不同的疾病，但鉴别诊断是极其困难的。

Moebius 序列征

该病包括由于第六和第七对颅神经麻痹而导致的许多面部异常[766]。下颌活动受限和小颌畸形，上睑下垂是常见的特征[767]。Moebius 序列征通常是散发的，但常染色体显性、常染色体隐性和 X 连锁隐性遗传已被描述[768]。一些作者报道了产前接触米索前列醇与 Moebius 序列征之间的关联[769~771]。相关的肢体截断异常（25% 的病例）通常出现在上肢，范围从横向截肢到指缺失。Moebius，Poland 和 Klippel-Feil 综合征被认为是锁骨下动脉供应中断序列征，并推测胚胎早期锁骨下动脉和椎动脉及其分支的血液供应中断可能导致这些情况[772,773]。

与其他异常相关的肢体短缺畸形

先天性半侧发育不良伴鱼鳞状红皮病及肢体缺陷综合征

先天性半侧发育不良伴鱼鳞状红皮病及肢体缺陷综合征（congenital hemidysplasia with ichthyosiform erythroderma and limb defects，CHILD）的特点是病变严格地分布在中线一侧[774,775]。单侧长骨异常是该综合征的一个重要特征[776]。肢体缺陷从指/趾骨或掌骨发育不全到肢体完全缺失不等。颅骨、肩胛骨或肋骨也可受累。Zellweger 综合征、点状软骨发育不良和华法林胚胎病也可能有类似的表现。内脏异常包括先天性心脏病、单侧肾积水、输尿管积水和单侧肾脏、输卵管、卵巢、肾上腺和甲状腺的缺失[776,777]。CHILD 综合征患者以女性为主（比例为 19∶1）[774,778]，由位于 Xq28 的 *NSDHL* 基因（NAD[P]H 类固醇脱氢酶样蛋白）突变引起，该基因是编码参与胆固醇生物合成途径的 β-羟基类固醇脱氢酶[778~781]。在受累的皮肤鳞片中检测 4-羧基甾醇可能是诊断的一个标志[782~784]。可以通过绒毛膜取样进行基因检测。Raychaud-hury 等[785] 报告了一种罕见的 CHILD 综合征表型，最有可能是一种新的 X-染色体微缺失，包含烟酰胺腺嘌呤二核苷酸磷酸类固醇脱氢酶样蛋白基因启动子区域和外显子 1，邻近基因 CETN2，和超过 10kb 的非编码 DNA。预后变化很大，主要基于骨骼或心脏异常。极轻的受累可能会给子代带来患严重疾病的风险。

腓骨发育不全并复杂性短指（趾）畸形（Du Pan 综合征）

Du Pan 综合征是一种极为罕见的疾病，其特点是双侧腓骨无形成伴掌骨和近端指/趾骨异常。截肢缺陷可累及下肢[786,787]。该病是常染色体隐性遗传[786]。Faiyaz-Ul-Haque 等[788] 检测了一个患有 Du Pan 综合征家族的基因组 DNA，以确定 CDMP1 基因的突变。受累个体在 CDMP1 基因编码区的错义突变，即 T1322C，是纯合子。纯合子 CDMP1 突变也可以引起 Hunter-Thompson 和 Grebe 综合征[789]。Douzgou 及其团队[790] 发现了轻度 Du Pan 型软骨发育不良中生长分化因子 5（GDF 5）基因的两个突变（P436T 和 R378Q）的复合杂合性。

脾性腺融合综合征

脾性腺融合（splenogonadal fusion，SGF）综合征的特点是肢体截断性缺陷和脾性腺融合[791]。当与末端肢体缺陷相关时，称为脾性腺融合肢体缺陷综合征（splenogonadal fusion limb defect syndrome，SGLDS）[792]。据报道 SGLDS 病例中有下颌骨发育不全、小颌畸形、脊柱裂、腭裂和复杂的心脏畸形。大多数报道的 SGF 病例中，男孩发病率高[793]。典型病例阴囊内有肿块，手术可以发现这是异位的脾脏。这是一种变异：正常位置的脾脏通过呈带状或索状的脾组织与性腺相连[794]。回顾 14 例病例报道后发现，该综合征与无舌-无指（趾）综合征或 Hanhart 综合征存在一些重叠[795]。

Adams-Oliver 综合征

这组疾病的特点是肢体截断缺陷和头皮异常（皮肤无发育和颅骨缺损）关联[796~798]。可能涉及其他器官和系统的异常，并有相关心血管、脑、肺、肝和肾异常的报道[799~801]。先天性心脏病包括室间隔缺损、大动脉及其瓣膜异常和法洛四联症[802]。

Becker 等[803] 报道了应用超声在产前诊断同一家族的两例 Adams-Oliver 综合征，第一例为妊娠 13 周，第二例为妊娠 23 周。两例均有肢体截断缺陷，在第二个病例中，被诊断的头皮缺损为头皮与颅骨之间的无回声间隙。Papado-polou 等[804] 报道一例在妊娠 26 周时 MRI 诊断为双侧脑室扩张和脑室周围囊肿，生后诊断为 Adams-Oliver 综合征。该患儿 14 个月大时，表现为先天性皮肤不发育，远端肢体横向缺失，生长迟缓，大型房间隔缺损，脑室周围白质软化，脑室扩大。

视力异常在 Adams-Oliver 综合征的常染色体隐性变异中也有描述[805~807]，而且反复发生视网膜血管增生[802]。面部特征包括眼距过远、内眦赘皮、蓝色巩膜和小颌畸形[808,809]。Vandersteen 等[810] 描述了 Adams-Oliver 综合征的常染色体显性遗传形式，包括特征性头皮缺损和末端肢体缺陷，但没有先天性心脏病或免疫缺陷。据报道，DOCK6 的突变与常染色体隐性遗传的 Adams-Oliver 综合征之间存在关联[811]。

海豹肢畸形

在海豹肢畸形中，手和脚存在，但介于其间的臂和腿缺失。手和脚可能正常或者异常[812]。鉴别诊断需要考虑三种综合征：Roberts 综合征、TAR 综合征的一些类型和 Grebe 综合征。海豹肢畸形可能由服用反应停引起[813]。有报道应用三维超声技术产前诊断海豹肢畸形[814]。

Roberts 综合征

该综合征是常染色体隐性遗传疾病，特征是短四肢畸形并颅面部畸形，包括巨头畸形、眼距过远、眼眶浅、面裂畸形和鼻翼发育不全。上肢通常比下肢受累更严重。可伴有羊水过多，与该综合征相关的其他异常包括马蹄肾、侧脑室扩张、脑膨出和脊柱裂[815]。三维超声可以更清晰的显示骨短缩，腿挛缩，和其他的异常[816]。Roberts 综合征是由与 SC 海豹肢综合征相似的 ESCO2 基因（凝聚 1 同系物 2 的建立）突变引起的[817]，（分别以发现该病的两个家族姓氏首字母的开头 S 和 C 来命名）[818]。SC 海豹肢畸形被认为是 Roberts 综合征的一种轻度变异，其特征是：①四肢近乎对称减少畸形，类似于海豹肢畸形；②各种关节的屈曲挛缩；③轻微异常，包括面部、前额和耳部的毛细血管瘤、耳和鼻软骨发育不全、小颌畸形、头发稀疏呈银白色、角膜浑浊；④生长受限；⑤智力迟钝。智力迟钝可能很轻，常可存活至成年[819]。

Grebe 综合征（Grebe-Quelce-Salgado 软骨营养障碍）

这种常染色体隐性遗传非致死性肢端肥大骨骼

疾病最初由 Grebe[820] 在两个女孩身上发现,随后由 Quelce-Salgado[821] 在 47 个巴西个体中描述。受累个体头部、颈部和躯干骨骼正常,肱骨和股骨相对正常,桡骨、尺骨、胫骨和腓骨短缩变形,以及手和足的严重异常。多指(趾)畸形常见。手指非常小,有各种各样的描述,如球根状的[822],芽状的[823],小按钮状的,球形赘生物样的[824] 或者粗短的足趾样手指。手指和脚趾的近段和中段指(趾)骨常缺失,远段指(趾)骨存在。放射学和 CT 成像提供了有关先天性杂合子的细微临床特征信息:如多指(趾)畸形、短指(趾)畸形、拇指外翻和跖内收[825~827]。这种疾病是由编码软骨源性形态发生蛋白 1(CDMP1)的基因错义突变引起的[828,829]。幸存者智力和第二性征发育均正常。Grebe 综合征的产前诊断是基于该疾病的表型特征(肢端肢中发育不良和异形的远端赘生物,而颅面和中轴骨骼发育正常)[822,830,831] 和通过鉴定 CDMP1 基因突变[831]。

先天性股骨短缩(股骨近端局灶性缺失)

先天性股骨短缩指的是一组包括股骨各种先天性发育异常的疾病。该疾病分为五型,I 型至 V 型:①单纯性股骨发育不全;②股骨短缩伴骨干成角;③股骨短缩伴髋内翻(最常见);④近端股骨缺失或缺陷;⑤股骨缺失或退化[832,833](图 11-47)。单侧或双侧股骨可受累,右侧股骨更常受累。上肢畸形也可能存在,此时不能排除该病的诊断[39]。股骨近端局灶性缺失综合征可能与脐疝或腹股沟疝有关。如果双侧股骨都受累,那么需要仔细检查颜面部,以除外双侧股骨发育不全-特殊面容综合征[834,835],该综合征包括双侧股骨发育不全和颜面部异常,包括鼻梁短鼻尖宽、人

中长、小颌畸形、腭裂。长骨异常可以延伸至下肢的其他节段(腓骨缺失)和上肢。股骨近端局灶性缺失综合征是一种散发的疾病,但也有家族患病的报道。除了双侧近端股骨局灶性缺失外,如果发现单侧股骨短缩而不伴其他异常时也要考虑此病的诊断[835~841]。如果是单侧缺陷,还要考虑股骨-腓骨-尺骨或股骨-胫骨-桡骨复合症。这两种综合征在遗传咨询方面有不同的含义:前者不是家族性的,而后者有很强的遗传性[840]。

血小板减少-桡骨缺如综合征

TAR 综合征在后面的“桡偏手和血液系统异常”一节中有详细的讨论。

手足裂畸形

“手足裂综合征”一词是指以手和足分裂成两部分为特征的一组疾病。其他名称有龙虾爪样畸形、先天性缺指(趾)和断指[841]。这类疾病可分为典型和不典型两种类型[842]。典型的形态包括指骨和掌骨的缺失,形成一个深 V 形的中央缺陷,明显地将手分为尺侧和桡侧部分。它在活产儿中发病率为 1/90 000,并有家族倾向(通常以常染色体显性遗传方式遗传)[843]。不典型者的裂缝更宽,由掌骨和中指骨的缺损形成。因此,裂口较宽,呈 U 形,只剩下拇指和小指。这种不典型者在活产儿中发病率为 1/150 000[844]。

虽然已经提出了一个复杂的系统来分类这些疾病(根据残余手指的分布)[845],但这对鉴别诊断和综合征的分类没有帮助。手足裂畸形可作为孤立的异常或更复杂的综合征的表现之一,后者比较常见。

手足裂综合征和长骨缺失综合征包括两种情况,裂手伴胫骨无发育,或裂足伴尺骨无发育。然而,骨骼异常并不局限于这些骨骼:锁骨、股骨和腓骨也会受累。这些疾病的遗传方式尚未明确确定。已提出常染色体显性遗传、隐性遗传和 X 连锁隐性方式[846]。

缺指(趾)-外胚层发育不良-唇/腭裂综合征

缺指(趾)-外胚层发育不良-唇/腭裂综合征是一种常染色体显性遗传疾病,常有缺指(趾)、外胚层发

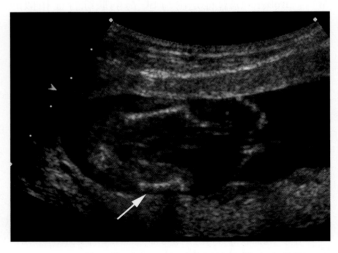

图 11-47　中孕期胎儿股骨近端局灶性缺失声像图。右侧股骨(箭头)明显短于左侧

育不良和面裂[847]三联征。缺指(趾)可累及四肢,手指的畸形尤为严重[848,849]。外胚层发育不良的范围很广,包括色素减退、皮肤干燥、毛发稀疏和牙齿缺陷[850~852]。泪道异常和泪液分泌减少导致慢性角膜结膜炎和严重的视力减弱[853,854]。唇裂通常是双侧的,梗阻性尿路病变也很常见[855],智力一般正常[856]。即使在同一家族的成员中,也存在明显的表型变异,表现为单发的或合并的肢体缺陷,如裂手/足、中轴多指/趾畸形、唇/腭裂,以及外胚层表现,如头发生长缓慢、黄而稀疏、指甲菲薄、睑周色素沉着、龋齿、牙发育不全、无牙、尿频和排便困难[857]。大多数缺指(趾)-外胚层发育不良-唇腭裂综合征有 P63 基因的突变[858],有些个体是突变的嵌合体[859]。鉴别诊断包括一组与手足裂畸形和其他异常有关的综合征,如 Karsch-Neugebauer 综合征(手足裂畸形伴先天性眼球震颤)和裂足伴颌面部发育不良(Fontaine 综合征)[856]。

手畸形

手畸形可分为桡侧和尺侧两大类。桡偏手包括一系列的疾病,包括拇指缺失、拇指发育不全、第一掌骨薄、桡骨缺失(表 11-25)。尺偏手明显少于桡偏手,其程度从前臂尺侧手掌的轻微偏差到完全没有尺骨。桡偏手通常是综合征的组成部分之一,尺偏手常为单发的异常[860,861]。表 11-26 列出了尺侧列缺陷的情况。

只要发现畸形手,都必须对胎儿和新生儿进行彻底的系统检查,以排除相关畸形和是否可能是某种综合征。胎儿血样检查有帮助,建议进行胎儿超声心动图检查。包括血小板在内的完整的血细胞计数对 Fanconi 全血细胞减少症、TAR 综合征和 Diamond-Blackfan 贫血的诊断很重要。据报道一些染色体异常(例如,18 三体和 21 三体)与畸形手有关,因此建议进行胎儿核型分析。先天性心脏病是 Holt-Oram 综合征、Lewis 上肢-心血管综合征以及某些 TAR 综合征的重要特征。

桡偏手

单发的桡偏手通常是一种散发的非综合征性疾病[861~863],然而,也可合并其他结构异常(如脊柱侧弯和先天性心脏病)。表 11-25 列出了与桡偏手相关详细情况。

表 11-25　桡侧列缺陷:先天性桡骨及桡侧列缺陷的鉴别诊断

Ⅰ. 单纯性:非综合征性

Ⅱ. 伴恶血质的综合征
- A. Fanconi 贫血
- B. 血小板减少-桡骨缺如综合征
- C. Diamond-Blackfan 综合征:先天性贫血,非对生三指节拇指,舟状骨和桡骨远端发育不良,尺、桡骨骨性连接,身材矮小伴肩膀狭窄,常染色体隐性遗传

Ⅲ. 伴先天性心脏病的综合征
- A. Holt-Oram 综合征
- B. Lewis 上肢-心血管综合征:比 Holt-Oram 更广泛手臂畸形和更复杂的心脏异常,但可能不是一个单独的综合征,常染色体显性遗传

Ⅳ. 伴颅面畸形的综合征
- A. Nagar 颅面骨发育不全
- B. 桡偏手和唇裂和/或腭裂:散发性
- C. Juberg-Hayward 综合征:唇腭裂、拇指发育不全、桡骨短、桡骨头半脱位、常染色体隐性遗传
- D. Baller-Gerold 综合征:颅缝早闭,双侧桡偏手畸形,拇指缺失或发育不全,常染色体隐性遗传
- E. Rothmund-Thomson 综合征:过早衰老的皮肤改变,青少年白内障,稀疏的灰色头发,拇指缺如,桡偏手,偶见膝关节发育不良(见 progeria 综合征)
- F. Duane-桡骨发育不良综合征:眼球运动异常:不能外展和眼球收缩伴内收、桡骨和桡侧列发育不良、椎体异常、肾畸形、常染色体显性(见 Klippel-Feil 变异)遗传
- G. IVIC 综合征(Instituto Venezolano de Investigaciones Cientificas):桡侧列缺陷、拇指发育不全或缺失伴桡偏手、听力受损、眼外肌异常运动伴斜视、常染色体显性遗传
- H. LARD 综合征(泪道-耳-桡骨-牙,Levy-Hollister):无泪腺结构,耳朵突出,拇指和桡骨发育不全,牙齿异常,常染色体显性遗传
- I. 桡骨缺陷伴耳部异常和颅神经功能障碍
- J. 桡骨发育不全,三指节拇指,尿道下裂,牙缝大或上颌中切牙,常染色体显性遗传

Ⅴ. 伴先天性脊柱侧弯的综合征
- A. VATER/VACTER 联合征
- B. Goldenhar 综合征(眼-耳-脊椎发育不良)
- C. Klippel-Feil 综合征

Ⅵ. 桡骨发育不良和染色体畸变

Ⅶ. 精神发育迟滞的综合征

Seckel 综合征(鸟头侏儒症):小头畸形,鼻呈鸟嘴状突出,智力迟钝,拇指缺失或发育不全,双侧髋关节脱位

Ⅷ. 反应停性胚胎病(有历史意义,但约 60%合并桡偏手)

VACTER,脊柱,肛门闭锁,心脏缺陷,气管食管瘘,肾脏异常

From Goldberg MD: The Dysmorphic Child: An Orthopedic Perspective. New York, Raven Press, 1987, reproduced with permission

表 11-26　尺侧列缺陷:先天性尺骨缺陷与尺侧列缺陷的鉴别诊断

Ⅰ. 单纯性:非综合征性尺骨缺失

Ⅱ. 尺骨发育不全和其他部位骨骼缺陷

 A. 尺骨发育不全伴龙虾爪样手和/或足,常染色体显性遗传

 B. 股骨-腓骨-尺骨综合征

Ⅲ. 尺骨缺陷的综合征

 A. Cornelia de Lange 综合征

 B. Miller 综合征(轴后颅面骨发育不全):尺骨缺失、尺侧列、第四和第五趾缺失,Treacher Collins 下颌面部发育不全,常染色体隐性遗传,区别于 Nagar 轴前颅面骨发育不全

 C. Pallister 尺骨-乳腺综合征(常染色体显性遗传):尺骨及尺侧列发育不全,乳腺发育不全,大汗腺缺如

 D. Pillay 综合征(眼下颌发育不良,常染色体显性遗传):尺骨远段 1/3 缺失,尺骨鹰嘴缺失,近端桡骨和滑车发育不全,尺侧指间关节融合,膝关节发育不全,角膜混浊,颞下颌关节融合

 E. Weyers 少指(趾)综合征(散发性):尺骨和尺侧列缺陷,肘前蹼化,胸骨短,肾和脾畸形,唇腭裂

 F. Schnizel 综合征(常染色体显性遗传):第四、第五掌骨和指骨缺失/发育不全,生殖腺发育不全,肛门闭锁

 G. 中段短肢性侏儒,Reinhardt-Pfeiffer 型(尺骨-腓骨发育不良,常染色体显性遗传):全身骨骼发育不良,且尺骨和腓骨发育不成比例

 H. 中段短肢性侏儒,Langer 型:全身骨骼发育不良,且尺骨远端和腓骨近端无发育,下颌骨发育不全

From Goldberg MD:The Dysmorphic Child:An Orthopedic Perspective. New York,Raven Press,1987,reproduced with permission

桡偏手合并血液系统异常

桡偏手可能是以血液系统异常为特征的三种综合征中的一部分:Fanconi 全血细胞减少症、TAR 综合征和 Diamond-Blackfan 贫血。

Fanconi 贫血

Fanconi 贫血(全血细胞减少症)是一种常染色体隐性遗传疾病,其特征是骨髓衰竭(贫血、白细胞减少症、血小板减少症)和骨骼异常,包括桡偏手伴拇指缺失,桡骨发育不全,和高频染色体断裂(羊水细胞或胎儿淋巴细胞显示为双环氧丁烷孵化后染色体高断裂率)[864~866]。大约 25% 的受累个体不伴肢体截断异常。

其他相关异常包括小头畸形、先天性髋关节脱位、脊柱侧弯、心脏、肺脏和胃肠道异常,以及胎儿生长受限[867]。

推测基本的病因与 DNA 损伤不能修复有关,尤其是所谓的 DNA 交联。至少识别出 11 个互补组(A、B、C、D1/BRCA2、D2、E、F、G、I、J 和 L)[868] 和 8 个相关基因:*FANCA*、*FANCC*、*FANCD2*、*FANCE*、*FANCF*、*FANCG/XRCC9*、*FANCL* 和 *FANCD1*(*BRCA2*)[869~871]。已知大约有 200 种突变被记录,其中,互补组 FA-A(*FANCA*)基因突变约占 65%[868]。对最常见的突变进行 DNA 检测可以进行产前诊断[872,873]。对于那些受累基因和亲本突变不明确的病例(例如,超声检查发现桡侧列异常而家族史为阴性者),DNA 交联剂暴露后的染色体断裂研究[874]、羊水细胞培养的单细胞参数流式细胞术或脐带细胞培养的双变量流式细胞术已被用于产前诊断。使用流式细胞术检测 Fanconi 贫血的基本原理是 Fanconi 贫血细胞对烷基化剂的超敏性导致阳性病例中 G2 期细胞比例升高[875]。

血小板减少-桡骨缺如综合征

TAR 综合征是一种常染色体隐性疾病,以血小板减少(血小板计数小于 100 000/mm³)和双侧桡骨缺失为特征[876,877]。拇指和掌骨总是存在。尺骨和肱骨可能缺失,也可能合并马蹄内翻足畸形。33% 的病例合并先天性心脏病(如法洛四联症和间隔缺损)。建议剖宫产,阴道分娩会增加这些胎儿颅内出血的风险[878]。TAR 综合征可以在宫内进行诊断[879,880]。Houeijeh 等[881] 报告 1q21.1 缺失可能与 TAR 综合征有关。

Diamond-Blackfan 综合征/ Aase 综合征

Diamond-Blackfan 综合征是一种常染色体隐性遗传疾病,以先天性发育不良性贫血、桡偏手伴双侧三指节拇指和桡骨远端发育不良为特征[882,883]。三指节拇指是几种骨发育不全和畸形综合征的特征之一。它们也可与其他缺陷随机组合,若是孤立的,通常是家族性的异常[884]。这种疾病的鉴别诊断包括 Holt-Oram 综合征、染色体异常和胎儿内酰胺综合征[885]。Diamond-Blackfan 综合征与不同核糖体蛋白(ribosomal protein,RP)基因的突变和缺失有关[886~889]。

Holt-Oram 综合征

Holt-Oram 综合征是一种常染色体显性疾病,其特点是先天性心脏病(主要是房、室间隔缺损和主动脉弓中断)、桡骨发育缺如或发育不全、三指节拇指或拇

指缺如[890~892]。肢体缺陷通常是不对称的,左边比右边更常受累。肢体缺陷的严重程度与心脏异常之间没有相关性[893]。事实上,有些人只有骨骼异常。其他发现包括眶距增宽、胸壁和椎体异常。产前通过二维和三维超声可以诊断[891,894]。Holt-Oram 综合征是由 *TBX5* 基因突变引起的[895,896],并有胚胎植入前诊断该病的报道[897]。

桡偏手和脊柱侧弯

桡偏手可能与先天性脊柱侧弯有关。与以下三种综合征需要鉴别:VATER/ VACTER 联合征、一些 Goldenhar 综合征和 Klippel-Feil 综合征。

VATER/VACTER 联合征

VATER/VACTER 联合征是妊娠第 35 天前胚胎发育过程中胚层发育缺陷的结果[898]。典型的表型是脊椎骨分节不良、肛门闭锁、气管食管瘘、心脏缺陷、食管闭锁、单脐动脉、桡骨和肾脏异常[899~901]。VATER/VACTER 联合征是散发的,尽管在有亲缘关系的人群中可能复发[902]。VATER/VACTER 的特征可以通过产前超声检测出来[903,904]。

Goldenhar 综合征

Goldenhar 综合征的特点是半侧面部肢体发育不良、椎体异常和桡骨缺损[905]。第一和第二鳃弓的形态发生的改变导致颧骨、上颌或下颌区域发育不全,小耳畸形,眼和口咽部异常[906,907]。基于超声检查的产前诊断已被报道[907~909]。

Klippel-Feil 综合征

Klippel-Feil 综合征的特点是两块颈椎融合导致颈部短缩,后发际线低,上段脊柱活动受限。相关异常包括脊柱裂、脑膨出、腭裂、肋骨异常、肺部疾病、先天性心脏病和肢体异常[910,911]。Herman 等[911] 报道了一例妊娠 31 周胎儿 MRI 显示巨大的枕部脑膨出,肾脏异常和十二指肠显著扩张。出生后,颈椎分节异常和颈部椎体融合是 Klippel-Feil 综合征中的共同表现。

与桡偏手相关的其他疾病

桡偏手也有报道与染色体异常有关,包括 18 三体和 13 号染色体长臂的缺失[912,913]。

有些疾病表现为颅面部异常和桡偏手畸形。但这些疾病是散发的,因具有共同特点使产前鉴别诊断较为困难。最常见的颅面部异常是唇腭裂[914]。

尺偏手

尺偏手通常是单发,不构成综合征。表 11-26 列出了可能以尺偏手作为表型的一部分综合征(如 Poland 综合征)[915]。

多指(趾)畸形

多指(趾)畸形是指有一个额外的指(趾),是最常见的遗传性肢体畸形[916]。额外的指(趾)可以是一个肉赘到一个可控制弯曲和伸展的完整指(趾)(图 11-42,图 11-43)。多指(趾)畸形可分为轴后(最常见的形态)、轴前和中央(表 11-16)。轴后多指(趾)畸形发生在手的尺骨侧和足的腓骨侧。轴前多指(趾)畸形位于手的桡骨侧和足的胫骨侧(图 11-48)[917]。中央多指(趾)畸形额外的指(趾)常位于长指(趾)和无名指(趾)之间[918]。

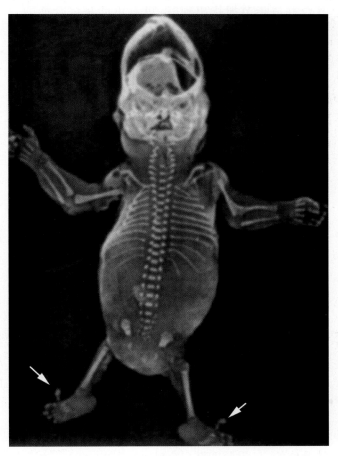

图 11-48　股骨发育不全-特殊面容综合征。注意左侧股骨缺失,右侧只有一小部分骨化的骨头。胫骨和腓骨部分融合。有趣的是,双足均有轴前多趾(箭头)

来自小鼠模型的证据表明，几种类型的多指（趾）直接或间接地涉及 hedgehog 信号通路[919,920]。具体来说，Shh、*GLI3* 下游效应器的突变导致不同的多指（趾）表型，其中最轻的是轴后多指（趾）Ⅰ型和轴前多指（趾）Ⅳ型（或 Greig 尖头多指（趾）畸形）[921]。轴后多指（趾）Ⅰ型在黑人中的发病率是白人的 10 倍，其特征是一个与第五指（趾）相连的发育良好的额外指（趾）。Greig 尖头多指（趾）畸形的特征是不同程度的轴前或轴后多指（趾）畸形，前额凸起，眼距过远[921]。Pallister-Hall 综合征的畸形最严重，其特征是下丘脑错构瘤、颅面部畸形、多趾（趾）畸形和肛门异常[922]。

尽管大多数多指（趾）畸形病例是单发的以常染色体显性遗传，但多指（趾）畸形是 119 种疾病（97 个综合征和 22 种非综合征）中的一种表型特征，其中 39 种是由已知基因突变引起的，16 种可定位于基因组的特定位点[923]。中央多指（趾）畸形通常是双侧的，可能与其他手和足的畸形有关。然而，轴前多指（趾），尤其合并三指节拇指出现时，更有可能是综合征的一部分。

关节挛缩

先天性多发性关节挛缩（AMC）是指出生时多发关节挛缩且骨骼完整[924]。基于一项 1980 年至 2006 年出生的 890 万婴儿人群的研究，AMC 的出生率估计为 8.5/100 000[925]。分析了 320 例 AMC 的遗传方式，报告如下：46% 是综合征的组成部分，无复发风险；23% 为孟德尔遗传方式（常染色体显性、常染色体隐性或 X 连锁）；3% 与染色体异常有关。在 28% 的 AMC 病例中，未发现直接或关联的原因[926]。表 11-27 列出了可能导致 AMC 的运动障碍。

妊娠 7~8 周的正常胎动对关节发育非常重要，胎儿关节运动受限导致挛缩和 AMC 的发生[927]。这已在暴露于柯萨奇 A 病毒而导致病毒性肌病的实验大鼠中得到证实[928,929]。因此 AMC 是一种综合征，而不是一个特定的疾病。与神经、肌肉、结缔组织和骨骼异常有关，子宫内的空间减少，可导致胎儿运动受限和形成 AMC[930~932]。在大多数 AMC 病例中，畸形是对称的，且累及四肢（图 11-49，图 11-50）。也可仅单侧下肢畸形，或累及双侧下肢。畸形在肢体远端尤为严重，手和足最常受累[933]。

表 11-27　运动系统发育障碍导致活动受限
神经肌肉系统发育障碍
前角细胞丢失
胶原增生性神经根疾病
周围神经病变伴神经纤维瘤
先天性肌无力
新生儿肌无力（孕妇重症肌无力）
先天性肌发育不良
先天性肌营养不良
中央轴空病
先天性强直性肌营养不良
糖原累积性肌病
结缔组织发育障碍或结缔组织病
肌肉和关节结缔组织营养不良
间充质发育不良性关节缺陷
胶原蛋白合成增加
髓质发育障碍或髓性疾病
先天性脊髓硬膜外出血
先天性椎管重复
脑发育异常（如脑穿通畸形或颅脑疾病）
先天性脑病

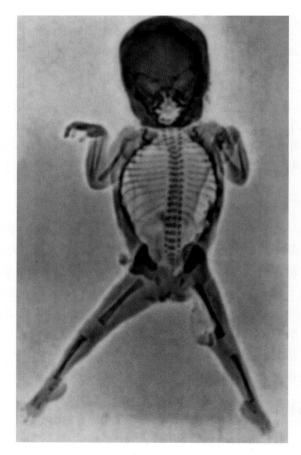

图 11-49　先天性多发性关节挛缩。注意上肢屈曲，下肢过度伸展

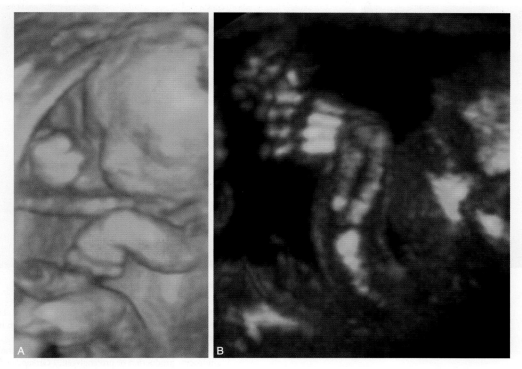

图 11-50 妊娠 23 周胎儿先天性多发性关节挛缩双侧腕关节过度屈曲。三维超声重建图像表面模式(A)和最大强度投影模式(B)(Courtesy of Maynor Garcia,MD)

产前超声检查的主要表现为动态观察胎儿不运动和严重的肢体屈曲畸形[924,934]。Zelop 和 Benacerraf[935] 评估了产前发现的上肢姿势异常和挛缩的临床意义和预后。在 52 例超声检查发现的上肢异常的胎儿中,59%(n = 26)为非整倍体,主要是 18 三体(88%(23/26))。正常核型的胎儿可表现为各种综合征,包括 3 例 AMC,Pierre-Robin 序列征,Freeman-Sheldon 综合征,Whistler 综合征,以及需要多次矫正手术的双侧并指各 1 例。存活率为 5%(8/52),出生后仅 1 例存活者表型正常。Dicke 等[936] 报道,妊娠 22 周之前超声可检出高达 81% 的 AMC 病例。

AMC 的预后取决于具体的病因。虽然有些病例为致死性,但也有一些病例与轻度或中度残障相关。羊水过多提示预后不良[937]。

马蹄内翻足

马蹄内翻足是一种踝关节和足部骨骼的先天畸形,导致前足内收,脚后跟倒转,和前足与脚踝的脚踝跖屈[938]。这是距跟舟骨关节的半脱位。由于这种畸形,足背常内旋,呈棒状外观。当足的距骨和趾骨与胫骨、腓骨在同一平面显示时,超声可诊断马蹄内翻足[939,940](图 11-51)。

不同严重程度的马蹄内翻足包括:①通常不需要治疗的一种姿态性畸形;②孤立性马蹄内翻足需要铸型和可能外科手术,通常预后良好;③与其他染色体、神经肌肉或结构异常相关的复杂性马蹄内翻足。马蹄内翻足也可能是由于宫内活动受限导致,如严重的羊水过少[941]。报告显示活产儿患病率通常为 1/1000,男女比例为 2∶1[942]。一些系列报道表明,最初诊断为单纯马蹄内翻足的病例通常与其他异常相关,这些异常在晚孕期或新生儿期表现出来[943]。单纯的马蹄内翻足和非整倍性的相关性是有争议的。Shipp 和 Benacerraf 发现 87 例单纯马蹄内翻足胎儿中 5.9% 有异常的核型,并认为马蹄内翻足诊断后需要进行羊水穿刺[944]。其他研究人员不建议对单纯的单侧马蹄内翻足的胎儿进行染色体异常的侵入性检测[945]。

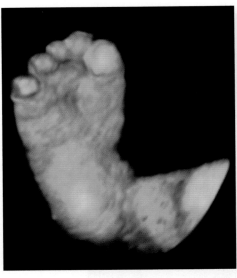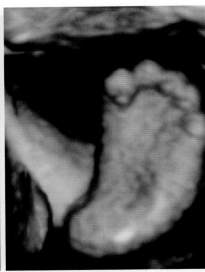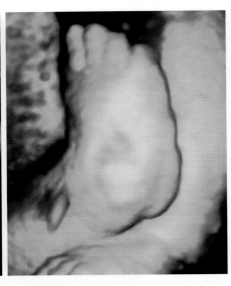

图 11-51 应用三维超声表面模式显示胎儿单侧内翻足畸形,其脚趾内旋且过度弯曲

致谢

这项工作得到了围产学研究所、校内研究部、Eunice Kennedy Shriver 国家儿童健康与人类发展研究所、国家卫生研究院和卫生与人类服务部(NICHD/NIH/DHHS)的支持。

本章是对上一版中出现的章节的更新:Gonçalves LF,Kusanovic JP,Gotsch F,et al:The fetal musculoskeletal system. In Callen PW (ed):Ultrasonography in Obstetrics and Gynecology,5th ed. Philadelphia,Saunders Elsevier,2008。

(吴娟 王新霞 翻译 栗河舟 审校)

参考文献

1. Olsen BR, Reginato AM, Wang W: Bone development. *Annu Rev Cell Dev Biol* 16:191–220, 2000.
2. Karsenty G: The complexities of skeletal biology. *Nature* 423:316–318, 2003.
3. Moore KL, Persaud TVN: *The Developing Human: Clinically Oriented Embryology*, Philadelphia, 1998, Saunders.
4. Mundlos S: Skeletal morphogenesis. *Methods Mol Biol* 136:61–70, 2000.
5. Kornak U, Mundlos S: Genetic disorders of the skeleton: a developmental approach. *Am J Hum Genet* 73:447–474, 2003.
6. Savarirayan R, Rimoin DL: Skeletal dysplasias. *Adv Pediatr* 51:209–229, 2004.
7. Summerbell D, Lewis JH, Wolpert L: Positional information in chick limb morphogenesis. *Nature* 244:492–496, 1973.
8. Brand-Saberi B, Krenn V, Christ B: The control of directed myogenic cell migration in the avian limb bud. *Anat Embryol (Berl)* 180(6):555–566, 1989.
9. Koussoulakos S: Vertebrate limb development: from Harrison's limb disk transplantations to targeted disruption of Hox genes. *Anat Embryol (Berl)* 209:93–105, 2004.
10. MacCabe JA, MacCabe AB, Abbott UK, McCarrey JR: Limb development in diplopodia: a polydactylous mutation in the chicken. *J Exp Zool* 191:383–394, 1975.
11. Li J, Kim KS, Park JS, et al: BMP-2 and CDMP-2: stimulation of chondrocyte production of proteoglycan. *J Orthop Sci* 8:829–835, 2003.
12. Knosp WM, Scott V, Bachinger HP, Stadler HS: HOXA13 regulates the expression of bone morphogenetic proteins 2 and 7 to control distal limb morphogenesis. *Development* 131:4581–4592, 2004.
13. Li Y, Qiu Q, Watson SS, et al: Uncoupling skeletal and connective tissue patterning: conditional deletion in cartilage progenitors reveals cell-autonomous requirements for Lmx1b in dorsal-ventral limb patterning. *Development* 137:1181–1188, 2010.
14. Gerhart J, Scheinfeld VL, Milito T, et al: Myo/Nog cell regulation of bone morphogenetic protein signaling in the blastocyst is essential for normal morphogenesis and striated muscle lineage specification. *Dev Biol* 359(1):12–25, 2011.
15. Clendenning DE, Mortlock DP: The BMP ligand Gdf6 prevents differentiation of coronal suture mesenchyme in early cranial development. *PLoS ONE* 7:e36789, 2012.
16. Deckelbaum RA, Holmes G, Zhao Z, et al: Regulation of cranial morphogenesis and cell fate at the neural crest-mesoderm boundary by engrailed 1. *Development* 139:1346–1358, 2012.
17. Shukunami C, Ohta Y, Sakuda M, Hiraki Y: Sequential progression of the differentiation program by bone morphogenetic protein-2 in chondrogenic cell line ATDC5. *Exp Cell Res* 241(1):1–11, 1998.
18. Hall BK, Miyake T: All for one and one for all: condensations and the initiation of skeletal development. *Bioessays* 22(2):138–147, 2000.
19. Kronenberg HM: Developmental regulation of the growth plate. *Nature* 423:332–336, 2003.
20. Ducy P: Cbfa1: a molecular switch in osteoblast biology. *Dev Dyn* 219:461–471, 2000.
21. Nakashima K, Zhou X, Kunkel G, et al: The novel zinc finger-containing transcription factor osterix is required for osteoblast differentiation and bone formation. *Cell* 108:17–29, 2002.
22. Zelzer E, Olsen BR: The genetic basis for skeletal diseases. *Nature* 423:343–348, 2003.
23. Brighton CT: Morphology and biochemistry of the growth plate. *Rheum Dis Clin North Am* 13:75–100, 1987.
24. von Pfeil DJ, DeCamp CE: The epiphyseal plate: physiology, anatomy, and trauma. *Compend Contin Educ Vet* 31:E1–E12, 2009.
25. Conlon RA, Reaume AG, Rossant J: Notch1 is required for the coordinate segmentation of somites. *Development* 121:1533–1545, 1995.
26. Palmeirim I, Henrique D, Ish-Horowicz D, Pourquie O: Avian hairy gene expression identifies a molecular clock linked to vertebrate

segmentation and somitogenesis. *Cell* 91(5):639–648, 1997.

27. Ishikawa A, Kitajima S, Takahashi Y, et al: Mouse Nkd1, a Wnt antagonist, exhibits oscillatory gene expression in the PSM under the control of Notch signaling. *Mech Dev* 121:1443–1453, 2004.

28. Baker RE, Schnell S, Maini PK: A clock and wavefront mechanism for somite formation. *Dev Biol* 293:116–126, 2006.

29. Dubrulle J, McGrew MJ, Pourquie O: FGF signaling controls somite boundary position and regulates segmentation clock control of spatiotemporal Hox gene activation. *Cell* 106:219–232, 2001.

30. Fan CM, Tessier-Lavigne M: Patterning of mammalian somites by surface ectoderm and notochord: evidence for sclerotome induction by a hedgehog homolog. *Cell* 79(7):1175–1186, 1994.

31. Johnson RL, Laufer E, Riddle RD, Tabin C: Ectopic expression of Sonic hedgehog alters dorsal-ventral patterning of somites. *Cell* 79(7):1165–1173, 1994.

32. Maymon R, Ogle RF, Chitty LS: Smith-Lemli-Opitz syndrome presenting with persisting nuchal oedema and non-immune hydrops. *Prenat Diagn* 19:105–107, 1999.

33. Superti-Furga A, Bonafe L, Rimoin DL: Molecular-pathogenetic classification of genetic disorders of the skeleton. *Am J Med Genet* 106:282–293, 2001.

34. Superti-Furga A: Growing bone knowledge. *Clin Genet* 66:399–401, 2004.

35. Parilla BV, Leeth EA, Kambich MP, et al: Antenatal detection of skeletal dysplasias. *J Ultrasound Med* 22:255–261, 2003.

36. Bonafe L, Cormier-Daire V, Hall C, et al: Nosology and classification of genetic skeletal disorders: 2015 revision. *Am J Med Genet A* 167(12):2869–2892, 2015.

37. *International Skeletal Dysplasia Registry (ISDR)*: Available at <http://ortho.ucla.edu>.

38. Camera G, Mastroiacovo P: Birth prevalence of skeletal dysplasias in the Italian Multicentric Monitoring System for Birth Defects. *Prog Clin Biol Res* 104:441–449, 1982.

39. Connor JM, Connor RA, Sweet EM, et al: Lethal neonatal chondrodysplasias in the West of Scotland 1970-1983 with a description of a thanatophoric, dysplasialike, autosomal recessive disorder, Glasgow variant. *Am J Med Genet* 22:243–253, 1985.

40. Rasmussen SA, Bieber FR, Benacerraf BR, et al: Epidemiology of osteochondrodysplasias: changing trends due to advances in prenatal diagnosis. *Am J Med Genet* 61:49–58, 1996.

41. Al-Gazali LI, Bakir M, Hamid Z, et al: Birth prevalence and pattern of osteochondrodysplasias in an inbred high risk population. *Birth Defects Res A Clin Mol Teratol* 67:125–132, 2003.

42. Gustavson KH, Jorulf H: Different types of osteochondrodysplasia in a consecutive series of newborns. *Helv Paediatr Acta* 30:307–314, 1975.

43. Orioli IM, Castilla EE, Barbosa-Neto JG: The birth prevalence rates for the skeletal dysplasias. *J Med Genet* 23:328–332, 1986.

44. Stoll C, Dott B, Roth MP, Alembik Y: Birth prevalence rates of skeletal dysplasias. *Clin Genet* 35:88–92, 1989.

45. Andersen PE, Jr: Prevalence of lethal osteochondrodysplasias in Denmark. *Am J Med Genet* 32:484–489, 1989.

46. Kallen B, Knudsen LB, Mutchinick O, et al: Monitoring dominant germ cell mutations using skeletal dysplasias registered in malformation registries: an international feasibility study. *Int J Epidemiol* 22:107–115, 1993.

47. Barbosa-Buck CO, Orioli IM, da Graca Dutra M, et al: Clinical epidemiology of skeletal dysplasias in South America. *Am J Med Genet A* 158A:1038–1045, 2012.

48. Donnelly DE, McConnell V, Paterson A, Morrison PJ: The prevalence of thanatophoric dysplasia and lethal osteogenesis imperfecta type II in Northern Ireland—a complete population study. *Ulster Med J* 79(3):114–118, 2010.

49. Stevenson DA, Carey JC, Byrne JL, et al: Analysis of skeletal dysplasias in the Utah population. *Am J Med Genet A* 158A:1046–1054, 2012.

50. McKusick VA, Scott CI: A nomenclature for constitutional disorders of bone. *J Bone Joint Surg Am* 53:978–986, 1971.

51. Erlebacher A, Filvaroff EH, Gitelman SE, Derynck R: Toward a molecular understanding of skeletal development. *Cell* 80:371–378, 1995.

52. Gilbert-Barness E, Opitz JM: Abnormal bone development: histopathology of skeletal dysplasias. *Birth Defects Orig Artic Ser* 30(1):103–156, 1996.

53. Horton WA: Progress in human chondrodysplasias: molecular genetics. *Ann N Y Acad Sci* 785:150–159, 1996.

54. Horton WA: Molecular genetic basis of the human chondrodysplasias. *Endocrinol Metab Clin North Am* 25:683–697, 1996.

55. Reardon W: Skeletal dysplasias detectable by DNA analysis. *Prenat Diagn* 16:1221–1236, 1996.

56. *International Skeletal Dysplasia Society*: Available at <http://www.isds.ch/>.

57. Krakow D: Skeletal dysplasias. *Clin Perinatol* 42:301–319, 2015.

58. Krakow D, Lachman RS, Rimoin DL: Guidelines for the prenatal diagnosis of fetal skeletal dysplasias. *Genet Med* 11:127–133, 2009.

59. Rouse GA, Filly RA, Toomey F, Grube GL: Short-limb skeletal dysplasias: evaluation of the fetal spine with sonography and radiography. *Radiology* 174:177–180, 1990.

60. Chitayat D, Gruber H, Mullen BJ, et al: Hydrops-ectopic calcification-moth-eaten skeletal dysplasia (Greenberg dysplasia): prenatal diagnosis and further delineation of a rare genetic disorder. *Am J Med Genet* 47:272–277, 1993.

61. Seller MJ, Berry AC, Maxwell D, et al: A new lethal chondrodysplasia with platyspondyly, long bone angulation and mixed bone density. *Clin Dysmorphol* 5:213–215, 1996.

62. Brodie SG, Lachman RS, Jewell AF, et al: Lethal osteosclerotic osteochondrodysplasia with platyspondyly, metaphyseal widening, and intracellular inclusions in sibs. *Am J Med Genet* 80:423–428, 1998.

63. Wilcox WR, Lucas BC, Loebel B, et al: Pacman dysplasia: report of two affected sibs. *Am J Med Genet* 77:272–276, 1998.

64. Chen CP, Chern SR, Shih SL, et al: Kyphomelic dysplasia in two sib fetuses. *J Med Genet* 35:65–69, 1998.

65. Trajkovski Z, Vrcakovski M, Saveski J, Gucev ZS: Greenberg dysplasia (hydrops-ectopic calcification-moth-eaten skeletal dysplasia): prenatal ultrasound diagnosis and review of literature. *Am J Med Genet* 111:415–419, 2002.

66. Benacerraf BR, Greene MF, Barss VA: Prenatal sonographic diagnosis of congenital hemivertebra. *J Ultrasound Med* 5:257–259, 1986.

67. Gembruch U, Niesen M, Kehrberg H, Hansmann M: Diastrophic dysplasia: a specific prenatal diagnosis by ultrasound. *Prenat Diagn* 8:539–545, 1988.

68. Nores JA, Rotmensch S, Romero R, et al: Atelosteogenesis type II: sonographic and radiological correlation. *Prenat Diagn* 12:741–753, 1992.

69. Song TB, Kim YH, Oh ST, et al: Prenatal ultrasonographic diagnosis of congenital kyphosis due to anterior segmentation failure. *Asia Oceania J Obstet Gynaecol* 20(1):31–33, 1994.

70. Tongsong T, Wanapirak C, Sirichotiyakul S, Chanprapaph P: Prenatal sonographic diagnosis of diastrophic dwarfism. *J Clin Ultrasound* 30:103–105, 2002.

71. Ryu JK, Cho JY, Choi JS: Prenatal sonographic diagnosis of focal musculoskeletal anomalies. *Korean J Radiol* 4:243–251, 2003.

72. Weisz B, Achiron R, Schindler A, et al: Prenatal sonographic diagnosis of hemivertebra. *J Ultrasound Med* 23:853–857, 2004.

73. Kurtz AB, Wapner RJ: Ultrasonographic diagnosis of second-trimester skeletal dysplasias: a prospective analysis in a high-risk population. *J Ultrasound Med* 2:99–106, 1983.

74. Goncalves L, Jeanty P: Fetal biometry of skeletal dysplasias: a multicentric study. *J Ultrasound Med* 13:977–985, 1994.

75. Gabrielli S, Falco P, Pilu G, et al: Can transvaginal fetal biometry be considered a useful tool for early detection of skeletal dysplasias in high-risk patients? *Ultrasound Obstet Gynecol* 13:107–111, 1999.

76. De Biasio P, Prefumo F, Lantieri PB, Venturini PL: Reference values for fetal limb biometry at 10-14 weeks of gestation. *Ultrasound Obstet Gynecol* 19:588–591, 2002.

77. Coffin GS, Siris E, Wegienka LC: Mental retardation with osteocartilaginous anomalies. *Am J Dis Child* 112:205–213, 1966.

78. Baker ER, Goldberg MJ: Diagnosis and management of skeletal dysplasias. *Semin Perinatol* 18:283–291, 1994.

79. Azouz EM, Teebi AS, Eydoux P, et al: Bone dysplasias: an introduction. *Can Assoc Radiol J* 49:105–109, 1998.

80. Vanhoenacker FM, Van Hul W, Gielen J, De Schepper AM: Congenital skeletal abnormalities: an introduction to the radiological semiology. *Eur J Radiol* 40:168–183, 2001.

81. Unger S: A genetic approach to the diagnosis of skeletal dysplasia. *Clin Orthop Relat Res* 401:32–38, 2002.

82. Goncalves LF, Espinoza J, Mazor M, Romero R: Newer imaging

modalities in the prenatal diagnosis of skeletal dysplasias. *Ultrasound Obstet Gynecol* 24:115–120, 2004.

83. Pretorius DH, Rumack CM, Manco-Johnson ML, et al: Specific skeletal dysplasias in utero: sonographic diagnosis. *Radiology* 159:237–242, 1986.

84. Donnenfeld AE, Mennuti MT: Second trimester diagnosis of fetal skeletal dysplasias. *Obstet Gynecol Surv* 42:199–217, 1987.

85. McGuire J, Manning F, Lange I, et al: Antenatal diagnosis of skeletal dysplasia using ultrasound. *Birth Defects Orig Artic Ser* 23:367–384, 1987.

86. Escobar LF, Bixler D, Weaver DD, et al: Bone dysplasias: the prenatal diagnostic challenge. *Am J Med Genet* 36:488–494, 1990.

87. Kurtz AB, Needleman L, Wapner RJ, et al: Usefulness of a short femur in the in utero detection of skeletal dysplasias. *Radiology* 177:197–200, 1990.

88. Spirt BA, Oliphant M, Gottlieb RH, Gordon LP: Prenatal sonographic evaluation of short-limbed dwarfism: an algorithmic approach. *Radiographics* 10:217–236, 1990.

89. Sharony R, Browne C, Lachman RS, Rimoin DL: Prenatal diagnosis of the skeletal dysplasias. *Am J Obstet Gynecol* 169:668–675, 1993.

90. Bowerman RA: Anomalies of the fetal skeleton: sonographic findings. *AJR Am J Roentgenol* 164:973–979, 1993.

91. MacDonald MR, Welsh MP: Perinatal approach to skeletal dysplasia. *Nebr Med J* 80(11):334–335, 1995.

92. Carvalho L, Soares M, Feijoo MJ, et al: A collaborative approach to the diagnosis of a lethal short limb skeletal dysplasia. *Genet Couns* 8:139–143, 1997.

93. Gaffney G, Manning N, Boyd PA, et al: Prenatal sonographic diagnosis of skeletal dysplasias—a report of the diagnostic and prognostic accuracy in 35 cases. *Prenat Diagn* 18:357–362, 1998.

94. Ermito S, Dinatale A, Carrara S, et al: Prenatal diagnosis of limb abnormalities: role of fetal ultrasonography. *J Prenat Med* 3:18–22, 2009.

95. Weldner BM, Persson PH, Ivarsson SA: Prenatal diagnosis of dwarfism by ultrasound screening. *Arch Dis Child* 60:1070–1072, 1985.

96. Khalil A, Pajkrt E, Chitty LS: Early prenatal diagnosis of skeletal anomalies. *Prenat Diagn* 31:115–124, 2011.

97. Witters I, Moerman P, Fryns JP: Skeletal dysplasias: 38 prenatal cases. *Genet Couns* 19:267–275, 2008.

98. Yeh P, Saeed F, Paramasivam G, et al: Accuracy of prenatal diagnosis and prediction of lethality for fetal skeletal dysplasias. *Prenat Diagn* 31:515–518, 2011.

99. Gordienko I, Grechanina E, Sopko NI, et al: Prenatal diagnosis of osteochondrodysplasias in high risk pregnancy. *Am J Med Genet* 63:90–97, 1996.

100. Tretter AE, Saunders RC, Meyers CM, et al: Antenatal diagnosis of lethal skeletal dysplasias. *Am J Med Genet* 75:518–522, 1998.

101. Hersh JH, Angle B, Pietrantoni M, et al: Predictive value of fetal ultrasonography in the diagnosis of a lethal skeletal dysplasia. *South Med J* 91:1137–1142, 1998.

102. Doray B, Favre R, Viville B, et al: Prenatal sonographic diagnosis of skeletal dysplasias. A report of 47 cases. *Ann Genet* 43:163–169, 2000.

103. Schramm T, Gloning KP, Minderer S, et al: Prenatal sonographic diagnosis of skeletal dysplasias. *Ultrasound Obstet Gynecol* 34:160–170, 2009.

104. Nelson DB, Dashe JS, McIntire DD, Twickler DM: Fetal skeletal dysplasias: sonographic indices associated with adverse outcomes. *J Ultrasound Med* 33:1085–1090, 2014.

105. Merz E, Bahlmann F, Weber G, Macchiella D: Three-dimensional ultrasonography in prenatal diagnosis. *J Perinat Med* 23:213–222, 1995.

106. Steiner H, Spitzer D, Weiss-Wichert PH, et al: Three-dimensional ultrasound in prenatal diagnosis of skeletal dysplasia. *Prenat Diagn* 15:373–377, 1995.

107. Ploeckinger-Ulm B, Ulm MR, Lee A, et al: Antenatal depiction of fetal digits with three-dimensional ultrasonography. *Am J Obstet Gynecol* 175:571–574, 1996.

108. Garjian KV, Pretorius DH, Budorick NE, et al: Fetal skeletal dysplasia: three-dimensional US—initial experience. *Radiology* 214:717–723, 2000.

109. Achiron R, Gindes L, Zalel Y, et al: Three- and four-dimensional ultrasound: new methods for evaluating fetal thoracic anomalies. *Ultrasound Obstet Gynecol* 32:36–43, 2008.

110. Chen CP, Chern SR, Shih JC, et al: Prenatal diagnosis and genetic analysis of type I and type II thanatophoric dysplasia. *Prenat Diagn* 21:89–95, 2001.

111. Machado LE, Bonilla-Musoles F, Raga F, et al: Thanatophoric dysplasia: ultrasound diagnosis. *Ultrasound Q* 17:235–243, 2001.

112. Moeglin D, Benoit B: Three-dimensional sonographic aspects in the antenatal diagnosis of achondroplasia. *Ultrasound Obstet Gynecol* 18:81–83, 2001.

113. Kos M, Hafner T, Funduk-Kurjak B, et al: Limb deformities and three-dimensional ultrasound. *J Perinat Med* 30:40–47, 2002.

114. Viora E, Sciarrone A, Bastonero S, et al: Three-dimensional ultrasound evaluation of short-rib polydactyly syndrome type II in the second trimester: a case report. *Ultrasound Obstet Gynecol* 19:88–91, 2002.

115. Clementschitsch G, Hasenohrl G, Steiner H, Staudach A: Early diagnosis of a fetal skeletal dysplasia associated with increased nuchal translucency with 2D and 3D ultrasound. *Ultraschall Med* 24(5):349–352, 2003.

116. Krakow D, Williams J, 3rd, Poehl M, et al: Use of three-dimensional ultrasound imaging in the diagnosis of prenatal-onset skeletal dysplasias. *Ultrasound Obstet Gynecol* 21:467–472, 2003.

117. Benoit B: The value of three-dimensional ultrasonography in the screening of the fetal skeleton. *Childs Nerv Syst* 19:403–409, 2003.

118. Seow KM, Huang LW, Lin YH, et al: Prenatal three-dimensional ultrasound diagnosis of a camptomelic dysplasia. *Arch Gynecol Obstet* 269:142–144, 2004.

119. Lin IW, Chueh HY, Chang SD, Cheng PJ: The application of three-dimensional ultrasonography in the prenatal diagnosis of arthrogryposis. *Taiwan J Obstet Gynecol* 47:75–78, 2008.

120. Shih JC, Peng SS, Hsiao SM, et al: Three-dimensional ultrasound diagnosis of Larsen syndrome with further characterization of neurological sequelae. *Ultrasound Obstet Gynecol* 24:89–93, 2004.

121. Ruano R, Molho M, Roume J, Ville Y: Prenatal diagnosis of fetal skeletal dysplasias by combining two-dimensional and three-dimensional ultrasound and intrauterine three-dimensional helical computer tomography. *Ultrasound Obstet Gynecol* 24:134–140, 2004.

122. Bonnefoy O, Delbosc JM, Maugey-Laulom B, et al: Prenatal diagnosis of hypochondroplasia: three-dimensional multislice computed tomography findings and molecular analysis. *Fetal Diagn Ther* 21:18–21, 2006.

123. Cassart M, Massez A, Cos T, et al: Contribution of three-dimensional computed tomography in the assessment of fetal skeletal dysplasia. *Ultrasound Obstet Gynecol* 29:537–543, 2007.

124. Miyazaki O, Nishimura G, Sago H, et al: Prenatal diagnosis of chondrodysplasia punctata tibia-metacarpal type using multidetector CT and three-dimensional reconstruction. *Pediatr Radiol* 37:1151–1154, 2007.

125. Tsutsumi S, Sawai H, Nishimura G, et al: Prenatal diagnosis of thanatophoric dysplasia by 3-D helical computed tomography and genetic analysis. *Fetal Diagn Ther* 24:420–424, 2008.

126. Ulla M, Aiello H, Cobos MP, et al: Prenatal diagnosis of skeletal dysplasias: contribution of three-dimensional computed tomography. *Fetal Diagn Ther* 29:238–247, 2011.

127. Yamada T, Nishimura G, Nishida K, et al: Prenatal diagnosis of short-rib polydactyly syndrome type 3 (Verma-Naumoff type) by three-dimensional helical computed tomography. *J Obstet Gynaecol Res* 37:151–155, 2011.

128. Adler-Levy Y, Yagel S, Nadjari M, et al: Use of low dose computed tomography with 3D reconstructions for the prenatal evaluation of suspected skeletal dysplasia. *Isr Med Assoc J* 17(1):42–46, 2015.

129. Akizawa Y, Nishimura G, Hasegawa T, et al: Prenatal diagnosis of osteogenesis imperfecta type II by three-dimensional computed tomography: the current state of fetal computed tomography. *Congenit Anom (Kyoto)* 52(4):203–206, 2012.

130. Brink JA: Technical aspects of helical (spiral) CT. *Radiol Clin North Am* 33:825–841, 1995.

131. Wilting JE: Technical aspects of spiral-CT. *Medica Mundi* 43:34–43, 1989.

132. Braillon PM, Buenerd A, Lapillonne A, Bouvier R: Skeletal and total body volumes of human fetuses: assessment of reference data by spiral CT. *Pediatr Radiol* 32:354–359, 2002.

133. Victoria T, Epelman M, Coleman BG, et al: Low-dose fetal CT in the prenatal evaluation of skeletal dysplasias and other severe skeletal abnormalities. *AJR Am J Roentgenol* 200:989–1000, 2013.

134. Cassart M: Suspected fetal skeletal malformations or bone diseases: how to explore. *Pediatr Radiol* 40:1046–1051, 2010.

135. Chen ML, Chang CH, Yu CH, et al: Prenatal diagnosis of cleft palate by

three-dimensional ultrasound. *Ultrasound Med Biol* 27:1017–1023, 2001.

136. Blaumeiser B, Loquet P, Wuyts W, Nothen MM: Prenatal diagnosis of Pfeiffer syndrome type II. *Prenat Diagn* 24:644–646, 2004.

137. Esser T, Rogalla P, Bamberg C, Kalache KD: Application of the three-dimensional maximum mode in prenatal diagnosis of Apert syndrome. *Am J Obstet Gynecol* 193:1743–1745, 2005.

138. Wong GY, Wong SF, Chan WP, Ng WF: Three-dimensional ultrasound findings of spondylocostal dysostosis in the second trimester of pregnancy. *Ultrasound Obstet Gynecol* 27:580–582, 2006.

139. Faro C, Chaoui R, Wegrzyn P, et al: Metopic suture in fetuses with Apert syndrome at 22-27 weeks of gestation. *Ultrasound Obstet Gynecol* 27:28–33, 2006.

140. Soto E, Richani K, Goncalves LF, et al: Three-dimensional ultrasound in the prenatal diagnosis of cleidocranial dysplasia associated with B-cell immunodeficiency. *Ultrasound Obstet Gynecol* 27:574–579, 2006.

141. Promsonthi P, Wattanasirichaigoon D: Prenatal diagnosis of campomelic dysplasia with three-dimensional ultrasound. *Ultrasound Obstet Gynecol* 27:583–585, 2006.

142. Nemec U, Nemec SF, Krakow D, et al: The skeleton and musculature on foetal MRI. *Insights Imaging* 2(3):309–318, 2011.

143. Teng SW, Guo WY, Sheu MH, Wang PH: Initial experience using magnetic resonance imaging in prenatal diagnosis of osteogenesis imperfecta type II: a case report. *Clin Imaging* 27:55–58, 2003.

144. Miller E, Blaser S, Miller S, et al: Fetal MR imaging of atelosteogenesis type II (AO-II). *Pediatr Radiol* 38:1345–1349, 2008.

145. Nemec SF, Kasprian G, Brugger PC, et al: Abnormalities of the upper extremities on fetal magnetic resonance imaging. *Ultrasound Obstet Gynecol* 38:559–567, 2011.

146. Nemec SF, Nemec U, Brugger PC, et al: MR imaging of the fetal musculoskeletal system. *Prenat Diagn* 32:205–213, 2012.

147. Pugash D, Brugger PC, Bettelheim D, Prayer D: Prenatal ultrasound and fetal MRI: the comparative value of each modality in prenatal diagnosis. *Eur J Radiol* 68:214–226, 2008.

148. Nemec SF, Nemec U, Brugger PC, et al: Skeletal development on fetal magnetic resonance imaging. *Top Magn Reson Imaging* 22:101–106, 2011.

149. Giancotti A, D'Ambrosio V, De Filippis A, et al: Comparison of ultrasound and magnetic resonance imaging in the prenatal diagnosis of Apert syndrome: report of a case. *Childs Nerv Syst* 30:1445–1448, 2014.

150. Nemec U, Nemec SF, Weber M, et al: Human long bone development in vivo: analysis of the distal femoral epimetaphysis on MR images of fetuses. *Radiology* 267:570–580, 2013.

151. Donne HD, Jr, Faundes A, Tristao EG, et al: Sonographic identification and measurement of the epiphyseal ossification centers as markers of fetal gestational age. *J Clin Ultrasound* 33:394–400, 2005.

152. Doger E, Kopuk SY, Cakiroglu Y, et al: Unilateral isolated proximal femoral focal deficiency. *Case Rep Obstet Gynecol* 2013:637904, 2013.

153. Weaver KN, Johnson J, Kline-Fath B, et al: Predictive value of fetal lung volume in prenatally diagnosed skeletal dysplasia. *Prenat Diagn* 34:1326–1331, 2014.

154. Pashayan H, Fraser FC, McIntyre JM, Dunbar JS: Bilateral aplasia of the tibia, polydactyly and absent thumb in father and daughter. *J Bone Joint Surg Br* 53:495–499, 1971.

155. Luthy DA, Hall JG, Graham CB: Prenatal diagnosis of thrombocytopenia with absent radii. *Clin Genet* 15:495–499, 1979.

156. Filkins K, Russo J, Bilinki I, et al: Prenatal diagnosis of thrombocytopenia absent radius syndrome using ultrasound and fetoscopy. *Prenat Diagn* 4:139–142, 1984.

157. Graham M: Congenital short femur: prenatal sonographic diagnosis. *J Ultrasound Med* 4:361–363, 1985.

158. Papageorghiou AT, Fratelli N, Leslie K, et al: Outcome of fetuses with antenatally diagnosed short femur. *Ultrasound Obstet Gynecol* 31:507–511, 2008.

159. Alanay Y, Krakow D, Rimoin DL, Lachman RS: Angulated femurs and the skeletal dysplasias: experience of the International Skeletal Dysplasia Registry (1988-2006). *Am J Med Genet A* 143A:1159–1168, 2007.

160. Khalil A, Morales-Rosello J, Morlando M, et al: Widening of the femoral proximal diaphysis—metaphysis angle in fetuses with achondroplasia. *Ultrasound Obstet Gynecol* 44:69–75, 2014.

161. Hall C, Offiah AC, Forzano F, et al: *Fetal and Perinatal Skeletal Dysplasias: an Atlas of Multimodality Imaging*, London, UK, 2010, Radcliffe.

162. DeVore GR, Horenstein J, Platt LD: Fetal echocardiography. VI. Assessment of cardiothoracic disproportion—a new technique for the diagnosis of thoracic hypoplasia. *Am J Obstet Gynecol* 155:1066–1071, 1986.

163. Nimrod C, Davies D, Iwanicki S, et al: Ultrasound prediction of pulmonary hypoplasia. *Obstet Gynecol* 68:495–498, 1986.

164. Chitkara U, Rosenberg J, Chervenak FA, et al: Prenatal sonographic assessment of the fetal thorax: normal values. *Am J Obstet Gynecol* 156:1069–1074, 1987.

165. Johnson A, Callan NA, Bhutani VK, et al: Ultrasonic ratio of fetal thoracic to abdominal circumference: an association with fetal pulmonary hypoplasia. *Am J Obstet Gynecol* 157:764–769, 1987.

166. Fong K, Ohlsson A, Zalev A: Fetal thoracic circumference: a prospective cross-sectional study with real-time ultrasound. *Am J Obstet Gynecol* 158:1154–1160, 1988.

167. Songster GS, Gray DL, Crane JP: Prenatal prediction of lethal pulmonary hypoplasia using ultrasonic fetal chest circumference. *Obstet Gynecol* 73:261–266, 1989.

168. Vintzileos AM, Campbell WA, Rodis JF, et al: Comparison of six different ultrasonographic methods for predicting lethal fetal pulmonary hypoplasia. *Am J Obstet Gynecol* 161:606–612, 1989.

169. D'Alton M, Mercer B, Riddick E, Dudley D: Serial thoracic versus abdominal circumference ratios for the prediction of pulmonary hypoplasia in premature rupture of the membranes remote from term. *Am J Obstet Gynecol* 166:658–663, 1992.

170. Maeda H, Nagata H, Tsukimori K, et al: Prenatal evaluation and obstetrical management of fetuses at risk of developing lung hypoplasia. *J Perinat Med* 21:355–361, 1993.

171. Merz E, Wellek S, Bahlmann F, Weber G: Normal ultrasound curves of the fetal osseous thorax and fetal lung. *Geburtshilfe Frauenheilkd* 55(2):77–82, 1995.

172. Abuhamad AZ, Sedule-Murphy SJ, Kolm P, et al: Prenatal ultrasonographic fetal rib length measurement: correlation with gestational age. *Ultrasound Obstet Gynecol* 7:193–196, 1996.

173. Yoshimura S, Masuzaki H, Gotoh H, et al: Ultrasonographic prediction of lethal pulmonary hypoplasia: comparison of eight different ultrasonographic parameters. *Am J Obstet Gynecol* 175:477–483, 1996.

174. Peralta CF, Cavoretto P, Csapo B, et al: Assessment of lung area in normal fetuses at 12-32 weeks. *Ultrasound Obstet Gynecol* 26:718–724, 2005.

175. Roberts AB, Mitchell JM: Direct ultrasonographic measurement of fetal lung length in normal pregnancies and pregnancies complicated by prolonged rupture of membranes. *Am J Obstet Gynecol* 163:1560–1566, 1990.

176. Ohlsson A, Fong K, Rose T, et al: Prenatal ultrasonic prediction of autopsy-proven pulmonary hypoplasia. *Am J Perinatol* 9:334–337, 1992.

177. Merz E, Miric-Tesanic D, Bahlmann F, et al: Prenatal sonographic chest and lung measurements for predicting severe pulmonary hypoplasia. *Prenat Diagn* 19:614–619, 1999.

178. Bahlmann F, Merz E, Hallermann C, et al: Congenital diaphragmatic hernia: ultrasonic measurement of fetal lungs to predict pulmonary hypoplasia. *Ultrasound Obstet Gynecol* 14:162–168, 1999.

179. Heling KS, Tennstedt C, Chaoui R, et al: Reliability of prenatal sonographic lung biometry in the diagnosis of pulmonary hypoplasia. *Prenat Diagn* 21:649–657, 2001.

180. Laudy JA, Tibboel D, Robben SG, et al: Prenatal prediction of pulmonary hypoplasia: clinical, biometric, and Doppler velocity correlates. *Pediatrics* 109:250–258, 2002.

181. Gerards FA, Twisk JW, Fetter WP, et al: Predicting pulmonary hypoplasia with 2- or 3-dimensional ultrasonography in complicated pregnancies. *Am J Obstet Gynecol* 198:140.e1–140.e6, 2008.

182. Vergani P, Andreani M, Greco M, et al: Two- or three-dimensional ultrasonography: which is the best predictor of pulmonary hypoplasia? *Prenat Diagn* 30:834–838, 2010.

183. Rahemtullah A, McGillivray B, Wilson RD: Suspected skeletal dysplasias: femur length to abdominal circumference ratio can be used in ultrasonographic prediction of fetal outcome. *Am J Obstet Gynecol* 177:864–869, 1997.

184. Lee A, Kratochwil A, Stumpflen I, et al: Fetal lung volume determination by three-dimensional ultrasonography. *Am J Obstet Gynecol* 175:588–592, 1996.

185. Laudy JA, Janssen MM, Struyk PC, et al: Three-dimensional ultrasonography of normal fetal lung volume: a preliminary study.

Ultrasound Obstet Gynecol 11:13–16, 1998.

186. Pohls UG, Rempen A: Fetal lung volumetry by three-dimensional ultrasound. *Ultrasound Obstet Gynecol* 11:6–12, 1998.

187. Bahmaie A, Hughes SW, Clark T, et al: Serial fetal lung volume measurement using three-dimensional ultrasound. *Ultrasound Obstet Gynecol* 16:154–158, 2000.

188. Osada H, Iitsuka Y, Masuda K, et al: Application of lung volume measurement by three-dimensional ultrasonography for clinical assessment of fetal lung development. *J Ultrasound Med* 21:841–847, 2002.

189. Gerards FA, Engels MA, Twisk JW, van Vugt JM: Normal fetal lung volume measured with three-dimensional ultrasound. *Ultrasound Obstet Gynecol* 27:134–144, 2006.

190. Barros CA, Rezende GC, Araujo Junior E, et al: Prediction of lethal pulmonary hypoplasia by means fetal lung volume in skeletal dysplasias: a three-dimensional ultrasound assessment. *J Matern Fetal Neonatal Med* 29(11):1725–1730, 2016.

191. Kalache KD, Espinoza J, Chaiworapongsa T, et al: Three-dimensional ultrasound fetal lung volume measurement: a systematic study comparing the multiplanar method with the rotational (VOCAL) technique. *Ultrasound Obstet Gynecol* 21:111–118, 2003.

192. Kalache KD, Espinoza J, Chaiworapongsa T, et al: Three-dimensional reconstructed fetal lung using VOCAL. *Ultrasound Obstet Gynecol* 21:205, 2003.

193. Ruano R, Benachi A, Joubin L, et al: Three-dimensional ultrasonographic assessment of fetal lung volume as prognostic factor in isolated congenital diaphragmatic hernia. *Br J Obstet Gynaecol* 111:423–429, 2004.

194. Ruano R, Joubin L, Sonigo P, et al: Fetal lung volume estimated by 3-dimensional ultrasonography and magnetic resonance imaging in cases with isolated congenital diaphragmatic hernia. *J Ultrasound Med* 23:353–358, 2004.

195. Ruano R, Benachi A, Martinovic J, et al: Can three-dimensional ultrasound be used for the assessment of the fetal lung volume in cases of congenital diaphragmatic hernia? *Fetal Diagn Ther* 19:87–91, 2004.

196. Moeglin D, Talmant C, Duyme M, Lopez AC: Fetal lung volumetry using two- and three-dimensional ultrasound. *Ultrasound Obstet Gynecol* 25:119–127, 2005.

197. Ruano R, Martinovic J, Dommergues M, et al: Accuracy of fetal lung volume assessed by three-dimensional sonography. *Ultrasound Obstet Gynecol* 26:725–730, 2005.

198. Peralta CF, Cavoretto P, Csapo B, et al: Lung and heart volumes by three-dimensional ultrasound in normal fetuses at 12-32 weeks' gestation. *Ultrasound Obstet Gynecol* 27:128–133, 2006.

199. Coakley FV, Lopoo JB, Lu Y, et al: Normal and hypoplastic fetal lungs: volumetric assessment with prenatal single-shot rapid acquisition with relaxation enhancement MR imaging. *Radiology* 216:107–111, 2000.

200. Rypens F, Metens T, Rocourt N, et al: Fetal lung volume: estimation at MR imaging—initial results. *Radiology* 219:236–241, 2001.

201. Paek BW, Coakley FV, Lu Y, et al: Congenital diaphragmatic hernia: prenatal evaluation with MR lung volumetry—preliminary experience. *Radiology* 220:63–67, 2001.

202. Kuwashima S, Nishimura G, Iimura F, et al: Low-intensity fetal lungs on MRI may suggest the diagnosis of pulmonary hypoplasia. *Pediatr Radiol* 31:669–672, 2001.

203. Williams G, Coakley FV, Qayyum A, et al: Fetal relative lung volume: quantification by using prenatal MR imaging lung volumetry. *Radiology* 233:457–462, 2004.

204. Tanigaki S, Miyakoshi K, Tanaka M, et al: Pulmonary hypoplasia: prediction with use of ratio of MR imaging-measured fetal lung volume to US-estimated fetal body weight. *Radiology* 232:767–772, 2004.

205. Osada H, Kaku K, Masuda K, et al: Quantitative and qualitative evaluations of fetal lung with MR imaging. *Radiology* 231:887–892, 2004.

206. Keller TM, Rake A, Michel SC, et al: MR assessment of fetal lung development using lung volumes and signal intensities. *Eur Radiol* 14:984–989, 2004.

207. Kalache KD, Chaoui R, Hartung J, et al: Doppler assessment of tracheal fluid flow during fetal breathing movements in cases of congenital diaphragmatic hernia. *Ultrasound Obstet Gynecol* 12:27–32, 1998.

208. Laudy JA, Wladimiroff JW: The fetal lung. 2: pulmonary hypoplasia. *Ultrasound Obstet Gynecol* 16:482–494, 2000.

209. Mitchell JM, Roberts AB, Lee A: Doppler waveforms from the pulmonary arterial system in normal fetuses and those with pulmonary hypoplasia. *Ultrasound Obstet Gynecol* 11:167–172, 1998.

210. Achiron R, Heggesh J, Mashiach S, et al: Peripheral right pulmonary artery blood flow velocimetry: Doppler sonographic study of normal and abnormal fetuses. *J Ultrasound Med* 17:687–692, 1998.

211. Chaoui R, Kalache K, Tennstedt C, et al: Pulmonary arterial Doppler velocimetry in fetuses with lung hypoplasia. *Eur J Obstet Gynecol Reprod Biol* 84:179–185, 1999.

212. Yoshimura S, Masuzaki H, Miura K, et al: Diagnosis of fetal pulmonary hypoplasia by measurement of blood flow velocity waveforms of pulmonary arteries with Doppler ultrasonography. *Am J Obstet Gynecol* 180:441–446, 1999.

213. Rizzo G, Capponi A, Angelini E, et al: Blood flow velocity waveforms from fetal peripheral pulmonary arteries in pregnancies with preterm premature rupture of the membranes: relationship with pulmonary hypoplasia. *Ultrasound Obstet Gynecol* 15:98–103, 2000.

214. Fuke S, Kanzaki T, Mu J, et al: Antenatal prediction of pulmonary hypoplasia by acceleration time/ejection time ratio of fetal pulmonary arteries by Doppler blood flow velocimetry. *Am J Obstet Gynecol* 188:228–233, 2003.

215. Campbell J, Henderson A, Campbell S: The fetal femur/foot length ratio: a new parameter to assess dysplastic limb reduction. *Obstet Gynecol* 72:181–184, 1988.

216. Hershey DW: The fetal femur/foot length ratio: a new parameter to assess dysplastic limb reduction. *Obstet Gynecol* 73:682, 1989.

217. Turner GM, Twining P: The facial profile in the diagnosis of fetal abnormalities. *Clin Radiol* 47:389–395, 1993.

218. Chmait R, Pretorius D, Jones M, et al: Prenatal evaluation of facial clefts with two-dimensional and adjunctive three-dimensional ultrasonography: a prospective trial. *Am J Obstet Gynecol* 187:946–949, 2002.

219. Mittermayer C, Blaicher W, Brugger PC, et al: Foetal facial clefts: prenatal evaluation of lip and primary palate by 2D and 3D ultrasound. *Ultraschall Med* 25:120–125, 2004.

220. Johnson DD, Pretorius DH, Budorick NE, et al: Fetal lip and primary palate: three-dimensional versus two-dimensional US. *Radiology* 217:236–239, 2000.

221. Lee W, Kirk JS, Shaheen KW, et al: Fetal cleft lip and palate detection by three-dimensional ultrasonography. *Ultrasound Obstet Gynecol* 16:314–320, 2000.

222. Pretorius DH, Nelson TR: Fetal face visualization using three-dimensional ultrasonography. *J Ultrasound Med* 14:349–356, 1995.

223. Mittermayer C, Lee A: Three-dimensional ultrasonographic imaging of cleft lip: the winners are the parents. *Ultrasound Obstet Gynecol* 21:628–629, 2003.

224. Campbell S, Lees CC: The three-dimensional reverse face (3D RF) view for the diagnosis of cleft palate. *Ultrasound Obstet Gynecol* 22:552–554, 2003.

225. Campbell S, Lees C, Moscoso G, Hall P: Ultrasound antenatal diagnosis of cleft palate by a new technique: the 3D "reverse face" view. *Ultrasound Obstet Gynecol* 25:12–18, 2005.

226. Ghi T, Tani G, Savelli L, et al: Prenatal imaging of facial clefts by magnetic resonance imaging with emphasis on the posterior palate. *Prenat Diagn* 23:970–975, 2003.

227. Mailath-Pokorny M, Worda C, Krampl-Bettelheim E, et al: What does magnetic resonance imaging add to the prenatal ultrasound diagnosis of facial clefts? *Ultrasound Obstet Gynecol* 36:445–451, 2010.

228. Wang G, Shan R, Zhao L, et al: Fetal cleft lip with and without cleft palate: comparison between MR imaging and US for prenatal diagnosis. *Eur J Radiol* 79:437–442, 2011.

229. Manganaro L, Tomei A, Fierro F, et al: Fetal MRI as a complement to US in the evaluation of cleft lip and palate. *Radiol Med* 116:1134–1148, 2011.

230. Arangio P, Manganaro L, Pacifici A, et al: Importance of fetal MRI in evaluation of craniofacial deformities. *J Craniofac Surg* 24:773–776, 2013.

231. Pilu G, Reece EA, Romero R, et al: Prenatal diagnosis of craniofacial malformations with ultrasonography. *Am J Obstet Gynecol* 155:45–50, 1986.

232. Bromley B, Benacerraf BR: Fetal micrognathia: associated anomalies and outcome. *J Ultrasound Med* 13:529–533, 1994.

233. Prows CA, Bender PL: Beyond Pierre Robin sequence. *Neonatal Netw* 18:13–19, 1999.

234. Paladini D, Morra T, Teodoro A, et al: Objective diagnosis of micrognathia in the fetus: the jaw index. *Obstet Gynecol* 93:382–386, 1999.

235. Rotten D, Levaillant JM, Martinez H, et al: The fetal mandible: a 2D and 3D sonographic approach to the diagnosis of retrognathia and micrognathia. *Ultrasound Obstet Gynecol* 19:122–130, 2002.

236. Abrams SL, Filly RA: Congenital vertebral malformations: prenatal diagnosis using ultrasonography. *Radiology* 155:762, 1985.

237. Zelop CM, Pretorius DH, Benacerraf BR: Fetal hemivertebrae: associated anomalies, significance, and outcome. *Obstet Gynecol* 81:412–416, 1993.

238. Achiron R, Lipitz S, Grisaru D, et al: Second-trimester ultrasonographic diagnosis of segmental vertebral abnormalities associated with neurological deficit: a possible new variant of occult spinal dysraphism. *Prenat Diagn* 16:760–763, 1996.

239. Kozlowski K, Bieganski T, Gardner J, Beighton P: Osteochondrodystrophies with marked platyspondyly and distinctive peripheral anomalies. *Pediatr Radiol* 29:1–5, 1999.

240. Wells TR, Landing BH, Bostwick FH: Studies of vertebral coronal cleft in rhizomelic chondrodysplasia punctata. *Pediatr Pathol* 12:593–600, 1992.

241. Lachman RS: Fetal imaging in the skeletal dysplasias: overview and experience. *Pediatr Radiol* 24:413–417, 1994.

242. Westvik J, Lachman RS: Coronal and sagittal clefts in skeletal dysplasias. *Pediatr Radiol* 28:764–770, 1998.

243. McMaster MJ: Occult intraspinal anomalies and congenital scoliosis. *J Bone Joint Surg Am* 66:588–601, 1984.

244. McMaster MJ, David CV: Hemivertebra as a cause of scoliosis. A study of 104 patients. *J Bone Joint Surg Br* 68:588–595, 1984.

245. McMaster MJ: Congenital scoliosis caused by a unilateral failure of vertebral segmentation with contralateral hemivertebrae. *Spine* 23(9):998–1005, 1998.

246. McMaster MJ, Singh H: Natural history of congenital kyphosis and kyphoscoliosis. A study of one hundred and twelve patients. *J Bone Joint Surg Am* 81:1367–1383, 1999.

247. Connor JM, Conner AN, Connor RA, et al: Genetic aspects of early childhood scoliosis. *Am J Med Genet* 27:419–424, 1987.

248. Johnson VP, Yiu-Chiu VS, Wierda DR, Holzwarth DR: Midtrimester prenatal diagnosis of achondrogenesis. *J Ultrasound Med* 3:223–226, 1984.

249. Mahony BS, Filly RA, Callen PW, Golbus MS: Thanatophoric dwarfism with the cloverleaf skull: a specific antenatal sonographic diagnosis. *J Ultrasound Med* 4:151–154, 1985.

250. Sorge G, Ruggieri M, Lachman RS: Spondyloperipheral dysplasia. *Am J Med Genet* 59:139–142, 1995.

251. Hoopmann M, Sonek J, Schramm T, et al: Position of the conus medullaris in fetuses with skeletal dysplasia. *Prenat Diagn* 32:1313–1317, 2012.

252. Katsouras CS, Thomadakis C, Michalis LK: Cardiac Ellis-van Creveld syndrome. *Int J Cardiol* 87:315–316, 2003.

253. Bossert T, Walther T, Gummert J, et al: Cardiac malformations associated with the Holt-Oram syndrome—report on a family and review of the literature. *Thorac Cardiovasc Surg* 50:312–314, 2002.

254. de Vries JI, Fong BF: Normal fetal motility: an overview. *Ultrasound Obstet Gynecol* 27:701–711, 2006.

255. Filges I, Hall JG: We are failing to identify disorders of fetal movement—why? *Prenat Diagn* 32(10):919–920, 2012.

256. Filges I, Hall JG: Failure to identify antenatal multiple congenital contractures and fetal akinesia—proposal of guidelines to improve diagnosis. *Prenat Diagn* 33:61–74, 2013.

257. Nowlan NC: Biomechanics of foetal movement. *Eur Cell Mater* 29:1–21, 2015.

258. de Vries JI, Fong BF: Changes in fetal motility as a result of congenital disorders: an overview. *Ultrasound Obstet Gynecol* 29:590–599, 2007.

259. Donker ME, Eijckelhof BH, Tan GM, de Vries JI: Serial postural and motor assessment of Fetal Akinesia Deformation Sequence (FADS). *Early Hum Dev* 85:785–790, 2009.

260. Hoellen F, Schroer A, Kelling K, et al: Arthrogryposis multiplex congenita and Pena-Shokeir phenotype: challenge of prenatal diagnosis—report of 21 cases, antenatal findings and review. *Fetal Diagn Ther* 30:289–298, 2011.

261. Abdulkadir AY, Isyaku K, Dare A, et al: Prenatal third trimester sonographic behavior of a thanatophoric dwarfs. *J Prenat Med* 2:42–46, 2008.

262. Mortier GR, Rimoin DL, Lachman RS: The scapula as a window to the diagnosis of skeletal dysplasias. *Pediatr Radiol* 27:447–451, 1997.

263. Veeramani AK, Higgins P, Butler S, et al: Diagnostic use of skeletal survey in suspected skeletal dysplasia. *J Clin Res Pediatr Endocrinol* 1:270–274, 2009.

264. Francomano CA: The genetic basis of dwarfism. *N Engl J Med* 332:58–59, 1995.

265. Nicolaides KH, Azar G, Byrne D, et al: Fetal nuchal translucency: ultrasound screening for chromosomal defects in first trimester of pregnancy. *BMJ* 304:867–869, 1992.

266. Pandya PP, Kondylios A, Hilbert L, et al: Chromosomal defects and outcome in 1015 fetuses with increased nuchal translucency. *Ultrasound Obstet Gynecol* 5:15–19, 1995.

267. Brady AF, Pandya PP, Yuksel B, et al: Outcome of chromosomally normal livebirths with increased fetal nuchal translucency at 10-14 weeks' gestation. *J Med Genet* 35:222–224, 1998.

268. Souka AP, Snijders RJ, Novakov A, et al: Defects and syndromes in chromosomally normal fetuses with increased nuchal translucency thickness at 10-14 weeks of gestation. *Ultrasound Obstet Gynecol* 11:391–400, 1998.

269. Makrydimas G, Souka A, Skentou H, et al: Osteogenesis imperfecta and other skeletal dysplasias presenting with increased nuchal translucency in the first trimester. *Am J Med Genet* 98:117–120, 2001.

270. Souka AP, Raymond FL, Mornet E, et al: Hypophosphatasia associated with increased nuchal translucency: a report of two affected pregnancies. *Ultrasound Obstet Gynecol* 20:294–295, 2002.

271. Michel-Calemard L, Lesca G, Morel Y, et al: Campomelic acampomelic dysplasia presenting with increased nuchal translucency in the first trimester. *Prenat Diagn* 24:519–523, 2004.

272. Witters I, Claerhout P, Fryns JP: Increased nuchal translucency thickness in thrombocytopenia-absent-radius syndrome. *Ultrasound Obstet Gynecol* 26:581–582, 2005.

273. Hewitt B: Nuchal translucency in the first trimester. *Aust N Z J Obstet Gynaecol* 33:389–391, 1993.

274. Soothill P, Kyle P: Fetal nuchal translucency test for Down's syndrome. *Lancet* 350(9091):1629–1632, 1997.

275. Fukada Y, Yasumizu T, Takizawa M, et al: The prognosis of fetuses with transient nuchal translucency in the first and early second trimester. *Acta Obstet Gynecol Scand* 76:913–916, 1997.

276. Hernadi L, Torocsik M: Screening for fetal anomalies in the 12th week of pregnancy by transvaginal sonography in an unselected population. *Prenat Diagn* 17:753–759, 1997.

277. den Hollander NS, van der Harten HJ, Vermeij-Keers C, et al: First-trimester diagnosis of Blomstrand lethal osteochondrodysplasia. *Am J Med Genet* 73:345–350, 1997.

278. Hafner E, Schuchter K, Liebhart E, Philipp K: Results of routine fetal nuchal translucency measurement at weeks 10-13 in 4233 unselected pregnant women. *Prenat Diagn* 18:29–34, 1998.

279. Hiippala A, Eronen M, Taipale P, et al: Fetal nuchal translucency and normal chromosomes: a long-term follow-up study. *Ultrasound Obstet Gynecol* 18:18–22, 2001.

280. Venkat-Raman N, Sebire NJ, Murphy KW, et al: Increased first-trimester fetal nuchal translucency thickness in association with chondroectodermal dysplasia (Ellis-Van Creveld syndrome). *Ultrasound Obstet Gynecol* 25:412–414, 2005.

281. Ngo C, Viot G, Aubry MC, et al: First-trimester ultrasound diagnosis of skeletal dysplasia associated with increased nuchal translucency thickness. *Ultrasound Obstet Gynecol* 30:221–226, 2007.

282. Leung KY, MacLachlan NA, Sepulveda W: Prenatal diagnosis of ectrodactyly: the "lobster claw" anomaly. *Ultrasound Obstet Gynecol* 6:443–446, 1995.

283. Tercanli S, Miny P, Siebert MS, et al: Fanconi anemia associated with increased nuchal translucency detected by first-trimester ultrasound. *Ultrasound Obstet Gynecol* 17:160–162, 2001.

284. Hyett J, Noble P, Sebire NJ, et al: Lethal congenital arthrogryposis presents with increased nuchal translucency at 10-14 weeks of gestation. *Ultrasound Obstet Gynecol* 9:310–313, 1997.

285. Madazli R, Tuysuz B, Aksoy F, et al: Prenatal diagnosis of arthrogryposis multiplex congenita with increased nuchal translucency but without any underlying fetal neurogenic or myogenic pathology. *Fetal Diagn Ther* 17:29–33, 2002.

286. Eliyahu S, Weiner E, Lahav D, Shalev E: Early sonographic diagnosis of Jarcho-Levin syndrome: a prospective screening program in one family.

Ultrasound Obstet Gynecol 9:314–318, 1997.

287. Vimercati A, Panzarino M, Totaro I, et al: Increased nuchal translucency and short femur length as possible early signs of osteogenesis imperfecta type III. *J Prenat Med* 7:5–8, 2013.

288. Hill LM, Leary J: Transvaginal sonographic diagnosis of short-rib polydactyly dysplasia at 13 weeks' gestation. *Prenat Diagn* 18:1198–1201, 1998.

289. Ferreira A, Matias A, Brandao O, Montenegro N: Nuchal translucency and ductus venosus blood flow as early sonographic markers of thanatophoric dysplasia. A case report. *Fetal Diagn Ther* 19:241–245, 2004.

290. Shiang R, Thompson LM, Zhu YZ, et al: Mutations in the transmembrane domain of FGFR3 cause the most common genetic form of dwarfism, achondroplasia. *Cell* 78:335–342, 1994.

291. Bellus GA, McIntosh I, Smith EA, et al: A recurrent mutation in the tyrosine kinase domain of fibroblast growth factor receptor 3 causes hypochondroplasia. *Nat Genet* 10:357–359, 1995.

292. Ozono K: Recent advances in molecular analysis of skeletal dysplasia. *Acta Paediatr Jpn* 39(4):491–498, 1997.

293. Wilcox WR, Tavormina PL, Krakow D, et al: Molecular, radiologic, and histopathologic correlations in thanatophoric dysplasia. *Am J Med Genet* 78:274–281, 1998.

294. Climent C, Lorda-Sanchez I, Urioste M, et al: Achondroplasia: molecular study of 28 patients. *Med Clin (Barc)* 110:492–494, 1998.

295. Cohen MM, Jr: Achondroplasia, hypochondroplasia and thanatophoric dysplasia: clinically related skeletal dysplasias that are also related at the molecular level. *Int J Oral Maxillofac Surg* 27:451–455, 1998.

296. Wilkin DJ, Szabo JK, Cameron R, et al: Mutations in fibroblast growth-factor receptor 3 in sporadic cases of achondroplasia occur exclusively on the paternally derived chromosome. *Am J Hum Genet* 63:711–716, 1998.

297. Lemyre E, Azouz EM, Teebi AS, et al: Bone dysplasia series. Achondroplasia, hypochondroplasia and thanatophoric dysplasia: review and update. *Can Assoc Radiol J* 50:185–197, 1999.

298. Rousseau F, el Ghouzzi V, Delezoide AL, et al: Missense FGFR3 mutations create cysteine residues in thanatophoric dwarfism type I (TD1). *Hum Mol Genet* 5:509–512, 1996.

299. Cohen MM, Jr: Some chondrodysplasias with short limbs: molecular perspectives. *Am J Med Genet* 112:304–313, 2002.

300. Hevner RF: The cerebral cortex malformation in thanatophoric dysplasia: neuropathology and pathogenesis. *Acta Neuropathol* 110:208–221, 2005.

301. Vajo Z, Francomano CA, Wilkin DJ: The molecular and genetic basis of fibroblast growth factor receptor 3 disorders: the achondroplasia family of skeletal dysplasias, Muenke craniosynostosis, and Crouzon syndrome with acanthosis nigricans. *Endocr Rev* 21:23–39, 2000.

302. Aviezer D, Golembo M, Yayon A: Fibroblast growth factor receptor-3 as a therapeutic target for achondroplasia—genetic short limbed dwarfism. *Curr Drug Targets* 4:353–365, 2003.

303. Tonni G, Ventura A, De Felice C: First trimester increased nuchal translucency associated with fetal achondroplasia. *Am J Perinatol* 22:145–148, 2005.

304. Ramaswami U, Rumsby G, Hindmarsh PC, Brook CG: Genotype and phenotype in hypochondroplasia. *J Pediatr* 133:99–102, 1998.

305. Kurtz AB, Filly RA, Wapner RJ, et al: In utero analysis of heterozygous achondroplasia: variable time of onset as detected by femur length measurements. *J Ultrasound Med* 5:137–140, 1986.

306. Modaff P, Horton VK, Pauli RM: Errors in the prenatal diagnosis of children with achondroplasia. *Prenat Diagn* 16:525–530, 1996.

307. Elejalde BR, de Elejalde MM, Hamilton PR, Lombardi JM: Prenatal diagnosis in two pregnancies of an achondroplastic woman. *Am J Med Genet* 15:437–439, 1983.

308. Mesoraca A, Pilu G, Perolo A, et al: Ultrasound and molecular mid-trimester prenatal diagnosis of de novo achondroplasia. *Prenat Diagn* 16:764–768, 1996.

309. Huggins MJ, Mernagh JR, Steele L, et al: Prenatal sonographic diagnosis of hypochondroplasia in a high-risk fetus. *Am J Med Genet* 87:226–229, 1999.

310. Chitayat D, Fernandez B, Gardner A, et al: Compound heterozygosity for the achondroplasia-hypochondroplasia FGFR3 mutations: prenatal diagnosis and postnatal outcome. *Am J Med Genet* 84:401–405, 1999.

311. Cordone M, Lituania M, Bocchino G, et al: Ultrasonographic features in a case of heterozygous achondroplasia at 25 weeks' gestation. *Prenat Diagn* 13:395–401, 1993.

312. Guzman ER, Day-Salvatore D, Westover T, et al: Prenatal ultrasonographic demonstration of the trident hand in heterozygous achondroplasia. *J Ultrasound Med* 13:63–66, 1994.

313. Patel MD, Filly RA: Homozygous achondroplasia: US distinction between homozygous, heterozygous, and unaffected fetuses in the second trimester. *Radiology* 196:541–545, 1995.

314. Karadimas C, Trouvas D, Haritatos G, et al: Prenatal diagnosis of achondroplasia presenting with multiple-suture synostosis: a novel association. *Prenat Diagn* 26:258–261, 2006.

315. Francomano CA, Ortiz de Luna RI, Hefferon TW, et al: Localization of the achondroplasia gene to the distal 2.5 Mb of human chromosome 4p. *Hum Mol Genet* 3:787–792, 1994.

316. Velinov M, Slaugenhaupt SA, Stoilov I, et al: The gene for achondroplasia maps to the telomeric region of chromosome 4p. *Nat Genet* 6:314–317, 1994.

317. Rousseau F, Bonaventure J, Legeai-Mallet L, et al: Mutations in the gene encoding fibroblast growth factor receptor-3 in achondroplasia. *Nature* 371:252–254, 1994.

318. Dakouane Giudicelli M, Serazin V, Le Sciellour CR, et al: Increased achondroplasia mutation frequency with advanced age and evidence for G1138A mosaicism in human testis biopsies. *Fertil Steril* 89:1651–1656, 2008.

319. James PA, Shaw J, du Sart D, et al: Molecular diagnosis in a pregnancy at risk for both spondyloepiphyseal dysplasia congenita and achondroplasia. *Prenat Diagn* 23:861–863, 2003.

320. Schrijver I, Lay MJ, Zehnder JL: Rapid combined genotyping assay for four achondroplasia and hypochondroplasia mutations by real-time PCR with multiple detection probes. *Genet Test* 8(2):185–189, 2004.

321. Lachman RS: Neurologic abnormalities in the skeletal dysplasias: a clinical and radiological perspective. *Am J Med Genet* 69:33–43, 1997.

322. Ho NC, Guarnieri M, Brant LJ, et al: Living with achondroplasia: quality of life evaluation following cervico-medullary decompression. *Am J Med Genet A* 131:163–167, 2004.

323. Pauli RM, Conroy MM, Langer LO, Jr, et al: Homozygous achondroplasia with survival beyond infancy. *Am J Med Genet* 16:459–473, 1983.

324. Seino Y, Moriwake T, Tanaka H, et al: Molecular defects in achondroplasia and the effects of growth hormone treatment. *Acta Paediatr Suppl* 88(428):118–120, 1999.

325. Tanaka H, Kubo T, Yamate T, et al: Effect of growth hormone therapy in children with achondroplasia: growth pattern, hypothalamic-pituitary function, and genotype. *Eur J Endocrinol* 138:275–280, 1998.

326. Weber G, Prinster C, Meneghel M, et al: Human growth hormone treatment in prepubertal children with achondroplasia. *Am J Med Genet* 61:396–400, 1996.

327. Yasoda A, Komatsu Y, Chusho H, et al: Overexpression of CNP in chondrocytes rescues achondroplasia through a MAPK-dependent pathway. *Nat Med* 10:80–86, 2004.

328. Tavormina PL, Bellus GA, Webster MK, et al: A novel skeletal dysplasia with developmental delay and acanthosis nigricans is caused by a Lys650Met mutation in the fibroblast growth factor receptor 3 gene. *Am J Hum Genet* 64:722–731, 1999.

329. Bellus GA, Bamshad MJ, Przylepa KA, et al: Severe achondroplasia with developmental delay and acanthosis nigricans (SADDAN): phenotypic analysis of a new skeletal dysplasia caused by a Lys650Met mutation in fibroblast growth factor receptor 3. *Am J Med Genet* 85:53–65, 1999.

330. Spranger J: International nomenclature of constitutional bone diseases (the Paris nomenclature). *Fortschr Geb Rontgenstr Nuklearmed* 115:283–287, 1971.

331. Brodie SG, Kitoh H, Lipson M, et al: Thanatophoric dysplasia type I with syndactyly. *Am J Med Genet* 80:260–262, 1998.

332. Spranger J: International classification of osteochondrodysplasias. The International Working Group on Constitutional Diseases of Bone. *Eur J Pediatr* 151:407–415, 1992.

333. Weber M, Johannisson R, Carstens C, et al: Thanatophoric dysplasia type II: new entity? *J Pediatr Orthop B* 7:10–22, 1998.

334. Iannaccone G, Gerlini G: The so-called "cloverleaf skull syndrome." A report of three cases with a discussion of its relationships with thanatophoric dwarfism and the craniostenoses. *Pediatr Radiol* 2:175–184, 1974.

335. Jasnosz KM, MacPherson TA: Perinatal pathology casebook. Thanatophoric dysplasia with cloverleaf skull. *J Perinatol* 13:162–164, 1993.

336. Yang SS, Heidelberger KP, Brough AJ, et al: Lethal short-limbed chondrodysplasia in early infancy. *Perspect Pediatr Pathol* 3:1–40, 1976.

337. McKusick VA, Francomano CA, Antonarakis SE: *Mendelian Inheritance in Man: Catalogs of Autosomal Dominant, Autosomal Recessive, and X-Linked Phenotypes*, Baltimore, 1990, Johns Hopkins University Press.

338. Tavormina PL, Shiang R, Thompson LM, et al: Thanatophoric dysplasia (types I and II) caused by distinct mutations in fibroblast growth factor receptor 3. *Nat Genet* 9:321–328, 1995.

339. Schild RL, Hunt GH, Moore J, et al: Antenatal sonographic diagnosis of thanatophoric dysplasia: a report of three cases and a review of the literature with special emphasis on the differential diagnosis. *Ultrasound Obstet Gynecol* 8:62–67, 1996.

340. d'Avis PY, Robertson SC, Meyer AN, et al: Constitutive activation of fibroblast growth factor receptor 3 by mutations responsible for the lethal skeletal dysplasia thanatophoric dysplasia type I. *Cell Growth Differ* 9(1):71–78, 1998.

341. Passos-Bueno MR, Wilcox WR, Jabs EW, et al: Clinical spectrum of fibroblast growth factor receptor mutations. *Hum Mutat* 14:115–125, 1999.

342. Li D, Liao C, Ma X: Prenatal diagnosis and molecular analysis of type 1 thanatophoric dysplasia. *Int J Gynaecol Obstet* 91:268–270, 2005.

343. Bellus GA, Spector EB, Speiser PW, et al: Distinct missense mutations of the FGFR3 lys650 codon modulate receptor kinase activation and the severity of the skeletal dysplasia phenotype. *Am J Hum Genet* 67:1411–1421, 2000.

344. Rousseau F, Saugier P, Le Merrer M, et al: Stop codon FGFR3 mutations in thanatophoric dwarfism type 1. *Nat Genet* 10:11–12, 1995.

345. Gorlin RJ: Fibroblast growth factors, their receptors and receptor disorders. *J Craniomaxillofac Surg* 25:69–79, 1997.

346. Camera G, Baldi M, Strisciuglio G, et al: Occurrence of thanatophoric dysplasia type I (R248C) and hypochondroplasia (N540K) mutations in two patients with achondroplasia phenotype. *Am J Med Genet* 104:277–281, 2001.

347. Inglis-Broadgate SL, Thomson RE, Pellicano F, et al: FGFR3 regulates brain size by controlling progenitor cell proliferation and apoptosis during embryonic development. *Dev Biol* 279:73–85, 2005.

348. Knisely AS, Ambler MW: Temporal-lobe abnormalities in thanatophoric dysplasia. *Pediatr Neurosci* 14:169–176, 1988.

349. Horton WA, Rimoin DL, Hollister DW, Lachman RS: Further heterogeneity within lethal neonatal short-limbed dwarfism: the platyspondylic types. *J Pediatr* 94:736–742, 1979.

350. Brodie SG, Kitoh H, Lachman RS, et al: Platyspondylic lethal skeletal dysplasia, San Diego type, is caused by FGFR3 mutations. *Am J Med Genet* 84:476–480, 1999.

351. Moir DH, Kozlowski K: Long survival in thanatophoric dwarfism. *Pediatr Radiol* 5:123–125, 1976.

352. Stensvold K, Ek J, Hovland AR: An infant with thanatophoric dwarfism surviving 169 days. *Clin Genet* 29:157–159, 1986.

353. Foster JW, Dominguez-Steglich MA, Guioli S, et al: Campomelic dysplasia and autosomal sex reversal caused by mutations in an SRY-related gene. *Nature* 372:525–530, 1994.

354. Baker KM, Olson DS, Harding CO, Pauli RM: Long-term survival in typical thanatophoric dysplasia type 1. *Am J Med Genet* 70:427–436, 1997.

355. Fink IJ, Filly RA, Callen PW, Fiske CC: Sonographic diagnosis of thanatophoric dwarfism in utero. *J Ultrasound Med* 1:337–339, 1982.

356. Chervenak FA, Blakemore KJ, Isaacson G, et al: Antenatal sonographic findings of thanatophoric dysplasia with cloverleaf skull. *Am J Obstet Gynecol* 146:984–985, 1983.

357. Beetham FG, Reeves JS: Early ultrasound diagnosis of thanatophoric dwarfism. *J Clin Ultrasound* 12:43–44, 1984.

358. Burrows PE, Stannard MW, Pearrow J, et al: Early antenatal sonographic recognition of thanatophoric dysplasia with cloverleaf skull deformity. *AJR Am J Roentgenol* 143:841–843, 1984.

359. Elejalde BR, de Elejalde MM: Thanatophoric dysplasia: fetal manifestations and prenatal diagnosis. *Am J Med Genet* 22:669–683, 1985.

360. Weiner CP, Williamson RA, Bonsib SM: Sonographic diagnosis of cloverleaf skull and thanatophoric dysplasia in the second trimester. *J Clin Ultrasound* 14:463–465, 1986.

361. Meizner I, Levy A, Carmi R, Simhon T: Early prenatal ultrasonic diagnosis of thanatophoric dwarfism. *Isr J Med Sci* 26:287–289, 1990.

362. Kassanos D, Botsis D, Katassos T, et al: Prenatal sonographic diagnosis of thanatophoric dwarfism. *Int J Gynaecol Obstet* 34:373–376, 1991.

363. Corsello G, Maresi E, Rossi C, et al: Thanatophoric dysplasia in monozygotic twins discordant for cloverleaf skull: prenatal diagnosis, clinical and pathological findings. *Am J Med Genet* 42:122–126, 1992.

364. Gerihauser H, Schuster C, Immervoll H, Sochor G: Prenatal diagnosis of thanatophoric dwarfism. *Ultraschall Med* 13(1):41–45, 1992.

365. Camera G, Dodero D, Camandona F, Camera A: Prenatal diagnosis of thanatophoric dysplasia at 21st week of pregnancy. *Pathologica* 85(1096):215–219, 1993.

366. Marin-Ruiz R, Alarcon Hernandez C, Montiel Ramirez W, Gonzalez Moreno JM: Thanatophoric dysplasia. Its prenatal ultrasonic diagnosis. A case report. *Ginecol Obstet Mex* 61:344–347, 1993.

367. van der Harten HJ, Brons JT, Dijkstra PF, et al: Some variants of lethal neonatal short-limbed platyspondylic dysplasia: a radiological ultrasonographic, neuropathological and histopathological study of 22 cases. *Clin Dysmorphol* 2:1–19, 1993.

368. Szatmary FP, Szabo L, Toth T, Kristof A: Prenatal diagnosis of thanatophoric dysplasia. *Orv Hetil* 136(2):75–78, 1995.

369. Todros T, Sciarrone A, Voglino G, et al: Prenatal diagnosis of thanatophoric dysplasia at the 20th week of pregnancy using ultrasonography. *Pathologica* 87(6):723–725, 1995.

370. Yuce MA, Yardim T, Kurtul M, et al: Prenatal diagnosis of thanatophoric dwarfism in second trimester. A case report. *Clin Exp Obstet Gynecol* 25:149–150, 1998.

371. Sun CC, Grumbach K, DeCosta DT, et al: Correlation of prenatal ultrasound diagnosis and pathologic findings in fetal anomalies. *Pediatr Dev Pathol* 2:131–142, 1999.

372. Sahinoglu Z, Uludogan M, Gurbuz A, Karateke A: Prenatal diagnosis of thanatophoric dysplasia in the second trimester: ultrasonography and other diagnostic modalities. *Arch Gynecol Obstet* 269:57–61, 2003.

373. Sawai H, Komori S, Ida A, et al: Prenatal diagnosis of thanatophoric dysplasia by mutational analysis of the fibroblast growth factor receptor 3 gene and a proposed correction of previously published PCR results. *Prenat Diagn* 19:21–24, 1999.

374. De Biasio P, Prefumo F, Baffico M, et al: Sonographic and molecular diagnosis of thanatophoric dysplasia type I at 18 weeks of gestation. *Prenat Diagn* 20:835–837, 2000.

375. Chen CP, Chern SR, Chang TY, et al: Second trimester molecular diagnosis of a stop codon FGFR3 mutation in a type I thanatophoric dysplasia fetus following abnormal ultrasound findings. *Prenat Diagn* 22:736–737, 2002.

376. Hall BD, Spranger J: Hypochondroplasia: clinical and radiological aspects in 39 cases. *Radiology* 133:95–100, 1979.

377. Cohn DH: Mutations affecting multiple functional domains of FGFR3 cause different skeletal dysplasias: a personal retrospective in honor of John Wasmuth. *Ann N Y Acad Sci* 785:160–163, 1996.

378. Matsui Y, Yasui N, Kimura T, et al: Genotype phenotype correlation in achondroplasia and hypochondroplasia. *J Bone Joint Surg Br* 80:1052–1056, 1998.

379. Mullis PE, Patel MS, Brickell PM, et al: Growth characteristics and response to growth hormone therapy in patients with hypochondroplasia: genetic linkage of the insulin-like growth factor I gene at chromosome 12q23 to the disease in a subgroup of these patients. *Clin Endocrinol (Oxf)* 34:265–274, 1991.

380. Song SH, Balce GC, Agashe MV, et al: New proposed clinico-radiological and molecular criteria in hypochondroplasia: FGFR 3 gene mutations are not the only cause of hypochondroplasia. *Am J Med Genet A* 158A(10):2456–2462, 2012.

381. Bailey AJ, Sims TJ, Stanescu V, et al: Abnormal collagen cross-linking in the cartilage of a diastrophic dysplasia patient. *Br J Rheumatol* 34:512–515, 1995.

382. Prinos P, Costa T, Sommer A, et al: A common FGFR3 gene mutation in hypochondroplasia. *Hum Mol Genet* 4:2097–2101, 1995.

383. Scott CI, Jr: Achondroplastic and hypochondroplastic dwarfism. *Clin Orthop Relat Res* 114:18–30, 1976.

384. Stoll C, Manini P, Bloch J, Roth MP: Prenatal diagnosis of hypochondroplasia. *Prenat Diagn* 5:423–426, 1985.

385. Stoilov I, Kilpatrick MW, Tsipouras P, Costa T: Possible genetic

heterogeneity in hypochondroplasia. *J Med Genet* 32:492–493, 1995.

386. Angle B, Hersh JH, Christensen KM: Molecularly proven hypochondroplasia with cloverleaf skull deformity: a novel association. *Clin Genet* 54:417–420, 1998.

387. Prinster C, Carrera P, Del Maschio M, et al: Comparison of clinical-radiological and molecular findings in hypochondroplasia. *Am J Med Genet* 75:109–112, 1998.

388. Grosso S, Farnetani MA, Berardi R, et al: Medial temporal lobe dysgenesis in Muenke syndrome and hypochondroplasia. *Am J Med Genet A* 120A:88–91, 2003.

389. Kannu P, Hayes IM, Mandelstam S, et al: Medial temporal lobe dysgenesis in hypochondroplasia. *Am J Med Genet A* 138:389–391, 2005.

390. Cesaretti C, Spaccini L, Rustico M, et al: Prenatal magnetic resonance imaging detection of temporal lobes and hippocampal anomalies in hypochondroplasia. *Prenat Diagn* 34:1015–1017, 2014.

391. Kataoka S, Sawai H, Yamada H, et al: Radiographic and genetic diagnosis of sporadic hypochondroplasia early in the neonatal period. *Prenat Diagn* 24:45–49, 2004.

392. Karadimas C, Sifakis S, Valsamopoulos P, et al: Prenatal diagnosis of hypochondroplasia: report of two cases. *Am J Med Genet A* 140:998–1003, 2006.

393. Wang H, Sun Y, Wu W, et al: A novel missense mutation of FGFR3 in a Chinese female and her fetus with hypochondroplasia by next-generation sequencing. *Clin Chim Acta* 423:62–65, 2013.

394. Chen CP, Su YN, Lin TH, et al: Detection of a de novo Y278C mutation in FGFR3 in a pregnancy with severe fetal hypochondroplasia: prenatal diagnosis and literature review. *Taiwan J Obstet Gynecol* 52:580–585, 2013.

395. Heuertz S, Le Merrer M, Zabel B, et al: Novel FGFR3 mutations creating cysteine residues in the extracellular domain of the receptor cause achondroplasia or severe forms of hypochondroplasia. *Eur J Hum Genet* 14:1240–1247, 2006.

396. Ross JL, Bellus G, Scott CI, Jr, et al: Mesomelic and rhizomelic short stature: the phenotype of combined Leri-Weill dyschondrosteosis and achondroplasia or hypochondroplasia. *Am J Med Genet A* 116A:61–65, 2003.

397. Laurencikas E, Savendahl L, Jorulf H: Metacarpophalangeal pattern profile analysis: useful diagnostic tool for differentiating between dyschondrosteosis, Turner syndrome, and hypochondroplasia. *Acta Radiol* 47:518–524, 2006.

398. Chervenak FA, Isaacson G, Rosenberg JC, Kardon NB: Antenatal diagnosis of frontal cephalocele in a fetus with atelosteogenesis. *J Ultrasound Med* 5:111–113, 1986.

399. Hunt NC, Vujanic GM: Fibrochondrogenesis in a 17-week fetus: a case expanding the phenotype. *Am J Med Genet* 75:326–329, 1998.

400. Megarbane A, Haddad S, Berjaoui L: Prenatal ultrasonography: clinical and radiological findings in a boy with fibrochondrogenesis. *Am J Perinatol* 15:403–407, 1998.

401. Bejjani BA, Oberg KC, Wilkins I, et al: Prenatal ultrasonographic description and postnatal pathological findings in atelosteogenesis type 1. *Am J Med Genet* 79:392–395, 1998.

402. Schultz C, Langer LO, Laxova R, Pauli RM: Atelosteogenesis type III: long term survival, prenatal diagnosis, and evidence for dominant transmission. *Am J Med Genet* 83:28–42, 1999.

403. Ueno K, Tanaka M, Miyakoshi K, et al: Prenatal diagnosis of atelosteogenesis type I at 21 weeks' gestation. *Prenat Diagn* 22:1071–1075, 2002.

404. Randrianaivo H, Haddad G, Roman H, et al: Fetal fibrochondrogenesis at 26 weeks' gestation. *Prenat Diagn* 22:806–810, 2002.

405. Wessels MW, Den Hollander NS, De Krijger RR, et al: Prenatal diagnosis of boomerang dysplasia. *Am J Med Genet A* 122A:148–154, 2003.

406. Kulkarni ML, Matadh PS, Praveen Prabhu SP, Kulkarni PM: Fibrochondrogenesis. *Indian J Pediatr* 72:355–357, 2005.

407. Lazzaroni-Fossati F, Stanescu V, Stanescu R, et al: Fibrochondrogenesis. *Arch Fr Pediatr* 35:1096–1104, 1978.

408. Eteson DJ, Adomian GE, Ornoy A, et al: Fibrochondrogenesis: radiologic and histologic studies. *Am J Med Genet* 19:277–290, 1984.

409. Al-Gazali LI, Bakalinova D, Bakir M, Dawodu A: Fibrochondrogenesis: clinical and radiological features. *Clin Dysmorphol* 6:157–163, 1997.

410. Leeners B, Funk A, Cotarelo CL, Sauer I: Two sibs with fibrochondrogenesis. *Am J Med Genet A* 127A:318–320, 2004.

411. Kundaragi NG, Taori K, Jathar C, Disawal A: Fibrochondrogenesis, an antenatal and postnatal correlation. *J Clin Imaging Sci* 2:5, 2012.

412. Whitley CB, Langer LO, Jr, Ophoven J, et al: Fibrochondrogenesis: lethal, autosomal recessive chondrodysplasia with distinctive cartilage histopathology. *Am J Med Genet* 19:265–275, 1984.

413. Martinez-Frias ML, Garcia A, Cuevas J, et al: A new case of fibrochondrogenesis from Spain. *J Med Genet* 33:429–431, 1996.

414. Al-Gazali LI, Bakir M, Dawodu A, Haas D: Recurrence of fibrochondrogenesis in a consanguineous family. *Clin Dysmorphol* 8:59–61, 1999.

415. Hall CM, Elcioglu NH: Metatropic dysplasia lethal variants. *Pediatr Radiol* 34:66–74, 2004.

416. Bekdache GN, Begam MA, Chedid F, et al: Fibrochondrogenesis: prenatal diagnosis and outcome. *J Obstet Gynaecol* 33:663–668, 2013.

417. Maroteaux P, Spranger J, Stanescu V, et al: Atelosteogenesis. *Am J Med Genet* 13:15–25, 1982.

418. Sillence DO, Lachman RS, Jenkins T, et al: Spondylohumerofemoral hypoplasia (giant cell chondrodysplasia): a neonatally lethal short-limbed skeletal dysplasia. *Am J Med Genet* 13:7–14, 1982.

419. Yang SS, Roskamp J, Liu CT, et al: Two lethal chondrodysplasias with giant chondrocytes. *Am J Med Genet* 15:615–625, 1983.

420. McAlister WH, Crane JP, Bucy RP, Craig RB: A new neonatal short limbed dwarfism. *Skeletal Radiol* 13:271–275, 1985.

421. Sillence D, Worthington S, Dixon J, et al: Atelosteogenesis syndromes: a review, with comments on their pathogenesis. *Pediatr Radiol* 27:388–396, 1997.

422. Krakow D, Robertson SP, King LM, et al: Mutations in the gene encoding filamin B disrupt vertebral segmentation, joint formation and skeletogenesis. *Nat Genet* 36:405–410, 2004.

423. Wessels A, Wainwright HC, Beighton P: Atelosteogenesis type I: autopsy findings. *Pediatr Dev Pathol* 14:496–500, 2011.

424. Rossi A, van der Harten HJ, Beemer FA, et al: Phenotypic and genotypic overlap between atelosteogenesis type 2 and diastrophic dysplasia. *Hum Genet* 98:657–661, 1996.

425. Newbury-Ecob R: Atelosteogenesis type 2. *J Med Genet* 35(1):49–53, 1998.

426. De la Chapelle A, Maroteaux P, Havu N, Granroth G: A rare lethal bone dysplasia with recessive autosomic transmission. *Arch Fr Pediatr* 29:759–770, 1972.

427. Whitley CB, Burke BA, Granroth G, Gorlin RJ: de la Chapelle dysplasia. *Am J Med Genet* 25(1):29–39, 1986.

428. Kozlowski K, Sillence D, Cortis-Jones R, Osborn R: Boomerang dysplasia. *Br J Radiol* 58:369–371, 1985.

429. Borochowitz Z, Ornoy A, Lachman R, Rimoin DL: Achondrogenesis II-hypochondrogenesis: variability versus heterogeneity. *Am J Med Genet* 24:273–288, 1986.

430. Borochowitz Z, Lachman R, Adomian GE, et al: Achondrogenesis type I: delineation of further heterogeneity and identification of two distinct subgroups. *J Pediatr* 112:23–31, 1988.

431. Godfrey M, Keene DR, Blank E, et al: Type II achondrogenesis-hypochondrogenesis: morphologic and immunohistopathologic studies. *Am J Hum Genet* 43:894–903, 1988.

432. van der Harten HJ, Brons JT, Dijkstra PF, et al: Achondrogenesis-hypochondrogenesis: the spectrum of chondrogenesis imperfecta. A radiological, ultrasonographic, and histopathologic study of 23 cases. *Pediatr Pathol* 8:571–597, 1988.

433. Murray LW, Bautista J, James PL, Rimoin DL: Type II collagen defects in the chondrodysplasias. I. Spondyloepiphyseal dysplasias. *Am J Hum Genet* 45:5–15, 1989.

434. Whitley CB, Gorlin RJ: Achondrogenesis: new nosology with evidence of genetic heterogeneity. *Radiology* 148:693–698, 1983.

435. Wenstrom KD, Williamson RA, Hoover WW, Grant SS: Achondrogenesis type II (Langer-Saldino) in association with jugular lymphatic obstruction sequence. *Prenat Diagn* 9:527–532, 1989.

436. Superti-Furga A, Hastbacka J, Wilcox WR, et al: Achondrogenesis type IB is caused by mutations in the diastrophic dysplasia sulphate transporter gene. *Nat Genet* 12:100–102, 1996.

437. Cai G, Nakayama M, Hiraki Y, Ozono K: Mutational analysis of the DTDST gene in a fetus with achondrogenesis type 1B. *Am J Med Genet* 78:58–60, 1998.

438. Won HS, Yoo HK, Lee PR, et al: A case of achondrogenesis type II associated with huge cystic hygroma: prenatal diagnosis by ultrasonography. *Ultrasound Obstet Gynecol* 14:288–290, 1999.

439. Golbus MS, Hall BD, Filly RA, Poskanzer LB: Prenatal diagnosis of achondrogenesis. *J Pediatr* 91:464–466, 1977.

440. Ozeren S, Yuksel A, Tukel T: Prenatal sonographic diagnosis of type I achondrogenesis with a large cystic hygroma. *Ultrasound Obstet Gynecol* 13:75–76, 1999.

441. Anteby SO, Aviad I, Weinstein D: Prenatal diagnosis of achondrogenesis. *Radiol Clin (Basel)* 46:109–114, 1977.

442. Smith WL, Breitweiser TD, Dinno N: In utero diagnosis of achondrogenesis, type I. *Clin Genet* 19:51–54, 1981.

443. Mahony BS, Filly RA, Cooperberg PL: Antenatal sonographic diagnosis of achondrogenesis. *J Ultrasound Med* 3:333–335, 1984.

444. Benacerraf B, Osathanondh R, Bieber FR: Achondrogenesis type I: ultrasound diagnosis in utero. *J Clin Ultrasound* 12:357–359, 1984.

445. Glenn LW, Teng SS: In utero sonographic diagnosis of achondrogenesis. *J Clin Ultrasound* 13:195–198, 1985.

446. Schramm T, Nerlich A: Sonographic diagnosis of a case of type 1 achondrogenesis in the 2d trimester. *Geburtshilfe Frauenheilkd* 49:917–919, 1989.

447. Balakumar K: Antenatal diagnosis of Parenti-Fraccaro type achondrogenesis. *Indian Pediatr* 27:496–499, 1990.

448. Jeeson UC, Prabhu S, Nambiar D: Prenatal diagnosis of achondrogenesis. *Indian Pediatr* 27:190–193, 1990.

449. Mandjee D, Clement F, Belin M, et al: Achondrogenesis. Ultrasonic diagnosis and clinical and anatomopathologic comparison. *Rev Fr Gynecol Obstet* 86:391–396, 399–400, 1991.

450. Boudier E, Zurlinden B, Cour A, et al: Antenatal diagnosis of achondrogenesis. Two successive cases in the same family. *J Gynecol Obstet Biol Reprod (Paris)* 20:623–626, 1991.

451. Tongsong T, Sirichotiyakul S, Siriangkul S: Prenatal diagnosis of congenital hypophosphatasia. *J Clin Ultrasound* 23:52–55, 1995.

452. Fisk NM, Vaughan J, Smidt M, Wigglesworth J: Transvaginal ultrasound recognition of nuchal edema in the first-trimester diagnosis of achondrogenesis. *J Clin Ultrasound* 19:586–590, 1991.

453. Luthy DA, Mack L, Hirsch J, Cheng E: Prenatal ultrasound diagnosis of thrombocytopenia with absent radii. *Am J Obstet Gynecol* 141:350–351, 1981.

454. Hastbacka J, Superti-Furga A, Wilcox WR, et al: Atelosteogenesis type II is caused by mutations in the diastrophic dysplasia sulfate-transporter gene (DTDST): evidence for a phenotypic series involving three chondrodysplasias. *Am J Hum Genet* 58:255–262, 1996.

455. Superti-Furga A: Achondrogenesis type 1B. *J Med Genet* 33:957–961, 1996.

456. Smits P, Bolton AD, Funari V, et al: Lethal skeletal dysplasia in mice and humans lacking the golgin GMAP-210. *N Engl J Med* 362:206–216, 2010.

457. Hastbacka J, de la Chapelle A, Mahtani MM, et al: The diastrophic dysplasia gene encodes a novel sulfate transporter: positional cloning by fine-structure linkage disequilibrium mapping. *Cell* 78:1073–1087, 1994.

458. Dwyer E, Hyland J, Modaff P, Pauli RM: Genotype-phenotype correlation in DTDST dysplasias: atelosteogenesis type II and diastrophic dysplasia variant in one family. *Am J Med Genet A* 152A:3043–3050, 2010.

459. Vissing H, D'Alessio M, Lee B, et al: Glycine to serine substitution in the triple helical domain of pro-alpha 1 (II) collagen results in a lethal perinatal form of short-limbed dwarfism. *J Biol Chem* 264:18265–18267, 1989.

460. Comstock JM, Putnam AR, Sangle N, et al: Recurrence of achondrogenesis type 2 in sibs: additional evidence for germline mosaicism. *Am J Med Genet A* 152A:1822–1824, 2010.

461. Kuivaniemi H, Tromp G, Prockop DJ: Mutations in collagen genes: causes of rare and some common diseases in humans. *FASEB J* 5:2052–2060, 1991.

462. Byers PH, Steiner RD: Osteogenesis imperfecta. *Annu Rev Med* 43:269–282, 1992.

463. Willing MC, Pruchno CJ, Atkinson M, Byers PH: Osteogenesis imperfecta type I is commonly due to a COL1A1 null allele of type I collagen. *Am J Hum Genet* 51:508–515, 1992.

464. Wang Q, Orrison BM, Marini JC: Two additional cases of osteogenesis imperfecta with substitutions for glycine in the alpha 2(I) collagen chain. A regional model relating mutation location with phenotype. *J Biol Chem* 268:25162–25167, 1993.

465. Willing MC, Deschenes SP, Slayton RL, Roberts EJ: Premature chain termination is a unifying mechanism for COL1A1 null alleles in osteogenesis imperfecta type I cell strains. *Am J Hum Genet* 59:799–809, 1996.

466. Dyne KM, Valli M, Forlino A, et al: Deficient expression of the small proteoglycan decorin in a case of severe/lethal osteogenesis imperfecta. *Am J Med Genet* 63:161–166, 1996.

467. Rauch F, Glorieux FH: Osteogenesis imperfecta. *Lancet* 363:1377–1385, 2004.

468. Orioli IM, Castilla EE, Scarano G, Mastroiacovo P: Effect of paternal age in achondroplasia, thanatophoric dysplasia, and osteogenesis imperfecta. *Am J Med Genet* 59:209–217, 1995.

469. Sillence DO, Senn A, Danks DM: Genetic heterogeneity in osteogenesis imperfecta. *J Med Genet* 16:101–116, 1979.

470. Van Dijk FS, Pals G, Van Rijn RR, et al: Classification of osteogenesis imperfecta revisited. *Eur J Med Genet* 53:1–5, 2010.

471. Young ID, Thompson EM, Hall CM, Pembrey ME: Osteogenesis imperfecta type IIA: evidence for dominant inheritance. *J Med Genet* 24:386–389, 1987.

472. Sillence DO, Barlow KK, Garber AP, et al: Osteogenesis imperfecta type II delineation of the phenotype with reference to genetic heterogeneity. *Am J Med Genet* 17:407–423, 1984.

473. Sillence DO, Barlow KK, Cole WG, et al: Osteogenesis imperfecta type III. Delineation of the phenotype with reference to genetic heterogeneity. *Am J Med Genet* 23:821–832, 1986.

474. Andersen PE, Jr, Hauge M: Osteogenesis imperfecta: a genetic, radiological, and epidemiological study. *Clin Genet* 36:250–255, 1989.

475. Glorieux FH, Ward LM, Rauch F, et al: Osteogenesis imperfecta type VI: a form of brittle bone disease with a mineralization defect. *J Bone Miner Res* 17:30–38, 2002.

476. Ward LM, Rauch F, Travers R, et al: Osteogenesis imperfecta type VII: an autosomal recessive form of brittle bone disease. *Bone* 31:12–18, 2002.

477. Farber CR, Reich A, Barnes AM, et al: A novel IFITM5 mutation in severe atypical osteogenesis imperfecta type VI impairs osteoblast production of pigment epithelium-derived factor. *J Bone Miner Res* 29:1402–1411, 2014.

478. Forlino A, Marini JC: Osteogenesis imperfecta. *Lancet* Epub 2015 Nov 2.

479. Minillo RM, Sobreira N, de Faria Soares Mde F, et al: Novel deletion of SERPINF1 causes autosomal recessive osteogenesis imperfecta type vi in two Brazilian families. *Mol Syndromol* 5:268–275, 2014.

480. Glorieux FH, Rauch F, Plotkin H, et al: Type V osteogenesis imperfecta: a new form of brittle bone disease. *J Bone Miner Res* 15:1650–1658, 2000.

481. Marini JC, Cabral WA, Barnes AM: Null mutations in LEPRE1 and CRTAP cause severe recessive osteogenesis imperfecta. *Cell Tissue Res* 339:59–70, 2010.

482. Byers PH, Starman BJ, Cohn DH, Horwitz AL: A novel mutation causes a perinatal lethal form of osteogenesis imperfecta. An insertion in one alpha 1(I) collagen allele (COL1A1). *J Biol Chem* 263:7855–7861, 1988.

483. Wenstrup RJ, Cohn DH, Cohen T, Byers PH: Arginine for glycine substitution in the triple-helical domain of the products of one alpha 2(I) collagen allele (COL1A2) produces the osteogenesis imperfecta type IV phenotype. *J Biol Chem* 263:7734–7740, 1988.

484. Barsh GS, Byers PH: Reduced secretion of structurally abnormal type I procollagen in a form of osteogenesis imperfecta. *Proc Natl Acad Sci U S A* 78:5142–5146, 1981.

485. Chu ML, Gargiulo V, Williams CJ, Ramirez F: Multiexon deletion in an osteogenesis imperfecta variant with increased type III collagen mRNA. *J Biol Chem* 260:691–694, 1985.

486. Chervenak FA, Romero R, Berkowitz RL, et al: Antenatal sonographic findings of osteogenesis imperfecta. *Am J Obstet Gynecol* 143:228–230, 1982.

487. Milsom I, Mattsson LA, Dahlen-Nilsson I: Antenatal diagnosis of osteogenesis imperfecta by real time ultrasound: two case reports. *Br J Radiol* 55:310–312, 1982.

488. Elejalde BR, de Elejalde MM: Prenatal diagnosis of perinatally lethal osteogenesis imperfecta. *Am J Med Genet* 14:353–359, 1983.

489. Griffin ER, 3rd, Webster JC, Almario VP: Ultrasonic and radiological

features of osteogenesis imperfecta congenita: case report. *Mil Med* 148(2):157–158, 1983.

490. Patel ZM, Shah HL, Madon PF, Ambani LM: Prenatal diagnosis of lethal osteogenesis imperfecta (OI) by ultrasonography. *Prenat Diagn* 3:261–263, 1983.

491. Stephens JD, Filly RA, Callen PW, Golbus MS: Prenatal diagnosis of osteogenesis imperfecta type II by real-time ultrasound. *Hum Genet* 64:191–193, 1983.

492. Woo JS, Ghosh A, Liang ST, Wong VC: Ultrasonic evaluation of osteogenesis imperfecta congenita in utero. *J Clin Ultrasound* 11:42–44, 1983.

493. Aylsworth AS, Seeds JW, Guilford WB, et al: Prenatal diagnosis of a severe deforming type of osteogenesis imperfecta. *Am J Med Genet* 19:707–714, 1984.

494. Brown BS: The prenatal ultrasonographic diagnosis of osteogenesis imperfecta lethalis. *J Can Assoc Radiol* 35:63–66, 1984.

495. Ghosh A, Woo JS, Wan CW, Wong VC: Simple ultrasonic diagnosis of osteogenesis imperfecta type II in early second trimester. *Prenat Diagn* 4:235–240, 1984.

496. Bradley FJ, Essex T: Osteogenesis imperfecta: report of 2 cases. *J Am Osteopath Assoc* 85:462–466, 1985.

497. Carpenter MW, Abuelo D, Neave C: Midtrimester diagnosis of severe deforming osteogenesis imperfecta with autosomal dominant inheritance. *Am J Perinatol* 3:80–83, 1986.

498. Merz E, Goldhofer W: Sonographic diagnosis of lethal osteogenesis imperfecta in the second trimester: case report and review. *J Clin Ultrasound* 14:380–383, 1986.

499. Brons JT, van der Harten HJ, Wladimiroff JW, et al: Prenatal ultrasonographic diagnosis of osteogenesis imperfecta. *Am J Obstet Gynecol* 159:176–181, 1988.

500. Munoz C, Filly RA, Golbus MS: Osteogenesis imperfecta type II: prenatal sonographic diagnosis. *Radiology* 174:181–185, 1990.

501. Pfutzenreuter N, Panzer F, Bastert G: Prenatal diagnosis of osteogenesis imperfecta congenita; a case report. *Eur J Obstet Gynecol Reprod Biol* 34:189–194, 1990.

502. Constantine G, McCormack J, McHugo J, Fowlie A: Prenatal diagnosis of severe osteogenesis imperfecta. *Prenat Diagn* 11:103–110, 1991.

503. Morin LR, Herlicoviez M, Loisel JC, et al: Prenatal diagnosis of lethal osteogenesis imperfecta in twin pregnancy. *Clin Genet* 39:467–470, 1991.

504. D'Ottavio G, Tamaro LF, Mandruzzato G: Early prenatal ultrasonographic diagnosis of osteogenesis imperfecta: a case report. *Am J Obstet Gynecol* 169:384–385, 1993.

505. Berge LN, Marton V, Tranebjaerg L, et al: Prenatal diagnosis of osteogenesis imperfecta. *Acta Obstet Gynecol Scand* 74:321–323, 1995.

506. Chen FP, Chang LC: Prenatal diagnosis of osteogenesis imperfecta congenita by ultrasonography. *J Formos Med Assoc* 95:386–389, 1996.

507. Tongsong T, Wanapirak C, Siriangkul S: Prenatal diagnosis of osteogenesis imperfecta type II. *Int J Gynaecol Obstet* 61:33–38, 1998.

508. DiMaio MS, Barth R, Koprivnikar KE, et al: First-trimester prenatal diagnosis of osteogenesis imperfecta type II by DNA analysis and sonography. *Prenat Diagn* 13:589–596, 1993.

509. Buisson O, Senat MV, Laurenceau N, Ville Y: Update on prenatal diagnosis of osteogenesis imperfecta type II : an index case report diagnosed by ultrasonography in the first trimester. *J Gynecol Obstet Biol Reprod (Paris)* 31:672–676, 2002.

510. McEwing RL, Alton K, Johnson J, et al: First-trimester diagnosis of osteogenesis imperfecta type II by three-dimensional sonography. *J Ultrasound Med* 22:311–314, 2003.

511. Ruano R, Picone O, Benachi A, et al: First-trimester diagnosis of osteogenesis imperfecta associated with encephalocele by conventional and three-dimensional ultrasound. *Prenat Diagn* 23:539–542, 2003.

512. Bulas DI, Stern HJ, Rosenbaum KN, et al: Variable prenatal appearance of osteogenesis imperfecta. *J Ultrasound Med* 13:419–427, 1994.

513. Bishop NJ: Osteogenesis imperfecta calls for caution. *Nat Med* 5:466–467, 1999.

514. Bischoff H, Freitag P, Jundt G, et al: Type I osteogenesis imperfecta: diagnostic difficulties. *Clin Rheumatol* 18:48–51, 1999.

515. Robinson LP, Worthen NJ, Lachman RS, et al: Prenatal diagnosis of osteogenesis imperfecta type III. *Prenat Diagn* 7:7–15, 1987.

516. Thompson EM: Non-invasive prenatal diagnosis of osteogenesis imperfecta. *Am J Med Genet* 45:201–206, 1993.

517. Pepin M, Atkinson M, Starman BJ, Byers PH: Strategies and outcomes of prenatal diagnosis for osteogenesis imperfecta: a review of biochemical and molecular studies completed in 129 pregnancies. *Prenat Diagn* 17:559–570, 1997.

518. Nuytinck L, Sayli BS, Karen W, De Paepe A: Prenatal diagnosis of osteogenesis imperfecta type I by COL1A1 null-allele testing. *Prenat Diagn* 19:873–875, 1999.

519. Ries L, Frydman M, Barkai G, et al: Prenatal diagnosis of a novel COL1A1 mutation in osteogenesis imperfecta type I carried through full term pregnancy. *Prenat Diagn* 20:876–880, 2000.

520. Mornet E, Simon-Bouy B: Genetics of hypophosphatasia. *Arch Pediatr* 11:444–448, 2004.

521. Mornet E, Muller F, Ngo S, et al: Correlation of alkaline phosphatase (ALP) determination and analysis of the tissue non-specific ALP gene in prenatal diagnosis of severe hypophosphatasia. *Prenat Diagn* 19:755–757, 1999.

522. Mornet E, Nunes ME: Hypophosphatasia. In Pagon RA, Adam MP, Ardinger HH, et al, editors: *GeneReviews*, Seattle, 1993–2016, University of Washington.

523. Komaru K, Ishida Y, Amaya Y, et al: Novel aggregate formation of a frame-shift mutant protein of tissue-nonspecific alkaline phosphatase is ascribed to three cysteine residues in the C-terminal extension. Retarded secretion and proteasomal degradation. *FEBS J* 272(7):1704–1717, 2005.

524. Vandevijver N, De Die-Smulders CE, Offermans JP, et al: Lethal hypophosphatasia, spur type: case report and fetopathological study. *Genet Couns* 9:205–209, 1998.

525. Whyte MP: Hypophosphatasia and the role of alkaline phosphatase in skeletal mineralization. *Endocr Rev* 15:439–461, 1994.

526. Terada S, Suzuki N, Ueno H, et al: A congenital lethal form of hypophosphatasia: histologic and ultrastructural study. *Acta Obstet Gynecol Scand* 75:502–505, 1996.

527. Sergi C, Mornet E, Troeger J, Voigtlaender T: Perinatal hypophosphatasia: radiology, pathology and molecular biology studies in a family harboring a splicing mutation (648+1A) and a novel missense mutation (N400S) in the tissue-nonspecific alkaline phosphatase (TNSALP) gene. *Am J Med Genet* 103:235–240, 2001.

528. Sawai H, Kanazawa N, Tsukahara Y, et al: Severe perinatal hypophosphatasia due to homozygous deletion of T at nucleotide 1559 in the tissue nonspecific alkaline phosphatase gene. *Prenat Diagn* 23:743–746, 2003.

529. Guguloth A, Aswani Y, Anandpara KM: Prenatal diagnosis of hypophosphatasia congenita using ultrasonography. *Ultrasonography* 35(1):83–86, 2016.

530. Wladimiroff JW, Niermeijer MF, Van der Harten JJ, et al: Early prenatal diagnosis of congenital hypophosphatasia: case report. *Prenat Diagn* 5:47–52, 1985.

531. Warren RC, McKenzie CF, Rodeck CH, et al: First trimester diagnosis of hypophosphatasia with a monoclonal antibody to the liver/bone/kidney isoenzyme of alkaline phosphatase. *Lancet* 2:856–858, 1985.

532. Yagel S, Milwidsky A, Ornoy A, et al: Imaging case of the month. Hypophosphatasia. *Am J Perinatol* 2:261–262, 1985.

533. DeLange M, Rouse GA: Prenatal diagnosis of hypophosphatasia. *J Ultrasound Med* 9:115–117, 1990.

534. Hall C: Pre-natal diagnosis of lethal dwarfism using ultrasound. *Radiogr Today* 57(654):22–23, 1991.

535. Kleinman G, Uri M, Hull S, Keene C: Perinatal ultrasound casebook. Antenatal findings in congenital hypophosphatasia. *J Perinatol* 11:282–284, 1991.

536. Moore CA, Curry CJ, Henthorn PS, et al: Mild autosomal dominant hypophosphatasia: in utero presentation in two families. *Am J Med Genet* 86:410–415, 1999.

537. Pauli RM, Modaff P, Sipes SL, Whyte MP: Mild hypophosphatasia mimicking severe osteogenesis imperfecta in utero: bent but not broken. *Am J Med Genet* 86:434–438, 1999.

538. Gortzak-Uzan L, Sheiner E, Gohar J: Prenatal diagnosis of congenital hypophosphatasia in a consanguineous Bedouin couple. A case report. *J Reprod Med* 45:588–590, 2000.

539. Tongsong T, Pongsatha S: Early prenatal sonographic diagnosis of congenital hypophosphatasia. *Ultrasound Obstet Gynecol* 15:252–255, 2000.

540. Zankl A, Mornet E, Wong S: Specific ultrasonographic features of perinatal lethal hypophosphatasia. *Am J Med Genet A* 146A(9):1200–1204, 2008.

541. Sinico M, Levaillant JM, Vergnaud A, et al: Specific osseous spurs in a lethal form of hypophosphatasia correlated with 3D prenatal ultrasonographic images. *Prenat Diagn* 27:222–227, 2007.

542. Brock DJ, Barron L: First-trimester prenatal diagnosis of hypophosphatasia: experience with 16 cases. *Prenat Diagn* 11:387–391, 1991.

543. Sato S, Matsuo N: Genetic analysis of hypophosphatasia. *Acta Paediatr Jpn* 39:528–532, 1997.

544. Rudd NL, Miskin M, Hoar DI, et al: Prenatal diagnosis of hypophosphatasia. *N Engl J Med* 295:146–148, 1976.

545. Rattenbury JM, Blau K, Sandler M, et al: Letter: Prenatal diagnosis of hypophosphatasia. *Lancet* 1(7954):306, 1976.

546. Orimo H, Nakajima E, Hayashi Z, et al: First-trimester prenatal molecular diagnosis of infantile hypophosphatasia in a Japanese family. *Prenat Diagn* 16:559–563, 1996.

547. Henthorn PS, Whyte MP: Infantile hypophosphatasia: successful prenatal assessment by testing for tissue-non-specific alkaline phosphatase isoenzyme gene mutations. *Prenat Diagn* 15:1001–1006, 1995.

548. Weiss MJ, Cole DE, Ray K, et al: A missense mutation in the human liver/bone/kidney alkaline phosphatase gene causing a lethal form of hypophosphatasia. *Proc Natl Acad Sci U S A* 85:7666–7669, 1988.

549. Smith M, Weiss MJ, Griffin CA, et al: Regional assignment of the gene for human liver/bone/kidney alkaline phosphatase to chromosome 1p36.1-p34. *Genomics* 2:139–143, 1988.

550. Watanabe A, Yamamasu S, Shinagawa T, et al: Prenatal genetic diagnosis of severe perinatal (lethal) hypophosphatasia. *J Nippon Med Sch* 74:65–69, 2007.

551. Watanabe A, Satoh S, Fujita A, et al: Perinatal hypophosphatasia caused by uniparental isodisomy. *Bone* 60:93–97, 2014.

552. Mornet E, Taillandier A, Peyramaure S, et al: Identification of fifteen novel mutations in the tissue-nonspecific alkaline phosphatase (TNSALP) gene in European patients with severe hypophosphatasia. *Eur J Hum Genet* 6:308–314, 1998.

553. Suzumori N, Mornet E, Mizutani E, et al: Prenatal diagnosis of familial lethal hypophosphatasia using imaging, blood enzyme levels, chorionic villus sampling and archived fetal tissue. *J Obstet Gynaecol Res* 37:1470–1473, 2011.

554. Simon-Bouy B, Taillandier A, Fauvert D, et al: Hypophosphatasia: molecular testing of 19 prenatal cases and discussion about genetic counseling. *Prenat Diagn* 28:993–998, 2008.

555. Zurutuza L, Muller F, Gibrat JF, et al: Correlations of genotype and phenotype in hypophosphatasia. *Hum Mol Genet* 8:1039–1046, 1999.

556. Honorio JC, Bruns RF, Grundtner LF, et al: Diastrophic dysplasia: prenatal diagnosis and review of the literature. *Sao Paulo Med J* 131:127–132, 2013.

557. Horton WA, Rimoin DL, Lachman RS, et al: The phenotypic variability of diastrophic dysplasia. *J Pediatr* 93:609–613, 1978.

558. Kaitila I, Ammala P, Karjalainen O, et al: Early prenatal detection of diastrophic dysplasia. *Prenat Diagn* 3:237–244, 1983.

559. Canto MJ, Buixeda M, Palau J, Ojeda F: Early ultrasonographic diagnosis of diastrophic dysplasia at 12 weeks of gestation in a fetus without previous family history. *Prenat Diagn* 27:976–978, 2007.

560. Hastbacka J, Kaitila I, Sistonen P, de la Chapelle A: Diastrophic dysplasia gene maps to the distal long arm of chromosome 5. *Proc Natl Acad Sci U S A* 87:8056–8059, 1990.

561. Rossi A, Superti-Furga A: Mutations in the diastrophic dysplasia sulfate transporter (DTDST) gene (SLC26A2): 22 novel mutations, mutation review, associated skeletal phenotypes, and diagnostic relevance. *Hum Mutat* 17:159–171, 2001.

562. Karniski LP: Mutations in the diastrophic dysplasia sulfate transporter (DTDST) gene: correlation between sulfate transport activity and chondrodysplasia phenotype. *Hum Mol Genet* 10:1485–1490, 2001.

563. Megarbane A, Farkh I, Haddad-Zebauni S: How many phenotypes in the DTDST family chondrodysplasias? *Clin Genet* 62:189–190, 2002.

564. Gollop TR, Eigier A: Prenatal ultrasound diagnosis of diastrophic dysplasia at 16 weeks. *Am J Med Genet* 27:321–324, 1987.

565. Jung C, Sohn C, Sergi C: Case report: prenatal diagnosis of diastrophic dysplasia by ultrasound at 21 weeks of gestation in a mother with massive obesity. *Prenat Diagn* 18:378–383, 1998.

566. Severi FM, Bocchi C, Sanseverino F, Petraglia F: Prenatal ultrasonographic diagnosis of diastrophic dysplasia at 13 weeks of gestation. *J Matern Fetal Neonatal Med* 13:282–284, 2003.

567. Wax JR, Carpenter M, Smith W, et al: Second-trimester sonographic diagnosis of diastrophic dysplasia: report of 2 index cases. *J Ultrasound Med* 22:805–808, 2003.

568. Sepulveda W, Sepulveda-Swatson E, Sanchez J: Diastrophic dysplasia: prenatal three-dimensional ultrasound findings. *Ultrasound Obstet Gynecol* 23:312–314, 2004.

569. Hastbacka J, Salonen R, Laurila P, et al: Prenatal diagnosis of diastrophic dysplasia with polymorphic DNA markers. *J Med Genet* 30:265–268, 1993.

570. Remes V, Helenius I, Peltonen J, et al: Lung function in diastrophic dysplasia. *Pediatr Pulmonol* 33:277–282, 2002.

571. Eteson DJ, Beluffi G, Burgio GR, et al: Pseudodiastrophic dysplasia: a distinct newborn skeletal dysplasia. *J Pediatr* 109:635–641, 1986.

572. Cetta G, Rossi A, Burgio GR, Beluffi G: Diastrophic dysplasia sulfate transporter (DTDST) gene is not involved in pseudodiastrophic dysplasia. *Am J Med Genet* 73:493–494, 1997.

573. Kniest W: Differential diagnosis between dysostosis enchondralis and chondrodystrophy. *Z Kinderheilkd* 70:633–640, 1952.

574. Siggers CD, Rimoin DL, Dorst JP, et al: The Kniest syndrome. *Birth Defects Orig Artic Ser* 10:193–208, 1974.

575. Winterpacht A, Hilbert M, Schwarze U, et al: Kniest and Stickler dysplasia phenotypes caused by collagen type II gene (COL2A1) defect. *Nat Genet* 3:323–326, 1993.

576. Fernandes RJ, Wilkin DJ, Weis MA, et al: Incorporation of structurally defective type II collagen into cartilage matrix in kniest chondrodysplasia. *Arch Biochem Biophys* 355:282–290, 1998.

577. Weis MA, Wilkin DJ, Kim HJ, et al: Structurally abnormal type II collagen in a severe form of Kniest dysplasia caused by an exon 24 skipping mutation. *J Biol Chem* 273:4761–4768, 1998.

578. Wilkin DJ, Bogaert R, Lachman RS, et al: A single amino acid substitution (G103D) in the type II collagen triple helix produces Kniest dysplasia. *Hum Mol Genet* 3:1999–2003, 1994.

579. Nishimura G, Haga N, Kitoh H, et al: The phenotypic spectrum of COL2A1 mutations. *Hum Mutat* 26:36–43, 2005.

580. Wada R, Sawai H, Nishimura G, et al: Prenatal diagnosis of Kniest dysplasia with three-dimensional helical computed tomography. *J Matern Fetal Neonatal Med* 24:1181–1184, 2011.

581. Yazici Z, Kline-Fath BM, Laor T, et al: Fetal MR imaging of Kniest dysplasia. *Pediatr Radiol* 40:348–352, 2010.

582. Chen H, Yang SS, Gonzalez E: Kniest dysplasia: neonatal death with necropsy. *Am J Med Genet* 6:171–178, 1980.

583. Handmaker SD, Campbell JA, Robinson LD, et al: Dyssegmental dwarfism: a new syndrome of lethal dwarfism. *Birth Defects Orig Artic Ser* 13:79–90, 1977.

584. Aleck KA, Grix A, Clericuzio C, et al: Dyssegmental dysplasias: clinical, radiographic, and morphologic evidence of heterogeneity. *Am J Med Genet* 27:295–312, 1987.

585. Andersen PE, Jr, Hauge M, Bang J: Dyssegmental dysplasia in siblings: prenatal ultrasonic diagnosis. *Skeletal Radiol* 17:29–31, 1988.

586. Prabhu VG, Kozma C, Leftridge CA, et al: Dyssegmental dysplasia Silverman-Handmaker type in a consanguineous Druze Lebanese family: long term survival and documentation of the natural history. *Am J Med Genet* 75:164–170, 1998.

587. Stoll C, Alembik Y, Repetto M: Congenital bilateral fibular deficiency with facial dysmorphia, brachydactyly and mental retardation in a girl. *Genet Couns* 9:147–152, 1998.

588. Fasanelli S, Kozlowski K, Reiter S, Sillence D: Dyssegmental dysplasia (report of two cases with a review of the literature). *Skeletal Radiol* 14:173–177, 1985.

589. Kim HJ, Costales F, Bouzouki M, Wallach RC: Prenatal diagnosis of dyssegmental dwarfism. *Prenat Diagn* 6:143–150, 1986.

590. Izquierdo LA, Kushnir O, Aase J, et al: Antenatal ultrasonic diagnosis of dyssegmental dysplasia: a case report. *Prenat Diagn* 10:587–592, 1990.

591. Hsieh YY, Chang CC, Tsai HD, et al: Prenatal diagnosis of dyssegmental dysplasia. A case report. *J Reprod Med* 44:303–305, 1999.

592. Arikawa-Hirasawa E, Wilcox WR, Le AH, et al: Dyssegmental dysplasia, Silverman-Handmaker type, is caused by functional null mutations of the perlecan gene. *Nat Genet* 27:431–434, 2001.

593. Rieubland C, Jacquemont S, Mittaz L, et al: Phenotypic and molecular

characterization of a novel case of dyssegmental dysplasia, Silverman-Handmaker type. *Eur J Med Genet* 53:294–298, 2010.

594. Ladhani NN, Chitayat D, Nezarati MM, et al: Dyssegmental dysplasia, Silverman-Handmaker type: prenatal ultrasound findings and molecular analysis. *Prenat Diagn* 33:1039–1043, 2013.

595. Uchide K, Ueno H, Takizawa N, Okada Y: Reduced levels of MMP-2 and TIMP-1 in dyssegmental dysplasia. *J Bone Miner Res* 18:381–382, 2003.

596. Mansour S, Hall CM, Pembrey ME, Young ID: A clinical and genetic study of campomelic dysplasia. *J Med Genet* 32:415–420, 1995.

597. Normann EK, Pedersen JC, Stiris G, van der Hagen CB: Campomelic dysplasia—an underdiagnosed condition? *Eur J Pediatr* 152:331–333, 1993.

598. Houston CS, Opitz JM, Spranger JW, et al: The campomelic syndrome: review, report of 17 cases, and follow-up on the currently 17-year-old boy first reported by Maroteaux et al in 1971. *Am J Med Genet* 15:3–28, 1983.

599. Fryns JP, van den Berghe K, van Assche A, van den Berghe H: Prenatal diagnosis of campomelic dwarfism. *Clin Genet* 19:199–201, 1981.

600. Cordone M, Lituania M, Zampatti C, et al: In utero ultrasonographic features of campomelic dysplasia. *Prenat Diagn* 9:745–750, 1989.

601. Sanders RC, Greyson-Fleg RT, Hogge WA, et al: Osteogenesis imperfecta and campomelic dysplasia: difficulties in prenatal diagnosis. *J Ultrasound Med* 13:691–700, 1994.

602. Tongsong T, Wanapirak C, Pongsatha S: Prenatal diagnosis of campomelic dysplasia. *Ultrasound Obstet Gynecol* 15:428–430, 2000.

603. Wunderle VM, Critcher R, Hastie N, et al: Deletion of long-range regulatory elements upstream of SOX9 causes campomelic dysplasia. *Proc Natl Acad Sci U S A* 95:10649–10654, 1998.

604. Kanai Y, Hiramatsu R, Matoba S, Kidokoro T: From SRY to SOX9: mammalian testis differentiation. *J Biochem* 138:13–19, 2005.

605. Goji K, Nishijima E, Tsugawa C, et al: Novel missense mutation in the HMG box of SOX9 gene in a Japanese XY male resulted in campomelic dysplasia and severe defect in masculinization. *Hum Mutat Suppl* 1:S114–S116, 1998.

606. Hageman RM, Cameron FJ, Sinclair AH: Mutation analysis of the SOX9 gene in a patient with campomelic dysplasia. *Hum Mutat Suppl* 1:S112–S113, 1998.

607. McDowall S, Argentaro A, Ranganathan S, et al: Functional and structural studies of wild type SOX9 and mutations causing campomelic dysplasia. *J Biol Chem* 274:24023–24030, 1999.

608. Pop R, Zaragoza MV, Gaudette M, et al: A homozygous nonsense mutation in SOX9 in the dominant disorder campomelic dysplasia: a case of mitotic gene conversion. *Hum Genet* 117:43–53, 2005.

609. Maraia R, Saal HM, Wangsa D: A chromosome 17q de novo paracentric inversion in a patient with campomelic dysplasia; case report and etiologic hypothesis. *Clin Genet* 39:401–408, 1991.

610. Young ID, Zuccollo JM, Maltby EL, Broderick NJ: Campomelic dysplasia associated with a de novo 2q;17q reciprocal translocation. *J Med Genet* 29:251–252, 1992.

611. Tommerup N, Schempp W, Meinecke P, et al: Assignment of an autosomal sex reversal locus (SRA1) and campomelic dysplasia (CMPD1) to 17q24.3-q25.1. *Nat Genet* 4:170–174, 1993.

612. Ninomiya S, Narahara K, Tsuji K, et al: Acampomelic campomelic syndrome and sex reversal associated with de novo t(12;17) translocation. *Am J Med Genet* 56:31–34, 1995.

613. Savarirayan R, Bankier A: Acampomelic campomelic dysplasia with de novo 5q;17q reciprocal translocation and severe phenotype. *J Med Genet* 35:597–599, 1998.

614. Pfeifer D, Kist R, Dewar K, et al: Campomelic dysplasia translocation breakpoints are scattered over 1 Mb proximal to SOX9: evidence for an extended control region. *Am J Hum Genet* 65:111–124, 1999.

615. Beluffi G, Fraccaro M: Genetical and clinical aspects of campomelic dysplasia. *Prog Clin Biol Res* 104:53–68, 1982.

616. Ray S, Bowen JR: Orthopaedic problems associated with survival in campomelic dysplasia. *Clin Orthop Relat Res* 185:77–82, 1984.

617. Cooke CT, Mulcahy MT, Cullity GJ, et al: Campomelic dysplasia with sex reversal: morphological and cytogenetic studies of a case. *Pathology* 17:526–529, 1985.

618. Offiah AC, Mansour S, McDowall S, et al: Surviving campomelic dysplasia has the radiological features of the previously reported ischio-pubic-patella syndrome. *J Med Genet* 39(9):e50, 2002.

619. Mansour S, Offiah AC, McDowall S, et al: The phenotype of survivors of

campomelic dysplasia. *J Med Genet* 39:597–602, 2002.

620. Romero R, Ghidini A, Eswara MS, et al: Prenatal findings in a case of spondylocostal dysplasia type I (Jarcho-Levin syndrome). *Obstet Gynecol* 71:988–991, 1988.

621. Jeune M, Beraud C, Carron R: Asphyxiating thoracic dystrophy with familial characteristics. *Arch Fr Pediatr* 12:886–891, 1955.

622. Kozlowski K, Masel J: Asphyxiating thoracic dystrophy without respiratory disease: report of two cases of the latent form. *Pediatr Radiol* 5:30–33, 1976.

623. Maarup LP, Host A: The Jeune syndrome, asphyxiating thoracic dysplasia. A review and description of 2 siblings. *Ugeskr Laeger* 147(21):1676–1678, 1985.

624. Capilupi B, Olappi G, Cornaglia AM, Novati GP: Asphyxiating thoracic dysplasia or Jeune's syndrome. Description of 2 mild familial cases. *Pediatr Med Chir* 18:529–532, 1996.

625. Chen CP, Lin SP, Liu FF, et al: Prenatal diagnosis of asphyxiating thoracic dysplasia (Jeune syndrome). *Am J Perinatol* 13(8):495–498, 1996.

626. Tuysuz B, Baris S, Aksoy F, et al: Clinical variability of asphyxiating thoracic dystrophy (Jeune) syndrome: evaluation and classification of 13 patients. *Am J Med Genet A* 149A:1727–1733, 2009.

627. Poggiani C, Gasparoni MC, Mangili G, Colombo A: Asphyxiating thoracic dysplasia in a lethal form: radiological and sonographic findings. *Minerva Pediatr* 52:63–67, 2000.

628. Giorgi PL, Gabrielli O, Bonifazi V, et al: Mild form of Jeune syndrome in two sisters. *Am J Med Genet* 35:280–282, 1990.

629. Reiterer F, Muller WD, Wendler H: Variance in the clinical picture and course of asphyxiating thoracic dysplasia (Jeune syndrome). *Klin Padiatr* 198:340–343, 1986.

630. Edelson PJ, Spackman TJ, Belliveau RE, Mahoney MJ: A renal lesion in asphyxiating thoracic dysplasia. *Birth Defects Orig Artic Ser* 10:51–56, 1974.

631. Caraballo A, Lopez Barrios A, Martin Govantes J, et al: Thoracic asphyxiant dystrophy and renal disease (author's transl). *An Esp Pediatr* 10(1):88–95, 1977.

632. Shah KJ: Renal lesion in Jeune's syndrome. *Br J Radiol* 53:432–436, 1980.

633. Bernstein R, Isdale J, Pinto M, et al: Short rib-polydactyly syndrome: a single or heterogeneous entity? A re-evaluation prompted by four new cases. *J Med Genet* 22:46–53, 1985.

634. Donaldson MD, Warner AA, Trompeter RS, et al: Familial juvenile nephronophthisis, Jeune's syndrome, and associated disorders. *Arch Dis Child* 60:426–434, 1985.

635. Ring E, Zobel G, Ratschek M, et al: Retrospective diagnosis of Jeune's syndrome in two patients with chronic renal failure. *Child Nephrol Urol* 10:88–91, 1990.

636. Clayton-Smith J: Jeune syndrome and cystinuria. *Am J Med Genet* 41:531–532, 1991.

637. Redmond J, 3rd, Richter MP, Stein HD, et al: Primitive neuroectodermal tumor of the chest wall in a patient with Jeune's syndrome and renal transplant. *Am J Kidney Dis* 21:449–451, 1993.

638. Novakovic I, Kostic M, Popovic-Rolovic M, et al: Jeune's syndrome (3 case reports). *Srp Arh Celok Lek* 124(Suppl 1):244–246, 1996.

639. Amirou M, Bourdat-Michel G, Pinel N, et al: Successful renal transplantation in Jeune syndrome type 2. *Pediatr Nephrol* 12:293–294, 1998.

640. Ozcay F, Derbent M, Demirhan B, et al: A family with Jeune syndrome. *Pediatr Nephrol* 16:623–626, 2001.

641. Banerjee D, Desai A, Burke GW, Roth D: Retransplantation in a patient with type 2 Jeune's syndrome. *Am J Kidney Dis* 39:E9, 2002.

642. Tongsong T, Chanprapaph P, Thongpadungroj T: Prenatal sonographic findings associated with asphyxiating thoracic dystrophy (Jeune syndrome). *J Ultrasound Med* 18:573–576, 1999.

643. Herdman RC, Langer LO: The thoracic asphyxiant dystrophy and renal disease. *Am J Dis Child* 116:192–201, 1968.

644. Whitley CB, Schwarzenberg SJ, Burke BA, et al: Direct hyperbilirubinemia and hepatic fibrosis: a new presentation of Jeune syndrome (asphyxiating thoracic dystrophy). *Am J Med Genet Suppl* 3:211–220, 1987.

645. Landing BH, Wells TR, Lipsey AI, Oyemade OA: Morphometric studies of cystic and tubulointerstitial kidney diseases with hepatic fibrosis in children. *Pediatr Pathol* 10:959–972, 1990.

646. Trabelsi M, Hammou-Jeddi A, Kammoun A, et al: Asphyxiating thoracic dysplasia associated with hepatic ductal hypoplasia, agenesis of the corpus callosum and Dandy-Walker syndrome. *Pediatrie* 45(1):35–38, 1990.

647. Labrune P, Fabre M, Trioche P, et al: Jeune syndrome and liver disease: report of three cases treated with ursodeoxycholic acid. *Am J Med Genet* 87:324–328, 1999.

648. Esmer C, Alvarez-Mendoza A, Lieberman E, et al: Liver fibrocystic disease and polydactyly: proposal of a new syndrome. *Am J Med Genet* 101:12–16, 2001.

649. Yerian LM, Brady L, Hart J: Hepatic manifestations of Jeune syndrome (asphyxiating thoracic dystrophy). *Semin Liver Dis* 23:195–200, 2003.

650. Hopper MS, Boultbee JE, Watson AR: Polyhydramnios associated with congenital pancreatic cysts and asphyxiating thoracic dysplasia. A case report. *S Afr Med J* 56(1):32–33, 1979.

651. Georgiou-Theodoropoulos M, Agapitos M, Theodoropoulos P, Koutselinis A: Jeune syndrome associated with pancreatic fibrosis. *Pediatr Pathol* 8:541–544, 1988.

652. Phillips CI, Stokoe NL, Bartholomew RS: Asphyxiating thoracic dystrophy (Jeune's disease) with retinal aplasia: a sibship of two. *J Pediatr Ophthalmol Strabismus* 16(5):279–283, 1979.

653. Wilson DJ, Weleber RG, Beals RK: Retinal dystrophy in Jeune's syndrome. *Arch Ophthalmol* 105:651–657, 1987.

654. Casteels I, Demandt E, Legius E: Visual loss as the presenting sign of Jeune syndrome. *Eur J Paediatr Neurol* 4:243–247, 2000.

655. Elejalde BR, de Elejalde MM, Pansch D: Prenatal diagnosis of Jeune syndrome. *Am J Med Genet* 21:433–438, 1985.

656. Schinzel A, Savoldelli G, Briner J, Schubiger G: Prenatal sonographic diagnosis of Jeune syndrome. *Radiology* 154:777–778, 1985.

657. den Hollander NS, Robben SG, Hoogeboom AJ, et al: Early prenatal sonographic diagnosis and follow-up of Jeune syndrome. *Ultrasound Obstet Gynecol* 18:378–383, 2001.

658. Tahernia AC, Stamps P: "Jeune syndrome" (asphyxiating thoracic dystrophy). Report of a case, a review of the literature, and an editor's commentary. *Clin Pediatr (Phila)* 16:903–908, 1977.

659. Lipson M, Waskey J, Rice J, et al: Prenatal diagnosis of asphyxiating thoracic dysplasia. *Am J Med Genet* 18:273–277, 1984.

660. Bernstein J: Glomerulocystic kidney disease—nosological considerations. *Pediatr Nephrol* 7:464–470, 1993.

661. Rinaldi S, Dionisi-Vici C, Goffredo B, et al: Jeune syndrome associated with cystinuria: report of two sisters. *Am J Med Genet* 37:301–303, 1990.

662. Hudgins L, Rosengren S, Treem W, Hyams J: Early cirrhosis in survivors with Jeune thoracic dystrophy. *J Pediatr* 120:754–756, 1992.

663. Bard LA, Bard PA, Owens GW, Hall BD: Retinal involvement in thoracic-pelvic-phalangeal dystrophy. *Arch Ophthalmol* 96:278–281, 1978.

664. Silengo M, Gianino P, Longo P, et al: Dandy-Walker complex in a child with Jeune's asphyxiating thoracic dystrophy. *Pediatr Radiol* 30(6):430, 2000.

665. Dugoff L, Thieme G, Hobbins JC: First trimester prenatal diagnosis of chondroectodermal dysplasia (Ellis-van Creveld syndrome) with ultrasound. *Ultrasound Obstet Gynecol* 17:86–88, 2001.

666. Majewski E, Ozturk B, Gillessen-Kaesbach G: Jeune syndrome with tongue lobulation and preaxial polydactyly, and Jeune syndrome with situs inversus and asplenia: compound heterozygosity Jeune-Mohr and Jeune-Ivemark? *Am J Med Genet* 63:74–79, 1996.

667. Aurora P, Wallis CE: Jeune syndrome (asphyxiating thoracic dystrophy) associated with Hirschsprung disease. *Clin Dysmorphol* 8:259–263, 1999.

668. Skiptunas SM, Weiner S: Early prenatal diagnosis of asphyxiating thoracic dysplasia (Jeune's syndrome). Value of fetal thoracic measurement. *J Ultrasound Med* 6:41–43, 1987.

669. Panero Lopez AL, Puyol Buil PJ, Belaustegui Cueto A, Sotelo MT: Asphyxiating thoracic dysplasia in 2 dizygotic twins. *An Esp Pediatr* 26(6):453–456, 1987.

670. Kapoor R, Saha MM, Gupta NC: Antenatal diagnosis of asphyxiating thoracic dysplasia. *Indian Pediatr* 26:495–497, 1989.

671. Ardura Fernandez J, Alvarez Gonzalez C, Rodriguez Fernandez M, Andres de Llano J: Asphyxiating thoracic dysplasia associated with proximal myopathy and arachnoid cyst. *An Esp Pediatr* 33:592–596, 1990.

672. Ben Ami M, Perlitz Y, Haddad S, Matilsky M: Increased nuchal translucency is associated with asphyxiating thoracic dysplasia. *Ultrasound Obstet Gynecol* 10:297–298, 1997.

673. Das BB, Nagaraj A, Fayemi A, et al: Fetal thoracic measurements in prenatal diagnosis of Jeune syndrome. *Indian J Pediatr* 69:101–103, 2002.

674. Chen CP, Shih JC, Chang JH, et al: Prenatal diagnosis of right pulmonary agenesis associated with VACTERL sequence. *Prenat Diagn* 23:515–518, 2003.

675. Morgan NV, Bacchelli C, Gissen P, et al: A locus for asphyxiating thoracic dystrophy, ATD, maps to chromosome 15q13. *J Med Genet* 40:431–435, 2003.

676. Baujat G, Huber C, El Hokayem J, et al: Asphyxiating thoracic dysplasia: clinical and molecular review of 39 families. *J Med Genet* 50:91–98, 2013.

677. Davis JT, Long FR, Adler BH, et al: Lateral thoracic expansion for Jeune syndrome: evidence of rib healing and new bone formation. *Ann Thorac Surg* 77:445–448, 2004.

678. Saldino RM, Noonan CD: Severe thoracic dystrophy with striking micromelia, abnormal osseous development, including the spine, and multiple visceral anomalies. *Am J Roentgenol Radium Ther Nucl Med* 114:257–263, 1972.

679. Majewski F, Pfeiffer RA, Lenz W, et al: Polysyndactyly, short limbs, and genital malformations—a new syndrome? *Z Kinderheilkd* 111:118–138, 1971.

680. Basgul Yigiter A, Guducu N, Kavak ZN, et al: A short rib polydactyly syndrome overlapping both lethal and nonlethal types. *Genet Couns* 23:231–237, 2012.

681. Naumoff P, Young LW, Mazer J, Amortegui AJ: Short rib-polydactyly syndrome type 3. *Radiology* 122:443–447, 1977.

682. Beemer FA, Langer LO, Jr, Klep-de Pater JM, et al: A new short rib syndrome: report of two cases. *Am J Med Genet* 14:115–123, 1983.

683. Sarafoglou K, Funai EF, Fefferman N, et al: Short rib-polydactyly syndrome: more evidence of a continuous spectrum. *Clin Genet* 56:145–148, 1999.

684. Elcioglu NH, Hall CM: Diagnostic dilemmas in the short rib-polydactyly syndrome group. *Am J Med Genet* 111:392–400, 2002.

685. Scarano G, Della Monica M, Capece G, et al: A case of short-rib syndrome without polydactyly in a stillborn: a new type? *Birth Defects Orig Artic Ser* 30:95–101, 1996.

686. Yang SS, Roth JA, Langer LO, Jr: Short rib syndrome Beemer-Langer type with polydactyly: a multiple congenital anomalies syndrome. *Am J Med Genet* 39:243–246, 1991.

687. Taori KB, Sharbidre KG, Krishnan V, et al: Diagnosis of short rib polydactyly syndrome type IV (Beemer-Langer syndrome) with cystic hygroma: a case report. *J Clin Ultrasound* 37:406–409, 2009.

688. Sirichotiyakul S, Tongsong T, Wanapirak C, Chanprapaph P: Prenatal sonographic diagnosis of Majewski syndrome. *J Clin Ultrasound* 30:303–307, 2002.

689. Naki MM, Gur D, Zemheri E, et al: Short rib-polydactyly syndrome. *Arch Gynecol Obstet* 272:173–175, 2005.

690. Chen CP, Shih JC, Tzen CY, et al: Recurrent short-rib polydactyly syndrome: prenatal three-dimensional ultrasound findings and associations with congenital high airway obstruction and pyelectasia. *Prenat Diagn* 25:417–418, 2005.

691. Ho NC, Francomano CA, van Allen M: Jeune asphyxiating thoracic dystrophy and short-rib polydactyly type III (Verma-Naumoff) are variants of the same disorder. *Am J Med Genet* 90:310–314, 2000.

692. Chen CP, Chern SR, Chang TY, et al: Prenatal diagnosis and molecular genetic analysis of short rib-polydactyly syndrome type III (Verma-Naumoff) in a second-trimester fetus with a homozygous splice site mutation in intron 4 in the NEK1 gene. *Taiwan J Obstet Gynecol* 51:266–270, 2012.

693. Chen CP, Chang TY, Chen CY, et al: Short rib-polydactyly syndrome type II (Majewski): prenatal diagnosis, perinatal imaging findings and molecular analysis of the NEK1 gene. *Taiwan J Obstet Gynecol* 51:100–105, 2012.

694. Beales PL, Bland E, Tobin JL, et al: IFT80, which encodes a conserved intraflagellar transport protein, is mutated in Jeune asphyxiating thoracic dystrophy. *Nat Genet* 39:727–729, 2007.

695. Dagoneau N, Goulet M, Genevieve D, et al: DYNC2H1 mutations cause asphyxiating thoracic dystrophy and short rib-polydactyly syndrome,

type III. *Am J Hum Genet* 84:706–711, 2009.

696. Huber C, Wu S, Kim AS, et al: WDR34 mutations that cause short-rib polydactyly syndrome type III/severe asphyxiating thoracic dysplasia reveal a role for the NF-kappaB pathway in cilia. *Am J Hum Genet* 93:926–931, 2013.

697. McInerney-Leo AM, Schmidts M, Cortes CR, et al: Short-rib polydactyly and Jeune syndromes are caused by mutations in WDR60. *Am J Hum Genet* 93:515–523, 2013.

698. Mei L, Huang Y, Pan Q, et al: Targeted next-generation sequencing identifies novel compound heterozygous mutations of DYNC2H1 in a fetus with short rib-polydactyly syndrome, type III. *Clin Chim Acta* 447:47–51, 2015.

699. McKusick VA, Egeland JA, Eldridge R, Krusen DE: Dwarfism in the Amish I. The Ellis-van Creveld syndrome. *Bull Johns Hopkins Hosp* 115:306–336, 1964.

700. Arya L, Mendiratta V, Sharma RC, Solanki RS: Ellis-van Creveld syndrome: a report of two cases. *Pediatr Dermatol* 18:485–489, 2001.

701. da Silva EO, Janovitz D, de Albuquerque SC: Ellis-van Creveld syndrome: report of 15 cases in an inbred kindred. *J Med Genet* 17:349–356, 1980.

702. Tongsong T, Chanprapaph P: Prenatal sonographic diagnosis of Ellis-van Creveld syndrome. *J Clin Ultrasound* 28:38–41, 2000.

703. Al-Khenaizan S, Al-Sannaa N, Teebi AS: What syndrome is this? Chondroectodermal dysplasia—the Ellis-van Creveld syndrome. *Pediatr Dermatol* 18:68–70, 2001.

704. Sergi C, Voigtlander T, Zoubaa S, et al: Ellis-van Creveld syndrome: a generalized dysplasia of enchondral ossification. *Pediatr Radiol* 31:289–293, 2001.

705. Spranger S, Tariverdian G: Symptomatic heterozygosity in the Ellis-van Creveld syndrome? *Clin Genet* 47:217–220, 1995.

706. Qureshi F, Jacques SM, Evans MI, et al: Skeletal histopathology in fetuses with chondroectodermal dysplasia (Ellis-van Creveld syndrome). *Am J Med Genet* 45:471–476, 1993.

707. Goldblatt J, Minutillo C, Pemberton PJ, Hurst J: Ellis-van Creveld syndrome in a Western Australian aboriginal community. Postaxial polydactyly as a heterozygous manifestation? *Med J Aust* 157:271–272, 1992.

708. Lal H, Manchanda SS, Thaman OP: Chondroectodermal dysplasia (Ellis-van Creveld syndrome) (a case report). *Indian J Pediatr* 32:10–13, 1965.

709. Santos JM, Pipa J, Antunes L, et al: The Ellis-van Creveld syndrome. Apropos 2 clinical cases. *Rev Port Cardiol* 13:45–50, 1994.

710. Lynch JI, Perry LW, Takakuwa T, Scott LP, 3rd: Congenital heart disease and chondroectodermal dysplasia. Report of two cases, one in a negro. *Am J Dis Child* 115:80–87, 1968.

711. Donlan MA, Murphy JJ, Brakel CA: Ellis-van Creveld syndrome associated with complete situs inversus. *Clin Pediatr (Phila)* 8:366–368, 1969.

712. Sajeev CG, Roy TN, Venugopal K: Images in cardiology: common atrium in a child with Ellis-Van Creveld syndrome. *Heart* 88:142, 2002.

713. Giknis FL: Single atrium and the Ellis-van Creveld syndrome. *J Pediatr* 62:558–564, 1963.

714. Goor D, Rotem Y, Friedman A, Neufeld HN: Ellis-van Creveld syndrome in identical twins. *Br Heart J* 27:797–804, 1965.

715. Hattab FN, Yassin OM, Sasa IS: Oral manifestations of Ellis-van Creveld syndrome: report of two siblings with unusual dental anomalies. *J Clin Pediatr Dent* 22:159–165, 1998.

716. Cahuana A, Palma C, Gonzales W, Gean E: Oral manifestations in Ellis-van Creveld syndrome: report of five cases. *Pediatr Dent* 26:277–282, 2004.

717. Feingold M: Ellis-van Creveld syndrome. *Clin Pediatr (Phila)* 5:431–436, 1966.

718. Pratesi C, Carattoli MT: The Ellis-Van Creveld syndrome. (Description of a case with associated micrognathia). *Riv Clin Pediatr* 77(2):57–68, 1966.

719. Blackburn MG, Belliveau RE: Ellis-van Creveld syndrome. A report of previously undescribed anomalies in two siblings. *Am J Dis Child* 122:267–270, 1971.

720. Zangwill KM, Boal DK, Ladda RL: Dandy-Walker malformation in Ellis-van Creveld syndrome. *Am J Med Genet* 31:123–129, 1988.

721. Rosemberg S, Carneiro PC, Zerbini MC, Gonzalez CH: Brief clinical report: chondroectodermal dysplasia (Ellis-van Creveld) with anomalies of CNS and urinary tract. *Am J Med Genet* 15:291–295, 1983.

722. Bohm N, Fukuda M, Staudt R, Helwig H: Chondroectodermal dysplasia (Ellis-van Creveld syndrome) with dysplasia of renal medulla and bile ducts. *Histopathology* 2:267–281, 1978.

723. Moudgil A, Bagga A, Kamil ES, et al: Nephronophthisis associated with Ellis-van Creveld syndrome. *Pediatr Nephrol* 12:20–22, 1998.

724. Akar H, Konuralp C, Baysal K, Kolbakir F: Ellis-van Creveld syndrome associated with thymic hypoplasia. *Asian Cardiovasc Thorac Ann* 10:336–338, 2002.

725. Datta V, Chaturvedi P: Ellis-van Creveld syndrome associated with nodular sclerosing Hodgkin's disease and nephrotic syndrome. *Indian J Pediatr* 67:929–930, 2000.

726. Calver D, Keast-Butler J, Taylor D: The extra digit. A pointer to the eye? *Trans Ophthalmol Soc U K* 101:35–38, 1981.

727. Frikiche A, Verloes A, Stassen M, et al: Ellis-Van Creveld syndrome. Apropos of a case diagnosed in utero. *Rev Med Liege* 44:68–72, 1989.

728. Rahmani R, Sterling CL, Bedford HM: Prenatal diagnosis of Jeune-like syndromes with two-dimensional and three-dimensional sonography. *J Clin Ultrasound* 40:222–226, 2012.

729. Kundaragi NG, Taori K, Kumawat R, et al: Ellis van Creveld syndrome with synpolydactyly, an antenatal diagnosis with postnatal correlation. *J Clin Imaging Sci* 1:59, 2011.

730. Chen CP, Chen CY, Chern SR, et al: First-trimester prenatal diagnosis of Ellis-van Creveld syndrome. *Taiwan J Obstet Gynecol* 51:643–648, 2012.

731. Digilio MC, Marino B, Giannotti A, Dallapiccola B: Atrioventricular canal defect and postaxial polydactyly indicating phenotypic overlap of Ellis-van Creveld and Kaufman-McKusick syndromes. *Pediatr Cardiol* 18:74–75, 1997.

732. Castel Y, Toudic L, Alix D, et al: Postaxial polydactyly in a female neonate associated with hydrocolpos due to vaginal atresia and with a congenital cardiopathy: the McKusick-Kaufman syndrome. *J Genet Hum* 30:329–337, 1982.

733. Ruiz-Perez VL, Ide SE, Strom TM, et al: Mutations in a new gene in Ellis-van Creveld syndrome and Weyers acrodental dysostosis. *Nat Genet* 24:283–286, 2000.

734. Chen CP, Su YN, Hsu CY, et al: Ellis-van Creveld syndrome: prenatal diagnosis, molecular analysis and genetic counseling. *Taiwan J Obstet Gynecol* 49:481–486, 2010.

735. Peraita-Ezcurra M, Martinez-Garcia M, Ruiz-Perez VL, et al: Ellis-van Creveld syndrome in a fetus with rhizomelia and polydactyly. Report of a case diagnosed by genetic analysis, and correlation with pathological and radiologic findings. *Gene* 499:223–225, 2012.

736. Takamine Y, Krejci P, Mekikian PB, Wilcox WR: Mutations in the EVC1 gene are not a common finding in the Ellis-van Creveld and short rib-polydactyly type III syndromes. *Am J Med Genet A* 130A:96–97, 2004.

737. Torrente I, Mangino M, De Luca A, et al: First-trimester prenatal diagnosis of Ellis-van Creveld syndrome using linked microsatellite markers. *Prenat Diagn* 18:504–506, 1998.

738. Shen W, Han D, Zhang J, et al: Two novel heterozygous mutations of EVC2 cause a mild phenotype of Ellis-van Creveld syndrome in a Chinese family. *Am J Med Genet A* 155A:2131–2136, 2011.

739. Mendoza-Londono R, Lee B: Cleidocranial dysplasia. In Pagon RA, Adam MP, Ardinger HH, et al, editors: *GeneReviews*, Seattle, 1993-2016, University of Washington.

740. Cohen MM, Jr: RUNX genes, neoplasia, and cleidocranial dysplasia. *Am J Med Genet* 104:185–188, 2001.

741. Otto F, Kanegane H, Mundlos S: Mutations in the RUNX2 gene in patients with cleidocranial dysplasia. *Hum Mutat* 19:209–216, 2002.

742. Ziros PG, Basdra EK, Papavassiliou AG: Runx2: of bone and stretch. *Int J Biochem Cell Biol* 40:1659–1663, 2008.

743. Cohen MM, Jr: Perspectives on RUNX genes: an update. *Am J Med Genet A* 149A:2629–2646, 2009.

744. Hove HD, Hermann NV, Jorgensen C, et al: An echo-poor spine at 13 weeks: an early sign of cleidocranial dysplasia. *Fetal Diagn Ther* 24:103–105, 2008.

745. Hermann NV, Hove HD, Jorgensen C, et al: Prenatal 3D ultrasound diagnostics in cleidocranial dysplasia. *Fetal Diagn Ther* 25:36–39, 2009.

746. Hassan J, Sepulveda W, Teixeira J, et al: Prenatal sonographic diagnosis of cleidocranial dysostosis. *Prenat Diagn* 17:770–772, 1997.

747. Paladini D, Lamberti A, Agangi A, Martinelli P: Cleidocranial dysostosis.

Prenatal ultrasound diagnosis of a late onset form. *Ultrasound Obstet Gynecol* 16:100–101, 2000.

748. Cavalli P, Santorelli FM, Bontardelli M, et al: Prenatal exclusion of cleidocranial dysplasia. *Prenat Diagn* 23:945–946, 2003.

749. Lloyd-Roberts GC, Apley AG, Owen R: Reflections upon the aetiology of congenital pseudarthrosis of the clavicle. With a note on cranio-cleido dysostosis. *J Bone Joint Surg Br* 57:24–29, 1975.

750. Yunis E, Varon H: Cleidocranial dysostosis, severe micrognathism, bilateral absence of thumbs and first metatarsal bone, and distal aphalangia: a new genetic syndrome. *Am J Dis Child* 134:649–653, 1980.

751. Reutter H, Bagci S, Muller A, et al: Primary pulmonary hypertension, congenital heart defect, central nervous system malformations, hypo- and aplastic toes: another case of Yunis-Varon syndrome or report of a new entity. *Eur J Med Genet* 55:27–31, 2012.

752. Basel-Vanagaite L, Kornreich L, Schiller O, et al: Yunis-Varon syndrome: further delineation of the phenotype. *Am J Med Genet A* 146A(4):532–537, 2008.

753. Nakajima J, Okamoto N, Shiraishi J, et al: Novel FIG4 mutations in Yunis-Varon syndrome. *J Hum Genet* 58:822–824, 2013.

754. Campeau PM, Lenk GM, Lu JT, et al: Yunis-Varon syndrome is caused by mutations in FIG4, encoding a phosphoinositide phosphatase. *Am J Hum Genet* 92:781–791, 2013.

755. Romero R, Pilu G, Jeanty P, et al: Skeletal dysplasias. In Romero R, Pilu G, Jeanty P, editors: *Prenatal Diagnosis of Congenital Anomalies*, Norwalk, CT, 1987, Appleton & Lange, pp 311–402.

756. Stoll C, Wiesel A, Queisser-Luft A, et al: Evaluation of the prenatal diagnosis of limb reduction deficiencies. EUROSCAN Study Group. *Prenat Diagn* 20:811–818, 2000.

757. Bod M, Czeizel A, Lenz W: Incidence at birth of different types of limb reduction abnormalities in Hungary 1975-1977. *Hum Genet* 65:27–33, 1983.

758. Goldberg MJ: *The Dysmorphic Child: An Orthopedic Perspective*, New York, 1987, Raven Press.

759. Zhu J, Miao L, Xu C, et al: Analysis of 822 infants with limb reduction defect in China. *Hua Xi Yi Ke Da Xue Xue Bao* 27:400–403, 1996.

760. Bromley B, Benacerraf B: Abnormalities of the hands and feet in the fetus: sonographic findings. *AJR Am J Roentgenol* 165:1239–1243, 1995.

761. Seven M, Yosunkaya E, Guven G, Yuksel A: The very rare aglossia adactylia syndrome with a novel finding of mental retardation. *Genet Couns* 23:81–85, 2012.

762. Lecannellier J, Vischer D: The aglossia-adactylia syndrome. *Helv Paediatr Acta* 31:77–84, 1976.

763. Robinow M, Marsh JL, Edgerton MT, et al: Discordance in monozygotic twins for aglossia-adactylia, and possible clues to the pathogenesis of the syndrome. *Birth Defects Orig Artic Ser* 14:223–230, 1978.

764. Canete Estrada R, Gil Rivas R, Alvarez Marcos R, et al: Hanhart syndrome (aglossia-adactylia syndrome). Report of 2 cases. *An Esp Pediatr* 33:465–468, 1990.

765. Marti-Herrero M, Cabrera-Lopez JC, Toledo L, et al: Moebius syndrome. Three different forms of presentation. *Rev Neurol* 27:975–978, 1998.

766. Abramson DL, Cohen MM, Jr, Mulliken JB: Mobius syndrome: classification and grading system. *Plast Reconstr Surg* 102:961–967, 1998.

767. Chorazy M, Lesniewicz R, Posmyk R, et al: The natural history of Mobius syndrome in a 32-year-old man. *Neurol Neurochir Pol* 45:74–79, 2011.

768. Journel H, Roussey M, Le Marec B: MCA/MR syndrome with oligodactyly and Mobius anomaly in first cousins: new syndrome or familial facial-limb disruption sequence? *Am J Med Genet* 34:506–510, 1989.

769. da Silva Dal Pizzol T, Knop FP, Mengue SS: Prenatal exposure to misoprostol and congenital anomalies: systematic review and meta-analysis. *Reprod Toxicol* 22:666–671, 2006.

770. Bos-Thompson MA, Hillaire-Buys D, Roux C, et al: Mobius syndrome in a neonate after mifepristone and misoprostol elective abortion failure. *Ann Pharmacother* 42:888–892, 2008.

771. Pirmez R, Freitas ME, Gasparetto EL, Araujo AP: Moebius syndrome and holoprosencephaly following exposure to misoprostol. *Pediatr Neurol* 43:371–373, 2010.

772. Matsui A, Nakagawa M, Okuno M: Association of atrial septal defect with Poland-Moebius syndrome: vascular disruption can be a common etiologic factor. A case report. *Angiology* 48:269–271, 1997.

773. Issaivanan M, Virdi VS, Parmar VR: Subclavian artery supply disruption sequence-Klippel-Feil and Mobius anomalies. *Indian J Pediatr* 69:441–442, 2002.

774. Happle R, Koch H, Lenz W: The CHILD syndrome. Congenital hemidysplasia with ichthyosiform erythroderma and limb defects. *Eur J Pediatr* 134:27–33, 1980.

775. Hebert AA, Esterly NB, Holbrook KA, Hall JC: The CHILD syndrome. Histologic and ultrastructural studies. *Arch Dermatol* 123:503–509, 1987.

776. Hoeger PH, Adwani SS, Whitehead BF, et al: Ichthyosiform erythroderma and cardiomyopathy: report of two cases and review of the literature. *Br J Dermatol* 139:1055–1059, 1998.

777. Happle R, Effendy I, Megahed M, et al: CHILD syndrome in a boy. *Am J Med Genet* 62:192–194, 1996.

778. Konig A, Happle R, Bornholdt D, et al: Mutations in the NSDHL gene, encoding a 3beta-hydroxysteroid dehydrogenase, cause CHILD syndrome. *Am J Med Genet* 90:339–346, 2000.

779. Hummel M, Cunningham D, Mullett CJ, et al: Left-sided CHILD syndrome caused by a nonsense mutation in the NSDHL gene. *Am J Med Genet A* 122A:246–251, 2003.

780. Seeger MA, Paller AS: The role of abnormalities in the distal pathway of cholesterol synthesis in the Congenital Hemidysplasia with Ichthyosiform erythroderma and Limb Defects (CHILD) syndrome. *Biochim Biophys Acta* 1841:345–352, 2014.

781. Morimoto M, Souich C, Trinh J, et al: Expression profile of NSDHL in human peripheral tissues. *J Mol Histol* 43(1):95–106, 2012.

782. Porter FD, Herman GE: Malformation syndromes caused by disorders of cholesterol synthesis. *J Lipid Res* 52:6–34, 2011.

783. Kanungo S, Soares N, He M, Steiner RD: Sterol metabolism disorders and neurodevelopment-an update. *Dev Disabil Res Rev* 17:197–210, 2013.

784. Heda GD, Valivade V, Sanghavi P, et al: CHILD syndrome. *Indian J Dermatol Venereol Leprol* 80:483, 2014.

785. Raychaudhury T, George R, Mandal K, et al: A novel X-chromosomal microdeletion encompassing congenital hemidysplasia with ichthyosiform erythroderma and limb defects. *Pediatr Dermatol* 30:250–252, 2013.

786. Ahmad M, Abbas H, Wahab A, Haque S: Fibular hypoplasia and complex brachydactyly (Du Pan syndrome) in an inbred Pakistani kindred. *Am J Med Genet* 36:292–296, 1990.

787. Uyguner ZO, Kocaoglu M, Toksoy G, et al: Novel indel mutation in the GDF5 gene is associated with brachydactyly type C in a four-generation Turkish family. *Mol Syndromol* 5:81–86, 2014.

788. Faiyaz-Ul-Haque M, Ahmad W, Zaidi SH, et al: Mutation in the cartilage-derived morphogenetic protein-1 (CDMP1) gene in a kindred affected with fibular hypoplasia and complex brachydactyly (DuPan syndrome). *Clin Genet* 61:454–458, 2002.

789. Savarirayan R, White SM, Goodman FR, et al: Broad phenotypic spectrum caused by an identical heterozygous CDMP-1 mutation in three unrelated families. *Am J Med Genet A* 117A:136–142, 2003.

790. Douzgou S, Lehmann K, Mingarelli R, et al: Compound heterozygosity for GDF5 in Du Pan type chondrodysplasia. *Am J Med Genet A* 146A:2116–2121, 2008.

791. McPherson F, Frias JL, Spicer D, et al: Splenogonadal fusion-limb defect "syndrome" and associated malformations. *Am J Med Genet A* 120A:518–522, 2003.

792. Basbug M, Akgun H, Ozgun MT, et al: Prenatal sonographic findings in a fetus with splenogonadal fusion limb defect syndrome. *J Clin Ultrasound* 37:298–301, 2009.

793. Speare R, Roberts J, Cohen M, Wales J: Splenogonadal fusion and sex reversal. *J Pediatr Endocrinol Metab* 25:541–542, 2012.

794. Bonneau D, Roume J, Gonzalez M, et al: Splenogonadal fusion limb defect syndrome: report of five new cases and review. *Am J Med Genet* 86:347–358, 1999.

795. Bonafede RP, Beighton P: Autosomal dominant inheritance of scalp defects with ectrodactyly. *Am J Med Genet* 3:35–41, 1979.

796. Fryns JP, Legius E, Demaerel P, van den Berghe H: Congenital scalp defect, distal limb reduction anomalies, right spastic hemiplegia and hypoplasia of the left arteria cerebri media. Further evidence that interruption of early embryonic blood supply may result in Adams-Oliver (plus) syndrome. *Clin Genet* 50:505–509, 1996.

797. Snape KM, Ruddy D, Zenker M, et al: The spectra of clinical phenotypes in aplasia cutis congenita and terminal transverse limb defects. *Am J Med Genet A* 149A:1860–1881, 2009.

798. Meester JA, Southgate L, Stittrich AB, et al: Heterozygous loss-of-function mutations in DLL4 cause Adams-Oliver syndrome. *Am J Hum Genet* 97:475–482, 2015.

799. Bamforth JS, Kaurah P, Byrne J, Ferreira P: Adams Oliver syndrome: a family with extreme variability in clinical expression. *Am J Med Genet* 49:393–396, 1994.

800. Brancati F, Garaci FG, Mingarelli R, Dallapiccola B: Abnormal neuronal migration defect in the severe variant subtype of Adams-Oliver syndrome. *Am J Med Genet A* 146A:1622–1623, 2008.

801. Silva G, Braga A, Leitao B, et al: Adams-Oliver syndrome and portal hypertension: fortuitous association or common mechanism? *Am J Med Genet A* 158A:648–651, 2012.

802. Stittrich AB, Lehman A, Bodian DL, et al: Mutations in NOTCH1 cause Adams-Oliver syndrome. *Am J Hum Genet* 95:275–284, 2014.

803. Becker R, Kunze J, Horn D, et al: Autosomal recessive type of Adams-Oliver syndrome: prenatal diagnosis. *Ultrasound Obstet Gynecol* 20:506–510, 2002.

804. Papadopoulou E, Sifakis S, Raissaki M, et al: Antenatal and postnatal evidence of periventricular leukomalacia as a further indication of vascular disruption in Adams-Oliver syndrome. *Am J Med Genet A* 146A:2545–2550, 2008.

805. Temtamy SA, Aglan MS, Ashour AM, Zaki MS: Adams-Oliver syndrome: further evidence of an autosomal recessive variant. *Clin Dysmorphol* 16:141–149, 2007.

806. Prothero J, Nicholl R, Wilson J, Wakeling EL: Aplasia cutis congenita, terminal limb defects and falciform retinal folds: confirmation of a distinct syndrome of vascular disruption. *Clin Dysmorphol* 16:39–41, 2007.

807. Shaheen R, Faqeih E, Sunker A, et al: Recessive mutations in DOCK6, encoding the guanidine nucleotide exchange factor DOCK6, lead to abnormal actin cytoskeleton organization and Adams-Oliver syndrome. *Am J Hum Genet* 89:328–333, 2011.

808. McGoey RR, Lacassie Y: Adams-Oliver syndrome in siblings with central nervous system findings, epilepsy, and developmental delay: refining the features of a severe autosomal recessive variant. *Am J Med Genet A* 146A:488–491, 2008.

809. Hassed SJ, Wiley GB, Wang S, et al: RBPJ mutations identified in two families affected by Adams-Oliver syndrome. *Am J Hum Genet* 91:391–395, 2012.

810. Vandersteen AM, Dixon JW: Adams-Oliver syndrome, a family with dominant inheritance and a severe phenotype. *Clin Dysmorphol* 20:210–213, 2011.

811. Shaheen R, Aglan M, Keppler-Noreuil K, et al: Mutations in EOGT confirm the genetic heterogeneity of autosomal-recessive Adams-Oliver syndrome. *Am J Hum Genet* 92:598–604, 2013.

812. Shukla AK, Sanjay SC, Krishna L, Krishnappa N: Tetra-phocomelia: a rarest of rare case. *J Clin Diagn Res* 9(3):TD3–TD4, 2015.

813. Newman CG: The thalidomide syndrome: risks of exposure and spectrum of malformations. *Clin Perinatol* 13:555–573, 1986.

814. Lee A, Kratochwil A, Deutinger J, Bernaschek G: Three-dimensional ultrasound in diagnosing phocomelia. *Ultrasound Obstet Gynecol* 5:238–240, 1995.

815. Gordillo M, Vega H, Jabs EW: Roberts syndrome. In Pagon RA, Adam MP, Ardinger HH, et al, editors: *GeneReviews*, Seattle, 1993-2016, University of Washington.

816. Dulnuan DJ, Matsuoka M, Uketa E, et al: Antenatal three-dimensional sonographic features of Roberts syndrome. *Arch Gynecol Obstet* 284:241–244, 2011.

817. Morita M, Nakahira K, Hasegawa T, et al: Establishment and characterization of Roberts syndrome and SC phocomelia model medaka (Oryzias latipes). *Dev Growth Differ* 54(5):588–604, 2012.

818. Herrmann J, Feingold M, Tuffli GA, Opitz JM: A familial dysmorphogenetic syndrome of limb deformities, characteristic facial appearance and associated anomalies: the "pseudothalidomide" or "SC-syndrome." *Birth Defects Orig Artic Ser* 3:81–89, 1969.

819. Schule B, Oviedo A, Johnston K, et al: Inactivating mutations in ESCO2 cause SC phocomelia and Roberts syndrome: no phenotype-genotype correlation. *Am J Hum Genet* 77:1117–1128, 2005.

820. Grebe H: Die Achondrogenesis: ein einfach rezessives Erbmerkmal. *Folia Hered Path* 2:23–28, 1952.

821. Quelce-Salgado A: A new type of dwarfism with various bone aplasias and hypoplasias of the extremities. *Acta Genet Stat Med* 14:63–66, 1964.

822. Kulkarni ML, Kulkarni BM, Nasser PU: Antenatal diagnosis of Grebe syndrome in a twin pregnancy by ultrasound. *Indian Pediatr* 32:1007–1011, 1995.

823. Rittler M, Higa S: Grebe syndrome: a second case with extremely severe manifestations. *J Med Genet* 34:1038, 1997.

824. Costa T, Ramsby G, Cassia F, et al: Grebe syndrome: clinical and radiographic findings in affected individuals and heterozygous carriers. *Am J Med Genet* 75:523–529, 1998.

825. Kumar D, Curtis D, Blank CE: Grebe chondrodysplasia and brachydactyly in a family. *Clin Genet* 25:68–72, 1984.

826. Beighton P: Heterozygous manifestations in the heritable disorders of the skeleton. *Pediatr Radiol* 27:397–401, 1997.

827. Al Kaissi A, Chehida FB, Ganger R, Grill F: Neonatal death dwarfism in a girl with distinctive bone dysplasia compatible with grebe chondrodysplasia: analysis by CT scan-based phenotype. *J Clin Imaging Sci* 4:53, 2014.

828. Thomas JT, Kilpatrick MW, Lin K, et al: Disruption of human limb morphogenesis by a dominant negative mutation in CDMP1. *Nat Genet* 17:58–64, 1997.

829. Martinez-Garcia M, Garcia-Canto E, Fenollar-Cortes M, et al: Characterization of an acromesomelic dysplasia, Grebe type case: novel mutation affecting the recognition motif at the processing site of GDF5. *J Bone Miner Metab* Epub 2015 Aug 15.

830. Munoz Rojas MV, Goncalves LF: Grebe-Quelce-Salgado chondrodystrophy: prenatal diagnosis of two new cases in unrelated families in Southern Brazil. *Am J Med Genet* 113:193–199, 2002.

831. Cordero DR, Goldberg Y, Basel D, et al: Prenatal sonographic diagnosis of Grebe syndrome. *J Ultrasound Med* 25:115–121, 2006.

832. Daentl DL, Smith DW, Scott CI, et al: Femoral hypoplasia—unusual facies syndrome. *J Pediatr* 86:107–111, 1975.

833. Hamanishi C: Congenital short femur. Clinical, genetic and epidemiological comparison of the naturally occurring condition with that caused by thalidomide. *J Bone Joint Surg Br* 62:307–320, 1980.

834. Sanpera I, Jr, Fixsen JA, Sparks LT, Hill RA: Knee in congenital short femur. *J Pediatr Orthop B* 4:159–163, 1995.

835. Makino Y, Inoue T, Shirota K, et al: A case of congenital familial short femur diagnosed prenatally. *Fetal Diagn Ther* 13:206–208, 1998.

836. Hadi HA, Wade A: Prenatal diagnosis of unilateral proximal femoral focal deficiency in diabetic pregnancy: a case report. *Am J Perinatol* 10:285–287, 1993.

837. Goncalves LF, De Luca GR, Vitorello DA, et al: Prenatal diagnosis of bilateral proximal femoral hypoplasia. *Ultrasound Obstet Gynecol* 8:127–130, 1996.

838. Kalaycioglu A, Aynaci O: Proximal focal femoral deficiency, contralateral hip dysplasia in association with contralateral ulnar hypoplasia and clefthand: a case report and review of literatures of PFFD and/or FFU. *Okajimas Folia Anat Jpn* 78:83–89, 2001.

839. Filly AL, Robnett-Filly B, Filly RA: Syndromes with focal femoral deficiency: strengths and weaknesses of prenatal sonography. *J Ultrasound Med* 23(11):1511–1516, 2004.

840. Sen Gupta DK, Gupta SK: Familial bilateral proximal femoral focal deficiency. Report of a kindred. *J Bone Joint Surg Am* 66:1470–1472, 1984.

841. Frey M, Williams J: What is your diagnosis? Radiographic diagnosis—ectrodactyly. *J Am Vet Med Assoc* 206:619–620, 1995.

842. Miura T, Suzuki M: Clinical differences between typical and atypical cleft hand. *J Hand Surg [Br]* 9:311–315, 1984.

843. Glicenstein J, Guero S, Haddad R: Median clefts of the hand. Classification and therapeutic indications apropos of 29 cases. *Ann Chir Main Memb Super* 14:253, 1995.

844. Tada K, Yonenobu K, Swanson AB: Congenital central ray deficiency in the hand—a survey of 59 cases and subclassification. *J Hand Surg Am* 6(5):434–441, 1981.

845. van den Berghe H, Dequeker J, Fryns JP, David G: Familial occurrence of severe ulnar aplasia and lobster claw feet: a new syndrome. *Hum Genet* 42:109–113, 1978.

846. Verma IC, Joseph R, Bhargava S, Mehta S: Split-hand and split-foot deformity inherited as an autosomal recessive trait. *Clin Genet* 9:8–14, 1976.

847. Brunner HG, Hamel BC, Van Bokhoven H: The p63 gene in EEC and other syndromes. *J Med Genet* 39:377–381, 2002.

848. Rudiger RA, Haase W, Passarge E: Association of ectrodactyly, ectodermal dysplasia, and cleft lip-palate. *Am J Dis Child* 120:160–163,

1970.

849. Roelfsema NM, Cobben JM: The EEC syndrome: a literature study. *Clin Dysmorphol* 5:115–127, 1996.

850. Miller CI, Hashimoto K, Shwayder T, et al: What syndrome is this? Ectrodactyly, ectodermal dysplasia, and cleft palate (EEC) syndrome. *Pediatr Dermatol* 14:239–240, 1997.

851. Kasmann B, Ruprecht KW: Ocular manifestations in a father and son with EEC syndrome. *Graefes Arch Clin Exp Ophthalmol* 235:512–516, 1997.

852. Krunic AL, Vesic SA, Goldner B, et al: Ectrodactyly, soft-tissue syndactyly, and nodulocystic acne: coincidence or association? *Pediatr Dermatol* 14:31–35, 1997.

853. Maas SM, de Jong TP, Buss P, Hennekam RC: EEC syndrome and genitourinary anomalies: an update. *Am J Med Genet* 63:472–478, 1996.

854. Gershoni-Baruch R, Goldscher D, Hochberg Z: Ectrodactyly-ectodermal dysplasia-clefting syndrome and hypothalamo-pituitary insufficiency. *Am J Med Genet* 68:168–172, 1997.

855. Leiter E, Lipson J: Genitourinary tract anomalies in lobster claw syndrome. *J Urol* 115:339–341, 1976.

856. Halal F, Homsy M, Perreault G: Acro-renal-ocular syndrome: autosomal dominant thumb hypoplasia, renal ectopia, and eye defect. *Am J Med Genet* 17:753–762, 1984.

857. Sripathomsawat W, Tanpaiboon P, Heering J, et al: Phenotypic analysis of Arg227 mutations of TP63 with emphasis on dental phenotype and micturition difficulties in EEC syndrome. *Am J Med Genet A* 155A:228–232, 2011.

858. Celli J, Duijf P, Hamel BC, et al: Heterozygous germline mutations in the p53 homolog p63 are the cause of EEC syndrome. *Cell* 99:143–153, 1999.

859. Kosaki R, Ohashi H, Yoshihashi H, et al: A de novo mutation (R279C) in the P63 gene in a patient with EEC syndrome. *Clin Genet* 60:314–315, 2001.

860. Bujdoso G, Lenz W: Monodactylous splithand-splitfoot. A malformation occurring in three distinct genetic types. *Eur J Pediatr* 133:207–215, 1980.

861. Wood VE: Congenital thumb deformities. *Clin Orthop Relat Res* 195:7–25, 1985.

862. Chan KM, Lamb DW: Triphalangeal thumb and five-fingered hand. *Hand* 15:329–334, 1983.

863. Goldberg MJ, Meyn M: The radial clubhand. *Orthop Clin North Am* 7:341–359, 1976.

864. Lanneaux J, Poidvin A, Soole F, et al: Fanconi anemia in 2012: diagnosis, pediatric follow-up and treatment. *Arch Pediatr* 19:1100–1109, 2012.

865. Vundinti BR: Chromosomal instability and molecular mutations in multi spectrum disease of Fanconi anemia. *Mol Cytogenet* 7:147, 2012.

866. Bogliolo M, Surralles J: Fanconi anemia: a model disease for studies on human genetics and advanced therapeutics. *Curr Opin Genet Dev* 33:32–40, 2015.

867. Umana LA, Magoulas P, Bi W, Bacino CA: A male newborn with VACTERL association and Fanconi anemia with a FANCB deletion detected by array comparative genomic hybridization (aCGH). *Am J Med Genet A* 155A:3071–3074, 2011.

868. Levran O, Diotti R, Pujara K, et al: Spectrum of sequence variations in the FANCA gene: an International Fanconi Anemia Registry (IFAR) study. *Hum Mutat* 25:142–149, 2005.

869. Strathdee CA, Duncan AM, Buchwald M: Evidence for at least four Fanconi anaemia genes including FACC on chromosome 9. *Nat Genet* 1(3):196–198, 1992.

870. Lo Ten Foe JR, Rooimans MA, Bosnoyan-Collins L, et al: Expression cloning of a cDNA for the major Fanconi anaemia gene, FAA. *Nat Genet* 14:320–323, 1996.

871. Ianzano L, D'Apolito M, Centra M, et al: The genomic organization of the Fanconi anemia group A (FAA) gene. *Genomics* 41:309–314, 1997.

872. Lee HJ, Park S, Kang HJ, et al: A case report of Fanconi anemia diagnosed by genetic testing followed by prenatal diagnosis. *Ann Lab Med* 32:380–384, 2012.

873. Smogorzewska A, Desetty R, Saito TT, et al: A genetic screen identifies FAN1, a Fanconi anemia-associated nuclease necessary for DNA interstrand crosslink repair. *Mol Cell* 39:36–47, 2010.

874. Fargo JH, Rochowski A, Giri N, et al: Comparison of chromosome breakage in non-mosaic and mosaic patients with Fanconi anemia, relatives, and patients with other inherited bone marrow failure

syndromes. *Cytogenet Genome Res* 144:15–27, 2014.

875. Bechtold A, Friedl R, Kalb R, et al: Prenatal exclusion/confirmation of Fanconi anemia via flow cytometry: a pilot study. *Fetal Diagn Ther* 21:118–124, 2006.

876. Sekine I, Hagiwara T, Miyazaki H, et al: Thrombocytopenia with absent radii syndrome: studies on serum thrombopoietin levels and megakaryopoiesis in vitro. *J Pediatr Hematol Oncol* 20:74–78, 1998.

877. Toriello HV: Thrombocytopenia-absent radius syndrome. *Semin Thromb Hemost* 37(6):707–712, 2011.

878. de Vries LS, Connell J, Bydder GM, et al: Recurrent intracranial haemorrhages in utero in an infant with alloimmune thrombocytopenia. Case report. *Br J Obstet Gynaecol* 95:299–302, 1988.

879. Donnenfeld AE, Wiseman B, Lavi E, Weiner S: Prenatal diagnosis of thrombocytopenia absent radius syndrome by ultrasound and cordocentesis. *Prenat Diagn* 10:29–35, 1990.

880. Bellver J, Lara C, Perez-Aytes A, et al: First-trimester diagnosis of thrombocytopenia-absent radius (TAR) syndrome in a triplet pregnancy. *Prenat Diagn* 25:332–334, 2005.

881. Houeijeh A, Andrieux J, Saugier-Veber P, et al: Thrombocytopenia-absent radius (TAR) syndrome: a clinical genetic series of 14 further cases. Impact of the associated 1q21.1 deletion on the genetic counselling. *Eur J Med Genet* 54:e471–e477, 2011.

882. Muis N, Beemer FA, van Dijken P, et al: The Aase syndrome. Case report and review of the literature. *Eur J Pediatr* 145:153–157, 1986.

883. Hing AV, Dowton SB: Aase syndrome: novel radiographic features. *Am J Med Genet* 45:413–415, 1993.

884. Dror Y, Durie P, Marcon P, Freedman MH: Duplication of distal thumb phalanx in Shwachman-Diamond syndrome. *Am J Med Genet* 78:67–69, 1998.

885. Vlachos A, Blanc L, Lipton JM: Diamond Blackfan anemia: a model for the translational approach to understanding human disease. *Expert Rev Hematol* 7:359–372, 2014.

886. Boria I, Garelli E, Gazda HT, et al: The ribosomal basis of Diamond-Blackfan anemia: mutation and database update. *Hum Mutat* 31:1269–1279, 2010.

887. Gazda HT, Preti M, Sheen MR, et al: Frameshift mutation in p53 regulator RPL26 is associated with multiple physical abnormalities and a specific pre-ribosomal RNA processing defect in Diamond-Blackfan anemia. *Hum Mutat* 33:1037–1044, 2012.

888. Landowski M, O'Donohue MF, Buros C, et al: Novel deletion of RPL15 identified by array-comparative genomic hybridization in Diamond-Blackfan anemia. *Hum Genet* 132:1265–1274, 2013.

889. Gerrard G, Valganon M, Foong HE, et al: Target enrichment and high-throughput sequencing of 80 ribosomal protein genes to identify mutations associated with Diamond-Blackfan anaemia. *Br J Haematol* 162:530–536, 2013.

890. Bennhagen RG, Menahem S: Holt-Oram syndrome and multiple ventricular septal defects: an association suggesting a possible genetic marker? *Cardiol Young* 8:128–130, 1998.

891. Law KM, Tse KT: Prenatal sonographic diagnosis of familial Holt-Oram syndrome associated with type B interrupted aortic arch. *Hong Kong Med J* 14:317–320, 2008.

892. Barisic I, Boban L, Greenlees R, et al: Holt Oram syndrome: a registry-based study in Europe. *Orphanet J Rare Dis* 9:156, 2014.

893. Sletten LJ, Pierpont ME: Variation in severity of cardiac disease in Holt-Oram syndrome. *Am J Med Genet* 65:128–132, 1996.

894. Sunagawa S, Kikuchi A, Sano Y, et al: Prenatal diagnosis of Holt-Oram syndrome: role of 3-D ultrasonography. *Congenit Anom (Kyoto)* 49:38–41, 2009.

895. Porto MP, Vergani N, Carvalho AC, et al: Novel mutations in the TBX5 gene in patients with Holt-Oram syndrome. *Genet Mol Biol* 33:232–236, 2010.

896. Jhang WK, Lee BH, Kim GH, et al: Clinical and molecular characterisation of Holt-Oram syndrome focusing on cardiac manifestations. *Cardiol Young* 25:1093–1098, 2015.

897. He J, McDermott DA, Song Y, et al: Preimplantation genetic diagnosis of human congenital heart malformation and Holt-Oram syndrome. *Am J Med Genet A* 126A:93–98, 2004.

898. Temtamy SA, Miller JD: Extending the scope of the VATER association: definition of the VATER syndrome. *J Pediatr* 85:345–349, 1974.

899. Solomon BD: VACTERL/VATER Association. *Orphanet J Rare Dis* 6:56, 2011.

900. Bartels E, Schulz AC, Mora NW, et al: VATER/VACTERL association: identification of seven new twin pairs, a systematic review of the literature, and a classical twin analysis. *Clin Dysmorphol* 21:191–195, 2012.

901. Khalid S, Faizan M, Alam MM, et al: Congenital longitudinal radial deficiency in infants: spectrum of isolated cases to VACTERL syndrome. *J Clin Neonatol* 2:193–195, 2013.

902. Auchterlonie IA, White MP: Recurrence of the VATER association within a sibship. *Clin Genet* 21:122–124, 1982.

903. Tongsong T, Chanprapaph P, Khunamornpong S: Prenatal diagnosis of VACTERL association. *J Med Assoc Thai* 84:143–148, 2001.

904. Mori M, Matsubara K, Abe E, et al: Prenatal diagnosis of persistent cloaca associated with VATER (vertebral defects, anal atresia, tracheo-esophageal fistula, and renal dysplasia). *Tohoku J Exp Med* 213(4):291–295, 2007.

905. Lal P, Agrawal P, Krishna A: Goldenhar syndrome. *Indian Pediatr* 34:837–838, 1997.

906. Araneta MR, Moore CA, Olney RS, et al: Goldenhar syndrome among infants born in military hospitals to Gulf War veterans. *Teratology* 56:244–251, 1997.

907. Herwig MC, Gembruch U, Born M, et al: Preterm diagnosis of choristoma and choroidal coloboma in Goldenhar's syndrome. *Pediatr Dev Pathol* 14:322–326, 2011.

908. Ghi T, Contro E, Carletti A, et al: Prenatal sonographic imaging of Goldenhar syndrome associated with cystic eye. *Prenat Diagn* 28:362–363, 2008.

909. Guzelmansur I, Ceylaner G, Ceylaner S, et al: Prenatal diagnosis of Goldenhar syndrome with unusual features by 3D ultrasonography. *Genet Couns* 24:319–325, 2013.

910. Tracy MR, Dormans JP, Kusumi K: Klippel-Feil syndrome: clinical features and current understanding of etiology. *Clin Orthop Relat Res* 424:183–190, 2004.

911. Herman TE, Siegel MJ, Vachharajani A: Klippel Feil syndrome with occipital encephalocele, duodenal web, left pelvic kidney, ASD, anorectal malformation fetal and postnatal imaging. *J Perinatol* 33:245–247, 2013.

912. Chemke J, Fishel E, Zalish M, Sagiv M: Multiple skeletal anomalies in the "13q-" syndrome. *Eur J Pediatr* 128:27–31, 1978.

913. Sepulveda W, Treadwell MC, Fisk NM: Prenatal detection of preaxial upper limb reduction in trisomy 18. *Obstet Gynecol* 85:847–850, 1995.

914. Uuspaa V: Upper extremity deformities associated with the orofacial clefts. *Scand J Plast Reconstr Surg* 12:157–162, 1978.

915. Cogulu O, Ozkinay F, Yalman O: Poland anomaly and ulna shortage in two cousins. *Indian J Pediatr* 67:471–472, 2000.

916. Malik S: Polydactyly: phenotypes, genetics and classification. *Clin Genet* 85:203–212, 2014.

917. Kleanthous JK, Kleanthous EM, Hahn PJ, Jr: Polydactyly of the foot. Overview with case presentations. *J Am Podiatr Med Assoc* 88:493–499, 1998.

918. Guo B, Lee SK, Paksima N: Polydactyl: a review. *Bull Hosp Jt Dis (2013)* 71(1):17–23, 2013.

919. Gildea DE, Luetkemeier ES, Bao X, et al: The pleiotropic mouse phenotype extra-toes spotting is caused by translation initiation factor Eif3c mutations and is associated with disrupted sonic hedgehog signaling. *FASEB J* 25:1596–1605, 2011.

920. Rix S, Calmont A, Scambler PJ, Beales PL: An Ift80 mouse model of short rib polydactyly syndromes shows defects in hedgehog signalling without loss or malformation of cilia. *Hum Mol Genet* 20(7):1306–1314, 2011.

921. Raposo L, Fachada H, Santos Paulo A, et al: Prenatal diagnosis of Greig cephalopolysyndactyly syndrome: a case report. *Prenat Diagn* 35:203–205, 2015.

922. Kang S, Graham JM, Jr, Olney AH, Biesecker LG: GLI3 frameshift mutations cause autosomal dominant Pallister-Hall syndrome. *Nat Genet* 15:266–268, 1997.

923. Biesecker LG: Polydactyl: how many disorders and how many genes? *Am J Med Genet* 112:279–283, 2002.

924. Sucuoglu H, Ornek NI, Caglar C: Arthrogryposis multiplex congenita: multiple congenital joint contractures. *Case Rep Med* 2015:379730, 2015.

925. Hoff JM, Loane M, Gilhus NE, et al: Arthrogryposis multiplexa congenita: an epidemiologic study of nearly 9 million births in 24 EUROCAT registers. *Eur J Obstet Gynecol Reprod Biol* 159:347–350, 2011.

926. Hall JG: An approach to research on congenital contractures. *Birth Defects Orig Artic Ser* 20:8–30, 1984.

927. Hall JG: Arthrogryposis multiplex congenita: etiology, genetics, classification, diagnostic approach, and general aspects. *J Pediatr Orthop B* 6:159–166, 1997.

928. Jacobson L, Polizzi A, Vincent A: An animal model of maternal antibody-mediated arthrogryposis multiplex congenita (AMC). *Ann N Y Acad Sci* 841:565–567, 1998.

929. Drachman DB, Weiner LP, Price DL, Chase J: Experimental arthrogryposis caused by viral myopathy. *Arch Neurol* 33:362–367, 1976.

930. Banker BQ: Neuropathologic aspects of arthrogryposis multiplex congenita. *Clin Orthop Relat Res* 194:30–43, 1985.

931. Swinyard CA: Concepts of multiple congenital contractures (arthrogryposis) in man and animals. *Teratology* 25:247–258, 1982.

932. Quinn CM, Wigglesworth JS, Heckmatt J: Lethal arthrogryposis multiplex congenita: a pathological study of 21 cases. *Histopathology* 19:155–162, 1991.

933. Dane B, Dane C, Aksoy F, et al: Arthrogryposis multiplex congenita: analysis of twelve cases. *Clin Exp Obstet Gynecol* 36:259–262, 2009.

934. Dimitraki M, Tsikouras P, Bouchlariotou S, et al: Prenatal assessment of arthrogryposis. A review of the literature. *J Matern Fetal Neonatal Med* 24:32–36, 2011.

935. Zelop C, Benacerraf B: Sonographic diagnosis of fetal upper extremity dysmorphology: significance and outcome. *Ultrasound Obstet Gynecol* 8:391–396, 1996.

936. Dicke JM, Piper SL, Goldfarb CA: The utility of ultrasound for the detection of fetal limb abnormalities—a 20-year single-center experience. *Prenat Diagn* 35:348–353, 2015.

937. Fahy MJ, Hall JG: A retrospective study of pregnancy complications among 828 cases of arthrogryposis. *Genet Couns* 1(1):3–11, 1990.

938. Bacino CA, Hecht JT: Etiopathogenesis of equinovarus foot malformations. *Eur J Med Genet* 57:473–479, 2014.

939. Mammen L, Benson CB: Outcome of fetuses with clubfeet diagnosed by prenatal sonography. *J Ultrasound Med* 23:497–500, 2004.

940. Bar-On E, Mashiach R, Inbar O, et al: Prenatal ultrasound diagnosis of club foot: outcome and recommendations for counselling and follow-up. *J Bone Joint Surg Br* 87:990–993, 2005.

941. Christianson C, Huff D, McPherson E: Limb deformations in oligohydramnios sequence: effects of gestational age and duration of oligohydramnios. *Am J Med Genet* 86:430–433, 1999.

942. Yamamoto H: A clinical, genetic and epidemiologic study of congenital club foot. *Jinrui Idengaku Zasshi* 24:37–44, 1979.

943. Nemec U, Nemec SF, Kasprian G, et al: Clubfeet and associated abnormalities on fetal magnetic resonance imaging. *Prenat Diagn* 32(9):822–828, 2012.

944. Shipp TD, Benacerraf BR: The significance of prenatally identified isolated clubfoot: is amniocentesis indicated? *Am J Obstet Gynecol* 178:600–602, 1998.

945. Malone FD, Marino T, Bianchi DW, et al: Isolated clubfoot diagnosed prenatally: is karyotyping indicated? *Obstet Gynecol* 95:437–440, 2000.

第 12 章　胎儿胸部超声

Deborah Rose Berman, Marjorie C. Treadwell

重　点

- 最常见的胎儿胸部肿块包括先天性肺气道畸形和先天性膈疝。心脏移位是这两种畸形最常见的超声征象。
- 98%的先天性肺气道畸形发生于单侧,表现为肺内高回声区,有或无可识别的囊肿。用先天性肺气道畸形肺头比(CVR)可将这些气道畸形进一步细分为进展为胎儿水肿的高风险和低风险两种类别。
- 当发现扩张的气道充满液体时,应怀疑支气管或喉闭锁。双侧肺脏回声增高合并气道扩张是典型的先天性高位气道梗阻的超声表现。而单侧肺脏回声增高合并气道扩张则提示支气管闭锁或先天性大叶性肺气肿。
- 胸腔积液可以是原发性或继发性的。原发性胸腔积液通常是乳糜胸并且可能进展为胎儿水肿,通常合并明显的皮肤水肿。单侧大量胸腔积液,即使合并明显的水肿,产前抽液和引流也可能有效。
- 先天性膈疝中,左侧和后部占85%。40%~50%的病例合并其他异常(结构异常或染色体异常)。
- 先天性膈疝的预后取决于合并的其他异常、分娩孕周及肺发育不良的程度。
- 通过二维超声估算肺-头比、磁共振或三维超声测量肺容积有助于产前咨询。

本 章 内 容

新生儿胸部病变往往在失代偿期可被识别。产前诊断胸部病变有助于选择合适的分娩地点以及早进行适当的治疗。随着对胸部病变自然病程的了解增加,可更好地定义和产前诊断胸部病变,有利于提供更好的产前咨询。另外,多种不同类型的胸腔病变产前可以治疗。治疗方法的合理使用有赖于对病变及其伴发的病理学改变的精确识别及评估。确定影响预后的因素有助于更好地了解其自然病程。

本章将探讨产前可识别的胸部病变,并将深入探讨其超声诊断要点,以便于为患者提供完整、准确的咨询。

胚胎学

虽然胎儿在宫内不需要呼吸系统维持生存,但产前呼吸系统的发育是宫外得以生存的必要条件。为了成功地过渡到新生儿期,胎儿肺脏必须经历结构和功能的成熟过程,这一过程起始于胚胎早期,持续到出生后。在结构发育过程中,气道分支和肺泡腔的发育使得在分娩后第一次呼吸时就会发生气体交换。表面活性物质系统的产生使得肺组织具有功能性。该系统由磷脂组成,可以降低肺泡表面张力,防止呼气过程中肺泡塌陷。表面活性物质系统在晚孕期开始发育,通常在妊娠 36 周时发育成熟。在该系统或肺脏完全发育成熟之前出生会导致新生儿呼吸窘迫。

呼吸憩室(肺芽)是前肠腹侧壁的一个分支。喉、气管、支气管和肺的内层上皮细胞完全起源于内胚层。气管和肺的软骨、平滑肌以及结缔组织起源于包绕管状骨的内脏中胚层。肺芽与前肠相通。憩室自头侧向尾侧发育,这使得上呼吸道结构(鼻咽部)的发育早于下呼吸道。两个气管食管的脊状突起将憩室与前肠分开。前肠背侧分化为食管,腹侧分化为气管和肺芽[1]。

肺循环是一个高度特异的血管网,与心脏和肺相互连接、相互依存(图 12-1)。血管床与呼吸道平行,并连接心脏的动脉和静脉。肺脉管系统被认为是中胚层腹侧和前肠内胚层的侧面出现的新生组织,这表明中胚层池形成将来的肺血管系统,就像肺从前肠发育而来[2]。肺有两组淋巴管,浅表淋巴管位于胸膜下,深部淋巴管沿血管走行并向支气管延伸,两组淋巴管均止于支气管腺体内。输出淋巴管沿气管向上走行,汇入左胸导管或右侧淋巴管。胎儿肺脏对维持羊水量起着重要作用:肺部产生 15ml/kg 的体液,通过气管和口腔流出,再通过胎儿吞咽羊水进行循环[3]。

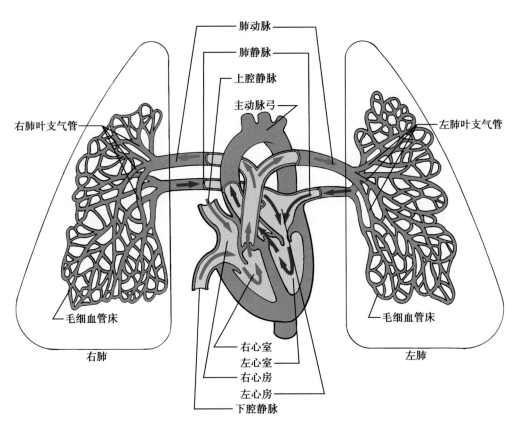

图 12-1　肺部循环。图示为左、右肺静脉、动脉和毛细血管分支(引自 Brashers VL: Structure and function of the pulmonary system. In McCance KL, Huether SE[eds]: Pathophysiology: The Biologic Basis for Disease in Adults and Children. St. Louis, Elsevier, Mosby, 2006)

膈肌的基本结构形成于早孕期。起初,原始横膈横卧于心脏尾侧和脐部之间,最终将胚内腔分为胸膜心包腔和腹膜腔[4]。随后,膈膜经过程序化的肌化;这代表膈肌初步形成的最后阶段,到妊娠 14 周时完成。

胎儿肺发育分为五个阶段:胚胎期、假腺期、小管期、囊泡期和肺泡期(图 12-2)。这些阶段的发生时期相近。各阶段之间的过渡呈渐进性,但相互之间可有重叠。

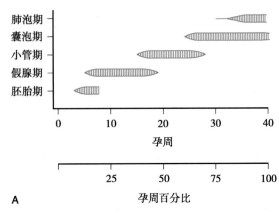

图 12-2　A 正常胎儿肺部发育的 5 个阶段

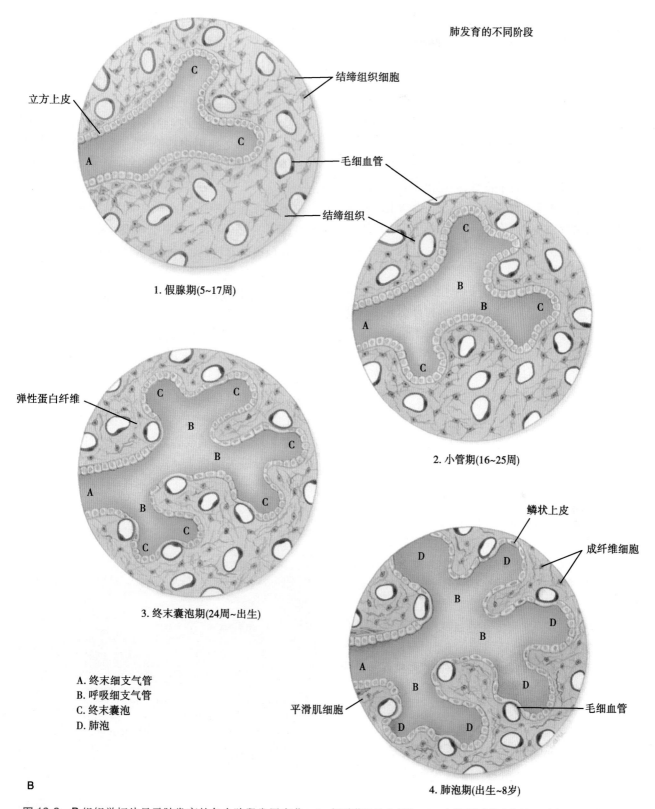

肺发育的不同阶段

结缔组织细胞

立方上皮

毛细血管

结缔组织

1. 假腺期(5~17周)

2. 小管期(16~25周)

弹性蛋白纤维

3. 终末囊泡期(24周~出生)

鳞状上皮

成纤维细胞

平滑肌细胞

毛细血管

4. 肺泡期(出生~8岁)

A. 终末细支气管
B. 呼吸细支气管
C. 终末囊泡
D. 肺泡

B

图 12-2　B 组织学切片显示肺发育的各个阶段发展变化。1. 假腺期(约 8 周)。2. 小管期后期(大约 24 周)。3. 囊泡期早期(大约 26 周)。4. 肺泡期早期(新生儿)。注意,肺泡毛细血管膜很薄,一些毛细血管已经开始凸向原始肺泡(A 图引自 ringle KC：Human fetal lung development and related animal models. Clin Obstet Gynecol 3：502,1986；B 图引自 Moore KL,Persaud TVN,Shiota K[eds]：Color Atlas of Clinical Embryology,2nd ed. Philadelphia,WB Saunders,2000)

胚胎期

肺在胚胎期(embryonic phase)的发育发生在妊娠的前4~5周。在此阶段,喉、气管和肺芽从前肠形成。肺的发育大约始于胚胎期第28天,在腹侧下咽形成一沟,称为喉气管沟。几天后,大约在胚胎期第30天,此沟下位部分发出一芽,形成真正的肺原基[5]。随着胚胎的发育,8周时肺胚芽进一步细分,形成支气管肺段。早期,主支气管不对称性发育,左侧芽小,横向发育,走行更平缓,右侧芽大,平行于食管,向尾侧走行,更陡直。随后内胚层分支继续不均等分裂,并进一步分化。在胚胎期末,肺脏的5个肺叶(右侧3个、左侧2个)出现。

假腺期

假腺期(pseudoglandular phase)发生在胚胎发育的第7~16周。通过原始肺芽逐渐向前分支成更多更小的区域来形成传导气道。每个芽最终形成一个独立的呼吸单位,毛细血管包绕细支气管并将血液带到肺部以获得氧气。在这个阶段,肺上皮细胞开始第1次分化。至第13周,近端气道出现纤毛。

小管期

小管期(canalicular phase)对肺部气体交换的发育至关重要,持续至近25周。至20周时,肺组织分化为Ⅰ型肺上皮细胞,这是肺泡的主要结构细胞。毛细血管靠近肺泡细胞的远端表面生长。板层小体在Ⅱ型肺泡细胞中发育,它是肺泡表面活性物质释放之前的储存位点。Ⅱ型肺泡细胞充分分化为Ⅰ型肺泡细胞,毛细血管扩散进入间质是胎儿能够在宫外生存的重要步骤。到此阶段结束时,肺脏结构已经充分生长分化,使得气体交换成为可能并且此阶段新生儿可存活。小管期需要充分的羊水。胎儿肺部生长在某种程度上受到呼吸道中液体的膨胀刺激,这种情况发生在胎儿呼吸期间,并可被羊水过少抑制[6]。

囊泡期

囊泡期(saccular phase)为妊娠26周至足月,是支气管树进化的最后形成阶段。在这个阶段,间质组织减少,空隙变小,导致胶原蛋白和弹性纤维的数量减少。肺部开始产生表面活性物质。在每个呼吸道的末端形成壁光滑的囊性结构,内附有Ⅰ型和Ⅱ型肺泡细胞。Ⅱ型肺泡细胞的板层小体储存表面活性物质,其内富含磷脂酰肌醇,这是肺泡稳定性的必需成分。新生儿肺泡稳定性与存在的板层小体的数量相关。

缺乏表面活性物质时,肺泡容易塌陷。

肺泡期

肺发育的最终阶段为肺泡期(alveolar phase),大约从32周到幼儿期。除了产生更多的表面活性物质,这一时期肺发育的特征是更多细支气管和肺泡的生长。这使得肺部气体交换组织增加,并有能力在新生儿生长过程中交换更多的空气。肺发育的最后阶段主要在出生后,这是基于已经存在的数百万个肺泡上[5]。

上述过程为相关肺部病变的发生发展提供了重要基础。在任一阶段,肺的正常发育受损或失败都会导致病理损伤和潜在的呼吸功能受损。

主要评价特征

完整地评估胎儿胸部结构包括评估肺部结构和外观。肺区回声均匀,没有积液(图12-3)。胎儿胸围/腹围和心胸比作为非特异性指标,是评估胎儿肺的重要组成部分。心脏周长大约为胸围的50%。当心胸比增大时,需进一步评估胸廓是否太小(潜在的肺发育不良)或心脏是否增大。心轴或心脏位置异常可能是胸部肿块或肺脏部分缺失的标志。任何异常的心脏位置都提示我们需要进一步评估肺脏。除肺野均匀外,还应评估肺的回声,正常胎儿肺回声稍强于肝脏。

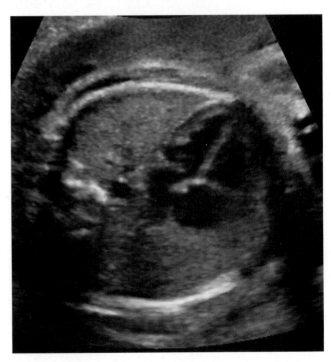

图12-3 正常的胎儿胸部横切面包括四腔心切面图像。正常心脏位置和心轴。双侧肺组织回声均匀

评估膈肌需要连续左右扫查以评估其连续性。膈肌的声像图为低回声(图 12-4)。肋骨声影可能会影响整体膈肌的显示。膈肌后外侧部分容易发生缺损,扫查时需要特别注意。确认膈肌的连续性是最重要的,不能仅根据胸腔内有无其他非胸腔器官来推断。此外,还应评估膈肌的轮廓,因为膈肌反向可能与一些病变有关。

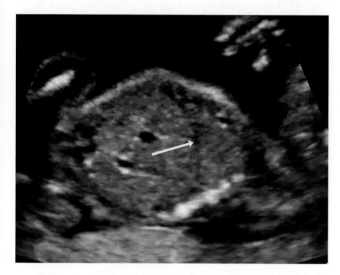

图 12-4 通过胎儿胸部的矢状切面显示低回声的膈肌(箭头)。注意膈肌呈凸形

肺发育不良

肺发育不良(pulmonary hypoplasia)为单侧或双侧肺组织发育不全。临床表现为呼吸功能受损,其严重程度取决于肺部大小或肺细胞数量、肺泡或支气管分支的减少程度[7]。其严重性与胚胎发育阶段受影响的时间有关[8,9]。正常的肺发育需要足够的胸腔空间,以及通过液体交换充分扩张肺部。因此,肺发育不良可能是由于胎儿肺受到限制或压迫以及缺乏羊水所致。单侧胸腔内占位性病变如膈疝、肺气道畸形、心脏明显增大和大量胸腔积液,均可通过占位效应造成肺发育不全,从而抑制肺气道和肺泡的正常形成。胸廓的肌肉骨骼异常,如骨骼发育不良和神经肌肉疾病,使胸廓受限、胸腔无法充分扩张,导致肺发育不全[10]。此外,羊水过少与肾或泌尿道异常或在胚胎发育关键期胎膜早破有关,正常肺组织的发育也受到影响。羊水过少抑制肺发育的机制尚不清楚。然而,羊水过少时,胎儿呼吸运动受到抑制或胎儿肺液进入羊膜腔的增加是其引起肺发育不全的两种可能机制。在妊娠 18~26 周,新生儿肺发育不良伴胎膜早破的发生率为 9%~28%[11,12]。

肺发育不良虽然罕见,但与肺发育不全相关的疾病

死亡率高,所以准确的产前评估对于恰当的咨询非常重要。超声主观评估相对的胸围大小仅对个案有用(图 12-5)。二维超声测量胎儿胸围、胸长、胸围与腹围之比(TC/AC)已全部建立了正常参考值范围(表 12-1),但除个别情况,其预测价值也有限。对于发生膈疝的胎儿应更频繁地测量肺头比(lung-to-head ratio,LHR)和肺体积(见之后"先天性膈疝"的讨论)[10]。其他方法如定量肺指数(quantitative lung index,QLI),已被尝试用于量化肺体积。该指数通过计算肺部面积/(头围/10)^2,尝试用数学方法量化肺容量,被认为不受胎儿孕周影响[13,14]。据报道,该指数在整个孕期变化最小,参数接近恒定。最近的研究提供了 20~36 周正常胎儿肺部面积和 LHR 的参考范围(使用最长径线和面积描迹方法)[15]。遗憾的是,这些间接测量肺体积的方法并不能可靠且一致地预测肺发育不良、肺功能以及新生儿存活的可能性。使用三维超声或通过 VOCAL 技术(虚拟器官计算机辅助分析,GE 医学系统)来测量肺体积似乎更有前景,但其优越性尚未显现。MRI 也被用于计算肺体积(图 12-6)。通过比较 MRI 测量的肺体积与基于胎龄的正常参考值以评估肺发育不全的风险[16]。MRI 的优点在于可以更清晰地显示肺组织与纵隔边界,并在羊水过少或母体身高体重指数(body mass index,BMI)较大时不受超声的某些局限性的影响。然而,MRI 判断预后和生存的能力并不一致,MRI 在这方面的优势仍然存在争议[13,17]。

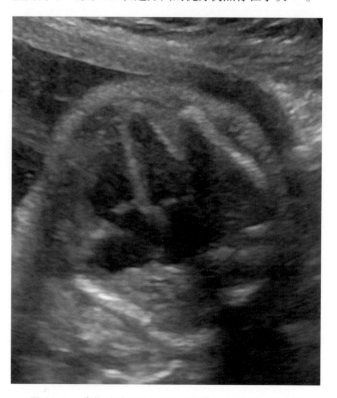

图 12-5 胎儿肺脏发育不良胸部横切面,注意心脏几乎占据整个胸腔

表 12-1　胎儿胸围正常测量值

孕周(周)	No.	预测百分比								
		2.5	5	10	25	50	75	90	95	97.5
16	6	5.9	6.4	7.0	8.0	9.1	10.3	11.3	11.9	12.4
17	22	6.8	7.3	7.9	8.9	10.0	11.2	12.2	12.8	13.3
18	31	7.7	8.2	8.8	9.8	11.0	12.1	13.1	13.7	14.2
19	21	8.6	9.1	9.7	10.7	11.9	13.0	14.0	14.6	15.1
20	20	9.5	10.0	10.6	11.7	12.8	13.9	15.0	15.5	16.0
21	30	10.4	11.0	11.6	12.6	13.7	14.8	15.8	16.4	16.9
22	18	11.3	11.9	12.5	13.5	14.6	15.7	16.7	17.3	17.8
23	21	12.2	12.8	13.4	14.4	15.5	16.6	17.6	18.2	18.8
24	27	13.2	13.7	14.3	15.3	16.4	17.5	18.5	19.1	19.7
25	20	14.1	14.6	15.2	16.2	17.3	18.4	19.4	20.0	20.6
26	25	15.0	15.5	16.1	17.1	18.2	19.3	20.3	21.0	21.5
27	24	15.9	16.4	17.0	18.0	19.1	20.2	21.3	21.9	22.4
28	24	16.8	17.3	17.9	18.9	20.0	21.2	22.2	22.8	23.3
29	24	17.7	18.2	18.8	19.8	21.0	22.1	23.1	23.7	24.2
30	27	18.6	19.1	19.7	20.7	21.9	23.0	24.0	24.6	25.1
31	24	19.5	20	20.6	21.6	22.8	23.9	24.9	25.5	26.0
32	28	20.4	20.9	21.5	22.6	23.7	24.8	25.8	26.4	26.9
33	27	21.3	21.8	22.5	23.5	24.6	25.7	26.7	27.3	27.8
34	25	22.2	22.8	23.4	24.4	25.5	26.6	27.6	28.2	28.7
35	20	23.1	23.7	24.3	25.3	26.4	27.5	28.5	29.1	29.6
36	23	24.0	24.6	25.2	26.2	27.3	28.4	29.4	30.0	30.6
37	22	24.9	25.5	26.1	27.1	28.2	29.3	30.3	30.9	31.5
38	21	25.9	26.4	27.0	28.0	29.1	30.2	31.2	31.9	32.4
39	7	26.8	27.3	27.9	28.9	30.0	31.1	32.2	32.8	33.3
40	6	27.7	28.2	28.8	29.8	30.9	32.1	33.1	33.7	34.2

* 以 cm 为单位的测量

摘自 Chitkara U，Rosenberg J，Chervenak FA，et al：Prenatal sonographic assessment of the fetal thorax：normal values. Am JObstet Gynecol 156：1069，1987

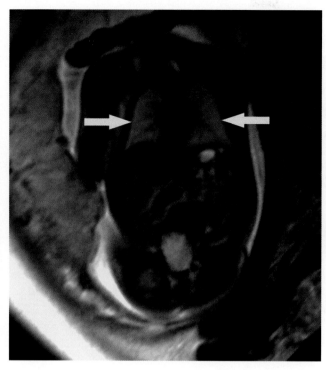

图 12-6　Magnetic resonance imaging (MRI) obtained in a 29-year-old pregnant woman at 30 weeks' gestation in whom detailed prenatal ultrasound depicted a normal fetal chest and fetal abdomen; MRI was performed because placenta accreta was suspected. Coronal single-shot rapid acquisition with relaxation enhancement (T2-weighted MR image 8/90, 4-mm section) of the fetal chest and fetal abdomen shows lungs (arrows) with high signal intensity. Use of this sequence facilitated easy identification of the lungs and planimetry. (From Williams G, Coakley FV, Qayyum A, et al: Fetal relative lung volume: quantification by using prenatal MR imaging lung volumetry. Radiology 233:457, 2004)（29 岁孕妇妊娠 30 周时的磁共振（MRI）图像，产前超声检查胎儿胸部和腹部未见明显异常，因怀疑胎盘植入行 MRI 检查。在冠切面单次激发快速自旋回波序列（T2 加权图像 8/90，每层 4mm）胎儿胸部和腹部图像显示肺脏（箭头）为高信号，使用该序列有助于识别肺部边界并对肺面积进行测量）

　　肺发育不全需要长期的呼吸支持，即使产后积极干预，仍可导致婴儿死亡。重要的是，除非是个别情况，否则超声和 MRI 都不能完全统一地预测发育不良。尽管存在局限性，但从这两种方法中获得的测量结果可能有助于预测疾病严重程度的范围，在告知评估受限的前提下，可以提供适当的家庭医生咨询服务。

先天性肺气道畸形

　　胎儿胸部肿块包括先天性肺气道畸形（congenital pulmonary airway malformation，CPAM）（以前称为先天性肺囊腺瘤样畸形，CCAM）和支气管肺隔离症（bronchopulmonary sequestration，BPS）。CPAM 是胎儿超声检查中最常见的肺部病变。偶见混合型病变，即同时具有 CPAM 和 BPS 的影像学和病理特征。以往，通常认为 CPAMs 不常见，有研究显示活产儿发生率为 1/35 000～1/25 000。随着超声分辨率的不断提高，较小的 CPAM 被诊断的概率越来越高，据报道现在 CPAM 的发病率在活产儿中高达 1/12 000[18,19]，占胎儿肺部病变的 30%～47%[20]。此病好发于单侧（95%），双侧少见。双肺发生率一致，下叶更易受累[21,22]。目前认为其发病机制是支气管肺发育成熟期受阻，导致该节段远端组织发育不良[23,24]。

　　CPAM 最常被描述为肺错构瘤畸形，它的特征是未成熟的细支气管异常增生。这些未成熟的细支气管与正常的气管支气管树交通，并从正常的肺循环获取血供。这些病变发生在假腺期，大约在 7～16 周[25]。Stocker 等最初将 CPAM 最常见的类型分为三种。1 型为大囊肿型（直径 3～10cm）；2 型包括多个小囊肿（直径 0.5～2.0cm），均匀分布并与相邻的正常组织混合；而 3 型是微小囊肿或声像图为实性肿块（图 12-7）。最近，Stocker 又增加两种亚型：0 型（腺泡发育不良）和 4 型（腺泡远端周围大囊肿，内有肺泡细胞），将 CPAM 的分类扩大为 5 种亚型[26]。然而，此分类旨在应用于切除的肺标本，而非超声诊断。由于各种类型的 CPAM 临床意义不大，是否有大囊肿及其大小对预后更重要，目前最常见的做法是将 CPAM 病变描述为微囊或大囊肿并报告其大小[27]。

　　BPS 是指一团无功能的肺组织，与支气管树不相通。这团组织具有异常的体循环动脉血液供应（这是它与 CPAM 的区别），通常起源于降主动脉（图 12-8）[28,29]。BPS 既可能是叶内型，也可以是叶外型，叶内型与正常肺组织同时被胸膜包裹，叶外型则由明显独立的胸膜包裹。几乎所有产前诊断的 BPS 病例都是在叶外、膈肌以上，最常见的是在胸部左下方[30]。叶外型病变可能发生在腹部，表现为膈下的高回声团（图 12-9）[31,32]。

　　胎儿心脏或心轴移位有助于诊断 CPAM。受影响的肺组织回声增强，可能存在散在的囊肿（图 12-7）。有时增强的回声局限于一个肺叶，多见于下肺野（图 12-10）。羊水过多常在晚孕期出现，可能是由于病变压迫食管导致羊水吞咽减少，或异常肺组织产生了更多的液体（图 12-11）[33]。如果体积较大，可能引起胎儿水肿。

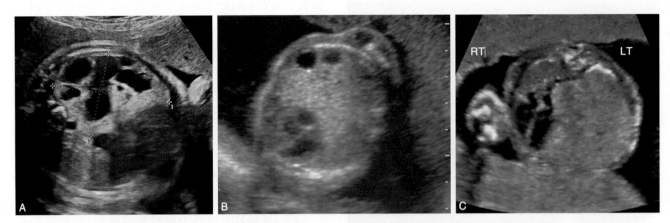

图 12-7　A. 大囊型先天性肺气道畸形，1 型，左侧胸部肿块内可见多个较大的囊肿。B. 高回声的先天性肺气道畸形，2 型，肿块周边可见小囊肿，胸腔内心脏移位。C. 胎儿心脏向右移位时有助于识别左侧胸腔均质性肿块，这种实质性肿块与 3 型先天性肺气道畸形回声一致，右侧胸腔可见少许正常肺组织回声。LT，左侧胸腔；RT，右侧胸腔

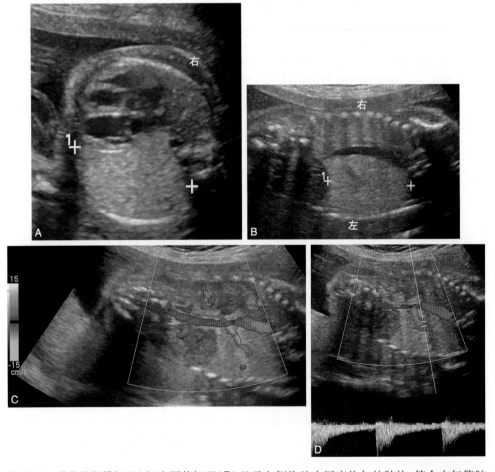

图 12-8　胎儿胸部横切面（A）和冠状切面（B）显示左侧胸腔内回声均匀的肿块，符合支气管肺隔离症（BPS）的超声表现。注意心脏向右移位。彩色多普勒（C）和频谱多普勒（D）显示左侧胸腔肿块的血液供应来自降主动脉

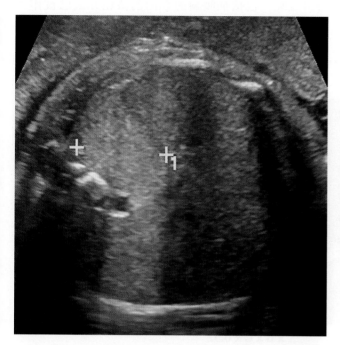

图 12-9　胎儿上腹部横切面超声图像显示膈下型隔离肺

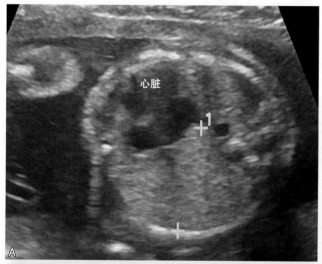

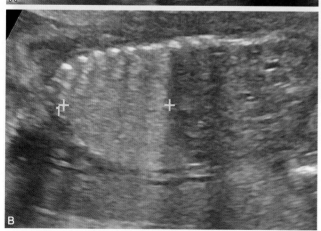

图 12-10　在横切面（A）和矢状切面（B）可见回声均匀的胸部肿块，符合 3 型先天性肺气道畸形

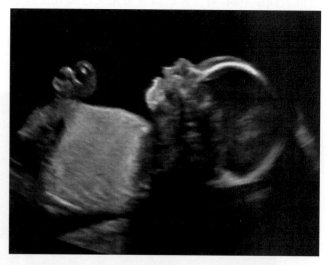

图 12-11　胎儿肺部肿块回声均匀，并伴有羊水过多

CPAM 的总体预后已得到明显改善，部分原因是由于较小的病变被诊断，但也可能是产前对较大肿块进行了治疗。对于个体患者，其自然病程和预后主要取决于病变大小、是否存在纵隔移位以及胎儿血流动力学改变[34]。如果胎儿出现水肿而未治疗，则预后较差，这通常是宫内干预的指征。

由于 CPAM 的结局与肿块的大小密切相关，因此应尝试量化病灶大小为预后提供咨询。CVR 是一种评估风险和提供患者咨询的方法[35]。通过将病变的最大长度、宽度和深度相乘（cm）来计算胸部肿块的体积：上下径×前后径×左右径。然后将该结果（cm³）乘以校正系数 0.52，得到计算后的病变体积（用于确定长椭球体积的公式）。然后，为了控制胎龄因素的影响，用该估算体积除以胎儿头围（cm）（图 12-12）。

$$CVR = （长度×宽度×深度×0.52）/头围$$

在计算 CVR 时，重要的是要包括病变的边缘，并测量其最大径线（图 12-13）。

CPAM 的肿块大小在中孕晚期或晚孕早期趋于稳定，平均孕周为 26 周。然而，有时也可能持续至晚孕期。病变的大小、不同的生物学行为、有无大囊肿以及可能的全身静脉阻塞，都会影响预后并引起胎儿水肿。

对于个体患者，相对于胎儿大小的病变体积即 CVR 测量值，是产前发生水肿和出生时出现呼吸系统症状的最佳预测指标。CVR>1.6 与胎儿水肿相关，在妊娠的任一阶段，最大 CVR>1.0，出生时出现呼吸症状和新生儿需要手术干预的风险增加（阳性预测值 75%；阴性预测值 98%）[36]。若出现水肿，其死亡率接近 100%，因此被认为是产前治疗的指征[37]。在胎儿水肿或失代偿早期,对于大的微囊型先天性肺气道畸形可以考虑开放性手术[38]。据报道存活率为52%,平均分娩孕龄为31.3周[39]。相关的风险包括早产、胎膜早破、胎儿死亡以及与胎儿的高死亡率相关的潜在的母体并发症。包括抽吸囊肿在内的微创方法已被作为延缓疾病进展和判断胸腔羊膜腔分流术是否有效的临时措施来实施。对发生水肿的胎儿行胸腔羊膜腔分流术可使其总生存率接近60%[39]。

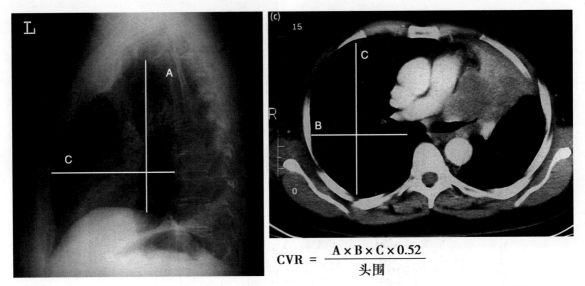

$$CVR = \frac{A \times B \times C \times 0.52}{\text{头围}}$$

图 12-12　先天性肺气道畸形体积率(CVR)计算方法示意图。A,上下径;B,左右径;C,前后径(单位:cm)

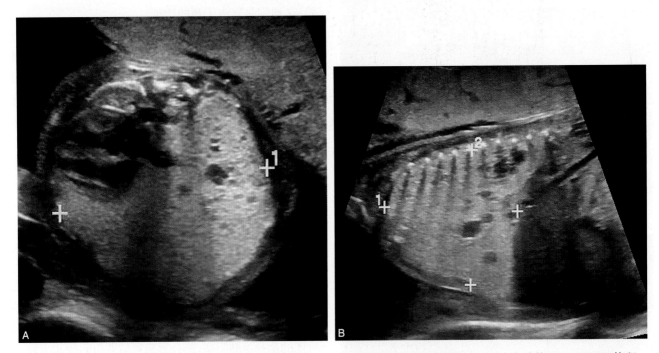

图 12-13　横切面(A)和矢状切面(B)可见大的囊实性先天性肺气道畸形,测量肿块的三个径线来计算 CVR(CPAM 体积率)(图 12-12)

产前使用皮质类固醇已被证实是一种有效的可替代有创性手术的方法[40,41]。在 CPAM 的胎儿出现水肿时用药,78%出现逆转,新生儿出院时存活率为83%[41~43]。此外,在 CPAM 的 CVR>1.6 时使用皮质类固醇,水肿将不再进展[43]。正在进行的研究关注点在于类固醇治疗的时机、剂量和替代药物。

CPAM 的管理包括每2周一次超声检查,观察病变生长情况以及水肿发展情况(图 12-14)。对于水肿风险最高的患者(即 CVR>1.6),每周评估一次更为合适。建议经常检查直到根据 CVR 测量有证据表明病灶的生长和大小趋于稳定。如果 CVR>1.6 或者有水肿的迹象且不伴单个较大的囊肿时,可考虑使用皮质类固醇。如果胎儿水肿或发生失代偿,在病灶内发现单个较大的囊肿,可考虑经皮超声引导引流囊性病变。如无禁忌证,建议足月分娩。如果任意孕周测量的最大 CVR>1.0,由于新生儿出生后可能需要呼吸支持,建议在三级医疗中心进行分娩[36]。

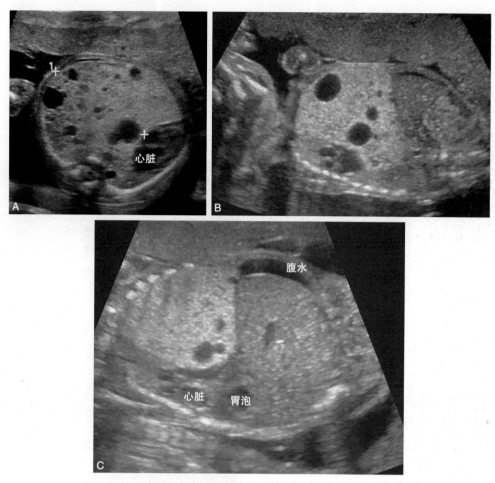

图 12-14　横切面(A)和冠状切面(B 和 C)显示的 2 型先天性肺气道畸形,胸腔内实性肿块,内可见囊肿。注意腹部有少量腹水,心脏向左移位。

支气管囊肿

支气管囊肿(bronchogenic cyst)是由于胚胎时期原始食管和气管支气管树发育异常所致。由于支气管囊肿形成于妊娠第 4~8 周,早于远端气道的发育,所以甚少与正常的支气管连接。病变位于纵隔(30%),即发生于胚胎前肠分离之前或期间。更常见于肺实质(70%),发生于气道与食管分离之后[44]。囊壁内衬有纤毛上皮,并包含气道的结构成分,包括软骨、平滑肌、黏液腺和呼吸道上皮[45]。

支气管囊肿多表现为位于肺实质中央的一个无回声的单房囊肿[45](图 12-15);也可表现为多发性囊肿,右侧多见,靠近中线,紧邻气管支气管树。极少数情况下,囊肿可迁移至肺门周边区域甚至膈下区[46]。囊肿大小不一,直径为 2~10cm[47]。支气管囊肿可能难以与具有单个较大囊肿的大囊型 CPAM 相鉴别,但根据病变位置及 CPAM 周围缺乏肺组织回声的特点有助于作出准确的诊断。

支气管囊肿可随着孕龄增加而增大,压迫周围正常肺组织。纵隔和周围肺组织受压可能与胎儿水肿和肺发育不良有关[48]。如出现胎儿水肿或心功能受损,可进行宫内抽吸囊液。胸腔羊膜分流术可对增大的囊肿进行减压,并有可能逆转受压的纵隔和胎儿水肿。对于支气管囊肿,需要密切随访及管理,多数需在新生儿期进行开胸切除囊肿手术。有报道,楔形切除术、节段切除术和肺叶切除术均可改善新生儿呼吸状态[49]。

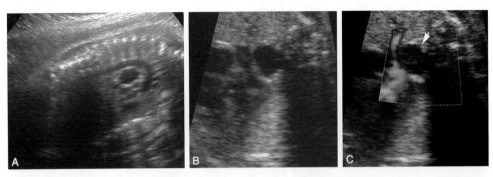

图 12-15　矢状切面(A)和横切面(B)以及横切面的能量的普勒图像(C)显示妊娠28周胎儿支气管囊肿(箭头)

胎儿胸腔内巨大囊性病变需与神经管原肠囊肿相鉴别。神经管原肠囊肿是由于胚胎在第3~4周内,脊索与前肠不完全分离而形成的肠后方残余物。约90%的神经管原肠囊肿出现在纵隔的右后方、隆凸上方的位置,约50%与脊柱异常有关,包括脊柱侧弯、半椎体、蝴蝶椎。囊肿内部多有分隔,也可表现为单房性囊肿。神经管原肠囊肿合并脊柱异常时,较易与其他囊性病变相鉴别[50~53]。

支气管闭锁

支气管闭锁(bronchial atresia)是一种由于在不同时期发生气管阻塞而引起的发育异常。先天性支气管闭锁相对罕见,特点是局部段支气管闭锁或狭窄。支气管闭锁是由于病变的段或亚段支气管,近端闭锁、远端正常发育而成。支气管闭锁可累及肺叶、段支气管或主支气管,但以段或亚段支气管更常见。产前诊断的先天性肺叶性肺气肿(congenital lobar emphysema,CLE)可能由肺叶支气管闭锁导致[44]。短的闭锁段可导致远端支气管内黏液积聚,从而使支气管扩张[45]。

先天性支气管闭锁的产前超声表现为巨大、过度扩张的单侧肺或肺段。肿块通常会由于占位效应而导致纵隔移位和胸部结构受压,常伴有同侧膈肌反向(图 12-16)[54],对侧肺体积可能看起来会变小。扩大的肺内可见充满积液的支气管结构,代表中央阻塞支气管周围扩张的气道[45,46]。应定期进行超声检查以描述解剖结构、评估病变大小、观察胎儿水肿情况,并寻找可能伴发的异常。MRI 有助于识别闭锁的气道,并与大的 CPAM 相鉴别(图 12-17)。当发现可疑病变时,可行 MRI 进一步检查,协助组织鉴定,确定闭锁的水平和位置,并描述复杂的解剖结构。随着病变增大和改变,可能影响周围肺的发育,阻碍静脉回流,导致肺发育不良[49]。

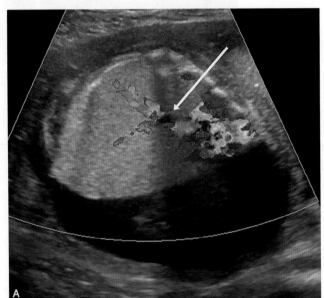

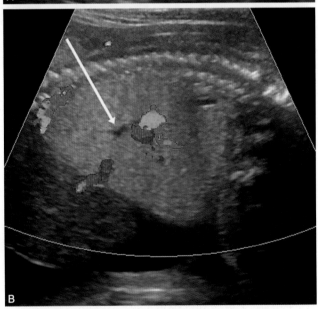

图 12-16　胎儿胸部彩色多普勒图像。横切面(A)和矢状切面(B)显示肺脏明显增大,回声增强,伴膈肌反向,符合支气管闭锁。注意气道内充满积液(箭头)

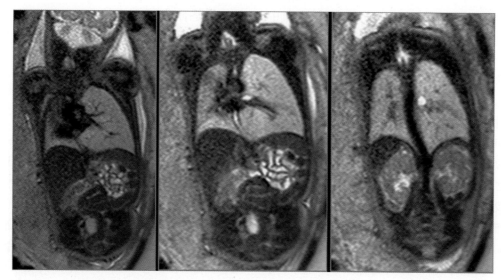

图 12-17　胎儿冠状面磁共振成像显示左肺过度扩张。注意左侧肺门处 T2 加权为高信号的结构，符合扩张的气道内充满积液

利用超声鉴别支气管闭锁和 CPAM 具有一定挑战性，因为增大的肺脏回声与微囊型（3 型）的 CPAM 十分相似。囊性成分由中央向周边分布，累及多个肺叶时应可疑支气管闭锁，并进一步行其他影像学检查。因为支气管闭锁通常会在孕期增大，所以应定期进行超声检查。但 CPAMs 病变大小通常较为稳定，利用这一点可将两者鉴别。胎儿水肿的风险随着病变的增大而增加，但是基于初始诊断时病变的大小或 CVR 测值评估支气管闭锁的预后是不可靠的[48]。

支气管闭锁较常累及段或亚段支气管，因此通常无症状或直至青春期才出现症状[55,56]。经产前诊断的支气管闭锁导致的节段性 CLE 的病例已被报道，并在新生儿时期接受手术治疗[57]。尽管段或叶支气管闭锁能在宫外存活，但主支气管闭锁的预后仍然较差。目前尚无主支气管闭锁的有效治疗方法[47]。尽管没有证明其有效性的记录，但宫内手术切除可能是使胎儿存活的最佳手段。有人尝试在产前切除胎儿扩大的肺段，但结局令人失望，其主要并发症是诱发早产[58]。有一病例报道提出孕期孕妇使用倍他米松可避免胎儿水肿的发生。但该病例的肺部肿块较小（CVR 2.6），可能仅有部分支气管阻塞[48]。

因支气管闭锁可伴发肺部发育不全、受累支气管的肺泡可能会有空气滞留，建议到三级医疗中心进行分娩。支气管闭锁病变累及范围及严重程度各异。当病变较大时，分娩时应随时准备好产时宫外处理（ex utero intrapartum treatment，EXIT）和体外膜肺氧合（ex-tracorporeal membrane oxygenation，ECMO）[59]。当出现单侧巨大病变、支气管明显扩张、支气管扩张以及产后手术中可见气道充满液体等较大病变，总体预后仍然较差。

先天性肺叶性肺气肿

CLE 是一种以肺内积液导致一个或多个肺叶过度膨胀为特征的下呼吸道发育异常。支气管闭锁伴局部支气管闭塞是导致 CLE 的原因之一。产前的流行病学情况尚不清楚，但据报道新生儿的发病率约为 1/30 000～1/20 000[60]。有学者推测，CLE 可能是由于支气管壁缺陷（如支气管软骨缺陷或发育不良）引起的内部梗阻导致下气道阻塞。也可能由异常的心肺血管及其他胸腔内病变引起的外部压迫（如异常肺静脉回流、重复囊肿、畸胎瘤或支气管囊肿）导致的梗阻[61,62]。这导致远端发育改变和弥漫性支气管异常。约 25% 的 CLE 是由内部梗阻所致[63]。无论支气管发育不全或阻塞，远端肺的塌陷阻碍了正常的肺液平衡，继而进一步加重大叶性肺气肿。出生后，气道阻塞导致"球阀"机制，表现为病变肺叶中吸气时吸入的空气远多于呼气时呼出的空气。远端肺的空气滞留导致肺气肿[64]。

CLE 胎儿胸部超声表现为回声均匀的肺部肿块，通常无囊性成分。由于梗阻远端的肺膨胀，肿块常表现为单侧病变。肿块常常越过中线导致心脏移位或者受压[65]。肿块也可导致纵隔移位、羊水过多和胎儿水肿,而这些是预测严重呼吸窘迫和增加死亡风险的重要因素。95% 的病变发生于单侧肺的上叶和中叶[66]。下部肺组织外观通常是正常的。肿块的占位效应可导致横膈位置下移。肿块的血液供应来自于正常的肺动静脉。CLE 常在新生儿期出现呼吸症状时才可被诊断。

肺部均质性肿块需要与多种疾病相鉴别,包括 CPAM、BPS 和单侧支气管闭锁。若观察到肿块内的异常血供来源于主动脉,则支持 BPS。扩张的充满液体的气道不发生于 CPAM,发现此征象时,鉴别诊断仅限于 CLE 或支气管闭锁。由于 CLE 继发于支气管梗阻,因此有可能在妊娠过程中消退。在妊娠 26 周以后,CPAM 病灶大小通常保持稳定,甚至可能逐渐减小。若在短期内观察到胸部肿块显著减小,则应考虑 CLE,因为气道阻塞的缓解可减少肺组织过度膨胀,致病灶体积减小。遗憾的是,在宫内对 CLE 进行治疗并不总能使肺功能在出生后完全正常。与支气管闭锁一样,胎儿 MRI 可能有助于确认和描述其潜在的病理过程。

若在新生儿期出现呼吸窘迫,通过手术切除病变的肺叶是合适、有效的[67]。以往通常通过开胸手术进行切除。近年来,随着微创胸腔镜手术的发展,降低了新生儿肺叶切除术的发病率[68]。

先天性上呼吸道梗阻综合征

先天性上呼吸道梗阻综合征(congenital high airway obstruction syndrome,CHAOS)是由于胎儿上呼吸道梗阻造成的。无论是部分性还是完全性梗阻,都常继发于喉部或气管的狭窄或闭锁。据报道,喉部发育不全,声门下狭窄或闭锁以及喉蹼或囊肿也是导致这种情况的原因[69]。完全性气道闭锁常合并气管食管瘘[70]。先天性上呼吸道梗阻综合征是一种罕见病,其发病率目前尚未明确[71,72],目前认为气管闭锁继发于妊娠 10 周时上呼吸道再通障碍[71]。CHAOS 的首次产前诊断是 20 世纪 80 年代后期[73]。随着 CHAOS 诊断和报道病例的增加,人们对其病理生理机制有了更深入的理解(图 12-18)。

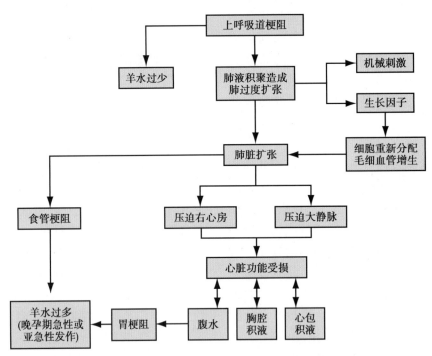

图 12-18　先天性高位呼吸道梗阻综合征上呼吸道闭锁的病理生理机制和超声表现
(来自 Kassanos D,Christodoulou CN,Agapitos E,et al:Prenatal ultrasonographic detection of the tracheal atresia sequence. Ultrasound Obstet Gynecol 10:133,1997)

尽管胎肺分泌的部分液体可被气管支气管树吸收,但大部分都流入到羊膜腔中。当气管支气管树发生梗阻时,会阻碍液体流入羊膜腔,肺内液体积聚导致气管内压力升高和肺膨胀。胎儿肺部增大压迫心脏,导致心脏移位(图 12-19)。典型的高位呼吸道梗阻超声声像图包括胎儿双肺体积对称性增大、回声增强、横膈变平或反向、气道扩张并充满液体,其中冠状切面或矢状切面显示更佳。

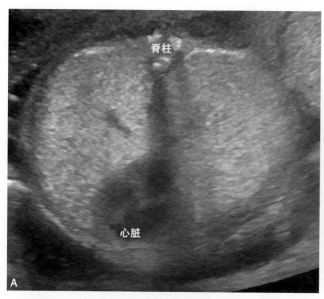
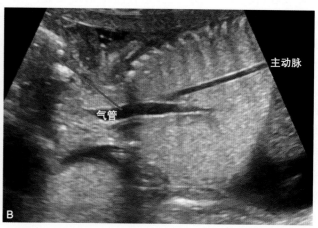

图 12-19　先天性上呼吸道梗阻综合征。横切面（A）和冠状切面（B），显示胎儿双肺明显增大并回声增强,心脏位于中间,向前移位,可见气管内充满液体(红线)

胸腔内压升高,心脏静脉回流减少,心脏收缩力受损可导致胎儿腹水、胎盘肿大、非免疫性水肿伴积液和羊水过多等[74]。肺膨胀压迫食管可造成胎儿吞咽障碍,这是后期出现羊水过多的潜在危险因素,可能是部分 CHAOS 胎儿(非所有)后期出现羊水过多的原因[75]。

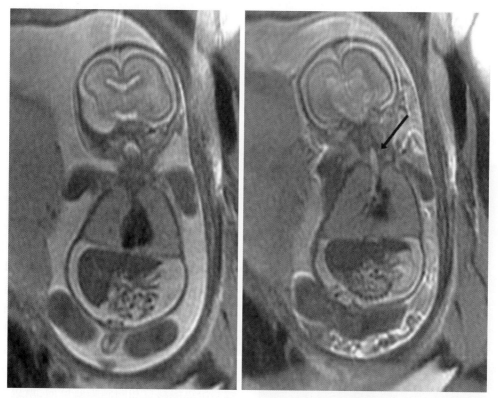

图 12-20　胎儿磁共振 T2 加权冠状面,由于喉闭锁,胎儿双肺增大致膈肌反向,气管内充满肺液(箭头),符合先天性上呼吸道梗阻综合征。胎儿水肿伴有中等量腹水

已有通过超声观察到 CHAOS 胎儿病变自发吸收的病例报道[70,76]。这可能是由于梗阻部分的自发性穿孔导致肺液释放到羊膜腔中,肺内压减低。即使病变明显吸收,梗阻也可能复发,患者需定期接受超声检查。遗憾的是,超声显示病变被吸收并不意味着肺功能得到改善,即使在产前进行积极治疗,出生时仍可能出现明显的肺功能不全。

因呼吸道梗阻,CHAOS 胎儿出生后几乎全部死亡。胎儿宫内死亡率也很高[74]。产前超声诊断可以提高新生儿的存活率,产前确诊 CHAOS 也有助于多学科分娩管理计划。MRI 可以进一步的观察到梗阻水平和结构[77],这些发现可能有助于产前咨询和分娩计划(图 12-20)[69,78]。若梗阻部位与重建气道的位置一致,且未发现合并其他畸形,则可对 CHAOS 胎儿进行 EXIT[70,79]。通过梗阻部位的识别,超声检查和磁共振成像可以指导、制定合适的分娩计划。出生后的膈肌功能障碍通常是由于膈肌过度拉伸造成的,幸存者可能需要长期呼吸机支持[74]。

CHAOS 通常是一种独立的疾病,但也可见于某些综合征或单侧肺缺如(图 12-21,图 12-22)。Fraser 综合征是一种常染色体隐性遗传疾病,包括小眼畸形、隐眼畸形、多指(趾)畸形及并指(趾)畸形合并上呼吸道梗阻相关的综合征[80]。已报道与 CHAOS 相关的其他综合征包括猫叫综合征、短肋-多指综合征和 22q11.2 缺失综合征[81]。一项深入的解剖研究有了更多额外的发现,为预测预后和对未来再次妊娠的遗传影响提供了最佳的咨询[74]。

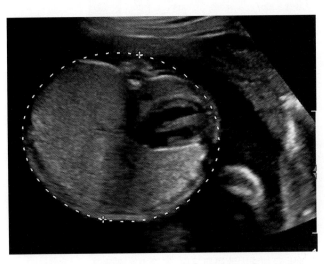

图 12-21　胎儿胸部横切面声像图显示心脏明显向左侧移位,右肺体积增大,回声增强,提示单侧支气管闭锁

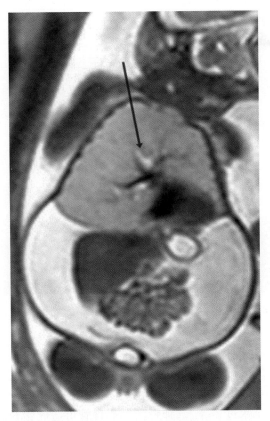

图 12-22　胎儿磁共振 T2 加权像冠状面显示胎儿右侧支气管闭锁伴右肺明显增大。中间可见扩张积液的支气管(箭头)。伴有明显腹水。未见明显左肺组织

CHAOS 的鉴别诊断包括双侧 CLE、支气管闭锁或双侧 CPAM。由于准确的鉴别诊断对于制定胎儿的管理规划至关重要,因此 CHAOS 必须与外部因素造成的气管喉梗阻区分开来,如淋巴管畸形、颈部畸胎瘤、血管环[70]。

先天性胸腔积液

胎儿先天性胸腔积液(congenital hydrothorax)也被称为原发性胸腔积液,是胸腔内液体的异常积聚。据报道,胎儿胸腔积液发病率约为 1/15 000 ~ 1/10 000[82],包括单侧和双侧胸腔积液。随着积液增加,占位效应可导致邻近胸腔结构受压,从而影响心脏功能以及肺部发育。值得一提的是,无论是原发性还是继发性积液,胎儿胸腔积液可能与非免疫性水肿有关。若积液范围较大且不对称,积液的占位效应可导致心脏纵隔移位和同侧膈肌反向,所以单侧胸腔积液更容易导致胎儿非免疫性水肿。当胎儿胸腔内发现大范围的单侧积液或不对称的双侧积液时应该怀疑是由原发性胸腔积液引起的非免疫性水肿。确定这

种非免疫性水肿的原因很重要,因为这种疾病可以通过在宫内经皮穿刺抽液或胸腔-羊膜分流术中得到有效治疗。对于未合并其他畸形的胎儿,这种治疗可以挽救其生命。

孤立性胸腔积液表现为肺和胸壁之间无回声的液体积聚。与心包积液的鉴别点在于胸腔积液不局限,可延伸至肺周边(图 12-23)。超声可观察到邻近正常肺组织的少量积液(通常在前胸部更为明显),也可显示引起纵隔移位和膈肌下移的大量积液(图 12-24)。羊水过多常见于大量胸腔积液。

胸腔积液的自然病程从产前自发吸收减少(22%)到胎儿全身广泛水肿甚至死亡不等。据报道,孤立性胸腔积液的死亡率为 15% ~ 36%[83,84]。双侧胸腔积液的预后较差,可能与胎儿水肿、积液持续存在及早产有关[85]。当存在广泛的胎儿水肿时,若未经治疗,死亡率可达 95%(图 12-25)[86,87]。据报道,包括胸腔积液引流和分流在内的产前治疗手段可将胎儿存活率提高至 70% 以上[88-91]。羊水过多往往预示着预后较差[85],部分原因是与大量的胸腔积液和胎儿水肿有关。

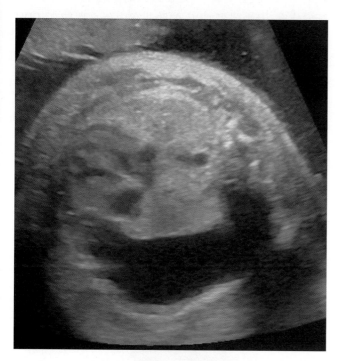

图 12-23　胸部横切面显示右侧单侧胸腔积液伴纵隔移位

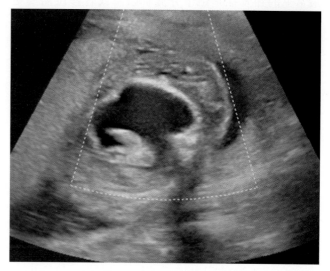

图 12-25　妊娠 24 周时胎儿皮肤明显水肿伴大量胸腔积液。孕妇接受超声引导下胸腔-羊膜腔分流术,并于 38 周顺利分娩一健康婴儿

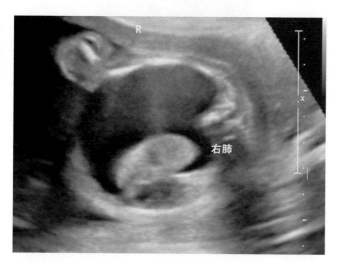

图 12-24　右侧大量胸腔积液因占位效应造成心脏纵隔明显左移

孤立性胸腔积液的最常见原因是乳糜胸。产前可通过超声引导下胸腔穿刺抽液,抽取液中淋巴细胞计数>80%可确诊[92]。抽取积液和胸腔引流可确诊胸腔积液,同时也为其提供了额外的治疗[89]。抽取积液可使肺组织再扩张并评估肺组织的扩张能力,以确保没有其他潜在的异常。它也可以帮助评估心脏和纵隔结构,以排除相关的结构异常。静脉回流受损继发于积液压迫和心脏压塞样作用,可能导致水肿进展。当胎儿水肿首先出现在胸腔时,确定其原发的病因可能会有困难。继发于原发性胸腔积液的胎儿水肿通常伴有明显的皮肤水肿,并且胸腔积液量明显大于腹水量。此外,胎儿水肿最常是由单侧胸腔积液及其相关的占位效应引起的,双侧胸腔积液所造成的水肿较少见。在观察水肿伴双侧胸腔积液的胎儿时,应注意胸腔积液的范围及有无占位效应。大量原发性胸腔积液引起的胎儿水肿可导致对

侧胸腔积液,但是双侧积液量差异明显,且有明显的纵隔移位。

对于穿刺抽液后积液迅速复发的胎儿,超声引导下经皮胸腔-羊膜腔引流术可能更有效(图 12-26)[93]。胸腔-羊膜腔引流术可使肺脏再扩张,被压缩的肺组织正常发育,也可改善纵隔移位情况和心血管功能[87]。引流成功后,严重的胎儿水肿可逐渐减退。对于大量胸腔积液的胎儿,32 周之前早产可造成新生儿死亡;尽管产前进行了胸腔-羊膜腔分流,肺发育不全仍是一些新生儿的主要并发症。产前行胸腔-羊膜腔分流术最常见的并发症是由于分流管阻塞或者移位需要更换引流管(37%)[94]。

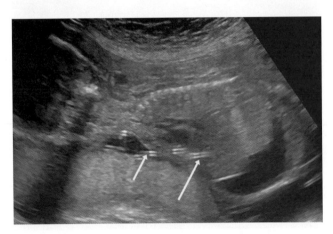

图 12-26 胸腔-羊膜腔分流管位于胸腔内及胸腔外的位置(箭头)。虽然腹水仍存在,但无胸腔积液

有胸腔积液的胎儿出生时可能出现呼吸窘迫症状,这可能是由于积液压迫正常肺脏,或者未被压迫的肺组织发育不全导致的[95]。由于尚不确定肺功能是否完好及新生儿是否需要复苏,因此建议这类胎儿在三级医疗中心进行分娩。对于带有引流管的胎儿,在分娩时阻塞双向分流管道以防止气胸的发生是非常重要的。从长期追踪的结果来看,产前发现胸腔积液的胎儿,出生后儿童期哮喘的风险增加[96]。

除原发性乳糜胸外,先天性胸腔积液的病因还包括感染、先天性心脏病、基因或染色体异常、肺部病变(如 CPAM)及其他病变(如 CDH 或气管食管瘘)[92]。最常见的两种相关异常是 CDH 和 21 三体[97,98]。此外,胸腔积液也可能是其他原因导致胎儿水肿的几个征象之一。

胸腔内囊性或充满液体的病变如先天性膈疝、囊性 CPAM、支气管囊肿和心包积液可能会误诊为胸腔积液或与胸腔积液有关。清晰地显示病变的解剖结构,对于诊断和治疗非常重要。

先天性膈疝

先天性膈疝(congenital diaphragmatic hernia,CDH)是由于膈肌先天性发育缺陷或发育不全导致膈肌部分缺损,使腹腔内器官经过膈肌缺损处或薄弱点疝入胸腔(图 12-27)。美国的 CDH 发病率估计为每年 1088 例,或 3836 例活产儿中就有 1 例[99]。这份报告的发病率可能低于实际发病率,因为罹患 CDH 的胎儿宫内死亡率较高,CDH 胎儿(未明确诊断)出生后早期死亡率也较高。

CDH 通常是散发的,其中 85% 的缺损位于膈肌左后外侧部分(图 12-28)。右侧膈疝的发病率为 10%~15%,2% 出现双侧或中央缺损(图 12-29)[102]。男女发病率无差异。原始横膈正常在妊娠第 8 周末形成,第 14 周横膈的肌肉部分发育完成。虽然胸腹膜腔融合失败发生在早孕期,腹腔内容物疝入胸腔可能直到晚孕期才出现,所以在早孕期小的膈肌缺损难以发现。大多数 CDHs 在 18~20 周进行超声系统检查时可被发现,平均诊断孕周是 19 周。膈膨升时若腹腔内容物疝入胸腔,则可能被误诊为 CDH。膈膨升是由于膈肌肌化不全导致的,但原始隔膜是完整的,预后较 CDH 好。

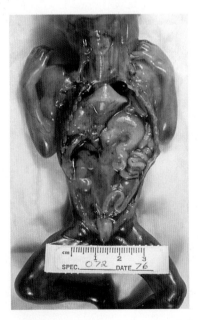

图 12-27 左侧先天性膈疝胎儿胎死宫内的病理标本,膈肌发育缺陷,导致胃泡和肠管疝入胎儿胸腔(图像来源于 Mason Barr,MD)

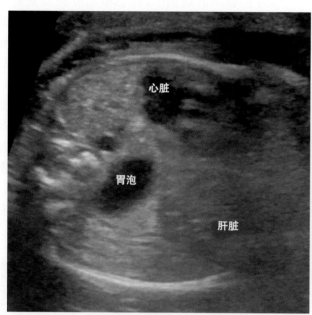 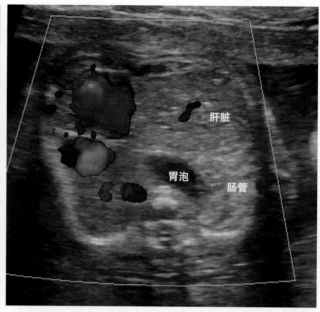

图 12-28 通过两幅胸部横切面超声图像显示左侧先天性膈疝。胃泡、肠管和部分肝脏疝入左侧胸腔。也可显示心脏向右移位

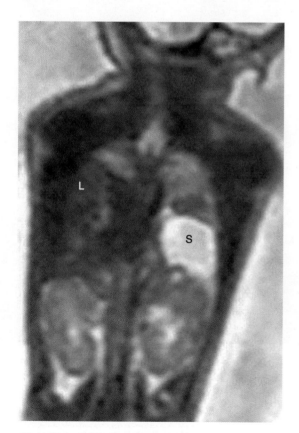

图 12-29 胎儿冠状面磁共振成像显示胎儿双侧先天性膈疝,肝脏(L)和胃泡(S)分别疝入右侧和左侧胸腔

脏向右移位。在右侧 CDH 中,心脏可不出现移位。因此,每次检查都必须仔细观察胸腔内容物的回声和形态,以确保疝入的肠管或肝脏不会被误认为正常肺组织。若胸腔中出现充满液体的胃,则很容易识别。CDH 仅有未充盈的肠管疝入而胃泡位于左上腹部时声像图可表现为正常,此时可能伴有左侧膈肌的小缺损,超声检查更具挑战性。通过回顾动态图像可显示病变区域蠕动,此时可确认疝入内容物为肠管,但往往是因胸腔内组织回声不均而引起怀疑(图 12-30)。

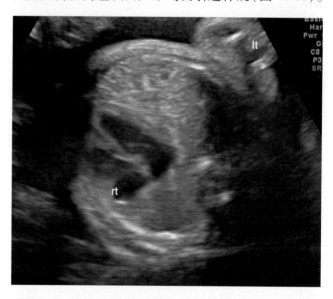

图 12-30 胎儿胸部横切面图像显示心脏稍向右移位,在左上腹部正常胃泡位置未见胃泡回声(图中未显示)。左侧胸腔内的不均质回声为疝内容物,为萎瘪的部分小肠;lt,左侧胸腔;rt,右侧胸腔

胎儿心脏位置异常通常是膈肌缺损的首要线索。在胎儿胸部横切面上,大多数左侧 CDH 可有纵隔和心

正常胎儿胃泡内充满羊水,未显示时多与食管闭锁有关,但也可能发生于部分 CDH,对于没有观察到胃泡的胎儿,应在鉴别诊断时考虑到这种情况。在正常膈肌水平(图 12-31)或在胎儿胸腔内(图 12-32)发现充满羊水的胃泡,有助于诊断。胃泡位置也有助于评估 CDH 的严重程度和其他腹腔内容物的存在,特别是肝左叶。在左侧 CDH 胎儿中,若胃泡位于左侧胸腔中部或后部,肝脏疝入的发生率更高。羊水过多常与 CDH 伴发,但通常发现较晚,多见于晚孕期。

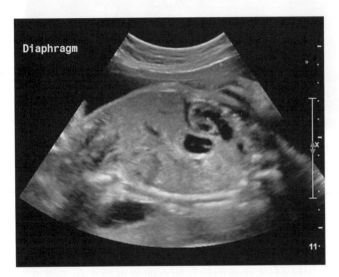

图 12-31　超声旁矢状切面显示左侧膈肌后方连续性中断,胃泡和肠管进入左侧胸腔

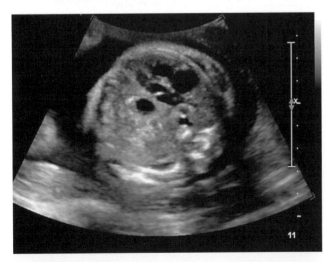

图 12-32　胎儿胸部横切面显示左侧先天性膈疝伴心脏纵隔向右移位

胎儿呼吸时膈肌的矛盾运动常提示膈肌异常。动态观察发现,胎儿吸气时在冠状面可观察到一侧膈肌下降,另一侧膈肌上升[100]。这个征象对于发现膈肌疾病是有用的,特别是心轴异常的胎儿,但超声仪器分辨率低会增加诊断难度。

在左侧膈疝的病例中,评估胎儿肝脏位置对于胎儿预后和提供产前咨询十分有必要。肝脏疝入胸腔的胎儿出生后死亡率和相关并发症发生率均较高,肝脏疝入越多,预后越差[101]。如前所述,左侧膈疝如果胎儿胃泡位于胸腔后部,则部分肝左叶易疝入胸腔(肝脏"向上")。脐静脉的肝中部分向左侧偏离或扭曲也可提示肝左叶的疝入(图 12-33)[102]。通过评估胆囊位置可以将发生这种改变的肝静脉与持续性右脐静脉相鉴别。彩色多普勒超声在膈肌水平的上方显示肝血管回声,有助于诊断肝脏疝入。早在妊娠 13 周发现腹腔中水平胃的存在就预示着右侧膈疝肝脏疝入[103]。

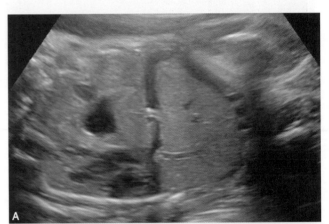

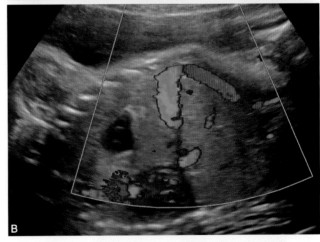

图 12-33　左侧先天性膈疝。冠状切面超声声像图(A)显示肝脏疝入胸腔,彩色多普勒超声(B)证实显示脐静脉/门静脉左支偏离

胸腔积液在 CDH 中并不少见,右侧膈疝合并胸腔积液的发生率(29.2%)比左侧(5.2%)高(图 12-34)[104]。有趣的是,如果在可疑左侧 CDH 的胎儿中发现胸腔积液,提示膈膨升可能性大,因为超过一半的膈膨升胎儿会合并胸腔和心包积液[105]。对于超声较难区分的膈疝和膈膨升,MRI 有助于进一步评估。

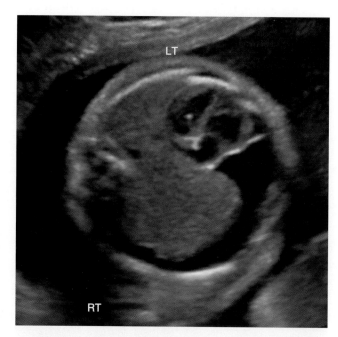

图 12-34　右侧先天性膈疝，肝脏疝入右侧胸腔及右侧胸腔积液。注意心脏左移。LT，左侧胸腔；RT，右侧胸腔

　　CDH 合并胸腔积液并不像其他疾病引起的水肿或积液一样预后不良。CDH 引起胸腔积液的原因尚不确定，有可能继发于与肝静脉迂曲造成的肝淤血，尤其是右侧膈疝时。胸腔积液也可能与肠道刺激有关。胸腔积液通过缺损的膈肌与腹腔相通，在半数 CDH 合并胸腔积液的病例中，也可以发现腹水。此外，对这些胎儿出生后行 CDH 修补术，术后乳糜胸的发生率很高。目前尚不清楚是由于手术损伤还是先天性胸导管功能障碍所致。一般来说，孤立性膈疝的胎儿出现腹水和胸腔积液，预后改善并不明显[104]。

　　CDH 的鉴别诊断包括造成胎儿心脏移位或肺脏受压的任何胸腔内病变，包括各种类型的 CPAMs 肺部肿块。此外，CHD 还需要与支气管囊肿、前纵隔囊性畸胎瘤和后纵隔神经源性肿瘤相鉴别。右位心、单侧肺发育不全或肺脏缺失可表现为心脏位置异常，如果未发现明显的胸部肿块或异常胸腔内组织应予以考虑。

　　CDH 的预后取决于有无并发畸形和肺发育不全的程度。肺发育不全的严重程度与诊断时的胎龄（越早发现提示肿块越大或疝入内容物越多）、肝脏有无疝入胸腔及疝入的程度相关。分娩时的胎龄也影响新生儿存活率。

　　CDH 的危险因素包括母亲孕前糖尿病和酗酒[106]。以往有研究表明可能与母亲低 BMI 有关[107]。并发畸形的存在极大地影响了 CDH 新生儿的存活率。

　　40%～50% 的胎儿会有并发畸形，包括染色体异常、单基因病和遗传综合征，以及其他结构异常。其中核型异常的发生率为 34%，大部分为染色体缺失、易位、标记染色体和其他罕见染色体异常[108]。Fryns、Cornelia de Lange、Perlman 及 Beckwith-Wiedemann 等多种综合征均与 CDH 有关。虽然不一定能明确鉴别和辨别各种综合征，但应该引起怀疑，特别是发现存在生长异常时。另外，识别细微的畸形特征（包括手和耳异常）可能会使诊断更完整、更准确。

　　合并严重心脏异常的 CDH 胎儿预后更差。相较于 CDH，所合并心血管畸形的严重程度对总体生存率的影响更甚[109]。重要的是要认识到轻微的心脏缺陷更常见于左侧 CDH。在 125 名左侧 CDH 患者中，111 名患者存在与主动脉瓣和二尖瓣直径有关的左侧心脏结构小的异常，左心室仅占产前心脏输出量的 33%，低于预期的 40%～50%。出生后左侧心脏结构的 Z 值恢复正常。这些小的异常，可能继发于胸腔中的肿块压迫造成的心脏外部压力增加以及血流量的减少[110]。伴发的严重先天性心脏畸形、部分肝脏疝入胸腔或早产都会显著影响 CDH 患儿的存活率。然而，产前超声显示的左侧心腔减小和血流量减少与产后新生儿结局无关，且与其他心脏发现无关。

　　无并发畸形时，肺发育不良的程度决定了 CDH 胎儿的最终结局。肺发育不良的程度与胎龄和胎儿胸腔疝入物相关。肝脏疝入胸腔与肺发育不良程度密切相关。一般来说，右侧膈疝（通常含有肝脏）较左侧预后差。对于左侧 CDH，肝脏是否疝入胸腔以及疝入的程度影响预后[111]。虽然疝囊的存在可使肺发育不全更少发生，但通常在产前超声检查中很难发现疝囊[112]。

　　人们多次尝试在产前确定那些死亡或其他不良妊娠结局风险最高的胎儿，包括因呼吸受限而需要 ECMO 的胎儿。这一预后信息有助于为家属提供咨询、选择最合适的分娩地点，以及识别可能因转诊至提供胎儿干预的专门中心而受益的患者。一项 1996 年的回顾性队列研究首次提出了 LHR[113]。作者发现，在左侧 CDH 胎儿中，LHR 与胎儿生存率呈正相关，与生后 ECMO 需求呈负相关。此后，更多的回顾性和前瞻性研究用于评估 LHR 在预测左侧 CDH 胎儿预后方面的价值，并已被广泛纳入此评估[114]。较大的 LHR 值可改善新生儿结局并降低肺动脉高压风险[115]。

　　确定左侧 CDH 的 LHR 主要有三种方法。在四腔心切面得到胎儿胸部横切面，通过测量右肺的大小并

且将其除以头围(以消除胎龄和胎儿大小的影响)来
计算 LHR(图 12-35)。在左侧膈疝面积较小且心脏-
纵隔位移极小的胎儿中,右肺显示更多,测量时尺寸
更大,公式中分子较大,所得 LHR 较大。计算分子(右
肺大小)的三种主要方法包括前后径法、最长径法和
描计法。测量时最好在标准的、适当水平的超声横切
面上完成。避免肋骨遮挡,并放大图像,使胎儿胸部
图像充满屏幕,以便更准确地测量(图 12-36,图 12-
37)[116]。已证实描计法最可靠,而最长径法最不可
靠[116]。LHR 测量的可靠性和重复性存在学习曲线。
该技术可以应用于正常胎儿的图像上,为了在检查者
之间达到一致,大约需要测量 70~80 次[117]。

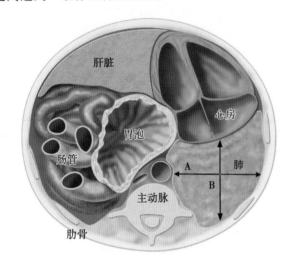

$$LHR = \frac{A \times B(mm)}{HC(mm)}$$

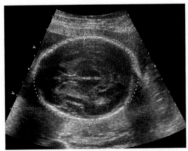

A   头围

图 12-35   A 图示测量先天性膈疝胎儿肺头比的方
法。在胎儿胸部四腔心横切面测量右肺(典型的左侧
先天性膈疝)。此切面是对称的,两侧均可见一根肋
骨。从胸主动脉至侧胸壁连线上测量右肺(A),精确
到毫米(mm)。另一条测量线与上一条测量线在同一
平面但互相垂直,在心房的外壁至后胸壁内侧面连线
上测量(B)右肺,精确到毫米。以上两个测量值的乘
积除以胎儿头围测值,精确至毫米,即可得出胎儿肺
头比

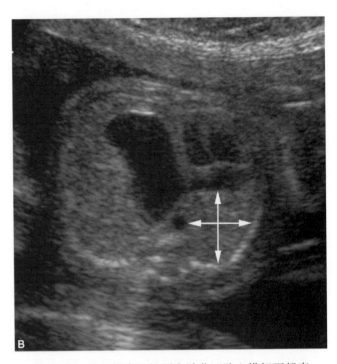

图 12-35   B 左侧先天性膈疝胎儿四腔心横切面超声
声像图。图示两条径线(箭头)用于测量右肺的剩余面
积(In A,sonogram courtesy of Roy A. Filly,MD,San Fran-
cisco,CA. Illustration by James ACooper,MD,San Diego,
CA)

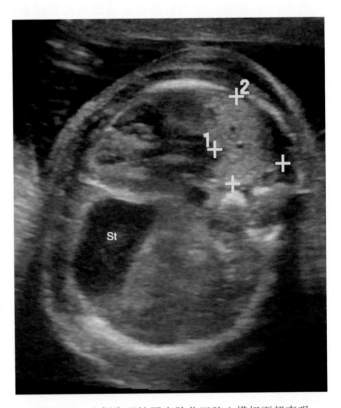

图 12-36 左侧先天性膈疝胎儿四腔心横切面超声观
察。左侧胸腔内为疝出的充满羊水的胃泡(St)。标尺
所示即测量右肺大小(用于计算 LHR(肺头比)的分子
大小)

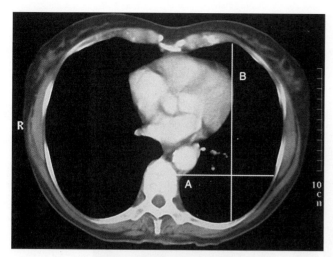

$$LHR = \frac{A \times B}{头围} \text{（单位：mm）}$$

图 12-37　肺头比（LHR）的测量

文献报道的用于预测 CDH 胎儿出生后不良结局的 LHR 值是不同的。部分原因可能是测量时胎龄的差异、标尺放置的位置、操作者的经验以及伴或不伴肝脏疝入。在妊娠 12 周至 32 周期间，胎儿肺部面积增加了 18 倍，同时期头围增加了 4 倍[118]。因此使用该孕周预期的 LHR 值而非单独使用 LHR 进行预后评估，可能会得到改善[113,119]。尽管如此，据报道，生存率的阳性预测值仅为 46%，假阳性率为 10%[119]。产前宫内介入阻塞气管治疗严重的 CDH 的成功率依赖于准确的诊断和预后。发生肝脏疝入胸腔、肿块占位效应明显、LHR 测量值低以及预测的预后不良等这些严重病变时，可考虑进行宫内干预，因为这些病变最有可能从宫内干预治疗中受益。

胎儿镜下气管阻塞已被用于产前治疗 CDH。在子宫内，胎肺分泌的液体排到气道中，并随着胎儿呼吸运动最终排入羊水。在宫内干预下，阻塞气管可防止分泌物排出，促进胎肺实质的生长发育。这项技术已经应用于大量的动物模型，并证实能刺激胎儿肺的生长[120]。这一治疗通常应用于妊娠 22 周至 26 周的患者，治疗过程中，内镜从胎儿口中穿入，直至内镜的球囊部到达在气管隆突上方（图 12-38）。固定好球囊后，通过超声监视确保球囊结构的完整性并监测胎儿肺部变化。在妊娠约 34 周时，将球囊放气并取出。胎儿内镜气管阻塞的最终目的是尽量减少肺发育不良和肺动脉高压的发生。胎儿出生后仍需进行膈肌修

复。虽然一项关于气道阻塞的随机试验的结果并未显示出优于出生后标准的手术修复，但选择最严重的病例给予宫内干预治疗并在产前取出球囊似乎预后更佳。然而，这种干预的最终效果目前仍不确定[121,122]。

尽管测量 LHR 有助于评估预后并选择出最有可能从宫内干预治疗中受益的病例，但它并未能成功识别出肺动脉高压风险最高的胎儿，这是导致出生后发病的另一主要原因。肺动脉超声多普勒频谱的测量已被投入研究，但仍需要进一步的研究明确预测新生儿肺动脉高压的产前参数。其他领域也在进一步研究，以致力于更好地评估 CDH 胎儿预后，包括产前 MRI 和三维超声测量胎儿肺容积（图 12-39）[123,124]。与其他研究结果一样，在少数情况下，肺容积测量的极端值可能比中间值更具有预测价值。评估这些病例预后最好的方法就是不断地研究和总结。

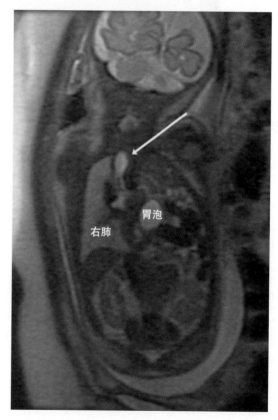

图 12-38　磁共振 T2 加权成像冠状面显示胎儿左侧巨大膈疝。左侧胸腔可见胃泡和肠管。胎儿镜干预治疗后胎儿气管中液体填充的球囊（箭头）

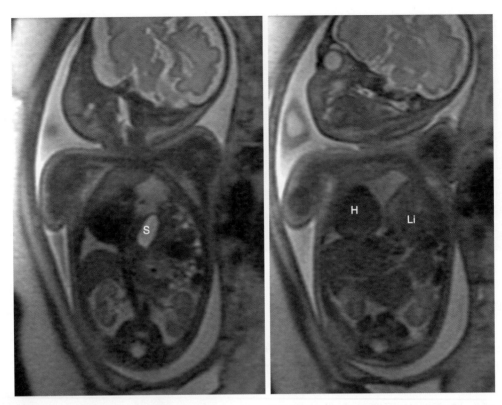

图 12-39　冠状面 T2 加权成像显示胎儿左侧膈疝。在胸腔左侧可见充满羊水的胃泡(S)，心脏(H)向右移位。高信号的肺组织与包括部分肝左叶(Li)在内的胸腔内容物有明显区别

（尚宁　翻译　孙立群　栗河舟　审校）

参考文献

1. Sadler T: *Langman's Medical Embryology*, ed 10, Philadelphia, 2006, Lippincott Williams & Wilkins, p 37.
2. Parera MC, van Dooren M, van Kempen M, et al: Distal angiogenesis: a new concept for lung vascular morphogenesis. *Am J Physiol Lung Cell Mol Physiol* 288:L141–L149, 2005.
3. Hooper SB, Harding R: Fetal lung liquid: a major determinant of the growth and functional development of the fetal lung. *Clin Exp Pharmacol Physiol* 22(4):235–247, 1995.
4. Clugston RD, Greer JJ: Diaphragm development and congenital diaphragmatic hernia. *Semin Pediatr Surg* 16:94–100, 2007.
5. Zeltner TB, Burri PH: The postnatal development and growth of the human lung. II. Morphology. *Respir Physiol* 67(3):269–282, 1987.
6. McMillan JA: Chronic diffuse interstitial lung disease in childhood. In McMillan JA, editor: *Oski's Pediatrics*, ed 4, Philadelphia, 2006, Lippincott Williams & Wilkins.
7. Wigglesworth JS, Desai R, Guerrini P: Fetal lung hypoplasia: biochemical and structural variations and their possible significance. *Arch Dis Child* 56:606–615, 1981.
8. Thibault DW, Haney B: Lung volume, pulmonary vasculature, and factors affecting survival in congenital diaphragmatic hernia. *Pediatrics* 101(2):289–295, 1998.
9. Thurlbeck WM: Prematurity and the developing lung. *Clin Perinatol* 19(3):497–519, 1992.
10. Laudy JA, Wladimiroff JW: The fetal lung, 2: pulmonary hypoplasia. *Ultrasound Obstet Gynecol* 16:482–494, 2000.
11. Thibault DW, Beatty EC, Jr, Hall RT, et al: Neonatal pulmonary hypoplasia with premature rupture of fetal membranes and oligohydramnios. *J Pediatr* 107:273–277, 1985.
12. Winn HM, Chen M, Amon E, et al: Neonatal pulmonary hypoplasia and perinatal mortality in patients with midtrimester rupture of amniotic membranes—a critical analysis. *Am J Obstet Gynecol* 182:1638–1644, 2000.
13. Mahieu-Caputo D, Sonigo P, Dommergues M, et al: Fetal lung volume measurement by magnetic resonance imaging in congenital diaphragmatic hernia. *Br J Obstet Gynaecol* 108:863–868, 2001.
14. Peralta CF, Jani JC, Van Schoubroeck D, et al: Fetal lung volume after endoscopic tracheal occlusion in the prediction of postnatal outcome. *Am J Obstet Gynecol* 198:60, 2008.
15. Britto IS, Araujo Júnior E, Sangi-Haghpeykar H, et al: Reference ranges for 2-dimensional sonographic lung measurements in healthy fetuses: a longitudinal study. *J Ultrasound Med* 33(11):1917–1923, 2014.
16. Deshmukh S, Rubesova E, Barth R: MR assessment of normal fetal lung volumes: a literature review. *AJR Am J Roentgenol* 194(2):W212–W217, 2010.
17. Rypens F, Metens T, Rocourt N, et al: Fetal lung volume: estimation at MR imaging-initial results. *Radiology* 219:236–241, 2001.
18. Tsai AY, Liechty KW, Hedrick HL, et al: Outcomes after postnatal resection of prenatally diagnosed asymptomatic cystic lung lesions. *J Pediatr Surg* 43:513–517, 2008.
19. Laberge JM, Flageole H, Pugash D, et al: Outcome of the prenatally diagnosed congenital cystic adenomatoid lung malformation: a Canadian experience. *Fetal Diagn Ther* 16:178–186, 2001.
20. Shanti CM, Klein MD: Cystic lung disease. *Semin Pediatr Surg* 17:2–8, 2008.
21. De Santis M, Masini L, Noia G, et al: Congenital cystic malformation of the lung: antenatal ultrasound findings and fetal-neonatal outcome. Fifteen years of experience. *Fetal Diagn Ther* 15:246–248, 2001.
22. Rempen A, Feige A, Wunsch P: Prenatal diagnosis of bilateral cystic adenomatoid malformation of the lung. *J Clin Ultrasound* 15:3–8, 1987.
23. Marshall KW, Blane CF, Teitelbaum DH, VanLeeuwen K: Congenital cystic adenomatoid malformation: impact of prenatal diagnosis and changing strategies in the treatment of the asymptomatic patient. *AJR Am J Roentgenol* 175:1551–1554, 2000.
24. Cangiarella J, Greco MA, Askin F, et al: Congenital cystic adenomatoid malformation of the lung: insights into the pathogenesis utilizing quantitative analysis of vascular marker CD34 (QBEND-10) and cell proliferation maker MIB-1. *Med Pathol* 8:913–918, 1995.

25. Stocker JT, Madewell JER, Drake RM: Congenital cystic adenomatoid malformation of the lung: classification and morphologic spectrum. *Hum Pathol* 8:155–171, 1977.

26. Stocker JT: Congenital pulmonary airway malformation: a new name and an extended classification of congenital cystic adenomatoid malformation of the lung. *Histopathology* 41:424–431, 2002.

27. Adzick NS: Management of fetal lung lesions. *Clin Perinatol* 36:363–376, 2009.

28. Alamo L, Gudinchet F, Reinberg O, et al: Prenatal diagnosis of congenital lung malformations. *Pediatr Radiol* 42:273–283, 2012.

29. Achiron R, Hagesh J, Yagel S: Fetal lung lesions: a spectrum of disease. New classification based on pathogenesis, two-dimensional and color Doppler ultrasound. *Ultrasound Obstet Gynecol* 24:107–114, 2004.

30. Biyyam DR, Chapman T, Ferguson MR, et al: Congenital lung abnormalities: embryologic correlation. *Radiographics* 30:1721–1738, 2010.

31. Kalenahalli KV, Garg N, Goolahally LN, et al: Infradiaphragmatic extralobar pulmonary sequestration: masquerading as suprarenal mass. *J Clin Neonatol* 2(3):146–148, 2013.

32. Yang HJ, Lee SW, Lee HJ, et al: Extralobar pulmonary sequestration mimicking an adrenal tumor. *J Soc Laparendosc Surg* 16(4):671–674, 2012.

33. Lima JS, Camargos PA, Aguiar RA, et al: Pre and perinatal aspects of congenital cystic adenomatoid malformation of the lung. *J Matern Fetal Neonatal Med* 27:228–232, 2014.

34. Ruchonnet-Metrailler I, Leroy-Terquem E, Stirnemann J, et al: Neonatal outcomes of prenatally diagnosed congenital pulmonary malformations. *Pediatrics* 133(5):e1285–e1291, 2014.

35. Crombleholme TM, Coleman B, Hedrick H, et al: Cystic adenomatoid malformation volume ratio predicts outcome in prenatally diagnosed cystic adenomatoid malformation of the lung. *J Pediatr Surg* 37:331–338, 2002.

36. Ehrenberg-Buchner S, Stapf AM, Berman DR, et al: Fetal lung lesions: can we start to breathe easier? *Am J Obstet Gynecol* 208:151, 2013.

37. Adzick NS, Harrison MR, Glick PL, et al: Fetal cystic adenomatoid malformation: prenatal diagnosis and natural history. *J Pediatr Surg* 20:483–488, 1985.

38. Grethel EJ, Wagner AJ, Clifton MS, et al: Fetal intervention for mass lesions and hydrops improves outcome: a 15-year experience. *J Pediatr Surg* 42:117–123, 2007.

39. Wilson RD: In utero therapy for fetal thoracic abnormalities. *Prenat Diagn* 28:619–625, 2008.

40. Curran PF, Jelin EB, Rand L, et al: Prenatal steroids for microcystic congenital cystic adenomatoid malformations. *J Pediatr Surg* 45:145–150, 2010.

41. Morris LM, Lim FY, Livingston JC, et al: High risk fetal congenital pulmonary airway malformations have a variable response to steroids. *J Pediatr Surg* 44:60–65, 2009.

42. Tsao K, Hawgood S, Vu L, et al: Resolution of hydrops fetalis in congenital cystic adenomatoid malformation after prenatal steroid therapy. *J Pediatr Surg* 38:508–510, 2003.

43. Peranteau WH, Wilson RD, Liechty KW, et al: Effect of maternal betamethasone administration on prenatal congenital cystic adenomatoid malformation growth and fetal survival. *Fetal Diagn Ther* 22:365–371, 2007.

44. Parikh D, Samuel M: Congenital cystic lung lesions: is surgical resection essential? *Pediatr Pulmonol* 40(6):533–537, 2005.

45. Albright EB, Crane JP, Shackelford GD: Prenatal diagnosis of a bronchogenic cyst. *J Ultrasound Med* 7:90–95, 1988.

46. El Youssef R, Fleseriu M, Sheppard BC: Adrenal and pancreatic presentation of subdiaphragmatic retroperitoneal bronchogenic cysts. *Arch Surg* 145:302–304, 2010.

47. Ronson RS, Duarte I, Miller JI: Embryology and surgical anatomy of the mediastinum with clinical implications. *Surg Clin North Am* 80:157–169, 2000.

48. Kumar N: Perinatal management of common neonatal thoracic lesions. *Indian J Pediatr* 75:931–937, 2008.

49. Fievet L, D'Journo XB, Guys JM, et al: Bronchogenic cyst: best time for surgery? *Ann Thorac Surg* 94:1695–1699, 2012.

50. Uludag S, Madazli R, Erdogan E, et al: A case of prenatally diagnosed fetal neuroenteric cyst. *Ultrasound Obstet Gynecol* 18:277, 2001.

51. Reed JG, Sobonya RE: Morphologic analysis of foregut cysts in the thorax. *Am J Roentgenol Radium Ther Nucl Med* 120:851, 1974.

52. Strollo DC, Rosado-de-Christenson ML, Jett JR: Primary mediastinal tumors: part II. Tumors of the middle and posterior mediastinum. *Chest* 112:1344, 1997.

53. Ryckman FC, Rosenkrantz JG: Thoracic surgical problems in infancy and childhood. *Surg Clin North Am* 65:1423, 1985.

54. Keswani SG, Crombleholme TM, Pawel BR, et al: Prenatal diagnosis and management of mainstem bronchial atresia. *Fetal Diagn Ther* 20:74–78, 2005.

55. Seo T, Ando H, Kaneko K, et al: A Two cases of prenatally diagnosed congenital lobar emphysema caused by lobar bronchial atresia. *J Pediatr Surg* 41:e17–e20, 2006.

56. Kamata S, Sawai T, Usui N, et al: Case of congenital bronchial atresia detected by fetal ultrasound. *Pediatr Pulmonol* 35:227–229, 2003.

57. Cass DL, Olutoye OO, Cassady CI, et al: Prenatal diagnosis and outcome of fetal lung masses. *J Pediatr Surg* 46:292–298, 2011.

58. Zamora IJ, Sheikh F, Olutoye OO, et al: Mainstem bronchial atresia: a lethal anomaly amenable to fetal surgical treatment. *J Pediatr Surg* 49:706–711, 2014.

59. Mychaliska GB, Bealer JF, Graf JL, et al: Operating on placental support: the ex utero intrapartum treatment procedure. *J Pediatr Surg* 32(2):227–230, discussion 230–231, 1997.

60. Olutoye OO, Coleman BG, Hubbard AM, Adzick NS: Prenatal diagnosis and management of congenital lobar emphysema. *J Pediatr Surg* 35:792–795, 2000.

61. Stigers KB, Woodring JH, Kanga JF: The clinical and imaging spectrum of findings in patients with congenital lobar emphysema. *Pediatr Pulmonol* 14:160–170, 1992.

62. Cochran ST, Gyepes MT, Smith LE: Obstruction of the airways by the heart and pulmonary vessels in infants. *Pediatr Radiol* 6:81–87, 1977.

63. Kravitz RM: Congenital malformations of the lung. *Pediatr Clin North Am* 41:453, 1994.

64. Ozçelik U, Göçmen A, Kiper N, et al: Congenital lobar emphysema: evaluation and long-term follow-up of thirty cases at a single center. *Pediatr Pulmonol* 35:384, 2003.

65. Babu R, Lyle P, Spicer RD: Prenatal sonographic features of congenital lobar emphysema. *Fetal Diagn Ther* 16:200–202, 2001.

66. Pariente G, Aviram M, Landau D, Hershkovitz R: Prenatal diagnosis of congenital lobar emphysema: case report and review of the literature. *J Ultrasound Med* 28:1081–1084, 2009.

67. Dogan R, Dogan OF, Yilmaz M, et al: Surgical management of infants with congenital lobar emphysema and concomitant congenital heart disease. *Heart Surg Forum* 7:E644–E649, 2004.

68. Lau CT, Leung L, Chan IH, et al: Thoracoscopic resection of congenital cystic lung lesions is associated with better post-operative outcomes. *Pediatr Surg Int* 29:341–345, 2013.

69. Courtier J, Poder L, Wang ZJ, et al: Fetal tracheolaryngeal airway obstruction: prenatal evaluation by sonography and MRI. *Pediatr Radiol* 40:1800–1805, 2010.

70. Guimaraes CV, Linam LE, Kline-Fath BM, et al: Prenatal MRI findings of fetuses with congenital high airway obstruction sequence. *Korean J Radiol* 10:129–134, 2009.

71. Roybal JL, Liechty KW, Hedrick HL, et al: Predicting the severity of congenital high airway obstruction syndrome. *J Pediatr Surg* 45:1633–1639, 2010.

72. Vanhaesebrouck P, De Coen K, Defoort P, et al: Evidence for autosomal dominant inheritance in prenatally diagnosed CHAOS. *Eur J Pediatr* 165:706–708, 2006.

73. Kassanos D, Christodoulou CN, Agapitos E, et al: Prenatal ultasono-graphic detection of the tracheal atresia sequence. *Ultrasound Obstet Gynecol* 10:133, 1997.

74. Lim FY, Crombleholme TM, Hedrick HL, et al: Congenital high airway obstruction syndrome: natural history and management. *J Pediatr Surg* 38:940–945, 2003.

75. Artunc Ulkumen B, Pala HG, Nese N, et al: Prenatal diagnosis of congenital high airway obstruction syndrome: report of two cases and brief review of the literature. *Case Rep Obstet Gynecol* 2013:728974.

76. Kuwashima S, Kitajima K, Kaji Y, et al: MR imaging appearance of laryngeal atresia (congenital high airway obstruction syndrome): unique course in a fetus. *Pediatr Radiol* 38:344–347, 2008.

77. Mong A, Johnson AM, Kramer SS, et al: Congenital high airway obstruction syndrome: MR/US findings, effect on management, and

outcome. *Pediatr Radiol* 38:1171–1179, 2008.

78. Coakley FV, Hricak H, Filly RA, et al: Complex fetal disorders: effect of MR imaging on management: preliminary clinical experience. *Radiology* 213:691–696, 1999.

79. Oepkes D, Teunissen AK, Van De Velde M, et al: Congenital high airway obstruction syndrome successfully managed with ex-utero intrapartum treatment. *Ultrasound Obstet Gynecol* 22:437–439, 2003.

80. Mesens T, Witters I, Van Robaeys J, et al: Congenital high airway obstruction syndrome (CHAOS) as part of Fraser syndrome: ultrasound and autopsy findings. *Genet Couns* 24(4):367–371, 2013.

81. Joshi P, Satija L, George RA, et al: Congenital high airway obstruction syndrome-antenatal diagnosis of a rare case of airway obstruction using multimodality imaging. *Med J Armed Forces India* 68(1):78–80, 2012.

82. Longaker MT, Laberge JM, Dansereau J, et al: Primary fetal hydrothorax: natural history and management. *J Pediatr Surg* 24:573–576, 1989.

83. Petersen S, Kaur R, Thomas JT, et al: The outcome of isolated primary fetal hydrothorax: a 10-year review from a tertiary center. *Fetal Diagn Ther* 34:69–76, 2013.

84. Estoff JA, Parad RB, Frigoletto FD, Benacerraf BR: The natural history of isolated fetal hydrothorax. *Ultrasound Obstet Gynecol* 2:162–165, 1992.

85. Aubard Y, Derouineau I, Aubard V, et al: Primary fetal hydrothorax: a literature review and proposed antenatal clinical strategy. *Fetal Diagn Ther* 13:325–333, 1998.

86. Randenberg AL: Nonimmune hydrops fetalis part II: does etiology influence mortality? *Neonatal Netw* 29(6):367–380, 2010.

87. Bebbington M, Rosner M, Wilson RD, et al: Perinatal outcomes with fetal chest shunts. *Am J Obstet Gynecol* 192:S138, 2008.

88. Kuo YL, Chan TF: Treatment of unilateral fetal pleural effusion by intrauterine thoracocentesis. *Taiwan J Obstet Gynecol* 51:303–304, 2012.

89. Mann S, Johnson MP, Wilson D: Fetal thoracic and bladder shunts. *Semin Fetal Neonatal Med* 15:28–33, 2010.

90. Murabayashi N, Sugiyama T, Kusaka H, et al: Thoracoamniotic shunting with double-basket catheters for fetal chylothorax in the second trimester. *Fetal Diagn Ther* 22:425–427, 2007.

91. Bianchi S, Lista G, Castoldi F, et al: Congenital primary hydrothorax: effect of thoracoamniotic shunting on neonatal clinical outcome. *J Matern Fetal Neonatal Med* 23:1225–1229, 2010.

92. Yinon Y, Kelly E, Ryan G: Fetal pleural effusions. *Best Pract Res Clin Obstet Gynaecol* 22:77–96, 2008.

93. Derderian CS, Trivedi S, Farrell J, et al: Outcomes of fetal intervention for primary hydrothorax. *J Pediatr Surg* 49:900–903, 2014.

94. Chernicka V, Reed MH: Pneumothorax and chylothorax in the neonatal period. *J Pediatr* 76:624–632, 1970.

95. Caserío S, Gallego C, Martin P, et al: Congenital chylothorax: from foetal life to adolescence. *Acta Paediatr* 99(10):1571–1577, 2010.

96. Achiron R, Weissman A, Lipitz S, et al: Fetal pleural effusion: the risk of fetal trisomy. *Gynecol Obstet Invest* 39:153–156, 1995.

97. Waller K, Chaithongwongwatthana S, Yamasmit W, et al: Chromosomal abnormalities among 246 fetuses with pleural effusions detected on prenatal ultrasound examination: factors associated with an increased risk of aneuploidy. *Genet Med* 7:417–421, 2005.

98. Colvin J, Bower C, Dickinson JE, Sokol J: Outcomes of congenital diaphragmatic hernia: a population-based study in Western Australia. *Pediatrics* 116:e356–e363, 2005.

99. Centers for Disease Control and Prevention: *Birth Defects: Data & Statistics*. Available at: <www.cdc.gov/ncbddd/birthdefects/data>, 2015.

100. Comstock C, Bronsteen RA, Whitten A, Lee W: Paradoxical motion: a useful tool in the prenatal diagnosis of congenital diaphragmatic hernias and eventrations. *J Ultrasound Med* 28:1365–1367, 2009.

101. Lusk LA, Wai KC, Mood-Grady AJ, et al: Fetal ultrasound markers of severity predict resolution of pulmonary hypertension in congenital diaphragmatic hernia. *Am J Obstet Gynecol* 213(2):216.e1–216.e8, 2015.

102. Richards DS, Kays DM: Fetal umbilical vein deviation in congenital diaphragmatic hernia. *J Ultrasound Med* 32:263–268, 2013.

103. Conturso R, Giorgetta F, Bellussi F, et al: Horizontal stomach: a new sonographic clue to the antenatal diagnosis of right-sided congenital

diaphragmatic hernia. *Ultrasound Obstet Gynecol* 41:340–341, 2013.

104. Van Mieghem T, Cruz-Martinez R, Allegaert K, et al: Outcome of fetuses with congenital diaphragmatic hernia and associated intrafetal fluid effusions managed in the era of fetal surgery. *Ultrasound Obstet Gynecol* 39:50–55, 2012.

105. Jeanty C, Nien JK, Espinoza J, et al: Pleural and pericardial effusion: a potential ultrasonographic marker for the prenatal differential diagnosis between congenital diaphragmatic eventration and congenital diaphragmatic hernia. *Ultrasound Obstet Gynecol* 29:378–387, 2007.

106. McAteer JP, Hecht A, De Roos AJ, Goldin AB: Maternal medical and behavioral risk factors for congenital diaphragmatic hernia. *J Pediatr Surg* 49:34–38, 2014.

107. Waller DK, Tita AT, Werler MM, Mitchell AA: Association between prepregnancy maternal body mass index and the risk of having an infant with a congenital diaphragmatic hernia. *Birth Defects Res A Clin Mol Teratol* 67(1):73–76, 2003.

108. Howe DT, Kilby MD, Sirry H, et al: Structural chromosome anomalies in congenital diaphragmatic hernia. *Prenat Diagn* 16:1003–1009, 1996.

109. Takahashi S, Sago H, Kanamori Y, et al: Prognostic factors of congenital diaphragmatic hernia accompanied by cardiovascular malformation. *Pediatr Int* 55:492–497, 2013.

110. Vogel M, McElhinney DB, Marcus E, et al: Significance and outcome of left heart hypoplasia in fetal congenital diaphragmatic hernia. *Ultrasound Obstet Gynecol* 35:310–317, 2010.

111. Lazar DA, Ruano R, Cass DL, et al: Defining "liver-up": does the volume of liver herniation predict outcome for fetuses with isolated left-sided congenital diaphragmatic hernia? *J Pediatr Surg* 47:1058–1062, 2012.

112. Spaggiari E, Stirnemann J, Bernard JP, et al: Prognostic value of a hernia sac in congenital diaphragmatic hernia. *Ultrasound Obstet Gynecol* 41:286–290, 2013.

113. Metkus AP, Filly RA, Stinger MD, et al: Sonographic predictors of survival in fetal diaphragmatic hernia. *J Pediatr Surg* 31:148–152, 1996.

114. Lipshutz GS, Albanese CT, Feldstein VA, et al: Prospective analysis of lung-to-head ratio predicts survival for patients with prenatally diagnosed congenital diaphragmatic hernia. *J Pediatr Surg* 32(11):1634–1636, 1997.

115. Spaggiari E, Stirnemann JJ, Sonigo P, et al: Prenatal prediction of pulmonary arterial hypertension in congenital diaphragmatic hernia. *Ultrasound Obstet Gynecol* 45(5):572–577, 2015.

116. Jani JC, Peralta CF, Nicolaides KH: Lung-to-head ratio: a need to unify the technique. *Ultrasound Obstet Gynecol* 39:2–6, 2012.

117. Cruz-Martinez R, Figueras F, Moreno-Alvarez O, et al: Learning curve for lung area to head circumference ratio: measurement in fetuses with congenital diaphragmatic hernia. *Ultrasound Obstet Gynecol* 36:32–36, 2010.

118. Peralta CFA, Cavoretto P, Csapo B, et al: Assessment of lung area in normal fetuses at 12-32 weeks. *Ultrasound Obstet Gynecol* 26(7):718–724, 2005.

119. Kehl S, Siemer J, Brunnemer S, et al: Prediction of postnatal outcomes in fetuses with isolated congenital diaphragmatic hernias using different lung-to-head ratio measurements. *J Ultrasound Med* 33(5):759–767, 2014.

120. Nardo L, Hooper SB, Harding R: Lung hypoplasia can be reversed by short-term obstruction of the trachea in fetal sheep. *Pediatr Res* 38:690–696, 1995.

121. Harrison MR, Keller RL, Hawgood SB, et al: A randomized trial of fetal endoscopic tracheal occlusion for severe fetal congenital diaphragmatic hernia. *N Engl J Med* 349(20):1916–1924, 2003.

122. Ruano R, Yoshisaki CT, da Silva MM, et al: A randomized controlled trial of fetal endoscopic tracheal occlusion versus postnatal management of severe isolated congenital diaphragmatic hernia. *Ultrasound Obstet Gynecol* 39:20–27, 2012.

123. Bebbington M, Victoria T, Danzer E, et al: Comparison of ultrasound and magnetic resonance imaging parameters in predicting survival in isolated left-sided congenital diaphragmatic hernia. *Ultrasound Obstet Gynecol* 43:670–674, 2014.

124. Ruano R, Lazar DA, Cass DL, et al: Fetal lung volume and quantification of liver herniation by magnetic resonance imaging in isolated congenital diaphragmatic hernia. *Ultrasound Obstet Gynecol* 43:662–669, 2014.

第 13 章　胎儿心脏的超声评估

Shaine A. Morris，Nancy A. Ayres，Jimmy Espinoza，
Shiraz A. Maskatia，Wesley Lee

重　点

- 产前诊断先天性心脏病（congenital heart disease，CHD）并制订分娩和干预计划可以降低发病率和死亡率。

- 通过合适的技术和技巧，早孕期和中孕早期超声即可检出某些类型的胎儿心脏疾病。

- 标准中孕期筛查在四腔心切面的基础上增加流出道切面极大地提高了胎儿心脏疾病的检出率，值得推荐。

- 标准切面的扫查和胎儿心血管的系统评估对于评价心脏疾病非常有益。

- 室间隔缺损（ventricular septal defect，VSD）是最常见的先天性心脏病，室间隔缺损的大小和部位对临床进程及治疗至关重要。

- 圆锥动脉干畸形很难区分，且预后差异很大，因此需要准确诊断。确定肺动脉血流的来源是诊断这种病变的关键。

- 左心发育不良有多种类型。由主动脉狭窄发展而成的左心发育不良综合征（hypoplastic left heart syndrome，HLHS），早孕期四腔心切面往往是正常的，早期发现的关键在于评估左心随孕周增长的发育情况，以及左心室功能异常和心内膜弹力纤维增生症的出现。

- 胎儿原发性和继发性心血管疾病常会导致心衰。仔细评估心衰的指征有助于确定预后以及是否需要干预治疗。

本 章 内 容

　　胎儿超声检查的一个主要目的是检出心血管疾病，从而优化产前咨询和管理。应用这种无创性检查

评估胎儿心脏最早始于 20 世纪 70 年代[1]，随着影像技术的进步，详细的胎儿超声心动图检查目前可检测出

高达 95% 的严重先天性心脏病[2~4]。然而,群体研究资料显示,大部分先天性心脏病的产前筛查检出率较低,而且受地区不同和经验影响差异较大[5~10]。检出率较低可能是由于多种因素造成,包括产前检查尚未普及、仪器因素、超声医生或医疗机构的经验水平、检查时间有限、某些患者因素如声窗差等。

胎儿心血管疾病中很大一部分是先天性心脏病。先天性心脏病的致死和致残风险非常高。实际上,CHD 是导致出生缺陷婴儿死亡的主要因素,占出生缺陷导致婴儿死亡的近 1/4[11,12]。在活产儿中严重先天性心脏病的发生率约为 18/10 000,出生后第一年需要手术或导管干预治疗[13,14]。先天性心脏病受疾病类型和合并畸形影响预后差异很大。例如,就婴儿生存率而言,单纯室间隔缺损接近 100%,左心发育不良综合征为 70%~80%,但 HLHS 合并 Turner 综合征则低于 10%[15~20]。胎儿心血管疾病还包括胎儿心律失常、心功能异常、高心排出量心衰、心包积液、心脏肿块及心外的胸腔肿块。

产前诊断先天性心脏病或心律失常对胎儿及家庭有很多潜在益处,包括父母的情感准备、有指征时开展宫内治疗、父母提前选择具备生后救治能力的医院等。父母可以选择在具有丰富专业知识和经验的机构计划分娩,为患儿提供最好的产后护理。产前诊断为家庭提供的这些帮助,将有助于改善先心病患儿的术前状况,降低复杂先天性心脏病的发病率和死亡率[21~24]。产前检出先天性心脏病也可以让父母在患儿出生前提前接受和理解诊断。尽管产前诊断会增加孕期的紧张压力,绝大多数家庭表示他们宁愿在出生前了解先心病的信息[25~27]。

在这一章里,我们回顾正常胎儿心血管解剖和生理、推荐的产前心脏筛查和详细检查方法、常见类型先天性心脏病的超声表现及常见胎儿心脏疾病的特殊检查方法。

胎儿心血管生理

我们对人类胎儿循环和先心病循环变化的基本理解,最初由胎羊的早期研究推断而来[28~30]。胎儿超声影像以及最近胎儿心脏磁共振影像(MRI)的应用增进了我们对胎儿心脏生理的认识[31,32]。与出生后左右心循环呈串联不同,胎儿的左右心循环呈并联(图 13-1A)。由母体而来的氧合血从胎盘开始,通过脐静脉经静脉导管进入下腔静脉。这部分氧合血大约占右房回心血量的 50%(图 13-2)。氧合血进入右房后,并非主要进入右室,而是在欧氏瓣的引导下通过胎儿卵圆孔进入左房。胎儿左心血主要来源于这一途径(磁共振研究显示约占 63%[32])。随后,血液从左房经二尖瓣进入左室,再通过主动脉瓣射入升主动脉。大部分血流直接流向大脑和上肢(占主动脉血流量的 73%),其余流入胎儿下半身(占主动脉输出量的 28%,联合心输出量(combined cardiac output,CCO)的 11%),并与来源于动脉导管的血(占肺动脉输出量的 72%,CCO 的 41%)混合后进入降主动脉。

供应头部、上肢、下肢器官和肌肉的血液最终去氧化通过上腔静脉和下腔静脉回流到心脏(占 CCO 的 52%),另一部分通过脐动脉回流到胎盘(约占 CCO 的 29%)。去氧化含糖量低的血液通过胎儿体静脉回流,依次经右房、右室、肺动脉瓣进入肺动脉,主要经动脉导管进入降主动脉。胎儿期只有一小部分血经肺动脉分支进入肺内(约占肺动脉血流量的 28%,CCO 的 16%),然后通过肺静脉回流到左房。心输出量中 3% 供应冠状动脉系统。上述正常胎儿循环从根本上保证了含氧含糖量最高的血液供应胎儿大脑,而在先天性心脏病时往往会有显著改变。

出生时,胎盘血流中断,富氧脐静脉血不再进入胎儿心脏(图 13-1B)。同时新生儿开始呼吸,胎儿期肺动脉来源的血大部分流向动脉导管现在又重新流向肺动脉,注入新扩张的肺内。这些血携氧后通过肺静脉回流入左房。在这个过程中,动脉导管关闭[33],多数新生儿卵圆孔也关闭。左心血的来源由卵圆孔转变为肺静脉。卵圆孔或动脉导管关闭失败导致这些结构持续开放,则认为是先天性心脏病(CHD)(卵圆孔未闭(PFO)和动脉导管未闭(PDA))。

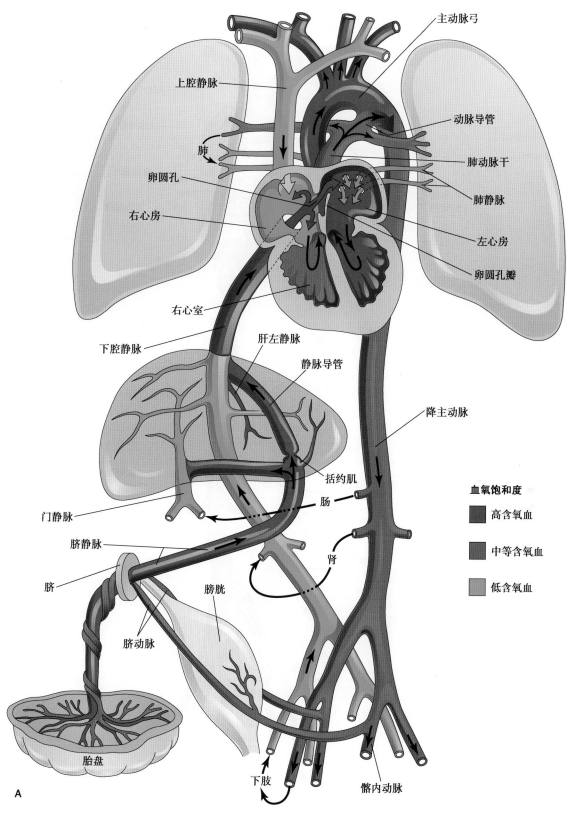

主动脉弓

上腔静脉

动脉导管

肺

肺动脉干

卵圆孔

肺静脉

右心房

左心房

卵圆孔瓣

右心室

下腔静脉

肝左静脉

静脉导管

降主动脉

门静脉

括约肌

肠

脐静脉

肾

脐

膀胱

脐动脉

血氧饱和度

高含氧血

中等含氧血

低含氧血

胎盘

下肢

髂内动脉

A

图 13-1 出生前后心血管循环。A.胎儿心血管循环

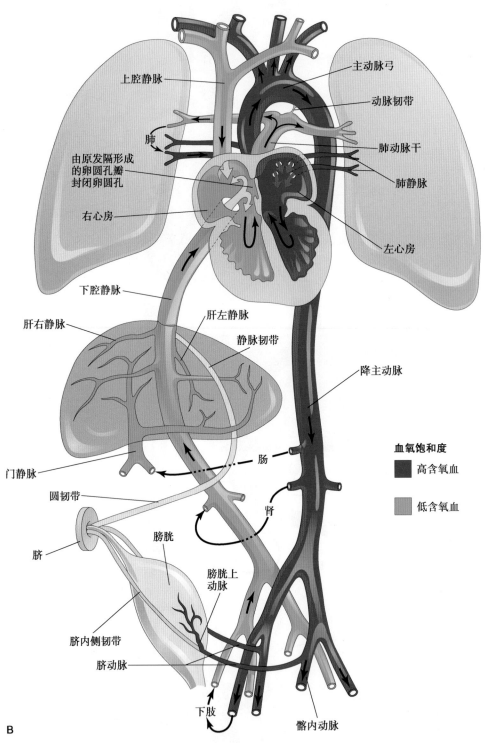

上腔静脉
主动脉弓
动脉韧带
肺
肺动脉干
由原发隔形成的卵圆孔瓣封闭卵圆孔
肺静脉
右心房
左心房
下腔静脉
肝左静脉
肝右静脉
静脉韧带
降主动脉
门静脉
肠
圆韧带
肾
脐
膀胱
膀胱上动脉
脐内侧韧带
脐动脉
下肢
髂内动脉

血氧饱和度
■ 高含氧血
■ 低含氧血

B

图 13-1(续) B,出生后心血管循环。颜色表示血氧饱和度,箭头表示血流方向(引自 Moore K, Persaud TVN:Before We Are Born:Essentials of Embryology and Birth Defects,9th ed. Philadelphia, Elsevier,2015,Figs. 14~32,14~33)

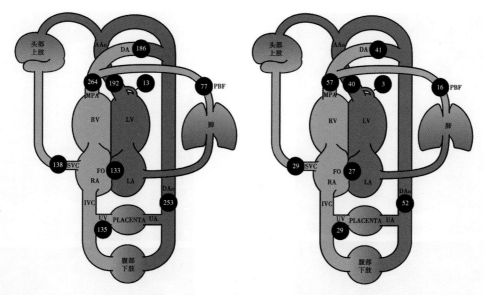

图 13-2 相位对比 MRI 测量出 40 例晚孕期胎儿正常循环的分布,以平均血流量(ml/min/kg)(黑圈数字,左图)和转换为联合心室输出量的平均百分比(黑圈数字,右图)表示。左室输出量减去肺动脉血流量获得卵圆孔血流量。AAo,升主动脉;DA,动脉导管;DAo,降主动脉;FO,卵圆孔;IVC,下腔静脉;LA,左房;LV,左室;MPA,主肺动脉;PBF,肺动脉血流量;RA,右房;RV,右室;SVC,上腔静脉;UA,脐动脉;UV,脐静脉(引自 Prsa M,Sun L,van Amerom J,et al:Reference ranges of blood flow in the major vessels of the normal human fetal circulation at term by phase-contrast magnetic resonance imaging. Circ Cardiovasc Imaging 7:663-670,2014,used with permission. Courtesy of Luke Itani,The Hospital for Sick Children,Toronto,Canada)

超声仪器

现代二维(2D)超声设备做胎儿心脏筛查时须具备灰阶及彩色多普勒功能。宽带超声探头的设计更加符合人体工程学的需求,扫查接触面更小从而压力更小,可以通过倾斜或移动探头的操作,透过胎儿肋骨之间的间隙获得令人满意的心脏图像。高频探头可提供高分辨率,但是会以降低穿透力为代价。谐波成像、斑点降噪、设置组织优先来调节灰阶超声图像上的彩色优先程度等通常都是具备的。最佳胎儿心脏检查应该使用高帧频,因为需要足够的时间分辨率来捕捉处于心动周期中的解剖结构的运动。推荐使用数字化视频存储记录胎儿心脏影像[34]。

早孕期和中孕早期胎儿心脏评估

产前诊断心脏畸形受限于以下因素:①早孕期或晚孕期;②胎儿心脏结构复杂,异常时更为复杂;③需要全面的培训以熟悉和掌握胎儿心脏超声检查,并保持专业水平;④频繁的胎动和母亲的活动;⑤孕妇肥胖;⑥羊水量过少或过多;⑦胎位;⑧孕妇腹部瘢痕组织。这些影响因素在早孕期尤其明显,此时胎儿结构小难以观察。

心脏检查

美国超声医学会(American Institute of Ultrasound in Medicine,AIUM)推荐在早孕期判断胎儿是否存活时,常规用二维动态存储或 M 型超声记录胎心搏动是否存在[35]。如后文所述,有指征时需要增加心脏评估。

高频、高分辨率经阴道及经腹部探头的应用,图像放大和信号处理的改进,增加了早孕期和中孕早期胎儿心脏的显示率。中孕期和晚孕期常规应用的胎儿心脏筛查标准二维切面(详见下一章),也可以在早孕期和中孕早期应用,但是通常不在孕 11 周以前应用。这些超声切面也可以通过应用彩色多普勒辅助观察[36~52]。

孕早期四腔心切面如图 13-3A 所示。彩色血流成像可帮助显示四腔心切面上左右心室的流入血流,并大致评估心室的大小(图 13-3B)。

孕早期可以显示左室流出道切面(left ventricular outflow tract,LVOT),彩色多普勒可帮助更好地显示(图 13-4)。在三血管气管(three-vessel and trachea,3VT)切面(图 13-5A),彩色多普勒对显示大动脉以及动脉导管和主动脉弓的汇合("V"征)很有帮助(图 13-5B)。彩色和频谱多普勒还有助于识别瓣膜反流。频谱多普勒评价三尖瓣反流时,推荐取样容积 2~

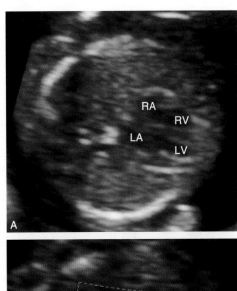

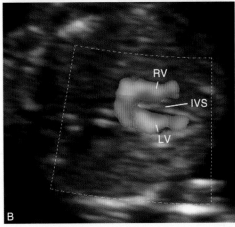

图 13-3　早孕期四腔心切面。A. 孕 13^{+1} 周胎儿四腔心切面。B. 孕 13^{+1} 周胎儿四腔心切面高清晰度彩色多普勒。注意彩色多普勒有助于更好地突显室间隔的边界。IVS,室间隔;LA,左房;LV,左室;RA,右房;RV,右室

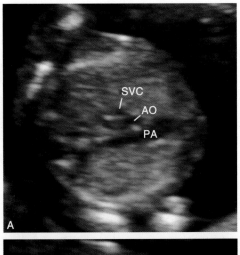

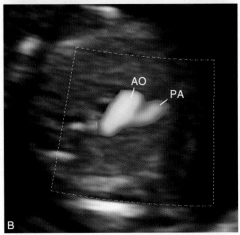

图 13-5　A.三血管气管切面显示主肺动脉与动脉导管相连。B.彩色血流有助于显示大动脉和动脉导管与主动脉弓汇合处(V 字征)AO,主动脉;PA,肺动脉;SVC,上腔静脉

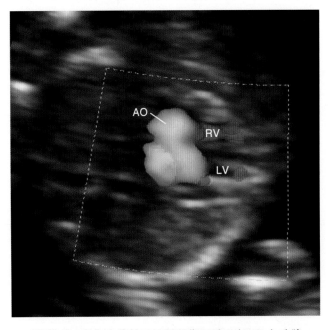

图 13-4　彩色多普勒显示早孕期五腔心切面,主动脉根部起自左室。AO,主动脉;LV,左室;RV,右室

3mm,放置于心尖四腔心切面三尖瓣瓣上,角度小于 20°。频谱显示反流时间超过收缩期一半以上,速度超过 80cm/s 可诊断三尖瓣反流(图 13-6)[53]。严重的三尖瓣反流如 Ebstein 畸形在早孕期即可通过彩色多普勒发现(图 13-7)。

如果心脏位置及连接均正常,房室(atrioventricular, AV) 连接、左右对称关系、心室大动脉连接均正常,可以排除大部分严重的心脏结构畸形[15]。但是间隔缺损和发育性病变可能会漏诊,因此有必要在中孕期随访观察。增加彩色血流成像观察心内血流可提高瓣膜病变的检出率,如主动脉和肺动脉狭窄,它们可能会在晚孕期进展为严重狭窄。如果增加其他早孕期指标如颈项透明层(nuchal translucency, NT)、胎儿多普勒频谱、迷走右锁骨下动脉、心轴等,可以让产前诊断先天性心脏病取得更好效果[54~61]。

越来越多的证据显示,无论在高危人群[54~57]还是低危人群[62],11~14 周 NT 增厚与先天性心脏病风险增

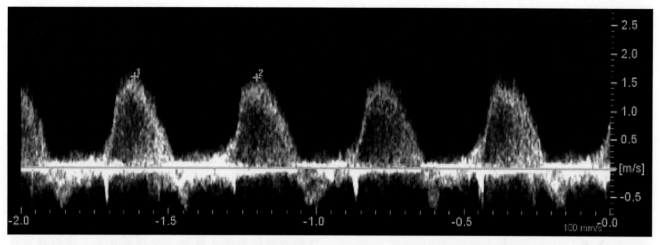

图 13-6　早孕期胎儿严重三尖瓣反流的频谱多普勒。注意反流时限超过收缩期一半

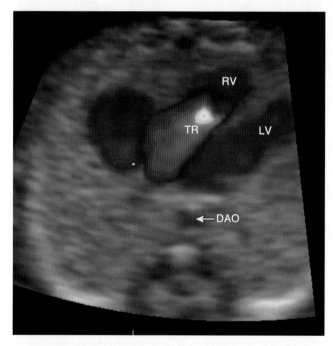

图 13-7　彩色多普勒显示孕 13⁺⁴ 周胎儿 Ebstein 畸形伴发的严重三尖瓣反流。DAO,降主动脉;LV,左室;RV,右室;TR,三尖瓣反流

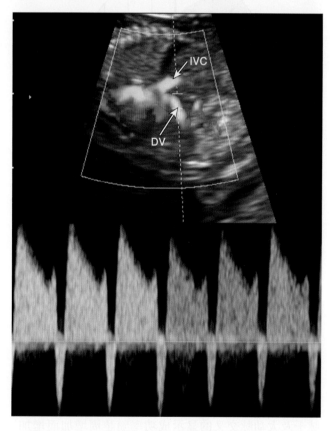

图 13-8　18 三体胎儿合并三尖瓣闭锁,静脉导管 a 波反向。DV,静脉导管;IVC,下腔静脉

高有关。在 NT 增厚的胎儿中,NT 值越大,先天性心脏病的发生率越高[54,57]。但是,NT 增厚仅能适度预测先天性心脏病。一项超过 58 000 例胎儿的荟萃分析显示,NT 增厚的检出率仅为 31%,假阳性率 1%[63]。因此,其他方法也被用于早孕期评估先天性心脏病的风险,包括联合应用 NT 测量、三尖瓣反流、静脉导管频谱异常(图 13-8)[58,59]。

静脉导管频谱异常,即 a 波负向(反向)以及静脉导管搏动指数(pulsatility index for the veins, PIV)增高,与早孕期整倍体胎儿的结构性心脏畸形有关[59]。在 NT 增厚的胎儿中,应用静脉导管频谱异常发现

CHD 的敏感性和特异性分别为 80% 和 83%,如果仅用静脉导管频谱异常的话,则敏感性和特异性分别为 50% 和 93%[64]。

其他与先天性心脏病有关的早孕期标志还有心轴异常(图 13-9)[65] 和迷走锁骨下动脉[60,61]。Sinkovskaya 等[65] 针对孕 11 ~ 14 周四腔心切面心轴做了前瞻性研究,他们报道不合并心脏畸形的心轴平均值为 47°,正常范围为 35° ~ 60°。6 例先天性心脏病(其中 3 例四

腔心切面显示结构异常）中 4 例心轴异常,其中 1 例 HLHS,2 例房室间隔缺损（1 例为非均衡型,1 例合并心房异构）,1 例法洛四联症（tetralogy of Fallot,TOF）。作者认为观察心轴有无异常有助于确定先天性心脏病的风险[65]。值得注意的是,体重指数（BMI）大于等于 30 的孕妇未列入研究对象,1/5 的病例需要结合经腹部和经阴道超声。因此,就筛查先天性心脏病而言,这种检查策略仅适用于具备经阴道超声相关技术和专业知识的医院。

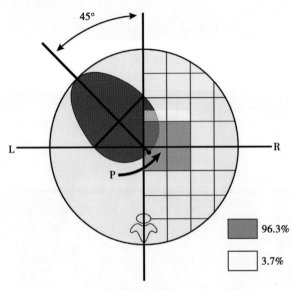

图 13-9　胎儿心轴及位置。平均心轴为（45±20）°（范围:22°~75°）。一条通过室间隔的线向后延伸至心脏边缘为 P 点,P 点的位置可以确定心脏的位置。百分比表示 P 点在指定区域的比例。L,左;R,右;SD,标准差（改自 Comstock CH: Normal fetal heart axis and position. Obstet Gynecol 70:255-259,1987）

孕早期心血管评估的有效性

一项经阴道超声的研究显示,四腔心切面、左室流出道切面、三血管切面（three-vessel view,3VV）的肺动脉干及大动脉交叉的显示成功率随孕周增加而增加,从孕 11 周的 20% 增加到孕 13 周的 92%[41]。另一项针对孕 11~13 周接受过绒毛膜取样妇女的研究显示,高频线阵探头发现先天性心脏病的准确率达 93.1%[52]。一项针对高危孕妇的研究联合应用了经腹部和经阴道超声,孕 16 周以前发现先天性心脏病的敏感性和特异性分别为 70% 和 98%[47]。一项大规模低危人群的研究显示,39 例先天性心脏病中,29 例在早孕期已怀疑有心脏缺陷[66]。值得注意的是,后一个研究中所有病例均采用经腹超声;但是 7.3% 的病例也联合使用了经阴道超声。

最近一项研究,Zidere 等[67]比较了 1200 名患者在孕 15 周以前和至少 6 周后再次随访检查的胎儿超声心动图结果,指出早期胎儿超声心动图发现先天性心脏病的准确率很高（敏感性为 84.8%,95% 置信区间（confidence interval,CI）为 75.0 ~ 91.9;特异性为 95.3%,95%CI 为 93.9~96.4）。有 85 例两次超声检查结果不一致。其中 50 例第一次检查时,轻度三尖瓣反流 44 例,轻度二尖瓣反流 3 例,轻度三尖瓣反流合并二尖瓣反流 3 例,但是复查时未见异常。3 例第一次检查怀疑先天性心脏病但是复查时未证实（假阳性）,4 例第二次检查时发现的 CHD 没有第一次检查怀疑的那么复杂。29 例胎儿第二次检查发现异常,这种异常在早期检查时未被发现,或在早期检查后发生了严重变化。29 例中有 15 例的两次检查结果差异显著。作者认为,后一组中 10 例在前后两次检查中结果差异显著,是由于病变呈进展性发展所致,而不是漏诊或误诊造成的。孕 12~14 周胎儿超声心动图检出先天性心脏病具有高度特异性,但是,检出所有的法洛四联症或各种类型的轻度房室通道畸形仍然极具挑战。主动脉、肺动脉、主动脉弓的梗阻性病变表现出逐渐加重的倾向,还有更为细微的畸形,这些早期准确诊断非常困难。同期刊评指出,在 Zidere 等[67]的研究中,如果将所有轻度功能异常并逐渐缓解的胎儿移除,诊断先天性心脏病的假阳性率为 7/81（9%）,15/81（18.5%）在中孕期检查时发现了重要的不一致结果,其中 10/15 被认为是由于疾病进展导致临床咨询改变。因此,即使在专家手中,仍然有 27% 以上的重大胎儿结构性先天性心脏病会漏诊,或者给父母不恰当的预后咨询。作者建议关注孕早期整倍体胎儿心脏检查的质量,重新考虑早孕期胎儿超声心动图的可行性,有可能将检查推迟到随后的稍大孕周。

中孕期胎儿心脏评估

合理性和有效性

由于先天性心脏病是最常见的出生缺陷,因此中孕期规范化超声检查的主要目的之一就是评估心脏病变。优先确定胎儿在出生后是否有导管依赖性先心病和低氧血症的风险（表 13-1）。通常在孕 18~22 周检查。值得注意的是,一项对中孕期胎儿心脏筛查的前瞻性随机研究表明,妊娠 18 周时比 20~22 周时可能更需要额外的心脏检查[68]。

表 13-1　严重的先天性心脏病及相关临床特点			
病变	发病率*	低氧血症	动脉导管依赖
流出道病变			
法洛四联症	6.1	大多数有	罕见
完全型大动脉转位	4.0	均有	罕见
右室双出口	1.7	一部分有	一部分有
永存动脉干	1.0	均有	没有
完全型肺静脉异位引流	1.2	均有	没有
三尖瓣下移畸形	0.6	一部分有	一部分有
右侧梗阻性病变			
三尖瓣闭锁	0.5	均有	一部分有
肺动脉闭锁/室间隔完整	0.8	均有	均有
肺动脉狭窄/闭锁	6.3	一部分有	一部分有
左侧梗阻性病变			
左心发育不良	3.3	均有	均有
主动脉缩窄	4.7	一部分有	一部分有
主动脉弓闭锁或发育不良	1.0	一部分有	均有
主动脉瓣狭窄(严重)	1.6	少见	一部分有
其他先天性心脏病	12.4	一部分有	一部分有

* 每 10 000 个活产儿。数据来源于亚特兰大大都会先天缺陷项目（引自 Mahle WT, Newburger JW, Matherne P, et al: Role of pulse oximetry in examining newborns for congenital heart disease: a scientific statement from the American Heart Association and American Academy of Pediatrics. Circulation 120:447-458,2009,used with permission）

　　早期的胎儿心脏筛查指南主要是四腔心切面或"基础扫查"，如果技术可行则将心脏流出道作为"补充切面"[34,69]。然而，增加心室流出道切面能将心脏畸形的检出率提高到 80%[70~72]。一项大型单中心回顾性研究，对超过 18 000 例中孕期孕妇采用四腔心切面筛

査,同时研究了一次常规筛查获得流出道切面的可行性[73]。主肺动脉、主动脉流出道或者两者均难以显示占 7.0%(1308 例):其中 778 例(4.2%)仅主动脉难以显示；297 例(1.6%)仅肺动脉难以显示；233 例(1.3%)两个心室流出道均难以显示。鉴于流出道切面能显著提高先天性心脏病的检出率,同时双流出道切面的显示率很高,最新的指南已将其纳入中孕期胎儿心脏筛查的检查内容[34,74]。

　　挪威一项超过 30 000 例孕妇的大规模随机研究报道了中孕期胎儿心脏评估的有效性[75]。在这个单中心研究中,98%的孕妇在 18 周时接受了常规中孕期筛查,包括观察四腔心切面和大动脉。在 97 例有严重心脏缺陷的 CHD 中,超过一半(57%)是在出生前检测出来的。他们的调查结果强调了检查者的经验对于有效检出 CHD 的重要性[75]。

心脏筛查

　　心脏筛查的最佳时间是孕 18~22 周,同时也作为常规胎儿结构筛查的一部分[34]。规范化的横切面扫查被用于筛查先天性心脏病,基于节段分析法描述超声表现[34,76,77]。为获得良好的心脏超声图像,需要调节显示深度、聚焦并保持低余晖。相对窄的扫查角度可提供满意的时间分辨率。

标准扫查切面

　　因为胎儿肝脏相对较大,将心脏推挤为水平位,所以可应用规范化的横切面来系统评价胎儿心脏解剖（图 13-10~图 13-12）。

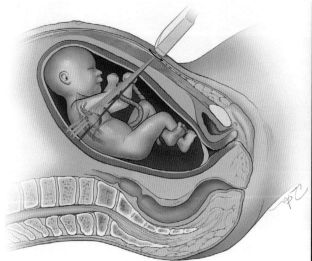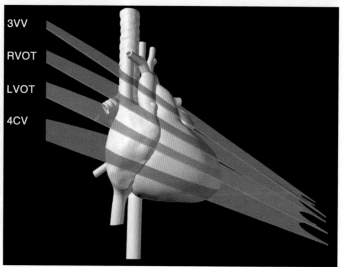

图 13-10　中孕期胎儿心脏筛查的基本超声检查方法。超声探头声束向头侧偏移分别显示四腔心切面(4CV)、左室流出道切面(LVOT)、右室流出道切面(RVOT)和三血管切面(3VV)

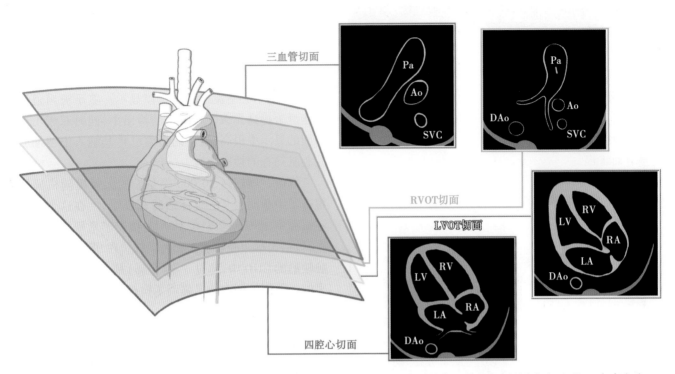

图 13-11   胎儿心脏筛查超声扫查平面。最下方的横切面用以确定胃泡和心脏均位于胎儿左侧（图中未显示）。声束向头侧倾斜逐一观察：①四腔心切面；②左室流出道（LVOT）；③右室流出道（RVOT）；④三血管切面。Ao，升主动脉；DAo，降主动脉；LA，左房；LV，左室；Pa，肺动脉；RA，右房；RV，右室；SVC，上腔静脉

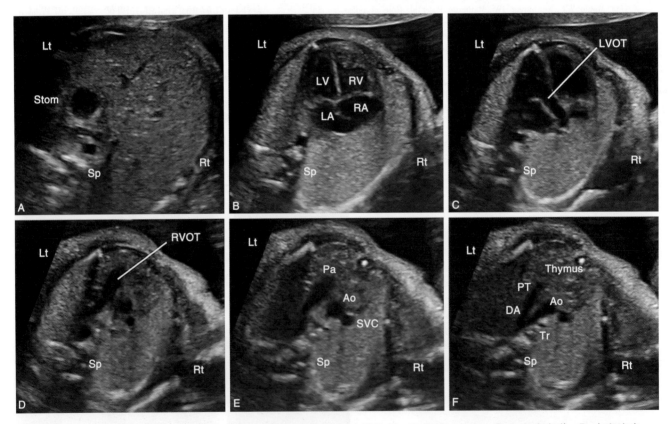

图 13-12   评估胎儿心脏的标准超声扫查切面包括下述内容：A. 内脏位置。B. 四腔心切面。C. 左室流出道。D. 右室流出道。E. 三血管切面。F. 三血管气管切面。Ao，升主动脉；DA，动脉导管；LA，左房；Lt，左；LV，左室；LVOT，左室流出道；Pa，肺动脉；PT，肺动脉总干；RA，右房；Rt，右；RV，右室；RVOT，右室流出道；Sp，脊柱；Stom，胃；SVC，右上腔静脉；Tr，气管

四腔心切面可评估心脏的主要解剖标志,特别是房室连接。进一步检查主动脉流出道、肺动脉流出道的大小及关系、三血管切面和三血管气管切面(图13-13~图13-14),评估大动脉的内径、数目、排列关系,以及与心室大动脉连接及毗邻解剖相关的大动脉的形态。同样的心脏筛查切面也被用于胎儿超声心动图,并辅以一系列其他切面(图13-14~图13-15),这些补充切面将在本章后面一部分介绍("标准切面")。

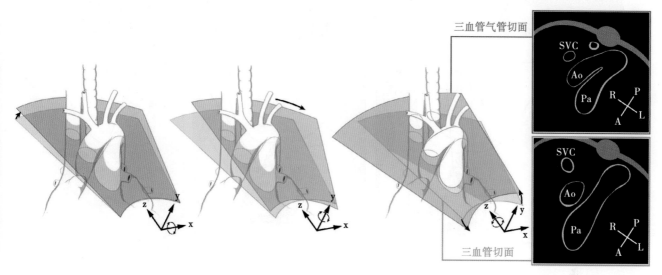

图13-13 三血管切面(3VV)和三血管气管切面(3VTV)的细微变换。首先是声束向头侧倾斜过程中最后的横切面(紫色切面,左图),在这个切面基础上轻微顺时针旋转(紫色切面伴弯曲箭头,中图),再逆时针旋转显示动脉导管作为主动脉(Ao)与肺动脉(Pa)之间"V形连接"的一部分(紫色切面,右图)。部分研究者更关注三血管气管切面,因为除了包含三血管切面类似的诊断信息,该切面还能识别右位主动脉弓和血管环等异常。A,前;L,左;P,后;R,右;SVC,右上腔静脉

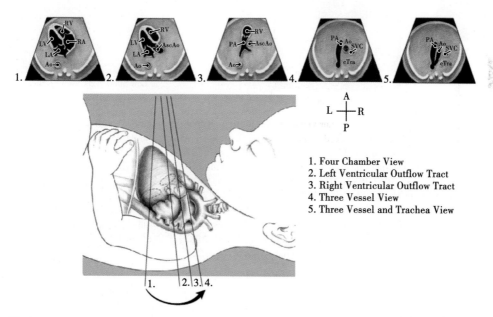

1. Four Chamber View
2. Left Ventricular Outflow Tract
3. Right Ventricular Outflow Tract
4. Three Vessel View
5. Three Vessel and Trachea View

图13-14 Standardized transverse scanning planes for fetal echocardiography include an evaluation of the four-chamber view (1), arterial outflow tracts (2 and 3), and the three-vessel and three-vessel and trachea views (4 and 5). A, anterior; Ao, descending aorta; Asc Ao, ascending aorta; L, left; LA, left atrium; LV, left ventricle; P, posterior; PA, pulmonary artery; R, right; RA, right atrium; RV, right ventricle; and Tra, trachea. (From American Institute of Ultrasound in Medicine: AIUM practice guideline for the performance of fetal echocardiography. J Ultrasound Med 32:1067-1082, 2013, used with permission)(胎儿超声心动图标准横切面包括评价四腔心切面(1)、动脉流出道切面(2 和3)、三血管和三血管气管切面(4 和5)。A,前;Ao,降主动脉;Asc Ao,升主动脉;L,左;LA,左房;LV,左室;P,后;PA,肺动脉;R,右;RA,右房;RV,右室;Tra,气管)

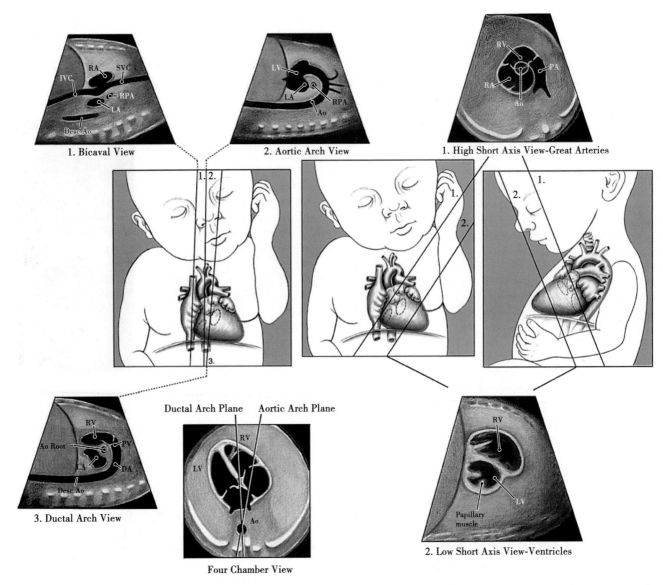

图 13-15　Sagittal views of the superior and inferior venae cavae, aortic arch, and ductal arch, as well as low and high short-axis views of the fetal heart. Ao, aorta; Ao Root, aortic root; DA, ductus arteriosus; Desc Ao, descending aorta; IVC, inferior vena cava; LA, left atrium; LV, left ventricle; PA, main pulmonary artery; PV, pulmonary valve; RA, right atrium; RPA, right pulmonary artery; RV, right ventricle; SVC, superior vena cava. (From American Institute of Ultrasound in Medicine: AIUM practice guideline for the performance of fetal echocardiography. J Ultrasound Med 32: 1067-1082, 2013, used with permission) (矢状切面显示上、下腔静脉, 主动脉弓, 动脉导管弓, 以及胎儿心脏低位短轴和高位短轴切面。Ao, 主动脉; Ao Root, 主动脉根部; DA, 动脉导管; Desc Ao, 降主动脉; IVC, 下腔静脉; LA, 左房; LV, 左室; PA: 主肺动脉; PV, 肺动脉瓣; RA, 右房; RPA, 右肺动脉; RV, 右室; SVC, 上腔静脉; Bicaval View, 双腔静脉切面; Aortic Arch View, 主动脉弓切面; High Short Axis View-Great Arteries, 高位短轴切面-大动脉短轴切面; Ductal Arch View, 动脉导管弓切面; Ductal Arch Plane, 动脉导管弓平面; Aortic Arch Plane, 主动脉弓平面; Four Chamber View, 四腔心切面; Low Short Axis View-Ventricles, 低位短轴切面-心室短轴切面; Papillary Muscle, 乳头肌)

心脏描述

评估心血管结构需要应用节段分析法描述解剖特点。和数据库中常用的基于共识的先心病手术命名一样, 有两种主流的命名方式被普遍采用: Van Praagh/波士顿学派和 Anderson/欧洲学派[78]。无论采用哪种命名方式, 描述心脏结构都包括以下内容: ①心房解剖; ②房室连接; ③心室袢(解剖); ④心室大动脉连接以及⑤大动脉关系(图 13-16)。许多心脏畸形会

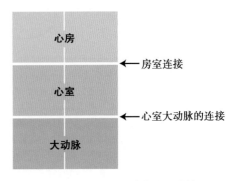

图 13-16　基础心脏节段和连接

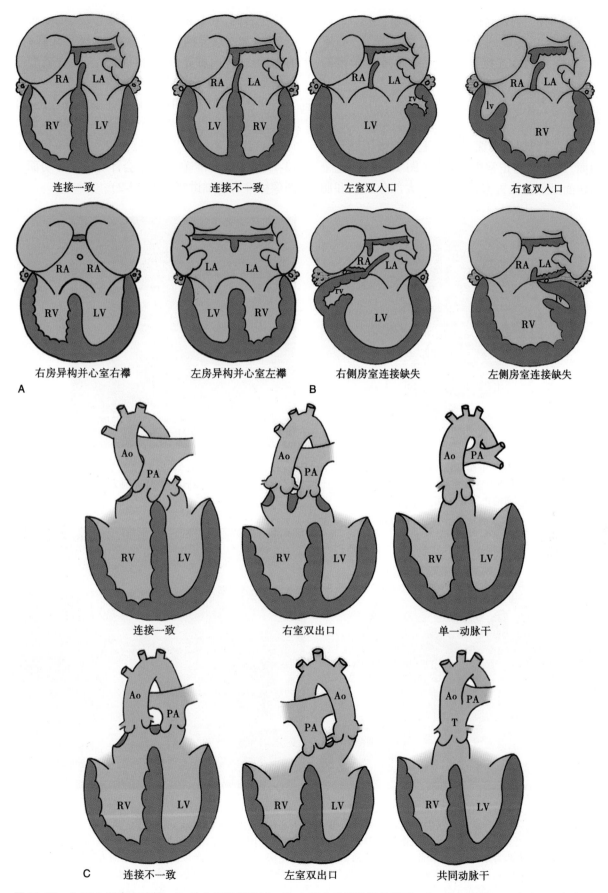

图 13-17　A. 双心室房室连接。B. 单心室房室连接。C. 心室大动脉连接的类型。Ao,升主动脉;LA,左房;LV(lv),左室;PA,主肺动脉;RA,右房;RV(rv),右室;T,动脉干

出现上述解剖的异常,后面会详细讲解。图 13-17 展示了一部分心房解剖异常、房室连接异常、心室袢异常、心室大动脉连接异常和大动脉排列异常的病例。

标准切面

切面 1:经腹部横切面　胎儿上腹部横切面是第一个切面,用以确定正常内脏位置(图 13-18)。这个最低的切面显示胎儿胃泡位于左侧,大部分肝脏和胆囊位于右侧,在诊断内脏异位综合征(heterotaxy syndromes)如左房异构(多脾)和右房异构(无脾)时特别有帮助[79,80]。内脏异位综合征常常合并青紫型复杂心脏畸形和心律失常。

切面 2:四腔心切面　确定了胃泡在左侧、肝脏在右侧之后,探头向头侧移动到胸腔获得四腔心切面,可评估心脏位置和心尖朝向(图 13-11、13-12B、13-14、13-19)。国际妇产科超声学会针对四腔心切面的诊断图像标准有详细讲解[34](表 13-2)。

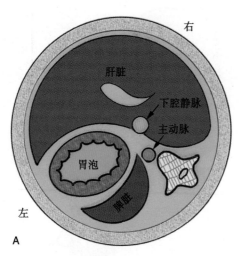
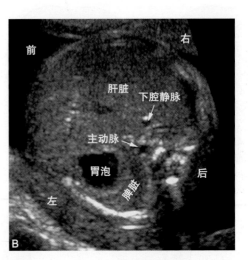

图 13-18　上腹部横切面示意图(A)及声像图(B)。较大的肝叶位于右侧,胃泡位于左侧。降主动脉位于脊柱左前方。下腔静脉(IVC)位于中线右侧。注意下腔静脉位于脊柱前方一定距离处,向前汇入该平面上方的右房

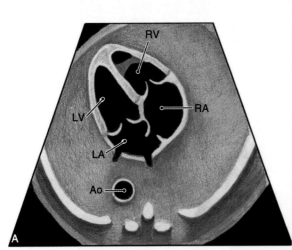
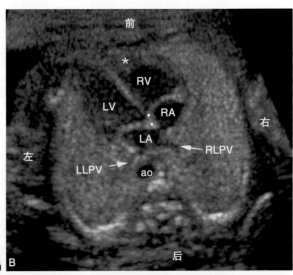

图 13-19　四腔心切面示意图(A)和声像图(B 到 F)。右侧心腔和左侧心腔大小对称。左右侧房室瓣在室间隔的附着点有区别(图 B~D 的小圆点),三尖瓣附着点较二尖瓣更靠近心尖部。右室(RV)心尖部可见调节束(图 B~C 的星号)。调节束也可显示为一条明显的肌束如图 D 所示。右下肺静脉(RLPV)和左下肺静脉(LLPV)斜向前方汇入左房(LA)。房间隔中部为原发隔(图 C 箭头),纤薄,活动自如凸向左房。降主动脉(ao)位于脊柱左前方。图 E 示四腔心切面稍下方的平面,可见冠状静脉窦(CS)位于左室(LV)和下腔静脉(IVC)开口之间,呈管状结构。注意正常四腔心左侧房室交界处可显示冠状静脉窦近端呈小环状。彩色多普勒(图 F)显示双侧下肺静脉和右上肺静脉(RUPV)。两侧的下肺静脉斜向前方走行,右上肺静脉斜向后方汇入左房。RA,右房(图 A 引自 American Institute of Ultrasound in Medicine:AIUM practice guideline for the performance of fetal echocardiography. J Ultrasound Med 32:1067-1082,2013)

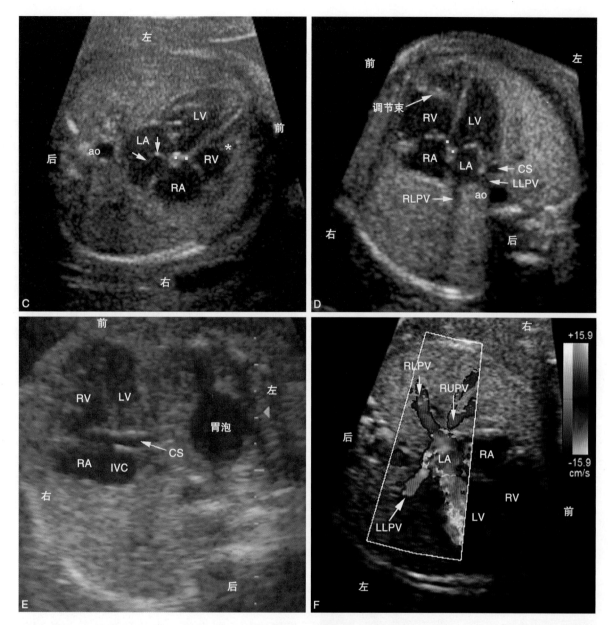

图 13-19(续)

表 13-2　胎儿内脏位置关系(方位)和四腔心切面观察内容	
一般评估	3. 房间隔原发隔存在(靠近"十字交叉")
1. 胎方位(确认胎儿的左、右侧)	4. 肺静脉回流到左房
2. 胃泡和心脏位于左侧	**心室**
3. 心率和心律正常	1. 两个心室,大小相近
4. 心脏占胸腔面积不超过 1/3	2. 无室壁肥厚
5. 心脏主要位于左侧胸腔	3. 右室心尖部可见调节束
6. 心轴和心脏位置正常	4. 室间隔完整(自心尖至"十字交叉"处)
7. 显示四个心腔	**房室连接及房室瓣**
8. 无心包积液或心肌肥厚	1. "十字交叉"完整
心房	2. 两侧房室瓣启闭运动自如
1. 两个心房,大小相近	3. 三尖瓣在室间隔的附着点比二尖瓣更靠近心尖
2. 卵圆孔瓣在左房内飘动	

（改编自 International Society of Ultrasound in Obstetrics and Gynecology；Carvalho JS，Allan LD，Chaoui R，et al：ISUOG Practice Guidelines（updated）：sonographic screening examination of the fetal heart. Ultrasound Obstet Gynecol 41（3）：348-359，2013）

切面3:左室流出道切面　探头继续向头侧平移获得发自左室的主动脉流出道(图13-11,图13-12C,图13-14,图13-20)。尽管不是筛查必须,但是沿左室流出道远端追踪可显示主动脉横弓的颈部分支。主动脉前壁与室间隔相延续。该切面可以显示的膜部室缺或圆锥间隔缺损,四腔心切面不能显示。观察左室流出道切面不是必须使用彩色多普勒和频谱多普勒,但

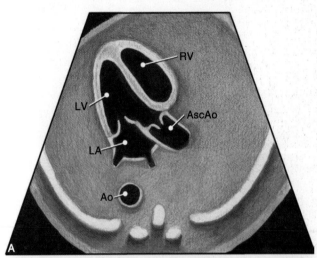

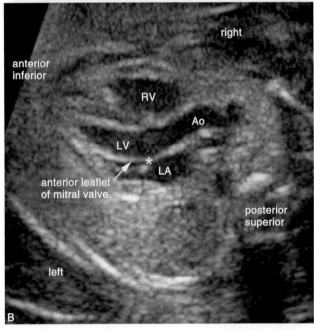

图13-20　Diagram(A) and sonographic image(B) in the left ventricular outflow tract view. Ao,aorta;AscAo,ascending aorta;LA,left atrium;LV,left ventricle;RV,right ventricle. (A from American Institute of Ultrasound in Medicine:AIUM practice guideline for the performance of fetal echocardiography. J Ultrasound Med 32;1067-1082,2013) (左室流出道切面示意图(A)和声像图(B)。Ao,主动脉;AscAo,升主动脉;LA,左房;LV,左室;RV,右室;anterior inferior,前下;anterior leaflet of mitral valve,二尖瓣前叶;left,左;posterior superior,后上;right,右)

是鼓励熟练应用,并增加至常规扫查中[34],因为它们可以辅助识别主动脉狭窄或主动脉瓣反流。

切面4:右室流出道切面　接下来的扫查切面显示肺动脉与形态学右室相连,识别后者的标志是调节束(图13-11,图13-12D,图13-14,图13-21)。肺动脉分叉可以显示(图13-21C),但是并不是心脏筛查必须显示的。右室流出道(right ventricular outflow tract,RVOT)异常的一个例子是法洛四联症右室流出道狭窄,常常在晚孕期才能明确诊断狭窄[81,82]。心脏筛查不是必须应用彩色多普勒,但是鼓励熟练使用常规评估右室流出道[34]。彩色多普勒和频谱多普勒可辅助识别肺动脉狭窄或肺动脉瓣反流。

切面5:三血管切面　三血管切面显示胎儿上纵隔,可见主肺动脉、升主动脉和上腔静脉从左前到右后排列呈一直线,血管内径依次递减[83](图13-11,图13-12E,图13-13,图13-14,图13-22)。如果技术可行,三血管切面应尽量纳入中孕期常规筛查范围内[34]。尽管用彩色多普勒观察三血管切面不是必需的,但是也鼓励熟练使用[34]。

应用彩色多普勒观察三血管切面的正常和异常病例已被报道过[84]。血管数目、大小、排列异常可为诊断大血管异常如右位主动脉弓或永存左上腔静脉提供线索。Paladini[85]曾报道,对22q11.2微缺失的高危胎儿,如何在三血管气管切面利用胸廓内动脉勾勒胎儿胸腺轮廓。

切面6:三血管气管切面　三血管切面向头侧平移数个毫米后,将声束稍向左侧逆时针旋转即可获得三血管气管切面[86](图13-12F,图13-13,图13-14,图13-22,图13-23)。该切面被用于评估胎儿纵隔内的主要血管。主动脉横弓部和峡部汇入降主动脉,肺动脉汇入动脉导管,形成"V"形结构。注意在该切面上胎儿胸腺位于前方,"V"形结构位于气管左侧。

三血管气管切面与三血管切面很相似,区别是主动脉弓和动脉导管弓均位于气管隆突正上方(图13-13)。正常的两个弓均位于脊柱和气管的左侧。和三血管切面一样,三血管气管切面也可以用来评估主肺动脉、主动脉、右侧上腔静脉的数目、大小和排列。但是,三血管气管切面更有可能发现危及生命的导管依赖型心脏畸形[87],就此而言,应用彩色多普勒非常有价值。三血管气管切面还可以发现主动脉弓异常和迷走右锁骨下动脉(ARSA)[88,89]。一项涉及106例中孕期唐氏综合征胎儿的研究显示,迷走右锁骨下动脉的发生率为25%[90]。

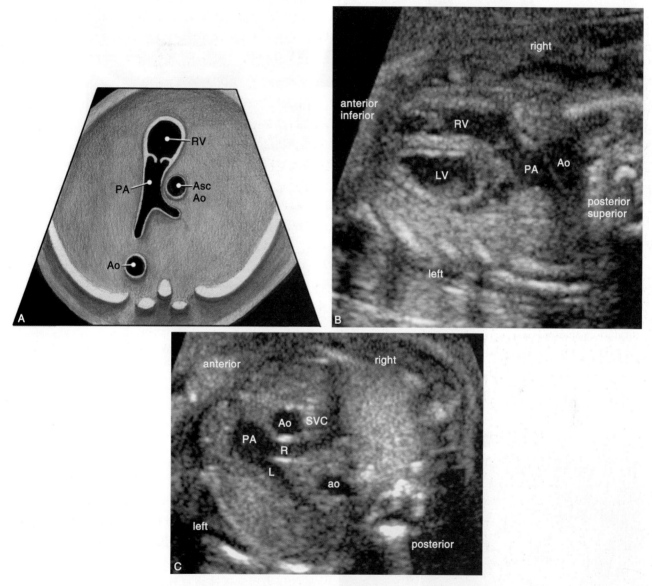

图 13-21　Diagram（A）and sonographic images（B and C）in the right ventricular outflow tract view and extended view including the branch pulmonary arteries. Ao, aorta; Asc Ao, ascending aorta; L, left pulmonary artery; LV, left ventricle; PA, main pulmonary artery; R, right pulmonary artery; RV, right ventricle; SVC, superior vena cava.（A from American Institute of Ultrasound in Medicine: AIUM practice guideline for the performance of fetal echocardiography. J Ultrasound Med 32:1067-1082, 2013）（右室流出道切面及肺动脉分支的示意图（A）和声像图（B）。Ao, 主动脉; Asc Ao, 升主动脉; L, 左肺动脉; LV, 左室; PA, 主肺动脉; R, 右肺动脉; RV, 右室; SVC, 上腔静脉）

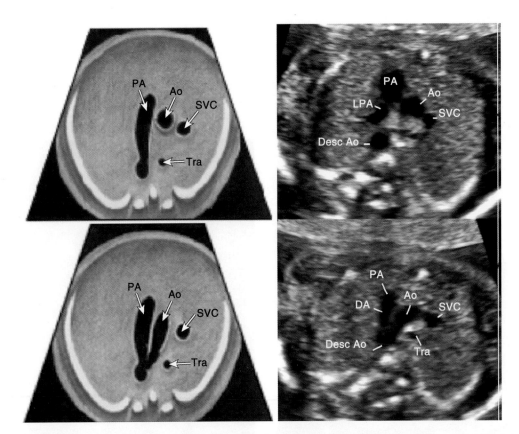

图 13-22 Diagrams（left）and sonographic images（right）in the three-vessel view（3VV）and three-vessel and trachea view（3VTV）. The 3VTV plane is situated only a few millimeters more cephalad from the 3VV plane. The V-shaped connection between the aorta and ductus arteriosus is obtained by a slight counterclockwise rotation of the ultrasound transducer. Ao，ascending aorta；DA，ductal arch；Desc Ao，descending aorta；LPA，left pulmonary artery；PA，main pulmonary artery；SVC，superior vena cava；Tra，trachea. （Diagrams adapted from American Institute of Ultrasound in Medicine：AIUM practice guideline for the performance of fetal echocardiography. J Ultrasound Med 32：1067-1082，2013）（三血管切面（3VV）和三血管气管切面（3VTV）的示意图（左）和声像图（右）。三血管气管切面仅比三血管切面高数毫米，探头稍微逆时针旋转显示主动脉与动脉导管汇合呈 V 形。Ao，升主动脉；DA，导管弓；Desc Ao，降主动脉；LPA，左肺动脉；PA，主肺动脉；SVC，上腔静脉；Tra，气管）

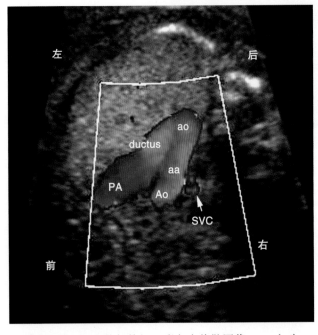

图 13-23 三血管气管切面彩色多普勒图像。aa，主动脉弓；Ao，升主动脉；ao，降主动脉；DA，导管弓；PA，肺动脉；SVC，上腔静脉

筛查关键内容

常规评价

心率 中孕期和晚孕期胎儿心率（fetal heart rate，FHR）的参考范围为 120～160 次/分，偶尔会有限地减慢或加快超出上述正常范围[91]。中孕期筛查过程中可出现良性阵发性心动过缓，但是在减轻超声探头对孕妇腹壁的压力后常迅速恢复到正常心率。尽管多数认为胎儿心动过缓的标准为心率低于 100 次/分，但是美国妇产科医师学会（ACOG）将标准定为心率小于 110 次/分[92,93]。持续性心动过缓可能是由房室传导阻滞引起。正常胎儿可出现一过性的轻微心动过速（>160 次/分），但是持续性的心动过速（≥180 次/分）则需要查找原因如室上性心动过速（supraventricular tachycardia，SVT）、绒毛膜羊膜炎、胎儿窘迫或甲状腺功能亢进。

心脏大小 怀疑心脏增大时可测量心脏周长以定量评价[94,95]。心脏扩大可能与心功能不全，特别是合并心包积液有关。心脏扩大的标准是心围/胸围>

0.5 或者心胸面积比值>0.25（译者注：心胸面积比>0.35）[96,97]。

心轴和心脏位置 从脊柱到前胸壁做一连线确定心轴[98]。这条线将胎儿胸腔平分为左右两半，它与室间隔之间的角度称为心轴。胎儿心脏位于左侧胸腔，心轴（45±20）°（图 13-9）。心脏可以指向中线（中位心），也可以作为一种正常的变异而偏向胸腔右侧（右位心）。同样这条线向心脏后方延伸与心脏后缘的交点称为"P 点"，96.3%的胎儿 P 点位于胸腔特定区域内。

心轴和心脏位置在整个孕期都是恒定的。心轴左偏（大于 75°）可能是正常变异，但大多与结构性心脏畸形有关，尤其是圆锥动脉干异常、主动脉缩窄，后两者在四腔心切面往往无法检出[99]。心脏右偏（心轴从 25°到中线或右侧胸腔的任何位置）常与多脾/无脾、内脏反位、房室间隔缺损、右室双出口（double-outlet right ventricle，DORV）或单心房有关[100]。心脏位于右侧胸腔（右移心）需要注意排除左侧膈疝或占位性肿块如肺囊腺瘤样畸形。

四腔心 正常四腔心切面可见四个心腔，但是不能误认为仅仅计数四个心腔就可以满足技术要求的四腔心切面诊断标准。正常四腔心切面显示的两个心房和两个心室的大小是对称的（图 13-19A～D）。

无心包积液或心肌肥厚 常规心脏筛查有时可见心包积液（图 13-24）。心包腔内液体的厚度超过 2mm 被认为是异常[101,102]。单纯心包积液可自发缓解，预后好，但是有时也会与遗传综合征如 21 三体有关。曾有报道

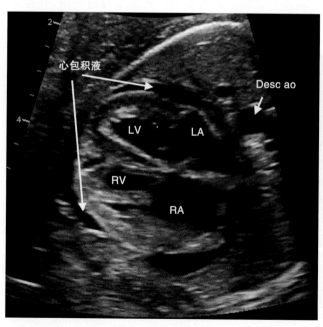

图 13-24 胎儿环形心包积液。Desc ao, 降主动脉；LA, 左房；LV, 左室；RA, 右房；RV, 右室

与孕周相关的胎儿左、右心室室壁厚度的参考值[103]。

心房 正常心脏筛查可见两个心房大小相近，卵圆孔瓣在左房内飘动（图 13-19A～D），原发隔完整，肺静脉回流到左心房。声束向下倾斜，在左侧房室沟处显示冠状静脉窦（图 13-19E）。

观察心房形态的主要目的是排除内脏异位综合征（也称为心房异构），心房异构时心脏呈现出不对称性。Berg 等回顾分析了 30 例内脏异位综合征病例，描述了两种心房形态学特征[104]：①镰状，尖端朝向侧方和心尖部；②圆钝，类似四腔心切面的常规心房形态（图 13-17A）。他们认为，胎儿内脏异位综合征常常在四腔心切面显示出异构的形态学特征，可用以区分出双侧左房异构（镰状）或双侧右房异构（圆钝，锥形）。左房异构在胎儿期死亡率高，而右房异构在新生儿期更容易发生复杂先心病导致的产后问题，两者具有显著性差异。但是，在筛查人群中应用这种方法需要慎重。更多胎儿超声心动图评估内脏异位综合征的内容在先天性心脏病（"内脏位置异常"）的章节中会讨论到。

四腔心切面也可显示房间隔膨出瘤。一项回顾性研究发现 1302 例胎儿超声心动图中，房间隔膨出瘤发生率为 7.6%。房间隔膨出瘤的定义是房间隔冗长的卵圆瓣组织向左房延伸超过左房横径的一半。他们发现 36%的房间隔膨出瘤合并房性期前收缩，似乎与房间隔膨出的程度有关；几乎所有膨出瘤都在生后消失，通常不合并心律失常[105]。严重的房间隔膨出瘤可超过二尖瓣装置，导致左右心不对称，有时会出现主动脉缩窄[106]。

常规筛查还应包括评估肺静脉。正常四腔心切面通常可以显示至少两支肺静脉回到左房（图 13-19B～D，F）。肺静脉与左房连接不明显时应怀疑完全型肺静脉异位引流（TAPVC）。诊断内脏异位综合征时，尤其是怀疑右房异构时，常常需要考虑完全型肺静脉异位引流[107]。Ganesan 等[108] 报道过 26 例胎儿 TAPVC 的产前超声表现，认为心脏筛查的标准横切面可怀疑完全型肺静脉异位引流，基于脉冲多普勒的胎儿超声心动图可确诊。有关肺静脉异位引流的更多内容会在这一章"肺静脉异位引流"中介绍到。

心室 正常四腔心切面两个心室大小相近，但是右室通常稍大，晚孕期更明显。正常右室/左室大小比值随孕周增加而增大（90% 置信区间为 0.79～1.24）[109]。筛查时心室大小比例不一致常常是发现心脏畸形的初步线索，尽管心室内径测量可能是正常的。

左室 左室呈锥形，位于右室左后方（图 13-19A～

E)。左室内可见两组乳头肌,分别位于前外侧和后内侧;乳头肌通过腱索和二尖瓣相连。室间隔左室面光滑,心尖部肌小梁细少,与二尖瓣无连接。

右室　形态学右室位于前方,近心尖部可见调节束(图13-19A~D)。腱索起自三尖瓣隔瓣,连接室间隔右室面的乳头肌。与左室不同,右室流入道及心尖部有粗大的肌小梁。

房室连接及房室瓣

二尖瓣及三尖瓣　房室瓣阻止心室血液逆流到心房。正常房室瓣瓣叶无增厚,在心动周期中活动自如。尽管没有要求,但使用彩色多普勒来观察房室瓣反流是最有效的方法。胎儿心脏病,特别是房室间隔缺损、Ebstein畸形和其他三尖瓣病变、原发性或继发性心功能不全(图13-25)常常可见房室瓣反流。房室瓣与心室的连接是否正常也需要观察,如三尖瓣闭锁、二尖瓣闭锁时无正常连接,左室双入口时两侧房室瓣都与左室相连(图13-26)。

房室瓣位差　正常心脏的三尖瓣瓣环较心脏十字交叉中心稍低,较二尖瓣瓣环更接近心尖(图13-18)。这种正常的位差消失提示心脏异常。例如,Ebstein畸形的三尖瓣隔瓣向心尖部过度下移(图13-27)[110];各类型房室间隔缺损的正常房室瓣位差消失呈共同房室瓣或两侧房室瓣位于同一水平[111]。胎儿冠状静脉窦扩张时[112]正常的房室瓣位差可能不明显,或者由于技术因素难以识别。

胎儿房室瓣位差常常靠目测确定,有时也可测量二尖瓣附着点与三尖瓣附着点的间距(MTD)。在标准四腔心切面测量,连线应与室间隔平行,第一个测量

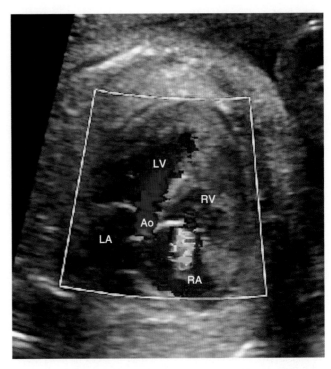

图13-25　中重度三尖瓣反流。Ao,主动脉;LA,左房;LV,左室;RA,右房;RV,右室

点放置在三尖瓣与室间隔附着点心房面,第二个测量点放置在二尖瓣与室间隔附着点心房面。中孕期MTD的平均值为(2.8±0.9)mm,晚孕期平均值为(4.6±1.1)mm[113]。

心室大动脉连接及半月瓣

主动脉瓣及肺动脉瓣　主动脉瓣和肺动脉瓣阻止血液在舒张期逆流入心室。正常半月瓣纤薄,在整个心动周期活动自如。

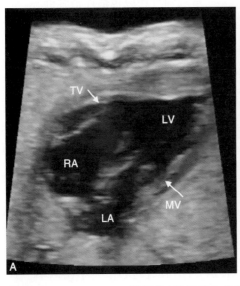

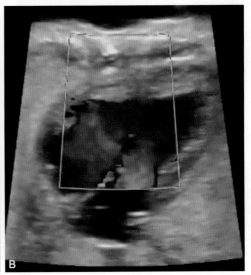

图13-26　左室双入口二维图像(A)及彩色多普勒图像(B)。三尖瓣(TV)和二尖瓣(MV)均开口至左室。右室严重发育不良,该切面无法显示。LA,左房;RA,右房

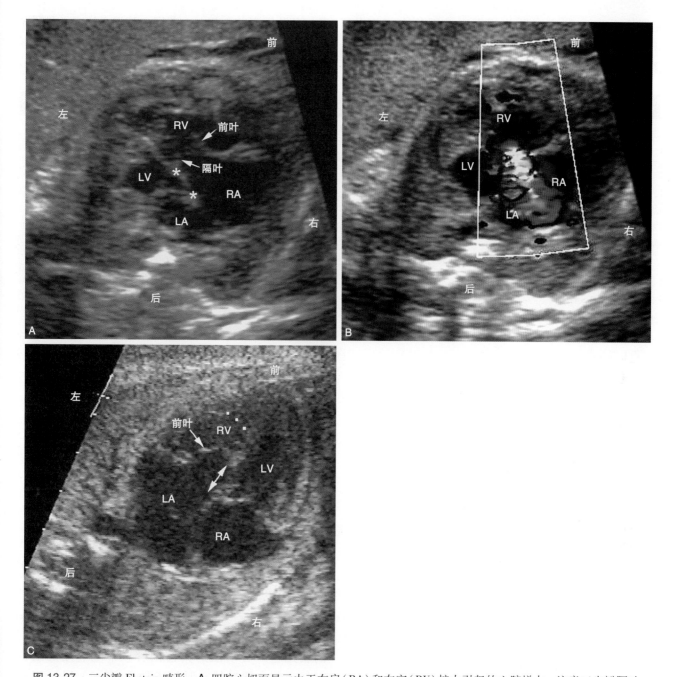

图 13-27　三尖瓣 Ebstein 畸形。A. 四腔心切面显示由于右房(RA)和右室(RV)扩大引起的心脏增大。注意三尖瓣隔叶附着点移位(上面的星号)。二尖瓣前叶室间隔附着点位置正常(下面的星号)。三尖瓣前叶较大,隔叶较小。B. 与图 A 同一切面彩色多普勒显示中度三尖瓣反流。C. Ebstein 畸形合并先天性矫正型大动脉转位(房室连接不一致合并心室大动脉连接不一致)。LA,左房;LV,左室(From Yoo SJ,Jaeggi ET:Ultrasound evaluation of the fetal heart. In Callen PW[ed]:Ultrasonography in Obstetrics and Gynecology. London,Elsevier Health Sciences,2011,pp 511~586,used with permission)

　　动脉流出道　正常主动脉与左室相连,肺动脉与右室相连。圆锥动脉干异常包括一系列解剖异常如右室双出口、法洛四联症、大动脉转位(TGA)和永存动脉干,上述异常在四腔心切面常不明显。常规筛查先天性心脏病发现圆锥动脉干异常仍然是很困难的。

　　两根大血管内径大致相等,各自从心室发出后互相交叉呈 80°[114]。彩色多普勒和频谱多普勒并非必须,但是有助于诊断瓣膜反流和狭窄。

胎儿超声心动图

指南

　　先心病高危胎儿应接受进一步的详细超声心动图检查。最近,多个学术组织包括 AIUM、ACOG、母胎医学会(SMFM)、美国超声心动图学会(ASE)及美国放射学会（ACR）制定了胎儿超声心动图检查指南共识[74]。简而言之，这份合作文件概述了胎儿超声心动图的常见母体及胎儿适应证，强调大多数转诊患者与已知危险因素并不相关。美国心脏学会的多学科科学声明详细列出了产前超声心动图的适应证，以及胎儿心脏诊断与治疗的更多细节[115]（表 13-3）。

表 13-3　胎儿超声心动图转诊的常见适应证

较高风险适应证（估计绝对风险>2%）	较低风险适应证（1%＜估计绝对风险<2%）	未指明的适应证（风险≤1%）
母体孕前糖尿病	母体用药	母体妊娠期糖尿病伴 HbA1c<6%
早孕期诊断糖尿病	抗惊厥药	母体用药
母体苯丙酮尿症（未控制）	锂	SSRI（帕罗西汀除外）
母体自身抗体阳性（SSA/SSB⁺）	维生素 A	维生素 K 激动剂（香豆素），但建议胎儿检查
母体用药	SSRI（仅有帕罗西汀）	除风疹外的母体感染，仅有血清转换
ACE 抑制剂	早孕期和中孕期使用 NSAIDs	一级或二级以外的亲属患孤立性先天性心脏病
维 A 酸	胎儿二级亲属患有先天性心脏病	
晚孕期使用 NSAIDs	胎儿脐带或胎盘异常	
母体早孕期风疹感染	胎儿腹腔内静脉异常	
母体感染可疑胎儿心肌炎		
辅助生殖技术		
胎儿一级亲属（父母或兄弟姐妹）患有先天性心脏病		
一级或二级亲属患有先天性心脏病相关的孟德尔遗传性疾病		
产科超声检查怀疑胎儿心脏异常		
产科超声检查怀疑胎儿心外异常		
胎儿核型异常		
胎儿心动过速或心动过缓，频繁或持续心律不齐		
胎儿 NT 增厚>95%（≥3mm）		
单绒毛膜双胎		
胎儿水肿或积液		

ACE，血管紧张素转换酶；CHD，先天性心脏病；HbA1c，血红蛋白 A1c；NSAIDs，非甾体类抗炎药；NT，颈项透明层；SSRI，选择性 5-羟色胺再摄取抑制剂

（From Donofrio MT, Moon-Grady AJ, Hornberger LK, et al: Diagnosis and treatment of fetal cardiac disease: a scientific statement from the American Heart Association. Circulation 129(21): 2183~2242, 2014）

胎儿超声心动图检查时机

首次胎儿超声心动图检查的时机取决于检查指征。对于多数中心和超声医师，孕 18 周以后更容易做胎儿超声心动图。有很多报道孕 13~18 周胎儿超声心动图的准确率很高，但是并非所有的医院都提供这种检查[4,47,67]。常规超声筛查怀疑结构畸形时，应立即做胎儿超声心动图以提供早期咨询。如果由于其他情况（如家族史、母亲糖尿病）导致继发风险增加时，通常推荐在孕 18~22 周做胎儿超声心动图[115]。需要注意的是，有些病变在孕期逐渐进展，直至孕晚期才明显。

胎儿超声心动图切面

表 13-4 列出了美国心脏学会 2014 年指南推荐的胎儿超声心动图的具体内容。常规应用的切面包括之前介绍过的心脏筛查切面（图 13-14），以及下列补充切面（图 13-15）：①上-下腔静脉切面；②主动脉弓长轴切面；③动脉导管弓长轴切面；④高位短轴切面-大动脉水平；⑤低位短轴切面-心室水平。后面会列出这些切面的详细内容。除灰阶图像外，要求使用彩色多普勒和频谱多普勒。扫查心脏需要胎儿心脏解剖结构清晰。怀疑结构性或功能性异常时可以进行心脏结构的测量。多数胎儿心脏结构的正常值已被报道过，应用这些正常值[97,118~121]制作的与孕周或胎儿大小相关的免费 Z 评分计算器也可获取并使用[116,117]。更详细的评估还包括高级心功能评价，如心室应变、心肌做功指数（MPI）。

表 13-4　胎儿超声心动图内容

二维成像	节律评估	彩色血流成像	脉冲多普勒检查	连续多普勒检查	心室功能
心脏大小(定性诊断)	心率	三尖瓣和二尖瓣前	三尖瓣和二尖瓣前	瓣膜功能不全(如	排除水肿
心轴	房室传导关系/节	向血流/心室流	向血流	果有)	排除心脏扩大
心脏位置	律	入道血流	肺动脉和主动脉前	心室流出道血流	定性评估心室收缩
内脏和心房位置	机械性 PR(AV)	肺动脉和主动脉前	向血流	(如果脉冲多普	功能
体静脉解剖	间期‡	向血流/心室流	静脉导管	勒异常)	体静脉多普勒检查*
肺静脉解剖	房室传导关系的描	出道血流	肺静脉	动脉导管(如果脉	肺静脉多普勒检查*
定性诊断心房大小	述,包括心律失	主动脉弓/导管弓	脐静脉	冲多普勒异常)	心室流入道多普勒
房间隔形态/缺损定	常的发作/缓解,	室间隔和房间隔	脐动脉		检查*
位(如果存在)	持续时间‡	血流	主动脉弓和导管弓		右心室和左心室的
房室连接		上腔静脉和下腔	上腔静脉/下腔		心排出量*
三尖瓣/二尖瓣形态		静脉	静脉		心室缩短分数*
和大小		肺静脉	肺动脉分支†		等容收缩和等容舒
心室形态、袢、大小		静脉导管	大脑中动脉多普勒†		张时间*
室间隔形态与缺损描		肺动脉分支近端			心肌做功指数*
述(如果存在)		脐静脉			心血管评分体系*
心室-动脉连接		脐动脉			
肺动脉瓣/主动脉瓣					
的形态和大小					
大动脉的关系/大小					
主动脉弓/导管弓形态					
主动脉/导管与气管					
关系					
左右肺动脉分支近端					
心包积液或胸腔积液					
三尖瓣环/二尖瓣环					
直径					
心房直径					
心室长度和宽度					
肺动脉瓣环和主动脉					
瓣环直径					
主肺动脉和升主动脉					
直径					
动脉导管直径					
主动脉横弓直径					
心胸比测量*					
肺动脉分支直径†					

　　胎儿超声心动图规定的内容用普通文本显示(Ⅰ类);合理包含的内容用斜体标出(Ⅱa 类);在特定的临床情况下,斜体显示的内容要求必须观察。AV,房室
　　* 可用于评估已知/疑似心脏功能异常的指标
　　† 应用价值尚未确定但可以考虑的其他指标(Ⅱb 类)
　　‡ 已知/疑似心律异常的必要指标(Ⅰ类),或者如果检查指征与潜在的节律异常有关
　　(From Donofrio MT,Moon-Grady AJ,Hornberger LK,et al:Diagnosis and treatment of fetal cardiac disease:a scientific statement from the American Heart Association. Circulation 129(21):2183-2242,2014)

　　切面 7:上、下腔静脉切面　　上下腔静脉切面由胎儿胸部矢状切面中线偏右获得(图 13-28)。这个切面可确认下腔静脉肝上段的完整性(内脏异位综合征时可发生下腔静脉离断)以及存在右侧上腔静脉;也是观察卵圆孔的最佳切面。彩色多普勒可观察卵圆孔血

流方向,正常时从右房到左房,左心发育不良综合征时则为左向右。

　　切面 8:主动脉弓长轴切面　　主动脉弓长轴切面,也称为"糖果杖"切面,由胎儿胸部矢状切面稍偏左获得(图 13-29)。也可以在三血管气管切面以主动脉横

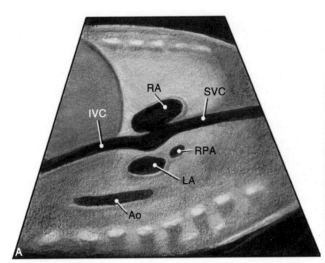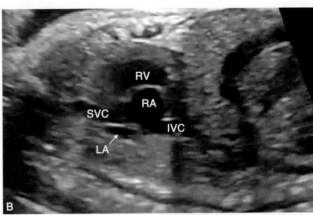

图 13-28　Diagram（A）and sonographic image（B）in the bicaval view. The atrial septum and foramen ovale are best seen from this view as well between the left atrium（LA）and right atrium（RA）. Ao, descending aorta; IVC, inferior vena cava; RPA, right pulmonary artery; RV, right ventricle; SVC, superior vena cava.（A from American Institute of Ultrasound in Medicine; AIUM practice guideline for the performance of fetal echocardiography. J Ultrasound Med 32:1067-1082, 2013）（上、下腔静脉切面示意图（A）及声像图（B）。该切面是显示左房（LA）与右房（RA）之间房间隔和卵圆孔的最佳切面。Ao, 降主动脉; IVC, 下腔静脉; RPA, 右肺动脉; RV, 右室; SVC, 上腔静脉）

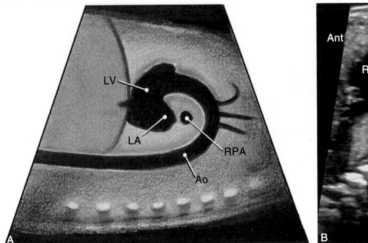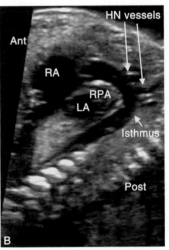

图 13-29　Diagram（A）and sonographic image（B）in the long axis of the aortic arch. In addition to the arch and the head and neck（HN）vessels, the right atrium（RA）, left atrium（LA）, and atrial septum can often be seen in this view. Ant, anterior; Ao, aorta; LV, left ventricle; Post, posterior; RPA, right pulmonary artery.（A from American Institute of Ultrasound in Medicine; AIUM practice guideline for the performance of fetal echocardiography. J Ultrasound Med 32:1067-1082, 2013）（主动脉弓长轴示意图（A）及声像图（B）。除主动脉弓和头颈部分支外，该切面还可显示右房（RA）、左房（LA）、房间隔。Ant, 前; Ao, 主动脉; LV, 左室; Post, 后; RPA, 右肺动脉）

弓为中心探头旋转 90° 获得。应评估主动脉弓有无发育不良或缩窄，可以测量内径并与相应孕周正常值比较[122]。主动脉弓血流应朝向降主动脉。当出现血流反向时，提示由动脉导管供应头部和上肢循环，常见于左心结构发育不良或房间隔膨出瘤导致二尖瓣流入道梗阻[106]。

切面 9：动脉导管弓长轴切面　动脉导管弓长轴切面，也称为"曲棍球杆"切面，由胎儿胸部矢状面稍偏左获得（图 13-30）。导管的观察内容包括血流方向和有无受限。限制性动脉导管（译者注特指动脉导管收缩）频谱多普勒表现为峰值流速通常大于 2.0m/s 和异常的连续性频谱波形，彩色多普勒有助于显示连续性高速血流。动脉导管血流反向见于严重的右心梗阻性病变，如严重的肺动脉狭窄或肺动脉闭锁。

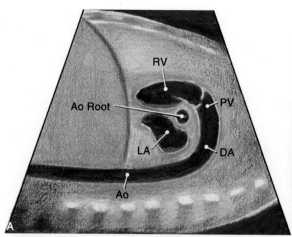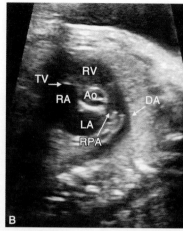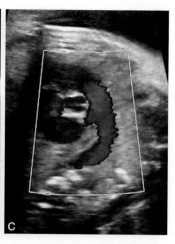

图 13-30　Diagram（A）and sonographic images（B and C）in the long axis of the ductal arch by two-dimensional and color Doppler imaging. Ao, aorta；Ao Root, aortic root；DA, ductal arch；LA, left atrium；PV, pulmonary valve；RA, right atrium；RPA, right pulmonary artery；RV, right ventricle；TV, tricuspid valve.（A from American Institute of Ultrasound in Medicine：AIUM practice guideline for the performance of fetal echocardiography. J Ultrasound Med 32：1067-1082, 2013）（动脉导管弓长轴示意图（A）及二维/彩色多普勒声像图（B 和 C）。Ao, 主动脉；Ao Root, 主动脉根部；DA, 导管弓；LA, 左房；PV, 肺动脉瓣；RA, 右房；RPA, 右肺动脉；RV, 右室；TV, 三尖瓣）

切面 10：高位短轴切面-大动脉水平　　心脏横切面在评价心室流出道、室间隔、心功能、房室瓣解剖时非常有用。第一个短轴切面是高位短轴切面，可正面观察主动脉瓣，以及肺动脉包绕主动脉（图 13-31）。这个切面还可显示分叉的肺动脉分支近端及三尖瓣。高位短轴切面可用以诊断右室流出道梗阻、区分涉及室间隔流出道部分的 VSD 类型。该切面还可以评估三尖瓣反流。

切面 11：低位短轴切面-心室水平　　低位短轴切面是评估心室功能以及肌部室缺的最佳切面（图 13-32）。由于肌部室缺通常很小，必须使用彩色多普勒显示过隔血流以确诊。房室瓣的形态也可以评价，包括发现共同房室瓣或二尖瓣裂。

心血管功能评估

　　心脏功能损伤时应详细评估心功能。胎儿心功能

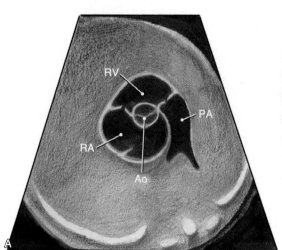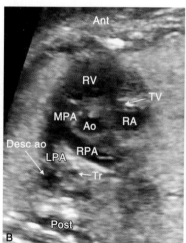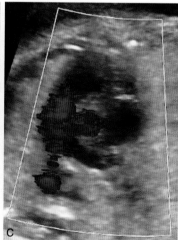

图 13-31　Diagram（A）and sonographic images（B and C）in the high short-axis view of the great arteries by two-dimensional and color Doppler imaging. Ant, anterior；Ao：aortic root；Desc ao, descending aorta；LPA, left pulmonary artery；MPA, main pulmonary artery；PA, main pulmonary artery；Post, posterior；RA, right atrium；RPA, right pulmonary artery；RV, right ventricle；Tr, trachea；TV, tricuspid valve.（A from American Institute of Ultrasound in Medicine：AIUM practice guideline for the performance of fetal echocardiography. J Ultrasound Med 32：1067-1082, 2013）（高位大动脉短轴切面示意图（A）及二维/彩色多普勒声像图（B 和 C）。Ant, 前；Ao：主动脉根部；Desc ao, 降主动脉；LPA, 左肺动脉；MPA, 主肺动脉；PA, 主肺动脉；Post, 后；RA, 右房；RPA, 右肺动脉；RV, 右室；Tr, 气管；TV, 三尖瓣）

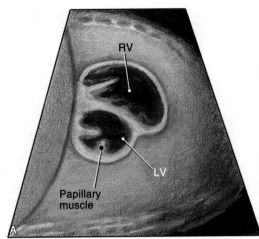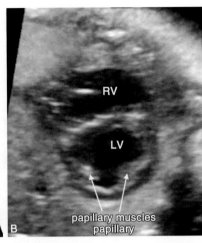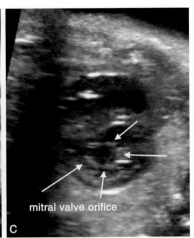

图 13-32　Diagram (A) and sonographic images (B and C) in the low short-axis view of the ventricles. At the midventricular level two papillary muscles are seen in the left ventricle. Just basal to this (closer to the atria), the mitral valve can be visualized en face to ensure there is not a cleft and that there is not a common atrioventricular valve. LV, left ventricle; RV, right ventricle. (A from American Institute of Ultrasound in Medicine: AIUM practice guideline for the performance of fetal echocardiography. J Ultrasound Med 32: 1067-1082, 2013)(低位心室短轴切面示意图(A)及声像图(B和C)。左室中部水平可见两组乳头肌。在此切面基础上(更靠近心房)观察二尖瓣正面观,确保无二尖瓣裂及共同房室瓣。LV,左室;RV,右室;papillary muscles,乳头肌;mitral valve orifice,二尖瓣腱索)

评价比较复杂,Huhta 等设计了一套心血管评分体系(cardiovascular profile score, CPS),结合心内及心外的心功能指标,以标准化评估心功能[123]。图 13-33 详细介绍了这套评分体系的五项内容(水肿、脐静脉多普勒、心脏大小、心肌功能异常及动脉多普勒),每项 2 分,总分 10 分,分值越低意味着心血管功能越差。不同研究报道应用该评分反映胎儿预后的切割值不尽相同,从低于 6 分到低于 10 分不等[124~132]。

心输出量可通过超声心动图用以下公式计算:

$$CO = VTI \times \pi \times (D2/4) \times HR$$

其中 VTI 为血流通过半月瓣的速度时间积分,D 为半月瓣内径,HR 为心率。由于胎儿生理呈并联循环,因此主动脉输出量加上肺动脉输出量得到联合心排出量(CCO)[133,134]。对于高心输出量疾病,胎儿 CCO 与心血管评分相关性好,如骶尾部畸胎瘤[126]以及预后不良的双胎输血综合征[135]。

心肌做功指数,也称 Tei 指数,是评价胎儿心脏整体功能的常用参数。心肌做功指数的计算方法是:测量房室瓣关闭到开放的时间(收缩期)和半月瓣的射血时间,前者减去后者获得等容收缩期与等容舒张期之和,然后再除以射血时间(图 13-34)。心肌做功指数的正常值在整个孕期变化较小,通常认为小于 0.43~0.45 属于正常范围[136]。心肌做功指数增高反映收缩功能和舒张功能均异常。

心肌变形成像是一项新技术,已开始在胎儿超声心动图中应用。变形指心肌组织纤维在心动周期中缩短的程度。不同层次的心室肌纤维在纵向、周向、径向运动中起不同作用。报道最多的变形测量指标是应变和应变率。应变(ε)指一段心肌在力的作用下长度(L)变化的比例[137]。

$$\varepsilon = (L - L_0)/L_0 = \Delta L/L_0$$

应变率指心肌变形的快慢(单位时间的应变)。斑点追踪超声心动图是一项在整个心动周期追踪自然声学标志运动的影像学技术,主要是为了计算应变和应变率[138,139]。这种方法克服了声束角度造成误差的弊病,在胎儿心脏影像中很有吸引力。此外,收缩功能的标准化测量很难做到,收缩功能异常往往是胎儿心血管病变的终末期表现,所以要求有更敏感的测量收缩功能的方法。但是,由于胎儿心脏体积小、心率快,对心肌变形技术有很大的挑战。为降低在心动周期里的取样不足,应提高时间分辨率(高帧频)和空间分辨率[140,141]。尽管存在上述问题,目前已有多项研究报道成功追踪胎儿心脏以及不同孕周的应变和应变率正常值[142~148]。

近年来,有多项研究比较了心肌变形在正常胎儿和先心病胎儿[149~153]、母体糖尿病胎儿[154,155]、生长受限胎儿[156]、双胎输血综合征胎儿[157]之间的差别。尽管对心肌变形技术的重复性以及为临床增加的实际价值还存在争议,但是它仍然是一项有潜力的评价胎儿心功能的技术。

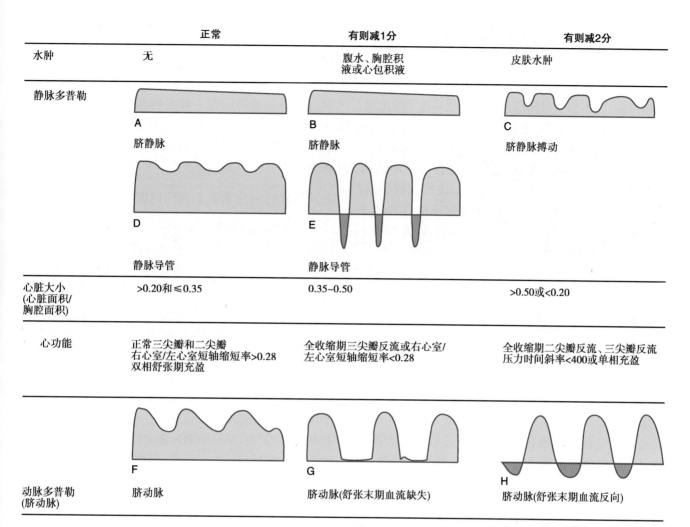

	正常	有则减1分	有则减2分
水肿	无	腹水、胸腔积液或心包积液	皮肤水肿
静脉多普勒	A 脐静脉	B 脐静脉	C 脐静脉搏动
	D 静脉导管	E 静脉导管	
心脏大小(心脏面积/胸腔面积)	>0.20和≤0.35	0.35~0.50	>0.50或<0.20
心功能	正常三尖瓣和二尖瓣 右心室/左心室短轴缩短率>0.28 双相舒张期充盈	全收缩期三尖瓣反流或右心室/左心室短轴缩短率<0.28	全收缩期二尖瓣反流、三尖瓣反流压力时间斜率<400或单相充盈
动脉多普勒(脐动脉)	F 脐动脉	G 脐动脉(舒张末期血流缺失)	H 脐动脉(舒张末期血流反向)

图 13-33 心血管评分体系的内容。共 5 项每项 2 分,无异常为 10 分,包括:水肿、静脉多普勒、心脏大小、心功能和动脉多普勒

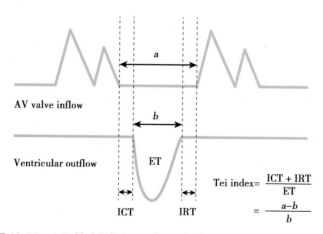

图 13-34 心肌做功指数(MPI 或 Tei 指数)的计算。AV,房室;ET,射血期;ICT,等容收缩期;IRT,等容舒张期(引自 Sugiura T,Suzuki S,Hussein MH,et al:Usefulness of anew Doppler index for assessing both ventricular functions and pulmonary circulation in newborn piglet with hypoxic pulmonary hypertension. Pediatr Res 53:927-932, 2003, used with permission)

三维和四维胎儿心脏检查

三维超声（3D sonography）能够用于评价心脏的解剖结构，但不包含时间信息。四维超声技术的出现，在三维超声评价胎儿心脏的基础上，增加了时间轴作为第四个维度。时间-空间相关成像技术（spatiotemporal image correlation，STIC）属于四维超声（4D sonography）技术，它可获得类似于病理标本块的容积数据，里面包含了所有的解剖信息，呈现何种信息取决于在何处做切割。STIC 的另一个优点是可以在虚拟心脏搏动中进行多平面评估，不需要胎儿心电触发，也可以使用渲染技术，进一步了解胎儿心脏的结构和功能[40,50,158,159]。

利用 STIC，可以通过探头的一次自动扫描来获取胎儿心脏的容积数据，并从其中提取出空间和时间信息，将其整合在一起来显示图像。因此，超声医生可以在检查过程中或之后的脱机分析时，从容积数据中获取胎儿超声心动图的标准切面，并且可以获取包含冠状切面在内的全新切面来进行胎儿心脏检查。除可获取解剖信息外，若在采集容积数据时同时开启彩色多普勒或高分辨（HD）能量多普勒，则同样可以获取血流方向等功能性信息。

多项研究表明，四维超声有助于胎儿心脏的检查[158~169]。因此，四维胎儿超声心动图检查有可能降低二维超声对操作者的依赖性。由于胎儿心脏的复杂性和进行胎儿超声心动图所需的专业知识，产前诊断先天性心脏病十分困难。此外，胎儿和母体的运动、孕妇体重指数、孕周、羊水量是否充足以及胎位等都是影响图像质量的重要因素。本章的这一节回顾了四维超声的一些技术性的问题，包括了容积数据的采集和重建以及四维超声的显示方法，总结和评价了四维超声在诊断胎儿先心病中的准确性和可重复性。

利用四维超声和 STIC 采集容积数据

利用机械式探头采集容积数据

通过探头自动扫描进行容积采集，快速获取连续帧图像。采集时间从 5 秒到 15 秒不等；采集时间越长，图像的空间分辨率越高。在采集期间，基于心脏运动变化，STIC 运算法则可检测出胎心率及同步二维图像。在心动周期的同一时相采集的所有图帧被合成为一个容积数据，大概由 40 个容积块组成。

在经过分析和重新排列之后，动态图像会在三个正交平面上显示出来[158]。

在采集容积数据前优化设置，如调节二维灰阶和彩色多普勒参数，可提高 STIC 心脏容积数据的质量。我们首选的设置一般是降低余晖，提高对比度以及提高帧频。采集时间一般为 5~15 秒，采集时间短可减少运动伪差，但同样会降低图像的空间分辨率。

利用矩阵阵列技术采集容积数据

矩阵阵列探头中使用了数千个阵元而无需内部移动部件。每个阵元发射一个超声波束从而形成了一个开角为 6°~100° 的金字塔形状的一组超声波体素。它能够实时四维成像而不需要超声探头的机械平移。此外，宽孔径可以在垂向上获得优异的分辨率。利用机械式探头采集容积数据时，重建一个虚拟容积需要大概 40 个容积块。然而，通过矩阵探头所获取的四维容积数据将其分为了四个子容积，从而获取一个空间和时间关联的容积数据需要的时间仅为机械式探头的约 25%。利用机械式探头扫描时，一般需要 5~15 秒进行 STIC 的采集，期间胎动可能会影响采集的容积数据的质量。利用矩阵阵列技术，容积数据的采集大概仅需 3 秒钟，减少了运动伪差并增加了空间和时间的分辨率。因此，这种实时的数据采集不易产生由胎动和母体呼吸而形成的运动伪差。

四维超声和 STIC 的显示方法

如前所述，二维超声检查胎儿心脏依靠标准的解剖切面[71,170~172]，而通过运用四维超声不同的显示模式有助于获取这些切面[168,173~183]。

动态多平面显像

三维和四维超声中的这种显像方法可以使三个相互正交的解剖平面同时显示出来：包括横切面、矢状切面及冠状切面。此外，三个正交平面里均有参考点可以用来识别三个平面中的解剖结构（图 13-35）。通过前后平移容积数据，还可显示上腹部横切面、四腔心切面、五腔心切面和三血管切面。例如，在心脏横纹肌瘤的病例中，横切面扫查时肿物可在四腔心切面中显示，而矢状切面和冠状切面可发现在横切面上没有显示的更小的肿瘤（图 13-36）。我们可以在 A 平面显示胎儿心脏检查中的标准横切面，将参考点放在异常的血管结构上，然后分别在 B 平面（矢状切面）和 C 平面（冠状切面）上识别相应的解剖结构（图 13-37）。

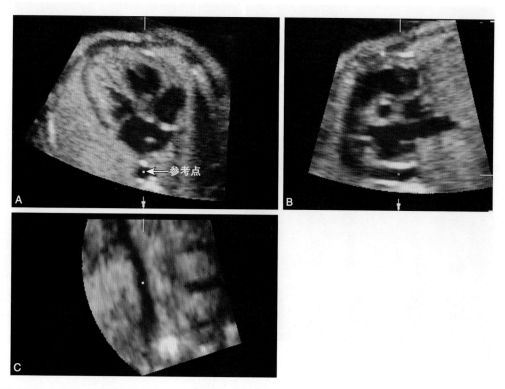

图 13-35　三维和四维超声的多平面显像模式可同时显示三个相互垂直的解剖平面：横切面（A），矢状切面（B）及冠状切面（C）。利用"参考点"工具可在这三个正交平面中识别同一解剖结构

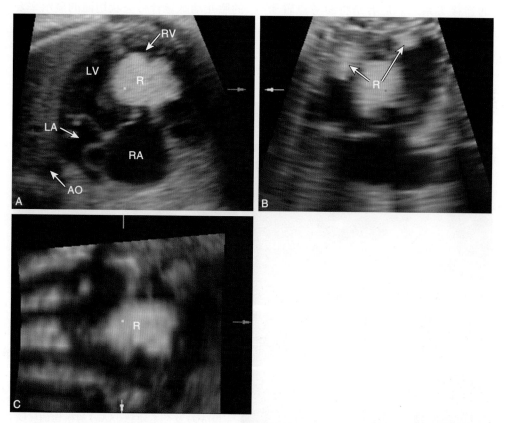

图 13-36　利用多平面显像可在三个正交平面上同时观察胎儿心脏横纹肌瘤。在四腔心切面上（A）可见一巨大心脏肿瘤占据了右室大部分心腔，而在矢状切面（B）和冠状切面（C）上还可看到横切面上未发现的其他较小的肿物。AO，主动脉；LA，左房；LV，左室；R，横纹肌瘤；RA，右房

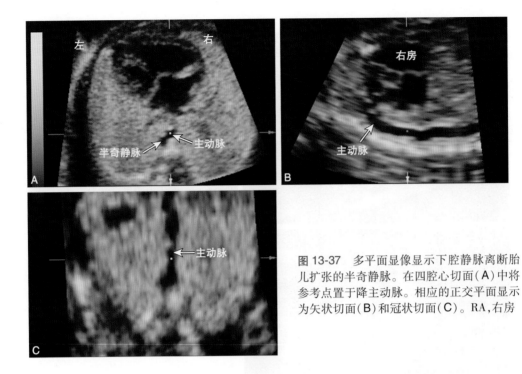

图 13-37　多平面显像显示下腔静脉离断胎儿扩张的半奇静脉。在四腔心切面（A）中将参考点置于降主动脉。相应的正交平面显示为矢状切面（B）和冠状切面（C）。RA，右房

应用多平面显像人们提出了多种新的图像后处理方法，如同时显示两个心室流出道[158]；显示主动脉弓和动脉导管弓[184]；以及通过旋转来确定胎儿心脏与大血管的连接关系[185]。后者是将参考点置于所要观察的结构中心点，并围绕"Y"轴对容积数据进行旋转，以确定其与心脏和其他血管结构的空间关系。

利用 STIC 采集的胎儿心脏四维容积数据很容易获得动脉导管弓的矢状切面（图 13-38）[186]。利用这种方法进行的一个回顾性研究显示[186]，圆锥动脉干畸形的胎儿动脉导管弓矢状切面的显示率要明显低于正常胎儿或合并其他先心病的胎儿。作者推断，如果利用这种图像后处理方法不能显示动脉导管弓切面时，胎儿圆锥动脉干畸形的可能性会增加。

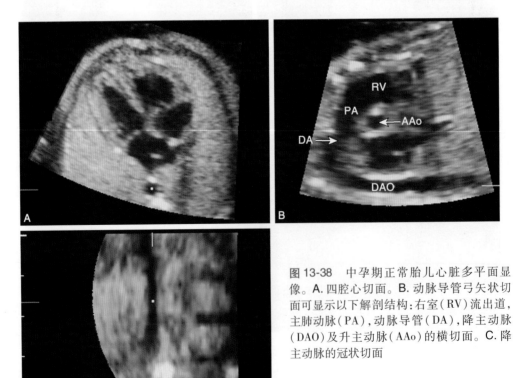

图 13-38　中孕期正常胎儿心脏多平面显像。A. 四腔心切面。B. 动脉导管弓矢状切面可显示以下解剖结构：右室（RV）流出道，主肺动脉（PA），动脉导管（DA），降主动脉（DAO）及升主动脉（AAo）的横切面。C. 降主动脉的冠状切面

多平面自动显像

这种方法可以同时显示多达 8 个相互平行的平面,通过调整平面之间距离可以更好地显示解剖结构。断层超声显像(tomographic ultrasound imaging,TUI)(GE 医疗集团,Milwaukee,WI)可以在一个跳动的心脏上同时观察多个切面[187~190]。在屏幕的左上角会显示一幅参照图像,其显示的平面与 TUI 的断层是相互垂直的,并且用平行线在参照图像上标出对容积数据进行切割的位置(图 13-39)。然而,如果单纯使用平行于四腔心切面的断层切面并不能观察到左室流出道长轴切面及主动脉短轴切面,而这些切面是胎儿心脏检查中不可或缺的一部分[71,171,172,191]。

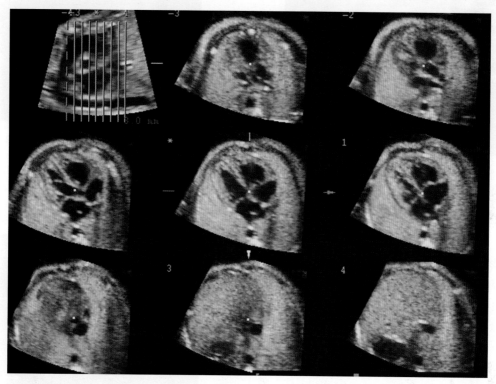

图 13-39　断层超声显像:左上角显示的是参照图,其上的平行线画出了在容积数据内进行切割的位置

近年来,人们提出一种 STIC 容积数据后处理的方法,利用 TUI 技术可在大多数正常胎儿中同时显示胎儿心脏筛查的标准切面,包括四腔心切面、三血管切面、左室流出道长轴切面以及短轴切面(右室流出道)[192]。利用这种后处理方法,从正常胎儿心脏的容积数据中得到四腔心切面、五腔心切面、导管弓长轴切面、三血管气管切面、左室流出道切面以及短轴切面的比例分别为 99%、96.9%、98.5%、88.2%、93.3% 及 87.2%。Rizzo 团队[193] 最近的研究中利用 STIC 和一个简化"三步技术"的后处理方法得出了类似结果。其他针对于多平面显像的胎儿心脏容积数据的后处理方法包括"四腔心切面虚拟摆动扫查技术(four-chamber view and swing technique,FAST)"[194] 以及"胎儿超声心动图智能导航(fetal intelligent navigation echocardiography,FINE)技术"[195]。

四维超声和 STIC 中的渲染成像技术

有几种渲染成像的图像后处理方法用于显示胎儿心血管结构。

反转模式

这种模式将超声下无回声结构显示为实质性的结构。因此,无回声的结构,如心腔、大血管的管腔、胃、膀胱等在渲染图像中显示为具有一定回声的结构。反之,正常情况下具有一定回声的结构则变成了无回声结构。根据需要进行后处理调节以提高图像质量,比如调整 γ 曲线、阈值及透明度等参数。检查者可利用反转模式(inversion mode)从仅包含有灰阶信息的容积数据中获取心血管结构的四维渲染图像。例如,利用这种显像方法,可在下腔静脉离断(内脏异位综合征)的病例中观察到扩张的奇静脉(图 13-40)。

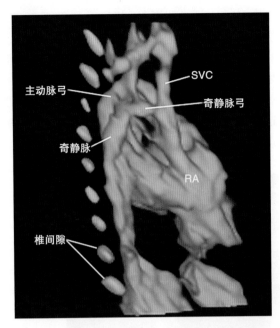

图 13-40　胎儿下腔静脉离断合并奇静脉延续，利用反转模式重建的三维图像。RA，右房；SVC，上腔静脉

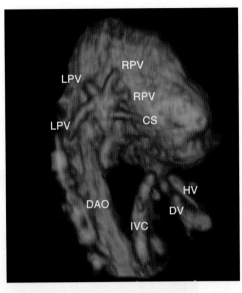

图 13-41　胎儿完全型肺静脉异位引流 B-flow 成像。四支肺静脉在右房后方、冠状静脉窦上方汇合，像一只海星。CS，冠状静脉窦；DAO，降主动脉；DV，动脉导管；HV，肝静脉；IVC，下腔静脉；LPV，左肺静脉；RPV，右肺静脉

透明模式

最小投影模式（minimum projection mode，MPM）是另外一种容积-渲染工具，可在容积数据中优先显示最小的灰阶值。这种图像后处理方法可用于显示血管结构以及充液的器官[196,197]。利用最小投影模式可更加清晰地观察到上纵隔内心脏与大血管异常连接的空间关系，并在左、右侧异构时有助于确定心房的形态学特征[168]。

B-flow 渲染成像

这种四维显像方法增强了血管中本身较弱的血流反射体回声，同时抑制了来自周围组织中的较强信号[198~200]。因为该技术不依赖于多普勒方法显示血流，因此它无角度依赖性，而且不影响帧频。STIC 联合 B-flow 技术评价胎儿脉管系统要优于联合彩色或能量多普勒成像技术。在 B-flow 成像中，来自组织和血流的回声均可以高分辨率显示，而不像彩色多普勒显像时血流回声会覆盖组织回声。此外，当声束垂直于血管时，B-flow 成像技术信号损失较少。通过 B-flow 成像技术可更好地观察异常血管与胎儿心脏的连接关系，如完全型肺静脉异位引流（图 13-41）[201] 及主动脉缩窄时扭曲的主动脉（图 13-42）[202]。

四维超声在产前诊断胎儿先心病中的准确性和可重复性

在两项中孕期多中心研究中，评价了四维超声与

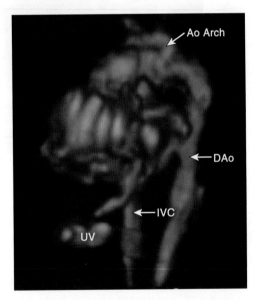

图 13-42　B-flow 成像技术显示狭窄、扭曲的主动脉弓（Ao Arch）及其与心脏和其他血管的关系。Ao Arch，主动脉弓；DAo，降主动脉；IVC，下腔静脉；UV，脐静脉

STIC 诊断胎儿先心病的准确性和可重复性[203,204]。另外一项具备四维超声诊断技术的 7 个国际中心参与的横切面研究中，对证实或未经证实的先心病胎儿在孕 18~26 周进行超声检查，他们的容积数据上传到一个中央 FTP 服务器中[204]。作者报道了诊断胎儿先心病的敏感性、特异性、阳性预测值、阴性预测值以及假阳性率和假阴性率的中位数（范围），分别为 93%（77%~100%）、96%（84%~100%）、96%（83%~100%）、93%

（79%～100%）、4.8%（2.7%～25%）和 6.8%（5%～22%）。此外，在诊断先心病时，各个中心之间的一致性非常高（Kappa 统计值 0.97）。研究认为，四维容积数据可由不同中心远程采集和解读，对于具备四维超声诊断技术的中心，四维超声是胎儿超声心动图检查中一个准确和可靠的手段。然而，10% 的容积数据因图像质量不高而价值有限，这些容积数据可能没有包含足够解剖信息，或者过多伪影使解剖结构不能清晰显示。需要说明的是，向中央 FTP 服务器上传或下载每个容积数据的平均时间是 2 分钟（范围：1～3 分钟），分析每个容积数据的平均时间是 6 分钟（范围 2～15 分钟）。在另外一项相似的研究中，研究对象包含 167 例正常胎儿和 175 例先心病胎儿，研究结果表明四维超声结合 STIC 诊断胎儿先心病的敏感性为 91.6%，特异性为 88.1%，阳性预测值为 89.7%，阴性预测值为 94%。两名具有四维超声诊断技能的超声医生盲法分析了所有的容积数据并对 74% 的病例得出了一致的最终诊断[203]。然而，同一作者在另一项研究中报道，在整个妊娠期利用四维超声和 STIC 识别胎儿心脏结构，观察者及观察者之间的一致性好或非常好[205]。

另一项研究评价了三维或四维超声能否提高二维超声诊断先心病的能力。作者比较了 181 例胎儿先心病病例的二维录像和四维容积数据。发现利用不同的四维渲染方法，有 12 例胎儿先心病仅能被三维或四维方法诊断出来而不能通过电影回放进行诊断，包括 1 例右位主动脉弓合并主动脉分支异常，1 例完全型大动脉转位合并肺动脉闭锁，1 例主动脉弓离断，1 例右心室室壁瘤，2 例完全型肺静脉异位引流以及 4 例室间隔缺损[206]。

早孕和中孕早期胎儿四维超声心动图

2014 年的一项研究评价了四维超声在孕 11～15 周诊断胎儿先心病的价值[207]。研究包括正常胎儿（17 例）和异常胎儿（16 例）的 48 个容积数据。总体来说，诊断胎儿先心病的准确性、敏感性、特异性、阳性似然比和阴性似然比的中位数（范围）分别为 79%（77%～83%）、90%（70%～96%）、59%（58%～93%）、2.35（2.05～9.8）和 0.18%（0.08%～0.32%）。值得注意的是，各个中心间的一致性仅为中等（Kappa 值 0.6），而且 15%～23% 的容积数据因图像质量欠佳而价值有限，原因包括容积数据中未包含足够的解剖信息或伪影影响解剖结构的观察。此外，与具有较高诊断指数的中心相比，低诊断指数的中心质量欠佳的容

积数据占了较大比例。研究认为四维超声可应用于早孕期及中孕早期，在 11～15 周可远程采集胎儿心脏的四维容积数据并在不同的中心进行准确解读。此结果与 2008 和 2009 年的两项研究相一致。前者认为在早孕期可从胎儿四维容积数据中获取胎儿超声心动图所需的标准切面，可重复性好[50]；后者指出胎儿四维超声心动图在早孕期诊断先心病的准确率达到 95.3%[208]。

一项多中心研究指出早孕期四维超声心动图诊断胎儿先心病的敏感性中位数达 90%，与单机构的研究结果基本一致[208]。但多中心研究中诊断胎儿先心病的特异性中位数（59%）较低，这反映出多个中心之间的一致性仅达到中等水平。观察发现，几乎在 1/5 的病例中四维容积数据的临床价值有限。胎动过多、心脏过小以及频繁依赖彩色多普勒成像评价心脏结构等因素增加了早孕期胎儿四维超声心动图的诊断难度。然而在许多情况下，这些容积数据中所包含的解剖信息足以区分正常与异常病例并可以诊断特定先心病。

本节中的回顾分析表明，四维超声心动图结合 STIC 应用多平面显像和渲染成像有助于胎儿心脏检查。此外，中孕期进行的胎儿四维超声检查在诊断胎儿先心病时准确性高、可重复性好。四维超声在早孕期及中孕早期的应用价值的初步报道让我们看到了希望，但仍需大量的研究来证实这些结果。另一个重要的研究领域是评价四维超声在先心病筛查中的应用，以及在筛查和诊断胎儿先心病中使用自动或半自动的后处理方法分析四维容积数据。与传统的胎儿超声心动图检查方法相比，将 STIC 用于胎儿心脏筛查并进行临床推广需要在新兴技术的背景下进行进一步的研究。

胎儿心血管疾病

概述

流行病学

胎儿心血管疾病中最常见的病变包含有结构性心脏病、胎儿心律失常和继发性心脏病，也包括胎儿心肌炎和心肌病、心包积液和心脏肿瘤。胎儿心血管疾病的发病率不详，也很难确定。考虑到一部分患有先心病的胎儿不能存活至足月，我们认为胎儿先心病的发病率要显著高于活产儿 6‰～10‰ 的发病率，虽然目前

尚未对这个课题进行广泛研究[209,210]。

病因学

大多数先心病的病因尚未明确,但显然是多因素所致。与先心病相关的母体暴露因素包括环境(如二噁英、多氯联苯、杀虫剂)[211,212],摄入性的(如乙醇、异维A酸、沙利度胺)[213]以及感染(风疹)[214]。任何原因引起的母体发热也与先心病密切相关[215,216],同样,当前日益增多的孕妇肥胖及糖尿病体质也与先心病密切相关[217~219]。

遗传或偶发的基因问题也会影响先心病的发生。许多综合征与先心病相关,而且基因异常也与单发的先心病有关(表13-5)[212]。与先心病相关的基因方面异常可能是由非整倍体所引起,如唐氏综合征及Turner综合征;也可能是由染色体缺失所引起,如22q11.2缺失;或者由于单一DNA碱基突变引起的异常蛋白转

录所致,如JAG1突变引起的Alagille综合征。鉴于先心病与基因异常有着密切关联,许多人主张对所有患先心病的胎儿或儿童进行基因学检查。

然而值得注意的是,当前仅有少数的先心病可归因于已知的基因异常。大多数患有先心病的婴儿其父母并没有相关危险因素。因此,尽管人们了解了先心病的危险因素,高质量的中孕期超声检查仍是产前诊断先心病最重要的方法。

神经发育结局

在过去的30年中,人们对先心病儿童神经发育后遗症的认识有了显著提高。尽管大多数的非综合征型先心病患儿并没有严重的神经发育损伤,但经历过心脏外科手术的儿童与没有心脏疾病的儿童相比,更容易患有神经发育异常[220]。与正常对照组相比(<2%),患有复杂先心病的儿童,其由胎儿磁共振检查出的脑组织结构性病变的发病率为23%[221]。Owen团队[222]同样报道过患有先心病的婴儿在心外科手术前出现了脑组织容量增长受损。鉴于产前诊断能够改善患有严重先心病新生儿的术前状态,产前多学科协作管理以及尽可能的早期干预会改善神经发育结局[223]。

先天性心脏病

本节重点介绍最为常见的先心病的解剖结构和图像特点。通过超声扫查前面所提到的重要切面,可以较为容易地诊断这些先心病。

室间隔缺损

定义 左右心室之间存在交通称为室间隔缺损(ventricular septal defect,VSD)。室间隔缺损可分为几种类型,且同一病变可有多种名称,取决于不同的命名法(表13-6)[224~226]。先心病手术命名和数据库项目简单地将室间隔缺损分为1~4型[227]。本章将使用Van Praagh分类法。

流行病学 除外卵圆孔未闭及动脉导管未闭,室间隔缺损是最为常见的先心病。在过去的几十年中,室间隔缺损的出生率一直在增长,在最近的文献报道中其发病率大约为300/100 000[9,228]。其发病率的增加主要是由于无需手术的膜周部缺损和肌部缺损检出率增高所致[14]。因此人们推测,室间隔缺损发病率的增加一部分归因于心血管影像诊断技术的提高[229,230]。

解剖 图13-43显示从室间隔右室面观察不同位置的室间隔缺损。圆锥心室型室间隔缺损中的膜部型缺损(通常简称为膜部室间隔缺损,图13-44)是最为

表13-5 胎儿常见遗传学疾病与心血管相关性

条件	心血管病变
Turner综合征(单体X)	左心病变:左心发育不良综合征,主动脉瓣二叶式畸形,主动脉缩窄 体静脉异常:静脉导管缺失,左上腔静脉 肺静脉异常:部分型肺静脉异位引流
唐氏综合征(21三体)	房室通道型缺损,房室通道型缺损合并法洛四联症,单发室间隔缺损
22q11.2缺失	法洛四联症,永存动脉干,右室双出口,肺动脉闭锁合并室间隔缺损,右位主动脉弓,右或左锁骨下动脉迷走,双主动脉弓
Edwards综合征(18三体)	房间隔缺损,室间隔缺损,多瓣膜疾病
Patau综合征(13三体)	房间隔缺损,室间隔缺损,多瓣膜疾病
Williams综合征(ELN突变)	主动脉瓣上狭窄,肺动脉分支狭窄,二尖瓣及主动脉瓣异常
Alagille综合征(JAG1突变)	法洛四联症,肺动脉分支狭窄
CHARGE综合征	房间隔缺损,室间隔缺损,法洛四联症

CHARGE综合征:眼缺损、心脏病变、后鼻孔闭锁、生长发育障碍、性腺发育不良、耳畸形

From Fahed AC, Gelb BD, Seidman JG, Seidman CE: Genetics of congenital heart disease: the glass half empty. Circ Res 112(4):707-720, 2013

常见的类型之一,缺损以主动脉瓣和三尖瓣为界。圆锥心室-对位不良型室间隔缺损(一般简称为圆锥心室型室间隔缺损)同样以三尖瓣和主动脉瓣为界,但是圆锥间隔向前或向后偏移导致主动脉或肺动脉骑跨(图 13-45)。向前的对位不良型室间隔缺损常见于法洛四联症,而向后的对位不良型缺损常见于主动脉弓离断。

小梁部的缺损为肌部型室间隔缺损(图 13-46),可进一步分为心尖部、中部、后部及前部等类型。肌部型室间隔缺损是最为常见的类型。缺损位于流入道两侧房室瓣之间,称为房室通道型室间隔缺损(Anderson 命名法中的膜周流入道型缺损,图 13-47)。

圆锥间隔型室间隔缺损(图 13-48)是最为少见的一种类型,其位于右室流出道与左室之间的间隔处。缺损一般以肺动脉瓣环和主动脉瓣环共同为界,因此在 Anderson 命名法中称为双动脉下型缺损。如果缺损位于这个区域,但完全由肌性组织所包绕(缺损边缘不是瓣膜),这种类型的缺损在 Anderson 命名法中

归于肌部流出道型缺损。

遗传因素　当发现室间隔缺损时必须考虑到基因方面有无异常。一项研究表明,46%室间隔缺损的胎儿会出现基因异常[231]。值得注意的是,所有的基因异常者除 1 例以外,均发现了 NT 异常、非整倍体高风险或已知的心外畸形。当以风险因素进行划分时,2.5% 无风险因素的病例及 58%具有风险因素的病例出现了基因异常。另一项研究得出类似结果,发现仅 1.2%有室间隔缺损而无其他心外畸形的患者存在基因异常[229]。

特定类型的室间隔缺损,基因异常的概率会显著增加。例如,如发现房室通道型室间隔缺损则必须除外完全型房室间隔缺损,后者出现唐氏综合征的风险高达 50%。如果发现存在对位不良型室间隔缺损同时合并肺动脉狭窄或右位主动脉弓,那么 22q11.2 缺失综合征的风险将增加,高达 25%。如果患有室间隔缺损合并多瓣膜病变,则出现 13 三体或 18 三体综合征的概率会很高。

先天性心脏病手术命名与数据库项目	Van Praagh	Anderson	其他
Ⅰ型	圆锥间隔型	双动脉下肌部-流出道或漏斗部	嵴上型、漏斗部、双动脉下、圆锥部、右室流出道及动脉下
Ⅱ型	圆锥心室-膜部型 圆锥心室-对位不良型	膜周-流出道	
Ⅲ型	房室通道型	膜周-流入道 *	流入道
Ⅳ型	肌部	肌部-小梁部 肌部-流入道	

表 13-6　室间隔缺损命名

* 若缺损与心内膜垫缺损有关,在这种情况下,它不包括在室间隔缺损分类中

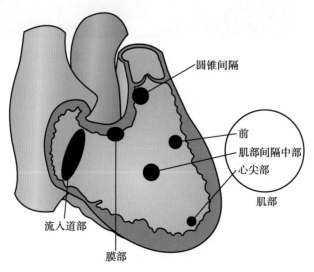

图 13-43　从右室面观察室间隔缺损位置示意图

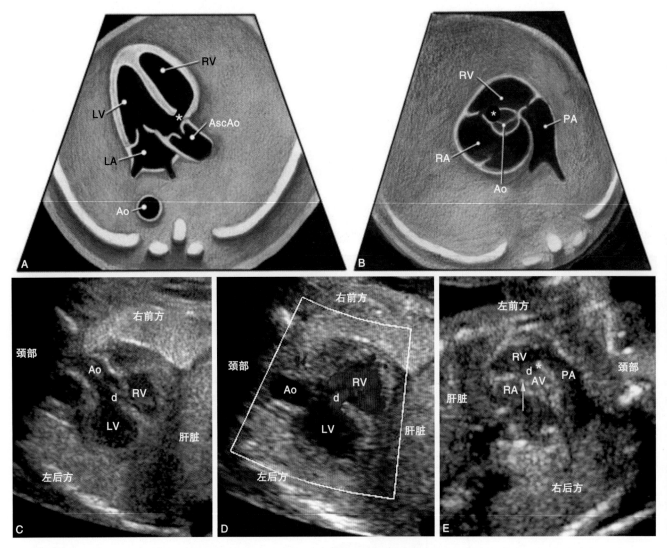

图 13-44　膜部(膜周部)室间隔缺损的示意图、二维及彩色多普勒声像图。膜部缺损一般以三尖瓣和主动脉瓣为界,在左室流出道切面及高位短轴切面可以显示。如图 A 和 B 中的星号所示,图 C~E 中字母"d"所示。图 E 中可显示位于缺损前上方的残余流出道间隔(*)。彩色多普勒(D)显示通过缺损处的分流通常是双向的;本图中为收缩期帧中的左向右分流。Ao,主动脉;AscAo,升主动脉;AV,主动脉瓣;d,室间隔缺损;LA,左房;LV,左室;PA,主肺动脉;RA,右房;RV,右室

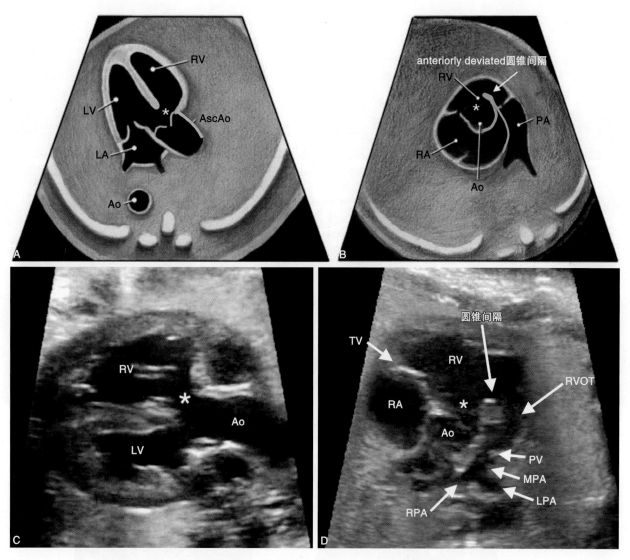

图 13-45 法洛四联症中圆锥心室型(也称前对位不良型或膜周流出道型)室间隔缺损示意图和声像图。圆锥心室型室间隔缺损常与圆锥间隔的向前偏移有关,如法洛四联症中所见。图中缺损用星号表示。缺损一般以三尖瓣(TV)和主动脉瓣为界,圆锥间隔存在异常,有别于非对位不良型室间隔缺损(VSD)。A、C. 左室流出道切面显示一个较大的圆锥心室型室间隔缺损和主动脉骑跨。B、D. 高位短轴切面显示由于圆锥间隔偏移导致的右室流出道(RVOT)狭窄。室间隔缺损(星号)以三尖瓣和主动脉为界。同时可见肺动脉瓣环轻度发育不良。Ao,主动脉;AscAo,升主动脉;LA,左房;LPA,左肺动脉;LV,左室;MPA,主肺动脉;PA,主肺动脉;PV,肺动脉瓣;RA,右房;RPA,右肺动脉;RV,右室(D from Morris SA, Maskatia SA, Altman CA, Ayres NA:Fetal and perinatal cardiology. In Allen HD, Shaddy RE, Penny DJ et al[eds]:Moss and Adams' Heart Disease in Infants, Children, and Adolescents Including the Fetus and Young Adult, 9th ed. Philadelphia, Wolters Kluwer, 2016, used with permission)

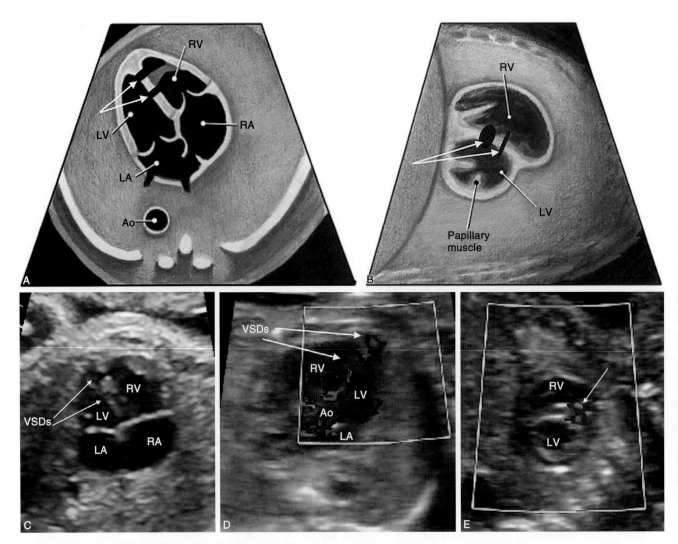

图 13-46　肌部室间隔缺损（VSD）的示意图和声像图。室间隔缺损用箭头标记。第一个示意图（A）及声像图 C 和 D 显示中间段和心尖段肌部室间隔缺损。第二个示意图（B）显示两处中间段肌部室间隔缺损，E 显示一处偏前肌部室间隔缺损。Ao，主动脉；LA，左房；LV，左室；RA，右房；RV，右室（A，Adapted with permission from American Institute of Ultrasound in Medicine：AIUM practice guideline for the performance of fetal echocardiography. J Ultrasound Med 32：1067-1082，2013）

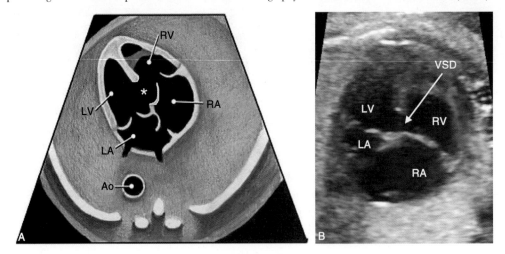

图 13-47　房室通道型（膜周流入道型）室间隔缺损（VSD）的示意图（A）和声像图（B）。在 A 和 B 中 VSD 分别用星号和箭头标示。请注意可以看到两个房室瓣，且无原发孔型房间隔缺损。Ao，主动脉；LA，左房；LV，左室；RA，右房；RV，右室（A，Adapted with permission from American Institute of Ultrasound in Medicine：AIUM practice guideline for the performance of fetal echocardiography. J Ultrasound Med 32：1067-1082，2013）

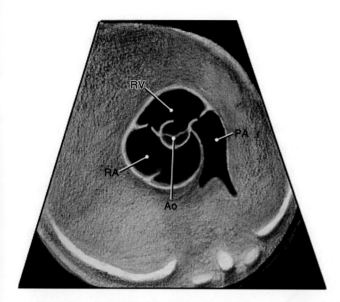

图 13-48　圆锥间隔型室间隔缺损示意图。Ao，主动脉；PA，主肺动脉；RA，右房；RV，右室（Adapted with permission from American Institute of Ultrasound in Medicine：AIUM practice guideline for the performance of fetal echocardiography. J Ultrasound Med 32：1067-1082，2013）

干预和预后　室间隔缺损通常会有三种结局，自然闭合、手术后闭合或在无明显血流动力学改变的情况下不采取干预治疗。肌部和膜部缺损可以自然闭合，并且可能在宫内愈合[229,231~233]。研究表明，2%~31%的胎儿肌部室间隔缺损会在宫内闭合，另外有19%~75%会在出生后一年内闭合[229,232~234]，估计0%~15%的肌部室间隔缺损需要生后手术治疗[229,233]。研究表明，膜部室缺中4%~35%会在宫内闭合，另外1%~23%在出生后一年内闭合，而大约42%需要手术治疗[229,231,234]。房室通道型室缺、对位不良型室缺以及圆锥间隔型缺损极少自愈而需手术治疗。

不合并其他心脏畸形的室间隔缺损需要干预治疗时，通过短暂的利尿剂治疗可以改善症状，手术一般可推迟到生后几个月进行。与数十年前相比，尽管导管技术在安全性方面有了很大提升，但是当前在大多数医院治疗儿童室间隔缺损的首选方法仍为外科手术修复[235~238]。肺动脉环扎法主要应用于患有多发室间隔缺损的重症患儿或合并相关异常的患儿。

儿童患有单发室间隔缺损的预后是十分良好的。即使需要进行外科手术修复，大多数小儿心脏外科VSD修补的死亡率不到1%[236]。潜在的并发症包括术后心律不齐（约4%，通常为短暂性）及术后房室传导阻滞（约1%）。圆锥间隔缺损、膜部缺损或对位不良型室间隔缺损的患者可能会出现术后远期主动脉瓣反流或主动脉扩张等改变，因此建议终身随访。

声像图诊断特征　胎儿室间隔缺损因缺损大小不

同，且双侧心室之间压力相似致使分流不易观察，所以该病是产前影像诊断中最容易漏诊的畸形之一[239]。通过仔细扫查可发现中到大的缺损，也能看到小型室间隔缺损，但和伪差很难鉴别。在某些情况下，"T 征"有助于室缺和伪差的鉴别，但并不完全可靠。"T 征"指回声失落的区域边界清晰明亮，回声增强的部位是残存的室间隔末端钝化的部分（图 13-50C）[239a]。无论早孕期或晚孕期的胎儿，联合应用二维超声和彩色多普勒都有助于发现室间隔缺损，可优化检查并降低假阳性[232]。虽然二维超声可以很容易发现大的室间隔缺损，但我们应该利用彩色多普勒来证实缺损的存在，一般会发现通过缺损的双向分流信号。

声像图诊断技巧

膜部室间隔缺损（图 13-44）

- 多个切面可显示缺损。
- 图像中常见主动脉瓣或三尖瓣构成缺损的边界。
- 如果从四腔心切面向上扫查，只有当主动脉瓣出现时才会发现缺损。
- 因为膜部间隔是室间隔中最薄弱的部分，即使没有缺损也可以显示为回声失落，所以假阳性结果很常见。一般应通过彩色多普勒来证实诊断。

圆锥心室型室间隔缺损（图 13-45）

- 缺损可单独存在，但通常会合并其他畸形，法洛四联症（向前对位不良）及主动脉弓离断（向后对位不良）最为常见。
- 圆锥心室型室间隔缺损通常会合并流出道梗阻，因此需密切评估大动脉的内径差异及梗阻情况。
- 易合并右位主动脉弓。
- 主动脉骑跨最为常见（向前对位不良）。肺动脉也可出现骑跨（向后对位不良），通常会合并主动脉弓发育不良或主动脉弓离断。

肌部室间隔缺损（图 13-46）

- 肌部室间隔缺损不以任何瓣膜为界。
- 可表现为筛孔型，如某些缺损在左室面有一个开口，而在右室面有多个开口。

房室通道型室间隔缺损（图 13-47）

- 如果主动脉瓣和室间隔缺损同时出现，则缺损很可能不是房室通道型，或可能为房室通道型缺损同时合并膜部室间隔缺损。
- 四腔心切面是最佳诊断切面（图 13-47B）。
- 仔细检查有无原发孔型房间隔缺损（四腔心切面）及共同房室瓣（与之垂直的短轴切面）。
- 必须在显示房室瓣的情况下看到缺损，因为房室瓣是缺损的边界。

圆锥间隔型室间隔缺损（图 13-48）

- 在某些切面这种最少见的室间隔缺损容易与膜部室间隔缺损相混淆。
- 该类型室间隔缺损不能以三尖瓣为边界。
- 缺损紧邻肺动脉瓣。
- 短轴切面是区分膜部型与圆锥间隔型室间隔缺损的最佳切面。

房室通道型缺损

定义　房室通道型缺损也称为房室间隔缺损（atrioventricular septal defect，AVSD）或心内膜垫缺损（en-

docardial cushion defect）。在本节中我们统一称之为房室通道型缺损。此畸形包括原发孔型房间隔缺损（primum atrial septal defect，ASD）、房室通道型室间隔缺损（atrioventricular canal type）和一组通常由 5 个瓣叶组成的共同房室瓣（common AV valve）（图 13-49）。由于心脏十字交叉部位发育异常导致了近房室瓣位置的房间隔缺损以及流入道部位的室间隔缺损，且心内膜垫分隔共同房室瓣失败。共同房室瓣只有一个瓣环连接双心房与双心室，并在心脏十字交叉部位的同一水平连接双心室，导致正常的房室瓣位差消失。

流行病学　房室通道型缺损在先心病婴儿中的发

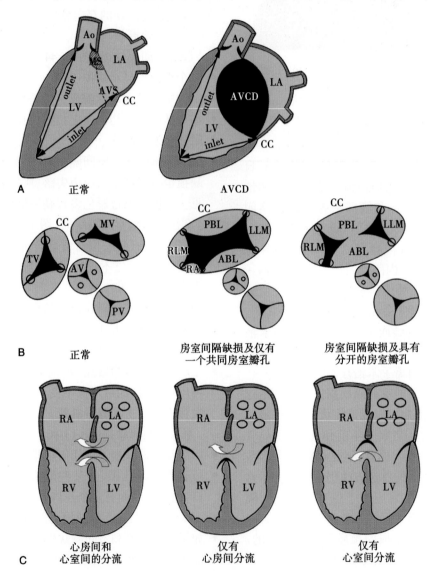

图 13-49　示意图显示房室间隔缺损（AVSD）的特点。A. 从左侧观察左室（LV）发现 AVSD 中流入道-流出道比例失调，且主动脉（Ao）至心脏十字交叉（CC）的距离增加。B. 从上方观察房室瓣。在正常心脏中主动脉瓣（AV）嵌入三尖瓣（TV）和二尖瓣（MV）之间。在 AVSD 中，因仅有一个共同房室瓣环，主动脉瓣并未嵌入，且主动脉瓣距十字交叉的距离增加。房室间隔缺损中房室瓣的五个瓣叶为前、后桥瓣（ABL、PBL），左、右侧叶（LLM、RLM），及右前叶（RA）。C. 分流水平。通过房室间隔缺损的分流取决于桥瓣与间隔缺损边缘的关系。LA，左房；MS，膜部间隔；PV，肺动脉瓣；RA，右房；RV，右室

病率为 4% ~ 5%，在活产儿中的发病率为 0.19‰ ~ 0.35‰[209,240,241]。一项关于胎儿先心病的大样本前瞻性研究发现，房室通道型缺损最为常见，在胎儿心脏异常中的比例约为 18%[242]。鉴于 ASD、VSD 及共同房室瓣均可在四腔心切面显示，因此该切面是诊断的重要切面（图 13-50）。

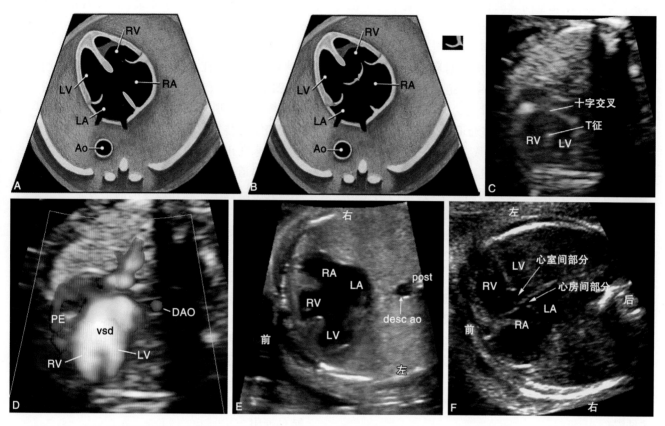

图 13-50　完全型房室通道缺损（房室间隔缺损）的示意图（A 和 B）和声像图（C~F）。探头角度不同及在心动周期的不同时间点，可或多或少观察到共同房室瓣。图 C 和图 D 分别为 13⁺⁵ 周合并 13 三体的完全性房室通道缺损胎儿的二维与彩色多普勒显像四腔心切面。Ao，主动脉；DAO，降主动脉；desc ao，降主动脉；LA，左房；LV，左室；PE，心包积液；post，后；RA，右房；RV，右室；vsd，室间隔缺损 . (A and B Adapted with permission from American Institute of Ultrasound in Medicine: AIUM practice guideline for the performance of fetal echocardiography. J Ultrasound Med 32:1067-1082,2013)

由于右背侧圆锥垫在右侧房室瓣和流出道的发育中起到了一定作用，因此 AVCD 可能和圆锥动脉干畸形有关，如 TOF 和 DORV 等。在 21 三体患者中可以见到完全型 AVCD 以及各种类型 AVCD 合并 TOF。当房室瓣连接主要偏向一侧心室同时对侧心室发育不良时，则产生非均衡型房室通道缺损。房室通道缺损也常出现在异构综合征中，与多脾综合征（双侧左房异构）相比，更常见于无脾综合征（双侧右房异构）。

解剖　房室通道缺损定义为心脏发育过程中心内膜垫异常发育导致的一组心脏畸形。心内膜垫上部和下部不能融合，导致了房间隔下部缺损及流入道室间隔缺损。有一组共同房室瓣，其左右部分附着于间隔的同一水平。共同房室瓣左侧部分向下移位，导致正常房室瓣的位差消失。从十字交叉到心尖的距离缩短而从心尖到主动脉的距离增加，导致了左室流出道的

拉伸及主动脉的向前移位。主动脉不像通常情况下位于两个房室瓣之间而是"凸"出来。拉伸变细的左室流出道呈现"鹅颈征"改变。左室流出道狭窄以及前桥瓣在室间隔上附着位置的异常可导致外科修复术后主动脉瓣下狭窄及左室流出道梗阻。

完全型房室通道缺损的特点是，一个大的原发孔房间隔缺损、一个房室通道型室间隔缺损及位于两个缺损之间的共同房室瓣。原发隔上的缺损位于卵圆孔的前下方并与房室瓣相邻。Giancarlo Rastelli 提出根据前桥瓣（有时也称为上桥瓣）的形态学特征对房室通道缺损进行分类。A 型最为常见，前桥瓣完全在室间隔的前上缘插入。B 型最为少见，前桥瓣较大并跨越室间隔，腱索沿室间隔右面或调节束附着。C 型，前桥瓣并未附着于室间隔上而是以腱索附着于右前乳头肌。人们将 C 型中的前桥瓣称为无腱索附着于间隔的"自由漂浮"型瓣叶，其漂浮于室间隔缺损之

上[243]。房室通道缺损时乳头肌逆时针扭转。两个乳头肌可紧密相邻或融合为一组乳头肌。

当前桥瓣和后桥瓣(也称为下桥瓣)与室间隔嵴部紧密附着时则无室间隔缺损,此时会形成不完全的或部分型房室通道缺损。有一个大的原发孔房间隔缺损而无室间隔缺损(图13-49B,C及图13-51)。房室瓣位于同一水平,有一个共同房室瓣环和两个相互独立的房室孔,这是由于舌状房室瓣组织在中央与上下桥瓣相连。左侧房室瓣在前叶上会有一个裂缺,其朝向室间隔的中部。过渡型房室通道缺损与部分型房室通道缺损相类似,但腱索不够致密而且存在一个限制性室间隔缺损或多孔型小缺损。

当房室瓣均匀地连接到两侧心室时,为均衡型房室通道缺损。当房室流入道主要连接于一侧心室时则形成非均衡型房室通道缺损。非均衡型房室通道缺损占所有房室通道缺损的10%。大约2/3的非均衡型房室通道缺损是右室优势型,其中一半以上的共同房室瓣连于右室。在右室优势型房室通道缺损中,左室发育不良,且容易合并左室流出道梗阻、主动脉瓣发育不良及主动脉弓发育异常如主动脉缩窄。在左室优势型房室通道缺损中,右室发育不良,一般会合并右室流出道梗阻及肺动脉狭窄或闭锁。21三体综合征合并非均衡型房室通道缺损的患者,以左室优势型常见[244]。

遗传因素 大约40%～45%的21三体综合征患儿合并先天性心脏病。患有先心病的21三体综合征患儿,约45%存在房室通道缺损。超过75%的房室通道缺损患者合并21三体综合征[245]。因此,产前诊断为房室通道缺损时应在鉴别诊断中高度注意21三体综合征的存在。如果出现无房间隔的共同心房、共同房室瓣而无室间隔缺损时则与Ellis-van Creveld综合征相关,该病是一种常染色体隐性遗传病[246]。

干预和预后 不完全型或部分型房室通道缺损因不存在室间隔缺损,其病理生理学改变与大的房间隔缺损相同,出生后2年内进行房间隔缺损和左前房室瓣裂缺的外科修补术。该病的发病率和死亡率非常低。左侧房室瓣残余反流可能是一个慢性问题,更常见于4岁后修补的患儿[247,248]。

在过去的几十年中,房室通道缺损已成为修复最为成功的先心病之一。儿科心脏网(Pediatric Heart Network)最近报道指出,该病术后1个月及6个月内的总死亡率分别为2.5%和4%。在完全型房室通道缺损中,残余房间隔缺损或室间隔缺损在术后1个月内较为常见,在术后6个月内仅1%有显著的残余室

间隔缺损[247,249]。约20%完全型房室通道缺损的患者会进行后续手术,包括修复房室瓣残余反流(最常见于左侧房室瓣)、房室瓣狭窄、左室流出道梗阻以及残余室间隔缺损。进行二次手术最常见的原因为左侧房室瓣中到重度残余反流,可以修补瓣膜,部分病例需要瓣膜置换[244,249~253]。

声像图诊断特征 所有类型的房室间隔缺损(图13-50,图13-51)具有以下特征:
- 房室瓣叶在心脏十字交叉部位同一水平附着。
- 左侧房室瓣装置裂缺指向室间隔。
- 主动脉未在正常位置而是向前移位。
- 左室流出道延长。
- 原发孔房缺位于卵圆孔边缘的前下方。
- 左室乳头肌逆时针旋转。

完全型房室通道缺损(图13-50)除具有前面所述特征外还具有以下特征:
- 大的房室通道型室间隔缺损。
- 共同房室瓣骑跨在大室间隔缺损与大房间隔缺损之间。
- 当房室瓣主要连接于一侧心室时构成非均衡型房室通道。基于这种可能性,检查应包含评价对侧发育不良的心室、有无流出道梗阻及远端半月瓣梗阻。右室优势型房室通道缺损时应评价有无主动脉弓梗阻。

不完全或部分型房室通道缺损(图13-51)
- 无室间隔缺损。
- 共同房室瓣的舌状组织连接,形成单一瓣环里两个相对独立的房室孔。
- 左侧房室瓣装置在前叶上会有裂缺,并朝向室间隔中部(图13-51C)。

过渡型房室通道缺损的特点:
- 小的限制性室间隔缺损。
- 共同房室瓣的舌状组织连接,形成单一瓣环里两个相对独立的房室孔。

法洛四联症及肺动脉闭锁合并室间隔缺损

定义 Niels Stensen于1671年最先报道一组与现在称为法洛四联症(tetralogy of Fallot,TOF)相同的病变[254,255]。200多年后,Etienne Fallot描述了一种与心脏四种不同的结构异常有关的"发绀型疾病":大的室间隔缺损,主动脉骑跨,右心室肥厚,以及肺动脉狭窄(图13-45,图13-52)[256]。现在很清楚,法洛四联症是四个不相关的心脏结构异常的结果。实际上,漏斗部间隔的发育不良及向前上偏移是该病的诊断特征[257]。

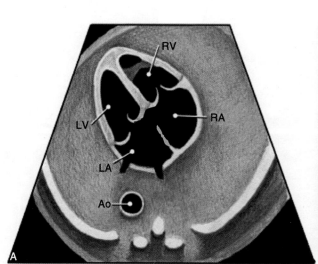
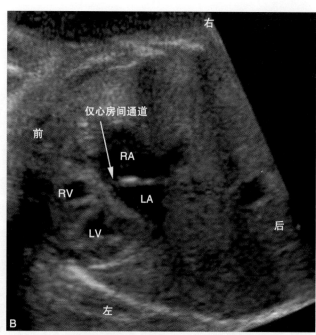

图 13-51　部分型房室通道（房室间隔）缺损示意图（A）和声像图（B），其有一个原发孔型房间隔缺损和左侧房室瓣裂缺。A 图显示低位短轴切面，左侧房室瓣正面图显示其异常附着于室间隔和前叶裂，没有室间隔缺损。AL，二尖瓣前叶；LA，左房；LV，左室；PL，二尖瓣后叶；RA，右房；RV，右室。（A，Adapted with permission from American Institute of Ultrasound in Medicine：AIUM practice guideline for the performance of fetal echocardiography. J Ultrasound Med 32：1067-1082，2013）

漏斗部间隔的偏移在超声心动图诊断法洛四联症中具有十分重要的意义（图 13-45B、D）。肺动脉闭锁合并室间隔缺损是最为严重的法洛四联症，其右室流出道管腔完全闭塞（图 13-53）。

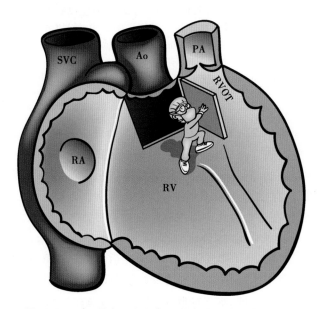

图 13-52　卡通图显示法洛四联症的发病机制。法洛四联症的重要特征是流出道间隔向左、前、上方偏移，从而引起了右室流出道（RVOT）狭窄及对位不良型室间隔缺损。Ao，主动脉；PA，肺动脉；RA，右房；RV，右室；SVC，上腔静脉.（From Yoo SJ，Jaeggi ET，used with permission）

流行病学　法洛四联症是最为常见的发绀型先心病，在活产儿中的发病率约为 0.5‰[209,258]。在无遗传综合征的情况下，如果第一次妊娠分娩法洛四联症患儿，那么第二次妊娠分娩先心病患儿的风险为 3%～4%[259~261]。

解剖　虽然圆锥部缺损容易发现，但对各种圆锥动脉干畸形的鉴别却十分困难[262,263]。左室长轴切面上出现室间隔缺损及半月瓣骑跨可提示一系列病变存在的可能，包括法洛四联症、肺动脉闭锁合并室间隔缺损、永存动脉干、某些类型的右室双出口及主动脉闭锁合并大室缺（图 13-45A、C，图 13-53A～C）。对这些病变进行鉴别及寻找已知的相关异常具有十分重要的意义。

法洛四联症指代了范围很广的一系列病变。与室间隔缺损及几乎无肺血流梗阻患儿（非发绀型法洛四联症）的病理生理改变相比，具有严重流出道梗阻的患儿（发绀型法洛四联症）需出生时给予前列腺素治疗以保证充足的肺血流量。评价右室流出道十分重要。利用彩色及频谱多普勒探查肺动脉瓣及动脉导管，利用二维测量肺动脉瓣及主肺动脉，这些均有助于预测出生时是否需要注射前列腺素以进行早期干预，同样可以评估是否在第一次修补时需要跨瓣环的补片[264~267]。特别指出的是，严重肺动脉瓣环发育不良，肺动脉瓣速度显著增加及动脉导管反向血流均为严重

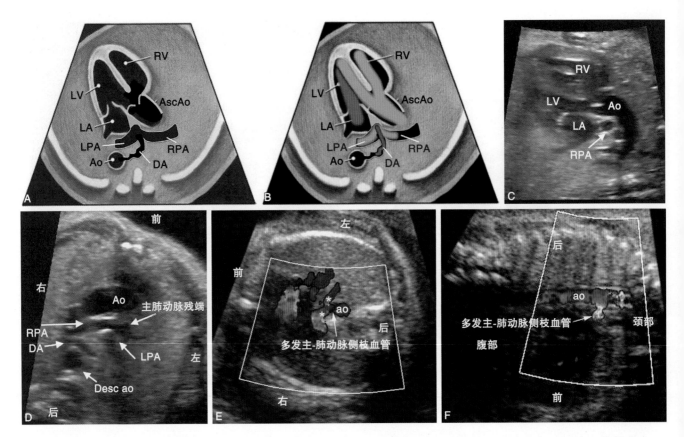

图13-53 示意图(A和B)和声像图(C~F)显示肺动脉闭锁合并室间隔缺损(PA-VSD)。A~D显示了PA-VSD中肺动脉分支汇合。E和F显示了PA-VSD伴多发主-肺动脉侧枝血管(MAPCA)。A和B显示了当四腔心切面轻微向上扫查时流出道形态的二维及彩色示意图。在左室流出道切面上(A~C),可观察到一个较大的圆锥心室型VSD及骑跨于其上的主动脉。从这个切面上仅观察心内解剖结构很难将合并肺动脉狭窄法洛四联症(TOF)、肺动脉闭锁合并室间隔缺损、永存动脉干及TOF型右室双出口进行鉴别。必须确定肺动脉血供才能对这些病变进行鉴别。向前上方扫查,不能观察到右室流出道;仅能发现一主肺动脉残端(D)。在A和B中,左位主动脉弓时,可见迂曲的动脉导管以典型的方式,从降主动脉发出。在D中,右位主动脉弓时,动脉导管发自左无名动脉的起始处;本图中仅能显示动脉导管的一部分。在E中,MAPCA(星号)从降主动脉(desc ao)前壁发出。E,轴切面显示MAPCA分叉成为分支动脉进入双侧肺脏。Ao,主动脉;AscAo,升主动脉;DA,动脉导管;LA,左房;LPA,左肺动脉;LV,左室;MPA,主肺动脉;RPA,右肺动脉;RV,右室(A,Adapted with permission from American Institute of Ultrasound in Medicine;AIUM practice guideline for the performance of fetal echocardiography. J Ultrasound Med 32:1067-1082,2013)

梗阻的表现,需要出生时前列腺素治疗。另外,应探查有无相关的心脏畸形如其他位置的室间隔缺损,右位主动脉弓(图13-53D),肺动脉分支发育不良等。

在肺动脉闭锁时确定肺动脉血供十分重要。如肺动脉血流由动脉导管供血(图13-53A~D),患儿出生时应行前列腺素治疗,也应行新生儿手术,以建立稳定的肺动脉血供。当肺动脉血流由多发主-肺动脉侧枝血管(multiple aortopulmonary collateral arteries,MAPCA)进行供血时(图13-53E~F),患儿出生时肺动脉血流是稳定的。当动脉导管对肺动脉供血时,动脉导管迂曲变长(图13-53A,B)。

遗传因素 圆锥动脉干畸形与22q11.2缺失综合征相关进一步突出了它们的共同特征(如DiGeorge综合征,但其仅为22q11.2缺失综合征的一个子集)。

约80%的22q11.2缺失综合征活产儿存在某些类型的先心病。与22q11.2最密切相关的先心病有肺动脉瓣缺如综合征、肺动脉闭锁与多发主-肺动脉侧枝血管、永存动脉干及B型主动脉弓离断(表13-7)。此外,如在这些患儿中出现右位主动脉弓,锁骨下动脉异常及交叉肺动脉会进一步增加22q11.2缺失的风险[268]。在2001年发表的一项研究指出,主动脉弓离断的患者中22q11.2缺失的发病率高达45%,而肺动脉瓣缺如综合征、永存动脉干、肺动脉闭锁合并室间隔缺损、法洛四联症、复杂大动脉转位的胎儿22q11.2缺失的发病率分别为38%、31%、18%、14%及12%[269]。有趣的是,活产儿中并未相应地观察到大动脉转位和22q11.2之间的关联,这说明大动脉转位合并22q11.2缺失可能增加了胎儿宫内死亡的风险[268]。

表 13-7　不同病疫合并染色体 22q 11. 2 缺失综合征的概率

病变	合并 22q 11. 2 缺失(%)	病变	合并 22q 11. 2 缺失(%)
孤立性右位主动脉弓	6~30%	大动脉右转位	0%~0.4%
右位主动脉弓伴镜像分支	0%~22%	大动脉左转位	0%
右位主动脉弓合并左锁骨下动脉迷走	12%~32%	右室双出口	0%~5%
孤立性双主动脉弓	14%	室间隔缺损合并主动脉缩窄	26%
所有类型的法洛四联症(TOF)	9%~21%	向后对位不良型室缺合并主动脉缩窄	33%~67%
TOF,左弓,正常分支	6%~11%	永存动脉干	30%~41%
TOF 合并任何主动脉弓异常	21%	A1 型	25%~42%
TOF,左弓,左锁骨下动脉迷走(译者注：应为"右锁骨下动脉迷走")	0%~31%	A2 型	17%~33%
		A3 型	63%~100%
TOF,右位主动脉弓伴镜像分支	10%~24%	A4 型	25%~50%
TOF,右弓,右锁骨下动脉迷走(译者注：应为"左锁骨下动脉迷走")	0%~40%	肺动脉瓣缺如综合征	14%~40%
		主动脉弓离断合并室间隔缺损	45%~89%
肺动脉闭锁合并室间隔缺损(PA-VSD)	21%~47%	A 型	0%
PA-VSD 合并 RAA	70%	B 型	56%~57%
PA-VSD 合并 PDA	0%~22%		
PA-VSD 合并 MAPCA	43%~77%		
PA-VSD 合并 MAPCA 及 RAA	100%		

MAPCA,多发主-肺动脉侧枝血管；PA-VSD,肺动脉闭锁合并室间隔缺损；PDA,动脉导管未闭；RAA,右位主动脉弓；TOF,法洛四联症；VSD,室间隔缺损

从以下出版物中获取的数据

Momma K：Cardiovascular anomalies associated with chromosome 22q11. 2 deletion syndrome. Am J Cardiol 105(11)：1617-1624,2010

Boudjemline Y,Fermont L,Le Bidois J,et al：Prevalence of 22q11 deletion in fetuses with conotruncal cardiac defects：a 6-year prospective study. J Pediatr138(4)：520-524,2001

Song MS,Hu A,Dyamenahalli U,et al：Extracardiac lesions and chromosomalabnormalities associated with major fetal heart defects：comparison of intrauterine,postnatal and postmortem diagnoses. Ultrasound Obstet Gynecol 33(5)：552-559,2009

Goldmuntz E,Crenshaw ML,Lin AE：Genetic aspects of congenital heart defects In Allen HD,Driscoll DJ,Shaddy RE,Feltes TF(eds)：Moss & Adams' HeartDisease in Infants,Children,and Adolescents,8th ed. Philadelphia,Lippincott Williams & Wilkins,2013,pp 617-643

Iserin L,de Lonlay P,Viot G,et al：Prevalence of the microdeletion 22q11 in newborn infants with congenital conotruncal cardiac anomalies. Eur J Pediatr 157(11)：881-884,1998

Momma K,Matsuoka R,Takao A：Aortic arch anomalies associated with chromosome 22q11 deletion(CATCH 22). Pediatr Cardiol 20(2)：97-102,1999

Momma K,Kondo C,Matsuoka R：Tetralogy of Fallot with pulmonary atresia associated with chromosome 22q11 deletion. J Am Coll Cardiol 27(1)：198-202,1996

Hofbeck M,Leipold G,Rauch A,et al：Clinical relevance of monosomy 22q11. 2 in children with pulmonary atresia and ventricular septal defect. Eur J Pediatr 158(4)：302-307,1999

Frohn-Mulder IM,Wesby Swaay E,Bouwhuis C,et al：Chromosome 22q11 deletions in patients with selected outflow tract malformations. Genet Couns 10(1)：35-41,1999

干预和预后　法洛四联症需手术修补室间隔缺损以消除分流,防止发绀。对大多数患儿而言,最初的修补于出生后 6 个月内(但不在新生儿期)进行,手术包括关闭室间隔缺损及解除肺动脉梗阻。如新生儿出现肺动脉闭锁或严重的肺动脉梗阻,应在新生儿期实施完整修补术,或先实施体-肺动脉分流术为肺动脉供血,直到几个月大时再实施完整修补术。修补术后,患儿一般会出现不同程度肺动脉瓣反流。如果反流严重,患儿需要二次手术行肺动脉瓣置换术。肺动脉闭锁患者需要连续更换右室与肺动脉之间的人工血管,一生中需要多次手术。

法洛四联症胎儿宫内死亡罕见[269]。伴或不伴肺动脉闭锁的法洛四联症患者的远期预后取决于右室发育状况[270-272]。总体来说,存活率极高,2000 年以来外科手术后的存活率超过 98%[272]。患有 TOF 及 PA-VSD 的儿童和成人需要终生随访有无并发症并进行治疗,包括心律失常,运动不耐受及右心受损。

声像图诊断特征　法洛四联症的特点(图 13-45)
- 四腔心切面可正常。通常在从四腔心切面向上扫查到流出道切面的过程中发现室间隔缺损及主动脉骑跨的病变(图 13-45A,C)。法洛四联症容易与永存动脉干、右室双出口及肺动脉闭锁合并室间隔缺损相混淆。应仔细观察流出道切面和弓的形态学特征进行鉴别诊断。

- TOF 与 PA-VSD 的区别在于,行彩色多普勒检查时,前者仍可探及通过肺动脉瓣的前向血流。
- 室间隔缺损一般为圆锥心室型(详见前面章节)。圆锥间隔型缺损罕见。
- 二维超声扫查时放大观察右室流出道及肺动脉分支有助于发现梗阻的位置。下列任何情况均可出现:瓣下狭窄,肺动脉瓣环发育不良,瓣膜狭窄,瓣上狭窄,肺动脉分支狭窄。
- 频谱多普勒检查时,右室流出道极少出现血流速度加快,甚至在中到重度狭窄时也很少出现。二维图像和 Z 评分可更好地确定发育不良的程度。

PA-VSD 的特点(图 13-53)

- PA-VSD 时,所有肺动脉的血流来源于其他血供,或通过动脉导管反向供血,或由降主动脉发出的 MAPCA 供血。
- 将彩色多普勒取样框置于降主动脉并降低彩色速度标尺,寻找具有前向连续血流频谱的小血管,有助于发现 MAPCA。
- 胎儿可能出现肺动脉分支发育不良合并 MAPCA。

永存动脉干

定义　永存动脉干(truncus arteriosus,TA)是一种复杂畸形。在该心血管畸形中,从心底发出一条大动脉并由其发出冠状动脉、肺动脉及体循环动脉[273]。胎儿心脏检查时,肺动脉闭锁(pulmonary atresia,PA)合并室间隔缺损或主动脉闭锁合并室间隔缺损时,因为其中一条大动脉会严重发育不良,所以与永存动脉干难以鉴别。

流行病学　永存动脉干在活产儿中的发生率约为 0.07‰~0.21‰[274-276]。有研究显示,该病在欧美的发病率逐年降低,可能与产前诊断水平提高及发现后引产有关[228,274]。

解剖　永存动脉干有多种分型(图 13-54,图 13-55),通常分型方法为以下两种[273]。

Van Praagh 分型[273]:

- A1 型:肺动脉分支从肺动脉总干上发出(最常见的类型)。
- A2 型:肺动脉分支分别从共同动脉干上发出(第二常见类型)。需要注意的是,A1 型和 A2 型可能难以区分,即使在最初的病例序列中,仍有 9%不清楚[273]。
- A3 型:左、右肺动脉其中一支缺如。缺如肺动脉侧的肺脏并非由共同动脉干的肺动脉分支供血,而是通过侧枝动脉供血(罕见)。
- A4 型:主动脉弓未充分发育导致导管前的主动脉弓发育不良、缩窄、闭锁或主动脉弓离断。

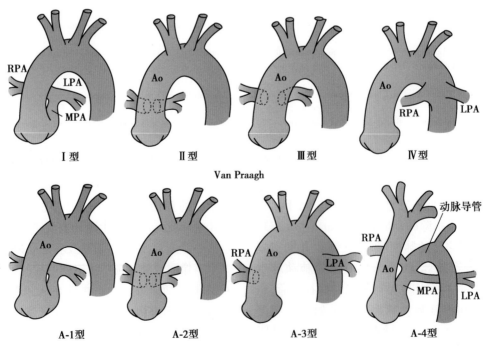

图 13-54　永存动脉干分型。Ao,升主动脉;LPA,左肺动脉;MPA,主肺动脉;RPA,右肺动脉 (Adapted from St Louis JD: Persistent truncus arteriosus. In Nichols DG, Ungerleider RM, Spevak PJ, et al[eds]: Critical Heart Disease in Infants and Children. Philadelphia, Mosby, 2006, p 690)

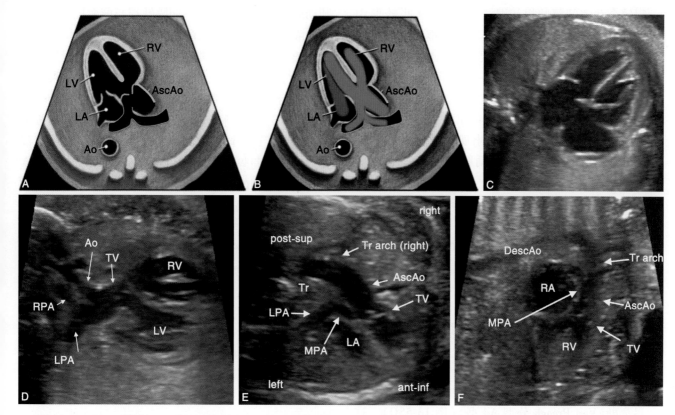

图 13-55　永存动脉干的示意图和声像图。A、B. 这些原理图显示如何轻微向上摆动探头显示流出道的二维和彩色血流图。C. 具有欺骗性的正常四腔心切面。D. 左室流出道切面显示大的 VSD 及主动脉骑跨。D、E. 对大动脉进行评价发现主肺动脉发自主动脉（Van Praagh A1 型，Collet-Edwards Ⅰ型）。D. 升主动脉发育不良及主动脉弓离断（图中不能看见弓的结构）。E. 右位主动脉弓。F. 这位右弓患者，主肺动脉和升主动脉发自同一动脉干瓣。动脉导管未显示。ant-inf，前-下；Ao，主动脉；AscAo，升主动脉；DescAo，降主动脉；LA，左房；LPA，左肺动脉；LV，左室；MPA，主动脉；post-sup，后-上；RA，右房；RPA，右肺动脉；RV，右室；Tr，气管；Tr arch，主动脉横弓；TV，共同动脉干瓣（A，Adapted with permission from American Institute of Ultrasound in Medicine；AIUM practice guideline for the performance of fetal echocardiography. J Ultrasound Med 32：1067-1082，2013）

Collet-Edwards 分型[277]：

- Ⅰ型：同 Van Praagh 分型中的 A1 型。
- Ⅱ型：同 Van Praagh 分型中的 A2 型。
- Ⅲ型：与Ⅱ型相似，但肺动脉分支分别发自共同动脉干侧壁（相对于动脉干后壁）。此型包含于 Van Praagh 分型中 A2 型当中。
- Ⅳ型：此型以前称为永存动脉干，现在更准确地归为肺动脉闭锁合并主-肺动脉侧枝血管（详见前面章节）。

遗传因素　永存动脉干新生儿中大约 50% 存在基因异常[275]，最为常见的是 22q 11.2 缺失综合征[278]。永存动脉干患儿也可存在其他基因异常，如 18 三体[279]、21 三体[280]、14q 缺失[281]、GATA6 突变[282] 及染色体 3q 22.3 缺失等[283]。

干预和预后　永存动脉干通常需要在新生儿期进行手术，利用补片关闭室间隔缺损并连接左室与主动脉，右室与肺动脉之间置入人工管道。因为人工血管并不能随着儿童生长而增长，因此一生当中常需要多次替换。手术可能的并发症包括：颈动脉阻塞，人工管道反流，肺动脉分支梗阻及主动脉扩张或反流。大部分并发症通过导管技术可以治疗。如果需要手术治疗，可在管道替换术时一并实施。

现今，永存动脉干修复手术结局比较好，在大多数医疗中心术后死亡率低于 10%[284-286]。尽管如此，永存动脉干的总体死亡率仍相对较高，在婴儿期约为 10%～20%，主要由于其他心脏畸形所致，如主动脉弓离断；还可能由于其他非心脏问题所致，如坏死性小肠结肠炎、心外出生缺陷及与 DiGeorge 综合征相关的免疫缺陷[278,284,286]。

声像图诊断特征

- 四腔心切面可正常（图 13-55C）。
- 流出道切面可发现异常，仅见一条动脉干骑跨在一个大的室间隔缺损上（图 13-55A，B，D）。
- 永存动脉干容易与 TOF、PA-VSD、DORV 及主动脉闭锁合并室间隔缺损相混淆,因为在这些畸形中肺动脉或主动脉可能会发育不良而难以发现。对这些畸形进行鉴别十分重要,因为肺动脉闭锁和主动脉闭锁均为导管依赖性先心病,而永存动脉干则不是。

- 动脉导管一般会缺失(图 13-55E,F)。因此,仅见一条大血管和一个弓。如果出现了两个弓,应考虑到其他畸形的可能,包括主动脉闭锁、肺动脉闭锁及右室双出口等。
- 永存动脉干与肺动脉闭锁相鉴别时,应区分肺动脉分支的血供来源。永存动脉干的肺动脉分支从单一大动脉上发出。而在肺动脉闭锁中,肺动脉分支要么起源于动脉导管,由动脉导管逆向灌注;要么发育不良,肺脏由 MAPCA 供血。
- 永存动脉干与主动脉闭锁合并室间隔缺损相鉴别时,应注意主动脉弓的解剖。在主动脉闭锁时,升主动脉和主动脉弓会严重发育不良且主动脉弓内血流反向。
- 大约 1% 永存动脉干合并严重主动脉缩窄或主动脉弓离断(Van Praagh 分型 A4 型)(图 13-55D)。这些病例会存在动脉导管且为下半身的主要血供来源。在主动脉缩窄时可出现两个弓,其中主动脉弓发育不良。更为常见的是主动脉弓离断与永存动脉干并存,此时动脉导管弓通常是唯一存在的弓。

右室双出口

定义　右室双出口(double-outlet right ventricle,DORV)包含一组复杂病变,关于右室双出口有不同定义。有人定义为:大动脉向后骑跨于室间隔缺损之上,且骑跨率超过 50%;也有人定义为二尖瓣和主动脉瓣之间连续性缺失;还有人认为只有两条大动脉均完全从右室发出时才诊断右室双出口[287]。先心病手术命名法和数据库项目在 2000 年对右室双出口进行讨论并提出一致且较为宽泛的定义,即:右室双出口是一种心室-大动脉连接异常,两条大动脉完全或主要从右室发出[287]。

流行病学　右室双出口在活产儿中的发病率约为 0.06‰~0.15‰[288,289]。男性多于女性,约为女性的 1.6 倍[289]。

解剖　几乎所有右室双出口均合并室间隔缺损。极为罕见的情况下,如二尖瓣闭锁合并右室双出口时无明显室间隔缺损存在。右室双出口的室间隔缺损按所在位置不同一般分为以下几种类型:肺动脉下型、主动脉下型、双动脉下型及远离大动脉型(图 13-56)。

肺动脉下与主动脉下型室间隔缺损与前面提到的膜部室间隔缺损(膜周流出道型)极为相似,缺损均以一侧房室瓣与偏后的半月瓣(如果两条大动脉并行排列则为靠近室间隔缺损的半月瓣)为界。因此,如果主动脉位于后方/左侧,那么室间隔缺损位于主动脉下(图 13-57A~C);如果肺动脉位于左后,那么室间隔缺损位于肺动脉下(图 13-57D)。靠近室间隔的大动脉可能会骑跨在室间隔缺损之上(图 13-57D)。双动脉下室缺与前面提到的圆锥间隔发育不良密切相关(双动脉下),此时室间隔缺损的边缘为主动脉瓣和肺动脉瓣,同时圆锥间隔发育不良或缺失。室间隔缺损远离两条大动脉时,包括不以半月瓣为界的其他室间隔缺损,通常为房室通道型室间隔缺损。

因为右室双出口有很多类型,所以心脏血流动力学改变将最终决定患儿预后及干预方式。除了右室双出口合并单心室外(如二尖瓣闭锁合并右室双出口),主要有三种病理分型:TOF 型、TGA 型及 VSD 型。TOF 型右室双出口中,肺动脉通常位于前方,有主动脉下 VSD,并存在一定程度的肺动脉狭窄[290],患儿肺血流量减少与肺动脉瓣狭窄的相对程度一致。TGA 型右

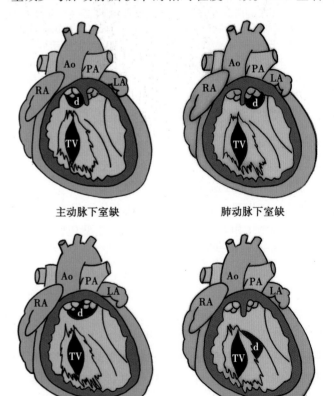

主动脉下室缺　　肺动脉下室缺

双动脉下室缺　　远离大动脉室缺

图 13-56　右室双出口中室间隔缺损的类型。Ao,升主动脉;d,室间隔缺损;LA,左房;PA,主肺动脉;RA,右房;TV,三尖瓣

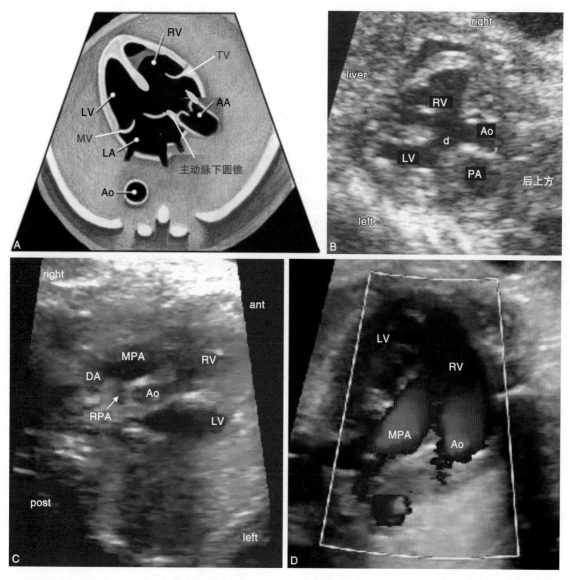

图 13-57　右室双出口(DORV)示意图及声像图。**A.** 右室双出口示意图,最靠近室间隔的大动脉发自右心室(通常起源于左心室),前方的大动脉发自心室(图中未显示)。**A~C.** 主动脉最靠近室间隔缺损(VSD),并存在主动脉下圆锥结构。**D.** 肺动脉最靠近 VSD。所有图中,室间隔缺损(B 图中 d)均位于主动脉下方,且是左室唯一的流出途径。**B** 图中显示主动脉下狭窄。**D.** 两条流出道均无梗阻,大动脉位置异常,主动脉位于右前方。AA,升主动脉;ant,前;Ao,主动脉;d,室间隔缺损;DA,动脉导管;LA,左房;LV,左室;MPA,主肺动脉;MV,二尖瓣;PA,主肺动脉;post,后;RPA,右肺动脉;RV,右室;TV,三尖瓣(**A,** Adapted with permission from American Institute of Ultrasound in Medicine: AIUM practice guideline for the performance of fetal echocardiography. J Ultrasound Med 32:1067-1082,2013)

室双出口,主动脉一般位于前方,有肺动脉下室间隔缺损(图 13-57D)。病理生理学改变与 TGA 相似,出生时全身血氧饱和度降低。该型也称为 Taussig-Bing 畸形。第三种,VSD 型右室双出口,一般会伴有大的主动脉下室间隔缺损,肺动脉位于前方且无流出道梗阻。病理生理学改变与室间隔缺损相似,肺循环容量增加,全身血氧饱和度正常或接近正常。最近的一项研究表明,VSD 型右室双出口是产前最为常见的亚型(64%),TOF 型约占 26%,TGA 型约占 10%[290];生后

52%为 VSD 型,35%为 TGA 型,仅 13%为 TOF 型(图 13-2,表 13-2)[290]。

遗传因素　胎儿右室双出口时,孕妇均应进行遗传咨询及检测,因为约 43%的右室双出口患者基因存在异常[291]。最为常见的相关染色体异常为 13 三体和 18 三体。右室双出口同样与 22q 11.2 微缺失、21 三体及 Klinefelter 综合征有关[278,292]。

干预和预后　右室双出口的外科手术依据于病变的病理生理学特点,可有很大不同。TOF 型右室双出

口合并严重肺动脉狭窄时,在新生儿期可能需要主-肺动脉分流术以增加肺血流量,随后在婴儿期行完整修补术[290,293,294]。也有医院在新生儿期即实施完整修补术。完整修补术包括修补室间隔缺损,解除右室流出道梗阻以及去除主-肺动脉分流管道。

TGA型右室双出口一般实施大动脉调转术(switch手术)和室间隔缺损修补术。如果合并明显肺动脉瓣下或肺动脉瓣狭窄,需置入右室-肺动脉人工血管,并修补室缺把主动脉隔入左心室,而非switch手术。这种术式称为Rastelli修补术[295]。VSD型右室双出口一般需修补室间隔缺损并同时将左室流出道血流隔入主动脉。偶尔很小的患儿出现肺血容量过多,此时应在其他外科处理之前先行肺动脉环扎以暂时减少肺血流量。任何类型右室双出口,当室间隔缺损远离两条大动脉或存在房室瓣明显跨越时,可能仅可实施单心室姑息治疗[296]。

右室双出口可并发多种畸形,可能都需要干预治疗,包括房间隔缺损、主动脉缩窄、肺静脉异常等。有时右室双出口会合并二尖瓣或三尖瓣闭锁,这类患者需要实施单心室姑息治疗[290,293~296]。

右室双出口早期的死亡风险较高,生后护理较复杂[290]。胎儿宫内死亡的主要因素包括水肿、染色体异常及三尖瓣反流[290],大约8%的右室双出口胎儿会出现以上改变[290]。婴儿术前死亡的首要原因是心外畸形。内脏异位综合征和单心室生理改变与术后结局不良有关。能够实施双心室修补术的儿童生存情况良好,出院存活率达93%~95%[293],5年存活率约为85%~91%。实施双心室修补术的患儿二次手术较为常见,但发病率及死亡率均较低[297]。

声像图诊断特征 一般特征(图13-57)

- 右室双出口可合并其他心内畸形。常见的合并畸形包括静脉异常如TAPVC、部分型肺静脉异位引流(PAPVC)及永存左上腔静脉等;心内膜垫缺损,包括完全型AVCD;肺动脉瓣狭窄;主动脉发育不良;主动脉缩窄。
- 右室双出口常合并继发孔型房间隔缺损,但胎儿期卵圆孔可开口较大,因此很难评价有无继发孔型房间隔缺损。
- 右室双出口常合并内脏异位。如果右室双出口合并房室通道缺损或静脉系统异常应考虑内脏异位的可能,需仔细扫查所有心脏大血管、胸部和腹部结构。
- 从四腔心切面向胎儿头部扫查,通常有助于明确哪根大血管更靠下方及后方,及区分左-右位置关系。

TOF型右室双出口特点

- 主动脉靠近室间隔缺损(主动脉下室间隔缺损),也可骑跨在室间隔缺损之上,但骑跨程度比法洛四联症严重。
- 可出现肺动脉瓣下或肺动脉瓣狭窄。

TGA型右室双出口特点(图13-57D):

- 肺动脉靠近室间隔缺损(肺动脉下室间隔缺损),也可骑跨在室间隔缺损之上。
- 大动脉位置关系异常,通常主动脉位于右前方,或与肺动脉毗邻但在其右侧。
- 可出现肺动脉瓣狭窄或主动脉及主动脉弓发育不良。
- 主动脉缩窄及主动脉弓发育不良更常见于TGA型右室双出口。

VSD型右室双出口特点:

- 两条大动脉均无梗阻。
- 肺动脉通常位于前方。

大动脉转位

定义 大动脉右转位(D-transposition of the great arteries,DTGA),也称作完全型大动脉转位,是一种先天性心脏病,心房位置正常(正常的心房排列关系),房室连接关系一致,但心室大动脉连接关系不一致,表现为右室连接主动脉而左室连接肺动脉(图13-58)。主动脉位于肺动脉的右前方,肺动脉位于左后方。大动脉的关系被定义为D-转位,其中的"D"是拉丁文dexter,为"右"的意思。

流行病学 DTGA是相对常见的先天性心脏畸形,占所有先心病的5%~7%,在活产儿的发病率约为0.33‰,男性多见,发病率约为女性的2倍[298,299]。不合并其他心脏畸形的大动脉右转位患者极少合并心外畸形。

解剖 DTGA单发常见,占所有病例的50%,一般不合并其他心脏畸形(不包括PFO或PDA持续开放)。最常见的并发心脏畸形为室间隔缺损,约占40%~45%;其中1/3因缺损较小而不产生明显血流动力学改变。DTGA中20%~30%会发生左室流出道梗阻,其中大约30%与室间隔缺损有关。然而,室间隔缺损合并明显左室流出道梗阻的发生率接近10%。左室流出道梗阻可能为功能性梗阻,最常见于室间隔完整型DTGA,因为右室收缩压显著高于左室致使室间隔偏向LVOT引起梗阻。器质性左室流出道梗阻可继发于肺动脉瓣下纤维肌性隔膜和隧道样纤维肌性狭窄。冗长的二尖瓣组织或二尖瓣前叶腱索进入左室流

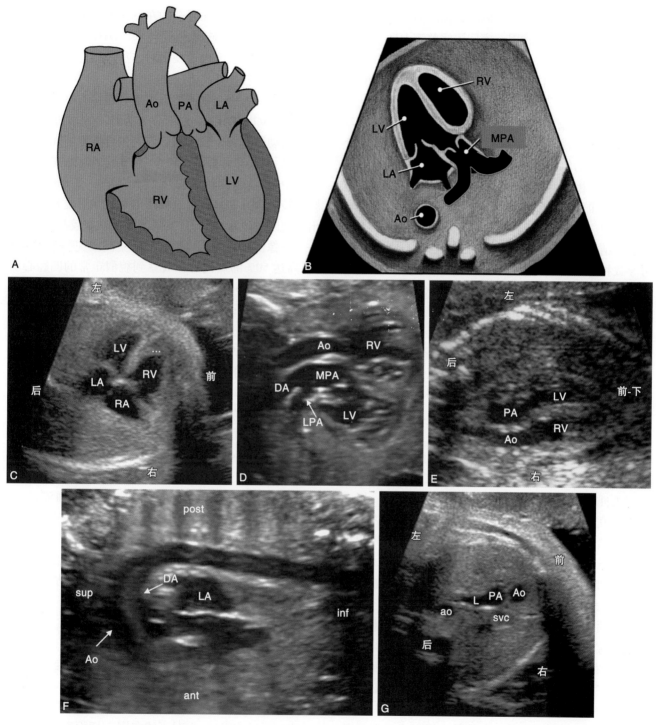

图 13-58　大动脉右转位(DTGA,也称为完全型大动脉转位)示意图和声像图。A. DTGA 的解剖。B. 胎儿超声心动图左室流出道切面示意图,轻微摆动探头,可见肺动脉分叉。C. 四腔心切面显示心脏解剖结构正常。右室(RV)心尖部被调节束(星号)覆盖。D. 此切面位于短轴切面与弓切面之间,容易看到平行发出的大动脉,且左肺动脉和动脉导管从后方的大动脉发出,有助于确定其为肺动脉。E. 心室流出道切面显示心室大动脉连接关系不一致,呈平行关系。F. 大动脉右转位时,弓切面显示主动脉弓发出位置更靠前,更像"曲棍球棒"形;而导管弓发出位置靠后,更像"手杖"形。G. 三血管切面显示三根大血管呈三角形排列。主动脉位于主肺动脉右前方。ant,前;ao,主动脉;DA,动脉导管;inf,下;L,左肺动脉;LA,左房;LV,左室 post,后;RA,右房;sup,上;svc,上腔静脉(B,Adapted with permission from American Institute of Ultrasound in Medicine:AIUM practice guideline for the performance of fetal echocardiography. J Ultrasound Med 32:1067-1082,2013. D and E from Morris SA,Maskatia SA,Altman CA,Ayres NA:Fetal and perinatal cardiology. In Allen HD,Shaddy RE,Penny DJ,et al[eds]:Moss and Adams' Heart Disease in Infants,Children,and Adolescents Including the Fetus and Young Adult,9th ed. Philadelphia:Lippincott Wolters Kluwer,2016,used with permission)

出道也可引起肺动脉瓣下梗阻。冗长的三尖瓣组织或室间隔膜部瘤在收缩期经室间隔缺损膨向左室流出道也可引起左室流出道梗阻。室间隔完整型 DTGA 很少出现肺动脉瓣狭窄及肺动脉瓣环发育不良，但约 30% 的 DTGA/VSD 会出现上述改变，同时会并发复杂的左室流出道梗阻[300,301]。

Taussig-Bing 这个解剖术语用于描述右室双出口合并大动脉位置异常，其病理生理改变与 DTGA 十分相似。该病的解剖结构中存在一个较大的肺动脉下室间隔缺损。因为肺动脉可能骑跨于主动脉之上，所以有时该病也称为 Taussig-Bing 型大动脉转位而不是右室双出口。Taussig-Bing 的解剖中存在主动脉下圆锥或漏斗结构，其向前对位不良可导致主动脉下梗阻，并可导致相关的一系列异常如主动脉瓣发育不良，主动脉弓发育不良及主动脉缩窄等。肺动脉瓣环骑跨在室间隔缺损之上，同时肺动脉内径显著宽于主动脉[300]。

遗传因素　孤立性 DTGA 的心外畸形或染色体异常的发病率较低。DTGA 可伴发内脏异位（最常见于无脾症/右房异构），尤其是合并右室双出口或完全型房室通道缺损时。在某些 DTGA 合并内脏异位（以及极少的孤立性 DTGA）的患者中可存在 ZIC3、CFC1 和 NODAL（偏侧基因）等基因突变。

动物实验研究表明，孕鼠摄入维 A 酸或维 A 酸抑制剂可发生 DTGA。在人类中，某些家族中的 DTGA 或先天性矫正型大动脉转位（CCTGA），可在其一级亲属中再发[302,303]。这些数据表明，具有可变表型表达的单基因遗传，可以解释 DTGA 和 CCTGA 的家族聚集现象。以下情况也导致 DTGA 的患病率较高：母体患有糖尿病、胎儿心脏发育的关键阶段母体感染（如流感并发热）并摄入布洛芬、体外受精等[302~306]。

干预和预后　DTGA 在宫内耐受良好，出生后则形成平行的体、肺循环。低血氧饱和度的体静脉回流至右房、右室并进入主动脉，而高血氧饱和度的肺静脉回流至左房、左室并进入肺动脉。新生儿存活必须存在左、右心血流混合，可在心内的心房水平（ASD）或心室水平（VSD）混合，也可在大动脉水平经由动脉导管（PDA）混合。室间隔完整型 DTGA 的新生儿在出生后若存在房水平分流受限或动脉导管分流受限，则患儿可出现明显低氧血症和酸中毒改变。有研究表明，产前诊断能使患儿出生后迅速得到诊断并进行有效干预，降低 DTGA 患儿死亡率[21,22]。

DTGA 的外科修复需要实施动脉调转术。原先的肺动脉瓣成为新主动脉瓣，而冠状动脉则被重新植入新主动脉窦内。原先的主动脉瓣及根部则成为新肺动脉瓣。如同时合并室间隔缺损或房间隔缺损，则术中需关闭缺损。如存在复杂的左室流出道梗阻或肺动脉瓣狭窄，则不应实施动脉调转术。DTGA 合并室间隔缺损及显著左室流出道梗阻时，应行姑息治疗术，即在室缺处打入补片并将左室的血流隔入前方的主动脉，同时需要植入一个带瓣的人工血管连接右室与肺动脉分支（Rastelli 式）。大部分先天性心血管外科中心进行大动脉右转位或大动脉右转位合并室间隔缺损治疗，术后结局非常好[307]。现今，在经验丰富的先天性心血管中心，动脉调转术后死亡率为 0% ~ 2.8%。大动脉右转位合并左室流出道梗阻的患者术后复发左室流出道梗阻的风险增大，且发病率和死亡率较高[308~311]。

声像图诊断特征　孤立性的室间隔完整型 DTGA 中，高达 50% 的病例可以观察到貌似正常的四腔心切面（图 13-58C）。因此产前行结构性检查时，大动脉右转位容易漏诊；一个大型的全国系列研究收集了超过 21 年的胎儿心脏筛查数据，研究表明大动脉右转位的检出率仅为 26% 左右[298]。在四腔心切面之外增加流出道切面的详细评价，可提高对大动脉右转位的检出率[70]。

大动脉右转位的胎儿需明确两个重要结构即卵圆孔及动脉导管的开放状态，如果这两处结构血流受限则预示胎儿出生后有严重低氧血症风险[312~314]。出生后具有严重低氧血症风险的大动脉右转位胎儿，其动脉导管会出现血流异常，即舒张期出现逆向血流，收缩期前向血流速度减低。DTGA 胎儿如果心房水平血流不受限，房间隔会膨向左房侧并存在心房水平右向左的持续血流。大动脉右转位胎儿如果存在卵圆孔血流受限或房间隔组织冗长而在左右房之间摆动，出生会存在新生儿缺氧风险[312~315]。

声像图诊断技巧

- 双侧流出道平行（图 13-58D~F）。

- 主肺动脉一般较短，从左室发出，在后方走行，并有分叉（图 13-58B、D）。

- 三血管切面显示主动脉位于前方而肺动脉位于后方（图 13-58G）。有时不能在同一切面看到两条大动脉，因为主动脉发出位置较肺动脉更偏上（图 13-58F）。

- 主动脉在肺动脉的上方或头侧，使得横弓拉长并呈现更加明显的"曲棍球杆"外观（图 13-58F）。注意头颈部的血管从前上方的主动脉发出。彩色多普勒可帮助鉴别两条大动脉。

- 如果怀疑大动脉转位，应检查动脉导管有无反向血流。应注意测量动脉导管的搏动指数（PI），如果

PI≤1.8 提示导管血流受限,可能为新生儿低氧血症的预兆。

- 应检查房间隔是否存在心房水平分流受限或双向分流。注意观察房间隔是否活动度过大或房间隔组织过分冗长,因为这些也可预示新生儿低氧血症的高风险,需要紧急手术干预。
- 探查有无室间隔缺损。
- 评价有无二、三尖瓣异常以及有无左室流出道梗阻。
- 评价左室流出道及肺动脉瓣的梗阻情况,合并室间隔缺损时梗阻更常见;严重复杂的左室流出道梗阻因手术复杂会增加并发症的发生率。
- 比较主动脉内径与肺动脉内径。如果肺动脉异常增宽,应评估是否存在由于圆锥排列异常造成主动

脉下梗阻。该病变与弓发育不良及梗阻相关,在Taussig-Bing 型大动脉右转位时可见到。

先天性矫正型大动脉转位

定义　当房室连接与心室大动脉连接均不一致时即为先天性矫正型大动脉转位(congenitally corrected transposition of the great arteries,CCTGA)。换言之,大动脉是转位的关系,形态学左室和形态学右室也同时转位(图 13-59A)。

流行病学　CCTGA 相对罕见,在活产儿中的发病率约为 0.03‰,在先心病中的比例约为 0.05%[316]。

解剖　CCTGA(图 13-59)的体静脉回流至右房,并通过二尖瓣进入形态学左室,左室发出肺动脉,位于

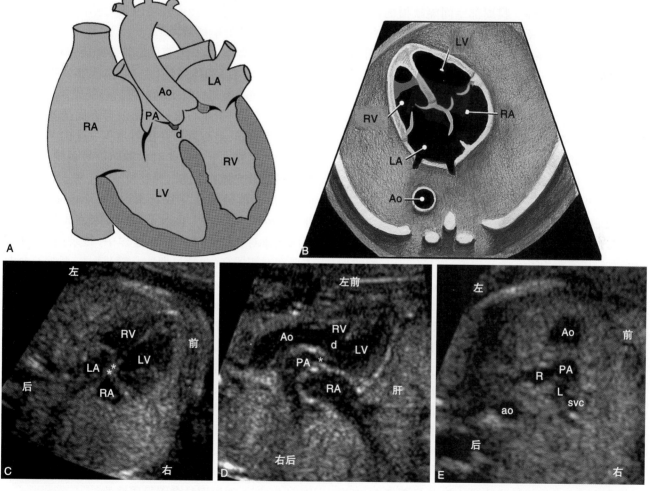

图 13-59　先天性矫正型大动脉转位(CCTGA,也称为房室及心室大动脉连接不一致)示意图和声像图。A. CCTGA 解剖。B、C. 四腔心切面的示意图和声像图显示心室左袢,形态学左室位于右侧,形态学右室位于左侧,房室连接不一致。请注意左侧房室瓣插入室间隔的位置(星号)更加偏于心尖方向。D. 右前斜切面显示部分心室处于上下位置关系及心室大动脉连接不一致。肺动脉下流出道(星号)狭窄。E. 三血管切面显示大动脉关系不正常,升主动脉(Ao)位于主肺动脉(PA)左前方。在内脏正位情况下,大动脉的这种位置关系最常见于矫正型大动脉转位,高度提示该病的存在。Ao,主动脉;d,室间隔缺损;L,左肺动脉;LA,左房;R,右肺动脉;RA,右房;svc,上腔静脉(B,Adapted with permission from American Institute of Ultrasound in Medicine;AIUM practice guideline for the performance of fetal echocardiography. J Ultrasound Med 32:1067-1082, 2013)

主动脉的右后方。肺静脉回流至左房，并通过三尖瓣进入形态学右室，右室发出主动脉，位于肺动脉的左前方。在此畸形中，未氧合的体静脉血经由形态学左室和肺动脉进入肺脏，同时氧合的肺静脉血经由形态学右室进入主动脉。因房室连接及心室大动脉连接的双重不一致关系，血氧饱和度得以生理性矫正。CCTGA由于心室左祥导致室间隔更偏于矢状切面或水平面。

仅1%～2%CCTGA不合并其他心内畸形[317]。室间隔缺损是最为常见的合并畸形，约80%CCTGA合并室间隔缺损（图13-59D）。其他合并畸形有肺动脉瓣下狭窄，肺动脉瓣狭窄，三尖瓣发育异常，房间隔缺损及先天性完全性心脏传导阻滞。大约5%的CCTGA心房位置异常[317,318]。

最为常见的室间隔缺损类型是膜部缺损，一般缺损较大并向前延伸。膜周部室间隔缺损的位置十分接近三尖瓣隔叶及二尖瓣后叶（译者注：应为二尖瓣前叶）。圆锥间隔型室间隔缺损和肌部室间隔缺损少见。

右侧房室瓣为形态学二尖瓣，有两组乳头肌。大多数CCTGA的二尖瓣腱索仅附着于形态学左室的游离壁。然而，多达10%的CCTGA会出现二尖瓣异常并可能引起肺动脉下梗阻，主要由于异常或附加的腱索连接至室间隔嵴部或二尖瓣组织冗长成副瓣组织进入左室流出道所致[319,320]。肺动脉夹在两个房室瓣之间，由于缺少肺动脉下漏斗或圆锥结构，二尖瓣与肺动脉紧密相邻。这是导致左室流出道梗阻的基础原因。

左侧房室瓣为形态学三尖瓣，连接位于左侧的形态学右心室，大约90%的三尖瓣有不同程度的发育异常，其中Ebstein畸形最为常见（图13-27C）[317,321]。主动脉下的漏斗部或圆锥结构使主动脉位置靠前、靠上。因此，主动脉位于肺动脉的左侧。主动脉下圆锥会导致三尖瓣和主动脉瓣之间失去纤维连接。主动脉下圆锥使主动脉瓣位置升高并高于左侧房室瓣，因此，三尖瓣（即左侧房室瓣）和主动脉瓣不能在同一切面显示[316]。双侧房室瓣的任一房室瓣跨越进入室间隔缺损，均可能导致左室流出道梗阻，这种梗阻仅次于流出道近端的解剖性梗阻[317]。

节律异常　先天性完全性心脏传导阻滞与CCTGA相关。宫内胎儿发生完全性房室传导阻滞，若心脏房室腔大小在正常范围，则预后较好[322]。CCTGA也和心房异位节律、折返性心动过速、附加旁路传导、室性心动过速有关[322]。

遗传因素　CCTGA家族再发并不常见；然而，意大利四个中心进行了一系列临床病例研究指出，CCTGA

患者的兄弟姐妹发生心脏畸形的风险为5.2%。其中最常见的心脏畸形是DTGA。CCTGA患者的其他亲属再发DTGA的风险是2.6%。有报道，5个家庭中父母均未患病，每个家庭各有2个孩子，其中一个患有CCTGA，另一个患有DTGA。在1例病例中见母系垂直传递，母亲患有CCTGA，她的儿子患有DTGA[303]。该研究的先心病再发风险明显高于以往流行病学研究报告，以往报道曾生育一个先心病患儿的父母再发风险为1%～3%[323]。该研究中某些病例提示为单基因并可能是常染色体隐性遗传。环境因素同样与CCTGA有关[303,324,325]。

另一项研究报道了六对双胞胎，其中一对中一个患有CCTGA，而另外一个无心脏畸形。这项研究和其他研究都证实了双胎妊娠中先心病的发病风险增加，这表明孪生过程本身增加了双胎之一心脏畸形的发病率，可能由于表观遗传或环境因素对基因组成相同的单卵双胎产生影响所致[326,327]。

在所有脊椎动物中，直的心管要经历右祥的过程，使得肺循环（右）和体循环（左）心室能够处于正确的位置并可使心腔与血管正确对接。心脏成祥的分子机制仍不清楚，但扭曲心管外侧和内弯表面的基因表达存在显著差异，是心管形变扭曲过程发生的基础。心脏旋转方向取决于左右非对称轴向信号系统，该信号系统同样影响肺脏、肝脏、脾脏和肠的位置。在器官形成之初，该信号通路导致音猬因子（sonic hedgehog，Shh）、Nodal及转化生长因子（TGF）家族成员在中胚层两侧非对称性表达。发育过程中，转录因子PTX2主要在左侧器官（包括早期的心管）表达，至少部分参与了上述器官左/右侧信号的非对称性表达。小鼠模型研究表明，Nodal和/Ptx2表达缺失、双侧对称或反向表达会导致左/右侧发育异常。在人类，左右非对称结构镜像反转时，器官发育往往正常；但是心、肺和内脏不对称（内脏异位综合征）的不一致反映左-右信号失调，常伴有器官发育缺陷。人类心脏发育缺陷与左右非对称性发育异常存在一定的相关性，说明左右侧发育的信号通路同样可能调控心脏的发育，进一步深入研究具有重要临床意义[305,328]。孕鼠摄入维A酸及维A酸抑制剂会生出患有CCTGA的小鼠[304]。因此，引起CCTGA的原因是多因异质性的。

干预和预后　矫正型大动脉转位的经典或生理性完全修复术是指封闭室间隔缺损及解决左室流出道梗阻或肺动脉瓣狭窄的问题。经典修复术仍使形态学右室执行体循环心室功能，而三尖瓣执行体循环房室瓣功能。因形态学右室承担体循环负荷，所以导致右室进行性扩张、随后三尖瓣关闭不全逐渐加重，出现慢性心衰。因右室功能障碍导致出现明显的三尖瓣关闭不全、房室传导阻滞和继发心衰,继而发病率和死亡率风险增加,长期预后差。执行体循环功能的右室仅由单支冠状动脉供血,这也可导致右室功能障碍。经典修复术并不能解决心室大动脉连接不一致的问题[329]。术后一年生存率大概为 84%,15 年生存率降至 60%[330~332]。

近年来,CCTGA 应用双调转术进行修复。通过 Mustard 或 Senning 心房调转术将体循环静脉隔入三尖瓣处。大动脉也进行调转并在新主动脉处重新植入冠状动脉。在实施双调转术前,左室需进行一定的"准备"工作,使左室能够承受体循环或接近体循环的压力。如果先前存在显著的肺动脉瓣或瓣下狭窄则左室刚好适应了较高的收缩期压力,如果之前没有肺动脉瓣或瓣下显著狭窄,则需利用肺动脉环扎术使左室适应较高的收缩期压力。CCTGA 合并较大室间隔缺损时,除了行心房调转术进行解剖修复外,关闭室间隔缺损时需将左室血流隔入前方主动脉,并置入人工血管连接右室与肺动脉(Restelli 术式)。解剖学上的修复使得形态学左室和二尖瓣承担了体循环的压力。当存在显著的三尖瓣反流时首选这种解剖学修复术。双调转术的早期死亡率为 7%,但在一项 10 年的随访研究中,术后患者并没有出现心衰,且 10 年生存率为 77%~84%[333~336]。有报道 CCTGA 患者解剖修复术后,出现晚期左室功能不全和完全性房室传导阻滞[337,338]。总体来说,解剖修复使左室变成体循环心室,与经典修复法相比,长期预后良好。

声像图诊断特征

- 左侧房室瓣位置偏下,较右侧房室瓣低(图 13-59C)。
- 左侧房室瓣有腱索附着于室间隔上。
- 右侧心室有两组乳头肌且右侧房室瓣一般无腱索附着于室间隔上。
- 位于左后方的形态学右室内可见调节束(图 13-59B)。
- 主动脉位于左前方,一般就在胸骨的后方(图 13-59E)。
- 80% 的 CCTGA 存在室间隔缺损,因此仔细检查室间隔十分重要。
- 肺动脉瓣和肺动脉瓣下异常同时存在。
- CCTGA 时可出现完全性心脏传导阻滞、心动过缓或房性心动过速,因此评价心律非常重要。
- 在三血管切面,主动脉位于肺动脉左侧,且更靠前上方(图 13-59E)。
- 肺动脉位于两个房室瓣之间。

左心发育不良综合征

定义　左心发育不良综合征(hypoplastic left heart syndrome, HLHS)是最严重的心脏疾病之一,由一系列心脏畸形组成,其特征性病变为左心-主动脉系统严重发育不良,包括主动脉瓣或二尖瓣闭锁、狭窄或发育不良,伴左室明显发育不良或完全未发育,升主动脉、主动脉弓发育不良(图 13-60)[339]。

有些病理情况下二尖瓣、左心室、主动脉、主动脉弓等左侧心脏结构发育不良,但是并未达到 HLHS 的诊断标准,后面会提及。

出生患病率/流行病学　HLHS 的发生率在活产儿中约为 1/6000 ~ 1/5000[24,230]。如不进行手术,这种情况是致命的,以往关怀护理是唯一选择。但是在过去的 30 年里,HLHS 在诊断、手术干预和医疗管理方面有了很大进展,所以大部分 HLHS 患者能生存至成年期[15]。

解剖　尽管 HLHS 是描述上述特征性病变的一个总称,但左心结构发育不良机制可能有多种[15],HLHS 只是其中最严重的一种表现形式。随着现代胎儿成像技术的发展,对这一过程的理解也逐步加深[340]。多数认为 HLHS 的发生与"无血流、无发育"现象有关。也就是说,当血流减少时,受影响的胎儿心脏结构也会停止发育。

典型的 HLHS 包括主动脉瓣与二尖瓣严重狭窄或闭锁,左室腔呈裂隙状重度发育不良,主动脉弓严重发育不良(图 13-60)。有时在首次胎儿心脏检查时,就已出现左室严重发育不良并可以明确诊断 HLHS,但是也有首次检查时仅为中度左室发育不良,到晚孕期进展为 HLHS,此种情况也较常见。

达不到典型 HLHS 诊断标准的左室发育不良有两种类型,一种类型是左室长而窄,另一种类型是左室短而宽。当左心结构发育不良左室变小的程度尚不能达到 HLHS 诊断标准时,此时的左室可称为"临界左室"[296]。左室长而窄多见于主动脉弓发育不良,常首先表现出左、右室大小比例失调(图 13-61)[341]。胎儿超声心动图检查发现左、右心比例不对称(左心更小)时,需要密切关注是否会发展成为主动脉缩窄(图 13-61A)。当左、右心比例失调且伴有左心系统多处小的结构中-重度发育不良时,通常也被认为是 Shone 症候群,但是 Shone 等所描述的是一组非常特定的解剖结构特征[296,342],这些特征与上述表现不一样,其他学者将其归纳为"左心发育不良症候群"[330,343]。这种发育不良常常会出现二尖瓣和主动脉瓣的发育不良以及主

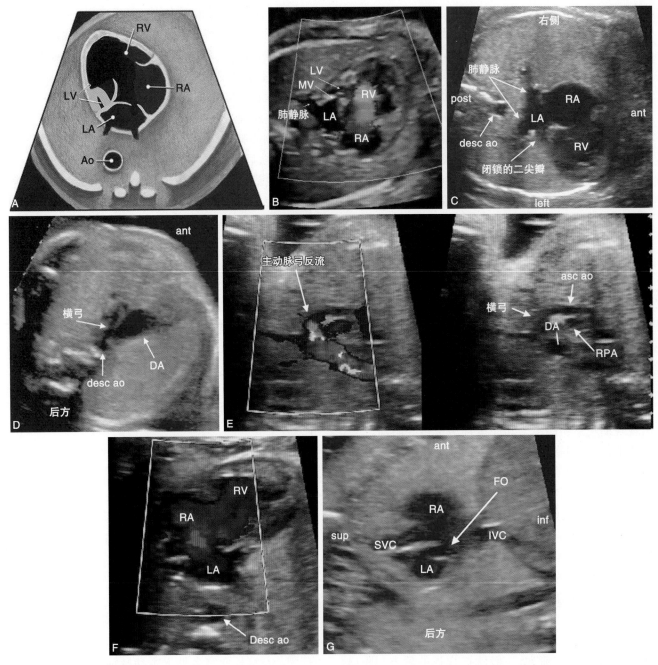

图 13-60 左心发育不良综合征(HLHS)示意图及声像图。A~C. HLHS 四腔心切面示意图与彩色多普勒图像。B. 显示 HLHS 有二尖瓣重度狭窄,主动脉瓣闭锁(图像中未显示),重度左室发育不良。C. 胎儿二尖瓣及主动脉瓣闭锁,未见左室显示。D. 三血管-气管切面显示主动脉横弓部严重发育不良。E. 主动脉弓长轴切面二维及彩色多普勒超声声像图,显示升主动脉及主动脉横弓部重度发育不良。F. 房间隔水平分流未受限,卵圆孔处左向右分流。G. HLHS 时,上下腔静脉长轴切面一般是评价房间隔的最佳切面。Ant,前方;Ao,主动脉;asc ao,升主动脉;DA,动脉导管弓;desc ao,降主动脉;FO,卵圆孔;inf,下方;IVC,下腔静脉;LA,左房;LV,左室;MV,二尖瓣;post,后方;RA,右房;RPA,右肺动脉;RV,右室;sup,上方;SVC,上腔静脉(A,Adapted with permission from American Institute of Ultrasound in Medicine:AIUM practice guideline for the performance of fetal echocardiography. J Ultrasound Med 32:1067-1082,2013)

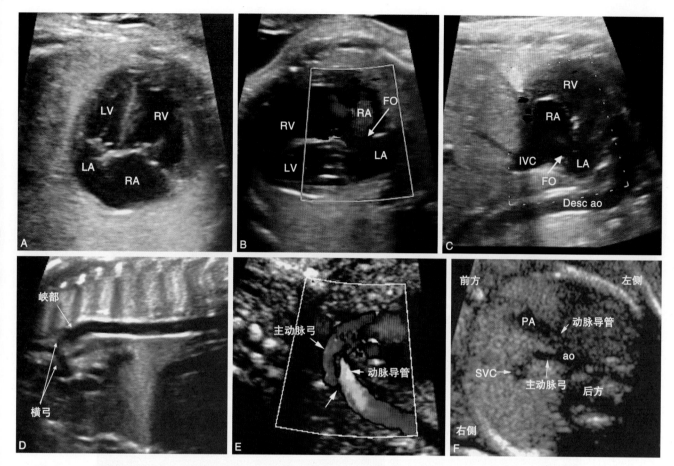

图 13-61　主动脉缩窄。A.四腔心切面示左、右心室大小比例失调，左室变小，但左室构成心尖部。B、C.心房水平通常双向或左向右分流。D、E.显示主动脉弓发育不良。这一病例主动脉弓血流是前向的。F.三血管-气管切面示横弓部明显小于导管弓。Ao 和 Desc ao，降主动脉；FO，卵圆孔；IVC，下腔静脉；LA，左房；LV，左室；PA，主肺动脉；RA，右房；RV，右室；SVC，上腔静脉

动脉下梗阻（图 13-62）。不出现典型的心内膜弹力纤维增生（endocardial fibroelastosis）。很多这样的患儿，出生后因左心血流充盈增加，左室扩张，可能并不需要单心室姑息手术。左室长而窄的儿童很多需要进行主动脉弓修复，可能需要二尖瓣手术、主动脉下或主动脉的手术，一些严重病例中可能需要单心室姑息手术[341]。

假设形成长而窄的左室的主要原因是左室流入道受阻，而造成这种发育不良类型与多种病变有关，包括卵圆孔发育异常或过小[344]、永存左上腔静脉引流至冠状静脉窦（图 13-63）[345,346]、房间隔瘤所致二尖瓣血流梗阻[106] 以及房间隔异常偏向左房侧[344,347]。

还有一种不足以明确诊断 HLHS 的左室发育不良类型，表现为左室短小，这种类型几乎均伴发胎儿期严重主动脉瓣狭窄（图 13-64）[348,340]。当胎儿出现主动脉瓣狭窄时，首先出现左室扩张和严重心功能不全；然后出现心内膜弹力纤维增生，左室压力降低，左室发育中止，右心系统包绕左心系统生长，最终导致 HLHS[348,350,351]。胎儿主动脉瓣狭窄发展到晚期，

几乎均会出现心内膜弹力纤维增生和心室功能不全。二尖瓣异常和主动脉弓梗阻也很常见。胎儿心脏超声筛查时，主动脉瓣狭窄很容易漏诊，因四腔心切面左室形态可能看起来正常，只有在后期进展为左室扩张、左室发育停滞或左室功能不全时才能发现[352]。当左室没有严重变小时，若出现以下征象提示胎儿可能会发展为 HLHS：严重左室功能不全、心内膜纤维化（图 13-64A、B）、二尖瓣频谱呈单峰（图 13-64D）、主动脉弓血流反向（图 13-64E）以及房间隔左向右分流。

一部分 HLHS 胎儿可以发展至严重的心房水平分流受限或是卵圆孔关闭，从而导致肺静脉回流入左房后没有出口，故预后很差[340,353,354]，常需进行胎儿宫内干预或者出生后急诊干预[353,355~357]。检测肺静脉血流频谱有助于评估房水平分流受限的严重程度（图 13-65）。

遗传因素　约有 10%～19% 的 HLHS 患儿最终发现伴有心外出生缺陷或遗传异常[24,291,340,358,359]。最常见的畸形是 Turner 综合征，约占 HLHS 活产女婴的

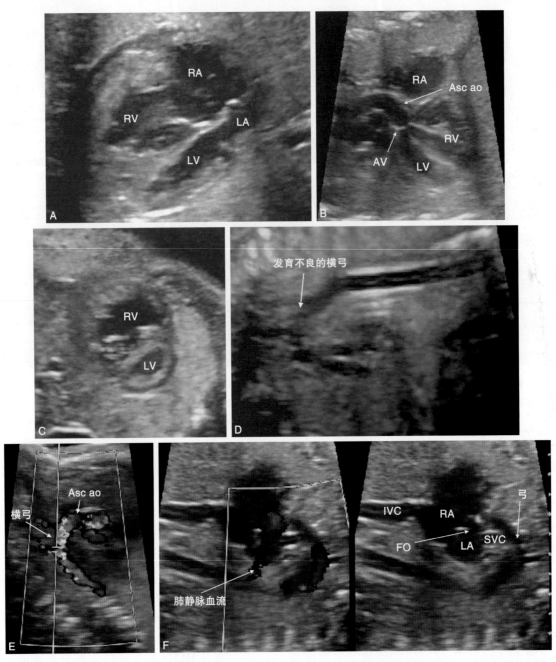

图 13-62　左心系统发育不良/左心发育不良症候群/Shone 症候群。这种类型的左室发育不良常伴有主动脉弓发育不良/主动脉缩窄、二尖瓣瓣环发育不良、主动脉瓣瓣环发育不良及虽构成心尖部但腔室狭小的左室（LV）。A. 四腔切面示左室形态长而窄，二尖瓣瓣环发育不良。B. 左室流出道切面示主动脉瓣瓣环发育不良。C. 低位短轴切面示左室明显比右室狭小。D、E. 主动脉弓发育不良，由于左心系统没有足够的前向血流，彩色多普勒示主动脉弓出现反向血流。F. 房水平分流典型表现为双向分流或左向右分流。Asc ao，升主动脉；AV，主动脉瓣；FO，卵圆孔；IVC，下腔静脉；LA，左房；RA，右房；SVC，下腔静脉

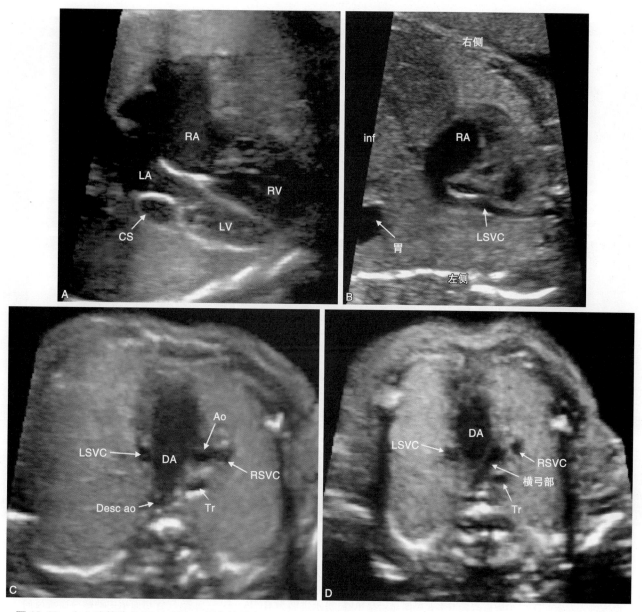

图 13-63 左上腔静脉(LSVC)引流入冠状静脉窦,左心系统发育不良。A. 四腔心切面示左室长而窄,冠状静脉窦扩张,二尖瓣瓣环发育不良。B. 胎儿胸腔冠状切面示左上腔静脉引流入冠状静脉窦,回流入右房。C. 三血管切面示左侧一条额外血管,为 LSVC。D. 三血管-气管切面示 LSVC 在左侧,与右上腔静脉(RSVC)呈镜像。横弓部也发育不良,动脉导管弓较正常增宽。Ao,升主动脉;DA,动脉导管弓;inf,下方;LA,左房;LV,左室;RV,右室;Tr,气管

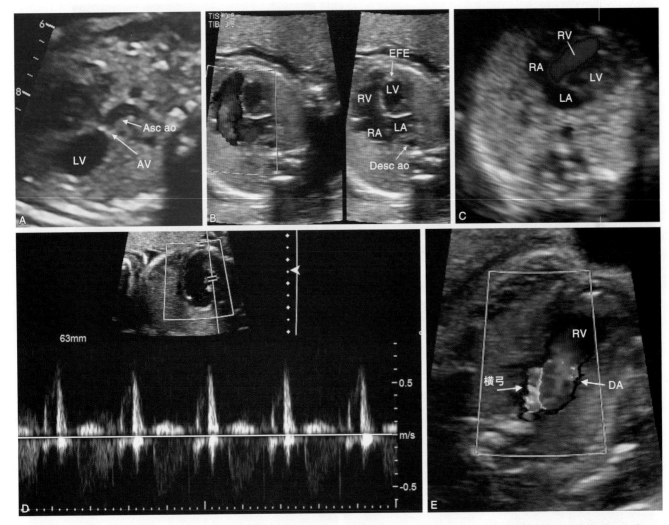

图13-64 重度主动脉瓣狭窄（AS）。A.左室流出道切面示主动脉瓣及升主动脉发育不良。主动脉瓣瓣叶回声增强。左室（LV）呈球形。心内膜线回声增强，符合心内膜弹力纤维增生症（EFE）。B.四腔心切面的二维（2D）及彩色多普勒图像。二维图像示左室呈球形并EFE。彩色多普勒图像示右室有流入的血流；由于二尖瓣重度狭窄，左室没有流入的血流。C.妊娠12⁺⁶周时主动脉瓣狭窄进展为左心发育不良综合征（HLHS），图为胎儿的四腔心切面，表现为心肌增厚，左室狭小，没有血流进入左室。D.二尖瓣血流频谱多普勒图显示呈单峰，提示进展为HLHS。E.三血管-气管切面示主动脉弓血流反向。Asc ao，升主动脉；AV，主动脉瓣；DA，动脉导管弓；Desc ao，降主动脉；EFE，心内膜弹力纤维增生症；LA，左房；LV，左心室；RA，右房；RV，右室；（A and Dfrom Morris SA, Maskatia SA, Altman CA, Ayres NA：Fetal and perinatal cardiology. In Allen HD, Shaddy RE, Penny DJ, et al［eds］：Moss and Adams' Heart Disease in Infants, Children, and Adolescents Including the Fetus and Young Adult, 9th ed. Philadelphia, Lippincott Wolters Kluwer, 2016, used with permission）

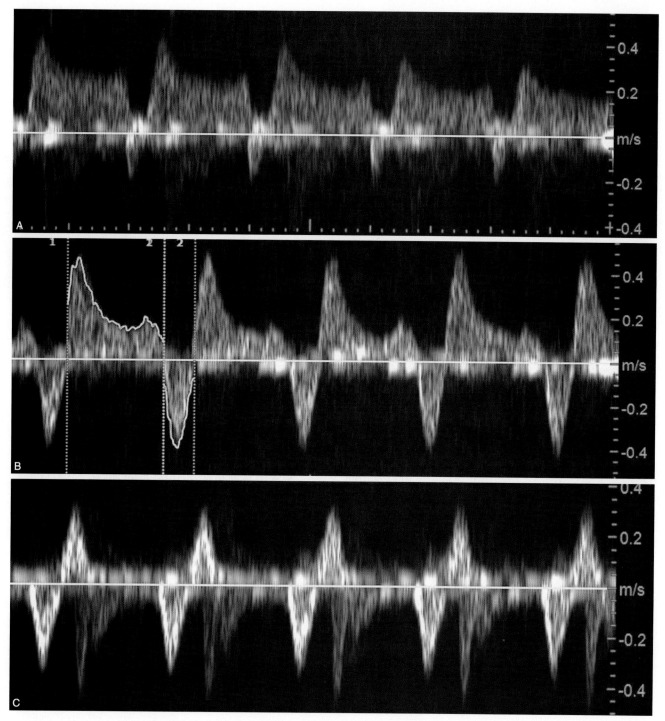

图 13-65　Pulmonary venous Doppler patterns with increasing degrees of atrial level restriction. A,Pulmonary venous Doppler pattern seen with no atrial septal restriction,with a very short period of a-wave reversal. B,Pulmonary venous Doppler pattern seen with mild to moderate obstruction at the atrial septal level. Both a systolic wave and a diastolic wave are seen,but there is more prolonged a-wave reversal. Measurement of the ratio of prograde-retrograde velocity time integral (VTI) is greater than 3 and suggests there will likely not be decompensation at birth. C,Pattern of pulmonary venous flow seen with severe atrial level restriction in HLHS. The VTI of the antegrade flow (below line) is just slightly larger than the VTI of retrograde flow (above line) and suggests acute decompensation postnatally. (From Morris SA,Maskatia SA,Altman CA,Ayres NA:Fetal and perinatal cardiology. In Allen HD,Shaddy RE,Penny DJ,et al [eds]:Moss and Adams' Heart Disease in Infants,Children,and Adolescents Including the Fetus and Young Adult,9th ed. Philadelphia,Lippincott Wolters Kluwer,2016,used with permission. Information from Divanović A,Hor K,Cnota J,et al:Prediction and perinatal management of severely restrictive atrial septum in fetuses with critical left heart obstruction:clinical experience using pulmonary venous Doppler analysis. J Thorac Cardiovasc Surg 141(4):988-994,2011)(心房水平分流受限程度加重时的肺静脉多普勒频谱。A. 没有房间隔分流受限时,肺静脉频谱仅有非常短暂的a波反向。B. 房间隔分流轻-中度梗阻时,肺静脉多普勒频谱收缩波及舒张波均可见,但出现较长时间的a波反向。前向与反向血流的时间速度积分(VTI)之比大于3,说明出生时可能不会出现失代偿。C. HLHS房水平分流严重受限,肺静脉频谱显示前向血流(基线下方)VTI仅略大于反向血流(基线上方)VTI,提示出生后会出现急性失代偿)

6%[20]。鉴于同时患有 HLHS 和 Turner 综合征的患儿生存率很低[360,361]，所以对 HLHS 女性胎儿，关于诊断的预测价值方面的咨询非常重要。其他与 HLHS 相关的基因异常包括 13 三体、18 三体、Noonan 综合征、7 号染色体缺失、Holt-Oram 综合征、Smith-Lemli-Opitz 综合征、9 号染色体部分三体、Jacobsen 综合征等[39,291,349,358,362]。HLHS 伴发的心外畸形包括肺脏体发育不全、膈疝、十二指肠闭锁、气管食管瘘及脐膨出等[361,363]。绝大部分同时并发 HLHS 及遗传性疾病的胎儿，也会伴发心外畸形[39]。

干预和预后 对于行将演变为 HLHS 的胎儿，宫内干预有两种，取决于解剖结构。对出现胎儿主动脉瓣狭窄而左室尚未发育不良病例，可行宫内主动脉瓣瓣膜成形术，以增加前向血流[364,365]。短期结果显示，胎儿期主动脉瓣瓣膜成形术可以提高双心室修复术的概率，但此种干预可能会引起胎儿死亡，且对整体死亡率及对预后的影响尚不清楚[365~368]。

对于心房水平分流严重受限以及房间隔完整的胎儿，可进行房间隔穿孔术以及支架植入术[354,356]。该方法的目的就是在胎儿期，"经母体"早期开通房间隔，以改善后期孕程中肺部血管的发育。否则这类胎儿出生后会处于严重的低氧血症并发酸中毒状态，非常危险，极易夭折。出生后，房间隔开放严重受限以及房间隔完整会导致流经新生儿肺部的富氧血滞留于左房，因此需要对心房进行急诊干预。尽管已有宫内干预成功的报道，但并发症仍然是较常见的[354,369]。

HLHS 的新生儿，可以在出生一个星期内进行手术，五年内至少需要进行三次姑息手术。对于那些房间隔开放高度受限以及房间隔完整的新生儿，尽管手术条件可能并不充分，但出生后须立即进行急诊干预[354,361]。Norwood 手术包括主动脉弓重建、房间隔切开术、主肺动脉与主动脉相吻合以建立新主动脉。肺循环血液由主-肺动脉分流（Blalock-Taussig 分流）供给，也可由 Sano 导管（右室-肺动脉管道）供给[15]。不太常用的一种方法是一期行杂交手术，包括房间隔切开术、动脉导管支架置入术以及双侧肺动脉环缩术。尽管该手术方法对极其危重的新生儿来说可能是一种选择，但在大部分中心，它不作为 HLHS 患儿的标准手术[355,370]。Glenn 手术（上腔静脉与肺动脉的吻合）一般在出生后 3~6 个月进行。Fontan 手术则是在下腔静脉与肺动脉间置一管道，常在 2~4 岁进行。Fontan 手术后，因所有体静脉循环血液都被动地转流入肺部，所以大多数病患不再出现发绀[15]。

HLHS 终止妊娠率在世界各地的差异很大，有报道称在允许流产的国家中为 16%~79%[340,358,359,371]。虽然 HLHS 可能会导致胎儿死亡，但比较少见，只有在发生严重的房室瓣反流或者房间隔完整时，才可能会发生胎儿宫内死亡[15,339]。然而，新生儿期死亡是较常见的，术前和术后都可能发生。流行病学调查显示，术前死亡率可高达 10%，但是在心脏外科中心出生或转运至心脏外科中心的患儿中，死亡率只有约 3%[24,371]。术前死亡主要与出生时远离手术中心，严重的心外先天畸形以及肺静脉回流受阻等相关。与其他先天性心脏病相比，Norwood 手术后的死亡率要高，但较刚采用该术式时已有极大改善。最新评估表明，接受 Norwood 手术的住院患者死亡率为 7%~26%[372~375]。一期与二期手术之间死亡率为 2%~16%[23,376~379]，后期也同样会发生死亡。现如今，有 50%~70% 的新生儿能够度过三期手术，存活到 5 岁，而且随着时间的推移，存活率逐渐上升[374,380,381]。

除了死亡外，HLHS 的远期并发症还包括学习障碍、注意力缺陷/多动症、心律失常以及心力衰竭等。很多 Fontan 循环的患者随着年龄增长会出现肝损伤；尽管目前正在做大量的工作来开发替代解决方案，但成人 HLHS 患者最终治疗措施仍是心脏移植[15]。

声像图诊断特征 HLHS 的特征（图 13-60）：
- 左室严重发育不良。
- 二尖瓣瓣环严重发育不良（闭锁），前向血流很少或无血流。
- 主动脉瓣瓣环严重发育不良（闭锁），前向血流很少或无血流。
- 主动脉弓血流完全反向。
- 卵圆孔血流方向完全为左向右。一些病例可能出现卵圆孔开放严重受限或是房间隔完整。在这些病例中，肺静脉通常是扩张的，且肺静脉血流是双向的（图 13-65）。卵圆孔开放严重受限的胎儿出生时预后更差，因此具有这种生理特征的胎儿可能适宜在宫内进行心脏干预。

伴有长而窄左室的主动脉缩窄症候群/Shone 症候群的特征（图 13-61，图 13-62）：
- 左室通常长而窄，构成心尖部。
- 心内膜纤维化一般不常见。
- 二尖瓣及主动脉瓣瓣环常发育不良。
- 二尖瓣瓣装置异常，表现为腱索短小，乳头肌密集或是单一乳头肌。
- 二尖瓣血流频谱一般为双峰。
- 可能会出现主动脉瓣下狭窄。

- 一般会出现主动脉弓发育不良。
- 主动脉弓可能出现反向血流。
- 可能会伴有房间隔瘤或是永存左上腔静脉(图 13-63)。

　　重度主动脉狭窄的特征性表现(图 13-64):

- 左室呈球形(更偏向于圆形而非狭长),可能会出现扩张和功能不全。
- 经常会出现心内膜弹力纤维增生症,表现为左室内膜线回声增强。
- 二尖瓣血流频谱呈单峰。
- 房间隔分流方向常常为左向右。
- 主动脉弓血流一般为双向或是完全反向。
- 经主动脉瓣血流可能为高速血流。但在重度近乎闭锁的病例中,可能见到少量的低速血流,而二尖瓣反流速度可能有助于确定胎儿是否适合进行宫内主动脉瓣成形术,因为二尖瓣反流速度越高,预示胎儿宫内干预效果越好。

三尖瓣闭锁

　　定义　三尖瓣闭锁(tricuspid valve atresia,TVA)是一种三尖瓣完全缺如、右房和右室无法直接交通的畸形(图 13-66)。由于缺乏血流进入右室导致右室发育不良。右室发育不良严重程度取决于常伴发的室间隔缺损情况。

　　出生患病率/流行病学　三尖瓣闭锁是一种并不常见的先天性心脏畸形,占先天性心脏病变的 1%~3%。有一研究显示三尖瓣闭锁的发生率在活产儿中为 0.056/1000[239]。

　　解剖　三尖瓣闭锁必会导致房水平的右向左分流。根据形态学分为四种类型:肌型(62%)、膜型(29%)、类 Ebstein 型(6%)及瓣膜型(3%)。肌型 TVA 右房底部为肌性组织,无瓣膜组织。膜型 TVA 右房底部为膜性房室间隔。类 Ebstein 型 TVA 中,三尖瓣组织向下移位,且瓣叶无孔,形成封闭的"房化"右

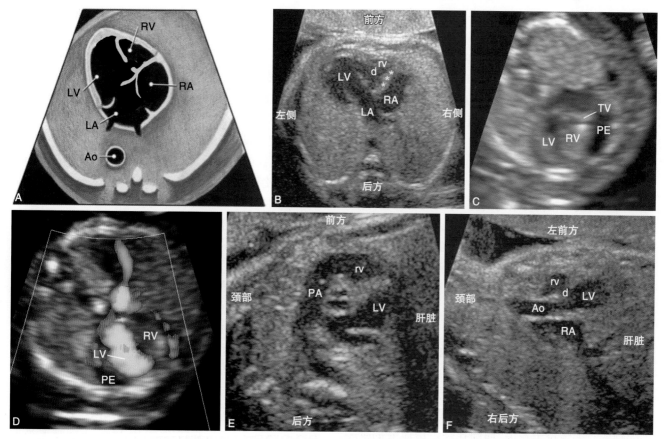

图 13-66　三尖瓣闭锁伴大血管关系正常。A、B.胎儿超声心动图四腔心切面显示三尖瓣闭锁的示意图及声像图。此切面显示肌性组织(星号)将右房(RA)与其下方的狭小右室(rv)分隔开来。在大的左室(LV)与小的右室间,存在一个分流不受限的室间隔缺损(d)。C、D.13⁺¹周胎儿四腔心切面显示三尖瓣闭锁;二维(C)及彩色多普勒(D)超声图像显示无血流进入右室。E.经右室的斜矢状切面显示肺动脉从右室发出。F.经左室流出道的斜矢状切面显示主动脉从左室发出。Ao,降主动脉;LA,左房;PE,心包积液;TV,三尖瓣(A,Adapted with permission from American Institute of Ultrasound in Medicine:AIUM practice guideline for the performance of fetal echocardiography. J Ultrasound Med 32:1067-1082,2013)

心室,导致右房右室间没有交通。瓣膜型 TVA 可见三尖瓣组织及腱索存在,但瓣膜完全无孔。所有类型的右室流入道均缺如,因此右室仅由小梁部和漏斗部组成[382]。右室整体大小直接与是否伴发 VSD 及 VSD 大小相关。如果没有室间隔缺损,右室小或者缺如;反之,合并大的室间隔缺损一般右室比较大。室间隔缺损及右室的大小也与右室流出道及肺动脉瓣环的大小直接相关。如果室间隔缺损分流受限,常出现肺动脉瓣狭窄及发育不良。

三尖瓣闭锁也可根据大动脉的关系进行分型。Ⅰ型 TVA 最常见,约占 70%~80%。Ⅰ型 TVA 大动脉关系正常,按照 Van Praagh 节段法表示为{S,D,S},具体描述是心房正位(S),心室右襻(D),大血管关系正常(S)。不伴室间隔缺损的Ⅰ型 TVA 会出现肺动脉闭锁,是一种导管依赖性病变,肺动脉由动脉导管供血。Ⅰ型三尖瓣闭锁常伴室间隔缺损,在这一类型中,室间隔缺损的大小决定了肺血流量的多少。最近一项对 150 名Ⅰ型 TVA 婴儿的研究发现,19% 无肺动脉前向血流,54% 肺动脉血流受限,28% 肺动脉血流不受限[383]。

Ⅱ型 TVA 约占 12%~25%,伴有大动脉转位。按照 Van Praagh 节段法表示为{S,D,D},也就是说由于大动脉转位,右室发出主动脉。因此体循环血流量依赖室间隔缺损及右室的大小。Ⅱ型 TVA 发生右室及主动脉发育不良、主动脉瓣狭窄、主动脉弓发育不良及主动脉缩窄的概率增加。大约仅有 8% 的Ⅱ型 TVA 合并主动脉缩窄。Ⅲ型 TVA 相对少见,约占 3%~6%。是三尖瓣闭锁中较为复杂的类型,伴发大动脉左转位。按照 Van Praagh 节段法表示为{S,L,L},包括心室左襻或心室反位,向左移位的闭锁的三尖瓣,该瓣膜与承担体循环功能的右心室相连。此外,形态学右室与向左、向前转位的主动脉相连。体循环侧的房室瓣是闭锁的三尖瓣,血液经由室间隔缺损流入左侧的形态学右心室,再流入主动脉。

TVA 中,卵圆孔一般较大且开放不受限,这在该病中至关重要。因全部体循环静脉回流,之后右心输出血液都需经卵圆孔从右向左进行分流,因此卵圆孔在三尖瓣闭锁中发挥重要作用。Ⅲ型三尖瓣闭锁中,因闭锁的三尖瓣位于左侧,卵圆孔是左房血液的唯一出口,经房间隔从左向右分流,可能会随着胎儿肺静脉血回流减少而开放受限。

三尖瓣闭锁通常是一种孤立的畸形,伴发其他畸形者不到 20%。伴发的心脏畸形包括左心耳并置,永存左上腔静脉及右位主动脉弓。

遗传因素　迄今为止,三尖瓣闭锁的遗传学机制尚不清楚[384,385]。有个案报道称三尖瓣闭锁的患者存在 22q11 染色体微缺失,但似乎为散发[386,387]。

干预和预后　三尖瓣闭锁必须进行单心室修复术。所有三尖瓣闭锁的患者最终都需要在出生后第一年进行 Glenn 分流单心室姑息治疗,然后在幼童期进行 Fontan 手术。大动脉关系正常的Ⅰ型 TVA 处理方式取决于肺血流的情况。如果新生儿没有足够的肺血流,则需放置动脉-肺分流管道。之后按单心室方式处理。带有主-肺动脉分流管道的婴儿 1 岁内出现氧饱和度降低时,则需将主-肺动脉间分流管道拆除,通过 Glenn 分流术(上腔静脉(SVC)-右肺动脉分流)增加肺动脉血流。后期放置 Fontan 板障,将体循环静脉血(下腔静脉(SVC))引入肺动脉。

在Ⅰ型三尖瓣闭锁伴大的室间隔缺损及肺动脉血流不受限的患者中,需进行肺动脉环缩术,防止肺循环血量过多及肺动脉高压。后期行 Glenn 分流术,接着再行 Fontan 手术。

在伴大动脉转位的Ⅱ型 TVA 中,室间隔缺损的大小影响右室大小及主动脉瓣、主动脉弓发育不良的程度。如果Ⅱ型三尖瓣闭锁伴有主动脉弓梗阻或主动脉缩窄,需要解除主动脉弓梗阻。主动脉弓梗阻和右室发育不良的病例,需行动脉调转术,使左室成为承担体循环的心室,并解除右室流出道梗阻。调转后的新肺动脉连接于发育不良的右室,由此限制肺动脉血流。三尖瓣闭锁的远期目标是进行 Glenn 分流术和 Fontan 板障术,使体循环静脉血直接回流进入肺动脉。Damus-Kaye-Stansel 手术(将肺动脉瓣和主肺动脉与主动脉近端吻合)联合主动脉弓修复或Ⅰ期 Norwood 手术,也可用于Ⅱ型 TVA 伴严重主动脉瓣及主动脉弓梗阻的一期姑息外科手术治疗。

三尖瓣闭锁的预后取决于这些病变的严重程度。一项产前诊断三尖瓣闭锁的大型多中心系列研究显示,有 4 例在宫内死亡。活产新生儿中 1 个月生存率为 91%,6 个月为 87%,1 年为 83%,随后 13 年期间没有患者死亡[388]。最近一项 54 例产前诊断三尖瓣闭锁的研究显示,有 2 例宫内死亡。52% 的病例(n=28)大动脉关系正常,其中 14 例有肺动脉流出道梗阻。46% 的病例(n=25)大动脉转位,其中 14 例主动脉流出道梗阻。2 年时间,孕期总体存活率为 89%,在出生后的第一年里,死亡率最高[389]。一项 150 例Ⅰ型三尖瓣闭锁新生儿研究报道显示,5 年生存率可达 86%,伴有二尖瓣反流的新生儿置入较小的主-肺动脉分流管道后,预后得到进一步改善[383]。

两项分别随访 25 年和 10 年的观察研究显示,三尖瓣闭锁患者经 Fontan 手术后总体远期存活率为 79%~82%[390,391]。在 Ⅱ 型伴 TGA 且合并有体循环流出道梗阻的复杂类型中,6 年生存率为 68%[392]。死亡的独立危险因素包括低出生体重、早产、主动脉弓梗阻及右室发育不良[391]。

声像图诊断特征

- 四腔心切面的二维和彩色多普勒图像均有助于识别三尖瓣闭锁的心室不对称情况(图 13-66A~D,图 13-67)。
- 当怀疑有三尖瓣闭锁时,按照下面步骤进行评估很重要:
  - 评估大动脉关系。当大动脉关系正常时,评价肺动脉血流的梗阻程度。
  - 当大动脉关系正常时,室间隔缺损的大小决定了肺动脉的血流量。评价动脉导管的血流方向。动脉导管血流方向正常预示着出生后肺血流量充足;动脉导管血流反向,预示有严重的右室流出道梗阻或肺动脉梗阻,出生后肺血流为导管依赖性。

- Ⅱ 型三尖瓣闭锁伴大动脉转位时,需对主动脉流出道及主动脉弓梗阻进行评估。注意:如果主动脉弓的近端或横弓部出现血流反向,预示体循环流出道严重梗阻,出生后体循环依赖导管供血。
- 大多数 Ⅰ 型和 Ⅱ 型三尖瓣闭锁的胎儿,卵圆孔宽大,但由于三尖瓣闭锁会导致心房收缩期静脉导管血流减少。脐静脉血流搏动说明房间隔分流受限。
- Ⅲ 型三尖瓣闭锁伴有心室反位和左侧的左房-右室连接闭锁,存在心房水平分流受限的风险,需要对房间隔进行仔细评估。大多数胎儿可以耐受轻-中度心房水平分流受限,但在出生后,心排出量增加,任何程度的心房水平分流受限都需进行新生儿期急诊房间隔球囊造口术。
- 尽管三尖瓣闭锁和重度肺动脉瓣狭窄或室间隔完整型的肺动脉闭锁(pulmonary atresia with an intact ventricular septum,PA-IVS)都可能出现右室发育不良和动脉导管血流反向(图 13-68),但有三个特征性表现可以区分这两种疾病:①在

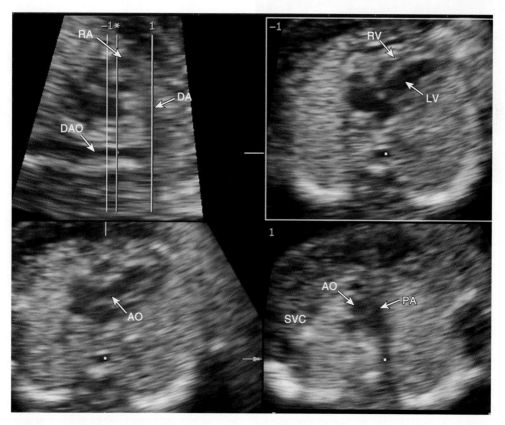

图 13-67　早孕期三尖瓣闭锁图像。妊娠 12^{+5} 周时三尖瓣闭锁伴大动脉关系正常胎儿的断层超声成像。左上图像为动脉导管弓切面;右上图四腔心切面显示右室(RV)狭小;左下图为五腔心切面;三血管切面显示肺动脉(PA)非常细小。AO,主动脉;DA,动脉导管;DAO,降主动脉;LV,左室;RA,右房;SVC,上腔静脉

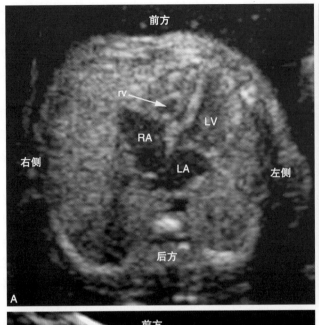

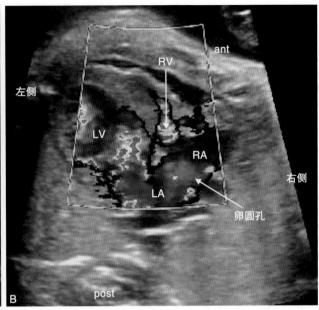

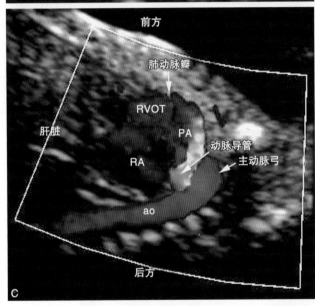

图 13-68   室间隔完整型的肺动脉闭锁。A. 四腔心切面显示右室腔严重发育不良,右室游离壁明显增厚。B. 四腔心切面彩色多普勒显示有很少量的血流进入右室。C. 动脉导管弓切面彩色多普勒显示经动脉导管左向右分流。来源于右室的血流(右室流出道(RVOT)内的蓝色信号)与主肺动脉内的反向血流(红色信号)在闭锁的肺动脉瓣处相撞。Ant,前方;ao,主动脉;LA,左房;LV,左室;PA,主肺动脉;post,后方;RA,右房

PA-IVS 中,一般至少有少许通过三尖瓣的前向血流及三尖瓣反流;②三尖瓣闭锁常伴有室间隔缺损,但 PA-IVS 无室间隔缺损;③冠状动脉-右室瘘一般出现在 PA-IVS,而在三尖瓣闭锁中不出现。

肺静脉异位引流

定义   正常情况下,左、右肺分别有两条肺静脉,且所有的肺静脉都与左房相连。肺静脉异位引流(anomalous pulmonary venous connection)时,肺静脉直接连接于体静脉或是直接引流入右房。完全型肺静脉异位引流(total anomalous pulmonary venous connection,TAPVC)中,肺静脉均未与左房相连(图 13-69)。在部分型肺静脉异位引流(partial anomalous pulmonary venous connection,PAPVC)中,至少有一支肺静脉回流入左房,至少一支肺静脉回流异常。

出生患病率/流行病学   TAPVC 在活产儿中发生率约为 0.9/10000,约占先天性心脏病的 2%[324]。肺静脉异位引流最常伴发的畸形之一是内脏异位综合征;TAPVC 常伴右房异构/无脾,而 PAPVC 常伴左房异构/多脾。小鼠试验中显示,决定左右不对称发育的正常通路被破坏后,影响了心脏及内脏结构排列,从而导致肺静脉异位引流及内脏异位综合征[305]。

解剖   肺静脉畸形的分类是基于肺静脉的胚胎起源。下面简单回顾一下肺静脉的胚胎发育过程。肺、喉和气管支气管树的原基来自于人类胚胎前肠的分裂。肺被前肠的内脏静脉丛包绕。在肺的分化过程中,部分内脏静脉丛形成肺血管床。发育早期,肺血管

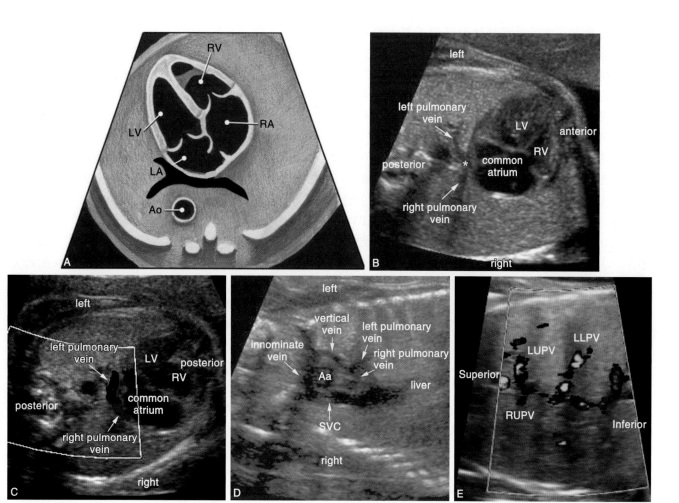

图 13-69　Total anomalous pulmonary venous return（TAPVC）. **A** through **C**，Diagram and images in the four-chamber view show that the pulmonary venous confluence（asterisk in **B**）is in close proximity to but does not connect to the left atrium. **B** and **C** show a fetus with right atrial isomerism. **D**，Coronal view in supracardiac TAPVC shows that the right and left pulmonary veins make a confluence to the vertical vein that connects to the innominate vein. The superior vena cava（SVC）is dilated. **E**，Coronal view in infracardiac TAPVC shows two left and one right pulmonary veins returning to a long descending vein. Aa，aortic arch；Ao，descending aorta；LA，left atrium；LLPV，left lower pulmonary vein；LUPV，left upper pulmonary vein；LV，left ventricle；RA，right atrium；RUPV，right upper pulmonary vein；RV，right ventricle.（**E** from Morris SA，Maskatia SA，Altman CA，Ayres NA：Fetal and perinatal cardiology. In Moss and Adams' Heart Disease in Infants，Children，and Adolescents Including the Fetus and Young Adult，9th ed. Allen HD，Shaddy RE，Penny DJ，et al［eds］：Philadelphia，Lippincott Wolters Kluwer，2016，used with permission）（完全型肺静脉异位引流（TAPVC）。A 到 C. 四腔心切面示意图及声像图显示肺静脉共汇（B 图星号）紧邻左房，但并不与左房相连。B、C. 显示胎儿右房异构。D. 心上型 TAPVC，冠状切面显示左、右肺静脉形成汇合经垂直静脉与无名静脉相连。上腔静脉（SVC）扩张。E. 心下型 TAPVC，冠状切面显示两条左肺静脉和一条右肺静脉回流到一条长长的下行静脉。Aa，主动脉弓；Ao，降主动脉；LA，左房；LLPV，左下肺静脉；LUPV，左上肺静脉；LV，左室；RA，右房；RUPV，右上肺静脉；RV，右室；anterior，前；common atrium，共同心房；inferior，下方；innominate vein，无名静脉；left pulmonary vein，左肺静脉；left，左；liver，肝脏；posterior，后方；right pulmonary vein，右肺静脉；right，右；superior，上方；vertical vein，垂直静脉）

床与胎儿心脏无直接连接。在这个阶段，肺血管床通过来源于内脏静脉丛的脐卵黄静脉系统及主静脉系统引流。妊娠第一个月末，实质内肺静脉逐步与肺总静脉相连，后者外翻进入左房。肺总静脉外翻入左右静脉窦角的头侧及发育中的原发隔的左侧[393]。肺总静脉未能正常发育或肺总静脉未能外翻入左房，则会出现 TAPVC。肺静脉异常连接或引流是通过来源于内脏静脉丛的原始脐卵黄静脉系统及主静脉系统进行。肺

静脉异位引流可以是完全型的，即所有的肺静脉引流异常；也可以是部分型的，1 支、2 支或 3 支肺静脉没有通过肺总静脉与左房相连，异常的肺静脉连接回心脏，是经由残留的连接部分连接来源于内脏静脉丛的原始脐卵黄静脉和主静脉系统之一。

心上型 TAPVC　TAPVC 分为几种类型，其中心上型最为常见。肺静脉在左房后方形成共同静脉干，从共同静脉干发出一条静脉管道向上走行于左肺动脉

和气管的前方。这条垂直静脉管道源于左主静脉系统。该垂直静脉管道常常向上走行于主动脉前方,进入上纵隔,连接左无名静脉的左锁骨下静脉和左颈静脉插入处的近端。当左侧垂直静脉走行在左肺动脉与左支气管之间,支气管的外在压迫经常会导致肺静脉梗阻。肺静脉回流入左侧无名静脉经上腔静脉汇入到右房。胚胎期内脏静脉丛是中线上的结构,这就解释了为什么肺静脉回流可能会穿过中线,导致左侧的肺静脉汇入右主静脉系统,右侧的肺静脉则汇入左主静脉系统。TAPVC 至左侧无名静脉大约占全部 TAPVC 病例的 36%,引流至右侧上腔静脉就比较少见,约占 10%。

心内型 TAPVC　完全型肺静脉异位引流至冠状静脉窦大约占 TAPVC 全部病例的 16%。左房后方的共同肺静脉干汇入左房室沟处的冠状静脉窦。冠状静脉窦沿正常路径回流入右房。TAPVC 至冠状静脉窦者由于异常回流的静脉均在心包内走行,因此没有梗阻。

心下型 TAPVC　在这一类型的 TAPVC 中,脐卵黄静脉系统使得异常回流的肺静脉引流入膈下。这种类型约占 13%。共同肺静脉干汇合于左房后方,沿食管前方向下走行,穿过食管裂孔,进入腹部。大多数情况下,下行静脉在脾静脉和肠系膜上静脉的汇合处与门静脉系统相连接。下行静脉与脐卵黄静脉系统相连接时,胎儿一般会出现肺静脉梗阻。由于出生后肺静脉回流会增加,所以梗阻会加重。下行静脉向下还会与下腔静脉、肝静脉及静脉导管相连接[394]。

TAPVC 入右房　在内脏异位综合征(经常伴有多脾)伴继发隔缺损中,原发隔向上、向左移位,导致肺静脉血流被引入右房。肺静脉正常与左、右上腔静脉之间的心房后壁相连接,但因房间隔异常移位,导致肺静脉被异位引流入右房[395]。

混合型 TAPVC　混合型 TAPVC 约占到全部病例的 7%,肺静脉连接到不同的静脉中,而不是都引流到同一个体循环静脉系统内[394]。

部分型肺静脉异位引流　部分型肺静脉异位引流或连接是指一支或多支而不是所有肺静脉连接于体静脉。PAPVC 的静脉连接变异较大。左肺静脉经常异位连接于左主静脉系统,可以是左侧无名静脉,也可以是冠状静脉窦;而右肺静脉则经常异位连接于右主静脉系统,可以是下腔静脉,也可以是上腔静脉。PAPVC 中,最常见的类型是左肺静脉与左侧无名静脉相连接,其次是右肺静脉与下腔静脉相连接。

胎儿期弯刀综合征(Scimitar syndrome)一般是右肺静脉异位引流至下腔静脉与右房交界处。同时伴有右肺和右肺动脉发育不良,并由主动脉异常供血。这导致发生肺隔离症。右肺发育不良导致心脏随之向右侧胸腔移位[396,397]。

部分型肺静脉异位引流至右侧上腔静脉或右房一般会伴发静脉窦型房间隔缺损,这种类型的房间隔缺损位置较高,在房间隔上部与上腔静脉的交界处。这种类型的缺损产前超声尚未见报道。

遗传因素　个案报道提示,兄弟姐妹再发 TAPVC 提示可能有常染色体隐性遗传的病因[398~401]。也有病例报道 TAPVC 合并内脏异位综合征患者发生转录因子 *NKX2.5* 的框移突变[402]。猫眼综合征(cat eye syndrome),也就是染色体 22q11.2 重复,与 TAPVC 相关[403]。PAPVC 也可见于 Turner 综合征和 Noonan 综合征。

干预和预后　心下型 TAPVC 的婴儿几乎都会出现梗阻,出生 12 小时内会出现发绀、酸中毒和肺静脉淤血。膈下梗阻性 TAPVC 常需要急诊手术。大约 50% 或者更多的心上型 TAPVC 也会发生梗阻,症状与膈下型 TAPVC 相似,也需早期手术。体循环心排出量取决于房间隔缺损或卵圆孔的大小。任何心房水平分流受限,都将加重症状,导致体循环心排出量下降。

外科手术将肺静脉共汇连接到左房后壁,利用补片关闭房间隔缺损或卵圆孔。结扎垂直的上行静脉或下行静脉。如果伴发其他畸形,比如说室间隔缺损或动脉导管未闭,在手术时一并关闭。肺静脉无梗阻时,生理学上与大的房间隔缺损类似,因肺循环过度增加,导致右心容量负荷加重,右心增大,可择期手术。

TAPVC 至冠状静脉窦生理学上类似于大的房间隔缺损。手术包括切除冠状静脉窦与左房之间共同的壁,及关闭房间隔缺损。

一项包括 422 例 TAPVC 的国际多中心研究显示,患者 3 年死亡率为 15%。死亡的独立危险因素包括肺静脉发育不良或狭窄、手术时年龄较小、伴发复杂心脏畸形、术后肺动脉高压及术后肺静脉梗阻。术后随访显示,60 例(15%)新生儿发生肺静脉梗阻,3 年死亡率为 41%[404]。

一项 2014 年的 TAPVC 术后结果报告,将孤立性 TAPVC 与合并其他先心病的 TAPVC 进行比较[405]。在全部 TAPVC 的病例中,心上型占 48%,心内型占 20%,心下型占 20%,混合型占 12%。肺静脉回流梗阻占 33%，其中膈下型最容易出现梗阻，发生在膈肌或是肝脏水平。孤立性 TAPVC 术后总体死亡率为 6.9%，而合并其他复杂心脏疾病者死亡率达 41.2%。术后死亡率增高的危险因素包括体重低于 3kg、单心室生理及主动脉血流阻断时间超过 1 小时。后期死亡率加上手术死亡率在孤立性 TAPVC 患者中为 17%，而在复杂型 TAPVC 患者中为 77%[405]。

外科系列研究表明，先天性肺静脉梗阻以及肺静脉狭窄都会增加发病率和死亡率。2015 年一项对 46 例孤立性 TAPVC 病例进行评估的研究显示，那些分娩后数小时出现低氧血症、低血压及重度肺静脉淤血导致休克的患儿被认为存在先天性肺静脉梗阻。这组患儿 10 年生存率为 69%。与那些出生后即刻无症状的 TAPVC 胎儿相比，这些胎儿新生儿期一氧化氮和通气时间延长，且再次手术的风险增加。那些由于肺血流量增加，垂直静脉和下行静脉梗阻导致出生后第一天就出现梗阻的新生儿，10 年生存率为 88%。没有发生梗阻而肺循环血量过多的 TAPVC 新生儿，10 年生存率为 96%。先天性肺静脉梗阻的 TAPVC 婴儿较未发生梗阻者，预后更差[406]。

弯刀综合征的修复包括将异常连接的右肺静脉重新连接到左房。由于 70% 的弯刀综合征患者都合并有房间隔缺损，所以通常通过房间隔放置隔板将异位引流的右肺静脉血导入左房。也可以通过再植术将异位连接的右肺静脉连接到左房。来自降主动脉的异常主-肺动脉间血管可在术前经心导管用弹簧圈进行封闭，也可在术中进行封闭。那些有肺动脉高压和症状的婴儿风险最高，需在 1 岁前进行手术。年长儿的手术是最成功的，其中大多患儿会长期无症状[407,408]。

声像图诊断特征　尽管 TAPVC 尤其是孤立性 TAPVC 是产前最难诊断的疾病之一，但很多研究报道可在胎儿期进行诊断[108]。Ganesan 等报道了 26 例 TAPVC 胎儿的超声表现[108]。最可靠的征象是未见肺静脉与左心房连接（100%）及心尖四腔心切面可见肺静脉共汇（96%）（图 13-69）。有时能在三血管切面及腹部横切面观察到垂直静脉。

虽然 Ganesan 的研究发现胎儿心脏大小不对称，右房、右室大于左房、左室，但并非始终如此。心脏大小不对称，通常发生在晚孕期，随胎儿肺血流增加而出现。妊娠的最后 10 周，肺静脉回流血量占联合心排出量的比例从 20% 增加到 25%。当肺静脉回流异常，没有回流入左心，可能会发展成为左心发育不良。肺静脉异常连接的位置影响左心发育不良的程度。在心上

型 TAPVC 和 TAPVC 至右房或冠状静脉窦这几种类型中，右房、右室容量增加，因此右心扩大更加明显；而膈下 TAPVC 的肺静脉是经脐卵黄静脉系统及下腔静脉回流，血流直接穿过房间隔。因此在一些膈下型 TAPVC 的病例中，左心系统大小可以正常，没有明显的发育不良[401]。

更为罕见的是，TAPVC 伴发自身的肺静脉狭窄和发育不良者，由于先天性肺静脉梗阻，导致这种类型肺血流量减少和一定程度上的左心系统发育不良。肺静脉先天性重度狭窄和发育不良时，患儿在出生后几个小时内，可能就会出现重度低氧血症、酸中毒及休克。因此，当未见肺静脉显示或肺静脉内出现异常血流时，胎儿可能是 TAPVC 中最严重的类型。

正常肺静脉的血流速度及血流量在晚孕期增加[409]。垂直静脉或下行静脉梗阻时，可见频谱异常及湍流。梗阻处肺静脉表现为异常高速血流（晚孕期约为 0.6～1.4m/s），呈连续性。出生后该处频谱仍有相似表现。在梗阻近心端，肺静脉呈低速、单相频谱。在 TAPVC 中，没有直接与左房相连的肺静脉，而且左房后壁和降主动脉间距离增大，肺静脉共汇呈星形或椭圆形位于左房后壁和降主动脉间。由于主动脉是心脏后方唯一正常的血管，若出现其他结构或血管，需要仔细检查是否存在 TAPVC，是否存在垂直静脉或下行静脉[108,397]。当肺静脉与上腔静脉或下腔静脉连接时，会出现上腔静脉和下腔静脉大小不对称，有 TAPVC 的体静脉内径宽于静脉回流正常的体静脉。

TAPVC 的诊断技巧

- 可能有左、右心系统大小不对称，右侧心腔和肺动脉大于左侧心腔和主动脉。
- 左房可能小，没有静脉连接。
- 肺静脉共汇走行于左房后方，降主动脉前方。可能呈星形分叉样或椭圆形态。
- 胸部可见一额外的垂直静脉，呈低速、单相血流，向上或向下走行。出现肺静脉梗阻时，血流呈湍流并流速加快，速度范围约 0.6～1.4m/s，呈单相频谱。
- 下腔静脉或上腔静脉扩张时，需仔细寻找有无 TAPVC。
- 心上型 TAPVC 可见静脉血经垂直静脉向上引流入无名静脉，导致上腔静脉、无名静脉明显扩张，三血管切面显示上腔静脉扩张，肺动脉宽于主动脉。
- 膈下型 TAPVC 中，胸部可见一额外的、异常的静脉结构向下穿过膈肌，连接于下腔静脉、门静脉、静脉导管或肝静脉，造成肝内湍流增加。
- TAPVC 至冠状静脉窦这一类型，可见左房小，中度

或重度冠状静脉窦扩张,未见肺静脉与左房连接。

- 弯刀综合征和右肺静脉异位引流至下腔静脉时,表现为右肺动脉细小,心脏向右移位,右肺相对发育不良及下腔静脉回流增加。
- 需对肺静脉进行频谱及彩色多普勒分析,注意其与左房的解剖连接情况。在 TAPVC 的病例中,四支肺静脉在左房后方汇合成共干,但有一水平的膜状结构(左房壁的后方)将肺静脉共汇与左房分隔开。
- PAPVC 不伴有弯刀综合征时,在胎儿期很难诊断,可能无法检测出来。

内脏位置异常

定义 内脏位置异常(situs abnormalities)是一组复杂畸形,此处只简述。该畸形指的是胸腔或腹腔不对称性发育出现异常,由于经常会包含心脏异常,因此在此讨论。不对称性发育异常通常分两种主要类型:全内脏反位及内脏异位(也就是内脏异位综合征或异构,图 13-70)。

出生患病率/流行病学 非综合征性的不对称性发育异常的发生率在活产儿约为 0.9/10 000~1.4/10 000,

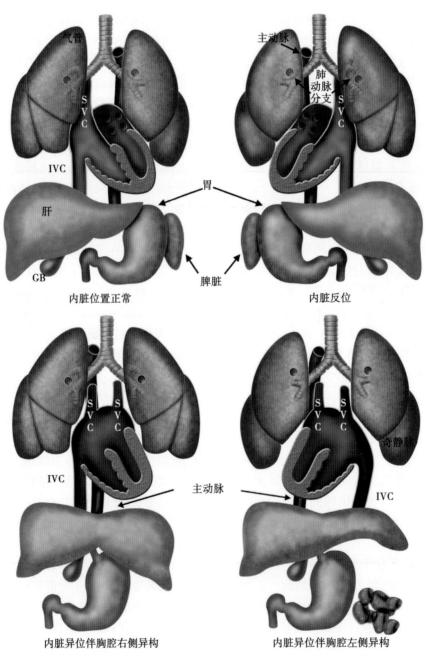

图 13-70 内脏位置类型。GB,胆囊;IVC,下腔静脉;SVC,上腔静脉。(Illustration by Shi-Joon Yoo,MD)

其中 73% 为内脏异位, 27% 为全内脏反位[14,240,324,410~412]。

胎儿内脏位置异常更容易出现在年龄小于 20 岁的非白人母亲[410]。约 17% 内脏异位的胎儿出生时为小于胎龄儿, 该比例大约是正常人群的两倍。尽管全内脏反位患儿伴发先天性心脏病比例约为 40%, 但其中 1/3 是简单畸形。相比之下, 内脏异位伴发心脏畸形的概率超过 90%, 其中超过 83% 伴发复杂心脏疾病[410]。

解剖　在全内脏反位中, 所有胸腹腔脏器的位置完全颠倒, 包括右位心, 胃位于右侧, 肝位于左侧, 心内结构反位(图 13-70)。该类型的心脏结构反位包括肺静脉回流入位于右侧的心房, 体静脉回流入位于左侧的心房, 心室左襻, 大动脉左异位(主动脉偏前, 偏左)。全内脏反位一般不合并大的心脏畸形, 常合并小的心脏畸形[410,413]。

内脏异位更加复杂, 常合并胸腔、腹腔脏器位置异常及心血管解剖异常(图 13-70, 图 13-71)。虽然有很多类型, 但传统上内脏异位通常分为两种类型[414]。其中一种是多脾型(Van Praagh 命名法), 也称左房异构(Anderson 命名法), 另一种是无脾型(Van Praagh 命名法), 也称右房异构(Anderson 命名法)。因为 Anderson 命名法具有更好的表现力, 本章采用 Anderson 命名法。左房异构与左侧结构"重复"或镜像有关, 主要包括下腔静脉缺如并奇静脉延续; 同侧肺静脉回流入同侧心房, 即右肺静脉回流入右房, 左肺静脉回流入左房; 窦房结常缺失及相关窦房结功能不全。右房异构常表现为下腔静脉完整、TAPVC、右侧或双侧上腔静脉及次级窦房结。两种类型都与房室间隔缺损相关, 但在右房异构中更常见, 右房异构中约 55% 发生

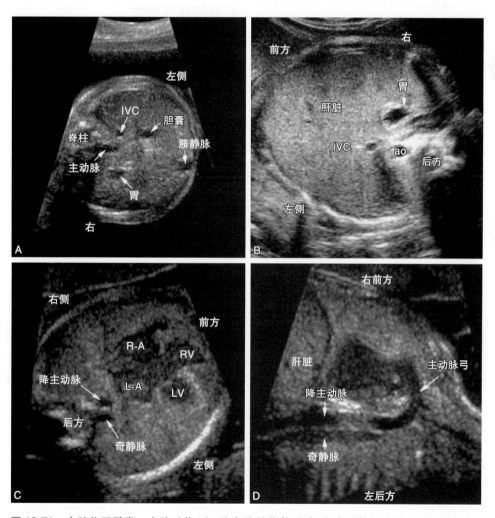

图 13-71　内脏位置异常。内脏反位(A)及内脏异位伴无脾/右房异构(B)的上腹部横切面。A. 内脏反位的特征性表现, 腹部脏器呈镜像排列。B. 腹主动脉位于下腔静脉的正后方, 两者位于脊柱同侧。超过 90% 的右房异构病例, 下腔静脉和腹主动脉呈并列位置关系; 肝脏从腹部的一边延伸到另一边。C、D. 左房异构伴下腔静脉离断。四腔心切面(C)和斜冠状切面(D)均可见脊柱前方两条平行排列的大血管。这是下腔静脉离断伴奇静脉或半奇静脉延续的典型改变。ao, 主动脉; L-A, 左侧心房; LV, 左室; R-A, 右侧心房; RV, 右室

房室间隔缺损,而在左房异构中约为 26%。双上腔静脉、宽大的中位肝、右室双出口及肺动脉狭窄在两种类型异构中所占比例相当[410]。

遗传因素　动物模型研究显示,有超过 100 种基因在左-右不对称性发育中起到重要作用[413],这些通路发生异常与人类不对称性发育出现异常有关。原发性纤毛运动障碍(primary ciliary dyskinesia,PCD),也称不动纤毛综合征,是一种公认最广泛的纤毛类疾病之一,大约 20% 与内脏反位有关[413]。PCD 可能由于多种基因缺陷造成,但几乎均为常染色体隐性遗传疾病[413]。研究表明,内脏异位也可能是单基因突变引起的,这种情况常见于散发病例,而且涉及的基因及突变位点也可能存在广泛的异质性[415]。可以是常染色体显性遗传,常染色体隐性遗传和 X 连锁遗传。参与内脏异位的基因包括 NODAL,ZIC3,CFC1,CRELD1,SHROOM3 及 ACVR2B 等[413,415,416]。因为这些突变一般不会被核型或染色体微阵列检测出来,所以不对称性发育出现异常的患者需进行内脏异位基因包的检测或全外显子组测序[416]。

干预和预后　内脏异位症候群的手术治疗方式差异较大,取决于存在的病变的不同。术式很广泛,包括修复肺静脉异位连接、房室间隔缺损、室间隔缺损,以及不能接受双心室修补术时所进行的单心室姑息治疗术。起搏器植入术并不少见,窦房结功能不全或房室传导阻滞为其适应证。当出现继发于双房室结的室上性心动过速时,可能还需进行消融术。

研究表明,内脏异位综合征的胎儿宫内死亡及死产的发生率约为 7%~31%[79,80],平均孕周为 24~26 周的胎儿出现宫内死亡,常与明显的房室瓣反流或心动过缓有关[80,417]。一系列研究显示,尤其是生理学上类似单心室的内脏异位综合征终止妊娠率相对较高,约为 22%~55%[79,80,417]。

在活产儿中,右房异构的死亡率较高,死亡原因多为肺静脉狭窄和非心脏畸形[79,80,418]。最新研究表明,左房异构的 5 年生存率约为 83%,右房异构的 5 年生存率约为 55%[80]。

声像图诊断特征
- 腹部脏器位置异常可能是心脏位置异常的第一个征象(图 13-71A、B)。
- 如果出现房室间隔缺损或右位心,就需对体静脉及肺静脉进行仔细检查,评估是否有内脏异位的可能(图 13-71C)。
- 内脏异位尽管常见左室或右室发育不良,但是很少继发于 HLHS 或室间隔完整型的肺动脉闭锁等病

变,更多见于非均衡型房室间隔缺损。
- 在三血管及三血管-气管切面寻找上腔静脉,确定是否有双上腔静脉或仅有左上腔静脉(图 13-6C、D)。
- 胎儿冠状切面对确定下腔静脉及肝静脉引流的位置很有帮助。
- 当怀疑有内脏异位时,应同时用二维及彩色多普勒仔细检查体静脉及肺静脉(图 13-71D)。
- 内脏异位综合征常伴有肺动脉瓣狭窄和闭锁。在伴有重度肺动脉瓣狭窄或闭锁的病例中,经常会出现动脉导管迂曲,血流反向。
- 内脏异位综合征经常会出现右位主动脉弓,最好在三血管-气管切面确定气管和主动脉弓的相对位置关系。右位主动脉弓时,动脉导管常起源于无名动脉,而不在主动脉弓的下方。

心脏肿块及肿瘤

概述

定义　心脏肿瘤是位于心脏、心肌或心包腔内的异常肿块或结构(图 13-72)。肿块可单发,也可多发。大部分儿童原发性心脏肿瘤是良性的。心脏肿瘤的自然发展进程取决于组织学成分以及解剖位置。胎儿大的肿瘤会导致心内正常血流动力学受阻或血流动力不足。大的肿瘤可能会出现心肌功能不全和胎儿水肿。胎儿心脏肿瘤可能会导致如房性心动过速(atrial tachycardia)、室性心动过速及心动过缓等胎儿心律失常。胎儿宫内死亡病例中已发现有心脏肿瘤[419]。

流行病学　儿童尸检研究报道胎儿心脏肿瘤的发生率为 0.027%~0.08%[420]。一项大型多中心研究对 14 000 例胎儿超声心动图进行评估以记录胎儿心脏肿瘤的发生率,发现 19 例心脏肿瘤,发生率约为 0.14%。其中单发性肿瘤 10 例,多发性肿瘤 9 例。肿瘤大小范围是 0.4cm×0.4~3.5cm×4cm。其中横纹肌瘤(rhabdomyoma)17 例,纤维瘤(fibroma)1 例,心房血管瘤(hemangioma)1 例。这 17 例横纹肌瘤胎儿中,10 例被诊断为结节性硬化症(tuberous sclerosis complex,TSC),约占 54%。8 例横纹肌瘤部分或完全消退,5 例无变化,3 例出现心脏血流动力学梗阻,需要出生后进行肿瘤切除术[421]。常规产科超声检查发现心脏肿块是行胎儿超声心动图检查最常见的原因。

有一项包括 224 例(89 例胎儿和 135 例新生儿)心脏肿瘤的研究显示,横纹肌瘤最常见,其次为是畸胎瘤(teratoma)、纤维瘤和血管瘤。在这项研究中,横纹肌瘤约占检出胎儿肿瘤的 64%,畸胎瘤约占 23%,纤

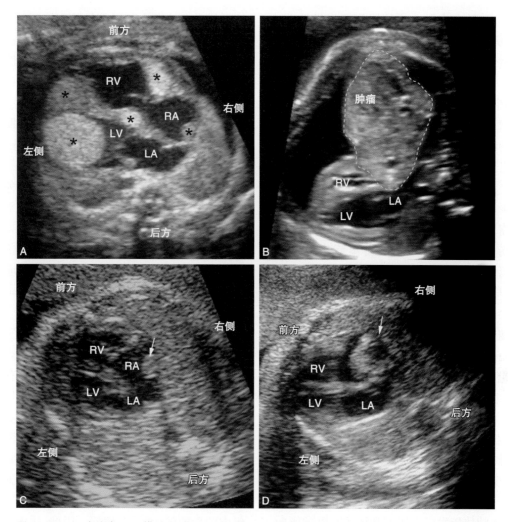

图 13-72　心脏肿瘤。A. 横纹肌瘤。四腔切面显示双侧心室、室间隔和右房（RA）多发性肿瘤（星号）。B. 血管瘤。四腔心切面显示大的心包畸胎瘤。肿瘤回声不均，似附着于右房，使右房受压。心脏向胸腔左侧移位，大量的心包积液占据了大部分胸腔。C、D. 四腔切面显示 32 周和 35 周胎儿血管瘤。C 图为 32 周时，RA 后壁有一圆形突起肿块（箭头）。D 显示肿块生长并出现囊性无回声区。肿块中央被出血替代是血管瘤的组织学特征。LA，左房；LV，左室；RV，右室

维瘤约占 6% ~ 7%，血管肿瘤如血管瘤约占 6% ~ 7%[419]。多伦多学者对 40 例胎儿心脏肿瘤进行研究[422]，结果发现，18% 出现胎儿水肿，30% 出现心室梗阻，13% 出现心律失常，5% 出现心室功能不全。其中 33 例胎儿肿瘤为横纹肌瘤；3 例选择终止妊娠。4 例横纹肌瘤胎儿出生时死亡。26 例存活的横纹肌瘤胎儿中，88% 为结节性硬化症。3 例心包内畸胎瘤胎儿伴心包积液，均宫内死亡[422]。

胎儿心脏肿瘤可能是某些遗传性疾病的首发表现，这些遗传性疾病包括结节性硬化症、多发性神经纤维瘤、家族性黏液瘤综合征（心脏黏液瘤、皮肤和黏膜病变以及脑垂体、肾上腺和睾丸等内分泌腺体的病变）、Gorlin 综合征（痣样基底细胞癌综合征）以及很少见的 Beckwith-Wiedemann syndrome 综合征（巨舌、巨体及脐膨出）[419]。

解剖

横纹肌瘤　横纹肌瘤是胎儿心脏肿瘤中最为常见的类型（图 13-72）。横纹肌瘤好发于心室壁内、室间隔、心外膜下以及心房。一般多发，边界清晰，呈无包膜的白色或灰白色结节，可以发生在心肌内，也可以发生在心腔内。胎儿超声心动图表现为圆形、回声均匀的、高回声肿块。横纹肌瘤单发比较少见[419]。当心肌内肿瘤较大时，可能会侵占心室腔或流出道。大的肿瘤还可能对房室瓣或半月瓣功能造成影响。

横纹肌瘤在胎儿期呈双向性生长模式。在孕 20 ~ 32 周之间，肿瘤常逐渐增大，随后开始消退或是保持大小不变。在出生后的第一年内，约有 50% 病例的横纹肌瘤部分或完全消失[421]。

多发的、大的横纹肌瘤可能会导致原发性心肌功能下降。根据位置不同，大的肿瘤可能会严重影响流

出道的血流,导致胎儿水肿。横纹肌瘤可伴发胎儿心律失常,包括房性期前收缩、室上性心动过速(SVT)、心动过缓及室性心动过速,这些也可能加速胎儿水肿及胎儿宫内死亡。肿瘤≥20mm 及发生胎儿心律失常时,胎儿及新生儿期预后差[421,428]。

横纹肌瘤一般不合并 CHD,但是有个案报道合并心内膜弹力纤维增生症、法洛四联症、Ebstein 畸形、三尖瓣发育不良及左心发育不良综合征等[421,429,430]。

纤维瘤　纤维瘤是第二常见的儿童心内肿瘤,但在胎儿期很少见[421]。纤维瘤主要为单发、白色、无包膜的心肌内肿瘤,好发于左室的游离壁、心尖或室间隔,发生于右室游离壁、房间隔及心房游离壁比较少见。这些肿块可以钙化,也可以囊性变,这些特征有助于与单发的、回声均匀的横纹肌瘤相鉴别。值得注意的是,纤维瘤产前会增大,一般不会消退[431]。该特征也有助于与横纹肌瘤相鉴别。

心包内畸胎瘤　心包内畸胎瘤非常少见,胎儿常出现大量心包积液(图 13-72B),因此如果发现大量心包积液,需仔细检查是否有心包内畸胎瘤。这种肿瘤单发、有包膜、有结节性,内含多个囊肿;以宽基底的蒂与心脏底部相连,或者以蒂连于主动脉根部,楔入上腔静脉与主动脉基底部之间。肿瘤好发于右侧,常起源于主动脉,很少起源于肺动脉。这个实性肿瘤的大小可达胎儿或新生儿心脏的三到四倍,被限制在纤维性的心包里,因此肿块较大时有阻塞和压迫心脏的倾向。心包积液的产生可能与淋巴管及上腔静脉的梗阻或受损有关。这些改变与胎儿宫内死亡及高死亡率相关。

心脏血管瘤　心脏血管瘤是一种单发的,血管丰富的肿瘤。这些肿瘤可能长在心外膜、壁内或心腔内(图13-72C、D)。肿瘤呈息肉状或基底较宽,伴有中心坏死和钙化[432]。血管内皮瘤好发于右房,由冠状动脉供血。

黏液瘤　黏液瘤是一种胎儿期罕见肿瘤,在心内膜处形成外生性的腔内肿块。75%的黏液瘤起源于左心房,以蒂或宽的基底附着于卵圆窝。约 25% 为单独右房肿瘤。很少情况下,黏液瘤起源于心室的瓣膜或腱索。肿瘤可以出现钙化或囊性变。黏液瘤易碎且局部容易形成栓子,所以会导致外周型栓塞。黏液瘤是成人中最常见的肿瘤,但在儿童及胎儿期少见[431]。

遗传因素　心脏横纹肌瘤与结节性硬化症(tuberous sclerosis complex,TSC)有关。胎儿研究发现,59%~79%的心脏横纹肌瘤伴发结节性硬化症[421,433~435]。*TSC1* 和 *TSC2* 遗传位点的突变可导致结节性硬化,对 *TSC1*(9q34 染色体错构瘤蛋白基因)和 *TSC2*(16p13.3 染色体结节蛋白基因)进行 DNA 序列分析可以检出这种异常。这两个基因都是肿瘤抑制基因[436]。结节性硬化症的临床表现有精神发育迟缓、癫痫以及脑、肾、视网膜、胰腺和皮肤的瘤样畸形。结节性硬化症是一种常染色体显性遗传疾病,但约有 50%的结节性硬化病例没有家族遗传史,而是由自发突变引起[432]。

约 7%的黏液瘤是家族性的。儿童期的心脏黏液瘤一般是多发性色素斑综合征的一部分,与非肿瘤性内分泌异常相关[432]。

预后　一些大的横纹肌瘤可能会阻塞三尖瓣流入血流或引起右室流出道梗阻,导致心房水平右向左分流,出现发绀。左室流出道梗阻可以很严重,导致低心排血量综合征和动脉导管水平右向左分流。重度左室流出道或右室流出道梗阻胎儿,出生时会形成动脉导管依赖性循环,需要手术切除肿块。横纹肌瘤≥20mm 及胎儿心律失常会增加胎儿水肿以及宫内死亡的风险,预后不良。

根据纤维瘤大小不同,可能会侵占心腔,导致左室流出道或右室流出道梗阻;当出现左室流出道梗阻时会导致低心排血量综合征,当出现重度右室流出道梗阻时会出现发绀。在严重的流出道梗阻病例,需进行外科手术切除肿块。纤维瘤患者可伴发室性心动过速,导致猝死[427]。产前诊断心包内畸胎瘤者,可以考虑进行宫内心包积液引流或肿瘤切除。宫内心包积液引流后,一般会再出现心包液体积聚。由于这类肿瘤很少恶变或复发,在三级医疗中心分娩并进行新生儿心包内肿瘤切除,预后会较好。因此,手术切除被认为有很好的长期疗效[437~441]。右房内大的血管瘤与胎儿水肿和胎儿宫内死亡有关[442,443]。黏液瘤罕见,但产前也有诊断,曾有一例死胎病例也报道过[444]。

声像图诊断特征

横纹肌瘤

- 心室、间隔及心房心肌内的多发性、圆形、均匀的高回声病变。单发的横纹肌瘤罕见。
- 伴发的心律失常包括心动过速及心动过缓。

纤维瘤

- 这类单发、好发于肌壁内的大肿瘤常常位于左室游离壁、心尖部和室间隔处。
- 回声不均匀,有钙化和囊性变。
- 可伴发室性心动过速。

心包内畸胎瘤

- 这类肿瘤较大,单发,回声不均,呈分叶状,起源于心底部。
- 囊性无回声区和强回声点状钙化。
- 附着于主动脉根部,偶见附着于肺动脉。
- 常伴发大量心包积液。

心脏血管瘤

- 血管瘤回声不均,包括钙化和囊性坏死区。
- 血管丰富,由冠状动脉供血。
- 好发于右房;右房内肿瘤较大时可导致三尖瓣梗阻。

黏液瘤

- 黏液瘤回声不均,易碎。
- 单发肿瘤,以宽的基底或蒂附着于卵圆窝,左房较右房高发。
- 活动度大,穿梭于两侧心房。
- 舒张期跨过房室瓣,收缩期回到心房。

异位心/Cantrell 五联征

定义　异位心是心包缺损所致,以心脏位于胸腔之外为特征性表现(图 13-73)。心脏可部分或全部位于胸腔外,根据心脏所处位置进一步细分为四种类型:颈型(3%)、胸型(60%)、胸腹型(7%)和腹型(30%)[410,445,446]。Cantrell 五联征(ectopia cordis/pentalogy of Cantrell)包括膈肌前部缺损、腹壁中线缺损、膈面心包缺损及胸骨下段缺损[447]。

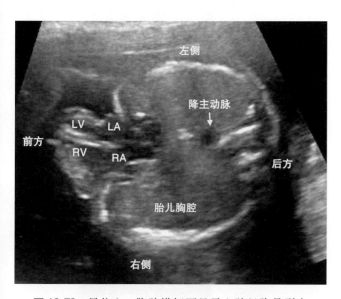

图 13-73　异位心。胸腔横切面显示心脏经胸骨裂突出于胸腔外。肋骨与心房相触碰,心室在胸腔之外。LA,左房;LV,左室;RA,右房;RV,右室

流行病学　在所有先天性心脏缺陷中,异位心占不到 0.1%。胚胎期胸骨向下融合不全形成胸骨裂,导致心脏突出胸腔外。在活产儿中的发生率为 5.5/100 万~7.9/100 万[448]。但由于宫内死亡,实际发生率可能更高且未可知。异位心是一系列缺陷,包括胸骨、膈肌和前体壁形成缺陷。胸骨形成开始于妊娠第 6 周,此时一对充满了浓缩间充质的平行间充质板从前胸壁的两侧侧板向中部迁移。到妊娠第 10 周,中线胸

骨从腹外侧及头尾侧开始融合。

解剖　无论是哪一种亚型的异位心,伴发先天性心脏畸形都是很常见的,预后几乎都很差[448,450,451]。尽管各种心脏结构畸形都曾报道过,但主要是圆锥干畸形,例如右室双出口或法洛四联症[448,451]。伴随出现腹壁缺损时,需仔细检查心脏位置。

通常来说,Cantrell 五联征不全具有前述所有缺陷,可能会缺少 1 种或多种。伴发心内畸形者较常见,包括房间隔缺损、室间隔缺损、法洛四联症及 Ebstein 畸形[452]。Cantrell 五联征常发生宫内死亡,完全五联征或伴有心外畸形时,死亡率更高[453]。

异位心通常伴发其他畸形,包括多种心内畸形和中线体壁缺损。最早时 Cantrell 五联征描述的五种相关畸形包括中线脐上腹壁缺损、胸骨下段裂、膈肌前部缺损、膈面心包缺损和心内畸形。这种综合征的标志性改变是脐膨出和异位心。Cantrell 报道的异位心中的一系列心内畸形包括室间隔缺损(100%)、房间隔缺损(53%)、法洛四联症(20%)和心室憩室(20%)[447]。其他如 DORV、肺动脉狭窄/闭锁、主动脉瓣狭窄,TGA 及永存动脉干等圆锥动脉干畸形和许多其他心脏畸形都报道过。异位心可以合并胸廓狭小,导致肺发育不良和肺动脉发育不良,预后很差。这种畸形一般出现在不完全 Cantrell 五联征中,伴有很多其他先天性畸形,包括脐膨出、腹直肌分离、腹裂、颅面畸形(如唇腭裂)、神经管畸形(如脑膨出、脑积水和颅脊柱裂)及骨骼异常[448,453~455]。

在胸型异位心中,心脏可以部分或全部从胸骨裂突出于胸腔外,心室心尖指向头侧。胸腹型异位心包括胸骨下段部分缺失或胸骨下段裂、膈肌前部缺损和膈面心包缺损,这些异常会导致心脏的心室部分进入到上腹部。心脏也可以向前下突入脐膨出或脐上腹壁裂如腹裂等。此时心脏常位于肝脏顶部。颈型异位心很罕见,一般胸骨完整或上段部分裂。腹型异位心是因为心包前方缺损和膈疝,导致心脏异位至腹部。

遗传因素　有研究表明,家族性病例可能与 X 连锁遗传有关[456]。21 三体、18 三体、13 三体和 Turner 综合征与异位心相关,但是大部分异位心患者核型正常[457]。动物模型已证实,异位心与母体接触致畸物及病毒感染有关[458,459]。

结局　尽管有报道异位心患者行胸部缺陷修补术后存活的病例,但异位心常见于宫内或出生后死亡[448,451,460,461]。

干预和预后　异位心的治疗策略包括矫正性或姑息性心血管手术,腹疝及膈肌缺损矫治及伴发畸形矫治。总体预后取决于腹壁缺损的大小、伴发的心内畸

形和异位心的位置。建议进行多期修复,初期用皮肤覆盖心脏。未经治疗而死亡的病例其原因除低氧血症、败血症及心律失常外,还有心脏和血管的脱水、外伤和缠绕。高发病率以及死亡率与试图修复 Cantrell 五联征有关。总体来说,手术修复的存活率在 40%~50%,通常需要长期通气支持,且远期生活质量差[453,462]。治疗涉及多个学科,包括新生儿科、先心病外科、小儿外科、整形外科、产科和儿童心内科。如果计划进行手术,出生时需要做剖宫产、新生儿复苏,并对心脏无菌覆盖。先对心脏和腹部缺损进行临时覆盖,然后再对膈疝进行修复,对心脏缺损进行姑息性或完全性修复。心内修复依心脏病变情况决定。进行多期修复证明是最好的。无心内畸形的异位心预后最好。但也有病例报道在单心室的分期手术中成功修复了单心室及异位心[448,463~466]。

　　对于颈型异位心,在尝试将心脏重新放置在正常位置时,由于大血管的缠绕及心脏受压,预后极差。腹型异位心的心脏异位于上腹部,其预后取决于心内畸形、胸腔大小及肺发育不良的程度。

声像图诊断特征

- 由于心脏可能部分或全部位于胸腔外,所以需要对心脏位置进行仔细评估(图 13-73)。
- 常见室间隔缺损及相关畸形,所以需要仔细评价心脏解剖。
- 需评估胸腔以及肺发育不良的程度。
- 由于心外畸形较常见,且严重影响预后,所以需仔细评估是否合并心外畸形。

胎儿心律失常

一般特征

　　心脏传导系统由高度分化的组织组成,由窦房结规律性发出电信号。该电信号由心房传递至房室结,再传递至心室的希氏束浦肯野氏系统。心房和心室心肌组织的同步去极化和复极化刚好与各心腔的节律性收缩和舒张相一致,使得心腔能够协调一致地充盈和排空。正常收缩节律顺序的紊乱或心率异常都会导致异常的充盈和排空,因此持续的心动过速或心动过缓会导致心肌功能不全、低心排出量和充血性心力衰竭。在胎儿,充血性心力衰竭特征性表现为胎儿水肿。

　　大约有 1%~2% 的胎儿可检测到心律失常,这也常常是产科要求进行胎儿超声心动图检查的原因。正常的胎心率范围在 120~180 次/分,非常整齐,变异率很小。胎心率小于 100 次/分定义为胎儿心动过缓,胎心率大于 180 次/分定义为胎儿心动过速。不规则节律一般是由于房性期前收缩造成的,室性期前收缩不太常见。在胎儿期,房性异位节律常见,而室性异位节律不常见。

超声心动图评估胎儿心脏节律

　　心律失常传统意义上是通过心电图进行诊断的,可对心率、心房和心室电活动的形态和时序特征进行评估。但因为没有给胎儿用的常规心电图,这项评估在胎儿期很难进行。现在研究用的是胎儿心磁图和胎儿心电图,但这些仪器只有很少一部分医院拥有[467~469]。因此,超声心动图成为评估胎儿心房、心室的心肌收缩顺序和时相关系的手段。作为参考,各种心血管结构的正常多普勒信号如图 13-74 所示。胎儿的节律发生在

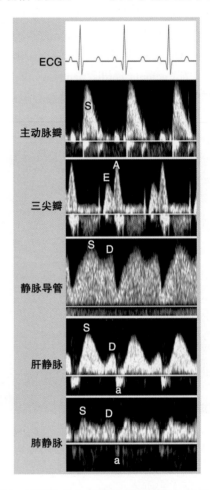

图 13-74　正常胎儿心血管多普勒波形及其与心电图(ECG)的关系。主动脉瓣(和肺动脉瓣)多普勒波形显示收缩期血流频谱,舒张期无明显血流。三尖瓣(和二尖瓣)多普勒波形显示舒张期双峰频谱,舒张早期产生速度较低的峰(E),心房收缩期产生第二个峰(A)。正常房室瓣口在收缩期无血流通过。在有显著的房室瓣反流时,多普勒取样可以获得持续时间较长的、高速的收缩期反流频谱(图 13-6)。静脉导管、肝静脉和肺静脉表现为静脉频谱,包括收缩期波(S)和舒张期波(D)。正常肝静脉和肺静脉还有一持续时间较短的反向 a 波。但在静脉导管若出现反向 a 波,则是胎儿心衰的征象

去极化之后,是由心房、心室机械收缩时相决定的。M型及多普勒图像均可用于测量心房、心室率及机械性房室收缩的关系。

在四腔心切面,推荐将 M 型取样线经过近房室沟的心房游离壁及与其相对的心室游离壁,因为这些部位在心动周期中侧向位移最大(图 13-75)。还有一种观点是,将 M 型取样线从横截面上穿过心房壁和主动脉瓣,同样也能测量心房收缩期和心室射血时相。在 M 型超声中,心房收缩是心房壁的向内运动,同时主动脉瓣开放代表心室收缩射血期。M 型超声有时并不能准确记录机械运动,使用频谱多普勒可以更精确地评估心脏活动的时间点。上腔静脉和主动脉在解剖结构上相互比邻,可用使用宽的频谱多普勒取样容积同时对主动脉和上腔静脉进行取样得到相应频谱。上腔静脉有一个大的 S 波,紧接着一个 D 波,在心室收缩期(S)和舒张早期(D)方向都是朝向心脏的,在心房收缩期出现短暂的反向波(A),A 波发生在心房去极化后,与心电图 P 波相对应。主动脉射血发生在心室去极化后,与 QRS 波群对应。从 A 波的起始到心室收缩的起始(主动脉射血的起始)或房室间期,与心电图的 PR 间期对应,在胎儿期可以进行测量。也可以用多普勒超声记录肺静脉和肺动脉血流,进行时相测量。在心房收缩期,肺静脉血流短暂中止;而肺动脉血流代表心室收缩。利用这些频谱特征同样可以获得与 PR 间期对应的房室间期[470]。

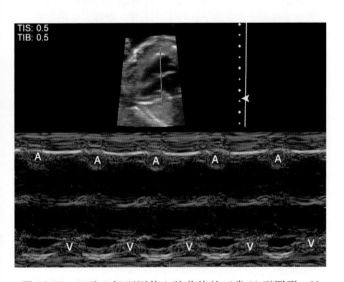

图 13-75 四腔心切面评估心脏节律的正常 M 型图形。M型取样线直接通过房、室壁,观察收缩时间。正常窦性节律时,每一次心房收缩(A)之后接着一次心室收缩(V)

正常窦性节律中,胎心率一般范围在 120 ~ 160次/分,心房收缩后心室再收缩,呈 1:1 的关系。房室收缩顺序以及房、室率的比例在胎儿心脏节律评估时同样需要。心房的活动规律、心室的活动规律以及两者之间活动关系的评估也很重要。

不规则的胎儿节律

胎儿不规则心脏节律最常见为房性期前收缩(premature atrial contractions,PAC),约占妊娠的 1% ~ 3%。心房细胞在窦房结前产生电活动会导致房性期前收缩。房性期前收缩可以下传到心室,也可被阻滞而不引起相应的心室收缩(图 13-76)。若房性期前收缩未下传,V-V 间期延长,窦房结重置时心室率脱漏一次。未下传的房性期前收缩后面跟一次窦性节律时,会导致房性二联律,也就是窦房结兴奋引起的心跳与未下传的房性期前收缩交替出现,两次心房活动后,跟随一个室性活动。窦性心律和未下传的房性期前收缩之间的 A-A 间期较短,但随后未下传的房性期前收缩与下一个窦性心跳之间 A-A 间期则较长。这样,在持续性未下传的房性二联律中,短的 A-A 间期跟一个长的 A-A 间期会持续、重复出现,心室率特征性地维持在 70 ~ 100 次/分,从不低于 65 次/分[471]。约有 10% ~ 14% 的未下传房性二联律在孕后期内或出生后会发展为室上性心动过速,但大部分会自发缓解。

频发的房性二联律,成排的两个连续下传的房性期前收缩及频发的房性期前收缩都有发展为室上性心动过速的风险,需每 1 ~ 2 周进行监测。心内横纹肌瘤和房间隔冗长呈瘤样改变时可发生房性异位节律。

室性期前收缩在胎儿期并不常见,大多数是良性的,可见于横纹肌瘤和心室纤维瘤。胎儿期心室期前收缩还与心肌炎和长 QT 综合征(long QT syndrome,LQTS)有关。

胎儿心动过缓

胎儿心动过缓(bradycardia)的定义是胎心率 ≤110 次/分。胎心率在 100 ~ 110 次/分之间能保持血流动力学上的稳定,不会进展为心脏功能不全。

窦性或低房率性心动过缓

左房异构和右房异构可以出现低房率性心律,即90 ~ 130 次/分,或双窦房结。内脏异位综合征的胎儿经常会伴有相关的心内畸形。窦房结也可以有获得性损伤,如患 Sjögren 综合征(SSA 或 SSB 抗体)的孕妇所生的胎儿。胎儿心肌炎会对窦房结造成损伤,出现低房率性心动过缓[115]。

Ⅱ度心脏传导阻滞

在Ⅱ度心脏传导阻滞中,A-A 间期规律,很少有变

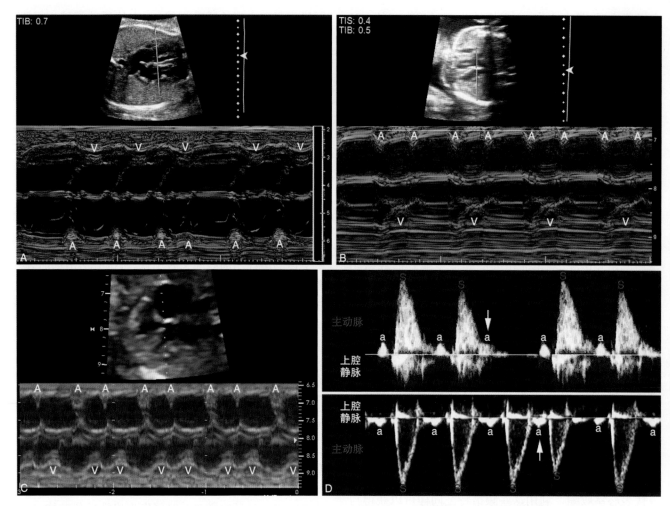

图 13-76 房性期前收缩。A. M 型取样线经过心室（上方）和心房（下方），可以看到一个房性期前收缩未下传（A，心房收缩；V，心室收缩）。第四个心房收缩是提前的，随后没有下传的心室收缩。B. 房早二联律，未下传。M 型取样线经过心室（下方）和心房（上方）。每隔一次的心房收缩是提前的，提前心房收缩未伴随心室收缩。C. 下传的心房二联律。M 型取样线经过心室（下方）和心房（上方）。每隔一次的心房收缩是提前的；提前心房收缩后方总是伴随一次心室收缩。D. 房性期前收缩。多普勒同步描记上腔静脉（SVC）和升主动脉频谱，显示孤立性的未下传的（上幅）和下传的（下幅）房性期前收缩。A，心房收缩；V，心室收缩

异，两次心房活动伴随一次心室活动（2∶1 房室传导阻滞），心室率范围约 60~75 次/分，很难与完全性心脏传导阻滞鉴别。孕 16~26 周怀疑有Ⅱ度心脏传导阻滞时，需对母体进行 SSA/SSB 抗体检测，目的是为了确定胎儿心动过缓演变为完全性心脏传导阻滞的可能性。离子通道病变，如 Brugada 综合征、进行性心脏传导性疾病（NKX2.5，hERG，SCN5A 突变）和长 QT 综合征（LQT2，LQT3，LQT8）等，可以表现为Ⅱ度或Ⅲ度心脏传导阻滞，在某些情况下，基因检测是很有帮助的[472]。

Ⅲ度心脏传导阻滞先天性完全性心脏传导阻滞

当出现Ⅲ度或完全性心脏传导阻滞（complete-heart block，CHB）时，心房、心室活动各不相关，心房率在正常范围，心室率低于 60 次/分（图 13-77）[471]。

完全性心脏传导阻滞可能和复杂性心脏缺陷合并传导系统异常（50%~55%）、SSA/SSB 抗体有关，后者约占 40%。内脏异位综合征、复杂性房室通道缺损以及先天性矫正型大动脉转位都可能存在完全性心脏传导阻滞。一小部分完全性心脏传导阻滞胎儿找不到明确原因[115]。

当胎心率小于 55 次/分时，胎儿有水肿的风险，有时可建议母亲使用 β-拟交感神经药物（特布他林、沙丁胺醇、异丙肾上腺素）来增加胎心率。如果有相关的心脏结构异常和胎儿心脏功能受损或进行性水肿的迹象时，即使胎儿心率稍快有时也需要通过母体给予上述药物进行治疗。胎儿起搏器植入还处于实验阶段，尚未获得成功[115,472~475]。

有研究表明，当出现免疫相关的完全性心脏传导阻滞时，孕妇使用含氟类固醇、IVIG（静脉注射免

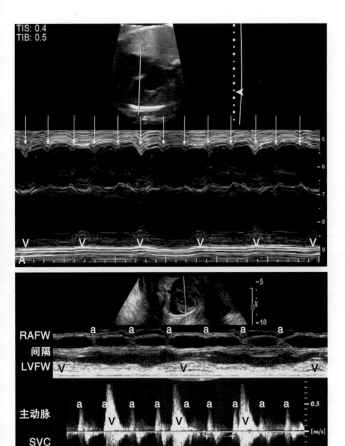

图 13-77　完全性心脏传导阻滞。A. M 型取样线经过心室（下方）和心房（上方）壁，显示心房收缩（箭头）多于心室收缩（V）。心室率为 52 次/分，而心房率是 120 ～ 130 次/分。B. 多普勒描记上腔静脉（SVC）和升主动脉（下幅），显示完全性房室分离，符合完全性房室传导阻滞。心房率（a-a）为 140 次/分，心室率（V-V）为 54 次/分。LVFW（译者注：原文 LAFW 错误），左室游离壁；RAFW，右房游离壁。

疫球蛋白）输液，或两者结合，会起到一定作用。如果胎儿出现 Ⅰ 度心脏传导阻滞（胎儿机械性 PR 间期 >150ms[476~478]）或 Ⅱ 度心脏传导阻滞及其他炎症征象，如胎儿心肌回声增强，瓣膜反流，心脏功能不全和积液等，据推测治疗可能会阻止其进展为完全性心脏传导阻滞。给母体每天 4 ～ 8mg 地塞米松的试验已被提议作为临床治疗方案[479]。母体使用类固醇治疗时，需同时密切监测药物对胎儿心脏的作用和对胎儿产生的副作用，包括生长受限、羊水过少和动脉导管收缩[115,477]。一旦出现完全性心脏传导阻滞，母体使用类固醇治疗将没有作用。一项研究表明，母体使用类固醇治疗的胎儿与母体未使用类固醇治疗的胎儿相比，结局要好些，对扩张型心肌病、心肌功能不全及水肿有改善作用。据推测，母体类固醇疗法也可用来治疗免疫介导胎儿心肌炎[480]。但是 2011 年欧洲的一项包含了 175 名完全性心脏传导阻滞的研究显示，在接受类固醇治疗的胎儿和没有接受治疗的胎儿中，胎儿或新生儿总死亡率没有差异[481]。该项研究显示，预后最差的胎儿是那些不到孕 20 周就出现完全性心脏传导阻滞、胎心率 ≤50 次/分、心室功能障碍和水肿的胎儿[473,474,481~483]。

胎儿心动过速

窦性心动过速　当出现窦性心动过速（sinus tachycardia）时，心房及心室活动比例为 1:1（图 13-78A），心率范围为 160 ～ 180 次/分。心率有一定变异性，但不会突然开始或停止。窦性心动过速常见于胎儿活动时。一些异常情况包括贫血、低氧血症、母体感染及母体甲状腺功能亢进同样也能导致胎儿窦性心动过速。如果存在母体或胎儿的潜在致病因素，去除病因后，胎心率一般会恢复正常[472]。

室上性心动过速　室上性心动过速（supraventricular tachycardia，SVT）由房室结折返旁路造成，该旁路是从心室到心房的快速传导通路。因为折返旁路传导快，所以多普勒测量的心室-心房间期（VA）短。在折返性 SVT 中，AV 间期长于 VA 间期，心房心室 1:1 传导，心率范围约 180 ～ 300 次/分（图 13-78B）。室上性心动过速的起始和终止都很突然。由于持续性室上性心动过速可以导致低心排出量、心肌功能不全、房室瓣反流、胎儿水肿和胎儿宫内死亡，所以当室上性心动过速持续时间超过检查时间的 50%，提示需对母体进行药物治疗。首选药物是地高辛，如果需要第二种抗心律失常药物，可以选择的有索他洛尔或氟卡因。胺碘酮也可用于治疗胎儿室上性心动过速，但由于其对母体和胎儿有潜在的副作用，使用较少。

胎儿室上性心动过速也可继发于异位心房灶。房性异位性心动过速（atrial ectopic tachycardia，AET）的 VA 间期较长，测量该间期可以鉴别胎儿 SVT 的不同病因[484]。AET 的心率范围也在 180 ～ 300 次/分，治疗措施类似于胎儿折返性 SVT。对于晚孕期的胎儿来说，尽快分娩后再行新生儿心脏复律可能是最好的选择[485~488]。

胎儿 SVT 表现为长的 VA 间期，较 AV 间期更长，是由 AET 或阵发性交界性心动过速（paroxysmal junctional reciprocating tachycardia，PJRT）引起的。这种不太常见的胎儿室上性心动过速更难治疗。利用频谱多普勒很容易测量时间间隔[472,478]。

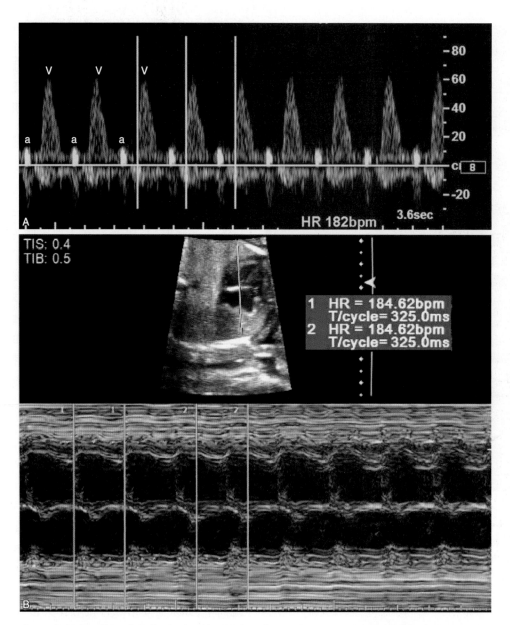

图 13-78 室上性心动过速。A.心动过速，房室传导比例 1:1。同步对上腔静脉和升主动脉进行多普勒描记，频谱提示胎儿心动过速，心率为 182 次/分，房-室间期时间正常。这种类型的心动过速可能是由于窦性心动过速、阵发性交界性心动过速（PJRT）及房性异位性心动过速（AET）引起的。B.M 型取样线经过心室（上方）和心房（下方）。显示胎儿心动过速，心率为 184 次/分，房室传导比例 1:1。尽管每一次心房收缩（A）后都有一次心室收缩（V），但心室收缩紧跟着心房收缩，预示着存在折返性心动过速。HR,心率

心房扑动　心房扑动（atrial flutter）是一种心房大折返性心动过速，约占胎儿室上性心动过速的 30%，通常发生于晚孕期。有推测胎儿 27~30 周出现异常传导通路时，胎儿心房的大小也达到临界[489]。胎儿心房扑动的定义是心房率快速而规律，可高达 300~600 次/分，可伴发固定或可变的房室传导阻滞（图 13-79）。因此，心室率慢于心房率，典型的表现是心房、心室率比例为 2:1。持续性心房扑动是指在 45 分钟检查时间内，超过一半时间存在心房扑动，非持续性

心房扑动是指在整个检查过程中，心动过速的时间少于一半。治疗常选择地高辛，但其会增加房室传导阻滞的程度。索他洛尔也能逆转心房扑动，特别是在伴有水肿时它能够更有效地穿过水肿的胎盘[485~488]。

室性心动过速　室性心动过速（ventricular tachycardia，VT）在胎儿期相当罕见，最重要的诱发因素是长 QT 综合征（long QT syndrome，LQTS）。当胎儿出现基线心动过缓和间歇性心动过速时应考虑 LQTS，这可能代表尖端扭转型室性心动过速。室性心动过速的特

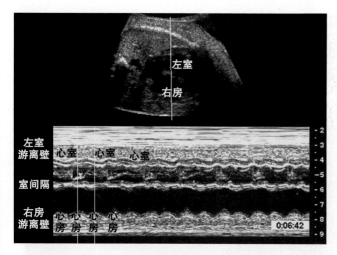

图 13-79　心房扑动。M 型取样线经过左室(LV)和右房(RA),显示心房(A)率(420 次/分)增快,是心室(V)率(210 次/分)的两倍。心律失常为心房扑动伴 2:1 房室传导

征是心房、心室活动互不相关,心室率高于心房率。

心肌炎及心室肿瘤如横纹肌瘤和心室纤维瘤,也可出现室性心动过速。可对母体静脉滴注利多卡因、镁、口服美西律、索他洛尔及胺碘酮进行治疗[472,490~492]。

声像图诊断特征

- M 型取样线同时经过心房壁及心室壁,可以确定心房、心室机械性收缩的顺序和时间。
- 频谱多普勒同时对静脉和动脉进行取样,可以测量心房率与心室率的比例。
- 房室比例 1:1,且 VA 间期短,VA 间期<AV 间期,为房室结折返性心动过速。
- 房室比例 1:1,且 VA 间期长,VA 间期>AV 间期,为 AET 或 PJRT。
- 心房率>心室率见于心房扑动或持续、不规则的心房颤动。
- 心房率<心室率是 VT 或交界性异位心动过速。
- 心房率在正常范围、心室率低于 60 次/分为完全性心脏传导阻滞,且房室传导分离。
- 心房二联律伴未下传 PAC 的心室率约为 70~100 次/分。

心包积液

胎儿孤立性心包积液(pericardial effusions)罕见,一般会有原发病变(图 13-24),包括结构性心脏疾病、心律异常、染色体异常和心外畸形。心包积液合并这些缺陷中的任何一种预后一般都较差,孤立性心包积液一般预后良好[493]。

胎儿心力衰竭/心血管功能受损

各种心脏和非心脏因素都会影响胎儿心血管功能。心肌病、感染、同种免疫性疾病、贫血、心律失常和毒素暴露都可以直接影响到胎儿心肌。结构性心脏病导致的胎儿心脏前、后负荷异常,其他先天性异常造成的占位效应、胎盘异常、血管性肿瘤、各种畸形和激素因素等,也可能影响心血管功能(图 13-80)[494~498]。

评价指标

每搏量由前、后负荷和心室收缩力决定。心排出量是每搏量与心率的乘积。虽然胎儿心率变异度较大,约为 50 次/分~200 次/分,但胎儿心排出量相对稳定。一旦超过这个范围,由于消耗了葡萄糖和钙的储备,心排出量会下降。由于胎儿心肌细胞外含水量较高、肌浆网中钙储存较少、白蛋白浓度较低、心率较快、体循环动脉压较低等因素,导致其心肌顺应性显著低于出生后,因此对心脏前负荷增加的应对能力较差[499,500]。胎儿心排出量也容易受到后负荷的影响。若胎盘阻力增加,胎儿右室后负荷增加,会导致心室输出量降低[501~503]。

与儿童及成人不同,胎儿的右室和左室循环功能不同,表现在胎儿左室不是支持整个体循环系统,而是支持头部和上半身的循环;而胎儿右室支持下半身和胎盘循环(图 13-1)。因此胎儿循环是并列的,不是串联的。与左室相比,胎儿右室较大,且心排出量更多[32,121,133,341,504,505]。

当机体不能提供维持终末器官正常功能所需的氧气时,即定义为充血性心力衰竭。充血性心力衰竭的早期征象可通过舒张功能评价指标反映出来,包括房室瓣反流,脐静脉搏动,静脉导管血流 a 波反向和房室瓣血流频谱呈单峰。当心衰进一步发展,液体聚集在诸多潜在腔隙,导致胎儿水肿[496,506,507]。随着心衰进一步加重,出现收缩功能不全。尽管有很多种高级的评价收缩功能的方法,但最常用的是短轴缩短率。不论孕周大小,短轴缩短率小于 28% 视为异常。

胎儿血流动力学异常最常见的表现包括房室瓣反流,心室流入道单峰频谱,心室每搏量降低和心脏功能受损,心排出量减低,进一步发展出现心包积液、胸腔积液、腹水,皮肤水肿及胎儿水肿。

心肌病和心肌炎

一旦发现胎儿心血管功能受损,需进行全面评估查找原因。评估内容包括母亲完整的病史,胎儿心脏节律的评估,贫血的评估,母体血清学检查有无炎症及传染

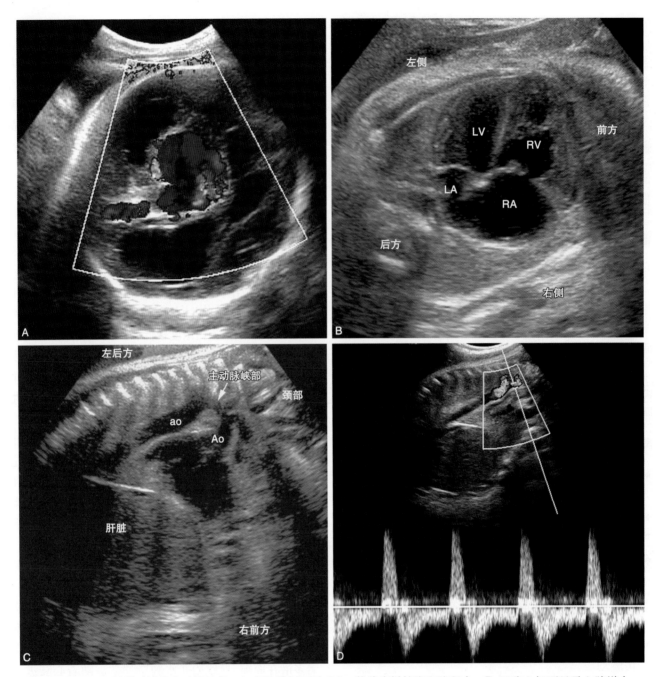

图 13-80 Galen 静脉畸形伴主动脉缩窄。A. 颅脑横切面示 Galen 静脉瘤样扩张和脑积水。B. 四腔心切面显示心脏增大，右房(RA)和右室(RV)扩张。且右室壁肥厚。C. 主动脉弓切面示主动脉峡部狭窄。D. 主动脉峡部频谱多普勒示收缩期前向血流和舒张期反向血流。Ao,升主动脉;ao,降主动脉;LA,左房;LV,左室

病,详细的胎儿心脏结构检查,胎儿心外脉管系统及胎盘的检查等。如果没有找到胎儿及母体相关的病因,可能要考虑心肌炎(myocarditis)或心肌病(cardiomyopathy)。

病毒性心肌炎在宫内呈心肌病表现,可由多种致病因子引起,包括柯萨奇病毒、腺病毒、细小病毒 B19、弓形虫病毒、单纯性疱疹病毒以及人体免疫缺陷病毒[494,508~513]。尽管没有大型的研究,但通常认为心肌炎和心脏功能不全的胎儿预后极差。有建议产前使用类固醇及免疫球蛋白治疗,但两者均未有相关有价值的

研究证据[509]。

心肌异常增厚或心肌小梁样结构增多应引起注意,需对胎儿心脏结构进行详细评价。最近一项回顾性研究表明,大部分(92%)左室心肌致密化不全胎儿同时伴发心脏结构畸形。和其他有心脏结构性畸形的胎儿相比,这些胎儿是风险极高的群体,其中随访到的胎儿81%死亡或进行了心脏移植[514]。

随着心肌病遗传学知识的不断累积,对胎儿心肌病病因学诊断的准确率也有所提高。目前,对于胎儿

原发性心肌病最常用的诊断方法是排除性诊断,因该病比较罕见使得其研究也受到限制。少数已发表研究因纳入标准不同,很难得出统一性结论[132,494,513,515]。但是,这些研究均提示预后一般较差,特别是胎儿水肿以及心血管评分系统≤6 分的胎儿预后更差(图 13-33)。另外,有研究还提出了形态学上的分类方法,将心肌病分为非肥厚性心肌病和肥厚性心肌病,其中一项研究显示,非肥厚性心肌病的胎儿预后好些[132]。重要的是,

心肌做功指数(图 13-34)升高似乎是心肌病胎儿的常见表现,但其预测结局的能力有限。总的来说,随着时间的推移,胎儿心肌病的存活率大大提高,这可能是与不太严重的胎儿病例诊断率提高有关。与以往大多数胎儿心肌病较重且伴有水肿的研究相比,最近的系列研究显示,婴儿期的存活率可高达89%,1 年和 5 年存活率分别高达85% 和 75%[132,494,513,515]。图 13-81 描述了成功分娩但最终在新生儿期死亡的心肌病胎儿。

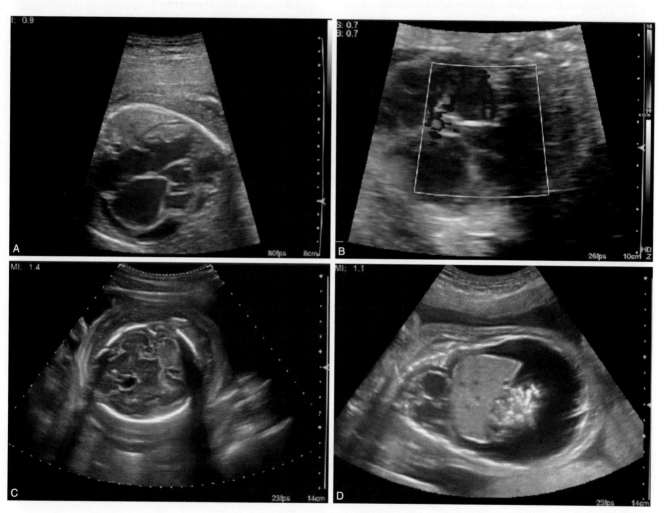

图 13-81　胎儿原发性心肌病。A. 四腔心切面显示双侧心室小梁样结构增多伴心房显著扩大和心包积液。B. 彩色多普勒显示二尖瓣中度反流和三尖瓣重度反流。C、D. 胎儿水肿,表现为头皮水肿、体壁水肿和腹水

心外包块

心外包块也可以对心血管功能造成影响。高输出量型的血管异常,如骶尾部畸胎瘤、绒毛膜血管瘤和动静脉畸形可以显著增加胎儿心脏容量负荷,并导致高输出量型心力衰竭。多项研究报道了胎儿血管异常及预后不良指标。联合心排出量增加,心脏扩大,心血管评分系统评分低及水肿等可作为心血管状态及宫内死亡的预测指标[126,516-520]。尽管宫内干预可能会改善一部分

胎儿预后,但在尚不能宫外存活的孕周出现高心排出量型血管畸形而导致了胎儿水肿,几乎都是致命的[517,521]。

致谢

致谢 Maggie Nguyen 和 Lacey Schoppe,感谢他们悉心准备的精美图像。

（赵胜　张颖　袁丽君　赵联璧　翻译
栗河舟　审校）

参考文献

1. Kleinman CS, Hobbins JC, Jaffe CC, et al: Echocardiographic studies of the human fetus: prenatal diagnosis of congenital heart disease and cardiac dysrhythmias. *Pediatrics* 65(6):1059–1067, 1980.

2. Berghella V, Pagotto L, Kaufman M, et al: Accuracy of prenatal diagnosis of congenital heart defects. *Fetal Diagn Ther* 16(6):407–412, 2001.

3. Jorgensen DE, Vejlstrup N, Jorgensen C, et al: Prenatal detection of congenital heart disease in a low risk population undergoing first and second trimester screening. *Prenat Diagn* 35(4):325–330, 2015.

4. Pike JI, Krishnan A, Donofrio MT: Early fetal echocardiography: congenital heart disease detection and diagnostic accuracy in the hands of an experienced fetal cardiology program. *Prenat Diagn* 34(8):790–796, 2014.

5. Oster ME, Kim CH, Kusano AS, et al: A population-based study of the association of prenatal diagnosis with survival rate for infants with congenital heart defects. *Am J Cardiol* 113(6):1036–1040, 2014.

6. Levey A, Glickstein JS, Kleinman CS, et al: The impact of prenatal diagnosis of complex congenital heart disease on neonatal outcomes. *Pediatr Cardiol* 31(5):587–597, 2010.

7. Baardman ME, du Marchie Sarvaas GJ, de Walle HE, et al: Impact of introduction of 20-week ultrasound scan on prevalence and fetal and neonatal outcomes in cases of selected severe congenital heart defects in The Netherlands. *Ultrasound Obstet Gynecol* 44(1):58–63, 2014.

8. Brown DW, Cohen KE, O'Brien P, et al: Impact of prenatal diagnosis in survivors of initial palliation of single ventricle heart disease: analysis of the National Pediatric Cardiology Quality Improvement Collaborative database. *Pediatr Cardiol* 36(2):314–321, 2015.

9. Wren C, Reinhardt Z, Khawaja K: Twenty-year trends in diagnosis of life-threatening neonatal cardiovascular malformations. *Arch Dis Child Fetal Neonatal Ed* 93(1):F33–F35, 2008.

10. Quartermain MD, Pasquali S, Hill K, et al: National variation in prenatal diagnosis of congenital heart disease by state and lesion type: an analysis of thoracic surgeons congenital heart surgery (STS-CHS) database (Abstract). *J Am Coll Cardiol* 63(12):A497, 2014.

11. Matthews TJ, Macdorman MF: Infant mortality statistics from the 2010 period linked birth/infant death data set. *Natl Vital Stat Rep* 62(8):1–26, 2013.

12. Broussard CS, Gilboa SM, Lee KA, et al: Racial/ethnic differences in infant mortality attributable to birth defects by gestational age. *Pediatrics* 130(3):e518–e527, 2012.

13. Mahle WT, Newburger JW, Matherne GP, et al: Role of pulse oximetry in examining newborns for congenital heart disease: a scientific statement from the American Heart Association and American Academy of Pediatrics. *Circulation* 120(5):447–458, 2009.

14. Reller MD, Strickland MJ, Riehle-Colarusso T, et al: Prevalence of congenital heart defects in metropolitan Atlanta, 1998–2005. *J Pediatr* 153(6):807–813, 2008.

15. Feinstein JA, Benson DW, Dubin AM, et al: Hypoplastic left heart syndrome: current considerations and expectations. *J Am Coll Cardiol* 59(1 Suppl):S1–S42, 2012.

16. Gabriel HM, Heger M, Innerhofer P, et al: Long-term outcome of patients with ventricular septal defect considered not to require surgical closure during childhood. *J Am Coll Cardiol* 39(6):1066–1071, 2002.

17. Jacobs JP, O'Brien SM, Pasquali SK, et al: Variation in outcomes for benchmark operations: an analysis of The Society of Thoracic Surgeons Congenital Heart Surgery Database. *Ann Thorac Surg* 92(6):2184–2192, 2011.

18. Cramer JW, Bartz PJ, Simpson PM, Zangwill SD: The spectrum of congenital heart disease and outcomes after surgical repair among children with Turner syndrome: a single-center review. *Pediatr Cardiol* 35(2):253–260, 2013.

19. Madriago E, Nguyen T, McFerson M, et al: Frequency and outcomes of cardiac operations and catheter interventions in Turner syndrome. *Am J Cardiol* 110(4):580–585, 2012.

20. Lara D, Ethen M, Canfield M, et al: Mortality in patients with Turner syndrome and hypoplastic left heart syndrome (Abstract). *J Am Coll Cardiol* 65(10):A545, 2015.

21. Bonnet D, Coltri A, Butera G, et al: Detection of transposition of the great arteries in fetuses reduces neonatal morbidity and mortality. *Circulation* 99(7):916–918, 1999.

22. van Velzen CL, Haak MC, Reijnders G, et al: Prenatal detection of transposition of the great arteries reduces mortality and morbidity. *Ultrasound Obstet Gynecol* 45(3):320–325, 2015.

23. Tworetzky W, McElhinney DB, Reddy VM, et al: Improved surgical outcome after fetal diagnosis of hypoplastic left heart syndrome. *Circulation* 103(9):1269–1273, 2001.

24. Morris SA, Ethen MK, Penny DJ, et al: Prenatal diagnosis, birth location, surgical center, and neonatal mortality in infants with hypoplastic left heart syndrome. *Circulation* 129(3):285–292, 2014.

25. Arya B, Glickstein JS, Levasseur SM, Williams IA: Parents of children with congenital heart disease prefer more information than cardiologists provide. *Congenit Heart Dis* 8(1):78–85, 2013.

26. Rosenberg KB, Monk C, Glickstein JS, et al: Referral for fetal echocardiography is associated with increased maternal anxiety. *J Psychosom Obstet Gynaecol* 31(2):60–69, 2010.

27. Rychik J, Donaghue DD, Levy S, et al: Maternal psychological stress after prenatal diagnosis of congenital heart disease. *J Pediatr* 162(2):302–307. e1, 2013.

28. Rudolph AM, Heymann MA: The fetal circulation. *Annu Rev Med* 19(1):195–206, 1968.

29. Rudolph AM: The effects of postnatal circulatory adjustments in congenital heart disease. *Pediatrics* 36(5):763–772, 1965.

30. Rudolph AM: Congenital cardiovascular malformations and the fetal circulation. *Arch Dis Child Fetal Neonatal Ed* 95(2):F132–F136, 2010.

31. Clavero JA, Negueruela J, Ortiz L, et al: Blood flow in the intervillous space and fetal blood flow. I. Normal values in human pregnancies at term. *Am J Obstet Gynecol* 116(3):340–346, 1973.

32. Prsa M, Sun L, van Amerom J, et al: Reference ranges of blood flow in the major vessels of the normal human fetal circulation at term by phase-contrast magnetic resonance imaging. *Circ Cardiovasc Imaging* 7(4):663–670, 2014.

33. Eldridge FL, Hultgren HN: The physiologic closure of the ductus arteriosus in the newborn infant. *J Clin Invest* 34(7 Pt 1):987–996, 1955.

34. International Society of Ultrasound in Obstetrics and Gynecology, Carvalho JS, Allan LD, et al: ISUOG Practice Guidelines (updated): sonographic screening examination of the fetal heart. *Ultrasound Obstet Gynecol* 41(3):348–359, 2013.

35. American Institute of Ultrasound in Medicine: AIUM practice guideline for the performance of obstetric ultrasound examinations. *J Ultrasound Med* 32(6):1083–1101, 2013.

36. Carvalho JS, Moscoso G, Ville Y: First-trimester transabdominal fetal echocardiography. *Lancet* 351(9108):1023–1027, 1998.

37. Zosmer N, Souter VL, Chan CS, et al: Early diagnosis of major cardiac defects in chromosomally normal fetuses with increased nuchal translucency. *Br J Obstet Gynaecol* 106(8):829–833, 1999.

38. Huhta JC: The first trimester cardiologist: one standard of care for all children. *Curr Opin Pediatr* 13(5):453–455, 2001.

39. Galindo A, Comas C, Martínez JM, et al: Cardiac defects in chromosomally normal fetuses with increased nuchal translucency at 10–14 weeks of gestation. *J Matern Fetal Neonatal Med* 13(3):163–170, 2003.

40. DeVore GR: First-trimester fetal echocardiography: is the future now? *Ultrasound Obstet Gynecol* 20(1):6–8, 2002.

41. Haak MC, Twisk JR, Van Vugt JM: How successful is fetal echocardiographic examination in the first trimester of pregnancy? *Ultrasound Obstet Gynecol* 20(1):9–13, 2002.

42. Haak MC, Bartelings MM, Gittenberger-De Groot AC, Van Vugt JM: Cardiac malformations in first-trimester fetuses with increased nuchal translucency: ultrasound diagnosis and postmortem morphology. *Ultrasound Obstet Gynecol* 20(1):14–21, 2002.

43. Huggon IC, Ghi T, Cook AC, et al: Fetal cardiac abnormalities identified prior to 14 weeks' gestation. *Ultrasound Obstet Gynecol* 20(1):22–29, 2002.

44. Lopes LM, Brizot ML, Lopes MA, et al: Structural and functional cardiac abnormalities identified prior to 16 weeks' gestation in fetuses with increased nuchal translucency. *Ultrasound Obstet Gynecol* 22(5):470–478, 2003.

45. Smrcek JM, Gembruch U, Krokowski M, et al: The evaluation of cardiac biometry in major cardiac defects detected in early pregnancy. *Arch*

Gynecol Obstet 268(2):94–101, 2003.

46. Carvalho JS: Clinical impact of first and early second trimester fetal echocardiography on high risk pregnancies. *Heart* 90(8):921–926, 2004.

47. McAuliffe FM, Trines J, Nield LE, et al: Early fetal echocardiography—a reliable prenatal diagnosis tool. *Am J Obstet Gynecol* 193(3):1253–1259, 2005.

48. Rasiah SV, Publicover M, Ewer AK, et al: A systematic review of the accuracy of first-trimester ultrasound examination for detecting major congenital heart disease. *Ultrasound Obstet Gynecol* 28(1):110–116, 2006.

49. Yagel S, Cohen SM, Messing B: First and early second trimester fetal heart screening. *Curr Opin Obstet Gynecol* 19(2):183–190, 2007.

50. Viñals F, Ascenzo R, Naveas R, et al: Fetal echocardiography at 11 + 0 to 13 + 6 weeks using four-dimensional spatiotemporal image correlation telemedicine via an Internet link: a pilot study. *Ultrasound Obstet Gynecol* 31(6):633–638, 2008.

51. Martínez JM, Comas M, Borrell A, et al: Abnormal first-trimester ductus venosus blood flow: a marker of cardiac defects in fetuses with normal karyotype and nuchal translucency. *Ultrasound Obstet Gynecol* 35(3):267–272, 2010.

52. Persico N, Moratalla J, Lombardi CM, et al: Fetal echocardiography at 11-13 weeks by transabdominal high-frequency ultrasound. *Ultrasound Obstet Gynecol* 37(3):296–301, 2011.

53. Khalil A, Nicolaides KH: Fetal heart defects: potential and pitfalls of first-trimester detection. *Semin Fetal Neonatal Med* 18(5):251–260, 2013.

54. Ghi T, Huggon IC, Zosmer N, Nicolaides KH: Incidence of major structural cardiac defects associated with increased nuchal translucency but normal karyotype. *Ultrasound Obstet Gynecol* 18(6):610–614, 2001.

55. Hyett J, Moscoso G, Papapanagiotou G, et al: Abnormalities of the heart and great arteries in chromosomally normal fetuses with increased nuchal translucency thickness at 11-13 weeks of gestation. *Ultrasound Obstet Gynecol* 7(4):245–250, 1996.

56. Hyett J: Does nuchal translucency have a role in fetal cardiac screening? *Prenat Diagn* 24(13):1130–1135, 2004.

57. Hyett JA, Perdu M, Sharland GK, et al: Increased nuchal translucency at 10-14 weeks of gestation as a marker for major cardiac defects. *Ultrasound Obstet Gynecol* 10(4):242–246, 1997.

58. Pereira S, Ganapathy R, Syngelaki A, et al: Contribution of fetal tricuspid regurgitation in first-trimester screening for major cardiac defects. *Obstet Gynecol* 117(6):1384–1391, 2011.

59. Timmerman E, Clur SA, Pajkrt E, Bilardo CM: First-trimester measurement of the ductus venosus pulsatility index and the prediction of congenital heart defects. *Ultrasound Obstet Gynecol* 36(6):668–675, 2010.

60. Zapata H, Edwards JE, Titus JL: Aberrant right subclavian artery with left aortic arch: associated cardiac anomalies. *Pediatr Cardiol* 14(3):159–161, 1993.

61. Ramaswamy P, Lytrivi ID, Thanjan MT, et al: Frequency of aberrant subclavian artery, arch laterality, and associated intracardiac anomalies detected by echocardiography. *Am J Cardiol* 101(5):677–682, 2008.

62. Mavrides E, Cobian-Sanchez F, Tekay A, et al: Limitations of using first-trimester nuchal translucency measurement in routine screening for major congenital heart defects. *Ultrasound Obstet Gynecol* 17(2):106–110, 2001.

63. Makrydimas G, Sotiriadis A, Ioannidis JP: Screening performance of first-trimester nuchal translucency for major cardiac defects: a meta-analysis. *Am J Obstet Gynecol* 189(5):1330–1335, 2003.

64. Papatheodorou SI, Evangelou E, Makrydimas G, Ioannidis J: First-trimester ductus venosus screening for cardiac defects: a meta-analysis. *Br J Obstet Gynaecol* 118(12):1438–1445, 2011.

65. Sinkovskaya E, Horton S, Berkley EM, et al: Defining the fetal cardiac axis between 11 + 0 and 14 + 6 weeks of gestation: experience with 100 consecutive pregnancies. *Ultrasound Obstet Gynecol* 36(6):676–681, 2010.

66. Volpe P, Ubaldo P, Volpe N, et al: Fetal cardiac evaluation at 11-14 weeks by experienced obstetricians in a low-risk population. *Prenat Diagn* 31(11):1054–1061, 2011.

67. Zidere V, Bellsham-Revell H, Persico N, Allan LD: Comparison of echocardiographic findings in fetuses at less than 15 weeks' gestation with later cardiac evaluation. *Ultrasound Obstet Gynecol* 42(6):679–686, 2013.

68. Schwärzler P, Senat MV, Holden D, et al: Feasibility of the second-trimester fetal ultrasound examination in an unselected population at 18, 20 or 22 weeks of pregnancy: a randomized trial. *Ultrasound Obstet Gynecol* 14(2):92–97, 1999.

69. Lee W: Performance of the basic fetal cardiac ultrasound examination. *J Ultrasound Med* 17(9):601–607, 1998.

70. Simpson LL: Screening for congenital heart disease. *Obstet Gynecol Clin North Am* 31(1):51–59, 2004.

71. Bromley B, Estroff JA, Sanders SP, et al: Fetal echocardiography: accuracy and limitations in a population at high and low risk for heart defects. *Am J Obstet Gynecol* 166(5):1473–1481, 1992.

72. Kirk JS, Riggs TW, Comstock CH, et al: Prenatal screening for cardiac anomalies: the value of routine addition of the aortic root to the four-chamber view. *Obstet Gynecol* 84(3):427–431, 1994.

73. Vettraino IM, Lee W, Bronsteen RA, Comstock CH: Sonographic evaluation of the ventricular cardiac outflow tracts. *J Ultrasound Med* 24(4):566, 2005.

74. American Institute of Ultrasound in Medicine: AIUM practice guideline for the performance of fetal echocardiography. *J Ultrasound Med* 32(6):1067–1082, 2013.

75. Tegnander E, Williams W, Johansen OJ, et al: Prenatal detection of heart defects in a non-selected population of 30,149 fetuses—detection rates and outcome. *Ultrasound Obstet Gynecol* 27(3):252–265, 2006.

76. Yoo SJ, Lee YH, Cho KS, Kim DY: Sequential segmental approach to fetal congenital heart disease. *Cardiol Young* 9(4):430–444, 1999.

77. Yagel S, Cohen SM, Achiron R: Examination of the fetal heart by five short-axis views: a proposed screening method for comprehensive cardiac evaluation. *Ultrasound Obstet Gynecol* 17(5):367–369, 2001.

78. Jacobs JP, Jacobs ML, Mavroudis C, et al: Nomenclature and databases for the surgical treatment of congenital cardiac disease—an updated primer and an analysis of opportunities for improvement. *Cardiol Young* 18(Suppl 2):38–62, 2008.

79. Taketazu M, Lougheed J, Yoo SJ, et al: Spectrum of cardiovascular disease, accuracy of diagnosis, and outcome in fetal heterotaxy syndrome. *Am J Cardiol* 97(5):720–724, 2006.

80. Escobar-Diaz MC, Friedman K, Salem Y, et al: Perinatal and infant outcomes of prenatal diagnosis of heterotaxy syndrome (asplenia and polysplenia). *Am J Cardiol* 114(4):612–617, 2014.

81. Lee W, Smith RS, Comstock CH, et al: Tetralogy of Fallot: prenatal diagnosis and postnatal survival. *Obstet Gynecol* 86(4 Pt 1):583–588, 1995.

82. Hornberger LK, Need L, Benacerraf BR: Development of significant left and right ventricular hypoplasia in the second and third trimester fetus. *J Ultrasound Med* 15(9):655–659, 1996.

83. Yoo SJ, Lee YH, Kim ES, et al: Three-vessel view of the fetal upper mediastinum: an easy means of detecting abnormalities of the ventricular outflow tracts and great arteries during obstetric screening. *Ultrasound Obstet Gynecol* 9(3):173–182, 1997.

84. Chaoui R, McEwing R: Three cross-sectional planes for fetal color Doppler echocardiography. *Ultrasound Obstet Gynecol* 21(1):81–93, 2003.

85. Paladini D: How to identify the thymus in the fetus: the thy-box. *Ultrasound Obstet Gynecol* 37(4):488–492, 2011.

86. Yagel S, Arbel R, Anteby EY, et al: The three vessels and trachea view (3VT) in fetal cardiac scanning. *Ultrasound Obstet Gynecol* 20(4):340–345, 2002.

87. Gardiner H, Chaoui R: The fetal three-vessel and tracheal view revisited. *Semin Fetal Neonatal Med* 18(5):261–268, 2013.

88. Achiron R, Rotstein Z, Heggesh J, et al: Anomalies of the fetal aortic arch: a novel sonographic approach to in-utero diagnosis. *Ultrasound Obstet Gynecol* 20(6):553–557, 2002.

89. Chaoui R, Heling KS, Sarioglu N, et al: Aberrant right subclavian artery as a new cardiac sign in second- and third-trimester fetuses with Down syndrome. *Am J Obstet Gynecol* 192(1):257–263, 2005.

90. Paladini D, Sglavo G, Pastore G, et al: Aberrant right subclavian artery: incidence and correlation with other markers of Down syndrome in second-trimester fetuses. *Ultrasound Obstet Gynecol* 39(2):191–195, 2012.

91. Carvalho JS: Primary bradycardia: keys and pitfalls in diagnosis. *Ultrasound Obstet Gynecol* 44(2):125–130, 2014.

92. American College of Obstetricians and Gynecologists: ACOG Practice Bulletin No. 106: intrapartum fetal heart rate monitoring: nomenclature,

interpretation, and general management principles. *Obstet Gynecol* 114(1):192–202, 2009.

93. Hankins GD, Miller DA: A review of the 2008 NICHD Research Planning Workshop: recommendations for fetal heart rate terminology and interpretation. *Clin Obstet Gynecol* 54(1):3–7, 2011.

94. Awadh AMA, Prefumo F, Bland JM, Carvalho JS: Assessment of the intraobserver variability in the measurement of fetal cardiothoracic ratio using ellipse and diameter methods. *Ultrasound Obstet Gynecol* 28(1):53–56, 2006.

95. Lee W, Riggs T, Amula V, et al: Fetal echocardiography: z-score reference ranges for a large patient population. *Ultrasound Obstet Gynecol* 35(1):28–34, 2010.

96. Tongsong T, Wanapirak C, Sirichotiyakul S, et al: Fetal sonographic cardiothoracic ratio at midpregnancy as a predictor of Hb Bart disease. *J Ultrasound Med* 18(12):807–811, 1999.

97. Hoffmann R, von Bardeleben S, ten Cate F, et al: Assessment of systolic left ventricular function: a multi-centre comparison of cineventriculography, cardiac magnetic resonance imaging, unenhanced and contrast-enhanced echocardiography. *Eur Heart J* 26(6):607–616, 2005.

98. Comstock CH: Normal fetal heart axis and position. *Obstet Gynecol* 70(2):255–259, 1987.

99. Smith RS, Comstock CH, Kirk JS, et al: Ultrasonographic left cardiac axis deviation: a marker for fetal anomalies. *Obstet Gynecol* 85:187, 1995.

100. Comstock CH, Smith R, Lee W, Kirk JS: Right fetal cardiac axis: clinical significance and associated findings. *Obstet Gynecol* 91(4):495–499, 1998.

101. Shenker L, Reed KL, Anderson CF, Kern W: Fetal pericardial effusion. *Am J Obstet Gynecol* 160(6):1505–1508, 1989.

102. Di Salvo DN, Brown DL, Doubilet PM, et al: Clinical significance of isolated fetal pericardial effusion. *J Ultrasound Med* 13(4):291–293, 1994.

103. Oyer CE, Sung CJ, Friedman R, et al: Reference values for valve circumferences and ventricular wall thicknesses of fetal and neonatal hearts. *Pediatr Dev Pathol* 7(5):499–505, 2004.

104. Berg C, Geipel A, Kohl T, et al: Fetal echocardiographic evaluation of atrial morphology and the prediction of laterality in cases of heterotaxy syndromes. *Ultrasound Obstet Gynecol* 26(5):538–545, 2005.

105. Papa M, Fragasso G, Camesasca C, et al: Prevalence and prognosis of atrial septal aneurysm in high risk fetuses without structural heart defects. *Ital Heart J* 3(5):318–321, 2002.

106. Channing A, Szwast A, Natarajan S, et al: Maternal hyperoxygenation improves left heart filling in the fetus with atrial septal aneurysm causing impediment to left ventricular inflow. *Ultrasound Obstet Gynecol* 45:664–669, 2014.

107. Patel CR, Steele MA, Stewart JW: Double-outlet right ventricle with partial anomalous pulmonary venous connection: prenatal diagnosis. *J Ultrasound Med* 24(6):861–864, 2005.

108. Ganesan S, Brook MM, Silverman NH, Moon-Grady AJ: Prenatal findings in total anomalous pulmonary venous return: a diagnostic road map starts with obstetric screening views. *J Ultrasound Med* 33(7):1193–1207, 2014.

109. Kirk JS, Comstock CH, Lee W, et al: Fetal cardiac asymmetry: a marker for congenital heart disease. *Obstet Gynecol* 93(2):189–192, 1999.

110. Gussenhoven EJ, Stewart PA, Becker AE, et al: "Offsetting" of the septal tricuspid leaflet in normal hearts and in hearts with Ebstein's anomaly. *Am J Cardiol* 54(1):172–176, 1984.

111. Berg C, Kaiser C, Bender F, et al: Atrioventricular septal defect in the fetus—associated conditions and outcome in 246 cases. *Ultraschall Med* 30(1):25–32, 2009.

112. Park JK, Taylor DK, Skeels M, Towner DR: Dilated coronary sinus in the fetus: misinterpretation as an atrioventricular canal defect. *Ultrasound Obstet Gynecol* 10(2):126–129, 1997.

113. Vettraino IM, Huang R, Comstock CH: The normal offset of the tricuspid septal leaflet in the fetus. *J Ultrasound Med* 21(10):1099–1104, 2002.

114. Espinoza J, Romero R, Kusanovic JP, et al: OP12.09: The value of the sagittal view of the "ductal arch plane" in the prenatal diagnosis and counseling of conotruncal anomalies using 4D ultrasonography. *Ultrasound Obstet Gynecol* 30(4):495–496, 2007.

115. Donofrio MT, Moon-Grady AJ, Hornberger LK, et al: Diagnosis and treatment of fetal cardiac disease: a scientific statement from the American Heart Association. *Circulation* 129(21):2183–2242, 2014.

116. *Innovative Resources for Fractional Limb Volume, Fetal Echocardiography, and Individualized Growth Assessment*. Available at <obsono.org>.

117. *Z-scores for fetal echocardiography*. Available at <fetal.parameterz.com>.

118. Comas M, Crispi F, Gómez O, et al: Gestational age- and estimated fetal weight-adjusted reference ranges for myocardial tissue Doppler indices at 24–41 weeks' gestation. *Ultrasound Obstet Gynecol* 37(1):57–64, 2011.

119. McElhinney DB, Marshall AC, Wilkins-Haug LE, et al: Predictors of technical success and postnatal biventricular outcome after in utero aortic valvuloplasty for aortic stenosis with evolving hypoplastic left heart syndrome. *Circulation* 120(15):1482–1490, 2009.

120. Pasquini L, Mellander M, Seale A, et al: Z-scores of the fetal aortic isthmus and duct: an aid to assessing arch hypoplasia. *Ultrasound Obstet Gynecol* 29(6):628–633, 2007.

121. Schneider C, McCrindle BW, Carvalho JS, et al: Development of z-scores for fetal cardiac dimensions from echocardiography. *Ultrasound Obstet Gynecol* 26(6):599–605, 2005.

122. Achiron R, Zimand S, Hegesh J, et al: Fetal aortic arch measurements between 14 and 38 weeks' gestation: in-utero ultrasonographic study. *Ultrasound Obstet Gynecol* 15(3):226–230, 2000.

123. Falkensammer CB, Paul J, Huhta JC: Fetal congestive heart failure: correlation of Tei-index and Cardiovascular-score. *J Perinat Med* 29(5):390–398, 2001.

124. Wieczorek A, Hernandez-Robles J, Ewing L, et al: Prediction of outcome of fetal congenital heart disease using a cardiovascular profile score. *Ultrasound Obstet Gynecol* 31(3):284–288, 2008.

125. Li Y, Fang J, Zhou K, et al: Prediction of fetal outcome without intrauterine intervention using a cardiovascular profile score: a systematic review and meta-analysis. *J Matern Fetal Neonatal Med* 28(16):1965–1972, 2015.

126. Statile CJ, Cnota JF, Gomien S, et al: Estimated cardiac output and cardiovascular profile score in fetuses with high cardiac output lesions. *Ultrasound Obstet Gynecol* 41(1):54–58, 2013.

127. Shah AD, Border WL, Crombleholme TM, Michelfelder EC: Initial fetal cardiovascular profile score predicts recipient twin outcome in twin-twin transfusion syndrome. *J Am Soc Echocardiogr* 21(10):1105–1108, 2008.

128. Ezon DS, Khan MS, Adachi I, et al: Pediatric ventricular assist device use as a bridge to transplantation does not affect long-term quality of life. *J Thorac Cardiovasc Surg* 147(4):1334–1343, 2014.

129. Hofstaetter C, Hansmann M, Eik-Nes SH, et al: A cardiovascular profile score in the surveillance of fetal hydrops. *J Matern Fetal Neonatal Med* 19(7):407–413, 2006.

130. Iacovella C, Chandrasekaran N, Khalil A, et al: Fetal and placental vascular tumors: persistent fetal hyperdynamic status predisposes to poorer long-term neurodevelopmental outcome. *Ultrasound Obstet Gynecol* 43(6):658–661, 2014.

131. Patel D, Cuneo B, Viesca R, et al: Digoxin for the treatment of fetal congestive heart failure with sinus rhythm assessed by cardiovascular profile score. *J Matern Fetal Neonatal Med* 21(7):477–482, 2008.

132. Weber R, Kantor P, Chitayat D, et al: Spectrum and outcome of primary cardiomyopathies diagnosed during fetal life. *JACC Heart Fail* 2(4):403–411, 2014.

133. Mielke G, Benda N: Cardiac output and central distribution of blood flow in the human fetus. *Circulation* 103(12):1662–1668, 2001.

134. Stewart WJ, Jiang L, Mich R, et al: Variable effects of changes in flow rate through the aortic, pulmonary and mitral valves on valve area and flow velocity: impact on quantitative Doppler flow calculations. *J Am Coll Cardial* 6(3):653–662, 1985.

135. Maskatia SA, Ruano R, Shamshirsaz AA, Javadian P: Increased estimated cardiac output and functional improvement in fetuses in response to laser therapy for twin-twin transfusion syndrome. *Circulation* 128(22 Supplement):A17384, 2013.

136. Tsutsumi T, Ishii M, Eto G, et al: Serial evaluation for myocardial performance in fetuses and neonates using a new Doppler index. *Pediatr Int* 41(6):722–727, 1999.

137. D'hooge J, Heimdal A, Jamal F, et al: Regional strain and strain rate measurements by cardiac ultrasound: principles, implementation and limitations. *Eur J Echocardiogr* 1(3):154–170, 2000.

138. Modesto KM, Cauduro S, Dispenzieri A, et al: Two-dimensional acoustic pattern derived strain parameters closely correlate with one-dimensional tissue Doppler derived strain measurements. *Eur J Echocardiogr* 7(4):315–321, 2006.

139. Serri K, Reant P, Lafitte M, et al: Global and regional myocardial function quantification by two-dimensional strain: application in hypertrophic cardiomyopathy. *J Am Coll Cardiol* 47(6):1175–1181, 2006.

140. Perk G, Tunick PA, Kronzon I: Non-Doppler two-dimensional strain imaging by echocardiography—from technical considerations to clinical applications. *J Am Soc Echocardiogr* 20(3):234–243, 2007.

141. Marwick TH: Measurement of strain and strain rate by echocardiography: ready for prime time? *J Am Coll Cardiol* 47(7):1313–1327, 2006.

142. Kapusta L, Mainzer G, Weiner Z, et al: Changes in fetal left and right ventricular strain mechanics during normal pregnancy. *J Am Soc Echocardiogr* 26(10):1193–1200, 2013.

143. Kim SH, Miyakoshi K, Kadohira I, et al: Comparison of the right and left ventricular performance during the fetal development using velocity vector imaging. *Early Hum Dev* 89(9):675–681, 2013.

144. Ishii T, McElhinney DB, Harrild DM, et al: Circumferential and longitudinal ventricular strain in the normal human fetus. *J Am Soc Echocardiogr* 25(1):105–111, 2012.

145. Kapusta L, Mainzer G, Weiner Z, et al: Second trimester ultrasound: reference values for two-dimensional speckle tracking-derived longitudinal strain, strain rate and time to peak deformation of the fetal heart. *J Am Soc Echocardiogr* 25(12):1333–1341, 2012.

146. Di Salvo G, Russo MG, Paladini D, et al: Two-dimensional strain to assess regional left and right ventricular longitudinal function in 100 normal foetuses. *Eur J Echocardiogr* 9(6):754–756, 2008.

147. Pu DR, Zhou QC, Zhang M, et al: Assessment of regional right ventricular longitudinal functions in fetus using velocity vector imaging technology. *Prenat Diagn* 30(11):1057–1063, 2010.

148. Crispi F, Sepulveda-Swatson E, Cruz-Lemini M, et al: Feasibility and reproducibility of a standard protocol for 2D speckle tracking and tissue Doppler-based strain and strain rate analysis of the fetal heart. *Fetal Diagn Ther* 32(1–2):96–108, 2012.

149. Brooks PA, Khoo NS, Hornberger LK: Systolic and diastolic function of the fetal single left ventricle. *J Am Soc Echocardiogr* 27(9):972–977, 2014.

150. Nemes A, Katona M, Kalapos A, et al: Three-dimensional speckle tracking echocardiographic analysis of a fetal heart with hypoplastic left heart syndrome—a case from the MAGYAR-Fetus Study. *Int J Cardiol* 176(3):e81–e82, 2014.

151. Ishii T, McElhinney DB, Harrild DM, et al: Ventricular strain in fetuses with aortic stenosis and evolving hypoplastic left heart syndrome before and after prenatal aortic valvuloplasty. *Fetal Diagn Ther* 35(1):18–26, 2014.

152. Truong UT, Sun HY, Tacy TA: Myocardial deformation in the fetal single ventricle. *J Am Soc Echocardiogr* 26(1):57–63, 2013.

153. Miller TA, Puchalski MD, Weng C, Menon SC: Regional and global myocardial deformation of the fetal right ventricle in hypoplastic left heart syndrome. *Prenat Diagn* 32(10):949–953, 2012.

154. Pauliks LB: The effect of pregestational diabetes on fetal heart function. *Expert Rev Cardiovasc Ther* 13(1):67–74, 2015.

155. Liu F, Liu S, Ma Z, et al: Assessment of left ventricular systolic function in fetuses without myocardial hypertrophy of gestational diabetes mellitus mothers using velocity vector imaging. *J Obstet Gynaecol* 32(3):252–256, 2012.

156. Crispi F, Bijnens B, Sepulveda-Swatson E, et al: Postsystolic shortening by myocardial deformation imaging as a sign of cardiac adaptation to pressure overload in fetal growth restriction. *Circ Cardiovasc Imaging* 7(5):781–787, 2014.

157. Taylor-Clarke MC, Matsui H, Roughton M, et al: Ventricular strain changes in monochorionic twins with and without twin-to-twin transfusion syndrome. *Am J Obstet Gynecol* 208(6):462.e1–462.e6, 2013.

158. Gonçalves LF, Lee W, Chaiworapongsa T, et al: Four-dimensional ultrasonography of the fetal heart with spatiotemporal image correlation. *Am J Obstet Gynecol* 189(6):1792–1802, 2003.

159. DeVore GR, Falkensammer P, Sklansky MS, Platt LD: Spatio-temporal image correlation (STIC): new technology for evaluation of the fetal heart. *Ultrasound Obstet Gynecol* 22(4):380–387, 2003.

160. Sklansky MS, Nelson TR, Pretorius DH: Usefulness of gated three-dimensional fetal echocardiography to reconstruct and display structures not visualized with two-dimensional imaging. *Am J Cardiol* 80(5):665–668, 1997.

161. Nelson TR: Three-dimensional fetal echocardiography. *Prog Biophys Mol Biol* 69(2–3):257–272, 1998.

162. Scharf A, Geka F, Steinborn A, et al: 3D real-time imaging of the fetal heart. *Fetal Diagn Ther* 15(5):267–274, 2000.

163. Bega G, Kuhlman K, Lev-Toaff A, et al: Application of three-dimensional ultrasonography in the evaluation of the fetal heart. *J Ultrasound Med* 20(4):307–313, quiz 315–316, 2001.

164. Deng J, Yates R, Birkett AG, et al: Online motion-gated dynamic three-dimensional echocardiography in the fetus—preliminary results. *Ultrasound Med Biol* 27(1):43–50, 2001.

165. Meyer-Wittkopf M, Cooper S, Vaughan J, Sholler G: Three-dimensional (3D) echocardiographic analysis of congenital heart disease in the fetus: comparison with cross-sectional (2D) fetal echocardiography. *Ultrasound Obstet Gynecol* 17(6):485–492, 2001.

166. Maulik D, Nanda NC, Singh V, et al: Live three-dimensional echocardiography of the human fetus. *Echocardiography* 20(8):715–721, 2003.

167. Chaoui R, Hoffmann J, Heling KS: Three-dimensional (3D) and 4D color Doppler fetal echocardiography using spatio-temporal image correlation (STIC). *Ultrasound Obstet Gynecol* 23(6):535–545, 2004.

168. Espinoza J, Goncalves LF, Lee W, et al: The use of the minimum projection mode in four-dimensional examination of the fetal heart with spatiotemporal image correlation (STIC) (Abstract). *Ultrasound Obstet Gynecol* 24(3):277–278, 2004.

169. Yagel S, Valsky DV, Messing B: Detailed assessment of fetal ventricular septal defect with 4D color Doppler ultrasound using spatio-temporal image correlation technology. *Ultrasound Obstet Gynecol* 25(1):97–98, 2005.

170. Benacerraf BR: Sonographic detection of fetal anomalies of the aortic and pulmonary arteries: value of four-chamber view vs direct images. *AJR Am J Roentgenol* 163(6):1483–1489, 1994.

171. Chaoui R: The examination of the normal fetal heart using two-dimensional fetal echocardiography. In Yagel S, Silverman NH, Gembruch U, editors: *Fetal Cardiography*, London, 2002, CRC Press, pp 141–149.

172. Allan LD: Technique of fetal echocardiography. *Pediatr Cardiol* 25(3):223–233, 2004.

173. Kalache K, Romero R, Gonçalves LF, et al: Three-dimensional color power imaging of the fetal hepatic circulation. *Am J Obstet Gynecol* 189(5):1401–1406, 2003.

174. Ruano R, Benachi A, Aubry MC, et al: Perinatal three-dimensional angiosonographic presentation of aneurysm of the vein of Galen (Abstract). *Ultrasound Obstet Gynecol* 22(S1):1357–1362, 2003.

175. Lee W, Kalache KD, Chaiworapongsa T, et al: Three-dimensional power Doppler ultrasonography during pregnancy. *J Ultrasound Med* 22(1):91–97, 2003.

176. Chaoui R, Schneider MBE, Kalache KD: Right aortic arch with vascular ring and aberrant left subclavian artery: prenatal diagnosis assisted by three-dimensional power Doppler ultrasound. *Ultrasound Obstet Gynecol* 22(6):661–663, 2003.

177. Gonçalves LF, Romero R, Espinoza J, et al: Four-dimensional ultrasonography of the fetal heart using color Doppler spatiotemporal image correlation. *J Ultrasound Med* 23(4):473–481, 2004.

178. Gonçalves LF, Espinoza J, Lee W, et al: Three- and four-dimensional reconstruction of the aortic and ductal arches using inversion mode: a new rendering algorithm for visualization of fluid-filled anatomical structures. *Ultrasound Obstet Gynecol* 24(6):696–698, 2004.

179. Espinoza J, Gonçalves LF, Lee W, et al: A novel method to improve prenatal diagnosis of abnormal systemic venous connections using three- and four-dimensional ultrasonography and "inversion mode." *Ultrasound Obstet Gynecol* 25(5):428–434, 2005.

180. Benacerraf BR: Inversion mode display of 3D sonography: applications in obstetric and gynecologic imaging. *AJR Am J Roentgenol* 187(4):965–971, 2006.

181. Deng J, Rodeck CH: New fetal cardiac imaging techniques. *Prenat Diagn* 24(13):1092–1103, 2004.

182. Gonçalves LF, Espinoza J, Lee W, et al: A new approach to fetal echocardiography: digital casts of the fetal cardiac chambers and great vessels for detection of congenital heart disease. *J Ultrasound Med* 24(4):415–424, 2005.

183. Volpe P, Campobasso G, Stanziano A, et al: Novel application of 4D sonography with B-flow imaging and spatio-temporal image correlation (STIC) in the assessment of the anatomy of pulmonary arteries in fetuses with pulmonary atresia and ventricular septal defect. *Ultrasound Obstet Gynecol* 28(1):40–46, 2006.

184. Bega G, Lev-Toaff A, Kuhlman K, et al: Three-dimensional ultrasonographic imaging in obstetrics: present and future applications. *J Ultrasound Med* 20(4):391–408, 2001.

185. DeVore GR, Polanco B, Sklansky MS, Platt LD: The "spin" technique: a new method for examination of the fetal outflow tracts using three-dimensional ultrasound. *Ultrasound Obstet Gynecol* 24(1):72–82, 2004.

186. Espinoza J, Romero R, Kusanovic JP, et al: The role of the sagittal view of the ductal arch in identification of fetuses with conotruncal anomalies using 4-dimensional ultrasonography. *J Ultrasound Med* 26(9):1181–1188, quiz 1189–1190, 2007.

187. DeVore GR, Polanko B: Tomographic ultrasound imaging of the fetal heart: a new technique for identifying normal and abnormal cardiac anatomy. *J Ultrasound Med* 24(12):1685–1696, 2005.

188. Gonçalves LF, Espinoza J, Romero R, et al: Four-dimensional ultrasonography of the fetal heart using a novel tomographic ultrasound imaging display. *J Perinatal Med* 34(1):39–55, 2006.

189. Rizzo G, Capponi A, Cavicchioni O, et al: Application of automated sonography on 4-dimensional volumes of fetuses with transposition of the great arteries. *J Ultrasound Med* 27(5):771–776, quiz 777, 2008.

190. Rizzo G, Capponi A, Vendola M, et al: Role of tomographic ultrasound imaging with spatiotemporal image correlation for identifying fetal ventricular septal defects. *J Ultrasound Med* 27(7):1071–1075, 2008.

191. Carvalho JS, Mavrides E, Shinebourne EA, et al: Improving the effectiveness of routine prenatal screening for major congenital heart defects. *Heart* 88(4):387–391, 2002.

192. Espinoza J, Kusanovic JP, Gonçalves LF, et al: A novel algorithm for comprehensive fetal echocardiography using 4-dimensional ultrasonography and tomographic imaging. *J Ultrasound Med* 25(8):947–956, 2006.

193. Rizzo G, Capponi A, Muscatello A, et al: Examination of the fetal heart by four-dimensional ultrasound with spatiotemporal image correlation during routine second-trimester examination: the "three-steps technique." *Fetal Diagn Ther* 24(2):126–131, 2008.

194. Yeo L, Romero R, Jodicke C, et al: Four-chamber view and "swing technique" (FAST) echo: a novel and simple algorithm to visualize standard fetal echocardiographic planes. *Ultrasound Obstet Gynecol* 37(4):423–431, 2011.

195. Yeo L, Romero R: Fetal Intelligent Navigation Echocardiography (FINE): a novel method for rapid, simple, and automatic examination of the fetal heart. *Ultrasound Obstet Gynecol* 42(3):268–284, 2013.

196. Baba K, Okai T, editors: *Three-Dimensional Ultrasound in Obstetrics and Gynecology*, New York, 1997, Taylor & Francis.

197. Kettl K, Gritzky A: Introduction to three-dimensional ultrasound technology and future aspects. In Kurjak A, editor: *Three-Dimensional Power Doppler in Obstetrics and Gynecology*, New York, 2000, Taylor & Francis, pp 1–7.

198. Pooh RK: New application of B-flow sono-angiography in perinatology. *Ultrasound Obstet Gynecol* 15(2):163, 2000.

199. Deane C: Extended field-of-view and B-flow ultrasound: fashion or future? *Ultrasound Obstet Gynecol* 15(2):96–97, 2000.

200. DeVore GR: Three-dimensional and four-dimensional fetal echocardiography: a new frontier. *Curr Opin Pediatr* 17(5):592–604, 2005.

201. Lee W, Espinoza J, Cutler N, et al: The "starfish" sign: a novel sonographic finding with B-flow imaging and spatiotemporal image correlation in a fetus with total anomalous pulmonary venous return. *Ultrasound Obstet Gynecol* 35(1):124–125, 2010.

202. Espinoza J, Romero R, Kusanovic JP, et al: Prenatal diagnosis of coarctation of the aorta with the multiplanar display and B-flow imaging using 4-dimensional sonography. *J Ultrasound Med* 28(10):1375–1378, 2009.

203. Bennasar M, Martínez JM, Gómez O, et al: Accuracy of four-dimensional spatiotemporal image correlation echocardiography in the prenatal diagnosis of congenital heart defects. *Ultrasound Obstet Gynecol* 36(4):458–464, 2010.

204. Espinoza J, Lee W, Romero R, et al: 68: Collaborative study on four-dimensional echocardiography for the diagnosis of fetal heart defects: the COFEHD study. *Am J Obstet Gynecol* 201(6):S38, 2009.

205. Bennasar M, Martínez JM, Gómez O, et al: Intra- and interobserver repeatability of fetal cardiac examination using four-dimensional spatiotemporal image correlation in each trimester of pregnancy. *Ultrasound Obstet Gynecol* 35(3):318–323, 2010.

206. Yagel S, Cohen SM, Rosenak D, et al: Added value of three-/four-dimensional ultrasound in offline analysis and diagnosis of congenital heart disease. *Ultrasound Obstet Gynecol* 37(4):432–437, 2011.

207. Espinoza J, Lee W, Vinals F, et al: Collaborative study of 4-dimensional fetal echocardiography in the first trimester of pregnancy. *J Ultrasound Med* 33(6):1079–1084, 2014.

208. Bennasar M, Martínez JM, Olivella A, et al: Feasibility and accuracy of fetal echocardiography using four-dimensional spatiotemporal image correlation technology before 16 weeks' gestation. *Ultrasound Obstet Gynecol* 33(6):645–651, 2009.

209. Hoffman JI, Kaplan S: The incidence of congenital heart disease. *J Am Coll Cardial* 39(12):1890–1900, 2002.

210. Hoffman JI: Incidence of congenital heart disease: II. Prenatal incidence. *Pediatr Cardiol* 16(4):155–165, 1995.

211. Kopf PG, Walker MK: Overview of developmental heart defects by dioxins, PCBs, and pesticides. *J Environ Sci Health C Environ Carcinog Ecotoxicol Rev* 27(4):276–285, 2009.

212. Fahed AC, Gelb BD, Seidman JG, Seidman CE: Genetics of congenital heart disease: the glass half empty. *Circ Res* 112(4):707–720, 2013.

213. Zhu H, Kartiko S, Finnell RH: Importance of gene-environment interactions in the etiology of selected birth defects. *Clin Genet* 75(5):409–423, 2009.

214. Dewan P, Gupta P: Burden of congenital rubella syndrome (CRS) in India: a systematic review. *Indian Pediatr* 49(5):377–399, 2012.

215. Tikkanen J, Heinonen OP: Maternal hyperthermia during pregnancy and cardiovascular malformations in the offspring. *Eur J Epidemiol* 7(6):628–635, 1991.

216. Dreier JW, Andersen AMN, Berg-Beckhoff G: Systematic review and meta-analyses: fever in pregnancy and health impacts in the offspring. *Pediatrics* 133(3):e674–e688, 2014.

217. Madsen NL, Schwartz SM, Lewin MB, Mueller BA: Prepregnancy body mass index and congenital heart defects among offspring: a population-based study. *Congenit Heart Dis* 8(2):131–141, 2012.

218. Wren C: Cardiovascular malformations in infants of diabetic mothers. *Br Heart J* 89(10):1217–1220, 2003.

219. Cai GJ, Sun XX, Zhang L, Hong Q: Association between maternal body mass index and congenital heart defects in offspring: a systematic review. *Am J Obstet Gynecol* 211(2):91–117, 2014.

220. Donofrio MT, Duplessis AJ, Limperopoulos C: Impact of congenital heart disease on fetal brain development and injury. *Curr Opin Pediatr* 23(5):502–511, 2011.

221. Brossard-Racine M, Duplessis AJ, Vezina G, et al: Prevalence and spectrum of in utero structural brain abnormalities in fetuses with complex congenital heart disease. *Am J Neuroradiol* 35(8):1593–1599, 2014.

222. Owen M, Shevell M, Donofrio MT, et al: Brain volume and neurobehavior in newborns with complex congenital heart defects. *J Pediatr* 164(5):1121–1127.e1, 2014.

223. Donofrio MT, Levy RJ, Schuette JJ, et al: Specialized delivery room planning for fetuses with critical congenital heart disease. *Am J Cardiol* 111(5):737–747, 2013.

224. Van Praagh R, Geva T, Kreutzer J: Ventricular septal defects: how shall we describe, name and classify them? *J Am Coll Cardiol* 14(5):1298–1299, 1989.

225. Soto B, Becker AE, Moulaert AJ, et al: Classification of ventricular septal defects. *Br Heart J* 43(3):332–343, 1980.

226. Anderson RH, Wilcox BR: The surgical anatomy of ventricular septal defect. *J Card Surg* 7(1):17–35, 1992.

227. Jacobs JP, Burke RP, Quintessenza JA, Mavroudis C: Congenital heart surgery nomenclature and database project: ventricular septal defect. *Ann Thorac Surg* 69(4 Suppl):S25–S35, 2000.

228. Bjornard K, Riehle-Colarusso T, Gilboa SM, Correa A: Patterns in the prevalence of congenital heart defects, metropolitan Atlanta, 1978 to 2005. *Birth Defects Res A Clin Mol Teratol* 97(2):87–94, 2013.

229. Gómez O, Martínez JM, Olivella A, et al: Isolated ventricular septal defects in the era of advanced fetal echocardiography: risk of chromosomal anomalies and spontaneous closure rate from diagnosis to age of 1 year. *Ultrasound Obstet Gynecol* 43(1):65–71, 2014.

230. van der Linde D, Konings EE, Slager MA, et al: Birth prevalence of congenital heart disease worldwide: a systematic review and meta-analysis. *J Am Coll Cardiol* 58(21):2241–2247, 2011.

231. Mosimann B, Zidere V, Simpson JM, Allan LD: Outcome and

requirement for surgical repair following prenatal diagnosis of ventricular septal defect. *Ultrasound Obstet Gynecol* 44(1):76–81, 2014.

232. Axt-Fliedner R, Schwarze A, Smrcek J, et al: Isolated ventricular septal defects detected by color Doppler imaging: evolution during fetal and first year of postnatal life. *Ultrasound Obstet Gynecol* 27(3):266–273, 2006.

233. Erol O, Sevket O, Keskin S, et al: Natural history of prenatal isolated muscular ventricular septal defects. *J Turk Ger Gynecol Assoc* 15(2):96–99, 2014.

234. Jin Y, Wang A, Wang Y, et al: Natural history of prenatal ventricular septal defects and their association with foetal echocardiographic features. *Cardiol Young* 22(03):323–326, 2011.

235. Scully BB, Morales DLS, Zafar F, et al: Current expectations for surgical repair of isolated ventricular septal defects. *Ann Thorac Surg* 89(2):544–549, 2010.

236. O'Brien SM, Clarke DR, Jacobs JP, et al: An empirically based tool for analyzing mortality associated with congenital heart surgery. *J Thorac Cardiovasc Surg* 138(5):1139–1153, 2009.

237. Oses P, Hugues N, Dahdah N, et al: Treatment of isolated ventricular septal defects in children: Amplatzer versus surgical closure. *Ann Thorac Surg* 90(5):1593–1598, 2010.

238. Kanaan M, Ewert P, Berger F, et al: Follow-up of patients with interventional closure of ventricular septal defects with Amplatzer Duct Occluder II. *Pediatr Cardiol* 36(2):379–385, 2015.

239. Garne E, Stoll C, Clementi M: Euroscan Group: Evaluation of prenatal diagnosis of congenital heart diseases by ultrasound: experience from 20 European registries. *Ultrasound Obstet Gynecol* 17(5):386–391, 2001.

239a. Jaffe CC, Atkinson P, Taylor KJW: Physical parameters affecting the visibility of small ventricular septal defects using two-dimensional echocardiography. *Invest Radiol* 14(2):149–155, 1979.

240. Report of the New England Regional Infant Cardiac Program. *Pediatrics* 65(2 Pt 2):375–461, 1980.

241. Samánek M: Children with congenital heart disease: probability of natural survival. *Pediatr Cardiol* 13(3):152–158, 1992.

242. Allan LD, Sharland GK, Milburn A, et al: Prospective diagnosis of 1,006 consecutive cases of congenital heart disease in the fetus. *J Am Coll Cardiol* 23(6):1452–1458, 1994.

243. Konstantinov IE, Rosapepe F, Dearani JA, et al: A tribute to Giancarlo Rastelli. *Ann Thorac Surg* 79(5):1819–1823, 2005.

244. Cetta F, Minich LL, Maleszewski JJ, et al: Atrioventricular septal defects. In Allen HD, Driscoll DJ, Shaddy RE, Feltes TF, editors: *Moss & Adams' Heart Disease in Infants, Children, and Adolescents*, ed 8, Philadelphia, 2013, Lippincott Williams & Wilkins, pp 691–712.

245. Freeman SB, Taft LF, Dooley KJ, et al: Population-based study of congenital heart defects in Down syndrome. *Am J Med Genet* 80(3):213–217, 1998.

246. Hills CB, Kochilas LK, Schimmenti LA, Moller JH: Ellis-van Creveld syndrome and congenital heart defects: presentation of an additional 32 cases. *Pediatr Cardiol* 32(7):977–982, 2011.

247. Minich LL, Atz AM, Colan SD, et al: Partial and transitional atrioventricular septal defect outcomes. *Ann Thorac Surg* 89(2):530–536, 2010.

248. Stulak JM, Burkhart HM, Dearani JA, et al: Reoperations after repair of partial atrioventricular septal defect: a 45-year single-center experience. *Ann Thorac Surg* 89(5):1352–1359, 2010.

249. Atz AM, Hawkins JA, Lu M, et al: Surgical management of complete atrioventricular septal defect: associations with surgical technique, age, and trisomy 21. *J Thorac Cardiovasc Surg* 141(6):1371–1379, 2011.

250. Stulak JM, Burkhart HM, Dearani JA, et al: Reoperations after initial repair of complete atrioventricular septal defect. *Ann Thorac Surg* 87(6):1872–1877, 2009.

251. Myers PO, del Nido PJ, Marx GR, et al: Improving left ventricular outflow tract obstruction repair in common atrioventricular canal defects. *Ann Thorac Surg* 94(2):599–605, 2012.

252. Bakhtiary F, Takacs J, Cho MY, et al: Long-term results after repair of complete atrioventricular septal defect with two-patch technique. *Ann Thorac Surg* 89(4):1239–1243, 2010.

253. Hoohenkerk GJF, Bruggemans EF, Koolbergen DR, et al: Long-term results of reoperation for left atrioventricular valve regurgitation after correction of atrioventricular septal defects. *Ann Thorac Surg* 93(3):849–855, 2012.

254. Stensen N: Embryo monstro affinis Parisiis dissectus. In Bartholin T, editor: *Acta Medica et Philosophica Hafniencia*, Hafnia, P., 1671-1672, Haubold, pp 202–203.

255. Acierno LJ: Etienne-Louis Fallot: is it his tetralogy? *Clin Cardiol* 22(4):321–322, 1999.

256. Fallot E-L: Contribution à l'anatomie pathologique de la maladie bleue (cyanose cardiaque). *Marseille Méd* 25:77–93, 1888.

257. Anderson RH, Weinberg PM: The clinical anatomy of tetralogy of Fallot. *Cardiol Young* 15(Suppl 1):38–47, 2005.

258. Marelli AJ, Mackie AS, Ionescu-Ittu R, et al: Congenital heart disease in the general population: changing prevalence and age distribution. *Circulation* 115(2):163–172, 2006.

259. Burn J, Brennan P, Little J, et al: Recurrence risks in offspring of adults with major heart defects: results from first cohort of British collaborative study. *Lancet* 351(9099):311–316, 1998.

260. Nora JJ, Nora AH: Recurrence risks in children having one parent with a congenital heart disease. *Circulation* 53(4):701–702, 1976.

261. Digilio MC, Marino B, Giannotti A, et al: Recurrence risk figures for isolated tetralogy of Fallot after screening for 22q11 microdeletion. *J Med Genet* 34(3):188–190, 1997.

262. Sivanandam S, Glickstein J, Printz B, et al: Prenatal diagnosis of conotruncal malformations: diagnostic accuracy, outcome, chromosomal abnormalities, and extracardiac anomalies. *Am J Perinatol* 23(4):241–246, 2006.

263. Tometzki AJP, Suda K, Kohl T, et al: Accuracy of prenatal echocardiographic diagnosis and prognosis of fetuses with conotruncal anomalies. *J Am Coll Cardiol* 33(6):1696–1701, 1999.

264. Escribano D, Herraiz I, Granados M, et al: Tetralogy of Fallot: prediction of outcome in the mid-second trimester of pregnancy. *Prenat Diagn* 31(12):1126–1133, 2011.

265. Kwon EN, Parness IA, Srivastava S, et al: Subpulmonary stenosis assessed in midtrimester fetuses with tetralogy of Fallot: a novel method for predicting postnatal clinical outcome. *Pediatr Cardiol* 34(6):1314–1320, 2013.

266. Hirji A, Bernasconi A, McCrindle BW, et al: Outcomes of prenatally diagnosed tetralogy of Fallot: implications for valve-sparing repair versus transannular patch. *Can J Cardiol* 26(1):e1–e6, 2010.

267. Arya B, Levasseur SM, Woldu K, et al: Fetal echocardiographic measurements and the need for neonatal surgical intervention in tetralogy of Fallot. *Pediatr Cardiol* 35(5):810–816, 2014.

268. Momma K: Cardiovascular anomalies associated with chromosome 22q11.2 deletion syndrome. *Am J Cardiol* 105(11):1617–1624, 2010.

269. Boudjemline Y, Fermont L, Le Bidois J, et al: Prevalence of 22q11 deletion in fetuses with conotruncal cardiac defects: a 6-year prospective study. *J Pediatr* 138(4):520–524, 2001.

270. Geva T, Sandweiss BM, Gauvreau K, et al: Factors associated with impaired clinical status in long-term survivors of tetralogy of Fallot repair evaluated by magnetic resonance imaging. *J Am Coll Cardiol* 43(6):1068–1074, 2004.

271. Gatzoulis MA, Balaji S, Webber SA, et al: Risk factors for arrhythmia and sudden cardiac death late after repair of tetralogy of Fallot: a multicentre study. *Lancet* 356(9234):975–981, 2000.

272. Ylitalo P, Nieminen H, Pitkanen OM, et al: Need of transannular patch in tetralogy of Fallot surgery carries a higher risk of reoperation but has no impact on late survival: results of Fallot repair in Finland. *Eur J Cardiothorac Surg* 48(1):91–97, 2015.

273. Calder L, Van Praagh R, Van Praagh S, et al: Truncus arteriosus communis. Clinical, angiocardiographic, and pathologic findings in 100 patients. *Am Heart J* 92(1):23–38, 1976.

274. Egbe A, Uppu S, Lee S, et al: Changing prevalence of severe congenital heart disease: a population-based study. *Pediatr Cardiol* 35(7):1232–1238, 2014.

275. Long J, Ramadhani T, Mitchell LE: Epidemiology of nonsyndromic conotruncal heart defects in Texas, 1999-2004. *Birth Defects Res A Clin Mol Teratol* 88(11):971–979, 2010.

276. Canfield MA, Honein MA, Yuskiv N, et al: National estimates and race/ethnic-specific variation of selected birth defects in the United States, 1999-2001. *Birth Defects Res A Clin Mol Teratol* 76(11):747–756, 2006.

277. Collett RW, Edwards JE: Persistent truncus arteriosus; a classification according to anatomic types. *Surg Clin North Am* 29(4):1245–1270, 1949.

278. Goldmuntz E, Clark BJ, Mitchell LE, et al: Frequency of 22q11 deletions in patients with conotruncal defects. *J Am Coll Cardiol* 32(2):492–498, 1998.

279. Moore JW, Wight NE, Jones MC, Krous HF: Truncus arteriosus associated with trisomy 18. *Pediatr Cardiol* 15(3):154–156, 1994.

280. Francalanci P, Gallo P, Dallapiccola B, et al: A genetic assessment of trisomy 21 in a patient with persistent truncus arteriosus who died 38 years ago. *Am J Cardiol* 79(2):245–247, 1997.

281. Oehl-Jaschkowitz B, Vanakker OM, De Paepe A, et al: Deletions in 14q24.1q24.3 are associated with congenital heart defects, brachydactyly, and mild intellectual disability. *Am J Med Genet* 164(3):620–626, 2013.

282. Gong M, Simaite D, Kuhnen P, et al: Two novel GATA6 mutations cause childhood-onset diabetes mellitus, pancreas malformation and congenital heart disease. *Horm Res Paediatr* 79(4):250–256, 2013.

283. Rea G, McCullough S, McNerlan S, et al: Delineation of a recognisable phenotype of interstitial deletion 3 (q22.3q25.1) in a case with previously unreported truncus arteriosus. *Eur J Med Genet* 53(3):162–167, 2010.

284. Swanson TM, Selamet Tierney ES, Tworetzky W, et al: Truncus arteriosus: diagnostic accuracy, outcomes, and impact of prenatal diagnosis. *Pediatr Cardiol* 30(3):256–261, 2009.

285. Volpe P, Paladini D, Marasini M, et al: Common arterial trunk in the fetus: characteristics, associations, and outcome in a multicentre series of 23 cases. *Heart* 89(12):1437–1441, 2003.

286. Russell HM, Pasquali SK, Jacobs JP, et al: Outcomes of repair of common arterial trunk with truncal valve surgery: a review of the Society of Thoracic Surgeons congenital heart surgery database. *Ann Thorac Surg* 93(1):164–169, 2012.

287. Walters HL, Mavroudis C, Tchervenkov CI, et al: Congenital Heart Surgery Nomenclature and Database Project: double outlet right ventricle. *Ann Thorac Surg* 69(4 Suppl):S249–S263, 2000.

288. Shuler CO, Black GB, Jerrell JM: Population-based treated prevalence of congenital heart disease in a pediatric cohort. *Pediatr Cardiol* 34(3):606–611, 2013.

289. Pradat P, Francannet C, Harris JA, Robert E: The epidemiology of cardiovascular defects, part I: a study based on data from three large registries of congenital malformations. *Pediatr Cardiol* 24(3):195–221, 2003.

290. Lagopoulos ME, Manlhiot C, McCrindle BW, et al: Impact of prenatal diagnosis and anatomical subtype on outcome in double outlet right ventricle. *Am Heart J* 160(4):692–700, 2010.

291. Song MS, Hu A, Dyamenahalli U, et al: Extracardiac lesions and chromosomal abnormalities associated with major fetal heart defects: comparison of intrauterine, postnatal and postmortem diagnoses. *Ultrasound Obstet Gynecol* 33(5):552–559, 2009.

292. Obler D, Juraszek AL, Smoot LB, Natowicz MR: Double outlet right ventricle: aetiologies and associations. *J Med Genet* 45(8):481–497, 2008.

293. Li S, Ma K, Hu S, et al: Surgical outcomes of 380 patients with double outlet right ventricle who underwent biventricular repair. *J Thorac Cardiovasc Surg* 148(3):817–824, 2014.

294. Mahle WT, Martinez R, Silverman NH, et al: Anatomy, echocardiography, and surgical approach to double outlet right ventricle. *Cardiol Young* 18(Suppl 3):39–51, 2008.

295. Rastelli GC, Wallace RB, Ongley PA: Complete repair of transposition of the great arteries with pulmonary stenosis. A review and report of a case corrected by using a new surgical technique. *Circulation* 39(1):83–95, 1969.

296. Pitkänen OM, Hornberger LK, Miner SES, et al: Borderline left ventricles in prenatally diagnosed atrioventricular septal defect or double outlet right ventricle: echocardiographic predictors of biventricular repair. *Am Heart J* 152(1):163.e1–163.e7, 2006.

297. Hayes DA, Jones S, Quaegebeur JM, et al: Primary arterial switch operation as a strategy for total correction of Taussig-Bing anomaly: a 21-year experience. *Circulation* 128(11 Suppl 1):S194–S198, 2013.

298. Marek J, Tomtek V, Skovranek J, et al: Prenatal ultrasound screening of congenital heart disease in an unselected national population: a 21-year experience. *Heart* 97(2):124–130, 2011.

299. Johnson TR: Conotruncal cardiac defects: a clinical imaging perspective. *Pediatr Cardiol* 31(3):430–437, 2010.

300. Wernovsky G: Transposition of the great arteries. In Allen HD, Driscoll DJ, Shaddy RE, Feltes TF, editors: *Moss & Adams' Heart Disease in Infants, Children, and Adolescents*, ed 8, Philadelphia, 2013, Lippincott Williams & Wilkins, pp 1097–1146.

301. Kirklin JW, Barratt-Boyes BG: Complete transposition of the great arteries. In Kirklin JW, Barratt-Boyes BG, editors: *Cardiac Surgery*, ed 2, New York, 1993, Churchill Livingstone.

302. Thammineni K, Lohr J, Trefz M, Sivanandam S: Familial recurrence of congenital heart diseases. *J Perinatol* 31(11):742–743, 2011.

303. Piacentini G, Digilio MC, Capolino R, et al: Familial recurrence of heart defects in subjects with congenitally corrected transposition of the great arteries. *Am J Med Genet* 137(2):176–180, 2005.

304. Unolt M, Putotto C, Silvestri LM, et al: Transposition of great arteries: new insights into the pathogenesis. *Front Pediatr* 1:11, 2013.

305. Srivastava D: Genetic regulation of cardiogenesis and congenital heart disease. *Annu Rev Pathol* 1(1):199–213, 2006.

306. Digilio MC, Casey B, Toscano A, et al: Complete transposition of the great arteries: patterns of congenital heart disease in familial precurrence. *Circulation* 104(23):2809–2814, 2001.

307. Skinner J, Hornung T, Rumball E: Transposition of the great arteries: from fetus to adult. *Heart* 94(9):1227–1235, 2008.

308. Stoica S, Carpenter E, Campbell D, et al: Morbidity of the arterial switch operation. *Ann Thorac Surg* 93(6):1977–1983, 2012.

309. Fricke TA, d'Udekem Y, Richardson M, et al: Outcomes of the arterial switch operation for transposition of the great arteries: 25 years of experience. *Ann Thorac Surg* 94(1):139–145, 2012.

310. Villafañe J, Lantin-Hermoso MR, Bhatt AB, et al: D-transposition of the great arteries: the current era of the arterial switch operation. *J Am Coll Cardiol* 64(5):498–511, 2014.

311. Khairy P, Clair M, Fernandes SM, et al: Cardiovascular outcomes after the arterial switch operation for D-transposition of the great arteries. *Circulation* 127(3):331–339, 2013.

312. Al-Naami GH, Al-Mesned AA: Transposition of great arteries with constrictive ductus arteriosus revisited. *Pediatr Cardiol* 29(4):827–829, 2008.

313. Maeno YV, Kamenir SA, Sinclair B, et al: Prenatal features of ductus arteriosus constriction and restrictive foramen ovale in D-transposition of the great arteries. *Circulation* 99(9):1209–1214, 1999.

314. Punn R, Silverman NH: Fetal predictors of urgent balloon atrial septostomy in neonates with complete transposition. *J Am Soc Echocardiogr* 24(4):425–430, 2011.

315. Donofrio MT: Images in cardiovascular medicine. Premature closure of the foramen ovale and ductus arteriosus in a fetus with transposition of the great arteries. *Circulation* 105(11):e65–e66, 2002.

316. Atallah J, Rutledge JM, Dyck JD: Congenitally corrected transposition of the great arteries (atrioventricular and ventriculoarterial discordance). In Allen HD, Driscoll DJ, Shaddy RE, Feltes TF, editors: *Moss & Adams' Heart Disease in Infants, Children, and Adolescents*, ed 8, Philadelphia, 2013, Lippincott Williams & Wilkins, pp 1147–1160.

317. Marino AL, Levy RJ, Berger JT, Donofrio MT: Pentalogy of Cantrell with a single-ventricle cardiac defect: collaborative management of a complex disease. *Pediatr Cardiol* 32(4):498–502, 2011.

318. Witham AC: Double outlet right ventricle; a partial transposition complex. *Am Heart J* 53(6):928–939, 1957.

319. Penny DJ, Somerville J, Redington AN: Echocardiographic demonstration of important abnormalities of the mitral valve in congenitally corrected transposition. *Br Heart J* 68(5):498–500, 1992.

320. Razzouk L, Applebaum RM, Okamura C, Saric M: The windsock syndrome: subpulmonic obstruction by membranous ventricular septal aneurysm in congenitally corrected transposition of great arteries. *Echocardiography* 30(8):E243–E248, 2013.

321. Van Praagh R, Papagiannis J, Grünenfelder J, et al: Pathologic anatomy of corrected transposition of the great arteries: medical and surgical implications. *Am Heart J* 135(5):772–785, 1998.

322. Jaeggi ET, Hamilton RM, Silverman ED, et al: Outcome of children with fetal, neonatal or childhood diagnosis of isolated congenital atrioventricular block. *J Am Coll Cardiol* 39(1):130–137, 2002.

323. Nora J, Berg K, Nora A: *Cardiovascular Disease: Genetics, Epidemiology and Prevention*, New York, 1991, Oxford University Press.

324. Ferencz C, Rubin JD, Loffredo CA, Magee CA: *Epidemiology of Congenital Heart Disease: the Baltimore-Washington Infant Study*, Mount Kisko, NY, 1993, Futura Publishing Company.

325. Kuehl KS, Loffredo CA: Population-based study of L-transposition of the great arteries: possible associations with environmental factors. *Birth Defects Res A Clin Mol Teratol* 67(3):162–167, 2003.

326. Al Rais F, Feldstein VA, Srivastava D, et al: Monochorionic twins discordant for congenital heart disease: a referral center's experience and possible pathophysiologic mechanisms. *Prenat Diagn* 31(10):978–984, 2011.

327. Bruneau BG, Srivastava D: Congenital heart disease: entering a new era of human genetics. *Circ Res* 114(4):598–599, 2014.

328. Srivastava D, Olson EN: A genetic blueprint for cardiac development. *Nature* 407(6801):221–226, 2000.

329. Alghamdi AA, McCrindle BW, Van Arsdell GS: Physiologic versus anatomic repair of congenitally corrected transposition of the great arteries: meta-analysis of individual patient data. *Ann Thorac Surg* 81(4):1529–1535, 2006.

330. Bogers AJ, Head SJ, de Jong PL, et al: Long term follow up after surgery in congenitally corrected transposition of the great arteries with a right ventricle in the systemic circulation. *J Cardiothorac Surg* 5(1):74, 2010.

331. Graham TP, Jr, Bernard YD, Mellen BG, et al: Long-term outcome in congenitally corrected transposition of the great arteries. *J Am Coll Cardiol* 36(1):255–261, 2000.

332. Hraska V, Duncan BW, Mayer JE, Jr, et al: Long-term outcome of surgically treated patients with corrected transposition of the great arteries. *J Thorac Cardiovasc Surg* 129(1):182–191, 2005.

333. Murtuza B, Barron DJ, Stumper O, et al: Anatomic repair for congenitally corrected transposition of the great arteries: a single-institution 19-year experience. *J Thorac Cardiovasc Surg* 142(6):1348–1357.e1, 2011.

334. Duncan B: Results of the double switch operation for congenitally corrected transposition of the great arteries. *Eur J Cardio Thorac Surg* 24(1):11–20, 2003.

335. Ma K, Gao H, Hua Z, et al: Palliative pulmonary artery banding versus anatomic correction for congenitally corrected transposition of the great arteries with regressed morphologic left ventricle: Long-term results from a single center. *J Thorac Cardiovasc Surg* 148(4):1566–1571, 2014.

336. Myers PO, del Nido PJ, Geva T, et al: Impact of age and duration of banding on left ventricular preparation before anatomic repair for congenitally corrected transposition of the great arteries. *Ann Thorac Surg* 96(2):603–610, 2013.

337. Bautista-Hernandez V, Marx GR, Gauvreau K, et al: Determinants of left ventricular dysfunction after anatomic repair of congenitally corrected transposition of the great arteries. *Ann Thorac Surg* 82(6):2059–2066, 2006.

338. Bautista-Hernandez V, Myers PO, Cecchin F, et al: Late left ventricular dysfunction after anatomic repair of congenitally corrected transposition of the great arteries. *J Thorac Cardiovasc Surg* 148(1):254–258, 2014.

339. Tchervenkov CI, Jacobs ML, Tahta SA: Congenital heart surgery nomenclature and database project: hypoplastic left heart syndrome. *Ann Thorac Surg* 69(4 Suppl):S170–S179, 2000.

340. Galindo A, Nieto O, Villagrá S, et al: Hypoplastic left heart syndrome diagnosed in fetal life: associated findings, pregnancy outcome and results of palliative surgery. *Ultrasound Obstet Gynecol* 33(5):560–566, 2009.

341. Quartermain MD, Cohen MS, Dominguez TE, et al: Left ventricle to right ventricle size discrepancy in the fetus: the presence of critical congenital heart disease can be reliably predicted. *J Am Soc Echocardiogr* 22(11):1296–1301, 2009.

342. Shone JD, Sellers RD, Anderson RC, et al: The developmental complex of "parachute mitral valve," supravalvular ring of left atrium, subaortic stenosis, and coarctation of aorta. *Am J Cardiol* 11:714–725, 1963.

343. Tchervenkov CI, Tahta SA, Jutras LC, Béland MJ: Biventricular repair in neonates with hypoplastic left heart complex. *Ann Thorac Surg* 66(4):1350–1357, 1998.

344. Feit LR, Copel JA, Kleinman CS: Foramen ovale size in the normal and abnormal human fetal heart: an indicator of transatrial flow physiology. *Ultrasound Obstet Gynecol* 1(5):313–319, 1991.

345. Blecher SR: Left heart hypoplasia with associated anomalies. *Heart* 24(6):801–804, 1962.

346. Pasquini L, Fichera A, Tan T, et al: Left superior caval vein: a powerful indicator of fetal coarctation. *Heart* 91(4):539–540, 2005.

347. Chin AJ, Weinberg PM, Barber G: Subcostal two-dimensional echocardiographic identification of anomalous attachment of septum primum in patients with left atrioventricular valve underdevelopment. *J Am Coll Cardiol* 15(3):678–681, 1990.

348. Mäkikallio K, McElhinney DB, Levine JC, et al: Fetal aortic valve stenosis and the evolution of hypoplastic left heart syndrome: patient selection for fetal intervention. *Circulation* 113(11):1401–1405, 2006.

349. Axt-Fliedner R, Kreiselmaier P, Schwarze A, et al: Development of hypoplastic left heart syndrome after diagnosis of aortic stenosis in the first trimester by early echocardiography. *Ultrasound Obstet Gynecol* 28(1):106–109, 2006.

350. Allan LD, Sharland G, Tynan MJ: The natural history of the hypoplastic left heart syndrome. *Int J Cardiol* 25(3):341–343, 1989.

351. Danford DA, Cronican P: Hypoplastic left heart syndrome: progression of left ventricular dilation and dysfunction to left ventricular hypoplasia in utero. *Am Heart J* 123(6):1712–1713, 1992.

352. Freud LR, Moon-Grady AJ, Escobar-Diaz MC, et al: Low rate of prenatal diagnosis among neonates with critical aortic stenosis: insight into the natural history in utero. *Ultrasound Obstet Gynecol* 45(3):326–332, 2015.

353. Michelfelder E, Polzin W, Hirsch R: Hypoplastic left heart syndrome with intact atrial septum: utilization of a hybrid catheterization facility for cesarean section delivery and prompt neonatal intervention. *Catheter Cardiovasc Interv* 72(7):983–987, 2008.

354. Vida VL, Bacha EA, Larrazabal A, et al: Hypoplastic left heart syndrome with intact or highly restrictive atrial septum: surgical experience from a single center. *Ann Thorac Surg* 84(2):581–585, 2007.

355. Barker GM, Forbess JM, Guleserian KJ, Nugent AW: Optimization of preoperative status in hypoplastic left heart syndrome with intact atrial septum by left atrial decompression and bilateral pulmonary artery bands. *Pediatr Cardiol* 35(3):479–484, 2014.

356. Marshall AC, Levine J, Morash D, et al: Results of in utero atrial septoplasty in fetuses with hypoplastic left heart syndrome. *Prenat Diagn* 28(11):1023–1028, 2008.

357. Glatz JA, Tabbutt S, Gaynor JW, et al: Hypoplastic left heart syndrome with atrial level restriction in the era of prenatal diagnosis. *Ann Thorac Surg* 84(5):1633–1638, 2007.

358. Brackley KJ, Kilby MD, Wright JG, et al: Outcome after prenatal diagnosis of hypoplastic left-heart syndrome: a case series. *Lancet* 356(9236):1143–1147, 2000.

359. Axt-Fliedner R, Enzensberger C, Fass N, et al: Fetal diagnosis of hypoplastic left heart, associations and outcomes in the current era. *Ultraschall Med* 33(07):E51–E56, 2012.

360. Jacobs JP, O'Brien SM, Chai PJ, et al: Management of 239 patients with hypoplastic left heart syndrome and related malformations from 1993 to 2007. *Ann Thorac Surg* 85(5):1691–1697, 2008.

361. Rychik J, Szwast A, Natarajan S, et al: Perinatal and early surgical outcome for the fetus with hypoplastic left heart syndrome: a 5-year single institutional experience. *Ultrasound Obstet Gynecol* 36(4):465–470, 2010.

362. Patel A, Hickey E, Mavroudis C, et al: Impact of noncardiac congenital and genetic abnormalities on outcomes in hypoplastic left heart syndrome. *Ann Thorac Surg* 89(6):1805–1813, 2010.

363. Natowicz M, Chatten J, Clancy R, et al: Genetic disorders and major extracardiac anomalies associated with the hypoplastic left heart syndrome. *Pediatrics* 82(5):698–706, 1988.

364. Arzt W, Wertaschnigg D, Veit I, et al: Intrauterine aortic valvuloplasty in fetuses with critical aortic stenosis: experience and results of 24 procedures. *Ultrasound Obstet Gynecol* 37(6):689–695, 2011.

365. Freud LR, McElhinney DB, Marshall AC, et al: Fetal aortic valvuloplasty for evolving hypoplastic left heart syndrome: postnatal outcomes of the first 100 patients. *Circulation* 130(8):638–645, 2014.

366. Rychik J: Hypoplastic left heart syndrome: can we change the rules of the game? *Circulation* 130(8):629–631, 2014.

367. Moon-Grady AJ, Belfort M, Chmait R, et al: Outcomes after in-utero cardiac interventions: a preliminary report of the collaborative international fetal cardiac intervention registry (Abstract). *Circulation* 130(Suppl 2):A16469, 2014.

368. Kovacevic A, Mellander M, Tulzer G, et al: Does fetal aortic valvuloplasty alter the natural history of aortic stenosis? (Abstract). *Circulation* 130(Suppl 2):A13233, 2014.

369. Kalish BT, Tworetzky W, Benson CB, et al: Technical challenges of atrial septal stent placement in fetuses with hypoplastic left heart syndrome and intact atrial septum. *Catheter Cardiovasc Interv* 84(1):77–85, 2014.

370. Galantowicz M, Cheatham JP: Lessons learned from the development of a new hybrid strategy for the management of hypoplastic left heart syndrome. *Pediatr Cardiol* 26(2):190–199, 2005.

371. Atz AM, Travison TG, Williams IA, et al: Prenatal diagnosis and risk factors for preoperative death in neonates with single right ventricle and systemic outflow obstruction: screening data from the Pediatric Heart Network Single Ventricle Reconstruction Trial. *J Thorac Cardiovasc Surg* 140(6):1245–1250, 2010.

372. Mahle WT, Clancy RR, McGaurn SP, et al: Impact of prenatal diagnosis on survival and early neurologic morbidity in neonates with the hypoplastic left heart syndrome. *Pediatrics* 107(6):1277–1282, 2001.

373. Stasik CN, Gelehrter S, Goldberg CS, et al: Current outcomes and risk factors for the Norwood procedure. *J Thorac Cardiovasc Surg* 131(2):412–417, 2006.

374. Tweddell JS, Hoffman GM, Mussatto KA, et al: Improved survival of patients undergoing palliation of hypoplastic left heart syndrome: lessons learned from 115 consecutive patients. *Circulation* 106(12 Suppl 1):182–189, 2002.

375. Gaynor JW, Mahle WT, Cohen MI, et al: Risk factors for mortality after the Norwood procedure. *Eur J Cardiothorac Surg* 22(1):82–89, 2002.

376. Srinivasan C, Sachdeva R, Morrow WR, et al: Standardized management improves outcomes after the Norwood procedure. *Congenit Heart Dis* 4(5):329–337, 2009.

377. Hehir DA, Dominguez TE, Ballweg JA, et al: Risk factors for interstage death after stage 1 reconstruction of hypoplastic left heart syndrome and variants. *J Thorac Cardiovasc Surg* 136(1):94–99.e1-3, 2008.

378. Furck AK, Uebing A, Hansen JH, et al: Outcome of the Norwood operation in patients with hypoplastic left heart syndrome: a 12-year single-center survey. *J Thorac Cardiovasc Surg* 139(2):359–365, 2010.

379. Tweddell JS, Hoffman GM, Fedderly RT, et al: Patients at risk for low systemic oxygen delivery after the Norwood procedure. *Ann Thorac Surg* 69(6):1893–1899, 2000.

380. Bove EL, Ohye RG, Devaney EJ: Hypoplastic left heart syndrome: conventional surgical management. *Semin Thorac Cardiovasc Surg Pediatr Card Surg Annu* 7:3–10, 2004.

381. McGuirk SP, Griselli M, Stumper OF, et al: Staged surgical management of hypoplastic left heart syndrome: a single institution 12 year experience. *Heart* 92(3):364–370, 2006.

382. Rychik J, Tian Z: *Fetal Cardiovascular Imaging*, Philadelphia, 2011, Saunders Elsevier.

383. Karamlou T, Ashburn DA, Caldarone CA, et al: Matching procedure to morphology improves outcomes in neonates with tricuspid atresia. *J Thorac Cardiovasc Surg* 130(6):1503–1510, 2005.

384. Sarkozy A, Conti E, D'Agostino R, et al: ZFPM2/FOG2 and HEY2 genes analysis in nonsyndromic tricuspid atresia. *Am J Med Genet* 133A(1):68–70, 2005.

385. Fischer A, Klamt B, Schumacher N, et al: Phenotypic variability in Hey2 -/- mice and absence of HEY2 mutations in patients with congenital heart defects or Alagille syndrome. *Mamm Genome* 15(9):711–716, 2004.

386. Lee MY, Won HS, Baek JW, et al: Variety of prenatally diagnosed congenital heart disease in 22q11.2 deletion syndrome. *Obstet Gynecol Sci* 57(1):11–16, 2014.

387. Marino B, Digilio MC, Novelli G, et al: Tricuspid atresia and 22q11 deletion. *Am J Med Genet* 72(1):40–42, 1997.

388. Wald RM, Tham EB, McCrindle BW, et al: Outcome after prenatal diagnosis of tricuspid atresia: a multicenter experience. *Am Heart J* 153(5):772–778, 2007.

389. Berg C, Lachmann R, Kaiser C, et al: Prenatal diagnosis of tricuspid atresia: intrauterine course and outcome. *Ultrasound Obstet Gynecol* 35(2):183–190, 2010.

390. Mair DD, Puga FJ, Danielson GK: The Fontan procedure for tricuspid atresia: early and late results of a 25-year experience with 216 patients. *J Am Coll Cardiol* 37(3):933–939, 2001.

391. Sittiwangkul R, Azakie A, Van Arsdell GS, et al: Outcomes of tricuspid atresia in the Fontan era. *Ann Thorac Surg* 77(3):889–894, 2004.

392. Lan YT, Chang RK, Laks H: Outcome of patients with double-inlet left ventricle or tricuspid atresia with transposed great arteries. *J Am Coll Cardiology* 43(1):113–119, 2004.

393. Lucas RV, Anderson RC, Amplatz K, et al: Congenital causes of pulmonary venous obstruction. *Pediatr Clin North Am* 10:781–836, 1963.

394. Burroughs JT, Edwards JE: Total anomalous pulmonary venous connection. *Am Heart J* 59:913–931, 1960.

395. Edwards JE: Pathologic and developmental considerations in anomalous pulmonary venous connection. *Proc Staff Meet Mayo Clin* 28(17):441–452, 1953.

396. Bhide A, Murphy D, Thilaganathan B, Carvalho JS: Prenatal findings and differential diagnosis of scimitar syndrome and pulmonary sequestration. *Ultrasound Obstet Gynecol* 35(4):398–404, 2010.

397. Valsangiacomo ER, Hornberger LK, Barrea JF, et al: Partial and total anomalous pulmonary venous connection in the fetus: two-dimensional and Doppler echocardiographic findings. *Ultrasound Obstet Gynecol* 22(3):257–263, 2003.

398. Eronen M, Kajantie E, Boldt T, et al: Right atrial isomerism in four siblings. *Pediatr Cardiol* 25(2):141–144, 2004.

399. Cesko I, Hajdú J, Marton T, et al: Polysplenia and situs inversus in siblings. Case reports. *Fetal Diagn Ther* 16(1):1–3, 2001.

400. Seale AN, Carvalho JS, Gardiner HM, et al: Total anomalous pulmonary venous connection: impact of prenatal diagnosis. *Ultrasound Obstet Gynecol* 40(3):310–318, 2001.

401. Allan LD, Sharland GK: The echocardiographic diagnosis of totally anomalous pulmonary venous connection in the fetus. *Heart* 85(4):433–437, 2001.

402. Izumi K, Noon S, Wilkens A, Krantz ID: NKX2.5 mutation identification on exome sequencing in a patient with heterotaxy. *Eur J Med Genet* 57(10):558–561, 2014.

403. Chen CP, Ko TM, Chen YY, et al: Prenatal diagnosis and molecular cytogenetic characterization of mosaicism for a small supernumerary marker chromosome derived from chromosome 22 associated with cat eye syndrome. *Gene* 527(1):384–388, 2013.

404. Seale AN, Uemura H, Webber SA, et al: Total anomalous pulmonary venous connection: morphology and outcome from an international population-based study. *Circulation* 122(25):2718–2726, 2010.

405. Padalino MA, Cavalli G, De Franceschi M, et al: Surgical outcomes of total anomalous pulmonary venous connection repair: a 22-year experience. *J Card Surg* 29(5):678–685, 2014.

406. Hoashi T, Kagisaki K, Kurosaki K, et al: Intrinsic obstruction in pulmonary venous drainage pathway is associated with poor surgical outcomes in patients with total anomalous pulmonary venous connection. *Pediatr Cardiol* 36(2):432–437, 2015.

407. Brink J, Yong MS, d'Udekem Y, et al: Surgery for scimitar syndrome: the Melbourne experience. *Interac Cardiovasc Thorac Surg* 20(1):31–34, 2015.

408. Vida VL, Padalino MA, Boccuzzo G, et al: Scimitar syndrome: a European Congenital Heart Surgeons Association (ECHSA) multicentric study. *Circulation* 122(12):1159–1166, 2010.

409. Lenz F, Chaoui R: Reference ranges for Doppler-assessed pulmonary venous blood flow velocities and pulsatility indices in normal human fetuses. *Prenat Diagn* 22(9):786–791, 2002.

410. Lin AE, Krikov S, Riehle-Colarusso T, et al: Laterality defects in the national birth defects prevention study (1998–2007): birth prevalence and descriptive epidemiology. *Am J Med Genet* 164(10):2581–2591, 2014.

411. Bedard T, Lowry RB, Sibbald B, et al: Congenital heart defect case ascertainment by the Alberta Congenital Anomalies Surveillance System. *Birth Defects Res A Clin Mol Teratol* 94(6):449–458, 2012.

412. Khoshnood B, Loane M, Garne E, et al: Recent decrease in the prevalence of congenital heart defects in Europe. *J Pediatr* 162(1):108–113.e2, 2013.

413. Sutherland MJ, Ware SM: Disorders of left-right asymmetry: heterotaxy and situs inversus. *Am J Med Genet C Semin Med Genet* 151C(4):307–317, 2009.

414. Jacobs JP, Anderson RH, Weinberg PM, et al: The nomenclature, definition and classification of cardiac structures in the setting of heterotaxy. *Cardiol Young* 17(Suppl 2):1–28, 2007.

415. Belmont JW, Mohapatra B, Towbin JA, Ware SM: Molecular genetics of heterotaxy syndromes. *Curr Opin Cardiol* 19(3):216–220, 2004.

416. Tariq M, Belmont JW, Lalani S, et al: SHROOM3 is a novel candidate for heterotaxy identified by whole exome sequencing. *Genome Biol* 12(9):R91, 2011.

417. Berg C, Geipel A, Smrcek J, et al: Prenatal diagnosis of cardiosplenic syndromes: a 10-year experience. *Ultrasound Obstet Gynecol* 22(5):451–459, 2003.

418. Anagnostopoulos PV, Pearl JM, Octave C, et al: Improved current era outcomes in patients with heterotaxy syndromes. *Eur J Cardiothorac Surg* 35(5):871–877, 2009.

419. Isaacs H: Fetal and neonatal cardiac tumors. *Pediatr Cardiol* 25(3):252–273, 2004.

420. Nadas AS, Ellison RC: Cardiac tumors in infancy. *Am J Cardiol* 21(3):363–366, 1968.

421. Holley DG, Martin GR, Brenner JI, et al: Diagnosis and management of fetal cardiac tumors: a multicenter experience and review of published reports. *J Am Coll Cardiol* 26(2):516–520, 1995.

422. Yinon Y, Chitayat D, Blaser S, et al: Fetal cardiac tumors: a single-center experience of 40 cases. *Prenat Diagn* 30(10):941–949, 2010.

423. Groves AM, Fagg NL, Cook AC, Allan LD: Cardiac tumours in intrauterine life. *Arch Dis Child* 67(10 Spec No):1189–1192, 1992.

424. Chao AS, Chao A, Wang TH, et al: Outcome of antenatally diagnosed cardiac rhabdomyoma: case series and a meta-analysis. *Ultrasound Obstet Gynecol* 31(3):289–295, 2008.

425. Pruksanusak N, Suntharasaj T, Suwanrath C, et al: Fetal cardiac rhabdomyoma with hydrops fetalis. *J Ultrasound Med* 31(11):1821–1824, 2012.

426. Schlaegel F, Takacs Z, Solomayer EF, et al: Prenatal diagnosis of giant cardiac rhabdomyoma with fetal hydrops in tuberous sclerosis. *J Prenat Med* 7(3):39–41, 2013.

427. Miyake CY, Del Nido PJ, Alexander ME, et al: Cardiac tumors and associated arrhythmias in pediatric patients, with observations on surgical therapy for ventricular tachycardia. *J Am Coll Cardiol* 58(18):1903–1909, 2011.

428. Hirakubo Y, Ichihashi K, Shiraishi H, Momoi MY: Ventricular tachycardia in a neonate with prenatally diagnosed cardiac tumors: a case with tuberous sclerosis. *Pediatr Cardiol* 26(5):655–657, 2005.

429. Watanabe T, Hojo Y, Kozaki T, et al: Hypoplastic left heart syndrome with rhabdomyoma of the left ventricle. *Pediatr Cardiol* 12(2):121–122, 1991.

430. Russell GA, Dhasmana JP, Berry PJ, Gilbert-Barness EF: Coexistent cardiac tumours and malformations of the heart. *Int J Cardiol* 22(1):89–98, 1989.

431. Freedom RM, Lee KJ, MacDonald C, Taylor G: Selected aspects of cardiac tumors in infancy and childhood. *Pediatr Cardiol* 21(4):299–316, 2000.

432. Marx GR, Moran AM: Cardiac tumors. In Allen HD, Driscoll DJ, Shaddy RE, Feltes TF, editors: *Moss & Adams' Heart Disease in Infants, Children, and Adolescents*, ed 8, Philadelphia, 2013, Lippincott Williams & Wilkins, pp 1549–1564.

433. Tworetzky W, McElhinney DB, Margossian R, et al: Association between cardiac tumors and tuberous sclerosis in the fetus and neonate. *Am J Cardiol* 92(4):487–489, 2003.

434. Bader RS, Chitayat D, Kelly E, et al: Fetal rhabdomyoma: prenatal diagnosis, clinical outcome, and incidence of associated tuberous sclerosis complex. *J Pediatr* 143(5):620–624, 2003.

435. Lacey SR, Donofrio MT: Fetal cardiac tumors: prenatal diagnosis and outcome. *Pediatr Cardiol* 28(1):61–67, 2007.

436. Milunsky A, Ito M, Maher TA, et al: Prenatal molecular diagnosis of tuberous sclerosis complex. *Am J Obstet Gynecol* 200(3):321.e1–321.e6, 2009.

437. Fagiana AM, Barnett S, Reddy VS, Milhoan KA: Management of a fetal intrapericardial teratoma: a case report and review of the literature. *Congenit Heart Dis* 5:51–55, 2010.

438. Gobbi D, Rubino M, Chiandetti L, et al: Neonatal intrapericardial teratoma: a challenge for the pediatric surgeon. *J Pediatr Surg* 42(1):E3–E6, 2007.

439. Soor GS, Chakrabarti MO, Luk A, et al: Prenatal intrapericardial teratomas: diagnosis and management. *Cardiovasc Pathol* 19(1):e1–e4, 2010.

440. Sydorak RM, Kelly T, Feldstein VA, et al: Prenatal resection of a fetal pericardial teratoma. *Fetal Diagn Ther* 17(5):281–285, 2002.

441. Laforgia N, Calderoni G, Di Mauro A, et al: A case of neonatal intrapericardial teratoma. Clinical and pathological findings. *Acta Paediatr* 100(8):e90–e92, 2011.

442. Hou CF, Chao A, Wang CJ, et al: Atrial hemangioma: a rare cause of hydrops fetalis and intrauterine fetal death. *Eur J Obstet Gynecol Reprod Biol* 130(2):271–272, 2007.

443. Mackie AS, Kozakewich HP, Geva T, et al: Vascular tumors of the heart in infants and children: case series and review of the literature. *Pediatr Cardiol* 26(4):344–349, 2004.

444. Paladini D, Tartaglione A, Vassallo M, Martinelli P: Prenatal ultrasonographic findings of a cardiac myxoma. *Obstet Gynecol* 102(5 Pt 2):1174–1176, 2003.

445. Engum SA: Embryology, sternal clefts, ectopia cordis, and Cantrell's pentalogy. *Semin Pediatr Surg* 17(3):154–160, 2008.

446. Kanagasuntheram R, Verzin JA: Ectopia cordis in man. *Thorax* 17:159–167, 1962.

447. Cantrell JR, Haller JA, Ravitch MM: A syndrome of congenital defects involving the abdominal wall, sternum, diaphragm, pericardium, and heart. *Surg Gynecol Obstet* 107(5):602–614, 1958.

448. Hornberger LK, Colan SD, Lock JE, et al: Outcome of patients with ectopia cordis and significant intracardiac defects. *Circulation* 94(9 Suppl):1132–1137, 1996.

449. Sadler TW, Feldkamp ML: The embryology of body wall closure: relevance to gastroschisis and other ventral body wall defects. *Am J Med Genet C Semin Med Genet* 148C(3):180–185, 2008.

450. Amato JJ, Douglas WI, Desai U, Burke S: Ectopia cordis. *Chest Surg Clin N Am* 10(2):297–316, 2000.

451. Lawrence EJ, Morris SA, Sexson-Tejtel K, et al: OP15.08: fetal echocardiography findings and outcomes in ectopia cordis; a case series. *Ultrasound Obstet Gynecol* 44(S1):110, 2014.

452. Morales JM, Patel SG, Duff JA, et al: Ectopia cordis and other midline defects. *Ann Thorac Surg* 70(1):111–114, 2000.

453. van Hoorn JH, Moonen RM, Huysentruyt CJ, et al: Pentalogy of Cantrell: two patients and a review to determine prognostic factors for optimal approach. *Eur J Pediatr* 167(1):29–35, 2008.

454. Repondek-Liberska M, Janiak K, Wloch A: Fetal echocardiography in ectopia cordis. *Pediatr Cardiol* 21(3):249–252, 2014.

455. Gabriel A, Donnelly J, Kuc A, et al: Ectopia cordis: a rare congenital anomaly. *Clin Anat* 27(8):1193–1199, 2014.

456. Martin RA, Cunniff C, Erickson L, Jones KL: Pentalogy of Cantrell and ectopia cordis, a familial developmental field complex. *Am J Med Genet* 42(6):839–841, 1992.

457. Fogel M, Copel JA, Cullen MT, et al: Congenital heart disease and fetal thoracoabdominal anomalies: associations in utero and the importance of cytogenetic analysis. *Am J Perinatol* 8(6):411–416, 1991.

458. Gavrilov S, Lacy E: Genetic dissection of ventral folding morphogenesis in mouse: embryonic visceral endoderm-supplied BMP2 positions head and heart. *Curr Opin Genet Dev* 23(4):461–469, 2013.

459. Ma X, Adelstein RS: A point mutation in myh10 causes major defect in heart development and body wall closure. *Circ Cardiovasc Genet* 7:257–265, 2014.

460. Scott GW: Ectopia cordis; report of a case successfully treated by operation. *Guys Hosp Rep* 104(1):55–66, 1955.

461. Dobell AR, Williams HB, Long RW: Staged repair of ectopia cordis. *J Pediatr Surg* 17(4):353–358, 1982.

462. O'Gorman CS, Tortoriello TA, McMahon CJ: Outcome of children with pentalogy of Cantrell following cardiac surgery. *Pediatr Cardiol* 30(4):426–430, 2009.

463. Mohan R, Peralta M, Perez R, et al: Chest wall reconstruction in a pediatric patient with ectopia cordis. *Ann Plast Surg* 65(2):211–213, 2010.

464. Sadłecki P, Krekora M, Krasomski G, et al: Prenatally evolving ectopia cordis with successful surgical treatment. *Fetal Diagn Ther* 30(1):70–72, 2011.

465. Sakasai Y, Thang BQ, Kanemoto S, et al: Staged repair of pentalogy of Cantrell with ectopia cordis and ventricular septal defect. *J Cardiol Surg* 27:390–392, 2012.

466. Marino AL, Levy RJ, Berger JT, Donofrio MT: Pentalogy of Cantrell with a single-ventricle cardiac defect: collaborative management of a complex disease. *Pediatr Cardiol* 32(4):498–502, 2011.

467. Wiggins DL, Strasburger JF, Gotteiner NL, et al: Magnetophysiologic and echocardiographic comparison of blocked atrial bigeminy and 2:1 atrioventricular block in the fetus. *Heart Rhythm* 10(8):1192–1198, 2013.

468. Strasburger JF, Cheulkar B, Wakai RT: Magnetocardiography for fetal arrhythmias. *Heart Rhythm* 5(7):1073–1076, 2008.

469. Das B, Cuneo BF, Ovadia M, et al: Magnetocardiography-guided management of an unusual case of isoimmune complete atrioventricular block complicated by ventricular tachycardia. *Fetal Diagn Ther* 24(3):282–285, 2008.

470. Maeno Y, Hirose A, Kanbe T, Hori D: Fetal arrhythmia: prenatal diagnosis and perinatal management. *J Obstet Gynaecol Res* 35(4):623–629, 2009.

471. Eliasson H, Wahren-Herlenius M, Sonesson SE: Mechanisms in fetal bradyarrhythmia: 65 cases in a single center analyzed by Doppler flow echocardiographic techniques. *Ultrasound Obstet Gynecol* 37(2):172–178, 2011.

472. Strasburger JF, Wakai RT: Fetal cardiac arrhythmia detection and in utero therapy. *Nat Rev Cardiol* 7(5):277–290, 2010.

473. Hutter D, Silverman ED, Jaeggi ET: The benefits of transplacental treatment of isolated congenital complete heart block associated with maternal anti-Ro/SSA antibodies: a review. *Scand J Immunol* 72(3):235–241, 2010.

474. Cuneo BF, Zhao H, Strasburger JF, et al: Atrial and ventricular rate response and patterns of heart rate acceleration during maternal–fetal terbutaline treatment of fetal complete heart block. *Am J Cardiol* 100(4):661–665, 2007.

475. Miyoshi T, Maeno Y, Sago H, et al: Evaluation of transplacental treatment for fetal congenital bradyarrhythmia: nationwide survey in Japan. *Circ J* 76(2):469–476, 2012.

476. Buyon JP, Clancy RM, Friedman DM: Autoimmune associated congenital heart block: integration of clinical and research clues in the management of the maternal/foetal dyad at risk. *J Intern Med* 265(6):653–662, 2009.

477. Buyon JP, Clancy RM, Friedman DM: Cardiac manifestations of neonatal lupus erythematosus: guidelines to management, integrating clues from the bench and bedside. *Nat Clin Pract Rheumatol* 5(3):139–148, 2009.

478. Srinivasan S, Strasburger J: Overview of fetal arrhythmias. *Curr Opin Pediatr* 20(5):522–531, 2008.

479. Llanos C, Friedman DM, Saxena A, et al: Anatomical and pathological findings in hearts from fetuses and infants with cardiac manifestations of neonatal lupus. *Rheumatology (Oxford)* 51(6):1086–1092, 2012.

480. Jaeggi ET: Transplacental fetal treatment improves the outcome of prenatally diagnosed complete atrioventricular block without structural heart disease. *Circulation* 110(12):1542–1548, 2004.

481. Eliasson H, Sonesson SE, Sharland G, et al: Isolated atrioventricular block in the fetus: a retrospective, multinational, multicenter study of 175 patients. *Circulation* 124(18):1919–1926, 2011.

482. Friedman DM, Llanos C, Izmirly PM, et al: Evaluation of fetuses in a study of intravenous immunoglobulin as preventive therapy for congenital heart block: results of a multicenter, prospective, open-label clinical trial. *Arthritis Rheum* 62(4):1138–1146, 2010.

483. Donofrio MT, Gullquist SD, Mehta ID, Moskowitz WB: Congenital complete heart block: fetal management protocol, review of the literature, and report of the smallest successful pacemaker implantation. *J Perinatol* 24(2):112–117, 2004.

484. Perles Z, Gavri S, Rein A: Tachyarrhythmias in the fetus: state of the art diagnosis and treatment. *Prog Pediatr Cardiol* 22(1):95–107, 2006.

485. Jaeggi ET, Carvalho JS, De Groot E, et al: Comparison of transplacental treatment of fetal supraventricular tachyarrhythmias with digoxin, flecainide, and sotalol: results of a nonrandomized multicenter study. *Circulation* 124(16):1747–1754, 2011.

486. van der Heijden LB, Oudijk MA, Manten GT, et al: Sotalol as first-line treatment for fetal tachycardia and neonatal follow-up. *Ultrasound Obstet Gynecol* 42(3):285–293, 2013.

487. Shah A, Moon-Grady A, Bhogal N, et al: Effectiveness of sotalol as first-line therapy for fetal supraventricular tachyarrhythmias. *Am J Cardiol* 109(11):1614–1618, 2012.

488. Vigneswaran TV, Callaghan N, Andrews RE, et al: Correlation of maternal flecainide concentrations and therapeutic effect in fetal supraventricular tachycardia. *Heart Rhythm* 11(11):2047–2053, 2014.

489. Wren C: Mechanisms of fetal tachycardia. *Heart* 79(6):536–537, 1998.

490. Simpson JM, Maxwell D, Rosenthal E, Gill H: Fetal ventricular tachycardia secondary to long QT syndrome treated with maternal intravenous magnesium: case report and review of the literature. *Ultrasound Obstet Gynecol* 34(4):475–480, 2009.

491. Rein AJ, Levine JC, Nir A: Use of high-frame rate imaging and doppler tissue echocardiography in the diagnosis of fetal ventricular tachycardia. *J Am Soc Echocardiogr* 14(2):149–151, 2001.

492. Schleich JM, Bernard Du Haut Cilly F, Laurent MC, Almange C: Early prenatal management of a fetal ventricular tachycardia treated in utero by amiodarone with long term follow-up. *Prenat Diagn* 20(6):449–452, 2000.

493. Slesnick TC, Ayres NA, Altman CA, et al: Characteristics and outcomes of fetuses with pericardial effusions. *Am J Cardiol* 96(4):599–601, 2005.

494. Pedra SR, Smallhorn JF, Ryan G, et al: Fetal cardiomyopathies: pathogenic mechanisms, hemodynamic findings, and clinical outcome. *Circulation* 106(5):585–591, 2002.

495. Gardiner HM, Pasquini L, Wolfenden J, et al: Increased periconceptual maternal glycated haemoglobin in diabetic mothers reduces fetal long axis cardiac function. *Heart* 92(8):1125–1130, 2006.

496. Hansmann M, Gembruch U, Bald R: New therapeutic aspects in nonimmune hydrops fetalis based on four hundred and two prenatally diagnosed cases. *Fetal Ther* 4(1):29–36, 1989.

497. Yinon Y, Yagel S, Hegesh J, et al: Fetal cardiomyopathy—in utero evaluation and clinical significance. *Prenat Diagn* 27(1):23–28, 2007.

498. Machin GA: Hydrops revisited: literature review of 1,414 cases published in the 1980s. *Am J Med Genet* 34(3):366–390, 1989.

499. Friedman WF: The intrinsic physiologic properties of the developing heart. *Prog Cardiovasc Dis* 15(1):87–111, 1972.

500. Thornburg KL, Morton MJ: Filling and arterial pressures as determinants of RV stroke volume in the sheep fetus. *Am J Physiol* 244(5):H656–H663, 1983.

501. Api O, Emeksiz MB, Api M, et al: Modified myocardial performance index for evaluation of fetal cardiac function in pre-eclampsia. *Ultrasound Obstet Gynecol* 33(1):51–57, 2009.

502. Crispi F, Comas M, Hernández-Andrade E, et al: Does pre-eclampsia influence fetal cardiovascular function in early-onset intrauterine growth restriction? *Ultrasound Obstet Gynecol* 34(6):660–665, 2009.

503. Kiserud T, Ebbing C, Kessler J, Rasmussen S: Fetal cardiac output, distribution to the placenta and impact of placental compromise. *Ultrasound Obstet Gynecol* 28(2):126–136, 2006.

504. Rudolph AM, Heymann MA: The circulation of the fetus in utero methods for studying distribution of blood flow, cardiac output and organ blood flow. *Circ Res* 21(5):741–746, 1967.

505. Rasanen J, Wood DC, Weiner S, et al: Role of the pulmonary circulation in the distribution of human fetal cardiac output during the second half of pregnancy. *Circulation* 94(5):1068–1073, 1996.

506. Wafelman LS, Pollock BH, Kreutzer J, et al: Nonimmune hydrops fetalis: fetal and neonatal outcome during 1983-1992. *Biol Neonate* 75(2):73–81, 1999.

507. Iskaros J, Jauniaux E, Rodeck C: Outcome of nonimmune hydrops fetalis diagnosed during the first half of pregnancy. *Obstet Gynecol* 90(3):321–325, 1997.

508. Porter HJ, Khong TY, Evans MF, et al: Parvovirus as a cause of hydrops fetalis: detection by in situ DNA hybridisation. *J Clin Pathol* 41(4):381–383, 1988.

509. Bonnin A, Tassin M, Vauloup-Fellous C, et al: Case of a healthy infant born following antenatal enterovirus myocarditis and hydrops. *J Clin Virol* 61(3):459–462, 2014.

510. Ouellet A, Sherlock R, Toye B, Fung KF: Antenatal diagnosis of intrauterine infection with coxsackievirus B3 associated with live birth. *Infect Dis Obstet Gynecol* 12(1):23–26, 2004.

511. Barron SD, Pass RF: Infectious causes of hydrops fetalis. *Semin Perinatol* 19(6):493–501, 1995.

512. Ashshi AM, Cooper RJ, Klapper PE, et al: Detection of human herpes virus 6 DNA in fetal hydrops. *Lancet* 355(9214):1519–1520, 2000.

513. Sivasankaran S, Sharland GK, Simpson JM: Dilated cardiomyopathy presenting during fetal life. *Cardiol Young* 15(4):409–416, 2005.

514. Arunamata A, Punn R, Cuneo B, et al: Echocardiographic diagnosis and prognosis of fetal left ventricular noncompaction. *J Am Soc Echocardiogr* 25(1):112–120, 2012.

515. Ezon DS, Ayres NA, Altman CA, et al: In primary fetal cardiomyopathy, concurrent use of the tei index and the cardiovascular profile score may improve prognostic value. *J Am Soc Echocardiogr* 26(6):B128, 2013.

516. Russell RT, Carlin A, Ashworth M, Welch CR: Diffuse placental chorioangiomatosis and fetal hydrops. *Fetal Diagn Ther* 22(3):183–185, 2007.

517. Van Mieghem T, Al-Ibrahim A, Deprest J, et al: Minimally invasive therapy for fetal sacrococcygeal teratoma: case series and systematic review of the literature. *Ultrasound Obstet Gynecol* 43(6):611–619, 2014.

518. Wilson RD, Hedrick H, Flake AW, et al: Sacrococcygeal teratomas: prenatal surveillance, growth and pregnancy outcome. *Fetal Diagn Ther* 25(1):15–20, 2009.

519. Zanardini C, Papageorghiou A, Bhide A, Thilaganathan B: Giant placental chorioangioma: natural history and pregnancy outcome. *Ultrasound Obstet Gynecol* 35(3):332–336, 2010.

520. Henrich W, Fuchs I, Bührer C, et al: Isolated cardiomegaly in the second trimester as an early sign of fetal hydrops due to intracranial arteriovenous malformation. *J Clin Ultrasound* 31(8):445–449, 2003.

521. Ruano R, Duarte S, Zugaib M: Percutaneous laser ablation of sacrococcygeal teratoma in a hydropic fetus with severe heart failure—too late for a surgical procedure? *Fetal Diagn Ther* 25(1):26–30, 2009.

第 14 章　超声对胎儿胃肠道和腹壁的评价

Allan Nadel

重　点

- 胃肠道梗阻的检测往往比较困难。十二指肠和小肠梗阻较易发现，但通常要到晚孕期才能显示出来，而食管闭锁和肛门闭锁在妊娠的任何时期都很难检测到。
- 肠管回声增强是一项非特异性指标，与唐氏综合征、囊性纤维化、先天性巨细胞病毒（CMV）感染、胎儿生长受限（FGR）及胎儿死亡的发病风险增加相关。然而，除非先天风险增加，否则，大多数孤立性肠管回声增强的胎儿具有正常的妊娠结局。
- 胎儿腹部的几种超声表现可能与囊性纤维化有关，包括肠管回声增强、胎粪性腹膜炎、胎粪性肠梗阻和胆囊缺失。如果检测到以上表现，需要将其与妊娠期常规检查的囊性纤维化的基因检测结果相

联系。
- 腹壁缺损通常可在 11～14 周内被诊断出来，但要注意小的孤立的脐膨出可能会自发地消失，最好的解释是生理性中肠疝延迟消退。
- 脐膨出通常可以与腹裂相区别，因为脐膨出位于脐部，常常含有肝脏，有包膜覆盖。腹裂时在脐带插入点的右侧可见游离于体腔外的肠管。
- 与腹裂相比，脐膨出与非整倍体异常以及其他异常相关性更高。虽然腹裂通常是孤立的，但腹裂的胎儿患 FGR 和胎儿死亡的风险增加，并且在新生儿科治疗的时间会延长。
- 脐膨出胎儿非整倍体的风险与相关异常有直接相关性，与胎龄成反比。

本 章 内 容

胚胎学

胃肠道在孕 3~4 周开始发育,由胚胎的纵向和横向折叠造成卵黄囊的背侧部融合发育而来[1]。同时,内胚层生殖细胞层融合到胚胎中,形成原始消化管(原肠)(图 14-1)[1]。原肠的头端起自口咽膜,尾端止于泄殖腔[2]。原肠的内胚层形成了消化道的大部分上皮和腺体。消化道顶端和尾端的上皮分别来源于口凹(原始口腔)和原肛(肛凹)的外胚层。消化管壁的肌肉层、结缔组织和其他肠壁层来自于原肠周围的脏壁中胚层[2]。在胚胎的前部,内胚层融入头部皱褶导致前肠的形成,而在胚胎的后部则形成后肠。前肠分为头端和尾端,头端在头颈部发育为咽部。胚胎的中间区域形成中肠,其最初是与卵黄囊相通。除了原肠外,内胚层也形成了与胃肠道相关的两大实质腺体:肝脏和胰腺[1]。

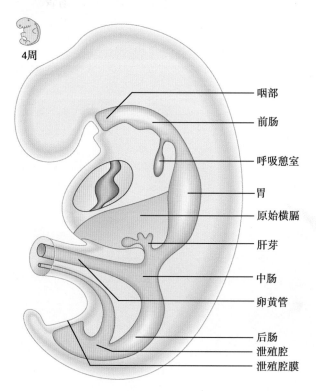

4周

- 咽部
- 前肠
- 呼吸憩室
- 胃
- 原始横膈
- 肝芽
- 中肠
- 卵黄管
- 后肠
- 泄殖腔
- 泄殖腔膜

图 14-1　4 周胚胎的肠管(摘自 Mitchell B,Sharma R:Embryology:An Illustrated Colour Text. Edinburgh, Elsevier/Churchill Livingstone,2005,p 39)

食管和胃

正常食管是萎瘪的,不常规显像。虽然使用高频探头可在 19 周后的大多数胎儿中观察到食管[3],但这并不是常规超声检查的一部分。通常通过观察胎儿胃中的液体,即所谓的"胃泡",可以推断食管是否通畅,功能正常与否。正常情况下胃泡显示为胎儿左上腹的无回声区(图 14-2A 和 C),最早可在早孕期看到[4]。胎儿胃泡中可能有强回声物质,认为是被胎儿吞咽的羊水碎片,没有临床意义[5]。

在完全性内脏反位中,胃位于右侧腹部,完全性内脏反位还包括其他正常解剖结构的左右反转,如心脏、胃和脾脏位于右边,而肝脏位于左边。约有 1/4 的完全性内脏反位与原发性纤毛运动障碍(Kartagener 综合征)有关,该病可引起新生儿呼吸窘迫,慢性呼吸道感染和男性不育[6]。

在内脏异位综合征中,胃可以位于腹部的左侧、中部或右侧,内脏异构综合征是一组侧向异常疾病,包括多脾综合征(双左侧结构)和无脾综合征(双右侧结构)[7,8]。大多数内脏异位综合征与先天性心脏病有关。

胃常因膈疝而移位。通常情况下膈疝发生时胃位于胸腔内,但在症状较轻的情况下可以留在腹部。

正常胎儿的胃液量变化很大,随着时间的推移,胎儿吞咽羊水后胃部充盈,后通过幽门瓣排空进入十二指肠[9],周而复始。胃液量大于平均水平是常见的,只要羊水量正常以及胃泡未超过中线,一般没有临床意义,但胃泡超过中线,意味着十二指肠梗阻。幽门闭锁与巨大的胃泡有关,但非常罕见,通常伴有羊水过多[10],并可能伴有食管扩张[11]。幽门狭窄直到孩子出生后才会出现症状,而且通常在妊娠期不能被检测。

在无羊水过多的孕妇中,小胃泡或者胃泡缺失在正常胎儿中通常是一过性现象。尽可能让患者在一小时左右返回复查,比让患者 1~2 周复查,能够减少患者的焦虑和不便[12]。胃泡持续小或缺失,尤其是伴有羊水过多,提示伴有食管闭锁等解剖异常。

食管闭锁

食管闭锁是食管的中断,导致食管上部形成盲袋,通常位于气管分叉处或其上方[13](图 14-3)。食管闭锁的发病率约为 2.4/10 000。在多达 90% 的病例中,食管闭锁与气管食管瘘有关,气管食管瘘几乎总是从气管到远端食管。

食管闭锁的相关异常是很常见的。在欧洲先天性异常胎儿和双胎登记(European Registry of Congenital Anomalies and Twins,EUROCAT)的记录中,20 年来,1222 例病例中只有不到一半的食管闭锁为孤立发病的[14](表 14-1)。与儿科食管闭锁相比,产前的食管闭

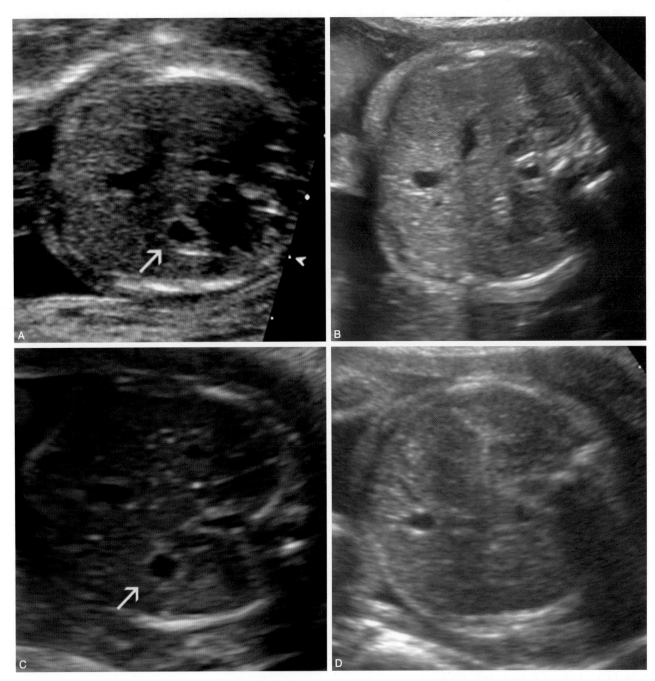

图 14-2　食管闭锁。A. 这个胎儿在 19 周时发现多发异常。胎儿胃泡(箭头)和羊水量正常。B. 同图 A 的胎儿现 30 周。此时胎儿胃泡消失,羊水量轻度增多．出生后证实有食管闭锁,并伴有气管食管瘘和 CHARGE 综合征(表 14-3)。C. 孕妇 41 岁,拒绝非整倍体筛查。在 19 周时,胎儿胃泡(箭头)和羊水量正常。D. 同图 C 的胎儿现 28 周。胎儿胃泡消失,羊水量轻度增多。这个孩子有食管闭锁(无气管食管瘘)和唐氏综合征

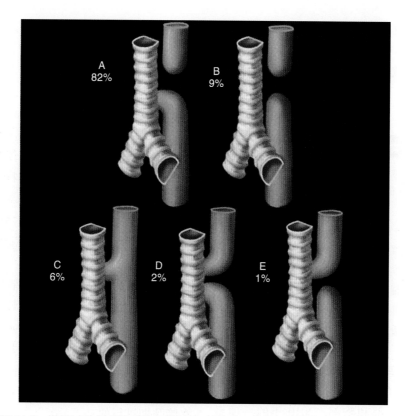

图 14-3　图示五种主要类型的食管闭锁,以及是否伴有气管食管瘘(From Donnelly LF,Jones BV,O'Hara SM,et al[eds]:Diagnostic Imaging,Pediatrics. Salt Lake City, Amirsys,2005,p 44)

锁更易合并其他异常,这些异常可能成为主要的声像图改变,预后较差。在一项早期研究中,16 例正确诊断的食管闭锁中,7 例为 18 三体,仅 4 例新生儿期存活[15]。最近有超过两个以上相关研究发现,产前诊断为食管闭锁的患儿约 76%伴随有其他额外异常[16,17]。

表 14-1	食管闭锁的病因分析
病因	发病率
非整倍体异常	
18 三体	6%
唐氏综合征	2%
其他	1%
遗传综合征	
CHARGE*	1%
其他	5%
VACTERL*	10%
未分类多重畸形	31%
孤立性	45%

* 参见表 14-3
数据来自 Pederson R, Calzolari E, Husby S, Garne E;EUROCAT Working group:Oesophageal atresia:prevalence,prenatal diagnosis and associated anomalies in 23European regions. Arch Dis Child 97(3):227-232, 2012

超声诊断

当胃内的液体量小于正常时,尤其是在羊水过多的情况下,可怀疑胎儿食管闭锁。胃泡可能不是完全没有,因为伴有远端气管食管瘘(大多数病例都存在)时,气管液体可以通过瘘管进入远端食管和胃。即使在没有瘘管的情况下,胃液分泌也会在胃内产生少量的液体(图 14-2)。遗憾的是,没有一个好的标准来定义胎儿胃正常大小的下限。一些回顾性分析描述了"小或无胃泡"[15~19] 和"胃缺失和塌陷"[12],但未量化。

可以主观评估胃的大小,并在敏感性和特异性之间进行权衡。有超声专家认为胃泡很小是正常现象,这可能会漏诊部分畸形。相反,过于关注小胃泡会造成较多的假阳性诊断,导致患者更加焦虑,且增加超声复查次数以及不必要的羊膜腔穿刺检查。

胃泡完全缺失比小胃泡更具代表性,特别是在羊水过多的情况下。例如,在一项研究中,5 例伴有羊水过多和胃泡缺失的胎儿,全部有食管闭锁;而在 6 例伴有羊水过多和小胃泡的胎儿中,仅有 3 例出现食管闭锁[20]。羊水量正常时,小胃泡为正常胎儿的一过性表现。

必须仔细确认胎儿胃泡在正常位置,因为胎儿可能有内脏反位、内脏异构综合征、膈疝以及腹壁缺损等。胃泡持续不显示或非常小表明胎儿无法吞下羊水并将其输送到胃。除了食管闭锁外,还有几个可能的原因(表14-2)。

表 14-2 持续性小或无胃泡的病理原因
引起羊水过少的原因(如早产胎膜早破、双侧肾脏疾病、尿道梗阻、双胎输血综合征之供血者)可能是因为可吞咽的液体较少
损害主动吞咽运动的神经肌肉疾病:任何与运动障碍和(或)关节功能障碍有关的疾病
面部或颈部异常,可干扰主动吞咽或造成机械阻塞:小下颌常伴有运动减退综合征)、口面部裂、上颌寄生胎(源自口腔的畸胎瘤),颈部肿块(畸胎瘤,甲状腺肿大)
食管闭锁伴或不伴气管食管瘘

因此,对于胃泡小或胃泡缺失的胎儿进行超声评估,应包括仔细检查其余解剖结构,尤其注意羊水量,胎儿活动,胎儿面部、颈部和胸部。2010年的一项系列研究报道了与胎儿胃持续不显示相关的各种情况:排除了羊水过少或胃位置异常这些因素后,只有8/48例(17%)发现食管闭锁。最终发现7个胎儿是正常的,6个胎儿有运动障碍。

食管闭锁检出率较低。1985~1997年间,英格兰北部只有152例关于食管闭锁病例的完整数据,仅14例是产前检出的,检出率为9%[18]。EUROCAT委员会报告显示,随着时间的推移,检出率仅略有增加,从1987~1996年的26%增加到1997~2006年的36%[14]。在挪威获得了最好的结果:46例患者中有46%被诊断出食管闭锁,尽管其中32例是因超声异常而转诊[16]。最近,对德克萨斯州2002年至2014年间治疗食管闭锁的儿童进行了一项更具代表性的回顾性研究表明,91例患儿中只有16%是产前诊断的[21],表明"现实世界"的检出率仍然很低。

此外,当食管闭锁得以诊断时,大多数已经是晚孕期。大约1/3在28~30周前被诊断[15~17],产前诊断食管闭锁的平均孕周为31~32周[16,18](图14-2)。

如前所述,超声诊断食管闭锁往往是不正确的[12]。在胃泡小或者无胃泡的胎儿中,约17%的胎儿出现食管闭锁;当伴有羊水量增加时,食管闭锁的发生率上升到34%~44%[15,18]。在最近的一项研究中,在18例胃持续不显影及羊水过多的整倍体胎儿中,8例为食管闭锁,2例正常,其余8例合并其他异常[12]。在一项22例怀疑食管闭锁胎儿的研究中,如果随后的扫描显示胎儿持续胃泡缺如和羊水进一步增多,则诊断为正确的可能性更大[22],有11例胎儿无食管闭锁,有5例完全正常。

为了提高产前超声诊断食管闭锁的准确性,一些学者建议使用囊袋征象来代表颈段或胸段食管近端的扩张。这种征象在43%患有食管闭锁胎儿中被发现[16],大多数学者认为这一征象特异性强,所以发现此征象常提示诊断正确。然而,食管囊袋(esophageal pouch)不应与正常的咽喉混淆;相关的假阳性病例已经有报道了[23]。

最近的研究使用了MRI;结果显示:平均孕龄30周时,12例胎儿中10例胎儿(83%)出现食管囊袋,11例胎儿产后没有1例诊断为食管闭锁[24]。在最近(2014年)的另一项研究中,平均胎龄为32周时,8例MRI显示异常的都诊断正确,而7例MRI判断为正常的病例中,5例为真阴性[25]。需注意,这两项研究都是在晚孕期进行的。

产前管理

由于胃泡持续性小或不显示而怀疑食管闭锁时,应仔细进行超声检查,特别应注意以下几点:

1. 排除因胎儿运动功能障碍导致胎儿吞咽减少的可能性

2. 排除胎儿面部和颈部解剖异常的可能性

3. 与VACTERL相关的表现(脊椎异常、肛门闭锁、心脏畸形、气管食管瘘和(或)食管闭锁、肾畸形和肢体异常)(表14-3):包括椎体、直肠和肛门、心脏、肾脏、四肢(特别是桡骨和拇指)和脐动脉

4. 与非整倍体有关的表现(尤其是唐氏综合征和18三体)

由于合并先天性心脏病的发病率很高,所以建议进行胎儿超声心动图检查。也可以考虑MRI检查,既可以评估食管,也可以寻找超声检查未发现的其他异常。应该考虑到胎儿非整倍体异常的可能性。如果进行羊膜腔穿刺术,可以考虑检测CHD7基因,其与CHARGE综合征有关(表14-3)。

应获取连续的声像图以寻找其他异常并评估胎儿的生长。随着时间的推移,胃泡持续不显影与羊水越来越多,使得食管闭锁的诊断证据更充足(图14-2)。建议进行儿科手术咨询,分娩应在三级医疗中心进行。

表 14-3　VACTERL 和 CHARGE 综合征的特点

VACTERL 是一个首字母缩略词,指的是涉及多个身体部位和器官系统的非随机发生的结构异常的综合征[a]

　V:椎骨异常如分节缺陷,例如半椎体(60%~80%)

　A:肛门直肠畸形,如肛门闭锁(55%~90%)

　C:心脏畸形(40%~80%)

　TE:食管闭锁伴或不伴气管食管瘘(50%~80%)

　R:肾异常(50%~0%)

　L:肢体畸形,比如桡侧缺陷(40%~50%)

根据共识,排除遗传条件重叠的证据,如 Fanconi 贫血,至少必须有三个异常才能证明这一诊断/标签

VACTERL 常伴有其他异常,比如,在 20% 的病例中可见单脐动脉[b]

据报道,VACTERL 的发病率是 1:40 000~1:10 000[a]。其发病的根本原因尚不清楚,尽管已证实与转录因子的编码基因改变有关[c]。虽然大多数病例是散发的,9% 的先证者至少有一个一级亲属,与该病关联的一个症状有关[d]

CHARGE 综合征是由 *CHD7* 基因突变引起的

　眼器官先天裂

　心脏病

　先天性后鼻孔闭锁(亦称后鼻孔闭锁)

　生长迟缓和(或)发育迟缓

　生殖器和(或)泌尿系统异常

　耳部异常

虽然不属于首字母缩写词,但在 20% 的病例中发现气管食管瘘(图 14-2)[e]

[a]Solomon BD: VACTERL/VATER association. Orphanet JRare Dis 6:56,2011

[b]de Jong EM, Felix JF, Deurloo JA, et al: Non-VACTERL-type anomalies are frequent in patients with esophageal atresia/tracheo-esophageal fistula and full or partial VACTERL association. Birth Defects Res AClin Mol Teratol 82(2):92-97,2008

[c]Shaw-Smith C: Genetic factors in esophageal atresia, tracheo-esophageal fistula and the VACTERL association: roles for FOXF1and the 16q24.1FOX transcription factor gene cluster, and review of the literature. Eur JMed Genet 53:6-13,2010

[d]Solomon BD, Pineda-Alvarez DE, Raam MS, Cummings DA: Evidence for inheritance in patients with VACTERL association. Hum Genet 127(6):731-733,2010

[e]Zentner GE, Layman WS, Martin DM, Scacheri PC: Molecular and phenotypic aspects of CHD7mutation in CHARGE syndrome. Am JMed Genet A152A:674-686,2010

新生儿管理

应停止喂养。尝试使用胃管,并进行 X 线检查。在食管闭锁的情况下,导管的尖端在大约 T2 到 T4 处弯曲扭结[13]。

最常见的是食管闭锁伴远端气管食管瘘,可以通过开胸或胸腔镜进行修复。如果不合并远端瘘,修复会更复杂,可能需要先行胃造瘘术留置营养管。

无相关异常的足月儿存活率接近 100%[26]。并发症包括吻合口漏、食管狭窄和反复气管食管瘘。其他长期问题包括气管软化、食管蠕动紊乱、胃食管反流、声带功能障碍和呼吸困难。

小肠

十二指肠梗阻

十二指肠梗阻可能由内因引起,最常见的是闭锁,或因外部压迫所致。环状胰腺可能与内在病变一起发生,并不是真正的收缩性病变[27]。十二指肠蹼会引起部分梗阻。十二指肠梗阻在新生儿的发病率为 1.8/10 000[28]。

超声诊断

十二指肠梗阻的特征性改变是"双泡征",通常与羊水过多一起出现,是最早可被超声发现的胎儿畸形之一。然而,扩张的十二指肠越过胎儿中线,与充满液体的胃泡相通是其特征性诊断依据(图 14-4)。如果不能确定其连续性,则可考虑上腹部囊肿的其他原因(如胆总管、肠系膜、肝或肠重复畸形)。鉴别诊断还包括十二指肠重复畸形[30]。

据报道,十二指肠一过性扩张可能是由于液体通过幽门瓣而造成的,因此,对十二指肠可疑扩张的评估应包括合理时长的说明。

即使有十二指肠梗阻,也很难在早孕期被诊断出来[31,32]。在 20 周的常规产科超声检查中,检出率可能高达 50%[29,33],但与其他胃肠道梗阻一样,晚孕期诊断更可靠。

伴随异常症状

多达一半的十二指肠梗阻儿童患有唐氏综合征[29,34]。这并不奇怪,因为唐氏综合征伴随十二指肠闭锁和环状胰腺的相对风险分别为 264 和 430[35]。也就是说,合并十二指肠梗阻使胎儿患唐氏综合征的概率增加了至少 264 倍。

除唐氏综合征外,十二指肠梗阻还与多种结构异常有关,特别是先天性心脏病,其他肠道异常,如肠旋转不良和肠道闭锁,而所有的异常都是 VACTERL 综合征的一部分(表 14-3)[29,34]。

预后

与很多畸形一样,十二指肠梗阻的预后在很大程度上取决于是否存在其他相关异常。单纯性十二指肠

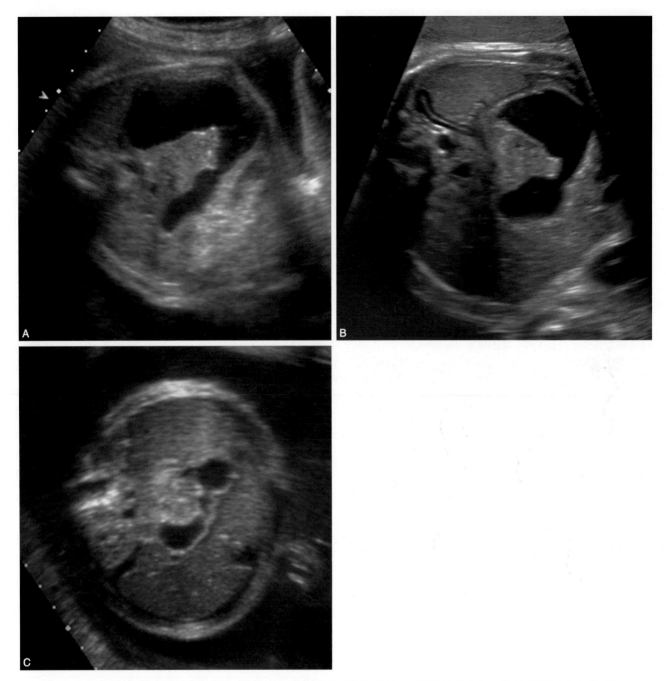

图 14-4　十二指肠梗阻。这三例胎儿十二指肠梗阻都是在晚孕期被诊断。3 例均呈现出相似的特征性超声表现：胃和十二指肠近端充满液体。A. 此胎儿是在 34 周时被首次发现异常。在出生后的评估中，发现有环状胰腺，染色体是正常的。除了胃食管反流外，他的情况很好。B. 胎儿十二指肠闭锁伴有唐氏综合征。C. 对胎儿轻度腹水进行了妊娠跟踪（图 14-18）。31 周时超声检查发现十二指肠梗阻和轻度羊水过多。患有唐氏综合征，在出生第 9 天接受了开放的十二指肠-十二指肠造瘘术

梗阻的生存率接近 100%[29]；复杂病例的死亡率有很大差异，取决于所合并异常的严重程度。

产前管理

　　在产前诊断的时候，应详细检查是否存有其他的异常，包括行胎儿超声心动图。应及时评估非整倍体的风险值。十二指肠梗阻与高早产率有关，可能是与羊水过多和胎儿意外死亡率增加有关[36]。产前监测有必要考虑，尽管其益处暂不明确。建议进行儿科手术咨询，分娩应在三级医疗中心进行。

新生儿管理

　　液体复苏和胃减压后可进行手术修复，可以经腹腔镜或经腹进行十二指肠-十二指肠吻合术。没有相

关异常的足月儿长期存活率好，但可能会出现胃食管反流和胃排空延迟等并发症[37]。

肠管回声增强

定义

在中孕期超声检查中，胎儿肝脏、肺、小肠和骨骼的回声强度依次增加（图 14-5A）。20 世纪 90 年代，人们注意到，有时肠管回声会增强，看起来就像骨头一样明亮。这被称为"肠管回声增强"，这个词常与小肠强回声互换使用。当时，用于产科超声成像的标准换能器频率为 3.5~5MHz，没有谐波信号处理。目前换能器的频率通常在 5~8MHz 之间，且常规应用谐波。这些新的换能器提高了超声分辨率，从而提高了产前诊断率。这也使得小肠和肝脏回声的差异更加显著，从而使肠管回声增强的诊断更加困难[38]（图 14-5B、C）。

由于以上这些因素，目前我们建议，当怀疑肠管回声增强时，推荐使用低频换能器（小于 5MHz）。一些学者建议将增益降低，以便将小肠和骨骼的回声进行比较。尽管有这些注意事项，相较于大多数其他超声现象，肠管回声的检测仍然较为主观[39]（图 14-6A）。目前对于超声诊断小肠回声增强并没有明确的标准[40]。

一篇 2011 年的综述指出，在常规的中期超声检查

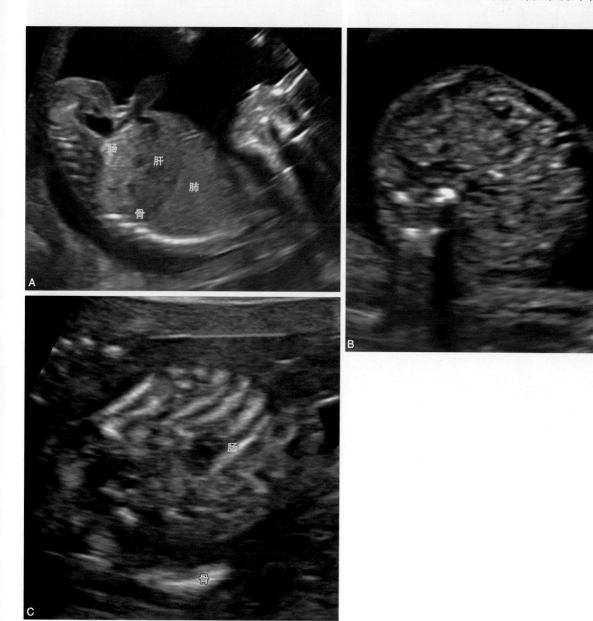

图 14-5　中孕期正常肠管。A. 通过正常胎儿腹部的正中矢状面。肝、肺、肠、骨的回声依次增强。B. 中腹部横切面显示：中孕期胎儿肠管的特征性表现。C. 使用 9MHz 换能器，人为改变预设可以产生伪像，使肠管回声像髂骨一样明亮

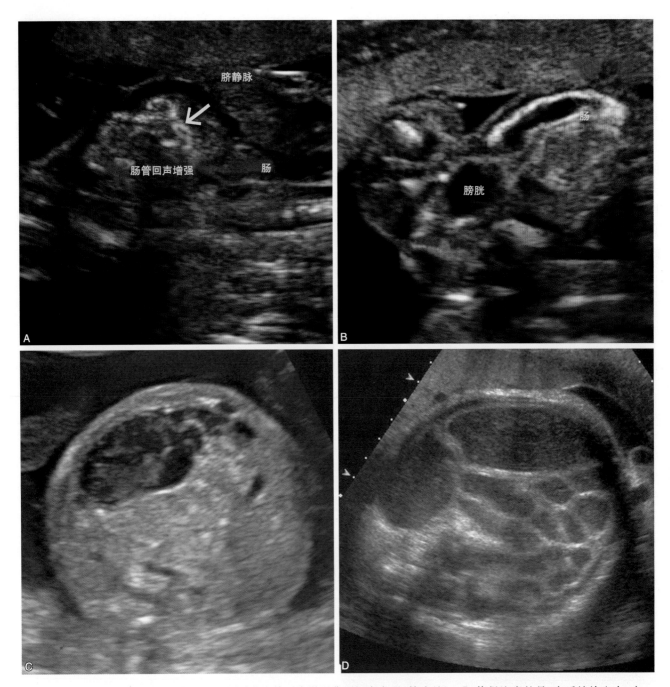

图 14-6　空肠回肠梗阻的变化。A. 19 周胎儿肠管回声增强典型超声表现（箭头处）。B. 值得注意的是，在后续检查中，小肠出现轻微扩张，边缘回声增强。C. 23 周时，腹腔内出现不均质囊性结构，边缘呈强回声，提示胎粪性假囊肿。D. 连续的产科超声检测可见小肠进行性扩张，内充满液体。这是 37 周时出现的。出生后立即切除 27cm 小肠，吻合近端 104cm 至远端 52cm 的肠管。现在情况良好，没有营养不良（D, Courtesy of Mary Frates, MD）

中，小肠回声增强的患病率在 0.2%～1.8% 之间[41]。这九倍的患病率差异证实了这一发现的主观性。

病因

肠管回声增强被认为是由于肠内容物或肠壁水肿所致[40]。还有一些因素如羊水量减少、胎粪存在、缺血引起的肠功能减退、羊膜腔内出血后胎儿吞咽血性羊水等，都与肠管回声增强有关。

预后不良的相关情况（表 14-4）

唐氏综合征　胎儿出现肠管回声增强时，胎儿患唐氏综合征概率增加，增加的概率用似然比（likelihood ratio, LR）定义。由于诊断肠回声增强常受主观因素影响，似然比大不相同，可为 1.7[42] 和 5.5～6.7[43]，以上分别出自一项荟萃分析和一个美国国立卫生研究院（National Institutes of Health, NIH）的学习研讨会议上的执行摘要。另外,一个孤立的超声发现(如肠管回声增强)的阳性似然比取决于所有其他超声标记物(称为"软指标")的阴性似然比的乘积。NIH 研讨会引用的早期研究[43]并不包括鼻骨的评估,鼻骨缺失的阴性似然比约 0.5。相反,荟萃分析的文章[42]则认为需要评估迷走锁骨下动脉,而我们通常并不评估该指标。如果将对鼻骨的评估加入 NIH 的评估中,孤立的肠管回声增强似然比可降至 3,如果把评估锁骨下动脉从荟萃分析中剔除,孤立性肠管回声增强的似然比将增至 2.4。由此可见这两种评估方法并非相互对立。

表 14-4　与肠管回声增强相关的不良结局

非整倍体异常,特别是唐氏综合征

囊性纤维化

胎儿生长受限和胎儿死亡

先天性感染,特别是巨细胞病毒(CMV)

胃肠道梗阻

囊性纤维化　约 8% 肠管回声增强的胎儿患有囊性纤维化[44]。然而,这些患者在此前并没有进行囊性纤维化携带基因的相关筛查,此项检查可以检测到白种人群体中大约 90% 的杂合子;在美国,此项检查为常规检查。在患有肠管回声增强的预筛查人群中,囊性纤维化的频率明显较低。在某些情况下,囊性纤维化跨膜受体基因的测序可能有助于检出胎儿肠管回声增强但囊性纤维化筛查结果正常的患者。

先天性感染　在一项研究中,69 例先天性 CMA 感染病例中 30 例有超声表现,其中 9 例有肠管回声增强[45]。其他与先天性 CMV 感染相关的超声表现包括生长受限、头围低于第 5 百分位数、脑组织钙化和脑室增宽。早期的一项研究显示了类似的结果:154 例先天性 CMV 感染的胎儿中 7 例(5%)有肠管回声增强,131 例(85%)超声检查未显示异常[46]。相反,在有肠管回声增强的胎儿中,伴有 CMV 感染的可能性最多为 3%[46],而伴有其他感染的概率更低[40]。

胎儿生长受限与死产　近年来,肠管回声增强与产科并发症的关系越来越受到重视。在合并有肠管回声增强的胎儿中,胎儿死亡和 FGR 的可能性分别增加了 9.6 和 2.1 倍[47]。胎儿死亡的平均孕周为 24 周,在此项研究中,伴有孤立性肠管回声增强的胎儿都是在 30 周或之前自然死亡此后的另一项研究报告给出了非常相似的结果,伴有孤立性肠管回声增强的胎儿,出现生长受限的可能性从 1.3% 增加到 9.9%,胎儿死亡的可能性从 0.5% 增加到 8.9%。同样,胎儿死亡的平均孕周为 24 周,且均在 30 周之前发生自然死亡[48]。这些数据表明,从 32 周开始的产前监测,其优势可能是有限的。

其他可能进一步增加胎儿肠管回声增强并发症的因素包括母体血清甲胎蛋白升高[49,50]以及子宫动脉多普勒结果异常[51]。

肠管回声增强很少并发其他异常,如与 α-珠蛋白生成障碍性贫血[40]和肠梗阻(图 14-6)。

孤立性肠管回声增强的管理

1. 对胎儿解剖进行有针对性的超声检查,包括寻找其他非整倍体染色体异常的标志或先天性 CMV 感染的证据,以确保肠管回声增强是孤立存在的。

2. 根据母亲年龄和先前获得的筛查结果对非整倍体的先验风险进行评估。根据患者意愿,可以提供进一步的非整倍体产前检查。鉴于胎儿非整倍体异常风险的增加相对不太高,且主要局限于 21 三体,在这种情况下,胎儿游离 DNA 检测是一个不错的选择。

3. 基于父母种族和先前获得的 CFTR 突变携带者筛查结果(如果以前没有筛查,应该提供),评估先天性囊性纤维化的先天风险。即使母亲筛查阴性,依然存在携带者的风险,胎儿可能受到影响。如果准父母希望解决这个问题,下一步应对胎儿的父亲进行携带者基因筛查,如果检测为阳性,父母一方或双方应当进行基因测序,以检测通过基因分型面板无法确定的未知突变。

4. 评价母体血清学先天性感染。常规抽血检测 CMV 抗体,包括 IgG 和 IgM。IgM 抗体阳性时,可以测定 IgG 亲和力,以评估感染是否为急性。虽然可能有胎儿表现为 CMV 复发或继发性感染,但可能性很低。除非有特殊的担心,否则不需要进行其他感染(如弓形虫)的血清学检测[41]。如果孕妇血清学检查显示有急性感染的迹象,应进一步评估,如通过羊膜腔穿刺,利用聚合酶链反应检测 CMV RNA。

5. 妊娠后期对胎儿进行连续的超声监测,通常每 4 周进行一次,以评估胎儿生长发育和羊水量。许多医院在 32 周后还会每周或每两周进行一次无应激试验或生物物理评分。超声随访可发现大多数肠道并发症。

一般来说,照顾新生儿的人应密切关注产前超声的检查结果。如果孩子看上去很好,对于宫内发现的孤立性肠管回声增强没有必要再进行评估:一项研究,对 48 名此类婴儿进行随访,结果均提示正常[52]。

空肠回肠梗阻

当使用高频探头进行中孕期产科超声检查时,尤其是在体型较瘦的孕妇中,常可以识别出胎儿肠道的部分节段(图 14-5B)。在晚孕期,肠腔内可看到液体,据报道正常胎儿小肠的最大直径为 7mm[53]。

远端小肠梗阻的特征性表现是肠管扩张(图 14-6D)。这在晚孕期之前是罕见的。羊水过多、胃扩张和肠管回声增强是非特异性征象,但有时会与肠梗阻有关或者是肠梗阻的先兆表现[54](表 14-5)。

胎儿小肠梗阻不应与正常胎儿结肠混淆,正常胎儿结肠典型表现为腹部周边大小不一的低回声肠段,这一征象随孕周增加变得更加突出(图 14-7A)。小肠的位置更趋于腹腔中心。比较少见的是在晚孕后期,大肠可出现特征性回声增强(图 14-7B)。这种对胎儿来说是没关系的,除非在 36 周前就被发现,因为它与胱氨酸尿症有关[55]。

表 14-5	妊娠后期空肠与回肠闭锁的超声比较						
节段	肠襻	胃	腹膜钙化	腹水	并发症	羊水过多
空肠	肠襻明显扩张,大部分在左腹侧,十二指肠扩张较常见。	增大	常见	极罕见	常见	常见
回肠	通常只有几个节段的肠襻轻微扩张	正常	常见	常见	罕见	罕见

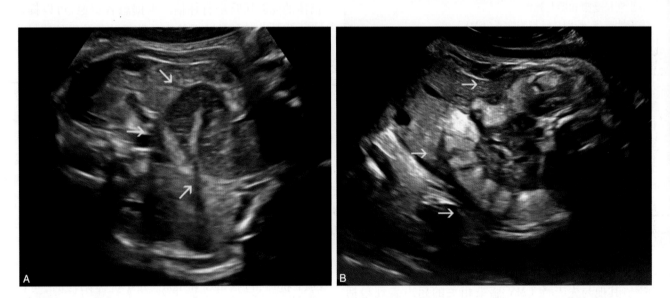

图 14-7 正常胎儿结肠。A. 晚孕期的正常胎儿结肠表现为腹部和盆腔周边大小不等的低回声肠襻(箭头)。B. 36 周后如发现强回声的结肠(箭头)为良性改变

病因

空肠或回肠节段闭锁通常被认为是血管中断导致不同长度小肠缺血坏死的结果[56]。在闭锁肠管的远端可见羊水表明肠管缺血发生在晚孕期[27]。这一事件的发生通常是散发的,肠外异常的风险因梗阻程度而异。在 38 例空肠闭锁患儿的系列研究中发现,10 例伴随囊性纤维化,4 例伴随先天性心脏病,其他各种缺陷 5 例,其中唐氏综合征 1 例。相比之下,45 例回肠闭锁患儿中只有 1 例有相关异常[56]。其他的胃肠道异常,如食管闭锁、十二指肠梗阻和肛门直肠畸形,有时可与空肠梗阻相伴而生。

一些罕见的常染色体隐性遗传综合征与空肠回肠闭锁有关:闭锁呈"苹果皮样"与多节段闭锁有关,因此需慎重评估预后[57],而另一个具有多个闭锁段的综合征患者预后较差[58]。中肠扭转伴[59]或不伴[60]漩涡征,产前也均有报道。胎粪性肠梗阻,有时是由囊性纤维化引起的,是胎儿小肠梗阻的常见原因,由胎粪在回肠末端积聚而成。

评估和产前管理

鉴别诊断包括先天性假性肠梗阻、结肠闭锁、先天性巨结肠和先天性失氯性腹泻[61]。超声很容易鉴别输尿管积水和肠管扩张,因为输尿管可以追溯到膀胱和肾脏。在一些研究中报道了运用胎儿 MRI 有助于鉴别诊断[62]。

胎儿小肠梗阻与早产和生长受限有关,可能与无法从羊水中获得口服营养有关[63]。

新生儿管理

空肠回肠闭锁需要外科手术进行治疗,除非有多处闭锁或广泛的"苹果皮"样闭锁,一般预后良好。肠扭转也需要外科手术治疗,预后取决于受累肠道的长度和状况;"短肠"综合征是长期并发症的主要原因。

对于单纯性胎粪性肠梗阻,初步治疗是使用一次或多次用等渗水溶液灌肠,大多数病例可治愈。

胎粪性腹膜炎

胎粪性腹膜炎被认为是肠道破裂诱发的反应性炎症。穿孔可能是由于肠闭锁、肠扭转、肠套叠、内疝和血管危象等引起;大多数原因不明[64]。在以往儿科报道的病例中,有症状新生儿的发病率和死亡率都很高[65]。但产前超声检测出的病例预后较好;在最近的两篇文章中,107 例患者只有 5 例死亡[64,66]。

当发现腹腔外钙化和腹水时,应怀疑胎粪性腹膜炎。钙化沿脏层或壁腹膜形成,通常出现在肝脏表面或横膈膜下,表现为线性排列的高回声,后方可能伴有声影(图 14-8A)。这些改变也可以通过未闭的鞘状突延伸到阴囊[67](图 14-8B)。一开始可以观察到腹水,然后随着时间的推移,腹水会消失。

当肠内容物外溢被包裹起来时形成胎粪性假性囊肿。它通常表现为腹腔内复杂的圆形囊性包块,囊壁为高回声(图 14-6C)。

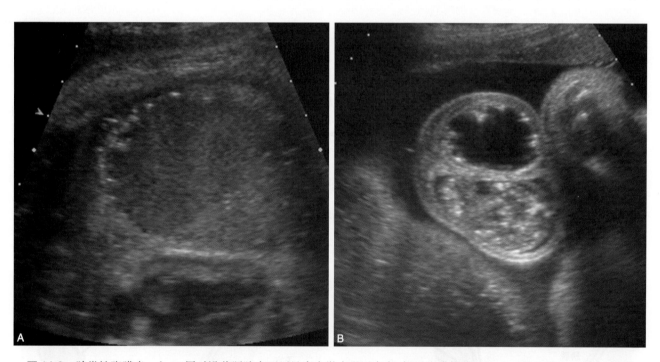

图 14-8　胎粪性腹膜炎。A. 37 周时沿着肝脏表面可见多个微小强回声点,提示腹膜钙化。B. 由于胎儿鞘状突开放,阴囊内也可见与胎粪性腹膜炎有关的钙化。这孩子出生时看上去很健康,5 周时接受了双侧腹股沟疝修补术,未行其他任何特殊检查后出院

现已提出了几种胎粪性腹膜炎严重程度的等级分类方法;这些方法一致认为,病情越严重,新生儿出现症状的可能性就越大。使用此分类方法时,当超声异常仅限于腹腔内钙化时,0/18 患儿需要手术治疗,但当出现腹水、假性囊肿、肠扩张或羊水过多等其他症状时,手术干预的可能性增加[64]。作者建议,当胎儿仅有散在的腹腔钙化时,在社区医院内分娩相对安全;但当超声检查发现其他异常时,可能需要在三级医疗中心进行分娩。

儿科系列研究已经证实了胎粪性腹膜炎和囊性纤维化之间有很强的相关性[65]。有趣的是,与囊性纤维化相关的病例很少出现腹膜内钙化,可能是因为肠道内容物所引起的炎症轻微,或病灶局限[68]。囊性纤维化的基因检测通常应在早孕期进行,如果发现胎粪性腹膜炎,应对这种检测的结果进行评估。据报道,其他与胎粪性腹膜炎相关的因素包括细小病

毒感染[69]和甲型肝炎[70]。

直肠

肛门直肠畸形

　　尿直肠隔将泄殖腔分隔为前方的尿生殖窦和后方的直肠,肛门直肠畸形是这一分隔异常造成的(图14-9);这些畸形也被称为泌尿生殖窦畸形。早期尿直肠隔发育障碍导致位置更高、更严重的畸形。最轻微的畸形是肛门闭锁或无孔肛门,通常伴有开口于肛周肌肉群前方的直肠瘘(图14-10A~C)。无瘘管的肛门直肠畸形,与唐氏综合征关系密切,仅占肛门直肠畸形的4%。在女性中,最严重的异常是永存泄殖腔,这一部分将在之后的章节单独进行讨论(图14-10D)。

发病率及相关异常

　　EUROCAT调查了460万例新生儿,其中有1846例肛门畸形,新生儿的发病率为4/10 000[72]。幸运的是,肛门低位病变远比高位病变常见,只有10%的肛门闭锁位于肛提肌水平以上。大部分病例合并有多种其他异常,包括VACTERL综合征(表14-3),染色体异常,其他已知的综合征和序列征,涉及生殖系统、中枢神经系统、面部、四肢、肌肉骨骼系统和其他器官系统的较小异常等[73]。

　　虽然大多数病例是散发的,与其他一些畸形一样,但往往存在遗传相关性,肛门直肠畸形与多种单基因综合征有关[74]。也有关于家族性非综合征性肛门直肠畸形的报道。

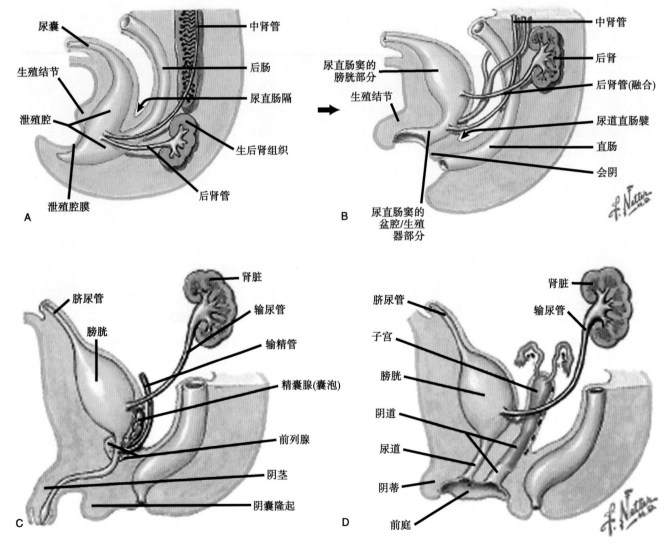

图14-9　正常胚胎学:泄殖腔的分隔。A.尿直肠隔向尾端生长,直到到达泄殖腔膜,变成会阴。B.泄殖腔膜向后穿孔,形成肛门,向前形成男性尿道(C)和女性尿道/前庭/阴道(D)(版权 Netterimages.com)

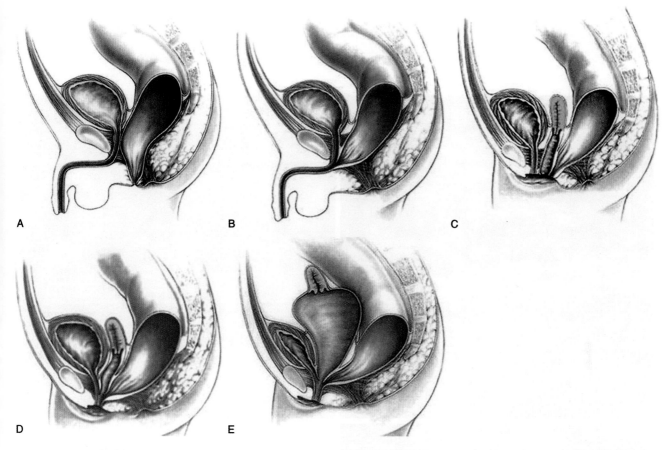

图 14-10　肛门直肠畸形。A. 肛门闭锁，伴有开口于前方肛周肌肉群的直肠会阴瘘。B. 肛门闭锁伴直肠尿道瘘。这是男性最常见的肛门直肠畸形。C. 肛门闭锁伴直肠前庭瘘。这是女性中最常见的肛门直肠畸形，功能预后良好。D. 永存泄殖腔。E. 永存泄殖腔伴阴道积水。阴道通常有纵隔（图中未画出）（From Holcomb GW, Murphy JP, Ostlie DJ [eds]: Ashcrafts Pediatric Surgery. Philadelphia, Elsevier, 2014, Figs. 35-1, 35-3A, 35-7A, 35-8B, 35-10A, respectively）

超声诊断

早孕期囊性积液与肛门闭锁有关[75]（图 14-11A、B）。在中孕期，69 例肛门闭锁中仅 11 例（16%）有直肠扩张，孤立存在的仅 3 例[76]。在肛门直肠畸形的病例中有时可见钙化的胎粪，但其发生率不详[77]。这些表现可能与肠道-尿道瘘的存在有关，尿液通过瘘口充盈直肠，与胎粪相互作用，形成钙化。相反，直肠会阴瘘或直肠前庭瘘或肛门闭锁无瘘时（图 14-10A 和 C），其声像图表现可无任何异常。

最近的研究探讨了直接观察胎儿肛门括约肌的可行性，超声表现为中央小的高回声，周边环形低回声的结构（图 14-12B），在妊娠 23 周后，90% 以上的胎儿可以识别出这种征象[78]。在一项研究中，由于无法看到这一结构图像，因此在产前诊断了 17 例肛门闭锁[79]。一些团队利用三维（three-dimensional, 3D）超声来观察肛门括约肌[80]。根据已知的一种或多种与肛门直肠相关的先天性异常，结合 2D 和 3D 技术，评估 189 例胎儿罹患肛门闭锁的风险。研究人员正确地排除了 175 例胎儿的肛门直肠畸形，并在另外 14 例中发现了 1 例肛门畸形[81]。

永存泄殖腔

这种最严重的肛门直肠畸形仅见于女性。此病非常罕见，发病率仅为 0.2/10 000[72]。由于泄殖腔持续存在，泌尿道远端、阴道和直肠共同汇入一个单一的通道，开口于会阴（图 14-10D）。在 30% 的病例中，阴道积水是由于尿液和胎粪通过单一通道流入阴道所致，阴道比膀胱或直肠更柔顺（图 14-10E）[82]。阴道积水的进一步发展可能会导致几个其他的病理改变，其中一些可在晚孕期通过超声检查发现（图 14-11 和图 14-13）。

阴道积水表现为盆腔中线处囊性包块，位于膀胱后方，延伸至会阴部（图 14-11C）[83]。通常伴有阴道纵隔，由于尿液和胎粪的混合可能会形成液平。囊性肿块的内部回声不如巨膀胱一样均匀。

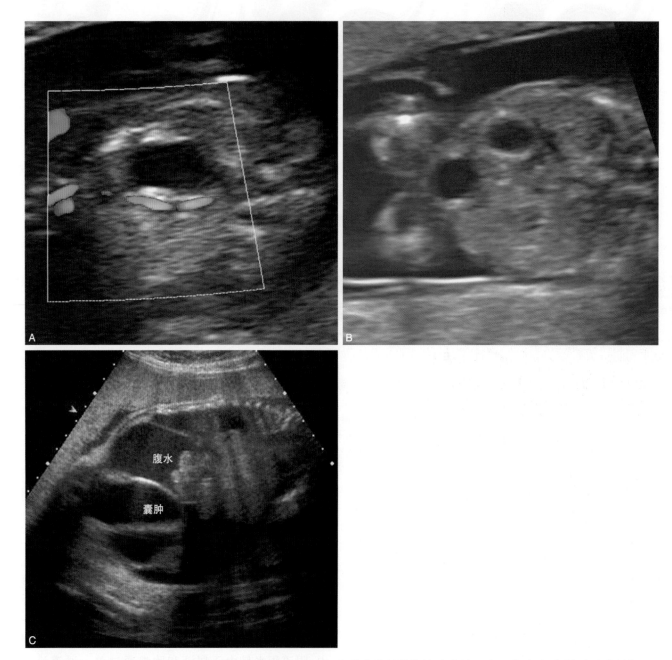

图 14-11　永存泄殖腔。A. 13 周时,彩色多普勒超声显示,充满液体的结构被认为是一个巨大膀胱,与单脐动脉相邻。B. 13 周时,在腹部看到一个小的圆形囊肿。检查核型正常。18 周的胎儿超声检查显示腹腔内钙化、肠管壁回声增强和脐带囊肿。C. 在晚孕期,正常膀胱后方可见一有分隔的囊性肿块。有明显的腹水,腹水中有低回声。肾脏外观正常。诊断为泌尿生殖道畸形伴阴道纵隔并阴道积水(永存泄殖腔)。单脐动脉血栓形成导致胎死宫内。尸检证实了这一诊断(A and B,Courtesy of Rosemary Reiss,MD;C,Courtesy of Mary Frates,MD)

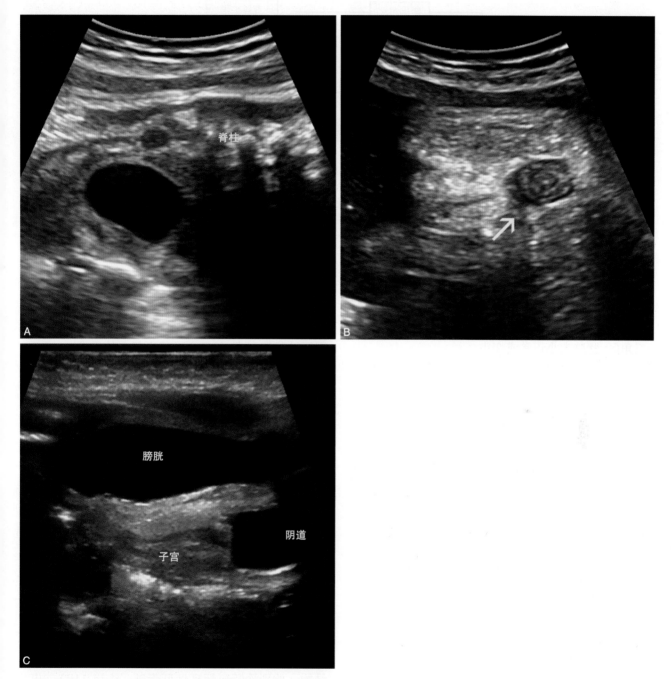

图 14-12　孤立性阴道积水。A. 骨盆内、骶骨前部和膀胱后部 2.5cm 的无回声囊肿。B. 作为超声评价的一部分,正常肛门呈圆形结构(箭头),中心呈高回声。C. 产后经腹盆腔声像图显示充盈的膀胱后方可见阴道积水

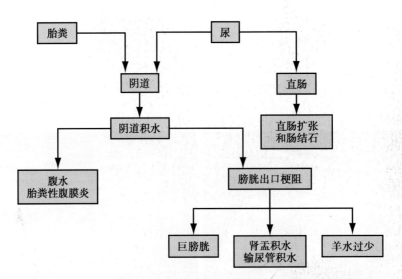

图 14-13 永存泄殖腔伴阴道积水的病理生理学。在 30% 的病例中，尿液和胎粪会进入最易扩张的器官-阴道，引起阴道积水。表现为盆腔中线处肿块，通常伴有阴道纵隔。其中一些液体可以逆行通过输卵管，导致腹水，有时伴有腹膜炎和钙化。此外，一些尿液可以进入直肠，因与胎粪混合而引起直肠扩张和肠内结石。阴道积水可能与尿路梗阻有关；如有膀胱出口梗阻，可见巨膀胱、肾积水及输尿管积水。完全阻塞可导致羊水过少

阴道积水常与尿路梗阻伴发；肾盂积水和羊水过少是产前超声检查中最常见的表现[84]。如果梗阻部位位于膀胱出口处，就会表现为巨膀胱；如果梗阻部位位于三角区，膀胱大小正常或变小。

少数病例可见腹水。据了解，这是由于泄殖腔内容物逆行通过输卵管的结果[83]。由于这种物质可引发炎症反应，腹腔内可见胎粪性腹膜炎形成的钙化[85,86]。在一些病例中，由于胎粪和尿液的混合，扩张的肠管内可见钙化[83,84,86]。在这种情况下可以看到其他异常，包括多囊性发育不良肾、异位肾、单脐动脉和脊柱异常[83]。

永存泄殖腔的产前诊断是比较困难的，在最近的两个研究中，只有 6% 的病例产前得以诊断[84,86]。超声检查发现阴道积水的病例不到一半，这很可能与其罕见性、超声表现的复杂性和多变性有关。当怀疑永存泄殖腔时，胎儿 MRI 往往是有用的[85,87]。在正常晚孕期胎儿的矢状面上，直肠应延伸至膀胱以下至少 10mm；6 例存在永存泄殖腔的胎儿中，有 5 例晚孕期 MRI 显示高位和扩张的直肠[88]。

新生儿管理

新生儿会阴检查常能确诊。对于男孩，建议等待 24 小时，这样直肠腔内压力就能充分增加，以便胎粪经瘘管流入会阴或排入尿液中。而女孩会阴检查如显示单个开口，表明存在泄殖腔，或显示前庭或会阴有瘘管。通过体格检查和影像学检查对相关异常进行仔细

评估也很重要。

最终的手术修复取决于病变的位置。低位病变伴有会阴瘘口的可进行一期修补，然而高位的瘘管通常需要结肠造口术，然后再进行更复杂的手术。

肝，脾和胆囊

肝脏

脐静脉进入下腹部，并朝头侧和后方走行进入肝脏。在肝内，最大的分支向右弯曲，背离胃的方向，并在此处与静脉导管连接流入右心房下方的下腔静脉。在测量腹围的横切面上，脐静脉是肝脏内的一个突出的 C 形结构，弯曲背离胃泡（图 14-2A）。

有时脐静脉弯曲指向左侧，朝向胃（图 14-14A），这是持续性右脐静脉，可能与其他异常相关，但当独立存在时被认为是正常变异[89]。

胆总管囊肿由胆管扩张引起，最常见的是胆总管梭形扩张（图 14-15）。它们表现为肝门处无回声囊性结构。鉴别诊断包括良性肝囊肿（图 14-14B）。出生后可通过超声检查和磁共振胰胆管造影术确诊[90]。治疗需要手术切除和胆肠吻合术（肝空肠吻合术或肝十二指肠吻合术），以预防梗阻性黄疸、胆管炎、胰腺炎、肝纤维化和恶性肿瘤等。外科手术的治疗时机存在争议[90]。

肝实质内的钙化灶/强回声点（图 14-14C）应与胎

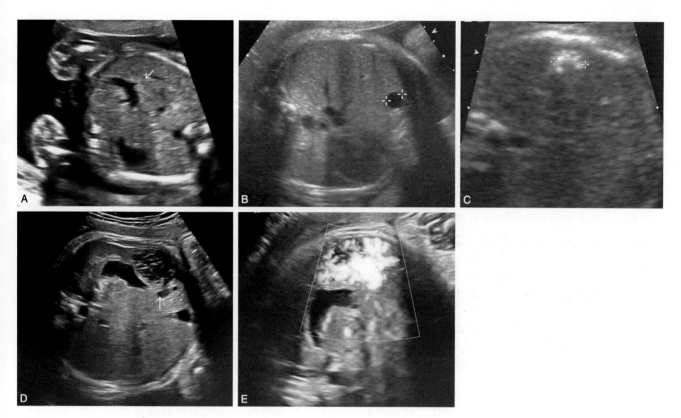

图 14-14　肝脏异常。A.持续性右脐静脉(箭头),走行弯曲指向胃泡(与图 14-2A 对比)。这个胎儿出生后证实还有马蹄肾。B.在上腹部倾斜的横切面声像图上可见肝脏内圆形无回声的小囊肿(光标)。C.肝脏钙化(光标),肝实质内密集的强回声点,后方伴淡声影。提示需要检测可能的感染,如巨细胞病毒。D.肝动静脉畸形(箭头)。肝左叶不均匀低回声肿块,与充满液体的胃相邻。E.与 D 图同一胎儿,彩色多普勒超声显示有丰富血流信号。这个病变在出生后的 6 个月内逐渐消退

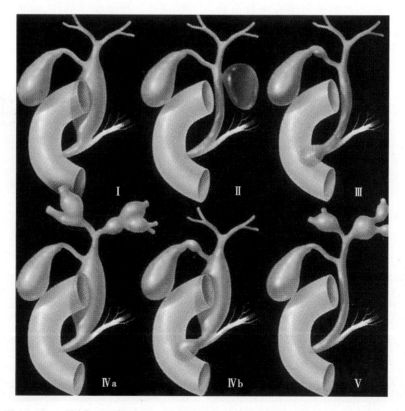

图 14-15　不同类型胆管畸形。注意胰胆管结合部异常;胰管插入 Oddi 括约肌近端的胆总管内(From Donnelly LF,Jones BV,O' Hara SM,et al[eds]:Diagnostic Imaging:Pediatrics. Salt Lake City,Amirsys,2005,p 96)

粪性腹膜炎引起的沿肝脏表面的钙化（图 14-8A）和胆囊内强回声物质区分开来（图 14-16B）。肝实质钙化相对常见，患病率可能高达 1：1000。在一项大型系列研究中，40/61 例伴其他超声异常，其中 10 例为非整倍体，1 例为先天性巨细胞病毒感染[91]。余 21 例孤立性肝钙化患者预后较好：1 例为胎儿细小病毒感染，1 例为 21 三体，其他表现良好。在四个最大的综述研究中发现[92]，与 54 例伴有其他超声表现的 39% 的病例相比，63 例孤立性肝内强回声灶 93% 的预后是正常的。

因此，当发现胎儿肝脏的强回声灶时，应进行详细的检查，寻找是否存在其他异常，尤其是与非整倍体或先天性感染相关的。应该检测母体血液中可能存在的感染，特别是巨细胞病毒。根据与孕妇年龄和筛查结果相关的非整倍体风险，可以考虑羊水穿刺或无创 DNA 筛查。如果没有感染的证据且非整倍体的风险低，胎儿肝内回声灶是孤立的，其父母可以安心。

产前超声发现的肝脏肿瘤非常罕见，一般是病例报道和文献综述[93,94]。存活率是以小数据为基础统计的。

1. 血管瘤和血管内皮瘤可以是局灶性或多发性，据报道存活率为 73%。它们可能表现为低回声或高回声或者混合不均质回声。其内血流丰富，虽然肝动静脉畸形会有类似的表现，但彩色多普勒检查可能会有帮助（图 14-14D、E）。血小板凝集可能导致贫血和凝血功能障碍（Kasabach-Merritt 综合征）。这些良性肿瘤在婴儿期往往会自发地消退，并且使用皮质类固醇类药物可以加速其消退。

2. 肝间叶错构瘤的存活率为 64%。其内可能是实性或多分隔囊实性成分。

3. 据报道，肝母细胞瘤的存活率仅为 22%。它可以表现为一个大的高回声实性肿块；有报道过一例巨大肝母细胞瘤，肿瘤伴有局灶性出血和坏死，彩色多普勒检查表现为血流信号丰富[95]。

4. 先天性神经母细胞瘤转移瘤可表现为单发或多发低回声结节。

肝脏肿瘤的快速生长会导致高输出量心力衰竭和水肿。如果肿瘤的囊性成分较明显，则鉴别诊断应包括肝囊肿（图 14-14B）和胆总管囊肿。MRI 有助于确定肝脏肿块的病因。由于肿瘤破裂会导致大出血，有时建议剖宫产。

胆囊

胎儿胆囊通常表现胎儿右上腹呈泪滴状的囊状结构，向盆腔倾斜。它可以在早孕期就被观察到，对于大多数胎儿，中、晚期都能被观察到（图 14-16A）。晚孕期胎儿胆囊内偶尔可见高回声物质。这种现象比较常见，声像图表现各不相同[96]（图 14-16B）。通常被认为是胆囊结石，没有临床意义，因为出生后常自行消失[97,98]。建议保守治疗，对患儿进行超声检查，直至胆囊结石消失。

胎儿胆囊的不显示往往是暂时性的，应在随后的

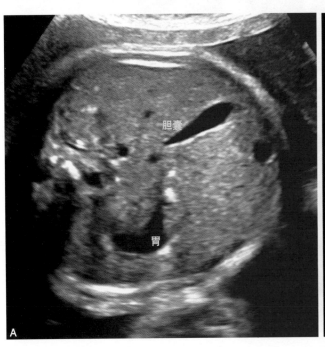
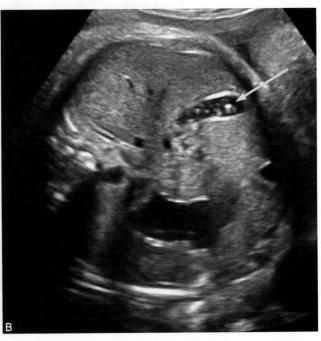

图 14-16　胆囊。A. 晚孕期正常胎儿的胆囊。B. 另一胎儿类似的上腹部横切面声像图，显示胆囊结石（箭头），这是相对常见的，通常在出生后自行消失

超声扫描中重新评估。胎儿胆囊持续的不显示则需要重视,特别是当伴随其他异常时。在一项 16 例单纯胆囊不显示的研究中,有 1 例是囊性纤维化,其余胎儿均正常[99]。在一项大型研究中,有 85 例平均胎龄 23 周的胎儿胆囊持续不显示,不伴随其他异常,其中 55 例胎儿的胆囊随后可显示;其余 30 例胎儿中,22 例为先天性胆囊发育不良,在临床上为良性表现。但其中 3 例为囊性纤维化,5 例为先天性胆道闭锁[100]。

在美国,孕妇在怀孕早期常规接受囊性纤维化的基因筛查。此外,基于胆囊可显示的理论基础,把胆囊作为常规解剖结构检查的一部分来监测胆道闭锁。胆道闭锁是一种严重的疾病,需要产后接受外科治疗,并可能需要进行肝移植。幸运的是,它较为罕见,在美国发病率为 7/100 000[101]。羊膜穿刺术评估消化酶情况可以提供补充诊断信息,但不能完全鉴别胆道闭锁和良性病变。虽然有些人主张在常规的中孕期超声检查时增加对胆囊的评估,以检测胆道闭锁[102],但也有人表示会有假阳性。

脾脏

脾囊肿通常为单纯性浆液性上皮囊肿。如果是体积很小的无回声,很可能会自行消退[103](图 14-17A)。胎儿左上腹的小强回声灶在中孕期超声检查并不罕见;多无临床意义[104](图 14-17B)。

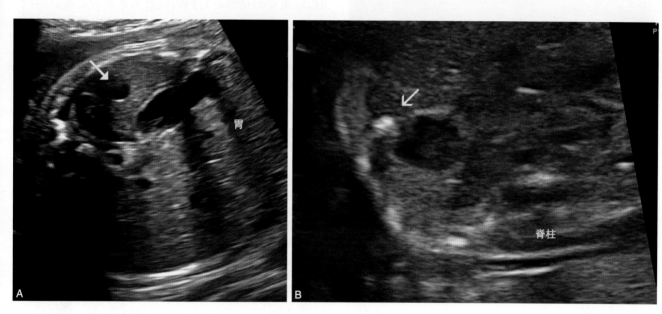

图 14-17　脾脏良性病变。A.脾内小的无回声单房囊肿(箭头)。囊肿大小在数周内无明显变化。B.小强回声灶(箭头)表明左上腹钙化,与充满液体的胃侧向相邻。这些都是相当常见的,并被认为是良性病变

腹水

腹水是指胎儿腹部过量的游离腹腔液体。在使用高频探头时,正常胎儿肠管间有时可见微量液体(图 14-5B)。当出现轻度腹水时,最好在脐带入腹处和膀胱相邻的附近观察(图 14-18)。中度和重度腹水由于液体围绕在肠管和肝脏之间,较易发现。根据腹水的原因,羊水量可以正常、增加或减少。因为胎儿腹水的病因很多,与全身水肿的病因有重叠,因此需要从母亲和家族史开始仔细评估,包括对胎儿进行详细的超声检查(表 14-6)[105,106]。

大部分腹水通过超声检查可以发现明显病因。胸部任何占位性病变,包括先天性肺气道畸形、肺隔离症或先天性高位气道阻塞都可导致腹水形成。

此外,正如前文所述,胎儿胃肠道的异常可能会导致小肠微穿孔,导致肠内容物漏出和腹水。

尿性腹水可能是腹腔内游离液体形成的原因。这是由于泌尿系统阻塞,导致泌尿道破裂从而尿液漏出引起,最常见的原因是后尿道瓣膜引起的膀胱出口梗阻。有尿性腹水的胎儿超声检查可发现泌尿生殖系统异常,如肾盂积水、输尿管积水、膀胱增大或破裂、膀胱壁增厚等。

值得注意的是,腹水可能是全身水肿的早期表现,如心功能不全或贫血。因此,必须有针对性地检查胎儿心脏解剖和功能,并进行随访。还有一种罕见情况,腹水可能是腔静脉压迫所致,从而可能会出现全身水肿。

常规考虑引起胎儿腹水的全身性病因是非常重要的。可以考虑进行胎儿超声心动图检查。通过测量胎儿大脑中动脉收缩期峰值速度来评估是否存在贫血。

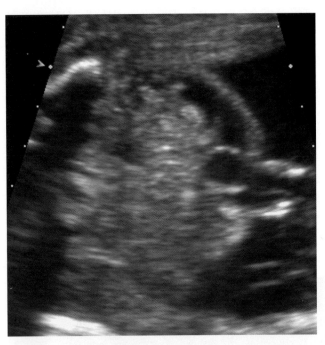

图 14-18　腹水。轻度腹水最容易在前腹壁的脐带插入处检测到

表 14-6　胎儿腹水的超声诊断

胸部占位性病变
尿路梗阻(即尿性腹水)
腹壁缺损
肠梗阻
胎粪性腹膜炎
永存泄殖腔
卵巢囊肿
全身水肿
巨细胞病毒(CMV)感染的证据
非整倍体证据

即使胎儿看起来不贫血,也应该考虑进行母亲血型和抗体筛查、Kleihauer-Betke 试验和细小病毒滴度检查。引起腹水的感染原因包括巨细胞病毒感染、弓形虫病、肝炎、梅毒和其他生物体的感染[105],应监测孕妇血清学滴度,特别是另外发现胎儿有颅内钙化、肠管回声增强等。应该考虑胎儿可能会出现非整倍异常。

水肿和先天性腹水的遗传因素包括代谢综合征,如溶酶体贮积病。先天性乳糜性腹水是由淋巴阻塞引起的,类似乳糜胸。理论上可以通过检测到腹水中淋巴细胞计数升高,但这需要胎儿腹腔穿刺。10%的胎儿腹水为特发性,预后良好。

胎儿腹水的管理和最终预后取决于腹水的病因。如果在初步评估中没有发现原因,则应进行超声随访;偶尔潜在的病因会浮现出来。毫无疑问,重度腹水、早孕期诊断[106]以及腹水的发展都与胎儿不良预后有关。当腹水孤立存在且未发现病因时,部分但不是所有[109]

患者预后良好[107,108]。诊断性或治疗性穿刺在少数病例中是有必要的;因为液体会迅速重新积聚,因此已经有尝试放置引流管[105]。

囊肿

鉴别诊断

胎儿腹部囊肿的鉴别诊断很广泛,因此对胎儿进行系统的超声评估十分重要(表 14-7)。首先确定解剖结构正常:胎儿腹部正常的囊性结构包括胃、胆囊和膀胱。大小各不相同。当明确胃泡和胆囊在上腹部时,最重要的是确定它们的位置关系是否正常,尽管很少见,但内脏反位或内脏异位综合征仍会混淆。膀胱总是表现为盆腔内的囊性结构,超声检查过程中可以观察到膀胱的充盈和排空。应用彩色多普勒超声识别走行于膀胱两侧的脐动脉,可以辅助诊断,也可用来标记两条脐动脉。

表 14-7　胎儿腹腔囊性结构

正常结构
　胃泡
　胆囊
　膀胱
　脐静脉
肾脏异常
　肾盂积水
　肾囊肿
　肾周尿性囊肿
　输尿管积水
肾上腺异常
　神经母细胞瘤
　肾上腺血肿
　肾上腺良性囊肿
脐静脉扩张
肠梗阻
　十二指肠
　空回肠
上腹部囊性结构
　胆总管囊肿
　肝囊肿
　脾囊肿
　重复胆囊
下腹部囊性结构
　卵巢囊肿
　骶尾部畸胎瘤Ⅳ型
　骶前脊膜膨出
　阴道积水(孤立性的或与永存泄殖腔有关)
不同位置的囊性结构
　胎粪性假性囊肿
　肠重复畸形
肠系膜或网膜囊肿

肝内脐静脉/门静脉呈典型的 C 形,向右弯曲背离左侧胃泡。如有可疑,可应用彩色多普勒超声辅助诊断(图 14-2A)。持续性右脐静脉时血管朝相反方向弯曲指向胃泡(图 14-14A)。

下一步是评估肾脏的集合系统。单侧或双侧肾脏内部或周边的液性暗区可能是由于肾盂积水、肾囊肿或肾周尿性囊肿引起的。通常,正常的未扩张的输尿管不能观察到,当输尿管积水时则表现为位于肾和膀胱之间扭曲的、管状的、充满液体的结构。膀胱可因尿道阻塞而扩张。有时可在膀胱内识别出输尿管囊肿。通过彩色多普勒超声可将邻近膀胱的脐静脉曲张与盆腔囊肿区分开来。

胃肠道扩张在超声图像表现为囊性结构。右上腹的囊性包块,若发现其与胃相连,则可能为十二指肠梗阻(图 14-4)。空回肠梗阻的典型表现为多个梭形液性暗区,而不是单一的囊性包块(图 14-6D)。

明确了以上所有结构,下一步是确定囊肿的位置(表 14-7)。

卵巢囊肿

卵巢囊肿是妊娠后半期女性胎儿最常见的下腹部或盆腔囊肿[110]。囊肿可能为壁薄、呈无回声的“单纯性”囊肿(图 14-19A、C),或者为不均质回声;这些“复杂性”囊肿可能不均匀,超声表现为因出血和扭转导

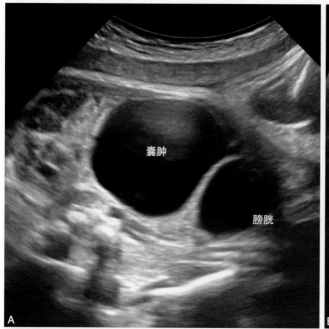

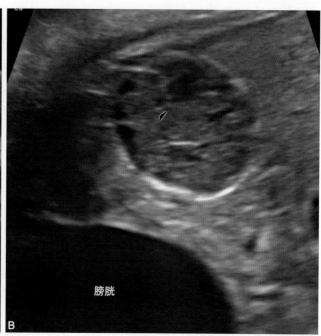

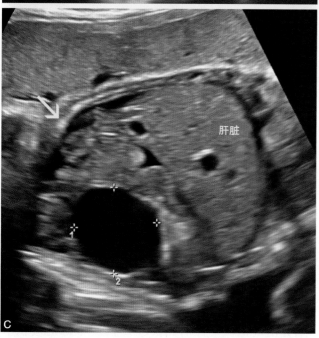

图 14-19　卵巢囊肿。A. 36 周时初次发现,紧邻膀胱处可见体积较大囊壁光滑的囊肿,多普勒超声可以识别膀胱,脐动脉位于膀胱两侧。出生后 1 周患儿接受了经皮穿刺引流术,后复发。出生后 11 周行手术切除,术中发现卵巢扭转并坏死。B. 3cm 的卵巢囊肿,与膀胱相邻,内部的等回声和线样分隔提示出血。C. 36 周时发现的单房、壁薄、呈无回声的卵巢囊肿,直径 4cm(测量游标)。伴有轻度腹水(箭头)。出生后腹水迅速消退,囊肿逐渐消失,无需手术

致的液体/碎片分层、分隔及低回声[111,112]（图 14-19B）。卵巢囊肿很少与羊水过多、腹水[111]（图 14-19C），或因出血引起的胎儿贫血有关。

鉴别诊断包括本章描述的所有下腹部和盆腔的其他囊肿。当在晚孕期的女性胎儿中发现这种囊肿而没有任何其他特征时，卵巢囊肿的可能性大。如有可疑，MRI 可确诊[113]。

除少数病例外，胎儿卵巢囊肿大都与母体激素的刺激有关，为功能性囊肿而非肿瘤性，几乎不考虑恶性可能[110,114]。治疗方法以保护卵巢组织为目的，避免不必要的干预。单纯性囊肿通常保守治疗，有些作者建议单纯性囊肿达到一定大小时，为防止扭转和出血，可行宫腔内经皮囊肿穿刺术[115]；也有些人反对这样做[110,111]。出生后的出血性囊肿治疗越来越保守，因为

大多在出生后可自愈。几乎没有证据表明对早期无症状的新生儿进行干预能够防止卵巢功能的丧失。

肠重复囊肿

肠重复囊肿（图 14-20）可发生在消化道任何部位，约 80% 位于腹腔内[116]。囊肿呈圆形或管状，可单发或多发。超声图像显示双壁征及蠕动波时可支持诊断；如有不确定者，可用 MRI 辅助诊断。约 1/3 的病例中合并有其他畸形，建议行胎儿超声心动图。产科管理包括超声随访检查；也有病例报道，在产前超声引导下行引流术。可根据个人需要选择在三级医疗中心进行分娩，因为这种囊肿可引起疼痛、肠套叠、肠梗阻、穿孔、溃疡或出血，通常在出生后 6 个月内行腹腔镜或开腹手术切除。

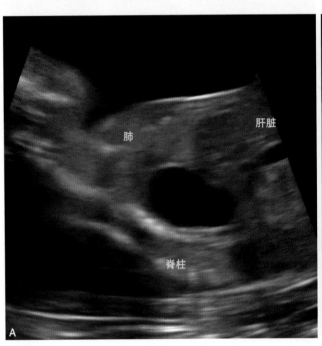
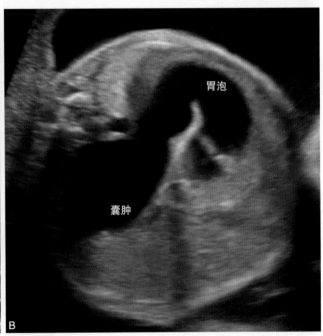

图 14-20　肠重复囊肿。A. 21 周，超声旁矢状切面上可见单房的无回声向膈肌上下延伸。B. 26 周，囊肿增大并与充满液体的胃泡相连。出生后 3 周该囊肿被切除，似乎起源于食管胃交界处附近。病理显示为其上皮为原始柱状上皮，局部为胃上皮细胞

罕见囊肿

其他较少见的引起下腹部或盆腔囊肿的原因包括：

骶尾部畸胎瘤

骶尾部畸胎瘤大多为外生型；只有 10% 是完全内生型（Ⅳ型）。虽然有不止一例囊性Ⅳ型骶尾部畸胎瘤的病例报告，但大多数骶尾部畸胎瘤有实性成分或血管成分[117]。

骶前脊膜膨出

骶前脊膜膨出可表现为盆腔无回声囊肿，孕 20 周时超声表现与子宫阴道积水类似[118]。

阴道积水

阴道积水常合并永存泄殖腔（本章其他地方讨论），少数单独出现的，主要与阴道闭锁或处女膜闭锁有关；这种情况下，可期待出生后自行吸收[119]。当膀胱后方出现低回声区时（图 14-12），应考虑阴道积水。

MRI 有助于明确诊断[119]。

肠系膜/网膜囊肿

肠系膜或大网膜囊肿是假定性诊断,超声图像显示为小的、单房的、壁薄的无回声囊肿,在腹腔内的位置不定,随着孕周和胎儿生长越来越不明显。

肾上腺囊肿

肾上腺囊肿可在晚孕期发现,其特征性发生部位为肾上方。鉴别诊断包括膈下叶外型肺隔离症、良性囊肿和肾上腺出血。一些出生前检查出的肾上腺囊肿可能为神经母细胞瘤[120,121](图 14-21)。出血是新生儿肾上腺肿块最常见的原因,但在出生前很少发生[122]。

在宫内诊断的神经母细胞瘤大多数是肾上腺源性

的,而且通常是囊性的。幸运的是,产前诊断的神经母细胞瘤特别是囊性病变,通常为 I 期局限性疾病,预后良好。实际上它们可能会自愈,因此可选择保守治疗[121,123](图 14-21D)。

早孕期腹腔囊肿(图 14-22)

随着超声分辨率的提高和对早孕期胎儿解剖结构的关注,已有一些早孕期胎儿腹腔囊肿被报道[75]。这些囊肿的起源通常不确定,某种意义上是由于常常自行消失。在 20 例早孕期单发的腹腔囊肿中,其中 13 例自行消失,这些患儿生后表现良好。然而,在这组病例中,4 例早孕期出现下腹部囊肿的胎儿后期发现有肛门直肠畸形。如果囊肿持续存在或合并其他畸形,预后更差。排除巨膀胱后,鉴别诊断包括起源于胃肠

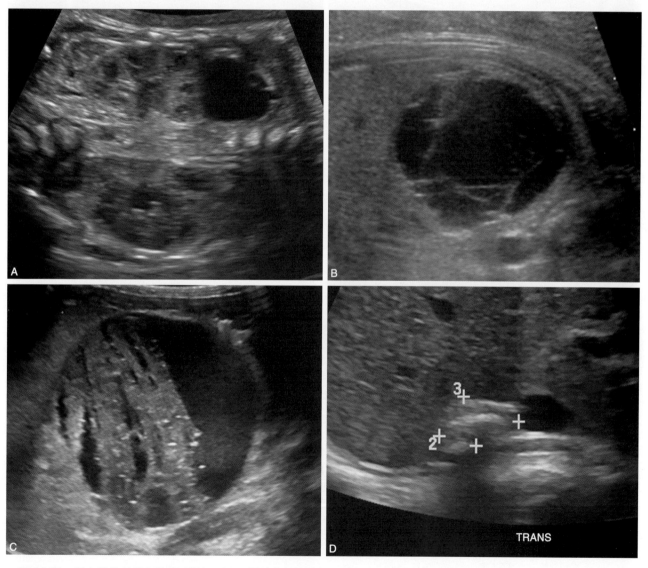

图 14-21　肾上腺神经母细胞瘤,囊性。A. 31 周胎儿的冠状切面显示右肾上方可见壁薄的无回声囊肿。双侧肾脏正常,皮髓质分化正常。B. 2 周后,肿块稍增大,内部回声和分隔提示有出血。C. 出生后经腹横切面声像图显示肾上腺内出血的囊性包块。D. 患儿保守治疗后的随访图像。4 岁时,肾上腺病变(标尺)并伴有钙化

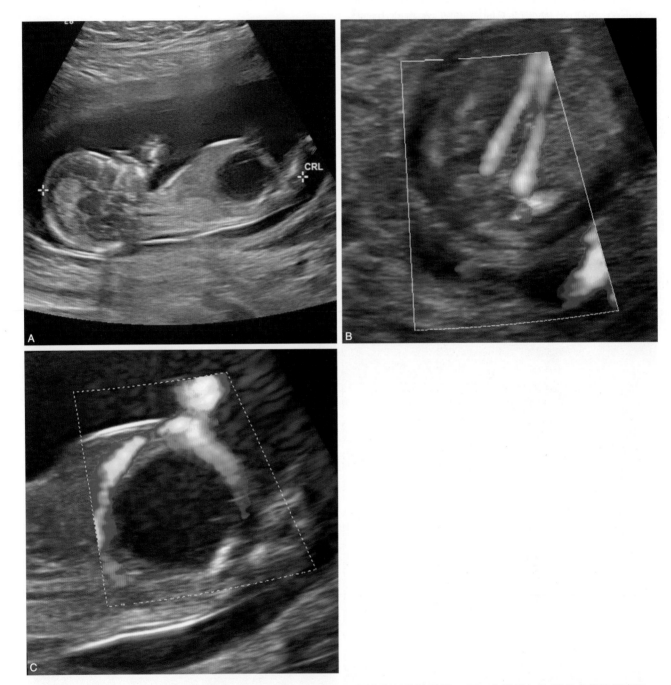

图 14-22　早孕期囊肿。A.孕 13 周,直径 2cm 的圆形无回声区,可能与巨膀胱混淆。CRL,头臀长。B.彩色多普勒超声显示膀胱未充盈状态下两侧的脐动脉血流(红色)。C.矢状切面显示囊肿位于脐静脉(蓝色,向左)和脐动脉(红色,向右)之间,在 22 周稳定无变化,26 周自行消退。孩子出生时表现正常,但出生后的影像学检查显示肠旋转不良,无梗阻,出生后第 3 天行手术修复,术中发现肝右叶部分发育不良

道的囊肿。

腹壁缺损

腹壁缺损的鉴别诊断包括几种异常（表 14-8），最常见的是脐膨出和腹裂，这两种疾病在几个重要方面有所不同（表 14-9）。

表 14-8 腹壁缺损

脐膨出

腹裂

膀胱和泄殖腔外翻，OEIS 综合征（脐膨出、外翻、肛门闭锁、脊柱异常）

Cantrell 五联征

肢体-体壁综合征/羊膜束带综合征

脐尿管囊肿*

*并非腹壁缺损，但可能有相似的超声表现

表 14-9 脐膨出与腹裂的超声鉴别

评估类别	脐膨出	腹裂
孕妇年龄	呈"U"形分布	年轻
超声表现	肠管有包膜覆盖，脐带受累	游离脱出的肠袢位于脐带入腹的右侧
	肝脏外翻：常见	肝脏外翻：罕见
	肠扩张/增厚：罕见	肠扩张/增厚：常见
伴随的非肠道畸形	常见	不常见
非整倍体	常见	不常见
发生胎儿生长受限和宫内死胎的风险	不常见	常见
手术并发症	不常见	常见

脐膨出

脐膨出通常也称为脐疝。脐膨出是根据膨出物囊

内是否含有肝脏（体外肝）或仅肠道（体内肝）来分类的。这两种类型的胚胎学可能不同，后者被认为是早孕期出现的生理性中肠疝的回纳失败。在正常发育过程中肝脏不会位于腹腔外，因此脐膨出伴有体外肝的胚胎学可能不同。有些报道称，早孕期诊断脐膨出与中孕期相比，其原因有所不同（表 14-10）。

表 14-10 在早孕期与中孕期诊断脐膨出的对比

肝脏的位置	早孕期诊断	中孕期诊断
体内肝	可能消退	不消退
	非整倍体风险：高	非整倍体风险：高
体外肝	不会消退	不会消退
	非整倍体风险：高	非整倍体风险：低

流行病学

脐膨出在活产、死产和人工流产中的发病率约为 0.2/10 000～0.26/10 000[124-127]。自 1980 年以来，尽管产前诊断率发生了变化，但脐膨出的发病率仍相对稳定。脐膨出与非整倍体有很大的相关性，非整倍体又与高龄孕妇相关，脐膨出的年龄分布呈"U"形，在最年轻和年龄最大的孕妇中发病率最高[128,129]，特别是在染色体正常的病例中[124]。

表 14-11 总结了最近报道的脐膨出数据。超过一半的脐膨出胎儿合并有其他畸形及染色体异常，但各个报告之间存在很大的差异，这可能是由于研究对象的不同引起。正如许多畸形一样，产前诊断的病例与儿科诊断明显不同。EUROCAT 登记处[124] 调查了 1980～1990 年之间的 290 万例新生儿的出生证、产科和儿科病历、出院小结和病理报告。在这份报告中，产前诊断的病例数不足，这可能解释了非整倍体及合并其他畸形的发病率相对较低，而单纯性脐膨出的发病率较高。相反，Brantberg 及其成员[130] 回顾分析了产前诊断的病例，报告中非整倍体和多发畸形的发病率高而单纯性脐膨出的发病率低。另外两项研究显示产前诊断率及孤立性脐膨出发病率居于中等。

表 14-11 脐膨出：病因及相关畸形

研究组	年份	例数	产前诊断	异常核型	综合征	多发畸形	单纯病例
EUROCAT[124]	1980～1990	732		94（13%）	≈30（4%）	273（37%）	335（46%）
Euroscan Study Group[125]	1996～1998	137	103（75%）	34（25%）	14（10%）	29（21%）	60（44%）
Brantberg[130]	1985～2004	90	90（100%）	44（49%）	0（0%）	36（40%）	10（11%）
Stoll[126]	1979～2003	86	39（45%）	25（29%）	13（15%）	26（30%）	22（26%）

EUROCAT，欧洲先天畸形和双胞胎登记
上标号表示本章末尾的参考文献

相关的非整倍体

18 三体是脐膨出最常见的非整倍体畸形,在上述 4 个研究中发现其占非整倍体畸形的 62%~75%。13 三体也比较常见,约占 11%~24%。同时,这两种三倍体畸形占脐膨出非整倍体异常的 86%。唐氏综合征、三倍性和性染色体异常较少见。

非整倍体与脐膨出的关系与诊断时的孕龄成反比,与是否合并其他结构畸形直接相关。而且,中孕期出现的脐膨出,囊内如有肝脏,则染色体异常概率降低,而早孕期出现者并非如此[131]。

除了标准染色体核型上的异常外,还报道了通过染色体微阵列检测拷贝数变异的微缺失和微重复[132,133]。

相关综合征

在 EUROCAT 研究中,BeckWith-Wiedemann 综合征(Beckwith-Wiedemann syndrome,BWS)约 4% 可伴有脐膨出[124]。在最近的一份报告中,30 例不合并常染色体非整倍体的孤立性脐膨出患者中 6 例是 BWS;这 6 例中有 3 例采用了辅助生殖技术[134]。BWS 的胎儿可能合并其他畸形,如巨大儿、巨舌症(伴有吐舌)和羊水过多,但通常要到晚孕期才能发现。极少数情况下可看到肾脏增大或胰腺囊性肿大(cystic pancreas)。BWS 可能是由影响染色体 11p15.5 上印记基因的多种分子机制引起的[135],需要特定片段的 DNA 检测协助诊断。

脐膨出很少与其他遗传综合征相关[130,136]。在线人类孟德尔遗传(OMIM)中,共有 73 个条目出现在“脐膨出”下[137]。

非染色体异常

即使排除非整倍体异常,脐膨出也与其他多种结构畸形相关,几乎涵盖每一个器官系统[124,126]。特别是心脏畸形,被引用的这两篇文章中共 97 例脐膨出,其中心脏畸形发生率为 36%。

超声诊断

超声检查显示腹腔脏器向外膨出,由壁腹膜和羊膜形成的薄膜覆盖(图 14-23~图 14-25);脐带插入脐膨出的囊顶部(图 14-23b);大部分情况下小肠凸出于体外,伴或不伴肝脏;有时会有其他器官包括结肠、胃、脾,极少数情况下可见肾脏膨出。脐膨出囊内通常可见腹水或脐带华通胶。

鉴别诊断主要包括其他类型的腹壁缺损(表 14-8,图 14-26~图 14-35)。在腹裂畸形中可见位于脐带根部右侧外翻的游离肠袢(有时伴肝脏)。Cantrell 五联征是上腹壁和膈肌的缺损致心脏部分外翻。膀胱和泄殖腔外翻是下腹壁缺损累及膀胱,因此找到正常的膀胱可排除此类疾病。OEIS 综合征(脐膨出、内脏外翻、肛门闭锁、脊柱缺陷)可被认为是泄殖腔外翻伴脊柱异常。肢体-体壁综合征以脊柱、腹部和下肢严重畸形为特征。脐尿管囊肿可与膀胱相通,可充盈尿液。

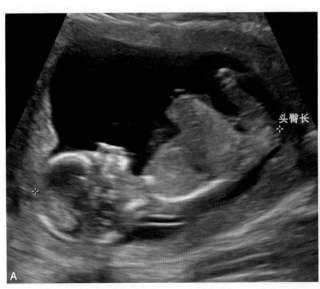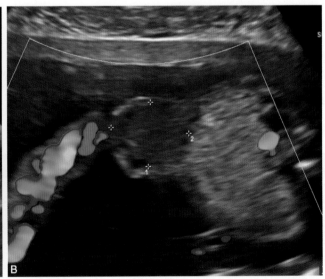

图 14-23　脐膨出的系统评估。A. 中等大小的脐膨出,妊娠 13 周正中矢状切面显示内容物为肝脏。B. 妊娠 18 周,脐膨出(测量游标)直径约 1.5cm。显示脐带插入脐膨出囊顶部

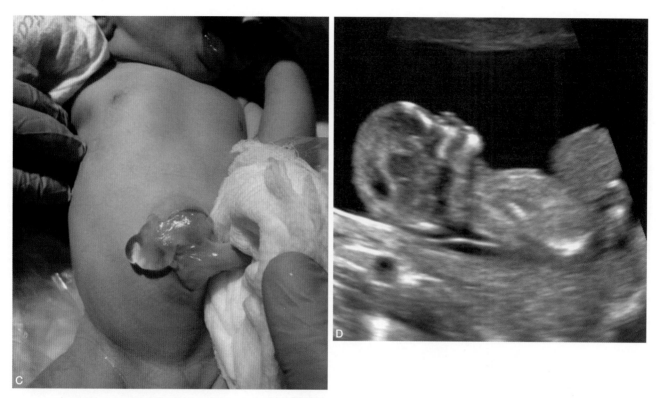

图 14-23（续）　C.新生儿的照片显示脐膨出相当小,手术较容易。D.妊娠 12 周,另一胎儿的正中矢状切面具有相似的表现,这个胎儿核型分析有异常

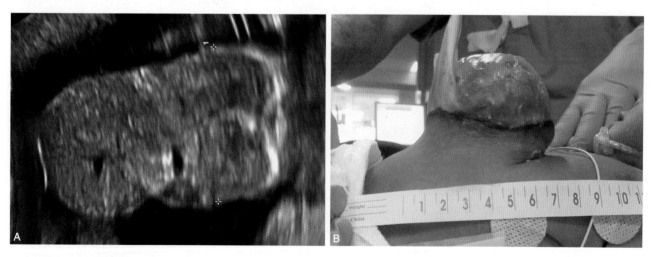

图 14-24　巨大脐膨出。A.23 周时的超声检查,横切面显示胎儿腹部(游标之间)位于右侧,包裹肝脏的巨大脐膨出位于左侧。B.出生后拍摄的照片显示巨大脐膨出。进行初步腹壁闭合手术

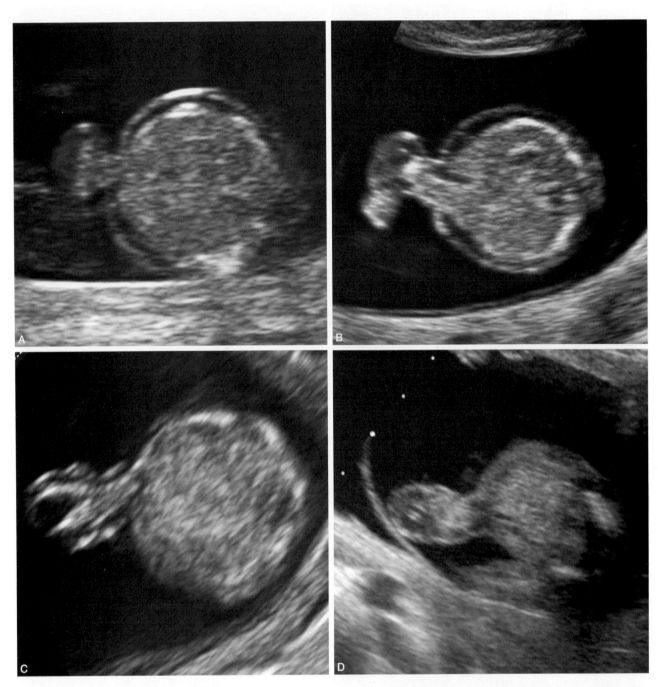

图 14-25　早孕期小型脐膨出。A.妊娠 11^{+2} 周，NT 值 3.0mm。4 岁时小型脐膨出自愈且儿童期正常发育。B.妊娠 11^{+4} 周，NT 值 4.0mm，提示胎儿腹壁轻度水肿。脐膨出消失但发生胎儿生长受限，并且难产。患儿目前现在伴有畸形特征，脑积水和发育迟缓。C.妊娠 12^{+3} 周，超声检查仅发现单纯伴有肠突出的小型脐膨出。尽管胚胎植入前的微阵列显示正常，妊娠 15 周行羊膜腔穿刺术显示家族性不平衡易位。D.同图 C 同一胎儿妊娠 17^{+4} 周。超声检查发现其他畸形包括腹腔囊肿和颅缝早闭

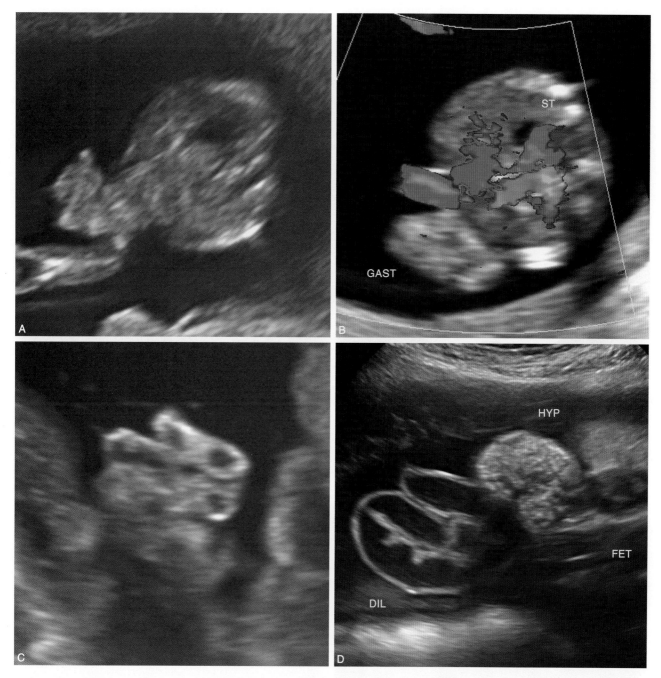

图 14-26　腹裂。A. 妊娠 13 周,可见腹腔外游离漂浮的肠管回声,提示腹裂而非脐膨出。B. 彩色多普勒超声显示脐带内血流。腹壁缺损位于腹中线偏右,邻近脐带插入口,为典型的腹裂。ST,胃;GAST,腹裂。C. 漂浮在羊水中的非扩张肠管,在 22 周更容易显示。D. 在晚孕期,胎儿(FET)腹腔外肠管(DIL)扩张,且部分节段呈高回声(HYP),推测是来自结肠内的浓缩胎粪。这些发现并没有改变产科的处理。这个患儿在妊娠 37 周分娩,体重为 1.7kg(小于第一百分位数)。使用 SILO 袋保护腹裂疝出物,第 11 天行筋膜缺损闭合手术,并在出生后第 55 天出院

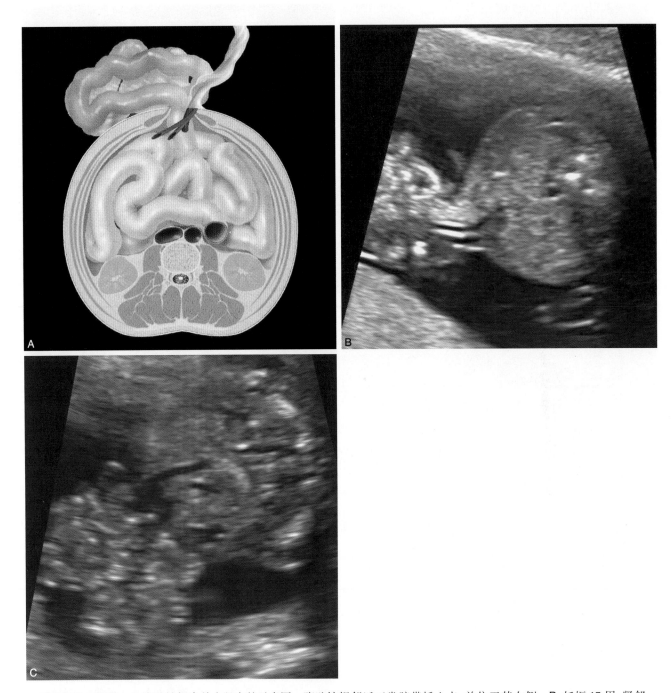

图 14-27 腹裂。A.腹壁缺损合并小肠疝的示意图。腹壁缺损邻近正常脐带插入点,并位于其右侧。B.妊娠 17 周,紧邻脐带插入点右侧的前腹壁缺损。C.羊水中漂浮的未扩张的肠管。出生后新生儿接受了初步修复,出生后 19 天出院(A 来自 Donnelly LF,Jones BV,O'Hara SM,et al[eds]:Diag-nostic Imaging:Pediatrics. Salt Lake City,Amirsys,2005)

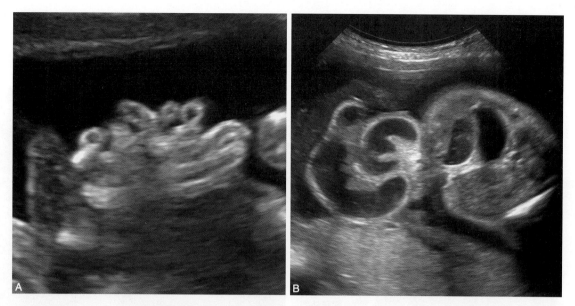

图 14-28　腹裂。A. 妊娠 17 周,腹腔外游离的肠管未见扩张,肠壁稍微增厚。B. 妊娠 32 周,腹腔内外肠管均扩张。这些发现并没有改变产科管理。患儿于妊娠 35 周出生,出生体重 1.7kg(小于第一百分位)。使用 SILO 袋使腹裂疝出物逐渐回纳,第 12 天行筋膜缺损闭合手术,并在出生后第 79 天出院

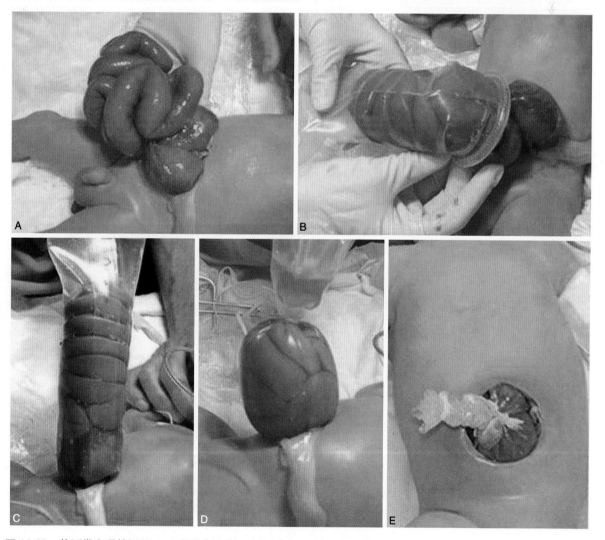

图 14-29　使用带有弹簧圈的 SILO 袋修复腹裂。这组图片显示疝出的肠管逐渐回纳。最后一张图,新生儿已准备接受筋膜闭合手术(来自 Holcomb GW,Murphy JP,Ostlie DJ[eds]:Ashcraft Pediatric Surgery. Philadelphia,Elsevier,2014,图 48-5)

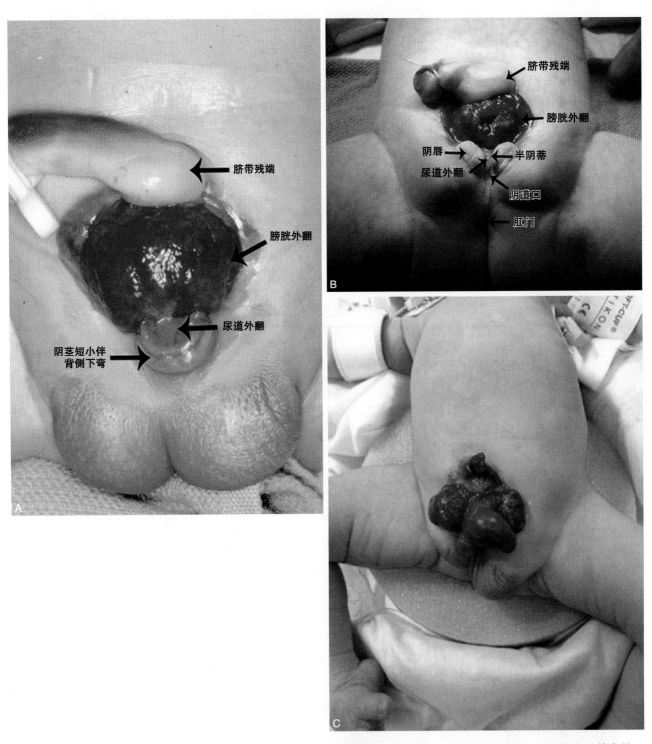

图14-30　膀胱和泄殖腔外翻。A.男性新生儿膀胱外翻。B.女性新生儿膀胱外翻。C.泄殖腔外翻。后肠突出于外翻的两侧半膀胱之间（A and B 来自 Pierre K，Borer J，Phelps A，Chow J：Bladder exstrophy：current management and postopera-tive im-aging. Pediatr Radiol 44（7）：768-786，2014，Figs. 2and 3；C 来自 Clements MB，Chalmers DJ，Meyers ML，Vemulakonda VM：Pre-natal diagnosis of cloacal exstrophy：a case report and review of the literature. Urology 83（5）：1162-1164，2014，图 3）

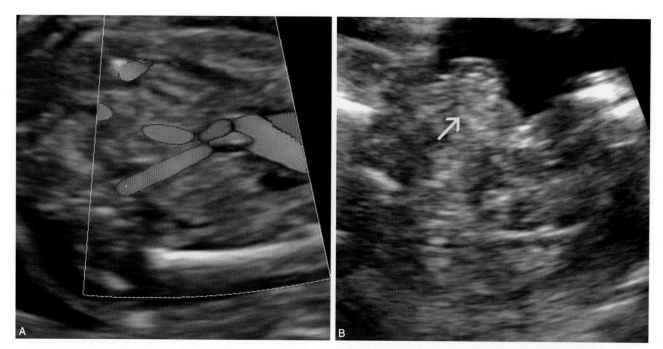

图 14-31　膀胱外翻。A. 膀胱两侧脐动脉平面彩色多普勒图像。反复检查均未见膀胱显影。胎儿双侧肾及羊水量正常。提示膀胱外翻。B. 外翻的膀胱组织（箭头）位于前腹壁的下腹部。与图 14-30A 对比。出生后成功接受初次手术修复

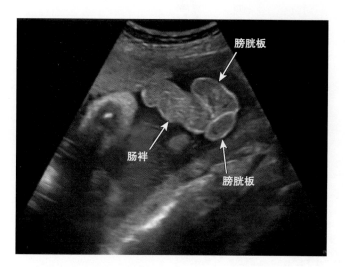

图 14-32　泄殖腔外翻。肠管突出于两个半侧膀胱之间。与图 14-30C 对比（来自：Clements MB, Chalmers DJ, Meyers ML, Vemulakonda VM: Prenatal diagnosis of cloacal exstrophy: a case report and review of the literature. Urology 83(5): 1162-1164, 2014, 图 2）

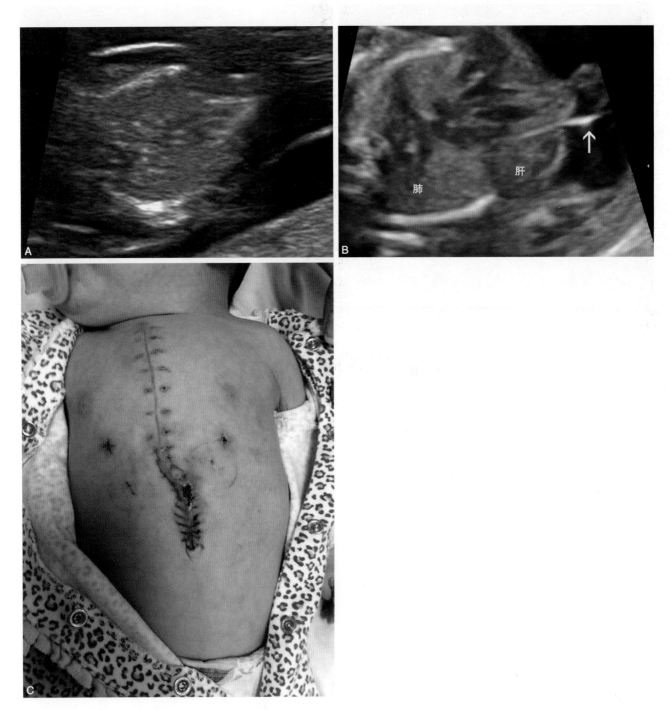

图 14-33   Cantrell 五联征。A. 妊娠 11^{+5} 周,囊性淋巴管瘤。心尖穿过前胸壁向外凸。这种异常在心脏搏动的实时动态图中观察较为清楚。B. 通过胸部和上腹部的倾斜横切面超声显示异位心脏的尾端成角,通过腹侧的缺损突出,周围有一层薄膜(箭头)。C. 图片所示:手术纠正大动脉转位伴肺动脉瓣狭窄并修复膈肌缺损和脐膨出。婴儿在 6 个月大时情况良好

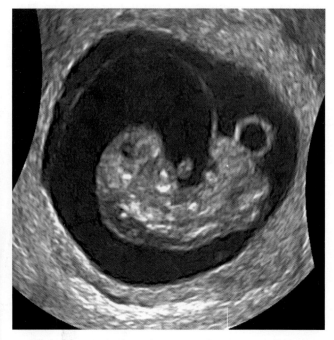

图 14-34　肢体-体壁综合征,妊娠 10 周。胎儿的头侧部分位于羊膜腔内,尾部位于羊膜外的绒毛膜腔(Bryann Bromley (MD)的 3D 渲染成像)

预后

尽管新生儿护理和外科修复在发展进步,预后仍不容乐观,对于产前诊断的脐膨出需要警惕。挪威在 1985~2004 年间诊断的 90 例脐膨出的研究中,其中 49 例终止妊娠,6 例产前死亡、5 例产时死亡、9 例产后死亡[130]。21 例存活病例中,13 例合并有各种其他畸形或者功能障碍。只有 8 名儿童(占研究组的 9%)在 1 ~17 岁的随访评估中被认为是健康的。1991~2002 年间伦敦 445 例患者的随访结果与之相似[138]。大多数非整倍体妊娠要么终止妊娠要么在产前或新生儿时期死亡。176 例核型正常或未知核型的胎儿中,有 96 例终止妊娠,27 例胎死宫内,9 例新生儿期死亡。只有 44 名儿童接受了手术(占研究组的 10%),并且全部存活。

脐膨出的不良结局与高发的合并畸形有关,尤其是非整倍体畸形。单纯性脐膨出的预后较好。出生后,这些婴儿的术后管理往往比腹裂更容易,可能是因为脐膨出的薄膜保护了膨出的肠管。

然而,伴有较大肝脏膨出的脐膨出患者(图 14-24)可能会面临其他的并发症,包括呼吸困难和复杂的扩大手术。巨大脐膨出通常被定义为伴有 75% 以上的肝脏膨出至腹腔外。正如所料,巨大脐膨出胎儿的预后明显比小型单纯性脐膨出的预后差。在巨大脐膨出妊娠系列研究中,10 例中有 2 例胎死宫内,2 例婴儿期死亡。6 例存活患儿中,4 例出现呼吸功能不全,2

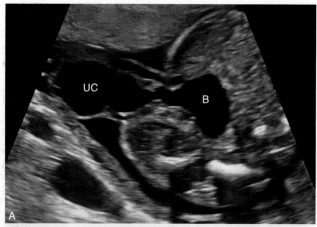

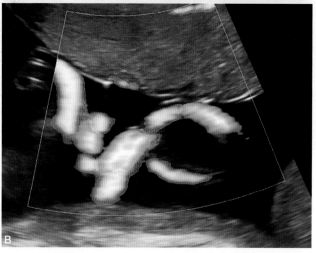

图 14-35　脐尿管囊肿。A. 脐尿管囊肿(UC)位于胎儿腹侧,紧邻脐带插入口。最初,与没有器官或软组织突出的脐膨出表现相似。仔细检查,囊肿与充盈的膀胱(B)相通。B. 彩色多普勒超声显示脐尿管囊肿两侧特征性的脐动脉走行。出生后不久,脐尿管残留很容易手术修复

例出现发育迟缓等远期并发症[139]。

11~14 周的诊断

腹壁缺损可于 11~14 周之间应用超声准确诊断(图 14-23A、D 以及图 14-25A~C)。事实上,检测率可能接近 100%。在一组研究中,对所有 60 例脐膨出的胎儿(50 例仅有肠管突出和 10 例肝脏突出)进行了检测,其中 19 例为腹裂[31]。

超声发现腹壁缺损时,应用彩色多普勒超声确定脐带附着的部位有助于鉴别脐膨出和腹裂(图 14-26B)。有时这两种疾病之间的区别要在随后的超声检查中鉴别,通常是在 16 周左右。

脐膨出的发病率取决于检查时的胎龄/婴儿期。在 11~14 周超声检查的 57 119 例单胎妊娠的数据库中,有 150 例脐膨出胎儿(发病率为 26‰)[140]。发病率为 EUROCAT 登记处的 10 倍。即使在 11~14 周之间,

脐膨出的发病率也与孕周呈负相关(表14-12)。

表 14-12　早孕期脐膨出	
头臀长 (mm)	仅伴肠膨出的脐膨 出发生率(‰)
45~55	102
55~65	12.5
65~85	4.8

数据来源:Kagan KO,Staboulidou I,Syngelaki A,et al:The 11~13-week scan:diagnosis and outcome of holoprosencephaly, exomphalos and megacystis. Ultrasound Obstet Gynecol 36:10-14,2010

　　早孕期脐膨出发病率高有两种解释。其一,很多是非整倍体,并且胎死宫内。其二,许多早期认定的"脐膨出"会自然消退。在早孕期发现的150例脐膨出中,59例为整倍体,伴有单纯小肠膨出,这59例中在妊娠20周时83%脐膨出自愈且出生后婴儿外观表现正常[140]。这些发现提示,早孕期超声检查很可能会将脐根部的生理性中肠疝误诊为单纯仅有肠管的脐膨出。

　　虽然大多数情况下,生理性中肠疝在妊娠11周自行消失(头臀长45mm),偶尔也有例外。因此,在11~12周的单纯的小型脐膨出,只包含肠管(没有其他畸形,NT正常),可能是生理性中肠疝的延迟消失。像胚胎发育不同步的其他表现一样,如淋巴管发育迟缓,导致颈项部水肿,鼻骨延迟骨化,排尿协调延迟导致巨膀胱,这些一过性现象被认为是染色体或其他遗传问题风险增加的软指标,而非真正的结构畸形。

　　另一项研究调查了在妊娠11~14周之间检查出脐膨出的98例胎儿的预后[141]。45例在妊娠11~14周之间检查出合并有其他畸形,均死亡。22例伴有NT增厚,仅有3例存活。31例明显的单纯性脐膨出胎儿发育良好,所有胎儿均为活产,其中18例在妊娠16周时脐膨出自行消失;11例脐膨出持续存在的患儿中,5例在妊娠16周检查时发现有合并畸形,存活至婴儿期1例;单纯性脐膨出6例,存活至婴儿期4例。

　　在对妊娠11~14周疑似腹壁缺损的孕妇进行咨询必须非常慎重。预后几乎呈双峰分布:因为伴有非整倍体或合并畸形,大多数预后不好。然而,约1/5的患儿出生后健康且无需手术修复治疗。这种情况大部分为单纯的小型脐膨出,且胎儿NT正常的。处理方法有:无创游离DNA的非整倍体筛查和或妊娠相关血浆蛋白A(pregnancyassociated plasma protein A,PAPP-A)和人绒毛膜促性腺激素(human chorionic gonadotropin,hCG),侵入性绒毛活检术(chorionic villus sam-

pling,CVS)或羊膜腔穿刺术,以及在妊娠16~20周的超声检查。

产科咨询及处理方法

　　如前所述,在早孕期,对单纯性的仅伴有肠膨出的脐膨出患者进行咨询必须慎重,因为这些胎儿大多数结局正常。如果脐膨出伴有肝脏膨出,NT增厚或伴有其他畸形,亦或如果脐膨出过了早孕期后持续存在,则应行非整倍体的检查。如果进行绒毛活检术或羊膜腔穿刺术,除了标准的核型外,应考虑微阵列和BWS检测。如果患者拒绝有创诊断试验,无创游离DNA筛查应该检测与脐膨出相关的主要三倍体畸形。这一结果很重要,因为诊断13三体或18三体将会影响产科及新生儿处理方案。

　　由于合并畸形的风险较高且期望早期诊断,我们分别在妊娠16周和20周进行胎儿结构筛查。即使产科超声显示心脏正常,仍应行胎儿超声心动图检查,可推迟至22周。MRI在评估这些胎儿中的作用不确定[142],但可以考虑,特别是在不常见病例或疑难病例的情况下。

　　常规每4~6周行超声检查。巨大儿、羊水过多或巨舌症提示BWS。通常在20周后完成胎儿畸形筛查时,我们建议准父母在适当的时间与儿外科医生会面,但是如果患者焦虑或考虑终止妊娠会提前。分娩应选择在三级医疗中心。虽然巨大脐膨出选择剖宫产,但是并没有证据表明剖宫产能够改善预后。

新生儿管理

　　膨出体外的脏器应包在温暖的盐水纱布中,表面由塑料薄膜包裹,以阻止肠管水分的蒸发流失。立即开始静脉补液和胃肠减压。由于BWS的可能,及其和新生儿低血糖有关,应进行连续血糖测定。

　　手术方法在很大程度上取决于病灶的大小。小型脐膨出适合于一期封闭缝合。多种外科技术已被用于修复巨大脐膨出。尽管可能有因胃食管反流、呼吸问题和喂养困难而未能健康成长的问题,但长期预后主要取决于是否存在其他畸形。

腹裂

定义

　　国际出生缺陷研究与监测机构定义腹裂为:右侧腹壁缺损,与未受累的脐带相邻,以内脏外翻为特征的先天性畸形,表面无薄膜覆盖[143]。

请注意,几乎所有的腹裂都位于右侧,伴有肠外翻,没有肝脏外翻(图 14-26,图 14-27)。因此,左侧腹裂或腹裂伴有肝脏外翻比较罕见且不典型。一篇报道中的三例左侧腹裂均伴有肠外畸形[144]。最近的研究发现 117 例腹裂患者中 6% 出现肝脏外翻[145]。这些不典型病例可能是腹裂与其他腹壁缺损相混淆,例如脐膨出、肢体-体壁综合征/羊膜束带综合征/体蒂异常或泄殖腔外翻[146]。一则 296 例腹壁缺损的报告中,诊断错误率 6%。

患病率和危险因素

尽管腹裂在先天畸形中并不常见,但自 20 世纪 60 年代至今,其患病率增加了 10~20 倍[143]。腹裂的患病率与母亲年龄呈负相关;与年龄大于 35 岁的孕妇相比,年龄小于 20 岁的孕妇更为常见,约为前者的 60 倍以上[147]。在一些研究中,暴露于包括阿司匹林、伪麻黄碱及相关药物、香烟和乙醇等物质中,腹裂的风险轻度增加[148,149]。虽然一项研究计算的风险是 2.4%,但腹裂的复发风险被认为是很低的[150]。调查表明该病是由环境因素而非遗传因素引起的。

伴发畸形

胃肠道畸形如闭锁、狭窄、坏死、穿孔、旋转不良和肠扭转等被认为是主要缺陷部分,而不是伴发畸形。报道的这些肠道并发症的发生率从 4% 到 21% 不等[151~155],对此差异没有明确的解释。

通常认为腹裂很少合并肠外畸形。然而,在 64 例产前诊断为腹裂的胎儿中约 6%[151] 及 143 例已登记出生的腹裂患儿中约 7%[152] 发现合并肠外畸形。另一项研究发现 108 例腹裂胎儿中产前诊断肠外畸形的有 5%,出生后增至 13%[156]。最大的一项研究,回顾性分析了来自 24 个注册机构的 3322 例腹裂患儿,469 例(14%)为非孤立性的[157];非整倍体畸形 41 例,主要为 13 三体和 18 三体;非染色体综合征 24 例;404 例胎儿共 615 种其他畸形,统称为"先天性多发畸形"。这些畸形包括 42 例脑积水在内的 147 例中枢神经系统畸形;83 例心血管畸形;46 例唇腭裂;60 例生殖器畸形;61 例泌尿系统畸形;72 例肢体畸形。这些作者认为,一些病例可能是因错误分类。特别是,他们认为 13 三体和 18 三体的病例可能是被误诊的脐膨出。然而,腹裂合并肠外先天性畸形的发生率可能比以前报道的高[158]。

病理生理学

腹裂通常被认为与血管事件相关,可能是右卵黄动脉破裂或右脐静脉的退化异常。然而,这并不容易解释增加相关异常的风险。已经提出了以下几种假设:①中胚层形成体壁失败;②脐环周围羊膜破裂;③体壁异常折叠,导致腹壁缺损、肠外翻[148];④未能将卵黄囊和相关卵黄结构纳入脐蒂(umbilical stalk)[159]。

产科不良结局

腹裂胎儿宫内生长受限、宫内死亡和自发性早产的发生率增加。Brantberg 等[151] 发现 64 例受腹裂影响的婴儿中有 22% 体重低于胎龄平均值的 2 个标准差。Netta 等[160] 发现,36 名婴儿中 61% 体重低于第十百分位数,44% 低于第五百分位数。

在最近的一项关于 3276 例腹裂患儿的荟萃分析中发现,尽管许多研究中有产前监测和早期择期分娩,仍有 177 例胎儿死亡(胎儿死亡风险为 4.5%,是普通人群的 7 倍)[161]。目前尚不清楚胎盘功能不全导致胎儿死亡的程度,因为胎儿生长受限与死胎之间没有很强的相关性。死胎的其他原因包括脐带压迫、低血容量蛋白丢失、细胞因子介导的炎症和小肠扭转引起的血管危象[161]。

自发性早产发生率高。在一项研究中,早产率为 28%,自然分娩的平均胎龄为 36.6 周[162]。在最近的一份报告中,98 例妊娠中 24% 发生早产或胎膜早破[155]。

超声诊断与产科管理

在妊娠 11~14 周超声检查可明确诊断腹壁缺损[31]。与其他腹壁缺损不同,确诊腹裂需观察到在正常脐带插入点右侧见无包膜包裹的游离漂浮于体外的小肠。彩色多普勒超声有助于诊断(图 14-26~图 14-28)。如果患儿符合人口统计学特征,且无其他结构畸形,诊断腹裂较为妥帖且具有前瞻性,因此准父母可以进行相应的咨询。尽管伴发胎儿先天性心脏病的发病率为 2.5%[157]~4%[163],低于其他合并畸形,但仍需行胎儿超声心动图检查。尽管染色体异常的可能性很低,仍可以加做非整倍体的检测。有经验的检查者进行针对性的超声检查后,胎儿 MRI 和羊膜穿刺术对诊断帮助不大。但是,如果有其他非典型性特征,则应进行更全面的评估。

产科监护最重要的目标是避免死胎,这并不总是与生长受限有关。某些形式的胎儿监测是必要的,最常见是包括对生长发育、羊水量和肠管表现的系统超声评估。许多中心还对腹裂胎儿进行胎心率监测[164]。

有人认为羊水会逐渐损害暴露的肠管,因此有人认为肠管的超声表现是分娩的标准(图 14-26d,图 14-

28b)。有一部分[165~168]但并非所有的[169]研究者认为肠管扩张会增加产后并发症的风险,如闭锁,特别是涉及多个腹腔内肠段。较少的证据表明肠壁增厚是一个独立的危险因素[170],胎儿胃扩张与并发症无关[171]。

值得注意的是,胎儿肠管声像图的改变并不是提前分娩的指征,因为据推测损伤已经形成。一些研究表明,在 37 周之前分娩与不良结局相关[172~176]。另一方面,由于宫内死亡的风险[164]持续存在以及肠道损伤的可能性。即使监测结果仍然令人放心,许多中心建议在 37 周左右进行择期分娩[177]。一项研究表明,这种方法可以改善预后[178]。

过去,关于合适的分娩方式存在很多争议。虽然没有随机对照试验,一些回顾性分析未能证明剖宫产能改善患儿结局。目前,大多数腹裂患儿可以顺产[177]。

新生儿管理

分娩后立即进行静脉补液和胃肠减压。外翻的肠用温盐水浸泡的纱布包裹,然后用塑料膜包裹防止水分蒸发流失。将患儿置于右侧卧位,防止肠系膜扭结。

腹壁缺损的修复可以一期闭合;或者使用 SILO 袋(图 14-29)封闭筋膜和皮肤,进行分期闭合。肠闭锁区域可以一期手术或几周后择期手术。肠道功能的恢复可能会延迟,住院时间延长并不少见。新生儿死亡率为 4%~8%[151,152,154]。

幸存者的长期预后是极好的。最严重的问题是短肠综合征,会影响 4%~10% 的腹裂患儿。虽然生长发育、神经发育和生活满意度与一般人群报告的情况相似,但可能会出现相对较小的胃肠道问题[177]。

膀胱和泄殖腔外翻/OEIS 综合征

涉及下腹部及泌尿生殖道的一系列畸形可以从轻度的尿道上裂到膀胱外翻再到泄殖腔外翻/OEIS 综合征[179,180]。膀胱外翻和泄殖腔外翻的患病率分别为 0.3‰和 0.05‰[181,182]。

胚胎学

受精后约 6 周,尿直肠隔的发育将泄殖腔分为前方的泌尿生殖窦和后方的后肠(图 14-9)。同时,脐下腹壁由外胚层和泄殖腔之间的中胚层由外侧至内侧延伸形成;如果此过程发育缺陷,泄殖腔膜可向前破裂。如果泄殖腔膜破裂发生在尿直肠隔到达泌尿生殖膜后,就会造成膀胱外翻,男性可伴有尿道上裂(图 14-30A、B)。如果泄殖腔膜破裂在尿直肠隔完成下降之前发生,就会造成泄殖腔外翻,包括膀胱和小肠的外

翻,阻碍直肠、膀胱板和生殖器结构的正常中线融合[180]。外翻的盲肠和末端回肠位于两个半侧膀胱和两个半侧阴茎之间(图 14-30C)。远端后肠末端为盲袋。脊柱畸形,如半椎体、骶骨发育不全和神经管闭合不全(dysraphism)通常与泄殖腔外翻有关。有时使用缩写 OEIS 综合征;有人认为 OEIS 与泄殖腔外翻相似或相同[183]。

超声诊断

超声诊断膀胱外翻是基于羊水量正常的胎儿膀胱持续不显影(图 14-31A)。胎儿膀胱在排空后几分钟内通常开始再次充盈;因此,长时间的不显影将提示发育异常。在大多数膀胱外翻的情况下,脐带插入口下方的腹壁可见小的软组织肿块,为外翻的膀胱黏膜(图 14-31B)。

在中孕期或晚孕期,如果腹壁缺损伴有膀胱持续不显影,则怀疑泄殖腔外翻。也可能有半椎体伴脊柱侧凸或腰骶脊髓脊膜膨出的表现[184]。脱垂的回肠末端可具有特征性的"象鼻"征[185](图 14-32)。超声表现多种多样[186],并且经常伴有合并畸形[187]。

在早孕期泄殖腔膜破裂之前,有时可见囊性肿块[188]。NT 增厚与泄殖腔外翻也有关系[189]。

因为难以用超声来确定胎儿性别,因此可考虑使用微阵列进行染色体核型分析[190],这些信息可能对产前咨询有用[191]。

新生儿管理

应用无菌盐水溶液湿润新生儿外翻的器官,并用无菌塑料膜包裹以防止水分流失、创伤和感染。膀胱外翻的手术矫正可为一期手术或分期手术[192],手术修复后大多数可以达到排尿自控[193]。

手术修复泄殖腔外翻的各种表现是很复杂的,需要多学科处理。包括尿失禁在内的长期并发症是常见的;在当前关注的研究领域中,与性别分配和性别认同有关的社会心理问题是需要特别关注的。遗传学上为男性基因并按照男性抚养的婴儿可能会阴茎发育不完全[194],但是尝试改为女性社会性别也是有问题的[195]。现在大多数泌尿学专家建议将 46XY 婴儿作为男性抚养[196]。

Cantrell 五联征

Cantrell 五联征被认为是一种高位的腹壁缺损,包括胸骨远端的裂和伴有一定程度的心脏异位(图 14-33B)、前膈肌缺损、高位脐膨出、心包缺损和心脏畸形。其中一些病例只具备一部分而非所有特征,被认

为是 Cantrell 五联征的不完全形式[197]。如果有心脏异位,就可以在早孕期经超声诊断,有一个病例报道称伴有 NT 增厚[198](图 14-33A)。由于临床表现的多样性和文献中的病例数量较少,最好根据个体特征判断预后情况(图 14-33)。

肢体-体壁综合征/羊膜带综合征

这组畸形现象有多个名称,包括羊膜束带综合征、体蒂异常和短脐带综合征。这些疾病的病理生理学尚不清楚,也不确定它们是否相关[199,200]。羊膜带综合征轻度病例仅涉及肢体截肢,严重者为颅面畸形。肢体-体壁综合征和体蒂异常是指严重的胸腹裂、严重的脊柱后凸畸形和脐带异常短,还伴有其他异常[201]。

最早在早孕期就已经作出了肢体-体壁综合征的诊断(图 14-34);检查结果发现脊柱后凸侧弯和巨大腹壁缺损,常伴颈项透明层增厚[202]。这种情况是致命的,应该与其他腹壁缺损鉴别,特别是腹裂和羊膜束带综合征的轻型病例,其预后较好。通常核型分析是正常的,但对未来怀孕咨询可能是有用的。分娩并发症常见,对于继续妊娠的患者则需要剖宫产[203]。

脐尿管囊肿

脐尿管是尿囊的胚胎残留物,近端脐带通过它连接泌尿生殖窦和后期膀胱[204]。脐尿管通常萎缩成为脐正中韧带。脐尿管不完全萎缩导致脐尿管囊肿,通过超声检查为胎儿腹侧的囊性结构,与充盈的膀胱相通(图 14-35A)。两根脐动脉沿脐尿管囊肿和膀胱的两侧走行(图 14-35B)。脐尿管囊肿虽然不是真正的腹壁缺损,但可能类似脐膨出。它往往在妊娠的后半期自行消失[205],但也许可以看到部分外翻的膀胱[206,207]。MRI 对诊断有较大的帮助[208],因为相较于脐膨出,脐尿管囊肿的预后较好。治疗方法是出生后手术切除即可。

致谢

非常感激几位超声医师及超声专家在留存图像和阐述图像中的贡献。在马萨诸塞州综合医院(MGH)产前诊断部门,我们是团队合作,所以确定图形具体由谁留取很难或者说不太可能。我还想致谢 Ilona Goldfarb、MD 和 Cassandra Kelleher、MD 对书稿的评审。最后,我对所有这些年来教授我超声波知识的人们,特别是 Beryl Benacerraf,MD 表示感谢。

(肖淑芳　王云芳　翻译

冉素真　钟春燕　栗河舟　审校)

参考文献

1. Mitchell B, Sharma R: *Embryology: An Illustrated Colour Text*, Edinburgh, 2005, Elsevier/Churchill Livingstone.
2. Moore KL, Persaud TVN, editors: *The Developing Human: Clinically Oriented Embryology*, ed 6, Philadelphia, 1998, WB Saunders.
3. Malinger G, Levine A, Rotmensch S: The fetal esophagus: anatomical and physiological ultrasonographic characterization using a high-resolution linear transducer. *Ultrasound Obstet Gynecol* 24:500–505, 2004.
4. Blaas HG, Eik-Nes SH, Kiserud T, Hellevik LR: Early development of the abdominal wall, stomach and heart from 7 to 12 weeks of gestation: a longitudinal ultrasound study. *Ultrasound Obstet Gynecol* 6:240–249, 1995.
5. Hertzberg BS: Sonography of the fetal gastrointestinal tract: anatomic variants, diagnostic pitfalls, and abnormalities. *AJR Am J Roentgenol* 162(5):1175–1182, 1994.
6. Leigh MW, Pittman JE, Carson JL, et al: Clinical and genetic aspects of primary ciliary dyskinesia/Kartagener syndrome. *Genet Med* 11(7):473–487, 2009.
7. Applegate KM, Goske MJ, Pierce G, Murphy D: Situs revisited: imaging of the heterotaxy syndrome. *Radiographics* 19:837–852, 1999.
8. Salomon LJ, Baumann C, Delezoide AL, et al: Abnormal abdominal situs: what and how should we look for? *Prenat Diagn* 26:282–285, 2006.
9. Sase M, Miwa I, Sumi M, et al: Gastric emptying cycles in human fetus. *Am J Obstet Gynecol* 193:1000–1004, 2005.
10. Al-Salem AH, Abdulla MR, Kothari MR, Naga MI: Congenital pyloric atresia, presentation, management, and outcome: a report of 20 cases. *J Pediatr Surg* 49:1078–1082, 2014.
11. Rizzo G, Capponi A, Arduini D, Romanini C: Prenatal diagnosis of gastroesophageal reflux by color and pulsed Doppler ultrasonography in a case of congenital pyloric atresia. *Ultrasound Obstet Gynecol* 6:290–292, 1995.
12. McKelvey A, Stanwell J, Smeulders N, et al: Persistent non-visualisation of the fetal stomach: diagnostic and prognostic implications. *Arch Dis Child Fetal Neonatal Ed* 95(6):F439–F442, 2010.
13. Rothenberg SS: Esophageal atresia and tracheoesophageal fistula malformations. In Holcomb GW, Murphy JP, Ostlie DJ, editors: *Ashcraft's Pediatric Surgery*, ed 6, Philadelphia, 2014, Elsevier.
14. Pedersen R, Calzolari E, Husby S, Garne E, EUROCAT Working group: Oesophageal atresia: prevalence, prenatal diagnosis and associated anomalies in 23 European regions. *Arch Dis Child* 97(3):227–232, 2012.
15. Stringer MD, McKenna KM, Goldstein RB, et al: Prenatal diagnosis of esophageal atresia. *J Pediatr Surg* 30(9):1258–1263, 1995.
16. Brantberg A, Blaas K, Haugen SE, Eik-Nes SH: Esophageal obstruction-prenatal detection rate and outcome. *Ultrasound Obstet Gynecol* 30(2):180–187, 2007.
17. de Jong EM, de Haan MA, Gischler SJ, et al: Pre- and postnatal diagnosis and outcome of fetuses and neonates with esophageal atresia and tracheoesophageal fistula. *Prenat Diagn* 30(3):274–279, 2010.
18. Sparey C, Jawaheer G, Barrett AM, Robinson SC: Esophageal atresia in the Northern Region Congenital Anomaly Survey, 1985-1997: prenatal diagnosis and outcome. *Am J Obstet Gynecol* 182:427–431, 2000.
19. Choudhry M, Boyd PA, Chamberlain PF, Lakhoo K: Prenatal diagnosis of tracheo-oesophageal fistula and oesophageal atresia. *Prenat Diagn* 27(7):608–610, 2007.
20. Borsellino A, Zaccara A, Nahom A, et al: False-positive rate in prenatal diagnosis of surgical anomalies. *J Pediatr Surg* 41(4):826–829, 2006.
21. Fallon SC, Ethun CG, Olutoye OO, et al: Comparing characteristics and outcomes in infants with prenatal and postnatal diagnosis of esophageal atresia. *J Surg Res* 190:242–245, 2014.
22. Kunisaki SM, Bruch SW, Hirschl RB, et al: The diagnosis of fetal esophageal atresia and its implications on perinatal outcome. *Pediatr Surg Int* 30(10):971–977, 2014.
23. Solt I, Rotmensch S, Bronshtein M: The esophageal "pouch sign": a benign transient finding. *Prenat Diagn* 30:845–848, 2010.
24. Ethun CG, Fallon SC, Cassady CI, et al: Fetal MRI improves diagnostic accuracy in patients referred to a fetal center for suspected esophageal

atresia. *J Pediatr Surg* 49(5):712–715, 2014.

25. Garabedian C, Verpillat P, Czerkiewicz I, et al: Does a combination of ultrasound, MRI, and biochemical amniotic fluid analysis improve prenatal diagnosis of esophageal atresia? *Prenat Diagn* 34(9):839–842, 2014.

26. Wang B, Tashiro J, Allan BJ, et al: A nationwide analysis of clinical outcomes among newborns with esophageal atresia and tracheoesophageal fistulas in the United States. *J Surg Res* 190(2):604–612, 2014.

27. Aguayo P, Ostile DJ: Duodenal and intestinal atresia and stenosis. In Holcomb GW, Murphy JP, Ostlie DJ, editors: *Ashcraft's Pediatric Surgery*, ed 6, Philadelphia, 2014, Elsevier.

28. Hemming V, Rankin J: Small intestinal atresia in a defined population: occurrence, prenatal diagnosis and survival. *Prenat Diagn* 27:1205–1211, 2007.

29. Choudhry MS, Rahman N, Boyd P, Lakhoo K: Duodenal atresia: associated anomalies, prenatal diagnosis and outcome. *Pediatr Surg Int* 25:727–730, 2009.

30. Malone FD, Crombleholme TM, Nores JA, et al: Pitfalls of the "double bubble" sign; a case of congenital duodenal duplication. *Fetal Diagn Ther* 12:298–300, 1997.

31. Syngelaki A, Chelemen T, Dagklis T, et al: Challenges in the diagnosis of fetal non-chromosomal abnormalities at 11-13 weeks. *Prenat Diagn* 31:90–102, 2011.

32. Rossi AC, Prefumo F: Accuracy of ultrasonography at 11-14 weeks of gestation for detection of fetal structural anomalies. A systematic review. *Obstet Gynecol* 122(6):1160–1167, 2013.

33. Lawrence MJ, Ford WD, Furness ME, et al: Congenital duodenal obstruction: early antenatal ultrasound diagnosis. *Pediatr Surg Int* 16:342–345, 2000.

34. Cohen-Overbeek TE, Grijseels EW, Niemeijer ND, et al: Isolated or non-isolated duodenal obstruction: perinatal outcome following prenatal or postnatal diagnosis. *Ultrasound Obstet Gynecol* 32(6):784–792, 2008.

35. Torfs CP, Christianson RE: Anomalies in Down syndrome individuals in a large population-based registry. *Am J Med Genet* 77:431–438, 1998.

36. Brantberg A, Blaas HG, Salvesen KA, et al: Fetal duodenal obstruction: increased risk of prenatal sudden death. *Ultrasound Obstet Gynecol* 20(5):439–446, 2002.

37. Escobar MA, Ladd AP, Grosfeld JL, et al: Duodenal atresia and stenosis: long-term follow-up over 30 years. *J Pediatr Surg* 39(6):867, 2004.

38. Vincoff NS, Callen PW, Smith-Bindman R, Goldstein RB: Effect of ultrasound transducer frequency on the appearance of the fetal bowel. *J Ultrasound Med* 18(12):799–803, 1999.

39. Harrison KL, Martinez D, Mason G: The subjective assessment of echogenic fetal bowel. *Ultrasound Obstet Gynecol* 16:524–529, 2000.

40. Sepulveda W, Sebire NU: Opinion. Fetal echogenic bowel: a complex scenario. *Ultrasound Obstet Gynecol* 16:510–514, 2000.

41. Publications Committee, Society for Maternal Fetal Medicine, Odibo AO, Goetzinger KR: Isolated echogenic bowel diagnosed on second-trimester ultrasound. *Contemp OB/GYN*, Aug 1, 2011. Available at <http://contemporaryobgyn.modernmedicine.com>.

42. Agathokleous M, Chaveeva P, Poon LC, et al: Meta-analysis of second-trimester markers for trisomy 21. *Ultrasound Obstet Gynecol* 41(3):247–261, 2013.

43. Reddy UM, Abuhamad AZ, Levine D, Saade GR, Fetal Imaging Workshop Invited Participants: Fetal imaging: executive summary of a joint Eunice Kennedy Shriver National Institute of Child Health and Human Development, Society for Maternal-Fetal Medicine, American Institute of Ultrasound in Medicine, American College of Obstetricians and Gynecologists, American College of Radiology, Society for Pediatric Radiology, and Society of Radiologists in Ultrasound Fetal Imaging Workshop. *J Ultrasound Med* 33(5):745–757, 2014.

44. Scotet V, Dugueperoux I, Audrézet MP, et al: Focus on cystic fibrosis and other disorders evidenced in fetuses with sonographic finding of echogenic bowel: 16-year report from Brittany, France. *Am J Obstet Gynecol* 203(6):592, e1–e6, 2010.

45. Picone O, Teissier N, Cordier AG, et al: Detailed in utero ultrasound description of 30 cases of congenital cytomegalovirus infection. *Prenat Diagn* 34(6):518–524, 2014.

46. Guerra B, Simonazzi G, Puccetti C, et al: Ultrasound prediction of symptomatic congenital cytomegalovirus infection. *Am J Obstet Gynecol* 198:380.e1–380.e7, 2008.

47. Goetzinger KR, Cahill AG, Macones GA, Odibo AO: Echogenic bowel on second-trimester ultrasonography: evaluating the risk of adverse pregnancy outcome. *Obstet Gynecol* 117(6):1341–1348, 2011.

48. Mailath-Pokorny M, Klein K, Klebermass-Schrehof K, et al: Are fetuses with isolated echogenic bowel at higher risk for an adverse pregnancy outcome? Experience from a tertiary referral center. *Prenat Diagn* 32:1295–1299, 2012.

49. Strocker AM, Snijders RJ, Carlson DE, et al: Fetal echogenic bowel: parameters to be considered in differential diagnosis. *Ultrasound Obstet Gynecol* 16:519–523, 2000.

50. Al-Kouatly HB, Chasen ST, Streltzoff J, Chervenak FA: The clinical significance of fetal echogenic bowel. *Am J Obstet Gynecol* 185:1035–1038, 2001.

51. Saha E, Mullins EW, Paramasivam G, et al: Perinatal outcomes of fetal echogenic bowel. *Prenat Diagn* 32:758–764, 2012.

52. Buiter HD, Holswilder-Olde Scholtenhuis MA, Bouman K, et al: Outcome of infants presenting with echogenic bowel in the second trimester of pregnancy. *Arch Dis Child Fetal Neonatal Ed* 98(3):F256–F259, 2013.

53. Nyberg DA, Mack LA, Patten RM, Cyr DR: Fetal bowel: normal sonographic findings. *J Ultrasound Med* 6:3–6, 1987.

54. Wax JR, Hamilton T, Cartin A, et al: Congenital jejunal and ileal atresia. *J Ultrasound Med* 25:337–342, 2006.

55. Amat S, Czerkiewicz I, Benoist JF, et al: Isolated hyperechoic fetal colon before 36 weeks' gestation reveals cystinuria. *Ultrasound Obstet Gynecol* 38(5):543–547, 2011.

56. Sweeney B, Surana R, Puri P: Jejunoileal atresia and associated malformations: correlation with the timing of the in utero insult. *J Pediatr Surg* 36:774–776, 2001.

57. Festen S, Brevoord JC, Goldhoorn GA, et al: Excellent long-term outcome for survivors of apple peel atresia. *J Pediatr Surg* 37(1):61–65, 2002.

58. Shorter J, Georges A, Perenyi A, Garrow E: A proposed classification system for familial intestinal atresia and its relevance to the understanding of the etiology of jejunoileal atresia. *J Pediatr Surg* 41:1822–1825, 2006.

59. Yoo SJ, Park KW, Cho SY, et al: Definitive diagnosis of intestinal volvulus in utero. *Ultrasound Obstet Gynecol* 13(3):200–203, 1999.

60. Molvarec A, Bábinszki A, Kovács K, et al: Intrauterine intestinal obstruction due to fetal midgut volvulus: a report of two cases. *Fetal Diagn Ther* 22(1):38–40, 2007.

61. Kim SH, Kim SH: Congenital chloride diarrhea: antenatal ultrasonographic findings in siblings. *J Ultrasound Med* 20(10):1133–1136, 2001.

62. Rubesova E: Fetal bowel anomalies: US and MR assessment. *Pediatr Radiol* 42(Suppl 1):S101–S106, 2012.

63. Surana J, Puri P: Small intestinal atresia: effect on fetal nutrition. *J Pediatr Surg* 29:1250–1252, 1994.

64. Zangheri G, Andreani M, Ciriello E, et al: Fetal intra-abdominal calcifications from meconium peritonitis: sonographic predictors of postnatal surgery. *Prenat Diagn* 27(10):960–963, 2007.

65. Tibboel D, Gaillard JL, Molenaar JC: The importance of mesenteric vascular insufficiency in meconium peritonitis. *Hum Pathol* 17(4):411–416, 1986.

66. Nam SH, Kim SC, Kim DY, et al: Experience with meconium peritonitis. *J Pediatr Surg* 42(11):1822–1825, 2007.

67. Gililland A, Carlan SJ, Greenbaum LD, et al: Undescended testicle and meconium-filled hemiscrotum: prenatal ultrasound appearance. *Ultrasound Obstet Gynecol* 20(2):200–202, 2002.

68. Dirkes K, Crombleholme TM, Craigo SD, et al: The natural history of meconium peritonitis diagnosed in utero. *J Pediatr Surg* 30(7):979–982, 1995.

69. Zerbini M, Gentilomi GA, Gallinella G, et al: Intra-uterine parvovirus B19 infection and meconium peritonitis. *Prenat Diagn* 18(6):599–606, 1998.

70. McDuffie RS, Bader T: Fetal meconium peritonitis after maternal hepatitis A. *Am J Obstet Gynecol* 180:1031–1032, 1999.

71. Bischoff A, Frischer J, Dickie BH, Pena A: Anorectal malformation without fistula: a unique defect with unique characteristics. *Pediatr Surg Int* 30:763–766, 2014.

72. Cuschieri A, EUROCAT Working Group: Descriptive epidemiology of isolated anal anomalies: a survey of 4.6 million births in Europe. *Am J Med Genet* 103(3):207–215, 2001.

73. Cuschieri A, EUROCAT Working Group: Anorectal anomalies associated with or as part of other anomalies. *Am J Med Genet* 110(2):122–130, 2002.

74. Mundt E, Bates MD: Genetics of Hirschsprung disease and anorectal malformations. *Semin Pediatr Surg* 19:107–117, 2010.

75. Khalil A, Cooke PC, Mantovani E, et al: Outcome of first-trimester fetal abdominal cysts: cohort study and review of the literature. *Ultrasound Obstet Gynecol* 43:413–419, 2014.

76. Brantberg A, Blaas HG, Haugen SE, et al: Imperforate anus: a relatively common anomaly rarely diagnosed prenatally. *Ultrasound Obstet Gynecol* 28(7):904–910, 2006.

77. Pohl-Schickinger A, Henrich W, Degenhardt P, et al: Echogenic foci in the dilated fetal colon may be associated with the presence of a rectourinary fistula. *Ultrasound Obstet Gynecol* 28:341–344, 2006.

78. Moon MH, Cho JY, Kim JH, et al: In-utero development of the fetal anal sphincter. *Ultrasound Obstet Gynecol* 35(5):556–559, 2010.

79. Vijayaraghavan SB, Prema AS, Suganyadevi P, et al: Sonographic depiction of the fetal anus and its utility in the diagnosis of anorectal malformations. *J Ultrasound Med* 30(1):37–45, 2011.

80. Elchalal U, Yanai N, Valsky DV, et al: Application of 3-dimensional ultrasonography to imaging the fetal anal canal. *J Ultrasound Med* 29(8):1195–1201, 2010.

81. Ochoa JH, Chiesa M, Vildoza RP, et al: Evaluation of the perianal muscular complex in the prenatal diagnosis of anorectal atresia in a high-risk population. *Ultrasound Obstet Gynecol* 39:521–527, 2012.

82. Bischoff A, Leavitt MA, Breech L, et al: Hydrocolpos in cloacal malformations. *J Pediatr Surg* 45:1241–1245, 2010.

83. Winkler NS, Kennedy AM, Woodward PJ: Cloacal malformation: embryology, anatomy, and prenatal imaging features. *J Ultrasound Med* 31:1843–1855, 2012.

84. Bischoff A, Levitt MA, Lim FY, et al: Prenatal diagnosis of cloacal malformations. *Pediatr Surg Int* 26(11):1071–1075, 2010.

85. Shono T, Taguchi T, Suita S, et al: Prenatal ultrasonographic and magnetic resonance imaging findings of congenital cloacal anomalies associated with meconium peritonitis. *J Pediatr Surg* 42(4):681–684, 2007.

86. Livingston JC, Elicevik M, Breech L, et al: Persistent cloaca: a 10-year review of prenatal diagnosis. *J Ultrasound Med* 31(3):403–407, 2012.

87. Capito C, Belarbi N, Paye Jaouen A, et al: Prenatal pelvic MRI: additional clues for assessment of urogenital obstructive abnormalities. *J Pediatr Urol* 10(1):162–166, 2014.

88. Calvo-Garcia M, Kline-Fath B, Levitt MA, et al: Fetal MRI clues to diagnose cloacal malformations. *Pediatr Radiol* 41(9):1117–1128, 2011.

89. Weichert J, Hartge D, Germer U, et al: Persistent right umbilical vein: a prenatal condition worth mentioning? *Ultrasound Obstet Gynecol* 37:543–548, 2011.

90. Foo D, Wong K, Lan CL, Tam P: Impact of prenatal diagnosis on choledochal cysts and the benefits of early excision. *J Pediatr Child Health* 45:28–30, 2009.

91. Simchen MJ, Toi A, Bona M, et al: Fetal hepatic calcifications: prenatal diagnosis and outcome. *Am J Obstet Gynecol* 187:1617–1622, 2002.

92. Hyett J: Intra-abdominal masses: prenatal differential diagnosis and management. *Prenat Diagn* 28:645–655, 2008.

93. Isaacs H, Jr: Fetal and neonatal hepatic tumors. *J Pediatr Surg* 42:1797–1803, 2007.

94. Avni F, Massez A, Cassart M: Tumours of the fetal body: a review. *Pediatr Radiol* 39:1147–1157, 2009.

95. Shin JC, Tsao PN, Huang SF, et al: Antenatal diagnosis of congenital hepatoblastoma in utero. *Ultrasound Obstet Gynecol* 16(1):94–97, 2000.

96. Devonald K, Ellwood D, Colditz PB: The variable appearances of fetal gallstones. *J Ultrasound Med* 11(11):579–585, 1992.

97. Stringer MD, Lim P, Cave M, et al: Fetal gallstones. *J Pediatr Surg* 31:1589–1591, 1996.

98. Suma V, Marini A, Bucci N, et al: Fetal gallstones: sonographic and clinical observations. *Ultrasound Obstet Gynecol* 12:439–441, 1998.

99. Shen O, Rabinowitz R, Yagel S, Gal M: Absent gallbladder on fetal ultrasound: prenatal findings and postnatal outcome. *Ultrasound Obstet Gynecol* 37:673–677, 2011.

100. Dreux S, Boughanim M, Lepinard C, et al: Relationship of non-visualization of the fetal gallbladder and amniotic fluid digestive enzymes analysis to outcome. *Prenat Diagn* 32(5):423–426, 2012.

101. Yoon PW, Bresee JS, Olney RS, et al: Epidemiology of biliary atresia: a population-based study. *Pediatrics* 99:376–382, 1997.

102. Chalouhi G, Muller F, Dreux S, et al: Prenatal non-visualization of fetal gallbladder: beware of biliary atresia! *Ultrasound Obstet Gynecol* 38(2):237–238, 2011.

103. Saada J, Parant O, Kessler S, et al: Prenatal diagnosis and outcome of congenital splenic cyst: report of two cases. *Prenat Diagn* 26:9–10, 2006.

104. Ji E, Lee EK, Kwon TH: Isolated echogenic foci in the left upper quadrant of the fetal abdomen: are they significant? *J Ultrasound Med* 23:483–488, 2004.

105. Schmider A, Henrich W, Reles A, et al: Etiology and prognosis of fetal ascites. *Fetal Diagn Ther* 18:230–236, 2003.

106. Nose S, Usui N, Soh H, et al: The prognostic factors and the outcome of primary isolated fetal ascites. *Pediatr Surg Int* 27(8):799–804, 2011.

107. Zelop C, Benacerraf B: The causes and natural history of fetal ascites. *Prenat Diagn* 14:941–946, 1994.

108. El Bishry G: The outcome of isolated fetal ascites. *Eur J Obstet Gynecol* 137:43–46, 2008.

109. Favre R, Dreux S, Dommerques M, et al: Nonimmune fetal ascites: a series of 79 cases. *Am J Obstet Gynecol* 190(2):407–412, 2004.

110. Heling KS, Chaoui R, Kirchmair F, et al: Fetal ovarian cysts: prenatal diagnosis, management and postnatal outcome. *Ultrasound Obstet Gynecol* 20(1):47–50, 2002.

111. Ben-Ami I, Kogan A, Fuchs N, et al: Long-term follow-up of children with ovarian cysts diagnosed prenatally. *Prenat Diagn* 30(4):342–347, 2010.

112. Cesca E, Midrio P, Boscolo-Berto R, et al: Conservative treatment of complex neonatal ovarian cysts: a long-term follow-up analysis. *J Pediatr Surg* 48(3):510–515, 2013.

113. Nemec U, Nemec SF, Bettelheim D, et al: Ovarian cysts on prenatal MRI. *Eur J Radiol* 81(8):1937–1944, 2012.

114. Galinier P, Carfagna L, Juricic M, et al: Fetal ovarian cysts management and prognosis: a report of 82 cases. *J Pediatr Surg* 43(11):2004–2009, 2008.

115. Bagolan P, Giorlandino C, Nahom A, et al: The management of fetal ovarian cysts. *J Pediatr Surg* 37(1):25–30, 2002.

116. Laje P, Flake A, Adzick NS: Prenatal diagnosis and postnatal resection of intraabdominal enteric duplications. *J Pediatr Surg* 45:1554–1558, 2010.

117. Winderl L, Silverman R: Prenatal identification of a completely cystic internal sacrococcygeal teratoma (type IV). *Ultrasound Obstet Gynecol* 9:425–428, 1997.

118. Sumi A, Sato Y, Kakui K, et al: Prenatal diagnosis of anterior sacral meningocele. *Ultrasound Obstet Gynecol* 37(4):493–496, 2011.

119. Picone O, Laperelle J, Sonigo P, et al: Fetal magnetic resonance imaging in the antenatal diagnosis and management of hydrocolpos. *Ultrasound Obstet Gynecol* 30:105–109, 2007.

120. Sauvat F, Sarnacki S, Brisse H, et al: Outcome of suprarenal localized masses diagnosed during the perinatal period. *Cancer* 94(9):2474–2480, 2002.

121. Moon SB, Shin HB, Seo JM, Lee SK: Clinical features and surgical outcome of a suprarenal mass detected before birth. *Pediatr Surg Int* 26(3):241–246, 2010.

122. Acharya S, Jayabose S, Kogan SJ, et al: Prenatally diagnosed neuroblastoma. *Cancer* 80(2):304–310, 1997.

123. Hero B, Simon T, Spitz R, et al: Localized infant neuroblastomas often show spontaneous regression: results of the prospective trials NB95-S and NB97. *J Clin Oncol* 26(9):1505–1510, 2008.

124. Calzolari E, Bianchi F, Dolk H, Milan M, EUROCAT Working Group: Omphalocele and gastroschisis in Europe: a survey of 3 million births 1980-1990. *Am J Med Genet* 58:187–194, 1995.

125. Barisic I, Clementi M, Häusler M, et al, Euroscan Study Group: Evaluation of prenatal ultrasound diagnosis of fetal abdominal wall defects by 19 European registries. *Ultrasound Obstet Gynecol* 18(4):309–316, 2001.

126. Stoll C, Alembik Y, Dott B, Roth MP: Omphalocele and gastroschisis and associated malformations. *Am J Med Genet A* 146A(10):1280–1285, 2008.

127. Benjamin B, Wilson G: Anomalies associated with gastroschisis and omphalocele: analysis of 2825 cases from the Texas Birth Defects Registry. *J Pediatr Surg* 49:514–519, 2014.

128. Byron-Scott R, Haan E, Chan A, et al: A population-based study of abdominal wall defects in south Australia and western Australia. *Paediatr Perinat Epidemiol* 12(2):136–151, 1998.

129. Salihu H, Pierre-Louis B, Druschel C, Kirby R: Omphalocele and gastroschisis in the state of New York, 1992-1999. *Birth Defects Res A Clin Mol Teratol* 67:630–636, 2003.

130. Brantberg A, Blaas HG, Haugen SE, Eik-Nes SH: Characteristics and outcome of 90 cases of fetal omphalocele. *Ultrasound Obstet Gynecol* 26(5):527–537, 2005.

131. Iacovella C, Contro E, Ghi T, et al: The effect of the contents of exomphalos and nuchal translucency at 11-14 weeks on the likelihood of associated chromosomal abnormality. *Prenat Diagn* 32(11):1066–1070, 2012.

132. Radhakrishna U, Nath SK, McElreavey K, et al: Genome-wide linkage and copy number variation analysis reveals 710 kb duplication on chromosome 1p31.3 responsible for autosomal dominant omphalocele. *J Med Genet* 49(4):270–276, 2012.

133. Chen CP, Lin CJ, Chen YY, et al: 3q26.31-q29 duplication and 9q34.3 microdeletion associated with omphalocele, ventricular septal defect, abnormal first-trimester maternal serum screening and increased nuchal translucency: prenatal diagnosis and aCGH characterization. *Gene* 532(1):80–86, 2013.

134. Wilkins-Haug L, Porter A, Hawley P, Benson CB: Isolated fetal omphalocele, Beckwith-Weidemann syndrome, and assisted reproductive technologies. *Birth Defects Res A Clin Mol Teratol* 85(1):58–62, 2009.

135. Weksberg R, Shuman C, Beckwith JB: Beckwith-Weidemann syndrome. *Eur J Hum Genet* 18:8–14, 2010.

136. Hurst J, Firth H, Chitty L: Review: syndromic associations with congenital anomalies of the fetal thorax and abdomen. *Prenat Diagn* 28:676–684, 2008.

137. *Online Mendelian Inheritance in Man (OMIM)*. Available at <http://www.ncbi.nlm.nih.gov/omim>.

138. Lakasing L, Cicero S, Davenport M, et al: Current outcome of antenatally diagnosed exomphalos: an 11 year review. *J Pediatr Surg* 41(8):1403–1406, 2006.

139. Biard JM, Wilson RD, Johnson MP, et al: Prenatally diagnosed giant omphaloceles: short- and long-term outcomes. *Prenat Diagn* 24:434–439, 2004.

140. Kagan KO, Staboulidou I, Syngelaki A, et al: The 11-13-week scan: diagnosis and outcome of holoprosencephaly, exomphalos and megacystis. *Ultrasound Obstet Gynecol* 36:10–14, 2010.

141. Khalil A, Arnaoutoglou C, Pacilli M, et al: Outcome of fetal exomphalos diagnosed at 11-14 weeks of gestation. *Ultrasound Obstet Gynecol* 39(4):401–406, 2012.

142. Daltro P, Fricke BL, Kline-Fath BM, et al: Prenatal MRI of congenital abdominal and chest wall defects. *AJR Am J Roentgenol* 184(3):1010–1016, 2005.

143. Castilla EE, Mastroiacovo P, Orioli IM: Gastroschisis: international epidemiology and public health perspectives. *Am J Med Genet C Semin Med Genet* 148C:162–179, 2008.

144. Suver D, Lee S, Shekherdimian S, Kim S: Left-sided gastroschisis: higher incidence of extraintestinal congenital anomalies. *Am J Surg* 195:663–666, 2008.

145. McClellan EB, Shew SB, Lee SS, et al: Liver herniation in gastroschisis: incidence and prognosis. *J Pediatr Surg* 46(11):2115–2118, 2011.

146. Rankin J, Dillon E, Wright C: Congenital anterior abdominal wall defects in the north of England, 1986-1996: occurrence and outcome. *Prenat Diagn* 19:662–668, 1999.

147. Opitz JM, Pysher TJ: Invited editorial comment: further reflections on gastroschisis. *Am J Med Genet C Semin Med Genet* 148C(3):192–198, 2008.

148. Feldkamp M, Carey J, Sadler T: Development of gastroschisis: review of hypotheses, a novel hypothesis, and implications for research. *Am J Med Genet A* 143A:639–652, 2007.

149. Rasmussen S, Frias J: Non-genetic risk factors for gastroschisis. *Am J Med Genet C Semin Med Genet* 148C(3):199–212, 2008.

150. Kohl M, Wiesel A, Schier F: Familial recurrence of gastroschisis: literature review and data from the population-based birth registry "Mainz Model." *J Pediatr Surg* 45:1907–1912, 2010.

151. Brantberg A, Blaas HG, Salvesen KA, et al: Surveillance and outcome of fetuses with gastroschisis. *Ultrasound Obstet Gynecol* 23:4–13, 2004.

152. Fillingham A, Rankin J: Prevalence, prenatal diagnosis and survival of gastroschisis. *Prenat Diagn* 28:1232–1237, 2008.

153. Kronfli R, Bradnock T, Sabharwal A: Intestinal atresia in association with gastroschisis: a 26-year review. *Pediatr Surg Int* 26:891–894, 2010.

154. Bradnock TJ, Marven S, Owen A, et al: Gastroschisis: one year outcomes from national cohort study. *BMJ* 343:d6749, 2011.

155. Durfee SM, Benson CB, Adams CR, et al: Postnatal outcome of fetuses with the prenatal diagnosis of gastroschisis. *J Ultrasound Med* 32(3):407–412, 2013.

156. Ruano R, Picone O, Bernardes L, et al: The association of gastroschisis with other congenital anomalies: how important is it? *Prenat Diagn* 31(4):347–350, 2011.

157. Mastroiacovo P, Lisi A, Castella EE, et al: Gastroschisis and associated defects: an international study. *Am J Med Genet* 143A(7):660–671, 2007.

158. Opitz JM: Invited comment: gastroschisis. *Am J Med Genet A* 143A:635–638, 2007.

159. Stevenson RE, Rogers R, Chandler J, et al: Escape of the yolk sac: a hypothesis to explain the embryogenesis of gastroschisis. *Clin Genet* 75:326–333, 2009.

160. Netta DA, Wilson RD, Visintainer P, et al: Gastroschisis: growth patterns and a proposed prenatal surveillance protocol. *Fetal Diagn Ther* 22(5):352–357, 2007.

161. South A, Stutey K, Meinzen-Derr J: Meta-analysis of the prevalence of intrauterine fetal death in gastroschisis. *Am J Obstet Gynecol* 209:114, e1–e13, 2013.

162. Lausman AY, Langer JC, Tai M, et al: Gastroschisis: what is the average gestational age of spontaneous delivery? *J Pediatr Surg* 42(11):1816–1821, 2007.

163. Kunz L, Gilbert W, Towner D: Increased incidence of cardiac anomalies in pregnancies complicated by gastroschisis. *Am J Obstet Gynecol* 193:1248–1252, 2005.

164. Overton TG, Pierce MR, Gao H, et al: Antenatal management and outcomes of gastroschisis in the UK. *Prenat Diagn* 32(13):1256–1262, 2012.

165. Nick AM, Bruner JP, Moses R, et al: Second-trimester intra-abdominal bowel dilation in fetuses with gastroschisis predicts neonatal bowel atresia. *Ultrasound Obstet Gynecol* 28(6):821–825, 2006.

166. Huh N, Hirose S, Goldstein R: Prenatal intraabdominal bowel dilation is associated with postnatal gastrointestinal complications in fetuses with gastroschisis. *Am J Obstet Gynecol* 202:396, e1–e6, 2010.

167. Contro E, Fratelli N, Okoye B, et al: Prenatal ultrasound in the prediction of bowel obstruction in infants with gastroschisis. *Ultrasound Obstet Gynecol* 35(6):702–707, 2010.

168. Ghiozoli M, James C, David AL, et al: Gastroschisis with intestinal atresia—predictive value of antenatal diagnosis and outcome of postnatal treatment. *J Pediatr Surg* 47(2):322–328, 2012.

169. Badillo A, Hendrick H, Wilson RD, et al: Prenatal ultrasonographic gastrointestinal abnormalities in fetuses with gastroschisis do not correlate with postnatal outcomes. *J Pediatr Surg* 43(4):647–653, 2008.

170. Goetzinger KR, Tuuli MG, Longman RE, et al: Sonographic predictors of postnatal bowel atresia in fetal gastroschisis. *Ultrasound Obstet Gynecol* 43(4):420–425, 2014.

171. Alfaraj MA, Ryan G, Langer JC, et al: Does gastric dilation predict adverse perinatal or surgical outcome in fetuses with gastroschisis? *Ultrasound Obstet Gynecol* 37(2):202–206, 2011.

172. Ergün O, Barksdale E, Ergün FS, et al: The timing of delivery of infants with gastroschisis influences outcome. *J Pediatr Surg* 40(2):424–428, 2005.

173. Charlesworth P, Njere I, Allotey J, et al: Postnatal outcome in gastroschisis: effect of birth weight and gestational age. *J Pediatr Surg* 42(5):815–818, 2007.

174. Boutros J, Regier M, Skarsgard ED, Canadian Pediatric Surgery Network: Is timing everything? The influence of gestational age, birth weight, route, and intent of delivery on outcome in gastroschisis. *J Pediatr Surg* 44(5):912–917, 2009.

175. Cain MA, Salemi JL, Paul Tanner J, et al: Perinatal outcomes and hospital costs in gastroschisis based on gestational age at delivery. *Obstet Gynecol* 124(3):543–550, 2014.

176. Overcash RT, DeUgarte DA, Stephenson FL, et al: University of

California Fetal Consortium: Factors associated with gastroschisis outcomes. *Obstet Gynecol* 124(3):551–557, 2014.

177. Lepigeon K, Van Mieghem T, Vasseur Maurer S, et al: Gastroschisis—what should be told to parents? *Prenat Diagn* 34(4):316–326, 2014.

178. Baud D, Lausman A, Alfaraj MA, et al: Expectant management compared with elective delivery at 37 weeks for gastroschisis. *Obstet Gynecol* 121(5):990–998, 2013.

179. Keppler-Noreuil KM: OEIS complex (omphalocele-exstrophy-imperforate anus-spinal defects): a review of 14 cases. *Am J Med Genet* 99:271–279, 2001.

180. Phillips T: Spectrum of cloacal exstrophy. *Semin Pediatr Surg* 20:113–118, 2011.

181. Jayachandran D, Bythell M, Ward Platt M, Rankin J: Register based study of bladder exstrophy-epispadias complex: prevalence, associated anomalies, prenatal diagnosis and survival. *J Urol* 186:2056–2061, 2011.

182. Martinez-Frias ML: Exstrophy of the cloaca and exstrophy of the bladder: two different expressions of a primary developmental field defect. *Am J Med Genet* 99:261–269, 2001.

183. Carey J: Exstrophy of the cloaca and the OEIS complex: one and the same. *Am J Med Genet* 99:270, 2001.

184. Meizner I, Levy A, Barnhard Y: Cloacal exstrophy sequence; an exceptional ultrasound diagnosis. *Obstet Gynecol* 86:446–450, 1995.

185. Clements M, Chalmers D, Meyers M, Vemulakonda V: Prenatal diagnosis of cloacal exstrophy: a case report and review of the literature. *Urology* 83(5):1162–1164, 2014.

186. Vasudevan PC, Cohen MC, Whitby EH, et al: The OEIS complex: two case reports that illustrate the spectrum of abnormalities and a review of the literature. *Prenat Diagn* 26(3):267–272, 2006.

187. Austin PF, Homsy YL, Gearhart JP, et al: The prenatal diagnosis of cloacal exstrophy. *J Urol* 160(3 Pt 2):1179–1181, 1998.

188. Mallman M, Reutter H, Geipel A, et al: Early prenatal diagnosis of the OEIS complex with different appearance in early compared with late pregnancy before spontaneous rupture of the cloacal membrane. *Prenat Diagn* 34(8):1–3, 2014.

189. Keppler-Noreuil KM, Gorton S, Foo F, et al: Prenatal ascertainment of OEIS complex/cloacal exstrophy—15 new cases and literature review. *Am J Med Genet A* 143A(18):2122–2128, 2007.

190. El-Hattab AW, Skorupski JC, Hsieh MH, et al: OEIS complex associated with chromosome 1p36 deletion: a case report and review. *Am J Med Genet A* 152A(2):504–511, 2010.

191. Goyal A, Fishwick J, Hurrell R, et al: Antenatal diagnosis of bladder/cloacal exstrophy: challenges and possible solutions. *J Pediatr Urol* 8(2):140–144, 2012.

192. Pierre K, Borer J, Phelps A, Chow J: Bladder exstrophy: current management and postoperative imaging. *Pediatr Radiol* 44:768–786, 2014.

193. Ebert AK, Schott G, Bals-Pratsch M, et al: Long-term follow-up of male patients after reconstruction of the bladder-exstrophy-epispadias complex: psychosocial status, continence, renal and genital function. *J Pediatr Urol* 6(1):6–10, 2010.

194. Woo L, Thomas J, Brock J: Cloacal exstrophy: a comprehensive review of an uncommon problem. *J Pediatr Urol* 6:102–111, 2010.

195. Reiner W, Gearhard J: Discordant sexual identity in some genetic males with cloacal exstrophy assigned to female sex at birth. *N Engl J Med* 350(4):333–341, 2004.

196. Diamond DA, Burns JP, Mitchell C, et al: Sex assignment for newborns with ambiguous genitalia and exposure to fetal testosterone: attitudes and practices of pediatric urologists. *J Pediatr* 148(4):445–449, 2006.

197. van Hoorn JH, Moonen RM, Huysentruyt CJ, et al: Pentalogy of Cantrell: two patients and a review to determine prognostic factors for optimal approach. *Eur J Pediatr* 167(1):29–35, 2008.

198. Hsieh YY, Lee CC, Chang CC, et al: Prenatal sonographic diagnosis of Cantrell's pentalogy with cystic hygroma in the first trimester. *J Clin Ultrasound* 26(8):409–412, 1998.

199. Martinez-Frias ML, Bermejo E, Rodriguez-Pinilla E: Body stalk defects, body wall defects, amniotic bands with and without body wall defects, and gastroschisis: comparative epidemiology. *Am J Med Genet* 92:13–18, 2000.

200. Hunter A, Seaver L, Stevenson R: Limb-body wall defect: is there a defensible hypothesis and can it explain all the associated anomalies? *Am J Med Genet A* 155:2045–2059, 2011.

201. Smrcek JM, Germer U, Krokowski M, et al: Prenatal ultrasound diagnosis and management of body stalk anomaly: analysis of nine singleton and two multiple pregnancies. *Ultrasound Obstet Gynecol* 21(4):322–328, 2003.

202. Daskalakis G, Sebire NJ, Jurkovic D, et al: Body stalk anomaly at 10-14 weeks of gestation. *Ultrasound Obstet Gynecol* 10(6):416–418, 1997.

203. Costa ML, Couto E, Furlan E, et al: Body stalk anomaly: adverse maternal outcomes in a series of 21 cases. *Prenat Diagn* 32(3):264–267, 2012.

204. Tolaymat LL, Maher JE, Kleinman GE, et al: Persistent patent urachus with allantoic cyst: a case report. *Ultrasound Obstet Gynecol* 10(5):366–368, 1997.

205. Shukunami K, Tsuji T, Kotsuji F: Prenatal sonographic features of vesicoallantoic cyst. *Ultrasound Obstet Gynecol* 15:545–546, 2000.

206. Lugo B, McNulty J, Emil S: Bladder prolapse through a patent urachus: fetal and neonatal features. *J Pediatr Surg* 41:E5–E7, 2006.

207. Matsui F, Matsumoto F, Shimada K: Prenatally diagnosed patent urachus with bladder prolapse. *J Pediatr Surg* 42:E7–E10, 2007.

208. Fuchs F, Picone O, Levaillant JM, et al: Prenatal diagnosis of a patent urachus cyst with the use of 2D, 3D, 4D ultrasound and fetal magnetic resonance imaging. *Fetal Diagn Ther* 24(4):444–447, 2008.

15

第 15 章　胎儿泌尿生殖道

Anthony O. Odibo, Jeffrey M. Dicke

重　点

- 第 9 孕周,正常的肾功能已完全建立。
- 对于泌尿道扩张的病例,最好描述胎儿肾盂、肾盏、输尿管及膀胱的具体声像表现,而不是使用例如肾盂扩张、肾盏扩张或肾积水等非特异性的术语。
- 肾脏囊性异常可能意味着潜在的遗传病。
- 比起胎儿尿液的系列生化检测,下尿道梗阻(lower urinary tract obstruction,LUTO)的超声表现对于肾功能低下更具有预示性。
- 尽管正常肾窝位置未能显示肾脏往往合并肾不发育或异位肾,但是也不能排除肾脏异常或正常肾脏无法显示的可能性。
- 在超声术语中,发育异常是非特指性的,意味着多种声像表现。
- 50% 以上的新生儿先天性腹部肿块源自肾脏,最常见的胎儿肾脏肿瘤为中胚层肾瘤。
- 声像显著的肾上腺提示肾不发育、先天性肾上腺皮质增生症(congenital adrenal cortical hyperplasia,CAH),或新生肿物。
- 性别分化异常的原因是多样性的,可能继发于性激素缺陷或未经确认的遗传病。
- 胎儿卵巢囊肿预后极好,大部分病例在出生后自动消退。

先天性肾脏泌尿道畸形（congenital abnormalities of the kidneys and urinary tract，CAKUT）在所有胎儿重要畸形中约占20%，在活产儿中占1/500[1,2]，并且在尸解结果中发生率更高[3]。泌尿道畸形的产前诊断虽然因为超声设备分辨率的提高有所改善，但是其假阳性率却相当高，这是由于对产前尿路扩张的诊断术语和

诊断标准缺乏共识所致。

胚胎学

泌尿生殖系统是由结构和功能都不同的两部分组成——泌尿系统与生殖系统，两者均由中胚层组织的

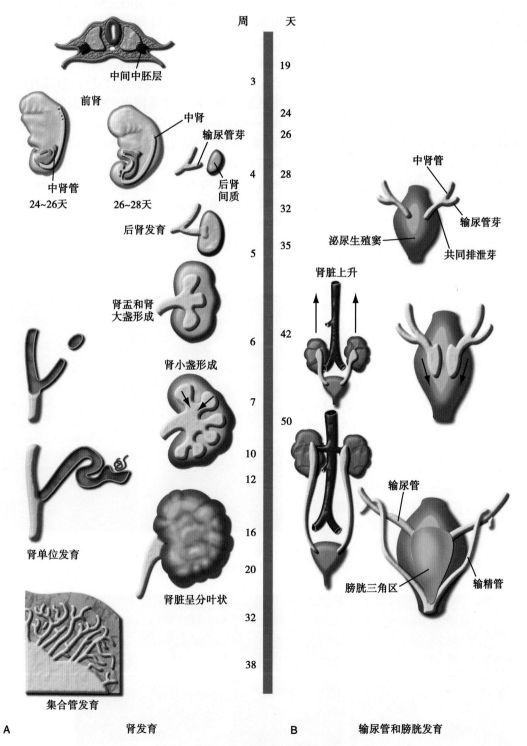

图 15-1　泌尿生殖系统的肾脏(A)和输尿管及膀胱(B)发育时间轴(改自 Park JM：Normal and anomalous development of the urogenital system. In Walsh PC：Campbell Urology，8th ed. Philadelphia，WB Saunders，2002，p 1737. Copyright © 2002 Saunders，an imprint of Elsevier；和 Larsen WJ：Human Embryology. New York，Churchill Livingstone，1997. 插图 James A. Cooper，MD，San Diego，CA)

共同嵴——中间中胚层,沿腹腔的后壁发展而成。

人类胚胎在宫内期间共有三套排泄器官或肾脏系统[4]。胚胎期的肾脏,从头端到尾端的顺序,依次分为前肾、中肾与后肾。前肾与中肾在宫内逐渐退化,而后肾最终发育成永久的肾脏[5,6](图 15-1A、B)。在永久肾脏开始发育时,中肾暂时作为胚胎的排泄器官,然后在第四个月内退化。其中,部分中肾成分作为生殖道的一部分被保留在成熟的泌尿生殖系统中[6]。

在骶骨区域,后肾形成一对被称为后肾憩室或输尿管芽(ureteric bud)的结构。它从中肾管远端发出,并在大约第 28 天内接触并穿透后肾间质胚基(后肾中胚层)[5,6]。

输尿管芽和后肾中胚层相互发生诱导作用,这些结构的适当分化取决于这些诱导信号。后肾中胚层诱导输尿管芽分支,输尿管芽诱导后肾中胚层压缩并进行间质向上皮的转化。肾单位由肾小球、近曲小管、Henle 袢和远端小管组成,被认为是从后肾中胚层衍生而来的,而由收集管、肾盏、肾盂和输尿管组成的集合系统是由输尿管芽形成的[6]。

输尿管芽分裂形成最终的肾盂肾盏及其相应的肾小叶。输尿管芽的最初几个分支形成肾盂、肾大盏和肾小盏和集合管,最早的集合管自此形成。当输尿管芽侵入后肾中胚层时,其末端扩张形成壶腹,最终发育成肾盂。输尿管芽在第 6 周时分裂至少四次,产生 16 个分支。这些分支继而合并形成两个至四个肾大盏与肾盂延续。到了第 7 周,接下来的四级分支也融合,形成了肾小盏。在第 32 周左右,又经历大约 11 次分裂产生约 1 万~300 万个分支,这些将成为集合管。对于人类,尽管肾成熟在出生后继续进行,但是肾发育在出生前就已完成[6]。在孕龄 6~9 周,肾从盆腔向头侧迁移至腰部。

最初,两个系统的排泄管进入共同的腔,即泄殖腔[4]。在第 4~6 周内,尿道直肠隔发育,并将泄殖腔分隔成位于前部分的泌尿生殖窦和位于后部分的直肠。泌尿生殖窦产生了上方的膀胱与下方的膜状尿道[7]。最初,膀胱与尿囊相连续,但是当尿囊腔闭锁后,残留

下一条厚的纤维索,即脐尿管,连接膀胱顶和脐部。生殖嵴可见于中肾中部,在第 8 周形成性腺,分别分化为男性的睾丸与女性的卵巢。

正常胎儿泌尿道

随着经阴道超声探头的使用,胎儿肾脏在 11 周左右即可显示,并且在 12 周可以采用经腹探头显示(图 15-2)。在早孕期,肾脏在脊椎两侧与肝脏或脾脏相比表现为高回声的卵圆形结构。从第 9 孕周开始,大部分胎儿的膀胱可以显示(图 15-3)。胎儿肾脏回声逐渐减低,到晚孕期,皮质回声应低于肝脏或脾脏。皮髓质(corticomedullary,CMD)分界始于 14~15 周左右,并且 18 周以上的胎儿通常都会显示(图 15-4B)。测量肾脏长度并对照正常的图表可以评估胎儿肾脏生长。正常肾脏平均的生长速度为每孕周 1.1mm。在中孕和晚孕期,通过对背部脊柱进行成像并在旁矢状切面和横切面进行扫查,可以很容易地识别肾脏(图 15-4A)。被尿液扩张的肾盂有助于肾脏的识别。在正常情况下,胎儿输尿管不显示[8~10]。

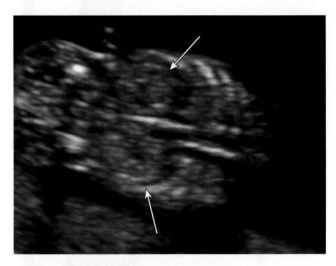

图 15-2　早孕期肾脏(箭头)表现为在脊柱两侧的、较肝脏或脾脏回声高的高回声结构

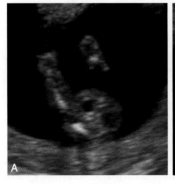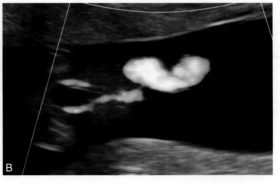

图 15-3　早孕期胎儿膀胱的横切面(A);早孕期两侧脐动脉衬托出的膀胱(B)

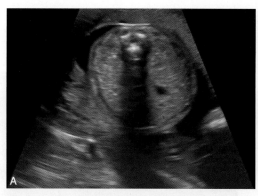
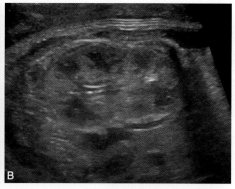

图 15-4　中孕期脊柱位置适宜时正常双肾的横切面(A)。晚孕期一侧正常肾脏的皮髓质分界，表现为低回声的髓质和等回声的皮质之间的分界(B)

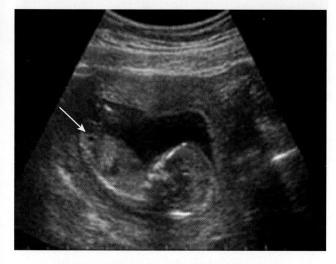

图 15-5　早孕期胎儿膀胱(箭头)的矢状切面

肾脏产生尿液始于胚胎发育的第 9 周。在这个阶段，被尿液充盈的膀胱显示为胎儿盆腔内充满液体的结构(图 15-5)。

在中孕与晚孕期，每隔 25 ~ 30 分钟，膀胱会不断地进行排空和充盈。这一循环可以在超声检查期间进行监测。直至妊娠结束时，这种循环逐渐减缓，尤其是女性胎儿，可能是由于激素影响膀胱颈所致。胎儿膀胱的位置很容易识别，因为它位于胎儿盆腔内的脐动脉之间。使用彩色多普勒成像可以很容易地显示脐动脉[8,9]。膀胱壁的正常厚度约为 2mm，理想的测量位置是脐动脉的水平。

除了显示膀胱和正常肾脏，泌尿道(urinary tract, UT)的评价应包括羊水量的评估。14 孕周后，2/3 的正常羊水是由胎儿排尿产生，1/3 来自肺部液体。正常的羊水量是胎儿肺发育的必需条件[11]。

梗阻性尿路扩张

尿路扩张是最常见的产前超声诊断之一，占所有

妊娠的 1% ~ 5%。最常见的诊断方法是在胎儿腹部横切面测量肾盂的前后径(图 15-6，图 15-7)。由于文献中使用不同术语描述此情况，包括肾积水、肾盂扩张、肾盂肾盏扩张，因而其准确的发生率不得而知。正如由胎儿及出生后肾脏影像协会最近的共识所建议的那样，为了减少这些混淆术语的使用，尤其是在已知潜在的肾脏异常情况下，本章将使用尿路扩张(urinary tract dilation)这一术语[12]。其推荐的分类系统建议描述肾脏超声检查的结果如表 15-1 和图 15-8 所示，并将正常肾脏的表现分类为表 15-2。基于图 15-9 所示的表现，该组织继而建议对产前风险和管理进行分类。例如，与尿路扩张相关的超声图像共同特征见图 15-8，图 15-10A、B。

在低风险人群中，尿路扩张在产前需要超声随访复查，但产后则不建议。反之，在高风险人群中，则需要更为密切与频繁的随访评估。此处建议的分类系统基于胎儿泌尿协会推荐的分类方法(图15-11A、B)，

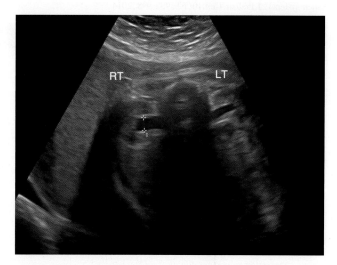

图 15-6　未合并肾盏扩张的单侧肾盂扩张横切面。LT，左侧；RT，右侧

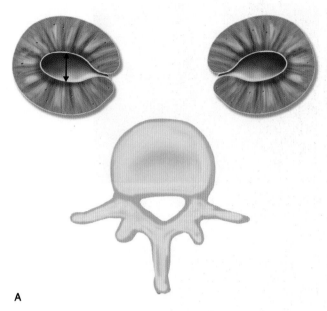

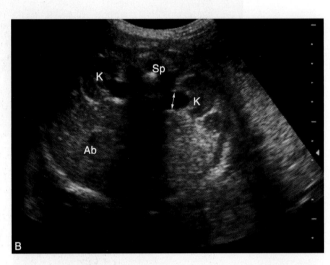

图 15-7　双侧肾盂轻度扩张。A.插图说明扩张程度的测量方法。在胎儿腹部横切面,测量肾盂的前后径。B.经过胎儿双肾(K)的超声横切面显示轻度扩张的肾盂和测量肾盂的方法(箭头)。Ab,胎儿腹部;Sp,脊柱(插图 James A. Cooper, MD, San Diego,CA)

表 15-1　尿路扩张分类系统的超声参数

超声参数	测量/表现	注释
肾盂前后径(APRPD)	AP 径线用 mm 表示	在横切面测量肾盂内径的最大值(图 15-7)
肾盏扩张:中央(肾大盏)	有/无	
肾盏扩张:外周(肾小盏)	有/无	
实质厚度	正常/异常	主观评价
实质表现	正常/异常	评估回声、皮髓质分界、皮质的囊肿
输尿管	正常/异常	虽然出生后短暂性的输尿管显示被认为是正常的,但是出生前的输尿管扩张被视为异常
膀胱	正常/异常	当出现输尿管囊肿及下尿道扩张时须评估膀胱壁厚度

　　改自 Nguyen HT,Benson CB,Bromley B,et al:Multidisciplinary consensus on the classifcation of prenatal and postnatal urinary tract dilation(UTD classifcation system). J Pediatr Urol 10(6):982-998,2014

表 15-2　尿路扩张分类系统的正常值

超声表现	出现时间		
	16~27.9 周	≥28 周	出生后(>48 小时)
肾盂前后径	<4mm	<7mm	<10mm
肾盏扩张			
中央	无	无	无
外周	无	无	无
实质厚度	正常	正常	正常
实质表现	正常	正常	正常
输尿管	正常	正常	正常
膀胱	正常	正常	正常
无法解释的羊水过少	无	无	无法应用

　　Nguyen HT,Benson C,Bromley B,et al:Multidisciplinaryconsensus on the classification of prenatal and postnatal urinary tract dilation(UTD classification system). J Pediatr Urol 10(6):982-998,2014

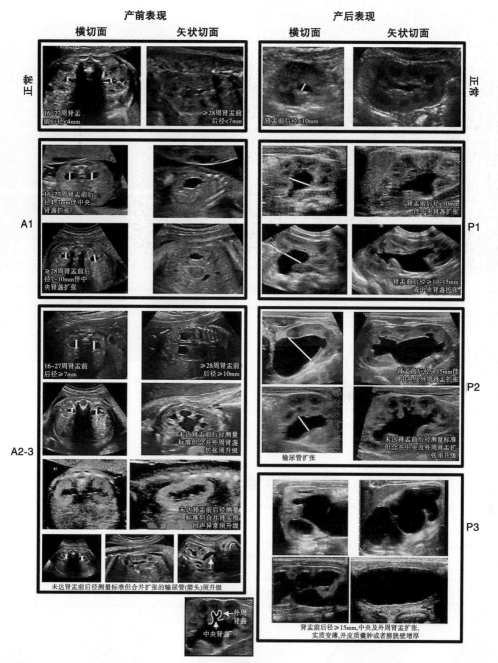

图 15-8　尿路扩张（UTD）分类系统用于描述产前和出生后尿路的表现。产前表现（左侧列）根据不同孕周（16~27 周和大于等于 28 周）分为正常、A1、A2-3 三个级别。正常表现为没有合并泌尿道异常，在 16~27 周肾盂前后径测值小于 4mm，28 周或以后肾盂前后径测值小于 7mm。A1 表现为正常的尿道，肾盂前后径在 16~27 周测值在 4~7mm 之间或者 28 周或以后测值在 7~10mm 间伴或不伴中央肾盏扩张。A2-3 表现为胎儿肾盂前后径测值在 16~27 周测值大于等于 7mm 或者在 28 周或以后测值大于等于 10mm、周围肾盏扩张、输尿管扩张、肾实质或膀胱的异常。出生后表现（右侧列）被划分为正常、P1、P2、P3 四个级别。在出生后 48 小时或以后测量得出的结果更为可靠。正常尿路表现为没有合并尿道异常，并且肾盂前后径测值小于 10mm。P1 描述的是正常尿道，肾盂前后径在 10~15mm 之间或者中央肾盏扩张；P2 描述的是肾盂前后径大于等于 15mm 或者周围肾盏扩张；P3 描述的是不考虑肾盂前后径，可见输尿管扩张，肾回声异常，或者合并囊肿或膀胱的异常（来自：Chow JS，Benson CB，Lebowitz RL：The clinical signifcance of an empty renal fossa on prenatal sonography. J Ultrasound Med 24（8）：1049-1054，2005）

产前表现

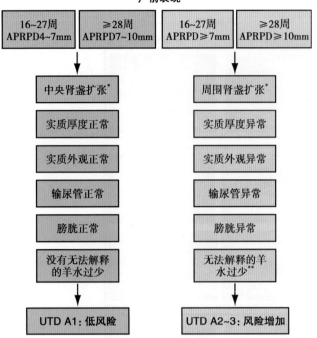

| 16~27周
APRPD4~7mm | ≥28周
APRPD7~10mm | 16~27周
APRPD≥7mm | ≥28周
APRPD≥10mm |

中央肾盏扩张*　　　周围肾盏扩张*

实质厚度正常　　　实质厚度异常

实质外观正常　　　实质外观异常

输尿管正常　　　输尿管异常

膀胱正常　　　膀胱异常

没有无法解释
的羊水过少　　　无法解释的羊
水过少**

UTD A1：低风险　　　UTD A2~3：风险增加

*在妊娠早期难以评估中央和周围肾盏扩张
**羊水过少可能是由泌尿道原因引起的

图15-9　尿路扩张处理方案。APRPD,肾盂前后径(参考文献:Nguyen HT, Benson C, Bromley B, et al:Multidisciplinary consensus on the classifcation of prenatal and postnatal urinary tract dilation[UTD classification system]. J Pediatr Urol 10(6):982-998,2014)

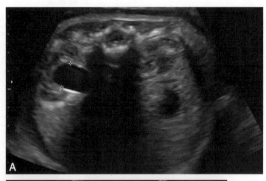
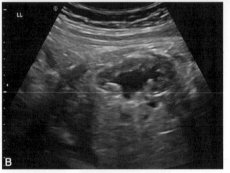

图15-10　横切面显示单侧肾盂扩张不伴肾盏扩张(A)。矢状切面显示单侧肾盂扩张伴中央及外周肾盏扩张(B)

胎儿泌尿协会关于先天性肾积水的分类系统		
等级	中央集合系统	肾实质厚度
0	完整	正常
I	轻度肾盂分离(扩张)	正常
II	中度肾盂、肾盏分离,但局限于肾边界内	正常
III	明显扩张,肾盂扩张超越肾边界,肾盏扩张	正常
IV	严重的肾盂肾盏扩张	变薄

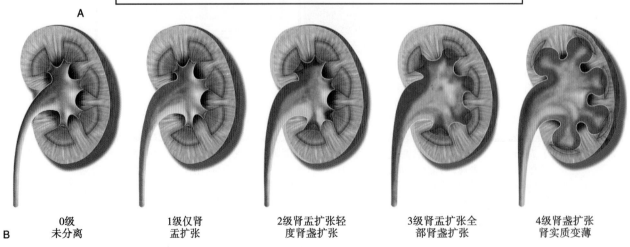

0级　　　　　1级仅肾　　　　2级肾盂扩张轻　　　3级肾盂扩张全　　　4级肾盏扩张
未分离　　　　盂扩张　　　　度肾盏扩张　　　部肾盏扩张　　　肾实质变薄

图15-11　胎儿泌尿协会关于先天性肾积水分类系统。A.描述。B.插图说明胎儿泌尿协会先天性肾积水分类系统(插入作者:James A. Cooper, MD,San Diego,CA)

被诸如母胎医学会、美国超声医学会及美国放射医师学会等其他专业组织所极力提倡。此分类系统对于这些异常的分类管理的评估效果尚需进行前瞻性研究。尿路扩张的常见病因与发生率见表 15-3[13]。

表 15-3　尿路扩张的病因学	
原因	发生率
短暂性扩张	41%~88%
肾盂输尿管连接处（UPJ）梗阻	10%~30%
膀胱输尿管反流（VUR）	10%~20%
输尿管-膀胱连接处（UVJ）梗阻	5%~10%
重复集合系统/输尿管囊肿	5%~7%
多囊性发育不良肾	4%~6%
下尿路梗阻（LUTO）	1%~2%

短暂性扩张

在产前被诊断为肾脏扩张的大部分胎儿，在出生后具有正常肾脏的表现。短暂性扩张被认为是由于早期发育时尿路狭窄或自然折叠所致，因此最终会得以恢复。由于这是一个回顾性诊断，因此与其他原因导致的尿路扩张难以鉴别。一般而言，短暂性扩张的胎儿 AP 径线在中孕期小于 6mm，晚孕期小于 8mm[14~16]。

肾盂输尿管连接处梗阻

肾盂输尿管连接处（ureteropelvic junction，UPJ）梗阻的声像特征为肾盂、肾盏扩张而输尿管未扩张，其发生率在新生儿为 1:2000，占所有产前肾脏扩张的 10%~30%[16,17]。UPJ 梗阻的病因不明，但据观察男性胎儿更为常见。

诊断标准是在肾脏横切面测量 AP 径线，7mm 为轻度扩张（图 15-6），7~15mm 为中度扩张，大于 15mm 为重度扩张（32 周之前）。尿路系统越扩张，出生后越有可能合并肾功能损害。除了测量肾盂，对中央与周围肾盏是否扩张的判断与记录也是极为重要的。肾脏的评估还应该包括肾皮质的表现，例如肾皮质变薄、回声增高伴囊肿往往提示梗阻性发育不良及功能损害（图 15-12）。尽管出生前的肾脏表现与出生后的肾功能并不完全对应，但是肾脏囊肿的出现往往提示存在发育不良与肾功能损害[18~22]。

UPJ 梗阻的鉴别诊断包括反流、短暂性扩张、多囊性发育不良肾（multicystic dysplastic kidney，MCDK）及输尿管-膀胱连接处（ureterovesical junction，UVJ）梗阻。UPJ 梗阻较少见的鉴别诊断为由于髓质发育不全引起的巨肾盏，其中肾盏比肾盂更为扩张；无髓质发育不良的漏斗部狭窄，但肾盏扩张依然存在；肾内孤立的囊肿。

12%~25% 的 UPJ 梗阻病例并发肾脏或肾外异常[23]。一旦在中孕期诊断，则建议在 32 周或此后复查以排除可能会在此时消失的短暂性扩张（<7mm）。关于孤立性轻度肾盂扩张与染色体非整倍体异常的关系的报道具有争议性，但是总的证据提示尽管这种关系较弱，却是有意义的，并需要告知患者[24~26]。需要告知患者 UPJ 梗阻胎儿总体预后良好。在那些出生后仍然持续扩张的病例中，19%~25% 可能需要某种形式的外科手术处理[27~28]。

输尿管-膀胱连接处梗阻

在所有尿路梗阻病例中，UVJ 梗阻占 5%~10%。约 25% 病例，对侧肾脏也被累及。UVJ 梗阻的诊断依据是输尿管与肾盂扩张，而膀胱表现正常[29~32]。可见蠕动波及输尿管内径的变化（图 15-13）。在宫内时扩张可能加重，但出生后常常会缓解。

UVJ 梗阻的潜在原因可能是输尿管下段的局部功能失调。在大部分病例中，继发于 UVJ 梗阻的与继发于重度膀胱输尿管反流（vesicoureteral reflux，VUR）的尿路扩张是不太可能区别的。在单次检查中肾盂径线的可变性是 VUR 的诊断线索。另外还应注意鉴别扩张扭曲的输尿管与肠管声像。引起输尿管扩张的另一个常见原因是输尿管囊肿（见下文）。

UVJ 梗阻的预后大部分良好，输尿管扩张的程度可为长期预后及是否需要出生后手术提供一定的信息[33,34]。

重复集合系统/输尿管囊肿

5%~7% 的胎儿尿路扩张是继发于输尿管囊肿或输尿管异位开口的肾盂扩张（图 15-14）。重复肾可不出现扩张，但是一旦扩张表现尤为明显（图 15-15）。通常，引流上位肾盂的输尿管往往会在正常膀胱插入处的下方内侧有一个异位插入点。通常在膀胱内也可见异位输尿管囊肿（图 15-14C）。下位肾盂发生扩张常为反流所致。重复肾被认为是来自中肾管的多余的输尿管芽发育而来[35]。

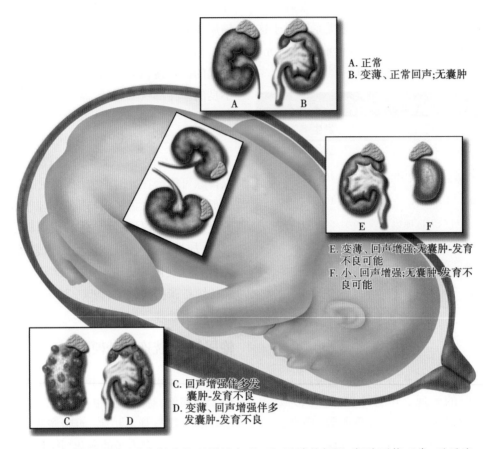

图 15-12 尿路梗阻可引发肾脏的不同的表现。A. 远端的梗阻，肾脏可能正常，无反流。B. 肾盂肾盏扩张可导致肾实质变薄。C. 肾脏可患有囊性发育不良（实质囊肿）、纤维化（回声增强）和功能停止（无肾盂肾盏扩张）。D. 另外，肾脏可发生囊性发育不良伴有实质囊肿和回声增强，却持续出现肾盂肾盏扩张和实质变薄。如果未出现囊肿但实质回声明显增强，不管伴（E）或不伴（F）肾盂肾盏扩张，都有可能存在肾发育不良，但这也不完全确定（插图来自于 James A. Cooper，MD，San Diego，CA）

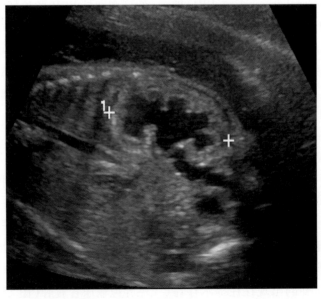

图 15-13 输尿管积水性肾病矢状切面显示肾盂肾盏及输尿管扩张

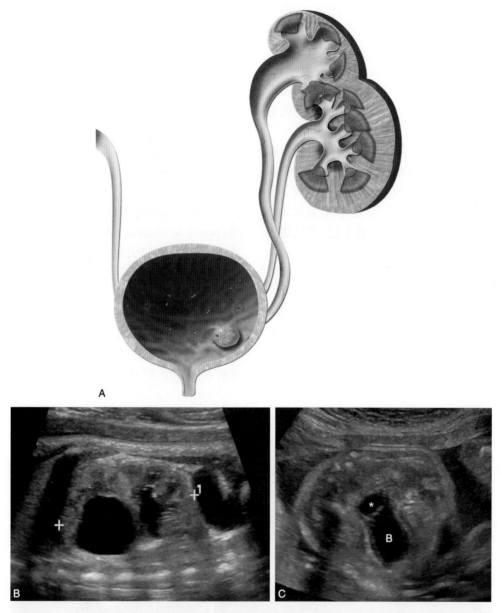

图 15-14　重复肾伴上位输尿管梗阻和输尿管囊肿。A.插图显示重复集合系统。典型病例上位输尿管出现梗阻,下位输尿管常常伴有反流。来自上位肾的输尿管插入膀胱的位置较下位肾的输尿管更靠近中线和尾侧。这被称为 Meyer-Wengert 定律。输尿管黏膜下层部分的扩张导致输尿管囊肿。B.经过肾脏的矢状切面显示扩张的上位肾和正常的下位肾;一条扩张的输尿管也可以看见。C.经过膀胱的矢状切面(B)显示输尿管囊肿(星号)(插图来自于 James A. Cooper,MD,San Diego,CA)

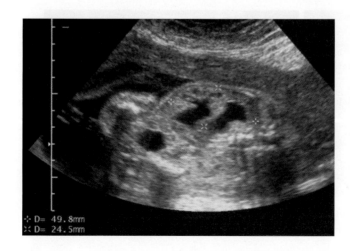

图 15-15　重复肾的矢状切面显示上下位肾的轻度扩张

输尿管囊肿表现为膀胱内的一隔膜或囊肿,而异位的输尿管膀胱插入点在宫内却难以诊断[36-38](图 15-14C)。一些病例的梗阻侧肾实质可变薄并发育不良。尽管大部分的输尿管囊肿在产前超声检查时可显示,但是超声专家们需要注意,当膀胱充盈时,囊肿可能受压而无法显示。输尿管囊肿也可能脱垂入尿道内造成急性低位尿路梗阻(LUTO)。

输尿管囊肿的鉴别诊断包括 UVJ 梗阻与膀胱输尿管反流(VUR)。请切记:50%的重复集合系统存在下位肾的膀胱输尿管反流,预后总体良好,但取决于上位肾、下位肾发育不良的程度。在胎儿时期,建议定期复查并记录逐渐严重的尿路扩张。出生后,建议进一步检查以评估残余肾功能及反流。

膀胱输尿管反流

VUR 占所有产前诊断为尿路扩张病例的 10%～20%,产前诊断较为困难,当出现程度可变的肾盂扩张伴一侧或双侧输尿管扩张时可以考虑 VUR(图 15-16A、B)。VUR 的可能原因包括在分娩前可自行消失的短暂性膀胱出口梗阻、输尿管膀胱连接扭曲所致的排泄高压力以及输尿管-膀胱连接处发育滞后[39,40]。其明显的家族性倾向表明部分病例可能为遗传所致[41]。

VUR 的确诊尤其重要,因为若未被发现,40%以上的婴儿患者会发展为瘢痕肾及长期肾损害。出生后肾脏超声检查正常并不能排除 VUR,建议采用排尿式膀胱尿道造影来完全排除此诊断[42]。

低位尿路梗阻

引起严重膀胱出口梗阻的最常见原因是后尿道瓣膜(posterior urethral valve,PUV)(图 15-17)。PUV 是后尿道有隔膜,只出现在男性胎儿,其典型的表现为巨大膀胱及扩张的尿道,产生典型的声像图:钥匙孔征(图 15-17A,图 15-18)。输尿管与肾盂也常扩张。随着梗阻加重,膀胱壁肥厚伴肌小梁增生。由后压力导致肾实质结构破坏、发育不良,进而导致萎缩性改变。严重病例的其他表现包括严重的羊水过少、肾周尿性囊肿及尿性腹水(图 15-19)。

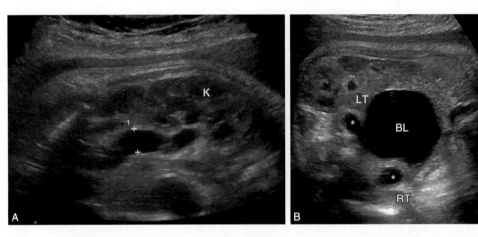

图 15-16　膀胱输尿管反流(VUR)。A.矢状切面显示肾脏无肾盂扩张,但合并输尿管扩张(游标)。B.经过膀胱的轴向切面显示扩张的左侧和右侧输尿管(星号)。如果发现肾盂扩张和相应的输尿管扩张程度会改变,无论是单侧或是双侧的,都应该疑诊膀胱输尿管反流的可能

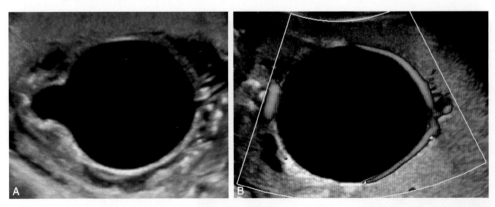

图 15-17　后尿道瓣膜。A.增大的膀胱及代表性的钥匙孔征。B.通过使用彩色多普勒超声显示脐动脉血流证实这一大的充满液体的结构是膀胱

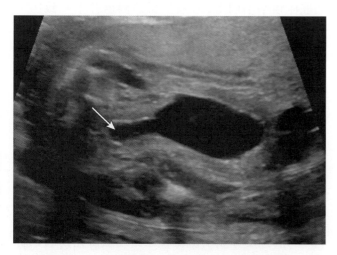

图 15-18　后尿道瓣膜伴膀胱壁增厚及尿道扩张（箭头）

低位尿路梗阻（lower urinary tract obstruction，LUTO）病例中的羊水过少可引起新生儿的表型改变，包括 Potter 面容与肢体挛缩。羊水过少导致的最严重后果是肺脏发育不全，后者是引起婴儿死亡与发病的重要原因。

出生前的处理包括鉴别继发于 PUV 的巨大膀胱与其他原因所致的 LUTO，以及非梗阻性原因所致的巨大膀胱（表 15-4）。若发现男性胎儿出现极度扩张的膀胱伴羊水过少，强烈提示 PUV。细致地评估、鉴别出此种可能的胎儿，可有效避免产前介入诊断。

LUTO 病例的不良预后特征包括早期就已诊断、双侧尿路明显扩张、持续梗阻的膀胱、羊水过少，以及继发性肺脏发育不全。双侧肾脏扩张与 LUTO 提示合并染色体异常风险增高，建议检测胎儿染色体核型。发现肾实质回声增高与囊肿常提示肾脏的不良预后，对于出生后肾功能判断的阳性预测值为 59%，阴性预测值为 56%。反之，即使肾皮质囊肿提示预后不良，但是正常肾皮质回声并不能排除发育不良。一篇包括 13 篇论文与 215 位女性的系统回顾表明：羊水量与肾皮质超声声像预测胎儿出生后结局只具有一般程度的筛查准确性（表 15-5）[43]。

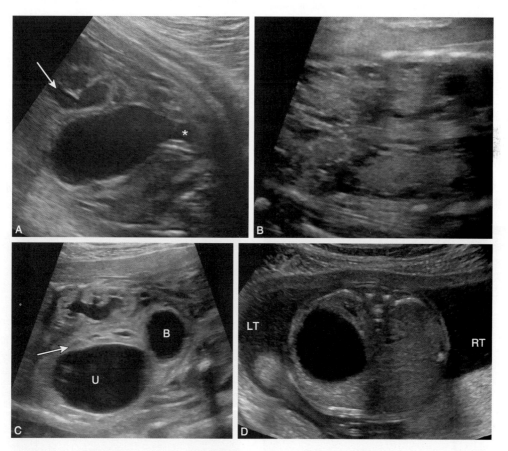

图 15-19　后尿道瓣膜。A. 扩张的膀胱和尿道（星号）伴有扩张的输尿管（箭头）。B. 长期梗阻导致囊性发育不良。C. 严重的梗阻和压力导致肾集合系统破裂，产生尿性囊肿（U）。肾脏（箭头）中度受压，并可见减压后、大小正常的膀胱（B）。D. 轴切面显示一个大的、左侧（LT）尿性囊肿，RT：右侧

表 15-4　膀胱增大的原因

后尿道瓣膜
前尿道瓣膜
尿道闭锁
先天性巨尿道
输尿管囊肿脱垂
巨膀胱巨输尿管（膀胱输尿管反流）
泄殖腔畸形
巨膀胱-小结肠-肠蠕动迟缓综合征

表 15-5　产后肾脏不良结局的产前超声筛查与检测

标准	敏感性	特异性	AUC
羊水过少	0.63（0.51~0.74）	0.76（0.65~0.85）	0.74
肾皮质表现	0.57（0.37~0.76）	0.84（0.71~0.94）	0.78
诊断时孕周 <24 周	0.48（0.26~0.70）	0.82（0.66~0.92）	0.68（P=0.14）

AUC，曲线下面积

参考文献：Morris R，Malin G，Khan K，Kilby M：Antenatal ultrasound to predict postnatal renal function in congenital lower urinary tract obstruction：systematic review of test accuracy. Br JObstet Gynaecol 116：1290-1299，2009

通过经腹部膀胱穿刺获得胎儿尿液，继而检测胎儿尿液中的电解质来预测肾功能，目前对此方法有一定争议。这一操作包括一系列的胎儿膀胱引流及尿液取样进行生化检测（表 15-6）。初期尿样可能会因为留置过久而混浊，故而作为肾功能预后依据不甚可靠。并且，在已发表的关于 LUTO 的研究中，由于样本量小、使用的截断值不同、检查时的孕周及已发表研究中

表 15-6　低位尿路梗阻良好预后的特征

特征	标准/结果
钠	<100mg/dl
氯化物	<90mg/dl
渗透压	<200mg/dl
钙	<8mg/dl
β_2-微球蛋白	<4mg/dl
血清总蛋白	<20mg/dl
羊水量	正常
肾皮质表现	没有囊肿或回声增强
诊断时的孕周	>24 周

数据来源于 Morris et al[43]，Glick et al[44]，Nicolaides et al[45]，Mandelbrot et al[46]，Johnson et al[47]，and Muller et al[48]

的取样频率不同等，尿液生化预测值并不一致[44~48]。合并肾损害的胎儿表现有尿浓缩功能降低，尤其是钠与钙的重吸收功能受损[49~53]。检测胎儿尿液的 β_2-微球蛋白被认为具有良好的预测准确性，但是一篇包括 23 篇文献与 572 位女性的系统回顾发现此蛋白检测的准确性不如尿钠钙的检测[54]。

产前介入的目的是避免进一步肾损害及预防肺脏发育不全。膀胱羊膜腔引流术将尿液从梗阻的胎儿膀胱引入羊膜腔内，是沿用了数年的首选产前介入方法。然而，膀胱羊膜腔引流术的结局与长期效果尚未得到证实[55~57]。唯一的评估此技术的随机对照研究（PLU-TO 研究（经皮穿刺引流低位尿路梗阻研究））曾因募集不到病例而早期终止。尽管此研究显示在接受引流组具有改善存活率的倾向，但是其相对风险值（RR）并无统计学上的显著性（RR 1.88；置信区间[CI]0.71~4.96）[57]。PLUTO 研究受到治疗手段中大量的交叉限制，因此，作者采用"当成被治疗后"的分析手段，后者显示经过膀胱羊膜腔引流术带来明显改善的生存率。而此研究中的长期结局仍不得而知。

近来的一些病例报道提示对膀胱出口梗阻的胎儿进行胎儿镜下放置经尿道支架的可行性，然而此时过小的样本量无法得出关于结局的可靠信息[58]。

尿道闭锁

尿道闭锁（Urethral Atresia）的声像表现与 PUV 的声像类似，伴有膀胱出口梗阻的女性胎儿应考虑本病。与 PUV 不同，此梗阻往往是完全的，并且可以导致巨膀胱，早孕期即可发现（图 15-20）。此种情况的预后往往较差[59]。

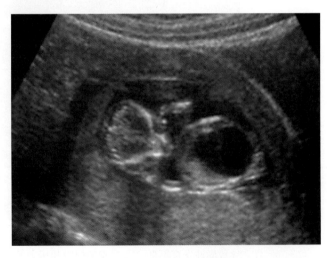

图 15-20　巨膀胱，中孕早期（尿道闭锁病例）。经过胎儿头部及腹部的前面观。腹部被充满尿液而膨胀的膀胱填充

先天性巨尿道

先天性巨尿道(congenital megalourethra)是一种发生在男性婴儿的罕见病,常合并扩张且延长的阴茎内尿道,表现为与扩张的膀胱相延续的香肠征(图 15-21A~C)。可能的原因是阴茎尿道口的凋亡延迟;尽管此种异常并非由真正的瓣膜所致,却也被称为"前尿道瓣膜"。此过程可导致阴茎勃起组织的发育异常与发育不全。其他的超声特征与 PUV 表现相似[60,61]。在部分病例中梗阻可自行缓解并结局良好[62,63]。

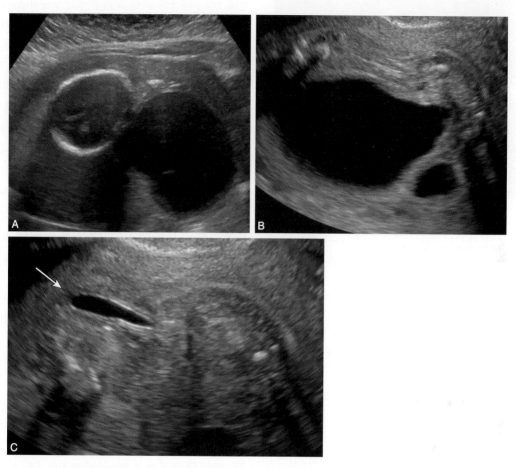

图 15-21　先天性巨尿道。A. 臀位胎儿,严重的羊水过少和显著扩张的膀胱。这个超声征象与因后尿道瓣膜导致的膀胱出口梗阻类似。B. 冠状切面显示扩张的膀胱和扩张的前列腺部尿道。C. 针对性的经阴道超声图像显示扩张细长的阴茎部尿道(箭头)

泄殖腔畸形

泄殖腔畸形(cloacal malformation)是引起膀胱出口梗阻的罕见原因之一,在妊娠胎儿的发病率为 1∶50 000。其发生原因是分隔直肠与生殖道的泌尿直肠隔不发育所致。因此,消化道与生殖道发生融合,在会阴处形成共同出口。此异常大多数发生在女性,引起子宫及阴道的尿液集聚(子宫阴道积液)以及膀胱出口梗阻与输尿管扩张[64~66](图 15-22)。由于涉及复杂的胚胎发育学畸形,泄殖腔畸形可表现为多种表型及合并异常,包括输尿管异位、重复膀胱、肾发育不全、骶骨发育不全、开放性神经管缺陷及脊椎异常。在女性胎儿中发现 PUV 的超声表现时,应怀疑泄殖腔畸形。

可出现暂时性腹水,系尿液对腹膜的化学性刺激所致,继而可出现腹腔内钙化。根据膀胱出口梗阻程度,可出现严重的羊水过少。

梅干腹综合征

梅干腹综合征(prune-belly syndrome,PBS)是指在早期发育过程中腹壁因过度拉伸而异常松弛。在以往,此异常被认为是由于原发的部分或全部腹壁肌肉缺乏所致,然而近年来,则被认为更可能是膀胱扩张继发的腹壁过度膨胀,部分病例可自行缓解。PBS 的超声表现与 PUV 极为相似,只是 PBS 的膀胱与尿路扩张并不显著。并且,PBS 与 PUV 类似,都好发于男性胎儿,所以需要仔细评估以鉴别两种畸形,因为它们的

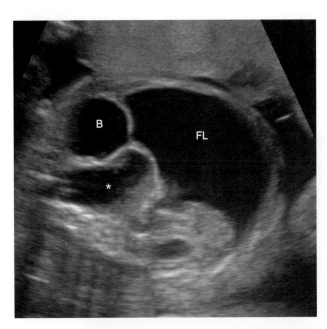

图 15-22　泄殖腔畸形。泄殖腔畸形，与生殖道、泌尿道和消化道融合有关，表现为盆腔中央的囊性肿块（星号），肿块内包含液体和从属的分层回声。这个结构位于膀胱（B）的后方。腹膜腔内有大量的游离性液体出现，这被认为因为尿液和胎粪通过输卵管反流进腹膜腔引起的。这可能会导致刺激性和化学性腹膜炎

产前治疗性处理有着明显区别[67~69]。与 PUV 类似，PBS 的预后一般较差，若出现羊水过少则继发于严重的肺脏发育不全。

巨膀胱-小结肠-肠蠕动迟缓综合征

巨膀胱-小结肠-肠蠕动迟缓综合征（megacystis-microcolon-intestinal hypoperistalsis syndrome，MMIHS）是一种常染色体隐性遗传病，好发于女性。其表现为功能性小肠梗阻、微小结肠伴肠旋转不良、显著扩张的膀胱以及双侧肾积水。膀胱的表现并非继发于物理性梗阻，因其特征为羊水量正常，甚至在晚孕期羊水过多。其潜在的病因尚未知，但肌源性、神经源性、甚至激素调节机制等因素有被提出[70~72]。此异常可能合并其他系统脏器异常，包括脐膨出、唇裂/腭裂及心脏畸形，并且预后极差，新生儿期表现更为明显。在发现膀胱扩大伴正常羊水量时，在排除泄殖腔畸形后，需要鉴别诊断 MMIHS。

胎儿肾盂扩张出生后的管理

肾盂扩张往往是胎儿尿路异常的最初表现。尽管一般来说胎儿肾盂扩张与尿路梗阻有着直接关系，但与非梗阻性疾病也有大量交叉。值得庆幸的是，产前发现的肾盂扩张常在出生后自行缓解，而不需要纠正。

在我们机构的病例中，342 例肾盂扩张胎儿中 140 例（40.9%）为非梗阻性肾积水，这些病例在产前被发现肾盂扩张并在出生后证实，最终未经治疗而缓解[73]。

在一项研究中，350 例出生前被发现尿路异常的婴儿，出生于英国两家诺丁汉教学医院，其中 170 例（48.6%）属于"非特异性扩张（non-specific dilatation，NSD）"，大部分（133/170）被归类为 NSD1。NSD1 是指在出生后 4~6 周进行肾脏超声检查显示肾盂 AP 径线小于 10mm，无肾盏扩张或输尿管积水，肾皮质正常及大小正常。除非出现尿路感染的症状与体征，此组婴儿可免于进一步随访。NSD2 组婴儿是肾盂 AP 径线大于 10mm 的病例，这些婴儿随后进行排尿性膀胱尿道造影（VCUG）或放射性核素肾扫描，以分别排除反流和肾排泄异常。如果结果正常，将在 1 周岁内进行肾脏超声复查。如果肾盂扩张小于 10mm，这些婴儿将出院不做进一步评估，除非他们出现尿路异常的体征。作者总结绝大部分的肾盂扩张胎儿只需要出生后单纯肾脏超声检查，并且适合期待疗法，往往不必手术干预[14]。

有关新生儿出生后的适当处理信息需要与儿科团队沟通，这一点非常重要。在绝大多数病例中，出生后未出现明显的疾病，那么出生前的扩张为短暂性或生理性肾积水。然而，出生后的新生儿如果出现各种表现则提示尿路异常（图 15-23）。出生后，为了保护肾功能与预防例如尿路感染、结石形成以及疼痛等的问题，一些异常情况需要及时确诊与治疗性处理。这些情况包括梗阻性 PUV 或脱垂入尿道的异位输尿管囊肿，会导致少尿或无尿，急需及时治疗[57]。

然而，并非总是需要全面评估，不仅耗时耗力，引起患儿的不适和射线暴露，还造成假阳性诊断与家庭压力。因此，对于哪些婴儿需要放射学评估和预防性抗生素治疗存在争议。对于某些病例，可以制定一个不太急于实施的计划。出生后，超声是无创且最常用的影像检查方法。但是超声检查只能提供解剖学而非功能的评估，并且结果受膀胱充盈与饮水状况的影响。由于婴儿在出生时相对缺水，因此后期超声评估（出生第二天或以后）肾脏尿路扩张更为准确。出生后 1 周内的正常超声检查结果并不足以排除疾病，因此经常建议后期的随访（图 15-24）[12]。

在以往，所有的肾尿路扩张患者都在出生后接受预防性抗生素治疗，直到有了最终诊断和最终的治疗决定。然而，研究并未一致地证明抗生素在预防尿路感染方面的益处。因此，抗生素的普遍使用是有争议的[74,75]，尤其是在低危婴儿中。

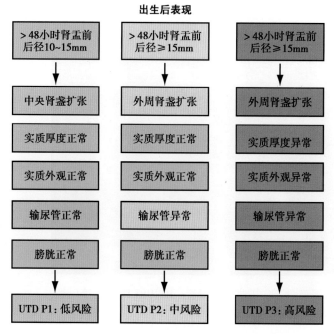

出生后表现

>48小时肾盂前后径10~15mm	>48小时肾盂前后径≥15mm	>48小时肾盂前后径≥15mm
中央肾盏扩张	外周肾盏扩张	外周肾盏扩张
实质厚度正常	实质厚度正常	实质厚度异常
实质外观正常	实质外观正常	实质外观异常
输尿管正常	输尿管异常	输尿管异常
膀胱正常	膀胱正常	膀胱正常
UTD P1: 低风险	UTD P2: 中风险	UTD P3: 高风险

图 15-23　尿路扩张（UTD）风险分类：出生后表现为 UTD P1（低风险），UTD P2（中风险），UTD P3（高风险）。备注：分类是建立在最关注的超声表现上。例如如果肾盂前后径（APRPD）是在 UTD P1 类别，但是同时存在外周肾盏扩张，那么则评为 UTD P2 类别。类似的，无论 APRPD 测量结果是多少，当出现实质异常时则评为 UTD P3 类别

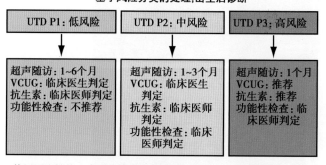

基于风险分类的处理，出生后诊断

UTD P1: 低风险	UTD P2: 中风险	UTD P3: 高风险
超声随访: 1~6个月 VCUG: 临床医生判定 抗生素: 临床医师判定 功能性检查: 不推荐	超声随访: 1~3个月 VCUG: 临床医生判定 抗生素: 临床医师判定 功能性检查: 临床医师判定	超声随访: 1个月 VCUG: 推荐 抗生素: 推荐 功能性检查: 临床医师判定

使用预防性抗生素或建议排泄性膀胱尿路造影的选择是由怀疑的潜在疾病决定的

图 15-24　基于风险分类的持续至出生后的尿道扩张的处理。VCUG，排泄性膀胱尿路造影（改编来自于 Nguyen HT，Benson C，Bromley B，et al：Multidisciplinary consensus on the classifcation of prenatal and postnatal urinary tract dilation［UTD classifcation system］. J Pediatr Urol 10（6）：982-998，2014）

胎儿非梗阻性尿路异常

非梗阻性巨输尿管

除非扩张，胎儿输尿管在超声下无法显示。正常儿童输尿管内径一般小于 5mm。若输尿管内径超过

7mm，则需考虑梗阻性或非梗阻性的巨输尿管。当梗阻性原因被排除后即可考虑原发性巨输尿管。非反流性原发性巨输尿管是引起新生儿原发性巨输尿管最常见的原因[76]。此病仅表现为输尿管扩张、无反流或梗阻、膀胱及膀胱出口正常。其在男性中的发病率是女性中的 4 倍，并且 25% 的病例是双侧。可能的病因包括胎儿输尿管异常蠕动、延迟通畅、持续折叠[77]。最典型的声像特征为从肾脏到膀胱的输尿管全程扩张扭曲（图 15-25）。可观察到输尿管蠕动。需要注意鉴别扩张的输尿管与液体充盈的肠管。巨输尿管病例可伴有或无轻度肾盂扩张。假如合并重复集合系统，可见异位的输尿管囊肿（图 15-14）。出生前被怀疑巨输尿管的病例，在出生后需进行包括排除反流的排尿性膀胱尿道造影（VCUG）与评估肾功能及排除梗阻的核素扫描。非梗阻性、非反流性的巨输尿管患者通常无症状，肾功能正常，不需要治疗[78]。

肾窝空虚

在一侧或两侧肾窝无法显示肾脏产生许多不同预后与诊断难度的诊断可能性。双侧肾不发育的特征是两侧肾脏不显示，同时伴有无羊水和长期无法识别胎儿膀胱（图 15-26）。此病的出生发生率为 0.1/1000~0.3/1000[79]。因为缺乏声窗、胎位及由于肾上腺纵行于肾窝造成的混淆等因素造成其诊断比预想更困难（图 15-27）。相对于成人，胎儿的肾上腺较大，与胎儿肾轮廓相似。中孕期胎儿肾脏的显示也可能被位于肾窝的肠管所遮蔽，并因缺乏肾周脂肪显示不清，肾周脂肪在晚孕期可突显肾脏轮廓。有助于诊断的方法包括采用彩色多普勒寻找肾动脉，在胎儿腹膜后冠状切面未能显示双肾动脉（图 15-28）；胎儿磁共振（MRI）也可能有所帮助。尽管诊断困难，但是可靠的诊断对于父母的咨询极为重要。近年来，双侧肾不发育被认为是致死性疾病，不但是因为缺乏有功能的肾脏，而且会因无羊水继发肺脏发育不全。早孕期有羊水并不能排除双侧肾不发育的诊断，因为此时的羊水来自胎儿与胎膜的渗透液。一旦考虑此诊断，建议记录双亲的肾脏情况，因为许多肾脏疾病存在遗传因素，而患病的胎儿可能是这种风险的首证[80]。

单侧肾不发育

单侧肾不发育（unilateral renal agenesis）的发生率是双侧肾缺如的 3~4 倍，在只有一侧肾脏被确认并且对侧肾窝空虚，常被肠管充填时，应考虑此诊断[79]。由于此肾可能存在，只是异位，因此建议全面扫查。由于

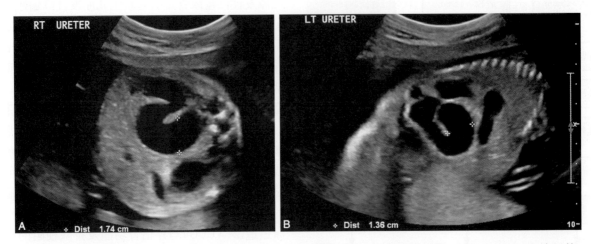

图 15-25　双侧巨输尿管。A、B. 经过胎儿腹部的轴切面图像,扩张、扭曲的输尿管。RT URETER:右输尿管;
LT URETER:左输尿管

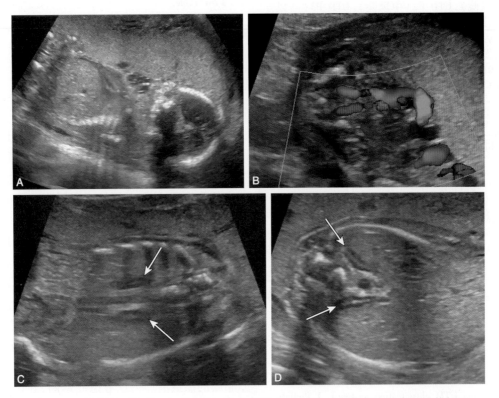

图 15-26　双侧肾不发育。A.无羊水。B.膀胱空虚,用彩色多普勒超声证实。冠状切面
(C)和经过胎儿腹部的轴向切面(D)显示因双侧肾缺如而拉长的肾上腺,即所谓的"肾
上腺平卧"征

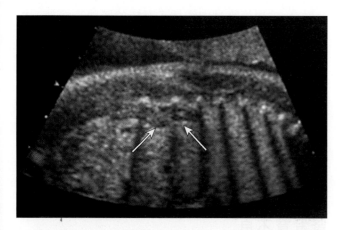

图 15-27　矢状切面显示拉长的肾上腺（箭头），即"肾上腺平卧"征

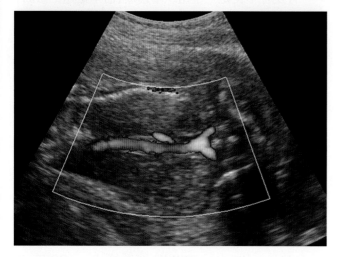

图 15-28　双肾不发育。双肾动脉缺如，彩色多普勒证实

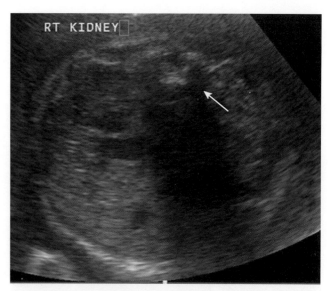

图 15-29　单侧肾不发育。左肾缺如伴有右侧（RT）肾代偿性增大。RT KIDNEY：右侧肾脏

估计为 1/3000 ~ 1/2200，是最常见的肾异位表现[85]。由于声像表现与肠管相似，异位肾的显示较为困难。盆腔肾通常接近膀胱，可能位于中线或中线外侧，没有右侧或左侧优势（图 15-30）。其轮廓可能不规则且小于正常肾脏，血供来源多样，营养血管起源于主动脉分叉的远心端[86]。

肾脏融合异常

肾脏异位也是肾脏融合异常（renal fusion abnormalities）的一个特征。肾脏融合异常的典型表现是马蹄肾或交叉异位融合肾。

马蹄肾

马蹄肾（horseshoe kidney）是最常见的融合异常，出生发生率约 1/400，并有 2：1 的男性倾向。这种情况是由肾的融合和上升异常所致。大多数病例的融合发生在肾下极，但也可能累及肾上极或上下极。根据肾脏的位置，融合可以是对称的或不对称的。连接肾脏的组织称为峡部。据认为，肾无法正常上升是由于不能在峡部水平横跨肠系膜下动脉。马蹄肾的特征是峡部，是最可靠的超声诊断依据（图 15-31）。显示峡部、峡部连接肾下极以及下极朝向内侧都是马蹄肾的特征性表现。然而，由于峡部厚度不同，有时不能明确显示。马蹄肾病例中可观察到的其他声像特征包括肾脏位置较低、弯曲或轮廓屈曲、下极延长及肾下缘边界不确定。其血供并不统一，可以源自主动脉、髂动脉及较少见的发自肠系膜下动脉或骶中动脉。马蹄肾尽管相对常见，但产前得以诊断的不多[87,88]。

90% 以上的具有单侧功能性肾脏的胎儿可出现肾脏增大，因此单侧肾脏显著肥大，提示对侧肾不发育（图 15-29）[81,82]。尽管代偿性的肾脏增生有利于胎儿，然而流行病学研究提示这些出生时伴有一侧功能性肾脏的个体在成年早期即有肾功能不全与高血压的风险[83]。由于一侧或双侧肾不发育有高达 30% 的风险合并其他遗传综合征或畸形，因此需要仔细地排除其他异常[84]。

一项关于 93 例假定为单侧肾不发育的胎儿队列研究，随访发现 10 例（11%）有正常位置的肾脏，其中 7 例为发育不良，1 例合并肿瘤，2 例正常。这一队列研究说明尽管在正常位置不能显示肾脏通常与肾缺如或异位有关，发育异常或正常肾脏不显示仍然是可能的[64]。

肾向头侧移行异常

胚胎发育早期肾向头侧移行障碍可导致肾脏异位。单侧肾窝空虚的病例缺乏对侧肾代偿性肥大，提示存在肾脏异位。肾未上升或盆腔肾的活产儿发生率

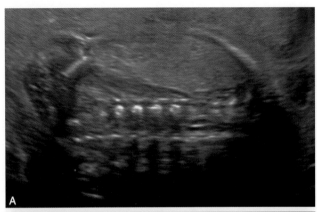

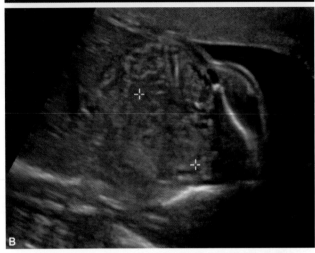

图 15-30   单侧盆腔异位肾。A. 冠状切面图像显示左肾窝空虚,"肾上腺平卧"征。B. 进一步探查显示肾脏位于胎儿盆腔(游标)

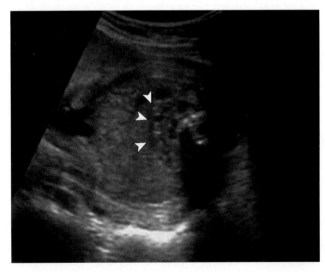

图 15-31   马蹄肾。显示跨越脊柱前方的峡部是最可靠的超声诊断线索

交叉异位融合肾

交叉异位融合肾比马蹄肾少见,在尸检中的检出率为 1/7000~1/2000。这种异常是由一侧肾与另一侧肾融合,输尿管跨过中线插入对应的膀胱连接处。根据不同的融合部位,有多种多样的交叉融合肾。典型的超声表现为单一的双叶状肿块样肾形结构,以及肾窝空虚。尽管血供来源多样,双侧的肾动脉往往都存在,一侧在预期的位置,另一侧低于交叉肾。出生后诊断的交叉肾,仅 20%~30% 在产前被偶尔发现,这一事实也反映了产前诊断的困难。在没有其他畸形的情况下,交叉性肾融合异位的患者通常无症状。总体而言,马蹄肾和交叉异位融合肾的临床预后相似[86,87,89]。

肾发育不良

肾发育不良是一个组织学诊断,而不是超声诊断,提示肾脏早期发育异常或晚期成熟受干扰。在超声检查术语中,发育不良是非特异的,通常指各种发现,一般包括肾脏回声增高、大小和结构异常、伴或不伴不同大小的可识别囊肿等表现(图 15-32)。这些改变可以是单侧或双侧,并羊水量正常或减少。

尿路梗阻是肾发育不良的常见病因,通常与 MCDK 有关。非梗阻性的病因多样,包括遗传、其他遗传综合征、非遗传性散发性事件和暴露于肾致畸的某些药物等。这些情况不一定是唯一的因素,有时可能是补充条件。

多囊性肾病是指常染色体隐性遗传多囊肾病(autosomal recessive polycystic kidney disease,ARPKD)和常染色体显性遗传多囊肾病(autosomal dominant polycystic kidney disease,ADPKD)两种疾病。ARPKD 和 ADPKD 的名称分别比以前的俗称"婴儿型"和"成人型"多囊性肾病合适。因为这不仅更好地体现了这些疾病的遗传基础,也反映了它们在表型上存在相当程度的年龄重叠这一事实[90]。

ARPKD 的活产儿发病率约 1/20 000[91],是由 PKHD1 基因突变引起的单基因疾病。PKHD1 是 6p12 上的一个大型基因,编码复杂的纤维囊化蛋白/多囊蛋白[92]。纤维囊化蛋白在原纤毛及肾和胆管细胞的基底细胞中均有表达。组织学表现为集合管扩张、肾小球和皮质小管病变及肾皮质坏死。这导致多个涉及集合管的位于周边的小囊(1~2mm)、肾盂与输尿管未累及。反之,在 ADPKD 病例中,常常为涉及整个肾脏或集合管的少量、较大的囊肿。ARPKD 伴发的肝脏改变包括门静脉纤维化与胆道发育不全。根据多种发生年龄,分为四个亚型,包括胎儿型、新生儿型、婴儿型及青少年型。胎儿型最为常见,约占 40% 病例。其特点为 40%~50% 病例出现胎儿肾衰竭与先天性肝纤维化。由于羊水过少诱发的肺脏发育不全,继而导致呼吸衰竭,致使其围生期死亡率很高[93]。

ARPKD 的典型超声表现包括双侧肾增大、回声增高,无法分辨皮髓质(CMD)(图 15-33)。肾脏的高回声是由于大量微小囊肿的多重组织-液体界面引起的,尽管这些囊肿由于自身太小而无法分别显示。与 AD-PKD 相反,ARPKD 的肾脏大小与其肾功能是不相关的[94]。对于第一次妊娠就出现 ARPKD 声像特征和继发的新生儿死亡的病例,需要进行肾脏与肝脏的组织病理学检查来确认或排除 ARPKD 的诊断[95]。

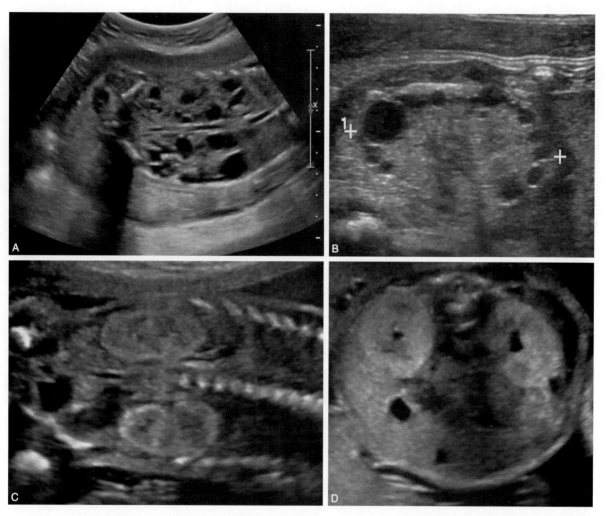

图 15-32　A~D. 肾发育不良。肾发育不良的各种表现,包括回声异常,大小及结构的异常,以及伴或不伴能够辨识的不同大小的囊肿

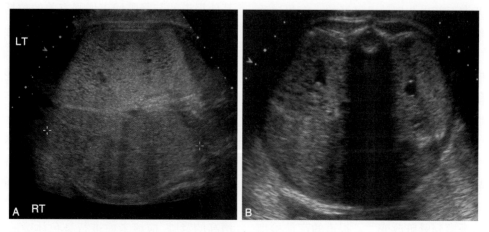

图 15-33　常染色体隐性遗传多囊肾病。典型表现为双侧肾脏增大,回声增高,皮髓质分界不清。(A)冠状切面(B)轴切面。LT,左侧;RT,右侧

应该注意的是，ARPKD 的典型声像特征可能直到24 孕周后才出现。早孕期或中孕期未诊断此病并不能排除其后期发生的可能。对于已知有此风险的孕妇，当致病突变已经识别，绒毛或羊水细胞的 DNA 分子遗传学检测可作为产前诊断方法[94]。

对于直到晚孕期或出生后才诊断的个体，一半以上的病例将需要在 20 岁之前进行肾移植。先天性肝纤维化的并发症，例如食管静脉曲张和胆管炎，可能在儿童期或以后出现，也可能在距离肾移植较长时间出现[96]。

成人型多囊性肾病（adult type polycystic kidney disease）伴常染色体显性遗传，比 ARPKD 更常见，在普通人群中的异常基因携带率约为 1/1000。它是儿童与成年人中最常见的遗传性囊性肾病。在大多数 ADPKD 个体中发现 PKD1、PKD2 和 PKD3 基因突变。PKD1 编码多囊蛋白-1，在约 85%的 ADPKD 个体中被识别。PKD2 编码多囊蛋白-2，见于延迟发病的不甚严重的病例。假如生命跨度允许，其外显率接近 100%。不过，由于表达率不同以及 10%的自发突变率，近50%病例的家族史是阴性[97]。

正常情况下，肾脏形成开始于第 9 孕周，从内至外皮层，直至第 36 孕周此过程进展结束。肾单位的数目不仅与孕周有关，也与胎儿生长发育有关。低出生体重与肾单位质量下降和肾小球数量减少有关。这被认为是受累家族的肾损害发病率和变异性有显著差异的重要因素。ADPKD 的特点是正常的初始肾单位与集合管发育时出现迟发的囊性扩张，继而导致正常解剖边界消失。上皮细胞成熟受干扰引起皮质与髓质产生各种大小的囊肿，后者不断增大，常常在儿童期早期被发现。尽管一般不到五六十岁不会发生肾衰竭，但囊肿的形成在胎儿期至新生儿期就已经开始。有报道称可合并中枢神经系统、胰腺、脾脏及肝脏的囊肿[98,99]。

Brun 等在一项包括 27 例诊断为 ADPK 胎儿的多中心回顾性研究中详述了胎儿 ADPKD 的超声表现[100]。超声影像评估参数包括羊水量、肾脏和膀胱大小、有无肾囊肿、肾实质回声及皮髓质分界情况（图15-34）。特征性表现包括：肾脏中等程度增大（大于均值 1~2 个标准差），皮质回声增强、髓质回声减低，导致皮髓质分界异常明显。皮质回声增高被认为是由于皮质内部存在多个微小囊肿。多数病例羊水量正常，往往在晚孕期被观察到肾脏改变[100]。报道的产前检出 ADPKD 的经验是有限的，表现正常的肾脏与弥漫性增

大和高回声肾的病例都有。宫内诊断为 ADPKD 胎儿的预后信息同样缺乏。但是，已有的证据证明没有羊水过少的病例短期结局良好。有先证的母亲或兄弟姐妹或双亲新突变等被认为是儿童期发生高血压和肾衰竭的危险因素[90,101,102]。

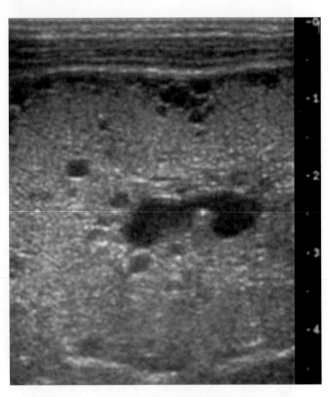

图 15-34　常染色体显性遗传多囊肾病（ADPKD），肾小球囊性型在一例新生儿中的表现。矢状切面显示增大的肾脏，伴多发微小囊肿而显示为高回声，大部分的微小囊肿位于外周。其父亲也是常染色体显性遗传多囊肾病患者

尽管孤立性的胎儿肾脏回声增高可能继发于 ARPKD 或 ADPKD，但是它是一个非特异性的表现。其他报道的与肾脏回声增强有关的包括弥漫性皮质囊肿、囊性发育不良、肾钙质沉着症、肾小管发育不良。有一些病例在出生后也未确诊，这些孩子一直无症状。在某些病例，肾脏变为正常表现，而有些则持续不明原因的回声增强[103~105]（表 15-7）。

据报道，胎儿肾脏呈高回声合并肾外畸形在多种遗传病中出现，包括 Bardet-Biedl、Meckel-Gruber、Ivemark Ⅱ、Jarcho-Levin、Beckwith-Wiedemann 和 Beemer 综合征以及 13 三体（图 15-35，图 15-36）[106]。倘若确诊某个综合征，则有助于确定预后。对于增大而回声增高的肾脏，应该考虑进行染色体微阵列分析的侵入性检测。

表 15-7　双肾回声增高的病因	皮髓质分界	孤立性畸形	多发畸形
梗阻性发育不良	-	++	-
遗传性囊性疾病			
ADPKD	+或-	+++	(+)
ARPKD	-或相反	+++	
GCD	-	+	+++
MCD	+		+++
伴有其他异常的综合征			
过度发育综合征			
Beckwith-Wiedemann	+		
Perlman	+		
Zellweger	+		++
Ivemark	+或-		++
糖尿病和肾囊肿	+或-		++
Bardet-Biedl	+或-		
Meckel-Gruber	+或-		++
胎儿非遗传性疾病			
肾静脉血栓形成	+或-	++	
感染	+	++	+
中毒	+	++	
代谢性疾病(未描述的)	+或相反	++	
母体疾病	+	++	
染色体异常	+或-		+++
先天性肾病综合征	+或-	++	
肾母细胞瘤	+或-	++	
正常变异	+	++	

ADPKD,常染色体显性遗传多囊肾病;ARPKD,常染色体隐性遗传多囊肾病;GCD,肾小球囊性肾;MCD,肾髓质囊性病变

Thomas IF,Smith DW:Oligohydramnios:cause of the non-renal features of Potter syndrome including pulmonary hypoplasia. J Pediatr 84:811:1974

Onen A,Jayanthi VR,Koff SA:Long-term follow-up of prenatally detected severe bilateral newborn hydronephrosis initially managed nonoperatively. J Urol 168:1118,2002

Jaswon MS,Dibbie L,Puri S,et al:Prospective study of outcome in antenatally diagnosed renal pelvis dilatation. Arch Dis Child Fetal Neonatal Ed 80:F35,1999

John U,Kahler C,Schulz S,et al:The impact of fetal renal pelvic diameter on postnatal outcome. Prenat Diagn 24:591,2004

Chitty LS,Griffn DR,Johnson P,et al:The differential diagnosis of enlarged hyperechogenic kidneys with normal or increased liquor volume:report of fve cases and review of the literature. Ultrasound Obstet Gynecol 1:115,1991

Carr MC,Benacerraf BR,Estroff JA,et al:Prenatally diagnosed bilateral hyperechoic kidneys with normal amniotic fluid:postnatal outcome. J Urol 153:442,1995

Blane CE,Barr M,DiPietro MA,et al:Renal obstructive dysplasia:ultrasound diagnosis and therapeutic implications. Pediatr Radiol 21:274,1991

Campos A,Figueroa ET,Gunasekaran S,et al:Early presentation of tuberous sclerosis as bilateral renal cysts. J Urol 149:1077,1993

Winyard P,Chitty L:Dysplastic and polycystic kidneys:diagnosis,associations and management. Prenat Diagn 21:924,2001

Rabelo EA,Oliveira EA,Silva GS,et al:Predictive factors of ultrasonographic involution of prenatally detected multicystic dysplastic kidney. BJU Int 95(6):868-871,2005

Rabelo EA,Oliveira EA,Diniz JS,et al:Natural history of multicystic kidney conservatively managed:a prospective study. Pediatr Nephrol 19:1102,2004

Oliveira EA,Diniz JS,Vilasboas AS,et al:Multicystic dysplastic kidney detected by fetal sonography:conservative management and follow-up. Pediatr Surg Int 17:54,2001

Matsell DG:Renal dysplasia:new approaches to an old problem. Am JKidney Dis 32:535,1998

Blazer S,Zimmer EZ,Zelikovic I,et al:Natural history of fetal renal cysts detected in early pregnancy. J Urol 162:812,1999

McHugh K,Stringer DA,Hebert D,et al:Simple renal cysts in children:diagnosis and follow-up with US. Radiology 178:383,1991

Kolatsi-Joannou M,Bingham C,Ellard S,et al:Hepatocyte nuclear factor-1b:a new kindred with renal cysts and diabetes and gene expression in normal human development. J Am Soc Nephrol 12:2175,2001

Bingham C,Hattersley AT:Renal cysts and diabetes syndrome resulting from mutations in hepatocyte nuclear factor-1b. Nephrol Dial Transplant 19:2703,2004

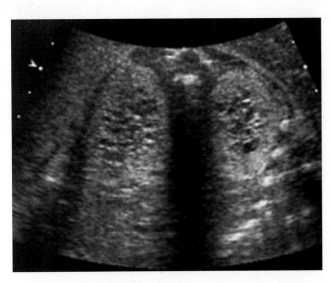

图 15-35 肾髓质囊性发育不良，Meckel-Gruber 综合征。胎儿腹部横切面。双肾均显示异常：累及整个肾脏的弥漫性囊性改变。（该病例还伴有枕部脑膨出，此处未显示）

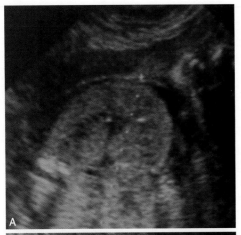

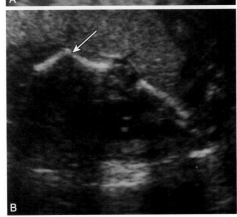

图 15-36 Ivemark Ⅱ综合征，中孕期。A. 经过高回声肾脏的矢状切面扫查，皮髓质有分界。B. 相关的肢体畸形：显示成角的股骨（箭头）

混合性囊性肾脏病变（表 15-8)

表 15-8　胎儿肾囊肿的鉴别诊断
单侧单发囊肿
单纯性肾囊肿
单侧以囊性为主的病变
囊性肿瘤
非肾源性囊肿
尿性囊肿
单侧多发囊肿
多囊性发育不良肾（MCDK）
单侧梗阻性发育不良
单侧以囊性为主的病变
双侧多发囊肿
双侧多囊性发育不良肾（MCDK）（羊水过少）
双侧梗阻性发育不良（尿路扩张）
常染色体显性遗传多囊肾病
常染色体隐性遗传多囊肾病（通常看不见囊肿）
皮质下囊肿（肾小球囊性肾）
综合征合并囊性发育不良
Meckel-Gruber 综合征肾髓质囊性病变
结节性硬化症（巨大囊肿）
Ivemark Ⅱ综合征
Bardet-Biedl 综合征（皮质囊肿）

肾小球囊性肾

　　肾小球囊性肾（glomerulocystic kidneys，GLCK）是指含有囊肿的肾脏，与之对应的是组织学检查的 Bowman 间隙扩张，确诊必须是 5%～10% 的间隙受累。肾小球囊肿并非特指一种简单的病症，它可存在于多种类型的遗传学和散发性的肾囊性疾病中（表 15-9）。

表 15-9　肾小球囊性肾的病因
肾小球囊性肾
婴幼儿常染色体显性遗传多囊肾病
以肾小球囊性肾为主的老年病患
散发的非综合征的肾小球囊性肾
家族性肾小球囊肿性疾病
遗传综合征中的肾小球囊性肾
结节性硬化症
Ⅰ型口面指综合征
13 三体综合征
短肋多指（趾）综合征
Jenue 综合征（窒息性胸廓发育不良）
Zellweger 综合征
家族性肾单位衰弱症
肾发育不良中的肾小球囊性肾
弥漫性囊性发育不良
肾-肝-胰发育不良（Ivemark Ⅱ综合征）

在超声检查中,经典的 GLCK 表现为增大的高回声肾(通常大于同孕周的 4 个标准差),常失去正常的皮髓质(CMD)分界。最有提示性的特征是出现被膜下肾皮质囊肿(图 15-37A、B);这些囊肿可能在宫内或出生后形成;一旦出现,即可直接诊断。当同时存在其他畸形时,这一表现有助于判断与 GLCK 相关的各种综合征。其预后判断取决于合并的畸形与羊水量[107~110]。

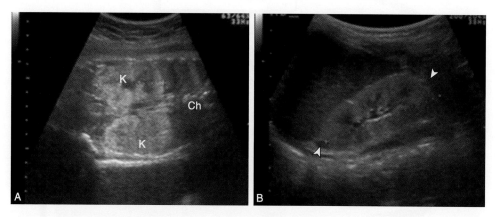

图 15-37　在"糖尿病和肾囊肿综合征"中的肾小球囊性肾。A. 在宫内,晚孕期。经过两个肾脏(K)的前面观,两个肾均表现为体积增大,回声增强及皮髓质分界不清。Ch:胸部。B. 出生后,经过右肾的矢状切面。小的外周囊肿在这个时期出现(箭头)

髓质囊性发育不良

髓质囊性发育不良(medullary cystic dysplasia)是以肾脏的囊性改变为特征,主要累及髓质小管。与 GLCK 相似,髓质囊性发育不良不是一种特殊的临床疾病,而可以是许多综合征的一个表现,也可能同时伴有肾小球囊性肾(表 15-9)。肾小管与间质的纤维化可逐渐进展。髓质囊性发育不良的肾脏表现是 Mekel-Gurber 综合征中典型的肾脏组织学改变。髓质囊性改变在妊娠期中发生得很早,在早孕期末即可表现显著。中枢神经系统和四肢畸形(多指(趾)畸形)的表现使得诊断更为明确。声像表现有:肾脏增大、早孕期末即出现假的皮髓质分化、髓质显示非常明显。这种早期就呈现的表现是非常典型的[111](图 15-35)。最近的一篇病例报道提示 HNF1B 基因突变与一些髓质肾囊肿病例有关[112]。

囊性发育不良在 Bardet-Biedl 综合征(肾囊性疾病、色素性视网膜炎、多指(趾)畸形和性腺功能减退症)中也较为常见。肾脏病变不再集中在髓质区,而是更弥散。超声表现为弥漫性高回声、轻度或明显增大的肾脏。囊肿可在宫内时就存在或出生后才发展出。多指(趾)畸形是典型的宫内伴发表现。Bardet-Biedl 综合征的其他异常在儿童期较晚出现[111~115]。

未分类肾囊性疾病

结节性硬化症的病例中可合并肾脏大囊肿。此时囊肿具有特殊的组织病理学特征:含有嗜酸性上皮细胞。此病还有其他诊断依据,例如在宫内就已出现的心脏横纹肌瘤和大脑内病灶。一些其他综合征也可具有肾脏小囊肿或大囊肿(如 Ivemark 综合征)的特征(图 15-36)[90,116,117]。

多囊性发育不良肾

多囊性发育不良肾(multicystic dysplastic kidney, MCDK)是最常见的肾脏异常之一(图 15-38)。MCDK 患者的超声表现比较直接:受累的一侧肾脏轮廓不规则,可见大小不等、互不相通的囊肿,肾实质有不同程度的回声增强,没有正常的皮、髓质,集合系统难以辨认(图 15-39)。囊肿可以巨大,表现的像是胎儿腹部肿块,或者相反,微小囊性 MCDK 可以存在于重复肾的上部分或是异位肾。囊肿的大小可以在宫内时期或出生后减小。因此,整个 MCDK 可以"消失"并表现为肾不发育。单侧受累者预后良好,尽管有可能对侧肾也受异常影响(UPJ 梗阻)。MDCK 可以合并其他系统畸形。当 MDCK 为孤立性表现时,染色体异常风险并不增加。双侧受累病例(约 1/15)可合并严重羊水过少、肺脏发育不全,预后不良(图 15-40A、B)[118~121]。

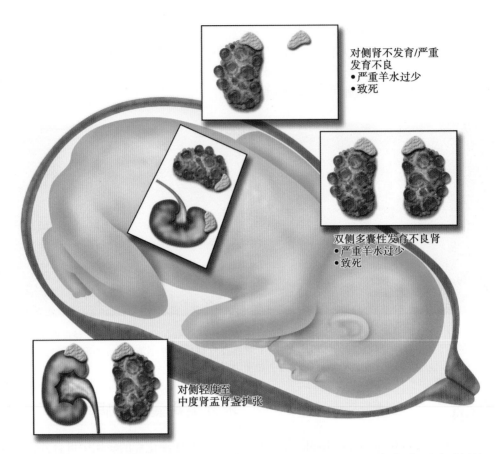

对侧肾不发育/严重
发育不良
•严重羊水过少
•致死

双侧多囊性发育不良肾
•严重羊水过少
•致死

对侧轻度至
中度肾盂肾盏扩张

图 15-38 多囊性发育不良肾基本上是无功能的。我们需要重点关注对侧肾脏,因为对侧肾脏可能是唯一有功能的肾脏(插图作者 James A. Cooper,MD,San Diego,CA)

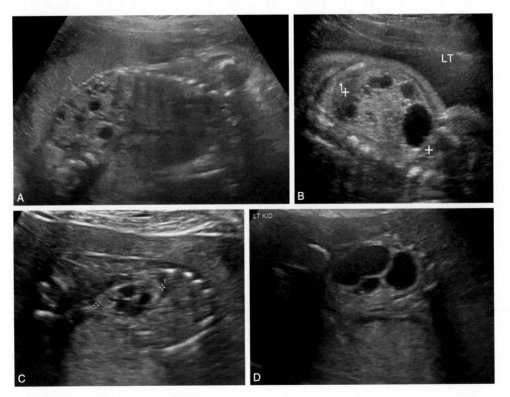

图 15-39 多囊性发育不良肾(MCDK)。图像 A~D 显示在中孕期胎儿 MCDK 的各种表现。特征包括各种大小的不相通的囊肿,肾实质有不同程度的回声增强,没有正常的皮质和髓质,不规则的肾轮廓和无法辨别的集合系统。在图 B 和图 C 中,这些异常的 MCDK 被游标描绘出来。LT,左侧(C 和 D 来源于 Courtesy Department of Obstetrics and Gynecology,Yale University School of Medicine,New Haven,CT)

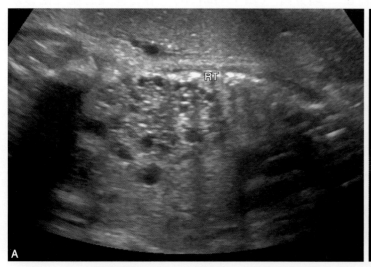
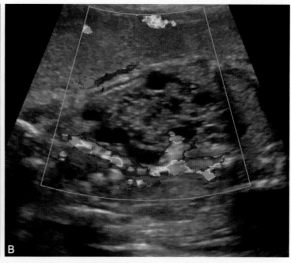

图 15-40　多囊性发育不良肾。A. 右肾的矢状切面图像显示多发散在的小囊肿。B. 冠状切面,利用彩色多普勒检查显示肾门的血流。肾脏周边的液性暗区是皮质的囊肿,内部无血流

肾脏肿瘤

　　新生儿先天性腹部肿块有 50% 以上来源于肾脏。胎儿最常见的肾脏肿瘤是中胚层肾瘤(mesoblastic nephroma)(图 15-41)。这些表现为实性的肿瘤有时难以与相邻的肾实质区分。有时也可表现为部分囊性。在宫内时常合并羊水过多,而在出生后出现高血压。胎儿 Wilms 肿瘤的病例曾被报道为实性肿瘤或部分囊性肿瘤。预后往往较好。双侧肾受累提示为肾母细胞瘤,可合并多发良性肾结节性病灶。

　　Beckwith-Wiedemann 综合征、先天性无虹膜、Perl-man 和 Drash 综合征的患者有发生肾肿瘤的风险。囊性肾肿瘤主要的鉴别诊断是 MCDK[122~125]。与肾脏毗邻的实性肿块,如神经母细胞瘤和膈下支气管肺隔离症(bronchopulmonary sequestration,BPS)(见第 12 章),需要与真正的肾肿块鉴别。

胎儿非梗阻性膀胱异常

膀胱缺如或未显示

　　胎儿尿液的产生始于第 8~10 周,盆腔可显示膀胱一般是从 11~12 孕周开始。超过 15 周一直未能识别膀胱是一病理表现[8]。在没有显示膀胱的情况下,正常羊水量的存在表明所产生的尿不能到达膀胱或膀胱不能储存尿液。

尿道上裂、膀胱外翻与泄殖腔外翻

　　尿道上裂、膀胱外翻与泄殖腔外翻代表一系列的严重程度渐增的泌尿道畸形。据报道,尿道上裂的发病率为 1/117 000,膀胱外翻的发病率为 1/50 000~1/30 000,泄殖腔外翻的发病率为 1/250 000[126]。

尿道上裂

　　男性尿道上裂(epispadias)的特点是阴茎宽而短、耻骨联合有间隙、向背部弯起的阴茎弯曲畸形。阴囊正常、睾丸通常下降并具有正常的功能。继发于下尿道畸形射精异常。女性尿道上裂的特点是阴蒂分裂、阴道位置前移。尽管不影响生育,缺乏盆底肌肉的支持可引起子宫脱垂。膀胱颈缺陷导致持续性漏尿。这

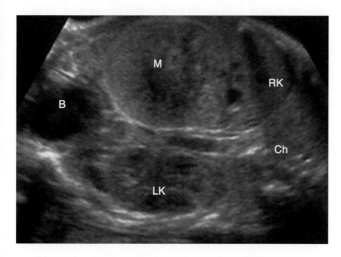

图 15-41　中胚层肾肿瘤,晚孕期。胎儿躯干的矢状切面。右肾(RK)下极可见一个大的圆形实性肿物。B,膀胱;Ch,胸部;LK,左肾;RK,右肾

在出生前就表现为膀胱小或缺如、脐部位置下移,而在男性则表现为生殖器异常[127]。

膀胱外翻

胎儿腹壁的完整性取决于间质细胞在腹部外胚层和泄殖腔之间的迁移。这一过程开始于第 4 孕周,若失败则导致脐下腹壁肌肉和结缔组织缺乏。当膀胱持续不显示,而羊水量正常并且无其他尿路畸形存在时,需要怀疑此异常。提示膀胱外翻(bladder exstrophy)的重要超声特征有盆腔内膀胱缺如、连接下腹壁的软组织团块(外翻的膀胱)、脐带插入处低位、外生殖器异常(小阴茎和阴囊向前偏移)及髂嵴分离[128](图 15-42A、B)。容易掩盖膀胱外翻诊断的畸形包括如脐膨出、腹裂和泄殖腔外翻等其他腹壁缺损。目前尚无此异常准确的产前超声诊断率,报道中的检出率为 10%~25%[129,130]。鉴于超声检测的不精确性,MRI 最近被认为是评价可疑病例的有效辅助手段。它受母体肥胖和羊水量的影响较小,并能更好地分辨软组织和生殖器[131]。产前检出对咨询和制定手术治疗方案具有重要意义。在出生后 48 小时内进行膀胱和腹壁的关闭最为理想。此外,父母应作好准备应对其潜在的长期患病状态,包括尿失禁、生育能力降低以及需要分期进行的泌尿生殖重建手术[132]。

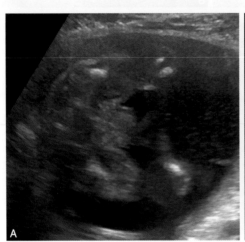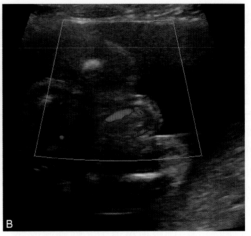

图 15-42 膀胱外翻。A.下腹部轴向切面显示盆腔内未见膀胱,而在下腹部前方见一个软组织肿物(外翻的膀胱)。B.利用彩色多普勒显示脐动脉证实胎儿膀胱不是位于盆腔内

泄殖腔外翻

膀胱不显示也可以是泄殖腔外翻(cloacal exstrophy)的一个前兆特征。泄殖腔外翻是肛门直肠畸形和泌尿生殖道畸形的罕见组合,发病率为 1/400 000~1/200 000[133]。泄殖腔外翻属于 OEIS 联合症(脐膨出、泄殖腔外翻、肛门闭锁、脊柱异常)的疾病谱之一[134]。据报道,与泄殖腔外翻有关的其他特征包括腹壁前囊性肿块(推测为持续性泄殖腔膜)、异常外生殖器、肾脏异常(肾积水、发育不全和 MCDK)、下肢缺陷、耻骨弓增宽和单脐动脉[135]。由于较为罕见,泄殖腔外翻缺乏统一的诊断标准,产前诊断也不常见。评估任何胎儿腹壁缺损而盆腔内未显示膀胱时,应高度怀疑泄殖腔外翻可能。在最近的 8 例泄殖腔外翻患者的回顾性研究中,超声检查漏诊 4 例,但所有 8 例均被 MRI 检出。除了膀胱不显示,可增强诊断信心的 MRI 表现包括:下腹部/骨盆轮廓外突和没有胎粪填充的直肠和结肠,后者是后肠畸形的表现。妊娠 21 周左右通常可观察到胎粪充盈直肠,所以在此之后 MRI 若未观察到此现象即强烈提示泄殖腔外翻[136](图 15-43,图 15-44)。与膀胱外翻一样,产前检出对于规划手术位置、路径和在三级医院/机构的分娩是必不可少的。给予父母的咨询建议是,即使产后存活率接近 90%,但是这一结果是以多次矫正手术和高风险的大小便失禁为代价的[135]。

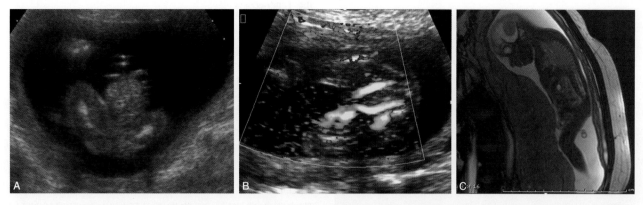

图 15-43　泄殖腔外翻。A.下腹部轴切面显示肿物位于下腹部前方。B.彩色多普勒辨识脐动脉证实在盆腔未见胎儿膀胱。C.胎儿磁共振图像显示外部的膀胱,协助诊断泄殖腔外翻畸形

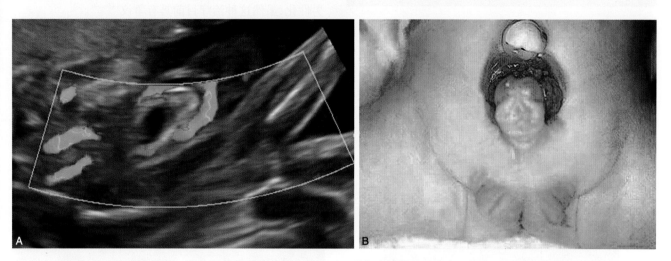

图 15-44　泄殖腔外翻。A.位于外部的膀胱偶尔可以通过彩色多普勒显示出来。B.出生后图片证实泄殖腔外翻畸形

双侧单输尿管异位

　　输尿管异位通常发生于肾重复集合系统中,后者在女性更为常见。与单个肾盂相关的输尿管异位更易发生于男性。异常的输尿管芽发育是导致异位开口的潜在因素,其开口处可能位于膀胱颈、前列腺或下尿道。在女性病例中,输尿管可能与尿道或阴道穿窦相通。不管性别或植入的部位如何,最终的结果是肾脏产生的尿可以绕过膀胱,膀胱不充盈,羊水量却可以保持正常。虽然罕见,但是当膀胱不显示却没有伴随膀胱或泄殖腔外翻的特征时,需要考虑此诊断。膀胱缺乏正常充盈和排空会损害膀胱的发育,这通常需要再植术和重建手术。此异常有显著的尿失禁和肾损害等后遗风险。输尿管再植已被证明可保留肾功能,术后改善程度取决于肾发育不良的程度[137,138]。

胎儿肾上腺

正常肾上腺

　　胎儿肾上腺在早孕末期就很容易显示,尤其是使用经阴道的超声探头。在高回声的肾上方表现为金字塔形的低回声结构(图 15-45)。在此阶段,它们的大小大约是肾脏的一半。在中孕期,皮髓质逐渐分化成可观察到的低回声皮质和高回声髓质。其形状为肾脏上方的三角形结构。腺体的大小也增大,但相对小于肾脏。在晚孕期,胎儿肾上腺的表现与新生儿肾上腺非常相似(图 15-46A、B)。在肾发育不全的情况下,肾上腺更为突出,并且可能更长,从而产生所谓的"肾上腺平卧征"(图 15-24),这不应该被误认为发育不良的肾脏[139~141]。

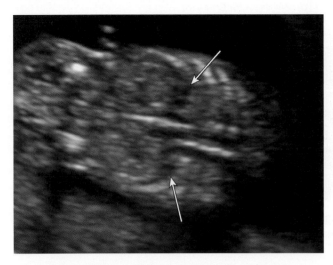

图 15-45 胎儿肾上腺。早孕期图像显示正常胎儿的肾上腺位于肾脏上方(箭头)

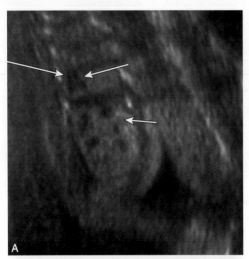

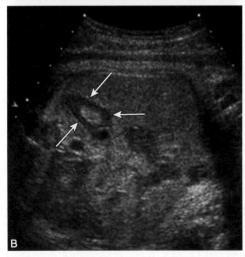

图 15-46 正常胎儿肾上腺。A. 中孕期,冠状切面。可见三角形的肾上腺(长箭头)位于肾脏(短箭头)上方。B. 晚孕期,横切面。可见右肾上腺(箭头)和正常的皮质(低回声)-髓质(高回声)分界

肾上腺疾病

肾上腺生殖综合征

肾上腺生殖综合征(adrenogenital syndrome,AGS)通常继发于先天性肾上腺皮质增生症(CAH),且肾上腺在中孕期就已增大。它们可能会呈现一种脑沟回样图案(图 15-47)。该病可合并女性胎儿的性分化障碍(见下文)。胎儿 MRI 可用来区分 AGS 与神经母细胞瘤病例;前者的 T2 加权图像会显示等信号或低信号,而后者则表现为高信号。一些作者已经提出:一旦确诊这种异常,可使用母体皮质类固醇治疗,从而减少女性胎儿的男性化,虽然这种治疗目前具有争议[142~146]。

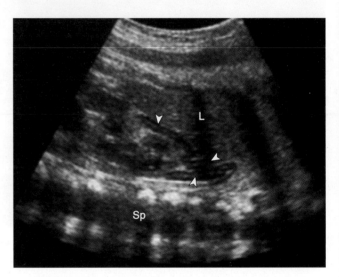

图 15-47 肾上腺生殖综合征,晚孕期。右旁矢状切面显示增生肥大的肾上腺(箭头)。L,肝脏;Sp,脊柱

肾上腺肿块

肾上腺区域的囊性或实性肿块可能与良性的囊性增大、出血、CAH 或肾上腺肿瘤有关(图 15-48~图 15-50)。

神经母细胞瘤

当肿块出现于肾脏上方区域时,不管肿块的具体特征如何,都应考虑神经母细胞瘤。神经母细胞瘤可以表现为囊性、实性或更复杂(图 15-50)。彩色多普勒显像可显示肿块高回声区的血流信号增多。胎儿神经母细胞瘤即使存在肝转移也预后良好。此外,还有报道一些自发退化的病例。大的肾上腺囊肿可能与 Beckwith-Wiedemann 综合征相关。这些囊肿可能出血,此时它们的表现将变得更加复杂。鉴别诊断还应包括该区域起源于肾上腺以外的肿块,如膈下型肺隔离症(表 15-10)[142,147~160]。

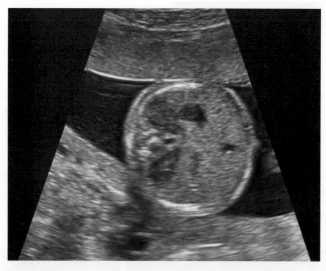

图 15-48　肾上腺出血。继发于肾上腺出血而导致双侧肾上腺增大的胎儿

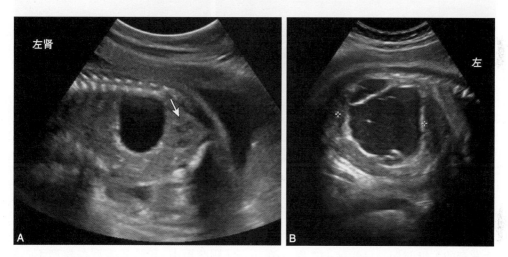

图 15-49　肾上腺囊肿。A. 27 孕周胎儿左(Lt)肾(箭头)的矢状切面显示肾脏上方肾上腺内可见一个大囊肿。B. 同一个胎儿在 34 孕周,显示囊肿在这段期间的变化(来源:Courtesy Department of Obstetrics and Gynecology, Yale University School of Medicine, New Haven, CT)

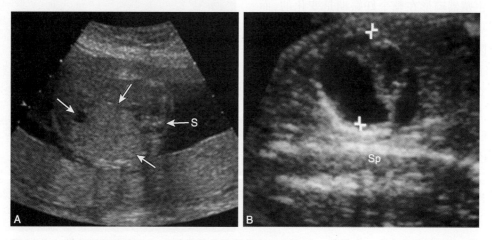

图 15-50　神经母细胞瘤。A. 中孕期胎儿腹部横轴切面扫查。脊柱旁一个大的实性肿物(箭头),并可见单一囊性结构。出生后证明是神经母细胞瘤。S,脊柱。B. 部分囊性的肿物(游标之间),符合神经母细胞瘤表现。Sp,脊柱

表 15-10	肾上腺肿物的鉴别诊断

神经母细胞瘤
肾上腺出血
肾上腺肿瘤
肾上腺囊肿-单纯性的或合并多囊性发育不良肾或 Beckwith-
　　Wiedemann 综合征
膈下支气管肺隔离症

胎儿生殖器异常

　　目前的专业经验和超声技术可以在 13 孕周或之后对 99%～100% 的外生器正常胎儿准确进行性别诊断。在 13 周以内也可以进行胎儿性别鉴定，但准确性多变，不应依赖于此指导妊娠处理。在早孕晚期和中孕早期，确定性别主要根据矢状切面的征象。矢状切面扫查时，正常阴茎指向上，而阴蒂朝下。随后，确定胎儿性别的根据是男性阴囊与阴茎的显示，女性阴唇的显示，后者表现为两条或两条以上平行线（图 15-51）。在性别不确定的情况下，辅助表现可能有用，包括是否有睾丸下降、阴茎/阴囊大小、尿线的起源和方向以及子宫的显示[161~163]。

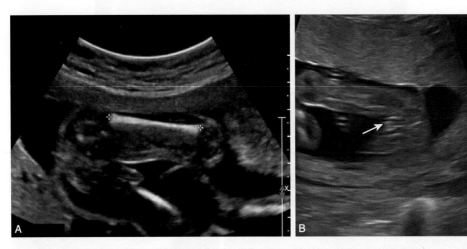

图 15-51　正常胎儿生殖器。A. 男性。B. 女性，平行线指示阴唇（箭头）

　　三维超声也被证明有利于生殖器异常的特征显示。它具有更佳的空间分辨率与可以体现细节的表面成像模式[164]。性发育的关键时期是妊娠 8～12 周。关于 13～15 周表现正常的生殖器而随后出现大小与结构异常的报道提示生殖器外观是随着孕期进展的。这就支持了关于生殖器畸形在整个妊娠期是变化的，而不是总发生在单次的非进展性干扰之后的概念[165]。

　　短暂性的阴蒂肥大和阴唇肥大也有被报道。在一篇 62 145 例妊娠队列的报道中，有 4 个胎儿在 15～16 孕周内出现孤立性的阴蒂肥大，初步诊断为尿道下裂，随访至 22～26 周，阴蒂肥大消失。3 例胎儿为孤立性小阴唇肥大：在 15 周时呈正常的女性生殖器，在 21～23 周被怀疑为生殖器不明确；在 26～32 周时复查，随着肿胀的逐渐消失，显示为正常外生殖器。据推测，阴蒂大小的短暂性变化与未成熟的肾上腺激素生成造成的激素变化有关[166]。

性别分化障碍

　　除了与前面已讨论的膀胱和泄殖腔外翻有关的生殖器异常外，其他生殖器畸形包括尿道下裂、男性化综合征（阴蒂巨大、融合阴唇）、男性生殖器男性化不完全（阴茎短小）和胎儿表型与核型不一致（图 15-52）。

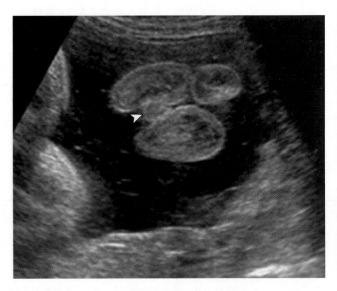

图 15-52　性别分化障碍，晚孕期。经过阴囊的扫查切面。阴囊被非常短小的阴茎（箭头）分隔成两半（阴囊分裂征）

它们是一组异质性的疾病,具有不同的激素或效应缺陷,与多个尚未确认的致病基因有关联。

尿道下裂(hypospadias)指尿道开口位置异常,可以沿阴茎轴、阴囊边缘或会阴处开放。它反映了前尿道发育的异常,据报道活产儿的发病率为 1/5000 ~ 1/250。在确诊的儿童中,高达 40% 合并泌尿生殖系统畸形,7%~10% 合并非泌尿生殖系统畸形。尿道下裂的产前超声特征:阴茎未伸出头尖部,却表现为锥状;阴茎异常向腹侧屈曲(阴茎下弯畸形),被认为是由于一线状结缔组织似弓弦连接于开口与龟头之间;有两条平行回声线的小阴茎轴代表残留的背部;郁金香征是由严重屈曲的阴茎位于两侧阴囊皱襞之间引起的(图 15-53),这是严重尿道下裂的表现。采用能量或彩色多普勒来显示膀胱排空过程中尿流的来源,也可对某些尿道下裂病例作出诊断[167,168]。

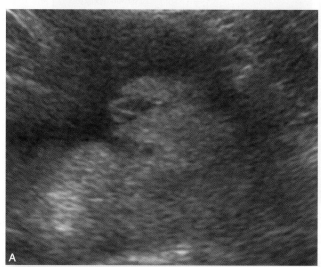

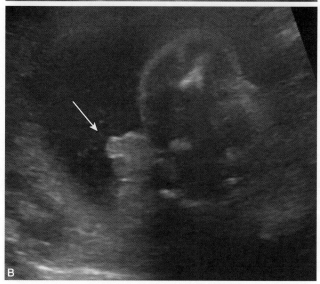

图 15-53 晚孕期尿道下裂。A. 典型的"郁金香"征。B. 阴茎(箭头)短小,末端外观是宽的而不是尖的

对于有外生殖器异常的遗传学上的女性,或外生殖器模糊(或性别发育障碍)而核型未知的胎儿,确认有正常子宫者提示可能为男性化女性的诊断,而子宫缺如者则可能为男性化不完全的男性。在胎儿膀胱水平的盆腔横切面应显示位于低回声直肠和膀胱之间的圆形子宫回声。目前已有从 19 周至 38 周的胎儿子宫宽度与周长曲线图[169]。

女性男性化最常见的原因是先天性肾上腺皮质增生症(congenital adrenal cortical hyperplasia,CAH)。大多数 CAH 病例为 21 羟化酶缺乏症(CYP21 CAH)。如果已经确定致病突变,明确的 CYP21 CAH 产前诊断在有先证儿童的家庭中是有可能的。尽管比较复杂,不超过 12 个的突变就代表了 90% 以上的突变等位基因,而且表型不一定能预测基因型。这是一个常染色体隐性疾病,每次怀孕孩子受累的概率是 25%;受累的女性有生殖器男性化的风险。早孕期使用类固醇治疗可改善 CYP21 CAH 对女性生殖器解剖结构的影响。然而,利用地塞米松进行产前治疗 CAH 的适宜性、伦理学和结局仍然存在争议[170,171]。

胎儿卵巢囊肿

随着超声影像质量的改善,越来越多的卵巢囊肿在产前被诊断。这些囊肿是由于母体激素刺激而成,可以单侧或者双侧、大小不等、同侧可出现多个囊肿(图 15-54)。最常见的囊肿表现为无回声、囊壁光滑、无血管的囊肿,可能是功能性卵泡。然而,尽管少见仍

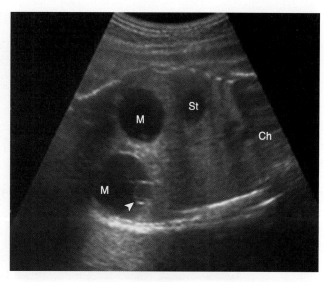

图 15-54 双侧卵巢囊肿,晚孕期。胎儿躯干的前面观显示两个囊性肿块(M)。其中一个内部可见 1 个小囊(子囊征)(箭头)。Ch,胸部。St,胃

可遇见更复杂的实性卵巢囊肿。这些囊肿内可能发生出血,较大的囊肿还有扭转的危险。卵巢囊肿的鉴别诊断包括重复囊肿、脐尿管囊肿、阴道积水、肠系膜囊肿或胎粪性假性囊肿。极少数情况下,淋巴管瘤或畸胎瘤可表现为卵巢囊肿的特征[172~180]。当诊断不明确时,胎儿 MRI 可能有助于诊断。在 56 例接受 MRI 检查可疑异常的胎儿中,MRI 改变了 4/6 例腹腔内囊肿的最终诊断,其中包括胎粪性假性囊肿、肠系膜囊肿、子宫阴道积液和乳糜性腹水[181]。

　　绝大多数胎儿卵巢囊肿在产前或产后早期均自行消退。即使在出生后,外科干预的作用都是有争议的,因为许多囊肿会自行消退。伴有扭转风险的巨大的囊肿,是产前针刺抽吸或产后手术的指征。

阴道积液/子宫阴道积液

　　女性下生殖道畸形导致阴道下半部梗阻可引起阴道内的积液(阴道积液)或阴道与子宫积液(子宫阴道积液)(图 15-55A、B)。它可继发于泄殖腔畸形(参见前述)或极少可能是由于持续的泌尿生殖窦道(图 15-56A~D)[182~186]。有些阴道积液的病例可以自行缓解。因此,重要的是要排除任何相关的异常,从而为产后处理提供适当的咨询和规划。当骶骨前囊性肿块伴清晰的液体(尿)或由于宫颈或阴道分泌物引起的浑浊液体时,应考虑持续性泌尿生殖窦(persistent urogenital sinus)的可能性。胎儿 MRI 可能有助于区分孤立的与合并泄殖腔畸形的阴道积液[187]。

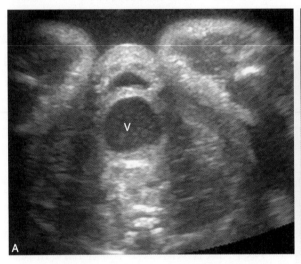
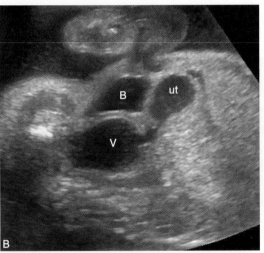

图 15-55　子宫阴道积液。A. 横轴面图像显示阴道(V)扩张,充满液体。B. 矢状切面图像显示,该女性胎儿的盆腔中可见阴道(V)和子宫(ut)扩张,被液体充满,位于正常膀胱(B)后方,羊水量正常

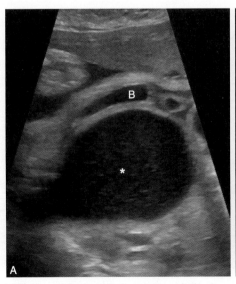
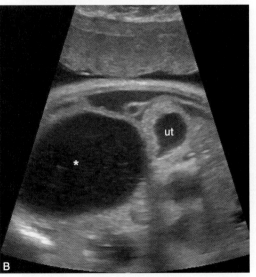

图 15-56　持续性泌尿生殖窦。A. 盆腔中的充满液体的巨大结构(星号)代表显著扩张的阴道,位于膀胱(B)后方。B. 盆腔中充满液体的肿物(星号)上方,有个厚壁的椭圆形结构,代表子宫(ut)。上述声像提示子宫阴道积液

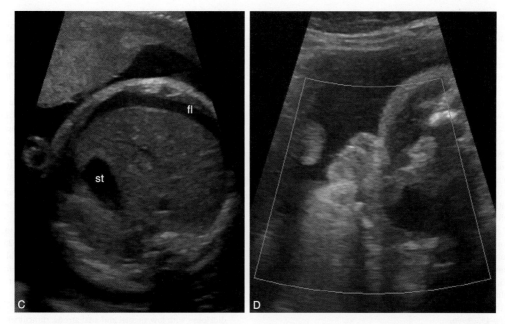

图 15-56（续） C.上腹部水平横轴切面图像显示游离性腹水（fl），推测为尿液和阴道分泌物经过输卵管反流至腹腔所致。正常充满液体的胃（st）。D.该女性胎儿的外生殖器图像显示正常的阴唇

（朱云晓 翻译 栗河舟 审校）

参考文献

1. Elder JS: Antenatal hydronephrosis. Fetal and neonatal management. *Pediatr Clin North Am* 44(5):1299–1321, 1997.
2. Song R, Yosypiv IV: Genetics of congenital anomalies of the kidney and urinary tract. *Pediatr Nephrol* 26:353–364, 2011.
3. Gupta T, Kapoor K, Sharma A, Huria A: The frequencies of the urinary anomalies which were detected in a foetal autopsy study. *J Clin Diagn Res* 6(10):1615–1619, 2012.
4. Sadler TW, editor: *Langman's Medical Embryology*, ed 11, Philadelphia, 2009, Lippincott Williams & Wilkins.
5. Moore KL, Persaud TVN, Torchia MG: *The Developing Human; Clinically Oriented Embryology*, ed 9, Philadelphia, 2011, WB Saunders.
6. Park JM: Normal and anomalous development of the urogenital system. In Walsh PC, editor: *Campbell's Urology*, ed 8, Philadelphia, 2002, WB Saunders.
7. Larson WJ: *Human Embryology*, London, 2001, Churchill Livingstone.
8. Rosati P, Guaniglia L: Transvaginal assessment of fetal urinary tract in early pregnancy. *Ultrasound Obstet Gynecol* 7:95, 1996.
9. Chamberlain PF, Manning FD, Morrison I, et al: Circadian reflux in bladder volume in the term human fetus. *Obstet Gynecol* 64:657, 1984.
10. Cohen ML, Cooper J, Eisenberg P, et al: Normal length of fetal kidneys. *AJR Am J Roentgenol* 157:545, 1991.
11. Thomas IF, Smith DW: Oligohydramnios: cause of the non-renal features of Potter's syndrome including pulmonary hypoplasia. *J Pediatr* 84:811, 1974.
12. Nguyen HT, Benson C, Bromley B, et al: Multidisciplinary consensus on the classification of prenatal and postnatal urinary tract dilation (UTD classification system). *J Pediatr Urol* 10(6):982–998, 2014.
13. Nguyen HT, Herndon CDA, Cooper C, et al: The Society for Fetal Urology consensus statement on the evaluation and management of antenatal hydronephrosis. *J Pediatr Urol* 6:212–231, 2010.
14. Mallik M, Watson AR: Antenatally detected urinary tract abnormalities: more detection but less action. *Pediatr Nephrol* 23(6):897–904, 2008.
15. Maizels M, Wang E, Sabbagha RE, et al: Late second trimester assessment of pyelectasis (SERP) to predict pediatric urological outcome is improved by checking additional features. *J Matern Fetal Neonatal Med* 19(5):295–303, 2006.
16. Sairam S, Al-Habib A, Sasson S, Thilaganathan B: Natural history of fetal hydronephrosis diagnosed on mid-trimester ultrasound. *Ultrasound Obstet Gynecol* 17(3):191–196, 2001.
17. Karnak I, Woo LL, Shah SN, et al: Results of a practical protocol for management of prenatally detected hydronephrosis due to ureteropelvic junction obstruction. *Pediatr Surg Int* 25(1):61–67, 2009.
18. Anderson N, Claudice-Engle T, Allau R, et al: Detection of obstruction uropathy in the fetus. *AJR Am J Roentgenol* 164:719, 1995.
19. Stocks A, Richards D, Freutzen B, et al: Correlation of prenatal renal pelvic antero-posterior diameter with postnatal outcome. *J Urol* 155:1050, 1996.
20. Maizels M, Reisman ME, Slom LS: Grading nephroureteral dilatation detected in the first year of life: correlation with obstruction. *J Urol* 148:609, 1992.
21. Kaefer M, Peters CA, Petik AB, et al: Increased renal echogenicity: a US sign for differentiating between obstructive and nonobstructive etiologies of in utero bladder distension. *J Urol* 158:1026, 1997.
22. Chudleigh T: Mild pyelectasis. *Prenat Diagn* 21:916, 2001.
23. Bosman G, Reuss A, Nijman JM, et al: Prenatal diagnosis, management and outcome of fetal uretero-pelvic junction obstruction. *Ultrasound Med Biol* 17:117–120, 1991.
24. Coco C, Jeanty P: Isolated fetal pyelectasis and chromosomal abnormalities. *Am J Obstet Gynecol* 193:732–738, 2005.
25. Carbone JF, Tuuli MG, Dicke JM, et al: Revisiting the risk for aneuploidy in fetuses with isolated pyelectasis. *Prenat Diagn* 31:566–570, 2011.
26. Orzechowski KM, Berghella V: Isolated fetal pyelectasis and the risk of Down syndrome: a meta-analysis. *Ultrasound Obstet Gynecol* 42:615–621, 2013.
27. Dhillon HK: Prenatally diagnosed hydronephrosis: the Great Ormond Street experience. *Br J Urol* 81(Suppl 2):39–44, 1998.
28. Palmer LS, Maizels M, Cartwright PC, et al: Surgery versus observation for managing obstructive grade 3 to 4 unilateral hydronephrosis: a report from the Society for Fetal Urology. *J Urol* 159:222, 1998.
29. McLellan DL, Retik AB, Bauer SB, et al: Rate and predictors of spontaneous resolution of prenatally diagnosed primary nonrefluxing megaureter. *J Urol* 168(5):2177–2180, 2002.
30. Shukla AR, Cooper J, Patel RP, et al: Prenatally detected primary megaureter: a role for extended follow-up. *J Urol* 173:1353, 2005.
31. Zhou Q, Cardoza JD, Barth R: Prenatal ultrasound of congenital renal

malformations. *AJR Am J Roentgenol* 173:1371, 1999.

32. Gunn TR, Dennot MD, Mora J, et al: Antenatal diagnosis of urinary tract abnormalities after 28 weeks gestation. *Am J Obstet Gynecol* 172:479, 1995.

33. Liu HY, Dhillon HK, Yeung CK, et al: Clinical outcome and management of prenatally diagnosed megaureters. *J Urol* 152(2 Pt 2):614–617, 1994.

34. Baskin LS, Zderic SA, Snyder HM, et al: Primary dilated megaureter: long term follow up. *J Urol* 152:618–621, 1994.

35. Abuhamad AZ, Horton CE, Evans AT: Renal duplication anomalies in the fetus: clues to prenatal diagnosis. *Ultrasound Obstet Gynecol* 7:174–177, 1996.

36. Jee LD, Rickwood AM, Williams MP, Anderson PA: Experience with duplex system anomalies detected by prenatal ultrasonography. *J Urol* 149(4):808–810, 1993.

37. Vergani P, Centi P, Locatelli A, et al: Accuracy of prenatal ultrasonographic diagnosis of duplex renal system. *J Ultrasound Med* 18(7):463–467, 1999.

38. Austin PF, Cain MP, Casale AJ, et al: Prenatal outlet obstruction secondary to ureterocele. *Urology* 52:1132, 1998.

39. Koff SA: Relationship between dysfunctional voiding and reflux. *J Urol* 148:1703–1705, 1992.

40. Avni EF, Sopulman CC: The origins of vesico-ureteric reflux in male newborns: further evidence in favour of a transient urethral obstruction. *Br J Urol* 78:454–457, 1996.

41. Puri P, Cascio S, Lakshmandass G, et al: Urinary tract infection and renal damage in sibling vesicoureteral reflux. *J Urol* 160:1028–1030, 1998.

42. Gloor JM, Ramsey PS, Ogburn PL, et al: The association of isolated mild fetal hydronephrosis with postnatal vesicoureteral reflux. *J Matern Fetal Neonatal Med* 12:196, 2002.

43. Morris R, Malin G, Khan K, Kilby M: Antenatal ultrasound to predict postnatal renal function in congenital lower urinary tract obstruction: systematic review of test accuracy. *Br J Obstet Gynaecol* 116:1290–1299, 2009.

44. Glick PL, Harisson MR, Golbus MS, et al: Management of the fetus with congenital hydronephrosis. II. Prognostic criteria and selection for treatment. *J Pediatr Surg* 20:376, 1985.

45. Nicolaides KH, Cheng HH, Snijders RJ, Moniz CF: Fetal urine biochemistry in the assessment of obstructive uropathy. *Am J Obstet Gynecol* 166(3):932–937, 1992.

46. Mandelbrot L, Dumez Y, Muller F, et al: Prenatal prediction of renal function in fetal obstructive uropathies. *J Perinat Med* 19:283, 1991.

47. Johnson MP, Bukowski TP, Kithier K, et al: Fetal urine albumin/globulin ratio in the in utero evaluation of obstructive uropathies. *Am J Hum Genet* 51:259, 1992 (abstract).

48. Muller F, Bernard MA, Benkirane A, et al: Fetal urine cystatin C as a predictor of postnatal renal function in bilateral uropathies. *Clin Chem* 45(12):2292–2293, 1992.

49. Spitzer A: The current approach to the assessment of fetal renal function: fact or fiction. *Pediatr Nephrol* 10:230, 1996.

50. Brussières L, Laborde K, Souberbielle JC, et al: Fetal urinary insulin like growth factor I and binding protein 3 in bilateral obstructive uropathies. *Prenat Diagn* 15:1047, 1995.

51. McLorie G, Farhat W, Klouwy A, et al: Outcome analysis of vesicoamniotic shunting in a comprehensive population. *J Urol* 166(3):1036–1040, 2001.

52. Makino Y, Kobayashi H, Kyono K, et al: Clinical results of fetal obstructive uropathy treated by vesico-amniotic shunting. *Urology* 55:118, 2000.

53. Carr MC: Prenatal management of urogenital disorders. *Urol Clin North Am* 31:389, 2004.

54. Morris RK, Quinlan-Jones E, Kilby MD, Khan KS: Systematic review of accuracy of fetal urine analysis to predict poor postnatal renal function in cases of congenital urinary tract obstruction. *Prenat Diagn* 27(10):900–911, 2007.

55. Biard JM, Johnson MP, Carr MC, et al: Long-term outcomes in children treated by prenatal vesicoamniotic shunting for lower urinary tract obstruction. *Obstet Gynecol* 106:503–508, 2005.

56. Ethun CG, Zamora IJ, Roth DR, et al: Outcomes of fetuses with lower urinary tract obstruction treated with vesicoamniotic shunt: a single-institution experience. *J Pediatr Surg* 48(5):956–962, 2013.

57. Morris RK, Malin GL, Quinlan-Jones E, et al: Percutaneous vesicoamniotic shunting versus conservative management for fetal lower urinary tract obstruction (PLUTO): a randomised trial. *Lancet* 382:1496–1506, 2013.

58. Ruano R, Yoshizaki CT, Giron AM, et al: Fetal cystoscopic placement of transurethral stent in a fetus with urethral stenosis. *Ultrasound Obstet Gynecol* 44(2):238–240, 2014.

59. Reinberg Y, Chelimsky G, Gonzalez R: Urethral atresia and the prune-belly syndrome. Report of 6 cases. *Br J Urol* 72:112–114, 1993.

60. Sepulveda W, Berry SM, Romero R, et al: Prenatal diagnosis of megalourethra. *J Ultrasound Med* 12:761–766, 1993.

61. Amsalem H, Fitzgerald B, Keating S, et al: Congenital megalourethra: prenatal diagnosis and postnatal/autopsy findings in 10 cases. *Ultrasound Obstet Gynecol* 37:678–683, 2011.

62. Wax JR, Pinette MG, Landes A, et al: Prenatal sonographic diagnosis of congenital megalourethra with in utero spontaneous resolution. *J Ultrasound Med* 28(10):1385–1388, 2009.

63. Nijagal A, Sydorak RM, Feldstein VA, et al: Spontaneous resolution of prenatal megalourethra. *J Pediatr Surg* 39(9):1421–1423, 2004.

64. Odibo AO, Turner GW, Borgida AF, et al: Late prenatal ultrasound features of hydrometrocolpos secondary to cloacal anomaly: case reports and review of the literature. *Ultrasound Obstet Gynecol* 9:419–421, 1997.

65. Witters I, Meylaerts L, Peeters H, et al: Fetal hydrometrocolpos, uterus didelphys with low vaginal and anal atresia: difficulties in differentiation from a complex cloacal malformation: a case report. *Genet Couns* 23(4):513–517, 2012.

66. Cilento BG, Jr, Benacerraf BR, Mandell J: Prenatal diagnosis of cloacal malformation. *Urology* 43:386–388, 1994.

67. Tonni G, Ida V, Alessandro V, Bonasoni MP: Prune-belly syndrome: case series and review of the literature regarding early prenatal diagnosis, epidemiology, genetic factors, treatment, and prognosis. *Fetal Pediatr Pathol* 31(1):13–24, 2013.

68. Hoshino T, Ihara Y, Shirane H, Ota T: Prenatal diagnosis of prune belly syndrome at 12 weeks of pregnancy: case report and review of the literature. *Ultrasound Obstet Gynecol* 12(5):362–366, 1998.

69. Papantoniou N, Papoutsis D, Daskalakis G, et al: Prenatal diagnosis of prune-belly syndrome at 13 weeks of gestation: case report and review of literature. *J Matern Fetal Neonatal Med* 23(10):1263–1267, 2010.

70. White SM, Chamberlain P, Hitchcock R, et al: Megacystis-microcolon-intestinal hypoperistalsis syndrome: the difficulties with antenatal diagnosis. Case report and review of the literature. *Prenat Diagn* 20:697–700, 2000.

71. Hidaka N, Kawamata K, Chiba Y: Megacystis-microcolon-intestinal hypoperistalsis syndrome: in utero sonographic appearance and the contribution of vesicocentesis in antenatal diagnosis. *J Ultrasound Med* 25:765–769, 2006.

72. Chen CP, Wang TY, Chuang CY: Sonographic findings in a fetus with megacystis-microcolon-intestinal hypoperistalsis syndrome. *J Clin Ultrasound* 26:217–220, 1998.

73. Dicke JM, Blanco VM, Yan Y, et al: The type and frequency of fetal renal disorders and management of renal pelvis dilatation. *J Ultrasound Med* 25:973, 2006.

74. Estrada CR, Peters CA, Retik AB, Nguyen HT: Vesicoureteral reflux and urinary tract infection in children with a history of prenatal hydronephrosis—should voiding cystourethrography be performed in cases of postnatally persistent grade II hydronephrosis? *J Urol* 181(2):801–806, 2009.

75. Alconcher L, Tombesi M: Mild antenatal hydronephrosis: management controversies. *Pediatr Nephrol* 19:819–820, 2004.

76. Keating MA, Escala J, Snyder HM, et al: Changing concepts in management of primary obstructive megaureter. *J Urol* 142:636, 1989.

77. Shokeir AA, Nijman RJ: Primary megaureter: current trends in diagnosis and treatment. *BJU Int* 86(7):861–868, 2000.

78. Merlini E, Spina P: Primary non-refluxing megaureters. *J Pediatr Urol* 1:409, 2005.

79. Dias T, Sairam S, Kumarasiri S: Ultrasound diagnosis of fetal renal abnormalities. *Best Pract Res Clin Obstet Gynaecol* 28:403, 2014.

80. McPherson E: Renal anomalies in families of individuals with congenital solitary kidney. *Genet Med* 16:215, 2007.

81. Cho JY, Moon MH, Lee YH, et al: Measurement of compensatory

hyperplasia of the contralateral kidney: usefulness for differential diagnosis of fetal unilateral empty renal fossa. *Ultrasound Obstet Gynecol* 34:515, 2009.

82. Van Vuuren SH, van der Doef R, Cohen-Overbeek TE, et al: Compensatory enlargement of a solitary functioning kidney during fetal development. *Ultrasound Obstet Gynecol* 40:665, 2012.

83. Lankadeva YR, Singh RR, Tare M, et al: Loss of a kidney during fetal life: long-term consequences and lessons learned. *Am J Physiol Renal Physiol* 306:F791, 2014.

84. Deshpande C, Hennkam RC: Genetic syndromes and prenatally detected renal anomalies. *Semin Fetal Neonatal Med* 13:171, 2008.

85. Cinman NM, Okeke Z, Smith AD: Pelvic kidney: associated disease and treatment. *J Endourol* 21(8):836–842, 2007.

86. Oh KY, Holznagel DE, Ameli JR, et al: Prenatal diagnosis of renal developmental anomalies associated with an empty renal fossa. *Ultrasound Q* 26:233, 2010.

87. Glodney B, Petersen J, Hoffman KJ, et al: Kidney fusion anomalies revisited: clinical and radiological analysis of 209 cases of crossed fused ectopia and horseshoe kidney. *BJU Int* 103:224, 2009.

88. Strauss S, Dushnitsky T, Peer A, et al: Sonographic features of horseshoe kidney: review of 34 patients. *J Ultrasound Med* 19:27, 2000.

89. Nursal GN, Buyukdereli G: Unfused renal ectopia: a rare form of congenital renal anomaly. *Ann Nucl Med* 19(6):507–510, 2005.

90. Winyard P, Chitty L: Dysplastic and polycystic kidneys: diagnosis, associations and management. *Prenat Diagn* 21:924, 2001.

91. Zerres K, Rudnik-Schoneborn S, Steinkamm C, et al: Autosomal recessive polycystic kidney disease. *J Mol Med* 76:303, 1998.

92. Rossette S, Harris PC: Genotype-phenotype correlations in autosomal dominant and autosomal recessive polycystic kidney disease. *J Am Soc Nephrol* 18:1374, 2007.

93. Guay-Woodford LM, Muecher G, Hopkins SD: The severe perinatal form of autosomal recessive polycystic kidney disease maps to chromosome 6p21.1-p12: implications for genetic counseling. *Am J Hum Genet* 56:1101, 1995.

94. Guay-Woodford LM, Bissler JJ, Braun MC, et al: Consensus expert recommendations for the diagnosis and management of autosomal recessive polycystic kidney disease: report of an international conference. *J Pediatr* 165(3):611–617, 2014.

95. Sherwani RK, Kumar A, Rahman K, Rabbani T: Autosomal recessive polycystic kidney disease: the importance of autopsy of suspected cases and genetic counseling. *BMJ Case Rep* 2010:2843, 2010.

96. Denamur E, Delezoide AL, Alberti C, et al: Genotype-phenotype correlations in fetuses and neonates with autosomal recessive polycystic kidney disease. *Kidney Int* 77:350, 2010.

97. Avni FE, Garel L, Cassart M, et al: Perinatal assessment of hereditary cystic renal diseases: the contribution of sonography. *Pediatr Radiol* 36:405, 2006.

98. Orskov B, Christensen KB, Feldt-Rasmussen B, et al: Low birth weight is associated with earlier onset of end-stage renal disease in Danish patients with autosomal dominant polycystic kidney disease. *Kidney Int* 81:919, 2012.

99. Chapman A: The fetal environment: a critical phase that determines future renal outcomes in autosomal dominant polycystic kidney disease. *Kidney Int* 81:814, 2012.

100. Brun M, Maugey-Lauloom B, Eurin D, et al: Prenatal sonographic patterns in autosomal dominant polycystic kidney disease: a multicenter study. *Ultrasound Obstet Gynecol* 24:55, 2004.

101. MacDermot KD, Saggar-Malik AK, Economides DL, Jeffery S: Prenatal diagnosis of autosomal dominant polycystic kidney disease (PKD1) presenting in utero and prognosis for very early onset disease. *J Med Genet* 35(1):13–16, 1998.

102. Fick GM, Johnson AM, Strain JD, et al: Characteristics of very early onset autosomal dominant polycystic kidney disease. *J Am Soc Nephrol* 3:1863, 1993.

103. Tsatsaris V, Gagnadoux MF, Aubry MC, et al: Prenatal diagnosis of bilateral isolated fetal hyperechogenic kidneys. Is it possible to predict long term outcome? *Br J Obstet Gynaecol* 109:1388, 2002.

104. Mashiach R, Davidovits M, Eisenstein B, et al: Fetal hyperechogenic kidney with normal amniotic fluid volume: a diagnostic dilemma. *Prenat Diagn* 25:553, 2005.

105. Guerriero S, Gerada M, Piras S, et al: Bilateral fetal hyperechogenic kidneys associated with normal amniotic fluid: an ethical dilemma or

normal variant? *Prenat Diagn* 26:190, 2006.

106. Chaumoitre K, Brun M, Cassart M, et al: Differential diagnosis of fetal hyperechogenic cystic kidneys unrelated to renal tract anomalies: a multicenter study. *Ultrasound Obstet Gynecol* 28:911, 2006.

107. Bernstein J: Glomerulocystic kidney disease—nosological considerations. *Pediatr Nephrol* 7:464, 1993.

108. Woolf AS, Feather SA, Bingham C: Recent insights into kidney diseases associated with glomerular cysts. *Pediatr Nephrol* 17:229, 2002.

109. Guay-Woodford LM, Galliani CA, Musulman-Mroczek E, et al: Diffuse renal cystic disease in children: morphologic and genetic correlations. *Pediatr Nephrol* 12:173, 1998.

110. Avni FE, Hall M: Renal cystic diseases in children: new concepts. *Pediatr Radiol* 40(6):939–946, 2010.

111. Ickowicz V, Eurin D, Maugery Laulom B, et al: Meckel Gruber syndrome: sonographic pathologic correlation. *Ultrasound Obstet Gynecol* 27:296, 2006.

112. Mourri AB, Cassart M, Hall M, Avni FE: The case of HNF-1beta mutation with medullary cysts. *JBR-BTR* 97(1):39–41, 2014.

113. Cassart M, Eurin D, Didier F, et al: Antenatal renal sonographic anomalies and postnatal follow-up of renal involvement in Bardet-Biedl syndrome. *Ultrasound Obstet Gynecol* 24:51, 2004.

114. Dar P, Sachs GS, Carter SM, et al: Prenatal diagnosis of Bardet-Biedl syndrome by targeted second-trimester sonography. *Ultrasound Obstet Gynecol* 17:354, 2001.

115. Dippell J, Varlam DE: Early sonographic aspects of kidney morphology in Bardet-Biedl syndrome. *Pediatr Nephrol* 12:559, 1998.

116. Campos A, Figueroa ET, Gunasekaran S, et al: Early presentation of tuberous sclerosis as bilateral renal cysts. *J Urol* 149:1077, 1993.

117. Murakami A, Gomi K, Tanaka M, et al: Unilateral glomerulocystic kidney disease associated with tuberous sclerosis complex in a neonate. *Pathol Int* 62:209–215, 2012.

118. Mesrobian H, Rushton HG, Bulas D: Unilateral renal agenesis may result from in utero regression of multicystic renal dysplasia. *J Urol* 150:793, 1993.

119. Rabelo EA, Oliveira EA, Silva GS, et al: Predictive factors of ultrasonographic involution of prenatally detected multicystic dysplastic kidney. *BJU Int* 95:868, 2005.

120. Rabelo EA, Oliveira EA, Diniz JS, et al: Natural history of multicystic kidney conservatively managed: a prospective study. *Pediatr Nephrol* 19:1102, 2004.

121. Oliveira EA, Diniz JS, Vilasboas AS, et al: Multicystic dysplastic kidney detected by fetal sonography: conservative management and follow-up. *Pediatr Surg Int* 17:54, 2001.

122. Leclair MD, El Ghoneini A, Audry G, et al: The outcome of prenatally diagnosed renal tumors. *J Urol* 173:186, 2005.

123. Bove KE: Wilms tumor and related abnormalties in the fetus and newborn. *Semin Perinatol* 23:310, 1999.

124. Irsutti M, Puget C, Bauwin C, et al: Mesoblastic nephroma: prenatal US and MRI features. *Pediatr Radiol* 30:147, 2000.

125. Neri G, Martini-Neri ME, Katz BE, Opitz JM: The Perlman syndrome: familial renal dysplasia with Wilms tumor, fetal gigantism and multiple congenital anomalies. *Am J Med Genet A* 161A(11):2691–2696, 2013.

126. Yiee J, Wilcox D: Abnormalities of the fetal bladder. *Semin Fetal Neonatal Med* 13(3):164–170, 2008.

127. Wilcox D, Chitty L: Non-visualisations of the fetal bladder: aetiology and management. *Prenat Diagn* 21:977, 2001.

128. Gearhart J, Ben-Chaim J, Jeffs R, et al: Criteria for the prenatal diagnosis of classic bladder exstrophy. *Obstet Gynecol* 85:961, 1995.

129. Jayachandran D, Bythell M, Platt MW, et al: Register based study of bladder exstrophy-epispadias complex: prevalence, associated anomalies, prenatal diagnosis and survival. *J Urol* 186:2056, 2011.

130. Goyal A, Fishwick J, Hurrell R, et al: Antenatal diagnosis of bladder/cloacal exstrophy: challenges and possible solutions. *J Pediatr Urol* 8:140, 2012.

131. Goldman S, Szejnfeld PO, Rondon A, et al: Prenatal diagnosis of bladder exstrophy by fetal MRI. *J Pediatr Urol* 9:3, 2013.

132. Cacciari A, Pilu G, Mordenti M, et al: Prenatal diagnosis of bladder exstrophy: what counseling? *J Urol* 161:259, 1999.

133. Hendren WH: Urogenital sinus and cloacal malformations. *Semin Pediatr Surg* 5:72, 1996.

134. Carey J, Greenbaum B, Hall B: The OEIS complex (omphalocele,

exstrophy, imperforate anus, spinal defects). *Birth Defects Orig Artic Ser* 14(6B):253–263, 1978.

135. Austin PF, Homsy YL, Gearhart JP, et al: The prenatal diagnosis of cloacal exstrophy. *J Urol* 160:1179, 1998.

136. Calvo-Garcia MA, Kline-Fath BM, Rubio EI, et al: Fetal MRI of cloacal exstrophy. *Pediatr Radiol* 43:593, 2013.

137. Wakhlu A, Dalela D, Tandon RK, et al: The single ectopic ureter. *Br J Urol* 82:246, 1998.

138. Ahmed S, Barker A: Single system ectopic ureters: a review of 12 cases. *J Pediatr Surg* 27:491, 1992.

139. Avni FE, Maugey-Laulom B, Cassart M, et al: The fetal genitourinary tract. In Callen PW, editor: *Ultrasound in Obstetrics and Gynecology*, Philadelphia, 2002, WB Saunders, pp 670–671.

140. Brohnstein M, Tsidomy D, Diamant M, et al: Transvaginal US measurement of the adrenal glands at 12 to 17 weeks of gestation. *Am J Obstet Gynecol* 169:1205, 1993.

141. Chang CH, Yu CH, Cheng FM, et al: Assessment of fetal adrenal gland volume using 3D-US. *Ultrasound Med Biol* 28:1383, 2002.

142. Maki E, Oh K, Rogers S, Sohaey R: Imaging and differential diagnosis of suprarenal masses in the fetus. *J Ultrasound Med* 33:895–904, 2014.

143. Saada J, Grebille AG, Aubry MC, et al: US in prenatal diagnosis of congenital adrenal hyperplasia. *Prenat Diagn* 24:627, 2004.

144. Cassart M, Massez A, Donner C, et al: US diagnosis of fetal adrenal hyperplasia. *Prenat Diagn* 25:1059, 2005.

145. Rubenstein SC, Benacerraf BR, Retik AB, et al: Fetal suprarenal masses: sonographic appearance and differential diagnosis. *Ultrasound Obstet Gynecol* 5:164, 1995.

146. Luca JL, Rousseau T, Durand C, et al: Diagnostic and therapeutic dilemma with large prenatally detected cystic adrenal masses. *Fetal Diagn Ther* 17:11, 2002.

147. Schwarzler P, Bernard JP, Senat MV, et al: Prenatal diagnosis of fetal adrenal masses: differentiation between hemorrhage and solid tumor by color Doppler sonography. *Ultrasound Obstet Gynecol* 13:351, 1999.

148. Gocmen R, Basaran C, Karcaaltincaba M, et al: Bilateral hemorrhagic adrenal cysts in an incomplete form of Beckwith-Wiedemann syndrome: MRI and prenatal US findings. *Abdom Imaging* 30:786, 2005.

149. Yamagiwa I, Obata K, Saito H: Prenatally detected cystic neuroblastoma. *Pediatr Surg Int* 13(2–3):215–217, 1998.

150. Izbizky G, Elias D, Gallo A, et al: Prenatal diagnosis of fetal bilateral adrenal carcinoma. *Ultrasound Obstet Gynecol* 26:669, 2005.

151. Merrot T, Walz J, Anastasescu R, et al: Prenatally detected cystic adrenal mass associated with Beckwith-Wiedemann syndrome. *Fetal Diagn Ther* 19:465, 2004.

152. Hosoda Y, Miyano T, Kimura K, et al: Characteristics and management of patients with fetal neuroblastoma. *J Pediatr Surg* 27:623, 1992.

153. Lin JN, Lin GJ, Hung IJ, Hsueh C: Prenatally detected tumor mass in the adrenal gland. *J Pediatr Surg* 34:1620, 1999.

154. Haffa AJ, Many A, Hartoor J, et al: Prenatal US diagnosis of metastatic neuroblastoma. *Prenat Diagn* 13:73, 1993.

155. Liyanage IS, Katoch D: US prenatal diagnosis of liver metastases from adrenal neuroblastoma. *J Clin Ultrasound* 20:401, 1992.

156. Morganti VJ, Anderson NG: Simple adrenal cysts in fetus, resolving in neonate. *J Ultrasound Med* 10:521, 1991.

157. Patti G, Fiocca G, Latini T, et al: Prenatal diagnosis of bilateral adrenal cysts. *J Urol* 150:1189, 1993.

158. Saylors RL, Cohn SL, Morgan ER, et al: Prenatal detection of neuroblastoma by fetal US. *Am J Pediatr Hematol Oncol* 16:356, 1994.

159. Strouse PJ, Boweman RA, Schlenizer AE: Antenatal findings of fetal adrenal hemorrhage. *J Clin Ultrasound* 23:442, 1995.

160. Dighe M, Moshiri M, Phillips G, et al: Fetal genitourinary anomalies—a pictorial review with postnatal correlation. *Ultrasound Q* 27:7–21, 2011.

161. Odeh M, Grinin V, Kais M, et al: Sonographic fetal sex determination. *Obstet Gynecol Surv* 64:50, 2009.

162. Zalel Y, Pinhas-Hamiel O, Lipitz S, et al: The development of the fetal penis—an in utero sonographic evaluation. *Ultrasound Obstet Gynecol* 17(2):129–131, 2001.

163. Johnson P, Maxwell D: Fetal penile length. *Ultrasound Obstet Gynecol* 15:308, 2000.

164. Naylor CS, Carlson D, Santulli T, et al: Use of three-dimensional ultrasonography for prenatal diagnosis of ambiguous genitalia. *J Ultrasound Med* 20:1365, 2001.

165. Pinhas-Hamiel O, Zalel Y, Smith E, et al: Prenatal diagnosis of sex differentiation disorders: the role of fetal ultrasound. *J Clin Endocrinol Metab* 87:4547, 2002.

166. Zimmer EZ, Blazer S, Blumenfeld Z, et al: Fetal transient clitoromegaly and transient hypertrophy of the labia minora in early and mid pregnancy. *J Ultrasound Med* 31:409, 2012.

167. Meizner I, Mashiach R, Shalev J, et al: The "tulip sign": a sonographic clue for in-utero diagnosis of severe hypospadias. *Ultrasound Obstet Gynecol* 19:250, 2002.

168. Odeh M, Ophir E, Bornstein J: Hypospadias mimicking female genitalia on early second trimester sonographic examination. *J Clin Ultrasound* 36:581, 2008.

169. Soriano D, Lipitz S, Seidman DS, et al: Development of the fetal uterus between 19 and 38 weeks of gestation: in-utero ultrasonographic measurements. *Hum Reprod* 14:215, 1998.

170. Chitty LS, Chatelain P, Wolffenbuttel KP, et al: Prenatal management of disorders of sex development. *J Pediatr Urol* 8:576, 2012.

171. Clayton P, Miller WL, Oberfeld SE, et al: Joint LWPES/ESPE CAH working group, 2002 consensus statement on 21-hydroxylase deficiency from the Lawson Wilkins Pediatric Endocrine Society and the European Society for paediatric endocrinology. *J Clin Endocrinol Metab* 87:4048, 2002.

172. Bryant AE, Laufer MR: Fetal ovarian cysts: incidence, diagnosis and management. *J Reprod Med* 49:329–337, 2004.

173. Comparetto C, Giudici S, Coccia ME, et al: Fetal and neonatal ovarian cysts: what's their real meaning? *Clin Exp Obstet Gynecol* 32:123, 2005.

174. Foley PT, Ford WD, McEwing R, et al: Is conservative management of prenatal and neonatal ovarian cysts justifiable? *Fetal Diagn Ther* 20:454, 2005.

175. Awad J, Azar G, Soubra M: US diagnosis of urachal cyst in utero. *Acta Obstet Gynecol Scand* 73:156, 1994.

176. Crombleholme TM, Craigo SD, Gaomal S, et al: Fetal ovarian cyst decompression to prevent torsion. *J Pediatr Surg* 32:1447, 1997.

177. D'Addario V, Vompe G, Kurjak A, et al: US diagnosis and perinatal management of complicated and uncomplicated fetal ovarian cyst. *J Perinat Med* 18:375, 1990.

178. Garel L, Filiatrault D, Brandt M, et al: Antenatal diagnosis of ovarian cysts. *Pediatr Radiol* 21:182, 1991.

179. Hee-Jung L: Daughter cysts sign: a US finding of ovarian cyst in children. *AJR Am J Roentgenol* 174:1013, 2000.

180. Perrotin F, Roy F, Potin J, et al: US diagnosis and prenatal management of fetal ovarian cysts. *J Gynecol Obstet Biol Reprod (Paris)* 29:161, 2000.

181. Gupta P, Sharma R, Kumar S, et al: Role of MRI in fetal abdominal cystic masses detected on prenatal sonography. *Arch Gynecol Obstet* 281:519–526, 2010.

182. Odibo AO, Turner GW, Borgida AF, et al: Late prenatal ultrasound features of hydrometrocolpos secondary to cloacal anomaly: case reports and review of the literature. *Ultrasound Obstet Gynecol* 9:419–421, 1997.

183. Geipel A, Berg C, Germer U, et al: Diagnostic and therapeutic problems in a case of prenatally detected fetal hydrocolpos. *Ultrasound Obstet Gynecol* 18:169, 2001.

184. Ogunyemi D: Prenatal sonographic diagnosis of bladder outlet obstruction caused by a ureterocele associated with hydrocolpos and imperforate hymen. *Am J Perinatol* 18:15, 2001.

185. Manzella A, Filho PB: Hydrocolpos, uterus didelphys and septate vagina in association with ascites: antenatal sonographic detection. *J Ultrasound Med* 17:465, 1998.

186. Taori K, Krishnan V, Sharbidre KG, et al: Prenatal sonographic diagnosis of fetal persistent urogenital sinus with congenital hydrocolpos. *Ultrasound Obstet Gynecol* 36:641–643, 2010.

187. Picone O, Laperelle J, Sonigo P, et al: Fetal magnetic resonance imaging in the antenatal diagnosis and management of hydrocolpos. *Ultrasound Obstet Gynecol* 30:105–109, 2007.

第 16 章　胎儿综合征的超声特征

Kathryn Johnson Gray , Louise Wilkins-Haug

重　点

- 先天性异常可单独发生并预示患有更加严重的基础疾病。
- 发现先天性异常存在后,应及时彻底评估其他可能异常的存在,并考虑进行更加先进的胎儿成像检查。
- 当存在潜在脑发育异常时,应进行基因检测,并由遗传学家或遗传咨询师参与会诊。

- 随着分子诊断学的进步,胎儿综合征可通过应用染色体微阵列和二代基因测序技术做出诊断。
- 胎儿综合征在产前得到诊断时,多学科团队应为准父母们在咨询和护理方面提供帮助。
- 确认观察到的胎儿异常是由潜在的基因改变引起,一方面可以帮助诊断,另一方面也可为未来的生育计划提供关键的信息。

本 章 内 容

如果产前检查发现胎儿器官结构声像与预期胎龄发育不一致,应怀疑先天性异常。先天性异常可能是由于畸形(一种内源性异常的发育过程),变形(受外力影响仍正常发育),破坏(先前正常组织被破坏)或发育异常(组织内的异常细胞,甚至可破坏多个器官)引起(图 16-1)。无论何时出现先天性异常,都应该对其他异常和少见的异常现象(如胎儿发育加速或受限、羊水深度、胎动改变)进行彻底检查,三维(3D)超声波检查、多普勒和胎儿磁共振成像(MRI)等进一步的影像学检查,有助于完成全面的胎儿评估。

检出先天性异常后,应考虑到潜在的全身异常,尤其存在多个影像学异常时。多种异常征象可能是连续性异常、综合征或关联性疾病。连续性异常,是由最初的畸形、变形或破坏(如羊膜带序列)造成的;综合征,是由潜在遗传原因导致的、遗传病理学相关的一组病症(如唐氏综合征);关联性疾病,是一组特定的、经常是同时发生的疾病,这种异常很难用偶然发生来解释,并且那些特定的异常也公认不是连续性异常或综合征的结果(如 VACTERL 关联征(椎骨异常、肛门闭锁、心脏异常、气管食管瘘或食管闭锁、肾/泌尿系统异常和肢体缺陷))。

随着分子诊断技术变得更加完善和便捷,胎儿综合征无论是在产前或者产后都更容易诊断。如果产前发现先天性异常,推荐染色体微阵列技术作为一线检测。除了非整倍体检查,染色体微阵列还可以检测微缺失和微重复综合征,并由此检出比单独常规染色体核型检测提高约 5% 以上的细胞遗传学异常(图 16-2)。然而,许多综合征是单基因疾病,通过核型和染色体微阵列进行细胞遗传学检查是正常的。对于这些异常的许多疾病,现在可以进行单基因检测和基因包检测。但获得胎儿遗传基因结果的成本和时间仍然是对产前影像检查中怀疑的许多综合征的诊断构成障碍的因素。产前诊断专家应与新生儿保健工作者密切合作,以确保基因检测的完成。

接下来我们将对由产前影像学检查可能检测到的胎儿综合征进行回顾,并根据突出特征(受影响的身体系统或某些其他标志,如发生异常的胎儿生长或运动)对其进行分组。该评价并非详尽无遗,但足以凸显出那些由超声学家和超声工作者遇到的胎儿综合征,并提供相关的影像学和遗传学检查结果。胎儿综合征常常是在产前超声筛查时引起临床初步关注,进一步的 3D 超声和胎儿 MRI 成像(特别是评估中枢神经系统(CNS))可以辅助显示其他特征。其他专科,包括遗传学、母胎医学和儿科专科(如心脏病学,外科学),可以帮助进行专门的检测,对继续妊娠的妇女提

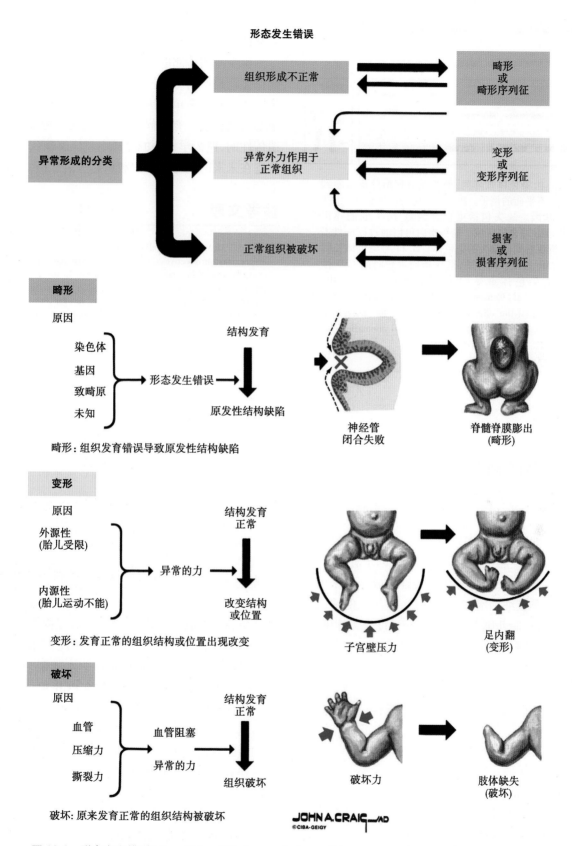

图 16-1　形态发生错误（From Nyhan WL：Structural abnormalities：a systematic approach to diagnosis. Clin Symp 42（2）：1-32,1990,Plate 1,used with permission ⓒ CIBA-GEIGY）

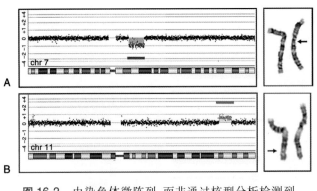

图 16-2　由染色体微阵列，而非通过核型分析检测到的基因组不平衡的例子。A. 一个 10.9Mb 的缺失，包括 60 多个基因。缺失包括染色体区域 7q11 处的 Williams-Beuren 综合征区域。箭头指向可以通过回顾性 G 显带分析观察到已缺失的染色体。B. 11 号染色体长臂上的 7.2Mb 重复。同样地，箭头指向由较暗的 G 阳性带显示的染色体重复（From Miller DT, Adam MP, Aradhya S, et al: Consensus statement: chromosomal microarray is afirst-tier clinical diagnostic test for individuals with developmental disabilities or congenital anomalies. Am J Hum Genet 86(5): 749-764, 2010）

供产科及产后护理计划。可以清楚地向准父母描述预期过程，并说明对胎儿或儿童进行特定诊断的时间和复杂性。

　　鉴于基因检测的快速发展，遗传学小组的参与对确保无论是产前，还是产后进行最恰当的诊断测试尤为重要。对许多单基因疾病，已经明确一个基因内有多个致病突变。有时候，突变可能对家庭本身而言是遗传性的，遗传学检测的完成不仅能够确认诊断，也为家庭在未来的生育规划中利用这些信息提供机会。

参考文献

Hillman SC, McMullan DJ, Hall G, et al: Use of prenatal chromosomal microarray: prospective cohort study and systematic review and meta-analysis. *Ultrasound Obstet Gynecol* 41(6):610–620, 2013.

Miller DT, Adam MP, Aradhya S, et al: Consensus statement: chromosomal microarray is a first-tier clinical diagnostic test for individuals with developmental disabilities or congenital anomalies. *Am J Hum Genet* 86(5):749–764, 2010.

母体感染

胎儿巨细胞病毒感染

定义

　　胎儿巨细胞病毒（CMV）感染是一种先天性疾病，其特征是 CMV 经胎盘传播给胎儿引起的水肿，腹水和脑室增大。双链 DNA 病毒在年轻健康成年人中引起轻度感染或单核细胞增多症样疾病，在年长的成人引起慢性疾病，在胎儿则会引起轻度至重度先天性感染。先天性感染主要是由母亲原发感染引起的。

同义词

　　胎儿巨细胞病毒感染，也叫做先天性巨细胞病毒感染。

病因学

　　巨细胞病毒（双链 DNA 疱疹组病毒）是感染原因。

发病率

　　先天性巨细胞病毒感染约占所有分娩的 1%，是最常见的先天性感染。约 40% 的感染发生在 CMV 宫内并传播，约 10% 的新生儿在出生时和随后出现症状性疾病。

诊断

　　只要发现非免疫性水肿，CMV 感染以及其他先天性感染都应予以怀疑。其他提示性发现包括颅内钙化和颅内出血、小头畸形、脑萎缩、脑室周围回声异常、脑实质内病灶、脑室扩大、脑室内粘连、脑室周围假性囊肿、脑沟回异常、胼胝体发育不全、小脑和小脑延髓池异常、纹状体动脉血管病变迹象、脾肿大、脉络膜视网膜炎、卵圆孔闭塞；由于过早闭合导致的右侧心脏超负荷征象，腹水、肠回声增强、胎儿生长受限和羊水过少。大约孕 20 周后开始，超声检查可发现大部分特征，无论何时确认母亲感染，都应进行羊水的聚合酶链反应（PCR）检测。羊膜穿刺术样本的 PCR 检测应在母亲感染诊断后 6 周的时间间隔后进行，并且在孕 21 周后最敏感。诊断也可以通过活检或尸检标本中典型包涵体的组织学研究来进行。晚孕期局灶性脑室周围回声增强伴有轻度侧脑室扩张，无大脑和小脑器官形成异常及头围生物学参数测量改变的情况下，应该被认为是 CMV 感染导致脑炎的标志物。胎儿 MRI 是评估宫内感染 CMV 的有用辅助手段。

发病机制

　　CMV 穿过胎盘的确切模式不明确。病毒在胎儿组织中复制,造成炎症、组织坏死和器官功能障碍。新生儿中的 CMV 肝炎可表现出涉及门脉三联征的强烈炎症反应。在这些情况下,还可以看到肝小叶结构紊乱、肝细胞变性和胆汁淤积。先天性巨细胞病毒感染引起腹水的原因尚不确定。影响因素可能包括由于肝功能不全引起的血清蛋白水平降低和由周围炎症引起的门静脉阻塞。

相关异常

孤立性腹水在 CMV 感染的胎儿虽然罕见,但也时有发现。心血管、胃肠(GI)、肌肉骨骼和眼部病变可能与经典特征相关。出生后也可能出现淤点、感音神经性耳聋和智力发育不良。

鉴别诊断

由于腹水往往是水肿的首发表现,因此胎儿腹水的鉴别性诊断与普通水肿基本相同,许多先天性感染都会引致腹水。出现颅内钙化(如结节性硬化症)、肠管回声增强(囊性纤维化和唐氏综合征)和肝大(原发性肝病或髓外造血)等病症时都应该鉴别。

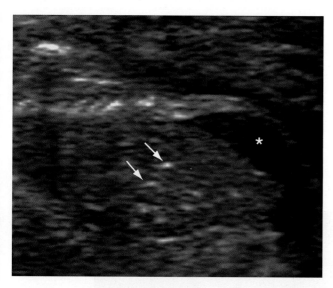

图 16-3　确诊巨细胞病毒感染的中孕胎儿超声图像。肝内钙化(箭头),胎儿腹水(星号)

预后

一般而言,有症状的 CMV 感染的新生儿预后不良,新生儿死亡率为 5%,50%~60% 的幸存者患有严重的长期神经系统疾病。CMV 肝炎在幸存者中是可逆的,但智力残疾、运动缺陷和听力损失预计会有长期

的后遗症。迟发性后遗症,如感音神经性听力丧失和神经发育障碍,有 10%~15% 的婴儿出生时没有症状。小儿神经系统症状与产前侧脑室扩张的程度有关,当超过 15mm 时,神经系统发育异常增加。超声检查结果正常不能排除新生儿出现症状或长期并发症的可能性。

复发风险

鉴于病毒感染可使大多数患者获得免疫力,理论上,再次妊娠中重复感染的风险很小。

治疗

有生机儿前,可以建议终止妊娠。如果选择继续妊娠,建议每 2~4 周随访超声检查,监测生长受限、水肿和其他胎儿表现。尚未显示抗病毒药物可降低围产期传播率。目前正在进行使用超量免疫球蛋白治疗早孕期孕妇感染 CMV 的试验。

参考文献

Daiminger A, Bader U, Enders G: Pre- and periconceptional primary cytomegalovirus infection: risk of vertical transmission and congenital disease. *Br J Obstet Gynaecol* 112(2):166–172, 2005.

Graham E, Duhl A, Ural S, et al: The degree of antenatal ventriculomegaly is related to pediatric neurological morbidity. *J Matern Fetal Med* 10(4):258–263, 2001.

Guibaud L, Attia-Sobol J, Buenerd A, et al: Focal sonographic periventricular pattern associated with mild ventriculomegaly in foetal cytomegalic infection revealing cytomegalic encephalitis in the third trimester of pregnancy. *Prenat Diagn* 24(9):727–732, 2004.

Liesnard C, Donner C, Brancart F, et al: Prenatal diagnosis of congenital cytomegalovirus infection: prospective study of 237 pregnancies at risk. *Obstet Gynecol* 95(6 Pt 1):881–888, 2000.

Malinger G, Lev D, Zahalka N, et al: Fetal cytomegalovirus infection of the brain: the spectrum of sonographic findings. *AJNR Am J Neuroradiol* 24(1):28–32, 2003.

Moinuddin A, McKinstry RC, Martin KA, Neil JJ: Intracranial hemorrhage progressing to porencephaly as a result of congenitally acquired cytomegalovirus infection—an illustrative report. *Prenat Diagn* 23(10):797–800, 2003.

Ortiz JU, Ostermayer E, Fischer T, et al: Severe fetal cytomegalovirus infection associated with cerebellar hemorrhage. *Ultrasound Obstet Gynecol* 23(4):402–406, 2004.

Picone O, Teissier N, Cordier AG, et al: Detailed in utero ultrasound description of 30 cases of congenital cytomegalovirus infection. *Prenat Diagn* 34(6):518–524, 2014.

Picone O, Vauloup-Fellous C, Cordier AG, et al: A series of 238 cytomegalovirus primary infections during pregnancy: description and outcome. *Prenat Diagn* 33(8):751–758, 2013.

Sheffield JS, Boppana SB: Cytomegalovirus infection in pregnancy. *UpToDate* 2014. Available at: <http://www.uptodate.com/home>.

Soper DE: Congenital cytomegalovirus infection: an obstetrician's point of view. *Clin Infect Dis* 57(Suppl 4):S171–S173, 2013.

Wagner N, Kagan KO, Haen S, et al: Effective management and intrauterine treatment of congenital cytomegalovirus infection: review article and case series. *J Matern Fetal Neonatal Med* 27(2):209–214, 2014.

胎儿细小病毒 B19 感染

定义

感染细小病毒 B19 会导致传染性红斑,并且是一种常见的儿童疾病,其特征为"掌击脸颊样"面部外观以及躯干和四肢的花边红斑疹。患者出现皮疹前可能有全身症状,包括关节病。

同义词

胎儿细小病毒 B19 感染也被称为传染性红斑。

病因学

母体急性细小病毒 B19 病毒血症时,B19 病毒穿透胎盘并随后导致胎儿感染。

发病率

孕妇急性细小病毒 B19 感染发生率为 3%～4%,学校教师和日托工作者感染率最高。大约 35%～53% 的孕妇因为此前已经感染而产生了免疫。

发病机制

母体感染与胎儿水肿之间的间隔约为 3 周,在母亲诊断 8 周内发生胎儿水肿的病例占 93%。急性感染可导致胎儿丢失或水肿胎儿。发生水肿是因为细小病毒 B19 感染分裂细胞并对胎儿红细胞前体具有细胞毒性,在某些情况下导致严重的胎儿贫血和水肿。细小病毒 B19 还可感染心肌细胞并引起心肌炎;这种感染也可能引发细胞凋亡。如果感染在怀孕的前半期发生,水肿的风险更大,水肿可导致胎儿快速死亡或自然吸收(尽管自然吸收的比率不清楚)。

相关异常

在病例报告中,已经注意到其他先天性异常,包括眼部异常、脑积水、唇腭裂、关节蹼化畸形、肌肉骨骼异常、肝细胞损伤、心肌炎、先天性心肌病和肌炎。

诊断

母体急性细小病毒感染可通过阳性 IgM 血清学结果来诊断;感染后 10 天可检测到 IgM,并可持续 3 个月或更长时间。但是 IgM 可能是假阴性,因此未能检测到 IgM 抗体并不排除 B19 感染。细小病毒 B19 IgG 在 IgM 后几天产生,提示既往感染。母亲 B19 病毒血症可以通过高灵敏度的 PCR 得到证实,胎儿细小病毒感染也可通过 PCR 对羊水中的 B19 DNA 进行确认。

鉴别诊断

鉴别诊断应该包括导致胎儿非免疫性水肿的其他原因。

预后

胎儿死亡绝大多数出现在妊娠前半期的细小病毒 B19 感染(早孕期为 13%,13～20 周为 9%,20 周后为< 1%)。宫内输血可改善水肿胎儿预后。除了胎儿贫血症之外,还可能发生严重的胎儿血小板减少症,并在输入宫内红细胞时导致失血。胎儿水肿存活后儿童期一般表现良好,有报道表明发育迟缓风险增加,但并没有

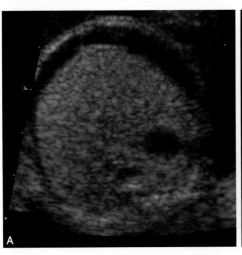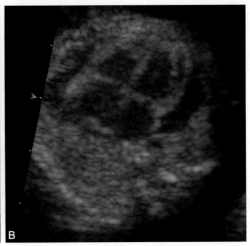

图 16-4　细小病毒感染。患有细小病毒感染引起贫血的胎儿腹水(A)和心包积液(B)。胎儿腹水通常是细小病毒感染中的最初超声发现

得到广泛证实。

复发风险

几乎没有复发风险,因为发病原因与母源性细小病毒 B19 感染有关。

治疗

暴露于细小病毒的孕妇应该对 B19 IgM 和 IgG 进行血清学检测;IgG 阳性表示母亲有免疫力,可保护胎儿。阳性 IgM 抗体表明急性感染。18 ~ 20 周之前的胎儿干预通常是不可行的,在早孕期输血与胎儿丢失风险增加有关。20 周后诊断的妇女应每周接受超声波检查,以评估感染后至少 8 周内的胎儿贫血和水肿。

胎儿风疹综合征

定义

胎儿风疹综合征是由母体感染风疹病毒引起的先天性疾病。它的特点是失聪、智力低下、先天性白内障、心脏缺陷以及其他轻重不一、发生率各异的结构异常。妊娠前 12 周内先天性感染急性风疹的比率高于 90%,13 ~ 17 周时约为 60%,18 ~ 24 周时为 25%,并且在怀孕的最后一个月再次增加。

同义词

胎儿风疹综合征的同义词是胎儿风疹效应,先天性风疹综合征和德国麻疹。

病因学

胎儿风疹由 RNA 病毒引起,它是风疹病毒属的唯一成员。病毒经胎盘传播感染,然后血行播散。

复发风险

风疹病毒综合征没有复发风险。

发病率

自 2004 年全面接种疫苗后,美国很少发生胎儿风疹综合征病例;然而,接种后也有可能再发感染。美国在 2001 ~ 2004 年间报告了 13 例,它在世界其他地区仍是一个临床问题。

诊断

最常见的超声检查结果是心脏畸形(特别是室间隔缺损)、眼部缺陷(白内障、小眼球和视网膜病)、小头畸形、肝大、脾肿大和生长受限。先天性缺陷的风险仅限于怀孕前 16 周内的母体感染。感觉神经性耳聋和发育迟缓也与先天性风疹综合征有关。可以通过从羊水样品中分离风疹病毒 RNA 并使用 PCR 检测来确认胎儿是否感染。

如果检测到严重贫血,则需要宫内胎儿输血。

参考文献

Chauvet A, Dewilde A, Thomas D, et al: Ultrasound diagnosis, management and prognosis in a consecutive series of 27 cases of fetal hydrops following maternal parvovirus B19 infection. *Fetal Diagn Ther* 30(1):41–47, 2011.

Dijkmans AC, de Jong EP, Dijkmans BA, et al: Parvovirus B19 in pregnancy: prenatal diagnosis and management of fetal complications. *Curr Opin Obstet Gynecol* 24(2):95–101, 2012.

Mari G, Norton ME, Stone J, et al: Society for Maternal-Fetal Medicine (SMFM) Clinical Guideline #8: the fetus at risk for anemia—diagnosis and management. *Am J Obstet Gynecol* 212(6):697–710, 2015.

Riley LE, Fernandes CJ: Parvovirus B19 infection during pregnancy. *UpToDate* 2014. Available at: <http://www.uptodate.com/home>.

相关异常

偶尔,以下异常可能与胎儿风疹综合征的典型发现有关:肾脏疾病、尿道下裂、隐睾、脑膜囊肿、青光眼、动脉导管未闭和周围性肺动脉狭窄。

鉴别诊断

应考虑与先天性肝大和白内障相关的其他疾病。包括其他先天性感染(TORCH(弓形虫病、其他感染、风疹、巨细胞病毒、单纯疱疹))、胎儿贫血、胎儿肝肿瘤、点状软骨发育不良、Neu-Laxova 综合征(NLS)、Smith-Lemli-Opitz 综合征(SLO)和 Walker-Warburg 综合征。

预后

可能会发生自然流产和宫内死亡。宫内感染的后遗症影响可以从没有任何缺陷到发生前面提到的具有不同严重程度的所有异常。该病毒可能会在身体组织中停留数年,引起慢性感染并发症(例如由慢性胰腺病毒感染导致的糖尿病)。

治疗

因早孕期感染后果严重,在该时期检测到胎儿感染时,应该讨论终止妊娠。在有生机儿后,建议每月进行超声波检查以确定生长情况并随访异常情况。

预防

在怀孕期间发现对风疹非免疫的妇女应在分娩后

出院前提供疫苗接种。母乳喂养不是疫苗接种的禁忌证。

参考文献

Best JM: Rubella. *Semin Fetal Neonat Med* 12(3):182–192, 2007.

Migliucci A, Di Fraja D, Sarno L, et al: Prenatal diagnosis of congenital rubella infection and ultrasonography: a preliminary study. *Minerva Ginecol* 63(6):485–489, 2011.

O'Neill JF: The ocular manifestations of congenital infection: a study of the early effect and long-term outcome of maternally transmitted rubella and toxoplasmosis. *Trans Am Ophthalmol Soc* 96:813–879, 1998.

Riley LE: Rubella in pregnancy. *UpToDate* 2014. Available at: <http://www.uptodate.com/home>.

Tang JW, Aarons E, Hesketh LM, et al: Prenatal diagnosis of congenital rubella infection in the second trimester of pregnancy. *Prenat Diagn* 23(6):509–512, 2003.

胎儿梅毒

定义

胎儿梅毒由易穿过胎盘的梅毒螺旋体感染胎儿引起。

同义词

胎儿梅毒的同义词是先天性梅毒。

病因学

梅毒螺旋体的母体感染导致胎盘传播病毒并导致胎儿感染。

发病率

2008 年的发病率为每 10 万名活产婴儿 10.1 例，许多病例发现于没有产前检查的女性。一期和二期梅毒（50%）的传播风险高于潜伏期（40%）和晚期（10%）梅毒。传播可以发生在任何孕龄。垂直传播的频率随着妊娠的进展而增加，但妊娠后期感染的严重程度降低。

诊断

在梅毒检测阳性的女性中，有关先天性梅毒的临床表现包括生长受限，以及肝脏和胎盘异常。肝功能障碍的表现包括肝大和腹水，这可能导致非免疫性水肿。胎盘通常大而且水肿，分娩后胎盘银染可见螺旋体阳性，胎儿血清学检查见抗梅毒 IgM 阳性。

相关异常

新生儿的临床表现可能包括以下方面：

- 早期先天性梅毒：肝大、梅毒性鼻炎（"鼻塞"），斑丘疹、全身性淋巴结病和骨骼异常；
- 晚期先天性梅毒（通常是各种组织中形成梅毒瘤的结果）：面部特征（前额突出、鞍鼻、短上颌）、眼部发现（间质性角膜炎、青光眼、角膜瘢痕、视神经萎缩）、感觉神经性耳聋、哈钦森牙、桑白齿、硬腭穿孔、轭裂、梅毒瘤、胫骨前弓（"马刀胫"）和阵发性寒冷性血红蛋白尿。

鉴别诊断

新生儿的发现可能与其他先天性感染相似。

预后

胎儿影响的严重程度取决于感染的持续时间以及感染时的发育阶段。

复发风险

只有在母亲梅毒感染未得到治疗的情况下，复发才有可能。

治疗

所有进行产前检查的女性都应评估梅毒感染情况。如果是阳性，应给予青霉素治疗；根据疾病的慢性化程度，治疗方案会有所不同。如果疾病持续时间不详，建议隔周给予苄星青霉素，共三剂。如果在分娩前至少 30 天治疗母亲梅毒，只有 1%~2% 的婴儿会感染。如果母体梅毒未得到治疗，这一比率>70%。如果母亲梅毒在妊娠 20 周后被诊断，应进行详细超声检查

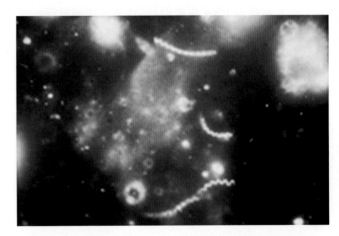

图 16-5　梅毒。引起先天性梅毒的有机体梅毒螺旋体的暗视显微照片（From Centers for Disease Control and Prevention：Sexually Transmitted Diseases, 2016. Available at http://www.cdc.gov/std/syphilis/images.htm）

以评估先天性梅毒。

参考文献

Araujo Junior E, Martins Santana EF, Rolo LC, et al: Prenatal diagnosis of congenital syphilis using two- and three-dimensional ultrasonography: case report. *Case Rep Infect Dis* 2012:478436, 2012.

Centers for Disease Control and Prevention: Congenital syphilis—United States, 2003-2008. *MMWR Morb Mortal Wkly Rep* 59(14):413–417, 2010.

De Santis M, De Luca C, Mappa I, et al: Syphilis infection during pregnancy: fetal risks and clinical management. *Infect Dis Obstet Gynecol* 2012:430585, 2012.

Dobson SR: Congenital syphilis. *UpToDate* 2014. Available at: <http://www.uptodate.com/home>.

Norwitz ER: Syphilis in pregnancy. *UpToDate* 2014. Available at: <http://www.uptodate.com/home>.

胎儿弓形虫病综合征

定义

弓形虫病是由原虫寄生虫弓形虫感染引起的。弓形虫病在免疫力正常个体中通常是无症状的。孕妇的急性感染可传染给胎儿并导致严重疾病（智力迟钝、失明和癫痫）。暴露时的孕龄越大，母胎传播的风险也越大，但发生严重疾病的可能却越小。

同义词

胎儿弓形虫病综合征也被称为先天性弓形虫病。

发病率

估计美国每年有 400~4000 例先天性弓形虫病病例发生。在每年由于弓形虫病引起的 750 例死亡中，375 例（50%）被认为是由食用受污染的肉引起的，使得弓形虫病成为美国食源性死亡的第三大原因。妊娠期间弓形虫感染的发生率为 1~4/10 000。有一半的胎儿可免于感染，1/3 患有亚临床感染，约 10% 有严重感染。

病因学

胎儿弓形虫病是由母体原发感染后经胎盘传播引起的。慢性感染的母亲通过再激活传播很少见，但可能由免疫功能障碍引起。随着血清转化时胎龄的增加，胎儿的传播率大大增加，妊娠的早、中、晚孕期的传播率分别为 25%、54% 和 65%。

发病机制

母亲在寄生虫血症期间通过胎盘血行性感染胎儿。眼弓形虫病引起胎儿宫内视网膜不可逆的损伤。胎儿和婴儿的炎症反应可能导致眼部损伤。

诊断

先天性弓形虫病的经典三联征包括脉络膜视网膜炎、颅内钙化和脑积水。不常见的表现包括腹水、心包和胸腔积液以及肝内结节。然而，大多数在子宫内感染的婴儿在出生时常规检查没有明显的弓形虫病迹象，但许多人在以后的生活中会发生学习和视力障碍。如果不及时治疗，先天性弓形虫病可能与严重甚至致命的疾病有关。其他发现包括小头畸形、脑膜炎、癫痫发作、智力障碍、腹水和肝脾肿大。诊断可以通过使用 PCR 来检测羊水中的弓形虫，妊娠后期敏感性更高。

鉴别诊断

应考虑其他 TORCH 感染。

预后

约 75% 先天性感染的新生儿无症状。

复发风险

通常没有复发风险。

治疗

需要根据孕龄以及胎儿是否已知被感染、孕妇是否接受过抗生素螺旋霉素或单独使用磺胺嘧啶或联合使用乙胺嘧啶和磺胺嘧啶的组合等情况而决定。妊娠期急性感染的治疗可使胎儿感染减少大约 50%。

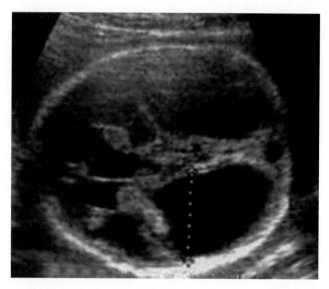

图 16-6 弓形虫病感染胎儿侧脑室后角严重扩张（Courtesy of Julio Cesar Coub, 2006）

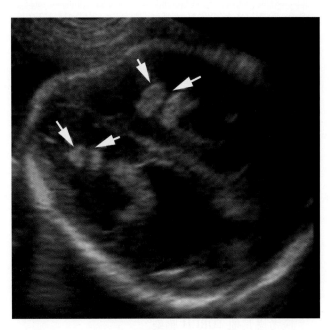

图 16-7   弓形虫病。感染弓形虫病的胎儿颅内钙化（箭头）（Courtesy of Julio Cesar Coub, 2006）

预防

弓形虫病感染在很大程度上可以通过将肉类烹调到安全温度，以及进食前剥皮或彻底清洗水果和蔬菜来预防。孕妇应避免更换猫砂等事务，如果没有其他人更换猫砂，请使用手套，然后彻底洗手。

参考文献

Gilbert R, Petersen E: Toxoplasmosis and pregnancy. *UpToDate* 2014. Available at: <http://www.uptodate.com/home>.

Kieffer F, Wallon M: Congenital toxoplasmosis. *Handb Clin Neurol* 112:1099–1101, 2013.

Lopez A, Dietz VJ, Wilson M, et al: Preventing congenital toxoplasmosis. *MMWR Recomm Rep* 49(RR–2):59–68, 2000.

Roberts F, Mets MB, Ferguson DJ, et al: Histopathological features of ocular toxoplasmosis in the fetus and infant. *Arch Ophthalmol* 119(1):51–58, 2001.

Silveira C, Ferreira R, Muccioli C, et al: Toxoplasmosis transmitted to a newborn from the mother infected 20 years earlier. *Am J Ophthalmol* 136(2):370–371, 2003.

Vidigal PV, Santos DV, Castro FC, et al: Prenatal toxoplasmosis diagnosis from amniotic fluid by PCR. *Rev Soc Bras Med Trop* 35(1):1–6, 2002.

水痘带状疱疹病毒感染

定义

胎儿水痘带状疱疹的特征是母体水痘感染后胎儿感染水痘引起的多器官异常。

同义词

胎儿水痘带状疱疹也称为先天性水痘综合征，水痘胚胎病和水痘。

发病率

20 世纪 80 年代，在美国，10 000 名孕妇中的母亲水痘感染发病率为 1~5，但自 1995 年开始接种疫苗以来，发病率有所下降。所有感染了水痘的孕妇中，胎儿受累的风险为 1%～20%。头三个月的水痘感染与自发性流产风险增加有关。中孕期水痘感染有 2% 的风险表现为先天综合征，特征包括肢体发育不全、皮肤瘢痕、白内障、小头畸形和皮质萎缩。

病因学

疱疹病毒是病原体。

复发风险

复发风险低于 1%。

诊断

孕期任何时间感染都使胎儿极度容易遭受跨胎盘感染，需要严密跟踪。而胎儿异常的风险在孕 8～20 周内最大。胎儿病情的超声征象包括胎儿死亡、生长受限、肌肉骨骼异常（如由于受影响的组织的坏死和去神经支配造成的畸形足和手部位置异常）、由于瘢痕形成引起的肢体延伸受限、皮肤瘢痕、肢体发育不全、脉络膜视网膜炎、先天性白内障、小眼、水肿、羊水过多、高回声性肝脏病灶、脑部异常（如侧脑室扩张或萎缩和小头畸形）、弥漫性坏死和微钙化病灶、脑炎和中孕期肠管回声增强。胎盘可以显示多发的多核巨细胞慢性绒毛膜炎症。在胎儿血液和羊水中通过 PCR 检测水痘带状疱疹病毒 DNA 可以证明胎儿感染。

发病机制

母体病毒血症导致胎盘感染，随后胎儿传播。神经性水痘病毒对胎儿组织造成直接损伤。

相关异常

在水痘胚胎病变中可以看到不同严重程度的多器官先天性异常。在生存者中，智力残疾、癫痫发作和运动受限可能在出生后发生。这种病毒可能会导致成年女性严重感染，特别是肺炎。

鉴别诊断

应考虑其他病毒感染、血管异常和羊膜带综合征。

预后

胎儿受累的严重程度从皮肤病变到致死性播散性疾病。局限的瘢痕多数预后良好。胎儿脑损伤或严重的母亲水痘感染引起致命的母体肺炎和脑炎是胎儿死亡风险极高的指标。胎儿死亡率从 39% 到 61% 不等。早孕期和中孕期的孕妇感染与胎儿异常有较高的相关性，而晚孕期感染在新生儿期有较高的水痘带状疱疹发生风险。如果在发病后 5 天内生产，新生儿可能会出现致命性疾病。

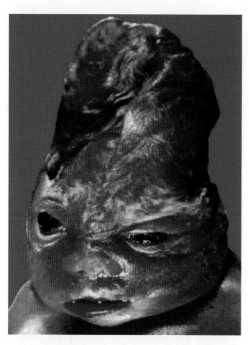

图 16-8　水痘带状疱疹感染。尸检时的胎儿面部（26 周）特征。注意塌陷的头盖骨、完整的皮肤（未被泡软）、眼球不成比例的坏死和脸中间变平（Courtesy of R. R. Lebel, 1992）

治疗

有生机儿前可以考虑终止妊娠，如果选择继续妊娠，建议超声随访评估胎儿畸形、肢体挛缩和其他胎儿危害征兆。如果母体血清转阳性而疑为水痘带状疱疹，产前超声检查和磁共振成像可以记录组织损伤的程度并为咨询提供辅助资料。治疗性流产后，胎儿感染可以通过检测胎儿组织和胎盘中的水痘带状疱疹病毒 DNA 以及组织病理学发现如胎儿器官中的粟粒钙化坏死来确认。

预防

应该向育龄妇女提供血清学检测和疫苗接种，应了解妇女在怀孕前是否接受水痘免疫。易感的孕妇应避免与患有水痘的人接触。如果发生暴露，应在 96 小时内施用水痘带状疱疹病毒免疫球蛋白，以防止母亲感染。易感新生儿也应该接受水痘带状疱疹免疫球蛋白。阿昔洛韦对水痘带状疱疹病毒具有活性，可用于对重病患者和新生儿进行治疗。

参考文献

Chapman SJ: Varicella in pregnancy. *Semin Perinatol* 22(4):339–346, 1998.

Hartung J, Enders G, Chaoui R, et al: Prenatal diagnosis of congenital varicella syndrome and detection of varicella-zoster virus in the fetus: a case report. *Prenat Diagn* 19(2):163–166, 1999.

Petignat P, Vial Y, Laurini R, Hohlfeld P: Fetal varicella-herpes zoster syndrome in early pregnancy: ultrasonographic and morphological correlation. *Prenat Diagn* 21(2):121–124, 2001.

Riley LE: Varicella-zoster virus infection in pregnancy. *UpToDate* 2014. Available at: <http://www.uptodate.com/home>.

Verstraelen H, Vanzieleghem B, Defoort P, et al: Prenatal ultrasound and magnetic resonance imaging in fetal varicella syndrome: correlation with pathology findings. *Prenat Diagn* 23(9):705–709, 2003.

Yaron Y, Hassan S, Geva E, et al: Evaluation of fetal echogenic bowel in the second trimester. *Fetal Diagn Ther* 14(3):176–180, 1999.

致畸剂

胎儿乙醇综合征/胎儿乙醇效应

在怀孕期间使用乙醇会导致一系列不良后果，称为胎儿乙醇障碍症候群，胎儿乙醇综合征（FAS）是这些疾病之一。FAS 有特殊的面部异常，有明显的神经发育和体格发育障碍。在子宫内暴露于乙醇环境中的胎儿（每天约 45~50g 乙醇或相当量）会出现生长和情感障碍，以及身体异常和免疫功能障碍。没有所谓"阈值"，所以一些胎儿在较低的暴露量下表现出胎儿乙醇效应的迹象。国家乙醇滥用和乙醇中毒研究所发布的临床医生关于阈值评估的意见中建议，任何报告每周饮酒量超过七杯或任何一天饮酒超过三杯的女性应进一步评估发生乙醇相关问题的风险。

同义词

FAS 是胎儿乙醇障碍症候群之一。

发病率

FAS 的发病率为每 1 万名活产婴儿 2~30 人。FAS

是美国智力残疾的最常见原因,据认为在 1000 名新生儿中发生率为 0.5~2.0。乙醇暴露引起的致畸性损伤的真实程度超过了临床上认为的患病率,因为当综合征表现并不完全时,行为和身体的致畸作用可能已经发生。

病因学/发病机制

FAS 是由乙醇及其代谢物直接毒性引起的,该代谢物穿过胎盘并且不被胎儿肝脏解毒。乙醇是一种致畸剂,对 CNS 造成不可逆转的伤害。胎儿宫内的乙醇排出率仅为孕产妇的 3%~4%。乙醇在怀孕的所有三个阶段都会对胎儿有影响。

诊断

表现包括小头畸形、宽浅人中、小颌畸形、腭裂、上唇拱平、小眼、小头畸形、胼胝体发育不全、畸形耳、房间隔缺损(ASD)、室间隔缺损(VSD)和主要涉及四肢的发育受限,发生早期并没有羊水过少。这种缺乏特征性表型的现象,表明 FAS 面相可能是胎儿在发育的特定时期内暴露于各种致畸剂时共同致畸性的表现。

鉴别诊断

应该考虑到涉及生长受限和小头畸形的其他疾病,如先天性感染和染色体异常等。

预后

智力残疾和生长迟缓在产后持续存在。大多数

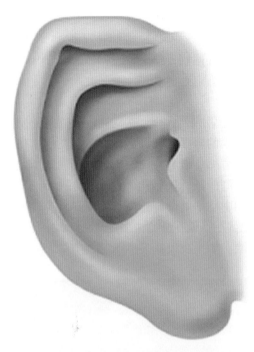

图 16-10　胎儿乙醇障碍症候群患儿的耳朵特征。请注意,耳朵上部发育差、平行于耳朵下方的折痕("铁路轨道"外观)(Courtesy Darryl Leja, NHGRI, National Institutes of Health)

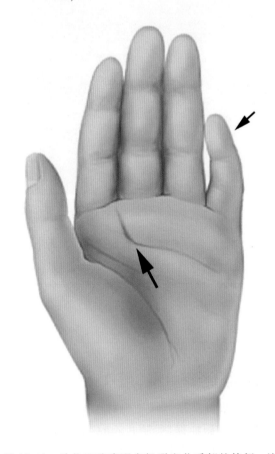

图 16-11　胎儿乙醇障碍症候群患儿手部的特征。注意第五根弯曲手指(指尖)(小箭头)和上手掌折痕(大箭头)。折痕位于第二根和第三根手指("曲棍球棒"折痕)之间变宽并结束(Courtesy Darryl Leja, NHGRI, National Institutes of Health)

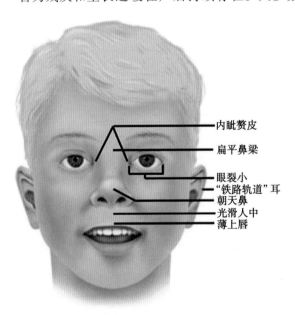

内眦赘皮
扁平鼻梁
眼裂小
"铁路轨道"耳
朝天鼻
光滑人中
薄上唇

图 16-9　胎儿乙醇障碍症候群患儿的特征性面部特征。研究结果可能包括光滑的人中,上唇薄,朝天鼻,扁平的鼻梁和中面部,内眦赘皮,小睑裂和小头围(Courtesy Darryl Leja, NHGRI, National Institutes of Health)

FAS 患儿具有轻度至中度智力残疾,但这一点可以差别很大。智力障碍的严重程度似乎与生长缺陷和畸形发生的严重程度有关,因此表型影响较大的个体智商较低。多动症很常见。作为成人,精神障碍在 FAS 患者中非常普遍,一个系列研究中发现影响率超过70%,其中的 60%有乙醇或药物依赖,44%有抑郁表现,40%有精神病。

复发风险

如果母亲继续饮酒,复发风险很高(高达 70%)。

治疗

这些孕妇的管理应旨在减少饮酒,很少有项目具有显著的效果。

参考文献

Bertrand J, Floyd RL, Weber MK, National Task Force on FAS/FAE, et al: *Fetal Alcohol Syndrome: Guidelines For Referral and Diagnosis*, Atlanta, 2004, Centers for Disease Control and Prevention.

Floyd RL, O'Connor MJ, Sokol RJ, et al: Recognition and prevention of fetal alcohol syndrome. *Obstet Gynecol* 106(5 Pt 1):1059–1064, 2005.

Jouitteau B, Massias C, Sanyas P: [Fetal alcohol syndrome]. *J Radiol* 81(12):1709–1712, 2000.

Larroque B, Kaminski M: Prenatal alcohol exposure and development at preschool age: main results of a French study. *Alcohol Clin Exp Res* 22(2):295–303, 1998.

Strömland K, Mattson SN, Adnams CM, et al: Fetal Alcohol Spectrum Disorders: An International Perspective [Proceedings of Symposia at the 2004 ISBRA Meeting]. *Alcoholism* 29(1121):2005.

胎儿丙戊酸综合征

定义

胎儿丙戊酸暴露综合征是孕期母亲使用丙戊酸钠(一种抗惊厥药)的结果,其特征为中枢神经系统功能障碍、脊柱裂、发育迟缓、胎儿生长受限和心脏异常。

同义词

二丙基戊酸钠暴露是胎儿丙戊酸综合征的同义词。

发病率

胎儿丙戊酸综合征罕见,发病率未知。任何癫痫孕妇与一般人群相比,胎儿先天性异常的风险会增加2~3 倍。如果是在受精后 17~30 天之间暴露于丙戊酸,神经管缺陷的发生率接近 1%~2%。一般而言,随着丙戊酸剂量的增加,致畸风险更高,剂量高达1000mg/d 的畸形率明显更高。

病因学

接触丙戊酸是导致这种综合征的原因。

发病机制

胎儿丙戊酸综合征的发病机制尚不清楚。

诊断

这些发现包括心血管异常、肌张力低下、脊柱裂、尿道下裂和短肢。面部外观的特征可以是唇裂、小宽鼻、小耳朵、扁平人中、上唇长浅人中和小颌畸形/下颌后缩。也可能存在胎儿生长受限、小头畸形、广泛性多毛症、手掌和脚底粗糙、粗面、牙龈肥厚、畸形足和畸形手、肌肉骨骼异常、生殖器异常和泌尿生殖系统缺陷。心脏缺陷也有报道。在26%的胎儿丙戊酸暴露综合征患者会出现心血管异常,最常见的是 VSD、主动脉或肺动脉狭窄以及持续性动脉导管未闭。还有肺发育不全报道。出生后可能会出现癫痫以及智力障碍。

相关异常

伴发的异常包括脐膨出、腹股沟疝、十二指肠闭锁和脊柱侧弯、高胆红素血症、肝毒性、一过性高甘氨酸血症、无纤维蛋白原血症和胎儿或新生儿窘迫。

鉴别诊断

应考虑其他原因导致的神经管缺陷。但是,同时

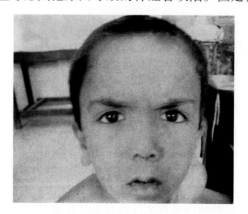

图 16-12　胎儿丙戊酸综合征。注意低耳位,前额倾斜,鼻梁宽,眼距宽,内眦赘皮,鼻梁凹陷,长人中,上翘鼻,上唇薄,小口(From Kulkarni ML, Zaheeruddin M, Shenoy N, Vani HN: Fetal valproate syndrome. Indian JPediatr 73(10):937-939,2006)

发生脊柱裂和心脏异常这些病史,应该能够提示诊断。

预后

具有重大畸形的胎儿预后不良,新生儿时期可并发代谢紊乱。受影响的孩子可能会在婴儿时期死亡,幸存的患者可能会有智力残疾。

复发风险

如果母亲在第二次怀孕时暴露于丙戊酸,则致畸作用可能相似。

参考文献

Janas MS, Arroe M, Hansen SH, Graem N: Lung hypoplasia—a possible teratogenic effect of valproate. Case report. *APMIS* 106(2):300–304, 1998.

Kozma C: Valproic acid embryopathy: report of two siblings with further expansion of the phenotypic abnormalities and a review of the literature. *Am J Med Genet* 98(2):168–175, 2001.

Stoll C, Audeoud F, Gaugler C, et al: Multiple congenital malformations including generalized hypertrichosis with gum hypertrophy in a child exposed to valproic acid in utero. *Genet Couns* 14(3):289–298, 2003.

ten Berg K, van Oppen AC, Nikkels PG, et al: Complex cardiac defect with hypoplastic right ventricle in a fetus with valproate exposure. *Prenat Diagn* 25(2):156–158, 2005.

胎儿华法林综合征

定义

胎儿华法林综合征的特征在于胎儿中特定的骨骼和软骨异常,包括鼻发育不良、肢体发育不良和点状骨骺。是由怀孕 6～12 周期间胎儿暴露于华法林造成的。

同义词

胎儿华法林综合征也被称为华法林胚胎病和香豆素暴露。

发病率

报道的范围波动很大,但最乐观的估计是不到 10% 暴露胎儿会发生胚胎病变。致畸作用是剂量依赖性的,如果剂量低于 5mg/d,则具有更高的安全性。

病因学

华法林可以自由穿过胎盘,是已知的致畸剂,在妊娠 6 周和 12 周之间风险最高。

发病机制

发病机制不明。一些假设认为,药物干扰骨结构发育所必需的钙结合蛋白的翻译后修饰导致发病。

诊断

常见的超声检查结果包括骨和软骨的发育异常,特别是鼻和肢体发育不良以及点状骨骺。

相关异常

中枢神经系统异常的报道较少,包括小头畸形、视神经萎缩、智力残疾、肌张力减退和痉挛。

鉴别诊断

鉴别诊断包括影响骨和软骨的其他疾病,特别是点状软骨发育不良。

预后

由于华法林可自由穿过胎盘,所以在任何胎龄都可导致胎儿出血。最严重的胎儿并发症是与脑出血有关的病症,长期幸存者的数据不明确。

复发风险

复发风险未知。胎儿华法林综合征与随后妊娠中的华法林暴露有关。

治疗

在有生机儿前,可以考虑终止妊娠。如果继续怀孕,不需要改变妊娠管理。如果华法林在整个妊娠过程中持续应用,那么,应当在妊娠 34～36 周时停止,使

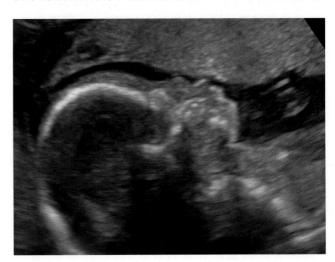

图 16-13　胎儿鼻骨发育不全的胎儿轮廓,如胎儿华法林综合征所见

用替代药物进行抗凝治疗,以减少分娩时胎儿出血的风险。

参考文献

Bauer KA: Use of anticoagulants during pregnancy and postpartum. *UpToDate* 2014. Available at: <http://www.uptodate.com/home>.

Chan KY, Gilbert-Barness E, Tiller G: Warfarin embryopathy. *Pediatr Pathol Mol Med* 22(4):277–283, 2003.

Gupta P, Kumar S, Roy KK, et al: Prenatal diagnosis of warfarin embryopathy using three-dimensional ultrasound. *Int J Gynaecol Obstet* 111(2):184–185, 2010.

Howe AM, Lipson AH, de Silva M, et al: Severe cervical dysplasia and nasal cartilage calcification following prenatal warfarin exposure. *Am J Med Genet* 71(4):391–396, 1997.

Tongsong T, Wanapirak C, Piyamongkol W: Prenatal ultrasonographic findings consistent with fetal warfarin syndrome. *J Ultrasound Med* 18(8):577–580, 1999.

母亲糖尿病/尾部退化综合征

定义

尾部退化综合征是一种罕见的先天性缺陷,其特征为缺少骶骨、腰椎不同部位的缺损以及其他系统异常。

同义词

尾部发育异常序列征和骶骨发育不全是过去用于描述尾部退化综合征的其他词汇。

发病率

每 10 000 个正常妊娠中,有 0.25~1 例会发生尾部退化综合征,这种风险在糖尿病孕妇中高出 200~250 倍。

病因学

原因尚不清楚,但尾部退化综合征胎儿中有 16% 与母亲糖尿病有关。

复发风险

这种异常不被认为是遗传性的,复发风险非常小,尽管它在糖尿病患者中较高。

诊断

超声检查结果多变,取决于缺陷的范围和严重程度。可以有骶骨完全缺失,合并腰椎和下肢畸形(如摇椅足和膝盖及臀部的挛缩),也可以伴发无功能障碍的骶骨异常。最典型的发现是几节椎骨的缺如,像盾牌一样融合或靠近的髂骨翼,以及股骨头之间的间距缩小。超声的一些切面与胎儿以某种角度相交,从而无法看到脊柱,这令人印象深刻,可能是最具特征性的声像。腿部活动减少常见。因为此时骶骨骨化不完全,所以,早孕期诊断可能非常困难。有些理论认为头臀长短和异常的卵黄囊外观可以作为早期的尾部退化综合征的超声征象。

基因变异

尾部退化综合征的基因变异并不清楚。

发病机制

这种综合征被认为是由于在妊娠 4 周之前脊髓复合体尾部的成熟受到破坏,导致运动缺陷和神经系统损伤,从尿和粪便的失禁到完全的神经功能丧失。

相关异常

中枢神经系统、肌肉骨骼系统、泌尿生殖系统、心脏系统、呼吸系统和胃肠系统异常可以联合发现。

鉴别诊断

并腿畸形曾经被认为是此病的替代诊断,并认为是最严重的尾部退化综合征,但它现在被认为是一个

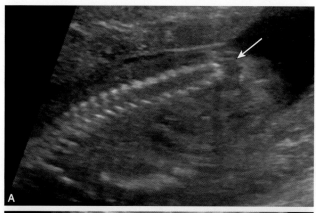

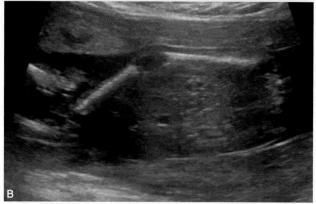

图 16-14　与控制不佳的母亲糖尿病有关的尾部退化综合征。A. 无骶骨远端(箭头)。B. 活动范围固定的下肢

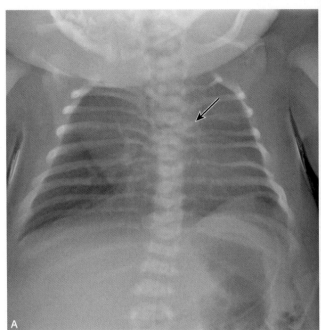

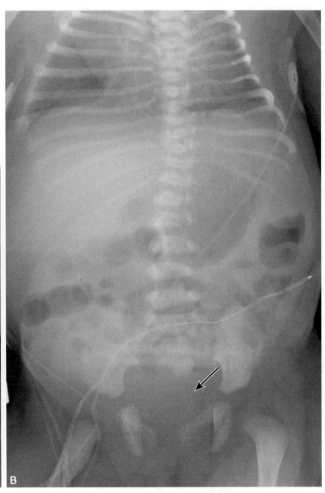

图 16-15　与糖尿病控制不佳的孕妇有关的尾部退化综合征。产后 X 线片显示椎体分割异常（A）（箭头）和骶骨缺如（B）（箭头）

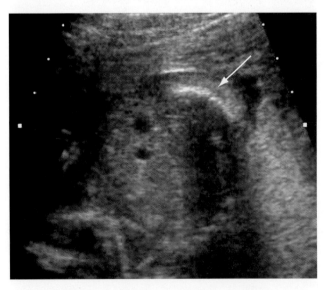

图 16-16　骶管退行综合征。缺乏骶骨使髂骨翼靠近，使其具有盾状外观（箭头）

独立的疾病，肢体下端融合经常见于并腿畸形。

预后

预后取决于脊柱缺陷的严重程度和相关的异常情况，但绝大多数幸存者需要泌尿科和骨科干预。严重病例通常会累及心脏，肾脏和呼吸系统，并导致早期新生儿死亡。

参考文献

Bashiri A, Sheizaf B, Burstein E, et al: Three dimensional ultrasound diagnosis of caudal regression syndrome at 14 gestational weeks. *Arch Gynecol Obstet* 280(3):505–507, 2009.

Benacerraf BR: Caudal regression syndrome and sirenomelia. In Benacerraf BR, editor: *Ultrasound of Fetal Syndromes*, New York, 1998, Churchill Livingstone, p 250.

Jaffe R, Zeituni M, Fejgin M: Caudal regression syndrome. *Fetus Spinal Anomalies* 7561:1–3, 1991.

Kokrdova Z: Caudal regression syndrome. *J Obstet Gynaecol* 33(2):202–203, 2013.

中枢神经系统

大多数遗传综合征中都可见特征性中枢神经系统异常，因此，详尽的相关综合征列表超出了本章的范围。中枢神经系统的异常可见于大脑的所有区域，包括 Chiari 畸形、全脑无裂畸形、无脑回畸形、多小脑回、小脑发育不全、胼胝体发育不良、脑积水、神经管缺陷和中枢神经系统肿瘤。许多这些异常和相关病症在第 9 章"胎儿中枢神经系统评估"中有更详细的讨论。本章，我们将详细回顾一些中枢神经系统表现突出的综合征，包括艾卡迪综合征（Aicardi 综合征）、梅克尔综合征（MKS）、无脑回畸形相关综合征（Miller-Dieker、Walker-Warburg、Baraitser-Winter、Norman-Roberts、微小无脑回畸形和 Neu-Laxova 综合征）、鼻中隔发育不良、结节性硬化和 L1 综合征。

艾卡迪综合征（Aicardi 综合征）

定义

Aicardi 综合征于 1965 年首次描述，是一种神经退行性病症，其特征为脑萎缩、基底核脑内钙化、慢性脑脊液淋巴细胞增多症，但常见产前感染的血清学检查阴性。它的典型特征是胼胝体无形成、脉络膜视网膜陷窝和婴儿痉挛。

发病率

已有 100 多例报告。仅在女性和 47,XXY 男性中出现。

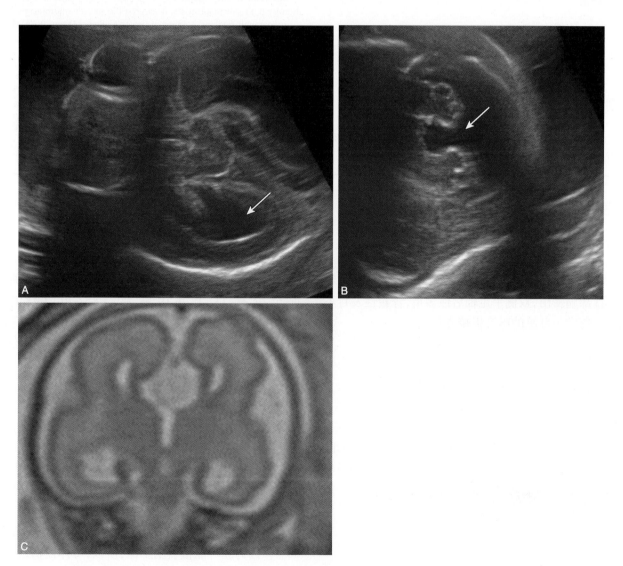

图 16-17　艾卡迪综合征。A. 巨脑室；在轴向图像中显示扩张的侧脑室（箭头）。B. Dandy-Walker 畸形小脑蚓部缺如（箭头）。C. 胎儿大脑的冠状磁共振图像显示胼胝体缺如和大脑半间球囊肿

病因学

该病症被认为是在 46，XY 男性中，由 X 连锁显性遗传新发突变引起的致命性改变，致病基因尚未确定。

遗传

艾卡迪综合征的遗传特征未知。

诊断

包括脉络膜视网膜陷窝，脑部 MRI 检查结果（胼胝体形成发育异常、脑不对称、脑室周围和皮质内灰质异位、脉络丛囊肿、脉络丛乳头状瘤，脑室增大）和骨骼发现（异常椎骨和缺失肋骨）。在胎儿血液和脑脊液中可以发现 α-干扰素的水平升高。

相关异常

其他特征包括特征性面部特征，与喂养困难相关畸形、小手、血管畸形、皮肤色素病变和肿瘤发生率增加。偶有伴发唇腭裂。

鉴别诊断

要考虑胼胝体形成发育异常的其他原因，包括感染原因。

预后

生存差异很大，平均死亡年龄在 8 岁左右。患者智力残疾严重，整体严重发育迟缓。随着时间推移，各种类型的癫痫发作，并随着疾病发展，变成难治性癫痫，以至通常需要多种抗癫痫药物来控制癫痫发作。腰椎间盘缺损可导致脊柱侧凸，便秘和其他胃肠问题也经常发生。

复发风险

复发风险低于 1%。

参考文献

Ali M, Highet LJ, Lacombe D, et al: A second locus for Aicardi-Goutieres syndrome at chromosome 13q14-21. *J Med Genet* 43(5):444–450, 2006.

Bromley B, Krishnamoorthy KS, Benacerraf BR: Aicardi syndrome: prenatal sonographic findings. A report of two cases. *Prenat Diagn* 20(4):344–346, 2000.

Le Garrec M, Doret M, Pasquier JC, et al: Prenatal diagnosis of Aicardi-Goutieres syndrome. *Prenat Diagn* 25(1):28–30, 2005.

Neidich JA, Nussbaum RL, Packer RJ, et al: Heterogeneity of clinical severity and molecular lesions in Aicardi syndrome. *J Pediatr* 116(6):911–917, 1990.

Sutton VR, Van den Veyver IB: Aicardi syndrome. In Pagon RA, Adam MP, Ardinger HH, et al, editors: *GeneReviews*, Seattle, 1993–2016, University of Washington.

梅克尔综合征（Meckel 综合征）

定义

梅克尔综合征（MKS）是一种致命性纤毛病，其特征为枕部脑膨出，双侧手足轴后性多指，肾囊性发育不良。它通常与肝脏的胆管板畸形有关。

同义词

脑功能障碍内脏囊肿和 Meckel-Gruber 综合征。

发病率

据估计，芬兰 MKS 的患病率为 1/9000，美国和欧洲人口中，估计为 1/140 000~1/13 250。MKS 是神经管畸形和多指畸形最常见的综合征形式。MKS 在新生儿的神经管缺陷占约 5%。

病因学

MKS 是一种纤毛病，是参与编码纤毛主要功能蛋白质的基因出现失调所致。

遗传

这种疾病是遗传异质性的。最早涉及的基因包括 *MKS1* 和 *MKS3*。多指常见于 *MKS1* 突变，*MKS3* 突变罕见。中等严重程度的 CNS 的表型与 *MERS3* 突变有关。目前至少有 13 个基因涉及，*MKS1-10*、*TMEM231*、*TMEM237* 和 *C5orf42*。遗传是常染色体隐性的，具有显著的表型变异性。许多相同的基因也参与了 Joubert 综合征。

复发风险

MKS 有 25% 的复发风险。

诊断

这种疾病早在 11~14 周就可以在产前检测出来。几乎在所有 MKS 病例中都可见到囊性发育不良肾脏（95%~100%）。肾脏最初发育出微囊肿，破坏肾实质并使其扩大 10 或 20 倍。枕部脑膨出发生率为 60%~80%。因为膜可能覆盖脑膨出，所以，母体血清或羊水甲胎蛋白（AFP）水平可能是正常的。其他 CNS 发现包括 Dandy-Walker 畸形和脑积水。在 55%~75% 的胎儿中存在轴后性多指畸形。其他肢体异常,如弯曲和缩短也可能存在。肝脏组织学检查通常显示胆管板畸形。遗憾的是,超声首发表现通常是羊水过少,这使得诊断更加困难。羊水过少是由肾功能不全造成的,通常在中孕期较早,肾脏替代细胞外扩散作为羊水的主要来源时发生。MKS 的一些病例有正常的羊水量,因此,羊水量的正常并不排除此病诊断。

鉴别诊断

可能出现类似表现的疾病包括 13 和 18 三体综合

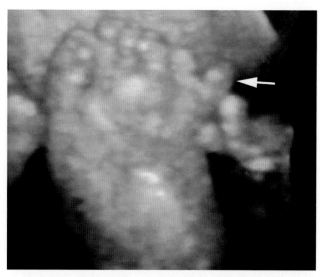

图 16-20　梅克尔综合征:多指(箭头)(Courtesy of Marcos V. Sanchez,2005. Available at thefetus. net)

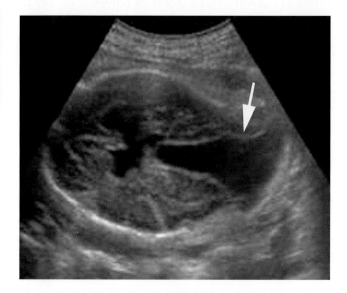

图 16-18　梅克尔综合征:枕部脑膨出(箭头)(Courtesy of Marcos V. Sanchez,2005. Available at thefetus. net)

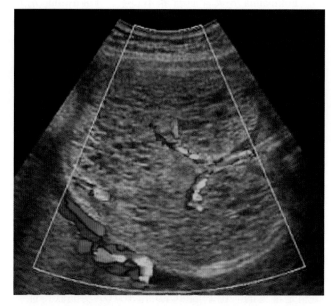

图 16-19　梅克尔综合征:多囊肾(Courtesy of Marcos V. Sanchez,2005. Available at thefetus. net)

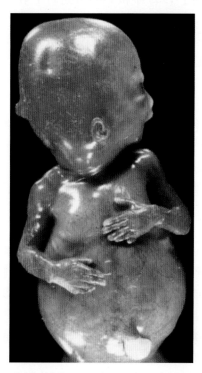

图 16-21　具有梅克尔综合征的胎儿。注意小的后部脑膨出,双侧囊性肾造成腹部膨隆,以及轴后多指畸形

征、Joubert 综合征、Bardet-Biedl 综合征和 Smith-Lemli-Opitz 综合征。核型和分子遗传检测有助于明确诊断。

预后

MKS 是一种致命疾病。大多数婴儿死胎或出生后数小时或数天死亡,有些可以生存数月。

参考文献

Consugar MB, Kubly VJ, Lager DJ, et al: Molecular diagnostics of Meckel-Gruber syndrome highlights phenotypic differences between MKS1 and MKS3. *Hum Genet* 121(5):591–599, 2007.

Logan CV, Abdel-Hamed Z, Johnson CA: Molecular genetics and pathogenic mechanisms for the severe ciliopathies: insights into neurodevelopment and pathogenesis of neural tube defects. *Mol Neurobiol* 43(1):12–26, 2011.

Mittermayer C, Lee A, Brugger PC: Prenatal diagnosis of the Meckel-Gruber syndrome from 11th to 20th gestational week. *Ultraschall Med* 25(4):275–279, 2004.

Nizard J, Bernard JP, Ville Y: Fetal cystic malformations of the posterior fossa in the first trimester of pregnancy. *Fetal Diagn Ther* 20(2):146–151, 2005.

Shaheen R, Ansari S, Mardawi EA, et al: Mutations in TMEM231 cause Meckel-Gruber syndrome. *J Med Genet* 50(3):160–162, 2013.

无脑回畸形

定义

无脑回畸形是一种大脑发育障碍,大脑无脑回,或者有巨脑回存在,仅有少量脑积水或无脑积水,广泛的幔状皮质构成其特征性的变形。脑回减少或消失是由于新形成皮质中神经元迁移紊乱引起。Miller 和 Dieker 分别于 1963 年和 1969 年进行了第一次描述。

同义词

参阅后面对特定综合征的讨论。

发病率

发病率不确定,但估计为 11.7/100 万~40/100 万。

病因学

无脑回畸形许多致病基因现已明确(见下文)。

发病机制

无脑回畸形是由于异常的皮质发育,神经元从脑室区(靠近侧脑室的区域)向皮质板迁移缓慢或停滞,导致折叠或滞留的神经元减少。无脑回畸形现在分为以下类型。

经典类型　经典型无脑回畸形的特点是异常增厚的四层大脑皮质,无其他主要脑部异常。它由 4 个基因突变引起:*PAFA*、*H1B1*(*LIS1*)、*DCX* 和 *TUBA1A*。

Miller-Dieker 综合征　Miller-Dieker 综合征(经典无脑回畸形+)的特征是严重的经典无脑回畸形以及面部畸形(前额高、小颌畸形、鼻孔向前、上唇突出、双颞缩窄)。并发严重的发育迟缓和智力障碍。其他相关异常包括脐膨出、腭裂和生殖器异常。Miller-Dieker 综合征在 17p13.3 处发生染色体缺失。

鹅卵石皮质畸形　鹅卵石皮质畸形以前称为 2 型无脑回畸形,与传统的无脑回畸形比较明显不同。大脑皮质看起来不规则或者鹅卵石样,并且更薄。灰白质边界不规则,侧脑室扩张、白质异常、脑干发育不全,小脑也可能存在异常。虽然这个群体是基因异质性的,但它通常是由于 α-肌营养聚糖 O-糖基化缺陷。已知的致病基因包括 *POMT1*、*POMT2*、*POMGNT1*、*FKRP*、*FKTN*、*ISPD* 和 *LARGE*。该三种相关的表型是沃克-沃伯格综合征(Walker-Warburg)、肌肉-眼-脑疾病和 Fukuyama 先天性肌营养不良症(范围从大到小)。

Walker-Warburg 综合征　Walker-Warburg 综合征是一种以眼部异常和脑部畸形为特征的先天性肌营养不良症。各种各样的眼和脑的异常已经报道,包括:小眼球、牛眼征、先天性青光眼、白内障、视神经发育不全、持久性动脉玻璃样变、Dandy-Walker 畸形、脑积水、脑膨出、小头畸形和胼胝体发育不全。大多数受影响的新生儿在第一年内死亡。没有精神运动发育过程。

肌肉-眼-脑疾病　肌肉-眼-脑疾病是比较温和的先天性肌营养不良症,因此,有些患者是能够行走的,眼部结果很常见,大脑皮质表现为前额叶硬皮症,小脑蚓部发育不良,脑干通常为发育不良。

Fukuyama 先天性肌营养不良症　Fukuyama 先天性肌营养不良是三种表型中最温和的。通常可以行走,眼部结果多变但通常不太严重,脑部发现也是多样,但通常比其他表型要轻微。

X 连锁无脑回畸形并两性生殖器　X 连锁的无脑回畸形的男性有严重的发育迟缓,有发育不良的或两性生殖器以及癫痫发作、小头畸形、喂养困难和生长障碍,第一年死亡很常见,它是由 *ARX* 基因突变引起的。

Baraitser-Winter 综合征　Baraitser-Winter 综合征是罕见的综合征,具有以前额为主的脑回肥厚和特征性面部特征(眶距增宽、宽鼻、上睑下垂、脊状额缝、拱形眉毛)。其他常见的特征包括虹膜或视网膜缺损、感音神经性耳聋、小头畸形、羊水过多、颈项透明层厚度增加、先天性心脏缺陷和肾脏异常。智力障碍和癫痫是常见的。由基因 *ACTB* 和 *ACTG1* 功能获得性突变引起。

无脑畸形伴小脑发育不全　前额叶为主的脑回肥厚和严重的小脑,脑干和海马回的异常,是由 *TUBA1A*

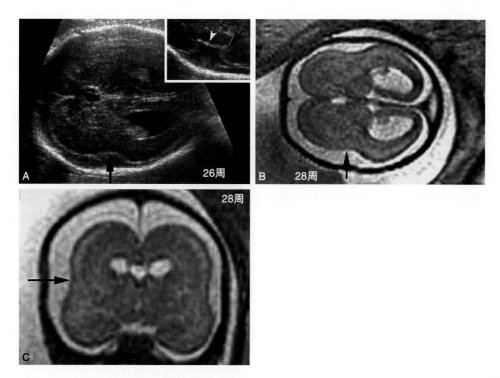

图16-22　孕26周异常外侧裂/脑岛区。A.26周患Miller-Dieker综合征相关无脑回畸形胎儿颅脑横切面超声图像,显示大脑外侧裂浅平(如箭头所示),脑岛旁未成角,插入的图片显示26周正常胎儿的外侧裂/脑岛区预期图像表现。在这个24.5周妊娠中,脑岛边缘(插图白箭头)以锐角(插图黑箭头)包绕岛盖。B、C.是同一个患Miller-Dieker综合征胎儿在28周时的T2加权磁共振图像的轴位(B)和冠状位(C)图像。黑色箭头指向浅而平的大脑外侧裂。大脑在轴位图像显示出沙漏状或八字形外观。还需要注意无脑回、蛛网膜下腔扩大和轻度扩张的枕角(From Fong KW,Ghai S,Toi A,et al:Prenatal ultrasound findings of lissencephaly associated with Miller-Dieker syndrome and comparison with pre-and postnatal magnetic resonance imaging. Ultrasound Obstet Gynecol 24:716,2004,used with permission)

和 *RELN* 突变引起(诺曼罗伯茨综合征,Norman-Roberts 综合征)。

微型无脑回畸形　微型无脑回畸形胎儿出生时头围小于三个标准差。它是由 *NDE1* 基因突变引起。

Neu-Laxova 综合征　NLS 是一种以常染色体隐性遗传方式遗传的致命性无脑回畸形,其特征为生长受限、小头畸形、胼胝体发育不全、小脑发育不全、面部畸形、水肿、鱼鳞病、肢端骨折和并指畸形。这是由于丝氨酸代谢的先天性错误,是 *PHGDH* 基因的致病性突变导致。

复发风险

复发风险取决于无脑回综合征的类型。

诊断

因为脑发育异常的特点是在中孕晚期才明确,所以,在此之前超声诊断是很困难的。进行性的小头畸形和脑沟回的发育障碍(通常在 26～28 周时已经形

成)提示无脑畸形。很难在产前对特定的无脑回畸形相关综合征进行鉴别分化。一线基因检测包括染色体微阵列,进一步的是二代测序多基因包或外显子测序。

预后

预后因具体缺陷特点而异。

参考文献

Asano Y, Minagawa K, Okuda A, et al: A case of Walker-Warburg syndrome. *Brain Dev* 22(7):454–457, 2000.

Blin G, Rabbe A, Ansquer Y, et al: First-trimester ultrasound diagnosis in a recurrent case of Walker-Warburg syndrome. *Ultrasound Obstet Gynecol* 26(3):297–299, 2005.

Fry AE, Cushion TD, Pilz DT: The genetics of lissencephaly. *Am J Med Genet C Semin Med Genet* 166C(2):198–210, 2014.

Ghai S, Fong KW, Toi A, et al: Prenatal US and MR imaging findings of lissencephaly: review of fetal cerebral sulcal development. *Radiographics* 26(2):389–405, 2006.

Stutterd CA, Leventer RJ: Polymicrogyria: a common and heterogeneous malformation of cortical development. *Am J Med Genet C Semin Med Genet* 166C(2):227–239, 2014.

视隔发育不良

定义

视隔发育不良是一种以脑中线结构异常为特征的综合征,如透明隔腔缺失、先天性视神经发育异常和全垂体功能减退、导致多种内分泌缺陷(尿崩症、低促性腺激素性腺功能减退症、甲状腺功能减退症、肾上腺功能不全、促甲状腺激素释放激素试验异常、促性腺释放激素试验异常。视隔发育不良可能代表前脑无裂畸形的轻度形式。

同义词

视隔发育不良也被称为 de Morsier 综合征。

发病率

估计 10 000 名新生儿中有 1 人发病。

疾病发生学

环境因素,包括病毒感染、药物治疗以及血管破坏等因素起作用。牵涉的基因(见下文)涉及胚胎发育,对形成眼睛,脑垂体和视神经等前脑结构非常重要。

遗传

小部分患者发生的 HESX1、OTX2 和 SOX2 突变被认为其致病原因。

复发风险

复发风险未知,与发病原因有关。

临床表现

- 中枢神经系统:癫痫发作、精神发育迟缓、视神经萎缩、鞍上池扩张、空蝶鞍、皮质萎缩和胼胝体营养不良以及前脑膨出;
- 面部:两眼间距过近、小眼球症、视力障碍伴有眼球震颤、单侧或双侧视盘发育不全伴双轮圈外观(外部脉络膜色素,内侧为苍白神经组织)、程度不同的视觉丧失、视野缺损、斜视、散光、双侧唇腭裂、高腭弓和扁平鼻梁;
- 内分泌系统:生长缓慢、身材矮小。最常见的问题是生长激素缺乏症(93%)、其次是促皮质素(ACTH)缺乏症(57%)、甲状腺功能减退症(53%)、糖尿病和促性腺激素缺乏症。下丘脑功能障碍是这些内分泌异常的根本原因,大约 4% 儿童生长激素缺乏症是由视隔发育不良导致。

诊断

透明隔腔缺失(CSP)是最常见的发现。有时,脑的标准超声切面,中孕期的横切面不能识别这种缺失。原因是侧脑室壁的近端靠近,大小基本正常,从而形成类似于正常透明隔腔的伪像。MRI 有助于显示发育不全的视神经束,从而可以做出更明确的诊断。眼间距窄、脑室扩大、侧脑室相通及双侧唇腭裂在产前已经可以辨认。

鉴别诊断

与脑裂畸形相关的变异类型、胼胝体发育不良、小眼及其不完全型都已经有所阐述。叶状前脑无裂畸形与视隔发育不良相似。

预后

智力障碍的程度(从轻微到严重)以及多种内分泌功能障碍的存在会影响每个婴儿的预后。高热(有发热时)、脱水(发热和尿崩症)和其他内分泌功能障碍需要认真观察并及时纠正。

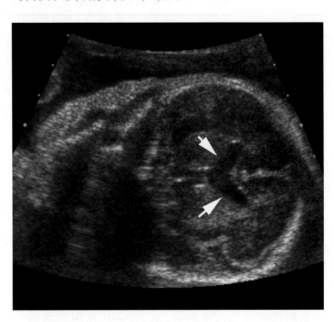

图 16-23　患视隔发育不良中孕期胎儿头部超声图。透明隔腔缺失,侧脑室前角连通(箭头)

参考文献

McMahon CL, Braddock SR: Septo-optic dysplasia as a manifestation of valproic acid embryopathy. *Teratology* 64(2):83–86, 2001.

Orrico A, Galli L, Zappella M, et al: Septo-optic dysplasia with digital anomalies associated with maternal multidrug abuse during pregnancy. *Eur J Neurol* 9(6):679–682, 2002.

Pilu G, Tani G, Carletti A, et al: Difficult early sonographic diagnosis of absence of the fetal septum pellucidum. *Ultrasound Obstet Gynecol* 25(1):70–72, 2005.

结节性硬化

定义

结节性硬化的特征是皮肤异常（面部血管纤维瘤、低色素斑），脑（皮质结节、室管膜结节和巨细胞型星形细胞瘤、癫痫发作、智力障碍），肾脏（囊肿、肾细胞癌、血管平滑肌脂肪瘤），心脏（横纹肌瘤，心律失常）和肺（淋巴管平滑肌瘤病）。

同义词

结节性硬化症也称为 Bourneville 硬化症和 Bourneville 病。

发病率

结节性硬化症的发病率高达 1 : 5800。发病年龄在十岁之前。

病因学

结节性硬化症是常染色体显性遗传病。2/3 的受影响个体有新发突变。表型变化很大。

发病机制

结节是早期胚胎发育障碍的表现。结节越多，神经损伤就越多。它们可以在整个大脑半球中找到，包括位于侧脑室壁的室管膜下区域和基底神经节表面。它们可能会延伸到脑室甚至脑室孔，并可能导致阻塞和脑积水，也会累及大脑皮质回和终沟。结节性硬化诱导神经元数量减少，这些神经元被"怪异"的多核巨细胞替代。纤维星形胶质细胞过度生长可导致恶性星形细胞瘤。硬化诱导脱髓鞘，以及在神经胶质细胞和血管壁中引起钙沉积，并形成透明变性。

临床表现

由于这种遗传性疾病的多因素起源，结节性硬化症可以表现出各种涉及多个器官的体征（表 16-1）。

诊断

当发现类似于小的子宫肌瘤（圆形，边缘清楚的均质肿块）的心脏肿瘤时，就应该怀疑本病可能。51% ~ 86% 的心脏横纹肌肉瘤与结节性硬化患者有关。有时，常规的中孕期超声检查中发现胎儿横纹肌瘤才认识到母亲也受到影响。心脏横纹肌瘤在产前增大，可能在婴儿早期消退，在童年期间保持静止，青春期又

表 16-1　结节性硬化的主要方面
经典三联征<50%的病例
面部病变
惊厥
智力发育迟缓
中枢神经系统
脑皮质错构瘤
白质病变*
室管膜下错构瘤（95%）
典型定位：侧脑室旁边
室管膜下巨细胞星形细胞瘤*
定位：Monro 孔
阻塞性脑积水
肾
囊肿
血管脂肪瘤
心血管
横纹肌瘤
动脉瘤、血管狭窄、异位血管
肝脏
平滑肌腺瘤
腺瘤

* 无宫内可视化报道

消退。横纹肌瘤可能导致心律失常（Wolff-Parkinson-White 综合征、室上性心动过速、阵发性心律失常），以及梗阻或反流。肾脏血管纤维瘤尚未在产前得到确认，尽管这可能只是时间问题。近期一些未发表的报告显示，脑室旁室管膜下结节也可能在产前检测到。

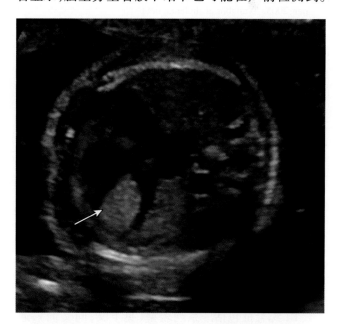

图 16-24　结节性硬化症。在这个患结节硬化症胎儿的左心室中，心脏横纹肌瘤表现为大的固体回声团块（箭头）

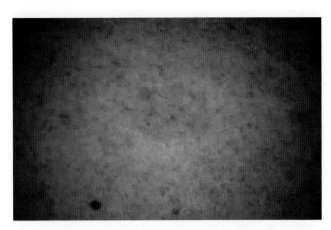

图 16-25　典型的结节性硬化症的咖啡牛奶斑点（Courtesy of Philippe Jeanty, 1999. Available at thefetus. net）

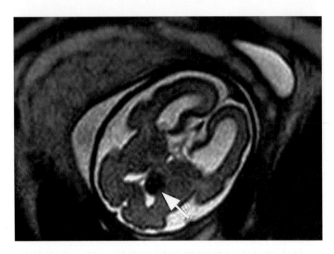

图 16-26　妊娠 26 周的胎儿的轴位视图（T2 加权）显示典型的室管膜下瘤结节（箭头）（Courtesy of Heron Werner, 2005. Available at thefetus. net）

二维多普勒超声心动图是一种有用的非侵入性诊断胎儿心脏横纹肌瘤的方法，也可以监测其对胎儿心脏功能的影响，但它无助于确定哪些受横纹肌瘤影响的胎儿患有结节性硬化症。一些研究报告指出，39% 的产前疑似心脏横纹肌瘤将在出生时诊断为结节性硬化症。家族史仍然是该综合征产前咨询的最强预测指标，而心脏肿瘤的大小也不十分可靠。两个以上横纹肌瘤的出现比单个结节性病变与结节性硬化症相关性

L1 综合征

定义

L1 综合征包括一系列表型（见下文，同义词），通常以严重脑积水、拇指内收、痉挛和严重智力障碍为特征。

更强。MRI 可以进行评估相关畸形。

遗传

TSC1 和 TSC2 两个基因之一的缺陷或突变导致了结节性硬化。TSC1 产生称为错构瘤蛋白的蛋白质，TSC2 产生称为结节蛋白的蛋白质。这些蛋白质作为肿瘤抑制剂，是调节细胞增殖和分化的成分。至少 1% 的结节性硬化患者体细胞中有 TSC1 或 TSC2 基因嵌合。

鉴别诊断

主要的产前发现是横纹肌瘤。应与心脏其他肿瘤，如纤维瘤进行鉴别。

复发风险

新突变的复发风险通常较低，但由于性腺嵌合造成的则会升高到 1%~2%，如果父母受到影响，则复发风险高达 50%。

预后

只要横纹肌瘤不发生水肿，预后取决于该病的其他并发症。CNS 肿瘤是发病和死亡的主要原因，肾脏疾病是早期死亡的第二大原因。由于表型的广泛变异性，从亲代状态很难做出儿童表型的准确预测。基因证据表明，智力障碍的程度取决于特定的基因改变。

参考文献

D'Addario V, Pinto V, Di Naro E, et al: Prenatal diagnosis and postnatal outcome of cardiac rhabdomyomas. *J Perinat Med* 30(2):170–175, 2002.

Gamzu R, Achiron R, Hegesh J, et al: Evaluating the risk of tuberous sclerosis in cases with prenatal diagnosis of cardiac rhabdomyoma. *Prenat Diagn* 22(11):1044–1047, 2002.

Kivelitz DE, Muhler M, Rake A, et al: MRI of cardiac rhabdomyoma in the fetus. *Eur Radiol* 14(8):1513–1516, 2004.

Northrup H, Koenig MK, Au KS: Tuberous sclerosis complex. In Pagon RA, Adam MP, Ardinger HH, et al, editors: *GeneReviews*, Seattle, 1993–2016, University of Washington.

同义词

L1 综合征的同义词包括 X 连锁性脑积水伴有中脑导水管狭窄（HSAS）、MASA（智力迟钝、失语、痉挛性截瘫、内收拇指）综合征、SPG1（X 连锁的复杂性遗传性痉挛性截瘫 1 型）和 X 连锁的胼胝体缺如。

发生率

新生儿发病率为 1/30 000。5%~10% 男性先天性脑积水患者是这种综合征，与其他综合征无关。

发病机制

L1CAM 基因突变是产生临床表型的主导因素，*L1CAM* 是一种参与跨膜信号转导的黏附表面蛋白，对于神经元的发育和功能至关重要。

诊断

临床表现包括伴有或不伴有中脑导水管狭窄的脑积水，以及胼胝体发育不全或缺如、小脑发育不全、小脑干和双侧延髓椎体缺失。在 MRI 或尸检时双侧延髓椎体缺失是特异性的。在产前可以看到脑积水，但怀孕 20~24 周之前通常不会出现，有时甚至在晚孕期也无法看到。

遗传

L1 综合征是由 *L1CAM* 基因突变引起的。遗传是 X 连锁隐性遗传。

复发风险

L1CAM 突变携带者的复发风险为 50%。

相关异常

先天性巨结肠症在一些 L1 综合征患者中见到。

鉴别诊断

应该排除其他综合征和非综合征性脑积水的原因。

预后

即使在同一家族中，表型也可以轻到重度不一。

治疗

需要多学科团队进行最佳管理，头部影像检查是必要的。通常需要手术治疗以缓解脑积水，需要定期进行神经系统发育评估和随访。拇指内收一般不需要手术治疗。

参考文献

Schrander-Stumpel C, Vos YJ: L1 syndrome. In Pagon RA, Adam MP, Ardinger HH, et al, editors: *GeneReviews*, Seattle, 1993–2016, University of Washington.

颅/面部

颅缝早闭

据报道，颅缝早闭可见于超过 150 种遗传性疾病中，每 2000~2500 名新生儿中就有 1 例出现颅缝早闭。许多颅缝早闭由 *FGFR* 基因突变引起，包括 Apert 综合征、Beare-Stevenson 综合征、Crouzon 综合征、伴黑棘皮病（acanthosis nigricans）的 Crouzon 综合征、FGFR2 相关的孤立性冠状骨节病、Jackson-Weiss 综合征、Muenke 综合征和 Pfeiffer 综合征。Muenke 综合征和 FGFR2 相关的孤立性冠状骨节病的颅缝早闭仅以冠状缝早闭为特征，其他综合征则具有相关的异常面部特征和肢端异常。与 *FGFR* 基因突变相关的颅缝早闭与父亲高龄相关。涉及其他基因的综合征性颅缝早闭症包括 Antley-Bixler 综合征（由 *POR* 基因突变引起）、Carpenter 综合征（由 *RAB23* 突变引起）和 Saethre-Chotzen 综合征（由 *TWIST1* 突变引起）。

通常情况下，在一个儿科医疗中心的颅面部门诊，应对颅缝早闭患儿进行有多学科参与的管理，因为其治疗通常需要一系列分期手术，包括开颅术（craniotomy）和额眶前移术。根据具体情况，还可能需要手术矫正肢体缺陷。早期治疗可以降低并发症的风险，如脑积水（hydrocephalus）和智力障碍。如果突眼严重，使用眼部润滑液可以预防暴露性角膜病变（keratopathy）。决定个体预后的最重要因素是其特定的异常表现，而非颅缝早闭综合征的类型。

以下表格可见常见疾病的特征（表 16-2）。

表 16-2　与 FGFR 相关颅底前庭综合征的临床特征鉴别诊断

疾病	大拇指	手	大踇趾	足	遗传基础
Crouzon 综合征	正常	正常	正常	正常	FGFR2
Crouzon 综合征伴黑棘皮病（acanthosis nigricans，AN）	正常	正常	正常	正常	FGFR3
Apert 综合征	偶尔可见并指	软组织±骨并指	偶尔与脚趾融合	软组织±骨并趾	FGFR2
Pfeiffer 综合征	较宽，向内侧倾斜	可出现短指	宽广，内侧倾斜	可出现短趾	FGFR1（1 型的 5%）；FGFR2（大部分）
Muenke 综合征	正常	±腕关节融合	±较宽	±跗骨融合	FGFR3
Jackson-Weiss 综合征	正常	可变	宽广，内侧倾斜	跗骨异常	FGFR2
Beare-Stevenson 综合征	正常	正常	正常	正常	<FGFR2
FGFR2 相关的孤立性冠状缝早闭	正常	正常	正常	正常	FGFR2

Adapted from Robin NH, Falk MJ, Haldeman-Englert CR: FGFR-related craniosynostosis syndromes. GeneReviews. Seattle, University of Washington, June 2011

参考文献

Dicus Brookes C, Golden BA, Turvey TA: Craniosynostosis syndromes. *Atlas Oral Maxillofac Surg Clin North Am* 22(2):103–110, 2014.

Jezela-Stanek A, Krajewska-Walasek M: Genetic causes of syndromic craniosynostoses. *Eur J Paediatr Neurol* 17(3):221–224, 2013.

Antley-Bixler 综合征

定义　Antley-Bixler 综合征是一种固醇合成障碍引起的疾病，其特征是冠状缝合人字缝（lambdoidal suture）出现早闭，伴有前额突出的短头畸形（brachycephaly），以及面部畸形（眼球突出（proptosis）、睑裂下斜、鼻梁严重凹陷、口腔狭窄或闭锁、小口、高而狭窄的上颚、位置偏低且突出的耳朵），可存在脑积水。肢体异常包括肱桡骨骨质增生、尺骨和股骨弯曲、手脚细长、近侧指骨间关节挛缩、骨质老化和骨折。

同义词　Antley-Bixler 综合征也被称为梯形头-多发性骨融合综合征。

病因学　由细胞色素 P450 氧化还原酶（POR）缺陷引起，Antley-Bixler 综合征是 POR 缺陷表型谱中最严重的类型。

发病率　发病率未知。自 2004 年首次报道 POR 突变以来，已有约 50 例患者。更多病变程度较轻的病例可能尚未报道。

病因学　POR 缺陷导致多发畸形的机制仍在研究中。类固醇生成异常可引起外生殖器模糊。最近，有报道指出骨中的细胞色素 P450 活性与正常的骨发育有关，因此，POR 缺陷可能破坏正常的骨形成。

诊断　产前超声检查可能检测到的畸形包括颅骨形状异常、面部畸形、骨骼异常（股骨弯曲，双侧桡尺骨融合）和外阴性征不明。在怀孕期间，可能在血清筛查中发现孕妇雌三醇偏低。母亲尿液中胎儿类固醇可能增加，包括孕烯醇酮代谢产物表异丙二醇（epiallopregnanediol）和雄激素代谢产物雄甾酮。通过检出婴儿的尿液中出现固醇或类固醇异常（包括孕烯醇酮和黄体酮代谢物增加以及与 17-羟化酶和 21-羟化酶缺陷相关的代谢物比例升高），可诊断 POR 缺乏症。试验前或 ACTH 刺激后，孕烯醇酮、黄体酮、17-OH 孕烯醇酮和 17-OH 黄体酮的血清浓度均可能升高。新生儿筛查（NBS）可发现部分病例，但由于检测灵敏度不够高，NBS 尚无法筛查出全部病例。

遗传学　Antley-Bixler 综合征是由编码细胞色素 P450 还原酶（POR）的基因突变引起的。遗传方式为常染色体隐性遗传。

复发风险　复发风险为 25%。

相关异常　存在先天性心脏病、肾脏异常、女性生殖器异常以及先天性肾上腺皮质增生症（congenital adrenal cortical hyperplasia，CAH）。常出现一定程度的智力障碍,但部分病例也可能是正常的。

鉴别诊断　应考虑其他形式的先天性肾上腺皮质增生症以及其他颅缝早闭综合征。

预后　随着年龄增长而改善,在婴儿期,合并呼吸系统并发症可导致早期死亡。

治疗　有必要进行多学科评估。由于易出现鼻后孔(choanal)的闭锁/狭窄,因此需重点关注气道管理。如果发现皮质醇水平偏低,应检测肾上腺功能,如果皮质醇水平低应开始氢化可的松替代治疗。生殖器异常往往可以通过治疗改善,应对此加以关注。

参考文献

Cragun D, Hopkin RJ: Cytochrome P450 oxidoreductase deficiency. In Pagon RA, Adam MP, Ardinger HH, et al, editors: *GeneReviews*, Seattle, 1993–2016, University of Washington.

Panda SP, Guntur AR, Polusani SR, et al: Conditional deletion of cytochrome p450 reductase in osteoprogenitor cells affects long bone and skull development in mice recapitulating Antley-Bixler syndrome: role of a redox enzyme in development. *PLoS ONE* 8(9):e75638, 2013.

Reisch N, Idkowiak J, Hughes BA, et al: Prenatal diagnosis of congenital adrenal hyperplasia caused by P450 oxidoreductase deficiency. *J Clin Endocrinol Metab* 98(3):E528–E536, 2013.

Apert 综合征

定义　Apert 综合征的特征是颅缝早闭、中面部和眼眶发育不全以及双手和双足的并指(趾)畸形(syndactyly)。有以上表现的患者,约 50% 伴有不同程度的智力发育迟缓。

发病率　活产儿中 Apert 综合征的发病率为 1/100 000。4%~5% 的颅缝早闭病例为此综合征。

同义词　Apert 综合征也被称为 1 型尖头并指畸形、Apert-Crouzon 病。

病因学　Apert 综合征为常染色体显性遗传。大多数病例都是由散发的新生突变引起。此综合征与父亲高龄相关。

超声检查　短头畸形和尖头畸形(acrocephaly)、高前额、枕部平坦、冠状缝早闭、扁平脸及眼距过宽(hypertelorism)。其他超声检查结果包括胼胝体(corpus callosum)缺如、轻度脑室增宽、C5-C6 水平的颈椎融合。四肢异常,可见骨和软组织的融合,常见第二、三和第四指融合。也有报道早孕期羊水过多(polyhydramnios)(由胎儿吞咽减少引起)和颈项透明层增厚。

诊断　典型的症状包括双侧冠状缝骨融合、枕骨扁平、前额陡峭及突起、眼眶发育不良伴有眼球突出和眼距过宽、伴有鼻梁凹陷的短鼻、大耳、腭弓高(常有

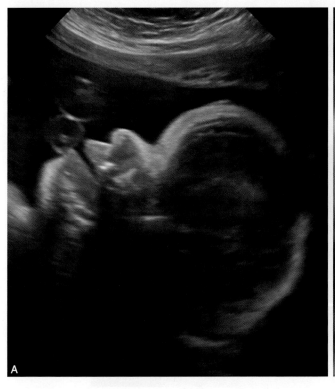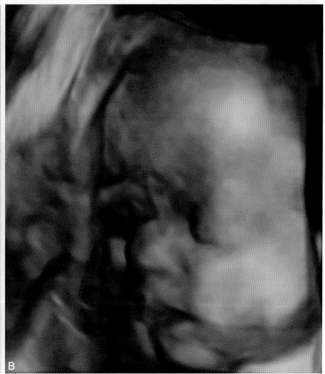

图 16-27　Apert 综合征。超声图像显示在二维(2D)(**A**)和三维(**B**)图像以及磁共振成像(**C**)上的额部隆起和中面部发育不全。超声图像可见并趾(**D**),这是 Apert 综合征的特征

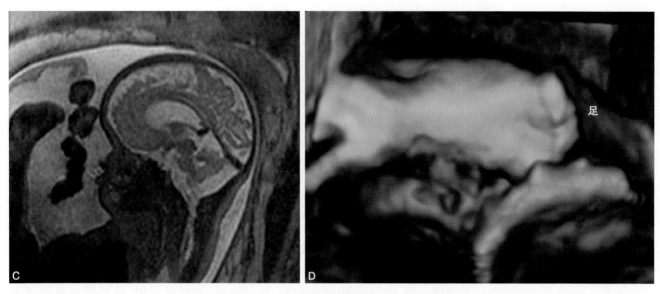

图 16-27(续)

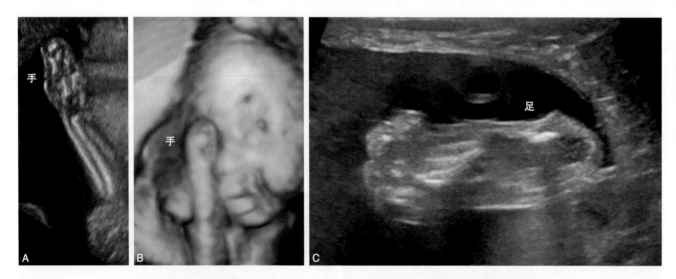

图 16-28 Apert 综合征。用二维(2D)(A)和三维(B)超声图像显示并指(趾)(C)

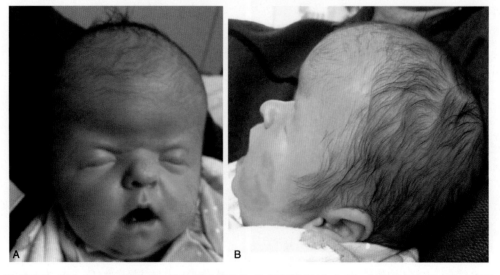

图 16-29 新生儿 Apert 综合征。请注意头部的外观,额部隆起(A 和 B),以及并指(趾)(C)和(D)

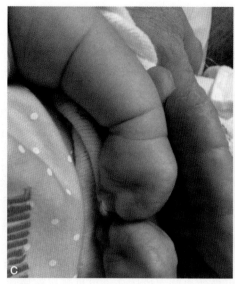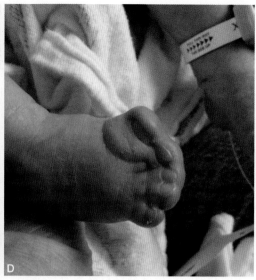

图 16-29（续）

腭裂）以及牙齿拥挤,听力下降亦常见,脑积水则罕见。骨骼和软组织出现至少第二至第四指(趾)的("连指手套"手和脚)对称性并指畸形。10%的患者存在心血管和泌尿生殖系统异常。

遗传学　由 *FGFR2* 基因突变引起,最常见的是 S252W 和 P253R 位点被替代。当怀疑 Apert 综合征时,建议对胎儿和父母进行基因检测(通过绒毛取样或羊膜穿刺术获取胎儿样本)。该病为常染色体显性遗传,具有完全外显性。

鉴别诊断　应与其他与颅缝早闭有关的综合征相鉴别,如 Crouzon、Pfeiffer、Carpenter 和 Saethre-Chotzen 综合征。可用分子遗传学研究技术排除这些疾病。并指(趾)畸形对诊断 Apert 综合征最有帮助。

复发风险　大多数突变是新发的,因此复发风险很低。如果父母其中之一患有该疾病,则复发风险为 50%。

Carpenter 综合征

定义　Carpenter 综合征的特征是颅缝早闭与足部轴前型多趾畸形。手部异常包括短指(趾)畸形(brachydactyly)、并指畸形和中指的无发育或发育不全。

同义词　也称为 II 型尖头多指并指(趾)畸形。

发病率　Carpenter 综合征罕见,大概有 70 例病例报道。

病因/发病机制　RAB23 是 RAB 鸟苷三磷酸酶(GTPase)家族的成员,是 hedgehog 信号通路转导的负调控因子。hedgehog 信号通路转导异常可能是导致多种典型临床表现的原因。

诊断　与其他冠状缝受影响最明显的颅缝早闭综合征不同,在 Carpenter 综合征中,颅骨中缝(额间缝合矢状缝)融合更常见。严重时可导致三叶草颅形成。在产前超声检查中,其特征包括淋巴水囊瘤、颅骨形状异常、股骨弯曲、多指(趾)畸形(polydactyly),以及复杂的心脏缺陷。

遗传学　Carpenter 综合征是由 *RAB23* 突变引起的。为常染色体隐性遗传。Carpenter 综合征的其中

参考文献

Blank CE: Apert's syndrome (a type of acrocephalosyndactyly)—observations on a British series of thirty-nine cases. *Ann Hum Genet* 24:151–164, 1960.

Erickson JD, Cohen MM, Jr: A study of parental age effects on the occurrence of fresh mutations for the Apert syndrome. *Ann Hum Genet* 38(1):89–96, 1974.

Esser T, Rogalla P, Bamberg C, Kalache KD: Application of the three-dimensional maximum mode in prenatal diagnosis of Apert syndrome. *Am J Obstet Gynecol* 193(5):1743–1745, 2005.

Ferreira JC, Carter SM, Bernstein PS, et al: Second-trimester molecular prenatal diagnosis of sporadic Apert syndrome following suspicious ultrasound findings. *Ultrasound Obstet Gynecol* 14(6):426–430, 1999.

Kaufmann K, Baldinger S, Pratt L: Ultrasound detection of Apert syndrome: a case report and literature review. *Am J Perinatol* 14(7):427–430, 1997.

Parent P, Le Guern H, Munck MR, Thoma M: Apert syndrome, an antenatal ultrasound detected case. *Genet Couns* 5(3):297–301, 1994.

Park WJ, Theda C, Maestri NE, et al: Analysis of phenotypic features and FGFR2 mutations in Apert syndrome. *Am J Hum Genet* 57(2):321–328, 1995.

Robin NH, Falk MJ, Haldeman-Englert CR: FGFR-related craniosynostosis syndromes. In Pagon RA, Adam MP, Ardinger HH, et al, editors: *GeneReviews*, Seattle, 1993–2016, University of Washington.

Skidmore DL, Pai AP, Toi A, et al: Prenatal diagnosis of Apert syndrome: report of two cases. *Prenat Diagn* 23(12):1009–1013, 2003.

Tunte W, Lenz W: [The frequency and mutation-rate of the Apert syndrome]. *Humangenetik* 4(2):104–111, 1967.

一种亚型以单侧化缺陷为特征,则认为是由 *MEGF8* 突变引起的。

复发风险　复发风险为 25%。

其他异常　常见肥胖、脐疝、听力受损、隐睾(cryptorchidism)和心脏缺陷。颅缝早闭导致独特的面部特征。智力障碍的程度各异。

鉴别诊断　临床特征与 Greig cephalopoly-syndactyly 综合征重合。分子遗传学检测可以明确诊断。

预后　即使在同一个家庭中,表型也异常多变,预期寿命缩短。

参考文献

Haye D, Collet C, Sembely-Taveau C, et al: Prenatal findings in carpenter syndrome and a novel mutation in RAB23. *Am J Med Genet A* 164(11):2926–2930, 2014.

Twigg SR, Lloyd D, Jenkins D, et al: Mutations in multidomain protein MEGF8 identify a Carpenter syndrome subtype associated with defective lateralization. *Am J Hum Genet* 91(5):897–905, 2012.

Crouzon 综合征

定义　Crouzon 综合征是一种 FGFR 相关的颅缝早闭,其特征在于冠状缝和额蝶缝的过早融合,导致短头和前额突出。出现面部畸形(由眼眶和中面部发育不良所致的突眼、外斜视、下颌前突),但四肢正常。

发病率　活产儿中 Crouzon 综合征的发病率为 1.6/100 000。见于 4.5% 的颅缝早闭病例。

诊断　超声检查结果包括短头畸形、中面部发育不全及广泛的前颅底病变。手和脚发育正常,常存在突眼。约 20% 的患者出现视神经萎缩(optic atrophy)。牙齿拥挤和开殆常见。

遗传学　由 *FGFR2* 突变引起(伴有黑棘皮病的 Crouzon 综合征除外,该病由 *FGFR3* 突变引起,见于约 5% 的 Crouzon 综合征患者)。为常染色体显性遗传,具有完全的外显率和可变的表现度。

复发风险　如果父母一方携带致病突变,复发风险为 50%。有时为新发突变。

合并异常　约 30% 的病例出现进行性脑积水,并可导致小脑扁桃体疝。可见骶尾部异常。已有少数报道提示心血管异常和唇腭裂表现。

鉴别诊断　应考虑其他与 FGFR 有关的颅缝早闭征,包括伴黑棘皮病的 Crouzon 综合征(应考虑是否存在鼻后孔闭锁)。

预后　智力一般正常,听力下降是常见的,如果不恰当治疗,与脑积水有关的并发症可能会危及生命。

参考文献

Robin NH, Falk MJ, Haldeman-Englert CR: FGFR-related craniosynostosis syndromes. In Pagon RA, Adam MP, Ardinger HH, et al, editors: *GeneReviews*, Seattle, 1993–2016, University of Washington.

Pfeiffer 综合征

定义　Pfeiffer 综合征的特征是双侧冠状缝早闭、面中部发育不全、并指(趾)、先天性拇指增大。超过 80% 的患者存在传导性听力损失。该综合征分为三种临床亚型,具有不同的诊断方法和预后:

- Ⅰ型:典型表现为颅缝早闭(导致短头畸形)、宽大的拇指和并指(趾)。这种表型对生活无太大影响,患者通常具有正常的智力。
- Ⅱ型:三叶草颅、眼球突出、拇指宽大、多种内脏异常、肘关节强直、鼻后孔闭锁和中枢神经系统受累(脑积水)。智力障碍常见,这种表型通常会导致早逝。
- Ⅲ型:颅缝早闭、不伴有三叶草颅、严重的眼球突出、肘关节强直和多变的内脏异常。受影响的胎儿有严重的神经损害(包括脑积水和小脑扁桃体疝),预后不良和早期夭折。

同义词　Pfeiffer 综合征也被称为五型尖头并指畸形。

发病率　所有类型的总发病率为 1/100 000。

遗传学　Pfeiffer 综合征具有遗传异质性,由 *FGFR2* 或 *FGRF1*(Ⅰ型)突变引起。通常位于这些基因上的突变难以被识别。Ⅰ型为常染色体显性遗传,具有完全的外显率和可变的表现度。Ⅱ型和Ⅲ型的大多数突变基因是新发的,并与父亲高龄相关。

复发风险　如果父母之一携带突变基因,复发风险为 50%。如果突变是新发的,复发风险则非常低。

诊断　Pfeiffer 综合征的超声征象包括颅面部畸形(短头畸形、尖头畸形、冠状缝早闭、眼距过宽、小鼻和低鼻梁)和手足畸形(二指和三指并指以及二、三、四脚趾部分并趾,拇指和脚趾宽大)。

相关异常　相关异常包括,鼻后孔闭锁、气管软化(tracheomalacia)和支气管软化、三叶草颅、椎体融合、

Arnold-Chiari 畸形、脑积水和肛门闭锁（imperforate anus）。出生后，可出现癫痫和智力障碍。

鉴别诊断　应考虑与 Saethre-Chotzen 和 Jackson-Weiss 综合征相鉴别。

预后　预后取决于相关异常的严重程度，特别是中枢神经系统损伤。Ⅰ型通常预后良好。Ⅱ型和Ⅲ型对生活影响严重，会发生早期死亡。

参考文献

Nazzaro A, Della Monica M, Lonardo F, et al: Prenatal ultrasound diagnosis of a case of Pfeiffer syndrome without cloverleaf skull and review of the literature. *Prenat Diagn* 24(11):918–922, 2004.

Robin NH, Falk MJ, Haldeman-Englert CR: FGFR-related craniosynostosis syndromes. In Pagon RA, Adam MP, Ardinger HH, et al, editors: *GeneReviews*, Seattle, 1993–2016, University of Washington.

Saethre-Chotzen 综合征

定义　Saethre-Chotzen 综合征的特征是冠状缝骨质增生（单侧或双侧）、面部不对称、上睑下垂和特征性耳（小耳郭伴明显的耳轮脚）。通常第二和第三指并指。

同义词　Ⅲ型尖头并指畸形和 Robinow-Sorauf 综合征（变异较轻）。

发病率　1/50 000~1/25 000。

诊断　可根据颅缝早闭（通常为冠状缝）、短头畸形、前额发际线过低、上睑下垂、面部不对称、小耳和肢体异常（第二、三指并指、短指畸形、踇趾畸形）进行临床诊断。

遗传学　Saethre-Chotzen 综合征是由 *TWIST1* 突变引起的，应进行基因测序和分析相关微缺失/微重复。也有报道 *FGFR2* 突变引起。该病为常染色体显性遗传，具有不完全外显率和表型变异。

复发风险　如果父母之一携带致病突变，则复发风险为 50%。如果突变是新发的，则其复发风险明显降低。

相关异常　伴有的异常包括身材矮小、顶骨发育不全、桡尺骨骨质增生、腭裂、上颌发育不良、眼距过宽、先天性心脏病和椎骨的分节缺陷。

鉴别诊断　许多特征与 Muenke 综合征相似，因此，遗传评估还应包括 *FGFR2* 和 *FGFR3* 基因的分析。还应该考虑 Pfeiffer 综合征和 Jackson-Weiss 综合征。

预后　尽管有患者出现轻度至中度智力发育迟缓的报道，患者智力往往是正常的。还会存在传导性和感觉神经性听力损失。

参考文献

Gallagher ER, Ratisoontorn C, Cunningham ML: Saethre-Chotzen syndrome. In Pagon RA, Adam MP, Ardinger HH, et al, editors: *GeneReviews*, Seattle, 1993–2016, University of Wasington.

面部异常

Branchiooculofacial 综合征

定义　Branchiooculofacial 综合征（BOFS）的特征是鳃弓皮肤缺损（薄皮、红斑病变、糜烂）、眼畸形（小眼畸形（microphthalmia），无眼畸形（anophthalmia）、眼组织残缺、鼻泪管（nasolacrimal duct）狭窄/闭锁）和面部异常（眼距过宽、鼻尖宽阔、睑裂上斜、唇裂±腭裂、上唇凹、面下部松弛）。耳畸形很常见。

发病率　BOFS 很少见。描述详细的病例据报道不到 100 个。

诊断　对鳃弓皮肤缺损、眼部异常和面部特征性外观的临床症状进行诊断。

遗传学　BOFS 由基因 *TFAP2A* 突变引起，为常染色体显性遗传。50%~60% 的受影响个体存在新发突变，具有完全外显率。

复发风险　如果发现亲代存在突变，复发风险为 50%。

相关异常　其他异常包括胸腺异常、肾脏异常、牙齿发育不良、指甲发育不良、过早白发以及听力和视力缺陷。

预后　智力一般正常。但喂养困难以及外观、视觉、听觉和语言能力常出现问题。

参考文献

Lin AE, Milunsky JM: Branchiooculofacial syndrome. In Pagon RA, Adam MP, Ardinger HH, et al, editors: *GeneReviews*, Seattle, 1993–2016, University of Wasington.

Milunsky JM, Maher TM, Zhao G, et al: Genotype-phenotype analysis of the branchio-oculo-facial syndrome. *Am J Med Genet A* 155A(1):22–32, 2011.

额鼻发育不良

定义　额鼻发育不良的特征是宽前额、额头的 V 型发际线、眼距过宽及存在鼻尖缺失的鼻孔异常（缺口或完全分裂）。额骨的中线缺损（颅裂）也很常见。

同义词　同义词包括正中面裂综合征、额鼻畸形。

发病率　发病率未知。额鼻发育不良很少见；文献报道至少有 100 例。

发病机制　额鼻发育不良是由于额骨隆起异常引起。涉及的基因（*ALX1*、*ALX3* 和 *ALX4*）编码调节眼睛、鼻子和嘴发育的转录因子。

诊断　诊断基于前面描述的眼睛、前额和鼻子的异常发现。

遗传学　该疾病是遗传异质性的，常染色体隐性遗传、常染色体显性遗传和 X 连锁遗传等形式均有报道。常染色体隐性遗传与 *ALX1* 和 *ALX3* 中的突变相关，常染色体显性遗传与 *ALX4* 基因突变相关。

复发风险　复发风险取决于遗传方式。

预后　大多数人智力发育正常。总体预后取决于畸形的严重程度以及手术干预是否能改善呼吸和喂养问题。

治疗　通常需要多阶段颅面手术。对于不太严重的畸形，手术通常在 6~8 岁时进行，并且可以具有良好的美容效果。

参考文献

Jones KL: Frontonasal dysplasia sequence. In Jones KL, editor: *Smith's Recognizable Patterns of Human Malformation*, ed 6, Philadelphia, 2006, Elsevier Saunders, pp 1268–1269.

Li C, Slavotinek A, Chudley AE: Manitoba oculotrichoanal syndrome. In Pagon RA, Adam MP, Ardinger HH, et al, editors: *GeneReviews*, Seattle, 1993–2016, University of Washington.

Twigg SR, Versnel SL, Nurnberg G, et al: Frontorhiny, a distinctive presentation of frontonasal dysplasia caused by recessive mutations in the ALX3 homeobox gene. *Am J Hum Genet* 84(5):698–705, 2009.

Uz E, Alanay Y, Aktas D, et al: Disruption of ALX1 causes extreme microphthalmia and severe facial clefting: expanding the spectrum of autosomal-recessive ALX-related frontonasal dysplasia. *Am J Hum Gene* 86(5):789–796, 2010.

Goldenhar 综合征

定义　Goldenhar 综合征的特征是半侧面部肢体发育不良（hemifacial microsomia）、眼球外层皮样囊肿、耳前赘生物、耳发育不全、面横裂、颅骨不对称和脊柱异常（椎体分节错误）。

发病率　活产儿发病率为 1/26 000~1/3500。男女比例为 3 : 2。

同义词　同义词包括眼-心耳-椎体发育不良、半侧面部肢体发育不良（hemifacial microsomia）、颅面发育不良、Goldenhar-Gorlin 综合征和面-心耳-椎体发育不良。

病因学　Goldenhar 综合征是由第一和第二腮弓发育异常引起的。

诊断　研究发现除了该病为单侧发病，从而导致了明显的面部不对称外，其他表现与 Treacher Collins 综合征（见下文）相似。其他特征包括：异位、小耳、鼻后孔闭锁、唇腭裂、下颌畸形、椎体异常、心脏异常、泌尿生殖系统异常、中枢神经系统异常。

发病机制　当腮弓的血液供应从镫骨动脉转到颈外动脉时，在第一和第二腮弓的区域可能出现胎儿出血（hemorrhage）导致。

遗传学　Goldenhar 综合征的遗传方式未知。尽管报告过常染色体隐性遗传和常染色体显性遗传的病例，但大多数病例被认为是散发性的。在某些情况下，疾病遗传与染色体 14q32 上的一个区域有关。

鉴别诊断　应考虑与以下疾病鉴别：Treacher Collins 综合征、Kaufman 综合征（眼脑综合征）、颌骨发育不全、CHARGE 综合征（眼缺损、心脏缺损、鼻后孔闭锁、智力发育迟缓、生殖器异常和耳畸形）、VACTERL 和 NAGER 综合征。

预后　在某些病例需要多次重建手术和整容治疗。曾报道了该病存在气道和脊椎并发症。

复发风险　复发风险很小，除非亲代有常染色体显性或常染色体隐性遗传。

治疗　通常需要颧骨和眶重建术，一般在 6 岁以后进行手术。可以通过整形手术来矫正眼睛和耳朵的结构异常。

参考文献

Alfi D, Lam D, Gateno J: Branchial arch syndromes. *Atlas Oral Maxillofac Surg Clin North Am* 22(2):167–173, 2014.

De Catte L, Laubach M, Legein J, Goossens A: Early prenatal diagnosis of oculoauriculovertebral dysplasia or the Goldenhar syndrome. *Ultrasound Obstet Gynecol* 8(6):422–424, 1996.

Kita D, Munemoto S, Ueno Y, Fukuda A: Goldenhar's syndrome associated with occipital meningoencephalocele—case report. *Neurol Med Chir* 42(8):354–355, 2002.

Martinelli P, Maruotti GM, Agangi A, et al: Prenatal diagnosis of hemifacial microsomia and ipsilateral cerebellar hypoplasia in a fetus with oculoauriculovertebral spectrum. *Ultrasound Obstet Gynecol* 24(2):199–201, 2004.

Witters I, Schreurs J, Van Wing J, et al: Prenatal diagnosis of facial clefting as part of the oculo-auriculo-vertebral spectrum. *Prenat Diagn* 21(1):62–64, 2001.

Gorlin 综合征

定义　Gorlin 综合征的是以颌骨角化囊肿和多发性基底细胞癌进行性发展为特征、同时合并大头畸形、前额突出、粗糙的面部特征和面部粟丘疹。

同义词　Gorlin 综合征也被称为痣样基底细胞癌综合征（NBCCS）。

发病率　估计发病率高达 1/18 976。

发病机制　*PTCH1* 中的突变导致 Hedgehog 信号通路的改变，从而导致肿瘤细胞生长。

诊断　在产前检查中，胎儿可见头颅畸形和大脑畸形，包括巨头畸形（macrocephaly）和侧脑室扩张（ventriculomegaly）。诊断主要是基于典型的临床表现，包括大脑镰钙化、颚角化囊肿、手掌/足底凹陷和多发基底细胞癌，和一些次要的临床表现。

遗传学　Gorlin 综合征是由 *PTCH1* 基因突变引起的，为常染色体显性遗传，有 20%～30% 的突变是新发的。完全的外显率，表型可变异。

复发风险　如果存在父母突变，复发风险为50%。

相关异常　大多数人有骨骼异常（肋骨二裂，楔形椎骨）和异位钙化（见于大脑镰）。可以看到心脏和卵巢纤维瘤。儿童可发展成髓母细胞瘤（medulloblastoma）（约 5% 的病例）。其他异常包括淋巴系膜或胸膜囊肿、唇/腭裂、多指畸形和眼部异常。

鉴别诊断　当产前检出大头畸形时，鉴别诊断包括多种过度生长综合征，如 Sotos 综合征和 BeckWith-Wiedemann 综合征（BWS）。

预后　不改变预期寿命。多发性皮肤肿瘤及转移灶会导致患者在社会上面临多种困难，并影响生活质量。

治疗/预防　放射治疗可促进数以千计的基底细胞癌发展，应该尽量避免放射治疗。并限制 X 线曝光，避免阳光直射。

参考文献

Athar M, Li C, Kim AL, et al: Sonic hedgehog signaling in basal cell nevus syndrome. *Cancer Res* 74(18):4967–4975, 2014.

Evans DG, Farndon PA: Nevoid basal cell carcinoma syndrome. In Pagon RA, Adam MP, Ardinger HH, et al, editors: *GeneReviews*, Seattle, 1993–2016, University of Washington.

Evans DG, Howard E, Giblin C, et al: Birth incidence and prevalence of tumor-prone syndromes: estimates from a UK family genetic register service. *Am J Med Genet A* 152A(2):327–332, 2010.

Hallerman-Streiff 综合征

定义　Hallerman-Streiff 综合征的特征是伴额叶隆起的短头畸形、小颌畸形（micrognathia）、喙鼻、眼异常（小眼畸形（microphthalmia）、白内障（cataracts））、牙齿异常、毛发稀疏（hypotrichosis）、皮肤萎缩（尤其是面部）和身材矮小。

发病率　该综合征少见，约报道了 150 例。

诊断　诊断基于前面描述的临床表现。

遗传学　一般认为是散发性的，在某些情况下，该综合征与 *GJA1* 基因突变相关，为常染色体隐性遗传。

复发风险　复发风险未知，但认为风险仍是较低的。

鉴别诊断　许多特征与眼轮匝肌发育不良（ODDD）及其他早老综合征重合。

预后　约 15% 患者出现智力障碍。主要的症状是上气道梗阻，其可能导致心脏衰竭和早期死亡。

治疗　首先应治疗气道问题，择期行美容整形外科手术。

参考文献

Abrams CK, Scherer SS: Gap junctions in inherited human disorders of the central nervous system. *Biochim Biophys Acta* 1818(8):2030–2047, 2012.

Robotta P, Schafer E: Hallermann-Streiff syndrome: case report and literature review. *Quintessence Int* 42(4):331–338, 2011.

Nager 综合征

定义　Nager 综合征的特征是轴前性肢体异常（桡骨发育不全/缺失、拇指发育不全/缺失、三指骨拇指、桡尺骨融合）和面部异常（颧骨发育不全、睑裂下斜、下睑缺损、重度小颌畸形）。

同义词　NAGER 综合征也称为轴前性面骨发育不全。

发病率　发病率尚不清楚，但该综合征很罕见。

诊断　诊断是基于先前描述的临床表现，包括颅颌面异常和肢体畸形。产前检查时，胎儿可看到严重的小颌畸形和上肢畸形。

遗传学　该病遗传具有异质性。最近的研究表明，*SF3B4* 基因的单倍剂量不足可导致具有常染色体显性遗传背景的家庭出现相关表型，除此以外，许多人的基因突变是新发的。在某些病例中，也报道了存在常染色体隐性遗传。

复发风险 复发风险取决于遗传方式。

鉴别诊断 面部异常与 Treacher Collins 综合征相似。鉴别诊断应包括 Miller 综合征。

预后 上呼吸道问题可能是最重要的,需要行气管切开术(tracheostomy)。听力丧失、视力丧失和手部异常可影响患者发育和生活质量。

口-面-指综合征 I 型

定义 I 型口-面-指综合征(OFD1)的特征是存在多个区域的异常。包括口(舌分裂、舌损伤、腭裂、牙异常)、面部(眼距过宽、鼻翼发育不全、正中裂、小颌畸形)、手指(短指畸形、并指(趾)畸形、多指畸形、大脚趾重复)、脑部异常(脑囊肿、小脑不发育、胼胝体(corpus callosum)缺失)和肾脏异常(多囊肾)。

同义词 OFD1 也被称为 Papillon-Léage-Psaume 综合征。

发病率 几乎所有受影响的个体都是女性,尽管男性也有患 OFD1 的报道。

发病机制 OFD1 是原发性纤毛功能障碍所致。

诊断 许多患者在出生时可根据其特征性表现做出诊断。一些病例在发现多囊肾后被确诊。

遗传学 该综合征是由于 *OFD1* 基因突变所致。

为 X 连锁显性遗传。大约有 75% 的人没有 OFD1 家族史。外显率高,具有高度变异的表现度。

复发风险 在合并 OFD1 的妊娠妇女中其复发风险为 50%。如果没有母体突变,风险则较小。

鉴别诊断 鉴别诊断包括 II 至 IX 型口-面-指综合征,以及其他囊性肾脏疾病和 Meckel-Gurber 综合征。

预后 高达 50% 的人有智力障碍,但一般是轻度的。可能存在癫痫发作。

治疗 通常需要手术治疗口腔和面部异常,同时应监测肾脏疾病。

参考文献

Czeschik JC, Voigt C, Alanay Y, et al: Clinical and mutation data in 12 patients with the clinical diagnosis of Nager syndrome. *Hum Genet* 132(8):885–898, 2013.

Petit F, Escande F, Jourdain AS, et al: Nager syndrome: confirmation of SF3B4 haploinsufficiency as the major cause. *Clin Genet* 86(3):246–251, 2014.

Trainor PA, Andrews BT: Facial dysostoses: etiology, pathogenesis and management. *Am J Med Genet C Semin Med Genet* 163C(4):283–294, 2013.

参考文献

Toriello HV, Franco B: Oral-facial-digital syndrome type I. In Pagon RA, Adam MP, Ardinger HH, et al, editors: *GeneReviews*, Seattle, 1993–2016, University of Washington.

Pierre Robin 序列征

定义 Pierre Robin 序列征包括三种异常:腭裂、小颌畸形、舌后坠。这些异常也常见于多个综合征中。

同义词 Pierre Robin 序列又称腭裂-小下颌-舌后坠征、Pierre Robin 综合征和 Robin 畸形综合征。

发病率 活产儿发病率为 1/14 000～1/8500。Pierre Robin 序列征 50% 的患者有潜在的相关综合征。

病因学 该病为常染色体隐性遗传,有小部分病例报道为伴 X 连锁遗传。一些学者建议用神经胚胎学假说(胎儿和新生儿脑干功能障碍)来解释部分 Pierre Robin 序列征病例的病因。

诊断 小颌畸形在产前超声成像中最为明显。孤立腭裂在产前难以检测。胎儿吞咽困难可能导致羊水过多(polyhydramnios)。

遗传学 该病具有异质性,它可以由单基因突变、染色体病变或由致畸剂引起,在某些病例中无法知晓其病因。该病涉及多种遗传方式,包括常染色体显性遗传、常染色体隐性遗传和伴 X 连锁遗传。

鉴别诊断 鉴别诊断包括 Pierre Robin 序列相关的综合征,如 Stickler 综合征,胎儿乙醇综合征。

相关异常 其他异常依赖于确切的诊断。心脏异常是常见的,发病率约 20%。

预后 上呼吸道阻塞、新生儿呼吸窘迫和喂养困难是常见的问题。

相关综合征 表 16-3 是合并相关综合征的完整列表。

Stickler 综合征 Stickler 综合征除了 Pierre Robin 序列征的表现外还存在眼部异常(近视、白内障(cataracts)、视网膜脱离)和听力损失(传导性听力损失和感音神经损伤)。常存在关节问题(关节过度活动、脊椎骨骺发育不良、早熟性骨关节炎)。Stickler 综合征常因以下的基因突变引起: *COL2A1*、*COL11A1* 和 *COL11A2*(常染色体显性遗传; *COL2A1* 最常见,占 80%～90%),以及 *COL9A1* 和 *COL9A2*(常染色体隐性遗传,罕见)。完全的外显率,表型变异明显,甚至在家庭成员之间也存在显著的差异。20%～30% 的 Pierre Robin 序列征患者可能合并 Stickler 综合征。

表 16-3　与 Pierre Robin 序列征相关的综合征和染色体异常

病情	OMIM	致病基因	遗传方式	附加特征
原发性骨骼发育不良				
躯干发育异常	114290	SOX9	常染色体显性遗传	身材矮小,肢体弯曲,听力损失,脊柱侧弯
Stickler 综合征	108300,604841,184840	COL2A1, COL11A1, COL11A2	常染色体显性遗传	近视、视网膜脱离、听力损失、轻度身材矮小
先天性椎骺发育不良	183900	COL2A1	常染色体显性遗传	短椎,鸡胸,近视,手足正常
Kniest 发育不良	156550	COL2A1	常染色体显性遗传	躯干短,脊柱后突(kyphosis),腰椎前突(lumbar lordosis),四肢短,关节活动度降低
Marshall 综合征	154780	COL11A1	常染色体显性遗传	鼻骨发育不良、先天性白内障(cataracts)、近视、感音神经性耳聋
眼-耳-脊椎发育不良	277610,215150	COL11A2	常染色体显性遗传	感音神经性耳聋、关节肿大疼痛、身材矮小、四肢短
扭曲性骨发育不良	222600	SLC26A2	常染色体隐性遗传	身材矮小、四肢短缩、关节挛缩、马蹄内翻足(talipes equinovarus)、脊柱侧凸
纹状体性骨病伴颅硬化	300373	WTX	X 连锁显性遗传	巨头畸形(macrocephaly)、额部隆起、听力损失、颅底骨质硬化、线状干骺端带
Ⅱ 型耳腭指综合征	304120	FLNA	X 连锁半显性遗传	额部隆起、短拇指和蹈趾、弓形长骨、传导性听力损失
多发性先天异常综合征				
Catel-Manzke 综合征	302380	未知	可能是常染色体隐性遗传	由于掌指关节和近端指骨之间异常导致的指骨弯曲,先天性心脏异常
Toriello-Carey 综合征	217980	未知	可能是常染色体隐性遗传	胼胝体(corpus callosum)缺失、内眦距过宽(telecanthus)、发育迟缓
Treacher Collins 综合征	154500	TCOF1	常染色体显性遗传	睑裂下斜、下睑缺损、颧骨发育不全
Nager 轴前口腔颌面部骨发育不全	154400	SF3B4	常染色体显性遗传	睑裂下斜、下睑中 1/3 睫毛缺失、传导性听力损失、桡骨缺陷
Miller 轴后口腔颌面骨发育不全	263750	DHODH	常染色体隐性遗传	下睑外翻、杯状耳、听力损失、双侧第五指缺失、额外乳头
颌面骨发育不全-Guion-Almeida 型	610536	EFTUD2	常染色体显性遗传	小头畸形、发育迟缓、耳发育不良、耳前耳赘、后鼻孔闭锁
Auriculocondylar 综合征	602483,614669	GNAI3,PLCB4	常染色体显性遗传	"问号"耳、小口、面颊突出、颞下颌关节及髁突畸形
脑肋下颌综合征	117650	未知	常染色体显性遗传,也报道有隐形遗传	胸廓狭窄、肋骨异常、传导性听力丧失、生长受限
脑肋下颌样综合征	606973	COG1	常染色体隐性遗传	肋椎缺损、小头畸形、生长受限、发育迟缓、脑畸形、隐睾

表 16-3　与 Pierre Robin 序列征相关的综合征和染色体异常（续）

病情	OMIM	致病基因	遗传方式	附加特征
马蹄足、ASD、PRS 和持续性左上腔静脉（TARP）	311900	RBM10	X 连锁隐性遗传	马蹄足、先天性心脏缺损、持续性左上腔静脉
远端关节挛缩 PRS（Illum 综合征）	208155	未知	常染色体隐性遗传	关节挛缩、自主神经不稳定、"口哨"脸、神经系统分类
PRS、下颌裂、肢体异常（Richieri-Casta-Pereira 综合征）	268305	未知	常染色体隐性遗传	身材矮小、拇指发育不良、马蹄足、喉部畸形
Andersen-Tawil 综合征	170390	KCNJ2	常染色体显性遗传	心律失常、周期性瘫痪、低位耳、身材矮小、指异常
PRS+少指畸形	172880	未知	可能为常染色体隐性遗传	少指畸形（oligodactyly）
胎儿乙醇综合征	–	N/A	致畸因子	小头畸形、生长发育迟缓、短睑裂
神经肌肉异常				
先天性强直性肌营养不良（myotonic dystrophy）	160900	DMPK	常染色体显性遗传	严重的肌张力减退、呼吸功能不全
Carey-Fineman-Ziter 综合征	254940	未知	可能为常染色体隐性遗传	肌张力减退、Moebius 异常、生长迟缓、喂养困难、脊柱侧弯
染色体异常				
18 三体	–	未知	散发的染色体病	小头畸形、严重的生长和认知障碍、突出的枕骨、心脏缺损、低位耳、短胸骨、重叠的弯曲的手指、突出的跟骨
22q11 微缺失	188400/192430	TBX1	常染色体显性遗传，染色体倒位	睑裂上斜、突出的管状鼻、圆锥动脉干心脏畸形、肾和内分泌异常、神经精神问题
17q24 易位和微缺失	261800	SOX9	常染色体显性遗传，染色体倒位	孤立性 PRS
17q21.31q24.3 倒位和缺失	–	SOX9	常染色体显性遗传，染色体倒位	伴有肩胛骨增生和双侧足内翻的 PRS
2q33 微缺失	608148	SATB2	常染色体显性遗传，染色体倒位	生长受限、喂养困难、睑裂下斜、鼻突出、牙齿异常、行为问题、发育迟缓
4q 末端缺失	–	未知	常染色体显性遗传，染色体倒位	心脏缺损、轻度发育迟缓、但可以正常、尾指僵硬并发育不全、有钩形或掌形的指甲
1q 重复	–	未知	常染色体显性遗传，染色体倒位	手指双侧固定屈曲畸形、心脏和大脑异常
11q 部分三体	–	未知	常染色体显性遗传，染色体倒位	发育迟缓、先天性心脏缺陷
t(1;2)(p34;q33)	613857	FAF1	染色体倒位	在父子 1p34 中 FAF1 基因易位所致的 PRS
20p12.3 微缺失	112261	BMP2	常染色体显性遗传，染色体倒位	长人中、指异常、肌张力减退
22q12 微缺失		MN1	常染色体显性遗传，染色体倒位	发育迟缓、NF2 和 Toriello Carey 由于邻近基因缺失的特征

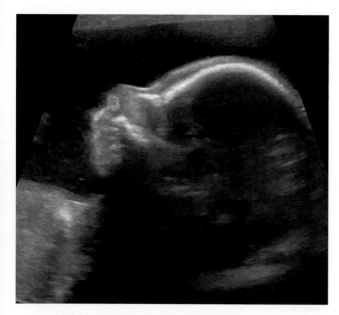

图 16-30　小颌畸形。胎儿轮廓图像显示轻度小颌畸形

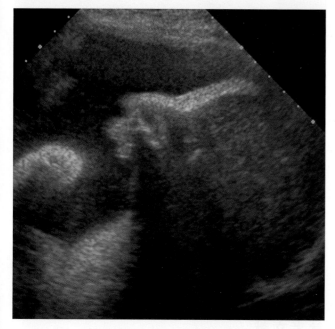

图 16-31　一个患有 Nager 综合征的胎儿存在严重的小颌畸形。这可能导致出生时严重的气道梗阻

脑-口-颌综合征　脑-口-颌综合征的特点是除了

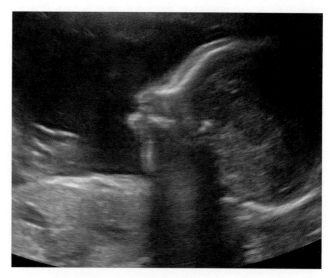

图 16-32　Pierre Robin 序列征胎儿小颌畸形

Pierre Robin 序列的表现外还存在肋椎畸形(背肋缺损)。肋骨缺损常导致钟形胸部,并可导致连枷胸。其他异常包括生长迟缓、脊柱侧弯(scoliosis)、牙齿异常、喂养问题、传导性听力损失。疾病严重程度个体差异大,但预后往往较差。这种疾病非常罕见,有 80 例左右的报道。遗传方式未明确,可能与 sonic hedgehog 信号通路缺陷相关。

参考文献

Abadie V, Morisseau-Durand MP, Beyler C, et al: Brainstem dysfunction: a possible neuroembryological pathogenesis of isolated Pierre Robin sequence. *Eur J Pediatr* 161(5):275–280, 2002.

Hsieh YY, Chang CC, Tsai HD, et al: The prenatal diagnosis of Pierre-Robin sequence. *Prenat Diagn* 19(6):567–569, 1999.

James PA, Aftimos S: Familial cerebro-costo-mandibular syndrome: a case with unusual prenatal findings and review. *Clin Dysmorphol* 12(1):63–68, 2003.

Lee W, McNie B, Chaiworapongsa T, et al: Three-dimensional ultrasonographic presentation of micrognathia. *J Ultrasound Med* 21(7):775–781, 2002.

Robin NH, Moran RT, Ala-Kokko L: Stickler syndrome. In Pagon RA, Adam MP, Ardinger HH, et al, editors: *GeneReviews*, Seattle, 1993–2016, University of Washington.

Tan TY, Kilpatrick N, Farlie PG: Developmental and genetic perspectives on Pierre Robin sequence. *Am J Med Genet C Semin Med Genet* 163C(4):295–305, 2013.

Treacher Collins 综合征

定义　Treacher Collins 综合征的特征是下 2/3 的面部发育不良,包括颧骨、上颌骨和下颌骨发育不良。

同义词　Treacher Collins 综合征也被称为颌面骨发育不全和 Treacher Collins-Franceschetti 综合征。

病因学　该综合征是由于第一腮弓和第二腮弓发育异常所致。

发病率　活产儿发病率为 1/50 000。

诊断　受影响的个体有多发异常,包括上颌骨和下颌骨发育不全、鼻后孔闭锁/狭窄、睑裂下斜、下眼睑凹陷、睫毛稀疏或缺失、小耳/无外耳、中耳发育不良、唇腭裂和牙齿异常。

遗传学　已发现三个致病基因:*TCOF1*、*POLR1D* (常染色体显性遗传,最常见)和 *PORR1C*(常染色体隐性遗传,只有 1%的病例)。百分之六十的病例是由新发突变引起的。表型差异大,即使家庭成员之间也存在明显的差异。外显率高,但也有报道不外显的病例。

发病机制　前述基因的突变致使核糖体 RNA 的产物生成异常,因为该物质在第一腮弓和第二腮弓的发育中起重要作用,故可导致颜面部结构发生异常。

复发风险　如果亲代存在突变,则常染色体显性遗传的复发风险为 50%,新发突变再发率低,常染色体隐性遗传其再发率则为 25%。

鉴别诊断　鉴别诊断包括其他颌面骨发育不全,如 ToReelo 综合征、Buru 综合征、Heorda Toelele-PITY 综合征和 Guion-Almeida 综合征。Treacher Collins 也与以下综合征有共同特征,如 NHER 综合征、Miller 综

合征、Goodern 综合征和颜面短小综合征。

预后　智力正常。中耳发育不良导致传导性耳聋(40%~50% 的个体出现),也可能出现视力下降(37%),常伴随语言障碍。

治疗　可能需要加强气道管理,注重喂养方式。

参考文献

Alfi D, Lam D: Gateno J: Branchial arch syndromes. *Atlas Oral Maxillofac Surg Clin North Am* 22(2):167–173, 2014.

Katsanis SH, Jabs EW: Treacher Collins syndrome. In Pagon RA, Adam MP, Ardinger HH, et al, editors: *GeneReviews*, Seattle, 1993–2016, University of Washington.

Van der Woude 综合征

定义　Van der Woude 综合征(VWS)是 IFR6 基因异常相关疾病中的一种,这些疾病包括孤立性唇/腭裂和腘翼状胬肉综合征。VWS 的特点是下唇凹陷、唇腭裂、悬雍垂裂和缺齿。

同义词　VWS 分为 Ⅰ 型和 Ⅱ 型。

发病率　活产儿发病率是 1/100 000~1/40 000。VWS 综合征是唇腭裂相关综合征的其中一种最常见的形式,其占唇腭裂病例的 2%。

发病机制　IFR6(干扰素调节因子 6)是颌面部发育的转录因子。

诊断　产前超声检查可检出唇裂和腭裂,但对孤立性的腭裂和唇裂很可能漏诊。

遗传学　Ⅰ 型 VWS 是由 *IRF6* 基因突变引起的;Ⅱ 型是由 *GRHL3* 基因突变引起的(占所有 VWS 病例的 5%),为常染色体显性遗传,外显率高但可能不完全,已经报道了该病的新发突变。

复发风险　如果父母存在突变基因,则复发风险为 50%。

鉴别诊断　应考虑与 Bartsocas Pappas 综合征(翼状胬肉综合征,致死型)、歌舞伎综合征、BOF、孤立唇腭裂相鉴别。

预后　通常需要多次手术来矫正唇部缺陷,手术

可能导致瘢痕形成和开口能力降低,精神运动发育一般正常。

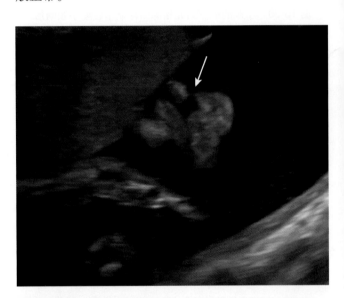

图 16-33　Van der Woude 综合征胎儿单侧唇裂的冠状切面超声图像

参考文献

Alfi D, Lam D, Gateno J: Branchial arch syndromes. *Atlas Oral Maxillofac Surg Clin North Am* 22(2):167–173, 2014.

Schutte BC, Saal HM, Goudy S, Leslie E: IRF6-related disorders. In Pagon RA, Adam MP, Ardinger HH, et al, editors: *GeneReviews*, Seattle, 1993–2016, University of Washington.

X 连锁 Opitz G/BBB 综合征

定义　X 连锁 Opitz G/BBB 综合征(XLOS)的特点是面部异常(眼距过宽、额头突出、额头的 V 型发尖、宽鼻梁、朝天鼻)、喉气管食管缺陷、泌尿生殖系统异常(尿道下裂、隐睾、阴囊对裂)。

发病率　男性发病率为 1/100 000~1/50 000。

发病机制　*MID1* 的突变导致 mTORC1 信号的改变,然后影响腹中线解剖结构的发育。

诊断　如前所述,通常是发现腹中线结构异常而明确诊断。合并先天性心脏病和唇裂的胎儿更容易被发现。

遗传学 XLOS 是由于 *MID1* 突变引起的,为伴 X 连锁遗传。许多患者是其家族中唯一受影响的人。外显率高,甚至在家族内也能观察到广泛的表型变异。

复发风险 如果母亲是携带者,则每次妊娠中有 50%的概率把致病突变传给下一代。遗传到该突变的儿子会患病,女儿则为携带者,仅表现为眼距过宽。

相关异常 其他异常包括唇腭裂(50%)、先天性心脏缺陷、肛门闭锁或异位和脑中线缺损。

鉴别诊断 FG 综合征、颅额叶发育不良和 Mowat Wilson 综合征。

预后 50%受影响的男性存在智力障碍和发育迟缓。预后取决于相关异常的严重程度。

治疗 需要多学科管理来治疗多发异常。

参考文献

Cheng YK, Huang J, Law KM, et al: Prenatal diagnosis of maternally inherited X-linked Opitz G/BBB syndrome by chromosomal microarray in a fetus with complex congenital heart disease. *Clin Chim Acta Int J Clin Chem* 436:140–142, 2014.

Liu E, Knutzen CA, Krauss S, et al: Control of mTORC1 signaling by the Opitz syndrome protein MID1. *Proc Natl Acad Sci U S A* 108(21):8680–8685, 2011.

Meroni G: X-linked Opitz G/BBB syndrome. In Pagon RA, Adam MP, Ardinger HH, et al, editors: *GeneReviews*, Seattle, 1993–2016, University of Washington.

肌肉骨骼系统

骨骼发育异常

总体而言,每 10 000 名新生儿中就有 2.4 人被诊断为骨骼发育异常,而在这 10 000 名活产婴儿中,有 0.95~1.5 人为致死性骨骼发育异常。作为一个群体,骨骼发育不良含有超过 450 种的异常,其中特异性的异常很难通过单纯的产前超声检查发现。50%以上的骨骼发育异常是由于遗传因素导致的,许多是由于新发突变引起。常染色体隐性遗传者常常没有家族史。

在产前筛查中,应特别注意识别新生儿或婴儿致死性疾病。如果怀疑有骨骼发育异常,应进行详细的产前超声检查,包括长骨的长度和外观、面部特征、脊柱和四肢异常以及股骨与足长之比。胸围与腹围之比和股骨长度与腹围之比可以帮助预测新生儿致死率。

在致死性骨骼发育异常中,最常见的是致死性骨发育不良(TD)和成骨发育不全(2 型),其次是软骨发育不全。这三种分型占所有致死性骨骼发育异常的 40%~60%。其他相对常见的致死性骨骼发育异常包括躯干发育异常、低磷酸酯酶症和短肋多指综合征。更罕见的致死性疾病包括成骨发育不全、肢近端型点状软骨发育不良和纤维软骨增生症。最常见的非致死性骨骼发育不良是软骨发育不全。这部分内容将逐个对这些疾病进行更详细的介绍。

参考文献

Glanc P, Chitayat D: Prenatal diagnosis of the lethal skeletal dysplasias. *UpToDate* 2014. Available at: <http://www.uptodate.com/home>.

Goncalves L, Jeanty P: Fetal biometry of skeletal dysplasias: a multicentric study. *J Ultrasound Med* 13(12):977–985, 1994.

Krakow D, Lachman RS, Rimoin DL: Guidelines for the prenatal diagnosis of fetal skeletal dysplasias. *Genet Med* 11(2):127–133, 2009.

Lachman RS, Rappaport V: Fetal imaging in the skeletal dysplasias. *Clin Perinatol* 17(3):703–722, 1990.

Orioli IM, Castilla EE, Barbosa-Neto JG: The birth prevalence rates for the skeletal dysplasias. *J Med Genet* 23(4):328–332, 1986.

Rahemtullah A, McGillivray B, Wilson RD: Suspected skeletal dysplasias: femur length to abdominal circumference ratio can be used in ultrasonographic prediction of fetal outcome. *Am J Obstet Gynecol* 177(4):864–869, 1997.

Taybi H, Lachman RS: *Radiology of Syndromes, Metabolic Disorders, and Skeletal Dysplasias*, ed 3, Chicago, 1990, Year Book Medical Publishers, p 761.

van Ravenswaaij-Arts CM, Losekoot M: [From gene to disease; achondroplasia and other skeletal dysplasias due to an activating mutation in the fibroblast growth factor]. *Ned Tijdschr Geneeskd* 145(22):1056–1059, 2001.

致死性骨发育不良

定义 TD 是最常见的致死性骨骼发育异常,其特征是近端肢体发育严重不均衡、小胸廓、躯干长度和骨钙化程度正常、无骨折、皮肤增厚和扁平椎(扁平椎体)。TD 分为两个亚型:

- 类型 Ⅰ:TD 1 型是更常见的形式。股骨呈"电话筒"状,并存在前额凸起和面中部发育不良。无三叶草颅。手和脚发育正常,但手指短。

- 类型 Ⅱ:TD2 型较少见。股骨笔直,但存在喇叭形干骺端,并且存在三叶草颅(由于人字缝和冠状缝过早闭合造成)。

发病率 新生儿发病率为 1/20 000。

病因学 *FGFR3* 中的突变是功能获得性突变,导致组成性活性蛋白质的产生。该蛋白导致软骨细胞增殖和骨骼过早成熟。

遗传学 TD1 型常由成纤维细胞生长因子受体 3 基因(*FGFR3*)的突变引起;最常见的突变是 *R248C* 和

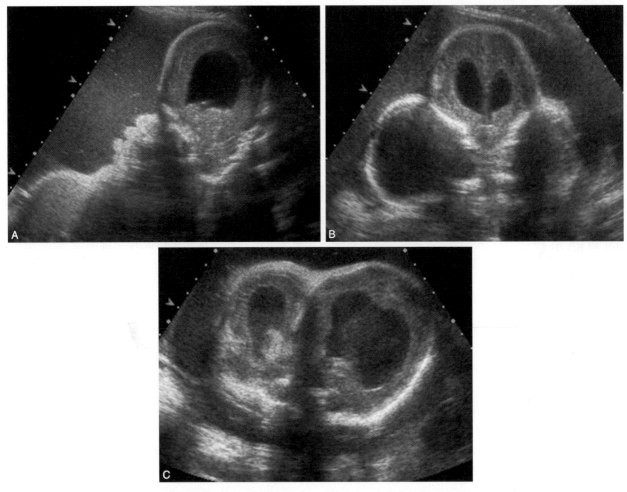

图 16-34　致死性骨发育不良胎儿中典型的三叶草颅，矢状切面（A），冠状切面（B）和横切面（C）

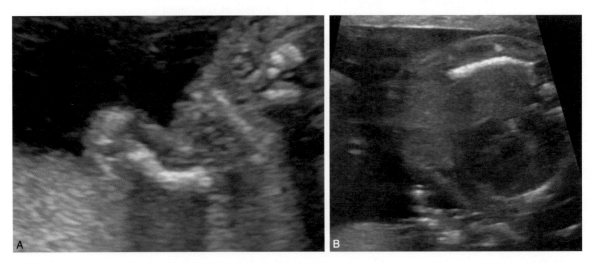

图 16-35　致死性骨发育不良。A. 具有电话听筒形态外观的明显短小股骨。B. 矢状切面显示合并小肋骨的小胸廓畸形

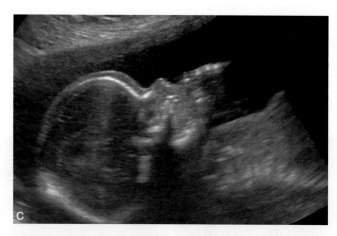

图 16-35（续）　C.前额凸起

Y373C 两个位点。TD2 型也是由 *FGFR3* 突变引起的，主要是 *K650E* 位点。该病的遗传方式是常染色体显性遗传。因为此病为致死性，所以新确诊的病例通常是新发突变引起的。父亲高龄与胎儿患病风险增加有关。

复发风险　复发风险较低，因为大多数突变都是新发的；生殖细胞嵌合也可能诱导复发，但在没有骨骼发育不良的个体中尚未见报道。

诊断　产前检查异常包括近端肢体发育严重不均衡（最早在 12 ~ 14 周可见）和胸部发育不全。颅面部畸形包括巨头畸形、前额凸起、面中部发育不良和三叶草形颅骨。其他特征包括短指畸形、扁平椎体、肌张力减退和皮肤增厚。其他脑部异常可能包括多小脑回、深和横的颞沟和颞叶增大。大约 50% 的病例出现羊水过多。还可能出现颈项透明层增厚。

鉴别诊断　鉴别诊断包括其他类型的短肢侏儒症和三叶草颅（如 Apert、Crouzon、Pfeiffer 和 Carpenter 综合征）。这些特征可能与常染色体隐性遗传的纯合性软骨发育不全密切相关；可通过每个亲本 *FGFR3* 突变阳性携带者的杂合状态将其与 TD 区分开来。

预后　患病婴儿因小胸廓和肺发育不良而出现呼吸功能不全一般在出生后不久死亡。

管理　在有生机儿前可考虑终止妊娠。建议超声评估脑积水情况，因为它可能导致胎位不正和分娩困难。如果发生了严重脑积水，应考虑采用穿颅术或选择性剖宫产手术来避免产妇创伤。

参考文献

Brodie SG, Kitoh H, Lachman RS, et al: Platyspondylic lethal skeletal dysplasia, San Diego type, is caused by FGFR3 mutations. *Am J Med Genet* 84(5):476–480, 1999.

Chen CP, Chern SR, Shih JC, et al: Prenatal diagnosis and genetic analysis of type I and type II thanatophoric dysplasia. *Prenat Diagn* 21(2):89–95, 2001.

Escobar LF, Bixler D, Padilla LM: Quantitation of craniofacial anomalies in utero: fetal alcohol and Crouzon syndromes and thanatophoric dysplasia. *Am J Med Genet* 45(1):25–29, 1993.

Karczeski B, Cutting GR: Thanatophoric dysplasia. In Pagon RA, Adam MP, Ardinger HH, et al, editors: *GeneReviews*, Seattle, 1993–2016, University of Washington.

Kitoh H, Lachman RS, Brodie SG, et al: Extra pelvic ossification centers in thanatophoric dysplasia and platyspondylic lethal skeletal dysplasia-San Diego type. *Pediatr Radiol* 28(10):759–763, 1998.

Langer LO, Jr, Yang SS, Hall JG, et al: Thanatophoric dysplasia and cloverleaf skull. *Am J Med Genet Suppl* 3:167–179, 1987.

van der Harten HJ, Brons JT, Dijkstra PF, et al: Some variants of lethal neonatal short-limbed platyspondylic dysplasia: a radiological ultrasonographic, neuropathological and histopathological study of 22 cases. *Clin Dysmorphol* 2(1):1–19, 1993.

Wilcox WR, Tavormina PL, Krakow D, et al: Molecular, radiologic, and histopathologic correlations in thanatophoric dysplasia. *Am J Med Genet* 78(3):274–281, 1998.

Yamaguchi K, Honma K: Autopsy case of thanatophoric dysplasia: observations on the serial sections of the brain. *Neuropathology* 21(3):222–228, 2001.

Yuce MA, Yardim T, Kurtul M, et al: Prenatal diagnosis of thanatophoric dwarfism in second trimester. A case report. *Clin Exp Obstet Gynecol* 25(4):149–150, 1998.

成骨发育不全

定义　成骨发育不全（OI）是一种遗传性疾病（分为四种类型：Ⅰ、Ⅱ（先天性）、Ⅲ和Ⅳ），其特征是骨质易脆，导致异常骨化和多发性骨折。临床表现差异大，包括从围产期致死性畸形（Ⅱ型）、严重骨骼畸形到仅有微小特征者。四种类型描述如下：

- Ⅰ型：Ⅰ型 OI。具有蓝色巩膜，无结构畸形。产前无法检出畸形。
- Ⅱ型：围产期致死性型。这是最严重的类型，可以在产前检出。
- Ⅲ型：渐变畸形型 OI。某些特征可以在产前检出。
- Ⅳ型：巩膜正常的常见变异型 OI。产前通常不会检出畸形。

同义词　OI 也被称为脆骨病。

发病率　所有类型的 OI 发病率为 6/100 000~7/100 000，其中Ⅰ型和Ⅳ型占所有病例的一半以上。Ⅱ型和Ⅲ型的发病率各为 1/100 000~2/100 000。

病因学　COL1A1 和 COL1A2 编码Ⅰ型胶原蛋白（存在于皮肤、韧带、肌腱、脱钙骨和牙本质中）。Ⅰ型胶原的生成缺陷可导致骨钙化降低，骨脆性增加。

遗传学　OI 是由于 COL1A1 或 COL1A2 的突变所致。遗传方式是常染色体显性遗传。Ⅰ型和Ⅳ型约

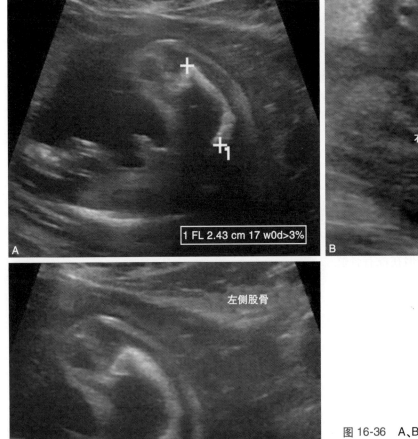

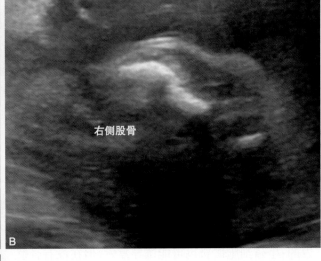

图 16-36　A、B、C 成骨发育不全Ⅱ型。因股骨骨折畸形，双侧肢体明显缩短

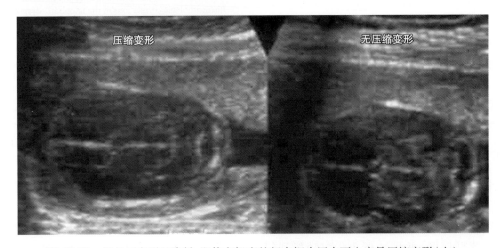

图 16-37　颅骨回声明显降低，即使在轻度的超声探头压力下也容易压缩变形（左）

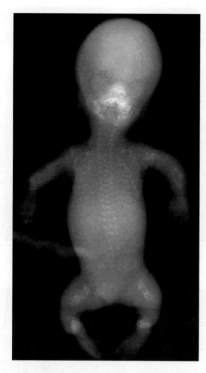

图 16-38　胎儿的 X 线正位片。可见骨钙化程度低并有多处骨折

60% 由新发突变引起, 而 Ⅱ 型和 Ⅲ 型则几乎 100% 由基因突变引起。外显率完全, 但临床表现有显著差异。

复发风险　复发风险取决于基因突变是遗传的还是新发的。基因突变明显的病例中有 3%～5% 可能存在生殖腺嵌合体。OI 也可以是常染色体隐性遗传, 但比较少见。

诊断　Ⅱ 型是最严重的类型, 受影响的个体通常在宫内已经死亡或出生不久后死于严重骨折和肺发育不良。关键的产前检查异常包括: 严重的短肢畸形（股骨长度小于平均值超过 3 个标准差）、小胸廓、头围正常、短躯干。骨钙化减少（包括颅骨的骨化减少）, 以及多处骨折。多处骨折可能导致长骨出现成角。骨头的两侧皮质经常可见。有些表现在孕 13～15 周就可被发现。

其他类型的 OI 可能产前无法检出。Ⅰ 型的特征是蓝色巩膜和外形正常, 第一次骨折通常发生在婴儿期, 50% 的成人出现渐进性听力损伤。Ⅲ 型在出生时症状已经很明显, 仅仅日常照顾婴儿就可能导致骨折。肋骨骨折会导致生后数周或数月的婴儿出现肺功能衰竭。幸存者通常需要协助运动, 身高极矮。通常在青少年期即出现听力损伤。Ⅳ 型的特点是身材轻度矮小, 成年期出现听力损失, 巩膜可以从正常到偏灰蓝色, 表型差异最大。牙本质发育不全很常见。

鉴别诊断　鉴别诊断包括低磷酸酯酶症（婴儿型）、软骨发育不全和其他短肢侏儒症。

预后　Ⅱ 型 OI 具有致死性。其他类型在出生后逐渐发展并以渐进性长骨畸形和身材矮小为特征。

治疗　Ⅱ 型由于具有确定的致死性结局, 如果在早孕期确诊, 应终止妊娠, 如果进行分娩则应进行保守治疗。非致死性 OI, 如果选择继续妊娠, 则通常推荐选择剖宫产手术, 以预防胎儿和母体创伤。

参考文献

Morgan JA, Marcus PS: Prenatal diagnosis and management of intrauterine fracture. *Obstet Gynecol Surv* 65(4):249–259, 2010.

Steiner RD, Adsit J, Basel D: COL1A1/2-related osteogenesis imperfecta. In Pagon RA, Adam MP, Ardinger HH, et al, editors: *GeneReviews*, Seattle, 1993–2016, University of Washington.

Young ID, Thompson EM, Hall CM, Pembrey ME: Osteogenesis imperfecta type IIA: evidence for dominant inheritance. *J Med Genet* 24(7):386–389, 1987.

软骨发育不全

定义　软骨发育不全是一组具有异质性的致死性骨骼发育不良, 其特征是严重的短肢、小胸廓、躯干短小、骨钙化减少（特别是椎骨, 骶骨和耻骨）、偶发骨折。以下描述了最常见的几种类型:
- Ⅰ 型: 包括 Ⅰ A 型和 Ⅰ B 型。骨钙化不良可影响颅骨。
- Ⅱ 型: 与 Ⅰ 型相似, 骨钙化不良较轻。

同义词　同义词包括 Ⅰ A 型, Houston-Harris 型; Ⅰ B 型, Fraccaro 型; Ⅱ 型, Langer-Saldino 型。

发病率　发病率为 0.23/10 000～0.9/10 000。Ⅰ 型占 20%, Ⅱ 型占 80%。

病因学　在 Ⅰ A 型中, *TRIP11* 突变导致高尔基体介导的糖基化缺陷和多种细胞蛋白的转运改变。在 Ⅰ B 型中, *SLC26A2* 的突变损害软骨细胞和成纤维细胞中硫酸盐转运蛋白的活性, 从而导致软骨基质组装缺陷。在 Ⅱ 型中, *COL2A1* 突变导致 Ⅱ 型胶原出现结构异常。

遗传学　Ⅰ 型以常染色体隐性方式遗传; Ⅰ A 型是由 *TRIP11* 突变引起的, Ⅰ B 型是由 *SLC26A2* (*DTDST*) 突变引起。Ⅱ 型是由 *COL2A1* 的新发突变引起的常染色体显性遗传疾病。

复发风险　复发风险取决于遗传方式。Ⅰ 型有 25% 的复发率。Ⅱ 型的复发率很低。

诊断　Ⅰ 型的特征是严重的短肢畸形、面部畸形

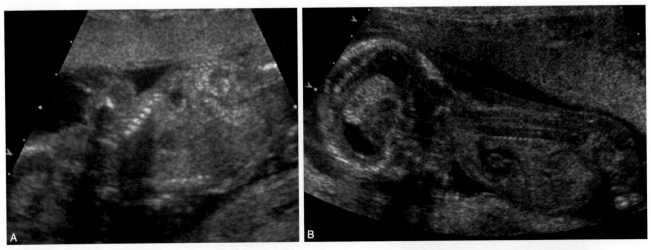

图 16-39　软骨发育不全。A.超声冠状切面显示胎儿胸廓明显变小。B.弥漫性骨钙化减少,脊椎椎体受累为主

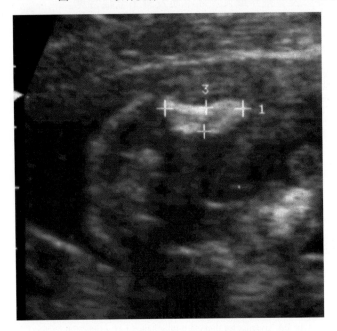

图 16-40　可以看到双侧皮质的透明骨骼外观

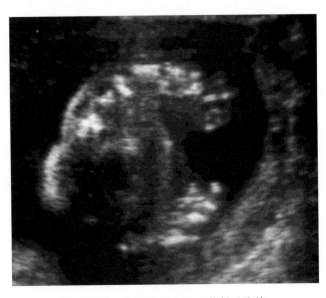

图 16-41　上肢短小畸形,不能触及胸前

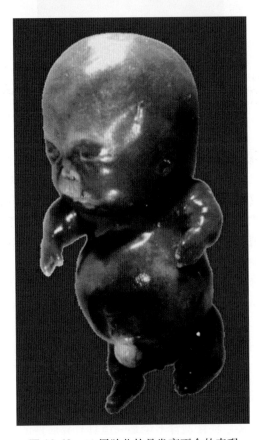

图 16-42　19 周胎儿软骨发育不全的表现

(扁平脸)、颅骨,椎骨和骨盆骨化减少、肋骨短薄和长骨短小畸形。其他特征包括短指(趾)(在ⅠB型中更常见)、腹部隆起、软组织增生(可导致胎儿出现水肿)和颈项短小(伴皮肤增厚)。颅骨大小一般正常。有 25%患儿出现羊水过多。臀先露很常见。

Ⅱ型表现与Ⅰ型类似,但骨化减少程度较轻,而长骨轻度短小。手指和脚趾外观可能正常。

鉴别诊断　鉴别诊断包括其他致死性软骨发育不良。软骨组织学检查可以帮助区分软骨发育不全的亚型。OI(特别是Ⅱ型和Ⅲ型)和低磷酸酯酶症也伴有骨质脱钙。但肢体缩短通常不严重。OI 存在骨钙化异常和躯干缩短,而 TD 正常,可凭此将两者区别开来。

预后　该疾病是围产期致死性的,通常在产前或出生后短期内死亡。

参考文献

Bonafe L, Mittaz Crettol L, Ballhausen D, Superti-Furga A: Achondrogenesis type 1B. In Pagon RA, Adam MP, Ardinger HH, et al, editors: *GeneReviews*, Seattle, 1993–2016, University of Washington.

Grigelioniene G, Geiberger S, Papadogiannakis N, et al: The phenotype range of achondrogenesis 1A. *Am J Med Genet A* 161A(10):2554–2558, 2013.

Mahony BS, Filly RA, Cooperberg PL: Antenatal sonographic diagnosis of achondrogenesis. *J Ultrasound Med* 3(7):333–335, 1984.

Meizner I, Barnhard Y: Achondrogenesis type I diagnosed by transvaginal ultrasonography at 13 weeks' gestation. *Am J Obstet Gynecol* 173(5):1620–1622, 1995.

Ozeren S, Yuksel A, Tukel T: Prenatal sonographic diagnosis of type I achondrogenesis with a large cystic hygroma. *Ultrasound Obstet Gynecol* 13(1):75–76, 1999.

Smits P, Bolton AD, Funari V, et al: Lethal skeletal dysplasia in mice and humans lacking the golgin GMAP-210. *N Engl J Med* 362(3):206–216, 2010.

Vissing H, D'Alessio M, Lee B, et al: Glycine to serine substitution in the triple helical domain of pro-alpha 1 (II) collagen results in a lethal perinatal form of short-limbed dwarfism. *J Biol Chem* 264(31):18265–18267, 1989.

Wenstrom KD, Williamson RA, Hoover WW, Grant SS: Achondrogenesis type II (Langer-Saldino) in association with jugular lymphatic obstruction sequence. *Prenat Diagn* 9(7):527–532, 1989.

躯干发育异常

定义　躯干发育异常(来源于希腊文中的"弯曲肢体")是一种以长骨弯曲及缩短、内翻足为特征骨骼发育不良性疾病。特异性面容表现为有唇腭裂的 Pierre Robin 序列征。

同义词　躯干发育异常也被称为弯肢型综合征和弯肢型侏儒症。

发病率　发病率为 1/80 000~1/40 000。

病因学　*SOX9* 通过调节几种基因的表达来调节软骨细胞分化,包括胶原蛋白基因 *COL2A1* 和 *COL11A2*。它也作为 *SRY* 下游的一种睾丸决定基因而起作用。

遗传学　躯干发育异常是由于 *SOX9* 的突变造成的。该病是常染色体显性遗传,大部分个体都是新生突变,尽管也有先证者的父母是患者的报道。

复发风险　尽管已经报道了生殖腺嵌合现象,但如果父母不受影响,则复发风险很低。

诊断　最显著的特征是向前弯曲的长骨,尤其是股骨和胫骨。在超声成像上看到的其他特征包括 11 对肋骨、钟形窄胸、相对较大的头部、伴腭裂的 Pierre Robin 综合征、面部平坦但前额凸起、喉气管软化症、颈椎异常、脊柱侧凸、肩胛骨发育不良、外生殖器模糊(或核型为 46,XY 个体却有正常女性生殖器)、髋关节脱位、足内翻和脑积水。心脏和肾脏异常也有报道。也可能合并羊水过多。

鉴别诊断　与 OI Ⅰ型和Ⅲ型、低磷酸酯酶症、其他导致先天性长骨弯曲的疾病、TD 和脊椎骨骺发育不良相鉴别。

预后　由于气道或颈椎不稳定导致呼吸功能不全,大多数病例(>75%)是致死性的。幸存者可能有呼吸问

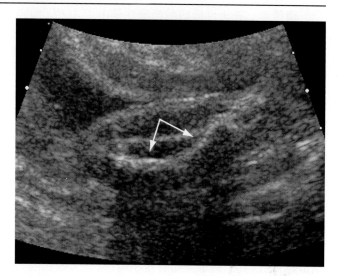

图 16-43　躯干发育异常。弯曲的股骨(箭头)。注意与成骨不全胎儿中所见的锐角曲线区分开来,该曲线是柔和的

题、听力损伤和进行性脊柱侧凸,而智力通常是正常的。

参考文献

Akiyama H, Lefebvre V: Unraveling the transcriptional regulatory machinery in chondrogenesis. *J Bone Miner Metab* 29(4):390–395, 2011.

Cordone M, Lituania M, Zampatti C, et al: In utero ultrasonographic features of campomelic dysplasia. *Prenat Diagn* 9(11):745–750, 1989.

Khajavi A, Lachman R, Rimoin D, et al: Heterogeneity in the campomelic syndromes. Long- and short-bone varieties. *Radiology* 120(3):641–647, 1976.

Lee FA, Isaacs H, Jr, Strauss J: The "campomelic" syndrome. Short life-span dwarfism with respiratory distress, hypotonia, peculiar facies, and multiple skeletal and cartilaginous deformities. *Am J Dis Child* 124(4):485–496, 1972.

Unger S, Scherer G, Superti-Furga A: Campomelic dysplasia. In Pagon RA, Adam MP, Ardinger HH, et al, editors: *GeneReviews*, Seattle, 1993–2016, University of Washington.

Vidal VP, Chaboissier MC, de Rooij DG, Schedl A: Sox9 induces testis development in XX transgenic mice. *Nat Genet* 28(3):216–217, 2001.

Wagner T, Wirth J, Meyer J, et al: Autosomal sex reversal and campomelic dysplasia are caused by mutations in and around the SRY-related gene SOX9. *Cell* 79(6):1111–1120, 1994.

先天性低磷酸酯酶症

定义 先天性低磷酸酯酶症的特征是严重的短肢畸形、胸廓小、头围正常、躯干长度正常、骨钙化减少和偶发骨折。颅骨由于骨钙化减少而变得可压缩变形。

同义词 先天性低磷酸酯酶症也称为围产期致死性低磷酸酯酶症。

发病率 先天性低磷酸酯酶症发生率为 1/100 000。

病因学 先天性低磷酸酯酶症与血清碱性磷酸酶活性降低相关。

遗传学 先天性低磷酸酯酶症是由于 *ALPL*（编码碱性磷酸酶的基因，组织非特异性同工酶（TNSALP））的突变造成的。遗传方式是常染色体隐性遗传。可发生显著的表型变异。

复发风险 如果发现父母双方都是突变携带者，复发风险为 25%。携带者可以是无症状的（只有生化异常）或可能只有轻微的临床症状。

诊断 围产期致死性的低磷酸酯酶症通常可以通过产前超声诊断。特征包括小胸廓、短而屈的肢体、连枷胸、颅骨钙化不良。胎儿 X 线片显示了弥漫的骨化缺陷，管状骨显得短而薄，并且弯曲。

鉴别诊断 在产前，需要与 OI II 型、躯干发育异常以及伴随骨钙化缺陷的软骨发育不全相鉴别。

预后 可能发生宫内死胎。新生儿最常死于肺功能不全。高钙血症很常见，可导致呼吸暂停和癫痫发作。

参考文献

Hofmann C, Girschick H, Mornet E, et al: Unexpected high intrafamilial phenotypic variability observed in hypophosphatasia. *Eur J Hum Genet* 22(10):1160–1164, 2014.

Mornet E, Nunes ME: Hypophosphatasia. In Pagon RA, Adam MP, Ardinger HH, et al, editors: *GeneReviews*, Seattle, 1993–2016, University of Washington.

Sergi C, Mornet E, Troeger J, Voigtlaender T: Perinatal hypophosphatasia: radiology, pathology and molecular biology studies in a family harboring a splicing mutation (648+1A) and a novel missense mutation (N400S) in the tissue-nonspecific alkaline phosphatase (TNSALP) gene. *Am J Med Genet* 103(3):235–240, 2001.

短肋多指综合征

定义 短肋多指综合征（SRPS）是异质性致死性骨骼发育异常的疾病，通常分为四个组。一般发现包括严重短肢畸形、胸廓及肋骨短小畸形、三叉戟状髋臼顶、头围正常、骨钙化正常和多指畸形。可能会出现心脏和泌尿生殖器异常。SRPS 分为 I ~ V 五种亚型。具有较轻表型的两种相关综合征是 Ellis-van Creveld 综合征（EVC）和 Jeune 综合征。这些亚型的特征可能会重叠，增加了诊断的难度。

同义词 I 型，Saldino-Noonan 综合征、II 型，Majewski 综合征、III 型，Verma-Naumoff 综合征、IV 型，Beemer-Langer 综合征以及 V 型。

发病率 发病率不详，该综合征很罕见。

病因学 由于主纤毛的功能障碍引起，故所有类型的 SRPS 均被归类为纤毛病。

遗传学 SRPS 由影响初级纤毛功能的基因突变而引起，包括动力蛋白（DYNC2H1），纤毛运输复合物（IFT80、IFT122、IFT43、WDR35、WDR19、TTC21B）和基体（NEK1、EVC、EVC2）。其他诊断相关基因包括 *WDR34* 和 *WDR60*，这两个基因对于初级纤毛的功能也很重要。该病遗传方式是常染色体隐性遗传。

诊断 最明显的超声特征是胎儿胸部异常窄小和四肢短小。但四肢短小并不如其他致死性疾病严重，如 TD，软骨发育不全和 OI II 型。

鉴别诊断 鉴别诊断主要是区分 SRPS 不同的亚型。

预后 有一定的表型谱，尽管许多受影响的婴儿死亡，但依然有部分存活。

参考文献

Baujat G, Huber C, El Hokayem J, et al: Asphyxiating thoracic dysplasia: clinical and molecular review of 39 families. *J Med Genet* 50(2):91–98, 2013.

El Hokayem J, Huber C, Couve A, et al: NEK1 and DYNC2H1 are both involved in short rib polydactyly Majewski type but not in Beemer Langer cases. *J Med Genet* 49(4):227–233, 2012.

Huber C, Cormier-Daire V: Ciliary disorder of the skeleton. *Am J Med Genet C Semin Med Genet* 160C(3):165–174, 2012.

Huber C, Wu S, Kim AS, et al: WDR34 mutations that cause short-rib polydactyly syndrome type III/severe asphyxiating thoracic dysplasia reveal a role for the NF-kappaB pathway in cilia. *Am J Hum Genet* 93(5):926–931, 2013.

McInerney-Leo AM, Schmidts M, Cortes CR, et al: Short-rib polydactyly and Jeune syndromes are caused by mutations in WDR60. *Am J Hum Genet* 93(3):515–523, 2013.

其他致死性的骨骼发育不良

Ⅱ型成骨发育不全

　　Ⅱ型成骨发育不全是一种罕见的致死性骨骼发育不良，其特征为近端肢体发育不均衡、正常的头围、拇指过伸、向尺侧偏移的手指、胸廓窄小、腹部隆起、面部畸形（扁平脸）、小颌畸形、腭裂、畸形足，第一脚趾和

纤维软骨增生症

　　纤维软骨增生是一种罕见的致死性骨骼发育异常，其特征是具有不规则干骺端的短长骨，似从外周刺突和关节外钙化（哑铃形长骨头）发展而来。其他特点包括小胸廓、正常的头围和手脚、扁平脸、颅骨钙化减少、扁平且有中线裂的椎体。该病由基因 *COL11A1* 突变引起，为常染色体隐性遗传。致病性突变携带者

Ⅰ型近端软骨发育不良

　　Ⅰ型近端软骨发育不良是一种罕见的骨骼发育不良，发病率低于 1/100 000；经典型是以近端骨（肱骨短于股骨）、骨骺和干骺端异常（点状钙化）、脊椎裂和先天性白内障为特征的过氧化物酶体合成障碍性疾病。其他常见特征包括严重的出生后生长缺陷、癫痫发作和严重的智力残疾。有些儿童在新生儿期死亡，

第二脚趾之间间隙增宽。可因 *SLC26A2（DTDST）* 突变造成的肺发育不良和气管支气管软化而死亡。遗传方式为常染色体隐性遗传。

参考文献

Bonafe L, Mittaz-Crettol L, Ballhausen D, Superti-Furga A: Atelosteogenesis type 2. In Pagon RA, Adam MP, Ardinger HH, et al, editors: *GeneReviews*, Seattle, 1993–2016, University of Washington.

可能有近视和早发性听力丧失。

参考文献

Bekdache GN, Begam MA, Chedid F, et al: Fibrochondrogenesis: prenatal diagnosis and outcome. *J Obstet Gynaecol* 33(7):663–668, 2013.
Tompson SW, Bacino CA, Safina NP, et al: Fibrochondrogenesis results from mutations in the COL11A1 type XI collagen gene. *Am J Hum Genet* 87(5):708–712, 2010.

寿命一般不到 10 年。这是由于编码过氧化物酶体基质酶受体的 *PEX7* 基因发生突变引起的。遗传方式是常染色体隐性遗传。

参考文献

Braverman NE, Moser AB, Steinberg SJ: Rhizomelic chondrodysplasia punctata type 1. In Pagon RA, Adam MP, Ardinger HH, et al, editors: *GeneReviews*, Seattle, 1993–2016, University of Washington.

软骨发育不全

　　定义　软骨发育不全是一种相对常见的非致命性骨骼发育异常，其特征为近端肢体发育不均衡、巨头畸形和特殊面部特征（前额凸起和面部扁平）。其他特征包括肢体上多余的皮褶、手指短、弓形腿和过度的腰椎前凸。

　　发病率　在活产儿中发病率是 1/28 000 ~ 1/26 000。

　　病因学　可在软骨发育不良中观察到 *FGFR3* 基因的 *p. Gly380Arg* 位点发生突变，该突变会使 FGFR3 的组成型活化。这导致软骨细胞增殖和分化的抑制并对骨骼生长产生负性调节作用。

　　遗传学　软骨发育不全是由于 *FGFR3* 突变，特别是 *p. Gly380Arg* 位点的改变。该病为常染色体显性遗传，80% 是新发突变并从父亲遗传而来。高龄的父亲增加了新发突变的风险。

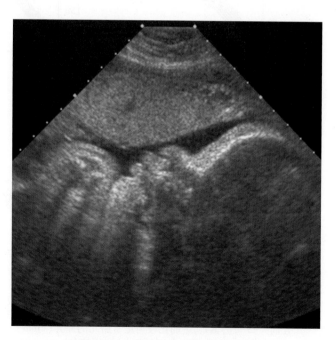

图 16-44　软骨发育不全，前额凸起

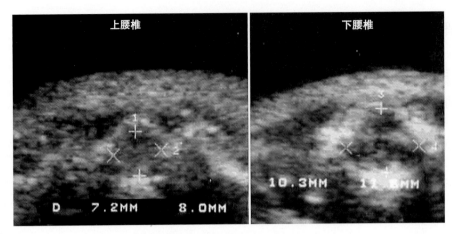

图 16-45　软骨发育不全,椎管狭窄

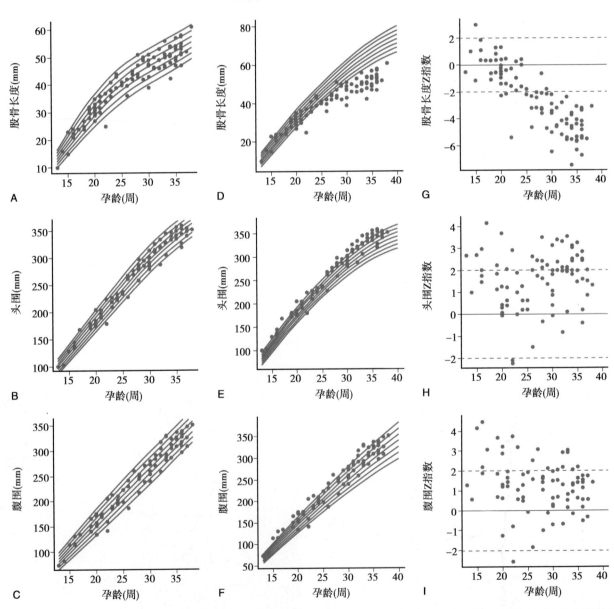

图 16-46　软骨发育不全胎儿的股骨长度(A),头围(B),腹围(C)与胎龄的关系图。注意股骨长度图表中的曲率随着晚孕期的增长而下降。将受影响胎儿的测量结果与正常胎儿的(分别为 D-F)叠加在一起,以及用 Z-分数来显示与正常范围(分别为 G-I)的偏差,进而比较与正常胎儿的差异(From Chitty LS,Griffin DR,Meaney C,et al:New aids for the non-invasive prenatal diagnosis of achondroplasia:dysmorphic features,charts of fetal size and molecular confirmation using cell-free fetal DNA in maternal plasma. Ultrasound Obstet Gynecol 37(3):283-289,2011,图 1)

复发风险　如果父母身高是人群平均水平,则后代复发风险较低。如果父母其中一位受到影响,复发风险为 50%。如果父母双方都受到影响,后代的复发风险如下:25% 将达到人群平均身高,50% 会有软骨发育不全,25% 会有纯合性软骨发育不全(这是致命的)。

诊断　在产前,可于中孕期看到与头围相比缩短的股骨。孕 25 周,股骨长度通常在第 3 个百分位或更少(图 16-46)。中孕期若股骨长度在正常增长区间,则胎儿应该不受影响。颅面部特征,包括巨头畸形、前额凸起和扁平脸也可被发现。偶尔更细微的异常,如三叉手(第三和第四位指之间距离增加)或腰椎管变窄,也是该病的特征。

鉴别诊断　需要与 TD、软骨发育不全、软骨发生、OI Ⅱ 型和扭曲性骨发育不全相鉴别。

预后　往往出现发育迟缓,但智力是正常的。颅颈交界处压力上升增加了由于中枢性呼吸暂停导致婴儿死亡的风险(约 7.5%)。肥胖是童年期一个常见的问题。L1-L4 的椎管狭窄是成人最常就诊的原因。

治疗　需按照制定的指南(Trotter 和 Hall,2005)对患者进行持续的监测。成立互助帮扶团体,如 Little People of America,Inc。

参考文献

Chitty LS, Griffin DR, Meaney C, et al: New aids for the non-invasive prenatal diagnosis of achondroplasia: dysmorphic features, charts of fetal size and molecular confirmation using cell-free fetal DNA in maternal plasma. *Ultrasound Obstet Gynecol* 37(3):283–289, 2011.

Le Merrer M, Rousseau F, Legeai-Mallet L, et al: A gene for achondroplasia-hypochondroplasia maps to chromosome 4p. *Nat Genet* 6(3):318–321, 1994.

Moeglin D, Benoit B: Three-dimensional sonographic aspects in the antenatal diagnosis of achondroplasia. *Ultrasound Obstet Gynecol* 18(1):81–83, 2001.

Patel MD, Filly RA: Homozygous achondroplasia: US distinction between homozygous, heterozygous, and unaffected fetuses in the second trimester. *Radiology* 196(2):541–545, 1995.

Pauli RM: Achondroplasia. In Pagon RA, Adam MP, Ardinger HH, et al, editors: *GeneReviews*, Seattle, 1993–2016, University of Washington.

Trotter TL, Hall JG: American Academy of Pediatrics Committee on Genetics: Health supervision for children with achondroplasia. *Pediatrics* 116(3):771–783, 2005.

Velinov M, Slaugenhaupt SA, Stoilov I, et al: The gene for achondroplasia maps to the telomeric region of chromosome 4p. *Nat Genet* 6(3):314–317, 1994.

椎骨异常

Klippel-Feil 综合征

定义　Klippel-Feil 综合征(KFS)有三大特点:颈部短粗、后发际低平、颈椎融合。已经提出了不同的亚型分类方案。KFS1 和 KFS3 是常染色体显性遗传疾病,而 KFS2 是常染色体隐性遗传。

发病率　在活产儿中,发病率是 1/42 000 ~ 1/40 000。据报道,女性更容易发病。

病因学　负责编码骨形态发生蛋白家族的基因产生突变,而该蛋白参与调节骨和软骨的分化,故导致椎骨发育异常。

遗传学　KFS1 由于 *GDF6* 基因突变造成,而 KFS3 则由 *GDF3* 基因突变引起,两者均为常染色体显性遗传。KFS2 是由于 *MEOX1* 的突变,为常染色体隐性遗传。

复发风险　复发风险取决于遗传方式是否存在亲

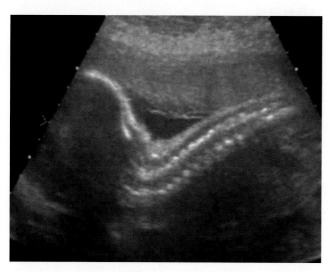

图 16-47　Klippel-Feil 综合征的中孕期超声图像。持续的头部在颈部翻转,则应考虑该病的可能

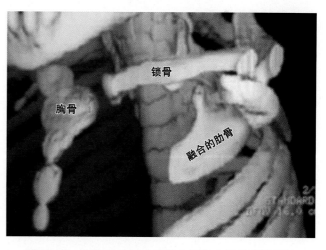

图 16-48　对患 Klippel-Feil 综合征的 2 岁儿童进行计算机断层扫描。注意图中融合的肋骨(Courtesy of Ian Suchet,2002. Available at thefetus. net)

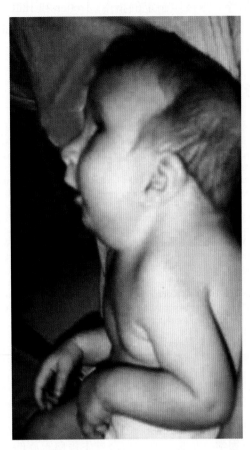

图 16-49　Klippel-Feil 综合征患儿。请注意角弓反张，低位耳朵和小颌畸形

本突变。

　　诊断　颈部短粗可能与角弓反张（头部翻转）相关，且可观察到颈椎紊乱。其他相关的异常包括眼部畸形、唇腭裂、少牙畸形、颅面部不对称、上颌缩窄和腭咽闭合不全、永存三叉动脉、先天性心脏缺陷和泌尿生殖系统异常。有发生完全内脏反位的病例报道。

　　鉴别诊断　鉴别诊断包括其他伴有椎体异常的疾病。

　　预后　并发症源于椎体融合，包括脊髓压迫综合征、颈椎不稳定和颈椎活动障碍。

VACTERL 联合征

　　请参阅本章最后的单独条目。

参考文献

Barbosa V, Maganzini AL, Nieberg LG: Dento-skeletal implications of Klippel-Feil syndrome [a case report]. *N Y State Dent J* 71(1):48–51, 2005.

Bayrakli F, Guclu B, Yakicier C, et al: Mutation in MEOX1 gene causes a recessive Klippel-Feil syndrome subtype. *BMC Genet* 14:95, 2013.

Chacon-Camacho O, Camarillo-Blancarte L, Pelaez-Gonzalez H, et al: Klippel-Feil syndrome associated with situs inversus: description of a new case and exclusion of GDF1, GDF3 and GDF6 as causal genes. *Eur J Med Genet* 55(6–7):414–417, 2012.

Dickerman RD, Colle KO, Mittler MA: Intramedullary inflammatory mass dorsal to the Klippel-Feil deformity: error in development or response to an abnormal motion segment? *Spinal Cord* 42(12):720–722, 2004.

Erol M, Caksen H, Tan O, et al: Report of a girl with Klippel-feil syndrome and Poland anomaly. *Genet Couns* 15(4):469–472, 2004.

Giampietro PF, Raggio CL, Blank RD, et al: Clinical, genetic and environmental factors associated with congenital vertebral malformations. *Mol Syndromol* 4(1–2):94–105, 2013.

Klippel M, Feil A: The classic: a case of absence of cervical vertebrae with the thoracic cage rising to the base of the cranium (cervical thoracic cage). *Clin Orthop Relat Res* 109:3–8, 1975.

McGaughran JM, Oates A, Donnai D, et al: Mutations in PAX1 may be associated with Klippel-Feil syndrome. *Eur J Hum Genet* 11(6):468–474, 2003.

Paksoy Y, SEker M, Kalkan E: Klippel-Feil syndrome associated with persistent trigeminal artery. *Spine* 29(9):E193–E196, 2004.

Tracy MR, Dormans JP, Kusumi K: Klippel-Feil syndrome: clinical features and current understanding of etiology. *Clin Orthop Relat Res* 424:183–190, 2004.

脊椎肋软骨发育不全

　　定义　脊椎肋软骨发育不全（SCDO）的特征是多个节段的椎骨和肋骨异常，导致躯干短、颈粗短和脊柱侧凸。

　　发病率　SCDO 是罕见病，SCDO 通常与 *DLL3* 突变相关。

　　病因学　迄今为止确定的致病基因都编码 Notch 信号通路中的关键蛋白，这对于椎体发育至关重要。

　　遗传学　SCDO 是由于四种基因 *DLL3*、*MESP2*、*LFNG*、*HES7* 其中之一发生突变。遗传方式是常染色体隐性遗传。

　　复发风险　如果父母双方都是突变携带者，复发风险为 25%。

　　诊断　诊断基于放射学特征，包括椎体分离缺陷和肋骨异常。这些特征在早孕期就可以发现。

　　鉴别诊断　与其他罕见的具有类似椎体异常的病症以及与多个椎体分割缺陷相关的综合征相鉴别（表 16-4）。

　　预后　胸廓狭窄可以危及新生儿的呼吸功能并可导致肺动脉高压。男性患腹股沟疝的风险增加。神经系统并发症少见。

表 16-4　包含椎体多节段异常的一些综合征(脊椎肋软骨发育不全和脊柱胸椎骨发育不全除外)

综合征/疾病	OMIM	基因	综合征/疾病	OMIM	基因
颌面骨发育不全*	263750		Klippel-Feil 综合征*	148900	GDF6,PAX1†
Alagille 综合征	118450	JAG1,NOTCH2	拉森综合征	150250	FLNB
Anha 综合征*	601344		下中胚层发育不全*		
成骨发育不全Ⅲ型	108721	FLNB	孕期糖尿病*		
躯干发育异常	211970	SOX9	MURCS 联合征*	601076	
Casamassima Morton Nance 综合征	271520		多发翼状胬肉综合征	265000	CHRNG
Caudal regression 综合征*	182940		OEIS 综合征*	258040	
脑面胸廓发育不良综合征*	213980		Phaver 综合征*	261575	
CHARGE 综合征	214800	CHD7	RAPADILINO 综合征(RECQL4 相关疾病)	266280	RECOL4
染色体异常					
Currarino 综合征	176450	HLXB9	Robinow 综合征(ROR2 相关疾病)	180700	ROR2
成骨发育不全Ⅱ型(de la Chapelle 综合征)	256050	SLC26A2	异常增生症 Rolland-Desbuquois 型*	224400	
DiGeorge 综合征/22q11.2 缺失综合征/腭心面综合征	188400		Rokitansky 序列征*	277000	WNT4†
			Silverman-Handmaker 型节段性异常增生症(DDSH)	224410	HSPG2
恶性脊柱软骨瘤病*			Simpson-Golabi-Behmel 综合征	312870	GPC3
股骨发育不良-异常面容综合征*	134780		美人鱼综合征*	182940	
进行性肌肉骨化症	135100	ACVR1	椎体心包滑膜炎	272460	FLNB
Fryns-Moerman*			Thakker-Donnai 综合征*	227255	
GooDouar 综合征/眼-耳-脊椎综合征)*	164210		Toriello*		
			Urioste*		
Holmes-Schimke*			VATER/VACTERL*	192350	
色素失调症	308310	IKBKG	Verloove-Vanhorick 综合征*	215850	
歌舞伎综合征*	147920	MLL2	Wildervanck 综合征*	314600	
麦克库克-考夫曼综合征	236700	MKKS	Zimmer 综合征*	301090	
KBG 综合征*	148050	ANKRD11			

* 病因未知。

† 相关报道:PAX1(McGaughran JM,Oates A,Donnai D,et al:Mutations in PAX1may be associated with Klippel-Feil syndrome. Eur JHum Genet 11:468-474,2003.) and WNT4(Philibert P,Biason-Lauber A,Rouzier R,et al:Identification and functional analysis of anew WNT4gene mutation among 28adolescent girls with primary amenorrhea and müllerian duct abnormalities:a French collaborative study. J Clin Endocrinol Metab 93:895-900,2008.)。

CHARGE,眼睛缺损(coloboma of the eye)、心脏缺损(heart defects)、后鼻孔闭锁(atresia of the choanae)、精神和生长发育迟缓(retarded mental and growth development)、生殖器异常(genital anomalies)和耳畸形(ear anomalies);OEIS,脐膨出(omphalocele)、膀胱外翻(bladder exstrophy)、肛门闭锁(imperforate anus)和脊柱缺陷(spinal defects);MURCS,米勒管再生障碍(müllerian duct aplasia)、先天性肾发育不良(congenital renal dysplasia)和颈椎体异常(cervical somite anomalies);RAPADILINO,桡侧缺陷(Radial ray defect)、髌骨发育不全或发育不良(patellae hypoplasia or aplasia)或高度拱形腭裂(cleft or highly arched palate)、腹泻和脱白关节(diarrhea and dislocated joints)、体型小和肢体畸形(little size and limb malformation)以及细长的鼻子和正常的智力(long,slender nose and normal intelligence);VATER/VACTERL,椎骨异常(vertebral anomalies)、肛门闭锁(atresia)、心脏异常(cardiac anomalies)、气管食管瘘或食管闭锁(tracheoesophageal fistula or esophageal atresia)、肾脏/尿道异常(renal/urinary anomalies)和肢体缺陷(limb defects)

来自 Turnpenny PD,Young E;ICVS(International Consortium for Vertebral Anomalies and Scoliosis);Spondylocostal Dysostosis,Autosomal Recessive.2009Aug 25(Updated 2013Jan 17).In Pagon RA,Adam MP,Ardinger HH,et al(eds):GeneReviews.® Seattle,University of Washington,1993-2016,table 2。

参考文献

Turnpenny PD, Young E: Icvas: Spondylocostal dysostosis, autosomal recessive. In Pagon RA, Adam MP, Ardinger HH, et al, editors: GeneReviews, Seattle, 1993–2016, University of Washington.

上肢末端异常

若发现胎儿上肢异常,应特别检查并评估脊柱、肾脏和心脏异常情况。如果仅仅是孤立的单侧前臂缺陷,一般不会合并其他异常。如果发现双侧上肢异常并且核型正常,则很有可能是遗传综合征,其中几个综合征将在以下进行概述。

Adams-Oliver 综合征

定义 Adams-Oliver 综合征(AOS)的特征是先天性头顶皮肤无发育和肢体末端横向缺陷(肢体缺失、并指畸形、短指畸形、少指畸形)。

发病率 发病率约为 1/225 000。

病因学 涉及的基因编码涉及胚胎发育的蛋白质。有些人认为是壁细胞功能受累,从而导致可见的异常。

遗传学 该病的遗传方式多样包括 *ARHGAP31* 和 *RBPJ* 的杂合突变(常染色体显性遗传),以及 *DOCK6* 和 *EOGT* 的等位基因突变(常染色体隐性遗传)。最近报道,*NOTCH1* 中的杂合突变也与 AOS 有关。

复发风险 复发风险取决于遗传模式和父母是否存在突变基因。

诊断 在产前,可以通过超声检查发现肢体横向缺损。其他常见的特征包括血管异常(肺动脉高压、门静脉高压症、大理石样皮肤、静脉扩张、易栓症)和先天性心脏缺陷(右心左心均有)。

鉴别诊断 要与其他出现肢体横向缺陷的疾病鉴别。

预后 预后好坏取决于相关异常的情况,程度可以从轻微到严重。肺动脉高压可能会危及生命。

参考文献

Chang L, Noseda M, Higginson M, et al: Differentiation of vascular smooth muscle cells from local precursors during embryonic and adult arteriogenesis requires Notch signaling. *Proc Natl Acad Sci U S A* 109(18):6993–6998, 2012.

Patel MS, Taylor GP, Bharya S, et al: Abnormal pericyte recruitment as a cause for pulmonary hypertension in Adams-Oliver syndrome. *Am J Med Genet A* 129A(3):294–299, 2004.

Stittrich AB, Lehman A, Bodian DL, et al: Mutations in NOTCH1 cause Adams-Oliver syndrome. *Am J Hum Genet* 95(3):275–284, 2014.

德朗热综合征

定义 德朗热综合征(Cornelia de Lange syndrome,CdLS)特征为面部畸形(连眉、弓形眉、长睫毛、小而翘的鼻子、小而宽的牙齿、微管病)、生长受限和小头畸形(出生前出现)、多毛症以及上肢短缩畸形(指骨异常、少指)。

同义词 又称 Brachmann-de Lange 综合征。

发病率 估算发病率为 1/100 000 ~ 1/10 000。轻度异常可能未被诊断。

诊断 诊断基于临床发现。其他特征可能包括心脏间隔缺损、腭裂、胃肠功能障碍、听力丧失、近视和隐睾。也可能存在先天性膈疝(congenital diaphragmatic hernia,CDH)(1%)。

遗传学 涉及基因包括 *NIPBL*(占 60%)和 *SMC1A* 及 *SMC3*(分别占 5% 及 < 1%)。*NIPBL* 和 *SMC3* 相关 CdLS 是常染色显性遗传;*SMC1A* 相关 CdLS 是 X 染色体连锁遗传。大多数 *NIPBL* 突变是新发的。一般而言,*SMC1A* 和 *SMC3* 突变引起的表型较轻。家系中的表型相对一致。完全外显。

复发风险 复发风险取决于涉及的基因。*NIPBL* 相关 CdLS 生殖细胞嵌合率增加,复发风险约为 1.5%。

鉴别诊断 需考虑的其他疾病包括3q部分重复、1q31 缺失、Fryns 综合征和 FAS。

预后 普遍存在智力障碍。自闭和自残倾向较常见。据报道误吸、窒息、先天性心脏病、肠扭转及术后并发症相关死亡率增加,但总体寿命基本正常。

治疗 已出版治疗指南,涉及医学和发育的多学科治疗。

参考文献

Deardorff MA, Clark DM, Krantz ID: Cornelia de Lange syndrome. In Pagon RA, Adam MP, Ardinger HH, et al, editors: *GeneReviews*, Seattle, 1993–2016, University of Washington.

Kline AD, Krantz ID, Sommer A, et al: Cornelia de Lange syndrome: clinical review, diagnostic and scoring systems, and anticipatory guidance. *Am J Med Genet A* 143A(12):1287–1296, 2007.

缺指(趾)-外胚层发育异常-唇腭裂综合征

定义 缺指(趾)-外胚层发育异常-唇腭裂综合征(ectrodactyly-ectodermal dysplasia-clefting syndrome,EEC syndrome)特征是外胚层结构异常(皮肤、毛发、牙齿、指甲、汗腺)以及唇裂伴或不伴腭裂和肢体畸形(先天性手和脚缺指(趾)或并指(趾))。

发病率 发病率未知,该病罕见。

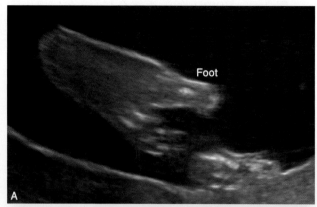

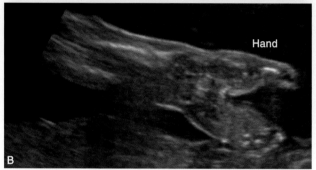

图 16-50　EEC 综合征。下肢（A）和上肢（B）缺趾/指。超声发现缺趾/指，特别是伴随唇裂或腭裂，应评估是否为 EEC 综合征

病因学　TP63 基因，其编码的转录因子对肢体和外胚层来源的组织发育至关重要。

遗传学　EEC 综合征是因 TP63 基因突变所致。

遗传方式为常染色体显性遗传。家系内以及家系间存在显著的表型差异。

复发风险　如果检测到突变来自父母一方，则复发风险为 50%。

诊断　出生前，可检测到手和脚的缺指（趾）或并指（趾）以及唇裂或腭裂。手可有"螯状指"征。还可能出现肾畸形。

鉴别诊断　鉴别诊断包括由 TP63 基因突变引起的其他综合征，特别是睑缘粘连-外胚层发育不全-唇腭裂综合征（ankyloblepharon-ectodermal defects-cleft lip/palate syndrome）。

预后　因为存在外胚层发育不良，唇腭裂和手足畸形的矫正手术可能较复杂。矫正手术应在具有进行复杂修复手术经验的中心进行。

参考文献

Allen LM, Maestri MJ: Three-dimensional sonographic findings associated with ectrodactyly ectodermal dysplasia clefting syndrome. *J Ultrasound Med* 27(1):149–154, 2008.

Clements SE, Techanukul T, Coman D, et al: Molecular basis of EEC (ectrodactyly, ectodermal dysplasia, clefting) syndrome: five new mutations in the DNA-binding domain of the TP63 gene and genotype-phenotype correlation. *Br J Dermatol* 162(1):201–207, 2010.

Gun I, Kizilaslan C, Atalay MA: Familial ectrodactyly-ectodermal dysplasia-clefting syndrome. *Int J Gynaecol Obstet* 119(1):86–87, 2012.

Rios LT, Araujo Junior E, Caetano AC, et al: Prenatal diagnosis of EEC syndrome with "lobster claw" anomaly by 3D ultrasound. *J Clin Imaging Sci* 2:40, 2012.

范可尼贫血

定义　范可尼贫血（Fanconi amenia, FA）常表现为结构异常、骨髓衰竭和恶性肿瘤风险增加。结构异常可包括大多数器官系统，如骨骼肌、肾脏、心脏、胃肠道、皮肤和中枢神经系统。但是结构异常并不是诊断该病的必要条件。

发病率　活产儿中发病率约为 1/360 000。

遗传学　由于涉及至少 15 个基因，分子遗传学检测非常复杂。诊断基于染色体脆性检测。除了 X 染色体上的 FANCB 基因突变为 X 染色体连锁遗传，其余通常是常染色体隐性遗传。

复发风险　复发风险取决于遗传模式。对于常染色体隐性遗传的 FA，如果父母双方都是突变携带者则复发风险为 25%。

诊断　如果产前发现拇指异常或桡骨发育不良，

应考虑该疾病，同时需关注是否存在其他相关先天性畸形。

鉴别诊断　需与存在桡骨缺陷的其他疾病鉴别，包括染色体疾病、VACTERL 和血小板减少伴桡骨缺失综合征（thrombocytopenia-absent radius syndrome, TAR syndrome）。

预后　40～50 岁时骨髓衰竭的累积发病率为 90%。血液系统恶性肿瘤（主要是急性髓系白血病）的发生率为 10%～30%，非血液系统恶性疾病的发生率为 25%～30%。

参考文献

Alter BP, Kupfer G: Fanconi anemia. In Pagon RA, Adam MP, Ardinger HH, et al, editors: *GeneReviews*, Seattle, 1993–2016, University of WAshington.

Merrill A, Rosenblum-Vos L, Driscoll DA, et al: Prenatal diagnosis of Fanconi anemia (Group C) subsequent to abnormal sonographic findings. *Prenat Diagn* 25(1):20–22, 2005.

Holt-Oram 综合征

定义　Holt-Oram 综合征（Holt-Oram syndrome，HOS）以先天性心脏病和上肢畸形（特别是腕骨、桡骨或掌骨）为特征。HOS 是最常见的心-手综合征。所有患者都存在腕骨畸形。心脏传导异常也很常见。

同义词　HOS 又称心-手综合征（heart-hand syndrome）。

发病率　活产儿中发病率约为 1/100 000。

病因学　大多数患者（70%）存在 *TBX5* 突变。*TBX5* 基因编码 T-框转录因子，该转录因子在心脏形成和肢体发育中起重要作用。

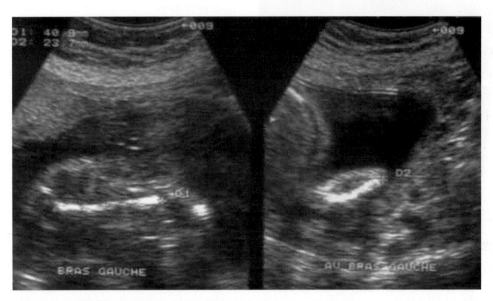

图 16-51　Holt-Oram 综合征。孕 22 周扫描右前臂，显示棒状前臂、孤立的尺骨（Courtesy of Fabrice Cullier，2003. Available at thefetus. net）

遗传学　遗传方式为常染色体显性遗传，85% 的患者为新发突变。不同患者的表型差异较大，但一般都存在上肢畸形。

复发风险　父母一方诊断该疾病则复发风险为 50%，如果为新发突变则复发风险较低。

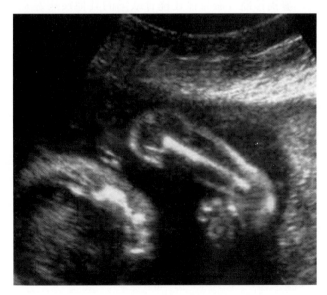

图 16-52　孕 24 周扫描左前臂，显示只存在尺骨（Courtesy of Fabrice Cullier，2003. Available at thefetus. net）

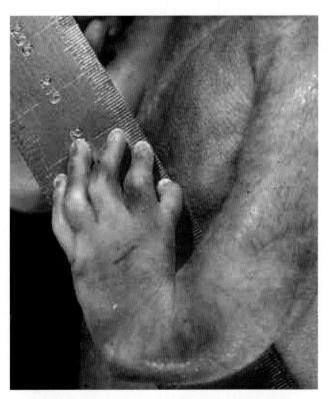

图 16-53　孕 24 周胎儿左前臂侧面观。拇指和其他手指在同一平面且为三指节畸形（Courtesy of Fabrice Cullier，2003. Available at thefetus. net）

诊断　75%的 HOS 患者存在先天性心脏缺陷。心脏病变包括 ASD（30%～60%）和 VSD、动脉导管未闭、心内膜垫缺损、左心室发育不良和传导障碍（房室传导阻滞，通常表现为一度传导阻滞，但可以进展至完全性心脏传导阻滞伴或不伴心房颤动）。桡骨发育不良表型不一，从难以诊断的拇指三节指骨到较明显的拇指缺失都可出现。

鉴别诊断　鉴别诊断包括其他与桡骨发育不良有关的疾病，如 Duane-radial ray 综合征、Townes-Brocks 综合征、TAR 综合征、FA、VACTERL 综合征和其他心-手综合征。

预后　预后主要与心脏和骨骼畸形的严重程度有关。心脏传导异常可能是进展性的，应至少每年进行一次心电图检查。

参考文献

Bonnet D, Terrett J, Pequignot-Viegas E, et al: [Gene localisation in 12q12 in Holt-Oram atrio-digital syndrome]. *Arch Malad Coeur Vaiss* 88(5):661–666, 1995.

Brons JT, van Geijn HP, Wladimiroff JW, et al: Prenatal ultrasound diagnosis of the Holt-Oram syndrome. *Prenat Diagn* 8(3):175–181, 1988.

Campbell CE, Casey G, Goodrich K: Genomic structure of TBX2 indicates conservation with distantly related T-box genes. *Mamm Genome* 9(1):70–73, 1998.

Li QY, Newbury-Ecob RA, Terrett JA, et al: Holt-Oram syndrome is caused by mutations in TBX5, a member of the Brachyury (T) gene family. *Nat Genet* 15(1):21–29, 1997.

McDermott DA, Fong JC, Basson CT: Holt-Oram syndrome. In Pagon RA, Adam MP, Ardinger HH, et al, editors: *GeneReviews*, Seattle, 1993–2016, University of Washington.

Newbury-Ecob RA, Leanage R, Raeburn JA, Young ID: Holt-Oram syndrome: a clinical genetic study. *J Med Genet* 33(4):300–307, 1996.

Sletten LJ, Pierpont ME: Variation in severity of cardiac disease in Holt-Oram syndrome. *Am J Med Genet* 65(2):128–132, 1996.

Smith J: Brachyury and the T-box genes. *Curr Opin Genet Dev* 7(4):474–480, 1997.

Weber M, Wenz W, van Riel A, et al: [The Holt-Oram syndrome. Review of the literature and current orthopedic treatment concepts]. *Z Orthop Ihre Grenzgeb* 135(4):368–375, 1997.

Wilson GN: Correlated heart/limb anomalies in Mendelian syndromes provide evidence for a cardiomelic developmental field. *Am J Med Genet* 76(4):297–305, 1998.

罗伯特综合征

定义　罗伯特综合征（Roberts syndrome）可表现为胎儿生长受限、小头畸形、唇腭裂、肢体畸形（四肢短肢畸形或无四肢）且通常上肢比下肢更为严重。其他特征包括手畸形（拇指缺如或发育不良、并指、小指内弯），肘部和膝部挛缩，以及面部畸形（小颌、眼距过宽、眼眶过浅导致眼球突出、钩形鼻、耳畸形）。

同义词　假沙立度胺综合征（Pseudothalidomide syndrome）。

发病率　患病率未知，该综合征罕见。已报道约150 名患者。

病因学　着丝粒过早分离是联合的细胞遗传学异常，它影响染色质配对，可以解释多种结构异常。*ESCO2* 基因编码的蛋白是维系异染色质区域粘连所必需的。

遗传学　Roberts 综合征由 *ESCO2* 基因突变导致。细胞遗传学检查可明确诊断，发现着丝粒过早分离可确诊。但细胞遗传学阴性结果不能排除该诊断。遗传方式为常染色体隐性遗传，父母亲具有近亲亲缘关系常见。表型差异较大。

复发风险　如果父母双方都是突变携带者则复发风险为25%。

诊断　出生前发现生长受限伴双侧肢体畸形（四肢短肢或无四肢）以及脸部畸形应考虑该诊断。其他相关异常包括先天性心脏病、膈缺损、脾发育不全、脐带囊肿、胃肠道梗阻、肾脏畸形以及泌尿生殖器畸形。

鉴别诊断　鉴别诊断包括 Bakker-Gerold 综合征、FA、TAR 综合征、四肢切段综合征（tetra-amelia syndrome）和 HOS。

预后　大多数患者存在明显的智力障碍。死产常见，尽管病情较轻者可存活至成年，但存活超过婴儿期者不多见。预后决定于相关畸形的严重程度。

参考文献

Dulnuan DJ, Matsuoka M, Uketa E, et al: Antenatal three-dimensional sonographic features of Roberts syndrome. *Arch Gynecol Obstet* 284(1):241–244, 2011.

German J: Roberts' syndrome. I. Cytological evidence for a disturbance in chromatid pairing. *Clin Genet* 16(6):441–447, 1979.

Gordillo M, Vega H, Jabs EW: Roberts syndrome. In Pagon RA, Adam MP, Ardinger HH, et al, editors: *GeneReviews*, Seattle, 1993–2016, University of Washington.

Jones KL: Roberts-SC: Phocomelia. In Jones KL, editor: *Smith's Recognizable Patterns of Human Malformation*, ed 5, Philadelphia, 1997, WB Saunders, pp 298–299.

Paladini D, Palmieri S, Lecora M, et al: Prenatal ultrasound diagnosis of Roberts syndrome in a family with negative history. *Ultrasound Obstet Gynecol* 7(3):208–210, 1996.

Robins DB, Ladda RL, Thieme GA, et al: Prenatal detection of Roberts-SC phocomelia syndrome: report of 2 sibs with characteristic manifestations. *Am J Med Genet* 32(3):390–394, 1989.

Stioui S, Privitera O, Brambati B, et al: First-trimester prenatal diagnosis of Roberts syndrome. *Prenat Diagn* 12(2):145–149, 1992.

血小板减少-桡骨缺失综合征

定义　血小板减少-桡骨缺失综合征特征为双侧桡骨缺失而双拇指存在,以及血小板减少。血小板减少是暂时性的,出现于出生时及出生后几周内。其他特征包括骨骼畸形、先天性心脏病以及泌尿生殖器畸形。通常拇指大小正常,但是更宽、平,且功能受限。

同义词　TAR 综合征又称桡骨发育不全-血小板减少综合征。

发病率　估计患病率为 1/200 000～1/100 000。

病因学　编码 RNA 结合蛋白 8A 的 RBMA8A 基因,其缺陷被认为导致组织特异性发育异常。

遗传学　TAR 综合征由染色体 1q21.1 区域至少 200kb 基因缺失导致,该区域包括至少 12 个已知基因,RBMA8A 缺失是产生表型的主要原因。遗传方式为常染色体隐性遗传,大多数患者 RBMA8A 基因为复合的杂合病理性变异(一个 RBM8A 亚效突变和一个由 1q21.2 缺失引起的无效突变)。患者中 25%～50% 新发基因缺失。

复发风险　如果父母双方都是突变携带者则复发风险为 25%。

诊断　诊断基于临床特征,特别是双侧桡骨缺失而拇指正常,伴血小板减少(通常只出现于出生后几周内)。出生前,最早在早孕期即观察到桡骨缺失。

鉴别诊断　鉴别诊断应包括 HOS、Roberts 综合征、FA、Duane-raduak ray 综合征、VACTERL 和 Townes-Brocks 综合征。

预后　尽管血小板减少通常是暂时性的,但仍可导致危及生命的大出血。牛奶过敏常见并可加剧血小板减少。应予骨科干预以最大限度增强肢体功能。

参考文献

Azemi M, Kolgeci S, Grajcevci-Uka V, et al: Thrombocytopenia absent radius (TAR) syndrome. *Med Arh* 65(3):178–181, 2011.

Toriello HV: Thrombocytopenia absent radius syndrome. In Pagon RA, Adam MP, Ardinger HH, et al, editors: *GeneReviews*, Seattle, 1993–2016, University of Washington.

Townes-Brocks 综合征

定义　Townes-Brocks 综合征(Townes-Brocks syndrome,TBS)的特征是肛门闭锁、耳发育不良(副耳、小耳畸形、耳前皮赘)和拇指畸形(轴前多指、拇指三指节或拇指发育不良)三联征。其他特征包括肾功能受损(伴或不伴肾畸形)、眼畸形、听力丧失、先天性心脏病、足畸形和泌尿生殖器畸形。

发病率　估计患病率为 1/250 000,但因该病与 VACTERL 存在重叠现象统计可能不够准确。

遗传学　TBS 是由 SALL1 基因突变造成的。遗传方式为常染色体显性遗传。大约有 50% 的患者具有新发突变。表型可能差异很大。

复发风险　如果父母一方受累复发风险为 50%。

诊断　诊断基于临床发现如肛门闭锁(84%)、耳发育异常(87%)和典型的拇指畸形而桡骨正常(89%)。只有 67% 的患者具有经典三联征中所有特征。产前检查可能发现拇指畸形,但肛门闭锁和耳发育异常较难检出。

鉴别诊断　鉴别诊断应包括半侧面部发育不良、Duane-radi ray 综合征和 VACTERL 相关。

预后　肛门闭锁需立即手术干预。拇指畸形可能需要整形外科手术。可能存在较严重的肾功能损害和听力受损。10% 的病例存在智力障碍。

参考文献

Kohlhase J: Townes-Brocks syndrome. In Pagon RA, Adam MP, Ardinger HH, et al, editors: *GeneReviews*, Seattle, 1993–2016, University of Washington.

Miller EM, Hopkin R, Bao L, Ware SM: Implications for genotype-phenotype predictions in Townes-Brocks syndrome: case report of a novel SALL1 deletion and review of the literature. *Am J Med Genet A* 158A(3):533–540, 2012.

下肢畸形

一侧腿部畸形通常不伴随其他畸形。如果双下肢有对称性畸形,则应考虑骨骼发育不良。导致显著下肢畸形的综合征包括股骨发育不良-罕见颜面综合征(femoral hypoplasia-unusual facies syndrome,FHUSF)和并腿畸形(sirenomelia)。两者都与母亲患有糖尿病有关。

股骨发育不全-罕见颜面综合征

定义　股骨发育不良-罕见颜面综合征特征为股骨发育不全(或缺失)及颜面形态异常,包括小颌、腭裂、眼距过宽、人中长、低位耳。其他发现包括骨骼、肾脏、神经及生殖器畸形。

同义词 FHUFS 也称股骨-颜面综合征（femoral-facial syndrome）。

发病率 FHUFS 罕见，据报道女性更多见。

遗传学 尚无遗传学因素。大多数已报道病例是散发的。

复发风险 复发风险未知，但较低。FHUFS 跟母亲患糖尿病密切相关。

诊断 出生前诊断困难，但最早在中孕期可观察到股骨短小及其他骨骼异常。

鉴别诊断 鉴别诊断包括其他伴有股骨发育不良的综合征，如尾部退化综合征（caudal regression syndrome）和躯干发育不良。

参考文献

Figueroa C, Plasencia W, Eguiluz I, et al: Prenatal diagnosis and tridimensional ultrasound features of bilateral femoral hypoplasia—unusual facies syndrome. *J Matern Fetal Neonatal Med* 22(10):936–939, 2009.

Nowaczyk MJ, Huggins MJ, Fleming A, Mohide PT: Femoral-facial syndrome: prenatal diagnosis and clinical features. Report of three cases. *Am J Med Genet A* 152A(8):2029–2033, 2010.

Silvas E, Rypens F, Jovanovic M, et al: Prenatal diagnosis of femoral-facial syndrome: report of two cases. *Birth Defects Res A Clin Mol Teratol* 97(12):770–773, 2013.

并腿畸形

定义 并腿畸形特征为下肢融合，与肾缺如及骶骨、直肠、膀胱缺失相关。肾缺如导致羊水过少伴 Potter 序列征。其他特征包括脊柱缺损、上肢畸形、先天性心脏病以及中枢神经系统畸形。该病最初被认为是尾部退化综合征的严重形式，但现在认为两者是不同的概念。

同义词 并腿畸形也称美人鱼综合征（mermaid syndrome）。

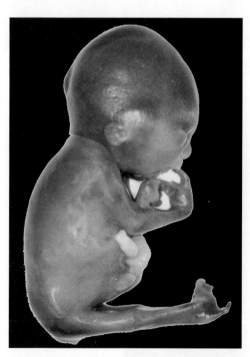

图 16-54 并腿畸形。下肢融合及鳍状畸形足是并腿畸形的典型特征

发病率 患病率约为 0.98/10 000，10%~15%病例见于双胎。

病因学 并腿畸形被认为是由早期血管发育异常引起，血流从胚胎尾部转移至胎盘，导致下肢多种缺陷。

遗传学 尚无遗传学因素。一般认为该综合征是散发的。

复发风险 复发风险较低，具体未知。

诊断 并腿畸形的诊断基于下肢融合伴其他骨骼和腰椎异常、双侧肾缺如（导致严重的羊水过少和肺发育不全）以及心脏和腹壁缺损。畸形可以是简单的四肢皮肤融合，也可以是所有长骨缺如而只存在一个股骨。脚的缺陷与长骨的缺陷成正比。由于腿部融合，腿的旋转不发生，保持在胎儿位置。

鉴别诊断 尾部退化综合征是主要的鉴别诊断，它的表型通常比并腿畸形轻且羊水量正常。

预后 由于肾缺如及其并发症，并腿畸形是致死性的。无肾缺如者可能存活。

参考文献

Benacerraf BR: Caudal regression syndrome and sirenomelia. In Benacerraf BR, editor: *Ultrasound of Fetal Syndromes*, New York, 1998, Churchill Livingstone, pp 250–254.

Jones KL: Sirenomelia sequence. In Jones KL, editor: *Smith's Recognizable Patterns of Human Malformation*, ed 5, Philadelphia, 1998, WB Saunders, p 634.

Orioli IM, Amar E, Arteaga-Vazquez J, et al: Sirenomelia: an epidemiologic study in a large dataset from the International Clearinghouse of Birth Defects Surveillance and Research, and literature review. *Am J Med Genet C Semin Med Genet* 157C(4):358–373, 2011.

Stevenson RE, Jones KL, Phelan MC, et al: Vascular steal: the pathogenetic mechanism producing sirenomelia and associated defects of the viscera and soft tissues. *Pediatrics* 78(3):451–457, 1986.

胸部

先天性上呼吸道梗阻综合征

定义

先天性上呼吸道梗阻综合征(congenital air-way obstruction syndrome, CHAOS)特征为胎儿部分或完全性上呼吸道梗阻。

病因学

CHAOS由喉或气管的闭锁或狭窄引起。

发病机制

气管闭锁由孕10周上呼吸道再通失败引起。

发病率

发病率未知。

诊断

出生前可观察到双侧肺强回声、体积增大,气道扩张及膈穹窿扁平或倒置。增大的肺压迫胎儿心脏引起心脏移位至中间且体积变小及功能异常,可导致胎儿腹水及非免疫性水肿。

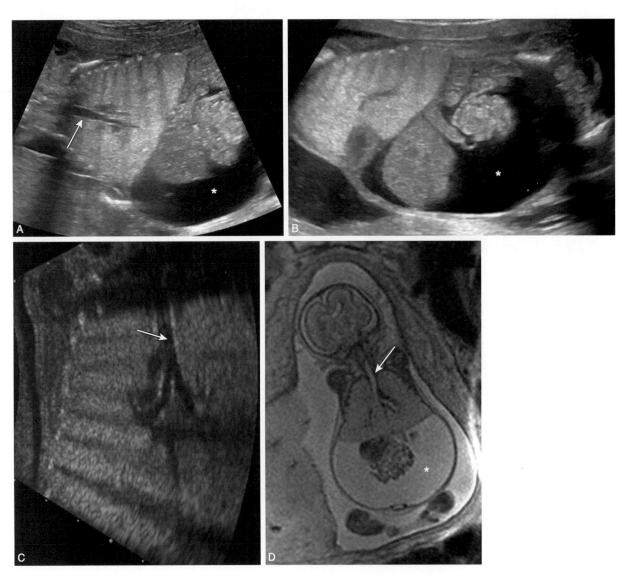

图16-55   先天性上呼吸道阻塞综合征(CHAOS)。冠状面(A和C)和矢状面(B)成像显示气管扩张并充满液体(箭头)、双肺扩大且回声增强、腹水(星号)。D.磁共振冠状面成像显示双侧类似结果,即气管扩张(箭头)和腹水(星号)

遗传学

尽管跟一些遗传综合征相关,大多数 CHAOS 是散发的。

复发风险

复发风险取决于是否跟其他可能的综合征相关(见下文)。

鉴别诊断

CHAOS 有时会被误诊为双侧先天性囊腺瘤(congenital cystic adenomatoid malformation,CCAM)。还需跟外因引起的气管喉阻塞鉴别,如颈部畸胎瘤、血管环及淋巴管畸形。

预后

如果出生前不能诊断,胎儿通常不能存活。

德朗热综合征

德朗热综合征(CdLS)已在"上肢"章节详细阐述,它是 CDH 的罕见病因之一,1%～8% 的 CdLS 患者患有 CDH。

Donnai-Barrow 综合征

定义

Donnai-Barro 综合征的特征包括独特的面部特征(眼距过宽、额前 V 型发尖、鼻梁模糊、耳后旋、囟门扩大),眼部异常(近视、视力丧失、虹膜结节瘤、视网膜脱落),感觉神经性听力丧失,胼胝体发育不全,先天性膈疝(CDH)(50%)和脐膨出(50%)。1/3 的病例同时发生先天性膈疝(CDH)和脐膨出。

同义词

Donnai-Barrow 综合征又称面眼听肾综合征(faciooculoacousticorenal syndrome,FOAR syndrome)。

发病率

发病率未知,*LRP2* 的等位基因突变被认为是罕见的。

发病机制

基因 *LRP2* 编码巨蛋白。当巨蛋白功能异常时,

治疗

如果产前诊断 CHAOS,且梗阻不完全、尚未出现胎儿水肿,可在产时进行子宫外产时手术(EXIT)(切断母胎循环之前建立胎儿呼吸道)。

相关综合征

CHAOS 可以作为 Fraser 综合征、Cri du chat 综合征(5p 缺失)、短肋多指综合征(short rib-polydactyly syndrome)和 22q11.2 缺失综合征的一部分发生。

参考文献

Artunc Ulkumen B, Pala HG, Nese N, et al: Prenatal diagnosis of congenital high airway obstruction syndrome: report of two cases and brief review of the literature. *Case Rep Obstet Gynecol* 2013:728974, 2013.

Hamid-Sowinska A, Ropacka-Lesiak M, Breborowicz GH: Congenital high airway obstruction syndrome. *Neuro Endocrinol Lett* 32(5):623–626, 2011.

近端肾小管中巨蛋白配体再摄取被抑制,导致尿液中低分子量蛋白质过量溢出。

诊断

诊断基于上述临床特征,以及特征性的低分子量蛋白尿。

遗传学

Donnai-Barrow 综合征由 *LRP2* 基因突变引起。在同一家系中也能观察到明显的表型变异。遗传方式是常染色体隐性遗传。

复发风险

父母双方都是突变携带者时复发风险为 25%。

鉴别诊断

其他具有类似特征的情况包括 Pallister-Killian 综合征、Fryns 综合征、acrocallosal 综合征和 craniofrontonasal 综合征。

预后

由于先天性畸形,围产期死亡常见。进展性视力受损常见。所有患者都有感觉神经性听力受损。存在轻至中度智力残疾。癫痫常发。

治疗

治疗包括手术修复 CDH 和脐膨出、治疗视力及听力受损、药物控制癫痫发作。

Fryns 综合征

定义

Fryns 综合征的特征是膈肌缺损（膈疝）、面部畸形（眼距过宽、鼻梁宽扁、长人中、低位耳、帐篷形上唇、颊横裂、小颌）、指甲发育不全和肺发育不全。其他还包括眼部异常（角膜浑浊、微血栓）、唇腭裂及面裂和肾发育不良。

发病率

估计法国活产儿发病率为 7/100 000，1%~10% 的患者伴随 CDH。

遗传学

不涉及特定基因。遗传方式为常染色体隐性遗传。

复发风险

复发风险为 25%。

诊断

诊断基于上述临床发现。表型差异大使得超声诊断具有挑战性。产前检查可以观察到 CDH 和面部畸形。羊水过多可发生于中孕期的后期，胎儿生长正常或过度生长。

鉴别诊断

鉴别诊断包括染色体病、Pallister-Killian 综合征（12p 四体综合征）、Donnai-Barrow 综合征、Zellweger 综合征（过氧化物酶缺失症）、Matthew-Wood 综合征和 CdLS。

相关异常

相关畸形涉及骨骼、心脏、中枢神经系统、胃肠道、泌尿生殖系统。

参考文献

Kantarci S, Donnai D, Noonan KM, Pober BR: Donnai-Barrow syndrome. In Pagon RA, Adam MP, Ardinger HH, et al, editors: *GeneReviews*, Seattle, 1993–2016, University of Washington.

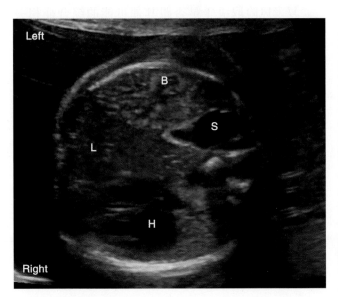

图 16-56　胎儿胸腔轴面超声成像显示左侧先天性膈疝。左侧显示充满液体的胃（S）、肠（B）和部分肝（L），伴心脏异位于右侧（H）。大约 1%~10% 的先天性膈疝胎儿为 Fryns 综合征

预后

大多数患病的婴儿死产或在新生儿早期死亡。已有报道中生存者常见严重的智力和生长发育迟缓。

参考文献

Ayme S, Julian C, Gambarelli D, et al: Fryns syndrome: report on 8 new cases. *Clin Genet* 35(3):191–201, 1989.

Barthe B, Cohen H, Saada P: [Prenatal diagnosis of a case of Fryns' syndrome]. *J Gynecol Obstet Biol Reprod* 24(1):57–62, 1995.

Fryns JP: Prenatal diagnosis and long survival of Fryns syndrome. *Prenat Diagn* 15(1):97–98, 1995.

Gadow EC, Lippold S, Serafin E, et al: Prenatal diagnosis and long survival of Fryns' syndrome. *Prenat Diagn* 14(8):673–676, 1994.

Ramsing M, Gillessen-Kaesbach G, Holzgreve W, et al: Variability in the phenotypic expression of Fryns syndrome: a report of two sibships. *Am J Med Genet* 95(5):415–424, 2000.

Slavotinek A: Fryns syndrome. In Pagon RA, Adam MP, Ardinger HH, et al, editors: *GeneReviews*, Seattle, 1993–2016, University of Washington.

Pallister-Killian 综合征

定义

Pallister-Killian 综合征的特征是 CDH、颅面部畸形（扁头、高宽额、眼距过宽、低位耳、宽鼻梁、鼻孔朝前、长人中）、短颈、短而宽的手、皮肤色素沉着和中枢神经系统异常。婴儿期癫痫发作很常见。

同义词

Pallister-Killian 综合征也被称为 12p 四体和 Teschler-Nicola/Killian 综合征。

发病率

人类常染色体四分体罕见。其中，12p 四体是最常见的。

遗传学

Pallister-Killian 综合征是由组织特异性嵌合分布的 12p 四体（等臂 12p 染色体）所致。对于特定组织如骨髓和皮肤成纤维细胞，染色体异常可以是嵌合型或非嵌合型。额外的等臂 12p 染色体在皮肤成纤维细

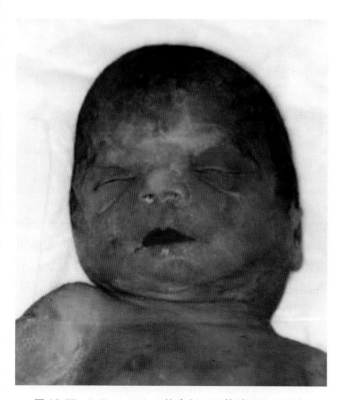

图 16-57　Pallister-Killian 综合征。尸体检查显示面部外观扁平、异形耳、低位耳（Courtesy of Fabrice Cuillier, 2003. Available at thefetus. net）

胞中很容易观察到，并可在羊水和绒毛中检测到。外周血淋巴细胞检测通常为阴性，因此可能会漏诊。该综合征与孕妇高龄有关。

复发风险

复发风险较低，病例是散发的。

病因学

Pallister-Killian 综合征是由母体减数分裂前或减数分裂期着丝粒分离错误所致。

诊断

最常见的产前发现包括 CDH、短肢、中枢神经系统异常和脑室增大、颅面畸形、颈项透明层增厚、胎儿水肿和羊水过多。胎儿生长一般正常。出生后生长速度减缓的情况很普遍。诊断可以通过羊膜穿刺术或绒毛取样来证实。鉴于组织嵌合及外周血中缺乏等臂 12p 染色体，出生后诊断具有挑战性。

鉴别诊断

其他需要考虑的诊断包括染色体病、Fryns 综合征、Robinow 软骨发育不良、acrocallosal 综合征和 VATER（椎骨、肛门闭锁、气管食管瘘，肾功能异常或肾畸形）。

相关异常

可见到包括心脏、肌肉骨骼、胃肠道、泌尿生殖系统和皮肤系统在内的各种其他异常。

预后

预后一般较差，但已有报道病情较轻的存活病例。病情较轻的患者有严重的智力障碍、癫痫发作和发育迟缓。听力受损也很常见。椎骨和关节畸形常见，年长者有肌肉萎缩。

参考文献

Chiesa J, Hoffet M, Rousseau O, et al: Pallister-Killian syndrome [i(12p)]: first pre-natal diagnosis using cordocentesis in the second trimester confirmed by in situ hybridization. *Clin Genet* 54(4):294–302, 1998.

Gilgenkrantz S, Droulle P, Schweitzer M, et al: Mosaic tetrasomy 12p. *Clin Genet* 28(6):495–502, 1985.

Langford K, Hodgson S, Seller M, Maxwell D: Pallister-Killian syndrome presenting through nuchal translucency screening for trisomy 21. *Prenat Diagn* 20(8):670–672, 2000.

Mathieu M, Piussan C, Thepot F, et al: Collaborative study of mosaic tetrasomy 12p or Pallister-Killian syndrome (nineteen fetuses or children). *Ann Genet* 40(1):45–54, 1997.

Paladini D, Borghese A, Arienzo M, et al: Prospective ultrasound diagnosis of Pallister-Killian syndrome in the second trimester of pregnancy: the importance of the fetal facial profile. *Prenat Diagn* 20(12):996–998, 2000.

Pober BR, Russell MK, Ackerman KG: Congenital diaphragmatic hernia overview. In Pagon RA, Adam MP, Ardinger HH, et al, editors:

GeneReviews, Seattle, 1993–2016, University of Washington.

Wilkens A, Liu H, Park K, et al: Novel clinical manifestations in Pallister-Killian syndrome: comprehensive evaluation of 59 affected individuals and review of previously reported cases. *Am J Med Genet A* 158A(12):3002–3017, 2012.

Scimitar 综合征

定义

弯刀综合征（scimitar syndrome）的特征是右肺发育不全伴异常静脉引流至下腔静脉。通常可见心脏右旋和来源于降主动脉的异常肺血供。也可发现其他先天性心脏病和 CDH。

同义词

弯刀综合征也被称为肺静脉叶综合征（pulmonary venolobar syndrome）。

病因学

异常的肺静脉部分引流由胎儿发育过程中右肺静脉和左心房之间的连接失败引起，被认为是胚胎发育早期整个肺芽的发育障碍。

发病率

发病率为 2/100 000。

诊断

弯刀综合征是异常部分肺静脉引流的复杂形式。经典的弯刀征见于胸部摄片，不规则肺静脉下降形成半新月形，与横膈膜和右心房的连接处相邻。可经血管成像或 MRI 进一步验证诊断。出生前可发现大多数先天性心脏缺陷，但是难以发现异常的肺静脉。由有经验的医师进行胎儿超声心动图检查可利于产前检出。

遗传学

涉及异常肺静脉引流的基因座定位于染色体 4q12，但弯刀综合征特异性遗传学因素尚未知。

复发风险

复发风险未知。

鉴别诊断

需考虑肺静脉引流异常的其他形式。

相关异常

其他异常包括支气管囊肿、马蹄肺、副膈和疝。

预后

分流血量决定临床表现。婴儿期常常表现为肺动脉高压，并因生长缺陷、呼吸障碍、充血性心力衰竭而被发现。最终预后取决于畸形的严重程度。

治疗

通常需要手术矫正，婴儿期肺动脉高压提示需进行手术修复。

参考文献

Korkmaz AA, Yildiz CE, Onan B, et al: Scimitar syndrome: a complex form of anomalous pulmonary venous return. *J Card Surg* 26(5):529–534, 2011.

Midyat L, Demir E, Askin M, et al: Eponym. Scimitar syndrome. *Eur J Pediatr* 169(10):1171–1177, 2010.

心脏

先天性心脏病常见，产前诊断应提示详细的胎儿检查以寻找其他异常情况，并应提供遗传学检测。隔膜和瓣膜缺损是最常见的异常。相似的结构缺陷与多个基因座相关联，并且甚至在同一家系中也可以观察到不同的心脏病变，因而诊断出可能的潜在遗传学原因具有挑战性。当产前发现心脏病变时，应考虑染色体异常，包括非整倍体、Turner 综合征、微缺失和微重复综合征（特别是 22q11.2 缺失）。由单基因缺陷引起的许多其他综合征也与先天性心脏缺陷有关，其中一些将在这里进行回顾。

参考文献

Nemer M: Genetic insights into normal and abnormal heart development. *Cardiovasc Pathol* 17(1):48–54, 2008.

22q11.2 缺失综合征

定义

22q11.2 缺失综合征（22q11.2deletion syndrome）特征为先天性心脏病（74%，主动脉畸形最常见）、腭畸形（占 69%，包括腭咽发育不全、黏膜下或显性腭裂、悬雍垂裂）、特异性面部特征、学习困难（70%～90%）及免疫缺陷（77%）。其他异常包括低钙血症、喂养困难、便秘、胃肠结构异常及肾脏畸形。

同义词

同义词包括 DiGeorge 综合征、腭心面综合征（velocardiofacial syndrome）、异常面容综合征、常染色体显性遗传 Opitz G/BBB 综合征、Sedlackova 综合征和 Cayler cardiofacial 综合征。

病因学

大多数病例是由于染色体 22q11.2 区域 3Mb 的基因缺失，通常由精子或卵子发生过程中减数分裂非等位联会引起。该区域低拷贝数重复导致染色体间异常改变。

发病率

活产儿中发病率为 1/6395～1/4000，但该数据可能是低估的。

诊断

出生前大多因心脏缺陷诊断。圆椎动脉干畸形最常见，如法洛四联症、主动脉弓离断、VSD、动脉干。同时存在先天性心脏病、腭畸形、特异性面部特征以及学习困难的病例应怀疑该病。

遗传学

可通过原位杂交、多重连接探针扩增（multiplex ligation-dependent probe amplification，MLPA）或染色体微阵列检测到染色体 22q11.2 微缺失。大约 93% 的缺失是新发的，7% 存在父母一方受累。位于缺失片段中的 *TBX1* 基因是很多典型特征的原因，包括心脏畸形。完全外显，表型差异显著。

复发风险

存在已知亲本突变时复发风险为 50%。

相关异常

其他异常包括喉气管食管畸形、生长激素缺乏、自身免疫病、癫痫发作、中枢神经系统畸形、骨骼畸形和眼部异常。

鉴别诊断

需考虑的其他疾病包括 SLO 综合征、Alagille 综合征、VATER 相关、CHARGE 综合征和 Goldenhar 综合征。

预后

预后取决于畸形程度。先天性心脏病是造成死亡的主要原因。发育迟缓和智力缺陷常见。自闭症和精神分裂症常见（分别占 20% 和 25%）。其他精神问题常见（如注意缺陷障碍和焦虑症）。

治疗

针对受累者的临床指南已建立。

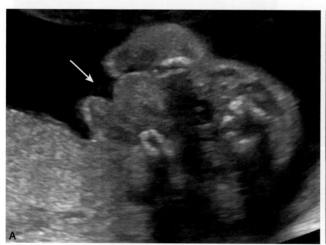
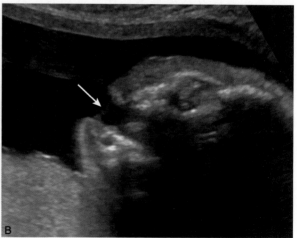

图 16-58　22q11.2 缺失综合征。一例先天性心脏病（右心室双出口，未显示）胎儿存在单侧唇裂（A）和腭裂（B）

Bassett AS, McDonald-McGinn DM, Devriendt K, et al: Practical guidelines for managing patients with 22q11.2 deletion syndrome. *J Pediatr*

159(2):332–339.e331, 2011.

Devriendt K, Fryns JP, Mortier G, et al: The annual incidence of DiGeorge/velocardiofacial syndrome. *J Med Genet* 35(9):789–790, 1998.

McDonald-McGinn DM, Emanuel BS, Zackai EH: 22q11.2 deletion syndrome. In Pagon RA, Adam MP, Ardinger HH, et al, editors: *GeneReviews*, Seattle, 1993–2016, University of Washington.

Alagille 综合征

定义

Alagille 综合征的特征是胆道发育不良（表现为新生儿胆汁淤积）、心血管畸形（最常见的是肺动脉狭窄）、椎骨畸形（蝶形椎骨）、特征性面容（前额宽、下颌尖、球状鼻）和眼异常（后胚胎环）。

同义词

同义词包括 Alagille-Watson 综合征、伴有周围肺动脉狭窄的胆汁淤积、肝动脉发育不良,肝小管发育不良和 Jagged 1 综合征。

发病率

活产儿中发病率为 1/50 000～1/30 000。该病可能诊断不足。

病因学

该病是涉及多系统的常染色体显性遗传病,外显率差异较大。

遗传学

Alagille 综合征是由 JAG1（89%）或 NOTCH2（1%～2%）突变引起。即使在同一个家系内,表型差异也较大。遗传方式是常染色体显性遗传。大约 50%～70% 的突变是新发的,30%～50% 是遗传的。

复发风险

存在已知亲本突变的复发风险为 50%。如果另一个孩子为新发突变,则复发风险较低,但因生殖系嵌合略有增加。

诊断

诊断依据的临床特征包括胆管缺乏、胆汁淤积、心脏缺陷（最常见的周围肺动脉狭窄）、骨骼畸形、眼部异常和特征性面部特征。其他显著的畸形包括肾脏、神经血管和胰腺的畸形。出生前可以检测到异常面容、心脏畸形、骨骼异常和生长受限。

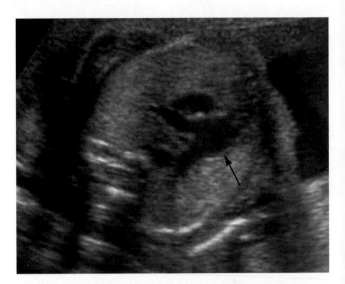

图 16-59　Alagille 综合征。扩张的肺动脉主干（箭头）（Courtesy Francis Duchatel, 2002. Available at thefetus. net）

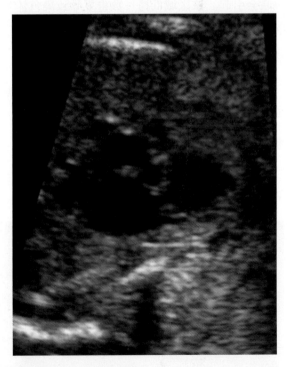

图 16-60　Alagille 综合征。增厚并狭窄的肺动脉瓣（Courtesy Francis Duchatel, 2002. Available at thefetus. net）

鉴别诊断

其他需要考虑的疾病包括新生儿胆汁淤积症、肝内胆汁淤积障碍(Byler 综合征、Aagenaes 综合征)以及肺血管系统异常(染色体异常、Noonan 综合征、Watson 综合征)等其他综合征。α1-抗胰蛋白酶缺乏可能表现为新生儿胆汁淤积、肝内胆管缺乏。

预后

由于心脏病、肝脏疾病和血管意外,病死率为 10%。血管意外是由于血管畸形,如基底动脉动脉瘤、颈内动脉畸形、大脑中动脉动脉瘤、主动脉瘤或缩窄以及颈内动脉畸形。

治疗

所有胆汁淤积婴儿都应该怀疑该疾病。鉴于涉及多系统,需要多学科干预。

参考文献

Albayram F, Stone K, Nagey D, et al: Alagille syndrome: prenatal diagnosis and pregnancy outcome. *Fetal Diagn Ther* 17(3):182–184, 2002.

Gauthier F, Hadchouel M: [Congenital disorders of the biliary ducts]. *Revue Prat* 50(19):2142–2145, 2000.

Harendza S, Hubner CA, Glaser C, et al: Renal failure and hypertension in Alagille syndrome with a novel JAG1 mutation. *J Nephrol* 18(3):312–317, 2005.

Ho NC, Lacbawan F, Francomano CA, Ho V: Severe hypodontia and oral xanthomas in Alagille syndrome. *Am J Med Genet* 93(3):250–252, 2000.

Kamath BM, Spinner NB, Emerick KM, et al: Vascular anomalies in Alagille syndrome: a significant cause of morbidity and mortality. *Circulation* 109(11):1354–1358, 2004.

Lykavieris P, Hadchouel M, Chardot C, Bernard O: Outcome of liver disease in children with Alagille syndrome: a study of 163 patients. *Gut* 49(3):431–435, 2001.

Martin SR, Garel L, Alvarez F: Alagille's syndrome associated with cystic renal disease. *Arch Dis Child* 74(3):232–235, 1996.

Spinner NB, Leonard LD, Krantz ID: Alagille syndrome. In Pagon RA, Adam MP, Ardinger HH, et al, editors: *GeneReviews*, Seattle, 1993–2016, University of Washington.

CHARGE 综合征

定义

CHARGE 是一种以眼缺损、心脏缺陷、后鼻孔闭锁、精神和生长发育迟缓、生殖器畸形以及伴或不伴耳聋的耳部异常为特征的综合征。

发病率

新生儿发病率为 1/10 000～1/8500。

遗传学

CHARGE 综合征由编码染色质解旋酶 DNA 结合蛋白的 *CHD7* 基因突变引起。具有 CHARGE 临床特征的患者中 65%～70%存在突变。未发现突变并不能排除 CHARGE 综合征。遗传方式为常染色体显性遗传。存在 *CHD7* 突变的患者外显率为 100%。

复发风险

大多数病例是家系中唯一报道的病例。经验性估计复发风险为 1%～2%。如果父母一方患有 CHARGE 或存在已知 *CHD7* 突变,则复发风险为 50%。

发病机制

CHD7 对于多能迁移神经嵴细胞的形成至关重要,后者分化成不同的组织,包括颅面和心脏结构,并调节参与诱导神经嵴细胞的基因。*CHD7* 突变被认为破坏了该过程,导致 CHARGE 综合征相关特征。

诊断

诊断是基于以下几种相关的畸形:包括眼缺损(虹膜、视网膜脉络膜、视盘),后鼻孔闭锁或狭窄,脑神经功能障碍(嗅觉丧失、面神经麻痹、听力受损、吞咽障碍),外耳异常,低促性腺激素性性腺功能减退,发育迟缓,心血管畸形(包括圆锥动脉异常、房室管缺陷和主动脉弓畸形),生长受限,口面裂和气管食管瘘(表 16-5)。颞骨成像所见的特定异常(半规管发育不

表 16-5　CHARGE 的主要特征*		
相关畸形	**具体表现**	**发生率**
眼缺损	虹膜、视网膜、脉络膜、视盘缺损,不包括眼睑缺损、小眼或无睑症	80%～90%
后鼻孔闭锁或狭窄	单侧或双侧,骨性或膜性,单侧闭锁或狭窄可能难以诊断	50%～60%
脑神经无功能或功能异常	Ⅰ:嗅觉丧失(anosmia)	常见
	Ⅸ/Ⅹ:吞咽困难	70%～90%
	Ⅶ:面瘫(单侧或双侧)	40%
CHARGE 耳部特征	耳短宽伴小耳垂或无耳垂;对耳轮增大、不与耳屏连续,呈三角分布;软骨减少,常出现不对称性软骨缺失	常见
	中耳:MRI 可见听小骨畸形	常见
	内耳畸形(Mondini 缺陷):MRI 可见耳蜗及前庭形成异常	80%～90%

Reproduced with permission from the Charge Syndrome Foundation, available at http://www.chargesyndrome.org/index.asp

全)可以辅助诊断。出生前出现符合 CHARGE 标准的主要畸形时应怀疑该诊断,然而心脏缺陷是很多病例产前检测到的唯一异常。

鉴别诊断

其他需要考虑的疾病包括 22q11.2 缺失综合征、VACTERL 综合征、Kabuki 综合征、肾错构瘤综合征(*PAX2* 突变)、猫眼综合征、Joubert 综合征、腮-耳-肾综合征(branchio-oto-renal syndrome)和维 A 酸样胚胎病变。

预后

两岁前病死率是 20% ~ 25%。因年幼的婴儿不能养成口呼吸的习惯,后鼻孔闭锁可威胁生命。喂养困难常见。听力和视力丧失频发。动作发育往往明显延迟。预后取决于相关畸形的严重程度。

内脏异位综合征

定义

该组综合征由分侧性异常造成,导致胎儿右侧占优势而左侧异构(无脾:胎儿的左侧为右侧的镜像)或左侧占优势而右侧异构(多脾:胎儿的右侧为左侧的镜像)。这些胎儿通常由于相关的心脏异常而被检出。

同义词

内脏异位综合征(heterotaxy syndromes)包括 Ivemark 综合征、心脾综合征和无脾-多脾综合征。

发病率

发病率非常低,估计活产儿中为 1/20 000 ~ 1/10 000。

病因学

大多数分侧性异常的原因仍然未知。小部分可以用单基因因素来解释,包括与原发性纤毛运动障碍相关的基因亚群。

遗传学

内脏不对称的形成需要 80 多个基因,包括基因 *DNAH5* 和 *DNAI1*。一部分具有异位性的患者患有原发性纤毛运动障碍(primary ciliary dyskinesia,PCD);至少有 6% 的 PCD 患者存在内脏异位。大多数 PCD

治疗

由于存在多种复杂畸形,临床需多学科协作管理。

参考文献

Cyran SE, Martinez R, Daniels S, et al: Spectrum of congenital heart disease in CHARGE association. *J Pediatr* 110(4):576–578, 1987.

Hall BD: Choanal atresia and associated multiple anomalies. *J Pediatr* 95(3):395–398, 1979.

Koletzko B, Majewski F: Congenital anomalies in patients with choanal atresia: CHARGE-association. *Eur J Pediatr* 142(4):271–275, 1984.

Lalani SR, Hefner MA, Belmont JW, Davenport SLH: CHARGE syndrome. In Pagon RA, Adam MP, Ardinger HH, et al, editors: *GeneReviews*, Seattle, 1993–2016, University of Washington.

Schulz Y, Wehner P, Opitz L, et al: CHD7, the gene mutated in CHARGE syndrome, regulates genes involved in neural crest cell guidance. *Hum Genet* 133(8):997–1009, 2014.

Tellier AL, Cormier-Daire V, Abadie V, et al: CHARGE syndrome: report of 47 cases and review. *Am J Med Genet* 76(5):402–409, 1998.

为常染色体隐性遗传。一般来说,内脏异位常常表现为常染色体隐性遗传;常染色体显性和 X 连锁遗传也有报道。

诊断

出生前,通常通过心脏异常,特别是存在房室间隔缺损、中位心(室间隔的轴几乎是前后的)伴心内膜垫缺损,前后向的脐静脉肝内段,以及胃泡形状异常而诊断。肺叶异常隆起难以辨认,一般只有在胸膜液渗入肺叶之间时才能被检出。另一个典型的发现是下腔静脉的中断,包括位于上腹后方的下腔静脉(而不是向前弯曲进入右心房)以及膈肌附近的下腔静脉突然减小。也可以发现扩大的奇静脉弓连接上腔静脉。建议将脾动脉的多普勒研究作为诊断的辅助手段。其他发现包括胼胝体发育不全伴巨脑回及脑积水。

鉴别诊断

需考虑包括心脏畸形的其他情况,包括 18 三体。

相关异常

相关异常包括中枢神经系统畸形、唇裂伴或不伴腭裂、胃肠道畸形和膈疝(表 16-6)。

预后

无脾倾向于是源于发绀型心脏病变且叠加感染的更严重疾病。虽然新生儿期的发病率和死亡率主要由重要的心脏缺陷决定,但内脏异位会影响长期

表 16-6　侧向缺陷病例的主要缺陷

	所有侧向缺陷 (n=517)		内脏异位 (n=378)		完全内脏反位 (n=139)		Fisher 精确检验[a]
		%		%		%	
先天性心脏病,病例总数	425	82.2	365	96.6	60	43.2	0.001
单心室,总数	61	11.58	53	14.0	8	5.8	
DIRV、DILV	25	4.8	22	5.8	3	2.2	
单心室分辨不清左右侧、非特异性的	36	7.0	31	8.2	5	3.6	
圆锥动脉	204	39.5	179	47.4	25	18.0	
动脉干	4	0.8	4	1.1	0	0	
TOF	20	3.9	16	4.2	4	2.9	
l-loop TGA(包括伴 VSD 的 TGA)	72	13.9	62	16.4	10	7.2	
右心室双出口	108	20.9	97	25.7	11	7.9	0.001
l-loop TGA,非单心室	36	7.0	26	6.9	10	7.2	
AVCD(AVSD),完全性	190	36.8	183	48.4	7	5.0	0.001
左侧缺陷	26	5.0	22	6.3	2	1.4	
大动脉狭窄	10	1.9	10	2.6	0	0	
主动脉缩窄	2	0.4	2	0.5	0	0	
左心发育不良综合征	14	2.7	12	3.2	2	1.4	
右侧缺陷	173	33.5	153	40.5	20		
原发异常	2	0.4	1	0.3	1	0.7	
肺动脉狭窄	82	15.9	73	19.3	9	6.5	0.001
肺动脉闭锁且瓣膜完整	16	3.1	14	3.7	2	1.4	
非 TOF 肺动脉瓣闭锁伴 VSD	73	14.1	65	17.2	8	5.8	0.001
TAPVR	121	23.4	118	31.2	3	2.2	0.001
PAVPR	34	6.6	33	8.7	1	0.7	0.001
室间隔缺损,总数	63	12.2	45	11.9	18	12.9	0.001
VSD 膜性	25	4.8	15	4.0	10	7.2	
VSD 对位不良型	38	7.4	30	7.9	8	5.8	
房间隔缺损	119	23.0	100	26.5	19	13.7	0.001
ASD 继发孔型	82	15.9	68	18.0	14	10.1	
ASD NOS	30	5.8	25	6.6	5	3.6	
其他 ASD	7	1.4	7	1.9	0	0.0	
右房室瓣缺失(如三尖瓣闭锁)	9	1.7	8	2.1	1	0.7	
左房室瓣缺失(如二尖瓣闭锁)	26	5.0	20	5.3	6	4.3	
腔静脉,OS(如下腔静脉离断)	161	31.1	153	40.5	8	5.8	0.001
持续性左上腔静脉或双上腔静脉	145	28.0	137	36.2	8	5.8	0.001
内脏缺陷,所有病例[a,b]	517		378		139		
全内脏反位	163	31.5	24	6.3	139	100.0	
内脏对称,右侧异构	66	12.8	66	17.5	0	0.0	
内脏对称,左侧异构	70	13.5	70	18.5	0	0.0	
内脏对称,分侧模糊,或 NOS	169	32.7	169	44.7	0	0.0	

表 16-6　侧向缺陷病例的主要缺陷(续)

	所有侧向缺陷 (n=517)		内脏异位 (n=378)		完全内脏反位 (n=139)		Fisher 精确 检验[a]
		%		%		%	
内脏异位,NOS	104	20.1	104	27.5	0	0.0	
脾畸形	240	46.4	230	60.8	10	7.2	
无脾(脾缺如)	149	28.8	144	38.1	5	3.6	
多脾	77	14.9	72	19.0	5	3.6	
右侧脾	14	2.7	14	3.7	0	0.0	
肠旋转不良	147	28.4	136	36.0	11	7.9	
心外畸形,病例总数	41		33		8		
中枢神经系统,病例总数	7	1.4	5	1.3	2	1.4	
神经管缺陷	2	0.4	2	0.5	0	0.0	
无脑和颅脊柱裂	1	0.2	1	0.3	0	0.0	
脊柱裂	1	0.2	1	0.3	0	0.0	
中枢神经系统,不包括 NTD	5	1.0	3	0.8	2	1.4	
前脑无裂畸形	1	0.2	1	0.3	0	0.0	
脑积水	1	0.2	1	0.3	0	0.0	
Dandy-Walker 畸形	3	0.6	1	0.3	2	1.4	
颅缝早闭	1	0.2	1	0.3	0	0.0	
口面裂	5	1.0	5	1.3	0	0.0	
唇裂伴或不伴腭裂	2	0.4	2	0.5	0	0.0	
腭裂	3	0.6	3	0.8	0	0.0	
无耳/小耳	4	0.8	2	0.5	2	1.4	
食管闭锁	3	0.6	3	0.8	0	0.0	
肠道闭锁,病例总数	7	1.4	7	1.9	0	0.0	
小肠闭锁或狭窄	2	0.4	2	0.5	0	0.0	
肛门直肠闭锁或狭窄	5	1.0	5	1.3	0	0.0	
膈疝	4	0.8	3	0.8	1	0.7	
骶骨缺如或尾骨发育不良	5	1.0	3	0.8	2	1.4	
脐膨出	3	0.6	3	0.8	0	0.0	
二/三级尿道下裂	1	0.2	1	0.3	0	0.0	
双肾缺如或发育不良	2	0.4	1	0.3	1	0.7	
泄殖腔外翻	2	0.4	2	0.5	0	0.0	
胆道闭锁	2	0.4	2	0.5	0	0.0	
横向性肢体缺损	1	0.2	0	0.0	1	0.7	
节间肢缺乏症	1	0.2	0	0.0	1	0.7	

[a] 对所有心外缺陷,卡方检验 P 值是 0.3207,无统计学意义;因样本量小未对具体缺陷进行计算

[b] 内脏异位或完全内脏反位病例无脑病、无眼球或小眼球、白内障、后鼻孔闭锁、十二指肠闭锁或狭窄、腹裂或膀胱外翻

ASD,房间隔缺损(atrial septal defect);AV,房室的(atrioventricular);AVCD(AVSD),房室管缺损(房室间隔缺损)(atrioventricular canal defect (atrioventricular septal defect));DILV,左心室双入口(double inlet left ventricle);DIRV,右心室双入口(double inlet right ventricle);IVC,下腔静脉(inferior vena cava);NOS,未另行规定的(not otherwise specified);NTD,神经管缺陷(neural tube defect);OS,另行规定的(other specified);SVC,上腔静脉(superior vena cava);T/PAPVR,全部/部分异常肺静脉引流(total/partial anomalous pulmonary venous return);TGA,大动脉转位(transposition of the great arteries);TOF,法洛四联症(tetralogy of Fallot);VSD,室间隔缺损(ventricular septal defect)(From Lin AE,Krikov S,Riehle-Colarusso T,et al:Laterality defects in the National Birth Defects Prevention Study(1998-2007):birth prevalence and descriptive epidemiology. Am J Med Genet Part A164A:2581-2591,2014,table IV)

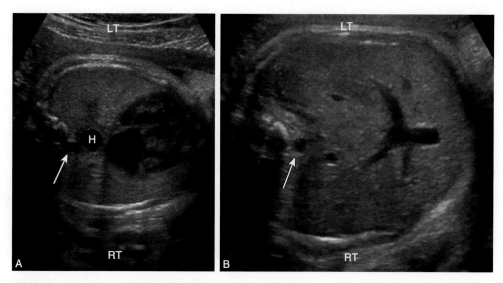

图 16-61　内脏异位。胎儿胸腔（**A**）和上腹部（**B**）轴面成像显示右侧异构/无脾伴复杂先天性心脏畸形和位于右侧的降主动脉（箭头）、食管裂孔疝（H）、中位肝、脾缺失。LT,左侧；RT,右侧

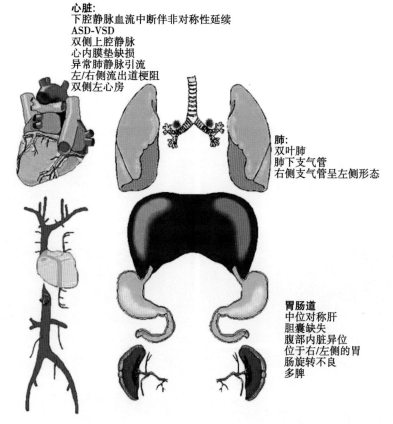

心脏:
下腔静脉血流中断伴非对称性延续
ASD-VSD
双侧上腔静脉
心内膜垫缺损
异常肺静脉引流
左/右侧流出道梗阻
双侧左心房

肺:
双叶肺
肺下支气管
右侧支气管呈左侧形态

胃肠道
中位对称肝
胆囊缺失
腹部内脏异位
位于右/左侧的胃
肠旋转不良
多脾

图 16-62　多脾示意图。ASD,房间隔缺损(atrial septal defect)；VSD,室间隔缺损(ventricular septal defect)(Courtesy of Philippe Jeanty,1999. Available at thefetus. net)

生长结局。

治疗

　　婴儿期的治疗由心脏缺陷决定。

参考文献

Abuhamad AZ, Robinson JN, Bogdan D, Tannous RJ: Color Doppler of the splenic artery in the prenatal diagnosis of heterotaxic syndromes. *Am J Perinatol* 16(9):469–473, 1999.

Berg C, Geipel A, Smrcek J, et al: Prenatal diagnosis of cardiosplenic syndromes: a 10-year experience. *Ultrasound Obstet Gynecol* 22(5):451–459, 2003.

Cesko I, Hajdu J, Marton T, et al: [Familial heterotaxy syndrome. Case report and review of the international literature]. *Orv Hetil* 139(46):2775–2778, 1998.

Lin AE, Krikov S, Riehle-Colarusso T, et al: Laterality defects in the national birth defects prevention study (1998–2007): birth prevalence and descriptive epidemiology. *Am J Med Genet A* 164(10):2581–2591, 2014.

Marton T, Cesko I, Hajdu J, et al: [Heterotaxy syndrome, analysis of 13 cases and review of the literature]. *Orv Hetil* 143(6):299–301, 2002.

Noack F, Sayk F, Ressel A, et al: Ivemark syndrome with agenesis of the corpus callosum: a case report with a review of the literature. *Prenat Diagn* 22(11):1011–1015, 2002.

Zariwala MA, Knowles MR, Leigh MW: Primary ciliary dyskinesia. In Pagon RA, Adam MP, Ardinger HH, et al, editors: *GeneReviews*, Seattle, 1993–2016, University of Washington.

Holt-Oram 综合征

见"上肢"章节讨论。

努南综合征

定义

努南综合征（Noonan syndrome）的特征是身材矮小、特异性面部特征（低位耳、眼距宽、鼻梁凹陷、巨头畸形）和先天性心脏病。其他发现包括宽阔或蹼状颈、胸部形状异常、凝血功能障碍、淋巴发育不良、睾丸未降、脊柱畸形和眼部异常（斜视、弱视、眼球震颤、白内障、眼底改变）。发育迟缓和智力障碍是相关的，但是相关性不一。

同义词

努南综合征也称为伴有正常 XX 染色体的 Turner 综合征，或假 Turner 综合征。

发病率

活产儿中发病率为 1/2500～1/1000。

病因学

努南综合征是由 RAS-MAPK 信号途径相关基因突变所致。

遗传学

努南综合征涉及的基因包括 *PTPN11*（50%）、

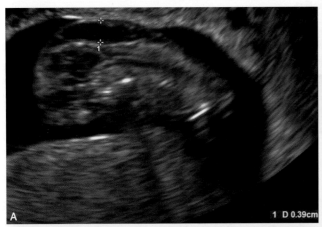

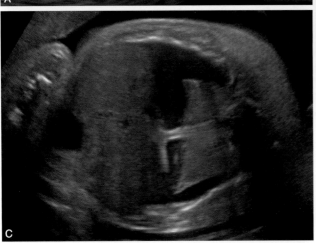

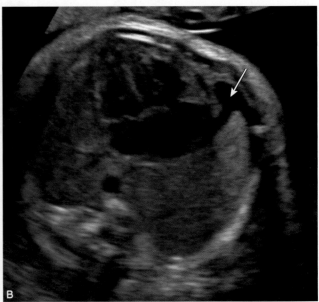

图 16-63　努南综合征。孕 11 周该胎儿颈项透明层增厚（A），30 周右侧胸腔少量积液（箭头）（B），32 周出现双侧胸腔积液（C）

SOS1（10%）、*RAF1*（10%）和 *KRAS*（<2%）。少于 1% 的病例涉及其他基因包括 *NRAS*、*BRAF*、*MAP2K1* 和 *RIT1*。遗传方式是常染色体显性遗传，新发突变常见。30%~75% 的家系发现父母之一受累。外显率很难估计；表达率有差异，许多成年患者只有在受影响更为严重的婴儿出生后才被诊断出来。

复发风险

如果父母一方受累复发风险为 50%。

诊断

出生前，早孕期可观察到颈项透明层厚度增加，而染色体正常。在中孕期可能观察到的其他特征包括面部形态异常、先天性心脏病、胸腔积液、肾脏畸形、羊水过多和水肿。50%~80% 的患者可发现先天性心脏病。最常见的心脏缺陷是肺动脉瓣狭窄（20%~50%）和肥厚性心肌病（20%~30%），其他畸形包括 ASD、VSD、末梢肺动脉狭窄、主动脉狭窄和法洛四联症。在产前成像中，心脏缺陷特别是肺动脉狭窄和心肌病往往不太常见，通常直到晚孕期才发现。出生体重一般正常，但是出生后特别是在青春期身材矮小尤为明显。

鉴别诊断

早孕期颈项透明层增厚跟 Turner 综合征和非整倍体相关，在染色体正常的情况下颈项透明层增厚应考虑努南综合征。其他 RAS 病（RAS-MAPK 信号途径突变综合征）可能与产前和婴儿期的类似结果相关，包括心面皮肤综合征和 Costello 综合征。Aarskog 综合征可以表现出相似的面部特征和身材矮小。分子遗传学检测可以协助诊断。

预后

未并发严重心脏病的患者通常预期寿命正常。婴儿往往存在喂养困难。听力受损常见。存在不同程度发育延迟。智力一般在正常范围内，但可能存在轻度学习困难。

治疗

已建立相关指南（表 16-7）。

表 16-7　努南综合征管理指南

	诊断时	确诊后	有症状者
一般检查	详细的全面检查包括神经系统检查； 医学遗传咨询； 考虑分子遗传学检查和遗传咨询	每年进行详细的全面检查包括神经系统检查 基因型检查阴性或为求多系统评估至遗传科复诊 青春期或较年轻的成人进行遗传咨询	隐睾一岁行睾丸固定术 对于淋巴水肿，若颅内压增高则进行脑和颈椎 MRI 检查；怀疑癫痫发作者进行脑电图检查并至神经科就诊
发育	多学科发育评估	5~18 岁儿童每年进行发育筛查	筛查结果异常进行神经学检查；推荐对三岁前发现发育迟缓者进行早期干预；对发育迟缓的 5~15 岁儿童制定个性化教育计划
口腔	一至两岁进行首次口腔评估	每年口腔检查	—
生长及喂养	为努南综合征患者绘制生长曲线图	三岁前每年三次绘制生长曲线图，以后每年一次	喂养困难、复发性呕吐或不明原因生长受限者至胃肠专科就诊，出现甲状腺功能减退的症状或体征后进行甲状腺功能检查
心血管系统	心脏检查、心电图、超声心动图	随访基于首次检查结果，若首次评估正常，以后五年随访一次	—
视力	基本眼科检查	每两年一次，发现异常后间隔缩短	—
听力	基本听力检查	出现复发性中耳炎或语言发育迟滞者复查	复发性中耳炎或严重中耳炎至耳鼻喉专科就诊；听力丧失者予以助听器或早期干预

表 16-7　努南综合征管理指南（续）			
	诊断时	确诊后	有症状者
血液系统	全血细胞计数、凝血酶原时间或活化部分凝血活酶时间	若6~12个月龄初筛则复查全血细胞计数和凝血酶原时间或活化部分凝血活酶时间；手术前：凝血活酶时间，血液专科就诊；脾肿大检测全血细胞全血细胞计数和凝血酶原时间或活化部分凝计数；肝脾肿大时检测全血细胞计数和肝功能血活酶时间，进一步检测（跟血液科医生会诊）凝血因子Ⅸ、Ⅺ和Ⅻ浓度、血管性血友病因子、血小板聚集率	异常出血或持续出血者检测凝血酶原时间和活化部分凝血活酶时间，血液专科就诊；脾肿大检测全血细胞凝血活酶时间，血液专科就诊；脾肿大检测全血细胞计数；肝脾肿大时检测全血细胞计数和肝功能
肾脏	肾脏超声	–	–
骨骼	通过放射学检查评估脊柱	青春期每年复查脊柱，若检查异常进一步放射学检查并推荐至骨科专科就诊	–

From Roberts AE, Allanson JE, Tartaglia M, et al: Noonan syndrome. Lancet 381:333-342, table 3, used with permission

参考文献

Achiron R, Heggesh J, Grisaru D, et al: Noonan syndrome: a cryptic condition in early gestation. *Am J Med Genet* 92(3):159–165, 2000.

Allanson JE, Roberts AE: Noonan syndrome. In Pagon RA, Adam MP, Ardinger HH, et al, editors: *GeneReviews*, Seattle, 1993–2016, University of Washington.

Aoki Y, Niihori T, Banjo T, et al: Gain-of-function mutations in RIT1 cause Noonan syndrome, a RAS/MAPK pathway syndrome. *Am J Hum Genet* 93(1):173–180, 2013.

Bradley E, Kean L, Twining P, James D: Persistent right umbilical vein in a fetus with Noonan's syndrome: a case report. *Ultrasound Obstet Gynecol* 17(1):76–78, 2001.

Joo JG, Beke A, Toth-Pal E, et al: Successful pregnancy in a Noonan syndrome patient after 3 unsuccessful pregnancies from severe fetal hydrops: a case report. *J Reprod Med* 50(5):373–376, 2005.

Nisbet DL, Griffin DR, Chitty LS: Prenatal features of Noonan syndrome. *Prenat Diagn* 19(7):642–647, 1999.

Picone O, Benachi A, Mandelbrot L, et al: Thoracoamniotic shunting for fetal pleural effusions with hydrops. *Am J Obstet Gynecol* 191(6):2047–2050, 2004.

Rauen KA: The RASopathies. *Ann Rev Genomics Hum Genet* 14:355–369, 2013.

坎特雷尔五联征

定义

坎特雷尔五联征（pentalogy of Cantrell）特征为五种异常：膈肌前部缺损、脐上腹壁中线缺损、心包壁层缺损、心内异常和胸骨下段缺损。它在1958年首次被报道。

同义词

同义词包括胸腹部异位心脏、异位心脏和Cantrell-Heller-Ravitch综合征。

发病率

坎特雷尔五联症非常罕见。估计活产儿中发病率为5.5/1 000 000，男女比例为2:1。

病因学/发病机制

这些缺陷似乎起源于胚胎发育第三周的中胚层，特别是在妊娠14~18天时内脏和体细胞中胚层的异常迁移以及绒毛膜或卵黄囊的过早破裂。

遗传学

大多数病例是散发的。一些家系中表现出 X 连锁遗传。

复发风险

复发风险未知，目前没有相关记录。已报道一对单卵双胎均发生该综合征。

诊断

出生前，最早可以在早孕期作出诊断。经典的发现包括前胸和腹壁的完全破裂。发现与脐膨出相关的胸外心脏活动可作出诊断。建议核型分析排除染色体异常。胸部和腹部内容物的压缩可能会引起腹水和胸腔积液。

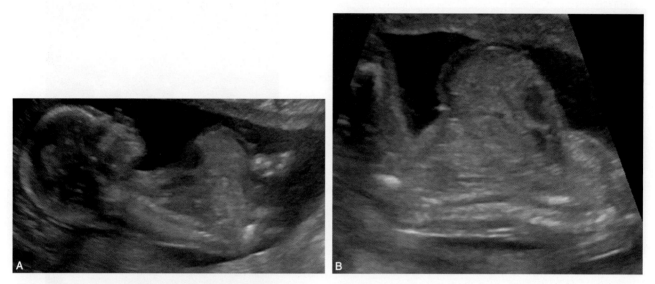

图 16-64　坎特雷尔五联症。孕 16 周（A）及孕 19 周（B）胎儿胸腹壁中线缺损部分胸外心脏和较大的脐膨出。该胎儿同时存在圆锥动脉干心脏畸形（右心室双出口）

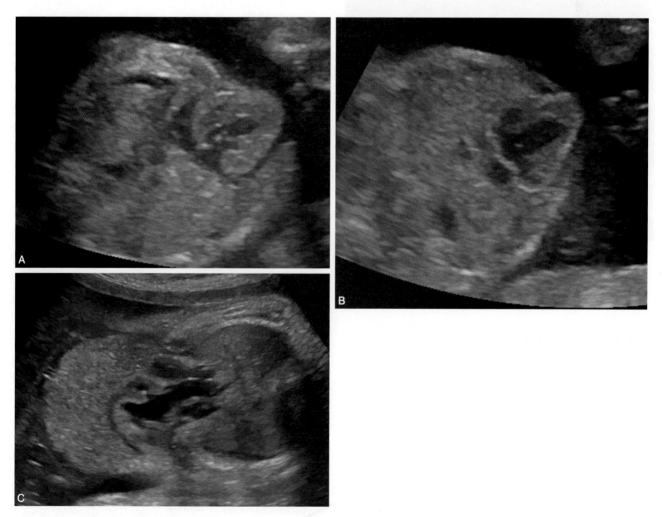

图 16-65　坎特雷尔五联症。孕 24 周（A 和 B），胎儿胸腔成像显示部分胸外心脏。孕 35 周（C），该轴切面显示胎儿胸腔大的向上的脐膨出

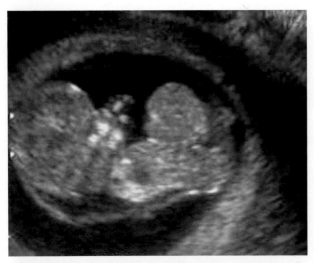

图 16-66　孕 10 周超声显示胚胎坎特雷尔五联症（Courtesy of Fernando Maia，2005. Available at thefetus. net）

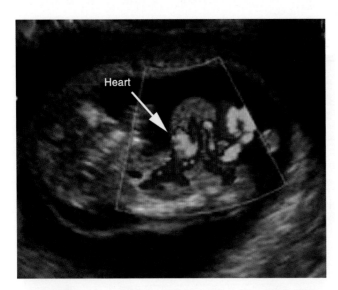

图 16-67　同一坎特雷尔五联症患者彩色多普勒超声（Courtesy of Fernando Maia，2005. Available at thefetus. net）

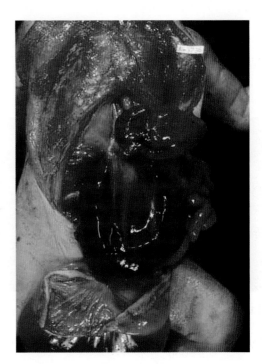

图 16-68　坎特雷尔五联症胎儿尸检照片（Courtesy of Heron Werner，2005. Available at thefetus. net）

预后

　　罕见存活，心脏和腹部内容物完全挤出的病例预后极差。温和型患者的预后取决于畸形的程度，包括腹壁缺损的大小和心脏缺陷的程度。先天性心脏病是存活新生儿婴儿期发病的主要原因之一。

治疗

　　分娩后，不应延迟脐膨出的修复。可以尝试同时修复胸骨、膈肌和心包缺损。继发于胸廓发育不良的手术矫正通常较困难且无法封闭异位心脏。可能存在继发于肺发育不良的呼吸功能不全。

相关异常

　　其他异常包括颅面畸形、中枢神经系统畸形、骨骼畸形、皮肤异常、脊柱裂、无脑畸形、脑积水和畸形足。

鉴别诊断

　　鉴别诊断包括孤立性胸部心脏异位、与羊膜带综合征相关的异位心绞痛、体蒂异常、孤立性脐膨出、BWS、染色体异常。

参考文献

Carmi R, Boughman JA: Pentalogy of Cantrell and associated midline anomalies: a possible ventral midline developmental field. *Am J Med Genet* 42(1):90–95, 1992.

Mallula KK, Sosnowski C, Awad S: Spectrum of Cantrell's pentalogy: case series from a single tertiary care center and review of the literature. *Pediatr Cardiol* 34(7):1703–1710, 2013.

Pollio F, Sica C, Pacilio N, et al: [Pentalogy of Cantrell: first trimester prenatal diagnosis and association with multicistic dysplastic kidney]. *Minerva Ginecol* 55(4):363–366, 2003.

Thamboo TP, Chan NH: Pentalogy of Cantrell with a double-outlet left ventricle. *Pathology* 37(1):87–89, 2005.

结节性硬化

见"中枢神经系统"讨论部分。出生前可见心脏横纹肌瘤（见境界清楚的均质包块）；51%~86%的心脏横纹肌瘤患者存在结节性硬化。

胃肠系统/腹壁

胃肠系统疾病

囊性纤维化

定义　囊性纤维化（cystic fibrosis，CF）是一种复杂的多系统疾病，影响呼吸道、胰腺外分泌、肝胆系统、汗腺外分泌、男性生殖道。

发病率　活产儿中发病率在北欧为 1/3200；非洲裔美国人为 1/15 000；亚裔美国人为 1/31 000。

诊断　出生前，通常因胎儿肠管回声增强（由于异常胎粪导致的肠道阻塞）怀疑该诊断。中度肠管回声增强的 CF 风险可能为 2%~3%，严重时可能为 5%~20%。新生儿可以通过汗液氯化物检测异常来诊断，超过 90% 的 CF 患者呈阳性。在美国的大部分地区已实施 CF 的新生儿筛查。

遗传学　CF 由 *CFTR* 基因突变引起。遗传方式为常染色体隐性遗传。

复发风险　如果父母双方为携带者复发风险为 25%。

鉴别诊断　表现出胎儿肠管回声增强的最常见其他疾病包括非整倍体和 CMV 感染。

预后　15%~20% 的 CF 患儿出现胎粪性肠梗阻。肺部疾病是长期发病甚至死亡的主要原因。下呼吸道炎症和慢性支气管炎症进展为终末期纤维性肺病。大多数患者也存在胰腺功能不全，大多数男性不育。总体中位生存时间为 36.5 年。

治疗　产前发现肠管回声增强应进行胎儿非整倍体、母体 CF 携带者检测和 CMV 感染的评估。如果这些检测结果为阴性，考虑到肠管回声增强与胎儿生长受限和死产的关系，应该增加妊娠监测。

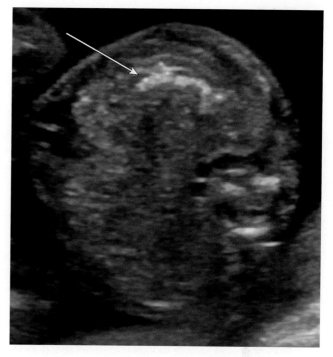

图 16-69　囊肿性纤维化。胎儿腹部轴切面显示肠管回声增强（箭头）。中孕期肠管回声增强可提示囊肿性纤维化。应予遗传咨询讨论遗传方式、种族渊源的影响以及合适的遗传学评估

参考文献

Aboujaoude R, Alvarez J, Ganesh V, Apuzzio J: Is testing for cytomegalovirus and cystic fibrosis indicated in members of a nonwhite pregnant population in whom the fetus has an echogenic bowel? *Am J Perinatol* 23(5):319–323, 2006.

Al-Kouatly HB, Chasen ST, Streltzoff J, Chervenak FA: The clinical significance of fetal echogenic bowel. *Am J Obstet Gynecol* 185(5):1035–1038, 2001.

Ameratunga DM, Said JM, Reidy K, Palma-Dias R: Perinatal outcomes following the ultrasound diagnosis of echogenic bowel: an Australian perspective. *Fetal Diagn Ther* 31(3):179–184, 2012.

Corteville JE, Gray DL, Langer JC: Bowel abnormalities in the fetus—correlation of prenatal ultrasonographic findings with outcome. *Am J Obstet Gynecol* 175(3 Pt 1):724–729, 1996.

Cystic Fibrosis Foundation: Patient Registry: *Annual Data Report to the Center Directors 2014,* Bethesda, MD, 2006, Cystic Fibrosis Foundation. Available at: <www.cff.org>.

Ghose I, Mason GC, Martinez D, et al: Hyperechogenic fetal bowel: a prospective analysis of sixty consecutive cases. *Br J Obstet Gynaecol* 107(3):426–429, 2000.

Mailath-Pokorny M, Klein K, Klebermass-Schrehof K, et al: Are fetuses with isolated echogenic bowel at higher risk for an adverse pregnancy outcome? Experiences from a tertiary referral center. *Prenat Diagn* 32(13):1295–1299, 2012.

Slotnick RN, Abuhamad AZ: Prognostic implications of fetal echogenic bowel. *Lancet* 347(8994):85–87, 1996.

大疱性表皮松解症伴幽门闭锁

定义　大疱性表皮松解症伴幽门闭锁（epidermolysis bullosa with pyloric atresia，EB-PA）的特征是轻微外伤或无外伤时皮肤和黏膜脆性增加产生大疱，以及先天性幽门闭锁和泌尿生殖系统畸形（肾发育不良或多囊肾、肾盂积水或输尿管积水、输尿管囊肿、肾脏集合系统重复、膀胱缺如）。

同义词 EB-PA 也称为 Carmi 综合征。

病因学 涉及的基因突变导致 α6β3 整联蛋白复合物或相互作用蛋白 plectin 缺乏。这些蛋白是维持表皮完整性所必需的。与幽门闭锁的关系尚不清楚。

发病率 EB-PA 非常罕见。EB-PA 作为 EB 的亚型约占所有 EB 病例的 15%。

遗传学 有三种基因与该疾病相关：*ITGB4*（80%），*ITGA6*（5%）和 *PLEC1*（15%）。遗传方式是常染色体隐性遗传。因为可能存在生殖系嵌合和单亲二倍体，应确定父母双方的携带状态。完全外显。

复发风险 如果父母双方均为突变携带者，复发风险为 25%。

诊断 出生前，可能最初是基于发现扩大的胃泡而怀疑幽门闭锁。胃内沉积物可提示可能的胎儿皮肤损伤情况。常发现羊水过多和羊水 AFP 水平升高（> 20MoM）。

相关异常 其他异常包括皮肤局部缺如（先天性皮肤发育不全）、稀毛症、指甲营养不良、局部挛缩和扩张型心肌病。

鉴别诊断 其他需要考虑的疾病包括大疱性表皮松解症和孤立性幽门闭锁的其他亚型。

预后 临床结局通常很严重，常在新生儿期致死。患病婴儿可能因广泛的皮肤起疱和腐蚀而产生严重的电解质异常、发生败血症。存活的婴儿通常皮肤恶化程度较轻，需要手术修复幽门闭锁。

参考文献

Chung HJ, Uitto J: Epidermolysis bullosa with pyloric atresia. *Dermatol Clin* 28(1):43–54, 2010.

Maurice P, Eyrolle-Guignot D, Dhombres F, et al: The key role of ultrasound examination in the prenatal diagnosis of epidermolysis bullosa with pyloric atresia. *Prenat Diagn* 33(9):908–909, 2013.

Pfendner EG, Lucky AW: Epidermolysis bullosa with pyloric atresia. In Pagon RA, Adam MP, Ardinger HH, et al, editors: *GeneReviews*, Seattle, 1993–2016, Washington.

巨膀胱-小结肠-肠蠕动减慢综合征

定义 巨膀胱-小结肠-肠蠕动减慢综合征（megacystis-microcolon-intestinal hypoperistalsis syndrome, MMIHS）特征为出生前尿道膀胱扩张和功能性肠梗阻。

病因学 编码 γ2 肠肌动蛋白的 *ACTG2* 基因被认为对细胞的完整性、结构和运动力很重要。它与肌动蛋白细胞骨架网相关。*ACTG2* 的突变导致肠平滑肌功能障碍。

遗传学 很多病例由 *ACTG2* 杂合性突变引起。可能存在遗传异质性。尽管有报道患者父母患病病情较轻且具有致病性 *ACTG2* 突变，但大多数病例是新发的。

复发风险 对于新发病例，由于可能存在生殖细胞嵌合，估计复发风险约为 1%。已知亲本突变的复发风险为 50%。

发病率 MMIHS 罕见。文献中已经报道了 230 多例。

诊断 产前检查结果包括巨膀胱、肾盂积水、胃扩张和小肠扩张。也可以见到羊水过多。新生儿发现无结构性梗阻的膀胱扩张、小肠扩张、肠蠕动减慢伴结肠口径缩小。肾功能正常。

鉴别诊断 鉴别诊断应考虑引起胎儿巨膀胱的其他疾病如后尿道瓣膜。

预后 由于喂养困难和并发症，婴儿期死亡常见。

治疗 需要广泛的外科手术，包括小肠在内的多个器官移植。多器官移植后的存活率仅为 12%~20%。大多数存活者依赖于全胃肠外营养和导尿。

参考文献

Thorson W, Diaz-Horta O, Foster J, 2nd, et al: De novo ACTG2 mutations cause congenital distended bladder, microcolon, and intestinal hypoperistalsis. *Hum Genet* 133(6):737–742, 2014.

Tuzovic L, Anyane-Yeboa K, Mills A, et al: Megacystis-microcolon-intestinal hypoperistalsis syndrome: case report and review of prenatal ultrasonographic findings. *Fetal Diagn Ther* 36(1):74–80, 2014.

Wangler MF, Gonzaga-Jauregui C, Gambin T, et al: Heterozygous de novo and inherited mutations in the smooth muscle actin (ACTG2) gene underlie megacystis-microcolon-intestinal hypoperistalsis syndrome. *PLoS Genet* 10(3):e1004258, 2014.

腹壁缺损

Beckwith-Wiedemann 综合征

定义 Beckwith-Wiedemann 综合征（Beckwith-Wiedemann Syndrome, BWS）最初是一种生长障碍性疾病，特征是经典的巨大儿、巨舌症和脐膨出三联征。其他还包括内脏肥大、胚胎性肿瘤、新生儿低血糖、耳皱纹或凹陷，以及肾脏畸形。

发病率 估计发病率为 1/13 700，但因为有些人

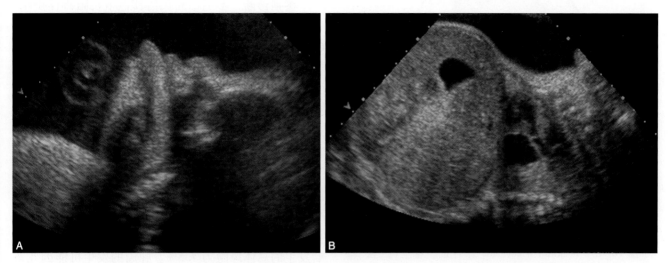

图 16-70 Beckwith-Wiedemann 综合征(BWS)。巨大儿和 BWS 胎儿可见巨舌(A)和肝大(B)

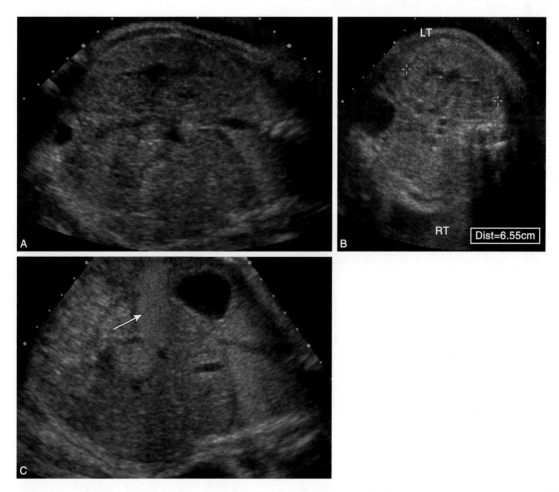

图 16-71 器官巨大症是 Beckwith-Wiedemann 综合征的特征性表现。该例胎儿可见巨肾(A)和胰腺增大(B 和 C)(箭头)。LT,左侧;RT,右侧

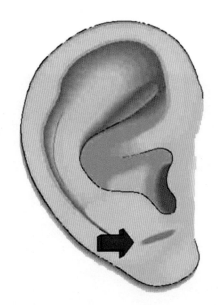

图 16-72　Beckwith-Wiedemann 综合征。耳垂沟（箭头）被认为是细节表现

肉瘤。出生时常可以看到偏侧增生，但随着孩子的成长可变得不那么明显。

鉴别诊断　鉴别诊断包括其他生长障碍性疾病，如 Simpson-Golabi-Behmel 综合征、Perlman 综合征、Costello 综合征、Sotos 综合征和变形杆菌综合征，以及糖尿病性胎儿病。

预后　最初新生儿病死率高达 20%，但现在可能有所降低。对相关问题的认识改善了预后。由于羊水过多和妊娠期高血压，早产是常见的并发症。通常发育正常，儿童期之后预后通常较好。

治疗　如果存在严重的巨大儿和肾上腺囊肿，可能需要剖宫产。应监测和治疗新生儿低血糖。巨舌症可导致喂养困难和气道阻塞。应通过血清 AFP 水平和腹部超声检查筛查胚胎性肿瘤直至 8 岁。儿童期肿瘤发生的总体风险为 7.5%。肿瘤的发生可能因儿童 BWS 特定的潜在遗传学因素而异。应修复脐膨出。

的表型较轻且有待进一步诊断，该数字可能偏低。

病因学　大约 85% 的病例是散发的。辅助生殖技术会增加印迹疾病的风险，包括 BWS。

遗传学　BWS 由染色体 11p15 的表观遗传和基因组改变引起，包括在印迹中心 2 处的母源染色体甲基化缺失（IC2；50% 的个体）、染色体 11p15 区域的单亲二倍体（20%）、印迹中心 1 处的母源染色体甲基化（IC1；5%）。CDKN1C 的序列分析鉴定显示有该病家族史的病例中 40% 存在突变而没有家族病史的病例中 5%~10% 存在突变。总体而言，85% 的 BWS 患者没有家族史，而 15% 的病例存在家族史且遗传模式符合常染色体显性遗传。不完全外显，表达率不一。

复发风险　复发风险取决于导致 BWS 的潜在机制。

诊断　产前检查结果包括巨大儿、巨舌症、脐膨出、羊水过多、脐带过长和胎盘肿大。这些特点中很多晚孕期才出现。可能存在肾脏畸形，包括髓质异常、重复集合系统、囊性变和肾脏肿大。胚胎肿瘤可能在生命早期出现，包括肾母细胞瘤（Wilms tumor）和肝母细胞瘤，以及神经母细胞瘤、肾上腺皮质癌和横纹肌

参考文献

Borer JG, Kaefer M, Barnewolt CE, et al: Renal findings on radiological followup of patients with Beckwith-Wiedemann syndrome. *J Urol* 161(1):235–239, 1999.

Clericuzio CL, Chen E, McNeil DE, et al: Serum alpha-fetoprotein screening for hepatoblastoma in children with Beckwith-Wiedemann syndrome or isolated hemihyperplasia. *J Pediatr* 143(2):270–272, 2003.

Fahmy J, Kaminsky CK, Parisi MT: Perlman syndrome: a case report emphasizing its similarity to and distinction from Beckwith-Wiedemann and prune-belly syndromes. *Pediatr Radiol* 28(3):179–182, 1998.

Hamada H, Fujiki Y, Obata-Yasuoka M, et al: Prenatal sonographic diagnosis of Beckwith-Wiedemann syndrome in association with a single umbilical artery. *J Clin Ultrasound* 29(9):535–538, 2001.

Merrot T, Walz J, Anastasescu R, et al: Prenatally detected cystic adrenal mass associated with Beckwith-Wiedemann syndrome. *Fetal Diagn Ther* 19(6):465–469, 2004.

Reish O, Lerer I, Amiel A, et al: Wiedemann-Beckwith syndrome: further prenatal characterization of the condition. *Am J Med Genet* 107(3):209–213, 2002.

Shuman C, Beckwith JB, Smith AC, Weksberg R: Beckwith-Wiedemann syndrome. In Pagon RA, Adam MP, Ardinger HH, et al, editors: *GeneReviews*, Seattle, 1993-2016, University of Washington.

Wangler MF, Chang AS, Moley KH, et al: Factors associated with preterm delivery in mothers of children with Beckwith-Wiedemann syndrome: a case cohort study from the BWS registry. *Am J Med Genet A* 134A(2):187–191, 2005.

Williams DH, Gauthier DW, Maizels M: Prenatal diagnosis of Beckwith-Wiedemann syndrome. *Prenat Diagn* 25(10):879–884, 2005.

泄殖腔外翻序列

定义　泄殖腔外翻序列（cloacal exstrophy sequence）是一种复杂的腹壁缺损，其特征性表现为脐膨出（omphalocele）、膀胱外翻（bladder exstrophy）和肛门闭锁（imperforate anus）。其他异常包括肾脏畸形、脊柱异常、单脐动脉和肢体异常。

同义词　泄殖腔外翻序列也被称为 OEIS 综合征（脐膨出、膀胱外翻、肛门闭锁和脊柱异常）。

发病率　发病率为 1∶400 000~1∶200 000，男女比例约为 2∶1。

病因学　泄殖腔外翻序列被认为是由早期包括尾部隆起在内的早期胚胎缺陷引起。

遗传学　泄殖腔外翻可能存在遗传异质性（heterogeneous）。受累婴儿偶有染色体异常。

复发风险　复发风险未知。

诊断　产前超声发现包括大的脐带内前中线缺损、脐膨出、膀胱缺失和羊水过多（polyhydramnios）。生殖器异常包括阴囊或阴唇的分布以及阴茎或阴蒂分裂或缺如。男性经常表现为睾丸不下降；女性常见双阴道和阴道发育不全。

相关异常　较少见的异常包括食管闭锁伴气管食管瘘（tracheoesophageal fistula）、十二指肠闭锁（duodenalatresia）和 Chiari I 畸形。

鉴别诊断　需鉴别诊断的包括在外翻-尿道上裂谱系中的相关畸形，如膀胱外翻。

预后　矫正手术后生存率显著增加，目前其生存率超过 90%。并发症包括泌尿系统和肠道功能的并发症及性别指认。

治疗　产后治疗需要多学科团队合作，需要进行多次手术。治疗的原则是把提高生活质量放在主导地位。如果不能通过体格检查确定性别，应由染色体核型决定。应该进行胸部、脊柱和骨盆平片检查。进行肾脏和脊柱异常的筛查。

参考文献

Arlen AM, Smith EA: Disorders of the bladder and cloacal anomaly. *Clin Perinatol* 41(3):695–707, 2014.

Feldkamp ML, Botto LD, Amar E, et al: Cloacal exstrophy: an epidemiologic study from the International Clearinghouse for Birth Defects Surveillance and Research. *Am J Med Genet C Semin Med Genet* 157C(4):333–343, 2011.

Miller-Dieker 综合征

请参阅"中枢神经系统"章节。该综合征有无脑回畸形及其他异常，少数病例有脐膨出。

坎特雷尔五联症

请参阅"心脏"章节。这种综合征与腹壁缺损有关，以脐膨出最常见。

梅干腹综合征

定义　梅干腹综合征（Prune-belly syndrome，PBS）是一种罕见病，其特征性表现为先天性腹壁肌肉缺损、泌尿系统畸形和男孩的隐睾（cryptorchidism）。

同义词　梅干腹综合征又称为梨状腹综合征（Eagle-Barrett syndrome）和（腹壁肌肉-尿路-睾丸）三联征。

发病率　活产儿中该病的发病率为 1∶50 000～1∶35 000；梅干腹综合征最常见于男性，而女性很少见（3%～5%）。更常见于低龄孕妇、双胎妊娠及通过辅助生殖技术妊娠的孕妇所生的婴儿。

病因学　目前已经提出了多种理论解释该疾病的发生，其中两个理论占主导地位：理论一提出后尿道瓣

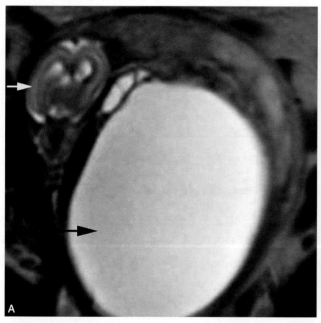
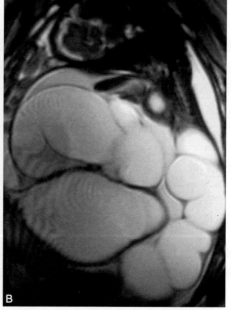

图 16-73　A. MRI T2 矢状切面显示高信号的显著增大的膀胱（黑箭头）。注意妊娠 26 周时增大的膀胱与胎头的大小差异（白色箭头）。B. MRI T2 冠状切面显示胎儿输尿管显著扩张（Courtesy of Heron Werner, 2005. Available at thefetus. net）

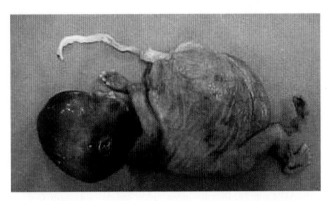

图 16-74　引产后新生儿照片。显示腹部显著增大及赘皮（Courtesy of Heron Werner, 2005. Available at thefetus. net）

膜引起的尿道闭锁和狭窄导致严重的膀胱出口梗阻；理论二提出妊娠 6 ~ 7 周时侧板中胚层发育停止导致腹壁肌肉缺陷和泌尿道发育缺陷。

遗传学　遗传学未明，但是梅干腹综合征可能有一定遗传异质性。偶见报道与非整倍体（aneuploidy）及 *HNF1* 基因异常有关。

复发风险　目前未知，但非常低。

诊断　产前超声发现胎儿腹部巨大肿块时，应该考虑到 PBS。PBS 中的腹部肿块是巨膀胱（megacystis）（膀胱增大）；如果下尿路梗阻严重，可能会出现羊水过少（oligohydramnios）。其他异常包括肾脏回声增强、Potter 面容（Potter facies）、肺发育不良、胃扩张、短肠、微回肠、微结肠、肠旋转不良、肛门闭锁、关节挛缩（arthrogryposis）、足内翻（clubfeet）和心脏缺陷。

鉴别诊断　包括其他泌尿道异常，如后尿道瓣膜（posterior urethral valve, PUV）和巨膀胱-小结肠-肠蠕动减慢综合征（megacystis-microcolon-intestinal hypoperistalsis syndrome, MMIHS）。

预后　预后取决于肾功能受损的严重程度、羊水过少的持续时间和程度以及是否合并肺脏发育不良。羊水量正常往往预示着妊娠结局良好。

治疗　严重下尿路梗阻病例的产前治疗尚存争议。产前干预胎儿的目的是为了减轻膀胱出口梗阻的症状和恢复羊水量，但目前证据不足。产后治疗旨在保护肾功能并防止尿路感染。无论从美观还是功能来说，腹壁重建都是必不可少的。实施睾丸固定术以矫正腹腔内睾丸位置。由于患者泌尿系统外的畸形较常见，尤其是心脏异常，所以应该对患者进行全面整体的评估。

参考文献

Bonilla-Musoles F, Machado LE, Bailao LA, et al: Abdominal wall defects: two- versus three-dimensional ultrasonographic diagnosis. *J Ultrasound Med* 20(4):379–389, 2001.

Clayton DB, Brock JW, 3rd: Lower urinary tract obstruction in the fetus and neonate. *Clin Perinatol* 41(3):643–659, 2014.

Hassett S, Smith GH, Holland AJ: Prune belly syndrome. *Pediatr Surg Int* 28(3):219–228, 2012.

Hoshino T, Ihara Y, Shirane H, Ota T: Prenatal diagnosis of prune belly syndrome at 12 weeks of pregnancy: case report and review of the literature. *Ultrasound Obstet Gynecol* 12(5):362–366, 1998.

Leeners B, Sauer I, Funk A: [Prune belly syndrome—diagnosis and therapeutic possibilities]. *Zeitschr Geburtshilfe Neonatol* 203(4):183–186, 1999.

Leeners B, Sauer I, Schefels J, et al: Prune-belly syndrome: therapeutic options including in utero placement of a vesicoamniotic shunt. *J Clin Ultrasound* 28(9):500–507, 2000.

Muller Brochut AC, Thomann D, Kluwe W, et al: Fetal megacystis: experience of a single tertiary center in Switzerland over 20 years. *Fetal Diagn Ther* 36(3):215–222, 2014.

Perez-Brayfield MR, Gatti J, Berkman S, et al: In utero intervention in a patient with prune-belly syndrome and severe urethral hypoplasia. *Urology* 57(6):1178, 2001.

Salihu HM, Tchuinguem G, Aliyu MH, Kouam L: Prune belly syndrome and associated malformations. A 13-year experience from a developing country. *West Indian Med J* 52(4):281–284, 2003.

Tonni G, Ida V, Alessandro V, Bonasoni MP: Prune-belly syndrome: case series and review of the literature regarding early prenatal diagnosis, epidemiology, genetic factors, treatment, and prognosis. *Fetal Pediatr Pathol* 31(1):13–24, 2013.

泌尿生殖道

肾脏泌尿道异常

1000 个新生儿中约有 5 个会出现轻度的肾脏和泌尿道异常。许多异常孤立发生，但一些有已知的遗传原因，如常染色体隐性遗传性多囊性肾病（见第 15 章）。完全性双肾发育不良的胎儿不适宜子宫外生活，继发的羊水过少可引起包括肺发育不良和肌肉骨骼异常的 Potter 序列。其他肾脏泌尿道异常与胎儿综合征有关，下面综述一些主要综合征。

Fraser 综合征（弗雷泽综合征）

定义　Fraser 综合征（Fraser syndrome）的特征是隐眼畸形（cryptophthalmos）、皮肤并指（趾）畸形（syndactyly）、呼吸道和泌尿生殖道异常（外生殖器模糊（ambiguous genitalia）和肾脏发育不全）。

同义词　Fraser 综合征也被称为隐眼-并指（趾）畸形综合征（cryptophthalmos-syndactyly syndrome）。

发病率　活产儿中的发病率为 0.043/10 000，死胎中的发病率为 1.1/10 000。

病因学　在胚胎发育过程中,由 *FRAS1* 和 *FREM* 基因编码的蛋白质形成基底膜中表达的复合物,该复合物与上皮-间充质的完整性有关。*GRIP1* 基因编码的支架蛋白与 FRAS1/FREM 蛋白复合物相互作用,有助于将复合物集中于细胞的基底层。

遗传学　遗传原因存在异质性,包括 *FRAS1*,*FREM2* 或 *GRIP1* 基因突变。它是显著家系内变异性的常染色体隐性遗传(autosomal recessive)。

复发风险　如果父母双方都是突变基因携带者,复发风险为 25%。

诊断　诊断依靠主要诊断标准联合次要诊断标准,要求符合三个主要诊断标准,或两个主要诊断标准和两个次要诊断标准,或一个主要诊断标准和三个次要诊断标准。主要诊断标准包括并指(趾)、隐眼畸形、泌尿道异常、外生殖器模糊、喉部或气管异常及阳性家族史;次要诊断标准包括肛门直肠异常、

耳发育不良、颅骨骨化异常、脐部异常和鼻部异常。其他特征包括唇裂或唇腭裂、骨骼异常、心脏畸形和肛门闭锁(imperforate anus)。尽管这些异常大部分可能会在产前超声发现,但是直到出生后才能对该病做出明确诊断。

鉴别诊断　具有并指(趾)、肾脏发育不全的其他综合征,包含皮肤发育不全的喉异常综合征、Nager 头面骨发育不全综合征和 Pallister-Hall 综合征,但它们都与 Fraser 综合征不同。

预后　如果存在喉闭锁或双肾发育不全,则该综合征是致死性的。在罕见的可矫正病例中,如果存在隐眼畸形,即使外科手术治疗,视力仍然非常差(即 20/200 和 20/360)。(译者注:20/200 则意味着,正常视力在 200m 处能够看清的目标,这时需要在 20m 处才能够看清。在美国,视力低于 20/200 称为失明。)

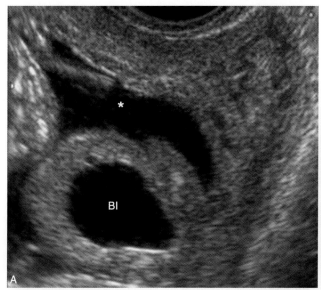

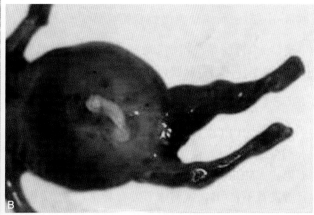

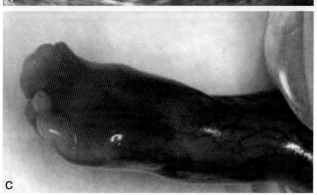

图 16-75　妊娠 16 周诊断的 Fraser 综合征病例。巨膀胱、并指(趾)畸形和羊水过少。A. 超声显示巨膀胱和腹水(星号)。B、C. 新生儿图像。腹壁增厚,尸检显示足的第一、二、三脚趾并趾(Courtesy of Fabrice Cuillier, 2005. Available at thefetus. net)

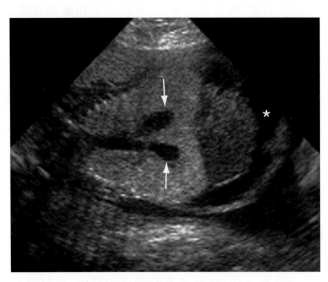

图 16-76　具有喉闭锁和 Fraser 综合征的另一胎儿声像图。双侧肺脏增大、回声增强，支气管充满液体（箭头）和腹水（星号）

参考文献

Berg C, Geipel A, Germer U, et al: Prenatal detection of Fraser syndrome without cryptophthalmos: case report and review of the literature. *Ultrasound Obstet Gynecol* 18(1):76–80, 2001.

Lesniewicz R, Sulik M, Midro AT: [Microphthalmos and hypertelorism as diagnostic index in ultrasound diagnosis of Fraser syndrome]. *Ginekol Pol* 76(2):147–152, 2005.

Okumus N, Onal EE, Turkyilmaz C, et al: Resuscitation failure due to Fraser syndrome in a newborn undiagnosed in the prenatal period. *Resuscitation* 65(2):221–223, 2005.

Prasun P, Pradhan M, Goel H: Intrafamilial variability in Fraser syndrome. *Prenat Diagn* 27(8):778–782, 2007.

Schanze D, Kayserili H, Satkin BN, et al: Fraser syndrome due to mutations in GRIP1—clinical phenotype in two families and expansion of the mutation spectrum. *Am J Med Genet A* 164A(3):837–840, 2014.

van Haelst MM, Maiburg M, Baujat G, et al: Molecular study of 33 families with Fraser syndrome new data and mutation review. *Am J Med Genet A* 146A(17):2252–2257, 2008.

van Haelst MM, Scambler PJ, Fraser Syndrome Collaboration Group, Hennekam RC: Fraser syndrome: a clinical study of 59 cases and evaluation of diagnostic criteria. *Am J Med Genet A* 143A(24):3194–3203, 2007.

Vogel MJ, van Zon P, Brueton L, et al: Mutations in GRIP1 cause Fraser syndrome. *J Med Genet* 49(5):303–306, 2012.

Meckel 综合征

请参阅"中枢神经系统"章节。

巨膀胱-小结肠-肠蠕动减慢综合征

请参阅"胃肠系统疾病"章节。如果不存在尿道梗阻，这种综合征与巨膀胱（胎儿膀胱增大）有关。

MURCS 联合征

定义　MURCS 联合征（MURCS association）是 Mayer-Rokitansky-Küster-Hauser（MRKH）综合征的非典型形式。MURCS 包括米勒管发育不全（MU）、先天性肾脏发育不良（R）、颈胸体节发育异常（CS）。其诊断标准是女性的子宫阴道闭锁，伴有肾脏和骨骼异常，也可以看到心脏和耳科异常。

同义词　MURCS 联合征也被称为 MRKH 综合征 2 型或非典型 MRKH。

发病率　估计发病率为 1/50 000。

遗传学　知之甚少。已经提出遗传异质性原因，家族性和散发性病例均有报道。一些 MRKH 病例与 LHX1 或 TBX6 基因突变有关。家族性病例似乎证实了与不完全外显的常染色体显性遗传有关。

复发风险　复发风险取决于病因。病因不同，复发风险不同。

诊断　米勒管异常在产前很难被发现，当发现肾和椎体异常时应该考虑该联合征。

鉴别诊断　鉴别诊断要考虑到其他与肾脏、米勒管和椎骨异常有关的疾病，例如 VACTERL。

治疗　患者的直系亲属会有孤立的肾脏异常，应该通过肾脏超声检查进行筛查。

参考文献

Herlin M, Hojland AT, Petersen MB: Familial occurrence of Mayer-Rokitansky-Kuster-Hauser syndrome: a case report and review of the literature. *Am J Med Genet A* 164A(9):2276–2286, 2014.

Ledig S, Brucker S, Barresi G, et al: Frame shift mutation of LHX1 is associated with Mayer-Rokitansky-Kuster-Hauser (MRKH) syndrome. *Hum Reprod* 27(9):2872–2875, 2012.

Sandbacka M, Laivuori H, Freitas E, et al: TBX6, LHX1 and copy number variations in the complex genetics of Mullerian aplasia. *Orphanet J Rare Dis* 8:125, 2013.

Perlman 综合征

请参阅"胎儿过度生长"。相关的肾脏异常包括肾脏增大、肾脏回声增强和肾盂积水。

生殖器异常

男性生殖器异常较常见，尤其是尿道下裂和尿道上裂。这些异常经常是孤立存在的，但在许多相关的个别胎儿综合征中也可以看到。女性生殖器异常包括卵巢囊肿、阴道和子宫畸形、外生殖器模糊（常见于肾上腺性征综合征,例如由于 CYP21A2 基因突变引起21-羟化酶缺乏)(见第 15 章)。合并性发育障碍患者应由多学科小组进行评估。常见的诊断包括先天性肾上腺皮质增生症、雄激素不敏感、混合性性腺发育不全,阴蒂/阴唇异常、低促性腺激素性性腺功能减退症和尿道下裂(hypospadias)。与外生殖器模糊相关的多系统遗传疾病包括 Antley-Bixler(安特利-比克斯勒)综合征、弯腿性发育不良、CHARGE 综合征、Denys-Drash综合征、Fraser(弗雷泽)综合征、Pallister-Hall 综合征、Robinow 综合征、SLO 综合征、WAGR 综合征、X 连锁

无脑回合并外生殖器模糊(XLAG)和 X 连锁 Opitz G/BBB 综合征。发现相关的临床表现应该考虑到这些综合征。

参考文献

Adam MP, Fechner PY, Ramsdell LA, et al: Ambiguous genitalia: what prenatal genetic testing is practical? *Am J Med Genet A* 158A(6):1337–1343, 2012.

Parisi MA, Ramsdell LA, Burns MW, et al: A gender assessment team: experience with 250 patients over a period of 25 years. *Genet Med* 9(6):348–357, 2007.

胎儿运动异常

Antley-Bixler 综合征

请参阅前面讨论的"颅缝早闭"。

尾部退化综合征

请参阅前面讨论的"致畸剂"章节。

先天性鱼鳞病

定义

先天性鱼鳞病(congenital ichthyosis)代表了临床表现严重程度不等的一组疾病,临床表现最严重的是丑角鱼鳞病(harlequin ichthyosis)。丑角鱼鳞病婴儿通常早产,被包裹在硬而厚、看起来像盔甲一样的皮肤中,严重限制了婴儿的活动。厚厚的皮肤会导致面部、头部和四肢畸形。

同义词

先天性鱼鳞病也被称为丑角综合征或丑角鱼鳞病。

发病率

所有类型的先天性鱼鳞病发病率为 1∶200 000,丑角鱼鳞病的临床表型是非常罕见的。

病因学

ABCA12 基因可以编码位于表皮上层对表皮脂质及其加工酶的运输有重要作用的 ATP 结合盒式转运蛋白。基因突变导致角质层的板层体形成不当,从而

防止角质层中脂双层的形成,引起皮肤过度角化和屏障功能异常。

遗传学

先天性鱼鳞病是由几种不同基因的突变引起的。丑角鱼鳞病通常由 ABCA12 基因突变(>93%)产生。遗传方式是常染色体隐性遗传。

复发风险

如果父母双方都是突变基因携带者,复发风险为25%。

诊断

诊断依据是出生时的皮肤表现。皮肤又厚又硬、成片的角化皮肤通常被深深的裂缝所分隔。面部特征看起来丑陋,以小头畸形(microcephaly)常见。产前超声可能发现面部畸形(固定开口状态、流苏唇、鼻骨短、肥厚性睑裂)、手脚紧握、生长受限以及羊水回声增强。据报道胎儿运动可能会减少。

鉴别诊断

包括 Sjögren-Larsson 综合征(又称鱼鳞癣样红皮病)、Netherton(内瑟顿)综合征(又称鱼鳞病样红皮病异型)、戈谢病、角膜炎-鱼鳞癣-耳聋综合征、毛发低硫营养不良、无汗症和表皮松解性或浅表表皮松解性鱼鳞病。

预后

如果丑角鱼鳞病患者合并呼吸窘迫、喂养困难、脱水、电解质紊乱、体温不恒定和全身感染,通常是致死性的。存活儿会脱落厚厚的一层皮肤,然后在皮肤表面形成弥漫性潮红并有脱屑(红皮病)。

参考文献

Richard G, Bale SJ: Autosomal recessive congenital ichthyosis. In Pagon RA, Adam MP, Ardinger HH, et al, editors: *GeneReviews*, Seattle, 1993–2016, University of Washington.

Tourette C, Tron E, Mallet S, et al: Three-dimensional ultrasound prenatal diagnosis of congenital ichthyosis: contribution of molecular biology. *Prenat Diagn* 32(5):498–500, 2012.

先天性肌无力综合征

定义

先天性肌无力综合征(congenital myasthenic syndromes,CMS)是以骨骼肌疲劳为特征的一组综合征。受累及的肌肉一般是眼睛、延髓和四肢肌肉,平滑肌和心肌不受累及。如果在新生儿期发病还会有其他表现,如眼上睑下垂、喂养困难、窒息和先天性多发关节挛缩症(全身多发性先天性关节挛缩)。

同义词

CMS 包括先天性肌无力。

发病率

CMS 很少见,估计发病率为 2.5/1 000 000 ~ 12.5/1 000 000。

病因学

涉及基因编码参与神经肌肉接头功能的蛋白质,这些蛋白质改变的类型不同会导致观察到的临床表型不同。

遗传学

这些综合征是由于编码神经肌肉接头处表达的蛋白质的多种基因之一发生突变所致。涉及基因包括 *CHRNE*、*CHRNA1*、*CHRNB1*、*CHRND*(常染色体显性或隐性遗传),以及 *AGRN*、*CHAT*、*COLQ*、*DOK7*、*GFPT1*、*MUSK*、*RAPSN* 和 *SCN4A*(常染色体隐性遗传)。临床疾病的严重程度存在显著差异。

复发风险

复发风险取决于遗传方式。对于常染色体隐性亚型,如果父母双方都是携带者,则复发率为 25%。对于常染色体显性亚型,新生突变患者复发风险低;但如果父母一方患病,则复发风险为 50%。

诊断

CMS 的诊断必须基于临床表现。临床表现包括骨骼肌无力、特征性肌电图表现(低频复合肌肉动作电位的递减反应)、血液中抗乙酰胆碱受体和抗 MuSK 抗体缺乏、免疫抑制剂治疗后症状无改善。其他特征包括肌张力减退、先天性挛缩、面部畸形(腭骨高拱、长脸)和鸭步态,症状通常在生后两年内出现。孕妇可能自述胎动减少。产前超声可发现胎动减少、胎儿姿势异常和胎儿位置固定的关节屈曲异常。此外,据报道还会出现颈项透明层增厚和羊水过多。

鉴别诊断

鉴别诊断包括重症肌无力、脊髓性肌萎缩症(spinal muscular atrophy)和先天性肌营养不良。

预后

预后取决于临床表现的严重程度。新生儿可能有突然的呼吸暂停和发绀,喂食困难和窒息较常见。患者肌肉容易疲劳,但认知、感觉和协调性正常。

治疗

乙酰胆碱酯酶抑制剂或钾通道阻滞剂 3,4-二氨基吡啶对 CMS 患者的治疗有效。

参考文献

Abicht A, Dusl M, Gallenmuller C, et al: Congenital myasthenic syndromes: achievements and limitations of phenotype-guided gene-after-gene sequencing in diagnostic practice: a study of 680 patients. *Hum Mutat* 33(10):1474–1484, 2012.

Abicht A, Muller J, Lochmuller H: Congenital myasthenic syndromes. In Pagon RA, Adam MP, Ardinger HH, et al, editors: *GeneReviews*, Seattle, 1993–2016, University of Washington.

Kalampokas E, Kalampokas T, Sofoudis C, et al: Diagnosing arthrogryposis multiplex congenita: a review. *ISRN Obstet Gynecol* 2012:264918, 2012.

Lammens M, Moerman P, Fryns JP, et al: Fetal akinesia sequence caused by nemaline myopathy. *Neuropediatrics* 28(2):116–119, 1997.

先天性强直性肌营养不良 1 型

定义

先天性强直性肌营养不良 1 型(congenital myotonic dystrophy,type 1,先天性 DM1)的特点是患儿出生时出现肌张力低下和严重全身无力。患者呼吸功能不全较常见。不太严重的分型(轻度和经典)会较晚发病,症状也会较轻。

发病率

所有强直性肌营养不良 1 型的发病率为 1/20 000。

病因学

DMPK 编码肌动蛋白-蛋白激酶,是一种集中于心脏和骨骼肌中的丝氨酸-苏氨酸蛋白激酶,其所处位置对细胞间传导和脉冲传递是非常重要的。CTG 重复序列异常扩增的影响机制很复杂,目前仍在研究中。

遗传学

先天性 DM1 是由于在 *DMPK* 基因的非编码区域中三核苷酸重复序列(CTG)的扩增。先天性发病是由于 CTG 重复大小超过 1000,而 50 个以上 CTG 重复与疾病的发生有关。遗传方式是常染色体显性遗传。

复发风险

如果父母一方有 CTG 重复序列扩增,每个孩子有50%概率遗传突变的等位基因。在配子发生过程中,CTG 重复序列会发生异常扩增,导致儿童比其受累父母患更严重疾病的风险增加。扩增更大可能与疾病的母源性遗传有关。

诊断

先天性 DM1 的诊断通常基于新生儿的临床表现,包括肌张力低下、全身无力(包括面部肌肉无力与帐篷形上唇)和呼吸功能不全。CNS 表现包括脑萎缩和侧脑室扩张。产前表现通常会有羊水过多、足内翻、轻度侧脑室扩张(ventriculomegaly)和胎动减少。

鉴别诊断

鉴别诊断包括其他肌病和先天性肌营养不良。

预后

先天性 DM1 患者易早逝,平均寿命为 4 ~ 5 岁。由于呼吸衰竭导致死亡较常见。存活下来的婴儿运动功能经常会逐渐改善,但是也可能会发展为进行性肌病,并且可能有白内障和心脏问题。50% ~ 60% 存在智力障碍。

参考文献

Bird TD: Myotonic dystrophy type 1. In Pagon RA, Adam MP, Ardinger HH, et al, editors: *GeneReviews*, Seattle, 1993–2016, University of Washington.

Zaki M, Boyd PA, Impey L, et al: Congenital myotonic dystrophy: prenatal ultrasound findings and pregnancy outcome. *Ultrasound Obstet Gynecol* 29(3):284–288, 2007.

胎儿运动不能

定义

胎儿运动不能(fetal akinesia)是以胎动减少或缺失为统一特点的一组异质性疾病群。胎儿运动不能的亚组包括胎儿运动不能畸形序列征(fetal akinesia deformation sequence,FADS)、胎儿运动功能减退序列、Pena-Shokeir 综合征、先天性多发性关节挛缩症和多发性翼状胬肉综合征。

发病率

未明,胎儿运动不能罕见。

病因学

导致这些疾病的原因是异质性的,但是还在不断地阐明和完善中。可以使运动系统的任何部位发生异常,包括脑、脊髓、周围神经、神经肌肉接头、骨骼肌和结缔组织。胎儿于妊娠第 8 周开始运动,运动起自身体中线处,随后向外和向下移动,12 周时所有肢体都可以运动。胎儿的运动对于关节和邻近组织的正常发育至关重要。运动缺失开始的越早、持续时间越长,导致的畸形就会越严重。

遗传学

一部分胎儿运动不能的病例有确定的突变基因(表 16-8),然而许多病例并没有发现遗传病因。最近发现致死性多发性翼状胬肉综合征与双等位基因 *CHRNG* 突变相关。

复发风险

复发风险取决于病因,其再发率低于 25%。

表 16-8 与胎儿运动不能相关的基因

基因	MIM 号	遗传方式	疾病
参与运动神经元发育和生存的基因			
SMN1	600354	AR	SMA,FADS
ERBB3	190151	AR	LCCS2
GLE1	603371	AR	LCCS1,LAAHD
PIP5K1C	606102	AR	LCCS3
UBE1	314370	XL	XL-SMA
编码神经肌肉接头组成部分的基因			
CHRNA1	100690	AR	FADS
CHRND	100720	AR	AMC/CMS 伴随胎儿运动不能;FADS
CHRNG	100730	AR	Lethal and EV MPS
CNTN1	600016	AR	CM 伴随胎儿运动不能
DOK7	610285	AR	FADS
SYNE1	608441	AR	AMC 伴随胎儿运动不能
RAPSN	601592	AR	AMC,FADS
编码成人骨骼肌肉蛋白质的基因			
ACTA1	102610	AD	FADS
BIN1	601248	AR	CNM 伴随胎儿运动不能
DMPK	605377	AD	FADS/DM
FKRP	606596	AR	WWS 伴随胎儿运动不能
LMNA	150330	AR	LGMD1B 伴随胎儿运动不能
MTM1	300415	XL	MTM 伴随胎儿运动不能
NEB	161650	AR	FADS
RYR1	180901	AR,AD	FADS,CRM 伴随胎儿运动不能
TPM2	190990	AR,AD	EV MPS,DA1,DA2B
TNNI2	191043	AD	DA1,DA2B
TNNT3	600692	AD	DA1,DA2B
编码胎儿期表达肌结构蛋白的基因			
MYH3	160270	AD	DA2A,DA2B
MYH8	160741	AD	CC-DA7,DA7
MYBPC1	160794	AD	DA1
UTRN	128240		关节挛缩伴随胎儿运动不能
其他基因			
FGFR2	176943	AD	FADS
GBE1	607839	AR	GSD-Ⅳ/FADS

AD,常染色体显性遗传;AMC,先天性多发性关节挛缩症;AR,常染色体隐性遗传;CC,Carney 综合征;CM,先天性肌病(congenital myopathy);CMS,先天性肌无力综合征;CNM,中央核肌病;CRM,果核-棒杆肌病(核心-线粒体肌病)(core-rod myopathy);DA,远端关节挛缩(distal arthrogryposis);DM,强直性肌营养不良;DMPK,强直性肌营养不良蛋白激酶;EV,Escobar 变异体;FADS,运动不能畸形序列征(fetal akinesia deformation sequence);GSD-Ⅳ,糖原贮积病Ⅳ型(glycogen storage disease type Ⅳ);LAAHD,伴脊髓前角细胞疾病的致死性关节挛缩(lethal arthrogryposiswith anterior horncell disease);LCCS,致死性先天性挛缩综合征(lethal congenital contracture syndrome);LGMD1B,肢带型肌营养不良 1B 型(limb-girdle muscular dystrophy type 1B);MPS,多发性翼状胬肉综合征(multiple pterygia syndrome);MIM,人类孟德尔遗传学(Mendelianin heritance in man);MTM,肌管性肌病(myotubularmyopathy);SMA,脊髓性肌萎缩症(spinal muscular atrophy);WWS,Walker-Warburg 综合征(Walker-Warburg syndrome);XL,X 连锁(X-linked)。

引自 Ravenscroft G,Sollis E,Charles AK,et al:Fetal akinesia:review of the genetics of the neuromuscular causes. J Med Genet 48:793-801,2011,表 1

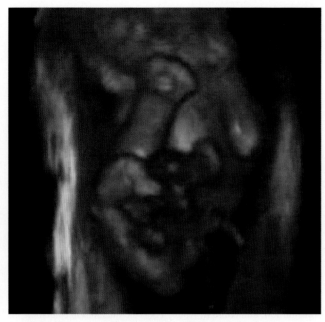

图 16-77　多发性关节挛缩。臀部固定、弯曲变形。还可看到双侧先天性足内翻（Courtesy of S. Manohar, MD, 2004. Available at thefetus. net）

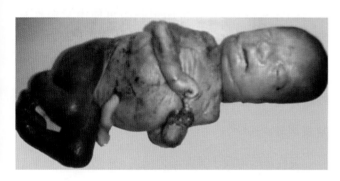

图 16-78　胎儿多发性关节挛缩引产后照片（Courtesy of S. Manohar, MD, 2004. Available at thefetus. net）

诊断

胎儿运动不能会导致多发畸形。包括关节挛缩、

翼状胬肉、皮下水肿/胎儿水肿、腭裂、小颌畸形、肺发育不良、摇椅足、脑部异常、脐带过短和羊水过多（由于胎儿吞咽减少）。胎儿水肿和肢体姿势异常早在妊娠 12 周时就可以通过声像图进行诊断。

鉴别诊断

鉴别诊断包括具有多发先天性挛缩症的其他情况，以及出现胎儿水肿的情况（包括早孕期的非整倍体和 Turner 综合征）。

预后

最严重的妊娠结局是死胎、分娩时死亡或由于肺发育不良导致新生儿期死亡。

参考文献

Abicht A, Muller J, Lochmuller H: Congenital myasthenic syndromes. In Pagon RA, Adam MP, Ardinger HH, et al, editors: *GeneReviews*, Seattle, 1993–2016, University of Washington.

Cox PM, Brueton LA, Bjelogrlic P, et al: Diversity of neuromuscular pathology in lethal multiple pterygium syndrome. *Pediatr Dev Pathol* 6(1):59–68, 2003.

Entezami M, Runkel S, Kunze J, et al: Prenatal diagnosis of a lethal multiple pterygium syndrome type II. Case report. *Fetal Diagn Ther* 13(1):35–38, 1998.

Hall JG: Pena-Shokeir phenotype (fetal akinesia deformation sequence) revisited. *Birth Defects Res A Clin Mol Teratol* 85(8):677–694, 2009.

Landau D, Mishori-Dery A, Hershkovitz R, et al: A new autosomal recessive congenital contractural syndrome in an Israeli Bedouin kindred. *Am J Med Genet A* 117A(1):37–40, 2003.

Paladini D, Tartaglione A, Agangi A, et al: Pena-Shokeir phenotype with variable onset in three consecutive pregnancies. *Ultrasound Obstet Gynecol* 17(2):163–165, 2001.

Ravenscroft G, Sollis E, Charles AK, et al: Fetal akinesia: review of the genetics of the neuromuscular causes. *J Med Genet* 48(12):793–801, 2011.

Sergi C, Poeschl J, Graf M, Linderkamp O: Restrictive dermopathy: case report, subject review with Kaplan-Meier analysis, and differential diagnosis of the lethal congenital contractural syndromes. *Am J Perinatol* 18(1):39–47, 2001.

Freeman-Sheldon 综合征

定义

Freeman-Sheldon 综合征（Freeman-Sheldon syndrome）是一种远端关节挛缩综合征，其特征是上、下肢（以及面部肌肉）的多发先天性关节挛缩，通常被认为是远端关节挛缩综合征中最严重的一种类型。由于面部肌肉挛缩，患者嘴唇呈噘嘴状且口唇开口小。双手可见向尺侧偏斜的指屈曲畸形和足内翻。

同义词

Freeman-Sheldon 综合征也被称为 2A 型远端关节

挛缩（DA2A）和吹口哨面容综合征。

发病率

该综合征罕见。

病因学

MYH3 基因编码胚胎肌球蛋白重链，认为 MHY3 基因突变会影响肌球蛋白的催化活性，胎儿期肌纤维缺陷导致先天性关节挛缩。

遗传学

Freeman-Sheldon 综合征是由于 MYH3 基因突变

引起的,遗传方式是常染色体显性遗传。超过 70% 的病例是散发的,其临床表型差异很大。

复发风险

散发突变的复发风险很低;如果父母一方患病,复发风险为 50%。

诊断

诊断基于其临床特征,包括多个远端关节挛缩和特殊面部特征(口腔开口小、眼距增宽、内眦赘皮、内眦距过宽、鼻翼发育不良、低位耳、"H 形"颏窝)。其他异常可能包括脊柱侧凸、肋骨异常、身材矮小、牙齿拥挤、隐性脊柱裂、隐睾和先天性髋关节发育不良或脱位。产前超声可能会检查出关节挛缩和面部畸形。

鉴别诊断

鉴别诊断包括其他远端关节挛缩综合征,特别是 2B 型远端关节挛缩症。分子遗传学检测有助于确诊。

预后

麻醉并发症较常见(包括恶性高热、心律失常、插管和建立静脉通路困难),需要进行多次外科手术。喂养困难和误吸较常见,其智力是正常的。

参考文献

Beck AE, McMillin MJ, Gildersleeve HI, et al: Genotype-phenotype relationships in Freeman-Sheldon syndrome. *Am J Med Genet A* 164(11):2808–2813, 2014.

Hegde SS, Shetty MS, Rama Murthy BS: Freeman-Sheldon syndrome—prenatal and postnatal diagnosis. *Indian J Pediatr* 77(2):196–197, 2010.

Salati SA, Hussain M: Freeman-sheldon syndrome. *APSP J Case Rep* 4(1):7, 2013.

Toydemir RM, Rutherford A, Whitby FG, et al: Mutations in embryonic myosin heavy chain (MYH3) cause Freeman-Sheldon syndrome and Sheldon-Hall syndrome. *Nat Genet* 38(5):561–565, 2006.

Prader-Willi 综合征(肌张力减退-智力减退-性腺功能减退与肥胖综合征)

定义

Prader-Willi 综合征(Prader-Willi syndrome,PWS)婴儿的特征性表现为严重的肌张力减退和喂养困难。随后,儿童食欲亢进导致病态肥胖。其他特征包括发育迟缓、认知功能障碍、行为问题、性腺功能减退症、身材矮小和特殊面部特征(前额窄、杏仁眼、鼻梁窄、上唇薄、嘴角下垂)。

同义词

Prader-Labhart-Willi 综合征是该综合征的另一个名称。

发病率

发病率为 1:30000~1:10000

病因学

Prader-Willi 关键区域内基因的确切功能仍在研究中。

遗传学

通过 DNA 甲基化分析可以检测到父源性 Prader-Willi 关键区(PWCR)内的 15 号染色体(15q11.2-q13)的异常印记,其异常印记基因可能由父源性缺失、母源性 15 号染色体的单亲二倍体或印记基因缺陷引起。尽管 DNA 甲基化可以明确诊断,但它不能明确其发病机制,因此,如果 DNA 甲基化检测到 PWS 呈阳性时,需要进一步检测。

复发风险

复发风险取决于异常印记模式。一般来说,如果上一胎有印记基因缺失或单亲二倍体,复发风险低于 1%,50% 伴有印记基因缺陷,25% 伴有亲代染色体易位。

诊断

超声检查可发现羊水过多、胎动减少、先露异常、特殊颅面部特征、双顶径增大、侧脑室稍增大、胼胝体发育不良、胎心律异常伴非活动期时间延长、伴昼夜变化的心率加快和男性外生殖器发育不良。胎儿大小一般是正常的。其他特征包括斜视;头发、眼睛和皮肤色素沉着;髋关节发育不良和脊柱侧凸。

鉴别诊断

鉴别诊断包括 Angelman 综合征、脆性 X 染色体综合征、多种肌病和神经病变、先天性 DM1 和 MECP2 相关的病症。

预后

严重肌张力减退伴有喂养困难的婴儿早期就会出

现生长障碍,通常需要肠内营养。这类患儿普遍全身生长发育迟缓,据报道高达 8% 的患儿导致死亡的原因是窒息。1~2 岁时其食欲改善,儿童早期普遍变得食欲旺盛,8 岁以后食欲旺盛更明显,肥胖成为其常见特征。食欲旺盛与导致饱腹感不足的下丘脑异常有关。肥胖是发病和死亡的主要原因。

治疗

已出版治疗指南(Cassidy SB,2012;McCandless SE,2011)。

参考文献

Carrel AL, Myers SE, Whitman BY, Allen DB: Growth hormone improves body composition, fat utilization, physical strength and agility, and growth in Prader-Willi syndrome: a controlled study. *J Pediatr* 134(2):215–221, 1999.

Cassidy SB, Lai LW, Erickson RP, et al: Trisomy 15 with loss of the paternal 15 as a cause of Prader-Willi syndrome due to maternal disomy. *Am J Hum Genet* 51(4):701–708, 1992.

Cassidy SB, Schwartz S, Miller JL, Driscoll DJ: Prader-Willi syndrome. *Genet Med* 14(1):10–26, 2012.

Driscoll DJ, Miller JL, Schwartz S, Cassidy SB: Prader-Willi syndrome. In Pagon RA, Adam MP, Ardinger HH, et al, editors: *GeneReviews*, Seattle, 1993–2016, University of Washington.

Fong BF, De Vries JI: Obstetric aspects of the Prader-Willi syndrome. *Ultrasound Obstet Gynecol* 21(4):389–392, 2003.

Glenn CC, Deng G, Michaelis RC, et al: DNA methylation analysis with respect to prenatal diagnosis of the Angelman and Prader-Willi syndromes and imprinting. *Prenat Diagn* 20(4):300–306, 2000.

Gunay-Aygun M, Schwartz S, Heeger S, et al: The changing purpose of Prader-Willi syndrome clinical diagnostic criteria and proposed revised criteria. *Pediatrics* 108(5):E92, 2001.

Hiroi H, Kozuma S, Hayashi N, et al: A fetus with Prader-Willi syndrome showing normal diurnal rhythm and abnormal ultradian rhythm on heart rate monitoring. *Fetal Diagn Ther* 15(5):304–307, 2000.

L'Hermine AC, Aboura A, Brisset S, et al: Fetal phenotype of Prader-Willi syndrome due to maternal disomy for chromosome 15. *Prenat Diagn* 23(11):938–943, 2003.

McCandless SE, Committee on Genetics: Clinical report—health supervision for children with Prader-Willi syndrome. *Pediatrics* 127(1):195–204, 2011.

Purvis-Smith SG, Saville T, Manass S, et al: Uniparental disomy 15 resulting from "correction" of an initial trisomy 15. *Am J Hum Genet* 50(6):1348–1350, 1992.

Schinzel A: Approaches to the prenatal diagnosis of the Prader-Willi syndrome. *Hum Genet* 74(3):327, 1986.

胎儿过度生长

先天性过度生长是指新生儿出生体重大于第 97 百分位数,是由多种原因引起的。原因之一是过度生长综合征,包括染色体异常和如下综合征:Bannayan-Riley-Ruvalcaba(BRR)综合征、Beckwith-Wiedemann 综合征(脐疝-巨舌-巨人症)、Klippel-Trenaunay 综合征、巨脑-多小脑回-多指(趾)-脑积水(MPPH)综合征、Perlman 综合征、Proteus 综合征、Simpson-Golabi-Behme 综合征、Sotos 综合征和 Weaver 综合征。这些综合征中,产前过度生长最明显的是 Beckwith-Wiedemann 综合征、MPPH 综合征、Perlman 综合征、Simpson-Golabi-Behme 综合征和 Sotos 综合征。这一章节会详细描述上述综合征。

参考文献

Verloes A, Massart B, Dehalleux I, et al: Clinical overlap of Beckwith-Wiedemann, Perlman and Simpson-Golabi-Behmel syndromes: a diagnostic pitfall. *Clin Genet* 47(5):257–262, 1995.

Vora N, Bianchi DW: Genetic considerations in the prenatal diagnosis of overgrowth syndromes. *Prenat Diagn* 29(10):923–929, 2009.

Bannayan-Riley-Ruvalcaba 综合征

定义

Bannayan-Riley-Ruvalcaba 综合征(Bannayan-Riley-Ruvalcaba syndrome,BRRS)是与 PTEN 相关的过度生长谱系中最严重的疾病。临床特征包括:巨头、脂肪瘤、肠道错构瘤性息肉病和色素性阴茎斑点。生长发育迟缓常见,可能存在毛细血管畸形,并且通常是孤立存在的。

发病率

发病率尚不知,但该综合征的发病率可能会被低估。

病因学

肿瘤抑制基因 *PTEN* 突变导致 PTEN 蛋白缺失或降低,无法抑制 AKT1 磷酸化,致使细胞增殖异常。

遗传学

该综合征是由于 *PTEN* 突变导致的,是常染色体显性遗传。

复发风险

父母一方受累的复发风险为 50%。

诊断

诊断基于前面描述的主要临床特征,目前尚无官方诊断标准;其他特征包括出生时巨大儿、近端肌肉肌病、关节过度伸展、脊柱侧凸和漏斗胸。

鉴别诊断

鉴别诊断包括其他错构瘤综合征和 PTEN 相关性疾病（如 Cowden 综合征，又称多发性错构瘤综合征）。

预后

发育迟缓和智力障碍较常见（约 50%）。

Beckwith-Wiedemann 综合征

请参阅"腹壁缺损"章节。这是最常见的过度生长综合征。

Klippel-Trenaunay 综合征

定义

Klippel-Trenaunay 综合征（Klippel-Trenaunay syndrome，KTS）的特征是先天性血管畸形（毛细血管、静脉或淋巴）以及骨和软组织的生长发育改变（肥大（最常见）或肌萎缩（不常见））；毛细血管畸形可位于身体的任意地方，其他病变一般在四肢和躯干的相邻区域。血管畸形通常位于与生长障碍相同的身体位置。

同义词

KTS 以前与 Klippel-Trenaunay-Weber 综合征和 Parkes Weber 综合征同义使用。KTS 和 Parkes Weber 综合征现在被认为是独立的实体，并且也不鼓励使用 Klippel-Trenaunay-Weber 综合征。

发病率

发病率未知，但该综合征十分罕见。

病因学

已经提出了许多假设，包括多因子、多基因或镶嵌突变。镶嵌突变可能是最合理的解释，因为 PI3K-AKT 通路中的体细胞突变在其他斑状过度生长综合征中的作用已经被证实。

遗传学

遗传因素未明，通常为散发。*RASA1* 基因突变的检测有助于与 Parkes Weber 综合征进行鉴别诊断，Parkes Weber 综合征中发现 *RASA1* 基因突变，但在 KTS 中未发现。

参考文献

Eng C: PTEN hamartoma tumor syndrome (PHTS). In Pagon RA, Adam MP, Ardinger HH, et al, editors: *GeneReviews*, Seattle, 1993-2016, University of Washington.

Mirzaa G, Conway R, Graham JM, Dobyns WB: PIK3CA-related segmental overgrowth. In Pagon RA, Adam MP, Ardinger HH, et al, editors: *GeneReviews*, Seattle, 1993–2016, University of Washington.

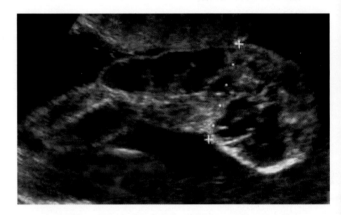

图 16-79　Klippel-Trenaunay 综合征。妊娠 20 周胎儿腿部明显水肿的声像图（Courtesy of Carlos Alberto Mejia Escobar，2000. Available at thefetus. net）

复发风险

复发风险较低。

诊断

诊断基于临床特征：血管畸形、骨和软组织的生长紊乱，其他常见的特征包括肢体异常（多指（趾）畸形、并指（趾）畸形）、骨骼畸形（脊柱侧凸、髋关节脱位、足内翻）和自主神经功能障碍。肢体非对称性生长可能会通过超声在产前被发现。其他关于归因于 KTS 的非免疫性水肿、羊水过多、心力衰竭和侧脑室扩张的报道可能反而与 Parkes Weber 综合征相关。

鉴别诊断

鉴别诊断包括与 PI3KCA 相关的部分过度生长综合征（例如 CLOVES[先天性、脂肪瘤性过度生长、血管畸形、表皮痣和脊柱侧凸/骨骼/脊柱异常]）、Parkes Weber 综合征和 Proteus 综合征。

预后

KTS 患者有浅表性血栓性静脉炎、深静脉血栓形成、肺栓塞和感染的风险。腿长度差异较常见。清除冗余的软组织是可行的。

参考文献

Cakiroglu Y, Doger E, Yildirim Kopuk S, et al: Sonographic identification of Klippel-Trenaunay-Weber syndrome. *Case Rep Obstet Gynecol* 2013:595476, 2013.

Happle R: Mosaicism in human skin. Understanding the patterns and mechanisms. *Arch Dermatol* 129(11):1460–1470, 1993.

Heydanus R, Wladimiroff JW, Brandenburg H, et al: Prenatal diagnosis of Klippel-Trenaunay-Weber syndrome: a case report. *Ultrasound Obstet Gynecol* 2(5):360–363, 1992.

Oduber CE, van der Horst CM, Hennekam RC: Klippel-Trenaunay syndrome: diagnostic criteria and hypothesis on etiology. *Ann Plast Surg* 60(2):217–223, 2008.

Rebarber A, Roman AS, Roshan D, Blei F: Obstetric management of Klippel-Trenaunay syndrome. *Obstet Gynecol* 104(5 Pt 2):1205–1208, 2004.

Revencu N, Boon LM, Dompmartin A, et al: Germline mutations in RASA1 are not found in patients with Klippel-Trenaunay syndrome or capillary malformation with limb overgrowth. *Mol Syndromol* 4(4):173–178, 2013.

Sahinoglu Z, Uludogan M, Delikara NM: Prenatal sonographic diagnosis of Klippel-Trenaunay-Weber syndrome associated with umbilical cord hemangioma. *Am J Perinatol* 20(1):1–6, 2003.

Yang JI, Kim HS, Ryu HS: Prenatal sonographic diagnosis of Klippel-Trenaunay-Weber syndrome: a case report. *J Reprod Med* 50(4):291–294, 2005.

巨脑畸形-多小脑回-多指（趾）畸形-脑积水综合征

定义

巨脑畸形-多小脑回-多指（趾）畸形-脑积水综合征（megalencephaly-polymicrogyria-polydactyly-hydrocephalus syndrome，MPPH 综合征）的特征是先天性巨脑畸形、双侧外侧裂多小脑回和轴后多指。患者脑积水的风险增加。

发病率

发病率未知，该综合征最近才被认识。

病因学

所涉及基因参与 PI3K-AKT 信号转导通路。突变使基因获能并激活 PI3K-AKT 信号转导通路，导致细胞增殖和生存失控。

遗传学

MPPH 综合征是由于 *PIK3R2*、*AKT3* 和 *CCND2* 基因新生突变造成的。

复发风险

复发风险较低。

诊断

MPPH 综合征的诊断基于特征性脑部发现，包括巨脑畸形、侧脑室扩张或脑积水、脑皮质异常（外侧裂多小脑回）。一部分该病患者存在轴后多指。

鉴别诊断

许多特征与巨脑畸形-毛细血管畸形（MCAP）综合征相重叠，但 MPPH 综合征缺乏血管畸形、局灶性体细胞过度生长和并指（趾）畸形；此外，MPPH 综合征的过度生长往往是对称的，而在 MCAP 中可以见到不对称的过度生长；其他鉴别诊断包括半侧巨脑畸形、Proteus 综合征和由 PI3K-AKT 信号转导通路突变引起的其他疾病。

预后

侧脑室扩张进展可致脑积水，可能出现 Chiari 畸形。头围可高达平均值的 10 个标准差。已有报道恶性肿瘤风险增加（约 3%）。

参考文献

Mirzaa G, Conway R, Graham JM, Dobyns WB: PIK3CA-related segmental overgrowth. In Pagon RA, Adam MP, Ardinger HH, et al, editors: *GeneReviews*, Seattle, 1993-2016, University of Washington.

Mirzaa GM, Parry DA, Fry AE, et al: De novo CCND2 mutations leading to stabilization of cyclin D2 cause megalencephaly-polymicrogyria-polydactyly-hydrocephalus syndrome. *Nat Genet* 46(5):510–515, 2014.

Mirzaa GM, Riviere JB, Dobyns WB: Megalencephaly syndromes and activating mutations in the PI3K-AKT pathway: MPPH and MCAP. *Am J Med Genet C Semin Med Genet* 163C(2):122–130, 2013.

Riviere JB, Mirzaa GM, O'Roak BJ, et al: De novo germline and postzygotic mutations in AKT3, PIK3R2 and PIK3CA cause a spectrum of related megalencephaly syndromes. *Nat Genet* 44(8):934–940, 2012.

Perlman 综合征

定义

Perlman 综合征（Perlman syndrome）的特征是产前过度生长、面部畸形（小朝天鼻、小口、深眼窝、低位耳、鼻梁皱褶）、内脏肥大，易发生 Wilms 肿瘤。

发病率

该综合征罕见。

病因学

DIS3L2 基因在调控有丝分裂和细胞增殖中很重要。目前正在研究该基因突变导致 Perlman 综合征临床表型的机制。

遗传学

Perlman 综合征是由于 *DIS3L2* 基因突变造成的，遗传方式是常染色体隐性遗传。

复发风险

如果父母双方都是突变基因携带者，复发风险为 25%。

诊断

产前常见的表现有羊水过多、巨大儿、肾脏增大和胎儿腹水。新生儿表现包括巨大儿、肾脏增大、肝脏增大、肌张力低下、腹膨隆、隐睾和面部畸形。肾母细胞瘤和 Wilms 瘤较常见。

鉴别诊断

鉴别诊断包括其他过度生长综合征，尤其是 Simpson-Golabi-Behmel 和 Beckwith-Wiedemann 综合征。

预后

Perlman 综合征具有很高的死亡率，可发生死胎和新生儿期死亡，受累者超过 50% 在新生儿期死亡；约 2/3 的幸存者发展为 Wilms 瘤。智力障碍和发育迟缓常见。

参考文献

Alessandri JL, Cuillier F, Ramful D, et al: Perlman syndrome: report, prenatal findings and review. *Am J Med Genet A* 146A(19):2532–2537, 2008.

Morris MR, Astuti D, Maher ER: Perlman syndrome: overgrowth, Wilms tumor predisposition and DIS3L2. *Am J Med Genet C Semin Med Genet* 163C(2):106–113, 2013.

Proteus 综合征

定义

Proteus 综合征（Proteus syndrome）的特征是身体组织的进行性、节段性过度生长，最常累及的是骨骼、皮肤、脂肪组织和中枢神经系统。大多数过度生长发生在产后。

发病率

Proteus 综合征非常罕见，到目前为止仅报道约 120 例。

病因学

AKT1 基因编码酪氨酸激酶。与 Proteus 综合征相关的特定突变（p. Glu17Lys）导致组成型激酶活化，从而引起相应的临床表现。

遗传学

Proteus 综合征是由于 AKT1 体细胞嵌合突变（p. Glu17Lys）。普遍认为生殖细胞 *AKT1* 基因突变在胚胎早期发育中是致死性的。

复发风险

患者其后代复发风险未知，因为涉及的突变是体细胞突变。

诊断

Proteus 综合征与其他过度生长综合征不同，因为大多数过度生长发生于出生后，且体态变形呈进行性发展。少数（<5%）在产前可能发现半侧巨脑畸形。特征性表现是骨骼系统的畸变（例如腿长度差异可达 20cm，脊柱侧弯大于 90°）。大多数个体存在脑膜结缔组织痣，实际上发现脑膜结缔组织痣就能确定诊断；其他特征包括脂肪调节异常、血管畸形、大疱性肺变性和其他器官（脾、肝、胸腺、肠）的过度生长。

鉴别诊断

鉴别诊断包括 PTEN 错构瘤肿瘤综合征、CLOVES 综合征、偏侧发育过度和 KTS。

预后

总体预后取决于过度生长的位置、程度以及并发症。在儿童时期，过度生长进展迅速可导致严重外形损毁。该综合征发生肿瘤的风险增加（最常见的是卵巢囊腺瘤、睾丸肿瘤和脑膜瘤），肺部问题和血栓形成（深静脉血栓和肺栓塞）的风险也增加。

参考文献

Biesecker LG, Sapp JC: Proteus syndrome. In Pagon RA, Adam MP, Ardinger HH, et al, editors: *GeneReviews*, Seattle, 1993–2016, University of Washington.

Simpson-Golabi-Behmel 综合征

定义

Simpson-Golabi-Behmel 综合征（Simpson-Golabi-Behmel syndrome）的特征是产前和产后过度生长，具有特殊面部特征（巨头畸形、面容粗糙、巨口、巨舌、上颌异常）和智力障碍。患者发生胚胎性肿瘤的风险较高（约 10%），包括肾母细胞瘤、肝母细胞瘤、肾上腺神经母细胞瘤、性腺母细胞瘤和肝细胞癌。

发病率

发病率尚未知。

病因学

GPC3 和 GPC4 基因编码在细胞生长和分裂中起重要作用的磷酸酯酰基醇聚糖，但是引起该综合征临床特征的确切机制仍然未知。

遗传学

该综合征是由于 GPC3 和 GPC4 基因突变，遗传方式是 X 连锁隐性遗传。

复发风险

若母亲携带突变基因，有 50% 的机会将突变基因遗传给每个孩子。携带突变基因的男性将发病，女性将成为携带者，但是由于 X 染色体失活偏离，女性也可能会表现出一些临床特征。

诊断

诊断基于临床特征、X 连锁遗传家族史及分子遗传学检测。发现巨大儿、特殊面部特征和相关的先天性异常时，应考虑该综合征。先天性异常包括中枢神经系统异常、多乳头、脐疝、膈疝、先天性心脏缺陷、泌尿生殖系统缺陷、胃肠异常、骨骼异常（脊柱侧弯、肋骨异常、椎骨融合及先天性髋关节脱位）和手部异常（大手、轴后多指）。据报道在胎儿腹壁缺损或脊柱缺陷的情况下，孕妇血清 AFP 会升高。

鉴别诊断

与其他胎儿过度生长综合征进行鉴别，包括 BWS、Weaver 综合征和 Perlman 综合征。

预后

智力障碍的程度可以从轻度到重度。一般建议筛查胚胎肿瘤。总体预后取决于是否存在其他畸形，高达 50% 的受累男性在新生儿期死亡。

参考文献

Day R, Fryer A: Index finger abnormalities in Simpson-Golabi-Behmel syndrome. *Clin Dysmorphol* 14(1):35–36, 2005.

Golabi M, Leung A, Lopez C: Simpson-Golabi-Behmel syndrome type 1. In Pagon RA, Adam MP, Ardinger HH, et al, editors: *GeneReviews*, Seattle, 1993–2016, University of Washington.

Hughes-Benzie RM, Tolmie JL, McNay M, Patrick A: Simpson-Golabi-Behmel syndrome: disproportionate fetal overgrowth and elevated maternal serum alpha-fetoprotein. *Prenat Diagn* 14(4):313–318, 1994.

Konig R, Fuchs S, Kern C, Langenbeck U: Simpson-Golabi-Behmel syndrome with severe cardiac arrhythmias. *Am J Med Genet* 38(2–3):244–247, 1991.

Li M, Shuman C, Fei YL, et al: GPC3 mutation analysis in a spectrum of patients with overgrowth expands the phenotype of Simpson-Golabi-Behmel syndrome. *Am J Med Genet* 102(2):161–168, 2001.

Lin AE, Neri G, Hughes-Benzie R, Weksberg R: Cardiac anomalies in the Simpson-Golabi-Behmel syndrome. *Am J Med Genet* 83(5):378–381, 1999.

Poetke M, Jamil B, Muller U, Berlien HP: Diffuse neonatal hemangiomatosis associated with Simpson-Golabi-Behmel syndrome: a case report. *Eur J Pediatr Surg* 12(1):59–62, 2002.

Taniyama T, Kitai N, Iguchi Y, et al: Craniofacial morphology in a patient with Simpson-Golabi-Behmel syndrome. *Cleft Palate Craniofac J* 40(5):550–555, 2003.

Veugelers M, Cat BD, Muyldermans SY, et al: Mutational analysis of the GPC3/GPC4 glypican gene cluster on Xq26 in patients with Simpson-Golabi-Behmel syndrome: identification of loss-of-function mutations in the GPC3 gene. *Hum Mol Genet* 9(9):1321–1328, 2000.

Yamashita H, Yasuhi I, Ishimaru T, et al: A case of nondiabetic macrosomia with Simpson-Golabi-Behmel syndrome: antenatal sonographic findings. *Fetal Diagn Ther* 10(2):134–138, 1995.

Sotos 综合征

定义

Sotos 综合征（Sotos syndrome）的特征是产前和产后过度生长、特殊面部特征和智力障碍。

同义词

脑性巨人症。

发病率

活产儿中发病率是 1：14 000。

病因学

NSD1 编码通过组蛋白修饰和染色质重塑参与转录调控的组蛋白甲基转移酶。NSD1 突变导致 Sotos 综合征临床特征的机制至今未明。

遗传学

Sotos 综合征是由于 *NSD1* 基因突变,是常染色体显性遗传。超过 95% 是新生突变。

复发风险

如果父母均不是突变基因携带者,复发风险很低(<1%)。

诊断

具有骨龄超前和特殊面部特征的过度生长(高于平均值 2SD)时应该考虑 Sotos 综合征。特殊面部特征包括颧部潮红、额部隆起、额颞部位头发稀疏、下睑睑裂、长窄面(三角相)和下颌突出。这些特征在 1~6 岁之间表现最为明显;其他相关特征包括 CNS 异常(侧脑室扩张、中线缺陷)、先天性心脏缺陷、肾脏异常、脊柱侧凸、癫痫发作和行为问题。怀有 Sotos 综合征患儿的孕妇先兆子痫发病率约为 15%。

Weaver(韦弗)综合征

定义

Weaver 综合征(Weaver syndrome)的特征是身材高大、特殊面部特征和其他临床表现(骨龄超前、协调性差、脐疝、声调异常、声音嘶哑、指(趾)屈曲)。

同义词

EZH2 相关的过度生长也描述了 Weaver 综合征。

发病率

发病率未知。最近遗传学发现可能仍然不能确诊占多数的轻度患者。

病因学

EZH2 基因编码参与调节转录的组蛋白甲基转移酶。*EZH2* 基因突变导致 Weaver 综合征临床特征的机制目前尚不清楚。

遗传学

该综合征是由于 *EZH2* 基因突变造成的,遗传方式是常染色体显性遗传。大部分突变属新生突变。

鉴别诊断

与其他胎儿过度生长综合征进行鉴别,包括 BWS、Weaver 综合征、Simpson-Golabi-Behmel 综合征和 Bannayan-Riley-Ruvalcaba 综合征。

预后

智力障碍的范围可以从轻度到重度。发育迟缓常见,认为是由于过度生长、肌张力减退和协调性差引起的。约 3% 的患儿会发生肿瘤,包括血液恶性肿瘤、神经母细胞瘤和骶尾部畸胎瘤。

参考文献

Tatton-Brown K, Cole TRP, Rahman N: Sotos syndrome. In Pagon RA, Adam MP, Ardinger HH, et al, editors: *GeneReviews*, Seattle, 1993–2016, University of Washington.

Tatton-Brown K, Rahman N: The NSD1 and EZH2 overgrowth genes, similarities and differences. *Am J Med Genet C Semin Med Genet* 163C(2):86–91, 2013.

复发风险

父母一方患病的复发风险为 50%。

诊断

诊断基于身材高大(身高>2SD)、特殊面部特征(下颌后缩、大肥肉耳、颏窝深陷、眼距增宽、脸和面颊圆、前额突出和杏仁眼)和其他相关异常。

鉴别诊断

鉴别诊断包括其他胎儿过度生长综合征,包括 Sotos 综合征,BWS 和 Simpson-Golabi-Behmel 综合征。

预后

智力差别较大,可能正常智力,也可能有严重的智力障碍。易发生恶性肿瘤,特别是神经母细胞瘤和血液恶性肿瘤。

参考文献

Tatton-Brown K, Rahman N: EZH2-related overgrowth. In Pagon RA, Adam MP, Ardinger HH, et al, editors: *GeneReviews*, Seattle, 1993–2016, University of Washington.

胎儿生长受限

　　胎儿生长受限相对常见,应该关注引起严重早发型胎儿生长受限的潜在基因病和代谢病。鉴别诊断时首先要考虑潜在的染色体疾病,包括非整倍体、三倍体和微缺失综合征;其次应该考虑代谢病(见下文)。前面章节中讨论的许多单基因疾病也与胎儿生长受限有关,故应根据已经发现的超声表现综合考虑。下面讨论一些产前具有严重胎儿生长受限特点的综合征,尤其是 Russell-Silver综合征(RSS)(以严重生长受限和正常头围为特征)和Seckel 综合征(以生长受限和严重小头畸形为特征)。

Russell-Silver 综合征

定义

　　Russell-Silver 综 合 征 (Russell-Silver syndrome,RSS)特征是严重的胎儿生长受限(出生体重低于平均数的 2SD)以及出生后生长缺陷;其他特征包括身材矮小、头围正常、小指内弯、特殊面部特征(具有宽前额和窄下巴的三角脸)以及肢体、躯干和(或)面部不对称。

发病率

　　估计发病率为 1∶100 000。

病因学

　　通过哪种特定基因改变导致 RSS 的机制目前尚不明确。

遗传学

　　遗传方式具有遗传异质性,偶发最常见。一些是由于父源性 11 号染色体 p15.5 区 *IC1* 基因的低甲基化(35%~50%),另一些是由于母源性 7 号染色体单亲二倍体(10%)。

复发风险

　　如果 RSS 先证者是由于父源 *IC1* 低甲基化或母源7 号染色体单亲二倍体引起的,复发风险较低。

诊断

　　产前诊断困难,因为生长受限可能是主要的表现特征,一般需要到晚孕期才能确诊。产后低出生体重、出生后生长受限、头围正常、三角脸和不对称性有助于诊断该病,也可见皮肤色素变化、泌尿生殖系统异常和低血糖症。

鉴别诊断

　　包括导致宫内发育迟缓和身材矮小的其他疾病,特别是染色体疾病和 DNA 修复障碍性疾病(如 FA 和Bloom 综合征)。

预后

　　常见发育迟缓和智力障碍,最常见的问题是早期喂养困难、低血糖症和生长发育问题。已有研究证实生长激素疗法能改善生长状况和最终身高。

参考文献

Saal HM: Russell-Silver syndrome. In Pagon RA, Adam MP, Ardinger HH, et al, editors: *GeneReviews*, Seattle, 1993–2016, University of Washington.

Seckel 综合征

定义

　　Seckel 综合征(Seckel syndrome)是以严重小头畸形为特征的原发性常染色体隐性小头畸形谱系的一部分,不存在内脏器官畸形。小头畸形从中孕期开始,出生时小于 2SD,出生后增长缓慢。Seckel 综合征的表现是胎儿生长受限和出生后生长缓慢。

同义词

　　原发性常染色体隐性小头畸形和 Seckel 综合征谱系障碍。

发病率

　　罕见,以前可能被过度诊断。已报道的 Seckel 综合征少于 50 例。原发性小头畸形的发病率为 1∶250 000~1∶30 000。

病因学

　　所涉及的基因突变会导致整体生长障碍和脑发育不良,从而引起临床表型。

遗传学

　　Seckel 综合征所涉及的基因包括 *ATR*、*NIN*、*ATRIP* 以及 *RBBP8*、*CEP152*、*CENPJ*、*CEP63* 和 *PHC1*。

遗传方式是常染色体隐性遗传。

复发风险

如果父母双方均是携带者,复发风险为 25%。

诊断

诊断基于临床特征、正常脑组织结构(脑容量减少)和常染色体隐性遗传病家族史。除了严重的小头畸形外,还包括脑部异常(最常见的是正常脑结构但脑容量减少)、认知障碍、身材矮小和颅缝早闭。

鉴别诊断

鉴别诊断包括引起原发性和继发性小头畸形的所

有原因,包括中枢神经系统畸形、相关综合征、染色体异常和致畸剂(如乙醇)。

预后

Seckel 综合征患者智力障碍程度一般为中度至重度。据报道个别存活年龄可超过 50 岁。

参考文献

Verloes A, Drunat S, Gressens P, Passemard S: Primary autosomal recessive microcephalies and seckel syndrome spectrum disorders. In Pagon RA, Adam MP, Ardinger HH, et al, editors: *GeneReviews*, Seattle, 1993–2016, University of Washington.

微缺失综合征

4p 缺失综合征

定义

Wolf-Hirschhorn 综合征(Wolf-Hirschhorn syndrome,WHS)以颅面畸形为特征,包括"希腊武士头盔外貌"样的鼻子和前额、小头畸形、眼距增宽、眉弓高拱、嘴角下垂、小下颌和耳畸形伴耳前赘/窝。所有患者都会表现为产前生长受限、出生后生长迟缓。其他常见特征包括癫痫发作、骨骼异常、先天性心脏畸形、听力损失、泌尿道异常和中枢神经系统异常。

发病率

发病率估计为 1/50 000,但 WHS 的发病率可能被低估了。男女比例为 2 : 1。

病因学

4 号染色体短臂 p16 区 Wolf-Hisrchhorn 综合征关键区域(WHSCR)的缺失导致了 WHS 的临床表型。该区域中的候选基因 *LEMT1* 和 *WHSC1* 异常是引起临床表型的原因,但是目前还没有弄明这些基因的确切功能。

遗传学

该综合征是由于包含 *WHSCR*(距 4 号染色体短臂末端 1.4~1.9Mb)的 4 号染色体短臂 p16.3 缺失引起的,这种缺失可以通过染色体微阵列来检测。多达

50%~60% 的个体是孤立的 4p16 新生缺失,40%~50% 是 4p 缺失和不同染色体臂部分三体的不平衡易位。

复发风险

可能是新生易位,也可能遗传自亲代的平衡易位。复发风险取决于染色体缺失的来源。

诊断

产前发现严重胎儿生长受限、羊水正常、中线缺陷和先天性颅面畸形,应考虑该综合征。产前或产后可通过染色体微阵列确诊。

鉴别诊断

包括 Seckel 综合征、CHARGE 综合征、SLO 综合征、Opitz G/BBB 综合征、Williams 综合征、Rett 综合征、Angelman 综合征和 Smith-Magenis 综合征。

预后

所有患者都有生长发育迟缓和智力障碍,但严重程度可能会有所差异,绝大多数患者会多次癫痫发作。喂养困难较常见。

参考文献

Aslan H, Karaca N, Basaran S, et al: Prenatal diagnosis of Wolf-Hirschhorn syndrome (4p-) in association with congenital hypospadias and foot deformity. *BMC Pregnancy Childbirth* 3(1):1, 2003.

Battaglia A, Carey JC, South ST, Wright TJ: Wolf-Hirschhorn syndrome. In Pagon RA, Adam MP, Ardinger HH, et al, editors: *GeneReviews*, Seattle, 1993–2016, University of Washington.

Beaujard MP, Jouannic JM, Bessieres B, et al: Prenatal detection of a de novo terminal inverted duplication 4p in a fetus with the Wolf-Hirschhorn syndrome phenotype. *Prenat Diagn* 25(6):451–455, 2005.

Boog G, Le Vaillant C, Collet M, et al: Prenatal sonographic patterns in six cases of Wolf-Hirschhorn (4p-) syndrome. *Fetal Diagn Ther* 19(5):421–430, 2004.

De Keersmaecker B, Albert M, Hillion Y, Ville Y: Prenatal diagnosis of brain abnormalities in Wolf-Hirschhorn (4p-) syndrome. *Prenat Diagn* 22(5):366–370, 2002.

Dietze I, Fritz B, Huhle D, et al: Clinical, cytogenetic and molecular investigation in a fetus with Wolf-Hirschhorn syndrome with paternally derived 4p deletion. Case report and review of the literature. *Fetal Diagn Ther* 19(3):251–260, 2004.

Dufke A, Seidel J, Schoning M, et al: Microdeletion 4p16.3 in three unrelated patients with Wolf-Hirschhorn syndrome. *Cytogenet Cell Genet* 91(1–4):81–84, 2000.

Eiben B, Leipoldt M, Schubbe I, et al: Partial deletion of 4p in fetal cells not present in chorionic villi. *Clin Genet* 33(1):49–52, 1988.

Sase M, Hasegawa K, Honda R, et al: Ultrasonographic findings of facial dysmorphism in Wolf-Hirschhorn syndrome. *Am J Perinatol* 22(2):99–102, 2005.

Tachdjian G, Fondacci C, Tapia S, et al: The Wolf-Hirschhorn syndrome in fetuses. *Clin Genet* 42(6):281–287, 1992.

Verloes A, Schaaps JP, Herens C, et al: Prenatal diagnosis of cystic hygroma and chorioangioma in the Wolf-Hirschhorn syndrome. *Prenat Diagn* 11(2):129–132, 1991.

Vinals F, Sepulveda W, Selman E: Prenatal detection of congenital hypospadias in the Wolf-Hirschhorn (4p-) syndrome. *Prenat Diagn* 14(12):1166–1169, 1994.

5p 缺失综合征(Cri du Chat 综合征,CdCS,猫叫综合征)

定义

Cri du chat 综合征(Cri du chat syndrome,CdCS)的特征是高调的哭声("猫叫样")、小头畸形和先天性面部畸形(宽鼻梁、内眦赘皮、小下颌);其他特征包括心脏缺陷、肾脏异常、CNS 异常、副耳、并指(趾)、尿道下裂和隐睾。

发病率

活产儿中发病率为 1∶50 000～1∶1500。

病因学

CdCS 的临床表型是由 5 号染色体短臂特定区域的缺失引起的。5p15 区域内可能与临床特征相关的基因包括 *CTNND2*、*SEMA5A*、*TERT*、*SRD5A1* 和 *TPPP*。

遗传学

CdCS 是由于 5 号染色体短臂缺失引起的,缺失范围可能是 5～40Mb,可能包含整个短臂或仅包含 5p15 区域;可能是一个孤立的新生缺失(80%),也可能是家族性易位(12%)、5p 缺失和另一个染色体臂部分三体的新生易位(3%)或嵌合的结果(3%)或环状染色体(2.4%)。80%新生染色体缺失是父源性的。

复发风险

复发风险取决于染色体缺失的发病机制。新生的染色体缺失和易位再发可能性不大。

诊断

诊断基于临床特征,通过染色体核型或染色体微阵列确诊。普遍认为患儿喉和会厌异常导致了猫叫样哭声。由于超声指标较轻且无特异性,导致产前常常漏诊 CdCS。有明显胎儿畸形的病例更可能在产前被发现。

鉴别诊断

需要与包括小头畸形和面部畸形的其他畸形鉴别,尤其是其他染色体疾病。高调的哭声是 CdCS 的特征性表现;染色体微阵列检查有助于确诊。

预后

患者有严重的智力迟延和发育迟缓。新生儿问题包括喂养困难、肌张力减退和发绀。估计 10%会在出生后一年内死亡,一岁后生存期望值升高。

参考文献

Cerruti Mainardi P: Cri du Chat syndrome. *Orphanet J Rare Dis* 1:33, 2006.

Chen CP, Huang MC, Chen YY, et al: Cri-du-chat (5p-) syndrome presenting with cerebellar hypoplasia and hypospadias: prenatal diagnosis and aCGH characterization using uncultured amniocytes. *Gene* 524(2):407–411, 2013.

Li DZ, Yi CX: Prenatal diagnosis of Cri du Chat syndrome: four cases report. *J Matern Fetal Neonatal Med* 25(12):2799, 2012.

Rodriguez-Caballero A, Torres-Lagares D, Rodriguez-Perez A, et al: Cri du chat syndrome: a critical review. *Med Oral Patol Oral Cir Bucal* 15(3):e473–e478, 2010.

11q 缺失综合征(Jacobsen 综合征)

定义

Jacobsen 综合征(Jacobsen syndrome,JS)的特征是产前和出生后的生长受限、特殊面部特征(前额突出、三角头、面部不对称、眼距增宽、上睑下垂、眼睑缺损、睑裂下斜、内眦赘皮、宽鼻梁、短鼻、V 形口、小耳和低位耳)和血小板功能异常/血小板减少症;其他常见的畸形包括心脏缺陷、肾脏异常、骨骼系统异常、胃肠道异常、生殖器异常和中枢神经系统异常。

发病率

发病率估计为 1∶100 000，女、男比例为 2∶1。

病因学

11 号染色体长臂 11q23 区域包含 342 个基因，引起 JS 临床表型的最小区域是 11q24.1qter，其包括 174 个基因，其中一些基因与 JS 的临床表型有关。

遗传学

JS 是由于第 11 号染色体长臂部分缺失引起的，缺失大小 7~20Mb，从 11q23.3 延伸到端粒。该病可能是孤立的染色体缺失，可能是产生了新生的染色体缺失（占 85%），也可能是由于新生突变或遗传自家族性平衡易位导致的非平衡易位性染色体缺失。通过染色体核型或染色体微阵列确诊。

复发风险

复发风险取决于导致染色体缺失的机制。新生染色体易位再发可能性不大，孤立的 11q 末端缺失再发的病例已有报道。如果父母一方是 JS，则复发风险为 50%。

诊断

诊断主要基于上述主要的临床特征，并可通过基因检测来确诊。临床表型越轻，受累儿童早期诊断的可能性就越小。产前容易漏诊，产前能够检测出的往往合并较严重的先天性畸形。产前可以通过抽取羊水或绒毛进行染色体微阵列来确认诊断。较小的染色体缺失通过 G 显带技术检测不出。

鉴别诊断

鉴别诊断包括其他染色体疾病、Turner 综合征、Noonan 综合征和血小板减少症的其他原因。

预后

预后取决于合并的先天性畸形，心脏缺陷可能会很严重，出生后不久就需要手术治疗；视力、听力、免疫学和激素问题较常见；喂养困难也较常见。大约 20% 患者出生后两年内死亡。智力障碍的范围可以从轻到重，与染色体缺失的大小有关。幸存者的预期寿命尚不知。

参考文献

Boehm D, Laccone F, Burfeind P, et al: Prenatal diagnosis of a large de novo terminal deletion of chromosome 11q. *Prenat Diagn* 26(3):286–290, 2006.

Manolakos E, Orru S, Neroutsou R, et al: Detailed molecular and clinical investigation of a child with a partial deletion of chromosome 11 (Jacobsen syndrome). *Mol Cytogenet* 2:26, 2009.

Mattina T, Perrotta CS, Grossfeld P: Jacobsen syndrome. *Orphanet J Rare Dis* 4:9, 2009.

22q11.2 缺失综合征（DiGeorge 综合征）

请参阅"心脏"章节的 DiGeorge 综合征。

代谢综合征

许多代谢综合征在产前没有明显的特征性表现，一些表现出孤立的胎儿生长受限或非免疫性水肿；一些与多发的特征性先天性畸形有关。

Neu-Laxova 综合征

定义

Neu-Laxova 综合征（Neu-Laxova syndrome，NLS）以胎儿生长受限、小头畸形、特殊面容（眼睑短、眼球突出、嘴唇呈张开状态）、屈曲畸形和皮肤异常（鱼鳞病、角化过度）为特征；其他特征包括手/脚水肿、肢体异常、脑畸形和神经管缺陷。

发病率

NLS 罕见。已报道超过 70 人患有该综合征。

病因学

目前已经报道了几种丝氨酸缺乏症，NLS 可能代表该疾病谱中更严重的不良结局。为了补充合成核苷酸所需的单碳库和其他细胞成分，在细胞增殖过程中高丝氨酸水平是必需的。NLS 中出现的生长问题和胎儿畸形是丝氨酸缺乏所致。

遗传学

NLS 是由于 L-丝氨酸生物合成途径中的酶缺乏，包括 *PHGDH*、*PSAT*1 和 *PSPH* 基因。遗传方式是常染色体隐性遗传。

复发风险

如果父母双方都是突变基因携带者，其复发风险为 25%。

诊断

产前通过超声可能发现胎儿生长受限、小头畸形、面部畸形、关节挛缩、皮肤水肿和中枢神经系统异常；产后诊断基于临床特征和常染色体隐性遗传病家族史，确诊靠分子基因检测。

鉴别诊断

鉴别诊断包括其他具有相似临床特征的疾病，尤其是染色体疾病。

预后

NLS 可导致胎儿产前胎死宫内或新生儿期死

亡。相关代谢途径的探索会增加未来治疗的可能性。

参考文献

Acuna-Hidalgo R, Schanze D, Kariminejad A, et al: Neu-Laxova syndrome is a heterogeneous metabolic disorder caused by defects in enzymes of the L-serine biosynthesis pathway. *Am J Hum Genet* 95(3):285–293, 2014.

Dhillon P, Bofill JA: Neu-Laxova syndrome: a prenatal diagnosis. *J Miss State Med Assoc* 52(10):307–309, 2011.

Shaheen R, Rahbeeni Z, Alhashem A, et al: Neu-Laxova syndrome, an inborn error of serine metabolism, is caused by mutations in PHGDH. *Am J Hum Genet* 94(6):898–904, 2014.

Smith-Lemli-Opitz 综合征

定义

Smith-Lemli-Opitz 综合征（Smith-Lemli-Opitz syndrome，SLO）是第一个被证实有代谢病因的遗传综合征。它的特点是产前和出生后的生长受限、小头畸形、特殊面部特征（前额窄、上睑下垂、内眦赘皮、短下颌、短鼻、朝天鼻、低位耳）和其他先天性异常；常见的畸形包括腭裂、先天性心脏缺陷、轴后多指（趾）、2～3 脚趾并趾和生殖器异常。全身各个系统的畸形均有报道（表 16-9）。

发病率

存活儿中的发病率为 1∶40 000～1∶20 000。

病因学

DHCR7 突变致使 7-脱氢胆固醇还原酶缺乏，导致胆固醇生物合成缺陷，胎儿发育过程中胆固醇缺乏会导致 SLO 综合征的临床表型。

遗传学

SLO 综合征是由于 *DHCR7* 突变导致 7-脱氢胆固醇还原酶酶缺乏和 7-脱氢胆固醇（7-DHC）血清浓度升高。遗传方式是常染色体隐性遗传。

复发风险

如果父母双方都是突变基因携带者，复发风险为 25%。

表 16-9　Smith-Lemli-Opitz 综合征相关畸形	
解剖区域	畸形
肢体	并指（趾）畸形（第二、三脚趾并趾最常见） 轴后多指（趾） 短肢 指（趾）弯曲 髋关节脱位 外翻畸形 手桡侧偏斜 手指尺侧偏斜 摇椅足 掌纹异常 手指涡旋状真皮嵴皮纹
中枢神经系统/头颅	小头畸形 三角头 胼胝体发育不良 癫痫 大脑半球、脑神经和周围神经脱髓鞘 脑积水 大脑发育不良 小脑发育不良
心脏	室间隔缺损 房间隔缺损 心房增大 心室增大
泌尿生殖系统	尿道下裂 隐睾 阴茎短小 阴囊分裂 阴囊发育不良 尿道细小 外生殖器模糊 阴蒂肥大 小阴唇冗余 阴唇发育不良 始基子宫 肾盂输尿管连接部梗阻 肾发育不良 尿道狭窄 囊性肾发育不良 男性假外生殖器模糊

诊断

在婴儿和成人血浆中检出胆固醇浓度明显降低和血清 7-DHC 异常升高可以诊断为该综合征。产前可以通过生物化学或分子遗传学检测，中孕期羊水或早孕期绒毛中发现 7-DHC 升高是诊断该综合征的可靠指标，正常情况下，在两种标本中都检测不到 7-DHC。该综合征胎儿的母体血液和尿中雌三醇水平均减低，尤其是在晚孕期。产前超声检查可能发现胎儿生长受限和多发先天性畸形，亦有报道在该综合征胎儿会出现颈项透明层增厚、颈部水囊瘤和非免疫水肿。

鉴别诊断

需要与包括生长受限和多发先天性畸形的其他疾病进行鉴别，尤其是非整倍体(13、18 和 12 三体)，还有其他染色体疾病、Dubowitz 综合征、Meckel-Gruber 综合征和 Noonan 综合征。

预后

预后取决于畸形的严重程度，临床表型较广泛。一般有中度至重度智力障碍，喂养困难和生长障碍较常见。

参考文献

Curry CJ, Carey JC, Holland JS, et al: Smith-Lemli-Opitz syndrome-type II: multiple congenital anomalies with male pseudohermaphroditism and frequent early lethality. *Am J Med Genet* 26(1):45–57, 1987.

Hyett JA, Clayton PT, Moscoso G, Nicolaides KH: Increased first trimester nuchal translucency as a prenatal manifestation of Smith-Lemli-Opitz syndrome. *Am J Med Genet* 58(4):374–376, 1995.

Kelley RI, Hennekam RC: The Smith-Lemli-Opitz syndrome. *J Med Genet* 37(5):321–335, 2000.

McGaughran JM, Clayton PT, Mills KA, et al: Prenatal diagnosis of Smith-Lemli-Opitz syndrome. *Am J Med Genet* 56(3):269–271, 1995.

Nowaczyk MJ, Waye JS: The Smith-Lemli-Opitz syndrome: a novel metabolic way of understanding developmental biology, embryogenesis, and dysmorphology. *Clin Genet* 59(6):375–386, 2001.

Nowaczyk MJ, Whelan DT, Hill RE: Smith-Lemli-Opitz syndrome: phenotypic extreme with minimal clinical findings. *Am J Med Genet* 78(5):419–423, 1998.

Nowaczyk MJM: Smith-Lemli-Opitz syndrome. In Pagon RA, Adam MP, Ardinger HH, et al, editors: *GeneReviews*, Seattle, 1993–2016, University of Washington.

Opitz JM: RSH/SLO ("Smith-Lemli-Opitz") syndrome: historical, genetic, and developmental considerations. *Am J Med Genet* 50(4):344–346, 1994.

Pandya PP, Kondylios A, Hilbert L, et al: Chromosomal defects and outcome in 1015 fetuses with increased nuchal translucency. *Ultrasound Obstet Gynecol* 5(1):15–19, 1995.

Ryan AK, Bartlett K, Clayton P, et al: Smith-Lemli-Opitz syndrome: a variable clinical and biochemical phenotype. *J Med Genet* 35(7):558–565, 1998.

Tint GS, Salen G, Batta AK, et al: Correlation of severity and outcome with plasma sterol levels in variants of the Smith-Lemli-Opitz syndrome. *J Pediatr* 127(1):82–87, 1995.

Waterham HR, Wijburg FA, Hennekam RC, et al: Smith-Lemli-Opitz syndrome is caused by mutations in the 7-dehydrocholesterol reductase gene. *Am J Hum Genet* 63(2):329–338, 1998.

Zellweger 综合征

定义

Zellweger 综合征(Zellweger syndrome,ZS)是过氧化物酶体生物合成障碍引起的三种疾病之一，也是三种表型中最严重的一种，另外两种是新生儿肾上腺脑白质营养不良和婴儿 Refsum(雷弗素姆)病。受累婴儿肌张力减退和喂养困难。临床表现有特殊面部特征(面部平坦、大前囟、宽鼻梁)、癫痫和肝囊肿合并肝功能障碍。还发现长骨具有独特的点彩(点状软骨发育不全)。

同义词

脑肝肾综合征。

发病率

估计发病率为 1:50 000。

病因学

相关的 PEX 基因编码过氧化物酶体正常组装所必需的一类蛋白质，过氧化物酶体是许多合成代谢和分解代谢途径的场所，其合成减少被认为是造成 ZS 临床表型的原因。

遗传学

ZS 是由于 12 个 *PEX* 基因中 1 个发生突变引起的，大约 68% 的个体具有 *PEX1* 突变，遗传方式为常染色体隐性遗传。

复发风险

如果父母双方都是突变基因携带者，复发风险为 25%。

诊断

可以通过生化检测来明确诊断。最初的筛查是检测血浆中超长链脂肪酸(VLCFA)水平，C26:0 和 C26:1 的升高以及 C24/C22 和 C26/C22 的比值升高表明过氧化物酶体的脂肪酸代谢缺陷。过氧化物酶体嵌合体可以存在于具有不同生物化学检测结果的不同组织中。分子遗传学检测有助于确诊该综合征。产前超声可以发现胎儿生长受限、胎动减少和颈项透明层增厚，其他超声特征包括头部形态异常、先天性面部畸形、侧脑室扩张、肝大和心脏畸形。

鉴别诊断

鉴别诊断包括具有明显肌张力减退症的其他疾病，包括 21 三体、PWS、先天性 DM1 和脊髓性肌萎缩症。

预后

大多数 ZS 婴儿在出生后一年内死亡。癫痫发作可能会较难控制。死亡原因有窒息、呼吸系统问题或继发于感染。

参考文献

Cuillier F, Cartault F, Lemaire P, et al: [Subependymal pseudocysts in the fetal brain revealing Zellweger syndrome]. *J Gynecol Obstet Biol Reprod* 33(4):325–329, 2004.

de Graaf IM, Pajkrt E, Keessen M, et al: Enlarged nuchal translucency and low serum protein concentrations as possible markers for Zellweger syndrome. *Ultrasound Obstet Gynecol* 13(4):268–270, 1999.

Depreter M, Espeel M, Roels F: Human peroxisomal disorders. *Microsc Res Tech* 61(2):203–223, 2003.

Johnson JM, Babul-Hirji R, Chitayat D: First-trimester increased nuchal translucency and fetal hypokinesia associated with Zellweger syndrome. *Ultrasound Obstet Gynecol* 17(4):344–346, 2001.

Lee HF, Mak SC, Wu FW, et al: Zellweger syndrome: report of one case. *Acta Paediatr* 42(1):53–56, 2001.

Steinberg SJ, Elcioglu N, Slade CM, et al: Peroxisomal disorders: clinical and biochemical studies in 15 children and prenatal diagnosis in 7 families. *Am J Med Genet* 85(5):502–510, 1999.

Steinberg SJ, Raymond GV, Braverman NE, Moser AB: Peroxisome biogenesis disorders, Zellweger syndrome spectrum. In Pagon RA, Adam MP, Ardinger HH, et al, editors: *GeneReviews*, Seattle, 1993–2016, University of Washington.

其他异常

羊膜带序列征

定义

羊膜带序列征（amniotic band sequence）是由于羊膜带黏附、缠绕和中断胎儿的某部分造成的一系列先天性畸形，范围从轻微缢痕和趾（指）末端的淋巴水肿到复杂、奇形怪状的先天性多发畸形。

同义词

历史上曾用多种命名法描述该异常，包括羊膜带综合征、羊膜带断裂复合体和肢体体壁综合征。

发病率

活产儿中发病率估计为 1 ∶ 15 000 ～ 1 ∶ 1200。

遗传学

一般来说，不认为羊膜带序列征具有遗传原因。

复发风险

不会增加复发风险。

病因学

目前病因还未完全明确。有些理论认为致畸剂、多因子和基因因素均可导致羊膜的早期破裂。

发病机制

早孕期羊膜破裂，来自绒毛膜一侧羊膜的黏性中胚层带缠绕胎儿结构，最后造成截断；被羊膜带缠绕的肢体血流量减少，最终导致自然截肢。但是这种外源性机械压迫理论并没有解释此综合征的一些特征，如为什么有报道羊膜带综合征的组织学正常和羊膜内层是完整的？为什么会看到胎儿内部结构畸形，如全前脑、小脑发育不良、灰质异位、心脏和肾脏畸形？为什么单卵双胎比双卵双胎更易受累？

诊断

该综合征临床表型差异较大，可以引起轻微的结构畸形，也可引起致死性的结构畸形。最常见的是指（趾）、手臂和腿部的缩窄环；缩窄环的远端肿胀；指（趾）、手臂和腿部的截肢；面部不对称；面裂；脑膨出；无脑畸形；颅盖缺失；多关节挛缩；翼状胬肉；足内翻、手腕内翻和假性并指（趾）畸形；小眼畸形、眼色素层缺损、角膜组织变形和单侧视网膜脉络膜脱落。使用三维超声成像扫查胎儿面部、指（趾）和躯干有助诊断。

鉴别诊断

宫腔内粘连带或分隔与羊膜带相似。

预后

较严重的畸形是致死性的，有些轻微的畸形只能在出生后被发现，对生存也没有影响。

治疗

治疗原则主要取决于畸形的严重程度。曾有报道胎儿镜下粘连松解术，有助于解除导致胎儿肢体截肢的收缩带，但该手术目前仍然存在争议。

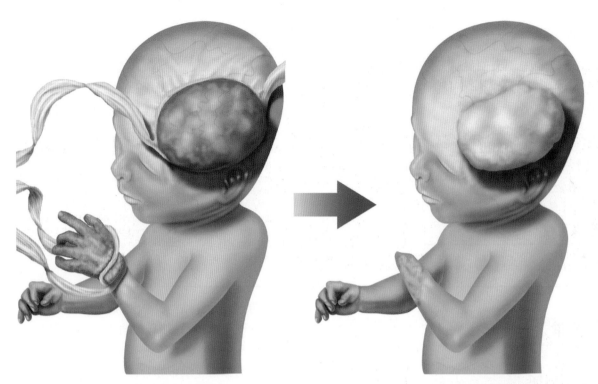

图 16-80　羊膜带序列的病理生理学。羊膜带包绕在肢体末端和头部,导致非胚胎发育所致畸形,如肢体远端离断和非中线的脑膨出(Illustration by James A. Cooper,MD,San Diego,CA)

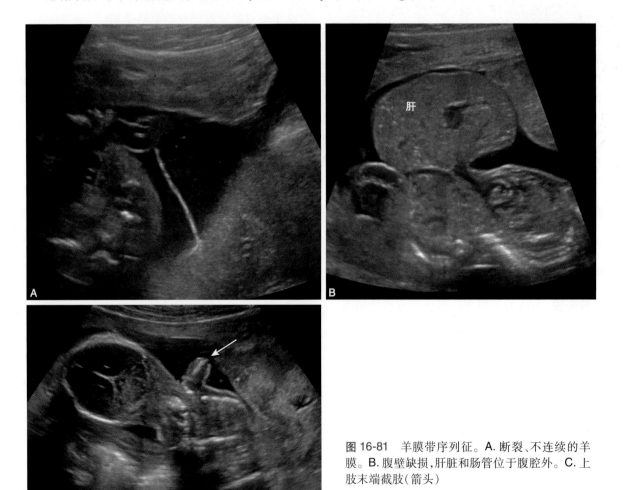

图 16-81　羊膜带序列征。A. 断裂、不连续的羊膜。B. 腹壁缺损,肝脏和肠管位于腹腔外。C. 上肢末端截肢(箭头)

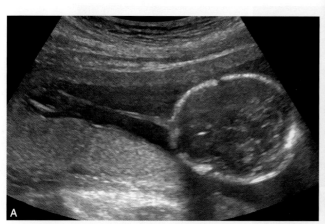
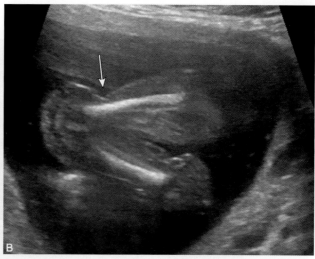

图 16-82　羊膜带序列征。A.宫内异常薄膜黏附于胎儿。B.大腿局灶性缩窄畸形

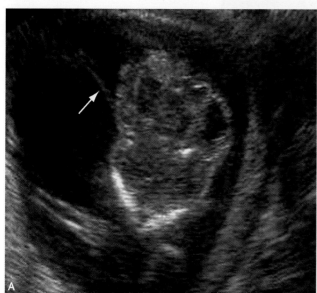
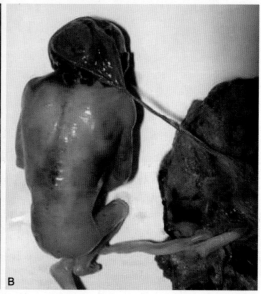

图 16-83　羊膜带序列征。A.羊膜带黏附在胎儿头部。B.胎儿引产后照片显示羊膜带黏附胎儿颅骨致露脑畸形
（Courtesy，Vicente Ruiz，2005. Available at thefetus. net）

参考文献

Chen CP, Chang TY, Lin YH, Wang W: Prenatal sonographic diagnosis of acrania associated with amniotic bands. *J Clin Ultrasound* 32(5):256–260, 2004.

Cincore V, Ninios AP, Pavlik J, Hsu CD: Prenatal diagnosis of acrania associated with amniotic band syndrome. *Obstet Gynecol* 102(5 Pt 2):1176–1178, 2003.

Paladini D, Foglia S, Sglavo G, Martinelli P: Congenital constriction band of the upper arm: the role of three-dimensional ultrasound in diagnosis, counseling and multidisciplinary consultation. *Ultrasound Obstet Gynecol* 23(5):520–522, 2004.

Pedersen TK, Thomsen SG: Spontaneous resolution of amniotic bands. *Ultrasound Obstet Gynecol* 18(6):673–674, 2001.

Sentilhes L, Verspyck E, Eurin D, et al: Favourable outcome of a tight constriction band secondary to amniotic band syndrome. *Prenat Diagn* 24(3):198–201, 2004.

Sherer DM, Lysikiewicz AJ: Doppler flow velocimetry assisted diagnosis of an intrauterine synechia during pregnancy. *Am J Perinatol* 19(8):421–426, 2002.

VACTERL 联合征

定义

　　VACTERL 联合征（VACTERL association）是为了方便记忆，对一组特定相关畸形的简称，包括 V（椎体异常）、A（肛门闭锁）、C（心脏畸形）、T（气管食管瘘）或 E（食管闭锁）、R（肾/尿道异常）和 L（肢体缺陷）。当有三个或三个以上系统的器官受累时，可考虑该联合征。其相关畸形发生率如下：气管食管瘘 50%～

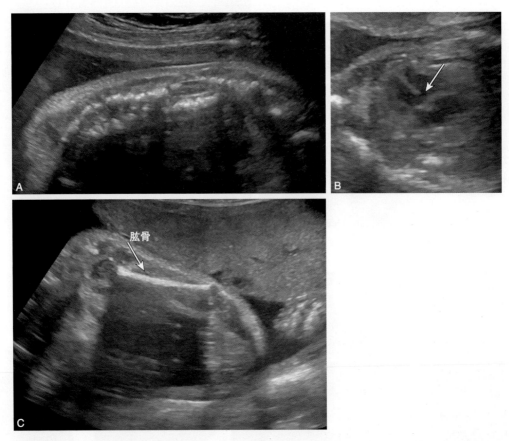

图 16-84   VACTERL 联合征。A. 胎儿脊柱的纵切面显示多个节段异常。B. 胎儿心脏四腔心切面显示室间隔缺损（VSD）（箭头）。C. 放射线异常：前臂和手部无骨。VACTERL，椎骨异常、肛门闭锁、心脏畸形、气管食管瘘或食管闭锁、肾/尿道异常和肢体缺陷

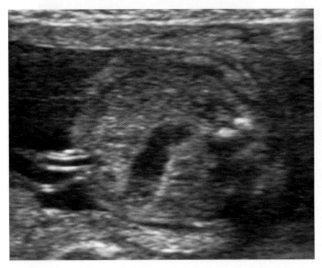

图 16-85   VACTERL 联合征。胎儿肛门闭锁和肠管扩张的超声图像。VACTERL，椎骨异常、肛门闭锁、心脏畸形、气管食管瘘或食管闭锁、肾/尿道异常和肢体缺陷

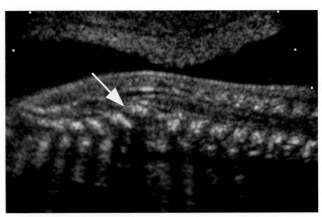

图 16-86   椎骨异常（箭头）。椎骨异常合并上述异常以及桡骨异常（未显示）时应考虑 VACTERL 联合征的可能性。VACTERL，椎骨异常、肛门闭锁、心脏畸形、气管食管瘘或食管闭锁、肾/尿道异常和肢体缺陷

80%,肛门闭锁 60%~90%,椎骨异常 60%~80%,心脏缺陷 40%~80%,肾脏异常 50%~80%,肢体异常 40%~50%。

发病率

活产儿中发病率为 1∶40 000~1∶10 000。

病因学

VACTERL 联合征被认为是由于原因未明的中胚层发育缺陷而造成的。

遗传学

遗传参与机制未明,大多数是散发病例。

复发风险

复发风险估计为 1%。

诊断

该联合征在产前很难诊断,因为许多异常特征难以通过超声确诊。胃泡小合并羊水过多可能提示气管食管瘘。可以有轻微的椎骨异常。当发现肢体缺陷(特别是桡骨异常)、肾脏异常和心脏缺陷的征象时,应疑诊该联合征。鉴于该联合征遗传原因未知,故它仍然是一排除性诊断,并且出生后检查对于综合评估是必不可少的。

鉴别诊断

鉴别诊断包括染色体异常、CHARGE 综合征、22q11 缺失综合征、Feingold 综合征、Holt-Oram 综合征、Townes-Brockes 综合征、Fanconi 贫血和 Pallister-Hall 综合征。

预后

预后取决于特定的关联畸形,如果实施外科矫正手术,预后可能较好,但是有些患者一生中都要承受先天性畸形带来的影响,该联合征患者智力发育一般都是正常的。

(韩瑾　李志华　郑明明　闫瑞玲　翻译
杨芳　审校)

参考文献

Kolker AR, Coombs CJ, Meara JG, et al: Patterns of radial dysmorphology with the VACTERL association in the adriamycin-exposed prenatal rat. *Ann Plast Surg* 45(5):525–530, 2000.

Kolon TF, Gray CL, Sutherland RW, et al: Upper urinary tract manifestations of the VACTERL association. *J Urol* 163(6):1949–1951, 2000.

Shaw-Smith C: Oesophageal atresia, tracheo-oesophageal fistula, and the VACTERL association: review of genetics and epidemiology. *J Med Genet* 43(7):545–554, 2006.

Solomon BD, Baker LA, Bear KA, et al: An approach to the identification of anomalies and etiologies in neonates with identified or suspected VACTERL (vertebral defects, anal atresia, tracheo-esophageal fistula with esophageal atresia, cardiac anomalies, renal anomalies, and limb anomalies) association. *J Pediatr* 164(3):451–457.e451, 2014.

第 17 章　胎儿水肿的评估

Hector Mendez-Figueroa，Suneet P. Chauhan

重　点

- 胎儿水肿的诊断需要满足下面两个及以上的超声异常：头皮和体表皮下水肿（定义为皮肤厚度＞5mm）、腹水、胸腔积液、心包积液、羊水过多和胎盘增厚（中孕期厚度≥4cm，晚孕期厚度≥6cm）。
- 免疫性水肿是指由母体红细胞同种免疫引起的胎儿贫血。非免疫性水肿是指由其他所有情况引起的水肿。
- 几乎 90% 的水肿是继发于非免疫机制。
- 对于既往妊娠有同种免疫的胎儿或孩子的妇女，定义为需要宫内输血或者出生后换血，不再使用连续的母体滴度来识别处于危险中的胎儿，因为这些措施在上述情况下不再具有预测性。

- 测量大脑中动脉（MCA）收缩期峰值血流速度（PSV）可以高度预测胎儿贫血，是管理免疫性水肿高危妊娠的首选方法。
- 如果 MCA PSV 测量值≥1.5MoM，则应通过脐血穿刺进行胎儿血液取样。
- 在胎儿输血过程中，血液应以 5~10ml/min 的速度输注，如果可行的话，应设法达到 50%~65% 的最终血细胞比容。
- 最常见的非免疫性水肿的原因是心脑血管疾病，包括心律失常、结构异常或各种心肌病。
- 胎儿超声心动图可以作为对非免疫性水肿初步评估的一部分。

本 章 内 容

背景和定义

　　胎儿水肿是指胎儿体内两个及以上组织间隙过量体液聚集，超声检查可以发现这些特征，包括头皮和体表皮下水肿（定义为皮肤厚度超过 5mm）[1]、腹水、胸腔积液、心包积液、羊水过多（羊水指数大于 25cm 或最大深度大于 8cm）[2]，及胎盘增厚（中孕期≥4cm，晚孕期≥6cm）[3,4]（图 17-1~图 17-8）。

　　由于诊断与预后不良有关，该术语的使用限于符合此诊断标准的病例，并且针对病因的治疗可能是广泛的。出现一处不能定义为水肿是因为单一的体液积聚往往是继发于不同的原因并且可能会比胎儿水肿有更好的结局。在特定情况下，发现一个单一的异常体液积聚可能是进一步演变成胎儿水肿的迹象，并可能需要更频繁的超声检查和监测。

　　基于这一病因，分为免疫性水肿和非免疫性水肿。免疫性水肿是指母体抗体对胎儿红细胞抗原的同种异

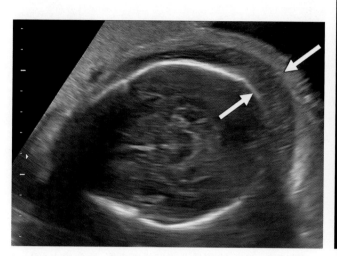

图 17-1　妊娠 32 周时头皮水肿(箭头间)。原因:特发性(Courtesy of Anthony Swartz,BS,RT(R),RDMS)

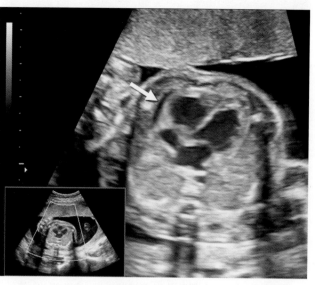

图 17-2　妊娠 19 周胎儿胸廓横断面图。注意心包积液(箭头)。还要注意心脏肥大。原因:孕妇 RhD 同种免疫导致胎儿/新生儿溶血性疾病

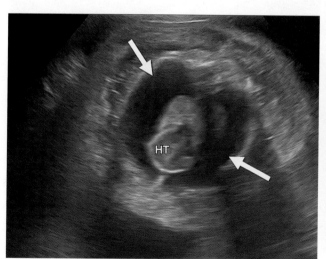

图 17-3　妊娠 32 周双侧胸腔积液(箭头)。HT,胎儿心脏中线。原因:特发性

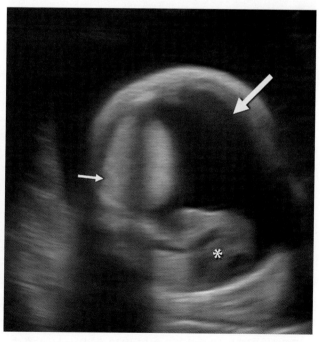

图 17-4　主要为左侧胸腔积液(大箭头),妊娠 30 周。胎儿心脏(星号)移位到胸部的右侧。注意大的左侧肺隔离症(小箭头)。注意羊水极多。原因:胸廓内肿块和纵隔偏移(Courtesy of Sharon Pinette,RDMS)

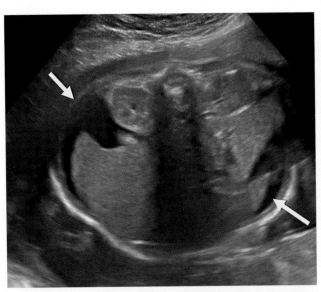

图 17-5　妊娠 32 周胎儿腹部横断面图,注意腹水(箭头)。原因:胎儿巨细胞病毒感染

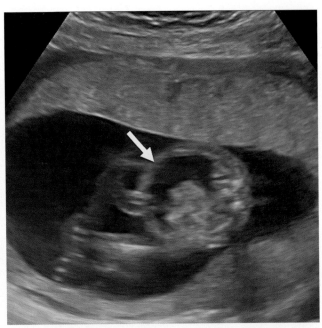

图 17-6　妊娠 19 周胎儿腹部横断面图,注意腹水(箭头)。原因:22 三体(courtesy of sharon pinette,RDMS)

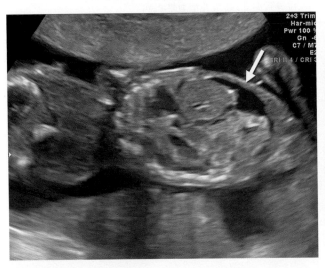

图 17-7　妊娠 19 周胎儿腹部纵切面(胎头位于左侧)与图 17-6 为同一胎儿。注意腹水(箭头)。原因:22 三体

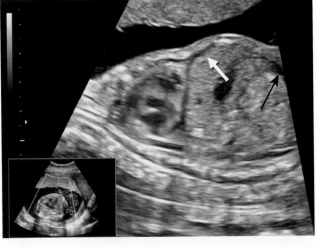

图 17-8　孕 19 周时胎儿胸腹部的纵视图(胎头在图像左侧),注意早期腹水(箭头)。原因:孕妇 RhD 同种免疫导致胎儿/新生儿溶血性疾病

体免疫反应引起胎儿贫血。非免疫性水肿与其他多种病因相关。人们首次描述免疫性胎儿水肿始于 1609 年,一个法国助产士分娩双胎,双胎中第一个是水肿和死胎,而双胎之二被认为患有严重黄疸,随后死亡,最有可能的病因是核黄疸[5]。这与 1932 年 Diamond 等描述的一类以贫血和黄疸为特征的疾病相关,该病与红细胞增多症和红细胞溶血有关[6]。虽然描述了临床特征,但病因和发病机制仍不清楚。1938 年 Darrow 提出一种导致新生儿黄疸的抗原抗体反应的概念[7]。1940 年 Landsteiner 和 Weiner 的研究发现在红细胞表面表达的恒河猴(Rh)抗原[8]。随后,1941 年 Levin 等以 5 例患者为例,描述该病的病理生理学。他们观察到 Rh 阴性的妇女对 Rh 阳性的红细胞形成抗体,这些抗体可通过胎盘传到胎儿导致胎儿成红细胞增多症[9]。

免疫性水肿的预防等待了几十年,William Pollack 与 Vincent J. Freda 和 John G. Gorman 合作从抗-D 血清中开发出丙种球蛋白。当暴露于 RhD 阳性红细胞时,接种这种丙种球蛋白,不会产生抗 D 抗体[10]。与此同时,Finn 等也在研究 Rh 溶血性疾病的潜在预防方法。他们将放射性标记的 Rh 阳性 RBC 注射到 Rh 阴性的

人中,他们能够证明给予抗-Dγ 球蛋白不仅导致 Rh 阳性细胞被抗体包覆,而且还使这些细胞更快地遭到破坏[11]。后来,Hamilton 在 RhD 阴性的妇女第一次分娩后进行治疗,表明这种策略阻止了抗-D 抗体在第二次怀孕时的形成,并改善围产期结局[12]。随后由 Pollack 指导的多中心临床试验使抗-D 免疫球蛋白在临床实践中得到广泛应用[13]。这些前辈的工作对目前在全世界大范围内使用的实践指南的制定大有帮助。

病因

胎儿水肿的真正发病率是难以量化的,许多研究采用的定义不同,包括分类以及研究人群。据报道,在进入新生儿监护室(NICU)的活产儿中发病率范围为 1:2000[15] ~ 1:424[14]。抗-D 免疫球蛋白的广泛使用导致过去几十年免疫性水肿总体发病率的下降。1970年,Macafee 等报告的水肿病例中 82% 是继发性免疫水肿[16]。已报道非免疫性水肿的发病率为 1:3800 ~ 1:1500[17,18]。最近的出版物报道其发病率有波动,目前几乎 90% 的水肿病例继发于非免疫机制[17]。

免疫性水肿

机制

免疫性水肿的病理生理学表现为 RhD 同种免疫。然而,还有其他几种 RBC 抗原与免疫性水肿的发展有关(表 17-1)。RhD 抗原是 RBC 表面表达的最有免疫原性的抗原之一[19],其他抗原在致病力上也不尽相同。母体同种免疫是由于暴露于外源性 RhD 阳性细胞,最终导致免疫应答。这种现象最常见的原因是胎儿细胞通过胎盘通路进入母体循环,例如在流产、羊膜腔穿刺、创伤或分娩期间(图 17-9)。使用 Kleihauer-Betkes 染色,多达 75% 的妇女有证据表明胎儿 RBC 存在于妊娠或分娩期间的母体循环中[20]。

胎母妊娠出血的风险也随着孕周的增加而增加:0.01ml 胎儿血液在早孕期的检出率为 3%、晚孕期为46%[20]。发生同种免疫的概率与通过胎盘屏障的胎儿血液量成正比,据估计胎儿血液导致同种免疫所需的最小量是 0.25ml。由于这些原因,分娩成为 Rh 致敏的最大风险。然而,适当使用 RhD 免疫球蛋白可有效预防母体抗体的形成。输入不相容的血液也可导致母体致敏,这是从其他红细胞抗原解释同种免疫的最常见机制。

表 17-1	胎儿和新生儿的红细胞抗体及相关溶血病				
抗原系统	特异性抗原	抗原系统	特异性抗原	抗原系统	特异性抗原
常伴有严重疾病					
Kell	-K(K1)				
Rhesus	-D				
	-c				
很少伴有严重疾病					
Colton	-Co^a	MNS	-Mt^a	Rhesus	-HOFM
	-Co3		-MUT		-LOCR
Diego	-ELO		-Mur		-Riv
	-Di^a		-Mv		-Rh29
	-Di^b		-s		-Rh32
	-Wr^a		-s^D		-Rh42
	-Wr^b		-S		-Rh46
Duffy	-Fy^a		-U		-STEM
Kell	-Js^a		-V^w		-Tar
	-Js^b	Rhesus	-Be^a	Other antigens	-HJK
	-k(K2)		-C		-JFV
	-Kp^a		-Ce		-JONES
	-Kp^b		-C^w		-Kg
	-K11		-C^x		-MAM
	-K22		-ce		-REIT
	-Ku		-D^w		-Rd
	-Ul^a		-E		
Kidd	-Jk^a		-E^w		
MNS	-En^a		-Evans		
	-Far		-e		
	-Hil		-G		
	-Hut		-Go^a[7]		
	-M		-Hr		
	-Mi^a		-Hro		
	-Mit		-JAL		
伴有轻微疾病					
Dombrock	-Do^a	Gerbich	-Ge2	Scianna	-Sc2
	-Gy^a		-Ge3	Other antigens	-Vel
	-Hy		-Ge4		-Lan
	-Jo^a		-Ls^a		-At^a
Duffy	-Fy^b	Kidd	-Jk^b		-Jr^a
	-Fy3		-Jk3		

From Moise KJ. Fetal anemia due to non-Rhesus-D red-cell alloimmunization(level III). Semin Fetal Neonatal Med 2008;13:207-214

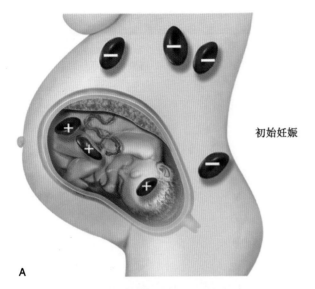

初始妊娠

A

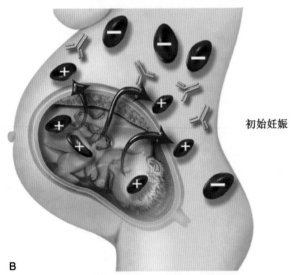

初始妊娠

B

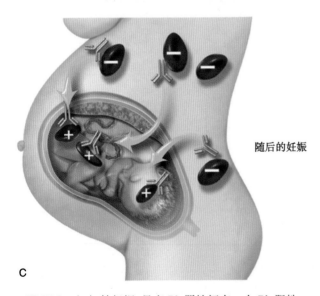

随后的妊娠

C

图 17-9 A. 初始妊娠,母亲 Rh 阴性怀有一个 Rh 阳性的胎儿。B. 在分娩时,胎儿 Rh 阳性红细胞进入母体循环并启动抗体应答。C. 在随后的妊娠中,抗体进入胎儿循环,附着于红细胞,导致这些细胞的隔离和破坏(James A. Cooper,MD,San Diego,CA. 插图)

Rh 系统的遗传学是复杂的。Rh 血型系统是所有血型系统中最富有多态性的,包含超过 50 多种已知的不同抗原[21]。在 Rh 基因座中的重排可产生杂交蛋白导致额外的抗原表达。只有少数抗原真正与临床相关。妊娠期间,有三种抗原可导致抗体形成和同种免疫,即 RhD 和 Rh(CcEe)。这些抗体由两个基因编码,RhD 和 Rh(CcEe),位于 1 号染色体短臂上[22]。每个基因中含有 10 个外显子,据推测通过一个包括选择性剪接的机制,这两个基因可以指导合成不同的蛋白质对应于不同的 Rh 抗原的变化[23]。Fischer 和 Race 提出一个概念来解释 Rh 基因中的等位基因的遗传[24]。在大多数患者中,三对 Rh 抗原自父母遗传得来的-Cc、Dd 和 Ee。个体可以是每个等位基因的杂合体或纯合体。患者的 Rh 阳性或 Rh 阴性状态取决于 D 抗原位点的存在或不存在(或可能不表达)。Rh(CcEe)具有较少的等位基因和有限数量的突变报道。Cc 和 Ee 等位基因是共显性的,并以杂合方式表达。还应该注意的是符号"d"仅仅表示 D 抗原的缺失,没有"d"等位基因。

D 抗原是位于红细胞表面的跨膜蛋白,含有几个细胞外环。据报道,RhD 基因有 150 个以上的不同等位基因,很可能是基因内许多突变的副产品[25]。完全缺失 RhD 抗原被称为负等位基因,基因频率的变化因种族而异。Rh 阴性个体约占中国和日本人口的 1%,而西班牙北部的巴斯克部落则约为 30%[26]。美国的人群中不同的种族差异很大。欧洲血统的白种人 Rh 阴性发生率为 15%,而西班牙裔和非裔美国人的发生率接近 8%。在几个非洲种群中,报道过 RhD 基因的变异,亦称为 RhD 假基因(Rhψ)[27]。该基因包含通常在 RhD 基因上发现的所有 10 个外显子,但在基因表达中存在一个差异,即在第 3 外显子和第 4 外显子之间的内含子中存在一个终止密码子。由于这种变化,RhD 蛋白不合成,并且患者是 RhD 阴性的表型。超过 60% 的 Rh 阴性非洲黑人中可以检测到这种基因[27]。

首次暴露于 D 抗原后,在 6 周至一年内启动弱免疫应答。在第一次相互作用中产生的主要免疫球蛋白是 IgM。这种大蛋白不穿过胎盘,因此第一次怀孕通常不受影响。然而,第二次暴露于抗原可使 B 淋巴细胞分化为浆细胞并增殖。这种再次免疫应答以全部产生 IgG 为主要特征,这些 IgG 抗体可以穿过胎盘屏障。两个 IgG 亚类 IgG1 和 IgG3 已被证明在此阶段产生[28],疾病的严重程度在 IgG1 的唯一存在的病例中较低。

在胚胎第 21 天胎儿红细胞在卵黄囊中开始生成。Rh 抗原可在妊娠第 30 天表达。第二次暴露之后,IgG 抗体的产生增加,导致母体滴度增加。这些抗体识别并附着在胎儿红细胞表面的外源抗原上。IgG 抗体缺乏结合补体的能力,因此抗体包覆的胎儿红细胞被巨噬细胞隔离,并被网状内皮系统破坏。这一系列的事件导致胎儿贫血的进展。

随着胎儿红细胞寿命的降低,造血系统的负担也越来越大。人们提出在轻度贫血早期刺激骨髓造血,仅在贫血进展更严重后才发生髓外造血。事实证明,在严重的疾病中,肝脏和脾脏由于充血和骨髓外造血增加而增大,导致有核红细胞前体(幼红细胞)释放。Nicolaides 等对 127 例妊娠脐血样本的评估研究中,表明只有当血红蛋白损失>7g/dl 时(图 17-10)才出现显著的红细胞增多症[29]。严重贫血可导致一些末梢器官减少输送氧气及缺氧,引起心排出量增加作为代偿机制。然而,这些机制可能不足以维持足够的灌注。胎儿 RBC 缓冲功能的丧失也会加重酸碱失衡。Soothill 等报道当血红蛋白水平低于 8g/dl 时脐动脉内的乳酸浓度增加,当该水平降至 4g/dl 时脐静脉内的乳酸浓度增加[30]。这一发现意味着疾病的进展导致细胞代谢转向为以厌氧状态为主。

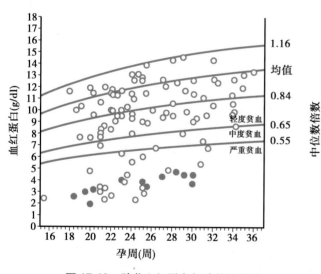

图 17-10　胎儿血红蛋白与胎龄的关系

导致胎儿水肿的确切机制尚不完全清楚。众所周知,在水肿发生之前,贫血肯定是严重的,胎儿血红蛋白低于相应孕周平均值的 6 个标准差[29]。初步研究表明,胎儿血清白蛋白水平低导致胶体压力降低和外渗增加是导致水肿的一个重要因素[31,32]。然而最近的研究表明,在胎儿水肿中仅一小部分检出低白蛋白血症[33],而白蛋白水平下降似乎出现在疾病晚期[34]。其他因素也会导致血管渗透性增加,促使水肿的发生。Berger 等证明铁蛋白和脂质过氧化产物的浓度增加,提示铁过载和自由基损伤可能导致发病[35],严重贫血

的胎儿常出现心功能不全,在疾病的进程中扮演极其重要的角色。受累胎儿双心室内径及脐静脉压力均呈现上升趋势[36,37]。静脉压力增加可潜在地导致体液外渗增加,促进水肿的进展。静脉压力的增加也会导致淋巴管阻塞。有趣的是,还发现在胎儿宫内输血治疗后最初 24 小时脐静脉压力是下降的[38]。

管理

严重的胎儿贫血最终导致水肿,直接影响胎儿存活及新生儿和婴儿的远期预后。以重度水肿为特征的胎儿贫血病例的胎儿存活率为 74%,而非水肿病例的存活率为 94%[39]。在一项纵向研究中,对红细胞同种免疫胎儿进行宫内输血后的远期神经功能进行评估,随访发现 291 例中超过 95% 的儿童发育正常。然而,研究发现水肿史是神经发育障碍的一个重要的危险因素[40]。

预防是同种免疫管理的关键。从第一次产前检查开始,所有患者应获得详细的病史。具体和详细的孕产史,以及任何血液制品输入史都是至关重要的,以确定患者是否属于高危。最初的实验室工作应该包括 ABO 分型和 RhD 状态的测定以及通过母体间接 Coombs 试验的抗体筛选。如果一个患者被发现是 RhD 阴性,则应该确定她是否需要预防性的应用 Rh 免疫球蛋白。如果抗体筛检阳性,血库应报告患者身份和抗体滴度。滴度水平用于评估胎儿受影响的风险,与新生儿溶血病相关的抗体见表 17-1。

RhD 的重复抗体筛选应在 24~28 周内进行,如果这个筛选结果是阴性,患者可通过被动免疫球蛋白接种进行抗 D 预防。虽然确切的作用机制未知,这种方法已被证明是有效的。在美国,建议在妊娠 28 周给予单剂量 300μg 抗 D 免疫球蛋白[41]。免疫预防可能通过抗原清除假说进行,在这种情况下,接种的免疫球蛋白附着于红细胞,相互作用有助于单核吞噬系统,特别是巨噬细胞去除被包裹的细胞,因此这些抗原不被免疫系统识别[42]。然而,最近使用几种不同动物模型的研究表明这种假说不能解释所有的作用机制。具有启动免疫应答能力的其他抗原递呈细胞,也起到清除 D-阳性红细胞的作用[43]。

在妊娠 28 周后进行预防性免疫接种后,一些专家建议如果妇女在初次给药后 12 周内未分娩,就要给予第二剂量 300μg[44]。预防性剂量的 300μg 抗-D 免疫球蛋白足以预防暴露 30ml RhD 阳性血液或 15ml 胎儿细胞[45]。现行指南规定,如果 RhD 阴性的妇女分娩 RhD 阳性婴儿,她应该通过定量测试(即 Kleihauer-

Betke 染色）来确定确切的抗-D 免疫球蛋白接种量。该试验结果通常乘以 50 倍，以确定胎母出血的总量。该剂量应在分娩后 72 小时内给予，尽管该策略已被证明在分娩后 28 天之内仍然有效[44]。RhD 同种免疫高危的妇女在任何产科事件或程序后也应接受预防性剂量的免疫球蛋白，以降低其母胎出血的风险。

对 RhD 不敏感的妇女应该在早、中孕期每 4 周一次和晚孕期每 2 周一次重复测量母体抗体滴度水平，以确定发生溶血性疾病的风险。母胎 ABO 血型不合可能是保护性的，降低 D 同种免疫的风险[21]。如果胎儿既有 RhD 阳性，又与母亲 ABO 血型不合，则将同种免疫的风险降低到约 2%。用于确定抗体水平的技术不同导致使用不同的阈值来确定胎儿何时处于发展为贫血的危险中。确定临界值的滴度值在 1∶32～1∶8 之间变化。临床医生应熟悉所在医院使用的参考值。

父亲测试也可以用来确定胎儿贫血的风险。RhD 阳性父亲有杂合子的可能性。过去，数学建模与种族被用以确定杂合度的概率。基因测试的进展已经可以直接确定父系合子型。如果父亲的合子型是确定的，本试验可用于 RhD 阴性妇女的管理算法。如果父亲是杂合子，胎儿有 50% 的机会是 RhD 阴性。如果父亲是 RhD 阴性，胎儿同样会是 RhD 阴性的，因此不会有危险。

据估计，40% 的 RhD 阴性妇女怀有 RhD 阴性胎儿。出于这个原因，一些人主张采用更直接的方法来消除过度的测试和焦虑。直接评估胎儿血型可以通过有创性产前检查来完成。羊膜穿刺术可用于确定胎儿基因型[46]。在一些罕见病例中基因型和 RBC 抗原表达不相关，直接胎儿血液采样也可以用来确定胎儿表型。然而与羊膜腔穿刺术相比，这种技术的并发症和胎儿死亡风险更高。最近，新的非侵入性的方法来确定胎儿基因型已经成为可能。早在 1997 人们就认识到在母体循环中可以检测到胎儿细胞游离 DNA[47]，早在妊娠第 38 天数量就可以满足检测需要[48]。几年后，一些公司开发了不同的技术来识别胎儿 RhD 基因的不同位点。这项测试在欧洲和北美已经商业化。来自几家专门研究治疗 RhD 疾病的欧洲中心的报告表明该试验具有较高的准确性[49,50]。一项超过 30 篇文章的荟萃分析得出的结论是，该试验的总体准确度在 94% 左右，敏感度为 95.4%，特异度为 98.6%[51]。一些欧洲国家，有不同的患者群体和保险支付计划，已经开始采用非侵入性 RhD 测试作为 RhD 同种免疫风险的妇女管理方案的一部分并取得成功[52]。由于缺乏有关成本分析的数据，全球范围内的广泛使用受到限制。最近在

美国由 Hawk 和相关人员进行的成本分析得出结论，目前的 RhD 分型成本，常规产前抗-D 免疫球蛋白预防成本仍然较低[53]。随着更自动化的技术和更高的需求导致竞争增加，测试的成本可能会降低，越来越多的人认可这种测试作为 RhD 同种免疫管理方案的一部分。然而，有些人担心，因为细胞-游离 DNA 筛查不能检测到 100% 的 RhD 阳性胎儿，使用细胞-游离 DNA 筛查出的 RhD 阴性的女性常规使用 RhD 免疫球蛋白与大规模 RhD 免疫球蛋白接种相比具有更高的致敏作用。目前还可通过细胞-游离胎儿 DNA 检测 RhCc、RhE 和 Kell 分型[54]。

贫血的预测

一旦患者被致敏，就有胎儿贫血的风险。一些侵入性技术允许直接评估胎儿血红蛋白和血细胞比容。正常情况下，胎儿血红蛋白浓度随着妊娠的增加而增加，胎儿血红蛋白的参考范围已通过胎儿血液取样建立（表 17-2）。脐血穿刺可以准确地检测胎儿贫血，然而，这种技术带来的风险是胎儿丢失和胎儿死亡，报道的范围从 0.9%～3.2%[55]。历史上，另一种方法用于预测胎儿贫血是通过羊膜穿刺术。用 ΔOD_{450} 法测定羊水中胆红素水平，以预测溶血。所获得的值标记在已发表的列线图，以确定严重胎儿贫血的风险[56,57]。这种方法的缺点是，在许多情况下，需要连续羊水采样评估病情的严重程度和进展。这两个方法被广泛应用的超声多普勒评估大脑中动脉（MCA）[58] 取代。

随着超声技术的进步，这项技术已成为预测胎儿贫血的首选方法。随着轻度至中度贫血的进展，胎儿有多种代偿机制。增加的需求被认为会引起心室输出量和每搏输出量的增加。这一系列变化，继发于红细胞的丢失，胎儿血液黏度下降，导致血流速度的增加。对几条胎儿血管进行了检查，试图确定一个简便易行的方法评价血流。测量大脑中动脉的收缩期峰值血流速度（PSV）已被发现对重度胎儿贫血预测价值很高。该血管具有易于识别的优点，且测量者内部和测量者之间差异性小。因为这种测量在孕周上有所不同，所以贫血胎儿多普勒评估合作组提出将 PSV 测量值转换为中位数（MoM）并提供参考值作为预测胎儿贫血的方法（表 17-3）[59]。血红蛋白浓度 5g/dl 为阈值，1.5MoM 值对因 RBC 同种免疫需要治疗的严重贫血胎儿具有高度预测价值（图 17-10，图 17-11）。这种方法的假阳性率约为 12%。后来的研究比较了这种测量方法与连续羊膜腔穿刺术的准确性，表明超声测

表 17-2 不同孕龄胎儿血红蛋白浓度的参考范围			
孕龄（周）	血红蛋白浓度（g/dl）		
	1.0 MoM（中位数）	0.55 MoM	0.65 MoM	0.84 MoM
18	10.6	5.8	6.9	8.9
19	10.9	6.0	7.1	9.1
20	11.1	6.1	7.2	9.3
21	11.4	6.2	7.4	9.5
22	11.6	6.4	7.5	9.7
23	11.8	6.5	7.6	9.9
24	12.0	6.6	7.8	10.0
25	12.1	6.7	7.9	10.2
26	12.3	6.8	8.0	10.3
27	12.4	6.8	8.1	10.4
28	12.6	6.9	8.2	10.6
29	12.7	7.0	8.3	10.7
30	12.8	7.1	8.3	10.8
31	13.0	7.1	8.4	10.9
32	13.1	7.2	8.5	11.0
33	13.2	7.2	8.6	11.1
34	13.3	7.3	8.6	11.1
35	13.4	7.4	8.7	11.2
36	13.5	7.4	8.7	11.3
37	13.5	7.5	8.8	11.4
38	13.6	7.5	8.9	11.4
39	13.7	7.5	8.9	11.5
40	13.8	7.6	9.0	11.6

正常血红蛋白值为 0.84MoM 或更大；轻度贫血，0.65～0.84MoM；中度贫血，0.55～0.64MoM；重度贫血 0.55MoM 或更少。MoM，中位数倍数

引自 Mari G，Deter RL，Carpenter RL，et al：Noninvasive diagnosis by Doppler ultrasonography of fetal anemia due to maternal red-cell alloimmunization. Collaborative Group for Doppler Assessment of the Blood Velocity in Anemic Fetuses（level Ⅱ-1）. N Engl JMed 2000;342:9-14

表 17-3 不同孕周大脑中动脉收缩期峰值血流速度			
孕龄（周）	峰值速度（cm/s）		
	1.00 MoM（中位数）	1.29 MoM	1.50 MoM	1.55 MoM
18	23.2	29.9	34.8	36.0
20	25.5	32.8	38.2	39.5
22	27.9	36.0	41.9	43.3
24	30.7	39.5	46.0	47.5
26	33.6	43.3	50.4	52.1
28	36.9	47.6	55.4	57.2
30	40.5	52.2	60.7	62.8
32	44.4	57.3	66.6	68.9
34	48.7	62.9	73.1	75.6
36	53.5	69.0	80.2	82.9
38	58.7	75.7	88.0	91.0
40	64.4	83.0	96.6	99.8

MoM，中位数倍数

引自 Mari G，Deter RL，Carpenter RL，et al：Noninvasive diagnosis by Doppler ultrasonography of fetal anemia due to maternal red-cell alloimmunization. N Engl JMed 342:9,2000

量具有更好的灵敏度和特异度[60]。随着超声测量的经验积累和标准化，大脑中动脉（MCA）收缩期峰值血流速度（PSV）的测定已成为同种免疫妊娠的首选监测手段。

大脑中动脉（MCA）在胎儿颅底可以很容易地识别出来。利用彩色多普勒来识别整个 Wills 环（图 17-12，图 17-13）。检查者应该测量近场的大脑中动脉。如果测不到近场的 MCA，在远场中的 MCA 的评估可

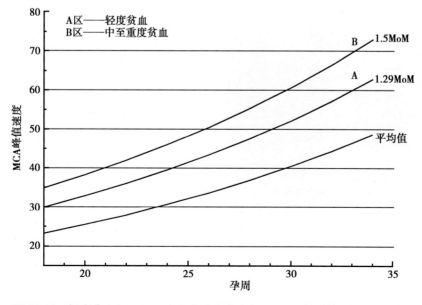

图 17-11　轻度贫血（1.29MoM）和中重度贫血（1.5MoM）的列线图。MCA，大脑中动脉；MoM，中位数倍数

以提供可靠的结果[61]。然后设置多普勒取样容积为1~2mm，放置在大脑中动脉的起始部。调节探头声束角应为0°。有助于实现这一角度的方法是以双顶径测量的平面作为起始。然后，探头应该向胎头侧稍微倾斜，并向旁侧移动，以使胎头在超声屏幕上"倾斜"。这样使我们以几乎完全垂直的位置观察MCA。如果不能有效地获得0°声束角，有时可以使用角度校正[62]，虽然这种方法并不推荐。应该测量几组MCA PSV值，因为测量值会受胎动和呼吸样运动的干扰。所有的测量值应该彼此接近。应采用最佳的测量值，而不是平均值。

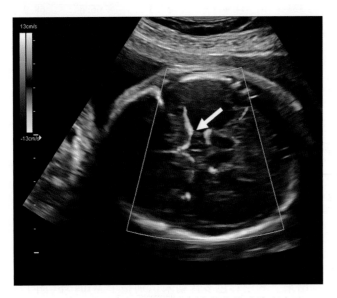

图17-12　采用彩色多普勒超声对大脑前动脉和大脑中动脉（箭头）进行定位（Courtesy of Anthony Swartz, BS, RT (R), RDMS）

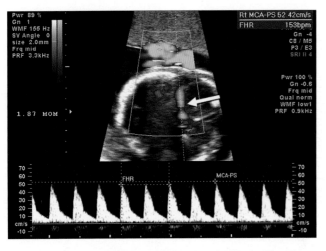

图17-13　孕19周大脑中动脉（MCA）评估。上图显示了MCA血管的近端，以能量多普勒定位。注意多普勒门的位置。图的下半部分收缩期峰值血流速度测量值为52.42cm/秒；为该孕周的1.87MoM。FHR，胎心率，MoM，中位数倍数（Anthony Swartz, BS, RT (R), RDMS）

最早在妊娠16~18周即可获得MCA PSV。多中心前瞻性试验表明，当妊娠35周后测量时，该测量结果具有较高的假阳性率。根据临床表现，每1~2周应重复测量[63]。如果MCA PSV测量值达到1.5MoM值以上，则应通过脐静脉穿刺采集胎儿血液。如果胎儿血细胞比容低于30%，则提示应行胎儿宫内输血。许多专家建议，如果系列评估MCA PSV仍低于既定阈值，则应继续监测，并在37~38周实施计划分娩。如果有任何胎儿损害的证据，则应立即分娩。自妊娠32周起，产前检查时应进行无应激试验或生物物理评分。

35周后的MCA PSV升高给治疗带来挑战。过去，一些研究者主张进行羊膜腔穿刺术，用ΔOD_{450}法测定羊水中胆红素的水平，同时测定胎儿肺成熟度。然而，多个转诊中心对进行胎肺成熟度测定并不熟悉，加之实际上对于已确定好胎龄的妊娠，晚孕期肺成熟度测试被逐渐放弃[64]，从而放弃35周以上因这一指征进行羊膜腔穿刺术。

对于既往生育过需要宫内输血或出生后换血的胎儿或儿童，不再使用连续性母体滴度检测，因为他们在发生前一胎胎儿贫血之后不再具有预测价值。建立胎儿RhD状态；如果胎儿RhD阳性，应从约16~18周开始连续监测胎儿MCA多普勒。图17-14总结了评估和管理此类妊娠的建议方案。

宫内输血

在超声引导下使用22-G针进入胎儿循环。以建立静脉通路为目的；意外的穿刺入动脉可能导致血管痉挛、心动过缓和猝死。如果胎盘位于前壁，可以在脐带插入部位直接穿刺（图17-15）。也可以穿刺游离脐带或脐静脉肝内段。完成穿刺后，应送检胎儿血液样本，分析胎儿ABO和Rh血型，直接Coombs试验，以及完整的血细胞计数，包括血小板、网织红细胞计数和总胆红素水平。为了减少在手术过程中的胎儿运动，可使用静脉注射麻醉剂，如泮库溴铵，根据估计胎儿体重，剂量为0.2mg/kg[65,66]。尽管几个中心包括在治疗方案中使用呋塞米，但该方案没有被证明是有益的[67]。

输入的血液应该与母亲和胎儿相容。在第一次血时，胎儿血型未知，使用O型Rh阴性血。通常输入的血液，血细胞比容达到70%~80%以减少胎儿的输血量。还应对其进行巨细胞病毒、甲型肝炎、乙型肝炎、丙型肝炎和人类免疫缺陷病毒（HIV）检测，并应清除白细胞以降低病毒传播和移植物抗宿主病的风险。已经提出几种方法来计算输血量。Giannina等已经给出一种简单的方法[68]。一旦起始血细胞比容是已知

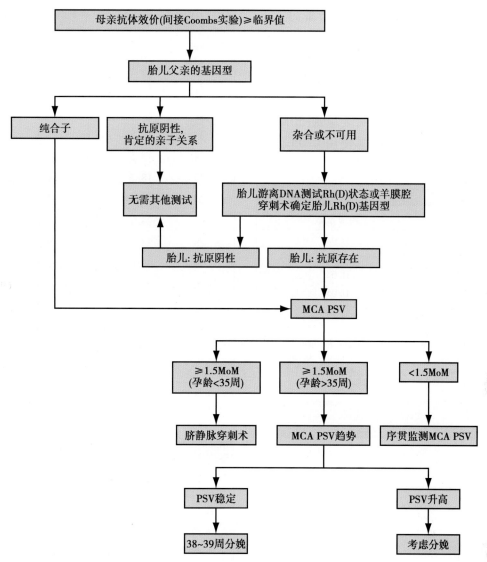

图 17-14　用于红细胞同种免疫妊娠临床处理的流程图。MCA，大脑中动脉；MoM，中位数倍数；PSV，收缩期峰值血流速度（Modified from Moise KJ Jr, Argoti PS: Management and prevention of red cell alloimmunization in pregnancy: a systematic review（level I）. Obstet Gynecol 120: 1132-1139, 2012）

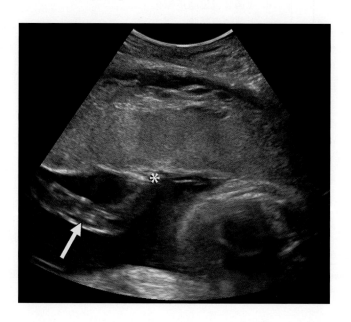

图 17-15　在妊娠 26 周时宫内输血，胎儿脐静脉（箭头）中出现大量的红细胞流动。前壁胎盘脐带插入部位于星号处

的,通过超声估计的胎儿体重以克为单位乘以一个固定的系数以确定达到目标血细胞比容所需要血量的毫升数。使用 0.02 的系数将血细胞比容提高 10%,并且每增加 5%,系数增加 0.01(使用 0.04 的系数增加 20%)。例如,如果起始血细胞比容为 15%,估计胎儿体重为 1000g,则需要输血 50ml 血液以达到目标血细胞比容为 40%(使用 0.05 的系数增加 25%)(表 17-4~表 17-7)。

表 17-4　利用输血系数计算胎儿输血量的方法

血细胞比容期望增量(%)	输血系数
10	0.02
15	0.03
20	0.04
25	0.05
30	0.06

估计胎儿体重(g)×输血系数=输血量

引自 Moise KJ, Whitecar PW: Antenatal therapy for hemolytic disease. In Hadley A, Soothill P(eds): Alloimmune Disorders of Pregnancy. Anemia, Thrombocytopenia and Neutropenia in the Fetus and Newborn. Cambridge, UK, Cambridge University Press, 2002

表 17-5　根据估计胎儿体重(EFW)预测所需的血细胞比容增长水平

估计胎儿体重(克)	血细胞比容期望增长水平				
	10%	15%	20%	25%	30%
500	12.5	16.1	19.7	23.2	26.8
600	14.8	19.1	23.4	27.7	32.0
700	17.2	22.2	27.2	32.2	37.2
800	19.5	25.2	31.0	36.7	42.4
900	21.8	28.3	34.7	41.2	47.6
1000	24.2	31.3	38.5	45.7	52.8
1100	26.5	34.4	42.3	50.1	58.0
1200	28.8	37.4	46.0	54.6	63.2
1300	31.2	40.5	49.8	59.1	68.4
1400	33.5	43.5	53.5	63.6	73.6
1500	35.8	46.6	57.3	68.1	78.8
1600	38.1	49.6	61.1	72.5	84.0
1700	40.5	52.7	64.8	77.0	89.2
1800	42.8	55.7	68.6	81.5	94.4
1900	45.1	58.7	72.4	86.0	99.6
2000	47.5	61.8	76.1	90.5	104.8
2100	49.8	64.8	79.9	94.9	110.0
2200	52.1	67.9	83.7	99.4	115.2
2300	54.5	70.9	87.4	103.9	120.4
2400	56.7	73.9	91.0	108.2	125.4
2500	59.0	76.9	94.8	112.7	129.6

引自 Plecas DV, Chitkara U, Berkowitz GS, et al: Intrauterine intravascular transfusion for severe erythroblastosis fetalis: how much to transfuse (level Ⅱ-3)? Obstet Gynecol 1990; 75: 965~969

表 17-6　根据孕龄所需血细胞比容增加水平

孕龄(周)	血细胞比容期望增长水平				
	10%	15%	20%	25%	30%
21	13.1	14.2	15.2	16.3	17.3
22	13.7	15.8	17.9	19.9	22.0
23	14.8	17.9	21.1	24.2	27.3
24	16.5	20.6	24.8	30.0	33.1
25	18.7	23.9	29.1	34.3	39.5
26	21.4	27.7	33.9	40.2	46.4
27	24.7	32.0	39.3	46.6	53.9
28	28.6	36.9	45.3	53.6	61.9
29	33.0	42.4	51.7	61.1	70.5
30	37.9	48.4	58.8	69.2	79.6
31	43.4	54.9	66.4	77.8	89.3
32	49.5	62.0	74.5	87.0	99.5
33	56.0	69.6	83.2	96.7	110.3
34	63.2	77.8	92.4	107.0	121.6

引自 Plecas DV, Chitkara U, Berkowitz GS, et al: Intrauterine intravascular transfusion for severe erythroblastosis fetalis: how much to transfuse (level Ⅱ-3)? Obstet Gynecol 1990; 75: 965~969

表 17-7　胎儿采血和输血的实例

1. 从血库获取 O-阴性,CMV 阴性,血库获得辐照包装红细胞,当 C 抗原的抗体存在时,可能需要 O-阳性血,因为 O-阴性,C-阴性的血是非常罕见的(概率为 0.0001%)
2. 无菌条件下打开:
   a. 四张纸质或布巾或单一的消毒巾(用于剖宫产术)
   b. 必要时用巾钳
   c. 20 号或 22 号穿刺针(22 号用于妊娠 24 周前或怀疑血小板减少),准备肝素以防止血块形成
   d. 无菌袋包裹超声探头
   e. 无菌超声凝胶
   f. 皮肤消毒剂(聚维酮碘或氯己定为基础溶液)
   g. 8~10 个 1ml 注射器,用肝素冲洗以避免血块形成
   h. 用于麻醉剂(阿曲库铵或维库溴铵)的 1ml 注射器 1 个
   i. 5~10 个 20ml 注射器(用于储存血液)
   j. 4 个 12ml 注射器
   k. 1 个 3ml 注射器
   l. 三根针,18 或 20G,用于从血库抽血到 20ml 注射器
   m. 1 个 22G 或 25G 的针
   n. 5.5 英寸小孔延伸 T 型连接器和 Luer 适配器
   o. 三通旋塞
3. 生理盐水注入两个 5ml 注射器
4. 用肝素冲洗 1ml 注射器;保存一个未冲洗的 1ml 注射器用于维库溴铵(或阿曲库铵)
5. 抽取生理盐水冲洗三次;通过保持注射器直立和敲击释放气泡到顶部去除气泡,然后连接小孔连接管,排除空气

表 17-7　胎儿采血和输血的实例（续）

6. 用 10ml 生理盐水稀释维库溴铵
   a. 在 12ml 注射器中混合 1ml 维库溴铵和 9ml 生理盐水
   b. 将 1ml 维库溴铵混合物转移到未肝素化 1ml 注射器中
   c. 标记 12ml 和 1ml 注射器含有维库溴铵以避免混淆
   d. 维库溴铵的常规剂量为 0.1mg/kg，阿曲库铵为 0.4mg/kg
7. 用 3ml 注射器抽取 2% 利多卡因，连接到 22G 或 25G 针上，母体局部麻醉
8. 小心注意保持无菌状态：或者由助手帮忙拿住分别储存生理盐水、维库溴铵、利多卡因和血库的血的容器，或者使用单手操作，保持一只手无菌，一只手不无菌
9. 将静脉连接管连接到红细胞悬液
10. 安装旋塞阀，注意保持旋塞一端的无菌性
11. 通过打开塞子，将血液充满 20ml 注射器
    a. 通过保持注射器竖直和敲击注射器一侧以释放气泡来消除可能存在的气泡
12. 保留管子供实验室检测
    a. 记住，不仅要包括初始、中期和最终的血样标本，还要有其他的管子进行包括遗传、肝功能或其他检测。

引自母婴医学学会（SMRM）临床指南第 7 章：非免疫性胎儿水肿。
Am J Obstet Gynecol 2015;212（2）:127-139

　　胎儿输血的最终目的不仅是纠正贫血，而且还可以抑制胎儿红细胞生成。血液应以 5~10ml/min 的速度输注。大多数转诊中心试图达到最终的血细胞比容 50%~65%。对于水肿胎儿是不适用的。水肿的胎儿不能耐受严重的血容量超负荷，因此血细胞比容不应增加大于四倍[69]。为达到目标血细胞比容，可在 48 小时后重复这一过程。

　　在使用经静脉输血（IVT）之前，腹膜内输血曾被提倡作为挽救贫血胎儿宫内输血的方法。随着实时超声技术的进步和静脉途径进入胎儿循环的经验增加，腹膜输血已不受欢迎。一种被提倡的方法是经静脉和经腹膜内联合输血。这种方法在某些中心使用，是为了有计划的胎儿输血期间延长时间间隔。众所周知，胎儿的血细胞比容每天下降约 1%[70]。这种方法使得两次输血之间胎儿血细胞比容更稳定[71]。尽管胎儿血细胞比容的下降在前几次输血之间更为迅速，静脉输注的平均间隔为 14 天。这个计划可以安全地持续到 35 周，2~3 周后可以择期分娩。据报道，口服苯巴比妥 30mg，每日三次，促进肝脏成熟可以减少出生后换血[72]。

　　在妊娠 20 周前发生严重 Rh 同种免疫的患者可能不总是用静脉输血治疗。由于胎儿血管较小使其在操作技术上很困难。虽然没有公式可计算输血量，腹腔注射有时是可行的。抑制疗法的使用也被认为是治疗这些患者的一种选择。孕产妇静脉注射免疫球蛋白（IVIG）已在某些情况下使用。这种方法通过抑制母体抗体合成和阻断胎盘的抗体转运起作用。一些研究表明，与单独静脉输血相比，静脉注射免疫球蛋白后进行静脉输血可提高生存率[73]。在瑞典，一系列的病例显示，这种策略连同母体血浆置换，在发展至严重胎儿贫血之前使用可能是有益的[74]。在决定使用哪种治疗方式时，应考虑治疗的高成本和数据的有限性。

预后

　　随着胎儿宫内输血的出现和 NICU 的改进，免疫性水肿的预后得到改善。因为宫内输血的目标之一是抑制造血，接受这种治疗后出生的新生儿骨髓功能抑制和网织红细胞生成减少。其中一些新生儿在出生后可能需要输血，通常称为"加满"输血。

　　对 208 例接受过 590 次输血治疗的妇女进行回顾性分析，结果表明该策略总体生存率 86%。在妊娠 20 周前诊断水肿以及必须输血会有较低的生存率。按这种程序操作，总的胎儿丢失率为 4.8%[75]。来自苏格兰的一项研究中，通过在 10 年间 116 名妊娠妇女接受 457 次胎儿宫内输血的短期新生儿结局进行回顾性研究，该队列的存活率为 97.4%。分娩后，33% 的新生儿需要辅助呼吸，16% 接受换血治疗，54% 需要加满输血。作者引用了操作相关的丢失率，范围为 0.8%~2.3%[76]。

　　在 LOTUS（胎儿/新生儿溶血性疾病在宫内输血后的长期神经发育结局）的研究中评估神经发育结果。研究评估 291 名儿童，中位年龄为 8.2 岁。作者报告完整存活率很高，队列中只有 2.1% 被诊断为脑瘫。胎儿水肿的发生是神经发育不良的主要危险因素[40]。

非免疫性水肿

　　非免疫性胎儿水肿（NIHF）是一种异质性疾病，可能继发于多种原因。已报道超过 100 种与 NIHF 相关的情况；NIHF 与某些疾病之间的关联仅限于病例报告或小的系列个案。表 17-8 列出了已报道的与 NIHF 相关的原因。据报道，高达 60% 的病例产前检测可发现明确的病因[77]；如加上产后评估，可增加至 85%。然而，仍然有相当数量的病例没有明确的病因。大多数报告表明，心血管原因，包括心律失常，结构异常，以及各种心肌病变，是最常见的导致 NIHF 的原因。高达 16% 的病例可由染色体的原因解释，而血液系统异常约占 NIHF 病例的 4%~12%[78,79]。

表 17-8　非免疫性水肿的病因

病因	频率*	病因	频率*
颅脑疾病		纵隔畸胎瘤	
胎儿颅内出血	低	纤维肉瘤	
Galen 静脉瘤	低	胸部消化道重复囊肿	
脑肿瘤	低	膈疝	低
胸部疾病		肺淋巴管扩张	
心脏结构异常		消化道疾病	
房间隔缺损,单发或伴有 Down 综合征	低	膈疝	低
房间隔缺损伴有异构综合征(内脏不定位,左房异构,右房异构)及心动过缓	高	肠穿孔致胎粪性腹膜炎;自发性肠梗阻(各型肠道闭锁、肠扭转),感染	低
三尖瓣发育不良及 Ebstein 畸形	低	肠穿孔致肠道出血	低
严重右室流出道梗阻:肺动脉狭窄、肺动脉闭锁、动脉导管早闭(自发性或服用吲哚美辛)	低	肝炎	
		肝纤维化	
肺动脉瓣缺失综合征(常伴有法洛四联症,或动脉导管缺失)	低	血红蛋白沉着症	
		胆汁淤积症	
永存动脉干及动脉瓣功能不全	低	肝硬化伴门脉高压	
卵圆孔早闭		先天性门脉发育不良	
未知		多囊性肝病	
严重左室流出道梗阻:主动脉狭窄或闭锁导致房水平左向右分流或卵圆孔早闭	低	大肠埃希菌型肝炎	
		卵巢囊肿扭转	
心脏肿瘤		肾脏疾病	
心脏横纹肌瘤(常合并结节性硬化)	低	先天性肾病(Finnish 型)	低
血管瘤		尿道梗阻,膀胱破裂	低
错构瘤		多囊性肾病(ARCKD、ADCKD)	低
心包畸胎瘤		肾静脉血栓	
心肌病		肿瘤及血管病变	
扩张性心肌病		畸胎瘤(骶尾部、纵隔、颅内、心包)	低
限制性心肌病		纵隔纤维肉瘤	
心肌炎		播散性先天性神经母细胞瘤	
心肌梗死		肝母细胞瘤	
特发性动脉钙化	高	错构瘤	
心律失常		中胚叶肾瘤	
心动过速	高	AVM(动静脉畸形)	
室上性心动过速		胎儿血管瘤(肝、颈部、胸部)	低
房扑		新生儿弥漫性血管瘤病	高
室性心动过速		Klippel-Trenaunay-Weber 综合征	低
心动过缓	低	脐带血管瘤	低
窦性心动过缓		绒毛膜血管瘤	低
完全性房室传导阻滞		上腔静脉血栓	
合并心房异构及结构异常	高	肾静脉血栓	
孕妇存在自身免疫性抗体(抗-SSA 抗体,抗-SSB 抗体)	低	特发性动脉钙化	高
		全身疾病	
肺动脉及纵隔		造血系统疾病致胎儿贫血	
原发性单/双侧胸腔积液或乳糜胸	高	红细胞过度丢失	
先天性肺囊腺瘤样畸形(CPAM)		内源性溶血及异常血红蛋白	
大囊性 CPAM	低	α-珠蛋白生成障碍性贫血	高
小囊性 CPAM	低	红细胞酶疾病:葡萄糖-6-磷酸脱氢酶缺乏,丙酮酸激酶缺乏,葡萄糖磷酸异构酶缺乏	低
肺外型肺隔离症	低		
喉部闭锁(CHAOS)		红细胞膜疾病:膜收缩蛋白异常	低

表 17-8　非免疫性水肿的病因（续）

病因	频率*	病因	频率*
外源性溶血		致死性 Kniest 样发育不良	
Kasabach-Merritt 序列征（AVM）及肿瘤		点状软骨发育不全，Conradi-Hunermann 变异型	
出血		致密软骨生成不全	
胎母出血	高	Wegmann-Jones-Smith 综合征	
胎儿腔内出血（肠道、颅内、肿瘤）		Boomerang 骨发育不良	
双胎输血（包括无心胎）		致死性软骨发育不良伴骨龄提前（Blomstrand 综合征）	
红细胞生成不足		Herva-Leisti-Kirkman 综合征（挛缩，先天性致死性 Finnish 型）	
肝及骨髓替代综合征			
一过性骨髓增值性疾病		先天性婴儿骨皮质增生症（Gaffey 综合征）	
先天性白血病		溶酶体贮积症	低
红细胞无发育及红细胞生成不足		鞘脂类代谢障碍	低
细小病毒 B19 感染	高	GM，神经节苷脂沉积症	
Blackfan-Diamond 综合征	低	半乳糖苷唾液酸贮积症	
红细胞生成不足性贫血（Ⅰ型及Ⅱ型）	低	Farber 病	
感染性疾病		Gaucher 病（葡糖脑苷脂酶缺乏）	
细小病毒 B19	高	Niemann-Pick 病 A 型	
巨细胞病毒	低	黏多糖贮积症	
梅毒	低	黏多糖贮积症Ⅰ型（Hueler 综合征）	
弓形虫病	低	黏多糖贮积症Ⅳa 型（葡萄糖苷脂酶缺乏）	
单纯疱疹病毒	低	黏多糖贮积症Ⅶ型（β-葡萄糖醛酸苷酶不足）	
腺病毒	低	黏脂贮积症	
柯萨奇病毒	低	黏脂贮积病Ⅰ型（唾液酸沉积症）	
水痘病毒	低	黏脂贮积病Ⅱ型（Ⅰ细胞病）	
甲肝病毒	低	转运功能缺陷	
风疹病毒	低	唾液酸贮积症	
呼吸道合胞病毒	低	Salla 病	
李氏特杆菌病	低	Niemann-Pick 病 C 型	
查格斯病	低	其他溶酶体贮积症	
钩端螺旋体病	低	Wolman 病	
骨发育不良	低	碳水化合物不足糖蛋白综合征	低
软骨发育不全Ⅰ型和ⅠA 型		糖原贮积症Ⅱ型（Pompe 综合征）	低
软骨发育不全，Langer-Saldino 综合征		心脏糖原贮积症、麦芽糖酶功能正常	低
短肢多指综合征		肉碱缺乏	低
Saldino-Noonan 综合征		红细胞酶疾病	
Majewski 综合征		葡萄糖-6-磷酸脱氢酶缺乏	低
Verma-Naumoff 综合征		丙酮酸激酶缺乏	低
Beemor 综合征		葡萄糖磷酸异构酶缺乏	低
成骨不全		胎儿甲状腺功能亢进（孕妇 Graves 病）	低
致死性骨硬化症		胎儿甲状腺功能减退	低
窒息性胸骨发育不良		综合征	低
软骨发育不全		常染色体显性遗传病	
Koide 骨软骨营养不良		G 综合征（Opitz-Frias 综合征）	
McGuire 骨软骨发育不良		先天性强直性肌营养不良症	
宫内侏儒症，骨皮质薄，骨折（Kozlowski-Kann 综合征）		Cornelia de Lange 综合征	
Greenberg-Rimoin 软骨营养不良		Noonan 综合征	
致死性软骨发育不良伴 Dandy-Walker 囊肿及多发		黄甲综合征	
先天性异常（Moerman-Vandenberghe-Fryns 综合征）		结节性硬化（通常宫内出现横纹肌瘤）	

表 17-8　非免疫性水肿的病因（续）

病因	频率[*]	病因	频率[*]
常染色体隐性遗传		Turner 综合征	
先天性多发性关节挛缩症		18 三体	
Pena-Shokeir 综合征		21 三体	
致死性多发性翼状胬肉综合征		三倍体	
Neu-Laxova 综合征		四倍体	
复发性单纯性水肿		10 三体嵌合体	
隐眼并指综合征（Fraser 综合征）		46,XX/XY 嵌合体	
Cumming 综合征		49,XXXXY	
多脾综合征（左房异构）		其他的结构重排	
口-面-指综合征（Mohr 综合征）		胎盘及脐带异常	低
单纯性复发性水囊状淋巴管瘤		绒毛膜血管瘤	
Elejalda 综合征		绒毛膜血管瘤（Beckwith-Wiedemann 综合征表现	
Kaufman-McKusick 综合征		之一）	
血管-骨肥大综合征（Klippel-Feil-Trenaunay 综合征）	低	胎盘绒毛膜下水肿	
Beckwith-Wiedemann 综合征	低	脐带真结	
染色体畸变	低	脐带血管黏液瘤	
13 三体		胎盘出血性血管内膜炎	
15 三体		慢性静脉血栓	
16 三体		胎盘及脐静脉血栓	
		脐带扭转	

ADCKD,常染色体显性遗传慢性肾脏病;ARCKD,常染色体隐性遗传慢性肾脏病;AV,房室传导;AVM,房室传导阻滞;CHAOS,先天性高气道阻塞综合征;CPAM,先天性肺气道畸形

机制

由于病因的多样化，确定 NIHF 发展的确切机制是具有挑战性的。确切的病理生理途径将取决于潜在的原因，但在某些情况下，这仍然不清楚。可以看出，有几种疾病的基本过程可以理解为血管运动和间质间隙之间的液体运动失调，这是由间质液生成增加或淋巴回流减少引起的[80]。这些情况的例子包括结构性心脏缺陷导致右心压力升高，引起中心静脉压增加；静脉或动脉血流障碍，如阻塞性胸部肿块；胎儿心律失常时舒张期充盈不足；胎儿肝纤维化，导致肝功能下降和低白蛋白血症；或以先天性肾病为例的渗透压降低。继发于红细胞生成缺乏、失血或 RBC 破坏增加的严重胎儿贫血可能导致高输出的心力衰竭，引起液体失衡从而导致水肿。

某些先天性感染也可能导致 NIHF。已经提出几种机制，并根据所涉及的潜在感染因子而有所不同。一些病原体可能引起炎症反应，导致毛细血管通透性增加；微生物也可能攻击肝脏和心脏组织，直接引起胎儿肝炎或心肌炎，或可能引起骨髓抑制，例如细小病毒B19 感染的病例。

染色体异常，如 Turner 综合征（45,X），可导致淋巴管发育不良和阻塞，从而导致囊性水瘤的形成。多器官系统如肌肉骨骼、神经系统和胃肠系统中的胎儿结构异常也与水肿的发生有关，尽管确切的机制尚属未知。

评估和管理

尽一切努力查明根本原因。应在诊断时收集和记录详细的孕妇病史，包括接触传染源或毒素、宠物接触史或任何不同寻常的旅行或饮食习惯。一个详细的家系图可以确定血缘关系，增加常染色体隐性疾病的可能性。通过详细的高分辨超声评估胎儿全身解剖结构可能会发现导致 NIHF 的异常因素。胎儿超声心动图也应是初始评估的一部分。多普勒测量 MCA-PSV 可以在某些 NIHF 病例中鉴定胎儿贫血。通过确定母体血型和 RhD 抗原状态排除免疫性水肿。为了排除胎母出血，还可以通过 Kleihauer-Betkes 涂片显示孕妇外周血中胎儿细胞的存在，或流式细胞仪分析，有必要估计胎儿出血量。

应检测先天性感染的母体血清学抗体滴度，特别是细小病毒 B19，或直接从羊水中分离病毒和聚合酶链反应评价寄生虫感染。产前诊断检查，包括核型，荧光原位杂交（FISH）分析，或染色体微阵列，可以提供给这些患者以鉴定染色体异常或致病性拷贝数变异（见第 2章）。在大脑中动脉 PSV 升高并其他检查为阴性的情

况时,经皮脐血采集(PUBS)可能是诊断评估的一部分[81]。还可进行特定的溶酶体贮积症的诊断测试,据报道其造成多达 25%的不明原因的 NIHF[82](图 17-16,图 17-17)。需获得羊水中甲胎胎蛋白的水平。出生后,对新生儿进行全面的身体检查以及对妊娠产物的详细评估可能找到原因。胎盘的详细组织学评估也可提供重要的诊断信息。图 17-18 总结 NIHF 的病例评价。

治疗

非免疫性水肿的治疗取决于诊断时的胎龄及对 NIHF 的识别能力。应给家长提供适当的咨询;NIHF 合并结构异常的预后较差。在某些情况下,终止妊娠可能是患者的一种选择。某些胎儿情况,如先天性气道畸形和双胎输血综合征,可进行胎儿治疗。开放性胎儿手术在某些情况下可能是有益的,例如骶尾部畸胎瘤或阻塞性胸部病变[83]。如果重度胎儿贫血被确定为 NIHF 的原因,宫内胎儿输血可能是一种治疗选择,如细小病毒 B19 感染。留置引流管或穿刺放液术和胸腔穿刺术可能在某些疾病中具有诊断和治疗的作用(表 17-9)(见第 24 章)。

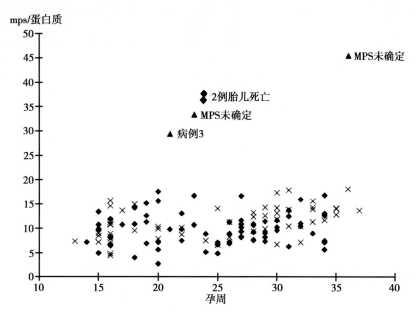

图 17-16　羊水黏多糖(MPS)校正总蛋白的正常值。×标记为 40 例正常对照者,◆号为 71 例非免疫性胎儿水肿。注:在两个胎儿死亡病例中发现了 MPS 水平升高,尽管培养的羊水细胞中 21 种不同的溶酶体酶正常。描述了三例异常病例

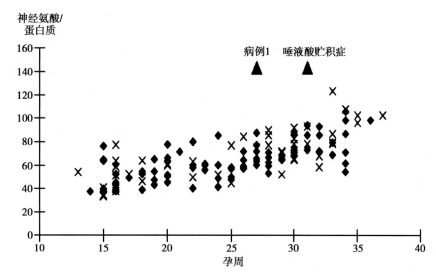

图 17-17　校正总蛋白的羊水结合和游离神经氨酸的正常值。×标记为 40 例正常对照者;◆号为 71 例非免疫性胎儿水肿。描述了两个异常病例

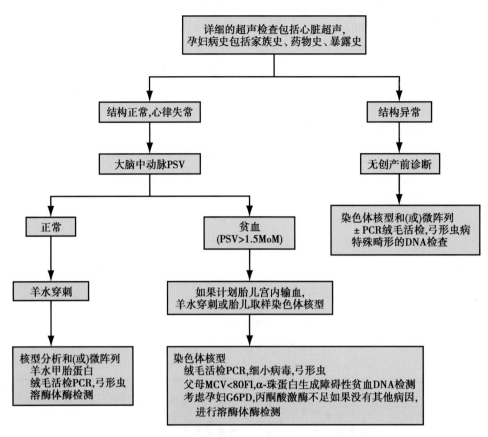

图 17-18　非免疫性水肿的诊断和管理流程

表 17-9　非免疫性水肿病因分类及治疗

病因学*	治疗	推荐
心脏快速性心律失常、室上性心动过速、心房扑动或心房颤动	母体经胎盘给抗心律失常药物	抗心律失常药物治疗,除非胎龄接近于分娩期,或有母亲或产科禁忌的治疗
继发于细小病毒感染或胎儿出血的胎儿贫血	胎儿采血并行宫内输血	如果确诊为贫血,胎儿宫内输血是必要的。除非处于晚孕期,且分娩的风险比手术风险的小
胎儿胸腔积液、乳糜胸或胸腔积液合并支气管肺隔离症	胎儿穿刺引流积液或胸腔羊膜腔置管,在一些病例中如果孕周偏大,分娩前穿刺引流	大的单侧胸腔积液导致的 NIHF 考虑引流,如果孕周偏大,分娩前穿刺引流
胎儿先天性肺气道畸形	巨囊型:胎儿穿刺引流积液或胸腔羊膜腔置管 微囊型:孕妇服用皮质激素、倍他米松 12.5mg IM qd×2 或地塞米松 6.25mg IM q12 小时×4	大囊性 CPAM 导致的 NIHF 考虑引流;如果大的微囊 CPAM 导致 NIHF,建议的管理选择包括孕妇皮质激素给药
TTTS 或 TAPS	胎盘吻合激光消融或选择性终止妊娠	对于小于 26 孕周的 NIHF 胎儿镜下胎盘吻合处激光消融治疗 TTTS 及 TAPS
双胎反向动脉灌注序列征	经皮射频消融术	转诊行经皮射频消融术

* 对于上述病因,建议在三级诊疗中心或具有相关治疗专业知识的中心进行治疗。CPAM,先天性肺气道畸形;IM,肌内;NIHF,非免疫性胎儿水肿;TAPS,双胎贫血多血序列征;TTTS,双胎输血综合征。From Society for Maternal-Fetal Medicine(SMFM) clinical guideline #7:Nonimmune hydrops fetalis. Am J Obstet Gynecol 2015;212(2):127-139;used with permission

产前治疗指在特定的情况下，一些作者报告可用于缓解水肿和改善妊娠结局[84]。给母体服用抗心律失常药，胎儿心律失常可回到正常窦性心律。已经描述了几种方案，如使用索他洛尔治疗室上性心动过速[85]或用氟卡尼或地高辛治疗胎儿心房扑动[86]。这些药物的剂量、适应证和副作用列在表 17-10 中。孕妇静脉注射免疫球蛋白（IVIG）治疗先天性巨细胞病毒感染，结果不尽相同。一些作者报道了用 IVIG 治疗胎儿腹水得到缓解[87]，而另一些则没有出现期望的结果[88]。当先天性梅毒被认为是 NIHF 的原因时，患者需要连续治疗。每日 1800 万单位的青霉素连续治疗 10 天[89,90]，在一例妊娠 27 周孕妇使用乙胺嘧啶、磺胺嘧啶、亚叶酸进行生殖道弓形虫感染治疗，4 周后水肿完全缓解[91]。

表 17-10	治疗胎儿心律失常的药物：剂量、禁忌证和副作用		
药物	剂量	禁忌证	副作用
索他洛尔	每 12 小时口服 160mg；可以升至 320mg 每 8 小时	母体心脏病史，心动过缓及 QTc 间期延长	母体 QTc 间期延长或钾镁异常
氟卡尼	每 8 小时 100μg	Ⅱ度或Ⅲ度房室传导阻滞	母体 QTc 间期延长，头痛及胸痛
地高辛	口服或肌注 500μg；接着每 12 小时口服 250μg	母体心脏病史	房室传导阻滞，严重心动过缓，心悸，视觉障碍
胺碘酮	每 8 小时口服 600mg；降至每天 200~400mg	母体心脏病史，Ⅱ度或Ⅲ度房室传导阻滞及 QTc 间期延长	母体 QTc 间期延长，心动过缓，恶心呕吐

数据来自 Shah A, Moon-Grady A, Bhogal N, et al: Effectiveness of sotalol as first-line therapy for fetal supraventricular tachyarrhythmias. Am J Cardiol 2012;109:1614-1618

一旦确诊为 NIHF，就必须进行详细的胎儿监护。在某些情况下，可能需要多学科会诊。尽管尚未建立精确的产前检查方法和频次。连续超声检查评估胎儿生长和检测未发现的结构异常可能有助于管理这类妊娠。分娩应在三级医院进行，以便提供适当的新生儿干预和全面的新生儿检查，发现潜在原因。许多因素决定分娩时机和分娩方式，最重要的是胎儿的状况。在可能存活的 NIHF 病例中，由于水肿引起大量的液体潴留，存在难产风险和胎儿创伤致分娩困难的须行剖宫产分娩。

预后

在 NIHF 的情况下，预后取决于病因。NIHF 继发于可治愈的原因，如胎儿心律失常、乳糜胸或细小病毒 B19 感染，具有较好的生存率。宫内输血和微创胎儿手术等宫内疗法的发展有助于改善预后。宫内存活率也取决于胎龄，如果诊断在 24 周前，存活率为 31%，如果 24 周后诊断，存活率为 48%[17]。在活产儿妊娠中，新生儿死亡率曾报道高达 60%[92]。这个比率在过去的几十年里似乎没有改善。这种存活率的增加也可能是在同一时期产前检出率增加的结果。对进入 NICU 的 568 例水肿新生儿做一系列的评估，高死亡率与较小的孕龄、5 分钟 Apgar 评分低以及出生后第一天的高水平支持有关。未来怀孕的复发风险依然取决于根本原因。

一些特发性 NIHF 的复发病例报道可能是由未确诊的遗传病引起[93]。

远期疗效也将取决于根本病因，在一组以宫内输血治疗的继发于细小病毒 B19 感染的贫血胎儿中，平均中位数为 5 年，有 11% 的儿童被诊断为神经发育障碍[94]。一项 51 例 NIHF 新生儿的研究发现，存活 1 年婴儿中的 68% 正常发育[95]。

水肿的母体风险

母体风险与胎儿水肿的诊断有关。一个称为镜像综合征的症候群可以在一小部分女性中发生，这些并发症的特点是类似子痫前期的症状组合，包括水肿（90%）、高血压（60%）和蛋白尿（40%）[96]。21% 的女性可能发展为肺水肿，这是另一种与水肿相关的主要病症[97]，其他症状包括头痛、少尿和视力紊乱以及异常的实验室指标，包括血小板计数低、贫血、肌酐升高和肝功能异常，这种情况下分娩是唯一的治疗方法。一些病例报告描述了在治疗或纠正胎儿水肿的根本原因后，症状完全缓解[98,99]。

如果羊水过多与胎儿水肿有关，这可能导致其他并发症，包括子宫收缩、早产和胎膜早破、产妇不适以及呼吸窘迫。采用系列的羊水减量可能导致症状的改善；另一些人主张使用前列腺素抑制剂来减少羊水的生成。

总结

　　本章介绍免疫和非免疫性水肿的发生、机制、诊断和治疗。虽然在这一疾病的治疗方面已经取得了一些进展，但显然许多问题仍未得到解决。随着诊断技术的发展，包括更精准的 DNA 遗传检测以及微创胎儿外科的进展，水肿包含的疾病谱和预后可能会改变，最佳的治疗方法需要进一步的研究。

（孙立群　翻译　杨芳　审校）

参考文献

1. Skoll MA, Sharland GK, Allan LD: Is the ultrasound definition of fluid collections in non-immune hydrops fetalis helpful in defining the underlying cause or predicting outcome? *Ultrasound Obstet Gynecol* 1:309–312, 1991.
2. Fleischer AC, Killam AP, Boehm FH, et al: Hydrops fetalis: sonographic evaluation and clinical implications. *Radiology* 141:163–168, 1981.
3. Lee AJ, Bethune M, Hiscock RJ: Placental thickness in the second trimester: a pilot study to determine the normal range. *J Ultrasound Med* 31:213–218, 2012.
4. Hoddick WK, Mahony BS, Callen PW, Filly RA: Placental thickness. *J Ultrasound Med* 4:479–482, 1985.
5. Bowman JM: RhD hemolytic disease of the newborn. *N Engl J Med* 339:1775–1777, 1998.
6. Diamond LK, Blackfan KD, Baty JM: Erythroblastosis fetalis and its association with universal edema of the fetus, icterus gravis neonatorum and anemia of the newborn. *J Pediatr* 1:269–309, 1932.
7. Darrow RR: Icterus gravis neonatorum. *Arch Path* 25:378, 1938.
8. Landsteiner K, Weiner AS: An agglutinable factor in human blood recognized by immune sera for Rhesus blood. *Proc Soc Exp Biol Med NY* 48:223–224, 1940.
9. Levine P, Katzin EM, Burnham L: Isoimmunization in pregnancy: its possible bearing on the etiology of erythroblastosis fetalis. *JAMA* 116:825–827, 1941.
10. Freda VJ, Gorman JG, Pollack W: Successful prevention of experimental Rh sensitization in man with an anti-Rh gamma2-globulin antibody preparation: a preliminary report. *Transfusion* 4:26–32, 1964.
11. Finn R, Clarke CA, Donohoe WT, et al: Experimental studies on the prevention of Rh haemolytic disease. *Br Med J* 1:1486–1490, 1961.
12. Hamilton EG: Prevention of Rh isoimmunization by injection of anti-D antibody. *Obstet Gynecol* 30:812–815, 1967.
13. Pollack W, Gorman JG, Freda VJ, et al: Results of clinical trials of RhoGAM in women. *Transfusion* 8:151–153, 1968.
14. Abrams ME, Meredith KS, Kinnard P, Clark RH: Hydrops fetalis: a retrospective review of cases reported to a large national database and identification of risk factors associated with death. *Pediatrics* 120:84–89, 2007.
15. Trainor B, Tubman R: The emerging pattern of hydrops fetalis—incidence, aetiology and management. *Ulster Med J* 75:185–186, 2006.
16. Macafee CA, Fortune DW, Beischer NA: Non-immunological hydrops fetalis. *J Obstet Gynaecol* 77:226–237, 1970.
17. Sohan K, Carroll SG, De La Fuente S, et al: Analysis of outcome in hydrops fetalis in relation to gestational age at diagnosis, cause and treatment. *Acta Obstet Gynecol Scand* 80:726–730, 2001.
18. Anandakumar C, Biswas A, Wong YC, et al: Management of non-immune hydrops: 8 years' experience. *Ultrasound Obstet Gynecol* 8:196–200, 1996.
19. Mourant AE, Kopeć AC, Domaniewska-Sobczak K: *The Distribution of the Human Blood Groups, and Other Polymorphisms*, ed 2, London, 1976, Oxford University Press.
20. Bowman JM, Pollock JM, Penston LE: Fetomaternal transplacental hemorrhage during pregnancy and after delivery. *Vox Sang* 51(2):117–121, 1986.
21. Westhoff CM: The structure and function of the Rh antigen complex. *Semin Hematol* 44:42–50, 2007.
22. Cherif-Zahar B, Mattei MG, Le Van Kim C, et al: Localization of the human Rh blood group gene structure to chromosome region 1p34.3-1p36.1 by in situ hybridization. *Hum Genet* 86:398–400, 1991.
23. Le Van Kim C, Cherif-Zahar B, Raynal V, et al: Multiple Rh messenger RNA isoforms are produced by alternative splicing. *Blood* 80:1074–1078, 1992.
24. Fischer RA, Race RR: Rh gene frequencies in Great Britain. *Nature* 157:48–49, 1946.
25. Flegel WA: Molecular genetics of RH and its clinical application. *Transfus Clin Biol* 13(1–2):4–12, 2006.
26. Wagner FF, Eicher NI, Jorgensen JR, et al: DNB: a partial D with anti-D frequent in Central Europe. *Blood* 100:2253–2256, 2002.
27. Singleton BK, Green CA, Avent ND, et al: The presence of an RHD pseudogene containing a 37 base pair duplication and a nonsense mutation in Africans with the Rh D-negative blood group phenotype. *Blood* 95:12–18, 2000.
28. Pollock JM, Bowman JM: Anti-Rh(D) IgG subclasses and severity of Rh hemolytic disease of the newborn. *Vox Sang* 59:176–179, 1990.
29. Nicolaides KH, Thilaganathan B, Rodeck CH, Mibashan RS: Erythroblastosis and reticulocytosis in anemic fetuses. *Am J Obstet Gynecol* 159:1063–1065, 1988.
30. Soothill PW, Nicolaides KH, Rodeck CH, et al: Relationship of fetal hemoglobin and oxygen content to lactate concentration in Rh isoimmunized pregnancies. *Obstet Gynecol* 69:268–271, 1987.
31. Nicolaides KH, Warenski JC, Rodeck CH: The relationship of fetal plasma protein concentration and hemoglobin level to the development of hydrops in rhesus isoimmunization. *Am J Obstet Gynecol* 152:341–344, 1985.
32. Phibbs RH, Johnson P, Tooley WH: Cardiorespiratory status of erythroblastotic newborn infants. II. Blood volume, hematocrit, and serum albumin concentration in relation to hydrops fetalis. *Pediatrics* 53:13–23, 1974.
33. Pasman SA, Meerman RH, Vandenbussche FP, Oepkes D: Hypoalbuminemia: a cause of fetal hydrops? *Am J Obstet Gynecol* 194:972–975, 2006.
34. Weiner CP: Human fetal bilirubin levels and fetal hemolytic disease. *Am J Obstet Gynecol* 166:1449–1454, 1992.
35. Berger HM, Lindeman JH, van Zoeren-Grobben D, et al: Iron overload, free radical damage, and rhesus haemolytic disease. *Lancet* 335:933–936, 1990.
36. Weiner CP, Heilskov J, Pelzer G, et al: Normal values for human umbilical venous and amniotic fluid pressures and their alteration by fetal disease. *Am J Obstet Gynecol* 161:714–717, 1989.
37. Moise KJ, Jr, Carpenter RJ, Jr, Hesketh DE: Do abnormal Starling forces cause fetal hydrops in red blood cell alloimmunization? *Am J Obstet Gynecol* 167:907–912, 1992.
38. Weiner CP, Pelzer GD, Heilskov J, et al: The effect of intravascular transfusion on umbilical venous pressure in anemic fetuses with and without hydrops. *Am J Obstet Gynecol* 161:1498–1501, 1989.
39. Schumacher B, Moise KJ, Jr: Fetal transfusion for red blood cell alloimmunization in pregnancy. *Obstet Gynecol* 88:137–150, 1996.
40. Lindenburg IT, Smits-Wintjens VE, van Klink JM, et al: Long-term neurodevelopmental outcome after intrauterine transfusion for hemolytic disease of the fetus/newborn: the LOTUS study. *Am J Obstet Gynecol* 206:141.e1–141.e8, 2012.
41. American College of Obstetricians and Gynecologists: ACOG Practice Bulletin. Prevention of Rh D alloimmunization. No. 4, May 1999 (replaces educational bulletin No. 147, October 1990). Clinical management guidelines for obstetrician-gynecologists. *Int J Gynaecol Obstet* 66(1):63–70, 1999.
42. Brinc D, Lazarus AH: Mechanisms of anti-D action in the prevention of hemolytic disease of the fetus and newborn. *Hematology Am Soc Hematol Educ Program* 2009:185–191, 2009.
43. Brinc D, Le-Tien H, Crow AR, et al: IgG-mediated immunosuppression is not dependent on erythrocyte clearance or immunological evasion: implications for the mechanism of action of anti-D in the prevention of haemolytic disease of the newborn? *Br J Haematol* 139:275–279,

2007.

44. Bowman JM: Controversies in Rh prophylaxis. Who needs Rh immune globulin and when should it be given? *Am J Obstet Gynecol* 151:289–294, 1985.

45. Pollack W, Ascari WQ, Kochesky RJ, et al: Studies on Rh prophylaxis. 1. Relationship between doses of anti-Rh and size of antigenic stimulus. *Transfusion* 11:333–339, 1971.

46. Bennett PR, Le Van Kim C, Colin Y, et al: Prenatal determination of fetal RhD type by DNA amplification. *N Engl J Med* 329:607–610, 1993.

47. Lo YM, Corbetta N, Chamberlain PF, et al: Presence of fetal DNA in maternal plasma and serum. *Lancet* 350:485–487, 1997.

48. Costa JM, Giovangrandi Y, Ernault P, et al: Fetal RHD genotyping in maternal serum during the first trimester of pregnancy. *Br J Haematol* 119:255–260, 2002.

49. Gautier E, Benachi A, Giovangrandi Y, et al: Fetal RhD genotyping by maternal serum analysis: a two-year experience. *Am J Obstet Gynecol* 192:666–669, 2005.

50. Minon JM, Gerard C, Senterre JM, et al: Routine fetal RHD genotyping with maternal plasma: a four-year experience in Belgium. *Transfusion* 48:373–381, 2008.

51. Geifman-Holtzman O, Grotegut CA, Gaughan JP: Diagnostic accuracy of noninvasive fetal Rh genotyping from maternal blood—a meta-analysis. *Am J Obstet Gynecol* 195:1163–1173, 2006.

52. Wikman AT, Tiblad E, Karlsson A, et al: Noninvasive single-exon fetal RHD determination in a routine screening program in early pregnancy. *Obstet Gynecol* 120:227–234, 2012.

53. Hawk AF, Chang EY, Shields SM, Simpson KN: Costs and clinical outcomes of noninvasive fetal RhD typing for targeted prophylaxis. *Obstet Gynecol* 122:579–585, 2013.

54. Finning K, Martin P, Summers J, Daniels G: Fetal genotyping for the K (Kell) and Rh C, c, and E blood groups on cell-free fetal DNA in maternal plasma. *Transfusion* 47:2126–2133, 2007.

55. Tangshewinsirikul C, Wanapirak C, Piyamongkol W, et al: Effect of cord puncture site in cordocentesis at mid-pregnancy on pregnancy outcomes. *Prenat Diagn* 31:861–864, 2011.

56. Liley AW: Liquor amnii analysis in the management of the pregnancy complicated by resus sensitization. *Am J Obstet Gynecol* 82:1359–1370, 1961.

57. Queenan JT, Tomai TP, Ural SH, King JC: Deviation in amniotic fluid optical density at a wavelength of 450 nm in Rh-immunized pregnancies from 14 to 40 weeks' gestation: a proposal for clinical management. *Am J Obstet Gynecol* 168:1370–1376, 1993.

58. Moise KJ, Jr: Diagnosing hemolytic disease of the fetus—time to put the needles away? *N Engl J Med* 355:192–194, 2006.

59. Mari G, Deter RL, Carpenter RL, et al: Noninvasive diagnosis by Doppler ultrasonography of fetal anemia due to maternal red-cell alloimmunization. Collaborative Group for Doppler Assessment of the Blood Velocity in Anemic Fetuses. *N Engl J Med* 342(1):9–14, 2000.

60. Oepkes D, Seaward PG, Vandenbussche FP, et al: Doppler ultrasonography versus amniocentesis to predict fetal anemia. *N Engl J Med* 355:156–164, 2006.

61. Abel DE, Grambow SC, Brancazio LR, Hertzberg BS: Ultrasound assessment of the fetal middle cerebral artery peak systolic velocity: a comparison of the near-field versus far-field vessel. *Am J Obstet Gynecol* 189:986–989, 2003.

62. Ruma MS, Swartz AE, Kim E, et al: Angle correction can be used to measure peak systolic velocity in the fetal middle cerebral artery. *Am J Obstet Gynecol* 200:397.e1–397.e3, 2009.

63. Zimmerman R, Carpenter RJ, Jr, Durig P, Mari G: Longitudinal measurement of peak systolic velocity in the fetal middle cerebral artery for monitoring pregnancies complicated by red cell alloimmunisation: a prospective multicentre trial with intention-to-treat. *Br J Obstet Gynaecol* 109:746–752, 2002.

64. American College of Obstetricians and Gynecologists: ACOG Committee Opinion No. 560: medically indicated late-preterm and early-term deliveries. *Obstet Gynecol* 121(4):908–910, 2013.

65. Copel JA, Grannum PA, Harrison D, Hobbins JC: The use of intravenous pancuronium bromide to produce fetal paralysis during intravascular transfusion. *Am J Obstet Gynecol* 158:170–171, 1988.

66. Moise KJ, Jr, Deter RL, Kirshon B, et al: Intravenous pancuronium bromide for fetal neuromuscular blockade during intrauterine

67. Chestnut DH, Pollack KL, Weiner CP, et al: Does furosemide alter the hemodynamic response to rapid intravascular transfusion of the anemic fetal lamb? *Am J Obstet Gynecol* 161:1571–1575, 1989.

68. Giannina G, Moise KJ, Jr, Dorman K: A simple method to estimate volume for fetal intravascular transfusions. *Fetal Diagn Ther* 13:94–97, 1998.

69. Radunovic N, Lockwood CJ, Alvarez M, et al: The severely anemic and hydropic isoimmune fetus: changes in fetal hematocrit associated with intrauterine death. *Obstet Gynecol* 79:390–393, 1992.

70. Berkowitz RL, Chitkara U, Goldberg JD, et al: Intrauterine intravascular transfusions for severe red blood cell isoimmunization: ultrasound-guided percutaneous approach. *Am J Obstet Gynecol* 155:574–581, 1992.

71. Moise KJ, Jr, Carpenter RJ, Jr, Kirshon B, et al: Comparison of four types of intrauterine transfusion: effect on fetal hematocrit. *Fetal Ther* 4:126–137, 1989.

72. Trevett TN, Jr, Dorman K, Lamvu G, Moise KJ, Jr: Antenatal maternal administration of phenobarbital for the prevention of exchange transfusion in neonates with hemolytic disease of the fetus and newborn. *Am J Obstet Gynecol* 192:478–482, 2005.

73. Voto LS, Mathet ER, Zapaterio JL, et al: High-dose gammaglobulin (IVIG) followed by intrauterine transfusions (IUTs): a new alternative for the treatment of severe fetal hemolytic disease. *J Perinat Med* 25:85–88, 1997.

74. Gottvall T, Filbey D: Alloimmunization in pregnancy during the years 1992-2005 in the central west region of Sweden. *Acta Obstet Gynecol Scand* 87(8):843–848, 2008.

75. van Kamp IL, Klumper FJ, Meerman RH, et al: Treatment of fetal anemia due to red-cell alloimmunization with intrauterine transfusions in the Netherlands, 1988-1999. *Acta Obstet Gynecol Scand* 83:731–737, 2004.

76. McGlone L, Simpson JH, Scott-Lang C, et al: Short-term outcomes following intrauterine transfusion in Scotland. *Arch Dis Child Fetal Neonatal Ed* 96(1):F69–F70, 2011.

77. Santo S, Mansour S, Thilaganathan B, et al: Prenatal diagnosis of non-immune hydrops fetalis: what do we tell the parents? *Prenat Diagn* 31:186–195, 2011.

78. Bellini C, Hennekam RC, Fulcheri E, et al: Etiology of nonimmune hydrops fetalis: a systematic review. *Am J Med Genet A* 149A(5):844–851, 2009.

79. Norton ME: Nonimmune hydrops fetalis. *Semin Perinatol* 18:321–332, 1994.

80. Bellini C, Hennekam RC: Non-immune hydrops fetalis: a short review of etiology and pathophysiology. *Am J Med Genet A* 158A:597–605, 2012.

81. Berry SM, Stone J, Norton ME, Society for Maternal-Fetal Medicine, et al: Fetal blood sampling. *Am J Obstet Gynecol* 209:170–180, 2013.

82. Gimovsky AC, Luzi P, Berghella V: Lysosomal storage diseases as an etiology of non-immune hydrops: a systematic review. *Am J Obstet Gynecol* 212(3):281–290, 2015.

83. Bullard KM, Harrison MR: Before the horse is out of the barn: fetal surgery for hydrops. *Semin Perinatol* 19:462–473, 1995.

84. Knilans TK: Cardiac abnormalities associated with hydrops fetalis. *Semin Perinatol* 19:483–492, 1995.

85. Shah A, Moon-Grady A, Bhogal N, et al: Effectiveness of sotalol as first-line therapy for fetal supraventricular tachyarrhythmias. *Am J Cardiol* 109:1614–1618, 2012.

86. Jaeggi ET, Carvalho JS, De Groot E, et al: Comparison of transplacental treatment of fetal supraventricular tachyarrhythmias with digoxin, flecainide, and sotalol: results of a nonrandomized multicenter study. *Circulation* 124:1747–1754, 2011.

87. Nigro G, Adler SP, La Torre R, Best AM: Congenital Cytomegalovirus Collaborating Group. Passive immunization during pregnancy for congenital cytomegalovirus infection. *N Engl J Med* 353(13):1350–1362, 2005.

88. Revello MG, Lazzarotto T, Guerra B, et al: A randomized trial of hyperimmune globulin to prevent congenital cytomegalovirus. *N Engl J Med* 370:1316–1326, 2014.

89. Wendel GD, Jr, Sheffield JS, Hollier LM, et al: Treatment of syphilis in pregnancy and prevention of congenital syphilis. *Clin Infect Dis* 35(Suppl 2):S200–S209, 2002.

90. Galan HL, Yandell PM, Knight AB: Intravenous penicillin for antenatal syphilotherapy. *Infect Dis Obstet Gynecol* 1(1):7–11, 1993.

91. Friedman S, Ford-Jones LE, Toi A, et al: Congenital toxoplasmosis: prenatal diagnosis, treatment and postnatal outcome. *Prenat Diagn* 19(4):330–333, 1999.

92. Czernik C, Proquitte H, Metze B, Buhrer C: Hydrops fetalis—has there been a change in diagnostic spectrum and mortality? *J Matern Fetal Neonatal Med* 24(2):258–263, 2011.

93. Goh SL, Tan JV, Kwek KY, Yeo GS: Recurrent non-immune fetal hydrops: a case report. *Ann Acad Med Singapore* 35(10):726–728, 2006.

94. De Jong EP, Lindenburg IT, van Klink JM, et al: Intrauterine transfusion for parvovirus B19 infection: long-term neurodevelopmental outcome. *Am J Obstet Gynecol* 206:204.e1–204.e5, 2012.

95. Nakayama H, Kukita J, Hikino S, et al: Long-term outcome of 51 liveborn neonates with non-immune hydrops fetalis. *Acta Paediatr* 88:24–28, 1999.

96. Braun T, Brauer M, Fuchs I, et al: Mirror syndrome: a systematic review of fetal associated conditions, maternal presentation and perinatal outcome. *Fetal Diagn Ther* 27:191–203, 2010.

97. Gedikbasi A, Oztarhan K, Gunenc Z, et al: Preeclampsia due to fetal non-immune hydrops: mirror syndrome and review of literature. *Hypertens Pregnancy* 30:322–330, 2011.

98. Goa S, Mimura K, Kakigano A, et al: Normalisation of angiogenic imbalance after intra-uterine transfusion for mirror syndrome caused by parvovirus B19. *Fetal Diagn Ther* 34:176–179, 2013.

99. Livingston JC, Malik KM, Crombleholme TM, et al: Mirror syndrome: a novel approach to therapy with fetal peritoneal-amniotic shunt. *Obstet Gynecol* 110:540–543, 2007.

第18章　超声评估妊娠期宫颈

Vincenzo Berghella, Adeeb Khalifeh

重　点

- 经阴道超声(transvaginal sonography, TVS)(曾被称作 transvaginal ultrasound, TVU)评估宫颈是预测早产(preterm birth, PTB)的最佳方法之一。
- 妊娠16~24周宫颈长度(cervical length, CL)< 25mm是PTB风险增高的最佳阈值。
- 宫颈长度越短,发生孕周越早,PTB风险越高。
- TVS是超声测量宫颈的金标准,因为经腹部超声可能会漏诊短宫颈。

- 规范的检查是TVS准确测量CL的关键。
- 由于宫颈会发生动态变化或者形成漏斗,检查者应报告经阴道超声最佳图像所测得的最短闭合段CL,从而指导临床决策。
- 由于先证者个体的差异性,相同的TVS-CL值的阳性预测值可不同。
- 在24~34周的双胎妊娠中,超声测量CL预测PTB的价值十分有限。

本　章　内　容

　　超声对妊娠期宫颈的评价已成为现代临床医疗的重要组成部分,了解超声筛查宫颈的本身作用具有重大意义。本章我们将回顾经阴道超声检查宫颈的技术并讨论其临床应用。

宫颈超声检查技术

经腹部超声

20 世纪 70 年代,经腹部超声(transabdominal sonography,TAS)(曾被称作 transabdominal ultrasound,TAU)被首次用于评价宫颈情况。但是,由于存在以下不足,这项技术缺乏足够的可靠性和有效性:①必须在膀胱足够充盈时才能获得满意的图像,但充盈的膀胱会拉长宫颈并遮盖扩张的宫颈内口;②胎儿会干扰宫颈的显示,尤其是妊娠 20 周以后;③探头距离宫颈较远,会导致图像质量降低;④母体肥胖和探头加压会影响图像质量[1]。与 TVS 相比,TAS 预测疾病(如 PTB 风险增高)的敏感性极低,仅 8%[2],因此,一般不建议采用 TAS 评价宫颈,也不用作筛查。在评估不同治疗(包括黄体酮阴道栓剂[3,4]、宫颈环扎[5~9] 和宫颈托等[10,11])对短子宫颈疗效的所有随机对照试验(randomized controlled trials,RCT)中,均采用 TVS 测量宫颈长度。在检测短子宫颈方面,TVS 的敏感性明显高于 TAS[12~16](表 18-1)。

表 18-1　TAS 在检测短宫颈中的应用

研究[*]	孕周(平均值)	例数(TVS CL<25mm)	膀胱充盈状态	盲测试验	TAS 临界值 (mm)	TAS 差异 (更长/更短)	敏感性	须 TVS (TAS 不满意)
Saul et al,2008[12]	14~34(22)	191(14)	排尿后	是	≤30	一致	100%	NA
Stone et al,2010[13]	18~20	203	排尿后	否	NA	更短	NA	NA
To et al,2000[14]	22~24(23)	149	排尿前	NA	NA	NA	NA	NA(51%)
Hernandez-Andrade et al,2012[15]	6~39(24)	220(20)	排尿前	是	≤25	更长	43%	NA
					≤30		57%	
Friedman et al,2013[16]	18~24(20.5)	1217(76)	排尿前	否	≤36	更短	96%	60%(6%)
			排尿后		≤36		96%	NA(17%)

* 见章末参考文献。CL:宫颈长度;TAS:经腹超声;TVS:经阴道超声。NA,不可用的

正如表 18-1 中各项研究所示,目前尚不明确在排尿前或排尿后行 TAS 检查,哪种效果更好,目前仅有 2 项研究报道了关于 TAS 的盲测试验结果。要达到 TVS 对短子宫颈的敏感度超过 90%,需要很高的 TAS-CL 截断值(通常>35mm),大多数患者在 TAS 检查后仍需要 TVS 检查来证实或排除宫颈缩短。9%~51% 的患者不能通过 TAS 获得 CL。此外,与 TAS 相比,TVS 能更有效地预防 PTB,这可节省数百万美元,因此 TVS 用于筛查 CL 的成本效益更好[17]。所有涉及 CL 筛查的重要指南都明确推荐使用 TVS,包括母胎医学会(Society for Maternal-Fetal Medicine,SMFM)[18]、美国妇产科医师学会(American College of Obstetricians and Gynecologists,ACOG)[19],以及皇家妇产科学院(Royal College of ObstetriciansandGynaecologists)[20] 等。现有证据表明,TAS 价值低于 TVS,不应用于 CL 的筛查。

经阴唇超声

经阴唇超声(也称作经会阴超声)(translabial ultrasound,TLU)于 20 世纪 80 年代初最先在法国开始应用。检查时,患者平躺、屈髋、屈膝。调整检查床使患者呈头低脚高位更利于检查。将探头涂上耦合剂用探头罩或手套套好,纵向放置于大阴唇间的阴道口处(图 18-1)。用垫子或嘱患者用双手垫高其臀部,成像效果更好。与 TAS 相比,TLU 无需充盈膀胱、不受胎体遮挡影响、探头更接近宫颈,几乎 100% 能获得宫颈图像。TLU 的其他优势还包括:探头不进入阴道(对宫颈没有加压的机械效应)、无需更换探头、胎膜早破的患者可用、孕妇容易接受。TLU 的主要缺点是在显示宫颈尤其是宫颈外口时,容易受到直肠气体的干扰。另外,TLU 技术较 TVS 更难掌握,似乎也不是一个很好的选择[21]。然而,有经验的检查者往往可以获得较满意的 TLU 宫颈图像。

经阴道超声

TVS 最初在 20 世纪 80 年代末期开始应用于宫颈检查。将套有避孕套的清洁探头轻轻置入阴道(图 18-2A、2B)。TVS 不仅具有 TLU 的所有优点,而且探头贴近宫颈,不受肠气干扰。因此,TVS 是临床上超声评估妊娠期宫颈的首选方法(图 18-3A 至 3C)。目前 TVS 检查宫颈推荐的操作规范见表 18-2[22]。

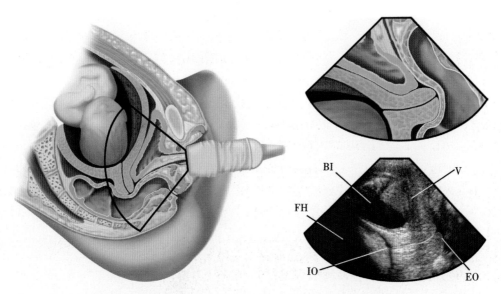

图 18-1　经会阴超声检查妊娠宫颈放置探头的示意图及超声图像。BI 膀胱；EO 宫颈外口；FH 胎头；IO 宫颈内口；V 阴道（插图引自 James A. Cooper，MD，San Diego，CA）

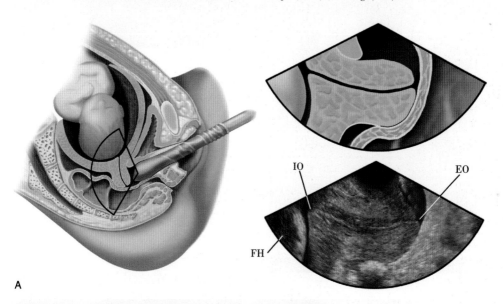

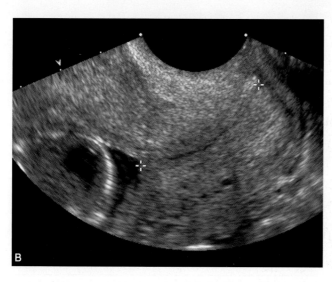

图 18-2　A. 经阴道超声检查妊娠宫颈示意图及超声图像，显示经阴道探头置于阴道内。EO 宫颈外口；FH 胎头；IO 宫颈内口。B. 二维超声显示宫颈矢状切面最长轴，宫颈内外口（游标所示）和整个宫颈管都可清晰显示，图像放大占屏幕的 75%（插图引自 James A. Cooper，MD，San Diego，CA）

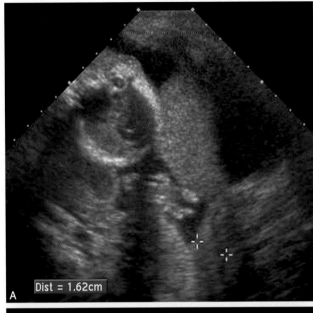

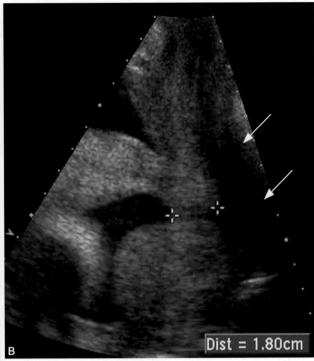

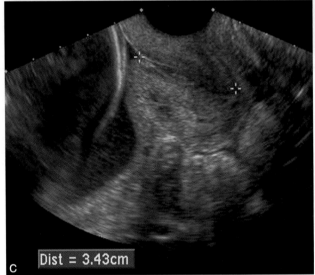

图 18-3　三种方式显示宫颈。A. 经腹部超声检查,宫颈与探头相距较远,宫颈显示不清,测量宫颈长 1.62cm。B. 同一患者经会阴超声检查,在一定程度上显示宫颈较经腹部超声清楚,但是部分宫颈受直肠肠气声影(箭头)干扰显示不清,使测量值较实际短。C. 经阴道超声检查,宫颈显示清晰,长 3.43cm

表 18-2　TVS 检查宫颈的操作技术要点	
测量是在经阴道超声的图像上进行 • 经阴道测量是超声测量宫颈的金标准 • 经腹部超声可能漏诊宫颈缩短 图像尽量只显示宫颈,测量视野最优化 • 图像放大,宫颈约占屏的 75% • 膀胱可显示 宫颈前后壁宽度一致 • 宫颈前后壁厚度一致 • 宫颈前后壁回声一致 • 探头尽量不过度压迫宫颈 孕妇排空膀胱 • 孕妇膀胱充盈状态对宫颈长度有影响 宫颈外口可显示 • 宫颈外口是宫颈管末端一个小三角形区域	• 宫颈前后唇在宫颈外口处闭合 宫颈管可完整显示 • 宫颈管腔呈线样强回声 • 宫颈管位于内口与外口之间 正确放置测量标尺 • 测量标尺分别放在宫颈内口和外口处 • 测量标尺不能超出宫颈组织最外侧缘 注意宫颈机械性变化 • 探头置入阴道后观察宫颈,然后后退探头直至图像模糊,从而避免探头对宫颈加压,然后适当调整压力至图像最清晰 • 适当的耻骨弓上或宫底加压观察漏斗形成情况。当进行耻骨弓上或宫底加压时,要减少探头加压 • 观察宫颈 3~5 分钟,观察是否有宫颈缩短或漏斗形成

围产质量基金会修改版:宫颈测量标准。2015. 引自 www. clear. perinatalquality. org/

TVS 检查宫颈的操作时间约 5 分钟。为了获得最佳检查效果，应尽量获取此标准切面：宫颈内口平直或与宫体两侧角度一致，显示宫颈全长，宫颈外口显示对称，宫颈前后壁厚度一致，宫颈回声无增强（即宫颈受压征）[23]。

推荐检查者参加 SMFM 围产期质量基金会（Perinatal Quality Foundation）提供的相关教育课程培训、操作考试和持续的图像检查[22]。检查者在完成上述课程后方可进行 TVS 的 CL 检查是较为理想的。

局限性和假像

尽管 TVS 检查宫颈操作较简单，但在约 1/4 的患者中可能会遇到解剖或技术上的困难[24]。

充盈膀胱

膀胱未完全排空时会压迫并拉长宫颈管，或掩盖宫颈内口的漏斗形成或扩张。

过度加压

检查者使用经阴道探头过度加压也可能掩盖宫颈内口的漏斗形成或扩张，并且会拉长宫颈。通过宫颈管前后壁厚度是否一致和宫颈管是否出现回声增强，可以判断是否存在过度加压（图 18-4）。

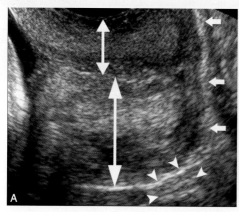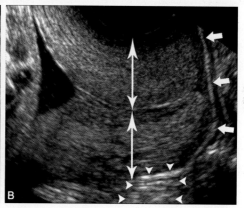

图 18-4　A. 超声图像显示宫颈受阴道探头加压过大，宫颈前壁明显薄于后壁（双头箭头所示）。小三角标记（无尾箭头所示）为加压过大导致宫颈后唇下方回声增强。B. 超声显示宫颈前后壁厚度一致（双头箭头所示），经阴道探头插入后，应在力度适当且不改变解剖结构的情况下，充分观察并获得可靠的宫颈长度测量值。阴道黏膜呈强回声（短箭头所示）

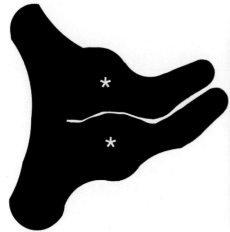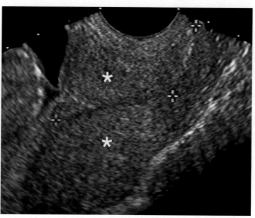

图 18-5　伴有子宫下段收缩（＊所示）的宫颈。当 CL>50mm、宫颈管呈"S"形以及子宫下段（前壁、后壁或者前后壁同时）增厚且不对称时，都应考虑到子宫下段收缩可能。子宫下段收缩会干扰宫颈定位标志显示，导致 CL 测量不准确

子宫收缩

子宫下段收缩的声像图与宫颈内口漏斗形成的图像类似，在这些病例中，于宫颈附近可见到子宫肌层隆起，成团块样，在收缩段远端为正常宫颈（图 18-5）。

子宫下段发育不全

在妊娠 14 周前，孕囊太小还未完全占据宫腔下段，因此很难将子宫下段与宫颈管相区分。所以在妊娠 14 周前，很难测量到实际的 CL。在其他孕周，尤其是妊娠 14~18 周之间，子宫收缩可能使子宫下段闭合，此时，子宫下段与真正的宫颈亦较难鉴别。

临床应用

经阴道超声评估宫颈预测早产

筛查标准

在产科，通常通过 TVS 检查宫颈用于预测 PTB[1]。为获得临床认可，筛查时必须执行特定标准[3,5~9,17,24~32]（表 18-3）。

表 18-3　筛选试验临床效益标准

筛选试验特征	备注
疾病	
疾病具有重要临床意义	PTB：每年全球范围内死亡数达 100 万[25]
疾病定义明确	37 周前分娩者
疾病流行情况明确	美国发生率为 11.5%；全球发生率约 10%[25,26]
疾病自然病程已知，早期无症状阶段可识别	最早的宫颈变化发生在宫颈内口[27,31]
筛查	
筛查技术有明确描述	少量文献
筛查安全可行	关于 PPROM 的 RCT 显示筛查技术安全[28]，99% 的孕妇以后还愿接受此
筛查有明确合理的阈值	检查，少于 2% 的孕妇感到严重不适[32,33]
结果可重复（可靠性）	在美国人群中，20mm 是第 5 百分位数，25mm 是第 10 百分位数[29]
结果准确（有效性）	不同观察者间和同一观察者间检查结果差异<10%[34]
	优于指检；数百项研究表明可在所有人群中预测
干预、成本效益和可行性	
早期干预有效	有2项关于阴道黄体酮治疗的 RCT[3~29]，5 项关于宫颈托治疗的 RCT[5~9]
筛查和治疗发现的异常经济有效	有 2 项关于成本效益的文章发表[17,30]
筛查设备随时可用	所有孕妇在 18~24 周都要接受胎儿结构的超声检查
治疗设备随时可用	黄体酮阴道制剂很容易在门诊患者使用

PPROM＝早产胎膜早破；PTB＝早产；RCT＝随机对照试验

重要且常见疾病　首先，所筛查项必须是临床常见且比较重要的疾病。PTB 在美国的发病率占新生儿的 11.5%，每年大约有 500 000 孕妇发生 PTB[26]。在美国，PTB 是围产期疾病和死亡的主要原因，对产科而言，也可能是最重要的。根据疾病年死亡率，PTB 是所有疾病中最重要的部分。

操作规范明确　操作规范见表 18-2。

安全可行　TUV 检查宫颈是非常安全的，不会引起细菌感染。在一项比较早产胎膜早破（preterm premature rupture of membranes，PPROM）患者使用 TVS 和未使用 TVS 的随机试验中，TVS 组孕妇和胎儿感染的风险均未增加[28]。TVS 也容易被孕妇接受，低于 2%

的孕妇表示在 TVS 检查过程中会感到疼痛和严重不适，超过 99% 的孕妇表示之后可再次接受类似检查[32,33]。

可靠性/可重复性　TVS 在不同检查者之间以及同一检查者多次检查的差异均小于 10%[34]。但只有严格遵循本章中提到的操作规范并在指导下经过大量实践，才能降低不同检查者之间的差异。

早期无症状时可识别　通过 TVS，我们已经了解早产或足月产的宫颈变化。这些变化包括最初的宫颈内口扩张，宫颈进行性缩短，宫颈管从内口至外口逐渐扩张，直到最终宫颈外口扩张。最早期变化是在宫颈内口，患者往往无任何症状，仅能通过 TVS 观察到。

预测的准确性:与阴道指检相比　指检评价宫颈是预测 PTB 的传统方法。有这样一项研究,从妊娠 14~30 周起通过指检和 TVS 每两周检查一次 CL(检查者不知道另一检查方法的结果)分别预测 PTB,结果显示 TVS 预测 PTB 准确性明显高于指检[34]。超声测量 CL 的平均值,早产组明显短于足月产组;而两组间指检测量结果没有差异[34]。

指检预测 PTB 的相对不准确性可能与检查者的主观性(不同检查者间差异为 52%)[35]、无法准确评价宫颈内口(指检不能评价宫颈上半部分)[36] 以及非特异性(15%~16% 的初产妇和 17%~35% 的经产妇在足月产时的中孕晚期指检时有 1~2cm 的宫颈管扩张)[37] 有关。超声测量的 CL 较指检平均长 11mm。大约 3/4 的有宫颈内口漏斗形成的无症状孕妇在指检时宫颈内口呈闭合状态,且宫颈长度至少 2cm[38]。这些数据表明 TVS 评估宫颈和预测 PTB 明显优于指检。

测量内容

宫颈长度　有多个不同的宫颈参数可作为 PTB 的预测指标(图 18-6)。CL,即沿宫颈管从宫颈内口到宫颈外口的距离,是可重复性最佳、最可靠的指标(图 18-2B,图 18-7A、B)。如果宫颈管是弯曲的,弯曲度>5mm,CL 可取基本符合曲线的两条直线之和(图 18-7C)[37]。短子宫颈通常是平直的,若宫颈弯曲,CL 往往大于 25mm。若宫颈管闭合,CL 是唯一需要测量的参数。

宫颈漏斗　大约 10% 的低危妇女[29] 和 25%~33% 的高危妇女[34,38,39] 宫颈内口是扩张的(图 18-8),此时需要测量宫颈扩张部分(漏斗长度)及宫颈内口直径(漏斗宽度)。宫颈漏斗的比例是指漏斗长度与宫颈总长度的比值。宫颈总长度为漏斗长度与功能性 CL 之和。功能性 CL 是指宫颈管闭合段的长度,是超声上用来计算和预测的 CL;通常所说的 CL,如果没有特别说明,都是指功能性 CL。

如果存在宫颈漏斗,则需要记录宫颈漏斗的形态。宫颈漏斗进展过程如下:从正常的"T"形到"Y"形,到"V"形,最后为"U"形(图 18-9,图 18-10)[40]。与"V"形相比,"U"形漏斗与早产相关性更大[41],但是判断漏斗形状存在一定的主观性。

TVS 仔细评估宫颈漏斗(5 分钟以上)就能解决宫颈上段所有形态学问题的判断。在部分病例中,由于漏斗部分与子宫下段融合,子宫下段与宫颈分界处特征性的切迹可能较平直,导致漏斗真正的长度不易被精确量化。据报道,在不同的检查者和不同的研究中

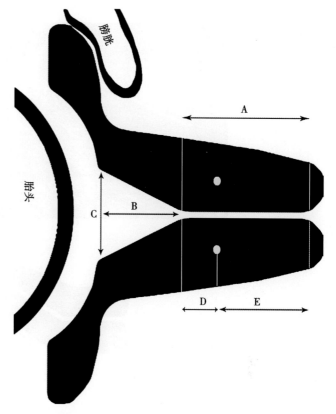

图 18-6　矢状面宫颈及其周边结构主要定位标志示意图。黄点示宫颈环扎部位。A. 有效宫颈长度。B. 漏斗长度。C. 漏斗宽度。D. 宫颈内口到环扎水平的距离。E. 环扎水平到宫颈外口的距离。可显示部分胎头,母体膀胱在子宫前方

心,测量宫颈漏斗在观察者间的变异性较 CL 更高[29]。

尽管存在以上困难,有研究认为宫颈漏斗预测 PTB 的准确性优于或与 CL 相似[29,34,38]。在一项高危人群中的研究表明,妊娠 14~22 周时出现轻微的漏斗形成(宫颈漏斗比例<25%)时 PTB 风险没有增加,然而中等程度(漏斗比例为 25%~50%)及严重的(漏斗比例>50%)漏斗形成时,发生 PTB 的可能性高达 50% 以上[34]。漏斗形成<25% 较常见,并不会增加 PTB 的发生风险,这一点非常重要,可避免不必要的担心和干预治疗。宫颈漏斗不仅能在高危人群中预测早产,并且适用于所有孕妇[29,34,38,39,42-47]。如果宫颈漏斗存在,CL 往往<25mm。在有 CL 短的情况下,出现漏斗可能会增加[29,43,46,47] 或不增加[39,42,44,45] 对 PTB 或不良围产期结局的预测。与仅用 CL<25mm 相比,增加漏斗这项指标,可增加预测 PTB 的敏感性,敏感性可从 61% 上升到 74%,但特异性、阳性预测值及阴性预测值均无明显变化[43]。同样,与仅存在短 CL 相比,同时出现短 CL 及漏斗形成时,PTB 风险增高[47]。相反,当 CL 正常(≥25mm)时,漏斗形成并不会增加 PTB 的风险(见于"Y"形漏斗,图 18-9)[48]。

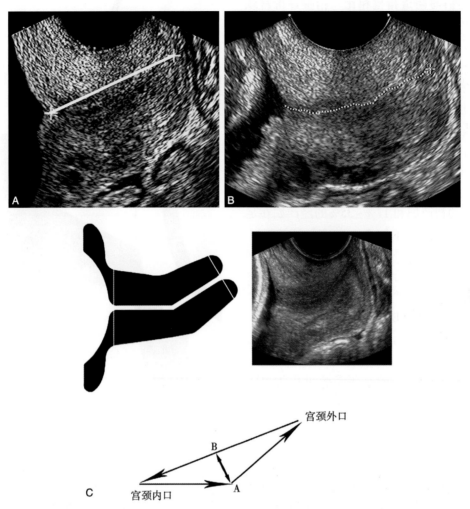

图18-7　测量宫颈的三种方法。A.宫颈管平直时,直接测量宫颈内口到外口的直线距离。B.利用仪器手动勾画测量宫颈。勾画的线条与实际宫颈管往往不能完全吻合,可能高估了CL。C.示意图和超声图显示弯曲的宫颈,可以一条直线测量或两条直线之和测量CL。两条线测量即从宫颈内口到折点的距离与折点到宫颈外口的距离之和(等于A)为CL;一条直线测量即从宫颈内口到外口的直线距离(等于B)。如果A与B相差>5mm,则CL按照两条线之和方式测量,即取A值

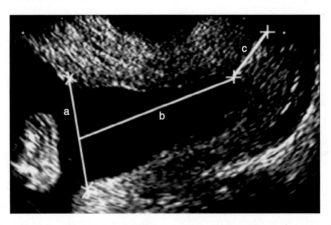

图18-8　宫颈漏斗TVS图。确认子宫下段前壁或后壁或两者的切迹,经切迹作一条垂直于宫颈管轴的连线即为漏斗宽度(a)。漏斗长度(b)是指漏斗宽度线中点到漏斗顶端的距离。宫颈长度(c)是指漏斗顶端到宫颈外口的距离

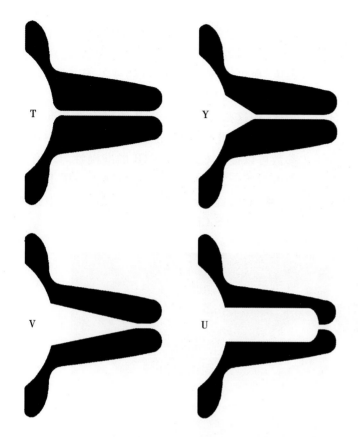

图 18-9　宫颈漏斗的典型形态。"T"代表闭合的正常宫颈。"Y"代表小漏斗,漏斗比例 < 25%。如果漏斗比例 < 25%,功能性 CL ⩾ 25mm,则无较大临床意义。"V"代表更严重的漏斗,更接近宫颈外口。"U"是最受临床重视的漏斗,临床上能通过双合诊检查出来宫颈扩张

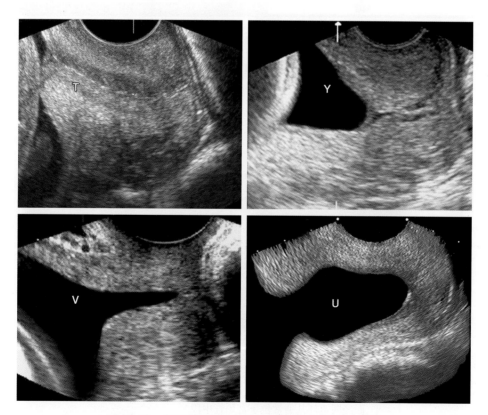

图 18-10　各种宫颈漏斗形态的超声图,如图 18-9 所示

基于上述原因,以及在几乎所有的干预试验中测量 CL 都是基于 TVS,我们不建议在超声报告中记录漏斗。遵循此建议有助于避免混淆,因为临床只需要 CL。

沉积物　沉积物是指游离、漂浮于羊水中的光点和碎片,被认为是 PTB[49,50]、羊膜腔细菌感染及组织性绒毛膜羊膜炎[51,52] 的独立危险因素。然而,目前还没有针对羊膜腔内沉积物的干预及预防后果措施的研究。

其他测量　除了 CL 和漏斗是否形成外,还有许多参数与 PTB 相关[53],包括漏斗宽度、漏斗长度、宫颈管扩张程度、宫颈指数(即漏斗长度+1/功能性宫颈长度)、宫颈前后壁厚度、宫颈角度、宫颈管轮廓(平直或弯曲)、宫颈位置(水平或垂直)、子宫下段厚度、血供情况、宫颈内口处绒毛膜羊膜是否可见、宫颈腺体面积[54],以及定量组织特征[55] 等等。与 CL 相比,用这些参数预测 PTB 的可靠性和准确性并未明显增加。此外,尚无证据表明,增加其中任何一项参数可以提高 CL 预测 PTB 的准确性。还有几项参数可以用于宫颈环扎患者(图 18-11~图 18-14)。尽管有些参数能预测 PTB,但在所有人群中预测 PTB 仅需报告 TVS-CL。

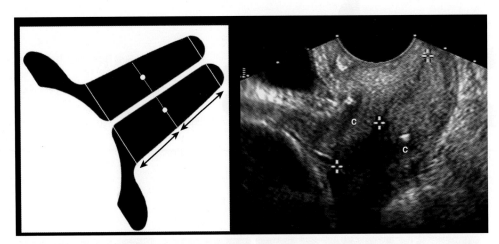

图 18-11　宫颈环扎示意图和 TVS 矢状面图像。环扎带(C)显示为宫颈前后壁的两个点状强回声。此患者,宫颈测量为宫颈内口到环扎水平的距离与环扎水平到宫颈外口的距离之和(游标)。此图中,宫颈走向不是水平,而是倾斜/垂直的,这种情况下,由于超声声束与宫颈管不垂直,使超声图像上宫颈的各个定位标志更难确认

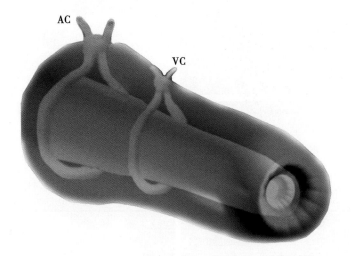

图 18-12　经腹(AC)宫颈环扎和经阴道(VC)宫颈环扎部位三维模式图。经腹环扎位置较高,接近子宫下段水平,而经阴道环扎通常位于宫颈管中段

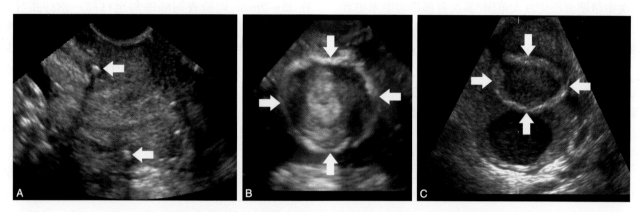

图 18-13　宫颈经阴道环扎后 TVS 声像图。A. 宫颈二维超声矢状面，显示环扎带为环绕宫颈前后壁的两个点状强回声（箭头示）。B. 宫颈环扎三维超声横切面，显示完整环扎带为圆形强回声（箭头示）。C. 宫颈环扎三维超声横切面，显示环扎带（箭头示）已经脱出，位于宫颈前壁，在扩张的宫颈管前方

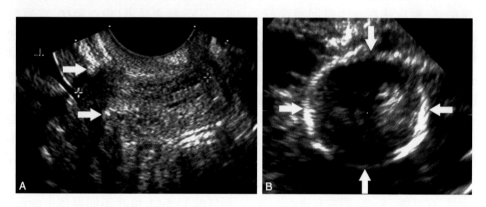

图 18-14　宫颈经腹环扎后 TVS 声像图。A. 宫颈二维超声矢状面图像，显示环扎带为宫颈前后壁的两个点状强回声（箭头示），接近宫颈内口。测量 CL（游标）。B. 宫颈环扎三维超声横切面，显示完整环扎带为圆形强回声（箭头示）

宫颈动态变化（自发性或宫底加压后）

不到 5% 的患者在 TVS 检查过程的 5~10 分钟内，CL 会发生动态变化。在一部分病例中，宫颈上部形成的漏斗也可能出现或减轻，常见于有宫缩时。同样，在宫底加压（transfundal pressure，TFP）后，约 5% 的患者宫颈可能缩短[56]。当宫颈发生变化时，应该记录最短的 CL。在大多数宫颈自发或 TFP 后缩短的病例中，宫颈已经出现了异常。目前关于 TFP 是否增加 TVS 筛查效能，观点不一。在一项研究中，宫颈最初正常而在 TFP 后发生异常的病例中，仅 1/9 发生 PTB[34]，将 TFP 后的反应加入预测 TPB 的筛查并未显著增加预测准确性。相反，在一项大样本研究中，无论是自发性还是 TFP 后，动态变化都显著提高了 TVS 预测 PTB 的准确性[39]。动态变化的确有可能提高预测 PTB 的准确性；检查者应该报告最佳图像上最短的 CL，以指导临床决策。

正常和异常宫颈长度

在妊娠 14 周到约 30 周时正常 CL 在 25~50mm 之间。25mm 在低风险（无前次自发性 PTB 病史）单胎妊娠宫颈长度位于第 10 百分位[29]，而在高风险单胎（有前次自发性 PTB 病史）妊娠宫颈长度的第 25 百分位[34,39]。宫颈缩短是指在上述孕周 CL < 25mm，最佳预测 PTB 孕周是 16~24 周。宫颈越短，PTB 风险越高[29]。相对于晚期 PTB，宫颈缩短能更好地预测早期 PTB[56]。CL>50mm 虽然表示宫颈正常，但往往提示测量包含子宫下段，多见于妊娠 16 周之前。

最佳检查孕周和检查频率

几乎所有患者，甚至是极高风险的患者，在早孕期及中孕早期 CL 都是正常的（≥25mm）。妊娠 14 周前，测量 CL 可能仅在极高风险孕妇中有预测价值，如

前次中孕期流产史或大范围/多次宫颈锥切手术史者。一项针对高危女性 TVS 检查宫颈的研究显示,仅有 5% 的患者在妊娠 10~14 周出现 CL<25mm,而这些女性由于既往病史(流产或大的宫颈手术)的影响,PTB 风险确实较高[57]。在此期间预测 PTB 的敏感性较低,因为大多数最终发生 PTB 的孕妇在 16 周以后才能检查出宫颈缩短。更早期筛查宫颈的另一个缺点是子宫下段在早孕晚期及中孕早期很难与真正的宫颈鉴别。

　　妊娠 30 周以后,为适应足月分娩,CL 会进行性缩短。因此,妊娠 30 周以后的无症状孕妇,CL<25mm,尤其是 15~24mm 时,可以是生理性的,与 PTB 风险增加无关。在最终 PTB 的孕妇中,宫颈缩短或漏斗形成最常见于妊娠 18~22 周[34,38]。因此,如果筛查计划仅包括一次 CL 测量的话,则应该在这个时间段进行。最终 PTB 的高危患者宫颈变化可能更早。宫颈越早变短,PTB 风险越大。高危孕妇的 CL<25mm,在妊娠 14~18 周时阳性预测值为 70%,在妊娠 18~22 周时为 40%[34]。因此,有 PTB 极高风险的孕妇(如有宫颈功能不全病史、前次中孕期流产史、早期 PTB 史或大的宫颈锥切术史等)有可能会从早期 12~14 周 TVS 的宫颈评估中获益,可尽早判断是否需要干预治疗。

　　TVS 复查的优点及最佳间隔时间尚不明了。如果筛查对象是低危女性,在妊娠 18~22 周左右进行一次 TVS 宫颈检查可能是最有效的。而对于大多数高危女性,应在妊娠 14~18 周检查一次,妊娠 18~22 周复查一次[41]。对于 PTB 风险很高的孕妇,如前次中孕期流产或很早出现自发性 PTB 者,有学者建议,在妊娠 14~24 周之间,至少每 2 周一次 TVS 检查。如果 CL 在 25~29mm,则检查间隔缩短至每周一次。在妊娠 14~22 周进行 TVS 检查预测 PTB 的价值不亚于在妊娠 22 周之后进行,这是非常重要的,因为在宫颈出现 PTB 早期变化前早期采取预防 PTB 的干预措施是最有效的。

不同人群

　　有大量的研究评价 TVS-CL 在不同人群中预测 PTB 的准确性[1]。检查人群包括单胎、双胎、三胎的无症状孕妇以及有先兆早产(preterm labor,PTL)或 PPROM 等症状的孕妇。尽管在这些研究中,TVS 检查技术相似,但是研究人群(尤其是否有前次 PTB 病史)、TVS 检查孕周、检查频次、宫颈测量参数以及研究结果都不相同。回顾这些研究,要选择那些设计最好的,即技术描述清晰、临床检查与超声检查结果双盲及大样本的研究。在大多数研究中,经受试者操作特征(receiver operating characteristic,ROC)曲线证明,宫颈参数 CL<25mm 是预测准确性最高的指标。筛查时间通常是在中孕早期,即妊娠 16~24 周之间。最常见的自然结局是妊娠 35 周前的自发性 PTB(表 18-4)[29,39,58~63]。最重要的是,由于先证者个体的差异性,同样的 TVS-CL 值在不同群体中的阳性预测值不同。譬如,CL<25mm 预测 35 周前 PTB,在无前次自发性 PTB 史的单胎孕妇中,阳性预测值为 18%~30%[29];而在有前次自发性 PTB 史的单胎孕妇中,阳性预测值为 55%[39]。TVS-CL 预测 PTB 的敏感性和特异性差异取决于研究人群(表 18-3)。

表 18-4　不同妊娠人群经阴道超声预测早产

作者*	n	PTB%	定义 PTB 孕周	研究孕周	CL 阈值（mm）	Abn%	敏感性	特异性	PPV	NPV	RR
无症状者											
单胎:低风险(横断面研究)											
Iams[27]	2915	4.3	<35	22~25	25	10	37	92	18	97	6.2*
单胎:前次 PTB 史											
Owen[39]	183	26	<35	16~24	25	–	69	80	55	88	4.5
单胎:前次宫颈锥切史											
Berghella[58]	109	13	<35	16~24	<25	28	64	78	30	94	4.7
单胎:先天性苗勒管畸形											
Airoldi[60]	64	11	<35	14~24	<25	16	71	91	50	96	13.5
单胎:前次 D&E											
Visintine[59]	131	30	<35	14~24	<25	51	53	75	48	78	2.2
双胎											
Goldenberg[61]	147	32	<35	22~24	≤25	18	30	88	54	74	3.2

表 18-4　不同妊娠人群经阴道超声预测早产（续）

作者[*]	n	PTB%	定义 PTB 孕周	研究 孕周	CL 阈值（mm）	Abn%	敏感性	特异性	PPV	NPV	RR
三胎											
Guzman[62]	47	34 NA	<32	15~20	≤25	<25	8.2	25	100	100	72
有症状者											
有先兆早产的单胎											
Venditelli[63]	200	41	<37	19~39	<30	64	84	88	54	80	2.8

* 见本章末参考文献
* 相对风险值与第 75 百分位数以上相比较
Abn%，异常比例；CL，宫颈长度；D&E，宫颈扩张与刮宫术；NPV，阴性预测值；PPV，阳性预测值；PTB%，PTB 发生率；RR，与 CL 正常人群比较相对风险值

无前次自发性早产史的单胎妊娠（低危）

大量研究报道了非选择性单胎妊娠（多数为无前次 PTB 史的低危孕妇，也有前次 PTB 的高危孕妇）或低风险单胎妊娠（无前次 PTB 史）人群的 CL 列表图[29,64,65]。在这些妇女中，从妊娠 14 周到 30 周，CL 是不断变化的，平均值为 35~40mm，第十百分位数为 25mm，第九十百分位数为 50mm[29,65]。在妊娠 30 周后，包括最终足月分娩的孕妇，宫颈均呈进行性自然缩短[64]；甚至在 30 周前也可能轻微地进行性线性缩短[66]。在妊娠期，初产妇与经产妇的 CL 值并无较大差异，但 PTB 的高危因素，如非洲人、年龄小于 20 岁、低体重指数、前次流产或 PTB 史，都与 CL 较短相关[66]。

无症状的单胎妊娠与其他群组一样，宫颈越短，PTB 风险越高[1]。使用从 15~34mm 的不同 CL 截断值，其阳性预测值范围为 6%~44%[1]，一定程度上，预测值相对较低是由于 PTB 在这部分人群中发生率低（0.8%~15%）。在一项设计精美的大样本研究中[29]，敏感性仅 37%，阳性预测值仅 18%。这意味着大多数（63%）无高危因素但最终早产的孕妇未被 TVS 检出；而 82% 的低危孕妇，在妊娠 24 周时 CL<25mm，最终仍在孕 35 周或之后分娩。

有前次自发性早产史的单胎妊娠（高危）

PTB 的高危因素超过 30 种[67]。多项研究评价了在具有下述最高危因素妇女中 TVS-CL 的预测价值，包括前次 PTB 史[39]、宫颈锥切史[58]、两次或以上自然流产史[59] 及先天性苗勒管畸形等[60]。如表 18-4 所示，妊娠 14~24 周，TVC 测量 CL 可在这些高危人群中预测 PTB。事实上，由于 PTB 高危因素是持续存在的，产科病史越严重，CL 越短[68]。有 PTB 高危因素的妇女在妊娠 18~22 周间 TVS-CL 正常（≥25mm）时，其 PTB 风险小于 10%；这意味着 PTB 风险很低，可避免不必要的干预治疗。相反，TUV-CL 预测高危妇女 PTB 的敏感性约 70%，明显高于低危妇女。在有 PTB 高危因素的孕妇中，如果妊娠 24 周前 TVS-CL<25mm，则 35 周前早产的发生率往往大于 50%。高危组的阳性预测值也明显高于低危组（表 18-4）。无症状的宫颈缩短患者在 TVS 检查后 4 周内发生 PTB 的概率仅 13%，而无症状且无宫颈缩短者几乎无 PTB 发生。因此，即使是无症状性宫颈缩短的病例中，也不建议在低危组中采用类固醇激素促胎肺成熟[43]。值得注意的是，至少在高危孕妇中，检查到宫颈缩短后发生的 PTB 往往是继发于 PPROM（48%~68%），而不是 PTL[34,69]。在这些女性中，CL<10mm 时强烈提示 PPROM[70]。在有 PTB 史的孕妇中，妊娠 32 周前连续的 TVS 检查评估自发性或 TFP 后的最短 CL，能获得最佳的预测准确性[39]。其敏感性和阳性预测值分别为 69% 和 55%。这是唯一一项在 PTB 高危孕妇中进行的有质量控制的盲法多中心研究，因此，其研究结果被认为是高危人群中最可靠和最有效的预测数据[39]。

宫颈环扎妇女

TVS 可用于评价因病史、超声或体格检查异常而行宫颈环扎妇女的宫颈情况。大多数研究显示多数经阴道宫颈环扎患者的环扎部位为宫颈中部（图 18-13）[71~73]。而经腹宫颈环扎的位置则位于宫颈内口水平（图 18-14）。环扎部位越高（越接近宫颈内口），预防 PTB 效果越好[74,75]。评价环扎前后 TVS-CL，环扎后 CL 往往增加，这意味着足月产的概率增加[76,77]。

评价宫颈环扎患者 TVS 预测 PTB 准确性的研究[71~73,76] 均显示，通过 TVS 获得的宫颈参数能够预测 PTB。CL<25mm 和宫颈上段（宫颈环扎水平上方闭合的宫颈部分，图 18-13）<10mm 可能是两个最佳的预测

参数。

使用宫颈托妇女

尽管没有普遍的证据证明宫颈托对预防 PTB 有效[78]，但由于 PECEP 试验的结果使得对使用宫颈托的孕妇的研究兴趣再次高涨，有一项 RCT 显示使用宫颈托后 PTB 显著减少，新生儿结局得到有效改善[10]。目前仍有数项旨在为评估宫颈托的价值提供客观依据的研究尚未完成。部分临床医生在没有移除宫颈托的情况下，进行 TVS-CL 随访评估。有研究表明采用这种方法观察者间差异最小[79]。

双胎妊娠

尽管在双胎妊娠中，PTB 是导致围产期发病率和死亡率的明确高危因素，但是传统的临床方法预测 PTB 的价值是有限的。妊娠 24 周时 CL≤25mm 是所有双胎妊娠发生 PTB 预测指标中最好的，其他指标包括胎儿纤维连接蛋白和细菌性阴道病[61]（表 18-4）。足月分娩的双胎妊娠在妊娠 14～19 周时，TVS-CL 值与单胎妊娠相同，但是妊娠 20 周后宫颈进行性缩短[80]。由于足月分娩的双胎妊娠孕妇在妊娠 20 周后可能发生 CL 缩短，因此，在妊娠 20～24 周前行 TVS 测量宫颈可更好地预测 PTB。然而，在双胎妊娠 24～34 周时超声测量 CL 的预测值很低[81]。与高危单胎妊娠一样，宫颈缩短在双胎妊娠也是预测 PTB 的有效指标。重要的是，在妊娠 18～26 周孕妇 CL>35mm 的双胎妊娠中，35 周前分娩者不到 10%[82]。这项研究结果可避免产科医生对双胎妊娠采取常规卧床休息或其他干预措施。然而，TVS-CL 预测双胎妊娠 PTB 的敏感性仅 30%。其原因可能是，一些多胎妊娠早产并非由于宫颈功能不全，而是因宫腔压力迅速增大导致宫缩所致，而这个过程 TVS 是很难检查出来的[1]。

三胎妊娠

关于 TVS 评估宫颈预测三胎妊娠 PTB 的研究很少。表 18-4 显示，与双胎妊娠一样，TVS-CL 预测三胎妊娠 PTB 的敏感性较低，使得 TVS 筛查宫颈在多胎妊娠中应用价值有限[62]。

经阴道三维超声检查宫颈

三维容积数据，包括 TVS-CL 评估，可在不同的正交平面同时显示宫颈的矢状面、横切面及冠状面（图 18-15）。多平面成像能够显示二维超声无法显示的解

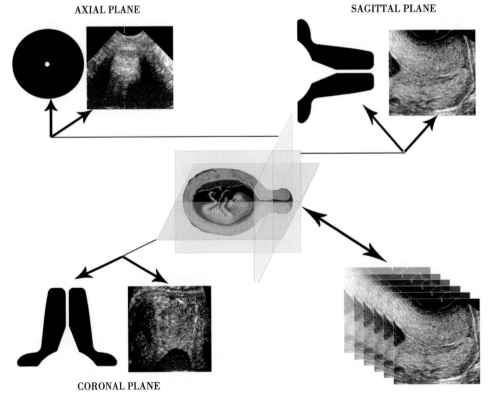

AXIAL PLANE

SAGITTAL PLANE

CORONAL PLANE

图 18-15 通过一系列宫颈矢状面的二维图像获得的三维容积图像示意图，同时显示宫颈三个互相垂直的面，即矢状面、横切面及冠状面。评价宫颈不再限于矢状面，还扩展到横切面和冠状面。宫颈长度和漏斗长度及宽度在矢状面和冠状面均可显示

剖切面(与声束垂直的平面,如宫颈冠状面)。此外,三维多平面成像使显示宫颈真正的正中矢状面成为可能,通过在冠状面客观选择即可获得。宫颈管冠状面只能通过三维超声获取,此切面可提供宫颈管大小、形态等更多的信息。三维超声能显示宫颈漏斗矢状面、横切面及冠状面,因此能更好地显示宫颈漏斗。冠状面上漏斗宽度或宫颈管宽度不一定与相应矢状面一致,可能提

供一些更多的潜在有用信息[83](图 18-16)。三维超声能获得宫颈环扎处的横切面,显示整个环扎带(图 18-13,图 18-14)[83]。这是传统二维超声不易获取的。目前尚不清楚三维超声能否改善宫颈环扎或未行环扎患者的临床处理方式。新的显示和采集方法使操作者能通过调节平面间距从多个平面观察宫颈(图 18-17)。这些补充信息是否对临床有用尚需进一步研究。

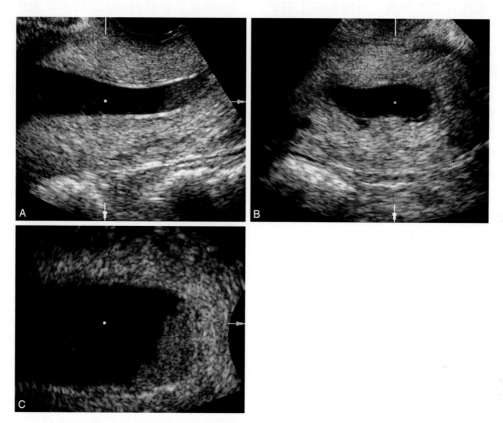

图 18-16　多平面成像显示宫颈矢状面(**A**)、横切面(**B**)及冠状面(**C**)。在扩张的宫颈管漏斗内可见低回声的沉积物。沉积物在冠状面(**C**)显示最清晰。在冠状面(**C**)上显示的漏斗宽度是矢状面(**A**)上漏斗高度的 2 倍以上

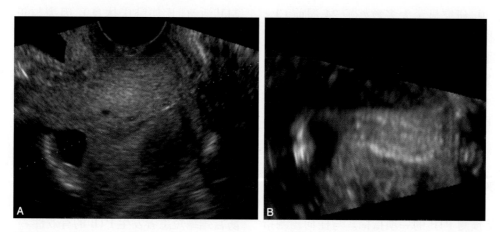

图 18-17　虚拟对比成像(virtual contrast imaging,VCI)即薄层容积成像显示宫颈。二维超声宫颈矢状面(**A**)与 VCI 宫颈冠状面(**B**)同时显示。双幅图显示功能使操作者不仅可在矢状面上评估宫颈,也能通过将点状标线放置于二维图像上的感兴趣区获得准确的宫颈冠状面来实时地评估宫颈,如图 A 所示

宫颈缩短导致早产的病理生理机制

无症状性 TVS-CL 短的发生有三个主要相关机制。第一种假说是,宫颈缩短是由于宫颈内在薄弱或宫颈功能不全所致(相对于"宫颈功能不全",更倾向于这种说法)[84]。在大多数病例中,宫颈功能不全是由创伤或外科手术所致。一次及以上的扩张宫颈和终止妊娠的吸宫/刮宫术,会导致宫颈缩短发生率增加,同时 PTB 风险也增加[85]。临床上,极少数宫颈缩短是由于母体先天性疾病或结缔组织疾病所致。值得注意的是,几乎没有孕妇(包括最高危患者)会在早孕期出现宫颈缩短[59]。可能是由于早孕期发育的妊娠囊作用于宫颈的压力很小还不足以导致宫颈扩张,即使是宫颈功能不全患者也不太可能引起宫颈扩张。

第二种假说,宫颈缩短继发于炎症或感染性疾病。TUV-CL 短与感染高度相关。羊水中白介素 6(IL-6)升高、妊娠后期的绒毛膜羊膜炎[86]和胎盘急性炎症性病变[87]都与宫颈缩短相关。宫颈缩短同时伴有细菌性阴道炎的孕妇发生 PTB 的概率高于只有宫颈缩短而不伴细菌性阴道炎的孕妇[88]。宫颈缩短导致的 PTB 与 PPROM 有关,而与 PTL 无关,证明了感染所起的作用[89]。到目前为止,尚没有足够的证据来确定到底是感染导致宫颈缩短的发生,还是宫颈缩短导致阴道内的细菌延宫颈上行而引起的感染。宫颈缩短使得潜在的阴道内的病原体更加容易通过宫颈管上行至宫腔,导致长时间的亚临床型绒毛膜羊膜炎和继发 PTB。正常 CL 的妇女有抵抗阴道下段细菌的物理和免疫保护机制。

第三种假说,研究显示大多数妊娠 24 周前 CL<25mm 的无症状孕妇有宫缩现象,较 CL 正常的对照组更常见[90,91]。目前尚不清楚是宫缩导致宫颈缩短,还是宫颈缩短引起宫缩,或者是两者协同作用。

最大可能是,除了上述三种机制,还有其他机制一起协同作用,在不同个体以不同方式导致宫颈缩短的发生。

宫颈长度预测早产的临床价值

TVS-CL 是预测 PTB 的一项指标。与任何预测指标一样,避免发生是预防的第一步。关于宫颈缩短一级预防的研究有限。黄体酮疗法可预防宫颈缩短的发生[92],但是尚需更多这方面的研究评估其对减少 PTB 的影响。

随着干预短 TVS-CL 的随机研究数据越来越多以及专业协会更新发布的指南,应用 TVS-CL 评估 PTB 风险的研究不断在发展[18~20]。本章列举了目前有证据支持且受推荐的管理方案。

无自发性早产史的无症状单胎妊娠

所有单胎妊娠,包括无 PTB 史的孕妇,在妊娠 18~22 周(即进行"结构"超声检查的时间)接受胎儿结构超声检查时都可以行一次 TVS 宫颈长度测量。由于并未对其他危险因素进行充分研究,不建议根据其进行筛查,而且在人群中,大多数孕妇至少有一个 PTB 危险因素(美国城市人口中占 96%)[93]。

SMFM[18] 推荐的临床处理策略见图 18-18,随后被 ACOG[19] 认可。"CL 筛查"是指在无前次 PTB 史的单胎孕妇中 TVS 筛查 CL。一般来说,超过 80%~90% 的女性能接受 TUV-CL 筛查,特别是在孕妇没有语言障碍时,提供一种可以供选择的方法[94]。但有足月产史的妇女接受率较低[95],因为不太重视 PTB 的可能性。大约 1% 的无 PTB 史的单胎妊娠妇女,妊娠 24 周前 TVS 发现 CL≤20mm[94]。在无 PTB 史的无症状单胎妊娠妇女中,妊娠 24 周前 TVS-CL≤20mm 时,建议阴道孕激素干预以减少 PTB 风险[18,19]。这一建议是基于在两项独立的随机试验中发现,这种干预使 PTB 风险降低了约 45%[3,4]。按照图 18-18 的处理方法,美国每年预防 PTB 高达 100 000 例,1000 个婴儿被挽救,可节省 130 亿美元[17,30]。因此,SMFM 和 ACOG 都表示,这种筛选策略的实施是合理的,并且可以考虑作为每位从业人员应该严格遵循的指导方针[18,19]。

有趣的是,对于那些宫颈缩短的孕妇,并不推荐限制其活动(比如卧床休息),因为与正常活动水平相比,限制活动与 PTB 的增加相关[96]。

无 PTB 史的单胎妊娠孕妇中,并没有证据证明宫颈环扎可以明显降低妊娠 24 周前 TVS-CL≤25 者发生 PTB 的风险。但是,环扎组 PTB 发生率减少 24%,值得进一步研究[97]。

如前所述,一项研究表明在无 PTB 史的单胎妊娠孕妇妊娠 24 周前 TVS-CL≤25mm,使用宫颈托与显著减少 PTB 有相关性[10],但是随后的试验没能证实这个结果[11]。目前正在进行进一步的研究,评估宫颈托预防宫颈缩短患者发生 PTB 的有效性。

有自发性早产史的无症状单胎妊娠

基于随机试验数据,建议有自发性 PTB 史的单胎妊娠孕妇从妊娠 16 周开始,每周肌注 17α 羟己酸黄体酮酯(17P)直到 36 周,从而预防 PTB[98]。尽管这种治疗与 PTB 降低 34% 有关,然而仍有 36% 在妊娠 37 周前分娩(图 18-18)[98]。另有随机研究报道,在有 PTB 史的单胎妊娠孕妇中,给予阴道黄体酮 90mg 治疗的 PTB 再发率较给予 17P 的更低[99]。

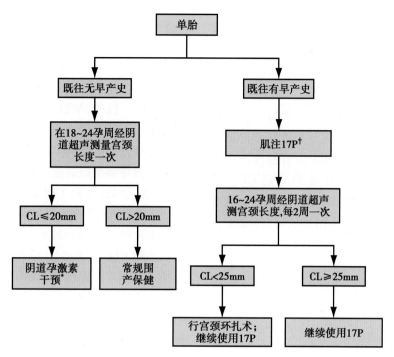

图 18-18　临床应用孕激素预防 PTB 策略。17P,17α 羟己酸黄体酮酯。* 例如,自诊断短 CL 起,每日 200mg 栓剂或 90mg 凝胶至妊娠 36 周。† 自 16~20 周起每周肌注 250mg 至 36 周(引自 Society for Maternal-Fetal Medicine Publications Committee, with assistance of Vincenzo Berghella: Progesterone and preterm birth prevention: translating clinical trials data into clinical practice. Am JObstet Gynecol 206(5):376-386,2012)

　　鉴于宫颈功能不全是引起宫颈缩短的主要假说之一,宫颈环扎被假定为是这种情况下的首选干预方法。几项随机研究中显示,仅基于病史而未行 TUV 检查的宫颈环扎术(之前称作预防性或选择性宫颈环扎)并不能预防高危单胎妊娠 PTB 的发生[100,101],除非是有三次及以上中孕期流产史或 PTB 史的病例[102]。另外,在双胎妊娠中宫颈环扎的效果也不佳[103]。基于这些令人失望的结果,研究者们假设宫颈环扎有效的病例或许可经 TVS 宫颈检查辨别出来。实际上,在 50 多年前,宫颈环扎就已经用于有中孕期流产不良孕产史合并本次妊娠宫颈发生变化的患者[104,105]。用荟萃分析[108,109]分析了四个旨在评估以超声检查结果为宫颈环扎术指征的有效性的随机研究[7,9,106,107]。这样样本量更大且利于统计,而且还对不同的短 CL 人群进行了仔细研究。事实上,在不同人群中,超声建议的宫颈环扎术效果各异(表 18-5)[110,111]。对于有 PTB 史或中孕期流产史的单胎妊娠妇女,(如果妊娠 24 周前 TVS-CL≤25mm,)使用宫颈环扎,PTB 再发率可减少 30%,最重要的是围产期发病率和死亡率可减少 36%[112]。因此,SMFM[18]、ACOG[19] 和 RCOG[20] 都推荐,在有自发性 PTB 史的单胎妊娠孕妇,如果妊娠 24 周前出现 TVS-CL≤25mm,则采用宫颈环扎术。

表 18-5　超声检查建议宫颈环扎的有效性[110,111,136]

人群	宫颈环扎预防妊娠 35 周前 PTB 的有效性
单胎妊娠	
PTB 低风险(无高危因素)	无显著差异
前次妊娠 16~36 周 PTB	减少 30%
前次中孕期流产	减少 43%
双胎妊娠	无显著差异

　　一项随机[107]而非对照试验显示,只有同时服用了吲哚美辛的宫颈环扎患者能有效预防 PTB,未服药组无效,因此研究提出吲哚美辛可能对预防 PTB 有效。对吲哚美辛作用机制的分析显示,它确实能预防 24 周

前的 PTB 和宫颈缩短孕妇的 PPROM[113]。考虑到宫颈缩短孕妇常常出现宫缩[90,91]，可能抑制宫缩治疗是一项有效的干预措施。

宫颈缩短也与感染相关。抗生素作用的分析显示其在 CL 短孕妇中没有预防 PTB 的作用[108]。同样，抗生素对于 PTB 其他高危因素，例如 PTB 史[114]、胎儿纤维蛋白阳性[115] 或有症状的 PTL 等，也不能有效预防 PTB。

在这一人群中，通过 TVS 筛查 CL 的另一益处就是可以避免在 TVS-CL 正常的高危孕妇进行不必要的干预治疗（如宫颈环扎）。大约 60% 的有前次自发性 PTB 史的单胎妊娠高危孕妇，在妊娠 24 周后 CL 仍正常并足月分娩，因此不需要干预治疗。仅 40% 的这类高危孕妇出现宫颈缩短，真正有 PTB 风险，需要干预治疗。对于有自发性 PTB 史的单胎妊娠孕妇的处理，应该是即使在早孕期就应开始一系列的 TUV-CL 筛查，才是安全的，而不是依据病史对所有这类孕妇行宫颈环扎术。这个观点已经被包括大约 400 多名孕妇的 4 项随机试验的荟萃分析所证实[109]。

无症状多胎妊娠

目前尚不明确对宫颈短的多胎妊娠进行干预，对预防 PTB 及改善其临床结局是否有益。有一项研究将 49 名在 24 周前宫颈 ≤25mm 的双胎妊娠孕妇随机分为宫颈环扎组和非环扎组，研究表明宫颈环扎非但无益，可能还会造成风险[117]。一项包括 133 名妊娠 23 周前 TUV-CL≤38mm 的双胎妊娠孕妇的随机对照研究显示，行宫颈托与减少 28 周、32 周前的 PTB 及其不良围产结局有关，但是仍需更多设计完整的随机对照研究资料[118]。

最近，一项包括 175 名妊娠 24 周前 TVS-CL≤25mm 双胎妊娠孕妇（90% 以上无自发性 PTB 史）的荟萃分析显示，17α 羟己酸黄体酮酯并无益处[119]。相反，两项荟萃分析显示在妊娠 24 周前 TVS-CL≤25mm 的双胎妊娠孕妇（95% 以上无前次自发性 PTB 史）中，部分病例（病例数<60）行阴道孕激素给药可预防 PTB 并改善不良围产结局[119,120]，但仍需更多特定的随机对照研究资料。

总之，没有充分的证据支持在所有双胎妊娠孕妇中进行 TUV-CL 筛查可预防 PTB。如果是大数据且实验设计精良的随机对照试验能证实宫颈托或阴道孕激素给药对妊娠 24 周前短 TVS-CL 有效，那么 TUV-CL 可以作为这类高危人群的有效筛查手段。

先兆早产

TVS 宫颈测量作为有 PTL 症状孕妇的 PTB 预测因子已经被广泛研究（表 18-4）。所有的研究均显示 TVS-CL 预测 PTB 有较高的阳性预测值[121]。怀疑 PTL 的妇女中出现宫颈内沉积物（图 18-16）与羊膜腔内感染和 PTB 高风险相关[49]。TVS-CL 对临床处理可疑 PTL 的患者是十分有益的。首先，TVS 有助于诊断或排除 PTL。以往，孕妇在妊娠 20～36 周间出现规律宫缩或者双合诊宫颈有变化，即被诊断为 PTL。事实上通过这种方法诊断的 PTL，70% 的孕妇最终足月分娩，可能是会导致孕妇接受不必要的干预。对于有以上临床症状的孕妇，如果 TVS-CL≥30mm，1 周内分娩的概率小于 1%，35 周前分娩的概率小于 10%。因此无需接受类固醇激素促胎肺成熟、抑制宫缩或其他干预措施。诊断 PTL 应该通过 TVS-CL<20mm 来证实，只有这部分病例才需要接受干预治疗[121]。

一项随机试验研究显示，根据图 18-19 的处理原则对妊娠 24～34 周有 PTL 的孕妇进行管理，不仅可以缩短诊断治疗分类时间，还可以减少 65% 的妊娠 37 周前的 PTB[122]。我们推荐使用本项基于 TVS-CL 评估的有 PTL 风险的孕妇管理原则。

已有研究探讨 PTL 患者抑制宫缩治疗后重复测

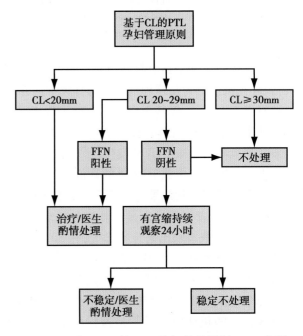

图 18-19　基于 CL 的 PTL 孕妇管理原则。CL, 宫颈；FFN, 胎儿纤维连接蛋白；TVS, 经阴道超声（引自 Ness A, Visintine J, Ricci E, Berghella V: Does knowledge of cervical length and fetal fibronectin affect management of women with threatened preterm labor? A randomized trial. Am J Obstet Gynecol 197(4):426. e1-e7, 2007）

量 CL 的意义,并发现其可以预测 PTB,但准确性并不比首次测量更高。在第一次和随后的测量中,CL 的变化并不能预测 PTB,因此该研究的作者认为"成功地抑制宫缩后,超声重复测量 CL 可能是徒劳的"[123]。

胎膜早破

已有几项研究评估了 TVS 检查宫颈在 PPROM 孕妇中的作用。一项随机试验显示,TVS 检查组和未行 TVS 检查对照组,其母体和新生儿感染的发生率相近,因此在 PPROM 孕妇中 TVS 检查是安全的[29]。从 PPROM 到分娩的潜伏期与 CL 直接相关,CL 越短,潜伏期越短[124,125]。目前尚没有评估其对妊娠结局是否有影响的相关研究。

预测自然分娩时间

TVS 评估宫颈也可用于预测足月妊娠分娩发作时间[126,127]。在妊娠 37 周时 TVS 测量 CL,发现平均分娩孕周随宫颈长度增加而增加,如 CL 为 10mm 时分娩孕周为 38 周,CL 为 35mm 时分娩孕周为 41 周。如果 CL >40mm,则 41⁺³ 周后分娩的可能性为 68%(图 18-20)[131]。CL 也是预测初产妇分娩发作及预测初产妇和经产妇经阴道分娩时间的一个独立因子[128]。

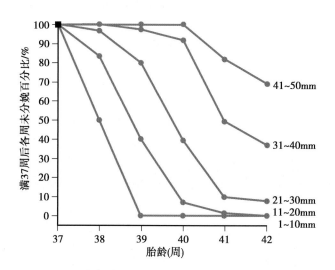

图 18-20 根据在妊娠 37 周超声测量的 CL,曲线显示各 CL 区间在妊娠 37 周后各孕周仍未分娩孕妇所占的百分比(引自 Ramanathan G,Yu C,Osei E,et al:Ultrasound examination at 37 weeks'gestation in the prediction of pregnancy outcome:the value of cervical assessment. Ultrasound Obstet Gynecol 22:598,2003)

预测引产成功率和分娩方式

有几项研究评估了 TVS 检查宫颈预测足月妊娠引产分娩时间和成功率(经阴道分娩)的准确性。与宫颈较长相比,CL 短(<30mm[129],<28mm[130],<26mm[131],或楔形[132])与短时间内分娩和阴道分娩概率高相关。尽管一些研究中并未发现 TVS 检查宫颈能提高通过双合诊检查宫颈口扩张的预测准确性[133,134],但大多数研究发现 TVS-CL 是一项较任何一个 Bishop 评分参数都更好的预测因子[127,129~131]。一项随机试验显示,用 TVS-CL 代替 Bishop 评分来指导引产,使宫颈内前列腺素的使用率降低,并且对引产成功率没有不良影响[135]。在自然临产的孕妇中,TVS-CL<20mm 时,剖宫产率仅 4%,而 TVS-CL>40mm 时,剖宫产率为 12%[127]。

总结

TVS 评估宫颈是预测 PTB 的最佳方法之一,既安全且患者耐受性好。妊娠 16~24 周 CL<25mm 是 PTB 风险增加的最可靠阈值。CL 越短、出现孕周越早,发生 PTB 风险越高。在不同人群中进行的各种关于 TVS 评价宫颈的研究都显示了较好的 PTB 预测性。检查频率应取决于详细的产科病史,多次 TVS 检查宫颈较仅一次检查,其预测准确性更高,尤其是在高危人群中。

参考图 18-18,图 18-19 所示的处理原则在三类人群中应用了 TVS-CL,包括无自发性 PTB 史的单胎妊娠、有 PTB 史的单胎妊娠和有 PTL 的单胎妊娠。在这些人群中,通过 TVS-CL 发现宫颈缩短,给予适当的干预,明显降低了 PTB 的发生。美国 2006 年到 2012 年 PTB 的发生率从 12.8% 下降到 11.5%,可能与 TVS-CL 筛查有关,至少部分与之相关。

另外,TVS-CL 筛查可以避免宫颈长度正常的患者接受不必要的干预。关于 TVS 评估宫颈在临床上预测分娩发作或引产成功,其研究价值仍然有限。希望通过更进一步的关于 TVS 评估宫颈的各种临床应用研究,有望改善孕妇和胎儿的结局。

（朱霞　翻译　胡芷洋　审校）

参考文献

1. Berghella V, Bega G, Tolosa J, et al: Ultrasound assessment of the cervix. *Clin Obstet Gynecol* 46:947, 2003.
2. Hassan SS, Romero R, Berry S, et al: Patients with ultrasonographic cervical length =15 mm have a 50% risk of early spontaneous preterm delivery. *Am J Obstet Gynecol* 182:1458, 2000.
3. Fonseca EB, Celik E, Parra M, et al; Fetal Medicine Foundation Second Trimester Screening Group: Progesterone and the risk of preterm birth among women with a short cervix. *N Engl J Med* 357(5):462–469, 2007.
4. Hassan SS, Romero R, Vidyadhari D, et al; PREGNANT Trial: Vaginal progesterone reduces the rate of preterm birth in women with a sonographic short cervix: a multicenter, randomized, double-blind,

placebo-controlled trial. *Ultrasound Obstet Gynecol* 38(1):18–31, 2011.

5. Althuisius SM, Dekker GA, Hummel P, van Geijn HP: Cervical incompetence prevention randomized cerclage trial: emergency cerclage with bed rest versus bed rest alone. *Am J Obstet Gynecol* 189(4):907–910, 2003.

6. Rust OA, Atlas RO, Jones KJ, et al: A randomized trial of cerclage versus no cerclage among patients with ultrasonographically detected second-trimester preterm dilatation of the internal os. *Am J Obstet Gynecol* 183(4):830–835, 2000.

7. To MS, Alfirevic Z, Heath VC, et al; Fetal Medicine Foundation Second Trimester Screening Group: Cervical cerclage for prevention of preterm delivery in women with short cervix: randomised controlled trial. *Lancet* 363(9424):1849–1853, 2004.

8. Owen J, Hankins G, Iams JD, et al: Multicenter randomized trial of cerclage for preterm birth prevention in high-risk women with shortened midtrimester cervical length. *Am J Obstet Gynecol* 201(4):375.e1–375.e8, 2009.

9. Berghella V, Odibo AO, Tolosa JE: Cerclage for prevention of preterm birth in women with a short cervix found on transvaginal ultrasound examination: a randomized trial. *Am J Obstet Gynecol* 191(4):1311–1317, 2004.

10. Goya M, Pratcorona L, Merced C, et al; Pesario Cervical para Evitar Prematuridad (PECEP) Trial Group: Cervical pessary in pregnant women with a short cervix (PECEP): an open-label randomised controlled trial. *Lancet* 379(9828):1800–1806, 2012.

11. Hui SY, Chor CM, Lau TK, et al: Cerclage pessary for preventing preterm birth in women with a singleton pregnancy and a short cervix at 20 to 24 weeks: a randomized controlled trial. *Am J Perinatol* 30(4):283–288, 2013.

12. Saul LL, Kurtzman JT, Hagemann C, et al: Is transabdominal sonography of the cervix after voiding a reliable method of cervical length assessment? *J Ultrasound Med* 27(9):1305–1311, 2008.

13. Stone PR, Chan EH, McCowan LM, et al; SCOPE Consortium: Transabdominal scanning of the cervix at the 20-week morphology scan: comparison with transvaginal cervical measurements in a healthy nulliparous population. *Aust N Z J Obstet Gynaecol* 50(6):523–527, 2010.

14. To MS, Skentou C, Cicero S, Nicolaides KH: Cervical assessment at the routine 23-weeks' scan: problems with transabdominal sonography. *Ultrasound Obstet Gynecol* 15(4):292–296, 2000.

15. Hernandez-Andrade E, Romero R, Ahn H, et al: Transabdominal evaluation of uterine cervical length during pregnancy fails to identify a substantial number of women with a short cervix. *J Matern Fetal Neonatal Med* 25(9):1682–1689, 2012.

16. Friedman AM, Srinivas SK, Parry S, et al: Can transabdominal ultrasound be used as a screening test for short cervical length? *Am J Obstet Gynecol* 208(3):190.e1–190.e7, 2013.

17. Cahill AG, Odibo AO, Caughey AB, et al: Universal cervical length screening and treatment with vaginal progesterone to prevent preterm birth: a decision and economic analysis. *Am J Obstet Gynecol* 202(6):548.e1–548.e8, 2010.

18. Society for Maternal-Fetal Medicine Publications Committee, with assistance of Vincenzo Berghella: Progesterone and preterm birth prevention: translating clinical trials data into clinical practice. *Am J Obstet Gynecol* 206(5):376–386, 2012.

19. American College of Obstetricians and Gynecologists Committee on Practice Bulletins: ACOG Practice Bulletin No. 130: prediction and prevention of preterm birth. *Obstet Gynecol* 120(4):964–973, 2012.

20. Royal College of Obstetricians and Gynecologists: *Cervical Cerclage (Green-top Guideline No. 60)*. May 2011. Available at <www.rcog.org.uk/guidelines/gtg60>.

21. Owen J, Neely C, Northern A: transperineal versus transvaginal ultrasonographic examination of the cervix in the midtrimester: a blinded comparison. *Am J Obstet Gynecol* 181:780, 1999.

22. Perinatal Quality Foundation: *Cervix Measurement Criteria*. 2015. Available at <www.clear.perinatalquality.org>.

23. Burger M, Weber-Rossler T, Willman M: Measurement of the pregnant cervix by transvaginal sonography: an interobserver study and new standards to improve the interobserver variability. *Ultrasound Obstet Gynecol* 9:188, 1997.

24. Yost NP, Bloom SL, Twickler DM, et al: Pitfalls in ultrasonic cervical length measurement for predicting preterm birth. *Obstet Gynecol* 93:510, 1999.

25. Blencowe H, Cousens S, Oestergaard MZ, et al: National, regional, and worldwide estimates of preterm birth rates in the year 2010 with time trends since 1990 for selected countries: a systematic analysis and implications. *Lancet* 379(9832):2162–2172, 2012.

26. Hamilton BE, Martin JA, Ventura SJ: Births: preliminary data for 2012. *Natl Vital Stat Rep* 62(3):1–20, 2013.

27. Iams JD: Clinical practice. Prevention of preterm parturition. *N Engl J Med* 370(3):254–261, 2014.

28. Carlan SJ, Richmond LB, O'Brien WF: Randomized trial of transvaginal ultrasound in preterm premature rupture of membranes. *Obstet Gynecol* 89(3):458–461, 1997.

29. Iams JD, Goldenberg RL, Meis PJ, et al: The length of the cervix and the risk of spontaneous premature delivery. National Institute of Child Health and Human Development Maternal Fetal Medicine Unit Network. *N Engl J Med* 334(9):567–572, 1996.

30. Werner EF, Han CS, Pettker CM, et al: Universal cervical-length screening to prevent preterm birth: a cost-effectiveness analysis. *Ultrasound Obstet Gynecol* 38(1):32–37, 2011.

31. Krebs-Jimenez J, Neubert GA: The microbiological effects of transvaginal sonographic assessment of cervical length. *J Ultrasound Med* 21:727, 2002.

32. Dutta RL, Economides DL: Patient acceptance of transvaginal sonography in the early pregnancy unit setting. *Ultrasound Obstet Gynecol* 22:503, 2003.

33. Clement S, Candy B, Heath V, et al: Transvaginal ultrasound in pregnancy: its acceptability to women and maternal psychological morbidity. *Ultrasound Obstet Gynecol* 22:508, 2003.

34. Berghella V, Tolosa JE, Kuhlman KA, et al: Cervical ultrasonography compared to manual examination as a predictor of preterm delivery. *Am J Obstet Gynecol* 177:723, 1997.

35. Phelps JY, Higby K, Smyth MH, et al: Accuracy and intraobserver variability of simulated cervical dilatation measurements. *Am J Obstet Gynecol* 173:942, 1995.

36. Michaels WH, Montgomery C, Karo J, et al: Ultrasound differentiation of the competent from the incompetent cervix: prevention of preterm delivery. *Am J Obstet Gynecol* 154:537, 1986.

37. Floyd WS: Cervical dilatation in the mid-trimester of pregnancy. *Obstet Gynecol* 18:380, 1961.

38. Berghella V, Kuhlman K, Weiner S, et al: Cervical funneling: sonographic criteria predictive of preterm delivery. *Ultrasound Obstet Gynecol* 10:161, 1997.

39. Owen J, Yost N, Berghella V, et al: Mid-trimester transvaginal sonography in women at high risk for spontaneous preterm birth. *JAMA* 286:1340, 2001.

40. Zilianti M, Azuaga A, Calderon F, et al: Transperineal sonography in second trimester to term pregnancy and early labor. *J Ultrasound Med* 10:481, 1991.

41. Berghella V: The natural history of cervical funneling in high-risk women. *Obstet Gynecol* 101:120, 2003.

42. Hasegawa I, Tanaka K, Takahashi K, et al: Transvaginal ultrasonographic cervical assessment for the prediction of preterm delivery. *J Matern Fetal Med* 5(6):305–309, 1996.

43. Berghella V, Daly SF, Tolosa JE, et al: Prediction of preterm delivery with transvaginal ultrasonography of the cervix in patients with high-risk pregnancies: does cerclage prevent prematurity? *Am J Obstet Gynecol* 181:809, 1999.

44. To MS, Skentou C, Liao AW, et al: Cervical length and funneling at 23 weeks of gestation in the prediction of spontaneous early preterm delivery. *Ultrasound Obstet Gynecol* 3:200, 2001.

45. Guzman ER, Walters C, Ananth CV, et al: A comparison of sonographic cervical parameters in predicting spontaneous preterm birth in high-risk singleton gestations. *Ultrasound Obstet Gynecol* 18:204, 2001.

46. Andrews WW, Copper R, Hauth JC, et al: Second-trimester cervical ultrasound: associations with increased risk for recurrent early spontaneous delivery. *Obstet Gynecol* 95:222, 2000.

47. Rust OA, Atlas RO, Kimmel S, et al: Does the presence of a funnel increase the risk of adverse perinatal outcome in a patient with a short cervix? *Am J Obstet Gynecol* 192:1060, 2005.

48. Berghella V, Roman A: Does funneling increase the incidence of preterm birth in women with normal cervical length? *Am J Obstet Gynecol* 193:S147, 2005.

49. Espinoza J, Gonçalves LF, Romero R, et al: The prevalence and clinical significance of amniotic fluid "sludge" in patients with preterm labor and intact membranes. *Ultrasound Obstet Gynecol* 25(4):346–352, 2005.

50. Romero R, Kusanovic JP, Espinoza J, et al: What is amniotic fluid "sludge"? *Ultrasound Obstet Gynecol* 30(5):793–879, 2007.

51. Kusanovic JP, Espinoza J, Romero R, et al: Clinical significance of the presence of amniotic fluid "sludge" in asymptomatic patients at high risk for spontaneous preterm delivery. *Ultrasound Obstet Gynecol* 30(5):793–798, 2007.

52. Bujold E, Pasquier JC, Simoneau J, et al: Intra-amniotic sludge, short cervix, and risk of preterm delivery. *J Obstet Gynaecol Can* 28(3):198–202, 2006.

53. Yost NP, Owen J, Berghella V, et al: Second-trimester cervical sonography: features other than cervical length to predict spontaneous preterm birth. *Obstet Gynecol* 103:457, 2004.

54. Fukami T, Ishihara K, Sekira T, et al: Is transvaginal ultrasonography at midtrimester useful for predicting early spontaneous preterm birth? *J Nippn Med Sch* 70(2):135–140, 2003.

55. Tekesin I, Hellmeyer L, Heller G, et al: Evaluation of quantitative ultrasound tissue characterization of the cervix and cervical length in the prediction of premature delivery for patients with spontaneous preterm labor. *Am J Obstet Gynecol* 189:532, 2003.

56. Guzman ER, Rosenberg JC, Houlihan C, et al: A new method using vaginal ultrasound and transfundal pressure to evaluate the asymptomatic incompetent cervix. *Obstet Gynecol* 83:248, 1994.

57. Owen J, Yost N, Berghella V, et al; Maternal-Fetal Medicine Units Network: Can shortened midtrimester cervical length predict very early spontaneous preterm birth? *Am J Obstet Gynecol* 191(1):298–303, 2004.

58. Berghella V, Pereira L, Gariepy A, et al: Prior cone biopsy: prediction of preterm birth by cervical ultrasound. *Am J Obstet Gynecol* 191:1393, 2004.

59. Visintine J, Berghella V, Henning D, Baxter J: Cervical length for prediction of preterm birth in women with multiple prior induced abortions. *Ultrasound Obstet Gynecol* 31(2):198–200, 2008.

60. Airoldi J, Berghella V: Transvaginal ultrasound of the cervix to predict preterm birth in women with uterine anomalies. *Obstet Gynecol* 106:553, 2005.

61. Goldenberg RL, Iams J, Miodovnik M, et al: The preterm prediction study: risk factors in twin gestation. *Am J Obstet Gynecol* 175:1047, 1996.

62. Guzman ER, Walters C, O'Reilly-Green C, et al: Use of cervical ultrasonography in prediction of spontaneous preterm birth in triplet gestations. *Am J Obstet Gynecol* 183:1108, 2000.

63. Venditelli F, Mamelle N, Munoz F, et al: Transvaginal ultrasonography of the uterine cervix in hospitalized women with preterm labor. *Int J Gynecol Obstet* 72:117, 2001.

64. Andersen HF: Transvaginal and transabdominal ultrasonography of the uterine cervix during pregnancy. *J Clin Ultrasound* 19:77, 1991.

65. Andersen HF, Nugent CE, Wanty SD, et al: Prediction of risk for preterm delivery by ultrasonographic measurement of cervical length. *Am J Obstet Gynecol* 163:859, 1990.

66. Heath VCF, Southall TR, Souka AP, et al: Cervical length at 23 weeks of gestation: relation to demographic characteristics and previous obstetric history. *Ultrasound Obstet Gynecol* 12:304, 1998.

67. Goldenberg RL, McClure EM: The epidemiology of preterm birth. In Berghella V, editor: *Preterm Birth: Prevention and Management*, Oxford, 2010, Wiley-Blackwell, Chap. 4.

68. Iams JD, Johnson FF, Sonek J, et al: Cervical competence as a continuum: a study of ultrasonographic cervical length and obstetric performance. *Am J Obstet Gynecol* 172:1097, 1995.

69. Odibo AO, Berghella V, Reddy U, et al: Does transvaginal ultrasound of the cervix predict preterm premature rupture of membranes in a high-risk population? *Ultrasound Obstet Gynecol* 18:223, 2001.

70. Odibo AO, Talucci M, Berghella V: Prediction of preterm premature rupture of membranes by transvaginal ultrasound features and risk factors in a high-risk population. *Ultrasound Obstet Gynecol* 20:245, 2002.

71. Quinn MJ: Vaginal ultrasound and cervical cerclage: a prospective study. *Ultrasound Obstet Gynecol* 2(6):410, 1992.

72. Andersen HF, Karimi A, Sakala EP, et al: Prediction of cervical cerclage outcome by transvaginal ultrasonography. *Am J Obstet Gynecol* 171:1102, 1994.

73. Berghella V, Davis G, Wapner RJ: Transvaginal ultrasound of the cervix in pregnancies with prophylactic cerclage. *Am J Obstet Gynecol* 180:S173, 1999.

74. Miroshnichenko G, Visintine JF, Suhag A, et al: Is cerclage height associated with the incidence of preterm birth in women with a history-indicated cerclage? *Am J Perinatol* 28(1):83–86, 2011.

75. Scheib S, Visintine JF, Miroshnichenko G, et al: Is cerclage height associated with the incidence of preterm birth in women with an ultrasound-indicated cerclage? *Am J Obstet Gynecol* 200(5):e12–e15, 2009.

76. Guzman ER, Houlihan C, Vintzileos A, et al: The significance of transvaginal ultrasonographic evaluation of the cervix in women treated with emergency cerclage. *Am J Obstet Gynecol* 175:471, 1996.

77. Althuisius SM, Dekker GA, van Geijn HP, et al: The effect of therapeutic McDonald cerclage on cervical length as assessed by transvaginal ultrasonography. *Am J Obstet Gynecol* 180:366, 1999.

78. Abdel-Aleem H, Shaaban OM, Abdel-Aleem MA: Cervical pessary for preventing preterm birth. *Cochrane Database Syst Rev* 5:CD007873, 2013.

79. Goya M, Pratcorona L, Higueras T, et al: Sonographic cervical length measurement in pregnant women with a cervical pessary. *Ultrasound Obstet Gynecol* 38(2):205–209, 2011.

80. Kushnir O, Izquierdo LA, Smith JF, et al: Transvaginal sonographic measurement of cervical length. Evaluation of twin pregnancies. *J Reprod Med* 40(5):380–382, 1995.

81. Wennerholm UB, Holm B, Mattsby-Baltzer I, et al: Fetal fibronectin, endotoxin, bacterial vaginosis and cervical length as predictors of preterm birth and neonatal morbidity in twin pregnancies. *Br J Obstet Gynecol* 104:1398, 1997.

82. Yang JH, Kuhlman K, Daly S, et al: Prediction of preterm birth by second trimester cervical sonography in twin pregnancies. *Ultrasound Obstet Gynecol* 15:288, 2000.

83. Bega G, Lev-Toaff A, Kuhlman K, et al: Three-dimensional multiplanar transvaginal ultrasound of the cervix in pregnancy. *Ultrasound Obstet Gynecol* 16:351, 2000.

84. American College of Obstetricians and Gynecologists: ACOG Practice Bulletin No. 142: cerclage for the management of cervical insufficiency. *Obstet Gynecol* 123(2 Pt 1):372–379, 2014.

85. Shah PS, Zao J, Knowledge Synthesis Group of Determinants of preterm/LBW births: Induced termination of pregnancy and low birthweight and preterm birth: a systematic review and meta-analyses. *Br J Obstet Gynaecol* 116(11):1425–1442, 2009.

86. Dowd J, Permezel M, Garland S, et al: Is there an interaction between cervical length and cervical microbiology in the pathogenesis of preterm labour? *Aust N Z J Obstet Gynecol* 41:177, 2001.

87. Althuisius SM, Barbe E, Dekker GA, et al: Short cervical length implies high risk of chorioamnionitis. *Am J Obstet Gynecol* 182:S20, 2000.

88. Guzman ER, Shen-Schwarz S, Benito C, et al: The relationship between placental histology and cervical ultrasonography in women at risk for pregnancy loss and spontaneous preterm birth. *Am J Obstet Gynecol* 181:793, 1999.

89. Berghella V, Talucci M, Desai A: Does transvaginal sonographic measurement of cervical length before 14 weeks predict preterm delivery in high-risk pregnancies? *Ultrasound Obstet Gynecol* 21:140, 2003.

90. Berghella V, Iams JD, Newman RB, et al; for the National Institute of Child Health and Human Development Network of Maternal-Fetal Medicine Units: Frequency of uterine contractions in asymptomatic pregnant women with or without a short cervix on transvaginal ultrasound. *Am J Obstet Gynecol* 191(4):1253–1256, 2004.

91. Lewis D, Pelham J, Sawhney H, et al: Most asymptomatic pregnant women with a short cervix on ultrasound are having uterine contractions. *Am J Obstet Gynecol* 185:S144, 2001.

92. O'Brien JM, Defranco EA, Adair CD, et al: Effect of progesterone on cervical shortening in women at risk for preterm birth: secondary analysis from a multinational, randomized, double-blind, placebo-controlled trial. *Ultrasound Obstet Gynecol* 34(6):653–659, 2009.

93. Mella MT, Mackeen AD, Gache D, et al: The utility of screening for historical risk factors for preterm birth in women with known second trimester cervical length. *J Matern Fetal Neonatal Med* 26(7):710–715, 2013.

94. Orzechowski KM, Nicholas SS, Baxter JK, et al: Implementation of a universal cervical length screening program for the prevention of preterm birth. *Am J Perinatol* 31(12):1057–1062, 2014.

95. Orzechowski KM, Boelig R, Nicholas SS, et al: Is universal cervical length screening indicated in women with prior term birth? *Am J Obstet Gynecol* 212(2):234.e1–234.e5, 2015.

96. Grobman WA, Gilbert SA, Iams JD, et al; Eunice Kennedy Shriver National Institute of Child Health and Human Development (NICHD) Maternal-Fetal Medicine Units (MFMU) Network: Activity restriction among women with a short cervix. *Obstet Gynecol* 121(6):1181–1186, 2013.

97. Berghella V, Odibo AO, To MS, et al: Cerclage for short cervix on ultrasonography: meta-analysis of trials using individual patient-level data. *Obstet Gynecol* 106(1):181–189, 2005.

98. Meis PJ, Klebanoff M, Thom E, et al; National Institute of Child Health and Human Development Maternal-Fetal Medicine Units Network: Prevention of recurrent preterm delivery by 17 alpha-hydroxyprogesterone caproate. *N Engl J Med* 348(24):2379–2385, 2003.

99. Maher MA, Abdelaziz A, Ellaithy M, Bazeed MF: Prevention of preterm birth: a randomized trial of vaginal compared with intramuscular progesterone. *Acta Obstet Gynecol Scand* 92(2):215–222, 2013.

100. Lazar P, Gueguen S: Multicentred controlled trial of cervical cerclage in women at moderate risk of preterm delivery. *Br J Obstet Gynecol* 91:731, 1984.

101. Rush RW, McPherson K, Jones L, et al: A randomized controlled trial of cervical cerclage in women at high risk of spontaneous preterm delivery. *Br J Obstet Gynecol* 91:724, 1984.

102. MRC/RCOG Working Party on Cervical Cerclage: Final report of the Medical Research Council/Royal College of Obstetricians and Gynaecologists multicentre randomized trial of cervical cerclage. *Br J Obstet Gynecol* 100:516, 1993.

103. Dor J, Shalev J, Mashiach S, et al: Elective cervical suture of twin pregnancies diagnosed ultrasonically in the first trimester following induced ovulation. *Gynecol Obstet Invest* 13:55, 1982.

104. Shirodkar VN: A new method of operative treatment for habitual abortions in the second trimester of pregnancy. *Antiseptic* 52:299, 1955.

105. McDonald IA: Suture of the cervix for inevitable miscarriage. *J Obstet Gynecol* 64:346, 1957.

106. Rust OA, Atlas RO, Reed J, et al: Revisiting the short cervix detected by transvaginal ultrasound in the second trimester: Why cerclage therapy may not help. *Am J Obstet Gynecol* 185:1098, 2001.

107. Althuisius SM, Dekker GA, Hummel P, et al: Final results of the cervical incompetence prevention randomized cerclage trial (CIPRACT): therapeutic cerclage with bed rest versus bed rest alone. *Am J Obstet Gynecol* 185:1106, 2001.

108. Berghella V, Rust O, Althuisius S, et al: Short cervix on ultrasound: do antibiotics prevent preterm birth? *Am J Obstet Gynecol* 193:S48, 2005.

109. Berghella V, Mackeen AD: Cervical length screening with ultrasound-indicated cerclage compared with history-indicated cerclage for prevention of preterm birth: a meta-analysis. *Obstet Gynecol* 118(1):148–155, 2011.

110. Berghella V, Obido AO, To MS, et al: Cerclage for short cervix on ultrasound: meta-analysis of trials using individual patient-level data. *Obstet Gynecol* 106:181, 2005.

111. Berghella V, Baxter J, Pereira L: Cerclage: should we be doing them? *Contrib Obstet Gynecol* 12:34, 2005.

112. Berghella V, Rafael TJ, Szychowski JM, et al: Cerclage for short cervix on ultrasonography in women with singleton gestations and previous preterm birth: a meta-analysis. *Obstet Gynecol* 117(3):663–671, 2011.

113. Berghella V, Rust O, Althuisius S: Short cervix on ultrasound: does indomethacin prevent preterm birth? *Am J Obstet Gynecol* 195(3):809–813, 2006.

114. Gighangi PB, Ndinya-Achola JO, Ombete J, et al: Antimicrobial prophylaxis in pregnancy: a randomized, placebo-controlled trial with cefetamet-pivoxil in pregnant women with poor obstetrical history. *Am J Obstet Gynecol* 177:680, 1997.

115. Andrews WW, Sibai BM, Thom EA, et al: Randomized clinical trial of metronidazole plus erythromycin to prevent spontaneous preterm delivery in fetal-fibronectin-positive women. *Obstet Gynecol* 101:847, 2003.

116. King J, Flenady V: Prophylactic antibiotics for inhibiting preterm labour with intact membranes. *Cochrane Database Syst Rev* 4:CD000246, 2002.

117. Roman AS, Rebarber A, Pereira L, et al: Efficacy of ultrasound indicated cerclage in multiple gestations. *J Ultrasound Med* 24:763, 2005.

118. Liem S, Schuit E, Hegeman M, et al: Cervical pessaries for prevention of preterm birth in women with a multiple pregnancy (ProTWIN): a multicentre, open-label randomised controlled trial. *Lancet* 382(9901):1341–1349, 2013.

119. Schuit E, Stock S, Rode L, et al; Global Obstetrics Network (GONet) collaboration: Effectiveness of progestogens to improve perinatal outcome in twin pregnancies: an individual participant data meta-analysis. *Br J Obstet Gynaecol* 122(1):27–37, 2015.

120. Romero R, Nicolaides K, Conde-Agudelo A, et al: Vaginal progesterone in women with an asymptomatic sonographic short cervix in the midtrimester decreases preterm delivery and neonatal morbidity: a systematic review and metaanalysis of individual patient data. *Am J Obstet Gynecol* 206(2):124.e1–124.e19, 2012.

121. Berghella V, Ness A, Bega G, et al: Cervical sonography in women with symptoms of preterm labor. *Obstet Gynecol Clin North Am* 32:383, 2005.

122. Ness A, Visintine J, Ricci E, Berghella V: Does knowledge of cervical length and fetal fibronectin affect management of women with threatened preterm labor? A randomized trial. *Am J Obstet Gynecol* 197(4):426.e1–426.e7, 2007.

123. Rozenberg P, Rudant J, Chevret S, et al: Repeat measurement of cervical length after successful tocolysis. *Obstet Gynecol* 104:995, 2004.

124. Rizzo G, Capponi A, Angeline E, et al: The value of transvaginal ultrasonographic examination of the uterine cervix in predicting preterm delivery in patients with preterm premature rupture of membranes. *Ultrasound Obstet Gynecol* 11:23, 1998.

125. Gire C, Faggianelli P, Nicaise C, et al: Ultrasonographic evaluation of cervical length in pregnancies complicated by preterm premature rupture of membranes. *Ultrasound Obstet Gynecol* 19:565, 2002.

126. Rozenberg P, Goffinet F, Hessabi M, et al: Comparison of the Bishop score, ultrasonographically measured cervical length, and fetal fibronectin assay in predicting time until delivery and type of delivery at term. *Am J Obstet Gynecol* 182:108, 2000.

127. Ramanathan G, Yu C, Osei E, et al: Ultrasound examination at 37 weeks' gestation in the prediction of pregnancy outcome: the value of cervical assessment. *Ultrasound Obstet Gynecol* 22:598, 2003.

128. Vankayalapati P, Sethna F, Roberts N, et al: Ultrasound assessment of cervical length in prolonged pregnancy: prediction of spontaneous onset of labor and successful vaginal delivery. *Ultrasound Obstet Gynecol* 31(3):328–331, 2008.

129. Ware V, Raynor BD: Transvaginal ultrasonographic cervical measurement as a predictor of successful labor induction. *Am J Obstet Gynecol* 182:1030, 2000.

130. Pandis GK, Papageorghiou AT, Ramanathan VG, et al: Preinduction sonographic measurement of cervical length in the prediction of successful induction of labor. *Ultrasound Obstet Gynecol* 18:623, 2001.

131. Gabriel R, Darnaud T, Chalot F, et al: Transvaginal sonography of the uterine cervix prior to labor induction. *Ultrasound Obstet Gynecol* 19:254, 2002.

132. Boozarjomehri F, Timor-Tritsch E, Chao CR, et al: Transvaginal ultrasonographic evaluation of the cervix before labor: presence of cervical wedging is associated with shorter duration of induced labor. *Am J Obstet Gynecol* 171:1081, 1994.

133. Chandra S, Crane JM, Hutchens D, et al: Transvaginal ultrasound and digital examination in predicting successful labor induction. *Obstet Gynecol* 98:2, 2001.

134. Watson WJ, Stevens D, Wleter S, et al: Factors predicting successful labor induction. *Obstet Gynecol* 88:990, 1996.

135. Bartha JL, Romero-Carmona R, Martinez-Del-Fresno P, et al: Bishop score and transvaginal ultrasound for preinduction cervical assessment: a randomized clinical trial. *Ultrasound Obstet Gynecol* 25:155, 2005.

136. Saccone G, Rust O, Althuisius S, et al: Cerclage for short cervix in twin pregnancies: systematic review and meta-analysis of randomized trials using individual patient-level data. *Acta Obstet Gynecol Scand* 94(4):352–358, 2015.

第 19 章　胎盘、胎膜和脐带超声评估

Jodi S. Dashe，Barbara L. Hoffman

重　点

- 评估胎盘与宫颈内口的关系是中、晚孕超声检查中的基本内容之一。
- 在中孕期，前置胎盘发生率约为 1%~5%，但在产时其发生率仅为 0.3%。
- 无论胎盘位置如何，即使存在阴道出血，阴道超声都被认为是安全的。
- 与血管前置（vasa previa）伴行的危险因素包括前置胎盘或低置胎盘，帆状脐带入口，以及副胎盘或双叶胎盘。

- 胎盘植入诊断要点包括胎盘陷窝、胎盘后子宫肌层变薄、膀胱-子宫浆膜层分界线不规则或中断，彩色多普勒显示胎盘与膀胱-子宫浆膜层交界处桥接血管明显增多。
- 胎盘血肿最初表现为与胎盘回声相似，一周内呈低回声改变，约两周后呈无回声。
- 如果胎儿脐带或脐血管存在异常，如脐带囊肿、单脐动脉或永久性右脐静脉，则可对胎儿做针对性的超声检查，以评估胎儿是否合并相关畸形。

本 章 内 容

胎盘发育

在胚胎早期发育过程中，胚泡通常在宫体上部植入，其内包含两种细胞类型-滋养层细胞（trophoblast）和成胚细胞（embryoblast）。外层的滋养层细胞将发育成胎盘，内层的细胞团-成胚细胞将发育成胚胎、羊膜和脐带（图 19-1）。胚胎植入后，成胚极处的滋养层细

胞增殖并形成合体滋养层（syncytiotrophoblast）与细胞滋养层（cytotrophoblast），每一层都具有各自的功能。外层的合体滋养层是多核合胞体，细胞相互融合，细胞间界限消失。合体滋养层能够分泌多种激素，并负责胎儿与母体之间气体、营养物质与废物的交换。内层的细胞滋养层有明显的细胞膜，有丝分裂活跃，可作为合体滋养层的干细胞存在。细胞滋养层的细胞首先分裂和增殖，然后细胞壁解体，其内容物融入合体滋养层。在受孕后第 7 天，成胚极处的合体滋养细胞侵入

蜕膜（即怀孕期的子宫内膜），之后，合体滋养细胞逐渐增加并包绕整个胚泡。胚泡植入子宫蜕膜时侵蚀子宫蜕膜的小血管和腺体，释放的血液充满合体滋养层内的陷窝，这些陷窝最终演变为绒毛干之间的绒毛间隙（图 19-2）。细胞滋养层伸入合体滋养层内，形成初级绒毛干（primary villi）。绒毛干末端的细胞滋养层细胞不断增殖，并穿出合体滋养层，沿蜕膜扩展，在绒毛膜表面形成一层细胞滋养层壳，将绒毛干固定于蜕膜上。

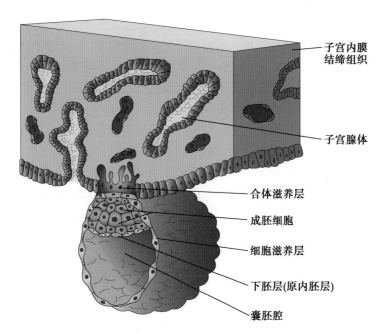

子宫内膜结缔组织

子宫腺体

合体滋养层

成胚细胞

细胞滋养层

下胚层（原内胚层）

囊胚腔

图 19-1　在囊胚附着后，合体滋养层侵入子宫内膜，分泌用于植入的激素（引自 Moore KL，Persaud TVN，Torchia MG：The first week of human development. In Moore KL，Persaud TVN，Torchia MG［eds］：The Developing Human：Clinically Oriented Embryology, 9th ed. Philadelphia, WB Saunders，2013，p 37，图 2-19B）

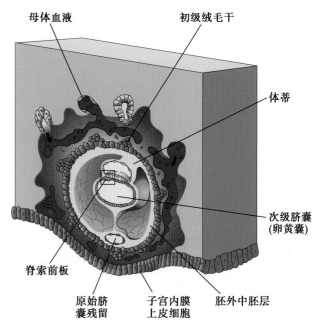

母体血液

初级绒毛干

体蒂

次级脐囊（卵黄囊）

脊索前板

原始脐囊残留

子宫内膜上皮细胞

胚外中胚层

图 19-2　合胞滋养细胞包围整个胎体并侵犯蜕膜血管和腺体（From Moore KL, Persaud TVN，Torchia MG：Second week of human development. In Moore KL, Persaud TVN, Torchia MG［eds］：The Developing Human：Clinically Oriented Embryology, 9th ed. Philadelphia, WB Saunders，2013，p 45，图 3-5B）

胚外中胚层伸入绒毛干内,细胞滋养层侵入后,胚外间充质深入初级绒毛干,形成次级绒毛干(secondary villi)(图 19-3)。随后,绒毛干胚外中胚层的间充质分化为结缔组织和血管,形成三级绒毛干(tertiary villi)。

在此期间,来自早期脐带的血管与胎盘胎儿面的绒毛膜板(chorionic plate)的血管相互融合(图 19-4)。胎盘的基底板(basal plate)位于胎盘母体面,由胎盘深层的滋养层细胞与母体的基底蜕膜构成。

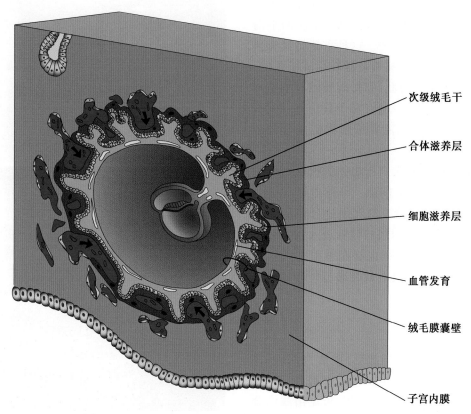

次级绒毛干
合体滋养层
细胞滋养层
血管发育
绒毛膜囊壁
子宫内膜

图 19-3　胚胎外间充质(淡橙色)进入初级绒毛干,形成次级绒毛(From Moore KL,Persaud TVN,Torchia MG:Third week of human development. In Moore KL,Persaud TVN,Torchia MG[eds]:The Developing Human:Clinically Oriented Embryology,9th ed. Philadelphia,WB Saunders,2013,p 68,图 4-14A)

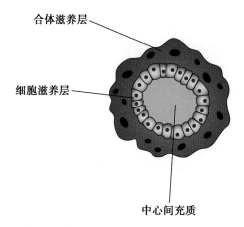

合体滋养层
细胞滋养层
中心间充质

图 19-4　在次级绒毛干内血管开始生成,其后被称为三级绒毛干。同时,绒毛膜板的血管将这些绒毛内的血管连接在一起,并与来自体蒂(早期脐带的一部分)的血管融合。在此阶段,羊膜(蓝色)包围胚胎(From Moore KL,Persaud TVN,Torchia MG:Third week of human development. In Moore KL,Persaud TVN,Torchia MG[eds]:The Developing Human:Clinically Oriented Embryology,9th ed. Philadelphia,WB Saunders,2013,p 68,图 4-14B)

末次月经后第 7 周,三级绒毛干直径不断增加,发育成未成熟中间型绒毛(intermediate villi)-绒毛树的重要生长中心。新的绒毛分支表面产生向外生长的合体芽,细胞滋养细胞和结缔组织分别先后向其内生长,最后,在结缔组织中心形成毛细血管。随着反复的分支与生长,绒毛树达到它的最终形态。在晚孕初期,长而纤细的成熟中间型绒毛分支发育成终末绒毛(terminal villi)。在终末绒毛血管的生成过程中,毛细血管的生长速度超过绒毛的生长速度,因此,毛细血管便卷曲并突出于绒毛的表面,这种变化能够使滋养细胞层变薄,同时缩短了母体与胎儿交换营养物质的扩散距离。

与绒毛滋养细胞(villous trophoblasts)不同,植入点的细胞滋养层细胞能够突破合体滋养层向母体子宫蜕膜间质侵入,称为绒毛外细胞滋养细胞(extravillous cytotrophoblast)。绒毛外细胞滋养细胞可进一步分为间质滋养细胞(interstitial trophoblasts)和血管内滋养细胞(endovascular trophoblasts)。血管内滋养细胞能够穿透并栓塞母体的螺旋动脉,为子宫蜕膜和绒毛间隙提供营养。随后,这些滋养层细胞停止对母体螺旋动脉的侵袭,而进一步增加绒毛间的血流。血管内滋养细胞能够破坏子宫螺旋动脉血管中层的平滑肌纤维,代之以纤维蛋白样物质。这种重塑将具有狭小管径及富含肌弹力纤维的螺旋动脉转化成扩张的、低阻力的子宫胎盘血管。与此同时,间质滋养细胞侵犯子宫蜕膜并包绕子宫螺旋动脉,对于其功能目前所知甚少,有可能是为血管内滋养细胞重塑血管做准备。

在成熟的母胎循环中,来自于母体的携氧红细胞首先通过螺旋动脉进入绒毛间隙。母体血液在绒毛间隙中与终末绒毛紧密接触。氧气通过合体滋养细胞扩散,并经由相邻细胞滋养层的缝隙进入胎盘终末绒毛分支的毛细血管内。毛细血管在绒毛干内聚集成较大的胎儿血管,含氧的血液最终通过脐静脉进入胎儿体内。

正常胎盘

正常足月胎盘呈圆形或椭圆形,重量为470g,直径约22cm,中心厚度约2.5cm[1]。它是由胎盘、胎膜、脐带构成的。胎盘的母体面为基底板,可见由浅沟分隔的胎盘小叶(cotyledons)。胎盘小叶是由底蜕膜构成的胎盘隔伸入绒毛间隙中分隔而成的。胎盘胎儿面为绒毛膜板,脐带通常于中心位置插入。脐血管在进入胎盘实质内的绒毛干之前,不断地沿着绒毛膜板扩散与分支。在检查胎盘时,无论是在分娩后还是在胎儿镜手术中(例如在激光治疗双胎输血综合征期间),胎盘动脉与静脉常交叉走行。绒毛膜板及其血管被羊膜覆盖。

在超声下,早孕期和中孕早期的胎盘实质回声均匀,略高于子宫肌层回声。随着孕周进展,胎盘实质回声更趋于等回声(图19-5)。在中孕后期,较易发现小的胎盘无回声,在晚孕期胎盘回声不均匀,可见钙化。

由于分娩后血液从胎盘排出,导致绒毛间隙塌陷,因此,声像图所测胎盘厚度通常大于标本的厚度。一般来说,胎盘的厚度(mm)近似于胎儿妊娠周数[2-4]。正常胎盘厚度中孕期一般不超过4cm,晚孕期不超过6cm。胎盘后间隙是血肿的好发部位,一般小于1~2cm,边界清晰,呈低回声。如果胎盘后间隙消失,则高度可疑胎盘植入。

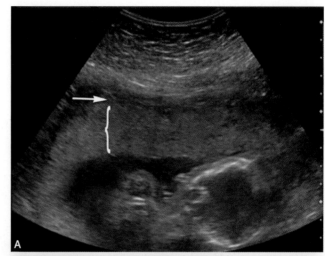

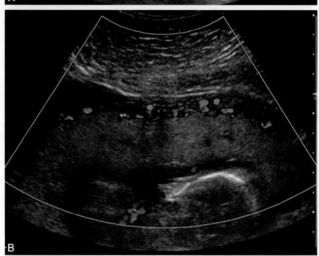

图19-5　中孕期胎盘。A.胎盘与其相邻的子宫肌层回声相似,其厚度由"括号"标记,箭头指向胎盘后间隙。B.彩色多普勒检查,胎盘后间隙可见血管(Courtesy of Adriana Male, RDMS, Parkland Health and Hospital Systems, Dallas, Texas)

胎盘形状和大小异常

胎盘形状异常

与正常胎盘形状相比,双叶胎盘(placenta duplex)是两叶胎盘(为完全分离的两叶),且大小相似。脐带插入点位于胎盘两分叶之间的绒毛膜桥,或两者之间的胎膜上。绒毛膜桥是指连接两胎盘分叶的正常胎盘组织,如果不仔细探查,超声很难检测到绒毛膜桥。然而,如果两叶胎盘被胎膜分开一段距离,且脐带插入点位于胎膜下,这种插入方式称为帆状脐带入口。超声检查有助于避免脐带在分娩时撕脱。多叶胎盘(multilobate)较少见,是指含有三个或更多大小相等的分叶。

副胎盘(succenturiate lobe)是指距离主胎盘一定

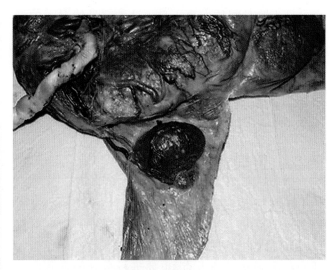

图 19-6　主副胎盘之间的胎膜下可见血管走行（Courtesy of Dr. Jaya George, University of Texas Southwestern Medical Center, Dallas, Texas）

距离内有胎盘小叶发育。脐带插入点位于主胎盘内，主、副胎盘之间的胎膜下可见血管走行（图 19-6，图

19-7）。如果高度怀疑副胎盘，彩色多普勒超声有助于识别胎膜下血管的位置和走行。当连接主胎盘与副胎盘的血管跨越宫颈内口时，是血管前置的一种形式。在分娩时，副胎盘可能会残留宫腔内，引起产后宫缩乏力和出血。副胎盘在体外受精和双胎妊娠中的发生率较高[5,6]。

此外，有一些因功能性绒毛覆盖胎膜的不同位置而形成的罕见胎盘形态。膜状胎盘（placenta membranacea）是指胎膜全部或几乎全部被绒毛组织覆盖，可能导致严重的出血、早产或因前置胎盘、胎盘植入而导致切除子宫[7,8]。环状胎盘（ring-shaped placenta）是指胎盘形态呈环形，存在部分或完整的胎盘组织环。有窗胎盘（placenta fenestrate）是指胎盘的中心部位缺失。以上这些变异的超声表现并不明显。

胎盘厚度异常

胎盘增厚（placentomegaly）是指中孕期胎盘厚度超过 4cm 或晚孕期胎盘厚度超过 6cm（图 19-8）。导

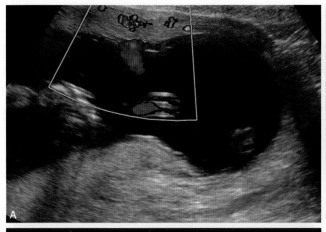

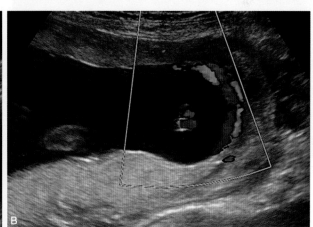

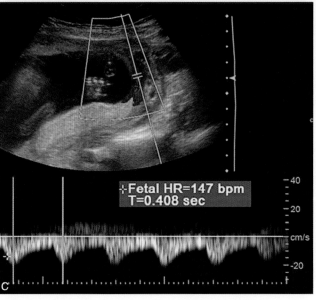

图 19-7　副胎盘。A. 妊娠 20 周，前壁胎盘，脐带插入点位于主胎盘。B. 彩色多普勒显示前壁胎盘主叶与后壁副胎盘相连的血管。C. 频谱多普勒显示连接主副胎盘的动脉频率为正常胎儿心率，147 次/分

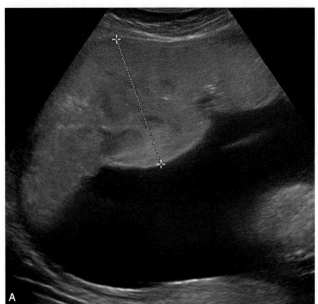

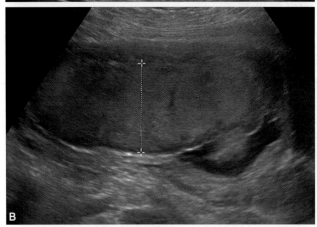

图 19-8　胎盘增大。A. 妊娠 28 周,21 三体胎儿水肿,前壁胎盘厚约 7.1cm。B. 妊娠 20 周,胎盘厚度 4.6cm,羊水过少,母体血清甲胎蛋白超过中位数 18 倍。分娩后病理检查证实为大面积绒毛间血栓

致胎盘增厚的原因包括母亲糖尿病、严重的母亲贫血、严重的胎儿生长受限、非整倍体染色体异常和先天性感染等[9~12]。其中先天性感染包括梅毒、细小病毒、巨细胞病毒、弓形虫病、疱疹病毒(很少)以及风疹或血吸虫病等。胎盘增厚是胎儿水肿的一个分支,任何可能引起免疫性或非免疫性水肿的原因都可能导致胎盘增厚。在某些情况下,胎盘增厚可能由胎盘内血液或纤维蛋白的聚集所致。例如,大量绒毛周围纤维蛋白沉积,绒毛间或绒毛下血栓形成较大胎盘后血肿(此部分将在后面的小节进一步讨论)。瘤样病变是胎盘增厚的罕见病因,良性血管病变包括绒毛膜血管瘤和绒毛膜血管病,我们也将在随后的章节中进行讨论。

妊娠滋养细胞疾病会形成较厚囊性胎盘。囊泡也可见于胎盘间质发育不良。这种罕见情况下的囊泡是由于基质扩张导致绒毛干的扩大形成的。

即使血肿形成并随后消退,导致胎盘局灶性变薄,胎盘厚度也不会太薄。妊娠合并严重羊水过多时,由于羊水压迫可能会出现胎盘变薄。与胎儿生长受限相关的小胎盘也可表现为胎盘较薄。

胎盘位置异常

妊娠 16 周时即可评估胎盘位置,无论胎盘位置是在前壁、后壁、左侧壁、右侧壁或者几个位置同时存在,超声报告上均应注明其位置。如果存在副胎盘并且能观测到脐带插入点,也要进行全面扫查并作记录。评估胎盘和宫颈内口的关系是产科超声的基本内容,大约于妊娠 18~20 周时开始进行[13]。

经腹超声检查通常用于筛查胎盘的位置异常,如果胎盘明显跨越宫颈内口或远离子宫下段,其敏感性和阴性预测值非常好(图 19-9)[14,15]。然而,如果子宫下段显示不清,经阴道超声评估胎盘下缘和宫颈内口的关系是最准确的方法-"金标准"(图 19-9)[16~18]。无论胎盘位置如何,是否合并出血,经阴道超声检查都被认为是安全的[19]。经会阴超声检查较少使用,但是如果经腹超声图像质量欠佳并且经阴道超声检查不可用时,可采用此方法。胎盘位置异常包括前置胎盘(placenta previa)和低置胎盘(low-lying placenta)。

前置胎盘

前置源自拉丁文,意为走在前面,前置胎盘是指胎盘位置低于胎儿先露者。前置胎盘的首要临床表现为无痛性-无征兆的出血,因其随时可能再次出血,需要紧急评估,因此超声检查很重要。有剖宫产史和前置胎盘史的孕妇都有胎盘植入的风险,其风险值随着剖宫产次数的增加而增加。

流行病学

前置胎盘在单胎妊娠中的发病率是 3/1000[20~23]。危险因素包括高龄产妇、经产妇、多胎妊娠、吸烟、特别是有剖宫产史等[20,24~26]。前置胎盘在 20 岁以下的女性中发生比例低于 1/1500,但是在年龄超过 35 岁的女性中的发生比例超过 1%[27]。前置胎盘好发于经产妇,只有 20% 的病例发生在初次怀孕中[24]。在双胎妊娠中也较为常见,发生率约为 4/1000[20],前置胎盘在双绒毛膜双胎中尤为普遍,这主要是因为两个胎盘所覆盖的面积更大的缘故[26]。

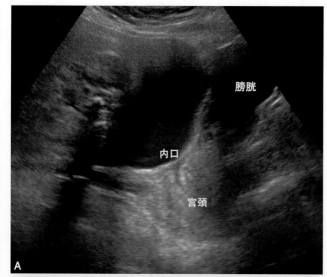

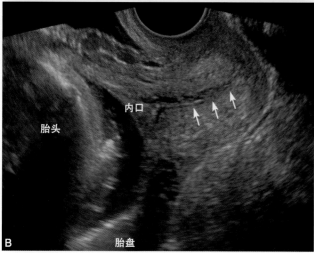

图 19-9　正常子宫下段。A. 妊娠 35 周经腹超声显示没有前置胎盘或低置胎盘的迹象。B. 妊娠 36 周经阴道超声图像，同样没有前置胎盘或低置胎盘的迹象。后壁胎盘下缘远离闭合的宫颈内口。箭头所指为宫颈管

分类

因为在疑似前置胎盘病例中，超声检查已经取代了宫颈检查，前置胎盘的术语也已发生改变。过去临床医生对怀疑前置胎盘的孕妇在产前进行"双重准备"检查（double set up examination）（译者注：即对怀疑为前置胎盘又急需终止妊娠时，可于手术室作阴道窥视及穹窿扪诊检查，但必须有能迅速进行剖宫产的准备，包括麻醉、输血等，以备因检查可能引起的大量阴道出血时，能立即采取措施），根据检查结果将前置胎盘分为三种类型：

- 完全性前置胎盘（complete placenta previa）是指胎盘完全覆盖宫颈内口；
- 部分性前置胎盘（partial placenta previa）是指胎

部分覆盖宫颈内口。临床上，只有当宫颈扩张时才能观察到胎盘下缘是否越过扩张的宫颈内口；

- 边缘性前置胎盘（marginal placenta previa）是指胎盘下缘达宫颈内口边缘，通常在双合诊检查时轻柔触诊可发现。

超声通常难以区分部分性和边缘性前置胎盘，因为如果宫颈闭合，宫颈内口则显示为"点"样结构（图 19-10）。所有胎盘覆盖或下缘达宫颈内口的孕妇都需要剖宫产，因此，无论是完全性、部分性还是边缘性前置胎盘，都不会影响处理原则。

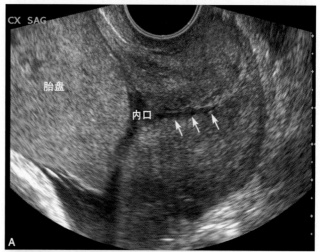

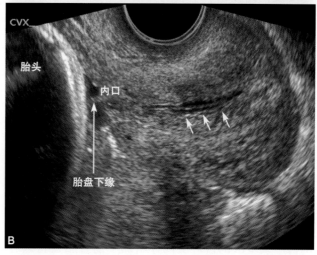

图 19-10　前置胎盘。A. 妊娠 32 周经阴道超声图像，前壁胎盘完全覆盖宫颈内口。B. 不同患者经阴道超声图像，妊娠 32 周，后壁胎盘下缘达宫颈内口水平。胎盘是部分覆盖闭合的宫颈内口还是达到边缘，超声很难鉴别，但是无论何种情况对临床处理都没有差异。短箭头所指为宫颈管

最近，美国国家儿童健康与人类发展研究所（National Institute of Child Health and Human Development，NICHD）、母胎医学会（Society for Maternal-Fetal Medicine，SMFM）、美国超声医学会（American Institute of

Ultrasound in Medicine，AIUM）、美国妇产科医师学会（American College of Obstetricians and Gynecologists，ACOG）、美国放射学会（American College of Radiology，ACR）、儿科放射学会（Society of Pediatric Radiology，SPR）和超声放射医师学会（Society of Radiologists in Ultrasound，SRU）等联合修订了前置胎盘的分类[28,29]。新分类方法中指出，当胎盘覆盖或达到宫颈内口时，即可诊断前置胎盘，不再使用完全性、部分性、边缘性前置胎盘等术语。如果胎盘下缘靠近宫颈，距宫颈内口2cm以内但不覆盖宫颈内口，则诊断为低置胎盘。如果胎盘下缘距宫颈内口2cm以上，则诊断胎盘位置正常。

胎盘"移行"

大多数在中孕期被诊断为前置胎盘或低置胎盘的孕妇，其胎盘位置在分娩前都是正常的。随着胎龄的增加，胎盘远离子宫下段的这种明显的"迁移"已被周知，但尚未被完全了解。随着子宫的增大可能导致胎盘向血管化良好的宫底呈不同程度的非对称性生长，这种现象称为向营养性（trophotropism）。晚孕期随着子宫下段的伸展，下段显示清晰，先前表现为覆盖宫颈内口的胎盘组织，尤其是仅仅在经腹超声上表现为接近宫颈的，之后会远离宫颈内口。

在经腹超声检查中，大约5%的妊娠在中孕期被诊断为前置胎盘[30]，但是，当经阴道超声检查时，只有1%~2%在中孕期被诊断为前置胎盘[31~33]。总体而言，大约90%在妊娠20周前诊断为前置胎盘的病例在分娩前发现胎盘位置显示正常[24]。诊断前置胎盘孕周越晚，至分娩前依旧是前置胎盘的可能性就越高。具体而言，约一半在妊娠24周时确定的前置胎盘会持续存在，而在妊娠32周时诊断的前置胎盘约75%会持续存在[24]。随着剖宫产次数的增加，前置胎盘持续存在的可能性增大。胎盘覆盖宫颈内口的程度与前次剖宫产或多次剖宫产史同样增加了前置胎盘持续存在的可能性。

处理原则

持续性前置胎盘需要剖宫产。随着妊娠进展，前置胎盘诊断符合率增加，如果可疑前置胎盘的孕妇发生出血，则需要进行超声检查。在没有出血的情况下，建议在妊娠约32周时进行超声随访[29]。如果胎盘位置可疑，应进行经阴道超声检查。胎盘前置容易合并血管前置，因此推荐使用彩色和频谱多普勒超声检查来评估脐带插入点是否异常。如果在妊娠32周超声发现前置胎盘或低置胎盘持续存在，建议在妊娠36周时经阴道超声复查[29]。

低置胎盘

低置胎盘是指胎盘下缘接近宫颈，距宫颈内口小于2cm但不覆盖宫颈内口（图19-11）。妊娠36周左右，低置胎盘的发病率约为3‰，与前置胎盘类似[34]。与前置胎盘一样，在中孕早期发现的低置胎盘通常在分娩前胎盘位置显示正常。有研究报道，在妊娠16~24周诊断为胎盘低置的1240例病例中，90%在32周内、98%在分娩前显示胎盘位置正常[35]。

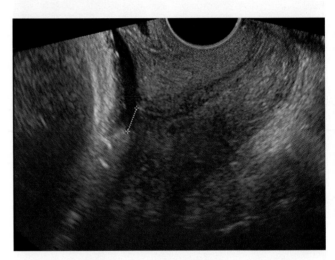

图19-11　低置胎盘。妊娠34周经阴道超声图像，后壁胎盘下缘至宫颈内口的距离约8mm

处理原则

如果在中孕期确定低置胎盘，建议在妊娠约32周时再次进行超声检查。如果晚孕期发现低置胎盘，建议进行经阴道超声检查，其优势在于：①有助于准确测量胎盘下缘至宫颈内口的距离；②排除血管前置。如果妊娠32周时发现低置胎盘，建议在36周时进行阴道超声复查[29]。

与前置胎盘不同，低置胎盘并不是阴道分娩的禁忌证。但是，阴道出血的风险和输血需求会增加。在对已分娩的低置胎盘妇女的研究中发现，约1/3的孕妇因出血需要剖宫产[36~38]。在两个研究中，如果胎盘边缘到宫颈内口的距离（通过超声测量）在1~2cm之间，则阴道分娩的可能性比胎盘距内口1cm范围内者更大[34,38]。但是，如果合并胎盘植入子宫下段时，即使胎盘距宫颈内口超过2cm，无论是经阴道分娩还是剖宫产，产妇大出血的风险都会显著增加[36,37]。

脐带入口异常

脐带通常插入胎盘的中央（图 19-12），如果脐带插入胎盘边缘，则称为边缘性脐带入口（marginal insertion），或称为球拍状胎盘（battledore placenta）（图 19-12B）。边缘性脐带入口在单胎妊娠中的发生率约为 6%，在双胎妊娠中约为 10%～15%[39,40]。通常将边缘性脐带入口定义为插入点在距离胎盘边缘 2cm 以内，其导致不良妊娠结局的风险会略增加。有研究报道，在超过 600 000 单胎病例中，边缘性脐带入口与胎盘早剥（比值比 1.5）、前置胎盘（比值比 1.8）和小于胎龄儿（small for gestational age，SGA）（比值比 1.2）相关，但不引起围产儿死亡[40]。边缘性脐带入口在单绒毛膜双胎中更常见，并且与单绒毛膜双胎中发生 SGA

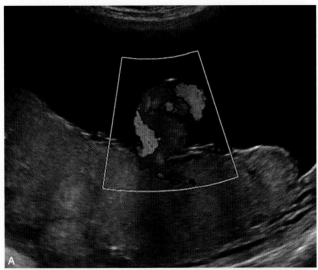

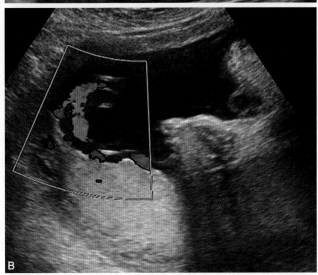

图 19-12　胎盘脐带入口。A. 脐带插入胎盘中央（正常）。B. 脐带插入胎盘边缘，也称球拍状胎盘

的风险相关，但在双绒毛膜双胎中不常见[39]。

帆状脐带入口

帆状脐带入口（velamentous cord insertion）是指脐带不直接插入胎盘，而是插入距离胎盘边缘很近的胎膜中（图 19-13）。在声像图上，可见脐动脉与静脉沿着胎膜内走行一段距离后才进入胎盘边缘，此段脐血管缺乏华通胶（Wharton jelly）保护（图 19-14）。彩色多普勒可协助诊断。关于帆状脐带入口形成的原因可能与营养性有关，也可能与胚泡远离底蜕膜植入有关[41]。

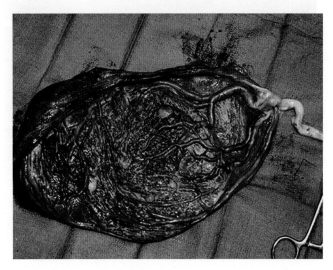

图 19-13　帆状脐带入口。胎盘大体标本显示几条大血管沿着胎膜内走行，从脐带插入点延伸到胎盘（Courtesy of Dr. David Nelson, University of Texas Southwestern Medical Center, Dallas, Texas）

在以人群为基础的研究中，帆状脐带入口的发生率在单胎妊娠中约为 0.5%～1.5%，在双胎妊娠中约为 6%[40,42]。在单绒毛膜双胎中更为常见，且尤其好发在单绒毛膜双胎中较小的胎儿，可能会造成双胎出生体重不一致[39]。在对 600 000 单胎妊娠的人群进行评估发现，帆状脐带入口将胎盘早剥、SGA 新生儿和围产儿的死亡风险增加了约两倍[40]。在妊娠 24 周之前，也有 7% 的胎儿死亡报道[43]。帆状脐带入口是最常见的导致血管前置的原因，并使前置胎盘的风险也有所增加，我们将在后面讨论。由于帆状脐带入口需要人工剥离胎盘的可能性呈十倍增长[42]，因此在分娩中胎盘娩出时应注意避免脐带的撕脱。

血管前置

血管前置（vasa previa）是指胎儿脐带血管走行于胎膜下，跨越宫颈内口，这是一种潜在的严重并发症，发生率约为 1/2500（图 19-15）[44-46]。血管前置可分为

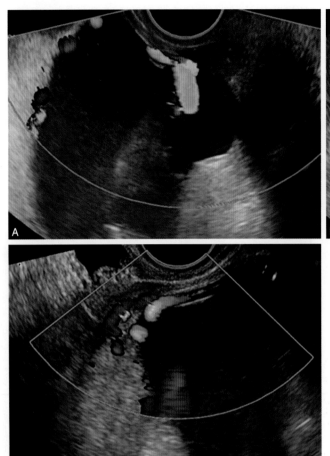

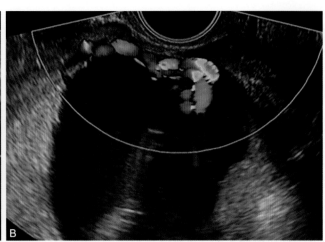

图 19-14　帆状脐带入口。A. 妊娠 22 周经阴道彩色多普勒超声声像图,可以看到脐带插入子宫下段前壁胎膜内,距离前壁胎盘很近。B. 脐血管沿着子宫前壁走行。C. 脐血管插入前壁胎盘下缘

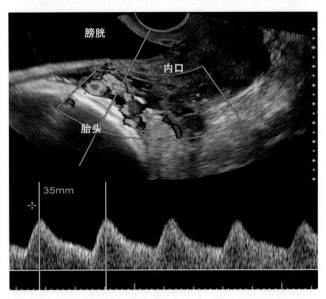

图 19-15　血管前置。胎盘位于子宫后壁且低置,脐带插入为帆状脐带入口,插入子宫前壁的胎膜内,没有保护的脐血管直接跨越宫颈内口

两种类型,一种是帆状脐带入口合并血管前置,脐血管走行胎膜内与胎盘相连;另一种是副胎盘或双叶胎盘合并血管前置,脐血管连接两叶胎盘[46]。在产前被

诊断为血管前置的病例中,两种类型占比分别约 50%[47]。多胎妊娠是公认的危险因素,在已发表的血管前置病例的文献中,双胎占比 12%~25%[44,48]。而辅助生殖助孕妊娠发生血管前置的风险似乎更高[49]。

目前对于脐血管与宫颈内口的距离需达到何种标准才可称为血管前置尚未统一。最近,有学者提出以"脐血管距离宫颈内口 2cm"作为诊断界值[48]。在文献报道中,所有因血管前置而剖宫产分娩的胎儿,其脐血管与宫颈内口的距离均在 2cm 以内[44]。

如果在产前未能诊断出血管前置,则可能对胎儿造成致命性后果,因为胎儿血管在分娩过程中容易受压,导致胎儿窘迫,如果胎膜破裂导致脐血管损伤,可使胎儿迅速失血和死亡。据报道,如果产前发现血管前置,胎儿存活率超过 95%[44,47,48]。然而,在产前漏诊病例中,围产期死亡率高达 50%[47]。

如果在中孕期超声检查提示血管前置,高达 25% 的病例可能在分娩前血管前置消失[48]。如果血管前置持续存在,则建议在分娩发动前择期剖宫产[50]。另有学者主张,剖宫产应在妊娠 36 周前进行[47,48]。

在产前检查中发现低置胎盘、前置胎盘、帆状脐

带入口、副胎盘或双叶胎盘时，都应考虑血管前置的可能性。彩色多普勒和频谱多普勒对诊断血管前置具有重要价值，两者均能够识别脐血管是否跨越宫颈内口，从而明确诊断（图 19-16）。常规评估脐带入口

位置有助于避免漏诊这种罕见但后果严重的疾病。然而，即使行阴道超声和彩色多普勒超声检查，并非所有的血管前置都能在产前检测到[50]。

胎盘植入

根据绒毛膜绒毛侵入子宫肌层的程度，胎盘植入分为三种类型：

- 胎盘粘连（placenta accreta）：胎盘绒毛植入较浅，穿透底蜕膜，与宫壁肌层接触；
- 胎盘植入（placenta increta）：胎盘绒毛侵入子宫肌层但未达浆膜层；
- 穿透性胎盘植入（placenta percreta）：胎盘绒毛穿透子宫肌层，达到或穿透子宫浆膜层。

临床上，胎盘粘连大约占 75%，胎盘植入大约占 15%~20%，穿透性胎盘植入占 5%~10%[51]。然而，因为在分娩之前多无法明确分类[52]，我们通常将这三种情况统称为胎盘植入。胎盘的异常植入被认为是由于底蜕膜的部分或全部缺失以及纤维蛋白或尼塔布赫层的发育不全所致（细胞滋养层壳与子宫蜕膜之间出现一层纤维蛋白物质沉淀称尼塔布赫层）[27]。累及整个胎盘称为完全植入，累及部分胎盘小叶则称为部分或局部胎盘植入。

在分娩时，胎盘不能正常剥离导致产妇产后出血的发病率显著增加。严重出血可导致切除子宫，并且需要在重症监护下大量输血（图 19-17）[52~54]。因此，为了尽量减少孕产妇和新生儿的发病率与死亡率，产前检测对于及时协调多学科监护和安排孕产妇转诊到资源充足的中心非常重要[52,54,55]。

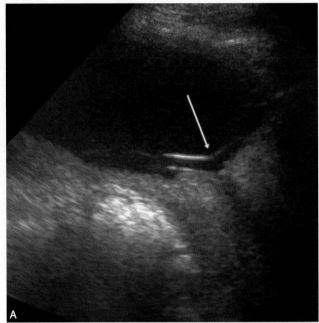

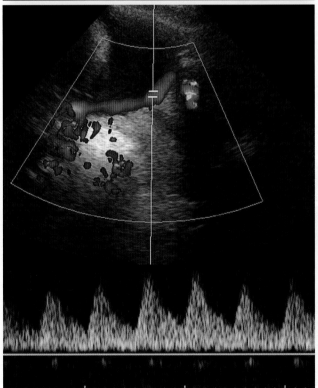

图 19-16　血管前置。A. 经腹超声显示管样结构跨越宫颈内口（箭头）。B. 彩色与频谱多普勒显示，管样结构为胎儿血管，确诊为血管前置。在某些情况下，二维灰阶超声对跨越宫颈内口的血管结构显示不佳，只有经过仔细的彩色多普勒评估才能检测到

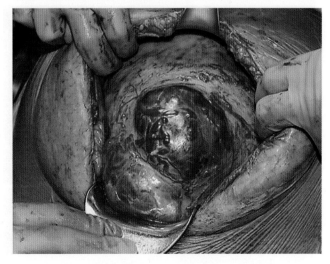

图 19-17　穿透性胎盘植入。剖宫产时，胎盘通过子宫下段受损的肌层向外膨出，仅由浆膜覆盖

流行病学和危险因素

近年来,随着剖宫产率的提高,胎盘植入的发病率有所增加[56]。过去十年的研究表明,其发病率已增至 1/900~1/500[57~59]。

绝大多数胎盘植入的发生与以下两个因素相关:前置胎盘和剖宫产史。随着剖宫产次数的增多,发生胎盘植入的风险会急剧增加。伴前置胎盘时,首次剖宫产胎盘植入的风险约为 3%,第 2 次约 11%,第 3 次约 40%,之后剖宫产分娩的风险为 60%~70%[53]。然而,不伴前置胎盘时,初次剖宫产胎盘植入的风险仅为 0.03%,至第 5 次剖宫产其风险仍低于 1%[53]。无论前置胎盘位于前壁还是后壁,如果胎盘覆盖子宫瘢痕,都有可能发生胎盘植入。子宫瘢痕可来自子宫平滑肌瘤切除术[60]、子宫内膜消融术[61~63]或 Asherman 综合征[64]。

中晚孕期超声诊断

超声诊断胎盘植入的标准包括以下内容:

- 多发胎盘陷窝(placenta lacunae):胎盘实质多发不规则低回声,呈"瑞士奶酪"样改变,彩色多普勒显示内部血流信号紊乱呈湍流(图 19-18)。
- 胎盘后子宫肌层变薄:矢状面上胎盘后子宫肌层最薄处小于 1mm(图 19-19)。
- 灰阶图像显示子宫浆膜层与膀胱壁之间的回声线-膀胱-子宫浆膜层界面不规则或中断。
- 彩色多普勒成像显示膀胱壁与子宫浆膜层界面的血管分布明显增加,可见桥接血管走行于胎盘与膀胱-子宫浆膜层界面间的区域,严重时可见血管入侵膀胱壁(图 19-20)。
- 胎盘后间隙(retroplacenta clear space),即胎盘与子宫肌壁之间的带状低回声区消失(图 19-19)。

评估可疑胎盘植入并不简单且相当具有挑战性。

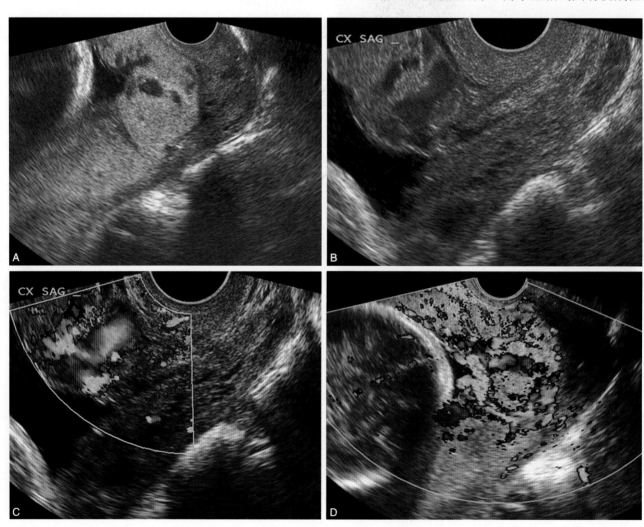

图 19-18　胎盘陷窝。A、B. 经阴道超声矢状面图像显示前置胎盘内多个胎盘陷窝。两幅图片来自不同孕妇,均为妊娠 28 周。**C、D.** 彩色多普勒(分别对应图 A 和图 B 胎儿)显示不规则血管腔隙里血流呈湍流

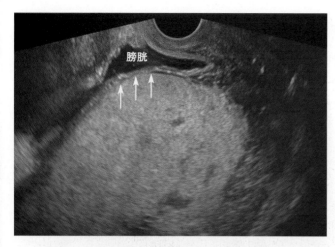

图 19-19　胎盘后子宫肌层变薄。妊娠 32 周时，经阴道超声显示前置胎盘，位于子宫下段，胎盘后子宫肌层（箭头）明显变薄。最薄肌层厚度小于 1mm

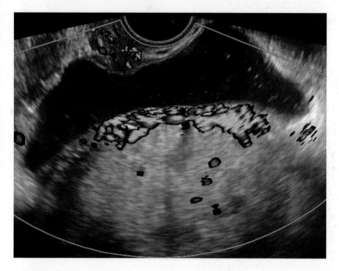

图 19-20　桥接血管。妊娠 32 周经阴道超声横切面，彩色多普勒显示胎盘与膀胱-子宫浆膜层交界面间丰富的桥接血管，血液自胎盘流向膀胱-子宫浆膜层交界面。二维灰阶成像可见膀胱-子宫浆膜层界面的不规则

除经腹部扫查外，还应在患者膀胱适当充盈下使用灰阶和彩色多普勒对其进行阴道超声检查[65]。在相关报道中，根据所记录的个体差异、所识别的相关因素种类以及前瞻性或回顾性分析的不同，超声诊断胎盘植入的效果和准确性是不同的。对于既往有剖宫产史和胎盘覆盖子宫下段的孕产妇，应高度警惕胎盘植入的可能性，并对胎盘植入的其他声像图特征，进行认真扫查。

已有学者报道了超声评价胎盘植入的方法。有报道称胎盘后间隙的消失常有假阳性，因此此指标最好结合其他检查结果[66~68]。胎盘陷窝与膀胱-子宫浆膜层界面中断，两者分别作为单一诊断指标，特别是当彩色多普勒显示血管分布明显增多时，似乎比其他

指标具有更高的阳性预测值[69]。胎盘陷窝可有不同的分级。Finberg 和 Williams（1992）提出了胎盘陷窝的等级标准：等级 1+为 1~3 个陷窝，通常很小；等级 2+为 4~6 个陷窝，通常较大；等级 3+为贯穿胎盘的弥漫性陷窝[66]。整个胎盘的弥漫性陷窝不仅与胎盘侵入有关，而且与穿透性胎盘植入有关[66]。另外用三维能量多普勒超声可显示穿透性胎盘植入时整个膀胱子宫界面的血管过度增生[67]。

最近一项对 23 篇文章（包含 3700 例有胎盘植入风险的孕妇）的荟萃分析表明，超声诊断胎盘植入的敏感性为 91%，特异性为 97%[70]。然而，不同研究的敏感性范围则从 60% 到 100% 不等，特异性范围从 50% 到 100% 不等[70]。因此，虽然超声检查对怀疑胎盘植入的总体价值较好，但在已发表的文献中结果存在较大差异。最近，研究人员试图将各种超声检查结果与临床参数（如剖宫产分娩次数）结合起来，从而更准确地预测胎盘植入的可能性[58、71]。

胎盘植入的磁共振诊断

因为磁共振成像的敏感性和特异性与超声检查相当，且不影响分娩方式或子宫切除术的选择，所以不建议磁共振成像用于常规评估可疑的胎盘植入[72、73]。但是，当超声检查结果不能确定或需要补充信息时，磁共振检查可能会有用（图 19-21）[29、72]。例如，对于既往有子宫手术史、宫腔操作或涉及子宫后壁损伤的患者，超声显像可能受胎位或其他因素的限制而诊断不清。在这种情况下，有针对性的磁共振成像对诊断胎盘植入可能是有益的。

早孕期胎盘植入和剖宫产瘢痕妊娠

随着早孕期胎盘植入的发生率和使用超声检查的频率越来越高，对早孕期胎盘植入有了较明确的认识。如前所述，大多数胎盘植入合并前置胎盘，胎盘覆盖子宫瘢痕处。同样，如果植入发生在子宫前壁下段瘢痕部位称为剖宫产瘢痕妊娠（cesarean scar pregnancy），这可导致子宫早期破裂[74]。多位研究者发现剖宫产瘢痕妊娠和胎盘植入具有相同的发病机制。剖宫产瘢痕妊娠，不是独立的疾病，而可能是中晚孕期胎盘植入的前期病程[75~77]。

早孕期瘢痕妊娠超声诊断包括以下征象[75、78、79]：
- 妊娠囊种植在子宫前壁下段子宫瘢痕部位。孕 8 周之前，妊娠囊可呈三角形填充"龛"样瘢痕；孕 8 周之后，妊娠囊可呈圆形填充瘢痕处[78]。
- 妊娠囊与膀胱之间的子宫肌层变薄，从滋养层前缘

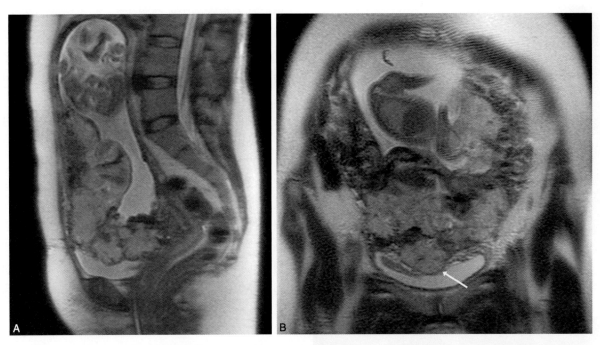

图 19-21 穿透性胎盘植入。矢状位(A)和冠状位(B)的快速自旋回波磁共振图像显示胎盘侵犯并累及母体膀胱壁，提示穿透性胎盘植入，图像显示清晰并可为手术做准备。胎盘的不均质性是由胎盘陷窝引起。胎盘界面不规则，延伸到膀胱壁(箭头)。膀胱腔内的物质为血凝块(Courtesy of Dr. Liina Poder, University of Texas Southwestern Medical Center, Dallas, Texas)

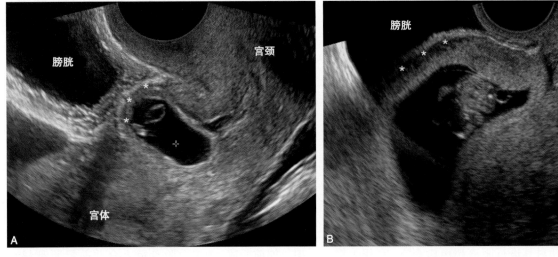

图 19-22 剖宫产瘢痕妊娠伴胎盘后子宫肌层变薄。A. 妊娠 6 周经阴道超声显示孕囊植入子宫下段前壁内(子宫瘢痕的区域)，并向外凸出，在孕囊和膀胱之间子宫肌层消失(星号)。B. 妊娠 11 周的经阴道超声显示孕囊和膀胱之间肌层(星号)变薄

到子宫浆膜层的距离为 1 ~ 3mm(图 19-22)[75]。文献报道这一测量结果与妊娠后期超声测量的最薄子宫肌层厚度相似。

- 胎盘-子宫肌层交界面形态明显不规则。
- 胎盘内无回声区，是妊娠后期胎盘陷窝的早期表现(图 19-23)。
- 彩色多普勒超声成像显示子宫瘢痕部位血流信号丰富。

这些超声诊断标准在预测胎盘植入方面的价值尚未明确。有研究报道在疑似瘢痕妊娠的孕产妇中，90% 坚持妊娠至晚孕期分娩(10 例中有 9 例)[80]。然而，这些病例最终都经病理确诊为穿透性胎盘植入，提示我们若早孕期即可疑，胎盘植入可能更严重。我们需要更高级的诊断标准来明确早孕期是否有胎盘植入[74]。

值得注意的是，在怀疑早孕期胎盘植入的病例

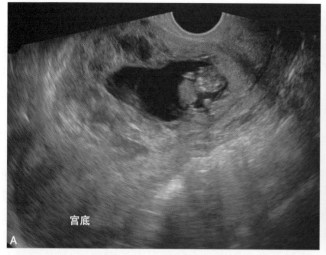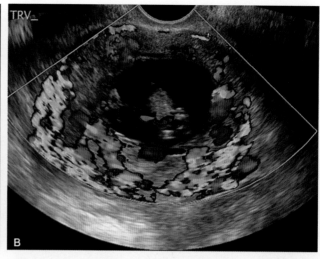

图 19-23　剖宫产瘢痕妊娠伴胎盘内无回声。A. 妊娠 10 周经阴道超声子宫矢状面显示胎盘内多发低回声区。妊娠囊不仅植入子宫下段前壁，而且从子宫浆膜向外膨出。B. 彩色多普勒超声显示无回声区内有明显的湍流。此例剖宫产瘢痕妊娠采用甲氨蝶呤和清宫术治疗

中,上述超声诊断指标不能预测最终是否会发生早期子宫破裂,还是在足月或近足月分娩的孕妇中发生胎盘植入/穿透的可能。据推测,胎盘植入的临床过程取决于异常胎盘侵入的深度和进展速度等因素[76]。令人担忧的是在某些情况下,妊娠囊可从子宫向膀胱膨出(图 19-22)[81],而这一征象的敏感性和阳性预测值尚未确定。

对疑似早孕期胎盘植入的患者如何进行医学咨询,是对医生的挑战。无论孕妇是否决定继续妊娠,尽管并不常见,但大出血和子宫切除的风险依然存在。如果选择继续妊娠,需要严密监护和制定分娩计划。如果选择终止妊娠,局部注射甲氨蝶呤和宫腔镜引导下手术能够降低手术并发症的发生率[74]。

胎盘血管异常

胎盘局部无回声病变

在胎盘的母胎循环中,血液可在不同的位置异常积聚。可以简单地认为这些病变是母体血流异常和胎儿循环发生改变而导致的。在这两种类型中,超声检查通常能发现母体血流的异常。它们大致可以分为:①纤维蛋白聚集在绒毛间隙,即绒毛膜下和绒毛周围纤维蛋白沉积;②由螺旋动脉闭塞引起的胎盘梗死(placenta infarction);③绒毛间血栓(intervillous thrombus),由于绒毛破裂,使得母体和胎儿血液在绒毛间隙内混合,形成绒毛间血栓;④血肿(hematomas)。尽管这些疾病有不同的病理特征,但是超声图像表现相似。根据病灶所在部位的不同,对鉴别胎盘局部无回声病变来源具有一定的帮助。

这些病变在超声图像上表现为大小不一的无回声或低回声区,彩色多普勒显示其内无血流信号(图 19-24)。这些胎盘无回声区常代表纤维蛋白沉积或绒毛间血栓的位置。陈旧性血肿少见,血肿在急性期表现为低回声或无回声,亚急性期为非均匀回声,慢性期为无回声。胎盘局部无回声区仍有一种情况需要考虑在内,即蜕膜间隔囊肿(decidual septal cyst)。蜕膜间隔囊肿不是血管破裂的结果,而是母体蜕膜间隔局灶性变性而致,该区域从基底板膨出。

胎盘陷窝或胎盘湖在二维图像上与胎盘无回声区相似,但是在彩色多普勒超声检查时,其内可见血流信号[82]。胎盘陷窝表现为胎盘绒毛间隙中均匀的无回声,周围由正常的胎盘实质包绕。胎盘陷窝可存在于植入性胎盘的任意位置,当陷窝和前置胎盘同时存在时要提高警惕,因为这提示胎盘植入(图 19-18)。

在其他血管破裂的病理类型中,大部分胎盘梗死最初表现为低回声,且声像图难以辨认。随着时间的推移,低回声区可能会钙化,使得超声检测更容易。母体基底层梗死是指胎盘基底板内存在致密的类纤维蛋白层,易被误认为梗死。虽然这些病变的声像图表现无特异性,但是亦可表现为胎盘基底板的增厚和胎盘回声不均匀。大量的绒毛周围纤维蛋白聚集和绒毛间或绒毛下血栓的形成,可导致果冻样胎盘。在超声图像上表现为胎盘增厚,具有斑片状低回声和异常回声,似有"晃动感"。

如上所述,超声表现与最终病理诊断并不总是一致。超声医生和病理医生使用的术语和定义的不同

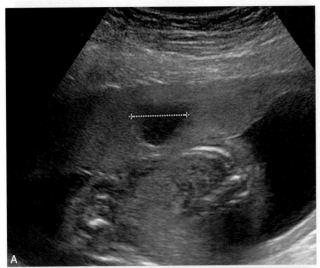

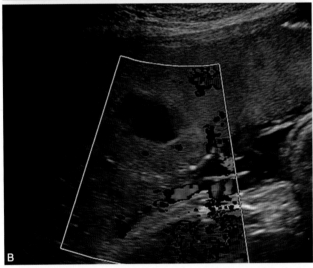

图 19-24　胎盘局部无回声。A. 妊娠 20 周,均质胎盘内可见直径 2cm 的无回声区。B. 妊娠 34 周,彩色多普勒显示囊性包块内无血流信号

增加了各研究之间的差异性。一般来说,小的胎盘无回声或胎盘陷窝临床意义不大,而较大或多发的病变与胎儿生长受限相关[83]。

胎盘钙化

钙盐可以沉积在整个胎盘中,但在基底板处最常见。钙化与妊娠的进展、母体血清钙水平的升高以及吸烟有关[84,85]。钙化灶可以很容易被超声识别。Grannum 团队(1979)创建了 0 到 Ⅲ 级的分级标准,反映了"钙化"程度随着"数字等级"的增加而增加[86]。在早孕和中孕期,正常胎盘回声均匀,无钙化灶(0 级)。Ⅰ 级在胎盘内显示 1~4mm 散在的点状强回声,但基本不出现在基底板中。Ⅱ 级胎盘中高回声线贯穿整个胎盘实质,可见逗点样强回声切迹从绒毛膜板延伸到胎盘。Ⅲ 级胎盘中,高回声线持续存在,并可达基

底板(图 19-25)。

这种分级标准容易受到观察者间主观性的影响,并且在低风险妊娠人群中预测新生儿预后的价值有限[87~89]。然而,一些研究人员指出,早孕期胎盘钙化可能与子宫胎盘灌注不良、胎盘早剥及一些不良的新生儿结局,包括低出生体重有关[90~94]。

胎盘血肿

绒毛膜下或胎盘后血肿的诊断主要依据早孕期时在妊娠囊后方或周围无回声或低回声的积血,或者在中孕期时在胎盘或胎膜后的积血。血肿也可以发生在胎盘实质内或胎盘前(图 19-26,图 19-27)。胎盘血肿通常在阴道出血的情况下被发现,尤其是在早孕期。最初,胎盘后血肿回声与胎盘相比通常是等回声或稍高回声,因此可能首先表现为胎盘增厚或回声不均匀。然而,血肿一般在 1 周内相对于胎盘呈低回

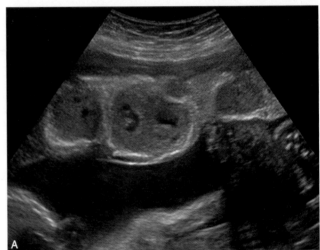

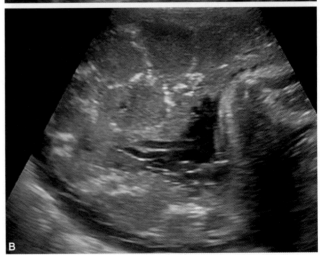

图 19-25　胎盘钙化。A. 妊娠 32 周,胎盘可以看到广泛的钙化和小的低回声区。孕妇患有先兆子痫,其胎儿生长发育受限。B. 妊娠 36 周出现胎盘钙化是正常的,出生体重与分娩时胎龄相符

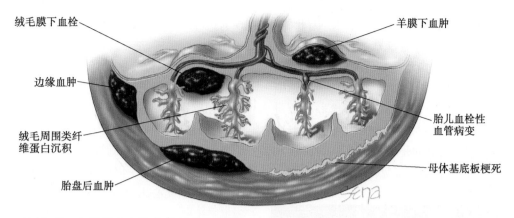

图 19-26　各种胎盘血肿的位置（From Hoffman BL, Cunningham FG：Placental abnormalities. In Cunningham FG, Leveno KL, Bloom SL, et al［eds］：Williams Obstetrics, 24th ed. New York, McGraw-Hill, 2014）

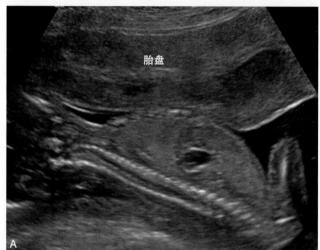

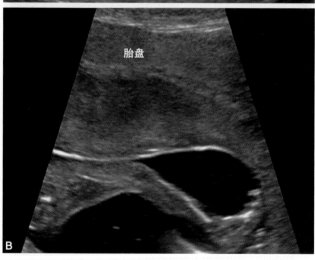

图 19-27　胎盘血肿。A、B. 妊娠 18 周阴道出血，超声发现巨大的胎盘前血肿。在急性出血的情况下，血肿回声与胎盘相似，或回声稍低

声，到 2 周时胎盘血肿呈现无回声[95]。在描述血肿时，建议避免使用"出血"此术语。

在以人群为基础的系列研究中，早孕期和中孕期，绒毛膜下血肿（subchorionic hematoma）的患病率约为 2%~3%[96,97]。早孕期无论血肿是否伴有阴道流血[98]，也不管血肿大小如何[99]，绒毛膜下血肿都会增加妊娠不良结局的风险。在一项研究中，常规中孕期超声检查发现超过 1000 例伴有绒毛下血肿的孕妇，早产率增加 50%，胎盘早剥率增加三倍[97]。在一项关于绒毛膜下血肿的荟萃分析中，报道合并绒毛膜下血肿的胎儿，胎儿死亡和死产风险增加两倍，因此大约有 1% 的绒毛膜下血肿的孕产妇经历了死产[100]。临床上没有特别的有效监测方案来降低绒毛膜下血肿孕妇的不良结局发生率。大多数偶然发现绒毛膜下血肿的胎儿，其妊娠结局良好。

胎盘早剥

胎盘早剥（placenta abruption）是指正常种植于子宫的胎盘在分娩之前从子宫壁剥离，发生率约为 1%[101]。胎盘早剥的特征是底蜕膜出血，导致蜕膜血肿扩大，将胎盘从子宫壁分离。危险因素包括慢性高血压、先兆子痫、胎膜早破、吸烟、滥用可卡因、胎盘早剥史和外伤史[27]。有早期妊娠和中期妊娠阴道出血者，分娩时可能会发现慢性胎盘早剥。临床检查可在胎盘母体面发现胎盘后血肿和胎盘凹陷。据报道，在有血肿的情况下，发生胎盘早剥的风险增加了五倍，即发生胎盘早剥的风险升至 5%[96,97]。

急性胎盘早剥是产科急症之一，如果没有及时治疗，可导致胎儿死亡，甚至可能导致产妇心力衰竭。尽管超声检查常用于评估晚孕期阴道出血的病因，但急性胎盘早剥往往并不是超声所能诊断的。一项对胎盘早剥的孕产妇进行评估的研究发现，在分娩时发

生急性胎盘早剥的孕产妇，只有不到 25% 的患者在超声图像上表现为绒毛膜下或胎盘后血肿[102]。因此，即使超声图像正常，也不能排除胎盘早剥的可能。

目前还没有确切的超声标准来确定范围多大的胎盘后血肿可被认为胎盘早剥。也就是说，一旦诊断为胎盘早剥，意味着此血肿有可能导致或已经导致母体与胎儿发生危险。胎盘早剥的超声表现部分取决于血肿的大小和位置，重要的是取决于其病情进展和超声检查时间。其超声表现特征见图 19-28。

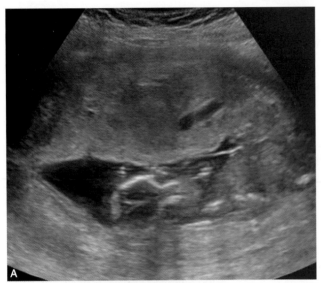

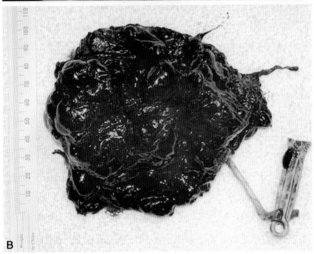

图 19-28　胎盘早剥。A. 妊娠 16 周阴道出血和腹痛，胎盘增厚不均匀。胎儿在超声检查过程中死亡。B. 分娩时，大体标本显示 90% 以上的胎盘被附着的血凝块覆盖

胎盘绒毛膜血管瘤

绒毛膜血管瘤（chorangioma）是胎盘最常见的良性肿瘤，是由绒毛组织的毛细血管及基质构成的独立包块，其发生率接近 0.2%~0.6%[103,104]。在某些情况

下，母体血清甲胎蛋白水平可升高[105]。超声图像多表现为边界清楚、圆形、不均质低回声肿块，好发生于胎盘胎儿面，靠近脐带入口，并向羊膜腔突入（图 19-29）[106]。其他超声表现包括肿块内分隔或钙化。彩色多普勒检查可以看到丰富血流，这有助于与其他胎盘肿块相鉴别。鉴别诊断包括血肿、部分性葡萄胎、畸胎瘤、肿瘤转移和平滑肌瘤。频谱多普勒可发现绒毛膜血管瘤内动脉与静脉频谱[107]。在妊娠期建议进行超声连续监测，以评估肿瘤生长速度，据报道肿瘤快速生长与胎儿心力衰竭有关[108]。

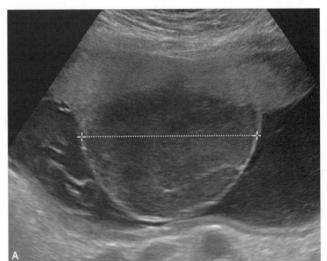

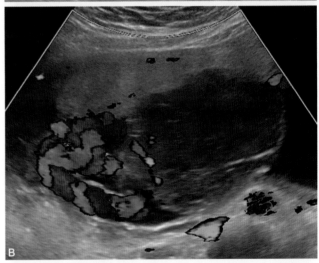

图 19-29　胎盘绒毛膜血管瘤。A、B. 妊娠 28 周，超声显示胎盘的胎儿面直径大于 8cm 的不均匀肿块，靠近胎盘脐带插入点。进行连续动态超声监测，分娩后病理检查证实为胎盘绒毛膜血管瘤

绒毛膜血管瘤主要由胎儿循环灌注，因此，其大小和血管分布程度与分流到肿瘤内的胎儿血流量有关，并可预测胎儿预后。较小绒毛膜血管瘤通常无症状，而较大肿瘤，特别是直径在 4cm 以上的，可与显著

的动静脉分流有关,从而导致胎儿高输出量心力衰竭和水肿[109]。肿瘤内的血小板滞留和红细胞损伤也可引起胎儿微血管病性贫血和血小板减少症。现在提出的假设理论包括肿瘤血管的渗出液透过绒毛膜板,以及与高动力心脏状态相关的胎儿尿量增加均可导致羊水过多[110,111]。较大肿瘤还可伴发出血、早产和胎儿生长受限[104,112,113]。由于存在这些风险,可通过血管阻断或消融技术阻断过多瘤体血供来治疗小孕周合并较大肿瘤患者[114~117]。如果绒毛膜血管瘤远离脐带插入部位,其血供来源于脐动脉二级分支,而不是由脐动脉直接供血,产前干预的成功率较高[114,118]。胎儿绒毛膜血管瘤的治疗方法将在第 24 章讨论。

与绒毛膜血管瘤相反,绒毛膜血管病是绒毛内毛细血管数量增加并导致胎盘肿大的原因之一。在被送检病理分析的胎盘中,约 5% 的胎盘发现绒毛膜血管病[119]。相关疾病包括先兆子痫、母体糖尿病、胎盘早剥、脐带异常、母体感染和高原妊娠等[120~122]。

胎膜异常

在胚胎发育早期,内细胞团形成一个小空洞,即最早的羊膜腔,它由成羊膜细胞排列形成,位于成胚细胞上方(图 19-30)。随着羊膜腔的扩张,羊膜最终

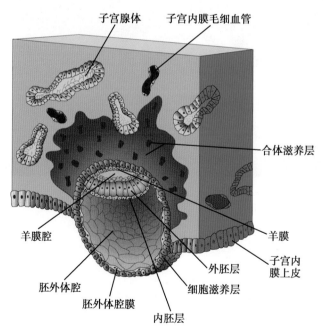

图 19-30　在胚胎发育早期,羊膜腔由羊膜细胞所覆盖,位于胚胎外胚层之上(From Moore KL,Persaud TVN,Torchia MG:Second week of human development. In Moore KL,Persaud TVN,Torchia MG[eds]:The Developing Human:Clinically Oriented Embryology,9th ed. Philadelphia,WB Saunders,2013,p 42,图 3-1A)

包围胚胎并包裹未来的脐带(图 19-3,图 19-4)。

在妊娠早期,羊膜和绒毛膜被胚外体腔分隔开,超声可发现此征象(图 4-18)。随后羊膜与绒毛膜融合为胎膜占据整个宫腔。羊膜与绒毛膜融合障碍形成了超声上可见的线性结构或条带状结构,详见表19-1。涉及多胎妊娠和苗勒管异常的问题将在各自的章节中讨论。本章前面讨论了与胎盘有关的出血,下面将介绍绒毛膜外胎盘(extrachorial placentation)、宫腔粘连带(uterine synechia)和羊膜带序列征(amniotic band sequence)。

表 19-1　孕期超声所见的线性结构和条带状结构	
病变	**超声表现**
正常早孕期绒毛膜和羊膜分离	羊膜与绒毛膜形成新月形结构,与胎儿分界清晰,妊娠 16 周后两者融合
绒毛膜下血肿	血液位于子宫肌层和胎膜之间。胎膜可表现为宫腔内细线状结构,出血和线状结构可随时间而消退
宫腔粘连带(羊膜片)	呈基底部宽的带状回声,厚约 2.5~4.0mm,突入并穿过宫腔。横切面呈带状
轮状胎盘	胎盘边缘向胎盘儿面广泛增厚卷曲,并沿胎盘边缘延伸。横切面上,呈带状
羊膜带综合征	羊膜腔内纤细的细条状结构,束缚、压迫、缠绕胎儿
子宫纵隔	早期宫内妊娠囊位于纵隔子宫或双角子宫的一侧。可呈楔形厚回声带,从宫底中央向宫腔延伸
双胎之一死亡形成的膜状结构	根据不同绒毛膜性,可表现为薄的羊膜或厚的绒毛膜及羊膜跨越宫腔
脐血管胎膜内走行:帆状脐带入口和副胎盘	在灰阶图像上,血管壁可以带状形式出现,彩色多普勒可见管腔充满血流信号

绒毛膜外胎盘

绒毛膜外胎盘广泛用于描述边缘轮状胎盘(circummarginate placenta)和轮状胎盘(circumvallate placenta)。两者都是发育异常,绒毛膜板的面积明显小于胎盘的面积,这导致胎盘环状边缘未被绒毛膜板所覆盖,因此产生绒毛膜外胎盘。由于绒毛膜板面积小于胎盘面积,导致绒毛膜板血管无法延伸至胎盘边

缘。裸露在外的胎盘环状边缘没有胎儿血管分布,只有羊膜和绒毛膜覆盖。边缘轮状胎盘是羊膜绒毛膜层平坦延伸并覆盖在胎盘边缘上。轮状胎盘是周边羊膜绒毛膜层向胎盘中央卷曲,而非向胎盘外缘平坦延伸(图 19-31)。

因此,边缘轮状胎盘没有明显的超声表现。相反,对于轮状胎盘,超声可表现为胎盘边缘突向羊膜腔的增厚卷曲的环状或片状回声,边界清楚。(图 19-32)。尽管有这些特征性的超声表现,但轮状胎盘的超声诊断敏感性很差[123]。

关于绒毛膜外胎盘的临床意义尚存在争议。部分研究报道轮状胎盘和不良结局之间具有相关性,不良结局主要包括产前出血、早产、胎盘早剥及围产期死亡[5,6,124~126]。此外,轮状胎盘暴露的胎盘越多,不良结局可能性越大[127]。相反,研究同时表明边缘轮状胎盘结局大多良好。

宫腔粘连带

宫腔粘连带是指子宫内膜损伤所导致的宫腔

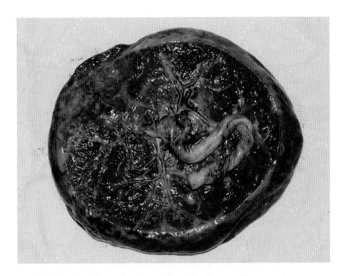

图 19-31　轮状胎盘。绒毛板血管突然停在环形的边缘。羊膜向中心褶皱,形成了特征性的卷曲边缘(Courtesy of Dr. Irwin Kerber, University of Texas Southwestern Medical Center, Dallas, Texas)

内条带样结构。在宫内妊娠的情况下,亦称为羊膜片,表明羊膜和绒毛膜呈片状覆盖宫腔粘连处。宫

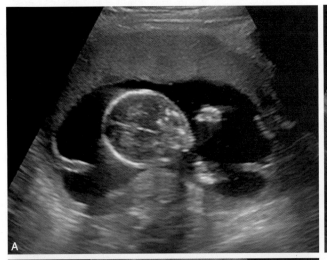

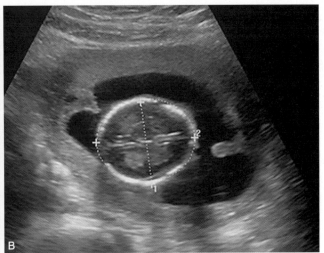

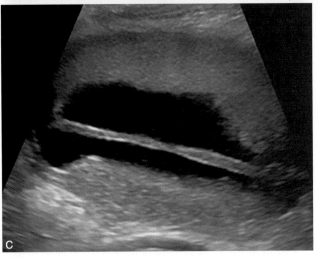

图 19-32　轮状胎盘。A、B. 妊娠 16 周,超声显示指尖状突起从两侧胎盘的外侧边缘延伸,为两层绒毛膜和羊膜。C. 在横切面上,卷曲边缘表现为一条厚厚的线性回声带,延伸到胎盘表面,呈搁板状

腔粘连的发病率为 0.5% ~ 1%[128~131]。最常见的病因为宫腔内手术史,如刮宫术,与无宫腔内手术史相比,有宫腔内手术史者宫腔粘连的发病率高15% ~ 30%[129,130]。

超声表现为较厚带状回声结构从宫腔的一侧壁延伸到另一侧壁(图 19-33),其基底部可能会稍宽,胎儿活动不受限制。沿着粘连带可有彩色多普勒血流,但粘连带的多普勒表现差异较大[128]。宫腔粘连带可与双绒毛膜双胎的厚分隔膜及胎盘血肿再吸收的线性回声相似,也可与轮状胎盘的卷曲边缘相似。粘连带与轮状胎盘的鉴别点是,前者的位置不限于胎盘边缘(图 19-31)。宫腔内线状结构的鉴别诊断包括宫腔粘连带和羊膜带综合征。这两者可以通过超声来鉴别,宫腔粘连带表现为孤立的、明显的带状回声,羊膜带综合征则表现为羊膜带很薄,一般在发现胎儿结构异常之后被确诊。

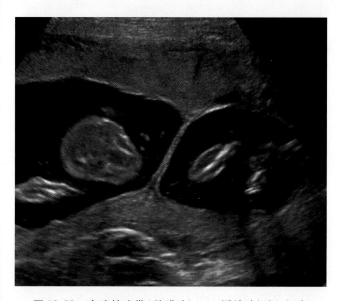

图 19-33　宫腔粘连带(羊膜片)。19 周单胎妊娠,超声显示一条厚厚的线性回声带连接宫腔的前后壁,与胎盘位置无关,这点可与轮状胎盘相鉴别,羊膜片亦不缠绕胎体

以前,羊膜片被认为是良性发现,超声评估的目的是排除其他疾病。然而,最近的研究指出粘连带与胎膜早破、早产和胎盘早剥有关[129~131]。胎儿生长受限和死胎等其他不良结局并不常见。即使发现宫腔粘连带,也没有证据支持需要改变产前处理原则[129,131]。

羊膜带综合征

羊膜带综合征较罕见,是由羊膜带截断、缠绕、束缚、压迫胎儿结构引起。也称为羊膜破裂复合征(AB-DC)和羊膜变形粘连和肢体残缺复合征(ADAM)。至少有 80% 的报告病例与肢体异常有关,主要是肢体残缺[132,133]。远端肢体或手指的截肢很常见,手比足更常见。其他异常可包括非解剖位置的面裂、唇裂/腭裂或脑膨出[134],脐带受累也很常见。在轻型病例中,羊膜带可表现为微弱带状回声缠绕在胎儿肢体上。也可发生涉及多个肢体和器官的广泛缺陷(图 19-34)。羊膜带伴有明显的脊柱畸形或严重的腹壁缺损则提示肢体-体壁综合征(limb body wall complex, LBWC),已在第 14 章(胎儿胃肠道和腹壁的超声评估)中讨论。

这种疾病既可被称为综合征也可被称为序列征,综合征意味着所有的异常都是由同一原因引起的;序列征意味着由原发性损伤引起一系列结构异常。这反映了对"根本原因"的争论。Torpin(1965)提出了一种理论,羊膜早期破裂,导致胚胎或胎儿缠绕在由下层绒毛膜产生的"黏性"中胚层带上[135]。Torpin 的外因论与 Streeter(1930)早些时候提出的内因论形成对比,即胚盘的异常是原发性损伤,羊膜带是继发性改变[136]。观察结果表明,羊膜带是横切而不是斜向切割胎儿部分胎体,并且羊膜带是横向缠绕胎体而非呈螺旋状沿着胎体走行,以上两种理论都无法解释这种改变(Bronshtein and Zimmer, 1997)[137]。尽管如此,大多数学者认为与羊膜带综合征有关的胎儿畸形是极其严重的,但是这种疾病的发病率极低。

通常情况下,在超声上,由羊膜带综合征引起的胎儿结构异常比羊膜带本身更易被识别(图 19-34)。一旦发现胎儿结构异常,建议行针对性的超声检查。如果发现胎儿肢体截断畸形或非典型部位(枕骨中线以外的部位)脑膨出,则应仔细评估羊膜带。同样,肢体末端水肿或肢体姿势异常也应引起重视。随着超声成像技术的发展和早孕期的常规筛查,羊膜带综合征在早孕后期即可发现[133]。胎儿预后一般取决于胎儿畸形的严重程度。羊膜带综合征的胎儿宫内治疗将在第 24 章(超声在胎儿治疗中的作用)中讨论。

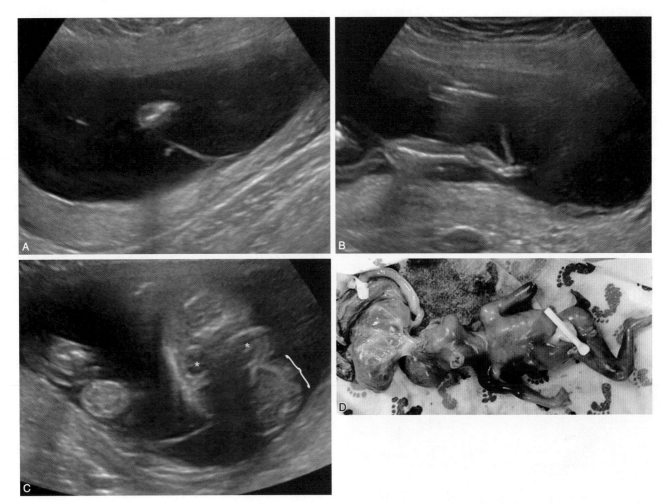

图 19-34 羊膜带综合征。A. 19 周单胎妊娠,超声显示子宫壁延伸出细长、不连续的线状结构。B. 胎儿的手臂似乎缠绕在这些羊膜带中。进一步检查显示,手和手指严重断裂。C. 羊膜带导致严重的不典型脑膨出(括号处)。星号标志着眼眶。D. 胎儿大体病理标本

脐带

正常发育

在胚胎发育期间,脐带(umbilical cord)包含由卵黄囊发育而来的脐肠系膜管(omphaloenteric duct),以及连接胚胎和胎盘的体蒂(body stalk)(图 19-34)。两根脐动脉位于体蒂内,起源于背主动脉,经过后期发育,自髂内动脉发出;尿囊(allantois)是卵黄囊尾侧伸向体蒂的憩室样结构,尿囊的小静脉汇聚成两根脐静脉。最终,尿囊的胚外部分和右脐静脉退化,仅保留一根左脐静脉。脐肠系膜管又称卵黄管,它连接原始肠管和卵黄囊,通常在妊娠第 7 周和第 10 周之间退化。

脐带中含有特殊的富含黏多糖的间充质——华通胶,包绕在脐血管周围。超声可以清晰辨别三根脐血管,但无法准确识别华通胶(图 19-35)。

脐带遗迹和脐带囊肿

在成熟脐带的横断面中,可以看到脐带发育过程中几种结构的遗迹。Jauniaux 团队(1989)分析了1000 条脐带,发现其中 1/4 有卵黄管(vitelline duct),尿囊管和胚胎血管的遗迹[138]。这些遗迹与先天性畸形或围产期并发症无关。由于体积小,多数不能在声像图中表现出来。

脐带囊肿可以发生于脐带的任何部位,根据其组织学起源不同分为真性囊肿和假性囊肿。真性囊肿囊壁衬有一层上皮细胞,包括尿囊管或卵黄管的残迹,大多位于脐带胎儿端(图 19-36)。脐尿管囊肿可能与脐尿管异常有关,被认为是膀胱和脐带之间的持续性通道——脐尿管未闭(patent urachus)。相反,由华通胶局部退化形成的假性囊肿更为常见,可发生在脐带的任何部位。真性囊肿和假性囊肿超声表现相似。

在早孕期超声检查中,单发脐带囊肿的检出率约

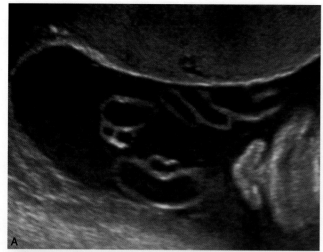

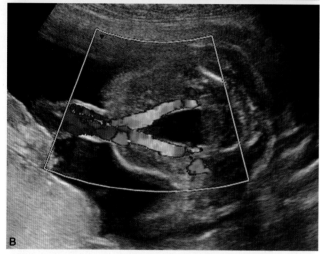

图 19-35　A.正常脐带的三血管横切面,包括两根脐动脉和一根较粗的脐静脉。B.彩色多普勒图像显示膀胱上动脉延续为胎儿两根脐动脉,包绕膀胱,故脐带由三根血管组成

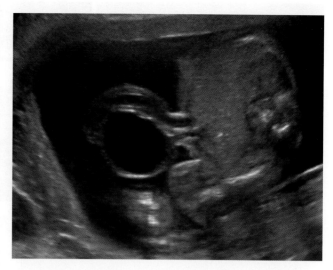

图 19-36　脐带囊肿。孕 20 周,在脐血管一侧,距离胎儿腹壁数毫米处可见一 2cm 的无回声囊肿。其鉴别诊断包括脐肠系膜管囊肿、尿囊管囊肿和羊膜包涵囊肿。假性囊肿也很常见,无上皮细胞覆盖,是华通胶的局灶性缺失

1%[139,140]。其中多数是孤立存在的,而且能够消失,与不良妊娠结局无关[140,141]。相反,多发囊肿可能会增加自发性流产或染色体非整倍体发生的风险[139]。在中、晚孕期持续存在的囊肿可增加胎儿畸形的风险,尤其是脐膨出(omphalocele)和脐尿管未闭,染色体非整倍体的发生风险也会增加[142]。因此,脐带囊肿是有针对性产科超声检查的指征。虽然如此,未合并畸形的脐带囊肿预后多是良好的。

脐带径线和脐带螺旋

大多数脐带长度为 40～70cm,小于 32cm 或大于 100cm 者少见。羊水量和胎动均可对脐带长度产生积极的影响。脐带过短与胎儿生长受限、先天畸形如体蒂异常、产时窘迫等有关,死产风险增加两倍[143,144]。脐带过长可能与脐带缠绕或脱垂、胎儿畸形、胎儿酸中毒和死亡相关。

产前超声不能测量脐带的确切长度。虽然不是超声检查规范的一部分,但是脐带直径已被作为胎儿预后的预测指标。华通胶的容量导致脐带直径的不同。有人认为,脐带直径过细与胎儿生长发育不良有关,脐带直径过宽与巨大儿有关。然而,该参数的临床实用性尚不清楚[145～148]。

尽管脐带螺旋不是超声检查规范的一部分,但是也可见于文献报道中。脐带血管通常沿着脐带方向向左螺旋[149]。每厘米脐带长度内的脐带旋转圈数称为脐带螺旋指数(umbilical coiling index,UCI)[150]。有报道超声测量的 UCI 正常值为 0.4,而产后实际测量值为 0.2(图 19-37,图 19-38)[151]。

多数 UCI 异常的妊娠结局正常。部分病理学家对胎盘和脐带的研究显示,螺旋过密或螺旋稀少增加了死产、宫内生长受限、产时窘迫、染色体异常或畸形发生的风险[152～156]。然而,超声评估 UCI 可能作用有限,因为它可能与产后标本获得的测量值不相符[153,157～159]。而且,脐带的螺旋会随着脐带节段位置而变化,胎儿侧的脐带螺旋更密,这可能会影响测量的准确性[160]。

脐带血管异常

单脐动脉

单脐动脉(single umbilical artery,SUA)是脐带内只有两根血管,超声仅在胎儿膀胱一侧发现一根动脉(图 19-39)。早孕期即可发现 SUA。中孕期,脐血管

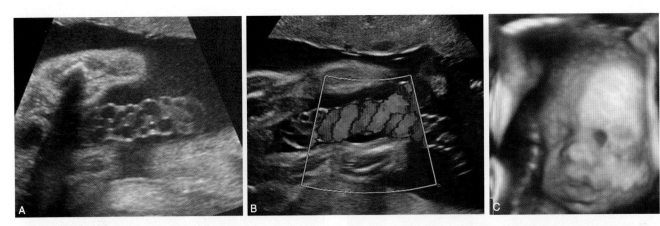

图19-37　脐带螺旋过密。A.中孕期常规超声检查中偶然发现脐带血管螺旋过密。B.彩色多普勒超声显示脐带螺旋。C.三维超声显示晚孕期的脐带螺旋

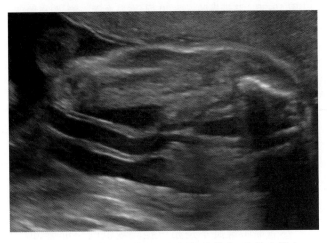

图19-38　脐带螺旋稀少。在整条脐带中,脐带血管全程螺旋稀少。两根脐动脉分列较粗的脐静脉两侧

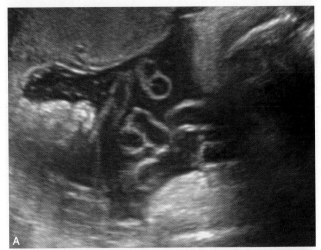

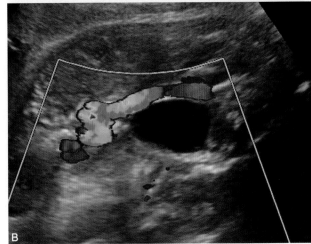

图19-39　单脐动脉,亦称双血管脐带。A.超声显示脐带横切面仅可见一根脐动脉和静脉。因为两根脐动脉可能在胎盘插入点附近融合,可疑单脐动脉应在胎儿膀胱水平确认。B.彩色多普勒成像显示,在充盈的膀胱附近只有一根脐动脉

数目是超声检查规范的一部分,SUA 容易被识别[13]。脐带的横切面只含一根动脉和一根静脉(图 19-39)。对可疑 SUA 的诊断应该在胎儿膀胱水平进行验证,因为两根脐动脉可能偶尔会在胎盘插入点附近融合。SUA 的发病机制包括两根脐动脉之一的原发性发育不全或继发性萎缩[161]。

在以人群为基础的系列研究中,中孕期单胎妊娠超声诊断 SUA 发病率为 0.4%～0.6%,在新生儿中患病率约为 1/200[162-164]。孕妇年龄、非整倍体染色体异常或可疑胎儿畸形等危险因素可增加单脐动脉患病率[165]。我们需要重点考虑的是,SUA 是否是孤立存在的,即是否合并严重胎儿结构异常或非整倍体染色体异常。大约 80% 的 SUA 是孤立存在的[162-164]。

在 SUA 的病例中,约 70% 为左侧的脐动脉缺失[165]。部分报道认为,左侧脐动脉缺失与胎儿畸形和染色体非整倍体关系更密切[166,167]。吸烟可增加双倍致病风险[164]。双胎妊娠中一个胎儿 SUA 患病率约为

2%,与绒毛膜性无关,因此双胎妊娠整体患病率约为 1%[168]。

SUA 与胎儿先天性畸形风险增加有关,特别是心脏和肾脏异常。在以人群为基础的系列研究中,SUA 的非整倍体胎儿心脏异常的风险为 7%,肾脏异常的风险约 5%,最常见的是肾盂扩张[162~164]。这意味着与正常单胎妊娠相比,心脏异常风险增加 20 倍,肾脏异常风险增加 3 倍。发现 SUA 后建议进行有针对性的超声检查。关于是否进行胎儿超声心动图检查是有争议的,特别是仅有孤立 SUA 时[162,169]。

当 SUA 合并胎儿畸形时,非整倍体染色体异常的风险显著增加。SUA 合并一个胎儿主要结构畸形时,非整倍体染色体异常风险约为 4%,如果存在多个主要结构异常时,非整倍体染色体异常风险则增加到 50%[170]。在非整倍体胎儿中,约 15% 有 SUA[165]。与 SUA 相关的最常见的染色体异常是 18 三体,其次是 13 三体、21 三体和三倍体[165,170]。重要的是,多数研究认为,不合并胎儿畸形时,非整倍体的风险不会因孤立性 SUA 而增加[165,167,170]。

孤立性 SUA 和胎儿生长受限之间的关系仍存在争议。最近的几项研究发现,孤立性 SUA 的低出生体重(≤同孕龄第十百分位数)患病率大约增加了两倍。然而,其他研究认为,胎儿生长受限发生率没有增加[166,171,172]。最近对 900 多名孤立性 SUA 孕妇进行系统回顾,结果发现,SUA 婴儿体重比正常脐血管婴儿轻约 50g,这一差异无统计学或临床意义[173]。该作者认为,孕期不应把生长评估作为常规超声检查项目[173]。

永久性右脐静脉

如前所述,发育充分的脐静脉通常是左脐静脉。右脐静脉在早期存在,之后大多退化。当右脐静脉持续存在时,左脐静脉退化——这样脐带就保持三根血管。这种变异是通过胎儿腹部切面而不是脐带切面检测到的。在胎儿腹围测量横切面,可见肝内永久性右脐静脉大多数位于胆囊右侧,而非左侧;并且朝向胎儿左侧的胃泡,而不是背离胃泡(图 19-40)。

作为一个孤立的超声表现,除非特意关注,永久性右脐静脉在出生时无明显表现。超声研究报道的患病率约千分之一[174,175]。约 25%~40% 病例伴发胎儿异常,尤其是心血管和肾脏畸形[174~176]。由于超声图像中永久性右脐静脉所合并的畸形更明显,永久性右脐静脉可能被忽略,因此患病率可能被低估。尽管如此,如果确定有右脐静脉,还是建议针对性的超声检查。如果永久性右脐静脉是孤立存在的,则认为它与染色体非整倍体无关,胎儿预后良好[174~176]。

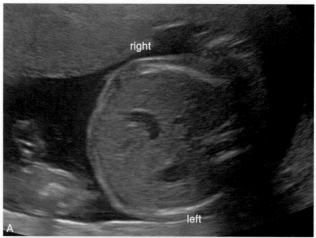

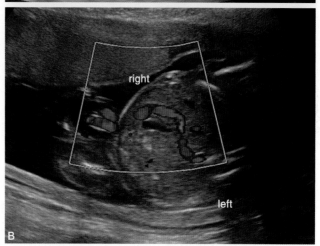

图 19-40　永久性右脐静脉。A. 孕 19 周胎儿腹部横切面显示,J-型的肝内脐静脉朝向左侧的胎儿胃泡,而不是背离胃泡。B. 彩色多普勒超声显示永久性右脐静脉在胆囊右侧走行

脐静脉曲张

脐静脉曲张(umbilical vein varix)是胎儿腹内段脐静脉的局限性扩张,而脐带是正常的。脐静脉曲张是通过测量脐静脉扩张最宽处内径而诊断的,通常位于胎儿腹内段近腹壁处。脐静脉内径通常随孕周的增加而增大,从孕 15 周时的约 3mm 到足月时的 8mm[177]。该图像为胎儿腹部横切面(图 19-41)。在大多数研究和病例报告中,当脐静脉测值≥9mm 或脐静脉肝外段比肝内段宽超过 50% 时诊断脐静脉曲张[178~182]。

据文献报道,晚孕期超声筛查脐静脉曲张患病率大约为 1/2000~1/400[178,180,182]。约 5%~10% 的脐静脉曲张与胎儿异常相关,10%~15% 的脐静脉曲张伴有非整倍体软指标异常。当伴有胎儿结构异常和非整倍体软指标异常时,染色体非整倍体风险增加,最常见的是 21 三体。这与早期的研究结果相反,之前研究显示,脐静脉曲张和主要结构畸形以及死胎显著相关[177,183]。

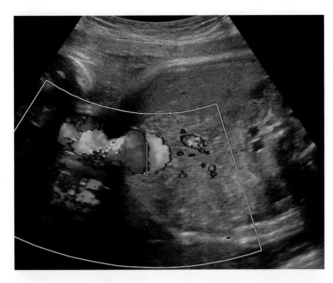

图 19-41　脐静脉曲张。彩色多普勒超声显示孕 36 周腹腔内脐静脉的局部扩张，内径为 17mm

而在最近研究显示，至少有 80% 的病例是孤立存在的，并且预后良好[178,179,182]。这也反映了对疾病认识的逐步深入及现代超声仪器分辨率的不断提高。

腹腔内肝外部分的脐静脉被认为是脐血液循环中最薄弱的部分[182]。在同种异体免疫、双胎输血综合征和双胎反向动脉灌注序列征等其他情况下，胎儿出现水肿、容量负荷过重或心脏衰竭时，这一薄弱点可能造成局部脐静脉扩张[178,180,182]。由于可能合并其他畸形，推荐对脐静脉曲张的胎儿进行针对性的超声检查。尽管缺少对胎儿定期检查可以改善妊娠结局的证据，我们依然支持。

脐带打结、脐带绕颈和脐带缠绕

虽然脐带打结或"真结"更多是在分娩时意外发现，但超声检查也会偶尔发现（图 19-42）。出生时脐带打结患病率接近 1%[184,185]。脐带打结相关因素包括脐带过长和多胎妊娠。在以人群为基础的系列研究中，脐带打结致胎儿死亡风险增加 4~10 倍[184,185]。彩色多普勒、能量多普勒、3D 或 4D 超声可以提高可疑病例的图像质量[186~189]。专家建议，超声发现脐带打结时建议进行胎儿监护，但尚没有明确证据支持对产前保健的特殊修改[187~190]。假结是指局部过长、蜷曲的脐带血管（图 19-43），并无临床意义。

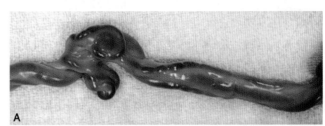

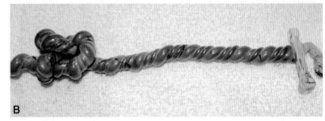

图 19-43　脐带打结和螺旋。A. 显示脐带假结，右侧的脐带螺旋稀少。B. 显示一复杂真结，右侧的脐带螺旋过密

脐带绕颈（nuchal cords）出生时的发生率大约为 15%~30%，不被认为是怀孕或分娩的并发症。必要时常使用腔内超声检查。产前检查到脐带绕颈一周与胎儿预后不良无关，也不推荐任何形式的监测。

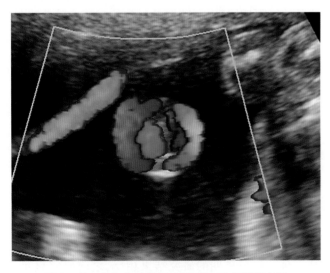

图 19-42　彩色多普勒超声显示孕 22 周脐带打结

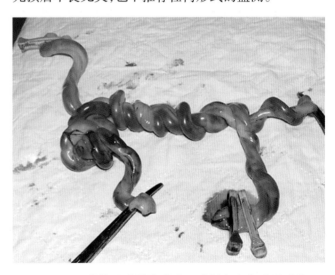

图 19-44　单绒毛膜单羊膜囊双胎剖宫产术后显示脐带明显缠绕（Courtesy of Dr. Seth Hawkins, University of Texas Southwestern Medical Center, Dallas, Texas）

当超声扫查单绒毛膜、单羊膜囊双胎时,脐带缠绕比较常见,而且在分娩时经常遇到(图 19-44)。最近的一项研究表明,所有的单羊膜囊双胎妊娠,如果刻意寻找,均能发现脐带缠绕[191](图 19-45)。在这些妊娠中,脐带缠绕不再被认为是围产期死亡的主要危险因素[192]。相反,单羊膜囊妊娠的不良结局更多的是由于双胎反向动脉灌注序列征、早产或伴发畸形等并发症导致。一旦胎儿出现异常,多需积极监测。

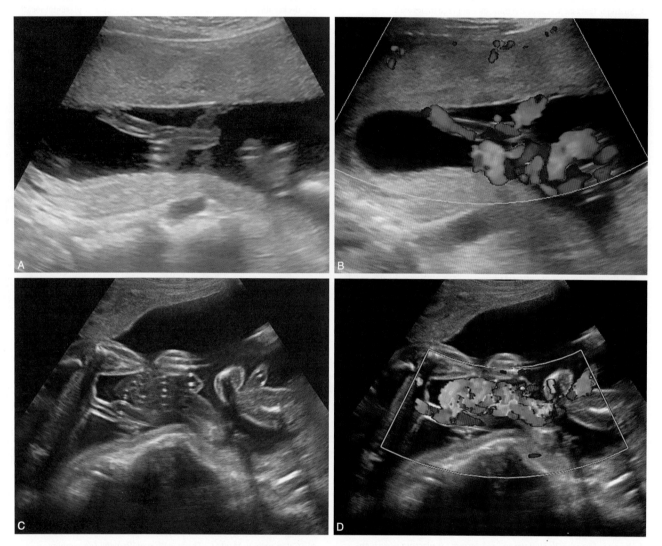

图 19-45　脐带缠绕。A. 妊娠 20 周单绒单羊膜囊双胎妊娠,两根脐带的胎盘插入点非常接近,并在胎盘插入点附近形成脐带缠绕。B. 彩色多普勒超声有助于直观显示脐带缠绕。C. 在胎儿腹壁的脐带插入处脐带缠绕也很明显。D. 彩色多普勒超声显示了两根缠绕的脐带。孕 32 周婴儿顺利经剖宫产分娩

总结

评估胎盘和脐带是产科超声的重要部分。评估胎盘下缘和宫颈内口之间的关系在中、晚孕时期是必不可少的。与血管前置相关的疾病包括前置胎盘或低置胎盘、帆状脐带入口、副胎盘或双叶胎盘。胎盘植入的超声诊断标准包括胎盘陷窝、胎盘后肌层变薄、膀胱-子宫浆膜层交界的不规则或连续性中断,以及彩色多普勒成像显示胎盘与膀胱-子宫浆膜层交界桥接血管形成。如果发现脐带或血管异常,包括脐带囊肿、SUA或持续性右脐静脉,建议针对性超声检查以评估胎儿是否存在畸形。最重要的是,无论胎盘位置以及是否出血,经阴道超声检查是可以安全且准确地评估胎盘的。

（尹虹　李扬　翻译　朱霞　审校）

参考文献

1. Benirschke K, Burton GJ, Baergen RN: Macroscopic features of the delivered placenta. In Benirschke K, Burton GJ, Baergen RN, editors: *Pathology of the Human Placenta*, ed 6, Berlin, Germany, 2012, Springer, pp 13–15.

2. Elchalal U, Ezra Y, Levi Y, et al: Sonographically thick placenta: a marker for increased perinatal risk—a prospective cross-sectional study. *Placenta* 21(2–3):268–272, 2000.

3. Hoddick WK, Mahony BS, Callen PW, et al: Placental thickness. *J Ultrasound Med* 4(9):479–482, 1985.

4. Tongsong T, Boonyanurak P: Placental thickness in the first half of pregnancy. *J Clin Ultrasound* 32(5):231–234, 2004.

5. Suzuki S, Igarashi M: Clinical significance of pregnancies with succenturiate lobes of placenta. *Arch Gynecol Obstet* 277(4):299–301, 2008.

6. Suzuki S, Igarashi M, Inde Y, et al: Abnormally shaped placentae in twin pregnancy. *Arch Gynecol Obstet* 281(1):65–69, 2010.

7. Pereira N, Yao R, Guilfoil DS, et al: Placenta membranacea with placenta accreta: radiologic diagnosis and clinical implications. *Prenat Diagn* 33(13):1293–1296, 2013.

8. Ravangard S, Henderson K, Fuller K: Placenta membranacea. *Arch Gynecol Obstet* 288(3):709–712, 2013.

9. Degani SM: Sonographic findings in fetal viral infections: a systematic review. *Obstet Gynecol Surv* 61(5):329–336, 2006.

10. Dombrowski MP, Wolfe HM, Saleh A, et al: The sonographically thick placenta: a predictor of increased perinatal morbidity and mortality. *Ultrasound Obstet Gynecol* 2(4):252–255, 1992.

11. Jauniaux E, Hustin J: Chromosomally abnormal early ongoing pregnancies: correlation of ultrasound and placental histological findings. *Human Pathol* 29(11):1195–1199, 1998.

12. Porat S, Fitzgerald B, Wright E, et al: Placental hyperinflation and the risk of adverse perinatal outcome. *Ultrasound Obstet Gynecol* 42(3):315–321, 2013.

13. American Institute of Ultrasound in Medicine: AIUM practice guideline for the performance of obstetric ultrasound examinations. *J Ultrasound Med* 32(6):1083–1101, 2013.

14. Olive EC, Roberts CL, Nassar N, et al: Test characteristics of placental location screening by transabdominal ultrasound at 18-20 weeks. *Ultrasound Obstet Gynecol* 28:944, 2006.

15. Quant HS, Friedman AM, Wang E, et al: Transabdominal ultrasonography as a screening test for second-trimester placenta previa. *Obstet Gynecol* 123:628, 2014.

16. Bhide A, Thilaganathan B: Recent advances in the management of placenta previa. *Curr Opin Obstet Gynecol* 16:447, 2004.

17. Oppenheimer LW, Farine D: A new classification of placenta previa: measuring progress in obstetrics. *Am J Obstet Gynecol* 201:227, 2009.

18. Oyelese Y, Smulian JC: Placenta previa, placenta accreta, and vasa previa. *Obstet Gynecol* 107:927, 2006.

19. Timor-Tritsch IE, Yunis RA: Confirming the safety of transvaginal sonography in patients suspected of placenta previa. *Obstet Gynecol* 81:742, 1993.

20. Ananth CV, Demissie K, Smulian JC, et al: Placenta previa in singleton and twin births in the United States, 1989 through 1998: a comparison of risk factor profiles and associated conditions. *Am J Obstet Gynecol* 188:275, 2003.

21. Faiz AS, Ananth CV: Etiology and risk factors for placenta previa: an overview and meta-analysis of observational studies. *J Matern Fetal Neonatal Med* 13(3):175–190, 2003.

22. Martin JA, Hamilton BE, Sutton PD, et al: Births: final data for 2003. *Natl Vital Stat Rep* 54(2):1–116, 2005.

23. Rosenberg T, Pariente G, Sergienko R, et al: Critical analysis of risk factors and outcome of placenta previa. *Arch Gynecol Obstet* 284:47–51, 2011.

24. Dashe JS, McIntire DD, Ramus RM, et al: Persistence of placenta previa according to gestational age at ultrasound detection. *Obstet Gynecol* 99:692–697, 2002.

25. Usta IM, Hobeika EM, Musa AA, et al: Placenta previa-accreta: risk factors and complications. *Am J Obstet Gynecol* 193:1045–1049, 2005.

26. Weis MA, Harper LM, Roehl KA, et al: Natural history of placenta previa in twins. *Obstet Gynecol* 120:753–758, 2012.

27. Obstetrical hemorrhage. In Cunningham FG, Leveno KJ, Bloom SL, et al, editors: *Williams Obstetrics*, ed 24, New York, 2014, McGraw-Hill, pp 793–806.

28. Dashe JS: Toward consistent terminology of placental location. *Semin Perinatol* 37:375, 2013.

29. Reddy UM, Abuhamad AZ, Levine D, et al; Fetal Imaging Workshop Invited Participants: Fetal imaging: executive summary of a joint Eunice Kennedy Shriver National Institute of Child Health and Human Development, Society for Maternal-Fetal Medicine, American Institute of Ultrasound in Medicine, American College of Obstetricians and Gynecologists, American College of Radiology, Society for Pediatric Radiology, and Society of Radiologists in Ultrasound Fetal Imaging Workshop. *Obstet Gynecol* 123(5):1070–1082, 2014.

30. Townsend RR, Laing FC, Nyberg DA, et al: Technical factors responsible for "placental migration": sonographic assessment. *Radiology* 160:105, 1986.

31. Becker Rh, Vonk R, Mende BC, et al: The relevance of placental location at 20-23 gestational weeks for prediction of placenta previa at delivery: evaluation of 8650 cases. *Ultrasound Obstet Gynecol* 17:496, 2001.

32. Lauria MR, Smith RS, Treadwell MC, et al: The use of second-trimester transvaginal sonography to predict placenta previa. *Ultrasound Obstet Gynecol* 8:337, 1996.

33. Taipale P, Hilesmaa V, Ylostalo P: Diagnosis of placenta previa by transvaginal sonographic screening at 12-16 weeks in a nonselected population. *Obstet Gynecol* 89:364, 1997.

34. Vergani P, Ornaghi S, Pozzi I, et al: Placenta previa: distance to internal os and mode of delivery. *Am J Obstet Gynecol* 201:266.e1–266.e5, 2009.

35. Heller HT, Mullen KM, Gordon RW, et al: Outcomes of pregnancies with a low-lying placenta diagnosed on second-trimester sonography. *J Ultrasound Med* 33:691, 2014.

36. Bhide A, Prefumo F, Moore J, et al: Placental edge to internal os distance in the late third trimester and mode of delivery in placenta praevia. *Br J Obstet Gynaecol* 110:860, 2003.

37. Matsubara S, Ohkuchi A, Kikkawa M, et al: Blood loss in low-lying placenta: placental edge to cervical internal os distance of less vs. more than 2 cm. *J Perinat Med* 36:507, 2008.

38. Bronsteen R, Valice R, Lee W, et al: Effect of a low-lying placenta on delivery outcome. *Ultrasound Obstet Gynecol* 33:204, 2009.

39. Kent EM, Breathnach FM, Gillan JE, et al: Placental cord insertion and birthweight discordance in twin pregnancies: results of the national prospective ESPRiT Study. *Am J Obstet Gynecol* 205:376.e1, 2011.

40. Ebbing C, Kiserud T, Johnsen SL, et al: Prevalence, risk factors, and outcomes of velamentous and marginal cord insertions: a population-based study of 634,741 pregnancies. *PLoS ONE* 8:e70380, 2013.

41. Benirschke K, Burton GJ, Baergen RN: Anatomy and pathology of the umbilical cord. In Benirschke K, Burton GJ, Baergen RN, editors: *Pathology of the Human Placenta*, ed 6, Berlin, Germany, 2012, Springer, pp 309–375.

42. Esakoff TF, Cheng YW, Snowden JM, et al: Velamentous cord insertion: is it associated with adverse perinatal outcomes? *J Matern Fetal Neonatal Med* 28(4):409–412, 2015.

43. Pinar H, Goldenberg RL, Koch MA, et al: Placental findings in singleton stillbirths. *Obstet Gynecol* 123:325, 2014.

44. Bronsteen R, Whitten A, Balasubramanian M, et al: Vasa previa: clinical presentations, outcomes, and implications for management. *Obstet Gynecol* 122:352, 2013.

45. Oyelese KO, Tuner M, Lees C, et al: Vasa previa: an avoidable obstetric tragedy. *Obstet Gynecol Surv* 54:138, 1999.

46. Catanzarite V, Maida C, Thomas W, et al: Prenatal sonographic diagnosis of vasa previa: ultrasound findings and obstetric outcome in ten cases. *Ultrasound Obstet Gynecol* 18:109, 2001.

47. Oyelese Y, Catanzarite V, Prefumo F, et al: Vasa previa: the impact of prenatal diagnosis on outcomes. *Obstet Gynecol* 103:937, 2004.

48. Rebarber A, Dolin C, Fox NS, et al: Natural history of vasa previa across gestation using a screening protocol. *J Ultrasound Med* 33:141, 2014.

49. Schachter M, Tovbin Y, Arieli S, et al: In vitro fertilization is a risk factor for vasa previa. *Fertil Steril* 78:642, 2002.

50. Gagnon R1, Morin L, Bly S, et al; Society of Obstetricians and Gynaecologists of Canada: Clinical Practice Guideline: guidelines for the management of vasa previa. *J Obstet Gynaecol Can* 31(8):748–760, 2009.

51. Miller DA, Chollet JA, Goodwin TM: Clinical risk factors for placenta previa-placenta accreta. *Am J Obstet Gynecol* 177:210, 1997.

52. American College of Obstetricians and Gynecologists: ACOG Committee Opinion No. 529: placenta accreta. *Obstet Gynecol* 120:207, 2012.

53. Silver RM, Landon MB, Rouse DJ, et al: Maternal morbidity associated with multiple repeat cesarean deliveries. *Obstet Gynecol* 107:1226, 2006.

54. Eller AG, Bennett MA, Sharshiner M, et al: Maternal morbidity in cases of placenta accreta managed by a multidisciplinary care team compared with standard obstetric care. *Obstet Gynecol* 117:331, 2011.

55. Abuhamad A: Morbidly adherent placenta. *Semin Perinatol* 37:359, 2013.

56. Flood KM, Said S, Geary M, et al: Changing trends in peripartum hysterectomy over the last 4 decades. *Am J Obstet Gynecol* 220:632.e1, 2009.

57. Wu S, Kicherginsky M, Hibbard JU: Abnormal placentation: twenty-year analysis. *Am J Obstet Gynecol* 192:1458, 2005.

58. Weiniger CF, Einav S, Deutsch L, et al: Outcomes of prospectively-collected consecutive cases of antenatal-suspected placenta accreta. *Int J Obstet Anesth* 22:273, 2013.

59. Koai E, Kadpawat A, Gebb J, et al: Clinical outcomes of anterior compared with posterior placenta accreta. *Obstet Gynecol* 123(Suppl 1):60S, 2014.

60. Mathiesen E, Hohenwalter M, Basir Z, et al: Placenta increta after hysteroscopic myomectomy. *Obstet Gynecol* 122:478, 2013.

61. Hare AA, Olah KS: Pregnancy following endometrial ablation: a review article. *J Obstet Gynaecol* 25:108, 2005.

62. Hamar BD, Wolff EF, Kodaman PH, et al: Premature rupture of membranes, placenta increta, and hysterectomy in a pregnancy following endometrial ablation. *J Perinatol* 26:135, 2006.

63. Roux I, Das M, Fernandez H, et al: Pregnancy following endometrial ablation: a report of 3 cases. *J Reprod Med* 58:173, 2013.

64. Al-Serehi A, Mhoyan A, Brown M, et al: Placenta accreta: an association with fibroids and Asherman syndrome. *J Ultrasound Med* 27:1623, 2008.

65. Twickler DM, Lucas ML, Balis AB, et al: Color flow mapping for myometrial invasion in women with a prior cesarean delivery. *J Matern Fetal Med* 9(6):330–335, 2000.

66. Finberg HJ, Williams JW: Placenta accreta: prospective sonographic diagnosis in patients with placenta previa and prior cesarean section. *J Ultrasound Med* 11:333, 1992.

67. Cali G, Giambranco L, Puccio G, et al: Morbidly adherent placenta: evaluation of ultrasound diagnostic criteria and differentiation of placenta accreta from percreta. *Ultrasound Obstet Gynecol* 41:406, 2013.

68. Comstock CH, Love JJ, Bronsteen RA, et al: Sonographic detection of placenta accreta in the second and third trimesters of pregnancy. *Am J Obstet Gynecol* 190:1135, 2004.

69. Comstock CH, Bronsteen RA: The antenatal diagnosis of placenta accreta. *Br J Obstet Gynaecol* 121:171, 2014.

70. D'Antonio F, Iacovella C, Bhide A: Prenatal identification of invasive placentation using ultrasound: systemic review and meta-analysis. *Ultrasound Obstet Gynecol* 42:509, 2013.

71. Rac MWF, Dashe JS, Wells CE, et al: Ultrasound predictors of placental invasion: the Placenta Accreta Index. *Am J Obstet Gynecol* 212(3): 343.e1–343.e7, 2015.

72. Warshak CR, Eskander R, Hull AD, et al: Accuracy of ultrasonography and magnetic resonance imaging in the diagnosis of placenta accreta. *Obstet Gynecol* 108:573, 2006.

73. McLean LA, Heilbrun ME, Eller AG, et al: Assessing the role of magnetic resonance imaging in the management of gravid patients at risk for placenta accreta. *Acad Radiol* 18(9):1175–1180, 2011.

74. Timor-Tritsch IE, Monteagudo A: Unforseen consequences of the increasing rate of cesarean deliveries: early placenta accreta and cesarean scar pregnancy. A review. *Am J Obstet Gynecol* 207(1):14–29, 2012.

75. Moschos E, Wells CE, Twickler DM: Biometric sonographic findings of abnormally adherent trophoblastic implantations on cesarean delivery scars. *J Ultrasound Med* 33:475, 2014.

76. Sinha P, Mishra M: Cesarean scar pregnancy: a precursor of placenta percreta/accreta. *J Obstet Gynaecol* 32:621, 2012.

77. Timor-Tritsch IE, Monteagudo A, Cali G, et al: Cesarean scar pregnancy and early placenta accreta share a common histology. *Ultrasound Obstet Gynecol* 43(4):383–395, 2014.

78. Timor-Tritsch IE, Monteagudo A, Santos R, et al: The diagnosis, treatment, and follow-up of cesarean scar pregnancy. *Am J Obstet Gynecol* 207(1):44.e1–44.e13, 2012.

79. Ballas J, Pretorius D, Hull AD, et al: Identifying sonographic markers for placenta accreta in the first trimester. *J Ultrasound Med* 31:1835, 2012.

80. Timor-Tritsch IE, Monteagudo A, Cali G, et al: Cesarean scar pregnancy is a precursor of morbidly adherent placenta. *Ultrasound Obstet Gynecol* 44(3):346–353, 2014.

81. Moschos E, Sreenarasimhaiah S, Twickler DM: First-trimester diagnosis of cesarean scar ectopic pregnancy. *J Clin Ultrasound* 36:504, 2008.

82. Jauniaux E, Moscoso G, Campbell S, et al: Correlation of ultrasound and pathologic findings of placental anomalies in pregnancies with elevated maternal serum α-fetoprotein. *Eur J Obstet Gynecol Reprod Biol* 37(3):219–230, 1990.

83. Brown DL, DiSalvo DN, Frates MC, et al: Placental surface cysts detected on sonography: histologic and clinical correlation. *J Ultrasound Med* 21(6):641–646, 2002.

84. Brown HL, Miller JM, Jr, Khawli O, et al: Premature placental calcification in maternal cigarette smokers. *Obstet Gynecol* 71(6):914–917, 1988.

85. Fox H, Sebire NJ: Macroscopic abnormalities of the placenta. In Fox H, Sebire NJ, editors: *Pathology of the Placenta*, ed 3, Philadelphia, 2007, WB Saunders, pp 95–145.

86. Grannum PA, Berkowitz RL, Hobbins JC: The ultrasonic changes in the maturing placenta and their relation to fetal pulmonic maturity. *Am J Obstet Gynecol* 133(8):915–922, 1979.

87. Hill LM, Breckle R, Ragozzino MW, et al: Grade 3 placentation: incidence and neonatal outcome. *Obstet Gynecol* 61(6):728–732, 1983.

88. Moran M, Ryan J, Higgins M, et al: Poor agreement between operators on grading of the placenta. *J Obstet Gynaecol* 31(1):24–28, 2011.

89. Sau A, Seed P, Langford K: Intraobserver and interobserver variation in the sonographic grading of placental maturity. *Ultrasound Obstet Gynecol* 23(4):374–377, 2004.

90. Chen KH, Chen LR, Lee YH: Exploring the relationship between preterm placental calcification and adverse maternal and fetal outcome. *Ultrasound Obstet Gynecol* 37(3):328–334, 2011.

91. Chen KH, Chen LR, Lee YH: The role of preterm placental calcification in high-risk pregnancy as a predictor of poor uteroplacental blood flow and adverse pregnancy outcome. *Ultrasound Med Biol* 38(6):1011–1018, 2012.

92. McKenna D, Tharmaratnam S, Mahsud S, et al: Ultrasonic evidence of placental calcification at 36 weeks' gestation: maternal and fetal outcomes. *Acta Obstet Gynecol Scand* 84(1):7–10, 2005.

93. Patterson RM, Hayashi RH, Cavazos D: Ultrasonographically observed early placental maturation and perinatal outcome. *Am J Obstet Gynecol* 147(7):773–777, 1983.

94. Proud JG: Third trimester placental grading by ultrasonography as a test of fetal wellbeing. *BMJ* 294(6588):1641–1644, 1987.

95. Nyberg DA, Cyr DR, Mack LA, et al: Sonographic spectrum of placental abruption. *AJR Am J Roentgenol* 148:161, 1987.

96. Nagy S, Bush M, Stone J, et al: Clinical significance of subchorionic and retroplacental hematomas detected in the first trimester of pregnancy. *Obstet Gynecol* 102:94, 2003.

97. Norman SM, Odibo AO, Macones GA, et al: Ultrasound-detected subchorionic hemorrhage and the obstetric implications. *Obstet Gynecol* 116:311, 2010.

98. Ball RH, Ade CM, Schoenborn JA, et al: The clinical significance of ultrasonographically detected subchorionic hemorrhages. *Am J Obstet Gynecol* 174:996, 1996.

99. Maso G, D'Ottavio G, De Seta F, et al: First-trimester intrauterine hematoma and outcome of pregnancy. *Obstet Gynecol* 105:339, 2005.

100. Tuuli MG, Norman SM, Odibo AO, et al: Perinatal outcomes in women with subchorionic hematoma. *Obstet Gynecol* 117:1205, 2011.

101. Ananth CV, Berkowitz GS, Savitz DA, et al: Placental abruption and adverse perinatal outcomes. *JAMA* 282:1646, 1999.

102. Glantz C, Purnell L: Clinical utility of sonography in the diagnosis and treatment of placental abruption. *J Ultrasound Med* 21:837, 2002.

103. Guschmann M, Henrich W, Entezami M, Dudenhausen JW: Chorioangioma—new insights into a well-known problem. I. Results of a clinical and morphological study of 136 cases. *J Perinat Med* 31(2):163–169, 2003.

104. Wou K, Chen MF, Mallozzi A, et al: Pregnancy outcomes and ultrasonographic diagnosis in patients with histologically-proven placental chorioangioma. *Placenta* 32(9):671–674, 2011.

105. Khong TY, George K: Maternal serum alpha-fetoprotein levels in chorioangiomas. *Am J Perinatol* 11(03):245–248, 1994.

106. Zalel Y, Weisz B, Gamzu R, et al: Chorioangiomas of the placenta: sonographic and Doppler flow characteristics. *J Ultrasound Med* 21(8):909–913, 2002.

107. Taori K, Patil P, Attarde V, et al: Chorioangioma of placenta: sonographic features. *J Clin Ultrasound* 36(2):113–115, 2008.

108. Prapas N, Liang RI, Hunter D, et al: Color Doppler imaging of placental masses: differential diagnosis and fetal outcome. *Ultrasound Obstet Gynecol* 16(6):559–563, 2000.

109. Al Wattar BH, Hillman SC, Marton T, et al: Placenta chorioangioma: a rare case and systematic review of literature. *J Matern Fetal Neonatal Med* 27(10):1055–1063, 2013.

110. Jauniaux E, Ogle R: Color Doppler imaging in the diagnosis and management of chorioangiomas. *Ultrasound Obstet Gynecol* 15(6):463–467, 2000.

111. Wehrens XH, Offermans JP, Snijders M, et al: Fetal cardiovascular response to large placental chorioangiomas. *J Perinat Med* 32(2):107–112, 2004.

112. Sepulveda W, Alcalde JL, Schnapp C, et al: Perinatal outcome after prenatal diagnosis of placental chorioangioma. *Obstet Gynecol* 102(5 Pt 1):1028–1033, 2003.

113. Zanardini C, Papageorghiou A, Bhide A, et al: Giant placental chorioangioma: natural history and pregnancy outcome. *Ultrasound Obstet Gynecol* 35(3):332–336, 2010.

114. Jones K, Tierney K, Grubbs BH, et al: Fetoscopic laser photocoagulation of feeding vessels to a large placental chorioangioma following fetal deterioration after amnioreduction. *Fetal Diagn Ther* 31(3):191–195, 2012.

115. Lau TK, Leung TY, Yu SCH, et al: Prenatal treatment of chorioangioma by microcoil embolisation. *Br J Obstet Gynaecol* 110(1):70–73, 2003.

116. Nicolini U, Zuliani G, Caravelli E, et al: Alcohol injection: a new method of treating placental chorioangiomas. *Lancet* 353(9165):1674–1675, 1999.

117. Quintero RA, Reich H, Romero R, et al: In utero endoscopic devascularization of a large chorioangioma. *Ultrasound Obstet Gynecol* 8(1):48–52, 1996.

118. Sepulveda W, Wong AE, Herrera L, et al: Endoscopic laser coagulation of feeding vessels in large placental chorioangiomas: report of three cases and review of invasive treatment options. *Prenat Diagn* 29(3):201–206, 2009.

119. Ogino S, Redline RW: Villous capillary lesions of the placenta: distinctions between chorangioma, chorangiomatosis, and chorangiosis. *Human Pathol* 31(8):945–954, 2000.

120. Amer HZ, Heller DS: Chorangioma and related vascular lesions of the placenta—a review. *Fetal Pediatr Pathol* 29(4):199–206, 2010.

121. Evers IM, Nikkels PGJ, Sikkema JM, et al: Placental pathology in women with type 1 diabetes and in a control group with normal and large-for-gestational-age infants. *Placenta* 24(8–9):819–825, 2003.

122. Gupta R, Nigam S, Arora P, et al: Clinico-pathological profile of 12 cases of chorangiosis. *Arch Gynecol Obstet* 274(1):50–53, 2006.

123. Harris RD, Wells WA, Black WC, et al: Accuracy of prenatal sonography for detecting circumvallate placenta. *AJR Am J Roetgenol* 168(6):1603–1608, 1997.

124. Benson RC, Fujikura T: Circumvallate and circummarginate placenta. Unimportant clinical entities. *Obstet Gynecol* 34(6):799–804, 1969.

125. Wentworth P: Circumvallate and circummarginate placentas. Their incidence and clinical significance. *Am J Obstet Gynecol* 102(1):44–47, 1968.

126. Sebire NJ, Sepulveda W: Correlation of placental pathology with prenatal ultrasound findings. *J Clin Pathol* 61(12):1276–1284, 2008.

127. Rolschau J: The relationship between some disorders of the umbilical cord and intrauterine growth retardation. *Acta Obstet Gynecol Scand* 72:15–21, 1978.

128. Ozkavukcu E, Haliloğlu N: Gray-scale and color Doppler US findings of amniotic sheets. *Diagn Interv Radiol* 18:298–302, 2012.

129. Gun I, Muhcu M, Mungen E, et al: Effect of an amniotic sheet on pregnancy outcomes. *J Ultrasound Med* 32(5):807–813, 2013.

130. Nelson LD, Grobman WA: Obstetric morbidity associated with amniotic sheets. *Ultrasound Obstet Gynecol* 36:324–327, 2010.

131. Tuuli MG, Shanks A, Bernhard L, et al: Uterine synechiae and pregnancy complications. *Obstet Gynecol* 119(4):810–814, 2012.

132. Martinez-Frias ML, Bermejo E, Pinilla ER: Body stalk defects, body wall defects, amniotic bands with and without body wall defects, and gastroschisis: comparative epidemiology. *Am J Med Genet* 92:13–18, 2000.

133. Barzilay E, Harel Y, Haas J, et al: Prenatal diagnosis of amniotic band syndrome—risk factors and ultrasonic signs. *J Matern Fetal Neonatal Med* 28(3):281–283, 2015. [Epub 2014 May 22].

134. Obdeijn MC, Offringa PJ, Bos RR, et al: Facial clefts and associated limb anomalies: description of three cases and a review of the literature. *Cleft Palate Craniofac J* 47(6):661–667, 2010.

135. Torpin R: Amniochorionic mesoblastic fibrous strings and amnionic bands: associated constricting fetal malformations or fetal death. *Am J Obstet Gynecol* 91:65–75, 1965.

136. Streeter GL: Focal deficiencies in fetal tissues and their relation to intrauterine amputation. *Contrib Embryol* 22:1, 1930.

137. Bronshtein M, Zimmer EZ: Do amniotic bands amputate fetal organs? *Ultrasound Obstet Gynecol* 10:309–311, 1997.

138. Jauniaux E, De Munter C, Vanesse M, et al: Embryonic remnants of the umbilical cord: morphologic and clinical aspects. *Hum Pathol* 20(5):458–462, 1989.

139. Ghezzi F, Raio L, Di Naro E, et al: Single and multiple umbilical cord cysts in early gestation: two different entities. *Ultrasound Obstet Gynecol* 21:215–219, 2003.

140. Gilboa Y, Kivilevitch Z, Katorza E, et al: Outcomes of fetuses with umbilical cord cysts diagnosed during nuchal translucency examination. *J Ultrasound Med* 30(11):1547–1551, 2011.

141. Hannaford K, Reeves S, Wegner E: Umbilical cord cysts in the first trimester: are they associated with pregnancy complications? *J Ultrasound Med* 32(5):801–806, 2013.

142. Zangen R, Boldes R, Yaffe H, et al: Umbilical cord cysts in the second and third trimesters: significance and prenatal approach. *Ultrasound Obstet Gynecol* 36(3):296–301, 2010.

143. Berg TG, Rayburn WF: Umbilical cord length and acid-base balance at delivery. *J Reprod Med* 40(1):9–12, 1995.

144. Krakowiak P, Smith EN, de Bruyn G, et al: Risk factors and outcomes associated with a short umbilical cord. *Obstet Gynecol* 103(1):119–127, 2004.

145. Barbieri C, Cecatti JG, Krupa F, et al: Validation study of the capacity of the reference curves of ultrasonographic measurements of the umbilical cord to identify deviations in estimated fetal weight. *Acta Obstet Gynecol Scand* 87(3):286–291, 2008.

146. Cromi A, Ghezzi F, Di Naro E, et al: Large cross-sectional area of the umbilical cord as a predictor of fetal macrosomia. *Ultrasound Obstet Gynecol* 30(6):861–866, 2007.

147. Raio L, Ghezzi F, Di Naro E, et al: Sonographic measurement of the umbilical cord and fetal anthropometric parameters. *Eur J Obstet Gynecol Reprod Biol* 83(2):131–135, 1999.

148. Raio L, Ghezzi F, Di Naro E, et al: Umbilical cord morphologic characteristics and umbilical artery Doppler parameters in intrauterine growth-restricted fetuses. *J Ultrasound Med* 22(12):1341–1347, 2003.

149. Lacro RV, Jones KL, Benirschke K: The umbilical cord twist: origin, direction, and relevance. *Am J Obstet Gynecol* 157(4 Pt 1):833–838, 1987.

150. Strong TH, Jr, Jarles DL, Vega JS, et al: The umbilical coiling index. *Am J Obstet Gynecol* 170(1 Pt 1):29–32, 1994.

151. Sebire NJ: Pathophysiological significance of abnormal umbilical cord coiling index. *Ultrasound Obstet Gynecol* 30(6):804–806, 2007.

152. Chitra T, Sushanth YS, Raghavan S: Umbilical coiling index as a marker of perinatal outcome: an analytical study. *Obstet Gynecol Int* 2012:213689, 2012.

153. de Laat MW, Franx A, Nikkels PGJ, et al: Prenatal ultrasonographic prediction of the umbilical coiling index at birth and adverse pregnancy outcome. *Ultrasound Obstet Gynecol* 28(5):704–709, 2006.

154. de Laat MW, Meij JJC, Visser GH, et al: Hypercoiling of the umbilical cord and placental maturation defect: associated pathology? *Pediatr Devl Pathol* 10(4):293–299, 2007.

155. Ernst LM, Minturn L, Huang MH, et al: Gross patterns of umbilical cord coiling: correlations with placental histology and stillbirth. *Placenta* 34(7):583–588, 2013.

156. Jessop FA, Lees CC, Pathak S, et al: Umbilical cord coiling: clinical outcomes in an unselected population and systematic review. *Virchows Arch* 464(1):105–112, 2014.

157. Qin Y, Lau TK, Rogers MS: Second-trimester ultrasonographic assessment of the umbilical coiling index. *Ultrasound Obstet Gynecol* 20(5):458–463, 2002.

158. Predanic M, Perni SC, Chasen ST, et al: Assessment of umbilical cord coiling during the routine fetal sonographic anatomic survey in the second trimester. *J Ultrasound Med* 24(2):185–191, 2005.

159. Kurita M, Hasegawa J, Mikoshiba T, et al: Ultrasound evaluation of the

amount of Wharton's jelly and the umbilical coiling index. *Fetal Diagn Ther* 26(2):85–89, 2009.

160. Blickstein I, Varon Y, Varon E: Implications of differences in coiling indices at different segments of the umbilical cord. *Gynecol Obstet Invest* 52(3):203–206, 2001.

161. Fox H, Sebire NJ: Pathology of the umbilical cord. In Fox H, Sebire NJ, editors: *Pathology of the Placenta*, ed 3, Philadelphia, 2007, WB Saunders, pp 473–509.

162. Defigueiredo D, Dagklis T, Zidere V, et al: Isolated single umbilical artery: need for specialist echocardiography? *Ultrasound Obstet Gynecol* 36:553, 2010.

163. Hua M, Odibo AO, Macones GA, et al: Single umbilical artery and its associated findings. *Obstet Gynecol* 115(5):930, 2010.

164. Murphy-Kaulbeck L, Dodds L, Joseph KS, et al: Single umbilical artery risk factors and pregnancy outcomes. *Obstet Gynecol* 116(4):843, 2010.

165. Lubusky M, Dhaifalah I, Prchazka M, et al: Single umbilical artery and its siding in the second trimester of pregnancy: relation to chromosomal defects. *Prenat Diagn* 27:327, 2007.

166. Abuhamad AZ, Shaffer W, Mari G, et al: Single umbilical artery: does it matter which artery is missing? *Am J Obstet Gynecol* 173:728, 1995.

167. Geipel A, Germer U, Welp T, et al: Prenatal diagnosis of single umbilical artery: determination of the absent side, associated anomalies, Doppler findings, and perinatal outcome. *Ultrasound Obstet Gynecol* 15:114, 2000.

168. Stout MJ, Odibo AO, Longman R, et al: The incidence of isolated single umbilical artery in twins and adverse pregnancy outcomes. *Prenat Diagn* 33:269, 2013.

169. Prefumo F, Guven MA, Carvalho JS: Single umbilical artery and congenital heart disease in selected and unselected populations. *Ultrasound Obstet Gynecol* 35:552, 2010.

170. Dagklis T, Defigueiredo D, Staboulidou I, et al: Isolated single umbilical artery and fetal karyotype. *Ultrasound Obstet Gynecol* 36:291, 2010.

171. Predanic M, Perni SC, Friedman A, et al: Fetal growth assessment and neonatal birth weight in fetuses with an isolated single umbilical artery. *Obstet Gynecol* 105:1093, 2005.

172. Bombrys AE, Neiger R, Hawkins S, et al: Pregnancy outcome in isolated single umbilical artery. *Am J Perinatol* 25:239, 2008.

173. Voskamp BJ, Fleurke-Rozema H, Oude-Rengerink K, et al: Relationship of isolated single umbilical artery to fetal growth, aneuploidy, and perinatal mortality: systematic review and meta-analysis. *Ultrasound Obstet Gynecol* 42(6):622–628, 2013.

174. Weichert J, Hartge D, Germer U, et al: Persistent right umbilical vein: a prenatal condition worth mentioning? *Ultrasound Obstet Gynecol* 37:543, 2011.

175. Martinez R, Gamez F, Bravo C, et al: Perinatal outcome of ultrasound prenatal diagnosis of persistent right umbilical vein. *Eur J Obstet Gynecol Reprod Biol* 168:36, 2013.

176. Wolman I, Gull I, Fait G, et al: Perisistent right umbilical vein: incidence and significance. *Ultrasound Obstet Gynecol* 19:562, 2002.

177. Mahoney BS, McGahan JP, Nyberg DA, et al: Varix of the fetal intra-abdominal umbilical vein: comparison with normal. *J Ultrasound Med* 11:73, 1992.

178. Byers BD, Goharkhay N, Mateus J, et al: Pregnancy outcome after ultrasound diagnosis of fetal intra-abdominal umbilical vein varix. *Ultrasound Obstet Gynecol* 33(3):282–286, 2009.

179. Weissmann-Brenner A, Simchen MJ, Moran O, et al: Isolated fetal umbilical vein varix—prenatal sonographic diagnosis and suggested management. *Prenat Diagn* 29:229, 2009.

180. Mankuta D, Nadjari M, Pomp G: Isolated fetal intra-abdominal umbilical vein varix: clinical importance and recommendations. *J Ultrasound Med* 30:273, 2011.

181. Cohen Y, Har-Tov J, Fait G, et al: Ultrasonographic evidence of intra-abdominal umbilical vein dilatation: is it a true varix? *Ultrasound Med Biol* 38:412, 2012.

182. Lee SW, Kim MY, Kim JE, et al: Clinical characteristics and outcomes of antenatal fetal intra-abdominal umbilical vein varix detection. *Obstet Gynecol Sci* 57:181, 2014.

183. Sepulveda W, Mackenna A, Sanchez J, et al: Fetal prognosis in varix of the intrafetal umbilical vein. *J Ultrasound Med* 17:171, 1998.

184. Airas U, Heinonen S: Clinical significance of true umbilical knots: a population-based analysis. *Am J Perinatol* 19:127, 2002.

185. Sornes T: Umbilical cord knots. *Acta Obstet Gynecol Scand* 79:157, 2000.

186. Ramon y Cajal CL, Martinez RO: Four-dimensional ultrasonography of a true knot of the umbilical cord. *Am J Obstet Gynecol* 195:896, 2006.

187. Scioscia M, Fornale M, Bruni F, et al: Four-dimensional and Doppler sonography in the diagnosis and surveillance of a true cord knot. Case report. *J Clin Ultrasound* 39:157, 2011.

188. Rodriguez N, Angarita AM, Casasbuenas A, et al: Three-dimensional high-definition flow imaging in prenatal diagnosis of a true umbilical cord knot. *Ultrasound Obstet Gynecol* 39:245, 2012.

189. Abuhamad A: Three-dimensional ultrasound with color Doppler imaging of an umbilical cord true knot. Picture of the month. *Ultrasound Obstet Gynecol* 43:360, 2014.

190. Stempel LE: Beyond the pretty pictures: giving obstetricians just enough (umbilical) cord to hang themselves. *Am J Obstet Gynecol* 195:888, 2006.

191. Dias T, Mahsud-Dornan S, Bhide A, et al: Cord entanglement and perinatal outcome in monoamniotic twin pregnancies. *Ultrasound Obstet Gynecol* 35:201, 2010.

192. Rossi AC, Prefumo F: Impact of cord entanglement on perinatal outcome of monoamniotic twins: a systematic review of the literature. *Ultrasound Obstet Gynecol* 41:131, 2013.

第 20 章　羊水量在胎儿健康与疾病中的作用

Everett F. Magann，Adam T. Sandlin

重　点

- 羊水量（amniotic fluid volume，AFV）的变化是动态和复杂的，并且其机制尚未完全清楚。
- 维持 AFV 平衡主要取决于三个方面：胎儿尿液的产生与胎儿吞咽、膜内途径和母胎之间的渗透梯度。
- 一些已经发表的波动曲线试图定义正常的 AFV。
- 羊水量异常应该被定义为妊娠期羊水过多或过少，与不良妊娠结局相关。
- 单个羊水池最大深度测量是超声评估 AFV 的首选指标。

本章内容

羊水为发育中的胎儿提供了一个理想的环境，保护胎儿免受创伤，提供水源，保证胎儿的正常运动，这对于胎儿发育是必不可少的，且有助于胎儿肺的发育[1]。AFV 可以反映胎儿的健康状况，并且 AFV 的变化可以反映母体或胎儿的疾病过程。因此，AFV 的评估是孕期超声检查的重要组成部分。

羊水生理和动力学

以往认为羊水每天的产生和吸收是平衡的，现在认为这是一个复杂的系统，涉及多个动态路径，影响羊膜腔内液体和溶质的流入和流出。影响 AFV 的生理过程很复杂，尚未完全清楚。为了更好地评价 AFV，需要充分考虑有关羊水的运动途径以及调节机制。

几个潜在的因素会影响 AFV。影响最大的是胎儿尿液的产生和吞咽[2]。其他包括胎儿肺液分泌、膜内途径（羊水、胎儿血液和胎盘之间水和溶质的交换）、跨膜途径（羊膜和绒毛膜表面水和溶质的交换）、胎儿

口鼻腔分泌以及早孕期通过高渗透性的胎儿皮肤进行的羊水交换[2]。羊水主要由水（98%～99%）构成[2]。早孕期，羊水与母体或胎儿血浆等渗，并含有少量蛋白质[2]。虽然羊水在早孕期胎儿尿液产生之前就已存在，但人们对其早孕期的动力学知之甚少。然而，有可能是因为在溶质通过羊膜主动转运到羊膜腔过程中，水则被动地沿着渗透梯度移动至羊膜腔中[2]。血浆渗出液也可能发生在非角化的胎儿皮肤上或母体的子宫蜕膜和胎盘表面，这可能促成早孕期 AFV 的形成[1]（图 20-1）。

对于中孕期以后 AFV 的动力学所知较多。胎儿皮肤在大约妊娠 22～25 周角化，可以阻止水通过胎儿皮肤进一步交换[2]。由于胎儿低渗尿液的增加，羊水渗透压和钠浓度随孕龄增加而降低[2]。足月时羊水渗透压为 250～260mOsm/ml[2]。胎儿渗透压（≈278mOsm/ml）仍然接近母体渗透压（280mOsm/ml），因此，正常情况下，限制了胎儿和母体循环之间的水交换量[3]。

胎儿的尿液产生是中孕期以后羊水的主要来源。

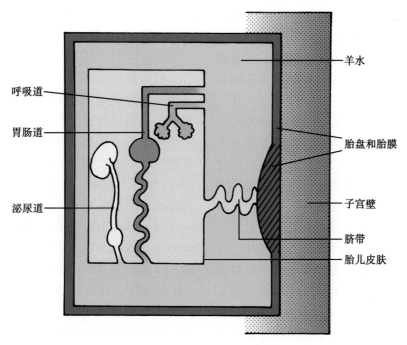

图 20-1　参与羊水形成和重吸收的胎儿和母体的主要结构（From Wallenburg HCS：The amniotic fluid. J Perinatal Med 5：193,1977）

呼吸道

胃肠道

泌尿道

羊水

胎盘和胎膜

子宫壁

脐带

胎儿皮肤

在胎儿肾发育不良或尿路梗阻的情况下几乎完全无羊水的现象可支持这一观点。胎儿的尿液在妊娠 8 ~ 11 周时进入羊膜腔，并在整个妊娠期间持续增加[4]。妊娠 25 周时胎儿尿量约为每 24 小时 110ml/kg，并且在妊娠 39 周时增加至大约每 24 小时 190ml/kg[5]。根据定期测量胎儿膀胱的超声研究，估计足月胎儿尿量为 700~900ml/d[2]。为了有助于羊水量的平衡，胎儿能够根据 AFV 的变化来调节自身的尿量[1]。Thurlow 和 Brace[6] 观察到胎羊缺氧与尿量增多相关，这与通常所认为的胎儿慢性缺氧和低 AFV 相关不同。同样，Gagnon 等[7] 发现，在胎羊患慢性严重胎盘功能不全时，AFV 的减少是由于羊水的膜内吸收增加，而非胎儿尿量减少。这一发现表明，除了胎儿缺氧时胎儿尿液产生的变化之外，人类对 AFV 的调节还受到其他机制（例如膜内吸收）的介导[7]。

胎儿吞咽对维持稳定的 AFV 起着关键作用。人类胎儿开始吞咽的时间与胎儿尿液首次进入羊膜腔的时间相近，均发生在妊娠 8 ~ 11 周[2]。近足月时胎儿吞咽量约为 210 ~ 760ml/d[8]。已在胎羊中证实缺氧可以抑制胎儿吞咽[9]，然而羊水渗透压降低和胎儿血浆渗透压提高会增加胎儿吞咽[10]。在灵长类动物中，食管结扎会导致羊水过多；然而，AFV 在分娩前恢复正常[11]。尿液持续生成的情况下尽管将食管结扎，而 AFV 仍然维持稳定，有可能是膜内吸收增加的结果[12]。这些研究似乎表明人类胎儿能够在多种条件下调节其吞咽动

作以维持 AFV 平衡，但这并不一定是主要调节机制。

胎儿肺液分泌到羊膜腔内已得到公认。这一观点得到了以下证据的支持：磷脂存在于羊水中，可用于胎儿肺成熟度检测。这些磷脂是肺源性的，在胎儿尿液中含量较少。在其他动物中子宫内结扎气管导致胎肺的扩张，可能是由于胎儿肺液的持续产生引起的[2]。胎儿肺液的分泌有利于肺部扩张，从而促进胎儿肺部发育[1]。接近足月的胎羊肺液流出量为 200 ~ 400ml/d[13]。大约一半的肺液进入羊水，其余部分在排出气管时被吞咽[9]，导致净肺液分泌量为 100 ~ 200ml/d。肺液分泌可能是氯离子通过发育中的肺上皮细胞内层主动转运的结果[2]。胎儿的声门可以防止羊水回流进入气管；因此，羊水和胎儿血浆之间在肺部几乎没有渗透交换[3]。尽管对调节胎儿肺液分泌的因素所知很少，人类胎儿分泌到羊膜腔中的肺液尚未定量，但是肺液分泌到羊水中可能是羊水产生的主要原因。

胎儿尿液产生量和分泌的肺液量，减去胎儿吞咽量后，羊膜腔内存在的 AFV 约超过 400ml[3]。此外，随着妊娠进展，胎儿尿液以及分泌的肺液也随之增加。通过膜内途径吸收过多的羊水以维持羊水总量的平衡。根据对近足月胎羊的研究，每天估计有 200 ~ 500ml 羊水通过膜内途径被吸收[14]。其他动物研究表明，即使大量液体注入到羊膜腔内或食管结扎后，AFV 也能恢复到平衡状态[1]。这一发现表明从羊水到胎儿循环的水和溶质是不断流动的。胎儿循环和羊水之间

的渗透压似乎影响水和溶质通过胎盘表面的胎儿血管进入胎儿循环的跨膜转运。然而,在一项胎羊研究中,已证明只有大约35%的羊水膜内转运取决于羊水和胎儿循环之间的渗透差异[15]。因此,一定存在其他非被动性机制促成这一途径。

母体的体液状况可以影响胎儿循环与AFV之间的液体平衡。在母体脱水时,膜内途径在维持胎儿容量状态中起作用。随着母体脱水,母体血清渗透压增加,导致水从胎儿循环流向母体循环。这导致胎儿脱水状态,引起胎儿渗透压增加并促使水从羊水中流回到胎儿循环中以恢复胎儿血容量,导致AFV减少[3]。反过来也是如此。正如Magann等所证实的那样,母体静脉输注1L的液体可增加人类胎儿实际和超声估计的AFV,实际AFV平均增加188ml[16]。同样,Kilpatrick等发现对于低AFV的孕妇,母体静脉补充2L液体可以使胎儿羊水指数提高31%[17]。几乎没有证据支持通过跨膜转运的液体是AFV的主要来源。对羊的研究表明,在正常的渗透压下,妊娠后期每天只有10ml的羊水被子宫吸收[18]。由于羊膜和绒毛膜的表面积较大,因此膜渗透性被认为是AFV的一种调节机制。然而,关于膜的渗透性和过滤特性与羊水动力学的关联知之甚少。

胎儿口鼻腔分泌的液体量很少,不被认为是AFV的主要来源。对羊的研究表明,在晚孕期胎羊口鼻腔分泌大约25ml/d的液体[19]。根据有关早产儿经皮水分流失的情况,一般认为在妊娠22~25周之前存在通过皮肤的水渗出,组成妊娠前期的AFV。假设胎儿体重与AFV相关似乎是合理的,那么较大的胎儿可能会产生更多的尿量。然而,新生儿出生体重并未显示与染料稀释法或超声评估的AFV相关[20]。此外,临床上AFI与估测的胎儿体重之间没有明确的相关性[21](图20-2)。

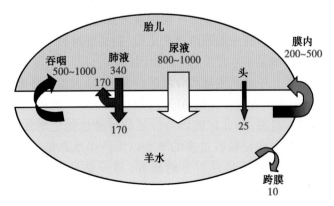

图20-2　晚孕期流入和流出羊膜腔的液体量(from Brace RA:Physiology of amniotic fluid volume regulation. Clin Obstet Gynecol 40:286,1997)

羊水量的测量

妊娠期间如何测量AFV?真正的AFV可以通过使用羊膜穿刺术的染料稀释法来测量,或者可以在剖宫产时直接测量[22~24]。然而,这些方法在常规临床应用中显然不实用。通常我们可以选择超声技术来评估AFV。在文献中,已经描述了四种技术来估计AFV:AFI[25~27];单个羊水池最大深度(single deepest pocket,SDP),也称为羊膜腔最大垂直深度(deepest vertical pocket,DVP)或羊膜腔最大垂直径(maximal vertical pocket,MVP)[28,29];二径线羊水测量(two-diameter pocket)[30];主观评估[31,32]。最常用的两种方法是AFI和DVP。相比于AFI,二径线羊水测量(最大单个羊水池的水平和垂直径线相乘得到的值,以cm²表示)并不能更好地预测AFV,并且已不再被广泛使用[33]。AFI最初是由Phelan等所提出,他们将腹部分为四个象限,以脐为界将其分为上下两部分,以腹白

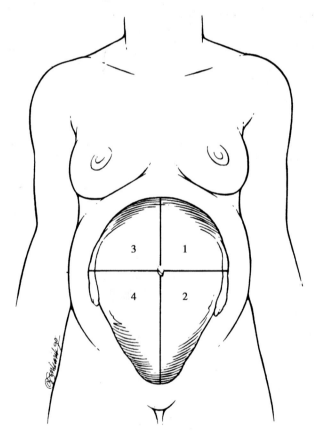

图20-3　将子宫分成相等的四个象限以确定羊水指数(AFI)。患者仰卧位且超声探头与检查床垂直,测量每个象限中无脐带的羊膜腔最大垂直深度(以cm为单位测量)。这四个测量结果总和来计算AFI(From Gabbe SG,Niebyl JR, Simpson JL:Obstetrics:Normal and Problem Pregnancies, 2nd ed. New York,Churchill Livingstone,1991)

线为界将其分为左右两部分(图 20-3)[34]。患者仰卧位时,线阵(或凸阵)探头沿着母体前腹壁放置并垂直于地板。测量四个象限中每个象限羊膜腔最大垂直深度(通常以 cm 为单位),四个测量结果总和即为 AFI(以 cm 计)[25,34]。DVP 是羊膜腔最大垂直深度,其宽度至少为 1cm,按照此处所述的同一标准获得[29,31](图 20-4)。

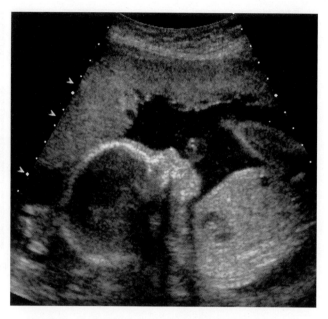

图 20-5　中孕期羊水正常的长轴切面超声检查。正常羊水量的主观评估取决于羊水与胎儿和胎盘所占空间之间的关系

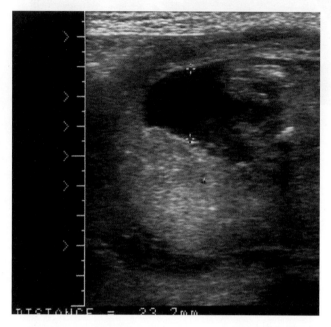

图 20-4　通过测量最大单个羊水池的液体来评估正常的羊水量。妊娠 22 周,避开脐带的羊膜腔最大垂直深度是 24mm

研究表明,染料测定羊水和剖宫产时直接测量具有较好的一致性($r=0.99$),并且可以用于确定实际的 AFV[35]。已经证明,AFI 和 DVP 能够可靠地评估正常的 AFV。但是,大多数研究表明超声对于羊水过多或过少的评估可靠性较差[22~24,30,36,37]。AFV 的主观评估(无超声测量的目测)与染料测定或直接测量的 AFV 进行了比较,并且研究表明,在正确测定 AFV 方面主观与客观评估(用超声测量)相比没有差异[38]。同样,当中、晚孕期 AFV 的主观评估与染料测定的客观评估比较时,无论是操作者的经验还是超声技术都不影响超声估计 AFV 的准确性[31](图 20-5,图 20-6)。

一般来说,被脐带填充的羊水池不能用于 AFV 的测量。彩色多普勒超声的应用有助于检测存在于羊水中的脐带。因此,有人建议在评估 AFV 时应用彩色多普勒来识别在标准灰阶超声图像上可能不被显示的脐带(图 20-7),从而提高低 AFV 的检出[39]。然而,在超声估计 AFV 过程中应用彩色多

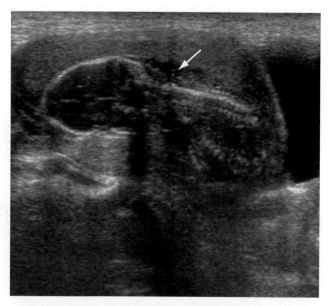

图 20-6　肾脏发育不全的胎儿声像图。近无羊水。胎儿在子宫内的"拥挤"感。唯一相对无回声的区域被脐带占据(箭头)

普勒已被证明会导致羊水过少的过度诊断[40]。在 Magann 等的一项研究中,21% 的孕妇因使用彩色多普勒被不恰当地诊断了羊水过少,而实际上染料测定是正常的 AFV[41]。此外,与传统的灰阶超声成像相比,彩色多普勒无法识别出染料测定出的真正羊水过少的妊娠[41]。

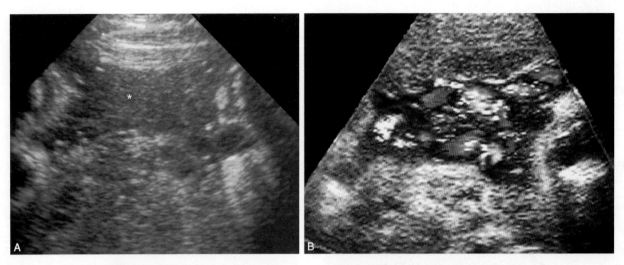

图 20-7　A. 晚孕期的羊水池（星号）。B. 彩色多普勒揭示该区域完全被脐带充填

应用超声评估羊水量的难点

　　无论客观还是主观评估 AFV 通常很简单。但是，有一些潜在的问题需要注意。无论母体体位是仰卧位还是半侧卧位似乎都不影响 AFV 的测量结果[42]。然而，Fok 等研究认为[43]，尽管胎位似乎不影响 DVP，但可以影响 AFI（图 20-8）。无论是胎儿运动还是不同探头的选择，都不会改变 AFV 的评估[44]。

　　探头在扫查时压力过大可能会使所估计的 AFV 偏小。Flack 等证明对孕妇腹部的压力过大导致计算出的 AFI 减少了 21%[45]。母体脂肪组织可使超声波发生散射，导致羊水池内出现伪像。因此，由于这些伪像，肥胖女性可能会显得羊水减少（图 20-9）。在评估这些肥胖孕妇的 AFV 时，建议使用较低频率的探头。另外，不同的检查者也可能在不同位置测量羊水池，这也可能导致 AFV 测值的不同（图 20-10）。

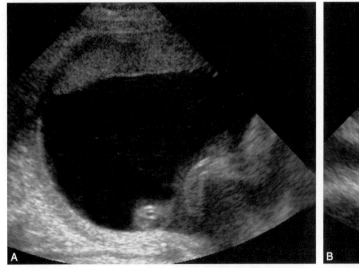 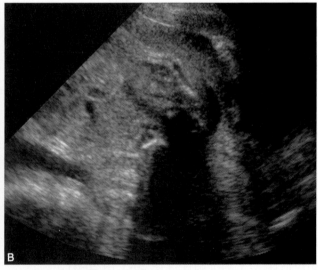

图 20-8　A. 中孕期子宫底部的声像图。尽管从这一羊水丰富的位置测量会被认为羊水多，但是这仅是羊水存在的唯一区域。B. 同一患者子宫中下段的声像图。扫查中未见明确羊水显示。如果仅根据这个图像评估羊水量，将被定义为羊水过少

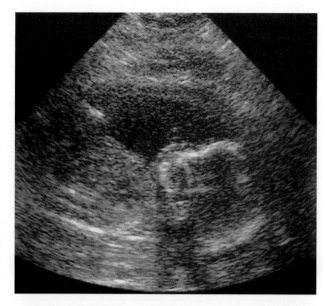

图 20-9　中度肥胖患者妊娠期声像图。羊水中伪像会使显示的羊水比实际少

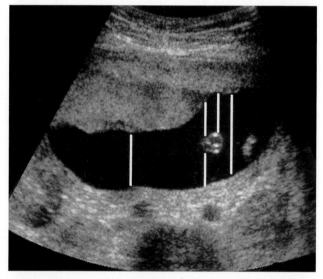

图 20-10　中孕期羊水声像图。羊水暗区的测量可由不同检查人员在不同位置进行,一些检查者也可不选择这一切面进行测量

单胎妊娠正常的羊水量

为了确定异常的 AFV,必须确定单胎妊娠正常 AFV 的评估方法。根据已发表的文献研究,有多种羊水过多或羊水过少的定义。以下任意一种情况会被定义为羊水过少:总量<200ml[22] 或<500ml[23,24],低于同孕龄的第五百分位数[46],SDP < 2cm[28,47,48],AFI < 5cm[25~27,48,49],或主观评定为 AFV 过少[31]。而以下任何一种情况则被认为是羊水过多:总量>2000ml[30],高于同孕龄的第95[27]或第 97 百分位数,SDP ≥8cm[50],AFI ≥24cm[51]或>25cm[52],或主观评定为 AFV 过多[31]。

有些研究试图明确各个孕周正常的 AFV。正常 AFV 在一定程度上取决于测量时的孕周。有多个已发表的正常羊水量参考曲线证明 AFV 是随孕周变化的,还有一些重要的研究是通过染料测定法或者直接测量的方法来评估 AFV。1972 年 Queenan 等[53] 利用染料测定法估计 187 名患者的 AFV,其孕周从 15～16 周到41～42 周。研究发现从妊娠 15～20 周,AFV 随着孕周的增加而增加,然后从 20～41 周 AFV 保持相对稳定。他们的研究表明,AFV 在妊娠 33～34 周达到高峰,然后逐渐下降直至足月,41 周后下降幅度更大[53]。1989 年 Brace 和 Wolf[54] 从先前发表的 12 项研究[53,55~65] 的 705 例妊娠中汇总得出正常值,孕周介于 8～43.2 周间。他们报道了孕 33.8 周 AFV 达峰值,为 931ml,此后 AFV 减少(图 20-11)。通过对数据进行多元回归和对数转换,作者发现,从孕 22 周到孕 39 周的 AFV 无明显的统计学意义上的变化,其平均值为 777ml,范围为 630～817ml[54]。数据显示孕 40 周后 AFV 每周减少 8%[54]。1997 年 Magann 等也通过单一染料稀释法测量了 144 名孕 15～40 周的单胎妊娠孕妇的 AFV 并在同一实验室对数据进行了分析,发现 AFV 随孕周增加且在 40 周达到高峰[66]。2014 年 Sandlin 等[67] 使用分位数回归(quantile regression,QR)的统计学方法模拟了正常单胎妊娠中 AFV 随孕周的变化。在他们的研究中,对 379 名单胎妊娠的孕妇进行了评估,并在孕 16～41 周通过染料稀释法或进行剖宫产时直接测量的方法对羊水量进行计算[67]。然后获得了每个孕周(孕 16~41 周) AFV 的第 5、25、50、75 和 95 百分位数的值(表 20-1)[67]。作者指出在他们的研究中使

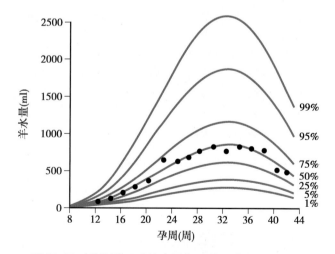

图 20-11　列线图显示羊水量与胎龄呈线性相关。点代表每两个孕周的平均值。根据多项式回归方程和残差的标准差计算出百分位数(From Brace RA,Wolf EJ: Normal amniotic fluid volume changes throughout pregnancy. Am J Obstet Gynecol. 1989,161:386)

用分位数回归使他们能够放松对标准回归模型的严格假设并克服其中的一些限制，从而使他们能够更恰当地估计极值分布（如第5百分位数以下和第95百分位数以上的值）。因为这些值被标记为异常值，这也是临床上感兴趣且关注的地方，即异常羊水值与随后围生儿预后的关系[67]。

表20-1 二阶分位数回归分析羊水量百分位数与孕周的关系					
孕周	羊水量百分位数				
	5th	25th	50th	75th	95th
16	134.0	334.5	377.1	503.2	694.7
17	132.3	322.0	389.6	552.2	937.2
18	130.9	311.1	401.9	602.0	1233.7
19	129.9	301.7	414.0	652.1	1584.8
20	129.2	293.7	425.8	701.8	1986.6
21	128.9	286.9	437.2	750.4	2430.0
22	128.9	281.4	448.3	797.2	2900.5
23	129.2	277.0	459.4	841.5	3378.4
24	129.8	273.7	469.2	882.5	3839.9
25	130.8	271.4	478.5	919.5	4258.8
26	132.1	270.2	488.1	951.9	4609.3
27	133.8	270.0	496.7	979.1	4868.0
28	135.8	270.8	504.7	1000.5	5016.9
29	138.3	272.6	512.1	1015.9	5045.3
30	141.1	275.4	518.5	1024.8	4951.1
31	144.4	279.3	524.8	1027.1	4741.3
32	148.1	284.4	530.0	1022.8	4430.5
33	152.3	290.6	534.5	1012.0	4040.0
34	157.0	298.0	538.2	994.8	3594.8
35	162.3	306.8	541.1	971.6	3121.4
36	168.2	317.0	543.2	942.8	2644.7
37	174.7	328.8	544.5	909.0	2186.7
38	182.0	342.3	545.0	870.7	1764.2
39	190.0	357.7	544.5	828.7	1389.0
40	198.2	375.2	543.5	783.6	1067.1
41	207.9	395.0	541.5	736.2	800.0

羊水量以mm为单位

引自Sandlin AT, Ounpraseuth ST, Spencer HJ, et al: Amniotic fluid volume in normal singleton pregnancies: modeling with quantile regression. Arch Gynecol Obstet 289:967-972,2014,经允许使用

真实的AFV只能在进行羊膜腔穿刺时通过染料稀释法直接计算或在剖宫产时直接测量，在临床实践中，AFV通过超声测量AFI、DVP或主观评定来进行估测。超声估测正常AFV的参考值经常引用Moore和Cayle[27]于1990年发表的一篇文章，文中作者试图

定义孕期正常AFI。如Rutherford等[25]所描述的，他们评估了791名孕16~44周正常妊娠的AFI。使用多元回归和对数转换分析，他们发现平均AFI曲线在16周开始上升，孕27周时达到峰值，平稳持续至33周，而后下降到42周。他们观察到AFI在40周后每周下降12%[27]（表20-2）。2000年，Magann等[48]进行了一项前瞻性研究，以确定人类正常妊娠中超声测量的AFI、SDP、二径线羊水测量的正常值。他们在孕14~41周范围内每个孕周各招募了50名患者，总计1400名患者。使用线性回归和对数转换对数据进行分析后，他们发现，采用AFI评估每个孕周的羊水状态时，AFI从

表20-2 正常妊娠的羊水指数						
孕周	羊水指数百分位数					
	2.5th	5th	50th	95th	97.5th	n
16	73	79	121	185	201	32
17	77	83	127	194	211	26
18	80	87	133	202	220	17
19	83	90	137	207	225	14
20	86	93	141	212	230	25
21	88	95	143	214	233	14
22	89	97	145	216	235	14
23	90	98	146	218	237	14
24	90	98	147	219	238	23
25	89	97	147	221	240	12
26	89	97	147	223	242	11
27	85	95	146	226	245	17
28	86	94	146	228	249	25
29	84	92	145	231	254	12
30	82	90	145	234	258	17
31	79	88	144	238	263	26
32	77	86	144	242	269	25
33	74	83	143	245	274	30
34	72	81	142	248	278	31
35	70	79	140	249	279	27
36	68	77	138	249	279	39
37	66	75	135	244	275	36
38	65	73	132	239	269	27
39	64	72	127	226	255	12
40	63	71	123	214	240	64
41	63	70	116	194	216	162
42	63	69	110	175	192	30

羊水指数通过测量子宫四个象限羊膜腔最大垂直深度获得，每个象限测量值以mm为单位并相加。引自Moore TR, Cayle JE: The amniotic fluid index in normal human pregnancy. Am J Obstet Gynecol 162:1168, 1990

孕 14~31 周增加,然后下降;当使用 SDP 或二径线羊水测量评估 AFV 时,从妊娠 14 周至 20 周 AFV 增加,妊娠 20~37 周之间达到平台期,然后逐渐下降至妊娠 41 周。如果使用 Moore 和 Cayle[27] 报道的曲线来评估 Magann 等[48] 研究的案例,其中 36% 羊水正常的患者被认为羊水过多或过少。2007 年,Machado 等[68] 评估了 2868 名怀孕女性的 AFI。使用多元线性回归和二次多项式调整,他们发现妊娠 20~33 周 AFI 基本保持不变,妊娠 33 周后下降,妊娠 38 周后显著下降[68]。Lei 和 Wen[69] 根据 5496 名中国女性的数据构建了各孕周 AFI 的曲线。他们研究的第 5、第 50 和第 95 百分位数与 Moore 和 Cayle[27] 以及 Magann 等[48] 获得的妊娠期曲线均不同。Lei 和 Wen[69] 以及 Magann 等[48] 报道的每个孕周的 AFI 均小于 Moore 和 Cayle[27] 曲线中对应的值。

这些研究表明根据研究人群的不同,妊娠不同时期 AFV 的正常值可能也会有所不同。因此,应考虑群体特异性曲线,以便更恰当地定义正常 AFV。经过多年的调查和一些报道的研究,现在仍没有一个明确定义可被广泛接受对每个孕周的 AFV 正常估计值;因此,真正异常 AFV 的问题仍无法准确确定。无论 AFV 在晚孕期减少,还是在晚孕期大部分时间保持恒定,或者在整个妊娠期间逐渐增加至足月时达到峰值都没有明确确定。理想的情况是,正常 AFV 应该定义为与不良妊娠结局显著相关的既定高值与低值临界值之间的值。

羊水量与妊娠结局

目前很少有研究通过 72 小时内染料测定的 AFV 来评估分娩期和围产期结局。一项研究[30] 表明,羊水过少组、正常 AFV 组和羊水过多组在合并羊水胎粪污染的风险、影响分娩的胎心变异减速或 5 分钟低 Apgar 评分等方面没有差异。另一项研究中,100 名未分娩的女性在选择性剖宫产前使用染料稀释法测定了 AFV,羊水过少并不能预测分娩时脐动脉低 pH 值[70]。第三项分析,评估了 74 例染料测定 AFV 并且在 72 小时内分娩[71] 的产程和围产期结局[71],包括胎心率变异、变异减速、晚期减速、胎儿分娩不耐受(fetal labor intolerance)、羊膜腔灌注术的需求、胎儿生长受限(fetal growth restriction,FGR)、出生体重、分娩方式、脐动脉 pH 值<7.2、入住新生儿重症监护室(neonatal intensive care unit,NICU)情况。羊水过少、正常和羊水过多不

能预测分娩期或新生儿预后不良[71]。

羊水过少

一些研究表明 AFI≤5cm 的孕妇不良妊娠和新生儿预后不良的风险增加,如无应激试验(nonstress test,NST)、胎心率减速、胎粪污染(meconium staining),因分娩不耐受而行剖宫产及低 Apgar 评分[25,49,72]。然而,并不是所有的研究结果都是一致的,而且,并不是所有的研究者都认为 AFI≤5cm 与不良妊娠结局相关。在其他评估低危[73] 和高危的患者[74~77] 的研究中,羊水过少与妊娠或围产期不良结局无关。准确的估计 AFV 并将其与妊娠结局相关联是十分必要的,有助于高危妊娠的管理;因此,有关羊水过少的临界值及其与分娩期和围产期结局的相关性研究结果的矛盾使得医师的临床决策变得困难。

Casey 等[49] 在一项研究中评估了妊娠 34 周后合并羊水过少的不良结局,在校正胎儿畸形和先天性综合征后,AFI≤5cm 和 AFI>5cm 的孕妇之间没有差异,这些风险包括胎儿分娩不耐受而行剖宫产、脐动脉 pH<7、转至 NICU、产后 24 小时内癫痫发作或新生儿死亡。值得注意的是,在比较 AFI≤5cm 和>5cm 的妊娠研究中,许多分娩结局评估都是主观的,如影响分娩的胎心监护图,胎儿因分娩不耐受而行剖宫产以及 Apgar 评分。仅有的两个客观评估为是否存在胎粪污染和脐动脉 pH 值。在 Chauhan 等[78] 的荟萃分析中,与 AFI>5cm 组相比,AFI≤5cm 组因分娩不耐受而行剖宫产、5 分钟 Apgar 评分<7 的风险增加;然而,这两组之间新生儿酸中毒(脐动脉 pH<7)的风险没有差异。Chamberlain 等[28] 在校正了主要先天性异常后,评估了 7582 名高危患者和 DVP 的关系,来预测围产期死亡率。2cm < DVP < 8cm,围产期死亡率为 1.97/1000(约 0.2%),1cm ≤ DVP ≤ 2cm,围产期死亡率为 37.74/1000(~3.8%),DVP 小于 1cm 围产期死亡率为 109.4/1000(~11%)。

在 2008 年,一份 Cochrane 综述将 AFI 测量结果和 DVP 测量结果进行了比较,并作为预测不良妊娠结局的筛选试验[79]。分析发现,在转至 NICU 或围产期死亡等主要结局方面没有发现显著差异。然而,当存在不确定型胎心监护图时使用 AFI 会导致更多的孕妇诊断为羊水过少而诱导引产及剖宫产分娩。不确定型胎心监护图、有或无不确定型胎心监护图的辅助阴道分娩、脐动脉 pH<7.1、5 分钟 Apgar 评分<7 分、胎粪污染

或转至 NICU 住院的数量无差异[79]。综述的作者得出结论,DVP 是更好的测量方法,因为使用 AFI 导致羊水过少诊断和引产增加而没有改善围产期结局[79]。同样,2009 年随机对照试验的荟萃分析比较产前胎儿监护期间 AFI 与 DVP,表明 DVP 测量是评估 AFV 的首选方法[80]。

羊水过少的原因通常可分为三类:胎儿结构异常(如膀胱出口梗阻、肾缺如)、胎膜早破(premature rupture of membranes,PROM),或反映母体或胎儿疾病状态的子宫胎盘功能不全(如先兆子痫等高血压疾病、FGR、过期妊娠等)。羊水过少也可能是由于母体接触药物引起,如血管紧张素转换酶(angiotensin-converting enzyme,ACE)抑制剂,血管紧张素受体阻断剂(angiotensin receptor blocker,ARB)[81],或非甾体类药物如吲哚美辛[82]。一旦确认羊水过少,应该进行有针对性的超声检查来评估胎儿异常和生长发育。应获得母亲详细的病史和体格检查,以评估与羊水过少有关的具体情况(如高血压疾病、PROM)。根据孕龄,应考虑产前检查(如胎儿 NST,生物物理评分[BPP]),并咨询母胎医学专家。连续超声评估胎儿生长(每 3~4 周)和 AFV(如小于 41 周每周一次,41 周后或 FGR 每周两次)以及多普勒血流(如脐动脉血流)(尤其是 FGR 时)是必要的。早孕期羊水过少引起的妊娠并发症可导致胎儿畸形(例如 Potter 综合征或羊水过少综合征)和胎儿肺发育不良,这可能是致命的。遗憾的是,没有证据能够证明治疗羊水过少(如羊膜腔灌注)可以改善新生儿预后。足月羊水过少通常被认为是分娩的指征。

肺发育不良

任何原因导致长期的羊水过少,包括肾脏原因或足月前胎膜早破,都会增加胎儿肺发育不良的风险,通常是致死性的。众所周知,羊水对胎儿肺的正常发育起着重要作用,但是羊水过少是如何干扰正常的发育过程尚未明确。胎儿肺发育有五个主要阶段:胚胎期,从大约第 3 至 6 周;假腺期,从第 5 周至 17 周;小管期,从第 16 周至 26 周;囊泡期,从第 24 周至 36 周;肺泡期,从第 32 周到足月及以后(见第 12 章)。在妊娠的第 16 周,气管支气管树的所有分支直至终末支气管都已建立[83]。羊水过少导致肺发育不良,其特征是肺腺泡发育不全和血管形成不足,通常发生在小管期。

关于严重羊水过少导致胎儿肺发育不良的原因有

几种理论来解释,包括胎儿呼吸异常、胎儿胸腔受压和异常的肺液排出[83]。胎儿呼吸异常不太可能是主要原因,因为在动物以及人类与羊水过少相关的肺发育不良中,均可见正常胎儿呼吸运动。胎儿胸腔受压也不太可能,因为羊水过少患者的羊膜腔内压力较低。正常情况下,羊膜腔内的压力在 1~14mmHg。当羊水过少且胎膜完整时,羊膜腔内压力为 1mmHg 甚至更低[84,85]。有人推测,胎儿肺液对周围肺脏发育起到内支架的作用[86]。正常情况下,上呼吸道对流出气管的液体产生阻力。在羊水过少和羊膜腔压力低的情况下,理论上认为压力梯度导致了肺液的流失[85]。此外,Harding、Hooper 和 Dickson[87] 对羊的实验表明,相对于羊膜腔压力,肺气道压力升高更可能是由于羊水过少导致胎儿脊柱过度屈曲及胸腹腔压力升高所致。在 1996 年的一项研究中,Kilbride、Yeast 和 Thi-beault[88] 评估了小于妊娠 29 周的 PPROM 的患者。大多数患者在一段时间内没有羊水状态的改变,仅有 20% 的患者发生改变。虽然羊水深度<1cm 组预后差、肺发育不良的可能性高,但是中度羊水过少(深度 1~2cm)与肺发育不良之间没有相关性。因此,在这项研究的基础上,预测所有 AFI<5cm 的患者均出现肺发育不良是不合适的。

在包含 11 项研究的一篇综述分析中,报道继发于中孕期 PPROM 的肺发育不良的发生率从 1% 到 48% 不等[89]。另一篇包含 6 项关于 24 周前研究 PPROM 的综述分析报道了肺发育不良的发生率为 19%(n = 120)[90]。这并不代表真实的发生率,因为这些综述只总结了来自三级医疗中心的回顾性研究。患病率之所以差异巨大是由于缺乏统一的病理和临床诊断标准。组织学检查是肺发育不良的诊断依据,但通常无法获得完整的尸检数据。

已有学者提出羊膜腔灌注术可以通过预防肺发育不良,减少胎儿畸变,增加分娩间隔时间以及通过降低脐带压迫风险来改善胎儿 BPP,进而改善 PPROM 结局。然而,目前还没有确凿的证据来支持这种做法[91]。有一项大型随机试验正在进行,其目的是确定在 PPROM 患者中进行羊膜腔灌注是否有益处[92]。

羊水过少时肺发育不良的预测

中孕期 PPROM 之后肺发育不良的预测对选择最佳治疗方案具有重要意义。一旦发生中孕期 PPROM,评估肺发育不良的可能性对于临床决策和患者的咨询都是重要的。以往的研究表明,胎膜破裂时的孕龄与肺发育不良的发生密切相关。其他与肺发育不良的相关因素包括胎膜破裂的持续时间和羊水过少的程度[93]。

超声可能有助于预测致死性肺发育不良。可使用胎儿胸围(thoracic circumference,TC)和肺长径或肺横径测量,以及心脏周长/胸围(cardiac/thoracic circumference,CC/TC)和胸/腹围(thoracic/abdominal circumference,TC/AC)比值来预测致死性肺发育不良。然而,在一项研究中,无论在总研究组还是在 PPROM 亚组中,TC、CC/TC 和 TC/AC 的测量均不能较好的预测致死性肺发育不良。近年来发现,临床参数提供了比生物学参数更好的预测,而联合临床参数、生物学参数和多普勒结果对预测致死性肺发育不良最为准确。多普勒频谱用于检测肺动脉波形的变化,可能有助于肺发育不良的预测[94]。一般来说,胎儿二维生物学指标是肺发育不良的晚期指标,其敏感性和特异性在临床管理中令人不满意。胎儿呼吸运动存在与否的预测价值尚无定论。此外,应用三维超声、计算机断层扫描和磁共振成像准确测量胎儿肺体积在肺发育不良中的预测价值亦无定论。

高危孕妇羊水量评估

对于高危孕妇来说产前检查中应该多长时间进行一次 AFI 的半定量评估。Wing 等[95] 及 Lagrew 等[96] 评估了这个问题。Wing 等认为对于妊娠不足 41 周的孕妇,如果最初的羊水测量值在正常的范围内(≥8cm),每周进行一次 AFI 的评估是合适的,因为在 4 天内发展成羊水过少的风险只有 1.7%,7 天内出现羊水过少的风险只有 2.2%。他们在报告中声明:"对于妊娠不足 41 周的孕妇最初 AFI 测量值在正常值下限(5 ~ 8cm),每周评估两次是合理的,这是因为在 4 天内 AFI ≤5cm 的风险增加(12.3%)。对于妊娠 41 周或以上的所有孕妇,无论初始测量如何,都推荐每周评估两次 AFI。"在 1992 年,Lagrew 等[96] 强调了 AFV 评估次数的问题。他们指出,若 AFI 正常,4 天内发生羊水过少的风险很小(<0.5%)。因此妊娠不足 41 周的孕妇应每周进行 AFI 测量。值得注意的是,这些评估是使用 AFI 完成的,使用 DVP 没有类似的数据可用。

羊水过多

羊水过多的发生率是 0.2% ~ 2.0%[97]。羊水过多

的程度可以被描述为轻度、中度、重度。轻度羊水过多被定义为 25 ≤ AFI ≤30cm[98,99] 或 DVP ≥8cm[100]。中度羊水过多为 30.1 ≤ AFI ≤35cm[98,99] 或 DVP ≥12cm[100],重度羊水过多为 AFI ≥35.1cm 或 DVP ≥16cm[100](图 20-12,图 20-13)。

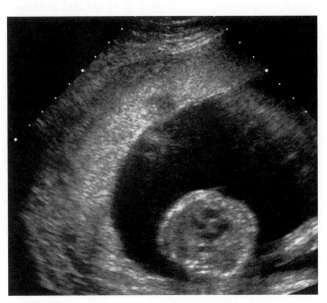

图 20-12　典型羊水过多声像图,胎儿被羊水包围,几乎漂浮在羊水中

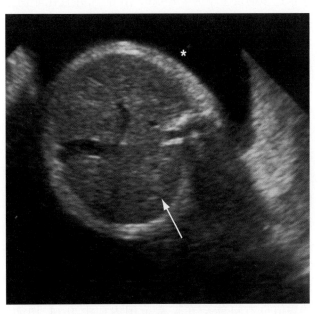

图 20-13　胎儿食管闭锁合并羊水过多声像图,显示胎儿胃泡消失(箭头),羊水量增加(星号)

特发性羊水过多约占 50% ~ 60%[50,101]。通常属于以下类别之一:先天性异常和遗传性疾病(8% ~ 45%),母亲糖尿病(5% ~ 26%),多胎妊娠(8% ~ 10%),胎儿贫血(1% ~ 11%)和其他情况(例如胎儿水

肿、Bartter 综合征、先天性病毒感染等)[100~110]。特发性羊水过多的发病机制尚不清楚。膜结合水通道,也称水通道蛋白,可能在羊水过多的发展中起重要作用,但其实际的发病机制尚不清楚[111~113]。

羊水过多的严重程度与围产期死亡和先天性畸形的风险增加相关[114~116]。严重羊水过多(AFI≥35cm)的妊娠中,高达 31% 胎儿伴有严重的先天性畸形[104]。与羊水过多有关的最常见的结构畸形是中枢神经系统(28%),心脏(22%)或胃肠道畸形(14%)[117]。通过超声检查发现畸形的胎儿中,非整倍体的风险是 10%[104]。超声检查未发现畸形的胎儿中,非整倍体的风险仅为1%[104]。与羊水过多有关的最常见的非整倍体是 21 三体、18 三体和 13 三体,但其他染色体异常也可导致羊水过多[118,119]。胎儿非整倍体风险与羊水过多的严重程度无明显相关性[104]。

与母亲糖尿病有关的羊水过多的机制是胎儿高血糖导致渗透性利尿,从而导致胎儿尿液增多[120]。血糖控制不佳可引起较高的羊水葡萄糖浓度和较高的AFI[121]。巨大儿的尿量也可能会增加(这在糖尿病孕妇中常见)[121]。妊娠期糖尿病孕妇在妊娠 24 周后发生羊水过多的发生率为 18.8%[122]。在妊娠期糖尿病中,羊水过多的发生率为 8%~20% 不等[123],并且比非糖尿病妊娠高 30 倍[124]。

同羊水过少一样,羊水过多时使用超声评估不能准确地反映实际 AFV[37]。AFI 和 DVP 高于第 95 或第97 百分位数时对羊水过多的预测能力分别为 33% 和46%[46]。使用彩色多普勒超声并不能增加超声检测羊水过多的能力[125]。超声检查在羊水过多的情况下很具有挑战性。由于羊水过多导致胎儿过度运动,胎儿可能位于宫腔深部而远离母体前腹壁和探头,这些因素均难以获得清晰的超声图像。因此,需要通过调整深度设置,以更好地显示胎儿解剖结构。检查羊水过多的患者时需要考虑的另一个问题是,随着液体增加,子宫膨大,胎盘厚度可能会减小。因此,在羊水过多的情况下,异常胎盘增厚(如与胎儿水肿相关的胎盘增厚)的测值也有可能会在正常范围内(图 20-14,图 20-15)。

妊娠合并羊水过多会增加不良结局的风险,包括围产期死亡[123,126~128]。特发性羊水过多以及与胎儿结构畸形相关的羊水过多,增加了围产期的死亡风险[97]。然而,妊娠合并糖尿病的羊水过多似乎不会导致围产期死亡风险的增加;反而是那些控制不佳的糖尿病和

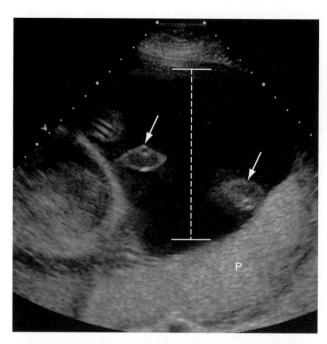

图 20-14   胎儿水肿和羊水过多声像图。羊水中可见脐带漂浮(箭头)。胎盘(P)看似正常,实为异常增厚

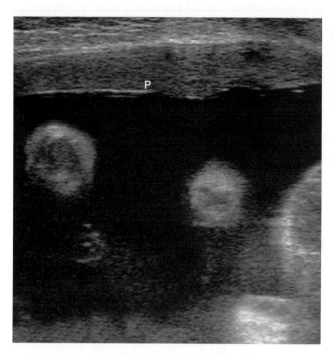

图 20-15   羊水过多,羊水量增加引起子宫扩张、胎盘(P)变薄

潜在的母亲疾病,与糖尿病妊娠不良结局有关[97]。一项对所有特发性羊水过多病例的综述发现,围产期死亡风险总体增加 2~5 倍[123]。

一旦检测到羊水过多,就应该进行针对性超声检查来评估可能的胎儿形态异常或胎儿水肿。另外,如果尚未进行孕妇血糖筛查,应该给予母体糖尿病评估[97]。如果胎儿结构畸形,应评估胎儿是否为非整倍

体。有必要对胎儿生长和 AFV 进行超声监测。特发性羊水过多的产前胎儿监测的方法部分取决于孕龄[97]。有症状的羊水过多采取羊水减量治疗或药物治疗（如吲哚美辛），或是这两种方法联合使用[97]。对显著的羊水过多的妊娠患者，推荐多学科团队进行管理和治疗，包括母胎医学专家、新生儿专家、遗传咨询专家，还可能有小儿外科医生或儿科心脏病专家[97]。

胎儿生长受限和羊水量

子宫胎盘功能不全导致的胎儿生长受限，理论上是由于低氧血症时胎儿血液重新再分配，大脑、心脏和肾上腺的血流量会相对增多，而胎儿肾脏灌注减少，从而导致尿量减少和羊水过少。当 FGR 存在羊水过少时，围产期死亡率增加 47 倍[28]。因此，胎儿存在 FGR 时，建议每周两次 NST 或 BPP 进行胎儿监护，以及每周一次 AFV 评估和多普勒血流监测（例如子宫动脉多普勒）。FGR 中大约 3%~6% 病例合并羊水过多。有研究发现羊水过多伴有 FGR 被称为"不祥的组合"，会高度怀疑胎儿结构异常，或是染色体异常，或两者兼而有之[119]。对 39 例 FGR 胎儿伴有羊水过多的研究中，Sickler 等发现 92% 的胎儿有严重畸形，包括 38% 的染色体异常[119]。本组 39 例 FGR 胎儿伴有羊水过多的总体死亡率是 59%[119]。

在羊水过多且不合并 FGR 时，无需常规脐动脉多普勒检查。在某些情况下，羊水过多可能会在妊娠期间消退。在这些病例中，与持续性或进展性羊水过多相比，胎儿宫内或新生儿死亡风险并未增加[130]。急性羊水过多和慢性羊水过多之间似乎存在区别[102]。Queenan 和 Gadow 将急性羊水过多描述为"一种终止于自然分娩的快速暴发性过程，常在中孕晚期前发生"[102]。他们研究的 6 例妊娠 24 周前诊断为急性羊水过多的病例，均在围产期死亡[102]。

双胎妊娠羊水量评估

作为超声评估的一部分，AFV 评估在双胎妊娠中与在单胎妊娠中同样重要，既可用于胎儿异常检测，也可用于评估具有不良妊娠结局风险的患者。此外，双胎妊娠可能伴有生长不协调或其他特殊的情况而使其复杂化，例如双胎输血综合征（twin-twin transfusion syndrome，TTTS）。双胎和多胎妊娠异常和不良结局的风险增加，更强调了准确评估 AFV 的重要性。在双胎妊娠中，绒毛膜性和羊膜性是影响围产期发病率和死亡率的重要因素。

双胎正常羊水量

与单胎一样，为了理解和辨别 AFV 异常的双胎，回顾和识别正常的 AFV 是有帮助的。迄今为止，只有一项研究报道了在排除了胎儿畸形、生长受限、不协调生长或双胎输血综合征的前提下，45 例双羊膜囊双胎妊娠的正常羊水量[131]。AFV 是通过羊膜穿刺术染料稀释法测定的[132]。双胎中每个胎儿的平均 AFV 为 877ml，90% 的 AFV 介于 215ml 至 2500ml 之间[131]。这与单胎妊娠计算出的正常 AFV 非常相似[53,54,66]。

超声检查对双胎羊水量的评估

与单胎妊娠一样，超声可被用来评估双胎的 AFV。虽然一些研究者主张使用总和 AFI 的方法来评估双胎的 AFV[133~135]，但这样的方法不适用于双胎生长不一致或异常的 AFV 的情况。该方法是通过测量孕妇腹部四个象限（通过腹白线将其垂直分成左右两部分，并且通过脐孔水平将其分成上下两部分（与用于估计单胎 AFV 的方法相同））中各个象限的 DVP，将这四个测量结果相加，以确定 AFI，以 cm 为单位。这种计算是在不考虑羊膜位置的情况下进行的。通过染料稀释法确定 AFV 的 62 例正常双绒毛膜双胎妊娠中，评价 AFI 的准确性的研究分析显示，AFI 将 62 对双胞胎中的 58 对（93.5%）判定为正常 AFV[136]，而实际上，根据染料稀释法，只有 32 对（51.6%）为正常 AFV。除此之外，62 对双胎中 10 对根据染料稀释法判定两个囊腔均为羊水过少，而 AFI 总和却错误地将其中 80% 认为是正常 AFV[136]。显然，超声评估必须包括记录双胎之间的分隔膜并测量每个胎儿的 AFV，以确定那些 AFV 异常（羊水过少或羊水过多）的双胎妊娠。其他超声技术[136~138] 已经用于评估双胎中每个胎儿的羊水。Gerson 等[137] 确定双胎之间的分隔膜，均以胎儿膈肌为界，分为上下两部分，然后测量每个囊腔的最大单个羊水池（二象限测量）。Hill 等[138] 定位双胎之间羊膜分隔的位置，利用胎儿的纵轴将羊膜囊分成左右两部分，并通过胎儿膈肌的水平轴分成上下两部分（四象限测量）。Magann 等[136] 通过超声确定了双胎之间的分隔膜，并测量了孕妇腹部四个象限中的各个象限中的 DVP，就像用于单胎妊娠的 AFI 计算方法（另一种二象限测量）。Magann 等[136] 的研究还与染料稀释法进行了对比，显示 35 对双胎为羊水过少、48 对双胎为羊水正常、7 对双胎为羊水过多。Magann 二象限技术识别了 98% 正常羊水的双胎,但是对于那些羊水过少的双胎只识别出 20%[136]。

通过染料稀释法证实,在准确识别羊水正常、羊水过少或羊水过多方面,主观评估双胎的 AFV(无需测量的视觉评估)和客观数字测定(使用 AFI 或 DVP 测量方法)同样准确[137]。目前,对于双胎或者多胎妊娠虽然没有通过染料稀释法验证,但每个羊膜腔中液体的 DVP(以 cm 表示)仍被用于评估 AFV,这与单胎妊娠中使用的方法相同[28]。这种方法将 DVP≤2cm 定义为羊水过少,>8cm 定义为羊水过多,两者之间被视为正常 AFV(图 20-16,图 20-17)。

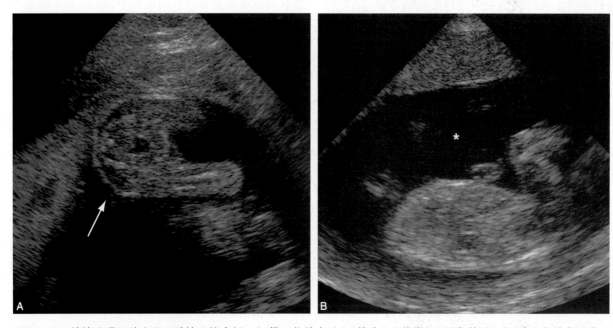

图 20-16　单绒毛膜双胎出现双胎输血综合征。A.供血儿羊水过少(箭头),"贴附"于子宫前壁。B.受血儿羊水过多(星号)。通常两胎儿间的羊膜分隔不易识别

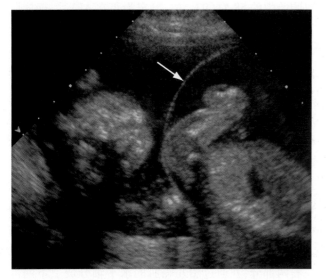

图 20-17　双绒毛膜双胎妊娠声像图。主观评估羊膜(箭头)两侧两个孕囊羊水量正常

双胎的羊水量与妊娠结局

超声检测出的 AFV 异常是否与不良妊娠结局相关这个问题很重要。双胎 AFV 与妊娠结局的相关信息很少。在一项研究中,将染料法测定的 AFV 与 48 小时内分娩结果比较分析,羊水过少、羊水正常或羊水过多与新生儿结局之间没有显著关联[139]。另一项研究中,通过超声的连续随访,评估了 299 个正常的双绒毛膜囊双羊膜囊双胎妊娠和单绒毛膜囊双羊膜囊双胎妊娠。最后记录的根据 SDP 估计的 AFV 与分娩期和新生儿结局相关[140]。胎儿之一伴有羊水过多很可能伴有胎心监护图异常,很可能因此进行剖宫产[140]。除此之外,与羊水过少和羊水正常的胎儿相比,羊水过多的胎儿更有可能出现 5 分钟 Apgar 评分低于 7 分、脐动脉 pH<7、呼吸窘迫综合征以及新生儿短暂呼吸骤停[140]。其他作者也观察到双胎妊娠中与羊水过多相关的早产风险、围产期丢失率以及新生儿死亡率均增加[141,142]。正如单胎妊娠,一旦在双胎或多胎妊娠中检测到异常的 AFV,应该进行进一步的评估,发现可能出现的情况,如 PROM、TTTS(图 20-18)、结构畸形、胎儿生长异常或是母体疾病,如高血压病或糖尿病。建议 AFV 异常的多胎妊娠患者咨询母胎医学专家。

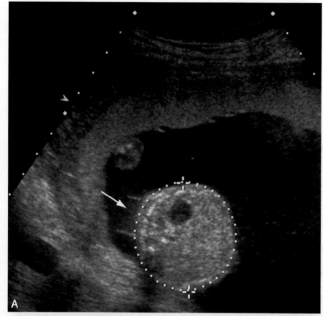

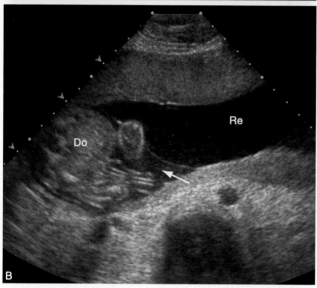

图 20-18　A. 双胎输血综合征,胎儿腹部周围环绕羊水。初看时供血胎儿腹部周围的羊水似乎位于其羊膜囊内。事实上,只有少量的高回声液体(箭头)包绕胎儿。B. 双胎输血综合征显示两个羊膜囊的声像图。供血儿(Do)周围的羊水(箭头)回声比受血儿(Re)羊膜囊中的羊水回声增强

总结

正确理解羊水的动力学并识别单胎和双胎妊娠中的正常 AFV 是很有必要的。现在有多种超声技术用以评估 AFV。超声检测出的异常 AFV,羊水过少或者羊水过多具有重要的意义。虽然 AFV 的动力学受多种因素影响,且尚未完全了解,但是调节 AFV 平衡主要集中在三个途径:胎儿尿液的产生和胎儿吞咽、膜内途径以及由母胎关系产生的渗透梯度。AFV 的正常

值和范围很难定义。根据与不良妊娠结果相关性确定异常高和低 AFV(分别为羊水过多和羊水过少)的临界值。通过超声测量估计 AFV 的两种主要方法是:AFI 和 DVP。研究发现,DVP 是首选的方法。但是这种评估方法存在潜在的缺陷,当与实际 AFV 相关时,这两种技术都是不可靠的。通常情况下,主观评价用于羊水状态的初步确定。

羊水是评估胎儿健康的重要指标。在产前检查中 AFV 评估是 BPP 的重要组成部分[29]。AFV 异常可能反映了子宫胎盘的状态。因此,产科超声检查必须包括对羊水量的评价。对维持宫内羊水平衡的生理学知识和基本理解是必不可少的,以便迅速识别可能由母体或胎儿疾病引起的异常。重要的是,正常的 AFV 并不能保证良好的围产期结果,只有综合评估患者的病史、体格检查、胎儿状况以及胎儿超声检查结果才能预测胎儿围产期结局。

(解丽梅　翻译　尹虹　李扬　审校)

参考文献

1. Beall MH, van den Wijngaard JP, van Gemert MJ, Ross MG: Amniotic fluid dynamics. *Placenta* 28(8–9):816–823, 2007.
2. Modena AB, Fieni S: Amniotic fluid dynamics. *Acta Biomed* 75(Suppl 1):11–13, 2004.
3. Moore TR: Amniotic fluid dynamics reflect fetal and maternal health and disease. *Obstet Gynecol* 116:759–765, 2010.
4. Abramovich DR, Page KR: Pathways of water transfer between liquor amnii and the feto-placental unit at term. *Eur J Obstet Gynecol* 3:155–158, 1973.
5. Lotgering FK, Wallenberg HC: Mechanisms of production and clearance of amniotic fluid. *Semin Perinatol* 10(2):94–102, 1986.
6. Thurlow RW, Brace RA: Swallowing, urine flow, and amniotic fluid response to prolonged hypoxia in the ovine fetus. *Am J Obstet Gynecol* 189:601–608, 2003.
7. Gagnon R, Harding R, Brace RA: Amniotic fluid and fetal urinary responses to severe placental insufficiency in sheep. *Am J Obstet Gynecol* 186:1076–1084, 2002.
8. Prichard JA: Deglutition by normal and anencephalic fetuses. *Obstet Gynecol* 25:289–297, 1965.
9. Brace RA, Wlodek ME, Cock ML, Harding R: Swallowing of lung liquid and amniotic fluid by the ovine fetus under normoxic and hypoxic conditions. *Am J Obstet Gynecol* 171:764–770, 1994.
10. Ross MG, Nijland MJ: Fetal swallowing: relation to amniotic fluid regulation. *Clin Obstet Gynecol* 40:352–365, 1997.
11. Minei LJ, Suzuki K: Role of fetal deglutination and micturition in the production and turnover of amniotic fluid in the monkey. *Obstet Gynecol* 48:177–181, 1976.
12. Matsumoto LC, Cheung CY, Brace RA: Effect of esophageal ligation on amniotic fluid volume and urinary flow rate in fetal sheep. *Am J Obstet Gynecol* 182:699–705, 2000.
13. Adamson TM, Brodecky V, Lambert TF, et al: The production and composition of lung fluid in the in-utero foetal lamb. In Comline RS, Cross KW, Dawes GS, et al, editors: *Foetal and Neonatal Physiology*, Cambridge, England, 1973, Cambridge University Press, pp 208–216.
14. Gilbert WM, Brace RA: The missing link in amniotic fluid volume regulation: intramembranous absorption. *Obstet Gynecol* 74:748–754, 1989.
15. Faber JJ, Anderson DF: Absorption of amniotic fluid by amniochorion in sheep. *Am J Physiol Heart Circ Physiol* 282(3):H850–H854, 2002.

16. Magann EF, Doherty DA, Chauhan SP, et al: Effect of maternal hydration on amniotic fluid volume. *Obstet Gynecol* 101:1261–1265, 2003.

17. Kilpatrick SJ, Safford KL, Pomeroy T, et al: Maternal hydration increases maternal amniotic fluid index. *Obstet Gynecol* 78:1098–1102, 1991.

18. Anderson DF, Faber JJ, Parks CM: Extraplacental transfer of water in the sheep. *J Physiol* 406:75–84, 1988.

19. Brace RA: Amniotic fluid volume and its relationship to fetal fluid balance: review of experimental data. *Semin Perinatal* 10:102–112, 1988.

20. Magann EF, Doherty DA, Chauhan SP, et al: Is there a relationship to dye determined or ultrasound estimated amniotic fluid volume adjusted percentiles and fetal weight adjusted percentiles? *Am J Obstet Gynecol* 190:1610–1614, 2004.

21. Owen P, Osman I, Farrell T: Is there a relationship between fetal weight and amniotic fluid index? *Ultrasound Obstet Gynecol* 20:61–63, 2002.

22. Horsager R, Nathan L, Leveno KJ: Correlation of measured amniotic fluid volume and sonographic predictions of oligohydramnios. *Obstet Gynecol* 83:955–958, 1994.

23. Magann EF, Nolan TE, Hess LW, et al: Measurement of amniotic fluid volume: accuracy of ultrasonography techniques. *Am J Obstet Gynecol* 167:1533–1537, 1992.

24. Dildy GA, III, Lira N, Moise KJ, Jr, et al: Amniotic fluid volume assessment: comparison of ultrasonographic estimates versus direct measurements with a dye-dilution technique in human pregnancy. *Am J Obstet Gynecol* 167:986–994, 1992.

25. Rutherford SE, Phelan JP, Smith CV, Jacobs N: The four-quadrant assessment of amniotic fluid volume: an adjunct to antepartum fetal heart rate testing. *Obstet Gynecol* 70:353–356, 1987.

26. Baron C, Morgan MA, Garite TJ: The amniotic fluid volume assessed intrapartum on perinatal outcome. *Am J Obstet Gynecol* 173:167–174, 1995.

27. Moore TR, Cayle JE: The amniotic fluid index in normal human pregnancy. *Am J Obstet Gynecol* 162:1168–1174, 1990.

28. Chamberlain PF, Manning FA, Morrison I, et al: Ultrasound evaluation of amniotic fluid volume, I: the relationship of marginal and decreased amniotic fluid volumes to perinatal outcomes. *Am J Obstet Gynecol* 150:245–249, 1984.

29. Manning FA, Platt LD, Sipos L: Antepartum fetal evaluation: development of a fetal biophysical profile. *Am J Obstet Gynecol* 136:787–795, 1980.

30. Magann EF, Morton ML, Nolan TE, et al: Comparative efficacy of two sonographic measurements for the detection of aberrations in the amniotic fluid volume and the effects of amniotic fluid volume on pregnancy outcomes. *Obstet Gynecol* 83:959–962, 1994.

31. Magann EF, Perry KG, Jr, Chauhan SP, et al: The accuracy of ultrasound evaluation of amniotic fluid volume in singleton pregnancies: the effect of operator experience and ultrasound interpretative technique. *J Clin Ultrasound* 25:249–253, 1997.

32. Hallak M, Kirshon B, O'Brian Smith E, et al: Subjective ultrasonographic assessment of amniotic fluid depth: comparison with the amniotic fluid index. *Fetal Diagn Ther* 8(4):256–260, 1993.

33. Chauhan SP, Magann EF, Perry KG, Jr, Morrison JC: Intrapartum amniotic fluid index and two-diameter pocket are poor predictors of adverse neonatal outcome. *J Perinatol* 17:221–224, 1997.

34. Phelan JP, Smith CV, Broussard P, Small M: Amniotic fluid volume assessment with the four-quadrant technique at 36-42 weeks' gestation. *J Reprod Med* 32(7):540–542, 1987.

35. Magann EF, Whitworth NS, Files JC, et al: Dye-dilution techniques using aminohippurate sodium: do they accurately reflect amniotic fluid volume? *J Matern Fetal Neonatal Med* 11:167–170, 2002.

36. Chauhan SP, Magann EF, Morrison JC, et al: Ultrasonographic assessment of amniotic fluid does not reflect actual amniotic fluid volume. *Am J Obstet Gynecol* 177:291–296, 1997.

37. Magann EF, Nevils BG, Chauhan SP, et al: Low amniotic fluid volume is poorly identified in singleton and twin pregnancies using the 2×2 cm pocket technique of the biophysical profile. *South Med J* 92:802–805, 1999.

38. Magann EF, Chauhan SP, Whitworth NS, et al: Subjective versus objective evaluation of amniotic fluid volume of pregnancies of less than 24 weeks' gestation: how can we be accurate? *J Ultrasound Med* 20:191–195, 2001.

39. Magann EF, Sandlin AT, Ounpraseuth ST: Amniotic fluid and the clinical relevance of the sonographically estimated amniotic fluid volume. *J Ultrasound Med* 30:1573–1585, 2011.

40. Bianco A, Rosen T, Kuczynski E, et al: Measurement of the amniotic fluid index with and without color Doppler. *J Perinat Med* 27:245–249, 1999.

41. Magann EF, Chauhan SP, Barrilleaux S, et al: Ultrasound estimate of amniotic fluid volume: color Doppler overdiagnosis of oligohydramnios. *Obstet Gyncol* 98:71–74, 2001.

42. Tressler T, Bernazzoli M, Hole J, Martinez F: The effects of maternal position on the amniotic fluid index. *J Ultrasound Med* 25(4):445–447, 2006.

43. Fok WY, Chan LY, Lau TK: The influence of fetal position on amniotic fluid index and single deepest pocket. *Ultrasound Obstet Gynecol* 28:162–165, 2006.

44. Del Valle GO, Bateman L, Gaudier FL, Sanchez-Ramos L: Comparison of three types of ultrasound transducers in evaluating the amniotic fluid index. *J Reprod Med* 39(11):869–872, 1994.

45. Flack NJ, Dore C, Southwell D, et al: The influence of operator transducer pressure on ultrasonographic measurements of amniotic fluid volume. *Am J Obstet Gynecol* 171(1):218–222, 1994.

46. Magann EF, Doherty DA, Chauhan SP, et al: How well do the amniotic fluid index and single deepest pocket indices (below the 3rd and 5th and above the 95th and 97th percentiles) predict oligohydramnios and hydramnios? *Am J Obstet Gynecol* 190:164–169, 2004.

47. Morris JM, Thompson K, Smithey J, et al: The usefulness of ultrasound assessment of amniotic fluid in predicting adverse outcome in prolonged pregnancy: a prospective blinded observational study. *Br J Obstet Gynaecol* 110:989–994, 2003.

48. Magann EF, Sanderson M, Martin JN, Chauhan S: The amniotic fluid index, single deepest pocket, and two-diameter pocket in normal human pregnancy. *Am J Obstet Gynecol* 182:1581–1588, 2000.

49. Casey BM, McIntire DD, Bloom SL, et al: Pregnancy outcomes after antepartum diagnosis of oligohydramnios at or beyond 34 weeks' gestation. *Am J Obstet Gynecol* 182:909–912, 2000.

50. Chamberlain PF, Manning FA, Morrison I, et al: Ultrasound evaluation of amniotic fluid volume. II. The relationship of increased amniotic fluid volume of perinatal outcome. *Am J Obstet Gynecol* 150:250–254, 1984.

51. Carlson DE, Platt LD, Medearis AL, Horenstein J: Quantifiable polyhydramnios: diagnosis and management. *Obstet Gynecol* 75:989–993, 1990.

52. Phelan JP, Ahn MO, Smith CV, et al: Amniotic fluid index measurements during pregnancy. *J Reprod Med* 32(8):601–604, 1987.

53. Queenan JT, Thompson W, Whitfield CR, Shah SI: Amniotic fluid volumes in normal pregnancies. *Am J Obstet Gynecol* 114:34–38, 1972.

54. Brace RA, Wolf EJ: Normal amniotic fluid volume changes throughout pregnancy. *Am J Obstet Gynecol* 161:382–388, 1989.

55. Abramovich DR: The volume of amniotic fluid in early pregnancy. *J Obstet Gynaecol Br Commonw* 75(7):728–731, 1968.

56. Charles D, Jacoby HE, Burgess F: Amniotic fluid volumes in the second half of pregnancy. *Am J Obstet Gynecol* 93:1042–1047, 1965.

57. Gadd RL: The volume of the liquor amnii in normal and abnormal pregnancies. *J Obstet Gynaecol Br Commonw* 73:11–22, 1966.

58. Gillibrand PN: Changes in amniotic fluid volume with advancing pregnancy. *J Obstet Gynaecol Br Commonw* 76:527–529, 1969.

59. Haswell GL, Morris JA: Amniotic fluid volume studies. *Obstet Gynecol* 42:725–732, 1973.

60. Marsden D, Huntingford PJ: An appraisal of the Coomassie blue dilution technique for measuring the volume of liquor amnii in late pregnancy. *J Obstet Gynaecol Br Commonw* 72:65–68, 1965.

61. Nelson MM: Amniotic fluid volumes in early pregnancy. *J Obstet Gynaecol Br Commonw* 79:50–53, 1972.

62. Rhodes P: The volume of liquor amnii in early pregnancy. *J Obstet Gynaecol Br Commonw* 73:23–26, 1966.

63. Sinha R, Carlton M: The volume and composition of amniotic fluid in early pregnancy. *J Obstet Gynaecol Br Commonw* 77:211–214, 1970.

64. van Otterlo LC, Wladimiroff JW, Wallenburg HC: Relationship between fetal urine production and amniotic fluid volume in normal pregnancy

and pregnancy complicated by diabetes. *Br J Obstet Gynaecol* 84:205–209, 1977.

65. Wagner G, Fuchs F: The volume of amniotic fluid in the first half of human pregnancy. *J Obstet Gynaecol Br Emp* 69:131–136, 1962.

66. Magann EF, Bass D, Chauhan SP, et al: Amniotic fluid volume in normal singleton pregnancies. *Obstet Gynecol* 90:524–528, 1997.

67. Sandlin AT, Ounpraseuth ST, Spencer HJ, et al: Amniotic fluid volume in normal singleton pregnancies: modeling with quantile regression. *Arch Gynecol Obstet* 289:967–972, 2014.

68. Machado MH, Cecatti JC, Krupa F, Faundes A: Curve of amniotic fluid index measurements in low-risk pregnancy. *Acta Obstet Gynecol Scand* 86:37–41, 2007.

69. Lei H, Wen SW: Normal amniotic fluid index by gestational week in a Chinese population. Central-South China Fetal Growth Study Group. *Obstet Gynecol* 92(2):237–240, 1998.

70. Magann EF, Chauhan SP, Martin JN, Jr: Is amniotic fluid volume status predictive of fetal acidosis at delivery? *Aust N Z J Obstet Gynaecol* 43(2):129–133, 2003.

71. Magann EF, Doherty DA, Chauhan SP, et al: Dye-determined amniotic fluid volume and intrapartum/neonatal outcome. *J Perinatol* 24(7):423–428, 2004.

72. Shmoys SM, Sivkin M, Dery C, et al: Amniotic fluid index: an appropriate predictor of perinatal outcome. *Am J Perinatol* 7:266–269, 1990.

73. Zhang J, Troendle J, Meikle S, et al: Isolated oligohydramnios is not associated with adverse perinatal outcomes. *Br J Obstet Gynaecol* 111:220–225, 2004.

74. Magann EF, Chauhan SP, Kinsella MJ, et al: Antenatal testing among 1001 patients at high risk: the role of ultrasonographic estimate of amniotic fluid volume. *Am J Obstet Gynecol* 181:1330–1336, 1999.

75. Barrilleaux PS, Magann EF, Chauhan SP, et al: Amniotic fluid index as a predictor of adverse perinatal outcome in the HELLP syndrome. *J Reprod Med* 52:293–298, 2007.

76. Ott WJ: Reevaluation of the relationship between amniotic fluid volume and perinatal outcome. *Am J Obstet Gynecol* 192:1803–1809, 2005.

77. Magann EF, Kinsella MJ, Chauhan SP, et al: Does an amniotic fluid index of </=5 cm necessitate delivery in high-risk pregnancies? A case-control study. *Am J Obstet Gynecol* 180(6 Pt 1):1354–1359, 1999.

78. Chauhan SP, Sanderson M, Hendrix NW, et al: Perinatal outcome and amniotic fluid index in the antepartum and intrapartum periods: a meta-analysis. *Am J Obstet Gynecol* 181:1473–1478, 1999.

79. Nabhan AF, Abdelmoula YA: Amniotic fluid index versus single deepest vertical pocket as a screening test for preventing adverse pregnancy outcome. *Cochrane Database Syst Rev* (3):CD006593, 2008.

80. Nabhan AF, Abdelmoula YA: Amniotic fluid index versus single deepest vertical pocket: a meta-analysis of randomized controlled trials. *Int J Gynaecol Obstet* 104(3):184–188, 2009.

81. Bullo ML, Tschumi S, Bucher BS, et al: Pregnancy outcome following exposure to angiotensin-converting enzyme inhibitors or angiotensin receptor antagonists: a systematic review. *Hypertension* 60(2):444–450, 2012.

82. Antonucci R, Zaffanello M, Puxeddu E, et al: Use of non-steroidal anti-inflammatory drugs in pregnancy: impact on the fetus and newborn. *Curr Drug Metab* 13(4):474–490, 2012.

83. Lauria MR, Gonik B, Romero R: Pulmonary hypoplasia: pathogenesis, diagnosis, and antenatal prediction. *Obstet Gynecol* 86:466, 1995.

84. Hill LM: Oligohydramnios: sonographic diagnosis and clinical implications. *Clin Obstet Gynecol* 40:314, 1997.

85. Nicolini U, Fisk NM, Rodeck CH, et al: Low amniotic pressure in oligohydramnios—is this the cause of pulmonary hypoplasia? *Am J Obstet Gynecol* 161(5):1098, 1989.

86. Adzick NS, Harrison MR, Glick PL, et al: Experimental pulmonary hypoplasia and oligohydramnios: relative contributions of lung fluid and fetal breathing movements. *J Pediatr Surg* 19:658, 1984.

87. Harding R, Hooper SB, Dickson KA: A mechanism leading to reduced lung expansion and lung hypoplasia in fetal sheep during oligohydramnios. *Am J Obstet Gynecol* 163:1904, 1990.

88. Kilbride HW, Yeast J, Thibeault DW: Defining limits of survival: lethal pulmonary hypoplasia after midtrimester premature rupture of membranes. *Am J Obstet Gynecol* 175:675, 1996.

89. Grisaru-Granovsky S, Eitan R, Kaplan M, Samueloff A: Expectant management of midtrimester premature rupture of membranes: a plea for limits. *J Perinatol* 23(3):235–239, 2003.

90. Waters TP, Mercer BM: The management of preterm premature rupture of the membranes near the limit of fetal viability. *Am J Obstet Gynecol* 201(3):230–240, 2009.

91. van Teeffelen S, Pajkrt E, Willekes C, et al: Transabdominal amnioinfusion for improving fetal outcomes after oligohydramnios secondary to preterm prelabour rupture of membranes before 26 weeks. *Cochrane Database Syst Rev* (8):CD009952, 2013.

92. van Teeffelen AS, van der Ham DP, Willekes C, et al: Midtrimester preterm prelabour rupture of membranes (PPROM): expectant management or amnioinfusion for improving perinatal outcomes (PPROMEXIL-III trial). *BMC Pregnancy Childbirth* 14:128, 2014.

93. van Teeffelen AS, van der Ham DP, Oei SG, et al: The accuracy of clinical parameters in the prediction of perinatal pulmonary hypoplasia secondary to midtrimester prelabour rupture of fetal membranes: a meta-analysis. *Eur J Obstet Gynecol Reprod Biol* 148(1):3–12, 2010.

94. Laudy JA, Tibboel D, Robben SG, et al: Prenatal prediction of pulmonary hypoplasia: clinical, biometric, and Doppler velocity correlates. *Pediatrics* 109(2):250–258, 2002.

95. Wing DA, Fishman A, Gonzalez C, et al: How frequently should the amniotic fluid index be performed during the course of antepartum testing? *Am J Obstet Gynecol* 174:33, 1996.

96. Lagrew DC, Pircon RA, Nageotte M, et al: How frequently should the amniotic fluid index be repeated? *Am J Obstet Gynecol* 167:1129, 1992.

97. Sandlin AT, Chauhan SP, Magann F: Clinical relevance of sonographically estimated amniotic fluid volume: polyhydramnios. *J Ultrasound Med* 32:851–863, 2013.

98. Lazebnik N, Hill LM, Guzick D, et al: Severity of polyhydramnios does not affect the prevalence of large-for-gestational age newborn infants. *J Ultrasound Med* 15:385–388, 1996.

99. Lazebnik N, Many A: The severity of polyhydramnios, estimated fetal weight and preterm delivery are independent risk factors for the presence of congenital malformations. *Gynecol Obstet Invest* 48:28–32, 1999.

100. Hill LM, Breckle R, Thomas ML, Fries JK: Polyhydramnios: ultrasonically detected prevalence and neonatal outcome. *Obstet Gynecol* 69:21–25, 1987.

101. Ben-Chetrit A, Hochner-Celnikier D, Ron M, Yagel S: Hydramnios in the third trimester of pregnancy: a change in the distribution of accompanying fetal anomalies as a result of early ultrasonographic prenatal diagnosis. *Am J Obstet Gynecol* 162:1344–1345, 1990.

102. Queenan JT, Gadow EC: Polyhydramnios: chronic versus acute. *Am J Obstet Gynecol* 108:349–355, 1970.

103. Phelan JP, Martin GI: Polyhydramnios: fetal and neonatal implications. *Clin Perinatol* 16:987–994, 1989.

104. Dashe JS, McIntire DD, Ramus RM, et al: Hydramnios: anomaly prevalence and sonographic detection. *Obstet Gynecol* 100:134–139, 2002.

105. Ledger WF: Maternal infection with adverse fetal and newborn outcomes. In Ledger WF, editor: *Infection in the Female*, Philadelphia, 1986, Lea & Febiger, p 197.

106. Murray SR: Hydramnios: a study of 846 cases. *Am J Obstet Gynecol* 88:65–67, 1964.

107. Stoll CG, Alembik Y, Dott B: Study of 156 cases of polyhydramnios and congenital malformations in a series of 118,265 consecutive births. *Am J Obstet Gynecol* 165:586–590, 1991.

108. Shani H, Sivan E, Cassif E, Simchen MJ: Maternal hypercalcemia as a possible cause of unexplained fetal polyhydramnios: a case series. *Am J Obstet Gynecol* 199(4):410.e1–410.e5, 2008.

109. Dorleijn DM, Cohen-Overbeek TE, Groenendaal F, et al: Idiopathic polyhydramnios and postnatal findings. *J Matern Fetal Neonatal Med* 22:315–320, 2009.

110. Panting-Kemp A, Nguyen T, Castro L: Substance abuse and polyhydramnios. *Am J Obstet Gynecol* 187:602–605, 2002.

111. Zhu X, Jiang S, Hu Y, et al: The expression of aquaporin 8 and aquaporin 9 in fetal membranes and placenta in term pregnancies complicated by idiopathic polyhydramnios. *Early Hum Dev* 86(10):657–663, 2010.

112. Mann SE, Ricke EA, Torres EA, Taylor RN: A novel model of

polyhydramnios: amniotic fluid volume is increased in aquaporin 1 knockout mice. *Am J Obstet Gynecol* 192:2041–2046, 2005.

113. Mann SE, Dvorak N, Gilbert H, Taylor RN: Steady-state levels of aquaporin 1 mRNA expression are increased in idiopathic polyhydramnios. *Am J Obstet Gynecol* 194:884–887, 2006.

114. Pri-Paz S, Khalek N, Fuchs KM, Simpson LL: Maximal amniotic fluid index as a prognostic factor in pregnancies complicated by polyhydramnios. *Ultrasound Obstet Gynecol* 39:648–653, 2012.

115. Bundgaard A, Anderson BR, Rode L, et al: Prevalence of polyhydramnios at a Danish hospital: a population-based study. *Acta Obstet Gynecol Scand* 86:1427–1431, 2007.

116. Damato N, Filly RA, Goldstein RB, et al: Frequency of fetal anomalies in sonographically detected polyhydramnios. *J Ultrasound Med* 12(1):11–15, 1993.

117. Martinez-Frias MJ, Bermejo E, Rodriguez-Pinilla E, Frias JL: Maternal and fetal factors related to abnormal amniotic fluid. *J Perinatol* 19:514–520, 1999.

118. Landy HJ, Isada NB, Larsen JW: Genetic implications of idiopathic hydramnios. *Am J Obstet Gynecol* 157:114–117, 1987.

119. Sickler GK, Nyberg DA, Sohaey R, Luthy DA: Polyhydramnios and fetal intrauterine growth restriction: ominous combination. *J Ultrasound Med* 16:609–614, 1997.

120. Nobile de Santis MS, Radaelli T, Taricco E, et al: Excess of amniotic fluid: pathophysiology, correlated diseases and clinical management. *Acta Biomed* 75(Suppl 1):53–55, 2004.

121. Xu ZM, Wu LF: Correlation between amniotic fluid glucose concentration and amniotic fluid volume and neonatal birth weight in pregnancy complicated by gestational diabetes mellitus [in Chinese]. *Zhonghua Fu Chan Ke Za Zhi* 41(11):724–728, 2006.

122. Idris N, Wong SF, Thomae M, et al: Influence of polyhydramnios on perinatal outcome in pregestational diabetic pregnancies. *Ultrasound Obstet Gynecol* 36:338–343, 2010.

123. Magann EF, Chauhan SP, Doherty DA, et al: A review of idiopathic hydramnios and pregnancy outcomes. *Obstet Gynecol Surv* 62:795–802, 2007.

124. Lufkin EG, Nelson RL, Hill LM, et al: An analysis of diabetic pregnancies at Mayo Clinic, 1950-79. *Diabetes Care* 7(6):539–547, 1984.

125. Zlatnik G, Olson G, Bukowski R, Saade GR: Amniotic fluid index measured with the aid of color flow Doppler. *J Matern Fetal Neonatal Med* 13:242–245, 2003.

126. Biggio JR, Jr, Wenstrom KD, Dubard MB, Cliver SP: Hydramnios prediction of adverse perinatal outcome. *Obstet Gynecol* 94:773–777, 1999.

127. Maymon E, Ghezzi F, Shoham-Vardi I, et al: Isolated hydramnios at term gestation and the occurrence of peripartum complications. *Eur J Obstet Gynecol Reprod Biol* 77:157–161, 1998.

128. Magann EF, Doherty DA, Lutgendorf MA, et al: Peripartum outcomes of high-risk pregnancies complicated by oligo- and polyhydramnios: a prospective longitudinal study. *J Obstet Gynecol Res* 32:268–277, 2010.

129. Eydoux P, Choiset A, Le Porrier N, et al: Chromosomal prenatal diagnosis: study of 936 cases of intrauterine abnormalities after ultrasound assessment. *Prenat Diagn* 9:255–269, 1989.

130. Golan A, Worman I, Sagi J, et al: Persistence of polyhydramnios during pregnancy: its significance and correlation with maternal and fetal complications. *Gynecol Obstet Invest* 37:18–20, 1994.

131. Magann EF, Whitworth NS, Bass JD, et al: Amniotic fluid volume of third-trimester diamniotic twin pregnancies. *Obstet Gynecol* 85(6):957–960, 1995.

132. Charles D, Jacoby HE: Preliminary data on the use of sodium aminohippurate to determine amniotic fluid volumes. *Am J Obstet Gynecol* 95:266–269, 1966.

133. Watson WJ, Harlass FE, Menard MK, et al: Sonographic assessment of amniotic fluid in normal twin pregnancy. *Am J Perinatol* 12(2):122–124, 1995.

134. Chau AC, Kjos SL, Kovacs BW: Ultrasonographic measurement of amniotic fluid volume in normal diamniotic twin pregnancies. *Am J Obstet Gynecol* 174(3):1003–1007, 1996.

135. Porter TF, Dildy GA, Blanchard JR, et al: Normal values for amniotic fluid index during uncomplicated twin pregnancy. *Obstet Gynecol* 87(5 Pt 1):699–702, 1996.

136. Magann EF, Chauhan SP, Martin JN, Jr, et al: Ultrasonic assessment of the amniotic fluid volume in diamniotic twins. *J Soc Gynecol Investig* 2(4):609–613, 1995.

137. Gerson A, Free SM, Jr, Russino J, et al: Amniotic fluid index in twin gestation. *Ultrasound Obstet Gynecol* 10(2):98–102, 1997.

138. Hill LM, Krohn M, Lazebnik N, et al: The amniotic fluid index in normal twin pregnancies. *Am J Obstet Gynecol* 182(4):950–954, 2000.

139. Magann EF, Whitworth NS, Rhodes PG, et al: Effect of amniotic fluid volume on neonatal outcome in diamniotic twin pregnancies. *South Med J* 91(10):942–945, 1998.

140. Magann EF, Doherty DA, Ennen CS, et al: The ultrasound estimation of amniotic fluid volume in diamniotic twin pregnancies and prediction of peripartum outcomes. *Am J Obstet Gynecol* 196(6):570.e1–570.e6, 2007.

141. Orhan A, Kurzel RB, Istwan NB, et al: The impact of hydramnios on pregnancy outcome in twin gestations. *J Perinatol* 25(1):8–10, 2005.

142. Varma TR, Bateman S, Patel RH, et al: The relationship of increased amniotic fluid volume to perinatal outcome. *Int J Gynaecol Obstet* 27(3):327–333, 1988.

第 21 章　产前胎儿监测和超声的作用

Sarah Ellestad，Sarah Wheeler，Jeffrey A. Kuller

重　点

- 产前监测的目标是预防胎儿死亡。
- 产前监测最常应用于那些因母体状况确定为高危妊娠，或确定胎儿有宫内受损风险后，以便采取干预措施和及时分娩，预防发展至死胎。
- 产前监测也可用于确认正常胎儿的健康状况，以防止不必要的干预和医源性早产。

- 实时动态超声检查是产前监测的一个组成部分。包括胎儿心率和脐动脉多普勒的评估。
- 监测技术包括胎动计数、无应激试验（NST）、宫缩应激试验（CST）、生物物理监测（BPP）、改良的生物物理监测和脐动脉多普勒测速。

本 章 内 容

　　产前胎儿监测用于评估妊娠期由于母体疾病或胎儿受损问题导致的胎儿死亡风险[1]。可使用多项技术来评估胎儿状况，包括：胎动次数、无应激试验（nonstress test，NST）、宫缩应激试验（contraction stress test，CST）、生物物理监测（biophysical profile，BPP）、改良的生物物理监测（modified biophysical profile）和脐动脉多普勒监测（umbilical artery doppler velocimetry）。这些技术旨在发现低氧血症或酸中毒的胎儿，在其出现永久性损伤或死亡之前提供干预机会。因此，当疑似（例如孕妇觉察胎动减少）或预测（例如母亲患有发绀型先心病）出现胎儿受损时需实施产前胎儿监测。此时超声技术可实时观察胎儿活动、评估宫内环境，因而特别有实用价值。但是，超声技术无法用来预测诸如胎盘早剥或脐带脱垂等紧急状况。

　　采用一种或多种评估技术对胎儿进行连续产前监测，是妊娠期合并母体或胎儿并发症的监护标准。几乎没有随机对照试验的证据证明产前监测可以减少胎儿死亡风险，反而一些证据表明，由于医源性早产概率的增加，它实际上可能是有害的[2]。尽管如此，产前监测依然是产前保健的主要内容，用以评估有各种母胎适应证的胎儿状况（表 21-1）。产前监测效能的主要指标是假阴性率，其定义是监测结果正常的胎儿 1 周内的死亡率。前文所述的产前监测技术中，假阴性率范围从 CST 的 0.4/1000 到 NST 的 3.2/1000[3]。实际未受损的胎儿出现异常监测结果则称为假阳性率。在不考虑临床情况或采取后续监测措施的情况下，各种监测方法的高假阳性率（NST 高达 50%）限制了其在临床单独使用（表 21-2）[3]。

表 21-1　产前胎儿监测的适应证

母体因素
- 孕前糖尿病
- 高血压
- 系统性红斑狼疮
- 慢性肾脏疾病
- 抗磷脂综合征
- 甲状腺功能亢进（控制不佳）
- 血红蛋白病（镰状细胞，镰状细胞-血红蛋白 C 或镰状细胞-珠蛋白生成障碍性贫血）

表 21-1　产前胎儿监测的适应证(续)
• 发绀型心脏病
妊娠相关因素
• 妊娠高血压
• 先兆子痫
• 胎动减少
• 妊娠糖尿病(控制不佳或药物治疗)
• 羊水过少
• 胎儿生长受限
• 晚孕期或过期妊娠
• 同种免疫疾病
• 前次妊娠胎儿死亡(不明原因或有复发风险)
• 单绒毛膜多胎妊娠(胎儿之间生长差异显著)

Data from Liston R, Sawchuck D, Young D: Fetal health surveillance: antepartum and intrapartum consensus guideline. Society of Obstetrics and Gynaecologists of Canada, British Columbia Perinatal Health Program. J Obstet Gynaecol Can 29: S3-S56, 2007 [published erratum appears in J Obstet Gynaecol Can 29: 909, 2007]

表 21-2　正常监测结果 1 周内死产的风险	
产前监测	死产风险/1000
NST(每周一次)[a]	3.2
NST(每周两次)[b]	1.9
BPP[c]	0.8
改良式 BPP[d]	0.8
CST[a]	0.4

BPP,生物物理监测;CST,宫缩应激试验;NST,无应激试验

[a] Freeman RK, Anderson G, Dorchester W: A prospective multi-institutional study of antepartum fetal heart rate monitoring. II. Contraction stress test versus nonstress test for primary surveillance. Am J Obstet Gynecol 143 (7): 778-781, 1982

[b] Boehm FH, Salyer S, Shah DM, Vaughn WK: Improved outcome of twice weekly nonstress testing. Obstet Gynecol 67(4): 566-568, 1986

[c] Manning FA, Morrison I, Harman CR, et al: Fetal assessment based on fetal biophysical profile scoring: experience in 19,221 referred high-risk pregnancies. II. An analysis of false-negative fetal deaths. Am J Obstet Gynecol 157(4Pt 1): 880-884, 1987

[d] Miller DA, Rabello YA, Paul RH: The modified biophysical profile: antepartum testing in the 1990s. Am J Obstet Gynecol 174(3): 812-817, 1996

胎动评估

胎动,孕妇通常在妊娠 19~20 周左右时首次察觉到[4]。随着孕周增加,胎动会更加明显,约 38 周时达到巅峰。其中胎动活跃期的持续时间一般约 40 分钟而安静期持续约 20 分钟[5]。在晚上 9 点至凌晨 1 点,由于孕妇葡萄糖水平的下降,胎动在这个时间段最为活跃[5]。

对生长受限胎儿进行的生理学研究表明胎动次数随缺氧加重而减少[6]。因此,母亲进行胎动计数是一种简单且经济的胎儿监测方法。作为标准产检的一部分,医师须常规地询问母亲胎儿活动情况[7]。在低风险妊娠中,该方法通常是胎儿监测的唯一形式。

尽管有许多方法可用以量化正常胎动,但是目前暂无高质量的研究提供更好的方法或参数来计数正常胎动[8]。在多数情况下,医生会建议孕妇侧卧并计数胎儿活动次数来"计数胎动"。一般而言,在 2 小时内出现 10 次明显胎动则意味着胎儿健康[9,10]。当孕妇感受到 10 次胎动时,计数即可结束。计数胎动可以每天进行,但鼓励母亲将自认为"正常"胎动中出现的任何变化告诉医生也是有用的。

除胎儿状况恶化外,胎龄、胎盘位置、药物、母体活动、体位和肥胖等多种因素可影响母亲对胎动的感知[11,12]。但胎动减少与死胎风险增加有关[11]。因此,一旦母亲察觉胎动减少,则需要进一步评估,以排除潜在的造成胎动减少的可逆性因素,并确保胎儿安全。

目前,仅有一项随机对照试验评估正规的胎动计数。该研究将 68 000 名以上低风险妇女随机分为定期胎动评估组(干预组)或常规保健组(对照组),结果表明两组孕妇的产前胎儿死亡率在统计学上大致相当,其中干预组为 2.9/1000,而对照组为 2.7/1000[13]。但只有 46% 的干预组孕妇定期记录胎动减少的情况,因此研究对象的依从性是本研究的主要局限性,可影响研究结果的准确性。相反,挪威的一项前瞻性队列研究发现,通过书面记录胎动情况,包括明确胎动减少的定义、邀请母亲用胎动计数图监测胎动,在主诉胎动减少的孕妇中降低了近 50% 的死胎发生率(优势比(OR)为 0.51,95% 可信区间(CI)为 0.32~0.81)[14]。但尚无针对高风险孕妇评估其胎动计数的随机对照试验。Cochrane 数据库发表的一项系统性综述表明,目前采用常规胎动计数可以预防死胎的证据仍然不充分[15]。

无应激试验

NST 利用分娩监护仪或外部胎儿监护仪,记录胎儿心率(FHR),同时用置于孕妇腹部的多普勒探头记录母亲子宫的活动情况,是产前监测中最常用的筛查监测方法。解读 NST 的前提是,一个健康的、氧含量充足的胎儿在运动时会出现心率增快。在 NST 期间,子宫是静止的(因此采用的术语是无应激)。FHR 评估时间需 20 分钟,但考虑到胎儿睡眠-觉醒周期的变化,评估时间可以延长至 40 分钟。在 NST 的解读中,

FHR 的评估内容包括心率基线、变异性以及是否存在加速和减速等指标（图 21-1，图 21-2），它们既反映了胎儿适应宫内环境的能力，又提供有关胎儿健康的信息。

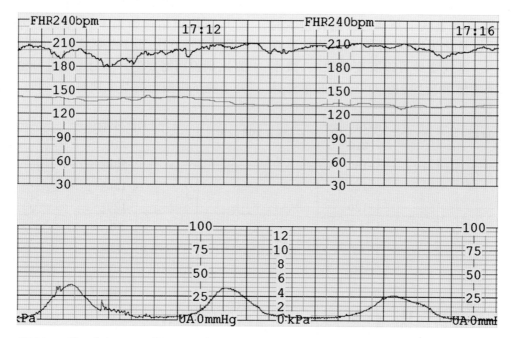

图 21-1　胎心率（FHR）监护图显示胎儿心动过速，基线胎心率（顶线）约为 200 次/分（bpm）。绿线表示母体的脉搏；底部描记线显示子宫活动（UA）

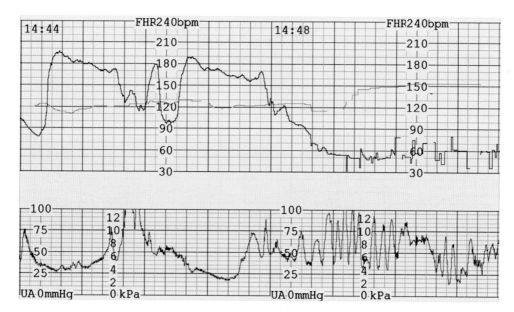

图 21-2　胎儿心动过缓末期，初始胎心率（FHR）约为 180bpm（次/分），在监测结束时降至 60bpm。绿线表示母体的脉搏；底部描记线显示子宫活动（UA）

FHR 基线由自主神经系统调节。心脏的副交感神经由迷走神经介导，负责 FHR 减慢的变时效应和改变 R 波间隔的振荡效应，从而引起心率的变化。另外，交感神经系统受刺激时还会释放去甲肾上腺素，导致 FHR 加速并改善肌力或收缩力[16]。FHR 基线代表 10 分钟内平均每分钟的搏动次数（四舍五入至 0 或 5）。应当注意，不应使用显著变异性（FHR 的振幅高于基线 25 次/分）来确定基线。此外，在 NST 期间，FHR 基线应至少可以识别 2 分钟，尽管这 2 分钟可能不连续[17]。由于大多数临床医生并不采用计算机化的模型，而是使用"肉眼"观察来确定基线，因而对基线的解读存在一定主观性。另外，当基线不确定时就无法进行 NST 解读。正常 FHR 基线范围为 110～160 次/分,它通常在早孕期处于正常值上限,随着孕周增加而呈下降趋势[18]。

变异性是指 FHR 基线上预期的振幅和频率的不规则变化,并被量化为以次/分为单位的从波峰到波谷的振幅[17]。基线变异可以有变异缺失、微小变异、正常变异或显著变异(图 21-3)。正常变异是指振幅范围 6～25 次/分[1],被认为是让人放心的。尽管 24 周前 FHR 变异性很少见,但在 28 周后应该出现。晚孕期变异缺失是不正常的,需要进一步对胎儿进行评估。如果 FHR 基线显示为微小变异(振幅小于 6 次/分)或变异缺失(振幅范围无法检测),则说明需要进一步对胎儿进行检查,尤其是当处于晚孕中期至晚孕末期时。

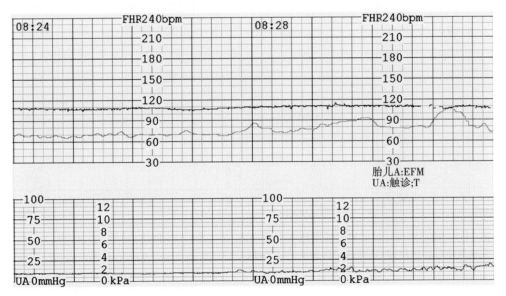

图 21-3　胎心率(FHR)监护图(顶线)显示心率为 110 次/分(每分钟心跳),呈一条近乎平坦的线,符合微小变异。变异缺失是不正常的,需要进一步评估。EFM,FHR 电子监测;UA,子宫活动。绿线表示母体的脉搏;底部描记线显示子宫活动(UA)

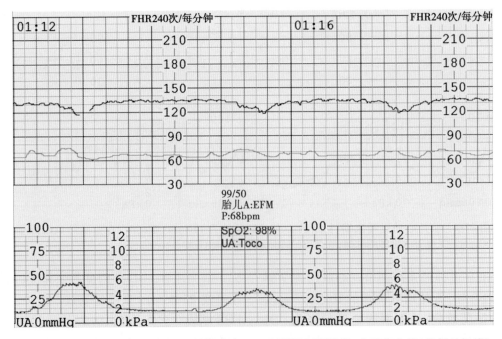

图 21-4　胎心率(FHR)监护图显示早期减速,FHR(顶线)逐渐降低,在子宫收缩(较低的绿线)时降至最低点。EFM,FHR 电子监测;SpO2,脉搏血氧饱和度;UA,子宫活动。绿线表示母体的脉搏;底部描记线显示子宫活动(UA)

FHR 加速定义为 FHR 在视觉上突然增加,30 秒内从基线达到峰值。32 周或以上的胎儿,加速峰值应至少高于基线 15 次/分,持续至少 15 秒;在小于 32 周的胎儿中,加速峰值应至少高于基线 10 次/分,并至少持续 10 秒。

FHR 减速分为晚期减速、早期减速及变异减速三种类型(图 21-4),其差异主要体现在子宫收缩时,各种类型的初始、低谷和恢复的形式不同。每种类型的减速都有不同的原因(分别是缺氧、头部受挤压和脐带受压)。因此正确识别减速类型会影响对 FHR 的解读和管理。

正弦型 FHR 相对较少,定义为 FHR 基线呈平滑的正弦波状起伏,周期频率为每分钟 3~5 次,持续超过 20 分钟(图 21-5)。这种模式与胎儿贫血高度相关,是不正常的表现,需要及时给予关注。在原因未知情况下,应用多普勒测量胎儿大脑中动脉(MCA)的收缩期峰值血流速度来评估胎儿贫血(第 22 章)。

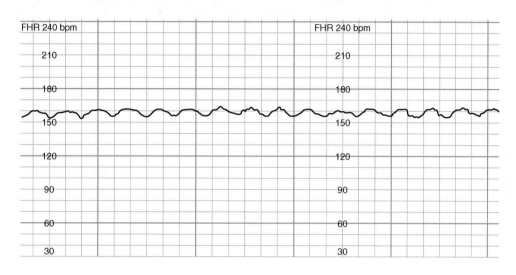

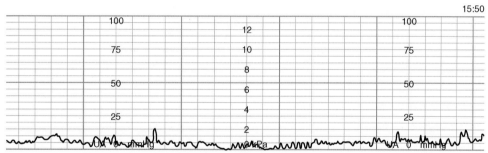

图 21-5　正弦型 FHR 监护图(顶线)提示胎儿贫血(见正文)。底部描记线显示子宫活动(UA)。bpm,次/分;FHR,胎心率(From Catanzarite VA,Schrimmer DB,Madia C,Mendoza A:Prenatal sonographic diagnosis of intracranial haemorrhage:report of acase with asinusoidal fetal heart rate tracing,and review of the literature. Prenat Diagn 15(3):229-235,1995,used with permission)

归根结底,NST 可解读为"反应型"或"非反应型"两种类型。其中反应型 NST 表示在 20 分钟的监测时间内至少有两次 FHR 加速,每次高于基线 15 次/分或以上,且持续至少 15 秒。而非反应型 NST 则是指缺乏适当数量的加速,或不符合加速标准但不代表变异缺失或减速。2008 年,尤尼斯·肯尼迪·施莱佛国家儿童健康和人类发展研究所(Eunice Kennedy Shriver National Institute of Child Health and Human Development)联合美国妇产科医师学会(American College of Obstetricians and Gynecologists,ACOG)和母胎医学会(Society for Maternal-Fetal Medicine,SMFM)发布了关于 FHR 监护图专业术语和解释的共识,并描述了新的三级分类。尽管该共识强调的是产时 FHR 模式,但这些定义也可以推广应用到产前[19](图 21-6~图 21-8,表 21-3)。

胎儿神经系统在整个妊娠期是逐渐发育成熟的,该过程影响着 NST 解读。在 24~28 周时由于胎儿神经系统的发育不成熟,NST 中有高达 50% 呈现非反应型,这限制了该试验在中期妊娠的运用[20];28~32 周时这种非反应型数量会降至 15%[21,22]。并且 FHR 加速的频率和振幅随孕周的增加而增加,因此,当孕周增加时非反应型 NST 的数量会减少[23,24]。

I 类胎心率监护图

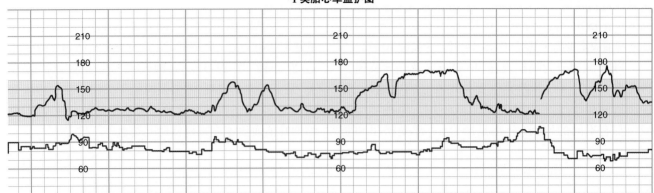

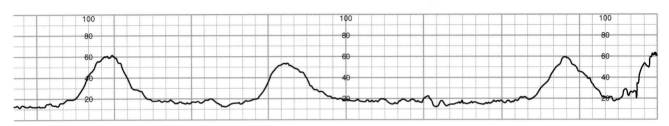

FHR基线=125BPM
正常变异
无减速
几次加速

图 21-6　I 类胎心率监护图。见表 21-3 中分类。BPM,次/分;FHR,胎心率(Personal file of Dr. Leo Brancazio,Duke University)

II 类胎心率监护图

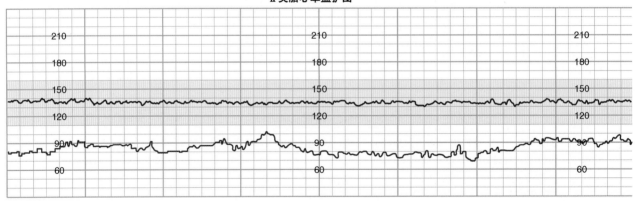

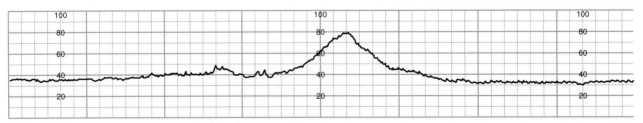

FHR基线=135BPM
微小变异
无加速
无减速

图 21-7　II 类胎心率监护图。见表 21-3 中分类。BPM,次/分;FHR,胎心率(Personal file of Dr. Leo Brancazio,Duke University)

Ⅲ类胎心率监护图

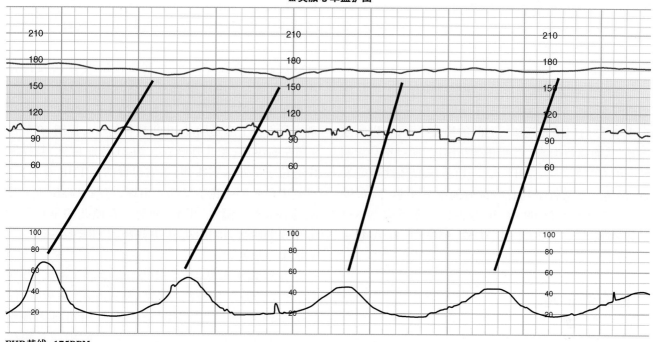

FHR基线=175BPM
变异缺失
无加速
周期性晚期减速

图 21-8　Ⅲ类胎心率监护图。见表 21-3。BPM,次/分;FHR,胎心率(Personal file of Dr. Leo Brancazio,Duke University)

表 21-3　三级胎心监护解读系统	
Ⅰ类 包括以下所有内容: • 基线率:110~160 次/分(bpm) • 基线变异:正常 • 晚期减速或者变异减速:无 • 早期减速:有或者无 • 加速:有或者无 Ⅱ类 Ⅱ类胎心监护包括除了Ⅰ类和Ⅲ类胎心监护图外的其他情况。Ⅱ类胎心监护图在临床监测中可能占很大比例。Ⅱ类监护图包括以下任何一种: 基线率 • 心动过缓不伴基线变异缺失 • 心动过速 FHR 基线变异 • 微小变异 • 变异缺失不伴周期性减速	• 显著基线变异 加速 • 胎儿刺激后,没有诱发加速 周期性或间歇性减速 • 周期性变异减速伴基线微小变异或正常 • 延长减速时间≥2 分钟,但<10 分钟 • 周期性晚期减速伴正常基线变异 • 变异减速伴其他特征,如回归基线减慢、"肩峰"或"双肩峰" Ⅲ类 包括以下任一项: • FHR 基线变异缺失伴以下任一项: 　• 周期性晚期减速 　• 周期性变异减速 　• 心动过缓 • 正弦波型

Macones GA,Hankins GD,Spong CY,et al:The 2008 National Institute of Child Health and Human Development workshop report on electronic fetal monitoring:update on definitions,interpretation,and research guidelines. Obstet Gynecol 112(3):661-666,2008

尽管 NST 广泛运用,但支持其预防死产作用的数据仍然很有限。Cochrane 评价报告指出,NST 对死产率或围产期发病率没有显著影响[25]。然而,这篇荟萃分析所包含的研究是在 20 世纪 80 年代初开展的,那时候 NST 监测才刚进入临床应用[25],因而不能反映 NST 监测目前应用的现状和作用。而且在该篇荟萃分析文章之后,超声作为胎儿评估的辅助手段以及新生儿保健的发展也发生了变化。

传统上,NST 每周仅进行一次。从 1981 年开始,Boehm 等开始将高危妊娠妇女的监测频率提高到每周两次后发现:反应型 NST 的死产率由之前发表的 6.1/1000 降至 1.9/1000[26]。因而,多数临床情况下常常建议每周监测两次。

振动声刺激可减少与胎儿睡眠周期有关的非反应型 NST 数量。将人造喉放置在孕妇腹壁或腹部上方,在 1~5 秒内向胎儿施加短时间的暴发声音,可以刺激胎动,从而缩短加速产生前的等待时间,而且不会影响监测的有效性[27~29]。2014 年,一篇系统回顾性研究发现,振动声刺激将平均总测试时间缩短了近 7~6.93 分钟(95%CI 为 12.09~1.76 分钟),且非反应型 NST 的频率降低了 40%(OR 0.62,95% CI 为 0.48~0.81)[29]。

宫缩应激试验

CST 是指在子宫收缩过程中使用胎心监护评估 FHR。因为子宫收缩会引起短暂的氧含量减少。因此该监测技术评估了"应激"期间胎儿的氧含量状态[7]。有三种方法可发生宫缩:自发、乳头刺激法、静脉滴注缩宫素。CST 的目标是在胎儿永久性损伤发生之前,应激(可逆的)状态下观察胎儿,以确定胎儿受损的风险[30]。如果 10 分钟内发生三次宫缩,且没有记录到延迟或显著的变异减速,那么 CST 阴性;而 CST 阳性是指 50% 或以上的宫缩后出现晚期减速,有必要对胎儿进一步评估[9]。此外,CST 结果还可分类为可疑(间歇性晚期减速或显著变异减速)、不明确(每 2 分钟发生一次宫缩或更频繁,或宫缩持续时间超过 90 秒时发生的 FHR 减速)和不满意(10 分钟内宫缩少于 3 次或无法解释的监护图)等类型[7]。

CST 禁忌证包含如下情况:有宫缩和分娩禁忌证,无法经阴道分娩,或治疗性早产(preterm delivery)、子宫破裂及出血的风险高:包括早产临产(preterm labor)、早产胎膜早破(preterm premature rupture of membranes,PPROM)、广泛子宫手术史、经典剖宫产史或已知胎盘前置。此外,当疑似有 PPROM 或胎儿生长受限时,应用 CST 也可帮助选择分娩方式。

生物物理监测

BPP 由超声观测和胎心监护两部分组成。是一种使用多个独立受低氧血症影响的指标来评估胎儿状态良好的相对无创、快速的方法。BPP 评分可提供关于胎儿低氧状态的程度或持续时间方面更多深入的信息。它由四个急性和一个慢性的生物物理指标组成。包括 NST、胎儿呼吸、胎动和肌张力在内的每一个急性指标都由中枢神经系统(CNS)中独立调节中心控制。这些控制中心在孕周的不同阶段陆续开始发挥作用[31]。肌张力是由皮质-皮质下区域中心控制的,是胎儿最早出现的物理活动,在妊娠约 8 周时就可以首次观察到。接下来是胎动,由皮质核的中心控制,在妊娠 9 周左右出现;胎儿呼吸在大约 21 周时可见,其控制中心位于第四脑室腹侧;最后出现的是 FHR 反应性,直到中孕末期或晚孕早期才出现,控制中心位于下丘脑的后部和延髓[32]。因此,相对于在胎儿的早孕早期即出现的肌张力和胎动,胎儿呼吸和 FHR 反应性与孕周的关系更密切。

开展 BPP 监测时,实时超声观察胎儿最长 30 分钟,并依据每个参数的存在与否,可得 2 分或 0 分。BPP 监测最多可以获得 10 分。如果 30 分钟内观察到两个或更多独立的身体或肢体运动,则胎动指标可以获得相应积分。胎儿肌张力是指肢体从伸展状态恢复屈曲状态的过程或手掌张开和闭合的过程。而胎儿呼吸运动是指持续超过 20 秒的胸壁运动。对于反应型 NST,羊水指数(AFI)≥5cm 或羊膜腔最大垂直深度(DVP)≥2cm 时也可获得积分(图 21-9,表 21-4)。

渐进式缺氧概念是一种认为生物物理指标中胚胎发育最早期出现的指标对缺氧是最耐受的;胚胎发育后期出现的指标则对缺氧最敏感的理论。BPP 中越多评价指标缺乏,胎儿酸中毒的发生率越高[32~35]。胎儿呼吸中枢神经元和控制胎动和心率加速耦合的神经元对对胎儿氧含量的变化最敏感。而调节胎动的神经

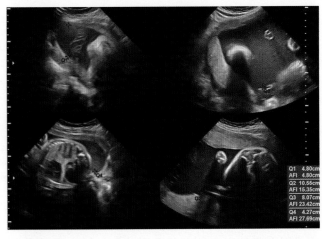

图 21-9　测定羊水指数,测量四个象限中的羊膜腔最大垂直深度

表 21-4　胎儿生物物理评分		
变量	2 分	0 分
胎儿呼吸运动	观察 30 分钟,胎儿呼吸运动持续≥30 秒	30 分钟内胎儿呼吸运动少于 30 秒
胎动	30 分钟内出现≥3 次的全身运动。肢体和躯干同时运动计为一次胎动	30 分钟内全身运动≤2 次
胎儿肌张力	至少出现 1 次肢体从屈曲到伸展,迅速返回屈曲位的运动	肢体处于半伸展或完全伸展位置,不会随着活动返回屈曲位;没有胎动计为胎儿肌张力缺乏
NST	40 分钟内胎动后胎心加速≥2 次,持续时间≥15 秒,每次加速的振幅≥15bpm	40 分钟内,胎儿心率没有加速或加速不到两次
羊水量	在两个垂直的切面上,羊水径线≥1cm	在两个垂直切面上,最大径线<1cm
最大评分	10	
最小评分		0

From Manning FA, Platt LD, Sipos L: Antepartum fetal evaluation: development of a fetal biophysical profile score. Am J Obstet Gynecol 136:787,1980

控制中心则不易于受胎儿血氧含量变化的影响,胎儿肌张力调控中枢所受影响是最少的。由此可见,在胎儿缺氧时,胎儿呼吸运动、FHR 加速、NST 反应性消失是最先出现异常的胎儿生物物理指标,随后是胎动减少,最后才是肌张力消失[32]。这种可预测的现象不仅有助于评估低氧血症的存在,还能评估其持续时间和严重程度。这一观点在未临产胎儿和剖宫产 3 小时内观察胎儿生物物理评分、脐带血气分析和酸碱度三者之间关系的研究中得到了进一步证实。正如预期的那样,随着胎儿低氧血症和酸血症程度的增加,首先表现为 FHR 反应性和呼吸运动的丧失;然后是随着低氧血症、酸血症和高碳酸血症程度的增加,出现胎动减少和肌张力下降[31](图 21-10~图 21-13)。

图 21-14 表明异常 BPP 评分与胎儿窘迫、入住新生儿重症监护病房(NICU)、胎儿生长受限、出生 5 分钟 Apgar 评分低、脐血 pH 值低的反比关系。图 21-15 则显示了低 BPP 评分与围产期发病率、死亡率之间的线性关系,图 21-16 表明临产前末次 BPP 评分与脑性瘫痪发生率之间呈反比关系[36]。上述三张图都表明临近分娩时的 BPP 评分和脐静脉 pH、围产期发病率、死

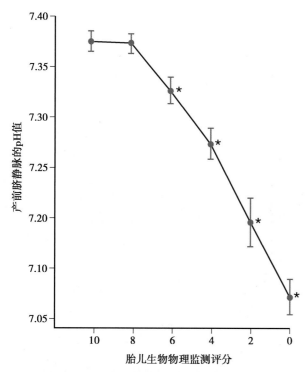

图 21-10　通过脐带穿刺术获得胎儿脐静脉 pH(±2SD(标准差))与胎儿生物物理评分的关系。呈线性负相关、有显著差异($r^2 = 0.912$;$p < 0.01$)(From Manning FA: Dynamic ultrasound-based fetal assessment: the fetal biophysical profile score. Clin Obstet Gynecol 38(1): 26-44, 1995)

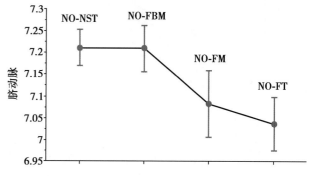

图 21-11　脐动脉 pH 值与胎儿生物物理评价指标之间的关系。与非反应型无应激试验或无呼吸运动相比,无胎动或无肌张力时 pH 值较低。结果用均值表示(95% 误差线)。NO-FBM,无胎儿呼吸运动;NO-FM,无胎动;NO-FT,无胎儿肌张力;NO-NST,非反应型无应激试验(From Vintzileos AM, Fleming AD, Scorza WE, et al: Relationship between fetal biophysical activities and umbilical cord blood gas values. Am J Obstet Gynecol 165(3):707-713,1991)

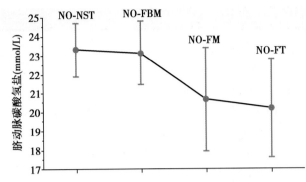

图21-12　脐动脉碳酸氢盐水平与胎儿生物物理活动缺失的关系。与非反应型无应激试验和无呼吸运动相比，无胎动或无肌张力时，碳酸氢盐水平较低。结果的均值用 mmol/L 表示（95%误差线）。NO-FBM，无胎儿呼吸运动；NO-FM，无胎动；NO-FT，无胎儿肌张力；NO-NST，非反应型无应激试验（From Vintzileos AM，Fleming AD，Scorza WE，et al：Relationship between fetal biophysical activities and umbilical cord blood gas values. Am J Obstet Gynecol 165(3)：707-713，1991）

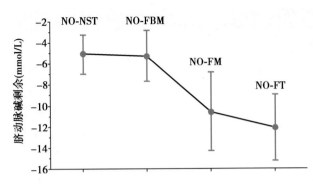

图21-13　脐动脉碱剩余与胎儿生物物理活动缺失的关系。与非反应型无应激试验和无呼吸运动相比，无胎动或无肌张力时，脐动脉碱剩余水平较低。结果的均值用 mmol/L 表示（95%误差线）。NO-FBM，无胎儿呼吸运动；NO-FM，无胎动；NO-FT，无胎儿肌张力；NO-NST，非反应型无应激试验（From Vintzileos AM，Fleming AD，Scorza WE，et al：Relationship between fetal biophysical activities and umbili-cal cord blood gas values. Am J Obstet Gynecol 165(3)：707-713，1991）

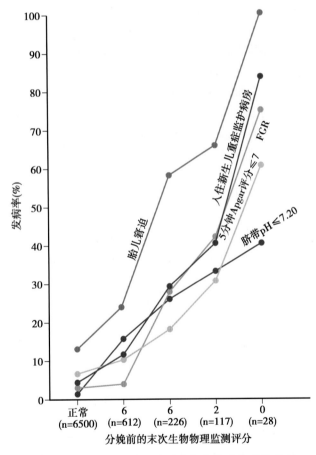

图21-14　五个变量测定的围产期发病率与分娩前的末次生物物理监测评分（BPS）之间的关系。每种变量测定的发病率与 BPS 评分均呈显著的线性负相关。FGR，胎儿生长受限；NICU，新生儿重症监护病房（Modified from Manning FA，Harman CR，Morrison I，et al：Fetal assessment based on fetal biophysical profile scoring. IV. An analysis of perinatal morbidity and mortality. Am J Obstet Gynecol 162(3)：703-709，1990）

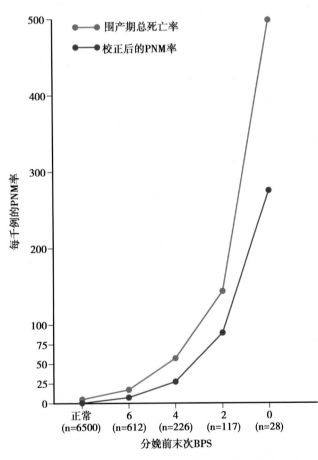

图21-15　围产期死亡（PNM）率与末次的生物物理监测评分（BPS）之间的关系，无论是总死亡率还是校正后的死亡率，呈指数关系，经 $\log_{10}$ 转换后，呈显著相关（From Manning FA，Harman CR，Morrison I，et al：Fetal assessment based on fetal biophysical profile scoring. IV. Ann an analysis of perinatal morbidity and mortality. Am J Obstet Gynecol 162(3)：703-709，1990）

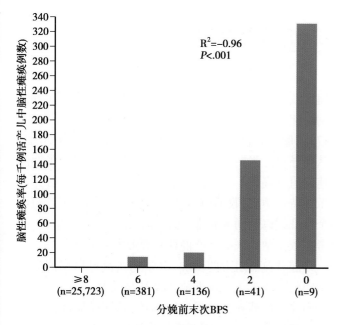

图 21-16　胎儿生物物理监测评分（BPS）和脑性瘫痪（CP）率之间的关系是逆指数、显著相关（R² = -0.965；P <0.001）。婴儿出生后随访 5 年（From Manning FA, Bondaji N, Harman CR, et al: Fetal assessment based on fetal biophysical profile scoring. Ⅷ. The inci-dence of cerebral palsy in tested and untested perinates. Am J Obstet Gynecol 178(4):696-706,1998）

亡率之间存在潜在的显著关系，这进一步证明了末次 BPP 评分可以反映有无酸血症及其程度。酸血症是缺氧的表现，而缺氧可导致胎儿死亡和损害。

BPP 的慢性指标是羊水量。如果一个或多个液面都没有脐带或胎儿组织，测量羊膜腔最大垂直深度至少 2cm，则可得分[38]。或者，通过 AFI 来评分，AFI 是通过将子宫分成四个象限并将每个象限内测得的羊膜腔最大深度相加（图 21-9）。AFI 的正常值随孕周变化；但是 AFI 大于 5cm 即可得分[39]。当出现胎盘功能不全时，羊水量会在 15 天左右从正常变为轻微异常；而生长受限胎儿的羊水量达到严重过少的平均时间约为 23 天。

正常的 BPP 评分（8/10 或 10/10）有效地排除了低氧血症的存在。但异常评分并不一定说明存在低氧血症。异常指标越多，指标异常持续时间越长，产生病理损害的可能性也就越高。胎儿对低氧状态具有适应性，包括活动减少、增加氧气利用率、增加胎儿血红蛋白含量（增加携氧能力）、血流灌注的重新分配以增加对胎儿大脑、心脏和肾上腺的血流供应量等[41]。在一些胎儿慢性疾病如生长受限病例中，生物物理变量最初可能不存在，但随后可能又再次出现。因此 BPP 评分的正常并不能保证胎儿没有缺氧，这可以解读为什么在"正常"BPP 评分后仍然会有死产发生[41]。生物物

理监测的假阴性率或一周内检测结果正常但胎儿死亡的风险为 0.4/1000~0.6/1000；而在高危人群中，围产期死亡率则是 10%左右[42,43]。这些死亡也可能是由于无法预测的急性疾病导致，如脐带脱垂、脐带断裂或脐带受压。

BPP 中的羊水量这一参数对于 BPP 的解释和妊娠管理产生较大影响。BPP 为 8/10 或 10/10（包括羊水得分 2 分）时，无干预情况下 1 周内发生胎儿窒息的风险较低（约 1/1000）。当 BPP 为 6/10 或 8/10（羊水没有得分）时，无干预的情况下 1 周内发生胎儿窒息的风险就会从 20/1000 增加到 30/1000，甚至超过 50/1000。一个 6/10 的分数，包括羊水得分 2 分，被认为结果不可靠，临床处理需结合孕周和监测指征。当监测结果不可靠时，胎儿发生窒息的可能性不能排除，尤其当胎儿尚未足月时，应在 24 小时内重复进行监测；如果胎儿处于或接近足月，建议分娩。0/10~4/10 的得分是非常糟糕的，如果不进行干预，1 周内胎儿窒息的风险达到 115/1000~550/1000[44]。

然而妊娠期管理必须体现出个性化。低的生物物理评分需排查除缺氧以外的其他因素，如长时间的胎儿睡眠周期、母体使用镇静药物、胎儿畸形和母体自身疾病。如果这些因素不存在，低评分会增加胎儿酸血症的风险以及胎儿损害和死亡的可能性。尤其重要的是要注意 BPP 评分不会指导或预测分娩方式。

改良的生物物理监测

完成全部 BPP 监测需要训练有素的超声医师和临床医生来解读 NST，该过程可能需要长达 50 分钟，其中包括 30 分钟的超声检查和 20 分钟的 NST 监测。鉴于执行整套 BPP 所耗资源过多，很多专家提议对其进行修改。1989 年，Clark 等首先介绍了结合 NST 监测和 AFI 的改良版 BPP 监测。改良版的最初监测方式是，如果 NST 开始后 5 分钟内没有自发加速，则使用振动声刺激。如果 10 分钟内没有出现加速，则给予第二次刺激。胎儿心率一旦出现两次加速，NST 就可以停止了。AFI 是孕妇子宫内四象限羊水深度的总和。按需使用振动声刺激的 NST 可作为评估胎儿短期血氧状态的指标，而 AFI 可作为评估胎儿长期的肾脏血流灌注和子宫胎盘功能的指标[45]。目前，改良的 BPP 常常是结合传统的 NST 和羊水量（AFI 或 DVP）两个指标对胎儿进行评估。如果 DVP 超过 2cm 或 AFI 不小于 5cm 并且 NST 是反应型，改良的 BPP 则认为这种状态下的胎儿是正常的。如果某一病例，上述参数中的任何一个指标没有达标，则需要进一步使用

包含完整的一套 BPP 在内的监测方法对其进行评估。

在一项对 12 620 例高危患者进行的 26 257 次检查的研究中发现,只含有 BPP 中四个超声参数(正常时)的预测值与完整 BPP(包括 NST)的预测值相当[46]。随后的一项前瞻性研究中也证实,当有一个或几个超声参数异常时,才使用 NST 评估,这样能减少 95% 的病例使用 NST[47]。在临床中,如果 BPP 中任何一个超声参数出现异常,则执行 NST 监测。然而只要评分里面包含有羊水得分,BPP 评分为 8/10 的分数与评分为 10/10 的都可准确预测胎儿健康状态[48]。

对比完整 BPP 与改良 BPP 监测作用的研究报道很少。在单项试验中比较两者的监测效果,各组间新生儿结局无差异[49]。以改良 BPP 作为主要监测手段和完整 BPP 作为备用监测手段,在高风险妊娠中,未经监测的孕妇比被监测的孕妇产前胎儿死亡风险增加了 6.75 倍。然而,改良后的 BPP 监测的假阳性率高(达60%),导致了产前实行该项监测的孕妇的医源性早产率达到 1.5%[49]。尽管可参考的数据有限,但由于所需要的专业知识较少、比完整 BPP 花费时间少,且又比仅单独使用 NST 提供更多信息,因而改良后的 BPP 被广泛用于胎儿产前监测。

脐动脉多普勒测速

脐动脉多普勒测速可用于观察胎儿脐动脉的血流速度波形。对于正常胎儿,脐动脉显示收缩期和舒张期高速血流,因此收缩期和舒张期流速比值低(图 21-17)。胎盘血管阻力增加可导致血流流动阻力增加,从而导致舒张期血流量减少,使得收缩期和舒张期流速比值较高[50-52]。在胎儿生长受限的情况下,研究显示在特定孕周,收缩/舒张血流速度比值高于平均值两个标准差以上则为异常,这时需要对胎儿密切监测,并考虑依据孕周来决定产前使用类固醇或分娩[53]。

随着血流阻力的增加,舒张期血流可出现消失或反向(图 21-17)。这两种结果都是不利的,甚至增加了胎儿围产期死亡的风险。因此,当脐动脉舒张末期血流缺失或反向时,需要进一步评估,并根据胎龄和临床情况,确定分娩时机[54,55]。胎儿生长受限的情况下,在标准产前检查中增加脐动脉多普勒监测可减少围产期死亡率高达 29%[56,57]。

多普勒技术将在第 22 章"产科多普勒超声"中进一步讨论。

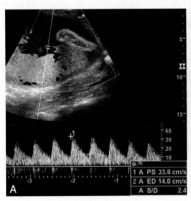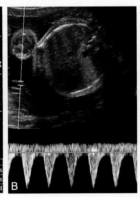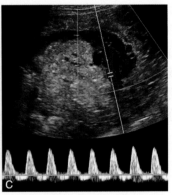

图 21-17　脐动脉多普勒测速。A. 舒张期血流存在的正常脐动脉多普勒波形。收缩/舒张(S/D)比值为 2.4。B. 舒张期血流消失。C. 舒张末期血流反向

总结

尽管支持目前使用产前监测来降低围产期死亡率的科学证据还很有限,但产前监测仍是妊娠期管理有母体或胎儿并发症的孕妇的标准保健内容。同样,未来调查产前监测技术有效性的研究不可能采取随机对照试验的形式,因此推荐的标准仍将主要继续基于共识和专家意见。

产前检查的确提供了一个可以更频繁地评估孕妇和胎儿健康状况的机会,从而使医生能够给予孕妇及其家人有关妊娠、孕妇和胎儿健康状况的建议。由于每种监测方法都有较高的假阳性率,因此医生应准备好解读这些结果,包括监测时机、监测指征、胎儿孕周、目前这种状态是暂时的还是可逆的。

一般而言,由于胎儿产前监测的目的是为了预防胎儿死亡,因此除非有其他情况,否则不应在致死性畸形妊娠中进行产前监测。监测的频率和持续时间取决于孕妇和胎儿状况的适应证和病情的慢性化程度。如出现异常监测结果,将进行后续监测(例如出现非反

应型监测结果后应进行 BPP），这样将使孕妇/胎儿能有机会接受更严密的监测、应用类固醇药物以及有计划进行分娩。

（许杨青 翻译 朱云晓 栗河舟 审校）

参考文献

1. American College of Obstetricians and Gynecologists: ACOG Practice Bulletin No. 106: intrapartum fetal heart rate monitoring: nomenclature, interpretation, and general management principles. *Obstet Gynecol* 114(1):192–202, 2009.

2. Thacker SB, Berkelman RL: Assessing the diagnostic accuracy and efficacy of selected antepartum fetal surveillance techniques. *Obstet Gynecol Surv* 41(3):121–141, 1986.

3. Freeman RK, Anderson G, Dorchester W: A prospective multi-institutional study of antepartum fetal heart rate monitoring. II. Contraction stress test versus nonstress test for primary surveillance. *Am J Obstet Gynecol* 143(7):778–781, 1982.

4. Andersen HF, Johnson TR, Jr, Flora JD, Jr, Barclay ML: Gestational age assessment. II. Prediction from combined clinical observations. *Am J Obstet Gynecol* 140(7):770–774, 1981.

5. Patrick J, Campbell K, Carmichael L, et al: Patterns of gross fetal body movements over 24-hour observation intervals during the last 10 weeks of pregnancy. *Am J Obstet Gynecol* 142(4):363–371, 1982.

6. Bekedam DJ, Visser GH: Effects of hypoxemic events on breathing, body movements, and heart rate variation: a study in growth-retarded human fetuses. *Am J Obstet Gynecol* 153(1):52–56, 1985.

7. American College of Obstetricians and Gynecologists: ACOG Practice Bulletin No. 145: antepartum fetal surveillance. *Obstet Gynecol* 124(1):182–192, 2014.

8. Pearson JF, Weaver JB: Fetal activity and fetal wellbeing: an evaluation. *Br Med J* 1(6021):1305–1307, 1976.

9. American College of Obstetricians and Gynecologists: ACOG Practice Bulletin No. 9, October 1999 (replaces Technical Bulletin No. 188, January 1994). Antepartum fetal surveillance. Clinical management guidelines for obstetrician-gynecologists. *Int J Gynaecol Obstet* 68(2):175–185, 2000.

10. Moore TR, Piacquadio K: A prospective evaluation of fetal movement screening to reduce the incidence of antepartum fetal death. *Am J Obstet Gynecol* 160(5 Pt 1):1075–1080, 1989.

11. Neldam S: Fetal movements as an indicator of fetal well-being. *Dan Med Bull* 30(4):274–278, 1983.

12. O'Neill E, Thorp J: Antepartum evaluation of the fetus and fetal well being. *Clin Obstet Gynecol* 55(3):722–730, 2012.

13. Grant A, Elbourne D, Valentin L, Alexander S: Routine formal fetal movement counting and risk of antepartum late death in normally formed singletons. *Lancet* 2(8659):345–349, 1989.

14. Tveit J, Saastad E, Bordahl PE, et al: *The epidemiology of decreased fetal movements. Proceedings of the Norwegian Perinatal Society Conference*, Oslo, Norway, November 2006.

15. Mangesi L, Hofmeyr GJ: Fetal movement counting for assessment of fetal wellbeing. *Cochrane Database Syst Rev* (1):CD004909, 2007.

16. Parer JT: Fetal heart rate. In Creasy RK, Resnik R, editors: *Maternal fetal medicine*, ed 4, Philadelphia, 1999, WB Saunders.

17. Macones GA, Hankins GD, Spong CY, et al: The 2008 National Institute of Child Health and Human Development workshop report on electronic fetal monitoring: update on definitions, interpretation, and research guidelines. *J Obstet Gynecol Neonatal Nurs* 37(5):510–515, 2008.

18. Wheeler T, Murrills A: Patterns of fetal heart rate during normal pregnancy. *Br J Obstet Gynaecol* 85(1):18–27, 1978.

19. Macones GA, Hankins GD, Spong CY, et al: The 2008 National Institute of Child Health and Human Development workshop report on electronic fetal monitoring: update on definitions, interpretation, and research guidelines. *Obstet Gynecol* 112(3):661–666, 2008.

20. Bishop EH: Fetal acceleration test. *Am J Obstet Gynecol* 141(8):905–909, 1981.

21. Lavin JP, Jr, Miodovnik M, Barden TP: Relationship of nonstress test reactivity and gestational age. *Obstet Gynecol* 63(3):338–344, 1984.

22. Druzin ML, Fox A, Kogut E, Carlson C: The relationship of the nonstress test to gestational age. *Am J Obstet Gynecol* 153(4):386–389, 1985.

23. Sadovsky G, Nicolaides KH: Reference ranges for fetal heart rate patterns in normoxaemic nonanaemic fetuses. *Fetal Ther* 4(2–3):61–68, 1989.

24. Park MI, Hwang JH, Cha KJ, et al: Computerized analysis of fetal heart rate parameters by gestational age. *Int J Gynaecol Obstet* 74(2):157–164, 2001.

25. Grivell RM, Alfirevic Z, Gyte GM, Devane D: Antenatal cardiotocography for fetal assessment. *Cochrane Database Syst Rev* (12):CD007863, 2012.

26. Boehm FH, Salyer S, Shah DM, Vaughn WK: Improved outcome of twice weekly nonstress testing. *Obstet Gynecol* 67(4):566–568, 1986.

27. Clark SL, Sabey P, Jolley K: Nonstress testing with acoustic stimulation and amniotic fluid volume assessment: 5973 tests without unexpected fetal death. *Am J Obstet Gynecol* 160(3):694–697, 1989.

28. Smith CV, Phelan JP, Platt LD, et al: Fetal acoustic stimulation testing. II. A randomized clinical comparison with the nonstress test. *Am J Obstet Gynecol* 155(1):131–134, 1986.

29. Tan KH, Smyth RM, Wei X: Fetal vibroacoustic stimulation for facilitation of tests of fetal wellbeing. *Cochrane Database Syst Rev* (12):CD002963, 2013.

30. Wyatt SN, Rhoads SJ: A primer on antenatal testing for neonatal nurses: part 2: tests of fetal well-being. *Adv Neonatal Care* 6(5):228–241, 2006.

31. Vintzileos AM, Feinstein SJ, Lodeiro JG, et al: Fetal biophysical profile and the effect of premature rupture of the membranes. *Obstet Gynecol* 67(6):818–823, 1986.

32. Vintzileos AM, Gaffney SE, Salinger LM, et al: The relationship between fetal biophysical profile and cord pH in patients undergoing cesarean section before the onset of labor. *Obstet Gynecol* 70(2):196–201, 1987.

33. Vintzileos AM, Fleming AD, Scorza WE, et al: Relationship between fetal biophysical activities and umbilical cord blood gas values. *Am J Obstet Gynecol* 165(3):707–713, 1991.

34. Vintzileos AM, Campbell WA, Nochimson DJ, Weinbaum PJ: The use and misuse of the fetal biophysical profile. *Am J Obstet Gynecol* 156(3):527–533, 1987.

35. Vintzileos AM, Gaffney SE, Salinger LM, et al: The relationships among the fetal biophysical profile, umbilical cord pH, and Apgar scores. *Am J Obstet Gynecol* 157(3):627–631, 1987.

36. Manning FA, Bondaji N, Harman CR, et al: Fetal assessment based on fetal biophysical profile scoring. VIII. The incidence of cerebral palsy in tested and untested perinates. *Am J Obstet Gynecol* 178(4):696–706, 1998.

37. Manning FA: Fetal biophysical profile: a critical appraisal. *Clin Obstet Gynecol* 45(4):975–985, 2002.

38. Chamberlain PF, Manning FA, Morrison I, et al: Ultrasound evaluation of amniotic fluid volume. I. The relationship of marginal and decreased amniotic fluid volumes to perinatal outcome. *Am J Obstet Gynecol* 150(3):245–249, 1984.

39. Phelan JP, Ahn MO, Smith CV, et al: Amniotic fluid index measurements during pregnancy. *J Reprod Med* 32(8):601–604, 1987.

40. Nicolaides KH, Peters MT, Vyas S, et al: Relation of rate of urine production to oxygen tension in small-for-gestational-age fetuses. *Am J Obstet Gynecol* 162(2):387–391, 1990.

41. Martin CB, Jr: Normal fetal physiology and behavior, and adaptive responses with hypoxemia. *Semin Perinatol* 32(4):239–242, 2008.

42. Manning FA, Morrison I, Harman CR, et al: Fetal assessment based on fetal biophysical profile scoring: experience in 19,221 referred high-risk pregnancies. II. An analysis of false-negative fetal deaths. *Am J Obstet Gynecol* 157(4 Pt 1):880–884, 1987.

43. Dayal AK, Manning FA, Berck DJ, et al: Fetal death after normal biophysical profile score: an eighteen-year experience. *Am J Obstet Gynecol* 181(5 Pt 1):1231–1236, 1999.

44. Manning FA: Fetal biophysical profile. *Obstet Gynecol Clin North Am* 26(4):557–577, 1999.

45. Rutherford SE, Phelan JP, Smith CV, Jacobs N: The four-quadrant assessment of amniotic fluid volume: an adjunct to antepartum fetal heart rate testing. *Obstet Gynecol* 70(3 Pt 1):353–356, 1987.

46. Manning FA, Platt LD, Sipos L: Antepartum fetal evaluation: development of a fetal biophysical profile. *Am J Obstet Gynecol* 136(6):787–795, 1980.

47. Manning FA, Menticoglou S, Harman CR, et al: Antepartum fetal risk assessment: the role of the fetal biophysical profile score. *Baillieres Clin Obstet Gynaecol* 1(1):55–72, 1987.

48. Manning FA: Antepartum fetal surveillance. *Curr Opin Obstet Gynecol* 7(2):146–149, 1995.

49. Miller DA, Rabello YA, Paul RH: The modified biophysical profile: antepartum testing in the 1990s. *Am J Obstet Gynecol* 174(3):812–817, 1996.

50. Giles WB, Trudinger BJ, Baird PJ: Fetal umbilical artery flow velocity waveforms and placental resistance: pathological correlation. *Br J Obstet Gynaecol* 92(1):31–38, 1985.

51. Reuwer PJ, Bruinse HW, Stoutenbeek P, Haspels AA: Doppler assessment of the fetoplacental circulation in normal and growth-retarded fetuses. *Eur J Obstet Gynecol Reprod Biol* 18(4):199–205, 1984.

52. Erskine RL, Ritchie JW: Umbilical artery blood flow characteristics in normal and growth-retarded fetuses. *Br J Obstet Gynaecol* 92(6):605–610, 1985.

53. Devoe LD, Gardner P, Dear C, Faircloth D: The significance of increasing umbilical artery systolic-diastolic ratios in third-trimester pregnancy. *Obstet Gynecol* 80(4):684–687, 1992.

54. Karsdorp VH, van Vugt JM, van Geijn HP, et al: Clinical significance of absent or reversed end diastolic velocity waveforms in umbilical artery. *Lancet* 344(8938):1664–1668, 1994.

55. Nicolaides KH, Bilardo CM, Soothill PW, Campbell S: Absence of end diastolic frequencies in umbilical artery: a sign of fetal hypoxia and acidosis. *BMJ* 297(6655):1026–1027, 1988.

56. Giles W, Bisits A: Clinical use of Doppler ultrasound in pregnancy: information from six randomised trials. *Fetal Diagn Ther* 8(4):247–255, 1993.

57. Alfirevic Z, Stampalija T, Gyte GM: Fetal and umbilical Doppler ultrasound in normal pregnancy. *Cochrane Database Syst Rev* (8):CD001450, 2010.

第 22 章　产科多普勒超声

Malgorzata Mlynarczyk, Letty Romary, Alfred Z. Abuhamad

重　点

- 脐动脉舒张期血流的消失和反向提示为胎盘受损（placenta compromise）的晚期，与 70% 以上的胎盘动脉闭塞有关。

- 胎儿出现缺氧（fetal hypoxemia），重要脏器血流的重新分布引起脑、心和肾上腺供血增加，而外周循环和胎盘循环血流减少，这就是脑保护效应（brain-sparing effect）。

- 胎儿贫血时，血液黏滞度减低和心排出量增加引起大脑中动脉（middle cerebral artery，MCA）收缩期峰值血流速度（peak systolic velocities，PSV）增加。

- 子宫动脉脉冲多普勒的测量点位于子宫动脉跨过髂内动脉上方，发出宫体和宫颈分支以前。异常的子宫动脉循环与胎儿生长受限（fetal growth restriction，FGR）、先兆子痫、早产和临产时胎儿状况不良（nonreassuring fetal status in labor）有关。

- 胎儿下腔静脉和静脉导管的多普勒血流研究提供与右心室前负荷、心肌顺应性和右心室舒张末期压力相关的信息。

- 下腔静脉多普勒频谱波形为三相波型，分别对应心室收缩期、心室舒张早期和心室舒张晚期或心房收缩期。静脉导管多普勒频谱波形为二相波，分别对应心室收缩期、心室舒张早期，第二相的最低点对应心室舒张晚期或心房收缩期。

- 静脉导管心房收缩期血流反向发生于严重的胎盘疾病、继发于代谢性紊乱（metabolic compromise）的心功能受损、先天性心脏病、经肝门脉血流的再分布，或者是以上的综合情况。

- 胎儿超声心动图中为了获得准确的多普勒参数，取样框应放置在相应检测血管的远心端，声束与血流方向的夹角在 0°~20° 之间，避开胎儿呼吸样运动，并多次测量。

- 房室瓣的多普勒波形呈双峰，第一峰是 E 峰，对应于心室舒张早期充盈。第二峰是 A 峰，对应于心房收缩期，E/A 比值可作为评价心室前负荷和顺应性的多普勒参数。

- 半月瓣的多普勒波形是单向的，收缩期峰值血流速度（PSV）和收缩期达峰时间（time to peak velocity，TPV）随孕周增加而升高。这些多普勒参数反映了心室收缩力、动脉压和后负荷。

- 临床发现胎儿生长受限的有生机儿，首先要进行脐动脉血流监护。异常脐动脉多普勒频谱与不良妊娠结局相关。

- 低危人群中常规监测脐动脉不能改善预后。

本 章 内 容

原理

1842 年 Christian Doppler 首先报道了多普勒效应（Doppler effect）[1]，以光波或声波作为波源，波传播过程中靠近或者远离观察者，波频率有明显的变化。人们常用火车进站出站时声音的变化来解释这个物理现象。火车进站是音调逐渐升高，火车出站时是音调逐渐降低。火车的实际声音是一个常量，这种相对于静止的观察者出现的音调的变化被描述为多普勒效应。这种声调的明显变化（多普勒效应），也称为频移（frequency shift），与声源的移动速度成正比。临床应用中，当使用某一频率的超声波照射血管，反射的频率或频移和这段血管内红细胞移动的速度（血流速度）成正比。这种返回信号的频移用随时间变化曲线图形来表达。垂直轴表示频移，横轴表示与心动周期对应的频移的时间变化（图 22-1）。收缩期血流速度最快，因此频移最高。舒张末期外周循环血流速度最慢，此时的频移也是最低的。当一个特定血管床的血流速度和该段血管下游的阻力成反比时，通过频移可以推断出下游血管床的血流阻力。声束和检测血管内血流方向所成角度的余弦值和频移有关（图 22-1 公式）。当声束和目标血管长轴平行时可获得最大频移。然而，当血流方向和声束存在夹角时，测量速度小于实际流速[2]。速度的准确测量依赖于入射角度（cosQ）。入射角度为 0°，所测量的速度和实际速度相同。由于 cos 90°等于 0，当声束

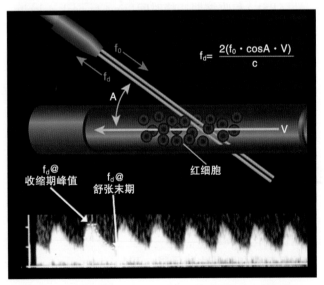

图 22-1　多普勒效应（f_d）依赖于超声探头的初始频率（f_0）、血管内血流速度（V）、声束和血流方向夹角（A）的余弦值。频移（f_d）显示为心动周期内随时间变化的图形，和常量（c）成反比，常量（c）是与声波传播媒介相关的常数

垂直于血流方向（90°）时，测量速度为 0^2。因此，理想的血流速度测量需要尽可能减小入射角度。

鉴于在临床实践中因超声波的角度难以测量，可以采用频移的比值来量化多普勒频谱。通过频移比值获得的多普勒参数不依赖于超声波声束的入射角度。这些多普勒参数通常用于产科超声检查（图 22-2）。

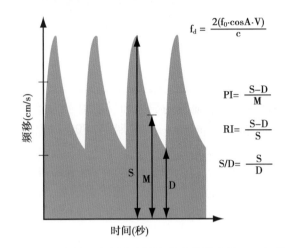

$$f_d = \frac{2(f_0 \cdot cosA \cdot V)}{c}$$

$$PI = \frac{S-D}{M}$$

$$RI = \frac{S-D}{S}$$

$$S/D = \frac{S}{D}$$

图 22-2　常用于产科超声检查的多普勒参数。c，与声波传播的媒介相关的常量；D，舒张期；M，平均值；PI，搏动指数；RI，阻力指数；S，收缩期

胎儿动脉多普勒

脐动脉

通常脐动脉循环是低阻循环，舒张末期血流量随孕周增加而增多[3,4]。脐动脉多普勒波形反映胎儿循环状态，胎盘成熟过程中随孕周增加的三级绒毛数量是舒张末期脐动脉血流增多的直接原因（图 22-3）[5,6]。引起胎盘三级绒毛内肌性小动脉闭塞的疾病会造成脐动脉舒张末期血流渐进性减少、消失，最后进展为舒张末期血流反向（reversed end-diastolic flow）（图 22-4）[7,8]。脐动脉循环出现舒张末期血流反向是胎盘受损的晚期表现，并与 70% 以上的胎盘动脉闭塞相关[9~12]。脐动脉舒张末期血流消失（absent end-diastolic flow）和反向通常发生在严重的胎儿生长受限和羊水过少病例中[13,14]。针对疑似胎儿生长受限的孕妇进行脐动脉多普勒血流检查可以降低围产期死亡数量和减少不必要的产科临床干预[15,16]。

可以在脐带的任何部位获得脐动脉多普勒频谱。和脐带腹壁插入处相比，脐带胎盘插入处的脐动脉舒张末期血流更多，多普勒参数的比值相对较低（阻力指数（resistive index，RI）、收缩期和舒张期比值（S/D））[17]。同一脐带不同位置的多普勒血流参数值存在

差异,但这种差异通常较小并且在临床实践中没有显著性差异(表 22-1 至表 22-3)[3,4]。为了多普勒测量的 简单性和一致性,2013 年国际妇产科超声学会(ISUOG)推荐在脐带游离段测量[18]。

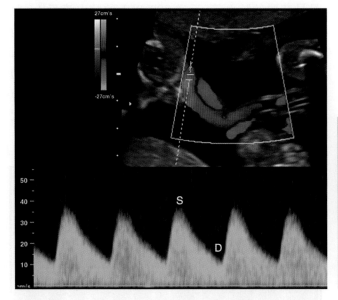

图 22-3 正常胎儿晚孕期脐动脉多普勒频谱图。注意舒张末期血流速度(D)增加,提示低阻循环。S,收缩期峰值

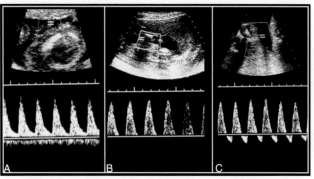

图 22-4 异常脐动脉多普勒频谱图。A. 舒张末期流速减低。B. 舒张末期血流消失。C. 舒张末期流血反向

孕周	S/D 比值百分位数								
	2. 5th	5th	10th	25th	50th	75th	90th	95th	97. 5th
19	2. 73	2. 93	3. 19	3. 67	4. 28	5. 00	5. 75	6. 26	6. 73
20	2. 63	2. 83	3. 07	3. 53	4. 11	4. 80	5. 51	5. 99	4. 43
21	2. 51	2. 70	2. 93	3. 36	3. 91	4. 55	5. 22	5. 67	6. 09
22	2. 43	2. 60	2. 83	3. 24	3. 77	4. 38	5. 03	5. 45	5. 85
23	2. 34	2. 51	2. 72	3. 11	3. 62	4. 21	4. 82	5. 22	5. 61
24	2. 25	2. 41	2. 62	2. 99	3. 48	4. 04	4. 63	5. 02	5. 38
25	2. 17	2. 33	2. 52	2. 88	3. 35	3. 89	4. 45	4. 83	5. 18
26	2. 09	2. 24	2. 43	2. 78	3. 23	3. 75	4. 30	4. 66	5. 00
27	2. 02	2. 17	2. 35	2. 69	3. 12	3. 63	4. 15	4. 50	4. 83
28	1. 95	2. 09	2. 27	2. 60	3. 02	3. 51	4. 02	4. 36	4. 67
29	1. 89	2. 03	2. 20	2. 52	2. 92	3. 40	3. 89	4. 22	4. 53
30	1. 83	1. 96	2. 13	2. 44	2. 83	3. 30	3. 78	4. 10	4. 40
31	1. 77	1. 90	2. 06	2. 36	2. 75	3. 20	3. 67	3. 98	4. 27
32	1. 71	1. 84	2. 00	2. 29	2. 67	3. 11	3. 57	3. 87	4. 16
33	1. 66	1. 79	1. 94	2. 23	2. 60	3. 03	3. 48	3. 77	4. 06
34	1. 61	1. 73	1. 88	2. 16	2. 53	2. 95	3. 39	3. 68	3. 96
35	1. 57	1. 68	1. 83	2. 11	2. 46	2. 87	3. 30	3. 59	3. 86
36	1. 52	1. 64	1. 78	2. 05	2. 40	2. 80	3. 23	3. 51	3. 78
37	1. 48	1. 59	1. 73	2. 00	2. 34	2. 74	3. 15	3. 43	3. 69
38	1. 44	1. 55	1. 69	1. 95	2. 28	2. 67	3. 08	3. 36	3. 62
39	1. 40	1. 51	1. 64	1. 90	2. 23	2. 61	3. 02	3. 29	3. 54
40	1. 36	1. 47	1. 60	1. 85	2. 18	2. 56	1. 96	3. 22	3. 48
41	1. 33	1. 43	1. 56	1. 81	2. 13	2. 50	2. 90	3. 16	3. 41

表 22-1 脐动脉收缩期/舒张期比值参考值

From Acharya G, Wilsgaard T, Bernsten GKR, et al: Reference ranges for serial measurements of umbilical artery Doppler indices in the second half of pregnancy. Am J Obstet Gynecol 192:937,2005.

表 22-2	20~40 孕周脐动脉阻力指数		
	阻力指数百分位数		
孕周	5th	50th	95th
20	0.567	0.690	0.802
21	0.557	0.680	0.793
22	0.548	0.671	0.784
23	0.539	0.663	0.776
24	0.530	0.655	0.768
25	0.522	0.646	0.760
26	0.514	0.639	0.752
27	0.506	0.631	0.745
28	0.498	0.623	0.737
29	0.490	0.615	0.730
30	0.482	0.608	0.723
31	0.474	0.600	0.715
32	0.465	0.592	0.707
33	0.457	0.584	0.700
34	0.449	0.576	0.692
35	0.440	0.567	0.684
36	0.431	0.559	0.675
37	0.422	0.550	0.667
38	0.412	0.540	0.657
39	0.402	0.530	0.648
40	0.390	0.519	0.637

From Merz E(ed):Ultrasonography in Obstetrics and Gynecology, vol 1. Stuttgart,Thieme,2005,pp 469-480,614.

表 22-3	20~40 孕周脐动脉搏动指数		
	搏动指数百分位数		
孕周	5th	50th	95th
20	0.940	1.216	1.505
21	0.913	1.189	1.476
22	0.890	1.165	1.450
23	0.869	1.142	1.427
24	0.849	1.122	1.405
25	0.831	1.102	1.385
26	0.813	1.084	1.365
27	0.798	1.065	1.346
28	0.780	1.048	1.327
29	0.764	1.031	1.308
30	0.748	1.014	1.290
31	0.732	0.997	1.272
32	0.716	0.980	1.254
33	0.700	0.963	1.236
34	0.684	0.946	1.218
35	0.668	0.928	1.199
36	0.651	0.910	1.180
37	0.634	0.891	1.160
38	0.615	0.872	1.139
39	0.595	0.851	1.117
40	0.573	0.828	1.093

From Merz E(ed):Ultrasonography in Obstetrics and Gynecology, vol 1. Stuttgart,Thieme,2005,pp 469-480,614.

大脑中动脉

对于胎儿超声检查来说,大脑中动脉(MCA)是最易获取的脑血管,运送 80%以上的脑血流量[19]。脑循环通常是高阻循环,在整个心动周期中持续向前流动。胎儿缺氧状态下发生重要脏器血流再分布,造成胎儿脑(图 22-5)、心、肾上腺血流增加,而流向外周循环和胎盘循环的血流减少,这种血流再分布现象也称为脑保护效应,在胎儿适应缺氧过程中起主要作用[20~22]。

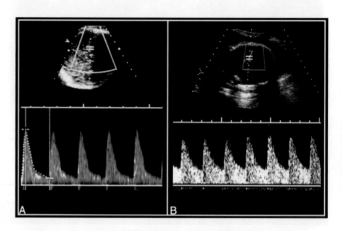

图 22-5　A.正常胎儿大脑中动脉多普勒频谱。B.胎儿缺氧时大脑中动脉多普勒频谱图。注意胎儿 B 脑保护效应发生时脑循环低阻导致舒张末期血流速度增加

胎儿大脑动脉 Willis 环的主要分支是左、右大脑中动脉。Willis 环血供来源于颈内动脉和椎动脉,放大胎儿颅底丘脑和蝶骨翼水平横切面(图 22-

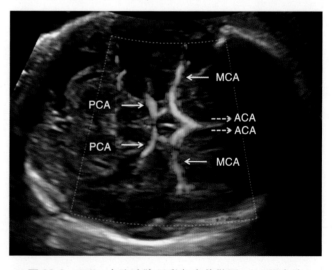

图 22-6　Willis 大脑动脉环彩色多普勒图。ACA,大脑前动脉;MCA,大脑中动脉;PCA,大脑后动脉(From Ultrasound in Obstetrics & Gynecology:A Practical Approach. Available at www.openultrasound.com. Used with permission)

6)，并通过彩色多普勒血流显像获得图像。在这个切面上调整探头使大脑中动脉走行和声束平行，可显示其长轴的近端和远端。声束与血管平行时入射角度是0°，此时获得的流速可以准确的反映血管内实际的血流速度（cos 0° = 1）。MCA多普勒频谱取样点位于该血管近1/3段，即Willis环的起始端，在这个部位多普勒测量的重复性最好（表22-4，表22-5，图22-7）[22]。

表22-4　大脑中动脉阻力指数参考值

孕周	阻力指数百分位数			孕周	阻力指数百分位数		
	5th	50th	95th		5th	50th	95th
18	0.544	0.687	0.787	31	0.652	0.798	0.907
19	0.574	0.708	0.808	32	0.645	0.792	0.902
20	0.592	0.727	0.828	33	0.636	0.783	0.894
21	0.608	0.744	0.846	34	0.625	0.773	0.885
22	0.622	0.758	0.861	35	0.612	0.761	0.873
23	0.633	0.771	0.874	36	0.597	0.747	0.86
24	0.643	0.782	0.886	37	0.579	0.73	0.844
25	0.651	0.79	0.895	38	0.56	0.712	0.826
26	0.656	0.796	0.902	39	0.539	0.692	0.807
27	0.659	0.801	0.907	40	0.515	0.669	0.785
28	0.661	0.803	0.91	41	0.489	0.644	0.761
29	0.66	0.803	0.911	42	0.462	0.618	0.735
30	0.657	0.801	0.91				

From Bahlmann F，Reinhard I，Krummenauer F，et al：Blood flow velocity waveforms of the fetal middle cerebral artery in a normal population：reference values from 18 weeks to 42 weeks of gestation. J Perinat Med 30：490，2002.

表22-5　脐动脉和大脑中动脉阻力指数及比值参考值，百分位数

孕周	脐动脉阻力指数			大脑中动脉阻力指数			比值		
	5th	50th	95th	5th	50th	95th	5th	50th	95th
24	0.615	0.717	0.828	0.778	0.867	–	0.696	0.809	0.968
25	0.605	0.707	0.819	0.789	0.881	–	0.676	0.791	0.955
26	0.594	0.697	0.810	0.795	0.892	–	0.658	0.775	0.945
27	0.583	0.687	0.802	0.798	0.898	–	0.642	0.761	0.937
28	0.572	0.678	0.793	0.797	0.901	–	0.628	0.750	0.932
29	0.562	0.668	0.785	0.793	0.900	–	0.616	0.740	0.929
30	0.551	0.658	0.776	0.786	0.897	–	0.606	0.732	0.928
31	0.540	0.648	0.767	0.776	0.891	–	0.597	0.726	0.929
32	0.530	0.638	0.759	0.764	0.883	–	0.590	0.722	0.931
33	0.519	0.629	0.750	0.750	0.872	–	0.585	0.719	0.936
34	0.508	0.619	0.742	0.734	0.860	–	0.581	0.717	0.941
35	0.498	0.609	0.733	0.717	0.846	–	0.578	0.717	0.949
36	0.487	0.599	0.724	0.698	0.831	–	0.576	0.718	0.957
37	0.476	0.589	0.716	0.677	0.814	–	0.575	0.720	0.967
38	0.465	0.580	0.707	0.655	0.795	–	0.576	0.724	0.978
39	0.455	0.570	0.699	0.632	0.776	–	0.577	0.728	0.991
40	0.444	0.560	0.690	0.607	0.755	–	0.580	0.734	1.004
41	0.433	0.550	0.681	0.582	0.734	–	0.583	0.740	1.018
42	0.423	0.540	0.673	0.556	0.711	–	0.588	0.747	1.034

From Kurmanavicius J，Florio I，Wisser J，et al：Reference resistance indices of the umbilical，fetal middle cerebral and uterine arteries at 24~42 weeks of gestation. Ultrasound Obstet Gynecol 10：112，1997.

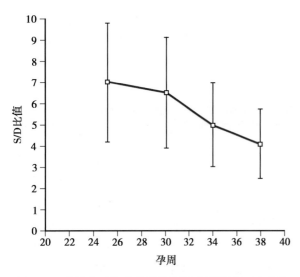

图 22-7　大脑中动脉多普勒收缩期/舒张期(S/D)比值 (Modified from Woo JSK,Liang ST,Chan FY,et al:Middle cerebral artery Doppler flow velocity. Obstet Gynecol 70: 613,1987. Used with permission from the American College of Obstetricians and Gynecologists)

针对可疑胎儿生长受限(见下文)、Rh 同种免疫或细小病毒 B19 感染引起的溶血性疾病(见第 6 章和第 17 章)(图 22-8),常常采用 MCA 来评价这些胎儿的宫内状态。对于同种免疫溶血性疾病,由于胎儿血红蛋白的减少,血液黏滞性减低和心排出量增加,引起

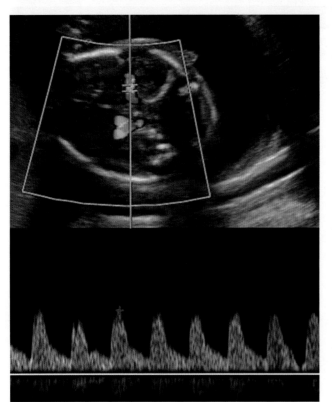

图 22-8　胎儿大脑中动脉多普勒图像以及收缩期峰值血流速度的测量

大脑中动脉的收缩期峰值血流速度(PSV)加快(表 22-6)。应注意优化多普勒设置,以可靠地评估血管中的血流并准确测量 MCA 中的 PSV(图 22-9)。对于生长受限的胎儿,血红蛋白通常不受影响。推测是由于胎儿血压升高,引起大脑中动脉血流增加和随后的舒张期血流增加。据报道,在高危胎儿中,PSV 超过 1.5 倍 MoM 值在红细胞同种免疫和其他原因引起的胎儿贫血中,敏感性为 100%[23,24]。

表 22-6　轻度、中度和重度贫血大脑中动脉收缩期峰值血流速度阈值

孕周	峰值流速阈值(cm/s)		
	轻度贫血	中度贫血	重度贫血
18	29.9	34.8	36.0
20	32.8	38.2	39.5
22	36.0	41.9	43.3
24	39.5	46.0	47.5
26	43.3	50.4	52.1
28	47.6	55.4	57.2
30	52.2	60.7	62.8
32	57.3	66.6	68.9
34	62.9	73.1	75.6
36	69.0	80.2	82.9
38	75.7	88.0	91.0
40	83.0	96.6	99.8

From Mari G,Deter RL,Carpenter RL,et al:Non-invasive diagnosis by Doppler ultrasonography of fetal anemia due to maternal red-cell alloimmunization. Collaborative Group for Doppler Assessment of the Blood Velocity in Anemic Fetuses. N Engl J Med 342:9,2000

子宫动脉

子宫血管系统的生理变化与妊娠相关,随孕周增加其阻力逐渐下降[25]。这种母体适应性变化被认为是由于妊娠前半期滋养细胞侵袭母体螺旋小动脉所致[26]。这些被侵袭的母体螺旋小动脉最大限度的扩张,同时最小限度的应答交感神经和副交感神经系统的调节。这种适应是为了确保整个孕期子宫血流量的持续增加。

通过子宫动脉多普勒测量可以评价子宫血液循环(uterine circulation)。彩色多普勒可以显示子宫动脉的测量位置:在子宫动脉刚刚跨过髂内动静脉,通过子宫体-宫颈连接处(uterine-cervical junction)进入子宫之前(图 22-10)。子宫动脉脉冲多普勒(pulsed Doppler)频谱可以在其跨过髂内动脉,发出宫体支和宫颈支前获得。孕 22 周后子宫动脉波形存在切迹(notch)和阻力指数(RI)升高提示子宫循环异常(图

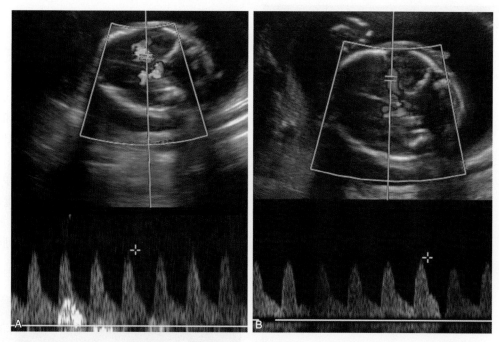

图 22-9 胎儿大脑中动脉(MCA)彩色和频谱多普勒成像及测量收缩期峰值血流速度(PSV)。A. PSV 测值为 39cm/s,由于设置的增益过高,速度标尺过低,放置取样框的位置错误,这个 PSV 测值被低估。B. 通过优化技术包括调节增益、速度标尺、声波入射角度和取样框位置可获得大脑中动脉真实的峰值流速为 46.5cm/s

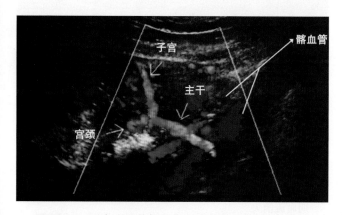

图 22-10 子宫下段外侧的彩色多普勒成像,显示子宫动脉跨过下腹部髂血管,在进入子宫前分为宫体支和宫颈支

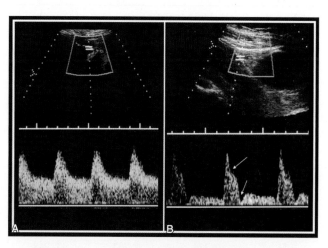

图 22-11 中孕晚期子宫动脉多普勒频谱图。A. 显示正常的子宫血液循环,舒张末期流速增加提示为低阻循环。B. 异常的子宫动脉循环,波形存在切迹(上箭头)和舒张末期流速降低(高阻)(下箭头)(译者注:图 B 上下箭头标注有误,切迹在下箭头位置,上箭头应标注在切迹后面舒张末期处)

22-11,表 22-7,表 22-8)[27]。中孕晚期和晚孕期的异常子宫循环应当注意有很大的并发症风险[28,29]。相关的妊娠并发症包括胎儿生长受限、子痫前期、早产和临产时胎儿状况不良(nonreassuring fetal status in labor)。

母体血清学筛查异常如甲胎蛋白、抑制素和绒毛膜促性腺激素升高,或者游离雌三醇降低都需要检查子宫动脉多普勒。子宫动脉多普勒异常合并一个异常的血清学筛查指标,明显增加子痫前期、胎儿生长受限、胎盘早剥和胎死宫内(fetal demise)的风险[23,30,31]。

一般来说,子宫动脉多普勒研究预测早发型子痫前期(early preeclampsia)的价值大于晚发型子痫前期(term preeclampsia)[32],但是使用这个单一参数预测子痫前期进展的价值较低。由于临床随机实验尚未发现这种方法能够改善母体或者胎儿的预后[33],目前应用子宫动脉多普勒作为子痫前期筛查方法的研究证据还不充分。

表22-7 子宫动脉阻力指数

孕周	阻力指数百分位数		
	5th	50th	95th
18	0.222	0.447	0.659
19	0.204	0.429	0.641
20	0.194	0.419	0.630
21	0.186	0.411	0.622
22	0.180	0.405	0.615
23	0.175	0.400	0.610
24	0.171	0.395	0.605
25	0.167	0.391	0.601
26	0.163	0.387	0.597
27	0.160	0.384	0.593
28	0.157	0.380	0.590
29	0.154	0.378	0.587
30	0.152	0.375	0.584
31	0.150	0.372	0.581
32	0.147	0.370	0.578
33	0.145	0.368	0.576
34	0.144	0.366	0.574
35	0.142	0.364	0.571
36	0.140	0.362	0.569
37	0.139	0.360	0.567
38	0.137	0.358	0.566
39	0.136	0.357	0.564
40	0.135	0.355	0.562

From Merz E(ed): Ultrasonography in Obstetrics and Gynecology, vol 1. Stuttgart, Thieme, 2005, pp 469-480, 614.

表22-8 子宫动脉搏动指数

孕周	搏动指数百分位数		
	5th	50th	95th
18	0.509	0.888	1.407
19	0.460	0.838	1.356
20	0.436	0.812	1.328
21	0.420	0.795	1.309
22	0.407	0.781	1.293
23	0.397	0.769	1.280
24	0.388	0.759	1.268
25	0.381	0.751	1.258
26	0.374	0.743	1.248
27	0.369	0.736	1.239
28	0.363	0.729	1.230
29	0.358	0.722	1.222
30	0.354	0.716	1.214
31	0.349	0.711	1.207
32	0.345	0.705	1.199
33	0.341	0.700	1.192
34	0.337	0.695	1.185
35	0.333	0.690	1.178
36	0.330	0.684	1.171
37	0.326	0.679	1.164
38	0.322	0.674	1.157
39	0.318	0.669	1.150
40	0.313	0.663	1.143

From Merz E(ed): Ultrasonography in Obstetrics and Gynecology, vol 1. Stuttgart, Thieme, 2005, pp 469-480, 614.

胎儿静脉多普勒

胎儿中心静脉循环(central venous circulation)的多普勒波形反映右心室的生理状态。通过研究胎儿下腔静脉和静脉导管多普勒血流频谱可以推断出与右心室前负荷、心肌顺应性和右心室舒张末压有关的特定信息[34~39]。

妊娠15周后,正常脐静脉呈持续单向血流。胎儿呼吸样运动或发生病理情况,如严重的胎儿生长受限或胎儿水肿时,脐静脉出现搏动。通常,可通过有无持续血流(单向)或搏动定性评价脐静脉血流[40](图22-12)。

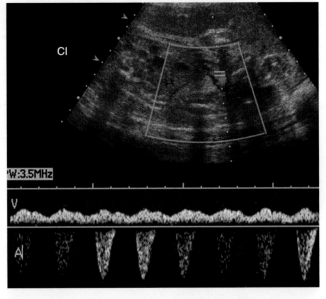

图22-12 胎儿前腹壁脐带插入处(CI)附近的脐静脉(V)血流频谱异常。这个FGR胎儿的脐动脉(A)舒张期血流消失

在胸腹冠状切面可获得下腔静脉多普勒频谱,这个切面可以显示下腔静脉接收静脉导管和肝左静脉血流汇合后进入右心房(图22-13)。观察下腔静脉有2个位置:右心房入口处,或者肝静脉入口和静脉导管入口之间的节段。这两个测量位置间存在很好的相关系数,也可以获得声束和血流方向间最小的入射角度[38]。下腔静脉频谱呈三相波型,第一相对应心室收缩期,第二相对应舒张早期,第三相对应舒张末期或者心房收缩期(图22-14)。

静脉导管多普勒频谱(Doppler waveform)可在胎儿腹部横切面获得,即胎儿腹围切面(图22-15)。把彩色多普勒血流显像叠加在灰阶成像上,静脉导管从门静脉分出来时能够被识别。在静脉导管狭窄的管腔

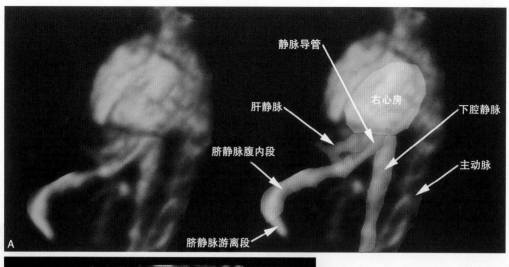

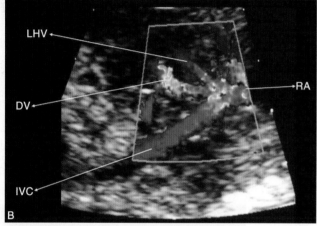

图 22-13 A. 妊娠 17 周胎儿三维 B-flow 成像显示静脉系统、心脏和主动脉的关系。B. 胎儿胸腹冠状切面彩色多普勒血流图显示下腔静脉(IVC)接收静脉导管(DV)和肝左静脉(LHV)血流汇合后进入右心房(RA)(A from DeVore GR: Pulsed Doppler examination of the fetal heart. In Goldberg BB, McGahan JP[eds]: Fetal Ductus Venosus in Atlas of Ultrasound Measurements, 2nd ed. Philadelphia, Mosby/Elsevier, 2006)

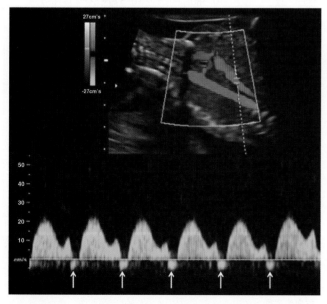

图 22-14 晚孕期正常胎儿下腔静脉多普勒频谱。注意舒张期心房收缩出现反向血流(箭头)

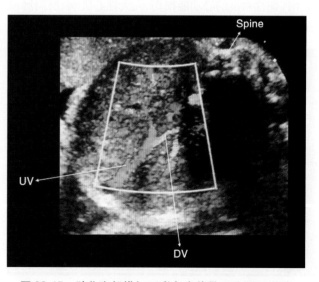

图 22-15 胎儿腹部横切面彩色多普勒血流图显示脐静脉(UV)和静脉导管(DV)。静脉导管内血流呈湍流(混叠)

内常常可以观察到伴有彩色混叠的高速湍流。彩色多普勒血流显像中存在彩色混叠能够帮助识别早孕期的静脉导管。通过调节增益和血流速度标尺的设置来优化静脉导管血流显像(图22-16)。静脉导管多普勒频谱呈二相波型,第一相对应心室收缩期,第二相对应舒张早期,第二相的最低点对应舒张末期或者心房收缩期。

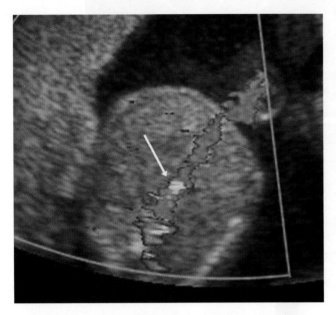

图22-16 胎儿上腹部横切面彩色多普勒血流图显示设置高速度标尺能够更好地显示静脉导管内伴有混叠的高速血流(箭头)

　　脐静脉运送富氧血到胎儿,评价胎儿脐静脉血流的位置有:胎儿脐静脉腹内段和游离段(表22-13)。

　　静脉导管反向血流是由于心房收缩期前向血流速度下降,随后出现反向。这可能是由于胎盘疾病的恶化、继发于代谢性紊乱的心功能损伤、先天性心脏病、肝门脉血流再分布或这些情况的综合因素导致的[25](图22-18)。

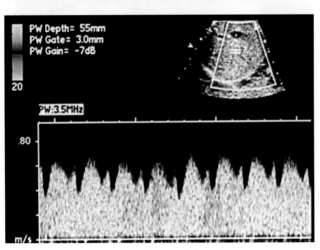

图22-17 晚孕期正常胎儿静脉导管多普勒频谱图。显示静脉导管在整个心动周期呈前向血流

表22-9	静脉导管前负荷指数(a/S)		
孕周	前负荷指数百分位数		
	5th	50th	95th
20	0.342	0.508	0.674
21	0.341	0.507	0.673
22	0.341	0.507	0.673
23	0.340	0.506	0.672
24	0.339	0.505	0.671
25	0.339	0.505	0.671
26	0.338	0.504	0.670
27	0.338	0.504	0.670
28	0.337	0.503	0.669
29	0.336	0.502	0.668
30	0.336	0.502	0.668
31	0.335	0.501	0.667
32	0.335	0.501	0.667
33	0.334	0.500	0.666
34	0.333	0.499	0.665
35	0.333	0.499	0.665
36	0.332	0.498	0.664
37	0.332	0.498	0.664
38	0.331	0.497	0.663
39	0.330	0.496	0.662
40	0.330	0.496	0.662

　　a,心房收缩期峰值血流速度;S,收缩期峰值血流速度

From Baschat AA:Relationship between placenta blood flow resistance and precordial venous Doppler indices. Ultrasound Obstet Gynecol 22:561, 2003

表22-10	静脉导管峰值流速指数:(S-a)/D		
孕周	峰值流速指数百分位数		
	5th	50th	95th
20	0.381	0.580	0.779
21	0.380	0.579	0.779
22	0.380	0.579	0.778
23	0.379	0.578	0.777
24	0.678	0.578	0.777
25	0.378	0.577	0.776
26	0.377	0.576	0.776
27	0.377	0.576	0.775
28	0.376	0.575	0.774
29	0.375	0.575	0.774
30	0.375	0.574	0.773
31	0.374	0.573	0.773
32	0.374	0.573	0.772
33	0.373	0.572	0.771
34	0.372	0.572	0.771
35	0.372	0.571	0.770
36	0.371	0.570	0.770
37	0.371	0.570	0.769
38	0.370	0.569	0.768
39	0.369	0.569	0.768
40	0.369	0.568	0.767

　　a,心房收缩期峰值血流速度;D,舒张期峰值血流速度;S,收缩期峰值血流速度

From Baschat AA:Relationship between placenta blood flow resistance and precordial venous Doppler indices. Ultrasound Obstet Gynecol 22:561, 2003

表 22-11 静脉导管搏动指数:(S-a)/TAMX

孕周	搏动指数百分位数		
	5th	50th	95th
20	0.410	0.643	0.875
21	0.409	0.642	0.874
22	0.408	0.641	0.873
23	0.407	0.640	0.872
24	0.406	0.639	0.871
25	0.405	0.638	0.870
26	0.404	0.637	0.869
27	0.403	0.636	0.868
28	0.402	0.635	0.867
29	0.401	0.634	0.866
30	0.400	0.633	0.865
31	0.399	0.632	0.864
32	0.398	0.631	0.863
33	0.397	0.630	0.862
34	0.396	0.629	0.861
35	0.395	0.628	0.860
36	0.394	0.627	0.859
37	0.393	0.626	0.858
38	0.392	0.625	0.857
39	0.391	0.624	0.856
40	0.390	0.623	0.855

a,心房收缩期峰值血流速度;S,收缩期峰值血流速度;TAMX,时间平均最大速度

From Baschat AA:Relationship between placenta blood flow resistance and precordial venous Doppler indices. Ultrasound Obstet Gynecol 22:561, 2003

表 22-12 静脉导管 S/a 比值

孕周	S/a 比值百分位数		
	5th	50th	95th
20	1.331	2.161	2.991
21	1.329	2.159	2.989
22	1.327	2.157	2.987
23	1.324	2.154	2.984
24	1.322	2.152	2.982
25	1.320	2.150	2.980
26	1.318	2.148	2.978
27	1.315	2.145	2.975
28	1.313	2.143	2.973
29	1.311	2.141	2.971
30	1.308	2.138	2.968
31	1.306	2.136	2.966
32	1.304	2.134	2.964
33	1.301	2.131	2.961
34	1.299	2.129	2.959
35	1.297	2.127	2.957
36	1.295	2.125	2.955
37	1.292	2.122	2.952
38	1.290	2.120	2.950
39	1.288	2.118	2.948
40	1.285	2.115	2.945

a,心房收缩期峰值血流速度;S,收缩期峰值血流速度

From Baschat AA:Relationship between placenta blood flow resistance and precordial venous Doppler indices. Ultrasound Obstet Gynecol 22:561, 2003

表 22-13 脐静脉平均血流速度

孕周	平均血流速度百分位数(cm/s)		
	5th	50th	95th
20	5.70	7.90	10.70
21	5.82	8.06	10.91
22	5.94	8.22	11.12
23	6.07	8.38	11.33
24	6.19	8.54	11.54
25	6.31	8.71	11.76
26	6.43	8.87	11.97
27	6.56	9.03	12.18
28	6.68	9.19	12.39
29	6.80	9.35	12.60
30	6.92	9.51	12.81
31	7.04	9.67	13.02
32	7.17	9.83	13.23
33	7.29	9.99	13.44
34	7.41	10.16	13.66
35	7.53	10.32	13.87
36	7.65	10.48	14.08
37	7.78	10.64	14.29
38	7.90	10.80	14.50
39	8.02	10.96	14.71
40	8.14	11.12	14.92

From Barbera A, Galan HL, Ferrazzi E, et al:Relationship of umbilical vein blood flow to growth parameters in the human fetus. Am JObstet Gynecol 181:174,1999

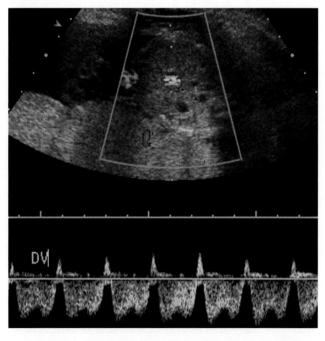

图 22-18 异常静脉导管(DV)多普勒频谱,出现 a 波反向,是由于该胎儿发生严重的胎儿生长受限,心房收缩期前向血流先下降而后出现反向

胎儿心脏多普勒

图像优化

胎儿心脏的标准成像对于精确的多普勒测量至关重要。当图像扫查条件不理想时，通过下述步骤可以改善超声成像的质量。优化图像的第一步是采用超声仪器上胎儿超声心动图的设置。超声心动图设置能够增强图像对比度、组织特征和提高帧频（frame rate），从而改善超声成像。其他的步骤还包括尽量降低深度，调整扫查角度尽量避开胎儿肋骨和胸骨的声影，调节感兴趣区的聚焦（focal zones），其中放大感兴趣区图像（zoom）最为重要，通过 zoom 键放大图像可以观察

到心脏的更多细节。在多数情况下这些简单的方法能够获得理想的胎儿心脏声像图。与外周循环相比，把彩色多普勒叠加在灰阶图像上后心脏血流速度标尺应选择高速。设置高滤波的同时保持声束与血流方向平行，可以优化彩色多普勒图像及明显降低室壁运动伪像。

胎儿超声心动图的多普勒参数是定量参数，并且多数存在角度依赖性。为了准确获取胎儿超声心动图的多普勒参数，取样框应放置在测量瓣膜的远端。声束和血流方向的夹角应在 0°~20°，避开胎儿呼吸样运动时采集多普勒频谱并进行多次测量。彩色多普勒直接确定取样容积的位置，将取样容积置于血管内血流最明亮处以确保测量准确。图 22-19 是胎儿超声心动图常用的多普勒参数。

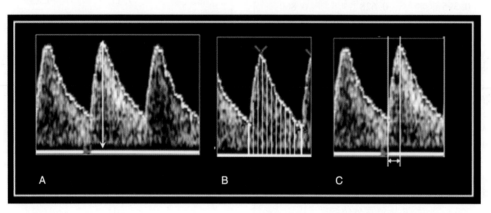

图 22-19　胎儿超声心动图常用的多普勒指数：收缩期峰值血流速度（A），时间速度积分（B）和达峰时间（C）

胎儿血液循环的很多方面与成人不同。胎儿循环是并联而不是串联，右心室输出量大于左心室[41,42]。整个妊娠期各个脏器不断的发育影响血液分布和血流阻力[41]。随着孕周的增加，心室顺应性提高，整个外周循环阻力降低，前负荷增加，联合心排出量增加[41]。随孕周进展，胎儿左心系统顺应性要比右心系统增加的快一些[41]。胎儿期肺循环是高阻的，肺动脉压几乎等于体循环动脉压力[43,44]。流向肺血管床的血液维持在一个低速率水平，在妊娠末期时会有显著增加[42,43]。胎心排出量主要受前负荷和心室顺应性的影响[41]。在卵圆孔和动脉导管水平右向左分流显著地影响心脏血流方式和不同脏器的血氧分布。血液通过卵圆孔大部分进入左心室，超过 2/3 右心排出量的血液直接进入动脉导管[42,45]。这种分流机制可以保证氧含量高的血液运送到冠脉循环（coronarycirculation）及脑循环（cerebral circulation）。

房室瓣多普勒频谱呈双峰（图 22-20）。第一峰（E

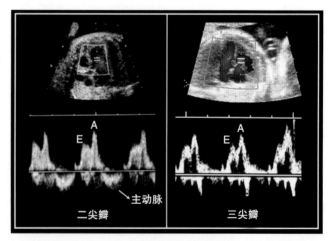

图 22-20　二尖瓣和三尖瓣多普勒频谱。由于主动脉瓣和二尖瓣相邻，可在收缩期记录到部分主动脉血流（箭头，主动脉）。A，A 峰；E，E 峰

峰）对应心室舒张充盈早期，第二峰（A 峰）对应心房收缩期。与生后不同的是，胎儿期 A 峰高于 E 峰[41,46]。

这种不同强调了心房收缩在胎心充盈中发挥的重要作用。E/A 比值随孕周增加而增大,反映心室的舒张功能[41,46]。右心室 E 峰和 A 峰的峰值流速较高,这种右室占优势从早孕期就开始了[41,46,47],直到临近足月向左心优势过渡[41]。E/A 比值是代表心室前负荷和顺应性的一个指标(表 22-14)[41]。

表 22-14　二尖瓣和三尖瓣 E/A 比值

孕周	二尖瓣 E/A 比值 百分位数			三尖瓣 E/A 比值 百分位数		
	2.5th	50th	97.5th	2.5th	50th	97.5th
20	0.40	0.59	0.77	0.47	0.65	0.83
21	0.42	0.60	0.79	0.49	0.66	0.84
22	0.43	0.62	0.80	0.50	0.68	0.85
23	0.45	0.63	0.82	0.52	0.69	0.86
24	0.46	0.65	0.83	0.53	0.70	0.87
25	0.48	0.66	0.84	0.54	0.71	0.88
26	0.49	0.68	0.86	0.55	0.72	0.89
27	0.50	0.69	0.87	0.56	0.73	0.90
28	0.52	0.70	0.88	0.57	0.74	0.90
29	0.53	0.71	0.89	0.58	0.74	0.91
30	0.54	0.73	0.90	0.58	0.75	0.91
31	0.55	0.74	0.91	0.59	0.75	0.92
32	0.56	0.75	0.92	0.59	0.76	0.92
33	0.57	0.76	0.93	0.60	0.76	0.92
34	0.58	0.76	0.93	0.60	0.76	0.92
35	0.59	0.77	0.94	0.60	0.76	0.92
36	0.59	0.78	0.95	0.60	0.76	0.92
37	0.60	0.79	0.95	0.60	0.76	0.92
38	0.61	0.79	0.96	0.60	0.76	0.92

A,A 峰流速;E,E 峰流速

From DeVore GR:Pulsed Doppler examination of the fetal heart. In Goldberg BB,McGahan JP(eds):Atlas of Ultrasound Measurements,2nd ed. Philadelphia,Mosby Inc/Elsevier,2006

半月瓣多普勒频谱呈单向波型(图 22-21),PSV 和 TPV 是最常用的半月瓣多普勒参数。半月瓣的 PSV 和 TPV 随孕周增加而增快[41,45,48~51]。主动脉 PSV 高于肺动脉主要是因为主动脉后负荷较低和管径较细[41,45,48~51]。这些多普勒参数反映了心室收缩力、动脉压以及后负荷(表 22-15)。

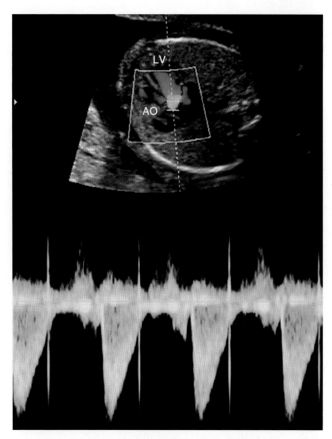

图 22-21　主动脉瓣多普勒频谱。AO,主动脉;LV,左心室

表 22-15　主动脉和主肺动脉峰值或最大流速

孕周	主动脉峰值流速, 百分位数			主肺动脉峰值 流速百分位数		
	2.5th	50th	97.5th	2.5th	50th	97.5th
20	29	62	95	23	53	80
21	30	63	96	24	54	81
22	32	65	98	25	56	82
23	33	66	99	27	57	84
24	34	67	100	28	58	85
25	36	68	101	29	59	86
26	37	70	103	30	61	87
27	38	71	104	31	62	89
28	40	72	105	32	63	90
29	41	74	107	34	64	91
30	42	75	108	35	65	92
31	44	76	109	36	67	93
32	45	77	110	37	68	95
33	46	79	112	38	69	96
34	48	80	113	39	70	97
35	49	81	114	41	72	98
36	50	82	115	42	73	100
37	52	84	117	43	74	101
38	53	85	118	44	78	102

From DeVore GR:Pulsed Doppler examination of the fetal heart. In Goldberg BB,McGahan JP(eds):Atlas of Ultrasound Measurements,2nd ed. Philadelphia,Mosby Inc/Elsevier,2006

胎儿多普勒和胎儿生长受限

脐动脉和大脑中动脉（脑保护效应）的多普勒异常，可以确定生长受限胎儿存在缺氧，也是早期预警征象（表 22-5）[52~55]。当动脉血向重要脏器汇聚时，由于观察不到明确的趋势，因此动脉血流再分布不能帮助决定分娩时机[52]。另一方面，脐动脉舒张末期血流反向是胎儿受损的晚期征象。除极早产（extreme prematurity）外强烈建议分娩。剖宫产是优先选择的分娩方式，因为阴道分娩会进一步加重对胎儿的损害。

为了获得良好的妊娠结局，对于生长受限胎儿首先应该积极考虑实施脐动脉多普勒监护[56]。脐动脉舒张末期血流消失或反向是唯一与不良妊娠结局明确相关的血流指标[56,57]。静脉导管、大脑中动脉以及其他血管的多普勒研究对于 FGR 的预后有一定价值，但是仍需要充分的临床随机对照试验证据才能推荐其作为临床常规应用[57]。

目前的文献指出下腔静脉和静脉导管多普勒异常，以及胎心监护异常，这些改变都在动脉多普勒异常之后出现，与更晚期的胎儿受损有关[52~56,58]。

此外，对于大多数严重的生长受限胎儿，动静脉多普勒的相继异常早于生物物理评分的降低[53]。至少有 1/3 的胎儿在生物物理评分降低之前 1 周出现循环异常的早期征象。多数病例的多普勒异常比生物物理评分异常早 1 天[53]。

生长受限胎儿血管适应这些晚期异常变化是预测围产期胎儿死亡的最好指标，不受孕周和胎儿体重影响[55]。生长受限胎儿多普勒血流的纵向研究中，除一例病例外，其他所有胎死宫内和新生儿死亡病例在分娩时都出现晚期多普勒血流异常变化，而在存活胎儿只有少数出现过此类多普勒变化[55]。这些发现也被另一个多中心大样本的前瞻性研究证实，该研究显示在妊娠 27 周前，孕龄是决定 33 周前出生的生长受限婴儿围产期结局的最重要因素。然而妊娠 27 周以后，静脉导管血流异常成为新生儿并发症的主要心血管预测指标[59]。尽管目前有如此多的发现，但是把静脉导管多普勒检查作为生长受限胎儿的常规监护手段的证据仍不充分。

生长受限胎儿超过 34 周后，这些缺氧的连续恶化很少见[60,61]。实际上，正常的脐动脉血流频谱在晚孕期生长受限胎儿是很常见的。超过 34 周时，脑胎盘比率（cerebroplacenta ratios）与生长受限胎儿结局的相关性也很差[62]。因此临床应该慎重使用多普勒管理 34 孕周以后的生长受限胎儿。

一个迄今为止最大的前瞻性观察实验显示，生长受限胎儿多普勒血流连续恶化不只有一种潜在的模式，而是有多种[57]。无论是在生长受限胎儿的整个队列中，还是在那些需要在 34 周之前分娩的胎儿中，没有一种模式特别占优势[63]。这些发现还没有得到干预性试验的证实。

因为近期的研究强调胎儿对低氧血症的适应存在显著变异，所以有关 FGR 的病理生理还不能进行全面的阐述。这种渐进的恶化模式：动脉多普勒异常之后出现静脉多普勒异常，随后出现胎心监护和生物物理评分异常的变化在大约有 20% 早产胎儿中是观察不到的[52]。此外，仅有 70%FGR 在分娩时出现所有血管床的显著恶化，还有大约 10% 在分娩时没有明显的循环系统改变[53]。另一个前瞻性观察研究发现，超过 50% 由于胎心监护异常而分娩的 FGR 胎儿没有出现静脉多普勒异常。由此可见，统一建议静脉多普勒临床管理 FGR 胎儿还需要随机对照临床研究结果的支持。TRUFFLE 研究（欧洲脐带和胎儿血流随机对照试验）（一项前瞻性多中心随机对照试验）的子分析建议当静脉多普勒异常作为生长受限胎儿分娩的一个主要标准之一时，新生儿发病率和从诊断到分娩的时间间隔与母体高血压状态的存在和严重程度有关[64]。

与 FGR 相关的心脏指标包括：前负荷、后负荷、心室顺应性和心肌收缩力。由于胎盘阻力增加，会出现右心室水平后负荷增加[65]。由于和脑保护效应有关的脑血流阻力降低，会在左心室水平发生后负荷降低[65]。这些后负荷的改变导致心排出量从右心室到左心室的重新分配。因为和 FGR 相关的血容量不足和血流充盈下降，两组房室瓣的前负荷也都会降低[49,60,66,67]。二尖瓣和三尖瓣的 E/A 比值降低、心房峰值和时间速度积分（time velocity integral）的减低反映了前负荷的降低[49,66,67]。

已有文献报道了重度 FGR 心肌收缩力减低的证据。心室射血力是一个不依赖前后负荷的心室收缩功能指标，在生长受限胎儿中右心室和左心室水平心室射血力均降低[68]。和对照组比较，心室射血力降低的生长受限胎儿分娩时机提前，胎心率监护不稳定的发生率较高和出生时血 pH 值较低[68]。脐血穿刺中胎儿酸中毒的严重性和心室射血力指标有显著关联，这也证实了心室射血力与胎儿受损的严重性之间相关性显著[68]。心脏肌钙蛋白 T 升高提示心肌细胞受损，严重的 FGR 胎儿中能够观察到这种改变。有一些征象与晚期胎儿受损有关：体静脉压升高、心排出量分布的改变、右心室后负荷增加,三尖瓣反流发生率增加[65]。这些发现表明由于胎儿心肌细胞损伤和体静脉压升高导致生长受限胎儿近心端静脉系统多普勒异常。

在缺氧和胎盘功能不全的适应性机制中胎儿心脏发挥重要作用。如本章中讨论的生长受限胎儿自然病程中,其血流动力学序列的纵向数据显示脐动脉和大脑中动脉是出现异常的第一变量[69]。随后是右心舒张指标异常,右心收缩指标异常,最后是左心舒张和收缩指标异常[69]。左心收缩功能是血流异常的最后变量,这样可以确保有充分的左心排出量去供应脑循环和冠脉循环。

生长受限胎儿外周循环的这些多普勒改变与胎儿心脏的适应性有直接关系。目前 FGR 临床管理包括外周动脉循环(大脑中动脉和脐动脉)和中央静脉血管(静脉导管和下腔静脉)的多普勒检查,以及胎心监护。增加心脏多普勒评估可以改善 FGR 胎儿的管理,但是仍缺少应用心脏多普勒临床评价 FGR 的前瞻性研究。然而越来越明显的是,中央静脉循环的这些多普勒改变反映了胎儿损害的晚期,常常和心功能障碍和心肌受损有关。

（宋文龄　翻译　尚宁　栗河舟　审校）

参考文献

1. Doppler C: Uber das farbige Licht der Dopplersterne und einiger anderer Gestirne des Himmels. [On the coloured light of double stars and certain other stars of the heavens]. *Royal Bohemian Society* 2:465, 1842.
2. Edelman SK, editor: *Understanding Ultrasound Physics*, ed 3, Woodlands, TX, 2004, Education for the Sonographic Professional.
3. Fleischer A, Schulman H, Farmakides G, et al: Umbilical artery waveforms and intrauterine growth retardation. *Am J Obstet Gynecol* 151:502, 1985.
4. Ott WJ: The diagnosis of altered fetal growth. *Obstet Gynecol Clin North Am* 15:237, 1988.
5. Giles WB, Trudinger BJ, Baird PJ: Fetal umbilical artery flow velocity waveforms and placental resistance: pathological correlation. *Br J Obstet Gynecol* 92:31, 1985.
6. Manning FA: Intrauterine growth restriction. Diagnosis, prognostication, and management based on ultrasound methods. In Manning FA, editor: *Fetal Medicine: Principles and Practice*, Norwalk, CT, 1995, Appleton & Lange, pp 87–94.
7. Hadlock FP, Deter RL, Harrist RB, et al: A date-independent predictor of intrauterine growth retardation: femur length/abdominal circumference ration. *AJR Am J Roentgenol* 141:979, 1993.
8. Trudinger BJ, Stevens D, Connelly A, et al: Umbilical artery flow velocity waveforms and placental resistance: the effect of embolizations of the umbilical circulation. *Am J Obstet Gynecol* 157:1443, 1987.
9. Brown HL, Miller JM, Jr, Gabert HA, et al: Ultrasonic recognition of the small-for-gestational-age fetus. *Obstet Gynecol* 69:631, 1987.
10. Creasy RK, Resnick R: Intrauterine growth retardation. In Creasy RK, Resnick R, editors: *Maternal Fetal Medicine: Principles and Practice*, Philadelphia, 1984, WB Saunders.
11. Kingdom JC, Burrell SJ, Kaufmann P: Pathology and clinical implications of abnormal umbilical artery Doppler waveforms. *Ultrasound Obstet Gynecol* 9:271, 1997.
12. Morrow RJ, Adamson SL, Bull SB, et al: Effect of placental embolization on the umbilical arterial velocity waveform in fetal sheep. *Am J Obstet Gynecol* 161:1055, 1989.
13. Bernstein IM, Horbar JD, Badger GJ, et al: Morbidity and mortality among very-low-birth weight neonates with intrauterine growth restriction. *Am J Obstet Gynecol* 182:198, 2000.
14. Copel JA, Reed KL: *Doppler Ultrasound in Obstetrics and Gynecology*, New York, 1995, Raven Press, pp 187–198.
15. Westergaard HB, Langhoff-Roos J, Lingman G, et al: A critical appraisal of the use of umbilical artery Doppler ultrasound in high risk pregnancies: use of meta-analyses in evidence-based obstetrics. *Ultrasound Obstet Gynecol* 17:466–476, 2001.
16. Alfirevic Z, Stampalija T, Gyte GM: Fetal and umbilical Doppler ultrasound in high-risk pregnancies. *Cochrane Database Syst Rev* (11):CD007529, 2013.
17. Trudinger BJ: Doppler ultrasonography and fetal well being. In Reece EA, Hobbins JC, Mahoney M, editors: *Medicine of the Fetus and Mother*, Philadelphia, 1992, JB Lippincott.
18. Bhide A, Acharya G, Bilardo CM, et al: ISUOG practice guidelines: use of Doppler ultrasonography in obstetrics. *Ultrasound Obstet Gynecol* 41(2):233–239, 2013.
19. Veille JC, Hanson R, Tatum K: Longitudinal quantitation of middle cerebral artery blood flow in normal human fetuses. *Am J Obstet Gynecol* 169:1393, 1993.
20. Mari G, Deter RL: Middle cerebral artery flow velocity waveforms in normal and small-for-gestational age fetuses. *Am J Obstet Gynecol* 166:1262, 1992.
21. Soothill PW, Ajayi RA, Campbell S, et al: Relationship between fetal academia at cordocentesis and subsequent neurodevelopment. *Ultrasound Obstet Gynecol* 2:80, 1992.
22. Mari G, Abuhamad AZ, Brumfield J, et al: Doppler ultrasonography of the middle cerebral artery peak systolic velocity in the fetus: reproducibility of measurement. *Am J Obstet Gynecol* 85:abstract 669, 2001.
23. Hoffman C, Galan H: Assessing the "at risk" fetus: Doppler ultrasound. *Current Opin Obstet Gynecol* 21:161–166, 2009.
24. Hanif F, Drennan K, Mari G: Variable affecting the middle cerebral artery peak systolic velocity in anemic and IUGR fetuses. *Am J Perinatol* 24:501–505, 2007.
25. Robertson WB, Brosens I, Dixon HG: Uteroplacental vascular pathology. *Eur J Obstet Gynecol Reprod Biol* 5:47, 1975.
26. Pijnenborg R, Bland JM, Robertson WB, et al: Uteroplacental arterial changes related to interstitial trophoblast migration in early pregnancy. *Placenta* 4:397, 1983.
27. Arduini D, Rizzo G, Boccolini MR, et al: Functional assessment of uteroplacental and fetal circulations by means of color Doppler ultrasonography. *J Ultrasound Med* 9:249, 1990.
28. Hernandez-Andrade E, Brodszki J, Lingman G, et al: Uterine artery score and perinatal outcome. *Ultrasound Obstet Gynecol* 19:438, 2002.
29. Lees C, Parra M, Missfelder-Lobos H, et al: Individualized risk assessment for adverse pregnancy outcome by uterine artery Doppler at 23 weeks. *Obstet Gynecol* 98:369, 2001.
30. Dugoff L, Hobbins JC, Malone FD, et al: First-trimester maternal serum PAPP-A and free-beta subunit human chorionic gonadotropin concentrations and nuchal translucency are associated with obstetric complications: a population-based screening study (the FASTER Trial). *Am J Obstet Gynecol* 191:1446–1451, 2004.
31. Dugoff L, Lynch AM, Cioffi-Ragan D, et al: FASTER Trial Research Consortium: first trimester uterine artery Doppler abnormalities predict subsequent intrauterine growth restriction. *Am J Obstet Gynecol* 193:1208–1212, 2005.
32. Myatt L, Clifton RB, Roberts JM, et al: The utility of uterine artery Doppler velocimetry in prediction of preeclampsia in a low-risk population. *Obstet Gynecol* 120(4):815–822, 2012.
33. American College of Obstetricians and Gynecologists, Task Force on Hypertension in Pregnancy: Hypertension in pregnancy. Report of the American College of Obstetricians and Gynecologists' Task Force on Hypertension in Pregnancy. *Obstet Gynecol* 122(5):1122–1131, 2013.
34. Hecher K, Hackelöer B: Cardiotocogram compared to Doppler investigation of the fetal circulation in the premature growth-retarded fetus: longitudinal observations. *Ultrasound Obstet Gynecol* 9:152, 1997.
35. Huisman TWA, Stewart PA, Wladimiroff JW: Flow velocity waveforms in the fetal inferior vena cava during the second half of normal pregnancy. *Ultrasound Med Biol* 17:679, 1991.

36. Reed KL, Appleton CP, Anderson CF, et al: Doppler studies of vena cava flows in human fetuses: insights into normal and abnormal cardiac physiology. *Circulation* 81:498, 1990.

37. Reuss ML, Rudolph AM, Dae MW: Phasic blood flow patterns in the superior and inferior venae cavae and umbilical vein of fetal sheep. *Am J Obstet Gynecol* 145:70, 1983.

38. Rizzo G, Arduini D, Romanini C: Inferior vena cava flow velocity waveforms in appropriate-and small-for-gestational-age fetuses. *Am J Obstet Gynecol* 166:1271, 1992.

39. Rizzo G, Capponi A, Talone PE, et al: Doppler indices from inferior vena cava and ductus venosus in predicting pH and oxygen tension in umbilical blood at cordocentesis in growth retarded fetuses. *Ultrasound Obstet Gynecol* 7:401, 1996.

40. Mari G, Hanif F: Fetal Doppler: umbilical artery, middle cerebral artery, and venous system. *Semin Perinatol* 32(4):253–257, 2008.

41. Chang CH, Chang FM, Yu CH, et al: Systemic assessment of fetal hemodynamics by Doppler ultrasound. *Ultrasound Med Biol* 26:777, 2000.

42. Mielke G, Norbert B: Cardiac output and central distribution of blood flow in the human fetus. *Circulation* 103:1662, 2001.

43. Mielke G, Benda N: Blood flow velocity waveforms of the fetal pulmonary artery and the ductus arteriosus: reference ranges from 13 weeks to term. *Ultrasound Obstet Gynecol* 15:213, 2000.

44. Hong Y, Choi J: Doppler study on pulmonary venous flow in the human fetus. *Fetal Diagn Ther* 14:86, 1999.

45. Brezinka C: Fetal hemodynamics. *J Perinat Med* 29:371, 2001.

46. Harada K, Rice MJ, Shiota T, et al: Gestational age and growth related alternations in fetal right and left ventricular diastolic filling patterns. *Am J Cardiol* 79:173, 1997.

47. Ben-Ami M, Peleg D, Haddad S, et al: Normal cardiac flow velocities at 14-16 weeks gestation measured by transvaginal ultrasound. *Ultrasound Obstet Gynecol* 19:47, 2002.

48. Severi FM, Rizzo G, Bocchi C, et al: Intrauterine growth retardation and fetal cardiac function. *Fetal Diagn Ther* 15:8, 2000.

49. Rizzo G, Arduini D, Romanini C: Doppler echocardiographic assessment of fetal cardiac function. *Ultrasound Obstet Gynecol* 2:434, 1992.

50. Groenenberg IAL, Stijnen T, Wladimiroff JW: Flow velocity waveforms in the fetal cardiac outflow tract as a measure of fetal well-being in intrauterine growth retardation. *Pediatr Res* 27:379, 1990.

51. Machado MVL, Chita SC, Allan LD: Acceleration time in the aorta and pulmonary artery measured by Doppler echocardiography in the midtrimester normal human fetus. *Br Heart J* 58:15, 1987.

52. Baschat AA, Gembruch U, Reiss I, et al: Relationship between arterial and venous Doppler and perinatal outcome in fetal growth restriction. *Ultrasound Obstet Gynecol* 16:407, 2000.

53. Baschat AA, Gembruch U, Harman CR: The sequence of changes in Doppler and biophysical parameters as severe fetal growth restriction worsens. *Ultrasound Obstet Gynecol* 18:571, 2001.

54. Hecher K, Bilardo CM, Stigter RH, et al: Monitoring of fetuses with intrauterine growth restriction: a longitudinal study. *Ultrasound Obstet Gynecol* 18:564, 2001.

55. Ferrazzi E, Bozzo M, Rigano S, et al: Temporal sequence of abnormal Doppler changes in the peripheral and central circulatory systems of the severely growth-restricted fetus. *Ultrasound Obstet Gynecol* 19:140, 2002.

56. Berkley E, Chauhan SP, Abuhamad A: Doppler assessment of the fetus with intrauterine growth restriction. *Am J Obstet Gynecol* 206:300, 2012.

57. Unterscheider J, Daly S, Geary MP, et al: Optimizing the definition of intrauterine growth restriction: the multicenter prospective PORTO Study. *Am J Obstet Gynecol* 208:290, 2013.

58. Pardi G, Cetin I, Marconi AM, et al: Diagnostic value of blood sampling in fetuses with growth retardation. *N Engl J Med* 328:692, 1993.

59. Baschat AA, Cosmi E, Bilardo CM, et al: Predictors of neonatal outcome in early-onset placental dysfunction. *Obstet Gynecol* 109:253, 2007.

60. Hecher K, Campbell S, Doyle P, et al: Assessment of fetal compromise by Doppler ultrasound investigation of the fetal circulation. Arterial, intracardiac, and venous blood flow velocity studies. *Circulation* 91:129, 1995.

61. Harrington K, Thompson MO, Carpenter RG, et al: Doppler fetal circulation in pregnancies complicated by pre-eclampsia or delivery of a small for gestational age baby: 2. Longitudinal analysis. *Br J Obstet Gynaecol* 106:453, 1999.

62. Bahado-Singh RO, Kovanci E, Jeffres A, et al: The Doppler cerebroplacental ratio and perinatal outcome in intrauterine growth restriction. *Am J Obstet Gynecol* 180:750, 1999.

63. Unterscheider J, Daly S, Geary MP, et al: Predictable progressive Doppler deterioration in IUGR: does it really exist? *Am J Obstet Gynecol* 209:539, 2013.

64. Lees C, Marlow N, Arabin B, et al: Perinatal morbidity and mortality in early-onset fetal growth restriction cohort outcomes of the trial of randomized umbilical and fetal flow in Europe (TRUFFLE). *Ultrasound Obstet Gynecol* 42:400, 2013.

65. Makikallio K, Vuolteenaho O, Jouppila P, et al: Ultrasonographic and biochemical marker of human fetal cardiac dysfunction in placental insufficiency. *Circulation* 105:2058, 2002.

66. Reed KI, Anderson CF, Shenker L: Changes in intracardiac Doppler blood flow velocities in fetuses with absent umbilical artery diastolic flow. *Am J Obstet Gynecol* 157:774, 1987.

67. Forouzan I, Graham E, Morgan MA: Reduction of right atrial peak systolic velocity in growth-restricted discordant twins. *Am J Obstet Gynecol* 175:1033, 1996.

68. Rizzo G, Capponi A, Rinaldo D, et al: Ventricular ejection force in growth-retarded fetuses. *Ultrasound Obstet Gynecol* 5:247, 1995.

69. Figueras F, Puerto B, Martinez JM, et al: Cardiac function monitoring of fetuses with growth restriction. *Eur J Obstet Gynecol Reprod Biol* 110:159, 2003.

第 23 章　磁共振在产科的应用

Sherelle Laifer-Narin, Diane M. Twickler

重　点

- 磁共振成像(magnetic resonance imaging, MRI)不采用电离辐射,并且没有已知的与该成像方式有关的生物风险。
- MRI 是评估妊娠期母体并发症的重要工具,包括对非典型晚期异位妊娠、疑似阑尾炎、盆腔肿块、肝脏和泌尿生殖系统疾病以及胎盘植入的评估。
- 在胎儿中, MRI 是超声诊断可疑中枢神经系统(central nervous system, CNS)病变的一种有用的辅助手段,特别是孤立性轻度脑室扩张。
- MRI 可以为某些胎儿胸部病变提供补充信息,有助

于预测膈疝的预后,并可为复杂的胎儿泌尿生殖系统异常提供补充信息。
- MRI 检查可以为潜在的胎儿手术者提供重要信息,并可能为分娩管理提供关键的决策,比如产时宫外处理(ex utero intrapartum treatment, EXIT)步骤。
- MRI 被证实在超声诊断不明确的胎盘植入病例中有一定价值。
- MRI 技术的进步可以更好地分辨胎儿的结构,这一技术在产前诊断和胎儿畸形评估中有着越来越广泛的应用前景。

本 章 内 容

MRI 在产科患者管理中作用越来越大。虽然超声是评估孕妇的主要影像学检查,但在过去的 30 年里 MRI 一直被使用,现在被确认是产科管理的一种辅助影像检查。母亲肥胖、羊水过少、胎位及胎儿骨骼会影响超声评估。MRI 的优点包括没有电离辐射、优良的软组织对比、大视野成像以及多个标准正交平面成像。各种各样的序列使我们能够辨别软组织、液体、出血、脂肪和胎粪。附加序列使我们能够识别出缺氧/缺血的区域。MRI 的局限性包括母亲焦虑,幽闭恐惧症,母体的状态以及评估异常时的胎动。在本章中我们讨论 MRI 作为一种辅助的二线成像方式在评估有症状的孕妇、胎儿和胎盘附着异常中的作用。

安全性

没有已知的生物风险与 MRI 有关。MRI 检查没有出现过迟发的后遗症,并且预计任何此类迟发后遗症出现的潜在风险都非常小或根本不存在。虽然 MRI 不使用电离辐射,但需要关注包括暴露于波动的电磁场,较强的噪音以及检查过程对胎儿心率模式的影响。

已经开展了几项动物和组织学的研究,以确定有关电磁场生物效应相互矛盾的报告。一项早期的研究观察了反复暴露在静态1.5-特斯拉(T)磁场对人类肺部成纤维细胞的长期影响[1]。实验组和对照组成纤维细胞的增殖是相似的,这表明重复的接触磁共振不会产生不良影响。

尚无已经完成的有关MRI对人类早期发育影响的研究。有一项大型的流行病学回顾性研究比较了从事MRI工作的护士及技术员在接触MRI前后的自然流产率,不孕率,低出生体重发生率及早产率[2]。在MRI暴露组中,不良结果的发生率没有升高。有两项研究报道了在宫内接受MRI平面回波序列检查的儿童的随访情况。第一项是贝克等对20名21孕周至足月接受过0.5T超导磁共振检查的儿童的3年随访研究,他们的疾病及残疾的发生率没有明显增加[3]。第二项研究是对20名暴露于MRI平面回波序列的婴儿的前瞻性病例对照观察研究,在他们9个月大时进行了儿科评估,结果是正常的[4]。

关于声音强度及暴露,有一项研究评估了胎儿耳朵在MR检查过程中经历的声级,其方法是在一名志愿者胃中充满一升液体以模拟羊膜囊,并吞下一枚与细导线相连的测声器[5]。从身体表面到充满液体的胃里,至少有30分贝的衰减,这将声压从120分贝的危险阈值降低到小于90分贝的可接受水平。该水平低于使用声振刺激时经历的135分贝。在一项研究中,450名婴儿暴露于此噪声强度的声振刺激后,没有发现听力损伤的证据[6]。

也有研究观察了在MR检查过程中胎儿的心率模式,并没有发现心率模式或胎儿运动发生率的变化[7]。美国放射学会最新的有关MRI安全操作的文件建议,在孕期如果需要更多信息来辅助胎儿及母体的临床决策是可以进行MRI检查的[8]。由于螯合物分子可能在羊水中分解,因此不应常规使用MRI造影剂。螯合物分子在像羊膜囊这样受保护的空间中停留的时间越长,有潜在毒性的钆离子分解的可能性就越大,这可能在高危的成人人群中导致肾源性系统纤维化[8]。钆(gadolinium)被美国食品药品管理局(Food and Drug Administration,FDA)列为孕期的C类药物,这意味着它仅能在利大于弊时才能使用。建议为在孕期进行MRI检查的妇女提供书面的知情同意书,让她们了解检查的潜在风险及益处。

技术

胎儿和母亲的研究通常在1.5T或更低磁场进行,建议在获得伦理审查委员会(institutional review board,IRB)批准或在临床需要的情况下,所有患者都应获得知情同意。此外,所有的受检孕妇都应完成书面的MRI安全筛查问卷,包括关于金属植入物,心脏起搏器或其他可能影响检查的金属及含铁装置的信息[8]。铁补充剂很少会在结肠中导致伪影,通常不会影响胎儿的分辨率。必须使用美国食品药品管理局的标准来评估便携式设备及监视器,以防止含铁物体进入MRI检查室的非安全区[8]。由于严重焦虑的孕妇非常罕见(在人群中不到1%),所以并不常规使用抗焦虑药,但在某些特殊情况下,可能会使用短效的苯二氮䓬类药物。现今大部分封闭型MRI设备的推荐承重上限大约为400磅(但取决于体型),极度肥胖的孕妇就可能不适于进行MRI检查。

孕妇采用仰卧位或左侧卧位,以足先入的方式进行检查。在大多数情况下使用躯干线圈,偶尔也使用体线圈或心脏线圈,取决于母体的体型、胎儿大小及感兴趣区。首先采集整个母体子宫的三个平面的平衡稳态自由进动序列(balanced steady-state free precession,bSSFP),其具有大视野(350~400mm),层厚6mm,层间距3mm,可以对胎儿定位并作为后续序列的参考。

T2 加权成像

T2加权成像(T2-weighted image,T2WI)是一种使用相对较长的重复时间及长回波时间的特殊自旋回波序列,可以用来判断基于一定组织特征的胎儿正常解剖及畸形。

半傅里叶单次激发RARE(快速采集弛豫增强)序列由于其组织分辨率高及采集时间短,已成为母体盆腔及胎儿成像的主要序列。根据成像参数,该超快速单次激发成像序列平均的采集时间少于1秒。该序列的其他名称包括单次激发快速自旋回波(single shot fast spin echo,SSFSE)序列及半傅里叶采集单次激发涡轮自旋回波(half-Fourier acquisition single shot turbo spin echo,HASTE)序列。序列的细节各有不同,但每次单次激发采集,均获得一个信号及一次检测,TR范围在800~1100ms,回波时间在60~90ms,翻转角在130°~150°,层间距0~2mm,视野300~350mm[9]。

胎儿图像可以是连续采集或交叉采集,两者各有优势。胎儿运动会降低MRI图像质量,连续采集在某些层面可以更好地显示某些连续的结构,不受采集时发生于其他层面胎动的影响。交叉采集通过采集具有层间距的相隔图像并重复这一过程直到包含遗漏的间隙,可以提高信噪比,这可以防止相邻和连续层面的激发[10,11]。

T1 加权成像

T1 加权成像(T1-weighted image,T1WI)梯度回波序列可以提供附加信息,因为 T1 的弛豫时间很短,可以更好地显示亚急性出血,脂肪,含蛋白质的液体,胎儿肝脏及胎粪。它也可以显示高信号的垂体及甲状腺。在孕晚期,胎儿骨骼呈低信号。该图像组织对比较差,对某些实质器官的解剖结构显示欠佳。

在产科成像时,T1WI 可被用于评价在 T1 呈高信号的胎粪的存在及分布,确定胎儿肝脏的大小及位置,评价胎儿或母体出血或含脂肪的病变。有些 T1WI 需要一个以上的短 TR(幅度 7.7 ~ 112ms),回波时间(4.2 ~ 5ms),翻转角(130° ~ 150°)的激发。T1WI 可以通过单次激发 T1WI 或三维(three-dimensional,3D)成像序列技术实现,无论压脂或不压脂。通常使用屏气的 T1WI 梯度回波序列,以改善信噪比。T1WI 屏气成像层厚采用 5.5mm,10%(0.5mm)的层间距,视野范围为 300 ~ 350mm[12,13]。

平衡稳态自由进动序列

bSSFP 采集方式在不同的设备制造商有不同的缩写,如 True-FISP 和 FIESTA(稳态进动快速成像和稳态采集快速成像),解读该序列如何获得组织间对比的原理较复杂,但其结果是 T2WI 液体信号增高,T1WI 组织对比增高[14]。其对血管的成像相当好,特别是周围有密实的组织,如肝实质或椎间盘[15]。bSSFP 在层厚 5 ~ 6mm,视野范围 260 ~ 300mm 时,组织间对比较好。

弥散加权成像

弥散加权成像(diffusion-weighted imaging,DWI)是基于水扩散的回波平面成像技术;在某些疾病状态下水分子扩散会受到限制,例如脑部缺氧水肿时(缺血)。扩散各向异性有可能表征前髓鞘结构,可以识别胼胝体及其他白质纤维束,我们将在最新观点中进行讨论[12,14,15]。

其他磁共振采集方式

还有许多其他的采集方式可以被应用,其中一些将在最新观点中讨论并简要回顾。当组织的含水量相似时,短 T1 反转恢复(Short tau inversion recovery,STIR)成像可以改善不同组织间的对比度。其他如液体衰减反转恢复序列(fluid attenuated inversion recovery,FLAIR),水成像,血氧水平依赖成像(blood oxygen

level-dependent,BOLD)及某些平面回波成像可以根据需要应用[16]。

母体成像

为了快速有效地对腹痛的孕妇进行成像,MRI 检查包括对腹部及盆腔的多平面的 T2WI SSFSE 成像(压脂或不压脂),梯度回波成像及单平面 T1WI 成像。

许多病理情况都会导致孕妇腹痛。妊娠期非特异性白细胞增多,妊娠子宫对周围器官的压迫及推挤,以及非特异性的恶心及呕吐等,都会造成正确诊断的困难[17]。为了尽量减少产妇和胎儿的发病率和死亡风险[18],区分产科和非产科原因是关键。必须明确需要外科手术干预的情况。

异位妊娠仍然是早孕期的主要产科死亡原因[19]。MRI 被证明在显示异常着床部位很有作用,包括在输卵管间质部,宫颈,剖宫产瘢痕,残角子宫及腹腔内的异位妊娠(图 23-1)。T1WI 可以显示血液成分,在妊娠试验阳性又没有发现宫内妊娠囊的患者,出现腹腔积血和输卵管积血则高度提示异位妊娠。MRI 的大视野和多平面成像可以精确显示早孕及中孕期的异位妊

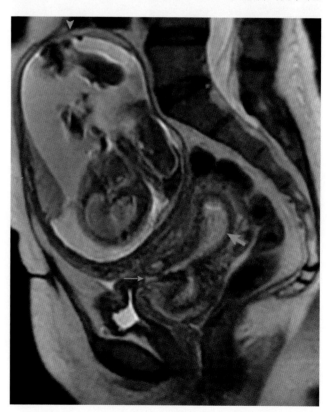

图 23-1 孕 19 周残角子宫异位妊娠。矢状位的 T2WI 显示异位妊娠位于畸形子宫(三角形)一个与宫腔不相通的残角中。单角的内膜腔是空虚的(粗箭头),还可见以前剖宫产的瘢痕(细箭头)

娠,这在超声成像中可能被忽视。异位妊娠存在破裂和大出血的风险,发现过晚可能会导致灾难性和致死性的后果。剖宫产后的切口妊娠如果向头侧生长,晚期表现可以类似正常的宫内妊娠。包裹孕囊的子宫肌层是否与宫颈相连续,有助于鉴别双角子宫妊娠和残角子宫妊娠[20]。

急性阑尾炎是妊娠期常见的需要手术干预的非产科原因。由于手术延迟会增加阑尾穿孔的风险,导致孕妇阑尾穿孔的发病率和胎儿死亡率增高,因此早期诊断十分重要[19](图23-2)。其他导致腹痛的胃肠道原因还有炎症性和感染性肠病,肠梗阻和憩室炎(图23-3)。其症状(腹痛、恶心、呕吐)与正常的妊娠反应相似。完整的横断面成像是诊断的关键,而 MRI 由于没有电离辐射,较 CT 更适合孕期成像。

在高达 90% 的孕妇中可以发生生理性的尿路扩张,MR 尿路造影可以通过是否有肾脏增大、肾周积液及输尿管突然的管腔变化,来鉴别肾结石导致的梗阻性肾积水和生理性肾积水(图23-4)。

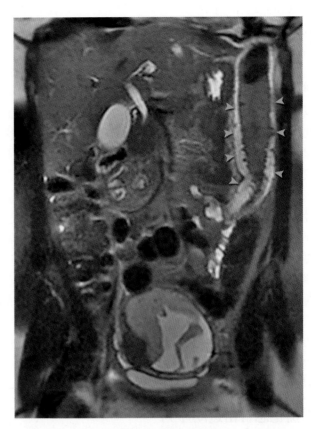

图 23-3　社区获得性梭状芽胞杆菌结肠炎,孕 16 周时伴严重的下腹痉挛性疼痛。冠状位 T2WI 脂肪抑制显示降结肠壁弥漫性增厚(三角形)

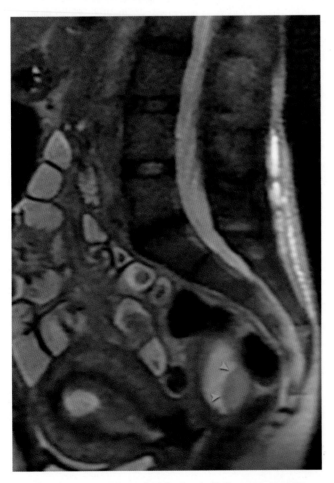

图 23-2　孕 6 周阑尾破裂穿孔。矢状位 T2WI 显示混杂的液体信号聚集于直肠子宫凹陷,其内可见与脓肿表现相似的液体-沉淀分界线(三角形)。手术证实阑尾破裂穿孔合并脓肿,3 天后胎死宫内

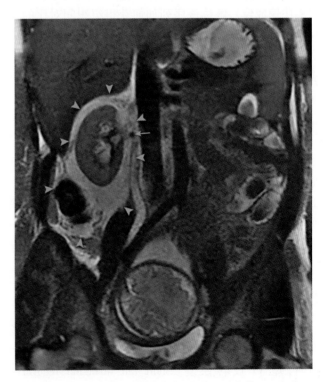

图 23-4　孕 32 周,右肾穹窿部破裂。冠状位 T2WI 脂肪抑制显示右侧肾盂输尿管连接(UPJ)处结石(箭头)所致的梗阻,伴有大量腹膜后肾周积液(三角形)。此外,在结石远端的右侧输尿管扩张与妊娠有关

引起腹痛的肝胆因素包括 HELLP 综合征（溶血、肝酶升高、血小板减少），妊娠急性脂肪肝、肝炎、胆囊疾病及胰腺炎。MRI 及 MR 胰胆管造影术（MR cholangiopancreatography，MRCP）可以显示怀疑有胰腺炎怀疑者的胆道结石及假性囊肿。

妊娠期腹痛的妇科原因包括卵巢囊肿、肿块、扭转及子宫异常，如平滑肌瘤和先天性苗勒管畸形。MRI 可以显示液体、实性成分、分隔、结节、水肿、出血及脂肪成分。如果原发性盆腔肿块可疑是恶性肿瘤，MRI 可以用来显示腹水，腹膜转移及淋巴结肿大。

妊娠期的高凝状态，妊娠子宫对静脉的压迫，以及激素引起的静脉扩张使孕妇患静脉血栓的风险增高，其中大部分都发生于下肢。但是，血栓也可以发生于肝脏、肠系膜、性腺和盆腔静脉中，这些部位都可以通过 MRI 显示出来。

胎儿成像

胎儿 MRI 已经成为产前诊断的一种公认的重要辅助影像学检查方法。胎儿磁共振不仅在患者咨询及管理方面提供了有价值的补充信息，它还有助于确定分娩方式、分娩地点（社区医院或三级医院，产房顺产分娩或手术室分娩）、多学科会诊（产前、产时和产后）及有关胎儿干预的决定。这些问题包括宫内干预及产时建立气道的需求。

胎儿磁共振检查是用于评估妊娠子宫内的胎儿。需要对胎盘位置、宫颈管长度、羊水量、胎盘的脐带插入点及胎儿解剖结构进行详细地分析评估。成像可能集中在一个特定的感兴趣区，但通常是要评估整个胎儿。检查时首先进行三个方向的定位成像（母体的轴位、冠状位及矢状位），然后对胎儿的正常及病理部位进行三个正交平面的成像。如前所述，多平面的 T2WI 是胎儿成像的主要序列，当然，根据临床情况，还会采用 bSSFP、T1WI、DWI 及其他序列。

中枢神经系统异常

1997 年，Levine 等报道了 MRI 作为超声检查中怀疑胎儿中枢神经系统异常的一种辅助手段的作用（图 23-5）。MRI 不仅可以证实超声检查的结果，而且还有其他改变患者咨询及临床决策的发现[21]。MRI 的目的是进行解剖学成像，显示正常的颅内结构，对异常进行识别和定性，以便提供全面、准确的诊断。在一项评价 MRI 对不同孕周胎儿作用的研究中，发现如果在 24 周以前进行磁共振检查，其诊断结果可影响妊娠的继续

或终止，特别是在美国。如果磁共振检查在 24 周以后进行则可影响临床决策，如分娩地点、分娩方式及产后护理[22]。胎儿磁共振的主要中枢神经系统适应证包括脑室扩张，中线结构异常，后颅窝病变及神经管缺陷。其他的适应证还包括但不限于皮质发育异常、破坏性脑损伤、囊性占位、肿瘤（表 23-1）。

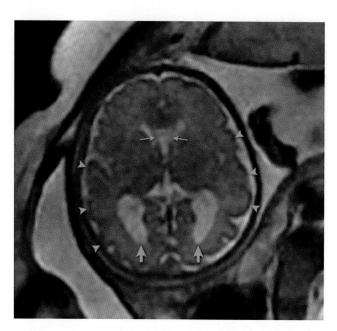

图 23-5　34 周正常胎儿脑部。轴位平衡稳态图像显示的正常侧脑室（粗箭头），透明隔腔（细箭头）和皮质脑沟（三角形）

表 23-1　胎儿磁共振适应证总结

脑和脊柱

超声怀疑或不能有效评估的先天性脑部异常

- 脑室扩张
- 胼胝体发育不良
- 前脑无裂畸形
- 后颅窝异常
- 脑皮质畸形

超声怀疑或不能充分评估的脑部血管异常

- 血管畸形
- 积水性无脑畸形
- 梗死
- 单绒毛膜双胎妊娠并发症

超声怀疑或不能充分评估的先天性脊柱异常

- 神经管缺陷
- 骶尾部畸胎瘤
- 尾部退化/骶骨发育不全
- 并肢畸形
- 椎体畸形

颅骨，面部及颈部

超声怀疑或不能有效评估的面颈部肿块

表 23-1　胎儿磁共振适应证总结(续)

- 静脉淋巴畸形
- 血管瘤
- 甲状腺肿
- 畸胎瘤
- 小颌畸形

胸部

超声怀疑或不能有效评估的胸部肿块

- 先天性肺气道畸形(包括先天性囊性腺瘤样畸形,肺隔离症和先天性大叶性肺气肿)
- 先天性膈疝
- 喉梗阻

对胎儿肺实质的容积评估,特别是对继发于羊水过少,胸部肿块或骨骼发育不良的肺发育不良高风险胎儿

腹部,腹膜后区及盆腔

超声怀疑或不能有效评估的腹部及盆腔肿块

- 盆腹腔囊肿
- 肿瘤,如血管瘤,神经母细胞瘤,骶尾部畸胎瘤及肾上腺或肾脏肿块
- 复杂泌尿生殖系统异常,包括泄殖腔畸形
- 肾脏异常,特别是与严重羊水过少相关者
- 肠道异常,如巨膀胱小结肠

单绒毛膜双胎手术并发症评估

摘自 American College of Radiology(ACR) and the Society for Pediatric Radiology(SPR):ACR-SPR Practice Parameter for the Safe and Optimal Performance of Fetal Magnetic Resonance Imaging(MRI).2014. Available at http://www.acr.org/guidelines

脑室扩张是指在侧脑室体部水平宽度大于 10mm,

是胎儿 MRI 最常见的适应证。脑室扩张可以是孤立的,也可以与以下病因有关,如先天性中脑导水管狭窄(aqueductal stenosis)导致的梗阻,胼胝体发育不全的畸形表现,颅内出血(intracranial hemorrhage,ICH),或是复杂畸形的其中一种表现(图 23-6)[23]。MRI 被证实在胎儿脑室扩张中很有价值,可以评估扩张的程度,寻找潜在病因,以及是否有其他发现(图 23-7)[22,24]。由于是否伴有其他异常与预后相关[25],因此在产前检查相关异常是必要的。超声难以发现的异常包括胼胝体发育不全,皮质发育异常,小脑异常以及破坏性改变[26]。

胼胝体发育不全是前脑中线结构发育的异常[27]。孕 20 周以后,在 MRI 正中矢状位图像上可以看见胼胝体。在 20% 的疑似胼胝体发育不全的病例中,MRI 能够显示正常的胼胝体,并且在多达 63% 的病例中发现了隐形异常,包括脑回畸形、颅后窝异常、脑干异常及脑室周围结节性异位(图 23-8,图 23-9)[28]。

前脑无裂畸形(holoprosencephaly)是一种复杂畸形,主要表现为前脑在中线处没有分开。这种畸形根据脑组织没有分开的程度被分为不同的亚型。按照严重程度递减,前脑无裂畸形可被分为无叶,半叶,叶状以及半球中间变异型(图 23-10,图 23-11)[29]。

胎儿磁共振可以帮助区分正常和异常的颅后窝,并有助于鉴别正常变异及异常。预后及神经发育情况取决于蚓部发育不良的程度及是否合并有其他幕上脑组织异常(图 23-12,图 23-13)。Dandy-Walker 畸形、

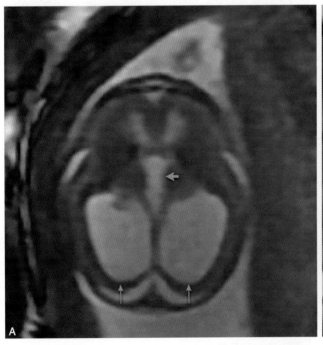
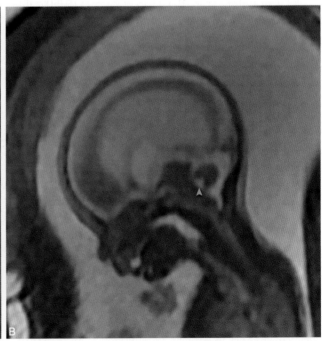

图 23-6　20 孕周,中脑导水管狭窄致脑室扩张。轴位(**A**)及矢状位(**B**)平衡稳态图像显示扩张的侧脑室,最宽经 17~19mm(细箭头),扩张的第三脑室(粗箭头)和正常大小的第四脑室(B 中三角形),符合中脑导水管狭窄的表现

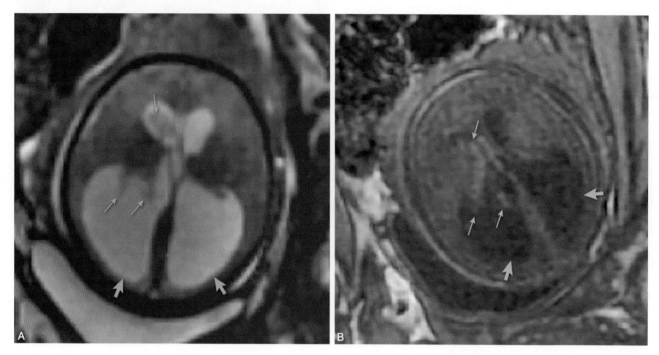

图 23-7 34 孕周,颅内出血导致新出现的脑积水。A.轴位平衡稳态图像显示扩张的侧脑室(粗箭头)及右侧侧脑室内血栓(细箭头)。B.轴位 T1WI 图像显示右侧生发基质及扩张的右侧脑室内的高信号(细箭头),与出血相符

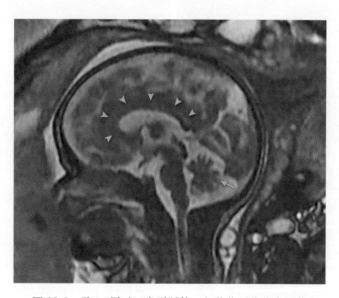

图 23-8 孕 34 周时正常胼胝体。矢状位平衡稳态图像显示正常的中线结构-胼胝体(三角形),第四脑室及小脑蚓部(箭头)

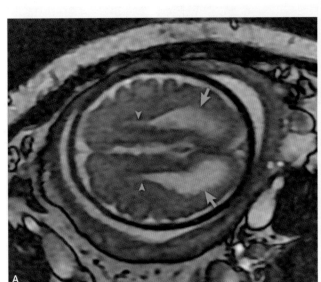
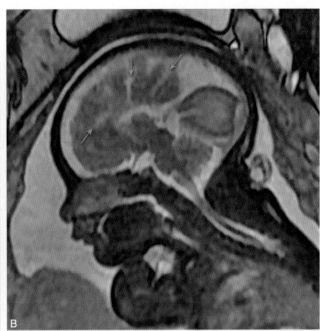

图 23-9 孕 31 周,胼胝体发育不全。轴位(A)及矢状位(B)平衡稳态图像显示双侧侧脑室前角分离(三角形)及后角扩张(粗箭头),呈泪滴状表现,伴脑回放射状排列(细箭头)

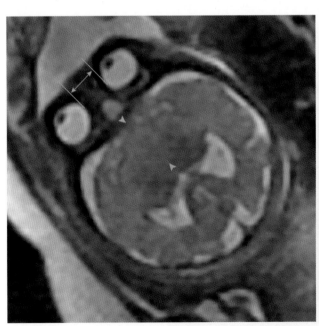
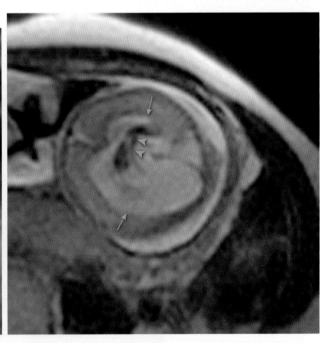

图 23-10 孕 36^{+5} 周,半叶前脑无裂畸形。斜轴位平衡稳态图像显示额叶皮质的融合(三角形),侧脑室前角的消失及轻微的眼距过窄(双头箭头),与半叶前脑无裂畸形相符

图 23-11 孕 23^{+5} 周,前脑无裂畸形。轴位 T2WI 成像显示双侧侧脑室扩张(箭头)及横过中线的流动伪影(三角形),证实双侧侧脑室相通,并可见前部及后部的大脑镰

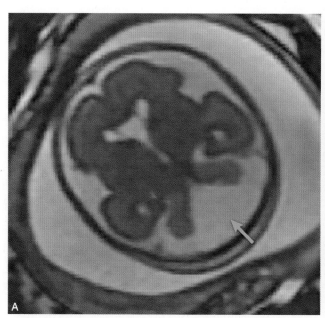

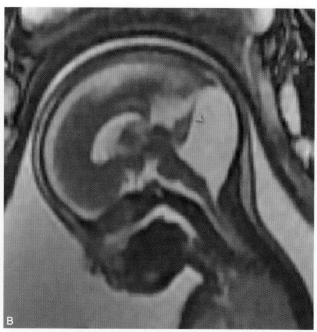

图 23-12　孕 24^{+5} 周，Dandy-Walker 畸形。轴位（A）及矢状位（B）平衡稳态图像显示第四脑室与后颅窝池相通（箭头），小脑蚓部明显发育不全并上抬（三角形），并小脑幕上抬

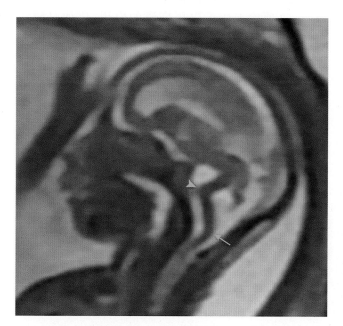

图 23-13　孕 20 周，脑桥小脑发育不全。矢状位平衡稳态图像显示脑干变薄，脑桥发育不全，脑干在第四脑室水平向前弯曲（三角形），在脑桥延髓的（Pontomedullary）（译者注：原文为 pontomesencephalic，脑桥中脑）连接水平向后弯曲（箭头），与脑桥小脑发育不全相符

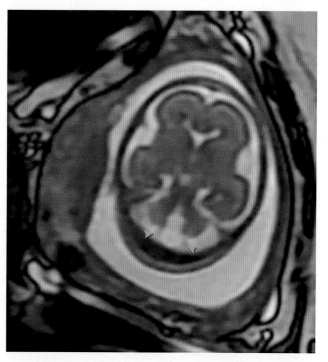

图 23-14　孕 23 周，Blake 囊肿。轴位平衡稳态图像显示小脑后方囊性病灶，其包膜呈气球样自第四脑室膨出，与 Blake 囊肿相符（三角形）。产后磁共振表现正常

小脑蚓部缺如及脑干异常预后不良；小脑发育不全预后不确定；颅后窝池增宽，Blake 囊肿（Blake pouch cyst）及颅后窝蛛网膜囊肿预后较好（图 23-14）[30,31]。

虽然神经管缺陷，如脊髓脊膜膨出，很容易通过超声发现及诊断，但 MRI 能反映小脑疝及脑室扩张的程度，椎管闭合不全的水平及程度，并可检测相关异常如胼胝体发育不全，小脑发育不良，脊髓异常（脊髓纵裂）及肿块（图 23-15）[32]。在一项对 36 例胎儿脊柱裂

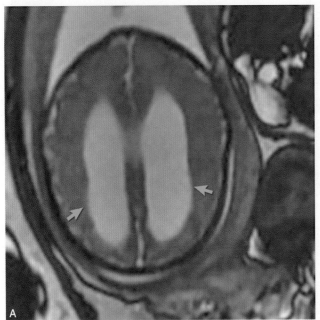

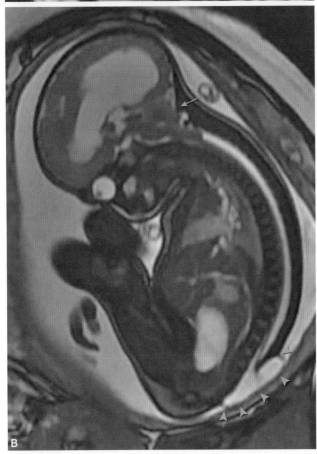

图 23-15　孕 32 周，Chiari Ⅱ 畸形。轴位（A）及矢状位（B）平衡稳态图像显示侧脑室扩张（粗箭头），小脑扁桃体下疝（细箭头），脊柱裂合并脊髓栓系及腰骶部脊髓脊膜膨出（三角形）

的随访研究中，发现 MRI 显示严重的小脑疝与童年癫痫发作、膀胱功能障碍高风险及无法独立行走显著相关，这对产前咨询有重要意义[33]。

皮质形成异常（disorders of cortical formation）是导致发育迟缓和癫痫的一个重要原因。畸形可能发生在皮质成熟的不同阶段，其导致的不同异常可以反映其发生的时间。识别正常的皮质发育以及异常的形态学特征是准确诊断的关键。这些异常包括小头畸形，半侧巨脑畸形（hemimegalencephaly），无脑回畸形，灰质异位，多小脑回畸形，脑裂畸形（schizencephaly）（图 23-16～图 23-18）[34,35]。Glenn 等报道，通过 MRI 对多小脑回及脑裂畸形的诊断正确率很高，在晚孕期，至少两个层面发现畸形，对多小脑回畸形、脑裂畸形及灰质异位诊断的特异性高达 100%[36]。

当发现胎儿脑部的破坏性改变时，要怀疑是由于缺血导致的获得性损伤（图 23-19）。导致胎儿脑损伤的原因可能包括母体的、胎儿的、胎盘的、感染、中毒/代谢或机械/创伤（图 23-20）。胎儿 MRI 不仅可以显示慢性结构性的脑损伤改变，包括脑室扩张、脑实质受损、脑穿通畸形及体积减小；还可以显示近期的出血及缺血等急性期的改变（图 23-21）。这项检查还可以更广泛的应用，比如寻找潜在的病因[37,38]。

颅内囊性病变的鉴别诊断包括原发性蛛网膜囊肿；由于出血、外伤或感染导致的脑破坏性损伤；神经胶质室管膜囊肿；脑裂畸形及囊性肿瘤。蛛网膜囊肿的壁由纤维结缔组织构成，而神经胶质室管膜囊肿内衬室管膜。胎儿蛛网膜囊肿的预后取决于是否合并相关的颅内异常及非整倍体[39]。认识胎儿的正常解剖结构尤为重要，不要将增宽的透明隔腔、韦氏腔及中间帆腔误认为是病理性囊肿（图 23-22）[40~42]。

面部、颈部及胸部异常

在有气道梗阻的胎儿要进行 EXIT 以开放气道。在产时宫外处理时，胎儿头部通过剖宫产切口娩出，尚保持脐带与胎盘循环相连，在此期间进行胎儿气道的建立。产时宫外处理的主要原则是保持子宫的松弛和一定的宫腔容积，以防止胎盘剥离和保持子宫胎盘间的血流。一旦建立了气道并可以进行通气，就夹闭并切断脐带，将胎儿完全娩出。上述产时宫外处理指的是产时宫外开放呼吸道的过程。其他适应证也有相应的产时宫外治疗，包括产时宫外切除术、体外膜肺氧合（extracorporeal membrane oxygenation，ECMO）、产时宫外分离术[43]。当超声怀疑气道梗阻时，MRI 有助于判断是否有羊水进入下咽部及气管内是否有高信号液体显示。

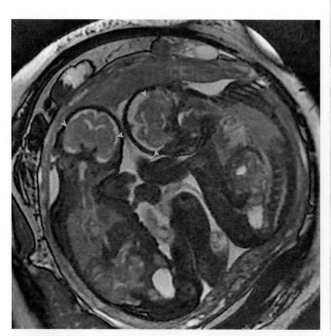

图 23-16　孕 29 周,单绒毛膜双羊膜囊双胎,皮质形成异常。冠状位平衡稳态图像可以显示超声难以发现的异常脑沟(三角形)。头围明显偏小,与小头畸形相符

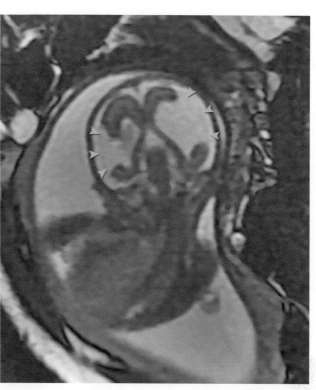

图 23-17　孕 21+5 周,双侧开唇型脑裂畸形。冠状位平衡稳态图像显示双侧巨大的脑裂畸形(三角形),内衬灰质

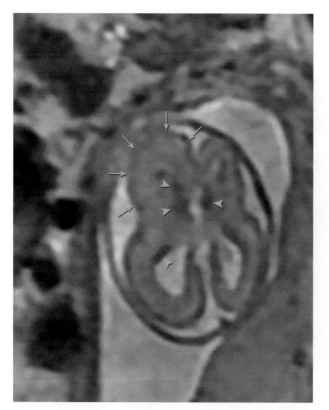

图 23-18　孕 19+5 周,因侧脑室扩张行磁共振检查,发现半侧巨脑畸形。轴位 T2WI 显示不对称的大脑半球,右侧大脑半球皮质厚度增加(箭头),脑回肥厚。右侧侧脑室轻度扩张,可见多个室管膜下皮质低信号病灶(三角形)

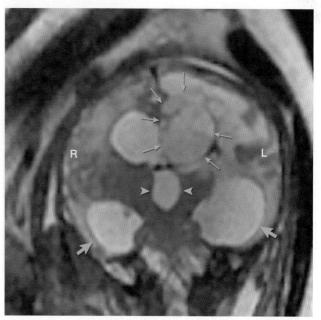

图 23-19　孕 35 周,Ⅳ级出血合并脑破坏性改变。冠状位平衡稳态图像显示左侧生发基质出血并延伸至左侧侧脑室。侧脑室内可见血凝块(细箭头),显著的侧脑室扩张(粗箭头),扩张的第三脑室(三角形)。双侧脑皮质的损伤,左侧半球较右侧严重,与所见左侧脑皮质梗死及软化相符

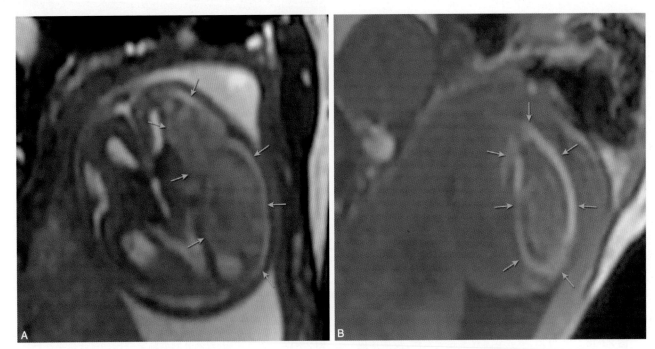

图 23-20   A、B. 孕 21 周巨细胞病毒感染患者,巨大颅内出血。轴位平衡稳态图像(A)和 T1WI 图像(B)显示巨大血肿(箭头)压迫侧脑室

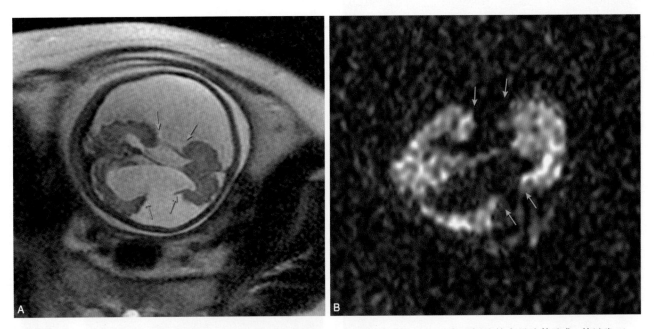

图 23-21   孕 33 周左心发育不良胎儿,脑裂畸形,脑容积丧失和弥漫扩散受限。A. 注意双侧脑外大量液体聚集,其继发于脑实质容积丧失和双侧开唇型脑裂畸形(箭头)。B. DWI 显示整个大脑弥散受限,与弥漫性缺血相符

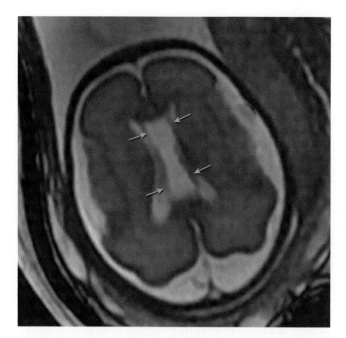

图 23-22　孕 24⁺⁵ 周怀疑第三侧脑室扩张患者,可见透明隔腔及韦氏腔。轴位平衡稳态图像显示透明隔两侧薄膜间可见液体聚集(箭头),其向后延伸至胼胝体压部

最常见的两种颈部巨大肿块是囊性淋巴管瘤 (cystic lymphangiomas)(也被称为淋巴静脉畸形(lymphovenous malformation))和畸胎瘤(图 23-23)。囊性淋巴管瘤表现为有分隔的,充满液体的肿块。它们最常见于后外侧。颈面部畸胎瘤通常位于前部,巨大,内有囊性及实性成分(图 23-24)。上颌口腔畸胎瘤起源于硬腭或软腭,表现为从口腔延伸出去的菜花状肿块。

以下颌骨发育不良及小颏为特征的小颌畸形,是几种先天性综合征的特征表现(图 23-25)。如果发现严重的小颌畸形,羊水过多及胃泡缺失,矢状位的磁共振图像可能有助于证实不仅有小颌畸形,而且还有舌后坠,舌后移及声门的位置异常,以及由此产生的气道梗阻。

如果产前没有发现喉气管的梗阻,可以危及生命,据报道如果在分娩前未被发现,其死亡率高达 80%～100%。其原因可能为内源性的,如喉气管蹼或喉气管闭锁;也可能是外源性的,如肿瘤或血管环压迫。气道梗阻会导致肺过度扩张,膈肌变平/外翻,胎儿水肿及腹水,这样的表现被称为先天性上呼吸道梗阻综合征 (congenital high airway obstruction syndrome, CHAOS) (图 23-26)[44]。

磁共振为颈面部异常的胎儿提供了新的方法。在宫内发现气道梗阻后,可以提前为诊断有巨大颈部肿块,严重小颌畸形或喉气管梗阻的胎儿准备宫外产时治疗,以避免新生儿出现缺氧和窒息[45,46]。据报道,接受宫外产时治疗的婴儿死亡率为 8%,而那些没有接

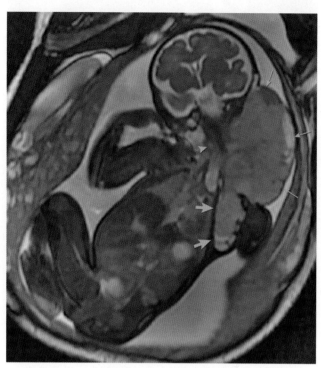

图 23-23　孕 31 周,静脉淋巴畸形。冠状位平衡稳态图像显示了颈部广泛的多房性肿块(箭头),累及皮下及深部肌肉组织,向上延至颅底及耳郭周围,向内延至咽后部(三角形),椎体前方及椎旁间隙,向下延至肩关节及胸廓入口(粗箭头)。气道受压但是尚可见

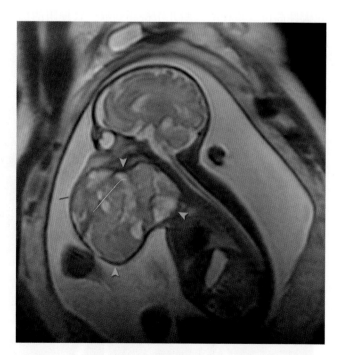

图 23-24　孕 32 周,口咽部巨大畸胎瘤。矢状位 T2WI 显示囊实性混杂肿块(三角形),累及下颌骨,上颌骨及口咽部,气道受阻,需要在分娩时进行产时宫外处理

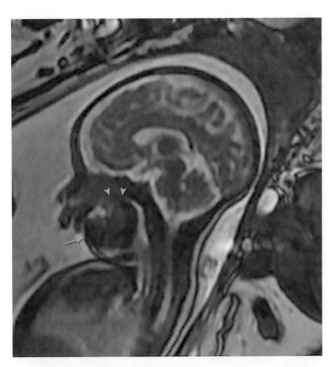

图 23-25 孕 37 周,Pierre Robin 综合征。矢状位平衡稳态图像显示下颌后缩和小颌畸形(箭头),以及单纯腭裂(三角形)。还可见羊水过多

受该治疗的类似诊断的婴儿死亡率从 10% 到 57% 不等。如果没有宫外产时治疗,由于缺氧导致的新生儿疾病及发育迟缓可能会增加[47]。另外,磁共振可以在先天性高位气道梗阻的胎儿中检测到喉气管梗阻的部位,从而更有效地帮助建立气道[45,48]。

如果发现羊水过多并且胃泡不显影应该考虑食管闭锁(esophageal atresia),虽然这些征象是非特异性的,在正常胎儿中,以及各种各样的疾病中也有报道,包括中枢神经系统、气管食管、胸部和神经肌肉异常;先天性心脏病;非整倍体;双胎及糖尿病[49]。磁共振以观察到膨大的食管囊袋为阳性预测指标,可以正确识别食管闭锁是否存在(图 23-27)[50]。

运用矢状位的磁共振动态电影成像,可以显示单纯腭裂[51],评价舌部的前肠重复囊肿,判定气道的通畅[52],观察吞咽过程中是否存在有盲端的、膨大的食管囊袋以明确食管闭锁的诊断[53]。

先天性膈疝(congenital diaphragmatic hernia,CDH)是进行胎儿胸部磁共振的主要适应证。众多的文章比较了超声和磁共振基于计算肺容积及肝脏疝出程度以预测先天性膈疝胎儿预后及生存率的效能,对先天性膈疝产后发病及死亡的主要预测因素归因于肺发育不全和肺动脉高压[54~60]。磁共振可以显示先天性膈疝胎儿疝入胸腔的内容物。肝脏在 T1WI 上可以很好的显示。由于大肠内的胎粪呈 T1 高信号,从而可以将大肠及小肠区分开来(图 23-28)[13]。

先天性肺部病变包括一系列畸形,如先天性肺气道畸形(congenital pulmonary airway malformation,CPAM)、支气管肺隔离症(bronchopulmonary sequestra-

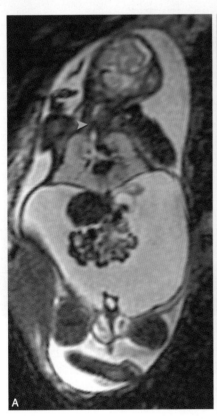

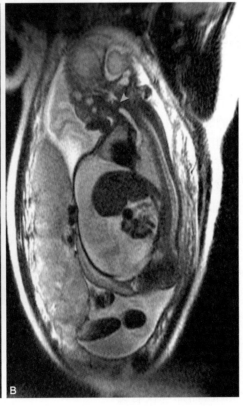

图 23-26 孕 23 周,先天性高位气道梗阻。T2WI 的冠状位(A)和矢状位(B)图像显示高信号的肺,钟形胸及大量的腹水。喉部梗阻远端可见扩张的充满液体的气管(三角形)

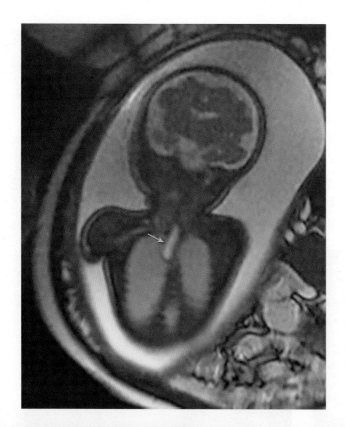

图 23-27　孕 34 周，食管闭锁。冠状位平衡稳态图像显示扩张呈管状，有盲端，充满液体结构，与扩张的食管相符（箭头）

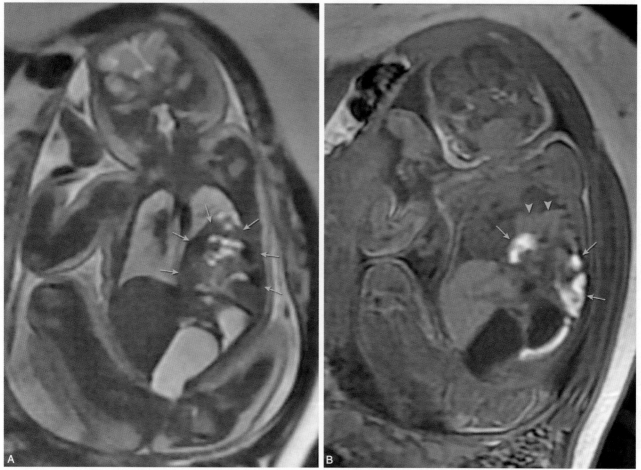

图 23-28　孕 35⁺⁵ 周，先天性膈疝。冠状位 T2WI（A）及 T1WI（B）显示左侧巨大膈疝（箭头），包括肝左叶及大、小肠。充满液体的胃位于腹腔，没有疝入胸腔。T1WI 显示疝入胸腔的肝左叶（三角形）及含有高信号胎粪的大肠节段（箭头）

tion,BPS)、先天性肺叶过度膨胀(congenital lobar over-inflation,CLO)。CPAM 约占所有肺部病变的一半,包括大囊性或微囊性的成分(图 23-29)。其血供来源于肺动脉及肺静脉。BPS 约占所有肺部病变的 1/3,由具有体循环动脉供血的无功能性支气管肺组织构成。大多数 BPS 为膈上型(85%~90%),10%~15%为膈下型。在所有的 BPS 病例中,3/4 是混合性病变,既有先天性肺气道畸形又有隔离肺成分。CLO 是由于主支气管或肺叶支气管的梗阻导致,可能是由于黏液栓或血管、肿块引起的外源性压迫所致(图 23-30)。大囊

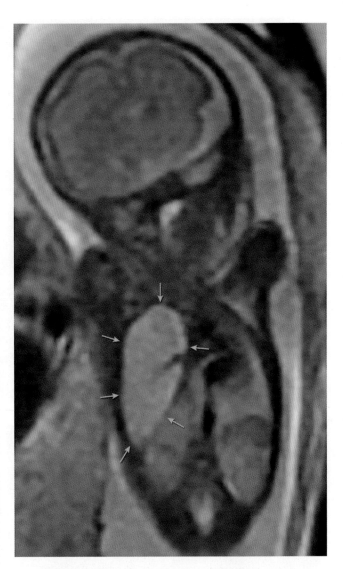

图 23-30　孕 26 周,先天性肺叶过度膨胀。冠状位 T2WI 显示,与正常的右肺下叶及左肺相比,右肺中上叶膨胀,并呈高信号(箭头)。产后计算机断层扫描证实,可能是由于右中叶支气管闭锁导致的先天性肺叶肺气肿

型 CPAM 往往信号不均匀,多囊腔,呈囊性并有结构扭曲变形(图 23-29)。微囊型 CPAM 信号常均匀,但也有结构扭曲变形。BPS 病变信号均匀,没有结构的扭曲,如果可以看到体循环供血血管,则可以明确诊断。混合型病变则同时具有 CPAM 和 BPS 的表现。CLO 在 T2WI 上表现为一致高信号,这是由于肺段、肺叶中液体过多聚积所致[61~63]。磁共振可以作为超声的补充检查手段,以证实超声诊断或提供其他可能的诊断。

胎儿腹部异常

　　胎儿腹部异常不是磁共振检查的常见适应证。胎儿腹部疾病包括肝胆系统、胃肠道、泌尿生殖道畸形及

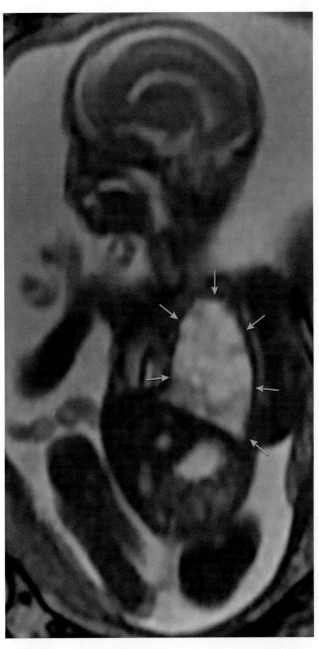

图 23-29　孕 20 周,先天性肺气道畸形。冠状位平衡稳态图像显示一个巨大的大囊型、多房肿块,占据了整个左侧胸腔(箭头)

盆腹腔肿块。

肠袢内的 T1 高信号说明有胎粪存在,常可见于回肠远端及结肠。T2 高信号的扩张肠袢常常说明近端小肠扩张,而 T1 高信号扩张的肠袢通常代表远端回肠或结肠梗阻(图 23-31)[64]。但是,2010 年的一项研究显示,9 例怀疑回肠闭锁的病例证实为近端空肠闭锁,说明通过图像确定梗阻部位并不准确[65]。

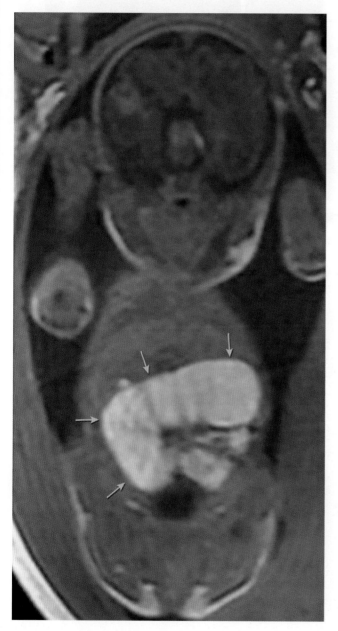

图 23-31　孕 32[+5] 周,胎粪性肠梗阻。冠状位 T1WI 显示高信号的扩张的远段小肠肠袢(箭头)。新生儿囊性纤维化检查阳性

MRI 可以很好地显示泌尿生殖道的异常,而且图像质量不受羊水过少影响。肾脏囊性疾病、集合系统重复畸形、输尿管肾积水、巨膀胱-小结肠-肠蠕动过缓

综合征,以及具有两个特征性的半膀胱的泄殖腔外翻畸形都可以通过磁共振显示[66]。

腹腔内的囊性肿块可以根据位置分为:上腹部,下腹部及腹膜后。大多数胎儿的盆腹腔肿块发生于下腹部,起源于泌尿生殖系统,包括卵巢囊肿和子宫阴道积液(图 23-32,图 23-33)。上腹部囊肿包括胆总管、肠系膜、肝脏及脾脏来源的囊肿。腹膜后肿块包括淋巴管瘤,肾上腺囊肿和肾上腺神经母细胞瘤。磁共振在评价囊性腹部肿块时,可以更好地显示组织成分及解剖定位[67]。

腹壁缺损包括腹裂、脐膨出,泄殖腔外翻,肢体-体壁综合征(limb body wall complex,LBWC)及 Cantrell 五联征。对每个疾病共同特征及潜在误区的认识对正确诊断至关重要。破裂的脐膨出可能与腹裂相似,先天性脐疝可能和脐膨出类似,而在泄殖腔畸形中,扩张的阴道可能会被误认为正常的膀胱[68]。磁共振在显示脐膨出内容物,前腹壁缺损的大小,疝出肠管的数量,肠闭锁的迹象及合并的其他异常方面有优势(图 23-34)[69]。脐膨出可以是单发的,也可以是严重畸形的一部分,如泄殖腔外翻,肢体-体壁综合征或 Cantrell 五联征。胎儿 MRI 对定义和评估较复杂的病变方面特别有帮助。区分可治疗的腹壁缺损和致死性综合征,可以帮助进行适当的产前咨询和管理[70]。

肿瘤

畸胎瘤是胎儿最常见的肿瘤,骶尾部是最常见的部位(图 23-35)。但是,这些肿瘤也可以发生在头部、颈部、胸部、腹部及盆腔(图 23-36)。它们常表现为体积巨大,信号不均匀,呈囊实性混合的肿块。骶尾部肿瘤可以长得非常大,富血供,这会导致房室瓣反流,高输出性心力衰竭及水肿,据报道胎儿死亡率为 50%[71]。在一项关于骶尾部畸胎瘤胎儿预后因素的研究中,在 24 孕周以前,肿瘤体积/胎儿体重比(tumor volume/fetal weight ratio,TFR)低于 0.12 的胎儿存活率 100%,并不需要复杂的围产期处理。TFR 高于 0.12 则预示出现并发症和围产期死亡的风险增高。

淋巴管瘤是淋巴系统的畸形,它属于静脉淋巴畸形的范畴。淋巴管瘤可以发生于任何部位,被分为单纯性、海绵状和囊状三种类型。MRI 可以显示淋巴管瘤的大小及范围[73]。那些含有血管成分的被称为血管淋巴管瘤,如果在体格检查中发现有受累肢体的软组织肥大及一个或多个葡萄酒色痣,则可能与 Klippel-Trenaunay 综合征有关(图 23-37)[74]。

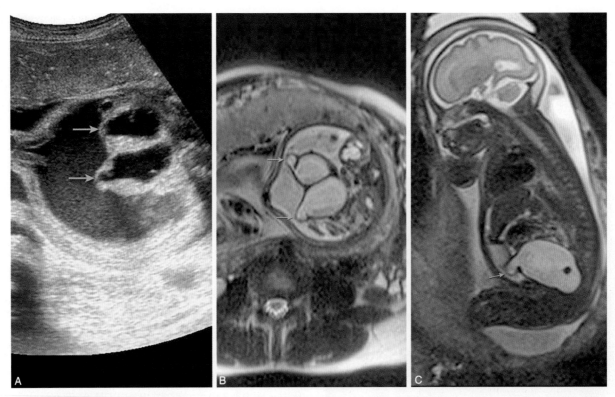

图 23-32　孕 31 周,复杂泄殖腔畸形,双子宫合并子宫阴道积液。以上为轴位超声图像(A),轴位(B)和矢状位(C)磁共振图像。扩张的近端输卵管(箭头)与充满液体的两个内膜腔相通。混杂的盆腔积液与子宫阴道积液相邻

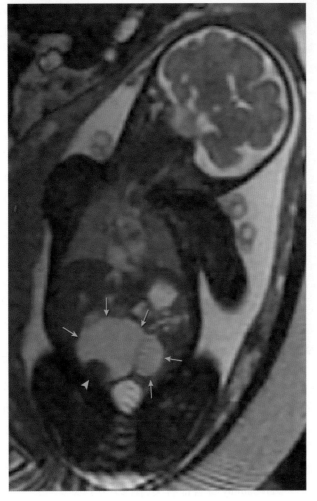

图 23-33　孕 32 周,左侧卵巢及输卵管扭转及梗死。冠状位平衡稳态图像显示骨盆内巨大囊性肿块(箭头),其内有分隔及实性结节(三角形)

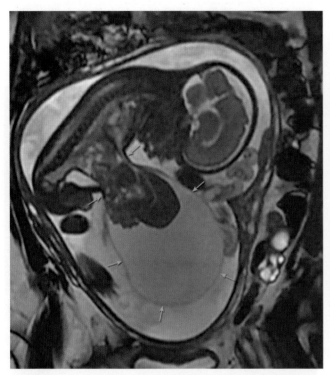

图 23-34 孕 29 周,巨大脐膨出。矢状位平衡稳态图像显示巨大脐膨出(箭头),内含肝脏,肠管及大量腹水

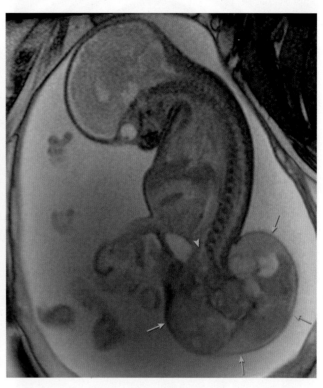

图 23-35 孕 26 周,骶尾部畸胎瘤。矢状位 T2WI 显示骶尾部一巨大的外生性囊实混杂肿块(箭头),在骶骨前方稍向盆腔内延伸(三角形)

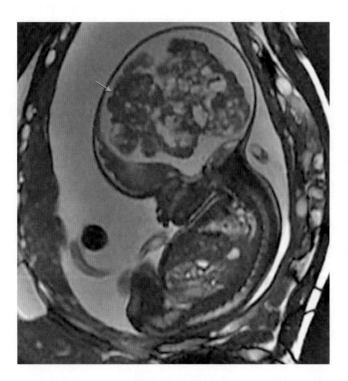

图 23-36 孕 32 周,颅内巨大畸胎瘤。矢状位平衡稳态图像显示颅内囊实混杂肿块(箭头),蔓延至整个大脑半球。病理检查显示恶性不成熟畸胎瘤

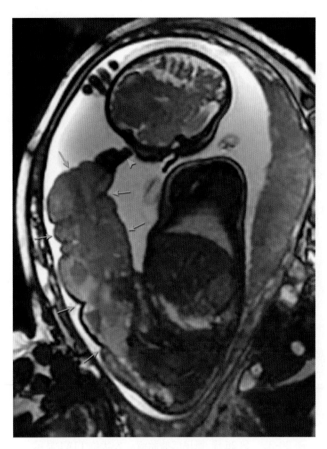

图 23-37　孕 37 周,Klippel-Trenaunay 综合征。矢状位平衡稳态图像显示巨大静脉淋巴畸形,除脚趾外(三角形),几乎累及整个下肢(箭头),并向盆腔延伸

单绒毛膜双胎

一系列特有的并发症会影响单绒毛膜双胎妊娠,多是由于共用胎盘中的血管吻合造成的。这些并发症包括双胎输血综合征(twin-twin transfusion syndrome,TTTS),双胎贫血红细胞增多序列征(twin anemia-poly-cythemia sequence,TAPS),选择性胎儿生长受限(selective fetal growth restriction,sFGR),及继发于双胎之一死亡后的神经损伤。此外,还可以进行干预措施,包括选择性减胎或激光消融共用胎盘中胎儿间的血管连接,但存活胎儿也有继发的神经后遗症可能。既往,人们认为存活胎儿的损伤是源于死亡胎儿的凝血蛋白进入存活胎儿的循环(双胎栓塞综合征),继而导致弥散性血管内凝血。最近则提出其发病机制与存活胎儿经由共用的单绒毛膜胎盘内的血管吻合向死胎的胎盘区域输血有关[75,76]。这可能导致存活胎儿的低血压及低灌注,发生易感器官缺血和梗死,颅内损伤最为明显[77]。一项关于双胎之一自然死亡后存活胎儿中枢神经系统改变的研究显示,在 33% 的病例中在 MRI 上发现了异常;这些异常包括多小脑回畸形,颅内出血及侧脑室扩张(图 23-38)[78]。最近,DWI 已被证实能在双胎之一死亡后 3~4 天内,可以检测到存活胎儿的急性缺血性脑损伤。该发现可以发生在自然宫内胎儿死亡(intrauterine fetal demise,IUFD)、双胎输血综合征治疗后胎儿死亡及选择性终止妊娠后[79,80]。

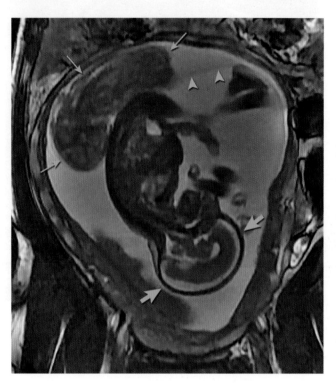

图 23-38　孕 23[+5] 周单绒毛膜双羊膜囊双胎,胎儿 B 死亡后状态。双胎之一死亡后 3 周冠状位平衡稳态图像显示固定的死亡 B 胎呈肿块状(细箭头),胎间薄膜(三角形),存活胎儿 A 未见颅内出血或缺血迹象(粗箭头)

首次应用 MRI 评价联体双胎是在 1986 年(图 23-39)[81]。MRI 可以精确描绘胎儿共用的解剖结构,器官融合及相关的畸形,从而鉴别出适合出生后手术分离的联体双胎。

胎盘形成异常

胎盘形成异常是指胎盘异常附着于子宫肌层,并可根据侵入程度进行分类。胎盘植入时,胎盘绒毛直接附着在子宫肌层上,其间没有正常底蜕膜分隔。胎盘绒毛侵入部分子宫肌层称为胎盘植入,而胎盘绒毛穿透子宫肌层达浆膜或穿透浆膜称为穿透性胎盘植入[18,82]。其发病机制被认为分为两部分。各种原因导致的瘢痕,包括前次剖宫产、子宫手术、肌瘤切除术或刮宫操作,都会导致底蜕膜发育缺损,同时伴随局部缺氧,从而增加了胎盘侵润的风险。底蜕膜缺损及滋养细胞的过度侵润导致了胎盘植入的发生[83]。在 2005

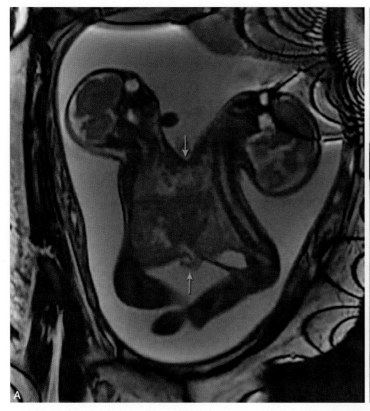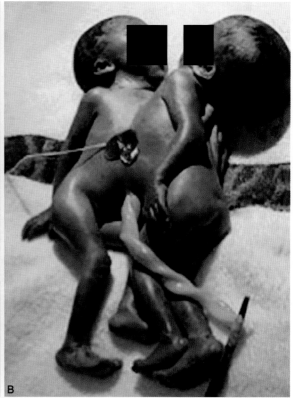

图 23-39　A、B. 孕 28 周,胸腹部联体双胎。冠状位平衡稳态图像显示前胸及腹壁的融合(箭头),共用肝脏及心脏。无法进行分离手术。双胞胎在出生后不久死亡

年,Wu 等一项关于胎盘附着异常的 20 年的分析报道,发现胎盘植入的发生率从 1982 年的 1/2500 上升到 1/533[84]。这与剖宫产率和前置胎盘(placenta previa)发生率增加相关。胎盘植入最重要的危险因素是前次剖宫产、前置胎盘和高龄孕妇[84]。在 Miller 等的一项研究中,9.3% 有前置胎盘的孕妇会发生胎盘植入,但是在无前置胎盘的孕妇中,胎盘植入的发生率仅为 0.005%[85]。Silver 等发现,孕妇胎盘形成异常的发生率随前次剖宫产次数的增加而增加,第一次剖宫产后发生率为 3%,第 3 次剖宫产后发生率增至 40%,第 5 次剖宫产后上升至 67%[86]。

　　在一些发表的研究中,有些采用组织病理学证实胎盘植入,而有些采用临床诊断,但实际上组织学检查并不完全可靠,因为存在取样误差或在无症状患者中可能有偶然的阳性结果。临床诊断标准包括人工剥离胎盘困难及胎盘娩出后植入部位持续出血。在一项 111 例胎盘形成异常的队列研究中,111 例中有 35 例(31.5%)采用临床标准诊断胎盘植入[84]。

　　异常的胎盘粘连会导致灾难性的危及生命的大出血;因此,诊断这种潜在疾病是极其重要的。多学科会诊被证实可以降低孕产妇的发病率[18]。于 1992 年首次报道了产前 MRI 诊断胎盘植入,磁共振检测到有前

置胎盘及子宫下段肌层轮廓不清[87]。我们的胎盘磁共振成像包括矢状位、冠状位及轴位的 T2 加权的 RARE(快速采集弛豫增强)及梯度回波成像以显示整个妊娠子宫,以及一个矢状位的 T1 加权序列,要求母体膀胱部分充盈。

　　Lax 等发现,应用 MRI 诊断胎盘附着异常最有效的指标是子宫凸出,胎盘内信号不均匀,以及 T2 上胎盘内的低信号带(图 23-40 ~ 图 23-43)[88]。在超声诊断不明确的情况下,MRI 被证实对诊断胎盘植入是有用的。

　　虽然有医学文献报道质疑磁共振对胎盘附着异常诊断的准确性及成本效益[89,90],但是很多人认为产前确诊胎盘植入与降低产妇大出血的发生率相关[91,92]。最近,MRI 被证实从形态学上可以精确描绘胎盘侵及宫旁组织的边界,并显示宫颈血管增生,提供重要的预后信息,指导手术方式及手术切口的选择[93]。

最新观点

　　由于磁共振成像采集时间缩短,技术进步改善结构图像分辨率,不因运动影响图像质量,胎儿 MRI 可能会在三个方面发展。其一是容积采集和三维后处理。这一技术与先进的螺旋计算机断层扫描技术相类

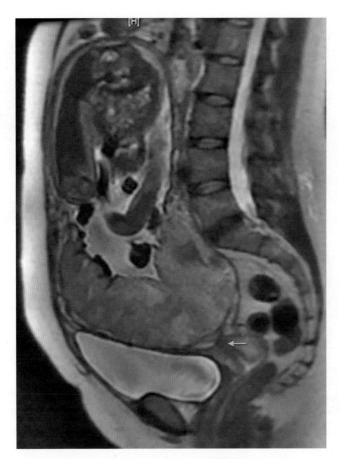

图 23-40 孕 34 周,中央型前置胎盘,有一次剖宫产病史。矢状位 T2WI 显示中央型前置胎盘完全覆盖宫颈内口(箭头)。胎盘信号均匀,厚度正常,子宫肌层边界完整

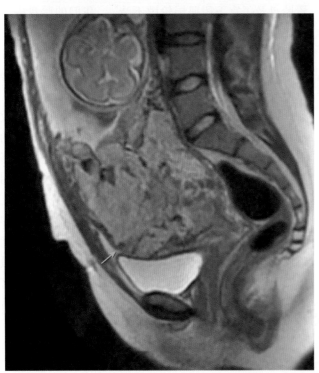

图 23-41 孕 25 周,胎盘植入,有两次剖宫产病史。矢状位 T2WI 显示中央型前置胎盘。胎盘信号不均匀,T2WI 显示内有混杂的低信号条带,正常的胎盘-子宫肌层界面不清,胎盘局部突出(箭头)

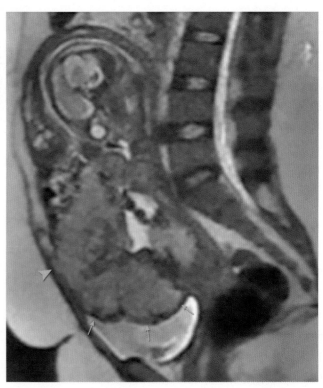

图 23-42 孕 27 周,穿透性胎盘植入,有两次剖宫产病史。矢状位 T2WI 显示胎盘增厚,信号不均,呈分叶状(箭头),在与膀胱交界面有肿块压迫效应并呈增厚的低信号结节状轮廓,前部正常子宫肌层边界不清(三角形)

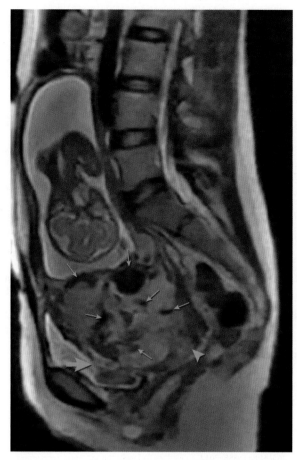

图 23-43　孕 21 周，穿透性胎盘植入，有两次剖宫产病史，伴有阴道出血。矢状位 T2 加权图像显示明显增厚，信号不均的中央型前置胎盘。可见胎盘内低信号带（细箭头），胎盘呈分叶状，有肿块压迫效应，蔓延至子宫肌层及膀胱上界面（粗箭头），累及子宫颈（三角形）

似，后者具有多通道的探测器，使其可以在任意平面获得高分辨率的大视野图像。应用此项技术以获得感兴趣区的细致的胎儿解剖成像，需要更短的采集时间，具有修正胎儿运动的能力以及改良的视野参数。有厂商一直在研发这些系统。有研究尝试结合正交视图重建胎儿脑部的容积图像，并对改良的图像进行后处理，对运动进行修正并改良有限的分辨率[93,94]。一项通过 3D 容积和表面分析的研究描述了轻度脑室扩张胎儿脑部发育的实际变化[94]。

第二个方向是实时动态 MRI 以评价胎儿心脏及其他运动结构。一项可行性研究回顾了对胸部的 MRI 检查，来描绘胎儿心脏解剖的某些组成部分[95]。他们发现平衡稳态自由进动序列（balanced steady-state free precession，bSSFP）采集，如真实稳态进动快速成像（true-fast imaging with steady-state precession，True-FISP）及稳态采集快速成像（fast imaging employing

steady-state acquisition，FIESTA），有助于确定某些心房、心室、动脉圆锥和静脉的关系。因为胎儿心率较快，为 120~160 次/分，所以这项技术必须结合某种可预测的方式采集解剖信息。

最后，许多现有的评价生理功能的序列，通常被称为功能性磁共振（functional MRI，fMRI），可以在胎儿应用方面进行探索。这些方法包括利用磁共振波谱成像（MRS）评价胎儿脑部及肺部的成熟度，这已经在小样本的研究中进行了尝试[96,97]。如前所述，弥散加权成像及表观分布系数（apparent diffusion coefficient，ADC）已经被用于评价胎儿中枢神经系统[12,14,98~100]及胎盘缺氧/缺血[101]。胎儿脑部的 DWI 及 ADC 图具有提供扩散张量成像及白质纤维束示踪图的额外优势[98~100]。利用弥散张量成像（diffusion tensor imaging，DTI）的胎儿白质纤维束示踪图可以用于显示宫内胎儿感觉运动纤维束及胼胝体的发育[102]。有研究以羊为实验对象，应用血氧水平依赖磁共振（blood oxygen level dependent magnetic resonance imaging，BOLD-MRI）证明胎儿组织氧合作用的变化，并展示了胎儿脑部的保护机制[103]。近来，复杂的后处理技术及功能磁共振已经被用来将宫内胎儿脑部宏观激活量表与孕周关联起来。这项功能磁共振研究能证实宫内人类胎儿脑部网络的不同步发育[104]。

尽管有了新的、令人兴奋的进展，这些新兴技术尚停留在实验阶段，在将其应用于临床之前应进行严格的审查。

总结

总之，MRI 是评价妊娠期母体并发症的重要手段，包括对不典型晚期异位妊娠、疑似阑尾炎、盆腔肿块、肝脏和泌尿生殖道疾病以及胎盘植入的评估。对胎儿来说，它是超声诊断疑似中枢神经系统病变时的重要补充手段，尤其是对单纯脑室扩张的胎儿。胎儿 MRI 可以为某些胸腔内病变提供补充信息，有助于预测先天性膈疝的预后，并有助于显示复杂泌尿生殖道的畸形。MRI 为潜在的胎儿手术候选者提供重要信息，可以为孕期管理提供决定性意见，例如产时宫外处理应用。随着新技术和改进技术的出现，MRI 有可能对胎儿心脏，脑功能及胎儿胎盘生理学进行评价，并将应用于临床。

（夏薇　翻译　康敏　审校）

参考文献

1. Wiskirchen J, Groenewaeller EF, Kehlbach R, et al: Long-term effects of repetitive exposure to a static magnetic field (1.5 T) on proliferation of human fetal lung fibroblasts. *Magn Reson Med* 41(3):464–468, 1999.

2. Kanal E: Pregnancy and the safety of magnetic resonance imaging. *Magn Reson Imaging Clin North Am* 2(2):309–317, 1994.

3. Baker PN, Johnson IR, Harvey PR, et al: A three-year follow-up of children imaged in utero with echo-planar magnetic resonance. *Am J Obstet Gynecol* 170(1 Pt 1):32–33, 1994.

4. Clements H, Duncan KR, Fielding K, et al: Infants exposed to MRI in utero have a normal paediatric assessment at 9 months of age. *Br J Radiol* 73(866):190–194, 2000.

5. Glover P, Hykin J, Gowland P, et al: An assessment of the intrauterine sound intensity level during obstetric echo-planar magnetic resonance imaging. *Br J Radiol* 68(814):1090–1094, 1995.

6. Arulkumaran S, Skurr B, Tong H, et al: No evidence of hearing-loss due to fetal acoustic stimulation test. *Obstet Gynecol* 78(2):283–285, 1991.

7. Vadeyar SH, Moore RJ, Strachan BK, et al: Effect of fetal magnetic resonance imaging on fetal heart rate patterns. *Am J Obstet Gynecol* 182(3):666–669, 2000.

8. Kanal E, Barkovich AJ, Bell C, et al: ACR guidance document for safe MR practices: 2007. *AJR Am J Roentgenol* 188(6):1447–1474, 2007.

9. Pedrosa I, Zeikus EA, Levine D, Rofsky NM: MR imaging of acute right lower quadrant pain in pregnant and nonpregnant patients. *Radiographics* 27(3):721–743, discussion 743–753, 2007.

10. Yamashita Y, Namimoto T, Abe Y, et al: MR imaging of the fetus by a HASTE sequence. *AJR Am J Roentgenol* 168(2):513–519, 1997.

11. Levine D, Barnes PD, Sher S, et al: Fetal fast MR imaging: reproducibility, technical quality, and conspicuity of anatomy. *Radiology* 206(2):549–554, 1998.

12. Brugger PC, Stuhr F, Lindner C, Prayer D: Methods of fetal MR: beyond T2-weighted imaging. *Eur J Radiol* 57(2):172–181, 2006.

13. Zizka J, Elias P, Hodik K, et al: Liver, meconium, haemorrhage: the value of T1-weighted images in fetal MRI. *Pediatr Radiol* 36(8):792–801, 2006.

14. McKenzie C, Levine D: Current techniques and future directions for fetal MR imaging. In Levine D, editor: *Altas of Fetal MRI*, Boca Raton, FL, 2005, CRC Press, pp 175–192.

15. Abele TA, Lee SL, Twickler DM: MR imaging quantitative analysis of fetal Chiari II malformations and associated open neural tube defects: balanced SSFP versus half-Fourier RARE and interobserver reliability. *J Magn Reson Imaging* 38(4):786–793, 2013.

16. American College of Radiology (ACR) and the Society for Pediatric Radiology (SPR): *ACR-SPR Practice Parameter for the Safe and Optimal Performance of Fetal Magnetic Resonance Imaging (MRI)*. 2014. Available at <http://www.acr.org/guidelines>.

17. Spalluto LB, Woodfield CA, DeBenedectis CM, Lazarus E: MR imaging evaluation of abdominal pain during pregnancy: appendicitis and other nonobstetric causes. *Radiographics* 32(2):317–334, 2012.

18. Leyendecker JR, DuBose M, Hosseinzadeh K, et al: MRI of pregnancy-related issues: abnormal placentation. *AJR Am J Roentgenol* 198(2):311–320, 2012.

19. Woodfield CA, Lazarus E, Chen KC, Mayo-Smith WW: Abdominal pain in pregnancy: diagnoses and imaging unique to pregnancy—review. *AJR Am J Roentgenol* 194(6 Suppl):WS14–WS30, 2010.

20. Tsafrir A, Rojansky N, Sela HY, et al: Rudimentary horn pregnancy: first-trimester prerupture sonographic diagnosis and confirmation by magnetic resonance imaging. *J Ultrasound Med* 24(2):219–223, 2005.

21. Levine D, Barnes PD, Madsen JR, et al: Fetal central nervous system anomalies: MR imaging augments sonographic diagnosis. *Radiology* 204(3):635–642, 1997.

22. Levine D, Barnes PD, Robertson RR, et al: Fast MR imaging of fetal central nervous system abnormalities. *Radiology* 229(1):51–61, 2003.

23. Dill P, Poretti A, Boltshauser E, Huisman TA: Fetal magnetic resonance imaging in midline malformations of the central nervous system and review of the literature. *J Neuroradiol* 36(3):138–146, 2009.

24. Benacerraf BR, Shipp TD, Bromley B, Levine D: What does magnetic resonance imaging add to the prenatal sonographic diagnosis of ventriculomegaly? *J Ultrasound Med* 26(11):1513–1522, 2007.

25. Gaglioti P, Oberto M, Todros T: The significance of fetal ventriculomegaly: etiology, short- and long-term outcomes. *Prenat Diagn* 29(4):381–388, 2009.

26. Glenn OA, Barkovich AJ: Magnetic resonance imaging of the fetal brain and spine: an increasingly important tool in prenatal diagnosis, part 1. *AJNR Am J Neuroradiol* 27(8):1604–1611, 2006.

27. Volpe P, Campobasso G, De Robertis V, Rembouskos G: Disorders of prosencephalic development. *Prenat Diagn* 29(4):340–354, 2009.

28. Glenn OA, Goldstein RB, Li KC, et al: Fetal magnetic resonance imaging in the evaluation of fetuses referred for sonographically suspected abnormalities of the corpus callosum. *J Ultrasound Med* 24(6):791–804, 2005.

29. Hahn JS, Barnes PD: Neuroimaging advances in holoprosencephaly: refining the spectrum of the midline malformation. *Am J Med Genet C Semin Med Genet* 154C(1):120–132, 2010.

30. Adamsbaum C, Moutard ML, Andre C, et al: MRI of the fetal posterior fossa. *Pediatr Radiol* 35(2):124–140, 2005.

31. Patek KJ, Kline-Fath BM, Hopkin RJ, et al: Posterior fossa anomalies diagnosed with fetal MRI: associated anomalies and neurodevelopmental outcomes. *Prenat Diagn* 32(1):75–82, 2012.

32. Glenn OA, Barkovich J: Magnetic resonance imaging of the fetal brain and spine: an increasingly important tool in prenatal diagnosis: part 2. *AJNR Am J Neuroradiol* 27(9):1807–1814, 2006.

33. Chao TT, Dashe JS, Adams RC, et al: Central nervous system findings on fetal magnetic resonance imaging and outcomes in children with spina bifida. *Obstet Gynecol* 116(2 Pt 1):323–329, 2010.

34. Abdel Razek AA, Kandell AY, Elsorogy LG, et al: Disorders of cortical formation: MR imaging features. *AJNR Am J Neuroradiol* 30(1):4–11, 2009.

35. Fogliarini C, Chaumoitre K, Chapon F, et al: Assessment of cortical maturation with prenatal MRI: part II: abnormalities of cortical maturation. *Eur Radiol* 15(9):1781–1789, 2005.

36. Glenn OA, Cuneo AA, Barkovich AJ, et al: Malformations of cortical development: diagnostic accuracy of fetal MR imaging. *Radiology* 263(3):843–855, 2012.

37. Prayer D, Brugger PC, Kasprian G, et al: MRI of fetal acquired brain lesions. *Eur J Radiol* 57(2):233–249, 2006.

38. Girard N, Gire C, Sigaudy S, et al: MR imaging of acquired fetal brain disorders. *Childs Nerv Syst* 19(7–8):490–500, 2003.

39. Chen CP: Prenatal diagnosis of arachnoid cysts. *Taiwan J Obstet Gynecol* 46(3):187–198, 2007.

40. Bronshtein M, Weiner Z: Prenatal diagnosis of dilated cava septi pellucidi et vergae: associated anomalies, differential diagnosis, and pregnancy outcome. *Obstet Gynecol* 80(5):838–842, 1992.

41. Vergani P, Locatelli A, Piccoli MG, et al: Ultrasonographic differential diagnosis of fetal intracranial interhemispheric cysts. *Am J Obstet Gynecol* 180(2 Pt 1):423–428, 1999.

42. Eisenberg VH, Zalel Y, Hoffmann C, et al: Prenatal diagnosis of cavum velum interpositum cysts: significance and outcome. *Prenat Diagn* 23(10):779–783, 2003.

43. Dighe MK, Peterson SE, Dubinsky TJ, et al: EXIT procedure: technique and indications with prenatal imaging parameters for assessment of airway patency. *Radiographics* 31(2):511–526, 2011.

44. Courtier J, Poder L, Wang ZJ, et al: Fetal tracheolaryngeal airway obstruction: prenatal evaluation by sonography and MRI. *Pediatr Radiol* 40(11):1800–1805, 2010.

45. MacArthur CJ: Prenatal diagnosis of fetal cervicofacial anomalies. *Curr Opin Otolaryngol Head Neck Surg* 20(6):482–490, 2012.

46. Morris LM, Lim FY, Elluru RG, et al: Severe micrognathia: indications for EXIT-to-airway. *Fetal Diagn Ther* 26(3):162–166, 2009.

47. Lazar DA, Olutoye OO, Moise KJ, Jr, et al: Ex-utero intrapartum treatment procedure for giant neck masses—fetal and maternal outcomes. *J Pediatr Surg* 46(5):817–822, 2011.

48. Shimabukuro F, Sakumoto K, Masamoto H, et al: A case of congenital high airway obstruction syndrome managed by ex utero intrapartum treatment: case report and review of the literature. *Am J Perinatol* 24(3):197–201, 2007.

49. Houben CH, Curry JI: Current status of prenatal diagnosis, operative management and outcome of esophageal atresia/tracheo-esophageal fistula. *Prenat Diagn* 28(7):667–675, 2008.

50. Ethun CG, Fallon SC, Cassady CI, et al: Fetal MRI improves diagnostic accuracy in patients referred to a fetal center for suspected esophageal atresia. *J Pediatr Surg* 49(5):712–715, 2014.

51. Kazan-Tannus JF, Levine D, McKenzie C, et al: Real-time magnetic resonance imaging aids prenatal diagnosis of isolated cleft palate. *J Ultrasound Med* 24(11):1533–1540, 2005.

52. Houshmand G, Hosseinzadeh K, Ozolek J: Prenatal magnetic resonance imaging (MRI) findings of a foregut duplication cyst of the tongue: value of real-time MRI evaluation of the fetal swallowing mechanism. *J Ultrasound Med* 30(6):843–850, 2011.

53. Salomon LJ, Sonigo P, Ou P, et al: Real-time fetal magnetic resonance imaging for the dynamic visualization of the pouch in esophageal atresia. *Ultrasound Obstet Gynecol* 34(4):471–474, 2009.

54. Lazar DA, Ruano R, Cass DL, et al: Defining "liver-up": does the volume of liver herniation predict outcome for fetuses with isolated left-sided congenital diaphragmatic hernia? *J Pediatr Surg* 47(6):1058–1062, 2012.

55. Debus A, Hagelstein C, Kilian AK, et al: Fetal lung volume in congenital diaphragmatic hernia: association of prenatal MR imaging findings with postnatal chronic lung disease. *Radiology* 266(3):887–895, 2013.

56. Walleyo A, Debus A, Kehl S, et al: Periodic MRI lung volume assessment in fetuses with congenital diaphragmatic hernia: prediction of survival, need for ECMO, and development of chronic lung disease. *AJR Am J Roentgenol* 201(2):419–426, 2013.

57. Nawapun K, Eastwood M, Sandaite I, et al: The correlation between the observed-to-expected total fetal lung volume with intra-thoracic organ herniation on magnetic resonance images in fetuses with isolated left-sided congenital diaphragmatic hernia. *Ultrasound Obstet Gynecol* 46(2):162–167, 2015.

58. Ruano R, Lazar DA, Cass DL, et al: Fetal lung volume and quantification of liver herniation by magnetic resonance imaging in isolated congenital diaphragmatic hernia. *Ultrasound Obstet Gynecol* 43(6):662–669, 2014.

59. Bebbington M, Victoria T, Danzer E, et al: Comparison of ultrasound and magnetic resonance imaging parameters in predicting survival in isolated left-sided congenital diaphragmatic hernia. *Ultrasound Obstet Gynecol* 43(6):670–674, 2014.

60. Zamora IJ, Olutoye OO, Cass DL, et al: Prenatal MRI fetal lung volumes and percent liver herniation predict pulmonary morbidity in congenital diaphragmatic hernia (CDH). *J Pediatr Surg* 49(5):688–693, 2014.

61. Recio Rodriguez M, Martinez de Vega V, Cano Alonso R, et al: MR imaging of thoracic abnormalities in the fetus. *Radiographics* 32(7):E305–E321, 2012.

62. Pacharn P, Kline-Fath B, Calvo-Garcia M, et al: Congenital lung lesions: prenatal MRI and postnatal findings. *Pediatr Radiol* 43(9):1136–1143, 2013.

63. Barth RA: Imaging of fetal chest masses. *Pediatr Radiol* 42(Suppl 1):S62–S73, 2012.

64. Saguintaah M, Couture A, Veyrac C, et al: MRI of the fetal gastrointestinal tract. *Pediatr Radiol* 32(6):395–404, 2002.

65. Colombani M, Ferry M, Garel C, et al: Fetal gastrointestinal MRI: all that glitters in T1 is not necessarily colon. *Pediatr Radiol* 40(7):1215–1221, 2010.

66. Caire JT, Ramus RM, Magee KP, et al: MRI of fetal genitourinary anomalies. *AJR Am J Roentgenol* 181(5):1381–1385, 2003.

67. Gupta P, Sharma R, Kumar S, et al: Role of MRI in fetal abdominal cystic masses detected on prenatal sonography. *Arch Gynecol Obstet* 281(3):519–526, 2010.

68. Nakagawa M, Hara M, Shibamoto Y: MRI findings in fetuses with an abdominal wall defect: gastroschisis, omphalocele, and cloacal exstrophy. *Jpn J Radiol* 31(3):153–159, 2013.

69. Sugai Y, Hosoya T, Kurachi H: MR imaging of fetal omphalocele: a case report. *Magn Reson Med Sci* 7(4):211–213, 2008.

70. Aguirre-Pascual E, Epelman M, Johnson AM, et al: Prenatal MRI evaluation of limb-body wall complex. *Pediatr Radiol* 44(11):1412–1420, 2014.

71. Woodward PJ, Sohaey R, Kennedy A, Koeller KK: From the archives of the AFIP: a comprehensive review of fetal tumors with pathologic correlation. *Radiographics* 25(1):215–242, 2005.

72. Rodriguez MA, Cass DL, Lazar DA, et al: Tumor volume to fetal weight ratio as an early prognostic classification for fetal sacrococcygeal teratoma. *J Pediatr Surg* 46(6):1182–1185, 2011.

73. Rha SE, Byun JY, Kim HH, et al: Prenatal sonographic and MR imaging findings of extensive fetal lymphangioma: a case report. *Korean J Radiol* 4(4):260–263, 2003.

74. Goncalves LF, Rojas MV, Vitorello D, et al: Klippel-Trenaunay-Weber syndrome presenting as massive lymphangiohemangioma of the thigh: prenatal diagnosis. *Ultrasound Obstet Gynecol* 15(6):537–541, 2000.

75. Fusi L, McParland P, Fisk N, et al: Acute twin-twin transfusion: a possible mechanism for brain-damaged survivors after intrauterine death of a monochorionic twin. *Obstet Gynecol* 78(3 Pt 2):517–520, 1991.

76. Benirschke K: Intrauterine death of a twin: mechanisms, implications for surviving twin, and placental pathology. *Semin Diagn Pathol* 10(3):222–231, 1993.

77. Hu LS, Caire J, Twickler DM: MR findings of complicated multifetal gestations. *Pediatr Radiol* 36(1):76–81, 2006.

78. Jelin AC, Norton ME, Bartha AI, et al: Intracranial magnetic resonance imaging findings in the surviving fetus after spontaneous monochorionic cotwin demise. *Am J Obstet Gynecol* 199(4):398.e1–e5, 2008.

79. Hoffmann C, Weisz B, Yinon Y, et al: Diffusion MRI findings in monochorionic twin pregnancies after intrauterine fetal death. *AJNR Am J Neuroradiol* 34(1):212–216, 2013.

80. Weisz B, Hoffmann C, Ben-Baruch S, et al: Early detection by diffusion-weighted sequence magnetic resonance imaging of severe brain lesions after fetoscopic laser coagulation for twin-twin transfusion syndrome. *Ultrasound Obstet Gynecol* 44(1):44–49, 2014.

81. Turner RJ, Hankins GD, Weinreb JC, et al: Magnetic resonance imaging and ultrasonography in the antenatal evaluation of conjoined twins. *Am J Obstet Gynecol* 155(3):645–649, 1986.

82. Baughman WC, Corteville JE, Shah RR: Placenta accreta: spectrum of US and MR imaging findings. *Radiographics* 28(7):1905–1916, 2008.

83. Abuhamad A: Morbidly adherent placenta. *Semin Perinatol* 37(5):359–364, 2013.

84. Wu S, Kocherginsky M, Hibbard JU: Abnormal placentation: twenty-year analysis. *Am J Obstet Gynecol* 192(5):1458–1461, 2005.

85. Miller DA, Chollet JA, Goodwin TM: Clinical risk factors for placenta previa-placenta accreta. *Am J Obstet Gynecol* 177(1):210–214, 1997.

86. Silver RM, Landon MB, Rouse DJ, et al: Maternal morbidity associated with multiple repeat cesarean deliveries. *Obstet Gynecol* 107(6):1226–1232, 2006.

87. Thorp JM, Jr, Councell RB, Sandridge DA, Wiest HH: Antepartum diagnosis of placenta previa percreta by magnetic resonance imaging. *Obstet Gynecol* 80(3 Pt 2):506–508, 1992.

88. Lax A, Prince MR, Mennitt KW, et al: The value of specific MRI features in the evaluation of suspected placental invasion. *Magn Reson Imaging* 25(1):87–93, 2007.

89. Lam G, Kuller J, McMahon M: Use of magnetic resonance imaging and ultrasound in the antenatal diagnosis of placenta accreta. *J Soc Gynecol Invest* 9:37–40, 2002.

90. McLean LA, Heilbrun ME, Eller AG, et al: Assessing the role of magnetic resonance imaging in the management of gravid patients at risk for placenta accreta. *Acad Radiol* 18(9):1175–1180, 2011.

91. Warshak CR, Ramos GA, Eskander R, et al: Effect of predelivery diagnosis in 99 consecutive cases of placenta accreta. *Obstet Gynecol* 115(1):65–69, 2010.

92. Tikkanen M, Paavonen J, Loukovaara M, Stefanovic V: Antenatal diagnosis of placenta accreta leads to reduced blood loss. *Acta Obstet Gynecol Scand* 90(10):1140–1146, 2011.

93. Palacios-Jaraquemada JM, Bruno CH, Martin E: MRI in the diagnosis and surgical management of abnormal placentation. *Acta Obstet Gynecol Scand* 92(4):392–397, 2013.

94. Rousseau F, Glenn OA, Iordanova B, et al: Registration-based approach for reconstruction of high-resolution in utero fetal MR brain images. *Acad Radiol* 13(9):1072–1081, 2006.

95. Gorincour G, Bourliere-Najean B, Bonello B, et al: Feasibility of fetal cardiac magnetic resonance imaging: preliminary experience. *Ultrasound Obstet Gynecol* 29(1):105–108, 2007.

96. Fenton BW, Lin CS, Macedonia C, et al: The fetus at term: in utero volume-selected proton MR spectroscopy with a breath-hold

technique—a feasibility study. *Radiology* 219(2):563–566, 2001.

97. Kok RD, van den Berg PP, van den Bergh AJ, et al: Maturation of the human fetal brain as observed by 1H MR spectroscopy. *Magn Reson Med* 48(4):611–616, 2002.

98. Bartha AI, Yap KR, Miller SP, et al: The normal neonatal brain: MR imaging, diffusion tensor imaging, and 3D MR spectroscopy in healthy term neonates. *AJNR Am J Neuroradiol* 28(6):1015–1021, 2007.

99. Guimiot F, Garel C, Fallet-Bianco C, et al: Contribution of diffusion-weighted imaging in the evaluation of diffuse white matter ischemic lesions in fetuses: correlations with fetopathologic findings. *AJNR Am J Neuroradiol* 29(1):110–115, 2008.

100. Kim DH, Chung S, Vigneron DB, et al: Diffusion-weighted imaging of the fetal brain in vivo. *Magn Reson Med* 59(1):216–220, 2008.

101. Yeh BM: Has the time arrived to image placental perfusion? *Radiology* 241(3):633–634, 2006.

102. Kasprian G, Brugger PC, Weber M, et al: In utero tractography of fetal white matter development. *Neuroimage* 43(2):213–224, 2008.

103. Sorensen A, Pedersen M, Tietze A, et al: BOLD MRI in sheep fetuses: a non-invasive method for measuring changes in tissue oxygenation. *Ultrasound Obstet Gynecol* 34(6):687–692, 2009.

104. Jakab A, Schwartz E, Kasprian G, et al: Fetal functional imaging portrays heterogeneous development of emerging human brain networks. *Front Hum Neurosci* 8:852, 2014.

第 24 章　超声在胎儿治疗中的作用

Ramen H. Chmait, Paulo Nassar de Carvalho, Robert H. Ball

因 Rh 血型不合(Rh hemolytic disease)造成胎儿重度溶血性贫血而进行的宫内输血是最早在人体上进行的侵入性宫内治疗。如今的医生很难想象,早在 20世纪 60 年代的宫内输血竟然是在没有超声监护下进行的[1]。进行第一例宫内输血时,医生通过对孕妇腹部触诊、腹腔/宫腔内注射造影剂、X 线显影来进行定位。超声给胎儿治疗领域带来了变革,成为诊断及引导术中治疗时无处不在的必备工具。

详尽准确的结构诊断对于评估胎儿宫内手术指征至关重要。非孤立性胎儿畸形或合并染色体病、遗传综合征的胎儿不适合进行宫内治疗。然而,近几年来

微创技术的发展和父母对异常胎儿接受程度增加,上述模式也有所变化(比如对有胸水和水肿的 21 三体胎儿进行胸腔羊膜腔引流(pleuroamniotic shunting)。医生不仅要着重对畸形进行准确诊断,还需准确判断畸形是孤立性存在还是合并有其他相关细小异常。除了产科超声排畸检查,还可以利用其他辅助检查尽量全面准确评估胎儿。这些辅助检查包括胎儿心脏超声、磁共振(MRI)以及包括核型分析和基因芯片的遗传学检查。必须向患者以及其家属交代检查有局限性,产前检查不能百分之百确诊,最初认为孤立性异常的胎儿可能最终发现合并有其他异常。

超声不仅是诊断胎儿结构最重要的基本工具,还常规应用于宫内操作,起到引导以及胎儿监护的作用。适合接受宫内治疗的胎儿疾病及超声在胎儿畸形诊断和治疗中的作用将在下面的内容中详细讨论。

开放性母胎手术

历史上,母体开腹并切开子宫(译者注:即开放性母胎手术)曾经是进行胎儿治疗的主要方式(图 24-1)。近年则日趋微创化,小口径内镜的出现降低了宫内外科手术对妊娠的影响。尽管如此,开放性母胎手术(open maternal-fetal surgery)仍是治疗脊髓脊膜膨出(myelomeningocele,MMC)宫内修复手术的主要外科途径,胎儿肺部病灶和畸胎瘤切除也常采用此途径[2]。

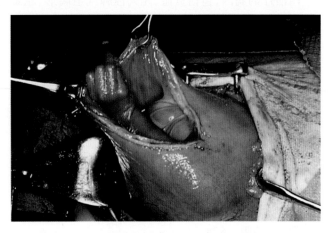

图 24-1 恒河猴的开放性手术照片。这些早期工作为探索各种胎儿畸形的宫内治疗的可行性和安全性铺路

早期的开放性母胎手术术后短期并发症发生率高。这些并发症包括多重保胎药物的使用导致母体肺水肿、术中失血、难治性早产[3]。随着外科技术、麻醉以及术后监护的改进,开放性手术风险有所降低,不过仍高于微创手术。2011 年公布的一个产前/产后 MMC 修复手术的随机对照研究结果,即 MOMS(management of myelomeningocele study)[2],78 例进行了开放性母胎手术,其中 6% 发生母体肺水肿,9% 需要接受输血,13% 发生 30 周前的早产。21% 出现术后羊水过少,6% 发生胎盘早剥,10% 在分娩时发现子宫裂开,25%的病例分娩时手术记录描述子宫下段菲薄。开放性手术组中没有母体子宫破裂或者死亡个案。但手术对下次妊娠仍有影响,28% 在下次妊娠时出现子宫裂开或破裂(uterine dehiscence or rupture)[4]。开放性母胎手术后,每次妊娠均需采用临产前择期剖宫产分娩。美国妇产科医师学会共识(ACOG opinion)认为:"开放

性母胎手术对母体和胎儿来说,都是大手术,术后任何时候(包括之后的每次妊娠)出现紧急并发症的风险均明显升高[5]。"

每一个考虑接受开放性母胎手术的患者均需要与医生就母亲、胎儿以及妊娠本身各自在手术中的风险进行充分讨论。开放性母胎手术对母体的风险和其他开腹大手术相似,只是对母体并没有直接受益。由于要达到子宫静息的吸入麻醉量较大,全身麻醉的风险增加[6]。此外,对于已经处于高凝状态的孕妇来说,大剂量的抑制宫缩药物和卧床休息都增加了额外的风险。对于胎儿来说,风险主要来自血压不稳定以及术中灌注不足导致的器官损伤或死亡和术后并发症引起的早产。妊娠相关的风险主要是早产和导致早产的早产胎膜早破(preterm premature rupture of membranes,PPROM)。除了 PPROM 继发的感染,其他感染性并发症罕见。前文已述,术后不仅这次妊娠,以后每次妊娠的分娩方式都必须是剖宫产。欣慰的是,开放性母胎手术不增加不育风险[7],但增加下次妊娠的胎盘植入的潜在风险。中孕期开放性手术子宫的切口往往在体部,而非下段(译者注:子宫下段在中孕期尚未形成)。下次妊娠时,胎盘更容易种植在子宫体部的瘢痕处,增加植入风险。因此术后再次妊娠时,超声检查需要对有无植入进行评估。

开放性母胎手术时,需要超声引导切开子宫。患者气管插管、全麻开始、手术部位消毒后,超声评估胎儿方位、位置以及胎盘的位置。必要时,术前可以通过腹部手法让胎儿手术部位尽量接近宫底。开腹后,戴上消毒保护套的超声探头就可以直接放在子宫表面。辨认胎盘位置以及边缘对于安全地切开子宫很重要。总的原则就是尽量使子宫切口远离胎盘。切开子宫后,羊水流出,子宫缩小。如果胎盘边缘与切口太近,出血及早剥的风险增加。一旦发生胎盘出血或早剥,则难以控制病情,严重时需立即终止妊娠来保证母亲的生命安全。

MMC 修补术中,经子宫的超声还用来监护胎儿心跳(图 24-2)。胎儿修补完成后,胎膜以及子宫肌层逐层缝合,宫腔内放置导管,用来灌注乳酸林格液以及抗生素。超声监测灌注量,使羊膜腔内液体达到在正常值下限,从而降低缝线处的张力。

术后的管理包括硫酸镁抑制宫缩 24 小时,口服吲哚美辛 48 小时,预防性使用抗生素 24 小时。常规上,每天监测胎儿状况、羊水量、宫颈长度及容受性,术后 4~5 天出院。如果病情平稳、无明显并发症,长期门诊每周超声监测随诊即可。

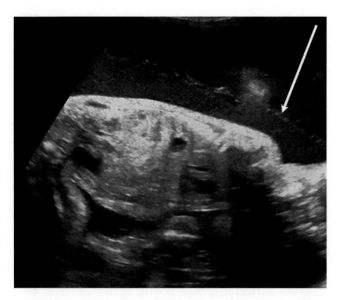

图 24-2　胎儿手术后,胎膜内外均可见羊水回声(箭头),即绒毛膜羊膜腔分离

微创母胎手术

无需切开子宫的胎儿手术统称为微创性胎儿手术(minimally invasive maternal-fetal surgery)。不同的手术指征及目的,对应的微创手术操作也有所不同。有些仅在超声引导下就可完成,如穿刺或放置引流管;有些同时需要超声和内镜,即胎儿镜手术(表 24-1)。

超声引导穿刺操作包括宫内输血(intrauterine transfusion,IUT)和羊水减量。胎儿体腔、脏器和囊肿异常积聚液体的长期引流可以通过放置引流管完成。通过胎儿镜可以治疗多种胎儿异常[8,9]。利用直径 3.3mm 甚至更细的腔镜手术后的早产率、PPROM 发生率、新生儿病率、母体并发症率明显低于开放性手术[3]。微创手术的住院时间以及母体恢复正常活动所需时间也明显缩短。此外,微创手术后妊娠以及未来妊娠并不一定必须要剖宫产分娩。

微创手术在局部或者区段浸润麻醉下完成。视孕周以及各医疗中心的流程制度,微创手术可以在手术室、产房甚至超声检查室完成。胎儿镜手术要求同时有超声和胎儿镜成像。利用带着薄壁软套管的锐性的套管针或者用塑料钝性盲端导杆以 Seldinger 穿刺法进入宫腔。有关内容的详细说明已在多处提及[8]。超声可以辨认穿刺点的位置并引导其进入羊膜腔,避免伤及胎盘、胎儿以及母体肠管、膀胱等脏器。接下来,胎儿镜代替套管针或导杆的位置,但由于镜下视野有限,仍需要超声协助判断胎儿镜在宫腔内的位置。手术结束时,套管与镜子一同拔出。由于穿刺套管仅 1~

3mm,子宫肌层可以自行收缩降低羊水渗漏。许多病例基本无需使用宫缩抑制剂,24 小时后即可出院。

表 24-1　微创胎儿手术可治疗的胎儿疾病	
胎儿疾病	**手术方式**
穿刺针及引流管	
同种免疫性疾病	输血
支气管肺隔离症	电凝供血血管
先天性肺气道畸形	胸腔羊膜腔引流或者硬化剂治疗
严重主动脉狭窄	球囊扩张术
医源性早产胎膜早破	羊膜补片
下尿道梗阻	膀胱羊膜腔引流
胸腔积液	胸腔羊膜腔引流
心脏周围畸胎瘤合并心包积液	心包羊膜腔引流
有症状的羊水过多	羊水减量
胎儿镜手术	
羊膜带综合征	烧断缠绕束带
胎盘血管瘤	电凝供血血管
先天性膈疝	气管结扎
脊髓脊膜膨出	胎儿镜下放置补片或者缝合
双胎反向动脉灌注序列征	脐带结扎
双胎输血综合征	激光电凝吻合血管
血管前置(Ⅱ型)	激光电凝前置血管
骶尾部畸胎瘤	阻断供血血管

产时宫外处理

产时宫外处理(ex utero intrapartum treatment,EX-IT)特指在分娩时进行的外科操作。最早的 EXIT 出现于 20 世纪 90 年代初,用来松解一例因重度先天性膈疝(congenital diaphragmatic hernia,CDH)在宫内接受气管结扎后出生胎儿的气管结扎带(图 24-3)[10]。产前超声发现有大的口咽部、颈部包块或者高位气道梗阻综合征(congenital high airway obstruction syndrome,CHAOS)等很可能阻塞新生儿气道的结构异常时,常采用 EXIT。母体术中采用吸入性全麻,吸入药物剂量要足以维持子宫静息状态。子宫下段横切口娩出胎儿头颈部,保护脐带避免受压,维持一段时间的子宫胎盘循环。这使胎儿可以在胎盘循环支持的氧合状态下接受外科手术或者急救操作。EXIT 下,胎儿可以接受支气管镜手术、咽镜手术、气管切开术、进行体外膜肺氧合(extracorporeal membrane oxygenation,ECMO)前的插管,

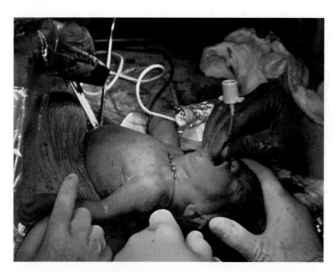

图 24-3 产时宫外处理（ex utero intrapartum treatment，EXIT，摄于术中）。在保持胎盘脐带循环同时，松解一例因重度先天性膈疝（CDH）在宫内接受过气管结扎的胎儿的气管结扎带

甚至肺部肿瘤或肺叶切除术[11]。

暴露子宫后，需要立刻进行术中超声评估，了解胎盘位置和胎方位。尽量避开胎盘边缘切开子宫下段。避免子宫腔失压是减低胎盘剥离风险的重要步骤，可以通过保持胎儿下半身在宫腔内并通过导管进行羊膜腔灌注维持子宫腔内压力。EXIT 并不是普通的剖宫产，需要在专业化的中心进行，以及一个完整的多学科合作团队进行术前胎儿诊断、咨询以及 EXIT 手术计划方案制定等内容的术前评估。手术团队包括麻醉师、母胎医学专家、小儿外科专家以及手术室护士。新生儿科专家和另一组完整的手术团队在旁候命，如果新生儿手术还没做完而胎盘子宫循环终止，这组团队可以立即接手娩出的新生儿护理及治疗[11]。

适合接受胎儿治疗的疾病

复杂性单绒毛膜双胎

与单胎和双绒毛膜双胎相比，单绒毛膜双胎胎儿的围产期病率和死亡率明显升高[12,13]。这部分归咎于单绒毛膜双胎特有的胎盘血管吻合（vascular communication）现象。由于单绒双胎的循环系统存在沟通，一胎死亡可以导致另一存活胎血压骤降。血流动力学的不稳定可引致死亡或脏器受损[14]。一个系统回顾综述囊括了 28 个原发研究，超过 4500 例双胎之一胎儿死亡的病例，12% 的单绒双胎和 4% 的双绒双胎发生一胎宫内死亡，存活胎有神经系统后遗症的风险分别为 18% 和 1%[15]。胎盘血管吻合还与双胎输血综合征

（twin-twin transfusion syndrome，TTTS）、双胎贫血红细胞增多序列征（twin anemia-polycythemia sequence，TAPS）和双胎反向动脉灌注（twin reversed arterial perfusion，TRAP）序列征的发生有关。

另一个和单绒毛膜双胎围产期结局密切相关的是胎盘份额。明显不均衡的胎盘份额可在临床上表现为选择性胎儿生长受限（selective fetal growth restriction，sFGR）。此外，单绒毛双胎结构畸形的风险增加，尤其是神经系统、心血管系统、胃肠道畸形多见。80% 以上都是单绒双胎之一畸形[16,17]。有些结构畸形的自然病程宫内死亡风险高。即使没有上述异常，单绒双胎依旧是神经系统发育异常的高风险人群。Ortibus 等对136 对单绒双胎进行了从早孕期到出生后一年的前瞻性研究[18]。作者在排除了双胎输血综合征、生长不一致、宫内死胎以及 32 周前的早产病例后，余下 160 例胎儿中，7% 有神经发育迟缓，0.6% 患脑瘫。

约 20% 单绒双胎妊娠出现并发症，因此建议对这些孕妇进行严密监护[19]。要尽早确定绒毛膜性[20]。早孕及中孕早期的超声判断绒毛膜性较准确，应及时明确诊断，便于临床管理[21]。对单绒毛膜双胎需要严密监护，一般每 2 周检查一次超声，监测羊水以及胎儿膀胱情况[22,23]。必要时增加宫颈长度以及多普勒检查。如果怀疑有 TTTS、TAPS、TRAP、sFGR 或者双胎之一结构畸形（discordant structural anomalies）时，应把患者转介至相关的治疗中心。

双胎输血综合征

约 10% 的单绒毛膜双胎并发双胎输血综合征（TTTS）[19]。大多数专家认同 TTTS 的发生是由于共享胎盘的两个胎儿通过血管吻合（vascular communication）相互血液交换的不平衡造成的[24,25]。当供血胎通过吻合血管向受血胎血液引流时会发生一系列病理生理改变，包括供血胎出现血容量降低而少尿，受血胎负荷过重而多尿（图 24-4A）。血流动力学的失调导致生理上的连锁反应[26,27]，导致供血胎羊水过少，受血胎羊水过多，用多普勒超声还能发现特征性的解剖学异常以及动静脉血流异常[28~30]。如果没有干预，早发的重度 TTTS 的围产期病率及死亡率极高[31]。

TTTS 的诊断标准是基于超声检查结果：①单绒毛膜双胎；②一胎羊膜腔最大垂直径（maximal vertical pocket，MVP）少于 2cm 同时另一胎 MVP 大于 8cm[28]。一旦确诊 TTTS，要根据 Quintero 分期法（表 24-2）进行分期[28]。这样才能让研究者比较各种治疗方案的结果，从而可以对治疗后围产期生存率进行预测[32]。

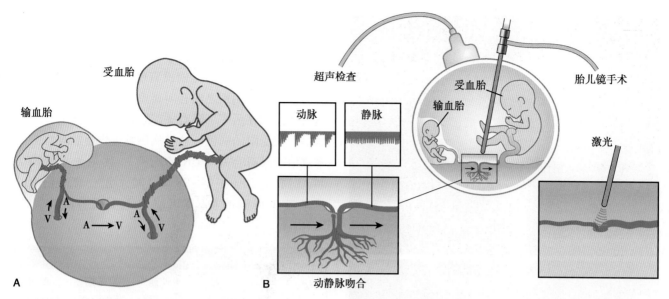

图 24-4　A. 单绒毛膜双胎胎盘,显示动静脉吻合支(A→V)。B. 超声引导的激光电凝胎盘吻合支治疗双胎输血综合征。多普勒超声可以辨别吻合支类型,从而让激光准确电凝。A,动脉;V,静脉

期别	羊水过多/多少*	供血胎持续膀胱未见	频谱异常†	水肿	死亡
I	✕				
II	✕	✕			
III	✕	✕	✕		
IV				✕	
V					✕

表 24-2　双胎输血综合征的分期

* 羊水过多:MVP≥8cm;羊水过少:MVP≤2cm

† 至少以下一种:①脐动脉舒张末期血流缺失或者反向;②静脉导管舒张末期血流缺失或者反向;③脐静脉搏动

改良自 Quintero RA,Morales WJ. Allen MH,et al:Staging of twin-twin transfusion syndrome. J Perinatol 19:550,1999;and Taylor MJO,Jolly M,Wee L, et al:Validation of the Quintero staging system for twin-twin transfusion syndrome. Obstet Gynecol 100:1257,2002

据报道,未经治疗的 TTTS 围产期死亡率高达 95%[31]。多种治疗 TTTS 的方法中,以多次羊水减量 (serial amniocenteses)和选择性激光电凝胎盘吻合支 (selective laser photocoagulation of communicating vessels,SLPCV,图 24-4B)临床结局的相关报道最多。多次羊水减量通过用 18G 或 20G 的穿刺针在羊水过多的受血胎羊膜腔并负压吸引减少羊水量,减少的量并没有规定,一般减量到受血胎的 MVP 低于 8cm 时结束操作。多次羊水减量可以明显降低受血胎的羊水量,减少子宫张力。

SLPCV 在胎儿镜下直视胎盘表面血管,绘出大致血管吻合支分布情况后,用激光电凝吻合支(图 24-5,图 24-6)。SLPCV 的基本原则是阻断导致 TTTS 的血管吻合支从而去除病因[33]。激光治疗后,双胎之间胎盘循环阻断,形成功能上的双绒毛膜双胎,改善围产期预后[34]。

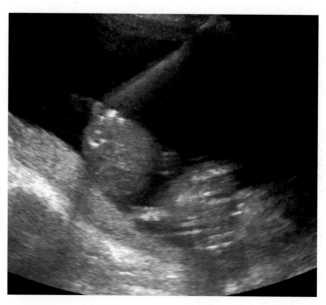

图 24-5　双胎输血综合征的激光治疗。在羊水过多的 A 胎旁可见胎儿镜的声像,胎盘位于后壁

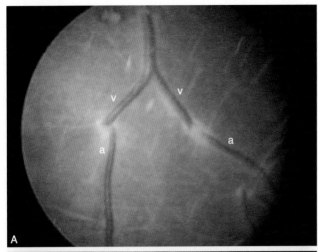

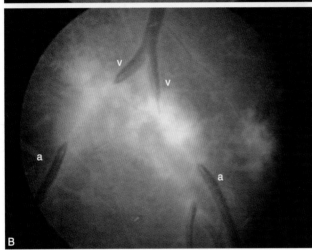

图 24-6　胎儿镜下单绒毛膜双胎胎盘胎儿面上的血管赤道线。从供血胎方向来的两个胎盘动脉(a)与受血胎的静脉(v)吻合。A. 显示激光电凝之前。B. 显示激光电凝之后的样子

自从引进激光治疗 TTTS,欧洲胎儿组曾就多次羊水减量和 SLPCV 进行了随机对照实验[35]。实验前,计算大概需要 172 例才能得出两组有统计学差异的结果。然而仅到第 142 例时,中期分析发现在多次羊水减量组至少一胎的存活率 51%(36/70),而 SLPCV 组则高达 76%(55/72),已经有明显统计学差异,研究终止。此外,SLPCV 组的平均分娩孕周(33 周)也较多次羊水减量组(29 周)延长 4 周(p = 0.003)。羊水减量组的神经系统并发症发生率(14%)也比激光治疗组(6%)明显高(p = 0.02),而且直到生后 6 个月随访评估时依旧可见差异性。

绝大多数后续的研究不断证实 SLPCV 是 TTTS 最佳的治疗方案[36]。激光手术治疗后,至少一胎存活率在 65%~93%,而双胎存活率在 18%~62%[37]。诸多影响激光治疗患者围产期结局的因素中,疾病严重程度是重要因素之一[38]。知晓 Quintero 各期 SLPCV 治疗效果有助于咨询以及病例选择。一个纳入 682 例经 SLPCV 治疗 TTTS 的研究中,91%的术后病例至少一胎存活,67%两胎均存活[39]。要注意的是,虽然各期别之间至少一胎存活的比例没有明显差别,但两胎都存活的比例在各期别之间有明显差别。这主要是因为Ⅲ期与供血儿存活率下降有关(表 24-3),尤其是合并供血胎生长受限的病例。这类病例发生供血胎死亡的概率双倍于没有合并 sFGR 的病例[40]。术后平均分娩孕周 33 周,但 10%在 24~28 周之间分娩[41]。激光治疗的技术近年得到改良,有可能进一步改善围产儿结局[42,43]。

表 24-3　各期双胎输血综合征激光治疗后存活率			
	Ⅰ 期 (n=114)	Ⅱ 期 (n=177)	Ⅲ 期 (n=328)	Ⅳ 期 (n=63)
至少一胎存活	92%	93%	88%	92%
双胎存活	79%	76%	59%*	68%

* Ⅲ期双胎存活率下降主要因为合并重度 sFGR 的病例中供血儿术后死亡率高

改良自 Chmait RH, Kontopoulos EV, Korst LM, et al: Stagebased outcomes of 682consecutive cases of twin-twin transfusion syndrome treated with laser surgery: the USFetus experience. Am J Obstet Gynecol 204 (5): 393. e106,2011

SLPCV 的目标是完全阻断双胎之间所有的血管吻合支。漏掉或者电凝不完全的血管,被称为残存血管吻合(residual anastomosis, RA)也可以导致不良预后,如反向 TTTS 或者 TAPS[44-46]。通过对没有宫内死胎导致胎盘浸软(placenta maceration)的胎盘进行体外灌注可以确认有无血管吻合残留[44]。SLPCV 术后 RA 的发生率报道差异很大,低至 4%[47]~5%[48],也有报道称 32%[44-46]~75%[49]。2014 年的一个研究对胎盘上血管吻合赤道板(vascular equator)上电凝情况进行检查,发现 RA 发生率 19%[50]。RA 发生率差别巨大的原因可能与使用的激光技术以及对胎盘评估方法的差异性造成的[45]。

尽管 SLPCV 改善新生儿存活率并且降低发病率,神经系统损伤的发生率并没有明显改善。已有因 TTTS 行 SLPCV 术后的胎儿超声发现脑室周围梗死、出血性损伤、缺血性脑白质损伤的报道[51]。神经系统异常的发生率很可能被低估,因为神经发育异常和智力障碍往往要数月甚至数年后才会表现出来[52,53]。存活儿的神经系统损伤是临床医师和父母都关注的话题。一个系统回顾研究发现 TTTS 进行激光术后约 11%有神经系统损伤[54]。脑瘫是最常见的诊断,约占

40%[54]。一个队列研究用第 2 版 Battelle 发育量表（Battelle developmental inventory，BDI-2）[11] 对 100 例因 TTTS 接受 SLPCV 术后的存活儿在 2 岁时的智力发育情况进行评估，平均分为 101.3（标准差 12.2）[55]，与正常值无异。总体只有 4% 的存活儿发生神经系统损伤（视力或听力异常、脑瘫或 BDI-2 评分 <70）[55]。

选择性胎儿生长受限

选择性胎儿生长受限（selective fetal growth restriction，sFGR）是指双胎之一估计体重（estimated fetal weight，EFW）低于同孕周体重的第 10 百分位，在单绒双胎中的发生率 ≥10%[56]。值得注意的是，诊断 sFGR 不需要有双胎体重不一致，也不需要有羊水不一致。sFGR 与 TTTS 不同，虽然两者也有重叠[57]。一般认为 sFGR 的发生与胎盘份额不均有关，生长受限胎儿的胎盘灌注面积较小[58]。

尽管胎盘份额差异是 sFGR 的主要病因，血管吻合也是影响围产期结局的重要因素[56]。sFGR 的胎儿容易宫内自然死亡，这可能导致另一胎死亡或者严重的神经系统后遗症[15]，因为一胎死亡后，胎盘血流通过血管吻合再分布，可导致存活胎突然低血压。因此，小胎死亡或者早产时，大胎（适于胎龄儿（appropriately grown for gestational age，AGA））面临的神经系统后遗症风险更高[59]。一个观察性研究连续监测 84 个出现双胎之间羊水不一致但又没有达到 TTTS 诊断标准的单绒毛膜双胎病例，发现合并 sFGR 的病例中，60% 小胎存活（23/38 例胎儿）[60]。另一个总结了 17 例 sFGR 病例进行期待治疗的结果，发现小胎存活率达 59%[61]。这组患者中，14% 发生短期内颅内损伤（包括室周白质软化、脑室内出血、侧脑室扩张）。另一个回顾性研究发现，总体上约 8% 的存活儿发生严重大脑损伤[59]。不正常的脐动脉多普勒血流、一胎宫内死亡、早期早产都是不良神经系统预后的相关因素[59]。

近年来对于 sFGR 病理生理的理解进展显著。Gratacos 等于 2007 年基于脐动脉频谱的表现提出单绒毛膜双胎 sFGR 的分型，并在一些中心得到应用[56]。具体如下：Ⅰ 型，脐动脉舒张末期血流依然正向；Ⅱ 型，脐动脉舒张末期血流缺失或反向（absent or reversed end-diastolic flow，AREDF）；Ⅲ 型，间断的脐动脉舒张末期反向或者缺失（iAREDF）。这三种分别和不同的胎盘血管吻合相关、有不同的临床进程，因此临床监护和管理也有相应差异性。

Ⅰ 型 sFGR 平均诊断孕周约 20 周。这组发生宫内不良事件概率不高。诊断后大多到分娩时脐动脉频谱依旧正常[58]。常规每周多普勒超声监测，必要时增加频率。这组不需要宫内介入治疗，如果没有其他产科指征，可在 34~35 周之间分娩[62]。

目前，对于持续 AREDF 的 Ⅱ 型 sFGR 并没有最佳治疗方案。期待治疗要求自 24 周开始严密超声监测胎儿心率直至分娩，力图在延长孕周和避免生长受限胎儿死亡之间找一个最佳的分娩时机。和单胎的生长受限一样，静脉导管（ductus venosus，DV）的多普勒超声检测是预测胎儿不良事件最佳方法，而不是脐动脉的频谱监测[62]。一旦发现 DV 出现 a 波缺失或者反向，临床医生应该根据孕周考虑是否立即分娩或者宫内干预。如果 DV 正常，患者每周 1~2 次超声监测即可。期待治疗组胎儿早产的比例很高。大胎，即适于胎龄儿（AGA），发生神经损伤的风险高。因此，对于有存活能力前诊断的 Ⅱ 型 sFGR 的病例进行宫内干预也是合理的。其中一个方案是胎儿镜下对所有双胎之间的血管吻合电凝，造成功能上的双绒双胎[61]。这个操作与 TTTS 治疗大体相似，但难度更高。Quintero 等进行了可行性研究，发现 SLPCV 比期待治疗可明显降低 AGA 的神经系统损伤（SLPCV 组 0% vs 期待治疗组 14%）[61]。Chalouhi 等发现 SLPCV 术后小胎和 AGA 大胎的存活率分别为 52% 和 74%[63]。对 sFGR 进行脐带结扎（umbilical cord occlusion，UCO）和射频消融术（radiofrequency ablation，RFA）的选择性减胎也是一类方案[58]。通过减去 sFGR 胎儿确切保护 AGA 避免受到 sFGR 胎儿突然死亡带来的影响。减胎术后，AGA 胎儿的存活率可达 74%[63]。

Ⅲ 型 sFGR 以 sFGR 脐动脉间断舒张末期血流缺失或反向（iAREDF）为特征。多普勒超声检查显示脐动脉舒张末期血流图形成周期性变化，出现 AREDF[62]。这种特殊性频谱图形提示双胎脐带插入点之间有大的动脉动脉（arterioarterial，AA）吻合[64]。Ⅲ 型 sFGR 的妊娠结局难于预测[56]。15% 的 sFGR 突发一胎死亡，甚至有病例在死胎前数小时的多普勒超声检查尚正常[65]。还有研究提示即使 sFGR 存活，AGA 生后发生白质病变的风险依然升高[66]。因此临床处理相当具有挑战性。这类患者的 SLPCV 的效果和期待治疗没有差别[67]。而且还有 10% 的 SLPCV 由于技术原因无法完成。SLPCV 组的围产期存活率 64%，而期待治疗组为 86%，但大胎的脑白质软化（leukomalacia）率在 SLPCV 组明显更低（5.9%，1/17），期待治疗组为 14.3%（4/28）[67]。

迟发性 FGR 指的是 26 周发生的双胎之一生长受限，也是单绒毛膜双羊膜囊双胎并发症之一[68]。一个

208 例的队列研究中,迟发性 FGR 的发生率为 6.3%[68]。平均分娩孕周 35 周,38% 新生儿符合 TAPS 的诊断标准,其中 1 例宫内死亡[68]。

双胎贫血红细胞增多序列征

双胎贫血红细胞增多序列征(twin anemia polycythemia sequence,TAPS)是 TTTS 的不典型形式,仅有血从一个胎儿流向另一个胎儿。TAPS 的特殊性在于双胎血红蛋白相差极大,但没有羊水过多或和过少。自然状况下,2%～6% 单绒毛膜双胎发生 TAPS,激光电凝术后 TAPS 的发生率 2%～13%[44,69~72]。和因急剧血流动力学改变导致的 TTTS 不同,TAPS 是由于慢性的双胎间血液传输造成,慢到可保持血流动力学的平衡[73,74]。TAPS 可导致一胎严重贫血,而另一胎红细胞过多。胎盘病理变化并不多,和经典的 TTTS 胎盘上的 AV 吻合支相比,TAPS 胎盘的 AV 吻合支更细(<1mm)[74]。

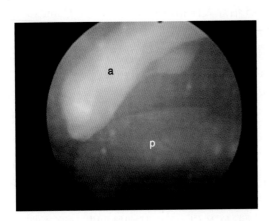

图 24-7　胎儿镜下显示双胎贫血红细胞增多症 (TAPS)双胎颜色差异显著。红色的脚是红细胞增多症胎的(p),苍白的是贫血胎的(a)

尽管文献没有达成共识,TAPS 的产前诊断通常以贫血胎大脑中动脉(middle cerebral artery,MCA)的收缩期峰值血流速度(peak systolic velocities,PSV)超过 1.5MoM,多血胎 MCA-PSV 低于 1.0MoM,而没有羊水过多或羊水过少[69]。尽管产前分级系统尚没有得到临床确认,但的确有利于临床医生沟通[74]。Ⅰ期指一胎 MCA-PSV>1.5MoM,一胎 MCA-PSV<1.0MoM,而没有胎儿窘迫征象;Ⅱ期指一胎 MCA-PSV>1.7MoM,一胎 MCA-PSV<0.8MoM,也没有胎儿窘迫的征象;Ⅲ期是指除了 Ⅰ 期或者 Ⅱ 期的表现外,还有明显的频谱异常,如贫血胎脐动脉舒张末期血流消失或者反向、脐静脉搏动或者静脉导管 a 波反向;Ⅳ期指贫血胎发生水肿;Ⅴ期指一胎或者两胎因 TAPS 死亡。同一批研究

者还制定了 TAPS 产后的诊断标准以及分期,双胎之间脐血血红蛋白浓度相差至少 8g/dl,并且至少以下一项:网织红细胞计数比>1.7,双胎之间仅有直径在 1mm 以下的血管吻合[74]。

由于发生率低且临床对之认知不足,TAPS 的自然病程不详,产前治疗的方案仍有争议性。临床上,治疗方案包括期待治疗和及早分娩[69,75~77]、宫内输血治疗[78]及胎儿镜下激光电凝[77~82]。没有并发症的 TAPS 的期待或保守治疗结局较好,尤其是到晚孕期才诊断的病例。也有自发缓解的 TAPS 病例报道[83]。然而,TAPS 进展可引起胎儿死亡或神经损伤[72,76]。红细胞增多症可导致血液黏稠,形成脑静脉血栓,导致脑室内出血(intraventricular hemorrhage)和脑梗死(parenchymal infarction);而胎儿贫血影响脑摄氧,导致缺血缺氧性脑病(hypoxic-ischemic cerebral injury)[76]。另一方面,及时终止妊娠和早产的风险之间需要权衡利弊。尽管期待治疗可以有 75% 的存活率,有报道称宫内输血或激光术后的存活率可升至 90%[74]。2014 年的一个研究发现 TAPS 治疗后存活儿中有 20% 有神经发育障碍以及认知发育迟缓,以宫内输血组的认知得分最低[84]。尚不知道自然缓解的 TAPS 是否同样面临神经发育或认知障碍的问题。

宫内输血治疗 TAPS 中的贫血胎只能作为临时性的对症处理。然而,这可能加重了受血胎红细胞增多的症状,导致医源性高黏度并发症如肢体坏死[72]。曾有两例自发性胎盘血管血栓的报道,可能因红细胞增多症胎儿血液黏稠度增加导致[82]。因此,单纯宫内输血(没有激光治疗的)可能会加剧血管栓塞以及其他并发症的风险。部分宫内换血有可能帮助降低因红细胞增多症导致的并发症风险[85]。另一方面,新生儿的部分换血也有可能导致弥散性血管内凝血(disseminated intravascular coagulation,DIC)。因此,操作仍有一定的风险[76]。

胎儿镜下激光手术是治疗 TAPS 唯一确切有效的方法。激光治疗 TAPS 也许有效,尤其是超声发现胎儿失代偿迹象时。然而激光在 TAPS 中的操作难度可能比 TTTS 更大,因为没有羊水过多和一胎活动受限的情况,双胎之间羊膜飘动,而且胎儿镜下辨认小交通支困难等。尽管如此,胎儿镜下激光电凝胎盘血管治疗 TAPS 仍被认为有效,TAPS 也是手术指征[77~82,86]。未来的研究目标是制定 TAPS 治疗的分级方案,可能结合羊水量的不一致、多普勒测量脐动脉/脐静脉/静脉导管频谱的异常、sFGR、胎儿水肿、宫颈功能不全或发病孕周等因素综合考虑。

双胎反向动脉灌注序列征

双胎反向动脉灌注(twin reversed arterial perfusion,TRAP)序列征约占单绒毛膜双胎的 1%,在所有妊娠中占 1/35 000[87]。直接的 AA 和 VV 吻合是泵血胎(pumptwin)向另一异常胎儿(无心胎)灌注。无心胎的叫法其实并不恰当,主要因为被灌注胎儿很少有原始心管。血液经脐动脉流向被灌注胎,而脐静脉的流向则向胎盘,和正常胎儿脐血管流向相反。由于直接 AA 吻合,从泵血胎来的低氧合血灌注胎儿。被灌注胎多数没有功能性心脏搏动,因此头、胸、上肢严重发育不良,出生后无法生存。

根据早中孕超声检查可以诊断 TRAP,尤其加上彩色多普勒的检查的时候[88]。要注意的是,灌注胎没有胎心搏动,常被误诊为双胎之一死亡。有些病例有原始心管搏动,此时结合异常胎儿前腹壁脐带插入点评估脐动脉血流反向对明确诊断很重要(图 24-8)。

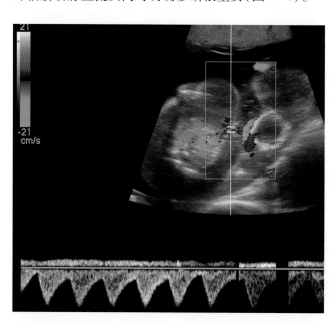

图 24-8　双胎反向动脉灌注(TRAP)序列征。无心胎脐带插入点的横切面上,彩色多普勒显示反向动脉搏动(蓝色),提示血液方向朝向远离探头的无心胎,多普勒提示 TRAP 的特异性病征

由于血流动力学负荷和容量超负荷,50%~75%的泵血胎胎死宫内[89]。泵血胎围产期预后不良的高危信号包括羊水过多、濒危频谱、水肿或被灌注胎超过泵血胎估计体重的 50%[90]。如果 16~26 周时出现上述任一信号,医生应建议孕妇考虑结扎被灌注胎脐带。有作者研究了 74 例 TRAP,高危因素包括以下至少一个超声征象:①被灌注胎腹围≥泵血胎腹围;②羊水过多(羊膜腔最大前后径线>8cm);③泵血胎频谱异常;

④泵血胎水肿;⑤单绒毛膜单羊膜囊双胎[90]。有高危因素的非手术组围产期胎儿存活率 43%[90]。现在的报道提示有高危因素的手术后泵血胎围产期存活率 80%~90%[91,92]。

对无心胎脐带结扎的方法很多。胎儿镜下脐带结扎是较常用的一种方法,可以用脐带激光电凝、激光电凝胎盘吻合支、缝扎等任一外科技术[90]。用双极电凝[93]或胎儿体内射频消融[94,95]也可有相似效果。临床上根据技术熟练程度、现有器械条件、医生个人喜好等决定具体脐带结扎方法[96,97]。

双胎之一结构畸形

单绒毛膜双胎可以结构不一致。如果一胎结构严重异常,则宫内死亡风险明显升高,应该考虑建议用脐血管结扎方法选择性减胎。心内注射氯化钾的减胎方法只适用于双绒毛膜双胎之一的减胎[98],禁用于单绒毛膜双胎,有两个原因[99]。其一,单绒双胎之间的吻合血管可成为把药物向另一胎传输的通道;其二,减胎后,由于存在血管吻合,存活胎可能出现急性失血或低血压导致神经系统损伤甚至死亡的风险。因此,这类减胎应采用和处理 TRAP 一样的脐带结扎方法。由于手术对存活胎有潜在的风险,每例单绒双胎之一畸形的减胎都需要详细的评估和咨询相关风险和收益[100]。

脊髓脊膜膨出

脊柱裂是美国最常见的出生缺陷[101],每年新生儿中的发生率约 1/1500[5]。脊柱裂是胚胎期神经管发育时没能全部关闭神经管造成的缺陷。后侧神经管关闭失败导致脊膜膨出(仅有脊膜突出于脊柱缺损处)或者脊髓脊膜膨出(脊髓神经和脊膜都突出于脊柱缺损处)[102,103]。虽然两者统称为脊柱裂,MMC 更常见。患 MMC 的患儿出生当天即需要神经外科手术,并要面对终生残障,包括突出段平面以下不同程度的神经运动瘫痪、二便失禁、肌肉骨骼发育不良和手术修补术后脊髓栓系。大多数 MMC 患者需要终生的照顾、康复训练和治疗[104~106]。

中孕期结合母血甲胎蛋白(maternal serum alpha-fetoprotein,MSAFP)和超声结构筛查可以检出约 90%的 MMC 病例[107]。典型的超声征象为椎弓闭合不全。脊柱裂区域较平,表面没有或仅有一充满脑脊液且囊壁菲薄的囊覆盖基板。超声下,囊内可看见神经组织(见第 9 章,图 9-7)。要仔细注意检查颅内相关征象,尽可能在宫内诊断 MMC。由于小脑疝入枕骨大孔导致后颅窝池消失和小脑香蕉征(Chiari Ⅱ 型畸形)。额

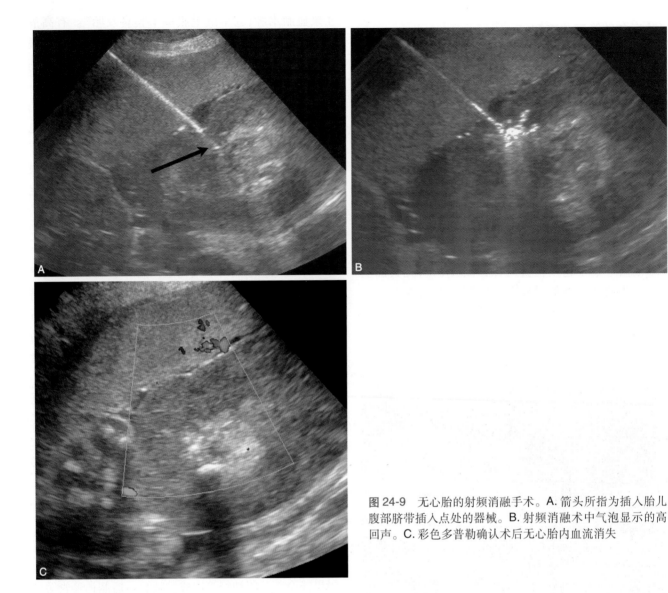

图 24-9　无心胎的射频消融手术。A. 箭头所指为插入胎儿腹部脐带插入点处的器械。B. 射频消融术中气泡显示的高回声。C. 彩色多普勒确认术后无心胎内血流消失

骨内陷可形成柠檬头。另一个常见征象是侧脑室扩张。此外,单侧或双侧马蹄内翻足也可见于脊柱裂[107]。

　　MMC 导致平面以下的脊髓损伤甚至缺失。脊髓异常发育可以解释部分 MMC 的神经疾病。然而,越来越多的证据指向宫内的损伤和羊水对暴露神经的损伤也与新生儿的神经缺陷有关[108~110]。在对包括羊、恒河猴、猪、兔子、鼠、鸡、鸭等一系列的动物实验都支持 MMC 脊髓损伤的"二次打击假说"[111]。大多数实验都先用外科手术制造 MMC,即在中孕期切开数个椎板和硬脊膜开窗。之后在一部分动物宫内修补病灶,而其他的作为对照组,对比两组预后。理论上宫内修复 MMC 减少宫内神经组织的暴露有利于神经组织功能恢复,因为手术恢复了正常解剖结构而且避免了羊水的进一步损伤。

　　动物模型上,产前纠正医源性 MMC 的病例出生后可以保留运动功能和括约肌功能。胎羊模型上还观

察到宫内手术可逆转小脑疝。Mueli 等在孕 75 天的胎羊椎管造口,制作模仿 MMC 的模型[112~114]。小羊出生后和人的脊柱裂表现一样,二便失禁,节段下运动感觉神经障碍。其他 MMC 造模术后动物在孕 100 天时接受肌肉皮肤补片(myocutaneous flap)修补手术,分娩后,实验动物运动以及控制排便功能接近正常。另一个动物研究中,研究者通过在椎管远端制造脑脊液漏做出了和 Chiari II 型畸形一样的小脑疝模型,后者在修补术后,小脑恢复正常结构[115]。

　　在动物实验结果的鼓励下,研究者开始尝试修补人类胎儿的 MMC。由于当时技术的制约,需要切开子宫进行手术修补(图 24-10,图 24-11)[116]。手术需要母亲全身麻醉从而使子宫松弛、母亲开腹、切开子宫之后再修补胎儿 MMC。1999 年,Tulipan 等报道了他们 28 个接受开放性胎儿手术的患者中 26 个胎儿的临床转归,将其与以往出生后修补 MMC 的孩子转归进行对

比[117,118]。宫内 MMC 修补术后小脑疝发生率低于出生
后修补术（4% vs50%），引流管依赖的脑积水也低
（58%vs92%）。然而，两组下肢功能情况相近。其他
研究者的结果相近[119]。2003 年美国国立卫生研究院
（National Institutes of Health，NIH）资助了一个多中
心研究对比开放性胎儿手术和出生后修补 MMC 的转
归，结果已经于 2011 年发表[2]。纳入标准为单胎妊娠、
MMC 平面在 T1 到 S1 之间、有小脑疝入、手术孕周在
19~25.9 周、核型正常、除了 MMC 相关的异常之外无
其他结构异常、没有明显脊柱后凸、母亲体重指数低于
35。1 周岁时产前修复组的脑室腹腔引流术率和小脑
疝发生率低，无需矫形手术的行走率高 2 倍，该组的感
觉运动功能比期待治疗的好 2~3 级。然而开放性手
术修补也有明显风险，包括较高的早产率、胎儿术中心
率过缓、羊水过少、胎盘早剥、孕妇肺水肿和输血的风
险、35% 的发生子宫壁变薄或者裂开。

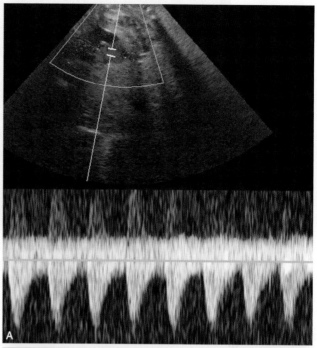

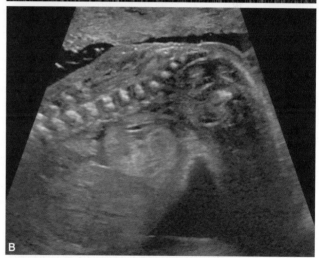

图 24-11　开放性胎儿脊髓脊膜膨出修补术。A. 术中
超声心脏监护胎儿。B. 术中评估宫内修复情况

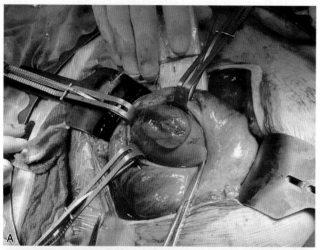

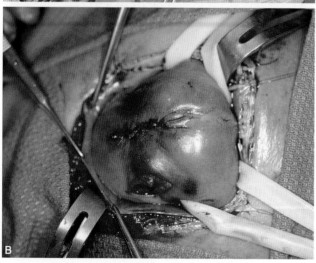

图 24-10　腰部脊髓脊膜膨出的开放性修补术前（A）术
后（B）的照片

胎儿镜下宫内修复开放性脊柱裂由 Bruner 等于
1997 年首次报道[120]。截至 2011 年，Verbeek 等一共进
行了 19 例宫内修复 MMC 的手术[121]。随着经验的积
累，Kohl 团队的胎儿镜下手术结果已经接近 MOMS 研
究中报道的开放性手术治疗效果[122,123]。考虑到胎儿
独特的极强愈合能力，Pedreia 等报道了 4 例胎儿镜下
用防水材料和极其简单的手术技巧来治疗 MMC（图
24-12）[124]。由于胎儿镜手术的母体手术风险明显低于
开放性手术，如果术后的患儿神经发育相似，这种手术
方式有望代替开放式手术。

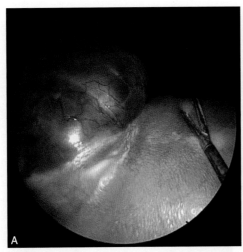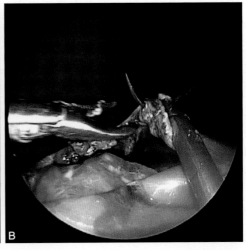

图 24-12　胎儿镜下胎儿脊髓脊膜膨出修补术。手术在孕妇全麻下进行,通过 3 个穿刺套管 (Trocar)操作,二氧化碳部分充盈子宫。A.胎儿镜下胎儿腰骶部脊髓脊膜膨出。B.分离神经囊壁,表面覆盖纤维素补片后,周围皮肤连续缝合关闭(感谢 Denise Pedreira 博士馈赠此图)

先天性膈疝

先天性膈疝(congenital diaphragmatic hernia, CDH) 散发,发病率 1/3000 ~ 1/2500[125]。约 80%的 CDH 发生在左侧,15% 在右侧,还有 5% 为双侧。50%~60%的 CDH 为孤立性异常,其余合并其他异常或者是遗传综合征的表现之一[126]。CDH 时,腹腔脏器通过缺损膈肌进入胸腔,压迫胎肺。宫内胎肺发育的异常在出生后表现为呼吸窘迫和肺动脉高压[127]。CDH 的自然病史取决于产时肺压迫的程度。总体来说,虽然新生儿重症监护技术提高,但围产期死亡率依旧很高[126,128~131]。产前诊断 CDH 的活产儿中,因肺发育不良死亡率达 30% ~ 40%[129]。因此产前评估 CDH 的重点有两个:①CDH 是否孤立性存在;②评估肺发育情况。

人们用许多方法来更好地评估 CDH 胎儿预后。除了辨认肝脏是否疝入胸腔,对侧肺面积以及其与头围的比值(肺头比,LHR)也用于评估预后。Metkus 等于 1996 年最先提出用超声测量 LHR 来预判 CDH 的预后[132]。LHR 即四腔心切面下对侧肺最大垂直径线乘积(即肺面积,mm^2)与头围的比值(图 24-13)。也有采用描记方法测量对侧肺面积的。头围作为内对照来校正孕周这个影响 CDH 严重性的独立因素[132]。然而用 LHR 来作为预测 CDH 预后和外科介入的标准也存在问题[133,134]。Peralta 等对 650 例正常胎儿测量 12~32 周的 LHR,发现这个指标仍和孕周相关[135]。Jani 等提出使用观察/期待肺头比,即(o/e) LHR,校正孕周的影响。然而(o/e)LHR 测量的超声技巧和方法的差

异性或许与 LHR 预测结果的差强人意有关[136]。

还有一个原因与 LHR 的测量问题有关,即 LHR 的数学公式[137]。作为分子的肺面积测量单位是平方毫米(mm^2,面积),而作为分母的头围单位是毫米(mm,长度)。这样就成为一个斜率持续正向的一级多项式方程[137]。LHR 随着孕周增长,(o/e)LHR 也存在同样问题[138]。利用数学模型,Quintero 等推出了一个独立于孕周的定量肺指数(quantitative lung index,QLI)[137]。这个计算则是两个二级多项式的比值:

$$QLI = LA/(HC/10)^2$$

LA 为四腔心切面的对侧肺面积(mm^2),HC 为头围(mm)[137]。16~32 周的 QLI 中位数约 1.0,低于 0.6 (<1st 百分位数)被认为肺过小(图 24-14)。

其他计算肺面积的方法包括用 MRI 或者三维超声测量肺体积[139]。尽管这些形式上评估肺野更清楚,但与传统二维超声测量相比,在对预后判断上并没有更多的优势。肝脏疝入者依旧生后死亡率较高,因此肝脏疝入的定量也是一个预测结局的方法[140,141]。

利用前面的产前评估技术,有学者提议对重度的孤立性 CDH 进行胎儿介入治疗。重度 CDH 的定义为 LHR<1.0 或 o/eLHR<25% 或 QLI<0.6[138,139]。轻中度的 CDH 出生后借助医疗支持的存活率较高,因此不作为宫内治疗的对象[139]。最开始的产前宫内手术和产后外科手术一样,开胸修补膈肌。没有肝脏疝入时,胎儿外科修复问题不大。肝脏疝入时,如果立即把肝脏还纳入腹腔,会导致静脉导管成角,影响脐静脉血流灌注。因此最需要宫内治疗的肝脏疝入的 CDH 胎儿反而不适于做宫内修补手术。有医生观察到先天性气道

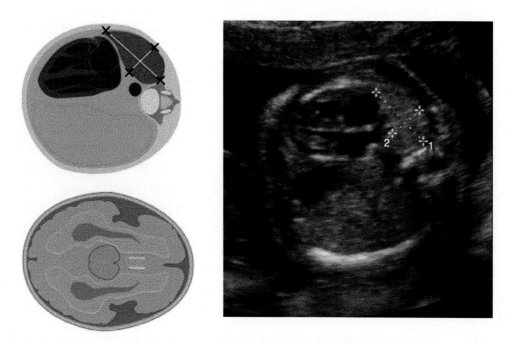

图 24-13　图示为左侧先天性膈疝(CDH)胎儿的肺头比(LHR)测量方法。左侧膈疝时(大多数膈疝在左侧),在四腔心平面测量右侧肺。超声横切面要注意对称性,两侧均可显示一条肋骨。平面上右肺最长径线(mm)乘上与之垂直的最长径线长度(mm),乘积(mm²)除以双顶径平面上测量的头围(mm),即可得到肺头比(LHR)

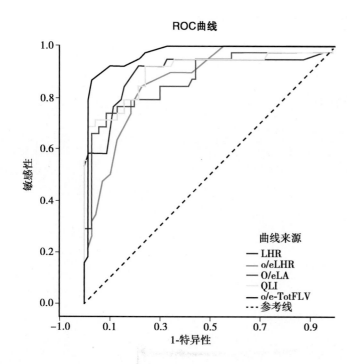

图 24-14　受试者工作特征曲线(receiver operating characteristic curve, ROC 曲线),图中有定量肺指数(quantitative lung index, QLI);观察/期待对侧肺面积比值(observed versus expected contralateral lung area, O/eLA);肺头比(lung-to-head ratio, LHR);观察/期待肺头比(o/eLHR)以及观察/期待全肺体积(observed versus expected total lung volume, o/e-TotFLV)

高位梗阻胎儿肺生长的改变,便开始详细评估用医源性可逆性胎儿气管栓塞促进胎肺发育的方案。2003年美国开展了一个对比开放性胎儿手术结扎气管和产前期待产后手术的随机对照研究[142]。纳入标准为LHR≤1.4。这个研究并没有发现宫内手术比出生后手术有任何额外好处。但是两两分组比较发现,LHR<1.0的病例似乎更适合宫内手术,因为其存活率仅33%,而LHR>1.0的CDH病例存活率在两组中都是100%[142]。之后出现了胎儿治疗模式的转变,人们放弃了开放性手术(无论是膈肌修补还是气管结扎[143]),而更多倾向做超声引导下的胎儿镜下气管栓塞手术。

气管结扎目的是提高重度CDH胎儿围产期存活率而进行的其中一种产前介入方法[144,145]。动物实验和人体实验都证实重度CDH的肺存在形态学异常[146,147]:肺泡减少、间质增多[148]、肺内血管减少但血管肌层厚[149],同时肺的顺应性下降[51]。产前气管结扎的想法来自于实验数据,研究人员发现结扎后肺内液体增加引起流体静压增加,机械性促进了肺的生长[152]。

然而,除了肺体积增加,持续气管结扎也导致肺的组织学异常,包括出现寡肺大疱[153]和Ⅱ型肺泡上皮的减少[154]。因此间断阻塞气管可能更能模拟胎肺生长和成熟的生理过程,后者既需要宫内肺分泌液体积聚的张力作用,也需要间断呼吸运动的拉伸力量[155,156]。

目前大多数方案是在26~28周之间气管阻塞,并在34周移除阻塞物[143,145],尽管存在手术时机以及持续阻塞时间的争议[157]。手术需要超声和胎儿镜协同引导将阻塞物放入气管。胎儿镜进入羊膜腔内,依次经过胎儿口腔、咽喉和会厌,最后进入气管。看到隆突后,即放入装置(图24-15)。常用的装置有两种:可取出的球囊[158]和改良后的8mm支架[159],可以在34周胎儿镜下取出或者分娩时EXIT取出。孤立性重度CDH的胎儿在胎儿镜下气管栓塞手术后的存活率明显高于对照组[144,160]。包括欧洲的胎儿内镜下气管阻塞研究(fetal endoscopic tracheal occlusion,FETO)在内的许多实验还在进行。对这些结果的分析和应用一定要结合其纳入标准、本地资源和婴儿的生后护理。

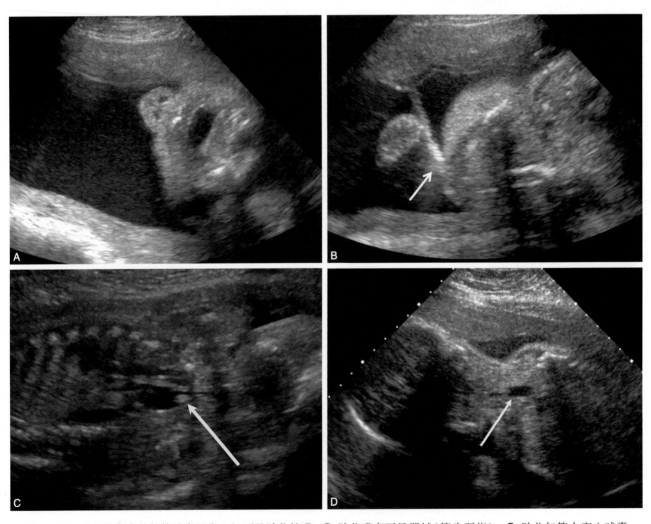

图24-15　先天性膈疝的气管球囊阻塞。A.可见胎儿的嘴。B.胎儿嘴旁可见器械(箭头所指)。C.胎儿气管内塞入球囊(箭头所指)。D.气管的球囊(箭头所指)

先天性肺气道畸形

先天性肺气道畸形（congenital pulmonary airway malformation，CPAM），以前称为先天性囊性腺瘤样畸形，指终末支气管过度生长并压迫导致肺泡分化不良而形成的错构瘤，是一种肺发育不良[161]。CPAM 分为三型[162]：Ⅰ型：直径>2cm 的薄壁囊肿，内壁为纤毛假复层柱状上皮。与之相反，Ⅱ型和Ⅲ型由多个内壁为立方上皮的微小囊泡组成（Ⅱ型囊泡直径<2cm；Ⅲ型囊泡直径<0.5cm），也可有实性成分。超声可以判定 CPAM 分型，因为Ⅰ型为大囊泡，Ⅱ型和Ⅲ型为混合回声，部分为微囊泡结构的强回声（图 24-16）。

大部分 CPAM 的产前及产后临床预后良好。由于有感染和远期恶变的风险，通常建议手术切除。一旦诊断，处理上包括超声宫内监护、产前咨询、相关专家参与产后评估和治疗。

尽管大多数 CPAM 宫内无症状且预后良好，大的 CPAM 可导致许多影响胎儿的并发症，包括水肿和死亡。大的 CPAM 压迫腔静脉和心脏，减少回心血量导致水肿[163]。CPAM 相关的胎儿水肿是提示预后的最重要指标。没有水肿胎儿的活产率在 95%以上[164]。水肿胎如果未经任何治疗，围产期死亡率接近 100%[165]。因此，中晚孕期的胎儿水肿是宫内治疗的指征。为了预测有可能发生水肿的胎儿，人们提出了用包块体积（cm³）除以头围的囊腺瘤体积比（CPAM volume ratio，CVR）[166]。当 CVR>1.6 时，80%会发生水肿。

如果 32~34 周发生水肿时，进行宫内治疗可以拯救生命。治疗大的Ⅰ型 CPAM 方法包括经皮穿刺吸取囊液以及放置胸腔羊膜腔引流管[167]。总体上说，预后良好。Ⅱ型和Ⅲ型 CPAM 由多个小囊和实性成分组成，无法通过抽吸液体或引流治疗。历史上，曾通过开放性母胎手术切除腺瘤来缓解水肿，存活率达 50%[168]。然而，人们开始尝试较少创伤性的方法[169]。目前广泛认可母体使用激素（与促胎肺成熟方案一样，倍他米松 12mg，qd×2 天）可有效预防治疗 CPAM 引起的水肿[170~172]。人们还尝试用经皮穿刺的激光电凝、注射栓塞剂、射频消融减少肿瘤体积。这些方法中，大概以经皮激光电凝的手术相关风险最低[170]。经皮注射硬化剂治疗 CPAM，也能缓解水肿缩小肿瘤[173]。然而，自从发现母体应用激素的效果良好后，已经很少采用外科介入治疗了。

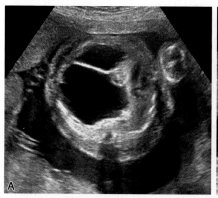 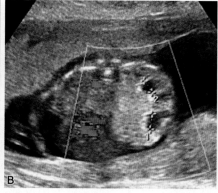 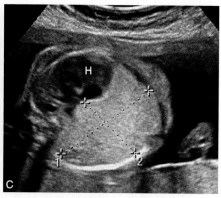

图 24-16　三种不同的先天性肺气道畸形（CPAM）的超声图像。A. Ⅰ型 CPAM（大囊泡型）各个囊泡直径>2cm。B. Ⅱ型 CPAM（混合大囊泡和小囊泡）由数个边界清晰的直径<2cm 的囊肿组成，周围回声增强并有实性组织，提示为微小囊泡构成。C. Ⅲ型 CPAM（微小囊泡）高回声、实性病灶（游标所示径线），边界不清。H，心脏

胸腔引流

单纯胎儿胸腔积液（hydrothorax）（胸水（pleural effusion））并不常见，据报道，发生率 1/15 000~1/10 000[174]。产前超声根据肺旁或周围无回声区即可诊断。单侧大量胸水的影响类似于大的包块，可以引起纵隔偏移，继发水肿，而水肿是围产儿死亡的独立因素[175]。预后取决于导致水肿的原因。胎儿胸水与非整倍体、其他结构畸形之间明显相关[176]。因此应建议详细胎儿结构筛查以及遗传学检查[177]。单侧的胸水更散发，预后比双侧胸水相对较好。单侧胸水可能由于胸导管或者肺淋巴系统发育异常导致[178]。如胸水中淋巴细胞含量升高（>80%），考虑是淋巴系统发育异常引起的胸水，即胎儿乳糜胸（fetal chylothorax）[174]。大量单侧胸水可引起包块效应（mass effect），可进展至双侧胸水，继而胎儿水肿，使临床处理更复杂。很难判断一个水肿胎是因为原发胸水导致的，还是胸水就是全身水肿的一部

分。如果不对称的大量胸水合并胎儿水肿,有纵隔移位和单侧膈肌反向等包块效应表现,大多数人会归因于大量胸腔积液[179]。

胎儿胸水的介入性治疗仅对继发性胎儿水肿病例有效[180,181]。胸腔引流管治疗大量胸水导致的胎儿水肿,围产儿存活率可达50%[179]。有作者对高度可能发展到胎儿水肿的病例也进行介入治疗,如快速增多的胸水、羊水过多、明显纵隔移位、有心室充盈异常等心衰表现[182,183]。有许多不同的方案报道治疗胎儿胸水,包括重复胸穿、胸腔羊膜腔引流、胎儿胸腔内注射母血、胸膜硬化剂固定胸膜。其中,胸腔羊膜腔引流最常使用[184]。

胎儿心脏介入治疗

胎儿治疗的一个新兴领域是先天性心脏病。有些心脏缺陷并不复杂,但由于胎儿生长以及循环的变化,进行性加重的大血管、流出道以及心室的发育异常,导致出生后心脏功能衰竭。以重度主动脉狭窄为例,可进展至左心发育不良综合征(hypoplastic left heart syndrome,HLHS)。有人探索在宫内通过治疗主动脉瓣狭窄来避免心室发育不良。目前标准的生后手术治疗是分期姑息性的手术(先后进行 Norwood 和 Fontan 手术),建立单心室。胎儿心脏介入手术治疗(fetal cardiac interventions)合并 HLHS 重度主动脉狭窄的目的则是纠正左心的生理异常,促进心室发育,使之适应生后正常的双心室循环[184]。

超声引导胎儿心内导管(cardiac catheterization)和球囊扩张瓣膜术(valvular balloon dilatation)的个案增多。大多数情况下,经皮穿刺就可以完成。实时超声引导下,用 18G 或 19G 的穿刺针穿入胎儿左心室(图 24-17)。球囊血管成形导管经过导丝放入狭窄的瓣膜。一旦确定球囊在主动脉瓣膜平面上,超声引导下膨胀球囊,之后拔出导丝和球囊。严密观察胎儿有无心动过缓和心包积液。波士顿儿童医院和布莱根妇女医院(Boston Children /Brigham and Women Hospital)报道扩张成功率达80%。成功个案中,30%出生时可达双心室循环,另有8%一开始为单心室,后转为双心室循环[184]。

对房间隔完整或缺损小的 HLHS 和室间隔完整的肺动脉狭窄或闭锁的治疗经验更有限。然而未来的研究有助于选择合适的患者、合适的时机和根据类型选择适用方案。如前所述,这些操作均经皮穿刺进行,对母体和妊娠的风险较低,这也有利于未来更多的尝试,

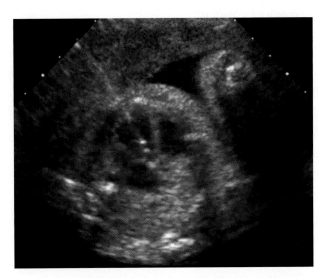

图 24-17　主动脉瓣膜成形术(aortic valvuloplasty)。途中可见左心室内的针,针尖位于主动脉瓣膜处

尽管成功率有差异性。

下尿道梗阻

引起下尿道梗阻(lower urinary tract obstruction,LUTO)的胎儿尿道发育异常发生疾病和死亡的风险明显升高。LUTO 在男胎中发生率约 1/8000 ~ 1/5000。最常见的 LUTO 原因在男胎是后尿道瓣膜,女胎中是尿道闭锁[186]。完全梗阻导致进行性加重的羊水过少甚至无羊水。取决于羊水过少发生的孕周,多数伴有肺发育不良。此外,膀胱尿道反流和后压力增加影响肾实质,引起囊性变和肾衰。如无治疗,LUTO 导致肾积水、肾发育不良、围产儿死亡率可达90%[187]。肾和肺的发育不良是主要死亡原因。

通过为 LUTO 合并羊水过少的巨膀胱胎儿放置膀胱羊膜腔引流管,来增加羊水量并降低尿路压力的治疗方法已经进行多年。随着经验积累,选择合适的患者成为治疗成败的关键。有些胎儿的肾功能已经有不可逆损伤,虽然肺功能可能在引流术后得到拯救,但胎儿出生后很有可能由于肾衰导致新生儿疾病以及长期透析最终需要肾移植。这也促使人们尝试预测胎儿/新生儿肾功能,来辨认哪些适合进行引流来促进肺发育和改善肾功能。有人认为分析胎儿尿液中的电解质成分和其他分析是最好的方法。对超声下肾实质回声正常而膀胱充盈者,预测间隔 2~3 天的膀胱穿刺抽取尿液中的电解质检查预测价值较大(表 24-4)[188]。Nicolini 和 Spelzini 建议修正 LUTO 评估流程为单次脐血管穿刺[189]。这可以一次性同时明确胎儿核型并检测

β_2 微球蛋白评估肾功能。

表 24-4	胎儿尿液成分与预后的关系	
	预后良好	预后不良
钠(mmol/l)	<90	>100
氯(mmol/l)	<90	>100
渗透压(mOsm/l)	<180	>200
蛋白(mg/dl)	<20	>40
β_2 微球蛋白(mg/dl)	<6	>10

* 阈值设定是根据 18～24 周尿液样本。在预后良好和预后不良之间的值为"灰区",这部分胎儿有存活可能,但存在中度以上肾功能异常

对合并羊水过少的 LUTO 经皮超声引导放置膀胱羊膜腔引流管适用于核型正常、没有超声或生化指标提示肾囊性发育不良以及没有重大结构上的畸形(图 24-18)。介入治疗后的长期和短期随访数据显示生存率提高但肺和肾功能疾病的发生率相对较高。Clark 等总结了 16 个研究的 342 例胎儿转归,整体存活率 73%,比未接受手术组,无论是膀胱穿刺或膀胱羊膜腔引流术后的手术组围产期存活率均更高[190]。一个试图对比引流术和期待治疗的多国随机临床对照试验由于患者招募困难而无法完成[191]。有个产前记录完整的 20 例 LUTO 报道,术后 5 年随访经过膀胱羊膜腔引流的孩子神经智力发育正常,但 18 例存活儿中,6 例肾功能尚可,4 例轻度肾功能不全,6 例需要透析最终肾

移植[192]。此外,许多有生长迟缓以及持续肺部疾患。其他中心也有类似结果的报道,幸存儿中 1/2～2/3 有慢性肾功能不全,即使他们宫内术前的尿检查都提示预后良好。

约 40% 的患者出现放置引流管相关的并发症[193]。引流管可能脱落到胎儿腹腔造成医源性尿性腹水,还有可能被拔出膀胱甚至脱落到宫腔。引流管重置增加胎儿死亡率、绒毛膜羊膜炎、早产胎膜早破、流产、早产的风险,每个操作的围产期胎儿死亡风险达 4%。因此有许多其他方法试图找到更有效更可靠的治疗方法来改善预后。其中一个改进是用双 J 管(double pigtail catheter shunt)引流,降低脱落风险[194]。还有用胎儿膀胱镜下治疗后尿道瓣膜[195]。膀胱镜下可以直接纠正出口梗阻,使胎儿在余下的宫内妊娠中恢复正常的膀胱功能。比起引流管,内镜的方法预后较好,但有潜在导致胎儿其他损伤的可能和继发瘘管形成的风险。

骶尾部畸胎瘤

骶尾部畸胎瘤(sacrococcygeal teratoma,SCT)是起源于尾椎部位的囊实性肿瘤。和胎儿治疗相关的 SCT 都是体积大、实性、血流丰富的。血流丰富的大 SCT 可导致胎儿高输出量性心衰、水肿甚至死亡。测量肿瘤大小、生长速度以及胎儿心脏功能可以帮助辨认可能出现失代偿的高风险胎儿。如果合并大的 SCT 的

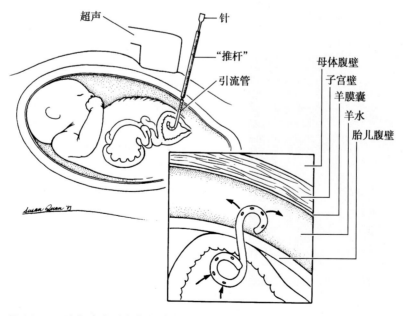

图 24-18　胎儿膀胱引流管的放置和调整。双 J 管从针体推出,从而一端在胎儿膀胱内,一端在羊膜腔(From Adzick NS,Flake AW,Harrison MR:Recent advances in prenatal diagnosis and treatment. Pediatr Clin North Am 32:1103,1985)

胎儿在远离有生机的孕周就出现心衰水肿,预后极差,接近 100% 的死亡率,有宫内干预的指征[196]。

治疗方案有完全切除肿瘤或者凝固肿瘤血管从而恢复心功能。开放性母胎手术切除肿瘤的母胎风险均高,且效果差强人意[197]。有很多的微创性手术企图通过阻断 SCT 的血供来治疗,方法包括弹簧圈栓塞、注射硬化剂或栓塞剂、单极电凝、激光电凝以及射频消融。2014 年一篇综述总结了 34 例利用微创方法治疗SCT 的资料,总体存活率 44%。有继发心衰和无心衰的胎儿,存活率分别为 30% 和 67%[197]。而另外 12 例开放性手术的胎儿存活率 50%[198]。这些手术的长期预后尚未见报道。

羊膜带综合征

羊膜带综合征(amniotic band syndrome,ABS)被认为是由于破裂的羊膜形成纤维束带连接胎儿后形成的先天异常,散发分布。胎儿贴近或者被羊膜残片缠绕可以导致胎儿畸形、截断畸形[199]。ABS 在活产儿中发生率约 1/15 000~1/1200[200]。

ABS 的胎儿结局差异甚大,具体取决于羊膜带缠绕程度以及胎儿受累部位。ABS 可以导致的畸形包括:单个手指/脚趾缺失、远端肢体截肢、颅面部或胸腹部破坏性开裂。ABS 中最常见的表现是羊膜带缠绕肢端,导致远端肢体水肿、截断或者其他畸形(图 24-19)[201]。缠绕进行性加重和胎儿生长发育可以导致截

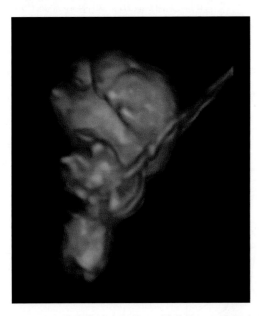

图 24-19　患羊膜带综合征的 22 周胎儿。三维超声表面成像模式显示胎儿前臂被羊膜带紧密缠绕,导致手和腕部水肿(改自 Assaf R 等:In utero release of constriction amniotic bands via blunt dissection. Fetal Pediatr Pathol 31(1):25-29,2012)

肢畸形[202]。动物实验发现宫内松解粘连带可以使肢端恢复血液循环和功能[203]。

和动物模型相似,即使松解缠绕人类胎儿的羊膜带也可以减轻肢体水肿、恢复肢体结构以及功能、避免截肢残障。Quintero 团队实施了最早的两例微创下松解羊膜带手术,一例使用内镜的剪刀,一例使用钇铝石榴石(yttrium-aluminum-garnet,YAG)激光[201]。Husler等报道了 7 例同类技术下的羊膜带松解术[204]。陆续的报道结果一致发现胎儿镜松解手术后肢体结构以及功能得到改善。特别要注意的是,缠绕松紧度可能随着胎儿生长而加重。曾有病例报道一例胎儿右下肢被羊膜带缠绕较紧,远端出现水肿,左下肢也有疏松缠绕,但肢端形态正常。29 周时胎儿镜下松解了右下肢的羊膜带缠绕[205],2 岁的时候右下肢功能正常。而 29 周时还没有明显问题的左下肢,之后出现了紧密缠绕,2岁时左下肢有残疾。因此对发现有羊膜带缠绕时,整个孕期都需要超声定期监护。

如果羊膜带缠绕脐带有可能导致脐带受压、胎儿死亡。因此发现羊膜带缠绕脐带,也应考虑手术,希望能避免脐带受压导致的宫内死胎[206]。

要注意的是,羊膜带综合征(amniotic band syndrome)一般累及多个胎儿部位,不一定都能在产前超声或者胎儿镜下发现,应该告知患者相关局限性。

胎盘血管瘤

胎盘血管瘤(chorioangioma)是绒毛组织的不正常增生,发生率约 1%[207]。大多数胎盘血管瘤很小,并不对胎儿有不良影响。直径超过 4cm 的胎盘血管瘤出现胎儿不良结局风险增加,包括羊水过多、胎儿微血管性溶血性贫血、心脏高输出量性心衰导致的胎儿非免疫性水肿以及胎儿生长受限[208]。大的胎盘血管瘤胎死宫内的风险增加 40%[209]。幸运的是大的胎盘血管瘤发生率仅 1/9000~1/3500[207]。

胎盘血管瘤的超声图像为胎盘胎儿面向外隆起的局限性血管丰富的实性包块。彩色多普勒频谱可以有效判断肿瘤的血供是否丰富(图 24-20A)。血管丰富以及肿瘤内低回声为主提示妊娠并发症风险高,而非血管性和高回声的病灶妊娠结局相对较好[207]。

因为大的胎盘血管瘤与不良围产结局有关,因此对出现高心脏输出量失代偿或水肿的,可以进行宫内治疗。这类患者中胎儿贫血并不少见,因此应该用超声监测 MCA-PSV 并寻找其他胎儿贫血表现。宫内输血可以改善重度贫血胎儿的结局。重度羊水过多同样并不少见,羊水减量可以缓解母体不适和降低早产风

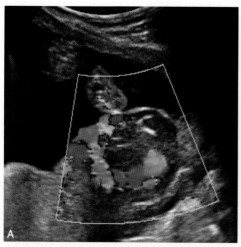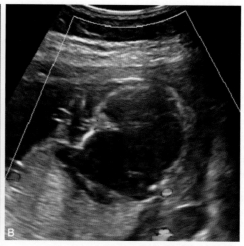

图 24-20　胎盘血管瘤。A. 25 周彩色超声多普勒检查发现一个位于胎盘胎儿面的血流丰富的大血管瘤。B. 同一病例进行胎儿镜下激光电凝供血血管后 29 周彩色超声多普勒显示瘤大部分呈囊性，内部没有血流信号

险。然而，宫腔压力降低有可能增加肿瘤的血供，而使胎儿情况恶化[210]。直接阻断胎盘血管瘤的血供治疗巨大胎盘血管瘤有多种方案（图 24-20B）[211]。超声下经皮穿刺注射无水乙醇、栓塞剂以及间质激光治疗。还可以通过胎儿镜下缝扎或者激光电凝供血血管。一个较小的研究发现胎儿镜下阻断胎盘血管瘤供应血管后，胎儿存活率可达 80%[211]。

总结

超声极大促进了胎儿治疗发展，提供诊断信息以及术中操作引导。尽管初期人们使用开放性母胎手术治疗胎儿疾病，然而对母亲和胎儿风险都较大。微创性胎儿手术的母体风险明显降低，目前是宫内手术的主流。这些操作都在超声引导下进行。随着外科器械以及产前诊断技术的不断提高，微创方式的母胎手术将愈加精细，成为胎儿治疗的主要渠道。

（胡芷洋　翻译　解丽梅　审校）

参考文献

1. Liley AW: Intrauterine transfusion of foetus in haemolytic disease. *Br Med J* 2(5365):1107–1109, 1963.
2. Adzick NS, Thom EA, Spong CY, et al: A randomized trial of prenatal versus postnatal repair of myelomeningocele. *N Engl J Med* 364(11):993–1004, 2011.
3. Golombeck K, Ball RH, Lee H, et al: Maternal morbidity after maternal-fetal surgery. *Am J Obstet Gynecol* 194(3):834–839, 2006.
4. Wilson RD, Lemerand K, Johnson MP, et al: Reproductive outcomes in subsequent pregnancies after a pregnancy complicated by open maternal-fetal surgery (1996-2007). *Am J Obstet Gynecol* 203(3):209.e1–209.e6, 2010.
5. American College of Obstetricians and Gynecologists: ACOG Committee Opinion No. 550: maternal-fetal surgery for myelomeningocele. *Obstet Gynecol* 121(1):218–219, 2013.
6. Van de Velde M, De Buck F: Fetal and maternal analgesia/anesthesia for fetal procedures. *Fetal Diagn Ther* 31(4):201–209, 2012.
7. Farrell JA, Albanese CT, Jennings RW, et al: Maternal fertility is not affected by fetal surgery. *Fetal Diagn Ther* 14(3):190–192, 1999.
8. Deprest J, Jani J, Lewi L, et al: Fetoscopic surgery: encouraged by clinical experience and boosted by instrument innovation. *Semin Fetal Neonatal Med* 11(6):398–412, 2006.
9. Quintero R, Morales W: Operative fetoscopy: a new frontier in fetal medicine. *Contemp Ob Gyn* 44:45–68, 1999.
10. Schulman SR, Jones BR, Slotnick N, et al: Fetal tracheal intubation with intact uteroplacental circulation. *Anesth Analg* 76(1):197–199, 1993.
11. Moldenhauer JS: Ex utero intrapartum therapy. *Semin Pediatr Surg* 22(1):44–49, 2013.
12. Victoria A, Mora G, Arias F: Perinatal outcome, placental pathology, and severity of discordance in monochorionic and dichorionic twins. *Obstet Gynecol* 97(2):310–315, 2001.
13. Dube J, Dodds L, Armson BA: Does chorionicity or zygosity predict adverse perinatal outcomes in twins? *Am J Obstet Gynecol* 186(3):579–583, 2002.
14. Larroche JC, Droulle P, Delezoide AL, et al: Brain damage in monozygous twins. *Biol Neonate* 57(5):261–278, 1990.
15. Ong SS, Zamora J, Khan KS, et al: Prognosis for the co-twin following single-twin death: a systematic review. *Br J Obstet Gynaecol* 113(9):992–998, 2006.
16. Boyle B, McConkey R, Garne E, et al: Trends in the prevalence, risk and pregnancy outcome of multiple births with congenital anomaly: a registry-based study in 14 European countries 1984-2007. *Br J Obstet Gynaecol* 120(6):707–716, 2013.
17. Glinianaia SV, Rankin J, Wright C: Congenital anomalies in twins: a register-based study. *Hum Reprod* 23:1306–1311, 2008.
18. Ortibus E, Lopriore E, Deprest J, et al: The pregnancy and long-term neurodevelopmental outcome of monochorionic diamniotic twin gestations: a multicenter prospective cohort study from the first trimester onward. *Am J Obstet Gynecol* 200(5):494.e1–494.e8, 2009.
19. Lewi L, Lewi P, Diemert A, et al: The role of ultrasound examination in the first trimester and at 16 weeks' gestation to predict fetal complications in monochorionic diamniotic twin pregnancies. *Am J Obstet Gynecol* 199(5):493.e1–493.e7, 2008.
20. Bajoria R, Kingdom J: The case for routine determination of chorionicity and zygosity in multiple pregnancy. *Prenat Diagn* 17(13):1207–1225, 1997.
21. Carroll SG, Soothill PW, Abdel-Fattah SA, et al: Prediction of chorionicity in twin pregnancies at 10-14 weeks of gestation. *Br J Obstet Gynaecol* 109(2):182–186, 2002.
22. Reddy UM, Abuhamad AZ, Levine D, et al: Fetal imaging: Executive

summary of a Joint Eunice Kennedy Shriver National Institute of Child Health and Human Development, Society for Maternal-Fetal Medicine, American Institute of Ultrasound in Medicine, American College of Obstetricians and Gynecologists, American College of Radiology, Society for Pediatric Radiology, and Society of Radiologists in Ultrasound Fetal Imaging Workshop. *Am J Obstet Gynecol* 210(5):387–397, 2014.

23. Society for Maternal-Fetal Medicine, Simpson LL: Twin-twin transfusion syndrome. *Am J Obstet Gynecol* 208(1):3–18, 2013.

24. Quintero R, Quintero L, Bornick P, et al: The donor-recipient (D-R) score: *in vivo* endoscopic evidence to support the hypothesis of a net transfer of blood from donor to recipient in twin-twin transfusion syndrome. *Prenat Neonat Med* 5:84–91, 2000.

25. Bajoria R, Wigglesworth J, Fisk NM: Angioarchitecture of monochorionic placentas in relation to the twin-twin transfusion syndrome. *Am J Obstet Gynecol* 172(3):856–863, 1995.

26. Mahieu-Caputo D, Meulemans A, Martinovic J, et al: Paradoxic activation of the renin-angiotensin system in twin-twin transfusion syndrome: an explanation for cardiovascular disturbances in the recipient. *Pediatr Res* 58(4):685–688, 2005.

27. Wieacker P, Wilhelm C, Prompeler H, et al: Pathophysiology of polyhydramnios in twin transfusion syndrome. *Fetal Diagn Ther* 7(2):87–92, 1992.

28. Quintero R, Morales W, Allen M, et al: Staging of twin-twin transfusion syndrome. *J Perinatol* 19:550–555, 1999.

29. Chang YL, Chmait RH, Bornick PW, et al: The role of laser surgery in dissecting the etiology of absent or reverse end-diastolic velocity in the umbilical artery of the donor twin in twin-twin transfusion syndrome. *Am J Obstet Gynecol* 195(2):478–483, 2006.

30. Ishii K, Chmait RH, Martinez JM, et al: Ultrasound assessment of venous blood flow before and after laser therapy: approach to understanding the pathophysiology of twin-twin transfusion syndrome. *Ultrasound Obstet Gynecol* 24(2):164–168, 2004.

31. Saunders NJ, Snijders RJ, Nicolaides KH: Therapeutic amniocentesis in twin-twin transfusion syndrome appearing in the second trimester of pregnancy. *Am J Obstet Gynecol* 166(3):820–824, 1992.

32. Kontopoulos EV, Quintero RA, Chmait RH, et al: Percent absent end-diastolic velocity in the umbilical artery waveform as a predictor of intrauterine fetal demise of the donor twin after selective laser photocoagulation of communicating vessels in twin-twin transfusion syndrome. *Ultrasound Obstet Gynecol* 30(1):35–39, 2007.

33. Quintero R, Morales W, Mendoza G, et al: Selective photocoagulation of placental vessels in twin-twin transfusion syndrome: evolution of a surgical technique. *Obstet Gynecol Surv* 53(12 Suppl):S97–S103, 1998.

34. Lenclen R, Paupe A, Ciarlo G, et al: Neonatal outcome in preterm monochorionic twins with twin-to-twin transfusion syndrome after intrauterine treatment with amnioreduction or fetoscopic laser surgery: comparison with dichorionic twins. *Am J Obstet Gynecol* 196(5):450.e1–450.e7, 2007.

35. Senat MV, Deprest J, Boulvain M, et al: Endoscopic laser surgery versus serial amnioreduction for severe twin-to-twin transfusion syndrome. *N Engl J Med* 351(2):136–144, 2004.

36. Rossi AC, D'Addario V: Laser therapy and serial amnioreduction as treatment for twin-twin transfusion syndrome: a meta-analysis and review of literature. *Am J Obstet Gynecol* 198(2):147–152, 2008.

37. Ahmed S, Luks FI, O'Brien BM, et al: Influence of experience, case load, and stage distribution on outcome of endoscopic laser surgery for TTTS—a review. *Prenat Diagn* 30(4):314–319, 2010.

38. Skupski DW, Luks FI, Walker M, et al: Preoperative predictors of death in twin-to-twin transfusion syndrome treated with laser ablation of placental anastomoses. *Am J Obstet Gynecol* 203(4):388.e311, 2010.

39. Chmait RH, Kontopoulos EV, Korst LM, et al: Stage-based outcomes of 682 consecutive cases of twin-twin transfusion syndrome treated with laser surgery: the USFetus experience. *Am J Obstet Gynecol* 204(5):393.e1–393.e6, 2011.

40. Van Winden KR, Quintero RA, Kontopoulos EV, et al: Perinatal survival in cases of twin-twin transfusion syndrome complicated by selective intrauterine growth restriction. *J Matern Fetal Neonatal Med* 28(13):1549–1553, 2015.

41. Chmait RH, Korst LM, Llanes A, et al: Perioperative characteristics associated with preterm birth in twin-twin transfusion syndrome treated by laser surgery. *Am J Obstet Gynecol* 209(3):264.e1–264.e8, 2013.

42. Slaghekke F, Lopriore E, Lewi L, et al: Fetoscopic laser coagulation of the vascular equator versus selective coagulation for twin-to-twin transfusion syndrome: an open-label randomised controlled trial. *Lancet* 383(9935):2144–2151, 2014.

43. Chmait RH, Kontopoulos EV, Quintero RA: Sequential laser surgery for twin-twin transfusion syndrome. *Am J Perinatol* 31(Suppl 1):S13–S18, 2014.

44. Lopriore E, Slaghekke F, Middeldorp JM, et al: Residual anastomoses in twin-to-twin transfusion syndrome treated with selective fetoscopic laser surgery: localization, size, and consequences. *Am J Obstet Gynecol* 201(1):66.e1–66.e4, 2009.

45. Lopriore E, Middeldorp JM, Oepkes D, et al: Residual anastomoses after fetoscopic laser surgery in twin-to-twin transfusion syndrome: frequency, associated risks and outcome. *Placenta* 28(2–3):204–208, 2007.

46. Lewi L, Jani J, Cannie M, et al: Intertwin anastomoses in monochorionic placentas after fetoscopic laser coagulation for twin-to-twin transfusion syndrome: is there more than meets the eye? *Am J Obstet Gynecol* 194(3):790–795, 2006.

47. Quintero RA, Martinez JM, Lopez J, et al: Individual placental territories after selective laser photocoagulation of communicating vessels in twin-twin transfusion syndrome. *Am J Obstet Gynecol* 192(4):1112–1118, 2005.

48. Chmait RH, Assaf SA, Benirschke K: Residual vascular communications in twin-twin transfusion syndrome treated with sequential laser surgery: frequency and clinical implications. *Placenta* 31(7):611–614, 2010.

49. De Paepe ME, Friedman RM, Poch M, et al: Placental findings after laser ablation of communicating vessels in twin-to-twin transfusion syndrome. *Pediatr Dev Pathol* 7(2):159–165, 2004.

50. Slaghekke F, Lewi L, Middeldorp JM, et al: Residual anastomoses in twin-twin transfusion syndrome after laser: the Solomon randomized trial. *Am J Obstet Gynecol* 211(3):285.e1–285.e7, 2014.

51. Lopriore E, van Wezel-Meijler G, Middeldorp JM, et al: Incidence, origin, and character of cerebral injury in twin-to-twin transfusion syndrome treated with fetoscopic laser surgery. *Am J Obstet Gynecol* 194(5):1215–1220, 2006.

52. Escobar GJ, Littenberg B, Petitti DB: Outcome among surviving very low birthweight infants: a meta-analysis. *Arch Dis Child* 66(2):204–211, 1991.

53. Ornstein M, Ohlsson A, Edmonds J, et al: Neonatal follow-up of very low birthweight/extremely low birthweight infants to school age: a critical overview. *Acta Paediatr Scand* 80(8–9):741–748, 1991.

54. Rossi AC, Vanderbilt D, Chmait RH: Neurodevelopmental outcomes after laser therapy for twin-twin transfusion syndrome: a systematic review and meta-analysis. *Obstet Gynecol* 118(5):1145–1150, 2011.

55. Vanderbilt DL, Schrager SM, Llanes A, et al: Predictors of 2-year cognitive performance after laser surgery for twin-twin transfusion syndrome. *Am J Obstet Gynecol* 211(4):388.e1–388.e7, 2014.

56. Gratacos E, Lewi L, Munoz B, et al: A classification system for selective intrauterine growth restriction in monochorionic pregnancies according to umbilical artery Doppler flow in the smaller twin. *Ultrasound Obstet Gynecol* 30(1):28–34, 2007.

57. Grubbs BH, Benirschke K, Korst LM, et al: Role of low placental share in twin-twin transfusion syndrome complicated by intrauterine growth restriction. *Placenta* 32(8):616–618, 2011.

58. Valsky DV, Eixarch E, Martinez JM, et al: Selective intrauterine growth restriction in monochorionic diamniotic twin pregnancies. *Prenat Diagn* 30(8):719–726, 2010.

59. Inklaar MJ, van Klink JM, Stolk TT, et al: Cerebral injury in monochorionic twins with selective intrauterine growth restriction: a systematic review. *Prenat Diagn* 34(3):205–213, 2014.

60. Huber A, Diehl W, Zikulnig L, et al: Perinatal outcome in monochorionic twin pregnancies complicated by amniotic fluid discordance without severe twin-twin transfusion syndrome. *Ultrasound Obstet Gynecol* 27(1):48–52, 2006.

61. Quintero RA, Bornick PW, Morales WJ, et al: Selective photocoagulation of communicating vessels in the treatment of monochorionic twins with selective growth retardation. *Am J Obstet Gynecol* 185(3):689–696, 2001.

62. Valsky DV, Eixarch E, Martinez JM, et al: Selective intrauterine growth restriction in monochorionic twins: pathophysiology, diagnostic approach and management dilemmas. *Semin Fetal Neonatal Med*

15(6):342–348, 2010.

63. Chalouhi GE, Marangoni MA, Quibel T, et al: Active management of selective intrauterine growth restriction with abnormal Doppler in monochorionic diamniotic twin pregnancies diagnosed in the second trimester of pregnancy. *Prenat Diagn* 33(2):109–115, 2013.

64. Gratacos E, Lewi L, Carreras E, et al: Incidence and characteristics of umbilical artery intermittent absent and/or reversed end-diastolic flow in complicated and uncomplicated monochorionic twin pregnancies. *Ultrasound Obstet Gynecol* 23(5):456–460, 2004.

65. Ishii K, Murakoshi T, Takahashi Y, et al: Perinatal outcome of monochorionic twins with selective intrauterine growth restriction and different types of umbilical artery Doppler under expectant management. *Fetal Diagn Ther* 26(3):157–161, 2009.

66. Gratacos E, Carreras E, Becker J, et al: Prevalence of neurological damage in monochorionic twins with selective intrauterine growth restriction and intermittent absent or reversed end-diastolic umbilical artery flow. *Ultrasound Obstet Gynecol* 24(2):159–163, 2004.

67. Gratacos E, Antolin E, Lewi L, et al: Monochorionic twins with selective intrauterine growth restriction and intermittent absent or reversed end-diastolic flow (type III): feasibility and perinatal outcome of fetoscopic placental laser coagulation. *Ultrasound Obstet Gynecol* 31(6):669–675, 2008.

68. Lewi L, Gucciardo L, Huber A, et al: Clinical outcome and placental characteristics of monochorionic diamniotic twin pairs with early- and late-onset discordant growth. *Am J Obstet Gynecol* 199(5):511.e1–511.e7, 2008.

69. Lopriore E, Middeldorp JM, Oepkes D, et al: Twin anemia-polycythemia sequence in two monochorionic twin pairs without oligo-polyhydramnios sequence. *Placenta* 28(1):47–51, 2007.

70. Nakayama S, Ishii K, Kawaguchi H, et al: Perinatal outcome of monochorionic diamniotic twin pregnancies managed from early gestation at a single center. *J Obstet Gynaecol Res* 38(4):692–697, 2012.

71. Lewi L, Jani J, Blickstein I, et al: The outcome of monochorionic diamniotic twin gestations in the era of invasive fetal therapy: a prospective cohort study. *Am J Obstet Gynecol* 199(5):514.e1–514.e8, 2008.

72. Robyr R, Lewi L, Salomon LJ, et al: Prevalence and management of late fetal complications following successful selective laser coagulation of chorionic plate anastomoses in twin-to-twin transfusion syndrome. *Am J Obstet Gynecol* 194(3):796–803, 2006.

73. Lopriore E, Oepkes D: Fetal and neonatal haematological complications in monochorionic twins. *Semin Fetal Neonatal Med* 13(4):231–238, 2008.

74. Slaghekke F, Kist WJ, Oepkes D, et al: Twin anemia-polycythemia sequence: diagnostic criteria, classification, perinatal management and outcome. *Fetal Diagn Ther* 27(4):181–190, 2010.

75. Sainz JA, Romero C, Garcia-Mejido J, et al: Analysis of middle cerebral artery peak systolic velocity in monochorionic twin pregnancies as a method for identifying spontaneous twin anaemia-polycythaemia sequence. *J Matern Fetal Neonatal Med* 27(11):1174–1176, 2014.

76. Lopriore E, Slaghekke F, Kersbergen KJ, et al: Severe cerebral injury in a recipient with twin anemia-polycythemia sequence. *Ultrasound Obstet Gynecol* 41(6):702–706, 2013.

77. Weingertner AS, Kohler A, Kohler M, et al: Clinical and placental characteristics in four new cases of twin anemia-polycythemia sequence. *Ultrasound Obstet Gynecol* 35(4):490–494, 2010.

78. Gucciardo L, Lewi L, Vaast P, et al: Twin anemia polycythemia sequence from a prenatal perspective. *Prenat Diagn* 30(5):438–442, 2010.

79. Assaf SA, Benirschke K, Chmait RH: Spontaneous twin anemia-polycythemia sequence complicated by recipient placental vascular thrombosis and hydrops fetalis. *J Matern Fetal Neonatal Med* 24(3):549–552, 2011.

80. Diehl W, Glosemeyer P, Tavares De Sousa M, et al: Twin anemia-polycythemia sequence in a case of monoamniotic twins. *Ultrasound Obstet Gynecol* 42(1):108–111, 2013.

81. Ishii K, Hayashi S, Mabuchi A, et al: Therapy by laser equatorial placental dichorionization for early-onset spontaneous twin anemia-polycythemia sequence. *Fetal Diagn Ther* 35(1):65–68, 2014.

82. Abdel-Sattar M, Platt LD, DeVore G, et al: Treatment of complicated spontaneous twin anemia-polycythemia sequence via fetoscopic laser

ablation of the vascular communications. *Fetal Diagn Ther* 38(3):233–237, 2014.

83. Lopriore E, Hecher K, Vandenbussche FP, et al: Fetoscopic laser treatment of twin-to-twin transfusion syndrome followed by severe twin anemia-polycythemia sequence with spontaneous resolution. *Am J Obstet Gynecol* 198(2):e4–e7, 2008.

84. Slaghekke F, van Klink JM, Koopman HM, et al: Neurodevelopmental outcome in twin anemia-polycythemia sequence after laser surgery for twin-twin transfusion syndrome. *Ultrasound Obstet Gynecol* 44(3):316–321, 2014.

85. Genova L, Slaghekke F, Klumper FJ, et al: Management of twin anemia-polycythemia sequence using intrauterine blood transfusion for the donor and partial exchange transfusion for the recipient. *Fetal Diagn Ther* 34(2):121–126, 2013.

86. Groussolles M, Sartor A, Connan L, et al: Evolution of middle cerebral artery peak systolic velocity after a successful laser procedure for iatrogenic twin anemia-polycythemia sequence. *Ultrasound Obstet Gynecol* 39(3):354–356, 2012.

87. James WH: A note on the epidemiology of acardiac monsters. *Teratology* 16(2):211–216, 1977.

88. Bornstein E, Monteagudo A, Dong R, et al: Detection of twin reversed arterial perfusion sequence at the time of first-trimester screening: the added value of 3-dimensional volume and color Doppler sonography. *J Ultrasound Med* 27(7):1105–1109, 2008.

89. Moore TR, Gale S, Benirschke K: Perinatal outcome of forty-nine pregnancies complicated by acardiac twinning. *Am J Obstet Gynecol* 163(3):907–912, 1990.

90. Quintero RA, Chmait RH, Murakoshi T, et al: Surgical management of twin reversed arterial perfusion sequence. *Am J Obstet Gynecol* 194(4):982–991, 2006.

91. Bebbington M: Selective reduction in complex monochorionic gestations. *Am J Perinatol* 31(Suppl 1):S51–S58, 2014.

92. Lee H, Bebbington M, Crombleholme TM: North American Fetal Therapy Network: The North American Fetal Therapy Network Registry data on outcomes of radiofrequency ablation for twin-reversed arterial perfusion sequence. *Fetal Diagn Ther* 33(4):224–229, 2013.

93. Nicolini U, Poblete A, Boschetto C, et al: Complicated monochorionic twin pregnancies: experience with bipolar cord coagulation. *Am J Obstet Gynecol* 185(3):703–707, 2001.

94. Livingston JC, Lim FY, Polzin W, et al: Intrafetal radiofrequency ablation for twin reversed arterial perfusion (TRAP): a single-center experience. *Am J Obstet Gynecol* 197(4):399.e1–399.e3, 2007.

95. Morel O, Malartic C, Barranger E: Radiofrequency ablation for twin-reversed arterial perfusion sequence: the unknown cord occlusion delay calls for long term neonatal follow-up of the surviving twins. *Am J Obstet Gynecol* 197(5):557–558, author reply 558, 2007.

96. Bebbington M: Selective reduction in multiple gestations. *Best Pract Res Clin Obstet Gynaecol* 28(2):239–247, 2014.

97. Lee H, Wagner AJ, Sy E, et al: Efficacy of radiofrequency ablation for twin-reversed arterial perfusion sequence. *Am J Obstet Gynecol* 196(5):459.e1–459.e4, 2007.

98. Evans MI, Andriole S, Britt DW: Fetal reduction: 25 years' experience. *Fetal Diagn Ther* 35(2):69–82, 2014.

99. Nobili E, Paramasivam G, Kumar S: Outcome following selective fetal reduction in monochorionic and dichorionic twin pregnancies discordant for structural, chromosomal and genetic disorders. *Aust N Z J Obstet Gynaecol* 53(2):114–118, 2013.

100. Chmait RH, Quintero RA: Operative fetoscopy in complicated monochorionic twins: current status and future direction. *Curr Opin Obstet Gynecol* 20(2):169–174, 2008.

101. Waitzman NJ, Romano PS, Scheffler RM: Estimates of the economic costs of birth defects. *Inquiry* 31(2):188–205, 1994.

102. Sadler TW: Embryology of neural tube development. *Am J Med Genet C Semin Med Genet* 135C(1):2–8, 2005.

103. Shaer CM, Chescheir N, Schulkin J: Myelomeningocele: a review of the epidemiology, genetics, risk factors for conception, prenatal diagnosis, and prognosis for affected individuals. *Obstet Gynecol Surv* 62(7):471–479, 2007.

104. Oakeshott P, Hunt GM: Long-term outcome in open spina bifida. *Br J Gen Pract* 53(493):632–636, 2003.

105. Davis BE, Daley CM, Shurtleff DB, et al: Long-term survival of

individuals with myelomeningocele. *Pediatr Neurosurg* 41(4):186–191, 2005.

106. Tomlinson P, Sugarman ID: Complications with shunts in adults with spina bifida. *BMJ* 311(7000):286–287, 1995.

107. Cameron M, Moran P: Prenatal screening and diagnosis of neural tube defects. *Prenat Diagn* 29(4):402–411, 2009.

108. Sival DA, Begeer JH, Staal-Schreinemachers AL, et al: Perinatal motor behaviour and neurological outcome in spina bifida aperta. *Early Hum Dev* 50(1):27–37, 1997.

109. Meuli M, Meuli-Simmen C, Hutchins GM, et al: The spinal cord lesion in human fetuses with myelomeningocele: implications for fetal surgery. *J Pediatr Surg* 32(3):448–452, 1997.

110. Drewek MJ, Bruner JP, Whetsell WO, et al: Quantitative analysis of the toxicity of human amniotic fluid to cultured rat spinal cord. *Pediatr Neurosurg* 27(4):190–193, 1997.

111. George TM, Fuh E: Review of animal models of surgically induced spinal neural tube defects: implications for fetal surgery. *Pediatr Neurosurg* 39(2):81–90, 2003.

112. Meuli M, Meuli-Simmen C, Hutchins GM, et al: In utero surgery rescues neurological function at birth in sheep with spina bifida. *Nat Med* 1(4):342–347, 1995.

113. Meuli M, Meuli-Simmen C, Yingling CD, et al: Creation of myelomeningocele in utero: a model of functional damage from spinal cord exposure in fetal sheep. *J Pediatr Surg* 30(7):1028–1032, discussion 1032–1023, 1995.

114. Meuli M, Meuli-Simmen C, Yingling CD, et al: In utero repair of experimental myelomeningocele saves neurological function at birth. *J Pediatr Surg* 31(3):397–402, 1996.

115. Paek BW, Farmer DL, Wilkinson CC, et al: Hindbrain herniation develops in surgically created myelomeningocele but is absent after repair in fetal lambs. *Am J Obstet Gynecol* 183(5):1119–1123, 2000.

116. Deprest JA, Flake AW, Gratacos E, et al: The making of fetal surgery. *Prenat Diagn* 30(7):653–667, 2010.

117. Tulipan N, Bruner JP, Hernanz-Schulman M, et al: Effect of intrauterine myelomeningocele repair on central nervous system structure and function. *Pediatr Neurosurg* 31(4):183–188, 1999.

118. Tulipan N, Hernanz-Schulman M, Lowe LH, et al: Intrauterine myelomeningocele repair reverses preexisting hindbrain herniation. *Pediatr Neurosurg* 31(3):137–142, 1999.

119. Sutton LN, Adzick NS, Bilaniuk LT, et al: Improvement in hindbrain herniation demonstrated by serial fetal magnetic resonance imaging following fetal surgery for myelomeningocele. *JAMA* 282(19):1826–1831, 1999.

120. Bruner JP, Tulipan NE, Richards WO: Endoscopic coverage of fetal open myelomeningocele in utero. *Am J Obstet Gynecol* 176(1 Pt 1):256–257, 1997.

121. Verbeek RJ, Heep A, Maurits NM, et al: Fetal endoscopic myelomeningocele closure preserves segmental neurological function. *Dev Med Child Neurol* 54(1):15–22, 2012.

122. Kohl T: Percutaneous minimally-invasive fetoscopic surgery for spina bifida aperta. Part I: surgical technique and perioperative outcome. *Ultrasound Obstet Gynecol* 44(5):515–524, 2014.

123. Degenhardt J, Schurg R, Winarno A, et al: Percutaneous minimal-access fetoscopic surgery for spina bifida aperta. Part II: maternal management and outcome. *Ultrasound Obstet Gynecol* 44(5):525–531, 2014.

124. Pedreira DA, Zanon N, de Sa RA, et al: Fetoscopic single-layer repair of open spina bifida using a cellulose patch: preliminary clinical experience. *J Matern Fetal Neonatal Med* 27(16):1613–1619, 2014.

125. Kotecha S, Barbato A, Bush A, et al: Congenital diaphragmatic hernia. *Eur Respir J* 39(4):820–829, 2012.

126. Gallot D, Coste K, Francannet C, et al: Antenatal detection and impact on outcome of congenital diaphragmatic hernia: a 12-year experience in Auvergne, France. *Eur J Obstet Gynecol Reprod Biol* 125(2):202–205, 2006.

127. de Buys Roessingh AS, Dinh-Xuan AT: Congenital diaphragmatic hernia: current status and review of the literature. *Eur J Pediatr* 168(4):393–406, 2009.

128. Stege G, Fenton A, Jaffray B: Nihilism in the 1990s: the true mortality of congenital diaphragmatic hernia. *Pediatrics* 112(3 Pt 1):532–535, 2003.

129. Colvin J, Bower C, Dickinson JE, Sokol J: Outcomes of congenital diaphragmatic hernia: a population-based study in Western Australia. *Pediatrics* 116(3):e356–e363, 2005.

130. Hedrick HL, Danzer E, Merchant A, et al: Liver position and lung-to-head ratio for prediction of extracorporeal membrane oxygenation and survival in isolated left congenital diaphragmatic hernia. *Am J Obstet Gynecol* 197(4):422.e1–422.e4, 2007.

131. Datin-Dorriere V, Rouzies S, Taupin P, et al: Prenatal prognosis in isolated congenital diaphragmatic hernia. *Am J Obstet Gynecol* 198(1):80.e1–80.e5, 2008.

132. Metkus AP, Filly RA, Stringer MD, et al: Sonographic predictors of survival in fetal diaphragmatic hernia. *J Pediatr Surg* 31(1):148–151, 1996.

133. Jani J, Nicolaides KH, Keller RL, et al: Observed to expected lung area to head circumference ratio in the prediction of survival in fetuses with isolated diaphragmatic hernia. *Ultrasound Obstet Gynecol* 30(1):67–71, 2007.

134. Peralta CF, Cavoretto P, Csapo B, et al: Lung and heart volumes by three-dimensional ultrasound in normal fetuses at 12-32 weeks' gestation. *Ultrasound Obstet Gynecol* 27(2):128–133, 2006.

135. Peralta CF, Jani J, Cos T, et al: Left and right lung volumes in fetuses with diaphragmatic hernia. *Ultrasound Obstet Gynecol* 27(5):551–554, 2006.

136. Jani JC, Peralta CF, Nicolaides KH: Lung-to-head ratio: a need to unify the technique. *Ultrasound Obstet Gynecol* 39(1):2–6, 2012.

137. Quintero RA, Quintero LF, Chmait R, et al: The quantitative lung index (QLI): a gestational age-independent sonographic predictor of fetal lung growth. *Am J Obstet Gynecol* 205(6):544.e1–544.e8, 2011.

138. Quintero RA, Kontopoulos EV, Quintero LF, et al: The observed vs. expected lung-to-head ratio does not correct for the effect of gestational age on the lung-to-head ratio. *J Matern Fetal Neonatal Med* 26(6):552–557, 2013.

139. Ruano R, Ali RA, Patel P, et al: Fetal endoscopic tracheal occlusion for congenital diaphragmatic hernia: indications, outcomes, and future directions. *Obstet Gynecol Surv* 69(3):147–158, 2014.

140. Cannie M, Jani J, Chaffiotte C, et al: Quantification of intrathoracic liver herniation by magnetic resonance imaging and prediction of postnatal survival in fetuses with congenital diaphragmatic hernia. *Ultrasound Obstet Gynecol* 32(5):627–632, 2008.

141. Lazar DA, Ruano R, Cass DL, et al: Defining "liver-up": does the volume of liver herniation predict outcome for fetuses with isolated left-sided congenital diaphragmatic hernia? *J Pediatr Surg* 47(6):1058–1062, 2012.

142. Harrison MR, Keller RL, Hawgood SB, et al: A randomized trial of fetal endoscopic tracheal occlusion for severe fetal congenital diaphragmatic hernia. *N Engl J Med* 349(20):1916–1924, 2003.

143. Quintero RA: *Diagnostic and Operative Fetoscopy*, New York, 2002, Parthenon Publishing.

144. Jani JC, Nicolaides KH, Gratacos E, et al: Severe diaphragmatic hernia treated by fetal endoscopic tracheal occlusion. *Ultrasound Obstet Gynecol* 34(3):304–310, 2009.

145. Ruano R, Duarte SA, Pimenta EJ, et al: Comparison between fetal endoscopic tracheal occlusion using a 1.0-mm fetoscope and prenatal expectant management in severe congenital diaphragmatic hernia. *Fetal Diagn Ther* 29(1):64–70, 2011.

146. Roubliova X, Verbeken E, Wu J, et al: Pulmonary vascular morphology in a fetal rabbit model for congenital diaphragmatic hernia. *J Pediatr Surg* 39(7):1066–1072, 2004.

147. Hellmeyer L, Ballast A, Tekesin I, et al: Evaluation of the development of lung hypoplasia in the premature lamb. *Arch Gynecol Obstet* 271(3):231–234, 2005.

148. Lipsett J, Cool JC, Runciman SI, et al: Morphometric analysis of preterm fetal pulmonary development in the sheep model of congenital diaphragmatic hernia. *Pediatr Dev Pathol* 3(1):17–28, 2000.

149. O'Toole SJ, Irish MS, Holm BA, et al: Pulmonary vascular abnormalities in congenital diaphragmatic hernia. *Clin Perinatol* 23(4):781–794, 1996.

150. Ting A, Glick PL, Wilcox DT, et al: Alveolar vascularization of the lung in a lamb model of congenital diaphragmatic hernia. *Am J Respir Crit Care Med* 157(1):31–34, 1998.

151. Jani JC, Flemmer AW, Bergmann F, et al: The effect of fetal tracheal occlusion on lung tissue mechanics and tissue composition. *Pediatr Pulmonol* 44(2):112–121, 2009.

152. DiFiore JW, Fauza DO, Slavin R, et al: Experimental fetal tracheal ligation and congenital diaphragmatic hernia: a pulmonary vascular

morphometric analysis. *J Pediatr Surg* 30(7):917–923, discussion 923–924, 1995.

153. Davey MG, Hooper SB, Cock ML, et al: Stimulation of lung growth in fetuses with lung hypoplasia leads to altered postnatal lung structure in sheep. *Pediatr Pulmonol* 32(4):267–276, 2001.

154. De Paepe ME, Papadakis K, Johnson BD, et al: Fate of the type II pneumocyte following tracheal occlusion in utero: a time-course study in fetal sheep. *Virchows Arch* 432(1):7–16, 1998.

155. Wild YK, Piasecki GJ, De Paepe ME, et al: Short-term tracheal occlusion in fetal lambs with diaphragmatic hernia improves lung function, even in the absence of lung growth. *J Pediatr Surg* 35(5):775–779, 2000.

156. Davey MG, Hedrick HL, Bouchard S, et al: Temporary tracheal occlusion in fetal sheep with lung hypoplasia does not improve postnatal lung function. *J Appl Physiol* 94(3):1054–1062, 2003.

157. Kohl T, Gembruch U, Tchatcheva K, Schaible T: Current consequences of prenatal diagnosis of congenital diaphragmatic hernia by Deprest et al (J Ped Surg 2006;41:423-430). *J Pediatr Surg* 41(7):1344–1345, author reply 1345–1346, 2006.

158. Deprest J, Nicolaides K, Done E, et al: Technical aspects of fetal endoscopic tracheal occlusion for congenital diaphragmatic hernia. *J Pediatr Surg* 46(1):22–32, 2011.

159. Sosa-Sosa C, Bermudez C, Chmait RH, et al: Intraluminal tracheal occlusion using a modified 8-mm Z-stent in a sheep model of left-sided congenital diaphragmatic hernia. *J Matern Fetal Neonatal Med* 25(11):2346–2353, 2012.

160. Ruano R, Yoshisaki CT, da Silva MM, et al: A randomized controlled trial of fetal endoscopic tracheal occlusion versus postnatal management of severe isolated congenital diaphragmatic hernia. *Ultrasound Obstet Gynecol* 39(1):20–27, 2012.

161. Wilson RD, Hedrick HL, Liechty KW, et al: Cystic adenomatoid malformation of the lung: review of genetics, prenatal diagnosis, and in utero treatment. *Am J Med Genet A* 140(2):151–155, 2006.

162. Stocker JT, Madewell JE, Drake RM: Congenital cystic adenomatoid malformation of the lung. Classification and morphologic spectrum. *Hum Pathol* 8(2):155–171, 1977.

163. Adzick NS: Management of fetal lung lesions. *Clin Perinatol* 30(3):481–492, 2003.

164. Cavoretto P, Molina F, Poggi S, et al: Prenatal diagnosis and outcome of echogenic fetal lung lesions. *Ultrasound Obstet Gynecol* 32(6):769–783, 2008.

165. Witlox RS, Lopriore E, Oepkes D: Prenatal interventions for fetal lung lesions. *Prenat Diagn* 31(7):628–636, 2011.

166. Crombleholme TM, Coleman B, Hedrick H, et al: Cystic adenomatoid malformation volume ratio predicts outcome in prenatally diagnosed cystic adenomatoid malformation of the lung. *J Pediatr Surg* 37(3):331–338, 2002.

167. Wilson RD: In utero therapy for fetal thoracic abnormalities. *Prenat Diagn* 28(7):619–625, 2008.

168. Adzick NS: Management of fetal lung lesions. *Clin Perinatol* 36(2):363–376, 2009.

169. Baud D, Windrim R, Kachura JR, et al: Minimally invasive fetal therapy for hydropic lung masses: three different approaches and review of the literature. *Ultrasound Obstet Gynecol* 42(4):440–448, 2013.

170. Morris LM, Lim FY, Livingston JC, et al: High-risk fetal congenital pulmonary airway malformations have a variable response to steroids. *J Pediatr Surg* 44(1):60–65, 2009.

171. Curran PF, Jelin EB, Rand L, et al: Prenatal steroids for microcystic congenital cystic adenomatoid malformations. *J Pediatr Surg* 45(1):145–150, 2010.

172. Peranteau WH, Wilson RD, Liechty KW, et al: Effect of maternal betamethasone administration on prenatal congenital cystic adenomatoid malformation growth and fetal survival. *Fetal Diagn Ther* 22(5):365–371, 2007.

173. Lee FL, Said N, Grikscheit TC, et al: Treatment of congenital pulmonary airway malformation induced hydrops fetalis via percutaneous sclerotherapy. *Fetal Diagn Ther* 31(4):264–268, 2012.

174. Longaker MT, Laberge JM, Dansereau J, et al: Primary fetal hydrothorax: natural history and management. *J Pediatr Surg* 24(6):573–576, 1989.

175. Weber AM, Philipson EH: Fetal pleural effusion: a review and meta-analysis for prognostic indicators. *Obstet Gynecol* 79(2):281–286, 1992.

176. Ruano R, Ramalho AS, Cardoso AK, et al: Prenatal diagnosis and

177. Waller K, Chaithongwongwatthana S, Yamasmit W, et al: Chromosomal abnormalities among 246 fetuses with pleural effusions detected on prenatal ultrasound examination: factors associated with an increased risk of aneuploidy. *Genet Med* 7(6):417–421, 2005.

178. Yinon Y, Kelly E, Ryan G: Fetal pleural effusions. *Best Pract Res Clin Obstet Gynaecol* 22(1):77–96, 2008.

179. Yinon Y, Grisaru-Granovsky S, Chaddha V, et al: Perinatal outcome following fetal chest shunt insertion for pleural effusion. *Ultrasound Obstet Gynecol* 36(1):58–64, 2010.

180. Picone O, Benachi A, Mandelbrot L, et al: Thoracoamniotic shunting for fetal pleural effusions with hydrops. *Am J Obstet Gynecol* 191(6):2047–2050, 2004.

181. Knox EM, Kilby MD, Martin WL, et al: In-utero pulmonary drainage in the management of primary hydrothorax and congenital cystic lung lesion: a systematic review. *Ultrasound Obstet Gynecol* 28(5):726–734, 2006.

182. Rustico MA, Lanna M, Coviello D, et al: Fetal pleural effusion. *Prenat Diagn* 27(9):793–799, 2007.

183. Yonemoto H, Itoh S, Nakamura Y, et al: Hemodynamic evaluation of a prenatal thoracoamniotic shunt for fetal pleural effusion. *Early Hum Dev* 82(6):411–414, 2006.

184. McElhinney DB, Tworetzky W, Lock JE: Current status of fetal cardiac intervention. *Circulation* 121(10):1256–1263, 2010.

185. Reuss A, Wladimiroff JW, Niermeijer MF: Antenatal diagnosis of renal tract anomalies by ultrasound. *Pediatr Nephrol* 1(3):546–552, 1987.

186. Kumar S, Fisk NM: Distal urinary obstruction. *Clin Perinatol* 30(3):507–519, 2003.

187. Nakayama DK, Harrison MR, de Lorimier AA: Prognosis of posterior urethral valves presenting at birth. *J Pediatr Surg* 21(1):43–45, 1986.

188. Johnson MP, Bukowski TP, Reitleman C, et al: In utero surgical treatment of fetal obstructive uropathy: a new comprehensive approach to identify appropriate candidates for vesicoamniotic shunt therapy. *Am J Obstet Gynecol* 170(6):1770–1776, discussion 1776–1779, 1994.

189. Nicolini U, Spelzini F: Invasive assessment of fetal renal abnormalities: urinalysis, fetal blood sampling and biopsy. *Prenat Diagn* 21(11):964–969, 2001.

190. Clark TJ, Martin WL, Divakaran TG, et al: Prenatal bladder drainage in the management of fetal lower urinary tract obstruction: a systematic review and meta-analysis. *Obstet Gynecol* 102(2):367–382, 2003.

191. Morris RK, Malin GL, Quinlan-Jones E, et al: Percutaneous vesicoamniotic shunting versus conservative management for fetal lower urinary tract obstruction (PLUTO): a randomised trial. *Lancet* 382(9903):1496–1506, 2013.

192. Biard JM, Johnson MP, Carr MC, et al: Long-term outcomes in children treated by prenatal vesicoamniotic shunting for lower urinary tract obstruction. *Obstet Gynecol* 106(3):503–508, 2005.

193. Coplen DE: Prenatal intervention for hydronephrosis. *J Urol* 157(6):2270–2277, 1997.

194. Quintero RA, Gomez Castro LA, Bermudez C, et al: In utero management of fetal lower urinary tract obstruction with a novel shunt: a landmark development in fetal therapy. *J Matern Fetal Neonatal Med* 23(8):806–812, 2010.

195. Quintero RA, Hume R, Smith C, et al: Percutaneous fetal cystoscopy and endoscopic fulguration of posterior urethral valves. *Am J Obstet Gynecol* 172(1 Pt 1):206–209, 1995.

196. Langer JC, Harrison MR, Schmidt KG, et al: Fetal hydrops and death from sacrococcygeal teratoma: rationale for fetal surgery. *Am J Obstet Gynecol* 160(5 Pt 1):1145–1150, 1989.

197. Hedrick HL, Flake AW, Crombleholme TM, et al: Sacrococcygeal teratoma: prenatal assessment, fetal intervention, and outcome. *J Pediatr Surg* 39(3):430–438, discussion 430–438, 2004.

198. Van Mieghem T, Al-Ibrahim A, Deprest J, et al: Minimally invasive therapy for fetal sacrococcygeal teratoma: case series and systematic review of the literature. *Ultrasound Obstet Gynecol* 43(6):611–619, 2014.

199. Heifetz SA: Strangulation of the umbilical cord by amniotic bands: report of 6 cases and literature review. *Pediatr Pathol* 2(3):285–304, 1984.

200. Bianchi DW, Crombleholme TM, D'Alton ME: *Fetology: Diagnosis and Management of the Fetal Patient,* New York, 2000, McGraw-Hill.

201. Quintero RA, Morales WJ, Phillips J, et al: In utero lysis of amniotic

bands. *Ultrasound Obstet Gynecol* 10(5):316–320, 1997.

202. Soldado F, Aguirre M, Peiro JL, et al: Fetal surgery of extremity amniotic bands: an experimental model of in utero limb salvage in fetal lamb. *J Pediatr Orthop* 29(1):98–102, 2009.

203. Crombleholme TM, Dirkes K, Whitney TM, et al: Amniotic band syndrome in fetal lambs. I: Fetoscopic release and morphometric outcome. *J Pediatr Surg* 30(7):974–978, 1995.

204. Hüsler MR, Wilson RD, Horii SC, et al: When is fetoscopic release of amniotic bands indicated? Review of outcome of cases treated in utero and selection criteria for fetal surgery. *Prenat Diagn* 29(5):457–463, 2009.

205. Assaf R, Llanes A, Chmait R: In utero release of constriction amniotic bands via blunt dissection. *Fetal Pediatr Pathol* 31(1):25–29, 2012.

206. Derderian SC, Iqbal CW, Goldstein R, et al: Fetoscopic approach to amniotic band syndrome. *J Pediatr Surg* 49(2):359–362, 2014.

207. Amer HZ, Heller DS: Chorangioma and related vascular lesions of the placenta—a review. *Fetal Pediatr Pathol* 29(4):199–206, 2010.

208. Sepulveda W, Wong AE, Herrera L, et al: Endoscopic laser coagulation of feeding vessels in large placental chorioangiomas: report of three cases and review of invasive treatment options. *Prenat Diagn* 29(3):201–206, 2009.

209. Hadi HA, Finley J, Strickland D: Placental chorioangioma: prenatal diagnosis and clinical significance. *Am J Perinatol* 10(2):146–149, 1993.

210. Jones K, Tierney K, Grubbs BH, et al: Fetoscopic laser photocoagulation of feeding vessels to a large placental chorioangioma following fetal deterioration after amnioreduction. *Fetal Diagn Ther* 31(3):191–195, 2012.

211. Lim FY, Coleman A, Polzin W, et al: Giant chorioangiomas: perinatal outcomes and techniques in fetoscopic devascularization. *Fetal Diagn Ther* 37(1):18–23, 2015.

第 25 章　产科超声图像和肥胖患者

Beryl Benacerraf

重　点

- 肥胖是一种流行病和重要的公共卫生问题。
- 与体重正常的妇女相比,肥胖妇女孕期并发症的风险增加。
- 与体重正常的妇女相比,肥胖孕妇的胎儿畸形的风险增加。
- 肥胖患者的超声图像受到噪声、伪像和腹壁较厚的影响,所有这些都会降低图像的质量。
- 对于肥胖孕妇,虽然经常需要反复扫查,以获得比较好的图像,但在经过多次尝试后,胎儿解剖的评价往往还是很困难。

在美国,有超过 60% 的人口被认为超重,超过 1/3 被认为是肥胖(obesity),这使肥胖成为了一个重要的公共健康问题[1,2]。2005 年,世界卫生组织估计全世界有 16 亿成年人超重,4 亿人肥胖(体重指数(BMI)≥ 30)[3]。这个全球普遍的现象没有减弱的迹象反倒持续增加,特别是在美国。越来越多证据表明,肥胖患者是多种健康问题的高风险人群,包括心脏病、Ⅱ 型糖尿病、高血压、卒中、"代谢综合征"、关节炎、癌症、呼吸问题、睡眠呼吸暂停、妊娠并发症等(表 25-1)[4]。美国国立卫生研究院和世界卫生组织根据体重指数 BMI(kg/m^2)定义肥胖。BMI 为 18~24.9 为正常,BMI 为 25~29.9 为超重。BMI 为 30~34.9、35~37.9、≥40 分别定义为肥胖(obesity)Ⅰ、Ⅱ 和 Ⅲ 级[5]。

肥胖女性患不良妊娠结局的风险增加,这会影响母亲和胎儿[2,3,5~22]。Sebire 等研究了 287 213 例患者,其中肥胖的有 39%,报告称一些母体并发症随着肥胖程度的增加而增加[6]。表 25-1 列出了与母体肥胖相关的最常见的母体和胎儿并发症。此外,胎儿畸形的风险增加也与肥胖相关[7~10],据报道,与正常体重孕妇相比,肥胖孕妇胎儿发生畸形如神经管缺陷、心脏异常、肛门闭锁和肢体短缩畸形更为常见(表 25-2)[10]。

Uhden 等报告,与体重正常的女性相比,肥胖女性的胎儿发生心脏缺陷的相对危险度为 2.04[11]。Watkins 等也证明了与平均体重妇女相比,肥胖妇女有较高的胎儿畸形风险,如脊柱裂(OR 3.5;95%CI 1.2~10.3)、心脏缺陷(OR 2;95%CI 1.2~3.4)以及多发异

表 25-1　与母亲肥胖相关的风险	
母体风险	胎儿风险
心血管疾病	先天性异常
高血压	胎儿异常的检出率低
习惯性流产	巨大儿
妊娠糖尿病	胎儿体重估计不准确
先兆子痫	早产
剖宫产	死胎与新生儿死亡
产后出血	
伤口感染	
血栓栓塞	
孕产妇死亡	

表 25-2　与母亲肥胖相关的胎儿畸形	
异常	OR(95%CI)
肛门闭锁	1.48(1.12~1.97)
心脏缺陷	1.30(1.12~1.51)
脑积水	1.68(1.19~2.36)
肢体短缩畸形	1.34(1.03~1.73)
神经管缺陷	1.87(1.62~2.15)

CI,置信区间;OR,比值比

参考 Stothard KJ,Tennant PWG,Bell R,Rankin J:Maternal overweight and obesity and the risk of congenital anomalies. A systematic review and meta-analysis. JAMA 301(6):636-650,2009

常(OR 2;95%CI 1.0~3.8)[7]。在一项 OR 在 1.33 和 2.10[8] 之间的评估胎儿畸形风险因素的研究中,Waller 等指出,其婴儿患有脊柱裂、心脏缺陷、肛门直肠闭锁、

尿道下裂、肢体短缩畸形、膈疝和脐膨出的孕妇更容易发生肥胖[8]。一个 12 项研究的荟萃分析表明,与正常体重患者相比,超重、肥胖和严重肥胖患者的胎儿神经管缺陷的 OR 值分别为 1.22、1.70 和 3.11,表明风险随着肥胖的增加而升高[9]。

肥胖孕妇比正常体重孕妇需要更多的医疗资源,并且往往给医护人员对她们的护理带来困难的技术性问题[12]。据报道,和体重正常的妇女相比,高 BMI 患者需要更多的干预和护理,包括产科超声检查、药物治疗、电话咨询和医生的产前访问[12]。

除了需要更多的超声检查以外,在进行胎儿异常和妊娠并发症检查时,通常肥胖患者比瘦的患者更具技术挑战性[13~22]。由于受到声束穿透的距离和脂肪密度的因素影响,与低体重患者相比,肥胖患者的超声检查质量存在技术劣势。因此,超声图像的质量与声束到达胎儿的距离成反比。在评估胎儿时,超声束在脂肪组织中被吸收、散射和衰减,因而制约了图像的质量[13~22]。在到达胎儿前,超声图像随着穿透距离的增加而进一步衰减。最终,最肥胖的患者,同时也是母体和胎儿并发症的最高风险患者,其超声图像也是最差的。随着时间的推移,即使在更具挑战性的患者中,超声技术的进步也会改善图像质量。预处理和后处理滤波器、斑点噪声抑制滤波器、复合成像和组织谐波成像都有助于改善图像质量[2,3]。尽管有这些新工具,但由于受到过多的背向散射和伪像(artifacts)的影响,肥胖孕妇的超声图像通常都是模糊和多噪声的(图 25-1)。

关于评估胎儿和检测胎儿畸形的能力,很多研究对肥胖妇女和正常体重妇女做了比较。Stothard 等发现,尽管肥胖患者与正常体重患者相比,很多胎儿畸形风险明显升高,但在第一次详细超声扫描时,超过

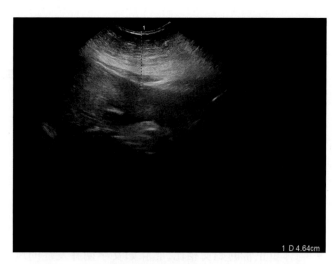

图 25-1　这是尝试对晚孕期的肥胖患者的胎儿进行成像。注意前腹壁高回声的脂肪组织使声波在到达胎儿之前被衰减

50% 的肥胖孕妇没有完成胎儿的解剖学检查[10]。DASHE 等评估了 10 112 名 18~24 孕周孕妇的中孕期超声扫查质量,其中 34% 的人超重,26% 的人肥胖[13]。以下面 10 个具有代表性的解剖平面为扫查的评价标准:脑室、后颅窝、脸部正中矢状面(轮廓)、心脏四腔切面、脊柱、腹壁、脐带血管、胃、肾和膀胱。表 25-3 列出了成功扫查和肥胖级别之间的关系,显示随着体重指数的增加,扫查质量持续下降[13]。Maxwell 等比较了体重指数为 30 或更高(平均 35.7)的患者与体重指数低于 25 的患者,发现 26% 的肥胖女性的解剖学检查没有完成,而体重指数正常的女性中,该比例为 2.5%[15]。Uhden 等还报道,当比较正常体重与肥胖患者时,不良超声图像的百分比从 6.4% 上升到 17.4%,而与正常体重女性相比,肥胖和超重孕妇胎儿的心脏缺陷的患病率更高(相对风险 = 2.04)[11]。

表 25-3　按 BMI 分类,胎儿解剖学检查完成的百分比					
	正常体重 (BMI<25)	超重 (BMI 25~29)	Ⅰ级肥胖 (BMI 30~34)	Ⅱ级肥胖 (BMI 35~39)	Ⅲ级肥胖 (BMI≥40)
Dashe 等	72%	68%	57%	41%	30%
Thornburg 等	79%	76%	72%	61%	49%

BMI,体重指数(kg/m²)

其他几位研究人员也曾报道,尽管随着孕龄的增加,大多数患者的图像有所改善,但随着母体 BMI 的增加,胎儿解剖结构的可视化还是越来越差[19]。因此,建议在晚一点的孕周对肥胖孕妇进行超声扫查,以避免为了完成胎儿测量而进行的过多重复超声检查[22]。

在一项 7140 例患者的研究中,母体 BMI 与解剖学检查完成率成反比,获得令人满意的图像所需的扫描次数直接随 BMI 增加而增加。据报道,把第一次全面检查延迟到 20 周(而不是 18 周),可以增加在单次超声检查中胎儿解剖学检查的完成率[21]。

Hendler 等评估了对特定胎儿部位进行超声扫查的不良显示比率,发现它与患者肥胖程度呈线性相关,并且在肥胖组中胎儿脊柱(43% vs. 29%)和心脏(37% vs. 19%)的显示率明显更差[16]。

Fuchs 等报道了对超重和肥胖患者成功完成超声扫描的几个因素,包括增加额外的 10 分钟扫查时间、使胎儿移动至背部朝后或侧位、让一位更有经验的人进行扫查和通过手法使孕妇腹壁变薄[18]。另一项研究发现,与经验较少的同事相比,具有超过 20 年经验的超声专家更可能成功完成对肥胖患者的胎儿超声扫查(校正 OR 3.27;95%CI 1.15~9.25),这表明在面对具有挑战性的患者时,经验对获得满意的图像也起到了一定的作用,同时有经验的扫查者可能对不满意的图像更有信心发出扫查报告[20]。

几项研究评估了超声在筛查肥胖妊娠中唐氏综合征的应用[22~24]。随着母体 BMI 的增加,测量颈项透明层所需时间明显增加,并且获得满意测量结果的失败率也随之增加[22]。Tsai 等研究了 5690 名患者,并报道肥胖程度妨碍了遗传学声像图的表现[23]。该研究还表明,发现一个或多个非整倍体超声标记物的概率在 BMI 组之间存在显著差异(正常组为 16%,超重者为 13%,Ⅰ级为 15%,Ⅱ级为 12%,Ⅲ级肥胖女性为 10%,$p<0.02$),这表明肥胖妇女超声可辨认的软指标可能比较少[23]。

早中孕期风险评估试验(FaSTER trial)是一项大型的前瞻性队列研究,以比较多种唐氏综合征的早孕期和中孕期的筛查策略。这项研究的二次分析报告了检测肥胖妊娠中的异常情况[24]。与肥胖女性相比,BMI 低于 25 的女性在发现心脏异常上具有更高的敏感性和特异性。在逻辑回归模型中,母亲肥胖降低了超声检出胎儿畸形的可能性(OR 0.7;95%CI 0.6~0.9;$p=0.001$)[24]。

由于孕妇腹壁增厚会使胎儿解剖结构显示不佳,美国超声医学会指南指出,超声检查报告应记录技术限制的类型[25]。虽然后续检查可能有帮助,并应在 2~4 周内完成,但在某些情况下,胎儿解剖结构仍然显示不佳。在这种情况下,建议只有在有临床指征时才进一步随访[26]。

有证据表明,母亲高 BMI 也与超声胎儿体重估计的准确性降低有关。Fox 等证明,即使在控制出生体重之后,母体 BMI 也与超声胎儿体重计算的绝对误差和绝对百分误差的增加相关[27]。有人建议,自定义胎儿生长曲线可以提高胎儿体重评估的准确性,并更好地预测肥胖患者的胎儿生长受限[28]。

如前所述,很多高级超声技术已经改善了图像质量,包括斑点抑制滤波器,组织谐波成像和其他降噪方法,以增强声束的穿透力和图像的清晰度[29~30]。尽管如此,对于肥胖患者来说,获得满意图像的最大障碍仍然是探头与胎儿之间的距离。

表 25-4 列出了有助于改善这些情况下的图像质量的几种对策[31]。使用不同的探头,如扇形探头其接触面较小,视野较窄,但是频率较低,可以增加组织穿透力,从而改善图像质量。超声设备允许选择针对困难患者,如肥胖孕妇的预设参数。使用脐部作为声窗,以减少探头到子宫胎儿之间所需要经过的脂肪组织。遗憾的是,这个声窗通常很小,因此只能优化一小部分子宫的图像(图 25-2)。也可以抬起脂肪并在其下方、耻骨联合上方扫查。这种方法提供了子宫下段的声窗,但也限制了子宫体和宫底的观察。另一种方法是,可以让患者坐位,直接在脂肪上方扫描,在中腹部把脂肪往下推。因为中上腹部的脂肪组织比下腹部少,所以这种方法可以减少扫查时皮肤表面和胎儿之间的距离。充盈患者的膀胱可以使子宫底部向患者头侧移动,从而可以通过之前提及的腹壁的较薄部分扫描来改善图像的观察效果。

表 25-4　提高肥胖孕妇超声图像质量的技术
1. 探头选择:接触面小(扇扫);扫描视野窄;频率低
2. 使用针对肥胖患者的预设参数
3. 提高信噪比
a. 复合成像,斑点噪声抑制滤波,前后处理技术,组织谐波
4. 经阴道超声结合外部手法调整胎儿位置
5. 利用脐部作为透声窗
6. 患者体位
a. 坐位,通过上腹部声窗成像
b. 半俯卧位,通过侧腹壁或腹股沟成像
7. 充盈孕妇膀胱

参考 Benacerraf BR:The use of obstetrical ultrasound in the obese gravida. Semin Perinatol 37:345~347,2013;Benacerraf BR:A technical tip on scanning obese gravidas. Ultrasound Obstet Gynecol 35:615-616,2010

特别是在中孕早期,对肥胖患者进行经阴道扫查,可使高频的探头获得比传统经腹部探头距离胎儿更短的扫查距离,从而改善图像质量。也可以尝试在经阴道扫查时,在孕妇腹部上用手自由推动来令胎儿改变位置,露出合适的扫查部位,以更好地观察所有胎儿解剖结构。最后,使用半俯卧位(sims position)(图 25-3C),检查者可以经过母亲的侧腹壁或腹股沟扫查胎儿,这些部位通常脂肪较少,因此与前腹壁相比需要较小的穿透深度[32]。在半俯卧位,患者在侧卧位的基础

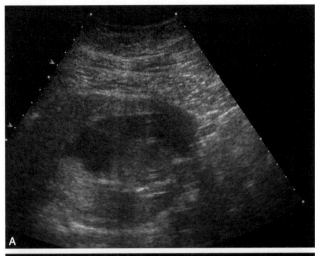

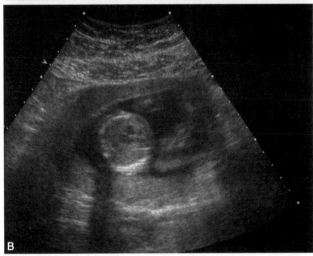

图 25-2 16 孕周胎儿经腹扫查，患者非常肥胖。A. 在中腹部经过脂肪层观察胎儿胸部。B. 透过脐部声窗观察同一个胎儿的胸部。可以看到图 A 中的声束发生了明显的衰减。在图 B 中，由于脐部下方脂肪组织较少，因此可以获得比较清楚的胎儿心脏图像

上进一步向她腹侧旋转体位，使得脂肪完全位于超声检查床上。图 25-3 显示了使用半俯卧位时，探头和胎儿之间的距离缩短。重要的一点是，要从两侧来尝试这个位置，因为一侧通常比另一侧好，但每一位患者的情况和胎儿位置都是不同的，因此最佳侧面不可预测。

总之，肥胖是一个快速增长的公共卫生问题，在美国十分普遍。母亲肥胖导致母亲和胎儿的不良后果的风险显著升高，包括更高的胎儿异常发生率。扫查肥胖患者对于超声检查者来说存在技术性困难，因为声波很难完全穿透脂肪组织，图像带有很多噪声和伪像，为了充分评估胎儿的解剖结构通常需要重复检查。稍微推后扫查孕周对于完成胎儿解剖学调查可能是有帮助的。一些特殊的技巧如患者体位或经阴道扫查可以提高这些患者的超声图像质量。

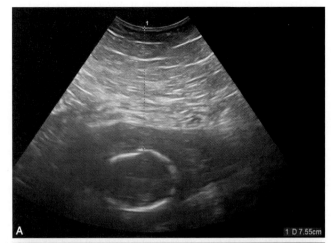

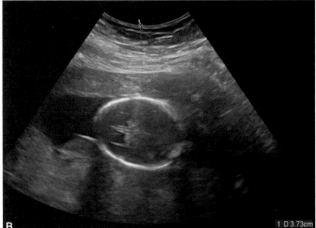

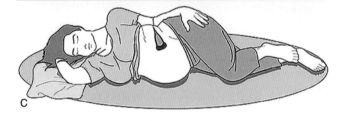

图 25-3 17 孕周胎儿头部扫查，患者非常肥胖。A. 患者仰卧，探头位于母体腹部对胎儿头部进行成像。可以看到探头表面距离胎儿头部有 7.5cm。当同一个患者把体位调整为半俯卧位时，距离下降到 3.7cm，图像质量也明显提高（图 B）。C. 半俯卧位的示意图，可以看到腹部的脂肪完全被桌子承托，探头从患者的侧腹部进行扫查（From Benacerraf BR：The use of obstetrical ultrasound in the obese gravida. Semin Perinatol 37：345-347，2013，used with permission）

（周敏 翻译　曹海英 审校）

参考文献

1. Department of Health and Human Services, Centers for Disease Control and Prevention: *Overweight & Obesity: Data & Statistics*. Available at: <www.cdc.gov/nccdphp/dnpa/obesity/consequences.htm>, 2015.

2. Paladini D: Sonography in obese and overweight pregnant women: clinical, medicolegal and technical issues. *Ultrasound Obstet Gynecol*

33:720–729, 2009.

3. Weichert J, Hartge DR: Obstetrical sonography in obese women: a review. *J Clin Ultrasound* 39:209–216, 2011.
4. Reece EA: Perspectives on obesity, pregnancy and birth outcomes in the United States: the scope of the problem. *Am J Obstet Gynecol* 198:23–27, 2008.
5. National Institutes of Health, National Heart, Lung and Blood Institute: *How Are Overweight and Obesity Diagnosed?* Available at: <http://www.nhlbi.nih.gov/health/health-topics/topics/obe/diagnosis.html>, 2012.
6. Sebire NJ, Jolly M, Harris JP, et al: Maternal obesity and pregnancy outcome: a study of 287,213 pregnancies in London. *Int J Obes Relat Metab Disord* 25(8):1175–1182, 2001.
7. Watkins ML, Rasmussen SA, Honein MA, et al: Maternal obesity and risk for birth defects. *Pediatrics* 111:1152–1158, 2003.
8. Waller DK, Shaw GM, Rasmussen SA, et al: National Birth Defects Prevention Study: prepregnancy obesity as a risk factor for structural birth defects. *Arch Pediatr Adolesc Med* 161(8):745–750, 2007.
9. Rasmussen SA, Chu SY, Kim SY, et al: Maternal obesity and risk of neural tube defects: a metaanalysis. *Am J Obstet Gynecol* 198:611–619, 2008.
10. Stothard KJ, Tennant PWG, Bell R, Rankin J: Maternal overweight and obesity and the risk of congenital anomalies. A systematic review and meta-analysis. *JAMA* 301(6):636–650, 2009.
11. Uhden M, Knippel AJ, Stressig R, et al: Impact of maternal obesity and maternal overweight on the detection rate of fetal heart defects and the image quality of prenatal echocardiography. *Ultraschall Med* 32(Suppl 2):E108–E114, 2011.
12. Chu SY, Bachman DJ, Callaghan WM, et al: Association between obesity during pregnancy and increased use of health care. *N Engl J Med* 358:1444–1453, 2008.
13. Dashe JS, McIntire D, Twickler DM: Maternal obesity limits the ultrasound evaluation of fetal anatomy. *J Ultrasound Med* 28:1025–1030, 2009.
14. Hendler I, Blackwell SC, Bujold E, et al: Suboptimal second-trimester ultrasonographic visualization of the fetal heart in obese women: should we repeat the examination? *J Ultrasound Med* 24:1205–1209, 2005.
15. Maxwell C, Dunn E, Tomlinson G, Glanc P: How does maternal obesity affect the routine fetal anatomic ultrasound? *J Matern Fetal Neonat Med* 23(10):1187–1192, 2010.
16. Hendler I, Blackwell SC, Bujold E, et al: The impact of maternal obesity on midtrimester sonographic visualization of fetal cardiac and craniospinal structures. *Int J Obes Relat Metab Disord* 28:1607–1611, 2004.
17. Thornburg LL, Miles K, Ho M, et al: Fetal anatomic evaluation in the overweight and obese gravida. *Ultrasound Obstet Gynecol* 33:670–675, 2009.
18. Fuchs F, Houllier M, Voulgaropoulos A, et al: Factors affecting feasibility and quality of second-trimester ultrasound scans in obese pregnant women. *Ultrasound Obstet Gynecol* 41:40–46, 2013.
19. Khoury FR, Ehrenberg HM, Mercer BM: The impact of maternal obesity on satisfactory detailed anatomic ultrasound image acquisition. *J Matern Fetal Neonat Med* 22:337–341, 2009.
20. Chung JH, Pelayo R, Hatfield TJ, et al: Limitations of the fetal anatomic survey via ultrasound in the obese obstetrical population. *J Matern Fetal Neonatal Med* 25:1945–1949, 2012.
21. Lantz ME, Chisholm CA: The preferred timing of second-trimester obstetric sonography based on maternal body mass index. *J Ultrasound Med* 23:1019–1022, 2004.
22. Thornburg LL, Mulconry M, Post A, et al: Fetal nuchal translucency thickness evaluation in the overweight and obese gravida. *Ultrasound Obstet Gynecol* 33:665–669, 2009.
23. Tsai LJ, Ho M, Pressman EK, Thornburg L: Ultrasound screening for fetal aneuploidy using soft markers in the overweight and obese gravida. *Prenatal Diagn* 9:821–826, 2010.
24. Aagaard-Tillery KM, Flint Porter T, Malone FD, et al: Influence of maternal BMI on genetic sonography in the FaSTER trial. *Prenat Diagn* 30:14–22, 2010.
25. American Institute of Ultrasound in Medicine: AIUM practice guideline for the performance of obstetric ultrasound examinations. *J Ultrasound Med* 32(6):1083–1101, 2013.
26. Reddy UM, Abuhamad AZ, Levine D, et al; Fetal Imaging Workshop Invited Participants: Fetal imaging: executive summary of a joint Eunice Kennedy Shriver National Institute of Child Health and Human Development, Society for Maternal-Fetal Medicine, American Institute of Ultrasound in Medicine, American College of Obstetricians and Gynecologists, American College of Radiology, Society for Pediatric Radiology, and Society of Radiologists in Ultrasound Fetal Imaging Workshop. *Obstet Gynecol* 123(5):1070–1082, 2014.
27. Fox NS, Bhavsar V, Saltzman DH, et al: Influence of maternal body mass index on the clinical estimation of fetal weight in term pregnancies. *Obstet Gynecol* 113:641–645, 2009.
28. Gupta M, Lauring J, Kunselman AR, et al: Fetal growth restriction may be underestimated in obese patients. *Obstet Gynecol* 123(Suppl 1):98S–99S, 2014.
29. Paladini D, Vassallo M, Tartaglione A, et al: The role of tissue harmonic imaging in fetal echocardiography. *Ultrasound Obstet Gynecol* 23:159–164, 2004.
30. Tranquart F, Grenier N, Eder V, Pourcelot L: Clinical use of ultrasound tissue harmonic imaging. *Ultrasound Med Biol* 25:889–894, 1999.
31. Benacerraf BR: The use of obstetrical ultrasound in the obese gravida. *Semin Perinatol* 37:345–347, 2013.
32. Benacerraf BR: A technical tip on scanning obese gravidas. *Ultrasound Obstet Gynecol* 35:615–616, 2010.

第二篇

妇科超声学

第 26 章 女性盆腔正常解剖及经阴道超声

Jill E. Langer

重 点

- 经腹部超声(transabdominal sonography, TAS)和经阴道超声(transvaginal sonography, TVS)通常互为补充,提供不同的诊断信息。TAS 的扫查范围更大,对浅表结构和巨大盆腔肿物显示更好,但是分辨率有限。经阴道途径的探头可以更接近"靶器官(targetorgans)",提供更高分辨率的图像,但是扫查范围有限。

- 由于使用较高频率的探头,TVS 通常能提供更清楚的解剖细节。因此 TVS 是一项具有较高诊断率的超声检查技术,除特殊情况下无法进行经阴道途径检查,女性盆腔超声检查应首先考虑使用TVS。

- 但是并非所有患者都适用于阴道超声检查。有以下情况的患者不应进行该项检查:绝大部分未曾有过性生活患者,对经阴道探头插入有强烈不适感的患者,以及不同意或不愿意进行该检查的患者。

- 育龄女性正常子宫内膜和卵巢形态随着月经周期发生明显的变化。认识预期的变化非常重要,以避免把生理变化误认为是病理改变。

- 经会阴(transperineal)、经阴唇(translabial)和经直肠(transrectal)超声检查,可以用作女性盆腔影像学的备选检查手段。对绝经后子宫、宫颈和下尿路的评估尤其有用。

本 章 内 容

盆腔超声被认为是评估所有年龄女性疑似妇科疾病的首选影像学检查方法。超声检查具有广泛的可获得性、低廉的成本和无电离辐射的优势,通常是诊断子宫、卵巢和附件疾病唯一必要的影像学检查。此外,超声在评估盆腔内的泌尿系统、胃肠道和肌肉骨骼结构的病理变化方面非常有用,这些变化可以和妇科疾病的临床表现相似。在许多超声检查室,女性盆腔超声检查的标准步骤包括,先用充盈的膀胱作为透声窗(acoustic window)进行 TAS,然后再排空膀胱以截石位进行 TVS[1,2]。两种影像学技术互为补充,提供不同的诊断信息。TAS 比经阴道途径检查视野更广,并且更好地显示了浅表结构以及距阴道较远的结构。而经阴道途径通过将探头放置在"靶器官"附近,所要求的扫查深度变浅,并且避开了覆盖在盆腔脏器表面的软组织产生的衰减(attenuating),加上较高频率探头的使用,提供了子宫、卵巢以及附件的高分辨率图像和解剖细节(图 26-1)。本章所述的正常盆腔超声解剖为经腹部和经阴道两种检查方法的结合,并着重强调 TAS 和 TVS 在临床实践中各自的优势。

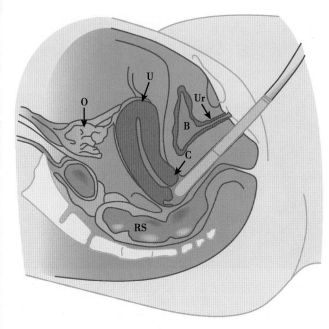

图 26-1　经阴道超声检查图示。将探头插入阴道内使探头靠近盆腔器官,避开覆盖的软组织。与经腹部途径检查方法相比,经阴道超声所要求的软组织扫查深度变浅,且应用较高频率探头,因而图像有更好的分辨率。B,膀胱;C,宫颈;O,卵巢;RS,直肠乙状结肠;U,子宫体;Ur,尿道

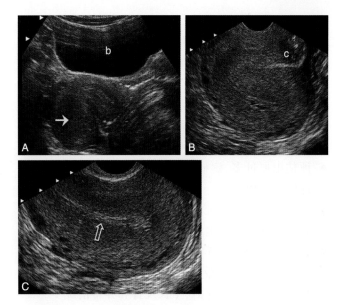

图 26-2　经阴道超声改善的子宫成像。A.经腹部超声,透过充盈的膀胱(b)显示后屈位子宫纵切面图像。因子宫内膜腔(箭头)与超声波束平行而显示不清。B.同一个患者经阴道超声检查,宫颈(c)位于探头和子宫体之间,子宫肌层和子宫内膜腔成像次级优化。C.重新调整探头位置使之避开宫颈并向后倾斜,显示子宫体和宫底的部位。探头的位置更加靠近后屈子宫,子宫内膜图像进一步优化(开放箭头)

适应证和禁忌证

20 世纪 80 年代中期,高分辨率 TVS 已广泛应用于临床,被认为是妇科及早孕期不可或缺的检查[1,2]。TVS 较 TAS 能更好地显示子宫、子宫内膜、卵巢及附件的解剖细节。因为探头更靠近靶器官,所要求穿透深度变浅,因此可利用具有高分辨率的高频率超声探头(图 26-2,图 26-3)。

TVS 的另一大优势,在于可以使用探头顶端来评估盆底组织张力情况。使用探头顶部给盆底组织一个轻柔的压力,对张力区域的定位较 TAS 和双合诊更有特异性。因此,TVS 被认为是女性盆腔影像学诊断的最佳检查手段,应该纳入到除有经阴道检查禁忌(见下文)外的所有情况[1~8],这将给临床提供有用的诊断信息。

盆腔超声检查的适应证包括且不限于以下情况[1]:
- 评估盆腔疼痛和盆腔包块

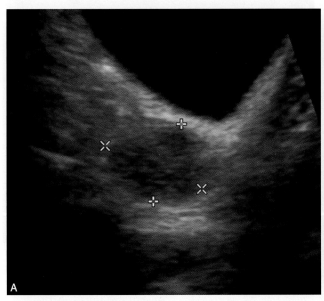
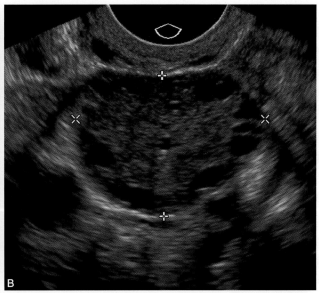

图 26-3　经阴道超声改善的卵巢形态学外观特征表现。A.右侧卵巢(游标)经腹部纵向扫查提供的解剖学细节较少。B.右侧卵巢(游标)经阴道超声扫查矢状切面显示周边多个小的无回声卵泡和中间等回声基质,诊断为多囊卵巢综合征

- 评估内分泌疾病,包括多囊卵巢
- 评估痛经、闭经、异常阴道流血和月经推迟
- 不孕症患者的评估,监测和治疗
- 临床检查受限时的盆腔解剖评估
- 评估疑似盆腔感染
- 对其他影像学发现的盆腔异常做进一步的鉴定
- 评估先天性子宫畸形和生殖道异常
- 评估出血过多、疼痛或在盆腔手术、分娩和流产后的感染征象
- 确定宫内避孕装置的位置
- 对恶性肿瘤高危患者的筛查
- 评估尿失禁或盆腔脏器脱垂
- 评估疑似异位妊娠
- 早孕期评价胎儿存活、生长发育和异常情况
- 中晚孕期评价胎盘、宫颈和其他盆腔结构
- 中晚孕期胎儿解剖的评估
- 超声引导下介入或手术操作

　　然而,并非所有患者都适合 TVS 检查。操作者不应该对拒绝或不愿意接受经阴道检查的患者进行该项检查。不适合 TVS 的原因可能包括文化、宗教或社会因素。此外,不建议对尚未月经初潮或未曾有过性生活的患者进行 TVS,如果确有必要,需要与被检查者本人或其父母及监护人充分讨论后才能进行[1,2]。如果在超声医生试图插入阴道探头时,被检查者感到焦虑或不适(比如阴道口狭窄、阴道萎缩、阴道炎等),则建议暂停经阴道检查,也可以让患者自行插入探头。对于许多绝经后女性,TAS 检查可能受到一些衰老变化的影响,比如膀胱容量减少、体型变胖、难以分辨的萎缩内膜、卵巢体积缩小,因而有必要行 TVS 对子宫内膜和卵巢充分成像。好在绝经后患者有较好的经阴道检查的耐受性,其总体的接受度仅稍低于育龄期女性[3]。根据绝经后女性的意愿,也可使用经直肠超声检查代替 TVS。经会阴和经阴唇超声检查可以用于那些不适用于经阴道检查的患者,也可用于评价盆腔脏器脱垂、宫颈和下尿路情况(图 26-4)[1]。TVS 也不适用于中孕期和晚孕期某些活动性阴道出血或胎膜已破的患者。

　　尽管 TVS 比 TAS 分辨率更高,但 TVS 可能会受到声衰减的影响(比如遇到子宫下段大的或者钙化的子宫肌瘤时),无法扫查超出探头扫查范围的盆腔较高位置的卵巢或病变,或因子宫体积大、粘连固定于前腹壁,比如剖宫产后,也会影响 TVS 完整评估子宫病理改变及精确测量的能力。这些情况下,TAS 比 TVS 能提供更广的检查范围,对盆腔上部或浅表部位的结构显示更清楚。此外,TAS 可以显示盆腔的全貌,有助于评

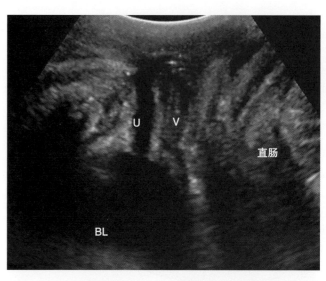

图 26-4　经会阴尿道成像。将探头放置在会阴部获得纵切面图像显示正常尿道(U),尿道显示为接近无回声线状管道,起始于膀胱头侧且与阴道(V)平行,该患者有下尿道疾病的症状 BL,膀胱

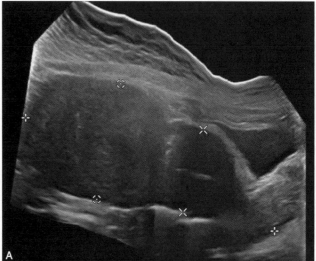

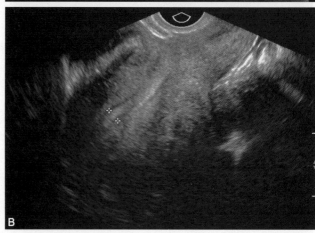

图 26-5　只有经腹部超声能显示的盆腔包块。A. 经腹部超声纵切面中线扩大视野的子宫图像显示一个大的宫底部平滑肌瘤(中间带点的游标),延伸到脐的位置。子宫的测量包括大的子宫肌瘤(游标)。B. 经阴道纵切面图像不能显示此平滑肌瘤,是因为平滑肌瘤位于子宫底上方,超过了经阴道探头的视野范围。游标显示子宫内膜

估大的盆腔肿物（图 26-5）。TAS 还可以评估相关的腹腔内疾病和结构，如对肝肾隐窝及结肠间隙的游离液进行定量，对巨大盆腔肿物或恶性疾病导致的肾积水进行评估，以及少数情况下对腹膜种植灶进行识别。

操作规程

各个机构的盆腔超声的操作规程各不相同，可以根据特定的临床指征进行调整。一些机构常规做法是先以充盈膀胱作为透声窗进行完整的经腹部盆腔超声检查，随后排空膀胱进行完整的经阴道盆腔超声检查。另外一些机构则是不管膀胱是否充盈，先进行有限的经腹部超声检查，扫查大的盆腔肿物和测量子宫，之后要求患者排空膀胱进行完整的经阴道超声检查。还有

一些机构，先让患者排空膀胱进行 TVS，因为单单这项检查足以为大多数病例提供影像学诊断线索[1,9]，当 TVS 无法提供全面的影像学信息时，多数是由于一侧或两侧卵巢不能显示，或是子宫及盆腔肿物太大而无法完整显示，则再进行 TAS，膀胱可以是空虚或是部分充盈[9]。只有极少部分的患者，经这两种检查方式仍然不能看清卵巢或整个盆腔解剖，则超声医师可要求患者再次充盈膀胱，重复进行经腹部检查。

对于特定目的需要进行连续盆腔超声检查的患者，如卵泡监测，通常只使用 TVS 检查。在临床紧急情况下进行盆腔超声检查时，无论膀胱空虚还是部分充盈，首先行 TAS 检查，来评估腹腔内出血、大的盆腔肿物或其他病变，如果临床病情认为有必要的情况下再进行 TVS 检查（图 26-6）。

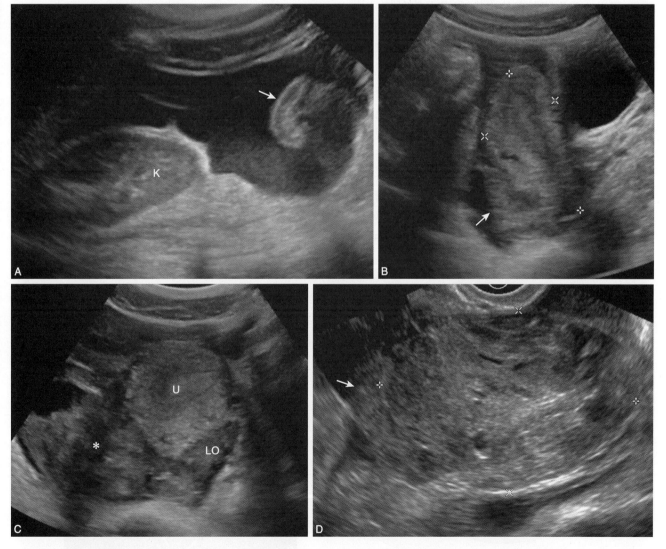

图 26-6　非妊娠期卵巢囊肿破裂出血患者。A. 右腹部纵切面显示大量的腹腔内游离液体，内含有低回声物质，与肠袢（箭头）周围的腹腔内积血较为一致。k，右肾下极。B. 盆腔纵切面显示被盆腔液体包围的子宫（游标）和在道格拉斯窝（箭头）的等回声物质代表腹腔内出血。C. 经腹部盆腔横切面显示右附件区一个大的等回声包块（星号），右卵巢显示模糊。LO，左卵巢；U，子宫。D. 经阴道扫查右附件纵切面显示由于囊肿破裂，右卵巢形态改变。注意血块（箭头）沿着卵巢的上极（游标）。在超声检查时患者病情是稳定的，允许使用经阴道扫查，对疑似的卵巢囊肿破裂伴内出血做进一步的明确诊断

受检者和探头准备

　　正如所有的超声检查,标准做法是使用尽可能高的探头频率,以获得靶器官优质的显像[1,2]。在 TAS 检查时,盆腔脏器的成像受到前腹壁、皮下组织和腹膜前脂肪,以及肠系膜和大网膜上脂肪产生的声衰减的影响。由于声衰减以及前腹壁到感兴趣区域的距离,TAS 通常不可能使用频率为 6MHz 以上的探头,除非患者很瘦。而 TVS 通常使用 7.5MHz 或更高频率的超声探头,其优势是探头放置于距离盆腔脏器更近的位置,减少组织干扰和声衰。

　　患者应该在排尿后立即进行经阴道超声检查,以保证膀胱尽可能空虚。这样既可以降低患者的不适感,也可以改善生殖器官的成像,尤其是附件区结构,其可能被充盈膀胱推移至盆腔外。超声医师和超声检查师需询问患者相关病史,解释 TVS 的基本原理和检查方法,并取得患者口头同意才可进行检查[1,2]。如果检查者为男性超声医师或超声检查师,整个检查过程中需要有一位女性医务人员(助手、护士或其他医务人员)在检查室里作为行为监督者。有些地方规定或机构建议,即使检查者为女性,所有的 TVS 检查也都需要一位陪同人[1,10]。患者选取尽可能处于舒适的截石位,可以躺在带有脚蹬的妇科检查床上,或在臀部下方放置垫子或折叠的亚麻制品,使臀部抬高并外展。可以用单子适当遮挡患者,与做双合诊盆腔检查一样应对患者隐私给予尊重[2]。

　　为防止感染性疾病的传播,在不同的患者之间,阴道探头应该遵循制造商和职业安全健康委员会(Occupational Safety and Health Administration, OSHA)严格标准的消毒方案,进行适当的消毒。消毒后擦干探头,将少量耦合剂涂在探头套内,或将带有耦合剂的探头套套在探头上。有些人会对乳胶过敏,所以有些机构使用的是无乳胶探头套。注意减少探头表面的气泡,如果发现有气泡可重新调整探头套。探头准备的最后一步是给探头表面涂上一层无菌、无杀精作用的润滑剂。相对于大包装多用途的润滑剂而言,更建议使用独立包装,以降低润滑剂污染和感染性疾病传播的风险。超声医师在探头准备过程和接下来的检查过程都应戴手套进行[1,2]。

检查技术

　　患者、超声检查师或医生最好是在实时监测下将探头放入阴道。放入探头后,超声医师应该将其调整到可以清楚显示盆腔器官的最佳位置。通常将探头置于阴道前穹窿或侧穹窿,并在患者耐受程度范围内逐渐向阴道壁施加压力。图像方向取决于探头的旋转和角度(图 26-7)。在记录任何图像之前,许多超声医生会进行盆腔检查,以长轴方向缓慢地将超声束从中线穿过子宫及附件,一直延伸到两侧的盆腔侧壁。然后,探头逆时针旋转 90° 进入短轴,从宫颈扫查至宫底。

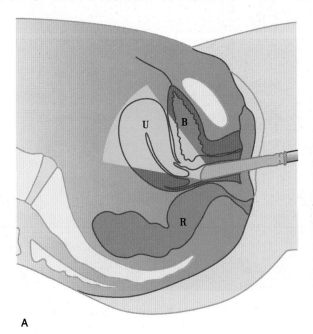

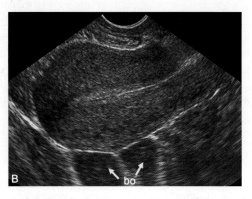

图 26-7　经阴道超声扫查时探头方向。A. 前位子宫纵切面成像图解。探头从子宫向两侧附件再到两侧盆壁的方向移动探头,在纵切面上显示整个盆腔。B. 相应的经阴道超声矢状切面图像,显示了在 A 中描述的子宫的全貌

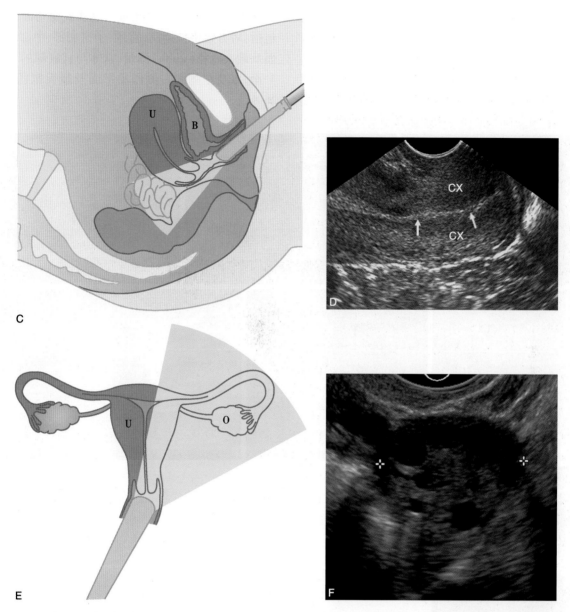

图 26-7(续)　C.宫颈和道格拉斯窝(子宫直肠窝)的纵切面成像图解。放置探头在纵切面,在阴道腔内轻微的后退,并且呈向下向后倾斜的角度。B,膀胱。D.相应的经阴道超声矢状切面,显示了 C 中描述的宫颈(CX)及宫颈管(箭头)。E.短轴或冠状切面成像的图解。探头从在 A 图所示的纵切面逆时针旋转 90°,并移动至患者的左侧,以获得图中所示的左侧附件的冠状切面。F.相应的左卵巢(游标)冠状切面短轴图像。B,膀胱;R,直肠;U,子宫;O,卵巢;bo,肠管

然后探头倾斜到盆腔两侧,从上到下扫查每侧附件区,可以快速明确子宫和卵巢的相对位置,并能发现较明显的病变。此外,探头可以插入或退出,以使邻近的盆腔脏器和肠管位置发生改变,从而使拟观察的结构置于探头的焦点区域或移出近场伪像的区域。通过对阴道探头轻微加压,盆腔器官通常会互相滑动。如果脏器的正常移动受限,则提示存在粘连的可能[11]。为了更好地显示盆腔解剖,检查者也可以用非持探头的手按压受检者的腹壁,从而使活动的卵巢或包块向下移动到 TVS 的扫查区域[2]。此外,

双合诊检查对于明确定位盆腔张力或疼痛部位有很大帮助,超声检查师可以对疑似病变部位进行针对性检查。

经过以上步骤之后,可以得到一组静态图像(或视频剪辑),每一幅都应恰当地标记解剖结构、扫查区域以及探头方向[1]。多数患者子宫和卵巢的长轴方向与身体的长轴方向会略有倾斜,因此探头应该沿着子宫和卵巢长轴的方向进行扫查。TVS 的长轴图像显示的是矢状(sagittal)切面,短轴图像则显示冠状(coronal)或横切(transverse)面[2]。在我们机构,成像方案包

括一幅或多幅矢状位静态显像,包括后方道格拉斯窝(cul-de-sac)、宫颈(从宫颈管内口至外口)、中线子宫最大前后径(anteroposterior AP)和长径(length)测量、宫体左侧和右侧的旁矢状(parasagittal)切面、子宫内膜正中矢状位平面与最大 AP 测量及左侧和右侧卵巢

平面及最大 AP 和长径测量。冠状或横切面静态显像包括:后方道格拉斯窝,宫颈,子宫底部、中部和下段平面及最大宽径(width)测量,宫体与宫底部的子宫内膜平面,以及左侧和右侧卵巢平面及最大宽径测量(图26-8)。

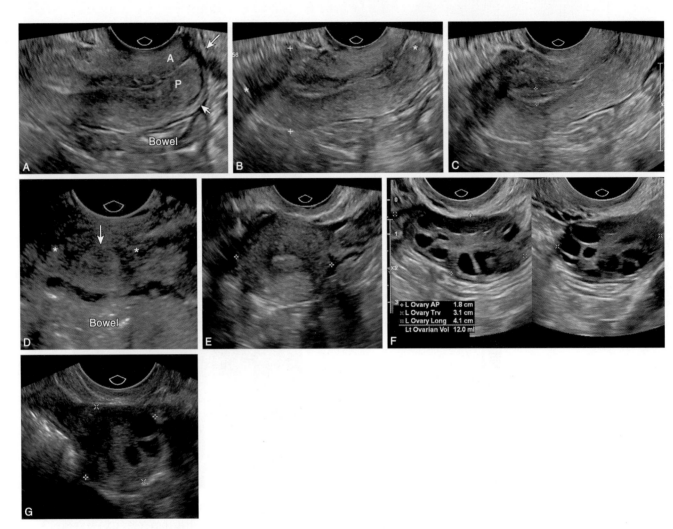

图 26-8　同一患者的经阴道超声典型图像。A. 宫颈和后方道格拉斯窝的纵切面图像。在道格拉斯窝可以看到肠袢。A,宫颈前唇;P,宫颈后唇;长箭头指示外口,短箭头指示阴道后穹窿。B. 子宫纵轴中线切面测量子宫大小(游标)。C. 子宫纵轴中线切面测量子宫内膜(游标)。注意需显示子宫内膜贯穿整个子宫,并且与子宫颈管相连续。D. 宫颈的冠状和短轴切面图像。宫颈外壁被游标标记(星号)。长箭头指示子宫颈管内中等回声,周围环绕着低回声的宫颈纤维间质。在宫颈后方道格拉斯窝内显示充满液体的肠袢。E. 子宫(游标)的冠状或短轴切面图像。显示中心等回声的子宫内膜和周围包绕的低回声内膜下光晕。F. 左卵巢(游标)矢状和冠状(短轴)切面。G,右卵巢(游标)的冠状(短轴)切面显示多个小的无回声卵泡

此外,任何疾病或正常变异必须被评估,并适当附加图片记录。现在大多数检查室除了静态图像外,还可以采集动态视频。根据临床表现和灰阶图像的异常,通常在操作流程中会增加彩色多普勒(Color Doppler)、能量多普勒(power Doppler)和脉冲多普勒(pulsed Doppler)的检查。在实验室许多三维(three-dimensional,3D)超声也已成为常规检查(图

26-9)。通过容积数据的获取,在任意平面显示子宫、宫颈、卵巢及附件,并且对宫腔的评估更具优越性。3D 图像对于以下方面的评估尤其有帮助:宫内节育器(intrauterine device,IUD)位置、黏膜下肌瘤、疑似先天性发育异常的子宫底部形态和轮廓的显示[1,12~14](图 26-10)。

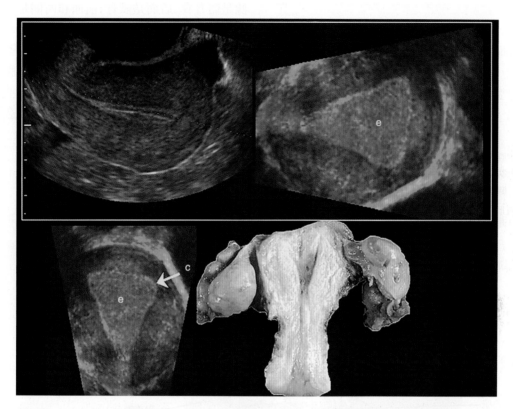

图 26-9　子宫的三维超声图像。显示后倾后屈位子宫(左上图)的典型的二维矢状切面与冠状切面(右上图)的三维渲染图像。e,子宫内膜。旋转后的三维冠状切面显示呈三角形的等回声子宫内膜腔(e)(左下图)。箭头指向子宫内膜腔的角部区域(c)。另一个患者(右下图)的子宫、输卵管和卵巢的术后标本,显示与左下图的冠状面图像相媲美的外观

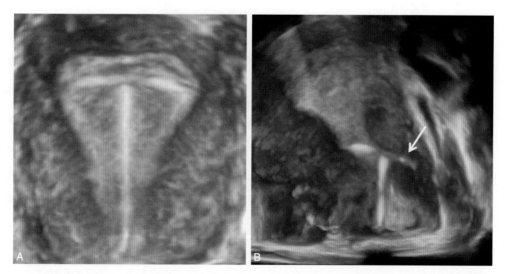

图 26-10　A. 子宫的三维(3D)冠状切面图像显示在宫腔内宫内节育器(IUD)的位置正常。B. 另一个患者的 3D 冠状切面图像显示 IUD 下移至子宫下段和宫颈管内,其左侧臂嵌入子宫肌层(箭头)

盆腔解剖

骨盆的命名,是由于它的形状与盆地类似。以骶岬、髂耻线和耻骨联合上缘的连线为界,将骨盆分为结构上连续的上下两部分:真骨盆(true pelvis)(又称小骨盆)和假骨盆(false pelvis)(又称大骨盆)组成。(图26-11)。这个平面的周长被称为界线,或骨盆边缘[15]。

下方为真骨盆,前面是耻骨和耻骨联合,后面是骶骨和尾骨,两侧是髂骨和坐骨,下方是盆底肌群。假骨盆两侧是髂骨翼,后面是骶骨,前面和两侧是腹壁。在正常无盆腔肿物的非孕期妇女中,子宫、附件和空虚的膀胱位于真骨盆内[16]。当膀胱充盈时,膀胱穹顶部伸展至假骨盆,并使小肠祥向上移位,从而为经腹部成像创造良好的透声窗。腔内探头(经阴道和经直肠)在真骨盆内直接观察盆腔脏器。而经阴唇及经会阴超声则从

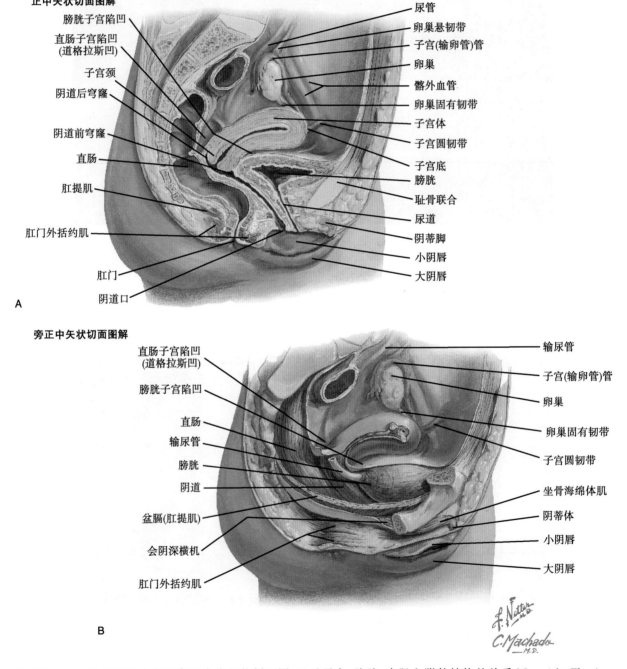

图26-11　女性盆腔正中位和旁正中位矢状剖面图,显示子宫、膀胱、直肠和附件结构的关系(Copyright Elsevier, Inc. Netterim-ages.com)

盆底来观察真骨盆。

　　子宫前方有腹膜覆盖,一直达宫颈上方水平。覆盖于子宫前方和膀胱后方的腹膜之间的间隙,称为膀胱子宫陷凹(vesicouterine pouch)或前陷凹(图 26-11,

图 26-12)。此间隙通常是空的,但是可能会含有小肠袢。子宫后方的反折腹膜一直延伸达阴道后穹窿(图 26-13),形成后陷凹或直肠子宫陷凹(rectouterine pouch),它是覆盖于子宫后方和直肠乙状结肠前方的

腹膜完整上面观

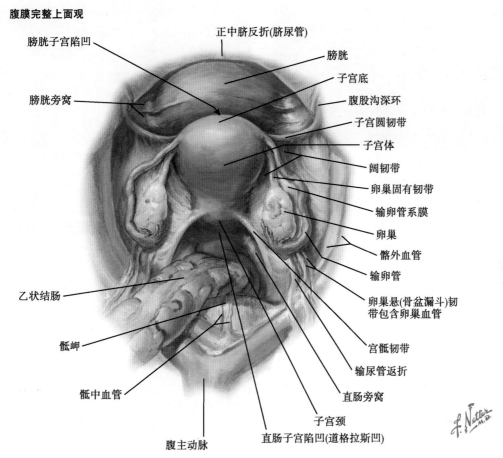

膀胱子宫陷凹　　　　　　　正中脐反折(脐尿管)
膀胱
子宫底
膀胱旁窝　　　　　　　　　腹股沟深环
子宫圆韧带
子宫体
阔韧带
卵巢固有韧带
输卵管系膜
卵巢
髂外血管
输卵管
乙状结肠
卵巢悬(骨盆漏斗)韧带包含卵巢血管
骶岬
宫骶韧带
输尿管返折
骶中血管
直肠旁窝
腹主动脉　　子宫颈
直肠子宫陷凹(道格拉斯凹)

去除子宫和腹膜后上面观

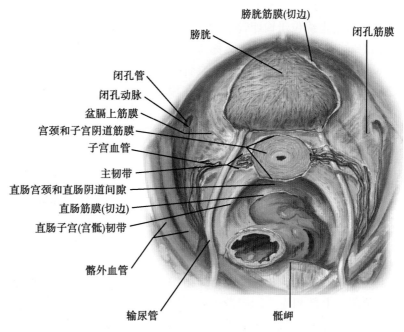

膀胱筋膜(切边)
膀胱
闭孔筋膜
闭孔管
闭孔动脉
盆膈上筋膜
宫颈和子宫阴道筋膜
子宫血管
主韧带
直肠宫颈和直肠阴道间隙
直肠筋膜(切边)
直肠子宫(宫骶)韧带
髂外血管
输尿管　　　　骶岬

图 26-12　女性盆腔图解(上面观)(Copyright Elsevier,Inc. Netterimages. com.)

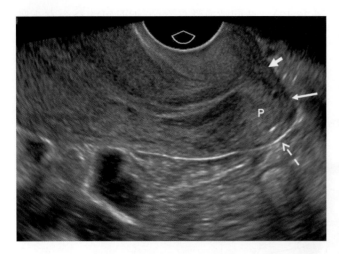

图 26-13　后陷凹/阴道后穹窿。经阴道超声矢状切面显示宫颈及后陷凹肠管。阴道后壁（长箭头）包绕宫颈后唇（P）。后穹窿（虚线箭头）呈现为薄薄的线状回声。宫颈管回声的末端为宫颈外口（短粗箭头）

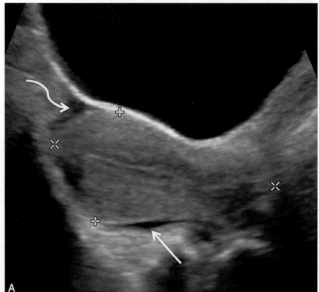

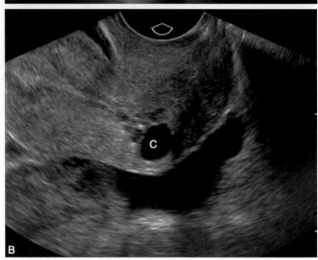

图 26-14　盆腔游离液。A. 子宫（游标）经腹部超声纵切面显示在前陷凹（弯曲箭头）和后陷凹（直箭头）少量液体。B. 另一患者经阴道超声纵切面显示前陷凹和后陷凹游离液。宫颈可见一个纳氏囊肿（C）

腹膜间隙[16]。在经阴道超声图像中，育龄期正常女性后陷凹常有少量游离液体，很可能是排卵时排出的液体。但是当前陷凹或侧盆腔陷凹出现积液，后陷凹有大量液体，以及无排卵女性患者出现盆腔积液时，均高度提示腹腔内病变（图 26-14）。

　　子宫两侧的腹膜反折形成阔韧带（broad ligament），其起自子宫侧缘向两侧延伸至侧盆壁（图 26-15）。阔韧带将盆腔分为前后两部分。阔韧带上缘游离，包裹输卵管[16]。当存在腹水时，阔韧带的轮廓在超声图像上更易显示（图 26-16）。卵巢借腹膜反折，即卵巢系膜（mesovarium），与子宫阔韧带后叶相连（图 26-12）。阔韧带上缘包绕输卵管的部分称为输卵管系膜（mesosalpinx）。阔韧带上缘位于输卵管伞端外侧部分形成卵巢悬韧带（suspensory ligament），又称骨盆漏斗韧带（infundibulopelvic ligament），内含卵巢血管和神经[17]。圆韧带（round ligament）起自两侧宫角，在输卵管前方穿行于阔韧带内，向前向外走行在腹股沟韧带之下，止于大阴唇筋膜。卵巢固有韧带（ovarian ligament）（又称子宫卵巢韧带）发自宫角，经过输卵管后方，连至卵巢下端。当腹腔无游离液体时，输卵管、卵巢系膜、输卵管系膜、卵巢固有韧带及圆韧带，在超声图像上很难识别（图 26-17）。卵巢悬韧带常常无法直接显示。然而走行在卵巢悬韧带内的卵巢动脉在 TAS 或 TVS 检查时可通过彩色多普勒来显示（图 26-18）[18,19]。子宫阔韧带侧缘底部与盆底致密结缔组织相连，后者又与宫颈阴道上部相连。阔韧带内侧下缘与附着于宫颈的结缔组织，即宫旁组织，广泛相连。宫骶韧带（uterosacral ligament）自宫颈阴道上部向后外

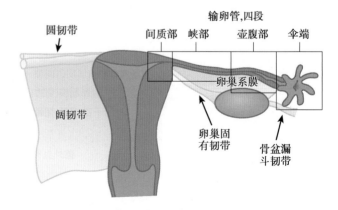

图 26-15　卵巢、子宫和相邻的反折腹膜以及韧带

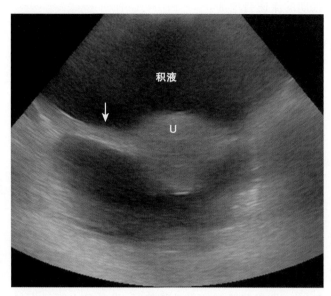

图 26-16　阔韧带。伴有腹水患者的盆腔经腹部横切面显示腹水中右侧阔韧带（箭头）。U,子宫

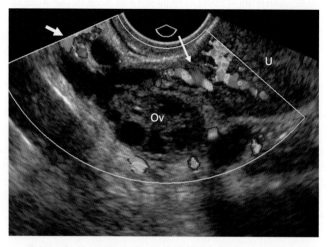

图 26-18　悬韧带和卵巢动脉。经阴道超声左附件斜纵切面显示卵巢动脉（短箭头），位于悬韧带侧上方；子宫动脉的卵巢支（长箭头）位于阔韧带中间。Ov,卵巢；U,子宫

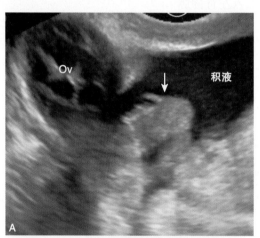

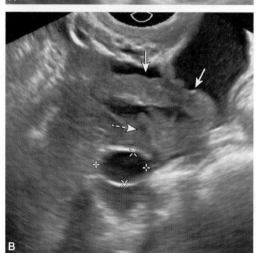

图 26-17　输卵管。A. 左附件矢状切面显示盆腔积液中的输卵管（箭头）轮廓，和毗邻的左卵巢（Ov）。B. A 图中间的输卵管矢状切面显示输卵管（箭头）和伞端（虚线箭头）。临近输卵管可见一系膜囊肿（游标）

侧延伸，绕过直肠两侧，止于骶骨筋膜。宫骶韧带构成直肠子宫陷凹的外侧边缘[20]。

血管解剖

主动脉（aorta）分出髂总动脉（common iliac arteries）沿腰大肌前方向内侧走行。髂总动脉在 L5 和 S1 椎间盘水平分叉为髂外动脉及髂内动脉（或腹壁下动脉）。髂外动脉内径大于髂内动脉，其走行于腰大肌内侧，经股管出盆腔，供应下肢血供。髂内动脉供给盆腔脏器、盆壁、会阴及臀部区域。髂内动脉的前干分支供给膀胱、子宫、宫颈及阴道。子宫、卵巢和输卵管伞端位于髂内动脉的前方。髂内静脉位于髂内动脉的后方。

子宫动脉（uterine artery）沿子宫外侧缘在阔韧带内迂曲上行至子宫和输卵管的连接处（图 26-19），一条分支从宫角向外侧走行至卵巢门（hilum of the ovary），并与卵巢动脉（ovarian artery）相吻合，另一条分支供给输卵管血供。子宫动脉也发出分支营养宫颈，部分宫颈支与阴道动脉分支相吻合构成阴道奇动脉，其中一支走行于阴道前方，另一支走行于阴道后方。子宫动脉是子宫主要血供来源，多个分支穿透子宫肌层，然后分成前弓状动脉（arcuate arteries）和后弓状动脉，在子宫肌层的中层和外层间广泛吻合（图 26-20）。弓状动脉发出放射状动脉（radial arteries），向中央走行，为子宫肌深层和子宫内膜提供丰富的毛细血管网（图 26-20 和图 26-21）。放射状动脉发出内膜的直动脉和螺旋动脉（spiral arteries），直动脉供给子宫内膜基底层，螺旋动脉供给子宫内膜表面 2/3，随着子宫内膜在

月经周期中的分泌期增厚而变得越来越长,越来越迂曲(图 26-22)。通常情况下,任何年龄段女性的子宫动脉的血流信号在多普勒超声中均可被检测到,但是绝经期女性的放射状动脉检测越来越困难[21]。子宫内膜螺旋动脉血流在健康女性的整个月经周期中均能显示,在分泌期更易被检测[21~23]。然而,在绝经后 1 年至 5 年的女性中,仅有约 30% 能通过多普勒超声探及子宫内膜动脉血流信号。一项研究显示,在绝经后 5 年以上的妇女中,多普勒不能探及子宫内膜血流信号[21]。

通过灰阶或彩色多普勒成像显示,弓状静脉丛与弓状动脉相伴行,走行于 1/3 ~ 2/3 的子宫肌层之间(图 26-23)。在非妊娠期的生育年龄女性中,正常子宫动脉的频谱多普勒波形表现为高阻波形模式,有一舒张早期切迹和相对血流较少的舒张期血流(图 26-24)。在月经周期中,动脉波形无显著的变化。然而,在孕期、子宫内膜炎或恶性肿瘤的情况下,子宫动脉舒张期的流速会增加。

卵巢动脉起自腹主动脉外侧缘,其水平略低于肾动脉。在盆壁上缘,跨过髂外动脉和静脉,进入卵巢悬韧带(骨盆漏斗韧带)向内侧下行(图 26-12 和图 26-19)。在月经周期的不同阶段,卵巢动脉的血流是变化的,可能是因为激素对血管壁顺应性的影响,在卵泡后期和黄体早期流向卵巢的血流增多[19]。因此,在月经周期的前半部分或未排卵的卵巢中,卵巢动脉的收缩期峰值血流速度(peak systolic velocities,PSV)和舒张末期流速(end-diastolic velocity,EDV)均相对较低。卵巢动脉波形在排卵期将会发生变化,PSV 和 EDV 将会增高(图 26-25),阻力指数(resistiveindex,RI)相对下降。绝经后,卵巢动脉的 PSV 和 EDV 均会降低,通常检测不到舒张期血流,此时 RI 值为 1.0(图 26-26)[23]。卵巢静脉与卵巢动脉伴行,沿骨盆上行。右侧卵巢静脉汇入位于肾静脉下方的下腔静脉,左侧卵巢静脉汇入左肾静脉[17]。

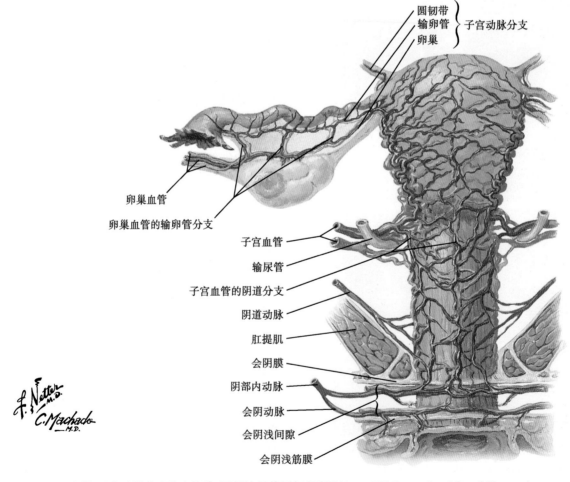

图 26-19 卵巢、子宫及阴道动脉和静脉、同侧输尿管图解(引用 Netter FH:Interactive Atlas of Human Anatomy. Plate 379B. Summit,NJ,CIBA-Geigy Co.,1995. 版权 1981,1990,1995,and 1998,by Novartis. 经 Clinical Symposia,Vol. 33/1;42/2;Netter Collection,Vol. 2& Interactive Atlas 同意再次印刷,引用 Frank H. Netter,MD,and JohnA. Craig,MD 的插图保留所有版权.)

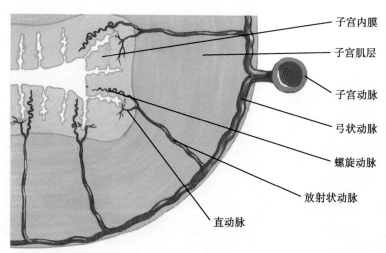

子宫内膜
子宫肌层
子宫动脉
弓状动脉
螺旋动脉
放射状动脉
直动脉

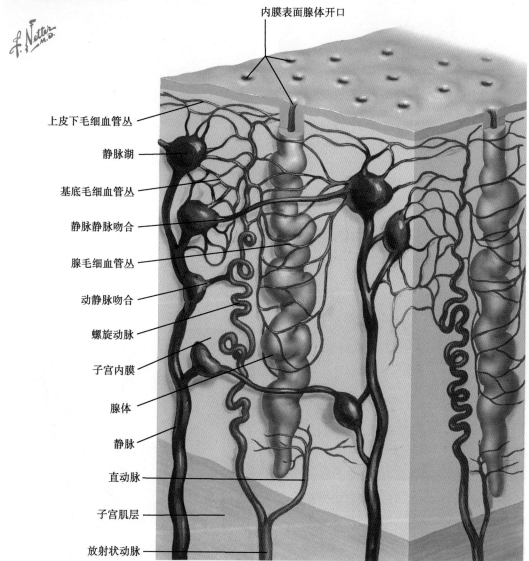

内膜表面腺体开口

上皮下毛细血管丛
静脉湖
基底毛细血管丛
静脉静脉吻合
腺毛细血管丛
动静脉吻合
螺旋动脉
子宫内膜
腺体
静脉
直动脉
子宫肌层
放射状动脉

图 26-20 子宫横断面和深层图解显示子宫动脉、弓状动脉、放射动脉、直动脉和螺旋动脉(版权 Elsevier, Inc. Netterimages. com.)

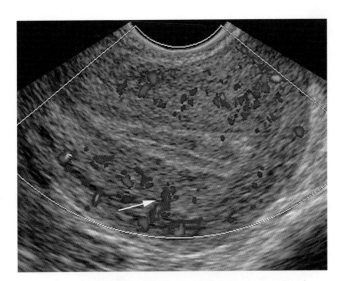

图 26-21   子宫放射状动脉。后倾位子宫经阴道彩色多普勒矢状切面成像。放射状动脉(箭头)起自弓状动脉,朝向子宫内膜走行。子宫内膜的厚度及三线征表明患者为月经周期的排卵期

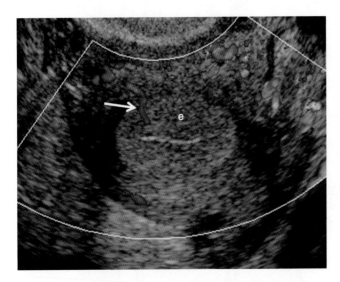

图 26-22   螺旋动脉。子宫经阴道短轴或横切面彩色多普勒显示在相对均匀增厚等回声的分泌期子宫内膜(e)内螺旋动脉(箭头)的血流

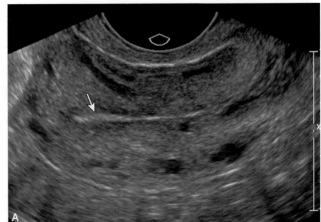

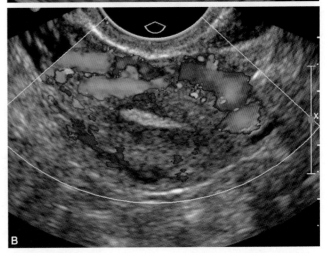

图 26-23   弓状静脉丛。A.子宫纵切面灰阶图像显示线状/管状和环状低回声区代表子宫体弓状静脉丛,分隔肌层的外 1/3 和内 2/3,增生早期子宫内膜(箭头)表现是薄的等回声。B.横切面彩色多普勒图像显示弓状静脉丛血流

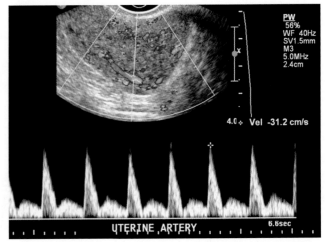

图 26-24   正常子宫动脉。子宫动脉血流向宫底(远离探头方向)流动,为典型的高阻波形,其收缩期上升支陡直,舒张期小尖峰血流相对少,有明显的舒张早期切迹

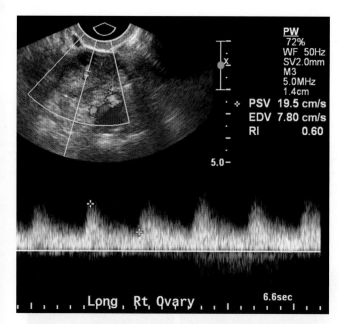

图 26-25　卵巢动脉。排卵期前右卵巢动脉的多普勒频谱为波形增宽，略圆的收缩期波峰，舒张期血流呈低阻。阻力指数（RI）为 0.60

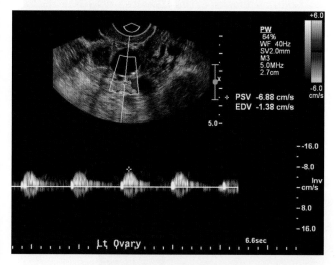

图 26-26　绝经后卵巢的多普勒频谱图。绝经后女性左卵巢多普勒频谱显示低的收缩期峰值血流速度（PSV）和完全消失的舒张末期血流，其阻力指数（RI）为 1.00

子宫

子宫主要有两部分组成：宫体和宫颈。宫体主要由肌肉构成，而子宫颈主要由胶原和弹性结缔组织组成，只有 10% 为平滑肌。子宫峡部（isthmus portion）是子宫最为狭小或"腰"的部分，其相当于内口的位置，也是宫体下段和宫颈的分界。宫体的前表面几乎偏平，后表面凸起。输卵管起自上缘与外侧缘交界处的圆锥形宫角。两侧输卵管插入水平以上的子宫上段为宫底（图 26-9）。

在正中矢状切面测量子宫长径和前后径。子宫长径为从宫底浆膜层到子宫颈远端（即外口）的距离，子宫前后径为垂直于长轴的子宫外前壁到外后壁的距离。在横切或冠状切面测量子宫最大宽度，为外壁到外壁的距离[1,24,25]。育龄期女性子宫的大小随着年龄和产次而变化。未育女性子宫长径为 6~8.5cm、前后径为 2~4cm、横径为 3~5cm，经产妇子宫长径约为 8~10.5cm[25~27]、前后径为 3~5cm[26]、横径为 4~6cm[25~27]。绝经后子宫萎缩，绝经后 10 年内子宫缩小最为迅速。绝经超过 5 年的女性，其子宫长径为 3.5~7.5cm，前后径为 1.7~3.3cm，横径为 2~4cm[26,27]。子宫呈梨形，育龄期女性的宫体长径为宫颈长径的 2 倍。在绝经后女性及儿科患者中，子宫的结构更像管状，宫体和宫颈的长径几乎相等[24]。

子宫位置非常不固定，可因膀胱充盈程度不同而发生变化。相对于宫体和宫底，宫颈位置相对比较固定，借助宫旁组织固定于膀胱角。子宫位置是指子宫体长轴与子宫颈长轴的夹角（屈曲）和子宫颈长轴与阴道长轴的夹角（倾斜）[28]。行 TAS 时，最常见的现象是充盈的膀胱压迫子宫而使之变直，观察不到前屈位（图 26-11B）。前屈（anteflexion）（图 26-27）、后屈（retroflexion）（图 26-2，图 26-28）、后倾（retroversion）（图 26-28）及左右倾斜都可以是子宫的正常位置，除非是盆腔疾病引起的子宫体移位。

在 TAS 中，前倾前屈位的子宫通常显像较好，因为子宫靠近探头，并与超声波波束垂直，正好位于膀胱的透声窗后方。但后倾后屈位的子宫在 TAS 检查中显示不满意（图 26-2，图 26-28），因为后倾后屈位子宫要求超声波能够穿透盆腔更深部位，当后倾子宫的长轴与声束平行，引起明显的声衰减，"回声失落"使得内膜显示不满意，宫底部回声显示更弱，造成宫底部存在肌瘤或其他疾病的假象。使用阴道探头可以获得理想的成像，探头可以直接置于后倾后屈位子宫宫体旁，中间无阻挡结构，且在与声束垂直的平面上成像，比经腹部途径能够更好地呈现子宫内膜和子宫肌层的情况。当子宫后屈时，宫颈位于宫体和探头之间，很难评价肌层情况。为了改善子宫在经阴道超声时的成像质量，必须在宫颈周围移动探头，选择向后的角度，使探头与宫体和宫底更加接近（图 26-28）。

子宫肌层是由平滑肌纤维组成的，与结缔组织、血管、淋巴和神经伴行在一起。子宫肌层分为三层：内肌层、中肌层和外肌层[3,28]（图 26-29）。外肌层纤维纵行排列，穿过宫底，汇合于宫颈和宫角。弓状血管将外层肌纤维和中层肌纤维分隔开来。中肌层是三层中最厚

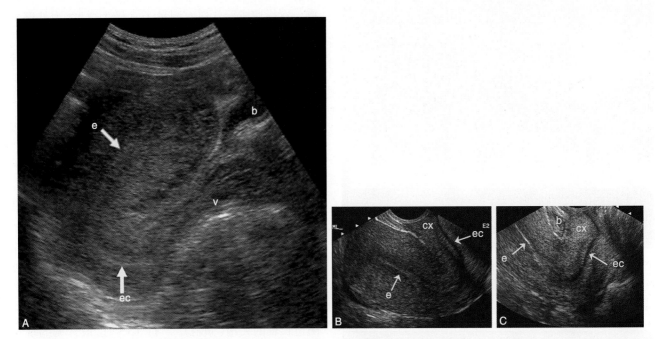

图 26-27　前屈位子宫。**A.** 经腹部超声正中矢状切面显示的子宫。膀胱(b)几乎完全排空。**B.** 经阴道正中矢状切面显示的前屈位子宫。**C.** 经阴道超声显示子宫下段和宫颈。膀胱(b)几乎排空。三张影像图片中在内口水平宫颈管(ec)和子宫内膜腔(e)形成大约 90°角。cx,宫颈;v,阴道

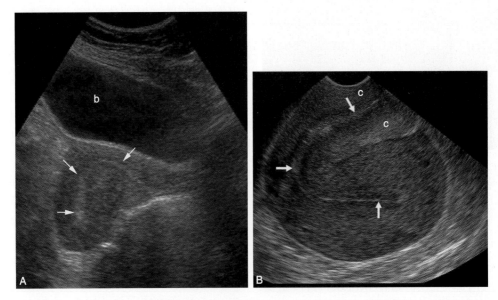

图 26-28　后屈位子宫。经腹部(**A**)和经阴道(**B**)超声显示的后屈位子宫图像。子宫体弯曲向后或在宫颈(c)内口水平的后面,超过 90°。膀胱充盈时经腹部检查,阴道宫颈是向上倾斜的,呈前倾位。在 B 图像中,当膀胱排空后进行经阴道检查,子宫颈位置略向后,呈后屈位。箭头指示子宫内膜腔和宫颈管。b,膀胱

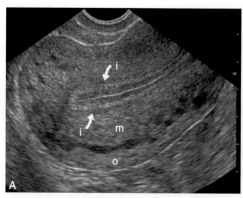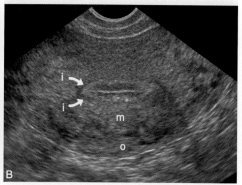

图 26-29　子宫肌层。经阴道超声纵切面（A）和横切面（冠状）（B）显示子宫肌层的三层：外层（o），中层（m），和低回声的内层（i）（箭头）

的，肌纤维呈螺旋状构成，从宫角延伸至宫颈，在正中矢状切面上呈现为交叉排列。内肌层是最薄的一层，由纵行和环形肌纤维构成，在超声上表现为内膜周边的低回声晕，被称为子宫内膜下声晕（subendometrial halo）（图 26-30），在 T2 加权相的磁共振序列上表现为低信号的交界区[23]。然而，子宫内膜周边的低回声晕

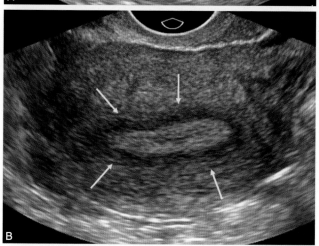

图 26-30　子宫肌内层。经阴道纵切面（A）和横切面（冠状面）（B）灰阶图像显示低回声子宫肌内层（箭头），被称做内膜下晕

并不是在所有患者中都会出现，在很多患者中这一层低回声晕并不能被完整的呈现，多数患者中它表现为不完整的、分裂状的低回声内膜下组织带。子宫内膜周边低回声晕的厚度和回声在月经周期中不会出现显著的改变。内肌层和子宫内膜的黏膜层都由副中肾管发育而来，而子宫肌层的其他结构都是间叶细胞来源。子宫肌层-宫内膜连接区（EMJ）在人体组织学上是独特的，因为它没有黏膜下层[29]。

　　非妊娠子宫并非是静止的，在子宫内肌层表现出短暂的子宫肌收缩和有组织的波状活动。随着月经周期性的节律变化，这些波动模式的频率、强度和方向也在不断改变。在排卵期，内肌层的收缩运动从宫颈至宫底，在月经期肌层逆向收缩[30]。内肌层的收缩运动可能在传送精子中起着重要作用。一些不孕症患者中，可以见到肌层的杂乱收缩及反向收缩。在口服避孕药的患者中，肌层由宫颈向上波及宫底的收缩运动频率大大减少[31]。

　　子宫内膜由浅层的功能层（zona functionalis）和深部的基底层（basalis layer）构成。子宫内膜的厚度及回声随月经周期而发生周期性改变[32~34]。在月经期和增生早期，子宫内膜厚度通常低于 4mm，内膜呈明亮而均匀的回声（图 26-31）。在增生期的中晚期（第 5~14 天），子宫内膜的功能层受雌激素作用增生变厚，与基底层相比变得回声更低。此时，子宫内膜就会形成三线征，在排卵时内膜厚度多数达到 12~13mm（正常范围 10~16mm）[33]（图 26-32）。在分泌期（第 15~28 天），内膜功能层在孕激素作用下增厚、变软、水肿（图 26-33）。腺上皮分泌富含糖原的液体，螺旋动脉扭曲，进而内膜功能层在超声上回声增强，呈现为与基底层回声相同的等回声[32,33]。在分泌晚期，子宫内膜回声均匀，厚度可达 16~18mm。

　　测量子宫内膜的厚度最好在 TVS 检查中进行，根

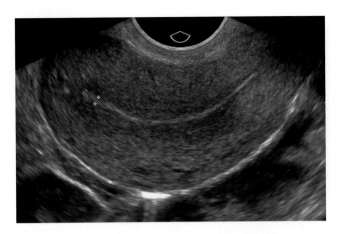

图 26-31　增生早期子宫内膜。患者月经周期第 5 天，子宫内膜（游标）呈薄的、等回声的、轻微不规则线状

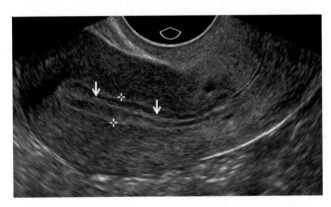

图 26-32　排卵期子宫内膜。经阴道超声子宫纵切面显示子宫内膜在月经周期的增生晚期呈现正常的三线征（游标）。子宫内膜的基底层呈等回声，但是由于雌激素的作用功能层呈低回声。中心等回声线（箭头）表示子宫腔前壁和后壁内膜的交界面

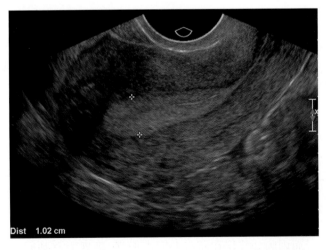

图 26-33　分泌期子宫内膜。经阴道超声矢状切面显示月经周期第 19 天的子宫内膜呈均匀一致的等回声（游标），厚度 10.2mm。子宫内膜的功能层和基底层回声相等，因此三线征不明显

据惯例，在正中矢状切面上测量内膜的前后层，即"双层"厚度，选取最厚的部分测量[35,36]。测量在正中矢状切面图像上进行是至关重要的，因为成像倾斜或太靠近宫角会导致子宫内膜厚度被高估。正中矢状切面的判断可根据是否子宫内膜显示为与颈内管相连。如果子宫内膜出现不对称形状，如三角形、球状、椭圆形或雪茄状的结构，那么成像平面可能偏离了正中轴线。

子宫内膜两层之间的界面表现为连续的中央细回声线。中央线中断或者内膜回声不均可能预示着潜在的宫腔内病变，如宫腔息肉、肌瘤或宫腔粘连（图 26-34）。子宫内膜周围的低回声晕代表了子宫内肌层，不能包括在子宫内膜厚度测量中[35]。宫腔内存在少量的低回声液体或黏液是正常现象，但不能包括在子宫内膜厚度的测量中（图 26-35）。宫腔内大量积液或残

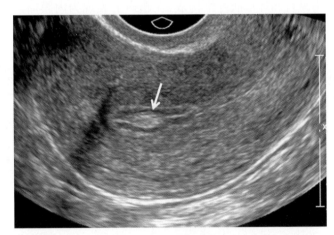

图 26-34　子宫内膜息肉。图像中央的线形回声代表增生期子宫腔前壁和后壁内膜的交界面，呈典型的三线征。子宫内膜被一椭圆形等回声病变（箭头）所中断，呈"线珠"征。病理证实为良性子宫内膜息肉

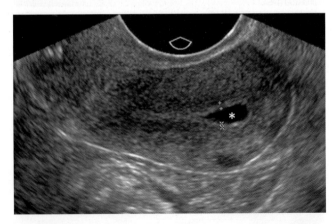

图 26-35　宫腔积液。经阴道超声纵切面显示后倾后屈位子宫，宫腔（星号所示）内见少量无回声液体。子宫内膜厚度需要分别测量前层和后层，即图中"+"和"x"两处测量键所示。然后将两个数值相加得到双层内膜厚度

留的血凝块是异常的表现,应考虑患者存在潜在疾病或经血阻塞,如宫腔粘连或宫颈狭窄。在服用口服避孕药或使用其他激素避孕的女性中,整个月经周期的子宫内膜通常都很薄。

绝经后的子宫内膜因缺乏雌激素刺激,通常是萎缩的。在超声成像中表现为薄而均匀的回声,大多数绝经后的妇女子宫内膜厚度小于 3mm[37](图 26-36)。研究表明,对比 TVS 检查与病理学检查,内膜测量值的一致性在 1mm 以内[25,36],这表明 TVS 在疑似子宫内膜癌的女性诊断评估中发挥重要作用[36-38]。绝经后女性如果子宫内膜表现为均质的,且厚度小于 4~5mm,即便有阴道出血的症状,该患者被诊断为子宫内膜癌的可能性也是很低的。如果绝经后阴道出血女性,TVS 检查子宫内膜厚度超过 4~5mm,通常会对其进行取样检查,以评估可能存在的子宫内膜癌或癌前病变。然而,对无症状的绝经后妇女推荐子宫内膜活组织检查的阈值仍有争议,目前有报道为内膜厚度在 8~11mm 区间[38]。

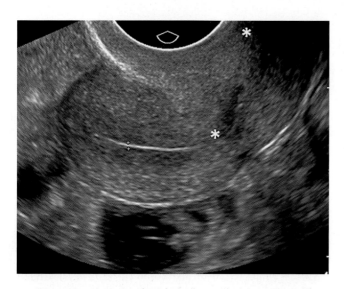

图 26-36　绝经后正常子宫内膜。一位绝经 10 年患者的子宫内膜(游标)成像呈萎缩状态,显示为厚度小于 1mm 的较薄的线样高回声。内膜下的低回声组织代表致密的子宫内肌层,也被称为内膜下声晕。低回声晕不应包括在内膜厚度的测量范围中。注意宫颈(星号之间的长度)的大小与宫体大致相等,且绝经后宫体外形常常更接近于管状结构,而不是育龄期典型的梨形

子宫血管钙化常见于绝经后的女性,尤其是患有糖尿病、血管疾病、高血压或高钙血症的人群[39]。这些血管以环状形式分布在子宫表面 1/3~2/3 的浅肌层中(在子宫肌层的外层和内层之间)(图 26-37)。

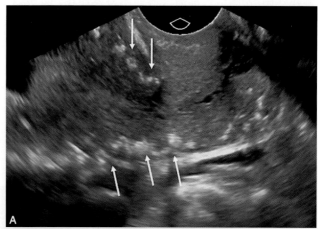

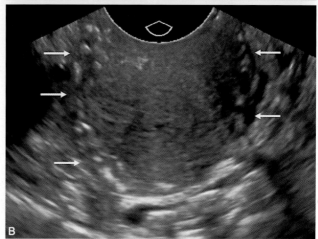

图 26-37　弓状动脉钙化。经阴道超声纵切面(A)和冠状切面(B)显示绝经后妇女在子宫周围的特定位置出现弧形血管钙化(箭头)

TVS 是对宫颈成像和评估的最好方法。根据子宫的位置,探头略后退,并向后或向前倾斜以达到宫颈最佳的成像[28]。宫颈管黏膜是宫腔内膜的延续,表现为薄的回声带(图 26-8A,图 26-13,图 26-27)。有时可在宫颈管内看到少量积液,尤其在排卵期较为多见。彩色多普勒成像可以很好地区分黏液与宫颈小息肉。宫颈管下方的低回声带,是宫颈纤维间质,与子宫内膜晕或子宫内肌层相连。宫颈外壁的回声与子宫外肌层回声相似(图 26-13,图 26-28)。许多宫颈腺体从颈管黏膜延伸分布至宫颈壁结缔组织内[40]。一旦腺管堵塞将导致潴留囊肿形成,即"纳氏囊肿"(nabothian cysts),其位置靠近宫颈管内侧。纳氏囊肿可以是单发或多发,其内含有液体,通常是无症状的,但也会发生出血或感染或增大等复杂变化[28](图 26-14)。宫颈向下延伸到阴道上方,被阴道前、后穹窿及两侧穹窿包围(图 26-8A,图 26-13)。经 TAS 检查时有时在宫颈周围的阴道穹窿可以看到空气。阴道在超声上表现为低回声

管状结构,在阴道口处向下弯曲跨过会阴体(图 26-4,图 26-27)。

卵巢

正常卵巢呈椭圆形,卵巢的位置和方向都是可以改变的,取决于患者的年龄、产次以及膀胱充盈的程度。在未生育的成年女性中,卵巢位于卵巢窝(ovarian fossa)内(即 Waldeyer 窝),其与骨盆侧壁相邻,其前方是闭锁的脐动脉,后面是输尿管和髂内动脉,上方是髂外静脉[16](图 26-12)。卵巢的下部比上部或近输卵管部位略小,卵巢下部由卵巢固有韧带(阔韧带的一部分)固定于宫角。卵巢外侧缘与卵巢窝的腹膜壁相连,大部分的内侧面被输卵管覆盖(图 26-38)。卵巢前缘与卵巢系膜相连,血管和神经通过它出入卵巢门[16]。

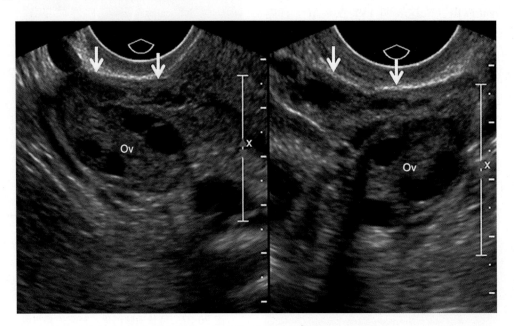

图 26-38 正常卵巢。经阴道灰阶的双幅成像(右幅为纵切面,左幅为横切面),可见正常左侧卵巢(Ov)。箭头所示为覆盖在卵巢表面的输卵管远端。卵巢实质内有多个小于 1cm 的无回声卵泡,且大多位于卵巢周边

卵巢体积是在两个正交切面上测量卵巢三个维度的径线(长度、宽度、高度),用椭圆体积计算公式求得(长度×宽度×深度/2)。卵巢的大小与年龄、月经状况、妊娠状态、体型及所处的月经周期相关[41~43]。育龄期妇女的卵巢平均体积为 9.8ml(5%~95% 置信区间为 2.5~21.9ml)。卵巢大小在月经周期的不同阶段亦会有所变化,其体积在排卵期最大,黄体期最小[41]。30 岁后卵巢体积开始逐步缩小。一项大样本研究表明,每隔十年平均卵巢体积显著缩小,直至 60 岁。具体而言,30 岁以下的女性,平均卵巢体积为 6.6ml,随后每个十年平均卵巢体积分别为 6.1ml(30~39 岁)、4.8ml(40~49 岁)、2.6ml(50~59 岁)、1.98ml(60~69 岁),至 70 岁以后,平均卵巢体积为 1.85ml。研究人员发现,从统计学上看,高个子女性的卵巢大小明显增大,但卵巢体积与女性的体重无显著相关[42]。尽管绝经后卵巢体积较小,但大多数都可以通过 TVS 探查到[42,43]。

育龄期妇女的正常卵巢在月经周期的表现不同[44]。发育中和未成熟的卵泡在整个月经周期中都可以观察到,表现为无回声、单房、边缘清晰的囊泡状,直径为 2~9mm(图 26-8F,图 26-38)。在月经周期的第 8~12 天,可见到一个或多个优势卵泡(dominant follicles),逐渐增大至直径 20~25mm,然后在排卵时破裂,释放卵母细胞[44]。高达 80% 的妇女可有次级非优势卵泡,后者能增大到与优势卵泡一样大小。排卵期前优势卵泡外观稍复杂,卵母细胞及支撑结构在卵泡内形成一个环状结构(卵丘(the cumulus oophorus))(图 26-39)。在排卵之后,黄体(corpus luteum)由成熟卵泡的剩余部分演变而来,经过细胞肥大化和囊肿壁血管化的过程。因此,在月经周期的分泌期和怀孕早期最初几周,常常可见黄体囊肿。在超声成像中,黄体常表现为囊壁相对较厚且回声均质,其内壁边缘呈不

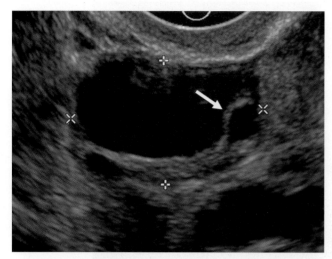

图 26-39　优势卵泡。经阴道超声纵切面可见右卵巢（游标）内一无回声优势卵泡,其内壁边缘环形回声代表卵丘(箭头)

规则、锯齿状的表现。彩色多普勒显像黄体囊壁常可见环状的动脉血流,血流频谱为低阻状态[45~47]。黄体内部常见回声,其内回声反映排卵时内出血量的变化,偶尔黄体表现为类似于实性包块的均质低回声。然而,由于内部液体的存在,超声下可表现为内部回声增强,但没有中央血管(图 26-40)。通常黄体的最大直径小于 3.0cm,但在少数病例中体积可以增大[45,46]。若未受孕,黄体会逐渐萎缩成为白体(corpus albicans),但这在超声上无法辨认。经阴道超声检查时,有大约一半的女性,尤其是生育年龄女性,在正常卵巢

组织周边,可能会看见 1~3mm 的小回声灶。这些回声灶通常是振铃伪像,也可是良性发现,常与微小囊肿的存在有关,可能是胆固醇或血红素沉积形成,或少数是微小钙化。这种微小的回声灶可出现在表面上皮下,无需引起关注也不用随诊[48]。

在绝经后的患者中,卵巢大小与绝经后的激素状态和绝经多长时间有关。绝经后女性的平均卵巢体积为 1.2~5.8ml,若卵巢体积大于 8ml,则该病例需考虑卵巢存在异常情况[41,49]。部分学者认为,无论卵巢体积绝对值如何,如果单侧卵巢大小是对侧卵巢的两倍,都应考虑卵巢是异常的[41]。尽管卵泡已经停止形成,但绝经后的卵巢并不像人们最初认为的那样是静止的。据报道,在绝经后女性中,多达 15% 的卵巢存在小囊肿,最大约 3cm。这些小卵巢囊肿在后续多次超声检查时自行退化[46,50,51]。这些单纯囊肿,在更年期早期就可以出现,很可能是偶然的排卵或是闭锁的卵泡。然而,绝经后卵巢中任何无回声的囊性病变一般都被称为卵巢囊肿[46]。在绝经后期的女性中,尽管排卵可能性很小,但仍有 21% 的女性存在 ≤1cm 的卵巢囊肿[50,51]。由于 TVS 探头频率更高,可获得分辨率更好的超声图像,因此比 TAS 更容易发现这些卵巢囊肿(图 26-41)。若这些单纯囊肿的最大直径小于 1cm,则不需要进一步随访,但在超声报告中是否对其进行描述,可以由医生自行决定[46]。

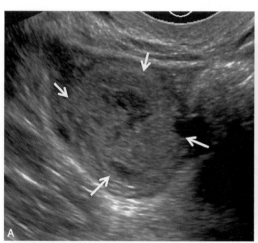
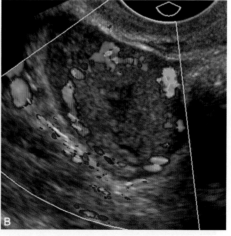

图 26-40　黄体。A.经阴道超声显示右卵巢(箭头)内一略低回声,具有回声复杂的囊性中心成分和均质的厚壁。B.彩色多普勒显示卵巢外周明显增加的环状血流,有时也被描述成"火环"征,是黄体的一种特征性改变

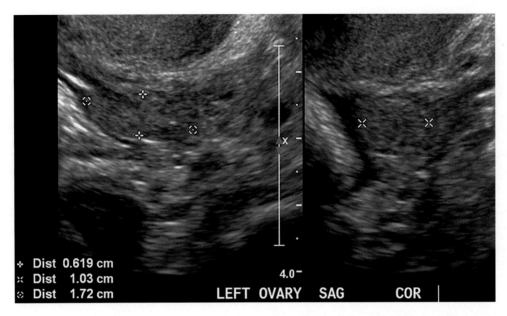

图 26-41 绝经后卵巢。经阴道超声的双幅成像(左幅为纵切面成像,右幅为横切面成像),显示绝经后卵巢的典型特征(游标),卵巢体积小于 2ml,未见明显卵泡

输卵管

输卵管长度是可变的,长 7~12cm。两侧输卵管位于阔韧带上缘,被腹膜覆盖。输卵管最狭窄的部位是间质部(interstitial portion),它穿过子宫肌壁,开口于宫腔的宫角处。输卵管间质部长约 1cm,经 TVS 检查在左侧和右侧的宫角处上方可以看到输卵管间质部是起自两侧宫角处内膜腔,并沿子宫肌层斜向头侧浆膜表面走行的一条细的线性回声(图 26-42)。

3D 超声上冠状切面成像常可显示输卵管的间质部[12]。输卵管峡部(isthmus portion)是输卵管与子宫宫角部肌壁直接连接处狭小的部分。输卵管两侧向外侧延伸形成壶腹部(ampullary portion)和伞部(infundibular portion)。输卵管伞部呈漏斗状,为输卵管最外侧端,并开口于腹腔。除输卵管病变或盆腔存在游离液体的情况下,通常输卵管峡部、壶腹部及伞部在 TAS 或 TVS 都无法显示(图 26-17)。输卵管血供来自子宫动脉和卵巢动脉吻合形成的血管弓。

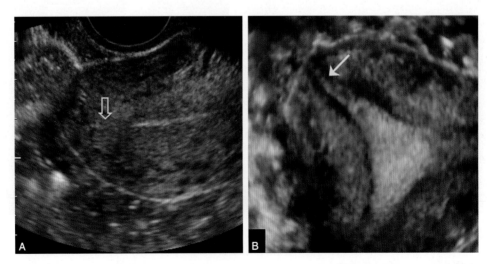

图 26-42 输卵管间质部。A. 经阴道超声横切面显示子宫底部细的线形回声,从子宫内膜宫角部向子宫浆肌层延伸,即为输卵管间质部(空心箭头)。B. 三维冠状切面成像显示子宫底部呈三角形的宫腔内膜管,输卵管间质部(箭头)与浆肌层表面相续。三维成像的该部分输卵管要比实际大小更厚些

副中肾管(通常形成子宫、输卵管及阴道纤维肌壁)头末端部分可能以附着于输卵管的囊性结构的形式持续存在,称为 Morgagni 滤泡囊肿或输卵管旁囊肿。在超声上显示为单房、球形、壁薄的小囊肿,当存在腹腔游离液时更容易探及(图 26-17B,图 26-43)。中肾管在男性中形成输精小管、附睾、输精管、精囊及射精管,在女性中持续存在成为残留的盲管,在靠近卵巢的疏松结缔组织中可以表现为卵巢冠囊肿(paro-variancysts),在靠近子宫的区域表现为 Gartner 导管囊肿,在处女膜上方的阴道和子宫侧壁持续存在[16,24,52](图 26-44)。

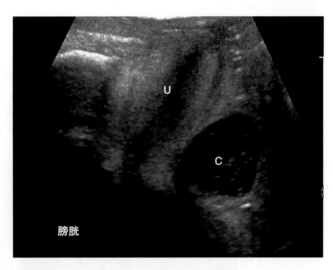

图 26-44　Gartner 导管囊肿。经会阴成像,在阴道旁的结缔组织中可见一低回声 Gartner 管囊肿(C)。U,尿道

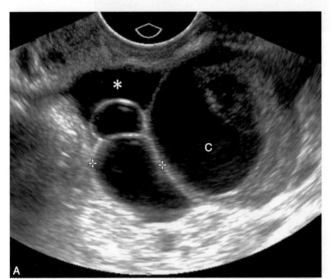

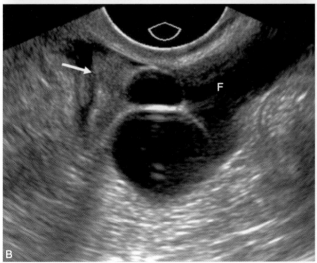

图 26-43　输卵管旁囊肿。A.经阴道超声显示紧贴卵巢内出血性囊肿(C)旁可见双房隔的囊性结构(游标)。星号示前方少量游离液体。B.较图 A 稍偏外侧显示,双房隔的囊肿紧贴输卵管(箭头),盆腔液体(F)的衬托下输卵管得以显示。尽管双房隔的形状不太典型,该病变证实为输卵管旁囊肿

膀胱、远端输尿管和尿道

膀胱的形状取决于其充盈程度。充盈的膀胱经膀胱上部横切面显示呈类圆形。在略靠下的横切面上膀胱受盆腔肌肉及骨骼影响呈方形(图 26-45)。在充盈较好的情况下,膀胱壁回声均匀且厚度一致,其厚度小于 3mm。在膀胱底部和颈部分别可以看到输尿管开口和尿道口。在上骨盆中,输尿管位于髂内动脉前方和卵巢的后方。稍向下,输尿管向前内侧走行到阔韧带的中下方,靠近子宫动脉。之后输尿管向前走行,位于阴道侧穹窿的前方,距宫颈阴道部外侧约 2cm 处,通过中线进入阴道前方的膀胱三角区中(图 26-46)。输尿管与卵巢、子宫颈、子宫动脉和阴道的关系具有重要的临床意义,因为盆腔疾病可能会阻碍输尿管,导致继发性肾积水。最接近输尿管口的输尿管末端部分,在充盈的膀胱下通过 TAS 可以明显观察到。末端输尿管和输尿管-膀胱连接处(ureterovesical junction,UVJ)可以在膀胱部分充盈时,通过 TVS 观察到。因此,尤其在孕妇中,TVS 是寻找 UVJ 结石的最佳方法(图 26-47)。在 TAS 和 TVS 检查时,通过彩色多普勒成像观察到膀胱内输尿管喷尿的过程,即尿液经蠕动的输尿管到达膀胱的过程是一种正常现象,提示输尿管的这一局部是开放的。

与 TAS 相比,TVS 能更好地显示膀胱三角区、膀胱后壁及尿道。为了观察尿道,探头被放置在阴道口,或稍微插入阴道,直接向上扫查(图 26-48)。围绕着黏膜内层的等回声,有一层薄薄的平滑肌组织,再外一

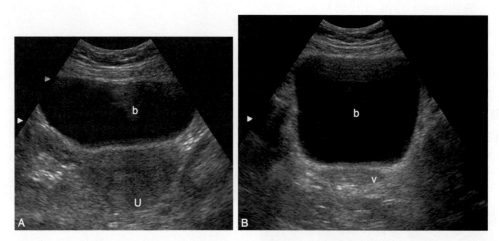

图 26-45 正常膀胱。A.宫体(U)水平的经腹部膀胱横切面成像显示膀胱(b)轮廓呈圆形或椭圆形。B.阴道(V)水平经腹部膀胱横切面成像显示膀胱(b)轮廓则呈方形。正常膀胱壁呈薄的线形回声,厚度小于 3mm

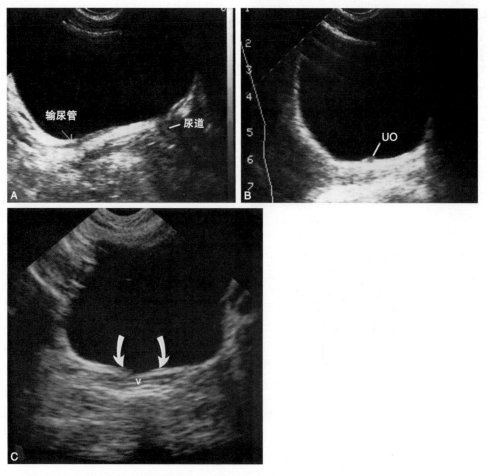

图 26-46 A.右侧输尿管和尿道的经腹部纵切面成像。B.右侧输尿管口(UO)的经腹部纵切面成像。C.双侧输尿管开口(弧形箭头所示)的经腹部横切面成像。v,阴道

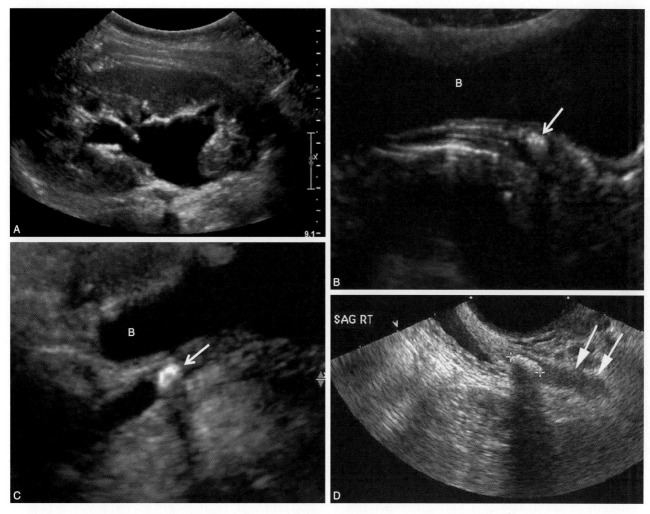

图 26-47　输尿管远端结石。**A.** 左侧肾脏的纵切面成像显示中度肾盂积水。**B.** 经腹部超声膀胱(B)横切面显示左侧输尿管远端的输尿管-膀胱连接处(UVJ)一结石回声(箭头)。**C.** 经腹部纵切面成像显示左侧输尿管远端结石(箭头),其后方有声影。左侧输尿管远端在邻近结石处有扩张。可见远端输尿管向前走行进入膀胱(B)。**D.** 另一个患者的经阴道纵切面显示输尿管-膀胱连接处的梗阻性输尿管结石(游标),该结石在经腹部超声上未显示。可见扩张的输尿管(箭头)远端有一结石声影

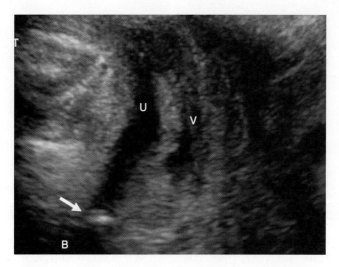

图 26-48　尿道。阴道探头浅插入阴道获得的尿道纵切面,可见阴道(V)前方的无回声管状的尿道(U)。邻近的尿道内可见一个小气泡(箭头),位于膀胱颈上方。B,膀胱

层是横纹肌组织。纵行平滑肌在尿道中部 1/3 处的前壁较厚。Skene 尿道旁腺（paraurethral glands）位于尿道后方近输尿管-膀胱连接处，开口于近尿道外口的尿道旁管。尿道憩室（urethral diverticula）由尿道黏液腺扩张和（或）阻塞形成，在尿道后方和侧方沿着尿道长轴的任何位置都可能发生。这可能是盆腔疼痛及反复尿路感染的根源，很容易在 TVS 上发现。尿道憩室可呈圆形或马鞍状，部分环绕尿道（图 26-49）。

虽然这些憩室通常是无回声的，但也可观察到内部呈弥散或分层回声结构。这种非特异性的表现可能是继发感染或慢性炎症的残留物。在尿道憩室中还可以观察到结石声影，因为尿液潴留易形成结石以及感染。

直肠和乙状结肠

乙状结肠起自真骨盆入口处，其长度易变。乙状结肠由乙状结肠肠系膜包绕，其走行方向也多变，肠曲可向左或向右绕行，并在左侧向上与降结肠相接。直肠起自第三骶椎水平，位置固定。直肠乙状结肠内通常含有气体或粪块，盆腔包块往往受其声影的遮挡，而难显示和鉴别。检查者可以通过实时观察有无蠕动，有无典型的肠壁结构来鉴别盆块和粪块（图 26-50）。而 TVS 通常可以鉴别肠内容物和盆块。乙状结肠经阴道超声显像最佳，其显示为附件后方、轻度被推向盆腔深部的结构。当患者的症状无法用盆腔其他脏器病变来解释时，应仔细检查乙状结肠。

对于不能行经阴道检查的患者，可行经直肠超声检查。经直肠超声使用传统的阴道探头，可获得较经腹部超声分辨率更高的子宫、卵巢及附件的超声图像（图 26-51）。这种扫查方法并不常用，但在适宜的患者中可以考虑。操作之前需要口头上的知情同意，检查时要使用润滑剂并轻柔地插入探头。

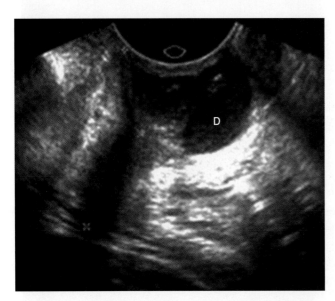

图 26-49　尿道憩室。阴道探头浅插入阴道获得的纵切面图像，可见尿道（游标）后方含液性回声和多个小结石的尿道憩室（D）

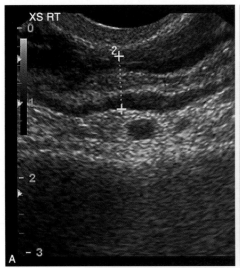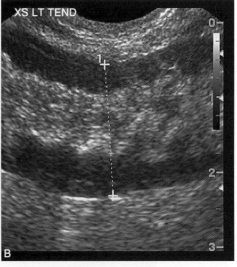

图 26-50　直肠乙状结肠。**A.** 经阴道横切面扫查腹中线右侧正常的乙状结肠，整体厚度为 0.71cm（游标 2）。**B.** 与图 A 相近平面扫查腹中线左侧异常的乙状结肠，为炎性肠病患者的增厚肠袢，整体厚度为 1.7cm。在异常情况或炎症时肌层（低回声）和黏膜下层（等回声）会比正常时增厚。经阴道探头对炎症节段肠管加压，局部会出现疼痛

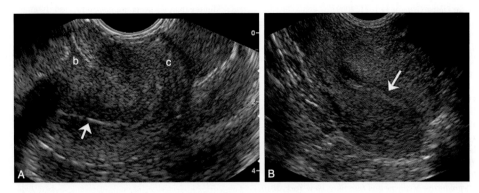

图 26-51　经直肠超声检查。经直肠超声纵切面显示前屈子宫（A）和后屈子宫（B）。膀胱（b）几乎空虚。这两个患者均显示薄型子宫内膜（箭头）。c, 宫颈

总结

　　女性生殖道的超声表现，会随着年龄和育龄女性的月经周期，而发生显著的改变。因此充分理解激素水平变化对子宫和卵巢超声表现的影响，对于鉴别是否为正常生理变化还是盆腔病变至关重要。此外，有经验的超声医师还应注意盆腔内其他结构的正常超声表现，这对于评估盆腔范围内的泌尿道、胃肠道和骨骼肌肉结构的相关疾病非常有用，这些疾病可能具有与妇科疾病相似的表现。

（耿京　翻译　秦佳乐　审校）

参考文献

1. American Institute of Ultrasound in Medicine (AIUM); American College of Radiology (ACR); American College of Obstetricians and Gynecologists (ACOG); Society for Pediatric Radiology (SPR); Society of Radiologists in Ultrasound (SRU): AIUM practice guideline for the performance of ultrasound of the female pelvis. *J Ultrasound Med* 33(6):1122–1130, 2014.
2. Bohm-Velez M, Mendelson EB: Transvaginal sonography: applications, equipment and technique. In Nyberg DA, Hill LM, Bohm-Velez M, Mendelson EB, editors: *Transvaginal Sonography*, St. Louis, 1992, Mosby, pp 1–20.
3. Lyons EA, Gratton D, Hamington C: Transvaginal sonography of normal pelvic anatomy. *Radiol Clin North Am* 30:663–675, 1992.
4. Freimanis MG, Jones AF: Transvaginal ultrasound. *Radiol Clin North Am* 30:955–976, 1992.
5. Tessler FN, Schiller VL, Perella RR, et al: Transabdominal versus transvaginal pelvic sonography: prospective study. *Radiology* 170:553–556, 1989.
6. Mendelson EB, Bohm-Velez M, Joseph N, Neiman HL: Gynecologic imaging: comparison of transabdominal and transvaginal sonography. *Radiology* 166:321–324, 1988.
7. Leibman AJ, Kruse B, McSweeney MB: Transvaginal sonography: comparison with transabdominal sonography in the diagnosis of pelvic masses. *AJR Am J Roentgenol* 151:89–92, 1988.
8. Coleman BG, Arger PH, Grumbach K, et al: Transvaginal and transabdominal sonography; prospective comparison. *Radiology* 168:639–643, 1988.
9. Benacerraf BR, Shipp TD, Bromley B: Is a full urinary bladder still necessary for pelvic sonography? *J Ultrasound Med* 19(4):237–241, 2000.
10. Stagno SJ, Forster H, Belinson J: Medical and osteopathic boards' positions on chaperones during gynecologic examinations. *Obstet Gynecol* 94:352–354, 1999.
11. Zimmer EZ, Timor-Tritsch IE, Rottem S: The technique of transvaginal sonography. In Timor-Tritsch IE, Rottem S, editors: *Transvaginal Sonography*, ed 2, New York, 1991, Elsevier, p 61.
12. Bega G, Lev-Toaff AS, O'Kane P, et al: Three-dimensional ultrasonography in gynecology: technical aspects and clinical applications. *J Ultrasound Med* 22:1249–1269, 2003.
13. Lev-Toaff AS, Pinheiro LW, Bega G, et al: Three-dimensional multiplanar sonohysterography: comparison with conventional two-dimensional sonohysterography and x-ray hysterosalpingography. *J Ultrasound Med* 20:295–306, 2001.
14. Benacerraf BR, Shipp TD, Bromley B: Which patients benefit from a 3D reconstructed coronal view of the uterus added to standard routine 2D pelvic sonography? *AJR Am J Roentgenol* 190:626–629, 2008.
15. Osteology. In Goss CM, editor: *Gray's Anatomy; Anatomy of the Human Body*, ed 29, Philadelphia, 1973, Lea & Febiger, pp 95–286.
16. The Urogenital System. In Goss CM, editor: *Gray's Anatomy; Anatomy of the Human Body*, ed 29, Philadelphia, 1973, Lea & Febiger, pp 1265–1339.
17. The Arteries. In Goss CM, editor: *Gray's Anatomy; Anatomy of the Human Body*, ed 29, Philadelphia, 1973, Lea & Febiger, pp 561–667.
18. Fleischer AC, Kepple DM, Vasquez J: Conventional and colour Doppler transvaginal sonography in gynecologic infertility. *Radiol Clin North Am* 30:693, 1992.
19. Schiller VL, Grant EG: Doppler ultrasonography of the pelvis. *Radiol Clin North Am* 30:735, 1992.
20. Muscles and fasciae. In Goss CM, editor: *Gray's Anatomy; Anatomy of the Human Body*, ed 29, Philadelphia, 1973, Lea & Febiger, pp 371–526.
21. Kurjak A, Kupesic S: Ovarian senescence and its significance on uterine and ovarian perfusion. *Fertil Steril* 64:532, 1995.
22. Kupesic S, Kurjak A: Uterine and ovarian perfusion during the periovulatory period assessed by transvaginal color Doppler. *Fertil Steril* 60:439, 1993.
23. Scoutt LM, Flynn SD, Luthringer DJ, McCarthy SM: Junctional zone of the uterus: correlation of MR imaging and histologic examination of hysterectomy specimens. *Radiology* 179:403–407, 1991.
24. Cunningham FG, MacDonald PC, Gant NF, et al: Anatomy of the reproductive tract in women. In Cunningham FG, MacDonald PC, Gant NF, et al, editors: *Williams Obstetrics*, ed 19, Norwalk, CT, 1993, Appleton & Lange, p 57.
25. Platt JF, Bree RL, Davidson D: Ultrasound of the normal non-gravid uterus: correlation with gross and histopathology. *J Clin Ultrasound* 18:15–19, 1990.
26. Merz E, Mirio-Tesanic D, Bahlmann F, et al: Sonographic size of uterus and ovaries in pre- and postmenopausal women. *Ultrasound Obstet Gynecol* 7:38–42, 1996.
27. Miller EI, Thomas RH, Lines P: The atrophic postmenopausal uterus. *J Clin Ultrasound* 5:261–263, 1977.
28. Fleischer AC, Kepple DM: Benign conditions of the uterus, cervix and endometrium. In Nyberg DA, Hill LM, Bohm-Velez M, Mendelson EB, editors: *Transvaginal Sonography*, St. Louis, 1992, Mosby, pp 21–41.
29. Naftalin J, Jurkovic D: The endometrial-myometrial junction: a fresh look

at a busy crossing. *Ultra Obstet Gynecol* 34:1–11, 2009.

30. Lyons EA, Taylor PJ, Zheng XH, et al: Characterization of subendometrial myometrial contraction throughout the menstrual cycle in normal fertile women. *Fertil Steril* 55:771–774, 1991.

31. Van Gestel I, Ijland MM, Hoogland HJ, Evers JL: Endometrial wave-like activity in the non-pregnant uterus. *Hum Reprod Update* 9(2):131–138, 2003.

32. Templeton A: Transvaginal sonographic assessment of follicular and endometrial growth in spontaneous and clomiphene citrate cycles. *Fertil Steril* 56:208–212, 1991.

33. Bakos O, Lundkvist O, Bergh T: Transvaginal sonographic evaluation of endometrial growth and texture in spontaneous ovulatory cycles—a descriptive study. *Hum Reprod* 8:799–806, 1993.

34. Dickey RP: Ultrasonography of the endometrium. In Rizk B, editor: *Ultrasonography in Reproductive Medicine and Infertility*, New York, 2010, Cambridge University Press, pp 97–102.

35. Fleischer A, Kalemeris G, Machin J, et al: Sonographic depiction of normal and abnormal endometrium with histopathologic correlation. *J Ultrasound Med* 5:445–452, 1986.

36. Bennett GL, Andreotti R, Lee SI, et al: ACR appropriateness criteria on abnormal vaginal bleeding. *J Am Coll Radiol* 8:460–468, 2011.

37. Breijer MC, Peeters JA, Opmeer BC, et al: Capacity of endometrial thickness measurement to diagnose endometrial carcinoma in asymptomatic PM women; a systematic review and meta-analysis. *Ultrasound Obstet Gyencol* 40:621, 2012.

38. Smith Birdman R, Weiss E, Feldstein V: How thick is too thick? When endometrial thickness should prompt biopsy in postmenopausal woman without vaginal bleeding. *Ultrasound Obstet Gyneol* 24:558–565, 2004.

39. Occhipinti K, Kutcher R, Rosenblatt R: Sonographic appearance and significance of arcuate artery calcification. *J Ultrasound Med* 10:97–100, 1991.

40. Aboulghar M, Rizk B: Ultrasonography of the cervix. In Rizk B, editor: *Ultrasonography in Reproductive Medicine and Infertility*, New York, 2010, Cambridge University Press, pp 103–112.

41. Cohen HL, Tice HM, Mandel FS: Ovarian volumes measured by US: bigger than we think. *Radiology* 177:189, 1990.

42. Pavlik EJ, DePriest PD, Gallion HH, et al: Ovarian volume related to age. *Gynecol Oncol* 77:410–412, 2000.

43. Fleischer AC, McKee MS, Gordon AN, et al: Transvaginal sonography of post-menopausal ovaries with pathologic correlation. *J Ultrasound Med* 9:637, 1990.

44. Ritchie WGM: Sonographic evaluation of normal and induced ovulation. *Radiology* 161:1–10, 1986.

45. Brown DL: A practical approach to the ultrasound characterization of adnexal masses. *Ultrasound Q* 23:87–105, 2007.

46. Levine D, Brown DL, Andreotti RF, et al: Management of asymptomatic ovarian and other adnexal cysts imaged at US: Society of Radiologists in Ultrasound Consensus Conference Statement. *Radiology* 256(3):943–954, 2010.

47. Zaidi J, Jurkovic D, Campbell S, et al: Luteinized unruptured follicle: morphology, endocrine function and blood flow changes during the menstrual cycle. *Hum Reprod* 10:44–49, 1995.

48. Brown DL, Frates MC, Muto MG, Welch WR: Small echogenic foci in the ovaries; correlation with sonographic findings. *J Ultrasound Med* 23:307–313, 2004.

49. Aviram R, Gassner G, Markovitch O, et al: Volumes of normal ovaries, ovaries with benign lesions and ovaries with cancer in menopausal women: is there an optimal cut-off value to predict malignancy? *J Clin Ultrasound* 36(1):1–5, 2008.

50. Wolf SI, Gosink BB, Felderson MR, et al: The prevalence of simple adnexal cysts in the postmenopausal woman. *Radiology* 180:65–71, 1991.

51. Greenlee RT, Kessel B, Williams CR, et al: Prevalence, incidence and natural history of simple ovarian cysts among women > 55 years old in a large cancer screening trial. *Am J Obstet Gynecol* 202:373.e1–373.e9, 2010.

52. Moore KL: The urogenital system: the urinary and genital systems. In Moore KL, editor: *The Developing Human*, ed 3, Philadelphia, 1982, WB Saunders, p 255.

第27章 异常子宫出血的超声评估

Maryam Rezvani，Thomas C. Winter

重　点

- 异常子宫出血(abnormal uterine bleeding)在绝经期前女性中通常是由于无排卵性功能失调性出血引起,在绝经后女性中常由于子宫内膜萎缩造成。
- 大约90%的子宫内膜癌发生在50岁以后,最常见的症状是异常的阴道流血。
- 经阴道超声检查(transvaginal sonography,TVS；endovagianl sonography,EVS)是绝经后子宫出血的首选检查方法；若TVS检查不能清晰显示子宫内膜,则须进行活检或其他影像学检查。
- 盐水灌注超声检查(saline infusion sonohysterogra-

- phy,SIS)是一种简单、价格低廉、创伤极小且具有较高诊断准确率的检查方法。
- SIS对于检测局灶性子宫内膜异常的敏感性优于TVS,诊断能力可与宫腔镜检查相媲美。
- SIS可用于对异常子宫出血的患者进行分类,挑选出有必要进行内膜活检的患者。
- 他莫昔芬是一种选择性雌激素受体调节剂(selective estrogen receptor modulator,SERM),可诱导子宫内膜增殖,形成增生、息肉、癌症或囊性萎缩。

本 章 内 容

异常子宫出血(abnormal uterine bleeding)占妇科就诊患者的20%。排除妊娠原因,绝经期前子宫出血最可能的原因是无排卵性功能失调性子宫出血(dysfunctional anovulatory bleeding)。随着女性年龄的增长,一些子宫病理情况[如子宫内膜息肉、黏膜下肌瘤、子宫内膜增生(endometrial hyperplasia)甚至明确的子宫内膜癌(endometrial carcinoma)等]也可能导致异常子宫出血。监测、流行病学和最终结果(SEER)数据库报告显示子宫内膜癌的年发病率是25.1/100 000[1]。子宫内膜癌的发病率随年龄增长而增加,其诊断年龄的中位数为62岁[1]。SEER项目报告,子宫内膜癌新增

病例中35~44岁女性占5.6%,45~54岁占18.4%,55~64岁占33.9%,65~74岁占23.4%,75~84岁占12.6%,剩下的6.1%发生在极端年龄段中[1]。因此,若没有强有力的证据,无激素替代治疗的绝经后女性出现阴道流血都应首先考虑子宫内膜癌的可能,尽管这一类患者基于不同的高危因素真正发生内膜癌的仅有2%~10%。

尽管如此,绝大多数异常阴道流血的患者可能是无排卵性功能失调性子宫出血(绝经期前),或是内膜萎缩(绝经后)。前者最好的处理方法是激素治疗或期待疗法。超声是一种安全、无痛、方便的检查

方式,在鉴别患者是否有器质性病变上的价值十分明确。

子宫内膜评估的进展

1843 年,子宫内膜刮宫术被首次提出,多年来这一技术一直是子宫内膜评估的金标准,是全球女性最常见的医院手术。然而,在 20 世纪中期,人们意识到子宫内膜刮宫术遗漏了大约 10% 的子宫内膜病变,其中 80% 的病变是息肉[2]。20 世纪 70 年代,随着负压吸引刮宫设备的问世,人们可在门诊无麻醉下进行子宫内膜取样。随后,更便宜和小巧、疼痛更轻的塑料导管开始流行,比如 pipelle 装置。它通过内置活塞产生吸力,具有相似的效果,患者接受度更高。但是 pipelle 导管取样面积仅占子宫内膜表面积的 4%,因而对局限性息肉或者内膜表面积 50% 以下的恶性肿瘤识别能力有限[3,4]。因此,局灶性子宫内膜异常,如息肉、局灶性增生或仅累及宫腔小范围的子宫内膜癌,可能被刮宫术或各种类型的吸宫术等盲视下的子宫内膜取样漏诊。

经阴道超声检查

盆腔超声被认为是子宫的首选成像方式。经腹部超声对诊断子宫体积增大或大型平滑肌瘤有一定价值,而子宫内膜的评价主要依靠具有较高频率和较高分辨率的经阴道超声检查(transvaginal sonography,TVS;endovagianl sonography,EVS)。在绝经期前女性中,检查应在月经周期第 4~6 天的增殖早期进行。绝经后女性没有月经周期要求,但若有周期激素替代治疗的绝经后女性,则在最后一次黄体酮给药后的 5~10 天进行检查[5]。

子宫内膜的评估应同时在矢状切面和横切面上进行。子宫内膜厚度的测量是在正中矢状切面上垂直于内膜长轴取内膜最厚处。按惯例,子宫内膜厚度测量包括前层和后层(双层厚度)(图 27-1)[5],但不应包括宫腔内的液体。若宫腔内存在液体情况下,则应该分别测量前层内膜的单层厚度和后层内膜的单层厚度,两者相加。如果子宫内膜未充分完整的显示全貌,应在报告中描述为不可测量和未完全显示。有 10% ~24% 的病例中子宫内膜的形态显示不佳,可能是由于子宫的位置,或平滑肌瘤或子宫腺肌病导致子宫扭曲,或子宫内膜癌(endometrial carcinoma)导致的内膜-肌层交界面扭曲[5,6]。

当存在宫腔内疾病时,子宫内膜厚度测量应包括

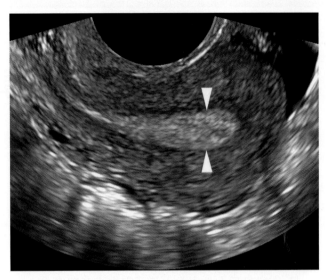

图 27-1　一名 25 岁的女性因月经量少进行超声评估。经阴道超声子宫矢状切面显示后位子宫,内膜复合体均匀,厚度为 8mm。子宫内膜厚度测量标准是在正中矢状切面上内膜最厚的部分(三角形)进行测量

病变[5]。对疑似宫腔异常的病例,三维超声(3D)的子宫冠状切面成像是二维超声(2D)的有效补充手段(图 27-2)。一项研究表明,在子宫内膜厚度 ≥5mm 的患者中进行 3D 冠状切面重建,其中有 39% 的患者获得了额外的信息[7],能更确切的诊断平滑肌瘤的存在和位置,尤其是黏膜下肌瘤[7]。宫腔积液的测量也是在矢状切面上对其最大深度进行测量。

盐水灌注超声检查

超声宫腔造影、宫腔声学造影、流体对比增强 TVS、生理盐水注入超声检查、盐水灌注超声检查(saline infusion sonohysterography,SIS),这些名称都是用来描述子宫宫腔内灌注无菌生理盐水时进行的阴道超声检查,可更好地评价子宫内膜和输卵管。声学造影剂(比如空气微泡)专门用于评估输卵管是否通畅。专门针对输卵管的检查称为输卵管超声造影(sonosalpingography)。SIS 是一种简单、价格低廉、创伤微小,且具有较高诊断准确率的检查技术。与子宫输卵管造影相比,其具有无放射性损害的特异性优势,且能更准确地描述宫腔内肿块[8]。

术前注意事项

绝经期前女性,SIS 检查选择接近月经周期第 4~7 天进行,以减少分泌期常见的子宫内膜不规则和增厚而导致假阳性结果的可能[9],同时也避免了对孕妇检查的可能性。然而,对功能失调性子宫出血患者却难以选择一个最好的检查时间,可考虑使用每日口服甲

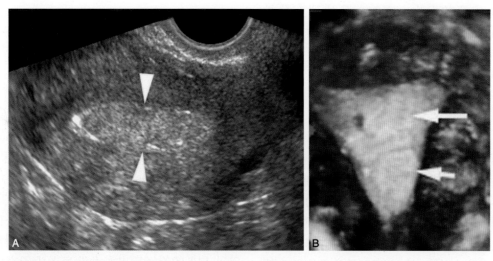

图 27-2　一名 62 岁的绝经后出血女性。A. 经阴道超声显示内膜复合体增厚,回声均匀(三角形)。B. 冠状切面三维成像显示宫腔内两个稍强的回声(箭头)。基于三维超声的额外信息,患者进行了宫腔镜引导下活检和摘除,证实为子宫内膜息肉

羟黄体酮 10mg 的 10 日疗程方案,撤退性出血后再进行检查。进行 SIS 检查的患者,建议检查前 30 分钟服用非甾体类抗炎药 (nonsteroidal anti-inflammatory drug, NSAID)以减少手术带来的不适。若未服用药物的患者,则先服用 NSAID,推迟 30 分钟后再进行检查,检查前用药的好处优于短暂的手术推迟。如果有疑似盆腔炎的患者或需要系统性预防细菌性心内膜炎的患者,可以预防性使用抗生素[10]。

检查技术

沉着而冷静的操作和亲切而积极的语言,有助于克服患者对检查操作的焦虑[10]。无论是男医生还是女医生,都建议在诊室内另安排一位女性医务工作人员。跟患者签订书面知情同意书,在此过程中向患者解释操作程序,并回答她所有的问题。告诉患者在窥阴器和导管放置过程中可能出现的胀痛,提高她们对任何不适的耐受性[8]。

为了提高患者的舒适度和优化图像的质量,进行检查之前应排空膀胱。检查时,患者取膀胱截石位,臀部放置在床边缘。用枕头抬高骨盆,或者让患者把手垫在臀部下面,都可以改善阴道穹窿的角度,使骨盆更便于检查。避免突然的移动和不必要的噪音,并将仪器置于患者视野之外,这些有助于保持操作时平静的气氛。首先应进行初步的妇科检查,排除生殖器炎症,确定宫颈的位置,估计使用窥阴器的大小和类型。在阴道内放置一个温暖的窥阴器固定宫颈,然后用抗菌溶液清洗宫颈。在耻骨联合上方进行子宫按压可能有助于更好地暴露后位的宫颈。各种导管都可用来输注

液体,我们为初学者介绍一种最简单的系统——专用球囊导管[11]。在插入导管之前,先用生理盐水冲洗管腔以排出所有空气。然后将导管经宫颈内口进入到子宫腔内 (图 27-3),但不要触及宫底,否则会引起疼痛及血管迷走神经反应。尽可能抽出球囊中的空气,然后注入生理盐水填充,避免球囊后方结构被球囊中的空气声影遮挡。根据经验,对于导管不能通过宫颈内口进入子宫宫腔的患者,则扩张球囊可放置在宫颈管内,以减少疼痛,同样也可以获得成功的检查[12]。球囊扩张成功后小心地取出窥阴器同时避免导管的移出。随后,将阴道探头置于子宫矢状切面,在监视下观察无菌盐水对宫腔的扩张,应注意需缓慢地灌

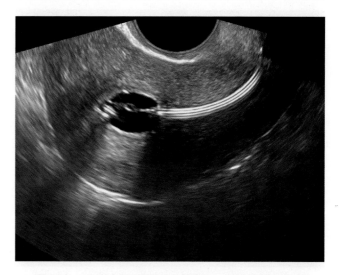

图 27-3　28 岁女性因月经过多就诊。经阴道超声矢状切面显示正在进行 SIS 检查,可见经宫颈内口插入的导管和扩张的球囊。球囊用生理盐水膨胀扩张,以避免气体声影影响子宫后壁肌层的观察

注盐水以减少痉挛的发生。宫腔一旦达到充分扩张,进行多平面的二维 TVS 和必要的多普勒超声以及子宫 3D 容积成像观察。当对上段子宫的评估获得满意后,将球囊去除并注射额外的无菌生理盐水来评估子宫下段[8]。

挑战

　　子宫腔内的血液可能引起诊断混淆。超声监视下进行轻柔的导管操作和生理盐水冲洗,观察宫腔情况,有助于鉴别移动的血凝块(图 27-4)和真正的子宫内膜异常。宫颈狭窄和扩张都可能对操作带来挑战。宫颈狭窄可发生在未生育的患者、有子宫颈锥形切除术或环形电切割术病史的患者[8],也可以是绝经期前和绝经后患者。通过导管内加入金属导丝可增加导管硬度,从而帮助导管进入宫腔。此外也可以使用小直径探头来探测宫颈,确定宫颈方位,拉直宫颈并消除粘连。另一种非常规性 SIS 操作方法是,使用单齿牵引器在宫颈 12 点钟位置轻轻牵引拉直子宫,纠正子宫的过度屈曲状态,以帮助导管通过[8]。如果使用牵引器,检查结束时应再次放入窥阴器观察宫颈是否出血。当液体通过输卵管漏出或扩张的宫颈溢出时,宫腔则难以被扩张。可通过调整导管位置减少输卵管漏出,并以最小的压力缓慢注射生理盐水;克服宫颈功能不全或扩张引起的生理盐水溢出可使用球囊系统或 8-Fr 儿童导尿管的方法[8]。虽然理论上 SIS 操作可能引起腺癌扩散到腹腔或引起子宫内膜异位症,但这些担忧在实践中并未得到明确的证实[13~15]。

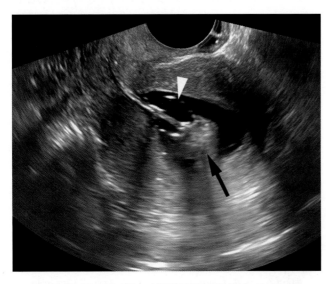

图 27-4　33 岁女性因不规则月经过多就诊,检查时伴有活动性出血。经阴道超声矢状切面显示正在进行 SIS 检查,可见后位子宫的宫腔内球囊(三角形)受血凝块回声(箭头)阻挡

异常子宫出血

绝经后出血

　　绝经后阴道流血是非常普遍的,其发生率估计高达 55%。超声放射学会(Society of Radiologists in Ultrasound,SRU)将绝经后出血定义为经序贯激素替代治疗(hormone replacement therapy,HRT)的女性发生周期性出血以外的出血,和没有进行 HRT 治疗的绝经后女性的任何出血[16]。最常见的因素是良性疾病,比如子宫内膜萎缩、息肉、增生和子宫平滑肌瘤。然而,7%~14% 的绝经后出血女性患者为子宫内膜癌(基于年龄和危险因素的不同发病率为 1%~25%,详见后文)[16,17]。复发性出血女性是特别高风险人群[18]。此外,超过 90% 的子宫内膜癌患者发生在 50 岁以后,最常见的症状是异常的阴道流血[16]。仅这一统计数字就足以说明评估所有绝经后女性出血情况的必要性。

　　在随后的临床评估中,TVS 是绝经后异常出血女性检查的第一步(图 27-5)。与子宫内膜活检(endometrial biopsy,EMB)相比,超声检查具有更好的耐受性和更高的诊断能力(>95%)。EMB 技术诊断子宫内膜癌有 5%~15% 的假阴性率,诊刮术(dilation and curettage,D&C)的假阴性率可降低至 2%~6%[17]。即使是 D&C,也只能对 60% 的子宫内膜取样,因而局灶性内膜病变可能会漏诊[19]。高达 28% 的子宫内膜活检可能无法诊断或诊断不充分[17]。宫颈狭窄和患者不耐受可能无法进行 EMB 操作,即使操作成功,也可能有 5%~15% 的患者出现标本取样不充分[16]。而对于局灶性子宫内膜异常,盲目活检的敏感性进一步降低,从而限制了其临床应用。当病灶占据宫腔面积 50% 以上时,EMB 对子宫内膜癌的检出率是可靠的,但是高达 33% 的恶性肿瘤因其占据宫腔面积较小而被 EMB 漏诊[4]。遗憾的是,研究报道显示占据宫腔面积 50% 以上的子宫内膜癌还不到患者总数的一半[4,20]。

　　TVS 检查中,当子宫内膜充分显示,回声薄且均匀时,发生子宫内膜癌的可能性极小。当子宫内膜厚度小于 4~5mm 时,子宫内膜癌的阴性预测率为 99%~100%,阴道流血可能是子宫内膜萎缩的原因。除非症状持续或恶化,否则不需要进行活检或其他影像学检查。SRU 的共识建议使用子宫内膜厚度 ≤5mm 作为阈值,而美国妇产科医师学会(American College of Obstetricians and Gynecologists,ACOG)认为子宫内膜阈值应该 ≤4mm[21,22]。两个学会同时推荐在正中矢状切面

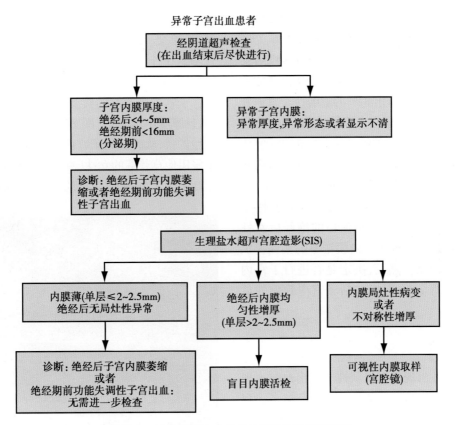

异常子宫出血患者

经阴道超声检查
(在出血结束后尽快进行)

子宫内膜厚度:
绝经后<4~5mm
绝经期前<16mm
(分泌期)

异常子宫内膜:
异常厚度,异常形态或者显示不清

诊断:绝经后子宫内膜萎
缩或者绝经期前功能失调
性子宫出血

生理盐水超声宫腔造影(SIS)

内膜薄(单层≤2~2.5mm)
绝经后无局灶性异常

绝经后内膜均
匀性增厚
(单层>2~2.5mm)

内膜局灶性病变
或者
不对称性增厚

诊断:绝经后子宫内膜萎缩
或者
绝经期前功能失调性子宫出血:
无需进一步检查

盲目内膜活检

可视性内膜取样
(宫腔镜)

图 27-5　异常子宫出血患者的评估和处理流程图

上 TVS 测量子宫内膜平均厚度,在子宫内膜回声的最厚部分(通常在宫腔底部),测量双层内膜厚度,同时也都认同当内膜模糊不清晰、不均匀或局部增厚时,需要进一步评估。研究发现经阴道检查中 2.8%～10% 的患者不能对其作出诊断,其可能的影响因素如:子宫位置、手术史、肥胖或并存子宫腺肌病或平滑肌瘤等[20,23]。如果子宫内膜没有被完整显示则需要进一步行其他检查评估,因为在这种人群中,子宫内膜癌的发生率为 15%[23]。

大约 50% 的绝经期前和绝经后的异常子宫出血是由子宫内膜的局灶性异常引起的[24]。对局灶性子宫内膜异常的检测,SIS 比 TVS 更敏感;对局灶性病变的特征性描述和鉴别,SIS 可以与宫腔镜检查相媲美[24,25],同时 SIS 还可鉴别和分选出有必要进一步活检的患者。EMB 或 D&C 被认为可以对弥漫性子宫内膜异常进行充分评估,而宫腔镜被推荐用于局灶性异常的检测,因为它能够克服前面提及的 EMB 和 D&C 对局灶性病变存在的取样误差风险。由于 SIS 对检测子宫内膜异常的灵敏度较高,也有助于鉴别 TVS 和 EMB 结果不一致的病例。一项研究发现 14% 的异常阴道流血患者 TVS 显示其内膜是正常的,而经 SIS 检查发现内膜却是异常的[26]。

当子宫内膜厚度阈值为 5mm 时,TVS 对子宫内膜癌的敏感性为 96%,其阳性预测值随子宫内膜厚度增加而增加[16~18]。与 EMB 的 85% 的敏感性要高得多[16]。如果子宫内膜厚度阈值降为 4mm 时,TVS 检测子宫内膜癌的敏感性无显著性变化,但是特异性下降和假阳性诊断率增加[16]。然而,SRU 共识小组专家对绝经后出血的内膜厚度是否以 4mm 为阈值的意见尚不统一[22]。但所有人都同意的是使用任何一个阈值,HRT 的应用都会增加假阳性率。

虽然很多研究都试图确定阴道流血的绝经后女性子宫内膜厚度的阈值,但对无阴道流血的绝经后女性正常子宫内膜厚度尚无一致性意见。然而,由于 TVS 广泛应用于评估女性盆腔,无症状的子宫内膜增厚并不少见。如果将 SRU 对绝经后阴道流血女性推荐的大于 5mm 的阈值应用于绝经后无症状女性,假阳性率和由此进行组织活检的次数将难以接受[27]。虽然无阴道流血的绝经后女性的子宫内膜厚度没有标准化阈值,但所有人都同意将内膜厚度大于 5mm 用来预测该人群患子宫内膜癌的概率较低[21]。

应用决策分析方法确定无症状绝经后女性的子宫内膜厚度大于 11mm 时,其患子宫内膜癌的风险接近于子宫内膜厚度大于 5mm 的阴道流血的绝经后女性[28]。具体而言,子宫内膜厚度大于 11mm 的无阴道流血的绝经后女性,其患子宫内膜癌的风险为 6.7%,而有阴道流血且子宫内膜厚度大于 5mm 的绝经后女性,风险为 7.3%[28]。这一阈值将导致只有 0.25% 的女性需要进行内膜活检,可以检出 87% 的隐匿性子宫内膜癌。ACOG 推荐的更保守的子宫内膜厚度阈值:有症状的绝经后女性为 4mm,无症状的绝经后女性正常子宫内膜厚度为小于 10mm,当无症状的绝经后女性子宫内膜厚度超过 10mm 时,患子宫内膜癌的风险为 5.8%[28]。

　　虽然 TVS 不被推荐作为无症状的绝经后女性子宫内膜癌的筛查工具,但为无阴道流血的绝经后女性因其他原因被超声偶然发现子宫内膜增厚的案例提供了处理方案的指导信息。然而,决定是否进行子宫内膜活检需对患者进行全面评估,包括子宫内膜癌的危险因素。

绝经期前子宫出血

　　未孕的育龄女性出现功能失调性子宫出血时表现为月经过多、不规则子宫出血或不规则月经过多。育龄女性中,尽管使用月经周期分泌期内膜弥漫性均匀增厚>16mm 作为异常内膜的阈值(在增殖期没有可接受阈值),但是这一阈值未被广泛接受,因为在分泌晚期增厚的子宫内膜通常也是正常的。所以理想的常规研究应该在增殖早期阶段进行,以获得最少的假阳性结果。TVS 使用大于 16mm 的阈值诊断绝经期前人群中子宫内膜疾病的敏感性和特异性并不理想,分别为 67% 和 75%[29,30]。对于弥漫性增厚的子宫内膜或对激素治疗不敏感的持续性出血患者,使用 SIS 能从 TVS 检查阴性的患者中检测出可能的异常内膜,并区分病灶是弥漫性还是局灶性,从而选择适合的内膜活检术[26]。当内膜显示为不对称增厚、囊性变或高回声线征象等局灶性病变时,不论子宫内膜厚度如何,都应进一步评估,并进行宫腔镜检查和可视下活检[19]。高回声线征象表明有宫腔内局灶性病变,被认为是宫腔内肿块与相邻近的子宫内膜之间界面的回声。总的来说,与绝经后女性相比,绝经期前女性对 SIS 的耐受性较好,更容易取得操作成功[24]。

子宫内膜病理学

子宫内膜萎缩

　　子宫内膜萎缩(endometrial atrophy)是绝经后出血的最常见原因,占病例的 50%~75%[31]。子宫内膜浅表

的功能层萎缩是长期雌激素分泌减少引起的。子宫内膜/肌层交界处仅剩一层菲薄的基底层,下方的肌层血管暴露在外。绝经是子宫内膜萎缩的最常见原因,其他原因还包括长期口服避孕药。

　　子宫内膜萎缩的典型 TVS 图像是子宫内膜薄而均匀,且厚度小于 5mm(图 27-6),可伴有子宫内膜腺体的囊性扩张,从而引起子宫内膜假性增厚,这种现象常见于服用他莫昔芬的女性(见后文)。SIS 表现为单层内膜厚度小于 2.5mm,且无局灶性增厚和局部回声不规则。

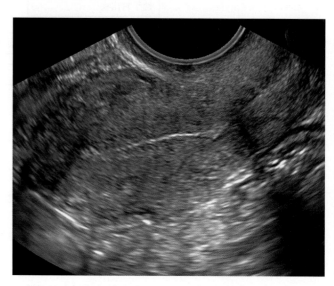

图 27-6　经阴道超声子宫矢状切面显示厚度为 1mm 的均匀且薄的子宫内膜带。当内膜充分显示时,绝经后阴道流血患者小于 4~5mm 的薄型子宫内膜基本上排除了恶性肿瘤

子宫内膜增生

　　子宫内膜增生(endometrial hyperplasia)占绝经后出血病例的 4%~8%[32]。无拮抗的雌激素刺激导致宫内膜腺体增生。与正常增殖期的子宫内膜不同,绝经后子宫内膜增生的腺体/间质的比值较高,腺体的大小和形状不规则[33]。子宫内膜增生可见于慢性无排卵状态、使用无拮抗的外源性雌激素、服用他莫昔芬、肥胖和分泌雌激素的卵巢肿瘤[32]。根据腺体和间质结构以及核异型性的存在,子宫内膜增生可分为四类。增生内膜中核异型性的存在增加了子宫内膜癌共存和发展的风险。单纯型增生(simple hyperplasia)组的子宫内膜癌发生率为 1%,而单纯不典型增生组为 8%[33]。复杂型增生(complex hyperplasia)组的癌症发生率为 3%,而复杂型不典型增生组为 29%[33]。遗憾的是,不典型性的病理诊断并不容易,而且观察者间的一致性较低。子宫内膜不典型增生的病例通常合并局灶性子宫内膜癌病灶。多达 1/3 的子宫内膜癌的癌前病变是

内膜增生[33]。

子宫内膜增生患者超声表现为子宫内膜复合体增厚,其典型图像为子宫内膜呈弥漫性、均匀性等回声,与子宫肌层界限清晰(图 27-7)。可伴有局部囊性改变,为扩张的子宫内膜腺体(图 27-8)。子宫内膜局灶性增厚(图 27-9)和回声不均匀较为少见,使用 SIS 对诊断有帮助。正如上文所述,尽管阈值存在争议,较为普遍接受的观点是未接受 HRT 治疗的绝经后女性异常子宫内膜厚度阈值为大于 5mm,绝经期前女性的异常子宫内膜厚度阈值为月经周期分泌期大于 16mm。此外,即使子宫内膜厚度低于阈值,局灶性子宫内膜增厚或回声不均也被认为是不正常的。

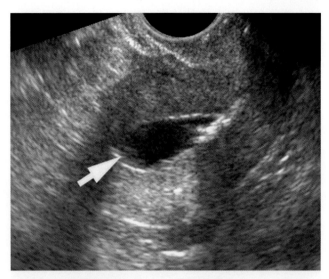

图 27-9 57 岁女性因绝经后阴道流血就诊。经阴道超声显示可能存在子宫内膜息肉,宫腔镜诊断为内膜增生。在盐水灌注超声检查中,阴道超声矢状切面显示子宫宫腔基底部内膜斑片状局灶性增厚(箭头)伴囊性变

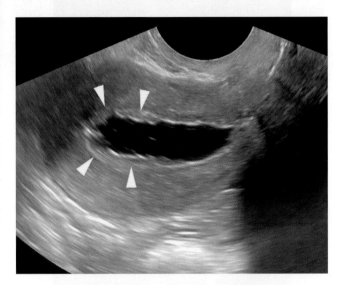

图 27-7 32 岁女性因阴道流血和肌肉痉挛就诊。在盐水灌注超声检查中,经阴道超声矢状切面显示子宫内膜的弥漫性增厚(三角形),符合子宫内膜增生

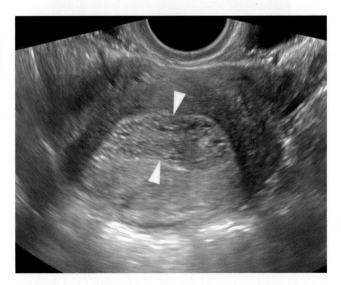

图 27-8 41 岁女性因月经过多就诊。经阴道超声横切面显示子宫内膜弥漫性增厚(三角形),其内部发生囊性改变,呈典型的"瑞士干酪"样内膜增生

子宫内膜息肉

子宫内膜息肉(endometrial polyps)是一种增生性疾病,由致密的纤维或平滑肌组织和紊乱的子宫内膜腺体组成。息肉可能没有症状,或引起绝经期前女性功能失调性子宫出血和 30% 绝经后女性阴道流血[32]。息肉可自发消退,尤其是小的息肉(1<cm)和无症状的绝经后女性[34]。息肉可以是增生的或萎缩的,少见功能性息肉。萎缩性息肉发生于绝经后女性,由萎缩但扩张的腺体组成。子宫内膜息肉(endometrial polyps)很少有核异型性(3.1%~4.7%)或恶性病灶(0.8%~1.4%)。有出血症状的女性和绝经后女性发生肿瘤性息肉的风险性增加[34]。尽管他莫昔芬的使用可致 8%~36% 的绝经后女性患有子宫内膜息肉(endometrial polyps),但目前还不清楚这是否与罹患恶性肿瘤的风险相关[34]。子宫内膜息肉可以是无蒂的或带蒂的,20% 为多发息肉,大小从 1mm 到几厘米不等。服用他莫昔芬的女性往往有较大和多发息肉。大于 1cm 被认为是大息肉,息肉的最大横径大于基底部径线,则被认为是带蒂息肉[5,34]。带蒂息肉具有血管的纤维蒂,最常见于子宫角或基底部,很少脱入宫颈。病变内部的囊肿是扩张的子宫内膜腺体。

内膜息肉在超声图像上表现为子宫内膜复合体弥漫性或局灶性增厚[35]。一项研究显示 79% 的息肉呈高回声,21% 的病例中回声变化多样,59% 的息肉显示内部有囊性结构(图 27-10)[19]。通常子宫内膜/肌层界限完整,息肉与子宫内膜成锐角[35]。彩色多普勒成像显

示血管蒂有助于息肉的诊断（图 27-11），这仅见于一半以下的息肉[35]。单根滋养动脉是功能性息肉的典型表现，但是一半的息肉（通常为萎缩型）彩色多普勒成像未见血流信号。

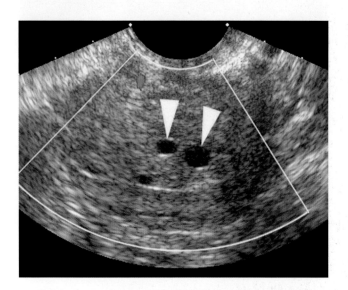

图 27-10　57 岁绝经后女性因阴道流血就诊，子宫内膜活检呈阴性。子宫横切面彩色多普勒图像显示子宫内膜增厚，内部有数个无回声的囊肿（三角形），为息肉中子宫内膜扩张的腺体。子宫切除术后证实一个 2cm 的子宫内膜息肉附于右宫角。子宫内膜活检对局灶性子宫内膜病变并不可靠，超声对绝经后出血患者的评估具有重要价值

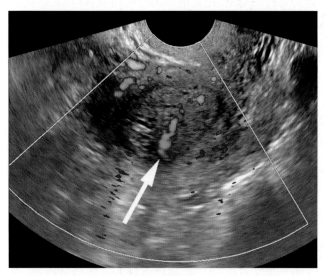

图 27-11　68 岁女性因绝经后阴道流血就诊。子宫横切面能量多普勒图像显示子宫内膜增厚伴囊性改变，可见局灶性异常回声，相应处见一条单一血管蒂（箭头），这一表现与子宫内膜息肉相符。这是一种十分常见的病例：局灶性子宫内膜异常，盲目子宫内膜活检是阴性，而宫腔镜息肉切除术诊断为良性息肉

SIS 在显示局灶性子宫内膜病变时具有特别的优势，局部病灶以外的子宫内膜厚度正常。然而，TVS 显示弥漫性子宫内膜增厚并不具有特异性，可能由局灶性病变引起，也可能是弥漫性病变（图 27-12）。大多数息肉与子宫内膜有狭窄的连接，无蒂或宽基底的息肉较为少见（图 27-13）[19]。对于 TVS 显示子宫内膜增厚的患者进一步做 SIS 检查，不仅可以分选出需要宫腔镜检查并在宫腔镜下做子宫内膜活检或病灶切除的患者，还可用于区分病变来源于子宫内膜还是子宫肌层，如黏膜下平滑肌瘤（图 27-14）[32]。广泛连接子宫肌层和完整的子宫内膜边缘可用于鉴别黏膜下平滑肌瘤和其他局灶性子宫内膜病变[19]。平滑肌瘤的回声常低于子宫内膜和子宫肌层。

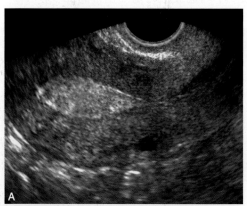

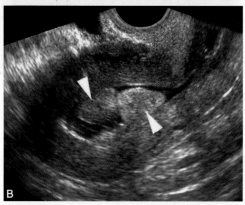

图 27-12　62 岁女性，因绝经后子宫出血就诊。A. 经阴道超声矢状切面显示子宫内膜弥漫性回声增厚。B. 盐水灌注超声检查（SIS）在子宫矢状切面上显示两个息肉样回声（三角形）而周边为薄型的正常内膜。SIS 有助于对患者进行分选，是弥漫性子宫内膜增厚，需要进行盲目内膜活检，还是如图所示的子宫内膜局灶性病变，需要行可视性宫腔镜切除

子宫内膜癌

子宫内膜癌（endometrial carcinoma）被定义为发生在宫颈内口水平以上的癌症，涉及子宫的上 2/3。它是最常见的妇科癌症，占子宫恶性肿瘤的 95%，占所有女性癌症的 6%，为女性第四大常见癌症。

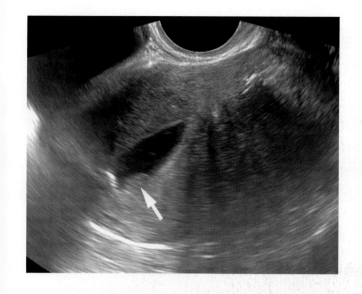

图 27-13　39 岁女性因传统的子宫输卵管放射造影（HSG）检查显示宫腔充盈缺损而被建议进行盐水灌注超声检查（SIS）检查。子宫矢状切面 SIS 图像显示子宫后壁内膜局灶性增厚（箭头）。病灶的最大直径小于基底部，符合无蒂息肉诊断。宫腔镜下切除病变证实为 5mm 良性息肉。SIS 可以帮助显示被 TVS 遗漏的小病灶，以及确认宫腔其余部分的子宫内膜是否正常。SIS 可以检测出 14%～24% 被 TVS 遗漏的病变[6,26]

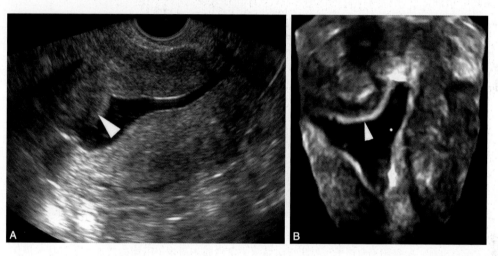

图 27-14　A. 经阴道超声矢状切面显示盐水灌注超声检查（SIS）检查，可见宫底部一低回声的黏膜下肿块突向宫腔（三角形）。B. 三维超声（3D）冠状切面成像较好地显示了覆盖在低回声表面的薄型子宫内膜层，进一步证实了黏膜下的病变是平滑肌瘤。在条件允许的情况下，子宫的三维容积数据采集应该作为 SIS 检查的常规技术

　　子宫内膜癌（endometrial cancer）最常见的症状是异常子宫出血，可以早期诊断和治疗。TVS 是检测子宫内膜癌最好且最常用的影像学方法。TVS 操作简单，当子宫内膜显示为菲薄时，基本可排除内膜癌发生的可能。子宫内膜癌最常见于 60～70 岁的女性，超过 90% 的病例发生在 50 岁以后，40 岁以下的女性仅占 5%。大多数患者（75%～80%）在 I 期时被诊断，其 5 年总体生存率为 80%～85%，肿瘤特异性生存率为 90%～95%[17]。子宫内膜癌（endometrial cancer）的危险因素包括雌激素替代治疗、肥胖症、多囊卵巢综合征、慢性无排卵、他莫昔芬、未产妇、初潮提前、绝经推迟、高血压和糖尿病。大多数病例为子宫内膜样腺癌，与慢性雌激素暴露有关，这是危险因素中共同的因素。

　　TVS 的典型表现为弥漫性子宫内膜增厚（图 27-15）或子宫内膜团块状回声。增厚的子宫内膜通常是高回声，但可能混有低回声区域。当未发生子宫肌层浸润时，子宫肌层与子宫内膜分界线完整可分辨。然而，当子宫内膜基底线出现局灶性或弥漫性破坏或子宫内膜病变回声扩展至子宫肌层内呈更低回声时，应考虑子宫肌层浸润的发生。尚未发现多普勒对子宫内膜癌的评估有帮助，因为在良性和恶性子宫内膜增厚中观察到的结果（例如阻力指数和搏动指数测量）存在明显重叠。团块样肿块的病灶可以是均匀的或不均匀的回声，通常形态不规则。息肉样团块附着于子宫内膜表面，因此宫腔扩张。偶尔子宫内膜癌表现为界限不清、显示不清的子宫内膜复合体，这可能被误解为由于技术因素而造成的显示不佳。如果阴道流血的绝经后女性子宫内膜情况不能被充分显示，应进行其他

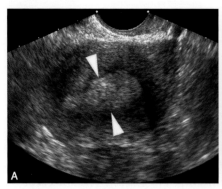
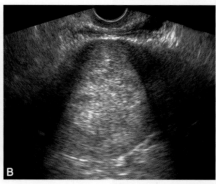
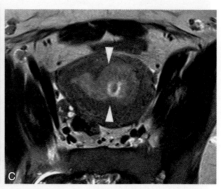

图 27-15　26 岁的育龄肥胖女性,伴有功能失调性子宫出血。A. 经阴道超声检查(TVS)子宫横切面显示子宫内膜(三角形)不规则且不对称的增厚。诊刮术(D&C)表现为慢性子宫内膜炎,但无恶性肿瘤。B. 因持续性异常子宫出血,2 年后再次行 TVS,超声图像显示子宫内膜增厚,但子宫内膜/肌层交界处显示不清。考虑到之前的 D&C 的结果,进行了磁共振成像。C. 子宫斜轴位 T2 加权像显示子宫内膜(三角形)呈不规则团块样增厚,浸润深度小于子宫肌层厚度的 50%。子宫切除术证实为 1A 期子宫内膜癌

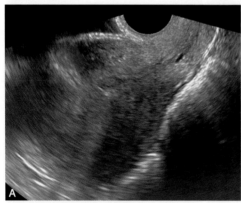
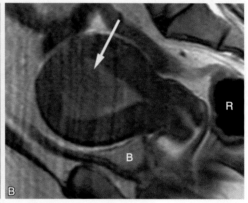

图 27-16　43 岁绝经期前女性,无生育史,有子宫内膜增生、肥胖和高血压的病史,近期出现异常子宫出血。A. 经阴道超声子宫矢状切面显示子宫内膜不清晰。不能确定这是由于技术原因还是真正的子宫内膜疾病造成,因此进一步做了磁共振成像扫描。B. 子宫矢状位 T2 加权像显示子宫腔内一个息肉状肿块呈低信号(箭头),而正常子宫内膜是呈高信号强度的。子宫底部的肿块-肌层界限显示不清,提示浸润子宫肌层;浸润深度小于子宫肌层厚度的 50%。子宫切除术证实为子宫内膜癌。B,膀胱;R,直肠

检查评估以排除子宫内膜癌,因为该人群中子宫内膜癌的发病率为 15%(图 27-16)[23]。在 SIS 上子宫内膜癌表现为子宫内膜不规则增厚、回声不均匀、不规则局灶性子宫内膜肿块伴或不伴子宫肌层浸润,彩色多普勒显示不规则血管分布,以及一个僵硬或扩张不良的子宫腔[36]。

他莫昔芬

他莫昔芬是一种选择性雌激素受体调节剂(selective estrogen receptor modulator,SERM),用于治疗乳腺癌或高危人群中预防乳腺癌。虽然他莫昔芬和其他 SERM 是乳腺组织中的抗雌激素药物,但在子宫水平,它与雌激素受体结合,对子宫起副作用,诱导子宫内膜增殖,表现为增生、息肉、癌症或囊性萎缩,这些子宫内膜异常可以同时存在。同时他莫昔芬也与子宫腺肌病、平滑肌瘤的增大和卵巢囊肿相关。在宫腔镜和组织学评估时,他莫昔芬"黏膜"或囊性萎缩不同于绝经后女性的内膜萎缩[37]。在血管增生和萎缩性子宫内膜的背景下可见散在的隆起结节。显微镜下,纤维间质内的囊泡被萎缩的子宫内膜连接。囊泡的准确位置存在争议,目前主要的两种理论:位于子宫内膜/肌层连接处的子宫内膜基底层,或位于子宫肌层内部(子宫内膜下层),或两者同时存在[37,38]。在他莫昔芬治疗期间(通常在前 36 个月),高达 50% 的女性出现了子宫内膜异常。大多数患者无症状,这类人群并没有被推荐进行影像学监测。有症状的患者通常是异常的子宫出血。当绝经后女性的子宫内膜厚度超过 5mm 并有异常子宫出血时,需进行进一步检查。

他莫昔芬诱导子宫内膜增殖的超声图像为子宫内膜腺体囊状扩张、子宫内膜增厚的非特异性表现,这可能代表子宫内膜增生、息肉、癌和囊性子宫内膜萎缩的假性增厚(图 27-17)[29]。对这类患者人群的诊断需考虑转移性乳腺癌的可能(图 27-18)。在服用他莫昔芬的女性中,息肉往往是大而多发性的,息肉大小的中位数为 2.9cm(0.3~11cm)[39]。他莫昔芬停药后,增厚的

子宫内膜以每年约 1.3mm 的速度缓慢下降。因此,停用他莫昔芬治疗后的 6~12 个月,子宫内膜仍然可能会显示为增厚状态[40]。

总结

引起绝经期前女性异常子宫出血(abnormal uterine bleeding)最常见的原因是无排卵性功能失调性子宫出血(dysfunctional anovulatory bleeding),绝经后女性则是子宫内膜萎缩(endometrial atrophy)。子宫内膜评估一定要排除子宫内膜局部病灶和子宫内膜癌(endometrial carcinoma)。后者在有症状的绝经后人群中尤其令人关注。TVS 为子宫内膜提供了无创的高分辨率成像,从患者中分选出进一步做盲目子宫内膜活检或是直视下宫腔镜活检或切除病灶的治疗方案。当 TVS 显示为薄型子宫内膜回声时,其阴性预测值高,基本上排除了重大疾病。如果子宫内膜异常在 TVS 下不能清晰显现时,SIS 可帮助将患者分为以下几类:①无解剖异常,②弥漫性子宫内膜异常,可用盲目内膜取样进行评估,或③必须在直视下评估的局灶性子宫内膜异常。这种基于超声波的方法不仅有助于排除子宫内膜癌,而且还能识别出血的来源,有助于更好的临床处理。

(秦佳乐　翻译　胡佳琪　审校)

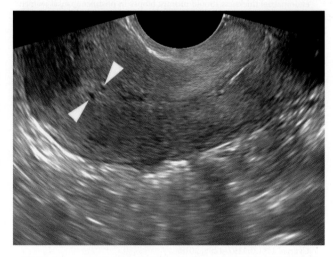

图 27-17　43 岁女性患有乳腺癌,化疗引起卵巢衰竭,因异常子宫出血就诊。经阴道超声子宫矢状切面显示薄型子宫内膜,在子宫内膜/肌层交界处伴有小囊肿(三角形),通常见于他莫昔芬引起的囊性子宫内膜萎缩。这种超声表现与局灶性子宫内膜息肉伴囊性改变相似

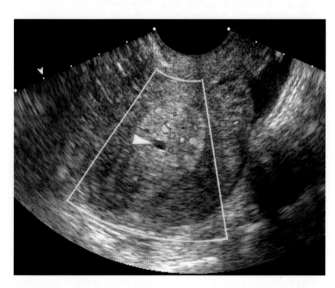

图 27-18　50 岁女性,他莫昔芬治疗时伴有间歇性阴道流血。子宫横切面彩色多普勒超声显示示子宫内膜增厚、内部囊性变化(三角形)、弥漫性增加的血管分布。这种现象是非特异性的,可能为内膜增生、息肉或癌的表现,尤其在他莫昔芬治疗背景下发生率增加。转移性乳腺癌偶尔也出现这种现象。子宫内膜活检是阴性结果,但患者依然进行子宫切除术,目的是在芳香化酶抑制剂启动前诱导手术绝经。最终的外科手术证实为低分化转移性乳腺癌

参考文献

1. National Cancer Institute: *Surveillance Epidemiology and End Results (SEER) Program: Cancer Stat Fact Sheets: Endometrial Cancer.* November 26, 2014. Available at <http://seer.cancer.gov/statfacts/html/corp.html>.
2. Word B, Gravlee LC, Wideman GL: The fallacy of simple uterine curettage. *Obstet Gynecol* 12(6):642–648, 1958.
3. Rodriguez MH, Platt LD, Medearis AL, et al: The use of transvaginal sonography for evaluation of postmenopausal ovarian size and morphology. *Am J Obstet Gynecol* 159(4):810–814, 1988.
4. Guido RS, Kanbour-Shakir A, Rulin MC, et al: Pipelle endometrial sampling. Sensitivity in the detection of endometrial cancer. *J Reprod Med* 40(8):553–555, 1995.
5. Leone FP, Timmerman D, Bourne T, et al: Terms, definitions and measurements to describe the sonographic features of the endometrium and intrauterine lesions: a consensus opinion from the International Endometrial Tumor Analysis (IETA) group. *Ultrasound Obstet Gynecol* 35(1):103–112, 2010.
6. Kazandi M, Aksehirli S, Cirpan T, et al: Transvaginal sonography combined with saline contrast sonohysterography to evaluate the uterine cavity in patients with abnormal uterine bleeding and postmenopausal endometrium more than 5 mm. *Eur J Gynaecol Oncol* 24(2):185–190, 2003.
7. Benacerraf BR, Shipp TD, Bromley B: Which patients benefit from a 3D reconstructed coronal view of the uterus added to standard routine 2D pelvic sonography? *AJR Am J Roentgenol* 190(3):626–629, 2008.
8. Lindheim SR, Sprague C, Winter TC, 3rd: Hysterosalpingography and sonohysterography: lessons in technique. *AJR Am J Roentgenol* 186(1):24–29, 2006.

9. Wolman I, Groutz A, Gordon D, et al: Timing of sonohysterography in menstruating women. *Gynecol Obstet Invest* 48(4):254–258, 1999.

10. Lang E, Hatsiopoulou O, Koch T, et al: Can words hurt? Patient-provider interactions during invasive procedures. *Pain* 114(1–2):303–309, 2005.

11. Dessole S, Farina M, Capobianco G, et al: Determining the best catheter for sonohysterography. *Fertil Steril* 76(3):605–609, 2001.

12. Spieldoch RL, Winter TC, Schouweiler C, et al: Optimal catheter placement during sonohysterography: a randomized controlled trial comparing cervical to uterine placement. *Obstet Gynecol* 111(1):15–21, 2008.

13. Alcazar JL, Errasti T, Zornoza A: Saline infusion sonohysterography in endometrial cancer: assessment of malignant cells dissemination risk. *Acta Obstet Gynecol Scand* 79(4):321–322, 2000.

14. Berry E, Lindheim SR, Connor JP, et al: Sonohysterography and endometrial cancer: incidence and functional viability of disseminated malignant cells. *Am J Obstet Gynecol* 199(3):240, 2008.

15. Takac I: Saline infusion sonohysterography and the risk of malignant extrauterine spread in endometrial cancer. *Ultrasound Med Biol* 34(1):7–11, 2008.

16. Goldstein RB, Bree RL, Benson CB, et al: Evaluation of the woman with postmenopausal bleeding: Society of Radiologists in Ultrasound-Sponsored Consensus Conference statement. *J Ultrasound Med* 20(10):1025–1036, 2001.

17. Barwick TD, Rockall AG, Barton DP, et al: Imaging of endometrial adenocarcinoma. *Clin Radiol* 61(7):545–555, 2006.

18. Gull B, Karlsson B, Milsom I, et al: Can ultrasound replace dilation and curettage? A longitudinal evaluation of postmenopausal bleeding and transvaginal sonographic measurement of the endometrium as predictors of endometrial cancer. *Am J Obstet Gynecol* 188(2):401–408, 2003.

19. Baldwin MT, Dudiak KM, Gorman B, et al: Focal intracavitary masses recognized with the hyperechoic line sign at transvaginal US and characterized with hysterosonography. *Radiographics* 19(4):927–935, 1999.

20. Goldstein SR: Sonography in postmenopausal bleeding. *J Ultrasound Med* 31(2):333–336, 2012.

21. American College of Obstetricians and Gynecologists: ACOG Committee Opinion No. 426: the role of transvaginal ultrasonography in the evaluation of postmenopausal bleeding. *Obstet Gynecol* 113(2 Pt 1):462–464, 2009.

22. Doubilet PM: Society of Radiologists in Ultrasound Consensus Conference statement on postmenopausal bleeding. *J Ultrasound Med* 20(10):1037–1042, 2001.

23. Burbos N, Musonda P, Crocker SG, et al: Management of postmenopausal women with vaginal bleeding when the endometrium cannot be visualized. *Acta Obstet Gynecol Scand* 91(6):686–691, 2012.

24. de Kroon CD, de Bock GH, Dieben SW, et al: Saline contrast hysterosonography in abnormal uterine bleeding: a systematic review and meta-analysis. *Br J Obstet Gynaecol* 110(10):938–947, 2003.

25. van Dongen H, de Kroon CD, Jacobi CE, et al: Diagnostic hysteroscopy in abnormal uterine bleeding: a systematic review and meta-analysis. *Br J Obstet Gynaecol* 114(6):664–675, 2007.

26. Laifer-Narin S, Ragavendra N, Parmenter EK, et al: False-normal appearance of the endometrium on conventional transvaginal sonography: comparison with saline hysterosonography. *AJR Am J Roentgenol* 178(1):129–133, 2002.

27. Breijer MC, Peeters JA, Opmeer BC, et al: Capacity of endometrial thickness measurement to diagnose endometrial carcinoma in asymptomatic postmenopausal women: a systematic review and meta-analysis. *Ultrasound Obstet Gynecol* 40(6):621–629, 2012.

28. Smith-Bindman R, Weiss E, Feldstein V: How thick is too thick? When endometrial thickness should prompt biopsy in postmenopausal women without vaginal bleeding. *Ultrasound Obstet Gynecol* 24:558–565, 2004.

29. Shi AA, Lee SI: Radiological reasoning: algorithmic workup of abnormal vaginal bleeding with transvaginal sonography and sonohysterography. *AJR Am J Roentgenol* 191(6 Suppl):S68–S73, 2008.

30. Smith P, Bakos O, Heimer G, et al: Transvaginal ultrasound for identifying endometrial abnormality. *Acta Obstet Gynecol Scand* 70(7–8):591–594, 1991.

31. Nalaboff KM, Pellerito JS, Ben-Levi E: Imaging the endometrium: disease and normal variants. *Radiographics* 21(6):1409–1424, 2001.

32. Davis PC, O'Neill MJ, Yoder IC, et al: Sonohysterographic findings of endometrial and subendometrial conditions. *Radiographics* 22(4):803–816, 2002.

33. Giuntoli RL, Zacur HA: *Classification and diagnosis of endometrial hyperplasia*. UpToDate: Nov. 24, 2015. Available at <http://www.uptodate.com/contents/classification-and-diagnosis-of-endometrial-hyperplasia>.

34. Lee SC, Kaunitz AM, Sanchez-Ramos L, et al: The oncogenic potential of endometrial polyps: a systematic review and meta-analysis. *Obstet Gynecol* 116(5):1197–1205, 2010.

35. Bhaduri M, Tomlinson G, Glanc P: Likelihood ratio of sonohysterographic findings for discriminating endometrial polyps from submucosal fibroids. *J Ultrasound Med* 33(1):149–154, 2014.

36. Laifer-Narin SL, Ragavendra N, Lu DS, et al: Transvaginal saline hysterosonography: characteristics distinguishing malignant and various benign conditions. *AJR Am J Roentgenol* 172(6):1513–1520, 1999.

37. Ascher SM, Imaoka I, Lage JM: Tamoxifen-induced uterine abnormalities: the role of imaging. *Radiology* 214(1):29–38, 2000.

38. Goldstein SR: Unusual ultrasonographic appearance of the uterus in patients receiving tamoxifen. *Am J Obstet Gynecol* 170(2):447–451, 1994.

39. Cohen I: Endometrial pathologies associated with postmenopausal tamoxifen treatment. *Gynecol Oncol* 94(2):256–266, 2004.

40. Fishman M, Boda M, Sheiner E, et al: Changes in the sonographic appearance of the uterus after discontinuation of tamoxifen therapy. *J Ultrasound Med* 25(4):469–473, 2006.

第28章　超声评估子宫

Liina Põder

重　点

- 超声检查是评估子宫肌层的首选影像学方法,需要进一步检查时磁共振成像(magnetic resonance imaging,MRI)可备选。

- 超声检查可准确地诊断多种中肾旁管畸形,宫底轮廓的三维(three-dimensional,3D)成像可鉴别双角子宫(两宫角间宫底凹陷>1cm)和纵隔子宫。

- 子宫腺肌病最常见于有子宫压痛、痛经和月经过多的中年经产妇,声像图特征常表现为子宫肌层内边界不清或欠清的区域,或子宫内膜下低回声晕(hypoechoic subendometrial halo)增厚。最具特征的表现是子宫肌层的囊肿和线样或结节状回声从子宫内膜向邻近肌层延伸。

- 平滑肌瘤是最常见的子宫肿瘤。症状主要与肌瘤位置和大小有关。虽然大多数的平滑肌瘤呈边界清晰,较局限的低回声肿块,也可呈等回声或近似肌层的回声。

- 平滑肌瘤和子宫腺肌病/子宫腺肌瘤在超声和MRI上的表现有共同之处,且这些病可以共存。

- 脂肪平滑肌瘤具有典型的高回声,边界非常清晰,后方可见声衰。

- 依靠超声和MRI很难鉴别平滑肌肉瘤(leiomyosarcomas)与平滑肌瘤变性(degenerating leiomyoma)。

- 妊娠滋养细胞疾病(gestational trophoblastic disease,GTD)患者的子宫内膜最常表现为含有许多小囊的回声团并且血流信号增多。部分性葡萄胎(partial moles)可见于单胎或与双胎妊娠并存。在持续性滋养细胞疾病或绒毛膜癌中可见到子宫肌层浸润,但在影像学上可能难以区别于胎盘床、动静脉畸形(arteriovenous malformation,AVM)或妊娠物残留(retained products of conception,RPOC)导致的血管增生和假性浸润。

- 子宫动静脉畸形最常因创伤引起,但也可能与先天性或持续性GTD和RPOC有关。

- 超声检查有助于宫颈息肉的诊断。而宫颈平滑肌瘤和宫颈癌的超声表现有诸多相同之处。

本 章 内 容

　　超声检查显然是女性盆腔,包括子宫和附件结构的优选影像学检查方法。在我们的临床实验室,对大多数患者采用经腹+经阴道联合盆腔扫查。这种方法能使检查者在经腹全面扫查中对盆腔真实情况进行整体评估,又能借助经阴道扫查获得高分辨率图像来评估特定结构。超声结合临床信息的初步评估对于诊断

和管理患者通常是足够的,并且可以在有必要时推荐进一步的影像学扫查。当超声评估不能提供足够的信息或不能解决临床问题时,可通过 MRI、计算机断层扫描(CT)、宫腔镜或盐水灌注超声检查(saline infusion sonohysterography,SIS)进一步评估。子宫 MRI 将在第 36 章中详细论述。

在本章,我们论述超声评估正常子宫,解剖变异及良恶性病变。第 27 章对正常子宫内膜和子宫异常出血患者的异常内膜进行详述。

成像

指南

美国超声医学会(American Institute of Ultrasound in Medicine,AIUM)已经制定子宫成像指南,以协助医生对女性盆腔进行超声研究。了解超声的潜能及局限性,有助于我们最大限度地发挥超声检测异常的能力。与任何临床试验一样,只有在有正当临床原因时才需要进行盆腔超声检查。根据 AIUM 指南,盆腔超声检查的适应证包括但不限于以下:

1. 评估盆腔疼痛
2. 评估盆腔肿块
3. 评估内分泌异常,包括多囊卵巢
4. 评估痛经(经期疼痛(painful menses))
5. 评估闭经(amenorrhea)
6. 评估异常出血
7. 评估经期延长
8. 对先前检测到的异常进行随访

9. 不育症患者的评估、监测和(或)治疗
10. 评估在有限的盆腔临床检查中的应用
11. 盆腔感染的症状或体征评估
12. 进一步鉴别其他影像学检查所发现的盆腔异常
13. 评估先天性子宫和下生殖道畸形
14. 评估盆腔手术、分娩或流产后合并的出血过多、疼痛或感染
15. 宫内节育器的定位
16. 高危患者恶性肿瘤筛查
17. 尿失禁或盆腔脏器脱垂的评估
18. 引导介入或外科手术
19. 盆腔结构的术前与术后评估

技术

所有盆腔相关解剖结构首先应通过经腹超声确定,而更详细的深层盆腔结构(deep pelvic structures)评估需使用经阴道超声。特殊情况时,如果经阴道超声检查无法进行或不能耐受,经直肠或会阴评估非常有用。

为了使深层盆腔结构足够清晰,应在满足临床需要的条件下调节探头为最高的频率。经腹检查采用 3.5MHz 或更高频率。弧形线阵探头以及扇形探头,具有较小的接触面积,最常用于经腹评估。经腹超声检查时,膀胱应适度充盈,将肠管推移出真盆腔,以提供声窗来观察子宫及附件(图 28-1)。

经阴道超声评估时,应排空膀胱,患者躺在舒适的位置并倾斜骨盆,可让患者脚蹬 U 形卡(stirrups)或使用臀垫使患者抬高臀部。根据患者意愿,患者或超声检查者可在实时监测下使用阴道探头。美国超声医学协会(AIUM)推荐使用 5MHz 或更高的探头频率(图 28-

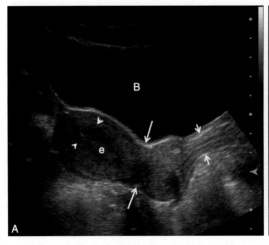
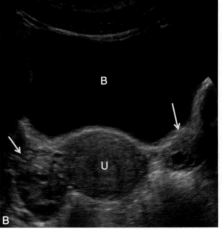

图 28-1　正常子宫经腹灰阶超声图像。A.矢状切面:子宫下段下方凹陷处是宫颈内口水平(长箭头),阴道的条纹状回声(短箭头)、子宫内膜的线状均匀回声(e)和周边低回声的子宫内膜下晕(镞状箭头)。提供声窗的充盈膀胱(B)。B.横切面:膀胱(B)、左右卵巢(长箭头)和子宫(U)

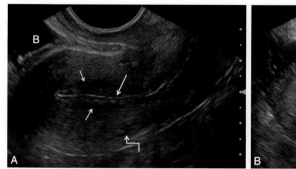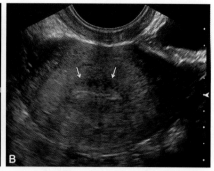

图 28-2　经阴道超声正常子宫灰阶图像。A. 矢状切面。注释：细线样高回声（长箭头）代表伪像或前后壁子宫内膜间的黏液，其次为低回声的子宫内膜下晕（短箭头）。隐约可见无回声的弓形血管分开子宫肌层的外层与中间层（弯箭头）。B，膀胱。B. 横切面。子宫内膜下低回声晕（箭头）环绕子宫内膜。注：经阴道高频超声的正常解剖学分区图像明显比经腹低频图像分辨率高、清晰（图 28-1）。而经腹超声视野更大，能更好提供盆腔结构的概貌

2）。如是一男性超声医生实施检查，则必须有女性工作人员陪护在场。然而，在一些临床情况下，即使对于女性的超声医生，一名行为监督人在场也是有利的。

阴道、子宫和充盈的膀胱被用作识别其他正常和异常盆腔结构的参考点。子宫大小、形状和方向应在矢状（长轴）切面和横（轴或短轴）切面上进行评估和记录。子宫内膜、子宫肌层和宫颈应仔细评估并记录。子宫长度是沿长轴从宫底测量至宫颈外口，前后径是在同一切面上垂直于长轴测量。在横切面或冠状面上测量宽度。若评估子宫体的体积，应除外宫颈部分[1]。肌层肿块和轮廓异常应记录在两个不同的平面上，并记录其位置[1]。子宫内膜的评估主要在矢状面（有时冠状面）进行。应考虑到子宫内膜随月经周期的正常变化和激素补充疗法的影响（图 28-3），具体已在前面的章节中详细描述。多普勒可以辅助子宫和子宫内膜的检查。3D 成像的作用越来越重要，它可以提供更多有价值的信息，尤其是怀疑女性先天性子宫异常时能显示宫底外形冠状面并可用于平滑肌瘤定位。

SIS，通常又被称为宫腔超声造影，是一项新技术，常用于评估各种可引起宫腔突起的子宫内膜和肌层病变。SIS 最常见的适应证包括但不限于以下各项：

1. 子宫异常出血

2. 肌瘤、息肉和粘连等相关的宫腔异常

3. 经阴道超声检查发现异常：包括局限性或弥漫性的子宫内膜或宫腔异常

4. 先天性子宫畸形

5. 不孕不育症

6. 习惯性流产

在孕期或感染活动期的妇女中禁止采用 SIS。由于正常分泌期子宫内膜会增厚，与子宫内膜疾病表现相似，故对绝经前女性进行检查时应选择在卵泡期（follicular phase of the menstrual cycle），即月经干净后排卵前，不迟于月经周期第十天。阴道活动性出血通常不是检查禁忌证，但常导致成像困难，甚至无法诊断。

我们的机构常在开展 SIS 之前，首先进行一个经腹和经阴道的初步超声检查。对患者解释相关操作，宫颈管导管插入术前需对外阴、阴道、宫颈外口（external os）采用无菌技术消毒，然后将超声子宫造影导管（用生理盐水注满以除去所有气泡）插入宫腔。进入宫腔后立刻膨胀球囊（最好是用盐水而不是空气，这样可以避免产生声影），以防导管移位滑脱。然而，有些临床医生喜欢使用没有球囊的导管。将窥器取出，将阴道探头重新置入导管附近。在超声引导下，将球囊缓慢缩小并封闭宫颈内口。无菌盐水操作应在超声实时监控下进行。用量通常为 5~30ml。采用经阴道高频超声将正常解剖和异常发现记录在两个不同的切面，子宫内膜应从一侧宫角至另一侧全面扫查评估（图 28-4）。附加技术有助于评估正常和异常的结果，如彩色多普勒和 3D 成像。

解剖

子宫是一个空腔器官，子宫肌层与薄薄的子宫内膜层紧紧附着。子宫包埋于两层阔韧带之间。解剖学上，子宫位于膀胱后方直肠乙状结肠前方。子宫由宫体和宫颈两个主要部分构成。子宫最上部为宫底，宫底部输卵管进入宫腔的部位称为宫角。输卵管前为圆韧带，两侧各有一条，向前外侧延伸，穿过腹股沟管并插入大阴唇筋膜上。子宫由双重动脉供血。大部分的

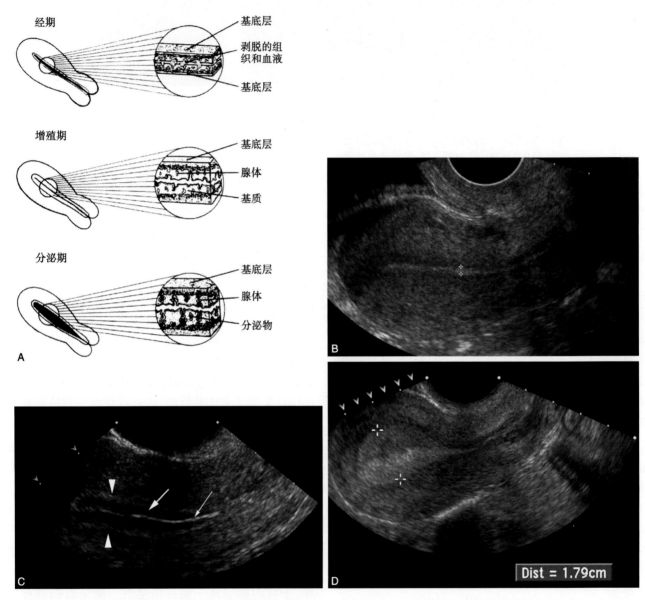

图 28-3　A. 示意图说明子宫内膜在月经期、增殖期、分泌期的正常变化。在月经期,子宫内膜薄且内膜面不规则。中心区的回声可能来自于脱落的组织和血液。在增殖期,子宫内膜呈相对低回声,可能是腺体排列整齐有序所致。中央区的高回声细线很可能是子宫内膜表面的反射。在分泌期,子宫内膜最厚、回声最高。这种表现是因为扩张和扭曲的腺体里充填着分泌物。B. 月经后经阴道子宫矢状切面可见正常的薄而回声均匀的增殖早期子宫内膜(测量游标)。C. 近排卵期子宫内膜经阴道矢状切面。子宫内膜呈"三线征",中央非常细的回声线代表闭合的宫腔(细箭头)。周围的低回声区代表水肿的功能层子宫内膜(粗箭头),外侧的高回声层代表子宫内膜基底层(三角箭头)。D. 分泌期子宫内膜经阴道矢状切面。分泌期子宫内膜(测量游标)变厚,回声更均匀(A from Fleischer AC, Kalemeris GC, Entman SS:Sonographic depiction of the endometrium during normal cycles. Ultrasound Med Biol 12:271,1986,Pergamon Journals Ltd. Reprinted by permission of Elsevier Science. Copyright 1986by World Federation of Ultrasound in Medicine and Biology)

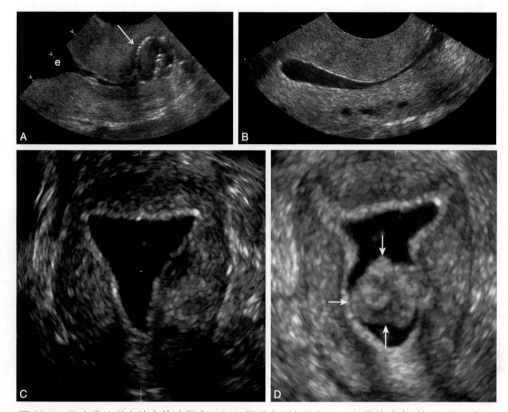

图 28-4　盐水灌注子宫输卵管造影术。A. 经阴道宫颈矢状切面显示导管球囊（箭头）位于宫颈管下段，无回声的液体位于宫颈管上段和宫腔下段（e）。B. 盐水灌注后经阴道矢状切面。周围可见薄的正常回声子宫内膜。宫腔充满无回声液体。注意子宫后壁肌层呈线状排列的几个小而圆的无回声结构，这些是弓状血管，充满彩色多普勒血流信号。C. 盐水灌注后三维重建冠状面，显示正常的、匀称整齐的、薄的子宫内膜回声，无任何宫腔内异常。D. 与之对照，盐水灌注后三维重建冠状面显示了一 100% 位于宫腔的平滑肌瘤与薄且规则的子宫内膜回声分离开

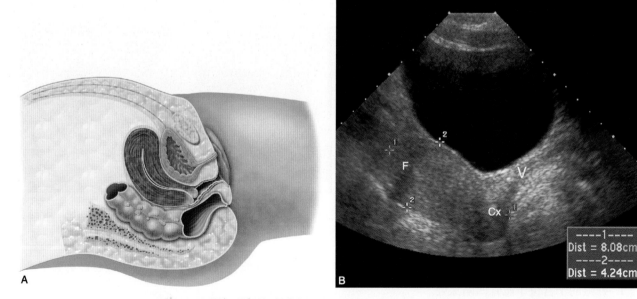

图 28-5　A. 图示一前倾前屈位正常子宫。宫颈相对阴道略微向后，而宫底与宫颈相比向前屈。B. 超声正中矢状切面，显示宫颈（Cx）相对阴道向前倾（V）。膀胱充盈后宫底（F）略受压后移。在经腹矢状切面子宫大小的标准测量方法是从宫底到宫颈（测量 1）和从子宫前壁到后壁（测量 2）（A from James A. Cooper, MD, San Diego, CA）

血供来自起源于髂内动脉的子宫动脉,小部分血供来源于卵巢动脉。

子宫大多为前倾位和前屈位(图 28-5),但也可能是后屈位(图 28-6)或后倾位(图 28-7)。描述"屈"依据宫体和宫颈在宫颈内口水平的关系(通常两者夹角约 270°),而"倾"取决于宫颈和阴道的关系。宫颈固定在盆腔中线。但宫体是可以移动的,其位置和方向可随膀胱和直肠扩张程度变化。在非妊娠状态下,子宫后倾和后屈现象并不少见。此时宫底位于骶窝处。在怀孕期间,子宫增大,宫底在妊娠 14~16 周经历生理性复位。然后子宫的底部上升进入假性骨盆。如果这种情况不发生,子宫就会被"困"在骶窝处,通常被称为"钳闭"。在子宫钳闭的情况下,随着妊娠的进展,宫颈被向上牵拉紧邻耻骨联合或至其上方,导致膀胱和尿道受压变形。后位的宫底会压迫直肠。典型的患者在妊娠 13~17 周会出现膀胱出口梗阻症状。有多次膀胱出口梗阻急诊病史的患者应引起怀疑。

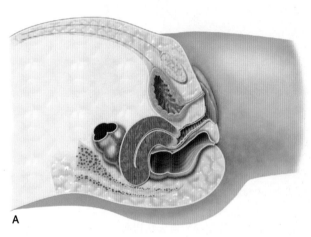
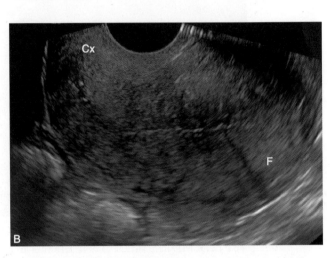

图 28-6 A. 图示一后屈位子宫。宫颈与阴道位置关系如常。然而,宫底与宫颈位置关系在宫颈内口水平显示向后屈曲。B. 经阴道超声正中矢状切面示子宫后屈。宫底(F)相对宫颈(Cx)位置靠后且后屈。注意宫颈管回声和比较薄的子宫内膜回声之间的角度(由于屈曲形成)(A from James A. Cooper,MD,San Diego,CA)

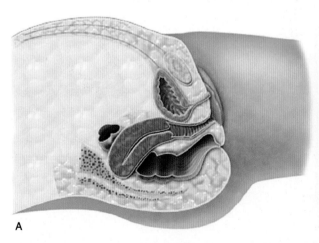
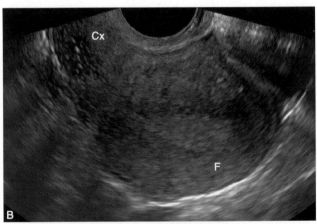

图 28-7 A. 图示一后倾位子宫。宫颈相对于阴道稍向后倾斜,且宫底相对于宫颈略向后弯曲,同时说明呈后屈位。B. 经阴道超声正中矢状切面显示宫底后移(F)和宫颈向后成角(cx)(A from James A. Cooper,MD,San Diego,CA)

超声检查具备这三个表现可诊断子宫钳闭:

1. 妊娠的子宫位于骶骨凹陷深处。

2. 母体膀胱位于子宫体的前方而非下方且膀胱明显扩张。

3. 膀胱和妊娠子宫之间可见软组织结构(宫颈),这种现象可能会被误诊为异位妊娠或腹腔妊娠导致的空虚子宫。

未发现子宫钳闭可导致不能及时处理子宫循环障碍,导致自然流产,甚至子宫破裂。如果早期识别,通常可行子宫手法复位(图 28-8)。

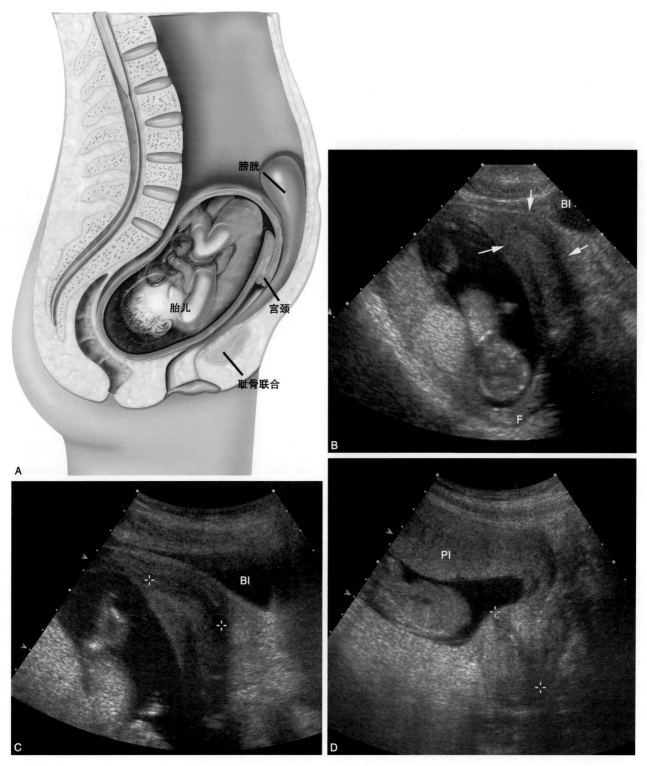

图 28-8 **A.** 图示钳闭子宫。如果后屈位的子宫复位失败并且继续妊娠,宫底将钳闭在骨盆深处骶窝内。宫颈将被向前上方牵拉,膀胱将向上移位。**B.** 一个孕 14 周子宫钳闭患者的经腹矢状切面。患者无法排空膀胱。宫底(F)被困在骶窝处。宫颈(箭头)被牵拉向前上方,可能会被误诊为一空虚子宫,从而提示异位妊娠或腹腔妊娠。Bl,膀胱。**C.** 同一患者矢状切面显示膀胱(Bl)被牵拉上移的程度。注意宫颈的异常位置(测量游标)。**D.** 手法复位后,注意子宫和宫颈的正常生理关系(测量游标)。子宫钳闭时虽然胎盘(Pl)显示位于子宫后部的位置,其实位于子宫前壁。(A from James A. Cooper, MD, San Diego, CA)

子宫的形状和大小一生中都在变化,主要受激素水平影响。青春期前宫颈的平均长度为2.8cm,最大前后径为0.8cm,宫颈占子宫总长度的2/3,形成梨形外观(图28-9)[3]。牢记受残留母体激素的影响刚分娩的新生儿子宫可能稍大些,这点非常重要。由于同样的原因,可以清楚地看到子宫内膜回声,并且宫腔可存在少量积液。

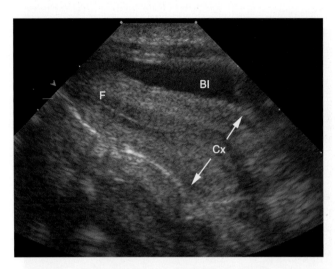

图28-9 青春期前正常子宫的经腹矢状切面。宫颈(Cx)明显比宫体或宫底(F)膨隆。Bl,膀胱

从出生到4岁时,子宫体积变小。大约8岁时,子宫开始从宫底部优先发育。在月经初潮后的几年,子宫会继续发育至育龄子宫的平均大小,大约长7cm,宽4cm。产次会增加子宫大小,多产子宫测值约为8.5cm×5.5cm[4]。

绝经后子宫缩小,缩小的程度与绝经年数有关[4],绝经后前十年子宫萎缩最快。绝经后正常子宫长度为3.5~6.5cm,前后径为1.2~1.8cm。正常子宫肌层由三层组成。最内层,紧贴子宫内膜,最薄,组织结构相对致密。这一层不仅血管较少而且与子宫内膜相比呈低回声并周边环绕中间肌层。这一层通常被称为子宫内膜下声晕(subendometrial halo),不是总能被超声检出。有时,子宫内膜与肌层交界处肌层内可见强回声点,大小通常仅仅几毫米且后方无声影。这些病灶被认为是先前宫腔操作史导致的营养不良型钙化,无临床意义。中间层位于子宫内膜下晕和弓形血管(arcuate vessels)之间。这是子宫肌层中最厚的一层,通常是均匀的中等回声。外层位于弓形血管周围或上方,与大多数患者的中间层相比,这一层相对薄且回声略低。测量宫颈从宫颈内口开始,宫颈内口可以通过子宫下段与宫颈连接处子宫变细或"收腰"来确定,测量至宫颈外口的唇部,这一部位可以看到向阴道腔内凸起。中央的宫颈管与子宫内膜回声相延续。周围的纤维性宫颈间质回声较低,如果存在子宫内膜下晕,两者是连续的。宫颈外侧肌层与子宫肌层中间层相连续且回声相似(图28-10)。

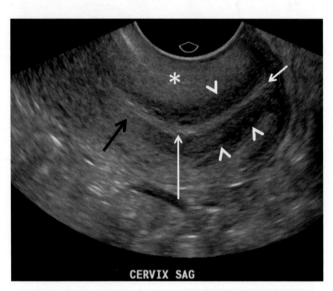

图28-10 正常宫颈超声解剖学分区。注意宫颈管呈位于中央的线状回声(长白色箭头),宫颈管下方为纤维性宫颈间质呈低回声(V箭头),外部肌层呈中等回声(星号),宫颈外口(短白色箭头)在宫颈两唇之间,宫颈内口(黑箭头)处于宫体和宫颈间变细缩窄的同一水平

弓形血管将子宫肌层的外层与中间层分开。弓形静脉比弓形动脉粗大,并且可能因探头或手过度加压而受到潜在的挤压。弓形血管(尤其是静脉)可凸起类似囊样改变,可能会被误诊为囊肿,借助彩色多普勒成像可避免误诊(图28-11)。弓形动脉分支成为放射动脉,穿过子宫肌层中间层达到内层。绝经后妇女的弓形动脉可以钙化,该现象在糖尿病患者中可较早出现。这种改变被认为是正常老化进程的一部分(图28-12)。

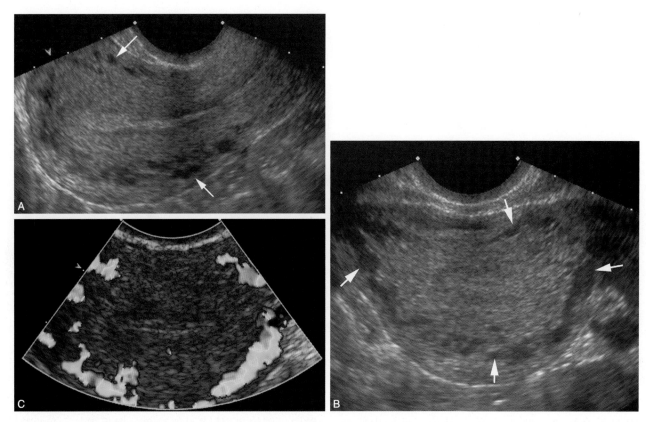

图 28-11　子宫经阴道矢状切面（A）和横切面（B）显示在肌层的外层和中间层间有明显的无回声区环绕（箭头）。这些是弓形血管，可呈似囊样改变。C.这些囊样结构经彩色多普勒证实为弓形血管

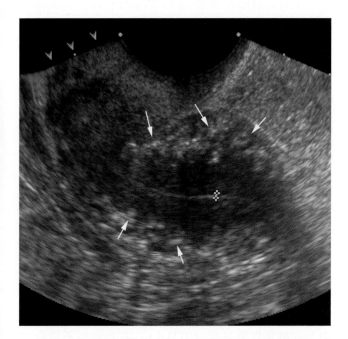

图 28-12　绝经后女性子宫，经阴道矢状切面显示子宫体积缩小，呈后倾后屈位，可见弓形动脉钙化（箭头）。测量游标示子宫内膜

先天性畸形

　　据估计，普通人群中先天性中肾旁管异常的发生率约为 0.5%。她们常常因为不孕症、反复流产或月经紊乱就诊而被诊断。在胚胎学上，两对中肾旁管最终发育成输卵管、子宫、宫颈以及阴道的上 2/3 ~ 4/5。阴道的下 1/5 ~ 1/3 和卵巢具有独立的胚胎学来源。子宫畸形由三种不同的原因引起：中肾旁管发育不良，中肾旁管融合不良或中隔重吸收不良（图 28-13）。上尿路异常与先天性子宫畸形有着密切的联系。据报道，这些尿路异常在发育不全或不发育的患者中最常见，见于 30% ~ 40% 的患者。同侧肾发育不全和盆腔异位肾最常见。

　　早期中肾旁管发育障碍可导致近端 2/3 的阴道、宫颈和子宫的发育不全或不发育，这是先天性无阴道综合征（Mayer-Rokitansky-Küster-Hauser syndrome，MRKH）综合征的部分表现。这种综合征是中肾旁管异常的极端形式，近端阴道完全不发育、宫颈和子宫异常，患者通常在青春期早期出现原发性闭经[6]。卵巢正

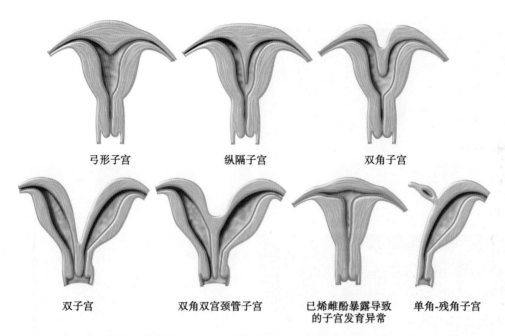

弓形子宫　　　　　纵隔子宫　　　　　双角子宫

双子宫　　　双角双宫颈管子宫　　已烯雌酚暴露导致　　单角-残角子宫
　　　　　　　　　　　　　　　　的子宫发育异常

图 28-13　常见子宫发育异常。DES,已烯雌酚(James A. Cooper, MD, San Diego, CA. 插图)

常,但输卵管可能闭锁,子宫通常异常。阴道发育不全可以从完全缺如到一个盲袋不等。相关的肾脏异常很常见,特别是肾缺如或肾异位。由于可能是MRKH综合征的亚型,也可能与其他罕见的中肾旁管发育不全/不发育综合征类似,描述检查所见很重要,而不是试图把它们归入一个严格的类目。对于复杂的病变,MRI 通常是最有用的影像学诊断方法。最重要的是与临床医生沟通相关的检查结果和术前计划。

中肾旁管的发育受阻也可导致子宫不发育或发育不全,可表现为阴道、宫颈、宫底、输卵管的异常或多部位的不发育或发育不全。

单侧中肾旁管部分或完全不发育可导致单角子宫伴单侧输卵管(图 28-13)[6]。单角子宫约占所有中肾旁管异常性疾病的 20%。在某些情况下,对侧可见一个残角(rudimentary horn)。该残角可与健侧的子宫内膜腔相通,也可不通。如果残角与单角子宫内膜腔之间不相通,可能会引起经血逆行,导致子宫内膜异位症。子宫残角内异位妊娠一般很少发生。这种异位妊娠可导致大出血,因为它们在破裂出血前可以长到相当大。因此,如果子宫残角被诊断,通常建议手术切除。在所有中肾旁管发育畸形中,据报道单角子宫胎儿存活率最低。报道称,自然流产的发生率占 34%,早产占 20%,胎死宫内占 10%[6,7]。据估计,活产率仅为 50%[7]。单角子宫是最难靠超声确诊的一种中肾旁管异常,因为它易被误诊为小子宫。找到对侧残角有时可能会有帮助,残角内可有积血。子宫残角可能很

饱满或发育很差,不应被误认为附件肿块。通常选择MRI 来解决这些复杂情况。近期报道称 3D 超声有助于诊断,它可以在冠状面显示单一不对称的子宫内膜腔向一侧偏离,伴或不伴残角。据报道,有 40% 的病例合并肾脏异常,特征表现是残角同侧常有肾发育不全或盆腔肾[6]。

中肾旁管融合彻底失败,导致两个独立子宫的发育,每个子宫都有各自的宫颈,称为双子宫(图 28-13)。这是一种相对罕见的异常现象,在所有中肾旁管异常中所占的比例不到 5%。两侧宫腔互不相通。纵向或倾斜的阴道隔膜很常见,但并不总存在。斜隔可能导致梗阻,患者会出现阴道积血、痛经、盆腔包块、阴道分泌物或盆腔疼痛。阴道隔膜也可导致性交困难,甚至个别会阴道分娩时难产。如果不存在梗阻,大多数患者无症状,偶然被发现是双子宫。双子宫患者通常能顺利足月妊娠,罕有不孕症[6]。超声图像显示:一宫底深裂隙导致两宫角广泛分离,两个宫腔,两个独立的宫颈。而阴道隔膜通过体格检查可以更好地评估,也可借助 MRI 或 CT(图 28-14),尽管偶尔三维超声成像会有帮助。尤其在双子宫发生梗阻的时候,单侧肾缺如是常见的[6]。

与双子宫有关的一种罕见的综合征是一侧阴道梗阻和同侧肾发育异常(OHVIRA);有些病例不符合经典定义。如果正常解剖位置肾脏缺失,应寻找是否合并肾脏异位或肾脏发育不良/肾萎缩。如果发现有一侧阴道梗阻,也应该考虑是否存在输尿管插入部异常[8,9]。当同侧肾异常时一侧阴道梗阻并同侧肾发育不

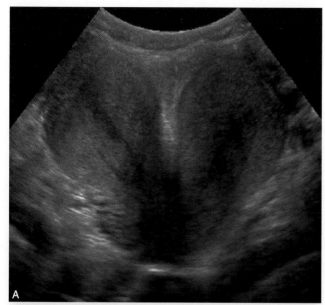

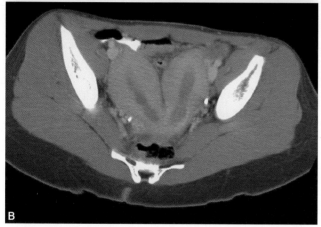

图 28-14　A. 双子宫经阴道冠状切面显示完全分离的左右两个宫腔，两宫角间裂隙很深。B. 同一患者子宫轴位计算机断层扫描显示两宫角广泛分展开

通常有助于双角子宫的诊断（图 28-15）。然而，如果有两个宫颈管，例如在双角双宫颈管子宫（bicornuate bicollis uterus）中，阴道隔膜的识别是唯一区分双角子宫和双子宫的方法。不巧的是 1/4 的双角子宫病例据报道也有阴道隔膜，这使双角子宫与双子宫难以区分[6]。MRI 是评估阴道隔膜的最佳影像学技术。在这些复杂病例中常有共同表现，MRI 上最好是描述其表现，而不是试图去分类。

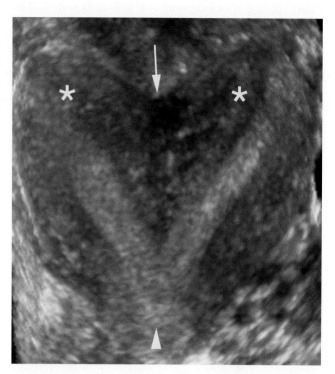

图 28-15　一个心形双角子宫的三维冠状面。宫底明显凹陷（箭头），两宫角明显分离（星号）单一的宫颈和宫颈管（三角箭头）（Courtesy of Dr. Beryl R. Benacerraf, Boston, MA）

全综合征应被重新命名为肾萎缩或发育不良，异位输尿管开口和一侧阴道梗阻证候群。

两侧中肾旁管部分融合而宫底不完全融合导致形成双角子宫和单宫颈（图 28-13），双角子宫估计约占所有中肾旁管发育异常的 10%。双角子宫的宫底轮廓凹陷，两个宫角分离。根据这一特征表现，MRI 诊断双角子宫的标准是两宫角间距离大于 4cm，两宫角间宫底裂隙深度大于或等于 1cm[6]。双角子宫患者少有产科的问题报道，大多数病例偶被发现。然而，据报道，宫颈功能不全的发病率会增加[10]。宫腔缩小也被报道与不良的胎儿结局有关[11]。双角子宫声像图上，宫腔被广泛分离，宫底轮廓可见明显凹陷。显示宫底轮廓需获取冠状面，该切面在子宫呈前倾前屈位时经腹盆腔超声易取得或利用阴道三维超声。MRI 通常可做出明确诊断。双角子宫应与双子宫鉴别，单个宫颈

中肾旁管完全融合后，中隔再吸收障碍，会导致纵隔子宫形成（图 28-13），这是最常见的一种中肾旁管异常，约占 55%。两宫腔间的宫底轮廓是凸的、扁平的或凹陷小于 1cm。中隔可能是部分的（若已发生部分再吸收）或完整的，延伸至宫颈内口或至宫颈外口。中隔可由纤维或肌层组织构成。两侧宫腔通常对称。许多有纵隔子宫的妇女经历过反复流产，一般在早孕期，据报道流产的发病率为 65%，早产的发病率接近 20%[11]。确诊此类异常具有重要的临床意义，因为据报道子宫成形术可有效提高胎儿存活率[6,12]。有纵隔子宫的妇女可通过宫腔镜进行子宫成形术，而双角子宫患者必须通过经腹手术修补/切除，尽管不常需要手术纠正。超声可以诊断出光滑的宫底轮廓（凸的、平的或凹陷<1cm），但需获取宫底冠状面图像，很难单纯依

靠经阴道超声成像获取,但借助 3D 成像就比较容易或偶尔在前倾前屈位子宫时通过经腹超声获得。两侧宫腔之间分开距离较小,通常纵隔非常薄(图 28-16)。纵隔可以一直延伸至宫颈外口甚至阴道上段。若纵隔未延伸至宫颈内口,则描述为不完全纵隔子宫。鉴于 MRI 具有优越的多平面成像功能,通常被认为是最能明确鉴别纵隔子宫和双角子宫的影像学方法,通过 MRI 可常规获取真正的宫底冠状图像。两宫角间宫底凹陷的深度是除纵隔之外的主要诊断标准。相关肾异常和存在阴道隔膜的评估也很容易通过 MRI 来完成。然而,3D 超声的发展使许多患者的宫底轮廓可被超声显示,在一些中心 3D 超声正在取代 MRI 对子宫先天性异常进行初步评估。

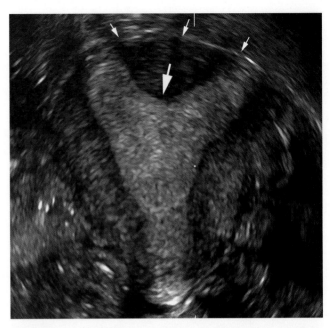

图 28-17　弓形子宫三维冠状面,子宫肌层轻微向宫底内膜凸起(大箭头)。子宫外部浆膜轮廓光滑,向外凸起(小箭头)

风险增加[6]。超声表现为一个子宫内膜呈不规则 T 形的小子宫。3D 超声具有多平面成像功能,在这些病例中可辅助评估其内部和外部轮廓。尽管 MRI 可用来解决疑难病例[14],但经阴道超声检查仍是主要的影像学检查方法。

总之,显示宫底轮廓最为重要,在鉴别融合异常(双子宫和双角子宫)还是再吸收异常(纵隔子宫和弓形子宫)时要观察宫底裂痕是大于还是小于 1cm。3D 成像是非常有效的。如果不确定,MRI 有助于明确诊断。

良性子宫疾病

子宫腺肌病

子宫腺肌病是一种常见病,虽然常被忽略,在高达 70%子宫切除标本中可发现腺肌症。子宫腺肌病的特征是子宫内膜腺体和间质从基底层向子宫肌层的迁移。常伴有周边子宫平滑肌的反应性增生,而且这些平滑肌与异位子宫内膜组织相互交错。异位子宫内膜腺体通常在子宫内膜-肌层交界下方 2～3mm 处被发现。子宫腺肌病公认的发病机制有两种:一种是由于子宫内膜-肌层交界处基底膜有缺陷或缺失;另一种是由于子宫内膜通过淋巴管或血管途径迁移。可能的风险因素包括子宫创伤,如分娩或宫内节育器,慢性子宫内膜炎和雌激素过多[3,4,15,16]。

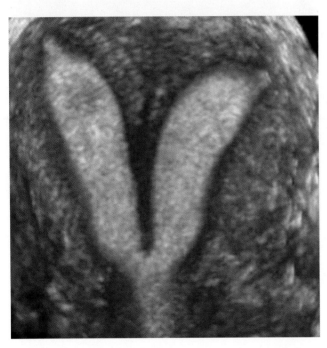

图 28-16　纵隔子宫三维冠状面。注意两子宫内膜腔分开却邻近,低回声薄纵隔延伸至宫颈内口水平,宫底轮廓光滑外凸,两宫角间无凹陷(由 Dr. Beryl R. Benacerraf,Boston,MA 提供)

弓形子宫是一种正常变异,子宫底部增厚的肌层轻微地压向宫腔,使之成为心形宫腔(图 28-17)。这种变异发生在子宫阴道隔几乎完全吸收时,子宫的外部轮廓是正常的,可以是凸的或平的。有一个单一的子宫腔,因此,对妊娠结局几乎没有影响,尽管弓形子宫在中孕期反复流产的妇女中被报道有高的发病率(12%)[13]。

1940～1970 年期间被用于预防流产的己烯雌酚可引起女胎子宫畸形,特别是 T 形宫腔和子宫发育不全。有这种畸形的患者自然流产、早产和异位妊娠的子宫腺肌病最常见于中年经产妇,在未产妇或绝经后患者中非常少见。虽然许多患者完全无症状,但常见的症状包括子宫压痛,痛经,月经过多,子宫增大。这些症状是非特异性的,与子宫肌瘤、盆腔淤血综合征、子宫内膜异位症、子宫内膜息肉和子宫内膜癌的症状非常相似。这些疾病的预后和治疗有显著的差异,因此准确诊断极为重要。患者症状可能非常虚弱,在给予适当处理之前,误诊可能会延长病程。治疗方案如促性腺激素释放激素抑制剂,口服避孕药,口服非甾体抗炎药和子宫内膜切除术,都是可行的,但并不总是完全有效的[3,4,15,16]。一种新的治疗子宫腺肌病的方法是子宫动脉栓塞术(uterine artery embolization,UAE)。但在相关研究中其疗效是不一致的,且对有症状子宫腺肌病患者的 UAE 疗效仍有争议。目前唯一的最终治疗方法仍然是子宫切除术。

超声和 MRI 在子宫腺肌病女性的诊断和管理中都扮演着重要角色。影像学检查也被用来评估疗效和疾病进程。为了获得最佳诊断,应使用频率为 5～10MHz 的高频探头进行经阴道超声检查。有文献报道,经阴道超声检查诊断子宫内膜异位症的敏感性和特异性分别为 53%～89%,和 67%～98%,总体准确率 68%～86%。据报道 MRI 的敏感性是 78%～88%,特异性为 67%～93%[4,16]。虽然报道称 MRI 和超声检查对该病诊断准确率相似,但是超声通常是有前面所述症状的患者首选的影像学检查[3,4,15]。然而,MRI 被认为具有更好的特异性和准确性,特别是在伴有相关疾病的女性中[18],平滑肌瘤和子宫腺肌病经常共存(>60%),要对引起相应症状的病因做出准确和特异的诊断更困难。

子宫腺肌病的影像学特征源于子宫肌层内存在异位的内膜腺体以及周围密集包裹的平滑肌细胞呈间质反应。这一过程往往导致子宫球形增大,不形成孤立的肿块或轮廓变形。虽然局灶性腺肌瘤可以形成,但很罕见且不会像平滑肌瘤那样引起轮廓异常。在子宫腺肌病患者中,先前描述的子宫超声正常解剖分区发生了改变,子宫内膜下声晕增厚且更不规则,可呈弥漫性或是局灶性。子宫内膜-肌层交界处分界不清,并伴有内膜回声复合体的假性增宽,均是由异位的内膜组织从基底层侵入导致。下方子宫肌层可能变得不均匀,表现为回声增强或减弱。受累区域可见微小点状回声灶。低回声条纹放射状贯穿病变组织并向后延伸,这是由于大量的平滑肌肥大引起的边缘声影。虽然这种声影与平滑肌瘤引起的声影非常相似,但子宫腺肌病区域相对于平滑肌瘤而言缺乏清晰的边界和占位效应,且比较不规则、不太圆,后者呈典型的圆形且边界清晰。子宫内膜下肌层常出现小的囊样无回声,病理检查显示为子宫内膜腺体扩张,特别是月经周期的分泌期。高回声病灶可以呈线状或结节状,直接从子宫内膜伸入子宫肌层,被认为是异位的子宫内膜组织(图 28-18)。彩色多普勒检查对鉴别子宫腺肌病和平滑肌瘤也有帮助。整个子宫腺肌病区域常布满弥漫性增生的血管,而平滑肌瘤在彩色多普勒超声检查中最常被观察到的是周边血流而不是内部血流。

局限型子宫腺肌病(focal adenomyosis),或腺肌瘤,声像图表现更不典型(图 28-18),呈局灶性肿块,边缘模糊不清,与平滑肌瘤相比,后者边界清晰。局灶性子宫腺肌瘤偶尔主要呈囊性表现并且有时 MR 可发现其内充满血性产物。鉴别子宫腺肌瘤和平滑肌瘤是非常重要的。术中,平滑肌瘤通常易与邻近肌层分离并切除,而子宫腺肌瘤因周围平滑肌肥大而不易与周边肌层分离。因此,子宫腺肌病或腺肌瘤不能依靠局部切除治愈。

据报道超声检查在区分子宫腺肌病和平滑肌瘤方面的敏感度为 80%～87%,特异性为 94%～98%。最特异的超声表现是肌层的无回声小囊肿(月经后半周期最明显)和从子宫内膜延伸到下方肌层的线状条纹或结节状回声。子宫肌层收缩可引起子宫肌层不均匀,声像图上子宫内膜下声晕以及 MRI 上子宫内膜-肌层交界区明显增厚,与子宫腺肌病相似。超声诊断出现困难时,MRI 可以帮助确诊。然而,通过这两种影像学检查方式均很难将局灶性腺肌瘤与平滑肌瘤区分开[4,16]。特别在罕见的情况下,子宫腺肌瘤凸入宫腔,其表现与腔内息肉、带蒂黏膜下或腔内平滑肌瘤相同。有作者认为息肉样腺肌瘤是与子宫腺肌病本质上有所不同的一种疾病[19]。

据报道子宫内膜异常,如增生和癌,好发于子宫腺肌病患者[3,15]。鲜有报道腺癌发生在子宫腺肌病的病灶内。任何影像学检查均难将腺癌与不伴恶性肿瘤的典型子宫腺肌病区分开来(图 28-18)。更常见的情况是子宫内膜癌侵犯子宫腺肌病的病灶。有些病例中子宫腺肌病与子宫内膜癌共存,这时很难确定是癌症在向原本有子宫腺肌病的区域浸润,还是这些区域真的存在肌层浸润。这种鉴别至关重要,因为肌层浸润是一个重要的预后指标。不可能全靠影像学检查来区分,甚至在组织病理学检查中也很难确定(表 28-1)[20]。

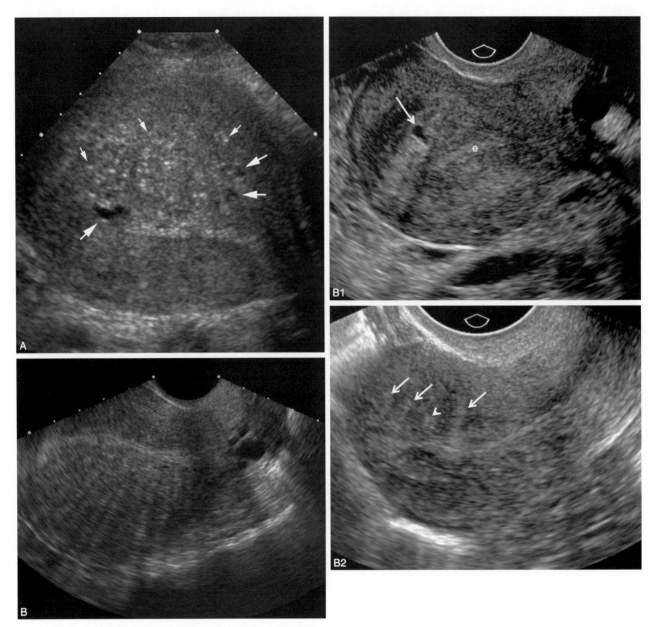

图 28-18　子宫腺肌病的系列表现。A. 子宫增大,具有典型的子宫腺肌病特征。除子宫内膜下肌层多发囊性无回声(大箭头)外,在整个肌层(小箭头)可见多个强光点弥漫性分布。B. 子宫矢状切面声像图显示子宫后壁肌层有许多细的低回声带,呈"百叶窗"或"梳状"条纹排列。虽然平滑肌瘤也有类似的条纹状声像特征,但子宫腺肌病不存在具体的肿块病灶,子宫后壁比前壁增厚,另外一些小的子宫内膜下肌层囊肿使之更具特征性。B1. 经阴道矢状切面超声图像显示子宫肌层回声不均匀并可见两个相邻的肌层囊肿(箭头)伴后方回声增强。子宫肌层囊肿被认为是子宫腺肌病的一个非常特异性的表现。e,子宫内膜。B2. 经阴道矢状切面超声图像显示肌层呈不均匀低回声。注意几条呈条纹样排列的线状回声从子宫内膜延伸到子宫肌层(箭头),以及一个子宫内膜下组织内的结节回声区(镰状箭头)。磁共振成像(MRI)可显示类似子宫内膜组织向子宫肌层延伸的图像,被认为是子宫腺肌病另一个相对特异性的表现

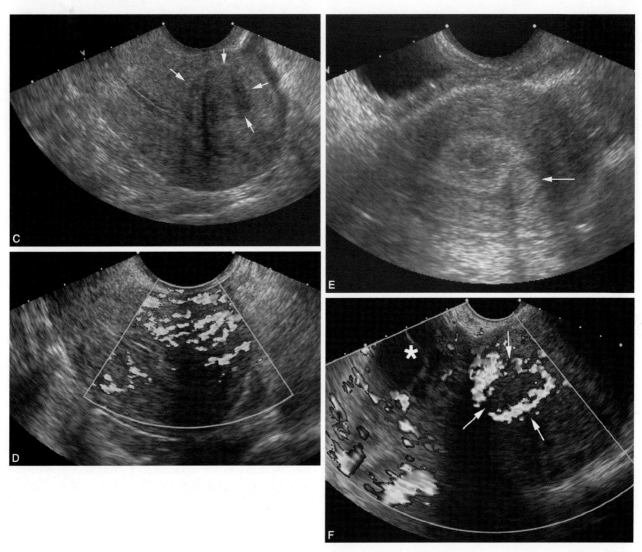

图 28-18(续)　C. 一个有局限性低回声腺肌瘤患者的经阴道超声(箭头),依靠灰阶成像很难区分局限性子宫腺肌瘤和壁间平滑肌瘤。D. C 图中同一患者的彩色多普勒图像显示腺肌瘤内血供增多。平滑肌瘤没有这种典型的血供增多。E. 另一位腺肌瘤患者。这个病例中子宫腺肌瘤呈高回声(箭头),使子宫内膜受压并两者分离。F. 一患者的经阴道彩色多普勒图像显示子宫腺肌病伴肉瘤样过度生长形成腺肉瘤。注意肿块周围丰富的血供(箭头)这被认为是弥漫性子宫腺肌病中出现的腺肉瘤的表现。右侧一大的囊实性肿块(星号),考虑为卵巢来源

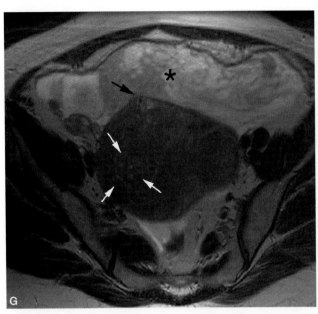
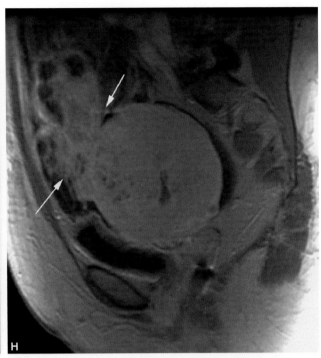

图 28-18（续）　G. MRI 轴位 T2 加权像更好地显示了子宫腺肌病的范围（子宫肌层呈弥漫性低信号）以及较多的腺肌瘤病灶（白箭头）并有多发斑点状高信号。注意浆膜有细微范围的穿透（黑箭头），前方为腺肉瘤局部浸润所致，表现为巨大不均匀高 T2 信号肿块（星号）。H. 矢状位增强 T1W 像显示肿瘤从子宫壁贯穿浆膜面延伸至前盆腔（箭头）。最终病理证实为分化不一致的子宫内膜间质肉瘤。FIGO 三级（国际妇产科学联合会）

表 28-1　子宫腺肌病的特征
弥漫性球形子宫，子宫外部轮廓平滑
不匀称的球形
子宫肌层囊性区域/点状回声
子宫内膜的假性增厚
内部血管弥漫性增加
条纹状边缘声影/"百叶窗"声影无孤立的肿块
边界不清晰的局灶性肿块
有助于区别于平滑肌瘤的特征
子宫外部轮廓平滑
对浆膜/子宫内膜的影响取决于病变大小
无钙化
边界不清晰
比较中央和外周血管

平滑肌瘤

平滑肌瘤（纤维瘤或肌瘤）是良性平滑肌肿瘤，内含有数量不等的纤维组织，且为最常见的子宫肿瘤，据报道 30 岁以上女性中发生率为 20%～30%。平滑肌瘤在非洲裔美国妇女中更为常见。其他危险因素包括肥胖、月经初潮年龄较早和饮食富含红肉。可能有遗传倾向。这些肿瘤常为多发并导致子宫增大，浆膜轮廓呈分叶状，这与子宫腺肌病不同，后者子宫增大呈球状但轮廓光滑。

平滑肌瘤最常见的表现为：触及盆腔肿块，子宫增大，盆腔疼痛，贫血，功能失调性子宫出血。症状主要与位置和大小有关。绝大多数平滑肌瘤位于壁间、黏膜下（包括宫腔内）和浆膜下。浆膜下平滑肌瘤可以是外生的或带蒂的（图 28-19）。壁间平滑肌瘤最常见，但最少出现症状。少数情况下，外生性平滑肌瘤会伸入阔韧带（韧带内的），这类平滑肌瘤在临床和放射学上的表现类似卵巢肿块（图 28-20）。平滑肌瘤也可长在宫颈（见后文）。寄生性平滑肌瘤是一种罕见的平滑肌瘤类型，是有蒂的浆膜下肌瘤，如果与相邻结构紧密接触，可以按寄生方式获取血液供应，甚至从子宫脱离。因为根据肌瘤的位置和亚型不同，临床症状和治疗会随之变化，所以这种平滑肌瘤的分类有重要意义[21]。但当平滑肌瘤较大时，很难按照这个标准进行分类（图 28-21）。

平滑肌瘤的生长依赖于雌激素水平。据报道约 50% 的患者妊娠期肌瘤迅速增长（图 28-22）。随着肌瘤快速生长，血液供应难以满足平滑肌瘤生长需要，导致变性或梗死[21]。平滑肌瘤与早孕期妊娠失败风险增高有关，特别在多胎妊娠的女性中[22]。位于宫颈和子宫下段的平滑肌瘤，可影响经阴道分娩，需要在妊娠期进行监测。相反，子宫肌瘤可能会随分娩后雌激素水

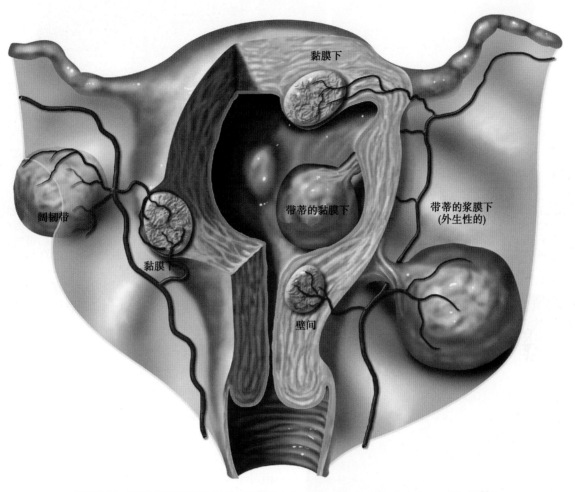

图 28-19　平滑肌瘤的常见位置(示意图由 James A. Cooper,MD,San Diego,CA. 提供)

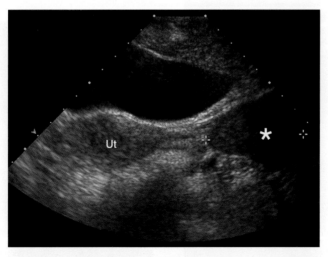

图 28-20　腹部横切面。一左附件区实性肿块(星号和测量游标)。虽然其位置会使人考虑卵巢肿块,但实际是子宫阔韧带肌瘤。Ut,子宫

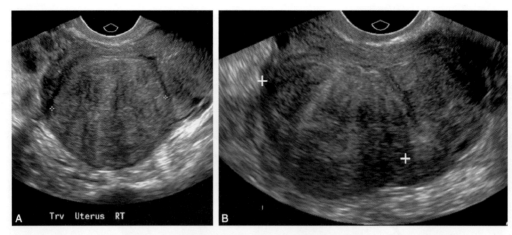

图 28-21　大型子宫平滑肌瘤的分类。A、B.大型平滑肌瘤可占据壁间及黏膜下层、浆膜下层的位置。在这两个患者中，平滑肌瘤（测量游标）中心点位于肌层内，因此它们主要位于壁间。然而，它们都延伸到子宫浆膜轮廓外，使子宫表面呈分叶状。因此，它们都具有浆膜下成分。这些大肿块回声略不均匀。图 A 中注意包绕平滑肌瘤的低薄回声外缘，很可能是受压的淋巴管或血管。B 图病变中表现出数个线样阴影区，可能是由平滑肌瘤内致密的纤维或胶原组织引起的

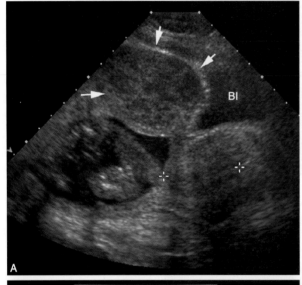

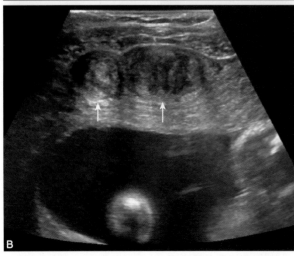

图 28-22　A.妊娠 18 周孕妇的子宫矢状切面。可见子宫前壁下段平滑肌瘤（箭头）。未使宫颈梗阻（测量游标标示）。B.位于另一孕妇子宫前壁的平滑肌瘤（箭头），其边界清楚、回声不均匀。Bl,膀胱

平迅速下降而突然缩小，甚至发生梗死。随着老年妇女雌激素水平下降，子宫肌瘤明显退缩，因此绝经后患者很少出现症状。

平滑肌瘤在超声上很容易识别，尽管其超声表现变化多端。过去，当子宫不均匀的增大，特别是轮廓有分叶时，依据超声图像经常给出子宫平滑肌瘤的诊断。然而，根据当前的超声经验大多平滑肌瘤若表现为局灶性边界清晰的子宫肌层肿块时易被诊断，而弥漫性回声不均匀且增大的子宫更倾向于诊断子宫腺肌病。相对于子宫肌层回声，平滑肌瘤可以是低回声的，等回声的，或高回声，虽然大多数是低回声的。周围的子宫肌层可受压形成假包膜，超声和 MRI 都易显示（图 28-23）。偶尔受压的淋巴管和血管能在壁间平滑肌瘤周

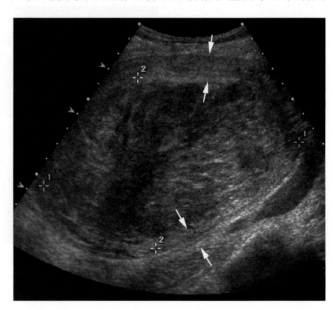

图 28-23　巨大的子宫肌瘤（测量游标）。周围子宫肌层受压（箭头）形成一个假包膜

围形成一层薄的低回声带（图 28-21A）。小平滑肌瘤回声通常是均匀的,而直径大于 3cm 的平滑肌瘤通常是不均匀的（图 28-24）。随着平滑肌瘤体积增大,其过度生长超出了血供能力,会导致变性:玻璃样变、黏液样变、囊性变或红色样变（hemorrhagic）（图 28-25）。变性的平滑肌瘤在超声和 MRI 上有更不典型的表现（图 28-26）[21,22]。退行性变可导致水肿伴囊性变、出血性回声区和营养障碍性钙化。营养障碍性钙化主要发生于绝经后的患者。钙化可以呈曲线状的、环绕周边的或簇状的,后方伴有明显声影。许多平滑肌瘤即使

没有明显钙化,也显示回声衰减区域。后方声影可以是致密的或条纹状的（梳状的）。这种衰减被认为是由相邻的不同声学特性的组织间的移行带导致的,如纤维组织和平滑肌,以及旋涡状和束状平滑肌边缘之间的回声折射[23]。这种特征性声影对于鉴别外生性平滑肌瘤与附件或卵巢肿块有很大帮助。然而,与子宫腺肌病相关的平滑肌肥大也可导致后方条纹样声影和相似的表现（图 28-27）。在平滑肌瘤与周围正常肌层交界处的边缘折射很常见,这有助于鉴别与正常子宫肌层等回声的平滑肌瘤。通常在彩色或能量多普勒声

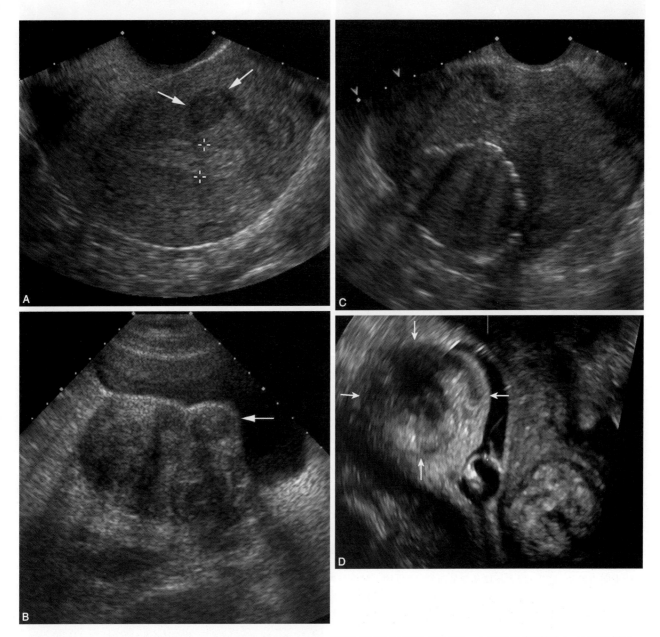

图 28-24　子宫肌瘤的不同表现。**A.** 经阴道矢状切面显示一患者子宫呈后屈位,壁间有一小平滑肌瘤（箭头）,呈圆形低回声,边界清晰,与子宫内膜不相邻。**B.** 一患者多发子宫平滑肌瘤经腹子宫长轴切面。子宫明显失去正常形态。子宫肌层回声不均匀,子宫内膜难以辨认。前壁浆膜下肌瘤（箭头）使子宫浆膜轮廓隆起凸向充盈膀胱。**C.** 经阴道超声显示肌瘤周边薄层钙化。**D.** 盐水灌注后三维重建冠状面显示一回声不均匀但主要位于黏膜下的平滑肌瘤（箭头）,约 50% 凸入宫腔内

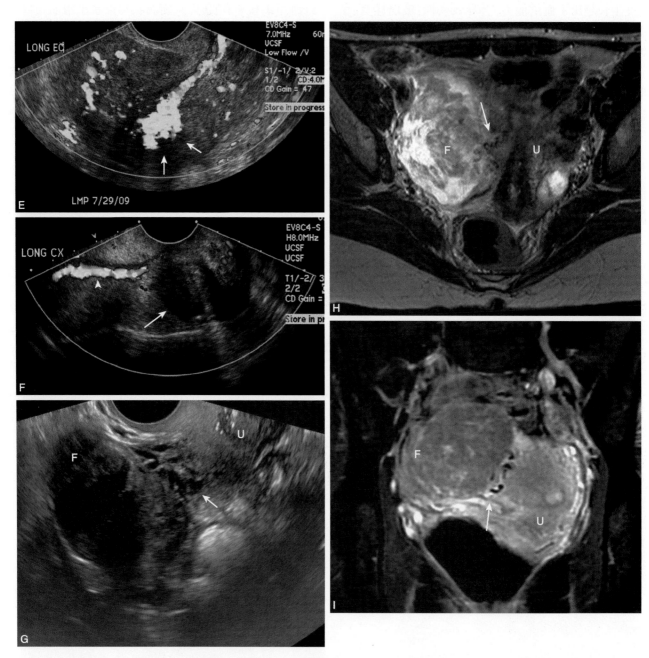

图 28-24（续）　E. 经阴道子宫矢状切面显示含丰富血管的蒂状回声自子宫后壁发出（箭头），沿宫腔进入宫颈管（图像右侧）。F. 含丰富血管的蒂状回声（无尾箭头）连接至一个边界清晰的圆形低回声肿块（箭头），后伴声影，并使宫颈管扩张，符合平滑肌瘤脱出表现。如果没有彩色多普勒显示血管蒂，这些表现可误诊为宫颈平滑肌瘤。G. 经阴道横切面显示右侧附件区有一低回声、轻微分叶并伴声影的带蒂平滑肌瘤（F）。子宫（U）位于平滑肌瘤的内侧。平滑肌瘤和子宫之间的管系状无回声结构（箭头）代表桥接蒂部的血管。"桥接血管蒂征"通常在磁共振成像（MRI）上更容易显示，据报道在 70% 以上的有蒂平滑肌瘤中存在此征象。H. 右侧带蒂平滑肌瘤（F）的 MRI 轴位 T2 加权像（T2W），显示蒂部血管有黑色（T2 暗）弯曲流空效应（箭头）。U. 子宫。I. MRI 冠状位脂肪饱和 T2 加权像显示右侧带蒂的平滑肌瘤（F），内侧移位的子宫（U）和 T2 血管蒂中暗色的流空效应

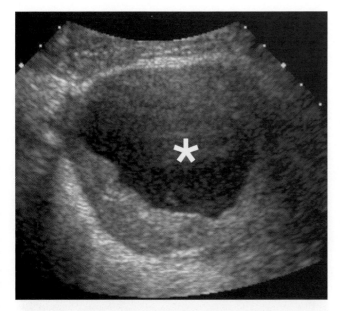

图 28-25　巨大壁间平滑肌瘤发生明显的囊性变,其内大部分为液性无回声(星号)

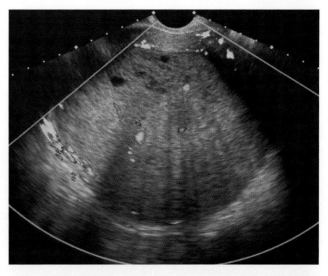

图 28-27　较大的平滑肌瘤其前部为囊性变导致的圆形小无回声区伴"百叶窗"声影。这些声像图特征与子宫腺肌病的超声表现十分相似

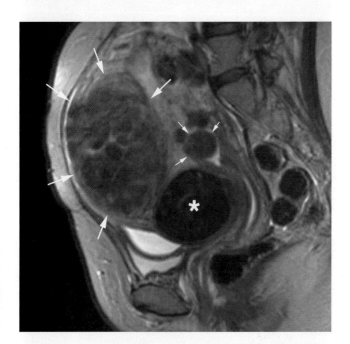

图 28-26　磁共振矢状位 T2 加权(T2W)像显示平滑肌瘤的各种常见表现:小的黏膜下平滑肌瘤凸入宫腔 T2W 时呈典型的低信号(小箭头),巨大的前壁壁间平滑肌瘤(大箭头)伴内部水肿和变性(白色区域),子宫前壁下段平滑肌瘤(星号)T2W 时呈极低信号提示内部"红色样变"导致的血液成分/含铁血黄素

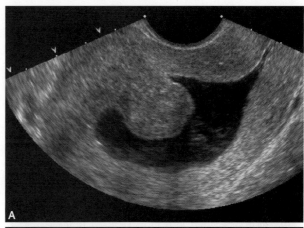

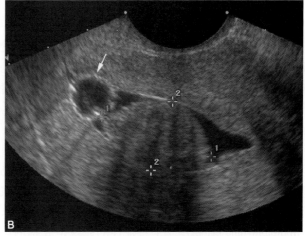

图 28-28　两例大部分位于宫腔内的黏膜下平滑肌瘤患者,盐水灌注超声检查(SIS)。A. 子宫矢状切面声像图显示肌瘤与肌层呈等回声,突入充满无回声液体而扩张的宫腔。超过 50% 的黏膜下肌瘤位于宫腔内。注意覆盖的薄层子宫内膜,这有助于区分黏膜下平滑肌瘤和宽基底的子宫内膜息肉。这种平滑肌瘤需通过宫腔镜切除。B. 另一位凸入宫腔的黏膜下平滑肌瘤(测量游标)患者的宫腔超声造影图。注意平滑肌瘤从前面向后延伸的平行规整的低回声带,即所谓的"百叶窗"阴影。这张图同时显示膨胀的球囊,内充满无回声液体(箭头)

像图上可观察到周边血流信号;使用彩色多普勒超声在良性平滑肌瘤中很少检测出内部血流。

　　黏膜下平滑肌瘤可表现为月经过多、月经频发甚至贫血,需要最终切除治疗。黏膜下平滑肌瘤可以不同程度向宫腔内凸入。子宫肌瘤的大小和凸入宫腔的程度决定宫腔镜能否成功切除子宫肌瘤。平滑肌瘤若凸入宫腔 50% 或更大范围则较易通过宫腔镜切除。

目前,宫腔声学造影被认为是评定肌瘤凸入宫腔程度的最佳方法(图 28-28)。最近,3D 超声检查也被证明同样有效(图 28-29)。

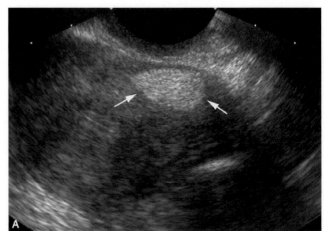

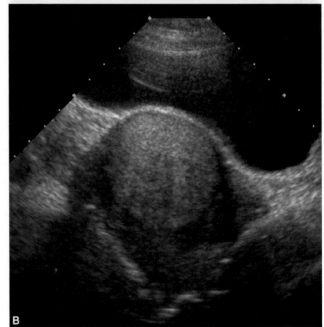

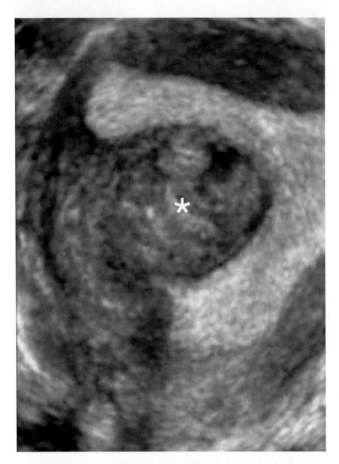

图 28-29　三维图像显示腔内黏膜下平滑肌瘤使子宫内膜回声受压凹陷(星号)(由 Dr. Beryl R. Benacerraf, Boston,MA 供图)

　　如果平滑肌瘤较大或有蒂,经阴道超声扫查会受到限制。在这种情况下,经腹扫查有利于提高显示率。对于评估大型或不典型的平滑肌瘤,MRI 是一种有价值的检查方法,其多维性和视野较大尤为有用。

子宫脂肪瘤

　　子宫脂肪瘤是罕见的良性肿瘤,在超声图像上易于识别。组织学分类包括单纯的脂肪瘤、脂肪平滑肌瘤、纤维脂肪瘤和肌脂瘤(图 28-30)[24]。脂肪平滑肌瘤(lipoleiomyoma)在组织学上特征性的表现是成熟的脂肪细胞、平滑肌细胞和纤维组织共存。超声上,这些病变呈特有的极强回声且位于子宫肌层。然而,偶尔细胞平滑肌瘤也可能呈极强回声。其边界非常清晰规整,但可以有小叶。由于脂肪成分,其后方可观察到回声衰减。通常不会有明显的彩色多普勒血流信号。脂肪瘤病变通常无症状,不需要手术。由于是混合性的

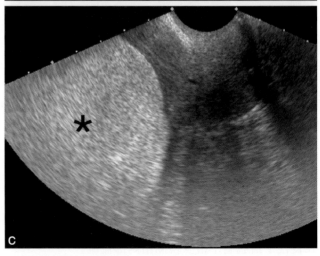

图 28-30　各类脂肪平滑肌瘤。**A.** 超声图像显示前壁肌层一边界清晰 1.5cm 大小的局灶性高回声肿块(箭头),即脂肪平滑肌瘤。**B.** 经腹超声图像显示一 5cm 大的脂肪平滑肌瘤。这个肿块回声稍低且比图 A 中脂肪平滑肌瘤回声不均匀,且后部伴一些线样声影。**C.** 经阴道超声图像显示一 7cm 大小的极高回声肿块(星号),起源于子宫后壁下段,因脂肪成分后部明显衰减。这个肿块同样也是脂肪平滑肌瘤

病变,声像图上可能回声比较不均匀、较少有特征性表现,MRI 可用于确认病变中有肉眼可见的脂肪,从而确定其为良性。

恶性病变

妊娠滋养细胞疾病

GTD 是包括侵袭性葡萄胎和绒毛膜癌在内的一类罕见的疾病,其特征是存在滋养细胞异常增生,包含遗传上有肿瘤潜能的异常妊娠(即完全性葡萄胎(complete hydatidiform moles,CHM)和部分性葡萄胎(partial hydatidiform moles,PHM)以及妊娠滋养细胞肿瘤(gestational trophoblastic neoplasms,GTN)或持续性滋养细胞肿瘤(persistent trophoblastic neoplasia,PTN))(图 28-31A)。GTD 的危险因素包括孕妇年龄高风险(20 岁以下,35 岁以上,尤其是 50 岁以上)和既往葡萄胎妊娠史。此外,GTD 在亚洲裔女性中更为常见。高度敏感的生物标志物 β-人绒毛膜促性腺激素(hCG)以及有效的化疗方案利用极大提高了生存率[25]。

最常见的 GTD 类型是 CHM。CHM 占 GTD 的 80%,发生率约为 0.5/1000~1/1000[26]。患者最常见的临床表现是阴道出血,有时有小泡排出,并且血清 hCG 水平显著升高。目前常在早孕早期做出诊断,因此妊娠剧吐和相对停经天数增大的子宫不太常见。CHM 的遗传物质完全起源于父亲。大多数 CHM 有一个 46,XX-二倍体核型,由两个单倍体精子使一个缺乏遗传物质的空卵两次受精形成。病理检查没有发现有胎儿组织。清宫后发展为 PTN 的风险预估大概有 20%。然而,无论通过影像学或病理学特征均不能预测何种 CHM 会发展为持续性疾病,尽管女性年龄超过 40 岁、hCG 水平超过 100 000mIU/ml、子宫过度增大、卵泡膜黄素化囊肿直径超过 6cm 和反复发生葡萄胎妊娠似乎会有更高的发病风险[27]。因此建议 CHM 患者治愈后未满一年不要怀孕,并密切随访血清 hCG 水平。

PHM 是 GTD 的第二大常见类型[26]。PHM 患者通常较少有滋养细胞增生,症状较轻,hCG 水平较低。大多数部分性葡萄胎是 69,XYY 或者 69,XXY 三倍体核型,病理检查可以发现胎儿组织,这些患者发生 PTN 的风险估计约为 5%。

超声检查是首选的影像学诊断方法,有些病例是在早孕期超声检查中偶然发现。MRI 也是有效的检查手段,主要用来评价治疗前后子宫被侵犯的程度和残留的组织。然而,不管是 MRI 还是超声都很难准确识别肌层浸润。鉴于 CHM 具有较高的侵袭性,区分 CHM 和 PHM 很重要。

CHM 典型的超声表现出现在早孕后期和中孕期,表现为子宫增大,CHM 在早孕后期和中孕期的典型超声表现为子宫增大,宫腔内充满血管团回声,内含簇状微小囊肿(水肿的绒毛),有时被称为"暴风雪征"或者"葡萄串征"。其中没有明显的胎儿组织。卵巢内卵泡膜黄素化囊肿有助于帮助诊断。然而目前临床不常见到卵泡膜黄素化囊肿,主要可能是因为患者在怀孕初期就被发现并诊断。在早孕期就有一系列超声表现,从子宫内膜增厚不伴有具体的肿块或囊性区域到更典型表现——呈"葡萄串征"的多囊样团块状子宫内膜回声(图 28-31B、C1 和 C2)。通常认为彩色和能量多普勒图像可以显示内膜和肿块内增加的血管。但并不是所有的葡萄胎在多普勒超声检查时都显示血流信号增多。(图 28-31B、C2)早孕早期 CHM 可能不能与正常或停止发育的早孕妊娠(图 28-31C,图 28-32)区别,结合血清 hCG 水平和对妊娠组织进行基因检测很重要[28]。有趣的是,在早孕期检查出 CHM 并不能改变葡萄胎后(postmolar)GTN 的发病率[29]。这就支持一个观点:CHM 的诊断需要仔细结合影像学检查、实验室检查和临床表现,不可草率做出诊断。

除了正常或异常的胎儿部分也可被识别外(图 28-33),PHM 和 CHM 仍有相似的超声表现。然而,这是一类疾病,据报道 CHM 可与一个正常存活的双胎胎儿共存(图 28-31D、E)。有报道称流产(miscarriage)后第一次复查时发现子宫肌层被侵蚀或者内膜组织残留可预测发生 GTN 或 PTN 的风险(图 28-34)[30]。

盆腔 MRI 专项检查对子宫肌层侵蚀的检出优于超声,被用于评估肌层侵蚀及子宫外转移。CHM 在 MRI 上表现为 T1 加权像低信号,T2 加权像高信号的组织或肿块,交界区出现破坏及增大的子宫内含有增强的多囊样组织(图 28-31F、G)。然而,肌壁血管过度增生并不一定预示为侵蚀性疾病,在正常着床、RPOC 和动静脉畸形时也能出现。

子宫肉瘤

平滑肌瘤是最常见的良性病变,而平滑肌肉瘤很少发生。平滑肌肉瘤的病因尚未明确。尽管一些假说认为平滑肌肉瘤继发于原有子宫肌瘤的退变,但大多数的平滑肌肉瘤被认为是原发的,而不是继发于原先的子宫肌瘤[31]。子宫肉瘤是典型的极具侵袭性的恶性

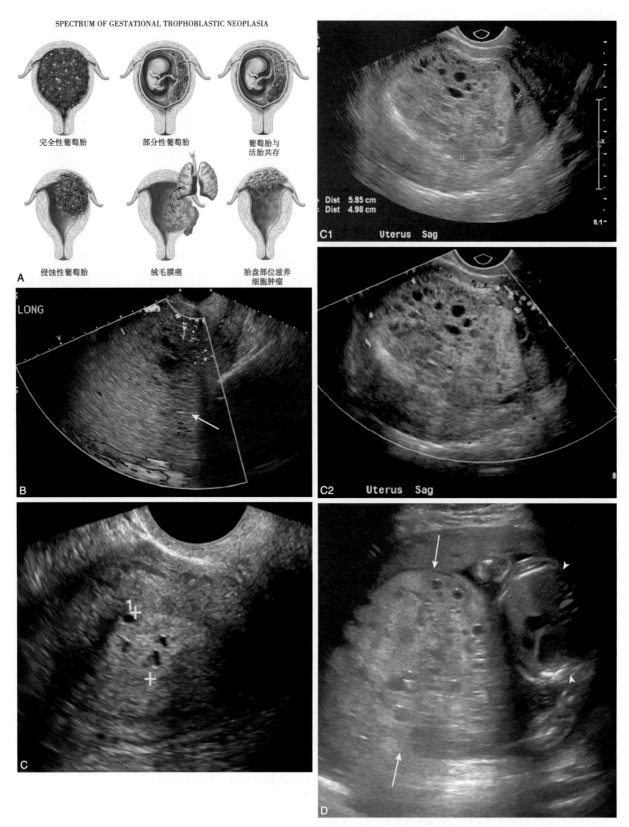

图 28-31　A. 各类妊娠期滋养细胞肿瘤示意图。B. 早孕期经阴道超声长轴切面显示宫腔扩张,内充满囊性回声(箭头),彩色多普勒显示内部没有明显的血流信号。虽然多普勒成像很难检测到内部血流,但 MRI 通常可以更好地显示。没有明显的胎儿组织,诊刮术证实为完全性葡萄胎。C. 另一早孕期患者经阴道超声矢状切面显示子宫内膜上有蜕膜囊肿(测量游标),该患者有正常宫内妊娠史。超声发现可疑时应结合 hCG 水平再下最后诊断。C1. 经阴道矢状切面显示宫腔扩张,内可见一大小约 5.85cm×4.98cm 的巨大肿块,并且肿块内有大量囊性无回声,这种典型的"葡萄串征"见于葡萄胎。C2. 和 C1 图像为同一患者,经阴道彩色多普勒图像并没有显示完全性葡萄胎典型的血管供应,尽管外周有少量的血流信号。D. 经腹超声显示一个 20 周的双胎妊娠合并完全性葡萄胎(箭头)和一正常胎儿(无尾箭头)(C1 and C2,Courtesy Department of Obstetrics and Gynecology and Department of Radiology and Biomedical Imaging,Yale University School of Medicine,New Haven,CT)

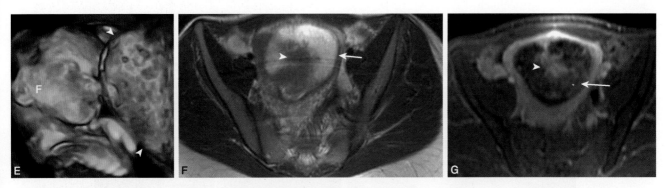

图 28-31（续）　E. 三维超声图像显示双胎妊娠正常胎儿（F）合并完全性葡萄胎（无尾箭头）。F. MRI 轴位 T2 加权像显示子宫增大，宫腔内充满高信号的囊性区域（箭头），中心部为低信号的偏实性组织（无尾箭头）G. 磁共振轴位压脂增强证实中心部更偏实性（无尾箭头），周围可见增强的花边状囊性组织包绕（箭头）。未见子宫外浸润

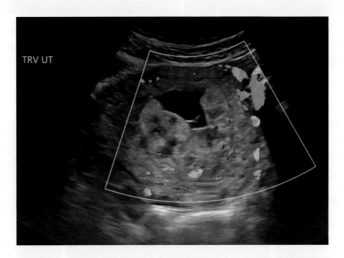

图 28-32　胎盘水肿变性。这个患者在早孕后期出现阴道出血。胎盘增大，回声异常，可见血流信号，内含多个囊性无回声区，这均提示应考虑为葡萄胎。然而，组织学和遗传学分析结果均符合胎盘水肿变性而缺乏葡萄胎妊娠的证据

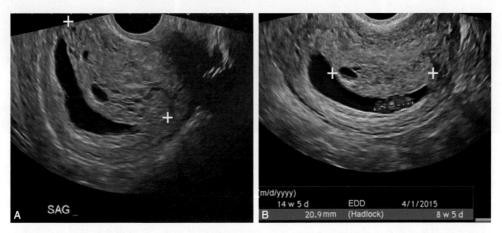

图 28-33　部分性葡萄胎妊娠。A、B. 灰阶图像来自于一位早孕期女性。这是一个包含有胚胎（B 图中的蓝绿色虚线）的宫内妊娠囊，根据头臀径估计孕周大概是 8w5d。注意前方滋养层组织的回声，内有大量的囊肿（白色测量游标）。组织学和遗传学分析显示为部分性葡萄胎

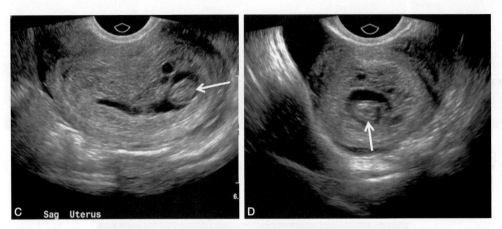

图 28-33(续)　C、D.另一个部分性葡萄胎患者,注意胚胎(箭头)前方滋养层组织增厚。异常的组织中同样含有许多小囊肿(Courtesy Department of Obstetrics and Gynecology and Department of Radiology and Biomedical Imaging,Yale University School of Medicine,New Haven,CT)

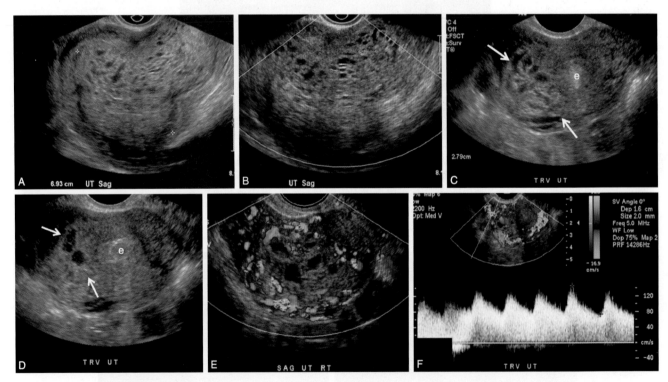

图 28-34　持续性滋养细胞肿瘤(侵蚀性葡萄胎)。A.一早孕期阴道出血患者的子宫矢状面灰阶图像。宫腔因分叶状肿块(测量游标)明显扩张,大小约 6.93cm,内含多个小囊肿。尽管周围子宫肌层变薄,但未显示被侵及。未发现孕囊,更符合完全性葡萄胎表现。B.彩色多普勒图像上,在葡萄胎组织中没有发现增多的血管。尽管在葡萄胎妊娠中,增多的血管很常见,但是多普勒没有探测到增多的血流信号并不能排除诊断。C、D.治疗六个月后,患者增高的血清 hCG 水平恢复,横切面灰阶图像显示肌层不均质的混合肿块(C 中的箭头和测量游标,D 中的箭头),内含多个囊腔,且与子宫内膜(e)分界清晰。子宫内膜(e)正常。E.彩色多普勒矢状切面显示肿块及周边肌层血流信号增多。F.频谱多普勒显示滋养细胞肿瘤的典型波形,其特征是收缩期和舒张末期流速增加,阻力指数较低(0.50)。这些表现符合再发的侵蚀性滋养细胞肿瘤

肿瘤,并且预后极差。早期诊断可提高生存率,因此重视影像学线索非常重要。临床上,女性围绝经期及绝经后平滑肌瘤快速生长,则肉瘤样变(sarcomatous change)或退变可能性增大。提示恶性肿瘤的超声表现包括肿瘤体积迅速增大,边界不清或向外浸润,声像图异常复杂并含有血流信号,尤其当血管分布杂乱时。然而,这些表现既不敏感也不特异,快速生长或者退变的肌瘤在超声表现上和肉瘤可以无明确差异。肌瘤变

性时内部结构可以发生显著的变化,实性组织甚至可以增多,尽管这些特征与恶性肿瘤有关。实性部分可通过 MRI 上明显的强化证实。然而,MRI 表现也并非特异性的,如果没有之前的检查,很难区分实性部分是一个变性肌瘤中残存的有生机良性平滑肌瘤组织,还是一个新生的平滑肌肉瘤,只有术后才能证实。其他恶性变包括局部侵犯及远处转移,这些依靠 MRI 和 CT 比超声更易检查出来(图 28-35)。

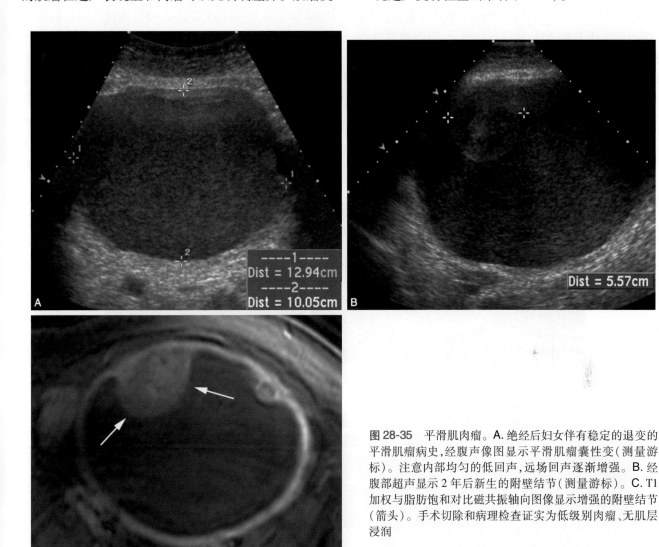

图 28-35　平滑肌肉瘤。A. 绝经后妇女伴有稳定的退变的平滑肌瘤病史,经腹声像图显示平滑肌瘤囊性变(测量游标)。注意内部均匀的低回声,远场回声逐渐增强。B. 经腹部超声显示 2 年后新生的附壁结节(测量游标)。C. T1 加权与脂肪饱和对比磁共振轴向图像显示增强的附壁结节(箭头)。手术切除和病理检查证实为低级别肉瘤、无肌层浸润

医源性操作

动静脉畸形

　　动静脉畸形(arteriovenous malformation, AVM)是指动脉系统和静脉系统之间不通过毛细血管网的多种

血管连接。病变可以是先天性,或继发于创伤、恶性肿瘤及感染,更常见于医源性宫腔操作所致。具体原因包括流产(miscarriage)、治疗性流产(therapeutic abortion)、刮宫术、剖宫产(cesarean delivery)、宫颈癌或子宫内膜癌、子宫感染、滋养细胞疾病、平滑肌瘤、子宫内膜异位症和子宫手术[32]。获得性 AVM 由多个小动静脉瘘(arteriovenous fistulas, AVF)组成。患者最常出现

子宫出血过多或功能失调性子宫出血,超声往往是首选的影像学检查方法。彩色和多普勒双同步超声检查有特征性表现。灰阶超声可以看到匍行的囊性结构或迂曲的血管回声;彩色多普勒和能量多普勒显示其内充满丰富血流。频谱多普勒显示供血动脉是高速低阻(舒张末期血流速度增高)血流,引流静脉是波动性高速血流。这些多普勒特征与妊娠滋养细胞疾病(gestational trophoblastic disease,GTD)和妊娠物残留(retained products of conception,RPOC)有交叉重叠,两者在组织学上也有小 AVF 的特征。因此,当观察到这些影像学表现时,应通过检测血清绒毛膜促性腺激素(human chorionic gonadotropin,hCG)水平排除 GTD 和 RPOC[33,34](图 28-36A、B)。

假性动脉瘤(pseudoaneurysms,PSA)也可以是宫腔操作的并发症。可通过彩色和频谱多普勒超声检查与 AVM 鉴别。PSA 在灰阶超声上呈无回声

囊性结构,彩色多普勒可以观察到"阴-阳征"样漩涡血流[33]。频谱多普勒检查,在 PSA 的颈部,收缩期血液流向动脉瘤,舒张期离开动脉瘤,呈"往-返征"。

刮宫或手术损伤会造成子宫血管的病变,如假性动脉瘤和动静脉瘘,了解这一点,有助于对具有该类临床病史和阴道异常出血的患者进行检查。这类疾病的治疗和其他原因引起的功能失调性子宫出血(dysfunctional uterine bleeding)完全不一样,因此认识它们的图像特征非常重要。这些疾病可以通过经导管动脉栓塞术安全治疗,并可能因刮宫术而恶化。据报道获得性 AVM 比先天性容易治疗,因为它们通常只有一个或两个供血动脉。此外,与先天性病变不同,它们通常不由子宫外血管滋养并且缺乏畸形血管的原发灶[33]。根据我们的经验,因刮宫术(dilatation and curettage,D & C)等宫腔操作引起的医源性 AVF,常常是自限性的,很

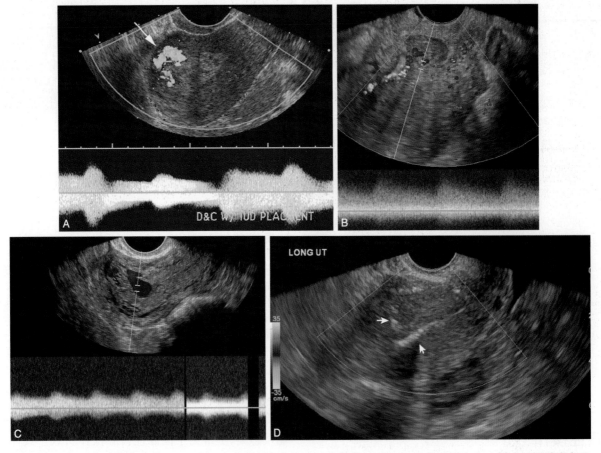

图 28-36　A.子宫动静脉畸形(AVM)图。患者在刮宫术并放置节育器(IUD)后,大量迁延出血一周。经阴道彩色和频谱多普勒超声检查显示,宫底有一个大的医源性 AVM(箭头),其收缩期和舒张期血流均增加,频谱显示为低阻动脉血流。hCG 阴性排除了妊娠滋养细胞疾病(GTD)。B.另一个患者妊娠物残留(RPOC)具有极其类似的多普勒超声表现。C.23 岁女性患者的经阴道超声图,因刮宫出现 AVM,持续阴道出血,经过两次子宫动脉栓塞术。残存的优势血管病灶位于子宫前壁肌层,多普勒血流频谱为高速低阻型。D.经过病灶直接治疗和多次子宫动脉栓塞后,动静脉畸形消失,阴道出血得以解决。子宫前壁和宫腔内(箭头)可见栓塞物回声

少需要治疗。如果没有自愈并发展为一个畸形血管病灶，即便是多次尝试子宫动脉栓塞（uterine arterial embolization，UAE），也很难治疗。在这种情况下，可能需要直接治疗（图 28-36C、D）。

宫内节育器

目前，经腹和经阴道超声检查很容易显示宫内节育器（intrauterine device，IUD），表现为宫腔内明亮回声，后方伴强大声影。经阴道超声通常用来评估 IUD 放置的位置和并发症，如移位到子宫肌层[35]。三维超声在技术上已经成功提高了疑难位置的显示，明确了特定类型的 IUD（图 28-37），目前被认为是大多数机构评价 IUD 放置最先进的技术[36]。重要的是，重建图像是真实 IUD，而不是其声影。

如果确实有 IUD 放置史而超声检查没有发现，应拍摄盆腔 X 线片排除穿孔或移位到腹腔。血液成分和妊娠物会使 IUD 显示模糊。偶尔，IUD 与宫内妊娠并存，虽然在早孕期很容易辨认 IUD，但是在中孕期和晚孕期很难寻找。如果考虑取出 IUD，判断 IUD 和孕囊的上下位置关系显得很重要。

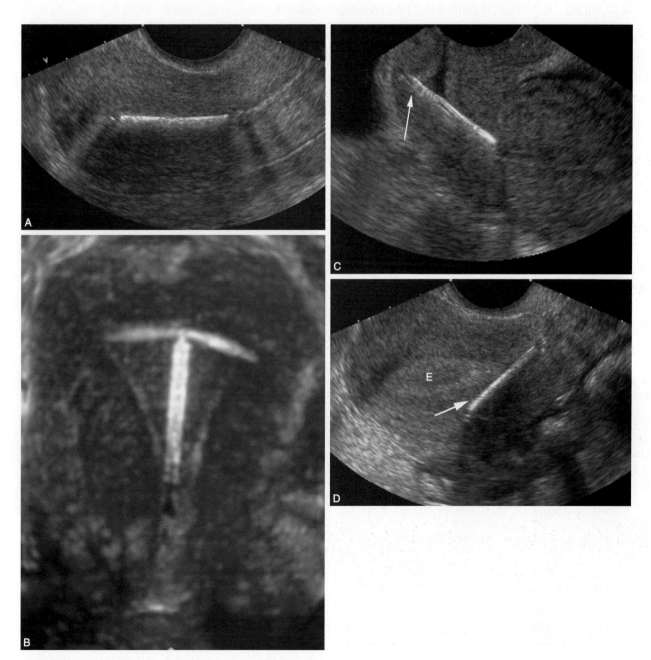

图 28-37　宫内节育器图。A. 经阴道矢状切面显示 IUD 在宫底正中位置，呈线样强回声，后方伴强大声影。B. 三维（3D）冠状切面显示 IUD 位于宫底中央。C. 后位子宫患者经阴道超声图，节育器穿入宫颈（箭头）。D. IUD 伸进子宫后壁肌层（箭头）的经阴道超声图。E，子宫内膜

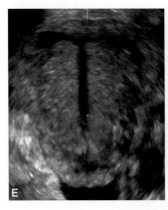
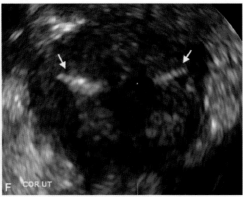
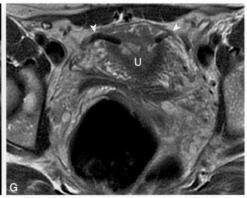

图 28-37（续） E. 三维冠状切面阴影重建图（我们需要的是黑色轮廓线，而不是白色），会误解 IUD 的真正位置。F. 在这个三维超声图上看到输卵管内线形强回声的 Essure 装置（箭头），恰好在左右输卵管口的适当位置。G. 磁共振 T2WI 证实 Essure 装置（无尾箭头）伸展到输卵管的近端。U，子宫

超声很少用于评估输卵管内 Essure 装置的放置，因为输卵管堵塞通常由子宫输卵管造影证实。然而，超声检查可以评估是否放置在输卵管开口的适当位置（图 28-37F、G）。

产后和流产后子宫

超声医生常常需要评估早期妊娠、产后（postpartum）或治疗性流产后的出血或疼痛。最常关注的问题是子宫腔内是否有妊娠物残留（retained products of conception，RPOC）或大的血肿。准确诊断病理状况，必须具备正常产后子宫的基本知识。

正常情况下，增大的妊娠子宫在产后几天体积开始缩小[37]，1~2 周内迅速缩小，通常在 6~8 周恢复到未孕时的大小[37~39]。产后 3~6 周，子宫内膜（endometri-

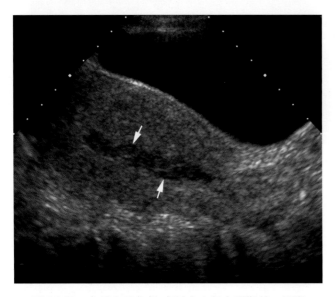

图 28-38　产后 3 天患者，产后出血超出预期量。经腹超声矢状切面图，宫腔内可见液体和组织（箭头），为出血所致，没有 RPOC 的证据

um）恢复至妊娠前状态[37]。正常产后宫腔内可见少量液体和低回声物质（可能是血凝块）[37,40]（图 28-38）。产后，尤其是剖宫产后，可以看到明亮的强回声点（可能继发于气体）在宫腔内持续几周[37,41]（图 28-39）。产后子宫内膜厚度是变化的，平均厚度从产后 1 天的 15.8mm 到产后 28 天的 5.5mm[42]。

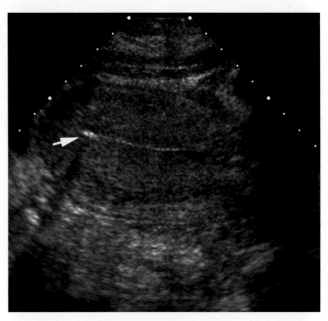

图 28-39　剖宫产术后 1 周患者的经腹超声矢状切面图。在宫底处宫腔内可见气体形成的线状回声，后方伴声影（箭头）。子宫内膜薄而正常。剖宫产后 2 周宫腔内看到气体是正常现象，经阴道分娩后也可以看到这种情况

一些研究把子宫内膜厚度作为评估 RPOC 的一个潜在征象[37,43~50]。虽然没有得出明确诊断 RPOC 的阈值，但是如果子宫内膜（endometrium）非常薄，不太可能存在 RPOC。一项研究发现，如果没有子宫内膜肿

块或子宫内膜厚度小于 10mm,RPOC 的可能性微乎其微[37,50]。因此,超声检查在排除 RPOC 诊断方面比明确诊断更有优势。局灶性回声肿块提示 RPOC[37,43,51](图 28-40A、B),然而,这并不是特异性或可靠性征象,因为出血或血块也可能有同样的表现[37]。在一些病例中多普勒超声能协助 RPOC 的诊断[37,52]。在适当的临床背景下,宫腔内局灶性肿块内有血流,提示 RPOC,但没有血流并不排除诊断[37,50]。胎盘组织可能在分娩后存在数月,是持续出血的根源(图 28-41A、B)(译者注:提供的图像是血块),如果胎盘组织相当大,通常有胎盘粘连(placenta accreta)(图 28-42A、B)。

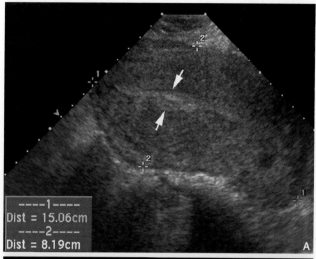

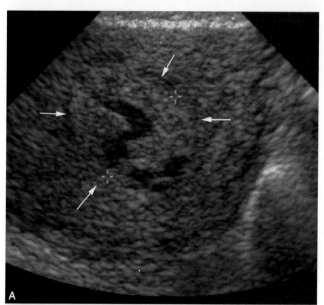

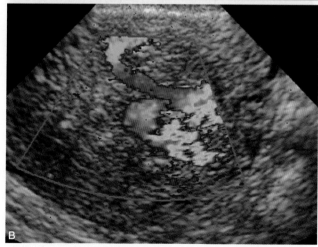

图 28-40　A. 一位早期妊娠治疗性引产后持续性出血患者的超声图。扩张的宫腔(测量游标)内可以看到代表 RPOC 的组织和液体(箭头)。B. 同一患者的多普勒成像,显示组织内血供明显增加,符合 RPOC

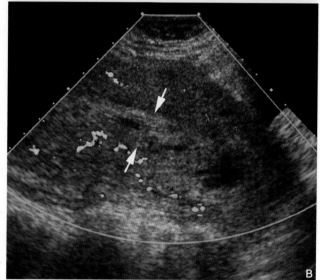

图 28-41　A. 产后一周出血患者的子宫矢状切面声像图,宫腔扩张,直径 15mm,内可见组织(箭头)。B. 相应的彩色多普勒成像显示组织内没有血流(箭头),这代表血凝块而不是 RPOC

在所有妊娠后持续性阴道出血的病例中,当宫腔内看到大量组织时,应考虑妊娠滋养细胞疾病(gestational trophoblastic disease,GTD)的诊断,尽管它比 RPOC 的可能性更小(图 28-3A、B)。临床相关表现以及相关血 hCG 水平,往往能排除 GTD,因为 GTD 的血 hCG 水平比 RPOC 高得多。

综上所述,在我们医院发现,RPOC 和 AVM 以及 GTD 的灰阶超声和多普勒超声表现特别相似。MRI 通常不能帮助鉴别这些疾病。据统计 RPOC 是三种病变中最常见的。因此,每个病例都应结合患者的症状以及血清 hCG 水平,进行个性化处理。

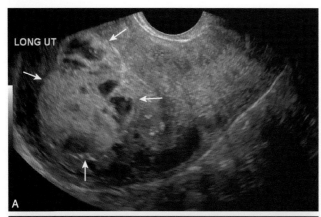

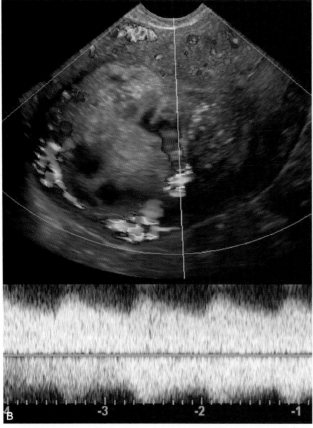

图 28-42　产后两个月持续阴道出血患者经阴道超声矢状切面图。A. 子宫底可见一个复杂性以实性高回声为主的肿块。B. 多普勒超声显示高速低阻血流。这是残留的胎盘组织

宫颈囊肿和息肉

　　经阴道超声可清晰显示宫颈正常解剖分区。宫颈管和宫颈黏膜通常表现为线样回声带,与宫体内子宫内膜回声相延续。宫颈管通常薄而均匀,沿其长轴厚度没有变化,有时可观察到小囊性区域,通常代表扩张的腺体。邻近下层的纤维宫颈间质呈明显的低回声带,其厚度可以变化,与子宫内膜下声晕相连续。激素

刺激似乎不影响纤维宫颈间质的回声表现。外围的宫颈肌层呈中等回声,与子宫肌层的中层和外层是连续的(图 28-10)。宫颈纳氏囊肿和潴留囊肿,继发于宫颈腺体或隐窝的梗阻,通常无意间发现且无症状。囊肿可以位于沿宫颈长轴的任何地方,大小和多少不等。在超声图像上,纳氏囊肿一般是无回声,界限清晰,整个囊肿区域没有血管,符合单纯囊肿的超声表现(图 28-43),但由于黏液、碎屑和少见的感染,内部也可以观察到回声。

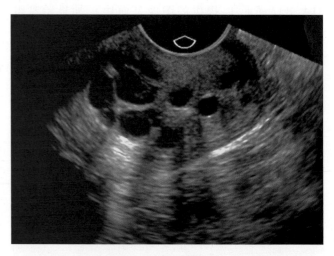

图 28-43　宫颈纳氏囊肿图。沿宫颈长轴分布多个大小不等的无回声囊肿,一些囊肿显示后方回声增强

　　宫颈息肉(endocervical polyps)最常见于 20 岁以上已孕的绝经前女性。确切的原因不详,据报道慢性炎症和雌激素水平高是易患因素。虽然多数患者无症状(asymptomatic),但也可能会出现阴道出血。需要通过超声检查鉴别宫颈肿块,血管或血管蒂的存在可以将宫颈息肉与碎屑、血凝块或黏液栓区分开来(图 28-44)。如果宫颈息肉太大,则可能会阻塞宫颈管,导致子宫阴道积水或脱入阴道。宫颈平滑肌瘤(leiomyoma)超声表现为边界清晰、回声强弱不同的实性肿块,通常相对无血流信号。最常起源于肌层,因此,常常远离宫颈管,向外生长(图 28-45)。然而,宫颈平滑肌瘤的声像图是非特异性的,可以类似宫颈癌。

　　超声显像对宫颈癌的筛查、诊断和分期不起重要作用。应用巴氏(Papanicolaou,Pap)涂片和锥切活检进行有效筛查和诊断,随后根据国际妇产科联合会(FIGO)分期系统进行临床分期(见第 36 章)。如果需要进一步影像学检查,通常用 MRI 来评估局部病变范围和淋巴结受累程度,或用 CT 评估淋巴结病变和远处转移。然而,对于表现为阴道出血或盆腔疼痛的患者,超声检查有时是首选的检查方法,而且也可用于评

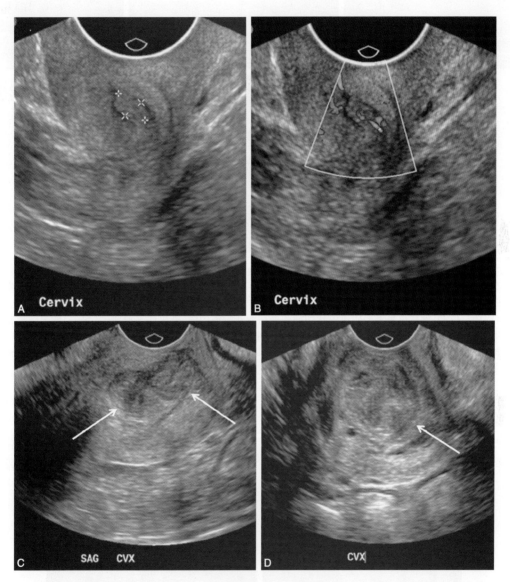

图 28-44 宫颈息肉图。A. 宫颈经阴道灰阶图像显示宫颈管内有一个小的实性肿块（测量游标）。鉴别诊断包括血块、黏液栓、碎屑及宫颈息肉。B. 相应的彩色多普勒图像显示内部血管和滋养血管，确认这是一个软组织肿块，最有可能是宫颈息肉，而不是血块或黏液栓。C、D. 另一位患者的宫颈经阴道矢状切面和横切面灰阶图像，一个回声稍不均匀的大宫颈息肉（箭头）使宫颈管扩张

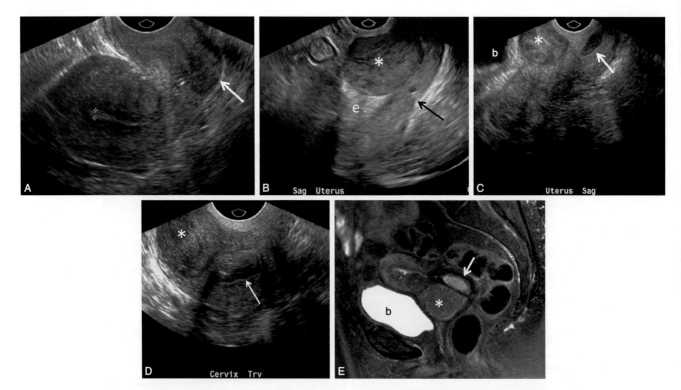

图 28-45　宫颈平滑肌瘤图。A. 来源于宫颈后壁的低回声肿块（箭头）远离宫颈管，而宫颈管正常，表明这不是宫颈癌，而是起源于宫颈肌层的病变。子宫内膜（测量游标）正常。B. 另一位宫颈肌瘤患者，来源于宫颈前壁的大型外生性肿块（星号）延伸到子宫下段。宫颈后壁有一个小无回声纳氏囊肿，位于宫颈内口下方（箭头指向子宫下段和宫颈上方之间的切迹）。e，子宫内膜。C、D. 第三位患者经阴道矢状切面和横切面灰阶声像图，外生性平滑肌瘤（星号）明显远离宫颈管，扩张的宫颈管内有无回声液体（箭头）。这个宫颈平滑肌瘤也延伸到了子宫下段。b，膀胱。E. 与 C 和 D 为同一患者的磁共振矢状位脂肪饱和 T2WI，显示出类似的结果。低信号的宫颈肌瘤（星号）延伸到子宫下段；扩张的宫颈管内有高信号的液体（箭头）。b，膀胱

估并发症。宫颈癌超声表现为回声强弱不一的实性肿块。虽然肿瘤可以界限清晰，边缘锐利，尤其是小的和早期阶段的肿瘤，但是宫颈癌往往浸润生长，破坏宫颈的正常带状解剖结构，特别是导致宫颈管扭曲变形，而此处可能是宫颈癌的原发病灶。尽管血流信号增多和

异质性有助于诊断宫颈癌，但在超声像图上鉴别一个小而边界清晰的宫颈癌和宫颈平滑肌瘤（leiomyoma）是非常困难的。较大的肿块可能阻塞宫颈管，导致积水或子宫阴道积血，外缘不规则提示宫旁浸润（图 28-46）。

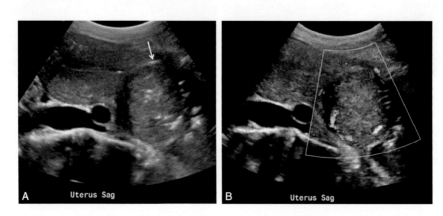

图 28-46　宫颈癌图。子宫矢状切面灰阶（A）和彩色多普勒（B）图像，显示一个边界清晰、边缘锐利的异质性宫颈肿块，有血供，其后方的髂血管受压。宫颈管（图 A 里的箭头）向前移位，部分被破坏，表明肿块可能起源于宫颈管。尽管肿块很大，但没有宫旁浸润和延伸到子宫下段或阴道的证据。其超声表现是非特异性的，与宫颈平滑肌瘤类似

总结

　　超声检查仍然是评估子宫解剖、子宫肌层良恶性疾病的首选和最有价值的影像学方法。影像学检查应始终与临床相结合。如果超声检查不能明确诊断，大多数情况下，MRI 被推荐为下一个选择的影像学诊断方法。获得一个准确的诊断需要两种方式的影像学结果和读片人专业知识的结合。

（李洁　刘云　翻译　刘云　张红彬　审校）

参考文献

1. American Institute of Ultrasound in Medicine (AIUM); American College of Radiology (ACR); American College of Obstetricians and Gynecologists (ACOG); Society for Pediatric Radiology (SPR); Society of Radiologists in Ultrasound (SRU): AIUM practice guideline for the performance of the ultrasound examination of the female pelvis. *J Ultrasound Med* 33(6):1122–1130, 2014.
2. American Institute of Ultrasound in Medicine (AIUM); American College of Obstetricians and Gynecologists; American College of Radiology: AIUM standard for the performance of saline infusion sonohysterography. *J Ultrasound Med* 22(1):121–126, 2003.
3. Sample WF, Lippe BM, Gyepes MT: Gray-scale ultrasonography of the normal female pelvis. *Radiology* 125:477, 1977.
4. Merz E, Miric-Tesanic D, Bahlmann F, et al: Sonographic size of uterus and ovaries in pre- and postmenopausal women. *Ultrasound Obstet Gynecol* 7:38, 1996.
5. Miller EI, Thomas RH, Lines P: The atrophic postmenopausal uterus. *J Clin Ultrasound* 5:261, 1977.
6. Behr SC, Courtier JL, Qayyum A: Imaging of müllerian duct anomalies. *Radiographics* 32(6):E233–E250, 2012.
7. Reichman D, Laufer MR, Robinson BK: Pregnancy outcomes in unicornuate uteri: a review. *Fertil Steril* 91:1886–1985, 2009.
8. Smith NA, Laufer MR: Obstructed hemivagina and ipsilateral renal anomaly (OHVIRA) syndrome: management and follow-up. *Fertil Steril* 87(4):918–922, 2007.
9. Schlomer B, Rodriguez E, Baskin L: Obstructed hemivagina and ipsilateral renal agenesis (OHVIRA) syndrome should be redefined as ipsilateral renal anomalies: cases of symptomatic atrophic and dysplastic kidney with ectopic ureter to obstructed hemivagina. *J Pediatr Urol* 11(2):77, e1–6, 2015.
10. Gell JS: Müllerian anomalies. *Semin Reprod Med* 21(4):375–388, 2003.
11. Protor JA, Haney AF: Recurrent first trimester pregnancy loss is associated with uterine septum but not with bicornuate uterus. *Fertil Steril* 80:1212–1215, 2003.
12. Daly DC, Maier D, Soto-Albers C: Hysteroscopic metroplasty: six years' experience. *Obstet Gynecol* 73:201, 1989.
13. Saravelos SH, Cocksedge KA, Li TC: Prevalence and diagnosis of congenital uterine anomalies in women with reproductive failure: a critical appraisal. *Hum Reprod Update* 14:415–429, 2008.
14. Kubik-Huch RA: Female pelvis. *Eur Radiol* 9:1715, 1999.
15. Andreotti RF: The sonographic diagnosis of adenomyosis. *Ultrasound Q* 213:167, 2005.
16. Chopra S, Lev-Toaff AS, Ors F, Bergin D: Adenomyosis: common and uncommon manifestations on sonography and magnetic resonance imaging. *J Ultrasound Med* 25:617, 2006.
17. Kuligowska E: Pelvic pain: overlooked and underdiagnosed gynecologic conditions. *Radiographics* 25:3, 2005.
18. Bazot M: Ultrasonography compared with magnetic resonance imaging for the diagnosis of adenomyosis: correlation with histopathology. *Hum Reprod* 16:2427, 2001.
19. Lee EJ: Sonographic findings of uterine polypoid adenomyomas.

20. Tamai K: MRI imaging findings of adenomyosis: correlation with histopathologic features and diagnostic pitfalls. *Radiographics* 25:21, 2005.
21. Murase E, Siegelman ES, Outwater EK, et al: Uterine leiomyomas: histopathologic features, MR imaging findings, differential diagnosis, and treatment. *Radiographics* 19:1179, 1999.
22. Benson CB, Chow JS, Chang-Lee W, et al: Outcome of pregnancies in women with uterine leiomyomas identified by sonography in the first trimester. *J Clin Ultrasound* 29:261, 2001.
23. Kliewer MA, Hertzberg BS, George Y, et al: Acoustic shadowing from uterine leiomyomas: sonographic-pathologic correlation. *Radiology* 196:99, 1995.
24. Serafini G, Martinoli C, Quadri P, et al: Lipomatous tumors of the uterus: ultrasonographic findings in 11 cases. *J Ultrasound Med* 15:195, 1996.
25. Seckl MJ, Sebire NJ, Fisher RA, et al: Gestational trophoblastic disease: ESMO clinical practice guidelines for diagnosis, treatment and follow up. *Ann Oncol* 24(Suppl 6):vi39–vi50, 2013.
26. Benirschke K, Burton GJ, Baergen RN: *Pathology of the Human Placenta*, ed 6, Berlin, 2012, Springer.
27. Berkowitz RS, Goldstein DP: Current management of gestational trophoblastic disease. *Gynecol Oncol* 112:654–662, 2009.
28. Kani KK, Lee JH, Dighe M, et al: Gestational trophoblastic disease: multimodality imaging assessment with special emphasis on spectrum of abnormalities and value of imaging in staging and management of disease. *Curr Probl Diagn Radiol* 41:1–10, 2012.
29. Sun SY, Melamed A, Goldstein DP, et al: Changing presentation of complete hydatidiform mole at the New England Trophoblastic Disease Center over the past three decades: does early diagnosis alter risk for gestational trophoblastic neoplasia? *Gynecol Oncol* 138(1):46–49, 2015.
30. Malek M, Moradi B, Mousavi AS, et al: Complementary role of ultrasound in management of gestational trophoblastic disease. *Iran J Radiol* 12(2):e13955, 2015.
31. Prayson RA, Hart WR: Pathologic considerations of uterine smooth muscle tumors. *Obstet Gynecol Clin North Am* 22:637, 1995.
32. Castro-Aragon I, Aragon I, Urcuyo R, et al: Conservative management of a uterine arteriovenous malformation diagnosed in pregnancy. *J Ultrasound Med* 23:1101, 2004.
33. Kwon JH, Kim GS: Obstetric iatrogenic arterial injuries of the uterus: diagnosis with US and treatment with transcatheter arterial embolization. *Radiographics* 22:35, 2002.
34. Polat P, Suma S, Kantarcy M, et al: Color Doppler US in the evaluation of uterine vascular abnormalities. *Radiographics* 22:47, 2002.
35. Mogavero G, Sheth S, Hamper UM: Transvaginal sonography of the nongravid uterus. *Radiographics* 13:969, 1993.
36. Valsky DV, Cohen SM, Hochner-Celnikier D, et al: The shadow of the intrauterine device. *J Ultrasound Med* 25:613, 2006.
37. Brown DL: Pelvic ultrasound in the postabortion and postpartum patient. *Ultrasound Q* 21:27, 2005.
38. Wachsberg RH, Kurtz AB, Levine CD, et al: Real-time ultrasonographic analysis of the normal postpartum uterus: technique, variability, and measurements. *J Ultrasound Med* 13:215, 1994.
39. Lavery JP, Shaw LA: Sonography of the puerperal uterus. *J Ultrasound Med* 8:481, 1989.
40. Edwards A, Ellwood DA: Ultrasonographic evaluation of the postpartum uterus. *Ultrasound Obstet Gynecol* 16:640, 2000.
41. Wachsberg RH, Kurtz AB: Gas within the endometrial cavity at postpartum US: a normal finding after spontaneous vaginal delivery. *Radiology* 183:431, 1992.
42. Mulic-Lutvica A, Bekuretsion M, Bakos O, et al: Ultrasonic evaluation of the uterus and uterine cavity after normal, vaginal delivery. *Ultrasound Obstet Gynecol* 18:491, 2001.
43. Cetin A, Cetin M: Diagnostic and therapeutic decision-making with transvaginal sonography for first trimester spontaneous abortion, clinically thought to be incomplete or complete. *Contraception* 57:393, 1998.
44. Alcazar JL, Baldonado C, Laparte C: The reliability of transvaginal ultrasonography to detect retained tissue after spontaneous first-trimester abortion, clinically thought to be complete. *Ultrasound Obstet Gynecol* 6:126, 1995.
45. Rulin MC, Bornstein SG, Campbell JD: The reliability of ultrasonography in the management of spontaneous abortion, clinically thought to be complete: a prospective study. *Am J Obstet Gynecol* 168:12,

Ultrasound Q 20:2, 2004.

1993.

46. Wong SF, Lam MH, Ho LC: Transvaginal sonography in the detection of retained products of conception after first-trimester spontaneous abortion. *J Clin Ultrasound* 30:428, 2002.

47. Nielsen S, Hahlin M: Expectant management of first-trimester spontaneous abortion. *Lancet* 345:84, 1995.

48. Nielsen S, Hahlin M, Oden A: Using a logistic model to identify women with first-trimester spontaneous abortion suitable for expectant management. *Br J Obstet Gynaecol* 103:1230, 1996.

49. Sadan O, Golan A, Girtler O, et al: Role of sonography in the diagnosis of retained products of conception. *J Ultrasound Med* 23:371, 2004.

50. Durfee SM, Frates MC, Luong A, et al: The sonographic and color Doppler features of retained products of conception. *J Ultrasound Med* 24:1181, 2005.

51. Achiron R, Goldenberg M, Lipitz S, et al: Transvaginal duplex Doppler ultrasonography in bleeding patients suspected of having residual trophoblastic tissue. *Obstet Gynecol* 81:507, 1993.

52. Keogan MT, Hertzberg BS, Kliewer MA: Low resistance Doppler waveforms with retained products of conception: potential for diagnostic confusion with gestational trophoblastic disease. *Eur J Radiol* 21:109, 1995.

第 29 章　育龄期盆腔疼痛的评估

Genevieve L. Bennett

当育龄期（reproductive age）患者盆腔疼痛的病因怀疑是妇产科疾病（gynecologic or obstetric disorder）时，盆腔超声检查是公认的首选影像学评估方法[1]。超声检查应用广泛、分辨率高、价格低廉，可对子宫、附件和邻近结构实时动态评估，重要的是无电离辐射。尽可能使用经阴道超声检查，因为它可以使盆腔解剖结构显示更清晰。当子宫附件结构超出经阴道探头的视

野范围或怀疑盆腔外异常时，应采用经腹超声来补充，偶有不能忍受经阴道检查者，只能进行经腹检查。双功、彩色或能量多普勒超声是灰阶超声成像的重要辅助手段。虽然 CT 对胃肠或泌尿生殖系统疾病的评估更有价值，但由于这些疾病和妇科疾病在临床症状和实验室检查结果上存在大量交叉，最初可能不会怀疑这些疾病，因此应该首先进行盆腔超声检查。而且，许

多非妇科疾病也可以通过超声检查来识别,如果超声检查明确了诊断,则可能不需要进一步检查。对于怀孕的患者,应尽可能避免电离辐射,此时超声波检查可发挥更大的作用。

当患者主诉盆腔疼痛时,确定她的妊娠状况至关重要,因为这有助于缩小鉴别诊断范围并指导适当的影像检查。妊娠合并盆腔疼痛,异位妊娠(ectopic pregnancy,EP)常常是首先要考虑的,这个重要的主题在第 33 章中介绍。尽管本章也会有所讨论妊娠对某些引起盆腔疼痛的疾病的影响,但本章的重点是介绍非妊娠患者盆腔疼痛的超声评价,综述盆腔疼痛的妇科和非妇科病因,包括可能导致急、慢性盆腔疼痛(或两者均有)的疾病,可以进行保守治疗的疾病,以及需要紧急外科手术的疾病。还讨论了包括 CT 和 MRI 的其他影像方法在盆腔疼痛评估中的补充价值。

盆腔疼痛的附件原因

附件扭转

附件扭转(adnexal torsion)是指附件结构围绕其血管蒂(vascular pedicle)部分或完全旋转,伴静脉流出和动脉流入梗阻。这种疾病的真正发病率不详,因为只有术中才能明确诊断。据估计急诊科女性急性盆腔疼痛患者中,高达 3%以上是附件扭转[2~3]。附件围绕卵巢悬韧带和输卵管卵巢韧带扭转时可累及卵巢或输卵管或两者均有,多达 67%的病例同时发生卵巢和输卵管扭转[4]。血管蒂扭转首先造成淋巴和静脉回流障碍,导致弥漫性卵巢水肿和增大。动脉有较厚的肌性管壁,不易塌陷,最初动脉内血流可持续[5]。如果不及时治疗,动脉血栓形成,局部缺血,最终发生卵巢梗死和坏死,早期诊断和手术对挽救卵巢生机至关重要。附件扭转的易患因素包括同侧附件肿块(尤其是大于 5cm)、妊娠、促排卵、多囊卵巢综合征(polycystic ovary syndrome,PCOS)、盆腔手术史(包括输卵管结扎)和附件结构的过度活动(多见于儿童和青少年)[3,6,7]。

附件扭转可见于任何年龄,但是好发于育龄期女性,很可能与生理性和病理性卵巢肿块的发病率增加有关。然而,高达 24%的病例发生于绝经后女性(postmenopausal women)[7]。有文献报道右侧附件扭转的发生率较高,可能是因为乙状结肠占据左侧盆腔,相对固定,这有助于防止左侧卵巢和附件的扭转。据报道 22%~73%的附件扭转病例存在附件包块[6],大的单纯性囊肿和囊性肿瘤(如良性囊性畸胎瘤、出血性囊肿和囊腺瘤)是最常见的附件肿块,卵巢过度刺激所致的卵巢增大是另一个易患因素。初潮前(premenarchal)的女孩卵巢扭转常无相关卵巢异常,46%的扭转涉及正常卵巢[3],这些患者的潜在原因包括输卵管和输卵管系膜的移动性增加、骨盆韧带较长、输卵管痉挛、剧烈运动或腹内压力突然变化[5]。10%~25%的附件扭转发生在妊娠期,发生率为 1:1000,最常见于早期妊娠[8~10]。扭转较少发生于盆腔炎(pelvic inflammatory disease,PID)、子宫内膜异位症和恶性肿瘤,因为这些疾病形成的粘连将盆腔结构固定[3]。

附件扭转的临床表现变化多端,可与其他原因引起的急性腹部或盆腔疼痛重叠,例如卵巢囊肿破裂或阑尾炎,从而导致诊断困难[3,11]。典型的患者表现为突发急性下腹部和盆腔剧烈疼痛,伴触痛性附件肿块和腹膜刺激征,其他症状包括恶心、呕吐、腰痛、发热伴轻度白细胞增多。应该进行妊娠试验以排除妊娠相关并发症的可能性,如异位妊娠。因为附件的间歇性扭转和复位,疼痛可以是持续性或间歇性的;疼痛的强度随着扭转的程度或蒂牵引力的变化而变化。当症状呈间歇性时,诊断更困难,临床必须高度怀疑附件扭转,以免延误治疗并造成附件的不可逆性损害。疼痛持续超过 10 小时,术中附件坏死的风险增加[12]。

如果患者出现盆腔疼痛,怀疑附件扭转,立即急诊盆腔超声检查(包括灰阶、彩色和频谱多普勒)。然而,由于超声结果随扭转的程度和持续时间、输卵管是否受累及有无相关肿块而变化,因此与临床诊断一样,超声诊断可能具有挑战性[6,13]。文献报道最一致的灰阶超声表现为单侧卵巢增大,通常大于 4cm,伴或不伴肿块[4,5,7,14~17](图 29-1,图 29-2)。Houry 和 Abbott 发现,87 例扭转患者,卵巢大小平均为 9.5cm,89%超过 5cm[16]。Chiou 等研究,34 例附件扭转的患者中,65%可见卵巢肿块,32%卵巢增大不伴肿块[7]。另一个超声表现是沿增大的低回声卵巢外围分布多个小卵泡,即"串珠征(string of pearls sign)"(图 29-1),这被认为是由于间质水肿和静脉淤血,卵泡向周边移位[5],这一征象的发生率文献报道不尽相同[7,14,18]。扭转时间较长者,卵巢间质可能由于出血或坏死灶,回声变得更不均匀。与正常卵巢对比往往有助于识别这些声像。卵巢位置异常的观察十分重要,它可以移位于中线处子宫上方或子宫下方的道格拉斯腔内,或者移位到对侧盆腔(图 29-1,图 29-2)。血管蒂(vascular pedicle)扭曲充血,可表现为界限不清的附件肿块,与扭转的卵巢毗邻,横切面呈高回声带和低回声带相间分布的靶样结构,即所谓的"漩涡征(whirlpool sign)"[15](见下文)。

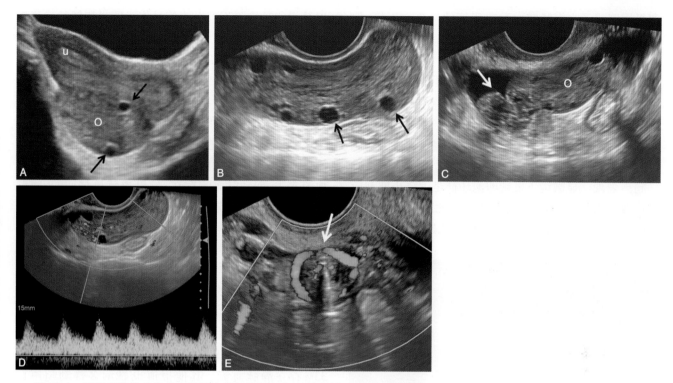

图 29-1　不伴有肿块且卵巢存活的卵巢扭转图。A. 经腹扫描显示增大的卵巢（o）包含多个沿外围排列的卵泡（箭头）。卵巢位于子宫（u）后方子宫直肠窝内中线处。B. 经阴道超声检查，卵巢增大水肿，回声不均匀，卵泡沿周边分布（箭头），即"串珠征"。C. 在卵巢（o）外侧发现增厚充血的血管蒂（箭头），附近伴有少量游离积液。D. 彩色和频谱双功多普勒超声显示，卵巢的动脉血流是存在的。E. 彩色多普勒超声显示血管蒂"漩涡征"（箭头）

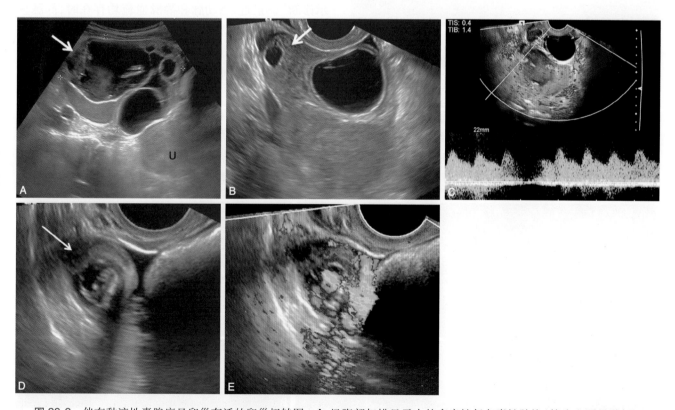

图 29-2　伴有黏液性囊腺瘤且卵巢存活的卵巢扭转图。A. 经腹部扫描显示大的多房性复杂囊性肿块（箭头和测量游标）位于子宫（U）上方。B. 经阴道扫描显示肿块周围水肿的卵巢组织，伴卵泡边聚（箭头）和附近少量游离积液。C. 彩色和频谱多普勒声像图显示，卵巢的动脉和静脉血流均存在（译者注：此图仅见动脉频谱，没有静脉频谱）。D. 具有靶样结构的蒂扭转灰阶图像（箭头）。E. 彩色多普勒超声显示血管蒂"漩涡征"

卵巢周围或子宫直肠窝内游离积液的量多少不等,但是高达87%的患者能观察到游离积液[5]。

　　最近一个描述卵巢扭转的灰阶征象是卵泡环征(follicular ring sign),扭转的卵巢外围环绕小的窦状卵泡(3~7mm),卵泡环征定义为这些小卵泡周围环绕1~2mm的高回声晕[19](图29-3)。Sibal研究发现经手术证实扭转的15名患者中,12例卵泡环征,7例漩涡征,7例卵巢血流消失[19],其中4例患者卵泡环征是唯一超声表现。显微镜下发现卵泡环征是围绕小卵泡腔的出血和水肿。作者提醒,在卵巢坏死或者大的囊肿及肿块压迫卵泡时,可能不会出现此征象。

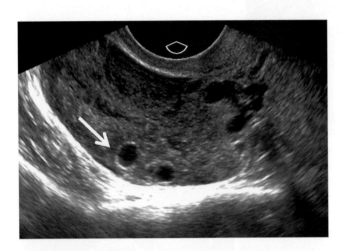

图29-3　卵巢扭转患者的"卵泡环征"。经阴道超声扫描显示一个增大水肿的卵巢,小卵泡向周边移位,其中几个卵泡有薄的高回声壁(箭头)

　　在评估附件扭转方面,除了灰阶超声,彩色多普勒和频谱多普勒是盆腔超声检查的重要组成部分。与灰阶成像一样,多普勒超声检查结果随扭转程度、扭转时程和血管损伤程度的不同而变化。在一项序列研究中

以受累卵巢检测不到血流信号作为卵巢扭转的确诊依据,其阳性预测值(positive predictive value, PPV)为94%[20]。然而,这是扭转后期所见,表明已经有梗死,卵巢不再有生机(图29-4)。如果卵巢大部分被大的肿块取代,则很难检测出血流信号,在这种情况下,应该尝试在肿块周围的卵巢实质边缘辨别和寻找血流。许多文献报道通过彩色和频谱多普勒超声检出卵巢内血流,不能排除扭转。卵巢双重动脉血供允许最初静脉血流丧失,而动脉血流存在;如果扭转是早期的、间歇性的或仅仅是部分扭转,动脉和静脉血流均可存在(图29-1,图29-2)。Mashiach等[21]的研究中腹腔镜证实卵巢扭转的妇女,13%经多普勒检查卵巢血流正常。Chiou等的研究中[7]经证实为扭转的病例19%动脉和静脉血流是正常的。Bar-On和他的团队报道[22]仅仅43.8%的卵巢扭转在多普勒超声检查时存在卵巢血流异常,特异性为91.7%。Shadinger等[17]报道了39例经病理证实的卵巢扭转患者,54%存在动脉血流和33%存在静脉血流。其他报道也显示多普勒超声在45%~61%的卵巢扭转病例中是正常的[9,23,24]。然而,频谱多普勒波形分析可以提高对扭转诊断的敏感性,伴舒张期血流反向的动脉血流频谱(高阻力型)可提示诊断[25]。最近,当动脉和静脉血流均存在时,静脉呈不连续异常血流频谱被认为是卵巢扭转的诊断线索[26],尽管这一结果在大型研究中还没有相同报道。总之,灰阶超声和临床表现比多普勒超声诊断附件扭转更可靠。

　　扭曲的血管蒂(vascular pedicle)或称"漩涡征(whirlpool sign)"是另一个有助于诊断附件扭转的灰阶超声和彩色多普勒超声表现(图29-1,图29-2)。扭转的血管蒂是卵巢的蒂本身旋转的部位,灰阶超声检

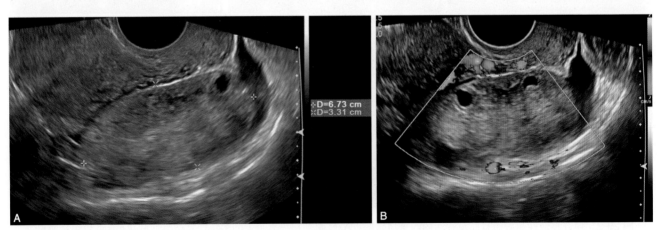

图29-4　卵巢扭转伴卵巢梗死图。A.经阴道扫描显示:卵巢增大(测量游标),回声不均匀和附近少量游离积液。B.彩色多普勒图像,"低流速"设置优化图像,卵巢未见血流信号。近场具有高回声薄壁的卵泡,向卵巢周边移位,即"卵泡环征"。手术时见卵巢和输卵管扭转三圈,发生坏死。病理检查证实卵巢、输卵管出血、充血、梗死

查呈圆形或喙状团块,为高回声和低回声交替的同心圆圈或圆环[15,27]。此环由蒂的成分构成,包括阔韧带、输卵管、卵巢动脉和卵巢静脉的分支。彩色多普勒成像,蒂内扭转的血管迂曲盘旋,如"漩涡"。扭转的血管蒂可能位于卵巢的内侧或外侧,沿着其中心轴,在横切面上前后移动探头,可以很好的检出漩涡征[27,28]。Lee 等的一项研究中[15]88%的扭转病例可以观察到漩涡征。漩涡征是附件扭转更为直接的征象,对于模棱两可的病例特别有用,因为它代表扭转的实际位置而不是卵巢的继发改变。在 Valsky 等[29]的研究中,当观察到这个征象时真阳性率从 55% 增加到 90%。据报道漩涡中存在血流是卵巢有活力的一个有效预测因子[15,27]。

　　尽管超声检查是用于评估临床疑似卵巢扭转(ovarian torsion)的主要方式,但如果急诊未首先考虑卵巢扭转,CT 可能是首选进行的检查。CT 征象已被全面描述并与超声表现相似,包括卵巢增大、伴或不伴有肿块、卵巢间质水肿伴卵泡边聚、卵巢周围脂肪间隙炎性浸润、扭曲的血管蒂、增粗的输卵管、盆腔游离积液、卵巢位于中线位置、子宫偏向扭转侧[23,30~31](图 29-5)。CT 未见强化或出现血肿可提示出血性梗死。根据作者的经验,在非轴位平面上可以更好地显现扭转的血管蒂,而且应观察多平面重建图像(图 29-6)。最近,有人在 2014 年提出检测卵巢扭转,CT 可能比超声成像更准确。在一项系列研究中,70%的病例在盆腔超声检查前进行 CT 检查[32];超声成像对卵巢扭转敏感性为 80%,特异性为 85%~95%,而 CT 敏感性为 90%~100%,特异性为 85%~90%;然而,这是一项回顾性研究,没有大规模前瞻性研究证实。因此,盆腔超声检

查仍然是首选的影像学检查方法,重要的是患者没有暴露在射线或静脉碘化造影剂下。

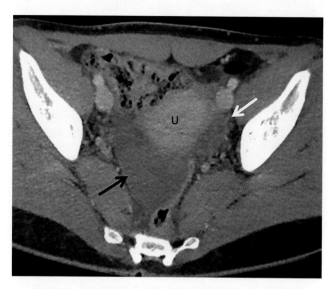

图 29-5　无伴随肿块的卵巢扭转 CT 表现。增强 CT 扫描评估卵巢扭转患者阑尾炎的可能性。阑尾正常(图中未显示);右卵巢增大(黑箭头),位于子宫(U)后方。左卵巢大小位置正常(白色箭头)。术中发现卵巢扭转且存活

　　卵巢扭转的 MRI 特征也被充分描述并与超声表现相似[30,31,33](图 29-7)。MRI 可作为诊断不明时超声检查的辅助手段,能更好地显示扭转的血管蒂和卵巢水肿。MRI 对评估卵巢过度刺激的患者特别有用,因为扭转隐藏在肿大的卵巢下面可能导致诊断困难[34]。然而,MRI 在紧急情况下不能快速获取,不应因 MRI 检查而延误治疗。

　　孤立的输卵管扭转非常罕见,通常与输卵管疾病有关[35,36]。临床症状与卵巢扭转相似,但影像学特征有

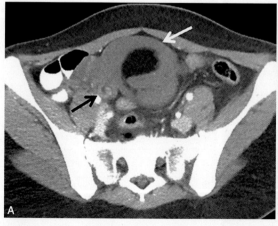
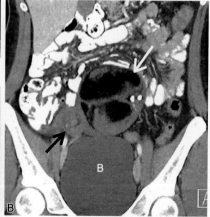

图 29-6　成熟囊性畸胎瘤合并卵巢扭转的 CT 图。A. 轴位增强 CT 图像显示中线处盆腔前上方含有脂肪成分的大肿块(白色箭头)。可见扭转的血管蒂(黑色箭头)。B. 冠状位重建图像显示大的成熟囊性畸胎瘤(白色箭头)和扭曲的血管蒂(黑箭头),畸胎瘤含有脂肪和钙化,在膀胱(B)上方中线位置

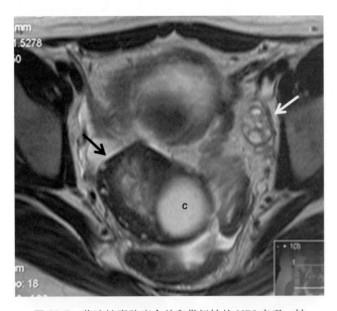

图 29-7   浆液性囊腺瘤合并卵巢扭转的 MRI 表现。轴位 T2WI 显示中线后方子宫直肠窝内增大的右卵巢（黑箭头），伴有 T2W 高信号囊肿（C）。由于出血和水肿卵巢间质表现出不均匀的信号强度，并有多个小卵泡边聚。左卵巢（白色箭头）的大小和信号表现正常

所不同。最常见的超声表现为在盆腔异常位置出现充满液体的管状扩张结构，发生扭转的部位通常有尖的或"喙状"末端，管壁上无明显血流，同时卵巢是正常的（图 29-8）。漩涡征也可以帮助诊断[37,38]。

卵巢囊肿破裂或出血

卵巢囊肿常发生于育龄期女性，大多数是生理性（功能性）囊肿。卵巢囊肿破裂和出血是卵巢周期中常见的生理事件，可累及卵泡或黄体（corpus luteum）。卵泡破裂，不会引起大多数女性的注意，经间痛（mittelschmerz）（中间疼痛）是指排卵期正常卵泡破裂，卵泡液流入腹膜腔而引起的疼痛[39]。由于血供增加，黄体内出血很常见。随着囊状卵泡（graafian follicle）的成熟增大和周围间质细胞发生黄体化，黄体化卵泡膜细胞血供更丰富。月经中期排卵（ovulation）时当卵泡破裂从卵母细胞排出，黄体形成，颗粒细胞层血管化。壁内血管容易破裂，形成出血性囊肿[40]，症状通常很轻且为自限性。然而，如果有更大程度的出血进入囊肿或腹膜腔（peritoneal cavity），患者可能会呈现更显著

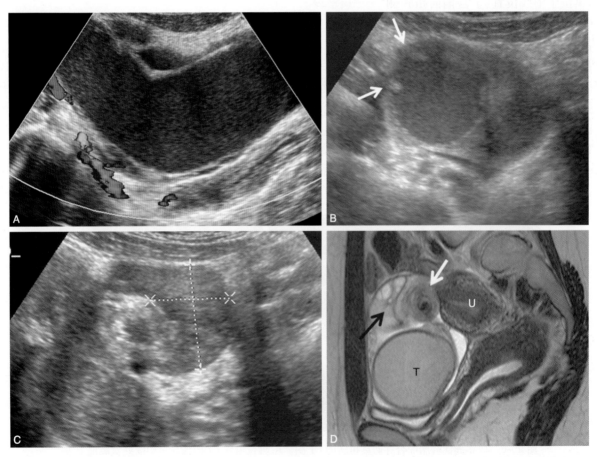

图 29-8   单纯输卵管扭转图。A. 彩色多普勒图像显示充满了复杂液体的管腔结构，没有血流，符合输卵管积血。B. 在横切面上，可见输卵管内皱襞（箭头）。C. 左卵巢（测量游标）大小和回声正常，血流正常（图中未显示）。D. 磁共振矢状面 T2WI 显示：扭转的位置（白色箭头）、正常左卵巢（黑箭头）以及子宫（U）前方积血扩张的输卵管（T）

的疼痛而看急诊。疼痛通常突然发作,局限于盆腔一侧,并逐渐缓解。腹膜刺激征的强度是可变的,取决于引起腹膜刺激的液体量和出血量。临床表现与其他妇科和非妇科系统疾病可能有相当大的重叠,包括卵巢扭转(ovarian torsion)、异位妊娠和急性阑尾炎。最近,一组右下腹痛且临床怀疑阑尾炎的育龄期女性,12.8%是妇科原因,包括7.2%囊肿破裂、4.2%黄体破裂出血、1.4%附件扭转[41]。虽然严重危及生命的出血偶可发生,并需要紧急外科手术,但大部分是自限性的,凝血障碍的女性患严重出血的风险较高[42]。

若怀疑卵巢囊肿破裂或出血,首选超声检查。如果囊肿破裂,压力完全消失,可能看不到囊肿,然而通常会有游离盆腔积液。因此,患者疼痛找不到其他原因时,通常要考虑排除卵巢囊肿破裂(ovarian cyst rupture)。黄体破裂的超声表现各不相同,典型表现是黄体期小囊性病变,有圆齿形均质低回声壁,内部为低回声[43],大小不一,通常小于3cm。大多数病例,边缘血管增多,呈"火环征"[44](图 29-9)。出血性囊肿的声像图也多变,这取决于出血演变过程中何时对患者进行检查,从急性出血到血块形成、血块收缩,是一个连续过程。由于出血性囊肿表现形式多种多样,可与其他

病变过程类似,被称为"超级模仿者"[45],然而,其特征性超声表现已被充分描述[40,43,46-48](图 29-10)。大小从2.5cm到10cm不等。急性囊内出血呈弥漫性均质低回声改变。可见液-液平面,这是依据血液成分不同的相应回声改变。随着时间的推移,红细胞溶解和纤维蛋白链形成,内部可观察到网状回声(也被描述为鱼网、蜘蛛网或花边)(图 29-10B)。纤维蛋白链产生细线样网状回声,不同于真正的分隔,因为它们通常是数不清的、细小不连续的,具有不规则的细小分支,缺少血供;不会像真正的隔膜那样从一侧壁延伸到另一侧壁[46]。急性血块填充囊腔,内部回声致密,类似实质性肿块,多普勒超声检查缺乏血供,后方回声增强有助于囊肿的诊断。由于血凝块收缩和溶解,灰阶超声可表现为囊性病变中的附壁成分,类似实质性肿瘤的附壁结节(mural nodules)。然而,回缩血凝块常常表现为锐角凹面或直边,通常为三角形,并可有虫蛀样的回声改变[46](图 29-10C)。缺乏血流是附壁血栓而不是肿瘤结节的重要特征,但多普勒超声检查可能无法检测到实性肿块中的低速血流。因此,多普勒检测不到血流不是出血性囊肿内血块的完全可靠特征。Patel等[46]调研了超声检查在鉴别出血性卵巢囊肿和其他附

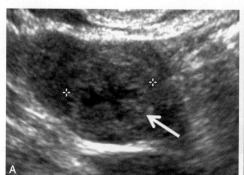
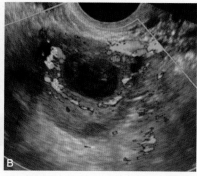
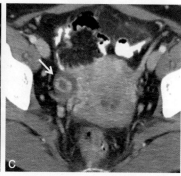

图 29-9　黄体的系列影像表现。A.厚壁囊肿,圆齿状囊壁(箭头和测量游标)。B.彩色多普勒声像图显示典型的"火环征"。C.增强 CT 上右卵巢内典型的黄体(箭头),黄体壁强化

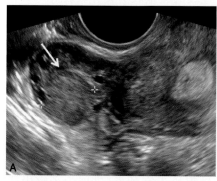
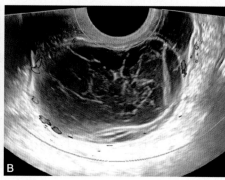
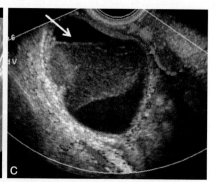

图 29-10　出血性卵巢囊肿的声像图。A.急性出血可表现为具有均质低回声的实性病变(箭头和测量游标)。B.典型的鱼网或花边表现代表纤维蛋白条索。彩色多普勒超声显示囊壁可见血流信号,而内部没有血供。C.收缩血凝块(箭头)可类似实性肿瘤结节,但血凝块边缘锐利和内部缺乏血流。囊壁上可见血流信号

件病变(包括恶性肿瘤)方面的价值,"网状或鱼网状"改变的敏感度为 90%,特异性为 98%,出血性囊肿的阳性似然比(likelihood ratio,LR)为 40。回缩血凝块(有凹缘的实性回声)具有较高的 LR(>67)和特异性(100%),但敏感度为 30%。纤维蛋白链、没有分隔、囊壁光滑,联合起来的 LR 为 200,敏感度为 90%,特异性为 100%。约 90% 的出血性卵巢囊肿会表现出这些特征。

一些出血性卵巢囊肿,与其他复杂性囊性肿块的影像学特征类似,包括子宫内膜异位囊肿(endometriomas)、输卵管卵巢脓肿(tubo-ovarian abscesses,TOA)和囊性卵巢肿瘤,最初的超声检查可能无法做出明确诊断[49],临床症状往往有助于鉴别诊断。如果依据影像学特征初步考虑出血性囊肿,建议短期内超声随访以明确诊断,因为大多数出血性囊肿通常在 8 周内消退[50],这样可以避免不必要的外科手术。典型出血性囊肿可显示网状纤维蛋白条索或可收缩的血凝块,超声放射学会专家共识(Society of Radiologists in Ultrasound Consensus Conference Statement)对无症状卵巢囊肿的管理给出如下随访指南[51]:育龄期女性出血性囊肿≤3cm 者超声报告无须描述,也不必定期随访;在 3cm 和 5cm 之间应在报告中描述,但不需要随访;>5cm 应进行短期超声随访(6~12 周),最佳的影像学检查时机为月经周期的第 3~10 天。绝经后早期所有的疑似出血性囊肿均应写入报告,建议 6~12 周短期超声随访。更年期后女性不应出现出血性卵巢囊肿,一旦发现,应高度怀疑肿瘤和手术评估,或考虑进一步影像学检查评估。

如果出血性卵巢囊肿破裂,压力消失,超声检查可能不易发现。彩色多普勒超声可识别出残留的囊壁(图 29-11)。附件区前哨血凝块有时会被认为是混合性回声的复杂肿块,没有血流信号。多少不等的腹腔积血表现为低回声游离积液,主要位于盆腔,如果有大量出血,也可以出现在上腹部。因此,应检查莫里森袋(Morison pouch)和左上象限,以评估腹腔内出血量。异位妊娠(ectopic pregnancy,EP)破裂可能出现类似的声像图和临床表现;因此,应测量人绒毛膜促性腺激素(human chorionic gonadotropin,hCG)水平排除这种疾病。感染性积液与腹腔积血超声表现类似,相关临床表现和实验室检查是很重要的鉴别线索。

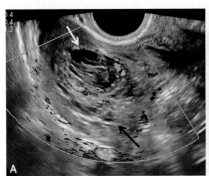
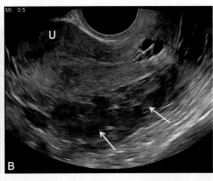
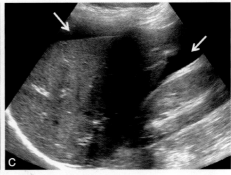

图 29-11　破裂的出血性卵巢囊肿图。A. 彩色多普勒超声图像显示出血性黄体(白色箭头和测量游标)的"火环征",尽管黄体已经破裂,但仍能识别。因为被血凝块(黑箭头)所致的复杂性混合回声包围,无法清晰识别卵巢结构。B. 因为出血,子宫(U)后方的子宫直肠窝内存在大量复杂的等回声液体(箭头)。C. 上腹部邻近肝脏和莫里森袋出现大量腹腔积血(箭头)

如果患者出现弥漫性腹痛,初步诊断不怀疑卵巢囊肿破裂出血,偶尔需要 CT 检查。CT 图像上血凝块为高密度的附件肿块,出血为高密度的腹水[52~55](图 29-12)。可显示卵巢囊肿边缘强化,即使囊肿破裂,也可以看到残存的囊壁。检查时如果有活动性出血,将观察到外渗的造影剂积聚在盆腔内。

其他囊肿,包括囊性肿瘤,最常见的是成熟囊性畸胎瘤,也可能破裂。据报道卵巢畸胎瘤破裂发生率 1%~4%[56]。脂肪成分液化漏入腹腔导致化学性腹膜炎。囊肿慢性渗漏会导致慢性肉芽肿性腹膜炎[57]。如果附件肿块表现为成熟囊性畸胎瘤的典型超声特征,患者有疼痛,则应考虑扭转或破裂。大量腹腔液体、变形的或扁平的肿块和不连续的囊壁表明囊肿破裂[57]。CT 有助于进一步评估,因为它可以显示肿块外散在的脂肪滴、腹水和腹膜炎表现(图 29-13)。腹膜炎性改变与腹膜癌症扩散或结核性腹膜炎相仿,会造成诊断误区。

盆腔炎

盆腔炎(pelvic inflammatory disease,PID)是微生物从下生殖道上行感染子宫、输卵管和卵巢的一类疾病[58],是急诊科就诊和妇科急症住院治疗的常见原因[59]。感染的连续过程始于宫颈炎,进展为子宫内膜炎、输卵管炎、输卵管积脓(pyosalpinx)、输卵管卵巢复合感染(tubo-ovarian complex,TOC),最终是输卵管卵巢

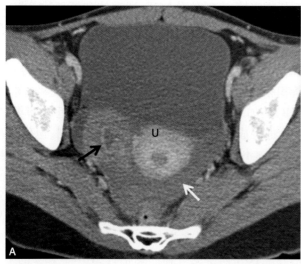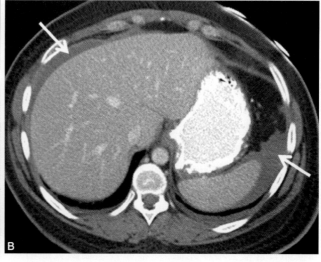

图 29-12　囊肿破裂出血的 CT 增强图。A. 右附件区可见一个不规则的齿状边缘强化囊肿（黑箭头），被一个高密度的血块包围。子宫（U）后方的子宫直肠窝内高密度液体是血液（白箭头）。B. 更高 CT 层面图像显示上腹部邻近肝脏和脾脏的血液（箭头）

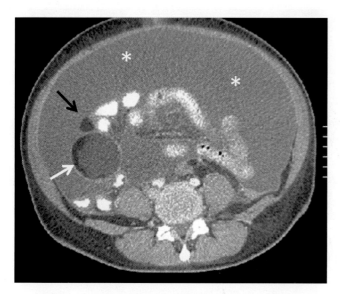

图 29-13　破裂的成熟囊性畸胎瘤图。患者因弥漫性腹痛急诊入院。在右附件（白色箭头）可见一脂肪密度肿块，即成熟囊性畸胎瘤，可见脂肪密度的斑点与肿块分开（黑箭头）和大量腹水（星号）。手术中证实为成熟性囊性畸胎瘤破裂伴腹膜炎

脓肿（tubo-ovarian abscess，TOA）。1/3~1/2 的病例是沙眼衣原体或淋病奈瑟菌引起的。然而，PID 最常见的是多菌种感染，包括阴道菌群、厌氧革兰阴性杆菌和支原体细菌，并且大部分病例开始时并不是淋球菌和衣原体感染[60]。附件也可继发于其他感染过程，通常源于胃肠道，包括阑尾炎和憩室炎；症状和体征变化很大，又与其他疾病重叠，如子宫内膜异位症、阑尾炎、异位妊娠，临床诊断困难。尽管有些患者可无疼痛或疼痛轻微，盆腔疼痛依然是最常见的症状。体格检查时，宫颈摇举痛（cervical motion tenderness）以及子宫和附件压痛是典型体征。可有黏液脓性（mucopurulent）阴道分泌物排出，阴道分泌物镜检见白细胞，红细胞沉降率和 C 反应蛋白升高，白细胞增多和发热。延迟治疗会导致严重生殖和妇科疾病，如不孕（infertility）、异位妊娠的风险增加、慢性盆腔疼痛、复发性感染等。大多数患者可以门诊进行广谱抗菌有效治疗，重症患者（包括 TOA）或诊断不明确者需要住院治疗。

如果患者的症状没有特异性，诊断不明确，对治疗没有反应，或怀疑有脓肿形成等并发症，那么有必要对疑似 PID 患者进行影像学评估。如果 TOA 已经形成，影像学检查有助于确定最合适的治疗方法，包括经皮穿刺引流和手术等。

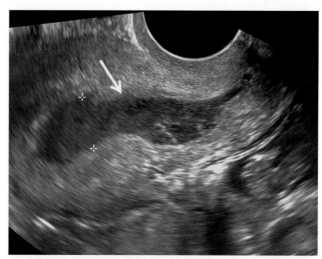

图 29-14　子宫内膜炎图。一个发热患者伴化脓性阴道分泌物，其扩张的宫腔内（箭头和测量游标）充满以低回声为主的复杂性液体

盆腔超声检查是评估 PID 的首选影像学检查方法。超声检查结果取决于感染的阶段,早期或轻度 PID,超声表现没有特异性[61~62]。子宫内膜炎患者可能没有任何超声影像学表现。宫腔积液与发热、阴道分泌物、子宫压痛等临床表现息息相关(图 29-14)。然而,宫内积体是非特异性表现。宫腔内气体的超声表现为强回声点,后方伴声影。宫内气体提示感染的可能性增加,但也可见于产后或宫腔操作后。子宫直肠窝内透声差的游离盆腔积液高度怀疑感染(或出血),但是没有特异性。卵巢增大充血伴多发小囊肿提示卵巢炎[63~64]。

涉及输卵管的 PID 表现更具特异性。虽然孤立性输卵管炎(salpingitis)不是总能被超声检出,但受感染的输卵管管壁会增厚充血[65]。输卵管伞端因炎症堵塞,充满脓液,导致输卵管扩张,即输卵管积脓(pyosalpinx)。超声表现为扩张的管状结构内等回声液体和坏死物充填,有时伴分层征,即液体和坏死物分层,壁厚并血流信号增多(图 29-15A)。增厚和发炎的输卵管内皱襞(endosalpingeal folds)可表现为小的附壁结节,横切面上呈“齿轮”状。这一征象有助于区分输卵管积脓和阑尾炎,阑尾是盲端并且无内皱襞(图 29-15B)。如果未经治疗,当炎症蔓延到邻近的卵巢时,PID 进展成 TOC,尽管卵巢结构仍可识别,但体积增大、轮廓不清、血流信号增多,发炎的输卵管常与卵巢相邻或粘连。最后一个阶段是 TOA,无法识别正常卵巢,炎性肿块取代卵巢和输卵管,表现为一个复杂的多房囊性等回声附件肿块,伴分层征和厚分隔(图 29-16)。彩色多普勒检查,肿块具有明显的血流信号。TOA 内罕见气体。据估计,10%~15% 的 PID 患者进展成复杂的 TOA[66],TOA 破裂可能会导致感染性休克。

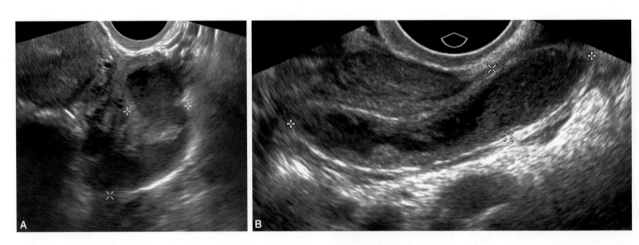

图 29-15　输卵管积脓图。A. 输卵管(测量游标)扩张,壁厚,内包含复杂液体,即输卵管积脓。B. 误诊:急性阑尾炎。在右附件充满坏死物的管状结构(测量游标)最初被认为是输卵管积脓。然而,这是一个没有输卵管内皱襞的盲端结构。CT(图中未展示)证实是急性阑尾炎

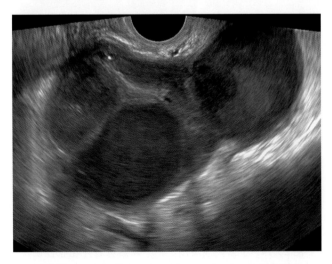

图 29-16　输卵管卵巢脓肿图。包含复杂液体的多房性附件肿块,未发现正常卵巢

PID 常累及双侧附件,偶尔是单侧的。如果是右侧病变,与化脓穿孔性阑尾炎表现相似;如果是左侧病变,图像与穿孔性憩室炎类似,这时评估患者 PID 的风险因素很重要。需要 CT 检查排除阑尾炎或憩室炎等原因引起的脓肿(图 29-17)。CT 也有助于检测并发症,比如盆腔炎扩散到邻近结构,包括肠管或输尿管。子宫内膜异位症时充满血液的输卵管(输卵管积血(hematosalpinx))与输卵管积脓相仿,是另一个容易误诊的疾病,一个复杂的或感染的子宫内膜异位囊肿可以类似 TOA(见后面的进一步讨论)。MRI 是一种有用的补充成像技术,因其可以观察到子宫内膜异位症慢性出血形成物的信号强度特征,而在 PID 中看不到。一项研究同时应用超声和 MRI 评价经腹腔镜证实的 PID,敏感度和特异性分别为:81% 和 78%、95% 和 89%[67]。

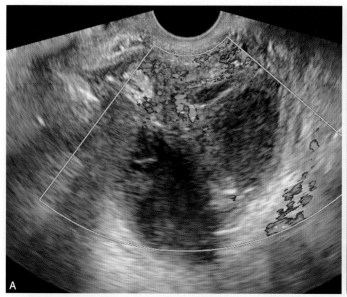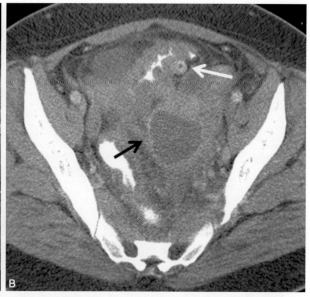

图 29-17　继发于憩室炎的输卵管卵巢脓肿。A. 超声图像显示盆腔复杂的多房性肿块伴周边血流信号增多,患者左下腹痛伴发热。炎症使周围的盆腔脂肪回声增强。患者无盆腔炎的危险因素。B. CT 显示左侧盆腔脓肿(黑箭头)。邻近的乙状结肠多发憩室(白色箭头),壁增厚,即憩室炎,经手术证实是脓肿的根源

慢性 PID 可导致输卵管壶腹部阻塞,引起输卵管充液扩张积水。PID 是输卵管积水(hydrosalpinx)最常见的原因,其他还包括输卵管结扎术(tubal ligation)、保留输卵管卵巢的子宫切除术(hysterectomy)、子宫内膜异位症、手术史和恶性肿瘤[65]。输卵管积水可能是盆腔疼痛和不孕症的原因。在没有感染的情况下扩张的输卵管超声表现为 C 形、U 形或 S 形无血供的无回声管状结构,通常薄壁,小于 5mm(图 29-18)。2～3mm 的小结节是残存的输卵管内皱襞,呈"串珠状"[61,68]。在一项研究中当管状肿块伴小圆形附壁结节或"腰征"时,最可能被诊断为输卵管积水[69]。由于扩张的输卵管本身折叠,可观察到"不全分隔征",但可靠性稍差。如果没有观察到这些特征,输卵管积水与囊性卵巢肿瘤难以鉴别,三维超声(3D)可提高特异性[70,71]。MRI 有助于显示管状肿块的特性和管腔内液性内容物[65]。PID 也可导致腹腔包裹性囊肿(peritoneal inclusion cyst)的形成(稍后讨论)。

子宫内膜异位症

子宫内膜异位症的定义是子宫内膜腺体和间质异位到子宫以外的其他部位[72~73]。腹腔镜下可见与子宫内膜异位病变相关的新生血管和毛细血管,并且相应的炎症反应最终进展为纤维化[74]。这种疾病与多种临床症状有关,包括痛经、性交困难、慢性盆腔疼痛和功能失调性子宫出血(dysfunctional uterine bleeding)[74]。虽然疼痛通常是慢性的,但子宫内膜异位症的并发症

可出现更为急性的表现。由于盆腔相关解剖结构变形扭曲和输卵管阻塞,不孕是子宫内膜异位症的重要并发症。子宫内膜异位症影响高达 10% 的育龄期女性[75],在盆腔疼痛、不孕或两者兼有的女性中,估计患病率高达 35%～50%[76]。该病是激素应答,症状通常是病变部位周期性反复出血。子宫内膜异位症的发病机制复杂,仍然存在争议[74]。提出的理论包括子宫内膜植入物的起源,可能是子宫内膜细胞经淋巴或血行播散或经血逆行。其他理论认为植入物起源于子宫外组织,例如,腹膜组织转化为异位子宫内膜组织的体腔上皮化生,或胚胎期静止的中肾旁管在雌激素影响下发展成子宫内膜异位症。一个近期的理论阐述子宫外骨髓干/祖细胞可以分化为子宫内膜异位组织,目前这个主题是一个活跃的研究领域[77]。

子宫内膜异位种植最常见的部位包括卵巢表面、子宫悬韧带、子宫或输卵管,以及道格拉斯腔的腹膜表面。不常见的植入部位包括阴道、膀胱、子宫颈、肠道、剖宫产瘢痕、腹部瘢痕或腹股沟韧带。深盆腔子宫内膜异位症定义为被侵袭组织的深度距腹膜表面超过 5mm,并与纤维化和肌肉增生相关[78,80]。主要影响腹膜后间隙结构,通常为子宫骶韧带、子宫后穹窿、子宫直肠窝、直肠和直肠阴道隔,极少影响腹膜前间隙。目前治疗子宫内膜异位症的方法包括药物(主要是激素)和手术。尽管子宫内膜异位症的影像学检查仍在持续发展,诊断性腹腔镜检查仍然是诊断和分期的参考标准。卵巢是子宫内膜异位症最常累及的部位,常是多

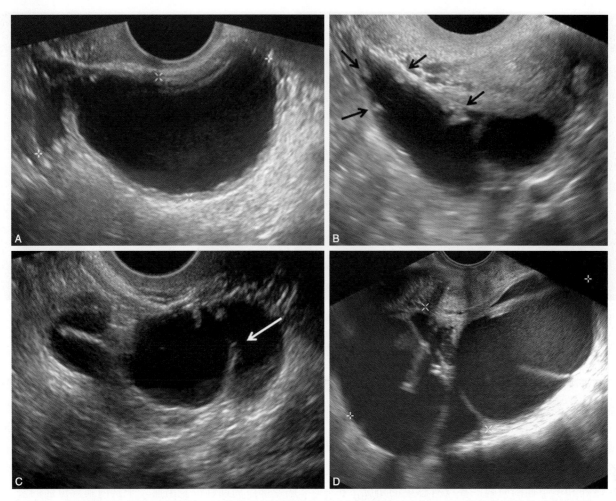

图 29-18　输卵管积水的系列声像图。A. 扩张的输卵管表现为无回声液体填充的,无血供的管状结构(测量游标)。B. 输卵管内皱襞(箭头)表现为细绳上的珠子。C. 输卵管自身折叠形成的不全分隔(箭头)。D. 误诊:黏液性囊腺瘤(测量游标)呈管状,伴不全分隔,类似扩张的输卵管

发性及双侧性病变。子宫内膜异位囊肿的典型声像图常被称为巧克力囊肿,反复出血产生的稠厚、黑暗、变性的血性产物,是一种低到中等的均质回声,内部无血流信号(图 29-19)[81~85],常被称为"毛玻璃样"改变[48],对子宫内膜异位囊肿有高度的预测性,一个回顾性系列报道发现此现象可见于 95% 的子宫内膜异位囊肿[84]。然而,子宫内膜异位囊肿的超声表现多种多样,另一项系列研究中 87 例经手术证实的子宫内膜异位囊肿 13 例是非典型的[83]。Patel[84] 等研究表明附壁点状高回声是胆固醇沉积,见于 36% 的子宫内膜异位囊肿、6% 的非子宫内膜异位囊肿,45% 的子宫内膜异位囊肿有分隔。这项研究称如果附件肿块为弥漫性低回声、附壁点状高回声和多房性,以及没有其他肿瘤特征的证据,它是子宫内膜异位囊肿的可能性比其他附件肿块的可能性高 32 倍。偶尔子宫内膜异位囊肿类似单纯卵巢囊肿,表现为完全无回声结构。其他表现包括液-液平面、壁厚、囊壁或中心钙化。偶尔可见无血

供的附壁结节,为粘连或回缩的血块,但子宫内膜异位囊肿中的血块比出血性卵巢囊肿中少。附壁结节可能源于子宫内膜间质组织[43],因此其内罕见检测出血流信号。然而子宫内膜异位囊肿恶变(常常恶变为透明细胞癌或子宫内膜样癌)时,形成的肿瘤结节与这种表现类似,彩色多普勒可检测出血流。由于陈旧性积血和纤维化,慢性子宫内膜异位囊肿可类似实性肿块[43],然而,典型表现是周边可见血流信号,而内部没有[86]。多普勒血流频谱分析对诊断毫无帮助,因为子宫内膜异位囊肿壁上也可检测到类似恶性肿瘤的低阻血流[81]。

子宫内膜异位囊肿的超声表现可以与其他附件肿块多重交叉,包括出血性囊肿(hemorrhagic cysts)、TOA、皮样囊肿和囊性卵巢肿瘤(图 29-20)。在 Moore 等[87] 的一项荟萃分析中,经阴道超声诊断子宫内膜异位囊肿的敏感性为 64%~89%,特异性为 89%~100%。最常误诊的是出血性囊肿和皮样囊肿。如果考虑出血性囊肿,短期内超声随访有助于鉴别诊断,因为出血性

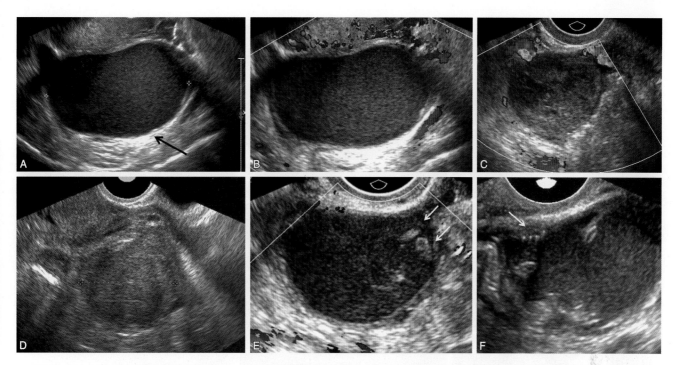

图 29-19　子宫内膜异位囊肿的声像图。A. 巧克力囊肿（测量游标）的典型表现为均匀低回声，呈毛玻璃样改变，后方回声增强（箭头）证实是囊性病变。B. 彩色多普勒超声检查内部无血流信号。C. 另一个患者由于囊腔内急性出血，表现为更加复杂的不均匀回声。彩色多普勒超声检查内部未见血流信号。D. 慢性子宫内膜异位囊肿类似附件实性肿块。E. 无血流信号的附壁结节（箭头）为附壁血栓。F. 复杂的囊性病变伴有附壁结节，类似卵巢肿瘤。附壁强回声光点（箭头）伴彗尾征有助于诊断子宫内膜异位囊肿

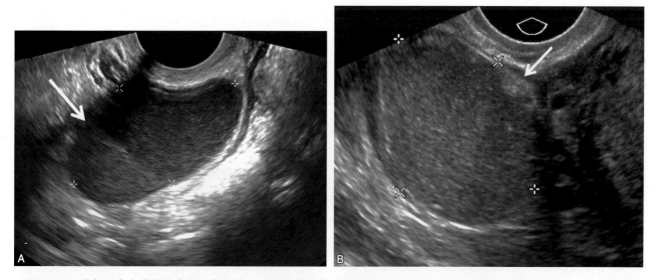

图 29-20　类似子宫内膜异位囊肿的病变图。A. 黏液囊腺瘤（测量游标）包含低回声分层和液-液平面（箭头）。病变发现于一位绝经后患者，经过外科手术评估并切除。B. 病理证实是成熟性囊性畸胎瘤（测量游标），最初认为是伴血凝块黏附的子宫内膜异位囊肿（箭头），经病理检查，高回声附壁结节是脂肪

囊肿会消退，而子宫内膜异位囊肿会持续存在。如果超声检查时诊断不明并怀疑卵巢肿瘤，推荐进一步进行 MRI 检查[88~90]。由于反复周期性出血，子宫内膜异位囊肿含有高铁和浓缩蛋白质的陈旧血液成分，产生特征性 MRI 表现，T1WI 呈高信号，T2WI 呈低信号，有时被称为阴影[91]。血凝块黏附形成的附壁结节增强减

影后未见强化。给予钆后的结节强化提示恶变或子宫内膜间质组织。脂肪敏感成像有助于识别皮样囊肿里肉眼可见的脂肪（图 29-21）。MRI 对子宫内膜异位症的敏感度和特异性均大于 90%[91]。

子宫内膜异位症女性中，大约 6% 异位种植于输卵管，其中 26% 造成输卵管粘连[92]。子宫内膜异位种

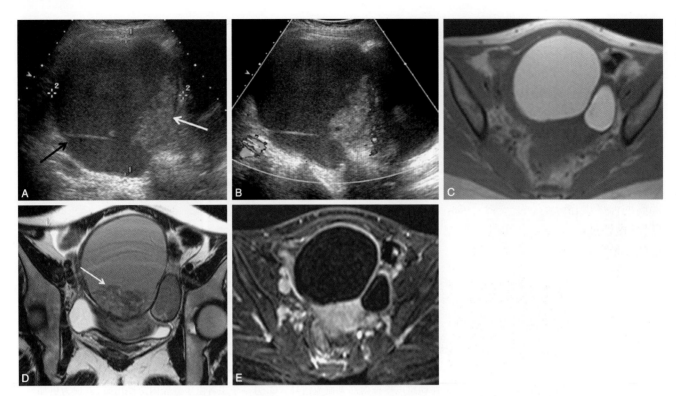

图 29-21 复杂子宫内膜异位囊肿类似卵巢肿瘤。A. 一个 10cm 复杂性囊性肿块(测量游标),有分隔(黑箭头)和等回声分叶状附壁结节(白色箭头)。B. 彩色多普勒检查结节内无血流,提示可能是黏附的血块。C. MRI 轴位 T1WI 病灶呈高信号,提示出血性物质,附近出现小的类似病灶。D. MRI 轴位 T2WI 两个病灶内信号强度减低,表现为"阴影"。在大的病变中央黏附一个血凝块。E. 增强后减影实性成分未见强化。手术证实为子宫内膜异位囊肿

植最常见于浆膜表面,很少发生跨壁和黏膜种植。输卵管积血可能是子宫内膜异位症患者的一个孤立表现[89]。超声检查可在扩张的输卵管中发现低回声的血液成分(图 29-22),这种表现与输卵管积脓相似,鉴别这些疾病,临床表现是关键。MRI 也有助于确认输卵管内血性物质的存在。

子宫内膜异位种植可发生在前腹壁,这是最常见的盆腔外异位种植部位。腹壁子宫内膜异位症通常见于手术瘢痕、针头或腹腔镜套管针旁。见于 0.03% ~ 1% 有剖宫产史的女性,这是最常见的子宫内膜异位原

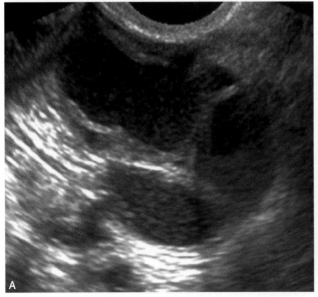
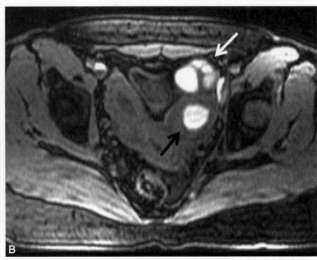

图 29-22 子宫内膜异位症累及输卵管伴输卵管积血图。A. 扩张的输卵管内充满低回声的血液。B. MRI 轴位脂肪抑制成像,T1WI 输卵管积血为高信号(白箭头)。这位患者还有单角-残角子宫,左侧残角子宫梗阻积血(黑箭头)

因之一[93]。在一项 455 例腹壁子宫内膜异位症的系列研究中,57% 与剖宫产瘢痕相关,11% 与子宫切除术相关[94]。自然发生的植入可见于脐周。在子宫内膜异位于瘢痕处的女性中,只有 14%~26% 伴有盆腔子宫内膜异位症[95]。种植物可局限于浅表皮下软组织,但也可累及腹直肌。最广为认同的发病机制理论指出,这些种植物是在子宫开放过程中子宫内膜细胞的运输和直接种植引起的[96]。患者可出现与瘢痕相邻的腹壁触痛性肿块或触及无症状性肿块,出现与月经周期相关的周期性疼痛和肿胀。影像学表现取决于月经周期的阶段、慢性过程、间质和腺体的数目以及相关出血和炎症的程度[96]。超声通常是首选的影像学检查方法,使用高分辨率线阵探头,辨识实性、不均质低回声肿块,其内部回声散乱、表现多样[93,97-98](图 29-23)。可观察到囊性改变的区域,浸润邻近软组织,边缘呈针刺样[99,100]。大多数种植物,多普勒超声检查会显示一些血流信号[93,97,99]。鉴别诊断包括腹壁肿块,如硬纤维瘤、转移瘤、淋巴瘤、黑色素瘤、血肿、缝线肉芽肿或切口疝。肿块位于瘢痕旁和随月经周期性疼痛提示该诊断。MRI 也是有效的辅助检查手段,因为它可以识别出血的典型影像学特征并可以利用钆增强[96],MRI 能更好地描述疾病的进程。细针穿刺活检细胞学分析有助于确诊。治疗方案是广泛手术切除,边缘清晰,以防止局部复发。

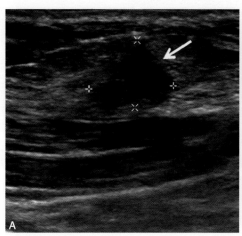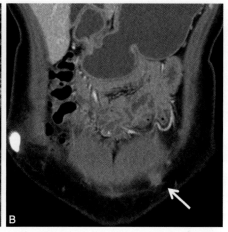

图 29-23　腹壁子宫内膜异位种植图。A.前腹壁皮下软组织内,可见低回声、边缘不规则的实性结节(箭头和测量游标),位于手术瘢痕附近腹直肌前侧。患者可触及肿块,有 2 年前开放性子宫肌瘤切除史。B.冠状位 CT 图像显示皮下软组织中的结节(箭头),印证了超声检查结果

在过去,超声被认为是鉴定子宫内膜异位囊肿附件包块最有用的检查方法,而 MRI 能更好地评估卵巢外疾病和深盆腔子宫内膜异位症,在外科手术前提供病变程度的图像信息。然而,最近,因超声在鉴别非卵巢疾病中的作用越来越大而受到认可[101]。经阴道超声轻柔探查可识别卵巢外疾病,特别是深盆腔疾病[102,103]。最近的研究表明,超声可用于检测膀胱、直肠阴道隔、直肠和乙状结肠的种植物[104,105]。Bazot 等[106]研究了一组患有深部子宫内膜异位症的女性,发现超声检查的敏感度和特异性分别为 78.5% 和 95.2%,检测肠和膀胱病变的灵敏度最高。子宫浆膜层、子宫骶韧带、宫颈后方和阴道后间隙子宫内膜异位症可表现为实性低回声病灶,由于平滑肌增生和纤维化成分增多,病灶边界不清[88](图 29-24)。偶尔,这些病变也可包含囊性间隙。盆腔粘连可以通过来回移动探头判断子宫、附件和肠道是否自由滑动来评估。肠道准备后肠道种植物可能更清楚,表现为低回声结节,不同程度地伸入肠壁[107]。一项近期的荟萃分析显示,经阴道超声检查对直肠乙状结肠深部浸润性子宫内膜异位症,是一项准确的无创性术前检查,操作前可做或不做肠道准备;综合评估的敏感度和特异性分别为 91% 和 98%,阳性预测值和阴性预测值(NPV)分别为 98% 和 95%[108]。另一项研究报告,经阴道超声检查很少产生假阳性,但会有假阴性,准确性受异位病灶的位置和数目的影响[109]。

虽然子宫内膜异位症通常会导致慢性盆腔症状,但其并发症可导致急性盆腔疼痛。子宫内膜异位囊肿偶见破裂,其临床表现类似于卵巢囊肿破裂出血。超声检查,除了出血性附件肿块外,还可见复杂游离积液,即腹腔积血(hemoperitoneum)(图 29-25)。由于激素刺激生长迅速,这种情况更容易发生在妊娠期间,如果出现广泛出血,可能会成为外科急症[110],原有的子宫

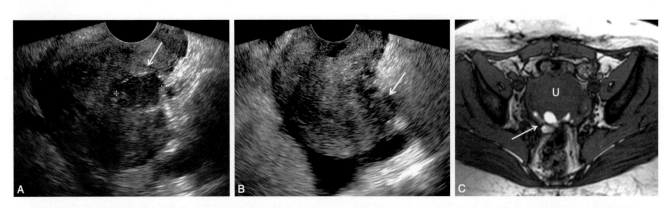

图 29-24   子宫内膜异位种植于子宫后壁浆膜面图。A. 沿子宫后壁表面的低回声结节(箭头和测量游标)。B. 其他界限不太清晰的低回声植入物(箭头),边缘较不规则。C. MRI 脂肪抑制成像轴位 T1WI 显示高信号种植体(箭头)沿子宫(U)后壁表面分布

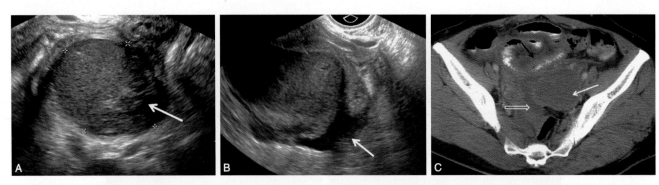

图 29-25   急性左下腹疼痛患者子宫内膜异位囊肿破裂图。A. 复杂性肿块(测量游标),内有低回声和等回声点状血凝块(箭头)。B. 低回声游离积液(箭头)最符合腹腔积血。C. CT 显示子宫内膜异位囊肿(实心白色箭头)。有少量游离积液(空心箭头)和盆腔炎性改变。相邻的小肠襻(黑箭头)反应性增厚。手术证实是子宫内膜异位囊肿破裂

内膜异位症病史有助于建立诊断。子宫内膜异位症也会出现大量血性腹水,通常可见盆腔粘连和卵巢子宫内膜异位囊肿[111]。子宫内膜异位囊肿破裂后腹腔积血引起腹膜炎,导致渗出性腹水。子宫内膜异位症也可继发感染,临床表现类似 PID,最常发生于手术引流或抽吸后[112]。邻近炎症直接蔓延或菌血症患者血行播散也可造成继发感染。感染性子宫内膜异位囊肿的声像图可能与未感染者相同,也可能更复杂(图 29-26),因此,临床症状是诊断的关键。

妊娠期间子宫内膜异位囊肿蜕膜化可能是异位间质细胞过度增生的结果,主要是由于黄体酮的影响[113]。蜕膜化的子宫内膜异位囊肿体积增大,伴发实性结节或乳头状突起,多普勒成像其内可检出血流信号,表现变得更加复杂,这些变化类似卵巢恶性肿瘤[114~116]。子宫内膜异位囊肿的既往资料有助于诊断,应超声动态观察,而不是手术干预。MRI 有助于证明附壁结节的信号强度和质地类似于蜕膜化的子宫内膜。

子宫内膜异位症的恶变已被充分描述,是罕见的并发症,估计发病率约 1%[118]。有子宫内膜异位症史的女性比其他女性患卵巢癌的可能性高 4.2 倍,最常见的组织学类型为透明细胞癌和源于腺体成分的子宫内膜样癌[119],少见源于间质细胞的子宫内膜间质肉瘤[120],一个特定的基因突变(ARID1A)参与了这一过程[121]。由于这种恶变潜能,超声放射学会专家共识(Society of Radiologists in Ultrasound Consensus Conference Statement),对无症状卵巢囊肿的管理提出如下建议:具有典型子宫内膜异位囊肿特征的附件肿块,至少每年随访一次,连续性超声检查,寻找可疑特征,包括有血供的实性成分(通常是结节基底部)的发展,以及快速间歇生长[51](图 29-27)。如果观察到这样的变化,应推荐手术探查。MRI 有助于确诊恶变[122,123]。随访频率根据患者的年龄和症状而不同。由于老年女性恶变的发生率增加,随着年龄的增长,应缩短随访间期。

腹腔包裹性囊肿

腹腔包裹性囊肿(peritoneal inclusion cyst)是腹腔和盆腔内充满液体的良性病变,表面有间皮覆盖。其发病机制尚有争议,但随着增生和肿瘤起源学说的提出,普遍认为其继发于腹腔内炎性间皮细胞反应性增生和腹水吸收障碍。组织学上,间皮细胞呈单层排列,

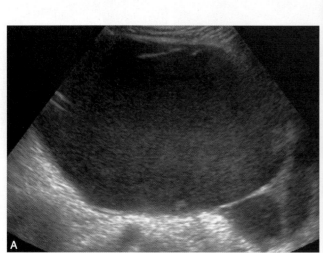
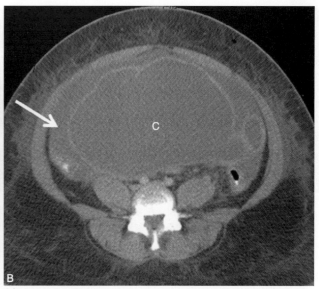

图 29-26　腹痛和脓毒症患者子宫内膜异位囊肿破裂感染图。A. 超声图像显示大的复杂性囊性肿块,内见低回声和不全分隔。B. CT 表现:大型囊性肿块(C),近场的不全分隔和腹水(箭头)。手术证实子宫内膜异位囊肿破裂并发感染

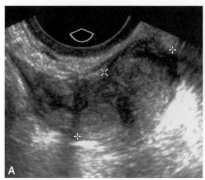
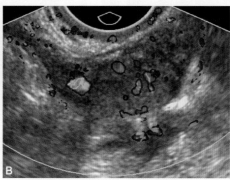
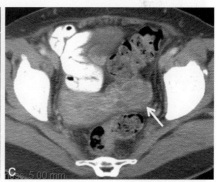

图 29-27　子宫内膜异位症患者,在连续超声随访中发现实性卵巢肿瘤增大。A. 经阴道超声检查显示左卵巢内有一个实性肿块(测量游标)。B. 彩色多普勒超声检出肿块内血流信号增多,确定了肿块的实性特征。C. 对比增强 CT 扫描显示左卵巢肿块实性部分不均匀强化(箭头)。患者接受手术治疗,罹患子宫内膜异位症的左侧卵巢和输卵管中,发现子宫内膜样腺癌合并有鳞状上皮灶和透明细胞分化

周边有反应性间质和纤维血管组织[125]。几乎全部发生在卵巢具有功能的绝经前妇女,曾有腹部或盆腔手术或炎症病史,包括盆腔炎、子宫内膜异位症和肠炎。一般认为,卵巢和输卵管产生少量液体聚集在盆腔粘连周边,周边纤维组织使液体吸收受阻,从而形成局限性包裹性囊肿。腹腔包裹性囊肿可被偶然发现,也可与腹部/盆腔疼痛或触及肿块有关。准确诊断该病对指导患者治疗非常重要。治疗方案包括口服避孕药,以减少卵巢产生的液体量;经皮引流;硬化剂治疗或手术切除[125]。但是,这些囊肿常常会随着治疗在术后再次形成新的粘连而复发。因此,在大多数情况下保守治疗是最佳选择。如果将其误诊为囊性卵巢肿瘤,患者可能会遭受不必要或侵入性的治疗。

腹腔包裹性囊肿的影像特征反映其发病机制,识别这些特征有助于和卵巢囊性肿块进行鉴别[126~128]。由于液体包绕在卵巢周围,通常沿着囊肿壁扫查可识别包裹在囊肿内的卵巢(图 29-28,图 29-29)。纤维与分隔相似,其延伸到卵巢表面并将卵巢悬挂于液体汇聚处,似"轮辐状(spoke wheel)"或"蜘蛛网样(spider web)"。由于这些囊肿没有真正的囊壁,囊肿通常沿毗邻器官或腹腔形状分布,形态不规则,边缘有棱角,也可呈卵圆形或球形。偶尔,其超声表现与卵巢囊性肿块类似,尤其当卵巢被包裹到囊肿内不能被识别时。这些囊肿内很少发生出血,这将导致更为复杂的超声表现[127]。出现附壁结节、乳头状凸起或其他实性成分时应排除该诊断。MRI 可以更好地显示囊肿的形状并识别卵巢(图 29-28C),从而明确诊断。应根据患者的年龄和症状对其进行随访。

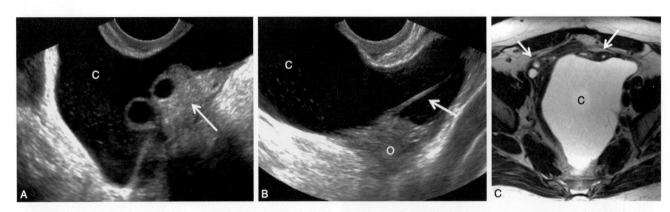

图 29-28　腹腔包裹性囊肿。A.囊肿边缘可见正常卵巢(箭头)(c),其内含有少量片状回声。B.纤维带(箭头)自卵巢(o)延伸。囊肿不规则的形状(c)与盆腔各结构间隙吻合。C.MRI轴位T2加权成像显示两个卵巢位于囊肿前壁(箭头)(c)

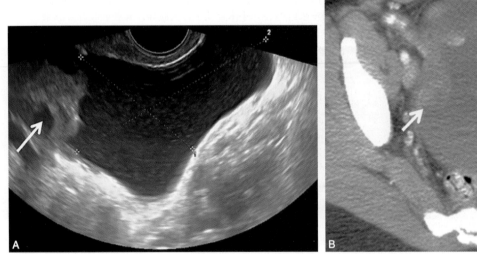

图 29-29　腹腔包裹性囊肿。A.右侧卵巢(箭头)位于囊壁的上方(游标卡尺)。囊肿内可见低回声。B.对比增强轴位CT扫描显示右侧卵巢(箭头)紧邻囊肿壁。囊肿的形状(c)与毗邻的结构间隙吻合。患者曾因子宫肌瘤行子宫切除术

盆腔疼痛的子宫原因

子宫肌瘤

　　子宫平滑肌瘤(fibroids myomas)(也称为子宫肌瘤)是女性生殖道中最常见的肿瘤,在育龄女性中发病率高达60%,在女性一生中发病率高达80%[129]。平滑肌瘤是起源于平滑肌的良性肿瘤,含有比正常子宫肌层更多的雌激素和孕激素受体[130]。因此,激素水平可影响其生长,包括孕期或绝经后期。虽然多数患者无症状,但高达25%女性可能因伴发症状而需要进行治疗[131]。症状包括慢性盆腔疼痛、腹胀、痛经、不孕和异常阴道出血,这些症状与肌瘤的大小、位置及其相关的并发症[132]如变性和坏死有关。子宫肌瘤可发生各

种退行性变,包括透明变性,黏液性变(myxomatous),钙化,囊性变,脂肪样变和肉样变性(红色样变)[133]。巨大子宫肌瘤可压迫输尿管导致肾盂积水,引起腰痛。子宫肌瘤按位置可分为五类:宫腔内子宫肌瘤、黏膜下子宫肌瘤、肌壁间子宫肌瘤、浆膜下子宫肌瘤或外生型/带蒂子宫肌瘤。最近,一个亚分类系统更全面地描述了子宫肌瘤与子宫内膜和浆膜层的关系[134],因为这些超声表现可能会影响临床进一步的处理。子宫肌瘤可能偶尔会出现在子宫以外的阔韧带,与附件肿块类似。也有许多不常见的子宫外平滑肌瘤病变,包括弥漫性腹膜平滑肌瘤、静脉平滑肌瘤、良性转移性平滑肌瘤[135]。

　　子宫肌瘤通常不出现明显的临床症状,仅在行妇科检查时触及到增大的分叶状子宫。若需要影像学检查,超声为首选检查方法,通常能够满足临床需要。当

子宫特别大或者肌瘤位置较高时,经阴道超声检查不满意,经腹超声检查常可弥补经阴道超声检查的不足。子宫肌瘤常表现为肌层内周界清晰的实性低回声,由于邻近平滑肌受到挤压形成周边看似有低回声的包膜[136](图 29-30)。肌瘤的内部回声取决于纤维组织和平滑肌的相对含量,纤维组织的含量也会影响声衰减

和后方声影。随着子宫肌瘤的增大,可能发生变性或坏死,病变内部见杂乱的囊性结构。钙化在老年患者中更为常见,可呈周边分布,也可呈弥漫性分布。外生性肌瘤或带蒂肌瘤难以与附件实性肿块鉴别。同侧存在正常卵巢和肿块血供来源于子宫("血管桥"征)将有助于诊断该病[137]。

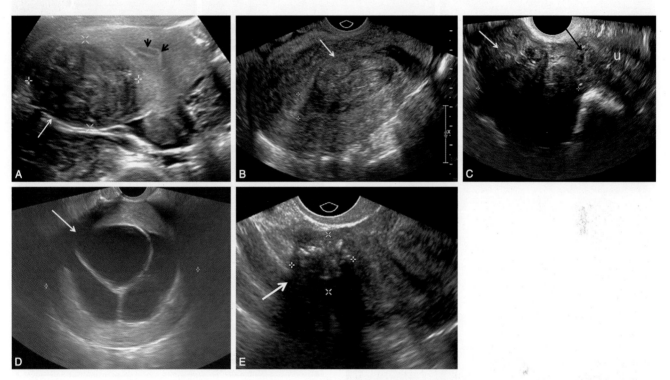

图 29-30　各种子宫肌瘤。A. 经腹超声检查显示较大不均质壁间子宫肌瘤(箭头和游标卡尺)远离子宫内膜(短的黑色箭头)的,周边环绕较薄的子宫肌层。B. 黏膜下子宫肌瘤(箭头)使子宫内膜分离(游标卡尺)。C. 位于宫底(u)的外生型带蒂子宫肌瘤与附件区实性包块类似(白色箭头和游标卡尺)。注意连接子宫和子宫肌瘤之间的桥接软组织蒂(黑色箭头)。D. 子宫横切面(游标卡尺)显示子宫肌瘤大面积囊性变(箭头)。E. 具有强回声灶的子宫肌瘤(箭头和游标卡尺),提示粗大钙化

其他影像学检查方法

　　一般情况下,经阴道和经腹超声检查相结合足以评估大多数子宫肌瘤,但其他成像技术有时对诊断也有帮助。若子宫肌瘤为多发性且较大,由于声衰减的影响,超声检查可能会受到限制,难以识别子宫内膜,无法对疾病进行准确评估。若合并子宫腺肌病也难以诊断。在手术或非手术治疗之前需要详细地描述子宫肌瘤的大小和位置。宫腔声学造影可以评估黏膜下子宫肌瘤,有助于确定宫腔相对于宫壁的扩张程度,这会影响手术方法的选择[138](图 29-31)。3D 超声在这方面会有所帮助。通常 MRI 在手术治疗前能够明确子宫肌瘤的大小和位置[139,140],确定患者是否适合行子宫动脉栓塞术(UAE)和其他治疗方案[141~143](图 29-32)。随着微创治疗技术的不断发展,如 MRI 引导经皮冷冻消融(cryoablation)和超声聚集消融(ablation)[144],MRI 的

作用逐渐增大。

子宫平滑肌脂肪瘤

　　子宫平滑肌脂肪瘤(lipoleiomyoma)是一种不常见的子宫肌瘤亚型,其发病率为 0.03%~0.2%[145]。该肿瘤含有数量不等的中胚层组织,包括脂肪、平滑肌和纤维组织。平滑肌脂肪瘤由异位在子宫内的原始脂肪细胞、原始结缔组织或间叶组织(mesenchymal)的脂肪细胞分化所致,或者是肌层或结缔组织内脂肪化生所致[146,147]。临床表现与典型的子宫肌瘤基本相同。脂肪平滑肌瘤的声像表现根据脂肪,肌肉和结缔组织的含量而不同。由于这些病变中含有脂肪组织,在超声检查中通常表现为高回声肿块,后方常伴回声衰减[145,148,149](图 29-33)。主要与卵巢成熟性囊性畸胎瘤相鉴别,是最常见的女性盆腔内含脂肪的肿块。当肿块的来源不确定时,CT 或 MRI 有助于诊断[148~150]。

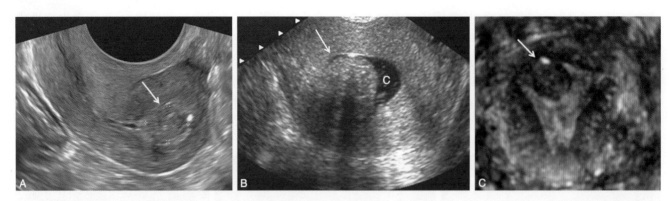

图 29-31　黏膜下子宫肌瘤。A. 经阴道超声显示黏膜下子宫肌瘤（箭头和游标卡尺）相对于子宫肌层呈等回声，似来源于后倾子宫的宫底处并凸入宫腔。B. 盐水灌注超声检查（c）显示部分凸入宫腔的黏膜下肌瘤（箭头），后方伴声影。C. 三维冠状切面超声图像显示子宫肌瘤（箭头）与内膜的关系，证实子宫肌瘤大部分位于宫腔

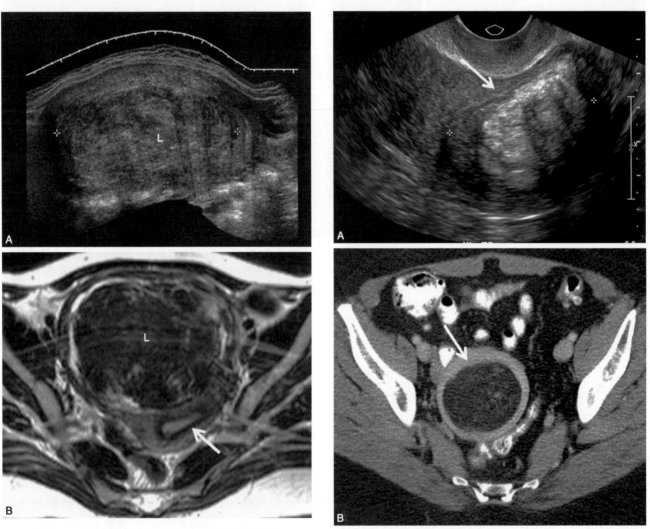

图 29-32　巨大肌壁间子宫肌瘤。A. 超声宽景成像显示巨大（18.3cm）子宫肌瘤（L 和游标卡尺）占据子宫的大部分位置。子宫内膜显示不清，无法确定子宫肌瘤与内膜的关系。B. MRI 轴位 T2 加权成像显示巨大肌壁间子宫肌瘤（L）。子宫内膜呈高信号（箭头），内膜受压稍向后移位

图 29-33　子宫平滑肌脂肪瘤。A. 高回声肿块位于肌壁间，呈小叶状（箭头和游标卡尺）。B. CT 证实低密度脂肪影位于肿块内部（箭头），确诊为肌壁间平滑肌脂肪瘤

子宫肌瘤的急性并发症

虽然子宫肌瘤主要引起慢性症状,但与其相关的并发症可能会引起急性盆腔痛。子宫肌瘤可能发生各种类型的良性退行性变,最常见的是由肌纤维周围的黏多糖沉积造成透明变性。一种急性退行性变为红色样变(肉样变性)。这种情况发生在子宫肌瘤急性梗死时,引起严重急性剧烈盆腔疼痛并伴局部腹膜刺激征[151],可能与其他脏器病变如阑尾炎类似(图 29-34)。这种退行性变主要发生在孕期,孕期子宫肌瘤可因激素水平影响而快速生长和发生出血性梗死,或者在分娩后,激素水平迅速下降也可发生这种情况。约有 5%子宫肌瘤病史的孕妇出现临床症状和超声可见的退行性变[132]。退行性变的子宫肌瘤破裂是一种罕见的并发症,可能导致急腹症和危及患者生命的内出血[152,153]。

如果带蒂子宫肌瘤发生蒂扭转,也可出现急性腹痛,与卵巢蒂扭转类似[152]。超声检查可显示一个与卵巢分离的少血供或无血供的肿块,偶可见螺旋状或"鸟嘴状"(beaked)的蒂。带蒂(on a stalk)的黏膜下肌瘤可自宫腔凸入宫颈管或阴道内,与"流产"或脱垂的肿块类似[154]。在一项系列研究中,大约 2.5%的黏膜下肌瘤会出现这种并发症[155]。脱出的子宫肌瘤可能发生蒂扭转导致梗死,此时具有反复感染的风险。通常,因阴道大量出血,盆腔检查的效果是有限的,在这种情况下,盆腔超声可有助于诊断该病。超声检查时,宫颈管或阴道内显示周界清晰的实性肿块[156](图 29-35),将阴道探头稍后退或经会阴扫查有助于观察阴道内肿块。由于出血、水肿和退行性变,这些肿块可呈强回声或不均质回声。针对性的彩色多普勒超声检查可显示子宫肌瘤的血管茎或蒂(图 29-35B)。另一些宫腔内

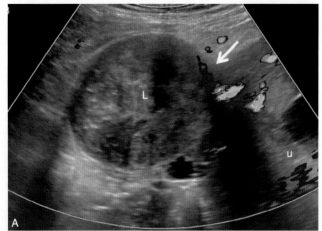

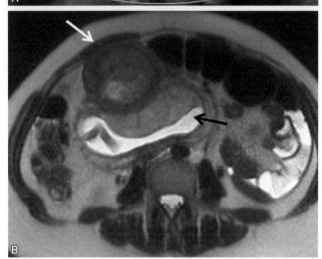

图 29-34　右下腹疼痛的孕期妇女,外生型子宫肌瘤退行性变,最初诊断为阑尾炎。A. 经腹超声检查显示一个外生型子宫肌瘤(L),血管桥征(箭头)证实其来源于妊娠子宫(u)。由于子宫肌瘤出血性退行性变,其内未检测到血流信号。B. MRI 成像用来评估是否患阑尾炎。轴位 T2 加权像显示由于子宫肌瘤退行性变导致的子宫肌瘤内(白色箭头)回声不均,信号强度增加。外生型子宫肌瘤位于妊娠子宫(黑色箭头)的前方

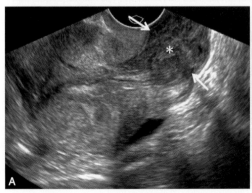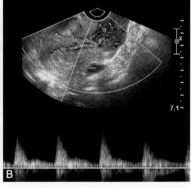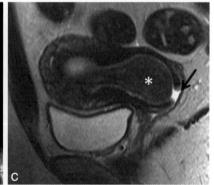

图 29-35　黏膜下子宫肌瘤娩出患者伴盆腔疼痛和阴道出血。A. 娩出的子宫肌瘤(星号)使宫颈张开,经宫颈管进入阴道上部(箭头)。B. 彩色和频谱多普勒超声显示血管蒂内有动脉血流。C. 另一位患者的 MRI 矢状位 T2 加权成像显示娩出的子宫肌瘤(星号)使宫颈管扩张。需注意扩张的宫颈外口处高信号的液体(箭头)

子宫内膜肿物也会脱出,如息肉和恶性肿瘤。如果超声检查不能明确诊断,MRI 有助于进一步评估[157,158](图 29-35C),特别是在确定子宫肌层受累程度和蒂的宽度时,这些声像特征可能会改变手术方式。

患者可能在子宫动脉栓塞术后出现疼痛,约 40%的女性发生栓塞术后综合征(postembolization syndrome),包括发热、盆腔疼痛和阴道分泌物,这种情况通常在术后 24~48 小时内消退[159]。子宫动脉栓塞术后的子宫肌瘤超声表现是多变的[159~162]。术后子宫肌瘤内可见到气体,认为这是由于组织梗死和坏死导致气体填充潜在的腔隙所致。仅有气体存在不提示感染。然而,了解患者症状和临床表现之间的关系至关重要,目的是能够及时诊断继发感染和评估肌瘤化脓(化脓性子宫肌瘤)的发展趋势,这可能是一个属于危及生命的紧急情况,可导致感染性休克并需要紧急行子宫切除术。超声表现包括为具有内部回声且边界不清的肿块和气体的存在所造成的混响伪影[163](图 29-36),CT 可对其相关的并发症进行评估,如盆腔脓肿、子宫破裂或卵巢静脉脓毒性血栓性静脉炎(thrombophlebitis)。

恶性子宫肿瘤

虽然做出子宫肌瘤的诊断通常来说比较容易,但有时也会遇到恶性子宫肿瘤,如平滑肌肉瘤、癌肉瘤(恶性混合性中肾旁管肿瘤)、子宫内膜间质肉瘤或不确定来源的潜在恶性的平滑肌肿瘤(smooth muscle tumor of uncertain malignant potential,STUMP)。子宫肉瘤非常罕见,占子宫癌的 3%~6%[164,165]。常发生于老年患者,表现为异常阴道出血,逐渐增大的盆腔肿块和盆腔疼痛。尽管这些症状与良性子宫肌瘤相似,绝经后妇女在没有激素替代治疗的情况下,肌瘤快速增大应予以重视。

由于恶性肿瘤与良性子宫肌瘤的超声表现之间存在诸多重叠,那么临床症状对于诊断尤为重要。良性子宫肌瘤存在其他类型,如富细胞性子宫平滑肌瘤,超声表现亦可不典型[166]。疑似平滑肌肉瘤典型的超声表现包括单个肌瘤明显增大、发生大面积囊性变/坏死、边界不清、边缘呈浸润性、外周和中心部血管收缩期峰值血流速度增快[167~169](图 29-37)。

MRI 有助于显示病变的浸润性质和不规则的边缘,并可发现子宫外转移。虽然影像特征与那些良性子宫肿瘤具有明显重叠[170~173],但子宫恶性肿瘤通常在 T2 加权像也具有较高的信号强度。坏死区比较大,出血导致 T1 信号强度增加,增强扫描强化明显。近年

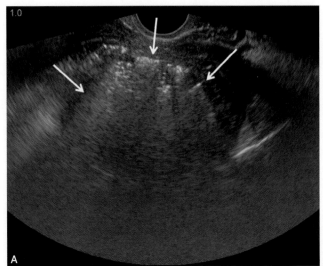

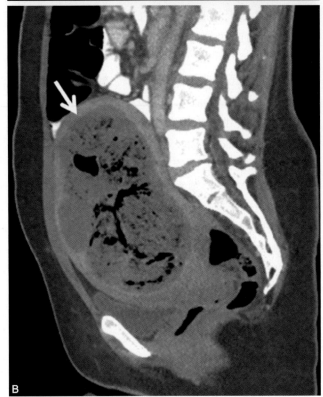

图 29-36　子宫动脉栓塞术后 2 周,感染和子宫肌瘤梗死(肌瘤化脓)引起患者发热、阴道分泌物和盆腔疼痛。A. 经阴道超声检查显示子宫内巨大肿块,表现为后方伴声影的强回声灶(箭头)以及气体所致的混响伪影。B. CT 矢状位重建图像显示巨大平滑肌瘤(箭头)伴广泛梗死和气体灶。患者立即急诊行子宫切除术

来,弥散加权成像(DWI)在鉴别良性和恶性子宫肿瘤中的作用已突显[174,175]。遗憾的是,尽管为高端 MRI 技术,但声像图表现与良性子宫肌瘤仍具有诸多相似之处,特别是对于那些具有大面积变性和细胞亚型(图 29-38)的子宫肌瘤。目前正在进行很多这方面的研究,由于微创技术(包括腹腔镜、机器人手术和子宫肌

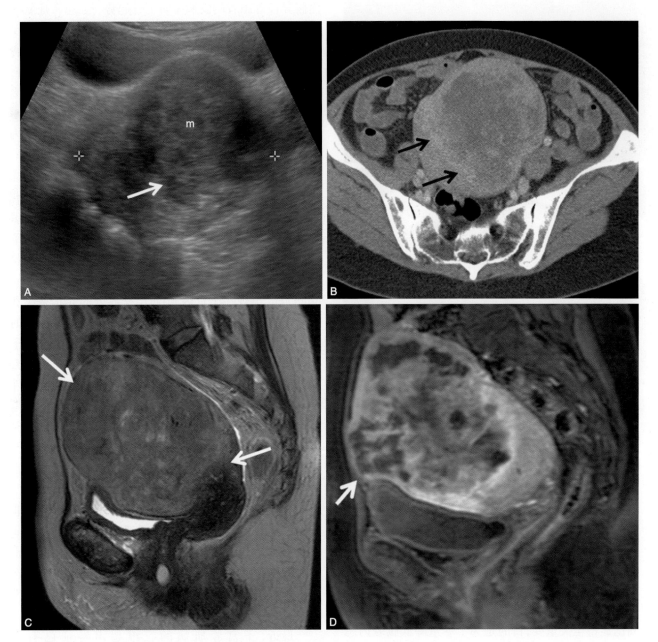

图 29-37　绝经后平滑肌肉瘤患者出现盆腔疼痛和盆腔肿块增大。A. 经腹超声显示来源于子宫(游标卡尺)的巨大肿块，部分呈外生性(m)。肿块(箭头)边缘不规则。B. 增强 CT 扫查显示肿块(箭头)浸润毗邻的子宫肌层。C. T2 加权磁共振(MR)矢状位显示巨大子宫肿块内部不均质的高信号(箭头。病变边缘与子宫肌层分界不清,提示肿块具有浸润性。D. T1 加权脂肪抑制增强 MRI 矢状位显示含坏死区域的肿块呈不均质回声增强,边界不规则并累及腹壁腹侧(箭头)

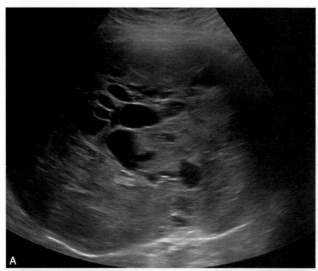

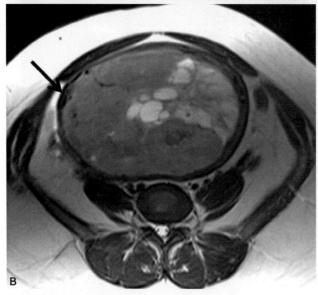

图 29-38　与子宫平滑肌肉瘤声像图类似的富细胞性子宫平滑肌细胞瘤。A. 超声检查显示子宫内一个巨大的以实性为主的肿块，边界不清，形态不规则，内含囊性区域。B. MRI 轴位显示不均质的区域，T2 加权显示信号增强，与坏死/囊性变部位一致。疑似子宫肌层浸润（箭头）。然而子宫肌瘤切除术（剔除术）中发现其为良性富细胞性子宫平滑肌细胞瘤

瘤剔除术）应用的不断推广，术前即对肿瘤进行鉴别诊断已显得至关重要，目的是为了尽量降低腹腔内恶性肿瘤的转移风险[176]。

子宫腺肌病

　　子宫腺肌病（adenomyosis）以非肿瘤性子宫内膜腺体和间质异位于子宫肌层内为特点，病变周边存在肥大的平滑肌[177]。其发病机制尚不明确，但某种程度上与子宫内膜和子宫肌层交界处基底膜的缺失或缺陷有关，基底层子宫内膜可过度侵入子宫肌层[178]。其危

险因素包括使基底膜受损的手术，如诊刮术（dilation and curettage，D&C），激素、遗传和免疫因素对疾病的产生也起一定作用[178]。该病的实际发病率尚不清楚，据估计，在一般女性人群中其发病率为 20%~30%，高达 70% 的子宫切除标本中发现该病[136]。据统计，子宫内膜异位症患者的发病率有上升趋势[179]。患者症状无特异性，常表现为子宫压痛和体积增大，痛经（dysmenorrhea）和月经量过多（menorrhagia），多发于年长的育龄女性。子宫腺肌病可呈弥漫性，也可以局限于子宫局部肌层（腺肌瘤）。过去，子宫切除术被认为是根治性手术；然而，目前该病治疗已演变为药物治疗和手术治疗两种，包括选择保留子宫，如病灶切除术、子宫内膜消融术、UAE 和 MRI 引导的高频超声聚焦[136]。

　　超声检查是诊断子宫腺肌病的首选影像学检查方法。子宫腺肌病的二维灰阶超声检查表现为弥漫性或不对称性子宫增大，子宫肌层回声不均匀，回声增强区与异位的子宫内膜组织一致，回声减弱部位为子宫平滑肌细胞增生，子宫肌层内低回声线性条纹呈放射状贯穿整个受累区域，呈"雨淋"征或"百叶窗"（venetian blind）样，出现在子宫内膜-肌层交界处的线状条纹和子宫内膜下晕增宽（图 29-39）[180~186]。子宫肌层较小的囊肿为扩张的腺体或出血灶。子宫内膜假性增宽，子宫内膜-肌层交界模糊不清。在 Kepkep 等的一项研究中[187]，根据子宫内膜下方线样低回声来诊断的准确性最高。彩色和能量多普勒超声检查常见弥漫性血流信号增多，而没有粗大的供血血管。在一项包括 14 个研究的荟萃分析中，对 1898 名接受超声检查的女性进行子宫病变的评估，结果显示经阴道超声检查诊断子宫腺肌病的敏感度和特异性分别为 82.5% 和 84.6%[188]。然而，如果子宫腺肌病患者合并子宫肿瘤，如子宫肌瘤，采用经阴道超声检查可能会受到限制。另一项研究显示，对于子宫肌瘤患者，经阴道超声检查诊断子宫腺肌病的敏感度和特异性分别为 33.3% 和 78%，而在那些未患子宫肌瘤患者中诊断子宫腺肌病，其灵敏性和特异性分别为 97.8% 和 97.1%[189]。

　　最近，子宫腺肌病的三维超声特征已有报道[186,190]。三维重建的冠状切面显示子宫内膜下晕为围绕内膜的低回声区域。罹患子宫腺肌病时子宫内膜下晕被高回声的子宫内膜破坏和浸润。超声检查时能够测量子宫内膜下晕的厚度，这将有助于诊断子宫腺肌病，正如 MRI 描述的[186,190]一样。

　　子宫腺肌病和子宫肌瘤在临床症状和影像学方面存在诸多重叠。事实上，子宫腺肌病与子宫肌瘤在声像图上的混淆是超声检查诊断该病最常见的影响因

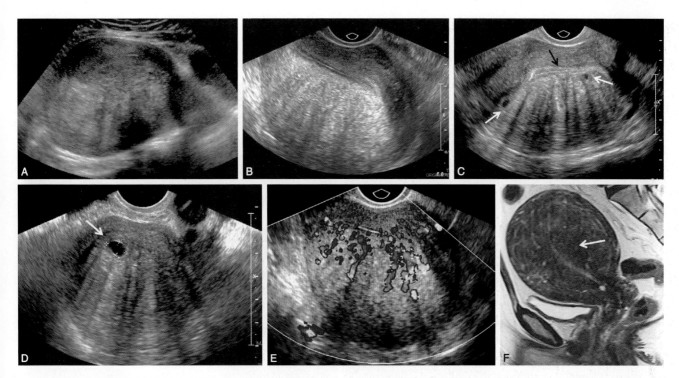

图 29-39　子宫腺肌病的超声表现。A. 经腹超声矢状切面显示子宫球形增大、回声不均匀，后壁肌层不对称性增厚。B. 另一患者，经阴道超声矢状切面显示前壁肌层不对称性增厚，内部回声明显不均匀，低回声线样条纹及声影。子宫内膜厚度测量（游标卡尺）。子宫后倾。C. 第三个患者，经阴道超声扫查显示后壁肌层回声不均匀，显示小囊肿（白色箭头）和线样条纹。注意"梳状"或"百叶窗"样回声。子宫内膜后方的子宫肌层回声异常（黑色箭头）。D. 较大的子宫肌层囊肿（箭头和游标卡尺），肌层呈不对称性增厚、回声不均匀及"梳状"声影。E. 彩色多普勒超声成像显示非对称增厚的后壁肌层内见弥漫性丰富的血流信号。F. 另一个弥漫性子宫腺肌病患者，磁共振矢状位 T2 加权像显示结合区域呈弥漫性明显增厚（箭头）以及散在的微小高信号区域

素。疾病不同其治疗方法亦不同，因此鉴别该病至关重要。尤其是对于那些预行子宫肌瘤剔除术的患者，据报道超声声学造影鉴别这两种疾病的灵敏度为 80%~87%，特异性为 94%~98%[183,191,192]。与子宫肌瘤相比，局限性子宫腺肌瘤边界欠清，且不会改变子宫轮廓（图 29-40）。然而，如上所述，两者合并存在使得子宫腺肌病的诊断更加困难，这种情况的发生率高达 63%[199]。MRI 作为超声检查的辅助手段，据报道其准确性为 85%~95%，特异度为 67%~99%[180,182,186,194-196]。T2 加权序列矢状位 MRI 表现为弥漫性或局限性结合带增厚，厚度>12mm，结合带内病灶在 T2 加权像显示高信号，相应的 T1 加权像上的高信号为异位子宫内膜腺体出血。与子宫肌瘤相比，局限性腺肌瘤的占位效应不明显，T2 加权像显示高信号而被识别。子宫内膜异位囊肿（囊性子宫腺肌病）是子宫腺肌病的罕见病变类型，其表现与子宫腺肌瘤类似，肌层内出血性囊肿为其特征性表现，偶发于宫腔[197,198]。

宫内节育器异位

　　宫内节育器（intrauterine device，IUD）是世界范围内使用最广泛的可逆性避孕方法之一，在美国 5.6% 女性选择该种避孕方法[199]，超声可对宫内节育器的位置及其并发症进行评估。铜 T-380A（Para-Gard；Barr Pharmaceuticals，Montvale，NJ）IUD 通常具有一个直柄和横杆（a straight shaft and crossbars），形状像一个"7"或"T"，表现为强回声并后方伴声影，两侧臂和柄均容易被识别（图 29-41）。含有激素的宫内节育器也得到广泛应用，最常见的是带有内部储存器的宫内节育器，其内含有人工孕激素左炔诺黄体酮（progestogen-levonorgestrel）。曼月乐（mirena）（Bayer Healthcare Pharmaceuticals，Wayne，NJ）IUD 在美国使用最普遍，带有含硫酸钡（barium sulfate）的 T 形聚乙烯（polyethylene）框架，具有 2 个侧臂。虽然这种类型的节育器具有典型的振铃效应，但超声检出时仍然难以显示，尤其是横杆[200]。该节育器的柄应位于宫腔中央，横杆恰好位于宫底下方的内膜处[201]。宫内节育器的并发症包括断裂、旋转、迁移到子宫肌层、下移至子宫下段、下移至宫颈或穿透肌层进入腹腔和自宫腔脱落。IUD 位置异常可导致避孕效果减弱，也可引起盆腔疼痛和异常阴道出血。

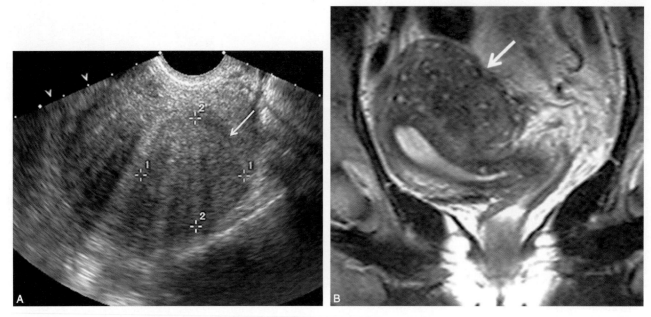

图 29-40   与子宫肌瘤类似的局限性子宫腺肌病。A.经阴道超声检查提示,后壁肌层内的一个边界不清的低回声病灶(箭头和游标卡尺),无占位效应。需注意"梳状"声影位于该病灶后方,以及邻近的肌层内,看似与子宫肌瘤一样的子宫腺肌病。B.磁共振矢状位 T2 加权像证实为局限型子宫腺肌病,无子宫肌瘤

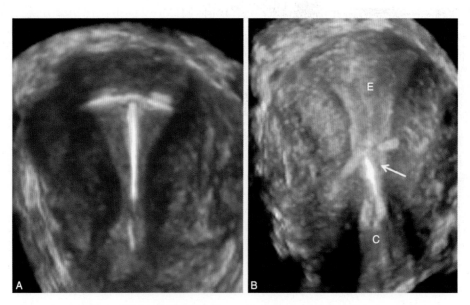

图 29-41   三维超声评估宫内节育器(IUD)。A.三维超声冠状切面显示宫腔内完好的 T 型铜制 IUD,位置正常。B.三维超声冠状切面显示 T 型铜制 IUD(箭头)位置异常,在子宫内较低位置,其侧臂嵌入肌层。C.为宫颈管;E 为子宫内膜腔

近年来,如果初步超声检查结果可疑,那么经阴道三维超声检查进行冠状切面重建已成为二维超声扫查技术的一个重要辅助手段(图 29-41)。在三维冠状切面诊断节育器位置最有效[200]。在重建的冠状切面上,IUD 可以完整显示柄和横杆。若宫内未能显示 IUD 时,腹部 X 线片或增强 CT 将有助于节育器定位。

盆腔疼痛的血管原因

盆腔淤血综合征

盆腔淤血综合征(pelvic congestion syndrome,PCS)是慢性盆腔疼痛的原因之一,可能是卵巢静脉瓣膜功能不全导致盆腔静脉回流障碍,盆腔静脉扩张迂曲,形成盆腔静脉曲张(varices)[204~207]。静脉回流障碍,如腹主动脉和肠系膜上动脉压迫左肾静脉(胡桃夹综合征)或右髂内动脉压迫左髂静脉(May-Thurner 综合征)以及激素因素可导致疼痛性盆腔静脉曲张[207]。患者年龄一般在 20~40 岁,在长期站立、负重之后或经前期使慢性盆腔疼痛、压痛、腹胀或下坠等症状加重。其他危险因素包括多产、子宫后倾和盆腔手术史。

超声是评估慢性盆腔疼痛的首选检查方法,在排除其他常见的原因,如子宫内膜异位症和平滑肌瘤时考虑 PCS。超声检查显示大量扩张的静脉与卵巢和子宫相邻,直径>5mm,弓状静脉扩张>5mm(特别是在看到静脉血管穿过子宫肌层并连接到扩张的盆腔静脉时)[208,209]。卵巢静脉扩张>6mm 伴反流是一个更直观的超声表现,但大多数患者超声检查难以发现。患者以站立位进行扫描有利于显示盆腔静脉[210]。血流速度和盆腔静脉曲张直径通常随着 Valsalva 动作增加。卵巢多囊改变也与盆腔淤血综合征有关。但是,并非所有患有盆腔静脉曲张的患者都会出现疼痛。据估计,有 40%~60% 的盆腔静脉曲张和反流的妇女发生 PCS[204,211,212]。对比增强 MR 静脉造影(MR venography,MRV)利用 MR 时间分辨技术可显示血液反流至性腺静脉[212~214]将有助于诊断该病。在自动注射钆(gadolinium)后,使用该项技术,可在一次屏气过程中对盆腔静脉系统进行自动检测和追踪(图 29-42)。静脉置管造影更具侵入性,通常只在干预前执行,但其为诊断该病的金标准。直接或间接硬化盆腔静脉使双侧卵巢静脉栓塞来治疗盆腔静脉曲张是目前最受欢迎的治疗方法[210,215]。支架置入术用来治疗解剖结构的异常。

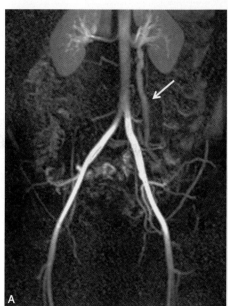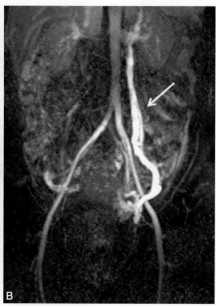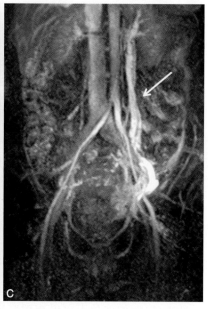

图 29-42　盆腔淤血综合征:时间分辨磁共振静脉造影。从 A 到 C,磁共振序列成像显示造影剂回流至左侧扩张的性腺静脉(箭头),伴显著的盆腔静脉曲张

性腺静脉血栓形成

性腺静脉血栓(gonadal vein thrombosis)患者常伴急性盆腔疼痛,脓毒性血栓性静脉炎(常见于产后、PID 或盆腔手术后患者),可伴发热和白细胞升高。卵巢静脉血栓性静脉炎在经阴道分娩妇女中的患病率<0.05%,剖宫产妇女患病为 1%~2%[216],多发于右侧性腺静脉,可能是因为右侧性腺静脉压力较大,而左侧卵

巢静脉因受到左肾静脉逆行血流的保护所致[13]。在右附件区和腰大肌区域,超声检查可见管状或迂曲的乏血供的血管结构与形成的静脉血栓相对应,常为无回声或低回声。也可延伸至下腔静脉。然而,这些结构在超声检查时因肠气干扰难以显示,特别是对于产后患者。通常增强 CT 或 MRI 可确诊该病并评估血栓范围,同时显示扩张的卵巢静脉内的血栓,此处血管壁增厚,回声增强并伴有周围炎症性反应[217](图 29-43)。

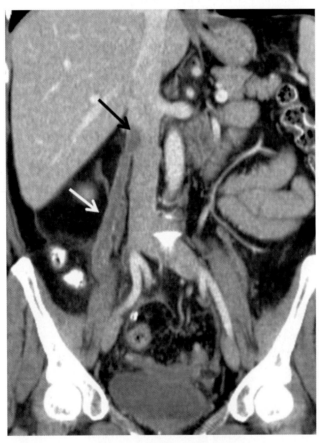

图 29-43　性腺静脉(睾丸(卵巢)静脉)血栓形成。对比增强 CT 冠状位图像重建,显示右侧性腺静脉(白色箭头)扩张并血栓形成,血栓延伸至下腔静脉(黑色箭头)

盆腔疼痛的非妇产科原因

超声检查对患有盆腔疼痛女性的主要作用是评估女性生殖道,但偶尔也可发现胃肠道或泌尿生殖道的异常。超声检查识别这些非妇产科因素不仅能够及时诊断,还能减少患者接受不必要的检查,减少不必要的辐射暴露和静脉穿刺造影术[218~220]。

急性阑尾炎

急性阑尾炎(acute appendicitis)是急性盆腔疼痛

最常见的非妇产科疾病的原因之一,也是引起右下腹疼痛最常见的胃肠道疾病。典型特征为初始脐周疼痛转移至右下腹,反跳痛,恶心,呕吐和白细胞升高。在成人患者中,CT 常作为诊断该病的金标准,对疑似阑尾炎的评估获得美国放射学会适宜性标准评分的最高分[221]。在 2006 年进行的 6 项前瞻性研究的荟萃分析中,与超声成像(敏感度 78%;95%CI,67%~86%;特异性 83%;95%CI,76%~88%)相比,CT 表现出较高的敏感度(91%;95%CI,84%~95%)和特异性(90%;95%CI,85%~94%)[222]。育龄女性术前接受 CT 检查使非阑尾炎患者行阑尾切除术的概率显著下降[223]。然而对于儿童、年轻女性和孕妇,超声检查常常是为了减少辐射暴露而作为首选检查方法。若超声检查结果在非孕期患者中尚不明确,那么往往会行 CT 检查;对于孕期患者 MRI 可作为备选检查方法。对疑似妊娠合并阑尾炎的 5 个病例进行荟萃分析,MRI 敏感度为 90.5%,特异性为 98.6%,阳性预测值为 90.4%,阴性预测值为 99.5%[224](图 29-44)。

在超声检查时,发炎的阑尾最好使用高频线阵探头(通常为 7~13MHz),在最大压痛点使用分级按压

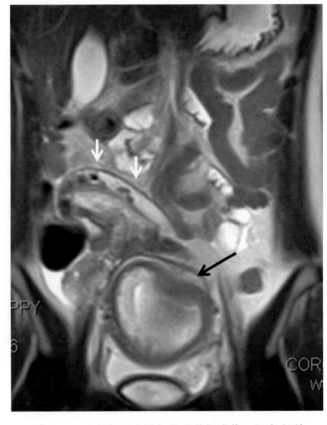

图 29-44　急性阑尾炎孕妇的磁共振成像。T2 加权单次激发快速自旋回波成像冠状位显示阑尾扩张充液(白色箭头),位于妊娠子宫上方(黑色箭头),多个低信号的充盈缺损符合阑尾结石。超声检查没有发现

手法进行观察。左侧卧位有助于观察盲肠后位的阑尾。发炎的阑尾管腔表现为扩张、不可压瘪和不蠕动的盲端管状结构,其外壁至外壁最大直径>6mm[225](图29-45)。将直径>6mm作为急性阑尾炎的诊断标准,其敏感性,特异性,阴性预测值和阳性预测值均为98%[226]。如果使用7mm作为正常上限,其特异性增加,而敏感性略有下降[218]。横切面显示典型的同心圆靶环征,即多层"肠"征。阑尾结石表现为管腔内圆形伴声影的强回声病灶。阑尾管壁充血是可变的,可作为一个次要指标来协助诊断。阑尾周围脂肪回声增强和血管分布增多提示炎症。阑尾周围脓肿表现为液体的聚集,可提示阑尾穿孔。

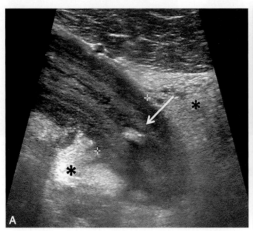
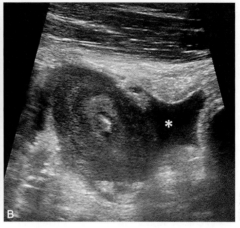

图 29-45　急性阑尾炎。A. 使用高频线阵探头在右下象限进行针对性超声检查,显示阑尾管壁增厚,管腔扩张(游标卡尺),高回声的阑尾结石位于管腔内并伴声影(箭头)。阑尾周围脂肪回声增强(星号),存在炎症。B. 横切面显示阑尾周边的积液(星号)

在经阴道超声检查时偶尔可看到发炎的阑尾[227](图29-46)。虽然无法对其进行按压,但其超声表现与经腹部扫查时观察到的特征相似。发炎的阑尾必须与发炎的输卵管相鉴别,有时这可能会是个挑战。然而,阑尾是一个盲端结构,具有高回声的黏膜下层和低回声肌层组成多层"肠"的征象。发炎的输卵管不是盲端,输卵管内壁增厚(呈"齿轮状"),具有不全分隔且走行迂曲(图29-18)。

阑尾黏液瘤是一种极为罕见的疾病,异常的黏液积聚在阑尾管腔内使其扩张[228,229]。可分为几种亚型,包括滞留性(单纯性)黏液囊肿、良性病变如子宫内膜异位病灶也可引起阑尾阻塞,或由其他与纤维化和黏蛋白滞留相关的病变造成。黏蛋白产生增多常见于黏膜增生而不是阑尾良性或恶性肿瘤(黏液性囊腺瘤,腺癌或类癌)。术前诊断该病至关重要,可以避免囊肿破裂和内容物的溢出导致腹腔假性黏液瘤。

阑尾黏液瘤可为一个充满液体的盲端管状或椭圆形结构被超声识别[230,231](图29-47)。其回声是可变的。已用洋葱皮征(onion skin sign)来描述其特征,是黏蛋白同心环形成的分层[232]。偶见囊壁钙化。黏液瘤有可能被误认为扩张的输卵管或附件囊性肿块混淆。CT或MRI轴位成像有助于明确肿块起源于和正常阑尾的缺失(图29-47B)。临床症状通常与急性阑尾炎不同,表现为慢性盆腔疼痛,可能触及肿块。然而,有

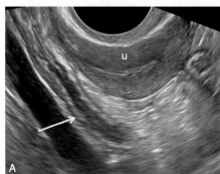
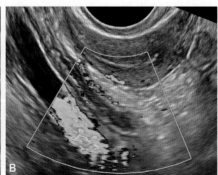
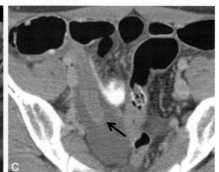

图 29-46　经阴道超声检查发现急性阑尾炎。A. 患者表现为"右下腹疼痛",临床怀疑附件病变。呈管状且具有盲端的阑尾扩张、充液(箭头),位于子宫右侧(u)。B. 彩色多普勒成像显示发炎的阑尾管壁充血。C. CT扫查证实为急性阑尾炎(箭头)

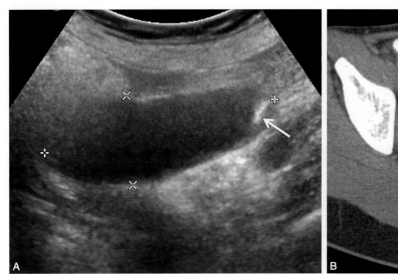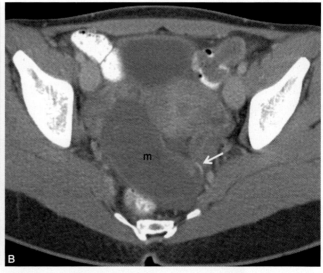

图 29-47　阑尾黏液瘤。A.经腹超声检查显示右下腹明显扩张的管状结构,远端为一盲端(游标卡尺),末端囊壁可见钙化(箭头)。B.对比增强 CT 轴位证实为黏液瘤(m),来源于盲肠底部,伴有囊壁钙化(箭头)

时阑尾黏液瘤可能发生急性感染,其特征与急性阑尾炎类似。当发现阑尾显著囊性扩张和囊壁钙化时可提示该病[233]。

急性憩室炎

憩室病(diverticulosis)是黏膜下层和黏膜层疝入肠壁肌层(假憩室)的获得性疝或累及肠壁全层的真性憩室,常为先天性。憩室病的患病率随患者年龄的增长而增加,据估计,年龄>80 岁的老年人 60%患憩室病[234],10%~20%的憩室病患者在憩室梗阻时导致憩室炎,憩室肿胀,局部缺血最终发生穿孔[235,236]。急性憩室炎(acute diverticulitis)常累及乙状结肠。患者常伴有左下腹痛,发热和白细胞升高。但急性憩室炎的临床表现与其他盆腔疾病相似,特别是盆腔炎。CT 对于疑似憩室炎患者通常是一个可选的影像学检查方法,因为它不仅可以确诊该病,还可以及时发现其他相关的并发症,如穿孔、脓肿、瘘管和肠梗阻[237]。然而,通过超声检查诊断急性憩室炎同样可靠,效果与 CT 完全一致,有人推荐超声检查作为一个备用的一线检查方法[238,239]。

为了评估憩室炎,超声检查通常采用 3.5~5.0MHz 的探头,其为高频线阵 5~12MHz 探头的一个补充,可采用分级按压方法进行检查。经阴道超声检查有时可发现发炎的结肠段。憩室炎的超声表现随其炎症程度的不同而有所变化[240,241]。最常见的表现是结肠壁的增厚并回声减低,中心部为高回声,肠壁有不同程度的充血(图 29-48)。有时可在最大压痛部位探及发炎的憩室,内含气体、液体、偶见肠石。邻近的肠系膜和大网膜回声增强,血管增多提示炎症。脓肿表现为结肠周围局限性积液,可显示强回声灶伴边界不清的声影,提示肠腔外气体。盆腔憩室炎可导致附件炎症,与盆腔炎类似(图 29-17)。CT 有助于确诊该病和明确其并发症,尤其是穿孔和脓肿形成,这需要立即进行手术或经皮介入治疗。

其他肠和肠系膜炎性疾病

肠脂垂炎(epiploic appendagitis)是一种良性炎症性疾病,累及肠脂垂。肠脂垂是被大肠表面浆膜层包绕的较小指状脂肪凸起,在乙状结肠和横结肠中大量存在。认为病因是由于网膜中央引流静脉的扭转或自发性血栓形成导致缺血性梗死,形成局部炎症。患者典型表现为急性发作的盆腔疼痛和局部压痛,不伴有白细胞升高或发热。这种自限性无需手术的症状可通过抗炎药物治疗,常在 5~7 天消退[242]。但其临床表现可能会与憩室炎、阑尾炎或妇科疾病类似,误诊将带来不必要的干预,包括手术。CT 表现已被充分描述,即结肠周围的一个卵圆形的脂肪密度影被外周炎性改变所包绕[242~245]。边界不清的圆形区域中央点状结构(中央点征)代表中央血管充血或血栓形成以及出血或纤维化。如果有毗邻的结肠壁增厚(不常见),将有助于区分原发性肠相关疾病与肠脂垂炎。超声检查时,在最大压痛部位[244~247](图 29-49),结肠和腹壁之间可见一个椭圆形或圆形实性脂肪组织肿块,不可压瘪。肿块周边显示纤细的低回声包膜。通常看不到结肠壁。

节段性网膜梗死(segmental omental infarction)同样可能由于网膜血管的扭转或自发性血栓形成而出

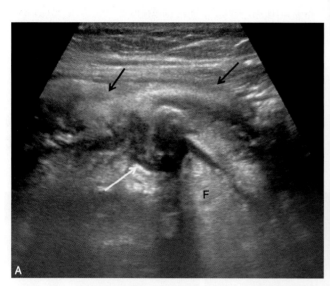
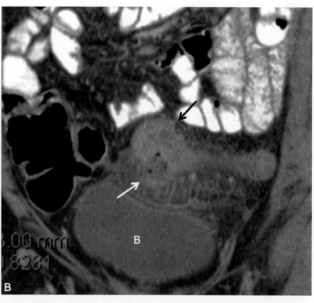

图 29-48　急性乙状结肠憩室炎患者,伴左下腹疼痛。A. 使用超声线阵探头检查左下腹,显示乙状结肠增厚(黑色箭头)。有一个含液体和碎屑的向外凸起的囊袋(白色箭头)提示憩室发炎。毗邻发炎的结肠周围脂肪组织(F)显示高回声。B. 对比增强 CT 冠状位重建显示发炎的憩室(白色箭头),肠壁增厚(黑色箭头),憩室炎位于毗邻的盆腔炎性脂肪组织中。B 为膀胱

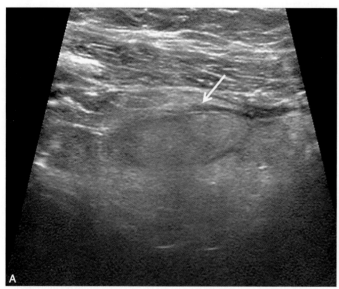
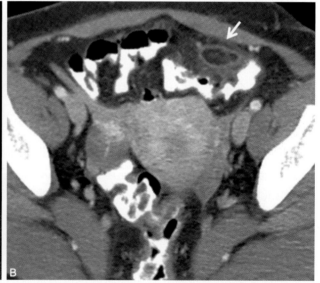

图 29-49　肠脂垂炎患者,伴左下腹疼痛。A. 使用高分辨率线阵探头,在最大压痛点处显示一个类似于肿块的椭圆形高回声(箭头),边缘为低回声。子宫和附件区正常(图中未显示)。B. 对比增强 CT 轴位确诊为肠脂垂炎。注意左下腹异常边缘增强及脂肪衰减(箭头)

现,两者临床表现类似。虽然存在诱发因素,但大多数病例是特发性的。这些梗死常位于右上腹和右下腹,可与胆囊炎或阑尾炎相似。也是一种良性自限性疾病。CT 显示边界不清的高密度网膜组织或者较多散在分布的脂肪组织密度影,网膜炎与其他肠道的炎症表现不同。超声检查时,可见一个高回声肿块位于患者不适和局部压痛处的网膜中心部位[244]。

肠炎或结肠炎的临床特征可能与其他盆腔疾病相同。肠炎或结肠炎时发炎肠管根据炎症的不同显示不同程度的回声增强和管壁充血增厚。也可观察到肠蠕动减少和肠系膜脂肪组织回声增加。梅克尔憩室(meckel diverticulum)表现为一个类盲袋样结构起自小肠,这使其难以与阑尾鉴别[248,249]。

梗阻性尿路疾病

肾绞痛患者常表现为突发剧烈腰痛和恶心;50%

的患者出现血尿。通常可根据临床表现做出诊断,可能需要影像学检查确诊或排除引起疼痛的其他原因,并制定合适的治疗方法(保守治疗和介入治疗)。如果出现严重的肾盂积水或结石直径>5mm,则很有可能需要介入手术[250,251]。对于成年人来说,低剂量非对比增强肾结石CT扫描方案是首选的影像学检查,因为它可以高度准确地识别和描述梗阻性输尿管结石以及相关的并发症,并且该操作规范在评估腰痛和疑似肾结石时获得了美国放射学会适宜性标准评分的最高分[252]。

CT诊断肾结石的敏感性和特异性分别为95%~96%,98%~100%,整体准确率达100%[253,254]。

由于肾绞痛的临床表现与妇科急腹症如卵巢蒂扭转或卵巢囊肿破裂类似,在很多机构通过盆腔超声检查评估盆腔疼痛,至少应包括对肾积水等的肾脏评估,尤其是在子宫或附件中未明确引起患者症状的原因时。当发现输尿管扩张时,应尽可能远地追踪扫查输尿管,明确梗阻的原因和部位(图29-50)。经阴道超声检查偶尔也可发现扩张的输尿管。

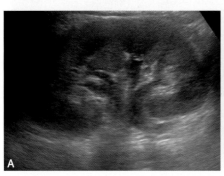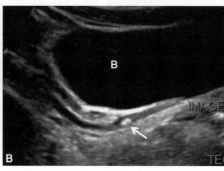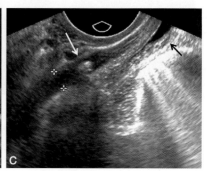

图29-50　尿路结石症患者,伴右侧盆腔疼痛。A.右肾灰阶超声矢状切面显示肾内集合系统轻度扩张。子宫和附件区正常(图中未显示)。B.经腹超声检查,利用充盈的膀胱(B)作为声窗,在轻度扩张充液的右侧输尿管远端显示结石回声(箭头)。C.经阴道超声检查,在扩张的输尿管远端(游标卡尺),即近输尿管-膀胱连接处显示一结石回声(白色箭头)。排空的膀胱(黑色箭头)

超声检查输尿管结石的敏感性取决于结石的大小和位置。近端输尿管结石靠近肾盂输尿管连接处,远端输尿管结石可将膀胱作为声窗而使其易于识别。经阴道超声检查容易检出远端输尿管结石,即邻近输尿管-膀胱连接处的结石[255]。然而,输尿管中段结石往往受肠道气体的干扰而显示困难。有报道称,超声诊断集合系统梗阻的敏感性是73%~100%[256]。梗阻征象包括肾盂积水,输尿管积水和输尿管口在膀胱内的喷尿消失等。除非找到输尿管结石,否则不能诊断为尿路梗阻性疾病,因为很多非梗阻性原因也可造成尿路扩张。

对于孕期患者和儿童,为了避免辐射,超声检查是一个很受欢迎的检查方法[256]。2014年的一项关于2700多例腰痛患者的队列研究,将患者随机分配至急诊科或放射科进行检查,在急诊科接受床旁即时超声检查,在放射科接受超声或CT检查,均为初次检查。研究结果显示,与CT检查相比,超声辐射较少,但对于高风险并发症的评估、严重副作用、疼痛评分、再次急诊科就诊或住院治疗等方面两者无显著性差异[257]。根据这些现有的数据,超声检查可能在评估疑似尿路结石症的非孕期患者中发挥较大作用。

总结

当怀疑妇科疾病时,盆腔超声检查是评估育龄期患者盆腔疼痛的一线影像学方法。超声检查常可明确诊断卵巢蒂扭转、出血性卵巢囊肿、子宫内膜异位囊肿、盆腔炎、子宫腺肌病、子宫肌瘤并发症和血管异常。另外,在对怀疑盆腔异常的患者行超声检查时,诸多引起盆腔疼痛的非妇科因素包括胃肠道和泌尿生殖系统疾病可能被确诊,同时,认识这些疾病也能够提高诊断速度,进而减少进一步检查。当超声检查不能明确诊断时,CT和MRI可作为有益的补充检查。

（刘云　张红彬　翻译　张红彬　李洁　审校）

参考文献

1. American College of Radiology: *ACR Appropriateness Criteria for Diagnostic Imaging: Acute Pelvic Pain in the Reproductive Age Group.* 2015. Available at <www.acr.org>
2. Hibbard LT: Adnexal torsion. *Am J Obstet Gynecol* 152:456–461, 1985.
3. Sasaki KJ, Miller CM: Adnexal torsion: review of the literature. *J Minim Invasive Gynecol* 21(2):196–202, 2014.
4. Albayram F, Hamper UM: Ovarian and adnexal torsion: spectrum of sonographic findings with pathologic correlation. *J Ultrasound Med*

20:1083–1089, 2001.

5. Chang HC, Bhatt S, Dogra VS: Pearls and pitfalls in diagnosis of ovarian torsion. *Radiographics* 28:1355–1368, 2008.

6. Cicchiello LA, Hamper UM, Scoutt LM: Ultrasound evaluation of gynecologic causes of pelvic pain. *Obstet Gynecol Clin North Am* 38:85–114, 2011.

7. Chiou SY, Lev-Toaff AS, Masuda E, et al: Adnexal torsion: new clinical and imaging observations by sonography, computed tomography and magnetic resonance imaging. *J Ultrasound Med* 26:1289–1301, 2007.

8. Ginath S, Shalev A, Keidar R, et al: Differences between adnexal torsion in pregnant and nonpregnant women. *J Minim Invasive Gynecol* 19:708–714, 2012.

9. Hasson J, Tsafrir Z, Azem F, et al: Comparison of adnexal torsion between pregnant and nonpregnant women. *Am J Obstet Gynecol* 202:536.e1, 2010.

10. Smorgick N, Pansky M, Feingold M, et al: The clinical characteristics and sonographic findings of maternal ovarian torsion in pregnancy. *Fertil Steril* 92(6):1983–1987, 2009.

11. Huchon C, Fauconnier A: Adnexal torsion: a literature review. *Eur J Obstet Gynecol Reprod Biol* 150:8–12, 2010.

12. Mazouni C, Bretelle F, Menard JP, et al: Diagnosis of adnexal torsion and predictive factors of adnexal necrosis. *Gynecol Obstet Fertil* 33:102–106, 2005.

13. Kamaya A, Shin L, Chen B, Desser TS: Emergency gynecologic imaging. *Semin Ultrasound CT MR* 29:353–368, 2008.

14. Graif M, Shalev J, Strauss S, et al: Torsion of the ovary: sonographic features. *AJR Am J Roentgenol* 143:1331–1334, 1984.

15. Lee EJ, Kwon HC, Joo HJ, et al: Diagnosis of ovarian torsion with color Doppler sonography: depiction of twisted vascular pedicle. *J Ultrasound Med* 17:83–89, 1998.

16. Houry D, Abbott JT: Ovarian torsion: a fifteen-year review. *Ann Emerg Med* 38:156–159, 2001.

17. Shadinger LL, Andreotti RF, Kurian RL: Preoperative sonographic and clinical characteristics as predictors of ovarian torsion. *J Ultrasound Med* 27(1):7–13, 2008.

18. Rousseau V, Massicot R, Darwish AA, et al: Emergency management and conservative surgery of ovarian torsion in children: a report of 40 cases. *J Pediatr Adolesc Gynecol* 21:201–206, 2008.

19. Sibal M: Follicular ring sign: a simple sonographic sign for early diagnosis of ovarian torsion. *J Ultrasound Med* 31:1803–1809, 2012.

20. Ben-Ami M, Perlitz Y, Haddad S: The effectiveness of spectral and color Doppler in predicting ovarian torsion. *Eur J Obstet Gynecol Reprod Biol* 104:64–66, 2002.

21. Mashiach R, Melamed N, Gilad N, et al: Sonographic diagnosis of ovarian torsion: accuracy and predictive factors. *J Ultrasound Med* 30:1205–1210, 2011.

22. Bar-On S, Mashiach R, Stockheim D, et al: Emergency laparoscopy for suspected ovarian torsion: are we too hasty to operate? *Fertil Steril* 93:2012–2015, 2010.

23. Hiller N, Appelbaum L, Simanovsky N, et al: CT features of adnexal torsion. *AJR Am J Roentgenol* 189:124–129, 2007.

24. Pena JE, Ufberg D, Cooney N, Denis AL: Usefulness of Doppler sonography in the diagnosis of ovarian torsion. *Fertil Steril* 73:1047–1050, 2000.

25. Fleischer AC, Stein SM, Cullinan JA, Warner MA: Color Doppler sonography of adnexal torsion. *J Ultrasound Med* 14:523–528, 1995.

26. Nizar K, Deutsch M, Filmer S, et al: Doppler studies of the ovarian venous blood flow in the diagnosis of adnexal torsion. *J Clin Ultrasound* 37:436–439, 2009.

27. Vijayaraghavan SB: Sonographic whirlpool sign in ovarian torsion. *J Ultrasound Med* 23:1643–1649, 2004.

28. Navve D, Hershkovitz R, Zetounie E, et al: Medial or lateral location of the whirlpool sign in adnexal torsion. *J Ultrasound Med* 32:1631–1634, 2013.

29. Valsky DV, Esh-Border E, Cohen SM, et al: Added value of the gray-scale whirlpool sign in the diagnosis of adnexal torsion. *Ultrasound Obstet Gynecol* 36:630–634, 2010.

30. Rha SE, Byun JY, Jung SE, et al: CT and MR imaging features of adnexal torsion. *Radiographics* 22:283–294, 2002.

31. Duigenan S, Oliva E, Lee SI: Ovarian torsion: diagnostic features on CT and MRI with pathologic correlation. *AJR Am J Roentgenol* 198:W122–W131, 2012.

32. Swenson DW, Lourenco AP, Beaudoin FL, et al: Ovarian torsion: case-control study comparing the sensitivity and specificity of ultrasonography and computed tomography for diagnosis in the emergency department. *Eur J Radiol* 83:733–738, 2014.

33. Kimura I, Togashi K, Kawakami S, et al: Ovarian torsion: CT and MR imaging appearances. *Radiology* 190(2):337–341, 1994.

34. Cornfeld D, Scoutt L: Torsion of a hyperstimulated ovary during pregnancy: a potentially difficult diagnosis. *Emerg Radiol* 14:331–335, 2007.

35. Gross M, Blumstein SL, Chow LC: Isolated fallopian tube torsion: a rare twist on a common theme. *AJR Am J Roentgenol* 185:1590–1592, 2005.

36. Harmon JC, Binkovitz LA, Binkovitz LE: Isolated fallopian tube torsion: sonographic and CT features. *Pediatr Radiol* 38:175–179, 2008.

37. Vijayaraghavan SB, Senthil S: Isolated torsion of the fallopian tube: the sonographic whirlpool sign. *J Ultrasound Med* 28:657, 2009.

38. Aydin R, Bildirein D, Polat AV: Isolated torsion of the fallopian tube with hydrosalpinx mimicking a multiloculated ovarian cyst: whirlpool sign on preoperative sonography and MRI. *J Clin Ultrasound* 42:45–48, 2014.

39. Bottomley C, Bourne T: Diagnosis and management of ovarian cyst accidents. *Best Pract Res Clin Obstet Gynaecol* 23(5):711–724, 2009.

40. Jain KA: Sonographic spectrum of hemorrhagic ovarian cysts. *J Ultrasound Med* 21:879–886, 2002.

41. Hatipoglu S, Hatipoglu F, Abdullayev R: Acute right lower abdominal pain in women of reproductive age: clinical clues. *World J Gastroenterol* 20(14):4043–4049, 2014.

42. Gupta N, Dadhwal V, Deka D, et al: Corpus luteum hemorrhage: rare complication of congenital and acquired coagulation abnormalities. *J Obstet Gynaecol Res* 33(3):376–380, 2007.

43. Brown DL: A practical approach to the ultrasound characterization of adnexal masses. *Ultrasound Q* 23(2):87–105, 2007.

44. Bourne TH, Hagstrom H-G, Hahlin B, et al: Ultrasound studies of vascular and morphological changes in the human corpus luteum during the menstrual cycle. *Fertil Steril* 65:753–758, 1996.

45. Yoffe N, Bronshtein M, Brandes J, Blumenfeld Z: Hemorrhagic ovarian cyst detection by transvaginal sonography: the great imitator. *Gynecol Endocrinol* 5(2):123–129, 1991.

46. Patel MD, Feldstein VA, Filly RA: The likelihood ratio of sonographic findings for the diagnosis of hemorrhagic ovarian cysts. *J Ultrasound Med* 24:607–614, 2005.

47. Swire MN, Castro-Aragon I, Levine D: Various sonographic appearances of the hemorrhagic corpus luteum cyst. *Ultrasound Q* 20:45–58, 2004.

48. Valentin L: Use of morphology to characterize and manage common adnexal masses. *Best Pract Res Clin Obstet Gynaecol* 18:71–89, 2004.

49. Patel MD: Pitfalls in the sonographic evaluation of adnexal masses. *Ultrasound Q* 28:29–40, 2012.

50. Okai T, Kobayashi K, Ryo E, et al: Transvaginal sonographic appearance of hemorrhagic functional ovarian cysts and their spontaneous regression. *Int J Gynaecol Obstet* 44:47–52, 1994.

51. Levine D, Brown DL, Andreotti RF, et al: Management of asymptomatic ovarian and other adnexal cysts imaged at US: Society of Radiologists in Ultrasound Consensus Conference Statement. *Radiology* 256(3):943–954, 2010.

52. Hertzberg BS, Kliewer MA, Paulson EK: Ovarian cyst rupture causing hemoperitoneum: imaging features and the potential for misdiagnosis. *Abdom Imaging* 24:304–308, 1999.

53. Bennett GL, Slywotzky CM, Giovanniello G: Gynecologic causes of acute pelvic pain: spectrum of CT findings. *Radiographics* 22(4):785–801, 2002.

54. Swart JE, Fishman EK: Gynecologic pathology on multidetector CT: a pictorial review. *Emerg Radiol* 15(6):383–389, 2008.

55. Kalish GM, Patel MD, Gunn ML, Dubinsky TJ: Computed tomographic and magnetic resonance features of gynecologic abnormalities in women presenting with acute or chronic pelvic pain. *Ultrasound Q* 23(3):167–175, 2007.

56. Comerci JT, Jr, Licciardi F, Bergh PA, et al: Mature cystic teratoma: a clinicopathologic evaluation of 517 cases and review of the literature. *Obstet Gynecol* 84:22–28, 1994.

57. Park SB, Kim JK, Kim KR, Cho KS: Imaging findings of complications and unusual manifestations of ovarian teratomas. *Radiographics* 28:969–983, 2008.

58. Soper DE: Pelvic inflammatory disease. *Obstet Gynecol* 116:419–428, 2010.

59. Velebil P, Wingo PA, Xia Z, et al: Rate of hospitalization for gynecologic disorders among reproductive-age women in the United States. *Obstet Gynecol* 86(5):764–769, 1995.

60. Haggerty CL, Ness RB: Diagnosis and treatment of pelvic inflammatory disease. *Womens Health* 4:383–397, 2008.

61. Timor-Tritsch IE, Lerner JP, Monteagudo A, et al: Transvaginal sonographic markers of tubal inflammatory disease. *Ultrasound Obstet Gynecol* 12:56–66, 1998.

62. Horrow MM, Rodgers SK, Naqvi S: Ultrasound of pelvic inflammatory disease. *Ultrasound Clin* 2(2):297–309, 2007.

63. Cacciatore B, Leminen A, Ingman-Friberg S, et al: Transvaginal sonographic findings in ambulatory patients with suspected pelvic inflammatory disease. *Obstet Gynecol* 80:912–916, 1992.

64. Bulas DI, Ahlstrom PA, Sivit CJ, et al: Pelvic inflammatory disease in the adolescent: comparison of transabdominal and transvaginal sonographic evaluation. *Radiology* 183:435–439, 1992.

65. Rezvani M, Shaaban AM: Fallopian tube disease in the nonpregnant patient. *Radiographics* 31(2):527–548, 2011.

66. Paik CK, Waetjen LE, Xing G, et al: Hospitalizations for pelvic inflammatory disease and tuboovarian abscess. *Obstet Gynecol* 107:611–616, 2006.

67. Tukeva TA, Aronen HJ, Karjalainen PT, et al: MR imaging in pelvic inflammatory disease: comparison with laparoscopy and US. *Radiology* 210(1):209–216, 1999.

68. Benjaminov O, Atri M: Sonography of the abnormal fallopian tube. *AJR Am J Roentgenol* 183(3):737–742, 2004.

69. Patel MD, Acord DL, Young SW: Likelihood ratio of sonographic findings in discriminating hydrosalpinx from other adnexal masses. *AJR Am J Roentgenol* 186(4):1033–1038, 2006.

70. Armstrong L, Fleischer A, Andreotti R: Three-dimensional volumetric songraphy in gynecology. An overview of clinical applications. *Radiol Clin North Am* 51:1035–1047, 2013.

71. Timor-Tritsch IE, Monteagudo A, Tsymbal T: Three-dimensional ultrasound inversion rendering technique facilitates the diagnosis of hydrosalpinx. *J Clin Ultrasound* 38:372–376, 2010.

72. Olive DL: Endometriosis. *N Engl J Med* 328:1759–1769, 1993.

73. Guidice LC: Endometriosis. *N Engl J Med* 362(25):2389–2398, 2010.

74. Burney RO, Giuduce LC: Pathogenesis and pathophysiology of endometriosis. *Fertil Steril* 98:511–519, 2012.

75. Eskenazi B, Warner ML: Epidemiology of endometriosis. *Obstet Gynecol Clin North Am* 24:235–258, 1997.

76. Meuleman C, Vandenabeele B, Fieuws S, Spiessens C: High prevalence of endometriosis in infertile women with normal ovulation and normospermic partners. *Fertil Steril* 92(19):68–74, 2009.

77. Sasson IE, Taylor HS: Stem cells and the pathogenesis of endometriosis. *Ann N Y Acad Sci* 1127:106–115, 2008.

78. Cornillie FJ, Oosterlynck D, Lauweryns JM, Kononckx PR: Deep infiltrating pelvic endometriosis: histology and clinical significance. *Fertil Steril* 53:978–983, 1990.

79. Koninckx PR, Ussia A, Adamyan L, et al: Deep endometriosis: definition, diagnosis, and treatment. *Fertil Steril* 98:564–571, 2012.

80. Chapron C, Fauconnier A, Vieira M, et al: Anatomical distribution of deeply infiltrating endometriosis: surgical implications and proposition for a classification. *Hum Reprod* 18(1):157–161, 2003.

81. Bhatt S, Kocakoc E, Dogra VS: Endometriosis: sonographic spectrum. *Ultrasound Q* 22:273–280, 2006.

82. Asch E, Levine D: Variations in appearance of endometriomas. *J Ultrasound Med* 26:993–1002, 2007.

83. Kupfer MC, Schwimmer SR, Lebovic J: Transvaginal sonographic appearance of endometriomata: spectrum and findings. *J Ultrasound Med* 11:129–133, 1992.

84. Patel MD, Feldstein VA, Chen DC, et al: Endometriomas: diagnostic performance of US. *Radiology* 210:739–745, 1999.

85. Bennett GL, Slywotzky CM, Cantera M, Hecht EM: Unusual manifestations and complications of endometriosis—spectrum of imaging findings: pictorial review. *AJR Am J Roentgenol* 194(6 Suppl): WS34–WS46, 2010.

86. Alcazar JL, Laparte C, Jurado M, et al: The role of transvaginal ultrasound combined with color velocity imaging and pulsed Doppler in the diagnosis of endometrioma. *Fertil Steril* 67:487–491,

1997.

87. Moore J, Copley S, Morris J, et al: A systematic review of the accuracy of ultrasound in the diagnosis of endometriosis. *Ultrasound Obstet Gynecol* 20:630–634, 2002.

88. Chamie LP, Blasbalg R, Pereira RM, et al: Findings of pelvic endometriosis at transvaginal US, MR imaging and laparoscopy. *Radiographics* 31(4):E77–E100, 2011.

89. Gougoutas CA, Siegelman ES, Hunt J, Outwater EK: Pelvic endometriosis: various manifestations and MR imaging findings. *AJR Am J Roentgenol* 175:353–358, 2000.

90. Kinkel K, Frei KA, Balleyguier C, Chapron C: Diagnosis of endometriosis with imaging: a review. *Eur Radiol* 16:285–298, 2006.

91. Togashi K, Nishimura K, Kimura I, et al: Endometrial cysts: diagnosis with MR imaging. *Radiology* 180(1):73–78, 1991.

92. Jenkins S, Olive DL, Haney AF: Endometriosis: pathogenetic implications of the anatomic distribution. *Obstet Gynecol* 67(3):335–338, 1986.

93. Hensen JH, Van Breda Vriesman AC, Puylaert JB: Abdominal wall endometriosis: clinical presentation and imaging features with emphasis on sonography. *AJR Am J Roentgenol* 186(3):616–620, 2006.

94. Horton JD, Dezee KJ, Ahnfeldt EP, Wagner M: Abdominal wall endometriosis: a surgeon's perspective and review of 445 cases. *Am J Surg* 196(2):207–212, 2008.

95. Aydin O: Scar endometriosis: a gynaecologic pathology often presented to the general surgeon rather than the gynaecologist—report of two cases. *Langenbecks Arch Surg* 392(1):105–109, 2007.

96. Gidwaney R, Badler RL, Yam BL, et al: Endometriosis of abdominal and pelvic wall scars: multimodality imaging findings, pathologic correlation and radiologic mimics. *Radiographics* 32(7):2031–2043, 2012.

97. Park SB, Kim JK, Cho KS: Sonography of endometriosis in infrequent sites. *J Clin Ultrasound* 36:91–97, 2008.

98. Wolf C, Obrist P, Ensinger C: Sonographic features of abdominal wall endometriosis. *AJR Am J Roentgenol* 169:916–917, 1997.

99. Francica G, Giardiello C, Angelone G, et al: Abdominal wall endometriomas near cesarean delivery scars: sonographic and color Doppler findings in a series of 12 patients. *J Ultrasound Med* 22(10):1041–1047, 2003.

100. Francica G, Scarano F, Scotti L, et al: Endometriomas in the region of a scar from cesarean section: sonographic appearance and clinical presentation vary with the size of the lesion. *J Clin Ultrasound* 37(4):215–220, 2009.

101. Benacerraf BR, Groszmann Y: Sonography should be the first imaging examination done to evaluate patients with suspected endometriosis. *J Ultrasound Med* 31:651–653, 2012.

102. Guerriero S, Ajossa S, Gerada M, et al: Diagnostic value of transvaginal "tenderness-guided" ultrasonography for the prediction of location of deep endometriosis. *Hum Reprod* 23:2452–2457, 2008.

103. Saba L, Guerriero S, Sulcis R, et al: MRI and "tenderness guided" transvaginal ultrasonography in the diagnosis of recto-sigmoid endometriosis. *J Magn Reson Imaging* 35:352–360, 2012.

104. Fratelli N, Scioscia M, Bassi E, et al: Transvaginal sonography for preoperative assessment of deep endometriosis. *J Clin Ultrasound* 41:69–75, 2013.

105. Grasso RF, DiGiacomo V, Sedati P, et al: Diagnosis of deep infiltrating endometriosis: accuracy of magnetic resonance imaging and transvaginal 3D ultrasonography. *Abdom Imaging* 35:716–725, 2010.

106. Bazot M, Thomassin I, Hourani R, et al: Diagnostic accuracy of transvaginal sonography for deep pelvic endometriosis. *Ultrasound Obstet Gynecol* 24:180–185, 2004.

107. Chamie LP, Pereira RM, Zanatta A, Serafini PC: Transvaginal US after bowel preparation for deeply infiltrating endometriosis: protocol, imaging appearances, and laparoscopic correlation. *Radiographics* 30(5):1235–1249, 2010.

108. Hudelist G, English J, Thomas AE, et al: Diagnostic accuracy of transvaginal ultrasound for non-invasive diagnosis of bowel endometriosis: systematic review and meta-analysis. *Ultrasound Obstet Gynecol* 37:257–263, 2011.

109. Holland TK, Cutner A, Saridogan E, et al: Ultrasound mapping of pelvic endometriosis: does the location and number of lesions affect the diagnostic accuracy? A multicentre diagnostic accuracy study. *BMC Womens Health* 13:43, 2013.

110. García-Velasco JA, Alvarez M, Palumbo A, et al: Rupture of an ovarian

endometrioma during the first trimester of pregnancy. *Eur J Obstet Gynecol Reprod Biol* 76:41–43, 1998.

111. Sait KH: Massive ascites as a presentation in a young woman with endometriosis: a case report. *Fertil Steril* 90:e17–e19, 2008.

112. Kubota T, Ishi K, Takeuchi H: A study of tubo-ovarian and ovarian abscesses, with a focus on cases with endometrioma. *J Obstet Gynaecol Res* 23:421–426, 1997.

113. Miyakoshi K, Tanaka M, Gabionza D, et al: Decidualized ovarian endometriosis mimicking malignancy. *AJR Am J Roentgenol* 171(6):1625–1626, 1998.

114. Sammour RN, Leibovitz Z, Shapiro I, et al: Decidualization of ovarian endometriosis during pregnancy mimicking malignancy. *J Ultrasound Med* 24:1289–1294, 2005.

115. Fruscella E, Testa AC, Ferrandina G, et al: Sonographic features of decidualized ovarian endometriosis suspicious for malignancy. *Ultrasound Obstet Gynecol* 24:578–580, 2004.

116. Machida S, Matsubara S, Ohwada M, et al: Decidualization of ovarian endometriosis during pregnancy mimicking malignancy: report of three cases with a literature review. *Gynecol Obstet Invest* 66:241–247, 2008.

117. Poder L, Coakley FV, Rabban JT, et al: Decidualized endometrioma during pregnancy: recognizing an imaging mimic of ovarian malignancy. *J Comput Assist Tomogr* 32:555–558, 2008.

118. Kawaguchi R, Tsuji Y, Haruta S, et al: Clinicopathologic features of ovarian cancer in patients with ovarian endometrioma. *J Obstet Gynaecol Res* 34:872–877, 2008.

119. Scully RE, Richardson GS, Barlow JF: The development of malignancy in endometriosis. *Clin Obstet Gynecol* 9:381–411, 1966.

120. Brinton LA, Gridley G, Persson I, et al: Cancer risk after a hospital discharge diagnosis of endometriosis. *Am J Obstet Gynecol* 176:572–579, 1997.

121. Wiegand KC, Shah SP, Al-Agha OM, et al: ARID1A mutations in endometriosis-associated ovarian carcinomas. *N Engl J Med* 363:1532–1543, 2010.

122. Tanaka YO, Yoshizako T, Nishida M, et al: Ovarian carcinoma in patients with endometriosis: MR imaging findings. *AJR Am J Roentgenol* 175:1423–1430, 2000.

123. Takeuchi M, Matsuzaki K, Uehara H, Nishitani H: Malignant transformation of pelvic endometriosis: MR imaging findings and pathologic correlation. *Radiographics* 26:407–417, 2006.

124. Kobyashi H, Sumimoto K, Kitanaka T, et al: Ovarian endometrioma-risk factors of ovarian cancer development. *Eur J Obstet Gynecol Reprod Biol* 138:187–193, 2008.

125. Vallerie AM, Lerner JP, Wright JD, Baxi LV: Peritoneal inclusion cysts: a review. *Obstet Gynecol Surv* 64(5):321–334, 2009.

126. Jain KA: Imaging of peritoneal inclusion cysts. *AJR Am J Roentgenol* 174:1559–1563, 2000.

127. Veldhuis WB, Akin O, Goldman D, et al: Peritoneal inclusion cysts: clinical characteristics and imaging features. *Eur Radiol* 23:1167–1174, 2013.

128. Moyle PL, Kataoka MY, Nakai A, et al: Nonovarian cystic lesions of the pelvis. *Radiographics* 30:921–938, 2010.

129. Laughlin SK, Schroeder JC, Baird DD: New directions in the epidemiology of uterine fibroids. *Semin Reprod Med* 28:204–217, 2010.

130. Ciavattini A, Di Giuseppe J, Stortoni P, et al: Uterine fibroids: pathogenesis and interactions with endometrium and endomyometrial junction. *Obstet Gynecol Int* 2013:173184, 2013.

131. Yoon SW, Lee C, Cha SH, et al: Patient selection guidelines in MR-guided focused ultrasound surgery of uterine fibroids: a pictorial guide to relevant findings in screening pelvic MRI. *Eur Radiol* 18:2997–3006, 2008.

132. Parker WH: Etiology, symptomatology, and diagnosis of uterine myomas. *Fertil Steril* 87:725–736, 2007.

133. Ueda H, Togashi K, Konishi I, et al: Unusual appearances of uterine leiomyomas: MR imaging findings and their histopathologic backgrounds. *Radiographics* 19(Spec No):S131–S145, 1999.

134. Munro MG, Critchley HO, Broder MS, et al: Group on Menstrual Disorders; FIGO classification system (PALM-COEIN) for causes of abnormal uterine bleeding in nongravid women of reproductive age. *Int J Gynecol Obstet* 113:3–13, 2011.

135. Fasih N, Prasad Shanbhogue AK, Macdonald DB, et al: Leiomyomas beyond the uterus: unusual locations, rare manifestations. *Radiographics* 28(7):1931–1948, 2008.

136. Shwayder J, Sakhel K: Imaging for uterine myomas and adenomyosis. *J Minim Invasive Gynecol* 21:362–366, 2014.

137. Madan R: The bridging vascular sign. *Radiology* 238:371–372, 2006.

138. Cohen LS, Valle RF: Role of vaginal sonography and hysterosonography in the endoscopic treatment of uterine myomas. *Fertil Steril* 73:197–204, 2000.

139. Parker WH: The utility of MRI for the surgical treatment of women with uterine fibroid tumors. *Am J Obstet Gynecol* 206(1):31–36, 2012.

140. Levens ED, Wesley R, Premkumar A, et al: Magnetic resonance imaging and transvaginal ultrasound for determining fibroid burden: implications for research and clinical care. *Am J Obstet Gynecol* 200(5):537.e1–537.e7, 2009.

141. Spielman AL, Keogh C, Forster BB, et al: Comparison of MRI and sonography in the preliminary evaluation for fibroid embolization. *AJR Am J Roentgenol* 187(6):1499–1504, 2006.

142. Rajan DK, Margau R, Kroll RR, et al: Clinical utility of ultrasound versus magnetic resonance imaging for deciding to proceed with uterine artery embolization for presumed symptomatic fibroids. *Clin Radiol* 66(1):57–62, 2011.

143. Omary RA, Vasireddy S, Chrisman HB, et al: The effect of pelvic MR imaging on the diagnosis and treatment of women with presumed symptomatic uterine fibroids. *J Vasc Interv Radiol* 13(11):1149–1153, 2002.

144. Levy G, Hill MJ, Beall S, et al: Leiomyoma: genetics, assisted reproduction, pregnancy and therapeutic advances. *J Assist Reprod Genet* 29:703–712, 2012.

145. Prieto A, Crespo C, Pardo A, et al: Uterine lipoleiomyomas: US and CT findings. *Abdom Imaging* 25:655–657, 2000.

146. Sieinski W: Lipomatous neometaplasia of the uterus. Report of 11 cases with discussion of histogenesis and pathogenesis. *Int J Gynecol Pathol* 8(4):357–363, 1989.

147. Scurry J, Hack M: Leiomyosarcoma arising in a lipoleiomyoma. *Gynecol Oncol* 39(3):381–383, 1990.

148. Dodd GD, III, Budzik RF: Lipomatous tumors of the pelvis in women: spectrum of imaging findings. *AJR Am J Roentgenol* 155:317–322, 1990.

149. Loffroy R, Nezzal N, Mejean N, et al: Lipoleiomyoma of the uterus: imaging features. *Gynecol Obstet Invest* 66:73–75, 2008.

150. Maebayashi T, Takekawa Y, Sasaki J, et al: Radiologic features of uterine lipoleiomyoma. *J Comp Assist Tomogr* 27:162–165, 2003.

151. Griffin Y, Sudigali V, Jacques A: Radiology of benign disorders of menstruation. *Semin Ultrasound CT MR* 31:414–432, 2010.

152. Gupta S, Manyonda IT: Acute complications of fibroids. *Best Pract Res Clin Obstet Gynecol* 23:609–617, 2009.

153. Takai H, Tani H, Matsushita H: Rupture of a degenerated uterine fibroid as a cause of acute abdomen: a case report. *J Reprod Med* 58:72–74, 2013.

154. Dicker D, Feldberg D, Dekel A, et al: The management of prolapsed submucous fibroids. *Aust N Z J Obstet Gynaecol* 26(4):308, 1986.

155. Ben-Baruch G, Schiff E, Menashe Y, et al: Immediate and late outcome of vaginal myomectomy for prolapsed pedunculated submucous myoma. *Obstet Gynecol* 72:858, 1988.

156. Sherer DM, Schwartz BM, Otero FJ, et al: Transvaginal sonographic depiction of aborting pedunculated intracavitary uterine leiomyoma. *J Clin Ultrasound* 27:405–408, 1999.

157. Kim JW, Lee CH, Kim KA, Park CM: Spontaneous prolapse of pedunculated uterine submucosal leiomyoma: usefulness of broccoli sign on CT and MR imaging. *Clin Imaging* 32(3):233–235, 2008.

158. Panageas E, Kier R, McCauley TR, McCarthy S: Submucosal uterine leiomyomas: diagnosis of prolapse into the cervix and vagina based on MR imaging. *AJR Am J Roentgenol* 159:555–558, 1992.

159. Verma SK, Gonsalves CF, Baltarowich OH, et al: Spectrum of imaging findings on MRI and CT after uterine artery embolization. *Abdom Imaging* 35(1):118–128, 2010.

160. Ghai S, Rajan DK, Benjamin MS, et al: Uterine artery embolization for leiomyomas: pre and postprocedural evaluation with US. *Radiographics* 25:1159–1176, 2005.

161. Kitamura Y, Ascher SM, Cooper C, et al: Imaging manifestations of complications associated with uterine artery embolization. *Radiographics* 25:S119–S132, 2005.

162. Vott S, Bonilla SM, Goodwin SC, et al: CT findings after uterine artery embolization. *J Comput Assist Tomogr* 24(6):846–848, 2000.

163. Abulafia O, Shah T, Salame G, et al: Sonographic features associated

with post-uterine artery embolization pyomyoma. *J Ultrasound Med* 29:839–842, 2010.

164. D'Angelo E, Prat J: Uterine sarcomas: a review. *Gynecol Oncol* 116:131–139, 2010.

165. Sutton G: Uterine sarcomas 2013. *Gynecol Oncol* 130:3–5, 2013.

166. Ip PP, Tse KY, Tam KF: Uterine smooth muscle tumors other than the ordinary leiomyomas and leiomyosarcomas: a review of selected variants with emphasis on recent advances and unusual morphology that may cause concern for malignancy. *Adv Anat Pathol* 17(2):91–112, 2010.

167. Exacoustous C, Romanin ME, Amadio A, et al: Can gray-scale and color Doppler sonography differentiate between uterine leiomyosarcoma and leiomyoma? *J Clin Ultrasound* 35:449–457, 2007.

168. Hata K, Hata T, Maruyama R, Hirai M: Uterine sarcoma: can it be differentiated from uterine leiomyoma with Doppler ultrasonography? A preliminary report. *Ultrasound Obstet Gynecol* 9(2):101–104, 1997.

169. Aviram R, Ochshorn Y, Markovitch O, et al: Uterine sarcomas versus leiomyomas: gray-scale and Doppler sonographic findings. *J Clin Ultrasound* 33(1):10–13, 2005.

170. Tanaka YO, Nishida M, Tsunoda H, et al: Smooth muscle tumors of uncertain malignant potential and leiomyosarcomas of the uterus: MR findings. *J Magn Reson Imaging* 20:998–1007, 2004.

171. Cornfeld D, Israel G, Martel M, et al: MRI appearance of mesenchymal tumors of the uterus. *Eur J Radiol* 74(1):241–249, 2010.

172. Goto A, Takeuchi S, Sugimura K, Maruo T: Usefulness of Gd-DTPA contrast-enhanced dynamic MRI and serum determination of LDH and its isozymes in the differential diagnosis of leiomyosarcoma from degenerated leiomyoma of the uterus. *Int J Gynecol Cancer* 12:354–361, 2002.

173. Shah SH, Jagannathan JP, Krajewski K, et al: Uterine sarcomas: then and now. *AJR Am J Roentgenol* 199:213–223, 2012.

174. Takeuchi M, Matsuzaki K, Nishitani H: Hyperintense uterine myometrial masses on T2-weighted magnetic resonance imaging: differentiation with diffusion-weighted magnetic resonance imaging. *J Comput Assist Tomogr* 33:834–837, 2009.

175. Sato K, Yuasa N, Fujita M, Fukushima Y: Clinical application of diffusion-weighted imaging for preoperative differentiation between uterine leiomyoma and leiomyosarcoma. *Am J Obstet Gynecol* 210:368, 2014.

176. AAGL Advancing Minimally Invasive Gynecology Worldwide: AAGL practice report: morcellation during uterine tissue extraction. *J Minim Invasive Gynecol* 21(4):517–530, 2014.

177. Matalliotakis IM, Kourtis AI, Panidis DK: Adenomyosis. *Obstet Gynecol Clin North Am* 30(1):63–82, 2003.

178. Benagiano G, Habiba M, Brosens I: The pathophysiology of uterine adenomyosis: an update. *Fertil Steril* 98(3):572–578, 2012.

179. Leyendecker G, Bilgicyildirim A, Inacker M, et al: Adenomyosis and endometriosis. Re-visiting their association and further insights into the mechanisms of auto-traumatisation. An MRI study. *Arch Gynecol Obstet* 291(4):917–932, 2015.

180. Reinhold C, Tafazoli F, Mehio A, et al: Uterine adenomyosis: transvaginal US and MR imaging features with histopathologic correlation. *Radiographics* 19:S147–S160, 1999.

181. Reinhold C, Atri M, Mehio A, et al: Diffuse uterine adenomyosis: morphological criteria and diagnostic accuracy of transvaginal sonography. *Radiology* 197(3):609–614, 1995.

182. Reinhold C, McCarthy S, Bret PM, et al: Diffuse adenomyosis: comparison of transvaginal US and MR imaging with histopathologic correlation. *Radiology* 199(1):151–158, 1996.

183. Fedele I, Bianchi S, Dorta M, et al: Transvaginal ultrasonography in the diagnosis of diffuse adenomyosis. *Fertil Steril* 58:94–97, 1992.

184. Brosens JJ, de Souza NM, Barker FG, et al: Transvaginal ultrasonography in the diagnosis of adenomyosis uteri: identifying the predictive characteristics. *Br J Obstet Gynaecol* 102:471–474, 1995.

185. Andreotti RF, Fleischer AC: The sonographic diagnosis of adenomyosis. *Ultrasound Q* 21(3):167–170, 2005.

186. Exacoustos C, Manganaro L, Zupi E: Imaging for the evaluation of endometriosis and adenomyosis. *Best Pract Res Clin Obstet Gynaecol* 28:655–681, 2014.

187. Kepkep K, Tuncay YA, Goynumer G, Tutal E: Transvaginal sonography in the diagnosis of adenomyosis: which findings are most accurate? *Ultrasound Obstet Gynecol* 30:341–345, 2007.

188. Meredith SM, Sanchez-Ramos L, Kaunitz AM: Diagnostic accuracy of transvaginal sonography for the diagnosis of adenomyosis: systematic review and metaanalysis. *Am J Obstet Gynecol* 201(1):107.e1–107.e6, 2009.

189. Bazot M, Cortez A, Darai E, et al: Ultrasonography compared with magnetic resonance imaging for the diagnosis of adenomyosis: correlation with histopathology. *Hum Reprod* 16(11):2427–2433, 2001.

190. Luciano DE, Exacoustos C, Albrecht L, et al: Three-dimensional ultrasound in diagnosis of adenomyosis: histologic correlation with ultrasound targeted biopsies of the uterus. *J Minim Invasive Gynecol* 20:803–810, 2013.

191. Botsis D, Kassanos D, Antonioc G, et al: Adenomyoma and leiomyoma: differential diagnosis with transvaginal sonography. *J Clin Ultrasound* 26(1):21–25, 1998.

192. Huang RT, Chou CY, Chang CH, et al: Differentiation between adenomyoma and leiomyoma with transvaginal ultrasonography. *Ultrasound Obstet Gynecol* 5(1):47–50, 1995.

193. Bromley B, Shipp TD, Benacerraf B: Adenomyosis: sonographic findings and diagnostic accuracy. *J Ultrasound Med* 19:529–534, 2000.

194. Ascher SM, Jha RC, Reinhold C: Benign myometrial conditions: leiomyomas and adenomyosis. *Top Magn Reson Imaging* 14(4):281–304, 2003.

195. Tamai K, Togashi K, Ito T, et al: MR imaging findings of adenomyosis: correlation with histopathologic features and diagnostic pitfalls. *Radiographics* 25(1):21–40, 2005.

196. Takeuchi M, Matsuzaki K: Adenomyosis: usual and unusual imaging manifestations, pitfalls and problem-solving MR imaging techniques. *Radiographics* 31(1):99–115, 2011.

197. Kataoka ML, Togashi K, Konishi I, et al: MRI of adenomyotic cyst of the uterus. *J Comput Assist Tomogr* 22(4):555–559, 1998.

198. Troiano RN, Flynn SD, McCarthy S: Cystic adenomyosis of the uterus: MRI. *J Magn Reson Imaging* 8(6):1198–1202, 1998.

199. Jones J, Mosher W, Daniels K: Current contraceptive use in the United States, 2006-2010, and changes in patterns of use since 1995. *Natl Health Stat Report* 60:1–25, 2012.

200. Reiner JS, Brindle KA, Khati NJ: Multimodality imaging of intrauterine devices with an emphasis on the emerging role of 3-dimensional ultrasound. *Ultrasound Q* 28(4):251–260, 2012.

201. Peri N, Graham D, Levine D: Imaging of intrauterine contraceptive devices. *J Ultrasound Med* 26:1389–1401, 2007.

202. Lee A, Eppel W, Sam C, et al: Intrauterine device localization by three-dimensional transvaginal ultrasonography. *Ultrasound Obstet Gynecol* 10(4):289–292, 1997.

203. Sakhel K, Benson CB, Platt LD, et al: Begin with the basics. Role of 3-dimensional sonography as a first-line imaging technique in the cost-effective evaluation of gynecologic pelvic disease. *J Ultrasound Med* 32:381–388, 2013.

204. Kuligowska E, Deeds L, Lu K: Pelvic pain: overlooked and underdiagnosed gynecologic conditions. *Radiographics* 25:3–20, 2005.

205. Beard RW, Highman JH, Pearce S, Reginald PW: Diagnosis of pelvic varicosities in women with chronic pelvic pain. *Lancet* 2:946–949, 1984.

206. Liddle AD, Davies AH: Pelvic congestion syndrome: chronic pelvic pain caused by ovarian and internal iliac varices. *Phlebology* 22(3):100–104, 2007.

207. Durham JD, Machan L: Pelvic congestion syndrome. *Semin Intervent Radiol* 30:372–380, 2013.

208. Park SJ, Lim LW, Ko YT, et al: Diagnosis of pelvic congestion syndrome using transabdominal and transvaginal sonography. *AJR Am J Roentgenol* 182:683–688, 2004.

209. Sharma K, Bora MK, Varghese J, et al: Role of transvaginal ultrasound and Doppler in diagnosis of pelvic congestion syndrome. *J Clin Diagn Res* 8(7):5–7, 2014.

210. Freedman J, Ganeshan A, Crowe PM: Pelvic congestion syndrome: the role of interventional radiology in the treatment of chronic pelvic pain. *Postgrad Med J* 86:704–710, 2010.

211. Belenky A, Bartal G, Atar E, et al: Ovarian varices in healthy female kidney donors: incidence, morbidity, and clinical outcome. *AJR Am J Roentgenol* 179(3):625–627, 2002.

212. Ganeshan A, Upponi S, Hon LQ, et al: Chronic pelvic pain due to pelvic congestion syndrome: the role of diagnostic and interventional radiology. *Cardiovasc Intervent Radiol* 30(6):1105–1111, 2007.

213. Pandey T, Shaikh R, Viswamitra S, Jambhekar K: Use of time resolved magnetic resonance imaging in the diagnosis of pelvic congestion syndrome. *J Magn Reson Imaging* 32:700–704, 2010.

214. Kim CY, Miller MJ, Merkle EM: Time resolved MR angiography as a useful sequence for assessment of ovarian vein reflux. *AJR Am J Roentgenol* 193(5):W458–W463, 2009.

215. Lopera J, Suri R, Kroma GM, et al: Role of interventional procedure in obstetrics/gynecology. *Radiol Clin North Am* 51(6):1049–1066, 2013.

216. Brown CE, Stettler RW, Twickler D, et al: Puerperal septic pelvic thrombophlebitis: incidence and response to heparin therapy. *Am J Obstet Gynecol* 181:143–148, 1999.

217. Twickler DM, Setiawan AT, Evans RS, et al: Imaging of puerperal septic thrombophlebitis: prospective comparison of MR imaging, CT and sonography. *AJR Am J Roentgenol* 169:1039–1043, 1997.

218. Baltarowich OH, Scoutt LM, Hamper UM: Nongynecologic findings on pelvic ultrasound. Focus on gastrointestinal diseases. *Ultrasound Q* 28:65–85, 2012.

219. Ackerman SJ, Irshad A, Anis M: Ultrasound for pelvic pain II: nongynecologic causes. *Obstet Gynecol Clin North Am* 38:69–83, 2011.

220. Scoutt L, Sawyers S, Bokhari J, et al: Ultrasound evaluation of the acute abdomen. *Ultrasound Clin* 2(3):493–523, 2007.

221. American College of Radiology: *ACR Appropriateness Criteria for Diagnostic Imaging: Right Lower Quadrant Pain—Suspected Appendicitis.* 2013. Available at <www.acr.org>.

222. Van Randen A, Bipat S, Zwinderman AH, et al: Acute appendicitis: meta-analysis of diagnostic performance of CT and graded compression US related to prevalence of disease. *Radiology* 249:97–106, 2008.

223. Coursey CA, Nelson RC, Patel MB, et al: Making the diagnosis of acute appendicitis: do more preoperative CT scans mean fewer negative appendectomies? A 10-year study. *Radiology* 254:460–468, 2010.

224. Blumenfeld YJ, Wong AE, Jafari A, et al: MR imaging in cases of antenatal suspected appendicitis—a meta-analysis. *J Matern Fetal Neonatal Med* 24(3):485–488, 2011.

225. Puylaert JB: Ultrasound of acute GI tract conditions. *Eur Radiol* 11(10):1867–1877, 2001.

226. Kessler N, Cyteval C, Gallix B, et al: Appendicitis: evaluation of sensitivity, specificity, and predictive values of US, Doppler US, and laboratory findings. *Radiology* 230:472–478, 2004.

227. Haider Z, Condous G, Ahmed S, et al: Transvaginal sonographic diagnosis of appendicitis in acute pelvic pain. *J Ultrasound Med* 25(9):1243–1244, 2006.

228. Carr NJ, McCarthy WF, Sobin LH: Epithelial noncarcinoid tumors and tumor-like lesions of the appendix. A clinicopathologic study of 184 patients with a multivariate analysis of prognostic factors. *Cancer* 75(3):757–768, 1995.

229. Higa E, Rosai J, Pizzimbono Ca, Wise L: Mucosal hyperplasia, mucinous cystadenoma, and mucinous cystadenocarcinoma of the appendix. A re-evaluation of appendiceal "mucocele." *Cancer* 32:1525–1541, 1973.

230. Kalu E, Croucher C: Appendiceal mucocele; a rare differential diagnosis of a cystic right adnexal mass. *Arch Gynecol Obstet* 271:86–88, 2005.

231. Papoutsis D, Protopappas A, Belitsos P, et al: Mucocele of the vermiform appendix misdiagnosed as an adnexal mass on transvaginal sonography. *J Clin Ultrasound* 40:522–525, 2012.

232. Caspi B, Cassif E, Auslender R, et al: The onion skin sign: a specific sonographic marker of appendiceal mucocele. *J Ultrasound Med* 23:117, 2004.

233. Bennett GL, Tanpitukpongse TP, Macari M, et al: CT diagnosis of mucocele of the appendix in patient with acute appendicitis. *AJR Am J Roentgenol* 192:W103–W110, 2009.

234. Jacobs DO: Clinical practice: diverticulitis. *N Engl J Med* 357:2057–2066, 2007.

235. Heise CP: Epidemiology and pathogenesis of diverticular disease. *J Gastrointest Surg* 12:1309–1311, 2008.

236. Stollman N, Raskin JB: Diverticular disease of the colon. *Lancet* 363:631–639, 2004.

237. Stoker J, van Randen A, Laméris W, Boermeester M: Imaging patients with acute abdominal pain. *Radiology* 253:31–46, 2009.

238. Helou N, Abdalkader M, Abu-Rustum RS: Sonography: first-line modality in the diagnosis of acute colonic diverticulitis? *J Ultrasound Med* 32:1689–1694, 2013.

239. Laméris W, van Randen A, Bipat S, et al: Graded compression ultrasonography and computed tomography in acute colonic diverticulitis: meta-analysis of test accuracy. *Eur Radiol* 18:2498–2511, 2008.

240. Puylaert JB: Ultrasound of colon diverticulitis. *Dig Dis* 30(1):56–59, 2012.

241. Vijayaraghavan SB: High-resolution sonographic spectrum of diverticulosis, diverticulitis, and their complications. *J Ultrasound Med* 25:75–85, 2006.

242. Almeida AT, Melao L, Viamonte B, et al: Epiploic appendagitis: an entity frequently unknown to clinicians—diagnostic imaging, pitfalls, and look-alikes. *AJR Am J Roentgenol* 193(5):1243–1251, 2009.

243. Singh AJ, Gervais DA, Hahn PF, et al: Acute epiploic appendagitis and its mimics. *Radiographics* 25:1521–1534, 2005.

244. van Breda Vriesman AC, Lohle PN, Coerkamp EG, Puylaert JB: Infarction of omentum and epiploic appendage: diagnosis, epidemiology, and natural history. *Eur Radiol* 9(9):1886–1892, 1999.

245. Rious M, Langis P: Primary epiploic appendagitis: clinical, US, and CT findings in 14 cases. *Radiology* 191:523–526, 1994.

246. Lee YC, Wang HP, Huang SP, et al: Gray-scale and color Doppler sonographic diagnosis of epiploic appendagitis. *J Clin Ultrasound* 29(3):197–199, 2001.

247. Danse EM, Van Beers BE, Baudrez V, et al: Epiploic appendagitis: color Doppler sonographic findings. *Eur Radiol* 11(2):183–186, 2001.

248. Kuzmich S, Howlett DC, Thust SC: Radiological features of Meckel's diverticulum and its complications. *Clin Radiol* 64:849–850, 2009.

249. Elsayes KM, Menias CO, Harvin HJ, Francis IR: Imaging manifestations of Meckel's diverticulum. *AJR Am J Roentgenol* 189:81–88, 2007.

250. Preminger GM, Tiselius HG, Assimos DG, et al: 2007 guideline for the management of ureteral calculi. *J Urol* 178(6):2418–2434, 2007.

251. Coll DM, Varanelli MJ, Smith RC: Relationship of spontaneous passage of ureteral calculi to stone size and location as revealed by unenhanced helical CT. *AJR Am J Roentgenol* 178(1):101–103, 2002.

252. American College of Radiology: *ACR Appropriateness Criteria for Diagnostic Imaging: Acute Onset Flank Pain—Suspicion of Stone Disease (Urolithiasis).* 2015. Available at <www.acr.org>.

253. Smith RC, Rosenfield AT, Choe KA, et al: Acute flank pain: comparison of non-contrast-enhanced CT and intravenous urography. *Radiology* 194(3):789–794, 1995.

254. Miller OF, Rineer SK, Reichard SR, et al: Prospective comparison of unenhanced spiral computed tomography in the evaluation of acute flank pain. *Urology* 52:982–987, 1998.

255. Laing FC, Benson CB, DiSalvo DN, et al: Distal ureteral calculi: detection with vaginal US. *Radiology* 192(2):545–548, 1994.

256. Moore CL, Scoutt L: Sonography first for acute flank pain? *J Ultrasound Med* 31(11):1703–1711, 2012.

257. Smith-Bindman R, Aubin C, Bailitz J, et al: Ultrasonography versus computed tomography for suspected nephrolithiasis. *N Engl J Med* 371(12):1100–1110, 2014.

第 30 章　超声评估卵巢

Douglas L. Brown, Darci J. Wall

重　点

- 绝经前卵巢内<3cm 的单纯性囊肿为卵泡,是正常现象。
- 绝经后卵巢内<1cm 的单纯性囊肿无临床意义。
- 大多数卵巢肿块是良性的,具有典型的超声表现,可以准确诊断。
- 无症状的单纯性和出血性卵巢囊肿不需要超声随访。

- 诊断单纯性卵巢囊肿之前,仔细寻找囊壁有无较小附壁结节至关重要。
- 多普勒成像显示卵巢肿块内实性部分有血流信号是恶性卵巢肿瘤最重要的形态学特征。
- 对于不常见的无法确定性质的卵巢肿块,应根据超声随访、磁共振成像(MRI)或手术评估的情况来调整临床管理。

本 章 内 容

　　包括经阴道超声的盆腔超声检查,是评估疑似卵巢或其他附件肿块的首选检查方法[1]。因其对卵巢恶性肿瘤具有高度的敏感性和特异性,无电离辐射,费用低且应用广泛,是一种理想的评估卵巢的方法。对于大多数患者,超声检查足以评估卵巢肿块。采用评分系统描述卵巢和其他附件肿块的超声表现是行之有效的。然而,有证据表明,运用主观经验与评分系统评估卵巢肿块,两者效果相当或更佳[2]。尽管及时准确地识别卵巢恶性肿瘤至关重要,但大多数卵巢肿块为良性,具有典型的超声表现。因此,必须尽可能识别这些常见的卵巢良性肿块,不要将其误认为恶性肿瘤。对附件肿块进行恰当地超声描述,不仅可避免不必要的超声随访及因此给患者带来的焦虑,也可避免不必要的手术及手术带来的风险。详细地超声检查能够将患者及时转诊给妇科肿瘤专家,及时处理可疑恶性的卵巢

肿块。即便附件肿块具有一项典型的良性特征(将在本章中讨论),且该特征较明显时,部分病例仍然需要超声随访。若附件肿块具有典型的恶性特征,超声表现或诊断已非常明确,则需要对其进行分期评估。对于超声检查结果不明确的患者,处理方法根据临床症状而有所不同,常用方法包括超声随访、MRI 或手术评估。建议使用标准化术语[3]和报告[4]对卵巢肿块进行描述,目前两者均未得到广泛采用,但将来可能会有所改善。

　　在少数患者中,当超声检查无法明确附件肿块来源,无典型超声表现,或超声检查附件肿块显示不满意(如肥胖、患者本人无法接受或拒绝阴道超声检查)时,使用 MRI 进一步扫查盆腔可有助于诊断[1]。CT 检查有助于对已知或可疑卵巢恶性肿瘤的患者进行分期,但在描述附件肿块的特征中通常不起重要作用[1]。

当怀疑附件肿块来源于胃肠道或寻找卵巢转移瘤的原发肿瘤时,CT 有助于诊断。尽管怀疑卵巢转移时,正电子发射断层扫描(positro emission tomography,PET)/CT 有助于寻找原发肿瘤,但其在卵巢肿块的初步评估方面的作用微乎其微。

本章将回顾一些具体的卵巢正常超声表现,讨论卵巢良、恶性肿块的超声表现,提出一种评估不确定性质的卵巢肿块的方法,同时总结一些评估卵巢肿块方法的不足之处。本章对来自超声放射学会关于卵巢和其他附件囊肿的专家共识也会有所讨论[5]。部分卵巢疾病不予论述或简短提及,因为其他章节中有所涉及。第 29 章讨论卵巢蒂扭转,第 31 章讨论卵巢外的附件肿块,含输卵管卵巢脓肿,第 32 章讨论多囊卵巢综合征和卵巢过度刺激综合征。

正常和无临床意义的超声表现

虽然第 26 章已深入讨论了正常卵巢的超声表现和超声扫查技术,但本章也会涉及一些卵巢特有的超声表现(图 30-1)。通常排卵前的卵泡大小为 2~3cm。因此,绝经前最大直径<3cm 的单纯性(单发、薄壁、无回声)卵巢囊肿通常被认为是正常的[5]。为了避免将其与病理结果混淆,最好不要使用术语"囊肿"来描述正常卵巢结构,而是将其描述为卵泡或者只是作为正常报告来简单描述[6,7]。最大直径<1cm 的单纯性卵巢囊肿在绝经后女性中是可以存在的。而且有报道认为,大约 20% 的女性在绝经后 5 年甚至 5 年以上可持续存在[8]。因此,绝经期最大直径<1cm 的单纯性卵巢囊肿无临床意义[5],一般无须随访。黄体通常为直径<3cm 的厚壁囊性结构,内部有回声且囊壁皱褶,这是绝经前女性的正常结构。彩色多普勒超声可见囊壁上丰富血

流信号[5]。

在许多卵巢内可见强回声灶(图 30-2)。微小的强回声灶,直径 1~3mm,后方不伴声影(仅可见"彗星尾"),这可能是由于皮质包涵囊肿、含铁血黄素沉积引起的沙砾样钙化,或者与微小卵泡镜面反射有关[9-11]。在绝经前和绝经后女性的卵巢中均可见强回声灶[8]。这通常无临床意义,但有时可有助于识别卵巢。卵巢内较大的强回声灶通常是孤立的钙化灶,这也是典型的良性表现(图 30-3)。直径≥5mm 的强回声灶,部分后方伴声影,这可见于正常卵巢中的白体[12,13]。有报道认为部分强回声灶与腺纤维瘤有关[14]。另一种卵巢内钙化灶也能够被检出,在卵巢周边呈广泛分布的环状钙化,有报认为,该种情况见于输卵管子

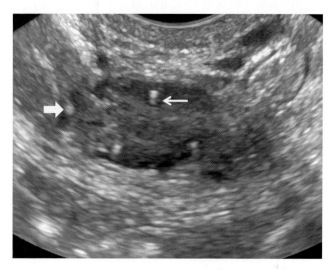

图 30-2　卵巢内强回声灶。53 岁绝经后患者卵巢声像图,卵巢内可见多个强回声灶,部分后方伴"彗星尾"(细箭头),部分后方无伪像(粗箭头)

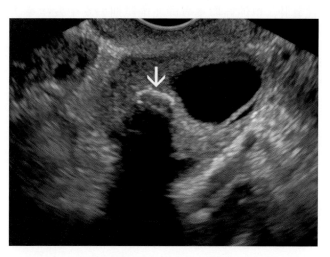

图 30-3　卵巢内钙化灶。外观正常的卵巢内可见一长约 9mm 的钙化灶(箭头),后方伴声影。这种钙化灶一般无临床意义,仅在超声检查时发现

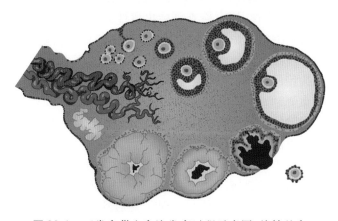

图 30-1　正常卵巢和卵泡发育过程示意图,从始基卵泡、排卵到黄体形成

宫内膜异位症或交界性浆液性卵巢肿瘤患者[15]。粗大的钙化灶不合并卵巢肿块通常为良性,需要超声随访[12]。另外,轶事型证据表明正常卵巢出现更大或更广泛钙化的患者应该接受进一步的评估或密切随访。

具有典型良性特征的卵巢囊肿

具有典型单纯性囊肿特征的卵巢病变,如出血性囊肿、子宫内膜异位囊肿或皮样囊肿(dermoids)很可能是良性的。准确识别这些特征性超声表现非常重要,当看到这些特征时,高度提示良性病变。通过全面、详细地超声扫查才能发现此类病变的特征性超声表现。有时超声检查不理想,主治医生需要根据有限的超声表现和临床情况来决定如何采取下一步措施。当盆腔超声检查发现附件肿块时,对其进行描述至关重要(之后详述),这有助于医生明确诊断。如果用"复杂"一词描述肿块而未做出进一步解释是存在问题的。因为"复杂"作为一个笼统的表述常用来描述除单纯性囊肿以外的任何囊性肿块。有许多征象可造成"复杂"的超声表现,包括典型的"网格状"提示良性出血性囊肿,而典型的卵巢实性结节则考虑卵巢恶性肿瘤。因此,如果用"复杂"一词描述一个卵巢囊肿,需要详细地描述其复杂的超声表现[6,7]。

单纯性囊肿

与其他部位的囊肿一样,卵巢囊肿壁薄、内部呈无回声、后方回声增强,无分隔或无实性成分,符合单纯性囊肿的超声诊断标准(图30-4)。根据超声诊断标准,卵泡、黄体囊肿以及浆液性囊腺瘤可能表现为单纯性囊肿。单纯性卵巢囊肿在绝经期妇女中发生率为4%～17%,大部分在超声随访过程中消失或保持不变[16~21]。然而,对于绝经期女性,建议对直径>1cm的单纯性卵巢囊肿进行每年一次超声随访(有些标准将直径>3cm作为临界值)[5]。对于围绝经期女性,建议对最大直径5~7cm的卵巢囊肿进行每年一次超声检查。绝大多数单纯性卵巢囊肿为良性[22~24]。然而随着囊肿的增大,如果未对囊壁进行充分扫查,忽略一些较小的实性结节或乳头状结构,那么对该囊肿的评估尚存在风险[22]。若存在,恶性肿瘤的可能性增加。较大的单纯性囊肿恶性罕见,很可能是囊肿较大而附壁结节较小未被发现而漏诊[22]。因此,评估一个看似简单的囊肿,需要全面且细致地超声检查,仔细寻找有无小结节,最终确诊为单纯性囊肿。直径>7cm的单纯性囊肿也可能是良性的,但应考虑行MRI检查进一步评

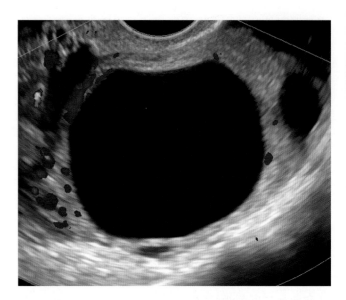

图30-4　单纯性卵巢囊肿。彩色多普勒超声显示其典型超声表现,内呈无回声,壁薄而光滑,内部无血流信号且后方回声增强

估,以证实超声检查未遗漏实性成分。

出血性囊肿

纤维蛋白分隔和血块凝缩是出血性卵巢囊肿的典型特征[5,25,26](图30-5)。纤维蛋白分隔通常被描述为带状、网格状、鱼网状、蜘蛛网或海绵状。血块凝缩可能会与附壁结节相混淆,其典型表现为扇形、凹陷或直边,但多普勒超声检测不到血流信号。这些特征有助于区分亚急性血块凝缩和恶性实性组织,后者通常呈圆形或分叶状,且多普勒超声可检测到明确的血流信号[26,28]。纤维蛋白分隔或血块凝缩很可能是出血性囊肿,且通常在8周内消失[27],多普勒超声无法检测到卵巢囊性病变内部的血流信号。对于无症状的绝经前女性,最大直径<5cm的典型出血性囊肿通常不需要随访[5]。然而,对于围绝经期或绝经早期(末次月经期后1~5年)女性,超声检查可疑出血性囊肿,直径>5cm,具有典型出血性囊肿的形态结构,应在6~12周内通过超声随访重新评估,以确保囊肿消失或缩小[5]。通常认为绝经晚期女性(绝经5年以上)不会发生出血性卵巢囊肿。根据绝经晚期的超声诊断标准,出血性卵巢囊肿的可能性较小,但如果发生这种情况,应考虑肿瘤的可能性,建议通过MRI或外科会诊进一步评估[5]。

由于血块的存在,出血性卵巢囊肿可含看似实性的区域,血块具有凹陷或直边,通过仔细检查,多普勒超声未检测到血流信号。偶尔会遇到难以诊断的病例,具有明显凸起的实性区域,其内未检测到血流信号,类似于实性瘤样附壁结节。使用经阴道超声探头

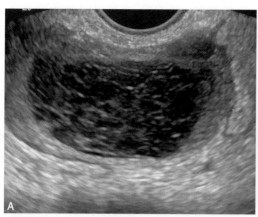 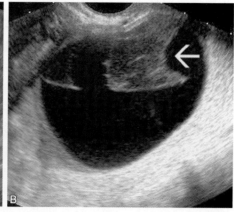

图 30-5　出血性卵巢囊肿。A. 由于纤维蛋白分隔相互交错，出血性囊肿内部回声呈"鱼网"或网带状结构。纤维蛋白分隔典型的超声表现为线样或曲线样高回声，既不横穿囊壁，也不连续。而真正的分隔通常连接囊壁两端。B. 另一个卵巢出血性囊肿患者，囊肿内部分为实性，边缘有凹陷（箭头），为血块凝缩所致。彩色多普勒超声显示血块内未见血流信号（图中未显示）

对囊肿轻度加压可能有效，因为囊内凝血块会随之抖动或胶冻状运动[26]。如果诊断仍不明确，超声随访有助于鉴别出血性囊肿（凝血块自行消失）和卵巢肿瘤（持续存在、增大或内部血流信号明显变化）。有时出血性囊肿可表现出实性病变的特征，内回声不均匀且呈弥漫性分布（图 30-6），这种情况通常发生于急性或亚急性期，纤维蛋白形成之前[6,29]。在明显实性的组织中，多普勒超声检查未检测到血流信号（可通过优化设置来检测低容量，低流速血流），那些后方回声增强且发生在绝经前妇女的囊肿，综合分析其超声表现可提示出血性囊肿。若在超声随访过程中消失，可明确诊断为自限性出血性囊肿。

出血性卵巢囊肿最严重的潜在并发症是囊肿破裂造成腹腔内出血。此时难以与异位妊娠破裂相鉴别，需要结合血清人绒毛膜促性腺激素水平[30,31]。异位妊娠破裂通常需要手术治疗，而出血性卵巢囊肿破裂的患者若血流动力学稳定通常采用期待疗法[32~34]。

子宫内膜异位囊肿

子宫内膜异位症是指宫腔以外的部位存在子宫内膜组织。好发生于育龄期女性。据报道，直系亲属发病，其患病率可增加 10 倍[35]。最常见的症状是周期性腹痛或不孕，部分患者可能无明显症状。部分患有子宫内膜异位症的患者会形成囊肿，称之为子宫内膜异位囊肿（endometriomas），44% 的子宫内膜异位症患者伴发该病[36]。子宫内膜异位囊肿好发于卵巢内[37~39]，其

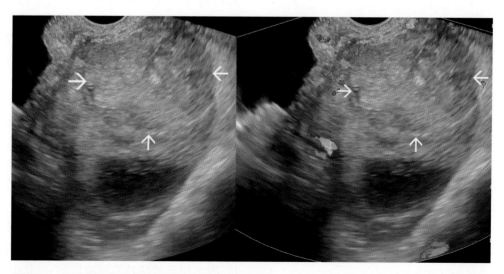

图 30-6　急性期出血性卵巢囊肿类似卵巢实性肿块。用或不用彩色多普勒的双屏幕图像显示左卵巢内一个以等回声为主的不均匀实性肿块（箭头之间），患者为出现盆腔疼痛的一位 41 岁女性。彩色多普勒超声（右图所示）显示血流信号位于肿块周边，而内部没有血流。超声随访发现病变消失

发病机制与发生腹壁浅层植入的子宫内膜异位症不同[40]。超声检查多可发现。囊肿内呈弥漫性弱回声（也称为"毛玻璃样"），约95%的子宫内膜异位囊肿具有这种特征性表现（图30-7）[26,35,41]。据报道，多房性和囊壁上的强回声灶增加了诊断子宫内膜异位囊肿的可能性[35]；但是这不是诊断的必要条件。根据经验，多房样的子宫内膜异位囊肿并不常见，尽管可能存在多个子宫内膜异位囊肿相邻，但很难与多房性囊肿相鉴别。没有回声流动（在灰阶或多普勒超声检查过程中囊肿内回声的移动）最初被认为是子宫内膜异位囊肿的预测指标，但随后的研究结果发现以没有回声流动作为诊断指标并不可靠[42]。

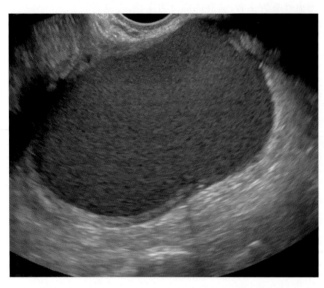

图30-7　子宫内膜异位囊肿。该囊肿具有囊性肿块典型的超声表现，内呈均匀的弱回声，有时称作"毛玻璃"样。需要注意囊肿后方回声增强，此征象提示该肿块为囊性而非实性病变。彩色多普勒超声证实内部无血流（未标示）

与可疑恶性肿瘤的患者一样，有症状的子宫内膜异位囊肿需行手术切除，因其可能引起腹痛和不孕。然而，由于手术会造成始基卵泡数量的减少[43]，因此囊肿剔除术后，患者的生育能力并不能完全改善。当囊肿内出现实性附壁结节或迅速增大时，应怀疑恶性肿瘤，如典型的透明细胞癌和少见的子宫内膜样腺癌[44]。MRI可通过对附壁结节增强显像以及是否合并远处转移协助评估子宫内膜异位囊肿恶变[45]。对于无症状的但具有典型子宫内膜异位囊肿超声表现的患者可进行每年一次超声随访[5]。

鉴于卵巢子宫内膜异位囊肿和出血性卵巢囊肿的超声表现偶有重叠，建议6~12周内进行超声随访，尤其是准备行子宫内膜异位囊肿手术切除的患者[5]。如果是出血性囊肿，在随访观察中病变可能会消失或有所变化。绝经前女性的子宫内膜异位囊肿的典型超声表现为内回声均匀，而绝经后的超声表现与之不同，可能更多样[46]。在超声检查时可发现少数子宫内膜异位囊肿内较小的实性区域，因此，难以与恶性病变鉴别[6,40,41,47]。这些实性区域可能主要由含有血流的内膜组织构成。多普勒超声虽不能明确诊断该病，但仍推荐使用。此时也可应用MRI进一步评估。

成熟性囊性畸胎瘤

卵巢成熟性囊性畸胎瘤，也称为皮样囊肿，占卵巢肿瘤的20%。这些良性生殖细胞肿瘤至少由三胚层（外胚层，中胚层和内胚层）中的两层构成。据估计，在成年女性的所有卵巢肿瘤中，皮样囊肿占比20%，其中15%~25%为双侧。大多数皮样囊肿患者无症状，仅于体检时被发现。但较大的皮样囊肿压迫邻近器官时也可出现相关症状。皮样囊肿蒂扭转或破裂可导致急腹症。皮样囊肿的一些特征性超声表现如下：局灶性或弥漫性强回声团；声影区，也被称为"冰山一角"征；以及点、线样回声，也称"网片"或"点线"征。符合以上典型超声表现的任意两种即可诊断为皮样囊肿（图30-8）[5,48~54]。高回声成分，被称为Rokitansky结节，通常为头发和皮脂的混合物，或者偶尔见钙化，有时有骨骼或牙齿[48,54]。液体内的点线状强回声为毛发[48,54]。脂-液分层也可在皮样囊肿中出现，但并不常见[49,53]。如果在无回声区内发现高回声团（为脂肪组织），可诊断皮样囊肿。畸胎瘤也可表现为无回声，因此难以与卵巢其他液-液分层的囊性病变相鉴别[55,56]。此时，寻找皮样囊肿的其他特征性超声表现至关重要。有报道称，虽然较大的囊性肿块内出现多个漂浮的高回声团并不常见，但对诊断皮样囊肿具有很高的预测价值[54,57]。皮样囊肿可有钙化，但仅凭钙化不足以明确诊断[6]。

皮样囊肿可能会增大，但增速缓慢，在绝经前女性中平均每年增长1.8mm。成熟性囊性畸胎瘤的严重潜在并发症为肿瘤恶变，恶变率约2%，其中80%为鳞状细胞癌，其他潜在的并发症包括因畸胎瘤内含有大量甲状腺组织所致的甲状腺功能亢进[64]、皮样囊肿自发性或医源性破裂后造成化学性腹膜炎、卵巢囊肿蒂扭转。据报道，3.5%的皮样囊肿发生蒂扭转，肿块较大者更易发生[60]。考虑到皮样囊肿可能恶变或间断生长，发生卵巢蒂扭转的风险增加，因此应对其进行每年一次超声随访。超声在鉴别皮样囊肿恶变方面的可靠性尚不清楚。皮样囊肿发生恶变的超声表现包括分支状的等回声结构，多普勒显示肿块内部有血流信

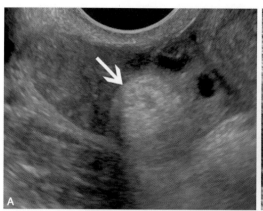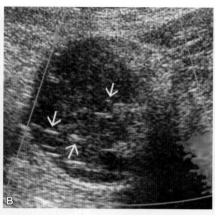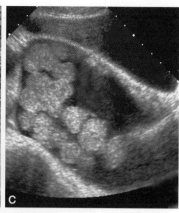

图 30-8　卵巢皮样囊肿。A. 该皮样囊肿（箭头）呈弥漫性高回声，周边卵巢实质呈低回声。B. 具有高回声线和点的皮样囊肿（部分由箭头表示），也被称为"皮样囊肿网"征。这通常是由于病变内存在毛发所致。该皮样囊肿周边为高回声。C. 皮样囊肿内含数个球形结构，虽罕见但病理特征明显，部分单独存在，被认为是浮动的脂肪球，这些球形结构含有能让其漂浮的脂肪

号[67,66,68]或其他转移性疾病的超声表现。

具有典型恶性特征的卵巢囊肿

卵巢肿瘤，包括良性和恶性肿瘤，通常分为四类：上皮性、性索-间质性、生殖细胞性和转移性[16,69]。通常认为交界性上皮性卵巢肿瘤为恶性肿瘤，即使在诊断时已经发生腹膜转移，它的预后仍然较恶性肿瘤好[16]。交界性卵巢肿瘤好发于年轻女性。大多数卵巢恶性肿瘤为上皮性肿瘤，表现为囊实性结构。上皮性肿瘤的组织学类型包括：浆液性、黏液性、子宫内膜样和透明细胞性囊腺瘤。其中，浆液性和黏液性肿瘤可为良性肿瘤，即浆液性或黏液性囊腺瘤。最近的研究表明，一些上皮性卵巢癌实际上来源于输卵管[70~73]。大多数卵巢囊腺瘤不发生恶变，如果发生，通常转化为交界性肿瘤或低度恶性肿瘤，恶变率极低[5]。另有研究表明，可能存在两种类型的上皮性卵巢癌。Ⅰ型肿瘤恶性程度低，早期表现为无痛性肿块，有学者认为该肿瘤是由卵巢的前体病变引起，如皮质包涵囊肿，内衬输卵管上皮细胞（在排卵过程中并入囊肿内）、浆液性囊腺瘤、交界性肿瘤、子宫内膜异位囊肿；Ⅱ型肿瘤是具有高度侵袭性的恶性肿瘤，可能起源于输卵管伞端上皮细胞的前体，确诊时已属晚期。目前分子遗传学研究表明肿瘤抑制基因 TP53 的失活突变引起输卵管伞端的"p53征"（输卵管上皮细胞 p53 序列过度表达，是一种肿瘤抑制蛋白），最终转化为浆液性输卵管上皮癌（serous tubal intraepithelial cancers，STICs）。目前认为无论起源于输卵管，或是种植于卵巢、腹膜，浆液性输卵管上皮癌可能是所有盆腔子宫外高级别浆液性癌的前体。据报道，超过90%的高级别浆液性囊腺癌中存在 TP53

突变；高达50%的浆液性囊腺癌中存在 BRCA1/BRCA2 突变（也是肿瘤抑制基因，有助于 DNA 损伤修复）。

性索-间质肿瘤多表现为实性肿块[69]，其体积较大时，也可为囊实混合性肿块。生殖细胞肿瘤和转移性肿瘤超声表现多样，既可以是实性肿块，也可以是囊实混合性肿块。部分特殊类型的卵巢肿瘤，如纤维瘤（最常见的性索-间质肿瘤）[76]、无性细胞瘤（最常见的恶性生殖细胞肿瘤）[77]，以及许多转移瘤如乳腺癌转移瘤通常为实性肿块[78]。

多普勒超声检测到卵巢囊性肿块中的实性成分有血流信号，是预测卵巢恶性肿瘤最重要的超声表现[5,79]。另有证据表明，囊性包块内的实性成分比例与恶性风险成正比[80]。相对于晚期卵巢癌，交界性卵巢肿瘤或Ⅰ期卵巢癌中较小的软组织成分更具特征性[81]。除皮样囊肿特有的高回声组织外，实性结节（有时称为乳头状凸起，赘生物）或多普勒超声检测到较多血流信号的实性融合组织的存在极有可能提示恶性肿瘤（图 30-9~图 30-11）。然而，实性成分并非确诊卵巢恶性肿瘤的超声表现，因为实性附壁结节也可见于良性囊腺瘤和囊腺纤维瘤，而没有实性成分也不能排除卵巢恶性肿瘤[5,6,79]。囊性肿块局部囊壁增厚是诊断恶性肿瘤的另一个超声表现[5]。

分隔不规则或增厚（通常定义为>3mm）是评估恶性肿瘤的另一项指标，但其预测恶性肿瘤的价值较实性成分低[5]。囊性肿块的分隔较薄且无实性成分，或肿块含有实性成分但无血流信号（图 30-12，图 30-13），这可能是卵巢良性肿瘤的超声表现，如囊腺瘤或囊腺纤维瘤[5,82]。其他超声表现如腹水（多于绝经前妇女正常生理量）、腹膜种植（图 30-14）或转移灶等均提示恶性肿瘤，但并不能确诊。

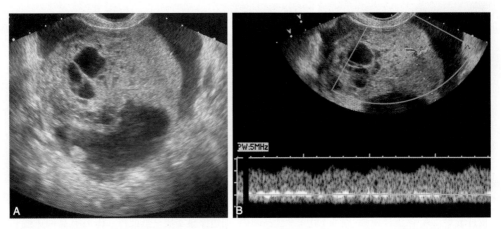

图 30-9   卵巢透明细胞性囊腺癌。A. 以实性为主的囊实性肿块。B. 彩色和频谱多普勒超声证实肿块内实性部分内可见血流信号

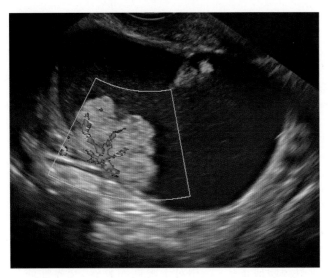

图 30-10   交界性黏液性肿瘤。以囊性为主的卵巢肿块内壁可见一不规则的实性附壁结节,彩色多普勒超声可见血流信号

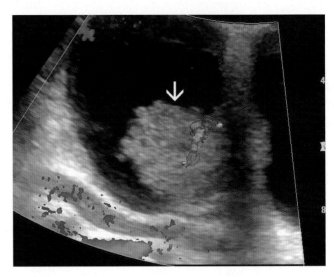

图 30-11   卵巢浆液性囊腺癌。肿块以囊性结构为主,囊壁可见一形态不规则的实性结节(箭头),彩色多普勒超声显示内部血流信号(Courtesy of Kika Dudiak, MD, Rochester, MN)

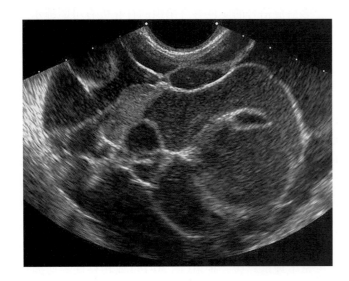

图 30-12   黏液性囊腺瘤。多房囊性肿块内可见多条分隔,子囊内含透声程度不一的液体,虽然不能以此诊断,但该征象是黏液性囊腺瘤的典型超声表现

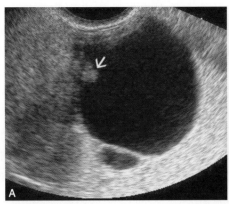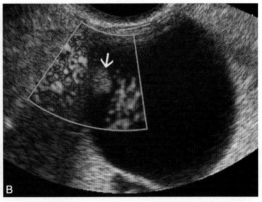

图 30-13　浆液性囊腺纤维瘤。A.肿块以囊性成分为主,囊壁可见一较小的实性结节(箭头)。B.能量多普勒超声显示实性结节内未检测到血流信号(箭头)。囊性肿块内无回声液体处的彩色显像为运动伪像

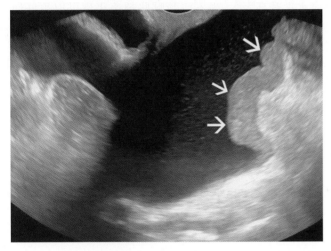

图 30-14　腹膜种植。经阴道超声矢状切面显示后方的直肠子宫陷凹内的腹水和融合的实性腹膜结节(箭头)。该患者为转移性卵巢浆液性囊腺癌

不确定性质的卵巢囊肿

　　超声检查发现的大部分卵巢肿块是良性的,多数具有一种上述典型且可靠的超声表现。少数卵巢肿块是恶性的,呈现典型的恶性特征。既无良性超声形态学特征也无恶性表现的卵巢肿块较为罕见。因此超声无法确诊(即不确定性质的肿块)。据报道,这种不确定性质的肿块接受手术治疗的比例不到10%[80,81]。鉴于很多卵巢囊性病变可自行消失,在临床工作中,这种不确定性质的肿块持续存在的发生率可能更低。倾向于根据超声检查诊断标准对不确定性质的卵巢病变进行组织学分类,如交界性肿瘤、浆液性和黏液性囊腺瘤/囊腺纤维瘤、纤维瘤和带蒂浆膜下子宫肌瘤[80,81]。也有一些罕见的卵巢肿瘤,如卵巢甲状腺肿、卵黄囊瘤以及其他不具有典型超声表现且不能以此进行分类的

卵巢肿瘤[77,81]。有时,实验室检查可能有助于诊断,血清 α-甲胎蛋白水平升高与卵黄囊瘤有关,而血清 hCG 水平升高可能与非孕期卵巢绒毛膜癌有关[78]。这种不确定性定质的卵巢病变常表现为肿块体积大、多条分隔、较小或极少的实性结节[80]。对于不确定性质的肿块,可选择超声随访、MRI 进一步检查或手术评估,这取决于影像学检查结果和临床症状[5]。

　　卵巢囊肿表现为单房、壁薄、内呈无回声,除纤细分隔及囊壁微小钙化外,良性可能性大,可按照单纯性囊肿的方式进行处理[5]。对于绝经前患者,具有卵巢囊肿的特征性表现,但表现不甚典型,如出血性囊肿、子宫内膜异位囊肿或皮样囊肿,需要在 6~12 周进行超声随访[5]。在超声随访期间,囊肿消失者通常可确诊为出血性囊肿。但是,除自限性病变如出血性囊肿外,多数无变化[5]。对于囊肿持续存在的患者,可能需要 MRI 进一步检查或者手术评估。

　　卵巢囊肿内有多个纤细(<3mm)分隔或看似含有实性成分,但彩色多普勒超声未检测到血流信号,也被当作不确定性质的肿块[5]。其中多数为良性肿瘤,如浆液性或黏液性囊腺瘤/囊腺纤维瘤(图 30-12)。有时出血性囊肿内的血块与肿瘤内的实性成分类似,对于这类绝经前患者应进行超声随访,特别是对呈实性表现但多普勒超声未检测到血流信号者。否则,患者应行 MRI 进一步检查或手术评估[5]。伴发肿瘤(同一卵巢中两个相邻但组织学分类不同的肿瘤)可能难以通过超声进行识别或诊断,但并不常见。据报道,皮样囊肿和囊腺瘤是最常见的卵巢伴发肿瘤[83,84]。

实性卵巢肿瘤

　　实性卵巢肿瘤可能难以阐释。一些研究报告称,

实性卵巢肿块与恶性肿瘤有关,"实性"的定义是以实性为主,囊性成分最高占比20%[3,85]。由于研究者是基于二维图像的主观评估[3],因此对囊性成分达20%的肿块进行分类,其重复性尚不清楚。其他学者认为,大多数实性附件肿块是良性的,特别是完全实性的卵巢病变,以及常见的带蒂子宫肌瘤被误认为卵巢肿块(当患侧卵巢没有明确显示时)[6,86,87]。使用彩色或能量多普勒超声确认血管连接于子宫,可避免将带蒂子宫肌瘤误诊为卵巢实性肿块。如果超声检查受限,MRI常用于评估来源不明的实性附件肿块[90]。若超声检查或MRI无法确认带蒂子宫肌瘤时,通常需要手术评估。

超声检查显示实性卵巢肿块,考虑性索-间质肿瘤(sex cord-stromal tumor)。纤维瘤或卵泡膜纤维瘤(fibrothecomas)是最常见的类型,好发于40~50岁的女性[76]。卵巢纤维瘤或卵泡膜纤维瘤的典型超声表现为实性低回声肿块,内回声均匀/不均匀(图30-15)。部分肿块后方伴明显声影,高度提示该诊断[91]。其他性索-间质肿瘤,如颗粒细胞瘤(granulosa cell tumor)和睾丸间质细胞瘤(sertoli-leydig cell tumor),其超声表现多样,有些为完全实性,有些则含有多种囊性成分[90,92~94]。在所有卵巢实性肿瘤中,性索-间质肿瘤是最常见的可以分泌激素的一种肿瘤。颗粒细胞瘤常分泌雌激素,睾丸间质细胞瘤分泌雄激素。颗粒细胞瘤患者,抑制素-B水平(inhibin Blevels)常升高,对其进行检测有助于该病的诊断及术后随访监测[95]。对于分泌雌激素的颗粒细胞(或其他)肿瘤患者,因雌激素影响,可能会出现相关表现,如子宫内膜增厚或其他子宫内膜病变。已有关于性索-间质肿瘤的详细报道[76,90,92~94]。

大多数上皮性肿瘤表现为囊性,实性成分含量不等。完全实性的恶性上皮性肿瘤少见[9,6]。勃勒纳瘤(Brenner瘤,也称为移行细胞瘤)[97]是罕见的表面上皮性肿瘤,与其他上皮性肿瘤不同;大多数为实性,有内部钙化的报道[98,99]。绝大多数Brenner瘤为良性[97]。

截至目前,皮样囊肿是最常见的生殖细胞肿瘤,前文已有论述。大多数皮样囊肿为囊性,很少被误认为实性卵巢肿瘤。恶性畸胎瘤较为罕见,通常为囊实混合性肿块[90]。大部分恶性畸胎瘤是一种原发性肿瘤,发生于年轻女性,通常年龄<20岁[77]。成熟性囊性畸胎瘤发生恶变(最常见的是鳞状细胞癌)较为罕见,多见于45岁以上,肿块直径>10cm,多伴鳞状细胞癌抗原水平升高[68,77]。尚不清楚哪些超声表现可以更好地预测畸胎瘤恶变。据报道,肿块内的等回声分支结构[66]、浸润周围组织以及多普勒成像显示中央性血流信号[67]是发生恶变的超声表现[5]。如果是一个分叶状卵巢实性肿瘤,患者为20~30岁女性(图30-16),首先考虑无性细胞瘤[100]。无性细胞瘤是最常见的恶性生殖细胞肿瘤[77]。

卵巢转移瘤(图30-17)可能继发于多种原发性恶性肿瘤,但最常见的是乳腺癌、结肠癌和胃癌[78,101,102]。双侧卵巢实性肿块令人担忧,但并不一定是转移瘤。原发性卵巢恶性肿瘤和卵巢转移瘤通常难以区分[101]。乳腺癌转移瘤通常是实性肿块[78,102],仅发生于疾病晚期[16]。有学者发现胃癌转移瘤也以实性为主,但这并未被其他研究者报道[78,102],与其他原发肿瘤相比,来源于结、直肠癌的转移瘤分隔更多,且体积较大[102]。据报道,与其他来源的原发肿瘤相比,双侧卵巢转移瘤最常见于胃癌转移。

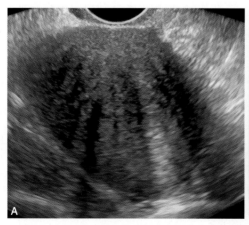
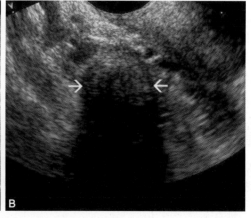

图30-15 卵巢纤维瘤。A.这种纤维瘤表现为内回声欠均匀但完全实性的肿块。B.另一患者的纤维瘤,表现为实性低回声肿块,后方回声明显衰减(箭头)。明显声衰减高度提示纤维瘤的诊断。与钙化或皮样囊肿的后方声影不同,纤维瘤前缘无强回声灶或明显的反射界面

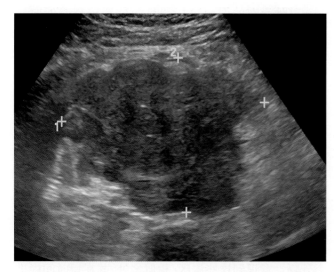

图30-16　卵巢无性细胞瘤。患者为 20 岁女性,表现为完全实性的卵巢肿块(游标卡尺),呈不规则分叶状。结合超声表现和患者年龄提示该诊断

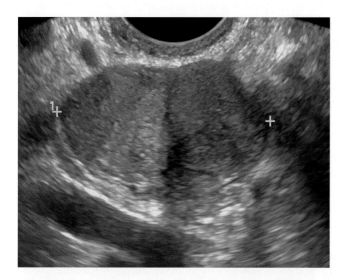

图30-17　卵巢转移癌。完全实性的卵巢肿块(游标卡尺),胰腺神经内分泌肿瘤发生转移

评估附件区实性肿块时,通常需要考虑多种可能性,特别是卵巢原发性实性肿块,常需要通过手术评估[86]。原发于卵巢的实性肿块,特别是发生于 40 ~ 50 岁的女性,多数为纤维瘤或卵泡膜细胞瘤。这些良性卵巢肿瘤通常需要手术治疗,部分患者接受手术是为了确诊。对于附件区实性肿块,需要与带蒂子宫肌瘤,急性或亚急性出血性卵巢囊肿相鉴别(图 30-6),出血回声也可类似实性组织的超声表现(绝经前患者应考虑这种可能,通过短期超声随访可明确诊断),而慢性子宫内膜异位囊肿的内部回声类似实性成分(MRI 有助于诊断子宫内膜异位囊肿)。当同侧卵巢未明确显示时,带蒂子宫肌瘤与卵巢实性肿块难以区分。此时,使用彩色或能量多普勒超声检查寻找来自子宫的血流信号,有助于确诊带蒂子宫肌瘤[88,89]。如果超声检查无法确诊,MRI 有助于诊断。如果存在已知的原发性恶性肿瘤,对于双侧的实性卵巢肿块,应考虑为卵巢转移瘤。完全实性的卵巢肿块提示其他不常见的肿瘤类型。

超声评估卵巢肿块的陷阱

本章节描述了一些潜在的误区,无论附件肿块是以囊性或者实性为主,应该考虑到肿块可能来源于卵巢以外的部位[28,103]。例如,卵巢旁单发的单纯性囊肿可能被误认为卵巢囊肿,但如果能与同侧卵巢分开,则可以明确诊断(图 30-18)。腹腔包裹性囊肿通常具有内部分隔,类似卵巢肿瘤。腹腔包裹性囊肿被认为是继发于卵巢周围组织的粘连,导致排卵时来自卵巢的液体的积聚。通常呈锐角,不规则排列,与毗邻结构形状吻合。卵巢通常位于包裹性囊肿的边缘(图 30-19),或悬挂于囊性肿块的分隔之上[104,105]。腹腔包裹性囊肿的危险因素包括盆腔手术史、子宫内膜异位、创伤和盆腔炎。带蒂子宫肌瘤类似于卵巢实性肿瘤前文已有论述。

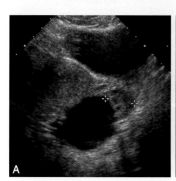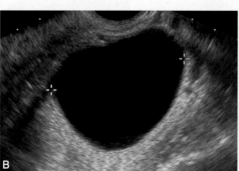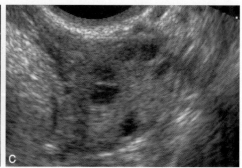

图30-18　A.经腹超声检查卵巢冠囊肿可能误认为来源于卵巢。B. 卵巢冠囊肿。C. 正常卵巢。经阴道超声检查(B 和 C)显示囊肿与正常同侧卵巢明显分离

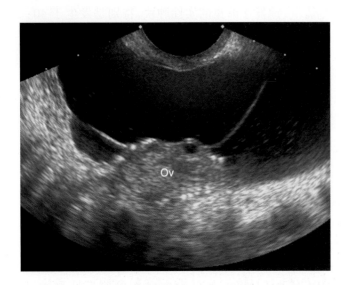

图 30-19 腹腔包裹性囊肿。注意卵巢(Ov)悬挂于假性囊肿周围的粘连带上

另一个潜在的误区就是采用多普勒超声评估可疑卵巢实性肿块内的血流信号。优化多普勒技术(使用低容量,低流速设置)至关重要,这样可以检测到内部真正存在的血流(图 30-20)。然而,由于多普勒频移或声噪影响,使用多普勒成像也可能造成假阳性,从而导致误诊。通过彩色或能量多普勒成像,真正的血流通常表现为组织内线样或迂曲血管回声。然而,如果仅仅是少量孤立像素的闪烁,可能为噪声/伪像。因此,在确定血流存在之前,使用频谱多普勒来识别动脉或静脉非常重要[6]。

其他潜在的误区包括卵巢的位置较高或偏向一侧,以至于在经阴道超声扫查该侧时,卵巢未显示或显示欠佳[106]。虽然经阴道超声检查通常是扫查卵巢肿块的最佳方法,但某些情况下经腹部超声扫查也有助于诊断,甚至很有必要,比如,当临床高度怀疑附件肿块,经阴道超声检查不能明确显示卵巢,或者卵巢肿块体积过大无法经阴道超声完全显示时。

当卵巢位于两个相邻的单纯性囊肿或卵泡之间时,类似分隔,可能将其误诊为肿瘤[28]。区分假隔膜与真正的囊内分隔较为困难,此时采用多普勒血流成像鉴别也不可靠[28]。有时,小卵泡或囊肿可凸入一个大的卵泡或囊肿内,呈"囊中囊"改变,这看起来也像一个分隔。意识到这些误区/相似之处,并在短时间内进行超声随访,既有助于诊断,亦可避免将其误诊为卵巢肿瘤。

超声诊断卵巢皮样囊肿有一定难度[28,106]。如果囊肿以高回声(脂肪)为主,则可能被当作充气的肠管而被漏诊。如果仅看到囊性成分,较小的高回声被误认为邻近的肠管,那么仅具有周边少量回声增强且以囊性为主的皮样囊肿可能因其超声表现不典型而被漏诊。另外,强回声的肠管或肠系膜也可能被误诊为附件肿块(皮样囊肿)。明确显示同侧卵巢,有助于避免这种失误。使用探头推挤肿块可能有用,因为肠管在外力作用下可能发生蠕动或形态改变。当遇到这些不确定的情况时,MRI 或 CT 进一步检查将有助于诊断。

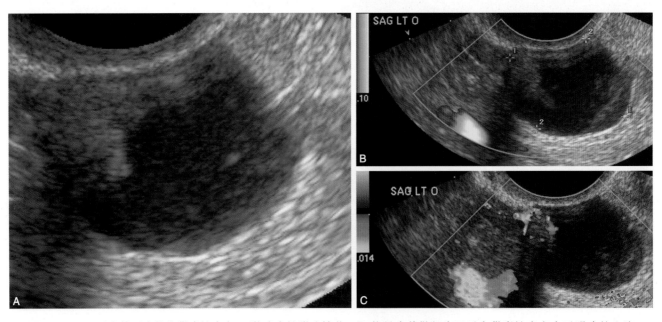

图 30-20 A.呈中等回声的卵巢囊性病变,可能为实性附壁结节。B.能量多普勒超声显示卵巢囊性病变内无明确的血流信号。C.通过调整机器参数(调低速度标尺和脉冲重复频率),使用彩色多普勒超声在实性附壁结节内可见血流信号

妊娠合并卵巢肿块

　　前文论述的卵巢肿块超声检查的原则同样适用于妊娠期。妊娠期发现的卵巢肿块,恶性风险较低,大多数患者可以通过观察或者超声随访监测,保守治疗[107]。识别妊娠期特有的少数卵巢病变对于避免误诊至关重要。

　　黄素化囊肿常与妊娠滋养细胞疾病相关,但也可以发生于正常单胎或多胎妊娠以及妊娠合并胎儿水肿。"黄素化"一词已被广泛使用,通常指在没有诱导排卵的情况下形成的黄素囊肿[108],有时可在不合并妊娠滋养细胞疾病时出现。黄素化囊肿与卵巢肿瘤相似,通常表现为多条分隔的囊性肿块或多个囊肿相邻(图30-21)。结合肿块易双侧并发的特征以及已知的临床表现,通常有助于诊断。

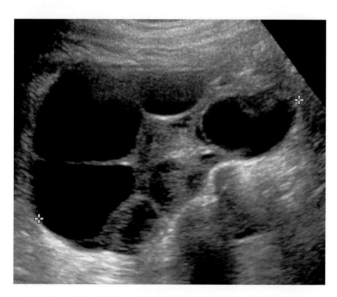

图 30-21　黄体囊肿。图示囊肿(游标卡尺)很可能是由于多个囊肿相邻而成,类似囊性肿块内的多条分隔。该患者患有妊娠滋养细胞疾病

　　蜕膜化(decidualized)的子宫内膜异位囊肿较为罕见,但值得一提,其超声表现与卵巢恶性肿瘤类似。这种病变通常为囊性,含有较小的实性成分,多普勒超声检查可在实性部分内检测到血流信号(图30-22)[109~111]。妊娠期子宫内膜对孕激素的反应性变化(即蜕膜化),也可以影响异位的子宫内膜组织,导致原有的子宫内膜异位囊肿中的富血管实性部分的生长[110,112,113]。遗憾的是,由于通过多普勒超声均可以检测到血流信号[113],因此彩色多普勒超声不能用于鉴别蜕膜化的子宫内膜异位囊肿和卵巢恶性肿瘤。应该意识到这一点并建议超声随访,特别是当已知患者有子宫内膜异位囊肿病史,且无其他恶性肿瘤特征时[109],超

声随访发现肿块缩小[110],或 MRI 提示实性组织具有类似于子宫内膜[112]典型表现时,将有助于正确诊断,也不需要手术评估。

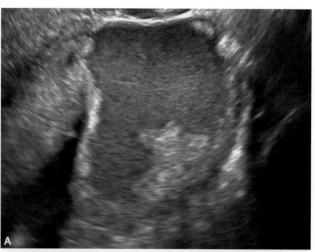

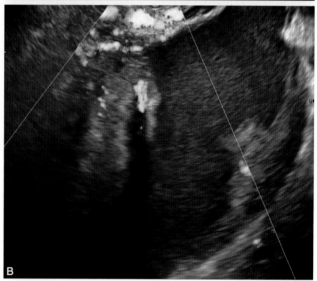

图 30-22　蜕膜化的子宫内膜异位囊肿。A. 妊娠期卵巢囊性肿块,内呈弥漫性、均匀低回声,周边可见不规则实性成分。B. 彩色多普勒超声显示实性部分内可见血流信号,这种表现通常认为是恶性。手术证实为蜕膜化的子宫内膜异位囊肿(来自 Benacerraf BR, Goldstein SR, Groszmann YS: Endometriosis. In Benacerraf BR, Goldstein SR, Groszmann YS [eds]: Gynecologic Ultrasound: A Problem-Based Approach. Philadelphia, Elsevier, 2014,图 E4~5)

　　妊娠黄体瘤是一种罕见的良性疾病,其声像图多表现为实性肿块但不具特异性[108,114,115]。这可能与母体男性化相关;因此多毛和血清雄激素水平升高有助于诊断该病[108,116]。

与卵巢肿瘤相关的综合征和疾病

　　一些罕见的综合征与卵巢肿瘤相关。有些在卵巢

病变的背景下出现,包括梅格斯综合征(Meigs syndrome)和卵巢残余综合征(ovarian remnant syndrome)。梅格斯综合征是卵巢良性肿瘤(最常见的是纤维瘤)伴腹水的一种罕见现象,有时伴胸腔积液[117]。腹水的存在提高了对恶性肿瘤的警惕性。卵巢残余综合征是已行卵巢切除术但未完全切除卵巢组织,伴有盆腔肿块和疼痛[69]。盆腔粘连是卵巢残余综合征的危险因素,当患者具有类似的既往史和附件囊肿病史时,可考虑该诊断[69,118,119]。

其他综合征和疾病可增加患者罹患卵巢肿瘤的风险。基底细胞痣(basal cell nevus)(Gorlin 综合征)患者患卵巢纤维瘤的风险增加,可表现为双侧发病和钙化[117]。波伊茨-耶格综合征(Peutz-Jeghers syndrome)患者可能患含环状小管的性索肿瘤(sex cord tumor with annular tubules, SCTAT)[120],该肿瘤罕见。含环状小管的性索肿瘤其声像图可表现为多发性较小高回声,也可表现为肿块钙化[121]。据报道,抗 N-甲基-D-天冬氨酸受体脑炎患者与罹患卵巢皮样囊肿有关,这是一种严重的可能致命的神经系统疾病,目前对该病认识不足[122]。认识到这些疾病及这种关联,进行仔细地超声检查,同手术切除皮样囊肿一样,可改善患者预后。

Lynch 综合征和基因突变,如 *BRCA1* 和 *BRCA2* 基因,与卵巢癌风险增加有关,尽管目前没有令人信服的证据支持其在卵巢癌筛查中的有效性,即使高危人群的筛查也是如此[123]。我们寄希望于目前正在进行的研究,将为这些患者提供更多实用、有效的卵巢癌筛查信息。一些副肿瘤综合征也与卵巢肿瘤有关[124]。皮肌炎患者罹患恶性肿瘤的风险增加,卵巢癌是其中最常伴发的癌症之一[125]。超声检查用于评估这些患者是否患有卵巢肿瘤。

对于具有高雄激素临床证据的女性,超声检查通常是为了评估多囊卵巢的形态特征,这种情况最常见的是卵巢因素(在 32 和 34 章讨论)。不常见的包括:卵巢间质泡膜增殖症或分泌雄激素的肿瘤可导致高雄激素血症。分泌雄激素的病变如睾丸间质细胞瘤,若患者在雄激素水平显著升高或男性化症状突然出现或加重,应考虑该病[126]。这些肿瘤出现的可能性很小且很难通过任何影像学方法检测到。卵巢间质泡膜增殖症可发生于正常卵巢,但当患者有提示性临床表现和卵巢轻度增大时应考虑该病[127]。

总结

识别正常卵巢的超声表现至关重要,如优势卵泡

和黄体,以免将其误认为病理现象。大部分卵巢肿块是良性的,而且多数呈现足够典型的超声表现,因此可以通过超声对其进行可靠地诊断。通常也可以基于典型的超声特征来识别和诊断罕见的卵巢恶性肿瘤。少数卵巢肿块通过超声检查不能确定诊断,通常需要进一步超声随访、MRI 检查或手术评估。

(张红彬 翻译　李洁 审校)

参考文献

1. Harris RD, Javitt MC, Glanc P, et al: ACR Appropriateness Criteria® clinically suspected adnexal mass. *Ultrasound Q* 29(1):79–86, 2013.
2. Van Gorp T, Veldman J, Van Calster B, et al: Subjective assessment by ultrasound is superior to the risk of malignancy index (RMI) or the risk of ovarian malignancy algorithm (ROMA) in discriminating benign from malignant adnexal masses. *Eur J Cancer* 48(11):1649–1656, 2012.
3. Timmerman D, Valentin L, Bourne TH, et al: Terms, definitions and measurements to describe the sonographic features of adnexal tumors: a consensus opinion from the International Ovarian Tumor Analysis (IOTA) group. *Ultrasound Obstet Gynecol* 16(5):500–505, 2000.
4. Amor F, Alcazar JL, Vaccaro H, et al: GI-RADS reporting system for ultrasound evaluation of adnexal masses in clinical practice: a prospective multicenter study. *Ultrasound Obstet Gynecol* 38(4):450–455, 2011.
5. Levine D, Brown DL, Andreotti RF, et al: Management of asymptomatic ovarian and other adnexal cysts imaged at US: Society of Radiologists in Ultrasound Consensus Conference Statement. *Radiology* 256(3):943–954, 2010.
6. Brown DL, Dudiak KM, Laing FC: Adnexal masses: US characterization and reporting. *Radiology* 254(2):342–354, 2010.
7. Timor-Tritsch IE, Goldstein SR: The complexity of a "complex mass" and the simplicity of a "simple cyst." *J Ultrasound Med* 24(3):255–258, 2005.
8. Healy DL, Bell R, Robertson DM, et al: Ovarian status in healthy postmenopausal women. *Menopause* 15(6):1109–1114, 2008.
9. Kupfer MC, Ralls PW, Fu YS: Transvaginal sonographic evaluation of multiple peripherally distributed echogenic foci of the ovary: prevalence and histologic correlation. *AJR Am J Roentgenol* 171(2):483–486, 1998.
10. Muradali D, Colgan T, Hayeems E, et al: Echogenic ovarian foci without shadowing: are they caused by psammomatous calcifications? *Radiology* 224(2):429–435, 2002.
11. Brown DL, Frates MC, Muto MG, Welch WR: Small echogenic foci in the ovaries: correlation with histologic findings. *J Ultrasound Med* 23(2):307–313, 2004.
12. Brown DL, Laing FC, Welch WR: Large calcifications in ovaries otherwise normal on ultrasound. *Ultrasound Obstet Gynecol* 29(4):438–442, 2007.
13. Millet J, Much M, Gunabushanam G, et al: Large ovarian calcifications from an unresorbed corpus albicans. *J Ultrasound Med* 31(9):1465–1468, 2012.
14. Brandt KR, Thurmond AS, McCarthy JL: Focal calcifications in otherwise ultrasonographically normal ovaries. *Radiology* 198(2):415–417, 1996.
15. Zeligs KP, Javitt MC, Barner R, Hamilton CA: Atypical ovarian calcifications associated with bilateral borderline ovarian tumors. *J Ultrasound Med* 32(6):1059–1061, 2013.
16. Brown DL: A practical approach to the ultrasound characterization of adnexal masses. *Ultrasound Q* 23(2):87–105, 2007.
17. Conway C, Zalud I, Dilena M, et al: Simple cyst in the postmenopausal patient: detection and management. *J Ultrasound Med* 17(6):369–372, quiz 373–364, 1998.
18. Goldstein SR, Subramanyam B, Snyder JR, et al: The postmenopausal cystic adnexal mass: the potential role of ultrasound in conservative management. *Obstet Gynecol* 73(1):8–10, 1989.
19. Kroon E, Andolf E: Diagnosis and follow-up of simple ovarian cysts

detected by ultrasound in postmenopausal women. *Obstet Gynecol* 85(2):211–214, 1995.

20. Levine D, Gosink BB, Wolf SI, et al: Simple adnexal cysts: the natural history in postmenopausal women. *Radiology* 184(3):653–659, 1992.

21. Parsons A: Whither the simple ovarian cyst in postmenopausal women? *Ultrasound Obstet Gynecol* 20(2):112–116, 2002.

22. Ekerhovd E, Wienerroith H, Staudach A, Granberg S: Preoperative assessment of unilocular adnexal cysts by transvaginal ultrasonography: a comparison between ultrasonographic morphologic imaging and histopathologic diagnosis. *Am J Obstet Gynecol* 184(2):48–54, 2001.

23. Modesitt SC, Pavlik EJ, Ueland FR, et al: Risk of malignancy in unilocular ovarian cystic tumors less than 10 centimeters in diameter. *Obstet Gynecol* 102(3):594–599, 2003.

24. Valentin L, Ameye L, Franchi D, et al: Risk of malignancy in unilocular cysts: a study of 1148 adnexal masses classified as unilocular cysts at transvaginal ultrasound and review of the literature. *Ultrasound Obstet Gynecol* 41(1):80–89, 2013.

25. Patel MD, Feldstein VA, Filly RA: The likelihood ratio of sonographic findings for the diagnosis of hemorrhagic ovarian cysts. *J Ultrasound Med* 24(5):607–614, 2005.

26. Valentin L: Use of morphology to characterize and manage common adnexal masses. *Best Pract Res Clin Obstet Gynaecol* 18(1):71–89, 2004.

27. Okai T, Kobayashi K, Ryo E, et al: Transvaginal sonographic appearance of hemorrhagic functional ovarian cysts and their spontaneous regression. *Int J Gynaecol Obstet* 44(1):47–52, 1994.

28. Patel MD: Pitfalls in the sonographic evaluation of adnexal masses. *Ultrasound Q* 28(1):29–40, 2012.

29. Jain KA: Sonographic spectrum of hemorrhagic ovarian cysts. *J Ultrasound Med* 21(8):879–886, 2002.

30. Hertzberg BS, Kliewer MA, Bowie JD: Adnexal ring sign and hemoperitoneum caused by hemorrhagic ovarian cyst: pitfall in the sonographic diagnosis of ectopic pregnancy. *AJR Am J Roentgenol* 173(5):1301–1302, 1999.

31. Hertzberg BS, Kliewer MA, Paulson EK: Ovarian cyst rupture causing hemoperitoneum: imaging features and the potential for misdiagnosis. *Abdom Imaging* 24(3):304–308, 1999.

32. Barnhart KT: Clinical practice. Ectopic pregnancy. *N Engl J Med* 361(4):379–387, 2009.

33. Raziel A, Ron-El R, Pansky M, et al: Current management of ruptured corpus luteum. *Eur J Obstet Gynecol Reprod Biol* 50(1):77–81, 1993.

34. Kim JH, Lee SM, Lee JH, et al: Successful conservative management of ruptured ovarian cysts with hemoperitoneum in healthy women. *PLoS ONE* 9(3):e91171, 2014.

35. Patel MD, Feldstein VA, Chen DC, et al: Endometriomas: diagnostic performance of US. *Radiology* 210(3):739–745, 1999.

36. Busacca M, Vignali M: Ovarian endometriosis: from pathogenesis to surgical treatment. *Curr Opin Obstet Gynecol* 15(4):321–326, 2003.

37. Lee HJ, Park YM, Jee BC, et al: Various anatomic locations of surgically proven endometriosis: a single-center experience. *Obstet Gynecol Sci* 58(1):53–58, 2015.

38. Sznurkowski JJ, Emerich J: Endometriomas are more frequent on the left side. *Acta Obstet Gynecol Scand* 87(1):104–106, 2008.

39. Clement PB: Diseases of the peritoneum. In Kurman RJ, editor: *Blaustein's Pathology of the Female Genital Tract*, ed 5, New York, 2002, Springer-Verlag, pp 729–789.

40. Barbieri RL, Missmer S: Endometriosis and infertility: a cause-effect relationship? *Ann N Y Acad Sci* 955:23–33, discussion 34–36, 396–406, 2002.

41. Guerriero S, Ajossa S, Mais V, et al: The diagnosis of endometriomas using colour Doppler energy imaging. *Hum Reprod* 13(6):1691–1695, 1998.

42. Van Holsbeke C, Zhang J, Van Belle V, et al: Acoustic streaming cannot discriminate reliably between endometriomas and other types of adnexal lesion: a multicenter study of 633 adnexal masses. *Ultrasound Obstet Gynecol* 35(3):349–353, 2010.

43. Psaroudakis D, Hirsch M, Davis C: Review of the management of ovarian endometriosis: paradigm shift towards conservative approaches. *Curr Opin Obstet Gynecol* 26(4):266–274, 2014.

44. Taniguchi F, Harada T, Kobayashi H, et al: Clinical characteristics of patients in Japan with ovarian cancer presumably arising from ovarian endometrioma. *Gynecol Obstet Invest* 77(2):104–110, 2014.

45. McDermott S, Oei TN, Iyer VR, Lee SI: MR imaging of malignancies arising in endometriomas and extraovarian endometriosis. *Radiographics* 32(3):845–863, 2012.

46. Asch E, Levine D: Variations in appearance of endometriomas. *J Ultrasound Med* 26(8):993–1002, 2007.

47. Alcazar JL, Laparte C, Jurado M, Lopez-Garcia G: The role of transvaginal ultrasonography combined with color velocity imaging and pulsed Doppler in the diagnosis of endometrioma. *Fertil Steril* 67(3):487–491, 1997.

48. Bronshtein M, Yoffe N, Brandes JM, Blumenfeld Z: Hair as a sonographic marker of ovarian teratomas: improved identification using transvaginal sonography and simulation model. *J Clin Ultrasound* 19(6):351–355, 1991.

49. Caspi B, Appelman Z, Rabinerson D, et al: Pathognomonic echo patterns of benign cystic teratomas of the ovary: classification, incidence and accuracy rate of sonographic diagnosis. *Ultrasound Obstet Gynecol* 7(4):275–279, 1996.

50. Weerakkody Y, Gaillard F, Knipe H, et al: *Mature (cystic) ovarian teratoma*. Available at http://radiopaedia.org/articles/ mature-cystic-ovarian-teratoma.

51. Mais V, Guerriero S, Ajossa S, et al: Transvaginal ultrasonography in the diagnosis of cystic teratoma. *Obstet Gynecol* 85(1):48–52, 1995.

52. Malde HM, Kedar RP, Chadha D, Nayak S: Dermoid mesh: a sonographic sign of ovarian teratoma. *AJR Am J Roentgenol* 159(6):1349–1350, 1992.

53. Patel MD, Feldstein VA, Lipson SD, et al: Cystic teratomas of the ovary: diagnostic value of sonography. *Am J Roentgenol* 171(4):1061–1065, 1998.

54. Saba L, Guerriero S, Sulcis R, et al: Mature and immature ovarian teratomas: CT, US and MR imaging characteristics. *Eur J Radiol* 72(3):454–463, 2009.

55. Kim HC, Kim SH, Lee HJ, et al: Fluid-fluid levels in ovarian teratomas. *Abdom Imaging* 27(1):100–105, 2002.

56. Owre A, Pedersen JF: Characteristic fat-fluid level at ultrasonography of ovarian dermoid cyst. *Acta Radiol* 32(4):317–319, 1991.

57. Rao JR, Shah Z, Patwardhan V, et al: Ovarian cystic teratoma: determined phenotypic response of keratocytes and uncommon intracystic floating balls appearance on sonography and computed tomography. *J Ultrasound Med* 21(6):687–691, 2002.

58. Caspi B, Appelman Z, Rabinerson D, et al: The growth pattern of ovarian dermoid cysts: a prospective study in premenopausal and postmenopausal women. *Fertil Steril* 68(3):501–505, 1997.

59. Amerigo J, Nogales FF, Jr, Fernandez-Sanz J, et al: Squamous cell neoplasms arising from ovarian benign cystic teratoma. *Gynecol Oncol* 8(3):277–283, 1979.

60. Comerci JT, Jr, Licciardi F, Bergh PA, et al: Mature cystic teratoma: a clinicopathologic evaluation of 517 cases and review of the literature. *Obstet Gynecol* 84(1):22–28, 1994.

61. Hackethal A, Brueggmann D, Bohlmann MK, et al: Squamous-cell carcinoma in mature cystic teratoma of the ovary: systematic review and analysis of published data. *Lancet Oncol* 9(12):1173–1180, 2008.

62. Hirakawa T, Tsuneyoshi M, Enjoji M: Squamous cell carcinoma arising in mature cystic teratoma of the ovary. Clinicopathologic and topographic analysis. *Am J Surg Pathol* 13(5):397–405, 1989.

63. Westhoff C, Pike M, Vessey M: Benign ovarian teratomas: a population-based case-control study. *Br J Cancer* 58(1):93–98, 1988.

64. Deffieux X, Thubert T, Huchon C, et al: Complications of presumed benign ovarian tumors. *J Gynecol Obstet Biol Reprod (Paris)* 42(8):816–832, 2013.

65. Rubod C, Triboulet JP, Vinatier D: Ovarian dermoid cyst complicated by chemical peritonitis. Case report. *Gynecol Obstet Fertil* 35(7–8):651–653, 2007.

66. Mlikotic A, McPhaul L, Hansen GC, Sinow RM: Significance of the solid component in predicting malignancy in ovarian cystic teratomas—diagnostic considerations. *J Ultrasound Med* 20(8):859–866, 2001.

67. Emoto M, Obama H, Horiuchi S, et al: Transvaginal color Doppler ultrasonic characterization of benign and malignant ovarian cystic teratomas and comparison with serum squamous cell carcinoma antigen. *Cancer* 88(10):2298–2304, 2000.

68. Park JY, Kim DY, Kim JH, et al: Malignant transformation of mature cystic teratoma of the ovary: experience at a single institution. *Eur J*

Obstet Gynecol Reprod Biol 141(2):173–178, 2008.

69. Ackerman S, Irshad A, Lewis M, Anis M: Ovarian cystic lesions: a current approach to diagnosis and management. *Radiol Clin North Am* 51(6):1067–1085, 2013.

70. Crum CP, McKeon FD, Xian W: The oviduct and ovarian cancer: causality, clinical implications, and "targeted prevention." *Clin Obstet Gynecol* 55:24–35, 2012.

71. Crum CP, Herfs M, Ning G, et al: Through the glass darkly: intraepithelial neoplasia, top-down differentiation, and the road to ovarian cancer. *J Pathol* 231:402–412, 2013.

72. Mehra K, Mehrad M, Ning G, et al: STICS, SCOUTs and p53 signatures; a new language for pelvic serous carcinogenesis. *Front Biosci (Elite Ed)* 3:625–634, 2011.

73. Nik NN, Vang R, Shih IeM, Kurman RJ: Origin and pathogenesis of pelvic (ovarian, tubal, and primary peritoneal) serous carcinoma. *Annu Rev Pathol* 9:27–45, 2014.

74. Alcazar JL, Utrilla-Layna J, Minguez JA, Jurado M: Clinical and ultrasound features of type I and type II epithelial ovarian cancer. *Int J Gynecol Cancer* 23(4):680–684, 2013.

75. Kurman RJ, Shih I: Molecular pathogenesis and extraovarian origin of epithelial ovarian cancer—shifting the paradigm. *Hum Pathol* 42:918–931, 2011.

76. Paladini D, Testa A, Van Holsbeke C, et al: Imaging in gynecological disease (5): clinical and ultrasound characteristics in fibroma and fibrothecoma of the ovary. *Ultrasound Obstet Gynecol* 34(2):188–195, 2009.

77. Shaaban AM, Rezvani M, Elsayes KM, et al: Ovarian malignant germ cell tumors: cellular classification and clinical and imaging features. *Radiographics* 34(3):777–801, 2014.

78. Guerriero S, Alcazar JL, Pascual MA, et al: Preoperative diagnosis of metastatic ovarian cancer is related to origin of primary tumor. *Ultrasound Obstet Gynecol* 39(5):581–586, 2012.

79. Brown DL, Doubilet PM, Miller FH, et al: Benign and malignant ovarian masses: selection of the most discriminating gray-scale and Doppler sonographic features. *Radiology* 208(1):103–110, 1998.

80. Valentin L, Ameye L, Savelli L, et al: Adnexal masses difficult to classify as benign or malignant using subjective assessment of gray-scale and Doppler ultrasound findings: logistic regression models do not help. *Ultrasound Obstet Gynecol* 38(4):456–465, 2011.

81. Valentin L, Ameye L, Testa A, et al: Ultrasound characteristics of different types of adnexal malignancies. *Gynecol Oncol* 102(1):41–48, 2006.

82. Goldstein SR, Timor-Tritsch IE, Monteagudo A, et al: Cystadenofibromas: can transvaginal ultrasound appearance reduce some surgical interventions? *J Clin Ultrasound* 43(6):393–396, 2014.

83. Bundy AL, Ritchie WG, Fine C, Brinsko RE: Dermoid tumor and cystadenoma arising in the same ovary. *J Clin Ultrasound* 14(9):727–731, 1986.

84. Kim SH, Kim YJ, Park BK, et al: Collision tumors of the ovary associated with teratoma: clues to the correct preoperative diagnosis. *J Comput Assist Tomogr* 23(6):929–933, 1999.

85. Granberg S, Wikland M, Jansson I: Macroscopic characterization of ovarian tumors and the relation to the histological diagnosis: criteria to be used for ultrasound evaluation. *Gynecol Oncol* 35(2):139–144, 1989.

86. Barney SP, Muller CY, Bradshaw KD: Pelvic masses. *Med Clin North Am* 92(5):1143–1161, 2008.

87. Wang S, Johnson S: Prediction of benignity of solid adnexal masses. *Arch Gynecol Obstet* 285(3):721–726, 2012.

88. Kim SH, Sim JS, Seong CK: Interface vessels on color/power Doppler US and MRI: a clue to differentiate subserosal uterine myomas from extrauterine tumors. *J Comput Assist Tomogr* 25(1):36–42, 2001.

89. Madan R: The bridging vascular sign. *Radiology* 238(1):371–372, 2006.

90. Reiter MJ, Schwope RB, Lisanti CJ: Algorithmic approach to solid adnexal masses and their mimics: utilization of anatomic relationships and imaging features to facilitate diagnosis. *Abdom Imaging* 39(6):1284–1296, 2014.

91. Conte M, Guariglia L, Benedetti Panici P, et al: Ovarian fibrothecoma: sonographic and histologic findings. *Gynecol Obstet Invest* 32(1):51–54, 1991.

92. Kim JA, Chun YK, Moon MH, et al: High-resolution sonographic findings of ovarian granulosa cell tumors: correlation with pathologic findings. *J Ultrasound Med* 29(2):187–193, 2010.

93. Van Holsbeke C, Domali E, Holland TK, et al: Imaging of gynecological disease (3): clinical and ultrasound characteristics of granulosa cell tumors of the ovary. *Ultrasound Obstet Gynecol* 31(4):450–456, 2008.

94. Outwater EK, Wagner BJ, Mannion C, et al: Sex cord-stromal and steroid cell tumors of the ovary. *Radiographics* 18(6):1523–1546, 1998.

95. Mom CH, Engelen MJ, Willemse PH, et al: Granulosa cell tumors of the ovary: the clinical value of serum inhibin A and B levels in a large single center cohort. *Gynecol Oncol* 105(2):365–372, 2007.

96. Granberg S, Norstrom A, Wikland M: Tumors in the lower pelvis as imaged by vaginal sonography. *Gynecol Oncol* 37(2):224–229, 1990.

97. Seidman JD, Russell P, Kurman RJ: Surface epithelial tumors of the ovary. In Kurman RJ, editor: *Blaustein's Pathology of the Female Genital Tract*, ed 5, New York, 2002, Springer-Verlag, pp 791–904.

98. Dierickx I, Valentin L, Van Holsbeke C, et al: Imaging in gynecological disease (7): clinical and ultrasound features of Brenner tumors of the ovary. *Ultrasound Obstet Gynecol* 40(6):706–713, 2012.

99. Green GE, Mortele KJ, Glickman JN, Benson CB: Brenner tumors of the ovary: sonographic and computed tomographic imaging features. *J Ultrasound Med* 25(10):1245–1251, quiz 1252–1254, 2006.

100. Youngs DJ, Brown DL: Ovarian mass. In Henningsen C, Kuntz K, Youngs D, editors: *Clinical Guide to Sonography: Exercises for Critical Thinking*, St. Louis, 2014, Elsevier, pp 183–198.

101. Brown DL, Zou KH, Tempany CM, et al: Primary versus secondary ovarian malignancy: imaging findings of adnexal masses in the Radiology Diagnostic Oncology Group Study. *Radiology* 219(1):213–218, 2001.

102. Testa AC, Ferrandina G, Timmerman D, et al: Imaging in gynecological disease (1): ultrasound features of metastases in the ovaries differ depending on the origin of the primary tumor. *Ultrasound Obstet Gynecol* 29(5):505–511, 2007.

103. Henrichsen TL, Brown DL: Approach to imaging the adnexal mass. In Fielding JR, Brown DL, Thurmond AS, editors: *Gynecologic Imaging*, Philadelphia, 2011, Elsevier, pp 427–436.

104. Jain KA: Imaging of peritoneal inclusion cysts. *AJR Am J Roentgenol* 174(6):1559–1563, 2000.

105. Guerriero S, Ajossa S, Mais V, et al: Role of transvaginal sonography in the diagnosis of peritoneal inclusion cysts. *J Ultrasound Med* 23:1193–1200, 2004.

106. Kirby CL, Horrow MM: Pitfalls in gynecologic ultrasound. In Fielding JR, Brown DL, Thurmond AS, editors: *Gynecologic Imaging*, Philadelphia, 2011, Elsevier, pp 21–36.

107. Brady PC, Simpson LL, Lewin SN, et al: Safety of conservative management of ovarian masses during pregnancy. *J Reprod Med* 58(9–10):377–382, 2013.

108. Glanc P, Salem S, Farine D: Adnexal masses in the pregnant patient: a diagnostic and management challenge. *Ultrasound Q* 24(4):225–240, 2008.

109. Barbieri M, Somigliana E, Oneda S, et al: Decidualized ovarian endometriosis in pregnancy: a challenging diagnostic entity. *Hum Reprod* 24(8):1818–1824, 2009.

110. Pateman K, Moro F, Mavrelos D, et al: Natural history of ovarian endometrioma in pregnancy. *BMC Womens Health* 14:128, 2014.

111. Groszmann Y, Howitt BE, Bromley B, et al: Decidualized endometrioma masquerading as ovarian cancer in pregnancy. *J Ultrasound Med* 33:1909–1915, 2014.

112. Poder L, Coakley FV, Rabban JT, et al: Decidualized endometrioma during pregnancy: recognizing an imaging mimic of ovarian malignancy. *J Comput Assist Tomogr* 32(4):555–558, 2008.

113. Proulx F, Levine D: Decidualization of endometrioma in pregnancy. *Ultrasound Q* 30(3):211–212, 2014.

114. Choi JR, Levine D, Finberg H: Luteoma of pregnancy: sonographic findings in two cases. *J Ultrasound Med* 19(12):877–881, 2000.

115. Tannus JF, Hertzberg BS, Haystead CM, Paulson EK: Unilateral luteoma of pregnancy mimicking a malignant ovarian mass on magnetic resonance and ultrasound. *J Magn Reson Imaging* 29(3):713–717, 2009.

116. Masarie K, Katz V, Balderston K: Pregnancy luteomas: clinical presentations and management strategies. *Obstet Gynecol Surv* 65(9):575–582, 2010.

117. Langer JE: Benign ovarian masses. In Fielding JR, Brown DL, Thurmond AS, editors: *Gynecologic Imaging*, Philadelphia, 2011, Elsevier, pp 437–452.

118. Fleischer AC, Tait D, Mayo J, et al: Sonographic features of ovarian remnants. *J Ultrasound Med* 17(9):551–555, 1998.

119. Kho RM, Abrao MS: Ovarian remnant syndrome: etiology, diagnosis, treatment and impact of endometriosis. *Curr Opin Obstet Gynecol* 24(4):210–214, 2012.

120. Banno K, Kisu I, Yanokura M, et al: Hereditary gynecological tumors associated with Peutz-Jeghers syndrome (review). *Oncol Lett* 6(5):1184–1188, 2013.

121. Swanger RS, Brudnicki A: Ultrasound of ovarian sex-cord tumor with annular tubules. *Pediatr Radiol* 37(12):1270–1271, 2007.

122. Acien P, Acien M, Ruiz-Macia E, Martin-Estefania C: Ovarian teratoma-associated anti-NMDAR encephalitis: a systematic review of reported cases. *Orphanet J Rare Dis* 9:157, 2014.

123. Pandharipande PV, Harvey HB, Javitt MC, et al: *American College of Radiology Appropriateness Criteria: Ovarian Cancer Screening*, Rockville, MD, 2012, Agency for Healthcare Research and Quality. Available at http://www.guideline.gov/content.aspx?id=37950.

124. Ashour AA, Verschraegen CF, Kudelka AP, Kavanagh JJ: Paraneoplastic syndromes of gynecologic neoplasms. *J Clin Oncol* 15(3):1272–1282, 1997.

125. Hill CL, Zhang Y, Sigurgeirsson B, et al: Frequency of specific cancer types in dermatomyositis and polymyositis: a population-based study. *Lancet* 357(9250):96–100, 2001.

126. Yanushpolsky EH, Brown DL, Smith BL: Localization of small ovarian Sertoli-Leydig cell tumors by transvaginal sonography with color Doppler. *Ultrasound Obstet Gynecol* 5(2):133–135, 1995.

127. Brown DL, Henrichsen TL, Clayton AC, et al: Ovarian stromal hyperthecosis: sonographic features and histologic associations. *J Ultrasound Med* 28(5):587–593, 2009.

第 31 章　输卵管超声评价

Mindy M. Horrow

重　点

- 正常输卵管很难用超声显示,除非周围有少量游离腹腔液体。
- 有助于区分扩张的输卵管和其他附件囊性肿块的典型超声征象包括:束腰征、不完全间隔征、齿轮征和串珠征。
- 超声诊断急性输卵管积脓的方法是附件发现扩张的、内充满浑浊液体、壁充血增厚的管状结构。
- 输卵管卵巢脓肿通常表现为内包含实性和囊性成分的混合性附件肿块,厚壁、充血,卵巢难以辨别。

- 继发于子宫内膜异位症的输卵管积血超声表现为附件充满细小低回声的扩张的管状结构。
- 孤立性输卵管扭转罕见,通常表现为充满液体的扩张的管状结构,输卵管扭曲的边缘呈 V 形或喙状尖形狭窄,常出现在不寻常的部位。
- 原发性输卵管恶性肿瘤的典型临床表现包括间歇性血性阴道排液,排液后绞痛缓解和盆腔肿块。
- 输卵管通畅性可用振荡盐水或超声造影剂进行超声评价。

本 章 内 容

与子宫和卵巢不同,超声通常无法显示正常输卵管(fallopian tube),因此,盆腔超声并不常规要求记录输卵管。实际上,当可观察到输卵管时,输卵管通常扩张或增粗,因此是异常的。输卵管评价的困难还在于区分异常输卵管与复杂的卵巢囊性肿块。本章的目的是描述正常输卵管的表现;回顾导致输卵管良、恶性和急、慢性异常的病理过程;并展示各种超声表现,以帮助超声医生正确区分附件肿块是输卵管还是卵巢起源的。

胚胎学与正常解剖

　　输卵管的作用是将卵巢与子宫连接起来,使受精卵进入宫腔。胚胎发育中,孕 5~6 周时,成对的中肾旁管由体腔上皮发育而成。当尾部融合形成子宫时,头部变成输卵管,漏斗状末端开口于腹膜。正常输卵管长 10~12cm,直径 1~4mm,位于阔韧带内腹膜皱褶形成的输卵管系膜中[1]。

　　输卵管分为四个解剖部分(图 31-1)。间质部(interstitial segment)是壁内段,位于近宫底的子宫角部内。间质部从子宫表面浆膜层经肌壁开口于宫腔。它是输卵管最短(2cm)和最窄(1mm)的一部分。峡部(isthmus portion)最靠近子宫,长约 3.5cm,直径 2mm。壶腹部(ampullary portion)是输卵管最靠外侧的部分,也是最宽、最长的部分,长 6~7.5cm。壶腹部终止于漏斗状的漏斗部(infundibulum),其伞端(fimbriated end)覆盖卵巢。组织学上,输卵管壶腹部和漏斗部的皱襞或皱褶更多且复杂,纤毛柱状上皮细胞也更多。

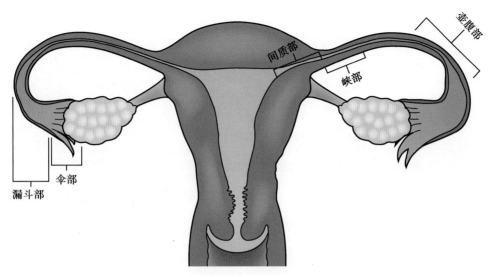

图 31-1　示意图显示正常输卵管解剖

位于纤毛细胞之间的 Peg 细胞产生输卵管液,为精子和卵母细胞提供营养。这种液体沿着纤毛运动的相反方向,向靠近卵巢的输卵管的外侧端流动,排入腹腔,因此在月经周期各个阶段女性盆腔经常会发现少量单纯性游离液体[2]。输卵管捕捉卵泡破裂后排出的卵子,为受精、受精卵成长分化为囊胚并进入宫腔提供合适的环境。受精卵是通过纤毛上皮、黏膜皱襞以及输卵管壁的肌肉收缩穿过输卵管向子宫推进的。

正常的输卵管有时可以通过经阴道超声检查显示,尤其是当附件区有液体且探头施压轻微时。正常输卵管呈实性,与卵巢分开,回声强度与子宫相当(图31-2)。输卵管旁囊肿(paratubal cyst),也称为卵巢冠囊肿,其存在可有助于输卵管定位。这些囊肿通常是中肾旁管的中肾旁管遗迹。最常见于输卵管和卵巢之间的输卵管伞端上,为小的、单房的、单纯性囊肿。囊肿与卵巢间高回声的脂肪层和囊肿周围卵巢实质的缺乏被用于鉴别输卵管旁囊肿和赘生性卵巢囊肿(图31-3)。单纯性输卵管旁囊肿被认为是良性发现,绝大多数没有临床意义。然而,巨大的输卵管旁囊肿可破裂或作为孤立性输卵管扭转(tube torsion)发生的关键位置[3]。极少情况下,大的输卵管旁囊肿(>5cm)内可见乳头状突起,提示恶性,通常是交界性肿瘤。其他输卵管先天性异常包括发育不全,无发育,异位和疝(伴卵巢)也很少见[4]。

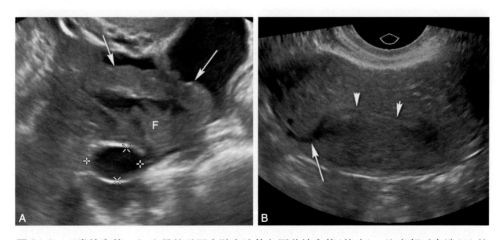

图 31-2　正常输卵管。A. 少量的无回声游离液体包围着输卵管(箭头)。注意邻近伞端(F)的无回声的输卵管旁囊肿(测量游标)。B. 子宫底的部分冠状切面,显示右输卵管间质部有微量液体(箭头),短箭头指出子宫内膜

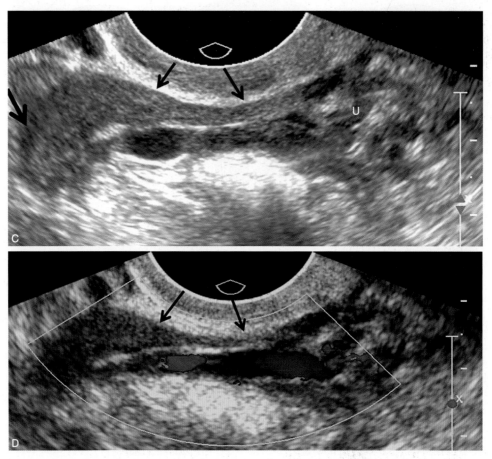

图31-2(续)　C.正常输卵管(箭头)起自子宫角(U)经无回声的子宫血管上方到右侧附件。值得注意的是,输卵管峡部越靠内侧越细(细箭头),而通常位于卵巢上方或"盖住"卵巢的伞端(粗箭头)是最厚的部分。D.与图C同一患者,彩色多普勒成像显示子宫血管(蓝色/红色)上方的输卵管(箭头)

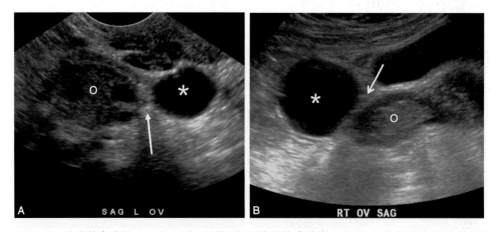

图31-3　输卵管旁囊肿。A、B.两个不同患者的输卵管旁囊肿(星号)。注意脂肪层回声(箭头)清楚地将输卵管旁囊肿与相邻卵巢(O)分开

异常输卵管的超声征象

描述多种超声特征和征象，有助于区分扩张输卵管和卵巢肿块或盆腔内肠管、输尿管、曲张静脉等其他管状结构。蠕动，与其他肠管相连，以及典型的肠壁条纹或"肠征"，将有助于区分充满液体的肠管和扩张的输卵管。经腹或经阴道超声检查时扩张的输尿管通常可追踪至输尿管-膀胱连接处（ureterovesicular junction，UVJ）。还应使用彩色多普勒来评价任何明显的充液或囊性结构，以排除血管病变，如动静脉畸形或盆腔静脉曲张（pelvic varix）（图 31-4）。嘱患者做 Valsalva 动作可能会增加盆腔曲张静脉的血流量，使用彩色多普勒成像更容易确认。识别卵巢与附件肿块明显分离，是鉴别异常或扩张输卵管与复杂的囊性卵巢病变的唯一最有用的发现。当输卵管扩张时，常形成 S、U、V、C 或迂曲管状（图 31-5A，B）。壶腹部通常比峡部宽，两段间经常可以观察到直径的突然变化（图 31-

5C）。由输卵管壁上正相对的凹痕形成束腰征[5]（图 31-5D），通常在输卵管壶腹部与更宽的伞部交界处可观察到。如果扩张的输卵管反折，两层内壁合并则形成不完全间隔征（图 31-5A，E，F 和 G），表现为起自管壁一侧但不到达对侧管壁的线状回声突出。电影回放和二维、三维重建均有助于显示扩张输卵管迂曲的特征。当输卵管增厚的皱褶或黏膜皱襞突出于管腔时，可观察到大量 2~3mm 肿块回声从管壁突向扩张的输卵管管腔内，形成齿轮征（图 31-5H，I）或串珠征（图 31-5J），可作为输卵管的标记[6]。当输卵管只是轻度扩张时，这些征象更常见。管壁较厚时呈现齿轮征，较薄时呈现串珠征，后者更易出现于慢性炎症。当输卵管进一步扩张，增厚的皱褶消失，输卵管积水（hydrosalpinx）呈现出非特异性的囊性表现，管壁薄而规则。研究发现结合输卵管形态、束腰征、卵巢与附件肿块分离是鉴别输卵管扩张和复杂的卵巢源性囊性肿块最特异的超声表现[5,7]。值得一提的是，发现输卵管积水表明输卵管堵塞，最常继发于粘连。

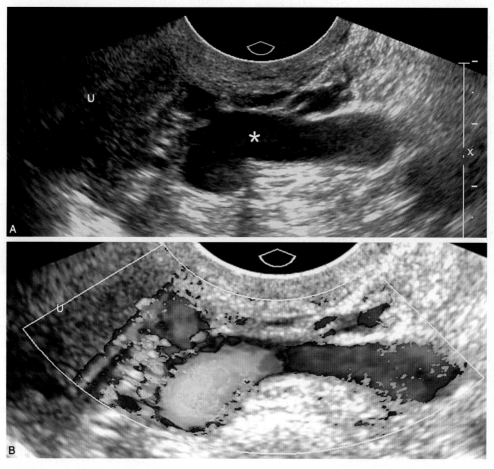

图 31-4　类似输卵管积水的盆底静脉曲张。A. 灰阶成像显示与左侧子宫角（U）相邻的无回声的迂曲管状结构（星号），很容易被误认为是输卵管积水。B. 彩色多普勒成像证实该结构有彩色血流填充，与盆腔静脉曲张相符（From Baltarowich OH, Scoutt LM: Avoiding pitfalls in transvaginal sonography of the female pelvis. Ultrasound Clin 5:177-193,2010,used with permission）

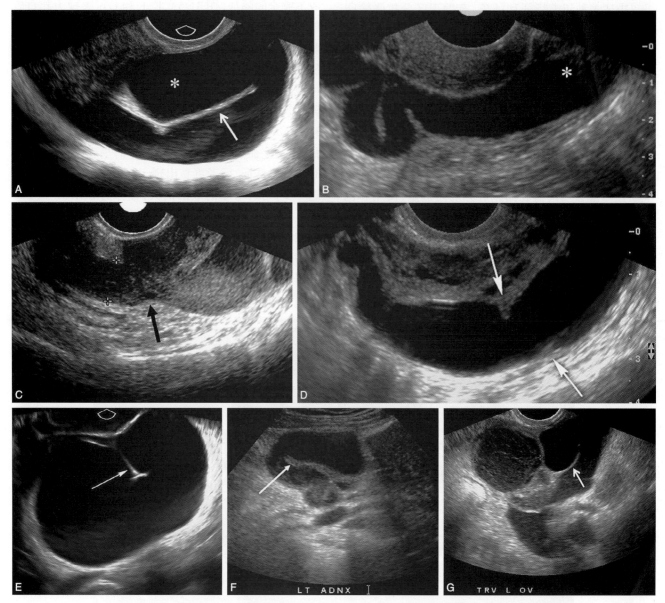

图 31-5 输卵管积水不同的超声表现。**A.** 左附件扩张的 U 形无回声管状结构,与输卵管积水相符。注意到图中靠前的输卵管壶腹部(星号)比靠后的峡部更宽,壶腹部和峡部之间的线状回声结构(箭头)代表因为输卵管折叠而合并的两个内壁,被描述为"不完全间隔征"。与真正的间隔不同,折叠输卵管的不完全间隔不会从一个壁延伸到另一个壁,管腔会在游离缘周围保持开放。这种征象有助于区分折叠的输卵管积水与复杂的附件囊性肿块。**B.** 迂曲管状或 S 形输卵管积水。壶腹部外侧端(星号)比峡部宽。**C.** 较宽的输卵管壶腹部和峡部(测量游标)间通常见管腔直径的突然变化(箭头),图中患者左侧扩张的输卵管及其管腔内部回声与输卵管积脓相符。**D.** 束腰征:注意到扩张输卵管相对的两个管壁上的凹痕(箭头),被认为是由于输卵管黏膜皱襞增厚所致。**E.** 不完全间隔征:注意到细线状回声结构(箭头)突入扩张的输卵管内。这意味着输卵管折叠时两段内壁合并,因此它不延伸穿过整个扩张的输卵管。这种表现可用来鉴别折叠的输卵管与复杂的有真正分隔的附件囊性肿块,真正的隔是从壁的一侧延伸到壁另一侧。**F.** 一例输卵管迂曲管状扩张患者的不完全间隔征(箭头),输卵管内部低回声与输卵管积脓相符。图中前部的壶腹部扩张更显著。**G.** 一例输卵管积脓患者的不完全间隔征(箭头)。注意到左侧卵巢囊肿(测量游标)内部回声呈纤细的网状,代表可能出血或感染

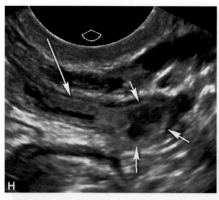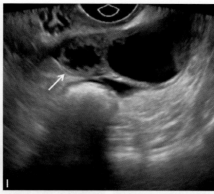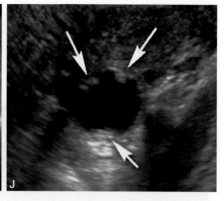

图 31-5(续)　H.齿轮征:注意到图中长轴(长箭头)和横切面(短箭头)上轻微扩张、厚壁、扭曲的输卵管。横切面上可见壁上几个小结节,代表增厚的黏膜皱襞。这种表现被称为齿轮征。I.齿轮征:在慢性输卵管炎患者中,大量增厚的皱襞回声规则地分布在扩张的输卵管周围。横切面上(箭头),这些增厚的皱襞可表现为结节状,类似于卵巢囊性恶性肿瘤,但这些皱襞是规则间隔和对称的。J.串珠征:注意到轻微扩张且壁薄的输卵管横切面上,壁上可见多个由于皱襞增厚形成的结节回声(箭头),故呈现"串珠"表现(J courtesy of Dr. Margarita Re vzin, Yale University School of Medicine, New Haven, CT)

盆腔炎

　　盆腔炎(pelvic inflammatory disease, PID)通常是性传播,病原体从阴道和宫颈上行至女性上部生殖道引起。美国每年报告约 770 000 例急性病例。亚急性和慢性病例数不详。PID 的危险因素包括:年轻、多个性伴侣、缺乏工具避孕、社会经济阶层低和吸烟[8~10]。易感病原体通常是沙眼衣原体(Chlamydia trachomatis)和淋病奈瑟菌(Neisseria gonorrhoeae),造成输卵管上皮损伤,导致多种机会性感染微生物引起多重感染。感染最初从宫颈上升到子宫内膜,引起子宫内膜炎(endometritis),进一步累及输卵管,导致输卵管炎。输卵管粘连可形成梗阻,从而导致输卵管积水、输卵管积血(hematosalpinx)或输卵管积脓(pyosalpinx)。最终,感染会扩散到卵巢和腹膜,导致子宫浆膜炎(uterine serositis),腹膜炎(peritonitis),盆腔脂肪炎,输卵管卵巢复合体(tubo-ovarian complex, TOC),最终导致输卵管卵巢脓肿(tubo-ovarian abscess, TOA)。症状包括盆腔疼痛,宫颈举痛,脓性阴道分泌物(可能有恶臭),发热,白细胞增多,红细胞沉降率或 C-反应蛋白水平升高[11]。盆腔疼痛程度变化很大。肝脏周围的炎症可导致腹部右上象限(RUQ)疼痛,称为 Fitz-Hugh-Curtis 综合征。PID 的并发症包括盆腔脓肿、不孕(20%)、异位妊娠(9%)和慢性盆腔疼痛(18%)[12~14]。

　　由于高达 50% 的病例仅凭借症状不足以诊断,而且症状经常与阑尾炎、卵巢囊肿破裂或出血和憩室炎等其他盆腔疾病有重叠,因此经常需进行影像学检查。此外,如果患者对抗生素治疗无效,尤其是怀疑有脓肿时,则可能需要影像学检查。超声应当作为首选的影像学检查方法,偶尔也需用 CT 或磁共振成像(MRI)来评估脓肿的全部范围,尤其当怀疑脓肿破裂时。尽管超声经常被用于评估 PID 患者病情,但目前没有大型临床试验评估超声诊断 PID 的敏感性和特异性。超声对检出轻度异常的敏感性可能相对较低,而且对许多其他异常缺乏特异性。当输卵管受累时,超声诊断特异性提高[15,16]。经阴道超声被认为是发现输卵管异常和识别卵巢最有用的方法,而经腹超声最常用于评价大的盆腔异常和评估腹水的程度。

　　宫颈炎(cervicitis)在超声检查中通常是隐匿的,可通过直接观察和培养来诊断。子宫内膜炎超声检查子宫内膜无明显增厚,往往非常充血。宫腔可因有积液、出血,甚至空气而膨胀,超声表现为宫腔内存在点状回声灶伴杂乱的后方声影。然而,子宫内膜炎与正常产后变化和妊娠产物残留的超声和临床表现存在重叠。此外,产后或妊娠产物残留患者也可引起子宫内膜炎。

　　输卵管或卵巢受累是 PID 的特征,会出现各种超声表现。输卵管炎(salpingitis)表现为输卵管轻度增厚、充血(图 31-6)和输卵管周围炎症。超声上,这些变化导致输卵管突显或增厚,因此更容易显示,充血通常在彩色多普勒成像时观察。由于炎症或感染,周围的盆腔脂肪回声增强、血供增多(图 31-7)[17]。邻近可存在少量浑浊游离液体,卵巢可能出现肿大和水肿,表现类似多囊卵巢疾病[18]。

　　当输卵管伞端粘连阻塞,脓液在管腔内积聚时,便会发生输卵管积脓(图 31-8)。输卵管腔内常见液平,少见气体。管壁变厚充血。黏膜皱襞增厚可导致管壁呈结节状,大量 2~3mm 结节突向管腔内,即前文所述的齿轮征(图 31-5J)。随着感染加剧,卵巢可与发炎

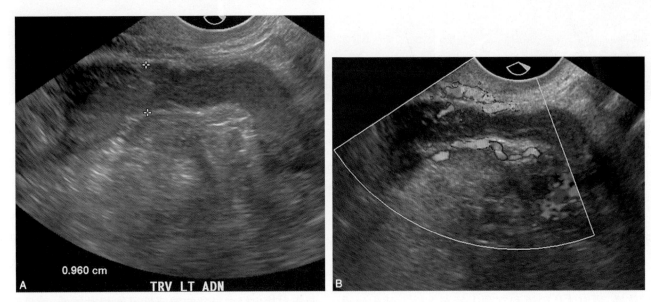

图 31-6　输卵管炎。A. 灰阶图像上,注意到左输卵管(测量游标)增厚(0.96cm),患者表现为盆腔疼痛、发热和阴道分泌物。B. 彩色多普勒图像显示在输卵管管壁和发炎的输卵管周围脂肪内血流增多。输卵管管腔内无明显液体

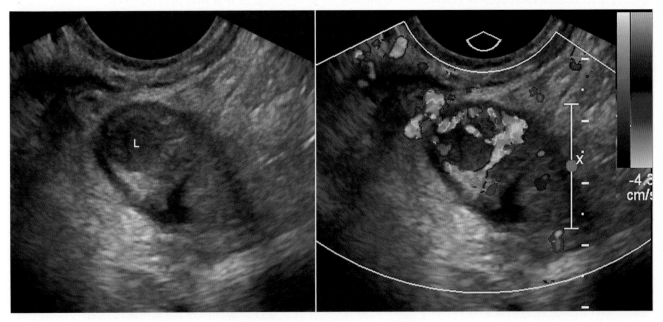

图 31-7　急性输卵管炎:分屏显示输卵管横切面的灰阶(左图)和彩色多普勒(右图)图像。输卵管壁厚且充血,管腔(L)内有少量浑浊液体。周围脂肪的回声和血流与炎症相符

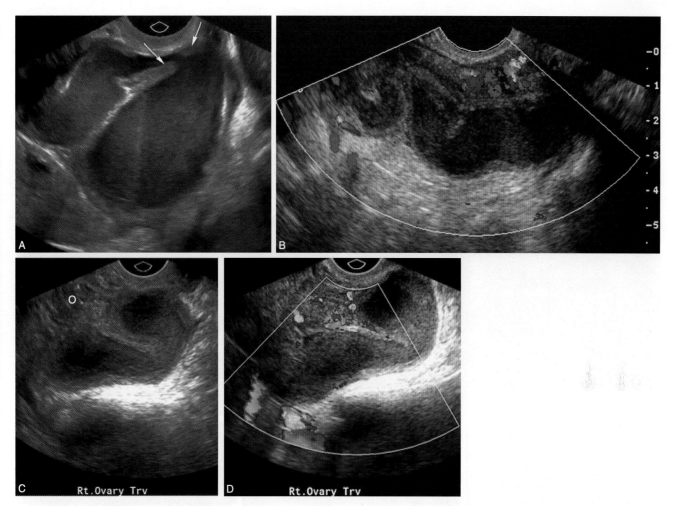

图 31-8　输卵管积脓。A. 左输卵管显著扩张，充满与脓液、出血或碎片一致的回声物质。注意到液体、液平和增厚的管壁。输卵管卷曲折叠，呈现不完全间隔征，局部还对称缩进呈"束腰征"（箭头）。B. 彩色多普勒显示输卵管积脓患者左侧附件迂曲扩张管状结构，管腔内充满低回声，管壁血流增多。C、D. 灰阶和彩色多普勒超声成像显示输卵管积脓患者输卵管扩张，并与增大、水肿的右侧卵巢（O）粘连。输卵管壁厚、充血，管腔内有回声。超声表现与输卵管积脓最符合，尽管输卵管积血后也可能导致扩张的输卵管管腔内出现分层或成团的回声（C and D courtesy of Dr. Margarita Revzin, Yale University School of Medicine, New Haven, CT）

的输卵管粘连并被其包围，最终脓液会从输卵管中流出并包住卵巢。卵巢最初被其厚的纤维包膜所保护而不受感染。如果卵巢（含或不含输卵管）能与周围发炎和感染的组织明显区分，则肿块被称为 TOC（图 31-9）。最终纤维包膜破裂，卵巢实质感染、坏死，从而形成 TOA，失去正常的卵巢超声结构。所形成的复杂肿块通常包含实性和囊性成分，多房、充血、隔厚，有时存在管壁结节（图 31-10，图 31-11）。急性 TOA 检查时通常很痛。虽然可识别部分扩张的输卵管，但肿块中无法辨别卵巢（图 31-12）。区分 TOC 和 TOA 在临床上很重要，因为 TOC 对抗生素治疗反应较好。临床表现不一定与超声异常程度相关。只有腹膜炎症但超声未见输卵管积脓或 TOA 表现的女性，可由于腹膜表面炎症而出现严重症状，然而 PID 复发且输卵管先前受损的患者可有明显异常的超声表现，但只有轻微的症状。

TOA 的超声表现有些是非特异的，子宫腺肌瘤（endometrioma）、卵巢恶性肿瘤、阑尾周围脓肿和憩室脓肿（diverticular abscess）也可有非常相似的表现[19]（图 31-13）。偶尔急性阑尾炎可出现类似 PID 的临床表现，并可用经阴道超声诊断。扩张的管状结构仅见于右侧，与正常卵巢的分界清晰，可见阑尾结石（appendicolith），无不完全间隔征、束腰征或齿轮征等征象，这些都有助于区分急性阑尾炎和输卵管脓肿（图 31-14）。

对于超声观察 PID 药物治疗效果，尤其是对急性炎症消退所需时间知之甚少[20]。根据作者的经验，浑浊液体、炎症和轻微扩张的输卵管可以在几天内消退，而大的输卵管积脓或 TOA 可能需要数周至数月才能消退。一些研究表明，随着时间的推移，之前超声显示正常的患者由于进一步的粘连可能会发展为输卵管积水。持续存在的炎性肿块，尤其如果血流丰富，极可能

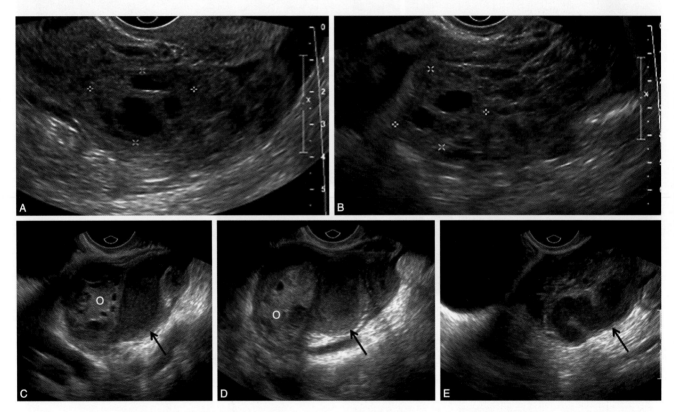

图31-9　输卵管卵巢复合体。A、B. 横切面和矢状切面显示一复杂的附件肿块,患者有盆腔疼痛和发热。图中卵巢(测量游标)可识别,其周围包绕复杂的炎症物质,提示输卵管卵巢复合体(TOC)而非输卵管卵巢脓肿(TOA)。C、D、E. 矢状切面和横切面的灰阶图像,患者有盆腔疼痛和白细胞增多。可识别内有小卵泡的卵巢(O),但其被扩张的充满脓的输卵管(输卵管积脓)(箭头)和浑浊的液体所包围,与 TOC 相符。注意到邻近的盆腔脂肪回声增强,提示炎症或感染(C,D, and E courtesy of Dr. Margarita Revzin,Yale University School of Medicine,New Haven,CT)

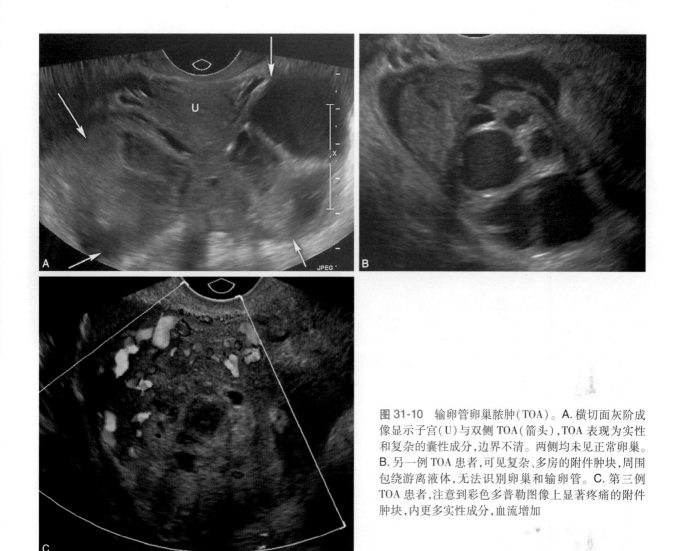

图 31-10　输卵管卵巢脓肿（TOA）。A. 横切面灰阶成像显示子宫（U）与双侧 TOA（箭头），TOA 表现为实性和复杂的囊性成分，边界不清。两侧均未见正常卵巢。B. 另一例 TOA 患者，可见复杂、多房的附件肿块，周围包绕游离液体，无法识别卵巢和输卵管。C. 第三例 TOA 患者，注意到彩色多普勒图像上显著疼痛的附件肿块，内更多实性成分，血流增加

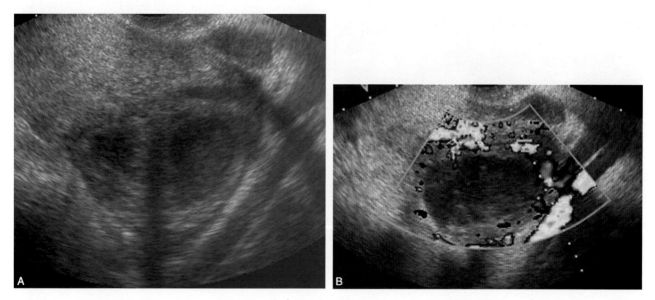

图 31-11　输卵管卵巢脓肿。A、B. 经阴道超声灰阶和彩色多普勒成像分别显示左附件囊性肿块的内部回声及周围丰富的血供

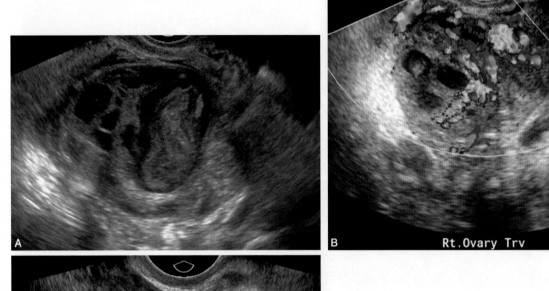

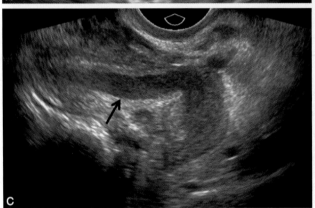

图 31-12　输卵管卵巢脓肿。一位 27 岁女性出现双侧盆腔疼痛和阴道脓性分泌物。**A.** 灰阶成像显示一复杂、压痛的右附件肿块。**B.** 彩色多普勒成像显示该附件肿块内丰富的血供。**C.** 注意到相邻轻度扩张、壁厚的输卵管积脓（箭头），和邻近回声增强的盆腔脂肪（Images courtesy of Dr. Margarita Revzin，Yale University School of Medicine，New Haven，CT）

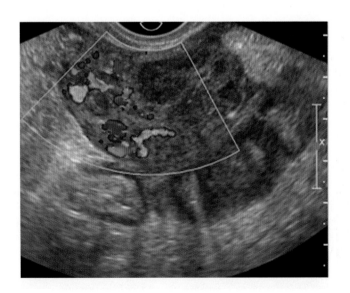

图 31-13　憩室脓肿。一位 62 岁女性，左侧盆腔疼痛、发热，在厚壁肠管附近发现复杂、充血的左附件肿块。手术证实肿块为憩室脓肿。憩室脓肿多见于老年女性，单侧和左侧多见，内含空气，与异常肠管相关（From Baltarowich OH，Scoutt LM，Hamper UM：Nongynecologic findings on pelvic ultra-sound：focus on gastrointestinal diseases. Ultrasound Q28：65-85，2012，used with permission）

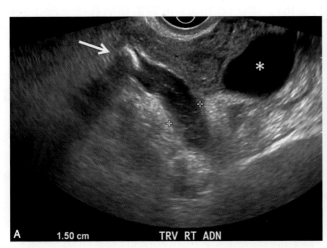

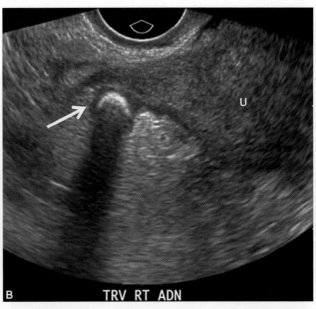

图 31-14 急性阑尾炎。一 37 岁女性,盆腔疼痛并寒战 2 天。A、B. 经阴道超声显示右附件一压痛、充满液体的管状结构(测量游标),直径 1.5cm,位于右侧卵巢外侧。另可见一边缘锐利的圆形强回声结构(箭头)伴密集声影,与阑尾结石相符。还注意到邻近盆腔脂肪回声增强,这是炎症或感染的非特异性表现。*,右侧卵巢囊肿;U,子宫

意味着感染治疗不彻底。虽然输卵管积水最常继发于 PID,但输卵管结扎、诱导排卵、肿瘤和子宫内膜异位症(endometriosis)均可能导致输卵管积水形成。如果输卵管未切除,子宫切除术后偶尔也会出现输卵管积水[21]。

罕见的输卵管感染

除上行性性传播疾病外,还有多种输卵管感染途径。结核(tuberculosis)最常经血液或淋巴途径感染输卵管,偶尔直接经毗邻腹膜传播。临床表现包括急慢性疼痛、不明原因不孕和阴道出血。输卵管最常见增厚、充血,而非明显扩张,并可发展为 TOA 或盆腔脓肿[22](图 31-15)。

输卵管放线菌病(actinomycosis)最常见的是以色列放线菌(Actinomyces israelii)感染女性生殖道,这是一种机会性的革兰氏阳性菌,通常由异物(如宫内节育器(IUD))、外科手术、肠穿孔和创伤引起。据估计,25% 的 IUD 存在放线菌,2%~4% 可能发生感染需要治疗[23]。存在 IUD 和盆腔脓肿应考虑到该病[24]。可能由

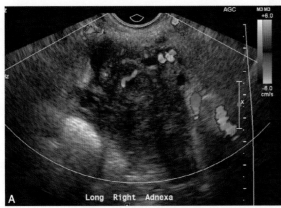

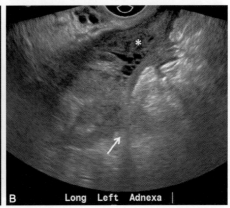

图 31-15 一 30 岁东南亚女性,不明原因的体重减轻和盆腔疼痛 9 个月。A. 右侧附件彩色多普勒图像。B. 左侧附件灰阶图像。显示双侧充血的复杂附件肿块。注意到周围浑浊的游离液体,和邻近盆腔脂肪浸润(图 B 中箭头),液体在图 B 中更明显(*)。输卵管和卵巢均无法识别。虽然超声表现无特异性,与双侧输卵管卵巢脓肿相符,但临床表现不是典型的盆腔炎表现,因为患者无发热也无阴道分泌物。CT 扫描(未附图)显示大网膜增厚,活检结核呈阳性反应。胸部 X 线片(未附图)也有可疑结核病的发现。经抗结核治疗后附件肿块缓慢消退(Images courtesy Dr. Manjiri Dighe, University of Washington Medical Center, Seattle, Washington)

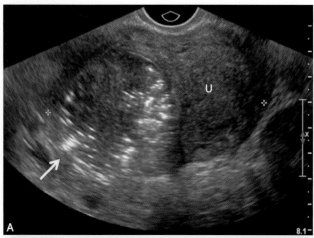

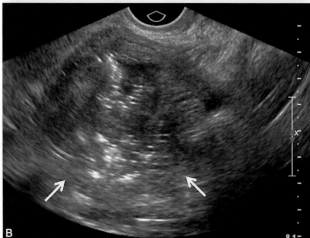

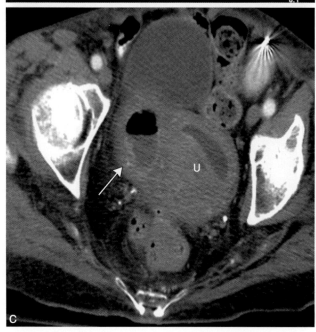

图 31-16　放线菌病。一 82 岁女性,出现腹部不适。A、B. 经阴道超声检查右侧附件。注意到子宫(U)旁有一巨大肿块(箭头),内含大量明亮的回声灶,考虑为气体的微气泡。C. 轴位增强 CT 扫描显示子宫(U)旁右侧附件有一巨大的含气脓肿(箭头)。手术中发现肠瘘,培养出放线菌(Images courtesy of Dr. Mar-garita Revzin, Yale University School of Medicine, New Haven, CT)

于细菌产生的蛋白水解酶的作用,放线菌病是一种侵袭性和浸润性的感染。这种感染的特点是广泛的炎症浸润,并扩散到组织层面,常伴有瘘管和脓肿形成(图 31-16)。因此,选用 CT 来确定疾病程度。治疗包括去除 IUD、注射青霉素和脓肿引流。如果感染严重,可能需要子宫切除或输卵管卵巢切除。

黄色肉芽肿性炎症(xanthogranulomatous inflamma-tion)发生在许多器官,尤其是肾脏和胆囊,女性生殖道中罕有报道。它可能影响子宫内膜、卵巢或输卵管[25]。可能的原因是亚急性感染并阻塞输卵管。所有黄色肉芽肿性感染的特征性组织学表现是存在脂质巨噬细胞和多核巨细胞,替代了受累器官被破坏的实质。黄色肉芽肿性 TOA 的超声和 CT 表现是附件囊实混合性肿块,通常单侧,表现相当缺乏特异性(图 31-17)。鉴别诊断包括子宫内膜异位症、PID 相关的炎性肿块和恶性肿瘤[26]。

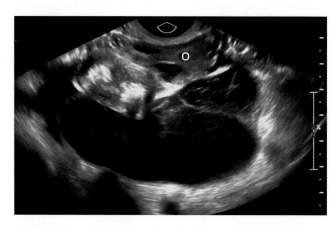

图 31-17　黄色肉芽肿性输卵管炎:注意到正常卵巢(O)旁的巨大复杂肿块,其内含后方的管状囊性成分和实性成分,实性成分内有伴声影的高回声灶

最后,胃肠道炎症蔓延至肠道以外,如穿孔的阑尾炎或憩室炎可继发输卵管感染。

输卵管积血

非妊娠患者中,输卵管积血(hematosalpinx)最常见的原因是子宫内膜异位症,但也可继发于 PID、附件扭转、恶性肿瘤、创伤和子宫异常伴经血逆流[19]。输卵管积血的超声表现与输卵管积脓类似,出现不同程度的管壁增厚和内部回声。随着出血时间长短,内部回声多种多样。可观察到管腔内回声分层。子宫内膜异位至输卵管表面可因瘢痕和纤维化引起输卵管积水,而异位至管腔内更可能导致输卵管出血[27]。继发于子宫内膜异位症的输卵管积血通常表现为子宫腺肌瘤典型的细小、均质的内部低回声(图 31-18)。与急性输

卵管积脓不同的是,输卵管壁边界清晰,无充血或周围炎症。如超声表现缺乏特异性时,MRI 易于证实输卵管存在出血。

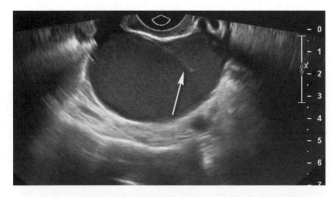

图 31-18　输卵管积血。扩张的输卵管,壁薄,内含与血液一致的细小、均质的低回声。后方回声增强证实病变为囊性。不完全间隔征(箭头)指出输卵管的折叠部位

输卵管扭转

　　输卵管扭转而不伴有卵巢扭转很罕见,在少女中最常见。患者表现为非特异性的急性盆腔疼痛。当看到疼痛扩张的输卵管和同侧正常卵巢时,可提示诊断[4]。根据作者经验,输卵管通常会有绷紧的表现,而且位于不常见的高位附件区或中线上。可观察到扭曲扩张的输卵管末端表现为喙状或尖状,通常呈 V 形或 U 形(图 31-19)。与卵巢扭转一样,检测到输卵管壁内的彩色血流也不能排除输卵管扭转的诊断。相邻的输卵管和输卵管血管缠绕在一起可表现为漩涡征[28]。输卵管扭转治疗通常采用输卵管切除术,尽管一些人建议采取更保守的方法来解除扭转和引流,以保护女孩和年轻女性的生育能力[29]。

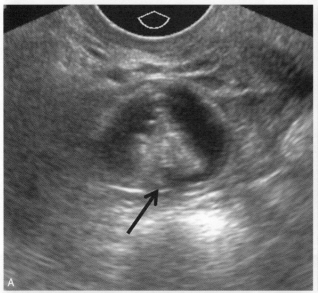

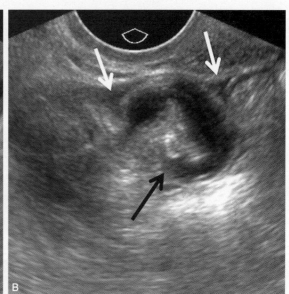

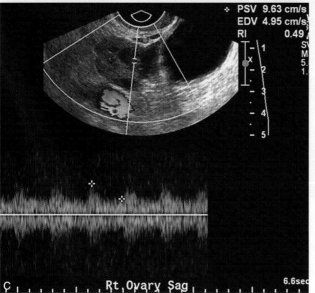

图 31-19　孤立性输卵管扭转。一 15 岁女孩,急性发作严重的右下腹至中线盆腔疼痛。A、B. 注意到由于扭曲或扭转出现扩张的管状充液结构,呈倒 U 形,中间端呈尖状或"喙"状(黑色箭头)。扭曲的输卵管处于异常位置,位于子宫上方,朝向中线方向。旁边有少量游离液体(白色箭头)。C. 右侧卵巢大小和形态正常,彩色和频谱多普勒显示血流正常

恶性肿瘤

以前,原发性输卵管癌(primary fallopian tube carcinoma,PFTC)被认为是最罕见的妇科恶性肿瘤,发病率不到2%。危险因素包括BRCA突变和未产。PFTC最常见于绝经后女性。以前的诊断需要以下特征:①输卵管黏膜起源的主要肿瘤;②组织学检查为乳头型;③输卵管内可见良性和恶性上皮之间的过渡;④卵巢和子宫内膜正常或极少受累(即输卵管肿瘤需要大于卵巢或子宫内膜中的任何肿瘤)[30]。然而最近提出的一种被许多病理学家接受的理论,提示大多数浆液性卵巢癌实际上起源于植入卵巢的恶性输卵管上皮细胞[31]。这一概念得到了BRCA 1或BRCA 2突变女性

的数据支持,这些女性接受了预防性输卵管卵巢切除术,并被发现有原位癌或浸润性输卵管癌,而无卵巢恶性肿瘤。此外,卵巢不像输卵管那样内含原始上皮细胞。因此,PFTC的真实发病率可能被大大低估了。更多细节见第30章"卵巢超声评估"。

Latzko三联症,即间歇性血性阴道排液,排液后绞痛缓解,以及盆腔肿块,被描述为PFTC经典的临床表现,但仅发生在少于10%的少数患者中。这些症状在肿瘤将浆液分泌至阻塞的输卵管中,导致输卵管膨胀疼痛时出现,将液体排入宫腔或腹腔可间歇减压。然而,许多患者无症状,肿瘤偶然被发现。约50%患者出现绝经后阴道出血。其影像学表现与原发性卵巢癌重叠,主要依据输卵管的表现是扩张、充满液体为主,还是厚壁、实性为主(图31-20)[32]。

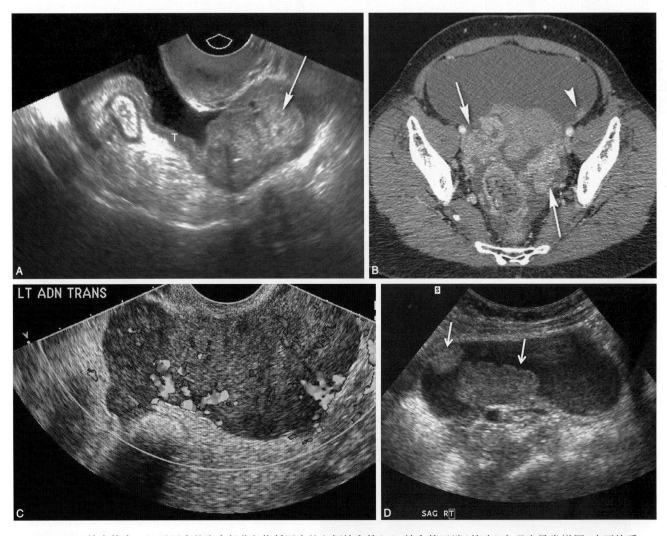

图31-20 输卵管癌。A.无回声的腹水部分包绕低回声的左侧输卵管(T),输卵管远端(箭头)表现为异常增厚、略不均质的实性团块。B.相应的轴向增强CT扫描显示双侧输卵管(箭头)增厚、结节状并强化。周围有大量腹水。注意到强化的腹膜种植(三角形)。C.彩色多普勒成像显示另一例原发性输卵管癌患者的左附件实性充血的管状结构。D.一43岁输卵管癌女性,伴有阴道出血。经阴道超声显示右输卵管积水,其壁上有两个实性结节(箭头),高度提示恶性肿瘤,而非慢性炎症,因为输卵管壁是薄而光滑的(C courtesy of Dr. Douglas Brown,Department of Radiology,Mayo Clinic,Rochester,MN;D courtesy of Dr. Anna Lev-Toaff,Hospital of the University of Pennsylvania,Philadelphia,PA)

一系列特征性观察研究发现，随着管腔扩张程度的变化，超声表现也发生改变。多普勒成像有助于鉴别肿瘤还是碎屑，并可检测低阻血流[33]。CT 和 MRI 被用于分期。

输卵管通畅性评估

虽然子宫输卵管造影（hysterosalpingography，HSG）已成为评价输卵管通畅性的传统影像学方法，但生理盐水宫腔声学造影（saline infusion sonohysterography，SIS）时注入振荡盐水和超声造影剂的新技术，已显示出作为一种替代成像技术的前景。SIS 时注入与空气气泡振荡的盐水，可确认输卵管通畅性，但气泡存在相当短暂。超声造影剂的"微气泡"持续时间更长，可以实时电影回放成像，也可以二维和三维图像重建，以确认输卵管通畅性。几个小型系列研究报道其与 HSG 的相关性很好[34]。定向注射造影剂时，增加对每根输卵管针对性进行彩色多普勒检查，可提高 SIS 评价输卵管通畅性的准确性[35]。普遍认为，常规 SIS 中腹腔内游离液体聚积意味着至少有一侧输卵管通畅[36]。超声也可用于评估患者用于避孕的机械性输卵管堵塞装置，如 Essure。当位置正常时，放置在输卵管壁内段或间质部的 Essure 部分很容易被超声显示（图 31-21）。异位的 Essure 装置也可在超声检查中被识别（图 31-22）[37]。更多细节见第 37 章"超声在妇科介入中的作用"。

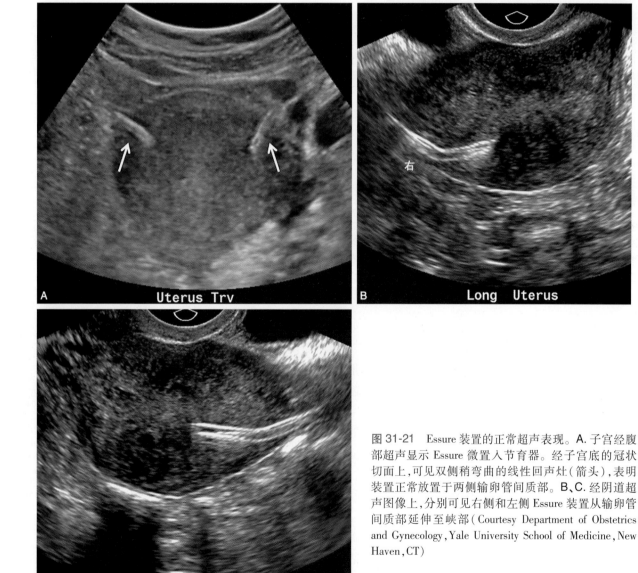

图 31-21 Essure 装置的正常超声表现。A. 子宫经腹部超声显示 Essure 微置入节育器。经子宫底的冠状切面上，可见双侧稍弯曲的线性回声灶（箭头），表明装置正常放置于两侧输卵管间质部。B、C. 经阴道超声图像上，分别可见右侧和左侧 Essure 装置从输卵管间质部延伸至峡部（Courtesy Department of Obstetrics and Gynecology，Yale University School of Medicine，New Haven，CT）

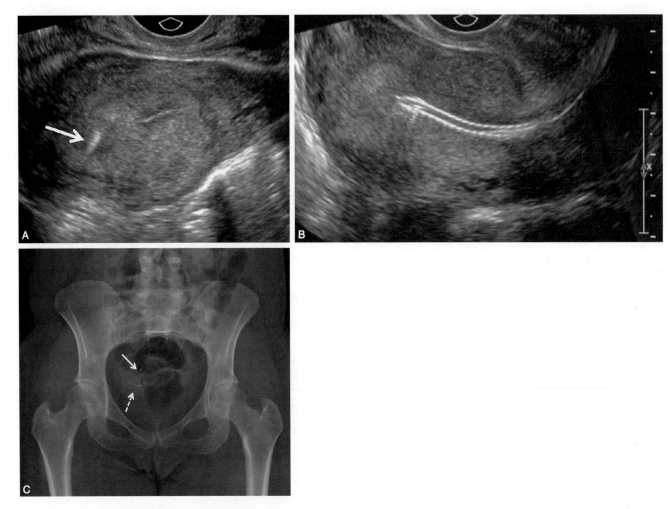

图 31-22   异位的 Essure 装置。A. 经阴道超声子宫底横切面上，显示右侧 Essure 装置（箭头）在右侧输卵管间质部的合适位置。左侧装置该切面未显示。B. 经阴道超声子宫正中矢状切面上，显示左侧 Essure 装置位于子宫宫腔中央。C. X 线片证实左侧 Essure 装置（虚线箭头）位置异常。实线箭头指示右侧 Essure 装置（Courtesy Department of Obstetrics and Gynecology，Yale University School of Medicine，New Haven，CT）

总结

正常和异常输卵管均可通过超声来识别。扩张的输卵管，无论是输卵管积水，输卵管脓肿，还是输卵管积血，均会显示出各种典型的声像图征象，可用于鉴别囊性肿块是输卵管起源还是卵巢和盆腔其他原因。这些征象包括束腰征、不完全间隔征、齿轮征和串珠征。这些征象也可用于其他盆腔成像方式。但超声检查的优势是可与患者的疼痛有更直接的联系。此外，按压时动态扫描可帮助区分输卵管和卵巢。微小的输卵管异常，如轻度输卵管炎和输卵管癌，可通过高频经阴道超声探头显示。使用 SIS 评估输卵管通畅性会随着超声造影剂的更广泛使用而变得更加普遍。

（胡佳琪 翻译   陈雷宁 审校）

参考文献

1. Moore KL, Persaud TVN: *The Developing Human*, ed 6, Philadelphia, 1998, WB Saunders. chaps. 2 and 13.
2. Standring S, editor: *Gray's Anatomy: The Anatomical Basis of Clinical Practice*, ed 40, Edinburgh, 2008, Churchill Livingstone, pp 1279–1304. chap. 77, Female Reproductive System.
3. Katre R, Morani AK, Prasad SR, et al: Tumors and pseudotumors of the secondary müllerian system: review with emphasis on cross-sectional imaging findings. *AJR Am J Roentgenol* 195(6):1452–1459, 2010.
4. Merlini L, Anooshiravani M, Vunda A, et al: Noninflammatory fallopian tube pathology in children. *Pediatr Radiol* 12:1330–1337, 2008.
5. Patel MD, Acord DL, Young SW: Likelihood ratio of sonographic findings in discriminating hydrosalpinx from other adnexal masses. *AJR Am J Roentgenol* 186:1033–1038, 2006.
6. Timor-Tritsch IE, Lerner JP, Monteagudo A, et al: Transvaginal sonographic markers of tube inflammatory disease. *Ultrasound Obstet Gynecol* 12:56–66, 1998.
7. Patel MD: Practical approach to the adnexal mass. *Radiol Clin North Am* 1(2):879–899, 2006.
8. Simms I, Rogers P, Charlett A: The rate of diagnosis and demography of pelvic inflammatory disease in general practice: England and Wales. *Int J STD AIDS* 10(7):448–451, 1999.

9. Simms I, Stephenson J: Pelvic inflammatory disease epidemiology; what do we know, and what do we need to know? *Sex Transm Infect* 76(2):80–87, 2000.

10. Washington AE, Aral SO, Wolner-Hanssen P, et al: Assessing risk for pelvic inflammatory disease and its sequelae. *JAMA* 266:2581–2586, 1991.

11. Sweet RL: Treatment of acute pelvic inflammatory disease. *Infect Dis Obstet Gynecol* 2011:561909, 2011.

12. Ness RB, Smith KJ, Chang CC, et al: Prediction of pelvic inflammatory disease among young, single, sexually active women. *Sex Transm Dis* 33(3):137–142, 2006.

13. Westrom L, Joesoef R, Reynolds G, et al: Pelvic inflammatory disease and fertility. A cohort study of 1,844 women with laparoscopically verified disease and 657 control women with normal laparoscopic results. *Sex Transm Dis* 19(4):185–192, 1992.

14. Rosen M, Breitkopf D, Waud K: Tubo-ovarian abscess management options for women who desire fertility. *Obstet Gynecol Surv* 64(10):681–689, 2009.

15. Romosan G, Valentin L: The sensitivity and specificity of transvaginal ultrasound with regard to acute pelvic inflammatory disease: a review of the literature. *Arch Gynecol Obstet* 289:705–714, 2014.

16. Gaitan H, Angel E, Diaz R, et al: Accuracy of five different diagnostic techniques in mild-to-moderate pelvic inflammatory disease. *Infect Dis Obstet Gynecol* 10:171–180, 2002.

17. Romosan G, Bjartling C, Skoog L, Valentin L: Ultrasound for diagnosing acute salipingitis: a prospective observational diagnostic study. *Hum Reprod* 28:1569–1579, 2013.

18. Horrow MM, Rodgers SK, Naqvi S: Ultrasound of pelvic inflammatory disease. *Ultrasound Clin* 2:297–309, 2007.

19. Rezvani M, Shaaban AM: Fallopian tube disease in the nonpregnant patient. *Radiographics* 31:527–548, 2011.

20. Taipale P, Tarjanne H, Ylöstalo P: Transvaginal sonography in suspected pelvic inflammatory disease. *Ultrasound Obstet Gynecol* 6:430–434, 1995.

21. Benjaminov O, Atri M: Sonography of the abnormal fallopian tube. *AJR Am J Roentgenol* 183:737–742, 2004.

22. Kim SH, Kim SH, Yang DM, Kim KA: Unusual causes of tubo-ovarian abscess: CT and MR imaging findings. *Radiographics* 24:1575–1589, 2004.

23. Lely RJ, van Es HW: Case 85: pelvic actinomycosis in association with an intrauterine device. *Radiology* 236(2):492–494, 2005.

24. Triantopoulou C, van der Molen A, van Es AC, Giannila M: Abdominopelvic actinomycosis: spectrum of imaging findings and common mimickers. *Acta Radiol Short Rep* 3(2):1–5, 2014.

25. Jung SE, Lee JM, Lee KY, et al: Xanthogranulomatous oophoritis: MR imaging findings with pathologic correlation. *AJR Am J Roentgenol* 178:749–751, 2001.

26. Zhang XS, Dong HY, Zhang LL, et al: Xanthogranulomatous inflammation of the female genital tract: report of three cases. *J Cancer* 3:100–106, 2012.

27. Kim MY, Rha SE, Oh SN, et al: MR imaging findings of hydrosalpinx: a comprehensive review. *Radiographics* 29:495–507, 2009.

28. Vijayaraghavan SB, Senthil S: Isolated torsion of the fallopian tube: the sonographic whirlpool sign. *J Ultrasound Med* 28:657–662, 2009.

29. Boukaidi SA, Delotte J, Steyaert H, et al: Thirteen cases of isolated tube torsions associated with hydrosalpinx in children and adolescents, proposal for conservative management: retrospective review and literature survey. *J Pediatr Surg* 46:1425–1431, 2011.

30. Pectasides D, Pectasides E, Economopoulos T: Fallopian tube carcinoma: a review. *Oncologist* 11(8):902–912, 2006.

31. Salvador S, Gilks B, Kobel M, et al: The fallopian tube: primary site of most pelvic high-grade serous carcinoma. *Int J Gynecol Cancer* 19(1):58–64, 2009.

32. Shaaban AM, Rezvani M: Imaging of primary fallopian tube carcinoma. *Abdom Imaging* 38(3):608–618, 2012.

33. Huang WC, Yang SH, Yang JM: Ultrasonographic manifestations of fallopian tube carcinoma in the fimbriated end. *J Ultrasound Med* 24:1157–1160, 2005.

34. Strandell A, Bourne T, Bergh C, et al: The assessment of endometrial pathology and tube patency: a comparison between the use of ultrasonography and x-ray hysterosalpingography for the investigation of infertility patients. *Ultrasound Obstet Gynecol* 14(3):200–204, 1999.

35. Jeanty P, Besnard S, Arnold A, et al: Air-contrast sonohysterography as a first step assessment of tube patency. *J Ultrasound Med* 19:519–527, 2000.

36. Panchal S, Nagori C: Imaging techniques for assessment of tube status. *J Hum Reprod Sci* 7:2–12, 2014.

37. Guelfguat M, Gruenberg TR, DiPoce J, Hochsztein JG: Imaging of mechanical tube occlusion devices and potential complications. *Radiographics* 32(6):1659–1673, 2012.

第32章 不孕症与辅助生殖技术的超声成像

Mary C. Frates

重　点

- 经阴道超声检查(transvaginal sonography, TVS; en-dovagianl sonography, EVS)能为不孕症患者的初诊评估提供宝贵信息。
- EVS 在监测子宫内膜厚度和形态以及激素刺激卵

- 泡发育过程中具有重要作用。
- EVS 或经腹部超声可引导卵泡采集手术。
- 取卵后并发症如卵巢过度刺激、出血和感染的最佳成像方法是超声影像。

  不孕症是指无避孕状态下,性生活 1 年或超过 35 岁女性 6 个月以上未能受孕。在美国,6%~10%夫妇患有不孕症[1]。生殖能力在 30 岁左右达到顶峰,随后下降,所以女方的年龄是不孕症治疗中的重要变量。超声评估,尤其是 EVS,是不孕症诊治中的重要组成部分。经阴道超声可以在高分辨率下评价子宫、卵巢和输卵管。EVS 与血清学检查、体格检查、内外科病史采集以及男方因素评估共同在不孕症妇女的诊治中扮演着重要角色。初诊中的基础超声检查主要识别可能影响生育能力的生殖道结构异常,包括子宫异常、内膜息肉或黏膜下肌瘤、内膜粘连、输卵管积水。超声也用于评估可能与不孕症相关的潜在疾病,如子宫腺肌病、子宫内膜异位症、多囊卵巢综合征(PCOS)和卵巢储备功能减退。如果盆腔基础超声扫查未能获得确定结论,可以采用盆腔磁共振成像(MRI)、子宫输卵管 X 线造影、超声输卵管造影等手段做进一步解剖学评估,必要时甚至可以考虑宫腔镜和腹腔镜手术。据统计,排卵障碍是不孕症的主要病因,占不孕妇女的 20%~40%。女性生殖道结构异常占不孕症病因约 30%;男性因素可达 35%;而与宫颈黏膜、腹膜相关或不明原因性不孕症约占 10%~15%[2]。治疗方案一经确立,超

声将在监测治疗反应,尤其是评估卵泡发育和内膜容受性中发挥重要作用。另外,超声成像在指导不孕症治疗方面起着至关重要的作用,例如取卵手术和评估治疗后并发症。本章将综述超声成像在不孕症妇女诊断和治疗中的作用。

初诊评估

  盆腔解剖结构的评估是所有不孕症女性初诊评估的一部分。虽然高分辨率 EVS 是盆腔器官成像的首选方法,但也应该使用经腹部超声对可能存在的增大子宫或其他盆腔包块进行初步观察。经阴道探头的工作频率高于经腹部探头,因而可以提供子宫、卵巢和输卵管的高分辨率图像,但也存在穿透性较低和视野较小等不足。使用经阴道扫查无法全面成像和识别超出盆腔的包块,因为这类病变超过了阴道超声探头的扫查范围。一些患者需要充盈膀胱进行经腹部超声检查或经腹-经阴道联合扫查。经阴道超声基本检查包括子宫、内膜、卵巢以及其他特别需要识别的异常结构。相关细节建议读者参阅本书其他章节子宫(第 28 章)、卵巢(第 30 章)、输卵管(第 31 章)。

基础评估

子宫

大多数不孕症患者的影像学评估从子宫输卵管 X 线造影（HSG）开始，该方法可以了解子宫异常和输卵管通畅性。超声成像和三维（3D）冠状切面成像，是准确度较高的初诊影像学检查方法，用来评估结构异常如先天性子宫发育异常、肿块、子宫腺肌病等疾病[3,4]，

因而是不孕症基础评估的重要组成部分。实时超声检查中，子宫在两个相互垂直的平面成像，也就是纵切面（矢状面）和冠状面（或横切面），部分图像中应显示宫颈全长。对于宫体增大或延长患者，确保成像包含整个宫底部和所有外生性病变是非常重要。正常子宫呈卵圆形，具有弯曲外凸的宫底部轮廓。据报道，子宫发育异常占不孕症患者的 1%～7%[5,6]。这类发育异常经常在 HSG 中首先被识别，但大多数患者是在基础超声评估中发现问题。

实时超声成像中朝向宫底的内膜在横切面上分离成两部分，需要考虑是否存在子宫发育异常。在这种情况下，增加 3D 冠状面扫查能够直接观察宫底部轮廓、宫腔形态、两个宫角间纵隔特点，对于明确子宫发育异常的分类极有帮助，这种分类的范围从弓形子宫（大多数专家认为属于正常子宫范畴）到双子宫[7~10]（图 32-1A、B）。如果高度怀疑子宫发育异常但未能确诊，在分泌期重复进行 2D 和 3D 超声成像可能有帮助，因为此期内膜增厚并且呈高回声，更易于观察。如果考虑子宫畸形并且需要了解具体发育异常的特点，进行盆腔 MRI 可能获益。另外，对于复杂畸形，MRI 可以提供其他重要结构的信息（第 36 章）。

基础超声评估的另一项主要内容是在子宫正中矢状面评价子宫内膜形态和厚度。月经周期中内膜形态和厚度随着血清雌二醇水平的上升而变化。在月经期虽有一些患者的内膜可表现为不均质回声，但典型的月经期内膜菲薄、呈均匀、规则的线状回声，厚度一般小于 5mm（图 32-2）。偶尔能在宫腔内发现少量液体积聚。这类液体不能计入内膜厚度，此时应分别测量两层内膜（前层及后层），将结果相加才能记录在内膜

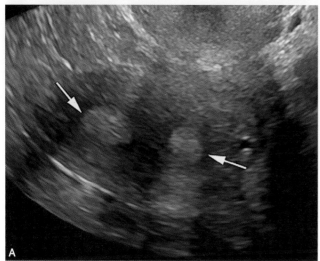

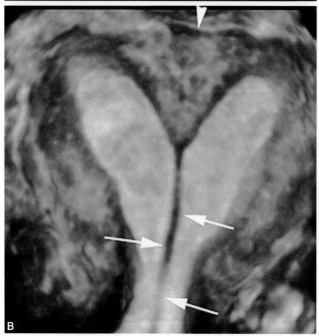

图 32-1　纵隔子宫。A. 阴道超声灰阶冠状面扫描显示宫腔分为两部分（箭头）。B. 三维超声冠状面成像清晰显示菲薄的完全性隔膜（箭头）将宫腔分为两部分，隔膜从宫底部延伸至宫颈内口平面以下。注意子宫外轮廓保持平滑外观（三角箭头）

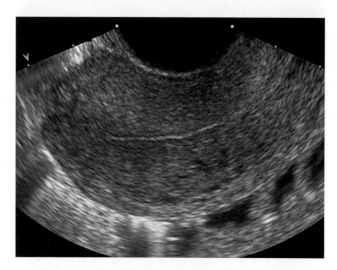

图 32-2　月经期正常子宫内膜超声表现。经阴道灰阶矢状面成像显示菲薄、线状内膜回声

厚度报告中(图 32-3)。在初诊时,必须仔细评估内膜,寻找有无宫腔内病变,例如黏膜下肌瘤或内膜息肉(图 32-4A、B)。宫腔内膜局部病变应在不孕症治疗前祛除,因为据报道祛除手术与妊娠率增加有关[11,12]。一项发表于 2011 年的子宫内膜异位症患者的回顾性研究中,Shen 等报道宫腔镜下息肉切除术后患者的临床妊娠率为 49.5%,而无息肉患者的临床妊娠率仅为 29.8%。在一个随机前瞻性研究中,Medina 等报道罹患内膜息肉的不孕症患者在进行人工授精治疗前行宫腔镜下息肉切除术,其妊娠率可成倍增长,其相对风险度为 2.1;研究组妊娠率为 59%,而对照组妊娠率为 25.4%[12]。少数情况下,基础超声评估可发现其他罕见的内膜疾病,如妊娠物残留或骨化生(图 32-5);这些病变应在助孕治疗前给予处理[13]。在部分患者中,超声声学造影可进一步提供内膜病变的信息,特别有助于识别宫腔粘连(Asherman 综合征)。Asherman 综合征大都发生在宫腔操作如诊刮术(D&C)后,但也可能发生在放置宫内节育器、子宫动脉栓塞术、放射治疗、妊娠或内膜炎后。高达 43% 的 Asherman 综合征患者主诉妊娠困难或反复早期流产。超声声学造影还可辨别和勾勒出黏膜下肌瘤以及息肉(图 32-6)[14]。

基础超声检查中还包括子宫肌层的评价。子宫肌层异常可以影响生育能力,这些异常包括子宫腺肌病和平滑肌瘤(也称为肌瘤)。子宫腺肌病是子宫内膜腺体和基质侵入临近子宫肌层内所导致。EVS 的典型表现为轮廓光滑、球形且增大的子宫,具有不对称的宫

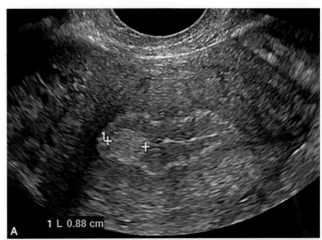

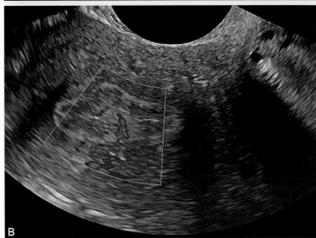

图 32-4　子宫内膜息肉。A. 经阴道灰阶冠状面成像显示内膜呈三线征(典型的围排卵期表现),另见局部团块样回声(游标)提示内膜息肉。B. 彩色多普勒矢状面成像显示息肉的小营养血管

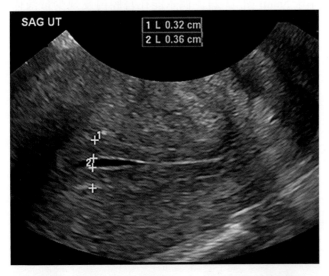

图 32-3　围排卵期子宫内膜正常超声表现。经阴道灰阶矢状面成像显示多层内膜并有少许无回声宫腔积液。本图演示了测量内膜前层(游标 1)、后层(游标 2)方法,获得内膜厚度为 6.8mm。无回声区不计入子宫内膜厚度

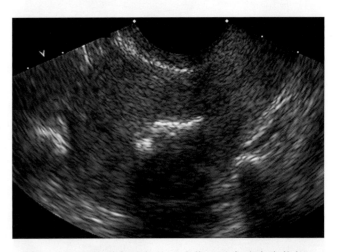

图 32-5　经阴道灰阶矢状面成像显示宫腔内容物钙化,这是在不孕症基础检查时无意中发现的。该声像呈角状、高回声、后伴声影,提示宫腔内容物钙化。这种声像图并非黏膜下肌瘤或内膜息肉的典型特征。宫腔镜检查发现碎骨片段并予以取出,考虑为前次妊娠终止时妊娠物残留

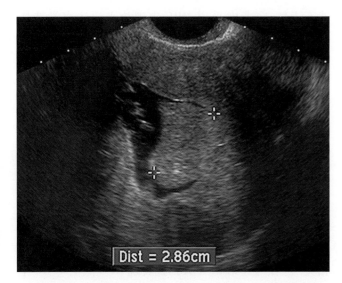

图 32-6　内膜息肉声像图。经阴道灰阶矢状面超声造影成像。子宫呈后屈位。无回声的生理盐水充盈宫腔后勾勒出一个大息肉(2.86cm)的部分轮廓(游标显示)

壁增厚、肌层回声不均匀、内膜下光晕增厚、内膜下肌层囊肿或结节或条纹,以及贯穿肌层的笔尖样放射状暗纹(图 32-7)[15~17]。子宫腺肌病与临床妊娠率显著下降有关[18~20]。临床妊娠是指见到妊娠囊或胚胎,而化学妊娠是指通过人绒毛膜促性腺激素(hCG)检测报告阳性而诊断的妊娠。子宫腺肌病患者发生不孕的原因还不清楚,但可能与子宫肌层收缩力下降有关,而这种运动是子宫运输精子和合子所必需的。另外,子宫腺肌病与子宫内膜异位症密切相关,这种情况在 36 岁以下的患者中尤为多见。相比没有子宫腺肌病的患者,子宫腺肌病患者发生早期妊娠丢失的风险增加[18~20]。

　　约有 20%~40% 的女性可发现子宫肌瘤,并且检出率随着年龄增大而增加[21]。不孕症患者中罹患肌瘤的比率也随着年龄而变化。经典的肌瘤超声表现为边界清晰的实性包块。肌瘤内部回声多种多样,但大多数呈现低回声。较大的肌瘤 EVS 显示为不均质回声,也可呈典型的旋涡结构、边缘折射、后方伴声影和局部区域钙化灶。识别与记录所有肌瘤的位置,尤其是其与宫腔和子宫下段的关系,是基础超声检查的重要环节。偏向或突入宫腔的子宫肌瘤(黏膜下肌瘤)(图 32-8A、B)可能对妊娠有不利影响,因为内膜受压后干扰了着床和降低了内膜容受性,也可导致宫颈管或输

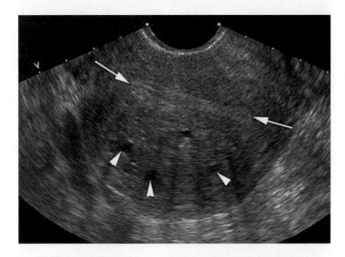

图 32-7　子宫腺肌病。经阴道灰阶冠状面成像显示球形增大子宫,无局灶性包块或分叶状轮廓。子宫内膜前移(箭头),提示后壁肌层增厚。不均质肌层内可见"笔尖样"放射状暗纹和小暗区(三角箭头)

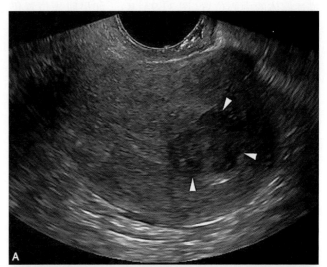

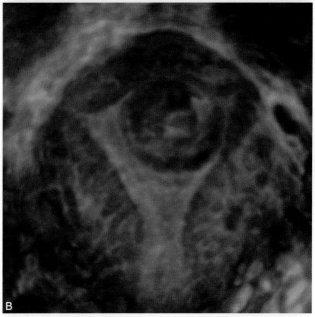

图 32-8　黏膜下肌瘤。A. 经阴道矢状面灰阶成像示后位子宫内低回声圆形实性肿块(三角箭头),位于宫腔中央朝向宫底部,符合子宫肌瘤。注意肌瘤下方边界处的折射声波。B. 三维冠状面重建图证实黏膜下肌瘤位于宫腔内。确定黏膜下肌瘤突出宫腔的比例对于指导临床处理相当重要。因为本例肌瘤突出比例大于50%,所以可行宫腔镜下切除

卵管机械性阻塞。因此，在不孕症患者初诊流程中就应该仔细评估是否存在黏膜下肌瘤[22~25]。黏膜下肌瘤患者的早孕期妊娠丢失率增加[22,24]，而切除黏膜下肌瘤后生育力增加[22,23,25]。虽然浆膜下肌瘤似乎并不影响妊娠率，但肌壁间肌瘤对妊娠的影响还不清楚[22,23,26,27]。有研究提示肌壁间肌瘤对子宫蠕动有不利影响，而过频的子宫蠕动与妊娠率降低相关[28]。罹患肌壁间肌瘤的患者也表现出较高的流产率[24]。然而，还不清楚切除肌壁间肌瘤是否有益[22,29,30]。如上所述，详细记录不孕症妇女所有肌瘤的准确位置非常重要。三维超声检查有助于描述瘤体的中心位置（图 32-9A、B）。如果肌瘤位置仍

然不清楚，应考虑采用 MRI、生理盐水灌注声学造影（SIS）、HSG 或宫腔镜进一步检查，因为这些技术手段可提供更精确的宫腔信息，并且提示可能存在的黏膜下肌瘤[7]。虽然肌瘤切除术是常规治疗手段，但对某些多发性大肌瘤患者来说并非只能选择切除，子宫动脉栓塞可能有一定价值[31]（见第 37 章）。

卵巢

基础超声检查常规进行卵巢评估并筛查有无异常。在月经周期的早期阶段，正常卵巢内显示多个窦状卵泡，其最大径线为 2~9mm（图 32-10）。窦状卵泡计数（AFC）与生育力、卵巢刺激反应和妊娠概率密切相关[32]。在月经第 2~4 天扫查发现 AFC 低至 4~10 个卵泡提示卵巢储备功能减退，这对预测助孕治疗结局有一定意义。卵巢储备功能减退的高危因素包括不孕症患者年龄超过 35 岁、单侧卵巢、既往盆腔放射治疗或化疗史以及家族中存在早绝经个体等情况。为远程评估卵巢功能，采用通过数字化存储的 3D 超声图像评估 AFC 的技术正在研发中[33,34]。基础超声扫描经常可以发现卵巢局部病变。最常见的是残留的黄体，这是前次月经周期排卵后残留的混合性厚壁囊肿（图 32-11A、B）。这是正常的生理现象，这个"囊肿"可自发性消退。在基础 EVS 中能辨别的其他病变包括子宫内膜异位囊肿（图 32-12）和良性卵巢肿瘤，包括皮样囊肿。应对可疑 PCOS 患者的卵巢进行超声评估。尽管 PCOS 患者的表现呈多样化，但经典的临床表现是"三联征"：闭经、多毛症和肥胖。PCOS 患者发生无

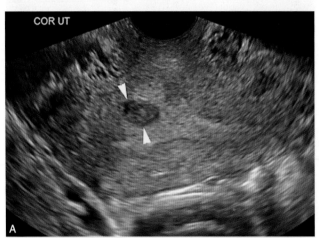

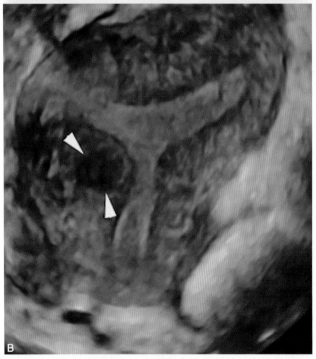

图 32-9　通过三维超声成像确定子宫肌瘤位置。A. 经阴道子宫冠状面灰阶成像提示图像中央有一个小型低回声肌瘤（三角箭头）。在这一角度，肌瘤似乎位于宫腔内。B. 三维冠状面重建图提示小肌瘤实际上位于子宫右后壁肌层内，周围被肌层包裹，实际上是肌壁间肌瘤

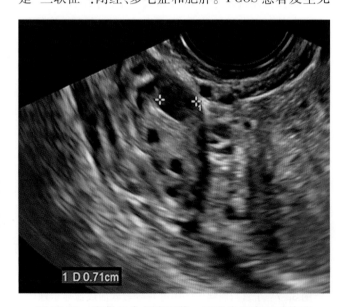

图 32-10　卵巢正常超声图像。不孕症患者基础检查中对右侧卵巢进行冠状面灰阶成像，可见数个窦状卵泡，最大者直径 7mm（游标）

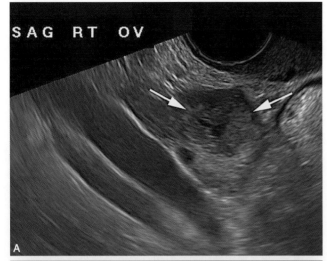

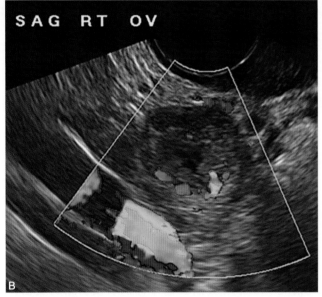

图 32-11　黄体。A. 右卵巢矢状面灰阶成像,卵巢毗邻髂动静脉,其内探及混合性、低回声厚壁囊肿(箭头)为黄体特征性声像。其前方见一个小卵泡。B. 彩色多普勒超声成像可见厚壁囊肿外侧周边血管形成构成明显的环形结构,符合黄体形态

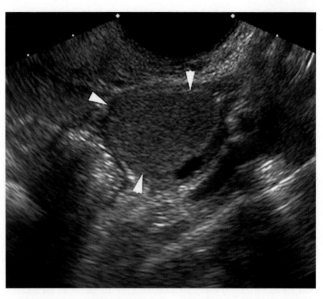

图 32-12　内膜异位囊肿。左卵巢经阴道冠状面灰阶成像示混合性囊肿(三角箭头,其内为稀疏均质低回声光点,符合内膜异位囊肿形态

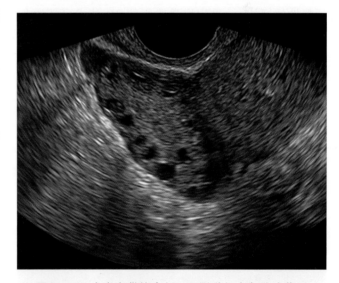

图 32-13　多囊卵巢综合征。经阴道超声灰阶成像示右卵巢增大,其内包含>12 枚小卵泡(2~9mm)位于卵巢周边,卵巢中央髓质回声增强。左侧卵巢形态相似(未显示图片)

排卵和不孕症的风险增加[35]。2003 年,鹿特丹共识专家组发表 PCOS 的超声评价标准:卵泡最大直径为 2~9mm 且每侧卵巢内探及≥12 个卵泡和(或)卵巢容积≥10ml(图 32-13)[36]。最近,随着超声设备技术的飞速发展和图像质量以及分辨率的改善,健康女性正常卵巢中常可发现≥12 个小卵泡。因此,过于依赖鹿特丹标准可能导致 PCOS 过度诊断[37,38]。一个鹿特丹标准的改良性研究提示:采用最先进、高分辨率超声设备时,PCSO 诊断阈值可提高至≥25 个小卵泡[37,38]。目前,这个问题仍未解决。必须提醒影像学工作者:PCOS 是临床诊断,而超声表现不应该与其他诊断标准分离,否则将导致诊断敏感性和特异性的下降。

EVS 的另一项潜在应用是评估卵巢活动性。正常卵巢活动性好,无论用超声探头直接压迫或超声医生用手或腹部探头在患者腹壁加压,均能使卵巢在实时超声图像中呈现活动状态。如果卵巢始终固定在某一位置,提示盆腔粘连,这可能与子宫内膜异位症、既往手术史、感染相关。这些粘连可能影响输卵管伞端开口的"拾卵"功能。

输卵管

　　正常输卵管不能在 EVS 中显示,但偶尔可发现折

叠状的正常输卵管(图 32-14),尤其是在腹腔内存在少量游离液体的患者中更易发现。输卵管阻塞使输卵管腔膨胀和积水,易被超声所发现。典型的输卵管积水表现为充满液体管状结构,呈 S、V 或 U 形,常因输卵管本身折叠呈现"不完全分隔征"(图 32-15)。偶可见沿着输卵管壁的壁间小结节呈现细小车辐状(<3mm)或锯齿样缺损。鉴别伴有管腔扩张,管壁增厚或炎性黏膜的慢性输卵管炎和复杂性卵巢囊肿的关键特征是这些均匀和规则的结节以及输卵管形态。输卵管通畅性最常用的检测手段是 HSG,若造影剂能溢入盆腹腔说明输卵管是通畅的。若超声提示输卵管积水,应考虑是否存在输卵管梗阻。利用造影剂或生理盐水混合气泡开展超声造影,称为对比超声输卵管造影(可简称为 HyCoSy)已经用于评价输卵管通畅性。若探及高回声超声造影剂或气泡通过输卵管并积聚在盆腔,提示输卵管通畅[39~42]。在生理盐水宫腔声学造影(即 HyCoSy)中应用对比剂(气泡)能够改善输卵管通畅性的评估[42]。采用增强造影的 3D 技术可能更加有帮助[43]。然而,所有上述技术均有局限性,包括都不能辨别单侧还是双侧输卵管通畅(因为盆腔内积聚的造影剂仅能提示至少一侧输卵管通畅),由于输卵管的弯曲变形和肠蠕动的干扰会使完整显示输卵管变得比较困难。因此,除非并发子宫内膜异位症或盆腔感染,HSG 仍然是筛查输卵管通畅性的参考标准[44],因为 HSG 术后妊娠率有所提高,这可能与术中冲刷黏液栓和腔上皮碎屑有关[45]。其他与 HSG 术后妊娠率增加的假说包括刺激输卵管纤毛摆动或改变腹腔巨噬细胞分泌白介素和前列腺素的水平,这些巨噬细胞具有调节

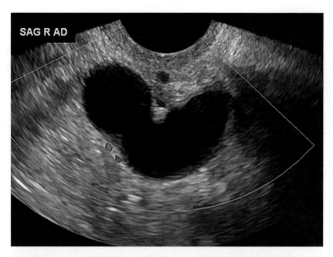

图 32-15　输卵管积水。右附件区矢状面灰阶成像显示一无回声、充盈液体的管状结构,其腰部狭窄,符合输卵管积水声像

吞噬精子的功能[45]。油溶性造影剂是否优于水溶性造影剂仍然存在争议,相关研究正在进行[45]。如果疑似子宫内膜异位症或盆腔感染,应考虑进行腹腔镜检查全面了解盆腔结构,术中可行亚甲蓝通液了解输卵管通畅性,进而同步采取相应的治疗措施[44]。

当存在输卵管积水,那么闭塞的输卵管将导致卵母细胞难以进入宫腔。这种重要诊断信息将影响不孕症治疗决策,一般建议其接受体外受精(IVF)治疗。必须注意,输卵管积水影响妊娠率,不仅仅是降低 IVF 成功率,还会导致异位妊娠风险增加。另外,研究显示积水成分对发育中的胚胎有毒性作用[46]。因此,在某些情况下取卵时会抽吸输卵管积水或切除病变输卵管,有报道显示这些处理会提高妊娠率[47~49]。若发现输卵管内有异常回声/碎屑,必须根据临床表现考虑是否存在感染。

治疗监测

一旦开始助孕治疗,也就意味着经阴道超声监测内膜和卵泡发育同步开始。与全面评估盆腔的基础检查不一样的是,治疗中超声监测目的是集中在内膜和卵巢的检测上,或者偶尔也会仅关注内膜的情况。

评估内膜必须兼顾厚度与形态。在促排卵过程中激素的作用下,内膜从月经早期菲薄(<5mm)、线状结构逐步增殖成为三线或多层样外观,直到围排卵期厚度增加到 12mm 或 14mm(图 32-16)。在月经的前半周期序贯超声扫查可发现内膜厚度逐步递增。据报道,当内膜厚度达到 9~10mm 时,临床妊娠率最高,而内膜厚度低于 6mm 会降低足月妊娠的可能性[50,51]。但

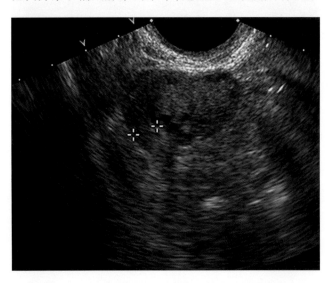

图 32-14　正常输卵管。右卵巢冠状面灰阶成像显示卵巢后方毗邻的一小段低回声实性结构,提示为折叠的输卵管

是造成这种差异的原因还不清楚。另一项研究显示，内膜形态呈三线征并且厚度适度（7~14mm）与最佳临床结局存在相关性[52]。采取冷冻胚胎移植的患者仅需要关注内膜形态和厚度以便确定最佳移植时机。一般来说，内膜显现三线征和厚度≥7mm 时移植胚胎较为合适。

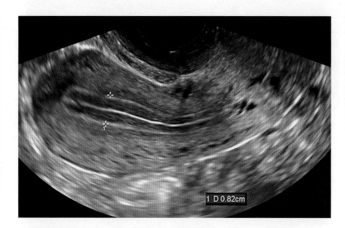

图 32-16　超声在监测内膜变化中的作用。在卵泡监测中对子宫内膜进行矢状面灰阶成像。内膜呈三线征，前后壁距离 8mm（游标），符合围排卵期

超声在监测卵泡发育过程中扮演重要角色，卵泡发育是通过注射促性腺激素或口服氯米芬，诱导排卵和控制性卵巢刺激实现的。生殖内分泌专科医师主要根据不孕症最可能的病因制定治疗方案。通常对于无排卵患者例如 PCOS 会给予氯米芬，而下丘脑-垂体功能衰退、卵巢储备功能减退或早衰以及不明原因性不孕症的妇女可能会给予促性腺激素。卵巢刺激一般在正常月经周期最开始的几天内启动。在促卵泡激素的作用下，可见多个增大的卵泡，这与自然周期中仅有一个典型的主导卵泡不同。采用 EVS 定期监测卵泡能够为调整治疗方案提供适当的反馈信息。在月经周期早期，通常每隔 3~4 天验血和 EVS。然而，当卵泡接近成熟和排卵时，患者监测更频繁，间隔为 1~2 天。生殖内分泌学家在月经第 7~10 天通过超声和血液雌二醇检查能够预测排卵时机。目前，卵泡监测采用实时 2D 超声，但 3D 超声可能发挥的作用已经引起很多学者的兴趣，这种技术可能提高超声医师的工作效率并减少测量误差[53]。一旦卵泡发育到合适径线和数量（IVF 中≥2 个卵泡超过 18mm 或氯米芬诱导排卵中 1 个主导卵泡达到 25mm），将肌内注射 hCG 替代黄体生成素以激发排卵（图 32-17A、B）。

仔细选择肌注 hCG 的时间可把控人工授精或 IVF 取卵的最佳时机。根据不孕症病因，获卵数量有一定差异；当至少 4 个卵泡径线达到 19~20mm 以上时可

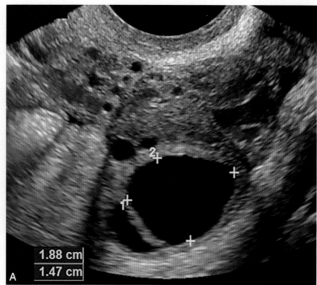

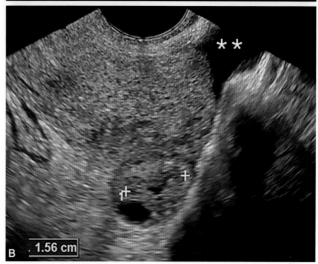

图 32-17　超声在监测卵泡发育中的作用。A. 左卵巢冠状面灰阶成像显示两个无回声囊肿，即为卵泡。较大的卵泡径线为 19×15mm（游标）。B. 2 天后对同一个卵巢进行经阴道超声检查，19mm 卵泡已消失，卵巢内同一位置显示一个混合性小囊肿（游标）及直肠子宫陷凹内少许游离液体（星标）。提示卵泡排出及黄体形成，测量直径为 1.56cm

激发排卵，取卵数量可高达 20 枚（图 32-18A、B）。对正在接受 IVF 治疗的患者，准确把握取卵时机是非常关键的。如果取卵过早，可能抽吸出未成熟卵母细胞导致受精失败。如果取卵过晚，卵母细胞会因自发排卵而丢失。再次强调，超声影像学是治疗计划和实施的重要组成部分。取卵是在实时超声引导下负压抽吸双侧卵巢中的可测量卵泡，其目的是获取尽可能多的成熟卵母细胞。大多数患者取卵术是采用经阴道途径。然而在一些情况下，经阴道超声无法探及患者卵巢如子宫增大使卵巢位置较高时、既往因盆腔放射治疗行卵巢移位术或肥胖等。在这些情况下，可能需要

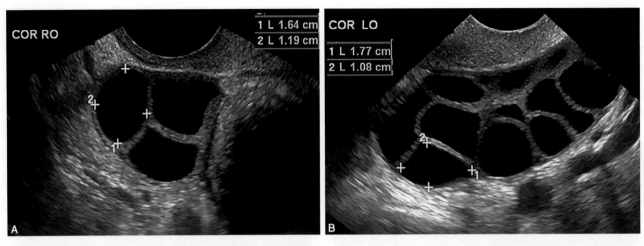

图 32-18　卵泡监测中的卵巢表现。A.右卵巢内 3 枚卵泡,最大者 16mm(游标)。B.另一位患者为供卵者,显示左卵巢内至少 10 枚卵泡,一枚中等大小卵泡径线为 18×11mm(游标)

采用经腹部超声引导(图 32-19)。取卵后卵巢超声表现具有特异性。取卵时,每个卵泡塌陷后迅即被血液充盈。取卵术后数周内,卵巢均呈增大状态,其内为多个不同退化和吸收阶段的出血性囊肿(图 32-20)。如果发生妊娠,其中一个囊肿会形成妊娠黄体。

为了尽可能提高辅助生殖成功率,学者们一直在探索子宫和卵巢多普勒血流评估的潜在应用价值。有研究显示:与对照组相比,不孕症患者黄体早期内膜和内膜下区域血流灌注减少[54~56]。最近的研究结合能量多普勒和 3D 超声共同评估子宫,然而,在不孕症患者中的结果并未获得一致结论。有的研究显示内膜和内膜下区域血流灌注并未改变[57],也有报道认为子宫动脉或内膜下区域动脉血流亦无明显差别,但子宫内膜血流灌注减少[58],还有学者发现子宫动脉阻力指数

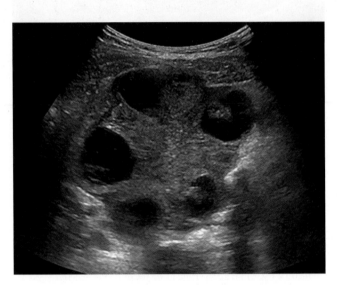

图 32-20　正常卵巢取卵后外观。经阴道灰阶超声提示增大的右卵巢周边有多个混合性小囊肿,每个囊肿均含有细密光点,提示其内为血液充盈

(RI)和搏动指数(PI)增加、内膜和内膜下区域血流灌注减少[59]。对卵巢血流研究也未能获得一致意见。有一项研究显示卵巢血流增加患者获得妊娠的可能性高于卵巢血流减少者[60],但其他学者未能获得同一结论[61]。

辅助生殖技术并发症

采用辅助生殖技术治疗的不孕症患者中某些并发症呈高发风险,包括卵巢过度刺激综合征(OHSS)、出血或感染[62,63]。OHSS 是医源性疾病,发生在使用促性腺激素诱导排卵的患者中,典型表现在应用 hCG 后出现。据估计,OHSS 在使用辅助生殖技术的不孕症患者中发生率为 2%~10%[63~65],该病更可能发生在过多

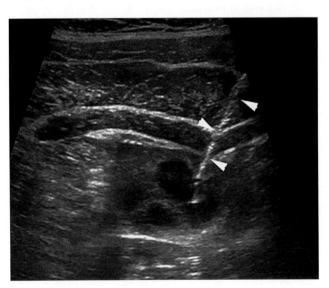

图 32-19　经腹部超声引导下取卵。取卵针(三角箭头)从患者左侧腹壁穿刺进入优势卵巢的卵泡中

卵泡发育或雌二醇过高状态的患者中。OHSS 可以发生在黄体期,早于妊娠检测阳性结果,也可发生在早孕期。其主要病理生理机制是因卵巢释放血管活性物质导致毛细血管通透性增加[66,67]。OHSS 的影像学表现包括明显增大的卵巢(直径>10cm)内探及无数小卵泡和腹腔内游离液体。病情严重的患者亦可发现胸腔积液(图 32-21A~D)。一般卵巢内含有多个混合性囊肿,原因是近期内抽吸卵泡导致的出血。患者可表现为腹胀、体重增加和第三间隙积液导致血黏度增高。一般双侧卵巢均受累,由于卵巢体积增大至超

过盆腔定位于子宫前方,此时更主张应用经腹部超声检查卵巢。尽管相当罕见,但偶尔增大的卵巢会发生扭转甚至破裂,此时因囊肿数量多、卵巢增大难以通过超声诊断。因此,采用灰阶超声分辨卵巢扭转特征声像图极为困难。卵巢体积或血流分布不对称以及腹部触诊张力明显增加是诊断的重要线索。然而必须谨记,腹痛也可能因卵巢囊肿增大、出血、破裂甚至异位妊娠导致。大量腹腔或胸腔积液的患者可能需要穿刺抽吸积液,术前超声定位或引导可能对操作有所帮助。

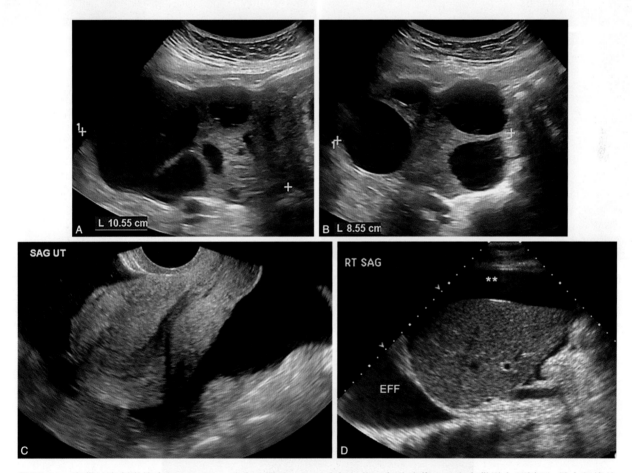

图 32-21　卵巢过度刺激综合征(OHSS)。取卵 2 周后。A.经腹部矢状面灰阶成像显示右卵巢增大(游标),最大径线约 10.5cm,包含多个小囊肿。B.经腹部探及增大的左卵巢最大径线约 8.5cm,其内亦可见多个小囊肿。C.子宫经阴道矢状面灰阶成像显示盆腔内大量游离液体。D.经腹部矢状面灰阶成像显示右上腹腔内游离液体(星号)位于肝右叶前方,亦可见右胸腔内积液(EFF)

　　辅助生殖技术其他并发症(如出血和感染)与取卵手术有关。所幸这两种并发症并不常见[63]。在取卵术中,必须多次穿刺阴道壁和卵巢。一般出血量很少,约为 10~20ml[68]。若在术中不幸误穿大静脉,患者可能在术后即可出现阴道出血或腹腔内出血征兆,包括头晕和低血压。超声在直肠子宫陷凹或腹腔内其他腔隙探及混合性游离液体与腹腔内出血高度相关,有助

于和 OHSS 导致的腹腔内无回声液体鉴别诊断(图 32-22A~C)。若怀疑出血,必须进行上腹超声扫描以评估阴道超声无法探及的腹腔出血。术后感染或输卵管卵巢脓肿较为罕见(图 32-23)。文献报道,既往已罹患输卵管积水存在亚临床感染的患者术后发生脓肿的风险增加[69,70]。

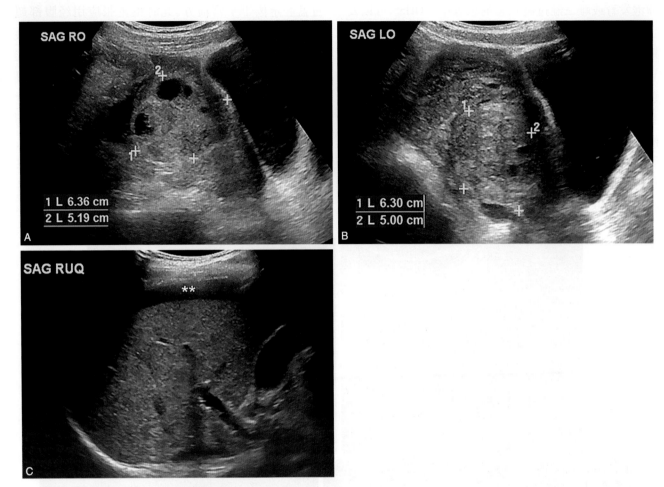

图 32-22　取卵后并发症：盆腹腔积血。该患者表现为头晕和腹痛。实验室检测发现贫血、血细胞比容仅为 22%。A. 经腹部矢状面成像显示右卵巢增大（游标）大小为 6.4×5.2cm，其内含多个混合性小囊肿；此为近期行卵泡穿刺的典型声像图。注意卵巢被混合性不均质回声物质包裹，符合血性液体声像图。B. 左侧卵巢超声表现类似右侧，增大的卵巢（游标）被混合性中等密度回声物质包裹，符合凝血块声像图。C. 经腹部矢状面灰阶成像显示右上腹腔内游离液体（星号）位于肝前方，符合取卵后腹腔内出血表现

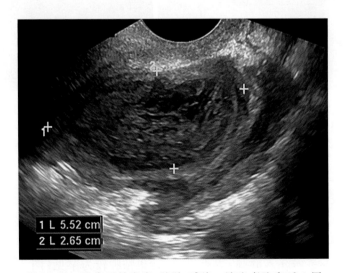

图 32-23　取卵后并发症：脓肿/感染。该患者取卵后 1 周出现发热及腹痛，矢状面灰阶成像显示右卵巢增大，其内探及一厚壁、混合性囊性结构（游标）。注意卵巢内少许积液。抽吸囊肿发现脓液，符合取卵后卵巢积脓/感染

总结

　　不孕症正逐渐成为医疗保健的重要内容,超声在不孕症女性诊治中的作用已经很明确。从了解基本病情、解剖结构异常(如内膜占位、子宫畸形或输卵管积水)或窦状卵泡计数评估到监测卵泡发育、取卵术中引导以及检测术后并发症,超声(尤其是阴道超声)在诊断和临床处理中发挥着不可替代的重要作用。

(陈雷宁　翻译　简练　祁丹　审校)

参考文献

1. Chandra A, Copen CE, Stephen EH: Infertility and impaired fecundity in the United States, 1982-2010: data from the National Survey of Family Growth. *Natl Health Stat Rep* 67:1–18, 2013.
2. Olpin JD, Kennedy A: Secondary infertility in women: radiologic evaluation. *Rep Med Imaging* 4:1–14, 2011.
3. Shalev J, Meizner I, Bar-Hava I, et al: Predictive value of transvaginal sonography performed before routine diagnostic hysteroscopy for evaluation of infertility. *Fertil Steril* 73:412–417, 2000.
4. Loverro G, Nappi L, Vicino M, et al: Uterine cavity assessment in infertile women: comparison of transvaginal sonography and hysteroscopy. *Eur J Obstet Gynecol Reprod Biol* 100:67–71, 2001.
5. Troiano RN, McCarthy SM: Müllerian duct anomalies: imaging and clinical issues. *Radiology* 233:19–34, 2004.
6. Saravelos SH, Cocksedge KA, Li TC: Prevalence and diagnosis of congenital uterine anomalies in women with reproductive failure: a critical appraisal. *Hum Reprod Update* 14:415–419, 2008.
7. Sadow CA, Sahni VA: Imaging female infertility. *Abdom Imaging* 39(1):92–107, 2014.
8. Benacerraf BR, Shipp TD, Bromley B: Which patients benefit from a 3D reconstructed coronal view of the uterus added to standard routine 2D pelvic sonography? *AJR Am J Roentgenol* 190:626–629, 2008.
9. Ludwin A, Pitynski K, Ludwin I, et al: Two- and three-dimensional ultrasonography and sonohysterography versus hysteroscopy with laparoscopy in the differential diagnosis of septate, bicornuate, and arcuate uteri. *J Minim Invasive Gynecol* 20(1):90–99, 2013.
10. Moini A, Mohammadi S, Hosseini R, et al: Accuracy of 3-dimensional sonography for diagnosis and classification of congenital uterine anomalies. *J Ultrasound Med* 32:923–927, 2013.
11. Shen L, Wang Q, Huang W, et al: High prevalence of endometrial polyps in endometriosis-associated infertility. *Fertil Steril* 95:2722–2724, 2011.
12. Pérez-Medina T, Bajo-Arenas J, Salazar F, et al: Endometrial polyps and their implication in the pregnancy rates of patients undergoing intrauterine insemination: a prospective, randomized study. *Hum Reprod* 20:1632–1635, 2005.
13. Winkelman WD, Frates MC, Fox JH, et al: Secondary infertility and retained fetal bone fragments. *Obstet Gynecol* 122:458–461, 2013.
14. Soares SR, Barbosa Dos Reis MM, Camargos AF: Diagnostic accuracy of sonohysterography, transvaginal sonography and hysterosalpingography in patients with uterine cavity diseases. *Fertil Steril* 73:406–411, 2000.
15. Sakhel K, Abuhamad A: Sonography of adenomyosis. *J Ultrasound Med* 31:805–808, 2012.
16. Bromley B, Shiipp TD, Benacerraf B: Adenomyosis: sonographic findings and diagnostic accuracy. *J Ultrasound Med* 19:529–534, 2000.
17. Atri M, Reinhold C, Mehio A, et al: Adenomyosis: US features with histologic correlation in an in vitro study. *Radiology* 21:783–790, 2000.
18. Vercellini P, Consonni D, Dridi D, et al: Uterine adenomyosis and in vitro fertilization outcome: a systematic review and meta-analysis. *Hum Reprod* 29:964–977, 2014.
19. Thalluri V, Tremellen KP: Ultrasound diagnosed adenomyosis has a negative impact on successful implantation following GnRH antagonist IVF treatment. *Hum Reprod* 27:3487–3492, 2012.
20. Salim R, Riris S, Saab W, et al: Adenomyosis reduces pregnancy rates in infertile women undergoing IVF. *Reprod Biomed Online* 25(3):273–277, 2012.
21. Practice Committee of the American Society for Reproductive Medicine: Myomas and reproductive function. *Fertil Steril* 86(5 Suppl 1):S194–S199, 2004.
22. Kroon B, Johnson N, Chapman M, et al: Fibroids in infertility—consensus statement from ACCEPT (Australasian CREI Consensus Expert Panel on Trial Evidence). *Aust N Z J Obstet Gynaecol* 51(4):289–295, 2011.
23. Pritts EA, Parker WH, Olive DL: Fibroids and infertility: an updated systematic review of the evidence. *Fertil Steril* 91:1215–1223, 2009.
24. Klatsky PC, Tran ND, Caughey AB, Fujimoto VY: Fibroids and reproductive outcomes: a systematic literature review from conception to delivery. *Am J Obstet Gynecol* 198(4):357–366, 2008.
25. Somigliana E, Vercellini P, Daguati R, et al: Fibroids and female reproduction: a critical analysis of the evidence. *Hum Reprod* 13:465–476, 2007.
26. Garcia Oliveira F, Abdelmassih V, Diamond MP, et al: Impact of subserosal and intramural uterine fibroids that do not distort the endometrial cavity on the outcome of in vitro fertilization-intracytoplasmic sperm injection. *Fertil Steril* 81:582–587, 2004.
27. Hart R, Khalaf Y, Yeong CT, et al: A prospective controlled study of the effect of intramural uterine fibroids on the outcome of assisted conception. *Hum Reprod* 16(11):2411–2417, 2001.
28. Yoshino O, Hayashi T, Osuga Y, et al: Decreased pregnancy rate is linked to abnormal uterine peristalsis caused by intramural fibroids. *Hum Reprod* 25:2475–2479, 2010.
29. Jun SH, Ginsburg ES, Racowsky C, et al: Uterine leiomyomas and their effect on in vitro fertilization outcome: a retrospective study. *J Assist Reprod Genet* 18:139–143, 2001.
30. Surrey ES, Minjarez DA, Stevens JM, Schoolcraft WB: Effect of myomectomy on the outcome of assisted reproductive technologies. *Fertil Steril* 83:1473–1479, 2005.
31. Firouznia K, Ghanaati H, Sanaati M, et al: Pregnancy after uterine artery embolization for symptomatic fibroids: a series of 15 pregnancies. *AJR Am J Roentgenol* 192:1588–1592, 2009.
32. Hendriks DJ, Mol BW, Bancsi LF, et al: Antral follicle count in the prediction of poor ovarian response and pregnancy after in vitro fertilization: a meta-analysis and comparison with basal follicle-stimulating hormone level. *Fertil Steril* 83(2):291–301, 2005.
33. Servaes K, Van Schoubroeck D, Welkenhuysen M, et al: How reproducible are 2-dimensional ultrasonographic follicular diameter measurement from stored 3-dimensional files of ovarian scanning? *Gynecol Obstet Invest* 77:163–168, 2014.
34. Deb S, Kannamannadiar J, Campbell BK, et al: The interovarian variation in three-dimensional ultrasound markers of ovarian reserve in women undergoing baseline investigation for subfertility. *Fertil Steril* 95:667–672, 2011.
35. Lane DE: Polycystic ovary syndrome and its differential diagnosis. *Obstet Gynecol Surv* 61(2):125–135, 2006.
36. Rotterdam ESHRE/ASRM-Sponsored PCOS Consensus Workshop Group: Revised 2003 consensus on diagnostic criteria and long-term health risks related to polycystic ovary syndrome. *Fertil Steril* 81(1):19–25, 2004.
37. Dewailly D, Lujan ME, Carmina E: Definition and significance of polycystic ovarian morphology: a task force report from the Androgen Excess and Polycystic Ovary Syndrome Society. *Hum Reprod Update* 20(3):334–352, 2014.
38. Martins WP, Kollmann M, Raine-Fenning N: Counting ovarian follicles: updated threshold for diagnosis of hyperandrogenic anovulation. *Ultrasound Obstet Gynecol* 44:131–134, 2014.
39. Hajishafiha M, Zobairi T, Zanjani VR, et al: Diagnostic value of sonohysterography in the determination of fallopian tube patency as an initial step of routine infertility assessment. *J Ultrasound Med* 28:1671–1677, 2009.
40. Prefumo F, Serafini G, Martinoli C, et al: The sonographic evaluation of tubal patency with stimulated acoustic emission imaging. *Ultrasound Obstet Gynecol* 20:386–389, 2002.
41. Fleischer AC, Vasquez JM, Cullinan JA, Eisenberg E: Sonohysterography combined with sonosalpingography: correlation with endoscopic findings

in infertility patients. *J Ultrasound Med* 16:381–384, 1997.

42. Malik B, Patil S, Boricha BG, et al: A comparative study of the efficacy of sonosalpingography and hysterosalpingogram to test the tubal patency in all women with primary and secondary infertility. *Ultrasound Q* 30(2):139–143, 2014.

43. Sladkevicius P, Ohja K, Campbell S, Nargund G: Three-dimensional power Doppler imaging in the assessment of fallopian tube patency. *Ultrasound Obstet Gynecol* 16:644–647, 2000.

44. Papaioannou S, Sourdrez P, Varma R, et al: Tubal evaluation in the investigation of subfertility: a structured comparison. *Br J Obstet Gynaecol* 111:1313–1321, 2004.

45. Johnson N, Vandekerckhove P, Watson A, et al: Tubal flushing for subfertility. *Cochrane Database Syst Rev* (2):CD003718, 2005.

46. Ng EH, Ajonuma LC, Lau EY, et al: Adverse effects of hydrosalpinx fluid on sperm motility and survival. *Hum Reprod* 15(4):772–777, 2000.

47. Johnson N, van Voorst S, Sowter MC, et al: Surgical treatment for tubal disease in women due to undergo in vitro fertilisation. *Cochrane Database Syst Rev* (20):CD002125, 2010.

48. Strandell A, Lindhard A, Waldenstrom U, Thorburn J: Hydrosalpinx and IVF outscore: cumulative results after salpingectomy in a randomized controlled trial. *Hum Reprod* 16:2403–2410, 2001.

49. Bildirici I, Bukulmez O, Ensari A, et al: A prospective evaluation of the effect of salpingectomy on endometrial receptivity in cases of women with communicating hydrosalpinges. *Hum Reprod* 16:2422–2426, 2001.

50. Kasius A, Smit JG, Torrance HL, et al: Endometrial thickness and pregnancy rates after IVF: a systematic review and meta-analysis. *Hum Reprod Update* 4:530–541, 2014.

51. Revel A: Defective endometrial receptivity. *Fertil Steril* 97:1028–1032, 2012.

52. Zhao J, Zhang Q, Li Y: The effect of endometrial thickness and pattern measured by ultrasonography on pregnancy outcomes during IVF-ET cycles. *Reprod Biol Endocr* 10:100–106, 2012.

53. Rodriquez M, Guillén JJ, López MJ, et al: Learning curves in 3-dimensional sonographic follicle monitoring during controlled ovarian stimulation. *J Ultrasound Med* 33:649–655, 2014.

54. Ng EHY, Chan CCW, Tang OS, et al: Endometrial and subendometrial blood flow measured during early luteal phase by three-dimensional power Doppler ultrasound in excessive ovarian responders. *Hum Reprod* 19:924–931, 2004.

55. Raine-Fenning NJ, Campbell BK, Kendall NR, et al: Endometrial and subendometrial perfusion are impaired in women with unexplained subfertility. *Hum Reprod* 19:2605–2614, 2004.

56. di Osagie ECO, Seif MW, Aplin JD, et al: Characterizing the endometrium in unexplained and tubal factor infertility: a multiparametric investigation. *Fertil Steril* 82:1379–1389, 2004.

57. Ng EHY, Chan CCW, Tang OS, et al: Changes in endometrial and subendometrial blood flow in IVF. *Reprod Biomed Online* 18(2):269–275, 2009.

58. Kim A, Jung H, Choi WJ, et al: Detection of endometrial and subendometrial vasculature on the day of embryo transfer and prediction of pregnancy during fresh in vitro fertilization cycles. *Taiwan J Obstet Gynecol* 53(3):360–365, 2014.

59. El-Mazny A, Abou-Salem N, Elshenoufy H: Doppler study of uterine hemodynamics in women with unexplained infertility. *Eur J Obstet Gynecol Reprod Biol* 171(1):84–87, 2013.

60. Mercé LT, Bau S, Barco MJ, et al: Assessment of the ovarian volume, number and volume of follicles and ovarian vascularity by three-dimensional ultrasonography and power Doppler angiography on the HCG day to predict the outcome in IVF/ICSI cycles. *Hum Reprod* 21:1218–1226, 2006.

61. Giugliano E, Cagnazzo E, Giugliano B, et al: Can Doppler study of the ovarian artery predict the fertility outcome of intrauterine insemination? *J Clin Ultrasound* 42:331–335, 2014.

62. Baron KT, Babagbemi KT, Arleo EK, et al: Emergent complications of assisted reproduction: expecting the unexpected. *Radiographics* 33(1):229–244, 2013.

63. Klemetti R, Sevon T, Gissler M, Hemminki E: Complications of IVF and ovulation induction. *Hum Reprod* 20:3293–3300, 2005.

64. Nastri CO, Teixeira CM, Moroni RM, et al: Ovarian hyperstimulation syndrome: physiopathology, staging, prediction and prevention. *Ultrasound Obstet Gynecol* 45(4):377–393, 2015.

65. Papanikolaou EG, Pozzobon C, Kolibianakis EM, et al: Incidence and prediction of ovarian hyperstimulation syndrome in women undergoing gonadotropin-releasing hormone antagonist in vitro fertilization cycles. *Fertil Steril* 85:112–120, 2006.

66. Gómez R, Soares SR, Busso C, et al: Physiology and pathology of ovarian hyperstimulation syndrome. *Semin Reprod Med* 28:448–457, 2010.

67. Soares SR: Etiology of OHSS and use of dopamine agonists. *Fertil Steril* 97:517–522, 2012.

68. Shalev J, Davidi O, Fisch B: Quantitative three dimensional sonographic assessment of pelvic blood after transvaginal ultrasound guided oocyte aspiration: factors predicting risk. *Ultrasound Obstet Gynecol* 23(2):177–182, 2004.

69. Varras M, Polyzos D, Tsikini A, et al: Ruptured tubo-ovarian abscess as a complication of IVF treatment: clinical, ultrasonographic and histopathologic findings. A case report. *Clin Exp Obstet Gynecol* 30:164–168, 2003.

70. Matsunaga Y, Fukushima K, Nozaki M, et al: A case of pregnancy complicated by the development of a tubo-ovarian abscess following in vitro fertilization and embryo transfer. *Am J Perinatol* 20:277–282, 2003.

第 33 章　异位妊娠

Oksana H. Baltarowich，Leslie M. Scoutt

重　点

- 随着高危人群的增加，以及通过早期临床表现和检查使得诊断率提高，异位妊娠（ectopic pregnancy，EP）在美国的发生率正在上升。
- 由于诊断技术的改进，临床医生和患者的警惕性增强，异位妊娠的死亡率正在下降。
- 最常见的异位妊娠危险因素是输卵管异常。然而，超过50%的异位妊娠患者没有已知的危险因素。
- 异位妊娠最典型的超声表现是在宫外发现含有卵黄囊或胚胎（有或没有心管搏动）的孕囊。然而，附件区输卵管环回声是最常见的超声表现。
- 当经腹部超声检查不确定时，应同时应用血清人绒毛膜促性腺激素（human chorionic gonadotropin，hCG）和经阴道超声检查（transvaginal sonography，TVS；endovagianl sonography，EVS）来鉴别宫内妊娠（intrauterine pregnancy，IUP）和异位妊娠，单独任何一项检查通常是不够的。

- 应该避免使用"假孕囊"这一说法，因为它暗示了异位妊娠的存在，容易引起误诊。实际上宫内液性暗区大多数情况是宫内孕，不适当的治疗可能会对其造成伤害。
- 特殊部位异位妊娠的发生率在增加。这类异位妊娠的发生通常是辅助生殖技术（assisted reproductive techniques，ART）的并发症，其发病率和死亡率要高于输卵管妊娠。
- "宫角妊娠"这一说法被广泛用于描述间质部妊娠（当受精卵在子宫角部通过子宫肌层时，着床于输卵管间质部），位于宫腔宫角部位的宫内孕，以及发生在双角子宫、纵隔子宫或单角子宫的宫角处的宫内孕。因此，作者建议放弃使用"宫角妊娠"这一让人困惑的术语。对于任何宫角位置的偏心性孕囊，应进行更精确详细的解剖描述，清楚地说明孕囊在宫腔内还是在宫腔外。

本 章 内 容

异位妊娠准确来说是指妊娠发生在子宫体腔以外的部位(图 33-1)。在美国,异位妊娠的发生率约占所有妊娠的 2%。在世界范围,异位妊娠是育龄期女性的常见疾病和致死原因,尤其是在产前护理薄弱的国家和地区。近年来,随着超声影像技术的进步,依靠早期超声诊断、更敏感的 hCG 试验、改进的腹腔镜和甲氨蝶呤治疗以及临床医生和患者的提高,异位妊娠的死亡率在很

大程度上降低了。然而,尽管技术和卫生保健近年来有所改善,仍然有许多异位妊娠病例诊断困难,有些甚至连最优秀的专家也难以诊断。理想的处理情况是在尽早诊断与误诊或可能影响正常宫内妊娠之间获取平衡。尤其是生育意愿强烈时,如果等待太久才确认,可能发生异位妊娠破裂危及生命。本章将回顾超声在异位妊娠诊断和处理中的作用,包括特殊部位异位妊娠。

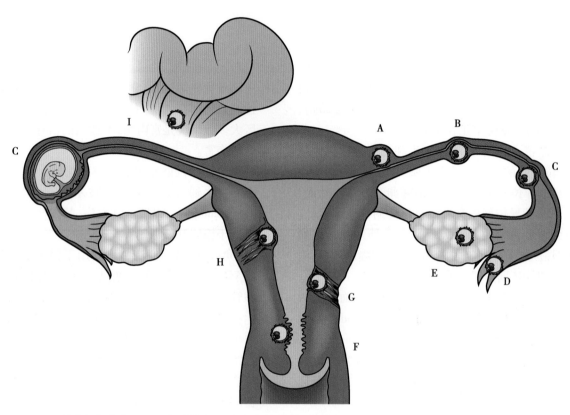

图 33-1　异位妊娠部位。95% 的异位妊娠发生在输卵管:间质部(A),峡部(B),壶腹部(C,最常见),伞部(D),输卵管外的异位妊娠可能发生在卵巢(E),宫颈(F),剖宫产瘢痕(G),肌层瘢痕(H)及腹腔(I)

流行病学

根据美国疾病控制与预防中心的数据,在美国,异位妊娠的发生率由 1970 年的 0.5% 上升到了 1990 年的 2%[1,2]。这种上升与高危人群的增加以及借助辅助生殖技术妊娠的人数增加有关。然而,被报道的异位妊娠发病率的上升与许多异位妊娠患者更早出现临床表现及诊断技术的改进明确相关,包括更敏感的 hCG 检测和高分辨率的经阴道超声检查,导致一些在过去可能自行吸收而不引起医学注意的异位妊娠现在被早期诊断。

幸运的是,与异位妊娠相关的死亡率近年来逐年降低。在美国,异位妊娠的病死率由 1980~1984 年的每 10 万人中有 1.15 人死亡,到 2003~2007 年的每 10

万人中有 0.5 人死亡。按照目前每年的平均下降率,预计 2013 年到 2017 年,死亡率将进一步下降至每 10 万人中有 0.36 人死亡[3]。尽管如此,近期流行病学研究显示,在美国,6% 的孕产妇死亡是由异位妊娠引起的[4],异位妊娠仍然是早孕期妊娠相关死亡的主要原因。

危险因素

异位妊娠最常见的危险因素是输卵管的解剖异常,主要是由于输卵管瘢痕,最常继发于性传播感染所致的盆腔炎进一步引起的输卵管炎(表 33-1)。结节性峡部输卵管炎(salpingitisisthmicanodosa),其特征是输卵管峡部的结节状增厚伴随多发憩室,约占手术切除输卵管妊娠的 50% 以上。憩室与异位妊娠的种植

位置密切相关[5]。异位妊娠史也是一个主要的危险因素。异位妊娠发生一次后，其再次发生率为 5%～20%，在连续两次异位妊娠的女性中，再次发生率增加到 30% 以上[6]。输卵管瘢痕的其他原因还包括输卵管结扎术，重建输卵管手术，以及与己烯雌酚（DES）宫内暴露有关的输卵管异常。一项研究报告表明，在输卵管结扎手术后的 10 年内，患异位妊娠的风险为 7‰[7]。

表 33-1　异位妊娠危险因素
主要危险因素
输卵管疾病
盆腔炎：输卵管炎
异位妊娠既往史
结节性峡部输卵管炎
输卵管结扎术
重建输卵管手术
子宫内己烯雌酚（DES）暴露
辅助生殖技术
宫内节育器
次要危险因素
子宫内膜异位症
首次性交年龄小于 18 岁
首次妊娠年龄大于 35 岁
吸烟
既往有盆腔或腹部手术史
没有已知危险因素（50%）

此外，在使用辅助生殖技术，特别是随后进行试管婴儿（in vitro fertilization，IVF）的女性中，即使输卵管解剖正常，异位妊娠的发病率也会增加。原因可能是由于在胚胎移植过程中操作者无意中直接将胚胎植入输卵管内，或者是发生胚胎移植的逆移行，胚胎由宫腔转移到异常输卵管[8]。引起 IVF 患者异位妊娠高风险的原因包括输卵管损伤概率增加，使用了排卵诱导治疗和多个胚胎移植，使异位移植的风险提高。宫内节育器使异位妊娠发生的风险提高了 2.5 倍。据估计，使用宫内节育器的人群中有 25%～50% 的妊娠是异位妊娠，曾经使用过宫内节育器也可能会轻微增加异位妊娠发生的概率[9,10]。不孕症似乎也是一个危险因素。目前还没有文献报道关于异位妊娠和口服避孕药、既往选择性终止妊娠或自发流产之间具有明确相关性。

还有一些不明确的关联也被认为是异位妊娠的危险因素。流行病学研究表明，在怀孕期间吸烟是输卵管妊娠的一个危险因素。对这种相关性的可能的解释包括输卵管的收缩功能改变和尼古丁引起纤毛运动异常或因为吸烟者的免疫力降低，当发生盆腔炎时，可能

会影响输卵管对炎症的反应[11,12]。子宫内膜异位症也与异位妊娠和流产密切相关，可能是由于子宫内膜异位症和其他邻近脏器的炎症状况，如急性阑尾炎或阑尾炎穿孔，可以间接影响输卵管，从而造成瘢痕和粘连。然而，近期更多研究认为子宫内膜异位症与异位妊娠之间没有关联[13]。受精卵异常和内分泌功能失调可能会影响卵子的运输，从而增加异位妊娠的发生。年龄也被认为是一个危险因素。女性在 18 岁以前首次发生性行为，或者首次妊娠年龄大于 35 岁，患输卵管妊娠的风险会轻微增加。不过重要的是，我们应该认识到大约有一半的患者并没有上述已知的危险因素[9]。

病理生理学

约 95% 的异位妊娠发生在输卵管（图 33-1，图 33-2）：壶腹部占 70%，峡部占 12%，伞部占 11%，还有 2%～

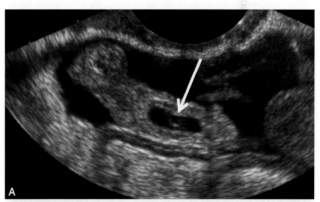

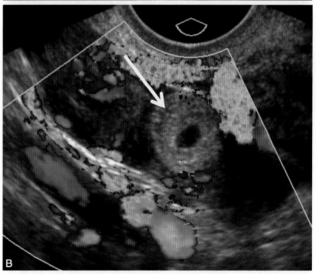

图 33-2　输卵管壶腹部妊娠。患者出现阴道出血及血清 hCG 试验阳性。A. 经阴道超声矢状切面扫查输卵管壶腹部，发现周边有游离盆腔积液和含有卵黄囊的孕囊（箭头）。B. 经横断面扫查，彩色多普勒超声显示异位妊娠高回声输卵管环（箭头）周围没有明显的血流信号

4%在输卵管间质部。发生在子宫的异常位置包括宫颈，残角及子宫瘢痕（包括剖宫产或肌瘤切除术后的瘢痕）[14]。其他特殊类型包括发生在卵巢、腹腔、腹膜后和纵隔异位妊娠，以及慢性异位妊娠和宫内宫外同时妊娠。还有罕见病例报道，在子宫次全切除术后，甚至经腹子宫全切术后发生异位妊娠。

输卵管在组织学上由黏膜层、肌层和浆膜层构成，没有类似子宫内膜的蜕膜或底蜕膜。异位妊娠的合体滋养层（syncytiotrophoblast）和细胞滋养层（cytotrophoblast）侵入输卵管肌层，然后生成滋养层组织附着于肌层[15]。随着滋养层组织的生长，输卵管扩张并易于破裂。如果一些滋养层组织与附着的肌层分离，妊娠组织可以从输卵管伞端排出，发生输卵管流产。绝大多数情况下，妊娠组织难以继续生长，但偶尔也可存活导致腹腔妊娠。假如异位妊娠种植在输卵管外侧，那么合体滋养层和细胞滋养层将侵入下方组织，胎盘组织极难与这些组织分离，从而增加了出血的风险。

一般来说，异位植入需考虑两类情况。第一类情况是受精卵转移到宫腔内过程被干扰；第二类情况是受精卵在到达宫腔前过早植入。输卵管不应该仅仅被视为一个管腔，它其实是复杂转运过程的一部分，包含输卵管蠕动、纤毛运动、输卵管上皮组织以及伴随精子、卵母细胞、受精卵（conceptus）产生的输卵管分泌物。这一切都有助于受精卵通过输卵管进入宫腔。这一过程中可能被打断或多个节点发生改变而导致异位植入[16]。既往输卵管炎病史、输卵管结扎术或输卵管重建手术的瘢痕、结节性峡部输卵管炎以及子宫内的己烯雌酚（DES）暴露所致异常，都会干扰受精卵向宫腔转移[17]。引起受精卵过早植入的原因尚不明确。在此之前，学者们认为异位植入的胚胎很可能为异常核型，但没有充分的数据支持这一理论。一项对30例手术切除的异位妊娠标本的研究表明，异位妊娠绒毛的核型与宫内妊娠对照组之间无明显差异[18]。

临床表现

异位妊娠女性通常会在最近一次正常月经周期后的5~8周出现症状。典型的临床表现为下腹痛和阴道出血，附件区疑似包块仅在20%~40%的患者中存在。许多下腹痛和阴道出血的患者并非妊娠，这通常是由卵巢囊肿出血或破裂、盆腔炎或功能失调性子宫出血引起的。即使患者还伴随妊娠试验阳性和停经，也可能是正常的宫内妊娠、流产或妊娠滋养细胞疾病。实际上约70%~90%的孕妇会在妊娠前三个月出现疼

痛或阴道出血，而被临床怀疑是异位妊娠但最终证实为宫内孕。其他临床表现还包括腹部或附件的压痛。少见的症状包括因腹腔出血而导致膈肌下腹膜表面刺激引起肩痛（图33-3），宫颈举摆痛，或者是子宫直肠窝积血导致的里急后重的感觉。异位妊娠破裂的征象包括血流动力学不稳定、直立性低血压、眩晕、意识丧失、晕厥或失血性休克。特殊部位的异位妊娠可能会伴随盆腔以外的表现。

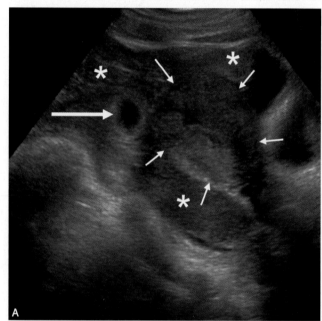
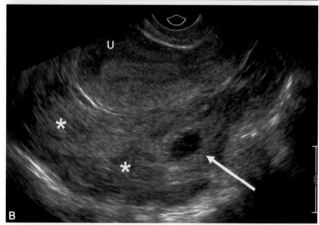

图33-3　小的异位妊娠破裂引起大量腹水。患者出现阴道流血，血流动力学不稳定，血清hCG 240mIU/ml较低。A.经腹部正中矢状切面扫查确认子宫（小箭头），周边有血块凝结（星号），血块还包绕着一个小的异位妊娠囊，显示为高回声的宫外输卵管环（大箭头）。B.经阴道超声显示子宫（U）正中矢状切面内未见孕囊，子宫直肠窝见血块（星号），其内见异位妊娠的低回声环（箭头），通过手术证实发生破裂

然而近1/3的病例没有临床症状，9%的病例破裂前无症状，早期输卵管妊娠诊断较困难。输卵管妊娠

破裂可以发生在任何阶段而无任何征兆[19]。Frates 等[20]研究显示,无论是超声检查结果还是血清 hCG 水平都不能有效地预测输卵管破裂。

因此,由于缺乏特异性的临床表现和阳性体征,超过 50%的异位妊娠患者无已知危险因素,即使怀孕状态不清楚,临床医生应该在任何生育年龄女性出现下腹痛、阴道出血,或有晕厥或眩晕等提示出血症状的情况下,高度警惕异位妊娠发生可能。此外,当有性生活的女性月经延迟时,伴随下腹或盆腔疼痛和阴道出血时,也应该怀疑异位妊娠发生可能。

诊断性试验

人体绒毛膜促性腺激素

母体血清首次检出 hCG(囊胚分泌)的时间是在受精后 6~8 天。大多数的尿妊娠试验是在胚胎着床后 3~4 天产生阳性结果。在胚胎着床后 7 天,此时仍处于正常月经周期,98%的尿妊娠试验结果可为阳性。目前的妊娠试验是基于 hCG β-亚单位单克隆抗体的免疫测定,高度敏感和快速,几乎没有交叉反应[21]。如果尿检呈阴性,异位妊娠可能性极低,但不能完全排除。因为尿妊娠试验检测不到 hCG 低于 25mIU/ml 的情况。而血清 hCG 定量测定的检测水平可以接近零。如果血清 hCG 是阴性,那么几乎可以排除异位妊娠,尽管仍有慢性异位妊娠可能。还有文献报道,在异位妊娠破裂后,hCG 水平可以降到零[22],但这两种情况都极其罕见。

既往关于血清 hCG 水平超过多少时,可以通过阴道超声发现宫内妊娠的研究较多。血清 hCG 1000~2000mIU/ml 曾被用作经阴道超声可以发现宫内孕的参考阈值。但现在大多数学者和医生都认为不应该使用单次血清 hCG 水平来鉴别宫内或宫外妊娠。而是应该使用连续血清 hCG 水平同时结合经阴道超声结果来达到正确诊断[23~25]。也就是说,当宫腔内未见孕囊,同时血清 hCG>3000mIU/ml 时,正常宫内孕的可能性不大。但仍有少数文献报道早期经阴道超声检查未发现孕囊,血清 hCG 达 4336mIU/ml,孕妇最后顺利分娩的情况[26]。对于参考阈值的变化,有几种可能的解释。首先,由于辅助生殖技术,多胎妊娠发生率增加。与单胎妊娠相比,多胎妊娠女性的 hCG 水平会更高,而早期参考阈值仅来源于单胎妊娠;其次,既往的参考阈值是基于单一机构对少数群体研究得出;最后,对早期妊娠的临床管理和治疗方案已经改变。由于目

前甲氨蝶呤常用于治疗异位妊娠,如果误诊了异位妊娠而忽视了宫内妊娠的可能,那么使用甲氨蝶呤会对发育中的胚胎造成严重的伤害。因此,目前的对异位妊娠的最后诊断目标是希望达到诊断特异性 100%,没有假阳性诊断。

一般来说,在相同孕周时,异位妊娠血清 hCG 水平比宫内孕低。因此,当有异位妊娠临床表现时,即使血清 hCG 水平极低,仍建议行经阴道超声检查。大约有 70%的异位妊娠女性血清 hCG 上升缓慢,比正常宫内孕的增长速度要慢,或者出现比典型自然流产缓慢的 hCG 下降[9]。因此,hCG 连续增长未达最佳标准(即在 48 小时内<53%)或不增长需考虑异位妊娠[9,27~29]。值得注意的是,一些异位妊娠女性的血清 hCG 水平可能与正常宫内孕预期水平相似。一项研究发现,超过 27%的异位妊娠女性 hCG 增长曲线与正常宫内孕相似[30]。还有一些研究则发现,有 15%~20%的异位妊娠患者 hCG 倍增时间与宫内孕相近。此外,有研究发现某些正常宫内孕,48 小时内血清 hCG 水平仅增加约 35%~66%,而没有像预期那样翻倍[9,27,29]。而且有 8%的自发性吸收的异位妊娠患者血清 hCG 水平下降的模式与自然流产相似。因此,仅依靠血清 hCG 水平来进行随访,对于异位妊娠的诊断和管理是不可靠的[31]。

单独使用超声检查随访也是不可靠的,因为有些异位妊娠太小以至于超声观察不到。此外,在超声检查中表现为明显流产的病例有 6%可能是潜在的异位妊娠。根据经阴道超声显示子宫内无妊娠产物推测的完全流产,应该被作为未知部位妊娠(pregnancy of un-known location,PUL)处理,直到根据连续 hCG 水平和经阴道超声随访确诊流产。有文献报道,一些患者在诊断流产后出院回家,随后又因为疼痛、出血及异位妊娠破裂而再次入院。

未知部位妊娠是一个描述性的术语,指的是生化检测到怀孕(妊娠试验阳性),但不能在超声或腹腔镜下显示[32]。这个术语是一个暂时性的描述,用来定义妊娠位置确定前的状态。未知部位妊娠的发生率不仅取决于检查者的专业水平和超声充分评估,还取决于孕龄。妊娠时间越短未知部位妊娠的报道越多。1999年,Banerjee 等[33]报道,对 135 例患者进行早孕期超声检查,妊娠位置未知的发生率为 8%。通过随访,最终14%证实为异位妊娠,27%为正常宫内妊娠,9%为流产,还有 50%的病例自发吸收。据 Kirk 和 Bourne[34] 报道,8%~31%的早期妊娠无法通过最初的经阴道超声检查发现,绝大多数的未知部位妊娠最终被发现是正常或异常的宫内孕,只有大约 7%~20%的病例是异位

妊娠。但是,随访仍然是非常重要的。目前还没有可靠的方法来预测哪些未知部位妊娠是宫内孕,是否正常或流产,哪些是发生异位妊娠,哪些异位妊娠会发生自发性吸收而哪些可能破裂。有文献曾报道在hCG水平下降或非常低的情况下,发生异位妊娠破裂,包括一些罕见的hCG为阴性病例[35]。因此,因为hCG水平较低而假设异位妊娠的可能性低或者处于稳定状态,或担心异位妊娠太小显示不清从而放弃超声检查都是不正确的(图33-3)[22,36,37]。

分子生物标志物

　　研究人员目前还在研究可以在妊娠位置尚不能确定的早期阶段鉴别异位妊娠与正常、异常宫内孕的分子生物标志物。这些数据会对早期诊断异位妊娠非常有用,可避免后续多次血液检查、超声波检查和门诊检查的必要,同时降低异位妊娠破裂的风险。在这类研究中,主要的挑战之一是没有合适的输卵管妊娠动物模型,因此研究必须直接在女性人群中进行。目前正在研究的分子生物标志物包括滋养层功能、黄体功能、血管生成、子宫内膜功能、炎症、肌肉损伤和输卵管交通功能受损。尽管各种血清、血浆和尿液生物标志物都进行过独立和联合评估,但大多数尚不具备足够的鉴别能力而在临床应用[38-40]。一项针对hCG水平低于1500mIU/ml的异位妊娠患者和有活性宫内孕患者的对照研究显示,包括黄体酮、血管内皮生长因子(VEGF)、抑制素A和激活素4种标志物试验,可以预测异位妊娠,准确率为100%。然而,还需要纳入异常宫内孕患者进行进一步研究,以评估这组标志物的效用和可靠性[41]。

经阴道超声检查

　　对怀疑有异位妊娠的患者,应联合使用血清hCG定量测试和经阴道超声检查进行诊断。在定量测量hCG水平或单独hCG水平的情况下,仍有必要进行经阴道超声检查。在获得血清hCG结果之前行阴道超声检查的原因是有文献报道,高达50%的异位妊娠破裂具有极低的hCG水平(<1000mIU/ml),而hCG水平并不一定与破裂的风险相关[22,36,37]。

　　尽管与经腹部超声相比,经阴道超声的敏感性更高,大多数专家仍建议先进行经腹部超声,即使膀胱没有充盈[42]。通过这种有限的检查方式可以了解盆腔的概况,包括确定子宫的大小、位置和方位,发现位置较高的异位妊娠孕囊(图33-4),并评估包括肝肾间隙的腹腔游离液体。由于患者仰卧位时,血液可能会在上腹部聚集,盆腔内只能看到少量残留液体。因此,这是一种极佳的识别大量腹腔出血的方法,可以避免经阴道超声检查可能发生的漏诊。在此之后,再进行详细的经阴道超声检查,对子宫和附件进行高分辨率的评估。

　　经阴道超声检查的质量和可靠性取决于探头频率、患者的体型、子宫方位、是否存在平滑肌瘤以及操作者的专业性。适宜的阴道超声探头频率为5～10MHz。深度设定为可以显示子宫或卵巢边缘2～3cm

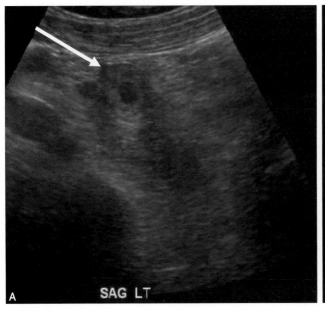
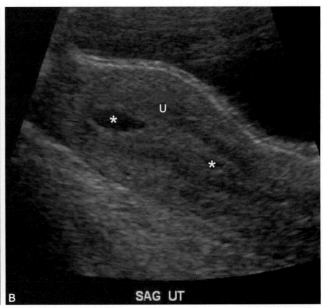

图33-4　经腹部超声检查在发现异位妊娠中的价值。A.经腹部纵切面扫查盆腔显示异位妊娠的小的低回声输卵管环(箭头)位于宫底(未显示)上方。B.经腹部中线纵向扫查子宫(U)显示宫腔内有无回声液性暗区(星号),提示少量宫内出血。因异位妊娠孕囊位置较高,经阴道超声无法显示

范围内的盆腔结构即可,这样就不会错过邻近或外生性的肿块。总增益和时间增益补偿(TGC)曲线应调节至显示区域内的最佳效果。对感兴趣区域应放置在聚焦区域内,同时使用多个聚焦区域可以提高分辨率。谐波成像和空间复合成像同样能提高图像分辨率。适当放大子宫或附件的感兴趣区域可以使观察更为清晰。利用一只手操作阴超探头,另一只手轻柔按压前腹壁的方法,可以有效判断患者疼痛的部位,从而更容易发现病灶。此外,这种操作可以将感兴趣区域移动到聚焦区域内,挤压肠道消除肠气干扰,使得图像显示更为清晰。通过对附件包块和卵巢施压,有利于鉴别卵巢周边的异位妊娠和附着于卵巢上的外生性黄体,按压时异位妊娠会向远离卵巢的方向移动。三维超声则对特殊部位异位妊娠的诊断有所帮助。

超声最初显示的结构是宫颈,宫颈管应该垂直于超声束,宫颈肌层与子宫体肌层连续。这一方位可以有效评估宫颈妊娠或进行中的流产,并且为观察宫颈后方的子宫直肠窝提供最佳视角。子宫直肠窝是女性骨盆的最低点,是异位妊娠或腹腔出血的常见部位。随后对子宫内膜、子宫肌层和附件进行全面的评价。宫腔内的任何液性声像都要评估位置、形状、边界和内部回声来判断是否为宫内孕。如果在子宫和卵巢之间没有发现异位妊娠囊,那么尽可能地增加盆腔两侧的扫查范围,虽然这会使患者感觉稍有不适。异位妊娠较难被发现的部位,即潜在的"盲点"包括盆腔侧壁,子宫直肠窝深部,子宫底上方,子宫和膀胱的前方。检查必须包含患者疼痛部位。最后强调,如果一开始没有扫查肝肾间隙,需要让患者仰卧位检查,明确有无腹水。

彩色多普勒、能量多普勒或频谱多普勒可以用于判断异位妊娠血流,区分血管化的滋养层组织和无血供的血肿。但为了避免声波影响早期尚未出现的宫内胚胎,不建议对子宫内膜进行多普勒超声检查。彩色多普勒参数应针对低速血流进行优化,这包括降低量程或脉冲重复频率,提高增益和色彩饱和度,降低壁滤波,设置彩色优先,以及使用小的彩色取样框。还应使用频谱多普勒追踪来明确彩色多普勒图像上显示的血流,因为彩色多普勒超声对于位移非常敏感,可能产生与血流相似的彩色伪像。

异位妊娠的超声诊断

子宫超声表现

在异位妊娠中,子宫内的超声表现是非特异性的,包括未显示宫内孕囊和宫腔内液性暗区。在没有看到宫内孕囊的情况下,可能的诊断包括异位妊娠,早早孕,异常的宫内孕,或者宫内宫外同时妊娠,此时可以描述为妊娠位置未知。而且,在目前的实践中,异位妊娠的诊断应该基于阳性检查结果,而不是仅仅依靠未显示宫内孕囊及血清 hCG 水平超过特定参考阈值,因此仍应进一步搜索。尽管出现宫内孕超声表现时,异位妊娠发生的可能性减少,在普通人群中发生宫内宫外同时妊娠的概率是 1/4000,在使用辅助生殖技术的女性中发病率为 1/300 ~ 1/100[43,44]。

子宫内膜厚度不能准确预测异位妊娠或妊娠位置未知的结果[45]。同样蜕膜囊肿也不能预测异位妊娠,虽然有初步报道称,薄壁的子宫内膜囊肿与异位妊娠高度相关(图 33-5)[46~48]。尽管 Laing 等[49]认为薄壁蜕

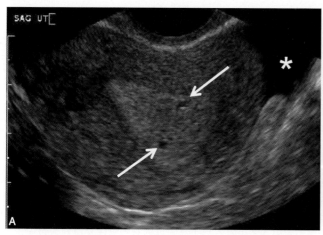
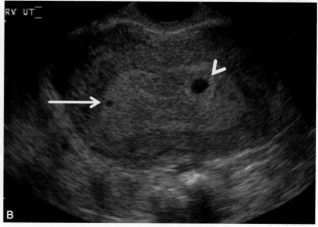

图 33-5 蜕膜囊肿。A. 经阴道超声矢状切面扫查后倾子宫发现 2 个小的无回声蜕膜囊肿(箭头),边缘都不厚。子宫旁可见少量液性暗区(星号)。这名患者为输卵管妊娠(未显示)。B. 经阴道超声横断面扫查另一名患者显示小的蜕膜囊肿(箭头)和宫内早早孕孕囊(蜕膜内囊性征)(无尾箭头),在早早孕孕囊边缘可见较厚回声环绕

膜囊肿可以与早孕期厚壁回声的孕囊区别（蜕膜内囊性征（intradecidual sac sign））（图 33-5B），大多数人仍根据宫腔内液性暗区中发现卵黄囊回声来明确诊断宫内孕囊[50]。

既往人们认为宫腔内出血或分泌物在异位妊娠患者中较为常见。这类液体通常回声较低，位于宫腔正中央，周围环绕单层高回声蜕膜，被称为"假孕囊"（图 33-6）。宫内真孕囊与其相比较，要么是偏心的，着床在单层子宫内膜内（蜕膜内征），要么至少有部分被双层高回声的组织包绕，中间夹杂低回声层（双环征（double decidual sac sign））[51]。然而，目前只有 10%~20% 的异位妊娠患者可以观察到宫腔内的液性声像，可能是由于超声评估是在更早的孕周进行。Benson 等[52] 报道称，通过现有的观察发现，在宫腔中上段的所有圆形或椭圆形边界清晰的液性暗区经统计更倾向宫内妊娠（99.98%），而不是异位妊娠的"假孕囊"（0.02%）。值得注意的是，有尖端或呈锐角的宫腔内液性暗区更有可能与异位妊娠相关（图 33-6）。总之建议慎用"假孕囊"的描述，因为其令人困惑而且作用有限。在日常工作中，异位妊娠患者较少观察到宫腔内液性声像[53,54]。

附件超声表现

发现含有卵黄囊及胚胎（有或没有心跳）的子异位妊娠囊对诊断异位妊娠具有 100% 的阳性预测价值（图 33-7）[55,32]。另一个最可靠的超声表现是附件区输

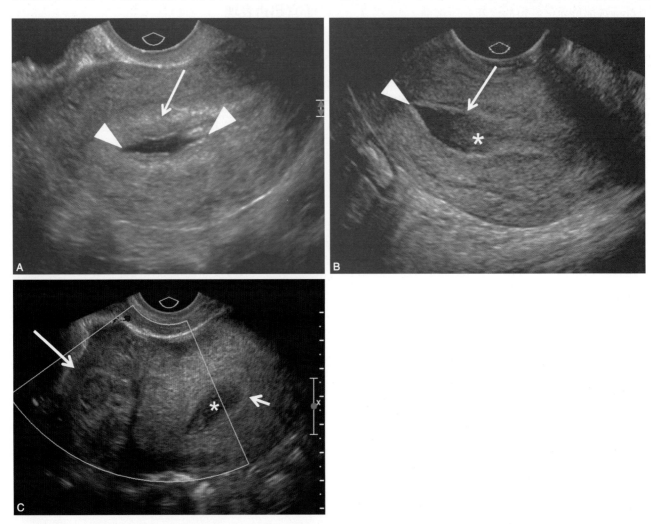

图 33-6　与异位妊娠相关的宫内液性声像，即"假孕囊"。A. 经阴道超声矢状切面扫查子宫发现有尖锐边缘的长条形的宫内液性声像（无尾箭头），边缘为单层蜕膜线样回声（箭头）。这是一个附件输卵管异位妊娠（未显示）。B. 经阴道超声扫查另一名患者有尖锐边缘的内膜腔内少量液性回声（无尾箭头）。腔内回声（星号）代表出血，周围环绕单层薄壁蜕膜线（箭头）。患者有异位妊娠（未显示）。C. 经阴道彩色多普勒超声扫查第 3 名患者发现子宫附近的右侧附件异位妊娠包块，周围有大量出血（长箭头）。异位妊娠包块没有明显彩色血流信号。液性低回声（星号）与出血相关，位于宫腔正中央。液性暗区边缘是单层蜕膜组织回声（短箭头）。这种表现即假孕囊。但大多数学者现在倾向于回避和不建议使用这种可能让人迷惑的描述

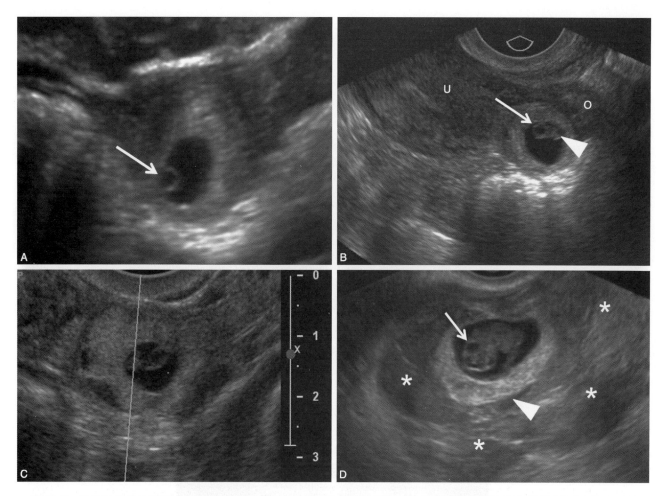

图 33-7　异位妊娠的典型超声表现。A. 经阴道超声扫查异位妊娠孕囊显示一个厚壁边缘回声及卵黄囊（箭头）位于无回声中央，但没有看到胚胎。B. 经阴道超声扫查到厚壁高回声异位妊娠孕囊，位于子宫（U）和卵巢（O）之间。有卵黄囊（箭头）和其附近的微小无胎心的胚胎（无尾箭头）。C. 经阴道超声 M 超模式扫查异位妊娠孕囊内的小的胚胎，显示没有心脏活动。D. 经阴道超声扫查发现患者附件区有一个异位妊娠孕囊，囊内有明显的胚胎组织。心管搏动显示在实时图像上。可以见到颅后窝的菱脑（箭头）回声。孕囊周边有大量出血（星号），其回声比孕囊周边的滋养层组织（无尾箭头）低

卵管环，代表空的孕囊，显示为有厚壁高回声边缘的圆形无回声液性暗区。它也可以描述为"面包圈征"或"甜甜圈征"（图 33-2B，图 33-3A，图 33-8）。附件输卵管环征对异位妊娠的阳性预测值达 95%，可以在大约 50% 的病例中发现[55]。如果附件输卵管环与同侧卵巢分界清晰，阳性预测值就会增加（图 33-8B）。彩色多普勒可以提高小的输卵管环的显示率（图 33-8C）。虽然有些异位妊娠表现为环状血流信号，但大多数异位妊娠病例只会显示节段性或局灶性血流，某些病例甚至无明显彩色血流信号（图 33-2B，图 33-6C）。异位妊娠也可能表现为非特异性的附件包块，代表出血伴血凝块。这些包块回声可以是均匀的、不均匀的或混合性的，既可以囊性为主，也可以实性为主，并且回声变化多样，从低回声到高回声，取决于出血发生的时间（图 33-9）。输卵管内的出血（输卵管血肿）表现为管状或卵圆形（图 33-10）[56]。团块内部血流信号增加了异位妊娠的可能性，而黄体破裂可能性较小。在妊娠试验阳性和子宫内无孕囊的情况下，任何附件包块在明确不是卵巢黄体、卵巢冠囊肿或浆膜下肌瘤的情况下，对异位妊娠的阳性预测值有 92%[55]。异位妊娠最常见于卵巢和子宫之间，或在子宫直肠窝。虽然极罕见，偶尔也可能看到孪生异位妊娠，包括同一输卵管内双孕囊，每侧输卵管内含一个孕囊，单绒毛膜双胎和联体双胎（图 33-11）。

子宫直肠窝超声表现

在多达 25% 的异位妊娠患者中，唯一的初步发现是有回声的液性暗区，提示腹腔积血（图 33-12）。腹腔积血通常聚集在子宫直肠窝，因为这是女性骨盆在直立姿势中最低的部位。如果发现妊娠妇女子宫内没

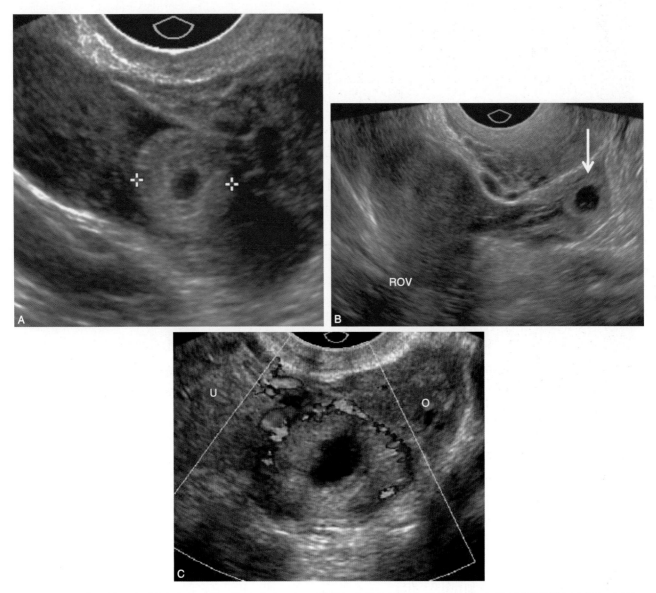

图 33-8　3名不同患者异位妊娠输卵管环超声表现。A.经阴道超声检查显示典型的附件输卵管环(测量游标之间),也可以称为"甜甜圈征"或"面包圈征",代表空的异位妊娠孕囊,由厚壁回声包绕中心的圆形液性无回声区。周边有少量的盆腔积液。B.经阴道超声检查显示小的异位妊娠输卵管环(箭头),位于右侧卵巢(ROV)的内侧,与卵巢分离。C.经阴道超声横断面扫查,彩色多普勒显示异位妊娠输卵管环位于子宫(U)和左侧卵巢(O)之间,有不完整的"火环征"

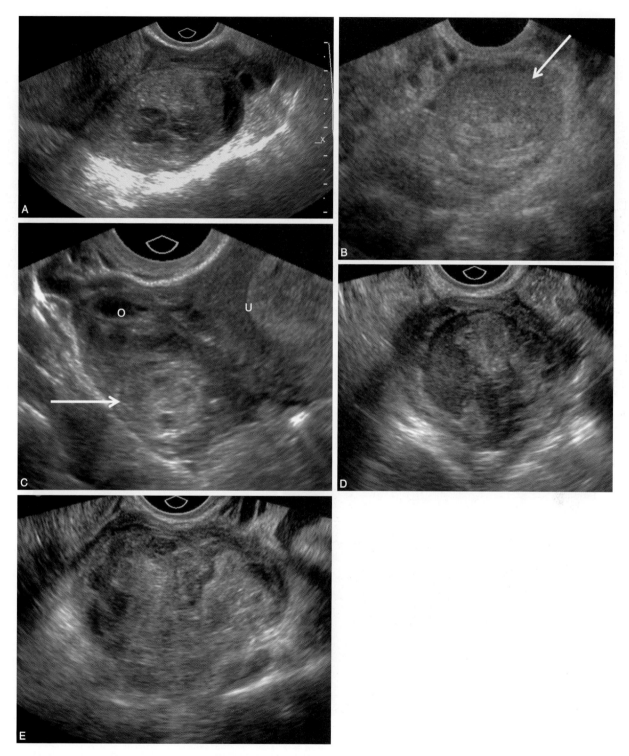

图 33-9　异位妊娠表现为非特异性的附件包块,5 名患者表现不同。A. 经阴道超声检查显示一个回声杂乱,以实性为主的混合性包块。B. 此例异位妊娠包块表现为回声相对均匀的实性团块(箭头),可能是由输卵管周围的血凝块引起的。C. 经阴道超声检查发现一个有部分高回声(箭头)的回声杂乱的实性包块,此异位妊娠包块位于子宫(U)和右侧卵巢(O)之间。D. 经阴道超声显示在左侧附件区有一个巨大的以囊性为主的混合性包块。E. 经阴道超声显示一个巨大的混合性盆腔包块

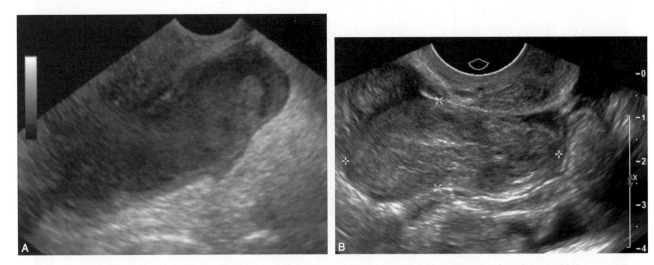

图33-10　输卵管附件包块表示异位妊娠出血。A.经阴道超声矢状切面扫查显示膨胀的输卵管,管腔内有不均质液性回声代表出血。病理标本显示为输卵管妊娠。B.经阴道超声扫查另一名异位妊娠患者,显示一个有明显边界的不均质输卵管结构(测量游标之间),与输卵管内积血相符。孕囊显示不清。输卵管内积血在长轴切面上显示为长条形,在短轴切面上显示为圆形。清晰平滑的边缘和管状形状有助于区别输卵管积血和附件血肿(From Bryan-Rest LL,Scoutt LM:Ectopic pregnancy. In Fielding JR,Brown DL,Thurmond AS(eds):Gynecologic Imaging. Philadelphia,Elsevier,2011,p335,图22-4B)

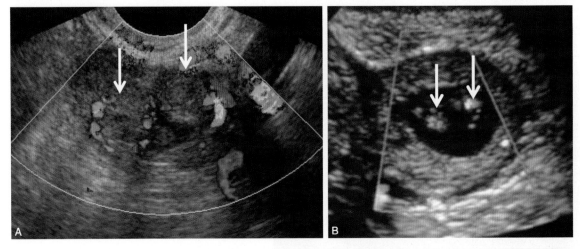

图33-11　双胎异位妊娠。A.经阴道彩色多普勒超声检查显示双绒毛膜双羊膜囊异位妊娠孕囊(箭头),是胚胎移植技术中最常见的双胎形式。输卵管环周边的彩色血流并不连续,没有呈360°环绕,而是节段性和局灶性的,前者在黄体中更容易观察到。B.经阴道彩色多普勒超声检查显示一个单绒毛膜输卵管双胎妊娠,两个胚胎中心见彩色血流信号(箭头)代表有心管搏动

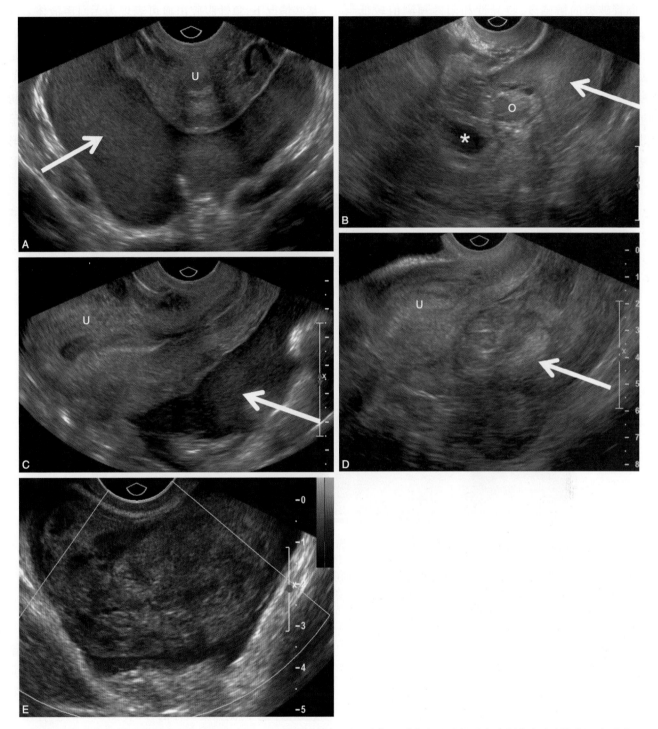

图 33-12　异位妊娠破裂导致腹水的超声表现。A.经阴道横切面显示位于子宫(U)后部子宫直肠窝积血(箭头),表现为均匀低回声。B.有回声的腹腔积血(箭头)衬托出含数个无回声小卵泡的卵巢轮廓(O),和一个具有声晕的异位妊娠囊(星号)。C.子宫(U)后部的腹腔积血几乎是无回声的,只有一小部分区域为低回声(箭头)。注意子宫内膜腔内有少量液体。D.经阴道盆腔纵向扫查显示位于子宫(U)后方表现为混合性回声的积血及凝血块(箭头),这些回声酷似肠袢。E.经阴道能量多普勒超声横切面显示子宫直肠窝内这些混合性回声没有显著的血流信号,考虑为凝血块。注意有少量相邻的无回声液体

有孕囊,同时有中至大量有回声的游离腹腔液体,发生异位妊娠的概率约 90%。但游离液体的量对于确定输卵管破裂的敏感度、特异性和阳性预测值较低[20]。游离液体量是衡量血流动力学稳定性的一个很好的指标。因此,应注意评估上腹部肝肾间隙游离液性暗区,这个部位出现液性暗区提示出血量大,应增加对潜在的血流动力学不稳定性的关注。在评估游离液体时,应注意仪器调节,因为高增益设置可能产生人为回声。将子宫直肠窝液体与已知的无回声液体如膀胱内尿液或卵巢囊肿/卵泡内的液体在相似深度比较,有助于发

现回声是真实的还是人为的(图 33-12B)。此外,还可以观察有无低回声的分层或移动。应该注意的是,在某些情况下,急性腹腔出血可表现为无回声液体。偶尔,在肝肾间隙的腹腔出血回声增强以至于接近邻近的肝实质回声,可能由于侧方声影效应而被误认为是肝脏(图 33-13)。此外,凝血块可能会有回声和类似包块回声,与肠管回声无法分辨(图 33-12D)。在最初的凝血阶段之后,纤维蛋白开始溶解,腹腔积血也会呈现多样性,使得子宫直肠窝内的异位妊娠囊在无定形物质中的识别更加困难(图 33-3,图 33-12B)。

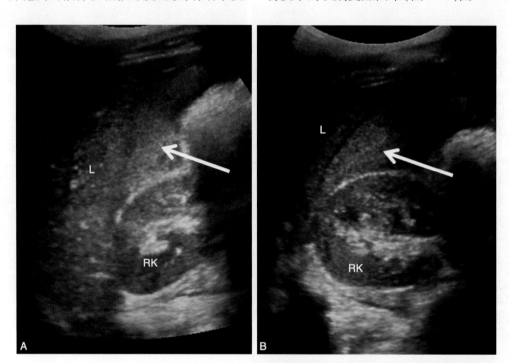

图 33-13 异位妊娠导致的腹腔积血可能会酷似肝实质回声。A. 该患者异位妊娠破裂(未显示)合并低血压,超过 1L 的腹腔积血(箭头)积聚在位于肝右叶(L)与右肾(RK)之间的 Morison 陷凹(肝下陷凹)内。最初这里被忽视,由于回声相似而被误认为是肝实质。B. 肝(L)下的腹腔积血(箭头)最终被正确识别是由于注意到一条无回声带将腹腔积血与肝实质隔开。RK,右肾 (Images courtesy of Mindy Horrow,MD,Albert Einstein Medical Center,Philadelphia,PA)

陷阱

操作者缺乏经验、训练、技能、耐性或缺乏对细节的关注是限制超声诊断异位妊娠的常见原因。患者肥胖、平滑肌瘤、子宫畸形、子宫后屈或输卵管积水也可能限制超声的评估。细致完善的患者病史应该包括如既往异位妊娠史、辅助生殖技术、盆腔炎或输卵管手术等危险因素。如果因患者怀孕时间太短而异位妊娠包块太小,以及超声设备分辨率限制,可能发生漏诊。

图像中可能存在的陷阱包括:将宫腔内液性声像

内的蜕膜碎片或血凝块误认为卵黄囊或胚胎,从而导致误诊宫内孕(图 33-14)[57]。此外,外生型黄体和异位妊娠的鉴别也较困难(图 33-15),尤其是 80% 的异位妊娠都位于同侧卵巢黄体的外侧(图 33-16)。有几个有用的鉴别点(图 33-17):黄体一般位于卵巢内,而卵巢内的异位妊娠极为罕见(见后)。虽然黄体可以是外生型的,但可以观察到至少部分黄体周围有新月型的卵巢组织包绕,呈"爪抱征"。而卵巢附近的异位妊娠包块,与卵巢有分界,两者之间呈锐角,没有"爪抱征"(图 33-17)。当用阴道探头推挤子宫或在前腹壁上按压时,异位妊娠包块通常会从卵巢旁滑出,而黄体

则会附着在卵巢上与其一起移动[58]。异位妊娠的输卵管环通常比黄体的壁薄,回声更高(图 33-15A,图 33-15C,图 33-16A,图 33-17C)[59,60]。但黄体和异位妊娠的壁回声强度和厚度有明显重叠。黄体在退化过程中内缘可能会呈锯齿或星状(图 33-15A、B),其内部回声在出血的情况下常类似卵黄囊或胚胎(图 33-15B)。使用谐波成像或空间复合成像的放大视图可能会有帮助,假如明确附件环状结构内有卵黄囊或胚胎可以确诊异位妊娠。在彩色多普勒超声中,黄体和异位妊娠都可以显示标志性的周边血流信号,称为"火环征"(ring of fire)。这主要是因为具有低阻力血流以及舒张期血流增加。因此,通过彩色多普勒观察的血管壁血流情况以及彩色多普勒波形特征都不能有效区分异位妊娠和黄体。尽管"火环征"最初被描述为异位妊

娠的彩色多普勒血流特征,随后的经验表明,"火环征"实际上更常见于黄体(图 33-15B,图 33-15D,图 33-16B)[61]。输卵管妊娠的血流更多是局灶性和节段性的(图 33-8C,图 33-11A)。

其他可能误诊异位妊娠的超声表现包括:变性的有蒂的肌瘤,盆腔脓肿和肠管。一个可以引起疼痛的退行性变的子宫肌瘤可以表现为高回声的边缘和囊性中心(图 33-18)。多普勒超声显示滋养血管来自子宫可以明确包块来源(图 33-18B)。子宫直肠窝的含高回声脓性液体的厚壁脓肿可能会被误认为异位妊娠(图 33-19)。但大部分盆腔脓肿超声显示为多房性结构,临床表现可能包括发热和妊娠试验阴性。肠管常会被误诊为盆腔包块,因此,注意观察有无蠕动在鉴别时是非常有用的方法。

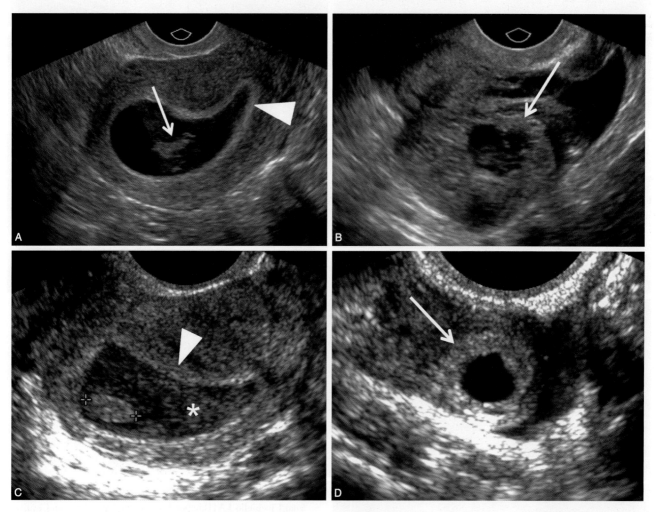

图 33-14 异位妊娠患者宫腔积液内的血凝块类似胚胎。A. 经阴道纵切面显示宫腔积液,周围可见单层蜕膜包绕(三角形),其内可见一处酷似胚胎的条状血凝块(箭头)。B. 与图 A 同一患者,经阴道扫查在附件区观察到异位妊娠灶(箭头)。C. 另一患者经阴道超声纵切面扫查观察到有回声的宫腔积血(星号),并且里面有一处酷似胚胎的小凝血块(测量游标)。注意子宫内膜腔内的单层蜕膜(三角形)。D. 与图 C 同一患者,位于附件区的异位妊娠灶(周围有声晕)(箭头)被积血包绕

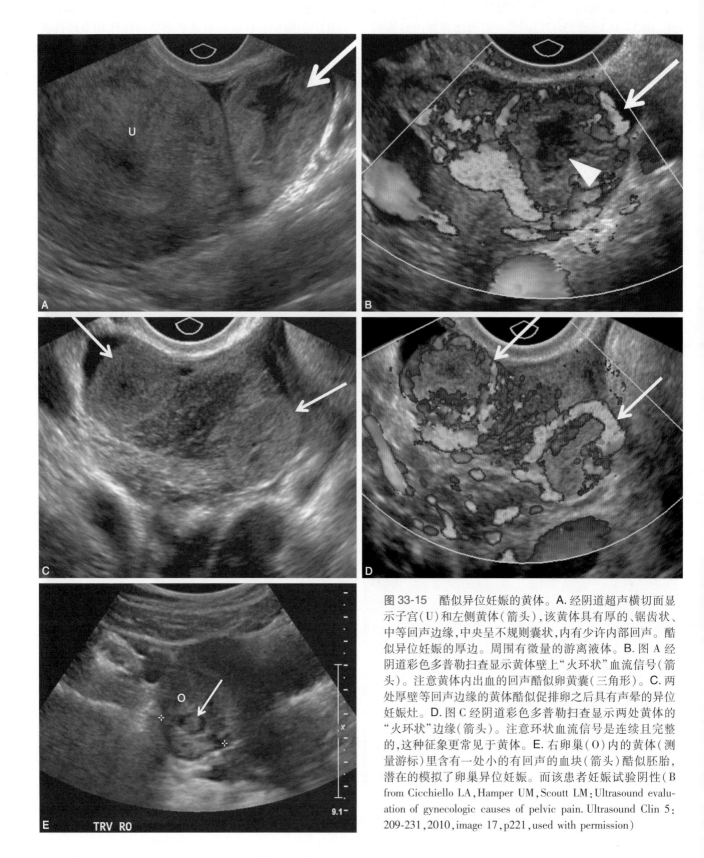

图 33-15　酷似异位妊娠的黄体。A. 经阴道超声横切面显示子宫（U）和左侧黄体（箭头），该黄体具有厚的、锯齿状、中等回声边缘，中央呈不规则囊状，内有少许内部回声。酷似异位妊娠的厚边。周围有微量的游离液体。B. 图 A 经阴道彩色多普勒扫查显示黄体壁上"火环状"血流信号（箭头）。注意黄体内出血的回声酷似卵黄囊（三角形）。C. 两处厚壁等回声边缘的黄体酷似促排卵之后具有声晕的异位妊娠灶。D. 图 C 经阴道彩色多普勒扫查显示两处黄体的"火环状"边缘（箭头）。注意环状血流信号是连续且完整的，这种征象更常见于黄体。E. 右卵巢（O）内的黄体（测量游标）里含有一处小的有回声的血块（箭头）酷似胚胎，潜在的模拟了卵巢异位妊娠。而该患者妊娠试验阴性（B from Cicchiello LA，Hamper UM，Scoutt LM：Ultrasound evaluation of gynecologic causes of pelvic pain. Ultrasound Clin 5：209-231，2010，image 17，p221，used with permission）

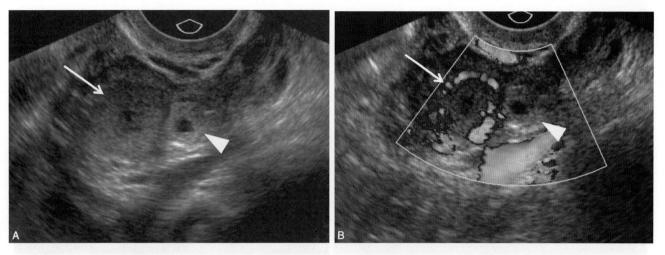

图 33-16　彩色多普勒超声诊断异位妊娠及位于同侧的黄体。A. 经阴道超声检查异位妊娠囊（三角形）和同侧卵巢内的黄体（箭头）。异位妊娠囊周围环的回声比黄体边缘更高。B. 经阴道彩色多普勒扫描显示黄体周围"火环状"血流信号（箭头），而异位妊娠囊周围没有（三角形）。同异位妊娠相比，彩色多普勒超声扫查时环状血流在黄体中更常见

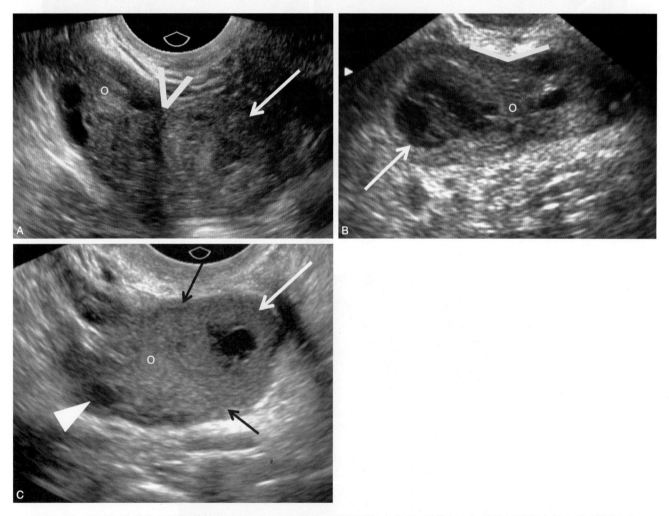

图 33-17　用于区分异位妊娠与黄体的特征。A. 经阴道超声横切面扫查显示，卵巢（O）与异位妊娠混合性包块（箭头）之间的角（窄 V）是尖角，因为两者是相邻而独立的结构。当观察到这一特征时，检查者应轻压探头或前腹壁，试着将异位妊娠灶同卵巢分开。B. 经阴道超声横切面显示另一例患者出血的黄体（箭头）和卵巢（O）之间呈钝角（宽 V），因为黄体来自卵巢，并且是卵巢的一部分。黄体自卵巢向外突起，呈现爪抱征，周围有薄壁的卵巢实质。在这种情况下，施加压力会使黄体与卵巢一起移动（而不是同卵巢分离）。C. 经阴道超声横切面显示另一例患者卵巢（O）内小卵泡（三角形）和外生型黄体（白色箭头）。黄体周围新月状的卵巢组织呈爪抱征（黑色箭头）。注意黄体周围壁厚但回声不强

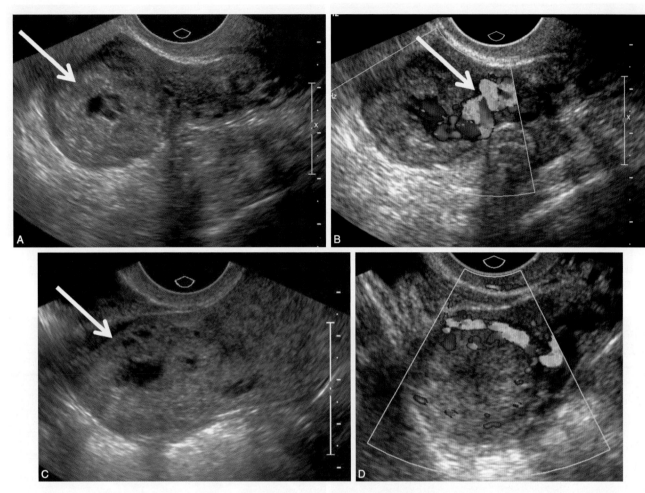

图 33-18　变性的带蒂子宫肌瘤同异位妊娠有相似超声表现。A.经阴道扫查显示变性的带蒂子宫肌瘤（箭头）类似异位妊娠周围厚回声环和中央囊性成分。B.经阴道彩色多普勒超声检查 A 图中的带蒂肌瘤，发现其血管（箭头）连接至子宫，从而考虑肿块来源于子宫。同时妊娠试验阴性。C.另一位患者经阴道横扫显示位于宫旁的厚壁附件肿块，考虑异位妊娠（箭头）。D.经阴道彩色多普勒超声显示一个外周血管环，为妊娠囊周围的血流特征，考虑异位妊娠

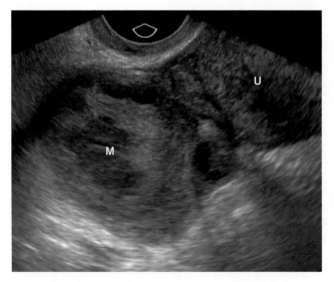

图 33-19　输卵管卵巢脓肿模拟异位妊娠。经阴道超声横切面显示一名患者疼痛敏感的右附件肿块（M）发现是输卵管卵巢脓肿，其具有一个厚回声环和囊性中心，毗邻子宫（U）。妊娠试验阴性

少见部位的异位妊娠

如前所述,异位(希腊语 ektopos,out of place)妊娠最准确的定义是指植入在子宫内膜腔以外部位的妊娠。虽然绝大多数异位妊娠种植在输卵管,但是大约有4%的异位妊娠发生在更少见的部位。这些罕见的植入部位包括输卵管间质部(interstitial portion of the fallopian tube)、子宫颈、卵巢、剖宫产切口瘢痕、子宫肌层瘢痕、腹腔,甚至更少见的腹膜后(图33-1)。通常这些部位的异位妊娠是由于辅助生殖技术所导致,但有时也会自发发生。同输卵管妊娠相比,这些部位的异位妊娠与发病率及死亡率增加有关,并且发生率呈上升趋势[62]。

间质部妊娠

间质部妊娠(interstitial ectopic pregnancy)占所有异位妊娠的2%~4%。易患因素包括输卵管切除术、既往异位妊娠史、子宫异常和体外受精-胚胎移植(IVF-ET)[63]。当滋养层组织种植在穿过子宫角肌层处的输卵管间质部时即形成间质部妊娠(图33-20,图33-21A)。间质部妊娠发生在圆韧带外侧的子宫输卵管交界处。发生在此区域的异位妊娠的术语会令人困惑,在既往的文献报道中存在分歧。因为子宫角外部轮廓隆起可以被超声及外科手术观察到,宫角异位妊娠(cornual EP)也常用来描述这一部位的妊娠,因此这两个术语经常互换使用。有一些作者用宫角妊娠(cornual pregnancy)来描述位于双角或纵隔子宫(bicornuate or septate uterus)某一侧宫角的宫内妊娠(图33-21D、E)。另外有作者使用这一术语来指发生在单角子宫(unicornuate uterus)患者残角(rudimentary horn)内的妊娠(图33-21B、C)。位于宫底处宫腔上外侧角位置较偏的宫内妊娠通常也被称为宫角妊娠。然而,这些妊娠与宫内膜广泛接触,属于宫内妊娠而非异位妊娠,因此作者认为最好称为偏宫角妊娠(angular pregnancies)[64~67](图33-21F)。由于宫角妊娠这一术语被不同的作者用来描述各种妊娠,比如正常宫内妊娠、先天性子宫异常的宫内妊娠、异位妊娠,因此作者建议避免全部使用这一术语。在本文中,间质部妊娠是指植入在位于子宫肌层内的输卵管间质部的妊娠。我们不使用宫角妊娠这个词。我们使用偏宫角妊娠来描述位于宫底部子宫内膜腔外侧角的宫内妊娠,这一

部位也是输卵管与子宫内膜腔连接处。当出具超声报告时,我们强烈推荐将妊娠部位准确地描述为宫内(即,在子宫内膜腔内)或异位(即,在子宫内膜腔外)。不论使用哪种术语,都有必要与临床达成共识,提供准确详细的报告,避免混淆及与临床医生沟通不畅,因为异位妊娠(间质部妊娠、残角妊娠(rudimentary horn pregnancies))和宫内妊娠(偏宫角妊娠、双角子宫妊娠、纵隔子宫妊娠)在发病率、死亡率及治疗上均存在巨大差异。

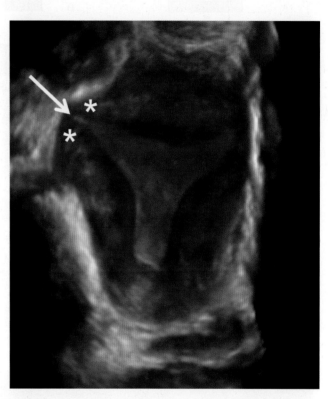

图 33-20　三维超声冠状面重建输卵管间质部。输卵管间质部(箭头)穿过宫底部宫角处的子宫肌层(星号)

诊断间质部妊娠的首要影像学表现为妊娠囊位于子宫肌层偏心位置,与子宫内膜腔明显分离(图33-22)。间质部妊娠的特征表现是子宫肌层组织将妊娠囊内侧缘从子宫内膜回声处分隔开。妊娠囊周围的子宫肌层非常薄;有时在妊娠囊外侧缘看不到肌层组织,宫底上外侧浆膜层表面隆起。

间质线征(interstitial line sign),即从子宫内膜外侧角穿过肌层到达异位妊娠囊或出血性肿块的细回声线,被认为是代表输卵管近端管腔,是间质部妊娠罕见但相对特异的影像学表现[68,69](图33-22B)。

超声诊断间质部异位妊娠有一些陷阱,并不是所有的偏心妊娠囊(eccentric gestational sacs)都是间质

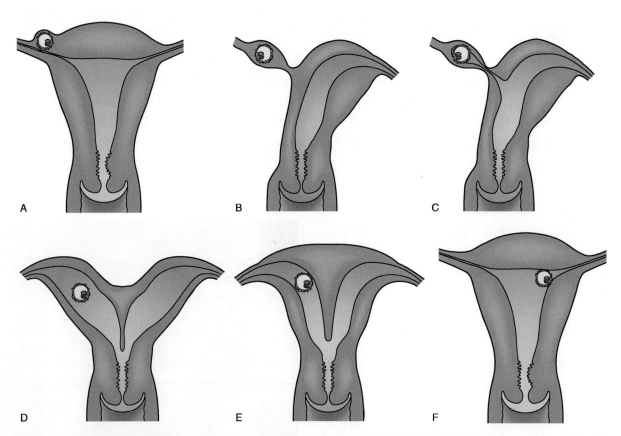

图 33-21   妊娠囊种植在宫角附近不同的部位。在过去,"宫角妊娠"被用来描述所有这些不同类型的妊娠。因此,这个术语可能具有误导性,易让超声医生和临床医生混淆,不应该被使用。A. 妊娠囊植入在右侧输卵管间质部(右侧输卵管穿过宫角肌层处),称为间质部妊娠最恰当。B. 异位妊娠囊植入在与单角子宫相连的右侧残角,与宫腔不相通。C. 异位妊娠囊植入在与宫腔相通的右侧残角。D. 妊娠囊植入在双角子宫的右侧宫腔,属于宫内妊娠。E. 妊娠囊植入在纵隔子宫右侧角,属于宫内妊娠。F. 妊娠囊种植在宫腔左外侧角,被称为偏宫角妊娠最为恰当,这属于宫内妊娠而非异位妊娠。总之,在上排(A、B 和 C)描绘的妊娠是异位妊娠,而下排(D、E 和 F)的妊娠是宫内妊娠

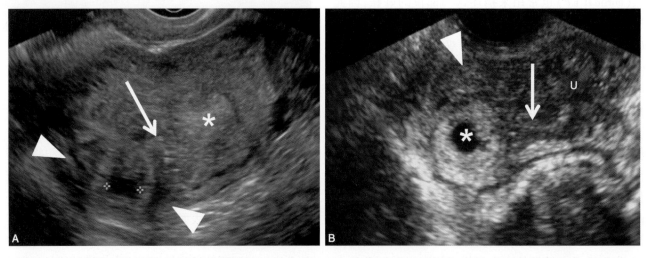

图 33-22   间质部异位妊娠。A. 经阴道横向扫查子宫显示位于偏心部位,并与子宫内膜(星号)分离的间质部妊娠囊(测量游标)。肌层(箭头)清楚地将妊娠囊内侧缘从子宫内膜(星号)分离并包绕妊娠囊(三角形)。B. 另一位患者经阴道横扫子宫(U)显示间质线征,细回声线(箭头)从子宫内膜向右侧间质部妊娠(星号)延伸。请注意,子宫肌层(三角形)部分包绕妊娠囊

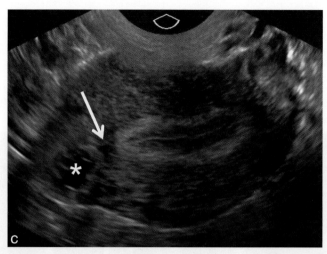

图 33-22（续）　C.经阴道超声横切面扫查第三位患者右侧间质部妊娠（星号），显示肌层（箭头）介于妊娠囊边缘和内膜之间（A,Courtesy Department of Obstetrics and Gynecology, Yale University School of Medicine, New Haven, CT）

部异位妊娠。子宫肌瘤或子宫收缩都可将宫内妊娠囊挤压至偏心位置，从而类似间质部妊娠。位于双角子宫或纵隔子宫某一侧的宫内妊娠也可能是偏心位置（图 33-23）。但这样的妊娠属于宫内，位于子宫角的子宫腔内，与周围高回声的蜕膜化子宫内膜有广泛接触，而非低回声的肌层（图 33-23）。偏宫角妊娠是指位置较偏的宫内妊娠，其种植在宫底部靠近输卵管入口处的子宫内膜腔外侧角处（图 33-24）。区别间质部妊娠与偏心宫内妊娠（无论是偏宫角妊娠、子宫收缩/子宫肌瘤导致偏心妊娠或者是位于纵隔/双角子宫某一侧宫角的妊娠），三维超声冠状面成像或磁共振成像（magnetic resonance imaging, MRI）更容易显示，因为这些成像技术可将子宫输卵管连接处（uterotubal junction）、圆韧带（round ligament）、间质线征直观地展示出来。具体来说，偏宫角妊娠种植在子宫输卵管交界处内侧及圆韧带内侧的子宫内膜腔（图 33-24），而间质部妊娠种植在圆韧带外侧。有报道显示偏宫角妊娠有增加自发性流产、子宫破裂和胎盘植入异常的风险。然而，风险的程度仍存在争议，因为有些报道的病例可能被误诊为间质部妊娠[65,66,70,71,72]。

外生型浆膜下子宫平滑肌瘤可发生中央囊性变性，从而酷似妊娠囊。彩色多普勒超声显像常常显示从子宫延伸至变性平滑肌瘤的供血血管，而异位妊娠囊则倾向于表现为外周血管环（图 33-18）。罕见的高度血管化的子宫肌层病变偶尔可能会被误认为间质部妊娠，如动静脉畸形、血管瘤和肿瘤。除了妊娠滋养细胞肿瘤（gestational trophoblastic neoplasia, GTN）外，这些病变中没有一个与血清 hCG 阳性有关。绒毛膜癌或侵袭性葡萄胎通常位于宫底部一侧的肌层，与间质部妊娠难以区分，但是 GTN 患者血清 hCG 水平高于孕周预测值[73]。双功能多普勒超声对此不是特别有帮助，因为绒毛膜癌、侵袭性葡萄胎、平滑肌肉瘤和间质部妊娠在彩色多普勒超声扫查中均倾向于表现为低阻高速的动脉波形。

由于来自周围肌层的血供丰富，间质部妊娠通常在较长时间段内生长，随着滋养层组织侵入周围肌层，间质部妊娠变得更大，血管化程度更高。因此，同输卵管妊娠相比，间质部妊娠出现症状和破裂的时间更晚，通常发生在孕 12 周左右，可能导致大量腹水和血流动力学不稳定。间质部异位妊娠死亡率至少是输卵管壶腹部异位妊娠的两倍，孕产妇死亡率接近 2.2%。

宫角切除术和子宫切除术是间质部妊娠的传统治疗方案。而对于病情稳定的患者，无论是否在超声引导下，腹腔镜手术是可行的。在妊娠囊内直接注射 MTX 或 MTX 全身给药成功治疗间质部异位妊娠也有报道[74,75]。但间质部妊娠 MTX 治疗的成功率低于输卵管壶腹部或峡部异位妊娠[76,77]。如果出血过多，选择性子宫动脉栓塞或使用血管收缩剂，如血管加压素，可成功地控制出血。然而，对于子宫破裂或大量腹腔积血的晚期复杂病例，子宫切除术是必要的。在病情稳定的早孕期患者中，利用期待疗法成功治疗早期间质部妊娠的病例也有报道[78]。

残角异位妊娠

异位妊娠另一种少见形式，是在与单角子宫相连

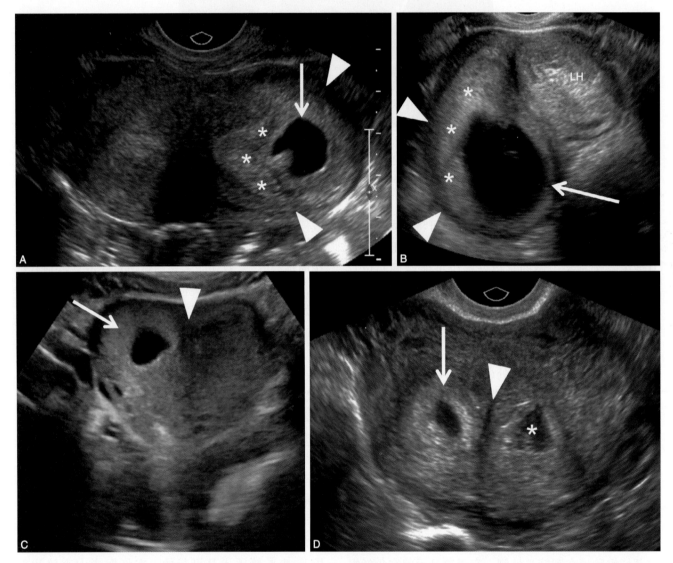

图 33-23　发生在纵隔/双角子宫中偏心的宫内妊娠囊。A. 经阴道超声横切面扫查子宫显示一个位置较偏的妊娠囊（箭头），其内含一胚胎，囊周围肌层非常薄（三角形）。这是双角子宫左侧子宫内膜腔的宫内妊娠。注意与子宫内膜（星号）的广泛接触。B. 经阴道超声横切面显示子宫内妊娠囊（箭头）位置较偏，周围子宫肌层（三角形）较薄。这是双角子宫右侧子宫内膜腔的宫内妊娠。注意妊娠囊与子宫内膜（星号）的广泛接触及空的左侧子宫角（LH）。还注意到在两个角之间的子宫底轮廓深凹陷，诊断双角子宫。C. 经腹部超声冠状面扫查纵隔子宫显示位于右侧宫腔的偏心妊娠囊（箭头）。这种妊娠位于一个薄隔膜的右侧（三角形），属于宫内。注意宫底的外部轮廓平坦、凹陷较浅，其特征是子宫内的分隔。D. 经阴道超声横切面显示位于纵隔子宫右侧宫腔的偏心妊娠囊（箭头）。这种妊娠是宫内的，通过隔膜与含有血液的左侧宫腔分离（星号）（B, Courtesy Department of Obstetrics and Gynecology, Yale Univer-sity School of Medicine, New Haven, CT）

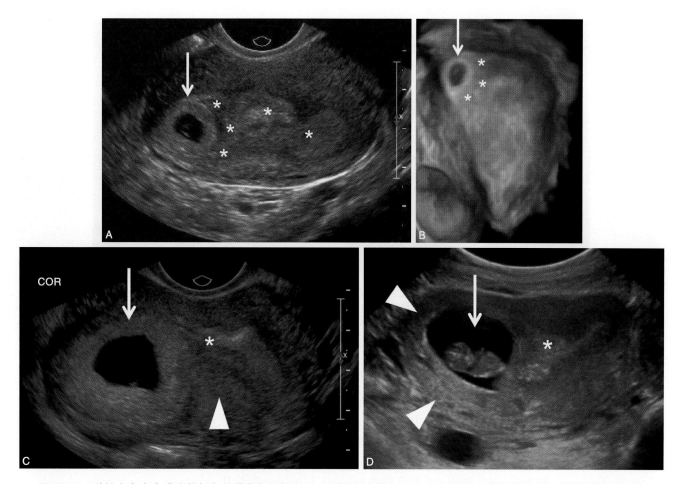

图 33-24　种植在宫底内膜腔外侧角的偏宫角妊娠。**A.** 经阴道超声横切面显示偏心的妊娠囊(箭头)种植在子宫内膜腔的右侧角。这种属于宫内妊娠,其与子宫内膜(星号)有着广泛接触,子宫内膜完全包围着妊娠囊。**B.** 子宫的三维冠状面成像显示一个早孕囊(箭头)位于子宫内膜腔的右侧角。妊娠是宫内的,与子宫内膜(星号)有广泛接触。**C.** 经阴道超声横切面显示在子宫内膜腔的右侧角有一个巨大的空囊(箭头)。子宫的局部收缩(三角形)使宫内妊娠囊向右侧移位。该患者最终发生流产,无并发症。**D.** 经腹超声横切面显示位于宫腔右侧角(星号)的胚胎(箭头)被一层厚的子宫肌层(三角形)包绕。需要认识到的是,在偏宫角妊娠中,不会有肌层介于妊娠囊与子宫内膜间(**B** and **C**, Department of Obstetrics and Gyne-cology, Yale University School of Medicine, New Haven, CT)

的残角上发育,这是一种由于一侧苗勒管发育不全形成残角,并与对侧香蕉状单角子宫异常融合所导致的畸形,通常对侧单角子宫发育完全。如果这两个内膜腔相通,胚泡可以直接种植在残角的内膜腔内。然而,在83%的患者中,残角与正常一侧的子宫内膜腔并没有直接相通。在这种情况下,假定精子或受精卵从对侧的输卵管经腹腔迁移至与残角相连的输卵管,并最终植入残角子宫的小宫腔[79](图 33-21B)。如果发生大出血,血液不能通过宫腔或宫颈排出,而是聚集在子宫直肠窝或扩张的残角子宫内。如果残角与对侧正常宫腔有相通,患者可能出现阴道出血(图 33-21C)。

　　残角异位妊娠(rudimentary horn ectopic pregnancy)可能难以与间质部妊娠、双角或纵隔子宫妊娠区分,因为这三者均表现为偏心妊娠囊。此时最好用MRI 来区分,因其能够显示宫颈管与妊娠残角的宫腔有无连续性,而双角或纵隔子宫妊娠可观察到两者连续(图 33-25)。三维超声有时会有帮助[80]。

　　残角妊娠发生自然流产和胎儿生长受限的概率较高。它们往往在中孕期或晚孕期破裂,导致胎儿死亡和可能致命的严重大出血[79]。胎盘形成异常易导致胎盘粘连(placenta accreta),这进一步增加了致命性破裂的风险。因此,如果意外发现了残角子宫,一般建议切除以防止异位植入的可能。通常用手术切除或直接注射氯化钾(potassium chloride, KCL)或 MTX 治疗残角妊娠。有经过保守治疗并分娩的病例报道,但这些妊娠其周围的肌层较厚且需要非常严密的监测[79]。不管妊娠结局如何,最终手术切除残角是预防未来植入和降低母体风险的必要措施。

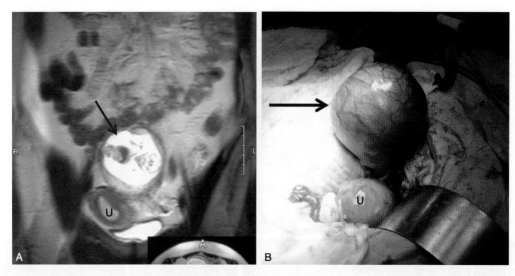

图 33-25　单角子宫中残角子宫妊娠。A. 骨盆 T2 加权 MRI 冠状位成像显示子宫(U)和其旁孕 10 周的异位妊娠(箭头)。该妊娠灶似附着于子宫。B. 术中照片显示子宫(U)和其旁的异位妊娠(箭头),该异位妊娠位于附着在单角子宫的残角子宫内。无意外发生的异位妊娠被完整的切除

宫颈异位妊娠

当受精卵直接种植在宫颈内口以下宫颈壁时为宫颈异位妊娠(cervical ectopic pregnancy)(图 33-26)。宫颈异位妊娠的危险因素包括既往器械操作史、宫颈或子宫手术、流产、刮宫术、IVF-ET、子宫畸形、平滑肌瘤、粘连、Asherman 综合征、剖宫产史、宫内节育器和盆腔炎。在超声图像中,妊娠囊不在宫腔内,滋养细胞通过之前由于器械操作或损伤导致的缺陷侵入宫颈黏膜并种植在宫颈壁(图 33-26)。最好在横切面图像上评价,因其可以更易识别妊娠囊位于子宫颈壁内,与宫颈管分离,宫颈管可能因为妊娠囊而发生偏移。图像应该包括宫颈内口及外口并针对宫颈内外口观察。三维超声检查非常有助于显示妊娠位置。妊娠囊通常是圆形或卵圆形,边缘呈厚壁环状回声(图 33-26A~C)。彩色多普勒超声成像可显示妊娠囊壁的血管和从宫颈壁延伸出来的供血血管。在妊娠后期,检查宫颈可以发现其扩大,呈球状并充血。超声图像将显示一个由子宫体和异常增大的宫颈组成的沙漏形子宫(hourglass shaped uterus),"腰带"位于宫颈内口处[81]。在当前医疗水平下,如此晚才诊断宫颈异位妊娠非常罕见,因为大多数宫颈异位妊娠在早孕期即被发现。

区别宫颈异位妊娠与即将流产或难免流产比较困难,后者妊娠囊正在被排出并通过宫颈管(图 33-26D)。在即将流产的患者中,妊娠囊位于子宫颈管的中央。横切面扫查时周围的宫颈壁厚度对称。妊娠囊边缘可能不规则、扁平或皱褶,周围没有血流。发现滋

养层血流或胎心搏动时更倾向于妊娠囊位于宫颈,考虑宫颈异位妊娠,但有时在发生流产的宫内妊娠中也能见到。Jurkovic 和 coworkers[82] 描述了滑动征(sliding sign)来帮助区别流产的妊娠囊与宫颈异位妊娠。通过阴道超声探头向宫颈轻微施加压力时,流产的妊娠囊会在宫颈管内上下滑动,而这种滑动不会发生在植入宫颈的妊娠囊中。

宫颈异位妊娠有破裂的风险,并且可能导致无痛性大量出血。由于子宫颈主要由纤维结缔组织构成,仅有 15% 的平滑肌,所以宫颈收缩通常不足以阻止由于诊刮术(dilatation and curettage,D&C)或者手术切除妊娠囊后大出血引起的宫颈血管扩张。因此,过去通常会行紧急子宫切除术[83]。如果在出血发生之前早期诊断宫颈异位妊娠,系统使用 MTX 或者利用 KCl 或 MTX 直接注射胚胎和孕囊,是可能保存未来生育能力的[84,85]。如果是晚孕期,手术减压或宫腔镜切除是必要的[74,85]。在宫颈管内填塞扩张的 Foley 导管球囊、子宫动脉栓塞、经阴道子宫动脉宫颈支结扎术、宫颈内注射血管加压素均可以控制出血。目前子宫切除术被认为是最后的手段。

子宫肌层/剖宫产瘢痕异位妊娠

妊娠可植入在子宫下段前壁的剖宫产瘢痕中(图 33-27)。随着剖宫产率的增加,剖宫产瘢痕异位妊娠(cesarean scar ectopic pregnancy)的发病率近年来呈上升趋势[86,87]。据报道,剖宫产瘢痕妊娠占异位妊娠的 6% 以上。随着剖宫产分娩次数的增加,瘢痕妊娠的风险也随之上升,大约有 72% 的剖宫产瘢痕妊娠发生于

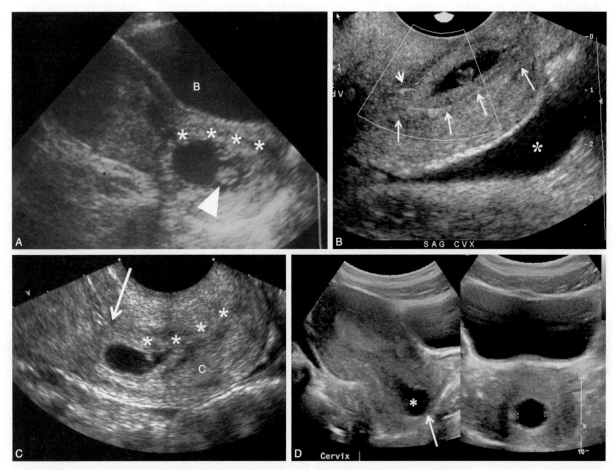

图 33-26 宫颈异位妊娠与难免流产的比较。A. 经腹超声矢状切面显示子宫内一含有胚胎（三角形）的异位妊娠囊种植在宫颈管（星号）后方的宫颈后壁（B. 膀胱）。B. 经阴道超声矢状面显示含有一个胚胎的妊娠囊种植在宫颈前壁，与宫颈管腔（长箭头）比邻。注意宫颈壁上滋养血管（短箭头）的血流，胚胎的红色像素在实时成像上闪烁，表示心管搏动。子宫直肠窝内少量的游离液体（星号）。C. 经阴道超声矢状面显示子宫颈（C）内一含有胚胎的异位妊娠囊种植在宫颈后壁，在宫颈管（星号）内延伸并且低于宫内口水平（箭头）。D. 经腹矢状切面（左）和横切面（右）显示子宫内正在进行中的自然流产。该患者在诊断宫内妊娠后 1 周出现阴道出血。妊娠囊（左侧星号和右侧卡尺）位于宫颈管正中央，在宫颈外口（左侧箭头）受到部分挤压。实时检查时妊娠囊似乎来回滑动（滑囊征），直到它从宫颈管挤出进入阴道（B from Bryan-Rest LL，Scoutt LM：Ectopic pregnancy. In Fielding JR，Brown DL，Thurmond AS（eds）：Gynecologic Imaging. Philadelphia，Elsevier，2011，p 343，图 22-12C，used with permission）

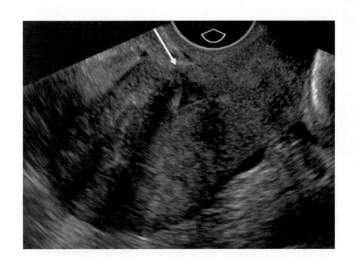

图 33-27 剖宫产瘢痕。突出的剖宫产瘢痕可作为异位妊娠囊植入的憩室或龛。经阴道超声矢状切面显示子宫剖宫产瘢痕处一个三角形液体聚集区（箭头），位于宫颈内口上方子宫下段前壁。液体区的顶点几乎到达子宫浆膜层表面，宽阔的基底部紧邻宫腔。种植在这个液体区将导致瘢痕处异位妊娠，并可能通过使子宫肌壁扩张导致子宫破裂

两次以上剖宫产分娩史的妇女[88]。此外,妊娠还可以植入在其他外科手术导致的子宫瘢痕上,如子宫切开术、子宫肌瘤剔除术、诊刮术、子宫成形术、宫腔镜检查、手工剥离胎盘、子宫创伤[89]。这些瘢痕被认为形成一个"壁龛"或"憩室",它与子宫内膜腔相通,允许胚泡进入和植入。与宫腔相通的通道可能非常小,或许只是微小的裂开[90]。IVF-ET 也可导致子宫肌层瘢痕妊娠,虽然罕见,但也有报道直接植入至肌层。

剖宫产瘢痕妊娠患者通常在早孕期出现无痛性阴道出血。由于 70% 的病例有显著出血或子宫破裂导致子宫切除的风险,发病率及死亡率高,这类妊娠通常预后不良。如果妊娠倾向于向腹腔生长,将可能导致子宫裂开/破裂,腹腔内妊娠部位的胎盘侵入邻近组织(病理性胎盘粘连)(图 33-28)。如果妊娠物进入子宫内膜腔,理论上有可能通过期待治疗使妊娠进展至足月(图 33-29)。然而剖宫产切口瘢痕妊娠至足月发生前置胎盘的风险高,几乎可以定义为病理性粘连胎盘[91,92]。由于存在迟发性子宫破裂及大出血的风险,这类妊娠必须严密监测。高达 38% 的患者在分娩时需要进行子宫切除[91]。

超声成像中,在子宫颈上方剖宫产切口瘢痕处,将观察到一个血供丰富的三角形混合性回声团或妊娠囊自宫腔延伸至子宫下段前壁肌层。如果妊娠囊足够大,将观察到浆膜表面向膀胱隆起。超声显示矢状切面子宫前壁不连续,滋养层组织位于膀胱与子宫前壁之间[93]。区别剖宫产瘢痕妊娠与宫颈异位妊娠取决于宫颈内口的识别。剖宫产瘢痕妊娠种植在子宫下段宫颈内口上方(图 33-29A),而宫颈异位妊娠种植在宫颈内口下方宫颈壁内(图 33-26A~C)。三维超声检查或MRI 可能有助于明确诊断。

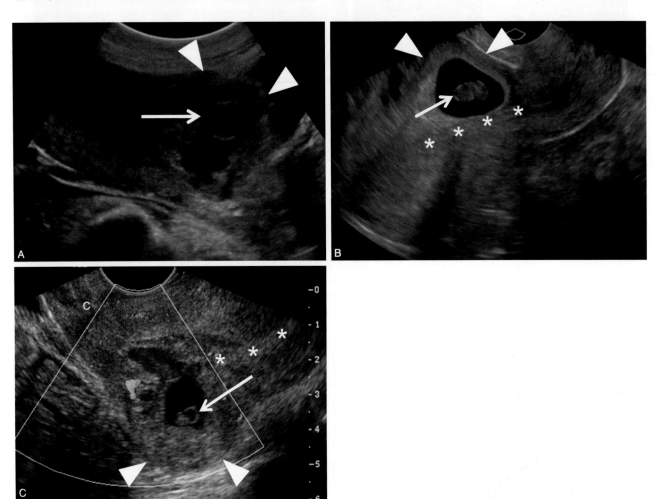

图 33-28　剖宫产瘢痕异位妊娠。A. 经腹部超声矢状切面显示子宫剖宫产切口瘢痕中的妊娠囊(箭头),子宫下段向前方的膀胱隆起(三角形)。B. 患者 2 经阴道超声矢状切面显示子宫剖宫产切口瘢痕内含有一个胚胎(箭头)的异位妊娠囊,种植在内膜(星号)前方子宫前壁下段肌层,子宫轮廓向前方的腹腔隆起(三角形)。C. 患者 3 经阴道超声彩色多普勒成像矢状切面显示子宫后倾后屈。在异位妊娠囊里含一个有心跳(彩色斑点)的胚胎,其旁可见卵黄囊(箭头),子宫浆膜层表面隆起(三角形),剖宫产切口瘢痕高于宫颈内口水平。星号表示子宫内膜。C,宫颈(Courtesy Department of Obstetrics and Gynecology,Yale University School of Medicine,New Haven,CT)

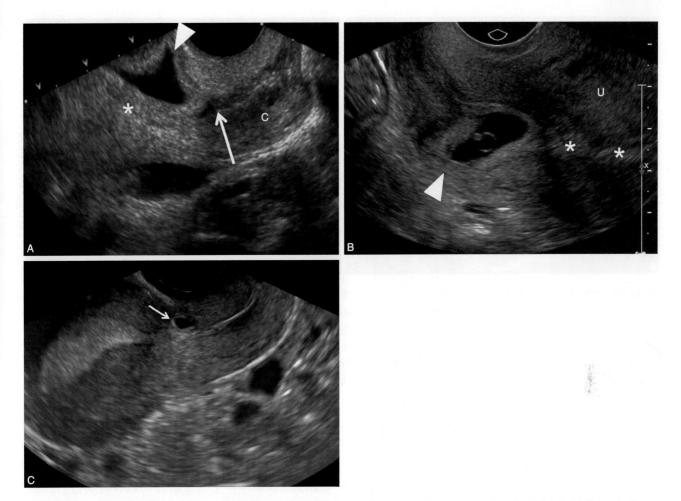

图 33-29　剖宫产瘢痕异位妊娠。**A.** 经阴道超声矢状切面显示子宫下段和子宫颈（C），一个三角形异位妊娠囊（三角形）位于宫颈内口（箭头）上方子宫下段前壁肌层内，向子宫内膜腔（星号）轻微膨隆。早早孕期的剖宫产瘢痕异位妊娠囊往往呈三角形。**B.** 一例子宫（U）后倾后屈的患者，经阴道超声矢状切面显示妊娠囊（三角形）内的卵黄囊和毗邻的小胚胎，且妊娠囊种植在剖宫产切口瘢痕处，并向子宫内膜腔（星号）生长。**C.** 早期剖宫产瘢痕异位妊娠。妊娠囊（箭头）位于宫颈内口上方子宫下段前壁肌层。很难预测妊娠是否会向子宫内膜腔生长，或向外隆起并延伸到子宫浆膜表面之外（**B**，Courtesy Anna Lev-Toaff，MD，University of Pennsyl-vania Hospital，Philadelphia，PA。**C**，Courtesy Department of Obstetrics and Gynecology，Yale University School of Medicine，New Haven，CT）

治疗性的诊刮术对这类患者来说是非常危险的，可能由于意外的子宫穿孔及滋养组织侵入肌层及周围组织导致大出血。剖宫产瘢痕妊娠的治疗包括超声引导下将 KCl 或 MTX 直接注射入胚胎或妊娠囊，或者系统使用 MTX。手术治疗包括瘢痕切除与修复或者子宫切除。子宫动脉栓塞术已用于控制出血[94]。许多人推荐内外科联合治疗[95]。

卵巢异位妊娠

据报道，卵巢妊娠占所有异位妊娠的 1%~3%，但在作者的经验中卵巢妊娠极其罕见，可能不到所有异位妊娠的 1%[96]。据推测，卵巢异位妊娠（ovarian ectopic pregnancy）的发生可能是由于受精时卵泡已经破裂但未能挤出卵母细胞，或者受精卵在卵巢种植。这两种类型的卵巢妊娠分别称为原发性和继发性，即滤泡内和滤泡外。区别这两种类型的卵巢妊娠是非必要的，无临床意义也无治疗意义。卵巢妊娠的危险因素包括输卵管疾病、宫内节育器放置、子宫内膜异位症、输卵管切除术和辅助生殖技术（ART）。辅助生殖技术可能导致卵巢妊娠，在胚胎移植期间如果使用大量培养液，胚胎会随之进入宫腔底部而发生反向迁移[97]。

患者腹部或盆腔疼痛及阴道出血的临床表现与输卵管异位妊娠、黄体破裂或出血性黄体的表现类似[97]。经阴道超声显示卵巢内一个厚壁环状囊性回声，外周包绕血管环，类似黄体的超声表现（图 33-30）。由于出血性黄体比卵巢妊娠更常见，超声诊断卵巢妊娠需要在环状回声内显示卵黄囊或胚胎。值得注意的是，

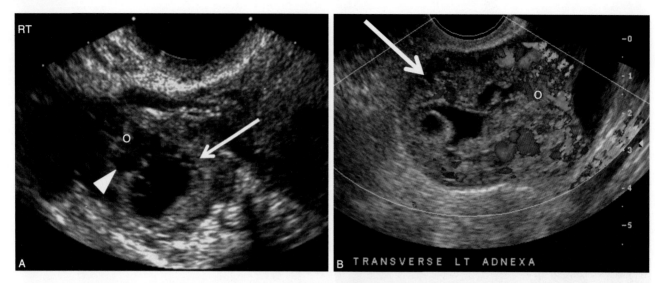

图 33-30　卵巢异位妊娠。A.经阴道超声横切面显示包含卵黄囊的异位妊娠囊（箭头），从卵巢（O）周围实质向外隆起。部分环绕卵泡（三角形）的绒毛组织牢固地附着在卵巢上，需要行卵巢切除术。这名患者在 10 天前摘除了错位的宫内节育器，随后盆腔疼痛，后经病理证实为卵巢异位妊娠。B.另一位患者经阴道彩色多普勒超声显示含有卵黄囊的异位妊娠囊（箭头）位于左卵巢（O）内。异位妊娠的边缘呈非均质性、不规则增厚，使其难以与卵巢组织区分。注意卵巢实质血管增加，这一征象可以出现在卵巢妊娠，但非特异性表现。鉴别卵巢异位妊娠与黄体很困难。鉴于卵巢异位妊娠非常罕见，不应根据超声检查作出诊断，除非清楚显示卵黄囊或胚胎（Courtesy Department of Obstetrics and Gynecology, Yale University School of Medcine, New Haven, CT）

黄体内的小血块可能类似胚胎的回声。彩色或能量多普勒可以显示邻近的卵巢实质内血流增多（图 33-30B）。如果不能识别周边的卵巢组织，可通过阴道探头轻微施加压力。对于卵巢妊娠，卵巢和妊娠囊会一起移动（滑动征阴性），而输卵管妊娠的妊娠囊会与相邻的卵巢分开。然而，与卵巢粘连的输卵管妊娠同外生型的卵巢妊娠很难鉴别，卵巢妊娠与出血性黄体的鉴别也并非总是可行的[99]。有时，三维超声检查可能会有帮助。虽然这也可能是困难的，通常原发性卵巢妊娠可以在腹腔镜手术后做出组织学诊断。

　　早期发现卵巢妊娠对防止破裂、腹腔植入来说非常重要，因为这些需要更复杂的手术。治疗目标是保护孕妇同时尽可能多地保存正常卵巢组织。因此，通常选用卵巢楔形切除或腹腔镜切除术。对于晚期的病例仍需要卵巢切除。由于腹腔镜可同时用于诊断和治疗，MTX 药物治疗通常作为次要选择，更多时候是在滋养细胞持续有活性的情况下使用。

腹腔异位妊娠

　　腹腔异位妊娠（abdominal ectopic pregnancy）约占所有异位妊娠的 1.4%[100]（图 33-31，图 33-32），可分为原发性或继发性。原发性腹腔妊娠是由于卵细胞在腹腔内受精，随后胚体直接种植在生殖道外。继发腹

腔妊娠更常见，可由存活的输卵管妊娠或卵巢妊娠破裂后种植在腹膜、网膜或腹部器官（通常是膀胱和肠）。在脾脏和小网膜囊内植入也有报道[101~103]。腹腔妊娠血液供应来源于寄生的任何血管表面，使得这类妊娠是最危险的异位妊娠之一。这种妊娠很难诊断，可能直到晚孕期才被认识到，常常导致大出血，威胁母亲和胎儿的生命。生育年龄妇女无明显原因出现急腹症和大量腹腔出血，其鉴别诊断应考虑到腹腔异位妊娠。孕产妇死亡率高达 20%。并发症包括出血、弥散性血管内凝血、肠梗阻、瘘管形成和胎盘粘连等风险。足月腹腔妊娠并活产的发生率尚不清楚，因为报道的病例很少。

　　腹腔妊娠的危险因素包括盆腔炎、输卵管异常、子宫内膜异位症、辅助生殖技术和多胎。症状是非特异性的，包括腹痛、胎动时出现疼痛、恶心和呕吐。体格检查可以发现胎儿位置异常并且小于胎龄。仔细询问病史可以发现妊娠 6~8 周曾出现疼痛和阴道出血的症状，这可能代表输卵管破裂的时间。

　　在超声检查中如果超声检查人员专注于评估胎儿，则不会发现腹腔妊娠，不会发现子宫移位至子宫直肠窝深处，或者妊娠部位周围并无肌层组织。因此，证明位于妊娠囊和母体膀胱壁之间、包绕妊娠囊周围的肌层组织的存在是非常重要的（图 33-31A）。此外，当进行产科超声检查时，有必要评估子宫下段和宫颈的

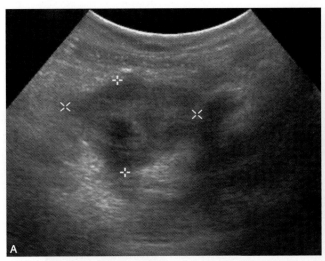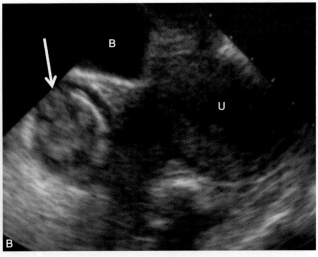

图 33-31　早孕期腹腔异位妊娠。A. 经腹扫查左肾下方患者疼痛区域,显示一个早早孕期的妊娠囊,其边缘回声较模糊,被非均质性低回声血肿(测量游标)包绕,为腹腔或腹部异位妊娠。B. 经阴道超声纵切面扫查另一患者盆腔显示一 12 周大小胎儿头部位于母体膀胱(B)后方,其与后倾后屈的子宫(U)分离。随着宫外异位妊娠的生长,子宫移位至子宫直肠窝深处(A from Bryan-Rest LL,Scoutt LM:Ectopic pregnancy. In Fielding JR,Brown DL,Thurmond AS(eds):Gynecologic Imaging. Philadelphia,Elsevier,2011,p 344,图 22-14B,used with permission)

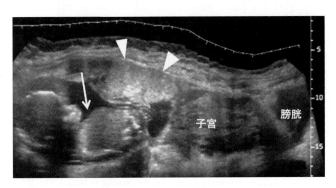

图 33-32　腹腔妊娠。对腹部和盆腔行经腹纵向扩展超声成像显示宫底上方位于羊膜囊内的足月胎儿(箭头)。经手术分娩一健康存活的新生儿。胎盘组织位于前方(三角形)并种植在前腹壁腹膜处(来自 TheFetus. net,并允许使用。)

形态,并记录宫颈管与宫腔的连续性。宫颈管壁应始终与子宫肌层前后壁相连续。发现团块状的宫颈外形、子宫下段狭窄、宫颈与子宫下段明显中断,要警惕腹腔异位妊娠可能(图 33-31B)。胎儿位置异常和羊水过少是其常见的超声表现。

偶尔也有腹腔妊娠可以进展至晚孕期(图 33-32)。胎儿通过手术分娩,但是由于复杂的血管附着及胎盘侵入周围组织,胎盘去除存在困难。胎盘完全去除是不可能的,但建议尽可能多地切除,因为如果胎盘留在原位,则继发感染、大出血、肠梗阻的风险很大。术后使用 MTX 治疗,促使残留胎盘组织的退化[103]。

腹膜后异位妊娠

腹膜后异位妊娠(retroperitoneal ectopic pregnancy)非常罕见[104~107]。其难以检测并可能出现腹膜后大量出血。腹膜后间隙植入的机制尚不清楚,可能与辅助生殖技术相关的医源性操作导致胚胎移植后逆行迁移(retrograde migration of the embryo after ET)、子宫穿孔、胚胎移植时直接将胚胎放置在腹膜后间隙有关。腹膜后异位妊娠在没有 IVF-ET 的情况下也有报道。在这种情况下,理论上认为胚胎最初植入后腹膜表面(即腹腔妊娠),随后滋养层组织通过腹膜侵入腹膜后间隙或通过腹膜表面先天或后天(可能继发于子宫内膜异位症等病症)的缺陷进入腹膜后间隙。另一个理论涉及妊娠物通过淋巴管迁移,Hall 及其团队[106]在切除的异位肿块中发现淋巴组织支持这一理论。或者,迁移可能发生在腹膜后卵巢血管进入或离开卵巢时。研究发现腹膜后异位妊娠邻近左肾静脉与左卵巢静脉的汇合处支持后一理论(图 33-33)。

有症状的妊娠患者常规对子宫和附件进行腹腔镜检查,应该考虑到妊娠可能发生在罕见部位,如腹膜后间隙的可能,特别是在孕龄超过 6 周,且临床所见不太可能发生流产时[107]。MRI 可能有助于寻找位于不常见位置的异位妊娠,对于不明原因出血的妇女,腹部及盆腔静脉造影 CT 扫描有助于识别血肿内的血管环,这是妊娠囊的特征(图 33-33B、C)。

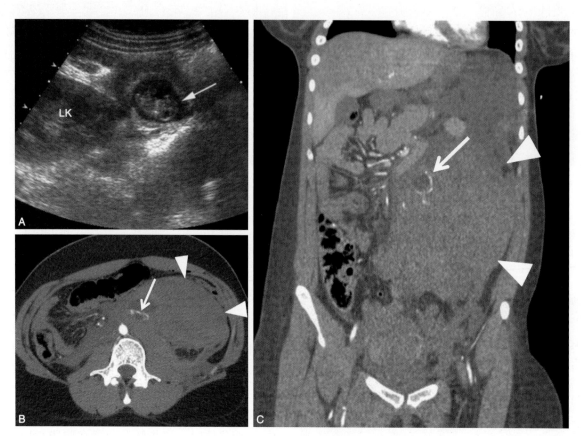

图 33-33　Retroperitoneal ectopic pregnancies located inferior to the left kidney. **A,** Transabdominal coronal image of the left kidney (LK) shows an ectopic gestational sac (arrow) containing a live embryo located in the retroperitoneum inferior to the left kidney. **B,** Axial computed tomography (CT) angiogram image through the midabdomen of a second patient with human chorionic gonadotropin level of 28 000 mIU/mL, pregnancy of unknown location (PUL), and dropping hematocrit shows a large left retroperitoneal hematoma (arrowheads) and a small cluster of vessels (arrow). **C,** Coronal CT angiogram image of the same patient as in B shows the large left retroperitoneal hematoma (arrowheads) and a ring of vessels (arrow) in the region of the left renal vein. Surgery was performed, and the hematoma was evacuated. The pathologic specimen identified chorionic villi within the blood clot, consistent with retroperitoneal ectopic pregnancy. It is theorized that the ectopic pregnancy migrated cephalad along the course of the left ovarian vein and implanted near the confluence of the left ovarian and left renal veins. (A from Lee JW, Sohn KM, Jung HS: Retroperitoneal ectopic pregnancy. AJR Am J Roentgenol 184：1601, 2005, Fig. 1B, used with permission)（位于左肾下方的腹膜后异位妊娠。A. 经腹冠状切面扫查左肾（LK）显示含一活胚的异位妊娠囊（箭头）位于左肾下方腹膜后间隙。B. 第二位患者人绒毛膜促性腺激素水平为 28 000mIU/ml、未知部位妊娠（PUL）、血细胞比容下降，行 CT 血管造影显示左侧腹膜后巨大血肿（三角形）和一处小的血管聚集区（箭头）。C. 与 B 同一患者血管造影冠状位 CT 显示左肾静脉区左侧腹膜后巨大血肿（三角形）和血管环（箭头）。行手术治疗并将血肿抽除。病理标本中辨认出血凝块内的绒毛，符合腹膜后异位妊娠这一诊断。理论上认为异位妊娠囊沿左卵巢静脉头侧迁移，于左卵巢静脉和左肾静脉汇合处附近种植）

慢性异位妊娠

　　慢性异位妊娠（chronic ectopic pregnancy）是输卵管妊娠的一种形式，表现为持续附件肿块。随着活性滋养层组织退化，输卵管壁逐渐瓦解。反复小量出血引起盆腔积血，积血常常被炎性反应产生的粘连物所包裹。症状是非特异性的，通常有一个漫长的临床过程。患者主诉持续、轻度盆腔或下腹痛，偶尔出现性交不适或排便时肛门疼痛。患者可能忽视了一段轻度不规则出血或长期阴道出血的病史。查体可触及质软的附件肿块。血清 hCG 水平可能是阴性或非常低。影像学上可表现为非特异性、不均质的附件肿块。慢性异位妊娠的自然进程包括自发消退、持续存在或破裂[108]。外科手术通常是诊断性的，只有通过组织学检查发现退化的绒毛才能明确诊断[109,110]。

子宫切除术后异位妊娠

　　子宫切除术后异位妊娠（posthysterectomy ectopic pregnancy）在少见部位异位妊娠中最罕见。据报道，子宫全切或子宫次全切除术后可发生异位妊娠，发生部位为输卵管、卵巢或腹部[111]。曾有报道子宫全切术后孕 36 周剖宫产成功分娩一健康婴儿。该病例在实施子宫切除术 3 天前曾有性交，最终导致了腹腔妊娠[112]。子宫切除术后异位妊娠可分为两组：发生在子宫切除术后早期和晚期。在早期的类型中，作者假定在子宫切除时受精卵可能存在于输卵管，并在手术过程中或术后立即溢出至腹腔。这种类型的异位妊娠可以避免，比如对处于生育年龄的性活跃女性采取避孕措施避免怀孕或子宫切除术前行妊娠试验。晚期的类型不常见，异位妊娠发生在术后数月至数年[113]。这种情况可能是由于阴道或宫颈残端与腹腔或输卵管之间存在瘘管，允许精子接触卵子。完善的手术技巧、预防术后盆腔血肿和感染是预防此类异位妊娠的最佳手段[114]。

　　患者可能出现急性或亚急性的盆腔疼痛或腹膜炎征象，伴或不伴阴道出血。症状是非特异性的，类似于盆腔血肿或感染。诊断依赖于 hCG 水平。但诊断往往延迟，因为子宫切除术后的妇女出现此种情况是非常出乎意料的。遗憾的是，延误诊断可能导致异位妊娠破裂和血流动力学不稳定。因此，对于实施了子宫切除术但至少保留了一个卵巢的育龄妇女出现不明原因盆腹腔疼痛，应行妊娠试验。MRI 不仅有助于显示异位妊娠，而且在显示瘘管方面也非常有用。

复合妊娠

　　一般人群中宫内宫外妊娠同时妊娠的发生率（图 33-34）近年来有所增加，根据最近的数据初步估计约占妊娠的 1/30 000 ~ 1/4000[43,115]。风险因素包括所有报道的导致异位妊娠的因素，并且效应是累加的。接受排卵诱导或 IVF-ET 的妇女发生复合妊娠（heterotopic pregnancies）的风险相当高，据报道其发生率高达 1/100[43,44]（图 33-34E、F）。风险随着移植胚胎数的增加而增加，据报道当超过 4 个胚胎被移植时复合妊娠的发生率高达 1/45。

　　复合妊娠在诊断和治疗上仍存挑战[116]。Talbot 及其团队[117]发现在 33% 的病例中，由于发现宫内妊娠而错误地认为异位妊娠是不可能的，从而使复合妊娠被漏诊并最终延迟诊断。因此，对于实施了辅助生殖技术的患者提高警觉是非常必要的。宫内与宫外妊娠囊

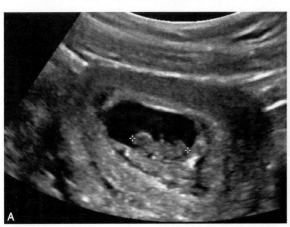
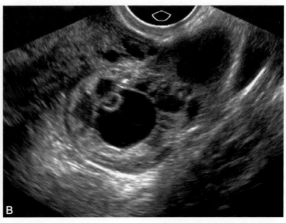

图 33-34　复合妊娠。A. 经腹超声矢状切面显示子宫内含有胚胎（测量游标）的妊娠囊。可观察到心跳。B. 经阴道超声扫查与 A 图同一患者的左附件，显示含有卵黄囊异位妊娠，提示复合妊娠。患者接受过辅助生殖技术

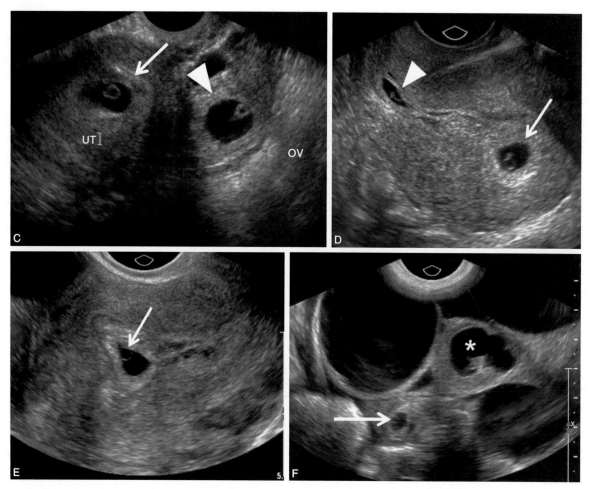

图 33-34（续）　C. 另一患者经阴道超声横切面显示子宫（UT）和左附件,宫内妊娠囊（箭头）和位于左附件的异位妊娠（三角形）均含有卵黄囊。D. 第三例患者子宫后倾后屈,经阴道超声纵切面显示宫内妊娠囊（箭头）以及宫颈异位妊娠囊（三角形）。两个囊都含有卵黄囊和毗邻的微小胚芽。E. 第四例接受排卵诱导治疗的患者,经阴道超声横切面显示宫内孕囊包含卵黄囊（箭头）。F. 经阴道超声横切面扫查与 E 图同一患者右侧附件,显示含有一个卵黄囊的小异位妊娠囊（箭头）位于几个大的卵巢囊肿之间,这些囊肿是由于卵巢过度刺激综合征导致。其中一个囊肿内含有凝块状回声,提示为血液（星号）。诱导排卵后卵巢增大并多发卵巢囊肿,复合妊娠位于其中很难被发现（E and F from Scoutt LM, Hamper UM, Angtuaco T: Ultrasound. New York, Oxford University Press, 2016（in press）. Used with permission）

并存可作出诊断,而宫内妊娠合并附件肿块,伴或不伴疼痛、子宫直肠窝积液则需要严密观察。值得注意的是,如果没有完整的临床病史,这些表现更容易被误诊为由于黄体破裂而导致的腹腔积血。自然流产后、组织残留物清除后或人工流产后仍持续性疼痛或 hCG 升高,应怀疑复合妊娠可能。

局部注射 KCL 或手术切除异位妊娠灶可使大部分宫内妊娠继续进行。如果希望继续妊娠,应避免使用 MTX,因其对宫内妊娠存在潜在风险。总体而言,保留下来的宫内妊娠预后良好,约 66% 可妊娠至足月。

管理和治疗方案

异位妊娠的治疗包括手术治疗、药物治疗、联合治疗和期待治疗。治疗方案在很大程度上取决于影像学特征,包括异位妊娠囊大小、是否有心跳、部位及是否存在输卵管破裂或腹腔积血的证据。患者的临床状况,包括血流动力学是否稳定、治疗并发症的医疗条件,以及随访的依从性这些都是重要因素。

总的来说,开腹手术和输卵管切除术已被侵入性较小的微创手术取代,以保留生育能力。如利用腹腔镜或宫腔镜切除异位妊娠囊、线性输卵管吻合术、输卵管镜下切除异位妊娠囊或者甚至从输卵管手工挤出妊娠囊。腹腔镜是目前普遍的手术方法。腹腔镜很少被用来诊断,但当血清 hCG 水平持续升高,而超声不能发现异位妊娠囊（PUL）时,腹腔镜有助于诊断。腹腔镜手术与开腹手术相比,其益处在于术后粘连发生率较低,出血少,恢复快。然而,对腹腔镜不能发现的异位妊娠病灶（通常由于致密粘连或瘢痕组织）、患者血流动力学不稳定、晚期较大的异位妊娠灶或间质部妊娠,仍然需要开腹手术。位于子宫肌层的异位妊娠囊需要楔形切除,如间质部或剖宫产瘢痕妊娠,并需在一定程度上修复潜在的子宫肌层缺损以防止复发性异位妊娠。卵巢妊娠时,楔形切除而非卵巢切除将有助于确保未来的生育能力。在目前的实践中,子宫切除术被认为是最后手段,通常在出血不可控时实施。

系统性 MTX 药物治疗在异位妊娠治疗中常常是成功的。确定患者是否适用 MTX 系统治疗,必须满足相关标准。患者必须血流动力学稳定,无活动性出血的迹象或症状。因此,超声检查在患者管理中非常重要,若超声发现大量腹腔积血,则提示输卵管破裂,此时 MTX 治疗是禁忌,而需及时手术干预。异位妊娠肿块的最大直径不应超过 3.5~5cm,并且没有胚胎心管搏动。系统使用 MTX 的另一个相对禁忌是血清 hCG 水平高于 10 000~15 000IU/L。一般来说,异位妊娠灶越小,血清 hCG 水平越低,单剂量 MTX 越有可能成功。然而,这些标准不是绝对的。某些疾病也是使用 MTX 的禁忌证,如已知对 MTX 超敏反应;肝、肾、肺疾病;血液病;免疫缺陷。需教育并告知患者如果出现迟发性出血或破裂的体征或症状时,需及时返院随访。

超声评估在使用 MTX 治疗的患者随访中发挥作用。MTX 治疗第 3~7 天后约 35%~60% 的患者会由于滋养层组织梗死而出现盆腔疼痛。这些患者需要仔细评估生命体征、血细胞比容和超声随访检查,以评估腹腔积血的间断发展状况,并确定是否发生延迟破裂。如果患者的疼痛由组织梗死引起,疼痛应在 24~48 小时内缓解。MTX 治疗后,仍然可以看到附件肿块。相较血清 hCG 水平降至零,通常异位妊娠灶在超声图像上消失需要更长的时间。如果 hCG 水平正在下降,略生长的异位妊娠囊伴有彩色多普勒血流被认为是正常的。而持续生长的异位妊娠囊内会出现超声可见的卵黄囊,胚胎及心跳,这些之前没有的超声表现被认为是治疗失败的标志[118]。

超声引导下直接向异位妊娠囊注射 MTX 或 KCL 是另一种治疗选择。直接注射 MTX 被认为可以破坏胚胎并使周围滋养组织梗死。在部分特定的病例中联合使用羊膜腔内注射和全身肌内注射 MTX。由于出血或复发的风险增加,剖宫产瘢痕妊娠、宫颈异位妊娠和间质部妊娠常用内外科联合治疗。子宫动脉结扎、子宫动脉栓塞和球囊填塞在某些情况下可以用来辅助控制出血。

不干预而采取期待疗法的异位妊娠正在增加。早孕期的异位妊娠可自发消退,目前已成功跟踪一些无症状的患者,连续监测其 hCG 水平直到下降至零。无

论如何,必须密切跟踪患者,如果出现破裂的症状需建议患者立即返回,曾有报道 hCG 水平接近于零而发生延迟破裂的案例。

与异位妊娠妇女医疗管理相关的另一个问题是 Rh-阴性妇女在早孕期的治疗。建议应向所有早孕流产病例中的 Rh-阴性妇女提供抗 D 免疫球蛋白,包括完全流产和异位妊娠[119,120]。

当很难区分异位妊娠和妊娠失败的宫内孕时,超声随访无诊断价值,诊刮术有助于确定子宫内膜腔内是否存在滋养组织[27]。

总结

由于目前患者通常早期来进行诊断,临床医生要求早期超声检查来鉴别宫内和异位妊娠,但是在许多情况下,妊娠的位置最初不能确定。因此,血清学和经阴道超声随访检查(TVS)对未知部位妊娠(PUL)患者的管理非常重要。异位妊娠的表现和准确诊断是非常重要的,因为管理决策通常取决于妊娠囊的大小、确切位置、孕龄、是否有胎心活动。此外,应该注意到,异位妊娠(包括少见部位异位妊娠、复合妊娠)的发病率在增加——尤其是接受辅助生殖技术的患者。因此,宫内妊娠的存在并不能完全排除并发异位妊娠的可能。此外,以往少见部位异位妊娠发现时常在晚孕期,增加了大出血的风险,现在极有可能作出早期诊断,有时超声发现时患者尚无症状,这就降低了子宫破裂和血流动力学不稳定的风险。特殊部位异位妊娠的特征性影像学表现已被描述,管理和治疗方案已经得到改进。在异位妊娠患者的诊断、分诊治疗和随访中,超声评估发挥重要作用。

（祁丹　简练　翻译　罗红　何敏　审校）

参考文献

1. Centers for Disease Control and Prevention (CDC): Ectopic pregnancy—United States, 1990-1992. *MMWR Morb Mortal Wkly Rep* 44:46–48, 1995.
2. Zane SB, Kieke BA, Jr, Kendrick JS, Bruce C: Surveillance in a time of changing health care practices: estimating ectopic pregnancy incidence in the United States. *Matern Child Health J* 6:227–236, 2002.
3. Creanga AA, Shapiro-Mendoza CK, Bish CL, et al: Trends in ectopic pregnancy mortality in the United States: 1980-2007. *Obstet Gynecol* 117(4):837–843, 2011.
4. Hoover KW, Tao G, Kent CK: Trends in the diagnosis and treatment of ectopic pregnancy in the United States. *Obstet Gynecol* 115:495–502, 2010.
5. Bohm-Velez M, Mendelson EB, Freimanis MG: Transvaginal sonography in evaluating ectopic pregnancy. *Semin Ultrasound CT MR* 11(1):44–58, 1990.
6. Lozeau AM, Potter B: Diagnosis and management of ectopic pregnancy.

Am Fam Physician 72:1707–1714, 2005.

7. Peterson H, Xia Z, Hughes J, et al: The risk of ectopic pregnancy after tubal sterilization. *N Engl J Med* 336:762–767, 1997.

8. Strandell A, Thorburn J, Hamberger L: Risk factors for ectopic pregnancy in assisted reproduction. *Fertil Steril* 71:282–286, 1999.

9. Barnhart KT: Ectopic pregnancy. *N Engl J Med* 361:379–387, 2009.

10. Xiong X, Buekens P, Wollast E: IUD use in the risk of ectopic pregnancy: meta-analysis of case-control studies. *Contraception* 52(1):23–34, 1995.

11. Coste J, Job-Spira N, Fernandez H: Increased risk of ectopic pregnancy with maternal cigarette smoking. *Am J Public Health* 81(2):199–201, 1991.

12. Bouyer J, Coste J, Shojaei T, et al: Risk factors for ectopic pregnancy: a comprehensive analysis based on a large case-control, population-based study in France. *Am J Epidemiol* 157(3):185–194, 2003.

13. Bogdanskiene G, Berlingieri P, Grudzinskas JG: Association between ectopic pregnancy and pelvic endometriosis. *Int J Gynaecol Obstet* 92:157–158, 2006.

14. Bouyer J, Coste J, Fernandez H, et al: Sites of ectopic pregnancy: a 10 year population-based study of 1800 cases. *Hum Reprod* 17:3224–3230, 2002.

15. Green LK, Kott ML: Histopathologic findings in ectopic tubal pregnancy. *Int J Gynecol Pathol* 8(3):255–262, 1989.

16. Djahanbakhch O, Ezzati M, Saridogan E: Physiology and pathophysiology of tubal transport: ciliary activity and muscular contractility, relevance to tubal infertility, recent research, and future directions. In Ledger WL, Tan SL, Bahathiq AOS, editors: *The Fallopian Tube in Infertility and IVF Practice*, New York, 2010, Cambridge University Press, pp 18–29.

17. Kutluay L, Vicdan K, Turan C, et al: Tubal histopathology in ectopic pregnancies. *Eur J Obstet Gynecol Reprod Biol* 57:91–94, 1994.

18. Goddijn M, van der Veen F, Schuring-Blom GH, et al: Cytogenetic characteristics of ectopic pregnancy. *Hum Reprod* 11:2769–2771, 1996.

19. Tay JI, Moore J, Walker JJ: Ectopic pregnancy. *BMJ* 320:916–919, 2000.

20. Frates MC, Doubilet PM, Peters HE, et al: Adnexal sonographic findings in ectopic pregnancy and their correlation with tubal rupture and HCG levels. *J Ultrasound Med* 33:697–703, 2014.

21. Chard T: Pregnancy tests: a review. *Hum Reprod* 7(5):701–710, 1992.

22. Hochner-Celnikier D, Ron M, Goshen R, et al: Rupture of ectopic pregnancy following disappearance of serum beta subunit hCG. *Obstet Gynecol* 79:826–827, 1992.

23. Mehta TS, Levine D, Beckwith B: Treatment of ectopic pregnancy: is a human chorionic gonadotropin level of 2,000 mIU/ml a reasonable threshold? *Radiology* 205:569–573, 1997.

24. Condous G, Kirk E, Lu C, et al: Diagnostic accuracy of varying discriminatory zones for the prediction of ectopic pregnancy in women with a pregnancy of unknown location. *Ultrasound Obstet Gynecol* 26:770–775, 2005.

25. Doubilet PM, Benson CB, Bourne T, et al: Diagnostic criteria for nonviable pregnancy early in the first trimester. *N Engl J Med* 369:1443–1451, 2013.

26. Doubilet PM, Benson CB: Further evidence against the reliability of the human chorionic gonadotropin discriminatory level. *J Ultrasound Med* 30:1637–1642, 2011.

27. Practice Committee of American Society for Reproductive Medicine: Medical treatment of ectopic pregnancy. *Fertil Steril* 90(5 Suppl):S206–S212, 2008.

28. Barnhart KT, Sammel MD, Rinaudo PF, et al: Symptomatic patients with an early viable intrauterine pregnancy: HCG curves redefined. *Obstet Gynecol* 104:50–55, 2004.

29. American College of Obstetricians and Gynecologists: ACOG Practice Bulletin No. 94: medical management of ectopic pregnancy. *Obstet Gynecol* 111:1479–1485, 2008.

30. Dillon KE, Sioulas VD, Sammel MD, et al: How and when human chorionic gonadotropin curves in women with an ectopic pregnancy mimic other outcomes: differences by race and ethnicity. *Fertil Steril* 98:911–916, 2012.

31. Barnhart K, Sammel MD, Chung K, et al: Decline of serum human chorionic gonadotropin and spontaneous complete abortion: defining the normal curve. *Obstet Gynecol* 104:975–981, 2004.

32. Barnhart K, van Mello NM, Bourne T, et al: Pregnancy of unknown location: a consensus statement of nomenclature, definitions and outcome. *Fertil Steril* 95:857–866, 2011.

33. Banerjee S, Aslam N, Zosmer N, et al: The expectant management of women with early pregnancy of unknown locations. *Ultrasound Obstet Gynecol* 14:231–236, 1999.

34. Kirk E, Bourne T: Predicting outcomes in pregnancies of unknown location. *Womens Health* 4(5):491–499, 2008.

35. Condous G, Timmerman D, Goldstein S, et al: Pregnancies of unknown location: consensus statement. *Ultrasound Obstet Gynecol* 28:121–122, 2006.

36. Saxon D, Falcone T, Mascha EJ, et al: A study of ruptured tubal ectopic pregnancy. *Obstet Gynecol* 90:46–49, 1997.

37. Galstyan K, Kurzel R: Serum beta-hCG titers do not predict ruptured pregnancy. *Int J Fertil Womens Med* 51(1):14–16, 2006.

38. Attar E: Endocrinology of ectopic pregnancy. *Obstet Gynecol Clin North Am* 31:779–794, 2004.

39. Seeber BE, Barnhart KT: Suspected ectopic pregnancy. *Obstet Gynecol* 107:399–413, 2006.

40. Senapati S, Barnhart KT: Biomarkers for ectopic pregnancy and pregnancy of unknown location. *Fertil Steril* 99(4):1107–1116, 2013.

41. Rausch ME, Sammel MD, Takacs P, et al: Development of a multiple marker test for ectopic pregnancy. *Obstet Gynecol* 117:573–582, 2011.

42. Benacerraf BR: Filling of the bladder for pelvic sonograms: an ancient form of torture. *J Ultrasound Med* 22:239–241, 2003.

43. Maymon R, Shulman A: Controversies and problems in the current management of tubal pregnancy. *Hum Reprod Update* 2:541–551, 1996.

44. Svare J, Norup P, Grove Thomsen S, et al: Heterotopic pregnancies after in-vitro fertilization and embryo transfer: a Danish survey. *Hum Reprod* 8:116–118, 1993.

45. Ellaithy M, Abdelaziz A, Hassan MF: Outcome prediction in pregnancies of unknown location using endometrial thickness measurement: is this of real clinical value? *Eur J Obstet Gynecol Reprod Biol* 168:68–74, 2013.

46. Yeh HC, Goodman JD, Carr L, et al: Intradecidual sign: an US criterion of early intrauterine pregnancy. *Radiology* 161:463–467, 1986.

47. Ackerman TE, Levi CS, Lyons EA, et al: Decidual cyst: transvaginal sonographic sign of ectopic pregnancy. *Radiology* 189(3):727–731, 1993.

48. Chiang G, Levine D, Swire M, et al: The intradecidual sign: is it reliable for diagnosis of early intrauterine pregnancy? *AJR Am J Roentgenol* 183:725–731, 2004.

49. Laing FC, Brown DL, Price JF, et al: Intradecidual sign: is it effective in diagnosis of an early intrauterine pregnancy? *Radiology* 204:655–660, 1997.

50. Levine D: Ectopic pregnancy. *Radiology* 245(2):385–397, 2007.

51. Nyberg DA, Laing FC, Filly RA, et al: Ultrasonographic differentiation of the gestational sac of early intrauterine pregnancy from the pseudogestational sac of ectopic pregnancy. *Radiology* 146:755–759, 1983.

52. Benson CB, Doubilet PM, Peters HE, et al: Intrauterine fluid with ectopic pregnancy. *J Ultrasound Med* 32:389–393, 2013.

53. Doubilet PM, Benson CB: First do no harm … to early pregnancies. *J Ultrasound Med* 29:685–689, 2010.

54. Doubilet PM, Benson CB: Double sac sign and intradecidual sign in early pregnancy. *J Ultrasound Med* 32:1207–1214, 2013.

55. Brown DL, Doubilet PM: Transvaginal sonography for diagnosing ectopic pregnancy: positive criteria and performance characteristics. *J Ultrasound Med* 13:259–266, 1994.

56. Subramanyam BR, Raghavendra BN, Balthazar EJ, et al: Hematosalpinx in tubal pregnancy: sonographic-pathologic correlation. *AJR Am J Roentgenol* 141:361–365, 1983.

57. Benacerraf BR, Parker-Jones K, Schiff I: Decidual cast mimicking an intrauterine gestational sac and fetal pole in a patient with ectopic pregnancy. *J Reprod Med* 29:498–500, 1984.

58. Blavias M, Lyon M: Reliability of adnexal mass mobility in distinguishing possible ectopic pregnancy from corpus luteum cysts. *J Ultrasound Med* 24:599–603, 2005.

59. Frates MC, Visweswaran A, Laing FC: Comparison of tubal ring and corpus luteum echogenicities: a useful differentiating characteristic. *J Ultrasound Med* 20:27–31, 2001.

60. Stein MW, Ricci ZJ, Novak L, et al: Sonographic comparison of the tubal ring of ectopic pregnancy with the corpus luteum. *J Ultrasound Med* 23:57–62, 2004.

61. Pellerito JS, Troiano RN, Quedens-Case C, et al: Common pitfalls of endovascular color Doppler flow imaging. *Radiographics* 15:37–47, 1995.

62. Molinaro TA, Barnhart KT: Ectopic pregnancies in unusual locations. *Semin Reprod Med* 25(2):123–130, 2007.

63. Agarwal SK, Wisot AL, Garzo G, et al: Cornual pregnancies in patients with prior salpingectomy undergoing in vitro fertilization and embryo transfer. *Fertil Steril* 65:659–660, 1996.

64. Grabor EA: Surgery of the uterus in pregnancy. In Barber AR, Grabor EA, editors: *Surgical Diseases in Pregnancy*, Philadelphia, 1974, WB Saunders, p 390.

65. Jansen RP, Elliott PM: Angular intrauterine pregnancy. *Obstet Gynecol* 58:167–175, 1981.

66. Jansen R, Elliott P: Angular and interstitial pregnancies should not be called "cornual." *Aust N Z J Obstet Gynaecol* 23(2):123–124, 1983.

67. Mavrelos D, Sawyer E, Helmy S, et al: Ultrasound diagnosis of ectopic pregnancy in the non-communicating horn of a unicornuate uterus (cornual pregnancy). *Ultrasound Obstet Gynecol* 30:765–770, 2007.

68. Jafri SZH, Loginsky SJ, Bouffard JA, et al: Sonographic detection of interstitial pregnancy. *J Clin Ultrasound* 15(4):253–257, 1987.

69. Ackerman TE, Levi CS, Dashefsky SM, et al: Interstitial line: sonographic finding in interstitial (cornual) ectopic pregnancy. *Radiology* 189:83–87, 1993.

70. Tarim E, Ulusan S, Kilicdag E, et al: Angular pregnancy. *J Obstet Gynaecol Res* 30:377–379, 2004.

71. Tanaka Y, Mimura K, Kanagawa T, et al: Three-dimensional sonography in the differential diagnosis of interstitial, angular, and intrauterine pregnancies in a septate uterus. *J Ultrasound Med* 33:2031–2035, 2014.

72. Rankin MB, Dunning A, Arleo EK: Angular pregnancy: a review of cases reported in the literature in the past 80 years. *Obstet Gynecol Cases Rev* 1:3, 2014.

73. Sherer DM, Stimphil R, Hellman M, et al: Transvaginal sonographic findings of isolated intramural uterine choriocarcinoma mimicking an interstitial pregnancy. *J Ultrasound Med* 25:791–794, 2006.

74. Timor-Tritsch IE, Monteagudo A, Matera C, et al: Sonographic evolution of cornual pregnancies treated without surgery. *Obstet Gynecol* 79:1044–1049, 1992.

75. Monteagudo A, Minior VK, Stephenson C, et al: Nonsurgical management of live ectopic pregnancy with ultrasound-guided local injection: a case series. *Ultrasound Obstet Gynecol* 25:282–288, 2005.

76. Dilbaz S, Katas B, Demir B, Dilbaz B: Treating cornual pregnancy with a single methotrexate injection: a report of 3 cases. *J Reprod Med* 50:141–144, 2005.

77. Barnhart K, Spandorfer S, Coutifaris C: Medical treatment of interstitial pregnancy: a report of three unsuccessful cases. *J Reprod Med* 42:521–524, 1997.

78. Zalel Y, Caspi B, Insler V: Expectant management of interstitial pregnancy. *Ultrasound Obstet Gynecol* 4:238–240, 1994.

79. Nahum GG: Rudimentary horn pregnancy: the 20th century worldwide experience of 588 cases. *J Reprod Med* 47:151–163, 2002.

80. Tsafrir A, Rojansky N, Sela HY, et al: Rudimentary horn pregnancy. *J Ultrasound Med* 24:219–223, 2005.

81. Laughlin CL, Lee TG, Richards RC: Ultrasonographic diagnosis of cervical ectopic pregnancy. *J Ultrasound Med* 2:137–138, 1983.

82. Jurkovic D, Hacket E, Campbell S: Diagnosis and treatment of early cervical pregnancy: a review and a report of two cases treated conservatively. *Ultrasound Obstet Gynecol* 8:373–380, 1996.

83. Leeman LM, Wendland CL: Cervical ectopic pregnancy. *Arch Fam Med* 9:72–77, 2000.

84. Benson CB, Doubilet PM: Strategies for conservative treatment of cervical ectopic pregnancy. *Ultrasound Obstet Gynecol* 8:371–372, 1996.

85. Hung TH, Shau WY, Hsieh TT, et al: Prognostic factors for an unsatisfactory primary methotrexate treatment of cervical ectopic pregnancy: a quantitative review. *Hum Reprod* 13(9):2636–2642, 1998.

86. McKenna DA, Poder L, Goldman M, et al: Role of sonography in the recognition, assessment, and treatment of cesarean scar ectopic pregnancies. *J Ultrasound Med* 27:779–783, 2008.

87. Jurkovic D, Hillaby K, Woelfer B, et al: First-trimester diagnosis and management of pregnancies implanted into the lower uterine segment Cesarean section scar. *Ultrasound Obstet Gynecol* 21:220–227, 2003.

88. Osborn DA, Williams TR, Craig BM: Cesarean scar pregnancy: sonographic and magnetic resonance imaging findings, complications, and treatment. *J Ultrasound Med* 31:1449–1456, 2012.

89. Maymon R, Halperin R, Mendlovic S, et al: Ectopic pregnancies in Caesarean section scars: the 8 year experience of one medical centre. *Hum Reprod* 19:278–284, 2004.

90. Fylstra DL: Ectopic pregnancy within a cesarean scar: a review. *Obstet Gynecol Surv* 57:537–543, 2002.

91. Michaels AY, Washburn EE, Pocius KD, et al: Outcome of Cesarean scar pregnancies diagnosed sonographically in the first trimester. *J Ultrasound Med* 34:595–599, 2015.

92. Timor-Tritsch IE, Khatib N, Monteagudo A, et al: Cesarean scar pregnancies. *J Ultrasound Med* 34:601–610, 2015.

93. Vial Y, Petignat P, Hohlfeld P: Pregnancy in a cesarean scar. *Ultrasound Obstet Gynecol* 16:592–593, 2000.

94. Yang MJ, Jeng MH: Combination of transarterial embolization of uterine arteries and conservative surgical treatment for pregnancy in a cesarean section scar. A report of 3 cases. *J Reprod Med* 48:213–216, 2003.

95. Rotas MA, Haberman S, Levgur M: Cesarean scar ectopic pregnancies: etiology, diagnosis, and management. *Obstet Gynecol* 107:1373–1381, 2006.

96. Raziel A, Mordechai E, Schachter M, et al: A comparison of the incidence, presentation, and management of ovarian pregnancies between two periods of time. *J Am Assoc Gynecol Laparosc* 11(2):191–194, 2004.

97. Yovich JL, Turner SR, Murphy AJ: Embryo transfer technique as a cause of ectopic pregnancies in in-vitro fertilization. *Fertil Steril* 44:318–321, 1985.

98. Comstock C, Huston K, Lee W: The ultrasonographic appearance of ovarian ectopic pregnancies. *Obstet Gynecol* 105:42–45, 2005.

99. Ghi T, Banfi A, Marconi R, et al: Three-dimensional sonographic diagnosis of ovarian pregnancy. *Ultrasound Obstet Gynecol* 26:102–104, 2005.

100. Atrash HK, Friede A, Hogue C: Abdominal pregnancy in the United States: frequency and maternal mortality. *Obstet Gynecol* 9:333–337, 1987.

101. Cormio G, Santamato S, Vimercati A, et al: Primary splenic pregnancy. *J Reprod Med* 48(6):479–481, 2003.

102. Delabrousse E, Site O, Le Mouel A, et al: Intrahepatic pregnancy: sonography and CT findings. *AJR Am J Roentgenol* 173:1377–1378, 1999.

103. Martin JN, Sessums JK, Martin RW, et al: Abdominal pregnancy: current concepts of management. *Obstet Gynecol* 71:549–557, 1988.

104. Lee JW, Sohn KM, Jung HS: Retroperitoneal ectopic pregnancy: a case report. *AJR Am J Roentgenol* 184:1600–1601, 2005.

105. Ferland RJ, Chadwick DA, O'Brien JA, et al: An ectopic pregnancy in the upper retroperitoneum following in vitro fertilization and embryo transfer. *Obstet Gynecol* 78:544–546, 1991.

106. Hall JS, Harris M, Levy RC, et al: Retroperitoneal ectopic pregnancy. *J Obstet Gynaecol Br Commonw* 80(1):92–94, 1973.

107. Martinez-Varea A, Hidalgo-Mora JJ, Paya V, et al: Retroperitoneal ectopic pregnancy after intrauterine insemination: case report. *Fertil Steril* 95(7):2433, 2011.

108. Brennan DF, Kwatra S, Kelly M, et al: Chronic ectopic pregnancy: two cases of acute rupture despite negative BhCG. *J Emerg Med* 19:249–254, 2000.

109. Bedi DG, Fagan CJ, Nocera RM: Chronic ectopic pregnancy. *J Ultrasound Med* 3:347–352, 1984.

110. Ugur M, Turan C, Vicdan K, et al: Chronic ectopic pregnancy: a clinical analysis of 62 cases. *Aust N Z J Obstet Gynaecol* 36(2):186–189, 1996.

111. Fylstra DL: Ovarian ectopic pregnancy 6 years after supracervical hysterectomy: a case report. *J Reprod Med* 54:649–651, 2009.

112. Jackson P, Barrowclough IW, France JT, et al: A successful pregnancy following total hysterectomy. *Br J Obstet Gynaecol* 87:353–355, 1980.

113. Fylstra DL: Ectopic pregnancy after hysterectomy: a review and insight into etiology and prevention. *Fertil Steril* 94:431–435, 2010.

114. Villegas E, Gonzalez-Mesa E, Benitez MJ, et al: Tubal ectopic pregnancy two years after laparoscopic supracervical hysterectomy. *BMC Womens Health* 14:69, 2014.

115. DeVoe RW, Pratt JH: Simultaneous intrauterine and extrauterine pregnancy. *Am J Obstet Gynecol* 56(6):1119–1126, 1948.

116. Barrenetxea G, Barinaga-Rementeria L, Lopez de Larruzea A, et al: Heterotopic pregnancy: two cases and a comprehensive review. *Fertil Steril* 87(2):417, 2007.

117. Talbot K, Simpson R, Price N, et al: Heterotopic pregnancy. *J Obstet Gynaecol* 31(1):7–12, 2011.

118. Bixby S, Tello R, Kuligowska E: Presence of a yolk sac on transvaginal sonography is the most reliable predictor of single-dose methotrexate treatment failure in ectopic pregnancy. *J Ultrasound Med* 24:591–598, 2005.

119. Hahn SA, Lavonas EJ, Mace SE, et al, from the American College of Emergency Physicians: Clinical policy: critical issues in the initial evaluation and management of patients presenting to the emergency department in early pregnancy. *Ann Emerg Med* 60:381–390, 2012.

120. American College of Obstetrics and Gynecology: Prevention of Rh D alloimmunization. ACOG Practice Bulletin No: 4, May 1999 (replaces educational Bulletin No: 147, October 1990). Clinical management guidelines for obstetrician-gynecologists. *Int J Gynaecol Obstet* 66(1):63–70, 1999.

第 34 章　儿童及青春期患者的妇科超声

Harriet J. Paltiel, Andrew Phelps

重　点

- 在生命的不同阶段均可能出现生殖道异常。大多数外生殖器异常在出生时即已明显可见，而生殖道的梗阻性或非梗阻性病变可能在出生时有所表现，也可能在儿童期、青春期或成年期后才出现。
- 超声检查可用于确定外生殖器模糊患者的子宫是否存在以及性腺的位置。
- 对青春期前出现阴道流血的女孩，超声可用于确定或排除内生殖器是否已经表现出青春期后的形态特征、诊断具有雌激素分泌功能的肾上腺肿瘤或卵巢肿瘤以及阴道异物或肿块。
- 超声可用于评估原发闭经女孩的子宫、卵巢是否存在及其形态特征。
- 超声检查是评估女孩盆腔疼痛的重要手段，包括疑似阑尾炎的患者。
- 附件扭转患者，其患侧卵巢通常明显增大，体积的中位数可达对侧正常卵巢的 12 倍。
- 出生前或出生后，卵巢囊肿内出血与远期卵巢丢失密切相关。
- 儿童期的卵巢肿瘤通常为良性，其中囊性畸胎瘤占所有良性卵巢肿瘤的 90% 以上。

本 章 内 容

　　儿童和青少年患者最常见的妇科超声检查指征是外生殖器模糊(ambiguous genitalia)、青春期前阴道出血、原发闭经(amenorrhea)、盆腔疼痛和盆腔肿块。超声检查是评估这些疾病的主要影像检查方法，磁共振成像(magnetic resonance imaging, MRI)和计算机断层扫描(computed tomography, CT)则可用于对先天畸形或肿瘤进行更进一步的观察[1-4]。

检查技术

　　当患者膀胱充盈时，经腹部超声可以清楚显示儿童的阴道、子宫和卵巢。所有女孩都需要多饮水且在检查前 1 小时不能排尿，青少年要求饮水 16 盎司。

凸阵探头、扇形探头和线阵探头适用于绝大多数盆腔超声检查。对泌尿生殖道畸形(urogenital malformation)、子宫阴道积液、一侧阴唇肿块或肛门闭锁的小女孩可使用经会阴超声检查[5,6](图 34-1)。对有性生活的青少年,经阴道超声检查可作为经腹部超声检查的补充。对复杂的先天畸形,采用水溶性造影剂进行生殖器造影,结合超声检查有助于识别和区分阴道、泌尿生殖窦(urogenital sinus)或泄殖腔(cloaca)。

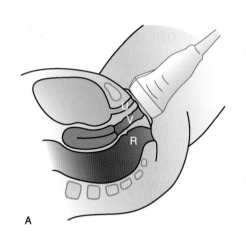
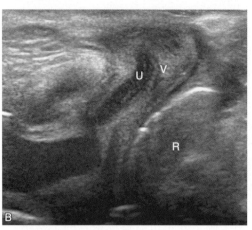

图 34-1　经会阴超声检查探头的放置和正常解剖描述。A.示意图显示线阵探头放置于女性会阴的矢状方向。B. 对应的经会阴超声检查图像。R,直肠;U,尿道;V,阴道(From Paltiel HJ,Phelps A:US of the pediatric female pelvis. Radiology 270(3):644-657,2014,图 1a,used with permission)

正常解剖

子宫和卵巢的形态大小可随年龄发生变化,并受激素调节。由于母体或胎盘激素的刺激,新生儿的子宫卵巢与婴儿后期相比,相对较大。进入婴儿后期,子宫卵巢的大小保持相对稳定的状态直到大约 7~8 岁时出现生长高峰[7](图 34-2,图 34-3)。由于促卵泡激素(follicle-stimulating hormone,FSH)的分泌,所有年龄均可出现成熟卵泡[8,9]。青春期前的宫颈厚度大于或等于

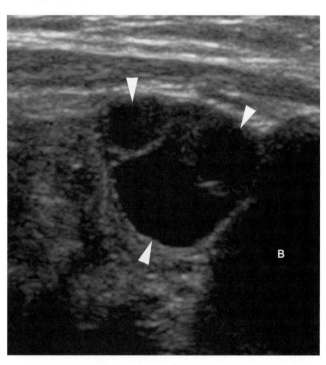

图 34-3　正常新生儿的卵巢。矢状切面超声图像显示多个无回声的卵泡(三角箭头)。B,膀胱

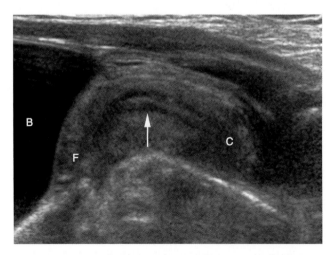

图 34-2　正常新生儿的子宫。矢状切面超声图像显示隆凸的宫体(F),其内可见被低回声晕(箭头)包绕的高回声内膜。B,膀胱;C,宫颈

宫体,在此年龄阶段,子宫内膜相对不明显(图 34-4)。新生儿宫颈的长度大约是宫体的两倍。整个儿童期,宫颈的长度和厚度相对减少,而宫体的长度和厚度则逐渐增加。子宫长度的平均值大约 2.5~4cm,厚度的平均值≤1cm。卵巢体积略小于 1ml。宫体在青春期开始延长和变厚,逐渐超过宫颈。子宫内膜也逐渐增

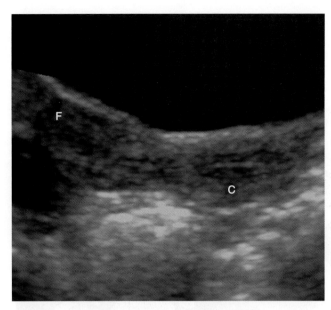

图 34-4　19 个月龄女孩的正常子宫。矢状切面超声图像显示宫体(F)的厚度和长度与宫颈(C)相似

厚并随月经周期经历周期性变化[10]。

正常性腺和生殖道的发育

女性生殖道的发生发育是一个复杂的过程,涉及细胞分化、迁移、融合以及伴随细胞凋亡(程序性细胞死亡)而发生的腔化。这个连续整合过程中的每一环节均与发育异常和结构畸形有关。不同的生殖道异常可出现在不同的阶段。大多数的外生殖器异常在出生时就显而易见,而女性生殖道的梗阻性和非梗阻性病变可以在出生时有所表现,也可以在儿童期、青春期或成年期才明显显现出来[11]。

在胚胎头 3 个月,女性和男性生殖道原基同时出现并同步发育。性腺发生于生殖细胞迁移到生殖嵴后,而中肾旁管(Müllerian 管)、泌尿生殖窦(urogenital sinus)和阴道板的形成与重塑则发展形成生殖道。

在胚胎发育过程中,基因决定了男性和女性之间的生物学差异。性发育可分为两个过程:性别决定(sex determination),这个发育过程直接决定了未分化性腺是发育为睾丸还是卵巢;性别分化(sex differentiation),一旦性腺发育即可出现,并由性腺产物诱导而产生表型性别。影响基因表达的因素即可影响性别分化,而影响性别分化的因素包括激素及其受体[12]。

性腺

在胚胎发育的第一周和第二周,两性的差异仅在于性染色体不同。在胚胎 5~6 周前,性腺起源于双侧生殖嵴,位于腹膜局灶性间皮增厚部位。性腺具有双向分化潜能,其发育需要多种基因。根据基因的差异性表达,具有双向分化潜能的性腺分别转变为卵巢或睾丸。睾丸和卵巢的发育涉及彼此拮抗的性别特异性通路。Y 染色体性别决定区域(SRY 基因)在 XY 性腺内的正常作用是促进有利于睾丸特异性通路的平衡。如果该基因缺乏或功能异常,则性腺分化为卵巢。两个 X 染色体的存在对卵巢的正常发育及功能至关重要[13]。

大约在胚胎发育的第 6 周,染色体为 XY 和 XX 的个体中具有双向分化潜能的性腺分别发育为睾丸和卵巢。性腺的分化导致睾丸和卵巢产生性激素并诱导随后出现的解剖差异和心理差异。胚胎 6~7 周,伴随睾丸支持细胞的出现,男性出现性腺分化的第一个征象。睾丸间质细胞出现在 8 周左右。此时,卵巢分化的唯一征象是缺乏睾丸支持细胞和睾丸间质细胞。第 9 周,原始生殖细胞开始分化为卵母细胞,12~13 周正常卵巢也随之开始发育。男性缺乏生殖细胞时将形成睾丸索,而女性缺乏生殖细胞时,卵巢不会发育[13]。

睾丸支持细胞和睾丸间质细胞分别分泌睾酮和抗中肾旁管激素,导致生殖器原基分化为男性表型。如果睾丸功能缺乏,无论是否存在卵巢,生殖器原基都将分化为女性表型。男性表型的正常发育除了睾丸必须具备功能外,还必须有正常的雄激素代谢[13]。

青春期,肾上腺分泌的雄激素增加使阴毛和腋毛出现。雌激素对乳腺发育,子宫、阴道、外生殖器成熟以及启动月经周期有重要作用。肾上腺或卵巢来源的雄激素过量可能导致痤疮、多毛、阴蒂肥大、肌肉发达以及声音低沉。

外生殖器和生殖道

男性外生殖器的发育出现于胚胎第 8~12 周,要求有高水平的睾酮循环、睾酮在靶器官 5α 还原酶作用下转变为双氢睾酮以及功能正常的雄激素受体。在双氢睾酮的作用下,男性的泌尿生殖窦(urogenital sinus)形成前列腺,生殖结节形成阴茎头,阴唇尿道襞形成尿道和腹侧阴茎,阴唇阴囊皱襞融合形成阴囊。女性或缺乏睾丸组织,不能分泌具有生物活性睾酮者,以及缺乏功能正常的雄激素受体或 5α 还原酶者,生殖结节形成阴蒂,阴唇尿道襞形成小阴唇,阴唇阴囊皱襞形成大阴唇(图 34-5)[13]。

参与女性生殖道形成的细胞层包括中胚层(mesoderm)、内胚层(endoderm)和外胚层(ectoderm)。中胚层(mesoderm)形成中肾(mesonephros)和后肾(metanephros)。正常情况下,中肾逐渐退化仅残留 wolffian

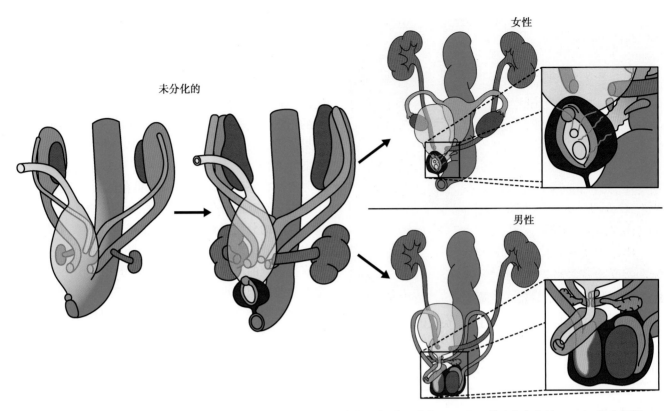

未分化的

女性

男性

图 34-5 泌尿生殖系统的正常发育和分化。彩色编码：蓝色，中肾的肾脏和中肾（wolffian）管（成为女性 Gartner 管和男性输精管）；棕色，性腺；绿色，胃肠道；橙色，生殖结节（成为女性的阴蒂和小阴唇，男性的阴茎）；粉色：中肾旁（müllerian）管（成为女性的输卵管、子宫和阴道上段，男性的阴囊）；紫色，阴唇阴囊突；红色，后肾（终肾和输尿管）；黄色，泌尿生殖窦（成为女性的膀胱、尿道和前庭器；男性的膀胱和尿道）

管，后肾最终发育成熟形成肾脏。这些中胚层结构发育缺陷或受损最终可能导致性腺、肾脏和相关管道的先天异常。泌尿生殖窦（urogenital sinus）起源于内胚层，形成男性和女性的膀胱及尿道。另外还形成女性的阴道前庭。女性的尿道和尿道旁腺以及男性的前列腺发育为尿道外口。神经组织，包括感觉上皮，起源于外胚层。生殖道的腔化过程涉及内、外胚层的融合，此过程缺陷将导致融合失败或梗阻性病变[11]。

在发育的"无差别"阶段，男性和女性均存在两对生殖管道：中肾管（mesonephric ducts，wolffian 管）和中肾旁管（paramesonephric ducts，Müllerian 管），两者均由中胚层组织发育而来。成对的 wolffian 管将中肾的肾脏和泄殖腔（cloaca）连接起来。输尿管芽大约在胚胎第 5 周自 wolffian 管发出并诱导中肾分化，后者最终形成功能性肾脏；第 10 周，中肾的肾脏退化。胚胎第 6 周，男性和女性均出现中肾旁管（Müllerian 管）。在胚胎发育过程中，中肾旁管与两侧 wolffian 管相互伴行至达到中肾尾端子宫阴道管，它们在泄殖腔附近的中线向内侧延伸至几乎接触。尿直肠隔形成于胚胎第 7 周，是分隔泌尿生殖窦和直肠的结构。男性中肾旁管于胚胎第 8 周开始退化，至第 10 周几乎退化完成。

女性中肾旁管向尾侧延伸，在胚胎第 9 周到达泌尿生殖窦形成子宫阴道管，后者嵌入米勒氏结节上的泌尿生殖窦。胚胎 12 周，两条管道完全融合，成为一条管道，即子宫阴道管。窦阴道球是泌尿生殖窦起点的两个实性突起，来源于远端米勒氏结节。近端窦阴道球是远端中肾旁管的副产品，最终可形成阴道板。阴道上段由阴道板空泡化形成，而阴道下段则是由窦阴道球空泡化形成。子宫阴道管的腔化从尾侧开始，逐渐向近端延伸，大约在妊娠第 5 个月完成全过程。窦阴道球的最远部分形成处女膜组织，在出生前，处女膜孔形成（图 34-5，图 34-6）。中肾旁管的上段形成输卵管[11]。

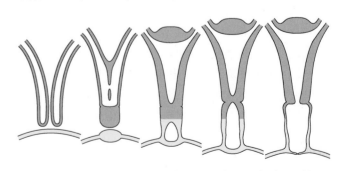

图 34-6 子宫和阴道的正常胚胎发育。彩色编码：粉色，中肾旁管；黄色，泌尿生殖窦

生殖道结构异常

与双侧中肾旁管侧向融合、垂直融合或吸收异常、无形成和（或）发育不全有关的异常均可导致生殖道结构异常。目前已经提出了许多关于这些异常的分类方法，但还没有一种能将其完全归纳[14]。美国生殖医学会（ASRM）系统将具有类似临床表现和预后的异常进行了分组，但未包括阴道异常（表 34-1，图 34-7）。阴道-宫颈-子宫-附件相关畸形分类描述了未被 ASRM 分类法涵盖的畸形[15]（表 34-2）。

阴道和子宫发育异常可在新生儿期因多发先天畸形接受检查时被发现，也可能在青少年期因闭经、盆腔或腹部疼痛或盆腹腔肿物进行检查时被发现。对较小的儿童，超声是行之有效的检查手段，青春期患者使用 MRI 可以对病情进行更详尽的评估。对青春期初次出现症状的青少年，如果超声检查结果异常，需要进行 MRI 检查对泌尿生殖道进行综合评估。

表 34-1	根据 ASRM 分类系统进行中肾旁管异常分类
Ⅰ 型	中肾旁管无形成或发育不全
	A. 阴道（子宫可正常或存在各种畸形）
	B. 宫颈
	C. 宫底
	D. 输卵管
	E. 复合型
Ⅱ 型	单角子宫
	A. 两侧宫腔相通（有内膜腔）
	B. 两侧宫腔不相通（有内膜腔）
	C. 残角子宫无内膜腔
	D. 无残角子宫
Ⅲ 型	双子宫
Ⅳ 型	双角子宫
	A. 完全性（分离达到宫颈内口）
	B. 部分性
Ⅴ 型	纵隔子宫
	A. 完全性（纵隔达到宫颈内口）
	B. 部分性
Ⅵ 型	弓形子宫
Ⅶ 型	DES-相关畸形
	A. T 形子宫
	B. T 形子宫合并宫角扩张
	C. 子宫发育不全

ASRM，美国生殖医学会；DES，已烯雌酚
　　Modified with permission from Buttram VC Jr：Müllerian anomalies and their management. FertilSteril 40（2）：159-163，1983

表 34-2	VCUAM 分类法	
阴道（V）	0	正常
	1a	部分性处女膜闭锁
	1b	完全性处女膜闭锁
	2a	不完全性阴道纵隔<50%
	2b	完全性阴道纵隔
	3	阴道口缩窄
	4	阴道发育不全
	5a	一侧阴道闭锁
	5b	阴道完全闭锁
	S1	泌尿生殖窦（低处汇合）
	S2	泌尿生殖窦（中央汇合）
	S3	泌尿生殖窦（高处汇合）
	C	泄殖腔
	+	其他
	#	不明确
宫颈（C）	0	正常
	1	双宫颈
	2a	单侧闭锁/无发育
	2b	双侧闭锁/无发育
	+	其他
	#	不明确
子宫（U）	0	正常
	1	弓形子宫
	1b	子宫纵隔<宫腔 50%
	1c	子宫纵隔>宫腔 50%
	2	双角子宫
	3	幼稚子宫
	4a	单侧残角子宫或不发育
	4b	双侧残角子宫或不发育
	+	其他
	#	不明确
附件（A）	0	正常
	1a	单侧输卵管畸形，卵巢正常
	1b	双侧输卵管畸形，卵巢正常
	2a	单侧发育不全/条索状性腺（包括输卵管畸形）
	2b	双侧发育不全/条索状性腺（包括输卵管畸形）
	3a	单侧无发育
	3b	双侧无发育
	+	其他
	#	不明确
相关畸形（M）	0	无
	R	肾脏
	S	骨骼
	C	心脏
	N	神经
	+	其他
	#	不明确

　　From Oppelt P，Renner SP，Brucker S，et al：The VCUAM（Vagina Cervix Uterus Adnex-associated Malformation）classification：a new classification for genital malformations. FertilSteril 84（5）：1493-1497，2005

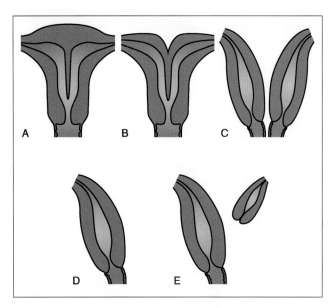

图 34-7　常见子宫发育异常的示意图：A. 纵隔子宫，B. 双角子宫，C. 双子宫，D. 单角子宫，E. 单角子宫合并不相通的残角子宫（From Paltiel HJ，Phelps A：US of the pediatric female pelvis. Radiology 270（3）：644-657，2014，图 E1，used with permission）

子宫发育过程中，胚胎双侧中肾旁管融合失败将形成纵隔子宫（septate uterus），出现两个内膜腔。根据向宫颈内口延伸的程度，纵隔分为部分性或完全性。常为单宫颈。子宫底部外形正常（图 34-7，图 34-8）或扁平宽大。中肾旁管融合不全形成双角子宫（uterus bicornuate）。遗留部分为不完全发育的子宫角。中央的肌层可达宫颈内口水平（双角子宫单宫颈）或宫颈外口水平（双角子宫双宫颈），宫底外观凹陷，典型者凹陷深度大于 1cm（图 34-9）。双侧中肾旁管完全未融合可形成双子宫（uterus didelphys）（图 34-10）。两

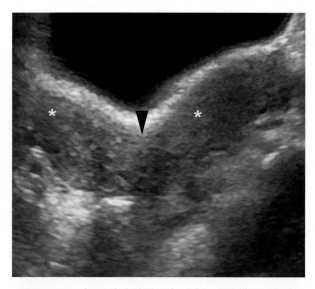

图 34-9　一名 13 岁女孩的双角子宫。盆腔横切面超声图像显示两个宫角（星号）伴宫底肌层中央较深的凹陷（三角箭头）。右肾缺如（此图未显示）

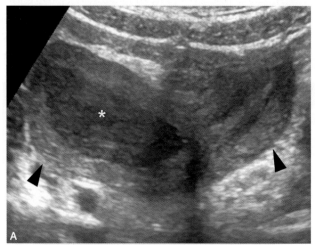

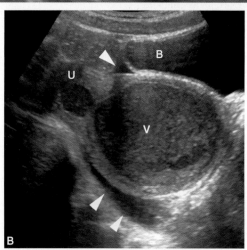

图 34-10　一名 12 岁慢性盆腔疼痛女孩的双子宫。A. 横切面超声图像显示两个宫角之间较宽的分叉（三角箭头）。右侧宫角扩张，其内充填由血液组成的低回声物（星号）。B. 右旁矢状切面超声图像显示一侧梗阻的阴道内（V）充满血液。子宫直肠陷窝和膀胱上方有少量游离液体（三角箭头）。B，膀胱；U，宫底。左侧阴道正常（此图未显示）

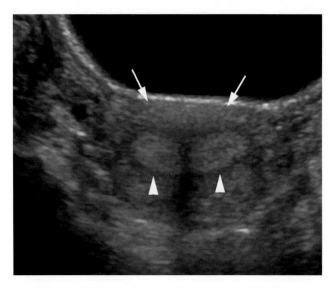

图 34-8　纵隔子宫。一名 15 岁女孩，痛经，子宫横切面超声图像显示两个分开的内膜（三角箭头）。宫底肌层外形轮廓正常（箭头）

侧宫角发育完全,大小接近正常,有两个宫颈。可能出现阴道横隔或纵隔。虽然阴道横隔可见于所有类型的中肾旁管重复畸形,但最常见于双子宫。当一侧中肾旁管发育完全受阻或几乎完全受阻即形成单角子宫(unicornuate uterus)、单侧圆韧带和输卵管。单角子宫与单宫颈及一个正常阴道相连。大多数患者为不完全受阻,对侧形成残角(rudimentary horn)子宫,其内可能有功能性内膜,也可能没有(图34-11)。残角子宫可与正常发育的宫角相连,也可不相连。超声显示两个大小不同的子宫角。除非不相通的一侧子宫内存在功能性内膜导致宫腔积血或内膜异位症,一般无需治疗[11,16,17]。由于不相通的残角子宫有发生异位妊娠(ectopic pregnancy, EP)的潜在风险,也有部分学者主张进行手术切除。

中肾旁管和胚胎泌尿生殖窦(urogenital sinus)的融合和腔化失败可形成阴道横隔。隔膜厚度一般不超过1cm,完全或不完全阻隔阴道(图34-12)。横膈中央或旁中央通常有一个小孔。完全性阴道横隔可出现在阴道上段(46%),中部(40%)或下段(14%)[18]。阴道很短或仅为一侧是盲端的小窝。外生殖器表现正常。女孩在婴儿期和儿童期可能出现阴道积液,青春期出现阴道积血,或通过小孔发生上行感染形成阴道积脓积血。通过影像学检查明确有无宫颈对鉴别阴道上段横膈和宫颈闭锁至关重要,因为两者的治疗和预后完全不同[10]。

宫颈完全闭锁(cervical atresia)较为罕见,常与阴

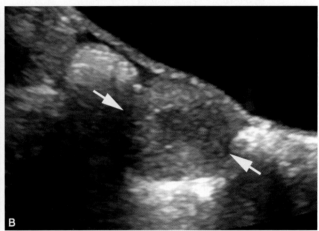

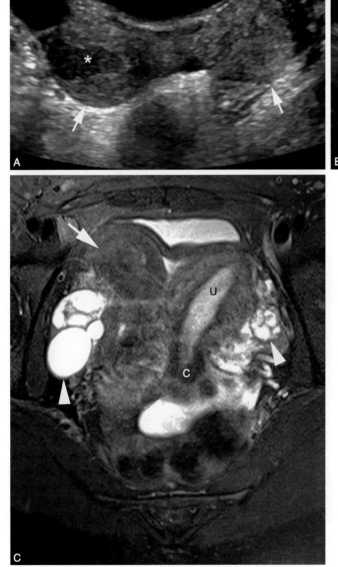

图34-11 一名13岁女孩,周期性盆腔疼痛,发现左侧单角子宫合并右半侧梗阻的残角子宫。A.横切面超声图像显示两个宫角(箭头)。低回声液体使右侧宫腔扩张(星号)。B.矢状切面超声图像显示横切的右半侧子宫(箭头之间)。C.冠状切面T2加权MRI成像显示发育良好的左半侧子宫(U)和宫颈(C)。较小的右半侧宫腔内充满与血性液体强度一致的低信号物质(箭头)。双侧卵巢内可见正常卵泡(三角箭头)。左侧阴道正常(此图未显示)

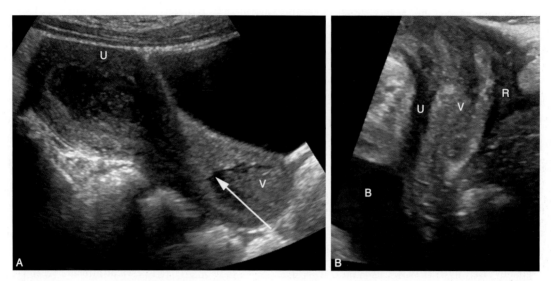

图 34-12   一名 12 岁女孩,外生殖器正常、原发闭经和盆腔疼痛,发现阴道横隔。A. 矢状切面超声图像显示积液扩张的子宫(U)和阴道(V)上段。箭头所指为宫颈外口。B. 矢状切面经会阴超声图像显示闭合的阴道(V)远端。B,膀胱;R,直肠;U,尿道

道上段缺如并存。患者可出现原发性闭经(amenor-rhea),周期性或慢性腹痛及盆腔疼痛,或盆腔肿块(图 34-13)。通常的治疗方法是子宫切除术。

阴道无形成(中肾旁管不发育,先天性无阴道综合征)在女性新生儿中的发生率大约为 1/5000[17],可引起先天性阴道上段缺如合并各种不同的中肾旁管异常。最常合并宫颈和子宫无形成,大约 10% 的患者存在残留的中肾旁管结构,其内可有或没有具有功能的子宫内膜[17]。常同时合并骨骼、肾脏和听力异常。患者染色体核型为正常的 46,XX,卵母细胞和卵巢激素分泌功能正常。患者第二性征正常,体检可见正常外阴。因为处女膜和阴道远端在胚胎时均来源于泌尿生殖窦,患者可有处女膜,阴道远端为较小的陷凹或阴道浅窝。超声检查可用于识别中肾旁管组织、明确肾脏是否存在及其位置和形态及确定是否存在正常卵巢(图 34-14)。

来源于泌尿生殖窦的阴道下段发育失败,则阴道远端发生闭锁,而被纤维组织取代。阴道上段、宫颈和子宫正常。原发性闭经是较常见的临床表现。当阴道上段因血液或分泌物集聚引起扩张时,患者可出现周期性或慢性疼痛或盆腹腔肿块。虽然没有阴道开口,但患者第二性征正常。经会阴超声可显示阴道远端缺如并可测量阴道近端至会阴表面的距离。该技术尤其适用于术中监测[11](图 34-15)。

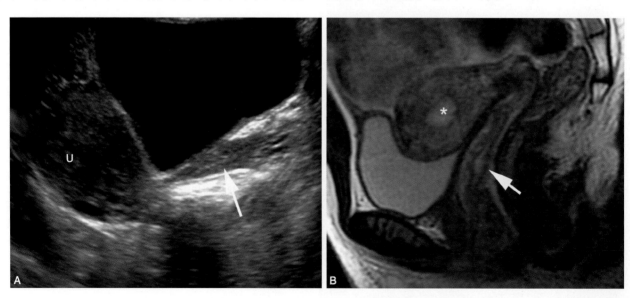

图 34-13   一名 16 岁女孩,盆腔疼痛,发现宫颈和阴道上段无形成。A. 矢状切面超声图像显示子宫,未见确切宫颈和阴道上段。可见阴道下段(箭头)。B. 矢状切面 T2 加权 MRI 成像确定正常宫颈和阴道上段缺如,内膜腔与阴道中段不相通(箭头)

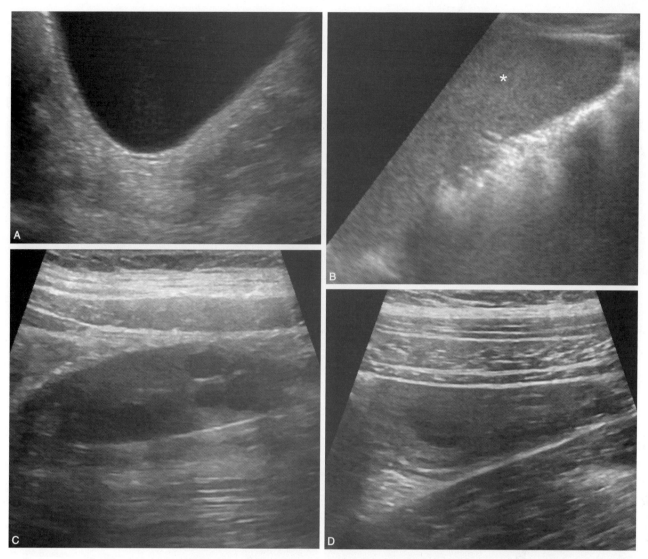

图 34-14　一名 17 岁女孩,原发闭经的,发现阴道无形成。A. 正中矢状切面超声图像显示无确切阴道或子宫。B. 左上腹矢状切面超声图像显示左肾缺如,肾窝空虚。脾脏以星号标记。正常右侧(C)和左侧(D)卵巢可显示

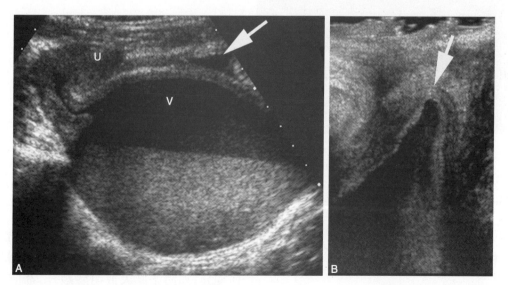

图 34-15　一名 13 岁女孩,原发闭经,发现腹部肿块,阴道远端闭锁。A.矢状切面超声图像显示积液导致阴道(V)显著扩张,积液内部回声出现分层,导致液-液平面。注意肿块向前明显压迫膀胱(箭头)。U,子宫。B.矢状切面经会阴超声图像显示阴道远端为盲端(箭头),距离皮肤表面约 1.3cm

处女膜闭锁（imperforate hymen）是最常见的女性生殖道异常，一般不合并其他畸形。母体雌激素的刺激引起阴道分泌物积聚于阴道内，可形成阴道积液，使处女膜外凸，出生时如果发现处女膜外凸即可诊断处女膜闭锁。如果出生时未诊断，黏液最终被吸收，处女膜外凸可消失。当患者青春期月经来潮后，可能没有症状，也可出现周期性腹痛或盆腔疼痛[11]。处女膜闭锁通常只需经体格检查即可诊断，但许多患者在出生时并未进行全面的体格检查，而一些青春期出现症状的患者初次诊断也可能被误诊[13]。超声影像检查可以显示阴道及子宫腔积液扩张。积液中的高回声絮状沉积是由婴儿的黏液性分泌物（图34-16）和女孩月经初潮后的经血产生。分泌物通过输卵管溢出到腹腔可出现腹水。

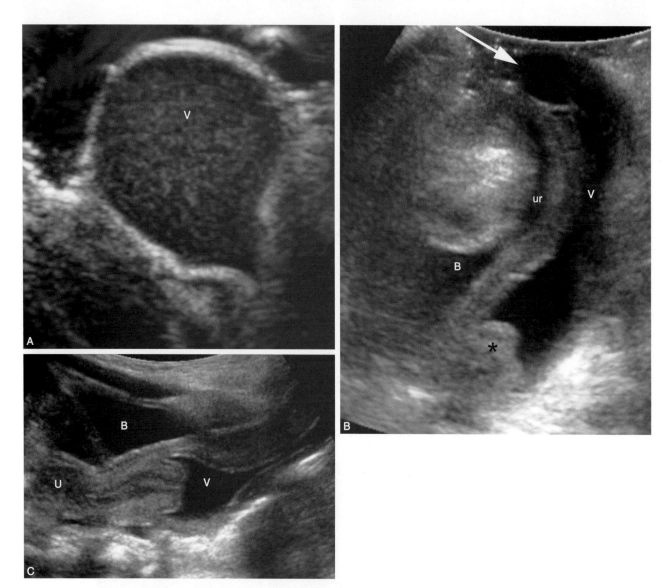

图34-16　一名5天龄女孩，处女膜闭锁，查体发现经双侧阴唇间外凸的团块。A.矢状切面经会阴超声图像显示积液扩张的阴道（V）经阴道口外突。B.矢状切面经会阴超声图像显示阴道积液从宫颈（星号）漫延至阴道外口（箭头）。B.膀胱；ur，尿道。C.盆腔矢状切面超声图像显示正常新生儿的子宫和积液扩张的阴道（V）上段。B，膀胱（Images courtesy Dr. Rob Goodman，Department of Radiology and Biomedical Imaging，Yale University School of Medicine，New Haven，CT）

外生殖器模糊

外生殖器模糊（ambiguous genitalia）虽较为罕见，但一旦延误诊断将给患者及其家庭带来严重的精神创伤。因此医务人员必须熟悉可能导致外生殖器模糊的各种致病原因及诊疗方法。生殖器外观出现任何变异，如阴蒂肥大或阴唇融合，都应该立刻进行评估。

2006年，Lawson Wilkins国际儿科内分泌学会和欧洲儿科内分泌学会组织了一次关于中间性的国际共识会议,会议达成一项共识声明,提出"性发育障碍(disorders of sex development,DSD)"指包括染色体、性腺或解剖性别的先天性不典型发育[18,19]。DSD 的类型分为性染色体 DSD(核型不是常见的 46,XX 或 46,XY)、46,XX DSD(染色体为女性)、46,XY DSD(染色体为男性)(表 34-3)[20]。核型分析、激素检测和影像学检查对全面诊断疾病必不可少。

表 34-3D　SD 分类建议		
性染色体 DSD	46,XY DSD	46,XX DSD
A:47,XXY(克氏综合征及其变异型)	A:性腺(睾丸)发育异常 1. 性腺完全或部分形成发育异常(如 SRY、SOX9、SF1、WT1、DHH) 2. 卵睾型 DSD 3. 睾丸退化	A:性腺(卵巢)发育异常 1. 性腺形成发育异常 2. 卵睾型 DSD 3. 睾丸 DSD(如 SRY+、SOX9 重复、RSPO1)
B:45,X(特纳综合征及其变异型)	B:雄激素合成或功能障碍 1. 雄激素合成障碍 • 黄体化激素受体突变 • Smith-Lemli-Opitz 综合征 • 类固醇生成性急性期调节蛋白突变 • 胆固醇侧链分裂(CYP11A1) • 3β-羟类固醇脱氢酶 2(HSD3B2) • 17α-羟化酶/17,20-分解酶(CYP17) • P450 氧化还原酶(POR) • 17β-羟类固醇脱氢酶(HSD17B3) • 5α-还原酶 2(SRD5A2) 2. 雄激素功能障碍 • 雄激素不敏感综合征 • 药物或环境调节剂	B:雄激素过量 1. 胎儿来源 • 3β-羟类固醇脱氢酶 2(HSD3B2) • 21-羟化酶(CYP21A2) • P450 氧化还原酶(POR) • 11-β 羟化酶(CYP11B1) • 糖皮质激素受体突变 2. 胎儿胎盘来源 • 芳香酶(CYP19)缺陷 • 氧化还原酶(POR)缺陷 3. 母体来源 • 母体男性化肿瘤(如黄体瘤) • 雄激素性药物
C:45,X/46,XY(混合性性腺形成发育异常)	C:其他 1. 男性生殖器发育证候群(如泄殖腔异常、Robinow、Aarskog、手-足-生殖器、腘翼状胬肉综合征) 2. 持续性中肾旁管综合征 3. 睾丸消失综合征 4. 孤立性尿道下裂(CX 或 f6) 5. 先天性性腺功能减退症 6. 隐睾(INSL3、GREAT) 7. 环境影响	C:其他 1. 证候群(如泄殖腔异常) 2. 中肾旁管无形成或发育不全(如 MURCS 联合征) 3. 子宫异常(如 MODY5) 4. 阴道闭锁(如 McKusick-Kaufman 综合征) 5. 阴唇粘连
D:46,XX/XY(嵌合体)		

DSD,性发育障碍;MODY5,第五型青少年发病的成人型糖尿病;MURCS,中肾旁管不发育、肾无发育及颈胸体节发育不良

Revised,with permission,from Hughes IA,Nihoul-Fékété C,Thomas B,Cohen-Kettenis PT:Consequences of the ESPE/LWPES Guidelines for diagnosis and treatment of disorders of sex development. Best Pract Res ClinEndocrinolMetab 21(3):351-365,2007,表 le 2

超声检查可确定性腺位置、明确有无子宫以及评估肾上腺是否出现弥漫性长大或肿块。通过泌尿生殖孔注射造影剂进行逆行性生殖道造影或排泄性膀胱尿路造影可以观察尿道、阴道(如果存在)、泌尿生殖窦等的特征、偶尔还可观察宫颈。泄殖腔(cloaca)异常时,可以确定生殖器、泌尿系统和胃肠道的连接关系[21,22]。

最常见的性染色体 DSD 是一条 X 染色体部分或全部缺失所致的 45,X(Turner 综合征)。最常见的是 X 单体。特征性的体格特点包括身材矮小、耳低位、蹼颈、大胸腔。由于性腺无功能可致患者出现闭经和不孕。超声可能探查不到卵巢,子宫表现为幼稚形态(图 34-17)。相关的其他异常包括慢性淋巴细胞性甲状腺炎、先天性心脏病、肾脏异常、骨骼异常和糖尿病。

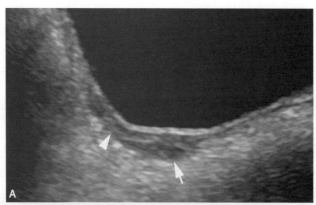

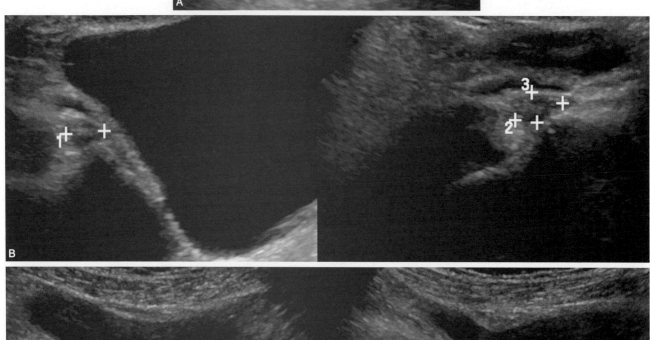

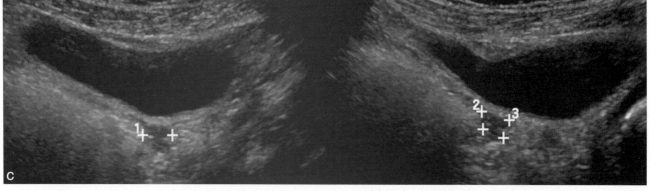

图 34-17   一名 14 岁女孩,特纳嵌合体,身材矮小、过早出现卵巢功能不足。A. 矢状切面超声图像显示充盈的膀胱后方的幼稚子宫,宫颈相对突出(箭头)而宫体小、发育不良(三角箭头)。横切面(双幅图像的左侧)和矢状切面(双幅图像的右侧)超声图像显示很小的右侧卵巢(B)和左侧(C)卵巢,单侧体积小于 1ml

绝大多数 46, XX DSD 由先天性肾上腺皮质增生症(congenital adrenal cortical hyperplasia, CAH)所致。肾上腺增大,低位泌尿生殖道出现男性化(图 34-18)。存在泌尿生殖窦的患者,尿液反流入阴道和子宫可致子宫阴道积水(图 34-19)。卵巢和子宫正常。染色体正常的女性出现男性化的罕见病因包括产生罹患可分泌雄性激素的卵巢肿瘤和母体在早孕期摄入雄激素。

生殖道、尿道和胃肠道的正常分化过程受阻可出现泄殖腔(cloaca)异常。泄殖腔异常仅出现于女性,在新生儿中的发生率约为 1/50 000~1/40 000。胚胎发育中尿直肠隔形成失败或未能及时融合将导致上述腔道分离不完全伴有一个共同的泄殖腔和单一会阴开口。通常伴发中肾旁管融合失败,导致子宫和近端阴道重复畸形。泌尿生殖窦持续存在,未形成正常低位阴道和处女膜。为防止膀胱排液受阻,通常需要经阴道引流混合尿液。结肠造口术可减轻胃肠道压力。此类患儿多数还合并其他先天异常,必须进行多种重建手术。生殖道造影或排泄性膀胱尿道造影可对解剖异常进行精确描绘(图 34-20,图 34-21),同时需要使用对比增强剂检查结肠造口术远端分支。

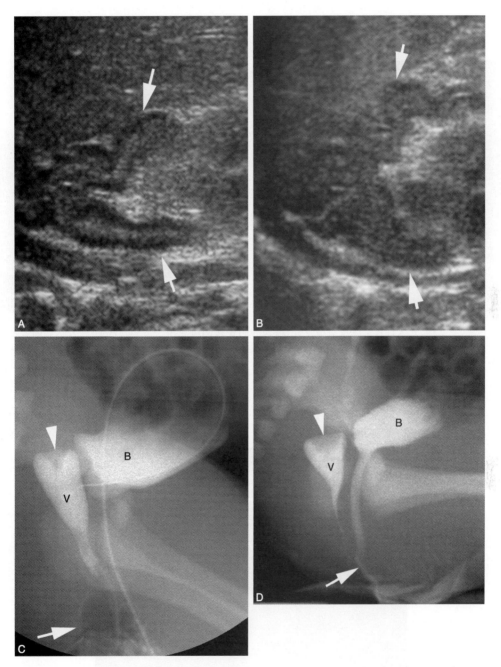

图 34-18　一名新生儿,先天性肾上腺皮质增生症伴阴蒂肥大。A、B. 矢状切面超声图像显示右侧(A)和左侧(B)肾上腺(箭头)增大如脑回状。外周皮质为低回声,中央髓质为高回声。C. 逆行性尿路造影矢状位成像显示尿管通过共同通道放置并卷曲在膀胱(B)内。有小气囊的Foley 尿管(箭头)也放置于此,其尖端在共同的会阴通道内。注射的造影剂勾勒出阴道(V)及其顶端的宫颈压迹(三角箭头)。D. 阴道远端和尿道形成共同的会阴通道(箭头)。B,膀胱;V,阴道;三角箭头,宫颈压迹

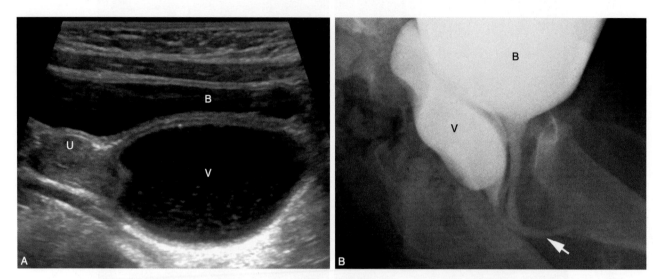

图34-19　一名13岁女孩,先天性肾上腺皮质增生症,增大的阴蒂腹侧可见单一开口。**A.**超声矢状切面显示扩张积液的阴道(V)压迫膀胱(B)后壁。子宫(U)显示正常。**B.**排泄性尿路造影矢状切面成像显示尿液从膀胱(B)逆行充盈阴道(V)。远端阴道和尿道形成共同的会阴通道(箭头)

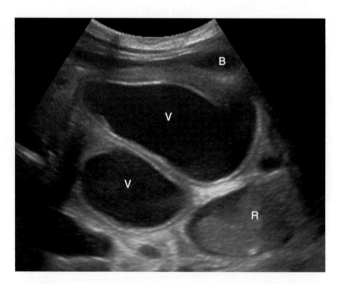

图34-20　泄殖腔异常的新生女婴。盆腔横切面超声图像显示重复阴道(V)积液。膀胱(B)受压并向前移位。R,直肠

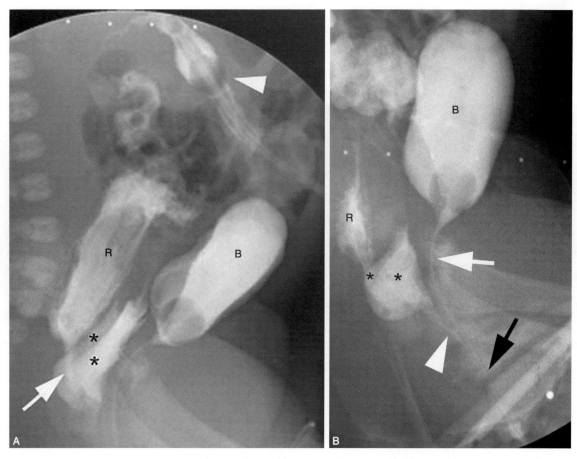

图 34-21　一名 12 天龄,泄殖腔发育异常的女孩在结肠造口术后采用 X 线透视进行评估。A. 造影剂通过 Foley 导尿管注入膀胱(B)并通过球囊导管进入远端结肠造口(箭头)后获得的矢状图像。造影剂从直肠(R)充盈重复阴道(星号)。狭窄的直肠远端插入阴道中线之间的中隔(箭头)。B. 矢状切面透视图像显示远端的共同阴道通道(箭头)与尿道(白色箭头)合并成一个共同的会阴通道(黑箭头)。B,膀胱;R,直肠;星号,阴道

青春期前阴道出血

外阴阴道炎是引起青春期前阴道出血的常见病因。其他原因包括性早熟、阴道异物、阴道肿块或生殖器创伤(既可能是意外的自我伤害,也可能是遭受身体虐待或性虐待的结果)。

性早熟

尽管北美对女孩性早熟的定义存在争议,但大多数内分泌学家仍然采用 8 岁以下女孩乳房或阴毛发育的传统定义。性早熟可能是中枢性(促性腺激素依赖性)或外周性(非促性腺激素依赖性)。不完全性早熟的类型包括青春期前乳房发育、阴毛早生(肾上腺功能初现;出现腋毛或阴毛)和孤立性早发月经初潮但未出现其他青春期迹象[23]。

在中枢性性早熟中,下丘脑-垂体-性腺轴(hypothalamic-pituitary-gonadal axis)激活以及下丘脑分泌促性腺激素释放激素导致同性青春期发育。虽然超过

80% 的中枢性性早熟为特发性。然而,MRI 或 CT 已经确定在下丘脑、垂体或邻近结构存在病变。中枢神经系统异常导致性早熟更常见于较小的儿童,也可在儿童时期的任何时候表现出来。因此,一些学者建议对小于 8 岁的女孩,在任何年龄出现进行性中枢性性早熟,均应进行中枢神经系统的影像学检查[24]。长期暴露于各种来源的性激素也可导致中枢性性早熟。

在非促性腺激素依赖性(外周性)性早熟中,血清促性腺激素水平较低。内源性雌激素可由卵巢囊肿(图 34-22)、卵巢肿瘤产生,偶尔也可由肾上腺肿瘤产生。这些疾病常产生高水平的雌激素,所导致的青春期发育可能比中枢性性早熟的儿童进展更快。口服或局部使用雌激素或雄激素的女孩也可出现性早熟的征象,如乳房发育或男性化[23]。超声可用于确定卵巢大小及其形态特征,检测是否存在卵巢囊肿,卵巢或肾上腺内是否有可分泌雌激素的肿瘤,并明确子宫是否已出现青春期后的形态特征,因为子宫出现青春期后的形态特征是雌激素生成异常的标志。超声检查也有助于追踪随访药物或外科手术的治疗效果。

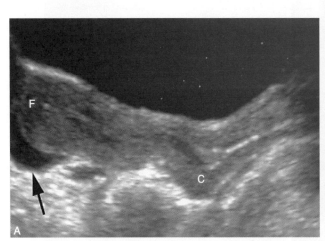

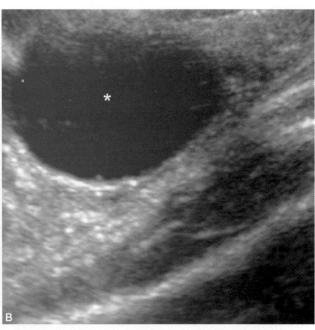

图 34-22　一名 5 岁女孩,出现乳房过早发育和阴道出血,发现具有雌激素分泌功能的卵巢囊肿。A. 盆腔矢状切面超声图像显示子宫呈现青春期外观,与子宫颈(C)相比,子宫体(F)相对突出。盆腔有少量游离液体(箭头)。B. 右卵巢矢状切面超声图像显示一个较大的(直径 5cm)单纯性囊肿(星号)

阴道异物

最常见的阴道异物包括来自衣物、地毯和卫生纸中的纤维。其他原因包括自我探索和性虐待。患者可能会出现阴道分泌物增多,出血,泌尿系统症状,腹部或盆腔疼痛。透射线和不透射线的物体在超声检查中均表现为强回声。膀胱后壁可能有轻微的压迹,远场出现声影(图 34-23)[2,23]。

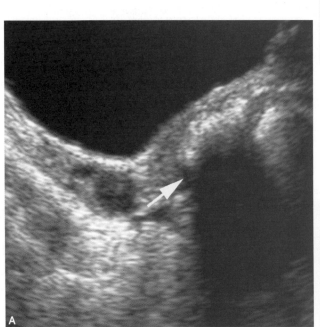

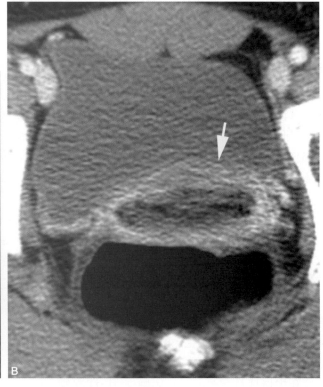

图 34-23　一名 16 岁女孩,慢性腹痛,发现阴道异物。A. 盆腔矢状切面超声图像显示高回声物体使阴道腔扩张,有明显的远场声影(箭头)。B. 盆腔轴切面造影增强 CT 图像显示阴道黏膜(箭头)增厚、充血,阴道腔内可见空气和碎屑。经窥阴器检查发现阴道内滞留的一个卫生棉条

阴道肿块

　　良性阴道肿块包括息肉和囊肿（图 34-24）。恶性肿块少见，包括横纹肌肉瘤、透明细胞癌和内胚窦瘤[25~29]。

　　阴道横纹肌肉瘤的年龄分布呈现双峰，第一个峰值在 2~6 岁之间，第二个峰值介于 14~18 岁之间。阴道横纹肌肉瘤发生于毗邻宫颈的阴道前壁，并可通过阴道直接侵犯到子宫。胚胎型和葡萄状亚型是最常见的类型。患者可能出现阴道出血及阴道、外阴或会阴肿块。肿瘤可转移至肝脏、肺、淋巴结和骨骼。超声检查是评价女孩阴道横纹肌肉瘤的首选影像学检查方法（图 34-25）。但仍需进行 MRI 或 CT 检查全面评估盆腔病变的严重程度，胸部 CT 用于评估肺转移。

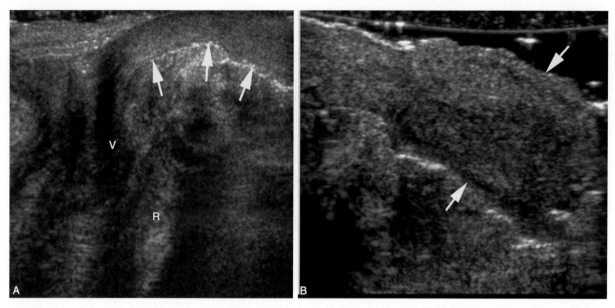

图 34-24　一名 17 岁女孩的纤维上皮息肉表现为从阴道隆起的肿块。A、B. 经会阴矢状切面显示沿阴道腔（V）延伸的实性团块（箭头）。R，直肠

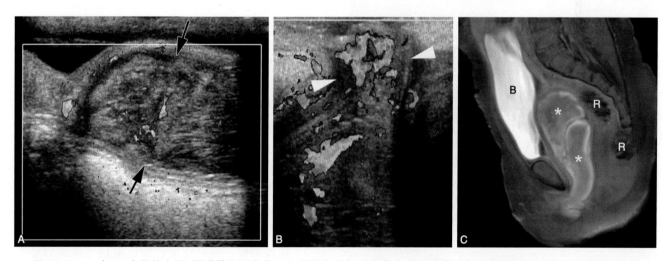

图 34-25　一名 16 个月龄女孩，阴道横纹肌肉瘤。A. 盆腔矢状切面彩色多普勒图像显示一实性团块充填阴道腔（箭头之间），团块内有血供。B. 经会阴矢状切面彩色多普勒图像显示肿块经阴道口（箭头之间）突出阴道。C. 盆腔矢状切面，静脉造影增强、脂肪抑制、T1 加权 MRI 成像显示膀胱（B）与直肠（R）之间的分叶状实性团块（星号）

原发闭经

　　11 岁之前出现月经初潮的女孩不超过 10%，90% 月经来潮的年龄为 13.75 岁[30,31]。原发闭经（amenor-rhea）是指年龄达到 15 岁仍无月经初潮。原因包括性腺形成发育异常（50%）；下丘脑-性腺功能减退症（20%）；阴道、宫颈或子宫缺如（15%）；处女膜闭锁或阴道横隔（5%）；垂体疾病（5%）；其他疾病（多囊卵巢综合征（polycystic ovary syndrome，PCOS）、先天性肾上腺皮质增生症和雄激素不敏感症）（5%）[32]。临床常使用超声检查对这些患者进行初步评估。是否需要进行其他影像学检查取决于合并的其他异常。

　　PCOS 可累及约 6%~8% 育龄妇女，是绝经前妇女最常见的内分泌疾病[33]。尽管其患病率高，但在诊断标准和治疗方面尚无共识。雄激素过量协会对 PCOS 的标准包括（a）雄激素增多症（多毛症或高雄激素血症）和（b）卵巢功能障碍（稀发排卵或超声检查显示卵巢呈多囊改变）[34]。由于轻度的高雄激素血症和暂时性月经稀发在月经初潮后的第一年很常见，因此青少年期 PCOS 的诊断非常困难。

　　卵巢的超声表现可能正常，也可表现为卵巢增大伴多个小卵泡（图 34-26）。2003 年鹿特丹会议定义多

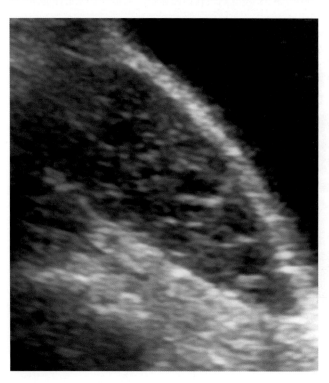

图 34-26　一名 14 岁女孩，多囊卵巢综合征，临床出现肥胖，多毛，月经不规则。矢状切面超声图像显示右卵巢（体积 20.3ml）实质内数目众多的小卵泡

囊卵巢的超声诊断标准为经阴道超声检查发现 12 个或更多卵泡，卵泡直径为 2~9mm，或至少一侧卵巢体积大于 10ml[35]。由于大多数青少年接受的是腹部超声检查，而非经阴道超声检查，难以准确计量卵泡数目，因此青少年 PCOS 的主要超声诊断标准是体积测定。在诊断 PCOS 时，除了观察到多囊卵巢形态（polycystic ovarian morphology，PCOM）之外，雄激素增多症的临床或生化证据也是非常重要的。最近的研究和临床实验表明，随着技术的进步和探头分辨率的提高，多囊卵巢综合征诊断标准中每侧卵巢内的卵泡数目需要增加。2014 年，雄激素过量和 PCOS 学会的一个专业组建议，对 18~35 岁的妇女，如果探头频率 ≥8MHz，需要在一侧卵巢内观察到 ≥25 个卵泡方可诊断 PCOM，否则，卵巢体积 ≥10ml 才是最可靠的指标。专业组还建议，PCOM 可与 PCOS 无关，或可出现于轻微 PCOS 但尚无临床或生化证据证明雄激素过量的妇女[36]。然而，这些新的建议还没有被 ASRM 采纳。

盆腔疼痛

　　导致女孩出现盆腔疼痛的常见原因包括附件扭转（adnexal torsion）、出血性卵巢囊肿、盆腔炎、异位妊娠（ectopic pregnancy，EP）和阑尾炎。子宫或卵巢偶尔可通过 Nuck 管疝入大阴唇，形成肿块，伴或不伴疼痛。

附件（卵巢或输卵管）扭转

　　扭转的卵巢围绕其血管蒂发生部分或完全旋转可使静脉和淋巴引流以及动脉血流阻断。扭转常发生于单侧，可出现包括大面积水肿至实质坏死等不同程度的病理改变。附件扭转（adnexal torsion）的高峰发病年龄在青春期和青年期[37]。因为卵巢扭转大多数情况下都伴发于卵巢囊肿，而卵巢囊肿在新生儿和月经前女孩中很罕见，因此这一人群很少发生卵巢扭转。当然，正常附件也可能由于支撑韧带松弛、活动度过大而发生扭转。

　　患侧卵巢常增大，平均体积可达正常卵巢的 12 倍[38]。扭转附件体积与正常附件体积之比大于 20 预示可能存在卵巢肿块，而小于 20 则预示多无卵巢肿块[38]。扭转的唯一相对特征性的征象是卵巢周边是否出现多个轻度增大（8~12mm）的卵泡。该征象被认为是由于血管充血，液体渗入卵巢中央间质使卵泡移位所致（图 34-27）。卵巢扭转时动脉血流常缺失或减少，但即使多普勒检测到血流的存在也不能排除卵巢扭转的可能。孤立性输卵管扭转非常罕见，但可能发生于青少年。在超声图像上，可以观察到 V 形或 U 形

无回声管状结构,末端呈鸟嘴状,相对于正常形态的卵巢,其位置更高、更靠近中线。

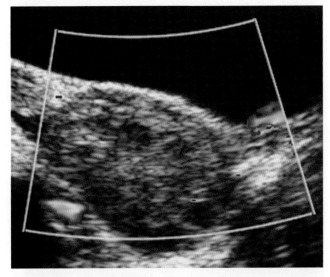

图 34-27　一名 14 岁女孩,进行性右下腹疼痛 3 天,发现附件扭转。右侧附件能量多普勒超声图像显示一侧卵巢增大,无血流信号;卵巢周边出现轻度增大的卵泡。右侧卵巢体积 143ml,左侧卵巢体积 13.7ml(此图未显示)。术中未见与右卵巢相关的肿块

卵巢囊肿

卵巢囊肿可能为功能性或非功能性。功能性囊肿由促性腺激素刺激卵巢引起,可能是卵泡、黄体或黄体膜来源。非功能性囊肿包括卵巢旁囊肿和腹膜包含囊肿。

功能性囊肿的年龄分布为双峰,在新生儿期和青春期发生率最高。某些功能性囊肿具有激素分泌活性,可导致非促性腺激素依赖性(外周性)性早熟,患者可能出现阴道出血或乳房过早发育(图 34-22)。非功能性卵巢囊肿表现为不能自行吸收的卵巢囊性肿块。两种类型囊肿可引起患儿腹围增大而被父母或医师所发现,也可能为无症状的腹部肿块。卵巢囊肿较少见的临床表现包括因出血、扭转或穿孔所致与阑尾炎或腹膜炎类似的急性严重腹痛;或由于扭转时血供未完全阻断所致的间歇性疼痛;或慢性腹痛。还可能出现一些非特异性症状,如腹胀、恶心、呕吐、尿潴留和尿频。单纯性卵巢囊肿和出血性黄体囊肿常见于青春期后的女孩。

产前超声检查时偶尔可发现胎儿的卵巢囊肿,常发生于单侧,大多数囊肿由胎儿和母体产生的促性腺激素刺激卵巢引起,超声表现可能为单纯性囊性团块,也可能为混合回声团块,团块常向头侧移动

进入胎儿腹腔,出生时可在腹部触及。大多数无症状,出生后常自行消失。超声连续动态观察囊肿的转归情况,发现其通常于出生后 3~4 个月内消失,但也可持续一年[39]。

通常认为远期卵巢丢失与卵巢囊肿扭转导致出生前或出生后囊肿内出血关系密切(图 34-28),虽然一些专家认为卵巢的形成发育异常可能才是根本原因[40,41]。出血性卵巢囊肿的声像表现取决于囊肿内出血时间。新鲜血液的回声强度高于卵巢实质,陈旧性血液表现为不均质低回声,而凝胶状血块为无回声。当红细胞溶解时,出血性囊肿可能由于纤维蛋白链的形成而出现花环状或网状的内部回声。当血凝块凝聚时,可能出现边缘呈收缩状或呈凹形/扇形的回声团。这两种内部回声是出血性囊肿的特征性超声表现。随着血凝块逐渐被吸收,可能呈豆形,并可能黏附于囊肿壁上。内部回声随着时间而改变。彩色或能量多普勒

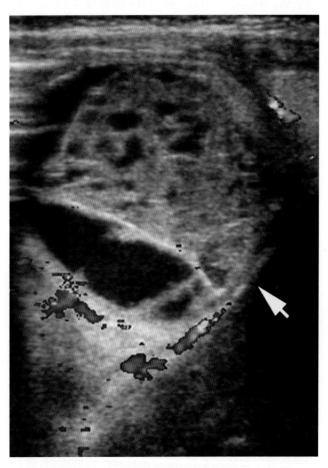

图 34-28　产前检查到卵巢囊肿合并扭转。出生后 37 天,矢状切面超声图像显示左附件囊肿,内含无血供的不均质中等回声物,与回缩血块(箭头)回声一致。6 个月后超声随访观察囊肿的吸收情况。左卵巢由于扭转持续存在导致卵巢实质消失,未能显示。右侧卵巢外观正常(此图未显示)

探查显示内部无血流。

超声成像可用于评估卵巢囊肿是单纯性或复杂性,并测量囊肿大小。单纯性囊肿或囊肿内有出血者采用保守治疗,4~8周后进行超声随访观察囊肿消退情况。如果随访发现囊肿虽持续存在,但超声特征无明显改变时,可继续观察。单纯性卵巢囊肿持续存在且增大至直径大于5cm,或出现症状时应考虑手术[42~43]。

盆腔炎

盆腔炎主要发生于生育年龄的女孩,最常见于性传播疾病的上行感染。常见的致病微生物包括沙眼衣原体和淋病奈瑟菌,但许多感染是多种微生物共同作用的结果。诊断依据包括盆腔疼痛、压痛、阴道分泌物、白细胞计数升高和发热[44]。

炎症的不同阶段将出现不同的超声表现。在感染早期,可检查到细微(如果有)的影像学改变。超声检查有助于识别盆腔炎的并发症,包括输卵管积脓和输卵管卵巢脓肿。输卵管积脓表现为卵巢周围圆形或椭圆形的,内含脓性液体的低回声附件肿块(图34-29),或是厚壁的、充满液体的管状结构,通常为S形或V形。患侧卵巢的超声表现包括卵巢增大、回声增强;卵巢和输卵管粘连、分界不清,周边被脓性分泌物包裹形成输卵管卵巢肿块;输卵管卵巢脓肿表现为卵巢内或卵巢周围的混合性肿块,难以分辨正常的卵巢组织[45]。

异位妊娠

关于异位妊娠的完整讨论不在本章范畴,而在第33章中详细介绍。但必须认识到青少年偶尔也可能发生异位妊娠,且一旦发生,死亡率最高。当患者出现盆腔疼痛,阴道出血,或有停经史时,需要考虑异位妊娠的可能。如果不能明确宫内妊娠或异位妊娠,应行超声检查并结合血清人绒毛膜促性腺激素(hCG)水平[46]。虽然不能仅依据血清hCG水平来鉴别宫内妊娠和异位妊娠,但如果血清hCG水平高于3000mIU/ml(First International Reference Preparation),且阴道超声显示子宫内无妊娠囊时,必须考虑异位妊娠的可能。如果患者生命体征平稳,应对其进行严密的随访,包括血hCG监测和阴道超声检查[47]。

急性阑尾炎

急性阑尾炎是小儿外科急症中最常见的一种。急性阑尾炎的症状与其他许多胃肠道疾病症状相似,包

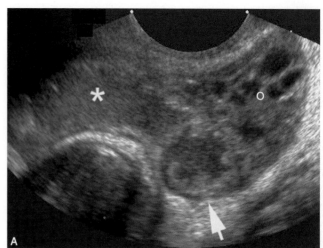

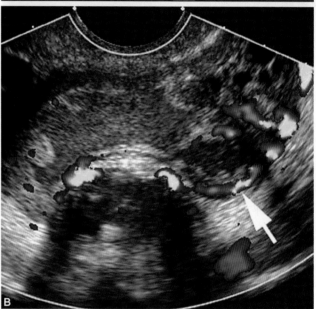

图34-29 一名18岁处于性活跃期的女孩,淋球菌感染引起输卵管积脓。A.经阴道超声显示厚壁的输卵管紧邻正常左卵巢(O),其内透声差,囊内壁可见较多结节状回声(箭头),符合慢性炎症改变。盆腔内可见游离液体回声(星号)。B.经阴道彩色多普勒超声显示左侧输卵管壁充血(箭头)

括Crohn病和肠系膜淋巴结炎,以及急性妇科疾病。患者通常表现为右下腹疼痛、压痛和白细胞增多。

采用高频线阵探头并使用逐级加压法可很好的显示阑尾。发炎的阑尾表现为不可压缩的管状、不蠕动的盲端结构,肠壁纹理结构存在,外径大于6mm[48]。

阑尾壁可出现充血。超声可以很好的显示管腔内高回声的(伴或不伴远场声影)结石(阑尾结石);提示阑尾周围炎症的阑尾周围脂肪回声增强、血供增加以及脓肿并发的周围局限性积液(图34-30)。与CT相比,超声诊断阑尾炎的优势在于无电离辐射、无需镇静或使用造影剂、费用低廉等。

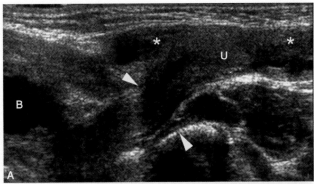

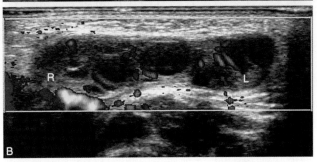

图 34-31　一名 2 个月龄女孩,发现嵌顿性腹股沟疝。A. 左腹股沟横切面超声图像显示子宫(U)穿过筋膜缺损(三角箭头之间)延伸到左侧大阴唇的软组织内。子宫位于左右卵巢(星号)之间。B,膀胱。B. 左腹股沟横切面能量多普勒超声图像显示位于腹股沟内双侧卵巢的血流。嵌顿性腹股沟斜疝行手术切除。L,左卵巢;R,右卵巢

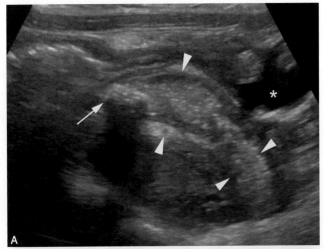

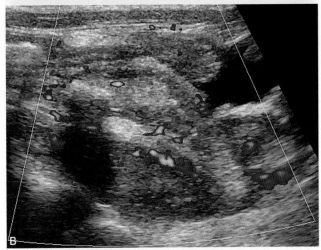

图 34-30　一名 5 岁女孩,腹痛,发现穿孔性阑尾炎。A. 右下腹矢状切面超声图像显示扩张的阑尾(三角箭头)内透声差,在其底部可见一个高回声阑尾石(箭头)伴远场声影。周围有少量的游离液体(星号)。B. 矢状切面能量多普勒超声图像显示炎性阑尾邻近的软组织充血

根据我们的经验,对疑似急性阑尾炎的儿童首先应进行超声检查。CT 断层扫描或 MRI 仅用于临床强烈怀疑急性阑尾炎,而超声未显示阑尾的患者或超声诊断模棱两可的患者,或疑似阑尾穿孔、需要更完整的评估炎症变化和积液以便于进行临床处理的患者[49~51]。

生殖器疝

子宫或卵巢疝入腹股沟形成腹股沟疝,是一种罕见的疾病,可能引起扭转、绞窄和不孕等并发症。阴道鞘状突在妊娠 36~40 周之间闭合失败,可导致发生此类先天性斜疝。腹部或盆腔内容物可通过 Nuck 管疝入大阴唇(图 34-31)[52]。患者可出现疼痛或可触及肿块。

妇科性质盆腔肿块

发生于女孩的妇科性质盆腔肿块包括卵巢囊肿、原发性卵巢肿瘤、转移性卵巢疾病、阴道积血、原发性阴道和子宫肿瘤以及妊娠。

卵巢肿块

卵巢肿块包括非肿瘤性囊肿、良性和恶性卵巢肿瘤。大多数儿童的卵巢肿瘤为良性及生殖细胞来源。

卵巢肿瘤

卵巢肿瘤可能来源于上皮、生殖细胞或卵巢间质。好发年龄 10~20 岁,最常见的是畸胎瘤(也称为皮样囊肿)。典型畸胎瘤成分通常包括三个胚层的生殖细胞,其中 90% 为成熟性,10% 为未成熟性(包含胚胎神经元成分)或恶性[53]。

囊性成熟性畸胎瘤占所有良性卵巢肿瘤的 90% 以上。常为单侧,仅 10%~20% 为双侧。肿瘤直径多在 5~10cm 之间。主要成分为外胚层(ectoderm)组

织,超声表现取决于病灶内钙质、毛发、脂肪、皮脂和浆液的相对含量[29,54,55]。软组织成分小于团块体积的50%,大多数超声表现复杂(图34-32)。

恶性卵巢肿瘤在儿科患者中极为罕见,在小于17岁儿童所有的恶性肿瘤中仅占1%~2%[55-58]。恶性生殖细胞肿瘤好发于月经来潮后的女孩,最常表现为无症状的腹部或盆腔肿块。诊断时直径常大于10cm。在腹腔内可扩散至肝脏和淋巴结。无性细胞瘤是儿童最常见的卵巢恶性肿瘤,10%发生于双侧。恶性畸胎瘤包含的软组织成分超过团块体积的50%(图34-33)。其他生殖细胞肿瘤可能表现为回声均匀或因出血囊性变而表现为混合回声[29,53-55]。

性索间质肿瘤是由胚胎性腺的睾丸支持细胞和颗粒-卵泡膜细胞引起的低度恶性肿瘤。它们通常发生于青春期前的女孩,一般没有症状。Sertoli-Leydig细胞瘤由于产生雄激素可导致患者出现男性化。颗粒-卵泡膜细胞瘤可产生雌激素引起同性性早熟。这些肿瘤的超声表现为包含囊性病灶的不均质回声肿块(图34-34)。肿瘤很少发生转移,但也可能发生肝脏转移或沿腹膜转移[29,53-55]。

最常见的上皮性卵巢肿瘤是浆液性和黏液性囊腺

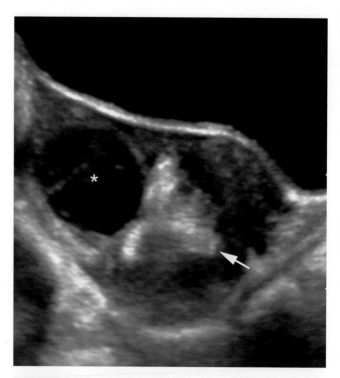

图34-32　一名17岁女孩,发现卵巢皮样囊肿(成熟性畸胎瘤)。右侧附件矢状切面超声图像显示包含囊性(星号)和实性、高回声(箭头)成分的混合回声肿块

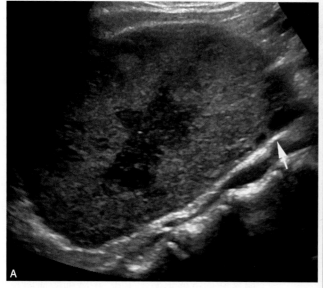

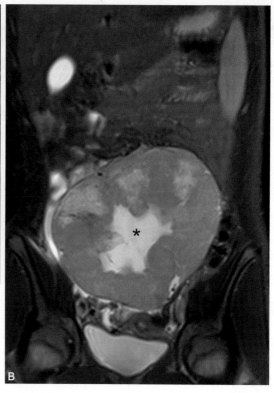

图34-33　一名11岁女孩,发现卵巢无性细胞瘤,临床表现腹痛、腹部巨大肿块、血清hCG水平升高。A.矢状切面超声图像显示一来自右卵巢的巨大的实性为主的病灶。紧邻肿块的下极可见少许外观正常的卵泡(箭头)。B.冠状切面T2加权,脂肪抑制的MRI显示直径为14cm的肿瘤伴中央坏死(星号)。中央低回声区可能代表中央坏死或水肿

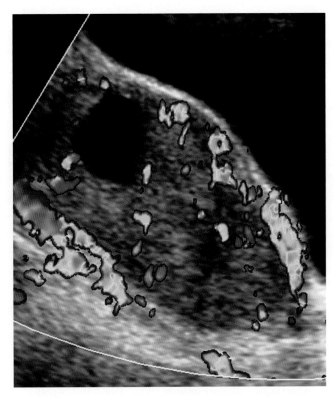

图 34-34 一名 16 岁女孩因原发闭经进行检查发现颗粒细胞瘤。矢状切面彩色多普勒超声显示盆腔肿块以实性为主,内含明显的无回声囊性成分

瘤,其中大部分为良性,体积较大。肿瘤很少发生于青春期前[59]。浆液性囊腺瘤通常是单房的薄壁囊性肿块,可包含纤细的分隔和乳头状突起;约 20% 为双侧。黏液性囊腺瘤最常见的表现为多房囊性肿块和纤细分隔(图 34-35),较少出现乳头状突起,累及双侧卵巢的可能性低于浆液性囊腺瘤[29,54]。

虽然关于儿童卵巢转移性肿瘤的报道很少,但文献报道儿童期可出现白血病[60]、神经母细胞瘤、横纹肌肉瘤[61]、Burkit 淋巴瘤[62] 和结肠癌转移至卵巢。转移性肿瘤侵犯卵巢常无症状,仅在尸检时才得以诊断[63]。

妊娠

当年龄≥9 岁的女孩出现盆腔肿块时,应该考虑妊娠的可能。儿童患者的妊娠并发症包括子痫前期、胎盘早剥,且发生撕裂伤的概率高于成人,因此增加怀孕的儿童患者对剖宫产的需求。

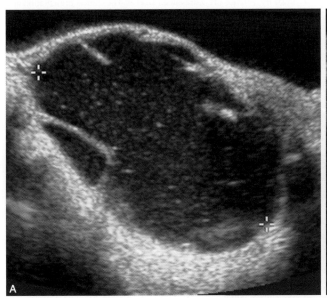
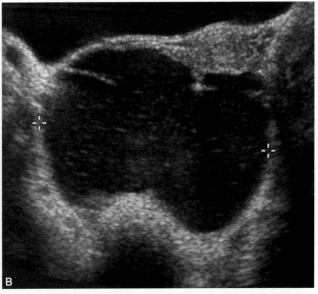

图 34-35 一名 15 岁女孩,持续阴道出血,发现黏液性囊腺瘤。矢状切面(A)和横切面(B)超声图像显示右附件区一个较大的囊性肿块(游标之间)。肿块内有多个分隔和碎屑样回声

总结

作为评估女性儿童盆腔的主要影像学检查方法,超声检查可用于显示卵巢和子宫的解剖;评估儿童外生殖器模糊(ambiguous genitalia);搜寻青春期前出血或原发闭经(amenorrhea)的病因;以及确定盆腔疼痛的原因和盆腔肿块的起源。

(罗红 何敏 翻译 黄萍 审校)

参考文献

1. Garel L, Dubois J, Grignon A, et al: US of the pediatric female pelvis: a clinical perspective. *Radiographics* 21(6):1393–1407, 2001.

2. Ziereisen F, Guissard G, Damry N, Avni EF: Sonographic imaging of the paediatric female pelvis. *Eur Radiol* 15(7):1296–1309, 2005.

3. Stranzinger E, Strouse PJ: Ultrasound of the pediatric female pelvis. *Semin Ultrasound CT MR* 29(2):98–113, 2008.

4. Coley BD: Pediatric gynecologic ultrasound. *Ultrasound Clin* 7(1):107–121, 2012.

5. Son JK, Taylor GA: Transperineal ultrasonography. *Pediatr Radiol* 44(2):193–201, 2014.

6. Paltiel HJ, Phelps A: US of the pediatric female pelvis. *Radiology* 270(3):644–657, 2014.

7. Orsini LF, Salardi S, Pilu G, et al: Pelvic organs in premenarcheal girls: real-time ultrasonography. *Radiology* 153(1):113–116, 1984.

8. Cohen HL, Eisenberg P, Mandel F, Haller JO: Ovarian cysts are common in premenarchal girls: a sonographic study of 101 children 2–12 years old. *AJR Am J Roentgenol* 159(1):89–91, 1992.

9. Cohen HL, Shapiro MA, Mandel FS, Shapiro ML: Normal ovaries in neonates and infants: a sonographic study of 77 patients 1 day to 24 months old. *AJR Am J Roentgenol* 160(3):583–586, 1993.

10. Forrest TS, Elyaderani MK, Muilenburg MI, et al: Cyclic endometrial changes: US assessment with histologic correlation. *Radiology* 167(1):233–237, 1988.

11. Laufer M: Structural abnormalities of the female reproductive tract. In Emans SJ, Laufer MR, editors: *Pediatric & Adolescent Gynecology*, ed 6, Philadelphia, 2012, Lippincott Williams & Wilkins.

12. Buttram VC, Jr: Müllerian anomalies and their management. *Fertil Steril* 40(2):159–163, 1983.

13. Buttram VC, Jr, Gibbons WE: Müllerian anomalies: a proposed classification (an analysis of 144 cases). *Fertil Steril* 32(1):40–46, 1979.

14. The American Fertility Society classifications of adnexal adhesions, distal tubal occlusion, tubal occlusion secondary to tubal ligation, tubal pregnancies, müllerian anomalies and intrauterine adhesions. *Fertil Steril* 49(6):944–955, 1988.

15. Oppelt P, Renner SP, Brucker S, et al: The VCUAM (Vagina Cervix Uterus Adnex-associated Malformation) classification: a new classification for genital malformations. *Fertil Steril* 84(5):1493–1497, 2005.

16. Brody JM, Koelliker SL, Frishman GN: Unicornuate uterus: imaging appearance, associated anomalies, and clinical implications. *AJR Am J Roentgenol* 171(5):1341–1347, 1998.

17. Junqueira BL, Allen LM, Spitzer RF, et al: Müllerian duct anomalies and mimics in children and adolescents: correlative intraoperative assessment with clinical imaging. *Radiographics* 29(4):1085–1103, 2009.

18. Gibson ED: Transverse upper vaginal septum presenting in pregnancy: a case report and review of the literature. *Aust N Z J Obstet Gynaecol* 43(5):381–383, 2003.

19. Lee PA, Houk CP, Ahmed SF, et al: Consensus statement on management of intersex disorders. *Pediatrics* 118(2):e488–e500, 2006.

20. Hughes IA, Nihoul-Fékété C, Thomas B, Cohen-Kettenis PT: Consequences of the ESPE/LWPES guidelines for diagnosis and treatment of disorders of sex development. *Best Pract Res Clin Endocrinol Metab* 21(3):351–365, 2007.

21. Jaramillo D, Lebowitz RL, Hendren WH: The cloacal malformation: radiologic findings and imaging recommendations. *Radiology* 177(2):441–448, 1990.

22. Chavhan GB, Parra DA, Oudjhane K, et al: Imaging of ambiguous genitalia: classification and diagnostic approach. *Radiographics* 28(7):1891–1904, 2008.

23. Mansfield MJ: Precocious puberty. In Emans SJ, Laufer MR, editors: *Pediatric & Adolescent Gynecology*, ed 6, Philadelphia, 2012, Lippincott Williams & Wilkins.

24. Carel JC, Léger JN: Clinical practice: precocious puberty. *N Engl J Med* 358(22):2366–2377, 2008.

25. Tannous WN, Azouz EM, Homsy YL, et al: CT and ultrasound imaging of pelvic rhabdomyosarcoma in children: a review of 56 patients. *Pediatr Radiol* 19(8):530–534, 1989.

26. Agrons GA, Wagner BJ, Lonergan GJ, et al: From the archives of the AFIP. Genitourinary rhabdomyosarcoma in children: radiologic-pathologic correlation. *Radiographics* 17(4):919–937, 1997.

27. Wexler LH, Meyer WH, Helman LJ: Rhabdomyosarcoma and the undifferentiated sarcomas. In Pizzo PA, Poplack DG, editors: *Principles and Practice of Pediatric Oncology*, ed 5, Philadelphia, 2006, Lippincott Williams & Wilkins.

28. Fernandez-Pineda I, Spunt SL, Parida L, et al: Vaginal tumors in childhood: the experience of St. Jude Children's Research Hospital. *J Pediatr Surg* 46(11):2071–2075, 2011.

29. Shah RU, Lawrence C, Fickenscher KA, et al: Imaging of pediatric pelvic neoplasms. *Radiol Clin North Am* 49(4):729–748, 2011.

30. Wu T, Mendola P, Buck GM: Ethnic differences in the presence of secondary sex characteristics and menarche among US girls: the Third National Health and Nutrition Examination Survey, 1988–1994. *Pediatrics* 110(4):752–757, 2002.

31. Chumlea WC, Schubert CM, Roche AF, et al: Age at menarche and racial comparisons in US girls. *Pediatrics* 111(1):110–113, 2003.

32. Reindollar RH, Byrd JR, McDonough PG: Delayed sexual development: a study of 252 patients. *Am J Obstet Gynecol* 140(4):371–380, 1981.

33. Blank SK, Helm KD, McCartney CR, Marshall JC: Polycystic ovary syndrome in adolescence. *Ann N Y Acad Sci* 1135:76–84, 2008.

34. Azziz R, Carmina E, Dewailly D, et al: Position statement: criteria for defining polycystic ovary syndrome as a predominantly hyperandrogenic syndrome: an Androgen Excess Society guideline. *J Clin Endocrinol Metab* 91(11):4237–4245, 2006.

35. Rotterdam ESHRE/ASRM-Sponsored PCOS consensus workshop group: Revised 2003 consensus on diagnostic criteria and long-term health risks related to polycystic ovary syndrome (PCOS). *Hum Reprod* 19(1):41–47, 2004.

36. Dewailly D, Lujou ME, Carmina E, et al: Definition and significance of polycystic ovarian morphology: a task force report for the Androgen Excess and Polycystic Ovarian Syndrome Society. *Hum Repro Update* 20:334–352, 2014.

37. Rossi BV, Ference EH, Zurakowski D, et al: The clinical presentation and surgical management of adnexal torsion in the pediatric and adolescent population. *J Pediatr Adolesc Gynecol* 25(2):109–113, 2012.

38. Servaes S, Zurakowski D, Laufer MR, et al: Sonographic findings of ovarian torsion in children. *Pediatr Radiol* 37(5):446–451, 2007.

39. Kwak DW, Sohn YS, Kim SK, et al: Clinical experiences of fetal ovarian cyst: diagnosis and consequence. *J Korean Med Sci* 21(4):690–694, 2006.

40. Enríquez G, Durán C, Torán N, et al: Conservative versus surgical treatment for complex neonatal ovarian cysts: outcomes study. *AJR Am J Roentgenol* 185(2):501–508, 2005.

41. Ben-Ami I, Kogan A, Fuchs N, et al: Long-term follow-up of children with ovarian cysts diagnosed prenatally. *Prenat Diagn* 30(4):342–347, 2010.

42. Laufer M: Adnexal masses. In Emans SJ, Laufer MR, editors: *Pediatric & Adolescent Gynecology*, ed 6, Philadelphia, 2012, Lippincott Williams & Wilkins.

43. de Silva KS, Kanumakala S, Grover SR, et al: Ovarian lesions in children and adolescents—an 11-year review. *J Pediatr Endocrinol Metab* 17(7):951–957, 2004.

44. Shrier LA: Sexually transmitted infections: chlamydia, gonorrhea, pelvic inflammatory disease, and syphilis. In Emans SJ, Laufer MR, editors: *Pediatric & Adolescent Gynecology*, ed 6, Philadelphia, 2012, Lippincott Williams & Wilkins.

45. Cicchiello LA, Hamper UM, Scoutt LM: Ultrasound evaluation of gynecologic causes of pelvic pain. *Obstet Gynecol Clin North Am* 38(1):85–114, 2011.

46. Vichnin M: Ectopic pregnancy in adolescents. *Curr Opin Obstet Gynecol* 20(5):475–478, 2008.

47. Doubilet PM, Benson CB, Bourne T, et al: Diagnostic criteria for nonviable pregnancy early in the first trimester. *N Engl J Med* 369:1443–1451, 2013.

48. Jeffrey RB, Jr, Laing FC, Townsend RR: Acute appendicitis: sonographic criteria based on 250 cases. *Radiology* 167(2):327–329, 1988.

49. Krishnamoorthi R, Ramarajan N, Wang NE, et al: Effectiveness of a staged US and CT protocol for the diagnosis of pediatric appendicitis:

reducing radiation exposure in the age of ALARA. *Radiology* 259(1):231–239, 2011.

50. Thirumoorthi AS, Fefferman NR, Ginsburg HB, et al: Managing radiation exposure in children—reexamining the role of ultrasound in the diagnosis of appendicitis. *J Pediatr Surg* 47(12):2268–2272, 2012.

51. Hennelly KE, Bachur R: Appendicits update. *Curr Opin Pediatr* 23(3):281–285, 2011.

52. Patel B, Zivin S, Panchal N, et al: Sonography of female genital hernias presenting as labia majora masses. *J Ultrasound Med* 33:155–159, 2014.

53. Amies Oelschlager AM, Sawin R: Teratomas and ovarian lesions in children. *Surg Clin North Am* 92(3):599–613, 2012.

54. Epelman M, Chikwava KR, Chauvin N, Servaes S: Imaging of pediatric ovarian neoplasms. *Pediatr Radiol* 41(9):1085–1099, 2011.

55. Anthony EY, Caserta MP, Singh J, Chen MY: Adnexal masses in female pediatric patients. *AJR Am J Roentgenol* 198(5):W426–W431, 2012.

56. Barber HR: Ovarian cancer. *CA Cancer J Clin* 36(3):149–184, 1986.

57. von Allmen D: Malignant lesions of the ovary in childhood. *Semin Pediatr Surg* 14(2):100–105, 2005.

58. Brookfield KF, Cheung MC, Koniaris LG, et al: A population-based analysis of 1037 malignant ovarian tumors in the pediatric population. *J Surg Res* 156(1):45–49, 2009.

59. Morowitz M, Huff D, von Allmen D: Epithelial ovarian tumors in children: a retrospective analysis. *J Pediatr Surg* 38(3):331–335, 2003.

60. Kim JW, Cho MK, Kim CH, et al: Ovarian and multiple lymph nodes recurrence of acute lymphoblastic leukemia: a case report and review of literature. *Pediatr Surg Int* 24(11):1269–1273, 2008.

61. Young RH, Kozakewich HP, Scully RE: Metastatic ovarian tumors in children: a report of 14 cases and review of the literature. *Int J Gynecol Pathol* 12(1):8–19, 1993.

62. McCarville MB, Hill DA, Miller BE, Pratt CB: Secondary ovarian neoplasms in children: imaging features with histopathologic correlation. *Pediatr Radiol* 31(5):358–364, 2001.

63. Siegel MJ: Female pelvis. In Siegel MJ, editor: *Pediatric Sonography*, ed 4, Philadelphia, 2011, Lippincott Williams & Wilkins.

64. Black AY, Fleming NA, Rome ES: Pregnancy in adolescents. *Adolesc Med State Art Rev* 23(1):123–138, 2012.

第 35 章 妇科泌尿系统的超声与磁共振成像

Milena M. Weinstein，Mark E. Lockhart

重 点

- 直肠超声在粪失禁患者的肛门括约肌功能评估中起重要作用。
- 盆底超声和磁共振成像（MRI）对女性盆底功能失调及网片植入的评估。
- 无有力证据支持需常规使用盆底超声来评估女性盆底功能失调。

- 瘘管和直肠周围脓肿在治疗前可以通过超声或MRI 得到很好的评估。
- 超声或 MRI 均能很好观察尿道憩室，而憩室与尿道的连接 MRI 显示最佳。
- 临床干预后及术后的超声和 MRI 的评估标准均不太明确。

本 章 内 容

从影像学角度来看，女性盆腔器官脱垂（pelvic organ prolapse，POP）、粪失禁（fecal incontinence，FI）和尿失禁（urinary incontinence，UI）在很大程度上被忽视。近来影像学和治疗方案方面的发展增加了对这些疾病的评估和管理的关注。传统意义上的影像学对于女性盆腔疾病的研究（除恶性肿瘤外）很有限。部分原因可能是女性不愿向临床医生报告这一系列问题，或因感到尴尬，或将这些症状归因于衰老和分娩，认为是"生活的一部分"。然而，盆底功能障碍是一个重要的医疗和生活质量问题，据报道，盆底功能失调（pelvic floor disorders）已影响到 1/4 的女性。虽然盆底功能障碍的发病率随着年龄的增加而增加[1]，但它不应该被认为是人正常老化的一部分。

盆底功能失调包括 POP、尿失禁和粪失禁。症状可表现为各种排尿和排便异常，以及疼痛和性功能障碍。尿失禁（UI）是指尿液不受控制地经尿道漏出[2]。有两种常见的亚型：压力性尿失禁和急迫性尿失禁。压力性尿失禁是由于用力、紧张、咳嗽或打喷嚏时腹压增加而引起。急迫性尿失禁是指在感到尿急时发生漏尿。尿急合并尿频也被称为膀胱过度活动综合征（overactive bladder syndrome）。

粪失禁（fecal incontinence，FI）是指不受控制地排便和排气。粪失禁的根本原因是肛门括约肌损伤[3]，出现于阴道分娩后，以及不太常见的手术等直接创伤后。但也可由其他多种因素引起。神经源性疾病时肛门括约肌完整，但也可出现粪失禁，可能由于分娩时神经牵引受损，以及糖尿病、某些药物、放射治疗和衰老引起。粪失禁的发生率女性是男性的 6~8 倍，且随年龄增长而增加。多次分娩的老年妇女发病率最高，据估计，美国 64 岁以上的多胎妇女中，多达 15% 可能有不同程度的粪失禁。

女性盆腔医学和重建外科（FPMRS）及妇科泌尿

学的重点是盆底功能失调的诊断与治疗。盆底功能失调的治疗方案多种多样，从保守治疗，如盆底肌肉训练、物理治疗、药物治疗和支持装置，到手术干预治疗。80 岁前因 POP 或压力性尿失禁进行初次手术的估计仅占 20%[4]。许多人未寻求帮助，即使少数人寻求了帮助，但因多部位疾病未被充分重视和了解，也可能得不到有效治疗[5]。遗憾的是，其复发率高，30% 妇女需要再次手术[6]。治疗成功前，妇女的日常生活质量会受到很大影响。持续的疼痛或大小便失禁等症状，会使人衰弱和尴尬，还会产生严重的社会心理阴影。

尽管正努力提高对盆底功能失调的认识，但其潜在的病理生理机制仍未完全阐明。虽然临床评价和检查仍然是盆底评估的主要内容，但影像技术已成为一种潜在的有用方法。事实上，临床医生已经开始避免使用诸如膀胱膨出（cystocele）和直肠膨出（rectocele）这样的术语，因为他们认识到查体只能识别阴道前壁或后壁的脱垂，而不能准确识别阴道壁后方的盆腔器官。而盆底影像技术可明确这些情况下具体的解剖结构，并可能有助于了解其生理和病理生理变化。应用

盆底影像技术评估盆底的解剖和功能，已越来越多地被用于提高对盆底功能失调的认识，从而优化治疗方法。尽管盆底功能失调的影像学研究已经进行了 20 多年，但在大多数机构中，影像学检查在盆底疾病的评估中发挥的作用还是相当有限。

盆底解剖和功能

盆底结构复杂，包括相互作用的平滑肌和横纹肌，与筋膜和韧带一起，支持和协助盆底器官的功能。盆膈的主要肌肉是肛提肌，包括耻尾肌、耻骨直肠肌（puborectalis，PRM）、髂尾肌。这些肌肉横跨于双侧的闭孔内肌、前方的耻骨联合和后方的尾骨之间。在肛提肌中可见呈漏斗状裂隙的肛提肌裂孔（levator hiatus），其内排列着尿道、阴道和肛管[7]。耻骨直肠肌（PRM）是盆底最下部的肌肉。PRM 前部两侧分别连于双侧耻骨支上，向后在肛管后部合并形成肛直肠角（anorectal angle）[8]。盆底的浅表肌层构成泌尿生殖膈，包括坐骨海绵体肌、球海绵体肌、会阴浅横肌（图 35-1）。

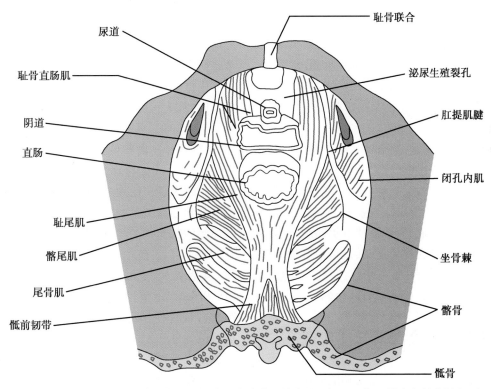

图 35-1　盆底肌肉解剖。盆底像是一个被肌肉填满了骨盆的"碗"。肛提肌是由耻骨直肠肌、耻骨尾骨肌和髂尾肌组成（Rose Katz 的插图）

排便是通过肛管收缩和盆底抬高肛管、直肠来控制的。正常肛管近端从肛提肌的耻骨直肠肌部分延伸至肛门边缘，距离约 4cm。肛管周围的结构负责控制排便，包括肛门内括约肌（internal anal sphincter，

IAS）、肛门外括约肌（external anal sphincter，EAS），和耻骨直肠肌。EAS 是环绕肛管的横纹肌，为随意肌。其浅部向后通过肛尾韧带连于尾骨，向前止于会阴体。深部包绕肛管，后方部分肌束与耻骨直肠肌合并，部分

肌纤维与会阴深横肌交错。EAS 皮下部是围绕肛管最远的部分,约低于 IAS 末端 1cm。IAS 为平滑肌,自主神经控制,负责 80% 静息状态下的肛门括约肌张力。IAS 是由直肠壁内的环形平滑肌增厚产生,形成肠道内环形平滑肌层的末端部分。IAS 比 EAS 短,末端距离齿状线约 1cm。齿状线代表 EAS 皮下部和浅表结构的交界处。除这两层环形肌层外,EAS 和 IAS 间还有纵向肌层,用于将括约肌复合体固定于肛提肌筋膜和骨盆侧壁上[9]。

会阴将肛门和阴道分开。会阴的中央部分包含会阴体,肛门外括约肌、球海绵体肌、会阴浅、深横肌汇合于此。

女性尿道是一个管状结构,其通过耻骨后间隙,穿过会阴筋膜,止于阴道前庭内阴道口正前方的尿道外口。正常的女性尿道长约 4cm。尿道的调控是通过多个结构相互作用完成。尿道肌层由平滑肌和横纹肌组成。横纹肌后部与阴道前部紧密相连[11]。尿道近端和膀胱底部由阴道前壁支撑,侧方与盆腱弓筋膜附着处的肛提肌相连,形成一个吊带状的支撑结构。盆底肌肉在尿道闭合中起着重要作用,盆底物理治疗就是针对这些肌肉,改善其功能,以治疗尿失禁和其他盆底功能障碍性疾病[12]。除盆底肌肉外,控制排尿的另一个重要因素是尿道壁内平滑肌和横纹肌的收缩,以及当腹压增加时,支撑膀胱和尿道在适当位置的韧带和筋膜[13]。排尿的控制有赖于盆底收缩对于膀胱颈的支撑以及尿道的收缩[14,15]。

盆底肌肉功能正常有助于控制尿道和肛门,同时也能支持盆底内结构。盆底肌肉必须在腹压升高之前或同时进行自主、非自主或反射性收缩。腹压增加时,肛门括约肌和尿道括约肌等浅层骨盆肌会抵抗这些压力;肛提肌也可支撑骨盆底,并收缩使肛提肌裂孔呈环形闭合,同时使盆底和会阴向上运动,以抵消增加的压力[14~17]。耻骨直肠肌也收缩,肌肉缩短,使肛管向前抬高,压迫肛提肌裂孔内部结构和耻骨联合的后部[18]。

盆腔动态成像的危险因素与适应证

外科文献中列有明确的女性盆底功能失调相关的危险因素。大多数研究表明,妊娠和分娩是盆底功能障碍的危险因素。一般说来,分娩创伤对盆腔肌肉或肛门内/外括约肌的撕裂起着关键作用。与撕裂相关的症状在存在高龄、肥胖或大便稀溏等其他危险因素时也会恶化。但是,并非所有存在肌肉或括约肌撕裂的女性都会出现尿失禁或脏器脱垂。存在括约肌撕裂

的女性发生尿失禁的危险因素包括白种人、分娩时 IV 度撕裂,年龄增长和体重指数增加[19]。

仅在最近 20 年间,断面成像技术才在盆底功能障碍疾病的诊断中发挥了重要作用。以前外科医生是根据身体检查和临床病史进行手术的。作为一种早期的辅助检查,排粪造影(defecography,DFG)可以确定骨盆结构的异常运动,对护理有积极的影响。近来,已经证明 MRI 能提供较以往技术更精细的盆底解剖细节。随着快速图像采集技术的进一步发展,已开始在压力或排便的过程中对盆底位移进行动态评估,与排粪造影类似。最近,超声也已开展盆底成像,并具有其自身的优势。

盆底动态成像的适应证包括:阴道内突出的肿块、盆腔受压感、尿失禁、排尿困难、粪失禁、排便功能障碍,以及术后并发症或复发的评估。2014 年 ACR 提出的盆底功能障碍的适用标准中[20],经会阴超声和动态 MRI 被认为"通常适合"用于盆腔器官脱垂,尿失禁或排尿功能障碍,及术后复发性脱垂。两者"可能适合"用于粪失禁,而此时运用直肠超声或直肠内线圈 MRI 检查被高度评价。对于排便功能障碍的评估,动态 MRI 或 X 线排粪造影比超声更合适。对于术后并发症的评估,标准的超声或 MRI 检查可能更合适,而动态研究通常无用。

影像学检查方法的选择会因医师的执业模式而有所不同,很大程度上依赖于外科医生的偏好和现有的影像专业知识。一些医院可能主要要求胃肠外科医生进行这些研究,而其他医院的患者则可能更多是由妇科泌尿医生或妇科医生来评估。无论如何,超声和 MRI 正越来越广泛地应用于盆腔器官脱垂的评估,以及尿失禁和粪失禁的检查。

超声检查可在外科诊室进行,这是一种相对便宜的模式。它被用于探讨盆底功能障碍的多个方面,包括粪失禁和尿失禁以及 POP[21~23],它是评估 IAS 和 EAS 完整性的最佳手段。与肛门测压、肌电图和常规排便造影相比,盆底超声已被证明是一种更好的诊断工具[24]。在盆底康复期间,超声也可用来提供生物反馈[16]。

MRI 可能特别适用于修复失败并正评估进一步治疗的患者,以及临床关注的解剖难度大或多部位疾病时。通常情况下,外科医生根据临床经验制定方案,但临床检查对盆底功能疾病的检查和描述有其局限性[25,26]。MRI 可通过改进和完善手术方案而直接影响到护理。此外,MRI 还可清楚显示超越临床检查的其他发现[27]。有两项研究支持这一观点。Kaufman 等研

究显示,MRI 改变了外科医生 41% 的复杂盆腔手术方案[28]。另一项对 33 名患者的研究中,外科医生在 MRI 检查前制定方案,检查后修订方案,其中约 67% 的方案根据影像学检查进行了修改[29]。MRI 另一项相对普遍的特殊优势是能发现意想不到的多部位病变,极大地改善了患者的护理,并已被证明可以降低再次手术的概率。

超声影像

粪失禁的直肠超声

直肠超声(endoanal sonography)与直肠 MRI 一样,在评估粪失禁的女性肛门括约肌复合体(anal sphincter complex)中有很好的价值[30]。据报告,9% ~ 15% 的女性受到粪失禁的影响[31]。对患者而言,社会和心理的后果可能是毁灭性的,许多人不会与医生讨论粪失禁的问题。粪失禁通常是多因素的,其危险因素包括衰老、糖尿病、神经疾病,以及先前的肛门手术和产科肛门括约肌损伤(OASIS)。直肠超声最好是具有 7MHz 或 10MHz 的 360° 内旋转放射式直肠内探头的

二维(2D)超声。患者多取左侧卧位,膝关节向上弯曲。然而一些影像学者主张俯卧式或仰卧碎石位。使用 360° 内旋放射式列阵探头,医生可识别正常肛门括约肌的复杂解剖,并能快速描绘肛门括约肌的撕裂情况[32]。

使用直肠超声,能辨别出不同回声的多层或多环状结构[33](图 35-2)。最内层是强回声,代表探头和黏膜下组织间的界面。其下方明显的低回声环是肛门内括约肌(IAS)。再下一层是等至强回声的纵行肌,是直肠外层纵行肌的延伸,但超声并不总能清晰显示。最外层的高回声或混杂回声是肛门外括约肌(EAS)。正常肛管的肛内轴向成像至少应包括三个特征平面。肛管近端(头端)1/3 的图像应包括耻骨直肠肌(PRM)的悬挂韧带,为 U 形强回声结构,紧贴 EAS 后部。在这一层面,女性 EAS 前部通常不能直接观察到。而正常的 IAS 能形成一个完整的低回声环(图 35-2A)。中间 1/3,可见低回声的 IAS 和高回声的 EAS 呈完整的环状(图 35-2B)。在肛管远端层面,正常的 EAS 延伸至 IAS 下方约 1cm(图 35-2C)。随着年龄的增长,IAS 可能是由于胶原蛋白替代而变厚,然而 EAS 变薄。

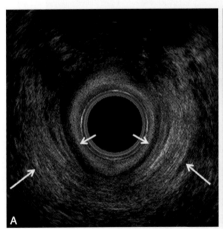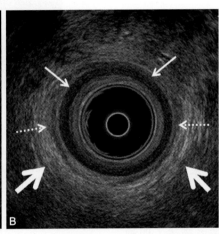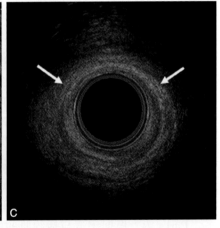

图 35-2　正常肛门括约肌的横切面超声图像。直肠超声于耻骨直肠肌(PRM)水平在三个层面(头端、中段、尾端)显示肛门内括约肌(IAS)、肌间脂肪和肛门外括约肌(EAS)的独立结构。A. 直肠超声图像:肛门括约肌头端(上)的横切面图像,显示后部呈 U 型吊带的 PRM(长箭头)回声和低回声的 IAS(短箭头)。注意,在这个层面,EAS 无法显示。最内部的环状回声代表直肠黏膜和探头的交界面(中央圆形黑色结构)。B. 正常括约肌中段的直肠超声,显示特征性的靶状或分层状表现。内部的环状回声代表黏膜和探头的交界面,下方是明显环状低回声的 IAS(细箭头),最外层的环是 EAS(粗箭头),通常呈高回声或混杂回声。IAS 和 EAS 间细条带状低回声(虚箭头)代表纵向的肌肉层。C. 直肠超声图像:正常肛门括约肌尾部或远端的横断面图像,显示 EAS 回声(细箭头)延伸到 IAS 以外,代表 EAS 的浅表部分

已证明肛门括约肌复合体损伤与粪失禁显著相关。最常见的肛门括约肌的撕裂是 EAS 合并 IAS 的对称性的前损伤。孤立的 EAS 损伤很常见,但孤立的 IAS 损伤却不常见[34,35]。IAS 损伤常表现为正常的低回声环被高回声中断,而 EAS 撕裂显示为低回声,

通常是不均质的回声连续性中断。这些声像图改变与纤维替代横纹肌相对应。撕裂的范围通常按时钟面描述,12 点的位置在前,6 点的位置在后方的尾骨上,3 点在患者左侧,9 点在患者右侧(图 35-3)。经手术证实的超声检查相关研究表明,超声诊断肛门

括约肌损伤的敏感性远超过 90%[36~38]。多项研究证实,肛门括约肌损伤的超声表现与肛门直肠测压中括约肌功能不佳相关,也与手术和括约肌撕裂的组织学表现相关[36,37,39]。直肠超声在组内与组间也表现出很好的重复性[40]。产后即时进行的直肠超声,可提高对隐匿性括约肌撕裂的识别,可发现产后患者临床检查无法发现的 II 度撕裂[41]。3 个月随访结果发现,立即修复这些隐匿性肛门括约肌撕裂可降低产后出现严重粪失禁的风险。

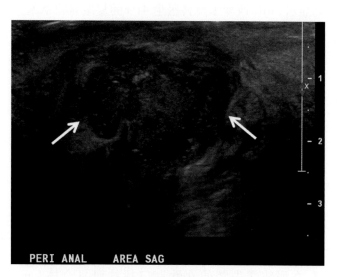

图 35-4 脓肿。坐骨肛门周脂肪的矢状切面超声图像,显示混杂回声的液体聚集(箭头),符合肛周脓肿

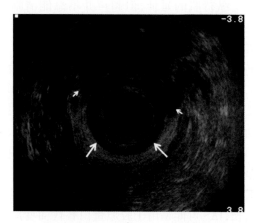

图 35-3 括约肌撕裂。直肠超声横切面显示完整的环形低回声的肛门内括约肌(箭头),而肛门外括约肌(短箭头)的前侧 11 点至 3 点处中断

肛瘘和肛周脓肿的直肠超声

肛肠脓肿和瘘管通常继发于粪便潴留引起的肛门腺体感染。据报道约 10% 是由于炎性肠病或直接创伤(包括肛肠手术)。肛周脓肿沿阻力最小的路径向多个方向扩散,并可导致瘘管的形成。肛直肠瘘的瘘管一头连接肛周皮肤或阴道,另一头连接肛管或直肠腔,部分可为盲端。制定外科手术方案时,最重要的是要让外科医生知道脓肿的位置和大小,瘘管的确切位置和数目,以及瘘道与 IAS 和 EAS 的关系。Parks 等[42] 根据瘘道与括约肌的关系描述了四种类型的瘘道:①括约肌间型——瘘管穿过 IAS,在肌层间走行至肛周皮肤;②经括约肌型——瘘管同时穿过内、外括约肌,然后穿过坐骨肛门窝至皮肤;③括约肌上型——瘘管在 PRM 上方通过,然后穿过坐骨肛门窝至皮肤;④括约肌外型——直接连接会阴和直肠,绕过肛管。

影像上识别瘘管内口很具有挑战性。急性炎症时内口呈低回声,而慢性炎症或含有气体时内口呈高回声[43]。如果瘘管外口可见,则将过氧化氢注入瘘口,使瘘管内产生气泡,可提高超声对瘘管的识别(图 35-4,图 35-5)。

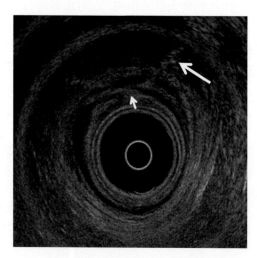

图 35-5 瘘管。直肠超声横切面显示气泡高回声(长箭头)突显的 EAS 前部的中断。瘘管延伸至括约肌之间,但未达低回声的 IAS。然而在 11~12 点位置可见 IAS 前部的中断(短箭头)

肛门括约肌的经会阴超声

虽然直肠超声是肛门括约肌评估的参考标准[44],但经会阴超声(transperineal sonography)也是一种有效的评估肛门括约肌的方法,且侵袭性更小,更易操作。经会阴超声评估肛门括约肌的优势在于它可在不受腔内探头干扰的情况下对盆底结构进行动态评估[45]。经会阴评估肛门括约肌复合体可在矢状和横向(轴向)平面上进行。三维超声(3D)对肛门括约肌复合体成像时,探头朝向肛管方向。然后,对捕获的 3D 容积数据进行后处理,利用薄层成像进行详细评估(图 35-6)。

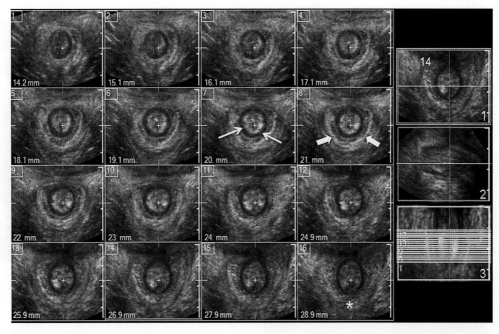

图 35-6　肛管经会阴多平面 3D 超声图像。从尾(1)到头(16)层,肛管的多个横切面图像显示肛管的横切面结构。头端图像上 EAS 前部不显示,肛管后方可见耻骨直肠肌吊带(星号)。IAS(细箭头)和 EAS(粗箭头)在肛管中段的中心区域显示良好

采用经会阴技术,可以评估 IAS 和 EAS,也可评估耻骨直肠肌的完整性。经会阴超声,可显示肛管的黏膜皱褶;而直肠超声时因插入的探头会使肛管黏膜皱褶变平而无法显示。经会阴成像,肛门黏膜正常的放射状皱褶被称为黏膜星[46]。这些褶皱的不对称有时有助于识别疾病。与直肠超声的声像图类似,肛门括约肌复合体的图像会因成像平面的不同而有所不同。一些研究表明,正常肛门括约肌的解剖评估与直肠超声和经会阴超声相当[47]。虽然有研究表明在肛门括约肌的损伤检测中两者有很好的一致性[48],但也有报道,经会阴超声的敏感度较低[49]。根据作者的经验,直肠超声优于 2D 经会阴超声,除非额外进行了 3D 经会阴超声。

盆底超声

在过去的 20 年里,有许多关于超声评估妇女 POP、尿失禁或泌尿系症状的应用价值的相关研究。尽管有许多关于技术和方法的报道,盆底超声(Pelvic floor sonography)在盆底功能疾病的检查中的价值仍然有限,也没有相应的适应证、专业术语和技术标准。在本节中,将对最常见的技术和适应证进行总结。最常见的是经会阴或经阴唇途径动态评估盆底结构和盆底肌肉的解剖、完整性及功能。盆底超声检查的适应证还包括尿道憩室(有时采用经阴道途径)、手术植入物以及残留尿量的评估。也有许多研究探讨如何使用 2D 和 3D 超声评估女性盆底状况。但其明确作用仍在研究中。

妇女在检查中通常采取背截石术位[50],部分选择左侧卧位[51]。评估盆底情况的最常用的超声检查方法是经会阴超声。经会阴超声检查包括两种不同的技术:①经阴唇术,是将凸阵探头置于阴唇或会阴上[52];②经阴道口术,[50] 是将阴道探头置于于会阴部或阴道口。根据设备性能、观察目标和超声医师的经验,可使用 2D、3D 或 4D 超声成像技术。采取深吸气后屏气(Valsalva 动作)和盆底肌肉收缩(Kegel 动作),在静息或动态状态下获取图像。评估可包括盆底脏器的矢状面成像,以定位尿道、膀胱、尿道膀胱连接、阴道壁、子宫和直肠肛管;还包括容积成像,以评估盆底裂孔和肌肉的解剖、完整性及功能。动态下可对膀胱尿道角(urethrovesical angle)和肛直肠角(anorectal angle)进行评价。

盆底的正中矢状面有助于识别膀胱与尿道、阴道及肛门直肠的相对位置关系(图 35-7)。在这个切面上,可评估膀胱尿道后角和肛直肠角。给图像上的 X 轴上画一条垂直线,然后沿着这条垂直线至膀胱底部边缘,测量膀胱尿道后角或膀胱尿道连接[53]。肛直肠角是肛管纵轴和直肠壁后缘线的夹角(图 35-8)。这些测量可以在静息状态、Valsalva 动作及 Kegel 动作时进行[51]。肛直肠角的动态位移可以为 PRM 和肛提肌的运动提供可视性的生物反馈,还可适当增强肌肉的生物力学,也易于被女性接受。在矢状切面上,PRM 的周长为一连接耻骨联合后缘和肛直肠角的连线,用

于评估 PRM 在收缩过程中的动态功能[52]。PRM 的运动可用"静息"和"紧缩"状态下测值的差异来测量。在收缩过程中,肌肉通常收缩并向前向头侧移动。

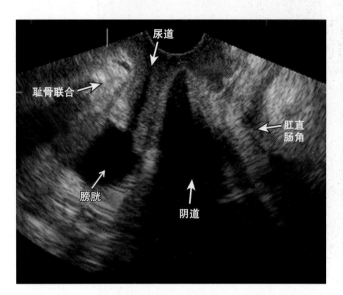

图 35-7　经会阴超声显示矢状切面上正常的盆底解剖。正常的经会阴三维重建的矢状切面图像上,注释显示该技术评估的关键结构。骨性结构,如耻骨联合,呈强回声(白色),而充满液体的膀胱是无回声(黑色)。阴道内气体会产生后方声影,可掩盖部分结构

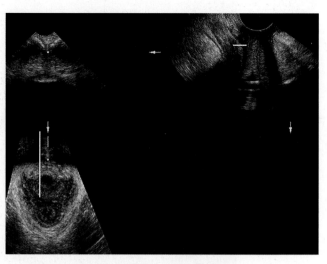

图 35-8　肛提肌裂孔测量的矢状成像切面的选择。裂孔的大小可用耻骨联合到肛直肠角的连线来测量前后径。盆底肌收缩(Kegel 动作)时,该测值缩短

经会阴盆底 3D 超声的优势在于可显示整个盆底裂孔或肛门括约肌复合体。可将凸阵探头或阴道探头置于会阴或阴唇上来获取 3D 图像。为优化三维成像,矢状切面应包括耻骨联合和肛直肠角,因为在相应的横切面可见盆底裂孔(即肛提肌裂孔)[8](图 35-9)。

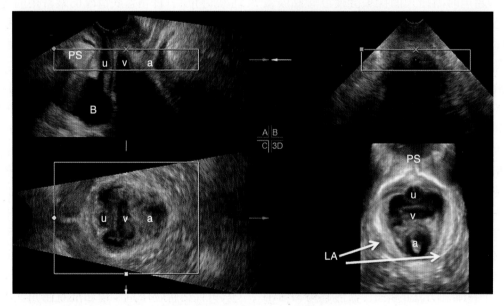

图 35-9　三维(3D)重建的正常盆底裂孔图像,显示了对称的肛提肌。经会阴盆底三维超声:多平面模式显示重建的横切面。图中四个部分显示了正中矢状切面(A)、冠状切面(B)、轴(横)切面(C)和重建的 3D 轴(横)切面(D)。正常骨盆结构解剖关系在矢状、轴向和重建平面上显示。重建的轴向图像用"最小尺寸"的取样框获得,耻骨联合下方可见耻骨下支的轮廓。重建的轴向平面显示对称的肛提肌(LA 和箭头)。a,肛门括约肌;B,膀胱;PS,耻骨联合;u,尿道;v,阴道

盆底(肛提肌)裂孔和盆底肌肉组织

　　肛提肌损伤可看做是在耻骨下支肌肉附着点的撕裂或沿肌纤维的撕裂。这些损伤可能是在第二产程中

胎儿通过产道时,肛提肌过度伸展所致。10%~36% 的女性首次分娩时会出现肛提肌损伤。有关肌肉损伤的分类还未达成共识[55,56]。与分娩相关的最常见的损伤是耻骨直肠肌(或耻骨肌)附着于耻骨处的撕裂(图 35-10)。

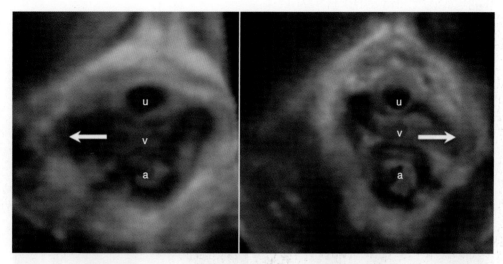

图 35-10　经会阴三维(3D)超声显示因肛提肌撕裂而出现的肛提肌裂孔不对称。盆底裂孔的经会阴 3D 重建横向超声图像。阴道(v)呈明显不对称。这种不对称是由于肛提肌(箭头)从其耻骨附着处撕裂引起。将此图与图 35-9 中正常盆底裂孔对比。a,肛门括约肌;u,尿道

许多研究已评估了与阴道分娩相关的盆底形态改变的关系,以及这些变化对未来症状可能存在的影响。Dietz 和 Lanzarone[58] 研究显示,1/3 阴道分娩的妇女中,产后 3 个月的压力性尿失禁与肌肉撕裂有关。他们进一步的数据显示,肛提肌损伤与前、中盆腔器官脱垂有关,但与膀胱功能障碍或尿失禁无关。他们还证明了肛提肌间隙过大与 POP 相关。一项大型回顾性研究表明,肛提肌撕裂与有过盆腔手术的女性发生器官脱垂有关[60]。此外,还有一些研究表明,肛提肌撕裂是 POP 修复手术后复发的预测因素[61]。关于尝试手术修复肛提肌撕裂的报道有限,目前仍无证据表明它能可靠地解决相关的盆底功能紊乱或改善症状[61,62]。这表明解剖学上的恢复并不总能达成功能上的重建。

尿失禁

应用盆底超声对压力性尿失禁(Urinary incontinence,UI)的女性进行评估,评价尿失禁过程前后盆底肌收缩、尿道解剖和膀胱颈位置,评价用于治疗压力性尿失禁的植入材料。超声对尿路解剖和生理的评估可为深入了解尿失禁的病理生理学提供依据。有许多超声评估女性尿失禁的相关研究,然而仍无正常女性下尿路解剖的超声研究。经阴唇或经会阴超声检查,横切面上,尿道呈低回声结构,周围环绕着一尿道肌和括约肌的高回声层。矢状切面上,尿道通常位于耻骨联合后方。Tunn 等[63] 建议用经会阴超声测量膀胱后角。该测量用于评估尿道移动度。通常在 Valsalva 动作时测量。一些尿失禁患者,Valsalva 动作时,甚至静息时

均可观察到尿道漏斗。严重的尿道漏斗与尿道闭合压力弱有关,提示尿道括约肌缺乏。Khullar 等[64] 报道,急迫性尿失禁和膀胱逼尿肌过度活动(overactive detrusor,OAD)的妇女膀胱壁往往较厚,压力性尿失禁的妇女也是如此。

盆底功能锻炼是保守治疗尿失禁的主要方法。Bernstein 等证实,盆底肌的厚度和功能可以通过经会阴超声检查来评估[65]。他还证明 60 岁以上女性和压力性尿失禁女性的盆底肌较对照组更薄。盆底肌训练后,各组肌肉厚度均有所增加,60%的压力性尿失禁女性表现出主观和客观上的症状改善。Dietz 等[54] 采用经阴唇超声技术提供生物反馈,指导女性如何进行适当的盆底肌收缩,表明经阴唇超声是盆底肌训练中一种有效的辅助手段。

干预后影像

自 20 世纪 90 年代末以来,微创植入吊带已成为外科治疗压力性尿失禁的主要手段。吊带是合成材料,最常见的聚丙烯网,在尿道周围植入以恢复解剖支持[66]。最初选择耻骨后放置,被改良为经闭孔放置。吊带通常放置于尿道中段,但位置也可不同。网片是强回声,用盆底超声易于观察(图 35-11)。一些研究认为,吊带在尿道的位置(即尿道中间、近段或远段1/3 处)对于恢复控尿来说并不重要[67]。Schuettoff 等[68] 分别用 MRI 和超声评估植入网片并进行比较,认为超声适合于评估上尿道及尿道周围部位的吊带,而 MRI 能更好地评估耻骨后部的网片。盆底超声还能显示尿道下部的吊带、尿道和耻骨联合间的关系。

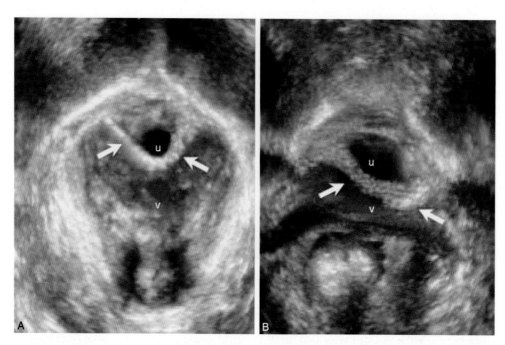

图35-11   轴向(横向)切面超声图像显示两种类型的尿道中部网片吊带(箭头)。A.耻骨后吊带。B.经闭孔(Monarch)吊带。网片是合成材料编织的,超声容易识别,显示为强回声结构。正常的解剖标志被标注在图像上:u,尿道;v,阴道

对于有压力性尿失禁和内部括约肌缺陷的女性,不同类型的尿道填充剂可加强尿道闭合,已被用于改善尿失禁。经会阴超声已用于优化和指导填充剂的放置。Elia 和 Bergman 发现,胶原蛋白置入的最佳位置是距膀胱颈 7mm 以内[69]。Defreitas 等使用 3D 经会阴超声,认为胶原蛋白在尿道周围呈环状分布比不对称分布能起到更好作用[70]。Poon 和 Zimmen 使用其标准化的盆底 3D 超声来管理接受尿道周围胶原蛋白注射的尿失禁患者。该研究中,如果患者尿道周围注射胶原蛋白后无明显改善,超声检查显示胶原蛋白量低或分布不对称,则会在缺乏部位给予再次注射;如仍无改善,但超声显示呈环状分布,则认为注射虽然无效但技术已最佳,并为患者提供另外的治疗方法[71]。

尿道憩室

女性尿道憩室(urethral diverticula)的诊断具有挑战性,患者可出现多种非特异性尿路症状。最常见的症状概括为三个方面:排尿困难,滴尿及性交不适。患者还可出现反复的尿路感染。从解剖学上讲,尿道憩室是尿道周围肌纤维层和阴道前壁之间的疝。它被认为是尿道周围和尿道腺体(Skene 腺体)内反复感染和脓肿形成的结果,通常位于尿道中部后外侧壁 3~9 点

附近。鉴别憩室与其他阴道囊肿(如 Garter 管囊肿等)是很困难的。许多作者认为 MRI 可作为可疑尿道憩室的评判标准(图 35-12)。但盆底超声是一种更容易获得的评估技术。经会阴及经阴道技术最常用到。超声可确定憩室的大小、数量及位置。超声还可能描述其与膀胱的关系,勾勒出憩室口,甚至识别憩室腔内结石(图 35-13)。然而 MRI 往往有助于描述憩室与尿道的连接,超声则很难识别。

盆腔器官脱垂

盆底超声可作为女性盆腔器官脱垂(POP)诊断性评价的辅助手段,但对 POP 患者常规护理作用不明确。在一项试验性研究中,Beer-Gabel 等[51]用动态经会阴超声来识别盆底下降。肛直肠角的评估可与排便造影相媲美,直肠膨出易于识别。Dietz 和 Steensma[72]显示,经阴唇超声检查很容易地发现直肠阴道隔缺损,但 1/3 的直肠膨出女性未发现超声图像异常。Grasso 和 associates[73]发现,在评估肛直肠角肠套叠、直肠膨出方面,腔内超声和排便造影有很好的相关性。Weemhoff 等[74]报道,盆底超声发现肠套叠是直肠排便造影异常的前兆。然而,与直肠排便造影相比,超声对肠疝(enterocele)的预测较差。

POP 量化系统(pelvic organ prolapse quantification,POP-Q)[75] 在临床已被广泛接受。在这个系统中，三个腔室（前、中、后盆腔）的脱垂下降情况均会被测量。窥阴器被用于分隔各个腔室。该测量是患者处于低截石位最大 Valsava 动作时，以处女膜（hymen）作为参考点。有几项研究试图将流行病学 POP-Q 的临床结果与超声检查联系起来，但超声测量的参考点与POP-Q 不同，脱垂的超声测量参考线通常选取经耻骨联合后下缘的水平线[76,77]（图 35-14）。

Lone 等[78] 评估校正的 POP-Q 测量与动态 2D 经会阴超声评估结果的相关性。研究中，仅脱垂位于处女膜缘或以上水平的女性被纳入分析；他们调整了参考线，以尽量减少 POP-Q 和超声测量间参考线的差异；他们发现正确评估脱垂的比例，前腔室和后腔室脱垂约 60%，而中腔室脱垂仅为 33% 的。除了参考线的差异外，两者不一致的另一种可能的解释是临床上POP-Q 系统评估时使用了窥镜来检查每个腔室。

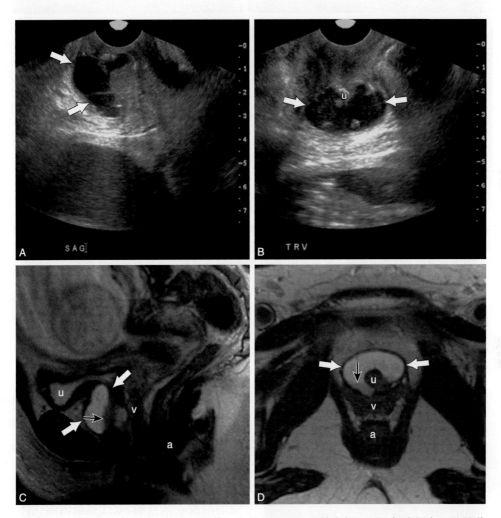

图 35-12　尿道憩室的超声与磁共振影像。矢状切面（A）和轴向切面（B）灰阶超声显示尿道周围的无回声区（白色箭头）。骨盆矢状面（C）和轴向（D）T2 加权（T2WI）图像显示围绕尿道（u）周围高信号的马蹄状囊性病灶（白色箭头）。注意分层碎片信号（黑色箭头）。尿道憩室的位置和形状都是典型的。a，肛门括约肌；v，阴道

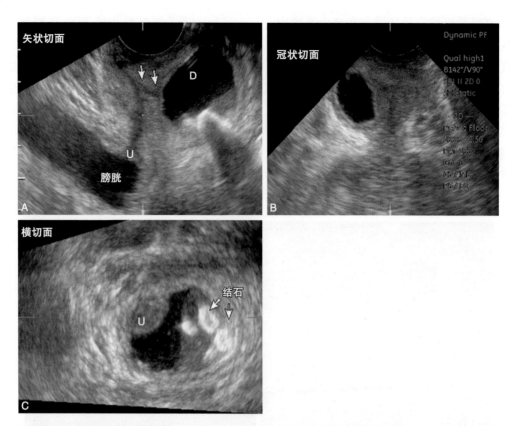

图 35-13 尿道憩室的超声图像显示矢状切面(A)、冠状切面(B)和横切面(C)。多平面超声图像显示一巨大憩室(D)和多个强回声的结石(横切面中的箭头)和紧邻的分层碎片。可见尿道(u)和充满液体的无回声膀胱。低回声的憩室(箭头)在矢状切面上也可很好地显示

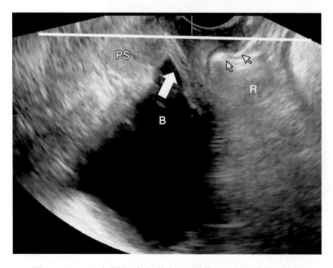

图 35-14 经会阴超声矢状切面图像显示阴道前、后壁脱垂(膀胱膨出和直肠膨出)。粗箭头表示膀胱膨出,两个小箭头指向直肠膨出。脱垂测量的参考线是经耻骨联合下缘的水平线。B,膀胱;PS,耻骨联合;R,直肠

动态盆底磁共振成像

如导言部分所述,MRI 可提供盆底功能紊乱的精细解剖和动态细节,并广泛用于这些患者的评估。然而,相对于超声,MRI 的费用较高,且缺乏门诊服务,这些都对选择提供了障碍。这两种技术在成像要求和诊断标准上也存在显著差异。

技术参考

在磁共振室,患者穿着长袍,并被要求排空膀胱和肠道。检查获取图像前通常有短时间的延迟,允许膀胱部分充盈但不能过度充盈。适当的安全检查后,患者被护送到磁体上。约 120ml 的超声凝胶被两个带导管的注射器和一个短的软灌肠头注射入直肠。如此剂量的凝胶扩张直肠,取代直肠内的气体,可获得排泄图像。一些专家建议使用更大剂量的凝胶,可高达200ml。但这可能会导致直肠过度扩张[79]。剂量过小又可能患者在排泄的动态部分无法排出凝胶。根据我们的经验,如无评估的计划,60ml 凝胶就能够提供足够的直肠扩张。

动态 MRI 检查最基础序列就是呼吸门控下的横轴和冠状面(以阴道为中心)的高分辨率的解剖结构,在 4~5 分钟内平静呼吸时,非无脂肪抑制情况下获得图像。技术人员应确保相控阵线圈中心在低骨盆,以便入口区检测信号不受限制。横轴位置应该足够

低,会阴之外的最低的层面应在大腿上部。冠状位以阴道为中心,包括侧面的股骨头,头尾方向从会阴到骶骨岬。应详细指导患者,任何运动都可能导致研究失败。

以横轴位为基准,以下阴道为中心,在双侧股骨头间获得层厚 10mm 的盆底矢状位图像。从这些图像中,通常就可识别耻骨联合、尿道、膀胱、阴道、直肠和尾骨等重要结构。在这个平面,以 0.6~1.0 秒/帧的速度重复间断扫描。可使用平衡式稳态自由进动序列,半傅立叶单激发自旋回波序列,或快速平衡自旋回波序列,但研究更倾向使用 TruFISP 技术(自由稳态快速梯度回波序列),而非半傅立叶单激发自旋回波序列[80]。患者必须经过必要的训练,像排便一样,肠管向脚侧移动。患者不用担心,部分凝胶外漏是在预料之中的,更重要的是研究的质量。如第一个动态图像差,则可能需要重复训练。评估未完成则至少需重复两次[81]。最后,当患者将直肠内容物排入一组围垫时,应每秒钟获得相同的 10mm 层厚的动态序列,持续 30 秒至 60 秒。我们引导病患者在听到重复的"敲打"声的第三个音节时开始做动作,这样我们就可以得到静息状态的图像。有些部位随后会重复使用轴向高分辨静息图像来评估骨盆结构的后坐力和持续性移位,但这并未广泛应用。如担心排便困难,则可采用应力序列后紧跟挤压或 Kegel 动作的矢状位图像来评价肛肠角。

MRI 在许多方面存在不确定性。通常不建议使用静脉造影剂。一些研究人员建议用腔内造影剂使阴道和小肠显影。虽然小肠造影可有助于肠疝检出,但其未得到广泛应用,因为无造影剂小肠也能很好地显示。在研究中,阴道凝胶的使用可更清晰地显示阴道前后壁,但由于在常规的手术临床评估中不需要这样的详细程度,因此并未广泛应用。

大多数磁共振成像都是仰卧位,这比在马桶上的坐姿效率差。然而,一项由 Fielding 等进行的小型研究显示,当有足够的指导和应力时,采取仰卧位也可成功[82]。另一项研究显示,坐姿更松弛,但对临床相关异常的检出无差异[83];而另一项在开放式 MRI 中,直立位比仰卧位显示更多的脱垂[84]。无论体位如何,排泄动态成像已成为标准的护理检查手段。研究显示,除了应力成像,对异常的敏感性显著提高[85],但排泄成像的 MRI 阈值标准不能等同于应力成像标准,而且在文献中也没有明确定义。现有的任何 MRI 扫描仪,10mm 的动态图像均可很容易得到,但在 3-Tesla(T)扫描仪器上的轴向和冠状图像细节和质量都比 1.5T 好得多。

在不同磁场强度下,亚肌肉群并未得到很好的评价,而 3T 磁体能提供更多的信息。

对于小的肛门内括约肌(IAS)和肛门外括约肌(EAS)撕裂,用体外相控阵线圈成像,无法提供更多的信息,而在肛管内放置线圈可更好地显示这些撕裂。然而,肛内线圈可使盆腔解剖扭曲,且患者耐受性较常规 MRI 差。

解剖学和 MRI 参考线

正常的冠状面和轴向面

正如前面所提到的,盆底是由肌肉群组成的。三种主要的肌肉前部固定在耻骨联合上。耻骨阴道肌向后绕阴道走行,而 PRM 向后绕直肠走行起支撑作用。髂尾肌为向后走行的斜行肌,其头侧嵌入髂翼的内表面。轴向图像上这些肌肉均能分别显示,并且是从右向左对称的。正常的嵌入如果是完整的,对称变薄可以是正常的,这可能是 MRI 错误解释的一个来源。一般来说,肛提肌在阴道中部水平的厚度是 4~5mm。如果阴道周围的支撑结构完整,那么阴道应在横断面上表现为对称图,通常呈蝴蝶状或 H 形。肛门括约肌在轴位还是冠状位上显示最佳,取决于其相对成像平面的方向。黏膜下内括约肌的环状纤维是连续的、对称的。薄层的括约肌间脂肪覆盖 IAS,并将其与 EAS 分离,这可能导致图像更不连续,甚至在正常的患者中也难完全显示。

耻尾线与耻骨中线

盆底不是一个线性结构,更像碗状,因此成像时需要一个参考点来明确正常与异常。矢状位上有两条最常用的参考线[86](图 35-15)。第一条是耻骨尾骨线(pubococcygeal line,PCL),是从耻骨联合下缘至尾骨最后一个垂直方向关节的连线,作为参考点来测量活动器官的位置和垂直运动。选用最后一个垂直方向关节是因为尾骨尖端水平可在压力或排泄时移动,这将改变测值。第二个最常用的参考线是耻骨中线(mid-pubic line)。在矢状位上经耻骨长轴从耻骨前上穿过达耻骨后下缘,并通过前骨盆持续向尾侧延伸。支持这项技术的人认同它更接近处女膜缘,尽管它与临床检查只有中度相关[87]。

正常矢状面

矢状面上,耻骨联合、膀胱颈、子宫颈、阴道、低位直肠、尾骨等均应在 10mm 层厚的图像上显示(图 35-

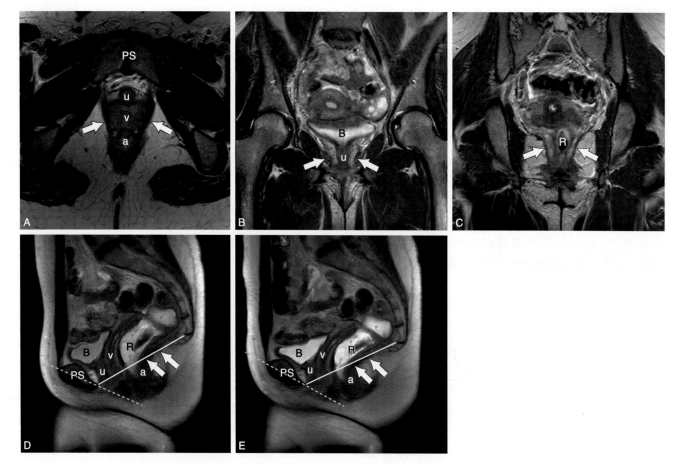

图 35-15 正常盆底结构的磁共振成像(MRI)。无症状正常人的动态 T2 加权 MRI。A. 轴向 T2 加权图像显示对称的双侧肛提肌(实心箭头)延伸至耻骨上。B. 冠状位图像也可显示对称的肛提肌。C. 直肠水平的冠状图像显示正常的肛提肌(箭头)。D. 矢状位 T2 加权图像显示膀胱、阴道顶端和直肠后壁(实心箭头),位于耻尾线(PCL)上方。E. 压力下,这些器官几乎没有下降,仍在 PCL 线以上(实心箭头)。a,肛管;B、膀胱;虚线,耻骨中线;PS,耻骨联合;R,直肠;u,尿道;v,阴道

15D、E)。首先获取一系列矢状图,以观察整个区域,并评估有无其他发现,但最重要的是确定最佳的层面进行动态成像。在静息或应力时,正常的膀胱颈应在耻尾线下 10mm 以内[88],子宫颈应保持在 PCL 线上方[89],直肠后壁静息时应与 PCL 线几乎平行,压力时也不会超过 PCL 线下 10°[90]。肛提肌裂孔应保持正常大小。这就表示为矢状图上的 H 线,是从耻骨联合后下缘至环状肛门纤维后缘的连线。为评估骨盆下降的情况,M 线是从这些纤维画的一条 PCL 线的垂直线。H 线<5~6cm、M 线<2cm 被认为是正常的[79,90]。参考垂直线,尿道角度从静息至应力的变化(尿道旋转)应小于 30°[91]。

MRI 异常表现

盆底功能疾病在某种程度上是相互关联的,但主要分为三类:尿失禁、排便障碍和脱垂。尿失禁可自发,或伴有咳嗽或紧张,这通常与前腔室异常有关。而粪失禁是肠管内气体或粪便的非自主排泄,通常是由

于后腔室或括约肌异常所致。排便障碍则是在排便过程中肌肉松弛的协调异常,导致阻碍直肠不能完全排空,不一定与直肠脱垂有关。脱垂描述的是一组临床表现,最常见的是在会阴和阴道有隆起或饱满感。值得注意的是,在患者群体中,尿失禁和脱垂的征象/症状有明显的重叠。

粪失禁

粪失禁(FI)是一个多因素问题,尤其可能与肛门括约肌复合体或 POP 有关。粪失禁的影像学涉及静态和动态盆底技术。关于括约肌,环状的肛门括约肌纤维最常在之前的分娩中受到损伤,尤其是存在会阴切开术时。这种损伤可采用带肛内线圈扩张括约肌的高分辨率 MRI 来观察。在括约肌的短轴切面,撕裂将表现为 T2 加权(T2WI)低信号的肌肉内发现点线状或区域性的异常信号。然而,无内置线圈的标准 MRI 检测 IAS 或 EAS 撕裂的灵敏度和可靠性(评判者可信度)较低[92]。

另外,有关动态 MRI 的研究表明,失禁与肛提肌在耻骨联合上的附着点的撕裂密切相关[93]。不同阅片者之间对该研究结果分析一致性良好,认为这一区域肌肉损失与失禁有关。双侧部分提肌损伤与失禁相关。即使是单侧损伤,如果撕裂是完全性的,也会与症状相关(图 35-16)。如果是完全性的,阴道旁脂肪可不对称突入周围的脂肪里,有助于识别异常。无突入的局部变薄可能更难判断,应同时使用轴切面和冠状切面图来检测肌肉体积的不对称性。与在正常薄肌肉中识别弥漫性肌萎缩的神经性肌肉损伤的难度相

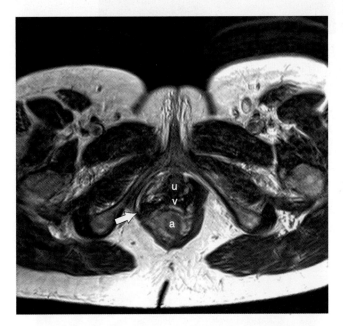

图 35-16　右侧肛提肌撕裂伴阴道不对称。低位骨盆的轴向 TruFISP 序列显示正常的左侧肛提肌,但存在阴道不对称隆起和右侧肛提肌损伤(箭头)。a,肛管;u,尿道;v,阴道(Courtesy Gaurav Khatri,MD,UT Southwestern Medical Center)

比,检测肛提肌局灶性不对称变薄更容易。值得注意的是,肛提肌萎缩可发生在无症状的妇女,因此,如果肛提肌对称性变薄,应进行诊断[94]。

失禁主要是肌肉和神经肌肉异常,骨结构异常也可能导致失禁。几十年来,骨盆测量法一直被用来预测难产的风险。一项前瞻性研究显示,结节间距提示宽骨盆的女性患失禁的风险更大[95]。随后的一项研究中类似的数据再次表明报告了宽骨盆与尿失禁有关[96],但另一项研究发现无相关[97]。骶骨弧度过深与粪失禁相关,可能是由于这种解剖变异加重神经的压力。最近,横向 MRI 上骨盆前后径短与肛提肌严重缺损有关[98]。潜在的力学已经被理论化,但这个领域的相关文献仍不够完整,且在不断的发展中。

肛周瘘管

与肛门括约肌的其他成像技术相比,MRI 对炎性肠病患者的肛周瘘管在技术和诊断考虑上的有所不同。如前所述,疾病进程中有各种不同的瘘管类型,MRI 可提供瘘管的细节。肛周瘘管或脓肿的成像不需要动态序列,采集时间可能需要更长以获得更好的信噪比和空间分辨率。多平面 T2 加权(T2WI)序列是该技术的主要内容。通常结合运用非压脂序列和压脂序列,非压脂序列能更好地观察解剖细节,压脂序列可显示高信号的液体信号。增强前 T1 加权(WI)成像后,静脉造影剂常用于随后的多平面增强 T1WI 序列,以评价瘘道的增强和急性炎症。脓肿的 T2WI 高信号和周围充血的低中心 T1WI 信号很容易被识别(图 35-17)。MRI 能很好地显示骨盆炎症向上播散,超声则很难。

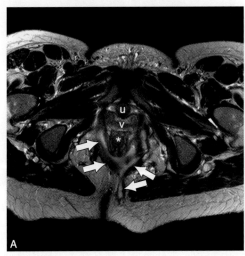
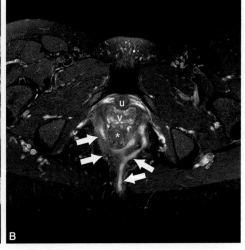

图 35-17　肛周瘘管的 MRI 图像。非压脂(A)和压脂序列(B)的轴向 T2WI 图像显示一个复杂的瘘管(箭头),部分包绕肛门内括约肌(星号)(在 T2WI 上,液体看起来明亮)。瘘管向后走行,这个超声很难显示

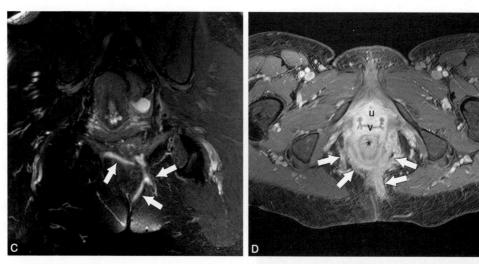

图 35-17(续)　冠状位(C)显示炎症的范围,这可能也很难通过超声来检测。在 T1WI 增强序列(D)中,可见明亮强化的延伸至皮下的炎性带,无可引流的脓肿。U,尿道;v,阴道

梗阻性便秘

便秘和排便不尽是盆底功能紊乱的常见表现。这些患者常会找不熟悉盆底影像的胃肠专家或外科医生看病。MRI 的发现主要是盆底松弛和器官脱垂。在一系列有梗阻性便秘(obstructed defecation)的患者中,MRI 检查出多种异常,改变了大约 20% 有症状患者的治疗决策[99]。导致排便困难的其中一个原因是肛门括约肌的正常舒张功能受损,直肠后壁相对于肛门后壁急性成角而常出现矛盾性抬高。矢状面应力和排便动态序列可更好地观察收缩和舒张状态,但在文献中并无统一 MRI 诊断标准。根据相关文献[79],正常肛直肠角范围在 94°~127°。一般来说,排便时正常肛直肠角度应增加 15°~20°。如排便时角度变小,则符合梗阻性便秘的诊断。

直肠脱垂可造成梗阻性便秘。在应力或排便过程中,直肠黏膜或直肠壁全层可套入直肠远端。MRI 可很好地鉴别黏膜和全层的肠套叠[100]。这种鉴别在临床上很重要,因为全层受累更易出现症状,要范围更大的外科手术矫正。脱垂的黏膜延伸至肛管内称为直肠套叠,严重的情况下可出现皮肤外的肛门黏膜脱垂。然而,即使黏膜脱垂未达肛门,也会导致直肠排便不尽。治疗可包括经肛门直肠切除、经肛门 Delorme 手术、多腔室修补、生物反馈或保守治疗[99,101]。

器官脱垂

器官脱垂(POP)可以发生在骨盆三个腔室中的任何一个,常常是多腔室的(图 35-18)。前腔室包括膀胱和尿道。前盆腔脱垂包括膀胱膨出、尿道高移动度和尿道膨出。压力和排泄时的矢状位动态成像是最佳诊断序列。膀胱脱垂是指膀胱颈下降到 PCL 线下 1cm 或更低水平(图 35-19)。<3cm 为轻度,3~6cm 为中度,>6cm 为重度[102]。通常伴随着尿道的旋转,从正

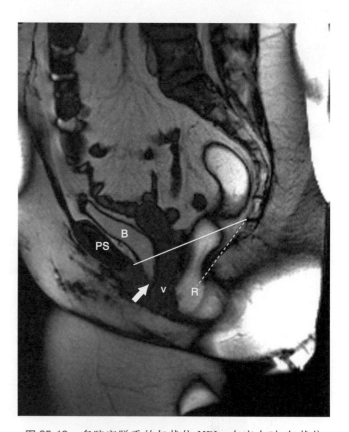

图 35-18　多腔室脱垂的矢状位 MRI。在应力时,矢状位 TruFISP 序列显示了三个腔室的下降,这是盆腔器官脱垂的一个常见表现。膀胱脱垂(箭头)在耻骨尾骨线下 >2cm 处(实线)。子宫阴道下降及异常下降的直肠后壁(虚线)。B,膀胱;PS,耻骨联合;R,直肠;v,阴道(Courtesy Gaurav Khatri,MD,UT Southwestern Medical Center)

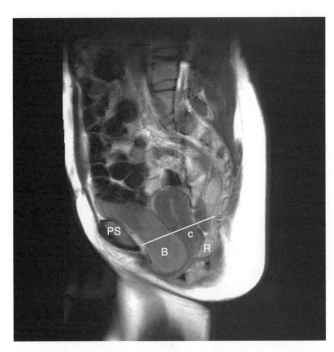

图 35-19　膀胱膨出的矢状面应力 MRI 成像。压力时骨盆矢状位 T2WI 显示位于前盆腔的膀胱（B）下降至 PCL 线以下（白线），伴随部分中盆腔的子宫和子宫颈（c）的下降。p,耻骨联合;R,直肠

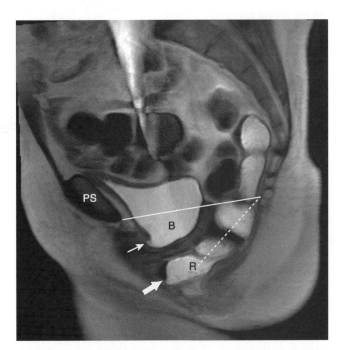

图 35-20　伴尿道旋转的膀胱膨出的矢状面应力 MRI 成像。应力时骨盆矢状 T2WI 图像显示多腔室盆腔器官下降。膀胱（B）远低于 PCL 线（实线）。存在直肠后壁下降（虚线）和直肠膨出（粗箭头）。值得关注的是,尿道有明显近似水平方向的旋转（细箭头）。PS,耻骨联合;R,直肠

旋转异常有助于诊断前盆腔脱垂,但如无膀胱下降到 PCL 线下等其他 MRI 表现,它不会改变治疗方式。

　　中腔室脱垂常伴前盆腔或后盆腔的受累。矢状面动态序列上发现子宫颈或阴道明显下降至 PCL 线下即可诊断[104]。有研究将中盆腔脱垂分为:低于 PCL 线下 1~2cm 为轻度,2~4cm 为中度,>4cm 为重度[80],阴道延长和阴道后壁前旋转可能合并出现。作为中盆腔疾病的一部分,轴位图像上显示肛提肌撕裂,阴道可能会出现扭曲并从侧方突入阴道旁间隙。在轴向图像上表现为阴道不对称。同样,肠管可能会突入阴道旁间隙,表现为中盆腔紊乱,或也可累及阴道和直肠间的后盆腔（图 35-21）。这些发现具有临床意义,因为可能增加包括网片支撑在内的修复手术的复杂性。

　　后腔室包括直肠和肛门括约肌复合体。最常见的后盆腔脱垂是直肠膨出。当直肠支撑结构受损时,临床检查中直肠可能突入阴道。在矢状面应力或排泄图像上,直肠前壁膨出超过肛门括约肌前壁预计部位的垂直距离大于 2cm 则认为是直肠脱垂。一些研究人员将直肠脱垂分度:2~4cm 为轻度,4~6cm 为中度,>6cm 为重度[80]。如患者取仰卧位（图 35-22）,前突的直

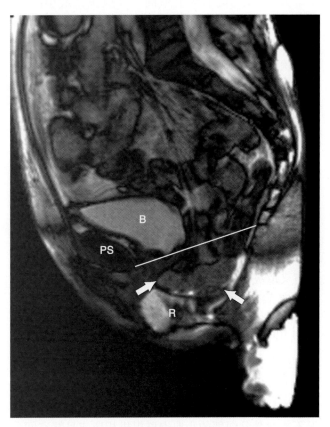

图 35-21　应力下 MRI 下的肠疝。骨盆矢状 T2WI 显示,压力下,在移位的直肠（R）和膀胱（B）之间在 PCL 线下的多腔祥突出（白线）,符合肠疝（箭头）。在这个层面上没看到阴道。PS,耻骨联合

常的头尾方向旋转至耻骨联合下方水平方向。尿道膨出是指尿道移动度高,移动至 PCL 线下超过 1cm。尿道异常旋转是旋转角度大于 30°[103]（图 35-20）。尿道

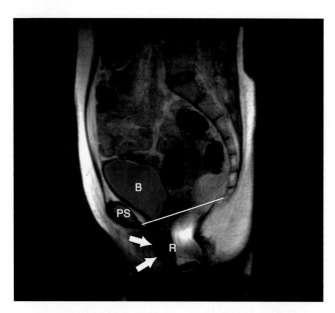

图 35-22　矢状位应力 MRI。应力下矢状位 T2WI 显示直肠前壁的异常前凸，肛管中轴线（箭头）处大于 2cm。B，膀胱；PS，耻骨联合；R，直肠

肠通常会充满气体（图 35-22），但这不影响测量。

后腔室松弛是指直肠在应力过程中异常下降。在正常人中，压力时直肠后壁的下降应该是最小的[105]。使用尾骨上两条线的交界处作为交点，当直肠后壁下降超过 PCL 线下 15°～20° 时即可诊断。也可通过肛门环状纤维的下降来诊断。然而，2014 年的一项研究发现，25% 无症状的患者出现了相对于 PCL 线至少中度的后降[106]，因此，对于缺乏后盆腔症状或临床征象的患者，应对此诊断提出质疑。

当肛门向后下降时，盆底裂孔增大。盆底裂孔或其增大可用矢状位上描绘的 H 线表示，H 线为从耻骨联合后下缘至环状肛门纤维后缘的连线。为评估盆底下降，画出从这些环状肛门纤维至 PCL 线的垂直线，即 M 线。H 线 >6cm 和 M 线 >2cm 被认为存在盆底功能障碍。较大的肛提肌裂孔提示需要手术修复，但临床意义取决于与这些影像学表现相关的患者症状的严重程度。

MRI 的局限性

虽然盆底 MRI 是比较成熟的影像技术，但有时并不能为盆底功能紊乱诊断提供理想或完整的图像。幽闭恐怖症是对封闭空间的一种焦虑症，而开放式磁共振不能对骨盆深部的小肌肉群提供相应或足够空间分辨率。而服用抗焦虑药物可能会完全抑制应力，但这一点仍未被研究。更重要的是，一使用药物后未完全清醒和警觉的患者不能专注平躺。运动不仅会影响图像质量，还会导致患者位置移动，矢状位成像就不能显示在应力或排便动态过程中所有重要的结构。

其他的限制则与患者无关。妇科医生进行的临床盆腔检查与 MRI 结果相关性有限，而当成像与外科医生感受不一致时，就会降低人们的信心。PCL 线并不靠近临床上脱垂的参考线——处女膜缘。PCL 线测量下降，而临床检查是测量结构沿阴道向前向下方的运动，这导致影像和临床的差异。临床检查的观察者之间的巨大差异也限制了将它作为参考标准。同样，MRI 测量的观察者也存在差异。因此，影像学和临床发现很难统一[92]。各种各样的原因造成 MRI 测量不稳定，主要是操作者缺乏经验和训练。肌肉不是平滑的结构，肌肉的不规则性和变化可导致在肌肉撕裂分级的差异。此外，对于软组织结构的标志物的选择比使用骨性标志的参数有更多的变数。尽管存在这些问题，但仍有希望通过额外的培训来改变这种局限。除了成像，对于器官脱垂的最佳治疗方法选择，外科医生存在分歧，包括对经腹和经阴道的偏好。此外，对组织或网状物的选择也存在争议。

总结和展望

盆底超声和 MRI 是用来评估盆底解剖和功能，补充临床对患者盆底功能紊乱的评估。盆底成像技术作为一种辅助诊断方法，具有很好的应用价值。然而，由于缺乏统一的标准而阻碍了这些技术的广泛应用。

直肠内超声在评估 IAS 和 EAS 的完整性方面具有重要的作用，可以有效地作为尿道憩室的筛查手段。盆底超声的一些有前景的应用包括评估盆底肌肉的完整性和生物力学。它对盆底肌肉训练和生物反馈有帮助。其他可能有用的应用包括对阴道后壁脱垂的研究和对植入的支撑或膨化材料的评估。然而，缺乏标准化的技术、术语及盆底功能紊乱评估的客观指标，以及诊断的有效性，这些都是将盆底超声作为泌尿科的主要影像学方法的障碍。2011 年，一个国际小组试图将盆底的超声文献进行 Mata 分析。他们根据已出版的文献的类型和质量，认为不可能进行系统性的审查[69]。然而，他们确定了研究的重点，并建议对盆底超声进行内部和外部验证，来评估盆底功能紊乱。

在过去的 20 年里，MRI 已经显示出了对盆底疾病的良好评判能力，并协助外科医生计划性干预，从而在改善患者预后方面发挥了重要作用。持续的研究，包括前瞻性的正在进行的试验会进一步改善这一领域。除了最近的美国放射学相关适应证指南外，欧洲和北

美的协会还计划进行额外的实践陈述,希望他们能提供更多的关于盆底 MRI 研究成果和解释的标准化。阈值动态值和命名法的标准化也是必要的。另外,骨盆结构 3D 建模的半自动化仅仅处于早期阶段,可能可以提供更多的信息,观察者间和观察者内的可变性更小。最后,更好的读者/译员培训指南可能有助于降低这种技术质量的可变性,并为患者带来更好的帮助。

（康敏　翻译　胡佳琪　夏薇　审校）

参考文献

1. Niggard I, Barber MD, Burgio KL, et al: Prevalence of symptomatic pelvic floor disorders in US women. *JAMA* 300(11):1311–1316, 2008.
2. Abrams P, Cardozo L, Fall M, et al: The standardization of terminology in lower urinary tract function: report from the standardization sub-committee of the International Continence Society. *Urology* 61(1):37–49, 2003.
3. Nichols CM, Gill EJ, Nguyen T, et al: Anal sphincter injury in women with pelvic floor disorders. *Obstet Gynecol* 104(4):690–696, 2004.
4. Wu JM, Matthews CA, Conover MM, et al: Lifetime risk of stress urinary incontinence or pelvic organ prolapse surgery. *Obstet Gynecol* 123(6):1201–1206, 2014.
5. Wiskind AK, Creighton SM, Stanton SL: The incidence of genital prolapse after the Burch colposuspension. *Am J Obstet Gynecol* 167(2):399–404, discussion 404–405, 1992.
6. Olsen AL, Smith VJ, Bergstrom JO, et al: Epidemiology of surgically managed pelvic organ prolapse and urinary incontinence. *Obstet Gynecol* 89(4):501–506, 1997.
7. Kruger JA, Heap SW, Murphy BA, Dietz HP: Pelvic floor function in nulliparous women using three-dimensional ultrasound and magnetic resonance imaging. *Obstet Gynecol* 111(3):631–638, 2008.
8. Weinstein MM, Jung SA, Pretorius DH, et al: The reliability of puborectalis muscle measurements with 3-dimensional ultrasound imaging. *Am J Obstet Gynecol* 197(1):68.e1–68.e6, 2007.
9. Chong AK, Hoffman B: Fecal incontinence related to pregnancy. *Gastrointest Endosc Clin North Am* 16(1):71–81, 2006.
10. Oberwalder M, Thaler K, Baig MK, et al: Anal ultrasound and endosonographic measurement of perineal body thickness: a new evaluation for fecal incontinence in females. *Surg Endosc* 18(4):650–654, 2004.
11. Fritsch H, Pinggera GM, Lienemann A, et al: What are the supportive structures of the female urethra? *Neurourol Urodyn* 25(2):128–134, 2006.
12. Lose LG: Simultaneous recording of pressure and cross-sectional area in the female urethra: a study of urethral closure function in healthy and stress incontinent women. *Neurourol Urodyn* 11(2):55–89, 1992.
13. Howard D, Miller JM, Delancey JO, Ashton-Miller JA: Differential effects of cough, Valsalva, and continence status on vesical neck movement. *Obstet Gynecol* 95(4):535–540, 2000.
14. Deindl FM, Vodusek DB, Hesse U, Schüssler B: Activity patterns of pubococcygeal muscles in nulliparous continent women. *Br J Urol* 72(1):46–51, 1993.
15. Peschers UM, Vodušek DB, Fanger G, et al: Pelvic muscle activity in nulliparous volunteers. *Neurourol Urodyn* 20(3):269–275, 2001.
16. Yang JM, Yang SH, Yang SY, et al: Reliability of real-time ultrasound to detect pelvic floor muscle contraction in urinary incontinent women. *J Urol* 182(5):2392–2396, 2009.
17. Sapsford RR, Hodges PW, Richardson CA, et al: Co-activation of the abdominal and pelvic floor muscles during voluntary exercises. *Neurourol Urodyn* 20(1):31–42, 2001.
18. Jung SA, Pretorius DH, Padda BS, et al: Vaginal high-pressure zone assessed by dynamic 3-dimensional ultrasound images of the pelvic floor. *Am J Obstet Gynecol* 197(1):52.e1–52.e7, 2007.
19. Burgio KL, Borello-France D, Richter HE, et al: Risk factors for fecal and urinary incontinence after childbirth: the childbirth and pelvic symptoms study. *Am J Gastroenterol* 102(9):1998–2004, 2007.
20. Pannu HK, Javitt MC, Glanc P, et al: ACR Appropriateness Criteria: pelvic floor dysfunction. *J Am Coll Radiol* 12(2):134–142, 2015.
21. Falk PM, Blatchford GJ, Cali RL, et al: Transanal ultrasound and manometry in the evaluation of fecal incontinence. *Dis Colon Rectum* 37(5):468–472, 1994.
22. Law PJ, Bartram CI: Anal endosonography: technique and normal anatomy. *Gastrointest Radiol* 14(4):349–353, 1989.
23. Law PJ, Kamm MA, Bartram CI: Anal endosonography in the investigation of faecal incontinence. *Br J Surg* 78(3):312–314, 1991.
24. Law PJ, Kamm MA, Bartram CI: A comparison between electromyography and anal endosonography in mapping external anal sphincter defects. *Dis Colon Rectum* 33(5):370–373, 1990.
25. Maglinte DD, Kelvin FM, Fitzgerald K, et al: Association of compartment defects in pelvic floor dysfunction. *AJR Am J Roentgenol* 172(2):439–444, 1999.
26. Kelvin FM, Maglinte DD, Hornback JA, Benson JT: Pelvic prolapse: assessment with evacuation proctography (defecography). *Radiology* 184(2):547–551, 1992.
27. Rentsch M, Paetzel C, Lenhart M, et al: Dynamic magnetic resonance imaging defecography: a diagnostic alternative in the assessment of pelvic floor disorders in proctology. *Dis Colon Rectum* 44(7):999–1007, 2001.
28. Kaufman HS, Buller JL, Thompson JR, et al: Dynamic pelvic magnetic resonance imaging and cystocolpoproctography alter surgical management of pelvic floor disorders. *Dis Colon Rectum* 44(11):1575–1583, 2001.
29. Hetzer FH, Andreisek G, Tsagari C, et al: MR defecography in patients with fecal incontinence: imaging findings and their effect on surgical management. *Radiology* 240(2):449–457, 2006.
30. Haylen BT, de Ridder D, Freeman RM, et al: An International Urogynecological Association (IUGA)/International Continence Society (ICS) joint report on the terminology for female pelvic floor dysfunction. *Neurourol Urodyn* 29(1):4–20, 2010.
31. Whitehead WE, Borrud L, Goode PS, et al: Fecal incontinence in US adults: epidemiology and risk factors. *Gastroenterology* 137(2):512, 517.e1–2, 2009.
32. Gantke B, Schäfer A, Enck P, Lübke HJ: Sonographic, manometric, and myographic evaluation of the anal sphincters morphology and function. *Dis Colon Rectum* 36(11):1037–1041, 1993.
33. Santoro GA, Falco GD: Endoanal and endorectal ultrasonography: methodology and normal pelvic floor anatomy. In Santoro GA, Wieczorek AP, Bartram CI, editors: *Pelvic Floor Disorders: Imaging and Multidisciplinary Approach to Management*, Milan, 2010, Springer, pp 91–102.
34. Oberwalder M, Dinnewitzer A, Baig MK, et al: The association between late-onset fecal incontinence and obstetric anal sphincter defects. *Arch Surg* 139(4):429–432, 2004.
35. Nichols CM, Ramakrishnan V, Gill EJ, Hurt WG: Anal incontinence in women with and those without pelvic floor disorders. *Obstet Gynecol* 106(6):1266–1271, 2005.
36. Deen KI, Kumar D, Williams JG, et al: Anal sphincter defects. Correlation between endoanal ultrasound and surgery. *Ann Surg* 218(2):201–205, 1993.
37. Sultan AH, Kamm MA, Talbot IC, et al: Anal endosonography for identifying external sphincter defects confirmed histologically. *Br J Surg* 81(3):463–465, 1994.
38. Meyenberger C, Bertschinger P, Zala GF, Buchmann P: Anal sphincter defects in fecal incontinence: correlation between endosonography and surgery. *Endoscopy* 28(2):217–224, 1996.
39. Farouk R, Bartolo DC: The use of endoluminal ultrasound in the assessment of patients with faecal incontinence. *J R Coll Surg Edinb* 39(5):312–318, 1994.
40. Gold DM, Halligan S, Kmiot WA, Bartram CI: Intraobserver and interobserver agreement in anal endosonography. *Br J Surg* 86(3):371–375, 1999.
41. Faltin DL, Boulvain M, Floris LA, Irion O: Diagnosis of anal sphincter tears to prevent fecal incontinence: a randomized controlled trial. *Obstet Gynecol* 106(1):6–13, 2005.
42. Parks AG, Gordon PH, Hardcastle JD: A classification of fistula-in-ano. *Br J Surg* 63(1):1–12, 1976.
43. Santoro GA, Murad-Regadas S: Three-dimensional endoanal ultrasonography of the anorectal region. In Shobeiri SA, editor: *Practical*

Pelvic Floor Ultrasonography, New York, 2014, Springer, pp 163–184.

44. Valsky DV, Yagel S: Three-dimensional transperineal ultrasonography of the pelvic floor: improving visualization for new clinical applications and better functional assessment. *J Ultrasound Med* 26(10):1373–1387, 2007.

45. Lee JH, Pretorius DH, Weinstein M, et al: Transperineal three-dimensional ultrasound in evaluating anal sphincter muscles. *Ultrasound Obstet Gynecol* 30(2):201–209, 2007.

46. Timor-Tritsch IE, Monteagudo A, Smilen SW, et al: Simple ultrasound evaluation of the anal sphincter in female patients using a transvaginal transducer. *Ultrasound Obstet Gynecol* 25(2):177–183, 2005.

47. Roche B, Deléaval J, Fransioli A, Marti MC: Comparison of transanal and external perineal ultrasonography. *Eur Radiol* 11(7):1165–1170, 2001.

48. Oom DM, West RL, Schouten WR, Steensma AB: Detection of anal sphincter defects in female patients with fecal incontinence: a comparison of 3-dimensional transperineal ultrasound and 2-dimensional endoanal ultrasound. *Dis Colon Rectum* 55(6):646–652, 2012.

49. Roos AM, Abdool Z, Sultan AH, Thakar R: The diagnostic accuracy of transvaginal and transperineal ultrasound for detecting anal sphincter defects: the PREDICT study. *Clin Radiol* 66(7):597–604, 2011.

50. Kleinübing H, Jannini JF, Malafaia O, et al: Transperineal ultrasonography: new method to image the anorectal region. *Dis Colon Rectum* 43(11):1572–1574, 2000.

51. Beer-Gabel M, Teshler M, Barzilai N, et al: Dynamic transperineal ultrasound in the diagnosis of pelvic floor disorders: pilot study. *Dis Colon Rectum* 45(2):239–245, discussion 245–248, 2002.

52. Dietz HP: Pelvic floor ultrasound: a review. *Am J Obstet Gynecol* 202(4):321–334, 2010.

53. Schaer GN, Koechli OR, Schuessler B, Haller U: Perineal ultrasound for evaluating the bladder neck in urinary stress incontinence. *Obstet Gynecol* 85(2):220–224, 1995.

54. Dietz HP, Wilson PD, Clarke B: The use of perineal ultrasound to quantify levator activity and teach pelvic floor muscle exercises. *Int Urogynecol J Pelvic Floor Dysfunct* 12(3):166–168, discussion 168–169, 2001.

55. Dietz HP: Quantification of major morphological abnormalities of the levator ani. *Ultrasound Obstet Gynecol* 29(3):329–334, 2007.

56. Weinstein MM, Pretorius DH, Jung SA, et al: Transperineal three-dimensional ultrasound imaging for detection of anatomic defects in the anal sphincter complex muscles. *Clin Gastroenterol Hepatol* 7(2):205–211, 2009.

57. DeLancey JO, Kearney R, Chou Q, et al: The appearance of levator ani muscle abnormalities in magnetic resonance images after vaginal delivery. *Obstet Gynecol* 101(1):46–53, 2003.

58. Dietz HP, Lanzarone V: Levator trauma after vaginal delivery. *Obstet Gynecol* 106(4):707–712, 2005.

59. Dietz HP, Steensma AB: The prevalence of major abnormalities of the levator ani in urogynaecological patients. *Br J Obstet Gynaecol* 113(2):225–230, 2006.

60. Model AN, Shek KL, Dietz HP: Levator defects are associated with prolapse after pelvic floor surgery. *Eur J Obstet Gynecol Reprod Biol* 153(2):220–223, 2010.

61. Wong V, Shek K, Rane A, et al: Is levator avulsion a predictor of cystocele recurrence following anterior vaginal mesh placement? *Ultrasound Obstet Gynecol* 42(2):230–234, 2010.

62. Shobeiri SA, Chimpiri AR, Allen A, et al: Surgical reconstitution of a unilaterally avulsed symptomatic puborectalis muscle using autologous fascia lata. *Obstet Gynecol* 114(2 Pt 2):480–482, 2009.

63. Tunn R, Schaer G, Peschers U, et al: Updated recommendations on ultrasonography in urogynecology. *Int Urogynecol J Pelvic Floor Dysfunct* 16(3):236–241, 2005.

64. Khullar V, Salvatore S, Cardozo L, et al: A novel technique for measuring bladder wall thickness in women using transvaginal ultrasound. *Ultrasound Obstet Gynecol* 4(3):220–223, 1994.

65. Bernstein I, Juul N, Grønvall S, et al: Pelvic floor muscle thickness measured by perineal ultrasonography. *Scand J Urol Nephrol Suppl* 137:131–133, 1991.

66. Ulmsten U, Henriksson L, Johnson P, Varhos G: An ambulatory surgical procedure under local anesthesia for treatment of female urinary incontinence. *Int Urogynecol J Pelvic Floor Dysfunct* 7(2):81–85,

discussion 85–86, 1996.

67. Ng CC, Lee LC, Han WH: Use of three-dimensional ultrasound scan to assess the clinical importance of midurethral placement of the tension-free vaginal tape (TVT) for treatment of incontinence. *Int Urogynecol J Pelvic Floor Dysfunct* 16(3):220–225, 2005.

68. Schuettoff S, Beyersdorff D, Gauruder-Burmester A, Tunn R: Visibility of the polypropylene tape after tension-free vaginal tape (TVT) procedure in women with stress urinary incontinence: comparison of introital ultrasound and magnetic resonance imaging in vitro and in vivo. *Ultrasound Obstet Gynecol* 27(6):687–692, 2006.

69. Elia G, Bergman A: Periurethral collagen implant: ultrasound assessment and prediction of outcome. *Int Urogynecol J Pelvic Floor Dysfunct* 7(6):335–338, 1996.

70. Defreitas GA, Wilson TS, Zimmern PE, Forte TB: Three-dimensional ultrasonography: an objective outcome tool to assess collagen distribution in women with stress urinary incontinence. *Urology* 62(2):232–236, 2003.

71. Poon CI, Zimmern PE: Role of three-dimensional ultrasound in assessment of women undergoing urethral bulking agent therapy. *Curr Opin Obstet Gynecol* 16(5):411–417, 2004.

72. Dietz HP, Steensma AB: Posterior compartment prolapse on two-dimensional and three-dimensional pelvic floor ultrasound: the distinction between true rectocele, perineal hypermobility and enterocele. *Ultrasound Obstet Gynecol* 26(1):73–77, 2005.

73. Grasso RF, Piciucchi S, Quattrocchi CC, et al: Posterior pelvic floor disorders: a prospective comparison using introital ultrasound and colpocystodefecography. *Ultrasound Obstet Gynecol* 30(1):86–94, 2007.

74. Weemhoff M, Kluivers KB, Govaert B, et al: Transperineal ultrasound compared to evacuation proctography for diagnosing enteroceles and intussusceptions. *Int J Colorectal Dis* 28(3):359–363, 2013.

75. Bump RC, Mattiasson A, Bø K, et al: The standardization of terminology of female pelvic organ prolapse and pelvic floor dysfunction. *Am J Obstet Gynecol* 175(1):10–17, 1996.

76. Broekhuis SR, Kluivers KB, Hendriks JC, et al: POP-Q, dynamic MR imaging, and perineal ultrasonography: do they agree in the quantification of female pelvic organ prolapse? *Int Urogynecol J Pelvic Floor Dysfunct* 20(5):541–549, 2009.

77. Santoro GA, Wieczorek AP, Dietz HP, et al: State of the art: an integrated approach to pelvic floor ultrasonography. *Ultrasound Obstet Gynecol* 37(4):381–396, 2011.

78. Lone FW, Thakar R, Sultan AH, Stankiewicz A: Accuracy of assessing Pelvic Organ Prolapse Quantification points using dynamic 2D transperineal ultrasound in women with pelvic organ prolapse. *Int Urogynecol J* 23(11):1555–1560, 2012.

79. Lalwani N, Moshiri M, Lee JH, et al: Magnetic resonance imaging of pelvic floor dysfunction. *Radiol Clin North Am* 51(6):1127–1139, 2013.

80. Hecht EM, Lee VS, Tanpitukpongse TP, et al: MRI of pelvic floor dysfunction: dynamic true fast imaging with steady-state precession versus HASTE. *AJR Am J Roentgenol* 191(2):352–358, 2008.

81. Tumbarello JA, Hsu Y, Lewicky-Gaupp C, et al: Do repetitive Valsalva maneuvers change maximum prolapse on dynamic MRI? *Int Urogynecol J* 21(10):1247–1251, 2010.

82. Fielding JR, Griffiths DJ, Versi E, et al: MR imaging of pelvic floor continence mechanisms in the supine and sitting positions. *AJR Am J Roentgenol* 171(6):1607–1610, 1998.

83. Bertschinger KM, Hetzer FH, Roos JE, et al: Dynamic MR imaging of the pelvic floor performed with patient sitting in an open-magnet unit versus with patient supine in a closed-magnet unit. *Radiology* 223(2):501–508, 2002.

84. Fiaschetti V, Pastorelli D, Squillaci E, et al: Static and dynamic evaluation of pelvic floor disorders with an open low-field tilting magnet. *Clin Radiol* 68(6):e293–e300, 2013.

85. Flusberg M, Sahni VA, Erturk SM, Mortele KJ: Dynamic MR defecography: assessment of the usefulness of the defecation phase. *AJR Am J Roentgenol* 196(4):W394–W399, 2011.

86. Broekhuis SR, Fütterer JJ, Barentsz JO, et al: A systematic review of clinical studies on dynamic magnetic resonance imaging of pelvic organ prolapse: the use of reference lines and anatomical landmarks. *Int Urogynecol J Pelvic Floor Dysfunct* 20(6):721–729, 2009.

87. Singh K, Reid WM, Berger LA: Assessment and grading of pelvic organ

prolapse by use of dynamic magnetic resonance imaging. *Am J Obstet Gynecol* 185(1):71–77, 2001.

88. Yang A, Mostwin JL, Rosenshein NB, Zerhouni EA: Pelvic floor descent in women: dynamic evaluation with fast MR imaging and cinematic display. *Radiology* 179(1):25–33, 1991.

89. Colaiacomo MC, Masselli G, Polettini E, et al: Dynamic MR imaging of the pelvic floor: a pictorial review. *Radiographics* 29(3):e35, 2009.

90. Hoyte L, Schierlitz L, Zou K, et al: Two- and 3-dimensional MRI comparison of levator ani structure, volume, and integrity in women with stress incontinence and prolapse. *Am J Obstet Gynecol* 185(1):11–19, 2001.

91. Comiter CV, Vasavada SP, Barbaric ZL, et al: Grading pelvic prolapse and pelvic floor relaxation using dynamic magnetic resonance imaging. *Urology* 54(3):454–457, 1999.

92. Lockhart ME, Fielding JR, Richter HE, et al: Reproducibility of dynamic MR imaging pelvic measurements: a multi-institutional study. *Radiology* 249(2):534–540, 2008.

93. Morgan DM, Umek W, Stein T, et al: Interrater reliability of assessing levator ani muscle defects with magnetic resonance images. *Int Urogynecol J Pelvic Floor Dysfunct* 18(7):773–778, 2007.

94. Loubeyre P, Copercini M, Petignat P, Dubuisson JB: Levator ani muscle complex: anatomic findings in nulliparous patients at thin-section MR imaging with double opacification. *Radiology* 262(2):538–543, 2012.

95. Handa VL, Lockhart ME, Kenton KS, et al: Magnetic resonance assessment of pelvic anatomy and pelvic floor disorders after childbirth. *Int Urogynecol J Pelvic Floor Dysfunct* 20(2):133–139, 2009.

96. Berger MB, Doumouchtsis SK, DeLancey JO: Bony pelvis dimensions in women with and without stress urinary incontinence. *Neurourol Urodyn* 32(1):37–42, 2013.

97. Stein TA, Kaur G, Summers A, et al: Comparison of bony dimensions at the level of the pelvic floor in women with and without pelvic organ prolapse. *Am J Obstet Gynecol* 200(3):241.e1–241.e5, 2009.

98. Berger MB, Morgan DM, DeLancey JO: Levator ani defect scores and pelvic organ prolapse: is there a threshold effect? *Int Urogynecol J* 25(10):1375–1379, 2014.

99. Elshazly WG, El Nekady AlA, Hassan H: Role of dynamic magnetic resonance imaging in management of obstructed defecation case series. *Int J Surg* 8(4):274–282, 2010.

100. Dvorkin LS, Hetzer F, Scott SM, et al: Open-magnet MR defaecography compared with evacuation proctography in the diagnosis and management of patients with rectal intussusception. *Colorectal Dis* 6(1):45–53, 2004.

101. Ellis CN: Treatment of obstructed defecation. *Clin Colon Rectal Surg* 18(2):85–95, 2005.

102. Kelvin FM, Maglinte DD, Hale DS, Benson JT: Female pelvic organ prolapse: a comparison of triphasic dynamic MR imaging and triphasic fluoroscopic cystocolpoproctography. *AJR Am J Roentgenol* 174(1):81–88, 2000.

103. Bergman A, McCarthy TA, Ballard CA, Yanai J: Role of the Q-tip test in evaluating stress urinary incontinence. *J Reprod Med* 32(4):273–275, 1987.

104. Pannu HK: MRI of pelvic organ prolapse. *Eur Radiol* 14(8):1456–1464, 2004.

105. Goh V, Halligan S, Kaplan G, et al: Dynamic MR imaging of the pelvic floor in asymptomatic subjects. *AJR Am J Roentgenol* 174(3):661–666, 2000.

106. Rosenkrantz AB, Lewis MT, Yalamanchili S, et al: Prevalence of pelvic organ prolapse detected at dynamic MRI in women without history of pelvic floor dysfunction: comparison of two reference lines. *Clin Radiol* 69(2):e71–e77, 2014.

第36章　磁共振成像在妇科疾病中的应用

Priya Bhosale, Catherine Devine, Carly S. Gardner, Aliya Qayyum

重　点

- 磁共振成像(magnetic resonance imaging, MRI)在妇科肿瘤诊断中,比超声(sonograph)或计算机断层扫描(computed tomography, CT)更准确、更有特异性,但一般在盆腔超声检查后进行。
- 评价与产科无关的妇科疾病主要依赖高分辨 T2WI 序列图像。
- 鉴别脂肪或出血需要 T1WI 压脂或不压脂序列。
- 宫体的最佳评估平面是旁矢状位。
- 宫颈的最佳评估平面是轴位。
- MRI 可以评价先天性子宫畸形及相关的肾脏异常。
- 阴道内注入水凝胶有助于宫颈癌和阴道癌的评估。
- 钆有助于确定肿瘤的范围和血供。
- 许多肿瘤表现出扩散受限。
- 妇科恶性肿瘤分期是建立在国际妇产科联盟(FIGO)系统的基础上,横断面成像有助于术前计划。

本 章 内 容

本章讲述 MRI 评估与产科无关的妇科疾病的主要适应证。前两部分,讨论了女性盆腔的正常解剖和常见的先天异常。随后的章节简述了 MRI 在常见的良性疾病,即平滑肌瘤、子宫腺肌病和子宫内膜异位症中的应用。最后,讨论 MRI 在生殖器官恶性肿瘤中的应用价值。除了影像学特征,为了强调对患者的临床管理,本章还将介绍妇科疾病的主要临床表现和流行病学。

成像技术

MRI 的成像技术和操作规范的细节讨论会超出了本章的范围,本章主要涉及有关 MRI 技术的某些最重要的基本概念,以便向不熟悉 MRI 的读者解释本章出现的 MRI 图像。

T2 加权像(T2WI)是女性盆腔 MRI 基础图像。这些图像用于评价正常子宫和大多数子宫和附件畸形。T1 加权像(T1WI),尤其是结合脂肪抑制,有助于识别附件病变内成分,如识别血液和脂肪。静脉注射钆造影剂后,T1WI 也有助于描述良性和恶性肿瘤的特征。一般来说,在 T1WI 上,含脂肪的病变是明亮的(高信号),而液体,如膀胱内的尿液则是黑的(低信号)。在 T2WI,水是明亮的。因此,含水量较高的组织,如肿瘤和囊肿,在 T2WI 上呈较高信号。在阴道内注入水凝胶可使阴道扩张,并显现宫颈轮廓,但这一技术并未得到广泛应用[1]。钆是 MRI 检查中最常用的静脉造影剂。与注射造影剂前的图像对比,注入钆的组织在 T1WI 信号强度增加。因此,钆被用于增加人体正常组织和异常组织之间的对比,及检测组织的血管。例如,许多肿瘤比邻近近正常组织更容易增强,从而更容易被发现。动态多相增强 MRI(DCE-MRI)和扩散加权成像(DWI)等新技术还可提供功能信息。在 DCE-MRI 中,注射造影剂后多次获得图像,可评估组织的血管密度和增强模式。DWI 不使用静脉造影,而是根据水分子不同的扩散率显示不同组织间的差异,许多恶性肿瘤在 DWI 上都是亮的[2,3]。

解剖及生理学

本章讨论重点不是女性盆腔的正常解剖,但是与 MRI 特征性表现相关的解剖是很重要的。我们必须了解的一个基本概念是,不管用什么模式成像,患者的激素状态影响着生殖器官的影像学特征[4~7]。

子宫

育龄期女性子宫长度一般为长 6~9cm,宫颈长度约占子宫总长度的 30%~50%,而月经初潮前此比例更大。子宫带状解剖的最佳显示是在 T2 加权(T2WI)像,一般通过轴位和矢状位将子宫颈和子宫体分别描述。

宫颈在 T2WI 呈三层带状结构:宫颈黏膜,因存在黏液腺体呈高信号;宫颈基质(纤维基质),因存在纤维结缔组织呈低信号;外周为平滑肌,呈等信号(图 36-1)。宫颈管内可见不同含量的黏液,表现为与液体相似的极高信号[5,6,8]。

宫体在 T2WI 也呈三层带状结构:中间的子宫内膜呈高亮信号;内膜下方的结合带为子宫肌层的最里层,

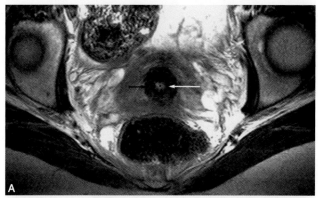

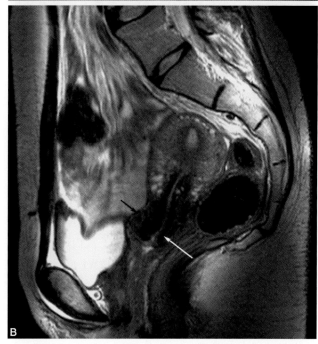

图 36-1　正常宫颈。轴位(A)和矢状位(B)T2WI,显示正常宫颈的带状结构,外缘等信号平滑肌(A 和 B 图短黑箭头),低信号纤维基质环(A 和 B 图长白色箭头),和高信号宫颈黏膜(A 图中的星号)

表现为低信号；子宫肌层的外层呈等信号（图 36-2）。子宫下段，结合带与低信号的纤维性宫颈基质相延续[8~10]。

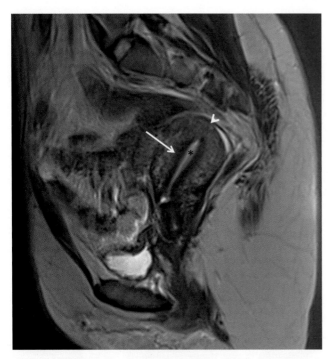

图 36-2　正常子宫。矢状位 T2WI 显示高信号子宫内膜（星号）和带状子宫解剖，其特征是高信号的内膜下为低信号（暗）的结合带（箭头）和外层的等信号肌层（三角形）

　　使用 MRI 评价子宫解剖时，识别结合带至关重要。研究表明，带状解剖的 MRI 表现受女性激素的影响[4~6]。正常情况下，育龄期妇女结合带的厚度不应超过 11mm。绝经后，服用口服避孕药的妇女，或月经初潮前的女孩，带状解剖常常显示模糊，而结合带可能非常薄[8]。

　　子宫内膜 MRI 表现受激素的影响，随月经周期而变化。在早期卵泡（增生）期和排卵期之间，子宫内膜逐渐变厚，厚度从 1~3mm 增加到平均 8~9mm。育龄期妇女子宫内膜的厚度不应超过 15mm，绝经后妇女，不接受激素替代治疗的内膜厚度通常为 11mm 或更少。在黄体（分泌）期，子宫内膜的信号强度最高[4,6,8]。必须注意的是，使用 T2WI 图像评价子宫内膜厚度，其测值可能偏高，因为宫腔的液体在 T2WI 也呈高信号（图 36-3）。

　　与宫体不同的是，宫颈解剖在月经周期中变化不明显。此外，由于宫颈主要由纤维弹性组织构成，在静脉注射钆后宫颈的强化与宫体不同。与宫颈相比，宫体是富含血管结构，比宫颈更早、更明显（图 36-4）强化。这一点很重要，因为这种增强模式的差异可能会形成假肿块，并导致宫颈癌的误诊。

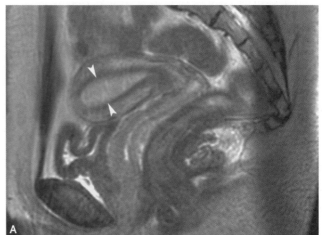

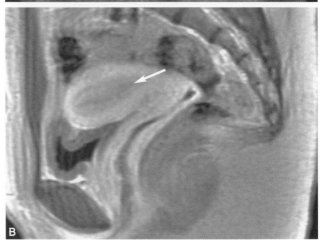

图 36-3　明显增厚的子宫内膜。矢位状 T2WI（A）和增强后压脂 T1WI（B）图。在 T2WI（A）中可见子宫内膜显著增厚。钆注入增强后，内膜增强，不增强的宫腔内中心带液体变得明显（B 图箭头）

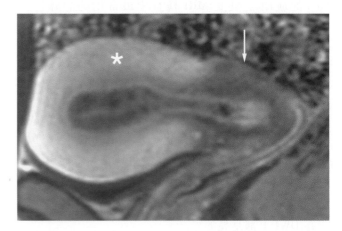

图 36-4　正常子宫。钆增强 T1WI 脂肪抑制序列矢状切面显示子宫肌层（星号）和宫颈间质（箭头）增强模式下的正常差异

卵巢

　　正常卵巢在 T1WI 表现为均匀等信号，而在 T2WI，外部的皮质为高信号、中央髓质为低信号[13,14]。

卵巢大小约 2cm×2cm×3cm;其大小根据激素呈波动状态,很大程度上是因为月经周期卵泡增长和扩大。育龄期女性的卵巢出现多个卵泡,因此很容易被识别,卵泡在 T2WI 表现为与小的单纯性囊肿相似的高信号,在T1WI 呈低信号(图 36-5)。原始卵泡通常较小,直径可达 9mm,而受刺激的卵泡可达 3~5cm,T2WI 序列上所见的其他生理性囊肿的其他特征包括极薄的壁(<3mm),无附壁结节(图 36-5)[13,14]。绝经后未接受激素替代治疗的妇女卵巢卵泡数减少。单纯性卵巢囊肿在绝经后妇女常偶然发现,在 55 岁以上的女性中,有 14%的人有这种现象,囊肿可以吸收消失,也可稳定存在[10]。在静脉注射造影剂后,卵巢基质增强,脂肪抑制序列有助于识别无可见卵泡的卵巢。MRI 不显示正常的输卵管[14]。

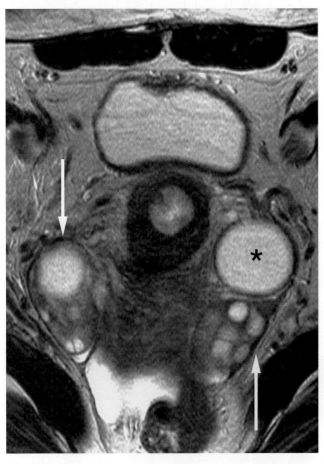

图 36-5　正常卵巢。T2WI 轴平面显示在两个卵巢(箭头)中存在多个高信号卵泡,大的代表优势卵泡(星号)

先天畸形

MRI 是评价女性生殖系统先天畸形的影像学方法。MRI 的优点包括非侵入性,无辐射,多平面扫描,能很好地显示子宫的基本轮廓和软组织特性。在管理措施的指导下使用 MRI 可以减少其他侵入性操作并降低相关医疗费用[15]。

中肾旁管畸形

中肾旁管(paramesonephric ducts, Müllerian 管)是成对的胚胎期结构,通常在妊娠 6 周到 11 周之间融合,形成子宫、输卵管、宫颈和大部分阴道上部。然而,普通人群中约 0.1%~10.0% 会因融合失败或管道发育异常而导致各种畸形的发生[17~19]。中肾旁管畸形可以无症状,这取决于具体的类型,也可能与原发性闭经、不孕症、产科并发症和子宫内膜异位症有关[16,17,21,23]。据估计,目前有多达25%的不孕和流产的女性存在中肾旁管畸形。另外,30%~50%的女性伴有肾发育异常,包括肾发育不全、异位、融合、旋转不良和重复[16,20,23]。怀疑有中肾旁管畸形的患者,常常首先选择安全、成本相对较低并且广泛使用的经阴道超声检查。MRI 成像被认为是评价中肾旁管畸形的参考标准,其诊断准确率几乎为100%[23~29],它通常用于超声不确定或需了解进一步信息的患者。识别带状解剖对完整的评估分析必不可少,因此 T2WI 是最有用的序列。此外,还必须包括斜冠状位和轴位以确保充分显示子宫轮廓。

尽管有许多不同的关于中肾旁管畸形的分类,使用最广泛和最著名的还是美国生殖医学分类协会的分类方法(图 36-6)[30]。

子宫未发育/发育不全

本组异常是由双侧中肾旁管未发育(agenesis)或发育停滞引起。最常见是阴道上段和子宫异常,也是先天性无阴道综合征的一部分。这类患者可能会出现子宫萎缩,阴道异常可以从发育不全(hypoplasia)到完全不发育。泌尿系统畸形有时与先天性无阴道综合征有关。其次是节段性阴道发育不全。孤立的子宫发育不全或完全不发育是非常罕见的。子宫完全不发育的 MRI 仅显示一个短小的有盲端的阴道,而子宫发育不全显示为小子宫且两侧宫角间距小于 2.0cm。

单角子宫

单角子宫是一侧中肾旁管完全停止或部分发育的结果。90%的病例是中肾旁管部分发育成残角,其内可能存在有功能性子宫内膜结构。残角可以闭塞或与主宫腔相通。临床可出现极高的自然流产率、产科并发症和子宫内膜异位症。单角子宫有正常的带状解剖结构,呈香蕉状。残角呈与之相连的软组织肿块,在T2WI 上类似子宫肌层信号,可与肿瘤鉴别。残角可以因为血液潴留而膨大,T1WI 呈中央高信号。

双子宫

双子宫是由于双侧中肾旁管融合完全失败所致,其特征是有两个独立的子宫和两个子宫颈,阴道上段有一纵隔。极少数可以见到阴道也完全分开,有两个阴道口。患者通常无症状,但发生阴道横隔阻塞时会出现子宫阴道积血。临床并发症与单角子宫相似。MRI 可显示两个完全分离的子宫角和两个子宫颈(图 36-7)从而诊断双子宫。MRI 不能识别所有的阴道隔膜,查体有助于明确有无阴道横隔并与双角子宫双宫颈相鉴别。

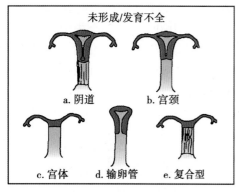
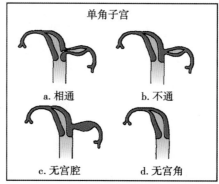
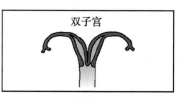
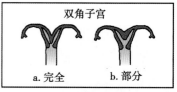
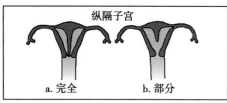
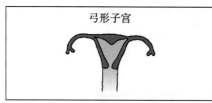
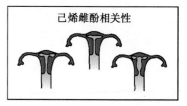

图 36-6　美国生殖医学学会中肾旁管畸形分类

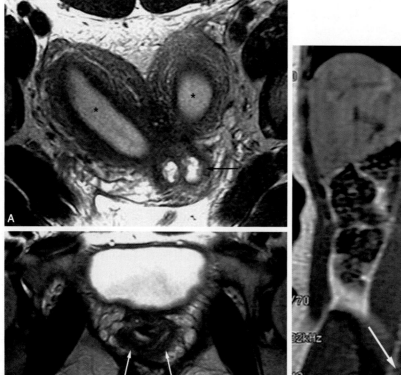
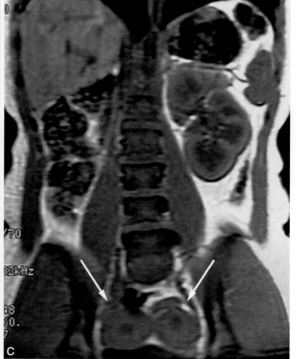

图 36-7　双子宫。盆腔 T2WI 轴位(A 和 B)和 T1WI 冠状位(C)显示两个独立的子宫(A 图星号和 C 图箭头)和子宫颈(黑色箭头),以及两个分离的阴道(B 图白色箭头)。右肾先天性缺如(C)

双角子宫

这种异常征象是中肾旁管部分融合失败所致。其特点是双侧宫角间距增宽超过 4cm；宫底凹陷深度超过 1cm；一条纤维肌性分隔将宫腔一分为二。分隔可以是不全性，部分分离宫腔（双宫角单宫颈（图 36-8）），也可是完全性，直达宫颈外口（双宫角双宫颈）。阴道正常。沿子宫长轴的斜冠状面成像，有助于评估宫底。分隔常表现出与子宫肌层类似的信号特征，但当存在纤维组织时，信号更低。

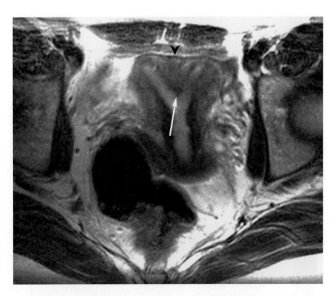

图 36-9　纵隔子宫。T2WI 轴位显示子宫腔内部分隔膜（箭头）和平坦宫底（三角形）

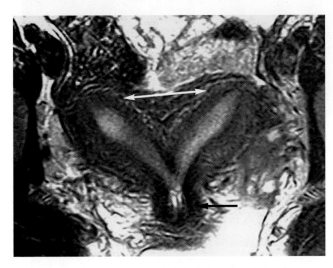

图 36-8　双角子宫。T2WI 轴位像在子宫底部深裂（双头白色箭头），双侧宫角间距增宽。单宫颈（黑色箭头）

纵隔子宫

纵隔子宫是最常见的中肾旁管异常，被认为是发育后期纤维隔膜再吸收失败所致[16]。子宫腔内的纵行隔膜可以是部分性的，也可以达宫颈外口。由于可引起受精卵种植困难，这类中肾旁管异常引起的生育方面的并发症最多。在冠状面（图 36-9）识别宫底是凸起、平坦或微凹（图 36-9）对纵隔子宫与双角子宫的鉴别具有决定意义。其他具有诊断价值的 MRI 特征包括宫角间距<4cm（即不增宽），宫腔被 T1WI 及 T2WI 均呈低信号的纤维性隔膜分隔，如果隔膜的主要成分是子宫肌层的平滑肌，其信号强度与肌层相似。隔膜可以是部分性或完全性。

弓型子宫

这一类异常是由于子宫阴道隔膜轻微不完全吸收导致宫底部肌层向内膜腔轻微凹陷。它被单独归类是因为这是一种正常变异，没有临床意义。在 MRI 上，弓形子宫通常大小正常，只有一个子宫内膜腔，宫底有一个深度小于 1.0cm 的小凹陷。

己烯雌酚暴露

己烯雌酚是一种合成雌激素，历史上曾被用于防止流产，直到 1971 年。据估计，大约 2/3 曾有此类药物宫内暴露的患者存在子宫畸形。这些畸形中最常见的是经典的 T 型子宫，但也有宫角和宫腔畸形的报道。

阴道异常

与阴道上段的发育完全不同，阴道的下 1/3 来自于泌尿生殖窦，而不是中肾旁管。泌尿生殖窦发育失败可导致阴道远端或阴道下 1/3 缺如或出现阴道横隔（类似处女膜）。上述两种情况，由于阴道梗阻可导致阴道和子宫积液扩张，当其中为血液时，称为子宫阴道积血。阴道上段壁薄，而子宫壁肌层可薄可厚（图 36-10）。子宫阴道积血的特征是 T1WI 呈不均匀高信号，T2WI 呈不均匀等或低信号。

卵巢畸形

卵巢起源于原始生殖细胞，迁移到胚胎性腺脊，随后进入盆腔。卵巢的先天畸形通常与染色体异常有关，包括性腺发育不全，常出现特纳（Turner）综合征（核型为 45，X）和特纳综合征嵌合型（核型为 45，X/46XX）。T2WI 脂肪抑制及 T1WI 钆增强对识别卵巢最有帮助。

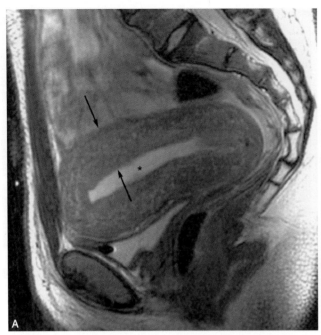
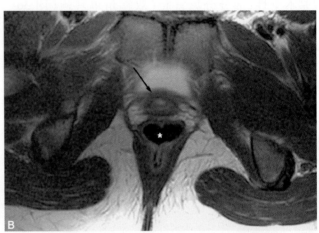

图 36-10　阴道发育不全。T2WI 矢状位（A）和轴位（B）显示轻度分离的宫腔（A 图星号）和增厚的子宫肌层（A 图箭头），正常尿道（B 图箭头）和直肠（B 图箭头）间没有阴道

平滑肌瘤

定义和流行病学

　　平滑肌瘤（leiomyoma）是由子宫平滑肌细胞产生的良性肿瘤，80% 以上的非洲裔美国女性和大约 70% 的白人女性在 50 岁前发生[31]。相对白人女性，非洲裔美国妇女的发病年龄更早，症状更明显，更有可能行子宫肌瘤切除和子宫切除[32]。平滑肌瘤对公众健康可造成极大影响，在美国每年进行的 60 万次子宫切除手术，至少有 1/3 病因是平滑肌瘤[33]。

临床表现

　　子宫平滑肌瘤患者大多无症状[31]。临床症状主要包括功能性子宫出血、盆腔压迫和腹痛。此外，还可因孕卵植入受损、输卵管阻塞而损害生育功能，也可引起流产率增高以及早产[34,35]。平滑肌瘤约 90% 发生在子宫体，5% ~ 10% 在宫颈。子宫肌瘤在妊娠期间可增大，宫颈平滑肌瘤可引起难产[36,37]。少数平滑肌瘤发生在圆韧带和阔韧带（图 36-11）或附件。

　　平滑肌瘤临床症状往往与其位置有关。子宫平滑肌瘤分为黏膜下、肌壁间或浆膜下（图 36-12）。黏膜下约占 5%（图 36-13）[37]，常伴月经过多，此外还常

与不孕、功能性子宫出血、痛经及贫血有关。根据病灶大小和突入宫腔内的程度，黏膜下平滑肌瘤一般可以经宫腔镜摘除。黏膜下平滑肌瘤与大的子宫肌壁间平滑肌瘤的鉴别点在于识别病灶中心在子宫内膜腔内，而不是在子宫肌层内，病灶周围包绕的肌层不超过 180°。

　　浆膜下平滑肌瘤约占子宫平滑肌瘤的 10% ~ 20%，位于子宫浆膜下，有蒂或无蒂（图 36-13，图 36-14）。症状与肿块的占位效应或蒂扭转有关。约 77% 的外生性平滑肌瘤可以看到"血管桥征"血供来源于子宫并供应盆腔血管），这一征象有助于此类肿瘤与附件来源的实性肿块鉴别[38]。相反，"卵巢血管蒂"（通过出现生殖腺静脉来确定）可能有助于确定肿块来源于卵巢。92% 的卵巢肿物及 13% 的浆膜下平滑肌瘤有蒂[39]。

病理生理学

　　子宫平滑肌瘤的病理生理机制尚不明确，但肿瘤的发生发展与遗传易感性及激素水平有关[31]。子宫平滑肌瘤对激素刺激的反应常常导致肿瘤在妊娠期增大而在更年期后退化。各种类型的良性变性较为普遍，尤其是大的平滑肌瘤，包括玻璃样变性（最常见，在至少 60% 的平滑肌瘤中出现）、囊性变、黏液

样变、脂肪变和红色变性(图 36-15)[40]。一般不可能根据图像区分变性的类型;但是,某些特征可能会倾向于一种或另一种类型。平滑肌瘤变性给超声诊断带来困难,因为变性的平滑肌瘤可能有囊性成分,与复杂的卵巢肿块表现类似。在这种情况下,可使用 MRI 进行诊断[41,42]。

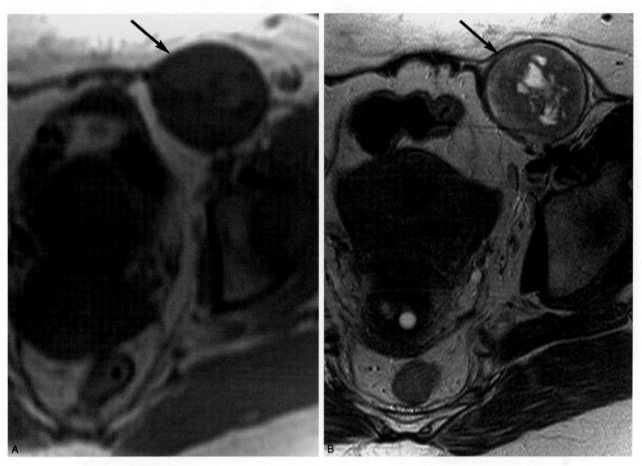

图 36-11　圆韧带平滑肌瘤。轴位 T1WI(A 图)和 T2WI(B 图)显示了一个圆形肿块(箭头),为典型的变性的平滑肌瘤,在两个序列上均为低信号,T2WI 中央可见不规则高信号,与囊性病变一致。但肿块与子宫分离,并疝入左侧腹股沟管。最后外科手术证实肿块为圆韧带平滑肌瘤

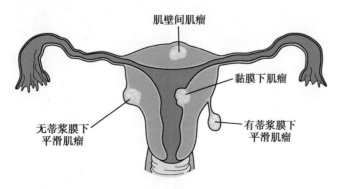

图 36-12　平滑肌瘤示意图。浆膜下、肌壁间及黏膜下平滑肌瘤

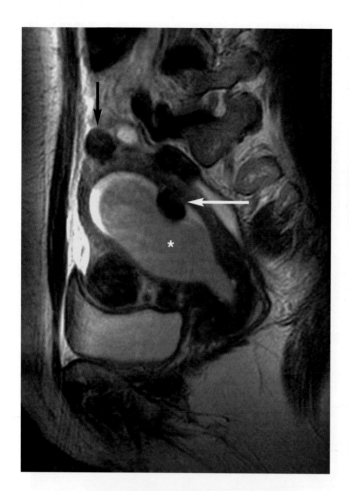

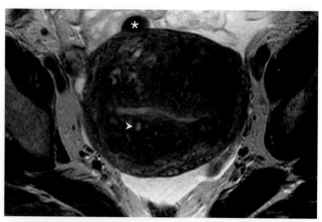

图 36-14　子宫平滑肌瘤和子宫腺肌病。轴位 T2WI 显示小的低信号浆膜下平滑肌瘤（星号）。结合带明显增厚,边缘模糊。多发斑点状高信号（星空状）（三角形）,是子宫腺肌病的特征

图 36-13　子宫平滑肌瘤。T2WI 矢状位显示黏膜下小的低信号平滑肌瘤（白色箭头）伴宫腔积血扩张（星号）。浆膜下多发肌瘤,其中一位于宫底（黑色箭头）

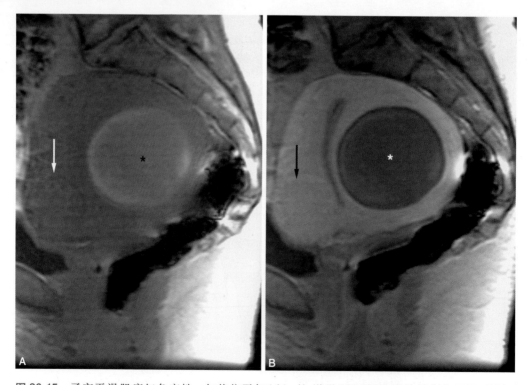

图 36-15　子宫平滑肌瘤红色变性。矢状位平扫（A）、钆-增强（B）T1WI 脂肪抑制和 T2WI（C）。T1WI（A）中最大的平滑肌瘤（星号）因出血呈高信号,对应 T2WI（C）呈稍低信号。平扫未见到的平滑肌瘤（箭头）在增强后显示（B）。第二个小平滑肌瘤在前面（箭头所指）呈典型的 T2WI 低信号（C）和未变性平滑肌瘤的增强模式（B）,但 T1WI（A）上呈稍高信号,提示内部有少许出血

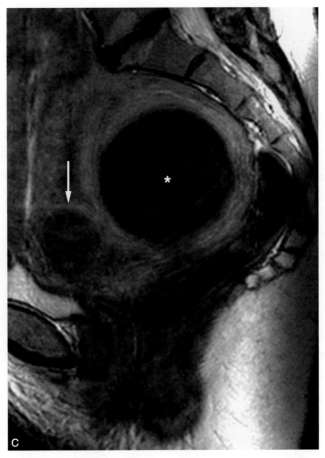

图 36-15（续）

了解非典型位置和征象的病灶至关重要,如良性转移性平滑肌瘤、静脉内平滑肌瘤、弥漫性平滑肌瘤病和腹膜播散性平滑肌瘤病。虽然这些特殊的表现可能提示恶性过程,但本质上它们是良性病变生长模式的变异[40]。据报道子宫平滑肌肉瘤与平滑肌瘤有关[43]。但基因研究表明,这是两个来自不同途径的病变[31]。大多数病理学家认为,良性平滑肌瘤发生恶性变性,转化为平滑肌肉瘤极其罕见。有时,根据原发性病灶的 MRI 特征很难区分平滑肌瘤与平滑肌肉瘤;而快速生长、边界不规则、子宫外浸润、淋巴结病变及转移,可在不同程度上,提示肿瘤性质为恶性(图 36-16)。

治疗

平滑肌瘤最适宜治疗方案的选择取决于肿瘤的大小和位置,以及临床表现。最常见的治疗方案是子宫切除术、肌瘤切除术(经腹、腹腔镜或宫腔镜)、肌瘤消融术和子宫动脉栓塞术(UAE)[31,35]。子宫切除术通常针对不希望保留子宫的经产妇。希望保留子宫的患者常选择子宫肌瘤切除术。在这些病例中,开腹手术常用于多发性大的平滑肌瘤;腹腔镜适合切除浆膜下和有蒂的病灶,而宫腔镜是超过 50% 宫腔黏膜下病变的

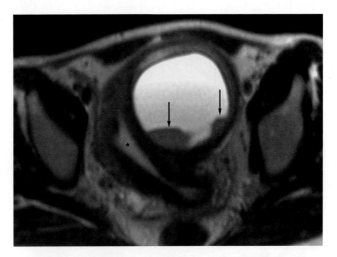

图 36-16　子宫肉瘤。轴向 T2WI。高信号的子宫内膜腔(星号)被肌层内较大的囊性(中央高信号)肿块取代,肿块后壁可见等信号的附壁结节(箭头);病理证实肿块为子宫肉瘤

首选。UAE 是一种更新的、安全、有效的技术,有望成为症状性子宫平滑肌瘤的治疗选择[44]。UAE 的禁忌证包括活动性盆腔炎、肾功能不全和造影剂过敏。据报道,在合适的人群,UAE 首要的优势在于复发率比更具侵入性的外科手术更低。

诊断

对有症状的患者,MRI 检查最常见的适应证是确定平滑肌瘤的大小和位置,并评估超声显像中出现的坏死病变或出血,因为这些因素在指导患者管理患者中至关重要。如出现临床指征,通常采用盆腔超声对平滑肌瘤进行初步诊断。许多情况下超声评价可能受限,如子宫后倾后屈;子宫或平滑肌瘤显著增大超出了超声扫查范围,无法完整观察;难以区分附件肿块与有蒂的浆膜下平滑肌瘤;图像特征不典型。对计划进行有限或保守治疗患者的术前评估,MRI 是一种非常有用的工具。虽然 MRI 和超声检测的总体敏感性相似(99%),但超声检查的特异性低于 MRI(分别为 86% 和 91%),而且 MRI 对确定病灶的总数量更有利[45]。与超声比较,MRI 成像的优点主要是视野更大,更好的软组织分辨率[45]。对临床而言,MRI 另一个重要的优势在于可鉴别平滑肌瘤与局灶性子宫腺肌病。如果需要保留子宫,这两种疾病的管理是不同的[46,47]。最后,MRI 还可用于预测和监测治疗效果,特别是对使用了 UAE 治疗的患者[48~50]。治疗前预示对 UAE 治疗有良好反应的图像特征包括病变位于黏膜下、体积小、明显增强(富血供)和 T2WI 高信号。相反,在栓塞之前出现红色变性或缺乏对比增强通常预示着反应不良。成功的 UAE 会形成出血性梗死,并最终减小子宫和平滑肌瘤的大小[48,49,51]。

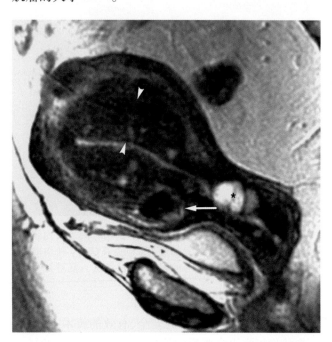

图 36-17　平滑肌瘤和子宫腺肌病。矢状 T2WI 显示子宫前壁下段有一个高信号假包膜(箭头),诊断为平滑肌瘤。低信号结合带(三角形)弥漫性增厚,具有与子宫腺肌病一致的特征性斑点状高信号,似"繁星天空"。星号,纳氏囊肿

影像特征

单纯未变性平滑肌瘤 MRI 表现为 T1WI 和 T2WI 具有完整包膜的低信号圆形肿块(图 36-15)[37]。肌壁间平滑肌瘤在 T2WI 上可显示高信号假包膜,其形成是由于病变周围肌层水肿和其内血管充血或淋巴管堵塞(图 36-17)[52]。钙化可表现为信号空洞区域,但一般情况下 MRI 不能很好显示。未变性平滑肌瘤在注射钆后常显著增强,但仅在考虑使用 UAE 时才要求使用对比剂来明确病变的血管分布(图 36-15)。

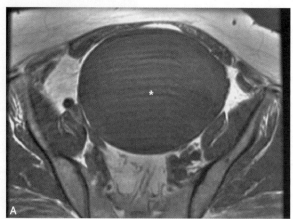

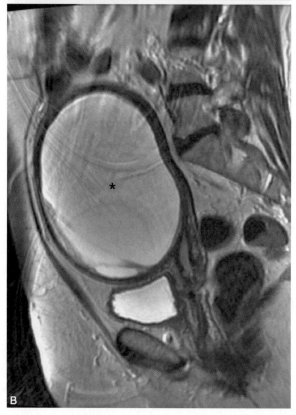

图 36-18　子宫平滑肌瘤囊性变。轴位 T1WI(A)和矢状 T2WI(B)示来源于子宫的边界清楚的肿块(星号)。病变表现为囊肿的信号特征(T1WI 低信号和 T2WI 高信号)。在 T2WI 可见一些纤细分隔(B)。病理证实为平滑肌瘤的囊性变

如前所述,肌瘤变性的影像学表现是非特异性的,但一些 MRI 特征可以提示特定类型。有囊性变的平滑肌瘤在 T2WI 上呈明亮高信号(图 36-18)[37]。T2WI 不均匀低信号和鹅卵石样或漩涡状改变,通常与玻璃样变性有关[40,37]。红色变性通常发生在 UAE 之后,或为妊娠期,病变迅速长大的后遗症。红色变性在 T1WI 呈高信号,是因为血液中蛋白质含量高或高铁血红蛋白的存在(图 36-15)[40,37]。边缘在 T2WI 序列出现低信号、T1WI 序列为高信号,代表病变周围的静脉阻塞[37]。黏液样变性与多区域的囊性变 T2WI 呈高亮信号。没有明确的 MRI 特征能够可靠地区分平滑肌瘤和平滑肌肉瘤。而病变不规则、浸润性、边界模糊、宫外浸润;以及相关的盆腔淋巴结病变是提示肿瘤性质可能为恶性的征象,如前所述(图 36-16)。

子宫腺肌病

定义和流行病学

子宫腺肌病(adenomyosis)是指肌层内出现子宫内膜(腺体和基质),周边被肥大的子宫肌层包围。子宫腺肌病常见于四五十岁的多产妇。尽管子宫腺肌病是一种常见病,但很难确定其精确的发病率。尸检和临床研究的结果各不相同,尸检发病率 20%~67%[53],临床研究的发病率 10%~88%[54~57];发病率的差异报道可能受到多个因素影响,包括对子宫腺肌病的定义不一致,子宫标本的不同处理规范,不同的患者入选标准。

临床表现

典型的临床症状是月经过多、痛经、子宫不规则出血伴肥大、触诊子宫长大、边缘光滑、柔软,可能伴触痛。然而,1/3 的子宫腺肌病患者是无症状的。症状出现频率和严重程度与子宫内膜侵犯的范围和深度有关[53,58,59]。

病理生理学

子宫腺肌病会导致子宫球状肿大,内含囊性区域,部分囊肿内可见陈旧性出血。子宫腺肌病可表现为局灶性、弥漫性或两者联合,取决于其在子宫肌层中的分布。不管表现如何,与边界平滑、锐利的平滑肌瘤不同,子宫腺肌病病变边缘多不清晰[53]。

关于子宫腺肌病的发生有三种假说[53]。两种假说认为是子宫内膜基底层,沿肌纤维间隙或经淋巴系统浸润。第三个理论认为,子宫腺肌病是异位子宫内膜

化生的结果。多达 80% 的病例可同时合并其他子宫病变,最常见的是平滑肌瘤,也有子宫内膜息肉(polyps)、子宫内膜增生和子宫内膜腺癌[53]。

诊断

即使临床表现强烈提示为子宫腺肌病,仍难以进行准确的临床诊断,在治疗前常需进行影像学检查。

影像学特征

经阴道超声检查是子宫腺肌病的首选影像学检查。其使用范围广、安全和成本低,准确性好,与 MRI 相似。经阴道超声检查的敏感性为 57%~89%,特异性 65%~98%。然而,超声评估在一定程度上依赖于操作人员,有经验的检查者可获得最佳效果。此外,对子宫明显增大和并发平滑肌瘤的患者,超声的准确性也有所下降。MRI 的敏感性和特异性分别为 70%~86% 和 86%~93%[60~62]。如果超声检查结果不能明确诊断,或者还需要额外的信息,特别是在制定治疗计划时,一般推荐 MRI。

MRI 诊断子宫腺肌病是基于 T2WI 的表现。典型的子宫腺肌病在 MRI 上显示为结合带(子宫内肌层)的局限或弥漫性增宽,或子宫肌层内边界不清、低信号肿块(图 36-14,图 36-17)。绝经前妇女的正常结合带表现为子宫内膜和外侧肌层之间的低信号带。根据 Reinhold 等的研究[60],结合带厚度 >12mm 可诊断子宫腺肌病,而厚度 8mm 或更薄则可排除。对于那些测值处于临界区域的患者(结合带 9~11mm),次要表现包括 T2WI 上呈斑点状高信号病灶,从子宫内膜放射状进入子宫肌层薄的平行高信号(也在 T2WI),和边界不清楚的低信号(结合带或其附近肌层局限性或弥漫性增厚)有助于诊断(图 36-14)[47,61,66]。斑点状高信号病灶被认为是扩张的子宫内膜腺体,而条纹代表侵入肌层的子宫内膜[66]。

鉴别局灶性子宫腺肌病和平滑肌瘤对超声和 MRI 均是一种挑战,因为这两种病变在 MRI T2WI 上都呈低信号,并且可见于 35%~55% 的患者[53]。对两者的鉴别非常重要,因为它有助于确定是选择保守治疗、药物治疗还是手术治疗。对局灶性子宫腺肌病具有诊断价值的 MRI 特征包括 T2 加权序列,低信号病灶内出现特征性斑点状高信号,团块外形为卵圆形而不是圆形,边界模糊,缺乏假包膜和占位效应,与结合带延续(尽管这不是诊断的必要条件)(图 36-19)[66,67]。虽然在 T1WI 上偶尔会发现提示出血的小的高信号区域[68],但无论是否使用造影增强,T1WI 对诊断都没有什么帮

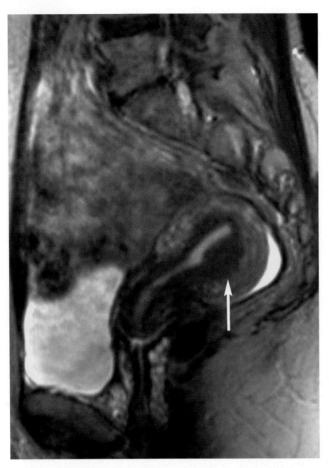

图 36-19 局灶性子宫腺肌病位。矢状位 T2WI 显示结合带内边缘模糊的局限性增厚区域（箭头）

助。根据影像学表现，来鉴别局灶性子宫腺肌病或子宫腺肌瘤和平滑肌瘤，有时是具有挑战性的[60,62]。

子宫内膜异位症

定义和流行病学

子宫内膜异位症（endometriosis）是指出现异位的功能性内膜组织，这种组织可能会随着激素分泌而增殖[68]。25~40 岁的白人女性更容易被累及。子宫内膜异位症可见于 5%~45% 的育龄期妇女，但在不孕患者中可高达 50%[59,68~70]。子宫内膜异位症的总体发生率为 298/10 万。而有不孕症病史者，特别是由中肾旁管畸形引起的，其发病率要高出 5 倍[68]。

病因学

子宫内膜异位症的病因尚不清楚，提出的理论包括子宫内膜细胞通过输卵管逆行转运引起腹膜种植，中肾旁管残迹的发育，以及腹膜上皮化生。这些发病机制可能互为补充，尽管目前似乎更倾向于细胞逆行理论[71]。

临床表现

子宫内膜异位症的典型症状包括痛经、性交困难、慢性盆腔疼痛和不孕。尽管子宫内膜异位病灶在盆腔内最常见，但也可见于远离盆腔的部位或不常见部位，包括肺，腹壁，及中枢神经系统[72~74]。在盆腔，发生率由高到低的部位依此是卵巢（子宫内膜异位囊肿）、子宫的韧带、道格拉斯隐窝和盆腔腹膜表面。双侧卵巢发病者占 30%~50%[75]。

子宫内膜异位囊肿（endometriomas）是最常见的卵巢含血病变之一，常见其合并广泛子宫内膜异位。卵巢组织部分或完全被异位子宫内膜组织所取代，腺体和间质沿囊肿壁分布。子宫内膜异位囊肿周围常有厚而致密的纤维包膜。虽然子宫内膜异位囊肿通常含陈旧出血，但也会发现新鲜出血和血凝块。病变常与周围结构粘连、内部可见间隔，可能会导致超声将其误诊为卵巢恶性肿瘤。

影像学表现

MRI 通常用于超声检查不能明确诊断或者在子宫内膜异位症的背景下卵巢肿块不能消退的病例。虽然 MRI 对诊断子宫内膜异位囊肿具有某些特征表现，但仅根据影像学标准来鉴别单发子宫内膜异位囊肿和出血性囊肿，有时并不可行。一般情况下，患者在 MRI 检查前多次盆腔超声检查提示持续存在的出血性附件肿块更倾向于诊断为子宫内膜异位囊肿[76]。

MRI 的主要优势在于能够确认病变内存在血液成分。血液成分在 T1WI 上表现出高信号，在脂肪抑制序列仍为高信号（图 36-20）[77]。在 T2WI 序列，子宫内膜异位囊肿的内部通常为低或等信号，这取决于高铁血红蛋白和其他铁成分的浓度[78]。与 T1WI 相比，在 T2WI 信号强度丢失的表现被称为 T2 阴影，可以表现为信号强度的弥漫性丢失或分层结构，囊内低信号血液成分可见分层，有时被称为"冻糕征"（图 36-21）[79]。由于囊肿反复发作和慢性出血，含铁血黄素沉积形成的外周黑色环是另一个典型特征，但不是子宫内膜异位囊肿的特异性征象（图 36-21）[76]。子宫内膜异位囊肿的纤维包膜在 T1WI 和 T2WI 通常呈低信号，可强化[80]。虽然不常见，但与子宫内膜异位囊肿相关的恶性病变也有报道，如果在病灶内发现增强的实性结节或肿块（图 36-22）[81]，则应怀疑。Brinton 等的一项研究显示[43]，长期存在卵巢子宫内膜异位症的患者卵巢癌的风险增加（标准化发病率为 4.2，范围从 2.0~7.7），最常见类型是子宫内膜样癌或透明细胞癌。

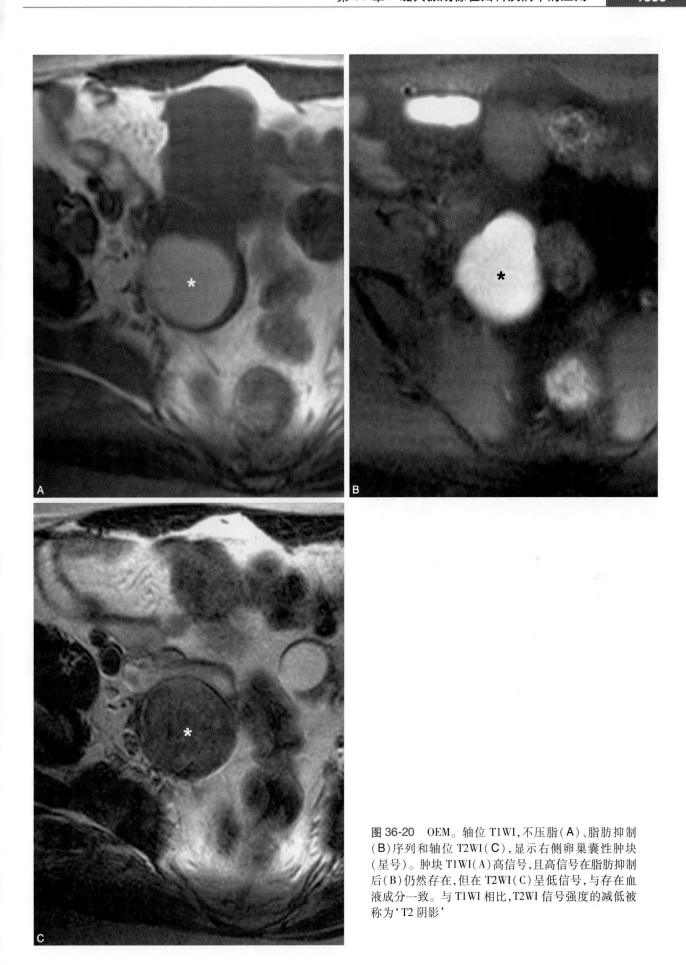

图 36-20　OEM。轴位 T1WI，不压脂（A）、脂肪抑制（B）序列和轴位 T2WI（C），显示右侧卵巢囊性肿块（星号）。肿块 T1WI（A）高信号，且高信号在脂肪抑制后（B）仍然存在，但在 T2WI（C）呈低信号，与存在血液成分一致。与 T1WI 相比，T2WI 信号强度的减低被称为'T2 阴影'

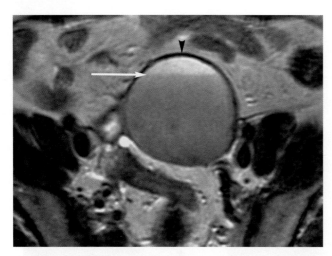

图 36-21　卵巢子宫内膜异位囊肿(ovarian endometriosis,OEM)。轴位 T2WI 显示液-液分层(箭头),沉淀部分的信号强度较前部非沉淀部分更低。沉淀区域在相应的 T1WI 上显示为较高信号(未显示)。在 T1WI 和 T2WI 序列之间的信号下降被称为阴影,是由于高铁血红蛋白或其他铁成分的存在。这种分层效应被称为"冻糕征",代表 OEM 内不同时间段的血液成分的存在。另一个常见的关于 OEM 的 MRI 表现是由于血液降解,含铁血黄素沉积形成的一个非常黑的边缘(箭头)

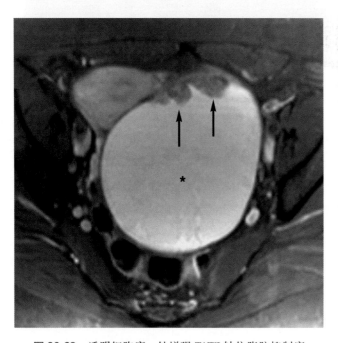

图 36-22　透明细胞癌。钆增强 T1WI 轴位脂肪抑制序列。盆腔内含液的较大囊性肿块(星号),在脂肪抑制后呈高信号,符合血液的特征。增强的附壁结节(三角形)提示为恶性,病理证实为子宫内膜异位囊肿中发生的透明细胞癌

在某些情况下,超声可能难以准确识别因阻塞而积血扩张的输卵管(输卵管积血),其常见于子宫内膜异位症这一诊断难题可以通过 MRI 来解决,因为它具有更广的视野范围和多平面成像能力。子宫内膜的植

入在 T1WI 和 T2WI 上一般都是高信号(图 36-23);然而,直径 2~3mm 的小的子宫内膜植入,任何成像方式检测均不能检出。MRI 对于直径>1cm 的病灶检出相当准确,使用 T1WI 脂肪抑制可以提高较小植入的检出[82,83]。Stratton 等[84] 报道,以腹腔镜检查结果作为参考标准,MRI 检测子宫内膜异位症的敏感性和特异性分别为 69% 和 75%。另一项 MRI 与腹腔镜的对比研究得出了类似的结果,MRI 诊断子宫内膜异位症的准确度约为 77%,统计分析两种方法对疾病的分期有很好的一致性($\kappa=0.916, p<0.001$)[85]。MRI 对评估盆腔深部的子宫内膜异位症和封闭的子宫直肠陷窝(这在腹腔镜检查中是困难的)似乎特别有用,报告的敏感性和特异性分别为 68%~94% 和 76%~100%[86-88]。

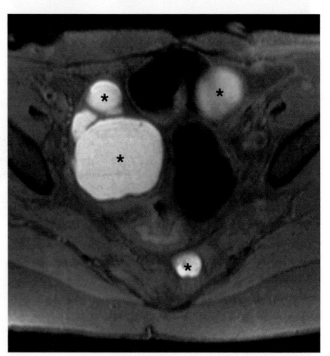

图 36-23　子宫内膜异位症。盆腔轴位脂肪抑制 T1WI 显示多灶高信号团块(星号),与子宫内膜异位症 MRI 表现一致

宫颈癌

流行病学和临床

宫颈癌(cervical cancer)是美国第三常见的妇科恶性肿瘤。每 154 名美国妇女中就有 1 人被诊断为宫颈癌。美国癌症协会(American Cancer Society)估计,在 2016 年[89],美国将有 12 990 例新的宫颈癌病例被确诊,将发生 4120 例与癌症相关的死亡病例。疾病好发于 30~40 岁患者。大多数非浸润性宫颈癌都无症状,

仅在通过巴氏涂片（Pap）检查时偶然发现。浸润性宫颈癌患者通常有月经间期或性交后出血的病史，但也可能无症状。

人类乳头状瘤病毒（HPV）是宫颈癌最重要的发病因素。在所有宫颈癌中，由 HPV16 和 18 引起的至少占 2/3，其次是 HPV31、33、35、45、52 和 58，是全世界第二常见的癌症类型。超过 99% 的鳞状细胞癌与 HPV 感染有关，而 HPV18DNA 的出现提示预后不良[90]。其他已被报道的多个危险因素包括过早性行为、多性伴侣、社会经济地位低下、吸烟和使用口服避孕药；然而，目前尚不清除这些是独立的危险因素，还是与 HPV 感染直接、间接有关。美国在 2006 年引入了针对青少年的 HPV 疫苗接种，目的是降低 HPV 相关宫颈癌的发病率。

组织病理学

绝大多数的宫颈癌是鳞状细胞癌，来源于鳞状与柱状细胞交界处发育异常和不典型增生的病灶。其余 10%~15% 的宫颈癌来自于宫颈腺体，包括腺癌、腺鳞癌、囊腺癌、小细胞癌和淋巴瘤[92,93]。宫颈恶性腺瘤是宫颈腺癌一种非常罕见（3%）的亚型，与 Peutz-Jeghers 综合征有关。它是一种多囊性病变，可出现大量的阴道分泌物，仅能通过宫颈深部活检来诊断。尽管组织学上分化良好，但实际上，恶性腺瘤预后很差，对治疗的反应也很差。恶性腺瘤的 MRI 表现与纳氏囊肿难以区分。需要强调，这种癌症极其罕见，不能仅根据影像学发现来诊断[94]。其他一些罕见的肿瘤，如绒毛状肿瘤，也可在宫颈发现[95]。

宫颈鳞状细胞癌的转移有三种模式：直接侵入邻近的器官，这是最常见的；经淋巴管转移到盆腔和腹主动脉旁淋巴结；少许可以经血液转移到肺和骨[96]。

诊断

在宫颈癌早期，影像学检查没有价值。大多数情况下，通过 Pap 涂片或阴道脱落细胞学检查发现癌症。筛查的有效使用降低了浸润性鳞状细胞癌的发病率和死亡率，但腺癌的发病率相对增加[97~99]。

治疗

宫颈癌的治疗选择在很大程度上取决于疾病的分期[92,100]。微灶浸润癌患者（ⅠA 期）及早期广泛浸润癌患者（ⅠB1，ⅡA<4cm）通常采取根治性手术-全子宫切除术，有或无淋巴结清扫。微浸润宫颈癌的患者如果有生育要求，可以采取宫颈锥切。初级放射治疗是早期广泛浸润性病变的另一种选择。对于更晚期的病例，通常采用手术、放疗和化疗的联合治疗。

临床分期

宫颈癌的分期旨在确定肿瘤是否可切除，目前基于国际妇产科联盟（FIGO）分级系统，最近更新于 2009 年（表 36-1），2014 年未做修改[100]。

表 36-1　子宫颈癌-国际妇产科联盟（FIGO）分期

FIGO 分期	分期描述
Ⅰ	肿瘤局限于在宫颈
ⅠA	显微镜下浸润
ⅠA1	间质浸润深度≤3.0mm，病灶范围≤7.0mm
ⅠA2	间质浸润深度>3.0mm，≤5.0mm，病灶范围≤7.0mm
ⅠB	临床可见病变局限于宫颈
ⅠB1	临床可见病灶≤4.0cm
ⅠB2	临床可见病灶>4.0cm
Ⅱ	肿瘤越过子宫，但未达骨盆壁或未达阴道下 1/3
ⅡA	无宫旁浸润
ⅡA1	临床可见病灶≤4.0cm
ⅡA2	临床可见病灶>4.0cm
ⅡB	有宫旁侵犯
Ⅲ	肿瘤扩散到盆壁和（或）累及阴道下 1/3 和（或）引起肾积水或肾无功能
ⅢA	肿瘤累及阴道下 1/3，没有扩展到骨盆壁
ⅢB	肿瘤扩展到骨盆壁和（或）引起肾积水/肾无功能
Ⅳ	肿瘤超出真正的骨盆，或侵犯膀胱或直肠黏膜
ⅣA	侵犯邻近器官
ⅣB	远处转移

宫颈癌-5 年相对生存率

分期	存活率
所有期别	68%
局限性（局限于原发部位）	91%
区域（扩散至区域淋巴结）	57%
远距离（转移）	16%

Data from Pecorelli S：Revised FIGO staging for carcinoma of the vulva，cervix，and endometrium. Int J Gynaecol Obstet 105：103，2009；and American Cancer Society：Cancer Facts & Figures 2014. Atlanta，American Cancer Society，2014

FIGO 分期是基于查体结果而定的,而这可能是在麻醉下进行。然而,已有许多研究证明了横断面成像在临床分期上的价值[101~105]。最近更新的 FIGO 分期系统鼓励使用影像诊断技术来评估原发肿瘤的大小,但不强制使用。此外,其他一些检查,如膀胱镜、乙状结肠镜和静脉肾盂造影,也逐渐成为历史,不再被强制使用了。

FIGO 分期系统被用于预测患者生存期[106,107],但具有局限性。研究显示,临床 FIGO 分期与手术病理结果相关性较差。据报道,分期错误在第一期高达30%,第二期50%,第三期75%[93,108,109]。这些局限性主要与不能准确评估肿瘤大小和测量数据、骨盆侧壁、膀胱和直肠壁侵犯或转移到远处器官有关[93]。此外,淋巴结转移情况作为宫颈癌患者最重要的预后因素,尚未被纳入最新修订的分级系统[93,96,100,108,110]。

准确的分期影响临床处理。目前的 FIGO 指南建议对早期患者可仅进行手术治疗或放射治疗(分期ⅠA,ⅠB1,ⅡA,且肿瘤≤4cm)。病变范围更广泛的早期患者,ⅠB2 期(肿瘤>4cm)和ⅡA 期(浸润阴道上段),可能需要放疗和化疗。此外,ⅡB 期(局限的宫旁浸润)或更晚期患者不采取根治性手术治疗。

影像学表现

仅针对ⅡA 期或更高期别时,MRI 对宫颈癌分期准确性超过了临床分期(73% ~ 81% VS. 53%)[111]。T2WI 是评估宫颈癌最有价值的序列。宫颈癌在 T2WI表现为正常宫颈间质低信号中的等信号团块[38,93]。动态钆增强 T1WI 成像已被证实可改善对宫颈癌的检测,对评估宫颈基质浸润深度、宫旁浸润及膀胱壁侵犯特别有效[93,105,112]。然而,使用单相位增强的 T1WI 图像可能导致病变被高估[93,104]。

早期病变

通过 MRI 不能检测出微浸润性宫颈癌(ⅠA 期),但可以检测到广泛浸润性病变(ⅠB 期),准确率达91%[38,93]。此外,MRI 可用于确定基质侵犯的深度[105]。ⅠB 期病变,低信号的宫颈基质环完整包绕肿瘤(图36-24)[38,93]。Ⅱ期病变特点是肿瘤在子宫外的局部扩散。ⅡA 期表示阴道上 2/3 受侵,而ⅡB 期则表示有宫旁浸润(图 36-25)。在 MRI 的矢状面上,阴道壁受侵最好评估阴道壁增厚和 T2 加权序列,正常低信号阴道壁出现信号强度增加或 DCE-MRI(MRI 动态增强)阴道壁明显强化,才可以诊断阴道受侵[38,93]。

宫旁扩散

T2WI 轴位可用于评估宫旁浸润。宫颈基质的环状低信号出现部分或完全中断合并宫颈与宫旁脂肪间界面不规则,可诊断为宫旁浸润(ⅡB 期)(图 36-25)。明确出现非对称性高信号组织的突入是宫旁浸润的更特征性表现。有时也可出现宫旁血管聚集。MRI 对宫旁浸润诊断的准确性在 68%~96%。更重要的是,MRI对宫旁浸润阴性预测值,从 79%~100% 不等[93,109,110,113]。MRI 对宫旁浸润的阳性预测值较低,因为 MRI 不能准确区分宫颈相邻组织的良性反应性变化与实际肿瘤侵犯。

Ⅲ期病变

阴道下 1/3(ⅢA)和骨盆侧壁(ⅢB)的浸润(图36-26)是第三期特征。骨盆侧壁浸润(ⅢB 期)表现为肿瘤与髂血管或骨盆侧壁肌肉间脂肪层消失[93]。在T2WI 序列上也可以观察到这些肌肉的信号强度增加(图 36-26)[93]。骨盆侧壁受侵的一个重要指标是出现肾积水,因此,MRI 评估必须包括上腹部的成像,尤其是肾脏,以评估肾积水[38,93]。MRI 评估Ⅲ期病变的准确性大约为 95%[113]。

Ⅳ期

膀胱和直肠的受侵也会出现器官和肿瘤之间的脂肪层消失,此外还有 T2WI 信号强度增加、膀胱和直肠壁增强、增厚及不规则(图 36-27)[38,93]。据报道,MRI诊断膀胱和直肠侵犯的准确率达 96%[113]。

肿瘤大小的评估

肿瘤大小已被证明是一个重要的预后因素,若干研究已经证实 MRI 是一种准确的评估方法[93,108,110,113,114]。MRI 对肿瘤大小的评估远比临床检查可靠,据报道,其准确性接近 90%[115]。

淋巴结评估

尽管淋巴结转移对预后的影响已被证实,最新修订的宫颈癌 FIGO 分期仍然不包括对淋巴结的评估。据报道,出现淋巴结转移可使 5 年生存率从 89% 下降到 48% 和 57%[116]。

MRI 确定淋巴结的侵犯很大程度上取决于大小标准。以短轴上直径≥1cm 作为淋巴结转移的标志已被普遍接受[117~119]。然而,淋巴结长大是一种非特异性表现,也可能仅代表恶性肿瘤患者淋巴结反应性增生。此外,小淋巴结可能有显微镜下的转移病灶。使用淋巴结特异性造影剂,超小超顺磁性氧化铁粒子的 MRI 淋巴造影术仍在研究中,但据报道其对检测淋巴结转移敏感性为90%~100%,特异性大于95%。[118]

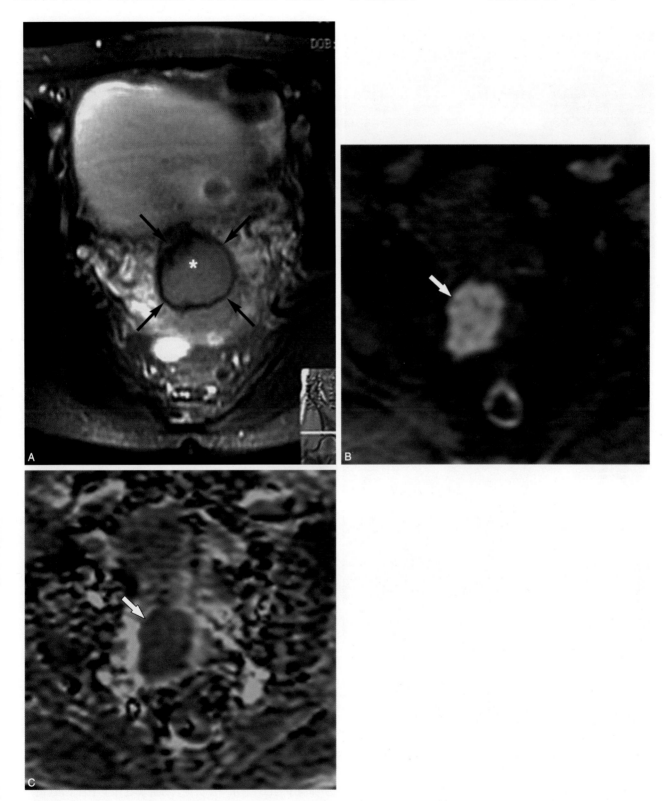

图 36-24　ⅠB 期宫颈癌。轴向 T2WI(A)、DWI(B)和绝对扩散系数或 ADC(C)成像。T2WI(A)显示一局限于宫颈内的等信号肿块(星号),外围低信号宫颈基质环(箭头)。DWI(B)上团块内信号强度增加、ADC 成像(C)显示低信号(箭头)表示肿块扩散受限

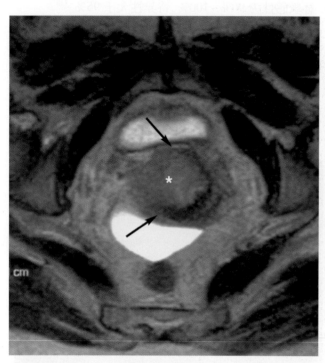

图36-25　ⅡB期宫颈癌。轴向T2WI。宫颈纤维基质环(箭头间)被一大的中高信号肿块中断(星号),肿块突入宫旁脂肪

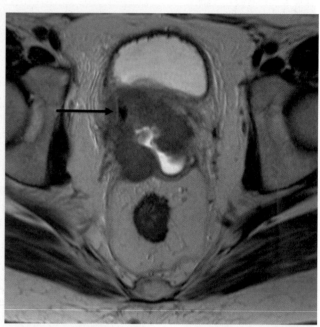

图36-26　ⅢB期宫颈癌。轴向T2WI显示不规则的肿块超越宫颈延伸至两侧宫旁组织。右肾积水(未显示)伴右侧输尿管内支架(箭头)。肿块紧邻膀胱壁;膀胱镜检查显示外部占位效应,但尚未侵入膀胱

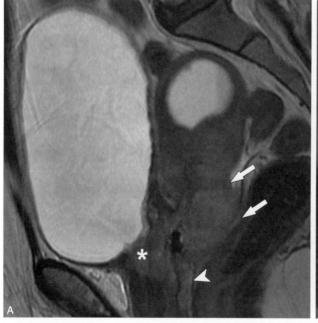

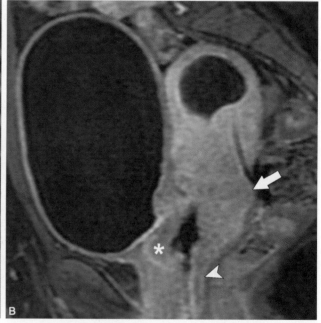

图36-27　Ⅳ期宫颈癌。矢状位T2WI(A)和钆增强的T1WI脂肪抑制序列(B)显示一个大的宫颈肿块延伸至子宫下段(箭头)和阴道(三角形)。肿块还侵犯膀胱颈(星号)。注意膀胱出口梗阻所致膀胱扩张

子宫内膜癌

流行病学和临床

子宫内膜癌(endometrial carcinoma)在女性最常见癌症中排在第十位,也是最常见的妇科侵袭性恶性肿瘤。美国癌症协会估计,到 2016 年,美国将有 60 050 例子宫内膜癌新发病例,且将出现 10 470 例与癌症相关的死亡病例[89]。尽管与其他妇科恶性肿瘤相比,子宫内膜癌发病率较高,但预后是最好的,大多数新诊断病例可通过单独手术或与辅助放疗联合治疗得以治愈[120]。子宫内膜癌在白种人更常见,好发年龄为 60~70 岁,表现为无痛性绝经后子宫出血[121,122]。许多危险因素已被发现,大多数都直接或间接与雌激素暴露有关,包括初潮早、绝经晚、未产,Stein-Leventhal 综合征(多囊卵巢综合征(polycystic ovary syndrome,PCOS)),糖尿病和肥胖。此外,腺瘤性息肉,乳腺癌,及使用无对抗性雌激素治疗的人群子宫内膜癌的发病率较高[121~124]。

组织病理学

超过 80% 的子宫内膜癌是子宫内膜样腺癌,这是指存在不同分化程度的子宫内膜型腺体。它被分为两组:1 型(低级别)和 2 型(高级别)。1 型子宫内膜癌与长期的无对抗性雌激素治疗有关;它们来源于子宫内膜增生,预后较好。2 型约占子宫内膜癌的 10%;常出现萎缩性子宫内膜,预后较差。其他组织学类型包括浆液性和透明细胞癌。大约 8% 的子宫内膜癌患者同时伴有相同组织学类型的卵巢癌[121]。

子宫内膜癌可表现为局部子宫内膜病变,类似息肉,或子宫内膜弥漫性增厚。肿瘤的播散最初是直接侵犯子宫肌层或宫颈。淋巴浸润通常局限于盆腔,但也可播散到腹主动脉旁和主动脉腔静脉淋巴结[121]。也可经输卵管转移引起腹膜种植和血液转移到肺或其他部位[125]。

诊断

子宫内膜癌的诊断依据对子宫内膜活检标本进行组织学评价,具有较高的准确性,尤其是对有症状的绝经后妇女。两种最常见的诊断途径就是对有症状的患者直接行子宫内膜活检或在经阴道超声检查后活检[121]。绝经后妇女经阴道超声检查后子宫内膜癌风险评估取决于有无阴道出血、子宫内膜厚度以及患者年龄。绝经后妇女阴道出血,子宫内膜厚度测量超过 4~5mm,患癌的风险大约 7.3%,而在没有出血的情况下,如果子宫内膜厚度≥11mm 其风险与之接近(6.7%)[8],这两种情况必须进行活检。MRI 在诊断子宫内膜癌中并没有作用,通常是作为治疗前制定计划的辅助手段。

治疗

子宫内膜癌的主要治疗方法是子宫及双侧输卵管卵巢切除术及腹水抽吸术和冲洗术。某些情况下行网膜切除术和腹膜后淋巴结清扫术。放疗通常是对出现显微镜下转移的目标淋巴结的一种辅助治疗手段。对于有医疗并发症而不能手术的患者,可采用放疗据报道,全身辅助化疗的效果与放射治疗相似,但毒性更大。对更晚期患者,全身化疗是一种姑息治疗方法[121]。

分期

子宫内膜癌的手术分期通常采用 FIGO(表 36-2)[124] 或美国癌症联合委员会(American Joint Committee on Cancer[126])所提出的分级系统。手术分期可以提供预后信息,对于指导治疗选择也很重要。

表 36-2　子宫内膜癌-国际妇产科联盟(FIGO)分期	
FIGO 分期	分期描述
0	原位癌
I	局限于宫体
I A	肿瘤侵犯肌层深度<50%或无
I B	肿瘤侵犯肌层深度≥50%
II	宫颈间质受侵 宫颈内腺体受侵仅是第一期
III	肿瘤的局灶或区域性扩散
III A	肿瘤侵犯子宫体浆膜和(或)附件
III B	阴道或宫旁组织受侵
III C	盆腔或腹主动脉淋巴结转移
III C1	盆腔淋巴结转移
III C2	腹主动脉旁淋巴结伴/或不伴盆腔淋巴结转移
IV	直肠及/或膀胱黏膜受累及/或远处转移
IV A	膀胱或直肠黏膜的受侵
IV B	远处转移,恶性腹水,腹膜受侵
子宫内膜癌-5 年相对生存率	
分期	存活率
所有期	82%
局限性(局限于原发灶)	95%
区域性(蔓延至区域淋巴结)	68%
远距离(转移)	17%

Data from Pecorelli S：Revised FIGO staging for carcinoma of the vulva, cervix, and endometrium. Int J Gynaecol Obstet 105：103, 2009；and American Cancer Society：Cancer Facts & Figures 2014. Atlanta, American Cancer Society, 2014

出现深肌层受侵(>50%,ⅠB期)、宫颈扩散(Ⅱ期)和淋巴结转移(ⅢC期)的患者,预后较差。其他影响预后的重要因素包括腹膜细胞学检查阳性、低分化癌、浆液性乳头状癌和透明细胞癌。

对1566例子宫内膜癌患者的研究显示,子宫内膜浸润深度是5年及10年生存率的最重要预测指标[127]。子宫浅肌层浸润的女性(浸润深度<50%肌层厚度,ⅠA期),淋巴结转移的发生率为3%~9%,5年生存率为85%。子宫深肌层浸润(浸润深度≥50%肌层厚度,ⅠB期),发生淋巴结转移的风险为20%~40%,5年生存率仅为63%。除了提供预后信息外,分期对治疗方案的选择也很重要。有证据表明,低或中度风险的Ⅰ期内膜癌(ⅠA和ⅠB期)没有放射治疗的指征,但放疗可能对更高级别的内膜癌和具有更高风险的患者有益[128]。同样,手术治疗也由分期决定,ⅠA期患者根据肿瘤大小和分级,可能不需要根治性淋巴结切除术[128]。

MRI是子宫内膜癌分期的精准检查手段,总体的分期准确率约为85%[104,129]。使用钆是检查的一个重要部分,增加了评估子宫肌层浸润深度的准确性[104,130~132]。据报道,MRI判断子宫深肌层浸润准确性从74%到95%[129~137],经阴道超声检查为68%~73%[130,138]。然而,MRI可能过高估计肌层浸润的深度,尤其是当肿瘤体积巨大并导致周围肌层变薄时[134,135]。MRI还能评估肿瘤的宫颈侵犯(Ⅱ期)和宫外侵犯(Ⅲ期和Ⅳ期)。

尽管对淋巴结转移的影像学评价不像手术取样那样可靠,因为使用影像上的大小作为标准来评估淋巴结受侵准确性有限(见前面章节"淋巴结评估"中的讨论),对采用氧化铁超小颗粒或超小超顺磁性氧化铁(美国不可用,因其使用还没有得到食品药品管理局(Food and Drug Administration,FDA)批准,用来评估淋巴结转移的研究结果还是值得期待的。Rockall等[118]通过对每个淋巴结和每个患者进行分析,报道该方法对检测淋巴结转移的敏感性和特异性分别为82%~100%,87%~97%不等,阴性预测值在96%~100%之间。

影像学表现

如前所述,MRI不用于子宫内膜癌的诊断,但它是疑似局部广泛转移或查体受限时影像评价的一部分。

子宫内膜癌在MRI上通常表现为子宫内膜肿块,在T1WI显示为正常内膜的等或低信号,在T2WI为轻微的高信号或不均质。静脉注射钆造影剂后,肿瘤表现出不同的增强模式,这取决于组织学类型和时间分

辨率。子宫内膜癌在成像早期相对于子宫肌层通常是低信号。钆的使用可以区别富血管肿瘤与子宫内膜腔或宫颈管腔内的碎片或液体。此外,动态钆增强也有助于显示结合带和肿瘤-肌层界面,因为绝经后妇女的子宫带状解剖结构在T2WI显示不清。

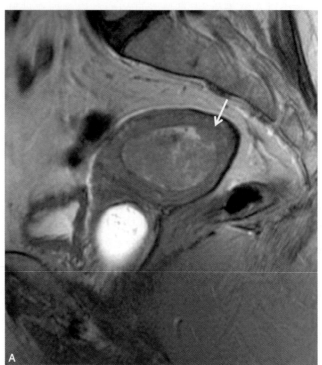

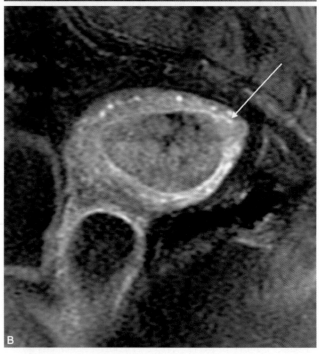

图36-28 ⅠA期子宫内膜癌。矢状位T2WI(A)和钆动态增强脂肪抑制T1WI(B)显示肿瘤充满宫腔伴后壁子宫肌层-内膜交界面(箭头)不规则。另外影像显示肌层侵犯不超过50%。病理证实,肿瘤浸润肌层深度厚4~12mm

在 T2WI 序列,低信号结合带中断或注射造影剂后内膜下肌层增强时可怀疑子宫浅肌层浸润(ⅠA 期)(图 36-28)[129,130,137]。子宫深肌层浸润(ⅠB 期)的特征是,肿瘤侵犯超过 50% 的肌层厚度,但有一个完整的外边缘(图 36-29)。

评价肿瘤宫颈侵犯(Ⅱ期)最好采用矢状切面 T2WI 或对比增强成像,可显示为侵犯宫颈管的肿块(图 36-30)。Ⅲ期的特点是肿瘤扩散到浆膜外,至附件和宫旁,腹膜细胞学检查阳性,侵犯阴道,转移到盆腔及腹主动脉旁淋巴结(图 36-31)。Ⅳ期是膀胱或直肠浸润和远处转移。正常组织缺失,尤其是脂肪层,合并 T2WI 膀胱或直肠壁信号强度和厚度增加,可怀疑膀胱或直肠浸润。注射造影剂可协助诊断。

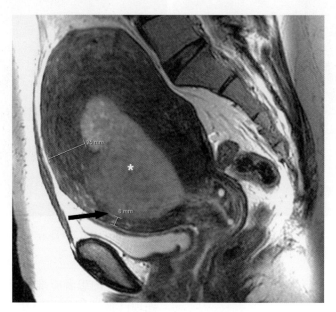

图 36-29　ⅠB 期子宫内膜癌。矢状位 T2WI 显示一个巨大的高信号肿块(星号),子宫前壁肌层浸润深度超过 50% 的子宫肌层厚度(箭头)

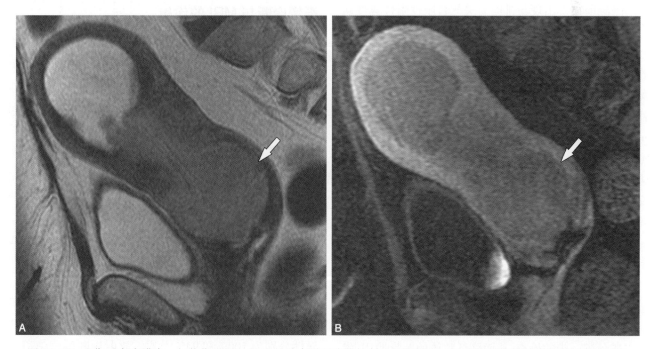

图 36-30　Ⅱ期子宫内膜癌。矢状位 T2WI(A)和钆动态增强脂肪抑制 T1WI(B)显示子宫内膜癌侵犯并扩张宫颈(箭头)

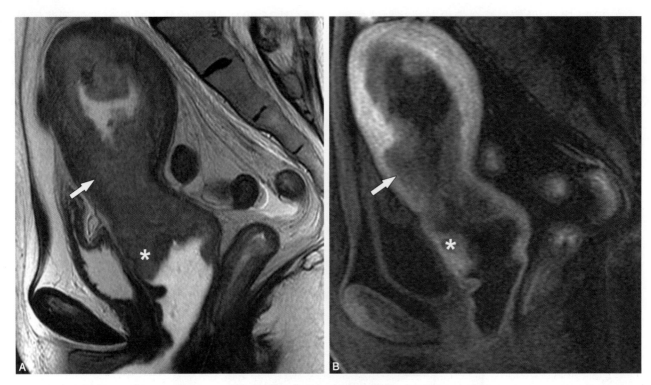

图 36-31   ⅢB 期子宫内膜癌。矢状位 T2WI(A)和钆动态增强脂肪抑制 T1WI(B)显示不规则的子宫内膜肿瘤,肌层侵犯超过 50%(箭头)并扩散至宫颈和阴道上段(星号)

附件肿块

流行病学和临床

　　绝经前妇女出现与排卵有关的自限性附件囊性病变是很常见的。绝大多数情况下,这些是无症状的功能性囊肿,可自行吸收,并未被诊断;然而,大约 1.5% 的患者可能会发展为恶性卵巢肿瘤[1]。卵巢癌是美国女性癌症相关死亡的第五位主要原因,也是妇科恶性肿瘤死亡的首要病因。美国癌症协会(American Cancer Society)估计,在 2016 年,美国将有 22 280 例卵巢癌患者被诊断,将发生 14 240 例与癌症相关的死亡病例[89,139]。不管组织学诊断如何,出现附件病变通常建议行妇科手术。在美国,大约 5%~10% 的女性因为怀疑卵巢肿物而接受手术。对卵巢癌患者,影像学检查对识别病变特征、分期和制定治疗计划都具有重大作用[140]。

　　在评估患者的附件肿块时,必须考虑许多因素。包括患者的年龄和绝经情况,CA125 水平,危险因素和临床病史。良性病变的准确诊断是至关重要的,因为可以避免进一步的检查,从而降低整体的医疗费用,发病率和患者的焦虑。良性病变即使需要切除,也应使用如腹腔镜手术等侵入性较低的方法。那些可能具有恶性病变的患者应推荐给妇科肿瘤学家,因为专业的处理已被证明能提高生存率[141]。对卵巢恶性肿瘤患者,初次手术既可以进行诊断也可以治疗,最好由相关亚专业的专家完成。

影像诊断与 MRI 的作用

　　超声是评价附件肿块首选影像技术。超声鉴别附件肿块良恶性的敏感性和特异性分别为 50%~100% 和 46%~100%。超声对区分单纯囊肿和复杂的囊性或实性肿块特别有用。MRI 对超声不能确定卵巢病灶,且病变性质为恶性的风险较低险的妇女是有益的。对病灶不明确,且病变性质为恶性的风险较高时,影像学检查的重点是肿瘤的分期[142,143]。

　　MRI 较超声的优势在于它能利用组织松弛时间的差异更精确地识别软组织肿块的组成。因为昂贵,MRI 在评估附件肿块时并不是首选方法,盆腔超声通常可以提供所有必要的信息去指导患者的处理。然而,MRI 是一种很好的解决问题的工具,它可以准确地诊断许多常见的良性附件病变[143,144]。对超声不能确定的肿块,MRI 对比增强诊断恶性肿瘤的敏感性和特异性分别为 100% 和 94%[142,145]。放射诊断肿瘤学组的研究表明,MRI 是术前评估附件肿块是否为卵巢恶性肿瘤的最准确的方法,而超声和 CT[146] 无显著差异。

良恶性病变鉴别

良性的卵巢肿块多呈囊状,囊壁和分隔较薄(小于 3mm);然而,这条规则也有例外,随后将进行讨论。恶性附件肿块表现多较复杂,包括附壁结节、分隔厚、出现实性成分和坏死。另一恶性肿瘤的特征是双侧性[81]。恶性肿瘤很少是微小的病变,影像学检查常可发现腹膜的扩散[146]。虽然大小被视为良恶性病变鉴别的特征,但需要强调,即使是较大的肿瘤更多时候也被证实是良性的。附件实性肿块常提示恶性肿瘤,且可能转移,但并不是所有实性肿瘤都是恶性的[148],通过MRI,一些良性的实体卵巢肿块可以准确的诊断而避免进一步的检查。

将附件肿块按以下进行分组是一种有效的诊断方法:具有显著特征(脂肪、血液或纤维组织)和特异性诊断的病变;囊性,良性表现病变;囊性,恶性表现病变;和实性为主的病变。

基于 MRI 结果的特异性诊断

具有显著影像学特征(脂肪、血液或纤维组织)的附件肿块

皮样囊肿,又称良性成熟性畸胎瘤,是一种可能包含毛发、牙齿、脂肪和附壁结节的错构瘤(hamartoma)[81,149,150]。一般在 30 多岁检出,这些病变并不少见,但盆腔超声可能会漏诊[150]。在某些情况下,超声在皮样囊肿中发现的脂肪回声可以与邻近的正常组织结构相似,如充气肠管。相反,这些肿瘤可以很容易被MRI 识别,因为在使用脂肪抑制技术时,T1WI 上脂肪的特征高信号消失(图 36-32)[81,149]。

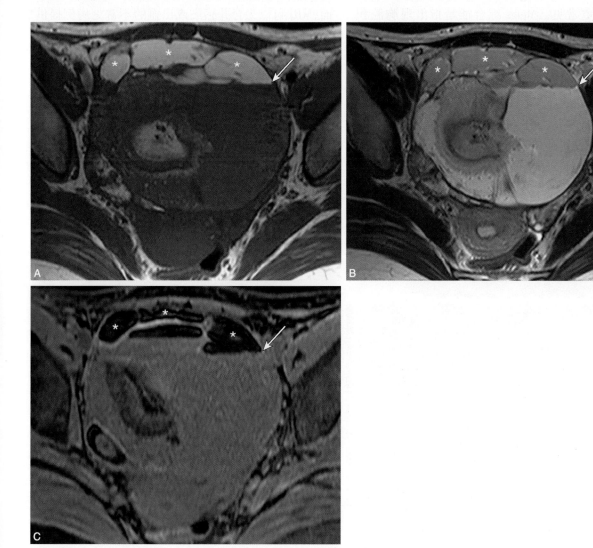

图 36-32　卵巢良性成熟囊性畸胎瘤。轴向 T1WI(A)及 T2WI(B)和脂肪抑制 T1WI(C)图像。具有脂-液分层(箭头)的复杂附件肿块。在 T1WI(A)及 T2WI(B)图像中高信号区域对应脂肪抑制 T1WI(C)低信号,与畸胎瘤的特征一致(Courtesy of Lisa M. Ho,MD,Duke University,Durham,NC)

最常见的两种含血液的附件病变是出血性卵巢囊肿和子宫内膜异位囊肿。子宫内膜异位囊肿在本章较早前已经讨论。出血性囊肿的诊断一般不使用 MRI,因为这些囊肿通常可自行吸收,6~8 周后超声随访即可。一般来说,如果 MRI 证实卵巢囊肿内存在血液,则不需要进一步的诊断检查。

纤维瘤是最常见的性索间质肿瘤,占所有卵巢肿瘤的 4%。由于它们的实性特性,超声可能将其误诊为恶性或可疑恶性病变,或误诊为外生性子宫肌瘤。典型的超声声像图特征包括明显的低回声实性卵巢肿块,纤维成分可引起声束衰减。纤维瘤的 MRI 表现具有特殊的形态学特征。纤维瘤由成束的类似于成纤维细胞、胶原蛋白和透明纤维组织的梭形细胞组成,在 T2WI 和 T1WI 序列呈低信号,用钆后仅轻微强化(图 36-33)。40% 的病例可出现腹水,病变较大时更常见。Meigs 综合征是指出现胸腔积液[81,149,151,152]。据报道,纤维瘤发生恶变的风险不到

1%。另外两种在 T2WI 和 T1WI 常表现为低信号病灶的卵巢病变是纤维卵泡膜细胞瘤和囊腺瘤。纤维卵泡膜细胞瘤是纤维瘤的一种变异,它含有少量具有细胞内脂质成分的卵泡膜细胞。MRI 表现与纤维瘤相似,但可能具有激素活性,与子宫内膜息肉和子宫内膜增生有关[81,149,151,152]。囊性腺纤维瘤是浆液性囊腺瘤的一种变异,发生恶变的风险极低。在大多数情况下,它表现为有多个分隔的肿块,尽管在某些情况下可能有小的附壁结节[81,149]。

囊性良性表现病变

本组最常见的是生理性囊肿(包括滤泡囊肿)。其他的可能包括:黄体、卵泡膜黄素化囊肿、卵巢冠囊肿、输卵管积水、腹膜包涵囊肿和囊腺瘤。绝大多数患者,超声可以正确诊断并将这些囊肿归类为良性。然而,MRI 可以为合并感染或出血的不常见病例提供额外的信息。

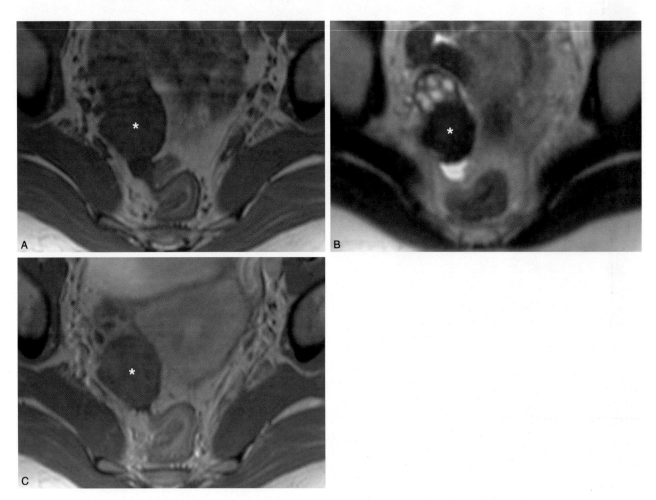

图 36-33　卵巢纤维瘤。轴向 T1WI(A)、T2WI(B)和钆增强的 T1WI(C)显示右侧卵巢内(星号)低信号肿块,在 T1WI(A)和 T2WI(B)均表现为低信号强度,静脉注射钆后轻微强化(C),是典型的卵巢纤维瘤。注意在 T2WI(B)上的大量小的高信号卵泡在注射钆后未强化

囊性恶性表现病变

上皮性肿瘤是最常见的原发性卵巢肿瘤[81,153]，它们也是最常见的恶性表现的囊性附件肿瘤。在组织学上，这些肿瘤被分为浆液性、黏液性、子宫内膜样和中肾样（透明细胞），最近的病理分析表明，大多数高级

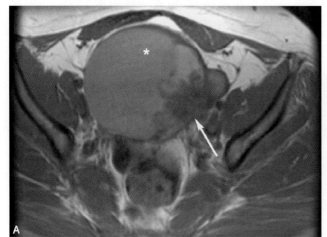

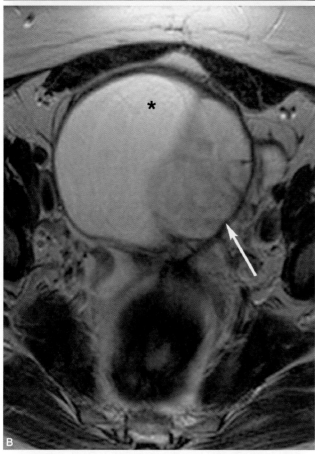

图 36-34　交界性上皮性卵巢肿瘤。轴向 T1WI（A）和 T2WI（B）显示一个大的卵巢肿块，有实性（箭头）和囊性（星号）成分。这些表现与恶性肿瘤特征是一致的，但无任何特异的组织学表现。组织病理学分析证实是交界性卵巢癌。囊性成分的信号强度因内容物而异

别浆液性卵巢肿瘤实际上来源于输卵管内壁细胞。这些恶性肿瘤大多数是囊腺癌或交界性（borderline）肿瘤。两者常难以区别，因为它们具有相似的影像学特征，即较厚的壁或分隔及实性附壁结节成分（图 36-34，图 36-35）[81]。没有侵袭性或转移性的倾向于诊断为交界性肿瘤。腹水被认为是疾病更有侵袭性的一个征兆。此外，广泛的钙化通常表明恶性，特别是浆液性肿瘤。由于囊腔内黏液的含量不同，黏液性肿瘤中囊性区域的 T1WI 和 T2WI 信号强度常各种各样[81]。

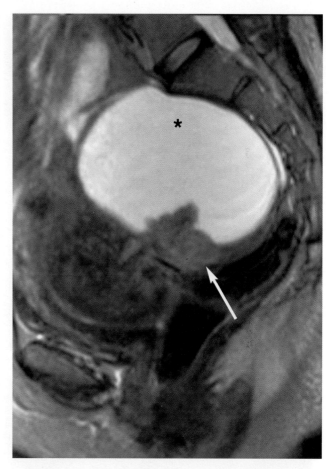

图 36-35　卵巢浆液性囊腺癌。矢状面 T2WI 显示巨大的卵巢肿块，有实性（乳头状突起）（箭头）和囊性（星号）成分。这些表现与恶性肿瘤特征是一致的，但并不是特定的组织学表现。在没有转移性病变的情况下，该肿瘤与交界性肿瘤（图 36-34）无明显区别。组织学分析诊断为侵袭性浆液性腺癌

实性成分为主病变

附件实性为主的病变可能是原发性卵巢病变，平滑肌瘤，或非卵巢原发肿瘤，如转移瘤或淋巴瘤。

卵巢是女性生殖系统最常见的转移部位。最常转移到卵巢的原发肿瘤是子宫内膜癌、宫颈癌、胃癌、结直肠癌和乳腺癌[154]。卵巢转移瘤外观没有特异性，通

常是双侧肿块,造影明显增强。它们可以囊性为主伴坏死区域或主要表现为实性。原发肿瘤在临床上通常与别处的转移性疾病类似(常为Ⅳ级)[154~157]。卵巢淋巴瘤非常罕见,但当存在广泛的淋巴结病变时应怀疑,以避免不必要的手术[158]。

原发性卵巢肿瘤也可以表现为实性为主的肿块,如:生殖细胞瘤,颗粒细胞瘤,和 Sertoli-Leydig 细胞肿瘤,也被称为男性母细胞瘤和男性细胞瘤。这些肿瘤类型都很少见,没有特异性影像学特征。它们以实性

为主,也可显示部分囊性区域(图 36-36)。尽管颗粒细胞瘤在绝经后妇女可以出现第二个发病高峰,但它们最常发生于年龄小于 30 岁的妇女发现。妊娠期间,有 1/3 卵巢肿瘤是无性生殖细胞瘤,有时会发现与卵巢病变的大小和外观相关的比例失调的肿大淋巴结[96]。颗粒细胞瘤和 Sertoli-Leydig 细胞肿瘤具有激素活性,前者产生雌激素,后者为雄激素[151,159,160]。因此颗粒细胞瘤可由于内膜增生出现子宫内膜增厚。激素效应的临床证据可能有助于鉴别诊断。

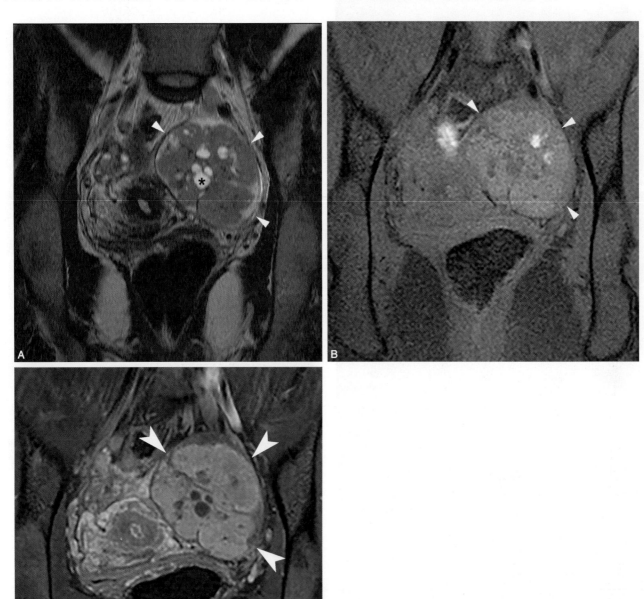

图 36-36　卵巢颗粒细胞瘤。冠状位 T2WI(A)、脂肪抑制 T1WI(B)和钆增强脂肪抑制 T1WI(C)显示左卵巢不均质肿块(三角形),含多囊及实性强化(C),几个小的 T1WI(B)高信号囊,表示含蛋白质或血液成分

由于病变的来源很难确定,因此,超声可能会将带蒂浆膜下肌瘤或来源于阔韧带和附件的肌瘤误诊为卵巢实性肿瘤。在这种情况下,MRI 对正确的诊断非常有帮助,如前所述,平滑肌瘤在 MRI 上有特征性表现,肌瘤与子宫表面之间相连的蒂清晰可见[39,42,54]。

术前分期

2014 年采用的新修订的 FIGO 分期系统(表 36-3)认为输卵管、腹膜和卵巢肿瘤为同一类疾病,并纳入了分期方面一些额外的变化[161]。目前的建议包括记录组织学类型、鉴定肿瘤等级及记录ⅠC 期肿瘤(即术中肿瘤破裂或腹腔冲洗液阳性的证据)。含有肿瘤细胞的致密粘连的病灶现在已经升级为Ⅱ期。在Ⅱ期,肿瘤累及单侧或双侧卵巢或输卵管,直接延伸至子宫和输卵管(ⅡA 期),或延伸到盆腔边缘以下的其他盆腔腹膜内组织(ⅡB 期)。因而,乙状结肠的受侵现在被认为是Ⅱ期[161]。新 FIGO 分期系统取消了ⅡC 期,是由于Ⅱ期和Ⅲ期(A1)的生存率存在明显差异。ⅡA 和ⅡB 分期保持不变。Ⅲ期肿瘤包括单侧或双侧卵巢受累,病理证实腹膜后淋巴结阳性,盆腔外腹膜转移。FIGO 分期增加了ⅢA 期,特指出现腹膜后淋巴结转移(A1)。肿瘤沿肝脏和脾脏表面种植仍被认为是Ⅲ期。Ⅳ期包括恶性胸腔积液(ⅣA 期)、肝或脾实质转移、腹腔外转移、腹股沟及锁骨上转移淋巴结,以及内脏实质受累(ⅣB 期)。

卵巢癌晚期常有广泛的腹腔内转移。病变通过外科手术和病理进行分期;外科手术最常采用剖腹手术,包括经腹子宫切除术、双侧输卵管切除术和网膜切除术。此外,建议对多个经常受累及的部位进行活检,包括肠系膜、膈肌、腹膜表面、盆腔淋巴结和腹主动脉旁淋巴结。

虽然最终分期通常依据术后的组织学检查结果,但在影像学分析后可进行修改。除了检测附件肿块是否恶性外,影像学也被用来发现转移病灶,从而防止分级过低。CT 和 MRI 常可检出特定部位可能不能切除的病变,防止采取首次细胞减灭术。在这类患者中,应行新辅助化疗、化疗间期行去瘤术,而不是首先行去瘤术,再采用辅助化疗[162,163]。Qayyum 等[164]发现术前 CT 和 MRI 对新诊断的卵巢上皮癌中不能手术的肿瘤的检测准确性与减瘤术中的预测是一致的。成像敏感性、特异性、阳性预测值和阴性预测值分别为 76%、99%、94% 和 96%。膈下腹膜种植浸润到肝脏,结肠和小肠的浆膜受累,肠系膜、结肠上大网膜和胃的侵犯,通常需要术前化疗,以便手术切除。

表 36-3　卵巢/输卵管癌-国际妇产科联盟(FIGO)分期	
FIGO 分期	分期描述
Ⅰ	肿瘤局限于卵巢/输卵管
ⅠA	单侧
ⅠB	双侧
ⅠC1	术中肿瘤破裂
ⅠC2	术前破裂
ⅠC3	出现恶性腹水或腹腔冲洗液阳性
Ⅱ*	单侧或双侧卵巢/输卵管病变,伴盆腔蔓延
ⅡA	肿瘤直接蔓延和(或)种植于子宫和(或)输卵管
ⅡB	肿瘤蔓延至其他盆腔腹腔组织(盆腔以下,如乙状结肠)
Ⅲ	淋巴结或盆腔外腹膜播散
ⅢA1	腹膜后淋巴结阳性
ⅢA2	显微镜下,盆腔外(高于盆腔边缘)腹膜累及±腹膜后淋巴结阳性
ⅢB/ⅢC	肉眼可见,盆腔外腹膜累及±腹膜后淋巴结阳性(最大直径≤2cm ⅢB;>2cm ⅢC)
Ⅳ	远处转移
ⅣA	胸腔积液且细胞学阳性
ⅣB	肝和(或)脾实质转移;转移至腹腔外器官

卵巢癌-5 年相对生存率	
分期	存活率
总体	45%
局限(15% 表现,局限于卵巢/输卵管)	92%
远期(61% 表现)	27%
65 岁以上女性的总体比例	27%
65 岁以下女性的总体比例	58%

*主要变化:ⅡC(ⅡA 或ⅡB 腹腔冲洗液/腹水阳性)根据生存率而取消。

Data from Prat J; FIGO Committee on Gynecologic Oncology; Staging classification for cancer of the ovary, fallopian tube, and peritoneum. Int JGynecolObstet 124:1-5,2014

CT 和 MRI 均可准确显示小的腹膜转移灶,敏感性分别为 95% 和 92%[165]。放射诊断肿瘤学组研究和对比多普勒和常规超声、CT、MRI 用于卵巢癌分期的情况,也获得了类似的结果。在这个研究中,鉴别早期病变(良性病变,Ⅰ和Ⅱ期肿瘤)和进展期恶性病变(Ⅲ、Ⅳ期肿瘤),MRI 的特异性为 88%,敏感性为 98%。超声的特异性最高(96%),但灵敏度最低(75%),而 CT 结果与 MRI(特异性 89%,灵敏度 92%)相似[146]。

总结

在目前的实际工作中，MRI 常被作为一种评估妇科疾病良恶性质的重要检查手段。与超声或 CT 相比，MRI 可进行多平面成像，软组织分辨率高，可以更好地评估不确定的妇科肿块。未来的研究领域包括高分辨率体素非相干运动（IVIM）MRI，药代动力学分析，正电子发射断层扫描/MRI，特别是对肿瘤生物学的评估和对癌症治疗的反应。

（康敏 翻译　何敏 审校）

参考文献

1. Brown MA, Mattrey RF, Stamato S, et al: MRI of the female pelvis using vaginal gel. *AJR Am J Roentgentol* 185:1221, 2005.
2. Koyama T, Togashi K: Functional MR imaging of the female pelvis. *J Magn Reson Imaging* 25:1101, 2007.
3. Sala E, Rockall A, Rangaranja D, et al: The role of dynamic contrast-enhanced and diffusion weighted magnetic resonance imaging in the female pelvis. *Eur J Radiol* 76:367, 2010.
4. Hoad CL, Raine-Fenning NJ, Fulford J, et al: Uterine tissue development in healthy women during the normal menstrual cycle and investigations with magnetic resonance imaging. *Am J Obstet Gynecol* 192:648, 2005.
5. Kido A, Togashi K, Nakai A, et al: Oral contraceptives and uterine peristalsis: evaluation with MRI. *J Magn Reson Imaging* 22:265, 2005.
6. Togashi K, Nakai A, Sugimura K: Anatomy and physiology of the female pelvis: MR imaging revisited. *J Magn Reson Imaging* 13:842, 2001.
7. Kido A, Kataoka M, Koyama T, et al: Changes in apparent diffusion coefficients in the normal uterus during different phases of the menstrual cycle. *Br J Radiol* 83:524, 2010.
8. Fielding JR: MR imaging of the female pelvis. *Radiol Clin North Am* 41:179, 2003.
9. Brown HK, Stoll BS, Nicosia SV, et al: Uterine junctional zone: correlation between histologic findings and MR imaging. *Radiology* 179:409, 1991.
10. Scoutt LM, Flynn SD, Luthringer DJ, et al: Junctional zone of the uterus: correlation of MR imaging and histologic examination of hysterectomy specimens. *Radiology* 179:403, 1991.
11. Goldstein RB, Bree RL, Benson CB, et al: Evaluation of the woman with postmenopausal bleeding: Society of Radiologists in Ultrasound-Sponsored Consensus Conference statement. *J Ultrasound Med* 20:1025, 2001.
12. Smith-Bindman R, Weiss E, Feldstein V: How thick is too thick? When endometrial thickness should prompt biopsy in postmenopausal women without vaginal bleeding. *Ultrasound Obstet Gynecol* 24:558, 2004.
13. Greenlee RT, Kessel B, Williams CR, et al: Prevalence, incidence, and natural history of simple ovarian cysts among women >55 years old in a large cancer screening trial. *Am J Obstet Gynecol* 202:373.e1–373.e9, 2010.
14. Togashi K: MR imaging of the ovaries: normal appearance and benign disease. *Radiol Clin North Am* 41:799, 2003.
15. Fielding JR: MR imaging of mullerian anomalies: impact on therapy. *AJR Am J Roentgenol* 167:1491, 1996.
16. Troiano RN, McCarthy SM: Mullerian duct anomalies: imaging and clinical issues. *Radiology* 233:19, 2004.
17. Byrne J, Nussbaum-Blask A, Taylor WS, et al: Prevalence of mullerian duct anomalies detected at ultrasound. *Am J Med Genet* 94:9, 2000.
18. Stampe Sørensen S: Estimated prevalence of müllerian anomalies. *Acta Obstet Gynecol Scand* 67:441, 1988.
19. Raga F, Bauset C, Remohi J, et al: Reproductive impact of congenital mullerian anomalies. *Hum Reprod* 12:2277, 1997.
20. Li S, Qayyum A, Coakley FV, et al: Association of renal agenesis and mullerian duct anomalies. *J Comput Assist Tomogr* 24:829, 2000.
21. Qayyum A, Hricak H: Imaging in infertility. *Gynecol Obstet* 6:305, 1999.
22. Chan YY, Jayaprakasan K, Tan A, et al: Reproductive outcomes in women with congenital uterine anomalies: a systematic review. *Ultrasound Obstet Gynecol* 38:371–382, 2011.
23. Epelman M, Dinan D, Gee MS, et al: Müllerian duct and related anomalies in children and adolescents. *Magn Reson Imaging Clin North Am* 21(4):773–789, 2013.
24. Santos XM, Krishnamurthy R, Bercaw-Pratt JL, Dietrich JE: The utility of ultrasound and magnetic resonance imaging versus surgery for the characterization of müllerian anomalies in the pediatric and adolescent population. *J Pediatr Adolesc Gynecol* 25(3):181–184, 2012.
25. Fedele L, Dorta M, Brioschi D, et al: Magnetic resonance evaluation of double uteri. *Obstet Gynecol* 74:844, 1989.
26. Minto CL, Hollings N, Hall-Craggs M, et al: Magnetic resonance imaging in the assessment of complex mullerian anomalies. *Br J Obstet Gynaecol* 108:791, 2001.
27. Mintz MC, Grumbach K: Imaging of congenital uterine anomalies. *Semin Ultrasound CT MR* 9:167, 1988.
28. Mintz MC, Thickman DI, Gussman D, et al: MR evaluation of uterine anomalies. *AJR Am J Roentgenol* 148:287, 1987.
29. Pellerito JS, McCarthy SM, Doyle MB, et al: Diagnosis of uterine anomalies: relative accuracy of MR imaging, transvaginal sonography, and hysterosalpingography. *Radiology* 183:795, 1992.
30. Allen S, Feste JR: Pelvic disease classifications. *Fertil Steril* 51:199, 1989.
31. Baird DD, Dunson DB, Hill MC, et al: High cumulative incidence of uterine leiomyoma in black and white women: ultrasound evidence. *Am J Obstet Gynecol* 188:100–107, 2003.
32. Eltoukhi HM, Modi MN, Weston M, et al: The health disparities of uterine fibroid tumors for African American women: a public health issue. *Am J Obstet Gynecol* 210:194, 2014.
33. Wechter ME, Stewart EA, Myers ER, et al: Leiomyoma-related hospitalization and surgery: prevalence and predicted growth based on population trends. *Am J Obstet Gynecol* 205(5):492.e1–492.e5, 2011.
34. Qidwai GI, Caughey AB, Jacoby AF: Obstetric outcomes in women with sonographically identified uterine leiomyomata. *Obstet Gynecol* 107:376, 2006.
35. Manyonda I, Sinthamoney E, Belli AM: Controversies and challenges in the modern management of uterine fibroids. *Br J Obstet Gynaecol* 111:95, 2004.
36. Okamoto Y, Tanaka YO, Nishida M, et al: MR imaging of the uterine cervix: imaging-pathologic correlation. *Radiographics* 23:425, 2003.
37. Murase E, Siegelman ES, Outwater EK, et al: Uterine leiomyomas: histopathologic features, MR imaging findings, differential diagnosis, and treatment. *Radiographics* 19:1179, 1999.
38. Kim JC, Kim SS, Park JY: "Bridging vascular sign" in the MR diagnosis of exophytic uterine leiomyoma. *J Comput Assist Tomogr* 24:57, 2000.
39. Lee JH, Jeong YK, Park JK, et al: "Ovarian vascular pedicle" sign revealing organ of origin of a pelvic mass lesion on helical CT. *AJR Am J Roentgenol* 181:131, 2003.
40. Ueda H, Togashi K, Konishi I, et al: Unusual appearances of uterine leiomyomas: MR imaging findings and their histopathologic backgrounds. *Radiographics* 19:S131, 1999.
41. Inoue H, Aizawa N, Mizuno T, et al: A large degenerated subserous leiomyoma of the uterus: uncommon scintigraphic and ultrasonographic findings. *Ann Nucl Med* 3:55, 1989.
42. Reddy NM, Jain KA, Gerscovich EO: A degenerating cystic uterine fibroid mimicking an endometrioma on sonography. *J Ultrasound Med* 22:973, 2003.
43. Brinton LA, Sakoda LC, Sherman ME, et al: Relationship of benign gynecologic diseases to subsequent risk of ovarian and uterine tumors. *Cancer Epidemiol Biomarkers Prev* 14(12):2929, 2005.
44. Stavropoulos SW, Shlansky-Goldberg R: Embolization of uterine fibroids: patient selection and results of treatment. *J Womens Imaging* 3:153, 2001.
45. Dueholm M, Lundorf E, Hansen ES, et al: Accuracy of magnetic resonance imaging and transvaginal ultrasonography in the diagnosis, mapping, and measurement of uterine myomas. *Am J Obstet Gynecol* 186:409, 2002.
46. Togashi K, Ozasa H, Konishi I, et al: Enlarged uterus: differentiation between adenomyosis and leiomyoma with MR imaging. *Radiology* 171:531, 1989.
47. Togashi K, Nishimura K, Itoh K, et al: Adenomyosis: diagnosis with MR

imaging. *Radiology* 166:111, 1988.

48. Jha RC, Ascher SM, Imaoka I, et al: Symptomatic fibroleiomyomata: MR imaging of the uterus before and after uterine arterial embolization. *Radiology* 217:228, 2000.

49. Spies JB, Roth AR, Jha RC, et al: Leiomyomata treated with uterine artery embolization: factors associated with successful symptom and imaging outcome. *Radiology* 222:45, 2002.

50. Kitamura Y, Ascher SM, Cooper C, et al: Imaging manifestations of complications associated with uterine artery embolization. *Radiographics* 25:S119, 2005.

51. Burn PR, McCall JM, Chinn RJ, et al: Uterine fibroleiomyoma: MR imaging appearances before and after embolization of uterine arteries. *Radiology* 214:729, 2000.

52. Mittl RL, Jr, Yeh IT, Kressel HY: High-signal-intensity rim surrounding uterine leiomyomas on MR images: pathologic correlation. *Radiology* 180:81, 1991.

53. Bergeron C, Amant F, Ferenczy A: Pathology and physiopathology of adenomyosis. *Best Pract Res Clin Obstet Gynaecol* 20:511, 2006.

54. Seidman JD, Kjerulff KH: Pathologic findings from the Maryland Women's Health Study: practice patterns in the diagnosis of adenomyosis. *Int J Gynecol Pathol* 15:217, 1996.

55. Curtis KM, Hillis SD, Marchbanks PA, et al: Disruption of the endometrial-myometrial border during pregnancy as a risk factor for adenomyosis. *Am J Obstet Gynecol* 187:543, 2002.

56. Bergholt T, Eriksen L, Berendt N, et al: Prevalence and risk factors of adenomyosis at hysterectomy. *Hum Reprod* 16:2418, 2001.

57. Vercellini P, Parazzini F, Oldani S, et al: Adenomyosis at hysterectomy: a study on frequency distribution and patient characteristics. *Hum Reprod* 10:1160, 1995.

58. Nishida M: Relationship between the onset of dysmenorrhea and histologic findings in adenomyosis. *Am J Obstet Gynecol* 165:229, 1991.

59. Missmer SA, Cramer DW: The epidemiology of endometriosis. *Obstet Gynecol Clin North Am* 30:1, 2003.

60. Reinhold C, McCarthy S, Bret PM, et al: Diffuse adenomyosis: comparison of transvaginal US and MR imaging with histopathologic correlation. *Radiology* 199:151, 1996.

61. Bazot M, Cortez A, Darai E, et al: Ultrasonography compared with magnetic resonance imaging for the diagnosis of adenomyosis: correlation with histopathology. *Hum Reprod* 16:2427, 2001.

62. Dueholm M, Lundorf E, Hansen ES, et al: Magnetic resonance imaging and transvaginal ultrasonography for the diagnosis of adenomyosis. *Fertil Steril* 76:588, 2001.

63. Bazot M, Darai E, Rouger J, et al: Limitations of transvaginal sonography for the diagnosis of adenomyosis, with histopathological correlation. *Ultrasound Obstet Gynecol* 20:605, 2002.

64. Atzori E, Tronci C, Sionis L: Transvaginal ultrasound in the diagnosis of diffuse adenomyosis. *Gynecol Obstet Invest* 42:39, 1996.

65. Vercellini P, Cortesi I, De Giorgi O, et al: Transvaginal ultrasonography versus uterine needle biopsy in the diagnosis of diffuse adenomyosis. *Hum Reprod* 13:2884, 1998.

66. Reinhold C, Tafazoli F, Mehio A, et al: Uterine adenomyosis: transvaginal US and MR imaging features with histopathologic correlation. *Radiographics* 19:S147, 1999.

67. Hricak H, Finck S, Honda G, et al: MR imaging in the evaluation of benign uterine masses: value of gadopentetate dimeglumine-enhanced T1-weighted images. *AJR Am J Roentgenol* 158:1043, 1992.

68. Missmer SA, Hankinson SE, Spiegelman D, et al: Incidence of laparoscopically confirmed endometriosis by demographic, anthropometric, and lifestyle factors. *Am J Epidemiol* 160:784, 2004.

69. Exacoustos C, Manganaro L, Zupi E: Imaging for the evaluation of endometriosis and adenomyosis. *Best Pract Res Clin Obstet Gynaecol* 28:655, 2014.

70. The Practice Committee at the American Society of Reproductive Medicine: Endometriosis and infertility. *Fertil Steril* 81(5):1441, 2004.

71. Vinatier D, Orazi G, Cosson M, et al: Theories of endometriosis. *Eur J Obstet Gynecol Reprod Biol* 96:21, 2001.

72. Chung SY, Kim SJ, Kim TH, et al: Computed tomography findings of pathologically confirmed pulmonary parenchymal endometriosis. *J Comput Assist Tomogr* 29:815, 2005.

73. Dwivedi AJ, Agrawal SN, Silva YJ: Abdominal wall endometriomas. *Dig Dis Sci* 47:456, 2002.

74. Thibodeau LL, Prioleau GR, Manuelidis EE, et al: Cerebral endometriosis. Case report. *J Neurosurg* 66:609, 1987.

75. Carbognin G, Guarise A, Minelli L, et al: Pelvic endometriosis: US and MRI features. *Abdom Imaging* 29:609, 2004.

76. Outwater E, Schiebler ML, Owen RS, et al: Characterization of hemorrhagic adnexal lesions with MR imaging: blinded reader study. *Radiology* 186:489, 1993.

77. Kier R, Smith RC, McCarthy SM: Value of lipid- and water-suppression MR images in distinguishing between blood and lipid within ovarian masses. *AJR Am J Roentgenol* 58:321, 1992.

78. Sugimura K, Takemori M, Sugiura M, et al: The value of magnetic resonance relaxation time in staging ovarian endometrial cysts. *Br J Radiol* 65:502, 1992.

79. Glastonbury CM: The shading sign. *Radiology* 224:199, 2002.

80. Jeong YY, Outwater EK, Kang HK: Imaging evaluation of ovarian masses. *Radiographics* 20:1445, 2000.

81. Wu TT, Coakley FV, Qayyum A, et al: Magnetic resonance imaging of ovarian cancer arising in endometriomas. *J Comput Assist Tomogr* 28:836, 2004.

82. Sugimura K, Okizuka H, Imaoka I, et al: Pelvic endometriosis: detection and diagnosis with chemical shift MR imaging. *Radiology* 188:435, 1993.

83. Takahashi K, Okada S, Ozaki T, et al: Diagnosis of pelvic endometriosis by magnetic resonance imaging using "fat-saturation" technique. *Fertil Steril* 62:973, 1994.

84. Stratton P, Winkel C, Premkumar A, et al: Diagnostic accuracy of laparoscopy, magnetic resonance imaging, and histopathologic examination for the detection of endometriosis. *Fertil Steril* 79(5):1078–1085, 2003.

85. Zanardi R, Del Frate C, Zuiani C, Bazzocchi M: Staging of pelvic endometriosis based on MRI findings versus laparoscopic classification according to the American Fertility Society. *Abdom Imaging* 28:733, 2003.

86. Bazot M, Darai E, Hourani R, et al: Deep pelvic endometriosis: MR imaging for diagnosis and prediction of extension of disease. *Radiology* 232:379, 2004.

87. Kataoka ML, Togashi K, Yamaoka T, et al: Posterior cul-de-sac obliteration associated with endometriosis: MR imaging evaluation. *Radiology* 234:815, 2005.

88. Takeuchi H, Kuwatsuru R, Kitade M, et al: A novel technique using magnetic resonance imaging jelly for evaluation of rectovaginal endometriosis. *Fertil Steril* 83:442, 2005.

89. Siegel RL, Miller KD, Jemal A: Cancer Statistics, 2016. *CA Cancer J Clin* 66:7–30, 2016.

90. Colombo N, Carinelli S, Colombo A, et al: Cervical cancer: ESMO Clinical Practice Guidelines for diagnosis, treatment and follow-up. *Ann Oncol* 23(Suppl 7):vii27–vii32, 2012.

91. Tjalma WA, Van Waes TR, Van den Eeden LE, et al: Role of human papillomavirus in the carcinogenesis of squamous cell carcinoma and adenocarcinoma of the cervix. *Best Pract Res Clin Obstet Gynaecol* 19:469, 2005.

92. National Cancer Institute: *PDQ Cervical Cancer Treatment*, Bethesda, MD, May 28, 2015, National Cancer Institute. Available at: <http://www.cancer.gov/cancertopics/pdq/treatment/cervical/healthprofessional>.

93. Kaur H, Silverman PM, Iyer RB, et al: Diagnosis, staging, and surveillance of cervical carcinoma. *AJR Am J Roentgenol* 180:1621, 2003.

94. Yamashita Y, Takahashi M, Katabuchi H, et al: Adenoma malignum: MR appearances mimicking nabothian cysts. *AJR Am J Roentgenol* 162:649, 1994.

95. Matthews-Greer J, Dominguez-Malagon H, Herrera GA, et al: Human papillomavirus typing of rare cervical carcinomas. *Arch Pathol Lab Med* 128:553, 2004.

96. Cheng X, Cai S, Li Z, et al: The prognosis of women with stage IB1-IIB node-positive cervical carcinoma after radical surgery. *World J Surg Oncol* 18:47, 2004.

97. Kyndi M, Frederiksen K, Kruger Kjaer S: Cervical cancer incidence in Denmark over six decades (1943–2002). *Acta Obstet Gynecol Scand* 85:106, 2006.

98. Vizcaino AP, Moreno V, Bosch FX, et al: International trends in incidence of cervical cancer: II. Squamous-cell carcinoma. *Int J Cancer*

86:429, 2000.

99. Vizcaino AP, Moreno V, Bosch FX, et al: International trends in the incidence of cervical cancer: I. Adenocarcinoma and adenosquamous cell carcinomas. *Int J Cancer* 75:536, 1998.

100. Pecorelli S, Zigliani L, Odicino F: Revised FIGO staging for carcinoma of the cervix. *Int J Gynaecol Obstet* 105:107, 2009.

101. Subak LL, Hricak H, Powell CB, et al: Cervical carcinoma: computed tomography and magnetic resonance imaging for preoperative staging. *Obstet Gynecol* 86:43, 1995.

102. Kim SH, Choi BI, Han JK, et al: Preoperative staging of uterine cervical carcinoma: comparison of CT and MRI in 99 patients. *J Comput Assist Tomogr* 17:633, 1993.

103. Park W, Park YJ, Huh SJ, et al: The usefulness of MRI and PET imaging for the detection of parametrial involvement and lymph node metastasis in patients with cervical cancer. *Jpn J Clin Oncol* 35:260, 2005.

104. Hricak H, Hamm B, Semelka RC, et al: Carcinoma of the uterus: use of gadopentetate dimeglumine in MR imaging. *Radiology* 181:95, 1991.

105. Seki H, Azumi R, Kimura M, et al: Stromal invasion by carcinoma of the cervix: assessment with dynamic MR imaging. *AJR Am J Roentgenol* 168:1579–1585, 1997.

106. Benedet JL, Odicino F, Maisonneuve P, et al: Carcinoma of the cervix uteri. *J Epidemiol Biostat* 6(1):7, 2001.

107. Benedet JL, Odicino F, Maisonneuve P, et al: Carcinoma of the cervix uteri. *Int J Gynaecol Obstet* 83:41, 2003.

108. Narayan K: Arguments for a magnetic resonance imaging-assisted FIGO staging system for cervical cancer. *Int J Gynecol Cancer* 15:573, 2005.

109. Hricak H, Gatsonis C, Chi DS, et al: Role of imaging in pretreatment evaluation of early invasive cervical cancer: results of the intergroup study American College of Radiology Imaging Network 6651: Gynecologic Oncology Group 183. *J Clin Oncol* 23:9329, 2005.

110. Follen M, Levenback CF, Iyer RB, et al: Imaging in cervical cancer. *Cancer* 98:2028, 2003.

111. Thomeer MG, Gerestein C, Spronk S, et al: Clinical examination versus magnetic resonance imaging in the pretreatment staging of cervical carcinoma: systematic review and meta-analysis. *Eur Radiol* 23(7):2005–2018, 2013.

112. Yamashita Y, Takahashi M, Sawada T, et al: Carcinoma of the cervix: dynamic MR imaging. *Radiology* 182:643, 1992.

113. Hricak H, Lacey CG, Sandles LG, et al: Invasive cervical carcinoma: comparison of MR imaging and surgical findings. *Radiology* 166:623, 1988.

114. Horn LC, Bilek K, Fischer U, et al: A cut-off value of 2 cm in tumor size is of prognostic value in surgically treated FIGO stage IB cervical cancer. *Gynecol Oncol* 134:42, 2014.

115. Tirumani SH, Shanbhogue AK, Prasad SR: Current concepts in the diagnosis and management of endometrial and cervical carcinomas. *Radiol Clin North Am* 51:1087, 2013.

116. Lai G, Rockall AG: Lymph node imaging in gynecologic malignancy. *Semin Ultrasound CT MR* 31:363, 2010.

117. Keller TM, Michel SC, Frohlich J, et al: USPIO-enhanced MRI for preoperative staging of gynecological pelvic tumors: preliminary results. *Eur Radiol* 14:937, 2004.

118. Rockall AG, Sohaib SA, Harisinghani MG, et al: Diagnostic performance of nanoparticle-enhanced magnetic resonance imaging in the diagnosis of lymph node metastases in patients with endometrial and cervical cancer. *J Clin Oncol* 23:2813, 2005.

119. Harisinghani MG, Barentsz J, Hahn PF, et al: Noninvasive detection of clinically occult lymph-node metastases in prostate cancer. *N Engl J Med* 348:2491, 2003.

120. National Cancer Institute: *Endometrial Cancer Treatment for Health Professionals (PDQ)*, Bethesda, MD, April 17, 2015, National Cancer Institute. Available at: <http://www.cancer.gov/cancertopics/pdq/treatment/endometrial/healthprofessional>.

121. Amant F, Moerman P, Neven P, et al: Endometrial cancer. *Lancet* 366:491, 2005.

122. Purdie DM, Green AC: Epidemiology of endometrial cancer. *Best Pract Res Clin Obstet Gynaecol* 15:341, 2001.

123. Swerdlow AJ, Jones ME: Tamoxifen treatment for breast cancer and risk of endometrial cancer: a case-control study. *J Natl Cancer Inst* 97:375, 2005.

124. Lacey JV, Jr, Brinton LA, Lubin JH, et al: Endometrial carcinoma risks among menopausal estrogen plus progestin and unopposed estrogen users in a cohort of postmenopausal women. *Cancer Epidemiol Biomarkers Prev* 14:1724, 2005.

125. Tangjitgamol S, Levenback CF, Beller U, et al: Role of surgical resection for lung, liver, and central nervous system metastases in patients with gynecological cancer: a literature review. *Int J Gynecol Cancer* 14:399, 2004.

126. American Joint Committee on Cancer: Corpus uteri. In Greene FL, Fritz AG, Balch CM, et al, editors: *AJCC Cancer Staging Manual*, ed 6, New York, 2002, Springer-Verlag.

127. Abeler VM, Kjorstad KE: Endometrial adenocarcinoma in Norway. A study of a total population. *Cancer* 67:3093, 1991.

128. Pecorelli S: Revised FIGO staging for carcinoma of the vulva, cervix, and endometrium. *Int J Gynaecol Obstet* 105:103, 2009.

129. Hricak H, Rubinstein LV, Gherman GM, et al: MR imaging evaluation of endometrial carcinoma: results of an NCI cooperative study. *Radiology* 179:829, 1991.

130. Yamashita Y, Mizutani H, Torashima M, et al: Assessment of myometrial invasion by endometrial carcinoma: transvaginal sonography vs contrast-enhanced MR imaging. *AJR Am J Roentgenol* 161:595, 1993.

131. Sironi S, Colombo E, Villa G, et al: Myometrial invasion by endometrial carcinoma: assessment with plain and gadolinium-enhanced MR imaging. *Radiology* 185:207, 1992.

132. Nasi F, Fiocchi F, Pecchi A, et al: MRI evaluation of myometrial invasion by endometrial carcinoma. Comparison between fast-spin-echo T2w and coronal-FMPSPGR gadolinium-dota-enhanced sequences. *Radiol Med (Torino)* 110:199, 2005.

133. Belloni C, Vigano R, del Maschio A, et al: Magnetic resonance imaging in endometrial carcinoma staging. *Gynecol Oncol* 37:172, 1990.

134. Lien HH, Blomlie V, Trope C, et al: Cancer of the endometrium: value of MR imaging in determining depth of invasion into the myometrium. *AJR Am J Roentgenol* 157:1221, 1991.

135. Sironi S, Taccagni G, Garancini P, et al: Myometrial invasion by endometrial carcinoma: assessment by MR imaging. *AJR Am J Roentgenol* 158:565, 1992.

136. Tsuda H, Murata K, Kawabata M, et al: Preoperative assessment of myometrial invasion of endometrial cancer by MR imaging and intrauterine ultrasonography with a high-frequency probe: preliminary study. *J Ultrasound Med* 16:545, 1997.

137. Ito K, Matsumoto T, Nakada T, et al: Assessing myometrial invasion by endometrial carcinoma with dynamic MRI. *J Comput Assist Tomogr* 18:77, 1994.

138. Arko D, Takac I: High frequency transvaginal ultrasonography in preoperative assessment of myometrial invasion in endometrial cancer. *J Ultrasound Med* 19:639, 2000.

139. American Cancer Society: *Cancer Facts & Figures*, Atlanta, 2014, American Cancer Society, pp 2014.

140. Ovarian Cancer: Screening, Treatment, and Follow-up. *NIH Consensus Statement Online* 12(3):1–30, 1994. Available at: <consensus.nih.gov /1994/1994OvarianCancer096html.htm>.

141. Engelen MJ, Kos HE, Willemse PH, et al: Surgery by consultant gynecologic oncologists improves survival in patients with ovarian carcinoma. *Cancer* 106:589, 2006.

142. Sohaib SA, Mills TD, Sahdev A, et al: The role of magnetic resonance imaging and ultrasound in patients with adnexal masses. *Clin Radiol* 60:340, 2005.

143. Iyer VR, Lee SI: MRI, CT, and PET/CT for ovarian cancer detection and adnexal lesion characterization. *AJR Am J Roentgenol* 194:311, 2010.

144. Kinkel K, Lu Y, Mehdizade A, et al: Indeterminate ovarian mass at US: incremental value of second imaging test for characterization—meta-analysis and Bayesian analysis. *Radiology* 236(1):85, 2005.

145. Adusumilli S, Hussain HK, Caoili EM, et al: MRI of sonographically indeterminate adnexal masses. *AJR Am J Roentgenol* 187:732, 2006.

146. Kurtz AB, Tsimikas JV, Tempany CM, et al: Diagnosis and staging of ovarian cancer: comparative values of Doppler and conventional US, CT, and MR imaging correlated with surgery and histopathologic analysis—report of the Radiology Diagnostic Oncology Group. *Radiology* 212:19, 1999.

147. DePriest PD, Shenson D, Fried A, et al: A morphology index based on sonographic findings in ovarian cancer. *Gynecol Oncol* 51:7, 1993.

148. Chang WC, Meux MD, Yeh BM, et al: CT and MRI of adnexal masses in

patients with primary nonovarian malignancy. *AJR Am J Roentgenol* 186:1039, 2006.

149. Saini A, Dina R, McIndoe GA, et al: Characterization of adnexal masses with MRI. *AJR Am J Roentgenol* 184:1004, 2005.

150. Bloomfield TH: Benign cystic teratomas of the ovary: a review of seventy-two cases. *Eur J Obstet Gynecol Reprod Biol* 25(3):231, 1987.

151. Jung SE, Rha SE, Lee JM, et al: CT and MRI findings of sex cord-stromal tumor of the ovary. *AJR Am J Roentgenol* 185:207, 2005.

152. Troiano RN, Lazzarini KM, Scoutt LM, et al: Fibroma and fibrothecoma of the ovary: MR imaging findings. *Radiology* 204:795, 1997.

153. Zhang J, Ugnat AM, Clarke K, et al: Ovarian cancer histology-specific incidence trends in Canada 1969–1993: age-period-cohort analyses. *Br J Cancer* 81(1):152, 1999.

154. McCluggage WG, Wilkinson N: Metastatic neoplasms involving the ovary: a review with an emphasis on morphological and immunohistochemical features. *Histopathology* 47:231, 2005.

155. Ha HK, Baek SY, Kim SH, et al: Krukenberg's tumor of the ovary: MR imaging features. *AJR Am J Roentgenol* 164:1435, 1995.

156. Hann LE, Lui DM, Shi W, et al: Adnexal masses in women with breast cancer: US findings with clinical and histopathologic correlation. *Radiology* 216:242, 2000.

157. Kim SH, Kim WH, Park KJ, et al: CT and MR findings of Krukenberg tumors: comparison with primary ovarian tumors. *J Comput Assist Tomogr* 20:393, 1996.

158. Ferrozzi F, Tognini G, Bova D, et al: Non-Hodgkin lymphomas of the ovaries: MR findings. *J Comput Assist Tomogr* 24:416, 2000.

159. Schumer ST, Cannistra SA: Granulosa cell tumor of the ovary. *J Clin Oncol* 21:1180, 2003.

160. Kim SH, Kim SH: Granulosa cell tumor of the ovary: common findings and unusual appearances on CT and MR. *J Comput Assist Tomogr* 26:756, 2002.

161. Prat J, FIGO Committee on Gynecologic Oncology: Staging classification for cancer of the ovary, fallopian tube, and peritoneum. *Int J Gynecol Obstet* 124(1):1–5, 2014.

162. Coakley FV: Staging ovarian cancer: role of imaging. *Radiol Clin North Am* 40:609, 2002.

163. Vergote I, Tropé CG, Amant F, et al: Neoadjuvant chemotherapy or primary surgery in stage IIIC or IV ovarian cancer. *N Engl J Med* 363:943, 2010.

164. Qayyum A, Coakley FV, Westphalen AC, et al: Role of CT and MR imaging in predicting optimal cytoreduction of newly diagnosed primary epithelial ovarian cancer. *Gynecol Oncol* 96:301, 2005.

165. Tempany CM, Zou KH, Silverman SG, et al: Staging of advanced ovarian cancer: comparison of imaging modalities—report from the Radiological Diagnostic Oncology Group. *Radiology* 215:761, 2000.

第 37 章　超声在妇科介入诊疗中的作用

Howard T. Sharp, Thomas C. Winter

重　点

- 超声在规划和指导许多妇科疾病介入诊疗中具有重要作用。
- 在子宫内膜消融术前,超声可用于检测局灶性病变(如息肉或平滑肌瘤),评估输卵管疾病(如输卵管积水),并筛查子宫畸形。
- 尽管磁共振成像(magnetic resonance imaging, MRI)仍然是子宫动脉栓塞术(uterine artery embolization, UAE)前评估患者的金标准,但 US 可用于识别几种相对禁忌证。UAE 后,US 在评估术后并发症,如子宫或平滑肌瘤的坏死或双重感染方面具有重要作用。
- MRI 仍然是先天性子宫畸形诊断和分类的金标准。然而,三维(three dimensional, 3D)超声可以提供重要的信息,对生殖预后和修复方法的咨询有重大影响。

- 对于宫颈狭窄和子宫腔粘连综合征(Asherman syndrome)的患者,腹部超声引导在评估其子宫内膜腔或放置近距离放射治疗装置(brachytherapy devices)时极为有用;直接引导可降低使用器械时子宫穿孔或产生假通道的风险。
- 尽管子宫输卵管造影(hysterosalpingography, HSG)仍然是金标准,但超声被越来越多地用于评估在近端输卵管安置 Essure 微栓的位置是否正确。
- 3D 超声被认为是显示宫内节育器(intrauterine device, IUD)在子宫内膜腔内位置是否正确的金标准。
- 在与相关妇科医生慎重讨论后,超声可用安全引导经阴道或经腹经皮盆腔肿块穿刺活检和对盆腔积液的引流。

本 章 内 容

在过去几十年,妇科介入诊治发生了重大变化。过去只能全身麻醉状态下在手术室里进行的手术,现如今可以在局部麻醉状态下在门诊完成。通过超声检查可以排除某些妇科疾病,使术前评估更加完善。同时在临床实践中,超声可以指导以往需要手术探查的路径。本章的目的是描述协助妇科介入诊治过程所需的盆腔超声成像信息。本章内容根据妇科介入内容进行编排,希望更好地让读者们了解安全且成功的手术

所需信息。本章涵盖七种常见的妇科介入治疗方法,包括子宫内膜消融术、子宫动脉栓塞术、子宫先天性畸形修复、对宫颈狭窄和子宫腔粘连综合征患者子宫内膜介入治疗的引导、确认输卵管绝育时放置 Essure 微栓位置正确、位置异常宫内节育器定位以及盆腔活检和引流。关于异常子宫出血、附件肿块、异位妊娠和不孕章节在本教材的其他部分提及,因此本章并不涵盖此等内容。

子宫内膜消融术

子宫内膜消融术前需考虑的主要问题：

- 是否有子宫内膜息肉或团块？
- 是否有平滑肌瘤？如有，是否为黏膜下平滑肌瘤？
- 是否有输卵管积水等输卵管疾病？
- 是否有子宫畸形？

子宫内膜消融术是为经血过多的女性提供的治疗方法，患者出血的程度已经影响到正常的日常活动、需要干预，但没有已知的导致出血的病变。而对于已知病因的子宫出血，如子宫平滑肌瘤、子宫内膜息肉、子宫内膜癌或癌前病变引起的出血，则其他治疗方法更为有效。而且，若在子宫内膜癌或癌前病变时使用子宫内膜消融术，则可能导致延误诊断。

历史上，子宫内膜消融术是在全身麻醉条件下通过宫腔镜（hysteroscopy）在手术室里进行。使用宫腔镜为外科医生提供了观察子宫腔和使用球形电极（滚球）手动消融子宫内膜能力。这个过程使子宫内膜脱水，从而达到止血的效果。可以使用激光能量以及环电极刮除或切除子宫内膜。然而，这三种方法都需要先进的宫腔镜技术，并且可能使患者暴露于低渗液体以扩张内膜腔，因此使患者面临低钠血症的风险。在某些情况下，低钠血症可能与危机生命的脑疝有关。由于这些手术比较难做，美国食品药品管理局（Food and Drug Administration，FDA）批准了五种新的子宫内膜消融装置。这些较新的子宫内膜消融方法自 1997 年就获得批准，并且通常被称为全子宫内膜消融（global endometrial ablation，GEA）装置，因为子宫内膜腔被当作一个整体，通过更自动化的过程而不是手动方法如滚球、激光或环切来消融部分子宫内膜。GEA 采用多种方式消融子宫内膜，包括热气球、循环热流体、冷冻疗法、射频电外科和微波能等。GEA 装置允许子宫内膜消融更易于在门诊进行，避免了传统的宫腔镜手术因缺乏电解液而导致液体超负荷的风险。虽然使用 GEA 导致的闭经率报道不一致（14% ~ 55%），但患者满意度却一致的高，约为 85%[1]。

子宫内膜消融术前，应先排除一些禁忌证（表 37-1）。妇科超声，尤其是生理盐水宫腔声学造影（saline infusion sonohysterography，SIS），有助于评估黏膜下平滑肌瘤（图 37-1）和子宫内膜息肉，这些都可以通过宫腔镜切除获得最佳治疗。子宫内膜消融前排除这些情况，可以避免患者暴露于不必要的治疗风险中，导致疗效降低。

表 37-1　全子宫内膜消融术的禁忌证
妊娠或在未来计划妊娠
已知或疑似子宫内膜癌
子宫内膜癌前病变*
活动性盆腔炎或输卵管积水*
曾接受过剖宫产或透壁肌瘤切除术
子宫畸形，如纵隔子宫、双角子宫或单角子宫
宫内节育器
黏膜下平滑肌瘤或其他内膜肿块
活动性尿路感染治疗期间*

* 相对禁忌证

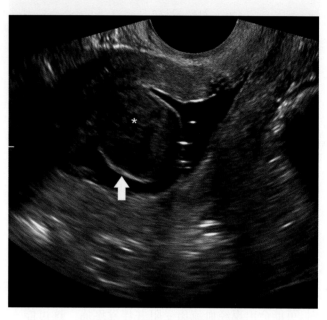

图 37-1　经阴道矢状切面超声图像。生理盐水宫腔声学造影很好地显示了主要位于宫腔内的黏膜下平滑肌瘤（星号），注意覆于肌瘤表面的薄的子宫内膜回声带（箭头）

子宫内膜消融术的并发症可在术后患者出现疼痛或出血时经超声检查发现。这些并发症包括感染、子宫穿孔以及膀胱、肠道或输尿管的热损伤、宫腔积血（图 37-2）、妊娠相关并发症和子宫内膜癌（术前活检未检出）的进展。一项对子宫内膜消融术的荟萃分析显示，感染性并发症的发生率包括子宫内膜炎（1.4% ~ 2.0%）、子宫肌炎（0% ~ 0.9%）、盆腔炎（1.1%）和盆腔脓肿（0% ~ 1.1%）[2]。

据报道，在接受过子宫内膜消融术的妇女中，消融后的妊娠率为 0.7%，且与不良妊娠结局相关[3]。据报道最早的妊娠在消融后 5 周，最晚到术后 12 年（在行输卵管吻合术后的一次计划妊娠）[4]。子宫内膜消融并输卵管绝育术后发生妊娠的概率更低，估计为 0.002%。虽然也有妊娠成功的报道，但出现早产、宫

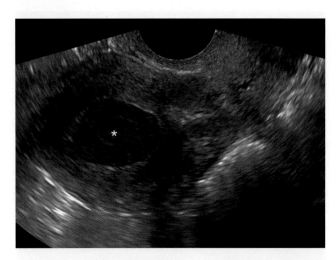

图 37-2　不完全子宫内膜消融术后的宫腔积血。这位 51 岁的患者出现痉挛性盆腔疼痛，但没有阴道出血。经阴道子宫矢状切面超声图像显示内膜腔扩张，其内被均质的低回声充填（星号），彩色多普勒成像未见血流信号。患者在计划宫颈扩张前一天出现无诱因的阴道流血，腹痛减轻

内瘢痕/切口憩室（子宫内形成单独的腔隙）和产后出血等并发症的风险似乎更高[5]。据推测，早产的风险部分是由于内膜腔变窄或形成憩室，导致妊娠空间缩小。在门诊行子宫内膜消融术的一个非预期后果是无法同时进行输卵管绝育，这可能提高这些患者意外怀孕的概率。

子宫内膜挛缩和瘢痕形成是子宫内膜消融的预期效果。然而，在部分消融后局部仍存在正常子宫内膜时，可能会出现经血流出受阻并伴发疼痛。这可能表现为子宫腔内积血（中央积血）或宫角积血。消融术后输卵管绝育综合征（postablation tubal sterilization syndrome，PATSS）最初在 1993 年被报道，6 名患者在输卵管绝育术和子宫内膜消融术后出现单侧或双侧盆腔疼痛和阴道少量出血等一系列表现[6]。患者均被发现有子宫内膜腔瘢痕形成，并伴有一侧或两侧近端输卵管膨大。切除输卵管后，6 例患者中有 5 例症状得到缓解。PATSS 的发生率约为 6%~8%，通常在子宫内膜消融术后 2~3 年内发生。临床高度怀疑是诊断 PATSS 的关键，因为患者通常在子宫内膜消融和输卵管绝育术后出现伴有或不伴有月经的周期性绞痛。超声检查在诊断 PATSS 中的作用尚未明确。通常通过手术才能确诊。然而，在有绞痛症状时用 MRI T2 加权像可能有助于检出宫角的积血[7]。另一个问题是，由于子宫内膜消融导致子宫内膜瘢痕形成，使随后的内膜取样、超声检查或 SIS 评估子宫内膜的难度加大。对子宫内膜癌或子宫内膜增生高风险的女性使用子宫内膜消融术的安全性尚未得到充

分研究。这些风险包括未生育、持续无排卵、肥胖、糖尿病、他莫昔芬或选择性雌激素受体调节剂（selective estrogen receptor modulator，SERM）治疗，以及遗传性非息肉病性结直肠癌。

约半数与子宫内膜消融禁忌证相关的严重并发症可在术前被识别，这已被 FDA 制造商和使用机构器械使用经历数据库（manufacturer and user facility device experience，MAUDE）的一系列患者报告所证实[8]。据最早的 MAUDE 数据库报告所述，62 例患者中，出现 85 种并发症。其中包括严重的并发症，如 8 例肠热损伤，30 例子宫穿孔，12 例需紧急剖腹手术和 3 例入重症监护室。一名患者出现坏死性筋膜炎并最终接受了外阴切除术、输尿管皮下造口术和双侧膝下截肢术。另一名患者因肠热损伤死亡。表 37-1 总结了 GEA 的禁忌证。

尽管盆腔超声检查通常作为术前评估的一部分，但有力证据表明 SIS 可作为一种更好的方式用于排除黏膜下平滑肌瘤等禁忌证[9~11]。如发现息肉，则没有必要进行子宫内膜消融术，简单地切除息肉便可解决出血问题。同样，如发现黏膜下平滑肌瘤，则可用宫腔镜切除平滑肌瘤，这是门诊手术，不像子宫内膜消融会造成子宫内膜瘢痕的风险。输卵管积水或输卵管卵巢脓肿等输卵管疾病应在子宫内膜消融术前进行治疗，以避免出现术后感染并发症。最后，子宫纵隔或其他子宫畸形的存在将无法执行一些自动消融术，因为在患者的子宫内膜腔内可能无法给设备找到合适的位置，从而使患者处于不必要的麻醉风险中。值得注意的是，较轻的子宫腺肌病用子宫内膜消融术是合理的，但有报告显示，子宫腺肌病范围较广时会降低疗效。

子宫动脉栓塞术

子宫动脉栓塞术需考虑的主要问题：

- 平滑肌瘤是否有蒂？
- 平滑肌瘤是否位于黏膜下？
- 绝经后妇女的平滑肌瘤是否在生长？
- 是否合并可能导致出血的子宫内膜疾病？
- 是否存在子宫腺肌病？
- 是否存在未发现的附件异常？

1995 年首次描述了使用子宫动脉栓塞术治疗平滑肌瘤的案例[12]。在大多数情况下，这一手术是由介入放射科医师完成。通过经皮股动脉将 4F 或 5F 导管置入子宫动脉内，将聚乙烯醇颗粒或三丙烯酸明胶

微球注入子宫动脉以阻断子宫供血,使平滑肌瘤萎缩。加用金属线圈可协助血管闭塞。患者多能在术后 23 个小时内回家。栓塞后 2~3 小时常会出现一段时间的缺血性疼痛,随后疼痛加重并持续,接下来的 2~3 天内疼痛会逐渐减轻。与子宫肌瘤切除术或子宫切除术相比,子宫动脉栓塞术的优点在于患者能更快恢复并回到正常活动中。

自 1995 年以来,UAE 的成功施行取得了很大的进展。初期发表的报告大多数为病例系列报告,主要是关于技术的描述或短期内的结果[13,14]。随后,大型多中心系列和非随机对照研究以及最终的随机对照试验(randomized controlled trials,RCT)都相继发表相关内容。遗憾的是,尽管在非随机试验中报告了长期结果,但由于随访时间较短,RCT 的长期结局信息还是有限的。在一项 UAE 对比肌瘤切除术的观察性研究中,Broder 等对长达 5 年的随访数据进行了报道[15]。与肌瘤切除术组的再手术率 3%(1/30)相比,UAE 组的再手术率更高,为 29%(15/51)(P = 0.004)。当考虑主观变量,如症状恶化和患者对治疗结果不满意时,UAE 组中 39%(20/51)被视为临床失败,而子宫肌瘤切除组临床失败病例为 30%(9/30),无显著差异(P = 0.4)。Spies 等对一个病例系列报告中发表了另外 5 年的随访数据[16]。在接受 UAE 的患者中,他们报道了 20%的再手术率(子宫切除 13.7%,子宫肌瘤切除 4.4%,重复栓塞 1.6%),与此同时,25%的患者症状未能得到控制。那些萎缩程度未达主瘤体一半的平滑肌瘤,短期治疗(12 个月)失败的可能性超过三倍。如果在 12 个月内没有缩小,则远期失败的可能性要高出五倍以上。

关于短期结果,据安大略省八所医院对曾接受过 UAE 的超过 500 名患者的大型多中心研究报告,在主瘤体体积缩小(42%)、中位数平滑肌瘤生活影响评分、平均月经持续时间,痛经和尿频/尿急方面,治疗后 3 个月的结果是令人满意的[17]。

EMMY 试验(栓塞对比子宫切除术)是一项随机对照试验,涉及 28 家荷兰医院,并将 UAE 与子宫切除术进行了比较。安全性对比结果显示,UAE 和子宫切除术的主要并发症发生率较为相似,分别为 4.9%和 2.7%(P = 0.68),但 UAE 组的再入院率和轻微并发症发生率较高(11.1%对比 0%;p = 0.003 和 58.0%与 40.0%;p = 0.024;风险比 1.45[1.04~2.02])[18]。另一项多中心对比试验对 UAE 与子宫肌瘤切除术进行了对比,报告了类似的临床结果[19]。第二次 EMMY 公布对患者恢复正常活动的时间和疼痛程度的短期结果

进行了对比[20]。对比结果表明,术后最初 24 小时内,相比子宫切除术患者,UAE 患者疼痛明显减轻(p = 0.012),同时返回工作的时间也短(28.1 对比 63.4 天)。在一项 Cochrane 评估中,回顾分析了五项对比 UAE 与子宫肌瘤切除术和子宫切除术的随机对照试验[21]。该评估发现,相对于子宫切除术和子宫肌瘤切除术,UAE 的门诊患者满意率相似,但其优势在于住院时间短和更快地恢复正常活动。但是,接受 UAE 患者在初始治疗后 2~5 年内,出现轻微并发症的概率和需要手术干预的可能性增加。

据报道,子宫动脉栓塞术的总体并发症发生率为 5%,与美国妇产科医师学会(American College of Obstetricians and Gynecologists,ACOG)的围术期并发症率标准相似[22]。并发症包括从发烧到子宫坏死、甚至死亡,但并发死亡者罕见。也出现过因间接损伤卵巢导致卵巢早衰的报道。但是,报道中出现这种并发症的患者多数在 45 岁以上,也可能与患者卵巢储备功能下降有关。

UAE 后妊娠仍未得到充分研究,报道过的并发症发生率也不尽相同。其中一项观察性研究表明,与腹腔镜子宫肌瘤切除术相比,UAE 后早产率更高(比值比 6.2[1.4,27.7])[23]。其他已有研究对 UAE 导致的胎盘异常率(12.5%)[24]和高剖宫产率(88%)关注,但没有报告其他主要危险因素[25]。因此,UAE 对妊娠的影响尚不确定。然而,如果患者在 UAE 之后怀孕,则需要密切监测。

尽管 MRI 已成为女性考虑 UAE 的标准术前成像工具,但大多数有症状的患者都会首先接受盆腔超声检查以确认平滑肌瘤是否存在。尽管超声成像在确定平滑肌瘤特征(如组织活力)方面不如增强 MRI,但超声成像可以有助于评估带蒂的黏膜下和浆膜下(图 37-3)平滑肌瘤,这两者均与 UAE 后并发症风险增加相关。

带蒂的黏膜下(0 型)平滑肌瘤被定义为完全位于子宫内膜腔内,而没有向子宫肌层延伸。应该注意的是,尽管平滑肌瘤可能引起异常子宫出血,或引起累及膀胱或直肠的盆腔压迫症状,但没有临床症状也是常见的。因此,排除其他原因的异常子宫出血(尤其是子宫内膜癌),并评估可能的子宫内膜息肉或黏膜下平滑肌瘤至关重要。超声成像也可检出子宫腺肌病,子宫腺肌病可能会引起与平滑肌瘤相似的症状。如果有子宫腺肌病,可能会降低 UAE 的疗效。最后,对于育龄妇女而言,不断增长的平滑肌瘤通常不会被考虑为肉瘤,但对于绝经后妇女,则应十分警惕。如果通过超声成像测量

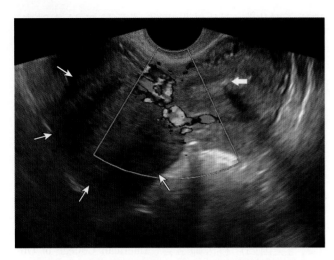

图37-3　带蒂的平滑肌瘤。经阴道子宫横切面彩色多普勒超声图像显示,子宫内膜中的强回声区(大箭头)伴后方声影,表明有宫内节育器。注意右侧实性低回声肿块(小箭头)与子宫肌层直接相连,符合带蒂的浆膜下大平滑肌瘤。注意彩色多普勒超声成像可用来显示桥接子宫肌层的血管

的平滑肌瘤直径增长超过 20%,则表明确实在生长,而不是测量误差[26]。通常,肌瘤在绝经期会缩小。因此,绝经后妇女的平滑肌瘤通常是 UAE 治疗的禁忌证。术前考虑为良性平滑肌瘤而行子宫切除术或子宫肌瘤切除术的妇女中,肉瘤发生率约 0.2%(1/500)。随着最近有关动力子宫分碎术的风险性被报道,这种潜在的并发症引起了人们的关注[27]。目前没有超声或 MRI 特征表现可以准确诊断子宫肉瘤。与先前观点相反是,对育龄女性,平滑肌瘤快速增大并不预示肉瘤的可能[28]。子宫动脉栓塞术禁忌证总结于表 37-2。

表 37-2　子宫动脉栓塞术的禁忌证
绝经*
正在使用促性腺激素释放激素(GnRH)激动剂
黏膜下平滑肌瘤*
带蒂的浆膜下平滑肌瘤*
广泛性子宫腺肌病*
既往行髂内动脉结扎术
活动性泌尿生殖道感染*
恶性肿瘤
妊娠
显著的免疫抑制

*相对禁忌证

子宫先天性畸形的修复

子宫先天性畸形的修复需考虑的主要问题:
- 患者是否有两个结构正常的肾脏?

- 如果有中隔,子宫底是否有凹陷?
- 是否有两个卵巢?
- 是否有阴道?
- 是否子宫某部分发生梗阻?
- 有一个还是两个宫颈?

据估计,女性先天性生殖道畸形发生率高达 7%[29]。这些畸形通常在患者出现疼痛(经血受阻)、妊娠并发症(胎儿发育不良、早产、反复妊娠失败)或不孕后才被发现。有许多中肾旁管畸形的分类系统。美国生育协会/美国生殖医学会(American Fertility Society/American Society of Reproductive Medicine, AFS/ASRM)提出了一种基于垂直融合缺陷的中肾旁管发育异常分类标准(表 37-3,图 37-4)[30,31]。由于这些缺陷涉及许多变量且较为复杂,经对 99 名女性进行确认后,提出一种阴道-宫颈-子宫-附件-相关畸形(vagina cervix uterus adnexa-associated malformation, VCUAM)的分类系统(表 37-4)[32]。在 2013 年,欧洲人类生殖与胚胎学会(European Society of Human Reproduction and Embryology, ESHRE)和欧洲妇科内镜学会(European Society for Gynaecological Endoscopy, ESGE)建立了一

表 37-3　根据美国生育协会分类系统的中肾旁管发育异常[30]
Ⅰ型:中肾旁管无形成或发育不全
A. 阴道(子宫可正常)
B. 宫颈
C. 宫底
D. 输卵管
E. 复合型
Ⅱ型:单角子宫
A1a. 相通(有内膜腔)
A1b. 不相通(有内膜腔)
A2. 残角子宫无内膜腔
B. 无残角
Ⅲ型:双子宫
Ⅳ型:双角子宫
A. 完全性(分离达到宫颈内口)
B. 部分性
Ⅴ型:纵隔子宫
A. 完全性(纵隔达到宫颈内口)
B. 部分性
Ⅵ型:弓形子宫
Ⅶ型:己烯雌酚相关畸形
A. T 形子宫
B. T 形子宫合并宫角扩张

(From The American Fertility Society classifications of adnexal adhesions, distal tubal occlusion, tubal occlusion secondary to tubal ligation, tubal pregnancies, Müllerian anomalies and intrauterine adhesions. Fertil Steril 49 (6):944-955,1988)

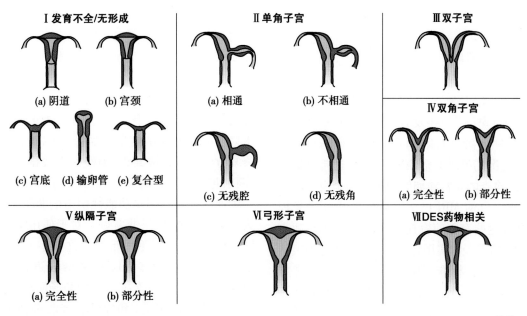

图 37-4　中肾旁管发育异常的美国生育协会/美国生殖医学协会(AFS/ASRM)分类系统示意图[30,31]。DES,己烯雌酚

表 37-4	VCUAM 生殖器畸形分类系统:与器官相关的各自畸形描述				
阴道(V)	0	正常		2	双角子宫
	1a	部分性处女膜闭锁		3	幼稚子宫
	1b	完全性处女膜闭锁		4a	单侧残角子宫或不发育
	2a	不完全性阴道纵隔<50%		4b	双侧残角子宫或不发育
	2b	完全性阴道纵隔		+	其他
	3	阴道口缩窄		#	不明确
	4	阴道发育不全	附件(A)	0	正常
	5a	一侧阴道闭锁		1a	单侧输卵管畸形,卵巢正常
	5b	阴道完全闭锁		1b	双侧输卵管畸形,卵巢正常
	S1	泌尿生殖窦(低处汇合)		2a	单侧发育不全/条索状性腺(包括输卵管畸形)
	S2	泌尿生殖窦(中央汇合)			
	S3	泌尿生殖窦(高处汇合)		2b	双侧发育不全/条索状性腺(包括输卵管畸形)
	C	泄殖腔			
	+	其他		3a	单侧无发育
	#	不明确		3b	双侧无发育
宫颈(C)	0	正常		+	其他
	1	双宫颈		#	不明确
	2a	单侧闭锁/无发育	相关畸形(M)	0	无
	2b	双侧闭锁/无发育			
	+	其他		R	肾脏
	#	不明确		S	骨骼
子宫(U)	0	正常		C	心脏
	1	弓形子宫		N	神经
	1b	子宫纵隔<宫腔 50%		+	其他
	1c	子宫纵隔>宫腔 50%		#	不明确

VCUAM,阴道-宫颈-子宫-附件-相关畸形(From Oppelt P,Renner SP,Brucker S,Strissel PL,et al:The VCUAM(Vagina Cervix Uterus Adnex-associated Malformation) classification:a new classification for genital malformations. Fertil Steril 84(5):1493-1497,2005)

个共同工作组,并以临床为导向、解剖为基础开发了一种分类系统(图37-5)[33]。

在一份对子宫畸形临床意义的综述中,按类型划分的畸形率分别为纵隔子宫(35%),双角子宫(26%),弓形子宫(18%),单角子宫(10%),双子宫(8%)和无形成(3%)[34]。在发育缺陷中,需考虑的有三种:无形成、侧向融合缺陷和垂直融合缺陷。在过去,这些畸形情况的处理非常烦琐且有创,通常需要进行伴有宫腔镜检查的子宫输卵管造影术和全身麻醉下的腹腔镜检查。目前 MRI 已成为标准的诊断成像模式,因此避免了这些有创的检查。随着三维(3D)超声图像(图37-6)的进步和实用性提高,一些研究小组认为这可能成为新的金标准。3D 超声可以提供非常好的诊断图像,与 MRI 相比,费用更低、不适感也更少[35]。

无形成

先天性无阴道综合征(Mayer-Rokitansky-Küster-Hauser syndrome,MRKH)是指阴道缺如,通常伴子宫和宫颈无形成。小部分患者也可以有梗阻的子宫或残角子宫。卵巢受影响的可能性较小。一项涉及 106 例

患者的系列报道指出,卵巢正常者占78%,卵巢异位者占 16%,单侧卵巢或卵巢发育不良者占 6%[36]。25%~50%的患者可见泌尿系统异常,包括单侧肾缺如以及盆腔肾或马蹄肾。

超声评估应包括评估肾脏、卵巢、子宫和宫颈是否存在。在临床实践中,这些发现可为单侧肾缺如和手术修复的咨询提供信息。尽管 MRKH 综合征的最佳修复方法尚未达成共识,但经血无法排出可能会引起症状,包括初潮后的疼痛,因此应予以治疗。通常,用一种通过扩张器创建功能性阴道的非手术治疗(被称为 Frank 疗法)效果非常好。对于使用扩张器治疗失败的患者,可选择手术治疗。这些手术包括 McIndoe 手术(分层厚皮片移植),Williams 阴道成形术(从大阴唇处构建一个阴道囊袋),乙状结肠阴道成形术(取部分乙状结肠代阴道)和经开腹或腹腔镜的 Vecchietti 法(一种使阴道浅凹逐渐形成阴道的牵引系统)。

侧向融合缺陷

侧向融合缺陷是最常见的中肾旁管缺陷类型,是由于未能形成一个中肾旁管或吸收中间隔膜失败,或

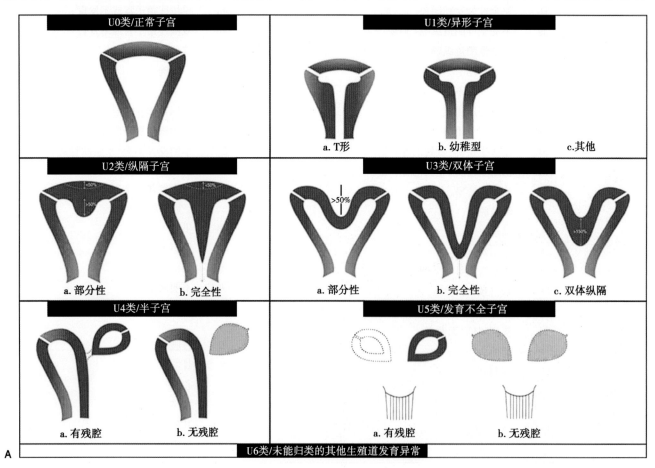

图 37-5　欧洲人类生殖与胚胎学会(ESHRE)/欧洲妇科内镜学会(ESGE)女性生殖道先天发育异常分类。A,示意图

ESHRE/ESGE女性
生殖道发育异常分类

子宫发育异常			宫颈/阴道发育异常	
主分类	亚分类		共存类别	
U0 正常子宫			**C0**	正常宫颈
U1 异形子宫	a. T形 b.幼稚型 c.其他		**C1**	纵隔宫颈
			C2	双"正常"宫颈
U2 纵隔子宫	a.部分性 b.完全性		**C3**	单侧宫颈无发育
U3 双体子宫	a.部分性 b.完全性 c.双体纵隔		**C4**	宫颈无发育
U4 半子宫	a.有残腔 (可伴有相通或不相通的对侧宫角) b.无残腔 (有残角无残腔/无残角)		**V0**	正常阴道
			V1	非梗阻性阴道纵隔
			V2	梗阻性阴道纵隔
U5 发育不全	a.有残腔 (双或单侧残角) b.无残腔 (双或单侧子宫残迹/无发育)		**V3**	阴道横隔和(或) 处女膜闭锁
			V4	阴道无发育
U6 未能归类的其他畸形				
_U_		_C_	_V_	

非中肾旁管起源的相关异常:

对发育异常绘图

B

图 37-5(续)　**B,**相关描述。空白框提供给负责解释的医生以绘制发育异常的简图(From Grimbizis GF,Gordts S,Di Spiezio Sardo A,et al:The ESHRE/ESGE consensus on the classification of female genital tract congenital anomalies. Hum Reprod 28(8):2032-2044,2013)

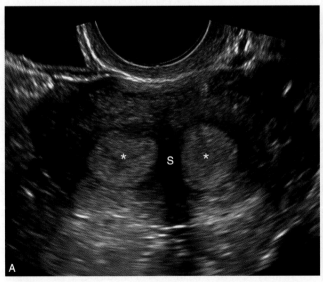
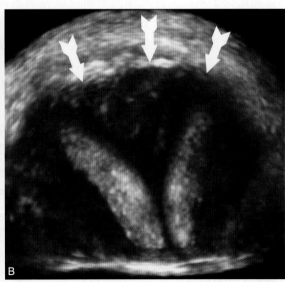

图 37-6　有纵隔子宫的 3 例不同患者。**A.** 二维(2D)经阴道横切面超声图显示,子宫内膜腔被中间的低回声隔(S)分为两个部分(星号)。**B.** 纵隔子宫的三维(3D)冠状切面超声图显示了纵隔子宫区别于双角子宫的重要特征。注意纵隔子宫的外部轮廓正常,外凸且光滑(箭头)

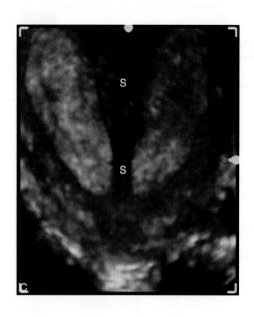

图 37-6(续)   C. 3D 超声冠状切面图像显示子宫纵隔(S)由宫底延伸至宫颈

者融合中肾旁管迁移或融合失败所致。

纵隔子宫(septate uterus)是最常见的先天性子宫畸形,是由于融合的中肾旁管之间的组织再吸收障碍所致。残留的纵隔可能向下延伸至子宫的一部分或子宫的全长,即从宫底到宫颈。纵隔子宫的关键特征是子宫底部表面的外部轮廓正常光滑。纵隔子宫的存在与 12%~44% 妊娠期间反复流产和早产相关,因此通常需要治疗[37]。这种异常可以在门诊手术采用宫腔镜治疗,效果非常好。由于无需进行涉及子宫肌层的手术干预,因此患者以后可行阴道分娩。宫腔镜子宫纵隔切除术可与腹腔镜检查同时进行,以确保子宫底不会穿孔。实时超声也可用于指导和监测此类手术。子宫成像的平面应该与手术器械的平面/轴线相同;这个平面随着手术过程中的器械的移动而改变。随着经验的积累,这些技术很好掌握,超声检查可以成为指导此类手术的有用手段。弓形子宫属于纵隔子宫的一个子类,几乎没有临床意义,因此不用手术治疗。

理解单角子宫(unicornuate uterus)非常重要,其原因有两个。首先,它是不对称侧向融合的一个示例:其中一个腔室通常是正常的,但很小,伴有宫颈和输卵管。小的子宫内膜腔容易导致早产以及胎位异常(例如臀位),可能需要剖宫产。其次,一侧中肾旁管可能根本没有发育,或者只有部分发育,导致出现残角,它可能与子宫肌层或对侧宫角的子宫内膜相通或不相通。如果不相通的残角有功能性子宫内膜,它可能会因卵巢激素变化而周期脱落,并引起慢性疼痛。单角子宫也可能与异位卵巢相关,这对于接受排卵诱导或

出现卵巢肿瘤的女性而言可能是个问题。罕见的情况是,异位妊娠可发生在不相通的子宫残角处。由于视野较广,用 MRI 可以更好地对此进行诊断并确定卵巢的位置。由于疼痛和生殖问题,通常需要通过手术切除不相通的残角。

双角子宫(uterus bicornuate)与纵隔子宫的子宫内膜腔在外观上可能较为相似。这两种畸形的主要区别在于双角子宫宫底浆膜轮廓有凹陷,形成两个角,导致胎位异常和早产的风险。根据定义,双角子宫宫底部的凹陷大于 1cm。宫底部的凹槽或凹口(外部轮廓异常)的临床意义在于,需通过开腹手术而非简单的宫腔镜切除才可修复,该手术的成功率远低于纵隔子宫手术的成功率。此外,将来怀孕时,因修复部位子宫破裂的风险高,可能需要剖宫产。但是,这些患者中大多数可以受孕并成功孕育直至生产,因此很少需要手术修复。

双子宫(uterus didelphys)本质上是有两个子宫,每个子宫都有宫颈,且常伴有阴道隔。然而,也存在一些变化,可能只涉及单侧异常,如半阴道阻塞或肾脏异常。这些情况常需要进一步行 MRI 检查,也可能需要行子宫输卵管造影以评估两侧子宫内膜腔是否相通。对出现阴道纵隔伴性交困难症状的患者会进行手术,手术通常还用于复发性流产或早产的患者。依据临床因素,可考虑采用子宫成形术。

阴道纵隔(longitudinal vaginal septum)通常与子宫异常有关。由于阴道探头可能无意之中插入隔膜的任一侧,因此难以通过超声检测。可能有一个或两个宫颈。又或者纵隔可能源自两个宫颈之间,融合到右侧

或左侧阴道壁,遮挡住一个宫颈。如属后者,纵隔可能导致半阴道积血。

垂直融合缺陷

这组缺陷是由于中肾旁管尾端和泌尿生殖窦异常融合所致。有阴道横隔(transverse vaginal septum)时,外生殖器通常看上去正常,而阴道因横隔变短。阴道积血时,可能需要行隔膜切除术进行治疗,超声成像可能有助于确定横隔的厚度。

对子宫内膜介入治疗的引导(宫颈狭窄,子宫腔粘连综合征)

对子宫内膜介入治疗需考虑的关键问题:

- 是否可以看到子宫内膜线?

对于显著宫颈狭窄的患者在进行子宫内膜取样或放置 IUD 时很难进入子宫内膜腔,超声评估和引导在这类病例中发挥极其重大的作用[38]。宫颈狭窄可能出现在绝经后,也可能由裂伤、宫颈锥形活检、环形电切术(loop electrosurgical excision procedures,LEEP)或其他宫颈介入治疗等宫颈创伤引起。宫颈狭窄的存在大大增加了子宫穿孔或器械进入子宫内膜腔时产生假通道的风险。

为了引导这类手术,可以充盈膀胱进行经腹超声检查。如有必要,可通过 Foley 导尿管或红色橡皮导管以及导管尖端注射器,使用无菌水或生理盐水逆行灌注膀胱。通过这个检查可以获取宫颈管和子宫内膜腔至子宫底的经腹部超声显像。当使用术中超声实时引导子宫内放置宫腔局部治疗装置时,会采用类似的方法,以确保该装置安放在宫腔内合适的中间位置,不会穿透子宫肌层或导致子宫穿孔(图 37-7)。同样,在患有子宫腔粘连综合征(宫腔粘连)的患者中,超声成像可能有助于识别和描绘子宫内膜腔。对存在需使用清宫术清除妊娠残留物、终止妊娠(特别是在子宫畸形的情况下)、进行宫腔镜活检以及放置 IUD 有困难等其他情况的患者而言,应用实时超声引导也很有用,可把对子宫内膜的损伤最小化。虽然很少被提及,但当宫颈狭窄严重妨碍常规通道时,可在超声引导下穿刺子宫肌层进行子宫内膜取样(图 37-8)。

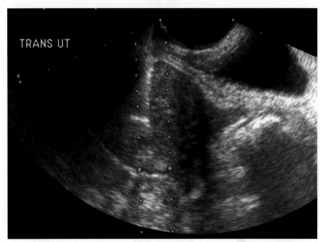

图 37-8　非常规经子宫内膜活检法。由于严重宫颈狭窄,子宫内膜活检导管无法通过宫颈管进入宫腔。在经阴道实时超声引导下,将切割针经子宫浆膜和子宫肌层穿入宫腔进行内膜取样。病理结果提示为子宫内膜腺癌。位于引导虚线之间的纵向强回声线代表 18G 活检针芯

输卵管绝育术正确放置 Essure 微栓的确认

输卵管绝育术正确放置 Essure 微栓的确认需考虑的主要问题:

- 微栓的反射是否经过子宫壁的外缘/浆膜,并且两个装置的近端在子宫内膜腔内或外缘看起来是否居中?

Essure(拜耳股份公司,德国勒沃库森)是一种动态扩张的微栓装置,通过宫腔镜经宫颈置入近端输卵管,以阻塞输卵管。Essure 装置被用作永久性节育方

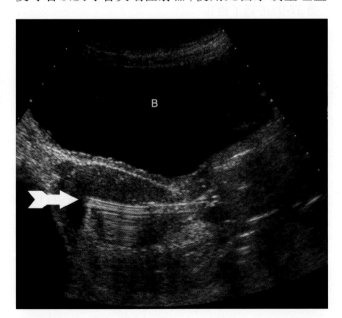

图 37-7　经腹矢状切面图通过充盈的膀胱(B)显示宫腔局部治疗仪(箭头)正确安置在子宫中央(图片由 Mike Ledwidge,RDMS 提供)

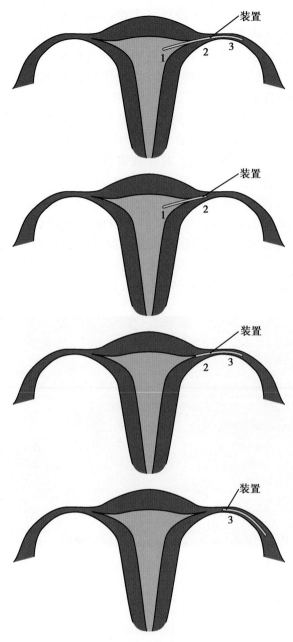

图 37-9　用三维超声分类系统放置和定位 Essure 微栓输卵管阻塞装置[41]。完美位置（1+2+3），近端位置（1+2），远端位置（2+3）和非常远端位置（仅 3）

法，以替代腹腔镜输卵管结扎。该插入物内部为不锈钢线圈，外部为镍钛诺（镍和钛合金）膨胀线圈。内线圈含聚对苯二甲酸乙二醇酯纤维，可促使局部组织向内生长。最佳位置被认为在近端口可看到装置的 3~8mm，也可理解为可以看到约 3~8 个线圈（图 37-9）。为确保安放位置正确，该手术 3 个月后应进行 HSG，或者选择创伤较小的经阴道超声、SIS 和 3D 超声检查等方法。尽管如此，HSG 仍然是 FDA 确定的监测 Essure 正确放置的标准。

确认 Essure 安放位置正确有重大的临床意义。

据累计 5 年的报道，每 1000 例手术中只有 2.6 次妊娠，可见这种介入方法是有效的[39]。但是，极少情况下，也会出现装置掉落排出或移位、置入子宫内膜、子宫或输卵管穿孔以及术后妊娠等情况。对与 Essure 装置有关的并发症进行系统性回顾后发现，最常见的并发症为错位、慢性疼痛、意外怀孕、感染和镍过敏[40]。作者还指出，并发症可能涉及子宫或输卵管穿孔、装置掉落排出或移位，假如出现这些并发症且未能及时诊断，除了避孕失败还可能导致更严重的后果。在一些患者中，这些并发症可能导致更严重的疾患。患者在放置 Essure 后如出现盆腔疼痛，通常使用超声检查来评估。因此，应该熟悉与这些装置相关的超声检查结果。

虽然超声检查目前还不是确定 Essure 正确放置的公认标准成像方式，但已经有许多针对超声检查在此情况下的实用性和可靠性的调查研究。如果超声检查的实用性和可靠性得到证实，则有可能避免传统透视下 HSG 的花费、辐射和不适感。

一项回顾性观察对 311 例患者的记录进行了研究，这些患者均接受过 Essure 微栓术，且在三个月后通过 3D 超声检查来验证该装置的位置。当 3D 超声检查结果不确定，或希望通过前瞻性试验对比结果时，会使用 HSG。99.6% 的 3D 超声检查可以展示装置的位置。与 HSG 相比，3D 超声检查确定 Essure 正确放置的敏感性和特异性分别为 100% 和 76.6%[41]。作者使用分类系统对 3D 超声检查观察到的四个不同位置（图 37-9）进行了报告：

1. 完美位置（1+2+3）：包括宫内（子宫内膜）部分，输卵管间质部分和输卵管峡部部分

2. 近端位置（1+2）：包括宫内和输卵管间质部分（次优）

3. 远端位置（2+3）：包括输卵管间质和峡部部分，但无腔内部分（次优）

4. 非常远端位置（仅 3）：位于输卵管峡部部分（不合格）

通过超声检查发现 Essure 装置位置异常，可以尽早发现并解决问题，避免术后并发症。

另一项前瞻性观察研究对 182 例放置 Essure 的患者进行了调查，发现经阴道超声检查（图 37-10；另见第 31 章）可以全部识别出 300 个双侧装置（150 例患者中，每位均有两个微栓）[42]。超声检查可以确定微栓的位置，并描述该装置相对应于子宫外缘（浆膜面）的投射位置关系。如微栓的反射经过宫壁外缘，而且可看到两个装置的近端居中位于子宫内膜腔内或外

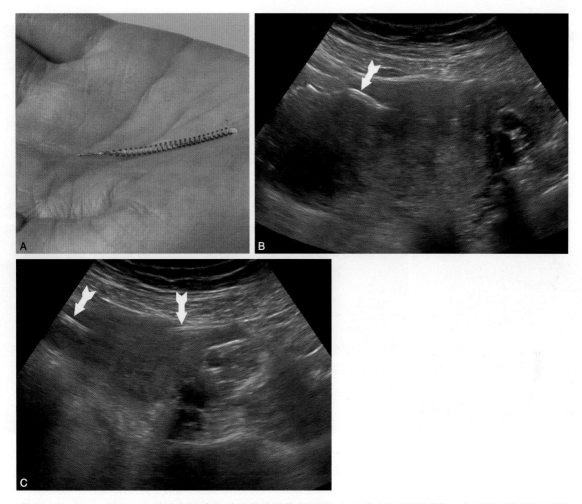

图 37-10　Essure 微栓。**A.** 来自制造商网站的照片图像(装置放在人手中以显示比例)。**B.** 经腹子宫横切面超声图显示,在右侧输卵管间质部横穿肌层的插入物线性回声(箭头)。**C.** 另一经腹子宫横切面超声图像,右侧和左侧的插入物均显示为线性回声(箭头)(A from Bayer HealthCare Pharmaceuticals:What is Essure? September 2015. Available at www. essure. com)

缘,则表明装置的安放位置是令人满意的。9 例患者双侧装置的超声检查结果不满意。与 HSG 相比,超声检查的敏感性和特异性分别为 50% 和 95%。一项满意的经阴道超声检查结果的预测值为 99%,而一项不满意结果的预测值为 11%。

宫内节育器位置异常

位置异常的 IUD 需考虑的主要问题:

- 是含铜 IUD 还是释放孕激素的 IUD?
- 是否位于宫体正中子宫内膜腔内?

医生在随访放置了 IUD 的患者时,常遇到的一种临床情况是 IUD 脱落。在这种情况下,确定 IUD 是否仍存在,且放置在子宫内膜腔内适当的位置非常重要。可能出现的一种情况是,节育器的尾丝已缩回至宫颈管或子宫内膜腔内,但 IUD 的位置没有移动,在这种

情况下避孕还是有效的。如果通过超声检查在子宫内膜腔内没有发现 IUD,则必须确定它是否已经脱落并排出,或者已经进入到子宫肌层或穿过子宫肌层进入盆/腹腔,或者在较罕见情况下进入结肠或膀胱。这些情况可以通过 X 线片来评估,但有时候可以通过子宫后方子宫直肠窝的超声成像来判断 IUD 穿孔的情况。如出现穿孔,则有必要通过腹腔镜取出 IUD。部分情况对 IUD 的处理存在争议,包括子宫内膜腔内的 IUD 错位,在宫腔的位置下移,或者节育器的一侧或两侧臂部分嵌入子宫肌层。对位置异常的 IUD,干预并非总是必要的[43]。

若 IUD 放置正确,其上部分应该位于子宫底附近,同时其水平支延伸至宫角(输卵管间质部与子宫内膜腔连接处),其垂直支沿宫体中央纵向下延。如果熟悉它们的基本声像特征(图 37-11),则可识别和区分含铜 IUD(如 Paragard)与合成孕激素释放 IUD

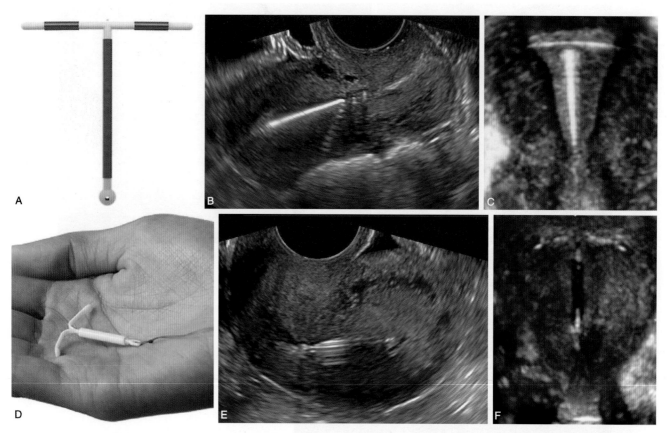

图 37-11 宫内节育器(IUD)。A. 制造商网站提供的含铜 IUD 照片。B. 经阴道矢状切面超声图像显示含铜 IUD 位置正常,表现为因铜线圈产生的特征性的均匀杆状线性强回声。C. 三维冠状超声图像显示含铜 IUD 位置居中。D. 制造商网站发布的左炔诺黄体酮(LNG)释放的 IUD 图片。注意含孕激素的塑料套管包绕中心杆。E. 经阴道矢状切面超声图像显示,LNG-释放的 IUD 正确放置在后倾后屈的子宫内。靠近中心杆的塑料套管超声成像特点是后方呈平行线回声和声影。F. 三维冠状切面超声图像显示位置正常的 LNG-释放的 IUD。注意塑料杆位置的线状低回声区(A from Teva Women Health:What is Paragard? September 2015. Available at http://www. paragard. com/What-is-Paragard. aspx. B and E description of appearance from Stalnaker ML,Kaunitz AM:How to identify and localize IUD on ultrasound. OBG Manag 26(8):40-42,2014. D from Bayer Health-Care Pharmaceuticals:What is Mirena? December 2015. Available at http://www. mirenaus. com)

(如 Mirena)。含铜 IUD 中心杆回声均匀,其上部金属环有后方声影,释放左炔诺黄体酮的 Mirena IUD 中心杆上带有塑料套管,在超声检查中,含铜 IUD 更易显示[44,45]。Mirena IUD 的塑料套管结构会导致混响伪影以及白色平行线回声伴声影。由于硫酸钡可超声显像,因此这种 IUD 也有侧臂回声。当盆腔超声检查发现宫内节育器位置异常时(图 37-12),应将结果报告并描述如下:

- 位于宫颈或子宫下段
- 部分排出,部分 IUD 经宫颈外口向外延伸
- 发生偏转
- 部分或完全嵌入子宫肌层
- 穿出子宫浆膜或位于盆腔或腹腔

位置异常的 IUD 主要临床问题为潜在的组织损伤和妊娠风险。位置异常的 IUD 导致的最常见的症状是疼痛和出血。在这种情况下,症状会在取出 IUD 后消失[46]。有意思的是,通常 IUD 穿过子宫肌层进入腹腔的完全穿孔没有任何症状。位置异常的含铜 IUD 比位置异常的含激素 IUD 女性怀孕的风险更高。含激素 IUD 主要通过激素影响子宫内膜而避孕,因此放置理想位置没有那么重要。在一项对 97 名女性放置含铜 IUD 研究中,位置异常的 IUD 和位置正常的 IUD 妊娠的比值比为 13.93[47]。

评估 IUD 的安装位置时,与 2D 超声相比,3D 超声有明显的优势,体现在这两种类型的节育器显像更清晰以及重建真实冠状切面的能力[44](图 37-13)。3D 超声检查目前被视为标准诊断模式,并且常规用于评估 IUD 的位置。用这种更先进的技术常可发现侧臂轻微嵌入子宫肌层的情况,具有不确定但可能有用的临床价值。

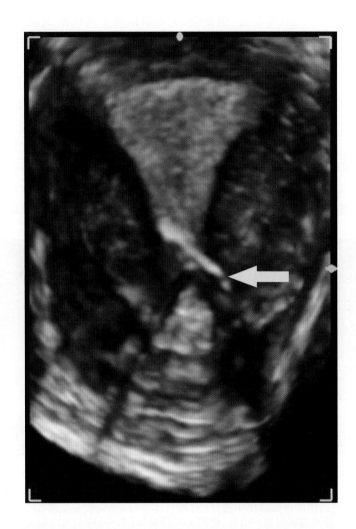

图 37-12　位置异常的宫内节育器（IUD）。经阴道子宫三维冠状切面超声图像显示位置异常的 IUD，IUD 的位置发生偏转且位置过低，位于子宫下段，同时其中一侧臂嵌入子宫肌层（箭头）

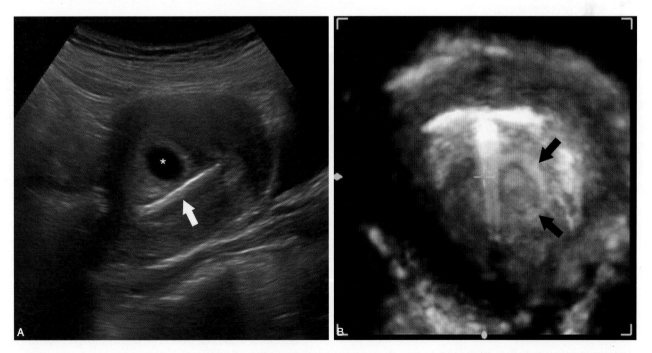

图 37-13　宫内节育器（IUD）和宫内妊娠。A. 经腹矢状切面超声图像显示，IUD 主干的长条状回声（箭头）紧邻代表早期孕囊的宫内液暗区（星号）。B. 三维冠状切面超声图像更好地显示了 T 形 IUD 与宫内孕囊（箭头）的关系和相对位置

盆腔活检和引流

盆腔活检和引流需考虑的主要问题：

- 经阴道还是经皮穿刺可以更安全和更易于接近目标？
- 如果目标可能来源于卵巢，是否考虑恶性？

将计算机断层扫描（computed tomography，CT）成像用作引导盆腔肿块的活检和积液的引流已颇为成熟。然而，近年来，超声检查因具有众多优点（更便宜、更快捷、更安全、无辐射以及更高的组织取样成功率）被广泛使用，很多情况下会选择它来引导此类手术[48~50]。

经阴道途径对盆腔肿块活检或引流积液目前尚未被充分使用。传统的 CT 引导是经后入路通过梨状肌区沿髂内血管和坐骨神经附近进入，与之相比，经阴道超声通常更安全且痛苦更少。术前需对患者的凝血状态进行评估[51]，而且通常需行适度镇静。装在阴道探头上的引导针用于引导进入目标（图 37-14）。对于使用辅助生育技术的女性，可以通过类似的方法来取卵。

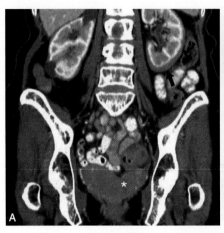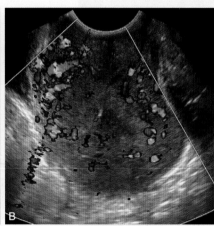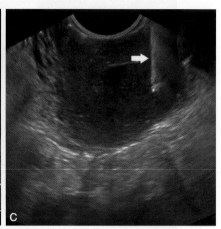

图 37-14 用经阴道超声引导活检术诊断的盆腔淋巴瘤。A. 用对比增强计算机断层扫描获得的重建冠状面图像。注意与阴道断端相邻的分叶状软组织肿块（星号）。子宫已手术切除。通过经皮途径安全地获取一大块该肿物核心组织样本，这被认为太困难了。还要注意环绕左肾周围的淋巴瘤组织薄壁（箭头）。B. 经阴道彩色多普勒超声图像显示了等回声的实性盆腔肿块及周边血供。C. 经阴道实时超声引导，使用 18G 活检针（箭头）顺利成功地完成了实性盆腔肿块的活检

由于担心肿瘤播散的潜在风险、报告的细胞学检查检测恶性肿瘤的敏感性低及囊肿复发的风险，有人认为，不应该对可疑卵巢肿瘤进行穿刺。但最近的研究表明，细针抽吸活检是评估和处理卵巢囊肿和肿块的一种可接受且有价值的方法[52,53]。当患者因多病共存导致手术或全身麻醉风险过大时，超声引导下的卵巢活检往往很有用。作者遵循的一个准则是，只有在获得妇科肿瘤部门直接批准后，才能进行卵巢活检或抽吸。这保证了用多学科合作的方法，适当考虑所有诊断和治疗方案的风险和益处。

总结

总之，超声成像大大提高了安全有效地执行择期妇科手术的能力。这种广泛适用的低风险方法非常适合评估患者，并协助和指导很多妇科介入诊疗。

（黄萍 翻译 曹海英 何敏 校审）

参考文献

1. Sharp HT: Assessment of new technology in the treatment of idiopathic menorrhagia and uterine leiomyomata. *Obstet Gynecol* 108(4):990–1003, 2006.
2. Lethaby A, Shepperd S, Cooke I, Farquhar C: Endometrial resection and ablation versus hysterectomy for heavy menstrual bleeding. *Cochrane Database Syst Rev* (2):CD000329, 2000.
3. Pugh CP, Crane JM, Hogan TG: Successful intrauterine pregnancy after endometrial ablation. *J Am Assoc Gynecol Laparosc* 7(3):391–394, 2000.
4. Pinette M, Katz W, Drouin M, et al: Successful planned pregnancy following endometrial ablation with the YAG laser. *Am J Obstet Gynecol* 185(1):242–243, 2001.
5. Kir M, Hanlon-Lundberg KM: Successful pregnancy after thermal balloon endometrial ablation. *Obstet Gynecol* 103(5 Pt 2):1070–1073, 2004.
6. Townsend DE, McCausland V, McCausland A, et al: Post-ablation-tubal sterilization syndrome. *Obstet Gynecol* 82(3):422–424, 1993.
7. Turnbull LW, Jumaa A, Bowsley SJ, et al: Magnetic resonance imaging of the uterus after endometrial resection. *Br J Obstet Gynaecol* 104(8):934–938, 1997.
8. Gurtcheff SE, Sharp HT: Complications associated with global endometrial ablation: the utility of the MAUDE database. *Obstet Gynecol* 102(6):1278–1282, 2003.
9. Berridge DL, Winter TC: Saline infusion sonohysterography: technique, indications, and imaging findings. *J Ultrasound Med* 23(1):97–112, quiz 114–115, 2004.

10. Lindheim SR, Sprague C, Winter TC, 3rd: Hysterosalpingography and sonohysterography: lessons in technique. *AJR Am J Roentgenol* 186(1):24–29, 2006.

11. Allison SJ, Horrow MM, Kim HY, Lev-Toaff AS: Saline-infused sonohysterography: tips for achieving greater success. *Radiographics* 31(7):1991–2004, 2011.

12. Ravina JH, Herbreteau D, Ciraru-Vigneron N, et al: Arterial embolisation to treat uterine myomata. *Lancet* 346(8976):671–672, 1995.

13. Hutchins FL, Jr, Worthington-Kirsch R, Berkowitz RP: Selective uterine artery embolization as primary treatment for symptomatic leiomyomata uteri. *J Am Assoc Gynecol Laparosc* 6(3):279–284, 1999.

14. Walker WJ, Pelage JP: Uterine artery embolisation for symptomatic fibroids: clinical results in 400 women with imaging follow up. *Br J Obstet Gynaecol* 109(11):1262–1272, 2002.

15. Broder MS, Goodwin S, Chen G, et al: Comparison of long-term outcomes of myomectomy and uterine artery embolization. *Obstet Gynecol* 100(5 Pt 1):864–868, 2002.

16. Spies JB, Bruno J, Czeyda-Pommersheim F, et al: Long-term outcome of uterine artery embolization of leiomyomata. *Obstet Gynecol* 106(5 Pt 1):933–939, 2005.

17. Pron G, Bennett J, Common A, et al: The Ontario Uterine Fibroid Embolization Trial. Part 2. Uterine fibroid reduction and symptom relief after uterine artery embolization for fibroids. *Fertil Steril* 79(1):120–127, 2003.

18. Hehenkamp WJ, Volkers NA, Donderwinkel PF, et al: Uterine artery embolization versus hysterectomy in the treatment of symptomatic uterine fibroids (EMMY trial): peri- and postprocedural results from a randomized controlled trial. *Am J Obstet Gynecol* 193(5):1618–1629, 2005.

19. Goodwin SC, Bradley LD, Lipman JC, et al: Uterine artery embolization versus myomectomy: a multicenter comparative study. *Fertil Steril* 85(1):14–21, 2006.

20. Hehenkamp WJ, Volkers NA, Birnie E, et al: Pain and return to daily activities after uterine artery embolization and hysterectomy in the treatment of symptomatic uterine fibroids: results from the randomized EMMY trial. *Cardiovasc Intervent Radiol* 29(2):179–187, 2006.

21. Gupta JK, Sinha A, Lumsden MA, Hickey M: Uterine artery embolization for symptomatic uterine fibroids. *Cochrane Database Syst Rev* (5):CD005073, 2012.

22. Spies JB, Spector A, Roth AR, et al: Complications after uterine artery embolization for leiomyomas. *Obstet Gynecol* 100(5 Pt 1):873–880, 2002.

23. Goldberg J, Pereira L, Berghella V, et al: Pregnancy outcomes after treatment for fibromyomata: uterine artery embolization versus laparoscopic myomectomy. *Am J Obstet Gynecol* 191(1):18–21, 2004.

24. Pron G, Mocarski E, Bennett J, et al: Pregnancy after uterine artery embolization for leiomyomata: the Ontario multicenter trial. *Obstet Gynecol* 105(1):67–76, 2005.

25. Carpenter TT, Walker WJ: Pregnancy following uterine artery embolisation for symptomatic fibroids: a series of 26 completed pregnancies. *Br J Obstet Gynaecol* 112(3):321–325, 2005.

26. Moshesh M, Peddada SD, Cooper T, Baird D: Intraobserver variability in fibroid size measurements: estimated effects on assessing fibroid growth. *J Ultrasound Med* 33(7):1217–1224, 2014.

27. Senapati S, Tu FF, Magrina JF: Power morcellators: a review of current practice and assessment of risk. *Am J Obstet Gynecol* 212(1):18–23, 2014.

28. Parker WH, Fu YS, Berek JS: Uterine sarcoma in patients operated on for presumed leiomyoma and rapidly growing leiomyoma. *Obstet Gynecol* 83(3):414–418, 1994.

29. Vallerie AM, Breech LL: Update in Müllerian anomalies: diagnosis, management, and outcomes. *Curr Opin Obstet Gynecol* 22(5):381–387, 2010.

30. Buttram VC, Jr, Gibbons WE: Müllerian anomalies: a proposed classification. (An analysis of 144 cases). *Fertil Steril* 32(1):40–46, 1979.

31. The American Fertility Society classifications of adnexal adhesions, distal tubal occlusion, tubal occlusion secondary to tubal ligation, tubal pregnancies, müllerian anomalies and intrauterine adhesions. *Fertil Steril* 49(6):944–955, 1988.

32. Oppelt P, Renner SP, Brucker S, et al: The VCUAM (Vagina Cervix Uterus Adnex-associated Malformation) classification: a new classification for genital malformations. *Fertil Steril* 84(5):1493–1497, 2005.

33. Grimbizis GF, Gordts S, Di Spiezio Sardo A, et al: The ESHRE/ESGE consensus on the classification of female genital tract congenital anomalies. *Hum Reprod* 28(8):2032–2044, 2013.

34. Grimbizis GF, Camus M, Tarlatzis BC, et al: Clinical implications of uterine malformations and hysteroscopic treatment results. *Hum Reprod Update* 7(2):161–174, 2001.

35. Berger A, Batzer F, Lev-Toaff A, Berry-Roberts C: Diagnostic imaging modalities for müllerian anomalies: the case for a new gold standard. *J Minim Invasive Gynecol* 21(3):335–345, 2014.

36. Fedele L, Bianchi S, Frontino G, et al: Laparoscopic findings and pelvic anatomy in Mayer-Rokitansky-Kuster-Hauser syndrome. *Obstet Gynecol* 109(5):1111–1115, 2007.

37. Heinonen PK: Complete septate uterus with longitudinal vaginal septum. *Fertil Steril* 85(3):700–705, 2006.

38. Hunter RE, Reuter K, Kopin E: Use of ultrasonography in the difficult postmenopausal dilation and curettage. *Obstet Gynecol* 73(5 Pt 1):813–816, 1989.

39. Levy B, Levie MD, Childers ME: A summary of reported pregnancies after hysteroscopic sterilization. *J Minim Invasive Gynecol* 14(3):271–274, 2007.

40. Adelman MR, Dassel MW, Sharp HT: Management of complications encountered with Essure hysteroscopic sterilization: a systematic review. *J Minim Invasive Gynecol* 21(5):733–743, 2014.

41. Legendre G, Levaillant JM, Faivre E, et al: 3D ultrasound to assess the position of tubal sterilization microinserts. *Hum Reprod* 26(10):2683–2689, 2011.

42. Veersema S, Vleugels MP, Timmermans A, Brolmann HA: Follow-up of successful bilateral placement of Essure microinserts with ultrasound. *Fertil Steril* 84(6):1733–1736, 2005.

43. Braaten KP, Benson CB, Maurer R, Goldberg AB: Malpositioned intrauterine contraceptive devices: risk factors, outcomes, and future pregnancies. *Obstet Gynecol* 118(5):1014–1020, 2011.

44. Moschos E, Twickler DM: Does the type of intrauterine device affect conspicuity on 2D and 3D ultrasound? *AJR Am J Roentgenol* 196(6):1439–1443, 2011.

45. Stalnaker ML, Kaunitz AM: How to identify and localize IUDs on ultrasound. *OBG Manag* 26(8):40–42, 2014.

46. Benacerraf BR, Shipp TD, Bromley B: Three-dimensional ultrasound detection of abnormally located intrauterine contraceptive devices which are a source of pelvic pain and abnormal bleeding. *Ultrasound Obstet Gynecol* 34(1):110–115, 2009.

47. Inal MM, Ertopcu K, Ozelmas I: The evaluation of 318 intrauterine pregnancy cases with an intrauterine device. *Eur J Contracept Reprod Health Care* 10(4):266–271, 2005.

48. Dodd GD, 3rd, Esola CC, Memel DS, et al: Sonography: the undiscovered jewel of interventional radiology. *Radiographics* 16(6):1271–1288, 1996.

49. Yarram SG, Nghiem HV, Higgins E, et al: Evaluation of imaging-guided core biopsy of pelvic masses. *AJR Am J Roentgenol* 188(5):1208–1211, 2007.

50. Winter TC, Lee FT, Jr, Hinshaw JL: Ultrasound-guided biopsies in the abdomen and pelvis. *Ultrasound Q* 24(1):45–68, 2008.

51. O'Connor SD, Taylor AJ, Williams EC, Winter TC: Coagulation concepts update. *AJR Am J Roentgenol* 193(6):1656–1664, 2009.

52. Gupta N, Rajwanshi A, Dhaliwal LK, et al: Fine needle aspiration cytology in ovarian lesions: an institutional experience of 584 cases. *Cytopathology* 23(5):300–307, 2012.

53. García-Tejedor A, Castellarnau M, Burdio F, et al: Ultrasound guided aspiration of adnexal cysts with a low risk of malignancy: is it a recommendable option? *J Ultrasound Med* 34(6):985–991, 2015.

第三篇

技术性注意事项和假象

第 38 章　伪像、陷阱和正常变异

Peter W. Callen

大约 40 年前，当笔者刚开始接触诊断用超声时，这一章内容曾被认为是多余可笑的。事实上，当时所有的超声成像都被认为是伪像或者是陷阱。临床医生并不重视这种检查方法，几乎没有临床诊断是基于独立的超声检查结果得出的。但随着时间的推移、技术的发展以及对正常和异常发现的逐步认识，超声检查已经成为了一种有用的临床诊断方法。无需花很多时间，仅仅根据超声检查结果就可以作出重要临床决策，包括手术、胎儿早期分娩甚至终止妊娠。尽管这种进展受到了许多人的欢迎，但却给超声医师带来了巨大的责任。也让"primum non nocere"这个誓言-首先不应造成伤害-变得从未如此真实过。

本章不是试图解释超声检查或伪像（artifacts）产生的物理原理。本章也不会面面俱到。笔者只是试图展示一些诊断陷阱，这些疑难诊断有可能导致我们做出错误诊断。笔者已经尽量涵盖一些基本的潜在陷阱和一些比较难以理解的正常变异（normal variants）。毫无疑问，一些读者会发现这里的例子非常基础简单，几乎是侮辱性的。笔者提前道歉，并在此说明，本章旨在吸引广泛的读者，包括初学者和经验丰富的专家。笔者不会试图对每个例子给出一个很详细的解释，但会给出基本原理。

如果能避免哪怕是一个假阳性诊断，并防止不必要的手术、终止妊娠，甚至避免满怀期待的夫妇情绪波动 20 周，也就实现了笔者的目标。

不幸但又常见的陷阱

笔者从小标题开始这一章，这是一个不幸但又常见的陷阱（pitfalls）。

一名 34 岁的妇女来看急诊，临床表现有轻度盆腔疼痛，并且妊娠测试阳性。定量血清 β-hCG（人绒毛膜促性腺激素）的值为 3870mIU/ml（这个值几乎是大多数中心的"临界值（discriminatory zone）"的两倍）。诊断性超声检查没有发现宫内妊娠（IUP）或附件肿块的证据。因此该患者被推断是异位妊娠（EP），并用肌甲氨蝶呤治疗。1.5 周后复查超声显示存活的宫内妊娠。最终患者选择终止妊娠。

当育龄妇女向临床医生或急诊室提出盆腔疼痛或出血合并妊娠试验阳性时，显然诊断疾病列表里首先考虑的是异位妊娠的可能性。大多数临床医生都知道，异位妊娠的风险（其中宫外［异位］和宫内妊娠同时发生）是相当低的（1/30 000～1/15 000），尽管这种现象在辅助生殖的患者中更为常见。因此，超声检查的目的是识别宫内妊娠，排除异位妊娠。有两方面因素有助于实现这一目标：

1. 在 20 世纪 80 年代早期，Kadar 和其他人试图确定孕妇血清 hCG 水平，超过这个水平时，在正常宫内妊娠患者的超声图中应该始终能看到孕囊。该值被称为"临界值"。应该注意的是，在目前使用的经阴道

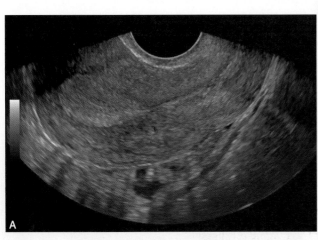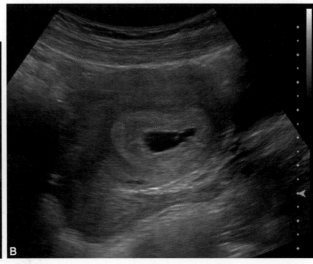

图 38-1　A. 在大约 4.5 周时的经阴道超声扫查没有获得宫内妊娠的证据。周边区域扫查显示卵巢正常没有附件包块。
B. 1.5 周后经腹部超声扫查显示存活的宫内妊娠

超声检查出现之前，最初报道的值明显更高。虽然今天这个上限值在不同的机构中是可变的，但它倾向于在 1500~2000mIU/ml 之间（第一次宫内妊娠）。

2. 随着高分辨率经阴道超声检查的出现，现在已经经常可以识别宫内孕囊小至 2~3mm 的早孕。

在 20 世纪 80 年代早期，一种用甲氨蝶呤治疗异位妊娠的非侵入性方法开始出现。因此，无论当时还是现在，当超声检查发现"空的子宫"同时 β-hCG 水平升高（高于临界值）时，一些临床医生都会用甲氨蝶呤治疗患者，试图治疗异位妊娠。遗憾的是，其中一些患者后来被发现是宫内妊娠，而非异位妊娠。显然，当超声检查未发现妊娠囊时，即使 β-hCG 明显高于临界值可以排除宫内妊娠，但也不总是可靠的。在这些情况下，需要进行随访，而不是立即治疗。同样，即使有最好的手法和最棒的超声设备，在怀孕 4~5 周时，尽管实际上患者可能有宫内妊娠，超声检查也有可能发现不了妊娠囊。这时检查报告应为"异位妊娠，不排除孕周过小导致宫内妊娠未显示"。

2012 年 10 月，美国超声放射医师学会召开了一次多学科共识会议，以建立早孕早期妊娠失败的超声诊断标准，并排除存活的可见的宫内妊娠。此外，还讨论了在妊娠部位不明确的情况下，如何诊断和排除存活宫内妊娠。这些标准和专家共识发表在新英格兰医学杂志上（Doubilet and associates，2013；Kaunitz et al 2013）。该专家共识关于这个陷阱的关键点如下：

- 无论其水平如何，单纯的 hCG 检测都不能作为确定妊娠部位和存活率的可靠依据（这是因为宫内妊娠失败，宫内妊娠和异位妊娠三者之间的 hCG 水平存在明显的重叠）。

- 单纯 hCG 水平低于 3000mIU/ml 不应因怀疑异位妊娠而执行治疗，因为使用甲氨蝶呤会对正常宫内妊娠造成严重的危害。

- 在没有超声证实宫内妊娠的情况下，单纯 hCG 水平达到或高于 3000mIU/ml 提示有可能但不一定是存活的宫内妊娠。最有可能的诊断是宫内妊娠失败，所以如果执行甲氨蝶呤治疗，那么更有可能的是对宫内妊娠失败的妇女进行了不必要的治疗，而不是治疗异位妊娠。在开始执行异位妊娠治疗之前，应至少再检测一次 hCG 水平。

参考文献

Kadar N, DeVore G, Romero R: Discriminatory hCG zone: its use in the sonographic evaluation for ectopic pregnancy. *Obstet Gynecol* 58:156–161, 1981.

Doubilet PM, Benson CB, Bourne T, et al: Diagnostic criteria for nonviable pregnancy early in the first trimester. *N Engl J Med* 369:1443–1451, 2013.

Kaunitz AM (reviewing Doubilet PM et al, 2013): *Criteria for Diagnosing Early Pregnancy Failure. NEJM Journal Watch, Massachusetts Medical Society.* Available at <http://www.jwatch.org>.

Doubilet PM, Benson CB: Further evidence against the reliability of the human chorioinic gonadotropin discriminatory level. *J Ultrasound Med* 30:1637–1642, 2011.

技术考量

镜像伪像

当超声波束被倾斜的强反射界面反射并遇到第二

个反射体再沿原路返回探头时,将会产生镜像伪像。超声仪器的计算机假设声波是沿直线传播。镜像效应导致副本和真实结构出现在同一图像上,尽管位置更深,那是因为形成镜像图像的回波返回探头需要更长的时间。在传统的灰阶成像以及彩色多普勒成像中,镜像伪像始终表现为位置更深的结构。

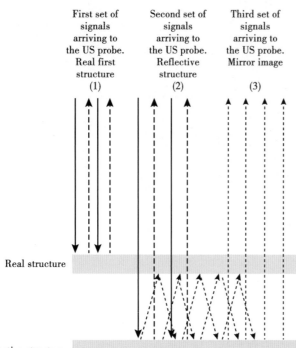

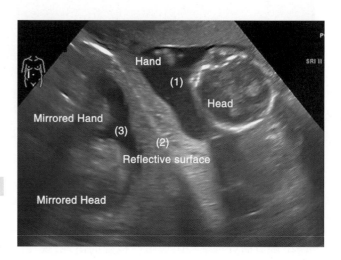

图 38-2　Schematic representation of the mirror image artifact. Ultrasound (US) signals are normally reflected by the structure (fetal head) and by the reflective surface (posterior uterine wall and bowel) arriving on time to the transducer. Some ultrasound signals bounce back and forth between the head and the reflective surface, finally returning to the transducer. Because they arrive later than the original signals, they are represented as another structure behind/deep to the reflective surface. (From Ahn H, Hernandez-Andrade E, Romero R, Ptwardhan M, et al: Mirror artifacts in obstetric ultrasound: case presentation of a ghost twin during the second-trimester ultrasound scan. Fetal Diagn Ther 34:248-252, 2013, used with permission)(镜像伪像的示意图。超声波(US)信号通常经过组织结构(胎头)和反射面(子宫后壁和肠管)反射回探头。一些超声信号在头部和反射面之间来回反射,最后返回探头。因为它们迟于原始信号到达,因此它们被显示为位于反射表面后面/深处的另一种结构。First set of signals arriving to the US probe. Real first structure(1),第一组返回探头的回声。第一组真实结构(1);Second set of signals arriving to the US probe. Reflective structure(2),第二组返回探头的回声。反射结构(2);Third set of signals arriving to the US probe. Mirror image (3),第三组返回探头的回声。镜像伪像(3);Real structure,真实结构;Reflective structure,反射结构;Hand,手;Head,头;Mirrored Hand,镜像手;Mirrored Head,镜像头)

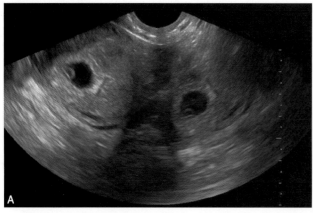

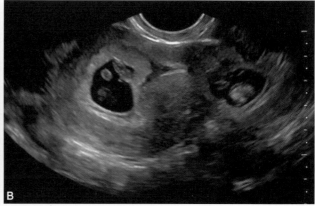

图 38-3　A. 纵向经阴道超声扫查显示图像左侧为宫内妊娠,右侧为镜像伪像。B. 纵向经阴道超声扫查显示图像左侧为宫内妊娠,右侧为镜像伪像(From Malhotra R, Bramante RM, Radomski M, Nelson M: Mirror image artifact mimicking heterotopic pregnancy on transvaginal ultrasound: case series. West J Emerg Med 15(6):712-714, 2014, used with permission)

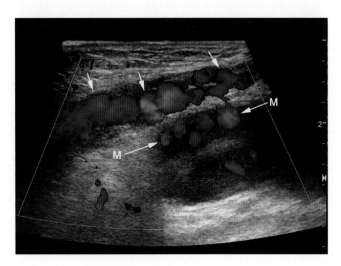

图 38-4 孕 34 周患者的腹股沟部位的超声扫查,可见圆韧带静脉曲张。彩色多普勒成像显示明显的静脉血管和血流(箭头)。血管深处可见到静脉曲张的镜像伪像(M)

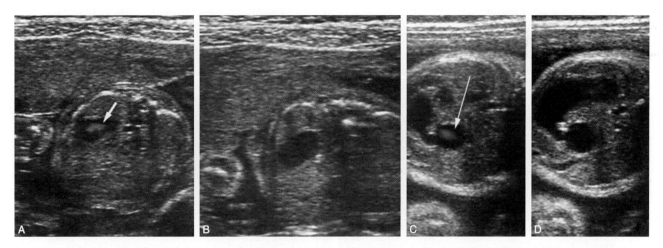

图 38-5 A 和 C. 在胎儿胃和十二指肠出现伪像(箭头)的两个示例。B、D. 如果改变扫查切面,这些回声将从关注的区域消失

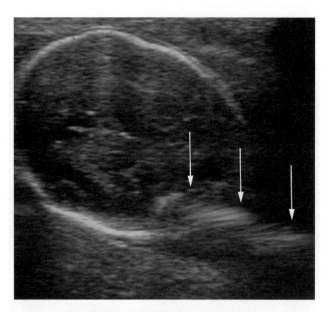

图 38-6　即使是最精密的超声设备也可能出现旁瓣(Side lobe)(梯度)伪像。该例旁瓣伪像(箭头)叠加在了胎儿头部上。注意这些回声并不局限于头部而是超出了其范围,从而可以确认是伪像。另外,改变扫查切面的方向显示该区域是正常的
译者注:梯度伪像来源于对磁共振伪像的描述

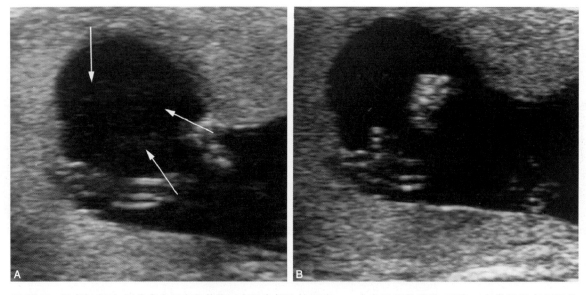

图 38-7　超声扫查时,区分真实回声和伪像回声通常都比较困难。一个常见的错觉是,更换一个较低频率的探头并降低系统增益或仅仅降低系统增益可以消除伪像。虽然这些操作确实抑制了伪像的显示,但应该知道,真实回声也会同时被抑制而不显示出来。A. 在实时扫查这名患者过程中,羊水中有大量的不断打旋的低回声(箭头)。虽然这些回声的起源尚不明确,但它们可能代表脱落的胎儿上皮细胞。B. 当系统增益降低时,这些真实的回声几乎消失。尽管静止的图像无法解释这一现象,但是当进行超声实时扫查时,这些回声确实是在运动并且是真实的

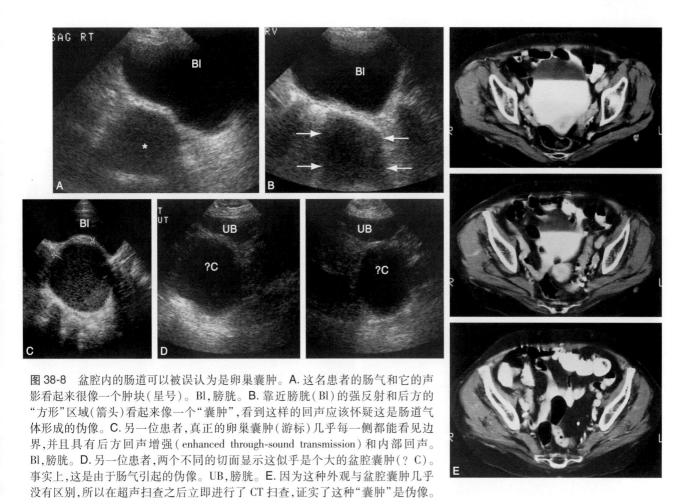

图 38-8　盆腔内的肠道可以被误认为是卵巢囊肿。**A**. 这名患者的肠气和它的声影看起来很像一个肿块(星号)。Bl,膀胱。**B**. 靠近膀胱(Bl)的强反射和后方的"方形"区域(箭头)看起来像一个"囊肿",看到这样的回声应该怀疑这是肠道气体形成的伪像。**C**. 另一位患者,真正的卵巢囊肿(游标)几乎每一侧都能看见边界,并且具有后方回声增强(enhanced through-sound transmission)和内部回声。Bl,膀胱。**D**. 另一位患者,两个不同的切面显示这似乎是个大的盆腔囊肿(? C)。事实上,这是由于肠气引起的伪像。UB,膀胱。**E**. 因为这种外观与盆腔囊肿几乎没有区别,所以在超声扫查之后立即进行了 CT 扫查,证实了这种"囊肿"是伪像。扫查结果正常,没有盆腔肿块的证据

盆腔、妊娠和非妊娠子宫

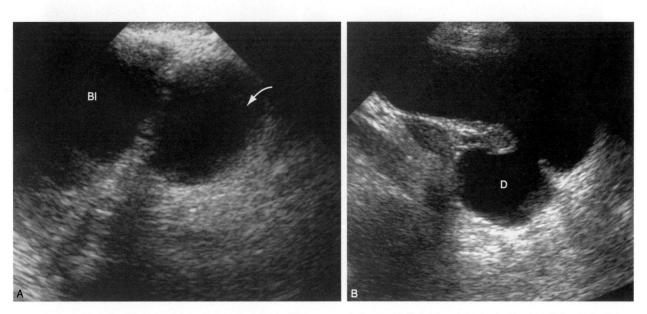

图 38-9　**A**. 该患者看起来似乎有一个大的盆腔囊肿(箭头)。Bl,膀胱。**B**. 尽管在图 A 中没有看到与膀胱的相通,但是在另一个切面中可以清楚地显示这是膀胱憩室(D)

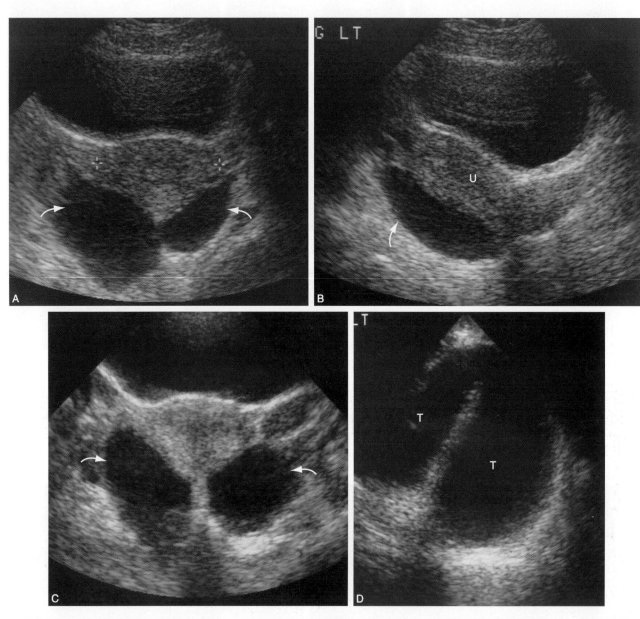

图 38-10　扩张的输卵管疑似卵巢囊肿。A. 该患者横切面图像显示子宫（游标）后面有两个卵巢囊肿（箭头）。B. 纵切面超声图像显示这些液性暗区呈细长的管状形态（箭头），更符合扩张的输卵管的表现。U，子宫。C. 在另一名患者图像中，可以看到两个大的圆形液性暗区（箭头）疑似卵巢囊肿。D. 其中一个暗区的纵向切面显示了这些扩张输卵管的自然扭曲的管状结构（T）

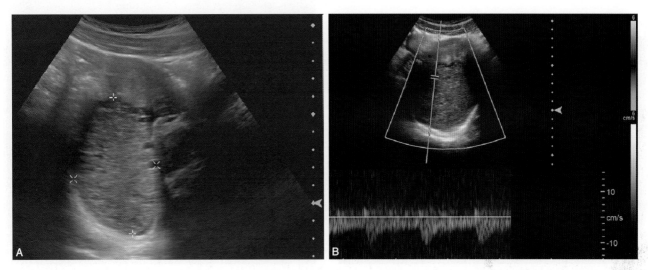

图 38-11 一名 19 岁女性盆腔疼痛明显,并且妊娠试验阴性。1 个月前,她曾在急诊室以相同症状就诊。A. 盆腔超声波检查显示卵巢增大,其周边有小的囊肿。B. 卵巢多普勒超声显示动脉和静脉血流。3 小时后,手术切除了卵巢扭转后无血供坏死卵巢。当怀疑卵巢扭转时,不要被表面上正常的多普勒超声图像所迷惑

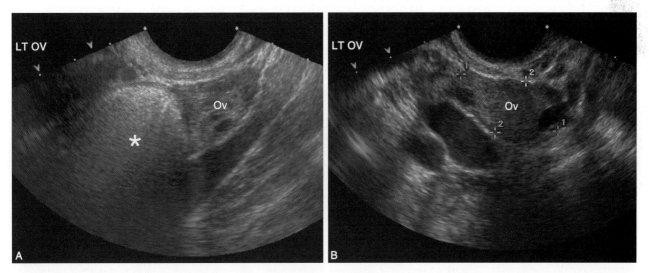

图 38-12 肠管疑似卵巢囊性畸胎瘤(皮样囊肿)。A. 在卵巢(Ov)附近可见一个大的有声影包块(星号),也有可能是卵巢来源。B. 几分钟后,正常的卵巢和附件结构显示清晰,导致声影的肠管消失

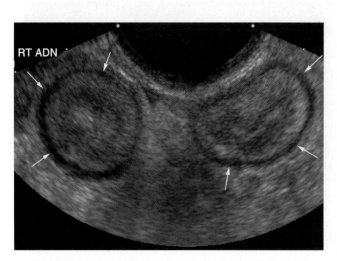

图38-13　右侧附件区可见两个圆形和椭圆形结构。它们可能被误认为异常的卵巢或卵巢旁的肿瘤,其实这只是正常突起的肠管。因为可见典型的低回声肌层(箭头)

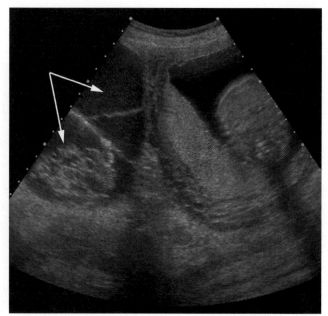

图38-14　妊娠合并卵巢癌。遗憾的是,不会因为怀孕就意味着孕妇不会同时患有卵巢癌。在妊娠子宫附近可见多房囊性肿瘤(箭头),里面可见实性成分

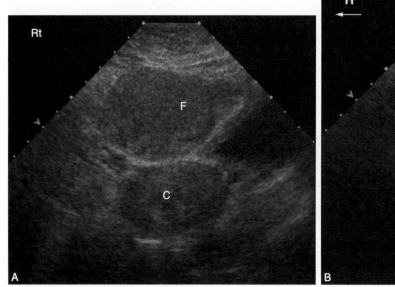

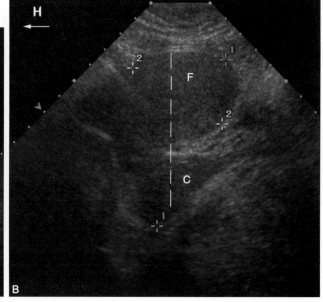

图38-15　A.非妊娠患者盆腔的横切面超声图像。似乎有两个子宫或子宫及其邻近包块(C,F)。Rt,右。B.矢状切面扫查显示,在横切面中看到的是前倾子宫的宫颈(C)和宫底(F)。虚线表示图A切面所在的位置。H,头部

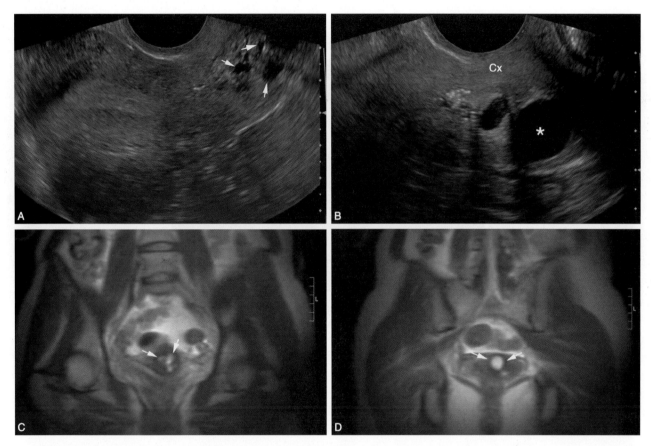

图 38-16　经阴道非妊娠子宫颈纵切面超声图像。A、B. 在宫颈（Cx）处可见多个子宫颈腺体囊肿（箭头）。有时这些囊肿可以非常大（星号）。这些腺体囊肿是非常常见的,不应与低位妊娠囊或其他异常混淆。C、D. 两个冠状面的磁共振 T2 加权图像,可见宫颈有多个、圆形、T2 加权高信号的结构,符合宫颈腺体囊肿（箭头）表现

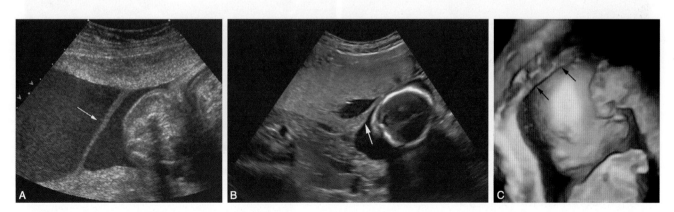

图 38-17　A. 妊娠子宫横向扫查,可见子宫粘连带（箭头）从前壁到后壁穿过宫腔。胎儿在粘连附近自由活动。这不要与羊膜带混淆。B. 在另一位患者中,靠近胎儿头部可见子宫粘连带（箭头）。C.胎儿的三维立体图像显示图 B 所见的粘连带（箭头）

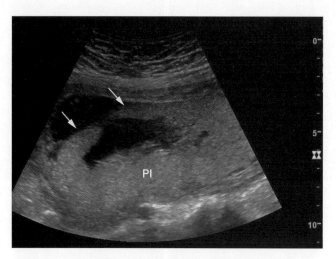

图38-18   中孕期妊娠子宫图像显示轮廓胎盘(Pl)。胎盘边缘(箭头)的折叠不要与子宫粘连带混淆

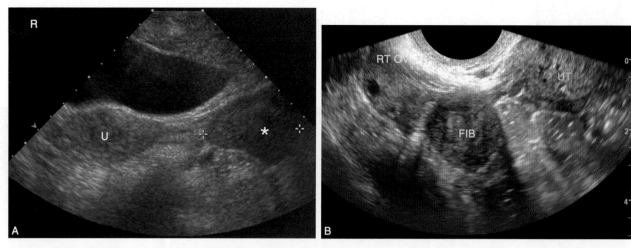

图38-19   A.盆腔横向扫查显示左附件区实性肿物(星号)。尽管解剖位置暗示可能是卵巢的病变,但是肿物的实性性质表明了阔韧带肌瘤的可能性,最终在磁共振成像中得到证实。U,子宫,R,右。B.经阴道冠状面扫查显示阔韧带肌瘤(FIB)与子宫(UT)和卵巢(RTOV)明显分离

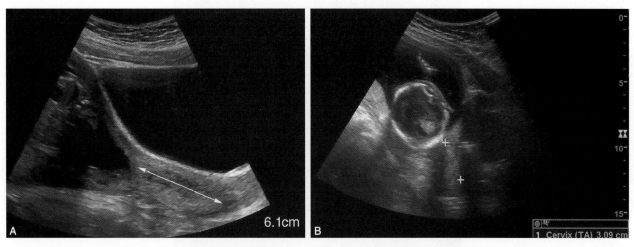

图 38-20　A. 膀胱明显充盈过度, 导致宫颈(双头箭头)明显被拉长, 测值为 6.1cm。除了宫颈外, 还可以看到子宫下段靠在一起的子宫前壁和后壁。B. 一旦患者排空膀胱, 可以准确测量出真正的宫颈长度(游标之间)为 3.09cm

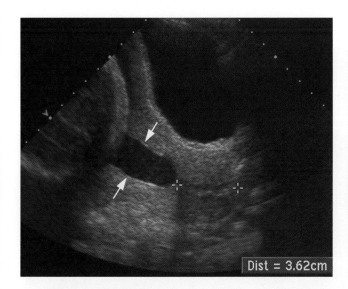

图 38-21　充盈的膀胱导致子宫下段(箭头)的前壁和后壁彼此靠近, 和被包围的羊水一起形成类似宫颈功能不全的图像。但该病例子宫颈是正常的

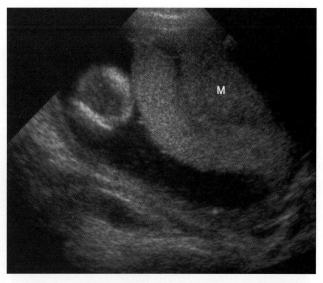

图 38-22　子宫肌层收缩(M)在早孕期和中孕期的超声检查中很常见, 这不要与子宫肌瘤相混淆。有两个特征有助于鉴别: 首先, 通常子宫肌层收缩会朝向内部突出, 不会影响子宫的外部轮廓, 而子宫肌瘤则会朝向内部和外部突出。其次, 子宫肌层收缩可能会在扫查期间消退

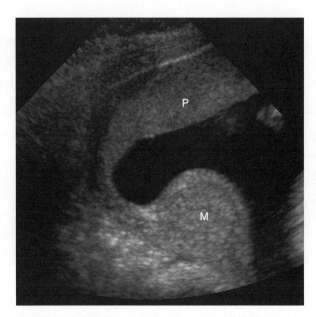

图38-23 中孕期子宫肌层收缩(M)看起来很像肌瘤。这不应该与副胎盘相混淆。P,胎盘

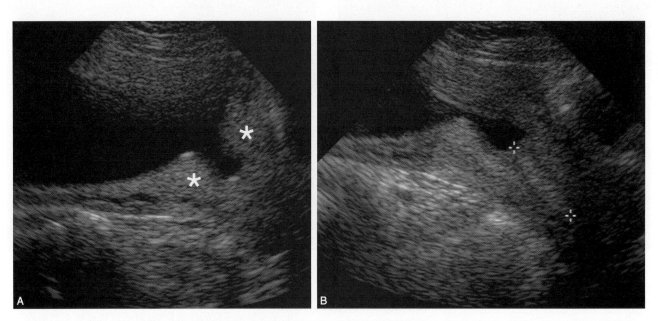

图38-24 子宫下段子宫肌层的收缩很常见,而且经常会贴到一起。A.该病例子宫下段的收缩(星号)看起来很像开放而功能不全的宫颈。B.事实上,在这种收缩的尾侧很容易能看到正常的宫颈(游标)

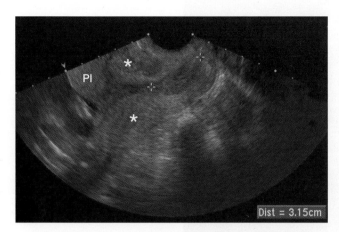

图 38-25　子宫下段肌层的收缩可前后壁贴到一起(星号)。这些相对的收缩被称为"面对面收缩"。该病例给人的印象是胎盘(Pl)覆盖到了宫颈内口

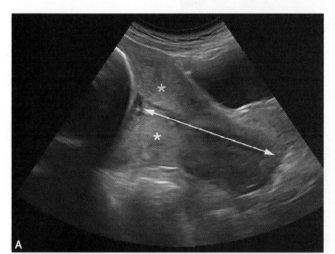

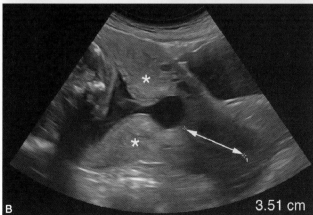

图 38-26　A. 子宫下段(星号)的"面对面收缩"。这些收缩不要与宫颈混淆(箭头)。B. 随着时间的推移,收缩(星号)部分消退,此时可以测量真正的宫颈(箭头)长度(3.5cm)

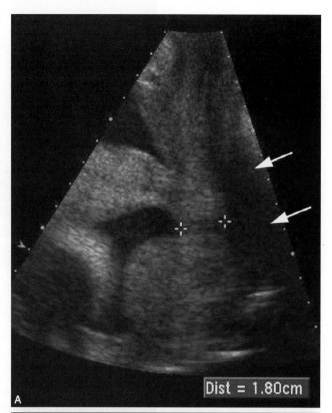

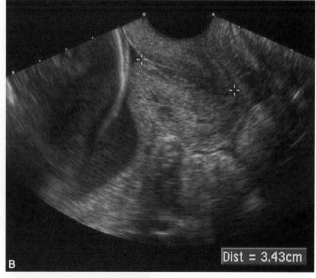

图 38-27　子宫颈偏短伪像。A. 经会阴超声显示宫颈偏短(游标之间),测量长度为 1.8cm。来自直肠的声影(箭头)遮挡了部分宫颈。B. 同一患者的经阴道超声显示宫颈(游标之间)正常,测量长度为 3.43cm

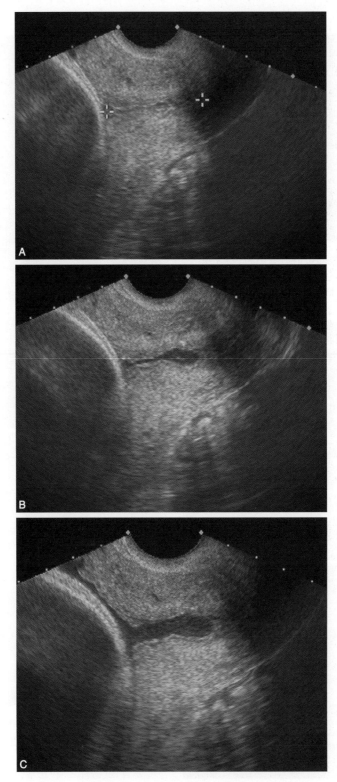

图 38-28 宫颈的动态变化。三次经阴道超声的宫颈扫查（A~C），每次间隔几分钟，显示宫颈逐渐扩张，液体进入宫颈管。这一发现应报告给转诊的产科医生，并应报告残留的缩短的闭合子宫颈的长度，以及宫颈总长度

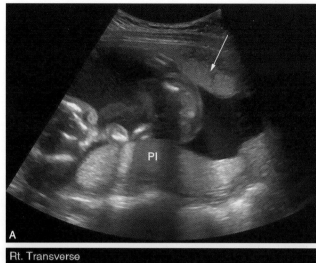

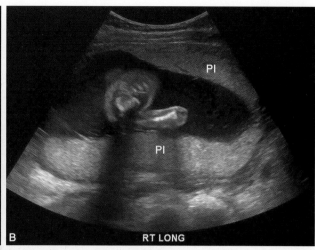

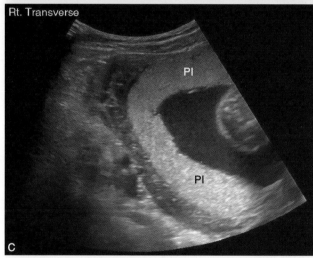

图 38-29　A.以稍微倾斜的纵向切面扫查子宫。可见一小块胎盘组织(箭头)与后壁胎盘(Pl)的主要部分分开。这似乎是一个副胎盘。B.当扫查切面略微对准中线时,可以看到 A 中的前胎盘组织(Pl)与胎盘的其余部分连续。C.横切面显示前胎盘组织和后胎盘组织(Pl)相连

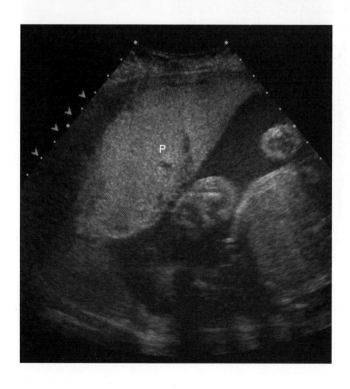

图 38-30　在一些患者中,胎盘附着在子宫壁的面积可能比较小。这个小范围的附着部位可能会造成假象,使胎盘看起来像增厚的水肿性胎盘(P)

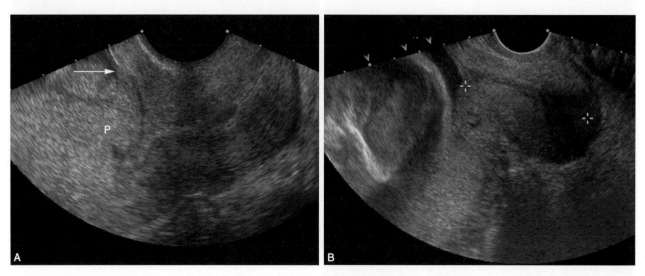

图 38-31   变化的前置胎盘。A.孕 17 周患者的经阴道扫查显示完全性前置胎盘。后壁胎盘(P)的前缘(箭头)延伸超过了宫颈内口。B.六周后的孕 23 周,胎盘的前缘接近但没有超过宫颈内口

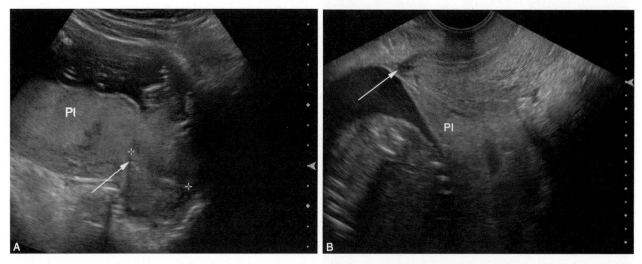

图 38-32   A.经腹纵向超声图像显示为完全性前置胎盘。胎盘(Pl)似乎完全覆盖了宫颈内口(箭头)。B.来自同一患者的经阴道超声图像显示,胎盘(Pl)接近至但没有覆盖宫颈内口(箭头)

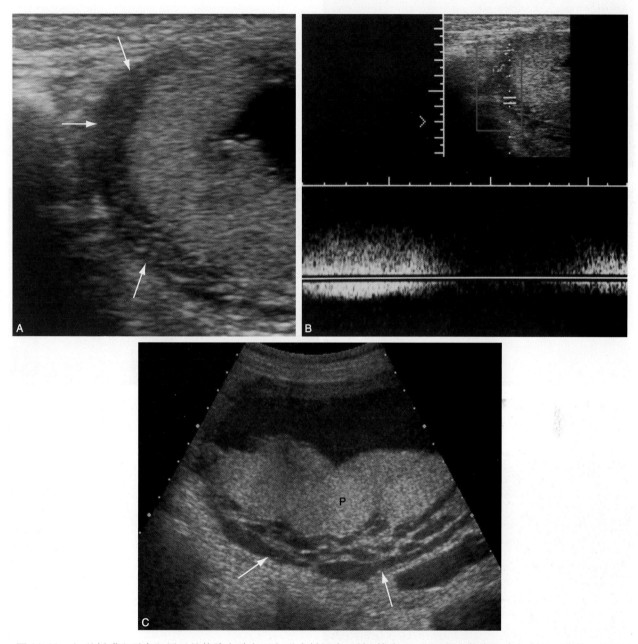

图 38-33　**A.** 基蜕膜和子宫肌层里的静脉在胎盘下方形成低回声区域（箭头）。这不要误认为是胎盘分离。**B.** 使用多普勒对该区域检测可以证实该区域是静脉。**C.** 在该示例中，胎盘（P）深处的静脉（箭头）清晰可见

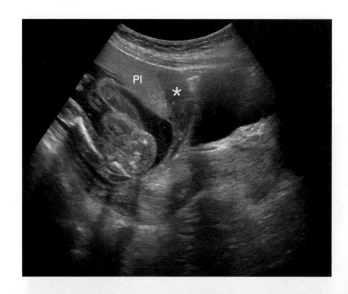

图 38-34　胎盘（Pl）后方的低回声区（星号）疑似胎盘早剥。然而，在后续的检查中证实是局灶性的子宫肌层收缩

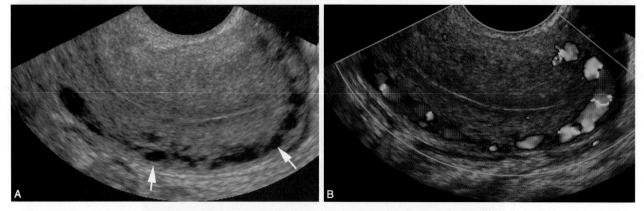

图 38-35　子宫边缘的突出血管（箭头）是很常见的，不要误认为是子宫破裂先兆或滋养细胞疾病。在该患者中，子宫边缘的弓状血管（箭头）非常明显（A）。通过彩色多普勒血流成像，可以证实这些结构是血管（B）

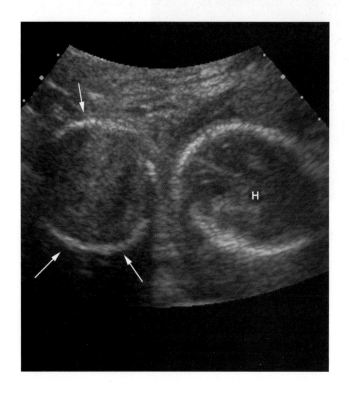

图 38-36　妊娠子宫的横向扫查显示胎头（H）。在胎儿头部附近看到钙化结构（箭头）。乍一看，这似乎是另一个胎儿，但事实上它是钙化的肌瘤

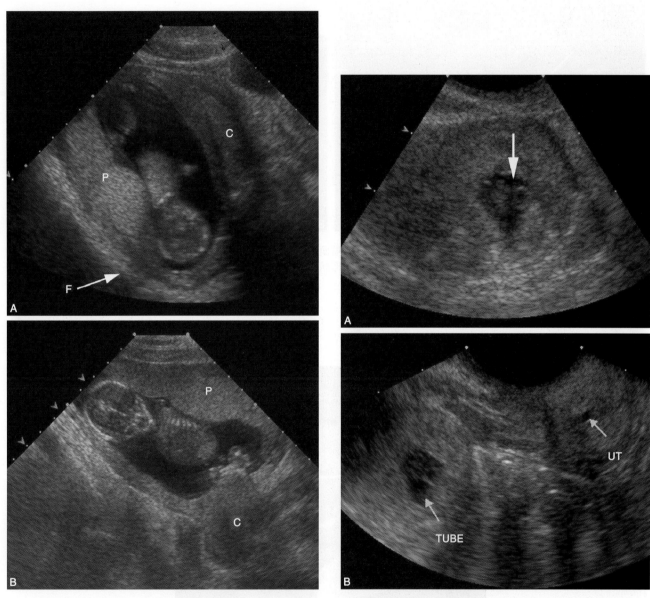

图 38-37　子宫钳闭。子宫持续地后倾后屈可能会"陷入"骶骨凹内。A. 纵向扫查显示中孕早期的子宫钳闭。原来应该是子宫下段的部分实际上是嵌顿在骶骨凹内的宫底（F）。子宫颈（C）被向前和向上牵拉，使得尿道经常被阻塞。这些患者经常因为尿潴留去看急诊。P，胎盘。B. 手法复位后，宫颈（C）和宫体的位置恢复到比较正常的状态。复位前扫查显示位于后方的胎盘（P），现在显示位于前方

图 38-38　A. 经阴道超声扫查显示胚胎和卵黄囊（箭头）似乎位于子宫的中央。B. 同一患者经腹超声扫查显示妊娠位于输卵管（TUBE）。一个小的液性暗区提示子宫（UT）内膜腔内有液体积聚（蜕膜管型）。患者有异位妊娠

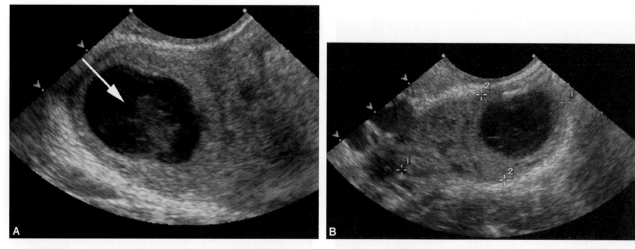

图 38-39　A. 经阴道超声扫查显示卵巢内有一囊性暗区,里面有一个边界不清的软组织包块(箭头)。囊壁厚度均匀,疑似脱模反应。该图像看起来很像一个孕囊,内有不规则形状的胚胎。B. 对同一附件进行拓展扫查,可发现更加具有特征性的渔网状结构,提示这是一个卵巢囊肿内出血

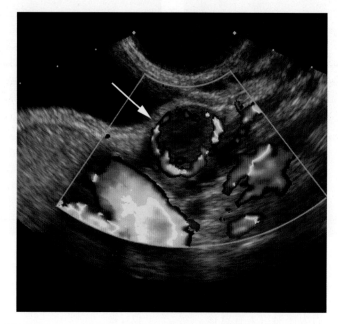

图 38-40　附件区可见一个被血管环(箭头)绕的囊肿。虽然"火环征"是异位妊娠的典型表现,但该病例是一例黄体囊肿,它也可以表现出类似的声像图特点

早孕期

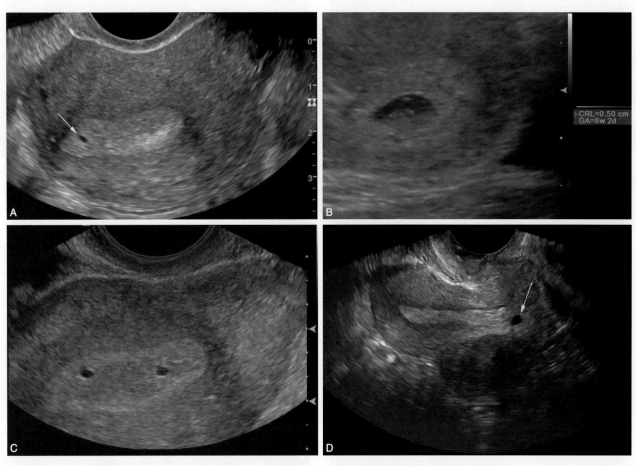

图 38-41　A. 蜕膜期内膜中可见一个非常小的孕囊（箭头），由于太早期没有典型的孕囊声像图特点。B. 两周之后，可识别这是一个正常的早期宫内妊娠，胚芽可见。C. 子宫内膜中可见两个很小的蜕膜囊，患者妊娠试验阴性。D. 子宫内膜附近可见一个小囊（箭头），虽然这看起来像妊娠囊或者蜕膜囊，但实际上这是一个宫颈的纳氏囊肿

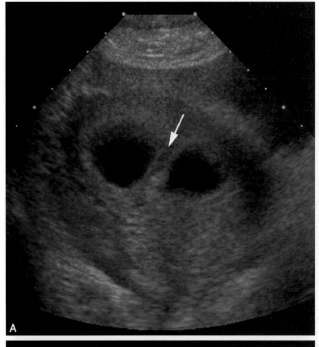

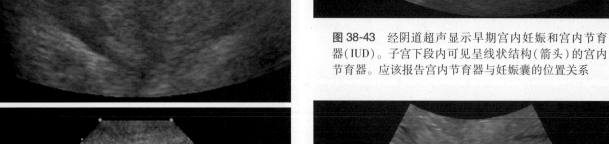

图 38-43 经阴道超声显示早期宫内妊娠和宫内节育器（IUD）。子宫下段内可见呈线状结构（箭头）的宫内节育器。应该报告宫内节育器与妊娠囊的位置关系

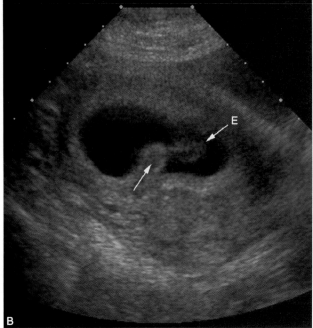

图 38-42 A.早孕期妊娠子宫超声图像显示两个妊娠囊被一道厚的膜状组织（箭头）分隔。B.箭头所示为宫颈粘连，与妊娠囊分离并略成角度。E,胚胎

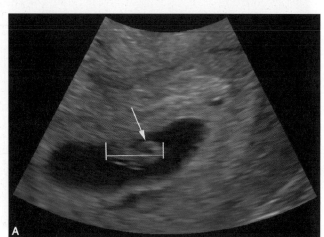

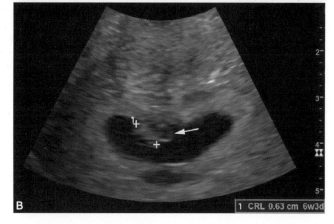

图 38-44 A.在早孕期尝试（不正确的）测量头臀长。测量包括图像左侧的胚胎和图像右侧的卵黄囊（箭头）。B.同一妊娠，正确测量胚胎头臀长，不应包括相邻的卵黄囊（箭头）

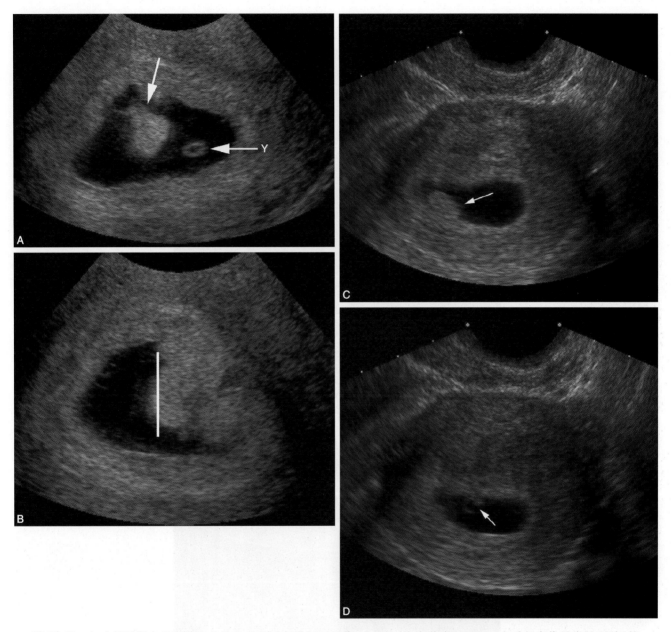

图 38-45　A. 在早孕期出现阴道出血的患者的子宫纵切面图像。可见一个卵黄囊（Y）和一个看起来像异常的胚胎（箭头）。B. 横向扫查显示没有胚胎存在，在图 A 中看到的结构是发育中的胎盘（线）的一部分。这是一个早期妊娠失败的案例。C. 另一名 6 周 2 天的早孕期患者的超声图像。妊娠囊内可见一软组织结构（箭头），看起来像一个没有存活的胚胎。D. 在妊娠囊的另一侧，可以看到卵黄囊和胚胎（箭头）。随后该患者的怀孕一切正常，生出一个健康的婴儿。在（C）中看到的软组织结构是胎盘的部分小叶，近来被称为"绒毛膜隆起征"（Term from Harris RD, Couto C, Karpovsky C, et al：The chorionic bump：a first trimester pregnancy sonographic finding associated with aguarded prognosis. J Ultrasound Med 25：757，2006；Arleo EK，Troiano RN：Chorionic bump on first-trimester sonography：not necessarily apoor prognostic indicator for pregnancy. J Ultrasound Med 34：137-142，2015）

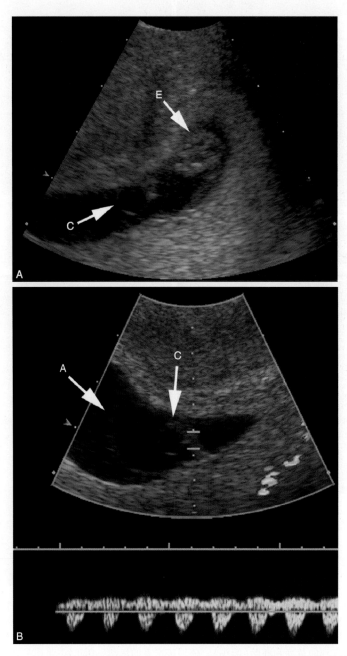

图 38-46   A. 在早孕期妊娠中可见一个与胚胎(E)分开的脐带囊肿(C)。B. 脐带多普勒证实囊肿(C)与脐带相关。A,羊膜

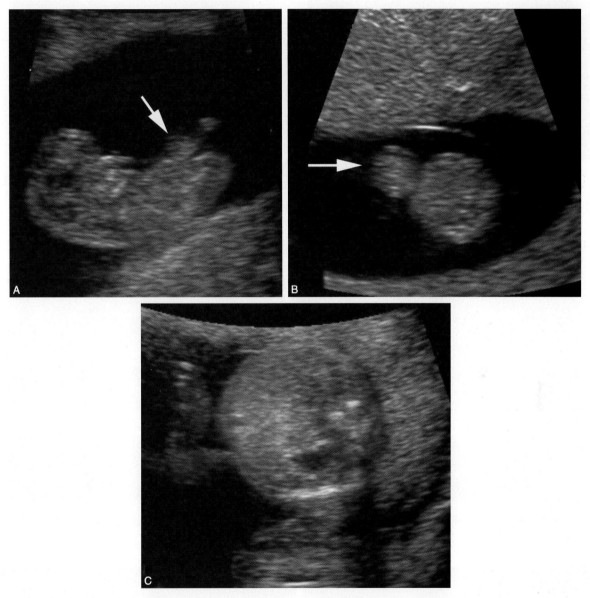

图 38-47　A.胚胎的超声波图像显示正常的肠管(箭头)突出到邻近前腹壁的脐带中。B.另一个胚胎的超声图像显示突出的肠管(箭头)更大但外观正常。C.患者 B 的随访扫查显示正常的前腹壁,没有前腹壁缺损的证据。因此,如该病例所述,如果在早孕期发现有任何问题,应超声随访

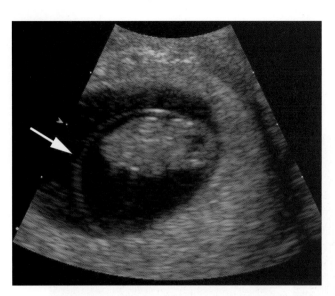

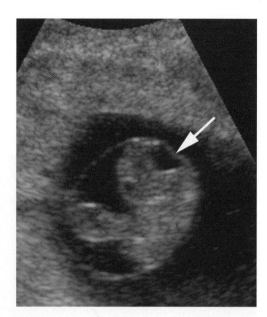

图 38-48　在早孕期妊娠中,羊膜(箭头)很常见。在孕 12~16 周时它与绒毛膜同时可见。不要误认为这是羊膜带综合征

图 38-49　在胚胎的头部可见突起的充满液体的颅内区域(箭头),特别是经阴道超声检查很常见。这个区域是发育中的菱脑,不要误认为是脑积水或前脑无裂畸形

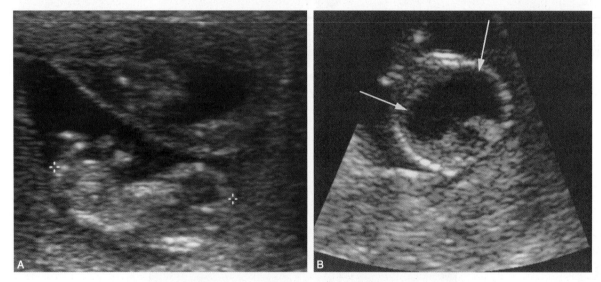

图 38-50　A. 妊娠子宫经腹超声扫查图像显示一个看似正常的胚胎。B. 同一患者,在绒毛膜绒毛取样时进行的经阴道超声扫查图像显示单一大腔室(箭头),符合前脑无裂畸形。该患者最后证实是 13 三体

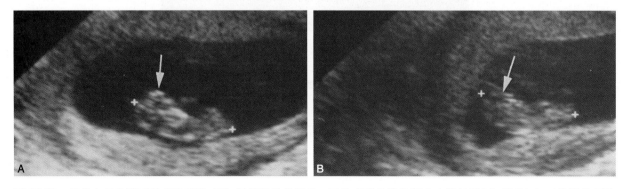

图 38-51　虽然在早孕期可以确诊无脑畸形,但假阴性率很高。无脑畸形的胎儿颅内血管基质(A,箭头)与正常胎儿颅脑(B,箭头)很相似

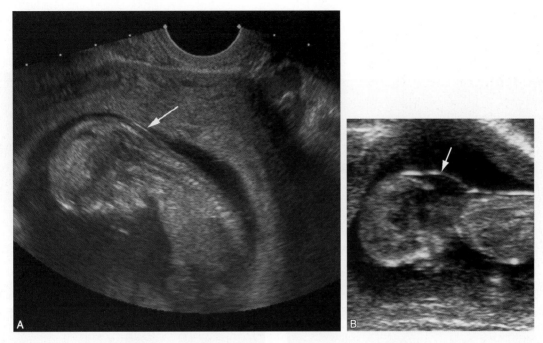

图 38-52　A. 中孕早期胎儿的正常皮肤（颈后透明层）（箭头）。B. 通常，通过测量颈后透明层厚度来判断其是否有异常增厚。在该胎儿中，大的隆起的颈后透明层（箭头）结构很容易地被主观地认为是异常的

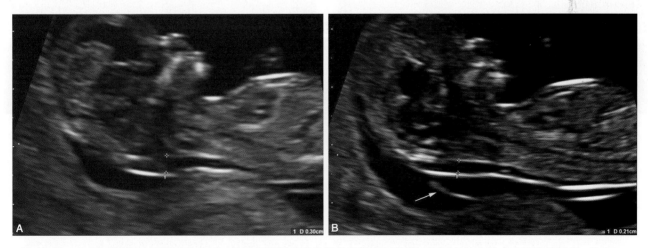

图 38-53　A. 错误的颈后透明层的测量。该操作错误是因为把游标放到了羊膜上而不是放在体表皮肤线上测量。B. 同一胎儿，正确的颈后透明层测量，结果是正常的。并可以看到与胎儿分开的羊膜（箭头）

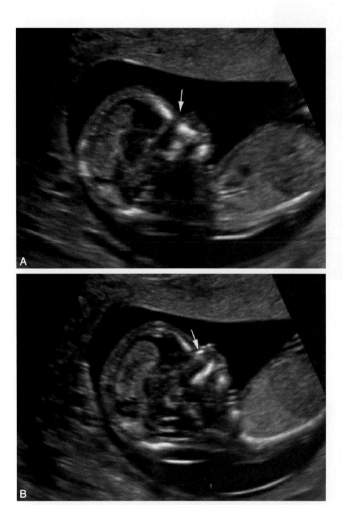

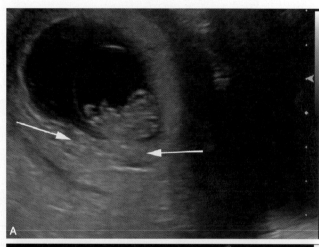

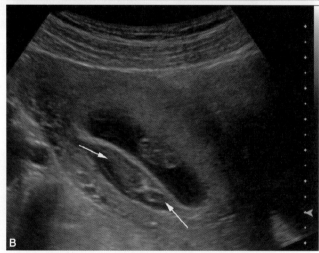

图 38-54　A. 在接近正中矢状切面的位置,鼻骨(箭头)似乎不存在。B. 正中矢状切面扫查,可以清楚地看到鼻骨(箭头)

图 38-55　A. 在许多妊娠子宫的扫查中,似乎都存在单胎妊娠合并后方子宫肌层突出(箭头)的情况。B. 换一个倾斜的切面扫查,清晰显示这是一个双绒毛膜双胎妊娠,第二个胎儿死亡(箭头)

胎儿头、颈部

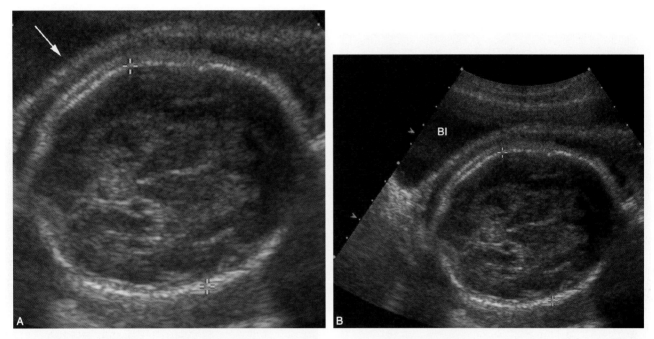

图 38-56 A.晚孕期胎儿的超声检查,看起来像头皮增厚(箭头)。B.在稍宽的扫查视野中,可以清楚地看到,似乎是胎儿头皮的结构实际上是母体的膀胱壁。Bl,膀胱

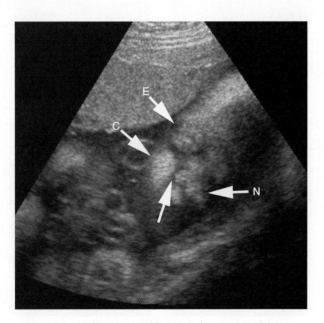

图 38-57 面部的假性裂隙。胎儿鼻子(N)和脸颊(C)之间的空间(箭头)不应该被误认为是面裂。E,眼睛

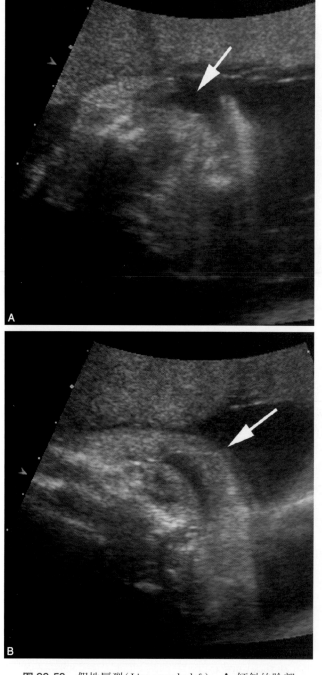

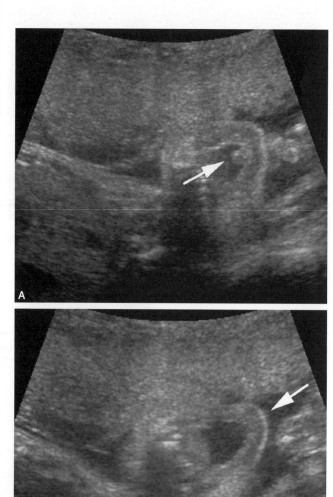

图 38-58　假性唇裂（Lips pseudocleft）。A. 倾斜的脸部切面显示出一个唇部（箭头）的裂隙。B. 稍微变换角度，在不同的切面显示正常唇部（箭头）图像

图 38-59　A. 胎儿面部的冠状切面。由于胎儿面部轻微受压，上唇出现一个包块（箭头）。B. 当嘴张得更大时，上唇（箭头）显示正常

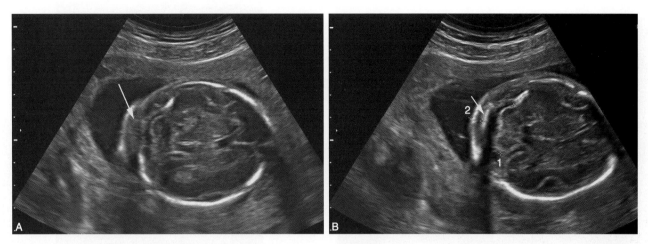

图 38-60 A. 孕 20 周胎儿头部横切面。颈后皮肤（箭头）可见异常增厚。B. 同一胎儿颈后皮肤的正常外观。为了准确测量颈后皮肤，应清楚显示枕骨后缘（箭头）。这通常可以通过从枕骨 30°方向进行扫查来实现（From Cho JY，Kim KW，Lee YH，Toi A：Measurement of nuchal skin fold thickness in the second trimester：influence of imaging angle and fetal presentation. Ultrasound Obstet Gynecol 25：253-257，2005）

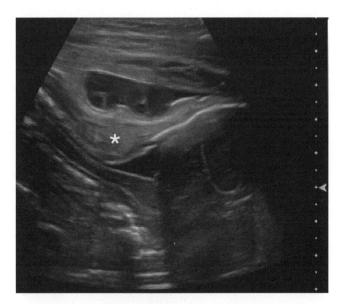

图 38-61 经过颈部后方矢状面扫查显示颈后皮肤（星号）增厚。然而，这与颈椎伸展时胎儿位置有关

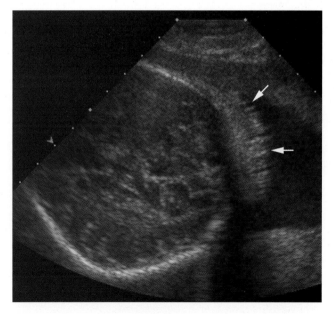

图 38-62 正常胎儿的头发（箭头）在晚孕期胎儿中很常见，不要误认为是颅骨肿块或头皮水肿

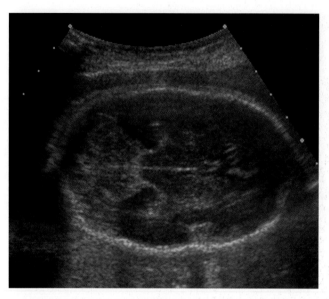

图 38-63　用于测量双顶径和头围的胎儿颅脑常规超声图像。该例子是一个常见的变异，称为长头畸形。要注意的是测量这类胎儿的双顶径将有低估胎龄的倾向。长头畸形也可见于臀先露、羊水过少和脊髓脊膜膨出的胎儿

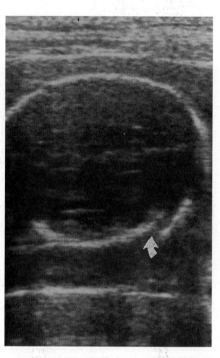

图 38-64　声波与颅骨曲面的相互作用产生令人不安的图像。该胎儿似乎有颅缝（箭头）重叠。实际上，这是与声波折射有关的伪像。当探头扫查角度改变时，胎儿颅骨环是正常的

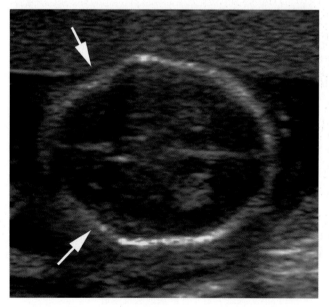

图 38-65　患有脊髓脊膜膨出的患者前额内陷呈扇形（箭头），即所谓的柠檬头征。但正常胎儿也可以出现这种表现，本例子就是正常的

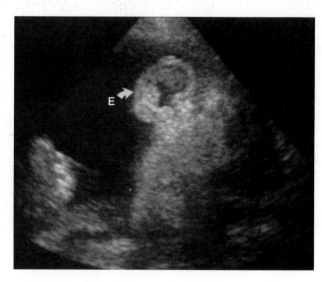

图 38-66　来自胎儿颅骨的凸起经常会令人不安。在羊水过多的情况下，可以看到胎儿耳朵（E）垂直于胎儿颅骨，看起来很像脑膨出，这种情况并不常见

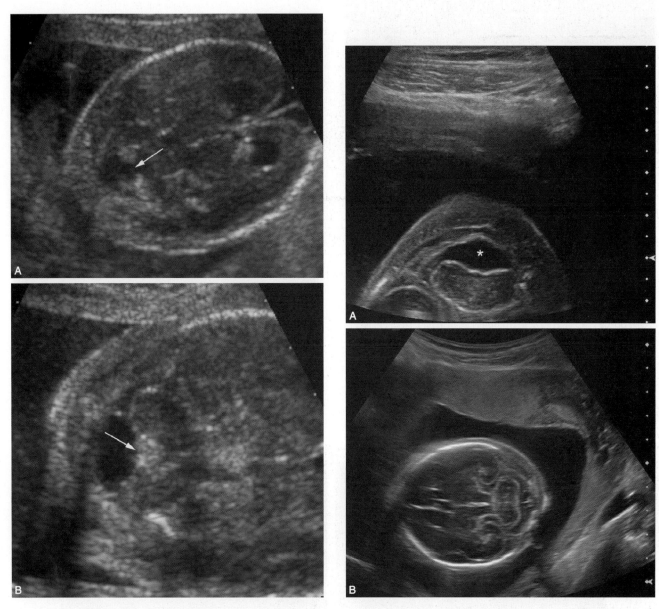

图 38-67 A.孕 17 周胎儿的超声图像。在后颅窝中线（箭头）位置可见液体，小脑蚓部似乎不存在。B.同一患者,孕 25 周的扫查显示正常的小脑蚓部（箭头）,小脑蚓部在中孕中期才完全形成

图 38-68 A.经后颅窝大角度倾斜扫查,会令小脑延髓池（星号）出现异常增宽假象。B.用常规横切面扫查,小脑延髓池宽度正常

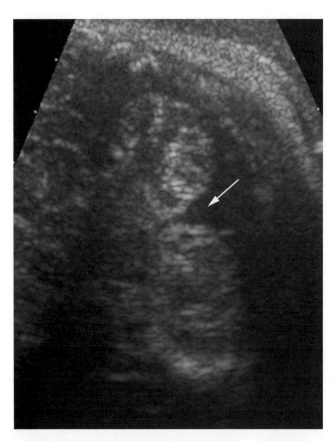

图38-69 扫查后颅窝横切面的时候如果过于倾斜,可能会出现假象。小脑半球之间(小脑谷)的正常间隙(箭头)会看起来过宽因而会产生像蚓部发育不全的假象

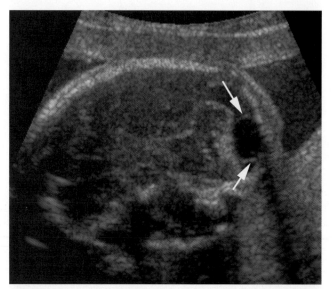

图38-70 在小脑延髓池区域中看到的线状回声(箭头),不要误认为是蛛网膜囊肿或扩张的窦汇。该结构形成的确切原因目前颇有争议,而最近的一个假设是,这些回声可能是来自 Blake 小囊的残迹(From Robinson AJ, Goldstein R: The cisterna magna septa: vestigial remnants of Blake pouch and apotential new marker for normal development of the rhombencephalon. J Ultrasound Med 26:83,2007)

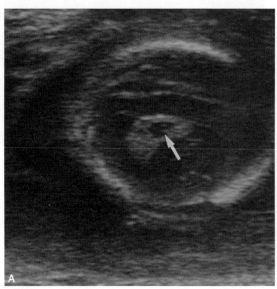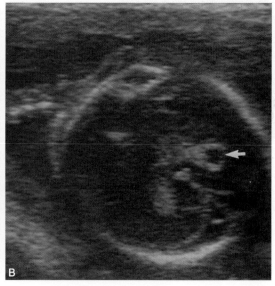

图38-71 A 和 B,脉络丛囊肿(箭头)是正常变异,这在过去的几年都是备受争议的话题。虽然大多数病例是单纯的正常变异,会在妊娠 24~26 周消退,但有些病例可能与其他异常和 18 三体有关

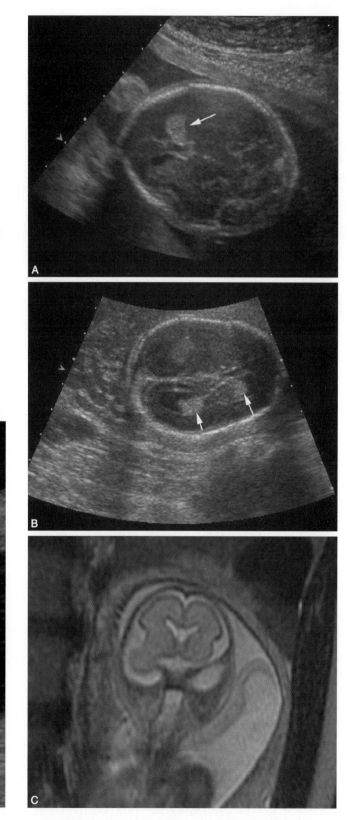

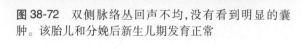

图 38-72　双侧脉络丛回声不均,没有看到明显的囊肿。该胎儿和分娩后新生儿期发育正常

图 38-73　A.在孕 18 周时进行的超声检查显示了一处回声增强的区域,考虑可能是脑室内出血(箭头)。B.在来自同一胎儿的另一个扫查切面中,回声增强的区域被认为是正常的脉络丛(箭头)。C.由于患者担心,因此做了磁共振扫描,发现胎儿脑部正常,没有颅内出血

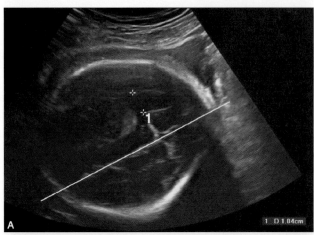

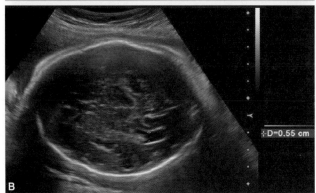

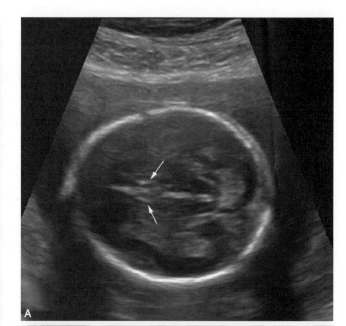

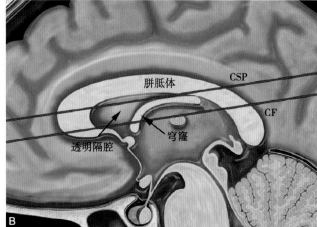

图 38-74　A. 患者因为在孕 31 周时的超声扫查显示轻度的侧脑室扩张而被转诊。请注意,扫查平面是成角的(倾斜的),因此脑中线(线)偏离了中心。B. 当校正扫查平面(正确的横切面),使脑部结构显示对称时,侧脑室大小正常

图 38-75　A. 孕 18 周在外院进行的胎儿脑部横切面超声扫查图像。箭头之间的结构为正常的透明隔腔。B. 正中矢状切面示意图,显示了胼胝体,透明隔腔和穹窿的关系。展示了显示透明隔腔(CSP)和穹窿柱(CF)的相应的横切面的位置。C. 孕 18 周胎儿脑部横切面超声图像。透明隔腔(箭头)在侧脑室前角之间,显示为充满液体的"盒子"(B by James A. Cooper, MD, San Diego, CA)

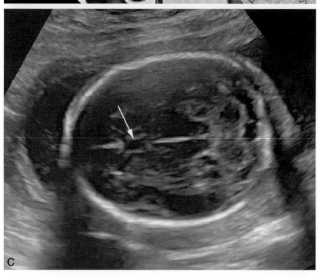

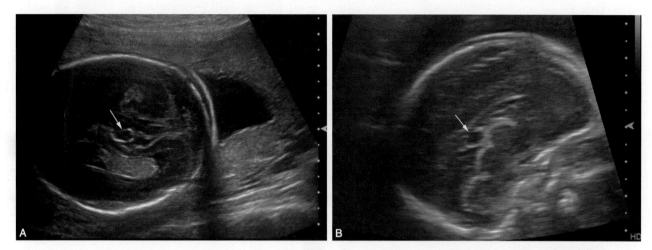

图 38-76　A. 中央帆腔囊肿。在横切面超声图像可见中线上有一个小的囊状结构（箭头）。这看起来有点像扩张的第三脑室。B. 在矢状切面中，"囊肿"（箭头）位于胼胝体压部的前下方，丘脑后上方。这通常是一种良性改变。中央帆腔囊肿的鉴别诊断包括扩张的腔静窦或四叠体池的蛛网膜囊肿

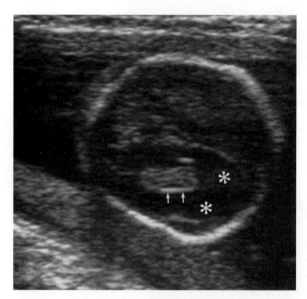

图 38-77　正常胎儿脑组织的无回声（星号），可以很像脑脊液。这种声像可能会被误诊为脑积水。侧脑室壁（箭头）和脉络丛的识别将有助于鉴别诊断

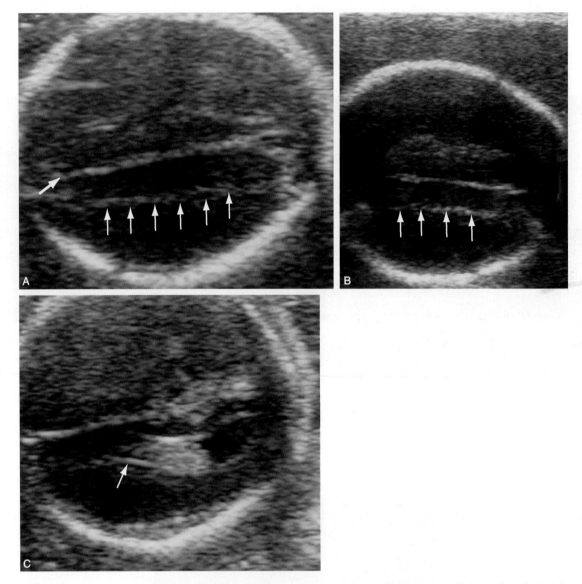

图 38-78　A 和 B,两个正常患者的横切面。与脑中线(粗箭头)平行的呈线性高回(细箭头)的旁正中线是大脑深部髓质白质静脉而不是侧脑室的侧壁回声。C.侧脑室侧壁(箭头)位于基底部往上一点的水平,并成角远离脑中线

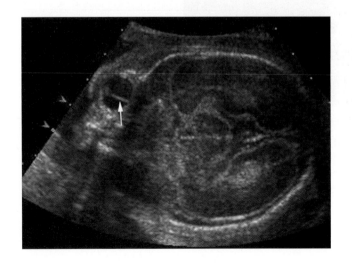

图 38-79　玻璃体动脉(箭头)经常在中孕期可见,并在孕 23~28 周之间消失,在妊娠 29 周后,超声通常不可见

胎儿胸部

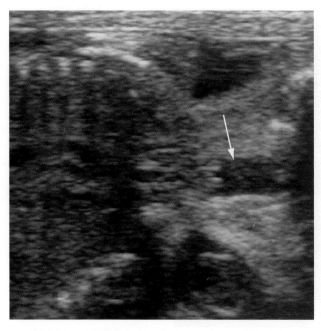

图 38-80 胎儿的喉咽部（箭头）在图像上可以是很明显的。在检查的过程中，可以看到液体的充盈和排空。这不应该被误认为是食管梗阻

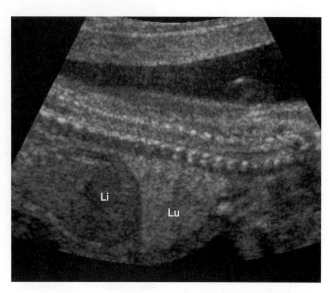

图 38-81 胎儿肺部（Lu）的回声可能经常带有误导性。与肝脏（Li）回声相比，经斜冠切面扫查的肺会显示出回声更强；然而，这个胎儿既不成熟，也没有肺部疾病

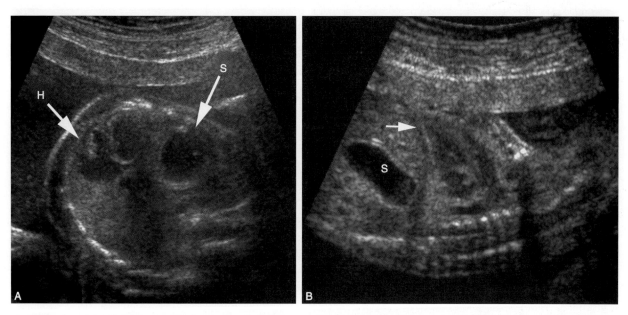

图 38-82 A. 胎儿心脏（H）的斜横切面图像。胎儿胃与心脏看起来似乎处于同一水平，会误认为有膈疝的可能性。B. 同一患者的矢状切面提示我们，膈肌（箭头）是弯曲的，因此，尽管胃（S）实际上在膈肌下面，但是横切面稍微倾斜就能出现膈疝假象

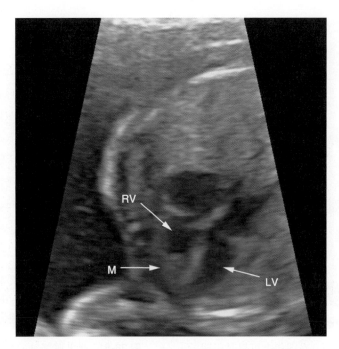

图 38-83   右心室内的软组织可能会令人担心是血栓或肿瘤。在该患者中,可见右心室(RV)内明显的调节束(M)。LV,左心室

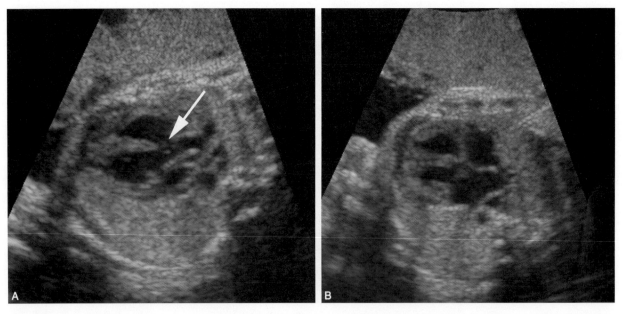

图 38-84   A.室间隔(箭头)可见一明显的缺损。这可能是由于主动脉根部和室间隔膜部引起的假象。稍微改变一下探头的扫查位置,可见正常的室间隔。B.轻微调整探头的位置就能够显示一个正常的室间隔图像

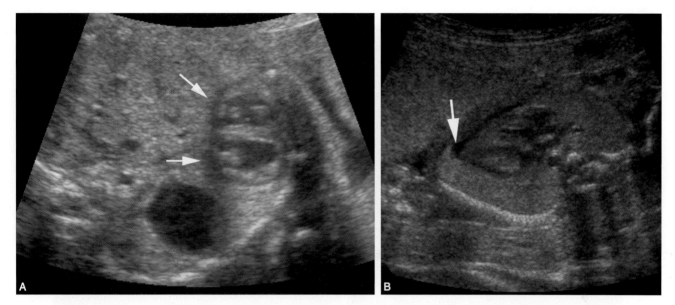

图 38-85　A.低回声的心肌(箭头)看起来很像心包积液。仔细观察可发现这个区域与室间隔是延续的,这提醒我们这是一个正常的心脏结构,而不是心包积液。B.真正的心包积液(箭头),应与图 A 的情况相鉴别,前者为无回声区域

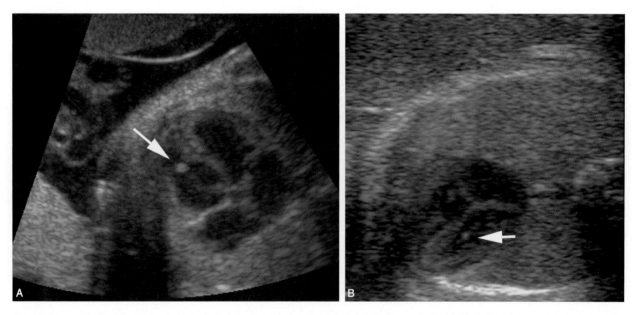

图 38-86　心内强回声光斑。A.该患者的左心室内可见一强回声光斑(箭头)。这种图像被认为是来源于乳头肌中钙化的反射。本例子的强回声斑比较大。这一观点是有争议的;在某些情况下,它与核型异常有关。B.另一名患者可见一较小的心内强回声斑(箭头)

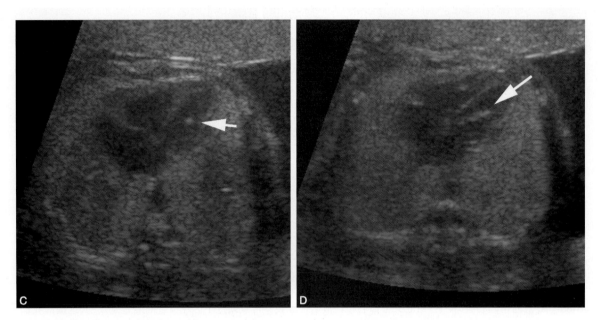

图 38-86（续） C.在该患者中,可见来自房室瓣的反射(箭头)。它看起来和心内强回声斑很像。D.在另一个切面中可以更清楚地看到瓣膜表面的反射(箭头)

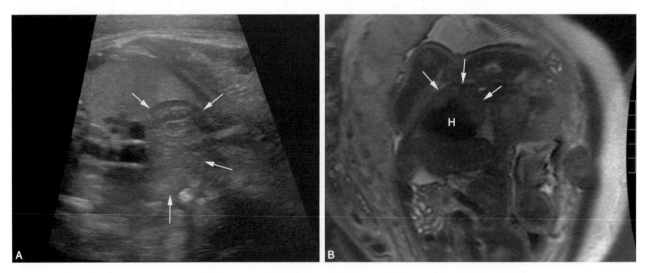

图 38-87 正常胸腺。A.胎儿的正常胸腺(箭头)可以显示得非常清楚。如该患者图像所示,胸腺通常显示为大血管前面的椭圆形软组织结构。它不应该被误认为是胸部肿块。B.同一患者的磁共振成像扫描显示正常胸腺(箭头)。H,心脏

胎儿腹部

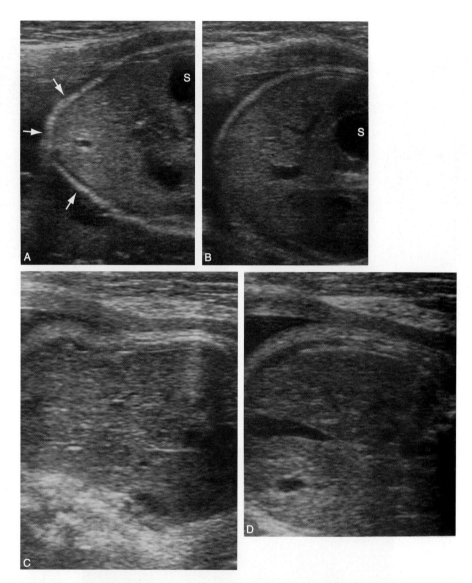

图 38-88　两例假性脐膨出（pseudo-omphalocele）。A、C. 线阵探头的过大压力导致胎儿腹壁变形，形成类似腹壁缺损的图像。通过观察，突起部位有正常的皮肤（箭头）覆盖，减少探头对母亲的压力，可以消除假象。B、D. 同一患者，减轻对母亲腹部的压力，使胎儿腹部前壁恢复正常声像图表现。S, 胃泡

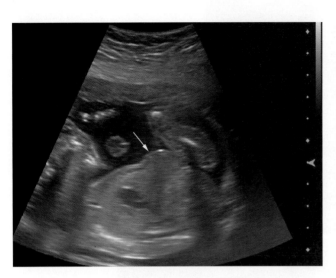

图 38-89 中孕期超声图像可见胎儿的前腹壁（箭头）局部松弛。当胎儿弯曲大腿时，前腹部突起更加明显。虽然这看起来很像前腹壁缺损声像图表现，但它是偏心的并且覆盖有皮肤。该胎儿出生后正常

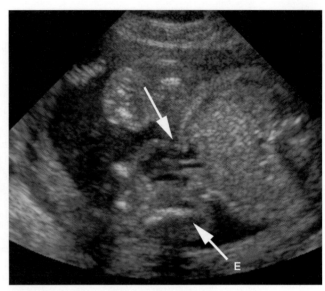

图 38-90 由靠近脐带插入点（箭头）的肢体（E）引起的假性腹裂（pseudogastroschisis）

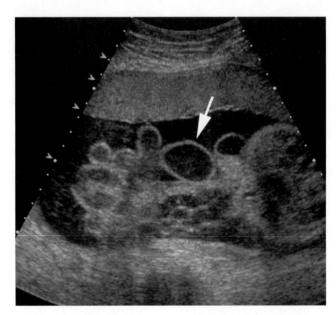

图 38-91 中孕期的腹裂畸形。在胎儿腹部附近的羊水内可见多个肠袢。看起来像扩张肠管的结构是正常的结肠（箭头），尽管没有扩张，但看起来还是很明显

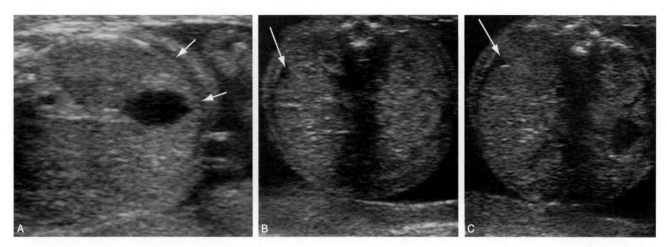

图 38-92　A.由正常皮肤(箭头)的低回声导致的假性腹水(pseudoascites)假象。B 和 C,真正的少量腹水。留意右侧液体分布到了脏器之间(箭头)

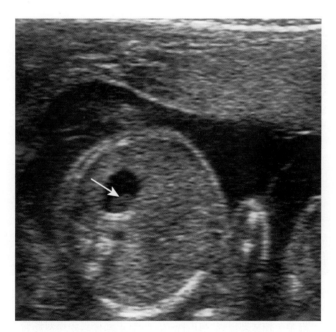

图 38-93　胎儿胃内碎片回声(箭头)。虽然偶尔可以知道其来源(如从宫内输血吞下的血液),但大多数情况下其来源未知。该回声几乎总是对胎儿无害的

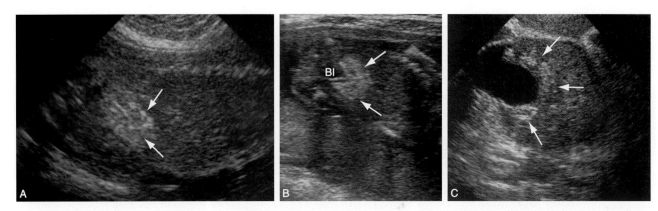

图 38-94 胎儿腹部高回声（箭头）。该发现最近在文献中受到关注，可能是诊断囊性纤维化或非整倍性的线索。问题在于区分正常与异常。A、B. 正常染色体，并没有囊性纤维化的证据。Bl，膀胱。C. 出生时胎粪性肠梗阻和囊性纤维化的病例（箭头）。只有肠管回声强度和邻近的骨骼接近时，才能称为强回声

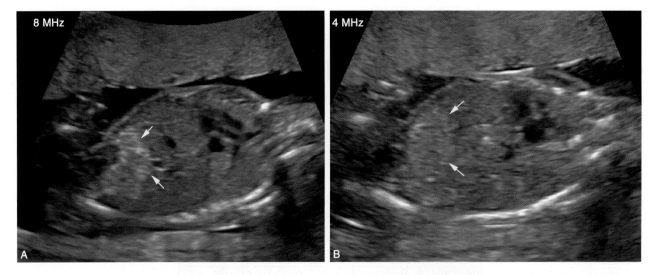

图 38-95 假性胎儿肠管强回声（pseudo-hyperechogenic fetal bowel）。A. 用 8MHz 频率的探头获得的胎儿腹部超声图像显示了胎儿肠管回声增强（箭头）。肠壁回声在这个频率下被增强。B. 同一患者，用 4MHz 频率探头获得的超声图像显示为比较正常胎儿肠管回声（箭头）。这是一种常见现象，超声医师应该意识到探头频率对肠管回声强度的影响。在诊断异常肠管回声和建议侵入性检查前应该谨慎小心

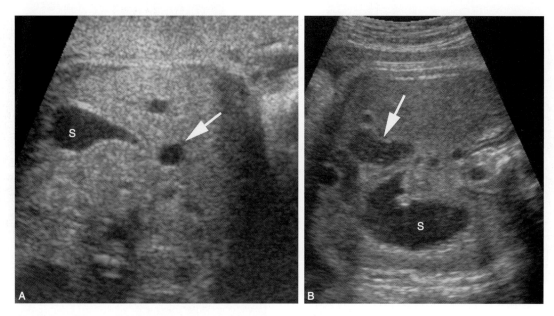

图 38-96 　假性双泡征(pseudo-double bubble sign)。双泡征可见于十二指肠梗阻的病例,并与 21 三体有关。A.该示例显示,与胃泡(S)相邻的充满液体的结构是胆囊(箭头)而不是十二指肠。B.晚孕期胎儿腹部超声扫查显示胎儿胃泡(S)附近的部分结肠(箭头),不应误认为是十二指肠扩张

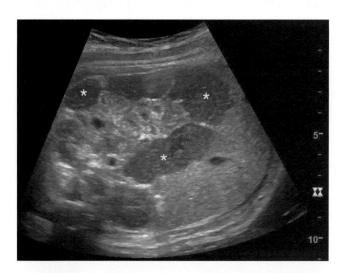

图 38-97 　胎儿结肠在晚孕期可以非常明显。该示例中胎儿的结肠(星号)非常明显,但这是正常的

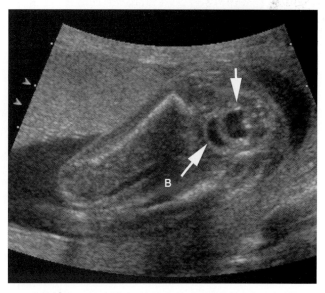

图 38-98 　正常直肠(箭头)在中孕和晚孕期胎儿中偶尔可见。这不应该被误认为是脊髓脊膜膨出或其他盆腔病变。B,膀胱

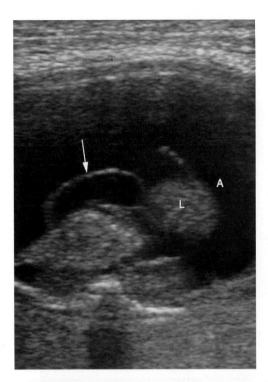

图 38-99 当胎儿存在腹水（A）时，液体可能会进入小网膜囊从而显示出大网膜（箭头）的轮廓。这不应该被误认为是扩张的肠管。L,肝脏

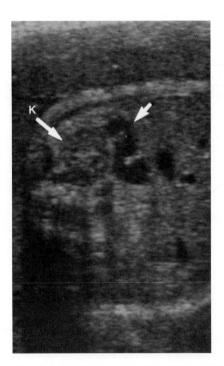

图 38-100 胎儿肠道（箭头）可以跟其他非肠道结构很像，如扩张的输尿管。尤其是在中孕期，当胎粪充盈远端小肠而结肠呈无回声时。K,肾脏

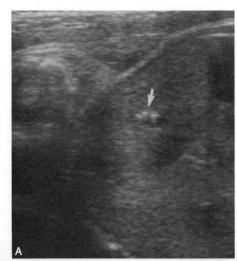

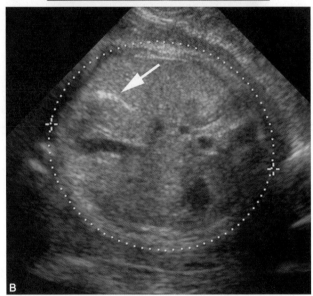

图 38-101 A 和 B,两个晚孕期胎儿可见胎儿胆囊结石（箭头）。这两个胎儿都是正常的。这一发现并不意味着有胆道疾病,这可能在出生前就会消退

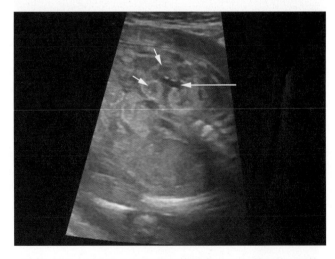

图 38-102 正常胎儿肾髓质锥体经常显示为低回声（短箭头）结构,看起来像肾积水。肾皮髓质分界清晰是正常的和预期的。该示例可见轻微肾盂分离（长箭头）

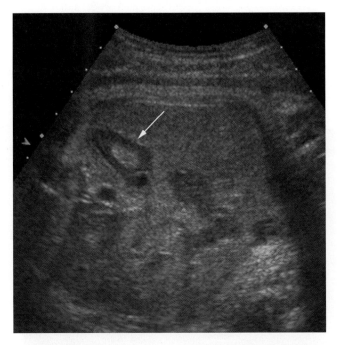

图 38-103　棘突旁显示一个椭圆形的软组织结构,看起来像胎儿的肾脏(箭头)。这是正常的肾上腺图像,通常在胎儿中是非常明显的。可见高回声的髓质和低回声的皮质

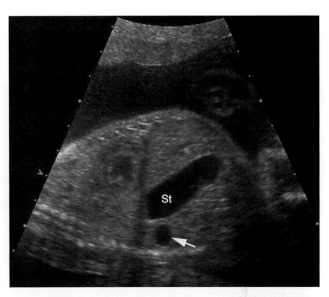

图 38-104　脾囊肿。该胎儿可见一良性的脾脏小囊肿(箭头)。这是一个正常的变异,没有病理意义。St,胃

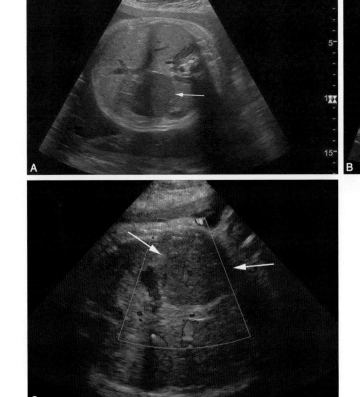

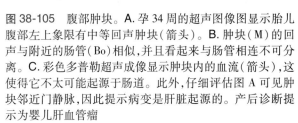

图 38-105　腹部肿块。A.孕 34 周的超声图像图显示胎儿腹部左上象限有中等回声肿块(箭头)。B.肿块(M)的回声与附近的肠管(Bo)相似,并且看起来与肠管相连不可分离。C.彩色多普勒超声成像显示肿块内的血流(箭头),这使得它不太可能起源于肠道。此外,仔细评估图 A 可见肿块邻近门静脉,因此提示病变是肝脏起源的。产后诊断提示为婴儿肝血管瘤

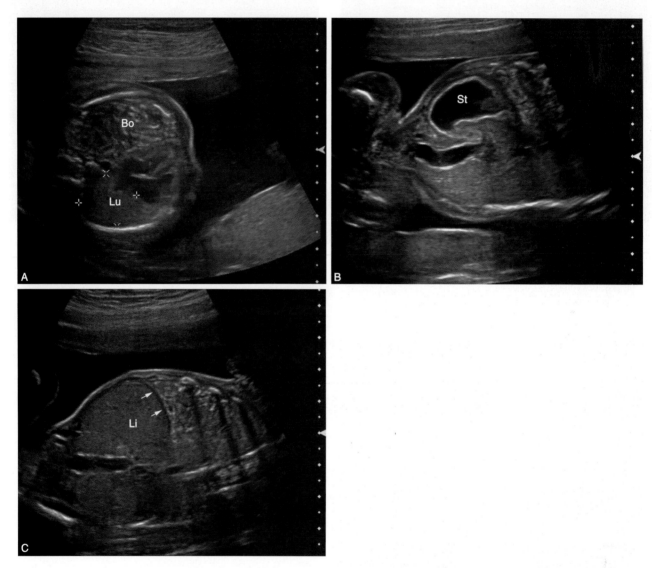

图 38-106 左侧先天性膈疝。**A.** 胎儿左侧先天性膈疝超声图像。该病的典型病例诊断依据是，充满液体的胃泡进入胸腔，与心脏相邻通。而该病例是肠管（Bo）充满左半胸。电子游标测量右肺（Lu）。测量结果将用于计算肺-头比（LHR），这对评估预后很有用。**B.** 同一胎儿的冠状切面显示胃泡（St）通常位于上腹部。**C.** 肝脏（Li）通常位于腹腔内，在膈肌下方（箭头）。肝脏没有疝入胸腔，预后比较好

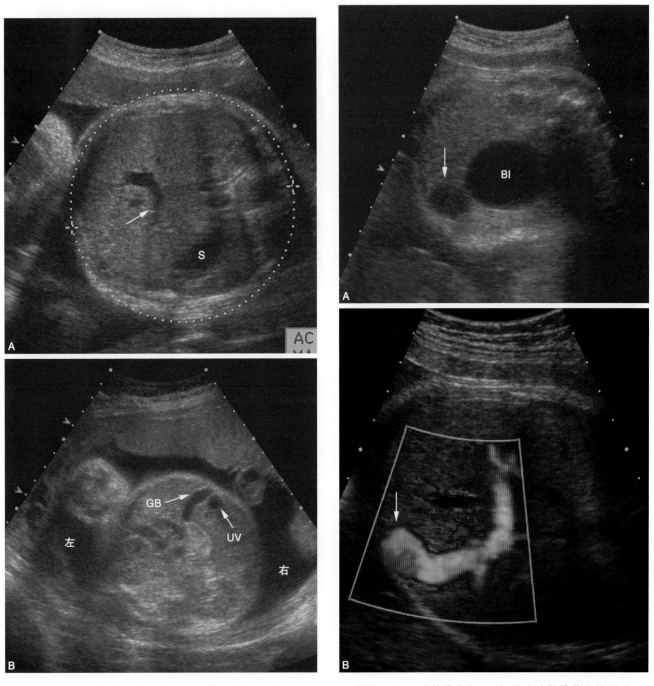

图 38-107　持续性右脐静脉。A. 在横切面扫查中,门静脉(箭头)朝向而不是背向胃泡(S)弯曲。这就是一例持续性右脐静脉。没有检测到其他异常。B. 另外一例持续性右脐静脉,脐静脉(UV)位于胆囊(GB)右侧而不是左侧

图 38-108　脐静脉曲张。最初认为脐静脉曲张的预后都比较差。但是,如果没有相关的异常,大多数情况都会很好。A. 邻近前腹壁和膀胱(Bl)可见脐静脉曲张(箭头)。B. 脐静脉曲张的彩色多普勒成像(箭头)。这两个示例都没有相关的异常,结果都是正常的

羊水和羊膜

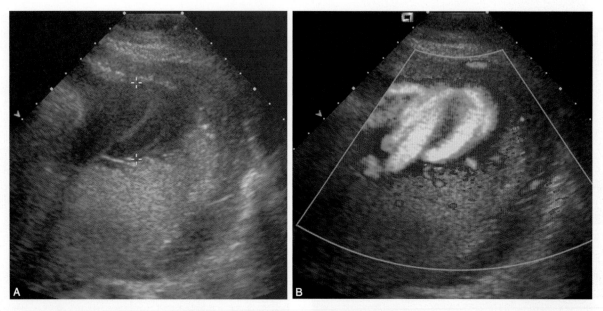

图 38-109　评估羊水量时,羊水区应不包含脐带。A.该患者似乎有 3cm 的羊水区(游标)。B.多普勒评估显示,该"区"不是羊水,而是脐带

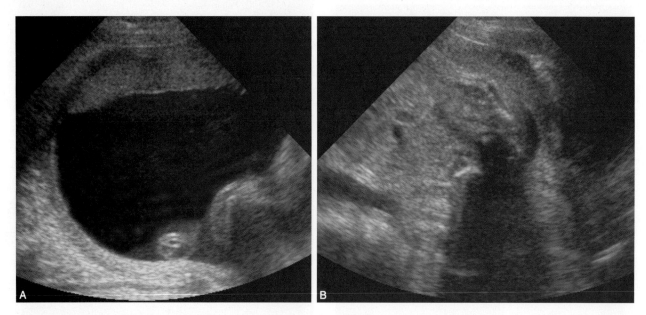

图 38-110　A.中孕期扫查,可见一大片羊水区,提示羊水过多。B.同一患者,在子宫下段附近的扫查中看到少量羊水。该患者羊水总量正常。因此,妊娠子宫的单一切面可能误判正常羊水量

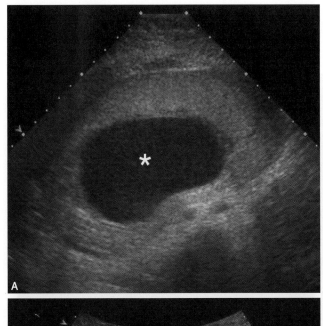

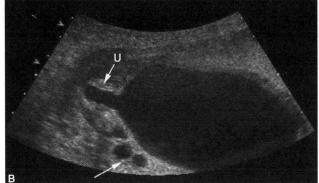

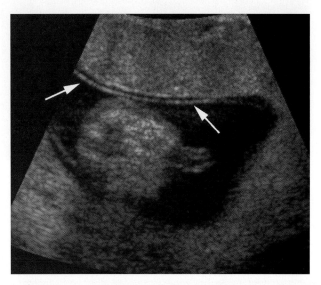

图 38-111　A.大片的液性暗区(星号)似乎是羊水;然而,该患者有后尿道瓣膜,这是明显扩张的膀胱。事实上,几乎没有羊水。B.在同一病例中的另一个切面显示除扩张的膀胱外,还有扩张的后尿道(U)和扩张的输尿管(箭头)

图 38-112　早孕早期胎儿,可见羊膜(箭头)与绒毛膜略分开。这是正常的,直到孕 12 周至孕 14 周,这两层膜才会完全贴合

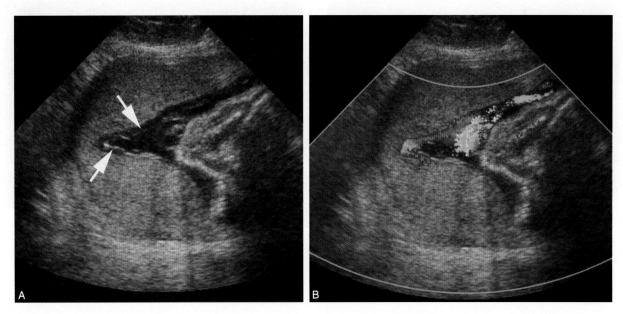

图 38-113　假性绒毛膜羊膜分离(pseudochorioamniotic separation)。A.可见绒毛膜羊膜分离和不完整的羊膜(箭头)。B.彩色多普勒成像显示膜状结构实际上是脐带

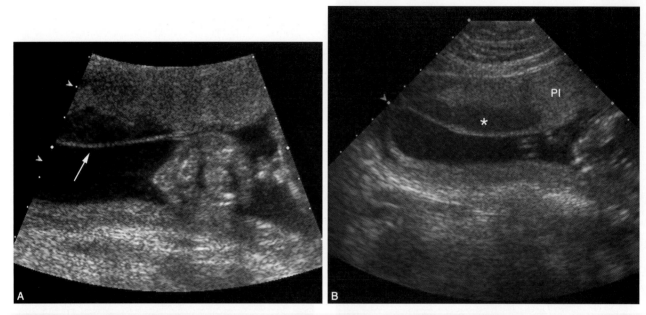

图 38-114   A.在胎儿头部和胎盘的前方附近可见一个线状结构(箭头)。它呈现出一个自由浮动的羊膜外观。B.在更大的视野下,可见该膜是胎盘(Pl)的表面结构,其下方是一个低回声区(星号),可能是绒毛膜下血肿

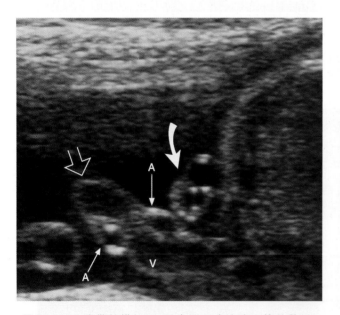

图 38-115   脐带的横切面,通常用于确认脐血管的数目。在该示例中,脐带的长轴切面(开放箭头)可见两根脐动脉(A)和一根脐静脉(V)。脐带的横切面(弯曲箭头),可见脐带呈双血管结构,可确认这是一例单脐动脉

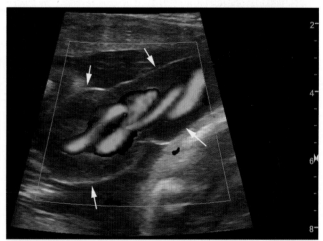

图 38-116   脐带增厚。该患者可见明显的脐带华通胶增厚(箭头)。胎儿正常,染色体核型正常,无结构异常。脐带增厚已经证实与妊娠糖尿病和核型异常相关,但也可以是正常发现,如本例子

胎儿骨骼

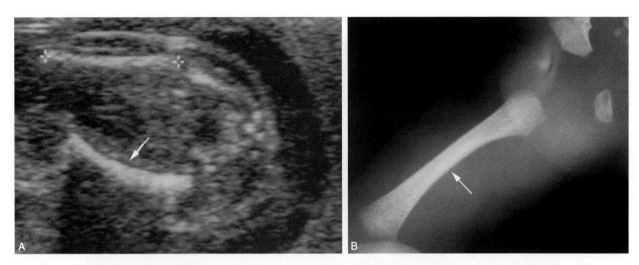

图 38-117　A.正常胎儿股骨的内侧有一道延伸至干骺端的弧线。这在远离探头的股骨上可见(箭头)。靠近探头的股骨(游标)则显示为平直外观,这是因为股骨的外侧缘反射声波导致内侧缘被声影遮挡。B.正常新生儿股骨的 X 线照片,显示其内侧缘的正常弯曲外观(箭头)

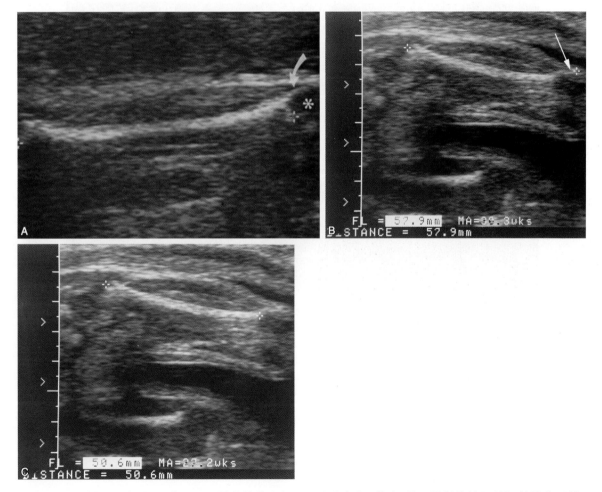

图 38-118　胎儿股骨扫查,经常可见远端的线状突起。A.这个突起(箭头)是远端骺软骨(星号)的镜像反射。B.股骨的测量不应该包括该反射(箭头)。C.测量应仅包括钙化骨。包括该反射会高估孕周近 3 周

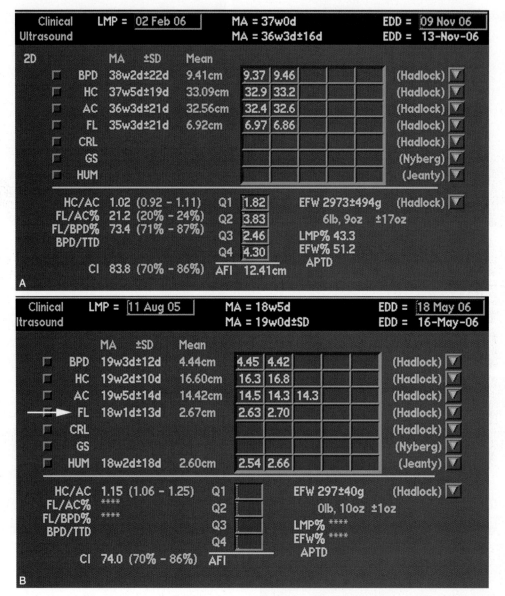

图 38-119 短股骨的意义。A. 在晚孕期的中期到晚期,股骨长明显偏短,估算的孕龄明显比其他测值偏小并非罕见。在这个示例中,股骨比头围和月经孕龄小了约 2 周。其原因尚不确定,短股骨通常归因于生物学变异或种族。如果骨骼在形态上看起来正常并且没有看到异常,则可能是正常变异。这个胎儿来自正常身高和中等社会经济地位的白人父母。B. 虽然在晚孕期股骨可以小于其他测量,但是在早孕晚期和中孕早期到中期,它比其他测量值小 1 周以上是不可接受的,如该例子所示(箭头)。虽然这种偏差可能仅仅是暂时的生长滞后或在这个阶段的正常变异,但它也可能是 21 三体的标志或短肢骨骼发育不良的早期表现。本示例是 21 三体。在通过超声成像比较股骨长与估算的孕龄时不要掉以轻心。请记住,除非股骨测量值不包括在胎龄的超声估计中

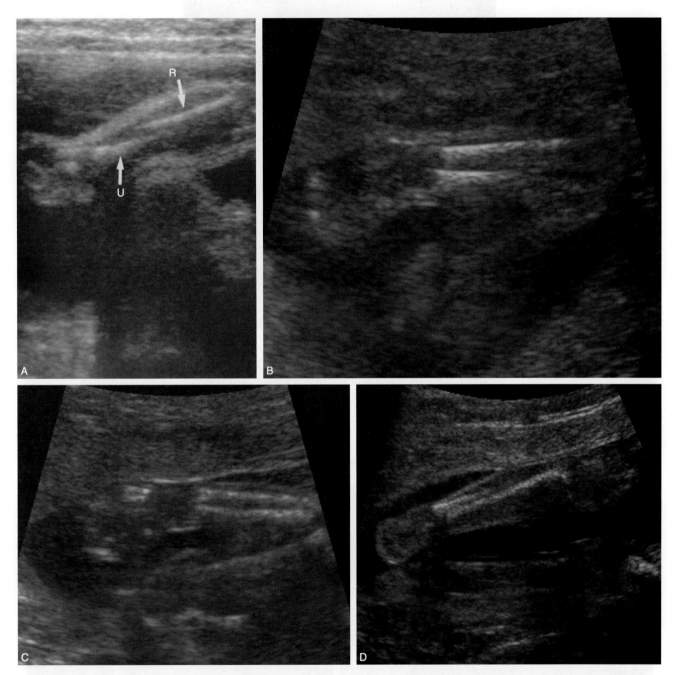

图 38-120　假性肢体缩短（pseudolimb reduction）。A. 前臂的旋前或旋后可造成桡骨（R）或尺骨（U）呈现异常缩短（短肢畸形）的假象。当两根长骨在同一扫查切面中呈现相对端"缩短"时，就应该怀疑是由于扫查技术引起的假象而不是真正的异常。B. 前臂近端的部分容积效应使桡骨和尺骨呈现发育不全假象。C. 轻微改变探头的扫查角度可见前臂的两根骨骼都是正常的。D. 另一个例子，超声扫查平面仅显示腓骨的一部分。实际上小腿的两根骨头都是正常的

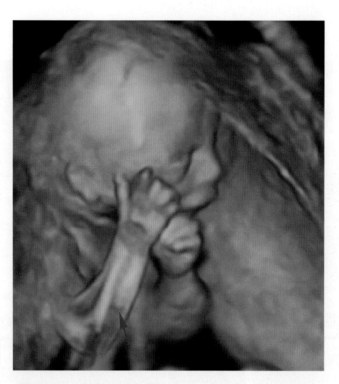

图 38-121   假性尺骨发育不全（pseudo-ulnar hypoplasia）。在该三维立体图像中，似乎尺骨的近端部分缺失（箭头）。实际上尺骨的其余部分超出了三维成像的范围，而在其他观察视野上则显示完整和正常

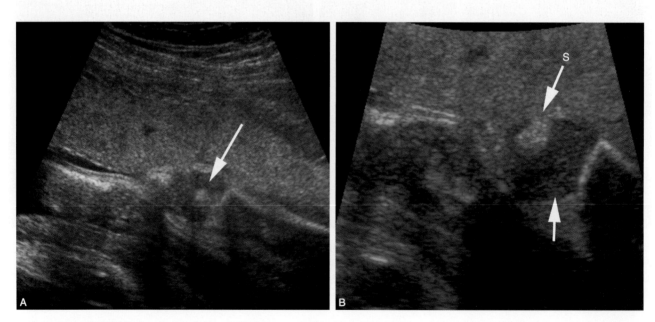

图 38-122   骺端骨化中心的出现有助于评估胎龄。A. 滑膜组织是有回声（箭头）的，可以看起来很像骨化中心，如该病例所示。真正的骺端骨化中心会更靠近近端一些。B. 同一病例的滑膜组织（S），骨骺中心内没有钙化证据（箭头）

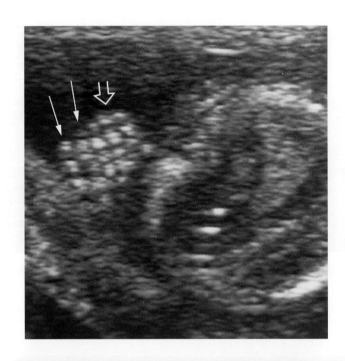

图 38-123 胎儿的双手彼此相邻。一只手的手指（箭头）和另一只手的手指（开放箭头）混合在一起造成多指的假象

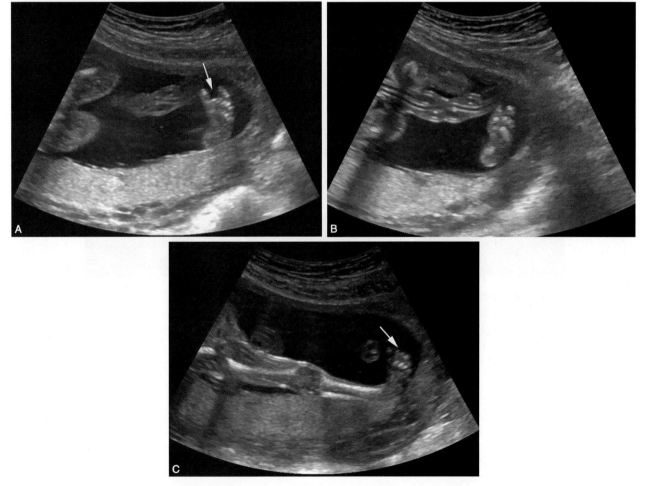

图 38-124 缺趾假象。A. 胎儿足部超声成像显示缺少第二和第三趾（箭头）。该图像可能提示脚趾缺失或可能是"草鞋足"趾间畸形假象。B. 在同一患者，从稍微不同的角度扫查足部显示第二脚趾存在。C. 在另一个切面中，显示了其他所有的脚趾（箭头）。这是畸形假象的一个示例，因为并非胎儿某个部位的所有结构都能在同一个图像切面显示

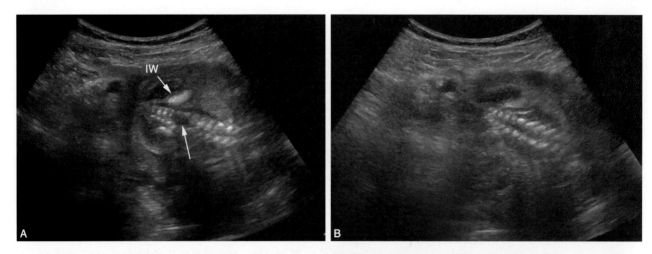

图38-125　脊柱缺损假象。A.脊柱末端的冠状超声扫查疑似脊柱节段缺失(箭头)。事实上,这是由于其上方的髂骨翼(IW)的声影造成的假象。B.另一个略微不同角度的平面扫查,视野更好,可见远端脊柱是正常完整的

多胎妊娠

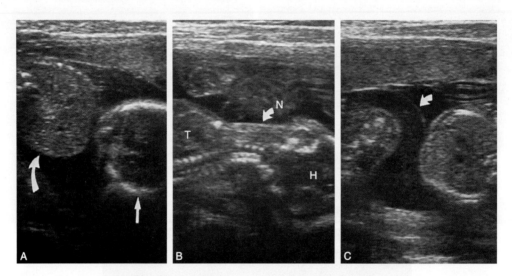

图38-126　双胎的假阴性诊断在中孕期是不常见的。如果发生这种情况,可能是因为在常规扫查期间胎儿头部和身体没有"连续"显示。A.在该患者中,纵向切面显示胎儿头部(直箭头)和身体(弯曲箭头)。遗憾的是,这些结构来自该双胎妊娠的不同胎儿。B.唯一能够绝对确认头部(H)与身体之间关系的方法,是在同一扫查中的两个结构通过颈部(N)相互连接。T,胸部。C.在另一个切面上可见明显的隔膜(箭头)把两个胎儿分开

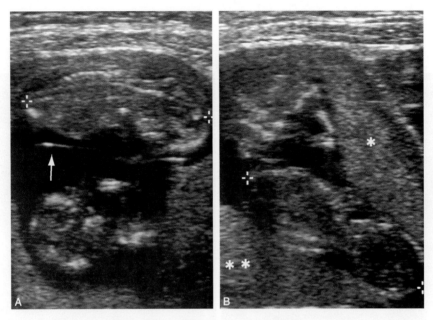

图 38-127　隔膜的厚度通常用于区分单绒双胎（隔膜薄）和双绒双胎（厚膜）。然而，这种方法并不总是有效的。A. 在这个双胎妊娠中，孕 14 周超声扫查显示两个妊娠囊之间的薄隔膜（箭头）。提示为单绒毛膜性。B. 同一胎儿的纵向切面却显示了一个前壁胎盘（星号）和一个后壁胎盘（双星号）

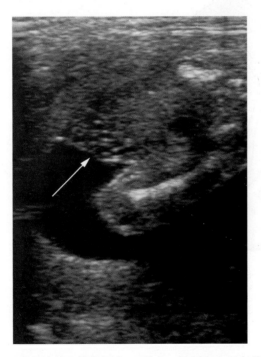

图 38-128　在该双胎妊娠中，双胎之一被固定在子宫前壁。最初这被假定为单羊膜双胎妊娠。仔细检查后可以发现分隔双胞胎的隔膜（箭头）。前壁胎儿羊膜囊羊水过少，远少于另一胎儿。这是一个双胎输血综合征病例

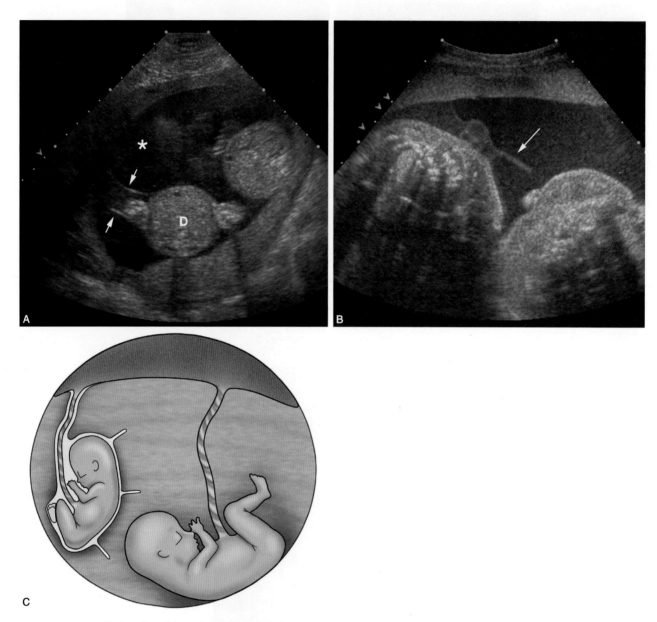

图 38-129 A. 单绒毛膜双胎妊娠合并双胎输血综合征。虽然看起来输血胎(D)周围有大量的液体(星号)包绕,但实际上在其羊膜内只能看到少量液体(箭头)。B. 单绒毛膜双胎妊娠合并双胎输血综合征。羊膜包裹着羊水过少的输血胎。可见羊膜具有游离的边缘(箭头),突出到受血胎周围的羊水中。C. 绘图显示羊水过少的供血胎儿周围塌陷折叠的羊膜,类似于图 B 所见

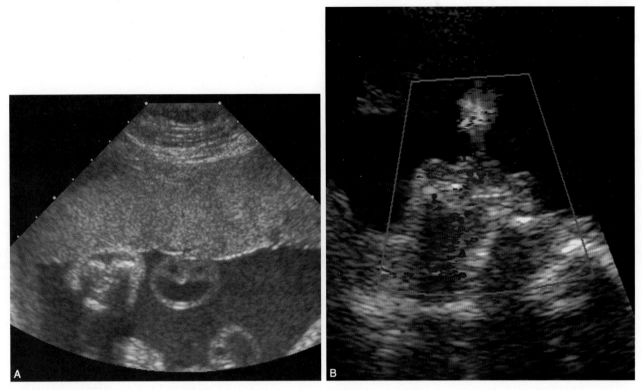

图 38-130 在看完了这么多伪像、陷阱和正常变异之后,你是否感觉很奇妙:脐带正在对你微笑(A),胎儿正在吹泡泡(B)

(周敏 翻译 曹海英 审校)

附录 A　评估孕周及胎儿生长的常用参数

表 A-1　确定月经龄的方法

临床或超声参数	评估差异(2SD)
体外受精[*]	±1 天
促排卵[*]	±3 天
人工授精[*]	±3 天
单次性交记录[*]	±3 天
基础体温记录[*]	±4 天
早孕期体格检查	±2 周
中孕期体格检查	±4 周
晚孕期体格检查	±6 周
早孕期超声检查(CRL)	估计值±8%
中孕期超声检查(HC,FL)	估计值±8%
晚孕期超声检查(HC,FL)	估计值±8%

CRL,头臀长;FL,股骨长;HC,头围

[*] 受孕龄 conceptual age 的计算(月经龄=受孕龄+14 天)

改编自 Frank P. Hadlock,MD,and James D. Bowie,MD

表 A-2　早孕早期经阴道超声正常表现

孕龄 (周)	首次超声可见的 结构[*]	孕囊平均径 线(mm)[8]	头臀长 (mm)[10]
5.0	孕囊	2	—
5.5	卵黄囊	6	—
6.0	胚芽伴心管搏动	10	3
6.5		14	6
7.0	羊膜	18	10
7.5		22	13
8.0		26	16

[*] 各结构首次超声可见时间±0.5 周。表格中上标数字为第 4 章末的参考文献

表 A-3　依据首次超声检查评估孕周的方法

孕期	评估孕龄依据	准确性(周)[*]
早孕期		
早期(5~6周)	超声各结构出现 时间或 MSD	±0.5 ±0.5
中至晚期(6~13周)	CRL	±0.5~1.0
中孕期		
若 OFD 可测量	BPDc 或 HC	±1.2(14~20 周) ±1.9(20~26 周)
若 OFD 不可测量	BPD 或 FL	±1.4(14~20 周) ±2.1~2.5(20~26 周)
晚孕期		
若 OFD 可测量	BPDc、HC 或 FL	±3.1~3.4(26~32 周) ±3.5~3.8(32~42 周)
若 OFD 不可测量	FL	±3.1(26~32 周) ±3.5(36~42 周)

[*] 2 倍标准差或 95%置信区间

BPD,双顶径;BPDc,矫正 BPD;CRL,头臀长;FL,股骨长;HC,头围;MSD,孕囊平均内径;OFD,枕额径

表 A-4　超声测量评估月经龄的误差(14~20 周)

参数	误差(2SD)			
	Hadlock 等[*]	Rossavik 和 Fishburne[†]	Persson 和 Weldner[‡]	Benson 和 Doubilet[§]
BPD	0.94 周	1.02 周	0.92 周	1.40 周
HC	0.84 周	0.92 周	ND	1.20 周
AC	1.04 周	1.12 周	ND	2.10 周
FL	0.96 周	ND	0.98 周	1.40 周
BPD,FL	0.80 周	ND	0.78 周	ND
HC,FL	0.76 周	ND	ND	ND

AC,腹围;BPD,双顶径;FL,股骨长;HC,头围;ND,无数据

[*] 数据来自 Hadlock FP,Harrist RB,Martinez-Poyer J:How accurate is second trimester fetal dating? J Ultrasound Med 10:557,1992

[†] 数据来自 Rossavik IK,Fishburne JI:Conceptional age,menstrual age,and ultrasound age:a second trimester comparison of pregnancies of known conception date with pregnancies dated from the last menstrual period. Obstet Gynecol 73:243,1989

[‡] 数据来自 Persson PH,Weldner BM:Reliability of ultrasound fetometry in estimating gestational age in the second trimester. Acta Obstet Gynecol Scand 65:481,1986

[§] 数据来自 Benson CB,Doubilet PM:Sonographic prediction of gestational age:accuracy of second and third trimester fetal measurements. Am JRoentgenol 157:1275,1991

TABLE A-5　Variability in Predicting Menstrual Age in the Second Half of Pregnancy (14-42 Weeks)

Parameter	VARIABILITY IN WEEKS (±2 SD)			
	14-20 Weeks	20-26 Weeks	26-32 Weeks	32-42 Weeks
BPD	1.4	2.1	3.8	4.1
Corrected BPD	1.2	1.9	3.3	3.8
HC	1.2	1.9	3.4	3.8
AC	2.1	3.7	3.0	4.5
FL	1.4	2.5	3.1	3.5

AC,abdominal circumference;BPD,biparietal diameter;FL,femur length;HC,head circumference

Adapted from Benson CB,Doubilet PM:Sonographic prediction of gestational age:accuracy of second and third trimester fetal measurements. Am J Roentgenol 157:1275,1991

表 A-6　二级生长参数评估孕周的误差

参数	偏差的周数(±2SD)				
	12~18 周	18~24 周	24~30 周	30~36 周	36~42 周
眼距[*]	1.8	2.4	3.0	4.0	4.0
小脑横径[†]	1.0	1.8	2.0	2.4	3.2
锁骨长[‡]	6.5	6.5	6.5	6.5	6.5
桡骨长[§]	1.8	2.2	2.9	3.5	4.1
尺骨长[‖]	3.6	3.6	3.6	3.6	3.6
胫骨长[‖]	3.5	3.5	3.5	3.5	3.5
足长[¶]	1.2	1.7	2.2	2.6	3.1

[*] 来自 Jeanty P,Cantraine F,Cousaert E,et al:The binocular distance:a new way to estimate fetal age. J Ultrasound Med 3:241,1984

[†] 来自 Hill LM:Transverse cerebellar diameter as apredictor of menstrual age. Obstet Gynecol 75:983,1990

[‡] 来自 Yarkoni S,Schmidt W,Jeanty P,et al:Clavicular measurement:a new biometric parameter for fetal evaluation. J Ultrasound Med 4:467,1985

[§] 来自 Hill LM,Guzick D,Thomas ML,et al:Fetal radius length:a critical evaluation of race as afactor in gestational age assessment. Am JObstet Gynecol 161:193,1989

[‖] 来自 Jeanty P,Rodesch F,Delbeke D:Estimation of fetal age by long bone measurements. J Ultrasound Med 3:75,1984

[¶] 来自 Mercer BM,Sklar S,Shariatmadar A,et al:Fetal foot length as apredictor of gestational age. Am JObstet Gynecol 15:350,1987

表 A-7 孕囊大小的测量

孕囊平均内径（cm）	孕周（周）	孕囊平均内径（cm）	孕周（周）
1.0	5.0	3.6	8.8
1.1	5.2	3.7	8.9
1.2	5.3	3.8	9.0
1.3	5.5	3.9	9.2
1.4	5.6	4.0	9.3
1.5	5.8	4.1	9.5
1.6	5.9	4.2	9.6
1.7	6.0	4.3	9.7
1.8	6.2	4.4	9.9
1.9	6.3	4.5	10.0
2.0	6.5	4.6	10.2
2.1	6.6	4.7	10.3
2.2	6.8	4.8	10.5
2.3	6.9	4.9	10.6
2.4	7.0	5.0	10.7
2.5	7.2	5.1	10.9
2.6	7.3	5.2	11.0
2.7	7.5	5.3	11.2
2.8	7.6	5.4	11.3
2.9	7.8	5.5	11.5
3.0	7.9	5.6	11.6
3.1	8.0	5.7	11.7
3.2	8.2	5.8	11.9
3.3	8.3	5.9	12.0
3.4	8.5	6.0	12.2
3.5	8.6		

来自 Hellman LM，Kobayashi M，Fillisti L，et al：Growth and development of the human fetus prior to the twentieth week of gestation. Am JObstet Gynecol 103：789，1969

表 A-8 综合数据比较月经龄与平均孕囊内径、头臀长与 hCG 水平*

月经龄（天）	月经龄（周）	孕囊大小（mm）	头臀长（cm）	HCG 水平（第一 IRP）	
				均值（U/L）	范围（U/L）
30	4.3				
31	4.4				
32	4.6	3		1710	（1050～2800）
33	4.7	4		2320	（1440～3760）
34	4.9	5		3100	（1940～4980）
35	5.0	5.5		4090	（2580～6530）
36	5.1	6		5340	（3400～8450）
37	5.3	7		6880	（4420～10 810）
38	5.4	8		8770	（5680～13 660）
39	5.6	9		11 040	（7220～17 050）
40	5.7	10	0.2	13 730	（9050～21 040）
41	5.9	11	0.3	15 300	（10 140～23 340）
42	6.0	12	0.35	16 870	（11 230～25 640）
43	6.1	13	0.4	20 480	（13 750～30 880）
44	6.3	14	0.5	24 560	（16 650～36 750）

表 A-8　综合数据比较月经龄与平均孕囊内径、头臀长与 hCG 水平*（续）

月经龄（天）	月经龄（周）	孕囊大小（mm）	头臀长（cm）	HCG 水平（第一 IRP）	
				均值（U/L）	范围（U/L）
45	6.4	15	0.6	29 110	（19 910~43 220）
46	6.6	16	0.7	34 100	（25 530~50 210）
47	6.7	17	0.8	39 460	（27 470~57 640）
48	6.9	18	0.9	45 120	（31 700~65 380）
49	7.0	19	0.95	50 970	（36 130~73 280）
50	7.1	20	1.0	56 900	（40 700~81 150）
51	7.3	21	1.1	62 760	（45 300~88 790）
52	7.4	22	1.2	68 390	（49 810~95 990）
53	7.6	23	1.3	73 640	（54 120~102 540）
54	7.7	24	1.4	78 350	（58 100~108 230）
55	7.9	25	1.5	82 370	（61 640~112 870）
56	8.0	26	1.6	85 560	（64 600~116 310）
57	8.1	26.5	1.7		
58	8.3	27	1.8		
59	8.4	28	1.9		
60	8.6	29	2.0		
61	8.7	30	2.1		
62	8.9	31	2.2		
63	9.0	32	2.3		
64	9.1	33	2.4		
65	9.3	34	2.5		
66	9.4	35	2.6		
67	9.6	36	2.8		
68	9.7	37	2.9		
69	9.9	38	3.0		
70	10.0	39	3.1		
71	10.1	40	3.2		
72	10.3	41	3.4		
73	10.4	42	3.5		
74	10.6	43	3.7		
75	10.7	44	3.8		
76	10.9	45	4.0		
77	11.0	46	4.1		
78	11.1	47	4.2		
79	11.3	48	4.4		
80	11.4	49	4.6		
81	11.6	50	4.8		
82	11.7	51	5.0		
83	11.9	52	5.2		
84	12.0	53	5.4		

hCG，人绒毛膜促性腺激素；IRP，国际参考物；U/L，单位/升

*数据来自于 Daya S，Woods S：Transvaginal ultrasound scanning in early pregnancy and correlation with human chorionic gonadotropin levels J Clin Ultrasound 19：139，1991；Hadlock FP，Shah YP，Kanon DJ，et al：Fetal crown rump length：reevaluation of relation to menstrual age（5~18weeks）with high-resolution real-time US. Radiology 182：501，1992；and Robinson HP："Gestation sac" volumes as determined by sonar in the first trimester of pregnancy. Br JObstet Gynaecol 82：100，1975

table appears in this form in Nyberg DA，Hill LM，Bohm-Velez M，et al：Transvaginal Ultrasound. St. Louis，Mosby-Year Book，1992

表 A-9　依据 CRL(cm)预测月经龄(MA)[*]					
CRL	MA	CRL	MA	CRL	MA
0.2	5.7	4.2	11.1	8.2	14.2
0.3	5.9	4.3	11.2	8.3	14.2
0.4	6.1	4.4	11.2	8.4	14.3
0.5	6.2	4.5	11.3	8.5	14.4
0.6	6.4	4.6	11.4	8.6	14.5
0.7	6.6	4.7	11.5	8.7	14.6
0.8	6.7	4.8	11.6	8.8	14.7
0.9	6.9	4.9	11.7	8.9	14.8
1.0	7.2	5.0	11.7	9.0	14.9
1.1	7.2	5.1	11.8	9.1	15.0
1.2	7.4	5.2	11.9	9.2	15.1
1.3	7.5	5.3	12.0	9.3	15.2
1.4	7.7	5.4	12.0	9.4	15.3
1.5	7.9	5.5	12.1	9.5	15.3
1.6	8.0	5.6	12.2	9.6	15.4
1.7	8.1	5.7	12.3	9.7	15.5
1.8	8.3	5.8	12.3	9.8	15.6
1.9	8.4	5.9	12.4	9.9	15.7
2.0	8.6	6.0	12.5	10.0	15.9
2.1	8.7	6.1	12.6	10.1	16.0
2.2	8.9	6.2	12.6	10.2	16.1
2.3	9.0	6.3	12.7	10.3	16.2
2.4	9.1	6.4	12.8	10.4	16.3
2.5	9.2	6.5	12.8	10.5	16.4
2.6	9.4	6.6	12.9	10.6	16.5
2.7	9.5	6.7	13.0	10.7	16.6
2.8	9.6	6.8	13.1	10.8	16.7
2.9	9.7	6.9	13.1	10.9	16.8
3.0	9.9	7.0	13.2	11.0	16.9
3.1	10.0	7.1	13.3	11.1	17.0
3.2	10.1	7.2	13.4	11.2	17.1
3.3	10.2	7.3	13.4	11.3	17.2
3.4	10.3	7.4	13.5	11.4	17.3
3.5	10.4	7.5	13.6	11.5	17.4
3.6	10.5	7.6	13.7	11.6	17.5
3.7	10.6	7.7	13.8	11.7	17.6
3.8	10.7	7.8	13.8	11.8	17.7
3.9	10.8	7.9	13.9	11.9	17.8
4.0	10.9	8.0	14.0	12.0	17.9
4.1	11.0	8.1	14.1	12.1	18.0

[*] 95%置信区间指预测孕龄±8%

摘自 Hadlock FP，Shah YP，Kanon DJ，et al：Fetal crown-rump length：reevaluation of relation to menstrual age（5～18weeks）with high-resolution real-time US. Radiology 182：501，1992

TABLE A-10　Gestational Age (GA) Prediction Based on Head Measurements			
BPD or BP-DC[*] (mm)	Predicted GA(wk)	BPD or BP-DC[*] (mm)	Predicted GA(wk)
20	13.2	59	23.8
21	13.4	60	24.2
22	13.6	61	24.5
23	13.8	62	24.9
24	14	63	25.3
25	14.3	64	25.7
26	14.5	65	26.1
27	14.7	66	26.5
28	14.9	67	26.9
29	15.1	68	27.3
30	15.4	69	27.7
31	15.6	70	28.1
32	15.8	71	28.5
33	16.1	72	29
34	16.3	73	29.4
35	16.6	74	29.9
36	16.8	75	30.3
37	17.1	76	30.8
38	17.3	77	31.2
39	17.6	78	31.7
40	17.9	79	32.2
41	18.1	80	32.7
42	18.4	81	33.2
43	18.7	82	33.7
44	19	83	34.2
45	19.3	84	34.7
46	19.6	85	35.2
47	19.9	86	35.8
48	20.2	87	36.3
49	20.5	88	36.9
50	20.8	89	37.4
51	21.1	90	38
52	21.4	91	38.6
53	21.7	92	39.2
54	22.1	93	39.8
55	22.4	94	40.4
56	22.8	95	41
57	23.1	96	41.6
58	23.5	≥97	42

BPD, biparietal diameter；BPDC, corrected BPD；OFD, occipitofrontal diameter.

[*] $BPDC = corrected\ BPD = \sqrt{(BPD \times OFD)/1.265}$.

From Doubilet PM，Benson CB：Improved prediction of gestational age in the late third trimester. J Ultrasound Med 12：647，1993.

TABLE A-11　Predicted Menstrual Age for Head Circumference Measurements (8.5-36.0 cm)

Head Circumference (cm)	Menstrual Age (wk)	Head Circumference (cm)	Menstrual Age (wk)
8.5	13.7	22.5	24.4
9.0	14.0	23.0	24.9
9.5	14.3	23.5	25.4
10.0	14.6	24.0	25.9
10.5	15.0	24.5	26.4
11.0	15.3	25.0	26.9
11.5	15.6	25.5	27.5
12.0	15.9	26.0	28.0
12.5	16.3	26.5	28.6
13.0	16.6	27.0	29.2
13.5	17.0	27.5	29.8
14.0	17.3	28.0	30.3
14.5	17.7	28.5	31.0
15.0	18.1	29.0	31.6
15.5	18.4	29.5	32.2
16.0	18.8	30.0	32.8
16.5	19.2	30.5	33.5
17.0	19.6	31.0	34.2
17.5	20.0	31.5	34.9
18.0	20.4	32.0	35.5
18.5	20.8	32.5	36.3
19.0	21.2	33.0	37.0
19.5	21.6	33.5	37.7
20.0	22.1	34.0	38.5
20.5	22.5	34.5	39.2
21.0	23.0	35.0	40.0
21.5	23.4	35.5	40.8
22.0	23.9	36.0	41.6

VARIABILITY ESTIMATES (±2 SD)

12-18 wk	±1.3 wk
18-24 wk	±1.6 wk
24-30 wk	±2.3 wk
30-36 wk	±2.7 wk
36-42 wk	±3.4 wk

From Hadlock FP, Deter RL, Harrist RB, et al: Fetal head circumference: relation to menstrual age. AJR Am J Roentgenol 138:649, 1982.

TABLE A-12　Percentile Values for Fetal Head Circumference

Menstrual Weeks	HEAD CIRCUMFERENCE (CM) BY PERCENTILE				
	3rd	10th	50th	90th	97th
14	8.8	9.1	9.7	10.3	10.6
15	10.0	10.4	11.0	11.6	12.0
16	11.3	11.7	12.4	13.1	13.5
17	12.6	13.0	13.8	14.6	15.0
18	13.7	14.2	15.1	16.0	16.5
19	14.9	15.5	16.4	17.4	17.9
20	16.1	16.7	17.7	18.7	19.3
21	17.2	17.8	18.9	20.0	20.6
22	18.3	18.9	20.1	21.3	21.9
23	19.4	20.1	21.3	22.5	23.2
24	20.4	21.1	22.4	23.7	24.3
25	21.4	22.2	23.5	24.9	25.6
26	22.4	23.2	24.6	26.0	26.8
27	23.3	24.1	25.6	27.1	27.9
28	24.2	25.1	26.6	28.1	29.0
29	25.0	25.9	27.5	29.1	30.0
30	25.8	26.8	28.4	30.0	31.0
31	26.7	27.6	29.3	31.0	31.9
32	27.4	28.4	30.1	31.8	32.8
33	28.0	29.0	30.8	32.6	33.6
34	28.7	29.7	31.5	33.3	34.3
35	29.3	30.4	32.2	34.1	35.1
36	29.9	30.9	32.8	34.7	35.8
37	30.3	31.4	33.3	35.2	36.3
38	30.8	31.9	33.8	35.8	36.8
39	31.1	32.2	34.2	36.2	37.3
40	31.5	32.6	34.6	36.6	37.7

Adapted from Hadlock FP, Deter RL, Harrist RB, et al: Estimating fetal age: computer-assisted analysis of multiple fetal growth parameters. Radiology 152:497, 1984.

TABLE A-13 Predicted Menstrual Age for Abdominal Circumference Measurements (10-36 cm)			
Abdominal Circumference (cm)	Menstrual Age (wk)	Abdominal Circumference (cm)	Menstrual Age (wk)
10.0	15.6	23.5	27.7
10.5	16.1	24.0	28.2
11.0	16.5	24.5	28.7
11.5	16.9	25.0	29.2
12.0	17.3	25.5	29.7
12.5	17.8	26.0	30.1
13.0	18.2	26.5	30.6
13.5	18.6	27.0	31.1
14.0	19.1	27.5	31.6
14.5	19.5	28.0	32.1
15.0	20.0	28.5	32.6
15.5	20.4	29.0	33.1
16.0	20.8	29.5	33.6
16.5	21.3	30.0	34.1
17.0	21.7	30.5	34.6
17.5	22.2	31.0	35.1
18.0	22.6	31.5	35.6
18.5	23.1	32.0	36.1
19.0	23.6	32.5	36.6
19.5	24.0	33.0	37.1
20.0	24.5	33.5	37.6
20.5	24.9	34.0	38.1
21.0	25.4	34.5	38.7
21.5	25.9	35.0	39.2
22.0	26.3	35.5	39.7
22.5	26.8	36.0	40.2
23.0	27.3		

VARIABILITY ESTIMATES (±2 SD)	
12-18 wk	±1.9 wk
18-24 wk	±2.0 wk
24-30 wk	±2.2 wk
30-36 wk	±3.0 wk
36-42 wk	±2.5 wk

From Hadlock FP, Deter RL, Harrist RB, et al: Fetal abdominal circumference as a predictor of menstrual age. AJR Am J Roentgenol 139: 367, 1982.

TABLE A-14 Percentile Values for Fetal Abdominal Circumference					
Menstrual Age (Wks)	ABDOMINAL CIRCUMFERENCE (CM) BY PERCENTILE				
	3rd	10th	50th	90th	97th
14	6.4	6.7	7.3	7.9	8.3
15	7.5	7.9	8.6	9.3	9.7
16	8.6	9.1	9.9	10.7	11.2
17	9.7	10.3	11.2	12.1	12.7
18	10.9	11.5	12.5	13.5	14.1
19	11.9	12.6	13.7	14.8	15.5
20	13.1	13.8	15.0	16.3	17.0
21	14.1	14.9	16.2	17.6	18.3
22	15.1	16.0	17.4	18.8	19.7
23	16.1	17.0	18.5	20.0	20.9
24	17.1	18.1	19.7	21.3	22.3
25	18.1	19.1	20.8	22.5	23.5
26	19.1	20.1	21.9	23.7	24.8
27	20.0	21.1	23.0	24.9	26.0
28	20.9	22.0	24.0	26.0	27.1
29	21.8	23.0	25.1	27.2	28.4
30	22.7	23.9	26.1	28.3	29.5
31	23.6	24.9	27.1	29.4	30.6
32	24.5	25.8	28.1	30.4	31.8
33	25.3	26.7	29.1	31.5	32.9
34	26.1	27.5	30.0	32.5	33.9
35	26.9	28.3	30.9	33.5	34.9
36	27.7	29.2	31.8	34.4	35.9
37	28.5	30.0	32.7	35.4	37.0
38	29.2	30.8	33.6	36.4	38.0
39	29.9	31.6	34.4	37.3	38.9
40	30.7	32.4	35.3	38.2	39.9

Adapted from Hadlock FP, Deter RL, Harrist RB, et al: Estimating fetal age: computer-assisted analysis of multiple fetal growth parameters. Radiology 152:497, 1984.

TABLE A-15　A Comparison of Abdominal Circumference Percentiles Using Sonography

| Menstrual Age (wk) | ABDOMINAL CIRCUMFERENCE (cm) | | | | | |
| | 10th PERCENTILE | | | 90th PERCENTILE | | |
	Jeanty et al[*]	Hadlock et al[†]	Tamura and Sabbagha[‡]	Jeanty et al[*]	Hadlock et al[†]	Tamura and Sabbagha[‡]
18	10.2	11.5	11.7	13.6	13.5	12.0
20	12.4	13.7	14.2	15.8	16.3	16.7
22	14.6	16.0	14.7	18.0	18.8	19.7
24	16.7	18.1	18.9	20.1	21.3	22.8
26	18.8	20.1	19.8	22.2	23.7	26.7
28	20.8	22.0	23.1	24.2	26.0	27.2
30	22.7	23.9	24.4	26.1	28.3	30.1
32	24.5	25.8	26.7	27.9	30.4	32.4
34	26.2	27.5	28.6	29.6	32.5	33.6
36	27.6	29.2	31.0	31.0	34.4	37.8
38	28.9	30.8	32.8	32.3	36.4	38.5
40	29.9	32.4	33.3	33.3	38.2	41.2

[*] Adapted from Jeanty P, Cousaert E, Cantraine F: Normal growth of the abdominal perimeter. Am J Perinatol 1:129,1984.

[‡] Adapted from Hadlock FP, Deter RL, Harrist RB, et al: Estimating fetal age: computer-assisted analysis of multiple fetal growth parameters. Radiology 152:497,1984.

[†] Adapted from Tamura RK, Sabbagha RE: Percentile ranks of sonar fetal abdominal circumference measurements. Am J Obstet Gynecol 138:475,1980.

表 A-16 依据 FL 评估孕周(GA)			
FL (mm)	估计孕周 (周)	FL (mm)	估计孕周 (周)
10	13.7	45	24.5
11	13.9	46	24.9
12	14.2	47	25.3
13	14.4	48	25.7
14	14.6	49	26.2
15	14.9	50	26.6
16	15.1	51	27.0
17	15.4	52	27.5
18	15.6	53	28.0
19	15.9	54	28.4
20	16.2	55	28.9
21	16.4	56	29.4
22	16.7	57	29.9
23	17.0	58	30.4
24	17.3	59	30.9
25	17.6	60	31.4
26	17.9	61	31.9
27	18.2	62	32.5
28	18.5	63	33.0
29	18.8	64	33.6
30	19.1	65	34.1
31	19.4	66	34.7
32	19.7	67	35.3
33	20.1	68	35.9
34	20.4	69	36.5
35	20.7	70	37.1
36	21.1	71	37.7
37	21.4	72	38.3
38	21.8	73	39.0
39	22.2	74	39.6
40	22.5	75	40.3
41	22.9	76	40.9
42	23.3	77	41.6
43	23.7	≥78	42.0
44	24.1		

来自 Doubilet PM, Benson CB: Improved prediction of gestational age in the late third trimester. J Ultrasound Med 12:647,1993

TABLE A-17	Percentile Values for Fetal Femur Length				
Menstrual Age (wk)	FEMUR LENGTH (CM)				
	3rd	10th	50th	90th	97th
14	1.2	1.3	1.4	1.5	1.6
15	1.5	1.6	1.7	1.9	1.9
16	1.7	1.8	2.0	2.2	2.3
17	2.1	2.2	2.4	2.6	2.7
18	2.3	2.5	2.7	2.9	3.1
19	2.6	2.7	3.0	3.3	3.4
20	2.8	3.0	3.3	3.6	3.8
21	3.0	3.2	3.5	3.8	4.0
22	3.3	3.5	3.8	4.1	4.3
23	3.5	3.7	4.1	4.5	4.7
24	3.8	4.0	4.4	4.8	5.0
25	4.0	4.2	4.6	5.0	5.2
26	4.2	4.5	4.9	5.3	5.6
27	4.4	4.6	5.1	5.6	5.8
28	4.6	4.9	5.4	5.9	6.2
29	4.8	5.1	5.6	6.1	6.4
30	5.0	5.3	5.8	6.3	6.6
31	5.2	5.5	6.0	6.5	6.8
32	5.3	5.6	6.2	6.8	7.1
33	5.5	5.8	6.4	7.0	7.3
34	5.7	6.0	6.6	7.2	7.5
35	5.9	6.2	6.8	7.4	7.8
36	6.0	6.4	7.0	7.6	8.0
37	6.2	6.6	7.2	7.9	8.2
38	6.4	6.7	7.4	8.1	8.4
39	6.5	6.8	7.5	8.2	8.6
40	6.6	7.0	7.7	8.4	8.8

Adapted from Hadlock FP, Deter RL, Harrist RB, et al: Estimating fetal age: computer-assisted analysis of multiple fetal growth parameters. Radiology 152:497,1984.

TABLE A-18   Normal Values（3rd,50th,97th Percentiles）of the Lower Limb Bones（mm）

Weeks	FEMUR			TIBIA			FIBULA		
	3rd	50th	97th	3rd	50th	97th	3rd	50th	97th
12	4.4	7.7	11.1	4.4	7.6	10.8	3.6	6.8	10.0
13	7.5	10.9	14.4	5.8	9.2	12.5	5.2	8.5	11.8
14	10.6	14.1	17.6	8.0	11.4	14.8	7.4	10.8	14.2
15	13.6	17.2	20.8	10.6	14.1	17.6	10.0	13.5	17.0
16	16.5	20.3	24.0	13.3	16.9	20.5	12.8	16.4	20.0
17	19.4	23.3	27.2	16.2	19.9	23.5	15.6	19.3	23.0
18	22.3	26.3	30.2	19.0	22.8	26.6	18.4	22.2	26.0
19	25.1	29.2	33.3	21.8	25.7	29.6	21.2	25.1	29.0
20	27.9	32.1	36.3	24.5	28.5	32.5	23.9	27.9	31.8
21	30.6	34.9	39.2	27.2	31.2	35.3	26.4	30.5	34.6
22	33.2	37.6	42.0	29.7	33.8	38.0	28.9	33.1	37.3
23	35.8	40.3	44.8	32.1	36.4	40.6	31.2	35.5	39.8
24	38.3	42.9	47.6	34.4	38.8	43.1	33.5	37.9	42.3
25	40.8	45.5	50.2	36.6	41.0	45.5	35.6	40.1	44.6
26	43.1	48.0	52.8	38.7	43.2	47.8	37.6	42.2	46.8
27	45.4	50.4	55.3	40.7	45.3	49.9	39.6	44.3	49.0
28	47.6	52.7	57.8	42.6	47.3	52.0	41.4	46.2	51.0
29	49.8	55.0	60.1	44.4	49.2	54.0	43.1	48.0	52.9
30	51.8	57.1	62.4	46.1	51.0	55.9	44.8	49.8	54.8
31	53.8	59.2	64.6	47.7	52.7	57.7	46.4	51.5	56.6
32	55.7	61.2	66.7	49.3	54.4	59.5	47.9	53.1	58.3
33	57.5	63.1	68.7	50.8	55.9	61.1	49.3	54.6	59.9
34	59.2	64.9	70.6	52.2	57.5	62.7	50.7	56.1	61.5
35	60.8	66.6	72.4	53.5	58.9	64.3	52.0	57.5	63.0
36	62.3	68.2	74.1	54.8	60.3	65.7	53.2	58.8	64.4
37	63.7	69.7	75.8	56.0	61.6	67.2	54.4	60.1	65.8
38	64.9	71.1	77.3	57.2	62.9	68.5	55.5	61.3	67.1
39	66.1	72.4	78.7	58.3	64.1	69.8	56.6	62.5	68.4
40	67.2	73.6	79.9	59.4	65.2	71.1	57.6	63.6	69.6
41	68.1	74.6	81.1	60.4	66.4	72.3	58.6	64.7	70.8
42	69.0	75.6	82.2	61.4	67.4	73.5	59.5	65.8	72.0

From Chitty LS, Altman DG: Charts of fetal size: limb bones. Br J Obstet Gynaecol 109:919-929, 2002.

表 A-19   长骨长度 (mm)

周数	肱骨百分位数			尺骨百分位数			桡骨百分位数			股骨百分位数			胫骨百分位数			腓骨百分位数		
	5th	50th	95th	5th	50th	95th	5th	50th	95th	5th	50th	95th	5th	50th	95th	5th	50th	95th
11	—	6	—	—	5	—	—	5	—	—	6	—	—	4	—	—	2	—
12	3	9	10	—	8	—	—	7	—	—	9	—	—	7	—	—	5	—
13	5	13	20	3	11	18	—	10	—	6	12	19	4	10	17	—	8	—
14	5	16	20	4	13	17	8	13	12	5	15	19	2	13	19	6	11	10
15	11	18	26	10	16	22	12	15	19	11	19	26	5	16	27	10	14	18
16	12	21	25	8	19	24	9	18	21	13	22	24	7	19	25	6	17	22
17	19	24	29	11	21	32	11	20	29	20	25	29	15	22	29	7	19	31
18	18	27	30	13	24	30	14	22	26	19	28	31	14	24	29	10	22	28
19	22	29	36	20	26	32	20	24	29	23	31	38	19	27	35	18	24	30
20	23	32	36	21	29	32	21	27	28	22	33	39	19	29	35	18	27	30
21	28	34	40	25	31	36	25	29	32	27	36	45	24	32	39	24	29	34
22	28	36	40	24	33	37	24	31	34	29	39	44	25	34	39	21	31	37
23	32	38	45	27	35	43	26	32	39	35	41	48	30	36	43	23	33	44
24	31	41	46	29	37	41	27	34	38	34	44	49	28	39	45	26	35	41
25	35	43	51	34	39	44	31	36	40	38	46	54	31	41	50	33	37	42
26	36	45	49	34	41	44	30	37	41	39	49	53	33	43	49	32	39	43
27	42	46	51	37	43	48	33	39	45	45	51	57	39	45	51	35	41	47
28	41	48	52	37	44	48	33	40	45	45	53	57	38	47	52	36	43	47
29	44	50	56	40	46	51	36	42	47	49	56	62	40	49	57	40	45	50
30	44	52	56	38	47	54	34	43	49	49	58	62	41	51	56	38	47	52
31	47	53	59	39	49	59	34	44	53	53	60	67	46	52	58	40	48	57
32	47	55	59	40	50	58	37	45	51	53	62	67	46	54	59	40	50	56
33	50	56	62	43	52	60	41	46	51	56	64	71	49	56	62	43	51	59
34	50	57	62	44	53	59	39	47	53	57	65	70	47	57	64	46	52	56
35	52	58	65	47	54	61	38	48	57	61	67	73	48	59	69	51	54	57
36	53	60	63	47	55	61	41	48	54	61	69	74	49	60	68	51	55	56
37	57	61	64	49	56	62	45	49	53	64	71	77	52	61	71	55	56	58
38	55	61	66	48	57	63	45	49	53	62	72	79	54	62	69	54	57	59
39	56	62	69	49	57	66	46	50	54	64	74	83	58	64	69	55	58	62
40	56	63	69	50	58	65	46	50	54	66	75	81	58	65	69	54	59	62

来自 Jeanty P：Fetal limb biometry（letter）. Radiology 147：602，1983

TABLE A-20	Reference Values of Major Long Bones								
GA (wk)	HUMERUS (mm)[a]			RADIUS (mm)[b]			ULNA (mm)[c]		
	PERCENTILES			PERCENTILES			PERCENTILES		
	5th	50th	95th	5th	50th	95th	5th	50th	95th
12	4.8	8.6	12.3	3.0	6.9	10.8	2.9	6.8	10.7
13	7.6	11.4	15.1	5.6	9.5	13.4	5.8	9.7	13.7
14	10.3	14.1	17.9	8.1	12.0	16.0	8.6	12.6	16.6
15	13.1	16.9	20.7	10.5	14.5	18.5	11.4	15.4	19.4
16	15.8	19.7	23.5	12.9	16.9	20.9	14.1	18.1	22.1
17	18.5	22.4	26.3	15.2	19.3	23.3	16.7	20.8	24.8
18	21.2	25.1	29.0	17.5	21.5	25.6	19.3	23.3	27.4
19	23.8	27.7	31.6	19.7	23.8	27.9	21.8	25.8	29.9
20	26.3	30.3	34.2	21.8	25.9	30.0	24.2	28.3	32.4
21	28.8	32.8	36.7	23.9	28.0	32.2	26.5	30.6	34.8
22	31.2	35.2	39.2	25.9	30.1	34.2	28.7	32.9	37.1
23	33.5	37.5	41.6	27.9	32.0	36.2	30.9	35.1	39.3
24	35.7	39.8	43.8	29.7	34.0	38.2	33.0	37.2	41.5
25	37.9	41.9	46.0	31.6	35.8	40.0	35.1	39.3	43.5
26	39.9	44.0	48.1	33.3	37.6	41.9	37.0	41.3	45.6
27	41.9	46.0	50.1	35.0	39.3	43.6	38.9	43.2	47.5
28	43.7	47.9	52.0	36.7	41.0	45.3	40.7	45.0	49.3
29	45.5	49.7	53.9	38.3	42.6	46.9	42.5	46.8	51.1
30	47.2	51.4	55.6	39.8	44.1	48.5	44.1	48.5	52.8
31	48.9	53.1	57.3	41.2	45.6	50.0	45.7	50.1	54.5
32	50.4	54.7	58.9	42.6	47.0	51.4	47.2	51.6	56.1
33	52.0	56.2	60.5	44.0	48.4	52.8	48.7	53.1	57.5
34	53.4	57.7	62.0	45.2	49.7	54.1	50.0	54.5	59.0
35	54.8	59.2	63.5	46.4	50.9	55.4	51.3	55.8	60.3
36	56.2	60.6	64.9	47.6	52.1	56.6	52.6	57.1	61.6
37	57.6	62.0	66.4	48.7	53.2	57.7	53.7	58.2	62.8
38	59.0	63.4	67.8	49.7	54.2	58.8	54.8	59.3	63.9
39	60.4	64.8	69.3	50.6	55.2	59.8	55.8	60.4	64.9
40	61.9	66.3	70.8	51.5	56.2	60.8	56.7	61.3	65.9

GA, gestational age.

[a] Humerus (mean) = $-16.24+0.76315\times GA+0.1683\times GA^2-0.0056212\times GA^3+0.000055666\times GA^4$.

[b] Radius (mean) = $-29.09+3.371\times GA-0.031\times GA^2$ (Exacoustos et al, 1991).

[c] Ulna (mean) = $-34.313+3.8685\times GA-0.036949\times GA^2$ (Jeanty et al, 1984).

Derived from compilation of data: Jeanty P, Cousaert E, Cantraine F, et al. A longitudinal study of fetal limb growth. Am J Perinatol 1:136, 1984; Merz E, Grubner A, Kern F: Mathematical modeling of fetal limb growth. J Clin Ultrasound 17:179, 1989; and Exacoustos C, Rosati P, Rizzo G, Arduini D: Ultrasound measurements of fetal limb bones. Ultrasound Obstet Gynecol 1:325, 1991.

From Nyberg DA, McGahan JP, Pretorius DH, Pilu G: Diagnostic Imaging of Fetal Anomalies. Philadelphia, Lippincott Williams & Wilkins, 2003.

表 A-21 依据锁骨长度评估孕周

锁骨长度 (mm)	孕周百分位数（周+天）		
	5th	50th	95th
11	8+3	13+6	17+2
12	9+1	14+4	18+1
13	10+0	14+3	19+6
14	11+6	15+2	20+5
15	12+5	16+1	21+4
16	12+3	18+0	21+3
17	13+2	18+5	22+2
18	14+1	19+4	23+0
19	16+0	19+3	24+6
20	16+6	20+2	25+5
21	17+4	21+1	26+4
22	17+3	22+6	26+2
23	18+2	23+5	27+1
24	19+1	24+4	28+0
25	21+0	24+3	29+6
26	21+5	25+1	30+5
27	22+4	26+0	30+3
28	22+3	27+6	31+2
29	23+2	28+5	32+1
30	24+0	29+4	34+0
31	25+6	29+2	34+6
32	26+5	30+1	35+4
33	27+4	31+0	35+3
34	27+3	32+6	36+2
35	28+1	33+5	37+1
36	29+0	33+3	39+0
37	30+6	34+2	39+5
38	31+5	35+1	40+4
39	32+4	37+0	40+3
40	32+2	37+6	41+2
41	33+1	38+4	42+0
42	35+0	38+3	43+6
43	35+6	39+2	44+5
44	36+5	40+1	45+4
45	36+3	41+6	45+3

来自 Yarkoni S，Schmidt W，Jeanty P，et al：Clavicular measurement：a new biometric parameter for fetal evaluation. J Ultrasound Med 4：467，1985

TABLE A-22 Comparison of Mean Postpartum and Ultrasonographic Foot Length With Streeter's Pathologic Data (1920)

Gestational Week	Streeter's Data (mm)	Ultrasonographic Foot Length (mm)	Postpartum Foot Length (mm)
11	7	8	
12	9	9	
13	11	10	
14	14	16	
15	17	16	
16	20	21	
17	23	24	
18	27	27	
19	31	28	
20	33	33	33
21	35	35	
22	40	38	
23	42	42	
24	45	44	
25	48	47	48
26	50	51	
27	53	54	52
28	55	58	
29	57	57	57
30	59	61	60
31	61	62	60
32	63	63	66
33	65	67	68
34	68	68	71
35	71	71	72
36	74	74	74
37	77	75	78
38	79	78	78
39	81	78	80
40	83	82	81
41			82
42			82
43			84

From Mercer BM，Sklar S，Shariatmadar A，et al：Fetal foot length as a predictor of gestational age. Am J Obstet Gynecol 156：350，1987.

表 A-23　月经龄相应足长的百分位数 *

月经龄（周）	N	CV（%）	足长百分位数（平滑曲线）				
			5th	10th	50th	90th	95th
15	18	12.7	1.4	1.5	1.8	2.2	2.3
16	146	10.4	1.6	1.7	2.1	2.5	2.6
17	375	9.7	1.9	2.0	2.4	2.8	2.9
18	613	9.8	2.2	2.3	2.7	3.1	3.2
19	1160	8.9	2.5	2.6	3.0	3.3	3.4
20	929	9.3	2.8	2.9	3.2	3.6	3.7
21	552	8.5	3.1	3.2	3.5	3.9	4.0
22	360	8.9	3.4	3.5	3.9	4.2	4.3
23	222	8.1	3.7	3.8	4.2	4.6	4.7
24	177	7.0	4.0	4.1	4.5	4.9	5.0
25	125	7.1	4.3	4.4	4.8	5.1	5.2
26	123	7.0	4.6	4.7	5.1	5.4	5.5
27	108	6.3	4.8	4.9	5.3	5.7	5.8
28	74	5.4	5.1	5.2	5.6	5.9	6.0
29	66	6.2	5.3	5.4	5.8	6.2	6.3
30	65	5.2	5.6	5.7	6.1	6.4	6.5
31	62	5.7	5.8	5.9	6.3	6.7	6.8
32	65	5.3	6.0	6.1	6.5	6.9	7.0
33	39	4.4	6.3	6.4	6.8	7.1	7.2
34	37	6.8	6.5	6.6	7.0	7.4	7.5
35	24	6.2	6.8	6.9	7.3	7.6	7.7
36	15	5.5	7.0	7.1	7.5	7.9	8.0
37	17	5.3	7.3	7.4	7.7	8.1	8.2

CV，变异系数；N，例数

* 百分位数以 cm 为单位

来自 Meirowitz NB，Ananth CV，Smulian JC，et al：Foot length in fetuses with abnormal growth. J Ultrasound Med 19：201，2000

TABLE A-24 Predicted Menstrual Ages for Transverse Cerebellar Diameters of 14 to 56 mm			
Cerebellum Diameter (mm)	Menstrual Age (wk)	Cerebellum Diameter (mm)	Menstrual Age (wk)
14	15.2	35	29.4
15	15.8	36	30.8
16	16.5	37	30.6
17	17.2	38	31.2
18	17.9	39	31.8
19	18.6	40	32.3
20	19.3	41	32.8
21	20.0	42	33.4
22	20.7	43	33.9
23	21.4	44	34.4
24	22.1	45	34.8
25	22.8	46	35.3
26	23.5	47	35.7
27	24.2	48	36.1
28	24.9	49	36.5
29	25.5	50	36.8
30	26.2	51	37.2
31	26.9	52	37.5
32	27.5	54	38.0
33	28.1	55	38.3
34	28.8	56	38.5
VARIABILITY ESTIMATES (±2 SD)			
	12-18 wk	±1.0 wk	
	18-24 wk	±1.8 wk	
	24-30 wk	±2.0 wk	
	30-36 wk	±2.4 wk	
	36-42 wk	±3.2 wk	

From Hill LM, Guzick D, Fries J, et al: The transverse cerebellar diameter in estimating gestational age in the large-for-gestational-age fetus. Obstet Gynecol 75:983, 1990. Reprinted with permission from the American College of Obstetricians and Gynecologists.

表 A-25 小脑横径百分位数列线图					
孕周 (周)	小脑横径(mm)				
	10th	25th	50th	75th	90th
15	10	12	14	15	16
16	14	16	16	16	17
17	16	17	17	18	18
18	17	18	18	19	19
19	18	18	19	19	22
20	18	19	20	20	22
21	19	20	22	23	24
22	21	23	23	24	24
23	22	23	24	25	26
24	22	24	25	27	28
25	23	21.5	28	28	29
26	25	28	29	30	32
27	26	28.5	30	31	32
28	27	30	31	32	34
29	29	32	34	36	38
30	31	32	35	37	40
31	32	35	38	39	43
32	33	36	38	40	42
33	32	36	40	43	44
34	33	38	40	41	44
35	31	37	40.5	43	47
36	36	29	43	52	55
37	37	37	45	52	55
38	40	40	48.5	52	55
39	52	52	52	55	55

来自 Goldstein I, Reece A, Pilu G, et al: Cerebellar measurements with ultrasonography in the evaluation of fetal growth and development. Am JObstet Gynecol 156:1065, 1987

表 A-26 依据眼内距(IOD)和眼外距(OOD)预测双顶径(BPD)和孕周

BPD(cm)	孕周(周)	IOD(cm)	OOD(cm)	BPD(cm)	孕周(周)	IOD(cm)	OOD(cm)
1.9	11.6	0.5	1.3	5.8	24.3	1.6	4.1
2.0	11.6	0.5	1.4	5.9	24.3	1.6	4.2
2.1	12.1	0.6	1.5	6.0	24.7	1.6	4.3
2.2	12.6	0.6	1.6	6.1	25.2	1.6	4.3
2.3	12.6	0.6	1.7	6.2	25.2	1.6	4.4
2.4	13.1	0.7	1.7	6.3	25.7	1.7	4.4
2.5	13.6	0.7	1.8	6.4	26.2	1.7	4.5
2.6	13.6	0.7	1.9	6.5	26.2	1.7	4.5
2.7	14.1	0.8	2.0	6.6	26.7	1.7	4.6
2.8	14.6	0.8	2.1	6.7	27.2	1.7	4.6
2.9	14.6	0.8	2.1	6.8	27.6	1.7	4.7
3.0	15.0	0.9	2.2	6.9	28.1	1.7	4.7
3.1	15.5	0.9	2.3	7.0	28.6	1.8	4.8
3.2	15.5	0.9	2.4	7.1	29.1	1.8	4.8
3.3	16.0	1.0	2.5	7.3	29.6	1.8	4.9
3.4	16.5	1.0	2.5	7.4	30.0	1.8	5.0
3.5	16.5	1.0	2.6	7.5	30.6	1.8	5.0
3.6	17.0	1.0	2.7	7.6	31.0	1.8	5.1
3.7	17.5	1.1	2.7	7.7	31.5	1.8	5.1
3.8	17.9	1.1	2.8	7.8	32.0	1.8	5.2
4.0	18.4	1.2	3.0	7.9	32.5	1.9	5.2
4.2	18.9	1.2	3.1	8.0	33.0	1.9	5.3
4.3	19.4	1.2	3.2	8.2	33.5	1.9	5.4
4.4	19.4	1.3	3.2	8.3	34.0	1.9	5.4
4.5	19.9	1.3	3.3	8.4	34.4	1.9	5.4
4.6	20.4	1.3	3.4	8.5	35.0	1.9	5.5
4.7	20.4	1.3	3.4	8.6	35.4	1.9	5.5
4.8	20.9	1.4	3.5	8.8	35.9	1.9	5.6
4.9	21.3	1.4	3.6	8.9	36.4	1.9	5.6
5.0	21.3	1.4	3.6	9.0	36.9	1.9	5.7
5.1	21.8	1.4	3.7	9.1	37.3	1.9	5.7
5.2	22.3	1.4	3.8	9.2	37.8	1.9	5.8
5.3	22.3	1.5	3.8	9.3	38.3	1.9	5.8
5.4	22.8	1.5	3.9	9.4	38.8	1.9	5.8
5.5	23.3	1.5	4.0	9.6	39.3	1.9	5.9
5.6	23.3	1.5	4.0	9.7	39.8	1.9	5.9
5.7	23.8	1.5	4.1				

来自 Mayden KL,Tortora M,Berkowitz RL,et al:Orbital diameters:a new parameter for prenatal diagnosis and dating. Am JObstet Gynecol 144:289,1982

表 A-27 胎儿胸围测值*

孕周（周）	例数	预测百分位数								
		2.5th	5th	10th	25th	50th	75th	90th	95th	97.5th
16	6	5.9	6.4	7.0	8.0	9.1	10.3	11.3	11.9	12.4
17	22	6.8	7.3	7.9	8.9	10.0	11.2	12.2	12.8	13.3
18	31	7.7	8.2	8.8	9.8	11.0	12.1	13.1	13.7	14.2
19	21	8.6	9.1	9.7	10.7	11.9	13.0	14.0	14.6	15.1
20	20	9.5	10.0	10.6	11.7	12.8	13.9	15.0	15.5	16.0
21	30	10.4	11.0	11.6	12.6	13.7	14.8	15.8	16.4	16.9
22	18	11.3	11.9	12.5	13.5	14.6	15.7	16.7	17.3	17.8
23	21	12.2	12.8	13.4	14.4	15.5	16.6	17.6	18.2	18.8
24	27	13.2	13.7	14.3	15.3	16.4	17.5	18.5	19.1	19.7
25	20	14.1	14.6	15.2	16.2	17.3	18.4	19.4	20.0	20.6
26	25	15.0	15.5	16.1	17.1	18.2	19.3	20.3	21.0	21.5
27	24	15.9	16.4	17.0	18.0	19.1	20.2	21.3	21.9	22.4
28	24	16.8	17.3	17.9	18.9	20.0	21.2	22.2	22.8	23.3
29	24	17.7	18.2	18.8	19.8	21.0	22.1	23.1	23.7	24.2
30	27	18.6	19.1	19.7	20.7	21.9	23.0	24.0	24.6	25.1
31	24	19.5	20.0	20.6	21.6	22.8	23.9	24.9	25.5	26.0
32	28	20.4	20.9	21.5	22.6	23.7	24.8	25.8	26.4	26.9
33	27	21.3	21.8	22.5	23.5	24.6	25.7	26.7	27.3	27.8
34	25	22.2	22.8	23.4	24.4	25.5	26.6	27.6	28.2	28.7
35	20	23.1	23.7	24.3	25.3	26.4	27.5	28.5	29.1	29.6
36	23	24.0	24.6	25.2	26.2	27.3	28.4	29.4	30.0	30.6
37	22	24.9	25.5	26.1	27.1	28.2	29.3	30.3	30.9	31.5
38	21	25.9	26.4	27.0	28.0	29.1	30.2	31.2	31.9	32.4
39	7	26.8	27.3	27.9	28.9	30.0	31.1	32.2	32.8	33.3
40	6	27.7	28.2	28.8	29.8	30.9	32.1	33.1	33.7	34.2

* 数据以 cm 为单位

来自 Chitkara U，Rosenberg J，Chervenak FA，et al：Prenatal sonographic assessment of the fetal thorax：normal values. Am JObstet Gynecol 156：1069，1987

表 A-28　12~32 周肺面积(描记法)、肺容积百分位数(2.5th,50th,97.5th)

月经龄	左肺面积(mm)			右肺面积(mm)			左肺容积(ml)			右肺容积(ml)			总肺容积(ml)		
(周)	2.5th	50th	97.5th	2.5th	50th	97.5th	2.5th	50th	97.5th	2.5th	50th	97.5th	2.5th	50th	97.5th
12	20	36	51	44	58	71	0.63	0.64	0.65	0.59	0.6	0.62	1.37	1.56	1.75
13	26	47	68	42	69	96	0.37	0.57	0.77	0.5	0.75	1	0.85	1.4	1.94
14	36	62	89	48	88	129	0.26	0.69	1.11	0.54	1.06	1.58	0.7	1.65	2.61
15	49	82	114	61	115	169	0.31	0.97	1.64	0.7	1.53	2.36	0.9	2.32	3.74
16	65	104	144	80	148	215	0.49	1.42	2.35	1	2.16	3.33	1.42	3.36	5.31
17	83	130	177	105	186	267	0.79	2.02	3.24	1.42	2.96	4.51	2.25	4.77	7.29
18	103	158	213	134	229	323	1.22	2.76	4.3	1.97	3.92	5.87	3.36	6.52	9.67
19	125	188	252	168	275	383	1.75	3.63	5.51	2.64	5.04	7.44	4.72	8.57	12.4
20	148	220	293	204	325	447	2.38	4.62	6.85	3.43	6.31	9.19	6.31	10.9	15.5
21	172	254	335	243	378	512	3.09	5.71	8.33	4.33	7.73	11.1	8.1	13.5	18.9
22	196	288	380	283	432	580	3.87	6.9	9.92	5.34	9.28	13.2	10.1	16.3	22.6
23	220	323	425	325	486	648	4.71	8.16	11.6	6.45	11	15.5	12.2	19.3	26.5
24	244	358	471	366	541	716	5.58	9.49	13.4	7.64	12.8	17.9	14.4	22.5	30.7
25	268	392	517	406	595	783	6.49	10.9	15.3	8.9	14.7	20.5	16.6	25.8	35
26	290	426	563	445	647	849	7.4	12.3	17.2	10.2	16.7	23.2	18.9	29.2	39.5
27	310	459	609	482	697	913	8.31	13.7	19.1	11.6	18.8	26	21.2	32.7	44.1
28	328	491	653	515	744	973	9.19	15.1	21.1	13	21	29	23.5	36.1	48.7
29	344	521	697	545	787	1029	10	16.6	23.1	14.4	23.2	32	25.7	39.6	53.4
30	358	548	738	569	825	1081	10.8	17.9	25	15.9	25.5	35.1	27.7	42.9	58.1
31	368	573	777	589	858	1127	11.5	19.3	27	17.2	27.7	38.2	29.6	46.2	62.7
32	374	594	814	602	885	1167	12.1	20.5	28.9	18.6	30	41.3	31.3	49.3	67.3

来自 Peralta CF,Cavoretto P,Csapo B,et al:Assessment of lung area in normal fetuses at 12~32weeks. Ultrasound Obstet Gynecol 26:718~724,2005; Peralta CF,Cavoretto P,Csapo B,et al:Lung and heart volumes by three-dimensional ultrasound in normal fetuses at 12~32weeks' gestation. Ultrasound Obstet Gynecol 27:128-133,2006

孕周	胸廓前后径（mm）			胸廓横径（mm）			胸围（mm）		
	10th	50th	90th	10th	50th	90th	10th	50th	90th
12	11.7	14.2	16.5	11.7	14.2	16.5	11.7	14.2	16.5
13	14.3	17.2	19.8	14.3	17.2	19.8	14.3	17.2	19.8
14	17.1	20.3	23.3	17.1	20.3	23.3	17.1	20.3	23.3
15	19.9	23.4	26.7	19.9	23.4	26.7	19.9	23.4	26.7
16	22.8	26.5	30.2	22.8	26.5	30.2	22.8	26.5	30.2
17	25.8	29.6	33.6	25.8	29.6	33.6	25.8	29.6	33.6
18	28.7	32.6	37.0	28.7	32.6	37.0	28.7	32.6	37.0
19	31.6	35.6	40.5	31.6	35.6	40.5	31.6	35.6	40.5
20	34.2	38.5	43.9	34.2	38.5	43.9	34.2	38.5	43.9
21	36.8	41.4	47.2	36.8	41.4	47.2	36.8	41.4	47.2
22	39.2	44.3	50.4	39.2	44.3	50.4	39.2	44.3	50.4
23	41.5	47.2	53.6	41.5	47.2	53.6	41.5	47.2	53.6
24	43.9	50.0	56.6	43.9	50.0	56.6	43.9	50.0	56.6
25	46.5	52.8	59.5	46.5	52.8	59.5	46.5	52.8	59.5
26	49.1	55.5	62.3	49.1	55.5	62.3	49.1	55.5	62.3
27	51.7	58.2	64.9	51.7	58.2	64.9	51.7	58.2	64.9
28	54.2	60.8	67.4	54.2	60.8	67.4	54.2	60.8	67.4
29	56.6	63.4	69.8	56.6	63.4	69.8	56.6	63.4	69.8
30	58.9	65.9	72.3	58.9	65.9	72.3	58.9	65.9	72.3
31	61.1	68.4	74.9	61.1	68.4	74.9	61.1	68.4	74.9
32	63.2	70.9	77.7	63.2	70.9	77.7	63.2	70.9	77.7
33	65.1	73.2	80.6	65.1	73.2	80.6	65.1	73.2	80.6
34	67.0	75.4	83.4	67.0	75.4	83.4	67.0	75.4	83.4
35	68.8	77.3	85.8	68.8	77.3	85.8	68.8	77.3	85.8
36	70.6	79.0	88.0	70.6	79.0	88.0	70.6	79.0	88.0
37	72.5	80.5	90.0	72.5	80.5	90.0	72.5	80.5	90.0
38	74.3	81.9	91.8	74.3	81.9	91.8	74.3	81.9	91.8
39	75.9	83.1	93.5	75.9	83.1	93.5	75.9	83.1	93.5
40	77.5	84.1	94.9	77.5	84.1	94.9	77.5	84.1	94.9
41	78.8	84.9	95.8	78.8	84.9	95.8	78.8	84.9	95.8

表 A-29　12~41 周胸廓测值百分位数（10th,50th,90th）

来自 J Lessoway VA,Schulzer M,Wittmann BK,et al:Ultrasound fetal biometry charts for aNorth American Caucasian population. J Clin Ultrasound 26: 433-453,1998

（路晶　翻译）

附录 B 评估胎儿体重、生长、身体比例的参数

表 B-1 胎儿体重评估公式

来源	年份	公式
AC 公式		
Campbell and Wilkin*	1975	$\text{Ln EFW} = -4.564 + 0.282(\text{AC}) - 0.00331(\text{AC})^2$
Hadlock et al	1984	$\text{Ln EFW} = 2.695 + 0.253(\text{AC}) - 0.00275(\text{AC})^2$
Jordaan	1983	$\text{Log}_{10}\text{EFW} = 0.6328 + 0.1881(\text{AC}) - 0.0043(\text{AC})^2 + 0.000036239(\text{AC})^3$
Warsof et al*	1977	$\text{Log}_{10}\text{EFW} = -1.8367 + 0.092(\text{AC}) - 0.000019(\text{AC})^3$
Higginbottom et al	1975	$\text{EFW} = 0.0816(\text{AC})^3$
FL 公式		
Warsof et al	1986	$\text{Ln EFW} = 4.6914 + 0.151(\text{FL})^2 - 0.0119(\text{FL})^3$
AC/FL 公式		
Hadlock et al	1985	$\text{Log}_{10}\text{EFW} = 1.304 + 0.05281(\text{AC}) + 0.1938(\text{FL}) - 0.004(\text{AC})(\text{FL})$
Warsof et al	1986	$\text{Ln EFW} = 2.792 + 1.08(\text{FL}) + 0.0036(\text{AC})^2 - 0.027(\text{FL})(\text{AC})$
Woo et al	1985	$\text{Log}_{10}\text{EFW} = 0.59 + 0.08(\text{AC}) + 0.28(\text{FL}) - 0.00716(\text{AC})(\text{FL})$
AC/BPD 公式		
Warsof et al*	1977	$\text{Log}_{10}\text{EFW} = 1.599 + 0.144(\text{BPD}) + 0.032(\text{AC}) - 0.000111(\text{BPD})^2(\text{AC})$
Hadlock et al	1984	$\text{Log}_{10}\text{EFW} = 1.1134 + 0.05845(\text{AC}) - 0.000604(\text{AC})^2 - 0.007365(\text{BPD})^2 + 0.000595(\text{BPD})(\text{AC}) + 0.1694(\text{BPD})$
Jordaan*	1983	$\text{Log}_{10}\text{EFW} = -1.1683 + 0.0377(\text{AC}) + 0.0950(\text{BPD}) - 0.0015(\text{BPD})(\text{AC})$
Hsieh et al	1987	$\text{Log}_{10}\text{EFW} = 2.1315 + 0.0056541(\text{AC})(\text{BPD}) - 0.00015515(\text{BPD})(\text{AC})^2 + 0.000019782(\text{AC})^3 + 0.052594(\text{BPD})$
Woo et al	1985	$\text{Log}_{10}\text{EFW} = 1.63 + 0.16(\text{BPD}) + 0.00111(\text{AC})^2 - 0.0000859(\text{BPD})(\text{AC})^2$
Vintzileos et al	1987	$\text{Log}_{10}\text{EFW} = 1.879 + 0.084(\text{BPD}) + 0.026(\text{AC})$
Shepard et al*	1982	$\text{Log}_{10}\text{EFW} = -1.7492 + 0.166(\text{BPD}) + 0.046(\text{AC}) - 0.002546(\text{BPD})$
AC/BPD/FL 公式		
Woo et al	1985	$\text{Log}_{10}\text{EFW} = 1.54 + 0.15(\text{BPD}) + 0.00111(\text{AC})^2 - 0.0000764(\text{BPD})(\text{AC})^2 + 0.05(\text{FL}) - 0.000992(\text{FL})(\text{AC})$
Shinozuka et al†	1987	$\text{EFW} = 0.23966(\text{AC})^2(\text{FL}) + 1.6230(\text{BPD})^3$
Hadlock et al	1985	$\text{Log}_{10}\text{EFW} = 1.335 - 0.0034(\text{AC})(\text{FL}) + 0.0316(\text{BPD}) + 0.0457(\text{AC}) + 0.1623(\text{FL})$
Hsieh et al	1987	$\text{Log}_{10}\text{EFW} = 2.7193 + 0.0094962(\text{AC})(\text{BPD}) - 0.1432(\text{FL}) - 0.00076742(\text{AC})(\text{BPD})^2 + 0.001745(\text{FL})(\text{BPD})^2$
AC/HC/FL 公式		
Hadlock et al	1984	$\text{Log}_{10}\text{EFW} = 1.326 - 0.00326(\text{AC})(\text{FL}) + 0.0107(\text{HC}) + 0.0438(\text{AC}) + 0.158(\text{FL})$

表 B-1　胎儿体重评估公式（续）

来源	年份	公式
Ott et al[*]	1986	$Log_{10}EFW = 2.0661 + 0.04355(HC) + 0.05394(AC)0.0008582(HC)(AC) + 1.2594(FL/AC)$
Combs et al	1993	$EFW = 0.23718(AC)^2(FL) + 0.03312(HC)^3$
AC/HC/BPD/±FL 公式		
Jordaan	1983	$Log_{10}EFW = 2.3231 + 0.02904(AC) + 0.0079(HC)0.0058(BPD)$
Hadlock et al	1985	$Log_{10}EFW = 1.3596 + 0.0064(HC) + 0.0424(AC) + 0.174(FL) + 0.00061(BPD)(AC) - 0.00386(AC)(FL)$
母亲特征公式		
Nahum et al[‡]	2002	EFW = 孕周(d)×(9.38 = 0.264×胎儿性别[§] + 0.000233×母亲身高[cm]×26 周母亲体重[kg] + 4.62×晚孕母亲体重增长速率[kg/d]×[产次+1])[¶]

AC，腹围；BPD，双顶径；EFW，胎儿预估体重(g)；FL，股骨长；HC，头围；Ln，自然对数

AC、FL、BPD、HC 以 cm 为单位

[*] 此六个估算胎儿体重的公式以 kg 为单位，而非 g

[†]Shinozuka et al 公式由其原始公式改编而来，包括了腹围而非原始公式使用的腹部横径、前后径(Shinozuka N, Okai T, Kohzuma S, et al: Formulas for fetal weight estimation by ultrasound measurements based on neonatal specific gravities and volumes. J Obstet Gynecol 157: 1140, 1987; Combs CA, Jaekle RK, Rosenn B, e Stoanlo: graphic estimation of fetal weight based on amodel of fetal volume. Obstet Gynecol 82: 365, 1993)

[‡]此公式仅适用于健康白人孕妇足月单胎妊娠，用于以下情况评估胎儿体重时应系统化矫正①黑人孕妇(减 161g)；②东亚孕妇(减 291g)；③慢性高血压(减 161g)；④妊娠高血压综合征/先兆子痫(减 105g)；⑤母亲吸烟(每天每支烟减 17g)；⑥高海拔地区(水平面以上每 1000 米减 102g)

[§]胎儿性别独自解释了足月胎儿体重约 1% 的变异，为出生体重显著性预测因子(F test, P<0.001)，但对出生体重整体预测价值较低。当胎儿性别项为 0，忽略胎儿性别影响时，绝对预测平均误差无改变，绝对预测中位数误差仅稍增加 10g(0.2%)。因此，虽然胎儿性别有潜在影响，但在母亲特征预测体重公式中并非不可或缺

[¶]胎儿性别 = +1 为男性，-1 为女性，0 为未知胎儿性别；孕周 = 正常末次月经以后的天数 = 胚胎龄(天) + 14(Nahum GG, Stanislaw H: Ultrasonographic prediction of term birth weight: how accurate is it? Am JObstet Gynecol 188: 566, 2003)

来自 Hill LM: Fetal weight. In Goldberg BB, McGahan JP(eds): Atlas of Ultrasound Measurements, 2nd ed. Philadelphia, Mosby/Elsevier, 2006

TABLE B-2　Neonatal Birth Weight Derived From Gestations Dated by Early Ultrasonography (Male and Female Subjects Combined)

Gestational Age (wk)[*]	WEIGHT (g) BY PERCENTILE						
	5th	10th	25th	50th	75th	90th	95th
25	450	490	564	660	772	889	968
26	523	568	652	760	885	1016	1103
27	609	660	754	875	1015	1160	1257
28	707	765	870	1005	1162	1322	1430
29	820	884	1003	1153	1327	1504	1623
30	947	1020	1151	1319	1511	1706	1836
31	1090	1171	1317	1502	1713	1928	2070
32	1249	1338	1499	1702	1933	2167	2321
33	1422	1519	1696	1918	2169	2421	2587
34	1608	1714	1906	2146	2416	2687	2865
35	1804	1919	2125	2383	2671	2959	3148
36	2006	2129	2349	2622	2927	3230	3428
37	2210	2340	2572	2859	3177	3493	3698
38	2409	2544	2786	3083	3412	3736	3947
39	2595	2735	2984	3288	3622	3952	4164
40	2762	2904	3155	3462	3798	4127	4340
41	2900	3042	3293	3597	3930	4254	4462
42	3002	3142	3388	3685	4008	4322	4523
43	3061	3195	3432	3717	4026	4324	4515

[*] Age to the nearest week. Percentiles listed for 25 weeks, for example, apply to neonates aged 24.5 to 25.4 weeks.

From Doubilet PM, Benson CB, Nadel AS, et al: Improved birth weight table for neonates developed from gestations dated by early ultrasonography. J Ultrasound Med 16: 241, 1997.

表 B-3 加利福尼亚非西班牙裔白人单胎婴儿依据性别及孕周的出生体重百分位数

孕周(周)	10th		50th		90th	
	男	女	男	女	男	女
22	326	314	530	496	736	755
23	376	354	609	569	851	869
24	433	400	699	651	982	996
25	499	454	800	745	1127	1136
26	574	518	913	850	1288	1290
27	662	591	1041	969	1466	1460
28	762	678	1184	1102	1661	1645
29	878	780	1343	1251	1873	1845
30	1007	902	1537	1430	2159	2113
31	1159	1041	1752	1637	2439	2364
32	1348	1219	1979	1861	2727	2619
33	1561	1436	2220	2090	2972	2847
34	1787	1668	2459	2329	3205	3059
35	2030	1918	2694	2562	3415	3250
36	2278	2169	2910	2788	3591	3450
37	2499	2410	3112	2992	3765	3646
38	2696	2587	3292	3161	3931	3802
39	2849	2730	3434	3294	4064	3923
40	2944	2817	3534	3389	4154	4005
41	3018	2873	3598	3450	4214	4040
42	3086	2936	3665	3513	4276	4094
43	3120	2937	3703	3548	4315	4126
44	3120	2966	3712	3554	4330	4136
45	3085	2932	3691	3531	4321	4126
46	3016	2866	3641	3479	4288	4093
47	2916	2771	3563	3400	4231	4040
48	2789	2650	3459	3295	4152	3966

来自 Williams RL, Creasy RK, Cunningham GC, et al: Fetal growth and perinatal viability in California. Obstet Gynecol 59(5):624-632,1982

表 B-3 加利福尼亚非西班牙裔白人单胎婴儿依据性别及孕周的出生体重百分位数

TABLE B-4　Fetal Weight Percentiles in the Third Trimester*

Gestational Age (wk)	WEIGHT (g) PERCENTILES		
	10th	50th	90th
26	570	860	1320
27	660	990	1470
28	770	1150	1660
29	890	1310	1890
30	1030	1460	2100
31	1180	1630	2290
32	1310	1810	2500
33	1480	2010	2690
34	1670	2220	2880
35	1870	2430	3090
36	2190	2650	3290
37	2310	2870	3470
38	2510	3030	3610
39	2680	3170	3750
40	2750	3280	3870
41	2800	3360	3980
42	2830	3410	4060
43	2840	3420	4100
44	2790	3390	4110

* From Doubilet PM, Benson CB, Nadel AS, Ringer SA: Improved birth weight table for neonates developed from gestations dated by early ultrasonography. J Ultrasound Med 16:241-249,1997.

表 B-5　INTERGROWTH21 研究报道的不同性别新生儿各孕周体重百分位数

周数	例数	男					例数	女				
		出生体重百分位数 (kg)						出生体重百分位数 (kg)				
		3rd	10th	50th	90th	97th		3rd	10th	50th	90th	97th
33 周	34	1.18	1.43	1.95	2.52	2.82	17	1.20	1.41	1.86	2.35	2.61
34 周	48	1.45	1.71	2.22	2.79	3.08	65	1.47	1.68	2.13	2.64	2.90
35 周	128	1.70	1.95	2.47	3.03	3.32	114	1.71	1.92	2.38	2.89	3.16
36 周	323	1.93	2.18	2.63	3.25	3.54	293	1.92	2.14	2.60	3.12	3.39
37 周	857	2.13	2.38	2.89	3.45	2.74	803	2.11	2.33	2.80	3.32	3.60
38 周	2045	2.32	2.57	3.07	3.63	3.92	1802	2.28	2.50	2.97	3.51	3.78
39 周	3009	2.49	2.73	3.24	3.79	4.08	2869	2.42	2.65	3.13	3.66	3.94
40 周	2568	2.63	2.88	3.38	3.94	4.22	2523	2.55	2.78	3.26	3.80	4.08
41 周	1179	2.76	3.01	3.51	4.06	4.35	1195	2.65	2.86	3.37	3.92	4.20
42 周	206	2.88	3.12	3.62	4.17	4.46	224	2.74	2.98	3.46	4.01	4.30
总数	10 397						9905					

来自 Villar J, Victora CG, O'Huma E, et al: International standards for newborn weight, length, and head circumference by gestational age and sex: the Newborn Cross-Sectional Study of the INTERGROWTH-21 秒 t Project. Lancet. 384:857-868,2014, table 2

表 B-6　国家儿童健康与人类发展研究所（National Institutes of Child Health and Human Development，NICHD）报道的各种族/民族不同孕周胎儿各生长参数百分位数

孕周（周）	百分位数						
	3rd	5th	10th	50th	90th	95th	97th
BPD(mm)，白人							
10	10.4	10.6	10.9	12.1	13.5	13.9	14.2
11	13.4	13.6	14.0	15.5	17.2	17.7	18.0
12	16.6	16.9	17.4	19.2	21.1	21.7	22.1
13	20.0	20.3	20.9	22.9	25.2	25.9	26.3
14	23.3	23.7	24.3	26.7	29.2	30.0	30.5
15	26.6	27.1	27.7	30.3	33.0	33.9	34.4
16	29.8	30.3	31.0	33.7	36.7	37.6	38.2
17	32.8	33.3	34.1	37.0	40.1	41.0	41.7
18	35.8	36.3	37.1	40.1	43.4	44.3	45.0
19	38.7	39.2	40.0	43.2	46.6	47.6	48.3
20	41.6	42.2	43.0	46.3	49.8	50.9	51.5
21	44.6	45.2	46.1	49.4	53.1	54.1	54.9
22	47.6	48.2	49.1	52.6	56.3	57.4	58.2
23	50.5	51.2	52.1	55.7	59.6	60.7	61.5
24	53.5	54.1	55.1	58.9	62.8	64.0	64.8
25	56.4	57.1	58.1	61.9	66.0	67.2	68.0
26	59.3	60.0	61.0	65.0	69.2	70.4	71.2
27	62.1	62.8	63.9	68.0	72.3	73.5	74.4
28	64.8	65.5	66.7	70.8	75.3	76.6	77.5
29	67.4	68.2	69.4	73.6	78.2	79.6	80.4
30	70.0	70.7	71.9	76.4	81.0	82.4	83.3
31	72.4	73.2	74.4	78.9	83.7	85.2	86.1
32	74.6	75.4	76.7	81.4	86.3	87.7	88.7
33	76.7	77.6	78.8	83.6	88.6	90.1	91.1
34	78.6	79.5	80.8	85.6	90.8	92.3	93.3
35	80.3	81.2	82.5	87.4	92.7	94.2	95.2
36	81.7	82.6	84.0	89.0	94.3	95.9	96.9
37	83.0	83.9	85.3	90.3	95.7	97.3	98.3
38	84.1	85.0	86.3	91.5	96.9	98.5	99.5
39	85.0	85.9	87.3	92.4	97.9	99.5	100.6
40	85.7	86.6	88.0	93.3	98.8	100.4	101.5

表 B-6　国家儿童健康与人类发展研究所（National Institutes of Child Health and Human Development，NICHD）报道的各种族/民族不同孕周胎儿各生长参数百分位数（续）

孕周（周）	百分位数						
	3rd	5th	10th	50th	90th	95th	97th
HC（mm），白人							
10	41.4	42.1	43.1	47.1	51.3	52.6	53.5
11	52.2	53.0	54.3	59.0	64.2	65.7	66.8
12	63.9	64.9	66.3	71.9	77.9	79.6	80.8
13	76.1	77.2	78.9	85.1	91.9	93.9	95.3
14	88.4	89.6	91.5	98.5	106.0	108.2	109.7
15	100.7	102.0	104.0	111.6	119.7	122.1	123.7
16	112.7	114.1	116.3	124.3	132.9	135.4	137.1
17	124.4	125.8	128.1	136.6	145.6	148.2	150.0
18	135.8	137.3	139.7	148.5	157.8	160.6	162.4
19	147.1	148.7	151.2	160.3	169.9	172.7	174.6
20	158.6	160.3	162.8	172.2	182.1	185.0	186.9
21	170.2	171.9	174.5	184.1	194.2	197.2	199.2
22	181.7	183.5	186.2	196.0	206.4	209.4	211.4
23	193.2	195.0	197.7	207.8	218.4	221.5	223.5
24	204.4	206.3	209.1	219.4	230.2	233.4	235.5
25	215.4	217.3	220.2	230.8	241.8	245.1	247.2
26	226.1	228.0	231.0	241.8	253.1	256.4	258.6
27	236.3	238.3	241.3	252.5	264.1	267.5	269.7
28	246.1	248.1	251.3	262.7	274.7	278.2	280.5
29	255.3	257.4	260.7	272.5	284.8	288.4	290.8
30	264.0	266.2	269.5	281.8	294.5	298.2	300.7
31	272.1	274.3	277.8	290.4	303.7	307.5	310.0
32	279.5	281.8	285.4	298.5	312.2	316.2	318.8
33	286.2	288.6	292.3	305.9	320.1	324.2	326.9
34	292.1	294.6	298.5	312.5	327.2	331.5	334.3
35	297.3	299.8	303.8	318.4	333.6	338.0	341.0
36	301.7	304.3	308.5	323.5	339.2	343.8	346.9
37	305.4	308.2	312.4	327.9	344.2	348.9	352.1
38	308.6	311.4	315.8	331.8	348.5	353.4	356.7
39	311.2	314.1	318.6	335.1	352.4	357.4	360.8
40	313.4	316.4	321.0	338.0	355.8	361.1	364.5

表 B-6　国家儿童健康与人类发展研究所（National Institutes of Child Health and Human Development，NICHD）报道的各种族/民族不同孕周胎儿各生长参数百分位数（续）

孕周（周）	百分位数						
	3rd	5th	10th	50th	90th	95th	97th
AC（mm），白人							
10	30.5	31.1	32.1	35.8	40.0	41.3	42.1
11	38.8	39.6	40.8	45.4	50.5	52.0	53.0
12	48.1	49.0	50.4	55.9	61.9	63.8	65.0
13	58.1	59.2	60.9	67.2	74.2	76.3	77.7
14	68.7	69.9	71.8	79.0	86.9	89.3	90.9
15	79.7	81.0	83.2	91.2	99.9	102.6	104.3
16	90.8	92.3	94.7	103.4	112.9	115.8	117.7
17	102.0	103.6	106.2	115.6	125.8	128.9	131.0
18	113.2	114.9	117.6	127.7	138.6	141.8	144.0
19	124.4	126.2	129.1	139.7	151.2	154.6	156.9
20	135.6	137.6	140.6	151.7	163.7	167.3	169.7
21	146.8	148.9	152.0	163.6	176.2	179.9	182.4
22	157.9	160.0	163.3	175.4	188.4	192.3	194.8
23	168.9	171.0	174.4	187.0	200.5	204.5	207.1
24	179.6	181.8	185.4	198.4	212.3	216.4	219.2
25	190.1	192.4	196.1	209.6	224.0	228.2	231.0
26	200.4	202.8	206.6	220.6	235.5	239.9	242.8
27	210.5	213.0	217.0	231.4	246.9	251.5	254.5
28	220.5	223.1	227.2	242.3	258.4	263.1	266.3
29	230.5	233.2	237.5	253.2	270.0	274.9	278.2
30	240.5	243.4	247.8	264.3	281.8	287.0	290.4
31	250.5	253.5	258.2	275.4	293.8	299.3	302.9
32	260.3	263.4	268.4	286.5	305.9	311.6	315.4
33	269.9	273.2	278.4	297.5	318.0	324.0	328.0
34	279.2	282.7	288.1	308.3	329.9	336.3	340.5
35	288.0	291.7	297.5	318.8	341.6	348.3	352.8
36	296.4	300.2	306.3	328.8	352.9	360.1	364.8
37	304.0	308.1	314.5	338.2	363.7	371.2	376.2
38	310.9	315.2	321.9	346.9	373.8	381.8	387.0
39	316.8	321.4	328.4	354.7	383.0	391.4	397.0
40	321.7	326.4	333.8	361.4	391.2	400.1	406.0

表 B-6　国家儿童健康与人类发展研究所（National Institutes of Child Health and Human Development，NICHD）报道的各种族/民族不同孕周胎儿各生长参数百分位数（续）

孕周（周）	百分位数						
	3rd	5th	10th	50th	90th	95th	97th
FL（mm），白人							
10	1.7	1.8	1.9	2.4	3.0	3.2	3.3
11	2.9	3.1	3.2	4.0	5.0	5.3	5.5
12	4.7	4.9	5.1	6.3	7.7	8.2	8.5
13	6.9	7.1	7.5	9.1	11.0	11.6	12.0
14	9.5	9.8	10.3	12.3	14.8	15.5	16.0
15	12.4	12.8	13.4	15.8	18.7	19.6	20.2
16	15.3	15.8	16.5	19.3	22.5	23.5	24.2
17	18.3	18.8	19.6	22.6	26.1	27.2	28.0
18	21.1	21.7	22.5	25.7	29.5	30.6	31.4
19	23.9	24.5	25.4	28.7	32.6	33.7	34.5
20	26.7	27.3	28.2	31.7	35.6	36.8	37.5
21	29.5	30.1	31.0	34.6	38.5	39.7	40.5
22	32.3	32.9	33.8	37.4	41.3	42.5	43.3
23	35.0	35.6	36.5	40.1	44.0	45.2	46.0
24	37.5	38.2	39.1	42.7	46.6	47.8	48.5
25	40.0	40.6	41.6	45.2	49.1	50.2	51.0
26	42.3	43.0	43.9	47.5	51.4	52.6	53.4
27	44.6	45.2	46.2	49.8	53.7	54.9	55.7
28	46.7	47.3	48.3	52.0	56.0	57.2	57.9
29	48.7	49.3	50.4	54.1	58.2	59.4	60.2
30	50.6	51.3	52.4	56.3	60.4	61.7	62.5
31	52.5	53.2	54.3	58.4	62.7	64.0	64.8
32	54.4	55.1	56.2	60.4	64.9	66.2	67.1
33	56.1	56.9	58.1	62.4	67.0	68.4	69.3
34	57.8	58.6	59.8	64.3	69.1	70.5	71.4
35	59.4	60.2	61.5	66.1	71.0	72.5	73.4
36	60.9	61.7	63.0	67.7	72.8	74.3	75.3
37	62.3	63.1	64.4	69.3	74.5	76.0	77.0
38	63.5	64.4	65.7	70.6	75.9	77.5	78.5
39	64.6	65.4	66.8	71.8	77.2	78.8	79.9
40	65.4	66.3	67.7	72.8	78.3	79.9	81.0

表 B-6　国家儿童健康与人类发展研究所（National Institutes of Child Health and Human Development，NICHD）报道的各种族/民族不同孕周胎儿各生长参数百分位数（续）

孕周（周）	百分位数						
	3rd	5th	10th	50th	90th	95th	97th
HL（mm），白人							
10	1.8	1.9	2.0	2.5	3.1	3.3	3.4
11	3.2	3.3	3.5	4.2	5.2	5.5	5.7
12	5.0	5.2	5.5	6.6	8.0	8.5	8.8
13	7.4	7.6	8.0	9.6	11.5	12.1	12.5
14	10.1	10.4	10.9	12.9	15.3	16.0	16.5
15	13.0	13.3	14.0	16.3	19.1	20.0	20.6
16	15.9	16.3	17.0	19.7	22.8	23.8	24.5
17	18.6	19.1	19.9	22.8	26.2	27.2	27.9
18	21.2	21.7	22.5	25.6	29.1	30.2	30.9
19	23.7	24.2	25.0	28.2	31.8	32.9	33.6
20	26.1	26.6	27.5	30.8	34.4	35.5	36.2
21	28.5	29.1	29.9	33.2	36.9	38.0	38.7
22	30.9	31.4	32.3	35.6	39.2	40.3	41.1
23	33.1	33.7	34.6	37.9	41.5	42.6	43.3
24	35.3	35.9	36.7	40.0	43.6	44.7	45.4
25	37.3	37.9	38.8	42.1	45.7	46.8	47.5
26	39.3	39.8	40.7	44.0	47.6	48.7	49.4
27	41.1	41.6	42.5	45.9	49.5	50.6	51.3
28	42.8	43.4	44.3	47.6	51.3	52.4	53.1
29	44.4	45.0	45.9	49.4	53.1	54.2	54.9
30	45.9	46.5	47.5	51.0	54.8	55.9	56.7
31	47.4	48.0	49.0	52.6	56.5	57.7	58.4
32	48.8	49.5	50.5	54.2	58.2	59.4	60.2
33	50.2	50.9	51.9	55.7	59.8	61.1	61.9
34	51.5	52.2	53.2	57.2	61.4	62.7	63.5
35	52.7	53.4	54.5	58.6	62.9	64.2	65.1
36	53.9	54.6	55.8	59.9	64.4	65.7	66.6
37	55.0	55.7	56.9	61.1	65.7	67.0	67.9
38	56.0	56.7	57.9	62.2	66.9	68.3	69.2
39	56.8	57.6	58.8	63.2	67.9	69.3	70.2
40	57.4	58.2	59.4	63.9	68.7	70.2	71.1

表 B-6　国家儿童健康与人类发展研究所（National Institutes of Child Health and Human Development，NICHD）报道的各种族／民族不同孕周胎儿各生长参数百分位数（续）

孕周（周）	百分位数						
	3rd	5th	10th	50th	90th	95th	97th
胎儿预估体重（g），白人							
10	23	23	25	29	35	37	38
11	31	32	33	39	46	48	49
12	42	43	45	52	60	63	65
13	55	57	59	68	78	82	84
14	72	73	76	88	101	105	108
15	92	94	98	113	129	135	138
16	116	119	124	143	164	170	175
17	146	150	156	179	205	213	219
18	181	186	193	222	255	265	272
19	222	228	237	273	313	325	334
20	271	278	289	332	381	396	407
21	327	335	349	401	460	479	491
22	391	401	417	479	551	573	588
23	464	476	495	569	654	681	698
24	546	560	583	671	771	803	824
25	638	655	682	785	903	940	964
26	741	760	791	911	1050	1092	1121
27	854	876	912	1052	1212	1262	1295
28	977	1003	1045	1205	1391	1449	1487
29	1111	1141	1188	1373	1587	1653	1697
30	1255	1289	1343	1555	1799	1875	1926
31	1409	1447	1509	1750	2029	2116	2174
32	1571	1615	1686	1958	2276	2374	2441
33	1741	1790	1869	2178	2537	2649	2724
34	1914	1969	2058	2404	2809	2936	3021
35	2086	2148	2247	2634	3088	3230	3326
36	2254	2323	2432	2862	3368	3527	3635
37	2413	2489	2609	3084	3645	3822	3942
38	2562	2645	2777	3299	3918	4114	4246
39	2701	2790	2934	3505	4186	4402	4548
40	2826	2924	3080	3702	4450	4688	4850

表 B-6 国家儿童健康与人类发展研究所 (National Institutes of Child Health and Human Development, NICHD) 报道的各种族/民族不同孕周胎儿各生长参数百分位数 (续)

孕周 (周)	百分位数						
	3rd	5th	10th	50th	90th	95th	97th
HC/AC 白人							
10	1.219	1.231	1.250	1.317	1.388	1.409	1.422
11	1.209	1.220	1.238	1.304	1.373	1.393	1.406
12	1.194	1.206	1.223	1.287	1.354	1.374	1.387
13	1.177	1.188	1.205	1.267	1.333	1.352	1.365
14	1.158	1.168	1.185	1.246	1.310	1.329	1.341
15	1.138	1.148	1.165	1.224	1.286	1.305	1.317
16	1.118	1.128	1.144	1.202	1.263	1.281	1.293
17	1.099	1.109	1.125	1.182	1.241	1.259	1.270
18	1.083	1.092	1.108	1.163	1.222	1.239	1.250
19	1.068	1.078	1.093	1.148	1.205	1.222	1.233
20	1.057	1.066	1.081	1.135	1.192	1.209	1.220
21	1.047	1.057	1.072	1.126	1.182	1.199	1.210
22	1.040	1.049	1.064	1.118	1.174	1.191	1.202
23	1.034	1.043	1.058	1.112	1.168	1.185	1.196
24	1.028	1.037	1.052	1.106	1.163	1.180	1.190
25	1.023	1.032	1.047	1.101	1.158	1.175	1.186
26	1.017	1.027	1.042	1.096	1.154	1.171	1.182
27	1.011	1.021	1.036	1.091	1.149	1.166	1.177
28	1.004	1.013	1.029	1.084	1.143	1.160	1.171
29	0.995	1.004	1.020	1.076	1.135	1.152	1.164
30	0.984	0.994	1.009	1.066	1.126	1.143	1.155
31	0.972	0.982	0.997	1.055	1.115	1.133	1.144
32	0.958	0.968	0.984	1.042	1.103	1.121	1.133
33	0.944	0.954	0.970	1.028	1.090	1.109	1.121
34	0.928	0.938	0.955	1.014	1.077	1.095	1.108
35	0.912	0.922	0.939	0.999	1.063	1.082	1.094
36	0.896	0.906	0.923	0.984	1.049	1.068	1.081
37	0.880	0.890	0.907	0.969	1.036	1.055	1.068
38	0.865	0.876	0.893	0.956	1.024	1.044	1.057
39	0.851	0.862	0.880	0.945	1.014	1.035	1.048
40	0.839	0.851	0.869	0.935	1.007	1.029	1.043

表 B-6　国家儿童健康与人类发展研究所（National Institutes of Child Health and Human Development，NICHD）报道的各种族/民族不同孕周胎儿各生长参数百分位数（续）

孕周（周）	百分位数						
	3rd	5th	10th	50th	90th	95th	97th
BPD（mm），黑人							
10	10.3	10.5	10.8	11.9	13.3	13.7	13.9
11	13.3	13.5	13.9	15.4	17.0	17.5	17.8
12	16.5	16.8	17.3	19.1	21.0	21.6	22.0
13	19.9	20.3	20.8	22.8	25.1	25.7	26.2
14	23.3	23.7	24.3	26.6	29.1	29.8	30.3
15	26.5	27.0	27.6	30.2	32.9	33.7	34.3
16	29.7	30.1	30.9	33.6	36.5	37.4	38.0
17	32.7	33.1	33.9	36.8	39.9	40.8	41.5
18	35.6	36.1	36.9	39.9	43.2	44.2	44.8
19	38.5	39.0	39.9	43.0	46.5	47.5	48.1
20	41.4	42.0	42.9	46.2	49.7	50.8	51.5
21	44.4	45.0	45.9	49.3	53.0	54.1	54.8
22	47.3	47.9	48.9	52.5	56.3	57.4	58.2
23	50.2	50.8	51.8	55.5	59.5	60.7	61.5
24	53.1	53.7	54.8	58.6	62.7	63.9	64.7
25	55.9	56.6	57.6	61.6	65.8	67.0	67.9
26	58.6	59.3	60.4	64.5	68.8	70.1	71.0
27	61.3	62.0	63.1	67.3	71.8	73.1	74.0
28	63.8	64.6	65.8	70.1	74.7	76.1	77.0
29	66.4	67.1	68.3	72.8	77.5	78.9	79.9
30	68.8	69.6	70.8	75.4	80.2	81.7	82.6
31	71.0	71.8	73.1	77.8	82.8	84.3	85.3
32	73.1	74.0	75.3	80.1	85.2	86.7	87.7
33	75.0	75.9	77.2	82.1	87.4	88.9	89.9
34	76.7	77.6	79.0	84.0	89.3	90.8	91.9
35	78.2	79.1	80.4	85.5	90.9	92.5	93.6
36	79.4	80.3	81.7	86.8	92.3	93.9	95.0
37	80.5	81.4	82.8	88.0	93.5	95.2	96.2
38	81.4	82.3	83.8	89.1	94.7	96.3	97.4
39	82.4	83.3	84.7	90.1	95.8	97.4	98.5
40	83.3	84.2	85.7	91.2	97.0	98.7	99.8

表 B-6　国家儿童健康与人类发展研究所（National Institutes of Child Health and Human Development，NICHD）报道的各种族/民族不同孕周胎儿各生长参数百分位数（续）

孕周（周）	百分位数						
	3rd	5th	10th	50th	90th	95th	97th
HC（mm），黑人							
10	40.6	41.2	42.2	46.1	50.3	51.6	52.4
11	51.7	52.5	53.7	58.4	63.6	65.1	66.1
12	63.6	64.5	66.0	71.6	77.6	79.4	80.6
13	75.9	77.0	78.7	85.1	92.0	94.0	95.4
14	88.3	89.5	91.4	98.5	106.2	108.5	110.0
15	100.5	101.8	103.9	111.6	120.0	122.4	124.1
16	112.3	113.7	116.0	124.2	133.1	135.7	137.5
17	123.7	125.3	127.6	136.4	145.7	148.5	150.3
18	135.0	136.6	139.1	148.2	157.9	160.8	162.7
19	146.3	148.0	150.6	160.0	170.1	173.1	175.0
20	157.7	159.4	162.1	171.9	182.3	185.3	187.3
21	169.1	170.9	173.6	183.7	194.3	197.4	199.5
22	180.4	182.2	185.0	195.3	206.2	209.4	211.5
23	191.5	193.3	196.2	206.8	217.9	221.2	223.3
24	202.3	204.2	207.2	218.0	229.3	232.7	234.8
25	212.8	214.8	217.8	228.9	240.4	243.8	246.1
26	223.0	225.0	228.1	239.4	251.2	254.7	257.0
27	232.8	234.8	238.0	249.6	261.7	265.2	267.5
28	242.2	244.3	247.5	259.4	271.7	275.4	277.7
29	251.1	253.3	256.6	268.8	281.5	285.2	287.6
30	259.6	261.8	265.2	277.7	290.8	294.6	297.1
31	267.4	269.7	273.2	286.1	299.6	303.5	306.1
32	274.6	276.9	280.6	293.9	307.8	311.9	314.6
33	280.9	283.4	287.2	300.9	315.3	319.5	322.3
34	286.5	289.0	292.9	307.1	322.0	326.3	329.2
35	291.1	293.7	297.7	312.4	327.8	332.3	335.2
36	294.9	297.6	301.7	316.9	332.8	337.5	340.5
37	298.1	300.9	305.2	320.8	337.3	342.1	345.3
38	300.9	303.8	308.2	324.4	341.4	346.4	349.7
39	303.5	306.5	311.1	327.8	345.4	350.6	354.0
40	306.1	309.2	313.9	331.3	349.7	355.1	358.6

表 B-6　国家儿童健康与人类发展研究所（National Institutes of Child Health and Human Development，NICHD）报道的各种族/民族不同孕周胎儿各生长参数百分位数（续）

孕周（周）	百分位数						
	3rd	5th	10th	50th	90th	95th	97th
AC（mm），黑人							
10	30.8	31.4	32.4	35.9	39.7	40.9	41.7
11	39.2	39.9	41.1	45.3	50.0	51.4	52.4
12	48.5	49.3	50.6	55.7	61.2	62.9	64.0
13	58.4	59.4	60.9	66.8	73.1	75.1	76.3
14	68.8	69.9	71.6	78.2	85.5	87.6	89.0
15	79.4	80.7	82.6	89.9	97.9	100.3	101.9
16	90.1	91.5	93.7	101.7	110.4	113.0	114.7
17	100.9	102.3	104.7	113.3	122.7	125.5	127.3
18	111.5	113.1	115.6	124.9	134.8	137.8	139.8
19	122.2	123.9	126.6	136.4	146.9	150.1	152.2
20	132.8	134.6	137.4	147.8	158.9	162.2	164.4
21	143.2	145.1	148.1	159.0	170.7	174.2	176.5
22	153.5	155.4	158.5	170.0	182.3	185.9	188.3
23	163.4	165.5	168.8	180.8	193.6	197.4	199.9
24	173.1	175.3	178.7	191.3	204.7	208.7	211.4
25	182.6	184.9	188.5	201.6	215.7	219.9	222.6
26	191.9	194.3	198.1	211.8	226.6	230.9	233.8
27	201.2	203.7	207.6	222.0	237.5	242.0	245.1
28	210.4	213.0	217.2	232.3	248.5	253.3	256.5
29	219.8	222.6	226.9	242.8	259.9	264.9	268.3
30	229.4	232.3	236.8	253.6	271.6	276.9	280.4
31	239.0	242.1	246.8	264.5	283.5	289.1	292.8
32	248.5	251.7	256.8	275.4	295.4	301.3	305.3
33	257.8	261.2	266.5	286.1	307.2	313.4	317.6
34	266.6	270.2	275.8	296.4	318.6	325.2	329.5
35	274.9	278.6	284.5	306.1	329.4	336.4	340.9
36	282.7	286.6	292.7	315.4	339.8	347.1	351.9
37	290.1	294.2	300.6	324.3	349.9	357.5	362.5
38	297.3	301.6	308.3	333.1	359.9	367.9	373.1
39	304.6	309.1	316.0	342.0	370.1	378.5	384.0
40	312.0	316.7	324.0	351.3	380.9	389.7	395.6

表 B-6　国家儿童健康与人类发展研究所（National Institutes of Child Health and Human Development，NICHD）报道的各种族/民族不同孕周胎儿各生长参数百分位数（续）

孕周（周）	百分位数						
	3rd	5th	10th	50th	90th	95th	97th
FL（mm），黑人							
10	1.7	1.8	1.9	2.4	3.1	3.3	3.4
11	3.1	3.2	3.4	4.2	5.3	5.7	5.9
12	4.9	5.1	5.4	6.7	8.3	8.8	9.2
13	7.3	7.6	8.0	9.8	12.0	12.7	13.1
14	10.0	10.4	10.9	13.2	16.0	16.9	17.4
15	12.9	13.3	14.0	16.8	20.0	21.1	21.8
16	15.8	16.3	17.1	20.2	23.9	25.1	25.8
17	18.6	19.2	20.0	23.4	27.4	28.7	29.5
18	21.3	21.9	22.8	26.4	30.6	31.9	32.8
19	24.0	24.6	25.6	29.4	33.7	35.0	35.9
20	26.7	27.4	28.4	32.3	36.7	38.0	38.9
21	29.5	30.1	31.2	35.1	39.6	40.9	41.8
22	32.2	32.8	33.9	37.9	42.3	43.7	44.6
23	34.8	35.5	36.6	40.6	45.0	46.3	47.2
24	37.4	38.1	39.2	43.2	47.6	48.9	49.8
25	39.9	40.6	41.7	45.6	50.0	51.3	52.2
26	42.3	43.0	44.1	48.0	52.3	53.6	54.5
27	44.6	45.3	46.4	50.3	54.6	55.9	56.7
28	46.8	47.5	48.6	52.5	56.8	58.1	58.9
29	49.0	49.7	50.7	54.7	59.0	60.3	61.1
30	51.1	51.8	52.9	56.9	61.2	62.5	63.4
31	53.1	53.8	54.9	59.0	63.4	64.7	65.6
32	55.0	55.7	56.9	61.1	65.6	66.9	67.8
33	56.8	57.6	58.7	63.0	67.7	69.0	69.9
34	58.5	59.3	60.5	64.9	69.6	71.0	72.0
35	60.0	60.8	62.1	66.6	71.5	72.9	73.9
36	61.4	62.2	63.5	68.2	73.2	74.7	75.6
37	62.8	63.6	64.9	69.7	74.8	76.3	77.3
38	64.0	64.9	66.2	71.1	76.4	77.9	79.0
39	65.3	66.2	67.5	72.6	78.0	79.6	80.6
40	66.5	67.4	68.8	74.1	79.7	81.4	82.5

表 B-6　国家儿童健康与人类发展研究所（National Institutes of Child Health and Human Development，NICHD）报道的各种族/民族不同孕周胎儿各生长参数百分位数（续）

表 B-6 国家儿童健康与人类发展研究所(National Institutes of Child Health and Human Development,NICHD)报道的各种族/民族不同孕周胎儿各生长参数百分位数(续)

孕周(周)	百分位数						
	3rd	5th	10th	50th	90th	95th	97th
HL(mm),黑人							
10	2.0	2.1	2.2	2.6	3.1	3.2	3.3
11	3.6	3.7	3.9	4.5	5.3	5.6	5.7
12	5.7	5.9	6.1	7.1	8.3	8.6	8.9
13	8.3	8.6	8.9	10.3	11.8	12.3	12.6
14	11.3	11.6	12.0	13.7	15.7	16.3	16.7
15	14.4	14.7	15.2	17.2	19.5	20.2	20.7
16	17.3	17.7	18.3	20.6	23.1	23.9	24.4
17	20.1	20.5	21.1	23.6	26.3	27.1	27.7
18	22.6	23.1	23.7	26.3	29.2	30.0	30.6
19	25.1	25.5	26.2	28.9	31.9	32.8	33.4
20	27.5	28.0	28.7	31.5	34.5	35.4	36.0
21	29.8	30.3	31.1	33.9	37.0	38.0	38.6
22	32.0	32.5	33.3	36.3	39.5	40.4	41.1
23	34.2	34.7	35.5	38.5	41.8	42.8	43.5
24	36.1	36.7	37.5	40.7	44.0	45.1	45.7
25	38.0	38.6	39.4	42.7	46.2	47.2	47.9
26	39.7	40.3	41.2	44.6	48.2	49.3	50.0
27	41.4	42.0	42.9	46.4	50.1	51.2	52.0
28	42.9	43.6	44.5	48.1	52.0	53.2	53.9
29	44.4	45.1	46.1	49.8	53.9	55.1	55.9
30	45.9	46.6	47.6	51.5	55.7	56.9	57.8
31	47.4	48.1	49.2	53.2	57.5	58.8	59.6
32	48.8	49.5	50.6	54.7	59.2	60.5	61.4
33	50.1	50.9	52.0	56.2	60.8	62.2	63.1
34	51.4	52.2	53.3	57.7	62.3	63.7	64.7
35	52.6	53.3	54.5	59.0	63.7	65.2	66.1
36	53.7	54.5	55.7	60.2	65.0	66.5	67.5
37	54.8	55.5	56.8	61.4	66.3	67.8	68.8
38	55.8	56.6	57.9	62.6	67.7	69.2	70.2
39	56.9	57.8	59.1	63.9	69.1	70.7	71.7
40	58.1	59.0	60.3	65.4	70.9	72.5	73.6

表 B-6 国家儿童健康与人类发展研究所（National Institutes of Child Health and Human Development，NICHD）报道的各种族/民族不同孕周胎儿各生长参数百分位数（续）

孕周（周）	百分位数						
	3rd	5th	10th	50th	90th	95th	97th
胎儿预估体重（g），黑人							
10	22	22	24	28	34	35	37
11	30	31	33	38	45	47	48
12	42	43	45	52	60	62	64
13	56	57	59	68	78	81	83
14	73	74	77	89	101	105	108
15	93	96	99	114	130	135	138
16	118	121	126	144	164	171	175
17	147	151	157	180	206	214	219
18	182	186	194	222	254	264	271
19	222	228	236	271	311	323	331
20	268	275	286	328	376	391	401
21	321	329	342	393	451	469	481
22	381	390	406	467	536	558	572
23	448	460	478	550	633	658	676
24	524	538	559	644	742	772	792
25	609	625	650	749	864	899	923
26	703	722	751	867	1000	1041	1069
27	807	828	863	996	1151	1199	1231
28	921	946	985	1139	1317	1372	1409
29	1044	1073	1118	1294	1498	1562	1604
30	1178	1210	1262	1463	1695	1768	1816
31	1321	1358	1416	1644	1908	1990	2045
32	1472	1513	1579	1836	2135	2228	2290
33	1629	1676	1749	2038	2373	2478	2548
34	1789	1841	1923	2244	2619	2737	2816
35	1948	2005	2096	2452	2868	2999	3087
36	2101	2164	2264	2655	3115	3259	3356
37	2249	2317	2427	2855	3359	3517	3624
38	2394	2468	2587	3054	3605	3779	3896
39	2541	2621	2751	3260	3863	4053	4182
40	2693	2781	2922	3479	4142	4352	4494

表 B-6　国家儿童健康与人类发展研究所（National Institutes of Child Health and Human Development，NICHD）报道的各种族/民族不同孕周胎儿各生长参数百分位数（续）

孕周（周）	百分位数						
	3rd	5th	10th	50th	90th	95th	97th
HC/AC，黑人							
10	1.182	1.195	1.215	1.291	1.372	1.395	1.411
11	1.183	1.196	1.217	1.291	1.371	1.394	1.409
12	1.178	1.191	1.211	1.285	1.363	1.386	1.401
13	1.167	1.180	1.200	1.273	1.350	1.372	1.387
14	1.153	1.166	1.185	1.257	1.332	1.355	1.369
15	1.137	1.149	1.169	1.239	1.313	1.335	1.350
16	1.120	1.132	1.151	1.220	1.293	1.315	1.329
17	1.104	1.116	1.134	1.202	1.274	1.295	1.309
18	1.089	1.101	1.119	1.186	1.257	1.278	1.292
19	1.077	1.088	1.107	1.173	1.244	1.265	1.278
20	1.067	1.079	1.097	1.163	1.233	1.254	1.268
21	1.060	1.071	1.089	1.155	1.226	1.246	1.260
22	1.053	1.065	1.083	1.149	1.219	1.240	1.254
23	1.048	1.060	1.078	1.144	1.215	1.235	1.249
24	1.043	1.055	1.073	1.140	1.210	1.231	1.245
25	1.038	1.050	1.068	1.135	1.206	1.227	1.241
26	1.033	1.045	1.063	1.130	1.201	1.223	1.236
27	1.026	1.038	1.056	1.124	1.196	1.217	1.231
28	1.018	1.030	1.048	1.116	1.188	1.210	1.224
29	1.008	1.020	1.038	1.106	1.179	1.200	1.214
30	0.996	1.008	1.026	1.095	1.167	1.189	1.203
31	0.982	0.994	1.013	1.081	1.154	1.176	1.190
32	0.968	0.980	0.998	1.067	1.140	1.162	1.176
33	0.952	0.964	0.983	1.052	1.125	1.147	1.161
34	0.937	0.949	0.967	1.036	1.110	1.131	1.146
35	0.921	0.933	0.951	1.020	1.094	1.116	1.130
36	0.905	0.917	0.935	1.005	1.079	1.101	1.115
37	0.889	0.901	0.919	0.989	1.064	1.086	1.101
38	0.873	0.885	0.904	0.974	1.049	1.072	1.087
39	0.857	0.869	0.888	0.959	1.035	1.058	1.073
40	0.841	0.854	0.873	0.945	1.022	1.045	1.060

表 B-6 国家儿童健康与人类发展研究所(National Institutes of Child Health and Human Development,NICHD)报道的各种族/民族不同孕周胎儿各生长参数百分位数(续)

孕周(周)	百分位数						
	3rd	5th	10th	50th	90th	95th	97th
BPD(mm),西班牙裔							
10	10.2	10.4	10.7	12.0	13.5	13.9	14.2
11	13.1	13.3	13.8	15.4	17.1	17.7	18.0
12	16.2	16.5	17.0	18.9	21.1	21.7	22.1
13	19.5	19.8	20.4	22.6	25.1	25.8	26.3
14	22.7	23.2	23.8	26.3	29.1	29.9	30.4
15	26.0	26.4	27.2	29.9	32.9	33.8	34.4
16	29.1	29.6	30.4	33.3	36.6	37.5	38.2
17	32.1	32.6	33.4	36.6	40.0	41.0	41.7
18	35.0	35.5	36.4	39.7	43.3	44.4	45.1
19	37.8	38.4	39.4	42.8	46.5	47.6	48.4
20	40.8	41.4	42.3	45.9	49.8	50.9	51.7
21	43.7	44.4	45.4	49.1	53.1	54.2	55.0
22	46.7	47.4	48.4	52.2	56.3	57.5	58.4
23	49.7	50.4	51.4	55.3	59.6	60.8	61.7
24	52.6	53.3	54.4	58.5	62.8	64.1	64.9
25	55.6	56.3	57.4	61.5	65.9	67.3	68.1
26	58.4	59.1	60.3	64.5	69.0	70.4	71.3
27	61.2	62.0	63.1	67.5	72.1	73.4	74.3
28	63.9	64.7	65.9	70.3	75.0	76.4	77.3
29	66.5	67.3	68.5	73.0	77.8	79.3	80.2
30	69.0	69.8	71.0	75.7	80.6	82.0	83.0
31	71.3	72.2	73.4	78.1	83.1	84.6	85.6
32	73.5	74.4	75.7	80.4	85.5	87.0	88.0
33	75.5	76.4	77.7	82.6	87.8	89.3	90.3
34	77.3	78.2	79.5	84.5	89.8	91.3	92.3
35	78.8	79.7	81.1	86.1	91.5	93.1	94.1
36	80.2	81.1	82.5	87.6	93.0	94.6	95.7
37	81.3	82.2	83.6	88.8	94.4	96.0	97.1
38	82.4	83.3	84.7	90.0	95.6	97.3	98.4
39	83.3	84.3	85.7	91.1	96.8	98.5	99.6
40	84.3	85.3	86.8	92.2	98.0	99.8	100.9

表 B-6 国家儿童健康与人类发展研究所（National Institutes of Child Health and Human Development，NICHD）报道的各种族/民族不同孕周胎儿各生长参数百分位数（续）

孕周（周）	百分位数						
	3rd	5th	10th	50th	90th	95th	97th
HC（mm），西班牙裔							
10	38. 7	39. 5	40. 7	45. 5	50. 8	52. 4	53. 5
11	49. 2	50. 2	51. 7	57. 5	64. 0	65. 9	67. 2
12	60. 7	61. 8	63. 6	70. 5	78. 0	80. 3	81. 8
13	72. 7	74. 0	76. 1	83. 9	92. 5	95. 1	96. 8
14	84. 9	86. 4	88. 7	97. 4	106. 9	109. 8	111. 7
15	97. 0	98. 6	101. 2	110. 6	121. 0	124. 1	126. 2
16	108. 9	110. 6	113. 3	123. 5	134. 5	137. 8	140. 0
17	120. 4	122. 2	125. 1	135. 8	147. 4	150. 9	153. 2
18	131. 7	133. 6	136. 6	147. 7	159. 8	163. 3	165. 7
19	142. 9	144. 9	148. 0	159. 5	171. 9	175. 6	178. 0
20	154. 2	156. 2	159. 4	171. 3	184. 0	187. 8	190. 2
21	165. 6	167. 7	170. 9	183. 1	196. 1	199. 9	202. 4
22	176. 9	179. 0	182. 4	194. 8	208. 0	211. 9	214. 5
23	188. 1	190. 3	193. 8	206. 4	219. 8	223. 8	226. 4
24	199. 2	201. 4	204. 9	217. 7	231. 3	235. 4	238. 0
25	209. 9	212. 2	215. 8	228. 8	242. 6	246. 7	249. 4
26	220. 4	222. 7	226. 3	239. 6	253. 6	257. 7	260. 4
27	230. 5	232. 8	236. 5	250. 0	264. 2	268. 4	271. 1
28	240. 1	242. 5	246. 3	260. 0	274. 4	278. 7	281. 4
29	249. 3	251. 8	255. 6	269. 5	284. 3	288. 6	291. 4
30	258. 0	260. 5	264. 4	278. 7	293. 7	298. 1	301. 0
31	266. 1	268. 6	272. 6	287. 2	302. 6	307. 1	310. 1
32	273. 5	276. 1	280. 2	295. 2	310. 9	315. 6	318. 6
33	280. 2	282. 9	287. 1	302. 5	318. 6	323. 4	326. 5
34	286. 1	288. 9	293. 2	309. 0	325. 6	330. 4	333. 6
35	291. 2	294. 1	298. 5	314. 6	331. 7	336. 7	339. 9
36	295. 5	298. 4	302. 9	319. 5	337. 0	342. 1	345. 5
37	299. 0	302. 0	306. 6	323. 6	341. 6	346. 8	350. 3
38	301. 9	305. 0	309. 7	327. 1	345. 5	350. 9	354. 4
39	304. 3	307. 4	312. 3	330. 1	348. 9	354. 5	358. 1
40	306. 2	309. 4	314. 4	332. 7	352. 0	357. 7	361. 4

表 B-6　国家儿童健康与人类发展研究所（National Institutes of Child Health and Human Development，NICHD）报道的各种族/民族不同孕周胎儿各生长参数百分位数（续）

孕周（周）	百分位数						
	3rd	5th	10th	50th	90th	95th	97th
AC（mm），西班牙裔							
10	30.5	31.2	32.2	35.9	40.1	41.3	42.2
11	38.7	39.4	40.6	45.2	50.3	51.8	52.8
12	47.7	48.6	50.1	55.5	61.5	63.4	64.6
13	57.5	58.5	60.2	66.6	73.6	75.7	77.1
14	67.8	69.0	70.9	78.2	86.2	88.6	90.2
15	78.5	79.8	82.0	90.1	99.1	101.8	103.5
16	89.3	90.8	93.2	102.2	112.0	115.0	116.9
17	100.2	101.9	104.5	114.2	124.9	128.1	130.2
18	111.1	112.9	115.7	126.2	137.6	141.0	143.3
19	121.9	123.8	126.8	138.0	150.2	153.8	156.2
20	132.8	134.8	138.0	149.8	162.6	166.4	169.0
21	143.5	145.6	149.0	161.4	174.9	178.9	181.6
22	154.0	156.3	159.8	172.8	186.9	191.1	193.9
23	164.4	166.7	170.4	184.0	198.7	203.1	206.0
24	174.5	177.0	180.8	195.0	210.2	214.8	217.8
25	184.5	187.0	191.0	205.7	221.6	226.3	229.4
26	194.2	196.9	201.0	216.3	232.8	237.7	240.9
27	203.9	206.6	211.0	226.9	244.0	249.1	252.4
28	213.5	216.4	220.9	237.5	255.3	260.5	264.0
29	223.3	226.3	231.0	248.2	266.8	272.3	275.9
30	233.2	236.3	241.2	259.3	278.7	284.4	288.2
31	243.1	246.4	251.5	270.4	290.8	296.8	300.8
32	253.0	256.4	261.8	281.6	303.0	309.3	313.5
33	262.5	266.1	271.8	292.6	315.0	321.7	326.1
34	271.7	275.5	281.4	303.2	326.8	333.8	338.5
35	280.2	284.2	290.4	313.3	338.1	345.4	350.3
36	288.0	292.2	298.7	322.7	348.8	356.5	361.6
37	295.2	299.6	306.4	331.6	358.9	367.1	372.5
38	301.9	306.4	313.6	340.0	368.7	377.2	382.9
39	308.1	312.9	320.3	348.0	378.1	387.1	393.1
40	313.9	318.9	326.7	355.8	387.5	397.0	403.3

表 B-6 国家儿童健康与人类发展研究所(National Institutes of Child Health and Human Development,NICHD) 报道的各种族/民族不同孕周胎儿各生长参数百分位数(续)

孕周(周)	百分位数						
	3rd	5th	10th	50th	90th	95th	97th
FL(mm) ,西班牙裔							
10	1. 7	1. 7	1. 9	2. 4	3. 0	3. 2	3. 4
11	2. 9	3. 0	3. 2	4. 0	5. 1	5. 4	5. 6
12	4. 6	4. 8	5. 1	6. 3	7. 9	8. 3	8. 7
13	6. 8	7. 1	7. 5	9. 2	11. 2	11. 9	12. 3
14	9. 4	9. 7	10. 2	12. 4	15. 0	15. 8	16. 4
15	12. 2	12. 6	13. 2	15. 8	18. 9	19. 9	20. 6
16	15. 0	15. 5	16. 3	19. 2	22. 8	23. 9	24. 6
17	17. 9	18. 4	19. 2	22. 5	26. 3	27. 6	28. 4
18	20. 6	21. 2	22. 1	25. 6	29. 6	30. 9	31. 7
19	23. 3	23. 9	24. 9	28. 5	32. 7	34. 0	34. 9
20	26. 1	26. 7	27. 7	31. 4	35. 7	37. 0	37. 9
21	28. 9	29. 5	30. 5	34. 3	38. 6	39. 9	40. 8
22	31. 6	32. 2	33. 2	37. 1	41. 4	42. 7	43. 5
23	34. 3	34. 9	35. 9	39. 8	44. 0	45. 3	46. 1
24	36. 9	37. 5	38. 5	42. 3	46. 5	47. 8	48. 6
25	39. 4	40. 0	41. 0	44. 8	48. 9	50. 1	51. 0
26	41. 7	42. 4	43. 4	47. 1	51. 2	52. 4	53. 2
27	44. 0	44. 7	45. 7	49. 4	53. 4	54. 6	55. 4
28	46. 2	46. 9	47. 9	51. 6	55. 5	56. 7	57. 5
29	48. 3	49. 0	50. 0	53. 7	57. 7	58. 9	59. 7
30	50. 4	51. 1	52. 1	55. 8	59. 9	61. 1	61. 9
31	52. 4	53. 1	54. 1	58. 0	62. 1	63. 3	64. 1
32	54. 3	55. 0	56. 1	60. 0	64. 2	65. 4	66. 3
33	56. 1	56. 8	57. 9	62. 0	66. 3	67. 6	68. 4
34	57. 8	58. 5	59. 6	63. 8	68. 2	69. 6	70. 4
35	59. 3	60. 0	61. 2	65. 5	70. 1	71. 4	72. 3
36	60. 7	61. 4	62. 6	67. 0	71. 7	73. 1	74. 0
37	61. 9	62. 7	63. 9	68. 5	73. 3	74. 7	75. 7
38	63. 1	63. 9	65. 2	69. 8	74. 8	76. 2	77. 2
39	64. 3	65. 1	66. 4	71. 2	76. 2	77. 7	78. 7
40	65. 5	66. 3	67. 6	72. 5	77. 8	79. 3	80. 4

表 B-6 国家儿童健康与人类发展研究所(National Institutes of Child Health and Human Development,NICHD) 报道的各种族/民族不同孕周胎儿各生长参数百分位数(续)

表 B-6　国家儿童健康与人类发展研究所（National Institutes of Child Health and Human Development，NICHD）报道的各种族/民族不同孕周胎儿各生长参数百分位数（续）

孕周（周）	百分位数						
	3rd	5th	10th	50th	90th	95th	97th
HL（mm），西班牙裔							
10	1.7	1.8	1.9	2.4	3.0	3.2	3.3
11	3.1	3.2	3.4	4.2	5.1	5.5	5.7
12	4.9	5.1	5.4	6.6	8.1	8.5	8.8
13	7.3	7.5	8.0	9.6	11.6	12.2	12.6
14	10.0	10.3	10.9	12.9	15.4	16.2	16.8
15	12.9	13.3	13.9	16.4	19.3	20.2	20.9
16	15.7	16.1	16.9	19.7	23.0	24.0	24.7
17	18.4	18.9	19.7	22.7	26.2	27.3	28.0
18	20.9	21.4	22.2	25.4	29.1	30.2	30.9
19	23.3	23.8	24.7	28.0	31.7	32.8	33.6
20	25.7	26.3	27.1	30.5	34.2	35.3	36.1
21	28.1	28.7	29.5	32.9	36.6	37.8	38.5
22	30.4	31.0	31.9	35.2	39.0	40.1	40.8
23	32.7	33.2	34.1	37.5	41.2	42.3	43.0
24	34.8	35.4	36.3	39.6	43.3	44.4	45.1
25	36.9	37.4	38.3	41.6	45.2	46.3	47.0
26	38.8	39.4	40.2	43.6	47.1	48.2	48.9
27	40.6	41.2	42.1	45.4	49.0	50.0	50.7
28	42.3	42.9	43.8	47.1	50.7	51.8	52.5
29	43.9	44.5	45.4	48.8	52.5	53.6	54.3
30	45.4	46.0	47.0	50.4	54.2	55.3	56.0
31	46.9	47.5	48.5	52.0	55.9	57.0	57.8
32	48.2	48.9	49.9	53.6	57.5	58.7	59.5
33	49.5	50.2	51.2	55.0	59.1	60.3	61.1
34	50.8	51.5	52.5	56.4	60.6	61.9	62.7
35	51.9	52.6	53.7	57.7	62.1	63.3	64.2
36	53.0	53.7	54.8	58.9	63.4	64.7	65.6
37	54.0	54.7	55.9	60.1	64.6	66.0	66.9
38	54.9	55.7	56.8	61.1	65.8	67.2	68.1
39	55.8	56.6	57.8	62.2	66.9	68.3	69.2
40	56.6	57.4	58.6	63.1	68.0	69.4	70.4

表 B-6　国家儿童健康与人类发展研究所（National Institutes of Child Health and Human Development，NICHD）报道的各种族/民族不同孕周胎儿各生长参数百分位数（续）

孕周（周）	百分位数						
	3rd	5th	10th	50th	90th	95th	97th
胎儿预估体重（g），西班牙裔							
10	19	20	21	26	31	33	34
11	28	28	30	36	42	44	46
12	38	39	41	48	57	59	61
13	51	53	55	64	75	79	81
14	68	70	73	85	98	103	106
15	88	90	94	109	127	133	136
16	112	115	120	140	162	169	174
17	141	145	151	176	204	213	219
18	175	180	188	218	254	265	272
19	215	221	230	268	312	325	334
20	260	268	279	325	379	395	407
21	313	322	336	391	456	476	489
22	372	383	400	466	544	568	584
23	440	453	473	551	643	672	691
24	516	531	555	647	755	789	812
25	601	619	646	755	882	921	948
26	696	716	749	875	1023	1069	1100
27	801	825	862	1009	1180	1234	1270
28	917	944	987	1156	1353	1415	1457
29	1043	1074	1123	1316	1543	1614	1662
30	1178	1214	1270	1490	1749	1830	1885
31	1324	1364	1428	1677	1971	2063	2126
32	1478	1523	1595	1877	2209	2313	2384
33	1638	1688	1769	2086	2460	2577	2657
34	1801	1857	1947	2301	2719	2851	2940
35	1963	2025	2125	2518	2983	3130	3229
36	2120	2189	2298	2731	3245	3408	3517
37	2269	2344	2463	2937	3502	3681	3802
38	2410	2491	2621	3138	3756	3953	4086
39	2545	2633	2774	3336	4011	4226	4372
40	2675	2770	2923	3534	4273	4510	4670

表 B-6 国家儿童健康与人类发展研究所（National Institutes of Child Health and Human Development, NICHD）报道的各种族/民族不同孕周胎儿各生长参数百分位数（续）

孕周（周）	百分位数						
	3rd	5th	10th	50th	90th	95th	97th
HC/AC 西班牙裔							
10	1.142	1.158	1.184	1.278	1.379	1.409	1.429
11	1.148	1.163	1.188	1.278	1.375	1.404	1.424
12	1.146	1.161	1.184	1.272	1.365	1.393	1.412
13	1.138	1.153	1.176	1.260	1.350	1.377	1.394
14	1.127	1.141	1.163	1.244	1.331	1.356	1.373
15	1.113	1.127	1.148	1.226	1.309	1.333	1.350
16	1.098	1.111	1.132	1.206	1.286	1.310	1.325
17	1.083	1.096	1.115	1.187	1.264	1.287	1.301
18	1.069	1.081	1.100	1.170	1.244	1.265	1.280
19	1.057	1.069	1.088	1.155	1.227	1.248	1.262
20	1.048	1.060	1.078	1.143	1.213	1.234	1.247
21	1.041	1.052	1.070	1.134	1.203	1.223	1.236
22	1.035	1.046	1.064	1.127	1.195	1.215	1.228
23	1.031	1.042	1.059	1.122	1.188	1.208	1.221
24	1.026	1.037	1.054	1.117	1.183	1.203	1.216
25	1.022	1.033	1.050	1.112	1.179	1.198	1.211
26	1.017	1.028	1.045	1.108	1.174	1.194	1.206
27	1.011	1.022	1.039	1.102	1.169	1.188	1.201
28	1.003	1.014	1.031	1.095	1.162	1.182	1.195
29	0.993	1.004	1.022	1.086	1.154	1.174	1.187
30	0.981	0.992	1.010	1.074	1.143	1.163	1.177
31	0.968	0.979	0.997	1.062	1.131	1.152	1.165
32	0.953	0.964	0.982	1.048	1.118	1.139	1.153
33	0.937	0.949	0.967	1.034	1.105	1.126	1.140
34	0.921	0.933	0.951	1.019	1.091	1.113	1.127
35	0.905	0.917	0.936	1.004	1.078	1.100	1.114
36	0.890	0.902	0.920	0.990	1.065	1.087	1.102
37	0.874	0.886	0.905	0.976	1.052	1.075	1.090
38	0.859	0.871	0.891	0.963	1.041	1.064	1.079
39	0.844	0.857	0.877	0.950	1.030	1.053	1.069
40	0.830	0.842	0.863	0.938	1.019	1.044	1.060

表 B-6 国家儿童健康与人类发展研究所（National Institutes of Child Health and Human Development，NICHD）报道的各种族/民族不同孕周胎儿各生长参数百分位数（续）

孕周（周）	百分位数						
	3rd	5th	10th	50th	90th	95th	97th
BPD（mm），亚裔							
10	10.0	10.2	10.5	11.8	13.3	13.8	14.1
11	12.9	13.2	13.6	15.2	17.0	17.6	17.9
12	16.1	16.4	16.9	18.9	21.0	21.7	22.1
13	19.4	19.8	20.4	22.6	25.1	25.9	26.4
14	22.8	23.2	23.9	26.4	29.2	30.1	30.6
15	26.1	26.6	27.3	30.1	33.1	34.1	34.7
16	29.3	29.8	30.6	33.6	36.9	37.8	38.5
17	32.4	32.9	33.7	36.9	40.3	41.4	42.1
18	35.3	35.8	36.7	40.0	43.6	44.7	45.4
19	38.1	38.7	39.6	43.1	46.8	47.9	48.6
20	41.0	41.6	42.6	46.1	49.9	51.1	51.8
21	44.0	44.6	45.6	49.2	53.1	54.3	55.1
22	47.0	47.6	48.6	52.3	56.4	57.6	58.4
23	49.9	50.6	51.6	55.5	59.6	60.8	61.6
24	52.9	53.6	54.7	58.6	62.8	64.1	64.9
25	55.9	56.6	57.7	61.7	66.0	67.3	68.1
26	58.8	59.5	60.6	64.7	69.1	70.4	71.3
27	61.6	62.4	63.5	67.7	72.2	73.5	74.3
28	64.4	65.1	66.3	70.6	75.1	76.5	77.3
29	67.0	67.8	69.0	73.3	78.0	79.3	80.2
30	69.5	70.3	71.5	76.0	80.7	82.1	83.0
31	71.9	72.7	73.9	78.5	83.3	84.7	85.6
32	74.1	74.9	76.2	80.8	85.7	87.2	88.1
33	76.2	77.0	78.3	83.0	88.0	89.5	90.4
34	78.0	78.9	80.2	85.0	90.1	91.6	92.6
35	79.7	80.6	81.9	86.8	92.0	93.5	94.5
36	81.2	82.1	83.5	88.5	93.7	95.3	96.3
37	82.6	83.5	84.8	89.9	95.3	96.8	97.9
38	83.7	84.6	86.0	91.1	96.6	98.2	99.2
39	84.6	85.5	87.0	92.1	97.7	99.3	100.3
40	85.3	86.2	87.7	93.0	98.6	100.2	101.3

表 B-6 国家儿童健康与人类发展研究所（National Institutes of Child Health and Human Development，NICHD）报道的各种族/民族不同孕周胎儿各生长参数百分位数（续）

表 B-6   国家儿童健康与人类发展研究所（National Institutes of Child Health and Human Development，NICHD）报道的各种族／民族不同孕周胎儿各生长参数百分位数（续）

孕周（周）	百分位数						
	3rd	5th	10th	50th	90th	95th	97th
HC（mm），亚裔							
10	39.9	40.6	41.7	45.9	50.4	51.8	52.7
11	50.6	51.5	52.8	57.8	63.3	64.9	66.0
12	62.2	63.2	64.8	70.6	77.0	78.9	80.2
13	74.3	75.4	77.2	83.9	91.1	93.3	94.7
14	86.6	87.9	89.9	97.3	105.3	107.7	109.3
15	98.9	100.3	102.5	110.5	119.2	121.8	123.5
16	110.9	112.4	114.7	123.3	132.6	135.3	137.1
17	122.6	124.2	126.6	135.6	145.3	148.1	150.0
18	133.9	135.6	138.1	147.5	157.4	160.4	162.3
19	145.1	146.8	149.4	159.0	169.3	172.3	174.3
20	156.4	158.1	160.8	170.7	181.1	184.2	186.2
21	167.8	169.6	172.3	182.4	193.0	196.1	198.1
22	179.3	181.1	183.9	194.0	204.8	208.0	210.0
23	190.7	192.5	195.3	205.7	216.6	219.7	221.8
24	201.9	203.8	206.6	217.1	228.1	231.3	233.5
25	212.9	214.8	217.7	228.3	239.5	242.7	244.9
26	223.6	225.5	228.4	239.2	250.5	253.8	256.0
27	233.8	235.8	238.8	249.7	261.2	264.5	266.7
28	243.6	245.6	248.6	259.8	271.5	274.9	277.1
29	252.8	254.8	257.9	269.3	281.3	284.7	287.0
30	261.3	263.4	266.6	278.3	290.6	294.1	296.5
31	269.2	271.3	274.7	286.7	299.3	303.0	305.4
32	276.4	278.6	282.1	294.5	307.5	311.3	313.8
33	282.9	285.2	288.8	301.7	315.2	319.1	321.7
34	288.8	291.2	294.9	308.3	322.3	326.4	329.0
35	294.0	296.5	300.3	314.2	328.8	333.0	335.8
36	298.5	301.1	305.0	319.5	334.7	339.1	342.0
37	302.3	304.9	309.0	324.1	339.8	344.4	347.5
38	305.2	308.0	312.2	327.8	344.2	349.0	352.1
39	307.3	310.1	314.5	330.7	347.7	352.7	355.9
40	308.3	311.3	315.9	332.6	350.3	355.4	358.8

表 B-6 国家儿童健康与人类发展研究所（National Institutes of Child Health and Human Development，NICHD）报道的各种族／民族不同孕周胎儿各生长参数百分位数（续）

孕周（周）	百分位数						
	3rd	5th	10th	50th	90th	95th	97th
AC（mm），亚裔							
10	30.9	31.5	32.4	36.0	40.0	41.2	42.0
11	39.2	39.9	41.1	45.4	50.1	51.6	52.5
12	48.4	49.2	50.6	55.7	61.3	63.0	64.1
13	58.3	59.3	60.9	66.8	73.3	75.2	76.5
14	68.8	70.0	71.8	78.4	85.7	87.9	89.4
15	79.7	81.0	83.0	90.4	98.5	100.9	102.5
16	90.8	92.2	94.3	102.5	111.3	113.9	115.6
17	101.8	103.3	105.7	114.5	123.9	126.8	128.6
18	112.9	114.5	117.0	126.3	136.4	139.4	141.4
19	123.8	125.5	128.1	138.0	148.7	151.8	153.9
20	134.6	136.4	139.2	149.6	160.8	164.1	166.3
21	145.3	147.2	150.2	161.1	172.8	176.3	178.6
22	155.9	157.9	161.0	172.4	184.6	188.2	190.6
23	166.2	168.3	171.5	183.4	196.2	200.0	202.5
24	176.3	178.4	181.8	194.3	207.6	211.5	214.1
25	186.1	188.4	191.9	204.9	218.8	222.9	225.6
26	195.7	198.1	201.8	215.4	229.9	234.2	237.0
27	205.2	207.6	211.5	225.8	241.0	245.5	248.4
28	214.5	217.1	221.2	236.1	252.1	256.8	259.9
29	223.9	226.7	230.9	246.7	263.4	268.4	271.7
30	233.4	236.3	240.8	257.3	275.0	280.3	283.7
31	242.8	245.8	250.5	268.0	286.7	292.3	295.9
32	252.0	255.2	260.2	278.7	298.5	304.3	308.2
33	260.9	264.3	269.6	289.1	310.1	316.3	320.4
34	269.5	273.1	278.7	299.3	321.4	328.0	332.3
35	277.6	281.4	287.3	309.0	332.4	339.3	343.9
36	285.2	289.2	295.4	318.3	342.9	350.3	355.1
37	292.4	296.6	303.1	327.2	353.2	360.9	366.0
38	299.4	303.7	310.6	335.9	363.2	371.4	376.8
39	306.2	310.7	317.9	344.5	373.4	382.0	387.7
40	312.9	317.7	325.2	353.3	383.8	392.9	398.9

表 B-6 国家儿童健康与人类发展研究所（National Institutes of Child Health and Human Development，NICHD）报道的各种族／民族不同孕周胎儿各生长参数百分位数（续）

孕周(周)	百分位数						
	3rd	5th	10th	50th	90th	95th	97th
FL(mm),亚裔							
10	1.6	1.7	1.8	2.2	2.6	2.8	2.9
11	2.9	3.0	3.2	3.8	4.6	4.8	5.0
12	4.7	4.9	5.1	6.1	7.2	7.6	7.8
13	7.0	7.3	7.6	8.9	10.5	11.0	11.3
14	9.8	10.0	10.5	12.2	14.2	14.8	15.3
15	12.7	13.1	13.6	15.7	18.1	18.8	19.3
16	15.7	16.1	16.8	19.1	21.9	22.7	23.3
17	18.7	19.1	19.8	22.4	25.4	26.3	26.9
18	21.4	21.9	22.6	25.4	28.5	29.5	30.1
19	24.1	24.6	25.3	28.2	31.5	32.4	33.1
20	26.7	27.2	28.0	31.0	34.3	35.3	36.0
21	29.4	29.9	30.7	33.8	37.1	38.1	38.8
22	32.1	32.6	33.4	36.5	39.9	40.9	41.5
23	34.7	35.2	36.0	39.1	42.5	43.6	44.2
24	37.2	37.7	38.6	41.7	45.1	46.2	46.8
25	39.6	40.2	41.0	44.2	47.7	48.7	49.4
26	42.0	42.5	43.4	46.6	50.1	51.2	51.8
27	44.2	44.8	45.7	49.0	52.5	53.5	54.2
28	46.3	46.9	47.8	51.2	54.8	55.9	56.6
29	48.4	49.0	49.9	53.4	57.1	58.2	58.9
30	50.4	51.0	51.9	55.5	59.3	60.4	61.1
31	52.3	52.9	53.9	57.5	61.4	62.6	63.4
32	54.1	54.7	55.7	59.5	63.5	64.7	65.5
33	55.8	56.5	57.5	61.4	65.6	66.8	67.6
34	57.5	58.1	59.2	63.2	67.5	68.8	69.6
35	59.0	59.8	60.9	65.0	69.4	70.7	71.5
36	60.6	61.3	62.4	66.7	71.2	72.5	73.4
37	62.0	62.7	63.9	68.3	72.9	74.2	75.1
38	63.3	64.1	65.3	69.7	74.5	75.9	76.8
39	64.5	65.3	66.6	71.1	76.0	77.4	78.3
40	65.6	66.4	67.7	72.4	77.4	78.9	79.9

表 B-6 国家儿童健康与人类发展研究所(National Institutes of Child Health and Human Development, NICHD)报道的各种族/民族不同孕周胎儿各生长参数百分位数(续)

孕周(周)	百分位数						
	3rd	5th	10th	50th	90th	95th	97th
HL(mm),亚裔							
10	1.8	1.8	1.9	2.3	2.8	3.0	3.1
11	3.2	3.3	3.4	4.1	4.8	5.1	5.2
12	5.1	5.2	5.5	6.4	7.6	7.9	8.2
13	7.5	7.7	8.1	9.4	10.9	11.4	11.7
14	10.3	10.6	11.0	12.7	14.6	15.2	15.6
15	13.3	13.6	14.1	16.1	18.4	19.1	19.6
16	16.2	16.6	17.2	19.4	22.0	22.8	23.3
17	19.0	19.4	20.0	22.5	25.3	26.1	26.7
18	21.5	22.0	22.6	25.2	28.1	29.0	29.5
19	23.9	24.3	25.0	27.7	30.6	31.5	32.1
20	26.2	26.6	27.4	30.0	33.0	33.9	34.5
21	28.5	28.9	29.7	32.4	35.4	36.3	36.9
22	30.7	31.2	31.9	34.7	37.7	38.6	39.2
23	32.9	33.4	34.1	36.9	39.9	40.8	41.4
24	35.0	35.5	36.3	39.1	42.1	43.0	43.6
25	37.0	37.5	38.3	41.2	44.2	45.2	45.8
26	38.9	39.4	40.2	43.1	46.3	47.2	47.8
27	40.6	41.2	42.0	45.0	48.3	49.2	49.9
28	42.3	42.8	43.7	46.8	50.1	51.1	51.8
29	43.8	44.4	45.3	48.5	52.0	53.0	53.7
30	45.3	45.8	46.8	50.1	53.7	54.8	55.5
31	46.6	47.2	48.2	51.6	55.4	56.5	57.2
32	47.9	48.5	49.5	53.1	57.0	58.2	58.9
33	49.1	49.8	50.8	54.5	58.6	59.7	60.5
34	50.3	51.0	52.0	55.9	60.1	61.3	62.1
35	51.5	52.2	53.3	57.3	61.5	62.8	63.6
36	52.7	53.4	54.5	58.6	63.0	64.3	65.1
37	53.8	54.5	55.6	59.8	64.3	65.6	66.5
38	54.8	55.5	56.7	60.9	65.5	66.9	67.8
39	55.7	56.4	57.6	61.9	66.6	68.0	68.9
40	56.4	57.1	58.3	62.7	67.5	68.9	69.8

表 B-6   国家儿童健康与人类发展研究所（National Institutes of Child Health and Human Development，NICHD）报道的各种族/民族不同孕周胎儿各生长参数百分位数（续）

孕周（周）	百分位数						
	3rd	5th	10th	50th	90th	95th	97th
胎儿预估体重（g），亚裔							
10	18	19	20	24	30	31	33
11	26	27	28	34	41	43	44
12	36	38	39	47	55	58	60
13	50	51	53	63	74	77	79
14	66	68	71	83	97	101	104
15	86	88	92	108	125	131	135
16	110	113	118	138	160	167	172
17	139	143	149	173	202	211	216
18	172	177	185	215	250	261	269
19	211	217	227	264	307	321	330
20	257	264	275	320	373	389	400
21	308	317	331	385	447	467	480
22	367	378	394	458	532	556	571
23	434	446	466	541	628	656	674
24	509	524	546	634	737	769	790
25	594	611	637	740	859	896	921
26	690	709	740	859	997	1040	1069
27	796	818	853	990	1149	1199	1232
28	913	938	978	1136	1318	1375	1413
29	1039	1068	1114	1293	1501	1566	1609
30	1175	1208	1260	1463	1698	1772	1821
31	1318	1355	1414	1642	1908	1991	2047
32	1467	1508	1574	1830	2129	2222	2284
33	1620	1667	1740	2026	2360	2464	2534
34	1778	1829	1911	2229	2600	2717	2795
35	1938	1995	2085	2438	2851	2980	3067
36	2100	2162	2262	2653	3111	3255	3352
37	2259	2327	2437	2869	3376	3536	3644
38	2408	2483	2604	3077	3637	3814	3933
39	2539	2621	2752	3269	3884	4078	4210
40	2643	2731	2873	3434	4105	4318	4462

表 B-6　国家儿童健康与人类发展研究所（National Institutes of Child Health and Human Development，NICHD）报道的各种族/民族不同孕周胎儿各生长参数百分位数（续）

孕周（周）	百分位数						
	3rd	5th	10th	50th	90th	95th	97th
HC/AC 亚裔							
10	1.198	1.209	1.227	1.293	1.362	1.382	1.395
11	1.192	1.203	1.221	1.284	1.350	1.370	1.383
12	1.181	1.192	1.209	1.271	1.336	1.355	1.368
13	1.167	1.178	1.194	1.255	1.319	1.338	1.351
14	1.150	1.161	1.177	1.238	1.301	1.319	1.332
15	1.132	1.143	1.159	1.219	1.281	1.300	1.312
16	1.115	1.125	1.141	1.200	1.262	1.280	1.292
17	1.098	1.108	1.124	1.182	1.243	1.261	1.273
18	1.082	1.092	1.108	1.166	1.226	1.244	1.256
19	1.068	1.078	1.094	1.152	1.212	1.230	1.242
20	1.057	1.068	1.083	1.141	1.201	1.219	1.231
21	1.049	1.059	1.075	1.133	1.194	1.211	1.223
22	1.042	1.053	1.069	1.127	1.188	1.206	1.218
23	1.037	1.047	1.063	1.122	1.184	1.202	1.214
24	1.032	1.043	1.059	1.118	1.181	1.199	1.211
25	1.028	1.038	1.055	1.115	1.178	1.197	1.209
26	1.023	1.033	1.050	1.111	1.175	1.194	1.207
27	1.017	1.028	1.044	1.106	1.171	1.191	1.203
28	1.009	1.020	1.037	1.100	1.166	1.185	1.198
29	1.000	1.011	1.028	1.091	1.159	1.178	1.191
30	0.989	1.000	1.017	1.081	1.149	1.169	1.182
31	0.976	0.987	1.005	1.069	1.138	1.158	1.172
32	0.962	0.974	0.991	1.057	1.126	1.147	1.160
33	0.948	0.959	0.977	1.043	1.114	1.135	1.148
34	0.933	0.945	0.963	1.030	1.101	1.123	1.136
35	0.919	0.931	0.949	1.017	1.089	1.111	1.125
36	0.905	0.916	0.935	1.004	1.077	1.099	1.114
37	0.890	0.902	0.921	0.990	1.065	1.087	1.102
38	0.874	0.886	0.905	0.976	1.052	1.075	1.090
39	0.857	0.870	0.889	0.960	1.038	1.061	1.076
40	0.839	0.851	0.871	0.943	1.022	1.046	1.061

来自 Buck Louis GM，Jagteshwar G，Albert PS，et al：Racial/ethnic standards for fetal growth：the NICHD Fetal Growth Studies. Am J Obstet Gynecol 449：e1-e41，October 2015，table 2

表 B-7　双胎估计胎儿体重百分位数列线图

孕周（周）	估计胎儿体重百分位数（g）				
	5th	25th	50th	75th	95th
16	132	141	154	189	207
17	173	194	215	239	249
18	214	248	276	289	291
19	223	253	300	333	412
20	232	259	324	378	534
21	275	355	432	482	705
22	319	452	540	586	876
23	347	497	598	684	880
24	376	543	656	783	885
25	549	677	793	916	1118
26	722	812	931	1049	1352
27	755	978	1087	1193	1563
28	789	1145	1244	1337	1774
29	900	1266	1395	1509	1883
30	1011	1387	1546	1682	1992
31	1198	1532	1693	1875	2392
32	1385	1677	1840	2068	2793
33	1491	1771	2032	2334	3000
34	1597	1866	2224	2601	3208
35	1703	2093	2427	2716	3336
36	1809	2321	2631	2832	3465
37	2239	2540	2824	3035	3679
38	2669	2760	3017	3239	3894

来自 Yarkoni S, Reece EA, Holford T, et al: Estimated fetal weight in the evaluation of growth in twin gestations: a prospective longitudinal study. Obstet Gynecol 69:636, 1987. Reprinted with permission from The American College of Obstetricians and Gynecologists

孕周(周)	BPD(cm)	HC(cm)	小脑横径(cm)	肱骨(cm)	股骨(cm)	胫骨(cm)	腓骨(cm)	AC(cm)
16	3.5	12.8	1.5	2.1	2.0	1.7	1.6	10.7
17	3.9	14.1	1.6	2.3	2.3	2.0	1.9	11.9
18	4.2	15.3	1.7	2.6	2.6	2.3	2.2	13.1
19	4.5	16.5	1.9	2.8	2.9	2.5	2.4	14.2
20	4.8	17.6	2.0	3.1	3.2	2.8	2.7	15.3
21	5.1	18.7	2.2	3.3	3.5	3.1	2.9	16.4
22	5.4	19.8	2.3	3.5	3.7	3.3	3.2	17.4
23	5.7	20.8	2.5	3.7	4.0	3.5	3.4	18.4
24	6.0	21.8	2.6	3.9	4.2	3.7	3.6	19.4
25	6.2	22.7	2.7	4.1	4.4	3.9	3.7	20.3
26	6.5	23.6	2.8	4.2	4.6	4.1	3.9	21.2
27	6.7	24.5	3.0	4.4	4.8	4.2	4.1	22.1
28	6.9	25.3	3.1	4.6	5.0	4.4	4.2	22.9
29	7.1	26.1	3.2	4.7	5.2	4.5	4.3	23.7
30	7.3	26.8	3.4	4.8	5.4	4.7	4.4	24.5
31	7.5	27.5	3.5	4.9	5.5	4.8	4.6	25.2
32	7.7	28.1	3.6	5.0	5.7	4.9	4.6	25.9
33	7.8	28.7	3.8	5.1	5.8	4.9	4.7	26.6
34	8.0	29.2	3.9	5.2	5.9	5.0	4.8	27.2
35	8.1	29.7	4.0	5.2	6.0	5.1	4.8	27.8

表 B-8　由回归公式生成的三胞胎生长参数

AC,腹围;BPD,双顶径;FL,股骨径;HC,头围

来自 Rodis JF, Arky L, Egan JF, et al: Comprehensive fetal ultrasonographic growth measurements in triplet gestations. Am J Obstet Gynecol 181:1128, 1999

表 B-9　依据腹围、股骨估计胎儿体重（g）

股骨（cm）	腹围（cm）																				
	20.0	20.5	21.0	21.5	22.0	22.5	23.0	23.5	24.0	24.5	25.0	25.5	26.0	26.5	27.0	27.5	28.0	28.5	29.0	29.5	30.0
4.0	663	691	720	751	783	816	851	887	925	964	1006	1048	1093	1139	1188	1239	1291	1346	1403	1463	1525
4.1	680	709	738	769	802	836	871	907	946	986	1027	1070	1115	1162	1211	1262	1315	1371	1429	1489	1551
4.2	697	726	757	788	821	855	891	928	967	1007	1049	1093	1138	1186	1235	1287	1340	1396	1454	1515	1578
4.3	715	745	776	808	841	875	912	949	988	1029	1071	1116	1162	1209	1259	1311	1365	1422	1480	1541	1605
4.4	734	764	795	827	861	896	933	971	1010	1051	1094	1139	1185	1234	1284	1336	1391	1448	1507	1568	1632
4.5	753	783	815	847	882	917	954	993	1033	1074	1118	1163	1210	1259	1309	1362	1417	1474	1534	1596	1660
4.6	772	803	835	868	903	939	976	1015	1056	1098	1142	1187	1235	1284	1335	1388	1444	1501	1561	1623	1688
4.7	792	823	856	889	924	961	999	1038	1079	1122	1166	1212	1260	1310	1361	1415	1471	1529	1589	1652	1717
4.8	812	844	877	911	947	984	1022	1062	1103	1146	1191	1237	1286	1336	1388	1442	1498	1557	1618	1681	1746
4.9	833	865	899	933	969	1007	1046	1086	1128	1171	1216	1263	1312	1363	1415	1470	1527	1585	1647	1710	1776
5.0	855	887	921	956	993	1031	1070	1111	1153	1197	1243	1290	1339	1390	1443	1498	1555	1615	1676	1740	1806
5.1	877	910	944	980	1016	1055	1095	1136	1179	1223	1269	1317	1367	1418	1471	1527	1584	1644	1706	1770	1837
5.2	899	933	967	1004	1041	1080	1120	1162	1205	1250	1296	1344	1395	1447	1500	1556	1614	1674	1737	1801	1868
5.3	922	956	992	1028	1066	1105	1146	1188	1232	1277	1324	1373	1423	1476	1530	1586	1645	1705	1768	1833	1900
5.4	946	981	1016	1053	1091	1131	1172	1215	1259	1305	1352	1401	1452	1505	1560	1617	1675	1736	1799	1865	1933
5.5	971	1005	1041	1079	1118	1158	1199	1242	1287	1333	1381	1431	1482	1535	1591	1648	1707	1768	1832	1897	1966
5.6	995	1031	1067	1105	1144	1185	1227	1271	1316	1362	1411	1461	1513	1566	1622	1679	1739	1801	1864	1931	1999
5.7	1021	1057	1094	1132	1172	1213	1255	1299	1345	1392	1441	1491	1544	1598	1654	1712	1772	1834	1898	1964	2033
5.8	1047	1084	1121	1160	1200	1242	1285	1329	1375	1422	1472	1523	1575	1630	1686	1744	1805	1867	1932	1999	2068
5.9	1074	1111	1149	1188	1229	1271	1314	1359	1406	1454	1503	1555	1608	1663	1719	1778	1839	1902	1966	2034	2103
6.0	1102	1139	1178	1217	1258	1301	1345	1390	1437	1485	1535	1587	1641	1696	1753	1812	1873	1936	2002	2069	2139
6.1	1130	1168	1207	1247	1289	1331	1376	1421	1469	1518	1568	1620	1674	1730	1788	1847	1908	1972	2038	2105	2175

表 B-9 依据腹围、股骨估计胎儿体重（g）（续）

	腹围（cm）																				
	20.0	20.5	21.0	21.5	22.0	22.5	23.0	23.5	24.0	24.5	25.0	25.5	26.0	26.5	27.0	27.5	28.0	28.5	29.0	29.5	30.0
6.2	1160	1198	1237	1278	1319	1363	1408	1454	1501	1551	1602	1654	1709	1765	1823	1882	1944	2008	2074	2142	2212
6.3	1189	1228	1268	1309	1351	1395	1440	1487	1535	1585	1636	1689	1744	1800	1858	1919	1981	2045	2111	2180	2250
6.4	1220	1259	1299	1341	1384	1428	1473	1520	1569	1619	1671	1724	1779	1836	1895	1956	2018	2082	2149	2218	2289
6.5	1251	1291	1332	1373	1417	1461	1507	1555	1604	1655	1707	1760	1816	1873	1932	1993	2056	2121	2188	2256	2328
6.6	1284	1324	1365	1407	1451	1496	1542	1590	1640	1691	1743	1797	1853	1911	1970	2031	2094	2160	2227	2296	2367
6.7	1317	1357	1399	1441	1486	1531	1578	1626	1676	1728	1780	1835	1891	1949	2009	2070	2134	2199	2267	2336	2408
6.8	1351	1391	1433	1477	1521	1567	1615	1663	1713	1765	1819	1873	1930	1988	2048	2110	2174	2240	2307	2377	2449
6.9	1385	1427	1469	1513	1558	1604	1652	1701	1752	1804	1857	1913	1970	2028	2089	2151	2215	2281	2348	2418	2490
7.0	1421	1463	1506	1550	1595	1642	1690	1740	1791	1843	1897	1953	2010	2069	2130	2192	2256	2322	2391	2461	2533
7.1	1458	1500	1543	1588	1633	1681	1729	1779	1830	1883	1938	1994	2051	2110	2171	2234	2299	2365	2433	2504	2576
7.2	1495	1538	1581	1626	1673	1720	1769	1819	1871	1924	1979	2035	2093	2153	2214	2277	2342	2408	2477	2547	2620
7.3	1534	1577	1621	1666	1713	1761	1810	1861	1913	1966	2021	2078	2136	2196	2258	2321	2386	2453	2521	2592	2665
7.4	1573	1616	1661	1707	1754	1802	1852	1903	1955	2009	2065	2122	2180	2240	2302	2365	2431	2498	2566	2637	2710
7.5	1614	1657	1702	1749	1796	1845	1895	1946	1999	2053	2109	2166	2225	2285	2347	2411	2476	2543	2612	2683	2756
7.6	1655	1699	1745	1791	1839	1888	1939	1990	2043	2098	2154	2211	2270	2331	2393	2457	2523	2590	2659	2730	2803
7.7	1698	1742	1788	1835	1883	1933	1983	2035	2089	2144	2200	2258	2317	2378	2440	2504	2570	2638	2707	2778	2851
7.8	1741	1786	1833	1880	1928	1978	2029	2082	2135	2191	2247	2305	2365	2426	2488	2553	2618	2686	2755	2827	2899
7.9	1786	1832	1878	1926	1975	2025	2076	2129	2183	2238	2295	2353	2413	2474	2537	2602	2668	2735	2805	2876	2949
8.0	1832	1878	1925	1973	2022	2073	2124	2177	2232	2287	2344	2403	2463	2524	2587	2652	2718	2785	2855	2926	2999
8.1	1879	1926	1973	2021	2071	2121	2173	2227	2281	2337	2394	2453	2513	2575	2638	2702	2769	2837	2906	2977	3050
8.2	1928	1974	2022	2070	2120	2171	2224	2277	2332	2388	2446	2504	2565	2626	2690	2754	2821	2889	2958	3029	3102
8.3	1978	2024	2072	2121	2171	2223	2275	2329	2384	2440	2498	2557	2617	2679	2743	2807	2874	2942	3011	3082	3155

TABLE B-10　Estimates of Fetal Weight (g) Based on Abdominal Circumference and Femur Length—Continued

Femur Length (cm)	ABDOMINAL CIRCUMFERENCE (cm)																			
	30.5	31.0	31.5	32.0	32.5	33.0	33.5	34.0	34.5	35.0	35.5	36.0	36.5	37.0	37.5	38.0	38.5	39.0	39.5	40.0
4.0	1590	1658	1729	1802	1879	1959	2042	2129	2220	2314	2413	2515	2622	2734	2850	2972	3098	3230	3367	3511
4.1	1617	1685	1756	1830	1907	1987	2071	2158	2249	2344	2442	2545	2652	2764	2880	3002	3128	3260	3397	3540
4.2	1644	1712	1783	1858	1935	2016	2100	2187	2279	2373	2472	2575	2683	2794	2911	3032	3159	3290	3427	3570
4.3	1671	1740	1812	1886	1964	2045	2129	2217	2308	2404	2503	2606	2713	2825	2942	3063	3189	3321	3458	3600
4.4	1699	1768	1840	1915	1993	2075	2159	2247	2339	2434	2533	2637	2744	2856	2973	3094	3220	3352	3488	3630
4.5	1727	1797	1869	1944	2023	2105	2189	2278	2370	2465	2565	2668	2776	2888	3004	3125	3251	3383	3519	3661
4.6	1756	1826	1898	1974	2053	2135	2220	2309	2401	2497	2596	2700	2807	2919	3036	3157	3283	3414	3550	3692
4.7	1785	1855	1928	2004	2084	2166	2251	2340	2432	2528	2628	2732	2840	2952	3068	3189	3315	3446	3582	3723
4.8	1814	1885	1959	2035	2115	2197	2283	2372	2464	2560	2660	2764	2872	2984	3100	3221	3347	3478	3613	3754
4.9	1845	1916	1990	2066	2146	2229	2315	2404	2497	2593	2693	2797	2905	3017	3133	3254	3380	3510	3645	3786
5.0	1875	1947	2021	2098	2178	2261	2347	2437	2530	2626	2726	2830	2938	3050	3166	3287	3412	3542	3677	3818
5.1	1906	1978	2053	2130	2210	2294	2380	2470	2563	2659	2760	2864	2972	3084	3200	3320	3445	3575	3710	3850
5.2	1938	2010	2085	2163	2243	2327	2413	2503	2597	2693	2794	2898	3006	3117	3234	3354	3479	3608	3743	3882
5.3	1970	2043	2118	2196	2277	2360	2447	2537	2631	2728	2828	2932	3040	3152	3268	3388	3513	3642	3776	3915
5.4	2003	2076	2151	2229	2311	2395	2482	2572	2665	2762	2863	2967	3075	3186	3302	3422	3547	3676	3809	3948
5.5	2036	2109	2185	2264	2345	2429	2516	2607	2700	2797	2898	3002	3110	3221	3337	3457	3581	3710	3843	3981
5.6	2070	2143	2220	2298	2380	2464	2552	2642	2736	2833	2933	3038	3145	3257	3372	3492	3616	3744	3877	4015
5.7	2104	2178	2254	2333	2415	2500	2587	2678	2772	2869	2970	3074	3181	3293	3408	3527	3651	3779	3911	4048
5.8	2139	2213	2290	2369	2451	2536	2624	2714	2808	2905	3006	3110	3218	3329	3444	3563	3686	3814	3946	4082
5.9	2175	2249	2326	2405	2488	2573	2660	2751	2845	2942	3043	3147	3254	3366	3480	3599	3722	3849	3981	4117
6.0	2211	2286	2363	2442	2525	2610	2698	2789	2883	2980	3080	3184	3292	3403	3517	3636	3758	3885	4016	4151
6.1	2248	2323	2400	2480	2562	2647	2736	2827	2921	3018	3118	3222	3329	3440	3554	3673	3795	3921	4052	4186

TABLE B-10 Estimates of Fetal Weight (g) Based on Abdominal Circumference and Femur Length—Continued

ABDOMINAL CIRCUMFERENCE (cm)

	30.5	31.0	31.5	32.0	32.5	33.0	33.5	34.0	34.5	35.0	35.5	36.0	36.5	37.0	37.5	38.0	38.5	39.0	39.5	40.0
6.2	2285	2360	2438	2518	2600	2686	2774	2865	2959	3056	3157	3260	3367	3478	3592	3710	3832	3957	4087	4222
6.3	2323	2398	2476	2556	2639	2725	2813	2904	2998	3095	3195	3299	3406	3516	3630	3747	3869	3994	4124	4257
6.4	2362	2437	2515	2595	2678	2764	2852	2943	3037	3134	3235	3338	3445	3555	3668	3785	3906	4031	4160	4293
6.5	2401	2477	2555	2635	2718	2804	2892	2983	3077	3174	3274	3378	3484	3594	3707	3824	3944	4069	4197	4329
6.6	2441	2517	2595	2675	2759	2844	2933	3024	3118	3215	3315	3418	3524	3633	3746	3863	3983	4106	4234	4366
6.7	2481	2557	2636	2716	2800	2885	2974	3065	3159	3256	3355	3458	3564	3673	3786	3902	4021	4144	4271	4402
6.8	2523	2599	2677	2758	2841	2927	3016	3107	3200	3297	3397	3499	3605	3714	3826	3941	4060	4183	4309	4439
6.9	2564	2641	2719	2800	2884	2969	3058	3149	3242	3339	3438	3541	3646	3754	3866	3981	4100	4222	4347	4477
7.0	2607	2683	2762	2843	2927	3012	3101	3192	3285	3381	3481	3583	3688	3796	3907	4022	4140	4261	4386	4514
7.1	2650	2727	2806	2887	2970	3056	3144	3235	3328	3424	3523	3625	3730	3838	3948	4062	4180	4300	4425	4552
7.2	2694	2771	2850	2931	3014	3100	3188	3279	3372	3468	3567	3668	3772	3880	3990	4104	4220	4340	4464	4591
7.3	2739	2816	2895	2976	3059	3145	3233	3323	3416	3512	3610	3712	3816	3922	4032	4145	4261	4381	4503	4629
7.4	2785	2861	2940	3021	3105	3190	3278	3369	3461	3557	3655	3756	3859	3966	4075	4187	4303	4421	4543	4668
7.5	2831	2908	2987	3068	3151	3236	3324	3414	3507	3602	3700	3800	3903	4009	4118	4230	4344	4462	4583	4708
7.6	2878	2955	3034	3115	3198	3283	3371	3461	3553	3648	3745	3845	3948	4053	4161	4272	4387	4504	4624	4747
7.7	2926	3003	3081	3162	3245	3331	3418	3508	3600	3694	3791	3891	3993	4098	4205	4316	4429	4545	4665	4787
7.8	2974	3051	3130	3211	3294	3379	3466	3555	3647	3741	3838	3937	4039	4143	4250	4360	4472	4588	4706	4827
7.9	3024	3100	3179	3260	3343	3427	3514	3604	3695	3789	3885	3984	4085	4188	4295	4404	4515	4630	4748	4868
8.0	3074	3151	3229	3310	3392	3477	3564	3653	3744	3837	3933	4031	4131	4234	4340	4448	4559	4673	4790	4909
8.1	3125	3202	3280	3360	3443	3527	3614	3702	3793	3886	3981	4079	4179	4281	4386	4493	4604	4716	4832	4950
8.2	3177	3253	3332	3412	3494	3578	3664	3752	3843	3935	4030	4127	4226	4328	4432	4539	4648	4760	4875	4992
8.3	3230	3306	3384	3464	3546	3630	3716	3803	3893	3985	4080	4176	4275	4376	4479	4585	4693	4804	4918	5034

From Hadlock FP, Harrist RB, Carpenter RJ, et al: Sonographic estimation of fetal weight. Radiology 150:535, 1984.

表 B-11 参数正常比值（14~21周）			
月经龄（周）	头颅指数 （SD＝3.7）*	股骨/双顶径×100 （SD＝4.0）†	股骨/头围×100 （SD＝1.0）†	股骨/腹围× 100（SD＝1.3）†
14	81.5	58.0	15.0	19.0
15	81.0	59.0	15.7	19.3
16	80.5	61.0	16.4	19.8
17	80.1	63.0	16.9	20.3
18	79.7	65.0	17.5	20.8
19	79.4	67.0	18.1	21.0
20	79.1	69.0	18.4	21.3
21	78.8	70.0	18.6	21.5

AC，腹围；BPD，双顶径；HC，头围；SD，标准差

* 来自 Gray DL，Songster GS，Parvin CA，et al：Cephalic index：a gestational age-dependent biometric parameter. Obstet Gynecol 74：600，1989

† 来自 Hadlock FP，Harrist RB，Martinez-Poyer J：Fetal body ratios in second trimester：a useful tool for identifying chromosomal abnormalities? J Ultrasound Med 11：81，1992

表 B-12 参数正常比值（22~40周）			
月经龄（周）	头颅指数 （SD＝4.4）*	股骨/双顶径× 100（SD＝5.0）†	股骨/头围× 100（SD＝1.1）‡	股骨/腹围× 100（SD＝1.3）§
22	78.3	77.4	18.6	21.6
23	78.3	77.6	18.8	21.7
24	78.3	77.8	19.0	21.7
25	78.3	78.0	19.2	21.8
26	78.3	78.2	19.4	21.8
27	78.3	78.4	19.6	21.9
28	78.3	78.6	19.8	21.9
29	78.3	78.8	20.0	21.9
30	78.3	79.0	20.3	22.0
31	78.3	79.2	20.5	22.0
32	78.3	79.4	20.7	22.1
33	78.3	79.6	20.9	22.1
34	78.3	79.8	21.1	22.2
35	78.3	80.0	21.4	22.2
36	78.3	80.2	21.6	22.2
37	78.3	80.4	21.8	22.3
38	78.3	80.6	22.0	22.3
39	78.3	80.8	22.2	22.3
40	78.3	81.0	22.4	22.4

AC，腹围；BPD，双顶径；HC，头围；SD，标准差

* 来自 Hadlock FP，Deter RL，Carpenter RJ，et al：The effect of head shape on the accuracy of BPD in estimating fetal gestational age. AJR 137：83，1981

† 来自 Hohler CW，Quetel TA：The relationship between fetal femur length and biparietal diameter in the last half of pregnancy. Am JObstet Gynecol 141：759，1981

‡ 来自 Hadlock FP，Harrist RB，Shah YP，et al：The use of femur length/head circumference relation in obstetrical sonography. J Ultrasound Med 3：439，1984

§ 来自 Hadlock FP，Deter RL，Harrist RB，et al：A date-independent predictor of intrauterine growth retardation：femur length/abdominal circumference ratio. AJR 141：979，1983

TABLE B-13　Comparison of Fetal Parameters in LGA and AGA Fetuses

Parameter	AGA Group (mean±SD)	LGA Group (mean±SD)	P Value
BPD（cm）	9.2±0.4	9.6±0.4	<.0001
HC（cm）	33.7±1.1	35.2±1.3	<.0001
AC（cm）	33.6±1.6	37.4±1.3	<.0001
FL（cm）	7.4±0.4	7.6±0.3	<.0001
HC/AC	1.0±0.05	0.94±0.04	<.0001
FL/AC*	22.0±1.0	20.5±1.0	<.0001

AC, abdominal circumference; AGA, appropriate for gestational age;
BPD, biparietal diameter; FL, femur length; HC, head circumference;
LGA, large for gestational age.

* FL/AC expressed as FL/AC×100.

From Hadlock FP, Harrist RB, Fearneyhough TC, et al: Use of femur length/abdominal circumference ratio in detecting the macrosomic fetus. Radiology 154:503, 1985.

TABLE B-14　Conventional Sonographic Criteria for Fetal Growth Restriction: Performance Characteristics

Criterion	Sensitivity (%)*	Specificity (%)*	PREDICTIVE VALUES (%)*† Positive	PREDICTIVE VALUES (%)*† Negative
Advanced placental grade	62	64	16	94
Elevated FL/AC	34-49	78-83	18-20	92-93
Low TIUV	57-80	72-76	21-24	92-97
Small BPD	24-88	62-94	21-44	92-98
Small BPD and advanced placental grade	59	86	32	95
Slow rate of BPD growth	75	84	35	97
Low EFW	89	88	45	99
Decreased AFV	24	98	55	92
Elevated HC/AC	82	94	62	98

AFV, amniotic fluid volume; BPD, biparietal diameter; EFW, estimated fetal weight; FL/AC, femur length/abdominal circumference ratio; HC/AC, head circumference/abdominal circumference ratio; TIUV, total intrauterine volume.

* A range of values is given for a criterion when different studies apply that criterion in two or more ways.

† Computed using Bayes' theorem and assuming a fetal growth restriction prevalence rate of 10%

From Benson CB, Doublet PM, Saltzman DH: Intrauterine growth retardation: predictive value of US criteria for antenatal diagnosis. Radiology 160:415, 1986.

（路晶　翻译）

附录 C　用于羊水评估的测量

表 C-1　正常妊娠羊水指数					
孕龄（周）	羊水指数（mm）百分位数				
	3rd	5th	50th	95th	97th
16	73	79	121	185	201
17	77	83	127	194	211
18	80	87	133	202	220
19	83	90	137	207	225
20	86	93	141	212	230
21	88	95	143	214	233
22	89	97	145	216	235
23	90	98	146	218	237
24	90	98	147	219	238
25	89	97	147	221	240
26	89	97	147	223	242
27	85	95	146	226	245
28	86	94	146	228	249
29	84	92	145	231	254
30	82	90	145	234	258
31	79	88	144	238	263
32	77	86	144	242	269
33	74	83	143	245	274
34	72	81	142	248	278
35	70	79	140	249	279
36	68	77	138	249	279
37	66	75	135	244	275
38	65	73	132	239	269
39	64	72	127	226	255
40	63	71	123	214	240
41	63	70	116	194	216
42	63	69	110	175	192

Adapted from Moore TR, Cayle JE: The amniotic fluid index in normal human pregnancy. Am JObstet Gynecol 162:1168,1990

表 C-2　正常妊娠羊水指数						
孕龄（周）	羊水指数（cm）百分位数					
	5th	10th	50th	Mean	90th	95th
14	2.8	3.1	5.0	5.4	8.0	8.6
15	3.2	3.6	5.4	5.7	8.2	9.1
16	3.6	4.1	5.8	6.1	8.5	9.6
17	4.1	4.0	6.3	6.6	9.0	10.3
18	4.6	5.1	6.8	7.1	9.7	11.1
19	5.1	5.6	7.4	7.7	10.4	12.0
20	5.5	6.1	8.0	8.3	11.3	12.9
21	5.9	6.6	8.7	8.9	12.2	13.9
22	6.3	7.1	9.3	9.6	13.2	14.9
23	6.7	7.5	10.0	10.3	14.2	15.9
24	7.0	7.9	10.7	11.0	15.2	16.9
25	7.3	8.2	11.4	11.7	16.1	17.8
26	7.5	8.4	12.0	12.3	17.0	18.7
27	7.6	8.6	12.6	12.8	17.8	19.4
28	7.6	8.6	13.0	13.3	18.4	19.9
29	7.6	8.6	13.4	13.6	18.8	20.4
30	7.5	8.5	13.6	13.8	18.9	20.6
31	7.3	8.4	13.6	13.8	18.7	20.6
32	7.1	8.1	13.6	13.7	18.7	20.4
33	6.8	7.8	13.3	13.4	18.2	20.0
34	6.4	7.4	13.9	13.0	17.7	19.4
35	6.0	7.0	12.4	12.5	16.9	18.7
36	5.6	6.5	11.8	11.8	16.2	17.9
37	5.1	6.0	11.1	11.1	15.3	16.9
38	4.7	5.5	10.3	10.3	14.4	15.9
39	4.2	5.0	9.4	9.4	13.7	14.9
40	3.7	4.5	8.6	8.6	12.9	13.9
41	3.3	4.0	7.8	7.7	12.3	12.9

来自于 Magann EF, Sanderson M, Martin JN Jr, et al: The amniotic fluid index, single deepest pocket and two diameter pocket in normal pregnancy. Am JObstet Gynecol 182:1581,2000

表 C-3　正常妊娠最大羊水深度

孕龄（周）	最大深度（cm）百分位数					
	5th	10th	50th	Mean	90th	95th
14	1.7	1.9	2.9	3.1	4.7	5.0
15	2.0	2.2	3.4	3.5	5.1	5.5
16	2.3	2.5	3.6	3.8	5.4	5.9
17	2.5	2.7	3.9	4.0	5.7	6.2
18	2.7	2.9	4.1	4.2	5.9	6.4
19	2.8	3.1	4.3	4.4	6.1	6.6
20	2.9	3.2	4.4	4.5	6.2	6.7
21	2.9	3.3	4.5	4.6	6.3	6.8
22	3.0	3.3	4.6	4.7	6.3	6.8
23	3.0	3.4	4.6	4.7	6.3	6.8
24	3.1	3.4	4.7	4.8	6.3	6.8
25	3.0	3.3	4.7	4.8	6.3	6.8
26	3.0	3.3	4.8	4.8	6.4	6.8
27	3.0	3.3	4.8	4.8	6.4	6.9
28	3.0	3.3	4.8	4.8	6.4	6.9
29	2.9	3.3	4.8	4.8	6.4	6.9
30	2.9	3.3	4.8	4.8	6.4	6.9
31	2.9	3.2	4.8	4.9	6.5	7.0
32	2.9	3.2	4.8	4.9	6.6	7.1
33	2.9	3.2	4.82	4.9	6.6	7.2
34	2.8	3.2	4.8	4.8	6.6	7.2
35	2.8	3.1	4.7	4.8	6.6	7.2
36	2.7	3.1	4.7	4.7	6.6	7.1
37	2.6	2.9	4.5	4.6	6.5	7.0
38	2.4	2.8	4.4	4.5	6.3	6.8
39	2.3	2.7	4.2	4.3	6.1	6.6
40	2.1	2.5	3.9	4.0	5.8	6.2
41	1.9	2.2	3.7	3.7	5.4	5.7

来自于 Magann EF，Sanderson M，Martin JN Jr，et al：The amniotic fluid index，single deepest pocket and two diameter pocket in normal pregnancy. Am JObstet Gynecol 182：1581，2000

表 C-4　二阶分位数回归分析羊水体积与孕龄的关系

孕龄（周）	羊水量（ml）百分位数				
	5th	25th	50th	75th	95th
16	134.0	334.5	377.1	503.2	694.7
17	132.3	322.0	389.6	552.2	937.2
18	130.9	311.1	401.9	602.0	1233.7
19	129.9	301.7	414.0	652.1	1584.8
20	129.2	293.7	425.8	701.8	1986.6
21	128.9	286.9	437.2	750.4	2430.0
22	128.9	281.4	448.3	797.2	2900.5
23	129.2	277.0	459.0	841.5	3378.4
24	129.8	273.7	469.2	882.5	3839.9
25	130.8	271.4	478.9	919.5	4258.8
26	132.1	270.2	488.1	951.9	4609.3
27	133.9	270.0	496.7	979.1	4868.0
28	135.8	270.8	504.7	1000.5	5016.9
29	138.0	272.6	512.1	1015.9	5045.3
30	141.1	275.4	518.8	1024.8	4951.1
31	144.4	279.3	524.8	1027.1	4741.3
32	148.1	284.4	530.0	1022.8	4430.5
33	152.3	290.6	534.5	1012.0	4040.0
34	157.0	298.0	538.2	994.8	3594.8
35	162.3	306.8	541.1	971.6	3121.4
36	168.2	317.0	543.2	942.8	2644.7
37	174.7	328.8	544.5	909.0	2186.7
38	182.0	342.3	545.0	870.7	1764.2
39	190.0	357.7	544.7	828.7	1389.0
40	198.0	375.2	543.5	783.6	1067.1
41	207.9	395.0	541.5	736.2	800.0

来自于 Sandlin AT，Ounpraseuth ST，Spencer HJ，et al：Amniotic fluid volume in normal singleton pregnancies：modeling with quantile regression. Arch Gynecol Obstet 289：967-972，2014，used with permission

附录 D　胎儿多普勒评估(非心脏)

表 D-1　子宫动脉阻力指数			
孕龄(周)	5th	50th	95th
18	0.222	0.447	0.659
19	0.204	0.429	0.641
20	0.194	0.419	0.630
21	0.186	0.411	0.622
22	0.180	0.405	0.615
23	0.175	0.400	0.610
24	0.171	0.395	0.605
25	0.167	0.391	0.601
26	0.163	0.387	0.597
27	0.160	0.384	0.593
28	0.157	0.380	0.590
29	0.154	0.378	0.587
30	0.152	0.375	0.584
31	0.150	0.372	0.581
32	0.147	0.370	0.578
33	0.145	0.368	0.576
34	0.144	0.366	0.574
35	0.142	0.364	0.571
36	0.140	0.362	0.569
37	0.139	0.360	0.567
38	0.137	0.358	0.566
39	0.136	0.357	0.564
40	0.135	0.355	0.562

From Merz E(ed):Ultrasonography in Obstetrics and Gynecology Stuttgart,Thieme,2005,pp 469-480,613,614

表 D-2　子宫动脉搏动指数			
孕龄(周)	5th	50th	95th
18	0.509	0.888	1.407
19	0.460	0.838	1.356
20	0.436	0.812	1.328
21	0.420	0.795	1.309
22	0.407	0.781	1.293
23	0.397	0.769	1.280
24	0.388	0.759	1.268
25	0.381	0.751	1.258
26	0.374	0.743	1.248
27	0.369	0.736	1.239
28	0.363	0.729	1.230
29	0.358	0.722	1.222
30	0.354	0.716	1.214
31	0.349	0.711	1.207
32	0.345	0.705	1.199
33	0.341	0.700	1.192
34	0.337	0.695	1.185
35	0.333	0.690	1.178
36	0.330	0.684	1.171
37	0.326	0.679	1.164
38	0.322	0.674	1.157
39	0.318	0.669	1.150
40	0.313	0.663	1.143

From Merz E(ed):Ultrasonography in Obstetrics and Gynecology. Stuttgart,Thieme,2005,pp 469-480,613,614

表 D-3　脐动脉 S/D 比值参考值

孕龄(周)	脐动脉 S/D 比值的百分位数								
	2.5th	5th	10th	25th	50th	75th	90th	95th	97.5th
19	2.73	2.93	3.19	3.67	4.28	5.00	5.75	6.26	6.73
20	2.63	2.83	3.07	3.53	4.11	4.80	5.51	5.99	4.43
21	2.51	2.70	2.93	3.36	3.91	4.55	5.22	5.67	6.09
22	2.43	2.60	2.83	3.24	3.77	4.38	5.03	5.45	5.85
23	2.34	2.51	2.72	3.11	3.62	4.21	4.82	5.22	5.61
24	2.25	2.41	2.62	2.99	3.48	4.04	4.63	5.02	5.38
25	2.17	2.33	2.52	2.88	3.35	3.89	4.45	4.83	5.18
26	2.09	2.24	2.43	2.78	3.23	3.75	4.30	4.66	5.00
27	2.02	2.17	2.35	2.69	3.12	3.63	4.15	4.50	4.83
28	1.95	2.09	2.27	2.60	3.02	3.51	4.02	4.36	4.67
29	1.89	2.03	2.20	2.52	2.92	3.40	3.89	4.22	4.53
30	1.83	1.96	2.13	2.44	2.83	3.30	3.78	4.10	4.40
31	1.77	1.90	2.06	2.36	2.75	3.20	3.67	3.98	4.27
32	1.71	1.84	2.00	2.29	2.67	3.11	3.57	3.87	4.16
33	1.66	1.79	1.94	2.23	2.60	3.03	3.48	3.77	4.06
34	1.61	1.73	1.88	2.16	2.53	2.95	3.39	3.68	3.96
35	1.57	1.68	1.83	2.11	2.46	2.87	3.30	3.59	3.86
36	1.52	1.64	1.78	2.05	2.40	2.80	3.23	3.51	3.78
37	1.48	1.59	1.73	2.00	2.34	2.74	3.15	3.43	3.69
38	1.44	1.55	1.69	1.95	2.28	2.67	3.08	3.36	3.62
39	1.40	1.51	1.64	1.90	2.23	2.61	3.02	3.29	3.54
40	1.36	1.47	1.60	1.85	2.18	2.56	1.96	3.22	3.48
41	1.33	1.43	1.56	1.81	2.13	2.50	2.90	3.16	3.41

From Acharya G,Wilsgaard T,Bernsten GKR,et al:Reference ranges for serial measurements of umbilical artery Doppler indices in the second half of pregnancy. Am J Obstet Gynecol 192:937,2005

表 D-4　孕 20~40 周脐动脉阻力指数

孕周(周)	5th	50th	95th
20	0.567	0.690	0.802
21	0.557	0.680	0.793
22	0.548	0.671	0.784
23	0.539	0.663	0.776
24	0.530	0.655	0.768
25	0.522	0.646	0.760
26	0.514	0.639	0.752
27	0.506	0.631	0.745
28	0.498	0.623	0.737
29	0.490	0.615	0.730
30	0.482	0.608	0.723
31	0.474	0.600	0.715
32	0.465	0.592	0.707
33	0.457	0.584	0.700
34	0.449	0.576	0.692
35	0.440	0.567	0.684
36	0.431	0.559	0.675
37	0.422	0.550	0.667
38	0.412	0.540	0.657
39	0.402	0.530	0.648
40	0.390	0.519	0.637

From Merz E(ed):Ultrasonography in Obstetrics and Gynecology. Stuttgart, Thieme,2005,pp 469~480,613,614

表 D-5　孕 20~40 周脐动脉搏动指数

孕周(周)	5th	50th	95th
20	0.940	1.216	1.505
21	0.913	1.189	1.476
22	0.890	1.165	1.450
23	0.869	1.142	1.427
24	0.849	1.122	1.405
25	0.831	1.102	1.385
26	0.813	1.084	1.365
27	0.798	1.065	1.346
28	0.780	1.048	1.327
29	0.764	1.031	1.308
30	0.748	1.014	1.290
31	0.732	0.997	1.272
32	0.716	0.980	1.254
33	0.700	0.963	1.236
34	0.684	0.946	1.218
35	0.668	0.928	1.199
36	0.651	0.910	1.180
37	0.634	0.891	1.160
38	0.615	0.872	1.139
39	0.595	0.851	1.117
40	0.573	0.828	1.093

From Merz E(ed):Ultrasonography in Obstetrics and Gynecology. Stuttgart, Thieme,2005,pp 469~480,613,614

表 D-6   脐静脉平均流速

孕周(周)	平均流速(cm/sec)的百分位数			孕周(周)	平均流速(cm/sec)的百分位数		
	5th	50th	95th		5th	50th	95th
20	5.70	7.90	10.70	31	7.04	9.67	13.02
21	5.82	8.06	10.91	32	7.17	9.83	13.23
22	5.94	8.22	11.12	33	7.29	9.99	13.44
23	6.07	8.38	11.33	34	7.41	10.16	13.66
24	6.19	8.54	11.54	35	7.53	10.32	13.87
25	6.31	8.71	11.76	36	7.65	10.48	14.08
26	6.43	8.87	11.97	37	7.78	10.64	14.29
27	6.56	9.03	12.18	38	7.90	10.80	14.50
28	6.68	9.19	12.39	39	8.02	10.96	14.71
29	6.80	9.35	12.60	40	8.14	11.12	14.92
30	6.92	9.51	12.81				

From Barbera A, Galan HL, Ferrazzi E, et al: Relationship of umbilical vein blood flow to growth parameters in the human fetus. Am J Obstet Gynecol 181: 174, 1999

表 D-7   脐动脉和大脑中动脉阻力指数及 UA/MCA 比值的参考值

孕周(周)	脐动脉阻力指数(UA RI)			大脑中动脉阻力指数(MCA RI)			UA RI/MCA RI 比值		
	5th	50th	95th	5th	50th	95th	5th	50th	95th
24	0.615	0.717	0.828	0.778	0.867	–	0.696	0.809	0.968
25	0.605	0.707	0.819	0.789	0.881	–	0.676	0.791	0.955
26	0.594	0.697	0.810	0.795	0.892	–	0.658	0.775	0.945
27	0.583	0.687	0.802	0.798	0.898	–	0.642	0.761	0.937
28	0.572	0.678	0.793	0.797	0.901	–	0.628	0.750	0.932
29	0.562	0.668	0.785	0.793	0.900	–	0.616	0.740	0.929
30	0.551	0.658	0.776	0.786	0.897	–	0.606	0.732	0.928
31	0.540	0.648	0.767	0.776	0.891	–	0.597	0.726	0.929
32	0.530	0.638	0.759	0.764	0.883	–	0.590	0.722	0.931
33	0.519	0.629	0.750	0.750	0.872	–	0.585	0.719	0.936
34	0.508	0.619	0.742	0.734	0.860	–	0.581	0.717	0.941
35	0.498	0.609	0.733	0.717	0.846	–	0.578	0.717	0.949
36	0.487	0.599	0.724	0.698	0.831	–	0.576	0.718	0.957
37	0.476	0.589	0.716	0.677	0.814	–	0.575	0.720	0.967
38	0.465	0.580	0.707	0.655	0.795	–	0.576	0.724	0.978
39	0.455	0.570	0.699	0.632	0.776	–	0.577	0.728	0.991
40	0.444	0.560	0.690	0.607	0.755	–	0.580	0.734	1.004
41	0.433	0.550	0.681	0.582	0.734	–	0.583	0.740	1.018
42	0.423	0.540	0.673	0.556	0.711	–	0.588	0.747	1.034

From Kurmanavicius J, Florio I, Wisser J, et al: Reference resistance indices of the umbilical, fetal middle cerebral and uterine arteries at 24-42 weeks of gestation. Ultrasound Obstet Gynecol 10:112, 1997

表 D-8　静脉导管前负荷指数(a/S)		
孕周(周)	前负荷指数(a/S)		
	5th	50th	95th
20	0.342	0.508	0.674
21	0.341	0.507	0.673
22	0.341	0.507	0.673
23	0.340	0.506	0.672
24	0.339	0.505	0.671
25	0.339	0.505	0.671
26	0.338	0.504	0.670
27	0.338	0.504	0.670
28	0.337	0.503	0.669
29	0.336	0.502	0.668
30	0.336	0.502	0.668
31	0.335	0.501	0.667
32	0.335	0.501	0.667
33	0.334	0.500	0.666
34	0.333	0.499	0.665
35	0.333	0.499	0.665
36	0.332	0.498	0.664
37	0.332	0.498	0.664
38	0.331	0.497	0.663
39	0.330	0.496	0.662
40	0.330	0.496	0.662

a,心房收缩期峰值血流速度;S,收缩期峰值血流速度

From Baschat AA:Relationship between placental blood flow resistance and precordial venous Doppler indices. Ultrasound Obstet Gynecol 22:561, 2003

表 D-9　静脉导管搏动指数		
孕周(周)	搏动指数(S-a)/TAMX		
	5th	50th	95th
20	0.410	0.643	0.875
21	0.409	0.642	0.874
22	0.408	0.641	0.873
23	0.407	0.640	0.872
24	0.406	0.639	0.871
25	0.405	0.638	0.870
26	0.404	0.637	0.869
27	0.403	0.636	0.868
28	0.402	0.635	0.867
29	0.401	0.634	0.866
30	0.400	0.633	0.865
31	0.399	0.632	0.864
32	0.398	0.631	0.863
33	0.397	0.630	0.862
34	0.396	0.629	0.861
35	0.395	0.628	0.860
36	0.394	0.627	0.859
37	0.393	0.626	0.858
38	0.392	0.625	0.857
39	0.391	0.624	0.856
40	0.390	0.623	0.855

a,心房收缩期峰值血流速度;S,收缩期峰值血流速度;TAMX,平均时间最大速度

From Baschat AA:Relationship between placental blood flow resistance and precordial venous Doppler indices. Ultrasound Obstet Gynecol 22:561,2003

表 D-10　静脉导管峰值流速指数		
孕周(周)	峰值流速指数(S-a)/D		
	5th	50th	95th
20	0.381	0.580	0.779
21	0.380	0.579	0.779
22	0.380	0.579	0.778
23	0.379	0.578	0.777
24	0.378	0.578	0.777
25	0.378	0.577	0.776
26	0.377	0.576	0.776
27	0.377	0.576	0.775
28	0.376	0.575	0.774
29	0.375	0.575	0.774
30	0.375	0.574	0.773
31	0.374	0.573	0.773
32	0.374	0.573	0.772
33	0.373	0.572	0.771
34	0.372	0.572	0.771
35	0.372	0.571	0.770
36	0.371	0.570	0.770
37	0.371	0.570	0.769
38	0.370	0.569	0.768
39	0.369	0.569	0.768
40	0.369	0.568	0.767

a,心房收缩期峰值血流速度;D,舒张期峰值血流速度;S,收缩期峰值血流速度

From Baschat AA:Relationship between placental blood flow resistance and precordial venous Doppler indices. Ultrasound Obstet Gynecol 22:561, 2003

表 D-11　静脉导管收缩波/a 波(S/a) 比率		
孕周(周)	(S/a) 比率		
	5th	50th	95th
20	1.331	2.161	2.991
21	1.329	2.159	2.989
22	1.327	2.157	2.987
23	1.324	2.154	2.984
24	1.322	2.152	2.982
25	1.320	2.150	2.980
26	1.318	2.148	2.978
27	1.315	2.145	2.975
28	1.313	2.143	2.973
29	1.311	2.141	2.971
30	1.308	2.138	2.968
31	1.306	2.136	2.966
32	1.304	2.134	2.964
33	1.301	2.131	2.961
34	1.299	2.129	2.959
35	1.297	2.127	2.957
36	1.295	2.125	2.955
37	1.292	2.122	2.952
38	1.290	2.120	2.950
39	1.288	2.118	2.948
40	1.285	2.115	2.945

From Baschat AA:Relationship between placental blood flow resistance and precordial venous Doppler indices. Ultrasound Obstet Gynecol 22:561, 2003

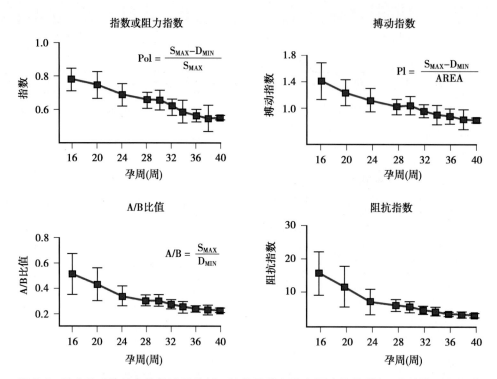

图 D-1 胎儿脐动脉的多普勒波形分析。随着孕龄和胎盘顺应性的增加，脐动脉 S/D 比值（A/B 比值）、Pourcelot 指数（Pol）和搏动指数（PI）逐渐降低，这是由于阻力降低导致胎盘流量增多的结果（Modified from Erskine RLA，Ritchie JWK：Umbilical artery blood flow characteristics in normal and growth retarded fetuses. Br J Obstet Gynecol 92：605，1985）

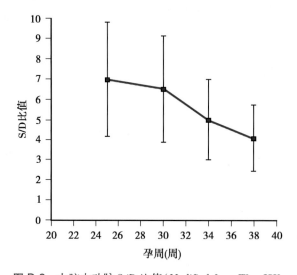

图 D-2 大脑中动脉 S/D 比值（Modified from Woo JSK，Liang ST，Lo RL，Chan FY：Middle cerebral artery Doppler flow velocity waveforms. Obstet Gynecol 70：613，1987 Reprinted with permission from the American College of Obstetricians and Gynecologists）

（胡佳琪 翻译 宋文龄 审校）

附录 E　大脑中动脉多普勒评价胎儿贫血

孕周(周)	大脑中动脉的峰值速度(cm/sec)阈值划分贫血程度			
	1.00(中位数)	轻度贫血(1.29MoM)	中度贫血(1.50MoM)	重度贫血(1.55MoM)
18	23.2	29.9	34.8	36.0
20	25.5	32.8	38.2	39.5
22	27.9	36.0	41.9	43.3
24	30.7	39.5	46.0	47.5
26	33.6	43.3	50.4	52.1
28	36.9	47.6	55.4	57.2
30	40.5	52.2	60.7	62.8
32	44.4	57.3	66.6	68.9
34	48.7	62.9	73.1	75.6
36	53.5	69.0	80.2	82.9
38	58.7	75.7	88.0	91.0
40	64.4	83.0	96.6	99.8

表 E-1　轻、中、重度贫血大脑中动脉收缩期峰值血流流速阈值

MoM，中位数倍数

From Mari G，Deter RL，Carpenter RL，et al：Non-invasive diagnosis by Doppler ultrasonography of fetal anemia due to maternal red-cell alloimmunization. Collaborative Group for Doppler Assessment of the Blood Velocity in Anemic Fetuses. N Engl J Med 342：9，2000

（胡佳琪　翻译　宋文龄　审校）

附录 F　胎儿心脏测量值和多普勒评估

表 F-1　二尖瓣和三尖瓣 E/A 比值

孕龄(周)	二尖瓣 E/A 比值百分位数			三尖瓣 E/A 比值百分位数		
	2.5th	50th	97.5th	2.5th	50th	97.5th
20	0.40	0.59	0.77	0.47	0.65	0.83
21	0.42	0.60	0.79	0.49	0.66	0.84
22	0.43	0.62	0.80	0.50	0.68	0.85
23	0.45	0.63	0.82	0.52	0.69	0.86
24	0.46	0.65	0.83	0.53	0.70	0.87
25	0.48	0.66	0.84	0.54	0.71	0.88
26	0.49	0.68	0.86	0.55	0.72	0.89
27	0.50	0.69	0.87	0.56	0.73	0.90
28	0.52	0.70	0.88	0.57	0.74	0.90
29	0.53	0.71	0.89	0.58	0.74	0.91
30	0.54	0.73	0.90	0.58	0.75	0.91
31	0.55	0.74	0.91	0.59	0.75	0.92
32	0.56	0.75	0.92	0.59	0.76	0.92
33	0.57	0.76	0.93	0.60	0.76	0.92
34	0.58	0.76	0.93	0.60	0.76	0.92
35	0.59	0.77	0.94	0.60	0.76	0.92
36	0.59	0.78	0.95	0.60	0.76	0.92
37	0.60	0.79	0.95	0.60	0.76	0.92
38	0.61	0.79	0.96	0.60	0.76	0.92

备注:A 代表舒张末期的心房收缩;E 代表舒张早期的心室被动充盈

From DeVore GR:Pulsed Doppler examination of the fetal heart. In Goldberg BB,McGahan JP(eds):Atlas of Ultrasound Measurements,2nd ed. Philadelphia,Mosby/Elsevier,2006

表 F-2　主动脉和主肺动脉峰值或最大流速

孕龄(周)	主动脉峰值流速(cm/sec)百分位数			肺动脉峰值流速(cm/sec)百分位数		
	2.5th	50th	97.5th	2.5th	50th	97.5th
20	29	62	95	23	53	80
21	30	63	96	24	54	81
22	32	65	98	25	56	82
23	33	66	99	27	57	84
24	34	67	100	28	58	85
25	36	68	101	29	59	86
26	37	70	103	30	61	87
27	38	71	104	31	62	89
28	40	72	105	32	63	90
29	41	74	107	34	64	91
30	42	75	108	35	65	92
31	44	76	109	36	67	93
32	45	77	110	37	68	95
33	46	79	112	38	69	96
34	48	80	113	39	70	97

表 F-2　主动脉和主肺动脉峰值或最大流速（续）

孕龄（周）	主动脉峰值流速（cm/sec）百分位数			肺动脉峰值流速（cm/sec）百分位数		
	2.5th	50th	97.5th	2.5th	50th	97.5th
35	49	81	114	41	72	98
36	50	82	115	42	73	100
37	52	84	117	43	74	101
38	53	85	118	44	78	102

From DeVore GR: Pulsed Doppler examination of the fetal heart. In Goldberg BB, McGahan JP(eds): Atlas of Ultrasound Measurements, 2nd ed. Philadelphia, Mosby/Elsevier, 2006

表 F-3　160 例低危妊娠中观察到的 547 次静脉导管收缩期峰值流速的纵向参考范围

孕周（周）	静脉导管收缩期峰值流速（cm/sec）百分位数								
	2.5th	5th	10th	25th	50th	75th	90th	95th	97.5th
21	46.2	48.0	50.2	54.3	59.3	65.1	70.9	74.8	78.5
22	48.3	50.1	52.4	56.6	61.8	67.6	73.7	77.7	81.4
23	50.1	52.0	54.3	58.6	63.9	69.9	76.1	80.1	83.9
24	51.6	53.5	55.9	60.3	65.7	71.9	78.2	82.3	86.2
25	52.8	54.8	57.2	61.7	67.2	73.5	79.9	84.2	88.1
26	53.8	55.8	58.3	62.8	68.5	74.9	81.4	85.7	89.7
27	54.5	56.6	59.1	63.8	69.5	76.0	82.7	87.1	91.1
28	55.1	57.2	59.7	64.4	70.3	76.9	83.7	88.1	92.3
29	55.4	57.6	60.2	64.9	70.8	77.6	84.5	89.0	93.2
30	55.6	57.7	60.4	65.2	71.2	78.0	85.0	89.7	94.0
31	55.6	57.8	60.5	65.3	71.4	78.3	85.4	90.1	94.5
32	55.5	57.7	60.4	65.3	71.4	78.5	85.7	90.4	94.9
33	55.3	57.5	60.2	65.2	71.4	78.5	85.8	90.6	95.1
34	55.0	57.2	59.9	64.9	71.2	78.3	85.7	90.6	95.2
35	54.6	56.8	59.5	64.5	70.8	78.1	85.5	90.5	95.1
36	54.1	56.3	59.1	64.1	70.4	77.7	85.2	90.3	94.9
37	53.6	55.8	58.6	63.6	70.0	77.3	84.9	89.9	94.7
38	53.0	55.2	58.0	63.0	69.4	76.8	84.4	89.5	94.3
39	52.4	54.6	57.4	62.4	68.8	76.2	83.9	89.0	93.8

From Kessler J, Rasmussen S, Hanson M, et al: Longitudinal reference ranges for ductus venosus flow velocities and waveform indices. Ultrasound Obstet Gynecol 28:890, 2006

表 F-4　160 例低危妊娠中观察到的 547 次静脉导管舒张末期流速的纵向参考范围

孕周（周）	静脉导管舒张末期流速（cm/sec）百分位数								
	2.5th	5th	10th	25th	50th	75th	90th	95th	97.5th
21	15.8	18.1	20.8	25.5	31.0	36.7	42.0	45.3	48.1
22	17.1	19.4	22.2	27.0	32.5	38.3	43.6	46.9	49.8
23	18.3	20.6	23.4	28.3	33.9	39.7	45.1	48.4	51.2
24	19.3	21.7	24.5	29.4	35.1	40.9	46.3	49.6	52.5
25	20.3	22.7	25.5	30.5	36.1	42.0	47.5	50.8	53.7
26	21.1	23.5	26.4	31.4	37.1	43.0	48.4	51.8	54.7
27	21.8	24.3	27.2	32.1	37.9	43.8	49.3	52.7	55.6
28	22.5	24.9	27.8	32.8	38.6	44.6	50.1	53.4	56.4
29	23.0	25.5	28.4	33.5	39.3	45.2	50.8	54.1	57.1
30	23.5	26.0	29.0	34.0	39.8	45.8	51.4	54.7	57.7
31	24.0	26.5	29.4	34.5	40.3	46.3	51.9	55.3	58.2
32	24.4	26.9	29.8	34.9	40.8	46.8	52.3	55.7	58.7
33	24.7	27.2	30.2	35.3	41.1	47.2	52.7	56.1	59.1
34	25.0	27.5	30.5	35.6	41.5	47.5	53.1	56.5	59.5
35	25.3	27.8	30.8	35.9	41.7	47.8	53.4	56.8	59.8
36	25.5	28.0	31.0	36.1	42.0	48.0	53.6	57.1	60.1
37	25.7	28.2	31.2	36.3	42.2	48.3	53.9	57.3	60.3
38	25.8	28.4	31.3	36.5	42.4	48.4	54.0	57.5	60.5
39	25.9	28.5	31.5	36.6	42.5	48.6	54.2	57.6	60.6

From Kessler J, Rasmussen S, Hanson M, et al: Longitudinal reference ranges for ductus venosus flow velocities and waveform indices. Ultrasound Obstet Gynecol 28:890, 2006

表 F-5   胎儿心血管结构超声心动图正常值

孕周（周）	三尖瓣环左右径（cm）			孕周（周）	肺动脉瓣环直径（cm）		
	2.5%	50.0%	97.5%		2.5%	50.0%	97.5%
16	0.242	0.312	0.381	16	0.190	0.251	0.313
17	0.274	0.355	0.436	17	0.214	0.282	0.350
18	0.306	0.398	0.491	18	0.239	0.313	0.387
19	0.338	0.442	0.546	19	0.263	0.343	0.424
20	0.369	0.485	0.601	20	0.287	0.374	0.461
21	0.401	0.528	0.655	21	0.312	0.405	0.498
22	0.433	0.572	0.710	22	0.336	0.436	0.535
23	0.465	0.615	0.765	23	0.360	0.466	0.572
24	0.496	0.658	0.820	24	0.385	0.497	0.609
25	0.528	0.702	0.875	25	0.409	0.528	0.647
26	0.560	0.745	0.930	26	0.434	0.559	0.684
27	0.592	0.788	0.985	27	0.458	0.589	0.721
28	0.623	0.832	1.040	28	0.482	0.620	0.758
29	0.655	0.875	1.095	29	0.507	0.651	0.795
30	0.687	0.918	1.150	30	0.531	0.682	0.832
31	0.719	0.962	1.205	31	0.556	0.712	0.869
32	0.751	1.005	1.260	32	0.580	0.743	0.906
33	0.782	1.048	1.315	33	0.604	0.774	0.943
34	0.814	1.092	1.369	34	0.629	0.805	0.980
35	0.846	1.135	1.424	35	0.653	0.835	1.018
36	0.878	1.178	1.479	36	0.677	0.866	1.055
37	0.909	1.222	1.534	37	0.702	0.897	1.092
38	0.941	1.265	1.589	38	0.726	0.927	1.129
39	0.973	1.308	1.644	39	0.751	0.958	1.166
40	1.005	1.352	1.699	40	0.775	0.989	1.203

均数 = 0.04334 * 孕周 - 0.38183
标准差 = -0.05801 + 0.00579 * 孕周

均数 = 0.03074 * 孕周 - 0.24064
标准差 = -0.02018 + 0.00318 * 孕周

孕周（周）	二尖瓣环左右径（cm）			孕周（周）	主肺动脉直径（cm）		
	2.5%	50.0%	97.5%		2.5%	50.0%	97.5%
16	0.242	0.347	0.452	16	0.188	0.255	0.321
17	0.272	0.382	0.491	17	0.214	0.290	0.365
18	0.303	0.416	0.530	18	0.241	0.325	0.409
19	0.333	0.451	0.570	19	0.267	0.360	0.453
20	0.363	0.486	0.609	20	0.293	0.395	0.497
21	0.394	0.521	0.648	21	0.320	0.430	0.541
22	0.424	0.556	0.687	22	0.346	0.466	0.585
23	0.454	0.591	0.727	23	0.372	0.501	0.629
24	0.485	0.625	0.766	24	0.399	0.536	0.673
25	0.515	0.660	0.805	25	0.425	0.571	0.717
26	0.546	0.695	0.844	26	0.451	0.606	0.761
27	0.576	0.730	0.884	27	0.478	0.641	0.805
28	0.606	0.765	0.923	28	0.504	0.676	0.849
29	0.637	0.799	0.962	29	0.530	0.712	0.893
30	0.667	0.834	1.001	30	0.557	0.747	0.937
31	0.697	0.869	1.041	31	0.583	0.782	0.981
32	0.728	0.904	1.080	32	0.609	0.817	1.025
33	0.758	0.939	1.119	33	0.636	0.852	1.069
34	0.789	0.974	1.158	34	0.662	0.887	1.112
35	0.819	1.008	1.198	35	0.689	0.922	1.156
36	0.849	1.043	1.237	36	0.715	0.958	1.200
37	0.880	1.078	1.276	37	0.741	0.993	1.244
38	0.910	1.113	1.315	38	0.768	1.028	1.288
39	0.941	1.148	1.355	39	0.794	1.063	1.332
40	0.971	1.182	1.394	40	0.820	1.098	1.376

均数 = 0.03482 * 孕周 - 0.21035
标准差 = 0.01698 + 0.00222 * 孕周

均数 = 0.03515 * 孕周 - 0.30778
标准差 = -0.03702 + 0.0044 * 孕周

表 F-5　胎儿心血管结构超声心动图正常值（续）

孕周	右肺动脉直径（cm）			孕周	主动脉瓣环直径（cm）		
（周）	2.5%	50.0%	97.5%	（周）	2.5%	50.0%	97.5%
16	0.096	0.123	0.150	16	0.159	0.215	0.270
17	0.108	0.141	0.174	17	0.179	0.239	0.299
18	0.121	0.159	0.197	18	0.199	0.263	0.327
19	0.133	0.177	0.221	19	0.219	0.287	0.355
20	0.146	0.195	0.244	20	0.239	0.311	0.383
21	0.158	0.213	0.268	21	0.259	0.336	0.412
22	0.171	0.231	0.292	22	0.279	0.360	0.440
23	0.183	0.249	0.315	23	0.299	0.384	0.468
24	0.196	0.267	0.339	24	0.320	0.408	0.497
25	0.208	0.285	0.363	25	0.340	0.432	0.525
26	0.220	0.303	0.386	26	0.360	0.456	0.553
27	0.233	0.321	0.410	27	0.380	0.480	0.581
28	0.245	0.339	0.433	28	0.400	0.505	0.610
29	0.258	0.357	0.457	29	0.420	0.529	0.638
30	0.270	0.376	0.481	30	0.440	0.553	0.666
31	0.283	0.394	0.504	31	0.460	0.577	0.694
32	0.295	0.412	0.528	32	0.480	0.601	0.723
33	0.308	0.430	0.551	33	0.500	0.625	0.751
34	0.320	0.448	0.575	34	0.520	0.650	0.779
35	0.333	0.466	0.599	35	0.540	0.674	0.807
36	0.345	0.484	0.622	36	0.560	0.698	0.836
37	0.358	0.502	0.646	37	0.580	0.722	0.864
38	0.370	0.520	0.669	38	0.600	0.746	0.892
39	0.383	0.538	0.693	39	0.620	0.770	0.921
40	0.395	0.556	0.717	40	0.640	0.794	0.949

均数 = 0.01805 * 孕周 − 0.166
标准差 = −0.03087 + 0.00278 * 孕周

均数 = 0.02415 * GA − 0.17158
标准差 = −0.00519 + 0.00206 * 孕周

孕周	左肺动脉直径（cm）			孕周	主动脉根部直径（cm）		
（周）	2.5%	50.0%	97.5%	（周）	2.5%	50.0%	97.5%
16	0.018	0.124	0.230	16	0.211	0.307	0.404
17	0.030	0.141	0.251	17	0.233	0.329	0.425
18	0.043	0.158	0.273	18	0.255	0.351	0.447
19	0.055	0.175	0.295	19	0.276	0.372	0.468
20	0.068	0.192	0.317	20	0.298	0.394	0.489
21	0.080	0.209	0.338	21	0.320	0.416	0.511
22	0.092	0.226	0.360	22	0.342	0.437	0.532
23	0.105	0.243	0.382	23	0.363	0.459	0.554
24	0.117	0.260	0.403	24	0.385	0.480	0.576
25	0.130	0.278	0.425	25	0.407	0.502	0.597
26	0.142	0.295	0.447	26	0.428	0.524	0.619
27	0.155	0.312	0.469	27	0.450	0.545	0.641
28	0.167	0.329	0.490	28	0.472	0.567	0.662
29	0.180	0.346	0.512	29	0.493	0.589	0.684
30	0.192	0.363	0.534	30	0.515	0.610	0.706
31	0.205	0.380	0.556	31	0.536	0.632	0.728
32	0.217	0.397	0.577	32	0.557	0.653	0.749
33	0.229	0.414	0.599	33	0.579	0.675	0.771
34	0.242	0.431	0.621	34	0.600	0.697	0.793
35	0.254	0.449	0.643	35	0.622	0.718	0.815
36	0.267	0.466	0.664	36	0.643	0.740	0.837
37	0.279	0.483	0.686	37	0.664	0.762	0.859
38	0.292	0.500	0.708	38	0.685	0.783	0.881
39	0.304	0.517	0.730	39	0.707	0.805	0.903
40	0.317	0.534	0.751	40	0.728	0.826	0.925

平均数 = 0.0171 * 孕周 − 0.15
标准差 = 0.01585 + 0.00232 * 孕周

平均数 = 0.02163 * 孕周 − 0.03873
标准差 = SQRT(0.00224 * (1 + (1/83) + (((孕周 − 24.99)2)/2945)))

表 F-5 胎儿心血管结构超声心动图正常值(续)

孕周	升主动脉直径(cm)			孕周	主动脉峡部直径(cm)		
(周)	2.5%	50.0%	97.5%	(周)	2.5%	50.0%	97.5%
16	0.183	0.260	0.338	16	0.124	0.198	0.272
17	0.203	0.284	0.366	17	0.137	0.213	0.289
18	0.223	0.308	0.394	18	0.150	0.228	0.306
19	0.243	0.333	0.422	19	0.164	0.244	0.323
20	0.263	0.357	0.450	20	0.177	0.259	0.341
21	0.283	0.381	0.479	21	0.191	0.274	0.358
22	0.303	0.405	0.507	22	0.204	0.290	0.375
23	0.323	0.429	0.535	23	0.217	0.305	0.392
24	0.343	0.453	0.563	24	0.231	0.320	0.410
25	0.363	0.477	0.592	25	0.244	0.335	0.427
26	0.383	0.502	0.620	26	0.258	0.351	0.444
27	0.403	0.526	0.648	27	0.271	0.366	0.461
28	0.423	0.550	0.676	28	0.284	0.381	0.479
29	0.443	0.574	0.705	29	0.298	0.397	0.496
30	0.463	0.598	0.733	30	0.311	0.412	0.513
31	0.483	0.622	0.761	31	0.324	0.427	0.530
32	0.503	0.646	0.789	32	0.338	0.443	0.548
33	0.523	0.670	0.817	33	0.351	0.458	0.565
34	0.543	0.695	0.846	34	0.365	0.473	0.582
35	0.563	0.719	0.874	35	0.378	0.489	0.599
36	0.583	0.743	0.902	36	0.391	0.504	0.617
37	0.603	0.767	0.930	37	0.405	0.519	0.634
38	0.624	0.791	0.959	38	0.418	0.535	0.651
39	0.644	0.815	0.987	39	0.431	0.550	0.668
40	0.664	0.839	1.015	40	0.445	0.565	0.686

均数 = 0.02413 * 孕周 - 0.12588
标准差 = 0.00587 + 0.00205 * 孕周

均数 = 0.01532 * GA - 0.04751
标准差 = 0.02143 + 0.00097 * 孕周

孕周	主动脉横弓直径(cm)			孕周	降主动脉直径(cm)		
(周)	2.5%	50.0%	97.5%	(周)	2.5%	50.0%	97.5%
16	0.137	0.223	0.308	16	0.142	0.236	0.331
17	0.154	0.241	0.329	17	0.163	0.257	0.351
18	0.170	0.260	0.350	18	0.184	0.278	0.372
19	0.187	0.279	0.371	19	0.205	0.299	0.393
20	0.203	0.297	0.391	20	0.226	0.320	0.413
21	0.219	0.316	0.412	21	0.247	0.341	0.434
22	0.236	0.334	0.433	22	0.268	0.361	0.455
23	0.252	0.353	0.453	23	0.289	0.382	0.476
24	0.269	0.371	0.474	24	0.310	0.403	0.496
25	0.285	0.390	0.495	25	0.331	0.424	0.517
26	0.302	0.408	0.515	26	0.351	0.445	0.538
27	0.318	0.427	0.536	27	0.372	0.466	0.559
28	0.334	0.446	0.557	28	0.393	0.486	0.580
29	0.351	0.464	0.577	29	0.414	0.507	0.601
30	0.367	0.483	0.598	30	0.434	0.528	0.622
31	0.384	0.501	0.619	31	0.455	0.549	0.643
32	0.400	0.520	0.639	32	0.476	0.570	0.664
33	0.416	0.538	0.660	33	0.496	0.591	0.685
34	0.433	0.557	0.681	34	0.517	0.611	0.706
35	0.449	0.575	0.702	35	0.537	0.632	0.727
36	0.466	0.594	0.722	36	0.558	0.653	0.748
37	0.482	0.612	0.743	37	0.578	0.674	0.770
38	0.498	0.631	0.764	38	0.599	0.695	0.791
39	0.515	0.650	0.784	39	0.619	0.716	0.812
40	0.531	0.668	0.805	40	0.640	0.737	0.833

均数 = 0.01855 * 孕周 - 0.07386
标准差 = 0.02563 + 0.00107 * 孕周

均数 = 0.02084 * 孕周 - 0.09708
标准差 = $SQRT(0.00215 * (1+(1/88)) + (((GA-24.81)^2)/2958))$

表 F-5　胎儿心血管结构超声心动图正常值（续）

孕周	主动脉/肺动脉瓣环直径比值			孕周	左心室短轴左右径（cm）		
（周）	2.5%	50.0%	97.5%	（周）	2.5%	50.0%	97.5%
16	0.638	0.844	1.049	16	0.060	0.437	0.813
17	0.635	0.842	1.048	17	0.105	0.497	0.889
18	0.632	0.839	1.047	18	0.149	0.557	0.964
19	0.629	0.837	1.046	19	0.193	0.616	1.040
20	0.626	0.835	1.044	20	0.237	0.676	1.115
21	0.623	0.833	1.043	21	0.281	0.736	1.191
22	0.620	0.831	1.042	22	0.325	0.796	1.266
23	0.617	0.829	1.041	23	0.369	0.856	1.342
24	0.614	0.827	1.039	24	0.414	0.915	1.417
25	0.611	0.824	1.038	25	0.458	0.975	1.493
26	0.608	0.822	1.037	26	0.502	1.035	1.568
27	0.605	0.820	1.036	27	0.546	1.095	1.644
28	0.601	0.818	1.034	28	0.590	1.155	1.719
29	0.598	0.816	1.033	29	0.634	1.215	1.795
30	0.595	0.814	1.032	30	0.678	1.274	1.870
31	0.592	0.812	1.031	31	0.722	1.334	1.946
32	0.589	0.809	1.029	32	0.767	1.394	2.021
33	0.586	0.807	1.028	33	0.811	1.454	2.097
34	0.583	0.805	1.027	34	0.855	1.514	2.172
35	0.580	0.803	1.026	35	0.899	1.573	2.248
36	0.577	0.801	1.024	36	0.943	1.633	2.323
37	0.574	0.799	1.023	37	0.987	1.693	2.399
38	0.571	0.796	1.022	38	1.031	1.753	2.474
39	0.568	0.794	1.021	39	1.075	1.813	2.550
40	0.565	0.792	1.019	40	1.120	1.872	2.625

均数 $= -0.00215 \times$ 孕周 $+ 0.87816$

标准差 $= 0.09565 + 0.00045 \times$ 孕周

均数 $= 0.05981 \times$ 孕周 $- 0.51997$

标准差 $= 0.06281 + 0.00784 \times$ 孕周

孕周	左室长轴径（cm）			孕周	右室长轴径（cm）		
（周）	2.5%	50.0%	97.5%	（周）	2.5%	50.0%	97.5%
16	0.743	0.974	1.204	16	0.582	0.834	1.086
17	0.816	1.069	1.322	17	0.659	0.929	1.198
18	0.888	1.164	1.440	18	0.736	1.024	1.311
19	0.961	1.260	1.559	19	0.814	1.119	1.424
20	1.033	1.355	1.677	20	0.891	1.214	1.537
21	1.106	1.451	1.796	21	0.968	1.309	1.650
22	1.178	1.546	1.914	22	1.046	1.404	1.763
23	1.250	1.641	2.032	23	1.123	1.499	1.876
24	1.323	1.737	2.151	24	1.200	1.595	1.989
25	1.395	1.832	2.269	25	1.278	1.690	2.102
26	1.468	1.928	2.388	26	1.355	1.785	2.215
27	1.540	2.023	2.506	27	1.432	1.880	2.328
28	1.613	2.118	2.624	28	1.509	1.975	2.441
29	1.685	2.214	2.743	29	1.587	2.070	2.554
30	1.757	2.309	2.861	30	1.664	2.165	2.666
31	1.830	2.405	2.980	31	1.741	2.260	2.779
32	1.902	2.500	3.098	32	1.819	2.356	2.892
33	1.975	2.595	3.216	33	1.896	2.451	3.005
34	2.047	2.691	3.335	34	1.973	2.546	3.118
35	2.120	2.786	3.453	35	2.051	2.641	3.231
36	2.192	2.882	3.571	36	2.128	2.736	3.344
37	2.264	2.977	3.690	37	2.205	2.831	3.457
38	2.337	3.073	3.808	38	2.283	2.926	3.570
39	2.409	3.168	3.927	39	2.360	3.021	3.683
40	2.482	3.263	4.045	40	2.437	3.116	3.796

均数 $= 0.09541 \times$ 孕周 $- 0.55304$

标准差 $= -0.06876 + 0.01149 \times$ 孕周

均数 $= 0.09512 \times$ 孕周 $- 0.68831$

标准差 $= -0.01642 + 0.0089 \times$ 孕周

表 F-5　胎儿心血管结构超声心动图正常值（续）

孕周（周）	右室短轴左右径（cm）			孕周（周）	右室短轴左右径（cm）		
	2.5%	50.0%	97.5%		2.5%	50.0%	97.5%
16	0.311	0.442	0.574	29	0.899	1.182	1.466
17	0.356	0.499	0.643	30	0.944	1.239	1.534
18	0.401	0.556	0.711	31	0.989	1.296	1.603
19	0.446	0.613	0.780	32	1.034	1.353	1.671
20	0.492	0.670	0.848	33	1.080	1.410	1.740
21	0.537	0.727	0.917	34	1.125	1.467	1.809
22	0.582	0.784	0.985	35	1.170	1.524	1.877
23	0.627	0.841	1.054	36	1.215	1.581	1.946
24	0.673	0.898	1.123	37	1.261	1.637	2.014
25	0.718	0.954	1.191	38	1.306	1.694	2.083
26	0.763	1.011	1.260	39	1.351	1.751	2.151
27	0.808	1.068	1.328	40	1.396	1.808	2.220
28	0.853	1.125	1.397				

均数 = 0.05691 * 孕周 − 0.46826

标准差 = −0.02763 + 0.00584 * 孕周

Courtesy Steven D. Colan, MD, Cardiology, Boston Children Hospital

表 F-6　心肌形变和心肌工作指数的均数（±标准差）

孕龄（周）	CSr-LV		LSr-LV		LSr-RV				
	CS-LV(%)	(s⁻¹)	LS-LV(%)	(s⁻¹)	LS-RV(%)	(s⁻¹)	LV-MPI	RV-MPI	HR
20~21(N=59)	−20.42±4.45	−2.46±0.60	−19.61±3.71	−2.15±0.60	−18.82±3.13	−2.04±0.70	0.31±0.10	0.31±0.10	146±9
24~25(N=56)	−19.34±4.30	−2.16±0.40	−20.08±2.66	−2.03±0.43	−18.16±2.95	−1.78±0.41	0.29±0.10	0.29±0.11	144±9
28~29(N=53)	−19.97±3.50	−2.21±0.52	−20.95±2.92	−2.00±0.41	−19.47±2.93	−1.78±0.41	0.28±0.10	0.30±0.17	141±11
32~33(N=52)	−19.56±3.48	−2.14±0.40	−20.40±3.13	−1.88±0.37	−19.30±2.75	−1.68±0.37	0.34±0.12	0.33±0.10	138±10
36~37(N=52)	−18.99±4.21	−2.11±0.46	−21.13±2.90	−1.98±0.40	−19.54±2.56	−1.68±0.33	0.32±0.12	0.33±0.09	138±13
Postnatal(N=53)	−17.83±3.18	−1.72±0.34	−19.98±2.87	−1.57±0.30	−24.68±3.90	−2.08±0.28	0.33±0.11	0.20±0.09	147±14

CS-LV，整体周向应变-左室；CSr-LV，整体周向应变率-左室；HR，心率；LS-LV，左心室整体纵向应变；LS-RV，右心室整体纵向应变；LSr-LV，左心室整体纵向应变率；LSr-RV，右心室整体纵向应变率；LV MPI，左心室心肌工作指数；RV MPI，右心室心肌工作指数

From Longitudinal changes and interobserver variability of systolic myocardial deformation values in aprospective cohort of healthy fetuses across gestation and after delivery. J Am Soc Echocardiogr 29；341-349，2016

表 F-7　舒张期应变率和 E/A 值均数（±标准差）

孕周（周）	CSr-LVe (s⁻¹)	CSr-LVa (s⁻¹)	LSr-LVe (s⁻¹)	LSr-LVa (s⁻¹)	LSr-RVe (s⁻¹)	LSr-RVa (s⁻¹)	MV E/A	TV E/A
20~21(N=59)	2.93±1.04	2.22±0.92	2.56±1.00	2.40±1.01†	2.37±0.76†	2.13±1.04	0.62±0.12†	0.63±0.06
24~25(N=56)	2.60±0.84	1.84±0.91*	2.34±0.66	2.28±0.70	2.33±0.74†	2.00±0.80†	0.66±0.10*	0.65±0.15†
28~29(N=53)	2.39±0.73*	1.49±0.50*	2.49±0.67	2.20±0.63	2.37±0.64†	2.15±0.66	0.66±0.13†	0.69±0.19†
32~33(N=52)	2.31±0.70*	1.52±0.62*	2.41±0.67*	1.94±0.51*	2.20±0.57†	1.81±0.47†	0.75±0.12†	0.70±0.18†
36~38(N=52)	2.21±0.84*†	1.35±0.63*	2.33±0.66*	1.87±0.51*	1.98±0.53*	1.90±0.46†	0.76±0.12*	0.68±0.22†
Postnatal(N=53)	2.76±0.63	1.53±0.58*	2.65±0.51*	1.91±0.62*	3.09±0.96	2.41±0.89	1.05±0.21	0.78±0.18*

* 截距方差

† 误差方差

CSr-LVa，左室舒张晚期整体周向峰值应变率；CSr-LVe，左室舒张早期整体周向峰值应变率；LSr-LVa，左室舒张晚期整体纵向应变率峰值；LSr-LVe，左室舒张早期整体纵向应变率峰值；LSr-RVa，右室舒张晚期整体纵向应变率峰值；LSr-RVe，右室舒张早期整体纵向应变率峰值；MV E/A，二尖瓣血流频谱 E/A 值；TV E/A，三尖瓣血流频谱 E/A 值

From Fetal and neonatal diastolic myocardial strain rate：normal reference ranges and reproducibility in aprospective, longitudinal cohort of pregnancies. J Am Soc Echocardiogr 2016Apr 1. pii：S0894~7317(16)00165~6

表 F-8　心肌形变和心肌工作指数预期值及方差的数学方程

参数（P）	（P）的预期值	（P）的方差
CSr-LV	$-4.6496+(0.1561\times GA)+(-0.0024\times GA^2)$	$0.03878^a+0.2381^b$
GLSLV	$-17.9329+(-0.08745\times GA)$	$0.07613^a+9.4234^b$
LSr-LV	$-2.3898+(0.01351\times GA)$	$0.04^a+0.1672^b$
LS-RV	$-16.7401+(-0.07918\times GA)$	$0.1527^a+10.2806^b$
LSr-RV	$-2.4008+(0.02134\times GA)$	$0.005139^a+0.2176^b$
RV MPI*	$-1.4526+(0.008281\times GA)$	$0.01753^a+0.1051^b$
LV MPI*	$-1.39+(0.004916\times GA)$	$0.03726^a+0.1074^b$

[a] 截距方差

[b] 误差方差

* 该方程提供了 $\log_e$ 的预期值（p）

GA，孕周；GCS，整体周向应变；GCSr，整体周向应变率；GLSLV，左室整体纵向应变；GLSrLV，左室整体纵向应变率；GLSrRV，右室整体纵向应变率；GLSRV，右室整体纵向应变；LVMPI，左室心肌工作指数；RVMPI，右心室心肌工作指数

From Longitudinal changes and interobserver variability of systolic myocardial deformation values in aprospective cohort of healthy fetuses across gestation and after delivery. J Am Soc Echocardiogr 29:341-349,2016

表 F-9　按孕龄测定心肌舒张期应变率及 E/A 比值预期值和方差的数学方程

参数（P）	Log_e 的预期值（P）	Log_e 的方差（P）
CSr-LVe	$1.3702+(-0.01809\times GA)$	$0.008835^a+0.09989^b$
CSr-LVa	$1.2356+(-0.02862\times GA)$	$0.008908^a+0.2102^b$
LSr-LVe	$0.9570+(-0.00389\times GA)$	$0.004639^a+0.07606^b$
LSr-LVa	$1.1122+(-0.01436\times GA)$	$0.008844^a+0.1164^b$
LSr-RVe	$1.0426+(-0.00964\times GA)$	$0.01355^a+0.06866^b$
LSr-RVa	$0.7718+(-0.00485\times GA)$	$0.005965^a+0.1248^b$
MV E/A	$-0.7702+(0.01378\times GA)$	$0.006462^a+0.03864^b$
TV E/A	$-0.6518+(0.009869\times GA)$	$0.003489^a+0.01483^b$

[a] 截距方差

[b] 误差方差

CSr-LVa，左室舒张晚期整体周向峰值应变率；CSr-LVe，左室舒张早期整体周向峰值应变率；GA，孕周；LSr-LVa，左室舒张晚期整体纵向应变率峰值；LSr-LVe，左室舒张早期整体纵向应变率峰值；LSr-RVa，右室舒张晚期整体纵向应变率峰值；LSr-RVe，右室舒张早期整体纵向应变率峰值；MV E/A，二尖瓣血流频谱 E/A 值；TV E/A，三尖瓣血流频谱 E/A 值

From Fetal and neonatal diastolic myocardial strain rate:normal reference ranges and reproducibility in aprospective,longitudinal cohort of pregnancies. J Am Soc Echocardiogr 2016Apr 1. pii:S0894~7317(16)00165~6

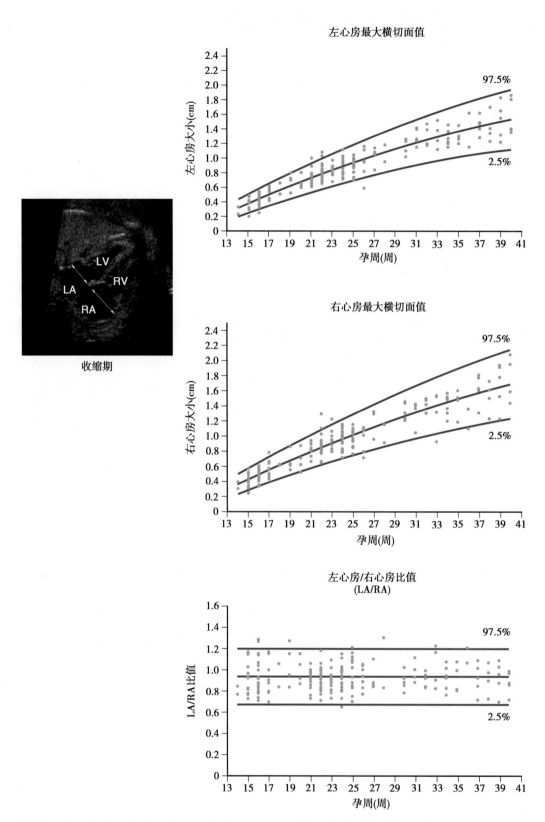

图 F-1　左心房(LA)和右心房(RA)大小和 LA/RA 比值。测量应在收缩期四腔心切面。(Modified from Shapiro I, Degani S, Leibovitz Z, et al: Fetal cardiac measurements derived by transvaginal and transabdominal cross-sectional echocardiography from 14weeks of gestation to term. Ultrasound Obstet Gynecol 12: 404,1998, used with permission. 图 by Shi-Joon Yoo, MD, The Hospital for Sick Children, Toronto, Canada)

（何敏　翻译　宋文龄　审校）

附录 G　染色体异常的超声检查

表 G-1　不同头臀长胎儿颈项透明层的测量值

头臀长（mm）	孕周（周）	例数	均值（mm）	中位数（mm）	标准差（mm）	百分位数切值（mm）			百分位数切值（MoM 值）			3.5mm对应的百分位数
						第 90 百分位数	第 95 百分位数	第 99 百分位数	第 90 百分位数	第 95 百分位数	第 99 百分位数	
45.0	11.3	404	1.17	1.1	0.31	1.5	1.7	2.0	1.31	1.42	1.82	99.8
46.0	11.4	620	1.22	1.2	0.38	1.6	1.8	2.9	1.37	1.58	2.45	99.6
47.0	11.5	667	1.21	1.2	0.33	1.6	1.8	2.2	1.30	1.44	2.02	99.8
48.0	11.6	796	1.26	1.2	0.39	1.7	1.9	2.9	1.35	1.55	2.32	99.6
49.0	11.7	853	1.25	1.2	0.33	1.6	1.8	2.5	1.28	1.45	1.90	99.8
50.0	11.7	1048	1.29	1.2	0.36	1.7	1.8	2.6	1.34	1.49	2.08	99.7
51.0	11.8	1256	1.31	1.2	0.38	1.7	1.9	2.8	1.34	1.53	2.17	99.8
52.0	11.9	1401	1.31	1.3	0.30	1.7	1.8	2.3	1.29	1.40	1.71	99.9
53.0	12.0	1783	1.35	1.3	0.39	1.7	1.9	2.6	1.32	1.44	1.98	99.7
54.0	12.0	1919	1.37	1.3	0.34	1.8	2.0	2.4	1.33	1.47	1.83	99.8
55.0	12.1	2089	1.41	1.4	0.42	1.8	2.0	2.6	1.32	1.46	2.02	99.6
56.0	12.2	2247	1.42	1.4	0.36	1.8	2.0	2.6	1.33	1.45	1.89	99.7
57.0	12.3	2439	1.44	1.4	0.35	1.8	2.0	2.5	1.33	1.46	1.85	99.9
58.0	12.3	2695	1.48	1.4	0.39	1.9	2.1	2.6	1.35	1.48	1.92	99.6
59.0	12.4	2831	1.51	1.5	0.42	1.9	2.1	2.8	1.35	1.49	1.93	99.6
60.0	12.5	3011	1.54	1.5	0.39	2.0	2.2	2.7	1.38	1.50	1.91	99.7
61.0	12.6	3050	1.55	1.5	0.37	2.0	2.2	2.6	1.35	1.50	1.79	99.8
62.0	12.6	3185	1.57	1.5	0.37	2.0	2.2	2.8	1.36	1.48	1.91	99.8
63.0	12.7	3156	1.60	1.5	0.38	2.1	2.3	2.7	1.35	1.48	1.85	99.8
64.0	12.8	3217	1.62	1.6	0.41	2.1	2.3	2.8	1.38	1.51	1.81	99.8
65.0	12.8	3125	1.64	1.6	0.39	2.1	2.3	2.8	1.35	1.47	1.83	99.7
66.0	12.9	3171	1.67	1.6	0.42	2.2	2.4	2.9	1.37	1.50	1.91	99.6
67.0	13.0	3083	1.69	1.6	0.42	2.2	2.4	2.8	1.37	1.51	1.81	99.7
68.0	13.1	2872	1.70	1.7	0.40	2.2	2.4	2.8	1.35	1.50	1.76	99.9
69.0	13.1	2779	1.72	1.7	0.41	2.2	2.4	2.9	1.35	1.46	1.80	99.8
70.0	13.2	2662	1.74	1.7	0.40	2.2	2.4	2.9	1.35	1.46	1.78	99.8
71.0	13.3	2483	1.79	1.7	0.41	2.3	2.5	3.0	1.37	1.48	1.77	99.7

表 G-1 不同头臀长胎儿颈项透明层的测量值(续)

头臀长 (mm)	孕周 (周)	例数	均值 (mm)	中位数 (mm)	标准差 (mm)	百分位数切值 (mm)			百分位数切值 (MoM 值)			3.5mm 对应的 百分 位数
						第90 百分 位数	第95 百分 位数	第99 百分 位数	第90 百分 位数	第95 百分 位数	第99 百分 位数	
72.0	13.4	2337	1.78	1.7	0.43	2.3	2.5	3.0	1.34	1.48	1.79	99.7
73.0	13.4	2150	1.79	1.8	0.43	2.3	2.5	2.9	1.34	1.45	1.74	99.7
74.0	13.5	2015	1.82	1.8	0.44	2.3	2.5	3.0	1.34	1.45	1.83	99.7
75.0	13.6	1920	1.80	1.8	0.43	2.3	2.5	3.1	1.31	1.49	1.75	99.7
76.0	13.7	1799	1.83	1.8	0.44	2.4	2.6	3.1	1.30	1.42	1.75	99.6
77.0	13.8	1542	1.85	1.8	0.45	2.4	2.6	3.3	1.30	1.43	1.75	99.4
78.0	13.8	1477	1.81	1.8	0.44	2.4	2.5	3.1	1.29	1.42	1.73	99.5
79.0	13.9	1215	1.85	1.8	0.47	2.4	2.5	3.0	1.27	1.38	1.65	99.7
80.0	14.0	778	1.84	1.8	0.43	2.4	2.7	3.1	1.27	1.39	1.69	99.8
81.0	14.1	625	1.86	1.8	0.45	2.4	2.7	3.2	1.24	1.39	1.67	99.6
82.0	14.2	592	1.86	1.8	0.45	2.4	2.6	3.3	1.23	1.33	1.66	99.4
83.0	14.2	611	1.85	1.8	0.44	2.4	2.6	2.8	1.18	1.27	1.47	99.8
84.0	14.2	383	1.86	1.8	0.45	2.5	2.6	3.1	1.23	1.35	1.84	99.7

MoM:中位数倍数

From Jelliffe-Pawlowski LL,Norton ME,Shaw GM,et al:Risk of critical congenital heart defects by nuchal translucency norms. Am JObstet Gynecol 212 (4):518. e1~518. e10,2015

表 G-2 3537 例不同孕周胎儿鼻骨长度的正常百分位数范围

孕龄(周)	例数(n)	不同百分位数的鼻骨长度(mm)				
		第2.5百分位数	第5百分位数	第50百分位数	第95百分位数	第97.5百分位数
11	16	1.3	1.4	2.3	3.3	3.4
12	54	1.7	1.8	2.8	4.2	4.3
13	59	2.2	2.3	3.1	4.6	4.8
14	82	2.2	2.5	3.8	5.3	5.7
15	103	2.8	3.0	4.3	5.7	6.0
16	134	3.2	3.4	4.7	6.2	6.2
17	203	3.7	4.0	5.3	6.6	6.9
18	252	4.0	4.3	5.7	7.0	7.3
19	388	4.6	5.0	6.3	7.9	8.2
20	440	5.0	5.2	6.7	8.3	8.6
21	322	5.1	5.6	7.1	9.0	9.3
22	208	5.6	5.8	7.5	9.3	10.2
23	157	6.0	6.4	7.9	9.6	9.9
24	121	6.6	6.8	9.3	10.0	10.3
25	123	6.3	6.5	8.5	10.7	10.8
26	96	6.8	7.4	8.9	10.9	11.3

表 G-2　3537 例不同孕周胎儿鼻骨长度的正常百分位数范围(续)

孕龄(周)	例数(n)	不同百分位数的鼻骨长度(mm)				
		第 2.5 百分位数	第 5 百分位数	第 50 百分位数	第 95 百分位数	第 97.5 百分位数
27	80	7.0	7.5	9.2	11.3	11.6
28	103	7.2	7.6	9.8	12.1	13.4
29	95	7.2	7.7	9.8	11.8	12.3
30	104	7.3	7.9	10.0	12.6	13.2
31	92	7.9	8.2	10.4	12.6	13.2
32	66	8.1	8.6	10.5	13.6	13.7
33	54	8.6	8.7	10.8	12.8	13.0
34	41	9.0	9.1	10.9	12.8	13.5
35	37	7.5	8.5	11.0	14.1	15.0
36	40	7.3	7.8	10.8	12.8	13.6
37	36	8.4	8.7	11.4	14.5	15.0
38	13	9.2	9.3	11.7	15.7	16.6
39	12	9.1	9.2	10.9	14.0	14.8
40	6	10.3	10.4	12.1	14.5	14.7

From Sonek JD, McKenna D, Webb D, et al: Nasal bone length throughout gestation: normal ranges based on 3537 fetal ultrasound measurements. Ultrasound Obstet Gynecol 21:152,2003

表 G-3　不同胎儿颈项透明层厚度的 21 三体、18 三体及 13 三体的实际例数和基于母体年龄的预测例数

颈项透明层厚度(mm)	例数	观察例数			基于年龄的预测例数			观察例数/预测例数		
		21	18/13	21/18/13	21	18/13	21/18/13	21	18/13	21/18/13
3	383	16	7	23	4.20	1.81	6.01	3.8	3.9	3.8
4	67	16	5	21	0.71	0.31	1.02	22.5	16.0	20.6
5	41	13	7	20	0.53	0.23	0.76	24.5	30.0	26.3
≥6	69	16	22	38	0.65	0.28	0.93	24.6	78.6	40.9
合计	560	61	41	102	6.09	2.63	8.72	10.0	15.6	11.7

From Pandya PP, Beizot ML, Kuhn P, et al: First-trimester fetal nuchal translucency thickness and risk of trisomies. Obstet Gynecol 84:420,1994

表 G-4　孕 14~24 周颈褶厚度产前筛查唐氏综合征的效能参数(按孕妇年龄分组)

参数	颈褶厚度					
	大于 5mm		大于 6mm		大于 7mm	
	<35 岁	≥35 岁	<35 岁	≥35 岁	<35 岁	≥35 岁
灵敏度	75%(6/8)	46%(11/24)	62%(5/8)	38%(9/24)	38%(3/8)	21%(5/24)
95%置信区间	35%~97%	26%~68%	24%~91%	19%~59%	8%~75%	7%~42%
特异度	92.3%	95.5%	98.8%	99.2%	99.7%	99.7%
阳性预测值	1/168	1/42	1/34	1/11	1/14	1/7
阳性率	7.8%	4.8%	1.3%	1.0%	0.3%	0.4%

From Gray DL, Crane JP: Optimal nuchal skin-fold thresholds based on gestational age for prenatal detection of Down syndrome. Am JObstet Gynecol 171:1282,1994

表 G-5　常见微缺失综合征

综合征	染色体定位	发病率
Prader-Willi	15q11-13	1/10 000~1/30 000
Angelman	15q11-13	1/12 000~1/20 000
22q11.2 缺失（腭心面，Di George）	22q11.2	1/4000
Smith-Magenis	17p11.2	1/15 000~1/25 000
Williams	7q11.23	1/7500
Alagille	20p12	1/30 000~1/50 000
Rubenstein-Taybi	16p13.3	1/100 000
WAGR	11p13	1/40 000
Miller-Dieker	17p13.3	1/85 000
Wolf-Hirschhorn	4p16.3	1/50 000
Cri du chat	5p15.2	1/20 000~1/50 000
视网膜母细胞瘤	13q14.2	1/15 000~1/20 000

附录 H 药物及报道的相关畸形

表 H-1 选定的药物及报道的相关畸形	
药物	畸形
乙酰唑胺	骶尾部畸胎瘤
阿昔洛韦	CDH,神经管缺陷,唇裂,马蹄内翻足,转位
阿普唑仑	脐疝,马蹄内翻足
沙丁胺醇	腭裂,颅裂,心血管缺陷,脊柱裂,多指(趾),胎儿心动过速
金刚烷胺	心脏缺陷
氨基蝶呤	神经管缺陷,脑积水,肢体缩短,唇/腭裂,马蹄内翻足
对氨基水杨酸	耳畸形,肢体畸形,尿道下裂
胺碘酮	FGR,室间隔缺损,小颌畸形
阿米替林	肢体发育不全,小颌畸形,尿道下裂,腭裂,致死性骨发育不全
氨苄西林	大动脉转位
异戊巴比妥	无脑畸形,心脏缺陷,肢体畸形,唇/腭裂,多指(趾),泌尿生殖系统缺陷,马蹄内翻足
苯丙胺	新生儿脑损伤
阿司匹林	颅内出血,FGR
阿替洛尔	尿道下裂,心血管缺陷
阿托品	多指(趾),肢体发育不全
阿扎他定	口裂,肢体发育不全
巴氯芬	脊柱裂
颠茄	眼/耳畸形,尿道下裂
苯托品	心血管缺陷
溴化物	多指(趾),胃肠异常,马蹄内翻足,FGR
白消安	FGR,腭裂,神经管缺陷
卡托普利	中孕期颅骨发育不良,羊水过少,肾功能不全
卡马西平	神经管缺陷,心脏缺陷
卡昔洛尔	口裂
头孢氨苄	心血管缺陷,口裂
头孢拉定	心血管缺陷
氯贝丁酯	肾脏发育不全,心脏缺陷
氯二氮氧化物	小头畸形,十二指肠闭锁,心脏缺陷
氯喹	肾母细胞瘤,肢体肥大,法洛四联症
氯噻嗪	胎儿心动过缓
氯苯那敏	多指(趾),胃肠道缺陷,脑积水
氯丙嗪	小头畸形,并指(趾)
氯丙酰胺	小头畸形,手部异常

表 H-1　选定的药物及报道的相关畸形（续）

药物	畸形
环丙沙星	尿道下裂,小脑发育不全,心血管缺陷,股骨发育不全
克拉霉素	颅面畸形,锁骨缺失,脊柱裂,唇裂,肺发育不良;眼残缺、心脏异常、后鼻孔闭锁、生长与发育迟缓(智力和身体)、生殖器官和耳朵异常(CHARGE)联合畸形
氯米芬	小头畸形,神经管缺陷,唇/腭裂,心脏缺陷,并指(趾),马蹄内翻足,尿道下裂
氯硝西泮	心血管缺陷
氯氮䓬	裂足,阴囊缺如,股骨短,腓骨缺如,掌骨缺如,肾发育不全
氯唑西林	心血管缺陷
可卡因	自然流产,胎盘早剥,心脏缺陷,泌尿道和肢体异常,肠闭锁,FGR
可待因	肺和泌尿生殖系统缺陷,脑积水,唇/腭裂
秋水仙碱	心脏畸形,并指(趾),腭裂
可的松	白内障,独眼,VSD,主动脉缩窄,马蹄内翻足,唇裂,腹裂
香豆素衍生物	自然流产,FGR,神经管缺陷(开放和闭合)(背中线发育不良),心脏缺陷,脊柱侧弯,肢体发育不全,腭裂
环磷酰胺	腭裂,手部异常,心脏缺陷,FGR
环孢素	肢体发育不全,胼胝体发育不全,无脑畸形,FGR
赛庚啶	唇/腭裂,尿道下裂
阿糖胞苷	手部异常(龙虾爪畸形),下肢缺损,神经管缺陷,心脏缺陷
达卡巴嗪	肢体发育缺陷,腭裂,脑膨出
达那唑	生殖器模糊
柔红霉素	FGR
右旋芬氟拉明	手部畸形,无脑畸形,椎体异常
地西泮	唇/腭裂,心脏缺陷
双环醇	多指(趾)
苯妥英钠	小头畸形,眼距过宽,唇腭裂,远端趾骨发育不全,短颈,塌鼻梁
地尔硫䓬	心血管缺陷
茶苯海明	心血管缺陷
苯海拉明	唇/腭裂,泌尿生殖系统缺陷,马蹄内翻足,心脏缺陷
双硫仑	马蹄内翻足,椎体缺损、肛门闭锁、心脏异常、气管食管瘘伴食管闭锁、肾脏异常、肢体异常(VACTERL)联合畸形,海豹肢畸形
多塞平	口裂,多指(趾)
氟哌利多	脑积水,脑发育不全
依那普利	颅骨骨化迟缓,肾脏缺陷
麻黄碱	马蹄内翻足
乙醇(酒精)	FGR,小眼畸形,小颌畸形,小头畸形,上颌骨发育不全,心脏缺陷,泌尿生殖系统缺陷,桡尺骨骨质疏松症,短颈畸形,膈疝
依索庚嗪	脐疝,髋关节脱位
乙苯妥英	唇/腭裂,动脉导管未闭
乙琥胺	唇/腭裂,脑积水,动脉导管未闭,新生儿自发性出血
阿维 A 酯	神经管缺陷,面部畸形,多发性滑膜瘤,并指(趾),肢体发育不全
氟康唑	颅缝早闭,腭裂,四肢缩短
氟尿嘧啶	桡骨发育不良,肺发育不全,食管和十二指肠闭锁,泄殖腔畸形
氟奋乃静	眼距过宽,唇/腭裂,肛门闭锁
呋塞米	尿道下裂

表 H-1　选定的药物及报道的相关畸形(续)	
药物	畸形
灰黄霉素	连体双胎
氟哌啶醇	肢体发育不全,主动脉瓣缺如
肝素	心血管缺陷
海洛因	FGR,各种各样的先天性畸形
羟孕酮	脊柱裂,无脑畸形,法洛四联症,永存动脉干,VSD
盐酸羟	口裂
莨菪碱	多指(趾),肢体发育不全
布洛芬	羊水过少,动脉导管提前关闭
丙咪嗪	膈疝,腭裂,露脑畸形,肾囊性发育不良,无(缺)肢
吲哚美辛	羊水过少,动脉导管提前关闭,动脉粥样硬化,阴茎发育不全
乙基异丙肾上腺素	马蹄内翻足
异维 A 酸	脑积水,神经管缺陷,小眼畸形,小头畸形,心脏缺陷,肢体异常,腭裂
伊曲康唑	肢体缺陷
酮康唑	肢体缺陷
酮咯酸	动脉导管提前收缩,胎儿肾功能损害
左甲状腺素	心脏缺陷,多指(趾)
林旦	尿道下裂
赖诺普利	颅骨骨化迟缓,多指(趾),羊水过少
锂	心脏缺陷(三尖瓣下移异常,VSD,缩窄,二尖瓣闭锁),神经管缺陷
洛伐他汀	主动脉发育不全,VSD,肛门闭锁,肾发育不良,桡骨发育不全
麦角酰二乙胺	FGR,肢体发育不全,神经管缺陷,心脏缺陷
大麻	FGR,面部异常
氮芥	FGR,少指(趾),肾脏畸形
甲羟孕酮	心血管缺陷
美克洛嗪	眼睛和耳朵缺陷,心脏发育不良,呼吸系统缺陷
甲芬那酸	动脉导管提前收缩
美法仑	FGR
甲丙氨酯	心脏缺陷,脐膨出,关节异常
巯嘌呤	腭裂,小眼畸形,FGR
奥西那林	多指(趾)
甲巯咪唑	脐尿管未闭
甲氨蝶呤	FGR,眼距过宽,右位心,缺指(趾),额骨缺如
左美丙	脑积水,心脏缺陷
甲硝唑	自然流产,肢体、心脏、泌尿系统和面部异常
米非司酮	美人鱼综合征,尾部退化综合征
米诺地尔	脐膨出,手指弯曲,心脏缺陷(VSD 和换位)
米索前列醇	肢体缺陷,颅骨骨化迟缓,唇裂,马蹄内翻足,腹裂
炔诺酮	神经管缺陷,脑积水
异炔诺酮	心脏缺陷,尿道下裂
去甲替林	肢体发育不全
氧氟沙星	脊髓脊膜膨出,脑积水,尿道下裂
奥美拉唑	无脑畸形,脑水肿,马蹄内翻足
奥沙西泮	神经管缺陷,FGR

表 H-1 选定的药物及报道的相关畸形(续)

药物	畸形
甲乙双酮	自然流产,FGR,心脏缺陷
青霉胺	脑积水,骨关节弯曲畸形,穿孔肠
己酮可可碱	心脏缺陷
非那西丁	颅缝早闭和闭锁,肌肉骨骼和泌尿道缺陷
苯巴比妥	心血管缺陷
苯琥胺	生殖器模糊
去氧肾上腺素	眼睛和耳朵异常,并指(趾),马蹄内翻足,肌肉骨骼缺陷
苯丙醇胺	眼睛和耳朵异常,多指(趾),尿道下裂
苯妥英钠	小头畸形,眼距过宽,唇腭裂,远端趾骨发育不全,颈部短,塌鼻梁
鬼臼	肢体发育不全
丙卡巴肼	FGR,心脏缺陷,少指(趾),肾脏畸形
丙氯拉嗪	腭裂/小颌畸形,心脏缺陷,骨骼缺陷
丙氧芬	肢体异常,脐膨出,小颌畸形,马蹄内翻足,小头畸形
米帕林	肾脏发育不全,神经管畸形
奎宁	神经管缺陷,脑积水,肢体缺陷,面部缺陷,心脏缺陷,泌尿生殖系统异常,椎体异常,胃肠道异常
利舍平	小头畸形,肾积水
维 A 酸	脑积水,神经管缺陷,小眼畸形,小头畸形,心脏缺陷,肢体异常,腭裂
利福平	无脑畸形,脑积水,肢体畸形
碘化钠	胎儿甲状腺功能减退
柳氮磺胺吡啶	唇腭裂,脑积水,心脏缺陷,泌尿道异常
磺胺类药物	肢体发育不全,尿路异常
舒马曲坦	海豹肢畸形,胫骨发育不全,马蹄内翻足,腭裂
他莫昔芬	生殖器模糊
他扎罗汀	骨骼骨化下降,脑积水,脊柱裂,心脏缺陷
替马西泮	口裂
特非那定	多指(趾)
四环素	尿道下裂,肢体发育不全
硫鸟嘌呤	缺指(趾)
甲苯磺丁脲	并指(趾),心脏缺陷,马蹄内翻足
三氟拉嗪	短肢畸形,大血管转位
三甲双酮	FGR,小头畸形,唇/腭裂,心脏缺陷,手畸形,马蹄内翻足,生殖器模糊,食道闭锁,气管食管瘘
甲氧苄啶	心血管缺陷
丙戊酸	神经管缺陷,心脏缺陷,面部畸形,眼距过宽,凸眼,小颌畸形,脑积水,唇/腭裂,小头畸形,肢体发育不全,脊柱侧弯,肾发育不全,十二指肠闭锁,手畸形
齐多夫定	肾脏发育不全,小眼,多指(趾),唇/腭裂,马蹄内翻足,VSD

CDH,先天性膈疝;FGR,胎儿生长受限;VSD,室间隔缺损。

*此列表选择性地列出了代表性的药物及与其可能相关联的胎儿结构异常。许多列出的关联都是基于独立的病例报告,这些病例报告出现在医学文献中,没有证实关联性,或者在动物研究中,药物剂量远远超过正常使用的临床剂量。在许多情况下,病例报告的关联很可能与药物相关,但并不是由药物导致。不能把此列表作为患者胎儿畸形或异常的可能性咨询的依据。此列表应该由超声医师/超声技师使用,除了全面的超声检查外,还作为评估特定器官系统的指南。在所有疑似致畸效应的情况下,应咨询生殖遗传学家或致畸学家和药物制造商。

Modified from Briggs GG,Freeman RK,Yaffe SJ:Drugs in Pregnancy and Lactation,7th ed. Philadelphia,Lippincott Williams & Wilkins,2005.

(周敏 翻译 曹海英 审校)

附录 I X 线检测时胎儿辐射暴露的估算

表 I-1 腹盆腔 X 线检查时胎儿辐射暴露剂量的估算[*]

检查类型(病例数量)	胎儿暴露剂量(mGy)		孕周范围(周)
	剂量范围	平均值	
腹部 X 线检查($n=19$)	0.45~7.20	2.44	1^{+0}~17^{+2}
腹部盆腔 X 线检查($n=1$)	3.60	3.60	11^{+0}
盆腔 X 线检查($n=12$)	1.70~9.45	4.77	3^{+1}~18^{+5}

[*] Adapted and reprinted with permission from: Ozbayrak M, Cavdar I, Seven M, et al. Determining and managing fetal radiation dose from diagnostic radiology procedures in Turkey. Korean J Radiol 2015;16(6):1276-1282

表 I-2 不同品牌多排 CT 腹盆腔检查时每 100mAS$_{eff}$ 胎儿辐射暴露剂量(mGy/100mAS$_{eff}$)的估算[*]

CT 型号	管电压(kVp)	准直宽度(mm)	胎儿辐射暴露剂量	CT 型号	管电压(kVp)	准直宽度(mm)	胎儿辐射暴露剂量
LightSpeed VCT[a]	120	20	14.35	Sensation 16[b]	120	24	9.9
	140	40	17.92		120	18	10.08
	140	20	19.31		140	24	14.78
LightSpeed 16 Pro[a]	120	20	11.54		140	18	15.04
	120	10	13.54	Brilliance 64[c]	120	40	8.63
	140	20	17.92		120	25	10.12
	140	10	20.91		140	40	13.65
LightSpeed 16[a]	120	20	14.18		140	25	16.02
	120	10	16.56	Brilliance 16[c]	120	24	10.26
	140	20	19.94		120	12	11.43
	140	10	23.29		140	24	14.8
Sensation 64[b]	120	28.8	9.64		140	12	16.5
	120	19.2	10.4	Aquilion 16[d]	120	32	17.34
	140	28.8	15.56		120	16	19.08
	140	19.2	16.79		135	32	21.05
					135	16	23.39

[a] GE Healthcare
[b] Siemens Healthcare
[c] Philips Healthcare
[d] Toshiba Medical Systems

[*] Adapted and reprinted with permission from: Goldberg-Stein SA, Liu B, Hahn PF, Lee SI. Radiation dose management: part 2, estimating fetal radiation risk from CT during pregnancy. AJR 2012;198:W352-W356

表 I-3　如何估算腹盆腔 CT 检查时胎儿辐射暴露剂量[*]

预计腹盆腔 CT 检查时胎儿辐射暴露剂量的计算方法如下：

1. 确定扫描仪的型号和探测器的准直宽度

2. 使用以下公式计算总准直宽度：

$$总准直宽度 = 探测器排数 × 单排探测器的准直宽度$$

3. 选择所需的 kVp 进行扫描

4. 根据表 I-2(上表)确定的相应的每 $100mAs_{eff}$ 胎儿辐射暴露的剂量,单位为 mGy

5. 用以下公式计算 mAs_{eff}：

$$mAs_{eff} = 电流(mA) × 每圈的时间(s) / 螺距$$

　　如果启用自动管电流调制(ATCM)功能,管电流(mA)将自动调整。这种调整是以患者的胖瘦和被成像的解剖结构的衰减值为参考进行的。如果启用了 ATCM,这里应该使用平均 mA 值。因为平均 mA 值会随患者的不同而变化,所以只能估计平均值。如果在扫描后进行计算,则可从检查剂量报告中的 mA 范围获得平均 mA

6. 预计的胎儿辐射暴露剂量(mGy) = $mGy/100mAs_{eff}$(第 4 步的结果) × mAs_{eff}(第 5 步的结果)/100

例子：

(1) LightSpeedVCT(GEHealthcare)64 排多排螺旋 CT 扫描仪,单个探测器的准直宽度为 0.625mm

(2) 总准直宽度 = 64×0.625 = 40mm

(3) 扫描管电压为 140kVp

(4) 基于这些参数,从表 2 查到每 $100mAs_{eff}$ 胎儿辐射暴露剂量为 17.92mGy

(5) 计算 mAs_{eff},例如,管电流为 300mA,每转一圈时间为 0.6 秒,螺距为 1.375：

$$mAs_{eff} = 300×0.6/1.375 = 130.9$$

(6) 预计的胎儿辐射暴露剂量(mGy) = 每 $100mAs_{eff}$ 17.92mGy(第 4 步的结果) × 130.9mAs(第 5 步的结果)/100 = 23.45mGy

　　[*] Adapted and reprinted with permission from：Goldberg-Stein SA，Liu B，Hahn PF，Lee SI. Radiation dose management：part 2，estimating fetal radiation risk from CT during pregnancy. AJR 2012；198：W352-W356

（周敏　翻译　曹海英　审校）

附录 J　女性盆腔的磁共振成像:代表性操作规范[*]

表 J-1　盆腔肿块磁共振操作规范

序列

- **矢状切面 T2 快速自旋回波(Fast Spin Echo, FSE)**
  - 自由呼吸
  - 可能需要尝试 S/I 相位和 A/P 相位以确定哪一个可以提供最佳图像质量
  - 考虑前方或上方抑制脉冲
- **轴切面 T2 FSE 脂肪抑制(Fat Saturation, FS)**
  - 自由呼吸
  - 相位编码左/右
- **轴切面 T2 FSE**
  - 自由呼吸
  - 相位编码左/右
- **冠状切面 T2 FSE**
  - 自由呼吸
  - 相位编码左/右
- **轴切面 T1 同反相位(In and Opposed Phase)**
  - 首选呼气末,也可选择吸气末
- **轴切面各向同性 T1FS 给药前**(three-dimensional volumetric interpolated breath-hold examination, 3D VIBE)
  - 自由呼吸
  - 相位编码左/右(不可使用前/后相位)
- **注射对比剂**
- **轴位各向同性 T1FS 给药后**(开始注射后一分钟启动)
  - 自由呼吸
- **轴位 VIBE**(仅在必要的情况下覆盖整个解剖结构)
  - 可以是吸气末
  - FS

如果盆腔病变太大而不能在合理的时间内完成各向同性 T1FS 图像,可采用与肝脏肿块操作规范类似的造影前后的 VIBE 图像,获得屏气的轴位、矢状位和冠状位造影前后图像

表 J-2　子宫畸形 MRI 操作规范

序列

- **定位像自由呼吸**
  - 在 ISO 模式下运行,观察子宫位于线圈中心的位置
- **定位像自由呼吸**
  - 在 ISO 模式下运行
  - 将子宫置于视野中心
  - 当完成以上步骤,从序列列表中删除前面的序列,并从缩略图中删除它的图像。如果你使用 REF 模式打开这个定位相,子宫就会保持在磁场中心
- **HASTE 定位相(HASTE localizer) (T2)**
  - 以下的平面以子宫为中心。确保你的设备处于参考模式并指示关闭上面的第二个定位相
  - 直立轴位
  - 直立矢状位
  - 直立冠状位
- **"子宫冠状位"T2 快速自旋回波(FSE)**
  - 使用上面的 HASTE 定位相生成一个平行于子宫内膜的平面,得到真正的子宫冠状面
  - 自由呼吸
  - 相位编码左/右
- **"子宫矢状位"T2 FSE**
  - 使用上面的 HASTE 定位相生成一个平行于子宫内膜的旁矢状平面
  - 自由呼吸
  - 可能需要尝试 S/I 相位和 A/P 相位以确定哪一个可以提供最佳图像质量
  - 可以考虑前方和上方抑制脉冲
- **"子宫轴位"T2 FSE**
  - 使用上面的 HASTE 定位相生成一个垂直于子宫内膜的平面
  - 自由呼吸
  - 相位编码左/右
- **3D T2SPACE 矢状位**
  - 自由呼吸
- **轴位 T1 同相位和反相位**
  - 首选呼气末,吸气末也可以
- **轴位各向同性 T1 脂肪抑制(FS)使用造影剂前(3D VIBE)**
  - 自由呼吸
  - 相位编码左/右(不可前/后)
- **轴位各向同性 T1FS 使用造影剂后(仅在使用造影剂的情况下)(3D VIBE)**
  - 自由呼吸
  - 相位编码左/右(不可前/后)
- **冠状位 HASTE(T2),包括肾脏**

---

* 不同的适应证、不同机构和设备厂家,其操作规范各有差异。这些具有代表性的操作规范由美国纽黑文市的耶鲁大学医学院,放射学和生物医学影像科 Steffen Huber 博士提供

表 J-3 孕妇右下腹疼痛的 MRI 操作规范

- 患者体位
  - 头先进
  - 仰卧位
- 线圈
  - 放置足够的矩阵线圈使之覆盖腹部和盆腔(如果必要的话包括胸部、腹部和盆腔)
  - 如果患者很大,并且有足够的(4 个)矩阵线圈,可制作超级线圈
- 将扫描仪的零点定位在上半线圈的中心
- 评估患者屏气能力

序列

- 轴位 T2 HASTE(两步,设定,完成)
  - 多次激发,呼气末屏气扫描
  - 将采集的图像传送到 PACS
- 冠状位 T2 HASTE
  - 导航触发或呼气末屏气扫描
- 矢状位 T2 HASTE
  - 导航触发或呼气末屏气扫描
- 轴位 T2 HASTE 脂肪抑制(FS)(两步,设定,完成)
  - 多次激发,呼气末屏气扫描
  - 将采集的图像传送到 PACS
- T1 同相位和反相位(包括子宫和附件)
  - 首选呼气末,吸气末也可以

注:

重点! 这些 HASTE 序列是不同的

- 层厚 5mm,10% 的层间距
- 矩阵可以是 256 * 256,但是如果信号可以的话,320 * 256 更好
- 这里的 HASTE 没有采用并行成像技术,如果你切换成并行成像,可添加相位过采样(不增加采集时间)来避免伪影
- **在所有的平面对盲肠成像**(因为阑尾附在盲肠上,如果对盲肠成像,也会包括阑尾)
- **不要让图像"跳层"。**阑尾直径是 5mm。每个像素是 2mm。即使是 2mm 的弹跳也能使阑尾消失。如果可能,尽量屏气扫描,导航回波只作为最后的手段。你可以在肝脏,脾脏,甚至是中等大小子宫的顶部放置导航条

HASTE 覆盖范围

- 轴位:在轴向平面上从胆囊至耻骨
- 冠状位:从前到后包括从胆囊上至耻骨下的位置
- 矢状位:中线至右侧皮肤表面

包含子宫和盆腔的轴位双回波 VIBE 是一个屏气图像

- 这组图像目的是显示子宫内的出血(胎盘,子宫肌瘤)或附件上的脂肪(皮样囊肿)
- 采用加速因子 2
- 从合适的屏气序列中选择
- 如果图像模糊,使用自由呼吸 T1 序列。复制轴位 T2 HASTE 的层面

缩写

HASTE:单次激发 T2WI 序列

VIBE:容积内插梯度回波 T1WI 序列

iPAT:并行成像

FS:脂肪抑制

表 J-4　尿道憩室 MRI 操作规范

足先进

仰卧位

线圈覆盖骨盆深层和会阴

序列

- **矢状位高分辨 (Hi Res) T2 快速自旋回波 (FSE) 脂肪抑制 (FS)**
  - 自由呼吸
  - 由于盆腔内很少有如此深的运动,因此设置相位 A/P
- **轴位高分辨 T2 FSE**
  - 自由呼吸
  - 相位编码左/右
- **轴位 T1 FSE**
  - 自由呼吸
  - 相位编码左/右
- **轴位各向同性 T1 FS 使用造影剂前 (3D VIBE)**
  - 自由呼吸
  - 相位编码左/右 (不可前/后)
- **注射对比剂**
- **轴位各向同性 T1 FS 使用造影剂后 (开始注射 30 秒后启动) (3D VIBE)**
  - 自由呼吸
  - 相位编码左/右 (不可前/后)

注:这些 T2 是不同的

- 小 FOV,依据患者体型采用 180~220。重点在尿道上。在轴向图像上使用足够的相位过采样来避免图像卷褶
- 轴位图像应垂直于尿道。这几乎是一个直立轴位。相位编码 L/R。使用足够的过采样来避免卷褶。图像范围从膀胱顶部到会阴
- 由于在耻骨水平上几乎没有呼吸运动,在矢状图像上将相位编码方向置于前后
- 轴位 T1FSE 层面可以复制轴位 T2

表 J-5　内膜癌 MRI 操作规范 (分期)

使患者足先进,仰卧位

使用足够的线圈覆盖从会阴到主动脉分叉的结构

应将 10ccs 超声凝胶注入阴道 (通过注射器,最好患者自己操作)

检查前肌注 1mg 高血糖素

序列

- **定位相自由呼吸**
  - 在 ISO 模式下运行,观察子宫的哪部分位于线圈的中心
- **定位相自由呼吸**
  - 在 ISO 模式下运行
  - 将子宫颈放在视野的中心位置
  - 当完成以上步骤,从序列列表中删除前面的序列,并从缩略图中删除它的图像。如果你使用 REF 模式打开这个定位相,子宫就会留在磁体中心
- **HASTE 定位像 (T2)**
  - 以下的平面以子宫颈为中心
  - 确保处于参考模式
  - 打开上面第二个定位相
  - 直立轴位
  - 直立矢状位
  - 直立冠状位
- **"子宫矢状位"扩散加权成像 (DWI)**
  - B 值 (50. 400. 800)
  - 表观扩散系数 (ADC) 图

表 J-5 内膜癌 MRI 操作规范(分期)(续)

- "子宫轴位"T2 FSE
  - 使用上面的 HASTE 定位像生成一个垂直于子宫的平面
  - 自由呼吸
  - 相位编码左/右
- "子宫冠状位"T2 FSE
  - 使用上面的 HASTE 定位像生成一个平行于子宫的斜冠状位
  - 自由呼吸
  - 可能需要尝试 S/I 相位和 A/P 相位以确定哪一个可以提供最佳图像质量
  - 考虑在前方和上方抑制脉冲
- "子宫矢状位"T2 FSE
  - 小视野
  - 使用上面的 HASTE 定位像,生成一个平行于子宫的旁矢状平面
  - 自由呼吸
  - 相位编码方向左/右
  - 仅覆盖子宫
- 3D T2 SPACE
  - 自由呼吸
  - 仅包含子宫
- 轴位各向同性 T1 脂肪抑制(FS)使用造影剂前
  - 自由呼吸
  - 相位编码左/右(不可前/后)
- 可选择的矢状位动态对比增强(DCE)(依据扫描方案)
  - 自由呼吸
- 各向同性 T1 FS 使用造影剂后(开始注射 30 秒后启动)
  - 自由呼吸
  - 相位编码左右(不可前后)
- 使用造影剂后的 VIBE 存在以上分歧

表 J-6 宫颈癌 MRI 操作规范(分期)

使患者足先进,仰卧位
使用足够的线圈,覆盖从会阴到主动脉分叉
将 10ccs 超声凝胶注入阴道(通过注射器,最好患者自己操作)
检查前肌注 1mg 高血糖素

序列
- 定位相自由呼吸
  - 在 ISO 模式下运行,观察子宫的哪部分位于线圈的中心
- 定位相自由呼吸
  - 在 ISO 模式下运行
  - 将子宫颈放在视野的中心位置
  - 当完成以上步骤,从序列列表中删除前面的序列,并从缩略图中删除它的图像。如果你使用 REF 模式打开这个定位相,子宫就会留在磁体中心
- HASTE 定位(T2)
  - 以下平面以子宫颈为中心
  - 确保处于参考模式
  - 打开上面第二个定位相
  - 直立轴位
  - 直立矢状位
  - 直立冠状位
- "宫颈轴位"扩散加权成像(DWI)
  - B 值(50.400.800)

表 J-6　宫颈癌 MRI 操作规范(分期)(续)

- 表观扩散系数(ADC)图
- "宫颈轴位"T2 FSE
  - 使用上面的 HASTE 定位像生成一个垂直于子宫颈的平面
  - 自由呼吸
  - 相位编码左/右
- "宫颈冠状位"T2 FSE
  - 使用上面的 HASTE 定位像生成一个平行于子宫颈的斜冠状位
  - 自由呼吸
  - 可能需要使用上下方向的相位编码和前后方向的相位编码来观察哪一个能获得最好的图像质量
  - 可以考虑在前方和上方添加饱和带
- "宫颈矢状位"T2 FSE
  - 小视野
  - 使用上面的 HASTE 定位像生成一个平行于子宫颈的斜矢状面
  - 自由呼吸
  - 相位编码方向左/右
  - 仅包含子宫
- 3D T2 SPACE
  - 自由呼吸
  - 仅包含子宫/子宫颈
  - 矢状位
- 轴位各向同性 T1 脂肪抑制(FS)使用造影剂前
  - 自由呼吸
  - 相位编码左/右(不可前/后)
- 可选择的矢状位动态对比增强(DCE)(依据扫描方案)
  - 自由呼吸
- 轴位各向同性 T1 FS 使用造影剂后(开始注射 30 秒后启动)
  - 自由呼吸
  - 相位编码左/右(不可前/后)
- 使用造影剂后的 VIBE 存在以上分歧

(康敏　翻译　何敏　审校)

附录 K 部分图表译文

按照版权合同要求保留原文的部分图表，其中文释义如下：

表 1-1 产前超声检查操作指南

Ⅰ. 前言

本指南特定章节(前言、胎儿超声检查分级、检查规范，设备要求和胎儿安全性)中的临床内容由美国超声医学会(AIUM)、美国放射学会(ACR)、美国妇产科医师学会(ACOG)和超声放射学会(SRU)共同修订。各个组织中的关于人员资质、检查申请单的书写、报告流程和质量控制的建议不尽相同，分别由各组织自行处理。

超声工作者在产科超声研究中完善了该指南，使其方便使用。仅当有合理的医疗原因时才能进行胎儿超声检查，在进行检查获取必要诊断信息时，应当使用尽可能低的超声暴露设置。临床急诊或有限目的如评估胎儿或胚胎心脏活动、胎位或羊水量时可进行有限检查。有限的随访检查可能适用于重新评估胎儿大小或胎儿阶段性生长，或者有先前检查异常的完整记录需重新评估的。

虽然本指南描述了早孕期和中晚期妊娠的标准超声检查的关键指标，但在某些情况下可能需要更详细的胎儿解剖结构检查，例如在标准检查中发现或怀疑胎儿畸形或者面对胎儿异常的高风险孕妇。这些情况下，可能需要其他针对性检查。

尽管使用诊断超声不可能检测出所有的结构性的先天异常，但遵守以下指南，可能最大限度地发现胎儿异常。

Ⅱ. 胎儿超声检查的分类

A. 早孕期检查

早孕期标准产科超声检查包括评估是否有妊娠囊(gestational sac)、妊娠囊的大小、位置和数目。孕囊内是否有卵黄囊(yolk sac)和胚胎/胎儿。如果检测到胚胎/胎儿时，应测量其大小，用二维电影回放或 M 型记录胎心活动。不鼓励使用频谱多普勒成像。同时还要检查子宫、宫颈、附件和子宫直肠窝(cul-de-sac region)。

B. 标准中晚孕期检查

标准中晚孕期产科超声检查包括胎位、羊水量、心脏活动、胎盘位置、胎儿生物测量和胎儿数量以及解剖结构评估。在技术可行的情况下，也应该对母亲的宫颈和附件进行检查。

C. 有限检查

有特定的问题需要探究时，可进行有限检查。例如，在大多数常规的非紧急情况下，可以进行有限检查以确认出血孕妇的胎儿心脏活动或验证孕妇分娩时胎位。大多数情况下，只有在先前有完整的检查记录时，才会进行有限超声检查。

D. 针对性检查

根据病史、异常生化指标及限制或标准检查结果怀疑胎儿有异常时，应该进行详细的解剖结构检查。其他针对性检查可能包括胎儿多普勒超声、生物物理、胎儿超声心动图和其他生物学参数测量。

Ⅲ. 人员资质和职责

请参阅 AIUM 官方声明，用于对评估和解释腹腔超声诊断、产科和(或)妇科超声检查的医师培训指南及超声实践认证指南。

Ⅳ. 超声检查申请单

超声检查书面或电子申请单应提供足够的信息，以便进行适当的超声检查和解释检查结果。检查申请必须由医生或其他有执照的医疗保健提供者或在其指导下提出。所附临床信息应由熟悉患者临床情况的医生或其他适合的提供医疗保健的医生提供，并应符合相关法律和当地医疗保健机构的要求。

表 1-1　产前超声检查操作指南（续）

Ⅴ. 针对性检查

A. 早孕期超声检查

1. 指征

早孕期超声检查适应证包括但不限于：

a. 确认是否存在宫内妊娠；

b. 对可疑异位妊娠进行评估；

c. 确定阴道出血原因；

d. 评估盆腔疼痛；

e. 评估胎龄（月经龄）；

f. 多胎妊娠的诊断和评估；

g. 心脏活动的确认；

h. 超声监测下绒毛膜穿刺取样（chorionic villus sampling）、胚胎移植（embryo transfer）、宫内节育器（intrauterine device，IUD）的定位和取出；

i. 评估某些胎儿异常，如无脑畸形（anencephaly）、高风险患者；

j. 评估孕妇盆腔肿块和（或）子宫异常；

k. 作为胎儿非整倍体（aneuploidy）筛查内容的一部分，测量颈项透明层（NT）；和

l. 可疑葡萄胎（hydatidiform mole）的评估。

注释

可进行有限检查以评估胎儿阶段性生长、估测羊水量、评估子宫颈及是否存在心脏搏动。

2. 图像参数

注释

可以经腹或经阴道进行早孕期扫描。如果经腹部检查不能明确诊断时，则应尽量采用经阴道扫描或经会阴扫描。

a. 应评估子宫（包括宫颈）和附件以确定是否有妊娠囊。如果看到孕囊，应记录其位置。评估孕囊内是否有卵黄囊或胚胎，并应尽可能测量头臀长。

注释

当在宫内妊娠囊内观察到卵黄囊或具有胎心搏动的胚胎/胎儿时，可以确诊为宫内妊娠。在超早期宫内妊娠尚未能检测到卵黄囊和胚胎时，可以看到小的、具有高回声边缘的偏心性宫腔积液。如果没有异位妊娠超声征象，积液有可能就是宫内妊娠囊。此时，蜕膜内征可能会有所帮助。超声随访检查和（或）连续测定孕妇血清人绒毛膜促性腺激素水平适用于未能明确定位的妊娠，以避免对可能存活的早期妊娠进行不适当的干预。评估胎龄（月经龄）时，头臀长（crown-rump length，CRL）是比平均妊娠囊直径更准确的指标。然而，当没有看到明确的胚胎时，可以记录平均妊娠囊直径。

妊娠囊里如果没有发现明确的胚胎和卵黄囊时，应小心推测性诊断。如没有发现胚胎和卵黄囊，宫腔内积液代表的可能是与异位妊娠相关的假孕囊。

b. 应该用二维电影回放或 M 模式成像来记录是否存在胎心搏动。

注释

经阴道检查时，当胚胎长度大于等于 2mm 时通常可观察到胎心搏动，但如果发现胚胎长度小于 7mm 仍没有胎心搏动时，建议在 1 周内再次扫描以明确胚胎是否存活。

c. 应当记录胎儿数目。

注释

如果有可能，多胎时应当记录绒毛膜性与羊膜性。

表 1-1　产前超声检查操作指南(续)

　　d. 应当评估适合第一孕期的胚胎/胎儿解剖结构。

　　e. 对颈部区域进行扫描成像,如果有水囊瘤等异常情况应当记录。

注释

那些希望评估其胎儿的非整倍体风险的孕妇,需要在特定孕周内对 NT 进行非常具体的测量(由所在检查单位使用的标准决定)。请参阅下面的测量指南。

应该使用 NT 测量值(结合血清生物化指标)来确定胎儿患有非整倍体或其他解剖结构异常(例如心脏缺陷)的风险值。在这种情况下,检查者根据既定的测量指南来测量 NT 是非常重要的。建议使用质量评估体系,以确保假阳性和假阴性结果维持在最低水平。

NT 测量指南:

①NT 边界回声必须要足够清晰,才能保证游标放置在正确位置。

②胎儿必须是正中矢状切面。

ⅰ. 图像应该被放大以包括只有胎儿的头部、颈部和上胸部。

ⅱ. 胎儿颈部应该处于自然的状态,不能过伸也不能过屈。

ⅲ. 羊膜要和 NT 的线状回声区分开。

ⅳ. 必须使用超声测量游标“+”测量 NT 值。

ⅴ. 电子游标必须放置在颈项线内界上,游标的水平杆不能伸入到透明层液体区域内。

ⅵ. 游标连线必须垂直胎儿长轴。

ⅶ. 测量 NT 最宽处数值。

ⅷ. 游标连线必须垂直于胎儿长轴。

ⅸ. 测量 NT 最宽处数值。

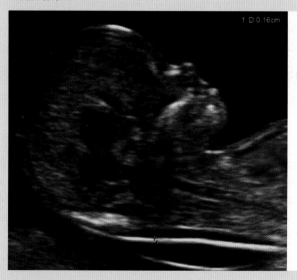
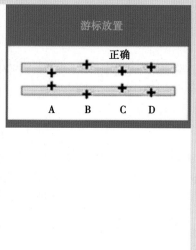

　　f. 对子宫包括宫颈、附件和子宫直肠窝进行扫描检查。如有异常应该成像和记录。

注释

应记录是否有附件包块,如果存在,其位置、形态和大小也应当描述记录。如果有平滑肌瘤(leiomyoma),应当描述记录其数目。子宫直肠窝是否存在积液也要描述记录。如果有子宫畸形也要描述记录。

B. 中晚孕超声检查

1. 指征

中晚期妊娠超声检查指征包括但不限于:

(1) 胎儿畸形筛查

表 1-1　产前超声检查操作指南(续)

（2）胎儿解剖结构评估

（3）胎龄(月经龄)评估

（4）胎儿生长情况评估

（5）阴道出血评估

（6）腹部或盆腔疼痛评估

（7）宫颈功能不全评估

（8）判断胎位

（9）多胎妊娠评估

（10）辅助羊膜腔穿刺术或其他

（11）子宫大小和停经时间明显不相符的评估

（12）盆腔肿块评估

（13）可疑葡萄胎的评估

（14）辅助确定宫颈环扎位置

（15）怀疑异位妊娠

（16）怀疑胎儿死亡

（17）怀疑子宫畸形

（18）评估胎儿健康状况

（19）怀疑羊水异常

（20）怀疑胎盘早剥

（21）辅助胎位外倒转术

（22）胎膜早破(premature rupture of membranes,PROM)和(或)早产评估

（23）生化指标异常的评估

（24）对胎儿异常的随访评估

（25）可疑前置胎盘时对胎盘位置评估

（26）有先天性畸形胎儿妊娠史

（27）评估晚注册孕妇的胎儿状况以进行产前保健;和

（28）评估可能增加非整倍体风险的阳性发现。

注释

在某些临床情况下,可能需要对胎儿解剖结构进行更详细的检查。

2. 标准胎儿检查的图像参数

（1）记录胎心搏动、胎儿数目和胎位。

注释

如有心率异常和(或)节律异常应记录在案。多胎妊娠需要记录额外的信息:绒毛膜性(chorionicity)、羊膜性(amnionicity)、胎儿大小比较、每个妊娠囊中羊水量(增加、减少或正常)和胎儿外生殖器(genitalia)的评估(如果可见)。

（2）定量或半定量评估羊水量

表 1-1   产前超声检查操作指南(续)

注释

尽管有经验的检查者定量估测羊水量是可以接受的,但也介绍了半定量估测羊水量方法(如羊水指数、单个羊水池最大深度和羊水池 2 个径线测量值)。

(3)记录胎盘的位置、外观和胎盘与宫颈内口的关系。对脐带成像并记录脐带内血管的数目。如果技术可行的话,应该记录胎盘脐带插入位置。

注释

早孕期的胎盘位置可能与分娩时其位置有较大差异。经腹、经会阴或经阴道成像可能有助于观察宫颈内口及其与胎盘的位置关系。如果子宫颈缩短或在经腹部超声扫面无法充分显示时,则可考虑经阴道或经会阴超声检查。

帆状胎盘(velamentous)(也称为膜状胎盘)胎膜上的血管跨越宫颈内口时称血管前置。如果在分娩前没能诊断出来,胎儿死亡风险非常高。

(4)胎龄(月经龄)评估。

早孕期头臀径测量是超声估测胎龄的最准确的方法。除此之外,还可以使用其他各种超声参数(如双顶径(biparietal diameter,BPD)、腹围(abdominal circumference)和股骨长度(femoral diaphysis length))来估计胎龄(月经龄)。然而,随着妊娠的进展,这些参数估计胎龄(月经龄)差异性也不断增加。胎龄(月经龄)与胎儿测量值之间的差异明显时,应注意可能有胎儿生长异常、宫内生长迟缓或巨大儿的可能性。

注释

完成早期扫描准确评估胎龄后就不要在后续的检查中再重新计算胎龄,早孕期评估的胎龄就可用来作为比较的参数。

i 双顶径要在丘脑(thalami)和透明隔腔(cavum septi pellucidi)或穹窿柱的水平测量。该扫描平面上不应该看到小脑半球(cerebellar hemispheres)。测量时游标分别放置在近端颅骨的外缘至远端颅骨的内缘。

注释

正常胎儿头型有变异,可以是扁的(长头(dolichocephaly))或圆形的(短头(brachycephaly))。当正常胎儿头部发育存在某些变异情况时,使用双顶径预测胎龄(月经龄)并不准确,应该用头围(HC)预测胎龄更加可靠。

ii 在双顶径平面上测量头围,环绕颅骨外缘,不受头部形状的影响。

iii 胎儿 14 周以后(月经龄),测量股骨干长度可靠。股骨骨干的长轴与声束垂直时测量最准确,测量时不要将股骨远端骨骺包括在内。

iv 应该在真正的腹部横切面上测量腹围或平均腹径,即脐静脉与门静脉窦连接处和胃泡平面上沿着皮肤外缘测量。

注释

腹围或平均腹径测量要与其他生物特征参数一起使用来估计胎儿体重,可以检测宫内生长受限或巨大儿。

(5)预测胎儿体重。

可以通过测量双顶径、头围、腹围、平均腹径和股骨骨干长度来预测胎儿体重。通过各种模型预测的结果可以与已发布列线图的胎儿体重百分比相比较。

注释

如果以前的研究已经完成,生长是否适当也应该记录下来。评估生长的扫描通常可以至少间隔 2~4 周进行。较短的扫描时间间隔可会混淆测量变化是否真的是由于增长而不是技术本身的差异性带来的。

目前,即使是最好的胎儿体重预测方法也可能产生高达±15%的误差。这种差异可能受诸多因素影响,如患者人群的性质、被测量的解剖参数的数量和种类、影响超声图像分辨率的技术因素以及正在研究的体重范围。

(6)母亲解剖结构评估

适当条件下应评估子宫、附件结构和宫颈。当需要评估宫颈而经腹扫描又看不到时,可考虑经会阴或经阴道扫描观察。

注释

表 1-1　产前超声检查操作指南(续)

这有助于认识有临床意义的偶然发现。例如存在附件包块,其位置和大小信息以及最大和可能有潜在临床意义的平滑肌瘤至少都应该记录下来。在中、晚孕期,并不总能扫描到正常孕妇卵巢。

(7) 胎儿解剖学调查

如本书所述,胎儿解剖结构可在妊娠(月经龄)大约 18 周后通过超声进行充分评估。有些正常结构在此之前可能成像显示,但由于胎儿大小、位置、运动、腹部瘢痕和孕妇腹壁厚度增加而难以显示。中晚孕期扫描评估解剖结构时,由于声影等伪像可能会导致技术限制。发生这种情况时,超声检查报告应记录此技术限制的性质。后续随访检查可能会有所帮助。评估胎儿解剖结构的标准检查至少要评估以下这些项目。如果在标准检查中发现异常或可疑异常,则可能需要对胎儿进行更详细的解剖结构检查。

ⅰ 头部、面部和颈部

侧脑室(lateral cerebral ventricles)

脉络丛(choroid plexus)

中线大脑镰(midline falx)

透明间隔腔

小脑

枕大池(cisterna magna)

上唇

注释

在特定的时间间期内,测量颈褶(nuchal fold,NF)厚度可有助于评估非整倍体的风险。

ⅱ 胸部

心脏:

四腔心切面(four-chamber view)

左室流出道(left ventricular outflow tract,LVOT)切面

右室流出道(right ventricular outflow tract,RVOT)切面

ⅲ 腹部

胃泡(stomach)(是否存在、大小和位置)

双侧肾脏(kidney)

膀胱(urinary bladder)

胎儿脐带腹壁附着处

脐带血管数目

ⅳ 脊柱(spine)

颈椎、胸椎、腰椎和骶椎

ⅴ 四肢:双上肢和双下肢

ⅵ 性别

多胎妊娠和有医疗指征时

Ⅵ. 信息记录

记录足够的信息是高质量患者护理的重要保障。要保存超声检查及咨询的永久记录。应存储所有适当部位的图像,包括正常和异常的。正常大小的变异要有测量径线记录。图像上应标注患者身份信息、仪器标志、检查日期和解剖部位的左右侧(左侧或右侧)。患者的医疗病历中应包含超声检查的正式解释(最终报告)。超声检查的文件保留应符合临床需要以及相关的法律和当地医疗机构的要求。

表 1-1 产前超声检查操作指南(续)

报告应符合 AIUM"超声波检查记录实践指南"。

Ⅶ. 设备要求

上述检查应该使用实时扫描仪器完成,经腹和(或)经阴道方式扫描。应使用适当频率的探头。实时超声扫描时,有必要通过观察胎心搏动和胎儿运动来确认胎儿存活状态。

探头频率的选择要均衡穿透力和分辨率。使用现代化设备,3~5MHz 经腹扫描探头可以在提供足够的分辨率的同时,也满足大多数患者的穿透力需求。对于肥胖患者经腹部扫描成像,可能需要较低频率的探头以满足对穿透力的需求。在早孕期,5MHz 经腹扫描探头或 5~10MHz 甚至更高频率的经阴道扫描探头可以提供优异的分辨率,同时仍具有足够的穿透性。

Ⅷ. 胎儿安全性

妊娠期间,胎儿的超声诊断研究通常被认为是安全的。只有在有效的医疗指征下才应该执行该诊断程序,并且应该使用尽可能低的超声波暴露设置以实现 ALARA(尽可能低的合理可行)原则并获取必要的诊断信息。

妊娠 10 周以前应该使用软组织热指数(Tis),在妊娠 10 周或以后骨化明显时使用骨热指数(Tib)。根据 ALARA 原则,应使用 M 型成像而不是频谱多普勒成像来记录胚胎/胎儿心率。

美国食品药品管理局认为,促销、出售或出租超声设备用于制作"胎儿纪念视频"是未经批准的医疗设备使用项目。没有医嘱的情况下,为此目的使用诊断超声仪器可能违反州法律或法规。

Ⅸ. 质量控制和改进:安全性、感染控制和患者教育

与质量控制、患者教育、感染控制和安全性相关的政策和程序应按照 AIUM 超声操作认证标准和指南制定和实施。

设备性能监测应符合 AIUM 超声实践认证标准和指南。

Ⅹ. ALARA 原则

应该考虑每项检查的潜在益处和风险。当调整影响声输出的按键并考虑探头停留时间时,应该遵守 ALARA 原则。关于 ALARA 的更多细节可参见 AIUM 出版物"医用超声安全性"第二版。

表 9-13 解剖、超声和磁共振成像检查中最早可显示裂或沟的孕龄*

可见特征	解剖检查	超声检查		磁共振成像	
		最早可见	总是可见	最早可见	总是可见
顶枕沟	16	18.5	20.5	18~19	22~23
距状沟	16	18.5	21.9	18~19	22~23
扣带沟	18	23.2	24.3	24~25	28~29
中央沟	20			26~27	26~27
凸面沟	20~25	23.2	27.9	26~27	28~29

* 孕周。

表 A-5 妊娠中晚期评估月经龄的误差(14~42 周)

参数	偏差的周数(±2SD)			
	14~20 周	20~26 周	26~32 周	32~42 周
BPD	1.4	2.1	3.8	4.1
矫正 BPD	1.2	1.9	3.3	3.8
HC	1.2	1.9	3.4	3.8
AC	2.1	3.7	3.0	4.5
FL	1.4	2.5	3.1	3.5

AC,腹围;BPD,双顶径;FL,股骨径长;HC,头围

表 A-10　依据胎头测量预测孕周(GA)

BPD 或 BPDC* (mm)	预测孕周 (周)	BPD 或 BPDC* (mm)	预测孕周 (wk)
20	13.2	59	23.8
21	13.4	60	24.2
22	13.6	61	24.5
23	13.8	62	24.9
24	14	63	25.3
25	14.3	64	25.7
26	14.5	65	26.1
27	14.7	66	26.5
28	14.9	67	26.9
29	15.1	68	27.3
30	15.4	69	27.7
31	15.6	70	28.1
32	15.8	71	28.5
33	16.1	72	29
34	16.3	73	29.4
35	16.6	74	29.9
36	16.8	75	30.3
37	17.1	76	30.8
38	17.3	77	31.2
39	17.6	78	31.7
40	17.9	79	32.2
41	18.1	80	32.7
42	18.4	81	33.2
43	18.7	82	33.7
44	19	83	34.2
45	19.3	84	34.7
46	19.6	85	35.2
47	19.9	86	35.8
48	20.2	87	36.3
49	20.5	88	36.9
50	20.8	89	37.4
51	21.1	90	38
52	21.4	91	38.6
53	21.7	92	39.2
54	22.1	93	39.8
55	22.4	94	40.4
56	22.8	95	41
57	23.1	96	41.6
58	23.5	≥97	42

BPD,双顶径;BPDC,矫正双顶径; OFD,枕额径

* BPDC = 矫正 BPD = $\sqrt{BPD \times OFD/1.265}$

表 A-11　依据头围评估月经龄(8.5~36.0cm)

头围(cm)	月经龄(周)	头围(cm)	月经龄(周)
8.5	13.7	22.5	24.4
9.0	14.0	23.0	24.9
9.5	14.3	23.5	25.4
10.0	14.6	24.0	25.9
10.5	15.0	24.5	26.4
11.0	15.3	25.0	26.9
11.5	15.6	25.5	27.5
12.0	15.9	26.0	28.0
12.5	16.3	26.5	28.6
13.0	16.6	27.0	29.2
13.5	17.0	27.5	29.8
14.0	17.3	28.0	30.3
14.5	17.7	28.5	31.0
15.0	18.1	29.0	31.6
15.5	18.4	29.5	32.2
16.0	18.8	30.0	32.8
16.5	19.2	30.5	33.5
17.0	19.6	31.0	34.2
17.5	20.0	31.5	34.9
18.0	20.4	32.0	35.5
18.5	20.8	32.5	36.3
19.0	21.2	33.0	37.0
19.5	21.6	33.5	37.7
20.0	22.1	34.0	38.5
20.5	22.5	34.5	39.2
21.0	23.0	35.0	40.0
21.5	23.4	35.5	40.8
22.0	23.9	36.0	41.6

估计误差(±2SD)	
12~18 周	±1.3 周
18~24 周	±1.6 周
24~30 周	±2.3 周
30~36 周	±2.7 周
36~42 周	±3.4 周

表 A-12　头围百分位数

月经龄	头围百分位数（CM）				
	3rd	10th	50th	90th	97th
14	8.8	9.1	9.7	10.3	10.6
15	10.0	10.4	11.0	11.6	12.0
16	11.3	11.7	12.4	13.1	13.5
17	12.6	13.0	13.8	14.6	15.0
18	13.7	14.2	15.1	16.0	16.5
19	14.9	15.5	16.4	17.4	17.9
20	16.1	16.7	17.7	18.7	19.3
21	17.2	17.8	18.9	20.0	20.6
22	18.3	18.9	20.1	21.3	21.9
23	19.4	20.1	21.3	22.5	23.2
24	20.4	21.1	22.4	23.7	24.3
25	21.4	22.2	23.5	24.9	25.6
26	22.4	23.2	24.6	26.0	26.8
27	23.3	24.1	25.6	27.1	27.9
28	24.2	25.1	26.6	28.1	29.0
29	25.0	25.9	27.5	29.1	30.0
30	25.8	26.8	28.4	30.0	31.0
31	26.7	27.6	29.3	31.0	31.9
32	27.4	28.4	30.1	31.8	32.8
33	28.0	29.0	30.8	32.6	33.6
34	28.7	29.7	31.5	33.3	34.3
35	29.3	30.4	32.2	34.1	35.1
36	29.9	30.9	32.8	34.7	35.8
37	30.3	31.4	33.3	35.2	36.3
38	30.8	31.9	33.8	35.8	36.8
39	31.1	32.2	34.2	36.2	37.3
40	31.5	32.6	34.6	36.6	37.7

表 A-13　依据腹围评估月经龄（10~36cm）

腹围（cm）	月经龄（wk）	腹围（cm）	月经龄（wk）
10.0	15.6	23.5	27.7
10.5	16.1	24.0	28.2
11.0	16.5	24.5	28.7
11.5	16.9	25.0	29.2
12.0	17.3	25.5	29.7
12.5	17.8	26.0	30.1
13.0	18.2	26.5	30.6
13.5	18.6	27.0	31.1
14.0	19.1	27.5	31.6
14.5	19.5	28.0	32.1
15.0	20.0	28.5	32.6
15.5	20.4	29.0	33.1
16.0	20.8	29.5	33.6
16.5	21.3	30.0	34.1
17.0	21.7	30.5	34.6
17.5	22.2	31.0	35.1
18.0	22.6	31.5	35.6
18.5	23.1	32.0	36.1
19.0	23.6	32.5	36.6
19.5	24.0	33.0	37.1
20.0	24.5	33.5	37.6
20.5	24.9	34.0	38.1
21.0	25.4	34.5	38.7
21.5	25.9	35.0	39.2
22.0	26.3	35.5	39.7
22.5	26.8	36.0	40.2
23.0	27.3		

估计误差（±2SD）

12~18 周	±1.9 周
18~24 周	±2.0 周
24~30 周	±2.2 周
30~36 周	±3.0 周
36~42 周	±2.5 周

表 A-14　腹围百分位数

月经龄（周）	腹围百分位数（cm）				
	3rd	10th	50th	90th	97th
14	6.4	6.7	7.3	7.9	8.3
15	7.5	7.9	8.6	9.3	9.7
16	8.6	9.1	9.9	10.7	11.2
17	9.7	10.3	11.2	12.1	12.7
18	10.9	11.5	12.5	13.5	14.1
19	11.9	12.6	13.7	14.8	15.5
20	13.1	13.8	15.0	16.3	17.0
21	14.1	14.9	16.2	17.6	18.3
22	15.1	16.0	17.4	18.8	19.7
23	16.1	17.0	18.5	20.0	20.9
24	17.1	18.1	19.7	21.3	22.3
25	18.1	19.1	20.8	22.5	23.5
26	19.1	20.1	21.9	23.7	24.8
27	20.0	21.1	23.0	24.9	26.0
28	20.9	22.0	24.0	26.0	27.1
29	21.8	23.0	25.1	27.2	28.4
30	22.7	23.9	26.1	28.3	29.5
31	23.6	24.9	27.1	29.4	30.6
32	24.5	25.8	28.1	30.4	31.8
33	25.3	26.7	29.1	31.5	32.9
34	26.1	27.5	30.0	32.5	33.9
35	26.9	28.3	30.9	33.5	34.9
36	27.7	29.2	31.8	34.4	35.9
37	28.5	30.0	32.7	35.4	37.0
38	29.2	30.8	33.6	36.4	38.0
39	29.9	31.6	34.4	37.3	38.9
40	30.7	32.4	35.3	38.2	39.9

表 A-14　腹围百分位数

表 A-15　超声检查腹围百分位数的比较

月经龄(周)	腹围(cm)					
	10th 百分位			90th 百分位		
	Jeanty 等*	Hadlock 等†	Tamura 等‡	Jeanty 等*	Hadlock 等†	Tamura 等‡
18	10.2	11.5	11.7	13.6	13.5	12.0
20	12.4	13.7	14.2	15.8	16.3	16.7
22	14.6	16.0	14.7	18.0	18.8	19.7
24	16.7	18.1	18.9	20.1	21.3	22.8
26	18.8	20.1	19.8	22.2	23.7	26.7
28	20.8	22.0	23.1	24.2	26.0	27.2
30	22.7	23.9	24.4	26.1	28.3	30.1
32	24.5	25.8	26.7	27.9	30.4	32.4
34	26.2	27.5	28.6	29.6	32.5	33.6
36	27.6	29.2	31.0	31.0	34.4	37.8
38	28.9	30.8	32.8	32.3	36.4	38.5
40	29.9	32.4	33.3	33.3	38.2	41.2

表 A-17　百分位数

月经龄(周)	股骨长(cm)				
	3rd	10th	50th	90th	97th
14	1.2	1.3	1.4	1.5	1.6
15	1.5	1.6	1.7	1.9	1.9
16	1.7	1.8	2.0	2.2	2.3
17	2.1	2.2	2.4	2.6	2.7
18	2.3	2.5	2.7	2.9	3.1
19	2.6	2.7	3.0	3.3	3.4
20	2.8	3.0	3.3	3.6	3.8
21	3.0	3.2	3.5	3.8	4.0
22	3.3	3.5	3.8	4.1	4.3
23	3.5	3.7	4.1	4.5	4.7
24	3.8	4.0	4.4	4.8	5.0
25	4.0	4.2	4.6	5.0	5.2
26	4.2	4.5	4.9	5.3	5.6
27	4.4	4.6	5.1	5.6	5.8
28	4.6	4.9	5.4	5.9	6.2
29	4.8	5.1	5.6	6.1	6.4
30	5.0	5.3	5.8	6.3	6.6
31	5.2	5.5	6.0	6.5	6.8
32	5.3	5.6	6.2	6.8	7.1
33	5.5	5.8	6.4	7.0	7.3
34	5.7	6.0	6.6	7.2	7.5
35	5.9	6.2	6.8	7.4	7.8
36	6.0	6.4	7.0	7.6	8.0
37	6.2	6.6	7.2	7.9	8.2
38	6.4	6.7	7.4	8.1	8.4
39	6.5	6.8	7.5	8.2	8.6
40	6.6	7.0	7.7	8.4	8.8

表 A-18 下肢长骨正常值(3rd,50th,97th 百分位数)(mm)

周	股骨			胫骨			腓骨		
	3rd	50th	97th	3rd	50th	97th	3rd	50th	97th
12	4.4	7.7	11.1	4.4	7.6	10.8	3.6	6.8	10.0
13	7.5	10.9	14.4	5.8	9.2	12.5	5.2	8.5	11.8
14	10.6	14.1	17.6	8.0	11.4	14.8	7.4	10.8	14.2
15	13.6	17.2	20.8	10.6	14.1	17.6	10.0	13.5	17.0
16	16.5	20.3	24.0	13.3	16.9	20.5	12.8	16.4	20.0
17	19.4	23.3	27.2	16.2	19.9	23.5	15.6	19.3	23.0
18	22.3	26.3	30.2	19.0	22.8	26.6	18.4	22.2	26.0
19	25.1	29.2	33.3	21.8	25.7	29.6	21.2	25.1	29.0
20	27.9	32.1	36.3	24.5	28.5	32.5	23.9	27.9	31.8
21	30.6	34.9	39.2	27.2	31.2	35.3	26.4	30.5	34.6
22	33.2	37.6	42.0	29.7	33.8	38.0	28.9	33.1	37.3
23	35.8	40.3	44.8	32.1	36.4	40.6	31.2	35.5	39.8
24	38.3	42.9	47.6	34.4	38.8	43.1	33.5	37.9	42.3
25	40.8	45.5	50.2	36.6	41.0	45.5	35.6	40.1	44.6
26	43.1	48.0	52.8	38.7	43.2	47.8	37.6	42.2	46.8
27	45.4	50.4	55.3	40.7	45.3	49.9	39.6	44.3	49.0
28	47.6	52.7	57.8	42.6	47.3	52.0	41.4	46.2	51.0
29	49.8	55.0	60.1	44.4	49.2	54.0	43.1	48.0	52.9
30	51.8	57.1	62.4	46.1	51.0	55.9	44.8	49.8	54.8
31	53.8	59.2	64.6	47.7	52.7	57.7	46.4	51.5	56.6
32	55.7	61.2	66.7	49.3	54.4	59.5	47.9	53.1	58.3
33	57.5	63.1	68.7	50.8	55.9	61.1	49.3	54.6	59.9
34	59.2	64.9	70.6	52.2	57.5	62.7	50.7	56.1	61.5
35	60.8	66.6	72.4	53.5	58.9	64.3	52.0	57.5	63.0
36	62.3	68.2	74.1	54.8	60.3	65.7	53.2	58.8	64.4
37	63.7	69.7	75.8	56.0	61.6	67.2	54.4	60.1	65.8
38	64.9	71.1	77.3	57.2	62.9	68.5	55.5	61.3	67.1
39	66.1	72.4	78.7	58.3	64.1	69.8	56.6	62.5	68.4
40	67.2	73.6	79.9	59.4	65.2	71.1	57.6	63.6	69.6
41	68.1	74.6	81.1	60.4	66.4	72.3	58.6	64.7	70.8
42	69.0	75.6	82.2	61.4	67.4	73.5	59.5	65.8	72.0

表 A-20　主要长骨的正常范围

GA（周）	肱骨百分位数（mm）[a]			桡骨百分位数（mm）[b]			尺骨百分位数（mm）[c]		
	5th	50th	95th	5th	50th	95th	5th	50th	95th
12	4.8	8.6	12.3	3.0	6.9	10.8	2.9	6.8	10.7
13	7.6	11.4	15.1	5.6	9.5	13.4	5.8	9.7	13.7
14	10.3	14.1	17.9	8.1	12.0	16.0	8.6	12.6	16.6
15	13.1	16.9	20.7	10.5	14.5	18.5	11.4	15.4	19.4
16	15.8	19.7	23.5	12.9	16.9	20.9	14.1	18.1	22.1
17	18.5	22.4	26.3	15.2	19.3	23.3	16.7	20.8	24.8
18	21.2	25.1	29.0	17.5	21.5	25.6	19.3	23.3	27.4
19	23.8	27.7	31.6	19.7	23.8	27.9	21.8	25.8	29.9
20	26.3	30.3	34.2	21.8	25.9	30.0	24.2	28.3	32.4
21	28.8	32.8	36.7	23.9	28.0	32.2	26.5	30.6	34.8
22	31.2	35.2	39.2	25.9	30.1	34.2	28.7	32.9	37.1
23	33.5	37.5	41.6	27.9	32.0	36.2	30.9	35.1	39.3
24	35.7	39.8	43.8	29.7	34.0	38.2	33.0	37.2	41.5
25	37.9	41.9	46.0	31.6	35.8	40.0	35.1	39.3	43.5
26	39.9	44.0	48.1	33.3	37.6	41.9	37.0	41.3	45.6
27	41.9	46.0	50.1	35.0	39.3	43.6	38.9	43.2	47.5
28	43.7	47.9	52.0	36.7	41.0	45.3	40.7	45.0	49.3
29	45.5	49.7	53.9	38.3	42.6	46.9	42.5	46.8	51.1
30	47.2	51.4	55.6	39.8	44.1	48.5	44.1	48.5	52.8
31	48.9	53.1	57.3	41.2	45.6	50.0	45.7	50.1	54.5
32	50.4	54.7	58.9	42.6	47.0	51.4	47.2	51.6	56.1
33	52.0	56.2	60.5	44.0	48.4	52.8	48.7	53.1	57.5
34	53.4	57.7	62.0	45.2	49.7	54.1	50.0	54.5	59.0
35	54.8	59.2	63.5	46.4	50.9	55.4	51.3	55.8	60.3
36	56.2	60.6	64.9	47.6	52.1	56.6	52.6	57.1	61.6
37	57.6	62.0	66.4	48.7	53.2	57.7	53.7	58.2	62.8
38	59.0	63.4	67.8	49.7	54.2	58.8	54.8	59.3	63.9
39	60.4	64.8	69.3	50.6	55.2	59.8	55.8	60.4	64.9
40	61.9	66.3	70.8	51.5	56.2	60.8	56.7	61.3	65.9

GA，孕周

[a] 肱骨（均值）= $-16.24 + 0.76315 \times GA + 0.1683 \times GA^2 - 0.0056212 \times GA^3 + 0.000055666 \times GA^4$

[b] 桡骨（均值）= $-29.09 + 3.371 \times GA - 0.031 \times GA^2$（Exacoustos et al, 1991）

[c] 尺骨（均值）= $-34.313 + 3.8685 \times GA - 0.036949 \times GA^2$（Jeanty et al, 1984）

表 A-22   产后足长、超声测量足长与 Streeter 病理测量足长均值的对比（1920）

孕周	Streeter 数据（mm）	超声测量足长（mm）	产后足长（mm）
11	7	8	
12	9	9	
13	11	10	
14	14	16	
15	17	16	
16	20	21	
17	23	24	
18	27	27	
19	31	28	
20	33	33	33
21	35	35	
22	40	38	
23	42	42	
24	45	44	
25	48	47	48
26	50	51	
27	53	54	52
28	55	58	
29	57	57	57
30	59	61	60
31	61	62	60
32	63	63	66
33	65	67	68
34	68	68	71
35	71	71	72
36	74	74	74
37	77	75	78
38	79	78	78
39	81	78	80
40	83	82	81
41			82
42			82
43			84

表 A-24   依据小脑横径预测月经龄（14~56mm）

小脑横径（mm）	月经龄（周）	小脑横径（mm）	月经龄（周）
14	15.2	35	29.4
15	15.8	36	30.8
16	16.5	37	30.6
17	17.2	38	31.2
18	17.9	39	31.8
19	18.6	40	32.3
20	19.3	41	32.8
21	20.0	42	33.4
22	20.7	43	33.9
23	21.4	44	34.4
24	22.1	45	34.8
25	22.8	46	35.3
26	23.5	47	35.7
27	24.2	48	36.1
28	24.9	49	36.5
29	25.5	50	36.8
30	26.2	51	37.2
31	26.9	52	37.5
32	27.5	54	38.0
33	28.1	55	38.3
34	28.8	56	38.5

估计误差（±2SD）	
12~18 周	±1.0 周
18~24 周	±1.8 周
24~30 周	±2.0 周
30~36 周	±2.4 周
36~42 周	±3.2 周

表 B-2　依据由早期超声确定的孕周估计新生儿出生体重(未区分男性与女性胎儿)

孕周(周) *	体重百分位数(克)						
	5th	10th	25th	50th	75th	90th	95th
25	450	490	564	660	772	889	968
26	523	568	652	760	885	1016	1103
27	609	660	754	875	1015	1160	1257
28	707	765	870	1005	1162	1322	1430
29	820	884	1003	1153	1327	1504	1623
30	947	1020	1151	1319	1511	1706	1836
31	1090	1171	1317	1502	1713	1928	2070
32	1249	1338	1499	1702	1933	2167	2321
33	1422	1519	1696	1918	2169	2421	2587
34	1608	1714	1906	2146	2416	2687	2865
35	1804	1919	2125	2383	2671	2959	3148
36	2006	2129	2349	2622	2927	3230	3428
37	2210	2340	2572	2859	3177	3493	3698
38	2409	2544	2786	3083	3412	3736	3947
39	2595	2735	2984	3288	3622	3952	4164
40	2762	2904	3155	3462	3798	4127	4340
41	2900	3042	3293	3597	3930	4254	4462
42	3002	3142	3388	3685	4008	4322	4523
43	3061	3195	3432	3717	4026	4324	4515

* 孕周取最近的周数。例如,25 周的百分位数适用于 24.5 周至 25.4 周

表 B-4　晚孕期胎儿体重百分位数 *

孕周(周)	体重百分位数(g)		
	10th	50th	90th
26	570	860	1320
27	660	990	1470
28	770	1150	1660
29	890	1310	1890
30	1030	1460	2100
31	1180	1630	2290
32	1310	1810	2500
33	1480	2010	2690
34	1670	2220	2880
35	1870	2430	3090
36	2190	2650	3290
37	2310	2870	3470
38	2510	3030	3610
39	2680	3170	3750
40	2750	3280	3870
41	2800	3360	3980
42	2830	3410	4060
43	2840	3420	4100
44	2790	3390	4110

表 B-10　依据腹围、股骨估计胎儿体重(g)

		30.5	31.0	31.5	32.0	32.5	33.0	33.5	34.0	34.5	35.0	35.5	36.0	36.5	37.0	37.5	38.0	38.5	39.0	39.5	40.0
股骨	4.0	1590	1658	1729	1802	1879	1959	2042	2129	2220	2314	2413	2515	2622	2734	2850	2972	3098	3230	3367	3511
(cm)	4.1	1617	1685	1756	1830	1907	1987	2071	2158	2249	2344	2442	2545	2652	2764	2880	3002	3128	3260	3397	3540
	4.2	1644	1712	1783	1858	1935	2016	2100	2187	2279	2373	2472	2575	2683	2794	2911	3032	3159	3290	3427	3570
	4.3	1671	1740	1812	1886	1964	2045	2129	2217	2308	2404	2503	2606	2713	2825	2942	3063	3189	3321	3458	3600
	4.4	1699	1768	1840	1915	1993	2075	2159	2247	2339	2434	2533	2637	2744	2856	2973	3094	3220	3352	3488	3630
	4.5	1727	1797	1869	1944	2023	2105	2189	2278	2370	2465	2565	2668	2776	2888	3004	3125	3251	3383	3519	3661
	4.6	1756	1826	1898	1974	2053	2135	2220	2309	2401	2497	2596	2700	2807	2919	3036	3157	3283	3414	3550	3692
	4.7	1785	1855	1928	2004	2084	2166	2251	2340	2432	2528	2628	2732	2840	2952	3068	3189	3315	3446	3582	3723
	4.8	1814	1885	1959	2035	2115	2197	2283	2372	2464	2560	2660	2764	2872	2984	3100	3221	3347	3478	3613	3754
	4.9	1845	1916	1990	2066	2146	2229	2315	2404	2497	2593	2693	2797	2905	3017	3133	3254	3380	3510	3645	3786
	5.0	1875	1947	2021	2098	2178	2261	2347	2437	2530	2626	2726	2830	2938	3050	3166	3287	3412	3542	3677	3818
	5.1	1906	1978	2053	2130	2210	2294	2380	2470	2563	2659	2760	2864	2972	3084	3200	3320	3445	3575	3710	3850
	5.2	1938	2010	2085	2163	2243	2327	2413	2503	2597	2693	2794	2898	3006	3117	3234	3354	3479	3608	3743	3882
	5.3	1970	2043	2118	2196	2277	2360	2447	2537	2631	2728	2828	2932	3040	3152	3268	3388	3513	3642	3776	3915
	5.4	2003	2076	2151	2229	2311	2395	2482	2572	2665	2762	2863	2967	3075	3186	3302	3422	3547	3676	3809	3948
	5.5	2036	2109	2185	2264	2345	2429	2516	2607	2700	2797	2898	3002	3110	3221	3337	3457	3581	3710	3843	3981
	5.6	2070	2143	2220	2298	2380	2464	2552	2642	2736	2833	2933	3038	3145	3257	3372	3492	3616	3744	3877	4015
	5.7	2104	2178	2254	2333	2415	2500	2587	2678	2772	2869	2970	3074	3181	3293	3408	3527	3651	3779	3911	4048
	5.8	2139	2213	2290	2369	2451	2536	2624	2714	2808	2905	3006	3110	3218	3329	3444	3563	3686	3814	3946	4082
	5.9	2175	2249	2326	2405	2488	2573	2660	2751	2845	2942	3043	3147	3254	3366	3480	3599	3722	3849	3981	4117
	6.0	2211	2286	2363	2442	2525	2610	2698	2789	2883	2980	3080	3184	3292	3403	3517	3636	3758	3885	4016	4151
	6.1	2248	2323	2400	2480	2562	2647	2736	2827	2921	3018	3118	3222	3329	3440	3554	3673	3795	3921	4052	4186
	6.2	2285	2360	2438	2518	2600	2686	2774	2865	2959	3056	3157	3260	3367	3478	3592	3710	3832	3957	4087	4222
	6.3	2323	2398	2476	2556	2639	3725	2813	2904	2998	3095	3195	3299	3406	3516	3630	3747	3869	3994	4124	4257
	6.4	2362	2437	2515	2595	2678	2764	2852	2943	3037	3134	3235	3338	3445	3555	3668	3785	3906	4031	4160	4293
	6.5	2401	2477	2555	2635	2718	2804	2892	2983	3077	3174	3274	3378	3484	3594	3707	3824	3944	4069	4197	4329
	6.6	2441	2517	2595	2675	2759	2844	2933	3024	3118	3215	3315	3418	3524	3633	3746	3863	3983	4106	4234	4366
	6.7	2481	2557	2636	2716	2800	2885	2974	3065	3159	3256	3355	3458	3564	3673	3786	3902	4021	4144	4271	4402
	6.8	2523	2599	2677	2758	2841	2927	3016	3107	3200	3297	3397	3499	3605	3714	3826	3941	4060	4183	4309	4439
	6.9	2564	2641	2719	2800	2884	2969	3058	3149	3242	3339	3438	3541	3646	3754	3866	3981	4100	4222	4347	4477
	7.0	2607	2683	2762	2843	2927	3012	3101	3192	3285	3381	3481	3583	3688	3796	3907	4022	4140	4261	4386	4514
	7.1	2650	2727	2806	2887	2970	3056	3144	3235	3328	3424	3523	3625	3730	3838	3948	4062	4180	4300	4425	4552
	7.2	2694	2771	2850	2931	3014	3100	3188	3279	3372	3468	3567	3668	3772	3880	3990	4104	4220	4340	4464	4591
	7.3	2739	2816	2895	2976	3059	3145	3233	3323	3416	3512	3610	3712	3816	3922	4032	4145	4261	4381	4503	4629
	7.4	2785	2861	2940	3021	3105	3190	3278	3369	3461	3557	3655	3756	3859	3966	4075	4187	4303	4421	4543	4668
	7.5	2831	2908	2987	3068	3151	3236	3324	3414	3507	3602	3700	3800	3903	4009	4118	4230	4344	4462	4583	4708

表 B-10 依据腹围、股骨估计胎儿体重(g)(续)

		30.5	31.0	31.5	32.0	32.5	33.0	33.5	34.0	34.5	35.0	35.5	36.0	36.5	37.0	37.5	38.0	38.5	39.0	39.5	40.0
股骨	7.6	2878	2955	3034	3115	3198	3283	3371	3461	3553	3648	3745	3845	3948	4053	4161	4272	4387	4504	4624	4747
(cm)	7.7	2926	3003	3081	3162	3245	3331	3418	3508	3600	3694	3791	3891	3993	4098	4205	4316	4429	4545	4665	4787
	7.8	2974	3051	3130	3211	3294	3379	3466	3555	3647	3741	3838	3937	4039	4143	4250	4360	4472	4588	4706	4827
	7.9	3024	3100	3179	3260	3343	3427	3514	3604	3695	3789	3885	3984	4085	4188	4295	4404	4515	4630	4748	4868
	8.0	3074	3151	3229	3310	3392	3477	3564	3653	3744	3837	3933	4031	4131	4234	4340	4448	4559	4673	4790	4909
	8.1	3125	3202	3280	3360	3443	3527	3614	3702	3793	3886	3981	4079	4179	4281	4386	4493	4604	4716	4832	4950
	8.2	3177	3253	3332	3412	3494	3578	3664	3752	3843	3935	4030	4127	4226	4328	4432	4539	4648	4760	4875	4992
	8.3	3230	3306	3384	3464	3546	3630	3716	3803	3893	3985	4080	4176	4275	4376	4479	4585	4693	4804	4918	5034

表 B-13 比较 LGA 与 AGA 胎儿各参数对比

参数	AGA 组(均值±SD)	LGA 组(均值±SD)	p
BPD(cm)	9.2±0.4	9.6±0.4	<0.0001
HC(cm)	33.7±1.1	35.2±1.3	<0.0001
AC(cm)	33.6±1.6	37.4±1.3	<0.0001
FL(cm)	7.4±0.4	7.6±0.3	<0.0001
HC/AC	1.0±0.05	0.94±0.04	<0.0001
FL/AC*	22.0±1.0	20.5±1.0	<0.0001

AC,腹围;AGA,与孕龄相符;BPD,双顶径;FL,股骨长;HC,头围;LGA,大于胎龄儿

* FL/AC 为 FL/AC×100

表 B-14 传统的胎儿生长受限的超声诊断标准:诊断准确性

标准	敏感性(%)*	特异性(%)*	预测值(%)*†	
			阳性	阴性
胎盘分级老化	62	64	16	94
FL/AC 增高	34~49	78~83	18~20	92~93
TIUV 减低	57~80	72~76	21~24	92~97
BPD 减小	24~88	62~94	21~44	92~98
BPD 减小并胎盘分级老化	59	86	32	95
BPD 生长速度缓慢	75	84	35	97
EFW 减低	89	88	45	99
AFV 下降	24	98	55	92
HC/AC 增高	82	94	62	98

AFV,羊水量;BPD,双顶径;EFW,估计胎儿体重;FL/AC,股骨/腹围;HC/AC,头围/腹围;TIUV,宫腔内总容量

* 当不同的研究采用两个或多个以上该标准时,给出该标准值的范围。

† 使用贝叶斯定理计算,并假定胎儿生长受限发生率为 10%

A

B

Y